Thieme Leximed

**Dictionary of Dentistry
Wörterbuch Zahnmedizin**

English - German / Englisch - Deutsch
Deutsch - Englisch / German - English

Thieme Leximed

Dictionary of Dentistry
Wörterbuch Zahnmedizin

English - German / Englisch - Deutsch
Deutsch - Englisch / German - English

Peter Reuter
Christine Reuter

1999
Georg Thieme Verlag Stuttgart · New York

Dr. med. Peter Reuter
Christine Reuter, Übersetzerin
12793 Yacht Club Circle
Fort Myers, FL 33919
USA

Die Deutsche Bibliothek - CIP Einheitsaufnahme

Reuter, Peter:
Thieme Leximed : Wörterbuch Zahnmedizin ; Englisch - Deutsch
Deutsch - Englisch / Peter Reuter ; Christine Reuter. - Stuttgart ;
New York ; Thieme 1999
   Engl. Ausg. u.d.T.: Reuter, Peter: Thieme Leximed
   ISBN 3-13-117311-4

– Farbtafeln entnommen aus Farbatlas der Anatomie.
  Zahnmedizin - Humanmedizin
  von Bernhard Tillmann, Thieme 1997

Geschützte Warennamen (Warenzeichen) werden nicht besonders kenntlich gemacht. Aus dem Fehlen eines solchen Hinweises kann also nicht geschlossen werden, daß es sich um einen freien Warennamen handelt.
Das Werk, einschließlich aller seiner Teile, ist urheberrechtlich geschützt. Jede Verwertung außerhalb der engen Grenzen des Urheberrechtsgesetzes ist ohne Zustimmung des Verlages unzulässig und strafbar. Das gilt insbesondere für Vervielfältigungen, Übersetzungen, Mikroverfilmungen und die Einspeicherung und Verarbeitung in elektronischen Systemen.

Any reference to or mention of manufactures or specific brand names should **not** be interpreted as an endorsement or advertisement for any company or product.
Some of the product names, patents and registered designs referred to in this book are in fact registered trademarks or proprietary names even though specific reference to this fact is not always made in the text. Therefore, the appearance of a name without designation as proprietary is not to be construed as a representation by the publisher that it is in the public domain.
This book, including all parts thereof, is legally protected by copyright. Any use, exploitation or commercialization outside the narrow limits set by copyright legislation, without the publisher's consent, is illegal and liable to prosecution. This applies in particular to photostat reproduction, copying, mimeographing or duplication of any kind, translating, preparation or microfilms, and electronic data processing and storage.

© 1999 Georg Thieme Verlag
Rüdigerstraße 14, D-70469 Stuttgart
Unsere Homepage: http://www.thieme.de
Printed in Germany
Datenaufbereitung: Reuter medical, Inc.
Fort Myers, Florida
Satz: Mitterweger Werksatz GmbH
68723 Plankstadt
Druck: Gutmann + Co., Talheim

ISBN 3-13-117311-4   1 2 3 4 5 6

Preface

With the publication of this dictionary the Leximed series expands its spectrum onto another important field. We have tried to compile a dictionary that covers an extended dental vocabulary. Together with colleagues and experts from a variety of dental subspecialties we have selected entries that are of importance in the hospital and in the office, but also in dental studies and teaching as well as research.

Regardless of these efforts the unavoidable limitation in size asked for a restricted number of entries to be selected for this edition. Thus, we have to ask all users who try in vain to find a certain entry to be understanding and lenient.

We would like to take the opportunity to invite all users of this and other Leximed dictionaries to provide us with constructive criticism. Continuous feedback is the foundation on which a dictionary can grow and improve.

Our special thanks go to Dr. A. Bob, the former editor-in chief, for initiating the project. We would also like to thank Mrs. S. Lesch for her continuing support during the work on the dictionary and, last but not least, Mr. G. Rodriguez for organizing set and print.

Fort Myers, Florida
December 1998

Vorwort

Mit dem vorliegenden Werk dehnt sich das Spektrum der Leximed-Reihe auf einen weiteren wichtigen Bereich aus. Wir haben uns bemüht, ein Wörterbuch zu kompilieren, das einen breitgefächerten zahnmedizinischen Wortschatz erfaßt. Zusammen mit Fachberatern aus verschiedenen Bereichen der Zahnheilkunde wurden Fachtermini ausgewählt, die sowohl in Klinik und Praxis als auch in Studium, Lehre und Forschung von Bedeutung sind.

Trotz aller Anstrengungen führt die Begrenzung des Umfangs zu unvermeidlichen Einschränkungen bei der Anzahl der aufgenommenen Stichworte. Wir müssen deshalb alle Benutzer um Nachsicht bitten, wenn die Suche nach einem Stichwort ergebnislos bleibt.

Wir möchten an dieser Stelle alle Benutzer dieses und anderer Werke der Reihe einladen, uns weiterhin konstruktiv zu unterstützen. Kontinuierliches Feedback ist die Grundlage jeder Verbesserung eines Wörterbuchs.

Ein besonderer Dank geht an den ehemaligen Verlagsleiter Herrn Dr. A. Bob, der die Anregung zu diesem Projekt gab. Unser Dank gilt auch Frau S. Lesch für ihre Unterstützung während der Bearbeitung und Herrn G. Rodriguez, der Satz und Druck wie immer zügig vorantrieb.

Peter Reuter
Christine Reuter

Christine Reuter, translator
Peter Reuter M.D.

After having first lived in Germany and then in the United Kingdom the authors moved to Florida in July 1998 where they continue to work as medical translators and writers as well as bilingual and monolingual lexicographers.

Drawing from their combined expertise and experience as translator and physician, they created one of the most comprehensive medical and scientific data bases.

The following dictionaries of the Leximed family have already been published or are about to be published:

Christine Reuter, Übersetzerin
Dr. med. Peter Reuter

Nachdem die Autoren zuerst in Deutschland und später in Großbritannien lebten und arbeiteten, wohnen sie seit Juli 1998 in Florida, wo sie weiterhin als Übersetzer und Fachautoren mit dem Schwerpunkt zweisprachige und einsprachige medizinische Lexikographie tätig sind.

Auf der Basis ihrer Erfahrung und Ausbildung als Übersetzer bzw. Arzt bauten sie eine der umfassendsten medizinisch-naturwissenschaftlichen Datenbanken auf.

Die folgenden Werke wurden bereits im Rahmen der Leximed-Reihe veröffentlicht oder werden in Kürze erscheinen:

Leximed Medical Dictionary English – German 1995   ISBN 313-100471-1

Leximed Medizinisches Wörterbuch Deutsch – Englisch 1996   ISBN 313-100491-6

Leximed compact Wörterbuch Klinische Medizin Deutsch – Englisch 1997   ISBN 313-108431-6

Leximed compact Dictionary of Clinical Medicine English – German 1997   ISBN 313-108441-3

Leximed Pocket Dictionary of Medicine/Taschenwörterbuch Medizin English-German/Englisch-Deutsch Deutsch-Englisch/German-English 1998   ISBN 313-110591-7

Leximed CD-ROM English-German/Englisch-Deutsch   Deutsch-Englisch/German-English 1998   ISBN 313-107121-4

Leximed Pocket Dictionary Nursing & Allied Health/Taschenwörterbuch Englisch für Krankenpflegeberufe English-German/Englisch-Deutsch   Deutsch-Englisch/German-English 1999   ISBN 313-118421-3

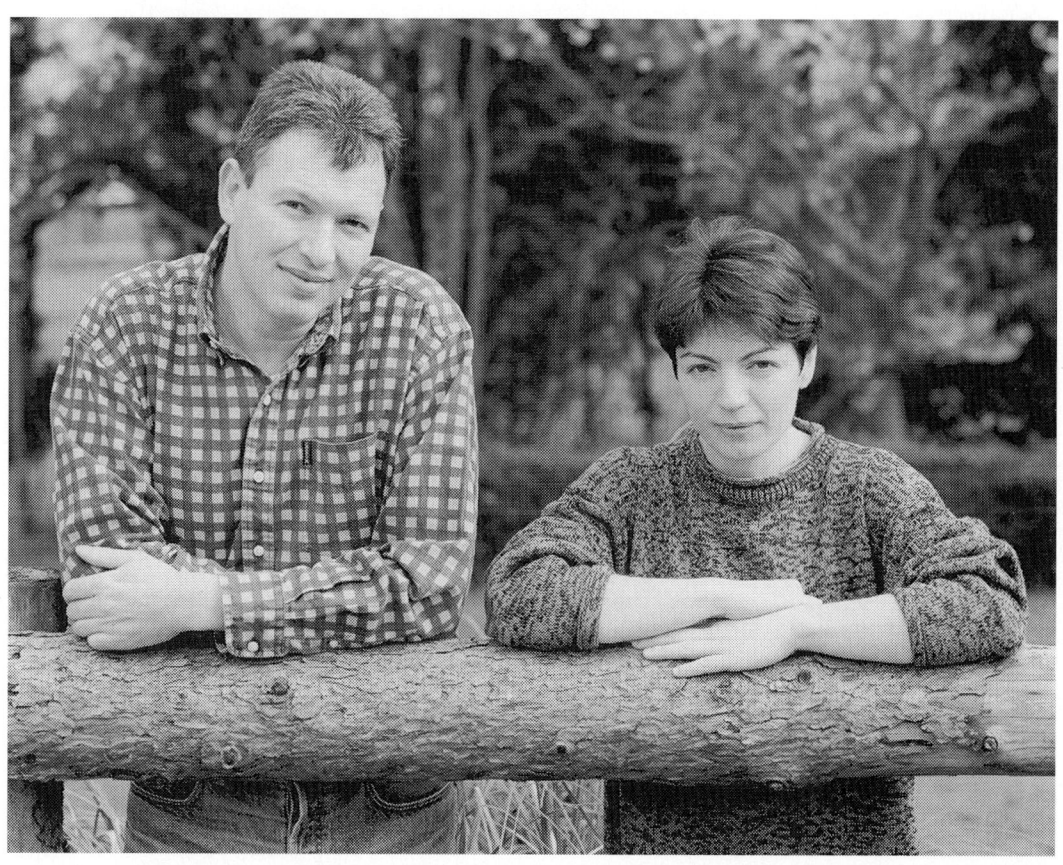

IX

Contents	page / Seite	Inhaltsverzeichnis

A Guide to the Dictionary XI Hinweise zur Benutzung des Wörterbuches

  I. Organization of Entries XI **I.** Anordnung der Einträge
    1. Alphabetization of Main Entries XI   1. Alphabetische Einordnung der Hauptstichwörter
    2. Alphabetization of Subentries XI   2. Alphabetisierung von Untereinträgen

  II. General Structure of Entries XI **II.** Allgemeiner Stichwortaufbau
    1. Typeface XI   1. Schriftbild
    2. Subdivision of Entries XI   2. Unterteilung der Stichwortartikel
    3. Syllabification XI   3. Silbentrennung
    4. Homographs XI   4. Homonyme
    5. Parts of Speech XII   5. Wortarten
    6. Restrictive Labels XII   6. Bestimmende Zusätze

  III. Cross-references XII **III.** Verweise

A Guide to Pronunciation XIII Hinweise zur Verwendung der Lautschrift

  Phonetic Symbols XIII Lautschriftsymbole
    1. Stress Marks XIII   1. Betonungsakzente
    2. Vowels and Diphthongs XIII   2. Vokale und Diphthonge
    3. Consonants XIII   3. Konsonanten
    4. Additional Symbols used for non-English Entries XIV   4. Zusätzliche Symbole für nicht-englische Stichwörter

Abbreviations used in this Dictionary XV Verzeichnis der verwandten Abkürzungen

English - German Dictionary 1 - 328 Englisch - Deutsches Wörterbuch

Anatomical Color Plates 1 - 16 Farbige anatomische Abbildungen

German - English Dictionary 329 - 680 Deutsch - Englisches Wörterbuch

Appendix A1 Anhang

  Contents Appendix A1 Inhaltsverzeichnis Anhang
  Weights and Measures A2 Maße und Gewichte
  Conversion Tables for Temperatures A4 Umrechnungstabellen für Temperaturen

  Anatomical Table A5 - A30 Anatomische Tabelle

A Guide to the Dictionary

I. Organization of Entries

1. Alphabetization of Main Entries

Main entries are alphabetized using a letter-for-letter system.

Capitalized entries commonly precede lower case entries.

Umlauts are ignored in alphabetization and ä, ö, ü will be treated as a, o, u, respectively.

Italic prefixes, numbers, Greek letters and the prefixes L, D, l, d are ignored in the alphabetization.

Multiple-word terms are ordinarily given as subentries under a logical main entry.

2. Alphabetization of Subentries

Subentries are alphabetized letter by letter just like the main entries. The plural form is always completely disregarded in alphabetizing subentries. The same applies to prepositions, conjunctions and articles as well as the apostrophe-s denoting the possessive in eponymic terms [English - German part only]

II. General Structure of Entries

1. Typeface

Four different styles of type are used for the following categories of information:

boldface type for the main entry

lightface type for subentries, illustrative phrases, and idiomatic expressions

plainface type for the translation

italic for explanations, restrictive labels, abbreviations, and definitions

2. Subdivision of Entries

If the entry word is used in more than one grammatical form, Roman numerals are used to distinguish the various parts of speech.

Arabic numerals are used to distinguish the various meanings of the entry. This consecutive numbering is used regardless of the Roman numerals mentioned above.

3. Syllabification

For singleword entries of more than one syllable syllabification is given.

In the German - English part the division of entries with <ck> is indicated by [k•k] following the entry word.

For German entries containing double consonants and where division involves the trebling of the consonant, the syllabification is shown immediately following the entry word.

For compound entries no syllable dividers are given.

4. Homographs

Main entries that are spelled identically but are of different derivation are marked with superior numbers.

Hinweise zur Benutzung des Wörterbuches

I. Anordnung der Einträge

1. Alphabetische Einordnung der Hauptstichwörter

Hauptstichwörter werden auf der Grundlage eines Buchstaben-für-Buchstaben-Systems eingeordnet.

Großgeschriebene Einträge werden gewöhnlich vor kleingeschriebenen Varianten eingeordnet.

Umlaute werden bei der Alphabetisierung nicht besonders berücksichtigt, d.h. ä, ö, ü werden als a, o bzw. u eingeordnet.

Kursiv geschriebene Vorsilben, numerische Präfixe, griechische Buchstaben und die Präfixe L, D, l, d werden bei der alphabetischen Einordnung nicht beachtet.

Mehrworteinträge erscheinen in der Regel als Untereinträge zu einem logischen Überbegriff.

2. Alphabetisierung von Untereinträgen

Untereinträge werden genauso wie Hauptstichwörter alphabetisch eingeordnet. Die Pluralform wird bei der Einordnung nicht berücksichtigt. Das gleiche gilt für Präpositionen, Konjunktionen und Artikel, als auch für das Apostroph-s bei Eponymen im englisch-deutschen Teil.

II. Allgemeiner Stichwortaufbau

1. Schriftbild

Vier verschiedene Schriftarten werden zur Gliederung der Einträge eingesetzt:

Halbfett für den Haupteintrag

Auszeichnungsschrift für Untereinträge, Anwendungsbeispiele und Redewendungen

Grundschrift für die Übersetzung

Kursiv für erklärende und bestimmende Zusätze, Abkürzungen und Definitionen

2. Unterteilung der Stichwortartikel

Hat das Stichwort mehrere grammatische Bedeutungen, werden die einzelnen Wortarten durch römische Ziffern unterschieden.

Arabische Ziffern werden zur Unterscheidung der verschiedenen Bedeutungsfacetten eingesetzt. Ihre fortlaufende Numerierung ist unabhängig von den obengenannten römischen Ziffern.

3. Silbentrennung

Bei mehrsilbigen Stichwörtern wird die Silbentrennung angezeigt.

Im deutsch-englischen Teil wird für Einträge mit <ck> die Silbentrennung durch [k•k] hinter dem Stichwort angegeben.

Für deutsche Einträge mit Doppelkonsonant, der sich bei Trennung verdreifacht, wird die Silbentrennung unmittelbar hinter dem Stichwort angegeben.

Für Komposita werden keine Silbentrennpunkte angegeben.

4. Homonyme

Hauptstichwörter gleicher Schreibung aber unterschiedlicher Herkunft werden durch Exponenten gekennzeichnet.

5. Parts of Speech

Main entries are given a part-of-speech label. [see also 'Abbreviations used in this Dictionary']

If the entry word is used in more than one grammatical form, the appropriate italicized part-of-speech label is given immediately after every Roman numeral.

6. Restrictive Labels

Restrictive labels (e.g. subject labels, usage labels etc.) are used to mark entries that are limited (in whole or in part) to a particular region, time, subject, or level of usage etc.

If the label applies to the entire entry it appears before the first part-of-speech label, or after it if there is only one part of speech.

If the label applies to a certain part of speech only, it follows the part-of-speech label and precedes the subsequent translation(s).

If the restriction applies to a certain meaning only, it follows the Arabic numeral and precedes the translation(s).

III. Cross-references

Cross-references within the A-Z vocabulary are indicated by arrows. In cross-references from a main entry to a subentry of another main entry the main entry word is typed in italic.

5. Wortarten

Haupteinträge erhalten eine Wortartangabe. [siehe auch 'Verzeichnis der verwandten Abkürzungen']

Gehört ein Haupteintrag mehreren grammatikalischen Kategorien an, steht die entsprechende kursive Wortartbezeichnung unmittelbar hinter jeder römischen Ziffer.

6. Bestimmende Zusätze

Bestimmende Zusätze (z.B. Sachgebietsangaben, Stilangaben etc.) werden dazu verwendet, Einträge zu kennzeichnen, die in ihrer Gesamtheit oder in Teilbedeutungen Einschränkungen unterliegen.

Wenn der Zusatz für die gesamte Übersetzung gilt, steht er vor der ersten Wortartangabe oder direkt hinter ihr, wenn es nur eine gibt.

Gilt die Einschränkung nur für eine Wortart, steht sie unmittelbar hinter der Wortartangabe, aber vor der Übersetzung.

Wenn das Label nur für eine Bedeutung gilt, erscheint die entsprechende Abkürzung direkt hinter einer arabischen Ziffer, aber vor der betreffenden Übersetzung.

III. Verweise

Verweise innerhalb des Lexikonteils werden durch Pfeile gekennzeichnet.
Bei Verweisen von einem Haupteintrag zu einem Untereintrag eines anderen Haupteintrages ist das Hauptstichwort kursiv.

A Guide to Pronunciation

The pronunciation of this dictionary is indicated by the alphabet of the <International Phonetic Association> (IPA).

The first pronunciation shown is generally the one considered to be in most frequent use, although there may be very little difference in usage between any consecutive pronunciations.

If the pronunciation changes for different parts of speech, the variant pronunciations are given immediately after the entry preceding the first part of speech.

Phonetic Symbols

1. Stress Marks

['] indicates primary stress. The syllable following it is pronounced with greater prominence than other syllables in the word.

[ˌ] indicates secondary stress. Syllables marked for secondary stress are pronounced with greater prominence than those bearing no stress mark at all but with less prominence than those marked for primary stress.

2. Vowels and Diphthongs

[æ]	hat	[hæt]
[e]	red	[red]
[eɪ]	rain	[reɪn]
[ɑ]	got	[gɑt]
[ɑː]	car	[cɑːr]
[eə]	chair	[tʃeər]
[iː]	key	[kiː]
[ɪ]	in	[ɪn]
[ɪə]	fear	[fɪər]
[aɪ]	eye	[aɪ]

[ː] indicates the long pronunciation of a vowel.

3. Consonants

[r]	arm	[ɑːrm]
[s]	salt	[sɔːlt]
[v]	vein	[veɪn]
[w]	wave	[weɪv]
[z]	zoom	[zuːm]
[tʃ]	chief	[tʃiːf]
[j]	yoke	[jəʊk]

[b] [d] [g] [h] [k] [l] [m] [n] [p] [t]

The use of these consonants in English and German pronunciation is the same.

Hinweise zur Verwendung der Lautschrift

Die in diesem Wörterbuch angegebenen Aussprachen benutzen die Zeichen der <International Phonetic Association> (IPA).

Die erste angegebene Aussprache wird als die allgemein Übliche angesehen, auch wenn es kaum Unterschiede in der Häufigkeit der Verwendung zu folgenden Formen geben mag.

Gibt es für verschiedene Wortarten eines Stichwortes unterschiedliche Aussprachen, so werden die verschiedenen Aussprachen unmittelbar hinter dem Stichwort vor der ersten Wortartangabe aufgeführt.

Lautschriftsymbole

1. Betonungsakzente

['] steht für den Hauptakzent. Die auf das Zeichen folgende Silbe wird stärker betont als die anderen Silben des Wortes.

[ˌ] steht für den Nebenakzent. Silben, die mit diesem Symbol gekennzeichnet sind, werden stärker betont als nicht markierte Silben, aber schwächer als mit einem Hauptakzent markierte Silben.

2. Vokale und Diphthonge

[ɔː]	raw	[rɔː]
[ʊ]	sugar	['ʃʊgər]
[uː]	super	['suːpər]
[ʊə]	crural	['krʊərəl]
[ʌ]	cut	[kʌt]
[aʊ]	out	[aʊt]
[ɜ]	hurt	[hɜrt]
[əʊ]	focus	['fəʊkəs]
[ɔɪ]	soil	[sɔɪl]
[ə]	hammer	['hæmər]

[ː] gibt die lange Betonung eines Vokals an.

3. Konsonanten

[dʒ]	bridge	[brɪdʒ]
[ŋ]	pink	[pɪŋk]
[ʃ]	shin	[ʃɪn]
[ʒ]	vision	['vɪʒn]
[θ]	throat	[θrəʊt]
[ð]	there	[ðeər]
[x]	loch	[lɑx]

[b] [d] [g] [h] [k] [l] [m] [n] [p] [t]

Die Verwendung dieser Konsonanten ist im Deutschen und Englischen gleich.

4. Additional Symbols used for non-English Entries   4. Zusätzliche Symbole für nicht-englische Stichwörter

[a]	natif	[na'tɪf]	Backe	[bakə]
[ɛ]	lettre	['lɛtrə]	Bett	[bɛt]
[i]	iris	[i'ris]	Titan	[ti'tɑːn]
[o]	dos	[do]	Hotel	[ho'tel]
[y]	dureé	[dy're]	mürbe	['myrbə]
[ɔ]	note	[nɔt]	toll	[tɔl]
[u]	nourrir	[nu'riːr]	mutieren	[mu'tiːrən]
[œ]	neuf	[nœf]	Mörser	['mœrzər]
[ɥ]	cuisse	[kɥis]		
[ø]	feu	[fœ]	Ödem	[ø'deːm]
[ɲ]	baigner	[bɛ'ɲe]		
[œj]	feuille	[fœj]		
[ɑːj]	tenailles	[tə'nɑːj]		
[ij]	cochenille	[koʃ'nij]		
[ɛj]	sommeil	[sɔ'mɛj]		
[aj]	maille	[maj]		
[ç]			Becher	['bɛçər]

Abbreviations used in this Dictionary		Verzeichnis der verwandten Abkürzungen	
arteria, arteriae	A., Aa.	Arteria, Arteriae
also	a.	auch
adjective	adj	Adjektiv
adverb	adv	Adverb
general	allg.	allgemein
anatomy	anat.	Anatomie
andrology	andro.	Andrologie
anesthesiology	anes.	Anästhesiologie
articulatio, articulationes	Artic., Articc.	Articulatio, Articulationes
Bacterium	Bact.	Bacterium
biology	bio.	Biologie
biochemistry	biochem.	Biochemie
British	Brit.	britisch
respectively, or (in German)	bzw.	beziehungsweise
carcinoma	Ca.	Carcinoma
cardiology	card.	Kardiologie
chemistry	chem.	Chemie
(general) surgery	chir.	(Allgemein-)Chirurgie
clinical medicine	clin.	Klinische Medizin
dentistry, odontology	dent.	Zahnheilkunde, Odontologie
dermatology and venereology	derm.	Dermatologie und Venerologie
electricity	electr.	Elektrizitätslehre
embryology	embryo.	Embryologie
endocrinology	endo.	Endokrinologie
epidemiology	epidem.	Epidemiologie
et cetera	etc.	et cetera
something (in German)	etw.	etwas
feminine	f	Femininum; weiblich
figurative(ly)	fig.	figurativ, übertragen
foramen, foramina	For., Forr.	Foramen, Foramina
forensic medicine	forens.	Rechtsmedizin, forensische Medizin
French	French	Französisch
gastroenterology	GE	Gastroenterologie
genetics	genet.	Genetik
ganglion, ganglia	Ggl., Ggll.	Ganglion, Ganglia
glandula, glandulae	Gl., Gll.	Glandula, Glandulae
general practice, general medicine	GP	Allgemeinmedizin
gynecology and obstetrics	gyn.	Gynäkologie und Geburtshilfe
physiotherapy	heilgymn.	Heil-, Krankengymnastik
hematology	hema.	Hämatologie
histology	histol.	Histologie
historical	histor.	geschichtlich, historisch
ear, nose and throat (ENT)	HNO	Hals-Nasen-Ohrenheilkunde
heart, thorax and vascular surgery	HTG	Herz-, Thorax- und Gefäßchirurgie
hygiene	hyg.	Hygiene
intensive care medicine	IC	Intensivmedizin, -pflege
immunology, allergology	immun.	Immunologie, Allergologie
incisura, incisurae	Inc., Incc.	Incisura, Incisurae
informal	inf.	umgangssprachlich
someone, to someone, someone, of someone (in German)	jd., jdm., jdn., jds.	jemand, jemandem, jemanden, jemandes
chemical/clinical pathology, clinical biochemistry	lab.	Labormedizin, Klinische Chemie
ligamentum, ligamenta	Lig., Ligg.	Ligamentum, Ligamenta
musculus, musculi	M., Mm.	Musculus, Musculi
masculine	m	Masculinum; männlich
mathematics	mathe.	Mathematik
microbiology	micro.	Mikrobiologie
nervus, nervi	N., Nn.	Nervus, Nervi
noun	n	Substantiv, Hauptwort
nucleus, nuclei	Nc., Ncc.	Nucleus, Nuclei
neurology	neuro.	Neurologie
neurosurgery	neurochir.	Neurochirurgie
neuter	nt	Neutrum; sächlich
or (in German)	od.	oder
old, obsolete	old	veraltet, obsolet
oncology	oncol.	Onkologie
ophthalmology	ophthal.	Augenheilkunde, Ophthalmologie
optics	opt.	Optik
orthopedics	ortho.	Orthopädie
oneself	o.s.	sich (in englisch)
pathology	patho.	Pathologie
pediatrics	ped.	Kinderheilkunde, Pädiatrie
pharmacology and toxicology	pharm.	Pharmakologie und Toxikologie
photography	photo.	Photographie
physics	phys.	Physik
physiology	physiol.	Physiologie

Abbreviations used in this Dictionary		Verzeichnis der verwandten Abkürzungen
plural	pl	Plural, Mehrzahl
prefix	pref.	Vorsilbe, Präfix
preposition	prep	Präposition
processus, processus	Proc., Procc.	Processus, Processus
psychiatry	psychia.	Psychiatrie
psychology	psycho.	Psychologie
past participle	ptp	Partizip Perfekt
pulmonology, pneumology	pulmo.	Pulmo(no)logie, Pneumo(no)logie
radiology, nuclear medicine, radiotherapy	radiol.	Radiologie, Nuklearmedizin, Strahlentherapie
recessus, recessus	Rec., Recc.	Recessus, Recessus
oneself (in German)	s.	sich
somebody	sb.	jemand (in englisch)
singular	sing	Singular, Einzahl
slang	sl.	Slang
someone	s.o.	jemand (in englisch)
sociology	socio.	Soziologie
sports medicine	sport.	Sportmedizin
statistics	stat.	Statistik
something	sth.	etwas (in englisch)
technology	techn.	Technik
traumatology	traumat.	Traumatologie
and (in German)	u.	und
urology	urol.	Urologie
(US) American	US	(US-)amerikanisch
vena, venae	V., Vv.	Vena, Venae
verb	v	Verb
intransitive verb	vi	intransitives Verb
reflexive verb	vr	reflexives Verb
transitive verb	vt	transitives Verb

A

a·bac·te·ri·al [ˌeɪbæk'tɪərɪəl] *adj* frei von Bakterien, bakterienfrei, abakteriell.
a·bate [ə'beɪt] **I** *vt* vermindern, verringern, (*Schmerzen*) lindern, dämpfen; (*Temperatur*) senken. **II** *vi* abnehmen, nachlassen, s. legen, s. vermindern, abflauen, zurückgehen, abklingen.
a·bate·ment [ə'beɪtmənt] *n* Abnehmen *nt*, Nachlassen *nt*, Abflauen *nt*, Abklingen *nt*; Senkung *f*, Verminderung *f*, Linderung *f*.
ab·ax·i·al [æb'æksɪəl] *adj* abaxial.
ab·do·men ['æbdəmən, æb'dəʊ-] *n* Bauch *m*, Unterleib *m*, Abdomen *nt*.
  acute abdomen akutes Abdomen *nt*, Abdomen acutum.
ab·dom·i·nal [æb'dɑmɪnl] *adj* Abdomen *od.* Bauch(höhle) betr., abdominal, abdominell, Bauch-, Abdominal-.
ab·dom·i·nal·gia [æb,dɑmɪ'nældʒ(ɪ)ə] *n* Abdominalschmerzen *pl*, Bauchschmerzen *pl*, Leibschmerzen *pl*, Abdominalgie *f*.
abdomino- *pref.* Bauch(höhlen)-, abdomino-, Abdominal-, Abdomino-.
ab·du·cens [æb'd(j)u:sənz] *n* → sixth nerve.
ab·duct [æb'dʌkt] *vt* **1.** von der Längsachse wegbewegen, abduzieren. **2.** entführen, gewaltsam mitnehmen.
ab·duc·tion [æb'dʌkʃn] *n* **1.** Wegbewegung *f* von der Längsachse, Abduktion *f*. **2.** Entführung *f*.
ab·duc·tor [æb'dʌktər] *n* → abductor *muscle*.
ab·er·rant [ə'berənt, 'æbər-] *adj* **1.** an atypischer Stelle liegend, atypisch gebildet, aberrant. **2.** anomal, von der Norm abweichend.
ab·er·ra·tion [ˌæbə'reɪʃn] *n* **1.** *phys.*, *bio.* Abweichung *f*, Aberration *f*. **2.** *patho.* Aberration *f*. **3.** Abirrung *f*, Abweichung *f*. **4.** *psycho.* (geistige) Verwirrung *f*, Umnachtung *f*, (Geistes-) Gestörtheit *f*.
  chromatic aberration chromatische Aberration *f*, Newton-Aberration *f*.
a·be·ta·lip·o·pro·tein·e·mia [eɪˌbeɪtəˌlɪpəˌprəʊtiː'niːmɪə] *n* Abetalipoproteinämie *f*, A-Beta-Lipoproteinämie *f*, Bassen-Kornzweig-Syndrom *nt*.
a·bil·i·ty [ə'bɪlətɪ] *n*, *pl* **a·bil·i·ties 1.** Fähigkeit *f*, Vermögen *nt*, Können *nt*. **2. abilities** *pl* Anlagen *pl*, Talente *pl*, Begabungen *pl*. **3.** *psycho.* Ability *f*.
ab·ir·ri·ta·tion [æbˌɪrɪ'teɪʃn] *n* **1.** *patho.* verminderte Reizbarkeit *f*. **2.** Schwäche *f*, Schlaffheit *f*, Erschlaffung *f*, Tonusmangel *m*, Atonie *f*.
ab·late [æb'leɪt] *vt chir.* entfernen, abtragen; amputieren, abnehmen.
ab·la·tion [æb'leɪʃn] *n* **1.** *patho.* Ablösung *f*, Abtrennung *f*, Ablation *f*. **2.** *chir.* (operative) Entfernung *f*, Abtragung *f*, Amputation *f*, Ablatio *f*.
a·bleph·a·ry [eɪ'blefərɪ] *n* → ablepharia.
ab·lu·ent ['æbluːənt] **I** *n* Reinigungsmittel *nt*, Waschmittel *nt*, Detergens *nt*. **II** *adj* reinigend.
ab·lu·tion [ə'bluːʃn] *n* (Ab-)Waschen *nt*, Reinigen *nt*; (Ab-) Waschung *f*, Reinigung *f*.
ab·nor·mal [æb'nɔːrml] *adj* **1.** abnorm(al), von der Norm abweichend, anormal, ungewöhnlich. **2.** ungewöhnlich hoch *od.* groß, abnorm(al).
ab·nor·mal·cy [æb'nɔːrmlsɪ] *n*, *pl* **ab·nor·mal·cies** → abnormality.
ab·nor·mal·i·ty [ˌæbnɔːr'mælətɪ] *n*, *pl* **ab·nor·mal·i·ties 1.** Abnormalität *f*. **2.** Anomalie *f*.
  dental abnormality Zahnanomalie *f*.
  dentofacial abnormality dentofaziale Anomalie *f*.
  eugnathic abnormality eugnathe Zahnanomalie *f*, eugnathe Anomalie *f*.
  eugnathic dental abnormality → eugnathic abnormality.
  maxillofacial abnormality maxillofaziale Anomalie *f*.
ab·nor·mi·ty [æb'nɔːrmətɪ] *n*, *pl* **ab·nor·mi·ties 1.** Abnormalität *f*. **2.** Anomalie *f*. **3.** Fehlbildung *f*.
ab·o·ral [æb'ɔːrəl, -'əʊr-] *adj* vom Mund weg (führend), mundfern, aboral.

a·bort [ə'bɔːrt] **I** *n* → abortion 1, 2. **II** *vt* **1.** eine Fehlgeburt herbeiführen, abtreiben. **2.** (*Krankheit*) im Anfangsstadium unterdrücken. **III** *vi* **3.** abortieren, eine Fehlgeburt haben. **4.** (*Organ*) verkümmern.
a·bort·ed [ə'bɔːrtɪd] *adj* zu früh geboren; verkümmert, zurückgeblieben, abortiv.
a·bor·ti·cide [ə'bɔːrtɪsaɪd] *n* **1.** Abortivmittel *nt*, Abortivum *nt*, Abortifaciens *nt*, *inf.* Abtreibemittel *nt*. **2.** Abtötung *f* der Leibesfrucht.
a·bor·ti·fa·cient [əˌbɔːrtə'feɪʃnt] **I** *n* Abortivmittel *nt*, Abortivum *nt*, Abortifaciens *nt*, *inf.* Abtreibemittel *nt*. **II** *adj* eine Fehlgeburt verursachend, abortiv.
a·bor·tion [ə'bɔːrʃn] *n* **1.** Fehlgeburt *f*, Abgang *m*, Abort(us) *m*. **2.** Schwangerschaftsunterbrechung *f*, -abbruch *m*, Abtreibung *f*. **have an abortion** eine Abtreibung vornehmen lassen, abtreiben (lassen). **procure an abortion** eine Abtreibung vornehmen lassen (*on* bei). **3.** (*a. fig.*) Mißgeburt *f*, Mißgestalt *f*. **4.** (*Entwicklung*) vorzeitiger Abbruch *m*; (*Organ*) Verkümmerung *f*, Fehlbildung *f*.
a·bor·tive [ə'bɔːrtɪv] **I** *n* Abortivmittel *nt*, Abortivum *nt*, Abortifaciens *nt*, *inf.* Abtreibemittel *nt*. **II** *adj* **1.** eine Fehlgeburt verursachend, abortiv. **2.** unfertig, unvollständig entwickelt, verkümmert, zurückgeblieben, abortiv. **3.** abgekürzt (verlaufend), vorzeitig, verfrüht, gemildert, abortiv.
a·bor·tus [ə'bɔːrtəs] *n* Abortivmittel *nt*, Abortivum *nt*, Abortifaciens *nt*, *inf.* Abtreibemittel *nt*.
a·bove [ə'bʌv] **I** *adv* oben, darüber, oberhalb; vor-, oben-. **II** *prep* über, oberhalb.
above-knee *adj* oberhalb des Kniegelenks (liegend), Oberschenkel-, Bein-.
a·brade [ə'breɪd] **I** *vt* **1.** abschaben, abreiben. **2.** (*Haut*) abschürfen, aufscheuern. **II** *vi* s. abreiben; verschleißen.
a·bra·sion [ə'breɪʒn] *n* **1.** Abschürfen *nt*, Abschaben *nt*, Abreiben *nt*. **2.** (Haut-)Abschürfung *f*, Ablederung *f*.
  dental abrasion Zahnabrasion *f*, Abkauung *f* der Zähne, Abrasio dentium.
  denture abrasion Prothesenabnutzung *f*.
  abrasion of gingiva → gingival abrasion.
  gingival abrasion Zahnfleischabschürfung *f*.
  tooth abrasion Zahnabnutzung *f*, Abrasion *f*.
a·bra·sive [ə'breɪsɪv] **I** *n* Schleifmittel *nt*, Poliermittel *nt*, Schmirgel *m*. **II** *adj* abreibend, abschleifend, schmirgelartig, Schleif-.
ab·rupt [ə'brʌpt] *adj* **1.** abrupt, plötzlich, jäh. **2.** schroff.
ab·scess ['æbses] *n* Abszeß *m*.
  acute abscess akuter Abszeß *m*.
  acute alveolar abscess akuter Alveolarabszeß *m*.
  apical abscess Wurzelspitzenabszeß *m*.
  apical periodontal abscess → apical abscess.
  bone abscess 1. Osteomyelitis *f*. **2.** eitrige Periostitis *f*. **3.** Knochenabszeß *m*.
  brain abscess Hirnabszeß *m*.
  buccal space abscess Bukzinatorspaltenabszeß *m*.
  buccinator space abscess Bukzinatorspaltenabszeß *m*.
  cerebellar abscess Kleinhirnabszeß *m*.
  cerebral abscess Hirnabszeß *m*.
  chronic abscess chronischer/kalter Abszeß *m*.
  chronic apical abscess chronische apikale Parodontitis *f*, Parodontitis apicalis chronica.
  chronic dentoalveolar abscess → chronic apical abscess.
  circumtonsillar abscess Peritonsillarabszeß *m*.
  cold abscess 1. chronischer/kalter Abszeß *m*. **2.** tuberkulöser Abszeß *m*.
  dental abscess Wurzelspitzenabszeß *m*.
  diffuse abscess Phlegmone *f*.
  dry abscess trockener Abszeß *m*.
  follicular abscess Follikelabszeß *m*.
  gingival abscess Zahnfleischabszeß *m*.

gravidation abscess Senkungsabszeß *m*.
gravity abscess Senkungsabszeß *m*.
horseshoe abscess Hufeisenabszeß *m*.
hot abscess heißer Abszeß *m*.
hypostatic abscess Senkungsabszeß *m*.
interradicular abscess interradikulärer Abszeß *m*.
lateral periodontal abscess Taschenabszeß *m*, parodontaler Abszeß *m*, Alveolarabszeß *m*.
mastoid abscess Mastoidabszeß *m*, Abszeß *m* der Warzenfortsatzzellen.
metastatic abscess metastatischer Abszeß *m*.
metastatic tuberculous abscess → tuberculous *gumma*.
migrating abscess Senkungsabszeß *m*.
odontogenic abscess odontogener Abszeß *m*.
orbital abscess Augenhöhlen-, Orbita(l)abszeß *m*.
palatal abscess Gaumenabszeß *m*.
parodontal abscess parodontaler Abszeß *m*, Taschenabszeß *m*, Alveolarabszeß *m*.
parotid abscess Parotisabszeß *m*.
pericoronal abscess perikoronaler Abszeß *m*.
peridental abscess parodontaler Abszeß *m*, Taschenabszeß *m*, Alveolarabszeß *m*.
periodontal abscess parodontaler Abszeß *m*, Taschenabszeß *m*, Alveolarabszeß *m*.
peritonsillar abscess Peritonsillarabszeß *m*.
phlegmonous abscess Phlegmone *f*.
pterygomandibular space abscess pterygomandibulärer Abszeß *m*.
pulp abscess 1. *dent*. Pulpaabszeß *m*. **2.** *ortho*. Fingerbeerenabszeß *m*.
pulpal abscess → pulp abscess.
pyemic abscess pyämischer Abszeß *m*.
pyogenic abscess pyogener/metastatisch-pyämischer Abszeß *m*.
retropharyngeal abscess retropharyngealer Abszeß *m*, Retropharyngealabszeß *m*.
retrotonsillar abscess retrotonsillärer Abszeß *m*, Retrotonsillarabszeß *m*.
sterile abscess steriler Abszeß *m*.
stitch abscess Faden-, Nahtabszeß *m*.
subcutaneous abscess subkutaner Abszeß *m*.
sublingual space abscess Abszeß *m* der Sublingualloge.
submandibular space abscess Abszeß *m* der Submandibularloge.
subperiosteal abscess subperiostaler Abszeß *m*.
sudoriparous abscess Schweißdrüsenabszeß *m*.
suture abscess Fadenabszeß *m*, Nahtabszeß *m*.
sweat gland abscess Schweißdrüsenabszeß *m*.
wandering abscess Senkungsabszeß *m*.
wound abscess Wundabszeß *m*.
abscess-forming *adj* abszessbildend, abszedierend.
ab·scise ['æbsaɪz] *vt* ab-, wegschneiden, abtrennen, entfernen.
ab·scis·sion [æb'sɪʒn, -'sɪʃ-] *n chir*. Abschneiden *nt*, Abtrennung *f*, Wegschneiden *nt*, Entfernung *f*.
ab·sence ['æbsəns] *n* **1.** Abwesenheit *f*, Fehlen *nt*, Nichtvorhandensein *nt*; Mangel *m* (*of* an); Fernbleiben *nt* (*from* von). **2.** *psychia*. Absence *f*. **3.** *neuro*. Petit-mal(-Epilepsie *f*) *nt*.
ab·sent [æb'sənt] *adj* abwesend, fehlend, nicht vorhanden. **be absent from** ausbleiben, ausfallen, fehlen.
ab·so·lute ['æbsəlu:t] *adj* **1.** absolut, uneingeschränkt, unumschränkt. **2.** *chem*. rein, unvermischt, absolut. **3.** *phys*. absolut unabhängig, nicht relativ.
ab·sorb [æb'sɔ:rb] *vt* ab-, resorbieren, ein-, aufsaugen, in s. aufnehmen.
ab·sorb·a·ble [æb'sɔ:rbəbl] *adj* absorbierbar, resorbierbar.
ab·sorb·ance [æb'sɔ:rbəns] *n phys*. Extinktion *f*.
ab·sorb·en·cy [æb'sɔ:rbənsɪ] *n* → absorbance.
ab·sorb·ent [æb'sɔ:rbənt] **I** *n* saugfähiger Stoff *m*, absorbierende Struktur/Substanz *f*, Absorber *m*, Absorbens *nt*. **II** *adj* saugfähig, einsaugend, aufsaugend, absorbierend, resorbierend.
ab·sorp·tion [æb'sɔ:rpʃn] *n* **1.** Absorption *f*, Resorption *f*, Aufnahme *f*; Einverleibung *f*. **2.** *phys*. Absorption *f*. **3.** *fig*. Versunkensein *nt*, Vertieftsein *nt*.
ab·sorp·tiv·i·ty [ˌæbsɔ:'rptɪvətɪ] *n phys*. Extinktionskoeffizient *m*.
ab·sten·tion [æb'stenʃn] *n* Enthaltung *f* (*from* von).
ab·ster·gent [æb'stɜrdʒənt] **I** *n* **1.** Abführmittel *nt*. **2.** Reinigungsmittel *nt*. **II** *adj* **3.** abführend. **4.** reinigend.
ab·sti·nence ['æbstənəns] *n* Enthaltung *f*, Enthaltsamkeit *f*, Abstinenz *f* (*from* von).
ab·sti·nent ['æbstənənt] *adj* enthaltsam (*from* von), mäßig, abstinent.
a·buse [*n* ə'bju:s; *v* ə'bju:z] **I** *n* **1.** Mißbrauch *m*, mißbräuchliche Anwendung *f*, Abusus *m*. **2.** Mißhandlung *f*; (sexueller) Mißbrauch *m*. **II** *vt* **3.** mißbrauchen; übermäßig beanspruchen; (*Gesundheit*) Raubbau treiben mit. **4.** mißhandeln; (sexuell) mißbrauchen, s. vergehen an.
alcohol abuse Alkoholmißbrauch *m*, Alkoholabusus *m*.
alcoholic abuse → alcohol abuse.
drug abuse 1. Arzneimittelmißbrauch *m*, Medikamentenmißbrauch *m*. **2.** Drogenmißbrauch *m*.
a·ca·cia [ə'keɪʃə] *n* Gummi arabicum.
ac·an·tha·ceous [ækən'θeɪʃəs] *adj* stachelig, dornig.
A·can·thi·a lec·tu·la·ria [ə'kænθɪə ˌlektjə'leərɪə] *n micro*. Bettwanze *f*, Cimex lectularius, Acanthia lectularia.
acantho- *pref*. Dorn(en)-, Akanth(o)-, Acanth(o)-.
a·can·tho·am·el·o·blas·to·ma [əˌkænθəˌæmələublæs'təumə] *n* Akanthoameloblastom *nt*.
a·can·tho·cyte [ə'kænθəsaɪt] *n* stechapfelförmiger Erythrozyt *m*, Akanthozyt *m*.
a·can·tho·cy·to·sis [əˌkænθəsaɪ'təusɪs] *n* Akanthozytose *f*.
a·can·thoid [ə'kænθɔɪd] *adj* stachelförmig, spitz, dornartig.
ac·an·thol·y·sis [ˌæˌkæn'θɒləsɪs] *n* Akantholyse *f*.
ac·an·tho·ma [ækən'θəumə] *n*, *pl* **ac·an·tho·mas** [ækən-'θəumətə] Akanthom *nt*, Acanthoma *nt*.
ac·an·tho·sis [ækən'θəusɪs] *n*, *pl* **ac·an·tho·ses** [ækən'θəusi:z] Akanthose *f*, Acanthosis *f*.
a·can·thro·cyte [ə'kænθrəsaɪt] *n* → acanthocyte.
a·can·thro·cy·to·sis [əˌkænθrəsaɪ'təusɪs] *n* → acanthocytosis.
a·cap·nia [ə'kæpnɪə] *n* Akapnie *f*; Hypokapnie *f*.
a·cap·nic [ə'kæpnɪk] *adj* Akapnie betr., akapnoisch.
a·car·i·cide [ə'kærəsaɪd] **I** *n* Akarizid *nt*. **II** *adj* milben(ab)tötend, akarizid.
ac·a·rid ['ækərɪd] *n* Milbe *f* od. Zecke *f* der Ordnung Acarina.
ac·a·ri·dan [ə'kærɪdən] *n* → acarid.
ac·a·ro·der·ma·ti·tis [ˌækərəʊˌdɜrmə'taɪtɪs] *n* Milbendermatitis *f*, Acarodermatitis *f*, Akarodermatitis *f*, Skabies *f*.
ac·a·ro·tox·ic [ˌækərəʊ'tɒksɪk] *adj* milben(ab)tötend.
Ac·a·rus ['ækərəs] *n micro*. Acarus *m*.
Acarus scabiei Krätzmilbe *f*, Acarus scabiei, Sarcoptes scabiei.
a·cat·a·la·se·mia [eɪˌkætə'la'si:mɪə] *n* → acatalasia.
a·cat·a·la·sia [eɪˌkætə'leɪʒ(ɪ)ə, -zɪə] *n* Akatalasämie *f*, Akatalasie *f*, Takahara-Krankheit *f*.
ac·cel·er·ate [æk'seləreɪt] **I** *vt* beschleunigen, akzelerieren; (*Entwicklung*) fördern, beschleunigen. **II** *vi* schneller werden, Geschwindigkeit erhöhen, s. beschleunigen, akzelerieren.
ac·cel·er·a·tion [ækˌselə'reɪʃn] *n* **1.** Beschleunigung *f*, Geschwindigkeitsänderung *f*, Akzeleration *f*. **2.** Beschleunigen *nt*. **3.** *bio*. Akzeleration *f*, Entwicklungsbeschleunigung *f*.
ac·cel·er·a·tor [æk'seləreɪtər] *n* **1.** *phys*. Beschleuniger *m*, Akzelerator *m*. **2.** *chem*. Katalysator *m*.
serum prothrombin conversion accelerator Prokonvertin *nt*, -convertin *nt*, Faktor VII *m*, Autothrombin I *nt*, Serum-Prothrombin-Conversion-Accelerator *m*, stabiler Faktor *m*.
ac·cel·er·in [æk'selərɪn] *n* Akzelerin *nt*, Accelerin *nt*, Faktor VI *m*.
ac·cept [æk'sept] *vt* **1.** (*Patient*) (zur Behandlung) annehmen, akzeptieren. **2.** (*Hypothese*) akzeptieren, gelten lassen. **3.** (*Notwendigkeit, Dringlichkeit*) einsehen, anerkennen.
ac·cept·ance [æk'septəns] *n* Akzeptierung *f*, Akzeptanz *f*, Annahme *f*; Anerkennung *f*, Zustimmung *f*.
ac·cep·tor [æk'septər] *n chem*. Akzeptor *m*, Acceptor *m*.
ac·cess ['ækses] *n* **1.** Zutritt *m*, Zugang *m* (*to* zu). **be easy of access** *fig*. (*Person*) zugänglich sein. **have/gain access to** Zutritt haben/erhalten zu. **2.** offener Zugang *m*; (*Gefäß*) Zugang *m*, (liegender) Katheter *m*. **3.** Anfall *m*, Ausbruch *m* (*einer Krankheit*).
root canal access Wurzelkanalzugang *m*.
ac·ces·so·ry [æk'sesərɪ, ɪk-, ək-] **I** *n* (*a. techn.*) Zubehör(teile *pl*) *nt*; Zusatz *m*. **II** *adj* **1.** akzessorisch, zusätzlich, begleitend, Hilfs-. **2.** untergeordnet, nebensächlich, Neben-.
ac·ci·dent ['æksɪdənt] *n* **1.** Unfall *m*, Unglück(sfall *m*) *nt*. **have an accident** verunglücken, einen Unfall haben. **2.** Zufall *m*, zufälliges Ereignis *nt*. **by accident** zufällig; versehentlich. **accident at work** Betriebs-, Arbeitsunfall *m*.
cerebrovascular accident Hirnschlag *m*, Schlaganfall *m*, apoplektischer Insult *m*, Apoplexie *f*, Apoplexia cerebri.
domestic accident Unfall *m* im Haushalt, häuslicher Unfall *m*.
industrial accident Arbeits-, Betriebsunfall *m*.
occupational accident Arbeits-, Betriebsunfall *m*.
ac·ci·den·tal [ˌæksɪ'dentl] *adj* **1.** Unfall betr., durch Unfall, Unfall-. **2.** zufällig (hinzukommend *od*. eintretend), versehentlich, akzident(i)ell, Zufalls-.
accident and emergency (allgemeine) Notaufnahme *f*.
accident and emergency department (allgemeine) Notaufnahme *f*.

ac·com·mo·date [əˈkɑmədeɪt] **I** *vt* **1.** anpassen, angleichen, akkommodieren (*to* an). **2.** jdn. versorgen (*with* mit). **3.** unterbringen, aufnehmen können. **II** *vi* s. anpassen (*to* an); s. einstellen (*to* auf); *ophthal.* s. akkommodieren.
ac·com·mo·da·tion [əˌkɑməˈdeɪʃn] *n* **1.** (*a. ophthal.*) Einstellung *f*, Angleichung *f*, Anpassung *f*, Akkommodation *f* (*to* an). **2.** Versorgung *f* (*with* mit). **3.** Unterbringung *f*, Unterkunft *f*.
ac·com·pa·ny·ing [əˈkʌmpəniːɪŋ] *adj* begleitend, Begleit-.
ac·cre·tion [əˈkriːʃn] *n* **1.** pathologische Verwachsung *f*, Verklebung *f*. **2.** Anwachsen *nt*, Wachstum *nt*, Zuwachs *m*, Zunahme *f*. **3.** Ansammlung *f*, Auf-, Anhäufung *f*, Akkumulation *f*; (Auf-)Speicherung *f*; (*a. psycho.*) (Auf-)Stauung *f*. **4.** (*Transplantat etc.*) Anwachsen *nt*; Ansammlung *f*.
ac·cu·mu·late [əˈkjuːmjəleɪt] **I** *vt* ansammeln, aufhäufen, anhäufen, akkumulieren; (*a. techn.*) (auf-)speichern, (*a. psycho.*) (auf-)stauen. **II** *vi* anwachsen, s. aufhäufen, s. anhäufen, s. ansammeln, s. akkumulieren; (*a. psycho.*) s. (auf-)stauen.
ac·cu·mu·la·tion [əˌkjuːmjəˈleɪʃn] *n* Ansammlung *f*, Auf-, Anhäufung *f*, Akkumulation *f*; (Auf-)Speicherung *f*; (*a. psycho.*) (Auf-)Stauung *f*.
ac·cu·mu·la·tive [əˈkjuːmjələtɪv, -lətɪv] *adj* (an-)wachsend, an-, aufhäufend, akkumulierend, Häufungs-.
ac·cu·ra·cy [ˈækjərəsɪ] *n* Genauigkeit *f*, Präzision *f*; Richtigkeit *f*, Exaktheit *f*.
ac·cu·rate [ˈækjərɪt] *adj* genau, exakt, richtig, akurat; (*Person*) sorgfältig; (*Test, Diagnose*) präzise, exakt.
a·ceph·a·lus [eɪˈsefələs] *n*, *pl* **a·ceph·a·li** [eɪˈsefəlaɪ, eɪˈsefəliː] *embryo.* kopflose Mißgeburt *f*, Azephaler *m*, Azephalus *m*, Acephalus *m*.
a·ces·o·dyne [əˈsesədaɪn] *adj* schmerzlindernd, -stillend.
ac·e·tab·u·lum [ˌæsɪˈtæbjələm] *n*, *pl* **ac·e·tab·u·la** [ˌæsɪˈtæbjələ] Hüft(gelenks)pfanne *f*, Acetabulum *nt*, Acetabulum *nt*.
ac·e·tal [ˈæsɪtæl] *n chem.* Azetal *nt*, Acetal *nt*, Vollazetal *nt*.
ac·et·al·de·hyde [ˌæsɪˈtældəhaɪd] *n* Azet-, Acetaldehyd *m*, Äthanal *nt*, Ethanal *nt*.
acetaldehyde dehydrogenase Aldehyddehydrogenase *f*.
ac·e·tate [ˈæsɪteɪt] *n* Azetat *nt*, Acetat *nt*.
a·ce·tic [əˈsiːtɪk, əˈset-] *adj* **1.** Essig(säure) betr., Essig-. **2.** sauer.
acetic aldehyde → acetaldehyde.
ac·e·tone [ˈæsɪtəʊn] *n* Azeton *nt*, Aceton *nt*, Dimethylketon *nt*.
ac·e·to·ne·mia [əˌsiːtəˈniːmɪə, ˌæsɪtə-] *n* Azetonämie *f*, Ketonämie *f*.
ac·e·to·ne·mic [əˌsiːtəˈniːmɪk, ˌæsɪtə-] *adj* azetonämisch, ketonämisch.
ac·e·ton·u·ria [əˌsiːtəˈn(j)ʊərɪə, ˌæsɪtə-] *n* Acetonurie *f*, Ketonurie *f*.
ac·e·to·phe·net·i·din [əˌsiːtəfɪˈnetədiːn, ˌæsɪtə-] *n pharm.* Phenazetin *nt*, Phenacetin *nt*.
ac·et·phe·net·i·din [ˌæsetfɪˈnetədiːn] *n pharm.* Phenazetin *nt*, Phenacetin *nt*.
a·ce·tum [əˈsiːtəm] *n*, *pl* **a·ce·ta** [əˈsiːtə] **1.** Essig *m*, Acetum *nt*. **2.** Essig(säure)lösung *f*.
a·ce·tyl [əˈsiːtɪl, ˈæsətɪl, -tiːl] *n* Azetyl-, Acetyl-(Radikal *nt*).
acetyl chloride Azetylchlorid *nt*, Acetylchlorid *nt*.
a·ce·tyl·cho·line [ˌæsətɪlˈkəʊliːn] *n* Azetylcholin *nt*, Acetylcholin *nt*.
a·ce·tyl·cho·lin·er·gic [ˌæsətɪlˌkəʊləˈnɜːdʒɪk, -ˌkɑlə-] *adj* azetylcholinerg.
ac·e·tyl·cho·lin·es·ter·ase [ˌæsətɪlˌkəʊlɪˈnestəreɪz] *n* Azetylcholinesterase *f*, Acetylcholinesterase *f*, echte Cholinesterase *f*.
a·cet·y·lene [əˈsetəliːn, -lɪn] *n* Azetylen *nt*, Acetylen *nt*, Äthin *nt*, Ethin *nt*.
acetylene tetrachloride Tetrachloräthan *nt*, Tetrachlorethan *nt*.
ache [eɪk] **I** *n* (anhaltender) Schmerz *m*. **II** *vi* (anhaltend) schmerzen, weh tun.
    stomach ache Bauchweh *nt*, Magenschmerzen *pl*, Gastralgie *f*, Gastrodynie *f*.
a·chei·lia [əˈkaɪlɪə] *n embryo.* Ach(e)ilie *f*.
a·chi·lia [əˈkaɪlɪə] *n* → acheilia.
ach·ing [ˈeɪkɪŋ] *adj* schmerzend; weh tun.
a·chlor·hy·dria [ˌeɪklɔːrˈhaɪdrɪə] *n* Magensäuremangel *m*, Achlorhydrie *f*.
a·cho·lia [eɪˈkəʊlɪə] *n* Gallenmangel *m*, Acholie *f*.
a·chon·dro·pla·sia [eɪˌkɑndrəˈpleɪʒ(ɪ)ə, -zɪə] *n* Parrot-Krankheit *f*, Parrot-Kauffmann-Syndrom *nt*, Achondroplasie *f*.
A·cho·ri·on [əˈkɔːrɪən] *n micro.* Trichophyton *nt*.
a·chres·tic [əˈkrestɪk] *adj* achrestisch.
a·chro·ma·sia [ˌeɪkrəʊˈmeɪʒ(ɪ)ə] *n* **1.** Pigmentmangel *m* der Haut, Achromasie *f*. **2.** *histol.* Achromasie *f*, Achromie *f*.
ach·ro·mat [ˈeɪkrəmæt, ˈæk-] *n* **1.** achromatisches Objektiv *f*, Achromat *m*. **2.** Farbenblinde(r *m*) *f*, Patient(in *f*) *m* mit Monochromasie.
ach·ro·mat·ic [ˌækrəˈmætɪk, ˌeɪk-] *adj* **1.** unbunt, achromatisch. **2.** Achromatin enthaltend. **3.** *histol.* nicht *od.* schwer anfärbbar.
achro·ma·tin [eɪˈkrəʊmətɪn] *n* Achromatin *nt*, Euchromatin *nt*.
a·chro·ma·tism [eɪˈkrəʊmətɪzəm] *n* → achromatopsy.
a·chro·ma·top·sy [eɪˌkrəʊməˈtɑpsɪ] *n* (totale) Farbenblindheit *f*, Achromatopsie *f*, Monochromasie *f*, Einfarbensehen *nt*.
a·chro·ma·to·sis [eɪˌkrəʊməˈtəʊsɪs] *n* **1.** Pigmentmangel *m*, Achromasie *f*. **2.** *histol.* fehlendes Färbevermögen *nt*, Achromatosis *f*.
a·chro·ma·tous [eɪˈkrəʊmətəs] *adj* farblos, achromatisch.
a·chro·mia [eɪˈkrəʊmɪə] *n* Achromie *f*, Achromasie *f*.
a·chro·min [eɪˈkrəʊmɪn] *n* → achromatin.
a·chy·lia [eɪˈkaɪlɪə] *n patho.* Achylie *f*, Achylia *f*.
    gastric achylia Magensaftmangel *m*, Achylie *f*, Achylia gastrica.
ac·id [ˈæsɪd] **I** *n* **1.** *chem.* Säure *f*. **2.** sauerschmeckende Substanz *f*. **II** *adj* **3.** *chem.* sauer, säurehaltig, Säure-. **4.** (*Geschmack*) sauer, scharf.
acetic acid Essigsäure *f*, Äthansäure *f*, Ethansäure *f*.
acetoacetic acid Azetessigsäure *f*, β-Ketobuttersäure *f*.
acetylsalicylic acid Acetylsalicylsäure *f*, Azetylsalizylsäure *f*.
adipic acid Adipinsäure *f*.
alginic acid Alginsäure *f*.
aminoacetic acid Aminoessigsäure *f*, Glykokoll *nt*, Glycin *nt*.
amino acid Aminosäure *f*.
γ-aminobutyric acid Gammaaminobuttersäure *f*, γ-Amino-*n*-Buttersäure *f*.
ε-aminocaproic acid ε-Aminocapronsäure *f*, Epsilon-Aminocapronsäure *f*.
amygdalic acid Mandelsäure *f*.
arachidonic acid Arachidonsäure *f*.
arsenic acid arsenige Säure *f*, Arsensäure *f*, Arsensauerstoffsäure *f*.
arsenous acid arsenige Säure *f*.
ascorbic acid Askorbinsäure *f*, Ascorbinsäure *f*, Vitamin C *nt*.
aspartic acid Asparaginsäure *f*, α-Aminobernsteinsäure *f*.
barbituric acid Barbitursäure *f*, 4-Hydroyuracil *nt*, Malonylharnstoff *m*.
benzoic acid Benzoesäure *f*.
beta-ketobutyric acid Azetessigsäure *f*, β-Ketobuttersäure *f*.
bile acids Gallensäuren *pl*.
boracic acid → boric acid.
boric acid Borsäure *f*.
butanoic acid → butyric acid.
butyric acid Buttersäure *f*, Butansäure *f*.
caprylic acid Caprylsäure *f*, Oktansäure *f*.
carbamic acid Carbaminsäure *f*, Carbamidsäure *f*.
carbolic acid Phenol *nt*, Karbolsäure *f*, Monohydroxybenzol *nt*.
carbonic acid Kohlensäure *f*.
carboxylic acid Karbonsäure *f*, Carbonsäure *f*.
caryophyllic acid Eugenol *nt*, Nelkensäure *f*, Eugensäure *f*.
catechuic acid → catechin.
cevitamic acid Askorbinsäure *f*, Ascorbinsäure *f*, Vitamin C *nt*.
chromic acid Chromsäure *f*.
citric acid Zitronensäure *f*.
cresylic acid Kresol *nt*.
cyanhydric acid Zyanwasserstoffsäure *f*, Blausäure *f*.
deoxypentosenucleic acid → deoxyribonucleic acid.
deoxyribonucleic acid Desoxyribonukleinsäure *f*.
desoxyribonucleic acid → deoxyribonucleic acid.
diacetic acid Azetessigsäure *f*, β-Ketobuttersäure *f*.
dicarboxylic acid Dikarbonsäure *f*, Dicarbonsäure *f*.
epsilon-aminocaproic acid ε-Aminocapronsäure *f*, Epsilon-Aminocapronsäure *f*.
ethanedioic acid Oxalsäure *f*, Kleesäure *f*.
ethanoic acid Essigsäure *f*, Äthansäure *f*, Ethansäure *f*.
eugenic acid Eugenol *nt*, Nelkensäure *f*, Eugensäure *f*.
fatty acid Fettsäure *f*.
fluoric acid Fluorwasserstoff *m*, Flußsäureanhydrid *nt*.
folic acid Fol(in)säure *f*, Folacin *nt*, Pteroylglutaminsäure *f*, Vitamin B$_c$ *nt*.
folinic acid Folinsäure *f*, N^{10}-Formyl-Tetrahydrofolsäure *f*, Leucovorin *nt*, Citrovorum-Faktor *m*.
free fatty acid freie Fettsäure *f*, nichtveresterte Fettsäure *f*, unveresterte Fettsäure *f*.
gallic acid Gallsäure *f*, Gallussäure *f*.
gallotannic acid Tannin *nt*, Gerbsäure *f*.
gamma-aminobutyric acid γ-Amino-*n*-Buttersäure *f*, Gammaaminobuttersäure *f*.

glacial acetic acid Eisessig *m*.
glacial phosphoric acid Metaphosphorsäure *f*.
glucuronic acid Glukuronsäure *f*, Glucuronsäure *f*.
glutamic acid Glutaminsäure *f*, α-Aminoglutarsäure *f*.
glyceric acid Glyzerinsäure *f*, Glycerinsäure *f*.
haloid acid Halogenwasserstoff(säure *f*) *m*.
heparinic acid Heparin *nt*.
hexadecanoic acid Palmitinsäure *f*, *n*-Hexadecansäure *f*.
hexanedioic acid Pimelinsäure *f*.
hexonic acid Hexonsäure *f*.
hyaluronic acid Hyaluronsäure *f*.
hydrobromic acid Bromwasserstoffsäure *f*.
hydrochloric acid Salzsäure *f*.
hydrocyanic acid Cyanwasserstoff *m*; Blausäure *f*.
hydrohalogen acid Halogenwasserstoff(säure *f*) *m*.
hydrosulfuric acid Schwefelwasserstoff *m*.
2-hydroxybenzoic acid Salizylsäure *f*, Salicylsäure *f*, *o*-Hydroxybenzoesäure *f*.
inorganic acid anorganische Säure *f*, Mineralsäure *f*.
keto acid Keto(n)säure *f*.
β-ketobutyric acid Azetessigsäure *f*, β-Ketobuttersäure *f*.
α-ketopropionic acid Brenztraubensäure *f*, Acetylameisensäure *f*, α-Ketopropionsäure *f*.
ketosuccinic acid Oxalessigsäure *f*.
lactic acid Milchsäure *f*, α-Hydroxypropionsäure *f*.
linoleic acid Linolsäure *f*, Leinölsäure *f*.
linolic acid → linoleic acid.
lithic acid Harnsäure *f*.
malic acid Äpfelsäure *f*, Apfelsäure *f*.
mandelic acid Mandelsäure *f*.
metaphosphoric acid Metaphosphorsäure *f*.
methacrylic acid Methacrylsäure *f*.
***N*-methyl-guanidinoacetic acid** Kreatin *nt*, Creatin *nt*, α-Methylguanidinoessigsäure *f*.
mineral acid Mineralsäure *f*, anorganische Säure *f*.
monoenoic fatty acid einfach ungesättigte Fettsäure *f*, Monoen(fett)säure *f*.
monounsaturated fatty acid → monoenoic fatty acid.
muramic acid Muraminsäure *f*.
neuraminic acid Neuraminsäure *f*.
nicotinic acid Niacin *nt*, Nikotinsäure *f*, Nicotinsäure *f*.
nitric acid Salpetersäure *f*.
nitrous acid salpetrige Säure *f*.
nitroxanthic acid Pikrinsäure *f*, Trinitrophenol *nt*.
nonesterified fatty acid freie Fettsäure *f*, nichtveresterte Fettsäure *f*, unveresterte Fettsäure *f*.
nucleic acid Nukleinsäure *f*, Nucleinsäure *f*.
nucleinic acid → nucleic acid.
octadecanoic acid Stearinsäure *f*, *n*-Octadecansäure *f*.
octanoic acid Caprylsäure *f*, Oktansäure *f*.
oleic acid Ölsäure *f*.
orthophosphoric acid (Ortho-)Phosphorsäure *f*.
osmic acid 1. Osmiumsäure *f*. **2.** Osmiumtetroxid *nt*.
oxalic acid Oxalsäure *f*, Kleesäure *f*.
oxaloacetic acid Oxalessigsäure *f*.
oxyphenylaminopropionic acid Tyrosin *nt*.
palmitic acid Palmitinsäure *f*, *n*-Hexadecansäure *f*.
pantothenic acid Pantothensäure *f*, Vitamin B$_3$ *nt*.
pentose nucleic acid Ribonukleinsäure *f*.
perchloric acid Perchlorsäure *f*.
permanganic acid Permangansäure *f*.
phenic acid Phenol *nt*, Karbolsäure *f*, Monohydroxybenzol *nt*.
phenylethylbarbituric acid → phenobarbital.
phenylglycolic acid Mandelsäure *f*.
phenylic acid Phenol *nt*, Karbolsäure *f*, Monohydroxybenzol *nt*.
phenylpyruvic acid Phenylbrenztraubensäure *f*.
phosphoric acid Phosphorsäure *f*, Orthophosphorsäure *f*.
phosphorous acid phosphorige Säure *f*.
phytanic acid Phytansäure *f*.
phytic acid Phytinsäure *f*.
picric acid Pikrinsäure *f*, Trinitrophenol *nt*.
plasmonucleic acid Ribonukleinsäure *f*.
polyenoic fatty acid mehrfach ungesättigte Fettsäure *f*, Polyen(fett)säure *f*.
polyunsaturated fatty acid → polyenoic fatty acid.
prussic acid Blausäure *f*, Zyanwasserstoff *m*, Cyanwasserstoff *m*.
pteroylglutamic acid Folsäure *f*, Pteroylglutamsäure *f*, Vitamin B$_c$ *nt*.
pyrophosphoric acid Pyrophosphorsäure *f*.
pyruvic acid Brenztraubensäure *f*, Acetylameisensäure *f*, α-Keto-propionsäure *f*.
ribonucleic acid Ribonukleinsäure *f*.
ribose nucleic acid → ribonucleic acid.
salicylic acid Salizylsäure *f*, Salicylsäure *f*, *o*-Hydroxybenzoesäure *f*.
saturated fatty acid gesättigte Fettsäure.
silicic acid Kieselsäure *f*.
sorbic acid 2,4-Hexadiensäure *f*, Sorbinsäure *f*.
stearic acid Stearinsäure *f*, *n*-Octadecansäure *f*.
succinic acid Bernsteinsäure *f*.
sulfhydric acid Schwefelwasserstoff *m*.
sulfinic acid Sulfinsäure *f*.
sulfocyanic acid Thiocyansäure *f*, Rhodanwasserstoffsäure *f*.
sulfonic acid Sulfonsäure *f*.
sulfuric acid Schwefelsäure *f*.
sulfurous acid schweflige Säure *f*.
tannic acid → tannin.
tartaric acid Wein(stein)säure *f*.
thiocyanic acid Thiozyansäure *f*, Thiocyansäure *f*, Rhodanwasserstoffsäure *f*.
thiosulfuric acid Thioschwefelsäure *f*.
tranexamic acid Tranexamsäure *f*.
trichloroacetic acid Trichloressigsäure *f*.
unesterified fatty acid → free fatty acid.
unsaturated fatty acid ungesättigte Fettsäure *f*.
uric acid Harnsäure *f*.
ac·i·de·mia [ˌæsəˈdiːmɪə] *n* Azidämie *f*, dekompensierte Azidose *f*.
a·cid·ic [əˈsɪdɪk] *adj* **1.** säurebildend, säurereich, säurehaltig. **2.** *chem.* sauer, säurehaltig, Säure-. **3.** silikathaltig.
a·cid·i·ty [əˈsɪdətɪ] *n* **1.** Säuregrad *m*, Säuregehalt *m*, Azidität *f*. **2.** Säure *f*, Schärfe *f*.
a·cid·o·phil [əˈsɪdəʊfɪl, ˈæsɪdəʊfɪl] **I** *n* **1.** azidophile Zelle *od*. Struktur *f*. **2.** (*Hypophyse*) azidophile Zelle *f*, α-Zelle *f*. **II** *adj* **3.** *bio.* auf sauren Nährböden wachsend, azidophil, acidophil. **4.** mit sauren Farbstoffen färbend, azidophiul, oxyphil.
ac·i·do·phil·ia [ˌæsɪdəˈfiːlɪə, ə͵sɪdə-] *n* **1.** Eosinophilie *f*, Eosinophilämie *f*. **2.** eosinophile Beschaffenheit *f*, Eosinophilie *f*.
ac·i·do·sis [ˌæsɪˈdəʊsɪs] *n* Azidose *f*, Acidose *f*.
ac·i·dot·ic [ˌæsɪˈdɑtɪk] *adj* Azidose betr., azidotisch, Azidose-.
ac·i·du·ria [ˌæsɪˈd(j)ʊərɪə] *n* Azidurie *f*.
ac·i·nar [ˈæsɪnər, -nɑːr] *adj* Azinus betr., azinös, azinär.
a·cin·i·form [əˈsɪnɪfɔːrm] *adj* **1.** beerenförmig, azinös. **2.** Kerne enthaltend, mit Kernen gefüllt.
ac·i·nose [ˈæsɪnəʊs] *adj* → acinar.
ac·i·nous [ˈæsɪnəs] *adj* → acinar.
ac·i·nus [ˈæsɪnəs] *n*, *pl* **ac·i·ni** [ˈæsɪnaɪ] **1.** *histol.* Azinus *m*, Acinus *m*. **2.** *anat.* (Lungen-)Azinus *m*.
a·clu·sion [əˈkluːʃn] *n* Aklusion *f*.
ac·me [ˈækmɪ] *n* Höhepunkt *m*, Kulminationspunkt *m*, Akme *f*.
ac·ne [ˈæknɪ] *n* Finnenausschlag *m*, Akne *f*, Acne *f*.
a·con·i·tine [əˈkɒnətiːn, -tɪn] *n* Akonitin *nt*, Aconitin *nt*.
a·cor [ˈækɔːr] *n* **1.** Säuregrad *m*, -gehalt *m*, Azidität *f*. **2.** Säure *f*, Schärfe *f*.
a·cor·tan [əˈkɔːrtæn] *n* Kortikotropin *nt*, Kortikotrophin *nt*, (adreno-)corticotropes Hormon *nt*, Adrenokortikotropin *nt*.
a·cous·tic [əˈkuːstɪk] *adj* akustisch, Gehör-, Schall-, Hör-.
a·cous·tics [əˈkuːstɪks] *pl* Akustik *f*.
ac·quire [əˈkwaɪər] *vt* **1.** erwerben, bekommen; erlangen, erreichen, gewinnen. **2.** (*Wissen*) (er-)lernen, erwerben.
ac·quired [əˈkwaɪərd] *adj* erworben, sekundär.
ac·ri·din [ˈækrədɪn] *n* → acridine.
ac·ri·dine [ˈækrədiːn] *n* Akridin *nt*, Acridin *nt*.
ac·ro·an·es·the·sia [ˌækrəʊˌænɪsˈθiːʒə] *n* *neuro.* Akroanästhesie *f*.
ac·ro·as·phyx·ia [ˌækrəʊæsˈfɪksɪə, -kʃə] *n* **1.** Akroasphyxie *f*. **2.** Akroasphyxie *f*, Akrozyanose *f*.
ac·ro·ce·pha·lia [ˌækrəʊsɪˈfeɪljə] *n* Spitz-, Turmschädel *m*, Akrozephalie *f*, Oxyzephalie *f*, Turrizephalie *f*.
ac·ro·ce·phal·ic [ˌækrəʊsɪˈfælɪk] **I** *n* Patient(in *f*) *m* mit Akrozephalie. **II** *adj* Akrozephalie betr., spitzschädelig, turmschädelig, akrozephal, oxyzephal, turrizephal.
ac·ro·ceph·a·lo·pol·y·syn·dac·ty·ly [ˌækrəʊˌsefələʊˌpɒlɪsɪnˈdæktəlɪ] *n* Akrozephalopolysyndaktylie *f*.
acrocephalopolysyndactyly II Carpenter-Syndrom *nt*.
ac·ro·ceph·a·lo·syn·dac·ty·lism [ˌækrəʊˌsefələʊsɪnˈdæktəlɪzəm] *n* → acrocephalosyndactyly.
ac·ro·ceph·a·lo·syn·dac·ty·ly [ˌækrəʊˌsefələʊsɪnˈdæktəlɪ] *n* Akrozephalosyndaktylie *f*, Apert-Syndrom *nt*.
acrocephalosyndactyly type III Chotzen-(Saethre-)Syndrom *nt*, Akrozephalosyndaktylie Typ III *f*.

acrocephalosyndactyly type IV (Klein-)Waardenburg-Syndrom *nt*.
acrocephalosyndactyly type V Noack-Syndrom *nt*.
ac·ro·ceph·a·ly [ˈækrəʊˈsefəlɪ] *n* → acrocephalia.
ac·ro·cy·a·no·sis [ˌækrəʊˌsaɪəˈnəʊsɪs] *n patho.* Akroasphyxie *f*, Akrozyanose *f*.
ac·ro·der·ma·ti·tis [ˌækrəʊˌdɜːrməˈtaɪtɪs] *n* Akrodermatitis *f*.
enteropathic acrodermatitis Akrodermatitis/Acrodermatitis enteropathica.
papular acrodermatitis of childhood Gianotti-Crosti-Syndrom *nt*, infantile papulöse Akrodermatitis *f*, Acrodermatitis papulosa eruptiva infantilis.
ac·ro·dont [ˈækrəʊdɒnt] *n* Akrodont *m*.
ac·ro·dyn·ia [ˌækrəʊˈdiːnɪə] *n* Feer-Krankheit *f*, Rosakrankheit *f*, Swift-Syndrom *nt*, Selter-Swift-Feer-Krankheit *f*, Feer-Selter-Swift-Krankheit *f*, Akrodynie *f*.
ac·ro·es·the·sia [ˌækrəʊesˈθiːʒ(ɪ)ə, -zɪə] *n* **1.** erhöhte Empfindlichkeit *f* der Extremitäten. **2.** Extremitätenschmerz *m*, Akroästhesie *f*.
ac·ro·ker·a·to·sis [ˌækrəʊˌkerəˈtəʊsɪs] *n* Akrokeratose *f*.
paraneoplastic acrokeratosis Bazex-Syndrom *nt*, Akrokeratose Bazex *f*, Akrokeratosis paraneoplastica.
a·cro·le·in [əˈkrəʊlɪɪn] *n* Akrolein *nt*, Acrolein *nt*, Acryl-, Allylaldehyd *m*.
ac·ro·me·ga·lia [ˌækrəʊmɪˈgeɪlɪə] *n* → acromegaly.
ac·ro·meg·a·lo·gi·gan·tism [ˌækrəʊˌmegələʊdʒaɪˈgæntɪzəm, -ˈdʒaɪgænt-] *n* Akromegalogigantismus *m*.
ac·ro·meg·a·ly [ˌækrəʊˈmegəlɪ] *n* Akromegalie *f*, Marie-Krankheit *f*, Marie-Syndrom *nt*.
a·cro·mi·al [əˈkrəʊmɪəl] *adj* Akromion betr., akromial.
ac·ro·mic·ri·a [ˌækrəʊˈmɪkrɪə] *n* Akromikrie *f*.
ac·ro·mik·ri·a [ˌækrəʊˈmɪkrɪə] *n* → acromicria.
a·cro·mi·on [əˈkrəʊmɪən] *n, pl* **a·cro·mi·a** [əˈkrəʊmɪə] Akromion *nt*.
ac·ro·neu·ro·sis [ˌækrəʊˌnjʊˈrəʊsɪs, -ˌnjʊər-] *n* Akroneurose *f*.
ac·ro·pach·y [ˈækrəʊpækɪ, əˈkrʊpækɪ] *n* Marie-Bamberger-Syndrom *m*, Bamberger-Marie-Syndrom *nt*, Akropachie *f*, hypertrophische-pulmonale Osteoarthropathie *f*.
ac·ro·pa·ral·y·sis [ˌækrəʊpəˈrælƏsɪs] *n* Extremitätenlähmung *f*, Akroparalyse *f*.
ac·ro·par·es·the·sia [ˌækrəʊˌpærəsˈθiːʒ(ɪ)ə] *n* Akroparästhesie *f*.
ac·ro·scle·ro·der·ma [ˌækrəʊˌsklɪərəˈdɜːrmə, -ˌsklɜːr-] *n* → acrosclerosis.
ac·ro·scle·ro·sis [ˌækrəʊsklɪˈrəʊsɪs] *n* Akrosklerose *f*, Akrosklerodermie *f*.
ac·ro·ter·ic [ˌækrəʊˈterɪk] *adj* Akren betr., Akren-, Akro-.
a·crot·ic [əˈkrɒtɪk] *adj* **1.** (*Prozeß*) oberflächlich. **2.** Akrotie betr., akrot.
ac·ro·tism [ˈækrətɪzəm] *n* Pulslosigkeit *f*, Akrotie *f*, Akrotismus *m*.
ac·ryl·al·de·hyde [ˌækrɪlˈældəhaɪd] *n* → acrolein.
ac·ry·late [ˈækrɪleɪt] *n* Acrylat *nt*, Akrylat *nt*.
a·cryl·ic [əˈkrɪlɪk] *adj* Acrylat betr., Acrylat-, Acryl-.
act [ækt] **I** *n* Tat *f*, Handeln *nt*, Handlung *f*, Maßnahme *f*, Schritt *m*, Tun *nt*, Tätigkeit *f*. **II** *vi* handeln, Maßnahmen ergreifen; tätig sein, wirken. **act as** dienen/fungieren als.
act on *vi* (ein-)wirken auf.
ac·tin [ˈæktɪn] *n* Aktin *nt*, Actin *nt*.
ac·tin·ic [ækˈtɪnɪk] *adj* Strahlen/Strahlung betr., durch Strahlen/Strahlung bedingt, aktinisch, Strahlen-.
ac·tin·i·form [ækˈtɪnəfɔːrm] *adj* strahlenförmig; ausstrahlend.
ac·ti·no·cu·ti·tis [ˌæktɪnəʊkjuːˈtaɪtɪs] *n* Strahlendermatitis *f*, aktinische Dermatitis *f*.
ac·ti·no·der·ma·ti·tis [ˌæktɪnəʊˌdɜːrməˈtaɪtɪs] *n* Aktinodermatitis *f*, Aktinodermatose *f*.
ac·ti·nom·e·ter [ˌæktəˈnɒmɪtər] *n phys.* Aktinometer *nt*, Pyrheliometer *nt*.
Ac·ti·no·my·ces [ˌæktɪnəʊˈmaɪsiːz] *n micro.* Actinomyces *m*.
Actinomyces israelii Strahlenpilz *m*, Actinomyces israelii.
ac·ti·no·my·ces [ˌæktɪnəʊˈmaɪsiːz] *n micro.* Aktinomyzet *m*, Actinomyces *m*.
ac·ti·no·my·cete [ˌæktɪnəʊˈmaɪsiːt, -maɪˈsiːt] *n* → Actinomyces.
ac·ti·no·my·ce·to·ma [ˌæktɪnəʊˌmaɪsəˈtəʊmə] *n* Aktinomyzetom *nt*.
ac·ti·no·my·cin [ˌæktɪnəʊˈmaɪsɪn] *n* Aktinomyzin *nt*, Actinomycin *nt*.
ac·ti·no·my·co·ma [ˌæktɪnəʊmaɪˈkəʊmə] *n* Aktinomykom *nt*.
ac·ti·no·my·co·sis [ˌæktɪnəʊmaɪˈkəʊsɪs] *n* Strahlenpilzkrankheit *f*, Aktinomykose *f*.
ac·ti·no·neu·ri·tis [ˌæktɪnəʊnjʊˈraɪtɪs, -njʊə-] *n* Strahlenneuritis *f*.

ac·ti·no·ther·a·peu·tics [ˌæktɪnəʊˌθerəˈpjuːtɪks] *pl* → actinotherapy.
ac·ti·no·ther·a·py [ˌæktɪnəʊˈθerəpɪ] *n* Bestrahlung(sbehandlung *f*) *f*.
ac·tion [ˈækʃn] *n* **1.** Handeln *nt*, Handlung *f*, Maßnahme(n *pl*) *f*, Aktion *f*. **2.** *physiol.* Tätigkeit *f*, Funktion *f*. **3.** *chem., techn.* (Ein-)Wirkung *f*, Wirksamkeit *f* (*on auf*); Vorgang *m*, Prozeß *m*.
hinge action Scharnierbewegung *f*.
ac·ti·vate [ˈæktɪveɪt] *vt* **1.** (*a. chem.*) aktivieren, anregen. **2.** *phys.* radioaktiv machen, aktivieren. **3.** *techn.* in Betrieb setzen, aktivieren.
ac·ti·va·tion [ˌæktɪˈveɪʃn] *n* Aktivierung *f*, Anregung *f*.
ac·ti·va·tor [ˈæktəveɪtər] *n* (*a. chem., embryo.*) Aktivator *m*; Aktivator nach Andresen und Häupl.
functional activator Aktivator *m*, Aktivator nach Andresen und Häupl.
prothrombin activator Thrombokinase *f*, Thromboplastin *nt*, Prothrombinaktivator *m*.
ac·tive [ˈæktɪv] *adj* **1.** *bio., med.* aktiv, wirksam, wirkend. **be active against** wirksam sein/helfen gegen. **2.** aktiv, tätig; rege, lebhaft.
ac·tiv·i·ty [ækˈtɪvɪtɪ] *n* **1.** (*a. physiol.*) Tätigkeit *f*, Betätigung *f*, Aktivität *f*. **2.** *pharm., bio.* Wirkung *f*; (*a. chem., phys.*) Aktivität *f*, Wirksamkeit *f*.
mental activity geistige Aktivität *f*.
metabolic activity → metabolism.
ac·to·my·o·sin [ˌæktəˈmaɪəsɪn] *n* Aktomyosin *nt*, Actomyosin *nt*.
a·cu·i·ty [əˈkjuːɪtɪ] *n* **1.** Schärfe *f*, Klarheit *f*; Scharfsinn *m*, Klugheit *f*. **2.** Sehschärfe *f*, Visus *m*.
visual acuity Sehschärfe *f*, Visus *m*.
ac·u·pres·sure [ˈækjʊpreʃər] *n* Akupressur *f*.
ac·u·punc·ture [ˈækjʊpʌŋktʃər] **I** *n* Akupunktur *f*. **II** *vt* akupunktieren.
a·cute [əˈkjuːt] *adj* **1.** akut, Akut-. **2.** scharf, spitz; (*Schmerz*) scharf, stechend; (*Auge*) scharf; (*Gehör*) fein; akut, brennend; kritisch, bedenklich.
ac·u·te·nac·u·lum [ˌækjuːtəˈnækjələm] *n* Nadelhalter *m*.
a·cute·ness [əˈkjuːtnɪs] *n* **1.** (*Krankheit*) akutes Stadium *nt*, Heftigkeit *f*, Akutsein *nt*. **2.** (*Schmerz*) Intensität *f*, Schärfe *f*. **3.** (Sinnes-)Schärfe *f*, Feinheit *f*. **4.** Spitze *f*.
acuteness of sight Sehschärfe *f*.
a·cy·clia [eɪˈsaɪklɪə] *n* Kreislaufstillstand *m*.
a·cy·clic [eɪˈsaɪklɪk, -ˈsɪk-] *adj* **1.** *chem.* azyklisch, offenkettig; aliphatisch. **2.** *physiol.* nicht periodisch, azyklisch.
ac·yl [ˈæsɪl, -iːl] *n* Azyl-, Acyl-(Radikal *nt*).
ac·yl·ase [ˈæsəleɪz] *n* Acylase *f*.
ac·yl·cho·line hydrolase [ˌæsɪlˈkəʊliːn, -ˈkɒl-] unspezifische/unechte Cholinesterase *f*, Pseudocholinesterase *f*, Typ II-Cholinesterase *f*, β-Cholinesterase *f*, Butyrylcholinesterase *f*.
ac·yl·glyc·er·ol [ˌæsɪlˈglɪsərɒl, -rɒl] *n* Acylglycerin *nt*, Glycerid *nt*, Neutralfett *nt*.
ad·a·man·ti·no·blas·to·ma [ædəˌmæntɪnəʊblæsˈtəʊmə] *n* Ameloblastom *nt*, Adamantinom *nt*.
ad·a·man·ti·no·ma [ædəˌmæntɪˈnəʊmə] *n* Adamantinom *nt*, Ameloblastom *nt*.
pituitary adamantinoma Erdheim-Tumor *m*, Kraniopharyngeom *nt*.
ad·a·man·to·blast [ædəˈmæntəblæst, -blɑːst] *n old* Zahnschmelzbildner *m*, Adamanto-, Amelo-, Ganoblast *m*.
ad·a·man·to·blas·to·ma [ædəˌmæntəˌblæˈstəʊmə] *n* → adamantinoma.
ad·a·man·to·ma [ædəmænˈtəʊmə] *n* → adamantinoma.
ad·a·man·to·o·don·to·ma [ædəˌmæntəʊˌəʊdənˈtəʊmə] *n* → ameloblastic odontoma.
Adam's apple Adamsapfel *m*, Prominentia laryngea.
a·dapt [əˈdæpt] **I** *vt* anpassen, adaptieren (*to an*); **adapt o.s.** s. anpassen (*to an*). **II** *vi* s. anpassen (*to an*).
a·dapt·a·bil·i·ty [əˌdæptəˈbɪlətɪ] *n* Anpassungsfähigkeit *f*, -vermögen *nt* (*to an*).
ad·ap·ta·tion [ˌædæpˈteɪʃn] *n* Anpassung *f*, Angleichung *f*, Gewöhnung *f*, Adaptation *f*, Adaption *f* (*to an*).
a·dapt·a·tive [əˈdæptətɪv] *adj* → adaptive.
a·dapt·er [əˈdæptər] *n phys., techn.* Zwischenstück *nt*, Anschlußstück *nt*, Einsatzstück *nt*, Paßstück *nt*, Adapter *m*.
band adapter Bandadapter *m*.
a·dap·tion [əˈdæpʃn] *n* → adaptation.
a·dap·tive [əˈdæptɪv] *adj* anpassungsfähig, adaptiv (*to an*).
ad·dict·ed [əˈdɪktɪd] *adj* süchtig, abhängig (*to von*). **be/become addicted to heroin/alcohol** heroin-/alkoholabhängig sein/werden.
ad·dic·tion [əˈdɪkʃn] *n* Sucht *f*, Abhängigkeit *f*; Süchtigkeit *f* (*to nach*).

addictive

alcohol addiction → alcoholism.
drug addiction 1. Drogensucht *f*, Rauschgiftsucht *f*. **2.** Arzneimittelsucht *f*, Medikamentensucht *f*.
morphine addiction → morphinism.
ad·dic·tive [əˈdɪktɪv] *adj* suchterzeugend. **be addictive** süchtig machen.
ad·di·tion [əˈdɪʃn] *n chem.* Beimengung *f*; *techn.* Zusatz *m*.
ad·di·tive [ˈædɪtɪv] **I** *n chem.* Zusatz *m*, Additiv *nt.* **II** *adj* zusätzlich, hinzukommend, additiv, Additions-. **be additive** s. summieren (*in der Wirkung*).
ad·duct [əˈdʌkt] **I** *n chem.* Addukt *nt.* **II** *vt* zur Längsachse hinbewegen, adduzieren.
ad·duc·tion [əˈdʌkʃn] *n* Hinbewegung *f* zur Längsachse, Adduktion *f*.
ad·duc·tor [əˈdʌktər] *n* → adductor *muscle*.
ad·e·nine [ˈædənɪn, -niːn, -naɪn] *n* 6-Aminopurin *nt*, Adenin *nt*.
ad·e·ni·tis [ædəˈnaɪtɪs] *n* **1.** Drüsenentzündung *f*, Adenitis *f*. **2.** Lymphknotenvergrößerung *f*, Lymphadenitis *f*.
adeno- *pref.* Drüsen-, Adeno-.
ad·e·no·ac·an·tho·ma [ˌædənəʊˌækənˈθəʊmə] *n* Adenoakanthom *nt*.
ad·e·no·can·croid [ˌædənəʊˈkæŋkrɔɪd] *n* Adenokankroid *nt*.
ad·e·no·car·ci·no·ma [ˌædənəʊˌkɑːrsəˈnəʊmə] *n* Adenokarzinom *nt*, Adenocarcinom *nt*, Carcinoma adenomatosum.
ad·e·no·cyst [ˈædənəʊsɪst] *n* → adenocystoma.
ad·e·no·cys·to·ma [ˌædənəʊsɪsˈtəʊmə] *n* Adenokystom *nt*, Kystadenom *nt*, Cystadenom *nt*.
papillary adenocystoma lymphomatosum → papillary *cystadenoma* lymphomatosum.
ad·e·no·dyn·ia [ˌædənəʊˈdiːnɪə] *n* Drüsenschmerz(en *pl*) *m*, Adenodynie *f*.
ad·e·no·fi·bro·ma [ˌædənəʊfaɪˈbrəʊmə] *n* Adenofibrom(a) *nt*, Fibroadenom *nt*.
ad·e·nog·ra·phy [ædəˈnɒgrəfɪ] *n* Adenographie *f*.
ad·e·no·hy·poph·y·si·al [ˌædənəʊhaɪˌpɒfəˈsɪəl, -haɪpəˈfiːzɪəl] *adj* Adenohypophyse betr., adenohypophysär, Adenohypophysen-, Hypophysenvorderlappen-, HVL-.
ad·e·no·hy·poph·y·sis [ˌædənəʊhaɪˈpɒfəsɪs] *n* Adenohypophyse *f*, Hypophysenvorderlappen *m*, Adenohypophysis *f*, Lobus anterior hypophyseos.
ad·e·noid [ˈædnɔɪd] **I** *adenoids pl* → adenoid *disease*. **II** *adj* **1.** drüsenähnlich, adenoid. **2.** Adenoide betr., adenoid.
ad·e·noid·ec·to·my [ˌædnɔɪˈdektəmɪ] *n* Adenotomie *f*, Adenoidektomie *f*.
ad·e·noid·ism [ˈædnɔɪdɪzəm] *n* Adenoidismus *m*, adenoides Syndrom *nt*.
ad·e·noid·i·tis [ˌædnɔɪˈdaɪtɪs] *n* Adenoiditis *f*.
ad·e·noids [ˈædnɔɪd] *pl* → adenoid *disease*.
ad·e·no·li·po·ma [ˌædənəlaɪˈpəʊmə, -lɪ-] *n* Adenolipom *nt*, Lipoadenom *nt*.
ad·e·no·li·po·ma·to·sis [ˌædənəlaɪˌpəʊməˈtəʊsɪs] *n* Adenolipomatose *f*.
ad·e·no·lym·phi·tis [ˌædənəlɪmˈfaɪtɪs] *n* Lymphknotenentzündung *f*, Lymphadenitis *f*.
ad·e·no·lym·pho·ma [ˌædənəlɪmˈfəʊmə] *n* Warthin-Tumor *m*, Warthin-Albrecht-Arzt-Tumor *m*, Adenolymphom *nt*, Cystadenoma lymphomatosum, Cystadenolymphoma papilliferum.
ad·e·no·ma [ædəˈnəʊmə] *n, pl* **ad·e·no·mas, ad·e·no·ma·ta** [ædəˈnəʊmətə] Adenom(a) *nt*.
cystic adenoma → cystadenoma.
fibroid adenoma → fibroadenoma.
pleomorphic adenoma Speicheldrüsenmischtumor *m*, pleomorphes Adenom *nt*.
polypoid adenoma adenomatöser Polyp *m*.
ad·e·no·ma·la·cia [ˌædənəʊməˈleɪʃ(ɪ)ə, -sɪə] *n patho.* Drüsenerweichung *f*, Adenomalazie *f*.
ad·e·no·ma·toid [ædəˈnəʊmətɔɪd] *adj* drüsenähnlich, adenomatös.
ad·e·no·ma·to·sis [ædəˌnəʊməˈtəʊsɪs] *n* Adenomatose *f*, -matosis *f*.
ad·e·nom·a·tous [ædəˈnɑmətəs] *adj histol., patho.* adenomatös.
ad·e·no·meg·a·ly [ˌædənəʊˈmegəlɪ] *n* Drüsenvergrößerung *f*, Adenomegalie *f*.
ad·e·no·my·o·ma [ˌædənəmaɪˈəʊmə] *n* Adenomyom(a) *nt*.
ad·e·no·my·o·sar·co·ma [ædənəʊˌmaɪəsɑːrˈkəʊmə] *n* Adenomyosarkom *nt*.
ad·e·nop·a·thy [ædəˈnɑpəθɪ] *n* **1.** Drüsenschwellung *f*, Drüsenvergrößerung *f*, Adenopathie *f*. **2.** Lymphknotenschwellung *f*, Lymphknotenvergrößerung *f*, Lymphadenopathie *f*.
ad·e·no·sar·co·ma [ˌædnəʊsɑːrˈkəʊmə] *n* Adenosarkom *nt*.

ad·e·no·scle·ro·sis [ˌædənəsklɪəˈrəʊsɪs] *n patho.* Drüsen-, Adenosklerose *f*.
a·den·o·sine [əˈdenəsiːn, -sɪn] *n* Adenosin *nt*.
adenosine diphosphate *n* Adenosin(5'-)diphosphat *nt*, Adenosin-5'-pyrophosphat *nt*.
adenosine monophosphate Adenosinmonophosphat *nt*, Adenylsäure *f*.
adenosine triphosphate *n* Adenosin(5'-)triphosphat *nt*.
ad·e·no·sis [ædəˈnəʊsɪs] *n* **1.** Adenopathie *f*. **2.** Adenomatose *f*. **3.** sklerosierende Adenosis *f*, Korbzellenhyperplasie *f*.
ad·e·no·tome [ˈædənəʊtəʊm] *n* Adenotom *nt*.
ad·e·not·o·my [ædəˈnɑtəmɪ] *n* Adenotomie *f*, Adenoidektomie *f*.
ad·e·no·ton·sil·lec·to·my [ˌædənəʊˌtɑnsəˈlektəmɪ] *n* Adenotonsillektomie *f*.
ad·e·nous [ˈædnəs] *adj* Drüse betr., drüsig, adenös.
ad·e·no·vi·rus [ˌædənəˈvaɪrəs] *n* Adenovirus *nt*.
a·der·mine [eɪˈdɜrmiːn] *n* Pyridoxin *nt*, Vitamin B$_6$ *nt*.
ad·here [ædˈhɪər, ədˈhɪər] **I** *vt* verkleben, ankleben. **II** *vi* **1.** (an-)kleben, (an-)haften (*to* an). **2.** verkleben; verwachsen sein. **3.** (*Regel*) s. halten an, einhalten, befolgen (*to*).
ad·her·ence [ædˈhɪərəns, -'her-] *n* **1.** (An-)Kleben *nt*, (An-)Haften *nt*, Adhärenz *f* (*to* an). **2.** (*Vorschrift*) Befolgung *f*, Einhaltung *f* (*to* von). **3.** *micro.* Adhärenz *f*, Adhäsion *f*.
immune adherence Immunadhärenz *f*.
ad·her·ent [ædˈhɪərənt, -'her-] *adj* (an-)klebend, (an-)haftend (*to* an); adhärent, verklebt, verwachsen (*to* mit).
ad·he·sin [ædˈhiːzɪn] *n* Lektin *nt*, Lectin *nt*.
ad·he·sion [ædˈhiːʒn, əd-] *n* **1.** (An-)Kleben *nt*, (An-)Haften *nt*, Adhärenz *f* (*to* an). **2.** *micro.* Adhärenz *f*, Adhäsion *f*. **3.** *patho.* Adhäsion *f*, Verklebung *f*, Verwachsung *f* (*to* mit).
palatopharyngeal adhesion palatopharyngeale Verwachsung *f*.
primary adhesion Primärheilung *f*, primäre Wundheilung *f*, Heilung per primam intentionem, p.p.-Heilung *f*.
secondary adhesion sekundäre Wundheilung *f*, Sekundärheilung *f*, Heilung *f* per secundam intentionem, p.s.-Heilung *f*.
sublabial adhesion sublabiale Verwachsung *f*.
ad·he·si·ot·o·my [ædˌhiːzɪˈɑtəmɪ] *n* Adhäsiotomie *f*, Adhäsiolyse *f*.
ad·he·sive [ædˈhiːsɪv, ədˈhiːsɪv] **I** *n* Klebstoff *m*, Bindemittel *nt*, Haftmittel *nt.* **II** *adj* (*a. phys., techn.*) (an-)haftend, klebend, adhäsiv, Adhäsiv-, Adhäsions-, Haft-; Saug-.
dental adhesive Zahnversiegler *m*.
denture adhesive Prothesenhaftmittel *nt*, Prothesenadhäsiv *nt*.
tissue adhesive Gewebekleber *m*.
ad·he·sive·ness [ædˈhiːsɪvnɪs] *n* **1.** Klebrigkeit *f*, Haftvermögen *nt*, Adhäsion(sfähigkeit *f*) *f*. **2.** (An-)Haften *nt*.
adipo- *pref.* Fett-, Adip(o)-, Lip(o)-.
ad·i·po·cele [ˈædɪpəʊsiːl] *n* Adipozele *f*.
ad·i·po·cyte [ˈædɪpəʊsaɪt] *n* Fett(speicher)zelle *f*, Lipo-, Adipozyt *m*.
ad·i·po·ki·ne·sis [ˌædɪpəʊkɪˈniːsɪs, -kaɪ-] *n* Fettmobilisation *f*, Adipokinese *f*.
ad·i·pol·y·sis [ædɪˈpɑləsɪs] *n* Fettspaltung *f*, Fettabbau *m*, Lipolyse *f*.
ad·i·pose [ˈædɪpəʊs] **I** *n* (Speicher-)Fett *nt.* **II** *adj* **1.** adipös, fetthaltig, fettig, Fett-. **2.** fett, fettleibig.
ad·i·po·sis [ædɪˈpəʊsɪs] *n, pl* **ad·i·po·ses** [ædɪˈpəʊsiːz] **1.** Fettleibigkeit *f*, Adipositas *f*, Fettsucht *f*, Obesitas *f*, Obesität *f*. **2.** *patho.* (Organ-)Verfettung *f*.
ad·i·pos·i·ty [ˌædɪˈpɑsətɪ] *n* Fettleibigkeit *f*, Adipositas *f*, Fettsucht *f*, Obesitas *f*, Obesität *f*.
ad·i·po·su·ria [ˌædɪpəˈsjʊərɪə] *n* Adiposurie *f*; Lipurie *f*, Lipidurie *f*.
ad·i·tus [ˈædɪtəs] *n, pl* **ad·i·tus, ad·i·tus·es** *anat.* Zu-, Eingang *m*, Aditus *m*.
ad·ja·cent [əˈdʒeɪsənt] *adj* (an-)grenzend, anstoßend (*to* an), benachbart, Neben-.
ad·join·ing [əˈdʒɔɪnɪŋ] *adj* angrenzend, anstoßend, nebeneinanderliegend, Neben-, Nachbar-.
ad·junc·tive [əˈdʒʌŋktɪv, æ-] *adj* helfend, unterstützend, assistierend (*to*).
ad·just [əˈdʒʌst] **I** *vt* **1.** anpassen, angleichen (*to* an), abstimmen (*to* auf). **2.** berichtigen, ändern. **3.** (*Unterschied*) ausgleichen, beseitigen, bereinigen. **4.** (ein-, ver-, nach-)stellen, einregeln, richten, regulieren, justieren. **II** *vi* s. anpassen (*to* an); s. einstellen lassen.
ad·just·ment [əˈdʒʌstmənt] *n* **1.** Anpassung *f*, Angleichung (*to* an); Ein-, Angleichung *f*. **2.** Berichtigung *f*, Änderung *f*. **3.** *techn.* Einstellung *f*, Regulierung *f*, Justierung *f*, Eichung *f*. **4.** *psycho.* optimale Anpassung *f*, Adjustment *nt*. **5.** (*Fraktur*) Einrichtung *f*.
occlusal adjustment Äquilibrierung *f*, Okklusionsjustierung *f*.

ad·ju·vant ['ædʒəvənt] **I** *n pharm.* Adjuvans *nt;* Hilfsmittel *nt.* **II** *adj* helfend, förderlich, adjuvant, Hilfs-.
ad·min·is·ter [æd'mɪnəstər] *vt* (*Hilfe*) leisten; (*Medikament*) verabreichen (*to sb.* jdm.).
ad·min·is·tra·tion [æd͵mɪnə'streɪʃn] *n* (*Medikament*) Verabreichung *f.*
ad·mit [æd'mɪt] *vt* **1.** jdn. einlassen, jdm. Zutritt gewähren. **2.** *Brit.* (*Patient*) (stationär) aufnehmen (*to, into* zu). **be admitted to hospital.**
ad·nex·a [æd'neksə] *pl* Anhangsgebilde *pl,* Adnexe *pl,* Adnexa *pl.* **tooth adnexa** Zahnanhangsgebilde *pl.*
ad·o·les·cence [ædə'lesəns] *n* Jugendalter *nt,* Adoleszenz *f.*
ad·o·les·cent [ædə'lesənt] **I** *n* Jugendliche(r *m*) *f,* Heranwachsende(r *m*) *f.* **II** *adj* heranwachsend, heranreifend, jugendlich, adoleszent, Adoleszenten-.
ad·o·ral [æd'ɔːrəl, -'əʊr-] *adj* in der Nähe des Mundes (liegend), zum Mund hin, adoral.
ad·re·nal [ə'driːnl] **I** *n* Nebenniere *f,* Glandula suprarenalis/adrenalis. **II** *adj* Nebenniere betr., adrenal, Nebennieren-.
adrenal-cortical *adj* → adrenocortical.
a·dren·a·line [ə'drenlɪn, -liːn] *n* Adrenalin *nt,* Epinephrin *nt.*
a·dren·a·lin·e·mia [ə͵drenəlɪ'niːmɪə] *n* (Hyper-)Adrenalinämie *f.*
ad·re·ner·gic [͵ædrə'nɜrdʒɪk] **I** *n* Sympathomimetikum *nt.* **II** *adj* adrenerg(isch).
a·dre·nin [ə'driːnɪn] *n* → adrenaline.
a·dre·nine [ə'dreniːn] *n* → adrenaline.
a·dre·no·cor·ti·cal [ə͵driːnəʊ'kɔːrtɪkl] *adj* Nebennierenrinde betr., adrenokortikal, adrenocortical, Nebennierenrinden-, NNR-.
a·dre·no·cor·ti·co·tro·phin [ə͵driːnəʊ͵kɔːrtɪkəʊ'trəʊfɪn] *n* → adrenocorticotropic *hormone.*
a·dre·no·cor·ti·co·tro·pin [ə͵driːnəʊ͵kɔːrtɪkəʊ'trəʊpɪn] *n* → adrenocorticotropic *hormone.*
a·dre·no·gen·ic [ə͵driːnəʊ'dʒenɪk] *adj* adrenogen.
ad·re·nog·e·nous [ædrə'nɑdʒənəs] *adj* → adrenogenic.
a·dre·no·lyt·ic [ə͵driːnəʊ'lɪtɪk] **I** *n* Adrenolytikum *nt,* Sympatholytikum *nt.* **II** *adj* adrenolytisch, sympatholytisch.
a·dre·no·mi·met·ic [ə͵driːnəʊmɪ'metɪk, -maɪ'metɪk] **I** *n* Adrenomimetikum *nt,* Sympathomimetikum *nt.* **II** *adj* sympathikomimetisch, adrenomimetisch.
a·dre·no·pri·val [ə͵driːnəʊ'praɪvl] *adj* adrenopriv.
a·dre·no·stat·ic [ə͵driːnəʊ'stætɪk] **I** *n* Adrenostatikum *nt.* **II** *adj* adrenostatisch.
a·dre·no·tro·phic [ə͵driːnəʊ'trəʊfɪk, -'trɑf-] *adj* → adrenotropic.
a·dre·no·tro·phin [ə͵driːnəʊ'trəʊfɪn, -'trɑf-] *n* → adrenocorticotropic *hormone.*
a·dre·no·tro·pic [ə͵driːnəʊ'trəʊpɪk, -'trɑp-] *adj* adrenotrop.
a·dre·no·tro·pin [ə͵driːnəʊ'trəʊpɪn] *n* → adrenocorticotropic *hormone.*
ad·sorb [æd'sɔːrb] *vt* adsorbieren.
ad·sorb·ate [æd'sɔːrbeɪt, -bət] *n* Adsorbat *nt,* Adsorptiv *nt,* adsorbierte Substanz *f.*
ad·sorb·ent [æd'sɔːrbənt] **I** *n* adsorbierende Substanz *f,* Adsorbens *nt,* Adsorber *m.* **II** *adj* adsorbierend.
ad·sorp·tion [æd'sɔːrpʃn] *n* Adsorption *f.*
a·dult [ə'dʌlt, 'ædʌlt] **I** *n* Erwachsene(r *m*) *f.* **II** *adj* erwachsen, Erwachsene-; ausgewachsen.
ad·vance [əd'væns, əd'vɑːns] **I** *n* Fortschritt *m,* Weiterentwicklung *f,* Verbesserung *f;* Voranschreiten *nt,* Vorwärtsgehen *nt.* **II** *vt* **1.** (*Katheter*) vorrücken, vorschieben. **2.** (*Sehne, Muskel etc.*) nach vorne verlegen, vorverlegen. **3.** (*Wachstum*) beschleunigen. **4.** fördern, vorantreiben, voranbringen, weiterbringen. **III** *vi* fortschreiten, s. entwickeln, Fortschritte machen.
ad·vanced [əd'vænst, -'vɑːnst] *adj* fortgeschritten, vorgerückt. **advanced stage** fortgeschrittenes Stadium einer Krankheit.
ad·vance·ment [əd'vænsmənt, -'vɑːns-] *n* (*Sehne, Muskel etc.*) Vorverlegen *nt,* Vorverlagerung *f.*
ad·ven·ti·tia [͵ædven'tɪʃ(ɪ)ə] *n* **1.** (*Gefäß*) Adventitia *f,* Tunica adventitia. **2.** (*Organ*) Adventitia *f,* Tunica externa.
ad·ven·ti·tial [͵ædven'tɪʃ(ɪ)əl] *adj* (Tunica) Adventitia betr., adventitiell, Adventitial-.
ad·ven·ti·tious [͵ædvən'tɪʃəs] *adj* **1.** zufällig erworben, (zufällig) hinzukommend, hinzugekommen. **2.** zufällig, nebensächlich, Neben-.
ad·verse [æd'vɜrs, 'ædvɜrs] *adj* ungünstig, nachteilig (*to* für); gegensätzlich; widrig, entgegenwirkend.
ad·vice [æd'vaɪs] *n* Rat *m,* Ratschlag *m.* **follow advice** einen Rat befolgen. **give advice** einen Rat geben. **on the advice of sb.** auf Anraten von. **seek/take (medical) advice** (ärztlichen) Rat suchen *od.* einholen. **take sb.'s advice** jds. Rat befolgen.
ad·vise [əd'vaɪz] **I** *vt* **1.** jdm. raten, jdm. beraten, jdm. einen Rat erteilen *od.* geben (*about* über; *to do* etw. zu tun). **2.** jdn. unterrichten, informieren, benachrichtigen, in Kenntnis setzen (*of* von). **3.** jdn. warnen (*against* vor). **II** *vi* s. beraten (*with* mit).
aer·ate ['eəreɪt, 'eɪəreɪt] *vt* **1.** mit Sauerstoff anreichern, Sauerstoff zuführen. **2.** mit Gas/Kohlensäure anreichern. **3.** (be-, durch-)lüften.
aer·at·ed ['eəreɪtɪd, 'eɪər-] *adj* **1.** mit Luft beladen. **2.** mit Gas/Kohlendioxid beladen. **3.** mit Sauerstoff beladen, oxygeniert.
aer·a·tion [eə'reɪʃn] *n* **1.** (Be-, Durch-)Lüftung *f.* **2.** Anreicherung *f* (*mit Luft od. Gas*). **3.** Sauerstoffzufuhr *f.* **4.** *physiol.* Sauerstoff-Kohlendioxid-Austausch *m* in der Lunge.
aer·i·al ['eərɪəl, eɪ'ɪːrɪəl] *adj* **1.** Luft betr., zur Luft gehörend, luftig, Luft-. **2.** aus Luft bestehend, leicht, flüchtig, ätherisch.
aero- *pref.* Luft-, Gas-, Aer(o)-.
Aer·o·bac·ter ['eərəbæktər] *n micro.* Aerobacter *nt.*
aer·obe ['eərəʊb] *n* aerober Mikroorganismus *m,* Aerobier *m,* Aerobiont *m,* Oxybiont *m.*
aer·o·bic [eə'rəʊbɪk] *adj bio.* aerob.
aer·o·bi·o·sis [͵eərəbaɪ'əʊsɪs] *n micro.* Aerobiose *f,* Oxibiose *f.*
aer·o·cele ['eərəsiːl] *n* Luftzyste *f,* Aerozele *f,* Aerocele *f.*
Aer·o·coc·cus [eərə'kɑkəs] *n micro.* Aerococcus *m.*
  Aerococcus viridans vergrünende/viridans Streptokokken *pl,* Streptococcus viridans.
aer·o·der·mec·ta·sia [eərə͵dɜrmek'teɪʒ(ɪ)ə] *n* subkutanes Emphysem *nt,* Hautemphysem *nt.*
aer·o·don·tal·gia [eərədɑn'tældʒ(ɪ)ə] *n* Aero(o)dontalgie *f.*
aer·o·don·to·dy·nia [͵eərəʊ͵dɑntəʊ'dɪnɪə] *n* Aerodontalgie *f.*
aer·o·em·bo·lism [͵eərə'embəlɪzəm] *n* Luftembolie *f,* Aeroembolismus *m.*
Aer·o·mo·nas [͵eərə'məʊnæs] *n micro.* Aeromonas *f.*
aero-odontalgia *n* → aerodontalgia.
aero-odontodynia *n* → aerodontalgia.
aero-otitis *n* Aer(o)otitis *f,* Bar(o)otitis *f,* Otitis barotraumatica.
aer·o·si·nus·i·tis [eərə͵saɪnə'saɪtɪs] *n* Fliegersinusitis *f,* Aerosinusitis *f,* Barosinusitis *f.*
aer·o·sol ['eərəsɑl] *n* **1.** *phys., pharm.* Aerosol *nt.* **2.** Sprüh-, Spraydose *f.*
aer·o·ti·tis [͵eərə'taɪtɪs] *n* → aero-otitis.
aesthesio- *pref.* Sinnes-, Sensibilitäts-, Gefühls-, Empfindungs-, Ästhesio-.
a·fe·brile [eɪ'fiːbrəl, -'feb-] *adj* fieberfrei, -los, afebril, apyretisch.
af·fect [*n* 'æfekt *v* ə'fekt] **I** *n psycho.* Affekt *m,* Erregung *f,* Gefühlswallung *f.* **II** *vt* **1.** betreffen, berühren, (ein-)wirken auf, beeinflussen, beeinträchtigen, in Mitleidenschaft ziehen. **2.** angreifen, befallen, affizieren.
af·fect·ed [ə'fektɪd] *adj* **1.** befallen (*with* von). **2.** betroffen, berührt.
af·fec·tion [ə'fekʃn] *n* **1.** Befall *m,* Erkrankung *f,* Affektion *f.* **2.** Gemütsbewegung *f,* Stimmung *f,* Affekt *m.*
af·fec·tive ['æfektɪv] *adj* **1.** Affekt betr., Gemüts-, Gefühls-. **2.** *psycho.* emotional, affektiv, Affekt-.
af·fer·ent ['æfərənt] **I** *n physiol.* Afferenz *f.* **II** *adj* hinführend, zuführend, afferent.
af·fe·ren·tia [æfə'renʃɪə] *pl* **1.** zuführende/afferente Gefäße *pl.* **2.** Lymphgefäße *pl.*
af·fin·i·ty [ə'fɪnəti] *n, pl* **af·fin·i·ties 1.** *chem.* Affinität *f,* Neigung *f* (*for, to* zu). **2.** Verwandtschaft *f* (*durch Heirat*). **3.** Verbundenheit *f,* Übereinstimmung *f* (*for, to* mit); Neigung *f* (*for, to* zu).
af·flict·ed [ə'flɪktɪd] *adj* befallen, geplagt (*with* mit); leidend (*with* an).
af·flic·tion [ə'flɪkʃn] *n* **1.** Gebrechen *nt;* **afflictions** *pl* Beschwerden *pl.* **2.** Betrübnis *f,* Niedergeschlagenheit *f,* Kummer *m.*
af·flux ['æflʌks] *n* Zufluß *m,* Zustrom *m,* Afflux *m;* Blutandrang *m.*
af·flux·ion [ə'flʌkʃn] *n* → afflux.
a·fi·brin·o·ge·ne·mia [eɪ͵faɪbrɪnədʒə'niːmɪə] *n* Afibrinogenämie *f.*
  congenital afibrinogenemia kongenitale Afibrinogenämie *f.*
a·fraid [ə'freɪd] *adj* **be afraid** s. fürchten, Angst haben (*of* vor).
af·ter ['æftər, 'ɑːf-] **I** *adj* hintere(r, s); nachträglich, Nach-; künftig. **II** *adv* nach(her), danach, darauf, später. **III** *prep* (*zeitlich*) nach; hinter.
af·ter·care ['æftərkeər] *n* Nachsorge *f,* Nachbehandlung *f.*
af·ter·ef·fect ['æftərɪfekt] *n* Nachwirkung *f,* Folge *f.*
af·ter·load ['æftərləʊd] *n* Nachlast *f,* Nachbelastung *f,* Afterload *f.*
af·ter·treat·ment [͵æftər'triːtmənt] *n* → aftercare.
a·gam·ete [eɪgə'miːt, eɪ'gæmiːt] *n* Agamet *m.*
a·gam·ma·glob·u·li·ne·mia [eɪ͵gæmə͵glɑbjələ'niːmɪə] *n* Agammaglobulinämie *f.*
a·ga·mo·cy·tog·e·ny [eɪ͵gæməʊsaɪ'tɑdʒəni] *n bio., micro.* Zerfallsteilung *f,* Schizogonie *f.*
a·gar ['ɑːgɑːr, 'ægər, 'eɪ-] *n* Agar *m/nt.*
  nutrient agar Nähragar *m/nt.*

agar-agar *n* Agar-Agar *m/nt*.
age [eɪdʒ] **I** *n* **1.** Alter *nt*, Lebensalter *nt*; Altersstufe *f*. **2.** Epoche *f*, Ära *f*, Periode *f*. **II** *vi* **3.** altern, alt werden. **at the age of 65/65 years of age** im Alter von 65 Jahren, mit 65 Jahren. **what is her age?/what age is she?** wie alt ist sie? **be of age** mündig *od*. volljährig sein. **come of age** mündig *od*. volljährig werden. **at what age?** in welchem Alter?, mit wieviel Jahren? **the disease occurs at any age** die Krankheit taucht in jeder Altersgruppe *od*. Altersstufe auf. **4.** altern, ablagern, reifen lassen.
 bone age Knochenalter *nt*.
 dental age Zahnalter *nt*.
 old age hohes Alter *nt*, Greisenalter *nt*, Senium *nt*, Senilität *f*.
age·ing ['eɪdʒɪŋ] **I** *n* Altern *nt*, Älterwerden *nt*. **II** *adj* alternd, älter werdend.
a·ge·ne·sia [ˌeɪdʒəˈniːʒ(ɪ)ə, -sɪə] *n* Agenesie *f*, Aplasie *f*.
 enamel agenesia Schmelzhypoplasie *f*, Zahnschmelzhypoplasie *f*.
a·gen·e·sis [eɪˈdʒenəsɪs] *n*, *pl* **a·gen·e·ses** [eɪˈdʒenəsiːz] **1.** Agenesie *f*, Aplasie *f*. **2.** Unfruchtbarkeit *f*, Sterilität *f*.
 enamel agenesis Schmelzagenesie *f*, Zahnschmelzagenesie *f*.
a·gen·i·tal·ism [eɪˈdʒenɪtəlɪzəm] *n* Agenitalismus *m*.
a·gent ['eɪdʒənt] **I** *n* **1.** Wirkstoff *m*, Mittel *nt*, Agens *nt*. **2.** *patho*. Krankheitserreger *m*. **3.** (Stell-)Vertreter(in *f*) *m*, Bevollmächtigte(r *m*) *f*, Beauftragte(r *m*) *f*. **II** *adj* wirkend, handelnd, tätig.
 alpha blocking agent Alpha-Adrenorezeptorenblocker, Alpha(rezeptoren)blocker, α-Adrenorezeptorenblocker.
 anabolic agent Anabolikum *nt*.
 anesthetic agent Narkosemittel *nt*, Anästhetikum *nt*.
 antianxiety agent angstlösendes Mittel *nt*, Anxiolytikum *nt*.
 anticancer agent antineoplastische Substanz *f*.
 antidiabetic agent Antidiabetikum *nt*.
 antiemetic agent Ant(i)emetikum *nt*.
 antifibrinolytic agent Antifibrinolytikum *nt*.
 antineuralgic agent Antineuralgikum *nt*.
 antipsychotic agent Antipsychotikum *nt*, Neuroleptikum *nt*.
 beta-adrenergic blocking agent → beta-blocking agent.
 beta-blocking agent Betablocker, Beta-Rezeptorenblocker, β-Adrenorezeptorenblocker, Beta-Adrenorezeptorenblocker.
 blocking agent *pharm*. blockierende Substanz *f*, Blocker *m*.
 bonding agent Bindemittel *nt*.
 calcium-blocking agent Kalziumblocker *m*, Kalziumantagonist *m*, Ca-Blocker *m*, Ca-Antagonist *m*.
 cavity lining agent Kavitätenliner *m*, Liner *m*, Kavitätenlack *m*.
 chelating agent Chelat-, Komplexbildner *m*.
 chemotherapeutic agent Chemotherapeutikum *nt*.
 cohesive agent Bindemittel *nt*.
 contrast agent *radiol*. Kontrastmittel *nt*, Röntgenkontrastmittel *nt*.
 emulsifying agent → emulsifier.
 fibrinolytic agent Fibrinolytikum *nt*.
 ganglion-blocking agent *pharm*. Ganglienblocker *m*, Ganglioplegikum *m*.
 ganglionic blocking agent → ganglion-blocking agent.
 geriatric agent *pharm*. Geriatrikum *nt*.
 histamine receptor-blocking agent Histaminrezeptoren-Antagonist *m*, Histaminrezeptoren-Blocker *m*, Histaminblocker *m*, Antihistaminikum *nt*.
 immunosuppressive agent Immun(o)suppressivum *nt*, Immun(o)depressivum *nt*, immun(o)suppressive/immun(o)depressive Substanz *f*.
 infectious agent *micro*. infektiöses Agens *nt*, infektiöse Einheit *f*.
 lining agent Liner *m*.
 lubricating agent Gleitmittel *nt*, Lubrikans *nt*.
 mitogenic agent → mitogen.
 mutagenic agent → mutagen.
 narcotic agent Betäubungsmittel *nt*, Narkotikum *nt*.
 neuromuscular blocking agent Muskelrelaxans *nt*.
 pathogenic agent → pathogen.
 reducing agent → reductant.
 sedative agent Beruhigungsmittel *nt*, Sedativ *nt*, Sedativum *nt*, Temperans *nt*.
 separating agent Trennisoliermittel *nt*.
 surface-active agent oberflächenaktive/grenzflächenaktive Substanz *f*, Detergens *nt*.
 tranquilizing agent → tranquilizer.
 wetting agent Netzmittel *nt*.
age-related *adj* altersbedingt, altersbezogen.
a·geu·sia [əˈgjuːzɪə] *n* Geschmacksverlust *m*, Geschmackslähmung *f*, Ageusie *f*.
ag·ger [ˈædʒər] *n* *anat*. Vorsprung *m*, Wulst *m*, Agger *m*.
ag·glom·er·a·tion [əˌglɒmeˈreɪʃn] *n* Zusammenballung *f*, Anhäufung *f*, Agglomeration *f*.

ag·glu·ti·nant [əˈgluːtnənt] **I** *n* Klebemittel *nt*, Bindemittel *nt*. **II** *adj* klebend.
ag·glu·ti·nate [*adj* əˈgluːtənɪt, əˈgluːtəneɪt; *v* əˈgluːtəneɪt] **I** *adj* zusammengeklebt, verbunden, agglutiniert. **II** *vt* **1.** zusammenkleben, verkleben, zusammenballen, agglutinieren. **2.** anheilen, zusammenheilen. **III** *vi* zusammenkleben, s. verbinden, verklumpen, verkleben, agglutinieren.
ag·glu·ti·na·tion [əˌgluːtəˈneɪʃn] *n* **1.** Zusammen-, Verkleben *nt*, Zusammenballung *f*, Verklumpen *nt*, Agglutination *f*. **2.** Zusammen-, Verheilen *nt*.
 platelet agglutination Plättchen-, Thrombozytenagglutination *f*.
ag·glu·ti·na·tor [əˈgluːtneɪtər] *n* **1.** agglutinierende Substanz *f*. **2.** Agglutinin *nt*, Immunagglutinin *nt*.
ag·glu·ti·nin [əˈgluːtənɪn] *n* Agglutinin *nt*, Immunagglutinin *nt*.
 cold agglutinin Kälteagglutinin *nt*.
 immune agglutinin Immunagglutinin *nt*.
 leukocyte agglutinin → leukoagglutinin.
 warm agglutinin Wärmeagglutinin *nt*.
ag·glu·tin·o·gen [ˌæɡluːˈtɪnədʒən, əˈgluːtɪnə-] *n* Agglutinogen *nt*, agglutinable Substanz *f*.
ag·gra·vate [ˈægrəveɪt] *vt* verschlimmern, erschweren, verschärfen, verschlechtern.
ag·gra·vat·ing [ˈægrəveɪtɪŋ] *adj* verschlimmernd, erschwerend, verschärfend, aggravierend.
ag·gra·va·tion [ˌægrəˈveɪʃn] *n* Verschlimmerung *f*, Erschwerung *f*, Verschärfung *f*, Aggravation *f*.
ag·gre·gate [*n*, *adj* ˈægrɪɡɪt, ˈæɡrɪɡeɪt; *v* ˈæɡrɪɡeɪt] **I** *n* *bio*., *techn*. Anhäufung *f*, Ansammlung *f*, Masse *f*, Aggregat *nt*. **II** *adj* (an-)gehäuft, vereinigt, gesamt, Gesamt-; aggregiert. **III** *vt* aggregieren; anhäufen, ansammeln; vereinigen, verbinden. **IV** *vi* s. (an-)häufen, s. ansammeln.
ag·gre·ga·tion [ˌæɡrɪˈɡeɪʃn] *n* **1.** (An-)Häufung *f*, Ansammlung *f*, Aggregation *f*, Agglomeration *f*. **2.** *chem*. Aggregation *f*.
ag·gres·sin [əˈgresn] *n* Aggressin *nt*.
ag·gres·sion [əˈgreʃn] *n* *psycho*. Aggression *f*, Angriffsverhalten *nt* (*on*, *upon* auf).
ag·gres·sive [əˈgresɪv] *adj* **1.** aggressiv, angreifend, angriffslustig, Angriffs-, Aggressions-. **2.** *fig*. dynamisch, aggressiv.
ag·i·tat·ed [ˈædʒɪteɪtɪd] *adj* aufgeregt, erregt, agitiert.
ag·i·ta·tion [ædʒɪˈteɪʃn] *n* **1.** körperliche Unruhe *f*, Agitatio(n) *f*, Agitiertheit *f*. **2.** Erschütterung *f*, Hin- u. Herbewegung *f*. **3.** Aufregung *f*, Erregung *f*, Unruhe *f*.
a·glos·sia [eɪˈglɒsɪə] *n* Aglossie *f*.
a·glu·con [əˈgluːkɒn, eɪ-] *n* → aglycon.
a·glu·cone [əˈgluːkəʊn, eɪ-] *n* → aglycon.
ag·lu·ti·tion [ˌæɡluːˈtɪʃn] *n* *patho*., *neuro*. Schluckunfähigkeit *f*, Aglutition *f*.
a·gly·ce·mia [əˌglaɪˈsiːmɪə, eɪ-] *n* Aglukosämie *f*, Aglykämie *f*.
a·gly·con [əˈglaɪkɒn, eɪ-] *n* Aglukon *nt*, Aglykon *nt*, Genin *nt*.
a·gly·cone [əˈglaɪkəʊn, eɪ-] *n* → aglycon.
ag·na·thia [æɡˈneɪθɪə] *n* Agnathie *f*.
ag·no·gen·ic [ˌæɡnəʊˈdʒenɪk] *adj* von unbekannter Herkunft *od*. Ätiologie, idiopathisch.
ag·om·phi·a·sis [ˌæɡɒmˈfaɪəsɪs] *n* (völlige) Zahnlosigkeit *f*, Anodontie *f*, Anodontia *f*, Agomphiasis *f*.
a·gom·phi·ous [əˈɡɒmfɪəs] *adj* zahnlos.
ag·om·pho·sis [ˌæɡɒmˈfəʊsɪs] *n* → agomphiasis.
a·go·nad·al [eɪˈɡɒnædl] *adj* agonadal.
ag·o·nist [ˈæɡɒnɪst] *n* **1.** *physiol*., *pharm*. Agonist *m*. **2.** *anat*. Antagonist *m*, Gegenmuskel *m*.
ag·o·nis·tic [æɡəˈnɪstɪk] *adj* Agonist *od*. Agonismus betr., agonistisch, Agonisten-.
ag·o·ny [ˈæɡənɪ] *n* **1.** Todeskampf *m*, Agonie *f*. **2.** heftiger unerträglicher Schmerz *m*, Höllenqual(en *pl*) *f*, Pein *f*. **be in agony** unerträgliche Schmerzen haben, Höllenqualen ausstehen.
 death agony Todeskampf *m*.
a·grafe [əˈɡræf] *n* → agraffe.
a·graffe [əˈɡræf] *n* Wundklemme *f*, Wundklammer *f*.
a·gran·u·lar [eɪˈɡrænjələr] *adj* agranulär.
a·gran·u·lo·cyte [eɪˈɡrænjələʊsaɪt] *n* agranulärer/lymphoider Leukozyt *m*, Agranulozyt *m*.
a·gran·u·lo·cy·to·sis [eɪˌɡrænjələʊsaɪˈtəʊsɪs] *n* Agranulozytose *f*, maligne/perniziöse Neutropenie *f*.
aid [eɪd] **I** *n* **1.** Hilfe *f* (*to* für), Hilfeleistung *f* (*in* bei), Unterstützung *f*, Beistand *m*. **by/with aid of** mit Hilfe von, mittels. **2.** Helfer(in *f*) *m*, Gehilfe *m*, Gehilfin *f*, Assistent(in *f*) *m*. **3.** Hilfsmittel *nt*, Hilfsgerät *nt*. **II** *vt* **4.** unterstützen, beistehen, Hilfe/Beistand leisten, jmd. helfen (*in* bei; *to do* zu tun). **5.** (*Entwicklung*) fördern; etw. erleichtern. **III** *vi* helfen (*in* bei).
 first aid Erste Hilfe *f*.

nurse's aid Schwesternhelfer(in f) m.
AIDS [eɪdz] n → acquired immunodeficiency *syndrome*.
ail [eɪl] **I** vt schmerzen, weh tun. **II** vi kränkeln, kränklich sein.
ail·ing ['eɪlɪŋ] adj kränklich, kränkelnd, leidend.
ail·ment ['eɪlmənt] n Krankheit f, Erkrankung f, Leiden nt, Gebrechen nt.
aim [eɪm] **I** n **1.** Ziel nt; Zielen nt. **2.** fig. Zweck m, Absicht f, Ziel nt. **II** vt (*Kamera, Bestrebungen*) richten (*at* auf). **III** vi **3.** zielen (*at* auf). **4.** fig. beabsichtigen, abzielen (*at, for* auf).
air [eər] **I** n Luft f. **II** adj pneumatisch, Luft-.
 alveolar air Alveolarluft f, alveolares Gasgemisch nt.
 compressed air Preßluft f, Druckluft f.
 inspired air → inspirate.
 reserve air physiol. Reserveluft f.
 residual air physiol. (*Lunge*) Reservevolumen nt, Residualvolumen nt, Residualluft f.
 tidal air (*Lunge*) Atem(zug)volumen nt, Atemhubvolumen nt.
air·borne ['eərbɔːrn, -bɔʊrn] adj durch die Luft übertragen od. verbreitet, aerogen.
air·proof ['eərpruːf] **I** adj luftdicht. **II** vt luftdicht machen.
air·tight ['eərtaɪt] adj **1.** luftdicht, hermetisch verschlossen. **2.** fig. hieb- u. stichfest.
air·way ['eərweɪ] n **1.** anat. Atem-, Luftweg m. **2.** Beatmungsrohr nt, Tubus m.
 nasotracheal airway Nasotrachealtubus m, Nasotrachelkatheter m.
 oropharyngeal airway Oropharyngealkatheter m, Oropharyngealtubus m.
a·la ['eɪlə] n, pl **a·lae** ['eɪliː] bio., anat. Flügel m, Ala f, flügelförmige Struktur f.
 ala of vomer Ala vomeris.
a·lac·ta·sia [eɪlæk'teɪʒ(ɪ)ə, -zɪə] n Lactasemangel m, Alaktasie f.
al·a·nine ['ælənɪːn, -nɪn] n Alanin nt, Aminopropionsäure f.
 alanine aminotransferase Alaninaminotransferase f, Alanintransaminase f, Glutamatpyruvattransaminase f.
 alanine transaminase → alanine aminotransferase.
a·las·trim ['æləstrɪm] n weiße Pocken pl, Alastrim nt, Variola minor.
al·bi·nism ['ælbənɪzəm] n **1.** Weißsucht f, Albinismus m. **2.** Tyrosinase-positiver okulokutaner Albinismus m.
al·bi·nis·mus [ælbə'nɪzməs] n → albinism.
al·bu·men [æl'bjuːmən] n **1.** Eiweiß nt, Albumen nt. **2.** Albumin nt. **3.** Serumalbumin nt.
al·bu·min [æl'bjuːmɪn] n **1.** Albumin nt. **2.** Serumalbumin nt.
 blood albumin Serumalbumin nt.
 egg albumin Ovalbumin nt.
 serum albumin Serumalbumin nt.
al·bu·mi·nate [æl'bjuːmənet] n Albuminat nt.
al·bu·mi·ne·mia [æl,bjuːmɪ'niːmɪə] n Albuminämie f.
al·bu·mi·noid [æl'bjuːmɪnɔɪd] **I** n Gerüsteiweiß nt, Skleroprotein nt, Albuminoid nt. **II** adj eiweißähnlich, eiweißartig, albuminähnlich, albuminartig, albuminoid.
al·bu·mi·nol·y·sis [æl,bjuːmə'nɑləsɪs] n Albuminspaltung f, Albuminolyse f.
al·bu·mi·nous [æl'bjuːmɪnəs] adj eiweiß-, albuminhaltig, albuminös.
al·bu·min·u·ria [æl,bjuːmɪ'n(j)ʊərɪə] n Eiweißausscheidung f im Harn, Albuminurie f; Proteinurie f.
al·bu·min·u·ric [æl,bjuːmɪ'n(j)ʊərɪk] adj Proteinurie betr., proteinurisch, albuminurisch.
al·cap·ton [æl'kæptən, -tən] n → alkapton.
al·cap·ton·u·ria [æl,kæptə'n(j)ʊərɪə] n → alkaptonuria.
al·co·hol ['ælkəhɑl, -hɔl] n **1.** chem. Alkohol m, Alcohol m. **2.** Äthylalkohol m, Äthanol m, Ethanol m. **3.** alkoholische Getränke pl.
 absolute alcohol absoluter Alkohol m, Alcoholus absolutus.
 aromatic alcohol aromatischer Alkohol m, Phenol nt.
 blood alcohol Blutalkohol m.
 butyl alcohol Butylalkohol m, n-Butanol m.
 dehydrated alcohol absoluter Alkohol m, Alcoholus absolutus.
 denatured alcohol vergällter/denaturierter Alkohol m.
 ethyl alcohol → ethanol.
 isopropyl alcohol → isopropanol.
 methyl alcohol Methanol nt, Methylalkohol m.
 methylated alcohol vergällter/denaturierter Alkohol m.
 phenylic alcohol Phenol nt, Karbolsäure f, Monohydroxybenzol nt.
 polyvinyl alcohol Polyvinylalkohol m.
 alcohol dehydrogenase Alkoholdehydrogenase f.
al·co·hol·ic [,ælkə'hɑlɪk] **I** n Alkoholiker(in f) m, Alkoholsüchtige(r m) f. **be an alcoholic** Alkoholiker od. Trinker sein. **II** adj **1.** Alkohol betr., alkoholartig, alkoholhaltig, alkoholisch, Alkohol-. **2.** alkoholsüchtig.
al·co·hol·ism ['ælkəhɑlɪzəm] n Trunksucht f, Alkoholabhängigkeit f, Äthylismus m, Alkoholismus m.
al·co·hol·ize ['ælkəhɔlaɪz] vt **1.** chem. in Alkohol verwandeln, mit Alkohol versetzen od. sättigen, alkoholisieren. **2.** jdn. betrunken machen, alkoholisieren.
al·de·hyde ['ældəhaɪd] n **1.** chem. Aldehyd m. **2.** Azet-, Acetaldehyd m, Äthanal nt, Ethanal nt.
 aldehyde dehydrogenase (NAD⁺) Aldehyddehydrogenase f.
 aldehyde lyase Aldehydlyase f, Aldolase f.
al·do·hex·ose [ældoʊ'heksoʊs] n Aldohexose f.
al·do·l·ase ['ældoʊleɪz] n **1.** Aldehydlyase f, Aldolase f. **2.** Fructosediphosphataldolase f, Fructosebisphosphataldolase f, Aldolase f.
al·dose ['ældoʊs] n Aldose f, Aldehydzucker m.
al·do·ster·one [,ældoʊ'stɪərəʊn, æl'dɑstərəʊn] n Aldosteron nt.
al·do·ster·on·ism [,ældoʊ'stɛrəʊnɪzəm] n (Hyper-)Aldosteronismus m.
a·lert [ə'lɜːrt] **I** adj **1.** wachsam, aufmerksam. **2.** (*Patient, Kind*) rege, munter, aufgeweckt. **II** vt warnen (*to* vor). **alert sb. to the risks** jdn. vor den Risiken warnen.
a·lert·ness [ə'lɜːrtnɪs] n **1.** Wachsamkeit f, Aufmerksamkeit f. **2.** Regsamkeit f, Munterkeit f, Aufgewecktheit f.
a·leu·ke·mia [æluː'kiːmɪə] n **1.** Leukozytopenie f. **2.** aleukämische Leukämie f.
a·leu·kia [ə'luːkɪə] n Aleukie f; Leukopenie f.
a·leu·ko·cy·to·sis [ə,luːkəʊsaɪ'təʊsɪs] n Aleukozytose f; Leukopenie f.
a·lex·i·phar·mic [ə,leksɪ'fɑːrmɪk] **I** n Gegengift nt, Gegenmittel nt, Alexipharmakon nt, Antidot nt (*for, against, to* gegen). **II** adj als Gegengift wirkend.
al·ga ['ælgə] n, pl **al·gas, al·gae** ['ældʒɪ] micro. Alge f, Alga f.
al·ge·si·a [æl'dʒiːzɪə] n Schmerzempfindlichkeit f, -haftigkeit f, Algesie f.
al·ge·sic [æl'dʒiːzɪk] adj schmerzhaft, schmerzend, algetisch.
al·ge·sim·e·ter [ældʒə'sɪmətər] n Alge(si)meter nt.
al·ge·sim·e·try [ældʒə'sɪmətrɪ] n Alg(es)imetrie f.
al·ge·si·om·e·ter [æl,dʒiːsɪ'ɑmɪtər] n → algesimeter.
al·ge·si·om·e·try [æl,dʒiːsɪ'ɑmɪtrɪ] n → algesimetry.
al·ges·the·sia [ældʒes'θiːʒ(ɪ)ə] n **1.** Schmerzempfindlichkeit f, Algästhesie f. **2.** (*Gefühl*) Schmerzempfindung f, Schmerzwahrnehmung f, Algästhesie f.
al·ges·the·sis [ældʒes'θiːsɪs] n (*Gefühl*) Schmerzempfindung f, Schmerzwahrnehmung f, Algästhesie f.
al·get·ic [æl'dʒetɪk] adj → algesic.
al·gin ['ældʒɪn] n Algin nt, Natiumalginat nt.
al·gi·nate ['ældʒɪneɪt] n Alginat nt.
al·gom·e·ter [æl'gɑmɪtər] n → algesimeter.
al·gom·e·try [æl'gɑmɪtrɪ] n → algesimetry.
a·lign [ə'laɪn] vt **1.** in eine (gerade) Linie bringen, aufstellen, ausrichten (*with* nach). **2.** phys., techn. ausrichten, justieren, einstellen, abgleichen.
a·lign·ment [ə'laɪnmənt] n **1.** Ausrichten nt, Aufstellung in einer (geraden) Linie f. **2.** Ausrichtung f. **3.** phys., techn. Ausrichten nt, Justierung f, Abgleich(en nt) m.
 tooth alignment Zahnausrichtung f.
al·i·ment [n 'æləmənt; v ælə,ment] **I** n Nahrung(smittel nt) f. **II** vt jdn. erhalten, unterhalten, versorgen.
al·i·men·tal [,ælɪ'mentəl] adj Aldehydlyase f, Aldolase f.
al·i·men·ta·ry [,ælɪ'mentərɪ] adj **1.** nahrhaft, nährend. **2.** Nahrungs-, Ernährungs-; zum Unterhalt dienend, alimentär. **3.** Verdauungs-, Speise-.
al·i·men·ta·tion [,ælɪmen'teɪʃn] n **1.** Ernährung f. **2.** Unterhalt m.
 artificial alimentation künstliche Ernährung f.
 enteral alimentation enterale Ernährung f.
 enteric alimentation → enteral alimentation.
 oral alimentation orale Nahrungsaufnahme/Ernährung f.
 parenteral alimentation parenterale Ernährung f.
 total parenteral alimentation vollständige parenterale Ernährung f, totale parenterale Ernährung f.
al·ka·le·mia [,ælkə'liːmɪə] n Alkal(i)ämie f.
al·ka·les·cence [ælkə'lesəns] n Alkaleszenz f.
al·ka·li ['ælkəlaɪ] **I** n, pl **al·ka·lies, al·ka·lis** chem. Alkali nt. **II** adj → alkaline.
 volatile alkali 1. Ammoniak nt. **2.** Ammoniumkarbonat nt.
al·ka·li·fy ['ælkəlɪfaɪ, æl'kælɪfaɪ] **I** vt alkalisch/basisch machen, alkalisieren. **II** vi (s.) in ein Alkali verwandeln, alkalisieren.
al·ka·lim·e·try [ælkə'lɪmətrɪ] n Alkalimetrie f.
al·ka·line ['ælkəlaɪn, -lɪn] adj alkalisch, basisch, Alkali-.
al·ka·loid ['ælkəlɔɪd] **I** n Alkaloid nt. **II** adj alkaliähnlich, alkaloid.
 animal alkaloid → cadaveric alkaloid.

alkalosis

cadaveric alkaloid Leichengift *nt*, Leichenalkaloid *nt*, Ptomain *nt*.
putrefactive alkaloid → cadaveric alkaloid.
al·ka·lo·sis [ælkə'ləʊsɪs] *n* Alkalose *f*.
al·ka·lot·ic [ælkə'lɒtɪk] *adj* alkalotisch, Alkalose(n)-.
al·kane ['ælkeɪn] *n* Alkan *nt*, Paraffin *nt*.
al·kap·ton [æl'kæptɒn, -tən] *n* Alkapton *nt*.
al·kap·ton·u·ri·a [æl,kæptə'n(j)ʊərɪə] *n* Alkaptonurie *f*.
al·kap·ton·u·ric [æl,kæptə'n(j)ʊərɪk] *adj* Alkaptonurie betr., von Alkaptonurie betroffen *od.* gekennzeichnet. alkaptonurisch.
al·kyl·a·tion [ælkə'leɪʃn] *n chem.* Alkylierung *f*.
al·kyl·a·tor ['ælkəleɪtər] *n* **1.** alkylierendes Agens. **2.** *pharm.* Alkylanz *f*.
al·lay [ə'leɪ] *vt* **1.** beruhigen, beschwichtigen; (*Angst*) zerstreuen. **2.** (*Schmerz*) lindern, verringern, mildern; (*Durst*) stillen.
al·lel [ə'lel] *n* → allele.
al·lele [ə'liːl] *n genet.* Allel *nt*, Allelomorph *nt*.
al·le·lo·morph [ə'liːləmɔːrf, -lel-] *n* → allele.
al·ler·gen ['ælərdʒən] *n* Allergen *nt*.
contact allergen Kontaktallergen *nt*.
al·ler·gen·ic [ælər'dʒenɪk] *adj* Allergie verursachend, als Allergen wirkend, allergen.
al·ler·gic [ə'lɜːrdʒɪk] *adj* Allergie betr., durch Allergie verursacht, von Allergie betroffen, allergisch, überempfindlich (*to* gegen).
al·ler·gi·za·tion [,ælərdʒɪ'zeɪʃn] *n* Allergisierung *f*.
al·ler·gize ['ælərdʒaɪz] *vt* allergisieren.
al·ler·gol·o·gy [ælər'ɡɒlədʒɪ] *n* Allergologie *f*.
al·ler·go·sis [ælər'ɡəʊsɪs] *n*, *pl* **al·ler·go·ses** [ælər'ɡəʊsiːz] allergische Erkrankung *f*, Allergose *f*.
al·ler·gy ['ælərdʒɪ] *n*, *pl* **al·ler·gies** Überempfindlichkeit(sreaktion *f*) *f*, Allergie *f* (*to* gegen).
bronchial allergy → bronchial *asthma*.
cold allergy Kälteallergie *f*, Kälteüberempfindlichkeit *f*.
contact allergy Kontaktallergie *f*.
delayed allergy → delayed-type *hypersensitivity*.
drug allergy Arzneimittelallergie *f*, Arzneimittelüberempfindlichkeit *f*.
food allergy Nahrungsmittelallergie *f*.
gastrointestinal allergy Nahrungsmittelallergie *f*.
immediate allergy anaphylaktische Überempfindlichkeit/Allergie *f*, anaphylaktischer Typ *m* der Überempfindlichkeitsreaktion, Überempfindlichkeitsreaktion *f* vom Soforttyp, Typ I der Überempfindlichkeitsreaktion.
inhalation allergy Inhalationsallergie *f*.
pollen allergy Heufieber *nt*, Heuschnupfen *m*.
al·le·vi·ate [ə'liːvɪeɪt] *vt* mildern, lindern, (ver-)mindern.
al·le·vi·a·tion [ə,liːvɪ'eɪʃn] *n* **1.** Linderung *f*, Milderung *f*. **2.** Linderungsmittel *nt*, Palliativ *nt*.
al·le·vi·a·tive [ə'liːvɪeɪtɪv, -ətɪv] *adj* lindernd, mildernd, palliativ.
al·le·vi·a·to·ry [ə'liːvɪə,tɔːriː, -təʊ-] *adj* → alleviative.
allo- *pref.* all(o)-, Fremd-, All(o)-.
al·lo·an·ti·bod·y [ælə'æntɪbɑdɪ] *n* Alloantikörper *m*, Isoantikörper *m*.
al·lo·an·ti·gen [ælə'æntɪdʒən] *n* Alloantigen *nt*, Isoantigen *nt*.
al·lo·ge·ne·ic [,æləʊdʒə'niːɪk] *adj* allogenetisch, allogen(isch)-, homolog.
al·lo·gen·ic [ælə'dʒenɪk] *adj* → allogeneic.
al·lo·graft ['æləɡræft] *n* **1.** allogenes/allogenetisches/homologes Transplantat *nt*, Homo-, Allotransplantat *nt*. **2.** allogene/allogenetische/homologe Transplantation *f*, Allo-, Homotransplantation *f*.
al·lo·path ['æləpæθ] *n* Allopath *m*.
al·lo·path·ic [ælə'pæθɪk] *adj* Allopathie betr., allopathisch.
al·lop·a·thy [ə'lɒpəθɪ] *n* Allopathie *f*.
al·lo·pla·sia [ælə'pleɪʒ(ɪ)ə] *n* Allo-, Heteroplasie *f*.
al·lo·plast ['æləplæst] *n* Alloplast(ik *f*) *m*.
al·lo·plas·tic [ælə'plæstɪk] *adj* Alloplastik betr., alloplastisch.
al·lo·plas·ty ['æləplæstɪ] *n* **1.** Alloplastik *f*, Alloendoprothese *f*. **2.** (*Operation*) Alloplastik *f*.
al·lo·rhyth·mi·a [ælə'rɪðmɪə] *n* Allo(r)rhythmie *f*.
al·lo·to·pia [ælə'təʊpɪə] *n* Allo-, Dystopie *f*.
al·lo·top·ic [ælə'tɒpɪk] *adj* allotop(isch), dystop(isch).
al·lo·trans·plan·ta·tion [,ælətrænz,plæn'teɪʃn] *n* allogene/allogenetische/homologe Transplantation *f*, Allotransplantation *f*, Homotransplantation *f*.
al·loy ['ælɔɪ] *n* **1.** Metallegierung *f*, Legierung *f*. **2.** Mischung *f*, Gemisch *nt*. **3.** (Bei-)Mischung *f*, Zusatz *m*.
amalgam alloy Amalgam-Legierung *f*, Amalgam-Alloy *nt*.
base metal alloy Nichtedelmetall-Legierung *f*.
base metal crown and bridge alloy Nichtedelmetall-Legierung für Kronen und Brücken.
Bean's alloy Bean-Legierung *f*.

binary alloy binäre Legierung *f*.
casting alloys Gußlegierungen *pl*.
casting gold alloy Goldgußlegierung *f*.
Caulk spherical alloy Caulk-Legierung *f*.
ceramic alloy keramische Masse *f*, zahnkeramische Masse *f*, dentalkeramische Masse *f*.
chrome-cobalt alloy Kobalt-Chrom-Legierung *f*, Cobalt-Chrom-Legierung *f*, Chrom-Kobalt-Legierung *f*, Chrom-Cobalt-Legierung *f*.
chromium base casting alloy Chromgußlegierung *f*, Gußlegierung auf Chrombasis.
chromium-cobalt alloy → chrome-cobalt alloy.
chromium-cobalt-nickel base alloy Chrom-Kobalt-Nickel-Legierung *f*.
chromium-iron alloy Chrom-Eisen-Legierung *f*.
cobalt base alloy Kobaltlegierung *f*.
cobalt-chrome alloy → chrome-cobalt alloy.
cobalt-chromium alloy → chrome-cobalt alloy.
cobalt-chromium-nickel alloy Kobalt-Chrom-Nickel-Legierung *f*.
copper-rich alloy kupferreiches Silberamalgam *nt*, Silberamalgam mit erhöhtem Kupfergehalt.
cut alloy Feilung *f*.
cut amalgam alloy Feilung *f*.
dental alloy zahnärztliche Legierung *f*, Dentallegierung *f*.
dental amalgam alloy Amalgam-Legierung *f*, Amalgam-Alloy *nt*.
dental casting gold alloy Goldgußlegierung *f*.
dental gold alloy Dentalgoldlegierung *f*.
dispersion alloy disperse Legierung *f*, disperses Amalgam *nt*.
dispersion phase alloy disperse Legierung *f*, disperses Amalgam *nt*.
dispersion system alloy disperse Legierung *f*, disperses Amalgam *nt*.
eutectic alloy eutektische Legierung *f*.
eutectic mixture alloy eutektische Legierung *f*.
gallium alloy Galliumlegierung *f*.
gold alloy Goldlegierung *f*.
gold-based alloy Goldlegierung *f*.
gold-copper alloy Gold-Kupfer-Legierung *f*.
gold-palladium alloy Gold-Palladium-Legierung *f*.
high-copper alloy kupferreiches Silberamalgam *nt*, Silberamalgam mit erhöhtem Kupfergehalt.
high-gold alloy goldreiche Legierung *f*, Legierung mit hohem Goldgehalt.
high-palladium alloy palladiumreiche Legierung *f*, Legierung mit erhöhtem Palladiumgehalt.
hypereutectic alloy hypereutektische Legierung *f*.
hypoeutectic alloy hypoeutektische Legierung *f*.
iron-carbon alloy Eisen-Kohlenstoff-Legierung *f*.
iron-chromium alloy Eisen-Chrom-Legierung *f*, Chrom-Stahl *m*.
low-copper alloy kupferarme Legierung *f*, Legierung mit niedrigem Kupfergehalt.
low-silver alloy kupferreiches Silberamalgam *nt*, Silberamalgam mit erhöhtem Kupfergehalt.
mercury alloy Quecksilberlegierung *f*, Amalgam *nt*.
mixed-type alloy Kombinationslegierung *f*, Mischlegierung *f*.
nickel alloy Nickellegierung *f*.
nickel-chromium alloy Nickel-Chrom-Legierung *f*.
nickel-chromium-cobalt alloy Nickel-Chrom-Kobalt-Legierung *f*.
nonprecious alloy Nichtedelmetall-Legierung *f*.
palladium-copper alloy Palladium-Kupfer-Legierung *f*.
palladium-silver alloy Palladiumsilberlegierung *f*, Palladium-Silber-Legierung *f*.
peritectic alloy peritektische Legierung *f*.
platinum-silver alloy Platin-Silber-Legierung *f*.
porcelain-fused-to-gold alloy Porzellan auf Gold-Legierung.
powdered gold-calcium alloy Gold-Kalzium-Pulver *nt*.
preamalgamated alloy präamalgamierte Legierung *f*.
quaternary alloy quaternäre Legierung *f*, Legierung aus vier Metallen.
quinary alloy Legierung aus fünf Metallen.
silver alloy Silberlegierung *f*.
silver-copper alloy Silberkupferlegierung *f*, Silber-Kupfer-Legierung *f*.
silver-palladium alloy Silberpalladiumlegierung *f*, Silber-Palladium-Legierung *f*.
silver-tin alloy Silberzinnlegierung *f*, Silber-Zinn-Legierung *f*.
solid solution alloy feste Lösung *f*.
spherical alloy Kugelamalgam *nt*.
spherical amalgam alloy Kugelamalgam *nt*.
stellite alloy Kobalt-Chrom-Legierung *f*, Cobalt-Chrom-Legierung *f*, Chrom-Kobalt-Legierung *f*, Chrom-Cobalt-Legierung *f*.

ternary alloy ternäre Legierung f, Legierung aus drei Metallen.
tin alloy Zinnlegierung f.
tin-antimony alloy Zinn-Antimon-Legierung f.
white gold alloy Weißgoldlegierung f.
zinc alloy Zinklegierung f.
zinc-free alloy zinkfreie Legierung f.
al·loy·age [əˈlɔɪdʒ] n Legieren nt.
al·lyl [ˈælɪl] n Allyl-(Radikal nt).
   allyl aldehyde Akrolein nt, Acrolein nt, Acryl-, Allylaldehyd m.
al·lyl·guai·a·col [ˌælɪlˈgwaɪəkəʊl, -kɔl] n Eugenol nt, Nelkensäure f, Eugensäure f.
al·oe [ˈæləʊ] n, pl **al·oes** pharm. Aloe f.
al·o·pe·cia [ˌæləˈpiːʃɪə, -sɪə] n Kahlheit f, Haarausfall m, -losigkeit f, Alopezie f, Alopecia f.
   congenital sutural alopecia Hallermann-Streiff(-Francois)-Syndrom nt, Dyskephaliesyndrom nt von Francois, Dysmorphia mandibulo-oculo-facialis.
al·pha [ˈælfə] n Alpha nt.
alpha-blocker n Alpha(rezeptoren)blocker m, α-Adrenorezeptorenblocker m, Alpha-Adrenorezeptorenblocker m.
alpha-fetoprotein n Alpha₁-Fetoprotein nt, α₁-Fetoprotein nt.
alpha-lipoprotein n Lipoprotein nt mit hoher Dichte, high density lipoprotein nt, α-Lipoprotein nt.
al·pha·mi·met·ic [ˌælfəmɪˈmetɪk, -maɪˈmetɪk] I n alpharezeptoren-stimmulierendes Mittel nt, Alphamimetikum nt. II adj alphamimetisch.
alpha-tocopherol n α-Tocopherol nt, Vitamin E nt.
al·ter [ˈɔːltər] I vt (ver-, ab-, um-)ändern, alterieren. II vi s. (ver-)-ändern.
al·ter·a·tion [ɔːltəˈreɪʃn] n (Ver-, Ab-, Um-)Änderung f (to an), Alteration f.
al·ter·a·tive [ˈɔːltəreɪtɪv, ɔːlˈterə-] adj verändernd, veränderlich, alterativ.
al·ter·nans [ɔːlˈtɜrnənz] n Alternans m.
al·um [ˈæləm] n 1. Alumen nt, Kalium-Aluminium-Sulfat nt. 2. Alaun nt.
   alum hematoxylin Hämalaun nt.
a·lu·men [əˈluːmən] n → alum.
a·lu·mi·na [əˈluːmɪnə] n → aluminium oxide.
al·u·min·i·um [ˌæljʊˈmɪnɪəm] n → aluminum.
a·lu·mi·num [əˈluːmɪnəm] n Aluminium nt, inf. Alu nt.
   aluminum acetate Aluminiumacetat nt.
   aluminum chloride Aluminiumchlorid nt.
   aluminum hydrate → aluminum hydroxide.
   aluminum hydroxide Aluminiumhydroxid nt.
   aluminum oxide Aluminiumoxid nt.
a·ve·o·lal·gia [ˌælvɪəˈlældʒ(ɪ)ə] n Alveolenschmerz m.
al·ve·o·lar [ælˈvɪələr, ˌælvɪˈəʊ-] adj 1. mit Hohlräumen versehen, alveolär. 2. Alveolen-, Alveolar-, Alveolo-.
al·ve·o·lec·to·my [ˌælvɪəˈlektəmɪ] n Alveolektomie f.
   partial alveolectomy partielle Alveolektomie f.
al·ve·o·li·tis [ælvɪəˈlaɪtɪs] n Entzündung f der Zahnalveole, Alveolitis f.
al·ve·o·lo·den·tal [æl‚vɪələʊˈdentl] adj alveolodental, dentoalveolär.
al·ve·o·lo·gin·gi·val [æl‚vɪələʊdʒɪnˈdʒaɪvl, æl‚vɪələʊˈdʒɪndʒəvəl] adj alveologingival.
al·ve·o·lo·lin·gual [æl‚vɪələʊˈlɪŋgwəl] adj alveololingual.
al·ve·o·lo·max·il·lar·y [æl‚vɪələʊˈmæksəˌleri] adj Zahnfortsatz u. Maxilla betr., alveolomaxillär.
al·ve·o·lo·plas·ty [ælˈvɪələʊplæstɪ] n Alveolenplastik f.
al·ve·o·lus [ælˈvɪələs] n, pl **al·ve·o·li** [ælˈvɪəlaɪ] 1. Alveole f, kleine sackähnliche Ausbuchtung f. 2. Lungenbläschen nt, Alveole f, Alveolus m. 3. dent. Zahnfach nt, Alveolus dentalis. 4. (Drüse) Azinus m, Acinus m.
   buccal alveolus bukkales Zahnfach nt.
   canine alveolus Zahnfach nt des Eckzahns.
   dental alveoli Zahnfächer pl, Alveoli dentales.
   dental alveolus → dental alveoli.
   lingual alveolus linguale Alveole f, linguales Zahnfach nt.
   pulmonary alveoli Lungenalveolen pl, Lungenbläschen pl, Alveoli pulmonis.
a·lym·pho·cy·to·sis [eɪˌlɪmfəsaɪˈtəʊsɪs] n Alymphozytose f.
a·mal·gam [əˈmælgəm] n Quecksilberlegierung f, Amalgam nt.
   binary amalgam binäres Amalgam nt.
   copper amalgam Kupferamalgam nt.
   dental amalgam Dentalamalgam nt, inf. Amalgam nt.
   gold amalgam Goldamalgam nt.
   lathe-cut amalgam Feilung f.
   pin amalgam → pin-supported amalgam.
   pinned amalgam → pin-supported amalgam.
   pin-retained amalgam → pin-supported amalgam.
   pin-supported amalgam Amalgamfüllung f mit Verankerungsstiften.
   quaternary amalgam quarternäres Amalgam nt.
   retrograde amalgam retrograde Wurzelfüllung f mit Amalgam, retrograde Füllung f mit Amalgam, retrograde Amalgamfüllung f.
   scrap amalgam überschüssiges Amalgam nt.
   silver amalgam Silberamalgam nt.
   ternary amalgam ternäres Amalgam nt.
a·mal·ga·mate [əˈmælgəmeɪt] I vt amalgamieren, ein Amalgam bilden od. herstellen. II vi (a. fig.) s. vereinigen, verschmelzen.
a·mal·ga·ma·tion [əˌmælgəˈmeɪʃn] n 1. Amalgamieren nt. 2. Vereinigung f, Verschmelzung f, Zusammenschluß m.
am·a·roi·dal [ɑməˈrɔɪdl] adj (Geschmack) leicht bitter.
am·au·ro·sis [ˌæmɔːˈrəʊsɪs] n (totale) Blindheit f, Erblindung f, Amaurose f, Amaurosis f.
am·au·rot·ic [ˌæmɔːˈrɒtɪk] adj Amaurose betr., amaurotisch.
ambi- pref. Beid-, Amb(i)-.
am·bi·ent [ˈæmbɪənt] I n 1. Umwelt f, Milieu n. 2. Atmosphäre f. II adj umgebend, Umwelt-, Umgebungs-.
Am·bu bag [ˌæmbjə] n Ambu-Beutel m, Ambu-Atembeutel m.
am·bu·lance [ˈæmbjələns] n 1. Krankenwagen m, Rettungswagen m, Krankentransporter m, Ambulanz f. 2. Feldlazarett nt.
am·bu·lant [ˈæmbjələnt] adj beweglich, gehend, gehfähig, Geh-, ambulant, ambulatorisch.
am·bu·la·tion [ˌæmbjəˈleɪʃn] n Gehen nt, Laufen nt.
am·bu·la·to·ry [ˈæmbjələtɔːriː, -təʊ-] adj → ambulant.
am·bus·tion [æmˈbʌstʃn] n Verbrennung f, Verbrühung f.
a·me·ba [əˈmiːbə] n, pl **a·me·bas**, **a·me·bae** [əˈmiːbiː] micro. Wechseltierchen nt, Amöbe f, Amoeba f.
a·me·bi·a·sis [ˌæməˈbaɪəsɪs] n Amöbiasis f.
   intestinal amebiasis Amöbenruhr f, Amöbendysenterie f, intestinale Amöbiasis f.
a·me·bic [əˈmiːbɪk] adj Amöbe(n) betr., durch Amöben verursacht, amöbisch, Amöben-.
a·me·bi·ci·dal [əˌmiːbəˈsaɪdl] adj amöben(ab-)abtötend, amöbizid.
a·me·bi·cide [əˈmiːbəsaɪd] n amöbizides Mittel nt, Amöbizid nt.
ame·bi·form [əˈmiːbəfɔːrm] adj amöboid.
am·e·bi·o·sis [ˌæmɪbaɪˈəʊsɪs] n → amebiasis.
ame·boid [əˈmiːbɔɪd] adj bio. amöbenähnlich od. amöbenartig (in Form od. Bewegung), amöboid.
a·me·lio·ra·tion [əˌmiːljəˈreɪʃn] n (Zustand) Verbesserung f Besserung f.
am·e·lo·blast [ˈæmələʊblæst] n Zahnschmelzbildner m, Adamanto-, Amelo-, Ganoblast m.
am·e·lo·blas·to·ma [ˌæmələʊblæsˈtəʊmə] n Ameloblastom nt, Adamantinom nt.
   acanthomatous ameloblastoma Akanthoameloblastom nt.
   cystic ameloblastoma zystisches Ameloblastom nt.
   malignant ameloblastoma malignes Ameloblastom nt.
   melanotic ameloblastoma Melanoameloblastom nt.
   peripheral ameloblastoma peripheres Ameloblastom nt.
   pigmented ameloblastoma Melanoameloblastom nt.
   pituitary ameloblastoma Erdheim-Tumor m, Kraniopharyngeom nt.
am·e·lo·den·ti·nal [ˌæmɪləʊˈdentɪnəl] adj Schmelz u. Dentin betr. oder verbindend.
am·e·lo·gen·e·sis [ˌæmələʊˈdʒenəsɪs] n Zahnschmelzbildung f, Amelogenese f.
   amelogenesis imperfecta Amelogenesis imperfecta.
am·e·lo·gen·ic [ˌæmələʊˈdʒenɪk] adj 1. Amelogenese betr. 2. zahnschmelzbildend, amelogen.
am·i·an·tho·sis [ˌæmɪænˈθəʊsɪs] n Asbestose f.
a·mi·cro·scop·ic [eɪˌmaɪkrəˈskɒpɪk] adj submikroskopisch.
a·mi·dase [ˈæmɪdeɪz] n Amidase f.
am·i·din [ˈæmɪdɪn] n Amylose f.
amido- pref. Amido-.
a·mi·do·ben·zene [əˌmiːdəʊˈbenziːn, ˌæmɪdəʊ-] n Anilin nt, Aminobenzol nt, Phenylamin nt.
a·mi·do·py·rine [əˌmiːdəʊˈpaɪriːn, ˌæmɪdəʊ-] n → aminopyrine.
a·mine [əˈmiːn, ˈæmɪn] n Amin nt.
a·mi·no [əˈmiːnəʊ, ˈæmɪnəʊ] n Aminogruppe f, Amino-(Radikal nt), Amino-.
a·mi·no·ac·i·de·mia [əˌmiːnəʊˌæsəˈdiːmɪə] n (Hyper-)Aminoazidämie f.
a·mi·no·ben·zene [əˌmiːnəʊˈbenziːn] n Anilin nt, Aminobenzol nt, Phenylamin nt.
α-am·i·no·ben·zyl·pen·i·cil·lin [əˌmiːnəʊˌbenzɪlˌpenəˈsɪlɪn] n pharm. Ampicillin nt, alpha-Aminobenzylpenicillin nt.

aminoglycoside

a·mi·no·gly·co·side [əˌmiːnəʊˈglaɪkəsaɪd] *n* **1.** *chem.* Aminoglykosid *nt.* **2.** *pharm.* Aminoglykosid(-Antibiotikum) *nt.*

a·mi·no·hy·dro·lase [əˌmiːnəʊˈhaɪdrəleɪz] *n* Desaminase *f*, Aminohydrolase *f.*

a·mi·no·phen·a·zone [əˌmiːnəʊˈfenəzəʊn] *n* → aminopyrine.

am·i·noph·er·ase [æmɪˈnɑfəreɪs] *n* → aminotransferase.

am·i·nop·ter·in [æmɪˈnɑptərɪn] *n pharm.* Aminopterin *nt*, 4-Aminofolsäure *f.*

6-a·mi·no·pu·rine [əˌmiːnəʊˈpjʊəriːn, -rɪn] *n* Alanin *nt*, Aminopropionsäure *f.*

a·mi·no·py·rine [əˌmiːnəʊˈpaɪriːn] *n pharm.* Aminophenazon *nt*, Aminopyrin *nt.*

am·i·no·su·ria [əˌmiːnəʊˈs(j)ʊərɪə, ˌæmɪnəʊ-] *n* Aminosurie *f*, Aminurie *f.*

a·mi·no·trans·fer·ase [əˌmiːnəʊˈtrænsfəreɪz] *n* Aminotransferase *f*, Transaminase *f.*

am·i·nu·ri·a [æmɪˈn(j)ʊərɪə] *n* → aminosuria.

am·i·to·sis [ˌæmɪˈtəʊsɪs, ˌeɪmaɪ-] *n* direkte Zellteilung *f*, Amitose *f.*

am·me·ter [ˈæmiːtər] *n* Strom(stärke)messer *m*, Amperemeter *nt.*

am·mo·nia [əˈməʊnjə, -nɪə] *n* Ammoniak *nt.*

am·mo·ni·um [əˈməʊnɪəm] *n* Ammoniumion *nt*, Ammoniumradikal *nt.*
   ammonium chloride Ammoniumchlorid *nt*, Salmiak *m.*

am·ne·sia [æmˈniːʒ(ɪ)ə] *n* Erinnerungs-, Gedächtnisstörung *f*, Amnesie *f.*
   anterograde amnesia anterograde Amnesie *f.*
   retrograde amnesia retrograde Amnesie *f.*

am·ne·si·ac [æmˈniːzɪæk, æmˈniːʒɪæk] **I** *n* Patient(in *f*) *m* mit Amnesie. **II** *adj* Amnesie betr., amnesisch, amnestisch.

am·nes·tic [æmˈnestɪk] *adj* **1.** Amnesie betr., amnesisch, amnestisch. **2.** amnesieverursachend, amnestisch.

A·moe·ba [əˈmiːbə] *n micro.* Amöbe *f*, Amoeba *f.*
   Amoeba buccalis → Amoeba gingivalis.
   Amoeba gingivalis Amoeba buccalis, Entamoeba buccalis, Amoeba gingivalis, Entamoeba gingivalis.

a·moe·ba [əˈmiːbə] *n, pl* **a·moe·bas, a·moe·bae** [əˈmiːbiː] → ameba.

a·moe·bi·form [əˈmiːbəfɔːrm] *adj* → ameboid.

a·moe·boid [əˈmiːbɔɪd] *adj* → ameboid.

a·mor·phous [əˈmɔːrfəs] *adj* **1.** gestaltlos, formlos, strukturlos, amorph. **2.** *chem.* amorph, nicht kristallin.

a·mox·i·cil·lin [əˌmɒksəˈsɪlɪn] *n pharm.* Amoxicillin *nt.*

am·per·age [ˈæmpərɪdʒ, æmˈpɪər-] *n* (elektrische) Stromstärke *f.*

am·pere [ˈæmpɪər] *n* Ampere *nt.*

amphi- *pref.* zwei(fach)-, doppel-, amph(i)-.

am·phi·ar·thro·sis [ˌæmfɪɑːrˈθrəʊsɪs] *n* Wackelgelenk *nt*, straffes Gelenk *nt*, Amphiarthrose *f.*

am·phi·cyte [ˈæmfɪsaɪt] *n* Mantelzelle *f*, Amphizyt *m.*

am·phit·ri·chous [æmˈtrɪtrəkəs] *adj micro.* amphitrich.

am·pho·lyte [ˈæmfəʊlaɪt] *n* Ampholyt *m.*

am·pho·lyt·ic [ˌæmfəʊˈlɪtɪk] *adj* **1.** ampholytisch. **2.** amphoter(isch).

am·phor·ic [æmˈfɔːrɪk] *adj* (*Schall*) amphorisch.

am·pho·ter·ic [ˌæmfəˈterɪk] *adj chem.* zweisinnig, amphoterisch, amphoter.

am·pho·ter·i·cin B [ˌæmfəʊˈterɪsɪn] *n pharm.* Amphotericin B *nt.*

am·phot·er·ous [æmˈfɑtərəs] *adj* → amphoteric.

am·pi·cil·lin [ˌæmpəˈsɪlɪn] *n pharm.* Ampicillin *nt*, alpha-Aminobenzylpenicillin *nt.*

am·pli·fi·ca·tion [ˌæmplɪfɪˈkeɪʃn] *n* Verstärkung *f*, Vergrößerung *f*; Erweiterung *f*; Ausdehnung *f*; *phys.* Amplifikation *f.*

am·pli·fi·er [ˈæmplɪfaɪər] *n phys., techn.* Verstärker *m.*

am·pli·fy [ˈæmplɪfaɪ] *vt* (*a. phys.*) verstärken, vergrößern, amplifizieren; erweitern, ausdehnen.

am·pli·tude [ˈæmplɪtjuːd] *n* **1.** (*a. fig.*) Größe *f*, Weite *f*, Umfang *m.* **2.** *phys.* Amplitude *f*, Schwingungs-, Ausschlagsweite *f.*

am·poule [ˈæmp(j)uːl] *n* → ampul.

am·pul [ˈæmp(j)uːl] *n pharm.* Ampulle *f.*

am·pule [ˈæmp(j)uːl] *n* → ampul.

am·pul·la [æmˈpʌlə, -ˈpʊlə] *n, pl* **am·pul·lae** [æmˈpʌliː] *anat.* Ampulle *f*, Ampulla *f.*

am·pul·lar·y [æmˈpʌləri, -ˈpʊl-, ˈæmpəˌleri] *adj* ampullär.

am·pu·tate [ˈæmpjʊteɪt] *vt* abnehmen, amputieren.

am·pu·ta·tion [ˌæmpjʊˈteɪʃn] *n chir.* Abnahme *f*, Amputation *f.*
   pulp amputation Pulpaamputation *f*, komplette Pulpotomie *f.*
   root amputation Wurzelamputation *f*, Zahnwurzelamputation *f.*

am·pu·tee [æmpjʊˈtiː] *n* Amputierte(r *m*) *f.*

a·myg·da·lin [əˈmɪgdəlɪn] *n* Amygdalin *nt.*

a·myg·da·line [əˈmɪgdəlɪn] *adj* **1.** mandelähnlich, mandelförmig. **2.** Tonsillen-, Mandel-.

am·y·lase [ˈæmɪleɪz] *n* Amylase *f.*

am·yl·in [ˈæməlɪn] *n* → amylopectin.

am·yl [ˈæmɪl, ˈeɪmɪl] *n* Amyl-(Radikal *nt*).
   amyl nitrite Amylnitrit *nt.*

am·y·lo·cel·lu·lose [ˌæmɪləʊˈseljələʊs] *n* Amylose *f.*

a·myl·o·gen [əˈmɪlədʒən] *n* Amylose *f.*

am·y·lo·hy·drol·y·sis [ˌæmɪləʊhaɪˈdrɑləsɪs] *n* Stärkehydrolyse *f*, Amylo(hydro)lyse *f.*

am·y·loid [ˈæməlɔɪd] **I** *n* Amyloid *nt.* **II** *adj* stärkeähnlich, amyloid.

am·y·loi·do·sis [æməˌlɔɪˈdəʊsɪs] *n* Amyloidose *f*, amyloide Degeneration *f.*
   primary amyloidosis primäre/idiopathische (System-)Amyloidose *f*, Paramyloidose *f.*
   secondary amyloidosis sekundäre Amyloidose *f.*

am·y·lol·y·sis [ˌæməˈlɑləsɪs] *n* → amylohydrolysis.

am·y·lo·pec·tin [ˌæmɪləʊˈpektɪn] *n* Amylopektin *nt.*

am·y·lo·pec·ti·no·sis [ˌæmɪləʊˌpektɪˈnəʊsɪs] *n* Andersen-Krankheit *f*, Amylopektinose *f*, leberzirrhotische retikuloendotheliale Glykogenose *f*, Glykogenose Typ IV *f.*

am·y·lose [ˈæmɪləʊz] *n* **1.** Polysaccharid *nt* der Stärkegruppe. **2.** Amylose *f.*

am·y·lo·sis [æmɪˈləʊsɪs] *n* → amyloidosis.

am·y·lum [ˈæmɪləm] *n* Stärke *f*, Amylum *nt.*

a·my·o·to·nia [eɪˌmaɪəˈtəʊnɪə] *n* Amyotonie *f*, Myatonie *f.*

a·my·ot·ro·phy [eɪmaɪˈɑtrəfɪ] *n* Muskelschwund *m*, Muskelatrophie *f*, Amyotrophie *f.*

a·myx·ia [eɪˈmɪksɪə] *n patho.* Schleimarmut *f*, Amyxie *f.*

an·a·bat·ic [ænəˈbætɪk] *adj* (auf-)steigend, s. verstärkend, anabatisch.

an·a·bol·ic [ænəˈbɑlɪk] *adj* Anabolismus betr., aufbauend, anabol, anabolisch.

a·nab·o·lism [əˈnæbəlɪzəm] *n* Aufbaustoffwechsel *m*, Anabolismus *m.*

a·nab·o·lite [əˈnæbəlaɪt] *n* Anabolit *m.*

an·ac·id [ænˈæsɪd] *adj* anazid.

an·a·cid·i·ty [ˌænæˈsɪdətɪ] *n* Anazidität *f.*
   gastric anacidity Magensäuremangel *m*, Achlorhydrie *f.*

an·a·crot·ic [ænəˈkrɑtɪk] *adj* Anakrotie betr., anakrot.

a·nac·ro·tism [əˈnækrətɪzəm] *n* (*Puls*) Anakrotie *f.*

an·a·cu·sis [ˌænəˈkuːsɪs] *n* → anakusis.

a·nae·mi·a [əˈniːmɪə] *n* → anemia.

an·aer·obe [ˈænərəʊb, ænˈeərəʊb] *n micro.* Anaerobier *m*, Anaerobiont *m*, Anoxybiont *m.*
   facultative anaerobe fakultativer Anaerobier *m.*
   obligate anaerobe obligater Anaerobier *m.*
   strict anaerobe obligater Anaerobier *m.*

an·aer·o·bi·an [ænəˈrəʊbɪən] **I** *n* → anaerobe. **II** *adj* → anaerobic 1.

an·aer·o·bic [ænəˈrəʊbɪk] *adj* **1.** *micro.* ohne Sauerstoff lebend, anaerob. **2.** *chem.* sauerstoffrei, ohne Sauerstoff.

an·aes·the·sia [ˌænəsˈθiːʒə] *n* → anesthesia.

an·aes·the·tist [əˈniːsθɪtɪst] *n* Narkosearzt *m*, Narkoseärztin *f*, Anästhesist(in *f*) *m.*

a·nal [ˈeɪnl] *adj* anal, After-, Anal-, Ano-.

an·al·bu·mi·ne·mia [ænælˌbjuːəˈniːmɪə] *n* Analbuminämie *f.*

an·a·lep·tic [ˌænəˈleptɪk] **I** *n pharm.* Analeptikum *nt.* **II** *adj* belebend, anregend, stärkend, analeptisch.

an·al·ge·sia [ˌænlˈdʒiːzɪə] *n* Aufhebung *f* der Schmerzempfindlichkeit, Schmerzunempfindlichkeit *f*, Schmerzlosigkeit *f*, Analgesie *f.*
   caudal analgesia → caudal *anesthesia.*
   infiltration analgesia Infiltrationsanästhesie *f*, terminale Anästhesie *f*, Endanästhesie *f.*
   permeation analgesia Oberflächenanästhesie *f.*
   surface analgesia → surface *anesthesia.*

an·al·ge·sic [ˌænlˈdʒiːzɪk] **I** *n* schmerzstillendes Medikament *nt*, Schmerzmittel *nt*, Analgetikum *nt.* **II** *adj* **1.** schmerzstillend, analgetisch. **2.** schmerzunempfindlich.

an·al·gia [ænˈældʒɪə] *n* Schmerzlosigkeit *f*, Analgie *f.*

an·al·gic [ænˈældʒɪk] *adj* schmerzunempfindlich.

an·al·pha·lip·o·pro·tein·e·mia [ænˌælfəˌlɪpəˌprəʊtiːˈniːmɪə] *n* Tangier-Krankheit *f*, Analphalipoproteinämie *f*, Hypo-Alpha-Lipoproteinämie *f.*

a·nal·y·sis [əˈnæləsɪs] *n, pl* **a·nal·y·ses** [əˈnæləsiːz] **1.** *chem.* Analyse *f.* **2.** *mathe.* Analysis *f.* **3.** Analyse *f*, Zerlegung *f*, Zergliederung *f*, Aufspaltung *f*; Darlegung *f*, Deutung *f*; Untersuchung *f*; Auswertung *f.* **make an analysis** eine Analyse vornehmen, analysieren. **4.** *psycho.* Psychoanalyse *f.*
   bite analysis Bißanalyse *f*, Gebißanalyse *f.*

densimetric analysis → densitometry.
functional analysis Funktionsanalyse *f.*
genetic analysis Erbanalyse *f.*
occlusal analysis Okklusionsanalyse *f.*
occlusion analysis Okklusionsanalyse *f.*
qualitative analysis qualitative Analyse/Bestimmung *f.*
qualitive analysis → qualitative analysis.
quantitative analysis quantitative/mengenmäßige Bestimmung *f*, Gewichtsanalyse *f*, Gravimetrie *f.*
quantitive analysis → quantitative analysis.
spectral analysis → spectroscopic analysis.
spectroscopic analysis spektroskopische Analyse *f*, Spektralanalyse *f.*
spectrum analysis → spectroscopic analysis.
tooth size analysis Zahngrößenanalyse *f.*
an·a·lys·or [ˈænəlaɪzər] *n* → analyzer.
an·a·lyst [ˈænəlɪst] *n* **1.** Analytiker(in *f*) *m.* **2.** Psychoanalytiker(in *f*) *m.* **3.** Statistiker(in *f*) *m.*
an·a·lyt·ic [ˌænəˈlɪtɪk] *adj* Analyse betr., mittels Analyse, analytisch, Analysen-; psychoanalytisch.
an·a·lyze [ˈænəlaɪz] *vt* **1.** analysieren, zergliedern, auswerten; etw. genau untersuchen. **2.** eine (Psycho-)Analyse durchführen.
an·a·lyz·er [ˈænəlaɪzər] *n* **1.** *phys.* Analysator *m.* **2.** *chem.* Analysator *m*, Autoanalyzer *m.* **3.** *physiol.* Analysator *m.* **4.** Psychoanalytiker(in *f*) *m.*
an·am·ne·sis [ˌænæmˈniːsɪs] *n* **1.** Wiedererinnerung *f*, Anamnese *f.* **2.** (*Patient*) Vorgeschichte *f*, Krankengeschichte *f*, Anamnese *f.* **3.** *immun.* immunologisches Gedächtnis *nt.*
an·am·nes·tic [ænæmˈnestɪk] *n* Anamnese betr., anamnetisch, anamnestisch, Anamnese(n)-.
an·a·phy·lac·tic [ˌænəfɪˈlæktɪk] *adj* Anaphylaxie betr., anaphylaktisch.
an·a·phy·lac·toid [ænəfɪˈlæktɔɪd] *adj* anaphylaxie-ähnlich, anaphylaktoid.
an·a·phy·lax·is [ænəfɪˈlæksɪs] *n* **1.** allergischer/anaphylaktischer Schock *m*, Anaphylaxie *f.* **2.** anaphylaktische Überempfindlichkeit *f*, anaphylaktischer Typ *m* der Überempfindlichkeitsreaktion, Überempfindlichkeitsreaktion *f* vom Soforttyp, Typ I der Überempfindlichkeitsreaktion.
antiserum anaphylaxis passive Anaphylaxie *f.*
generalized anaphylaxis anaphylaktischer Schock *m*, Anaphylaxie *f.*
passive anaphylaxis *immun.* passive Anaphylaxie *f.*
systemic anaphylaxis anaphylaktischer Schock *m*, Anaphylaxie *f.*
an·ap·no·ther·a·py [ˌænæpnəˈθerəpɪ] *n* Inhalationstherapie *f.*
an·a·sar·ca [ænəˈsɑːrkə] *n* Anasarka *f.*
a·nas·to·mose [əˈnæstəməʊz] *vt, vi* eine Anastomose bilden, anastomosieren.
a·nas·to·mo·sis [əˌnæstəˈməʊsɪs] *n, pl* **a·nas·to·mo·ses** [əˌnæstəˈməʊsiːz] **1.** *anat.* Anastomose *f*, Anastomosis *f.* **2.** *chir.* Anastomose *f*; Shunt *m*; Fistel *f.*
arteriovenous anastomosis arteriovenöse Anastomose *f*, AV-Anastomose *f*, Anastomosis arteriolovenularis/arteriovenosa.
microvascular anastomosis mikrovaskuläre Anastomose *f*, Mikroanastomose *f.*
nerve anastomosis Nervenanastomose *f.*
venous-to-venous anastomosis Venen-Venen-Anastomose *f.*
a·nas·to·mot·ic [əˌnæstəˈmɒtɪk] *adj* Anastomose betr., anastomotisch, Anastomosen-.
an·a·tom·i·cal [ænəˈtɒmɪkl] *adj* Anatomie betr., anatomisch.
a·nat·o·mist [əˈnætəmɪst] *n* Anatom *m.*
a·nat·o·mize [əˈnætəmaɪz] *vt* **1.** anatomieren, sezieren, zerlegen. **2.** *fig.* analysieren, zergliedern.
a·nat·o·my [əˈnætəmɪ] *n, pl* **a·nat·o·mies 1.** Anatomie *f*; Körperbau *m*; anatomische Zerlegung *f.* **2.** *fig.* Zergliederung *f*, Aufbau *m*, Analyse *f.*
applied anatomy angewandte Anatomie *f.*
dental anatomy Zahnanatomie *f.*
descriptive anatomy beschreibende/systematische Anatomie *f.*
functional anatomy funktionelle Anatomie *f.*
general anatomy allgemeine Anatomie *f.*
gingival anatomy Zahnfleischanatomie *f.*
gross anatomy makroskopische Anatomie *f.*
histologic anatomy Gewebelehre *f*, Histologie *f*; mikroskopische Anatomie *f*, Mikroanatomie *f.*
macroscopic anatomy → macroscopical anatomy.
macroscopical anatomy makroskopische Anatomie *f.*
microscopic anatomy → microscopical anatomy.
microscopical anatomy Gewebelehre *f*, Histologie *f*; mikroskopische Anatomie *f*, Mikroanatomie *f.*

minute anatomy → microscopical anatomy.
morbid anatomy pathologische Anatomie *f.*
pathologic anatomy → pathological anatomy.
pathological anatomy pathologische Anatomie *f.*
surface anatomy Oberflächenanatomie *f.*
systematic anatomy beschreibende/systematische Anatomie *f.*
topographic anatomy topographische Anatomie *f.*
an·a·tox·in [ænəˈtɒksɪn] *n* Toxoid *nt*, Anatoxin *nt.*
an·chor [ˈæŋkər] **I** *n* → anchorage. **II** *vt* verankern, befestigen.
 endosteal implant anchor enossale Implantatverankerung *f.*
 implant anchor Implantatverankerung *f.*
 Kurer anchor Kurer-Anker *m*, Kurer-Anker-System *nt.*
 Radix anchor Radix-Anker *m*, Radix-Anker-System *nt.*
 Zest implant anchors Zest-Anker *pl.*
an·chor·age [ˈæŋkərɪdʒ] *n* Befestigung *f*, Verankerung *f*, Fixierung *f.*
 Baker anchorage Baker-Verankerung *f*, Baker-Anker-System *nt.*
 cervical anchorage zervikale Verankerung *f*, zervikaler Headgear *m*, zervikales Headgear *nt.*
 compound anchorage zusammengesetzte Verankerung *f.*
 dynamic anchorage dynamische Verankerung *f.*
 extramaxillary anchorage extraorale Verankerung *f.*
 extraoral anchorage extraorale Verankerung *f.*
 intramaxillary anchorage intramaxilläre Verankerung *f.*
 intraoral anchorage intraorale Verankerung *f.*
 maxillomandibular anchorage intermaxilläre Verankerung *f.*
 minimal anchorage minimale Verankerung *f.*
 multiple anchorage multiple Verankerung *f*, verstärkte Verankerung *f.*
 occipital anchorage okzipitale Verankerung *f*, okzipitaler Headgear *m*, okzipitales Headgear *nt.*
 precision anchorage Präzisionsanker *m.*
 reciprocal anchorage reziproke Verankerung *f.*
 reinforced anchorage multiple Verankerung *f*, verstärkte Verankerung *f.*
 simple anchorage einfache Verankerung *f.*
 stationary anchorage stationäre Verankerung *f.*
an·cil·lar·y [ænˈsɪlərɪ] *adj* ergänzend, helfend, zusätzlich (*to*), Hilfs-, Zusatz-.
An·cy·los·to·ma [æŋkɪˈlɒstəmə] *n micro.* Ankylostoma *nt*, Ancylostoma *nt.*
 Ancylostoma duodenale (europäischer) Hakenwurm *m*, Grubenwurm *m*, Ancylostoma duodenale.
an·cy·lo·sto·mi·a·sis [ˌæŋkɪləʊstəʊˈmaɪəsɪs] *n* Hakenwurmbefall *m*, Ankylostomiasis *f*, Ankylostomatosis *f*, Ankylostomatidose *f.*
andro- *pref.* Mann-, Männer-, Andr(o)-.
an·dro·gen [ˈændrəʊdʒən] *n* männliches Geschlechts-/Keimdrüsenhormon *nt*, Androgen *nt*; androgene Substanz *f.*
an·dro·gen·ic [ˌændrəʊˈdʒenɪk] *adj* androgen.
an·drol·o·gy [ænˈdrɒlədʒɪ] *n* Männerheilkunde *f*, Andrologie *f.*
an·dros·ter·one [ænˈdrɒstərəʊn] *n* Androsteron *nt.*
a·ne·mia [əˈniːmɪə] *n* Blutarmut *f*, Anämie *f*, Anaemia *f.*
 achlorhydric anemia Faber-Anämie *f*, Chloranämie *f.*
 acute posthemorrhagic anemia (akute) Blutungsanämie *f*, akute (post-)hämorrhagische Anämie *f.*
 Addison's anemia → pernicious anemia.
 addisonian anemia → pernicious anemia.
 African anemia Sichelzell(en)anämie *f*, Herrick-Syndrom *nt.*
 aplastic anemia aplastische Anämie *f.*
 aregenerative anemia aplastische Anämie *f.*
 asiderotic anemia Chlorose *f*, Chlorosis *f.*
 Biermer's anemia → pernicious anemia.
 chlorotic anemia → chlorosis.
 congenital anemia of the newborn *hema., ped.* fetale Erythroblastose *f*, Erythroblastosis fetalis.
 congenital aplastic anemia Fanconi-Anämie *f*, Fanconi-Syndrom *nt*, konstitutionelle infantile Panmyelopathie *f.*
 congenital hypoplastic anemia 1. Blackfan-Diamond-Anämie *f*, -Syndrom *nt*, chronische kongenitale aregenerative Anämie *f.* **2.** Fanconi-Anämie *f*, Fanconi-Syndrom *nt*, konstitutionelle infantile Panmyelopathie *f.*
 constitutional hemolytic anemia → spherocytic anemia.
 Cooley's anemia → erythroblastic anemia of childhood.
 crescent cell anemia Sichelzell(en)anämie *f*, Herrick-Syndrom *nt.*
 cytogenic anemia → pernicious anemia.
 deficiency anemia Mangelanämie *f*, nutritive/alimentäre Anämie *f.*
 dilution anemia Verdünnungsanämie *f*; Hydrämie *f*, Hydroplasmie *f.*
 drepanocytic anemia Sichelzell(en)anämie *f*, Herrick-Syndrom *nt.*

Ehrlich's anemia aplastische Anämie f.
erythroblastic anemia of childhood Cooley-Anämie f, homozygote β-Thalassämie f, Thalassaemia major.
Faber's anemia Faber-Anämie f, Chloranämie f.
familial erythroblastic anemia (familiäre) Erythroblastenanämie f, Thalassaemia minor.
familial splenic anemia Gaucher-Erkrankung f, Gaucher-Krankheit f, Gaucher-Syndrom nt, Morbus m Gaucher, Glukozerebrosidose f, Zerebrosidlipidose f, Lipoidhistiozytose f vom Kerasintyp, Glykosylzeramidlipidose f.
Fanconi's anemia Fanconi-Anämie f, Fanconi-Syndrom nt, konstitutionelle infantile Panmyelopathie f.
folic acid deficiency anemia Folsäuremangelanämie f.
globe cell anemia → spherocytic anemia.
hemolytic anemia hämolytische Anämie f.
hemolytic anemia of the newborn fetale Erythroblastose f, Erythroblastosis fetalis, Morbus haemolyticus neonatorum.
hemorrhagic anemia (akute) Blutungsanämie f, akute (post-)hämorrhagische Anämie f.
Herrick's anemia Sichelzell(en)anämie f, Herrick-Syndrom nt.
hyperchromatic anemia → hyperchromic anemia.
hyperchromic anemia hyperchrome Anämie f.
hypochromic anemia hypochrome Anämie f.
hypoferric anemia → iron deficiency anemia.
iron deficiency anemia Eisenmangelanämie f, sideropenische Anämie f.
isochromic anemia normochrome Anämie f.
lead anemia Bleianämie f.
leukoerythroblastic anemia leukoerythroblastische Anämie f, idiopathische/primäre myeloische Metaplasie f, Leukoerythroblastose f.
malignant anemia → pernicious anemia.
Mediterranean anemia → erythroblastic anemia of childhood.
normochromic anemia normochrome Anämie f.
nutritional anemia Mangelanämie f, nutritive/alimentäre Anämie f.
pernicious anemia perniziöse Anämie f, Biermer-Anämie f, Addison-Anämie f, Morbus Biermer m, Perniciosa f, Perniziosa f, Anaemia perniciosa, Vitamin B$_{12}$-Mangelanämie f.
primary erythroblastic anemia → erythroblastic anemia of childhood.
refractory anemia aplastische Anämie f.
sickle cell anemia Sichelzell(en)anämie f, Herrick-Syndrom nt.
sideroachrestic anemia sideroachrestische Anämie f.
sideroblastic anemia → sideroachrestic anemia.
sideropenic anemia sideropenische Anämie f, Eisenmangelanämie f.
spherocytic anemia hereditäre Sphärozytose f, Kugelzellenanämie f, Kugelzellenikterus m, familiärer hämolytischer Ikterus m, Morbus m Minkowski-Chauffard.
a·ne·mic [əˈniːmɪk] adj Anämie betr., blutarm, anämisch.
an·en·zy·mia [ˌænənˈzɪmɪə, -ˈzaɪ-] n Anenzymie f.
an·e·ryth·ro·poi·e·sis [ˌænɪˌrɪθrəpɔɪˈiːsɪs] n Anerythropo(i)ese f.
an·es·the·sia [ˌænəsˈθiːʒə] n **1.** (Schmerz-, Temperatur-, Berührungs-)Unempfindlichkeit f, Anästhesie f. **2.** Narkose f, Betäubung f, Anästhesie f.
basal anesthesia Basisnarkose f, Basisanästhesie f.
block anesthesia → nerve block anesthesia.
caudal anesthesia Kaudalanästhesie f.
conduction anesthesia → nerve block anesthesia.
Corning's anesthesia → intraspinal anesthesia.
dental anesthesia zahnärztliche Anästhesie f.
electric anesthesia → electroanesthesia.
electronic dental anesthesia zahnärztliche Elektroanästhesie f.
endotracheal anesthesia Endotrachealanästhesie f, Endotrachealnarkose f.
epidural anesthesia Epiduralanästhesie f, Periduralanästhesie f, inf. Epidurale f, inf. Peridurale f.
field anesthesia Feldblock m.
field block anesthesia → field anesthesia.
general anesthesia Vollnarkose f, Allgemeinnarkose f, Allgemeinanästhesie f, inf. Narkose f.
gustatory anesthesia Verlust m des Geschmackssinnes, Hypogeusie f, Ageusie f.
high spinal anesthesia hohe Spinalanästhesie f.
infiltration anesthesia Infiltrationsanästhesie f, terminale Anästhesie f, Endanästhesie f.
inhalation anesthesia Inhalationsnarkose f.
insufflation anesthesia Insufflationsnarkose f, Insufflationsanästhesie f.
intranasal anesthesia 1. Intranasalanästhesie f, intranasale Lokalanästhesie f. **2.** pernasale Anästhesie f.
intraoral anesthesia 1. intraorale Lokalanästhesie f. **2.** perorale Anästhesie f.
intrapulpal anesthesia Pulpaanästhesie f.
intraspinal anesthesia Spinalanästhesie f; inf. Spinale f.
intravenous anesthesia intravenöse Anästhesie f.
local anesthesia Lokalanästhesie f, Regionalanästhesie f.
low spinal anesthesia tiefe Spinalanästhesie f.
lumbar anesthesia Lumbalanästhesie f.
lumbar epidural anesthesia Lumbalanästhesie f.
nerve block anesthesia Nervenblockade f, Leitungsanästhesie f, Leitungsblock m, Leitungsblockade f, Block m; Regionalanästhesie f.
olfactory anesthesia neuro. Anosmie f.
paraneural anesthesia paraneurale Leitungsanästhesie f, paraneuraler Block m.
paravertebral anesthesia Paravertebralanästhesie f, Paravertebralblock m.
peridural anesthesia Epiduralanästhesie f, Periduralanästhesie f, inf. Epidurale f, inf. Peridurale f.
perineural anesthesia perineurale Leitungsanästhesie f, perineuraler Block m.
periodontal anesthesia parodontale Anästhesie f.
periodontal ligament anesthesia parodontale Anästhesie f.
peripheral nerve block anesthesia → nerve block anesthesia.
permeation anesthesia Oberflächenanästhesie f.
plexus anesthesia anes. Plexusanästhesie f.
refrigeration anesthesia Kälteanästhesie f, Kryoanästhesie f.
regional anesthesia Regionalanästhesie f, Leitungsanästhesie f.
sacral anesthesia Sakralanästhesie f, Sakralblockade f.
spinal anesthesia 1. anes. Spinalanästhesie f, inf. Spinale f. **2.** neuro. Sensibilitätsverlust m durch/bei Rückenmarksläsion.
subarachnoid anesthesia → intraspinal anesthesia.
surface anesthesia Oberflächenanästhesie f.
thalamic hyperesthetic anesthesia → thalamic syndrome.
topical anesthesia örtliche Betäubung f, (direkte) Lokalanästhesie f.
unilateral anesthesia neuro. Hemianästhesie f, Hemianaesthesia f.
an·es·the·si·ol·o·gist [ˌænəsˌθiːzɪˈɑlədʒɪst] n Narkosearzt m, Narkoseärztin f, Anästhesist(in f) m.
an·es·the·si·ol·o·gy [ˌænəsˌθiːzɪˈɑlədʒɪ] n Anästhesiologie f.
an·es·thet·ic [ˌænəsˈθetɪk] **I** n Betäubungsmittel nt, Narkosemittel nt, Narkotikum nt, Anästhetikum nt. **give an anesthetic. II** adj anästhetisch, narkotisch, betäubend, Anästhesie-, Narkose-. **general anesthetic** (Allgemein-)Narkotikum nt, Narkosemittel nt.
inhalation anesthetic Inhalationsnarkotikum nt.
intravenous anesthetic intravenöses Injektionsanästhetikum nt.
local anesthetic Lokalanästhetikum nt.
topic anesthetic topisches Anästhetikum nt, Lokalanästhetikum nt.
an·es·the·tist [əˈnesθɪtɪst] n in Narkoseverfahren ausgebildete Kraft.
an·es·the·ti·za·tion [əˌnesθɪtaɪˈzeɪʃn] n Betäubung f, Anästhesierung f.
an·es·the·tize [əˈnesθɪtaɪz] vt betäuben, narkotisieren, anästhesieren.
an·eu·rin [ˈænjərɪn] n Thiamin nt, Vitamin B$_1$ nt.
an·eu·rine [ˈænjəriːn] n → aneurin.
an·eu·rysm [ˈænjərɪzəm] n Aneurysma nt.
benign aneurysm of bone aneurysmatische Knochenzyste f.
brain aneurysm Hirn(arterien)aneurysma nt.
cavernous-carotid aneurysm Karotis-Kavernosus-Aneurysma nt, -Fistel f.
cerebral aneurysm Hirn(arterien)aneurysma nt.
cerebral artery aneurysm Hirn(arterien)aneurysma nt.
an·eu·rys·mal [ænjəˈrɪzml] adj Aneurysma betr., aneurysmatisch, Aneurysma-.
an·eu·rys·mat·ic [ˌænjərɪzˈmætɪk] adj → aneurysmal.
an·gi·al·gia [ˌændʒɪˈældʒ(ɪ)ə] n Angialgie f, Angiodynie f.
an·gi·ec·ta·sis [ˌændʒɪˈektəsɪs] n (Blut-)Gefäßerweiterung f, Angiektasie f, Angiectasia f.
an·gi·ec·tat·ic [ˌændʒɪekˈtætɪk] adj Angiektasie betr., angiektatisch.
an·gi·ec·to·my [ˌændʒɪˈektəmɪ] n Gefäßentfernung f, Angiektomie f.
an·gi·i·tis [ˌændʒɪˈaɪtɪs] n Gefäßentzündung f, Angiitis f, Vaskulitis f, Vasculitis f.
an·gi·na [ænˈdʒaɪnə, ˈændʒənə] n **1.** Halsentzündung f, Angina f. **2.** Stenokardie f, Angina pectoris.
abdominal angina Morbus Ortner m, Ortner-Syndrom II nt, Angina abdominalis/intestinalis, Claudicatio intermittens abdominalis.

agranulocytic angina → agranulocytosis.
benign croupous angina Angina/Pharyngitis herpetica.
Bretonneau's angina Diphtherie *f*, Diphtheria *f*.
angina cruris intermittierendes Hinken *nt*, Charcot-Syndrom *nt*, Claudicatio intermittens, Angina cruris, Dysbasia intermittens/angiospastica.
exudative angina Croup *m*, Krupp *m*.
hippocratic angina Retropharyngealabszeß *m*.
intestinal angina Morbus *m* Ortner, Ortner-Syndrom II *nt*, Angina abdominalis/intestinalis, Claudicatio intermittens abdominalis.
lacunar angina Angina/Tonsillitis lacunaris.
Ludwig's angina Ludwig-Angina *f*, tiefe Halsphlegmone *f*, Angina Ludovici.
lymphatic angina Monozytenangina *f*.
monocytic angina Monozytenangina *f*.
neutropenic angina Agranulozytose *f*.
angina pectoris Herzbräune *f*, Stenokardie *f*, Angina pectoris.
Plaut's angina → pseudomembranous angina.
pseudomembranous angina Plaut-Vincent-Angina *f*, Vincent-Angina *f*, Vincent-Krankheit *f*, Fusospirillose *f*, Fusospirochätose *f*, Angina Plaut-Vincenti, Angina ulcerosa/ulceromembranacea.
Schultz's angina Agranulozytose *f*, maligne/perniziöse Neutropenie *f*.
angina trachealis Croup *m*, Krupp *m*.
Vincent's angina → pseudomembranous angina.
an·gi·nose ['ændʒɪnəʊs] *adj* Angina pectoris betr., anginös.
an·gi·nous ['ændʒɪnəs] *adj* → anginose.
angio- *pref.* (Blut-)Gefäß-, Angio-.
an·gi·o·blas·to·ma [ˌændʒɪəʊblæs'təʊmə] *n* Lindau-Tumor *m*, Angioblastom *nt*, Hämangioblastom *nt*.
an·gi·o·car·di·o·gram [ˌændʒɪəʊ'kɑːrdɪəʊgræm] *n* Angiokardiogramm *nt*.
an·gi·o·car·di·og·ra·phy [ˌændʒɪəʊˌkɑːrdɪ'ɑgrəfɪ] *n* Angiokardiographie *f*.
an·gi·o·car·di·op·a·thy [ˌændʒɪəʊˌkɑːrdɪ'ɑpəθɪ] *n* Angiokardiopathie *f*.
an·gi·o·dyn·ia [ˌændʒɪəʊ'diːnɪə] *n* Gefäßschmerzen *pl*, Angialgie *f*, Angiodynie *f*.
an·gi·o·e·de·ma [ˌændʒɪəʊɪ'diːmə] *n* angioneurotisches Ödem *nt*, Quincke-Ödem *nt*.
an·gi·o·en·do·the·li·o·ma [ˌændʒɪəʊˌendəˌθiːlɪ'əʊmə] *n* Hämangioendotheliom *nt*.
an·gi·o·fi·bro·ma [ˌændʒɪəʊfaɪ'brəʊmə] *n* Angiofibrom *nt*.
juvenile angiofibroma (juveniles) Nasenrachenfibrom *nt*, Schädelbasisfibrom *nt*, Basalfibroid *nt*, Basalfibrom *nt*.
nasopharyngeal angiofibroma → juvenile angiofibroma.
an·gi·o·gram ['ændʒɪəʊgræm] *n* Angiogramm *nt*.
an·gi·o·graph ['ændʒɪəʊgræf] *n* → angiogram.
an·gi·o·graph·ic [ˌændʒɪəʊ'græfɪk] *adj* angiographisch, Angiographie-.
an·gi·og·ra·phy [ˌændʒɪ'ɑgrəfɪ] *n* Gefäßdarstellung *f*, Angiographie *f*.
an·gi·o·he·mo·phil·ia [ˌændʒɪəʊˌhiːmə'fɪlɪə] *n* Angiohämophilie *f*, von Willebrand-Jürgens-Syndrom *nt*, konstitutionelle Thrombopathie *f*, hereditäre/vaskuläre Pseudohämophilie *f*.
an·gi·o·in·va·sive [ˌændʒɪəʊɪn'veɪsɪv] *adj* gefäß-, angioinvasiv.
an·gi·o·ker·a·to·ma [ˌændʒɪəʊˌkerə'təʊmə] *n* Blutwarze *f*, Angiokeratom(a) *nt*.
diffuse angiokeratoma Fabry-Syndrom *nt*, Morbus Fabry *m*, Thesaurismosis hereditaria lipoidica, hereditäre Thesaurismose Ruiter-Pompen-Weyers *f*, Ruiter-Pompen-Weyers-Syndrom *nt*, Angiokeratoma corporis diffusum (Fabry), Angiokeratoma universale.
an·gi·o·ker·a·to·sis [ˌændʒɪəʊˌkerə'təʊsɪs] *n* → angiokeratoma.
an·gi·o·ki·ne·sis [ˌændʒɪəʊkɪ'niːsɪs, -kaɪ-] *n* Vasomotorik *f*.
an·gi·o·ki·net·ic [ˌændʒɪəʊkɪ'netɪk, -kaɪ-] *adj* vasomotorisch.
an·gi·o·lei·o·my·o·ma [ˌændʒɪəʊˌlaɪəʊmaɪ'əʊmə] *n* Angiomyom(a) *nt*.
an·gi·o·li·po·ma [ˌændʒɪəʊlaɪ'pəʊmə] *n* Angiolipom(a) *nt*.
an·gi·o·lith ['ændʒɪəʊlɪθ] *n* Gefäßstein *m*, Vasolith *m*, Angiolith *m*.
an·gi·o·lu·poid [ˌændʒɪəʊ'luːpɔɪd] *n* Angiolupoid *nt*, Brocq-Pautrier-Syndrom *nt*.
an·gi·o·ma [ændʒɪ'əʊmə] *n, pl* **an·gi·o·ma·ta, an·gi·o·mas** [ændʒɪ'əʊmətə] Gefäßtumor *m*, Angiom(a) *nt*.
capillary angioma → arterial *hemangioma*.
cavernous angioma kavernöses Hämangiom *nt*, Kavernom *nt*, Haemangioma tuberonodosum.
hypertrophic angioma Hämangioendotheliom(a) *nt*.
spider angioma Sternnävus *m*, Spider naevus, Naevus araneus.
an·gi·o·ma·to·sis [ˌændʒɪˌəʊmə'təʊsɪs] *n* Angiomatose *f*, Angiomatosis *f*.

cephalotrigeminal angiomatosis → encephalofacial angiomatosis.
encephalofacial angiomatosis Sturge-Weber(-Krabbe)-Krankheit *f*, Sturge-Weber(-Krabbe)-Syndrom *nt*, enzephalofaziale Angiomatose *f*, Neuroangiomatosis encephalofacialis, Angiomatosis encephalo-oculo-cutanea, Angiomatosis encephalotrigeminalis.
encephalotrigeminal angiomatosis → encephalofacial angiomatosis.
oculoencephalic angiomatosis Krabbe-Syndrom *nt*, okuloenzephalische/enzephalookuläre Angiomatose *f*, Angiomatosis encephalocutanea.
an·gi·o·meg·a·ly [ˌændʒɪəʊ'megəlɪ] *n* Gefäßvergrößerung *f*, Gefäßerweiterung *f*, Angiomegalie *f*.
an·gi·o·my·o·ma [ˌændʒɪəʊmaɪ'əʊmə] *n* Angiomyom(a) *nt*.
an·gi·o·ne·o·plasm [ˌændʒɪəʊ'nɪəplæzəm] *n* (Blut-)Gefäßneubildung *f*, (Blut-)Gefäßtumor *m*.
an·gi·o·neu·ro·sis [ˌændʒɪəʊnjʊə'rəʊsɪs, -nʊ-] *n* Gefäßneurose *f*, Angioneurose *f*, Vasoneurose *f*.
an·gi·o·pa·ral·y·sis [ˌændʒɪəʊpə'ræləsɪs] *n* vasomotorische Lähmung *f*, Angioparalyse *f*, Angioparese *f*.
an·gi·o·pa·re·sis [ˌændʒɪəʊpə'riːsɪs, -'pærə-] *n* → angioparalysis.
an·gi·op·a·thy [ˌændʒɪ'ɑpəθɪ] *n* Gefäßerkrankung *f*, Angiopathie *f*.
diabetic angiopathy diabetische Angiopathie *f*.
an·gi·o·plas·ty ['ændʒɪəʊplæstɪ] *n* **1.** Angioplastie *f*. **2.** Gefäßplastik *f*, Angioplastik *f*.
an·gi·o·re·tic·u·lo·en·do·the·li·o·ma [ˌændʒɪəʊrɪˌtɪkjələʊˌendəʊˌθiːlɪ'əʊmə] *n* Kaposi-Sarkom *nt*, Morbus Kaposi *m*, Retikuloangiomatose *f*, Angioretikulomatose *f*, idiopathisches multiples Pigmentsarkom Kaposi *nt*, Sarcoma idiopathicum multiplex haemorrhagicum.
an·gi·or·rha·phy [ændʒɪ'ɑrəfɪ] *n* Gefäßnaht *f*, Angiorrhaphie *f*.
an·gi·o·sar·co·ma [ˌændʒɪəʊsɑː'kəʊmə] *n* Angiosarkom *nt*.
an·gi·o·scle·ro·sis [ˌændʒɪəʊsklɪ'rəʊsɪs] *n* Gefäß(wand)sklerose *f*, Angiosklerose *f*.
an·gi·o·scope ['ændʒɪəʊskəʊp] *n* Kapillarmikroskop *nt*, Angioskop *nt*.
an·gi·o·spasm ['ændʒɪəʊspæzəm] *n* Gefäßkrampf *m*, Angiospasmus *m*, Vasospasmus *m*.
an·gi·o·ste·no·sis [ˌændʒɪəʊstɪ'nəʊsɪs] *n* Gefäß-, Angiostenose *f*.
an·gi·o·ten·sin [ˌændʒɪəʊ'tensɪn] *n* Angiotensin *nt*.
an·gi·o·ten·sin·o·gen [ˌændʒɪəʊten'sɪnədʒən] *n* Angiotensinogen *nt*.
an·gi·ot·o·my [ˌændʒɪ'ɑtəmɪ] *n* Angiotomie *f*.
an·gi·o·to·nia [ˌændʒɪəʊ'təʊnɪə] *n* Gefäßspannung *f*, Gefäßtonus *m*, Vasotonus *m*.
an·gi·o·tribe ['ændʒɪəʊtraɪb] *n* Gefäßquetschklemme *f*, Angiotriptor *m*.
an·gi·i·tis [æn'dʒaɪtɪs] *n* → angiitis.
an·gle ['æŋgl] *n* Winkel *m*.
buccal angles bukkale Zahnwinkel *pl*.
cavity angles Kavitätenwinkel *pl*.
condylar angle of mandible Kondylenwinkel *m*, Gelenkwinkel *m*.
cusp angle Höckerneigung *f*, Höckerwinkel *m*.
cusp plane angle Höckerebenenwinkel *m*, Höckerebenenneigung *f*.
gonial angle Angulus mandibulae.
incisal angle Inzisalwinkel *m*.
incisal guidance angle → incisal guide angle.
incisal guide angle Schneidezahnführungswinkel *m*.
angle of inclination Neigung *f*, Neigungswinkel *m*, Inklination *f*.
angle of jaw Angulus mandibulae.
labial angles Labialwinkel *pl*.
lateral incisal guide angle seitlicher Schneidezahnführungswinkel *m*, lateraler Schneidezahnführungswinkel *m*.
lingual angles Lingualwinkel *pl*.
angle of mandible → mandibular angle.
mandibular angle Unterkieferwinkel *m*, Angulus mandubulae.
mandibular profile angle Unterkieferprofilwinkel *m*.
mesial angles Mesialwinkel *pl*.
angle of mouth Mundwinkel *m*, Angulus oris.
occlusal angle Okklusionswinkel *m*.
protrusive incisal guide angle sagittaler Schneidezahnführungswinkel *m*.
angle of refraction Brechungswinkel *m*, Refraktionswinkel *m*.
submaxillary angle Unterkieferwinkel *m*, Angulus mandibulae.
tooth angle Zahnwinkel *m*.
an·gor ['æŋgər] *n* → angina.
an·gu·la·tion [æŋgjə'leɪʃn] *n* **1.** Abknicken *nt*. **2.** (*Fraktur*) Abknicken *nt*, Achsenfehlstellung *f*.
an·hy·drate [æn'haɪdreɪt] *vt chem.* Wasser entziehen, dehydrieren.

an·hy·dra·tion [ˌænhaɪ'dreɪʃn] *n* **1.** Wassermangel *m*, Dehydra(ta)tion *f*, Hypohydratation *f*. **2.** Entwässerung *f*, Dehydratation *f*.
an·hy·dre·mia [ˌænhaɪ'driːmɪə] *n* Wassermangel *m* im Blut, Anhydrämie *f*.
an·hy·dride [æn'haɪdraɪd, -drɪd] *n chem.* Anhydrid *nt*.
  chromic anhydride → chromic *acid*.
  carbonic anhydride → carbon dioxide.
  perosmic anhydride Osmiumtetroxid *nt*.
  silicic anhydride → silica.
  sulfurous anhydride → sulfur dioxide.
an·hy·drous [æn'haɪdrəs] *adj chem.* wasserfrei, anhydriert.
an·i·line ['ænlɪn, -laɪn] *n* Anilin *nt*, Aminobenzol *nt*, Phenylamin *nt*.
an·i·ma ['ænəmə] *n* **1.** Seele *f*, Anima *f*. **2.** *pharm.* Wirkstoff *m*, Wirksubstanz *f*.
an·i·mé ['ænəmeɪ, -miː] *n* Kopal *m*.
an·i·on ['ænaɪən] *n* Anion *nt*, negatives Ion *nt*.
an·i·sa·ki·a·sis [ˌænɪsə'kaɪəsɪs] *n* Heringswurmkrankheit *f*, Anisakiasis *f*.
an·ise ['ænɪs] *n* Anis *m*, Anissamen *m*.
an·i·so·chro·mia [ænˌaɪsə'krəumɪə] *n* Anisochromie *f*.
an·i·so·cy·to·sis [ænˌaɪsəsaɪ'təusɪs] *n* Anisozytose *f*, Anisocytose *f*.
an·i·so·dont [æn'aɪsədɒnt] *n* Anisodont *m*.
an·i·sog·na·thous [ænaɪ'sɒgnəθəs] *adj* Anisognathie betr., anisognath.
an·i·so·trop·ic [ænˌaɪsə'trɒpɪk, -'trəʊ-] *adj* doppelbrechend, doppelrefraktär, anisotrop.
an·i·sot·ro·pism [ænaɪ'sɒtrəpɪzəm] *n* → anisotropy.
an·i·sot·ro·pous [ænaɪ'sɒtrəpəs] *adj* → anisotropic.
an·i·sot·ro·py [ænaɪ'sɒtrəpɪ] *n* (optische) Doppelbrechung *f*, Anisotropie *f*.
an·ky·lo·chei·lia [ˌæŋkɪləʊ'keɪlɪə] *n* Lippenverwachsung *f*, Ankyloch(e)ilie *f*.
an·ky·lo·glos·sia [ˌæŋkɪləʊ'glɒsɪə] *n* Zungenverwachsung *f*, Ankyloglossie *f*, -glosson *nt*.
an·ky·lo·poi·et·ic [ˌæŋkɪləʊpɔɪ'etɪk] *adj* versteifend, ankylosierend.
an·ky·lose ['æŋkələʊs] **I** *vt* (*Gelenk*) steif machen, versteifen, ankylosieren. **II** *vi* steif werden, versteifen.
an·ky·lo·sis [æŋkə'ləʊsɪs] *n, pl* **an·ky·lo·ses** [æŋkə'ləʊsiːz] Gelenkversteifung *f*, Ankylose *f*, Ankylosis *f*.
  artificial ankylosis operative Gelenkversteifung *f*, Arthrodese *f*.
  bony ankylosis knöcherne Gelenkversteifung/Ankylose *f*, Ankylosis ossea.
  dental ankylosis Zahnankylose *f*.
  fibrous ankylosis fibröse Gelenkversteifung/Ankylose *f*, Ankylosis fibrosa.
  osseous ankylosis → bony ankylosis.
  spurious ankylosis → fibrous ankylosis.
  ankylosis of tooth Zahnankylose *f*.
  true ankylosis → bony ankylosis.
an·ky·lo·sto·mi·a·sis [ˌæŋkɪləʊstəʊ'maɪəsɪs] *n* → ancylostomiasis.
an·ky·lot·ic [ˌæŋkə'lɒtɪk] *adj* Ankylose betr., versteift, ankylotisch.
an·neal [ə'niːl] *vt* **1.** *techn.* ausglühen, vergüten, tempern. **2.** *fig.* härten, stählen.
an·nu·lar ['ænjələr] *adj* ringförmig, anulär, zirkulär, Ring-.
an·ode ['ænəʊd] *n* Anode *f*, positive Elektrode *f*, positiver Pol *m*.
an·od·ic [æ'nɒdɪk, -'nəʊ-] *adj* anodisch, aufsteigend, Anoden-.
an·o·don·tia [ˌænə'dɒnʃ(ɪ)ə] *n* (vollständige) Zahnlosigkeit *f*, Anodontie *f*.
  partial anodontia Hypodontie *f*, Hypodontia *f*.
  total anodontia vollständige Anodontie *f*.
an·o·don·tism [ˌænə'dɒntɪzəm] *n* → anodontia.
an·o·dyne ['ænəʊdaɪn] **I** *n* schmerzlinderndes Mittel *nt*, Anodynum *nt*. **II** *adj* schmerzlindernd, schmerzstillend, beruhigend.
a·nom·a·lous [ə'nɒmələs] *adj* regel-, normwidrig, anomal, abnorm; ungewöhnlich.
a·nom·a·ly [ə'nɒməlɪ] *n* Anomalie *f*, Abweichung *f* (von der Norm), Unregelmäßigkeit *f*, Ungewöhnlichkeit *f*; Mißbildung *f*.
  dental anomaly Zahnanomalie *f*.
  dentofacial anomaly dentofaziale Anomalie *f*.
  developmental anomaly Entwicklungsanomalie *f*, Entwicklungsstörung *f*.
  eugnathic anomaly eugnathe Zahnanomalie *f*, eugnathe Anomalie *f*.
  eugnathic dental anomaly → eugnathic anomaly.
  maxillofacial anomaly maxillofaziale Anomalie *f*.
A·noph·e·les [ə'nɒfəliːz] *n, pl* **A·noph·e·les** *micro.* Malaria-, Gabel-, Fiebermücke *f*, Anopheles *f*.
an·oph·thal·mia [ˌænɒf'θælmɪə] *n ophthal.* Anophthalmie *f*, Anophthalmus *m*.
an·oph·thal·mus [ˌænɒf'θælməs] *n* → anophthalmia.
an·o·rec·tic [ˌænə'rektɪk] *pharm.* **I** *n* Appetitzügler *m*, Appetithemmer *m*, Anorektikum *nt*. **II** *adj* Anorexia betr., appetithemmend, anorektisch.
an·o·rex·ia [ænə'reksɪə] *n* Appetitlosigkeit *f*, Anorexie *f*.
  anorexia nervosa (Pubertäts-)Magersucht *f*, Anorexia nervosa/mentalis.
an·o·rex·i·gen·ic [ænəˌreksɪ'dʒenɪk] **I** *n* Appetitzügler *m*, Appetithemmer *m*, Anorektikum *nt*. **II** *adj* Appetitlosigkeit verursachend, appetitzügelnd, appetithemmend.
an·os·to·sis [ˌænɒs'təʊsɪs] *n* fehlerhafte Knochenentwicklung *f*, Anostose *f*.
an·ox·e·mia [ˌænɒk'siːmɪə] *n* Sauerstoffmangel *m* des Blutes, Anoxämie *f*, Anoxyhämie *f*.
an·ox·ia [æn'ɒksɪə, ə'nɒk-] *n* Sauerstoffmangel *m*, Anoxie *f*.
  anemic anoxia anämische Anoxie *f*.
  stagnant anoxia ischämische/zirkulatorische Anoxie/Hypoxie *f*, Stagnationsanoxie *f*, Stagnationshypoxie *f*.
an·ox·ic [æn'ɒksɪk] *adj* Anoxie betr., anoxisch.
an·sa ['ænsə] *n, pl* **an·sae** ['ænsiː] *anat.* Schlinge *f*, Schleife *f*, Ansa *f*.
  cervical ansa Hypoglossusschlinge *f*, Ansa cervicalis.
ant·ac·id [ænt'æsɪd] **I** *n* Ant(i)azidum *nt*. **II** *adj* säure(n)neutralisierend, antazid.
an·tag·o·nism [æn'tægənɪzəm] *n* **1.** Antagonismus *m*, Gegensatz *m*. **2.** *anat.* Antagonismus *m* (*to, against*). **3.** *pharm.* Antagonismus *m*, Gegenwirkung *f* (*to, against*).
an·tag·o·nist [æn'tægənɪst] *n* **1.** Gegner *m*, Gegenspieler *m*, Widersacher *m*, Antagonist *m* (*to, against*). **2.** *physiol.* Gegenmuskel *m*, Gegenspieler *m*, Antagonist *m* (*to, against*). **3.** *pharm., chem.* Hemmstoff *m*, Antagonist *m* (*to, against*). **4.** *dent.* Antagonist *m* (*to, against*).
  aldosterone antagonist Aldosteronantagonist *m*.
  calcium antagonist Kalziumblocker *m*, Kalziumantagonist *m*, Ca-Blocker *m*, Ca-Antagonist *m*.
  enzyme antagonist Enzymantagonist *m*, Antienzym *nt*.
  vitamin K antagonist Vitamin K-Antagonist *m*.
an·tag·o·nis·tic [ænˌtægə'nɪstɪk] *adj* antagonistisch (*to* gegen), gegenwirkend, entgegengesetzt wirkend.
ant·al·gic [ænt'ældʒɪk] **I** *n* Schmerzmittel *nt*, Analgetikum *nt*. **II** *adj* **1.** schmerzlindernd, analgetisch. **2.** schmerzvermeidend.
ant·asth·mat·ic [ˌæntæz'mætɪk] **I** *n* Antasthmatikum *nt*. **II** *adj* Asthma(beschwerden) lindernd.
ante- *pref.* Ante-.
an·te·ce·dent [ˌæntɪ'siːdnt] **I** *n* **1.** Vorläufer *m*, Vorstufe *f*, Antezedent *m*. **2.** Vorgeschichte *f*. **II** *adj* vorangehend, vorhergehend (*to*).
  plasma thromboplastin antecedent Faktor XI *m*, Plasmathromboplastinantecedent *m*, antihämophiler Faktor C *m*, Rosenthal-Faktor *m*.
an·te·grade ['æntɪgreɪd] *adj* → anterograde.
an·te·mor·tem [ˌæntɪ'mɔːrtəm] *adj* vor dem Tode, ante mortem.
an·te·na·tal [ˌæntɪ'neɪtl] *adj* vor der Geburt (auftretend *od.* entstehend), antenatal, pränatal.
an·te·par·tal [ˌæntɪ'pɑːrtl] *adj* vor der Entbindung/Geburt (auftretend *od.* entstehend), vorgeburtlich, antepartal, präpartal.
an·te·par·tum [ˌæntɪ'pɑːrtəm] *adj* → antepartal.
ant·er·gic [æn'tɜːrdʒɪk] *adj* → antagonistic.
ant·er·gy ['æntɜːrdʒɪ] *n* **1.** Antagonismus *m*, Gegensatz *m*, gegeneinander gerichtete Wirkungsweise *f* (*to, against*). **2.** *anat.* Antagonismus *m*, Gegenspiel *nt* (*to, against*). **3.** *pharm.* Antagonismus *m*, Gegenwirkung *f* (*to, against*).
an·te·ri·or [æn'tɪərɪər] *adj* **1.** vorne liegend, vordere(r, s), anterior, Vorder-, Vor-. **2.** (*zeitlich*) früher (*to* als).
antero- *pref.* vorder-, antero-.
an·ter·oc·clu·sion [ˌæntərə'kluːʒn] *n* Mesialbiß *m*, Mesiokklusion *f*.
an·ter·o·clu·sion [ˌæntərə'kluːʒn] *n* Mesialbiß *m*, Mesiokklusion *f*.
an·ter·o·grade ['æntərəʊgreɪd] *adj* nach vorne gerichtet, nach vorne bewegend, anterograd.
an·ter·o·pos·te·ri·or [ˌæntərəʊpɒ'stɪərɪər] *adj* von vorne nach hinten (verlaufend), anteroposterior.
an·te·ver·sion [ˌæntɪ'vɜːrʒn] *n* Vorwärtsneigung *f*, Anteversion *f*.
an·te·vert·ed [ˌæntɪ'vɜːrtɪd] *adj* nach vorne geneigt, antevertiert.
ant·he·lix [ænt'hiːlɪks] *n* → antihelix.
ant·hel·min·tic [ˌænt'mɪntɪk] **I** *n* Wurmmittel *nt*, Anthelmintikum *nt*. **II** *adj* gegen Würmer wirkend, wurm(ab)tötend, anthelmintisch.

an·thrax ['ænθræks] *n* Milzbrand *m*, Anthrax *m*.
   cutaneous anthrax Hautmilzbrand *m*.
   inhalational anthrax → pulmonary anthrax.
   pulmonary anthrax Lungenmilzbrand *m*, Wollsortiererkrankheit *f*, Lumpensortiererkrankheit *f*, Hadernkrankheit *f*.
an·thro·po·bi·ol·o·gy [ˌænθrəpəʊbaɪˈɑlədʒɪ] *n* Anthropobiologie *f*, biologische Anthropologie *f*.
an·thro·po·gen·e·sis [ˌænθrəpəʊˈdʒenəsɪs] *n* Anthropogenese *f*, Anthropogenie *f*.
an·thro·poid ['ænθrəpɔɪd] *adj* menschenähnlich, anthropoid.
an·thro·po·log·ic [ˌænθrəpəʊˈlɑdʒɪk] *adj* Anthropologie betr., anthropologisch.
an·thro·po·log·i·cal [ˌænθrəpəʊˈlɑdʒɪkl] *adj* → anthropologic.
an·thro·pol·o·gy [ˌænθrəˈpɑlədʒɪ] *n* Menschenkunde *f*, Anthropologie *f*.
an·thro·pom·e·try [ˌænθrəˈpɑmətrɪ] *n* Anthropometrie *f*.
an·thro·po·phil·ic [ˌænθrəpəʊˈfɪlɪk] *adj* anthropophil.
an·thro·po·zo·o·no·sis [ˌænθrəpəˌzʊəˈnəʊsɪs] *n* Anthropozoonose *f*, Zooanthroponose *f*.
anti- *pref*. un-, nicht-, Gegen-, Ant(i)-.
an·ti·ad·re·ner·gic [ˌæntɪˌædrəˈnɜrdʒɪk] I *n* Adrenalinantagonist *m*, Antiadrenergikum *nt*, Sympatholytikum *nt*. II *adj* antiadrenerg, sympatholytisch.
an·ti·al·ler·gic [ˌæntɪəˈlɜrdʒɪk] I *n* Antiallergikum *nt*. II *adj* gegen Allergie gerichtet, antiallergisch.
an·ti·an·a·phy·lax·is [ˌæntɪˌænəfɪˈlæksɪs] *n* Antianaphylaxie *f*.
an·ti·an·ti·bod·y [ˌæntɪˈæntɪbɑdɪ] *n* Anti-Antikörper *m*.
an·ti·ar·rhyth·mic [ˌæntɪəˈrɪðmɪk] I *n* Antiarrhythmikum *nt*. II *adj* antiarrhythmisch.
an·ti·bac·te·ri·al [ˌæntɪbækˈtɪərɪəl] I *adj* antibakteriell-wirkende Substanz *f*. II *adj* gegen Bakterien (wirkend), antibakteriell.
an·ti·bi·o·gram [ˌæntɪˈbaɪəgræm] *n* Antibiogramm *nt*.
an·ti·bi·ot·ic [ˌæntɪbaɪˈɑtɪk, -bɪ-, ˌæntaɪ-] I *n* Antibiotikum *nt*. II *adj* antibiotisch.
   aminoglycoside antibiotic allogene/allogenetische/homologe Transplantation *f*, Allo-, Homotransplantation *f*.
   broad-spectrum antibiotic *pharm*. Breitspektrum-, Breitbandantibiotikum *nt*.
   β-lactam antibiotic β-Lactam-Antibiotikum *nt*.
   oral antibiotic orales Antibiotikum *nt*.
   prophylactic antibiotics Antibiotikaprophylaxe *f*.
antibiotic-induced *adj* durch Antibiotika verursacht *od*. hervorgerufen, antibiotikainduziert.
antibiotic-resistant *adj* antibiotikaresistent.
an·ti·bod·y ['æntɪbɑdɪ, ˌæntaɪ-] *n, pl* **an·ti·bod·ies** Antikörper *m* (*to*).
   antiplatelet antibody Plättchenantikörper *m*, Thrombozytenantikörper *m*.
   autologous antibody Autoantikörper *m*, autologer Antikörper *m*.
   blood-group antibody Blutgruppenantikörper *m*.
   cold antibody Kälteantikörper *m*.
   cold-reactive antibody Kälteantikörper *m*.
   complement-fixing antibody komplementbindender Antikörper *m*.
   complete antibody kompletter/agglutinierender Antikörper *m*.
   humoral antibody humoraler Antikörper *m*.
   immune antibody Immunantikörper *m*.
   monoclonal antibody monoklonaler Antikörper *m*.
   natural antibody natürlicher/regulärer Antikörper *m*.
   precipitating antibody → precipitin.
   reaginic antibody Reagin *nt*, IgE-Antikörper *m*.
   Rh antibodies Rh-Antikörper *pl*, Rhesus-Antikörper *pl*.
   rhesus antibodies Rh-Antikörper *pl*, Rhesus-Antikörper *pl*.
   smooth muscle antibody Antikörper *m* gegen glatte Muskulatur, Antikörper *m* gegen glatte Muskelzellen.
an·ti·car·cin·o·gen [ˌæntɪkɑːrˈsɪnədʒən] *n* antikarzinogene Substanz *f*, Antikarzinogen *nt*.
an·ti·car·cin·o·gen·ic [ˌæntɪˌkɑːrsɪnəˈdʒenɪk] *adj* antikarzinogen.
an·ti·car·i·o·gen·ic [æntɪˌkeərɪəˈdʒenɪk] *adj* → anticarious.
an·ti·car·i·ous [ˌæntɪˈkeərɪəs] *adj* antikariös.
an·ti·cath·ode [æntɪˈkæθəʊd] *n phys*. Antikathode *f*.
an·ti·cho·les·ter·e·mic [ˌæntɪkəˌlestəˈriːmɪk] I *n* Cholesterinsenker *m*. II *adj* Cholesterinspiegel-senkend.
an·ti·cho·lin·er·gic [ˌæntɪˌkəʊləˈnɜrdʒɪk, -ˌkɑl-] I *n* Anticholinergikum *nt*, Parasympath(ik)olytikum *nt*. II *adj* anticholinerg, parasympatholytisch.
an·ti·cho·lin·es·ter·ase [æntɪˌkəʊləˈnestəreɪz, -ˌkɑlə-] *n* (Acetyl-)Cholinesterasehemmer *m*, -inhibitor *m*.
an·ti·co·ag·u·lant [ˌæntɪkəʊˈægjələnt] I *n* gerinnungshemmende Substanz *f*, Antikoagulans *nt*, Antikoagulantium *nt*. II *adj* gerinnungshemmend, antikoagulierend.
an·ti·co·ag·u·la·tion [ˌæntɪkəʊˌægjəˈleɪʃn] *n* Antikoagulation *f*.
an·ti·co·ag·u·la·tive [ˌæntɪkəʊˈægjəleɪtɪv] *adj* die Blutgerinnung verhindernd, gerinnungshemmend, antikoagulierend.
an·ti·con·cep·tive [ˌæntɪkənˈseptɪv] *adj* empfängnisverhütend, kontrazeptiv, antikonzeptionell.
an·ti·con·cip·i·ens [ˌæntɪkənˈsɪpɪəns] *n* Verhütungsmittel *nt*, Kontrazeptivum *nt*, Antikonzeptivum *nt*.
an·ti·con·vul·sant [ˌæntɪkənˈvʌlsənt] I *n* krampflösendes *od*. krampfverhinderndes Mittel *nt*, Antikonvulsivum *nt*. II *adj* krampflösend, krampfverhindernd, antikonvulsiv.
an·ti·de·pres·sant [ˌæntɪdɪˈpresənt] I *n* Antidepressivum *nt*. II *adj* antidepressiv.
an·ti·di·a·bet·ic [ˌæntɪdaɪəˈbetɪk] I *n* Antidiabetikum *nt*. II *adj* antidiabetisch.
an·ti·di·u·ret·ic [ˌæntɪdaɪəˈretɪk] I *n* Antidiuretikum *nt*. II *adj* antidiuretisch.
an·ti·dote ['æntɪdəʊt] I *n* Gegengift *nt*, Gegenmittel *nt*, Antidot *nt* (*to, against* gegen). II *vt* ein Gegengift verabreichen *od*. anwenden; ein Gift neutralisieren.
an·ti·e·met·ic [ˌæntɪəˈmetɪk] I *n* Ant(i)emetikum *nt*. II *adj* antiemetisch.
an·ti·en·zyme [æntɪˈenzaɪm] *n* Antienzym *nt*, Antiferment *nt*.
an·ti·ep·i·lep·tic [ˌæntɪepɪˈleptɪk] I *n* Antiepileptikum *nt*. II *adj* antiepileptisch.
an·ti·es·tro·gen [ˌæntɪˈestrədʒən] *n* Antiöstrogen *nt*, Östrogenhemmer *m*, Östrogenantagonist *m*.
an·ti·fer·ment [ˌæntɪˈfɜrmənt] *n* → antienzyme.
an·ti·fi·bril·la·to·ry [ˌæntɪˈfaɪbrɪlətɔːriː] I *n* Antifibrillans *nt*, Antifibrillantium *nt*. II *adj* antifibrillant.
an·ti·fi·bri·nol·y·sin [æntɪˌfaɪbrəˈnɑləsɪn] *n* Antifibrinolysin *nt*; Antiplasmin *nt*.
an·ti·fi·bri·no·lyt·ic [æntɪˌfaɪbrənəʊˈlɪtɪk] *adj* antifibrinolytisch.
an·ti·fun·gal [æntɪˈfʌŋgəl] I *n* Antimykotikum *nt*. II *adj* antimykotisch, antifungal.
an·ti·gen ['æntɪdʒən] *n* Antigen *nt*.
   ABO antigen ABO-Antigen *nt*.
   allogeneic antigen Alloantigen *nt*, Isoantigen *nt*.
   bacterial antigen Bakterienantigen *nt*.
   B antigen Antigen B *nt*.
   blood-group antigens Blutgruppenantigene *pl*.
   capsular antigen Kapselantigen *nt*, K-Antigen *nt*.
   complement-fixing antigen komplementbindendes Antigen *nt*.
   complete antigen komplettes Antigen *nt*, Vollantigen *nt*.
   donor antigen Spenderantigen *nt*.
   factor VIII-associated antigen Faktor VIII-assoziiertes-Antigen *nt*, von Willebrand-Faktor *m*.
   flagellar antigen *micro*. Geißelantigen *nt*, H-Antigen *nt*.
   foreign antigen Fremdantigen *nt*.
   H antigen *micro*. Geißelantigen *nt*, H-Antigen *nt*.
   heterogeneic antigen Heteroantigen *nt*, heterogenes/xenogenes Antigen *nt*.
   heterogenetic antigen → heterophilic antigen.
   heterophil antigen → heterophilic antigen.
   heterophile antigen → heterophilic antigen.
   heterophilic antigen heterophiles Antigen *nt*.
   homologous antigen 1. homologes Antigen *nt*. 2. Isoantigen *nt*.
   isogeneic antigen → isoantigen.
   isophile antigen Alloantigen *nt*, Isoantigen *nt*.
   K antigen Kapselantigen *nt*, K-Antigen *nt*.
   O antigen 1. *micro*. O-Antigen *nt*, Körperantigen *nt*. 2. *hema*. Antigen O *nt*.
   partial antigen *immun*. Partial-, Teilantigen *nt*, Hapten *nt*.
   Rh antigen → rhesus antigen.
   rhesus antigen Rh-Antigen *nt*, Rhesus-Antigen *nt*.
   somatic antigen Körperantigen *nt*, O-Antigen *nt*.
   T antigen 1. *micro*. T-Antigen *nt*. 2. Tumorantigen *nt*, T-Antigen *nt*.
   tumor antigen Tumorantigen *nt*, T-Antigen *nt*.
   xenogeneic antigen xenogenes/heterogenes Antigen *nt*, Heteroantigen *nt*.
antigen-dependent *adj* antigenabhängig.
an·ti·ge·ne·mia [ˌæntɪdʒəˈniːmɪə] *n* Antigenämie *f*.
an·ti·gen·ic [ˌæntɪˈdʒenɪk] *adj* antigen, Antigen-.
an·ti·ge·nic·i·ty [ˌæntɪdʒəˈnɪsətɪ] *n* Antigenität *f*.
antigen-independent *adj* antigenunabhängig.
antigen-specific *adj* antigenspezifisch.
antigen-stimulated *adj* antigenstimuliert.
antigen-unspecific *adj* antigenunspezifisch.
an·ti·glob·u·lin [æntɪˈglɑbjəlɪn, ˌæntaɪ-] *n* Antiglobulin *nt*.

an·ti·he·lix [ˌæntɪ'hiːlɪks] *n, pl* **an·ti·he·lix·es, an·ti·hel·i·ces** [ˌæntɪ'helɪsiːz] Anthelix *f*.
an·ti·he·mag·glu·ti·nin [ˌæntɪˌhiːməˈgluːtənɪn] *n* Antihämagglutinin *nt*.
an·ti·he·mol·y·sin [ˌæntɪhɪˈmɒləsɪn] *n* Antihämolysin *nt*.
an·ti·he·mo·ly·tic [ˌæntɪˌhiːməˈlɪtɪk, ˌhem-] *adj* antihämolytisch.
an·ti·hem·or·rhag·ic [ˌæntɪˌheməˈrædʒɪk] **I** *n* blutstillendes Mittel *nt*, Antihämorrhagikum *nt*, Hämostatikum *nt*, Hämostyptikum *nt*. **II** *adj* blutstillend, antihämorrhagisch, hämostatisch, hämostyptisch.
an·ti·hep·a·rin [ˌæntɪˈhepərɪn] *n* Plättchenfaktor 4 *m*, Antiheparin *nt*.
an·ti·his·ta·min·ic [ˌæntɪˌhɪstəˈmɪnɪk] **I** *n* Antihistaminikum *nt*, Antihistamin *nt*, Histaminantagonist *m*. **II** *adj* antihistaminisch.
an·ti·hor·mone [ˌæntɪˈhɔːrməʊn] *n* Hormonblocker *m*, Hormonantagonist *m*, Antihormon *nt*.
an·ti·hy·a·lu·ron·i·dase [ˌæntɪˌhaɪəlʊˈrɒnɪdeɪz] *n* Antihyaluronidase *f*, Hyaluronidasehemmer *m*.
an·ti·hy·per·ten·sive [ˌæntɪˌhaɪpərˈtensɪv] **I** *n* blutdrucksenkendes Mittel *nt*, Antihypertonikum *nt*, Antihypertensivum *nt*. **II** *adj* blutdrucksenkend, antihypertensiv, antihypertonisch.
anti-infective **I** *n* infektionsverhinderndes Mittel *nt*, Antiinfektiosum *nt*. **II** *adj* infektionsverhindernd, antiinfektiös.
anti-inflammatory **I** *n* entzündungshemmendes Mittel *nt*, Entzündungshemmer *m*, Antiphlogistikum *nt*. **II** *adj* entzündungshemmend, antiphlogistisch.
an·ti·li·pe·mic [ˌæntɪlɪˈpiːmɪk, -laɪ-] **I** *n* *pharm.* Lipidsenker *m*, Antilipidämikum *nt*, Antihyperlipämikum *nt*. **II** *adj* antilipidämisch.
an·ti·me·tab·o·lite [ˌæntɪməˈtæbəlaɪt] *n* Antimetabolit *m*.
an·ti·mi·cro·bi·al [ˌæntɪmaɪˈkrəʊbɪəl] **I** *n* antimikrobielles Mittel *nt*; Antibiotikum *nt*. **II** *adj* antimikrobiell.
an·ti·mo·ny [ˈæntɪməʊnɪ] *n* Antimon *nt*; *chem.* Stibium *nt*.
an·ti·mu·ta·gen [ˌæntɪˈmjuːtədʒən] *n* antimutagene Substanz *f*, Antimutagen *nt*.
an·ti·my·cot·ic [ˌæntɪmaɪˈkɒtɪk] *adj* antimykotisch, antifugal.
an·ti·ne·o·plas·tic [ˌæntɪˌniːəʊˈplæstɪk] **I** *n* antineoplastische Substanz *f*, Antineoplastikum *nt*. **II** *adj* antineoplastisch.
an·ti·o·don·tal·gic [ˌæntɪəʊdɒnˈtældʒɪk] **I** *n* Zahnschmerzmittel *nt*. **II** *adj* Zahnschmerz(en) lindernd.
an·ti·par·a·sit·ic [ˌæntɪˌpærəˈsɪtɪk] **I** *n* Antiparasitikum *nt*. **II** *adj* antiparasitisch.
an·ti·pe·dic·u·lot·ic [ˌæntɪpɪˌdɪkjəˈlɒtɪk] **I** *n* Antipedikulosum *nt*, Läusemittel *nt*. **II** *adj* gegen Läuse wirkend.
an·ti·pel·lag·ra [ˌæntɪpəˈlægrə] *n* Niacin *nt*, Nikotinsäure *f*, Nicotinsäure *f*.
an·ti·per·i·stal·sis [ˌæntɪˌperɪˈstɔːlsɪs, -ˈstæl-] *n* rückläufige Peristaltik *f*, Antiperistaltik *f*.
an·ti·per·spi·rant [ˌæntɪˈpɜːspɪrənt] **I** *n* schweißhemmendes Mittel *nt*, Antiperspirant *nt*, Antitranspirant *nt*, Ant(i)hidrotikum *nt*. **II** *adj* schweißhemmend, ant(i)hidrotisch.
an·ti·phlo·gis·tic [ˌæntɪfləʊˈdʒɪstɪk] **I** *n* entzündungshemmendes Mittel *nt*, Entzündungshemmer *m*, Antiphlogistikum *nt*. **II** *adj* entzündungshemmend, antiphlogistisch.
an·ti·plas·min [ˌæntɪˈplæzmɪn] *n* Antiplasmin *nt*, Antifibrinolysin *nt*.
an·ti·pru·rit·ic [ˌæntɪprʊəˈrɪtɪk] **I** *n* Mittel *nt* gegen Juckreiz, Antipruriginosum *nt*. **II** *adj* antipruriginös.
an·ti·psy·chot·ic [ˌæntɪsaɪˈkɒtɪk] *adj* antipsychotisch.
an·ti·py·re·sis [ˌæntɪpaɪˈriːsɪs] *n* Fieberbekämpfung *f*, Antipyrese *f*.
an·ti·py·ret·ic [ˌæntɪpaɪˈretɪk] *n* fiebersenkendes Mittel *nt*, Antipyretikum *nt*, Antifebrilium *nt*. **II** *adj* fiebersenkend, antipyretisch, antifebril.
an·ti·rheu·mat·ic [ˌæntɪruːˈmætɪk] **I** *n* Rheumamittel *nt*, Antirheumatikum *nt*. **II** *adj* antirheumatisch.
an·ti·sep·sis [ˌæntɪˈsepsɪs] *n* Antisepsis *f*, Antiseptik *f*.
an·ti·sep·tic [ˌæntɪˈseptɪk, ˌantaɪ-] **I** *n* antiseptisches Mittel *nt*, Antiseptikum *nt*. **II** *adj* **1.** Verfall *od.* Eiterbildung hemmend, a(nti)septisch. **2.** antiseptisch.
Credé's antiseptic Silbernitrat *nt*.
an·ti·se·rum [ˌæntɪˈsɪərəm] *n* Immunserum *nt*, Antiserum *nt*.
an·ti·spas·mod·ic [ˌæntɪspæzˈmɒdɪk] **I** *n* Antispasmodikum *nt*; Spasmolytikum *nt*. **II** *adj* krampflösend, spasmolytisch.
an·ti·spas·tic [ˌæntɪˈspæstɪk] *adj* krampflösend, antispastisch.
an·ti·sub·stance [ˌæntɪˈsʌbstəns] *n* → antibody.
an·ti·sym·pa·thet·ic [ˌæntɪˌsɪmpəˈθetɪk] **I** *n* Sympatholytikum *nt*, Antiadrenergikum *nt*. **II** *adj* sympatholytisch, antiadrenerg.
an·ti·throm·bin [ˌæntɪˈθrɒmbɪn] *n* Antithrombin *nt*.
antithrombin I Fibrin *nt*.

antithrombin III Antithrombin III *nt*.
an·ti·throm·bot·ic [ˌæntɪθrɒmˈbɒtɪk] **I** *n* Antithrombotikum *nt*. **II** *adj* antithrombotisch, Anti-Thrombose(n)-.
an·ti·tox·ic [ˌæntɪˈtɒksɪk] *adj* Antitoxin betr., als Antitoxin wirkend, antitoxisch, Antitoxin-.
an·ti·tox·in [ˌæntɪˈtɒksɪn] *n* **1.** *pharm.* Gegengift *nt*, Antitoxin *nt*. **2.** *immun.* (Anti-)Toxinantikörper *m*, Antitoxin *nt*.
an·ti·tu·ber·cu·lot·ic [ˌæntɪt(j)uːˌbɜːrkjəˈlɒtɪk] **I** *n* *pharm.* antituberkulöse Substanz *f*, Tuberkulostatikum *nt*, Antituberkulotikum *nt*. **II** *adj* antituberkulös, tuberkulostatisch.
an·ti·tus·sive [ˌæntɪˈtʌsɪv] **I** *n* *pharm.* hustenstillendes Mittel *nt*, Hustenmittel *nt*, Antitussivum *nt*. **II** *adj* hustenstillend, antitussiv.
an·ti·ven·ene [ˌæntɪˈveniːn] *n* → antivenin.
an·ti·ven·in [ˌæntɪˈvenɪn, -ˈviːn-] *n* Gegengift *nt*, Antitoxin *nt*, Antivenenum *nt*.
an·ti·ven·om [ˌæntɪˈvenəm] *n* → antivenin.
an·ti·ven·om·ous [ˌæntɪˈvenəməs] *adj* antitoxisch.
an·ti·vi·ral [ˌæntɪˈvaɪrəl] **I** *n* *pharm.* antivirale/virustatische/viruzide Substanz *f*. **II** *adj* gegen Viren gerichtet, antiviral; virustatisch; viruzid.
an·ti·vi·ta·min [ˌæntɪˈvaɪtəmɪn, -ˈvɪte-] *n* Antivitamin *nt*, Vitaminantagonist *m*.
an·ti·zyme [ˈæntɪzaɪm] *n* Anti(en)zym *nt*.
an·tri·tis [ænˈtraɪtɪs] *n* Antrumentzündung *f*, Antritis *f*.
an·tro·at·ti·cot·o·my [ˌæntrəʊˌætɪˈkɒtəmɪ] *n* Attik(o)antrotomie *f*, Antroattikotomie *f*.
an·tro·cele [ˈæntrəʊsiːl] *n* Antrozele *f*.
an·tro·scope [ˈæntrəskəʊp] *n* Antroskop *nt*.
an·tros·co·py [ænˈtrɒskəpɪ] *n* Antroskopie *f*.
an·tros·to·my [ænˈtrɒstəmɪ] *n* Antrostomie *f*, Kieferhöhlenfensterung *f*.
intraoral antrostomy intraorale Antrostomie *f*.
an·trot·o·my [ænˈtrɒtəmɪ] *n* Antrotomie *f*.
an·tro·tym·pa·ni·tis [ˌæntrəʊˌtɪmpəˈnaɪtɪs] *n* Antrotympanitis *f*.
an·trum [ˈæntrəm] *n, pl* **an·tra** [ˈæntrə] *anat.* Höhle *f*, Hohlraum *m*, Antrum *nt*.
ethmoid antrum Bulla ethmoidalis.
frontal antrum Stirnhöhle *f*, Sinus frontalis.
antrum of Highmore Kieferhöhle *f*, Sinus maxillaris.
mastoid antrum → tympanic antrum.
maxillary antrum Kieferhöhle *f*, Sinus maxillaris.
tympanic antrum Warzenfortsatzhöhle *f*, Antrum mastoideum.
an·u·re·sis [ˌænjəˈriːsɪs] *n* **1.** Harnverhalt *m*, Anurese *f*. **2.** Anurie *f*.
a·nu·ria [æn'(j)ʊərɪə] *n* Anurie *f*.
a·nu·ric [æn'(j)ʊərɪk] *adj* Anurie betr., anurisch.
a·nus [ˈeɪnəs] *n, pl* **a·nus·es, ani** [ˈeɪnaɪ] After *m*, Anus *m*.
artificial anus → preternatural anus.
preternatural anus künstlicher Darmausgang *m*, Kunstafter *m*, Stoma *nt*, Anus praeter (naturalis).
an·vil [ˈænvɪl] *n* Amboß *m*; *anat.* Incus *m*.
anx·i·e·tas [æŋˈzaɪətæs] *n* **1.** nervöse Unruhe *f*. **2.** Angst *f*, Angstgefühl *m*, Ängstlichkeit *f*; Unruhe *f*, Besorgnis *f* (*for, about* wegen, um). **3.** *psycho.* Beängstigung *f*, Beklemmung *f*. **4.** Existenzangst *f*.
anx·i·e·ty [æŋˈzaɪətɪ] *n, pl* **anx·i·e·ties 1.** Angst *f*, Angstgefühl *nt*, Ängstlichkeit *f*; Unruhe *f*, Besorgnis *f* (*for, about* wegen, um). **2.** *psycho.* Beängstigung *f*, Beklemmung *f*. **3.** Existenzangst *f*.
anx·i·o·lyt·ic [ˌæŋzɪəˈlɪtɪk] **I** *n* angstlösendes Mittel *nt*, Anxiolytikum *nt*. **II** *adj* angstlösend, anxiolytisch.
anx·ious [ˈæŋ(k)ʃəs] *adj* **1.** ängstlich, unruhig; besorgt (*for, about* wegen, um). **2.** bestrebt, begierig (*for, to* zu).
a·or·ta [eɪˈɔːrtə] *n, pl* **a·or·tas, a·or·tae** [eɪˈɔːrtiː] große Körperschlagader *f*, Aorta *f*.
a·or·tal [eɪˈɔːrtl] *adj* → aortic.
a·or·tarc·tia [eɪɔːrˈtɑːrkʃɪə] *n* → aortic *stenosis*.
a·or·tec·ta·sis [eɪɔːrˈtektəsɪs] *n* Aortendilatation *f*, Aortenektasie *f*.
aor·tic [eɪˈɔːrtɪk] *adj* Hauptschlagader/Aorta betr., aortal, aortisch, Aorten-, Aorto-.
a·or·ti·tis [eɪɔːrˈtaɪtɪs] *n* Aortenentzündung *f*, Aortitis *f*.
a·or·to·gram [eɪˈɔːrtəgræm] *n* *radiol.* Aortogramm *nt*.
a·or·tog·ra·phy [ˌeɪɔːrˈtɒgrəfɪ] *n* *radiol.* Kontrastdarstellung *f* der Aorta, Aortographie *f*.
a·or·to·ste·no·sis [eɪˌɔːrtəstɪˈnəʊsɪs] *n* (supravalvuläre) Aortenstenose *f*.
ap·a·thet·ic [æpəˈθetɪk] *adj* apathisch, gleichgültig, teilnahmslos, indifferent.
ap·a·thet·i·cal [æpəˈθetɪkl] *adj* → apathetic.
ap·a·thy [ˈæpəθɪ] *n* Apathie *f*, Teilnahmslosigkeit *f*, Gleichgültigkeit *f*, Indifferenz *f* (*to* gegenüber).

ap·a·tite ['æpətaɪt] *n* Apatit *nt*.
a·per·i·ent [ə'pɪərɪənt] **I** *n* (mildes) Abführmittel *nt*, Aperientium *nt*, Aperiens *nt*. **II** *adj* abführend, laxativ.
a·per·i·stal·sis [eɪˌperɪ'stɔːlsɪs, -'stɑl-] *n* Peristaltikmangel *m*, Aperistaltik *f*.
a·per·i·tive [ə'perɪtɪv] **I** *n* → aperient I. **II** *adj* **1.** appetitanregend. **2.** → aperient II.
ap·er·tog·na·thia [əˌpertɑg'neɪθɪə] *n* offener Biß *m*, vertikale Nonokklusion *f*, Hiatodontie *f*.
  compound apertognathia seitlich offener Biß *m*, laterale Infraokklusion *f*.
  infantile apertognathia infantiler offener Biß *m*.
ap·er·tog·na·thism [æpər'tɑgnəθɪzm] *n* offener Biß *m*, vertikale Nonokklusion *f*, Hiatodontie *f*.
ap·er·ture ['æpərtʃʊər, -tjʊər] *n* **1.** Öffnung *f*, Eingang *m*, Spalt *m*, Loch *nt*, Schlitz *m*. **2.** *anat*. Apertur *f*, Apertura *f*. **3.** *phys*. Apertur *f*, (Blenden-)Öffnung *f*.
  anterior nasal aperture → piriform aperture.
  aperture of frontal sinus Stirnhöhlenmündung *f*, Apertura sinus frontalis.
  aperture of glottis Stimmritze *f*, Rima glottidis.
  aperture of larynx Kehlkopfeingang *m*, Aditus laryngis.
  piriform aperture vordere Öffnung *f* der (knöchernen) Nasenhöhle, Apertura piriformis, Apertura nasalis anterior.
a·pex ['eɪpeks] *n, pl* **a·pex·es, a·pi·ces** ['eɪpɪsiːz, 'æpɪsiːz] Spitze *f*, Gipfel *m*; Scheitel *m*; *anat*. Apex *m*.
  root apex Wurzelspitze *f*, Zahnwurzelspitze *f*, Apex radicis dentis.
  apex of tongue Zungenspitze *f*, Apex linguae.
a·pha·gia [ə'feɪdʒɪə] *n* Aphagie *f*.
a·pha·sia [ə'feɪʒə, -zɪə] *n* Sprachversagen *nt*, Aphasie *f*, Aphemie *f*.
a·pho·nia [eɪ'fəʊnɪə] *n* Stimmlosigkeit *f*, Stimmverlust *m*, Aphonie *f*.
a·phon·ic [eɪ'fɑnɪk, -'fəʊn-] *adj* stimmlos, tonlos, aphon(isch).
aph·tha ['æfθə] *n, pl* **aph·thae** ['æfθiː] Aphthe *f*.
  Bednar's aphthae Bednar-Aphthen *pl*.
  Behçet's aphthae → Behçet's *disease*.
  contagious aphthae → epizootic aphthae.
  epizootic aphthae (echte) Maul- u. Klauenseuche *f*, Febris aphthosa, Stomatitis epidemica, Aphthosis epizootica.
  malignant aphthae → epizootic aphthae.
  Mikulicz's aphthae Mikulicz-Aphthen *pl*, habituelle Aphthen *pl*, chronisch rezidivierende Aphthen *pl*, rezidivierende benigne Aphthosis *f*, Periadenitis mucosa necrotica recurrens.
  recurrent scarring aphthae → Mikulicz's aphthae.
aph·thoid ['æfθɔɪd] **I** *n* Aphthoid Pospischill-Feyrter *nt*, vagantes Aphthoid *nt*, aphthoide Polypathie *f*. **II** *adj* aphthenähnlich, aphthenförmig, aphthoid.
aph·tho·sis [æf'θəʊsɪs] *n, pl* **aph·tho·ses** [æf'θəʊsiːz] Aphthose *f*, Aphthosis *f*.
  generalized aphthosis → Behçet's *disease*.
  recurrent benign aphthosis Mikulicz-Aphthen *pl*, habituelle Aphthen *pl*, chronisch rezidivierende Aphthen *pl*, rezidivierende benigne Aphthosis *f*, Periadenitis mucosa necrotica recurrens.
  Touraine's aphthosis → Behçet's *disease*.
aph·thous ['æfθəs] *adj* Aphthen betr., aphthös, aphthenartig.
a·pi·cal ['eɪpɪkl, 'æp-] *adj* Spitze/Apex betr., apikal, Spitzen-, Apikal-.
a·pi·cec·to·my [eɪpɪ'sektəmɪ, æp-] *n* Apikektomie *f*.
a·pi·ci·tis [eɪpɪ'saɪtɪs] *n* Spitzenentzündung *f*, Apizitis *f*, Apicitis *f*.
a·pi·co·ec·to·my [ˌeɪpɪkəʊ'ektəmɪ, ˌæp-] *n* *dent*. (Zahn-)Wurzelspitzenresektion *f*, Apikoektomie *f*, Apikotomie *f*.
a·pi·cos·to·my [ˌæpɪ'kɑstəmɪ, ˌeɪ-] *n* Apikostomie *f*, Wurzeltrepanation *f*, Wurzelspitzentrepanation *f*.
a·pi·cot·o·my [ˌæpɪ'kɑtəmɪ] *n* Apikotomie *f*, Apikoektomie *f*.
a·pi·tu·i·tar·ism [eɪpɪ't(j)uːəterɪzəm] *n* **1.** Hypophysenaplasie *f*. **2.** Hypophysenvorderlappeninsuffizienz *f*, HVL-Insuffizienz *f*, Simmonds-Syndrom *nt*, Hypopituitarismus *m*.
a·pla·sia [ə'pleɪʒ(ɪ)ə] *n* Aplasie *f*.
  bone marrow aplasia Knochenmarkaplasie *f*.
  enamel and dentin aplasia Schmelz und Dentinaplasie *f*.
  enamel aplasia Schmelzaplasie *f*, Zahnschmelzaplasie *f*.
a·plas·tic [eɪ'plæstɪk] *adj* Aplasie betr., aplastisch.
ap·ne·a ['æpnɪə, æp'niːə] *n* **1.** Atemstillstand *m*, Apnoe *f*. **2.** Asphyxie *f*.
ap·ne·ic [æp'niːɪk] *adj* Apnoe betr., apnoisch.
ap·o·crine ['æpəkrɪn] *adj histol.* apokrin.
ap·o·crin·i·tis [æpəkrɪ'naɪtɪs] *n* eitrige Schweißdrüsenentzündung *f*, Schweißdrüsenabszeß *m*, Hidradenitis suppurativa.
ap·o·en·zyme [ˌæpəʊ'enzaɪm] *n* Apoenzym *nt*.

ap·o·fer·ri·tin [æpə'ferɪtɪn] *n* Apoferritin *nt*.
ap·o·neu·ro·sis [ˌæpəʊnjʊə'rəʊsɪs, -nʊ'r-] *n, pl* **ap·o·neu·ro·ses** [ˌæpəʊnjʊə'rəʊsiːz] *anat*. Sehnenhaut *f*, Sehnenplatte *f*, flächenhafte Sehne *f*, Aponeurose *f*, Aponeurosis *f*.
  lingual aponeurosis Zungenaponeurose *f*, Aponeurosis lingualis.
  palatine aponeurosis Gaumenaponeurose *f*, Aponeurosis palatina.
  pharyngeal aponeurosis Fascia pharyngobasilaris.
  pharyngobasilar aponeurosis Fascia pharyngobasilaris.
  temporal aponeurosis Fascia temporalis.
a·poph·y·sis [ə'pɑfəsɪs] *n, pl* **a·poph·y·ses** [ə'pɑfəsiːz] *anat*. Apophyse *f*, Apophysis *f*.
  cerebral apophysis Zirbeldrüse *f*, Pinealdrüse *f*, Corpus pineale, Glandula pinealis, Epiphyse *f*, Epiphysis cerebri.
  genial apophysis Spina mentalis.
  Ingrassia's apophysis kleiner Keilbeinflügel *m*, Ala minor (ossis sphenoidalis).
  odontoid apophysis Dens axis.
  temporal apophysis Warzenfortsatz *m*, Mastoid *nt*, Processus mastoideus (ossis temporalis).
a·poph·y·si·tis [əˌpɑfɪ'saɪtɪs] *n* **1.** Apophysenentzündung *f*, Apophysitis *f*. **2.** (aseptische) Apophysennekrose/Apophyseonekrose *f*.
ap·o·plec·tic [æpə'plektɪk] *adj* Apoplexie betr., apoplektisch.
ap·o·plec·ti·form [æpə'plektɪfɔːrm] *adj* apoplexieartig, apoplexieähnlich, apoplektiform.
ap·o·plec·toid [æpə'plektɔɪd] *adj* → apoplectiform.
ap·o·plex·i·a [æpə'pleksɪə] *n* → apoplexy.
ap·o·plex·y ['æpəpleksɪ] *n* **1.** Schlaganfall *m*, Gehirnschlag *m*, apoplektischer Insult *m*, Apoplexie *f*, Apoplexia (cerebri) *f*. **2.** Organ(ein)blutung *f*, Apoplexie *f*, Apoplexia *f*.
  cerebral apoplexy 1. Schlaganfall *m*, Gehirnschlag *m*, apoplektischer Insult *m*, Apoplexie *f*, Apoplexia (cerebri) *f*. **2.** Hirnblutung *f*.
  heat apoplexy Hitzschlag *m*, Thermoplegie *f*.
ap·o·pro·tein [ˌæpəʊ'prəʊtiːn, -tiːɪn] *n* Apoprotein *nt*.
a·pos·ta·sis [ə'pɑstəsɪs] *n* Krankheitsende *nt*, Apostasis *f*.
a·po·stax·is [æpəʊ'stæksɪs] *n* Sickerblutung *f*, leichte Blutung *f*.
a·poth·e·car·y [ə'pɑθəkeəriː] *n* → pharmacist.
ap·pa·rat·us [ˌæpə'rætəs, -'reɪtəs] *n, pl* **ap·pa·rat·us, ap·pa·ra·tus·es 1.** *bio*. System *nt*, Trakt *m*, Apparat *m*; *anat*. Organsystem *nt*, Apparatus *m*. **2.** Apparate *pl*, (*a. fig.*) Maschinerie *f*. **3.** Apparat *m*, Gerät *nt*.
  dental apparatus kieferorthopädisches Behandlungsgerät *nt*.
  digestive apparatus Verdauungsapparat *m*, Digestitionssystem *nt*, Apparatus digestorius, Systema alimentarium.
  expansion plate apparatus Expansionsplattenapparatur *f*.
  genitourinary apparatus Urogenitalsystem *nt*, Urogenitaltrakt *m*, Harn- u. Geschlechtsapparat *m*, Apparatus urogenitalis, Systema urogenitalis.
  Golgi apparatus Golgi-Apparat *m*, Golgi-Komplex *m*.
  infusion apparatus Infusionsgerät *nt*.
  lacrimal apparatus Tränenapparat *m*, Apparatus lacrimalis.
  masticatory apparatus Kauapparat *m*.
  oxygen apparatus Sauerstoffgerät *nt*, Atemgerät *nt*.
  respiratory apparatus Atmungsorgane *pl*, Atemwege *f*, Respirationssystem *nt*, Respirationstrakt *m*, Apparatus respiratorius, Systema respiratorium.
  urogenital apparatus → genitourinary apparatus.
  vestibular apparatus Vestibularapparat *m*, Gleichgewichtsorgan *nt*.
ap·par·ent [ə'pærənt] *adj* **1.** sichtbar, manifest, apparent. **2.** offensichtlich, ersichtlich, klar. **without apparent cause** ohne ersichtlichen Grund.
ap·pend·age [ə'pendɪdʒ] *n* Zusatz *m*, Zubehör *nt*; (*a. anat.*) Anhang *m*, Ansatz *m*, Anhängsel *nt*, Fortsatz *m*.
ap·pen·dic·u·lar [ˌæpən'dɪkjələr] *adj* **1.** Wurmfortsatz/Appendix betr., Appendic(o)-, Appendik(o)-, Appendix-. **2.** Gliedmaße betr. **3.** Anhang/Anhängsel betr.
ap·pen·dix [ə'pendɪks] *n, pl* **ap·pen·dix·es, ap·pen·dic·es** [ə'pendəsiːz] **1.** Anhang *m*, Anhängsel *nt*, Ansatz *m*, Fortsatz *m*; *anat*. Appendix *f*. **2.** Wurmfortsatz *m* des Blinddarms, *inf*. Wurm *m*, Appendix *f* (vermiformis). **have one's appendix out** s. den Blinddarm herausnehmen lassen.
  auricular appendix Herzohr *nt*, Auricula atrialis.
  cecal appendix → vermiform appendix.
  vermiform appendix Wurmfortsatz *m* des Blinddarms, *inf*. Wurm *m*, *inf*. Blinddarm *m*, Appendix *f* (vermiformis).
ap·per·cep·tion [ˌæpər'sepʃn] *n* bewußte Wahrnehmung *f*, Apperzeption *f*.
ap·pe·tite ['æpɪtaɪt] *n* **1.** Appetit *m* (*for* auf), Eßlust *f*. **have an appetite** Appetit haben (*for* auf). **have no appetite** keinen Appetit haben (*for* auf). **have a good appetite** einen guten *od.* gesunden

appliance

Appetit haben. **have a bad appetite** einen schlechten Appetit haben. **2.** Verlangen *nt*, Begierde *f*, Gelüst *nt* (*for* nach); Hunger *m* (*for* nach), Neigung *f*, Trieb *m*, Lust *f* (*for* zu).
ap·pli·ance [əˈplaɪəns] *n* **1.** Vorrichtung *f*, Gerät *nt*, (Hilfs-)Mittel *nt*. **2.** Anwenden *nt*, Anwendung *f*, Bedienung *f*.
acrylic resin and copper band appliance Kupferdrahtkunststoffschiene *f*.
activator appliance Aktivator *m*, Aktivator nach Andresen und Häupl.
active plate appliance aktive Platte *f*.
Andresen appliance Aktivator *m*, Aktivator *m* nach Andresen und Häupl.
Andresen monoblock appliance Aktivator *m*, Aktivator *m* nach Andresen und Häupl.
Angle basic E arch appliance Angle-Bogen *m*, Angle-Apperatur *f*.
Begg appliance Begg-Apparatur *f*.
Begg fixed orthodontic appliance Begg-Apparatur *f*.
Begg light wire appliance Begg-Apparatur *f*.
Bimler appliance Bimler-Gebißformer *m*, Gebißformer *m*.
Bimler removable orthodontic appliance Bimler-Gebißformer *m*, Gebißformer *m*.
Bowles multiphase appliance Bowles-Technik *f*.
Case appliance Case-Apparatur *f*.
chin cup extraoral orthodontic appliance Kinn-Kopf-Kappe *f*.
Coffin appliance Coffin-Platte *f*.
craniofacial appliance kraniofaziale Apparatur *f*.
Crozat appliance Crozat-Gerät *nt*.
Crozat removable orthodontic appliance Crozat-Gerät *nt*.
Denholz appliance Denholz-Apparat *m*.
differential force appliance Begg-Apparatur *f*.
edgewise appliance Edgewise-Apparatur *f*.
edgewise fixed orthodontic appliance Edgewise-Apparatur *f*.
extraoral appliance extraorale Apparatur *f*.
extraoral fracture appliance extraorale Frakturschienung *f*.
extraoral orthodontic appliance extraorale Apparatur *f*.
fixed appliance festsitzendes Behandlungsgerät *nt*, festsitzendes kieferorthopädisches Behandlungsgerät *nt*.
fixed orthodontic appliance festsitzendes Behandlungsgerät *nt*, festsitzendes kieferorthopädisches Behandlungsgerät *nt*.
fracture appliance Frakturschienung *f*, Frakturbehandlungsgerät *nt*.
Fränkel appliance Funktionsregler *m*, Fränkel-Funktionsregler *m*.
Fränkel removable orthodontic appliance Funktionsregler *m*, Fränkel-Funktionsregler *m*.
functional appliance funtionelles Behandlungsgerät *nt*.
Griffin appliance Griffin-Apparat *m*.
habit-breaking appliance verhaltensmodifizierendes Behandlungsgerät *nt*.
Hawley appliance Hawley-Retainer *m*.
Hawley retaining orthodontic appliance Hawley-Retainer *m*.
hay rake appliance Zungengitter *nt*.
hay rake fixed orthodontic appliance Zungengitter *nt*.
Herbst appliance Herbst-Okklusionsscharnier *nt*, Herbst-Scharnierapparat *f*.
holding appliance Halterung *f*.
intraoral appliance intraorale Apparatur *f*.
intraoral fracture appliance intraorale Frakturschienung *f*.
intraoral orthodontic appliance intraorale Apparatur *f*.
jacket appliance Jacketkrone *f*.
jackscrew appliance Dehnschraubenapparat *m*.
Jackson appliance Jackson-Apparat *m*, Jackson-Klammer *f*, Oberkieferübergreifklammer *f*.
Johnston twin wire appliance Johnston-Apparat *m*, Twinwire-Apparat *m*, Zwillingsbogenapparat *m*.
jumping-the-bite appliance Kingsley-Platte *f*, Bißumstellungsplatte *f*, Jumping-the-bite-Platte *f*.
Kesling appliance Kesling-Apparat *f*.
Kingsley appliance Kingsley-Platte *f*, Bißumstellungsplatte *f*, Jumping-the-bite-Platte *f*.
labiolingual appliance Innenbogen-Außenbogen-Apparat *m*, Innenbogen-Außenbogen-Technik *f*, Labiolingualtechnik *f*.
labiolingual fixed orthodontic appliance Innenbogen-Außenbogen-Apparat *m*, Innenbogen-Außenbogen-Technik *f*, Labiolingualtechnik *f*.
light round wire appliance Begg-Apparatur *f*.
light wire appliance Light-wire-Apparatur *f*.
Mayne muscle control appliance Mayne-Apparat *m*.
monoblock appliance Aktivator *m*, Aktivator nach Andresen und Häupl.
Mühlemann appliance Propulsor *m*, Mühlemann-Propulsor *m*.

multibanded appliance Multibandapparatur *f*.
multiphase appliance Bowles-Technik *f*.
Nord appliance Nord-Platte *f*, Nord-Dehnplatte *f*, Nord-Dehnungsplatte *f*.
obturator appliance Obturator *m*, Obturatorapparat *m*.
occlusal appliance Aufbißschiene *f*, Okklusonsschiene *f*, Knirscherschiene *f*, Nachtschiene *f*.
orthodontic appliance kieferorthopädisches Behandlungsgerät *nt*, kieferorthopädische Apparatur *f*.
palatal expansion appliance Gaumendehnplatte *f*.
palatal obturator appliance Gaumenobturator *m*.
palate-splitting appliance Gerät *nt* zur Gaumennahterweiterung.
permanent appliance festsitzendes Behandlungsgerät *nt*, festsitzendes kieferorthopädisches Behandlungsgerät *nt*.
pin and tube appliance Stift-Röhrchen-Apparat *m*.
pin and tube fixed orthodontic appliance Stift-Röhrchen-Apparat *m*.
prosthetic appliance Prothese *f*, Zahnprothese *f*, Zahnersatz *m*.
regulating appliance kieferorthopädisches Behandlungsgerät *nt*, kieferorthopädische Apparatur *f*.
removable appliance abnehmbare Apparatur *f*, herausnehmbare Apparatur *f*, abnehmbares Behandlungsgerät *nt*.
removable orthodontic appliance abnehmbare Apparatur *f*, herausnehmbare Apparatur *f*, abnehmbares Behandlungsgerät *nt*.
retaining appliance Retainer *m*.
retaining orthodontic appliance Retainer *m*.
ribbon arch appliance Bandbogen *m*.
Roger-Anderson pin fixation appliance Roger-Anderson-Apparat *m*.
sagittal appliance sagittales Plattengerät *nt*.
Schwarz appliance Schwarz-Platte *f*, Dehnplatte von Schwarz.
space retaining appliance Lückenhalter *m*, Platzhalteapparatur *f*, Space-Retainer *m*.
split plate appliance Expansionsplattenapparatur *f*.
straight-wire appliance Straight-wire-Apparat *m*.
straight-wire fixed orthodontic appliance Straight-wire-Apparat *m*.
therapeutic appliance therapeutisches Hilfsmittel *nt*.
twin-wire appliance Johnston-Apparat *m*, Twinwire-Apparat *m*, Zwillingsbogenapparat *m*.
universal appliance Universalapparat *m*.
universal fixed orthodontic appliance Universalapparat *m*.
Walker appliance Crozat-Gerät *nt*.
ap·pli·ca·tion [ˌæplɪˈkeɪʃn] *n* **1.** Applikation *f* (*to* auf), Anwendung *f*, Verwendung *f*, Gebrauch *m* (*to* für). **for external application** zum äußeren Gebrauch. **2.** (*Salbe*) Auftragen *nt*; (*Verband*) Anlegen *nt*; (*Medikament*) Verabreichung *f*. **3.** Bewerbung *f*, Antrag *m*, Anmeldung *f* (*for* um, für).
outward application äußerliche Anwendung *f*.
topical application örtliche Anwendung *f*.
ap·pli·ca·tor [ˈæplɪkeɪtər] *n* Applikator *m*, Anwendungsgerät *nt*, Aufträger *m*.
cotton applicator Watteträger *m*.
curved applicator gebogener Watteträger *m*.
root canal applicator Wurzelkanalapplikator *m*.
ap·ply [əˈplaɪ] **I** *vt* **1.** (*Salbe*) auftragen; (*Pflaster*) anlegen; anbringen, auflegen (*to* an, auf). **2.** anwenden (*to* auf), verwenden (*to* für). **apply externally** äußerlich anwenden. **II** *vi* **3.** gelten (*to* für), zutreffen (*to* auf), betreffen. **4.** s. bewerben (*for* um).
ap·point·ment [əˈpɔɪntmənt] *n* Termin *m* (*with* bei); Terminvereinbarung *f*, (geschäftliche) Verabredung *f*. **by appointment** nach Vereinbarung, mit (Vor-)Anmeldung.
ap·pre·hen·sion [ˌæprɪˈhenʃn] *n* **1.** Erfassen *nt*, Begreifen *nt*, Apprehension *f*. **2.** Auffassungsvermögen *nt*, -gabe *f*, -kraft *f*, Verstand *m*. **3.** *psychia.* Besorgnis *f*, Furcht *f*, Apprehension *f*.
ap·proach [əˈproʊtʃ] **I** *n* **1.** Annäherung *f*, (Heran-)Nahen *nt*, (Her-)Anrücken *nt*. **2.** (operativer) Zugang *m*. **3.** Einführung *f* (*to* in), Weg *m*, Zugang *m* (*to* zu). **II** *vt* (*Aufgabe*) herangehen an, anpacken. **III** *vi* s. nähern, näherkommen, herankommen, (heran-)nahen.
Risdon approach Risdon-Technik *f*.
ap·pro·pri·ate [əˈproʊprɪət] *adj* geeignet, passend, angebracht, angemessen (*to, for* für). **an appropriate diet** eine angepaßte/angemessene Ernährung. **not appropriate in pregnancy** nicht geeignet während der Schwangerschaft. **2.** entsprechend, zuständig.
ap·prov·al [əˈpruːvl] *n* Zustimmung *f*, Billigung *f*, Einverständnis *nt*; (offizielle) Genehmigung *f*, Zulassung *f* (*of* von, zu).
ap·prove [əˈpruːv] **I** *vt* billigen, anerkennen; genehmigen. **II** *vi* zustimmen, billigen; genehmigen, zulassen (*of*).
ap·proved [əˈpruːvd] *adj* **1.** erprobt. **2.** genehmigt, zugelassen.
ap·prox·i·mate [əˈprɒksɪmeɪt] **I** *n* Näherungswert *m*. **II** *adj* an-

nähernd, ungefähr, approximativ, approximal, Näherungs-. **III** *vt* **1.** s. nähern, nahekommen, fast erreichen, annähernd gleich sein. **2.** (*Wundränder*) annähern, zusammenbringen. **IV** *vi* s. nähern (*to*).
a·prax·ia [əˈpræksɪə, eɪ-] *n* Apraxie *f*, Apraxia *f*.
a·pron [ˈeɪprən] *n* Schürze *f*.
  lead apron → leaded apron.
  leaded apron Bleischürze *f*, Strahlenschutzschürze *f*.
  leaded protective apron → leaded apron.
  lingual apron Zungenschild *nt*.
  protective apron → leaded apron.
a·pro·ti·nin [eɪˈprəʊtənɪn] *n* Aprotinin *nt*.
ap·ty·a·lia [ˌeɪtaɪˈeɪlɪə, -jə] *n* verminderte *od.* fehlende Speichelsekretion *f*, Aptyalismus *m*, Asialie *f*, Xerostomie *f*.
ap·ty·a·lism [æpˈtaɪəlɪzəm] *n* → aptyalia.
a·py·ret·ic [ˌeɪpaɪˈretɪk] *adj* fieberfrei, ohne Fieber (verlaufend), apyretisch, afebril.
a·py·rex·ia [eɪpaɪˈreksɪə] *n* Fieberlosigkeit *f*, Apyrexie *f*.
aq·ua [ˈækwə] *n, pl* **aq·uas** [ˈækwiː, ˈɑkwiː] **1.** Wasser *nt*; Aqua *nt/f*. **2.** *pharm.* (wäßrige) Lösung *f*, Aqua *nt/f*.
aq·ua·co·bal·a·min [ˌækwəkəʊˈbæləmɪn] *n* Aquocobalamin *nt*, Aquacobalamin *nt*, Vitamin B$_{12b}$ *nt*.
aq·ue·duct [ˈækwədʌkt] *n anat.* Aquädukt *nt/m*, Aquaeductus *m*.
  cerebral aqueduct → aqueduct of mesencephalon.
  aqueduct of mesencephalon Aquädukt *nt/m*, Aquaeductus cerebri/mesencephalici.
  aqueduct of midbrain → aqueduct of mesencephalon.
  ventricular aqueduct → aqueduct of mesencephalon.
aq·uo·co·bal·a·min [ˌækwəʊkəʊˈbæləmɪn] *n* → aquacobalamin.
ar·a·bin·o·a·den·o·sine [ˌærəbɪnəʊəˈdenəsiːn, -sɪn] *n* Vidarabin *nt*, Adenin-Arabinosid *nt*.
a·rab·i·no·syl·cy·to·sine [ˌærəbɪnəʊˈsaɪtəsiːn, -sɪn] *n* Cytarabin *nt*, Cytosin-Arabinosid *nt*.
a·rach·noid [əˈræknɔɪd] **I** *n anat.* Spinnwebenhaut *f*, Arachnoidea *f*. **II** *adj* **1.** spinnenartig, spinnwebartig, spinnennetzähnlich. **2.** Spinnwebenhaut/Arachnoidea betr., arachnoid, arachnoidal, Arachnoidal-.
a·rach·noid·i·tis [əˌræknɔɪˈdaɪtɪs] *n* Arachnoiditis *f*, Arachnitis *f*.
ar·bi·trar·y [ˈɑːrbɪˌtrerɪ] *adj* willkürlich, nach Ermessen, arbiträr.
ar·bor [ˈɑːrbər] *n, pl* **ar·bo·res** [ɑːrˈbəʊriːz] Baum *m*.
  arbor vitae of vermis (*Kleinhirn*) Markkörper *m*, Arbor vitae (cerebelli).
ar·bo·vi·rus [ˌɑːrbəˈvaɪrəs] *n* Arbovirus *nt*, ARBO-Virus *nt*.
arc [ɑːrk] *n* **1.** (*a. techn.*) Bogen *m*. **2.** *mathe.* (Kreis-)Bogen *m*, Arcus *m*. **3.** (Licht-)Bogen *m*.
arch [ɑːrtʃ] **I** *n* Bogen *m*, Wölbung *f*, Gewölbe *nt*, bogenförmige *od.* gewölbte Struktur *od.* Bahn *f*. **II** *vi* s. wölben.
  alveolar arch Arcus alveolaris.
  alveolar arch of mandible Zahnbogen *m* des Unterkiefers, Arcus alveolaris mandibulae.
  alveolar arch of maxilla Zahnbogen *m* des Oberkiefers, Arcus dentalis superior.
  anterior palatine arch vorderer Gaumenbogen *m*, Arcus palatoglossus.
  arch of aorta → aortic arch.
  aortic arch Aortenbogen *m*, Arcus aortae.
  branchial arch → pharyngeal arch.
  dental arch Zahnreihe *f*, Zahnbogen *m*, Arcus dentalis.
  dentulous dental arch Zahnbogen *m* mit vollständigem Zahnbestand.
  edentulous arch Zahnbogen *m* mit unvollständigem Zahnbestand, Lückengebiß *nt*.
  edentulous dental arch → edentulous arch.
  fixed lingual arch fixierter Lingualbogen *m*.
  fixed-removable lingual arch fixiert-herausnehmbarer Lingualbogen *m*.
  glossopalatine arch vorderer Gaumenbogen *m*, Arcus palatoglossus.
  Gothic arch gotischer Bogen *m*, Pfeilwinkel *m*.
  high labial arch hoher Labialbogen *m*.
  hyoid arch *embryo.* Hyoidbogen *m*, II. Schlundbogen *m*.
  inferior dental arch Unterkieferzahnreihe *f*, mandibuläre Zahnreihe *f*, Arcus dentalis inferior.
  labial and lingual arches Innenbogen-Außenbogen-Apparat *m*, Innenbogen-Außenbogen-Technik *f*, Labiolingualtechnik *f*.
  labial arch Labialbogen *m*, Außenbogen *m*, Frontalbogen *m*.
  lingual arch Lingualbogen *m*, Innenbogen *m*.
  malar arch Jochbeinbogen *m*, Arcus zygomaticus.
  mandibular alveolar arch Unterkieferzahnreihe *f*, mandibuläre Zahnreihe *f*, Arcus dentalis inferior.
  mandibular arch 1. *embryo.* Mandibularbogen *m*, erster Schlundbogen *m*. **2.** Unterkieferzahnreihe *f*, mandibuläre Zahnreihe *f*, Arcus dentalis inferior.
  maxillary alveolar arch Oberkieferzahnreihe *f*, maxilläre Zahnreihe *f*, Arcus dentalis superior.
  maxillary arch Oberkieferzahnreihe *f*, maxilläre Zahnreihe *f*, Arcus dentalis superior.
  Mershon arch Mershon-Bogen *m*.
  neural arch of vertebra Wirbelbogen *m*, Arcus vertebralis/vertebrae.
  Nitinol arch Nitinol-Bogen *m*.
  oral arch Gaumenbogen *m*.
  palatoglossal arch → anterior palatine arch.
  palatomaxillary arch Gaumenbogen *m*.
  palatopharyngeal arch → posterior palatine arch.
  partially edentulous dental arch Zahnbogen *m* mit teilweise unvollständigem Zahnbestand, Lückengebiß *nt*.
  passive lingual arch passiver Lingualbogen *m*.
  pharyngeal arch *embryo.* Kiemenbogen *m*, Schlundbogen *m*, Pharyngialbogen *m*.
  pharyngoepiglottic arch → posterior palatine arch.
  pharyngopalatine arch → posterior palatine arch.
  posterior palatine arch hinterer Gaumenbogen *m*, Arcus palatopharyngeus.
  reflex arch Reflexbogen *m*.
  removable lingual arch herausnehmbarer Lingualbogen *m*.
  ribbon arch Bandbogen *m*.
  stationary lingual arch fixierter Lingualbogen *m*.
  superciliary arch Augenbrauenbogen *m*, Arcus superciliaris.
  superior dental arch Oberkieferzahnreihe *f*, maxilläre Zahnreihe *f*, Arcus dentalis superior.
  venous arch Venenbogen *m*, Arcus venosus.
  vertebral arch Wirbelbogen *m*, Arcus vertebrae/vertebralis.
  zygomatic arch Jochbogen *m*, Arcus zygomaticus.
ar·chi·tec·ton·ics [ˌɑːrkɪtekˈtɑnɪks] *pl* **1.** Architektonik *f*, Architektur *f*. **2.** Struktur *f*, Aufbau *m*, Anlage *f*.
ar·chi·tec·ture [ˈɑːrkɪtektʃər] *n* (Auf-)Bau *m*, Struktur *f*.
  gingival architecture Zahnfleischarchitektur *f*.
ar·cu·ate [ˈɑːrkjʊɪt, -ˌweɪt, -jəwət] *adj* bogenförmig, gewölbt, gebogen.
ar·e·a [ˈeərɪə] *n, pl* **ar·e·as, ar·e·ae** [ˈeərɪˌiː] **1.** Gebiet *nt*, Areal *nt*, Zone *f*, Bereich *m*, Gegend *f*, Region *f*, (Ober-)Fläche *f*. **2.** *anat.* Area *f*; *anat.* (*ZNS*) Zentrum *nt*. **3.** *mathe.* Inhalt *m*, (Grund-)Fläche *f*.
  basal seat area Prothesenlager *m*.
  body surface area *physiol.* Körperoberfläche *f*.
  Broca's area motorisches Sprachzentrum *nt*, motorische/frontale Broca-(Sprach-)Region *f*, Broca-Feld *nt*.
  cheek area Wangengegend *f*, Wangenregion *f*, Regio buccalis.
  chin area Kinngegend *f*, Kinnregion *f*, Regio mentalis.
  contact area 1. Kontaktfläche *f*. **2.** Kontaktfläche *f*, Berührungsfläche *f*, Approximalfläche *f*, Facies contactus dentis.
  denture-bearing area Prothesen-tragende Fläche *f*, Prothesenlager *m*.
  denture foundation area Prothesenlager *m*.
  denture-supporting area Prothesenlager *m*.
  embryonic area Keimscheibe *f*, Keimschild *m*, Blastodiskus *m*.
  area of facial nerve Area n. facialis.
  frontal speech area motorisches Sprachzentrum *nt*, motorische/frontale Broca-(Sprach-)Region *f*, Broca-Feld *nt*.
  germinative area *embryo.* Keimfleck *m*, Macula germinativa.
  Head's areas Head-Zonen *pl*.
  interproximal contact area Kontaktfläche *f*, Berührungsfläche *f*, Approximalfläche *f*, Facies contactus dentis.
  Kiesselbach's area Kiesselbach-Ort *m*, Locus Kiesselbachi.
  Little's area Kiesselbach-Ort *m*, Locus Kiesselbachi.
  mesial contact area mesiale Kontaktfläche *f*.
  motor speech area motorisches Sprachzentrum *nt*, motorische Sprachregion *f*, Broca-Feld *nt*.
  orbital area Augenregion *f*, Regio orbitalis.
  proximal subcontact area proximale Kontaktfläche *f*.
  recovery area Aufwachraum *m*.
  retention area Retentionsfläche *f*.
  retention area of tooth Retentionsfläche *f*, Retentionsstelle *f*.
  stress-bearing area Prothesenlager *m*.
  stress-supporting area Prothesenlager *m*.
  temporal speech area 1. Wernicke-Sprachzentrum *nt*, akustisches/sensorisches Sprachzentrum *nt*. **2.** Wernicke-Sprachregion *f*, temporale Sprachregion *f*.
  areas of throat Halsregionen *pl*, Regiones cervicales.
  trigger area *neuro.* Triggerzone *f*, Triggerpunkt *m*.

Wernicke's area 1. Wernicke-Sprachzentrum *nt*, akustisches/sensorisches Sprachzentrum *nt*. **2.** Wernicke-Sprachregion *f*, temporale Sprachregion *f*.
Wernicke's temporal speech area Wernicke-Sprachregion *f*, temporale Sprachregion *f*.
a·re·flex·ia [eɪrɪ'fleksɪə] *n* Reflexlosigkeit *f*, Fehlen *nt* normaler Reflexe, Areflexie *f*.
a·re·gen·er·a·tive [eɪrɪ'dʒenərətɪv, -,reɪtɪv] *adj* aregenerativ; aplastisch.
a·re·o·la [ə'rɪələ] *n*, *pl* **a·re·o·las, a·re·o·lae** [ə'rɪəliː] *anat.* **1.** (kleiner) Hof *m*, kleiner (Haut-)Bezirk *m*, Areola *f*. **2.** *histol.* Gewebsspalte *f*, Gewebsfissur *f*.
a·re·o·lar [ə'rɪələr] *adj* areolar, zellig, netzförmig.
ar·e·om·e·ter [,eərɪ'ɑmɪtər] *n phys.* Senkwaage *f*, Tauchwaage *f*, Flüssigkeitswaage *f*, Aräometer *nt*.
ar·gen·taf·fin [ɑːr'dʒentəfɪn] *adj histol.* argentaffin.
ar·gen·taf·fine [ɑːr'dʒentəfiːn] *adj* → argentaffin.
ar·gen·taf·fi·no·ma [ɑːr,dʒentəfɪ'nəʊmə] *n* Argentaffinom *nt*; Karzinoid *nt*.
ar·gen·to·phil [ɑːr'dʒentəfɪl] *adj* → argentaffin.
ar·gen·to·phil·ic [ɑːr,dʒentə'fɪlɪk] *adj* → argentaffin.
ar·gil·la [ɑː'rdʒɪlə] *n* Kaolin *nt*.
ar·gil·la·ceous [ɑːrdʒə'leɪʃəs] *adj* tonhaltig, tonartig, Ton-.
ar·gi·nase ['ɑːrdʒəneɪz] *n* Arginase *f*.
ar·gi·nine ['ɑːrdʒəniːn, -nɪn, -nɪn] *n* Arginin *nt*.
ar·gon ['ɑːrgɑn] *n* Argon *nt*.
ar·gyr·ia [ɑːr'dʒɪrɪə] *n* Silberintoxikation *f*, Argyrie *f*, Argyrose *f*.
ar·gy·ri·a·sis [,ɑːrdʒɪ'raɪəsɪs] *n* → argyria.
ar·gyr·ism ['ɑːrdʒɪrɪzəm] *n* → argyria.
ar·gyr·o·phil ['ɑːrdʒɪrəʊfɪl] *adj histol.* argyrophil.
ar·gyr·o·phile ['ɑːrdʒɪrəʊfaɪl] *adj* → argyrophil.
ar·gyr·o·phil·ia [,ɑːrdʒɪrəʊ'fiːlɪə] *n histol.* Argyrophilie *f*.
ar·gyr·o·phil·ic [,ɑːrdʒɪrəʊ'fɪlɪk] *adj* → argyrophil.
ar·gyr·oph·i·lous [,ɑːrdʒə'rɑfɪləs] *adj* → argyrophil.
ar·gy·ro·sis [ɑːrdʒə'rəʊsɪs] *n* → argyria.
a·rhin·en·ce·pha·lia [,eɪraɪn,ensə'feɪljə, -lɪə] *n* A(r)rhinenzephalie *f*.
a·rhin·ia [ə'reɪnɪə] *n* A(r)rhinie *f*.
a·rhyth·mia [ə'rɪðmɪə] *n* → arrhythmia.
arm [ɑːrm] *n* **1.** *anat.* Arm *m*. **make a long arm** den Arm ausstrecken. **2.** Arm *m*.
 bracing arm Führungsarm *m*.
 clasp arm Klammerarm *m*.
 guiding arm Führungsarm *m*.
 lever arm *phys.* Hebelarm *m*.
 retention arm Retentionsarm *m*.
 retentive arm Retentionsarm *m*.
 stabilizing arm Stabilisierungsarm *m*.
ar·ma·men·tar·i·um [,ɑːrmæmən'teərɪəm] *n (Praxis)* Ausrüstung *f*, Einrichtung *f*, Instrumentarium *nt*.
 endodontic armamentarium Wurzelkanalbesteck *nt*, Wurzelkanalinstrumente *pl*, Wurzelkanalinstrumentarium *nt*.
 periodontal armamentarium Parodontalinstrumentarium *nt*, Parodontalbesteck *nt*.
ar·mar·i·um [ɑːr'meərɪəm] *n*, *pl* **ar·mar·i·a** [ɑːr'meərɪə] → armamentarium.
ar·ma·ture ['ɑːrmətʃər] *n* **1.** *phys.* Anker *m*, Läufer *m*, Rotor *m*, Relais *nt*. **2.** Schutz *m*, Verstärkung *f*.
around-the-clock *adj* rund um die Uhr, 24stündig.
ar·rest [ə'rest] *I n* Anhalten *nt*, Aufhalten *nt*, Stillstehen *nt*, Stillstand *m*; Hemmung *f*, Stockung *f*. *II vt* **1.** anhalten, aufhalten, zum Stillstand bringen, hemmen, hindern. **2.** sperren, feststellen, blockieren, arretieren.
 cardiac arrest Herzstillstand *m*.
 circulatory arrest Kreislaufstillstand *m*.
 arrest of development Entwicklungshemmung *f*.
 heart arrest Herzstillstand *m*.
 respiratory arrest Atemstillstand *m*, Apnoe *f*.
ar·rhin·en·ce·pha·lia [,eɪraɪn,ensə'feɪljə, -lɪə] *n* → arhinencephalia.
ar·rhin·ia [ə'reɪnɪə] *n* → arhinia.
ar·rhyth·mia [ə'rɪðmɪə] *n* **1.** Arrhythmie *f*. **2.** Herzrhythmusstörung *f*, Arrhythmie *f*, Arrhythmia *f*.
 atrial arrhythmia *card.* Vorhofarrhythmie *f*, atriale Arrhythmie *f*.
 respiratory arrhythmia respiratorische Arrhythmie *f*.
 sinus arrhythmia Sinusarrhythmie *f*.
 supraventricular arrhythmia supraventrikuläre Arrhythmie *f*.
 ventricular arrhythmia ventrikuläre Arrhythmie *f*.
ar·rhyth·mic [ə'rɪðmɪk] *adj* arrhythmisch.
ar·se·nate ['ɑːrsəneɪt, -nɪt] *n* Arsenat *nt*.
ar·se·nic [*n* 'ɑːrs(ə)nɪk; *adj* ɑːr'senɪk] *I n* **1.** Arsen *nt*. **2.** Arsentrioxid *nt*, Arsenik *nt*, Arsenikum *nt*. *II adj* Arsen(ik)-, Arsen-V-.
ar·sen·i·cum [ɑːr'senɪkəm] *n* Arsentrioxid *nt*, Arsenik *nt*, Arsenikum *nt*.
ar·te·fact ['ɑːrtəfækt] *n* Kunstprodukt *nt*, artifizielle Veränderung *f*, Artefakt *nt*.
ar·te·ri·a [ɑːr'tɪərɪə] *n*, *pl* **ar·te·ri·ae** [ɑːr'tɪərɪ,iː] *anat.* Schlagader *f*, Pulsader *f*, Arterie *f*, Arteria *f*.
ar·te·ri·al [ɑːr'tɪərɪəl] *adj* Arterien betr., arteriell, arteriös, Arterien-.
ar·te·ri·al·i·za·tion [ɑːr,tɪərɪəlɪ'zeɪʃn, -laɪ-] *n* **1.** Arterialisierung *f*, Arterialisation *f*. **2.** Grad *m* der Sauerstoffsättigung, Arterialisation *f*.
ar·te·ri·ec·ta·sis [,ɑːrtɪərɪ'ektəsɪs] *n* diffuse Arterienerweiterung *f*, Arteriektasie *f*.
ar·te·ri·ec·to·my [,ɑːrtɪərɪ'ektəmɪ] *n* Arterien(teil)resektion *f*, Arteriektomie *f*.
ar·te·ri·o·gram [ɑːr'tɪərɪəgræm] *n radiol.* Arteriogramm *nt*.
ar·te·ri·og·ra·phy [ɑːr,tɪərɪ'ɑgrəfɪ] *n radiol.* Kontrastdarstellung *f* von Arterien, Arteriographie *f*.
ar·te·ri·o·lar [ɑːrtɪ'əʊlər, ɑːr,tɪrɪ'əʊlər] *adj* Arteriole(n) betr., arteriolär, Arteriolen-.
ar·te·ri·ole [ɑːr'tɪərɪəʊl] *n* kleine Arterie *f*, Arteriole *f*, Arteriola *f*.
ar·te·ri·o·lith [ɑːr'tɪərɪəlɪθ] *n* Arterienstein *m*, Arteriolith *m*.
ar·ter·i·o·li·tis [ɑːr,tɪərɪəʊ'laɪtɪs] *n* Arteriolen(wand)entzündung *f*, Arteriolitis *f*.
ar·te·ri·o·lo·ne·cro·sis [ɑːr,tɪərɪ,əʊləʊnɪ'krəʊsɪs, -ne-] *n* Arteriolennekrose *f*, Arteriolonekrose *f*.
ar·te·ri·o·lo·scle·ro·sis [ɑːr,tɪərɪ,əʊləʊsklɪ'rəʊsɪs] *n* Arteriolosklerose *f*.
ar·te·ri·o·lo·scle·rot·ic [ɑːr,tɪərɪ,əʊləʊsklɪ'rɑtɪk] *adj* Arteriolosklerose betr., arteriolosklerotisch.
ar·te·ri·o·ne·cro·sis [ɑːr,tɪərɪənɪ'krəʊsɪs, -ne-] *n* Arterionekrose *f*.
ar·te·ri·op·a·thy [,ɑːrtɪərɪ'ɑpəθɪ] *n* Arterienerkrankung *f*, Arteriopathie *f*, Arteriopathia *f*.
ar·te·ri·or·rha·phy [ɑːr,tɪərɪ'ɑrəfɪ] *n* Arteriennaht *f*, Arterio(r)rhaphie *f*.
ar·te·ri·o·scle·ro·sis [ɑːr,tɪərɪəsklɪ'rəʊsɪs] *n inf.* Arterienverkalkung *f*, Arteriosklerose *f*, Arteriosclerosis *f*.
 coronary arteriosclerosis Koronar(arterien)sklerose *f*.
ar·te·ri·o·scle·rot·ic [ɑːr,tɪərɪəsklɪ'rɑtɪk] *adj* Arteriosklerose betr., arteriosklerotisch.
ar·te·ri·ot·o·my [ɑːr,tɪərɪ'ɑtəmɪ] *n* operative Arterieneröffnung *f*, Arteriotomie *f*.
ar·te·ri·o·ve·nous [ɑːr,tɪərɪə'viːnəs] *adj* arteriovenös.
ar·te·ri·tis [ɑːrtə'raɪtɪs] *n* Arterienentzündung *f*, Arteriitis *f*.
 brachiocephalic arteritis Martorell-Krankheit *f*, Martorell-Syndrom *nt*, Takayasu-Krankheit *f*, Takayasu-Syndrom *nt*, Pulsloskrankheit *f*, pulseless disease.
 giant-cell arteritis (senile) Riesenzellarteriitis *f*, Horton-Riesenzellarteriitis *f*, Horton-Syndrom *nt*, Horton-Magath-Brown-Syndrom *nt*, Arteriitis cranialis/gigantocellularis/temporalis.
 Horton's arteritis → giant-cell arteritis.
 rheumatic arteritis rheumatische Arteriitis *f*, Arteriitis rheumatica.
 Takayasu's arteritis → brachiocephalic arteritis.
 temporal arteritis → giant-cell arteritis.
ar·ter·y ['ɑːrtərɪ] *n*, *pl* **ar·te·ries 1.** *anat.* Schlagader *f*, Pulsader *f*, Arterie *f*, Arteria *f*. **2.** *fig.* Hauptverkehrsader *f*, Schlagader *f*.
 angular artery Augenwinkelarterie *f*, Angularis *f*, Arteria angularis.
 anterior dental arteries vordere Oberkieferschlagadern *pl*, vordere Oberkieferarterien *pl*, Arteriae alveolares superiores anteriores.
 anterior ethmoidal artery vordere Siebbeinarterie *f*, Ethmoidalis *f* anterior, Arteria ethmoidalis anterior.
 anterior superior alveolar arteries vordere Oberkieferschlagadern *pl*, vordere Oberkieferarterien *pl*, Arteriae alveolares superiores anteriores.
 ascending cervical artery aufsteigende Halsschlagader *f*, aufsteigende Halsarterie *f*, Cervicalis *f* ascendens, Arteria cervicalis ascendens.
 ascending palatine artery aufsteigende Gaumenschlagader, Palatina *f* ascendens, Arteria palatina ascendens.
 ascending pharyngeal artery Pharyngea *f* ascendens, Arteria pharyngea ascendens.
 basal artery → basilar artery.
 basilar artery Schädelbasisarterie *f*, Basisarterie *f* des Hirnstamms, Basilaris *f*, Arteria basilaris.
 brachiocephalic artery Truncus brachiocephalicus.
 buccal artery Backenschlagader *f*, Arteria buccalis.
 buccinator artery → buccal artery.

cephalic artery → common carotid artery.
common carotid artery Halsschlagader *f*, gemeinsame Kopfschlagader *f*, Karotis *f* communis, Arteria carotis communis.
coronary artery 1. (Herz-)Kranzarterie *f*, (Herz-)Kranzgefäß *nt*, Koronararterie *f*, Koronarie *f*, Arteria coronaria. **2.** Kranzarterie *f*, Kranzgefäß *nt*, Arteria coronaria.
deep cervical artery tiefe Halsschlagader *f*, tiefe Halsarterie *f*, Cervicalis *f* profunda, Arteria cervicalis profunda.
deep lingual artery tiefe Zungenschlagader/Zungenarterie *f*, Arteria profunda linguae.
descending palatine artery absteigende Gaumenschlagader *f*, Palatina *f* descendens, Arteria palatina descendens.
dorsal artery of nose → dorsal nasal artery.
dorsal nasal artery Nasenrückenarterie *f*, Arteria dorsalis nasi, Arteria nasalis externa.
end artery Endarterie *f*.
external carotid artery äußere Kopfschlagader *f*, Karotis *f* externa, Arteria carotis externa.
external nasal artery → dorsal nasal artery.
facial artery Gesichtsschlagader *f*, Facialis *f*, Arteria facialis.
greater palatine artery große Gaumenschlagader *f*, Palatina *f* major, Arteria palatina major.
inferior alveolar artery → inferior dental artery.
inferior dental artery Unterkieferschlagader *f*, Unterkieferarterie *f*, Alveolaris *f* inferior, Arteria alveolaris inferior.
inferior labial artery Unterlippenschlagader *f*, Unterlippenarterie *f*, Labialis *f* inferior, Arteria labialis inferior.
infraorbital artery *old* Augenhöhlenbodenschlagader *f*, Infraorbitalis *f*, Arteria infraorbitalis.
innominate artery Truncus brachiocephalicus.
interdental arteries Interdentalarterien *pl*.
internal carotid artery innere Kopfschlagader *f*, Karotis *f* interna, Arteria carotis interna.
internal maxillary artery → maxillary artery.
interradicular arteries Interdentalarterien *pl*.
lacrimal artery Tränendrüsenarterie *f*, Lacrimalis *f*, Arteria lacrimalis.
lesser palatine arteries kleine Gaumenarterien *pl*, Arteriae palatinae minores.
lingual artery Zungenschlagader *f*, Zungenarterie *f*, Lingualis *f*, Arteria lingualis.
major palatine artery → greater palatine artery.
mandibular artery Unterkieferschlagader *f*, Unterkieferarterie *f*, Alveolaris *f* inferior, Arteria alveolaris inferior.
masseteric artery Arteria masseterica.
maxillary artery Oberkieferschlagader *f*, Maxillaris *f*, Arteria maxillaris.
mental artery Kinnschlagader *f*, Arteria mentalis, Ramus mentalis a. alveolaris inferioris.
minor palatine arteries → lesser palatine arteries.
nasopalatine artery Sphenopalatina *f*, Arteria sphenopalatina.
posterior auricular artery hintere Ohrschlagader *f*, Aurikularis *f* posterior, Arteria auricularis posterior.
posterior ethmoidal artery hintere Siebbeinarterie *f*, Ethmoidalis *f* posterior, Arteria ethmoidalis posterior.
posterior superior alveolar artery hintere Oberkieferschlagader *f*, hintere Oberkieferarterie *f*, Arteria alveolaris superior posterior.
precapillary artery kleine Arterie *f*, Arteriole *f*, Arteriola *f*.
artery of pterygoid canal Arteria canalis pterygoidei.
ranine artery tiefe Zungenschlagader/Zungenarterie *f*, Arteria profunda linguae.
sphenopalatine artery Sphenopalatina *f*, Arteria sphenopalatina.
sublingual artery Unterzungenschlagader *f*, Sublingualis *f*, Arteria sublingualis.
submental artery Submentalis *f*, Arteria submentalis.
superficial cervical artery oberflächliche Halsarterie *f*, Cervicalis *f* superficialis, Arteria cervicalis superficialis, Ramus superficialis a. transversae colli.
superior dental artery → posterior superior alveolar artery.
superior labial artery Oberlippenschlagader *f*, Oberlippenarterie *f*, Labialis *f* superior, Arteria labialis superior.
supraorbital artery Supraorbitalarterie *f*, Supraorbitalis *f*, Arteria supraorbitalis.
terminal artery Endarterie *f*, Cohnheim-Arterie *f*.
transverse artery of face Transversa *f* faciei, Arteria transversa faciei/facialis.
transverse artery of neck Transversa *f* colli, Arteria transversa (colli).
transverse cervical artery quere Halsschlagader *f*, quere Halsarterie *f*, Transversa *f* colli, Arteria transversa (colli).
transverse facial artery quere Gesichtsschlagader, Transversa *f* faciei, Arteria transversa faciei/facialis.
vidian artery Arteria canalis pterygoidei.
zygomatico-orbital artery Arteria zygomatico-orbitalis.
arthr- *pref.* Gelenk-, Arthr(o)-.
ar·thral ['ɑːrθrəl] *adj* Gelenk betr., artikulär, Gelenk-, Arthr(o)-.
ar·thral·gia [ɑːr'θrældʒ(ɪ)ə] *n* Gelenkschmerz(en *pl*) *m*, Arthralgie *f*, Arthrodynia *f*.
   temporomandibular arthralgia Costen-Syndrom *nt*, temporomandibuläres Syndrom *nt*, Mandibulargelenkneuralgie *f*.
ar·thrit·ic [ɑːr'θrɪtɪk] **I** *n* Arthritiker(in *f*) *m*. **II** *adj* arthritisch.
ar·thri·tis [ɑːr'θraɪtɪs] *n* Gelenkentzündung *f*, Arthritis *f*.
   acute rheumatic arthritis rheumatisches Fieber *nt*, Febris rheumatica, akuter Gelenkrheumatismus *m*, Polyarthritis rheumatica acuta.
   chronic inflammatory arthritis → rheumatoid arthritis.
   juvenile rheumatoid arthritis juvenile Form *f* der chronischen Polyarthritis, Morbus *m* Still, Still-Syndrom *nt*, Chauffard-Ramon-Still-Krankheit *f*.
   proliferative arthritis → rheumatoid arthritis.
   rheumatoid arthritis rheumatoide Arthritis *f*, progrediente/primär chronische Polyarthritis *f*.
   traumatic arthritis of temporomandibular joint posttraumatische Kiefergelenkentzündung *f*, traumatogene Kiefergelenkentzündung *f*.
arthro- *pref.* Gelenk-, Arthr(o)-.
ar·thro·cen·te·sis [,ɑːrθrəʊsen'tiːsɪs] *n* Gelenkpunktion *f*, Arthrozentese *f*.
ar·thro·chon·dri·tis [,ɑːrθrəʊkɑn'draɪtɪs] *n* Gelenkknorpelentzündung *f*, Arthrochondritis *f*.
ar·thro·dent·os·te·o·dys·pla·sia [,ɑːrθrəʊdent,ɑstɪədɪs'pleɪʒ(ɪ)ə] *n* Arthrodentodysplasie *f*.
ar·thro·dyn·i·a [,ɑːrθrə'diːnɪə] *n* Gelenkschmerz *m*, Arthrodynie *f*, Arthroalgia *f*.
ar·thro·em·py·e·sis [,ɑːrθrəʊ,empaɪ'iːsɪs] *n* Gelenkeiterung *nt*.
ar·thro·en·dos·co·py [,ɑːrθrəʊen'dɑskəpɪ] *n* → arthroscopy.
ar·thro·gen·ic [,ɑːrθrəʊ'dʒenɪk] *adj* vom Gelenk ausgehend, gelenkbedingt, arthrogen.
ar·thro·gram ['ɑːrθrəʊgræm] *n radiol.* Arthrogramm *nt*.
ar·throg·ra·phy [ɑːr'θrɑgrəfɪ] *n radiol.* Kontrastdarstellung *f* eines Gelenkes, Arthrographie *f*.
ar·thro·gry·po·sis [,ɑːrθrəgrɪ'pəʊsɪs] *n* Arthrogrypose *f*.
ar·thro·klei·sis [,ɑːrθrəʊ'klaɪsɪs] *n* **1.** operative Gelenkversteifung *f*, Arthrodese *f*. **2.** Gelenkversteifung *f*, Ankylose *f*.
ar·thro·lith ['ɑːrθrəʊlɪθ] *n* Gelenkstein *m*, Arthrolith *m*.
ar·thro·neu·ral·gia [,ɑːrθrənʊ'rældʒə, -njʊər-] *n* Gelenkneuralgie *f*.
ar·thro·oph·thal·mo·pa·thy *n* Arthro-Ophthalmopathie *f*.
   hereditary progressive arthro-ophthalmopathy erbliche progressive Arthro-Ophthalmopathie *f*, Stickler-Syndrom *nt*.
ar·throp·a·thy [ɑːr'θrɑpəθɪ] *n* Gelenkerkrankung *f*, Gelenkleiden *nt*, Arthropathie *f*, Arthropathia *f*.
ar·thro·phyte ['ɑːrθrəʊfaɪt] *n* Arthrophyt *m*.
ar·thro·plas·ty ['ɑːrθrəʊplæstɪ] *n* **1.** Gelenkplastik *f*, Arthroplastik *f*. **2.** Gelenkprothese *f*.
ar·thro·pneu·mog·ra·phy [,ɑːrθrəʊn(j)uː'mɑgrəfɪ] *n* Pneumoarthrographie *f*, Arthropneumographie *f*.
ar·thro·py·o·sis [,ɑːrθrəpaɪ'əʊsɪs] *n* Gelenkeiterung *f*.
ar·thro·scin·ti·gram [ɑːrθrəʊ'sɪntəgræm] *n radiol.* Gelenkszintigramm *nt*.
ar·thro·scin·tig·ra·phy [,ɑːrθrəʊsɪn'tɪgrəfɪ] *n radiol.* Gelenkszintigraphie *f*.
arthro·scope ['ɑːrθrəʊskəʊp] *n* Arthroskop *nt*.
ar·thros·co·py [ɑːr'θrɑskəpɪ] *n* Gelenkspiegelung *f*, Arthroskopie *f*.
   temporomandibular joint arthroscopy Kiefergelenkarthroskopie *f*.
ar·thro·sis [ɑːr'θrəʊsɪs] *n* **1.** degenerative Gelenkerkrankung *f*, Arthrose *f*. **2.** Gelenk *nt*, gelenkartige Verbindung *f*.
   temporomandibular arthrosis Kiefergelenkarthrose *f*, Mandibulargelenkarthrose *f*.
ar·thro·syn·o·vi·tis [,ɑːrθrə,sɪnə'vaɪtɪs] *n* Synovialitis *f*, Synovitis *f*.
ar·tic·u·lar [ɑːr'tɪkjələr] *adj* artikulär, Gelenk-, Glieder-.
ar·tic·u·late [*adj* ɑːr'tɪkjəlɪt; *v* ɑːr'tɪkjəleɪt] **I** *adj* **1.** *anat.* gelenkig, gegliedert, Gelenk-, Glieder-. **2.** artikuliert, verständlich. **II** *vt* **3.** zusammenfügen, verbinden, durch Gelenke *od.* Glieder verbinden. **4.** artikulieren, (deutlich) aussprechen. **III** *vi* **5.** ein Gelenk bilden, (durch ein Gelenk) verbunden werden (*with* mit). **6.** artikulieren, deutlich sprechen.
ar·tic·u·lat·ed [ɑːr'tɪkjəleɪtɪd] *adj* **1.** artikuliert, deutlich u. klar ausgesprochen. **2.** mit Gelenken (versehen), gelenkig; gegliedert.

ar·tic·u·la·tion [ɑːrˌtɪkjəˈleɪʃn] *n* **1.** *anat.* Gelenk *nt*, Verbindung(sstelle *f*) *f*, Articulatio *f*. **2.** Zusammenfügung *f*, Aneinanderfügung *f*, Verbindung *f*. **3.** Artikulation *f*, (deutliche) Aussprache *f*; Artikulieren *nt*, Aussprechen *nt*.
articulator articulation Artikulatorengelenk *nt*.
atlanto-occipital articulation oberes Kopfgelenk *nt*, Atlantookzipitalgelenk *nt*, Articulatio atlanto-occipitalis.
balanced articulation Artikulationsgleichgewicht *nt*, balancierte Artikulation *f*.
dental articulation Artikulation *f*.
dentoalveolar articulation Gomphosis *f*, Articulatio dentoalveolaris.
mandibular articulation → temporomandibular articulation.
maxillary articulation → temporomandibular articulation.
occipital articulation → atlanto-occipital articulation.
occipito-atlantal articulation → atlanto-occipital articulation.
peg-and-socket articulation 1. Einkeilung *f*, Einzapfung *f*, Gomphosis *f*. **2.** Articulatio dentoalveolaris, Gomphosis *f*.
temporomandibular articulation (Unter-)Kiefergelenk *nt*, Temporomandibulargelenk *nt*, Articulatio temporomandibularis.
temporomaxillary articulation → temporomandibular articulation.
ar·tic·u·la·tor [ɑːrˈtɪkjəleɪtər] *n* (*a. ortho.*) Artikulator *m*, Gelenksimulator *m*.
adjustable articulator verstellbarer Artikulator *m*, einstellbarer Artikulator *m*.
arcon articulator Arcon-Artikulator *m*, Bergström-Artikulator *m*.
Arcon semiadjustable articulator Arcon-Artikulator *m*, Bergström-Artikulator *m*.
Balkwell articulator Balkwell-Artikulator *m*.
Bergström articulator Arcon-Artikulator *m*, Bergström-Artikulator *m*.
Bonwill articulator Bonwill-Artikulator *m*.
Christensen articulator Christensen-Artikulator *m*.
Denar articulator Denar-Artikulator *m*.
dental articulator Artikulator *m*, Gelenksimulator *m*.
Dentatus articulator Dentatus-Artikulator *m*.
Evans articulator Evans-Artikulator *m*.
Gariot articulator Gariot-Artikulator *m*.
Granger articulator Granger-Artikulator *m*.
Gysi articulator Gysi-Artikulator *m*, Simplexartikulator *m*.
Hanau articulator Hanau-Artikulator *m*.
hinge articulator Scharnierartikulator *m*, Scharnierachsenartikulator *m*, Scharnierokkludator *m*.
Ney articulator Ney-Artikulator *m*.
nonacron articulator Nonarcon-Artikulator *m*.
plain-line articulator Scharnierartikulator *m*, Scharnierachsenartikulator *m*, Scharnierokkludator *m*.
semiadjustable articulator halbindividueller Artikulator *m*.
Stuart articulator Stuart-Artikulator *m*.
Walker articulator Walker-Artikulator *m*.
Whip-Mix articulator Whip-Mix-Artikulator *m*.
ar·ti·fact [ˈɑːrtəfækt] *n* Kunstprodukt *nt*, artifizielle Veränderung *f*, Artefakt *nt*.
ar·ti·fi·cial [ˌɑːrtɪˈfɪʃl] *adj* artifiziell, künstlich, Kunst-.
ar·y·te·noid [ˌærɪˈtiːnɔɪd, əˈrɪtnɔɪd] **I** *n* Stellknorpel *m*, Gießbeckenknorpel *m*, Aryknorpel *m*, Cartilago aryt(a)enoidea. **II** *adj* Aryknorpel betr., arytänoid.
ar·y·te·noid·ec·to·my [ˌærɪˌtiːnɔɪˈdektəmɪ] *n* Aryknorpelentfernung *f*, -resektion *f*, Arytänoidektomie *f*.
ar·y·te·noi·di·tis [əˌrɪtnɔɪˈdaɪtɪs] *n* Aryknorpelentzündung *f*, Arytänoiditis *f*.
ar·y·te·noi·do·pex·y [ˌærɪtɪˈnɔɪdəʊˌpeksɪ] *n* Kelly-Operation *f*, Kelly-Arytänoidopexie *f*.
as·bes·tos [æsˈbestəs] *n* Asbest *m*.
as·bes·to·sis [æsbesˈtəʊsɪs] *n* Asbeststaublunge *f*, Asbestose *f*.
as·ca·ri·a·sis [ˌæskəˈraɪəsɪs] *n* Spulwurminfektion *f*, Askariasis *f*, Askari(d)ose *f*, Askaridiasis *f*.
as·car·i·cide [əˈskærəsaɪd] *n* askarizides Mittel *nt*, Askarizid *nt*.
as·car·i·di·a·sis [əˌskærɪˈdaɪəsəs] *n* → ascariasis.
as·car·i·o·sis [ˌæskɑrɪˈəʊsɪs] *n* → ascariasis.
As·ca·ris [ˈæskərɪs] *n micro.* Askaris *f*, Ascaris *f*.
Ascaris lumbricoides Spulwurm *m*, Ascaris lumbricoides.
Ascaris vermicularis Madenwurm *m*, Enterobius/Oxyuris vermicularis.
as·ca·ris [ˈæskərɪs] *n, pl* **as·car·i·des** [əˈskærədiːz] *micro.* Spulwurm *m*, Askaris *f*, Ascaris *f*.
as·cend·ing [əˈsendɪŋ] *adj* (auf-, an-)steigend, nach oben strebend, aszendierend, (*Infektion*) aufsteigend.

Asc·hel·min·thes [ˌæskhelˈmɪnθiːz] *pl micro.* Schlauch-, Rundwürmer *pl*, Nemathelminthes *pl*, Aschelminthes *pl*.
as·ci·tes [əˈsaɪtiːz] *n* Bauchwassersucht *f*, Aszites *m*, Ascites *m*.
As·co·my·ce·tes [ˌæskəmaɪˈsiːtiːz] *pl micro.* Schlauchpilze *pl*, Askomyzeten *pl*, Ascomycetes *pl*, Ascomycotina *pl*.
a·sep·sis [əˈsepsɪs, eɪ-] *n, pl* **a·sep·ses** [əˈsepsiːz, eɪsepsiːz] **1.** Keimfreiheit *f*, Asepsis *f*. **2.** Herbeiführen von Keimfreiheit, Asepsis *f*, Aseptik *f*, Sterilisation *f*, Sterilisierung *f*.
a·sep·tic [əˈseptɪk, eɪˈseptɪk] **I** *n* keimfreies Produkt *od.* Nahrungsmittel *nt*. **II** *adj* **1.** keimfrei, aseptisch; steril. **2.** *patho.* ohne Erregerbeteiligung, aseptisch; avaskulär.
a·sep·ti·cism [əˈseptəsɪzəm] *n* keimfreie Wundbehandlung *f*, Aseptik *f*.
ash [æʃ] *n* **1.** Asche *f*. **2.** (*Farbe*) Aschgrau *nt*.
ash·en [ˈæʃən] *adj* kreidebleich, aschfahl, -grau.
a·si·a·lia [ˌeɪsaɪˈeɪlɪə] *n* Asialie *f*, Aptyalismus *m*.
a·sid·er·o·sis [eɪˌsɪdəˈrəʊsɪs] *n* Eisenmangel *m*, Asiderose *f*.
a·sleep [əˈsliːp] *adj* **1.** schlafend. **be (fast/sound) asleep** (fest) schlafen. **fall asleep** einschlafen. **2.** (*Fuß, Hand*) eingeschlafen, taub. **3.** schläfrig, träge, untätig.
as·par·a·gi·nase [æsˈpærədʒɪneɪz] *n* Asparaginase *f*, Asparaginamidase *f*.
as·par·a·gine [əˈspærədʒiːn, -dʒɪn] *n* Asparagin *nt*.
as·par·tase [əˈspɑːrteɪz] *n* → aspartate ammonia-lyase.
as·par·tate [əˈspɑːrteɪt] *n* Aspartat *nt*.
aspartate aminotransferase Aspartataminotransferase *f*, Aspartattransaminase *f*, Glutamatoxalacetattransaminase *f*.
aspartate ammonia-lyase Aspartatammoniaklyase *f*, Aspartase *f*.
aspartate transaminase → aspartate aminotransferase.
a·spe·cif·ic [əspɪˈsɪfɪk] *adj patho.* unspezifisch.
as·per·gil·lo·ma [ˌæspərdʒɪˈləʊmə] *n* Aspergillom *nt*.
as·per·gil·lo·my·co·sis [æspərˌdʒɪləmaɪˈkəʊsɪs] *n* → aspergillosis.
as·per·gil·lo·sis [ˌæspərdʒɪˈləʊsɪs] *n* Aspergillusmykose *f*, Aspergillose *f*.
As·per·gil·lus [æspərˈdʒɪləs] *n* Kolbenschimmel *m*, Gießkannenschimmel *m*, Aspergillus *m*.
Aspergillus fumigatus rauchgrauer Kolbenschimmel *m*, Aspergillus fumigatus.
as·per·gil·lus [ˌæspərˈdʒɪləs] *n, pl* **as·per·gil·li** [ˌæspərˈdʒɪlaɪ] Kolbenschimmel *m*, Gießkannenschimmel *m*, Aspergillus *m*.
as·phyc·tic [æsˈfɪktɪk] *adj* Asphyxie betr., asphyktisch.
as·phyc·tous [æsˈfɪktəs] *adj* → asphyctic.
as·phyg·mia [æsˈfɪgmɪə] *n* vorübergehende Pulslosigkeit *f*, Asphygmie *f*.
as·phyx·ia [æsˈfɪksɪə] *n* Asphyxie *f*.
as·phyx·i·al [æsˈfɪksɪəl] *adj* → asphyctic.
as·phyx·i·ate [æsˈfɪksɪeɪt] *vt, vi* ersticken.
as·phyx·i·a·tion [æsˌfɪksɪˈeɪʃn] *n* Erstickungszustand *m*, Erstickung *f*.
as·pi·rate [*n, adj* ˈæspərɪt; *v* ˈæspəreɪt] **I** *n* **1.** Aspirat *nt*; Punktat *nt*. **2.** Hauchlaut *m*, Aspirata *f*. **II** *adj* aspiriert. **III** *vt* **3.** absaugen, ansaugen, aufsaugen, aspirieren; (*Gelenk*) punktieren. **4.** aspirieren.
as·pi·ra·tion [ˌæspəˈreɪʃn] *n* **1.** (Ein-)Atmen *nt*, Aspiration *f*. **2.** Ansaugen *nt*, Absaugen *nt*, Aufsaugen *nt*, Aspiration *f*; (*Gelenk*) Punktion *f*. **3.** *patho.* Fremdstoffeinatmung *f*, Aspiration *f*.
blood aspiration Blutaspiration *f*.
foreign-body aspiration Fremdkörperaspiration *f*.
as·pi·ra·tor [ˈæspəreɪtər] *n* Aspirator *m*.
dental aspirator Aspirator *m*, Sauger *m*, Absaugkatheter *m*.
Frazier aspirator Frazier-Absaugkatheter *m*.
Frazier suction tip aspirator Frazier-Absaugkatheter *m*.
Hu-Friedy suction tip aspirator Hu-Friedy-Absaugkatheter *m*.
suction aspirator Aspirator *m*, Sauger *m*, Absaugkatheter *m*.
A-splint *n* A-Splint-Schiene *f*.
as·say [*n* ˈæseɪ, æˈseɪ; *v* æˈseɪ] **I** *n* **1.** Analyse *f*, Test *m*, Probe *f*, Nachweisverfahren *nt*, Bestimmung *f*, Assay *m*. **carry out an assay on a sample** eine Probenbestimmung/Analyse durchführen. **2.** Probe(material *nt*) *f*. **II** *vt* analysieren, testen, bestimmen, prüfen, untersuchen, messen.
agglutination assay → agglutination *test*.
immune assay → immunoassay.
as·sim·i·la·tion [əˌsɪməˈleɪʃn] *n* **1.** (*a. psycho., socio.*) Angleichung *f*, Anpassung *f*, Assimilation *f* (*to* an). **2.** *biochem.* Assimilation *f*, Assimilierung *f*.
as·sist [əˈsɪst] **I** *vt* **1.** helfen, jdm. beistehen, jdn. unterstützen. **2.** fördern, unterstützen. **3.** teilnehmen (*at* an). **II** *vi* (aus-)helfen, Hilfe leisten, mitarbeiten, mithelfen (*in* bei).
as·sis·tance [əˈsɪstəns] *n* Hilfe *f*, Beistand *m*; Unterstützung *f*, Beihilfe *f*; Hilfeleistung *f*, Mitarbeit *f*. **afford/render/give assistance to**

sb. bei jdm. Hilfe leisten. **be of assistance (to sb.)** jdm. helfen *od.* behilflich sein. **come to sb.'s assistance** jdm. zu Hilfe kommen. **in need of assistance** hilfsbedürftig.
as·sis·tant [ə'sɪstənt] **I** *n* **1.** Assistent(in *f*) *m;* Gehilfe *m,* Gehilfin *f,* Mitarbeiter(in *f*) *m.* **2.** Hilfe *f,* Hilfsmittel *nt.* **II** *adj* behilflich (*to*), assistierend, stellvertretend, Hilfs-, Unter-.
  dental assistant Zahnarzthelfer(in *f*) *m.*
  foil assistant Folienhalter *m.*
as·so·ci·ate [*n* ə'səʊʃɪɪt, ə'səʊʃɪeɪt; *adj* ə'səʊʃɪət, ə'səʊsɪɪt, ə'səʊsɪeɪt; *v* ə'səʊʃɪeɪt] **I** *n* Kollege *m,* Kollegin *f,* Partner(in *f*) *m,* Mitarbeiter(in *f*) *m.* **II** *adj* (eng) verbunden (*with* mit), angegliedert, zugehörig; verwandt (*with* mit); beigeordnet, Mit-. **III** *vt* **1.** vereinigen, verbinden, angliedern, verknüpfen (*with* mit); anschließen (*with* an). **2.** (*a. psycho.*) assoziieren, in Verbindung/Zusammenhang bringen, verknüpfen (*with* mit). **3.** *chem.* verknüpfen, verbinden, assoziieren. **IV** *vi* s. verbinden (*with* mit).
as·so·ci·a·tion [ə,səʊʃɪ'eɪʃn, -sɪ-] *n* **1.** Verbindung *f,* Verknüpfung *f,* Vereinigung *f,* Verkoppelung *f,* Anschluß *m* (*with* mit). **2.** *psycho.* (Ideen-, Gedanken-)Assoziation *f,* (-)Verknüpfung *f.* **3.** *chem.* Assoziation *f* (*von Einzelmolekülen*). **4.** Gesellschaft *f,* Verband *m,* Verein(igung *f*) *m.* **5.** Zusammenhang *m,* Beziehung *f.*
as·so·ci·a·tive [ə'səʊʃɪ,eɪtɪv, -sɪ-, ʃətɪv] *adj* **1.** (s.) vereinigend *od.* verbindend, verknüpfend. **2.** *psycho.* assoziativ.
as·suage [ə'sweɪdʒ] *vt* **1.** (*Schmerz*) lindern, mildern. **2.** (*Hunger*) stillen, befriedigen.
as·suage·ment [əsweɪdʒ'mənt] *n* **1.** (*Schmerz*) Linderung *f,* Milderung *f.* **2.** (*Hunger*) Stillung *f,* Stillen *nt;* Befriedigung *f.* **3.** Beruhigungsmittel *nt.*
as·te·ri·on [æs'tɪərɪən] *n, pl* **as·te·ri·a** [æs'tɪərɪə] *anat.* Asterion *nt.*
as·te·rix·is [,æstə'rɪksɪs] *n neuro.* Flattertremor *m,* Flapping-Tremor *m,* Asterixis *f.*
as·the·nia [æs'θiːnɪə] *n* Kraftlosigkeit *f,* Energielosigkeit *f,* Schwäche *f,* Asthenie *f.*
as·then·ic [æs'θenɪk] **I** *n* Astheniker(in *f*) *m,* Leptosome(r *m*) *f.* **II** *adj* **1.** Asthenie betr., asthenisch, kraftlos. **2.** *physiol.* von asthenischem Körperbau, schlankwüchsig, asthenisch.
asth·ma [ˈæzmə] *n* **1.** anfallsweise Atemnot *m,* Asthma *nt.* **2.** Bronchialasthma *nt,* Asthma bronchiale.
  bronchial asthma Bronchialasthma *nt,* Asthma bronchiale.
  cardiac asthma Herzasthma *nt,* Asthma cardiale.
  Cheyne-Stokes asthma Herzasthma *nt.*
  Heberden's asthma Herzbräune *f,* Stenokardie *f,* Angina pectoris.
  Kopp's asthma Stimmritzenkrampf *m,* Laryngismus stridulus.
  Millar's asthma Stimmritzenkrampf *m,* Laryngismus stridulus.
  pollen asthma Heufieber *nt,* Heuschnupfen *m.*
  Rostan's asthma Herzasthma *nt,* Asthma cardiale.
  spasmodic asthma Bronchialasthma *nt,* Asthma bronchiale.
  Wichmann's asthma Stimmritzenkrampf *m,* Laryngismus stridulus.
asth·mat·ic [æz'mætɪk] **I** *n* Asthmatiker(in *f*) *m.* **II** *adj* Asthma betr., asthmatisch, kurzatmig, Asthma-.
asth·mo·gen·ic [,æzmə'dʒenɪk] **I** *n* asthmogene Substanz *f.* **II** *adj* asthmaverursachend, asthmaauslösend, asthmogen.
a·sto·mia [ə'stəʊmɪə] *n embryo.* angeborenes Fehlen *nt* des Mundes, Astomie *f.*
as·tringe [ə'strɪndʒ] *vt* **1.** zusammenziehen, zusammenpressen, festbinden. **2.** adstringieren, zusammenziehen.
as·trin·gent [ə'strɪndʒənt] **I** *n* Adstringens *nt.* **II** *adj* adstringierend, zusammenziehend.
as·tro·blas·to·ma [,æstrəblæs'təʊmə] *n* Astroblastom *nt.*
as·tro·cyte [ˈæstrəsaɪt] *n* Sternzelle *f,* Astrozyt *m.*
as·tro·cy·to·ma [,æstrəsaɪ'təʊmə] *n* Astrozytom *nt,* Astrocytoma *nt.*
as·trog·li·a [æ'strɒglɪə, ,æstrə'glaɪə] *n* Astroglia *f,* Makroglia *f.*
as·tro·ma [ə'strəʊmə] *n* → astrocytoma.
a·sym·met·ri·cal [eɪsɪ'metrɪkl] *adj* ungleichmäßig, unsymmetrisch, asymmetrisch.
a·sym·me·try [eɪ'sɪmətrɪ, æ-] *n* Asymmetrie *f.*
  gingival asymmetry Zahnfleischasymmetrie *f.*
  maxillary asymmetry maxilläre Asymmetrie *f.*
a·symp·to·mat·ic [eɪ,sɪm(p)tə'mætɪk] *adj* symptomlos, symptomarm, asymptomatisch.
a·syn·chro·nous [eɪ'sɪŋkrənəs] *adj* nicht gleichzeitig, asynchron (*with* mit).
a·sys·to·le [eɪ'sɪstəlɪ, æ-] *n* Herzstillstand *m,* Asystolie *f.*
a·sys·to·li·a [eɪsɪs'təʊlɪə] *n* → asystole.
a·sys·tol·ic [eɪsɪs'tɒlɪk] *adj* asystolisch.
a·tac·tic [ə'tæktɪk] *adj* **1.** ungleichmäßig, unregelmäßig, ungeordnet, unkoordiniert, ataktisch. **2.** Ataxie betr., durch Ataxie bedingt, ataktisch, ataxisch.

at·a·rac·tic [,ætə'ræktɪk] **I** *n pharm.* Beruhigungsmittel *nt,* Ataraktikum *nt,* Ataraxikum *nt.* **II** *adj* Ataraxie betr. *od.* bewirkend, beruhigend, ataraktisch.
a·tax·ia [ə'tæksɪə] *n neuro.* Ataxie *f,* Ataxia *f.*
a·tax·ic [ə'tæksɪk] *adj* Ataxie betr., durch Ataxie bedingt, ataktisch, ataxisch.
at·el·ec·ta·sis [,ætə'lektəsɪs] *n* **1.** Atelektase *f.* **2.** Lungenkollaps *m,* Lungenatelektase *f.*
at·e·lec·tat·ic [,ætlek'tætɪk] *adj* Atelektase betr., atelektatisch, Atelektasen-.
at·e·lo·pro·so·pia [,ætɪləʊprə'səʊpɪə] *n embryo.* Ateloprosopie *f.*
a·ther·ma·nous [æ'θɜrmənəs] *adj* wärmeundurchlässig, atherman, adiatherman.
a·ther·mic [eɪ'θɜrmɪk] *adj* ohne Fieber (verlaufend), fieberlos, afebril.
ath·er·o·em·bo·lism [,æθərəʊ'embəlɪzəm] *n* Atheroembolie *f.*
ath·er·o·em·bo·lus [,æθərəʊ'embələs] *n, pl* **ath·er·o·em·bo·li** [,æθərəʊ'embəlaɪ, ,æθərəʊ'embəliː] Atheroembolus *m.*
ath·er·o·gen·ic [,æθərəʊ'dʒenɪk] *adj* atherogen.
ath·er·o·ma [,æθə'rəʊmə] *n* (*Gefäß*) Atherom *nt,* atherosklerotische Plaque *f.*
ath·er·o·ma·to·sis [,æθərəʊmə'təʊsɪs] *n* Atheromatose *f,* Atherosis *f.*
ath·er·om·a·tous [æθə'rɑmətəs] *adj* Atherom betr., atheromatös.
ath·er·o·scle·ro·sis [,æθərəʊsklə'rəʊsɪs] *n* Atherosklerose *f.*
a·threp·sia [ə'θrepsɪə, eɪ-] *n* Säuglingsdystrophie *f,* Marasmus *m.*
ath·rep·sy [ˈæθrəpsɪ] *n* → athrepsia.
a·thy·mia [ə'θaɪmɪə] *n* Athymie *f.*
a·thym·ism [ə'θaɪmɪzəm] *n* Athymie(syndrom *nt*) *f.*
a·thy·re·a [eɪ'θaɪrɪə] *n* **1.** Athyrie *f.* **2.** Schilddrüsenunterfunktion *f,* Hypothyreose *f,* Hypothyr(e)oidismus *m.*
a·thy·re·o·sis [eɪ,θaɪrɪ'əʊsɪs] *n, pl* **a·thy·re·o·ses** [eɪ,θaɪrɪ'əʊsiːz] Athyreose *f.*
a·thy·ria [eɪ'θaɪrɪə] *n* **1.** Athyreose *f.* **2.** Schilddrüsenunterfunktion *f,* Hypothyreose *f,* Hypothyr(e)oidismus *m.*
a·thy·roid·ism [eɪ'θaɪrɔɪdɪzəm] *n* → athyria.
a·thy·ro·sis [,eɪθaɪ'rəʊsɪs] *n* Athyreose *f.*
a·thy·rot·ic [,eɪθaɪ'rɒtɪk] *adj* Athyreose betr., athyreot.
at·las [ˈætləs] *n, pl* **at·las·es** **1.** *anat.* erster Halswirbel *m,* Atlas *m.* **2.** (Fach-)Atlas *m.*
at·mom·e·ter [æt'mɑmɪtər] *n* Verdunstungsmesser *m,* Atmometer *nt,* Atmidometer *nt.*
at·mo·sphere [ˈætməsfɪər] *n* **1.** Atmosphäre *f,* Lufthülle *f,* Gashülle *f;* Luft *f.* **2.** (*Druck*) Atmosphäre *f.* **3.** *fig.* Atmosphäre *f;* Umgebung *f;* Stimmung *f.*
at·mo·spher·ic [,ætməs'fɪərɪk, -'sferɪk] *adj* Atmosphäre *od.* Luft betr., atmosphärisch, Atmosphären-, Luft-, Druck-.
at·om [ˈætəm] *n* Atom *nt.*
a·tom·ic [ə'tɑmɪk] *adj* **1.** Atom betr., atomar, Atom-. **2.** *fig.* klein, extrem winzig.
at·om·i·za·tion [,ætəmaɪ'zeɪʃn] *n* Zerstäubung *f,* Zerstäuben *nt,* Atomisierung *f.*
  ultrasonic atomization Ultraschallvernebelung *f.*
at·om·ize [ˈætəmaɪz] *vt* **1.** atomisieren, in Atome auflösen *od.* zerkleinern. **2.** *chem.* atomisieren, zerstäuben.
at·om·iz·er [ˈætəmaɪzər] *n* Zerstäuber *m.*
a·ton·ic [ə'tɑnɪk, eɪ-] *adj* atonisch; schlaff, kraftlos, abgespannt.
at·o·nic·i·ty [ætə'nɪsətɪ] *n* **1.** Atonizität *f.* **2.** Schwäche *f,* Schlaffheit *f,* Erschlaffung *f,* Tonusmangel *m,* Atonie *f.*
at·o·ny [ˈætnɪ] *n* Schwäche *f,* Schlaffheit *f,* Erschlaffung *f,* Tonusmangel *m,* Atonie *f.*
at·o·pen [ˈætəpən, -pen] *n* Atopen *nt.*
a·top·ic [eɪ'tɑpɪk, -'tɒp-] *adj* **1.** Atopen *od.* Atopie betr., atopisch. **2.** ursprungsfern, (nach außen) verlagert, heterotopisch, ektop(isch). **3.** Ektopie betr., ektopisch.
at·o·py [ˈætəpɪ] *n* **1.** Atopie *f.* **2.** atopische Allergie *f.*
a·tox·ic [eɪ'tɑksɪk] *adj* **1.** ungiftig, nicht-giftig, atoxisch. **2.** nicht durch Gift verursacht.
a·trans·fer·ri·ne·mia [eɪ,trænzferɪ'niːmɪə] *n* Transferrinmangel *m,* Atransferrinämie *f.*
a·trau·mat·ic [eɪtrɔː'mætɪk, -trə-] *adj* nicht-gewebeschädigend, atraumatisch.
a·trep·sy [ə'træpsɪ] *n* Säuglingsdystrophie *f,* Marasmus *m.*
a·tre·sia [ə'triːʒ(ɪ)ə] *n* **1.** Atresie *f,* Atresia *f.* **2.** Involution *f,* Rückbildung(sprozeß *m*) *f.*
  choanal atresia Choanalatresie *f.*
  esophageal atresia Speiseröhrenatresie *f,* Ösophagusatresie *f.*
  esophagus atresia → esophageal atresia.
  oral atresia Mundatresie *f.*
a·tre·sic [ə'triːzɪk, -sɪk] *adj* → atretic.

atretic

a·tret·ic [əˈtretɪk] *adj* Atresie betr., uneröffnet, ungeöffnet, geschlossen, atretisch.
a·tri·al [ˈeɪtrɪəl] *adj* Vorhof/Atrium betr., atrial, aurikulär, Vorhof-, Atrio-.
a·trich·ia [əˈtrɪkɪə] *n* Haarlosigkeit *f*, Fehlen *nt* der Haare, Atrichie *f*, Atrichia *f*.
at·ri·cho·sis [ætrɪˈkəʊsɪs] *n* → atrichia.
atrio- *pref.* Vorhof-, Atrio-.
at·ri·o·nec·tor [eɪtrɪəʊˈnektər] *n* Sinusknoten *m*, Sinuatrialknoten *m*, SA-Knoten *m*, Keith-Flack-Knoten *m*, Nodus sinuatrialis.
a·tri·o·pep·tide [eɪtrɪəʊˈpeptaɪd] *n* → atrial natriuretic *factor*.
a·tri·o·pep·tin [eɪtrɪəʊˈpeptɪn] *n* → atrial natriuretic *factor*.
a·tri·o·ven·tric·u·lar [ˌeɪtrɪəʊvenˈtrɪkjələr] *adj* Vorhof/Atrium u. Kammer/Ventrikel betr. *od.* verbindend, atrioventrikular, atrioventrikulär, Atrioventrikular-.
a·tri·um [ˈeɪtrɪəm] *n, pl* **a·tri·ums, a·tria** [ˈeɪtrɪə] **1.** *anat.* Vorhof *m*, Atrium *nt.* **2.** (Herz-)Vorhof *m*, Kammervorhof *m*, Atrium cordis.
atrium of glottis Kehlkopfvorhof *m*, oberer Kehlkopfinnenraum *m*, Vestibulum laryngis.
left atrium linker (Herz-)Vorhof *m*, Atrium cordis sinistrum.
right atrium rechter (Herz-)Vorhof *m*, Atrium cordis dextrum.
a·troph·e·de·ma [əˌtrəʊfɪˈdiːmə] *n* angioneurotisches Ödem *nt*, Quincke-Ödem *nt.*
a·troph·ic [əˈtrəʊfɪk, -ˈtrɒf-] *adj* atrophisch.
at·ro·phied [ˈætrəfiːd] *adj* **1.** geschrumpft, verkümmert, atrophiert. **2.** ausgemergelt, abgezehrt.
at·ro·phy [ˈætrəfɪ] **I** *n* Schwund *m*, Rückbildung *f*, Verkümmerung *f*, Atrophie *f*, Atrophia *f.* **II** *vt* schwinden *od.* verkümmern *od.* schrumpfen lassen, atrophieren; auszehren, abzehren. **III** *vi* schwinden, verkümmern, schrumpfen, atrophieren.
alveolar atrophy Alveolaratrophie *f*, Alveolenschwund *m.*
bone atrophy Knochenatrophie *f.*
brain atrophy Hirnatrophie *f.*
cerebral atrophy (Groß-)Hirnatrophie *f.*
compression atrophy Druckatrophie *f.*
Déjérine-Landouzy atrophy → facioscapulohumeral muscular atrophy.
diffuse alveolar atrophy diffuse Alveolaratrophie *f.*
disuse atrophy Inaktivitätsatrophie *f.*
facial atrophy *neuro.* Romberg(-Parry)-Syndrom *nt*, Romberg-Trophoneurose *f*, progressive halbseitige Gesichtsatrophie *f*, Hemiatrophia faciei/facialis progressiva, Atrophia (hemi-)facialis.
facioscapulohumeral atrophy → facioscapulohumeral muscular atrophy.
facioscapulohumeral muscular atrophy Landouzy-Déjérine-Krankheit *f*, Landouzy-Déjérine-Syndrom *nt*, Landouzy-Déjérine-Typ *m*, fazio-skapulo-humerale Muskeldystrophie *f.*
familial spinal muscular atrophy → Hoffmann's muscular atrophy.
gingival atrophy Zahnfleischatrophie *f*, Gingivaatrophie *f.*
Hoffmann's atrophy → Hoffmann's muscular atrophy.
Hoffmann's muscular atrophy Werdnig-Hoffmann-Krankheit *f*, Werdnig-Hoffmann-Syndrom *nt*, infantile Form *f* der spinalen Muskelatrophie, infantile spinale Muskelatrophie *f* (Werdnig-Hoffmann).
idiopathic muscular atrophy → progressive muscular *dystrophy.*
infantile atrophy Säuglingsdystrophie *f*, Marasmus *m.*
infantile muscular atrophy → Hoffmann's muscular atrophy.
infantile progressive spinal muscular atrophy → Hoffmann's muscular atrophy.
Landouzy-Déjérine atrophy → facioscapulohumeral muscular atrophy.
marantic atrophy Säuglingsdystrophie *f*, Marasmus *m.*
mucosal atrophy Schleimhautatrophie *f.*
muscular atrophy Muskelatrophie *f*, Muskelschwund *m*, Myatrophie *f.*
myopathic atrophy myogene/myopathische Muskelatrophie *f.*
myotonic atrophy → myotonic *dystrophy.*
neural atrophy neurogene Muskelatrophie *f.*
neuritic muscular atrophy neurogene Muskelatrophie *f.*
neuropathic atrophy neurogene Muskelatrophie *f.*
neurotic atrophy neurogene Muskelatrophie *f.*
numerical atrophy numerische Atrophie *f.*
Parrot's atrophy of newborn Marasmus *m.*
periodontal atrophy senile Parodontiumatrophie *f*, atrophische Parodontose *f.*
pressure atrophy Druckatrophie *f.*
progressive unilateral facial atrophy → facial atrophy.
pulp atrophy atrophische Pulpadegeneration *f*, Pulpaatrophie *f.*
senile atrophy Altersatrophie *f*, senile Atrophie *f.*
simple atrophy einfache Atrophie *f.*
trophoneurotic atrophy Denervationsatrophie *f*; Trophoneurose *f.*
at·ro·pine [ˈætrəpiːn, -pɪn] *n pharm.* Atropin *nt.*
at·ro·pin·ism [ˈætrəpɪnɪzəm] *n* Atropinvergiftung *f.*
at·ro·pin·i·za·tion [ætrəˌpɪnɪˈzeɪʃn] *n* Behandlung *f* mit Atropin, Atropinisierung *f.*
at·tached [əˈtætʃt] *adj* **1.** verbunden (*to* mit); befestigt (*to* an); festgewachsen. **2.** *bio.* festsitzend.
at·tach·ment [əˈtætʃmənt] *n* **1.** Geschiebe *nt*, Attachment *nt.* **2.** Befestigung *f*, Anheftung *f*; Befestigen *nt*, Festmachen *nt.* **3.** *anat.* Verbindung *f*; Ansatz *m*, Ansatzstelle *f*, Ansatzpunkt *m.* **4.** *micro.* Adhärenz *f*, Adhäsion *f*, Adsorption *f.* **5.** *techn.* Zusatzgerät *nt*; attachments *pl* Zubehörteile *pl.*
abnormal frenulum attachment hoher Frenulumansatz *m.*
abnormal frenum attachment hoher Frenulumansatz *m.*
Alexander attachment Alexander-Attachment *nt.*
ball-and-socket attachment Kugelgeschiebe *nt.*
Ballard stress equalizer attachment Ballard-Streßbreaker *m.*
band attachment Band *nt.*
bar attachment Steggeschiebe *nt.*
Bowles attachment Multibandapparatur *f* nach Bowles.
Bowles multiphase attachment Multibandapparatur *f* nach Bowles.
Ceka attachment Ceka-Attachment *nt*, Ceka-Anker *m.*
channel shoulder pin attachment Rillen-Schulter-Stift-Geschiebe *nt*, Rillen-Schulter-Stift-Attachment *nt.*
Chayes attachment Chayes-Geschiebe *nt.*
Clark attachment Clark-Attachment *nt.*
C & L attachment C & L-Geschiebe *nt.*
combined attachment Kombinationsgeschiebe *nt*, zusammengesetztes Geschiebe *nt.*
Conex attachment Conex-Geschiebe *nt*, Conex-Geschiebe *nt* nach Spang.
Crismani attachment Crismani-Schwalbenschwanzgeschiebe *nt.*
Crismani combined attachment Crismani-Kombinationsgeschiebe *nt.*
CSP attachment Rillen-Schulter-Stift-Geschiebe *nt*, Rillen-Schulter-Stift-Attachment *nt.*
Dalbo attachment Dalbo-Geschiebe *nt*, Dalbo-Geschiebe-Gelenk *nt.*
Dalbo extracoronal projection attachment Dalbo-Scharnier-Resilienzgelenk *nt*, Scharnier-Resilienzgelenk *nt* nach Dalla Bona.
Dalbo stud attachment Dalbo-Geschiebe *nt*, Dalbo-Geschiebe-Gelenk *nt.*
Dalla Bona attachment Dalbo-Geschiebe *nt*, Dalbo-Geschiebe-Gelenk *nt.*
Dolder bar joint attachment Dolder-Steggeschiebe *nt*, Steggeschiebe *nt* nach Dolder, Dolder-Geschiebe *nt.*
Dolder bar unit attachment Dolder-Steggeschiebe *nt*, Steggeschiebe *nt* nach Dolder, Dolder-Geschiebe *nt.*
dove tail attachment Schwalbenschwanzgeschiebe *nt.*
dowel rest attachment Geschiebe *nt* mit Stiftverankerung.
edgewise attachment Edgewise-Bracket *nt*, Edgewise-Apparatur *f.*
epithelial attachment Epithelansatz *m*, Attachment *nt.*
epithelial attachment of Gottlieb Epithelansatz *m*, Attachment *nt.*
xtracoronal attachment extrakoronale Verankerung *f*, extrakoronales Geschiebe *nt*, extrakoronales Attachment *nt.*
frictional attachment intrakoronale Verankerung *f*, intrakoronales Geschiebe *nt*, intrakoronales Attachment *nt*, Präzisionsgeschiebe *nt.*
friction attachment intrakoronale Verankerung *f*, intrakoronales Geschiebe *nt*, intrakoronales Attachment *nt*, Präzisionsgeschiebe *nt.*
Gerber attachment Gerberzylinder *m.*
gingival attachment Epithelansatz *m*, Attachment *nt.*
gingival latch attachment Sterngeschiebe *nt* mit Gingivalklinke.
Gottlieb's epithelial attachment Epithelansatz *m*, Attachment *nt.*
Hart-Dunn attachment Hart-Dunn-Geschiebe *nt.*
high frenum attachment hoher Frenulumansatz *m.*
Hruska attachment Hruska-Verankerung *f.*
internal attachment intrakoronale Verankerung *f*, intrakoronales Geschiebe *nt*, intrakoronales Attachment *nt*, Präzisionsgeschiebe *nt.*
intracoronal attachment intrakoronale Verankerung *f*, intrakoronales Geschiebe *nt*, intrakoronales Attachment *nt*, Präzisionsgeschiebe *nt.*
Ipsoclip attachment Ipsoclip *m.*
key-and-keyway attachment intrakoronale Verankerung *f*, intrakoronales Geschiebe *nt*, intrakoronales Attachment *nt*, Präzisionsgeschiebe *nt.*
McCollum attachment McCollum-Geschiebe *nt.*
multiphase attachment Multibandapparatur *f* nach Bowles.
Neurohr spring-lock attachment Neurohr-Federgeschiebe *nt.*

new attachment Reattachment *nt*, Wiederanhaftung *f*, Wiederanwachsen *nt*.
orthodontic attachment Bracket *nt*, Befestigungselement *nt*, Führungselement *nt*.
parallel attachment Parallelpassung *f*.
pinledge attachment Pinledge *nt*, Pinledge-Verankerung *f*.
precision attachment 1. Präzisionsanker *m*, Präzisionsgeschiebe *nt*. **2.** intrakoronale Verankerung *f*, intrakoronales Geschiebe *nt*, intrakoronales Attachment *nt*, Präzisionsgeschiebe *nt*.
Pressomatic attachment Pressomatic-Attachment *nt*, Pressomatic-System *nt*.
projection attachment Geschiebe *nt*.
ribbon arch attachment Ribbon-arch-Bracket *nt*.
Roach attachment Roach-Geschiebe *nt*.
Rothermann attachment Rothermann-Geschiebe *nt*.
Schatzmann attachment Snap-Attachment *nt* nach Schatzmann, Schatzmann-Geschiebe *nt*, Snaprox *nt* nach Schatzmann.
Schubiger attachment Schubiger-Geschiebe *nt*.
Scott attachment Scott-Geschiebe *nt*.
semiprecesion attachment Semipräzisionsattachment *nt*.
Sherer attachment Sherer-Geschiebe *nt*.
slotted attachment intrakoronale Verankerung *f*, intrakoronales Geschiebe *nt*, intrakoronales Attachment *nt*, Präzisionsgeschiebe *nt*.
Stabilex attachment Stabilexgeschiebe *nt*.
Steiger's attachment Steiger-Gelenk *nt*, Steiger-Gelenkverbindung *f*, Steiger-Geschiebe *nt*.
Steiger-Boitel attachment Steiger-Boitel-Geschiebe *nt*.
Stern attachment Stern-Geschiebe *nt*, Stern-Streßbreakerattachment *nt*.
Stern G/A attachment Stern-T-Geschiebe *nt*, T-Geschiebe *nt* nach Stern.
Stern gingival latch attachment Sterngeschiebe *nt* mit Gingivalklinke.
Stern G/L attachment Sterngeschiebe *nt* mit Gingivalklinke.
Stern stress-breaker attachment Stern-Geschiebe *nt*, Stern-Streßbreakerattachment *nt*.
stress-breaker attachment Geschiebe *nt* mit Streßbreaker.
stud attachment Kugelgeschiebe *nt*.
twin-wire attachment Zwillingsbogenbracket *nt*, Twin-wire-Bracket *nt*.
Zest Anchor system attachment Zest-Anker *m*, Zest-Ankersystem *nt*.
at·tack [əˈtæk] **I** *n* **1.** Attacke *f*, Anfall *m*. **avert/prevent an attack** einem Anfall vorbeugen, einen Anfall verhüten. **2.** *fig.* Angriff *m*, Attacke *f*, (scharfe) Kritik *f*. **3.** *chem.* Angriff *m*, Einwirkung *f* (*on* auf). **II** *vt* **4.** angreifen, anfallen, herfallen (*on* über), attackieren. **5.** (*Krankheit*) befallen; *chem.* angreifen. **III** *vi* angreifen, attackieren.
attack of asthma Asthmaanfall *m*.
heart attack Herzanfall *m*, Herzattacke *f*; Herzinfarkt *m*.
Ménière's attack Ménière-Anfall *m*.
petit mal attacks → petit mal *epilepsy*.
salaam attack → nodding *spasm*.
vagal attack vasovagale Synkope *f*.
vasovagal attack vasovagale Synkope *f*.
at·tempt [əˈtempt] **I** *n* Versuch *m* (*to do/doing sth.*). **II** *vt* versuchen, den Versuch wagen, s. wagen an (*to do/doing sth.*). **make an attempt to do/doing sth.** versuchen, etw. zu tun.
at·tend [əˈtend] **I** *vt* **1.** pflegen, versorgen; s. kümmern (*to* um); (ärztlich) behandeln. **attend (on) a patient** einen Kranken behandeln. **the attending doctor** der zuständige/behandelnde Arzt. **2. be attended by/with** einhergehen mit, begleitet von; zur Folge haben, nach s. ziehen. **3.** anwesend sein, teilnehmen an; besuchen. **II** *vi* **4.** s. kümmern (*to* um). **5.** anwesend sein, teilnehmen an (*at* bei). **attend at a birth** bei einer Geburt anwesend sein. **attend a lecture** an einer Vorlesung teilnehmen.
at·tend·ance [əˈtendəns] *n* **1.** Dienst *m*, Bereitschaft *f*. **a doctor in attendance** diensthabender Arzt. **2.** Pflege *f*, Versorgung *f*; (ärztliche) Behandlung *f*. **medical attendance** ärztliche Behandlung. **3.** Anwesenheit *f*, Erscheinen *nt*; Besuch *m* (*beim Arzt*).
medical attendance ärztliche Behandlung.
at·tend·ant [əˈtendənt] **I** *n* **1.** Begleiterscheinung *f*, Folge *f* (*of, on, upon*). **2.** Aufseher(in) *f m*, Wärter(in) *f m*. **II** *adj* **3.** verbunden mit, (da-)zugehörig, begleitend, Begleit-. **4.** anwesend; im Dienst, diensthabend.
at·ten·tion [əˈtenʃn] *n* **1.** Aufmerksamkeit *f*, selektives Bewußtsein *nt*. **receive attention** Beachtung finden. **2.** (medizinische) Behandlung *od*. Versorgung *od*. Betreuung *f*. **under medical attention** in ärztlicher Behandlung. **seek medical attention** s. in ärztliche Behandlung begeben.
at·ten·u·ate [*adj* əˈtenjəwɪt; *v* əˈtenjəeɪt] **I** *adj* verdünnt, vermindert, (ab-)geschwächt, attenuiert. **II** *vt* **1.** *micro.* (*Virulenz*) vermindern, abschwächen, attenuieren. **2.** *chem.* verdünnen; *phys.* dämpfen, herunterregeln, herabsetzen. **III** *vi* dünner *od*. schwächer *od*. milder werden; s. vermindern.
at·ten·u·a·tion [əˌtenjəˈweɪʃn] *n* **1.** Verdünnen *nt*, Abschwächen *nt*, Vermindern *nt*. **2.** *micro.* Attenuierung *f*. **3.** *phys.* Dämpfung *f*.
at·tic [ˈætɪk] *n anat.* Kuppelraum *m*, Attikus *m*, Epitympanum *nt*, Recessus epitympanicus.
at·ti·ci·tis [ˌætəˈkaɪtɪs] *n* Kuppelraumentzündung *f*, Attizitis *f*.
at·ti·co·an·trot·o·my [ˌætɪkəʊænˈtrɑtəmi] *n* Attik(o)antrotomie *f*, Antroattikotomie *f*.
at·ti·cot·o·my [ˌætɪˈkɑtəmi] *n* Attikotomie *f*.
at·trac·tion [əˈtrækʃn] *n phys., fig.* Anziehung(skraft *f*) *f*, Attraktion *f*.
capillary attraction → capillarity.
attraction of gravity Gravitationskraft *f*, Schwerkraft *f*, Anziehungskraft *f*.
at·trite [əˈtraɪt] **I** *adj* abgenutzt. **II** *vt* abnutzen, abreiben, verschleißen.
at·tri·tion [əˈtrɪʃn] *n* Abrieb *m*, Reibung *f*; (physiologische) Abnutzung *f*, Abreibung *f*, Verschleiß *m*.
audio- *pref.* Gehör-, Hör-, Audi(o)-.
au·di·o·gen·ic [ˌɔːdɪəʊˈdʒɛnɪk] *adj* **1.** durch Schall/Töne verursacht *od*. ausgelöst, audiogen. **2.** laut-, schallbildend.
au·di·o·gram [ˈɔːdɪəʊɡræm] *n* Audiogramm *nt*.
au·di·ol·o·gy [ˌɔːdɪˈɑlədʒi] *n* Audiologie *f*.
au·di·om·e·ter [ˌɔːdɪˈɑmɪtər] *n* Audiometer *nt*.
au·di·o·met·ric [ˌɔːdɪəˈmɛtrɪk] *adj* Audiometer *od*. Audiometrie betr., mittels Audiometer, audiometrisch.
au·di·om·e·try [ˌɔːdɪˈɑmətri] *n* Audiometrie *f*.
au·di·o·vis·u·al [ˌɔːdɪəˈvɪʒəwəl, -ʒʊəl] *adj* Hören u. Sehen betr., audiovisuell.
au·di·tive [ˈɔːdɪtɪv] *adj* → auditory.
au·di·to·ry [ˈɔːdɪt(ə)ri, -təʊ-, -tɔː-] *adj* Gehör *od*. Hören betr., auditiv, Gehör-, Hör-.
aug·ment [əɡˈment] **I** *vt* vermehren, vergrößern, verstärken, steigern. **II** *vi* s. vermehren, zunehmen, (an-)wachsen.
aug·men·ta·tion [ˌɔːɡmenˈteɪʃn] *n* Vergrößerung *f*, Vermehrung *f*, Verstärkung, Wachstum *nt*, Zunahme *f*; Zuwachs *m*.
gingival augmentation Zahnfleischverstärkung *f*.
au·ra [ˈɔːrə] *n, pl* **au·ras, au·rae** [ˈɔːriː] **1.** Aura *f*. **2.** epileptische Aura *f*.
au·ral [ˈɔːrəl] *adj* **1.** Ohr(en) *od*. Gehör betr., Ohr(en)-, Gehör-, Hör-, Ton-. **2.** Aura betr.
au·ran·ti·a·sis [ˌɔːrənˈtaɪəsɪs] *n* Karotingelbsucht *f*, Carotingelbsucht *f*, Carotinikterus *m*, Carotinikterus *m*, Aurantiasis *f* (cutis), Carotinodermie *f*, Carotinodermia *f*, Carotinosis *f*.
au·ri·a·sis [ɔːˈraɪəsɪs] *n* Auriasis *f*, Pigmentatio aurosa.
au·ri·cle [ˈɔːrɪkl] *n anat.* **1.** Ohrmuschel *f*, Aurikel *f*, Auricula *f*. **2.** Herzohr *nt*, Auricula atrialis. **auricle of heart** → atrial auricle.
atrial auricle Herzohr *nt*, Auricula atrialis.
left auricle → left auricle of heart.
left auricle of heart linkes Herzohr *nt*, Auricula sinistra.
right auricle → right auricle of heart.
right auricle of heart rechtes Herzohr *nt*, Auricula dextra.
au·ric·u·la [ɔːˈrɪkjələ] *n, pl* **au·ric·u·las, au·ric·u·lae** [ɔːˈrɪkjəliː, ɔːˈrɪkjəlaɪ] → auricle.
atrial auricula → atrial *auricle*.
left auricula of heart → left *auricle* of heart.
right auricula of heart → right *auricle* of heart.
au·ric·u·lar [ɔːˈrɪkjələr] *adj* ohrförmig, aurikular, Ohr(en)-, Gehör-, Hör-.
au·ris [ˈɔːrɪs] *n, pl* **au·res** [ˈɔːriːz] *anat.* Ohr *nt*, Auris *f*.
au·ri·scope [ˈɔːrɪskəʊp] *n* Auriskop *nt*, Otoskop *nt*.
aus·cult [ˈɔːskəlt] *vt* → auscultate.
aus·cul·tate [ˈɔːskəlteɪt] *vt* auskultieren, abhören, abhorchen.
aus·cul·ta·tion [ˌɔːskəlˈteɪʃn] *n* Auskultation *f*, Abhören *nt*, Abhorchen *nt*.
aus·cul·ta·to·ry [ɔːˈskʌltəˌtɔːriː, -təʊ-] *adj* Auskultation betr., durch Auskultation feststellend *od*. feststellbar, auskultatorisch.
auto- *pref.* Selbst-, Eigen-, Aut(o)-.
au·to·ag·glu·ti·na·tion [ˌɔːtəʊəˌɡluːtəˈneɪʃn] *n* Autoagglutination *f*.
au·to·ag·glu·ti·nin [ˌɔːtəʊəˈɡluːtɪnɪn] *n* Autoagglutinin *nt*.
au·to·al·ler·gic [ˌɔːtəʊəˈlɜrdʒɪk] *adj* → autoimmune.
au·to·al·ler·gy [ˌɔːtəʊˈælərdʒiː] *n* → autoimmunity.
au·to·an·am·ne·sis [ˌɔːtəʊˌænæmˈniːsɪs] *n* Autoanamnese *f*.
au·to·an·a·phy·lax·is [ˌɔːtəʊˌænəfɪˈlæksɪs] *n* → autoimmunity.
au·to·an·ti·bod·y [ˌɔːtəʊˈæntɪbɑdi] *n* Autoantikörper *m*.

au·to·an·ti·gen [ˌɔːtəʊˈæntɪdʒən] *n* Autoantigen *nt*.
au·to·ca·tal·y·sis [ˌɔːtəʊkəˈtæləsɪs] *n* Autokatalyse *f*.
au·to·cath·e·ter·ism [ˌɔːtəʊˈkæθɪtərɪzəm] *n* Autokatheterisierung *f*.
au·toch·tho·nous [ɔːˈtɒkθənəs] *adj* **1.** aus s. selbst heraus entstehend, an Ort u. Stelle entstanden, autochthon. **2.** eingeboren, bodenständig, autochthon.
au·to·clave [ˈɔːtəkleɪv] **I** *n* Autoklav *m*. **II** *vt* autoklavieren.
au·to·cy·tol·y·sin [ˌɔːtəʊsaɪˈtɒləsɪn, -ˌsaɪtəˈlaɪsɪn] *n* → autolysin.
au·to·cy·tol·y·sis [ˌɔːtəʊsaɪˈtɒləsɪs] *n* → autolysis.
au·to·cy·to·lyt·ic [ˌɔːtəʊˌsaɪtəˈlɪtɪk] *adj* → autolytic.
au·to·cy·to·tox·in [ˌɔːtəʊˌsaɪtəˈtɒksɪn] *n* Auto(zyto)toxin *nt*.
au·to·de·struc·tion [ˌɔːtəʊdɪˈstrʌkʃn] *n* Selbstzerstörung *f*, Autodestruktion *f*.
au·to·di·ges·tion [ˌɔːtəʊdɪˈdʒestʃn, -daɪ-] *n* Selbstverdauung *f*, Autodigestion *f*.
au·to·di·ges·tive [ˌɔːtəʊdɪˈdʒestɪv, -daɪ-] *adj* selbstverdauend, autodigestiv.
au·to·drain·age [ˌɔːtəʊˈdreɪnɪdʒ] *n* Autodrainage *f*, interne Drainage *f*.
au·to·gen·e·ic [ˌɔːtəʊdʒəˈniːɪk] *adj* → autogenous.
au·tog·e·nous [ɔːˈtɒdʒənəs] *adj* **1.** von selbst entstehend, autogen. **2.** im Organismus selbst erzeugt, endogen, autogen, autolog.
au·to·graft [ˈɔːtəʊɡræft] *n* Autotransplantat *nt*, autogenes/autologes Transplantat *nt*.
au·to·graft·ing [ˌɔːtəʊˈɡræftɪŋ] *n* Autotransplantation *f*, autogene/autologe Transplantation *f*.
au·to·he·mag·glu·ti·nin [ˌɔːtəʊˌhiːməˈɡluːtənɪn, -ˌhemə-] *n* Autohämagglutinin *nt*.
au·to·he·mol·y·sin [ˌɔːtəʊˈhiːmɒləsɪn] *n* Autohämolysin *nt*, hämolysierender Autoantikörper *m*.
au·to·he·mol·y·sis [ˌɔːtəʊhiːˈmɒləsɪs] *n* Autohämolyse *f*.
au·to·he·mo·ther·a·py [ˌɔːtəʊˌhiːməˈθerəpɪ] *n* Eigenblutbehandlung *f*, Autohämotherapie *f*.
au·to·he·mo·trans·fu·sion [ˌɔːtəʊˌhiːmətrænsˈfjuːʒn] *n* Eigenbluttransfusion *f*, Autotransfusion *f*.
au·to·im·mune [ˌɔːtəʊɪˈmjuːn] *adj* Autoimmunität betr., autoimmun, Autoimmun-.
au·to·im·mu·ni·ty [ˌɔːtəʊɪˈmjuːnətɪ] *n* Autoimmunität *f*.
au·to·im·mu·ni·za·tion [ˌɔːtəʊˌɪmjənəˈzeɪʃn, -ˌɪmjuː-] *n* Autoimmunisierung *f*.
au·to·in·fec·tion [ˌɔːtəʊɪnˈfekʃn] *n* Selbstinfizierung *f*, Autoinfektion *f*.
au·to·in·fu·sion [ˌɔːtəʊɪnˈfjuːʒn] *n* Autoinfusion *f*.
au·to·in·oc·u·la·tion [ˌɔːtəʊɪˌnɒkjəˈleɪʃn] *n* micro. Autoinokulation *f*.
au·to·in·tox·i·cant [ˌɔːtəʊɪnˈtɒksɪkənt] *n* Autotoxin *nt*, Endotoxin *nt*.
au·to·in·tox·i·ca·tion [ˌɔːtəʊɪnˌtɒksɪˈkeɪʃn] *n* Selbstvergiftung *f*, Autointoxikation *f*.
au·to·la·vage [ˌɔːtəʊləˈvɑːʒ, -ˈlævɪdʒ] *n* Autolavage *f*.
au·tol·o·gous [ɔːˈtɒləɡəs] *adj* → autogenous.
au·tol·y·sate [ɔːˈtɒləseɪt] *n* Autolysat *nt*.
au·tol·y·sin [ˌɔːtəʊˈlaɪsɪn, ɔːˈtɒləsɪn] *n* Auto(zyto)lysin *nt*.
au·tol·y·sis [ɔːˈtɒləsɪs] *n* Selbstauflösung *f*, Autolyse *f*; Selbstverdauung *f*, Autodigestion *f*.
au·to·lyt·ic [ˌɔːtəˈlɪtɪk] *adj* Autolyse betr., selbstauflösend, autolytisch; selbstverdauend, autodigestiv.
au·to·mat·ic [ˌɔːtəʊˈmætɪk] *adj* **1.** spontan, unwillkürlich, zwangsläufig, automatisch. **2.** selbsttätig, automatisch, selbstgesteuert, Selbst-.
au·tom·a·tism [ɔːˈtɒmətɪzəm] *n* automatische/unwillkürliche Handlung *od*. Reaktion *f*, Automatismus *m*.
au·to·nom·ic [ˌɔːtəʊˈnɒmɪk] *adj* autonom, unabhängig, selbständig (funktionierend); selbstgesteuert.
au·ton·o·mous [ɔːˈtɒnəməs] *adj* → autonomic.
au·ton·o·my [ɔːˈtɒnəmɪ] *n* Selbständigkeit *f*, Unabhängigkeit *f*, Autonomie *f*.
au·to·path·ic [ˌɔːtəʊˈpæθɪk] *adj* ohne erkennbare Ursache (entstanden), unabhängig von anderen Krankheiten, selbständig, idiopathisch; essentiell, primär, genuin.
au·top·a·thy [ɔːˈtɒpəθɪ] *n* patho. idiopathische Erkrankung *f*, Autopathie *f*.
au·to·plast [ˈɔːtəʊplæst] *n* → autograft.
au·to·plas·tic [ˌɔːtəˈplæstɪk] **I** *n* → autograft. **II** *adj* Autoplastik betr., autoplastisch.
au·to·plas·ty [ˈɔːtəʊplæstɪ] *n* Autoplastik *f*.
au·to·pro·throm·bin [ˌɔːtəʊprəʊˈθrɒmbɪn] *n* Autoprothrombin *nt*.

autoprothrombin C Faktor X *m*, Stuart-Prower-Faktor *m*, Autothrombin III *nt*.
autoprothrombin I Prokonvertin *nt*, Proconvertin *nt*, Faktor VII *m*, Autothrombin I *nt*, Serum-Prothrombin-Conversion-Accelerator *m*, stabiler Faktor *m*.
autoprothrombin II Faktor IX *m*, Christmas-Faktor *m*, Autothrombin II *nt*.
au·top·sy [ˈɔːtɒpsɪ] **I** *n* **1.** Leicheneröffnung *f*, Autopsie *f*, Obduktion *f*, Nekropsie *f*. **conduct** *od.* **carry out an autopsy** eine Autopsie vornehmen. **examine/discover at autopsy** während einer Autopsie untersuchen/feststellen. **2.** *fig.* kritische Analyse *f*. **II** *vt* eine Autopsie vornehmen an.
au·to·re·in·fec·tion [ˌɔːtəʊriːɪnˈfekʃn] *n* **1.** Selbstinfizierung *f*, Autoinfektion *f*. **2.** autogene Reinfektion *f*.
au·to·re·in·fu·sion [ˌɔːtəʊriːɪnˈfjuːʒn] *n* Autoreinfusion *f*, Autotransfusion *f*.
au·to·sen·si·ti·za·tion [ˌɔːtəʊˌsensɪtɪˈzeɪʃn] *n* Autosensibilisierung *f*, Autoimmunisierung *f*.
au·to·sep·ti·ce·mia [ˌɔːtəʊˌseptəˈsiːmɪə] *n* Auto-, Endosepsis *f*.
au·to·se·ro·ther·a·py [ˌɔːtəʊˌsɪərəʊˈθerəpɪ] *n* → autoserum therapy.
au·to·site [ˈɔːtəʊsaɪt] *n* patho. Autosit *m*.
au·to·so·mal [ˌɔːtəˈsəʊml] *adj* Autosom(en) betr., autosomal, Autosomen-.
au·to·some [ˈɔːtəʊsəʊm] *n* **1.** genet. Autosom *nt*, Euchromosom *nt*. **2.** autophagische Vakuole *f*, Autophagosom *nt*.
au·to·ther·a·py [ˌɔːtəʊˈθerəpɪ] *n* **1.** Selbstheilung *f*, Autotherapie *f*. **2.** Spontanheilung *f*.
au·to·tox·e·mia [ˌɔːtəʊtɒkˈsiːmɪə] *n* → autotoxicosis.
au·to·tox·i·co·sis [ˌɔːtəʊˌtɒksɪˈkəʊsɪs] *n* Autotoxikose *f*, Autointoxikation *f*.
au·to·tox·in [ˌɔːtəʊˈtɒksɪn] *n* Autotoxin *nt*.
au·to·tox·is [ˌɔːtəʊˈtɒksɪs] *n* → autotoxicosis.
au·to·trans·fu·sion [ˌɔːtəʊtrænsˈfjuːʒn] *n* Eigenbluttransfusion *f*, Autotransfusion *f*.
au·to·trans·plant [ˌɔːtəʊˈtrænsplænt] *n* Autotransplantat *nt*, autogenes/autologes Transplantat *nt*.
au·to·trans·plan·ta·tion [ˌɔːtəʊtrænsplænˈteɪʃn] *n* Autotransplantation *f*, autogene/autologe Transplantation *f*.
au·to·vac·ci·na·tion [ˌɔːtəʊˌvæksəˈneɪʃn] *n* Autovakzinebehandlung *f*.
au·to·vac·cine [ˌɔːtəʊˈvæksiːn] *n* Eigenimpfstoff *m*, Autovakzine *f*.
au·to·vac·ci·no·ther·a·py [ˌɔːtəʊˌvæksɪnəʊˈθerəpɪ] *n* → autovaccination.
au·tox·e·mia [ˌɔːtɒkˈsiːmɪə] *n* → autotoxicosis.
aux·il·ia·ry [ɔːɡˈzɪljərɪ, -lərɪ] **I** *n, pl* **aux·il·ia·ries** Helfer(in *f*) *m*, Hilfskraft *f*, Assistent(in *f*) *m*. **II** *adj* (mit-)helfend, mitwirkend, Hilfs-; zusätzlich, Ersatz-, Hilfs-, Reserve-.
dental auxiliary zahnärztliche Hilfskraft *f*, zahnärztliche Aushilfskraft *f*.
nursing auxiliary *Brit.* Schwesternhelfer(in *f*) *m*.
a·vas·cu·lar [eɪˈvæskjələr] *adj* ohne Blutgefäße, gefäßlos, avaskulär.
av·er·age [ˈæv(ə)rɪdʒ] **I** *n* Durchschnitt *m*, Mittelwert *m*. **above (the) average** über dem Durchschnitt, überdurchschnittlich. **below (the) average** unter dem Durchschnitt, unterdurchschnittlich. **on (an/the) average** im Durchschnitt, durchschnittlich. **II** *adj* durchschnittlich, Durchschnitts-. **III** *vt* **1.** durchschnittlich betragen *od.* ausmachen *od.* haben *od.* erreichen. **2.** → average out. **IV** *vi* einen Durchschnitt erzielen.
average out *vt* den Durchschnitt schätzen *od.* ermitteln (*at* auf).
a·ver·sion [əˈvɜːrʒn] *n* Widerwille *m*, Abneigung *f*, Abscheu *f* (*to, for, from* vor), Aversion *f* (*to, for, from* gegen).
a·vert [əˈvɜːrt] *vt fig.* verhüten, verhindern, abwenden.
av·i·din [ˈævɪdɪn, əˈvɪdɪn] *n* Avidin *nt*.
a·vir·u·lence [eɪˈvɪrjələns] *n micro.* Avirulenz *f*.
a·vir·u·lent [eɪˈvɪrjələnt] *adj* nicht-virulent, nicht-ansteckungsfähig, avirulent.
a·vi·ta·min·o·sis [eɪˌvaɪtəmɪˈnəʊsɪs, eɪˌvɪ-] *n* Vitaminmangelkrankheit *f*, Avitaminose *f*.
a·vive·ment [aɪvˈmɒ̃] *n* Wundrandausschneidung *f*.
a·vul·sion [əˈvʌlʃn] *n* Abriß *m*, Abreißen *nt*, Ausreißen *nt*, Avulsio *f*.
nerve avulsion Nervenabriß *m*.
tooth avulsion Zahnabrißfraktur *f*.
ax·i·al [ˈæksɪəl] *adj* Achse betr., axial, achsenförmig, Achsen-.
ax·i·o·buc·cal [æksɪəˈbʌkl] *adj* axiobukkal.
ax·i·o·buc·co·cer·vi·cal [æksɪəˌbʌkəʊˈsɜːrvɪkl] *adj* axiobukkozervikal.

ax·i·o·buc·co·gin·gi·val [æksɪə,bʌkəʊ'dʒɪndʒəvəl] *adj* axiobukkogingival.
ax·i·o·buc·co·lin·gual [æksɪə,bʌkəʊ'lɪŋgwəl] *adj* axiobukkolingual.
ax·i·oc·clu·sal [æksɪə'kluːzəl] *adj* axio-okklusal.
ax·i·o·cer·vi·cal [æksɪə'sɜrvɪkl] *adj* axiozervikal, axiogingival.
ax·i·o·dis·tal [æksɪə'dɪstl] *adj* axiodistal.
ax·i·o·dis·toc·clu·sal [æksɪə,dɪstəʊ'kluːzəl] *adj* axiodistookklusal, distoaxiookklusal.
ax·i·o·dis·to·cer·vi·cal [æksɪə,dɪstəʊ'sɜrvɪkl] *adj* distoaxiogingival, axiodistozervikal, axiodistogingival.
ax·i·o·dis·to·gin·gi·val [æksɪə,dɪstəʊ'dʒɪndʒəvəl] *adj* distoaxiogingival, axiodistozervikal, axiodistogingival.
ax·i·o·dis·to·in·ci·sal [æksɪə,dɪstəʊɪn'saɪzəl] *adj* distoaxioinzisal, axiodistoinzisal.
axiodisto-occlusal *adj* axiodisto-okklusal, distoaxiookklusal.
ax·i·o·gin·gi·val [æksɪə'dʒɪndʒəvəl] *adj* axiogingival.
ax·i·o·in·ci·sal [æksɪəɪn'saɪzəl] *adj* axioinzisal.
ax·i·o·la·bi·al [æksɪə'leɪbɪəl] *adj* axiolabial.
ax·i·o·la·bi·o·cer·vi·cal [æksɪə,leɪbɪəʊ'sɜrvɪkl] *adj* axiolabiogingival.
ax·i·o·la·bi·o·gin·gi·val [æksɪə,leɪbɪəʊ'dʒɪndʒəvəl] *adj* axiolabiogingival, labioaxiogingival.
ax·i·o·la·bi·o·lin·gual [æksɪə,leɪbɪəʊ'lɪŋgwəl] *adj* axiolabiolingual.
ax·i·o·lin·gual [æksɪə'lɪŋgwəl] *adj* axiolingual.
ax·i·o·lin·gu·oc·clu·sal [æksɪə,lɪŋgwəʊ'kluːzəl] *adj* axiolinguookklusal.
ax·i·o·lin·guo·cer·vi·cal [æksɪə,lɪŋgwəʊ'sɜrvɪkl] *adj* axiolinguozervikal, axiolinguogingival, linguoaxiogingival.
ax·i·o·lin·guo·gin·gi·val [æksɪə,lɪŋgwəʊ'dʒɪndʒəvəl] *adj* axiolinguogingival, axiolinguozervikal, linguoaxiogingival.
axiolinguo-occlusal *adj* axiolinguo-okklusal.
ax·i·om ['æksɪəm] *n* Axiom *nt*.
ax·i·o·me·si·al [æksɪə'miːzɪəl] *adj* axiomesial, mesioaxial.
ax·i·o·me·si·oc·clu·sal [æksɪə,miːzɪəʊ'kluːzəl] *adj* axiomesiookklusal.
ax·i·o·me·si·o·cer·vi·cal [æksɪə,miːzɪəʊ'sɜrvɪkl] *adj* axiomesiozervikal, axiomesiogingival, mesaxiogingival.
ax·i·o·me·si·o·dis·tal [æksɪə,miːzɪəʊ'dɪstl] *adj* axiomesiodistal.
ax·i·o·me·si·o·gin·gi·val [æksɪə,miːzɪəʊ'dʒɪndʒəvəl] *adj* axiomesiozervikal, axiomesiogingival, mesaxiogingival.
ax·i·o·me·si·o·in·ci·sal [æksɪə,miːzɪəʊɪn'saɪzəl] *adj* axiomesioinzisal, mesoaxioinzisal.
axiomesio-occlusal *adj* axiomesio-okklusal.
axio-occlusal *adj* axio-okklusal.
ax·i·o·plasm ['æksɪəplæzəm] *n* → axoplasm.
ax·i·o·pul·pal [æksɪə'pʌlpəl] *adj* axiopulpal.
ax·i·o·ver·sion [æksɪə'vɜrʒn] *n* Axioversion *f*.
ax·is ['æksɪs] *n, pl* **ax·es** ['æksiːz] **1.** *anat.* zweiter Halswirbel *m*, Axis *m*. **2.** (Körper-, Gelenk-, Organ-)Achse *f*, Axis *m*. **3.** *techn., phys., mathe.* Mittellinie *f*, Achse *f*.
brain axis → brain stem.
cerebrospinal axis Zentralnervensystem *nt*, Gehirn u. Rückenmark *nt*, Systema nervosum centrale, Pars centralis systematis nervosi.
condylar axis Kondylenachse *f*.
condyle axis → condylar axis.
encephalospinal axis → cerebrospinal axis.
hinge axis Scharnierachse *f*.
horizontal axis Horizontalachse *f*, horizontale Achse *f*.
axis of lens Linsenachse *f*, Axis lentis.
long axis → longitudinal axis.
longitudinal axis Längsachse *f*.
mandibular axis Unterkieferachse *f*, Mandibularachse *f*.
neural axis → cerebrospinal axis.
rotational axis Rotationsachse *f*, Drehachse *f*.
sagittal axis Sagittalachse *f*.
vertical axis Vertikalachse *f*, vertikale Achse *f*.
ax·o·lem·ma ['æksəlemə] *n* Axolemm *nt*.
ax·on ['æksɑn] *n* Achsenzylinder *m*, Axon *nt*, Neuraxon *nt*.
dendritic axon dendritisches Axon *nt*, Dendrit *m*.
ax·one ['æksəʊn] *n* → axon.
ax·o·plasm ['æksəplæzəm] *n* Axoplasma *nt*.

B

ba•by ['beɪbɪ] **I** *n, pl* **ba•bies** Säugling *m*, Baby *nt*, kleines Kind *nt*. **II** *adj* Baby-, Säuglings-. **from a baby** von frühester Kindheit an. **have a baby** ein Kind bekommen.
ba•by•hood ['beɪbɪhʊd] *n* frühe Kindheit *f*, Säuglingsalter *nt*.
Bac•il•la•ce•ae [ˌbæsə'leɪsiː] *pl micro.* Bacillaceae *pl*.
bac•il•la•ry ['bæsəˌlerɪː, bə'sɪlərɪ] *adj* bazillenförmig, stäbchenförmig, bazillenähnlich, stäbchenähnlich, bazilliform, bazillär, Bazillen-.
bac•il•le•mia [ˌbæsə'liːmɪə] *n* Bazillensepsis *f*, Bazillämie *f*.
bac•il•lu•ria [ˌbæsə'l(j)ʊərɪə] *n* Bazillurie *f*.
Ba•cil•lus [bə'sɪləs] *n micro.* Bacillus *m*.
Bacillus aerogenes capsulatus Welch-Fränkel-(Gasbrand-)Bazillus *m*, Clostridium perfringens.
Bacillus anthracis Milzbrandbazillus *m*, Milzbranderreger *m*, Bacillus anthracis.
Bacillus botulinus Botulinusbazillus *m*, Clostridium botulinum.
Bacillus Calmette-Guérin Bacillus Calmette-Guérin *m*.
Bacillus coli Escherich-Bakterium *nt*, Coli-Bakterium *nt*, Escherichia/Bacterium coli.
Bacillus fusiformis Fusobacterium nucleatum, Fusobacterium fusiforme, Fusobacterium Plaut-Vincenti, Leptotrichia buccalis.
Bacillus pneumoniae Friedländer-Bakterium *nt*, Friedländer-Bazillus, Klebsiella pneumoniae, Bacterium pneumoniae Friedländer.
Bacillus pyocyaneus Pseudomonas aeruginosa, Pyozyaneus *m*, *old* Pseudomonas pyocyanea, *old* Bacterium pyocyaneum.
Bacillus subtilis Heubazillus *m*, Bacillus subtilis.
Bacillus tetani Tetanusbazillus *m*, Wundstarrkrampfbazillus *m*, Tetanuserreger *m*, Wundstarrkrampferreger *m*, Clostridium tetani, Plectridium tetani.
Bacillus typhi Typhusbazillus *m*, Typhusbacillus *m*, Salmonella typhi.
Bacillus welchii → Bacillus aerogenes capsulatus.
ba•cil•lus [bə'sɪləs] *n, pl* **ba•cil•li** [bə'sɪlaɪ] **1.** Bazillus *m*, Bacillus *m*. **2.** stäbchenförmiges Bakterium *nt*.
abortus bacillus Bang-Bazillus *m*, Brucella abortus, Bacterium abortus Bang.
anthrax bacillus Milzbrandbazillus *m*, Bacillus anthracis.
Bang's bacillus → abortus bacillus.
blue pus bacillus Pseudomonas aeruginosa, Pyozyaneus *m*, *old* Pseudomonas pyocyanea, *old* Bacterium pyocyaneum.
Calmette-Guérin bacillus Bacillus Calmette-Guérin *m*.
cholera bacillus Komma-Bazillus *m*, Vibrio cholerae, Vibrio comma.
coli bacillus Escherich-Bakterium *nt*, Colibakterium *nt*, Colibazillus *m*, Kolibazillus *m*, Escherichia coli, Bacterium coli.
colon bacillus → coli bacillus.
comma bacillus Komma-Bazillus *m*, Vibrio cholerae, Vibrio comma.
diphtheria bacillus Diphtheriebazillus *m*, Diphtheriebakterium *nt*, (Klebs-)Löffler-Bazillus *m*, Corynebacterium/Bacterium diphtheriae.
Ducrey's bacillus Ducrey-Streptobakterium *nt*, Streptobazillus *m* des weichen Schankers, Haemophilus ducreyi, Coccobacillus ducreyi.
Eberth's bacillus Typhusbazillus *m*, Typhusbacillus *m*, Salmonella typhi.
Friedländer's bacillus Friedländer-Bakterium *nt*, Friedländer-Bazillus *m*, Bacterium pneumoniae Friedländer, Klebsiella pneumoniae.
gas bacillus Welch-Fränkel-(Gasbrand-)Bazillus *m*, Clostridium perfringens.
Ghon-Sachs bacillus Pararauschbrandbazillus *m*, Clostridium septicum.
grass bacillus Heubazillus *m*, Bacillus subtilis.
hay bacillus Heubazillus *m*, Bacillus subtilis.
influenza bacillus Pfeiffer-(Influenza-)Bazillus *m*, Haemophilus influenzae, Bacterium influenzae.

Klebs-Löffler bacillus Diphtheriebazillus *m*, Diphtheriebakterium *nt*, (Klebs-)Löffler-Bazillus *m*, Corynebacterium/Bacterium diphtheriae.
Koch's bacillus 1. Tuberkelbazillus *m*, Tuberkelbakterium *nt*, Tuberkulosebazillus *m*, Tuberkulosebakterium *nt*, TB-Bazillus *m*, TB-Erreger *m*, Mycobacterium tuberculosis, Mycobacterium tuberculosis var. hominis. **2.** Komma-Bazillus *m*, Vibrio cholerae/comma.
Löffler's bacillus Löffler-Bazillus *m*, Corynebacterium diphtheriae.
Morgan's bacillus Morganella morganii, Proteus morganii.
Nicolaier's bacillus → tetanus bacillus.
Pfeiffer's bacillus → influenza bacillus.
Preisz-Nocard bacillus Preisz-Nocard-Bazillus *m*, Corynebacterium pseudotuberculosis.
Sachs' bacillus Pararauschbrandbazillus *m*, Clostridium septicum.
tetanus bacillus Tetanusbazillus *m*, Tetanuserreger *m*, Wundstarrkrampfbazillus *m*, Wundstarrkrampferreger *m*, Clostridium/Plectridium tetani.
tubercle bacillus Tuberkelbazillus *m*, Tuberkelbakterium *nt*, Tuberkulosebazillus *m*, Tuberkulosebakterium *nt*, TB-Bazillus *m*, TB-Erreger *m*, Mycobacterium tuberculosis, Mycobacterium tuberculosis var. hominis.
typhoid bacillus Typhusbakterium *nt*, Salmonella typhi.
Welch's bacillus → gas bacillus.
back [bæk] **I** *n* **1.** *anat.* Rücken *m*, Rückgrat *nt*. **2.** Hinterseite *f*, Rückseite *f*. **II** *adv* **3.** zurück, rückwärts. **back and forth** hin u. her, vor u. zurück. **4.** (wieder) zurück. **5.** (*zeitlich*) zurück, vorher.
back of head Hinterkopf *m*, Hinterhaupt *nt*.
back•ache ['bækeɪk] *n* Rückenschmerzen *pl*.
back•bone ['bækbəʊn] *n* Rückgrat *nt*, Wirbelsäule *f*, Columna vertebralis.
back•ward ['bækwərd] **I** *adj* (*Entwicklung*) zurück(geblieben), unterentwickelt; rückständig; rückwärts gerichtet. **II** *adv* rückwärts, nach hinten, zurück. **forward(s) and backward(s)** hin u. her, vor u. zurück. **go backward** s. verschlechtern.
bac•ter•e•mia [ˌbæktə'riːmɪə] *n* Bakteriämie *f*.
bac•te•ria *pl* → bacterium.
bac•te•ri•al [bæk'tɪərɪəl] *adj* Bakterien betr., bakteriell, Bakterien .
bac•te•ri•cid•al [bækˌtɪərɪ'saɪdl] *adj* bakterientötend, bakterizid.
bac•te•ri•cide [bæk'tɪərəsaɪd] *n* Bakterizid *nt*, bakterientötender Stoff *m*.
bac•te•ri•cid•in [bækˌtɪərə'saɪdn] *n* Bakterizidin *nt*, Bactericidin *nt*.
bac•ter•id ['bæktərɪd] *n* Bakterid *nt*.
bac•te•ri•e•mia [bækˌtɪərɪ'iːmɪə] *n* → bacteremia.
bac•te•ri•o•cid•al [bækˌtɪərɪə'saɪdl] *adj* → bactericidal.
bac•te•ri•o•cid•in [bækˌtɪərɪə'saɪdn] *n* → bactericidin.
bac•te•ri•o•cin [bæk'tɪərɪəsɪn] *n* Bakteriozin *nt*, Bacteriocin *nt*.
bac•te•ri•oc•la•sis [bækˌtɪərɪ'ʊkləsɪs] *n* → bacteriolysis.
bac•te•ri•o•gen•ic [bækˌtɪərɪə'dʒenɪk] *adj* bakteriogen, bakteriell, Bakterien-.
bac•te•ri•og•e•nous [bækˌtɪərɪ'ɒdʒənəs] *adj* → bacteriogenic.
bac•te•ri•oid [bæk'tɪərɪɔɪd] **I** *n* Bakterioid *nt*. **II** *adj* bakterienähnlich, bakterienförmig, bakter(i)oid.
bac•te•ri•o•ly•sin [bækˌtɪərɪə'laɪsɪn] *n* Bakteriolysin *nt*.
bac•te•ri•o•lyt•ic [bækˌtɪərɪə'lɪtɪk] *adj* bakterienauflösend, bakteriolytisch.
bac•te•ri•o•phage [bæk'tɪərɪəfeɪdʒ] *n* Bakteriophage *m*, Phage *m*, bakterienpathogenes Virus *nt*.
bac•te•ri•o•sis [bækˌtɪərɪ'əʊsɪs] *n* bakterielle Erkrankung *f*, Bakteriose *f*.
bac•te•ri•os•ta•sis [bækˌtɪərɪ'ɒstəsɪs] *n* Bakteriostase *f*.
bac•te•ri•o•stat [bæk'tɪərɪəʊstæt] *n pharm.* bakteriostatisches Mittel *nt*, Bakteriostatikum *nt*.
bac•te•ri•o•stat•ic [ˌbækˌtɪərɪə'stætɪk] **I** *n* → bacteriostat. **II** *adj* bakteriostatisch.

bac·te·ri·o·tox·e·mia [bæk͵tɪərɪətɑkˈsiːmɪə] *n* Bakterientoxämie *f*, Bakteriotoxämie *f*.
bac·te·ri·o·tox·in [bæk͵tɪərɪəˈtɑksɪn] *n* Bakteriengift *nt*, Bakterientoxin *nt*, Bakteriotoxin *nt*.
bac·te·ri·o·trop·ic [bæk͵tɪərɪəˈtrɑpɪk, -ˈtrəʊp-] *adj* bakteriotrop.
bac·te·ri·um [bækˈtɪərɪəm] *n, pl* **bac·te·ria** [bækˈtɪərɪə] Bakterie *f*, Bakterium *nt*.
   coliform bacteria coliforme Bakterien *pl*, Kolibakterien *pl*, Colibakterien *pl*.
   coryneform bacterium koryneformes Bakterium *nt*, Diphtheroid *nt*.
   enteric bacteria Enterobakterien *pl*, Darmbakterien *pl*.
   intestinal bacteria Enterobakterien *pl*, Darmbakterien *pl*.
   thermophilic bacteria thermophile Bakterien *pl*.
bac·te·ri·u·ri·a [bæk͵tɪərɪˈ(j)ʊərɪə] *n* Bakterienausscheidung *f* im Harn, Bakteriurie *f*.
bac·te·roid [ˈbæktərɔɪd] **I** *n* Bakteroid *nt*, Bakteroide *f*, Bacteroid *nt*. **II** *adj* bakterienähnlich, bakterienförmig, bakter(i)oid.
Bac·te·roi·des [bæktəˈrɔɪdiːz] *n micro.* Bacteroides *f*.
   Bacteroides fragilis Bacteroides fragilis.
bac·ter·u·ria [bæktəˈ(j)ʊərɪə] *n* → bacteriuria.
bad [bæd] *adj* **1.** schlecht; böse, schlimm, arg, schwer. **2.** falsch, fehlerhaft; schlecht, unbefriedigent. **3.** (*Prognose*) ungünstig, schlecht. **4.** schädlich, ungesund, schlecht (*for* für). **5.** (*Nahrung*) schlecht, verdorben. **6.** (*Schmerz*) schlimm, böse, arg, heftig.
bag [bæg] **I** *n* Sack *m*, Beutel *m*; Tasche *f*. **II** *vt* (auf-)bauschen. **III** *vi* s. (auf-)bauschen, (an-)schwellen, ausdehnen.
   ice bag Eisbeutel *m*.
bake [beɪk] **I** *vt* backen; (aus-)dörren, härten, austrocknen; brennen. **II** *vi* backen, gebacken werden, dörren, hart werden, zusammenbacken, festbacken.
bak·ing [ˈbeɪkɪŋ] *n* **1.** Brennen *nt*, Porzellanbrennen *nt*, Brennverfahren *nt*. **2.** Brand *m*, Porzellanbrand *m*, Brennverfahren *nt*.
   biscuit baking Biskuitbrand *m*.
   high biscuit baking dritter Biskuitbrand *m*.
   low biscuit baking erster Biskuitbrand *m*.
   medium biscuit baking zweiter Biskuitbrand *m*.
bal·ance [ˈbæləns] **I** *n* **1.** Waage *f*. **2.** Balance *f*, Gleichgewicht *nt*, (*a. physiol.*) Haushalt *m*. **keep one's balance** (*a. fig.*) das Gleichgewicht (be-)halten. **lose one's balance** das Gleichgewicht *od.* die Fassung verlieren. **3.** Gegengewicht *nt* (*to* zu); Ausgleich *m* (*to* für); *phys.* Kompensation *f*. **II** *vt* **4.** wiegen. **5.** (ab-, er-)wägen. **6.** (s.) im Gleichgewicht halten, ins Gleichgewicht bringen, ausbalancieren. **III** *vi* s. im Gleichgewicht halten, s. ausbalancieren; Haltung bewahren.
   biological balance biologisches Gleichgewicht *nt*.
   energy balance Energiehaushalt *m*, Energiebilanz *f*.
   occlusal balance balancierte Okklusion *f*.
   occlusion balance Okklusionsgleichgewicht *nt*.
   precision balance Präzisionswaage *f*, Feinwaage *f*.
   spring balance Federwaage *f*.
   water balance Wasserhaushalt *m*, Wasserbilanz *f*.
bal·anced [ˈbælənst] *adj* (*a. fig.*) ausgewogen, ausgeglichen, ausbalanciert, im Gleichgewicht befindlich.
bal·an·ti·di·a·sis [͵bæləntɪˈdaɪəsɪs] *n* Balantidienruhr *f*, Balantidiose *f*, Balantidiasis *f*.
bal·an·tid·i·o·sis [͵bælən͵tɪdɪˈəʊsɪs] *n* → balantidiasis.
bal·an·ti·do·sis [͵bæləntɪˈdəʊsɪs] *n* → balantidiasis.
ball [bɔːl] **I** *n* **1.** Ball *m*; Kugel *f*, kugelförmiger Körper *m*; Knäuel *m*; Klumpen *m*. **2.** *anat.* Ballen *m*. **II** *vt* zusammenballen, zu Kugeln formen. **III** *vi* s. (zusammen-)ballen.
   ball of the eye Augapfel *m*, Bulbus oculi.
   fatty ball of Bichat → fat *body of* cheek.
bal·lis·to·car·di·og·ra·phy [bə͵lɪstə͵kɑːrdɪˈɑgrəfɪ] *n* Ballistokardiographie *f*.
bal·loon [bəˈluːn] **I** *n* Ballon *m*. **II** *adj* ballonförmig (aufgetrieben), ballonisiert, aufgebläht. **III** *vt* aufblasen, aufblähen, ausdehnen. **IV** *vi* s. (auf-)blähen.
bal·loon·ing [bəˈluːnɪŋ] *n patho.* Ballonierung *f*.
balm [bɑːm] *n* **1.** Balsam *m*; *pharm.* Balsamum *nt*. **2.** heilendes *od.* lindernde Mittel *nt*.
balm·y [ˈbɑːmɪ] *adj* balsamisch, heilend, lindernd, Balsam-.
bal·ne·ol·o·gy [͵bælnɪˈɑlədʒɪ] *n* Bäderkunde *f*, Heilquellenkunde *f*, Balneologie *f*.
bal·ne·o·ther·a·peu·tics [͵bælnɪəʊθerəˈpjuːtɪks] *pl* → balneotherapy.
bal·ne·o·ther·a·py [bælnɪəʊˈθerəpɪ] *n* (Heil-)Bäderbehandlung *f*, Balneotherapie *f*.
bal·sam [ˈbɔːlsəm] *n* **1.** Balsam *m*; *pharm.* Balsamum *nt*. **2.** heilende *od.* lindernde Substanz *f*.
   Canada balsam Kanadabalsam *nt*, Balsamum canadense.
   balsam of Peru Perubalsam *nt*, Balsamum peruvianum.
bal·sam·ic [bɔːlˈsæmɪk] *adj* → balmy.
band [bænd] *n* **1.** Band *nt*, Schnur *f*, Riemen *m*. **2.** *anat.* Band *nt*, Bande *f*, bänderähnliche Struktur *f*. **3.** Verband *m*; Binde *f*; Bandage *f*.
   adapter band Bandadapter *m*.
   adjustable orthodontic bands adjustable Ankerbänder *pl*, anpaßbare Ankerbänder *pl*.
   anchor bands Ankerbänder *pl*, kieferorthopädische Bänder *pl*, Bänder *pl*.
   Angle band Angle-Schraubenband *nt*.
   atrioventricular band His-Bündel *nt*, Fasciculus atrioventricularis.
   auriculoventricular band → atrioventricular band.
   canine band Caninus-Band *nt*.
   clamp band Schraubenband *nt*.
   contoured band Konturband *nt*, geformtes Band *nt*, konturiertes Band *nt*.
   copper band Kupferbad *nt*.
   elastic band Gummizug *m*, Gummiband *nt*.
   lip furrow band Vorhofleiste *f*, Mundvorhofleiste *f*.
   matrix band Matrizenband *nt*.
   molar band Molarenband *nt*.
   orthodontic band orthodontisches Band *nt*.
   orthodontic bands Ankerbänder *pl*, kieferorthopädische Bänder *pl*, Bänder *pl*.
   preformed bands vorgefertigte Bänder *pl*.
   premolar band Prämolarenband *nt*.
   seamless band nahtloses Band *nt*.
   stainless steel band Edelstahlband *nt*.
   tension band Zuggurtung *f*.
band·age [ˈbændɪdʒ] **I** *n* Verband *m*; Binde *f*; Bandage *f*. **II** *vt* verbinden, bandagieren, einen Verband anlegen.
   circular bandage Zirkulärverband *m*.
   compression bandage Druckverband *m*, Kompressionsverband *m*.
   elastic bandage elastische Binde *f*.
   extension bandage *traumat.* Streckverband *m*, Extensionsverband *m*.
   figure-of-eight bandage *traumat.* Achter(gang)verband *m*, Fächerverband *m*, Schildkrötenverband *m*.
   gauze bandage Mullbinde *f*.
   plaster bandage 1. Gipsbinde *f*. **2.** Gips(verband *m*) *m*.
   pressure bandage Druckverband *m*, Kompressionsverband *m*.
   scarf bandage Dreieckstuch *nt*.
   spica bandage Kornährenverband *m*, Spica *f*.
   triangular bandage Dreieckstuch *nt*.
bane [beɪn] *n* Gift *m*, Toxin *nt*.
bank [bæŋk] **I** *n* Bank *f*; Vorrat *m*, Reserve *f* (*of* an). **II** *vt* (*Blut, Gewebe*) konservieren u. aufbewahren.
   blood bank Blutbank *f*.
   bone bank Knochenbank *f*.
   skin bank Hautbank *f*.
bar [bɑːr] **I** *n* **1.** Stange *f*, Stab *m*, Bügel *m*, Bogen *m*. **2.** Barriere *f*, Schranke *f*, Hindernis *nt* (*to* für). **3.** *phys.* Bar *nt* (Einheit des Drucks). **4.** Verbindung(steile *pl*) *f* einer Zahnprothese. **5.** (Farb-)Streifen *m*; (Licht-)Strahl *m*. **6.** Gewebelappen *m*; Hautlappen *m*; Knochenstück *nt*. **II** *vt* (ver-)hindern, hemmen, abhalten (*from* von).
   Ackermann bar Ackermann-Steg *m*, Ackermann-Steggelenk *nt*.
   Andrews bar Andrews-Steg *m*, Andrews-Brücke *f*.
   anterior palatal bar vorderer Gaumenbügel *m*.
   arch bar starrer Bogen *m*.
   buccal bar Bukkalbogen *m*.
   connecting bar Verbinder *m*, Ankerteil *m* der Prothese, Verbindungselement *nt*, Prothesenanker *m*.
   connector bar → connecting bar.
   Dolder bar Dolder-Steggeschiebe *nt*, Steggeschiebe *nt* nach Dolder, Dolder-Geschiebe *nt*.
   double lingual bar Lingualbügel *m*, Unterzungenbügel *m*, Kennedy-Bügel *m*.
   Gaerny bar Gaerny-Geschiebe *nt*, Rillen-Schulter-Stift-Geschiebe *nt* nach Gaerny.
   horseshoe bar Hufeisenplatte *f*.
   Kennedy bar 1. Lingualbügel *m*, Unterzungenbügel *m*, Kennedy-Bügel *m*. **2.** fortlaufende Klammer *f*, Schienungsklammer *f*.
   labial bar Labialbügel *m*, Labialschlinge *f*.
   lingual bar 1. Lingualbügel *m*, Unterzungenbügel *m*, Kennedy-Bügel *m*. **2.** fortlaufende Klammer *f*, Schienungsklammer *f*.
   occlusal rest bar Stützelement *nt*.
   palatal bar Gaumenbügel *m*.
   Passavant's bar Passavant-(Ring-)Wulst *m*.

barbitalism

posterior palatal bar hinterer Gaumenbügel m.
Steiger-Boitel bar Steiger-Boitel-Geschiebe nt.
sublingual bar Sublingualbügel m, Unterzungenbügel m.
terminal bar histol. Schlußleiste f.
transpalatal bar Transversalbügel m.
bar·bi·tal·ism ['bɑːrbɪtəlɪzəm] n → barbituism.
bar·bi·tu·ism [bɑːr'bɪtʃəwɪzəm] n pharm. (chronische) Barbituratvergiftung f, Barbitalismus m, Barbiturismus m.
bar·bi·tu·rate [bɑːr'bɪtʃərɪt, -reɪt] n Barbiturat nt.
bar·bi·tu·rism [bɑːr'bɪtʃərɪzəm] n → barbituism.
bare [beər] I adj 1. nackt, bloß, unbekleidet; kahl. bare to the waist mit nacktem Oberkörper. 2. barhäuptig. II vt freimachen, entblößen.
bare one's arm den Arm freimachen.
bar·i·um ['beərɪəm, 'bɑːr-] n Barium nt.
barium sulfate Bariumsulfat nt.
bar·o·cep·tor [ˌbærəʊ'septər] n → baroreceptor.
bar·o·don·tal·gia [ˌbærədɑn'tældʒ(ɪ)ə] n Barodontalgie f.
bar·o·re·cep·tor [ˌbærəʊrɪ'septər] n Barorezeptor m.
bar·o·sen·sor [ˌbærəʊ'sensər, -sɔːr] n Barosensor m, Barorezeptor m.
bar·o·si·nus·i·tis [ˌbærəʊˌsaɪnə'saɪtɪs] n Aerosinusitis f, Barosinusitis f.
bar·o·ti·tis [ˌbærəʊ'taɪtɪs] n Aero(o)titis f, Baro(o)titis f, Otitis barotraumatica.
bar·o·trau·ma [ˌbærə'trɔːmə] n 1. Druckverletzung f, Barotrauma nt. 2. (Ohr) Barotrauma nt.
bar·rel ['bærəl] n Faß nt, Tonne f; (Spritze) Zylinder m.
bar·ri·er ['bærɪər] n 1. Barriere f, Schranke f, Sperre f; Hindernis nt (to für). 2. phys. Schwelle f.
blood-brain barrier Blut-Hirn-Schranke f.
blood-cerebrospinal fluid barrier Blut-Liquor-Schranke f.
blood-CSF barrier → blood-cerebrospinal fluid barrier.
mucosal barrier Schleimhautbarriere f.
mucous membrane barrier → mucosal barrier.
Bar·ton·el·la [ˌbɑːrtə'nelə] n micro. Bartonella f.
Bartonella bacilliformis Bartonella bacilliformis.
bar·ton·el·lo·sis [ˌbɑːrtne'ləʊsɪs] n Carrión-Krankheit f, Bartonellose f.
ba·sal ['beɪsl] adj 1. an der Basis liegend, Basis betr., basal, Basal-, Grund-; fundamental, grundlegend. 2. physiol. den Ausgangswert bezeichnend (Temperatur etc.).
ba·sal·i·o·ma [ˌbaɪˌsælɪ'əʊmə] n → basaloma.
ba·sa·lo·ma [ˌbeɪsə'ləʊmə] n 1. Basalzell(en)karzinom nt, Carcinoma basocellulare. 2. Basalzellepitheliom nt, Basaliom nt, Epithelioma basocellulare.
base [beɪs] I n 1. anat., fig. Basis f. 2. Grundfläche f; Sockel m, Fuß m, Unterfläche f, Unterteil m. 3. chem. Base f. 4. pharm. Grundbestandteil m, Hauptbestandteil m, Grundstoff m. 5. (Diskussion) Ausgangspunkt m, Grundlage f. II adj 6. als Basis dienend, Grund-, Basis-, Ausgangs-. 7. (Metall) unecht, unedel; falsch, minderwertig. III vt basieren, beruhen (on auf). be based on basierend/beruhend/begründet/gestützt auf.
acrylic resin base Akrylharzbasis f, Acrylbasis f, PMMA-Basis f, Prothesenbasis f aus Polymethylmethacrylat.
alloxuric base Purinbase f.
base of brain Hirnbasis f.
buffer base Pufferbase f.
cavity base Kavitätenbasis f, Kavitätenboden m.
cement base Zementbasis f.
base of cerebral peduncle Hirnschenkel m, Basis pedunculi cerebri, Crus cerebri, Pars anterior/ventralis pedunculi cerebri.
cheoplastic base gegossene Prothesenbasis f, gegossene Basis f.
cranial base Schädelbasis f, Basis cranii.
denture base Prothesenbasis f.
extension base Extensionsprothese f.
free-end base Freiendprothese f.
base of heart Herzbasis f, Basis cordis.
intermediary base Immediatprothese f, Sofortprothese f.
base of mandible Basis mandibulae.
mandibular base Basis mandibulae.
metal base Metallbasis f, Prothesenbasis f aus Metall.
nucleic base Purinbase f.
nuclein base Purinbase f.
nutrient base Nährsubstrat nt.
plastic base Kunststoffbasis f, Prothesenbasis f aus Kunststoff.
polyether rubber base Prothesenbasis f aus Polyäther-Gummimasse, Polyäther-Gummi-Basis f.
polysulfide rubber base Prothesenbasis f aus Polysulfid-Gummimasse, Polysulfid-Gummi-Basis f.

processed denture base nachbearbeitete Prothesenbasis f.
proximal cement base proximale Zementbasis f.
purine base Purinbase f.
record base Basisplatte f.
saddle denture base Sattelbasis f, Sattelprothesenbasis f.
shellac base Schellackplatte f.
base of skull Schädelbasis f, Basis cranii.
sprue base Gußstift m.
stabilized base verstärkte Basisplatte f.
strong base starke Base f, starke Lauge f.
temporary base Basisplatte f.
tinted denture base gefärbte Prothesenbasis f, eingefärbte Prothesenbasis f.
tissue-supported base schleimhautgestützte Prothese f.
tissue-tissue-supported base paradontal abgestützte partielle Prothese f.
tooth-borne base paradontal abgestützte Prothese f.
trial base Basisplatte f.
weak base schwache Base f, schwache Lauge f.
xanthine base Purinbase f.
base·plate ['beɪspleɪt] n Basisplatte f.
stabilized baseplate verstärkte Basisplatte f.
ba·sic ['beɪsɪk] I pl the basics das Wesentliche, Grundlagen pl. II adj 1. grundlegend, wesentlich, Grund-. 2. chem. basisch, alkalisch.
ba·sic·i·ty [beɪ'sɪsətɪ] n chem. 1. Alkalität f, Basizität f, Basität f. 2. basischer Zustand m.
ba·si·cra·ni·al [ˌbeɪsɪ'kreɪnɪəl] adj Schädelbasis betr., basilar, basilär, Schädelbasis-.
ba·si·hy·al [ˌbeɪsɪ'haɪəl] n → basihyoid.
ba·si·hy·oid [ˌbeɪsɪ'haɪɔɪd] n Zungenbeinkörper m, Corpus ossis hyoidei.
bas·i·lar ['bæsɪlər] adj 1. an der Schädelbasis gelegen, zur (Schädel-)Basis gehörend, basilar, basilär, Schädelbasis-. 2. an der Basis liegend, Basis betr., basal, Basal-, Grund-; fundamental, grundlegend.
bas·i·lar·y ['bæsəˌlerɪː] adj → basilar.
ba·si·lem·ma [ˌbeɪsɪ'lemə] n Basalmembran f, Basallamina f.
ba·sin ['beɪsɪˌɑn] n anat. Basion nt.
ba·sis ['beɪsɪs] n, pl ba·ses ['beɪsiːz] Basis f, Grund m, Grundlage f, Fundament nt. on the basis of auf der Basis von, aufgrund. on the basis that davon ausgehend, daß. provide/form/lay the basis for/of sth. die Grundlage od. Basis bilden für etw. be treated on an outpatient basis als ambulanter Patient behandelt werden.
ba·so·cy·to·sis [ˌbeɪsəʊsaɪ'təʊsɪs] n hema. Basozytose f, Basophilie f.
ba·so·phil ['beɪsəʊfɪl] I n 1. mit basischen Farbstoffen anfärbbare Zelle od. Struktur f. 2. hema. basophiler Leukozyt/Granulozyt m, inf. Basophiler m. 3. (Adenohypophyse) basophile Zelle f, β-Zelle f. II adj 4. basophil, mit basischen Farbstoffen anfärbbar. 5. basophil, aus basophilen Zellen od. Strukturen bestehend.
ba·so·phil·ia [ˌbeɪsəʊ'fiːlɪə, -jə] n 1. hema. Basophilie f. 2. hema. Basozytose f, Basophilie f. 3. histol. Anfärbbarkeit mit basischen Farbstoffen, Basophilie f.
ba·so·phil·o·cyte [ˌbeɪsəʊ'fɪləsaɪt] n → basophilic leukocyte.
bas·tard ['bæstərd] I n genet. Mischling m, Bastard m, Hybride m/f. II adj genet. hybrid, Hybrid-, Bastard-, Mischlings-.
bas·tard·ize ['bæstərdaɪz] I vt entarten lassen, bastardieren, hybridisieren. II vi entarten.
bath [bæθ, bɑːθ] I n 1. Bad nt, Badezimmer nt. 2. (Bade-)Wanne f. 3. Baden nt, Bad nt. take/have a bath baden, ein Bad nehmen. 4. chem. Bad nt. II vt baden. III vi baden, ein Bad nehmen.
bathe [beɪð] I vt 1. baden. 2. befeuchten; (Wunde) baden, spülen, auswaschen. II vi ein (Sonnen-)Bad nehmen; baden, schwimmen.
bath·room ['bæθruːm] n 1. Bad(ezimmer nt) nt. 2. Toilette f. go to/use the bathroom auf Toilette gehen.
bat·ter·y ['bætərɪ] n, pl bat·ter·ies 1. Gruppe f, Reihe f, Satz m, Batterie f. 2. psycho. Persönlichkeitstest(reihe) f m. 3. electr. Batterie f.
bead [biːd] n Perle f; (Schaum) Bläschen nt; (Schweiß) Tröpfchen nt, Perle f.
rachitic beads rachitischer Rosenkranz m.
beak [biːk] n (Gefäß) Tülle f, Ausguß m; (Katheter) Spitze f.
beak·er ['biːkər] n Becher m; chem. Becherglas n.
beam [biːm] I n 1. (Licht-)Strahl m, Bündel nt. 2. phys. Peilstrahl m, Leitstrahl m, Richtstrahl m. 3. Balken m, Stange f, Holm m, Querstange f. II vt 4. mit Balken/Stangen versehen. 5. ausstrahlen. III vi a. fig. strahlen.
cantilever beam Freiendsattel m.

x-ray beam Röntgenstrahl *m*.
bean [biːn] *n bio.* Bohne *f*.
  soja bean → soybean.
bear [beər] *vt* (**bore; borne**) **1.** (*Last, Folgen, Verantwortung*) tragen; (*Namen*) führen; (*Gefühle*) empfinden; (*Spuren*) aufweisen, zeigen. **2.** (*Schmerzen*) ertragen, aushalten, (er-)leiden. **3.** zur Welt bringen, gebären. **4.** (*Früchte*) tragen. **5. bear o.s.** s. betragen, s. benehmen.
beat [biːt] (*v:* **beat; beaten**) **I** *n* **1.** Pochen *nt*, Schlagen *nt*, Klopfen *nt*. **2.** (*Puls, Herz*) Schlag *m*. **II** *vt* schlagen, (ver-)prügeln. **III** *vi* schlagen, pulsieren, pochen, klopfen.
  apex beat *card.* Herzspitzenstoß *m*.
  atrial beat *card.* Vorhofsystole *f*.
  cardiac beat Herzschlag *m*, Herzaktion *f*, Herzzyklus *m*.
  coupled beat *card.* Bigeminus *m*.
  paired beat *card.* Bigeminus *m*.
  premature beat *card.* Extrasystole *f*, vorzeitige Herz(muskel)kontraktion *f*.
  premature ventricular beat *card.* ventrikuläre Extrasystole *f*, Kammerextrasystole *f*.
bed [bed] **I** *n* **1.** Bett *nt;* (Feder-)Bett *nt;* Lager *nt*. **be confined to bed/confinement to bed** bettläg(e)rig sein. **be in bed** im Bett sein; das Bett hüten. **go to bed** ins Bett gehen. **keep one's bed** das Bett hüten. **make the bed** das Bett machen. **get/put to bed** jdn. ins/zu Bett bringen. **take to one's bed** s. (krank) ins Bett legen. **2.** *anat.* Bett *nt*. **3.** *techn.* Unterlage *f*, Unterbau *m*, Fundament *nt*, Schicht *f*. **II** *vt* zu Bett bringen, ins Bett legen; (ein-)betten. **be bedded** bettlägerig sein.
  capillary bed Kapillarbett *nt*, Kapillarstromgebiet *nt*, Kapillarnetz *nt*.
bed·bug ['bedbʌg] *n* (gemeine) Bettwanze *f*, Cimex lectularius.
  common bedbug (gemeine) Bettwanze *f*, Cimex lectularius.
bed·clothes ['bedkləʊðs] *pl* Bettzeug *nt*.
bed·cov·er ['bedkʌvər] *n* Bettdecke *f*.
bed·lamp ['bedlæmp] *n* Nachttischlampe *f*.
bed·pan ['bedpæn] *n* Bettpfanne *f*.
bed·rid·den ['bedrɪdn] *adj* bettläg(e)rig.
bed·room ['bedruːm, -rʊm] *n* Schlafzimmer *nt*.
bed·sore ['bedsɔːr, -sɔʊr] *n* auf- *od.* wundgelegene Stelle *f*, Druckgeschwür *nt*, Wundliegen *nt*, Dekubitalulkus *nt*, Dekubitus *m*. **get bedsores** s. wund- *od.* aufliegen.
bed·stand ['bedstænd] *n* Nachttisch *m*.
bed·time ['bedtaɪm] *n* Schlafenszeit *f*. **be taken at bedtime** vor dem Schlafengehen (ein-)nehmen.
bed·wet·ting ['bedwetɪŋ] *n* Bettnässen *nt*, nächtliches Einnässen *nt*, Enuresis nocturna.
bees·wax ['biːzwæks] *n* Bienenwachs *nt*.
  bleached beeswax weißes Bienenwachs *nt*, Cera alba.
  white beeswax weißes Bienenwachs *nt*, Cera alba.
  yellow beeswax gelbes Bienenwachs *nt*, gelbes Wachs *nt*, Cera flava.
be·have [bɪ'heɪv] **I** *vt* **behave o.s.** s. benehmen. **II** *vi* s. verhalten, s. benehmen (*to, towards* gegenüber); (*Kinder*) s. benehmen, s. betragen.
be·hav·ior [bɪ'heɪvjər] *n* **1.** Benehmen *nt*, (*Kinder*) Betragen *nt*; *psycho.* Verhalten *nt* (*to, towards* gegenüber, zu). **2.** *chem., phys.* Verhalten *nt*.
belch [beltʃ] **I** *n* Aufstoßen *nt*, Rülpsen *nt*, Rülpser *m*, Ruktation *f*, Ruktus *m*, Eruktation *f*. **II** *vi* (*a:* **belch wind**) aufstoßen; *inf.* rülpsen.
bell [bel] *n* **1.** Glocke *f*, Schelle *f*, Klingel *f*. **2.** Läuten *nt*, Klingeln *nt*, Glockenzeichen *nt*. **3.** *techn.* Glocke *f*; (*Stethoskop*) (Schall-)Trichter *m*.
bel·ly ['belɪ] **I** *n* **1.** Bauch *m*, Abdomen *nt*. **2.** Muskelbauch *m*, Venter musculi. **II** *vt* → **belly out** I. **III** *vi* → **belly out** II.
  belly out I *vt* (an-)schwellen lassen. **II** *vi* bauchig werden, s. (aus-)bauchen, (an-)schwellen.
  belly of muscle → muscle belly.
  muscle belly Muskelbauch *m*, Venter musculi.
bel·ly·ache ['belɪeɪk] *n inf.* Bauchschmerzen *pl*, Bauchweh *nt*.
bel·ly·but·ton ['belɪbʌtn] *n inf.* Nabel *m*.
belt [belt] *n* **1.** Gürtel *m*; (Anschnall-, Sicherheits-)Gurt *m*. **2.** Gürtel *m*, Gebiet *nt*, Zone *f*.
bend [bend] (*v:* **bent; bent**) **I** *n* Biegung *f*, Krümmung *f*, Kurve *f*. **II** *vt* **1.** umbiegen, durchbiegen, aufbiegen, krümmen. **2.** beugen, neigen. **bend one's head** den Kopf neigen. **bend one's knee** das Knie beugen. **III** *vi* **3.** s. krümmen, s. (um-, durch-, auf-)biegen. **4.** s. neigen, s. nach unten biegen; eine Biegung/Kurve machen.
  first order bends Biegungen *pl* erster Ordnung, Biegungen *pl* 1. Ordnung.
  second order bends Biegungen *pl* zweiter Ordnung, Biegungen *pl* 2. Ordnung.
  third order bends Biegungen *pl* dritter Ordnung, Biegungen *pl* 3. Ordnung.
  V bends V-Biegungen *pl*.
ben·e·fi·cial [benə'fɪʃl] *adj* **1.** gut, zuträglich, wohltuend, heilsam. **2.** nützlich, vorteilhaft, förderlich (*to* für). **have a beneficial effect on** nützlich *od.* förderlich sein für.
ben·e·fit ['benəfɪt] **I** *n* **1.** Nutzen *m*, Vorteil *m*, Wirkung *f* (*from* von). **2.** (finanzielle) Unterstützung *f*, Beihilfe *f*, Leistung *f*. **II** *vt* nützen, zugute kommen, fördern. **III** *vi* Nutzen ziehen (*by, from* aus), Vorteil haben (*by, from* von, durch).
be·nign [bɪ'naɪn] *adj* **1.** (*Tumor*) gutartig, benigne, nicht maligne. **2.** nicht rezidivierend, benigne. **3.** (*Verlauf*) günstig, vorteilhaft.
be·nig·nan·cy [bɪ'nɪgnənsɪ] *n* Gutartigkeit *f*, Benignität *f*.
be·nig·nant [bɪ'nɪgnənt] *adj* → benign.
be·nig·ni·ty [bɪ'nɪgnətɪ] *n* → benignancy.
be·numb [bɪ'nʌm] *vt* betäuben, gefühllos machen, erstarren lassen; *fig.* lähmen, betäuben.
be·numbed [bɪ'nʌmd] *adj* betäubt, gefühllos, erstarrt; *fig.* gelähmt. **benumbed by alcohol** vom Alkohol benommen. **benumbed by cold** starr vor Kälte.
benz·al·de·hyde [ben'zældəhaɪd] *n* Benzaldehyd *m*.
ben·zene ['benziːn, ben'ziːn] *n* Benzol *nt*, Benzen *nt*.
ben·zin ['benziːn, ben'ziːn] *n* → benzine.
ben·zine ['benziːn, ben'ziːn] *n* Benzin *nt*.
ben·zo·caine ['benzəʊkeɪn] *n pharm.* Benzocain *nt*.
ben·zo·ic aldehyde [ben'zəʊɪk] → benzaldehyde.
ben·zoin ['benzəʊɪn] *n* Benzoe *nt*.
ben·zol ['benzɒl, -zɔl] *n* → benzene.
ben·zo·yl·cho·lin·es·ter·ase [,benzəʊɪl,kəʊlə'nestəreɪz, ,benzəʊɪl-] *n* unspezifische/unechte Cholinesterase *f*, Pseudocholinesterase *f*, β-Cholinesterase *f*, Butyrylcholinesterase *f*, Typ II-Cholinesterasse *f*.
ben·zo·yl peroxide ['benzəʊɪl] Benzoylperoxid *nt*.
benz·pyr·role [,benz'pɪərɒl, -əʊl] *n* 2,3-Benzopyrrol *nt*, Indol *nt*.
ben·zyd·a·mine [,ben'zɪdəmiːn] *n pharm.* Benzydamin *nt*.
ben·zyl·pen·i·cil·lin [,benzɪl,penə'sɪlɪn] *n pharm.* Benzylpenicillin *nt*, Penicillin G *nt*.
ber·yl·li·o·sis [bə,rɪlɪ'əʊsɪs] *n* Berylliumvergiftung *f*, Beryll(i)ose *f*.
be·ryl·li·um [bə'rɪlɪəm] *n* Beryllium *nt*.
be·ta ['beɪtə] *n* Beta *nt*.
beta-blocker *n* Betablocker *m*, Beta-Rezeptorenblocker *m*, β-Adrenorezeptorenblocker *m*, Beta-Adrenorezeptorenblocker *m*.
beta-lipoprotein *n* Lipoprotein *nt* mit geringer Dichte, β-Lipoprotein *nt*, low-density lipoprotein.
be·ta·qui·nine [,beɪtə'kwaɪnaɪn, -'kwɪ-] *n* Chinidin *nt*, Quinidine *nt*.
be·ta·tron ['beɪtətrɒn] *n phys.* Betatron *nt*.
bet·ter ['betər] **I** *n* das Bessere. **a change for the better** eine Wende zum Guten. **change for the better** besser werden, s. bessern. **II** *adj* besser. **get better** s. erholen; s. bessern, besser werden. **III** *vt* verbessern. **IV** *vi* s. (ver-)bessern, besser werden.
be·tween-brain [bɪ'twiːn,breɪn] *n* Zwischenhirn *nt*, Dienzephalon *nt*, Diencephalon *nt*.
bev·el ['bevəl] **I** *n* Schräge *f*, Abschrägung *f*. **II** *adj* schräg, abgeschrägt. **III** *vt* abschrägen, abkanten.
bi- *pref.* **1.** zwei-, doppel-, Bi(n)-. **2.** Lebens-, Bi(o)-.
bi·as ['baɪəs] *n* **1.** schiefe *od.* schräge Seite/Fläche/Richtung *f*. **2.** *fig.* Neigung *f*, Hang *m* (*toward* zu), Vorliebe *f* (*toward* für). **3.** *fig.* Vorurteil *nt*, Befangenheit *f*. **4.** *stat.* Bias *nt*. **5.** *phys.* Gittervorspannung *f*; Gitter(ableit)widerstand *m*. **II** *adj* schräg, schief, diagonal.
bi·car·bo·nate [baɪ'kɑːrbənɪt, -neɪt] *n* Bikarbonat *nt*, Bicarbonat *nt*, Hydrogencarbonat *nt*.
bi·car·bo·nat·e·mia [baɪ,kɑːrbəneɪ'tiːmɪə] *n* (Hyper-)Bikarbonatämie *f*.
bi·ceps ['baɪseps] **I** *n, pl* **bi·ceps, bi·ceps·es** zweiköpfiger Muskel *m*, Bizeps *m*, Musculus biceps. **II** *adj* zweiköpfig.
bi·chro·mate [baɪ'krəʊmeɪt] *n* Dichromat *nt*.
bi·con·cave [baɪ'kɒŋkeɪv, ,baɪkɒn'keɪv] *adj phys.* bikonkav.
bi·con·vex [baɪ'kɒnveks, ,baɪkɒn'veks] *adj* bikonvex.
bi·cor·nate [baɪ'kɔːrnɪt, -nɪt] *adj* → bicornuate.
bi·cor·nu·ate [baɪ'kɔːrnjəwɪt, -eɪt] *adj* zweizipfelig.
bi·cus·pid [baɪ'kʌspɪd] **I** *n* Prämolar *m*, vorderer Backenzahn *m*, Dens pr(a)emolaris. **II** *adj* **1.** zweizipf(e)lig, bikuspidal, bicuspidal. **2.** zweihöckerig.
  mandibular bicuspid mandibulärer Prämolar *m*, unterer Prämolar *m*.

bidental

maxillary bicuspid maxillärer Prämolar *m*, oberer Prämolar *m*.
bi·den·tal [baɪ'dentl] *adj* zwei Zähne betr., bidental.
bi·den·tate [baɪ'denteɪt] *adj* aus zwei Zähnen bestehend, zweigezähnt.
bier [bɪər] *n* (Toten-)Bahre *f*.
bi·fid ['baɪfɪd] *adj* zweigeteilt.
bi·fo·cal [baɪ'fəʊkl] **I** *n* **1. bifocals** *pl* Bifokalbrille *f*, Zweistärkenbrille *f*. **2.** → bifocal *lens*. **II** *adj* zwei Brennpunkte besitzend, bifokal, Zweistärken-, Bifokal-.
bi·fur·cate ['baɪfər‚keɪt, baɪ'fɜrkeɪt] **I** *adj* gegabelt, gabelförmig; in zwei Teile *od.* Äste aufteilend. **II** *vt* (auf-)gabeln, gabelförmig teilen. **III** *vi* s. (auf-)gabeln, s. gabelförmig teilen.
bi·fur·ca·tion [‚baɪfər'keɪʃn] *n* Gabelung *f*, Gabel *f*, Zweiteilung *f*, Bifurkation *f*; *anat.* Bifurcatio *f*.
  bifurcation of aorta Aortengabel *f*, Bifurcatio aortae.
  carotid bifurcation Karotisgabel(ung *f*) *f*, Bifurcatio carotidis.
  bifurcation of root Wurzelbifurkation *f*, Zahnwurzelbifurkation *f*, Bifurcatio radicis dentis.
  bifurcation of trachea Luftröhrengabelung *f*, Trachealbifurkation *f*, Bifurcatio tracheae/trachealis.
bi·gem·i·na [baɪ'dʒemɪnə] *pl card.* Bigeminus *m*, Bigeminuspuls *m*, Bigeminusrhythmus *m*, Pulsus bigeminus.
bi·gem·i·ny [baɪ'dʒemɪnɪ] *n card.* Doppelschlägigkeit *f*, Bigeminie *f*.
bi·lat·er·al [baɪ'lætərəl] *adj* **1.** von zwei Seiten ausgehend, zwei Seiten betr., zweiseitig, beidseitig, bilateral, Bilateral-. **2.** beide Seiten betr., seitensymmetrisch, beidseitig, Bilateral-.
bile [baɪl] *n* Galle *f*, Gallenflüssigkeit *f*, Fel *nt*.
Bil·har·zi·a [bɪl'hɑːrzɪə] *n micro.* Pärchenegel *m*, Schistosoma *nt*, Bilharzia *f*.
bil·har·zi·a·sis [‚bɪlhɑːr'zaɪəsɪs] *n* Bilharziose *f*, Bilharziase *f*, Schistosomiasis *f*.
bili- *pref.* Galle(n)-, Bili(o)-.
bil·i·ar·y ['bɪlɪ‚erɪː, 'bɪljərɪ] *adj* gallig, biliär, biliös, Gallen(gangs).
bil·i·di·ges·tive [‚bɪlədaɪ'dʒestɪv, -dɪ-] *adj* biliodigestiv.
bil·ious ['bɪljəs] *adj* **1.** gallig, biliär, biliös, Gallen(gangs)-. **2.** *fig.* reizbar, gereizt, cholerisch.
bil·ious·ness ['bɪljəsnɪs] *n* **1.** Gallenbeschwerden *pl*, Gallenkrankheit *f*, Gallenleiden *nt*. **2.** *fig.* Gereiztheit *f*, Reizbarkeit *f*.
bil·i·ru·bin ['bɪlɪruːbɪn] *n* Bilirubin *nt*.
  bilirubin diglucuronide Bilirubindiglukuronid *nt*.
  bilirubin UDP-glucuronyltransferase Glukuronyltransferase *f*.
bil·i·ru·bin·ate [bɪlə'ruːbɪneɪt] *n* Bilirubinsalz *nt*, Bilirubinat *nt*.
bil·i·ru·bi·ne·mia [‚bɪləruːbɪ'niːmɪə] *n* Bilirubinämie *f*.
bil·i·ru·bi·nu·ria [‚bɪlə‚ruːbɪ'n(j)ʊərɪə] *n* Bilirubinausscheidung *f* im Harn, Bilirubinurie *f*.
bil·i·ver·din [‚bɪlə'vɜrdɪn] *n* Biliverdin *nt*.
bill [bɪl] **I** *n* **1.** Rechnung *f*; Liste *f*, Aufstellung *f*; Bescheinigung *f*. **2.** (*Schere*) Schneide *f*. **II** *vi* eine Rechnung ausstellen.
bi·loc·u·lar [baɪ'lɑkjələr] *adj* zweikamm(e)rig.
bi·loc·u·late [baɪ'lɑkjəlɪt] *adj* → bilocular.
bi·man·u·al [baɪ'mænjʊəl] *adj* mit beiden Händen, bimanuell, beidhändig.
bi·max·il·lar·y [baɪ'mæksə‚lerɪː, -mæk'sɪlərɪ] *adj* bimaxillär.
bi·met·al [baɪ'metl] **I** *n* Bimetall *nt*. **II** *adj* → bimetallic.
bi·me·tal·lic [‚baɪmə'tælɪk] *adj* bimetallisch.
bin·au·ral [baɪ'nɔːrəl, 'bɪnɔːrəl] *adj* **1.** beide Ohren betr., mit beiden Ohren, für beide Ohren, binaural, binotisch, beidohrig. **2.** *phys.* zweikanalig, Stereo-.
bind [baɪnd] (*v:* **bound**; **bound**) **I** *vt* **1.** (an-, um-, fest-)binden; verbinden. **2.** *chem.* binden. **II** *vi chem.* binden.
  bind up *vt* (*Wunde*) verbinden.
bind·er ['baɪndər] *n* **1.** *chem.* Bindemittel *nt*. **2.** Binde *f*. **3.** Einband *m*; Hefter *m*; (Akten-)Deckel *m*.
bind·ing ['baɪndɪŋ] **I** *n* **1.** Binden *nt*; Bindung *f*, bindende Kraft *f*. **2.** *chem.* Bindemittel *nt*. **II** *adj* (an-)bindend, verbindend, Bindungs-; verpflichtend.
bi·neg·a·tive [baɪ'negətɪv] *adj chem.* zweifach negativ.
bin·oc·u·lar [bɪ'nɑkjələr, baɪ-] **I** *n* (*oft* **binoculars** *pl*) Binokular *nt*, Binokel *nt*; Brille *f*; Fernglas *nt*; Binokularmikroskop *nt*. **II** *adj* **1.** beide Augen betr. binokular, beidäugig. **2.** binokular, mit zwei Okularen versehen.
bin·ot·ic [bɪ'nɑtɪk] *adj* beide Ohren betr., mit beiden Ohren, für beide Ohren, binaural, binotisch, beidohrig.
bi·nu·cle·ar [baɪ'n(j)uːklɪər] *adj* zweikernig.
bi·nu·cle·ate [baɪ'n(j)uːklɪɪt, -eɪt] *adj* → binuclear.
bio- *pref.* Lebens-, Bi(o)-.
bi·o·a·mine [‚baɪəʊə'miːn, -'æmɪn] *n* biogenes Amin *nt*, Bioamin *nt*.
bi·o·as·say [*n* ‚baɪəʊ'seɪ, ‚baɪə'æseɪ; *v* ‚baɪəʊ'seɪ] **I** *n* Bioassay *m*. **II** *vt* etw. einer Bioassayprüfung unterziehen.
bi·o·a·vail·a·bil·i·ty [‚baɪəʊə‚veɪlə'bɪlətɪ] *n pharm.* biologische Verfügbarkeit *f*, Bioverfügbarkeit *f*.
bi·o·blast ['baɪəʊblæst] *n* **1.** Mitochondrie *f*, Mitochondrion *nt*, Mitochondrium *nt*, Chondriosom *nt*. **2.** *bio.* Bioblast *m*.
bi·o·cat·a·lyst [‚baɪəʊ'kætlɪst] *n* Enzym *nt*.
bi·o·cat·a·lyz·er [‚baɪəʊ'kætlaɪzər] *n* Enzym *nt*.
bi·o·chem·i·cal [‚baɪə'kemɪkl] *adj* Biochemie betr., biochemisch.
bi·o·chem·is·try [‚baɪəʊ'keməstrɪ] *n* physiologische Chemie *f*, Biochemie *f*.
bi·o·cid·al [‚baɪəʊ'saɪdl] *adj* biozid.
bi·o·cide ['baɪəsaɪd] *n* Schädlingsbekämpfungsmittel *nt*, Biozid *nt*.
bi·o·col·loid [‚baɪəʊ'kɑlɔɪd] *n* Biokolloid *nt*.
bi·o·com·pat·i·bil·i·ty [‚baɪəʊkəm‚pætə'bɪlətɪ] *n* Biokompatibilität *f*.
bi·o·cy·ber·net·ics [‚baɪəʊ‚saɪbər'netɪks] *pl* Biokybernetik *f*.
bi·o·cy·cle [‚baɪəʊ'saɪkl] *n* biologischer Zyklus *m*, Biozyklus *m*.
bi·o·deg·ra·da·tion [‚baɪəʊ‚degrə'deɪʃn] *n* biologisches Abbauen *nt*.
bi·o·de·grade [‚baɪəʊdɪ'greɪd] *vi* (s.) biologisch abbauen.
bi·o·dy·nam·ics [‚baɪəʊdaɪ'næmɪks, -dɪ-] *pl* Biodynamik *f*.
bi·o·e·lec·tric·i·ty [baɪəʊ‚ɪlek'trɪsətɪ] *n* Bioelektrizität *f*.
bi·o·el·e·ment [‚baɪəʊ'eləmənt] *n* Bioelement *nt*.
bi·o·en·gi·neer·ing [‚baɪəʊ‚endʒɪ'nɪərɪŋ] *n* Biotechnik *f*, Bioengineering *nt*.
bi·o·e·quiv·a·lent [‚baɪəʊɪ'kwɪvələnt] *adj* bioäquivalent.
bi·o·gen·ic [‚baɪəʊ'dʒenɪk] *adj* biogen.
  biogenic amine → bioamine.
bi·og·e·nous [baɪ'ɑdʒənəs] *adj* aus Lebewesen entstanden, biogen.
bi·o·im·plant [‚baɪəʊ'ɪmplænt] *n* Bioimplantat *nt*.
bi·o·log·i·cal [baɪə'lɑdʒɪkl] **I** *n pharm.* biologisches Präparat *nt* (*Serum, Vakzine etc.*). **II** *adj* Biologie betr., biologisch.
bi·ol·o·gy [baɪ'ɑlədʒɪ] *n* Biologie *f*.
  cell biology Zellbiologie *f*, Zytobiologie *f*, Cytobiologie *f*.
  molecular biology Molekularbiologie *f*.
  radiation biology Strahlenbiologie *f*, Strahlungsbiologie *f*, Radiobiologie *f*, Strahlenforschung *f*.
bi·o·lu·mi·nes·cence [‚baɪəʊ‚luːmɪ'nesəns] *n* Biolumineszenz *f*.
bi·ol·y·sis [baɪ'ɑləsɪs] *n* Biolyse *f*.
bi·o·me·chan·ics [‚baɪəʊmɪ'kænɪks] *pl* Biomechanik *f*.
  dental biomechanics dentale Biomechanik *f*.
bi·o·mem·brane [‚baɪəʊ'membreɪn] *n* Biomembran *f*.
bi·o·met·rics [‚baɪəʊ'metrɪks] *pl* → biometry.
bi·om·e·try [baɪ'ɑmətrɪ] *n* Biometrie *f*, Biometrik *f*.
bi·o·mo·tor [‚baɪəʊ'məʊtər] *n anes.* Biomotor *m*.
bi·o·phys·ics [‚baɪəʊ'fɪsɪks] *pl* Biophysik *f*.
  dental biophysics dentale Biomechanik *f*.
bi·o·phys·i·ol·o·gy [‚baɪəʊ‚fɪzɪ'ɑlədʒɪ] *n* Biophysiologie *f*.
bi·o·plasm ['baɪəʊplæzəm] *n* Protoplasma *nt*.
bi·o·pros·the·sis [‚baɪəʊprɑs'θɪsɪs] *n* Bioprothese *f*.
bi·op·sy ['baɪɑpsɪ] (*v:* **biopsied**) **I** *n* Biopsie *f*. **II** *vt* eine Biopsie vornehmen, biopsieren.
  aspiration biopsy Aspirationsbiopsie *f*, Saugbiopsie *f*.
  bone marrow biopsy Knochenmarkbiopsie *f*.
  brush biopsy Bürstenabstrich *m*.
  diagnostic biopsy diagnostische Biopsie *f*, Probebiopsie *f*.
  excisional biopsy Exzisionsbiopsie *f*, Probeexzision *f*.
  fine-needle biopsy Feinnadelbiopsie *f*.
  incisional biopsy Inzisionsbiopsie *f*, Probeinzision *f*.
  needle biopsy Nadelbiopsie *f*.
  open biopsy offene Biopsie *f*.
  punch biopsy Stanzbiopsie *f*.
  skin biopsy Hautbiopsie *f*.
  surface biopsy Oberflächenbiopsie *f*, Abstrichbiopsie *f*, Abstrich *m*.
  trephine biopsy Stanzbiopsie *f*.
  wedge biopsy Keilbiopsie *f*, Keilexzision *f*.
bi·o·rhythm ['baɪəʊrɪðm] *n* biologischer Rhythmus *m*, Biorhythmus *m*.
bi·os·co·py [baɪ'ɑskəpɪ] *n* Bioskopie *f*.
bi·o·sphere ['baɪəsfɪər] *n* Biosphäre *f*.
bi·o·stat·ics [‚baɪəʊ'stætɪks] *pl* Biostatik *f*.
bi·o·syn·the·sis [‚baɪəʊ'sɪnθəsɪs] *n* Biosynthese *f*.
bi·o·tax·y [‚baɪəʊ'tæksɪ] *n* **1.** Biotaxis *f*. **2.** Taxonomie *f*.
bi·o·te·lem·e·try [‚baɪəʊtə'lemətrɪ] *n* Biotelemetrie *f*.
bi·ot·ic [baɪ'ɑtɪk] *adj* Leben *od.* lebende Materie betr., biotisch, Lebens-.
bi·o·tin ['baɪətɪn] *n* Biotin *nt*, Vitamin H *nt*.
bi·o·tope ['baɪəʊtəʊp] *n* Lebensraum *m*, Biotop *m/nt*.

bi·o·trans·for·ma·tion [ˌbaɪəʊˌtrænsfərˈmeɪʃn] *n* Biotransformation *f*.
bi·o·type [ˈbaɪəʊtaɪp] *n* Biotyp *m*, Biotypus *m*, Biovar *m*.
bi·o·var [ˈbaɪəʊvɑːr] *n* → biotype.
bi·pa·ren·tal [baɪpəˈrentl] *adj* beide Eltern betr., biparental.
bi·pa·ri·e·tal [baɪpəˈraɪɪtl] *adj* biparietal.
bi·par·tite [baɪˈpɑːrtaɪt] *adj* zweigeteilt, zweiteilig, Zwei(er)-.
bi·pos·i·tive [baɪˈpɑzətɪv] *adj chem.* zweifach positiv.
bi·re·frin·gence [baɪˈfrɪndʒəns] *n phys.* Doppelbrechung *f*.
birth [bɜrθ] *n* **1.** Geburt *f*, Geborenwerden *nt*. **from/since (one's) birth** von Geburt an. **2.** Entbindung *f*, Niederkunft *f*, Partus *m*. **at birth** bei/unter der Geburt. **give birth (to)** gebären, zur Welt bringen, entbinden.
birth·con·trol [ˈbɜrθkənˌtrəʊl] *n* Geburtenregelung *f*, Geburtenkontrolle *f*, Geburtenbeschränkung *f*.
birth·day [ˈbɜrθdeɪ] *n* Geburtstag *m*.
birth·mark [ˈbɜrθmɑːrk] *n* Muttermal *nt*.
birth·place [ˈbɜrθpleɪs] *n* Geburtsort *m*.
birth·rate [ˈbɜrθreɪt] *n* Geburtenziffer *f*, Geburtenhäufigkeit *f*, Natalität *f*.
birth·weight [ˈbɜrθweɪt] *n* Geburtsgewicht *nt*.
bis·cuit [ˈbɪskət] *n* Biskuitporzellan *nt*.
 hard biscuit hartes Biskuitporzellan *nt*.
 high biscuit dritter Biskuitbrand *m*.
 low biscuit erster Biskuitbrand *m*.
 medium biscuit zweiter Biskuitbrand *m*.
 soft biscuit weiches Biskuitporzellan *nt*.
biscuit-bake *n* Biskuitbrand *m*.
bi·sect [baɪˈsekt, ˈbaɪsekt] **I** *vt* in zwei Teile (zer-)schneiden *od.* teilen, halbieren. **II** *vi s.* teilen *od.* gabeln.
bi·sec·tion [baɪˈsekʃn] *n* Halbierung *f*, Halbieren *nt*.
 bisection of angle technique *radiol.* winkelhalbierende Technik *f*, WH-Technik *f*.
bis·muth [ˈbɪzməθ] *n* Wismut *nt*, Bismutum *nt*.
bis·muth·ism [ˈbɪzməθɪzəm] *n* → bismuthosis.
bis·muth·o·sis [bɪzməˈθəʊsɪs] *n* (chronische) Wismutvergiftung *f*, Bismutismus *m*, Bismutose *f*.
bisque [bɪsk] *n* Biskuitporzellan *nt*.
 hard bisque hartes Biskuitporzellan *nt*.
 high bisque dritter Biskuitbrand *m*.
 low bisque erster Biskuitbrand *m*.
 medium bisque zweiter Biskuitbrand *m*.
 soft bisque weiches Biskuitporzellan *nt*.
bi·stra·tal [baɪˈstreɪtl] *adj* zweischichtig, zweilagig.
bi·sul·fate [baɪˈsʌlfeɪt] *n* Bisulfat *nt*.
bit [bɪt] *n* Bit *nt*.
bite [baɪt] (*v:* **bit; bitten**) **I** *n* **1.** Beißen *nt*; Biß *m*. **2.** Biß(wunde *f*) *m*. **3.** (Insekten-)Biß *m*, (-)Stich *m*. **4.** Bissen *m*, Happen *m*. **5.** *chem.* Beizen *nt*, Ätzen *nt*. **II** *vt* **6.** beißen. **bite one's nails** an den Nägeln kauen. **7.** (*Insekt*) beißen, stechen. **8.** *chem.* beizen, ätzen, zerfressen, angreifen. **III** *vi* **9.** zubeißen. **10.** (*Insekt*) beißen, stechen. **11.** (*Rauch*) beißen, (*Wind*) schneiden.
 anterior deep bite frontaler Tiefbiß *m*, vorderer Tiefbiß *m*, tiefer Biß *m* im anterioren Bereich.
 anterior open bite frontal offener Biß *m*, vorderer offener Biß *m*.
 balanced bite balancierte Okklusion *f*.
 bilateral posterior open bite beidseitiger hinterer offener Biß *m*.
 check bite Checkbiß *m*.
 closed bite tiefer Biß *m*, Tiefbiß *m*, tiefer Überbiß *m*.
 compound open bite seitlich offener Biß *m*, laterale Infraokklusion *f*.
 deep bite tiefer Biß *m*, Tiefbiß *m*, tiefer Überbiß *m*.
 dual bite Doppelbiß *m*.
 edge-to-edge bite Kantenbiß *m*, Kopfbiß *m*, gerader Biß *m*, Zangenbiß *m*.
 end-to-end bite Kantenbiß *m*, Kopfbiß *m*, gerader Biß *m*, Zangenbiß *m*.
 infantile open bite infantiler offener Biß *m*.
 insect bite Insektenstich *m*.
 locked bite Bißsperre *f*.
 mush bite Quetschbiß *m*, Quetschbißabdruck *m*.
 normal bite Neutralbiß *m*, Normalbißlage *f*, Regelbiß *m*, ideale Okklusion *f*.
 open bite offener Biß *m*, vertikale Nonokklusion *f*.
 over bite Overbite *m*, vertikaler Überbiß *m*.
 posterior open bite hinterer offener Biß *m*.
 raised bite hoher Biß *m*, hohe Bißlage *f*.
 raising bite Bißerhöhung *f*.
 rest bite Ruhebiß *m*.
 simple open bite einfacher offener Biß *m*.
 skeletal deep bite skelettaler Tiefbiß *m*.
 skeletal open bite skelettal offener Biß *m*.
 skeletal-type deep bite Short-face-Syndrom *nt*, skelettaler tiefer Biß *m*.
 snake bite Schlangenbiß *m*.
 underhang bite umgekehrter Überbiß *m*, unterer Vorbiß *m*.
 unilateral posterior open bite einseitiger hinterer offener Biß *m*.
 wax bite Wachsbiß *m*, Wachs-Quetschbiß *m*.
bite·block [ˈbaɪtblɑk] *n* Bißwall *m*.
bite-block *n* Bißwall *m*.
bite·lock [ˈbaɪtlɑk] *n* Bißschablone *f*.
bite·plate [ˈbaɪtpleɪt] *n* Bißplatte *f*.
bite-wing *n* Bißflügel *m*.
bit·ing [ˈbaɪtɪŋ] **I** *n* Beißen *nt*. **II** *adj* (*a. fig.*) beißend, schneidend.
 cheek biting Wangenbeißen *nt*, Morsicatio buccarum.
 lip biting Lippenbeißen *nt*, Cheilophagie *f*, Morsicatio labiorum.
 tongue biting Zungenbeißen *m*.
bi·tu·men [baɪˈt(j)uːmən, bɪ-, ˈbɪtʃʊ-] *n* Bitumen *nt*.
bi·va·lence [baɪˈveɪləns, ˈbɪvə-] *n chem.* Zweiwertigkeit *f*.
bi·va·lent [baɪˈveɪlənt, ˈbɪvələnt] **I** *n genet.* Bivalent *nt*, Chromosomenpaar *nt*, Geminus *m*. **II** *adj* **1.** *chem.* zweiwertig, bivalent, divalent. **2.** *genet.* doppelchromosomig, bivalent.
black [blæk] **I** *n* **1.** Schwarz *nt*. **2.** (*Person*) Farbige(r *m*) *f*. **II** *adj* **3.** schwarz. **a black eye** ein blaues Auge. **beat s.o. black and blue** jdn. grün u. blau schlagen. **be black and blue all over** am ganzen Körper blaue Flecken haben. **4.** (*Person*) dunkelhäutig.
black-and-blue *adj* (*Körperstelle*) dunkelblau (verfärbt).
black·en [ˈblækn] **I** *vt* schwärzen, schwarz machen. **II** *vi* schwarz *od.* dunkel werden.
black·head [ˈblækhed] *n* Mitesser *m*, Komedo *m*, Comedo *m*.
black·out [ˈblækaʊt] *n* **1.** kurzer plötzlicher Funktionsausfall *m*, Blackout *m/nt*. **2.** *neuro.* (kurze) Ohnmacht *f*, Bewußtlosigkeit *f*, Blackout *m/nt*. **3.** vorübergehender Ausfall *m* des Sehvermögens, Blackout *m/nt*.
blad·der [ˈblædər] *n* **1.** *anat.* Blase *f*. **2.** *anat.* Harnblase *f*, Blase *f*, Vesica urinaria. **3.** *patho.* Blase *f*, Bläschen *nt*, Bulla *f*.
 urinary bladder Harnblase *f*, Blase *f*, Vesica urinaria.
blade [bleɪd] *n* **1.** *anat.* Blatt *nt*. **2.** *techn.* Klinge *f*, Blatt *nt*. **3.** *bio.* Halm *m*, Spreite *f*.
 carving blade Modellierinstrument *nt*.
 endosteal implant blade enossale Implantatklinge *f*.
 knife blade Messerklinge *f*, Klinge *f*.
 scalpel blade Skalpell-Klinge *f*.
blanch [blæntʃ, blɑːntʃ] **I** *vt. techn.* bleichen. **II** *vi* erbleichen, erblassen, bleich werden (*with* vor).
bland [blænd] *adj* **1.** (*Klima*) mild, sanft. **2.** (*Heilmittel*) beruhigend, mild. **3.** (*Kost*) bland, leicht.
blan·ket [ˈblæŋkɪt] *n* (Bett-)Decke *f*.
blast [blæst, blɑːnst] *n* **1.** Explosion *f*, Detonation *f*; Druckwelle *f*. **2.** *histol.* unreife Zellvorstufe *f*, Blast *m*. **3.** ausgehustete Luft *f*.
blas·te·ma [blæsˈtiːmə] *n, pl* **blas·te·ma·ta** [blæsˈtiːmətə] *embryo.* Keimstoff *m*, Keimgewebe *nt*, Blastem *nt*.
blasto- *pref.* Keim-, Sproß-, Blast(o)-.
blas·to·cyst [ˈblæstəsɪst] *n embryo.* Keimbläschen *nt*, Blastozyste *f*.
blas·to·cy·to·ma [ˌblæstəsaɪˈtəʊmə] *n* Blastom *nt*, Blastozytom *nt*.
blas·to·derm [ˈblæstədɜrm] *n embryo.* Keimhaut *f*, Blastoderm *nt*.
blas·to·disc [ˈblæstədɪsk] *n* Keimscheibe *f*, Keimschild *m*, Blastodiskus *m*.
blas·to·gen·e·sis [ˌblæstəˈdʒenəsɪs] *n* **1.** *embryo.* Keimentwicklung *f*, Blastogenese *f*. **2.** *hema.* Blastenbildung *f*.
blas·to·ge·net·ic [ˌblæstədʒɪˈnetɪk] *adj* blastogenic.
blas·to·gen·ic [ˌblæstəˈdʒenɪk] *adj* keimgebunden, blastogen.
blas·to·ma [blæsˈtəʊmə] *n, pl* **blas·to·mas, blas·to·ma·ta** [blæsˈtəʊmətə] **1.** Blastom *nt*, Blastozytom *nt*. **2.** (echte) Geschwulst *f*, Neubildung *f*, Tumor *m*, Neoplasma *nt*, Blastom *nt*.
blas·to·ma·to·sis [ˌblæstəʊməˈtəʊsɪs] *n* **1.** Blastomatose *f*. **2.** Geschwulstbildung *f*, Geschwulstformation *f*, Tumorbildung *f*, Tumorformation *f*.
Blas·to·my·ces [ˌblæstəˈmaɪsiːz] *n micro.* Blastomyces *m*.
blas·to·my·ces [ˌblæstəˈmaɪsiːz] *n, pl* **blas·to·my·ce·tes** [ˌblæstəmaɪˈsiːtiːz] Hefe-, Sproßpilz *m*, Blastomyzet *m*, Blastomyces *m*.
blas·to·my·co·sis [ˌblæstəmaɪˈkəʊsɪs] *n* Blastomycesinfektion *f*, Blastomykose *f*, Blastomykosis *f*.
blas·top·a·thy [blæsˈtɑpəθi] *n* Blastopathie *f*.
blas·to·pore [ˈblæstəpɔːr] *n embryo.* Urdarmöffnung *f*, Urmund *m*, Blastoporus *m*.
blas·to·sphere [ˈblæstəsfɪər] *n* → blastula.

blastula

blas·tu·la ['blæstʃələ, -stjʊlə] *n, pl* **blas·tu·las, blas·tu·lae** ['blæstʃəli:] *embryo.* Keimblase *f*, Blastula *f*.
Blat·ta orientalis ['blætə] Küchenschabe *f*, Kakerlak(e *f*) *m*, orientalische Schabe *f*, Blatta orientalis.
Blat·tar·ia [blə'teərɪə] *pl bio.* Schaben *pl*, Blattaria *pl*.
bleach [bli:tʃ] **I** *n* Bleichen *nt*; Bleichmittel *nt*. **II** *vt* bleichen. **III** *vi* bleichen, bleich werden.
bleach·ing ['bli:tʃɪŋ] *n* Bleichen *nt*, Ausbleichen *nt*.
  coronal bleaching Bleichen *nt* (der Zähne).
bleb [bleb] *n* **1.** Bläschen *nt*, Blase *f*. **2.** (Haut-)Blase *f*, Bulla *f*.
bleed [bli:d] (*v:* **bled; bled**) **I** *vt* zur Ader lassen; (*a. fig.*) schröpfen, bluten lassen. **II** *vi* bluten. **bleed to death** verbluten.
bleed·ing ['bli:dɪŋ] **I** *n* **1.** Bluten *nt*, Blutung *f*. **2.** Aderlaß *m*. **3.** blutendes Gefäß *nt*. **II** *adj* blutend.
  acute gingival bleeding akutes Zahnfleischbluten *nt*.
  arterial bleeding arterielle Blutung *f*.
  brain bleeding Hirnblutung *f*.
  cerebral bleeding (Groß-)Hirnblutung *f*, (Ein-)Blutung *f* ins Großhirn.
  chronic gingival bleeding chronisches Zahnfleischbluten *nt*.
  bleeding from the gingiva → gingival bleeding.
  gingival bleeding Zahnfleischbluten *nt*, Zahnfleischblutung *f*, Gingivablutung *f*.
  intracerebral bleeding intrazerebrale Blutung *f*.
  massive bleeding massive Blutung *f*, Massenblutung *f*.
  nasal bleeding Nasenbluten *nt*, Nasenblutung *f*, Epistaxis *f*.
  bleeding of the nose → nasal bleeding.
  occult bleeding okkulte Blutung *f*.
  oral bleeding orale Blutung *f*.
  petechial bleeding Punktblutung *f*, Petechie *f*.
  pulmonary bleeding Lungen(ein)blutung *f*.
  punctate bleeding Punktblutung *f*, punktförmige Blutung *f*.
  secondary bleeding Spätblutung *f*, Nachblutung *f*.
  subarachnoid bleeding Subarachnoidalblutung *f*.
  subdural bleeding Subduralblutung *f*.
  venous bleeding venöse Blutung *f*.
blenno- *pref.* Schleim-, Blenn(o)-.
blen·no·gen·ic [ˌblenə'dʒenɪk] *adj* schleimbildend, schleimproduzierend, muzinogen.
blen·noid ['blenɔɪd] *adj* schleimähnlich, schleimförmig, mukoid.
blen·noph·thal·mia [blenəf'θælmɪə] *n* **1.** Bindehautentzündung *f*, Konjunktivitis *f*, Conjunctivitis *f*. **2.** Gonoblennorrhö *f*, Conjunctivitis gonorrhoica.
blen·nor·rhea [blenə'rɪə] *n* Blennorrhö *f*, Blennorrhoea *f*.
bleph·ar·ad·e·ni·tis [ˌblefərˌædə'naɪtɪs] *n ophthal.* Lidranddrüsenentzündung *f*, Blephar(o)adenitis *f*.
bleph·a·ral ['blefərəl] *adj* Augenlid(er) betr., Lid-, Blephar(o)-.
bleph·a·rism ['blefərɪzəm] *n* Lidkrampf *m*, Blepharismus *m*.
bleph·a·ri·tis [ˌblefə'raɪtɪs] *n ophthal.* Lidentzündung *f*, Blepharitis *f*.
blepharo- *pref.* (Augen-)Lid-, Blephar(o)-.
bleph·a·ro·ad·e·ni·tis [ˌblefərəˌædə'naɪtɪs] *n* → blepharadenitis.
bleph·a·ro·con·junc·ti·vi·tis [ˌblefərəkənˌdʒʌŋ(k)tə'vaɪtɪs] *n ophthal.* Blepharokonjunktivitis *f*.
bleph·a·ron ['blefərɑn] *n, pl* **bleph·a·ra** ['blefərə] (Augen-)Lid *nt*, Palpebra *f*, Blepharon *nt*.
bleph·a·ron·cus [blefə'rɑŋkəs] *n* (Augen-)Lidtumor *m*, -schwellung *f*.
bleph·a·ro·plast ['blefərəplæst] *n* Basalkörperchen *nt*, Blepharoplast *m*.
bleph·a·ro·ple·gia [ˌblefərə'pledʒ(ɪ)ə] *n ophthal.* Lidlähmung *nt*, Blepharoplegie *f*.
bleph·a·ro·pto·sis [ˌblefərə'təʊsɪs] *n ophthal.* (Lid-)Ptose *f*, Ptosis *f*, Blepharoptose *f*.
bleph·a·ro·spasm ['blefərəspæzəm] *n ophthal.* Lidkrampf *f*, Blepharospasmus *m*.
bleph·a·ro·stat ['blefərəstæt] *n ophthal.* Lidhalter *m*, Blepharostat *m*.
bleph·a·ro·syn·ech·ia [ˌblefərəsɪ'nekɪə, -'ni:-, -ˌsɪnɪ'kaɪə] *n ophthal.* Lidverklebung *f*, Lidverwachsung *f*, Blepharosynechie *f*, Blepharosymphysis *f*, Symblepharon *f*.
blind [blaɪnd] **I** *n* **1. the blind** *pl* die Blinden. **2.** Blende *f*; Jalousie *f*. **II** *adj* **3.** blind, Blinden-. **a blind man/woman** ein Blinder/eine Blinde. **blind from birth** von Geburt an blind. **blind in one eye** auf einem Auge blind. **4.** *fig.* blind, verständnislos (*to* gegenüber). **5.** (*a. anat.*) blind endend. **6.** blind (*ohne Kenntnisse*). **a** (**double-**) **blind trial** einfacher (doppelter) Blindversuch *m*. **7.** matt, nicht poliert. **III** *vt* **8.** (*a. fig.*) blenden, blind machen. **strike blind** (*a. fig.*) blenden.
blind·ness ['blaɪnɪs] *n* **1.** Blindheit *f*, Erblindung *f*, hochgradige Sehschwäche *f*. **2.** totale Blindheit *f*, Amaurose *f*. **3.** psychogene Blindheit *f*.
  color blindness 1. Farbenfehlsichtigkeit *f*, Farbenanomalie *f*, Chromatodysop(s)ie *f*, Dyschromatop(s)ie *f*. **2.** totale Farbenblindheit *f*, Achromatop(s)ie *f*, Monochromasie *f*.
blink [blɪŋk] **I** *n* Blinzeln *nt*. **II** *vi* blinzeln, zwinkern.
blis·ter ['blɪstər] **I** *n* **1.** (Haut-)Blase *f*, (Haut-)Bläschen *nt*, Pustel *f*. **2.** Brandblase *f*, Wundblase *f*. **3.** Zugpflaster *nt*. **II** *vt* Blasen hervorrufen. **III** *vi* Blasen ziehen *od.* bekommen.
  blood blister Blutblase *f*.
  fever blister Fieberbläschen *nt*, Herpes simplex der Lippen, Herpes febrilis/labialis.
  water blister Wasserblase *f*.
blis·tered ['blɪstərd] *adj* mit Blasen bedeckt, blasig.
blis·ter·ing ['blɪstərɪŋ] **I** *n* Blasenbildung *f*. **II** *adj* **1.** blasenziehend. **2.** (*Hitze*) brennend.
bloat [bləʊt] **I** *n* Magenblähung *f*, Darmblähung *f*. **II** *vt* aufblasen, aufblähen. **III** *vi* anschwellen.
bloat·ed ['bləʊtɪd] *adj* (an-)geschwollen, aufgebläht, aufgeblasen; (*Gesicht*) aufgedunsen.
block [blɑk] **I** *n* **1.** Hindernis *nt*, Blockade *f*, Sperre *f*; Blockierung *f*, Verstopfung *f*. **2.** (*Nerv*) Block *m*, Blockade *f*. **3.** Leitungsanästhesie *f*, Regionalanästhesie *f*. **4.** *psycho.* (mentale) Blockierung *f*, Sperre *f*. **5.** Block *m*, Klotz *m*. **II** *vt* **6.** (*a. fig.*) (ver-)hindern, hemmen; blockieren, verstopfen, (ver-, ab-)sperren. **my nose is blocked** meine Nase ist verstopft. **7.** *chem.* blockieren; (*Säuren*) neutralisieren; (*Katalysator*) inaktivieren.
  block up *vt* blockieren, verstopfen, versperren.
  aborization heart block Aborisationsblock *m*, Astblock *m*, Verzweigungsblock *m*.
  acrylic block Blockpolymerisat *nt*.
  atrioventricular block *anes.* atrioventrikulärer Block *m*, AV-Block *m*.
  atrioventricular heart block → atrioventricular block.
  a-v block → atrioventricular block.
  bite block Bißblock *m*.
  bundle-branch block *card.* Schenkelblock *m*.
  bundle-branch heart block → bundle-branch block.
  caudal block Kaudalanästhesie *f*.
  cryogenic block Kälteanästhesie *f*, Kryoanästhesie *f*.
  ear block Tubenblockade *f*.
  epidural block *anes.* Epiduralanästhesie *f*, Periduralanästhesie *f*, *inf.* Epidurale *f*, *inf.* Peridurale *f*.
  field block *anes.* Feldblock *m*.
  greater palatine nerve block Palatinus-major-Block *m*.
  heart block *card.* Herzblock *m*, kardialer Block *m*.
  infraorbital block *anes.* Infraorbitalanästhesie *f*.
  interventricular block *card.* Schenkelblock *m*.
  interventricular heart block → interventricular block.
  intranasal block *anes.* Intranasalanästhesie *f*, intranasale Lokalanästhesie *f*.
  intraspinal block *anes.* Spinalanästhesie *f*; *inf.* Spinale *f*.
  left bundle-branch block *card.* Linksschenkelblock *m*.
  left bundle-branch heart block → left bundle-branch block.
  metal and rubber block gummiüberzogener Metallkeil *m*, Metallkeil *m* mit Gummiüberzug.
  nerve block 1. *neuro.* Nervenblock(ade *f*) *m*. **2.** *anes.* Nervenblockade *f*, Leitungsanästhesie *f*, Leitungsblockade *f*, Block *m*.
  paraneural block paraneurale Leitungsanästhesie *f*, paraneuraler Block *m*.
  paravertebral block Paravertebralanästhesie *f*, Paravertebralblock *m*.
  perineural block perineurale Leitungsanästhesie *f*, perineuraler Block *m*.
  peripheral nerve block Nervenblockade *f*, Leitungsanästhesie *f*, Leitungsblockade *f*, Block *m*.
  plastic block Kunststoffkeil *m*.
  right bundle-branch block *card.* Rechtsschenkelblock *m*.
  right bundle-branch heart block → right bundle-branch block.
  rubber block Gummikeil *m*.
  sacral block Sakralanästhesie *f*, Sakralblockade *f*.
  spinal block → intraspinal block.
  stellate block Stellatumblockade *f*.
  subarachnoid block → intraspinal block.
  sympathetic block Sympathikusblockade *f*, Grenzstrangblockade *f*.
  Wilson's block *card.* Wilson-Block *m*.
  wood block Holzkeil *m*.
block·ade [blɑ'keɪd] **I** *n* **1.** Blockade *f*, Block *m*. **2.** Sperre *f*, Hindernis *nt*. **II** *vt* blockieren, versperren.
  beta-adrenergic blockade → beta blockade.

beta blockade Beta(rezeptoren)blockade *f.*
ganglionic blockade Ganglienblockade *f.*
neural blockade Nervenblockade *f.*
block·age ['blɑkɪdʒ] *n* **1.** Blockieren *nt.* **2.** Blockierung *f;* Verstopfung *f;* Obstruktion *f.* **3.** Sperre *f,* Hindernis *nt.* **4.** *psycho.* (innere) Blockierung *od.* Sperre *f.*
block·er ['blɑkər] *n* **1.** Blocker *m.* **2.** *pharm.* blockierende Substanz *f,* Blocker *m.*
calcium channel blocker Kalziumblocker *m,* Kalziumantagonist *m,* Ca-Blocker *m,* Ca-Antagonist *m.*
histamine blocker Histaminblocker *m,* Histaminrezeptoren-Antagonist *m,* Histaminrezeptoren-Blocker *m,* Antihistaminikum *nt.*
hormone blocker Hormonblocker *m,* Hormonantagonist *m,* Antihormon *nt.*
block·ing ['blɑkɪŋ] **I** *n* Blocken *nt,* Blockieren *nt.* **2.** (innere/mentale) Blockierung *f,* Sperre *f.* **II** *adj* blockierend, blockend.
block·out ['blɑkaʊt] *n* Ausblocken *nt.*
blood [blʌd] *n* Blut *nt.* **give blood** Blut spenden. **take blood** Blut entnehmen.
arterial blood arterielles/sauerstoffreiches Blut *nt,* Arterienblut *nt.*
banked blood konserviertes (Voll-)Blut *nt,* Blutkonserve *f.*
banked human blood → banked blood.
deoxygenated blood → venous blood.
donor blood Spenderblut *nt.*
fresh blood Frischblut *nt.*
mixed blood 1. Mischling *m.* **2.** gemischtes Blut *nt,* gemischte Abstammung *f.*
oxygenated blood → arterial blood.
recipient blood Empfängerblut *nt.*
venous blood venöses/sauerstoffarmes Blut *nt.*
whole blood → whole human blood.
whole human blood Vollblut *nt.*
blood-borne *adj* durch das Blut übertragen, hämatogen.
blood·less ['blʌdlɪs] *adj* **1.** bleich, sehr blaß. **2.** blutlos, -leer. **3.** ohne Blutvergießen, unblutig.
blood·let·ting ['blʌdletɪŋ] *n* Aderlaß *m.*
blood·y ['blʌdɪ] *I adj* blutig, bluthaltig, blutbefleckt, Blut-. **II** *vt* blutig machen, mit Blut beflecken.
blue [bluː] **I** *n* Blau *nt,* blaue Farbe *f,* blauer Farbstoff *m.* **II** *adj* **1.** blau, Blau-; (*Haut*) bläulich, fahl. **2.** traurig, deprimiert, melancholisch. **III** *vt* blau färben. **IV** *vi* blau werden; blau anlaufen.
methylene blue Methylenblau *nt,* Tetramethylthioninchlorid *nt.*
Prussian blue Berliner-Blau *nt,* Ferriferrocyanid *nt.*
trypan blue Trypanblau *nt.*
blunt [blʌnt] **I** *n* (*Skalpell*) stumpfe Seite *f,* (Klingen-)Rücken *m.* **II** *adj* **1.** stumpf. **2.** *fig.* abgestumpft, unempfindlich (*to* gegen); dumm, beschränkt; grob, barsch. **III** *vt* stumpf machen; *fig.* abstumpfen (*to* gegen); *fig.* abschwächen. **IV** *vi* stumpf werden, s. abstumpfen.
blunt·ness ['blʌntnɪs] *n* **1.** Stumpfheit *f.* **2.** *fig.* Abgestumpftheit *f* (*to* gegen).
blur [blɜr] *I n* **1.** undeutlicher/nebelhafter (Sinnes-)Eindruck *m;* Schleier *m/pl* (*vor den Augen*). **2.** Fleck *m,* verwischte Stelle *f;* Makel *m,* Schandfleck *m.* **II** *vt* verwischen, undeutlich/verschwommen machen, trüben. **III** *vi* s. verwischen, verschwimmen, eintrüben.
blurred [blɜrd] *adj* unscharf, verschwommen, verwischt, nebelhaft.
blur·ry ['blɜrɪ] *adj* → blurred.
blush [blʌʃ] **I** *n* Erröten *nt,* (Scham-)Röte *f.* **II** *vi* erröten, rot werden (*at* bei).
blush·ing ['blʌʃɪŋ] **I** *n* → blush I. **II** *adj* errötend.
B-lymphocyte *n* B-Lymphozyt *m,* B-Lymphocyt *m,* B-Zelle *f.*
B-mode *n radiol.* (*Ultraschall*) B-Mode *m/nt,* B-Scan *nt.*
board ['bəʊərd, bɔːrd] *n* **1.** Brett *nt,* Diele *f;* Balken *m.* **2.** Ausschuß *m,* Kommission *f;* Behörde *f,* Amt *nt.*
medical board Gesundheitsbehörde *f.*
bod·i·ly ['bɑdɪlɪ] *I adj* körperlich, physisch, Körper-. **II** *adv* **1.** persönlich, in Person. **2.** als Einheit, als Ganzes, geschlossen.
bod·y ['bɑdɪ] **I** *n, pl* **bod·ies 1.** Körper *m; anat.* Corpus *nt.* **2.** Leiche *f,* Leichnam *m.* **3.** Rumpf *m,* Leib *m.* **4.** (*a.* Rumpf) *m,* Stamm *m,* Hauptstück *nt,* Mittelstück *nt;* Haupt(bestand)teil *m.* **5.** *chem.* Substanz *f,* Stoff *m.* **6.** *phys.* Masse *f,* Körper *m.* **7.** Körper(schaft *f*) *m,* Organ *nt,* Gremium *nt.* **8.** *fig.* das Wesentliche, Substanz *f,* Kern *m.* **II** *adj* körperlich, physisch, Körper-
acetone bodies Keto(n)körper *pl.*
adipose body of cheek → fat body of cheek.
Aschoff's bodies Aschoff-Knötchen *pl.*
Barr body Barr-Körper *m,* Sexchromatin *nt,* Geschlechtschromatin *nt.*
basal body Basalkörperchen *nt,* Basalkörnchen *nt,* Kinetosom *nt.*
carotid body Karotisdrüse *f,* Paraganglion *nt* der Karotisgabel, Paraganglion/Glomus caroticum.
cell body Zelleib *m,* Zellkörper *m.*
central body Zentralkörperchen *nt,* Zentriol *nt.*
chromatinic body Nukleoid *m,* Karyoid *m,* (Bakterien-)Chromosom *nt.*
chromophilous bodies Nissl-Schollen *pl,* Nissl-Substanz *f,* Nissl-Granula *pl,* Tigroidschollen *pl.*
dead body Leiche *f,* Leichnam *m.*
epithelial body Nebenschilddrüse *f,* Epithelkörperchen *nt,* Parathyr(e)oidea *f,* Glandula parathyroidea.
fat body *anat.* Fettkörper *m,* Corpus adiposum.
fat body of cheek Wangenfettpropf *m,* Bichat-Fettpropf *m,* Corpus adiposum buccae.
fatty body → fat body.
foreign body Fremdkörper *m,* Corpus alienum.
hyaloid body Glaskörper *m,* Corpus vitreum.
immune body Antikörper *m.*
inclusion body Einschlußkörperchen *nt,* Elementarkörperchen *nt.*
joint body *ortho.* Gelenk(fremd)körper *m,* Enarthrum *nt,* Enarthron *nt.*
ketone bodies Keto(n)körper *pl.*
loose body freier Gelenkkörper *m,* Gelenkmaus *f,* Corpus liberum.
body of mandible → mandibular body.
mandibular body Unterkieferkörper *m,* Corpus mandibulae.
body of maxilla Corpus maxillae.
medial geniculate body medialer Kniehöcker *m,* Corpus geniculatum mediale.
Nissl bodies Nissl-Schollen *pl,* Nissl-Substanz *f,* Nissl-Granula *pl,* Tigroidschollen *pl.*
pheochrome body Paraganglion *nt.*
polar body Polkörper *m,* Polkörperchen *nt,* Polkörnchen *nt.*
purine body Purinbase *f.*
solid body Festkörper *m.*
supracardial body Paraganglion supracardiale.
tigroid bodies Nissl-Schollen *pl,* Nissl-Substanz *f,* Nissl-Granula *pl,* Tigroidschollen *pl.*
body of tongue Zungenkörper, Corpus linguae.
touch bodies Meissner-(Tast-)Körperchen *pl,* Corpuscula tactus.
xanthine body → purine body.
boil [bɔɪl] **I** *n* **1.** *patho.* Eiterbeule *f,* Blutgeschwür *nt,* Furunkel *m/nt.* **2.** Kochen *nt,* Sieden *nt.* **be on the boil** kochen. **bring to the boil** zum Kochen bringen/aufkochen lassen. **come to the boil** zu kochen anfangen, sieden. **go off the boil** zu kochen aufhören. **II** *vt* kochen (lassen). **III** *vi* kochen, sieden.
boil away I *vt* verdampfen lassen. **II** *vi* **1.** (weiter-)kochen, sieden. **2.** verdampfen.
boil down I *vt* einkochen. **II** *vi* einkochen, dickflüssig werden.
boil off/out *vt* abkochen, auskochen.
boil over *vi* überkochen, überlaufen.
boil off *vt* abkochen, auskochen.
boiled [bɔɪld] *adj* gekocht.
boil·ing ['bɔɪlɪŋ] **I** *n* Kochen *nt,* Sieden *nt.* **II** *adj* siedend, kochend, Siede-. **III** *adv* kochen. **boiling hot** glühendheiß, kochendheiß.
bolt [bəʊlt] **I** *n* Bolzen *m,* Schraube *f* (*mit Mutter*). **II** *vt* verbolzen, mit Bolzen befestigen, festschrauben, verschrauben.
denture bolt Prothesenbolzen *m.*
bo·lus ['bəʊləs] *n* **1.** Bissen *m,* Klumpen *m,* Bolus *m.* **2.** *pharm.* große Pille *f,* Bolus *f.* **3.** Bolus(injektion *f*) *m.* **4.** Tonerde *f,* Bolus(erde *f*) *m.*
bolus alba Kaolin *nt.*
alimentary bolus Bissen *m,* Bolus *m.*
bom·bard·ment [bɑmˈbɑːrdmənt, bəm-] *n phys., radiol.* Bombardierung *f,* Beschießung *f,* Bestrahlung *f,* Bombardement *nt.*
bond [bɑnd] **I** *n* **1.** Verbindung *f,* Band *nt,* Bindung *f.* **2.** *fig.* (Familien-)Bande *f.* **3.** *chem.* Bindung *f.* **4.** *techn.* Bindemittel *nt.* **II** *vt* **5.** *psycho.* Bande knüpfen *od.* herstellen (*to* mit). **6.** *chem.* binden. **III** *vi chem.* binden.
bone [bəʊn] *n* **1.** Knochen *m, old* Bein *nt; anat.* Os *nt.* **2.** **bones** *pl* Gebein(e *pl*) *nt.* **3. bones** *pl inf.* Knochen *pl,* Körper *m.* **4.** *bio.* (Fisch-)Gräte *f.*
acromial bone Akromion *nt.*
alar bone Flügelbein *nt,* Keilbein *nt,* Os sphenoidale.
alisphenoid bone großer Keilbeinflügel *m,* Ala major (ossis sphenoidalis).
alveolar bone Alveolarknochen *m.*
brittle bones 1. Osteogenesis imperfecta, Osteopsathyrosis *f.* **2.** Osteoporose *f,* Osteoporosis *f.*
cancelled bone Spongiosa *f,* Substantia spongiosa/trabecularis (ossium).

bonelet

cancellous bone → cancelled bone.
cartilage bone Ersatzknochen *m*.
chalky bones Marmorknochenkrankheit *f*, Albers-Schönberg-Krankheit *f*, Osteopetrosis *f*.
compact bone Kompakta *f*, Substantia compacta.
cortical bone Kortikalis *f*, Substantia corticalis (ossium).
cranial bones Schädelknochen *pl*, Cranialia *pl*, Ossa cranii.
ear bones Mittelohrknochen *pl*, Gehörknöchelchen *pl*, Ossicula auditoria/auditus.
endochondral bone Ersatzknochen *m*.
epactal bones Nahtknochen *pl*, Ossa saturalia.
facial bones Gesichtsknochen *pl*, Ossa faciei/facialia.
frontal bone Stirnbein *nt*, Os frontale.
incisive bone Zwischenkieferknochen *m*, Os incisivum.
inferior spongy bone untere Nasenmuschel *f*, Concha nasalis inferior.
inferior turbinate bone untere Nasenmuschel *f*, Concha nasalis inferior.
ivory bones Marmorknochenkrankheit *f*, Albers-Schönberg-Krankheit *f*, Osteopetrosis *f*.
jugal bones Jochbein *nt*, Wangenbein *nt*, Os zygomaticum.
lacrimal bone Tränenbein *nt*, Os lacrimale.
lamellar bone lamellärer Knochen *m*, Lamellenknochen *m*.
lamellated bone → lamellar bone.
lingual bone Zungenbein *nt*, Os hyoideum.
lower jaw bone Unterkiefer(knochen *m*) *m*, Mandibula *f*.
marble bones Marmorknochenkrankheit *f*, Albers-Schönberg-Krankheit *f*, Osteopetrosis *f*.
maxillary bone → maxilla.
maxilloturbinal bone untere Nasenmuschel *f*, Concha nasalis inferior.
medulla of bone Knochenmark, Medulla ossium.
membrane bone Deckknochen *m*.
membranous bone Faserknochen *m*.
middle ear bones Mittelohrknochen *pl*, Gehörknöchelchen *pl*, Ossicula auditoria/auditus.
middle spongy bone mittlere Nasenmuschel *f*, Concha nasalis media.
middle turbinate bone mittlere Nasenmuschel *f*, Concha nasalis media.
nasal bone Nasenbein *nt*, Os nasale.
occipital bone Hinterhauptsbein *nt*, Os occipitale.
odontoid bone Dens axis.
orbital bone → zygomatic bone.
orbitosphenoidal bone → small *wing* of sphenoid bone.
palate bone → palatine bone.
palatine bone Gaumenbein *nt*, Os palatinum.
parietal bone Scheitelbein *nt*, Os parietale.
petrosal bone Felsenbein(pyramide *f*) *nt*, Pyramis ossis temporalis, Pars petrosa ossis temporalis.
petrous bone → petrosal bone.
premaxillary bone Prämaxilla *f*.
primitive bone Geflechtknochen *m*.
pterygoid bone Processus pterygoideus (ossis sphenoidalis).
replacement bone Ersatzknochen *m*.
sieve bone Sieb(bein)platte *f*, Lamina cribrosa (ossis ethmoidalis).
solid bone Kompakta *f*, Substantia compacta.
spongy bone Spongiosa *f*, Substantia spongiosa/trabecularis (ossium).
squamous bone Schläfenbeinschuppe *f*, Pars squamosa ossis temporalis.
stirrup bone → stirrup.
substitution bone Ersatzknochen *m*.
superior spongy bone obere Nasenmuschel *f*, Concha nasalis superior.
superior turbinate bone obere Nasenmuschel *f*, Concha nasalis superior.
suprapharyngeal bone Keilbein *nt*, Flügelbein *nt*, Os sphenoidale.
sutural bones Schaltknochen *pl*, Nahtknochen *pl*, Ossa suturalia.
temporal bone Schläfenbein *nt*, Os temporale.
tongue bone Zungenbein *nt*, Os hyoideum.
turbinate bone Nasenmuschel *f*, Concha nasalis.
vomer bone Pflugscharbein *nt*, Vomer *m*.
wormian bones Schaltknochen *pl*, Nahtknochen *pl*, Ossa suturalia.
woven bone Geflechtknochen *m*.
zygomatic bone Jochbein *nt*, Os zygomaticum.
bone·let [ˈbəʊnlɪt] *n* Knöchelchen *nt*, kleiner Knochen *m*.
bon·y [ˈbəʊnɪ] *adj* 1. knochig, knochenähnlich, knöchern, ossär, Knochen-. 2. (*Person*) (stark-)knochig. 3. (knochen-)dürr, dünn, nur Haut u. Knochen.

boost [buːst] I *n* 1. Erhöhung *f*, Steigerung *f*; Belebung *f*, Auftrieb *m*. 2. *phys.* Verstärkung *f*. II *vt* 3. verstärken, fördern, beleben, Auftrieb geben, ankurbeln, steigern. 4. *phys.* Druck erhöhen, unter erhöhten Druck setzen; *electr.* (*Spannung*) verstärken, anheben.
boost·er [ˈbuːstər] *n* 1. *immun.* Auffrischung(simpfung *f*) *f*, Verstärkung(sreaktion *f*) *f*. 2. *techn.* Verstärker *m*, Verstärkung *f*.
bo·rate [ˈbɔːrɪt, -reɪt, ˈbəʊ-] *n* Borat *nt*.
bo·rax [ˈbɔːræks, ˈbəʊ-] *n* Borax *nt*, Natriumtetraborat *nt*.
bor·der [ˈbɔːrdər] I *n* Rand *m*, Saum *m*, Grenze *f*; Kante *f*, Leiste *f*. II *vt* (um-)säumen, begrenzen, einfassen. III *vi* (*a. fig.*) (an-)grenzen (*on, upon* an).
  denture border Gebißrand *m*.
  inferior border of mandible Basis mandibulae.
  mandibular border Unterkieferrand *m*.
  pulp border Pulparand *m*.
Bor·de·tel·la [ˌbɔːrdɪˈtelə] *pl micro.* Bordetella *pl*.
  Bordetella pertussis Keuchhustenbakterium *nt*, Bordet-Gengou-Bakterium *nt*, Bordetella/Haemophilus pertussis.
born [bɔːrn] *adj* geboren. **be born** geboren werden. **I was born in 1955** ich bin/wurde 1955 geboren. **when were you born?** wann sind Sie geboren?
borne [bɔːrn] *adj* übertragen, weitergegeben.
bo·ron [ˈbɔːrən, ˈbəʊr-] *n* Bor *nt*.
  boron carbide Borkarbid *nt*.
bos·om [ˈbʊzəm] *n* 1. Brust *f*, Brustregion *f*. 2. (weibliche) Brüste *pl*, Busen *m*.
boss [bɔs, bɑs] *n* (An-)Schwellung *f*, Beule *f*, Höcker *m*.
bot·ry·o·my·co·sis [ˌbɑtrɪəmaɪˈkəʊsɪs] *n derm.* Botryomykose *f*, Botryomykom *nt*, Botryomykosis *f*, Granuloma pediculatum.
bot·tle [ˈbɑtl] I *n* Flasche *f*. **bring up on the bottle** mit der Flasche großziehen. II *vt* (in Flaschen) abfüllen.
  infusion bottle Infusionsflasche *f*.
bot·tom [ˈbɑtəm] I *n* 1. Boden *m*, Grund *m*, unterster Teil *m*, (unteres) Ende *nt*, Fuß *m*. 2. Unterseite *f*, untere Seite *f*. 3. Gesäß *nt*, *inf.* Hintern *m*, Po *m*. 4. Grundlage *f*. II *adj* untere(r, s), unterste(r, s), schlechteste(r, s), niedrigste(r, s), Tiefst-.
bot·u·li·form [ˈbɑtʃəlɪfɔːrm, bəˈt(j)uːl-] *adj* wurstförmig.
bot·u·lin [ˈbɑtʃəlɪn] *n* Botulinustoxin *nt*.
bot·u·lism [ˈbɑtʃəlɪzəm] *n* Vergiftung *f* durch Botulinustoxin, Botulismus *m*.
bouche de tapir [buʃ də taˈpiːr] *patho.* Tapirlippe *f*, Tapirschnauze *f*.
bou·gie [ˈbuːdʒi, -ʒɪ] *n* Dehnsonde *f*, Bougie *m*.
bou·gie·nage [buːʒiˈnaːʒ] *n* Bougieren *nt*, Bougierung *f*.
bou·gi·nage [buːʒiˈnaːʒ] *n* → bougienage.
bout [baʊt] *n* (*Krankheit*) Anfall *m*, Episode *f*.
bo·vine [ˈbəʊvaɪn, ˈbəʊviːn] *bio.* I *n* Rind *nt*. II *adj* bovin, Rinder.
bow [bəʊ] *n* 1. Bogen *m*, (*a. mathe.*) Kurve *f*. 2. Schleife *f*, Knoten *m*, Schlaufe *f*.
  buccinator bow Bukzinatorschlaufe *f*.
  labial bow Labialschlaufe *f*.
bow·el [ˈbaʊ(ə)l] *n* (*meist* **bowels** *pl*) Darm *m*; Eingeweide *pl*, Gedärm *m*. **open/move the bowels** abführen. **have open bowels** regelmäßig(en) Stuhlgang haben.
  large bowel Dickdarm *m*, Intestinum crassum.
  small bowel Dünndarm *m*, Intestinum tenue.
bowl [bəʊl] *n* 1. Schüssel *f*, Schale *f*, Napf *m*. 2. (Wasch-)Becken *nt*; (Toiletten-)Schüssel *f*. 3. schalenförmige Vertiefung *od.* Einsenkung *f*, Höhlung *f*.
box [bɑks] *n* 1. Kiste *f*, Kasten *m*; Schachtel *f*; Dose *f*, Büchse *f*. 2. Behälter *m*, Gefäß *nt*, Gehäuse *nt*, Hülse *f*.
  voice box Kehlkopf *m*; *anat.* Larynx *m*.
boy [bɔɪ] *n* Junge *m*, Knabe *m*; *inf.* Sohn *m*.
boy·hood [ˈbɔɪhʊd] *n* Knabenzeit *f*, Kindheit *f*, Jugend(zeit *f*) *f*.
brace [breɪs] I *n* 1. *ortho.* Schiene *f*, Schienenapparat *m*; Korsett *nt*; Orthese *f*. 2. *ortho.* (Gips-, Kunststoff-)Schale *f*, Hülse *f*. 3. **braces** *pl* Zahnklammer *f*, Zahnspange *f*; kieferorthopädisches Behandlungsgerät *nt*, kieferorthopädische Apparatur *f*. 4. *techn.* Halter *m*, Strebe *f*, Stütze *f*, Bügel *m*, Band *nt*. II *vt* verstreben, versteifen, verankern, stützen, klammern.
  jaw brace Mundsperrer *m*, Kieferdilatator *m*.
bra·chi·al [ˈbreɪkɪəl, -jəl] *adj* Arm betr., zum Arm gehörend, brachial, Arm-.
brach·i·ose [ˈbrækɪəʊz] *n* Isomaltose *f*, Dextrinose *f*.
bra·chi·um [ˈbreɪkɪəm, ˈbræk-] *n*, *pl* **bra·chia** [ˈbreɪkɪə, ˈbrækɪə] *anat.* Arm *m*; Oberarm *m*; armähnliche Struktur *f*, Brachium *nt*.
brachy- *pref.* Kurz-, Brachy-.
brach·y·ce·phal·ic [ˌbrækɪsɪˈfælɪk] *adj* kurzköpfig, rundköpfig, brachykephal, brachyzephal.

brach·y·ceph·a·lism [ˌbrækɪˈsefəlɪzəm] *n* → brachycephaly.
brach·y·ceph·a·lous [ˌbrækɪˈsefələs] *adj* → brachycephalic.
brach·y·ceph·a·ly [ˌbrækɪˈsefəlɪ] *n* Rundköpfigkeit *f*, Breitköpfigkeit *f*, Kurzköpfigkeit *f*, Brachyzephalie *f*, Brachykephalie *f*.
brach·y·chei·lia [ˌbrækɪˈkaɪlɪə] *n embryo.* Brachych(e)ilie *f*.
bra·chych·i·ly [brəˈkɪkəlɪ] *n* → brachycheilia.
brach·y·chron·ic [ˌbrækɪˈkrɑnɪk] *adj* (*Krankheitsverlauf*) akut.
brach·y·cra·ni·al [ˌbrækɪˈkreɪnɪəl] *adj* → brachycranic.
brach·y·cra·nic [ˌbrækɪˈkreɪnɪk] *adj* kurzköpfig.
brach·y·gna·thia [ˌbrækɪ(g)ˈneɪθɪə] *n patho.* Brachygnathie *f*.
brach·y·gna·thous [bræˈkɪɡnəθəs] *adj* Brachygnathie betr., brachygnath.
brach·y·o·dont [ˈbrækɪədɑnt] *n* Brachydont *m*.
brach·y·ther·a·py [ˌbrækɪˈθerəpɪ] *n radiol.* Brachytherapie *f*.
brac·ing [ˈbreɪsɪŋ] **I** *n* Verstreben *nt*, Verstärken *nt*, Verankern *nt*; Verstrebung *f*, Verstärkung *f*. **II** *adj* belebend, stärkend, erfrischend, stimulierend, anregend.
brack·et [ˈbrækɪt] *n* **1.** Bracket *nt*, Befestigungselement *nt*, Führungselement *nt*. **2.** Halter *m*, Träger *m*, Stütze *f*, Stützarm *m*.
Bowles bracket Multibandapparatur *f* nach Bowles.
Broussard bracket Broussard-Bracket *nt*.
ceramic bracket Keramikbracket *nt*.
curved base Lewis bracket Lewis-Bracket *nt* mit gekrümmter Basis.
edgewise bracket Edgewise-Bracket *nt*.
Hanson speed bracket Hanson-Bracket *nt*.
Lewis bracket Lewis-Bracket *nt*.
metal bracket Metallbracket *nt*.
metal frame reinforced plastic bracket verstärktes Kunststoffbracket *nt*.
molar bracket Molarenklammer *f*.
multiphase bracket Multibandapparatur *f* nach Bowles.
orthodontic bracket Bracket *nt*, Befestigungselement *nt*, Führungselement *nt*.
plastic bracket Kunststoffbracket *nt*.
ribbon arch bracket Ribbon-arch-Bracket *nt*, Bandbogenbracket *nt*.
slot bracket Schlitzbracket *nt*.
steel slotted plastic bracket Kunststoffbracket *nt* mit Stahlschlitz.
Steiner bracket Steiner-Bracket *nt*.
torque slot bracket Torque-Schlitzbracket *nt*.
twin bracket Twin-wire-Bracket *m*, Zwillingsbogenbracket *nt*, Zwillingsbracket *nt*.
twin edgwide bracket Edgewise-Bracket *nt*.
twin-wire bracket Zwillingsbogenbracket *nt*, Twin-wire-Bracket *nt*.
vertical slot Lewis bracket Lewis-Bracket *nt* mit Vertikalschlitz.
brady- *pref.* brady-, Brady-.
brad·y·ar·rhyth·mia [ˌbrædɪəˈrɪðmɪə] *n* (*Herz*) Bradyarrhythmie *f*.
brad·y·car·dia [ˌbrædɪˈkɑːrdɪə] *n card.* Bradykardie *f*.
brad·y·car·di·ac [ˌbrædɪˈkɑːrdɪæk] *adj* bradykard(isch), bradykardisierend.
brad·y·crot·ic [ˌbrædɪˈkrɑtɪk] *adj* pulsreduzierend, pulsverlangsamend, bradykrot.
brad·y·di·as·to·le [ˌbrædɪdaɪˈæstəlɪ] *n card.* verlangsamte Diastole *f*, Bradydiastolie *f*.
brad·y·ki·ne·sia [ˌbrædɪkɪˈniːʒ(ɪ)ə, -kaɪ-] *n neuro.* Bewegungsverlangsamung *f*, Bradykinesie *f*.
brad·y·pha·sia [ˌbrædɪˈfeɪʒ(ɪ)ə] *n* **1.** *neuro.* verlangsamtes Sprechtempo/Sprechen *nt*, Skandieren *nt*, Bradylalie *f*, Bradyarthrie *f*, Bradyglossie *f*, Bradyphasie *f*. **2.** *neuro.* verlangsamte Sprache *f*, Bradyphemie *f*, Bradyphasie *f*.
brad·y·phra·sia [ˌbrædɪˈfreɪʒ(ɪ)ə] *n neuro.* Bradyphrasie *f*.
brad·y·pne·a [ˌbrædɪ(p)nɪə] *n* verlangsamte Atmung *f*, Bradypnoe *f*.
brad·y·rhyth·mia [ˌbrædɪˈrɪðmɪə] *n* → bradycardia.
brad·y·sphyg·mia [ˌbrædɪˈsfɪɡmɪə] *n card.* Pulsverlangsamung *f*, Bradysphygmie *f*.
brad·y·tach·y·car·dia [ˌbrædɪˌtækɪˈkɑːrdɪə] *n card.* Bradykardie-Tachykardie *f*, Bradykardie-Tachykardie-Syndrom *nt*.
brain [breɪn] *n* **1.** Gehirn *nt*; *anat.* Encephalon *nt*, Cerebrum *nt*. **2.** (*a.* **brains** *pl*) Verstand *m*, Hirn *m*, "Köpfchen" *nt*, Intelligenz *f*, Intellekt *m*.
abdominal brain Plexus coeliacus.
emotional brain limbisches System *nt*.
frontal brain Frontalhirn *nt*, Stirnhirn *nt*.
olfactory brain Riechhirn *nt*, Rhinencephalon *nt*.
primitive brain Urhirn *nt*.
smell brain Riechhirn *nt*, Rhinencephalon *nt*.
'tween brain Zwischenhirn *nt*, Dienzephalon, Diencephalon *nt*.
upper brain Großhirn *nt*.
visceral brain limbisches System *nt*.
brain·case [ˈbreɪnkeɪs] *n* (Ge-)Hirnschädel *m*, Neurokranium *nt*.
brain-damaged *adj* hirngeschädigt.
brain-dead *adj* hirntod.
brain·pan [ˈbreɪnpæn] *n* → braincase.
bran [bræn] *n* Kleie *f*.
branch [bræntʃ, brɑːntʃ] **I** *n* Ast *m*; (*a. fig.*) Zweig *m*; Abzweigung *f*, Verzweigung *f*; *anat.* Ramus *m*. **II** *adj* Zweig-, Neben-. **III** *vi* **1.** (her-)stammen (*from* von). **2.** übergehen, auslaufen (*into* in).
branch off/out *vi* s. ausdehnen, s. vergrößern; s. verzweigen *od.* verästeln, s. gabeln.
anterior superior alveolar branches of infraorbital nerve vordere Oberkieferäste *pl* des Nervus infraorbitalis, Rami alveolares superiores anteriores (n. infraorbitalis).
anterior superior dental branches of infraorbital nerve → anterior superior alveolar branches of infraorbital nerve.
carotid sinus branch of glossopharyngeal nerve → carotid sinus nerve.
digastric branch of facial nerve Nervus facialis-Ast *m* zum hinteren Digastrikusbauch, Ramus digastricus (n. facialis).
facial nerve branches Fazialisäste *pl*, Nervus-facialis-Äste *pl*.
incisive branch of inferior alveolar nerve Schneidezahnast *m* des Nervus alveolaris inferior, Inzisivus-Ast *m* des Nervus alveolaris inferior.
interdental branches Interdentalarterien *pl*.
interradicular branches Interdentalarterien *pl*.
meningeal branch Hirnhautast *m*, Meningealast *m*, Ramus meningeus.
mental branch of inferior alveolar artery → mental *artery*.
middle superior dental branch of infraorbital nerve Ramus alveolaris superior medius nervi infraorbitalis.
mylohyoid branch of inferior alveolar artery → mylohyoid *artery*.
posterior superior alveolar branches of maxillary nerve hintere Oberkieferäste *pl* des Nervus maxillaris, Rami alveolares superiores posteriores (n. maxillaris).
posterior superior dental branches of maxillary nerve → posterior superior alveolar branches of maxillary nerve.
spinal branch Rückenmarksast *m*, Ramus spinalis.
suprahyoid branch of lingual artery Ramus suprahyoideus a. lingualis.
temporal branches of facial nerve Schläfenäste *pl* des Nervus facialis, Rami temporales n. facialis.
terminal branch Endast *m*; Endarterie *f*.
zygomaticofacial branch of zygomatic nerve Ramus zygomaticofacialis n. zygomatici.
zygomaticotemporal branch of zygomatic nerve Ramus zygomaticotemporalis n. zygomatici.
bran·chi·al [ˈbræŋkɪəl] *adj embryo.* branchial, branchiogen, Kiemenbogen-.
bran·chi·o·ge·net·ic [ˌbræŋkɪəʊdʒəˈnetɪk] *adj* → branchiogenous.
bran·chi·o·gen·ic [ˌbræŋkɪəʊˈdʒenɪk] *adj embryo.* branchiogen.
bran·chi·og·e·nous [ˌbræŋkɪˈɑdʒənəs] *adj embryo.* branchiogen.
bran·chi·o·ma [bræŋkɪˈəʊmə] *n patho.* branchiogene Geschwulst *f*, branchiogener Tumor *m*, Branchiom(a) *nt*.
bran·ny [ˈbrænɪ] *adj* aus Kleie, kleiehaltig, kleieartig, kleiig.
brash [bræʃ] *n patho.* Sodbrennen *nt*, Pyoris *f*.
water brash Sodbrennen *nt*, Pyrosis *f*.
brass [bræs, brɑːs] *n* **1.** Messing *nt*. **2.** Bronze *f*.
breadth [bredθ] *n* **1.** Breite *f*, Weite *f*. **2.** *fig.* Ausdehnung *f*, Größe *f*, Spannweite *f*, Umfang *m*.
anterior breadth of mandible vordere Unterkieferbreite *f*.
bicanine breadth Eckzahnbreite *f*, Eckzahndistanz *f*.
bigonial breadth Unterkieferbreite *f*, Bigonialdistanz *f*.
bimolar breadth Molarendistanz *f*.
bizygomatic breadth Jochbogenbreite *f*, Jochbogendistanz *f*.
condylar breadth of mandible Kondylenbreite *f*.
breadth of mandible Unterkieferbreite *f*, Bigonialdistanz *f*.
breadth of mandibular ramus Astbreite *f*, Unterkieferastbreite *f*.
maxilloalveolar breadth Maxilloalveolarbreite *f*.
midfacial breadth Mittelgesichtsbreite *f*.
breadth of palate Gaumenbreite *f*.
zygomatic breadth Jochbogenbreite *f*, Jochbogendistanz *f*.
break [breɪk] (*v.:* **broke; broken**) **I** *n* **1.** Bruch *m*, (Ab-, Zer-, Durch-, Entzwei-)Brechen *nt*. **2.** Bruch *m*, Durchbruch *m*, Bruchstelle *f*, Riß *m*, Spalt *m*, Lücke *f*, Zwischenraum *m*, Öffnung *f*. **3.** Pause *f*. **without a break** ununterbrochen. **II** *vt* **4.** abbrechen, aufbrechen, durch-

brechen, (er-, zer-)brechen. **break one's leg** s. das Bein brechen. **5.** zerreißen, zerschlagen, zertrümmern, kaputtmachen. **6.** *phys.* (*Strahlen*) abfangen, dämpfen, abschwächen; *electr.* unterbrechen; abschalten, ausschalten. **III** *vi* **7.** brechen; zerbrechen, zerspringen, zerreißen, platzen, kaputtgehen. **8.** (*Wunde*) aufgehen, (auf-)platzen, (-)springen, (-)reißen.
break away I *vt* abbrechen, losbrechen, wegreißen (*from* von). **II** *vi* losbrechen, abbrechen, absplittern (*from* von).
break down I *vt* **1.** einreißen, niederreißen, abreißen, abbrechen; zerlegen. **2.** *fig.* aufgliedern, aufschlüsseln, analysieren. **3.** *chem.* aufspalten, auflösen, abbauen. **II** *vi* **4.** (*a. fig.*) zusammenbrechen, versagen. **5.** zerbrechen, in die Brüche gehen, eine Panne haben.
break off *vt, vi* abbrechen (*from* von).
break open I *vt* aufbrechen. **II** *vi* aufspringen, aufplatzen.
break out I *vt* herausbrechen, ausbrechen, losbrechen. **II** *vi* (*Krankheit*) ausbrechen (*in, with* in). **break out in a rash** einen Ausschlag bekommen. **break out in tears** in Tränen ausbrechen.
break through I *vt* durchbrechen, (*Problem*) überwinden. **II** *vi* durchbrechen, hervorkommen, den Durchbruch schaffen.
break up I *vt* abbrechen, aufheben, beendigen, schließen. **II** *vi* zerbrechen, s. zerteilen, s. auflösen; (*physisch, psychisch*) zusammenbrechen.
break•age ['breɪkɪdʒ] *n* (Zer-)Brechen *nt*, Bruch *m*; Bruchstelle *f*.
break•down ['breɪkdaʊn] *n* **1.** Zusammenbruch *m*. **2.** Schaden *m*, Störung *f*. **3.** *fig.* Aufgliederung *f*, Aufschlüsselung *f*, Analyse *f*. **4.** *chem.* Aufspaltung *f*, Auflösung *f*, Abbau *m*.
breakdown of suture Nahtinsuffizienz *f*.
break•er ['breɪkər] *n* Brecher *m*, Unterbrecher *m*.
hinge stress breaker Scharnierdruckbrecher *m*, Scharnier-Streßbreaker *m*.
stress breaker Streßbreaker *m*.
break•ing ['breɪkɪŋ] *n* Brechen *nt*, Bruch *m*.
breaking of the voice Stimmbruch *m*, Stimmwechsel *m*, Mutatio(n) *f*.
break•out ['breɪkaʊt] *n* (*Krankheit*) Ausbruch *m*.
break•through ['breɪkθruː] *n* (*a. fig.*) Durchbruch *m*.
break•up ['breɪkʌp] *n* **1.** Auflösung *f*, Aufspaltung *f*. **2.** *chem.* Zerlegung *f*, Spaltung *f*. **3.** (*physischer od. psychischer*) Zerfall/Zusammenbruch *m*. **4.** (*Gesundheit*) Zerrüttung *f*.
breast [brest] *n* **1.** (weibliche) Brust *f*, *anat.* Mamma *f*. **give the breast to a baby** einem Kind die Brust geben, ein Kind stillen. **2.** Brustdrüse *f*, Glandula mammaria. **3.** Brust(kasten *m*) *f*, Pectus *nt*, Thorax *m*.
breast•bone ['brestbəʊn] *n* Brustbein *nt*, Sternum *nt*.
breast-feeding *n* Brustfütterung *f*, Brusternährung *f*, Stillen *nt*.
breath [breθ] *n* **1.** Atem(luft *f*) *m*. **catch one's breath** Atem holen, verschnaufen. **draw breath** Atem holen. **have bad breath** Mundgeruch haben, aus dem Mund riechen. **hold one's breath** den Atem anhalten. **gasp for breath** nach Luft schnappen. **out of breath** außer Atem, atemlos. **short of breath** kurzatmig. **2.** Atmung *f*, Atmen *nt*, Atemzug *m*. **take a deep breath** tief luftholen *od.* einatmen. **his breath is failing** seine Atmung wird schwächer. **3.** Atempause *f*.
breath•a•lyz•er ['breθəlaɪzər] *n forens.* (Atem-)Alkoholtestgerät *nt*, Röhrchen *nt*.
breathe [briːð] **I** *vt* **1.** atmen, ein- u. ausatmen. **2.** erschöpfen, den Atem nehmen, zum Keuchen bringen. **II** *vi* **3.** atmen, luftholen, ein- u. ausatmen. **breathe heavily** schwer atmen, keuchen. **breathe one's last** sterben, seinen letzten Atemzug tun. **4.** Atem holen, (s.) verschnaufen. **5.** (*Material, Haut*) atmen, luftdurchlässig *od.* atmungsaktiv sein.
breathe in *vi* einatmen.
breathe out *vi* ausatmen.
breath•ing ['briːðɪŋ] *n* **1.** Atmen *nt*, Atmung *f*. **2.** Atemzug *m*. **3.** Atem-, Verschnaufpause *f*.
abdominal breathing Bauchatmung *f*.
bronchial breathing Bronchialatmen *nt*, bronchiales Atemgeräusch *nt*.
Cheyne-Stokes breathing → periodic breathing.
deep breathing vertiefte Atmung *f*, Bathypnoe *f*.
difficult breathing erschwerte Atmung *f*, Atemnot *f*, Dyspnoe *f*.
easy breathing → normal breathing.
Kussmaul breathing Lufthunger *m*, Kussmaul-Atmung *f*, Kussmaul-Kien-Atmung *f*.
labored breathing → difficult breathing.
mouth breathing Mundatmung *f*.
nasal breathing Nasenatmung *f*.
normal breathing normale/freie/ungestörte Atmung *f*, normale Ruheatmung *f*, Eupnoe *f*.
periodic breathing Cheyne-Stokes-Atmung *f*, periodische Atmung *f*.

rapid breathing beschleunigte/schnelle Atmung *f*, Tachypnoe *f*.
sonorous breathing → stertorous breathing.
stertorous breathing röchelnde/stertoröse Atmung *f*, Stertor *m*; Schnarchen *nt*.
vesicular breathing Vesikuläratmen *nt*, Bläschenatmen *nt*, vesikuläres Atemgeräusch *nt*.
breath•less ['breθlɪs] *adj* **1.** nicht atmend, tot. **2.** atemlos, außer Atem, keuchend, luftschnappend, dyspnoisch.
breath•less•ness ['breθlɪsnɪs] *n* **1.** *med.* Dyspnoe *f*, Atemnot *f*, Kurzatmigkeit *f*. **2.** Atemlosigkeit *f*.
breech [briːtʃ] *n* **1.** Hinterteil *nt*, Gesäß *nt*. **2.** *gyn.* Steißgeburt *f*, Geburt *f* aus Beckenendlage/Steißlage.
breed [briːd] (*v*: **bred**; **bred**) **I** *n bio.* Rasse *f*, Zucht *f*, Brut *f*. **II** *vt* **1.** erzeugen, hervorbringen, gebären. **2.** *micro.* züchten. **3.** *fig.* hervorrufen, verursachen, führen zu. **4.** erziehen, ausbilden. **III** *vi* s. fortpflanzen, s. vermehren; brüten.
breed•ing ['briːdɪŋ] *n* **1.** Fortpflanzung *f*, Vermehrung *f*. **2.** Züchten *nt*, (Auf-)Zucht *f*, Züchtung *f*.
breg•ma ['bregmə] *n*, *pl* **breg•ma•ta** ['bregmətə] *anat.* **1.** Bregma *nt*, Vorderkopf *m*. **2.** Bregma *nt*.
brevi- *pref.* Kurz-, Brevi-.
brev•i•col•lis [ˌbrevɪˈkɒlɪs] *n* Kurzhals *m*, Froschhals *m*.
bridge [brɪdʒ] **I** *n* **1.** Brücke *f*, Steg *m*. **2.** (zeitliche) Überbrückung *f*. **3.** *anat.* (Nasen-)Brücke *f*. **4.** (Zahn-)Brücke *f*. **5.** *ophthal.* (Brillen-)Steg *m*. **6.** *chem.* Brücke *f*. **II** *vt* (*a. fig.*) überbrücken; eine Brücke bauen über.
Andrews bridge Andrews-Steg *m*, Andrews-Brücke *f*.
Bing bridge Bing-Prothese *f*.
cantilever bridge Freiendbrücke *f*, Extensionsbrücke *f*, Freiendprothese *f*.
cast metal bridge Metallgußbrücke *f*, Gußbrücke *f*.
compound bridge gemischt gestützte Brücke *f*.
dental bridge Brücke *f*, Brückenersatz *m*, Zahnbrücke *f*, Brückenzahnersatz *m*.
dentin bridge Dentinbrücke *f*.
extension bridge Freiendbrücke *f*, Extensionsbrücke *f*, Freiendprothese *f*.
fixed bridge festsitzende Brücke *f*, festsitzende Prothese *f*, festsitzende Teilprothese *f*, fixe Brücke *f*.
fixed bridge with rigid and nonrigid connectors festsitzende Brücke *f* mit starren und beweglichen Verbindungselementen.
fixed bridge with rigid connector festsitzende Brücke *f* mit starren Verbindungselementen.
fixed-fixed bridge festsitzende Brücke *f* mit starren Verbindungselementen.
fixed-movable bridge festsitzende Brücke *f* mit starren und beweglichen Verbindungselementen.
Lang bridge Lang-Prothese *f*.
Maryland bridge Maryland-Brücke *f*, Klebebrücke *f*, Adhäsivbrücke *f*, Flügelbrücke *f*.
bridge of nose *anat.* (Nasen-)Brücke *f*.
porcelain finished bridge keramisch verblendete Brücke *f*.
removable bridge abnehmbare Brücke *f*, abnehmbare Prothese *f*, abnehmbare Teilprothese *f*.
span bridge festsitzende Brücke *f*, festsitzende Prothese *f*, festsitzende Teilprothese *f*, fixe Brücke *f*.
stationary bridge festsitzende Brücke *f*, festsitzende Prothese *f*, festsitzende Teilprothese *f*, fixe Brücke *f*.
birdge•work ['brɪdʒwɜrk] *n* Teilprothese *f*, Brücke *f*, Zahnbrücke *f*.
fixed bridgework festsitzende Brücke *f*, festsitzende Prothese *f*, festsitzende Teilprothese *f*, fixe Brücke *f*.
removable bridgework abnehmbare Brücke *f*, abnehmbare Prothese *f*, abnehmbare Teilprothese *f*.
bri•dou [briːˈduː] *n* Perlèche *f*, Faulecken *pl*, Mundwinkelcheilitis *f*, Mundwinkelrhagaden *pl*, Stomatitis angularis, Cheilitis angularis, Angulus infectiosus oris/candidamycetica.
brine [braɪn] *n* Lake *f*, Salzbrühe *f*, Sole *f*; Salzwasser *nt*.
bring [brɪŋ] (**brought**; **brought**) *vt* **1.** (mit-)bringen, überbringen, übermitteln, herbeibringen, herbeischaffen. **2.** jdn. veranlassen *od.* bewegen (*to do, to tun*); jdn. überzeugen *od.* überreden. **3.** bewirken, (mit s.) bringen.
bring on *vt* (*Krankheit*) herbeiführen, verursachen, auslösen.
bring up **1.** (*Kind*) aufziehen, großziehen, erziehen. **2.** (etw.) erbrechen; (*Säugling*) spucken.
brin•y ['braɪnɪ] *adj* salzig, salzhaltig, solehaltig.
bris•tle ['brɪsl] **I** *n* Borste *f*; (Bart-)Stoppel *f*. **II** *vt* (*Haare*) aufrichten. **III** *vi* (*Haare*) s. sträuben.
hard bristles harte Borsten *pl*.
hog bristles Schweineborsten *pl*.
natural bristles Naturborsten *pl*.

nylon bristles Nylonborsten *pl.*
soft bristles weiche Borsten *pl.*
brit·tle ['brɪtl] *adj* **1.** spröde, zerbrechlich, brüchig. **2.** *fig.* scharf, hart, schneidend.
brit·tle·ness ['brɪtlnɪs] *n* Sprödigkeit *f*, Zerbrechlichkeit *f*, Brüchigkeit *f.*
broach [brəʊtʃ] *n* **1.** Wurzelkanalräumer *m.* **2.** Stecheisen *nt*, Ahle *f*, Pfriem *m*, Räumahle *f.*
  barbed broach Exstirpationsnadel *f*, Pulpaextraktor *m*, Pulpaextirpator *m*, Pulpaexstirpationsnadel *f.*
  endodontic broach Exstirpationsnadel *f*, Pulpaextraktor *m*, Pulpaexstirpator *m*, Pulpaexstirpationsnadel *f.*
  pathfinder broach Wurzelkanalsonde *f.*
  root canal broach 1. Exstirpationsnadel *f*, Pulpaextraktor *m*, Pulpaexstirpator *m*, Pulpaexstirpationsnadel *f.* **2.** Wurzelkanalräumer *m.*
  smooth broach Wurzelkanalsonde *f.*
broad·en ['brɔːdn] **I** *vt* breiter machen, verbreitern; (*a. fig.*) erweitern, ausdehnen. **II** *vi* breiter werden, s. erweitern *od.* verbreitern (*into* zu).
bro·ken ['brəʊkn] *adj* **1.** zerbrochen; (*Knochen*) gebrochen. **2.** (*Gesundheit*) zerrüttet. **3.** (*körperlich od. seelisch*) gebrochen. **4.** (*Schlaf*) unterbrochen.
broken-down *adj* **1.** verbraucht, erschöpft; kaputt. **2.** (*Nerven*) zerrüttet; (*seelisch*) gebrochen; (*gesundheitlich*) am Ende, verbraucht.
bro·mate ['brəʊmeɪt] *n chem.* Bromat *nt.*
bro·ma·to·ther·a·py [,brəʊmətəʊ'θerəpɪ] *n* Bromatherapie *f*, Bromatotherapie *f*; Diätetik *f.*
bro·ma·tox·ism [brəʊmə'tɑksɪzəm] *n* Lebensmittelvergiftung *f.*
bro·mide ['brəʊmaɪd, -mɪd] *n* Bromid *nt.*
  aurous bromide Goldbromid *nt.*
  gold bromide Goldbromid *nt.*
bro·mine ['brəʊmiːn, -mɪn] *n* Brom *nt.*
bro·min·ism ['brəʊmɪnɪzəm] *n* → bromism.
bro·mism ['brəʊmɪzəm] *n* chronische Brom(id)vergiftung *f*, Bromismus *m.*
bro·mo·chlo·ro·tri·flu·o·ro·eth·ane [brəʊməʊ,klɔːrətraɪ,fluərə'eθeɪn] *n anes.* Halothan *nt*, Fluothan *nt.*
bro·mop·nea [brəʊmɑp'niːə] *n* Mundgeruch *m*, Atemgeruch *m*, Halitose *f*, Halitosis *f*, Kakostomie *f*, Foetor ex ore.
bro·mum ['brəʊməm] *n* → bromine.
brom·u·ret ['brəʊmjəret] *n* → bromide.
bron·chi·al ['brɑŋkɪəl] *adj* bronchial, Broncho-, Bronchial-.
bron·chi·ec·ta·sis [,brɑŋkɪ'ektəsɪs] *n* Bronchiektase *f*, Bronchiektasie *f.*
bron·chi·ec·tat·ic [,brɑŋkɪek'tætɪk] *adj* bronchiektatisch.
bron·chi·ole ['brɑŋkɪəʊl] *n* Bronchiole *f*, Bronchiolus *m.*
bron·chi·ol·i·tis [,brɑŋkɪəʊ'laɪtɪs] *n* **1.** Bronchiolenentzündung *f*, Bronchiolitis *f*, Bronchitis capillaris. **2.** Bronchopneumonie *f*, lobuläre Pneumonie *f*; Herdpneumonie *f*, Fokalpneumonie *f.*
bron·chi·o·spasm ['brɑŋkɪəʊspæzəm] *n* → bronchospasm.
bron·chit·ic [brɑŋ'kɪtɪk] *adj* Bronchitis betr., bronchitisch.
bron·chi·tis [brɑŋ'kaɪtɪs] *n* Bronchitis *f.*
broncho- *pref.* Bronchien-, Broncho-, Bronchi-, Bronchus-.
bron·cho·di·la·tor [,brɑŋkəʊ'daɪlətər, -'dɪ-] **I** *n pharm.* Bronchodilatator *m*, Bronchospasmolytikum *nt.* **II** *adj* bronchodila(ta)torisch.
bron·cho·e·goph·o·ny [,brɑŋkəʊɪ'gɑfənɪ] *n* (*Auskultation*) Ziegenmeckern *nt*, Kompressionsatmen *nt*, Ägophonie *f.*
bron·cho·gen·ic [,brɑŋkəʊ'dʒenɪk] *adj* von den Bronchien ausgehend, bronchogen.
bron·chop·a·thy [brɑŋ'kɑpəθɪ] *n* Bronchialerkrankung *f*, Bronchopathie *f.*
bron·choph·o·ny [brɑŋ'kɑfənɪ] *n* Bronchialstimme *f*, Bronchophonie *f.*
bron·cho·pleu·ro·pneu·mo·nia [,brɑŋkəʊ,plʊərəʊn(j)uː'məʊnɪə] *n* kombinierte Bronchopneumonie *f* u. Pleuritis, Bronchopleuropneumonie *f.*
bron·cho·pneu·mo·nia [,brɑŋkəʊn(j)uː'məʊnɪə] *n* Bronchopneumonie *f*, lobuläre Pneumonie *f*; Herdpneumonie *f*, Fokalpneumonie *f.*
bron·cho·pneu·mo·ni·tis [,brɑŋkəʊ,n(j)uːmə'naɪtɪs] *n* → bronchopneumonia.
bron·cho·pneu·mop·a·thy [,brɑŋkəʊn(j)uː'mɑpəθɪ] *n* Bronchopneumopathie *f.*
bron·cho·pul·mo·nar·y [,brɑŋkəʊ'pʌlmə,nerɪ, -'pʊl-] *adj* bronchopulmonal, Bronchopulmonal-.
bron·chor·rha·gia [,brɑŋkəʊ'rædʒ(ɪ)ə] *n* Bronchial-, Bronchusblutung *f*, Bronchorrhagie *f.*

bron·chor·rhea [,brɑŋkəʊ'rɪə] *n* Bronchorrhoe *f.*
bron·cho·scope ['brɑŋkəʊskəʊp] *n* Bronchoskop *nt.*
bron·chos·co·py [brɑn'kɑskəpɪ] *n* Bronchoskopie *f.*
bron·cho·spasm [,brɑŋkəʊspæzəm] *n* Bronchialspasmus *m*, Bronchospasmus *m.*
bron·cho·ste·no·sis [,brɑŋkəʊstɪ'nəʊsɪs] *n* Bronchuseinengung *f*, Bronchusstenose *f*, Bronchostenosis *f.*
bron·cho·tra·che·al [,brɑŋkəʊ'treɪkɪəl] *adj* bronchotracheal, tracheobronchial.
bron·chus ['brɑŋkəs] *n, pl* **bron·chi** ['brɑŋkaɪ] Luftröhrenast *m*, Bronchus *m.*
bronze [brɑnz] **I** *n* **1.** Bronze *f*; Bronzelegierung *f.* **2.** Bronzefarbe *f.* **II** *adj* bronzen, bronzefarben, Bronze-. **III** *vt* (*Haut*) bräunen. **IV** *vi* (*Haut*) bräunen, braun werden.
broth·er ['brʌðər] **I** *n* Bruder *m.* **II** *adj* Bruder-. **brothers and sisters** Geschwister *pl.*
brow [braʊ] *n* **1.** Stirn *f.* **2.** (Augen-)Braue *f.*
brown [braʊn] **I** *n* Braun *nt*, braune Farbe *f*, brauner Farbstoff *m.* **II** *adj* braun; (*Gesichtsfarbe*) bräunlich; (*Haar*) brünett. **III** *vt* (*Haut*) bräunen. **IV** *vi* braun werden, bräunen.
Bru·cel·la [bruː'selə] *n micro.* Brucella *f.*
  Brucella abortus Bang-Bazillus *m*, Brucella abortus, Bacterium abortus Bang.
  Brucella melitensis Maltafieber-Bakterium *nt*, Brucella/Bacterium melitensis.
  Brucella suis Brucella suis, Bacterium abortus suis.
bru·cel·la [bruː'selə] *n* Brucella *f.*
bru·cel·lo·sis [bruːsə'ləʊsɪs] *n* **1.** Brucellose *f.* **2.** Maltafieber *nt*, Mittelmeerfieber *nt.*
bruise [bruːz] **I** *n* **1.** Quetschung *f*, Prellung *f.* **2.** blauer Fleck *m*, Bluterguß *m.* **II** *vt* quetschen, Prellungen zufügen, jdn. grün u. blau schlagen. **III** *vi* eine Prellung *od.* einen Bluterguß bekommen.
bruit [bruːt] *n* Geräusch *nt.*
  jugular bruit *card.* Nonnensausen *nt*, Nonnengeräusch *nt*, Kreiselgeräusch *nt*, Bruit de diable.
  bruit de diable → jugular bruit.
brush [brʌʃ] **I** *n* **1.** Bürste *f*; Pinsel *m.* **2.** Bürsten *nt.* **give st.h. a brush** etw. (ab-)bürsten. **3.** *phys.* Strahlenbündel *nt*, Lichtbündel *nt.* **II** *vt* **4.** (ab-)bürsten; pinseln. **brush one's teeth/hair** s. die Zähne putzen/s. das Haar bürsten. **5.** fegen, kehren; wischen.
  brush away *vt* wegbürsten, wegwischen.
  brush off *vt* wegbürsten, wegwischen.
  Bass' brush Bass-Zahnbürste *f.*
  bristle brush Polierbürste *f* mit Borstenbesatz.
  denture brush Prothesenbürste *f.*
  interproximal brush Interproximalbürste *f.*
  polishing brush Polierbürste *f.*
  wire brush Drahtbürste *f.*
brux [brʌks] *vt* mit den Zähnen knirschen.
brux·ism ['brʌksɪzəm] *n* **1.** (unwillkürliches) Zähneknirschen *nt*, Bruxismus *m.* **2.** Karolyi-Effekt *m*, Leerbißmastikation *f*, Parafunktion *f*, Bruxismus *m*, Kaukrämpfe *pl.*
  centric bruxism habituelles Zähnepressen *nt*, Pressen *nt*, zentrischer Bruxismus *m.*
  eccentric bruxism Knirschen *nt*, Mahlen *nt*, ekzentrischer Bruxismus *m.*
brux·o·ma·nia [,brʌksəʊ'meɪnɪə, -jə] *n* Bruxomanie *f.*
B-scan *n radiol.* (*Ultraschall*) B-Scan *m*, B-Mode *nt/m.*
bub·ble ['bʌbl] **I** *n* **1.** (Gas-, Luft-, Seifen-)Blase *f*, (-)Bläschen *nt.* **2.** Blasenbildung *nt*; Sprudeln *nt*, Strudeln *nt*, Perlen *nt.* **II** *vt* Blasen verursachen *od.* machen. **III** *vi* Blasen bilden; sprudeln, schäumen, perlen.
bub·bly ['bʌblɪ] *adj* **1.** sprudelnd, schäumend; blasenartig, blasenförmig, blasig. **2.** *fig.* sprühend, temperamentvoll.
bu·bo ['b(j)uːbəʊ] *n, pl* **bu·boes** *patho.* entzündlich-vergrößerter Lymphknoten *m*, Bubo *m.*
buc·ca ['bʌkə] *n anat.* Wange *f*, Bucca *f*, Mala *f.*
buc·cal ['bʌkəl] *adj* Wange betr., bukkal, buccal, Wangen-, Bukkal.
buc·co·ax·i·al [bʌkəʊ'æksɪəl] *adj* bukkoaxial.
buc·co·ax·i·o·cer·vi·cal [bʌkəʊ,æksɪəʊ'sɜrvɪkl] *adj* bukkoaxiozervikal, bukkoaxiozervical.
buc·co·ax·i·o·gin·gi·val [bʌkəʊ,æksɪəʊ'dʒɪndʒəvəl] *adj* bukkoaxiogingival, bukkoaxiogingival.
buc·co·clu·sal [bʌkəʊ'kluːzəl] *adj* bukko-okklusal.
buc·co·clu·sion [bʌkəʊ'kluːʒn] *n* Bukkoklusion *f.*
buc·co·dis·tal [bʌkəʊ'dɪstl] *adj* bukkodistal, distobukkal.
buc·co·fa·cial [bʌkəʊ'feɪʃl] *adj* bukkofazial.
buc·co·lin·gual [bʌkəʊ'lɪŋgwəl] *adj* **1.** Wange u. Zunge betr., bukkolingual. **2.** (*Zahn*) bukkolingual.
buc·co·me·si·al [bʌkəʊ'miːzɪəl] *adj* bukkomesial, mesiobukkal.

buc·co·na·so·pha·ryn·ge·al [ˌbʌkəʊˌneɪzəʊfəˈrɪndʒ(ɪ)əl] *adj* bukkonasopharyngeal.
bucco-occlusal *adj* bukko-okklusal.
buc·co·pul·pal [ˌbʌkəʊˈpʌlpəl] *adj* bukkopulpal.
buc·co·ver·sion [ˌbʌkəʊˈvɜrʒn] *n* Bukkoversion *f.*
buc·cu·la [ˈbʌkjələ] *n, pl* **buc·cu·lae** [ˈbʌkjəliː] Doppelkinn *nt.*
bud [bʌd] **I** *n* **1.** *embryo.* Knospe *f,* Anlage *f.* **2.** *bio.* Knospe *f,* Auge *nt;* Keim *m.* **3.** *fig.* Keim *m,* Anfangsstadium *nt.* **II** *vi* knospen, keimen.
   gustatory bud Geschmacksknospe *f,* Caliculus gustatorius, Gemma gustatoria.
   taste bud → gustatory bud.
   tooth bud 1. Zahnanlage *f.* **2.** Zahnkeim *m.*
bud·ding [ˈbʌdɪŋ] *n* **1.** Knospenbildung *f,* Knospentreiben *nt.* **2.** *micro.* Sprossung *f,* Knospung *f,* Budding *nt.*
buff·er [ˈbʌfər] **I** *n* **1.** *chem.* Puffer *m;* Pufferlösung *f.* **2.** (*a. fig.*) Puffer *m.* **II** *vt* (*a. chem.*) puffern, als Puffer wirken gegen.
bug [bʌg] *n* **1.** Wanze *f;* Insekt *nt.* **2.** Infekt *nt.* **3.** *inf.* Bazillus *m,* Erreger *m.*
build [bɪld] (*v:* built; built) **I** *n* **1.** Körperbau *m,* Statur *f,* Figur *f.* **2.** Form *f,* Gestalt *f.* **II** *vt* (er-, auf-)bauen, errichten; konstruieren, herstellen.
   build up I *vt* **1.** (*Muskeln*) (langsam) aufbauen; vergrößern, (ver-)stärken; **build up one's health** seine Gesundheit stärken *od.* kräftigen. **2.** (*Dosis*) erhöhen, steigern. **II** *vi* s. bilden, entstehen, s. aufbauen; zunehmen.
bulb [bʌlb] **I** *n* **1.** *anat.* Bulbus *m;* knollen- *od.* zwiebelförmiger Vorsprung *m.* **2.** (Glas-)Ballon *m,* (Glüh-)Birne *f,* (*Thermometer*) Kolben *m.* **II** *vi* anschwellen.
   bulb of aorta Aortenbulbus *m,* Bulbus aortae.
   bulb of eye → ocular bulb.
   gustatory bulb Geschmacksknospe *f,* Caliculus gustatorius, Gemma gustatoria.
   bulbs of Krause Krause-Endkolben *pl,* Corpuscula bulboidea.
   ocular bulb Augapfel *m,* Bulbus oculi.
   olfactory bulb Riechkolben *m,* Riechkegel *m,* Bulbus olfactorius.
   taste bulb → gustatory bulb.
   terminal bulbs of Krause → bulbs of Krause.
bul·bar [ˈbʌlbər, -bɑːr] *adj* **1.** Bulbus betr., bulbär, Bulbär-, Bulbus-. **2.** Medulla oblongata betr., bulbär. **3.** knollenförmig, zwiebelförmig, knollenartig, knollenförmig, knollig, wulstig.
bulbed [bʌlbd] *adj* knollenförmig, zwiebelförmig, knollenartig, knollenförmig, knollig, wulstig.
bul·bi·form [ˈbʌlbɪfɔːrm] *adj* knollenförmig, zwiebelförmig, bulbiform, bulboid, bulbös.
bul·boid [ˈbʌlbɔɪd] *adj* → bulbiform.
bul·bous [ˈbʌlbəs] *adj* → bulbiform.
bulge [bʌldʒ] **I** *n* **1.** Wölbung *f,* Ausbuchtung *f,* Bauch *m,* Anschwellung *f,* Beule *f,* Wulst *m.* **2.** Anschwellen *nt,* Zunahme *f.* **II** *vi* **3.** (an-)schwellen, s. wölben; s. (aus-)bauchen, s. vorbuchten; (*Augen*) hervorstehen, hervortreten, hervorquellen. **4.** platzen (*with* vor), voll sein (*with* von, mit), prall gefüllt sein (*with* mit).
bu·lim·i·a [b(j)uːˈlɪmɪə, -ˈliː-] *n* **1.** Heißhunger *m,* Eßsucht *f,* Freßsucht *f,* Hyperorexie *f,* Bulimie *f.* **2.** Bulimia nervosa *f,* Bulimarexie *f,* Freß-Kotzsucht *f,* Eß-Brechsucht *f.*
bu·lim·ic [b(j)uːˈlɪmɪk, -ˈliː-] *adj* Bulimie betr., von Bulimie betroffen, bulimisch.
bulk [bʌlk] **I** *n* **1.** Umfang *m,* Volumen *nt,* Ausmaß *nt,* Größe *f;* Masse *f.* **2.** massige *od.* korpulente Gestalt *f.* **3.** Ballaststoffe *pl;* ballaststoffreiche Nahrung *f.* **4.** der größere Teil, Hauptteil *m,* Hauptmasse *f.* **II** *vt* (An-)Schwellung verursachen, schwerer *od.* dicker werden, anwachsen. **III** *vi* s. vergrößern, anschwellen, s. (auf-)blähen, s. ausbauchen s. erweitern, s. ausweiten.
bulk·age [ˈbʌlkɪdʒ] *n* Balaststoffe *pl.*
bulk·y [ˈbʌlkɪ] *adj* **1.** voluminös, sperrig, massig. **2.** (*Gestalt*) korpulent, massig, dick, wuchtig.
bul·la [ˈbʊlə] *n, pl* **bul·lae** [ˈbʊliː, ˈbʊlaɪ] **1.** *derm.* Blase *f,* Bulla *f.* **2.** *anat.* blasenähnliche Struktur *f,* Höhle *f,* Bulla *f.*
   ethmoidal bulla Bulla ethmoidalis.
bul·let [ˈbʊlɪt] *n* (Gewehr-)Kugel *f.*
bul·lous [ˈbʊləs, ˈbʌl-] *adj* bullös, (groß-)blasig.
bun·dle [ˈbʌndl] *n* **I** *n* (*a. anat.*) Bündel *nt.* **by bundles** bündelweise. **2.** *inf.* (Nerven-)Bündel *nt.* **II** *vt* bündeln.
   atrioventricular bundle His-Bündel *nt,* Fasciculus atrioventricularis.
   av bundle → atrioventricular bundle.
   AV bundle → atrioventricular bundle.
   bundle of His → atrioventricular bundle.
   Kent-His bundle → atrioventricular bundle.
   nerve bundle Nervenbündel *nt.*
   nerve fiber bundle Nervenfaserbündel *nt.*
   neurovascular bundle Gefäßnervenbündel *nt.*
   sensory nerve fiber bundle sensibles Nervenfaserbündel *nt.*
   bundle of Stanley Kent → atrioventricular bundle.
bu·no·dont [ˈbjuːnədɑnt] *adj* bunodont.
bu·no·lo·pho·dont [bjuːnəˈlɔʊfədɑnt] *adj* bunolophodont.
bu·no·se·le·no·dont [bjuːnəsəˈliːnədɑnt] *adj* bunoselenodont.
buoy·ant [ˈbɔɪənt, ˈbuːjənt] *adj* schwimmend, tragend; schwebend, Schwebe-.
buph·thal·mos [b(j)ufˈθælməs] *n ophthal.* Ochsenauge *nt,* Glaukom *nt* der Kinder, Hydrophthalmus *m,* Buphthalmus *m.*
bur [bɜr] *n* (Zahn-)Bohrer *m.*
   all purpose bur Allzweckbohrer *m.*
   barrel bur Faßbohrer *m.*
   bibeveled bur Speerbohrer *m.*
   bone bur Knochenbohrer *m.*
   bud bur Rosenbohrer *m.*
   bullet bur runder Zylinderbohrer *m.*
   carbide bur Hartmetallbohrer *m.*
   carbide finishing bur Hartmetallfinierer *m.*
   cone bur → cone-shaped bur.
   cone shape bur → cone-shaped bur.
   cone-shaped bur konischer Bohrer *m,* konischer Zahnbohrer *m,* Kegelbohrer *m.*
   crosscut bur Bohrer *m* mit Querhieb, Zahnbohrer *m* mit Querhieb.
   cross-cut straight fissure bur Fissurenbohrer *m* mit Querhieb, zylindrischer Fissurenbohrer *m* mit Querhieb.
   cross-cut tapered fissure bur → cross-cut taper fissure bur.
   cross-cut taper fissure bur konischer Fissurenbohrer *m* mit Querhieb.
   cylinder bur Zylinderbohrer *m,* zylindrischer Bohrer *m.*
   dentate bur Bohrer *m* mit Querhieb, Zahnbohrer *m* mit Querhieb.
   dentate straight fissure bur Fissurenbohrer *m* mit Querhieb, zylindrischer Fissurenbohrer *m* mit Querhieb.
   dentate tapered fissure bur → cross-cut taper fissure bur.
   diamond bur Diamantbohrer *m.*
   diamond finishing bur Diamantfinierer *m.*
   end-cutting bur Versenkbohrer *m,* Stufenversenkbohrer *m.*
   end-cutting finishing bur Versenkbohrer *m,* Stufenversenkbohrer *m.*
   endodontic bur Pulpahöhlenbohrer *m,* Pulpahöhlenfräse *f.*
   Feldman bur Feldman-Bohrer *m,* Feldman-Speerbohrer *m.*
   fine finishing ball bur runder Finierer *m.*
   fine finishing bur Finierer *m.*
   fine finishing needle long bur flammenförmiger Finierer *m.*
   fine finishing straight dome bur interdental Finierer *m.*
   finishing bur Finierer *m.*
   fissure bur Fissurenbohrer *m.*
   flame bur flammenförmiger Bohrer *m,* Flammenbohrer *m.*
   flat end fissure bur flacher Fissurenbohrer *m.*
   Gates-Glidden bur Gates-Bohrer *m,* Gates-Glidden-Bohrer *m.*
   high-speed bur hochtouriger Bohrer *m.*
   inverted cone bur umgekehrter Kegelbohrer *m.*
   inverted pear bur umgekehrter birnenförmiger Finierer *m.*
   inverted pear finishing bur umgekehrter birnenförmiger Finierer *m.*
   inverted taper bur umgekehrter Kegelbohrer *m.*
   Lindemann bur Lindemann-Fräse *f,* Lindemann-Knochenfräse *f.*
   low-speed bur nieder-touriger Bohrer *m.*
   Masseran trepan bur Masseran-Trepan *m.*
   needle bur Nadelbohrer *m.*
   oval bur ovaler Finierer *m.*
   oval finishing bur ovaler Finierer *m.*
   pear bur birnenförmiger Finierer *m.*
   pear finishing bur birnenförmiger Finierer *m.*
   pear-shaped bur birnenförmiger Finierer *m.*
   plain fissure bur Fissurenbohrer *m* ohne Querhieb, Fissurenbohrer *m* mit einfachem Hieb.
   plain round bur Rundbohrer *m* ohne Querhieb, Rundbohrer *m* mit einfachem Hieb.
   plain straight fissure bur zylindrischer Fissurenbohrer *m* ohne Querhieb, zylindrischer Fissurenbohrer *m* mit einfachem Hieb.
   plain tapered fissure bur konischer Fissurenbohrer *m* ohne Querhieb, konischer Fissurenbohrer *m* mit einfachem Hieb.
   plain taper fissure bur → plain tapered fissure bur.
   plug-finishing bur Finierer *m.*
   pointed cone bur spitzer konischer Bohrer *m.*
   pure end-cutting bur Versenkbohrer *m.*
   round bur Rundbohrer *m.*
   rounded bur abgerundeter Bohrer *m.*
   round end bur abgerundeter Bohrer *m.*

round end fissure bur abgerundeter Fissurenbohrer *m*.
round taper bur abgerundeter konischer Bohrer *m*.
Shannon bur Shannon-Bohrer *m*.
spiral bur Spiralbohrer *m*.
straight dome bur runder Zylinderbohrer *m*, Zylinderbohrer *m* mit Rundkopf.
straight dome cross-cut bur runder Zylinderbohrer *m* mit Querhieb.
straight finishing bur zylindrischer Finierer *m*.
straight fissure bur zylindrischer Fissurenbohrer *nt*.
surgical bur Knochenbohrer *m*.
taper bur konischer Bohrer *m*, konischer Zahnbohrer *m*, Kegelbohrer *m*.
taper dome bur konischer Bohrer *m* mit Rundkopf.
tapered dome bur konischer Bohrer *m* mit Rundkopf.
tapered finishing bur konischer Finierer *m*.
tapered fissure bur konischer Fissurenbohrer *m*.
taper finishing bur konischer Finierer *m*.
taper fissure bur konischer Fissurenbohrer *m*.
taper fissure cross-cut bur konischer Fissurenbohrer *m* mit Querhieb.
trimming and finishing bur Trimmer und Finierer *m*.
tungsten carbide bur Wolframkarbidbohrer *m*.
wheel bur Radbohrer *m*, Rillenfräse *f*.
burn [bɜrn] (*v:* **burnt; burnt**) **I** *n* **1.** Verbrennen *nt.* **2.** Brandwunde *f*, Verbrennung *f;* Verbrennungskrankheit *f.* **II** *vt* abbrennen, verbrennen, versengen, durch Feuer *od.* Hitze beschädigen. **III** *vi* **3.** (ver-)brennen, anbrennen, versengen. **4.** (*a. fig., Wunde*) brennen. **5.** *chem.* verbrennen, oxydieren. **6.** in den Flammen umkommen, verbrennen; verbrannt werden, den Feuertod erleiden.
burn away I *vt* (*Haut*) wegbrennen. **II** *vi* (vor s. hin) brennen; herunterbrennen; verbrennen.
burn out *vt* **1.** ausbrennen. **2. burn o.s. out** s. (gesundheitlich) ruinieren, s. kaputtmachen.
caustic burn Verätzung *f*.
chemical burn chemische Verbrennung *f*, Verätzung *f*.
corrosive burn Verätzung *f*.
facial burn Gesichtsverbrennung *f*, Verbrennung im Gesicht.
first degree burn Verbrennung *f* 1. Grades.
full-thickness burn → third degree burn.
partial-thickness burn → second degree burn.
second degree burn Verbrennung *f* 2. Grades.
superficial burn → first degree burn.
third degree burn Verbrennung *f* 3. Grades.
bur·ner ['bɜrnər] *n* Brenner *m*.
Bunsen burner Bunsenbrenner *m*.
burn·ing ['bɜrnɪŋ] **I** *n* Brennen *nt;* Überhitzung *f.* **II** *adj* brennend; glühend.
bur·nish·er ['bɜrnɪʃər] *n* Glättinstrument *nt*, Polierer *m*; Stopfer *m*.
agate burnisher Achatspatel *m*.
amalgam burnisher Amalgamstopfer *m*.
ball burnisher kugelförmiger Stopfer *m*, Kugelinstrument *nt*.
bur·nish·ing ['bɜrnɪʃŋ] *n* Glätten *m*.
burn·out ['bɜrnaʊt] *n* Ausbrennen *nt*.
inlay burnout Wachsausschmelzverfahren *nt*.
wax burnout Wachsausschmelzverfahren *nt*.

burp [bɜrp] **I** *n* Aufstoßen *nt*, Rülpsen *nt;* Rülpser *m.* **II** *vi* aufstoßen, rülpsen.
burr [bɜr] *n* (Zahn-)Bohrer *m*.
bur·row ['bɜrəʊ, 'bʌrəʊ] **I** *n* **1.** *derm.* Hautgang *m.* **2.** *patho, chir.* Fistel *f.* **II** *vi* s. (ein-)bohren, einen Gang graben *od.* bohren (*into* in).
bur·sa ['bɜrsə] *n*, *pl* **bur·sae** ['bɜrsiː] **1.** *anat., bio.* Beutel *m*, Tasche *f*, Aussackung *f*, Bursa *f.* **2.** Schleimbeutel *m*, Bursa synovialis.
Boyer's bursa Boyer-Schleimbeutel *m*.
hyoid bursa Bursa subcutanea prominentiae laryngealis.
infrahyoid bursa Bursa infrahyoidea.
mucous bursa Schleimbeutel *m*, Bursa synovialis.
retrohyoid bursa Bursa retrohyoidea.
subhyoid bursa Bursa subcutanea prominentiae laryngealis.
synovial bursa Schleimbeutel *m*, Bursa synovialis.
bursa of tensor veli palatini muscle Bursa m. tensoris veli palatini.
bur·sal ['bɜrsl] *adj* Schleimbeutel/Bursa betr., Schleimbeutel-.
burst [bɜrst] (*v:* **burst; burst**) **I** *n* **1.** Bersten *nt*, Platzen *nt.* **2.** (plötzlicher) Ausbruch *m*, Anstieg *m.* **3.** Bruch *m*, Riß *m.* **4.** *phys.* (Strom-)Stoß *m*, Impuls *m.* **II** *vt* (auf-)sprengen, (auf-)platzen, (auf-)brechen, zum Platzen bringen. **III** *vi* **5.** bersten, (zer-, auf-)platzen, aufspringen. **6.** zerbrechen, zersplittern. **7.** ausbrechen (*into* in). **burst into tears** in Tränen ausbrechen.
burst open I *vt* aufbrechen, aufstechen. **II** *vi* aufplatzen, platzen.
burst out *vi* hervorbrechen, herausbrechen, ausbrechen.
burst through *vi* durchbrechen, ausbrechen.
but·ter ['bʌtər] **I** *n* **1.** Butter *f.* **2.** butterähnliche Substanz *f.* **II** *vt* buttern, mit Butter bestreichen.
butter of arsenic Arsentrioxid *nt*, Arsenik *nt*, Arsenikum *nt*.
but·tock ['bʌtək] *n* Gesäßbacke *f*.
but·tocks ['bʌtəks] *pl* Gesäß *nt*, Hinterbacken *pl*, Clunes *pl*, Nates *pl*.
but·ton ['bʌtn] *n* **1.** (Kleider-)Knopf *m*; (Klingel-, Licht-, Druck-, Schalt-)Knopf *m*, Drucktaste *f.* **2.** *anat., chir.* knopfähnliche Struktur *f*, Knopf *m*.
Bagdad button Hautleishmaniose *f*, kutane Leishmaniase *f*, Orientbeule *f*, Leishmaniasis cutis.
implant button 1. intramuköses Implantat *m*, intramuköser Knopfanker *m.* **2.** intramuköse Implantatverankerung *f*, submuköse Implantatverankerung *f*.
lingual button Lingualknöpfchen *nt*.
but·ton·hole ['bʌtnhəʊl] *n* **1.** Knopfloch *m.* **2.** *chir.* Knopflochschnitt *m*.
bu·tyr·o·cho·lin·es·ter·ase [ˌbjuːtɪərəʊˌkəʊlə'nestəreɪz] *n* unspezifische/unechte Cholinesterase *f*, Pseudocholinesterase *f*, β-Cholinesterase *f*, Butyrylcholinesterase *f*, Typ II-Cholinesterasse *f*.
bu·ty·ryl·cho·line esterase ['bjuːtərɪl'kəʊliːn] → butyrocholinesterase.
by·pass ['baɪpæs, 'baɪpɑːs] **I** *n* **1.** *chir.* Umgehungsplastik *f*, Umgehungsanastomose *f*, Bypass *m*; Shunt *m.* **2.** *techn.* Umleitung *f*, Umgehung *f*; Nebenleitung *f*, Bypass *m.* **3.** *physiol.* Nebenschluß *m*, Shunt *m.* **II** *vt* umgehen; ableiten, umleiten, vorbeileiten, shunten.
bys·si·no·sis [ˌbɪsə'nəʊsɪs] *n pulmo.* Baumwollfieber *nt*, Baumwoll(staub)pneumokoniose *f*, Byssinose *f*.

C

cab·i·net ['kæbɪnət] *n* Medikamentenschrank *m*, Aktenschrank *m*, Laborschrank *m*, (Wand-)Schränkchen *nt*; Vitrine *f*.
ca·chec·tic [kə'kektɪk] *adj* Kachexie betr., von Kachexie betroffen, ausgezehrt, kachektisch.
ca·chec·tin [kə'kektɪn] *n* Tumor-Nekrose-Faktor *m*, Cachectin *nt*.
ca·chet [kæ'ʃeɪ, 'kæʃeɪ] *n pharm.* (Oblaten-)Kapsel *f*.
ca·chex·ia [kə'keksɪə] *n* Auszehrung *f*, Kachexie *f*.
   mercurial cachexia chronische Quecksilbervergiftung *f*.
ca·chex·y [kə'keksɪ] *n* → cachexia.
cac·o·sto·mia [ˌkækəʊ'stəʊmɪə] *n* Mundgeruch *m*, Kakostomie *f*, Halitose *f*.
ca·cot·ro·phy [kə'kɑtrəfɪ] *n patho.* Fehlernährung *f*, Mangelernährung *f*.
cac·u·men [kə'kju:mən] *n, pl* **cac·u·mi·na** [kə'kju:mɪnə] (Organ-)Spitze *f*.
ca·dav·er [kə'dævər] *n* Leiche *f*, Leichnam *m*; Kadaver *m*.
ca·dav·er·ic [kə'dævərɪk] *adj* Leiche betr., leichenhaft, Leichen-, Kadaver-.
ca·dav·er·ous [kə'dævərəs] *adj* **1.** Leiche betr., leichenhaft, Leichen-, Kadaver-. **2.** leichenblaß; ausgezehrt, ausgemergelt, kachektisch.
cad·mi·um ['kædmɪəm] *n* Kadmium *nt*, Cadmium *nt*.
cae·cal ['si:kl] *adj* blind endend; zökal, zäkal, zum Zäkum gehörend; Blinddarm-.
cae·cum ['si:kəm] *n, pl* **cae·ca** ['si:kə] *anat.* **1.** blind endende Aussackung *f*, Blindsack *m*. **2.** Blinddarm *m*, Zäkum *nt*, Zökum *nt*, Caecum *nt*, Intestinum caecum.
cae·si·um ['si:zɪəm] *n* → cesium.
caf·fein [kæ'fi:n, 'kæf-, 'kæfi:ɪn] *n* → caffeine.
caf·feine [kæ'fi:n, 'kæf-, 'kæfi:ɪn] *n* Koffein *nt*, Coffein *nt*, Methyltheobromin *nt*, 1,3,7-Trimethylxanthin *nt*.
cage [keɪdʒ] *n* **1.** Käfig *m*. **2.** (Knochen-, Stahl-)Gerüst *nt*.
   rib cage → thoracic cage.
   thoracic cage (knöcherner) Brustkorb *m*, Brustkasten *m*, Thorax (skelett *nt*) *m*, Compages thoracis, Skeleton thoracicum.
cake [keɪk] **I** *n* **1.** Kuchen *m*, Torte *f*; Fladen(-Brot *nt*) *m*. **2.** festgeformte Masse *f*, Klumpen *m*, Brocken *m*. **a cake of soap** ein Stück Seife. **3.** Kruste *f*, (Schmutz-)Schicht *f*. **II** *vt* verkrusten, mit einer Kruste überziehen. **III** *vi* (ver-)klumpen, s. zusammenballen, zusammenbacken.
cal·ce·mia [kæl'si:mɪə] *n* erhöhter Kalziumgehalt *m* des Blutes, Hyperkalz(i)ämie *f*.
cal·ci·di·ol [ˌkælsɪ'daɪɒl, -əʊl] *n* 25-Hydroxycholecalciferol *nt*, Calcidiol *nt*.
cal·cif·er·ol [kæl'sɪfərɒl, -rɑl] *n* **1.** Calciferol *nt*, Vitamin D *nt*. **2.** Ergocalciferol *nt*, Vitamin D₂ *nt*.
cal·cif·er·ous [kæl'sɪfərəs] *adj* Kalzium(karbonat) enthaltend *od.* bildend, kalkhaltig.
cal·cif·ic [kæl'sɪfɪk] *adj* kalkbildend.
cal·ci·fi·ca·tion [ˌkælsəfɪ'keɪʃn] *n* **1.** Kalkbildung *f*. **2.** *patho.* Verkalkung *f*, Kalkeinlagerung *f*, Kalzifikation *f*, Kalzifizierung *nt*.
   amorphous calcification amorphe Verkalkung *f*, amorphe Kalzifizierung *f*.
   diffuse calcification of pulp kalkige Degeneration *f*, kalkige Pulpadegeneration *f*, diffuse Pulpaverkalkung *f*.
   diffuse pulp calcification → diffuse calcification of pulp.
   calcification of pulp → diffuse calcification of pulp.
   pulp calcification → diffuse calcification of pulp.
   calcification of pulp chamber → diffuse calcification of pulp.
   root canal calcification Wurzelkanalverkalkung *f*.
cal·ci·fy ['kælsɪfaɪ] *vt, vi* verkalken, Kalk(e) ablagern *od.* ausscheiden, kalzifizieren.
cal·ci·na·tion [ˌkælsɪ'neɪʃn] *n chem.* Kalzinierung *f*, Kalzination *f*.
cal·cine ['kælsaɪn] *chem.* **I** *vt* kalzinieren. **II** *vi* kalziniert werden.
cal·ci·no·sis [ˌkælsɪ'nəʊsɪs] *n patho.* Kalzinose *f*, Calcinosis *f*.
cal·ci·pe·nia [ˌkælsɪ'pi:nɪə] *n* Kalziummangel *m*, Kalzipenie *f*.

cal·ci·phy·lax·is [ˌkælsɪfɪ'læksɪs] *n* Kalziphylaxie *f*.
cal·ci·priv·ic [ˌkælsɪ'prɪvɪk] *adj* durch Kalziummangel hervorgerufen *od.* bedingt, kalzipriv.
cal·ci·to·nin [ˌkælsɪ'təʊnɪn] *n* Kalzitonin *nt*, Calcitonin *nt*, Thyreocalcitonin *nt*.
cal·cit·ri·ol [kæl'sɪtrɪɒl, -ɑl] *n* 1,25-Dihydroxycholecalciferol *nt*, Calcitriol *nt*.
cal·ci·um ['kælsɪəm] *n* Kalzium *nt*, Calcium *nt*.
   calcium carbonate Kalziumkarbonat *nt*.
   calcium chloride Kalziumchlorid *nt*.
   calcium fluoride Kalziumfluorid *nt*.
   calcium phosphate Kalziumphosphat *nt*.
   calcium sulfate Kalziumsulfat *nt*.
   α-calcium sulfate hemihydrate α-Hemihydrat *nt*.
   β-calcium sulfate hemihydrate β-Hemihydrat *nt*.
cal·ci·u·ria [ˌkælsə'(j)ʊərɪə] *n* Kalziurie *f*.
cal·cu·lar·y ['kælkjəˌlerɪ:, -lərɪ] *adj* Kalkulus betr., kalkulös, Stein-.
cal·cu·lo·gen·e·sis [ˌkælkjələʊ'dʒenəsɪs] *n* Kalkulusbildung *f*, Steinbildung *f*.
cal·cu·lo·sis [kælkjə'ləʊsɪs] *n patho.* Steinleiden *nt*, Lithiasis *f*, Calculosis *f*.
cal·cu·lous ['kælkjələs] *adj* Stein(bildung) betr., kalkulös, Stein-.
cal·cu·lus ['kælkjələs] *n, pl* **cal·cu·li** ['kælkjəlaɪ] **1.** Zahnstein *m*, Odontolith *m*, Calculus dentalis. **2.** Steinchen *nt*, Konkrement *nt*, Stein *m*, Kalkulus *m*, Calculus *m*.
   dental calculus Zahnstein *m*, Odontolith *m*, Calculus dentalis, Calculus dentis.
   hard calculus harter Zahnstein *m*.
   hematogenic calculus hämatogener Zahnstein *m*.
   invisible calculus subgingivaler Zahnstein *m*.
   joint calculus Gelenkstein *m*, Gelenkkonkrement *nt*.
   lacrimal calculus Tränenstein *m*, Dakryolith *m*.
   nasal calculus Nasenstein *m*, Rhinolith *m*.
   pulp calculus Pulpastein *m*.
   salivary calculus 1. Speichelstein *m*, Sialolith *m*. **2.** supragingivaler Zahnstein *m*.
   serumal calculus subgingivaler Zahnstein *m*.
   subgingival calculus subgingivaler Zahnstein *m*.
   supragingival calculus supragingivaler Zahnstein *m*.
   tonsillar calculus Tonsillenstein *m*, Tonsillenkonkrement *nt*, Tonsillolith *m*.
   visible calculus supragingivaler Zahnstein *m*.
cal·i·ber ['kælɪbər] *n* (Innen-)Durchmesser *m*, Kaliber *nt*.
cal·i·brate ['kælɪbreɪt] *vt lab.* eichen, kalibrieren, standardisieren.
cal·i·bra·ter ['kæləbreɪtər] *n* → calibrator.
cal·i·bra·tion [ˌkælɪ'breɪʃn] *n lab.* Eichen *nt*, Kalibrierung *f*, Kalibrieren *nt*.
cal·i·bra·tor ['kæləbreɪtər] *n lab.* Standard(lösung *f*) *m*, Eichmaterial *nt*.
ca·lix ['keɪlɪks, 'kæ-] *n, pl* **cal·i·ces** ['keɪlɪsi:z, 'kælɪsi:z] *anat.* Kelch *m*, kelchförmige Struktur *f*, Calix *m*.
call [kɔ:l] **I** *n* **1.** Ruf *m*, Schrei *m* (*for* nach). **a call for help** ein Hilferuf. **2.** (kurzer) Besuch *m*; (Arzt) Konsultation *f*. **make a call (at the hospital/on sb.)** aufsuchen; jdn. besuchen, jdm. einen Besuch abstatten. **3. on call** diensttuend, diensthabend, im Dienst. **4.** (Telefon-)Anruf *m*. **give s.o. a call** jdn. anrufen. **make a call** telefonieren. **II** *vt* **5.** jdn. (herbei-)rufen, jdn. kommen lassen. **6.** jdn. telefonisch anrufen. **7.** befehlen, anordnen. **8.** jdn. wecken. **9. be called** heißen. **What's she called?** Wie heißt sie? **III** *vi* **10.** rufen, schreien. **call for help** um Hilfe rufen.
call for *vi* **1.** jdn. rufen, jdn./etw. kommen lassen; verlangen (nach). **2.** verlagen, erfordern.
call in *I vt* **1.** jdn. zu Rate ziehen, hinzuziehen, konsultieren. **2.** jdn. heineinrufen. **II** *vi* (kurz) besuchen.
call out *vi* rufen, schreien. **call out for help** um Hilfe rufen.

emergency call Notruf *m*.
cal·lic·re·in [ˌkælɪkˈriːɪn] *n* Kallikrein *nt*.
cal·los·i·ty [kæˈlɒsətɪ] *n* **1.** Hornschwiele *f*, Kallus *m*, Callositas *f*, Callus *m*. **2.** *fig.* Gefühllosigkeit *f* (*to* gegenüber).
cal·lous [ˈkæləs] **I** *adj* **1.** schwielig, verhärtet, verhornt, kallös. **2.** *fig.* gefühllos, herzlos (*to* gegenüber). **II** *vt* **3.** schwielig/kallös machen, verhärten. **4.** *fig.* gefühllos machen. **III** *vi* **5.** schwielig/kallös werden, s. verhärten. **6.** *fig.* gefühllos werden, abstumpfen (*to* gegenüber).
cal·lus [ˈkæləs] *n*, *pl* **cal·lus·es, cal·li** [ˈkælaɪ] **1.** Hornschwiele *f*, Kallus *m*, Callositas *f*, Callus *m*. **2.** (Knochen-)Kallus *m*, Callus *m*.
bony callus (Knochen-)Kallus *m*, Callus *m*.
connective tissue callus bindegewebiger (Knochen-)Kallus *m*.
fracture callus (Fraktur-, Bruch-)Kallus *m*.
calm [kɑːm] **I** *n* Ruhe *f*, Stille *f*. **II** *adj* ruhig, still. **III** *vt* beruhigen, besänftigen. **IV** *vi* s. beruhigen.
calm down I *vt* beruhigen, besänftigen. **II** *vi* s. beruhigen.
calm·a·tive [ˈkɑːmətɪv, ˈkælmətɪv] **I** *n pharm.* Beruhigungsmittel *nt*, Sedativum *nt*. **II** *adj* beruhigend, sedativ.
cal·o·mel [ˈkæləmel, -məl] *n* Kalomel *nt*, Calomel *nt*, Quecksilber-I-Chlorid *nt*.
ca·lor·ic [kəˈlɒrɪk, ˈkælərɪk] **I** *n* Wärme *f*. **II** *adj* **1.** Wärme betr., kalorisch, Wärme-, Energie-. **2.** Kalorie(n) betr., kalorisch. **3.** (*Nahrung*) kalorienreich.
cal·o·rie [ˈkælərɪ] *n* **1.** *phys.* (Standard-)Kalorie *f*, (kleine) Kalorie *f*, Gramm-Kalorie *f*. **2.** (große) Kalorie *f*, Kilokalorie *f*. **3.** Kalorie *f*, kalorischer Wert eines Nahrungsmittels.
gram calorie (Gramm-, Standard-)Kalorie *f*, kleine Kalorie *f*.
large calorie große Kalorie *f*, Kilokalorie *f*.
small calorie kleine Kalorie *f*, Grammkalorie *f*, (Standard-)Kalorie *f*.
standard calorie → small calorie.
cal·o·rim·e·ter [ˌkæləˈrɪmətər] *n* Kalorimeter *nt*.
cal·o·rim·e·try [ˌkæləˈrɪmətrɪ] *n* Wärmemessung *f*, Kalorimetrie *f*.
cal·o·ry [ˈkælərɪ] *n* → calorie.
cal·var·i·um [kælˈveərɪəm] *n*, *pl* **cal·var·i·a** [kælˈveərɪə] knöchernes Schädeldach *nt*, Kalotte *f*, Calvaria *f*.
calx [kælks] *n*, *pl* **calx·es, cal·ces** [ˈkælsiːz] **1.** *chem.* Kalk *m*, Kalziumoxid *nt*. **2.** *anat.* Ferse *f*, Fersenregion *f*, Calx *f*, Regio calcanea.
cam·bi·um [ˈkæmbɪəm] *n*, *pl* **cam·bi·ums, cam·bia** [ˈkæmbɪə] (*Knochen*) Kambiumschicht *f*.
cam·er·a [ˈkæm(ə)rə] *n*, *pl* **cam·er·as, cam·er·ae** [ˈkæmərɪː] **1.** *anat.* Kammer *f*, Camera *f*. **2.** Kamera *f*, Fotoapparat *m*, Filmkamera *f*, Fernsehkamera *f*.
intraoral camera intraorale Kamera *f*.
cam·o·mile [ˈkæməmaɪl, -mɪl] *n* echte Kamille *f*, Chamomilla *f*, Matricaria chamomilla/officinalis.
cam·phor [ˈkæmfər] *n* Kampfer *m*, Campfer *m*, Camphora *f*.
peppermint camphor Menthol *nt*, Mentholeum *nt*, Pfefferminzkampfer *m*.
cam·py·lo·gna·thia [ˌkæmpɪləʊˈneɪθɪə] *n* Campylognathie *f*.
ca·nal [kəˈnæl] (*v:* **canal(l)ed**) **I** *n* Gang *m*, Röhre *f*, Kanal *m*; *anat.* Canalis *m*. **II** *vt* kanalisieren.
accessory canal Markkanal *m*.
accessory palatine canals → lesser palatine canals.
accessory root canal Markkanal *m*.
alimentary canal Verdauungskanal *m*, Verdauungstrakt *m*, Canalis alimentarius/digestivus, Tractus alimentarius.
alveolar canals of maxilla Alveolarkanälchen *pl*, Canales alveolares (maxillae).
alveolodental canals Alveolarkanäle *pl*, Canales alveolares.
anterior palatine canal 1. Canalis incisivus. **2.** Foramen incisivum.
auditory canal Gehörgang *m*, Meatus acusticus.
bayonet canal bajonett-förmiger Wurzelkanal *m*.
bayonet-curved canal bajonett-förmiger Wurzelkanal *m*.
bayonet root canal Bajonettform *f*.
branching canal Markkanal *m*.
Breschet's canals Breschet-Kanäle *pl*, Diploekanäle *pl*, Canales diploici.
carotid canal Karotiskanal *m*, Canalis caroticus.
central canal of spinal cord Zentralkanal *m* des Rückenmarks, Canalis centralis (medullae spinalis).
chorda tympani canal Chordakanal *m*, Canaliculus chordae tympani.
C-shaped canal C-förmiger Wurzelkanal *m*, sichelförmiger Wurzelkanal *m*.
C-shaped root canal → C-shaped canal.
defalcated canal → C-shaped canal

deferens canal → deferent *duct*.
dental canals → posterior dental canals.
dentinal canals Canaliculi dentales.
dilacerated canal scharf-gekrümmter Wurzelkanal *m*.
dilacerated root canal → dilacerated canal.
diploic canals Breschet-Kanäle *pl*, Diploekanäle *pl*, Canales diploici.
eustachian canal Ohrtrompete *f*, Eustach-Tube *f*, Eustach-Röhre *f*, Tuba auditiva/auditoria.
external auditory canal äußerer Gehörgang *m*, Meatus acusticus externus.
facial canal Fazialiskanal *m*, Canalis facialis.
fallopian canal Fazialiskanal *m*, Canalis facialis.
Ferrein's canal Tränenkanal *m*, Rivus lacrimalis.
filling canal Füllkanal *m*.
Guidi's canal Canalis pterygoideus.
haversian canal Havers-Kanal *m*, Canalis nutriens.
Hirschfeld's canal Hirschfeld-Kanälchen *nt*, Interdentalkanälchen *nt*.
hypoglossal canal Canalis hypoglossi.
incisal canal Canalis incisivus.
incisive canal Canalis incisivus.
inferior dental canal Unterkieferkanal *m*, Canalis mandibulae.
infraorbital canal Infraorbitalkanal *m*, Canalis infraorbitalis.
interdental canal Hirschfeld-Kanälchen *nt*, Interdentalkanälchen *nt*.
internal auditory canal innerer Gehörgang *m*, Meatus acusticus internus.
lacrimal canal Kanal *m* des Ductus nasolacrimalis, Canalis nasolacrimalis.
lateral canal Seitenkanal *m*.
Leeuwenhoek's canal → haversian canal.
lesser palatine canals Canales palatini minores.
mandibular canal Unterkieferkanal *m*, Canalis mandibulae.
marrow canal 1. (Knochen-)Markhöhle *f*. **2.** Zahnwurzelkanal *m*, Canalis radicis dentis.
medullary canal 1. Markraum *m*, Markhöhle *f*, Cavitas medullaris. **2.** Wirbel(säulen)kanal *m*, Vertebralkanal *m*, Canalis vertebralis.
mental canal Foramen mentale.
nasal canal → nasolacrimal canal.
nasolacrimal canal Kanal *m* des Ductus nasolacrimalis, Canalis nasolacrimalis.
nasopalatine canal Canalis incisivus.
neural canal → spinal canal.
palatomaxillary canal Canalis palatinus major.
plasmatic canal → haversian canal.
posterior dental canals Alveolarkanälchen *pl*, Canales alveolares (maxillae).
posterior palatine canals → lesser palatine canals.
prominence of facial canal Prominentia canalis facialis.
pterygoid canal Canalis pterygoideus/Vidii.
pulp canal (Zahn-)Wurzelkanal *m*, Canalis radicis dentis.
radicular canal Wurzelkanal *m*, Zahnwurzelkanal *m*, Canalis radicis dentis.
canals of Rivinus Ductus sublinguales minores.
root canal (Zahn-)Wurzelkanal *m*, Canalis radicis dentis.
secondary canal Markkanal *m*.
sickle-shaped canal C-förmiger Wurzelkanal *m*, sichelförmiger Wurzelkanal *m*.
sphenopalatine canal 1. Canalis palatovaginalis. **2.** Canalis palatinus major.
spinal canal Wirbel(säulen)kanal *m*, Spinalkanal *m*, Vertebralkanal *m*, Canalis vertebralis.
spiroid canal Fazialiskanal *m*, Canalis facialis.
canal of Stenon Parotisgang *m*, Stensen-Gang *m*, Stenon-Gang *m*, Ductus parotideus.
Stensen's canal → canal of Stenon.
supraorbital canal Incisura supraorbitalis, Foramen supraorbitale.
vertebral canal → spinal canal.
Volkmann's canals Volkmann-Kanäle *pl*, Volkmann-Kanälchen *pl*.
zygomaticofacial canal → zygomaticofacial *foramen*.
zygomaticotemporal canal → zygomaticotemporal *foramen*.
can·a·lic·u·lus [ˌkænəˈlɪkjələs] *n*, *pl* **can·a·lic·u·li** [ˌkænəˈlɪkjəlaɪ] *anat.* kleiner Kanal *m*, Kanälchen *nt*, Canaliculus *m*.
canaliculus of chorda tympani Chordakanal *m*, Canaliculus chordae tympani.
dental canaliculi Canaliculi dentales.
incisor canaliculus Ductus incisivus.
lacrimal canaliculus Tränengang *m*, Tränenkanal *m*, Ductus/Canaliculus lacrimalis.

can·cel·late ['kænsəleɪt, -lɪt] *adj* **1.** *anat.* spongiös, schwammig, schwammartig. **2.** *histol.* gitterförmig, gitterähnlich.
can·cel·lat·ed ['kænsəleɪtɪd] *adj* → cancellate.
can·cel·lous ['kænsələs] *adj anat.* spongiös, schwammig, schwammartig.
can·cer ['kænsər] *n* **1.** Krebs *m*, maligner Tumor *m*, Malignom *nt*. **2.** Karzinom *nt*, *inf.* Krebs *m*, Carcinoma *nt*. **3.** Sarkom *nt*, Sarcoma *nt*.
  cellular cancer medulläres Karzinom *nt*, Carcinoma medullare.
  cerebriform cancer medulläres Karzinom *nt*, Carcinoma medullare.
  colloid cancer → gelatinous cancer.
  dendritic cancer papilläres Karzinom *nt*, Carcinoma papillare/papilliferum.
  endothelial cancer Endotheliom *nt*.
  epidermoid cancer Plattenepithelkarzinom *nt*, Carcinoma planocellulare/platycellulare.
  epithelial cancer Karzinom *nt*, *inf.* Krebs *m*, Carcinoma *nt*.
  gelatiniform cancer → gelatinous cancer.
  gelatinous cancer Gallertkrebs *m*, Gallertkarzinom *nt*, Schleimkrebs *m*, Schleimkarzinom *nt*, Kolloidkrebs *nt*, Kolloidkarzinom *nt*, Carcinoma colloides/gelatinosum/mucoides/mucosum.
  glandular cancer Adenokarzinom *nt*, Adenocarcinom *nt*, Carcinoma adenomatosum.
  hard cancer szirrhöses Karzinom *nt*, Faserkrebs *m*, Szirrhus *m*, Skirrhus *m*, Carcinoma scirrhosum.
  cancer in situ Oberflächenkarzinom *nt*, präinvasives/intraepitheliales Karzinom *nt*, Carcinoma in situ.
  latent cancer latentes Karzinom *nt*.
  medullary cancer medulläres Karzinom *nt*, Carcinoma medullare.
  metastatic cancer 1. Karzinommetastase *f*, Karzinomabsiedlung *f*, metastatisches/sekundäres Karzinom *nt*. **2.** metastasierendes Karzinom *nt*.
  mucinous cancer → gelatinous cancer.
  mucous cancer → gelatinous cancer.
  oral cancer Mundhöhlenkarzinom *nt*, Mundhöhlenkrebs *m*.
  scirrhous cancer szirrhöses Karzinom *nt*, Faserkrebs *m*, Szirrhus *m*, Skirrhus *m*, Carcinoma scirrhosum.
  secondary cancer Karzinommetastase *f*, Karzinomabsiedlung *f*, metastatisches/sekundäres Karzinom *nt*.
  soft cancer medulläres Karzinom *nt*, Carcinoma medullare.
can·cer·ate ['kænsəreɪt] *vi* kanzerös werden, einen Krebs bilden.
cancer-causing *adj* krebserregend, krebsauslösend, krebserzeugend, onkogen, karzinogen, kanzerogen.
can·cer·e·mia [,kænsə'ri:mɪə] *n patho.* Kanzerämie *f*.
can·cer·i·gen·ic [,kænsərɪ'dʒenɪk] *adj* → cancer-causing.
can·cer·o·gen·ic [,kænsərəʊ'dʒenɪk] *adj* → cancer-causing.
can·cer·o·pho·bia [,kænsərəʊ'fəʊbɪə] *n* → cancerphobia.
can·cer·ous ['kænsərəs] *adj* krebsig, krebsbefallen, kanzerös, karzinomatös.
can·cer·pho·bia ['kænsər'fəʊbɪə] *n* Krebsangst *f*, Kanzerophobie *f*, Karzinophobie *f*.
can·cri·form ['kæŋkrəfɔːrm] *adj* krebsähnlich, krebsförmig.
can·croid ['kæŋkrɔɪd] **I** *n* Kankroid *nt*. **II** *adj* krebsähnlich, kankroid.
can·del·a [kæn'delə, -'diː-] *n phys.* Candela *f*.
Can·di·da ['kændɪdə] *n micro.* Candida *f*, Monilia *f*, Oidium *nt*.
  Candida albicans Candida albicans, *old* Monilia/Oidium albicans.
can·di·de·mia [,kændə'diːmɪə] *n* Candidämie *f*.
can·di·di·a·sis [,kændə'daɪəsɪs] *n* Kandidamykose *f*, Candidamykose *f*, Soormykose *f*, Candidiasis *f*, Candidose *f*, Moniliasis *f*, Moniliose *f*.
  mucocutaneous candidiasis Schleimhautcandidose *f*.
  oral candidiasis Mundsoor *m*, Candidose *f* der Mundschleimhaut.
  candidiasis of the oral mucosa → oral candidiasis.
can·di·did ['kændədɪd] *n* Candidid *nt*, Candida-Mykid *nt*.
can·di·do·sis [,kændə'dəʊsɪs] *n* → candidiasis.
can·di·du·ria [,kændə'd(j)ʊərɪə] *n* Candidaausscheidung *f* im Harn, Candidurie *f*.
can·dle ['kændl] *n* **1.** (Wachs-)Kerze *f*. **2.** *phys.* Candela *f*.
candle-meter *n phys.* Lux *nt*.
ca·nine ['keɪnaɪn] **I** *n* **1.** Eckzahn *m*, Reißzahn *m*, Dens caninus. **2.** *bio.* Hund *m*. **II** *adj* **3.** Dens caninus betr. **4.** *bio.* Hunde-, Hunds-.
  maxillary canine maxillärer Eckzahn *m*, oberer Eckzahn *m*, Oberkiefereckzahn *m*, Augenzahn *m*.
ca·ni·nus [keɪ'naɪnəs, kə-] *n anat.* Musculus levator anguli oris.
can·nu·la ['kænjələ] *n, pl* **can·nu·las, can·nu·lae** ['kænjəliː] Hohlnadel *f*, Kanüle *f*.
  aspiration cannula Aspirationskanüle *f*, Punktionskanüle *f*.
  infusion cannula Infusionskanüle *f*.
  lavage cannula Spülkanüle *f*.
  tracheal cannula Trachealkanüle *f*.
can·nu·lar ['kænjələr] *adj* röhrenförmig.
can·nu·late ['kænjəleɪt, -lɪt] *adj* → cannular. **II** *vt* kanülieren.
can·nu·la·tion [,kænjə'leɪʃn] *n* Kanüleneinführung *f*, Kanülenlegen *nt*, Kanülierung *f*.
can·nu·li·za·tion [,kænjəlɪ'zeɪʃn] *n* → cannulation.
can·thus ['kænθəs] *n, pl* **can·thi** ['kænθaɪ] Augenwinkel *m*, Kanthus *m*, Canthus *m*.
ca·nu·la ['kænjələ] *n, pl* **ca·nu·las, ca·nu·lae** ['kænjəliː] → cannula.
ca·nu·lar ['kænjələr] *adj* → cannular.
caou·tchouc ['kaʊtʃʊk] *n* Naturgummi *nt*, Kautschuk *m*.
cap [kæp] **I** *n* **1.** *anat.* Kniescheibe *f*, Patella *f*. **2.** haubenähnliche Struktur *f*, Kappe *f*. **3.** (Ersatz-)Krone *f*. **4.** (Schutz-, Verschluß-)Kappe *f*, Deckel *m*. **5.** Mütze *f*, Kappe *f*; (Schwestern-)Haube *f*. **6.** *inf.* (Drogen-)Kapsel *m*. **II** *vt* **7.** (mit einer Kappe) bedecken *od.* überziehen; verschließen, zumachen. **8.** *(Schicht)* liegen auf *od.* über, überlagern. **9.** *(Deckel, Kappe)* abnehmen, abziehen.
  enamel cap Schmelzkappe *f*, Zahnkappe *f*.
  germinal cap Schmelzkappe *f*, Zahnkappe *f*.
  skull cap knöchernes Schädeldach *nt*, Kalotte *f*, Calvaria *f*.
ca·pac·i·tance [kə'pæsɪtəns] *n* **1.** Speichervermögen *nt*, Speicherfähigkeit *f*, Kapazität *f*. **2.** (elektrische) Kapazität *f*.
  electrical capacitance elektrische Kapazität *f*.
ca·pac·i·tor [kə'pæsɪtər] *n electr.* Kondensator *m*.
ca·pac·i·ty [kə'pæsətɪ] **I** *n, pl* **ca·pac·i·ties 1.** Kapazität *f*, Fassungsvermögen *nt*, Volumen *nt*, (Raum-)Inhalt *m*. **filled to capacity** randvoll, ganz voll. **have a capacity of** ein Volumen von ... haben. **2.** (Leistungs-)Fähigkeit *f*, (Leistungs-)Vermögen *nt*. **3.** *chem.* Bindungskapazität *f*. **II** *adj* maximal, Höchst-, Maximal-.
  buffer capacity Pufferkapazität *f*.
  buffering capacity → buffer capacity.
  calorific capacity *phys.* spezifische Wärme *f*.
  cubic capacity Fassungsvermögen *nt*.
  diffusing capacity *phys.* Diffusionskapazität *f*.
  heat capacity Wärmekapazität *f*.
  output capacity → performance capacity.
  performance capacity *physiol.* Leistungsfähigkeit *f*.
cap·il·lar·i·tis [kəpɪlə'raɪtɪs] *n* Kapillarenentzündung *f*, Kapillaritis *f*.
cap·il·lar·i·ty [,kæpɪ'lærətɪ] *n phys.* Kapillarität *f*, Kapillarwirkung *f*.
cap·il·la·ros·co·py [,kæpɪlə'rɒskəpɪ] *n* Kapillarmikroskopie *f*, Kapillaroskopie *f*.
cap·il·lar·y ['kæpə,lerɪː, kə'pɪlərɪ] **I** *n, pl* **cap·il·lar·ies 1.** Haargefäß *nt*, Kapillare *f*, Vas capillare. **2.** Kapillarröhre *f*, Kapillargefäß *nt*. **3.** Lymphkapillare, Vas lymphocapillare. **II** *adj* haarfein, haarförmig, kapillar, kapillär; *phys.* Kapillarität betr; *anat.* Kapillare(n) betr., Kapillar-.
  lymph capillary → lymphatic capillary.
  lymphatic capillary Lymphkapillare *f*, Vas lymphocapillare.
  sinusoidal capillary Sinusoid *nt*, Sinusoidgefäß *nt*, Vas sinusoideum.
cap·ne·ic ['kæpniːk] *adj* kapnoisch.
cap·ping ['kæpɪŋ] *n* **1.** Abdecken *nt*, Überdecken *nt*. **2.** Abdeckung *f*, Überdeckung *f*, Überkappung *f*, Capping *nt*. **3.** Höckerrestauration *f*, Höckerschutz *m*. **4.** Doppelabdruckverfahren *nt*, Doppelabformverfahren *nt*, Doppelabformung *f*, Capping *nt*. **5.** *immun.* Capping *nt*.
  direct pulp capping direkte Überkappung *f* der Pulpa, direktes Capping *nt*.
  indirect pulp capping indirekte Überkappung *f* der Pulpa, indirektes Capping *nt*.
  pulp capping Überkappung *f* der Pulpa, Pulpaüberkappung *f*, Capping *nt*.
ca·pril·o·quism [kə'prɪləkwɪzəm] *n* *(Auskultation)* Ziegenmeckern *nt*, Kompressionsatmen *nt*, Ägophonie *f*.
cap·ri·zant ['kæprɪzænt] *adj (Puls)* schnellend.
cap·sid ['kæpsɪd] *n micro.* Kapsid *nt*.
cap·so·mer ['kæpsəmər] *n micro.* Kapsomer *nt*.
cap·so·mere ['kæpsəmɪər] *n* → capsomer.
cap·su·lar ['kæpsələr] *adj* **1.** Kapsel betr., kapsulär, kapselartig, kapselförmig, Kapsel-. **2.** eingekapselt, verkapselt.
cap·su·late ['kæpsəleɪt, -lɪt, -sjʊ-] *adj* eingekapselt, verkapselt.
cap·su·lat·ed ['kæpsəleɪtɪd, -sjʊ-] *adj* → capsulate.
cap·sule ['kæpsəl, 'kæps(j)uːl] **I** *n* **1.** *bio.* Kapsel *f*, Hülle *f*, Schale *f*. **2.** *anat.* (Organ-)Kapsel *f*, Capsula *f*. **3.** *pharm.* (Arznei-)Kapsel *f*. **4.** *micro.* (Schleim-)Kapsel *f*. **5.** *patho.* Tumorkapsel *f*. **6.** *(Flasche)* (Metall-)Kapsel *f*. **II** *adj* klein u. kompakt, Kurz-. **III** *vt* einkapseln, verkapseln.

adipose capsule Fettkapsel *f.*
articular capsule Gelenkkapsel *f,* Capsula articularis.
joint capsule Gelenkkapsel *f,* Capsula articularis.
synovial capsule Gelenkkapsel *f,* Capsula articularis.
capsule of temporomandibular joint Kapsel *f* des Temporomandibulargelenks.
temporomandibular joint capsule Kiefergelenkkapsel *f.*
cap·sul·ec·to·my [kæpsəˈlektəmɪ] *n* Kapsulektomie *f.*
cap·su·li·tis [ˌkæpsəˈlaɪtɪs] *n* Kapselentzündung *f,* Kapsulitis *f.*
cap·ut [ˈkeɪpət, ˈkæp-] *n, pl* **ca·pi·ta** [ˈkæpɪtə] *anat.* **1.** Kopf *m,* Caput *nt.* **2.** kopfförmige Struktur *f.*
ca·ra·te [kəˈrɑːtɪ] *n* Carate *f,* Pinta *f,* Mal del Pinto.
car·ba·mate [ˈkɑːrbəmeɪt, kɑːrˈbæmeɪt] *n* Carbamat *nt.*
car·ba·maz·e·pine [kɑːrbəˈmæzəpiːn] *n pharm.* Carbamazepin *nt.*
car·ba·mide [ˈkɑːrbəmaɪd, -mɪd, kɑːrˈbæm-] *n* Harnstoff *m,* Karbamid *nt,* Carbamid *nt,* Urea *f.*
car·ba·mo·ate [ˈkɑːbəməʊeɪt] *n* → carbamate.
car·bide [ˈkɑːrbaɪd, -bɪd] *n* Karbid *nt.*
car·bo·he·mia [ˌkɑːrbəʊˈhiːmɪə] *n physiol.* (*Blut*) Kohlendioxidüberschuß *m,* Karbohämie *f,* Carbohämie *f.*
car·bo·hy·drase [ˌkɑːrbəʊˈhaɪdreɪz] *n* Karbohydrase *f,* Carbohydrase *f.*
car·bo·hy·drate [ˌkɑːrbəʊˈhaɪdreɪt, -drɪt] *n* Kohle(n)hydrat *nt,* Saccharid *nt.*
car·bol·ism [ˈkɑːrbəlɪzəm] *n* Phenolvergiftung *f,* Phenolintoxikation *f,* Karbolismus *m.*
car·bo·li·za·tion [ˌkɑːrbəlaɪˈzeɪʃn] *n* Behandlung *f* mit Phenol, Karbolisierung *f,* Phenolisierung *f.*
car·bon [ˈkɑːrbən] *n* Kohlenstoff *m*; *chem.* Carboneum *nt.*
carbon dioxide Kohlendioxid *nt.*
carbon monoxide Kohlenmonoxid *nt,* Kohlenoxid *nt*; Kohlensäureanhydrid *nt.*
car·bo·na·ceous [ˌkɑːrbəˈneɪʃəs] *adj chem.* Kohle(nstoff) enthaltend, kohlenstoffhaltig, kohlenstoffartig.
car·bon·ate [*n* ˈkɑːrbəneɪt, ˈkɑːrbənɪt] *n* Karbonat *nt,* Carbonat *nt.*
carbonate of soda Soda *nt,* kohlensaures Natron *nt,* Natriumkarbonat.
carbonate dehydratase → carbonic anhydrase.
car·bo·ne·mia [ˌkɑːrbəˈniːmɪə] *n* → carbohemia.
car·bon·ic [kɑːrˈbɒnɪk] *adj chem.* Kohlen-.
carbonic anhydrase Kohlensäureanhydrase *f,* Karbonatdehydratase *f,* Carboanhydrase *f.*
carbonic anhydride → carbon dioxide.
car·bon·ize [ˈkɑːrbənaɪz] *chem.* **I** *vt* verkohlen, karbonisieren. **II** *vi* verkohlen. **carbonize at a low temperature** schwelen.
car·bo·run·dum [ˌkɑːrbəˈrʌndəm] *n* Siliziumkarbid *nt,* Karborund *nt,* Carborundum *nt.*
car·box·y·he·mo·glo·bin [kɑːrˌbɒksɪˈhiːməˌɡləʊbɪn] *n* Carboxyhämoglobin *nt,* Kohlenmonoxidhämoglobin *nt.*
car·box·y·he·mo·glo·bi·ne·mia [kɑːrˌbɒksɪˌhiːməˌɡləʊbəˈniːmɪə] *n* Carboxyhämoglobinämie *f.*
car·box·yl·a·tion [kɑːrˌbɒksɪˈleɪʃn] *n chem.* Karboxylierung *f,* Carboxylierung *f.*
car·bun·cle [ˈkɑːrbʌŋkl] *n* Karbunkel *m,* Carbunculus *m.*
malignant carbuncle Milzbrandkarbunkel *m.*
car·case [ˈkɑːrkəs] *n* → carcass.
car·cass [ˈkɑːrkəs] *n* **1.** (Tier-)Kadaver *m,* Aas *nt.* **2.** (Menschen-)Leiche *f,* Leichnam *m.*
car·cin·o·gen [kɑːrˈsɪnədʒən, ˈkɑːrsənəʊ-] *n* krebserregende/karzinogene Substanz *f,* Karzinogen *nt,* Kanzerogen *nt.*
car·ci·no·gen·e·sis [ˌkɑːrsɪnəʊˈdʒenəsɪs] *n patho.* Krebsentstehung *f,* Karzinogenese *f,* Kanzerogenese *f.*
car·cin·o·gen·ic [ˌkɑːrsɪnəˈdʒenɪk] *adj* krebserregend, krebserzeugend, krebsauslösend, onkogen, kanzerogen, karzinogen.
car·ci·noid [ˈkɑːrsɪnɔɪd] *n* Karzinoid *nt.*
car·ci·no·ma [ˌkɑːrsəˈnəʊmə] *n, pl* **car·ci·no·mas, car·ci·no·ma·ta** [ˌkɑːrsəˈnəʊmətə] Karzinom *nt, inf.* Krebs *m,* Carcinoma *nt.*
adenocystic carcinoma adenoid-zystisches Karzinom *nt, old* Zylindrom *nt,* Carcinoma adenoides cysticum.
adenoid cystic carcinoma → adenocystic carcinoma.
basal cell carcinoma Basalzell(en)karzinom *nt,* Carcinoma basocellulare.
cerebriform carcinoma medulläres Karzinom *nt,* Carcinoma medullare.
colloid carcinoma → gelatinous carcinoma.
epidermoid carcinoma Plattenepithelkarzinom *nt,* Carcinoma planocellulare/platycellulare.
gelatiniform carcinoma → gelatinous carcinoma.
gelatinous carcinoma Gallertkrebs *m,* Gallertkarzinom *nt,* Schleimkrebs *m,* Schleimkarzinom *nt,* Kolloidkrebs *m,* Kolloidkarzinom *nt,* Carcinoma colloides/gelatinosum/mucoides/mucosum.
glandular carcinoma Adenokarzinom *nt,* Adenocarcinom *nt,* Carcinoma adenomatosum.
hair-matrix carcinoma Basalzell(en)karzinom *nt,* Carcinoma basocellulare.
carcinoma in situ Oberflächenkarzinom *nt,* präinvasives/intraepitheliales Karzinom *nt,* Carcinoma in situ.
intraepithelial carcinoma → carcinoma in situ.
invasive carcinoma invasives/infiltrierendes Karzinom *nt.*
latent carcinoma latentes Karzinom *nt.*
carcinoma of the lip Lippenkrebs *m,* Lippenkarzinom *nt.*
maxillary sinus carcinoma Kieferhöhlenkarzinom *nt.*
medullary carcinoma medulläres Karzinom *nt,* Carcinoma medullare.
melanotic carcinoma malignes Melanom *nt,* Melano(zyto)blastom *nt,* Nävokarzinom *nt,* Melanokarzinom *nt,* Melanomalignom *nt,* malignes Nävoblastom *nt.*
metastatic carcinoma 1. Karzinommetastase *f,* Karzinomabsiedlung *f,* sekundäres Karzinom *nt.* **2.** metastasierendes Karzinom *nt.*
mucinous carcinoma → gelatinous carcinoma.
mucoepidermoid carcinoma mukoepidermoides Karzinom *nt.*
mucous carcinoma → gelatinous carcinoma.
mucous membrane carcinoma Schleimhautkrebs *m,* Schleimhautkarzinom *nt.*
occult carcinoma okkultes Karzinom *nt.*
oral squamous cell carcinoma Plattenepithelkarzinom *nt* der Mundhöhle.
papillary carcinoma papilläres Karzinom *nt,* Carcinoma papillare/papilliferum.
preinvasive carcinoma Oberflächenkarzinom *nt,* präinvasives/intraepitheliales Karzinom *nt,* Carcinoma in situ.
prickle cell carcinoma Plattenepithelkarzinom *nt,* Carcinoma planocellulare/platycellulare.
sarcomatoid carcinoma spindelzelliges Karzinom *nt,* Spindelzellkarzinom *nt,* Carcinoma fusocellulare.
scar carcinoma Narbenkarzinom *nt.*
scirrhous carcinoma szirrhöses Karzinom *nt,* Faserkrebs *m,* Szirrhus *m,* Skirrhus *m,* Carcinoma scirrhosum.
secondary carcinoma Karzinommetastase *f,* Karzinomabsiedlung *f,* metastatisches/sekundäres Karzinom *nt.*
solid carcinoma solides Karzinom *nt,* Carcinoma solidum.
spindle cell carcinoma spindelzelliges Karzinom *nt,* Spindelzellkarzinom *nt,* Carcinoma fusocellulare.
squamous carcinoma → squamous cell carcinoma.
squamous cell carcinoma Plattenepithelkarzinom *nt,* Carcinoma planocellulare/platycellulare.
squamous epithelial carcinoma → squamous cell carcinoma.
carcinoma of the stomach Magenkrebs *m,* Magenkarzinom *nt.*
superficial carcinoma oberflächliches Karzinom *nt,* Oberflächenkarzinom *nt.*
carcinoma of the tongue Zungenkrebs *m,* Zungenkarzinom *nt.*
ulcer carcinoma Ulkuskarzinom *nt,* Carcinoma ex ulcere.
car·ci·no·ma·toid [kɑːrsəˈnɒmətɔɪd] *adj* karzinomähnlich, karzinomförmig, karzinomatös.
car·ci·no·ma·to·pho·bia [ˌkɑːrsəˌnəʊmətəʊˈfəʊbɪə] *n* Krebsangst *m,* Kanzerophobie *f,* Karzinophobie *f.*
car·ci·no·ma·to·sis [ˌkɑːrsəˌnəʊməˈtəʊsɪs] *n* Karzinomatose *f,* Karzinose *f.*
car·ci·no·ma·tous [ˌkɑːrsəˈnəʊmətəs] *adj* Karzinom betr., krebsig, karzinomartig, karzinomatös.
car·ci·no·pho·bia [ˌkɑːrsɪnəʊˈfəʊbɪə] *n* → carcinomatophobia.
car·ci·no·sar·co·ma [ˌkɑːrsɪnəʊsɑːrˈkəʊmə] *n* Karzinosarkom *nt,* Carcinosarcoma *nt.*
car·ci·no·sis [ˌkɑːrsəˈnəʊsɪs] *n* → carcinomatosis.
car·ci·no·stat·ic [ˌkɑːrsɪnəʊˈstætɪk] *adj* das Karzinomwachstum hemmend, karzinostatisch.
car·ci·nous [ˈkɑːrsɪnəs] *adj* → carcinomatous.
car·di·a [ˈkɑːrdɪə] *n, pl* **car·di·as, car·di·ae** [ˈkɑːrdɪˌiː] *anat.* **1.** Mageneingang *m,* Magenmund *m,* Kardia *f,* Cardia *f,* Pars cardiaca gastris/ventriculi. **2.** Ösophagus(ein)mündung *f,* Ostium cardiacum.
car·di·ac [ˈkɑːrdɪæk] **I** *n* **1.** Herzkranke(r *m*) *f,* Herzpatient(in *f*) *m.* **2.** *pharm.* Herzmittel *nt,* Kardiakum *nt.* **II** *adj* **3.** Herz betr., kardial, Herz-. **4.** Magenmund/Kardia betr.
car·di·a·gra [ˈkɑːrdɪəɡrə] *n* Stenokardie *f,* Angina pectoris.
car·di·al·gia [kɑːrdɪˈældʒ(ɪ)ə] *n* **1.** Herzschmerz(en *pl*) *m,* Kardiodynie *f,* Kardialgie *f.* **2.** Magenschmerzen *pl*; Sodbrennen *nt,* Kardialgie *f.*

cardiasthenia

car·di·as·the·nia [ˌkɑːrdɪæsˈθiːnɪə] n Herzschwäche f.
car·di·asth·ma [ˌkɑːrdɪˈæzmə] n → cardiac *asthma*.
car·di·ec·ta·sis [ˌkɑːrdɪˈektəsɪs] n Herzdilatation f, Herzerweiterung f, Kardiektasie f.
car·di·ec·to·py [ˌkɑːrdɪˈektəpɪ] n Herzektopie f, Kardi(o)ektopie f.
cardio- *pref.* **1.** Herz-, Kardia-, Kardio-, Cardio-. **2.** Kardia-, Kardio.
car·di·o·an·gi·og·ra·phy [kɑːrdɪəʊˌændʒɪˈɑgrəfɪ] n Angiokardiographie f.
car·di·o·cir·cu·la·to·ry [ˌkɑːrdɪəʊˈsɜrkjələtɔːriː, -təʊ-] adj Herz u. Kreislauf betr., Herz-Kreislauf-.
car·di·o·dyn·ia [ˌkɑːrdɪəʊˈdiːnɪə] n Herzschmerz(en pl) m, Kardiodynie f, Kardialgie f.
car·di·o·gen·ic [ˌkɑːrdɪəʊˈdʒenɪk] adj kardiogen.
car·di·o·gram [ˈkɑːrdɪəʊgræm] n Kardiogramm nt.
car·di·o·graph·ic [ˌkɑːrdɪəʊˈgræfɪk] adj Kardiographie betr., kardiographisch.
car·di·og·ra·phy [kɑːrdɪˈɑgrəfɪ] n Kardiographie f.
  ultrasonic cardiography Echokardiographie f, Ultraschallkardiographie f.
  ultrasound cardiography → ultrasonic cardiography.
car·di·o·ki·net·ic [ˌkɑːrdɪəʊkɪˈnetɪk] **I** n stimulierendes Herzmittel nt, Kardiokinetikum nt. **II** adj die Herztätigkeit stimulierend, kardiokinetisch.
car·di·o·lip·in [ˌkɑːrdɪəʊˈlɪpɪn] n Cardiolipin nt, Diphosphatidylglycerin nt.
car·di·ol·o·gy [ˌkɑːrdɪˈɑlədʒɪ] n Kardiologie f.
car·di·o·meg·a·ly [ˌkɑːrdɪəʊˈmegəlɪ] n patho. Herzvergrößerung f, Kardiomegalie f.
car·di·o·na·trin [ˌkɑːrdɪəʊˈneɪtrɪn] n atrialer natriuretischer Faktor m, Atriopeptid nt, Atriopeptin nt.
car·di·o·neu·ro·sis [ˌkɑːrdɪəʊnjʊəˈrəʊsɪs, -nʊ-] n Herzneurose f.
car·di·op·a·thy [kɑːrdɪˈɑpəθɪ] n Herzerkrankung f, Herzleiden nt, Kardiopathie f.
car·di·o·pho·bia [ˌkɑːrdɪəʊˈfəʊbɪə] n Herzangst f, Kardiophobie f.
car·di·o·se·lec·tive [ˌkɑːrdɪəʊsɪˈlektɪv] adj kardioselektiv.
car·di·o·spasm [ˈkɑːrdɪəʊspæzəm] n Ösophagusachalasie f, Kardiaachalasie f, Kardiospasmus m, Kardiakrampf m.
car·di·o·ste·no·sis [ˌkɑːrdɪəʊstɪˈnəʊsɪs] n Kardiastenose f.
car·di·ot·o·my [kɑːrdɪˈɑtəmɪ] n **1.** Herzeröffnung f, Herzschnitt m, Kardiotomie f. **2.** Kardiomyotomie f, Ösophagokardiomyotomie f, Heller-Operation f.
car·di·o·ton·ic [ˌkɑːrdɪəʊˈtɑnɪk] **I** n stärkendes Herzmittel nt, Kardiotonikum nt, Cardiotonicum nt. **II** adj herzstärkend, herztonisierend, kardiotonisch.
car·di·o·tox·ic [ˌkɑːrdɪəʊˈtɑksɪk] adj herzschädigend, kardiotoxisch.
car·di·o·val·vu·lar [ˌkɑːrdɪəʊˈvælvjələr] adj Herzklappen betr., Herzklappen-.
car·di·o·val·vu·li·tis [ˌkɑːrdɪəʊˌvælvjəˈlaɪtɪs] n Herzklappenentzündung f.
car·di·o·vas·cu·lar [ˌkɑːrdɪəʊˈvæskjələr] adj kardiovaskulär, Herz-Kreislauf-, Kreislauf-.
car·di·o·ver·sion [ˈkɑːrdɪəvɜrʒn] n Kardioversion f.
car·di·o·ver·ter [ˈkɑːrdɪəʊvɜrtər] n Defibrillator m.
car·di·tis [kɑːrˈdaɪtɪs] n Herzentzündung f, Karditis f, Carditis f.
care [keər] **I** n **1.** (Zahn-, Haut-)Pflege f; (Kranken-, Säuglings-)Pflege f, Betreuung f, Behandlung f. **be under the care of a doctor** in ärztlicher Behandlung sein. **come under medical care** in ärztliche Behandlung kommen. **take care of** aufpassen auf, etw./jdn. pflegen, s. kümmern um. **2.** Schutz m, Fürsorge f, Obhut f. **3.** Sorgfalt f; Aufmerksamkeit f, Eifer m. **take care** vorsichtig sein. **II** vi s. sorgen (*about* über, um; s. kümmern (*about* um).
  care for vi **1.** s. kümmern um; (jdn.) versorgen, pflegen, betreuen.
  (well) cared-for (*Person*) gut versorgt, gepflegt. **2.** Interesse haben für; s. etw. machen aus.
  acute care Akutbehandlung f, Akutversorgung f.
  adequate dental care 1. adäquate, den Umständen oder der Erkrankung angemessene zahnärztliche Behandlung. **2.** ausreichende zahnärztliche Versorgung f.
  ambulatory care ambulante Betreuung f, ambulante Behandlung f.
  ambulatory hospital care ambulante Behandlung f.
  community care Gemeindepflege f.
  comprehensive dental care umfassende zahnärztliche Behandlung f.
  dental care Zahnpflege f, Mundpflege f, zahnärztliche Behandlung f, zahnärztliche Versorgung f.
  emergency dental care zahnärztliche Notfallbehandlung f, zahnärztliche Erstversorgung f.
  emergeny care Notbehandlung f, Notversorgung f.
  health care medizinische Versorgung f, Gesundheitsfürsorge f.
  initial dental care zahnärztliche Primärbehandlung f, zahnärztliche Primärversorgung f.
  intensive care Intensivpflege f. **be in intensive care** auf der Intensivstation sein.
  interdisciplinary care interdisziplinäre Behandlung f.
  interdisciplinary primary care interdisziplinäre Primärversorgung f, interdisziplinäre Primärbehandlung f.
  long term care Langzeitbehandlung f.
  maintenance dental care zahnärztliche Erhaltungsbehandlung f.
  medical care ärztliche Behandlung od. Betreuung od. Versorgung f.
  minimal dental care zahnärztliche Minimalbehandlung f, zahnärztliche Minimalversorgung f.
  nursing care Krankenpflege f.
  outpatient care ambulante Behandlung f.
  outpatient hospital care ambulante Behandlung f.
  primary care Primärversorgung f, Primärbehandlung f.
  primary dental care zahnärztliche Primärbehandlung f, zahnärztliche Primärversorgung f.
  secondary care Sekundärversorgung f, Sekundärbehandlung f.
  tertiary care Tertiärversorgung f, Tertiärbehandlung f.
  wound care Wundversorgung f, Wundbehandlung f.
care·ful [ˈkeərfəl] adj **1.** vorsichtig, achtsam. **2.** gründlich, gewissenhaft, sorgfältig. **3.** achtsam, behutsam, umsichtig, rücksichtsvoll (*of*, *about*, *in*).
car·ies [ˈkeərɪːz, -riːz] n **1.** (Zahn-)Karies f, Zahnfäule f, Caries dentium. **2.** Knochenkaries f, Knochenfraß m, Knochenschwund m, Karies f.
  active caries aktive Karies f, aktive Zahnkaries f.
  acute caries akut-verlaufende Karies f, akut-verlaufende Zahnkaries f, Caries (dentium) acuta.
  acute dental caries → acute caries
  arrested caries arretierte Karies f, arretierte Zahnkaries f, stationäre Karies f, Caries (dentium) insistens.
  arrested dental caries → arrested caries
  backward caries rückläufige Karies f, rückläufige Zahnkaries f, innere Karies f, innere Zahnkaries f.
  buccal caries Bukkalkaries f, Karies f der Bukkalfläche.
  cemental caries Zementkaries f, Zahnzementkaries f.
  cementum caries → cemental caries.
  central caries zentrale Karies f, zentrale Zahnkaries f, Zentralkaries f.
  cervical caries Zahnhalskaries f, Zervikalkaries f.
  chronic caries chronische Karies f, chronische Zahnkaries f, Caries (dentium) chronica.
  chronic dental caries → chronic caries.
  contact caries Kontaktkaries f.
  dental caries (Zahn-)Karies f, Zahnfäule f, Caries dentium.
  dentinal caries Dentinkaries f.
  distal caries distale Karies f, distale Zahnkaries f.
  dry caries trockener Knochenfraß/Knochenschwund m, trockene Knochenkaries f, Caries sicca.
  enamel caries Schmelzkaries f, Zahnschmelzkaries f.
  fissure caries Fissurenkaries f, Karies der Zahnfurchen.
  healed caries arretierte Karies f, arretierte Zahnkaries f, stationäre Karies f, Caries (dentium) insistens.
  healed dental caries → healed caries.
  incipient caries beginnende Karies f, beginnende Zahnkaries f, kariöse Läsion f.
  incipient dental caries → incipient caries.
  initial dental caries Primärkaries f.
  interdental caries Interdentalkaries f.
  internal caries rückläufige Karies f, rückläufige Zahnkaries f, innere Karies f, innere Zahnkaries f.
  interproximal caries Interproximalkaries f.
  mesial caries mesiale Karies f, mesiale Zahnkaries f.
  milk tooth caries Milchzahnkaries f.
  occlusal caries Okklusalkaries f.
  pit caries Fissurenkaries f, Karies f der Zahnfurchen.
  pit and fissure caries → pit caries.
  postirradiation dental caries Strahlenkaries f.
  primary caries Primärkaries f.
  primary dental caries Primärkaries f.
  proximal caries proximale Karies f, proximale Zahnkaries f.
  proximal dental caries Proximalflächenkaries f.
  radiation caries Strahlenkaries f.
  rampant caries akut-verlaufende Karies f, akut-verlaufende Zahnkaries f, Caries (dentium) acuta.
  recurrent caries Kariesrezidiv nt.

recurrent dental caries Kariesrezidiv *nt.*
residual dental caries residuale Karies *f.*
root caries Wurzelkaries *f,* Zahnwurzelkaries *f.*
secondary caries Sekundärkaries *f.*
secondary dental caries Sekundärkaries *f.*
senile caries senile Karies *f,* senile Zahnkaries *f,* Alterskaries *f.*
senile dental caries → senile caries.
smooth surface caries Glattflächenkaries *f.*
stationary caries arretierte Karies *f,* arretierte Zahnkaries *f,* stationäre Karies *f,* Caries (dentium) insistens.
stationary dental caries → stationary caries.
car·i·o·gen·ic [ˌkeərɪəˈdʒenɪk] *adj* Kariesbildung fördernd *od.* auslösend, kariogen.
car·i·ous [ˈkeərɪəs] *adj* von Karies befallen *od.* befallen, angefault, zerfressen, kariesähnlich, kariös.
car·min·a·tive [kɑːrˈmɪnətɪv, ˈkɑːrməˌneɪtɪv] *pharm.* **I** *n* Mittel *nt* gegen Blähungen, Karminativum *nt,* Carminativum *nt.* **II** *adj* gegen Blähungen wirkend, karminativ.
car·ne·ous [ˈkɑːrnɪəs] *adj patho.* fleischig.
car·ni·fi·ca·tion [ˌkɑːrnəfɪˈkeɪʃn] *n patho.* Karnifikation *f.*
Car·niv·o·ra [kɑːrˈnɪvərə] *pl bio.* Fleischfresser *pl,* Karnivoren *pl,* Carnivora *pl.*
car·ni·vore [ˈkɑːrnəvɔːr, -vəʊr] *n bio.* Fleischfresser *m,* Karnivor(e) *m,* Kreophage *m.*
car·niv·o·rous [kɑːrˈnɪvərəs] *adj bio.* fleischfressend, karnivor.
car·o·tene [ˈkærətiːn] *n chem.* Karotin *nt,* Carotin *nt.*
car·o·te·ne·mia [kærətɪˈniːmɪə] *n* Karotinämie *f,* Carotinämie *f.*
ca·rot·e·no·der·ma [kəˌrɑtnəʊˈdɜrmə] *n* Karotingelbsucht *f,* Karotinikterus *m,* Carotingelbsucht *f,* Carotinikterus *m,* Karotinodermie *f,* Carotinodermia *f,* Xanthodermie *f,* Aurantiasis cutis.
ca·rot·e·noid [kəˈrɑtnɔɪd] **I** *n* Karotinoid *nt,* Carotinoid *nt.* **II** *adj* karotinoid.
ca·rot·id [kəˈrɑtɪd] **I** *n* Halsschlagader *f,* Karotis *f,* Arteria carotis. **II** *adj* Karotis betr., Karotis-.
car·o·tin [ˈkærətɪn] *n* → carotene.
car·o·ti·ne·mia [kærətɪˈniːmɪə] *n* → carotenemia.
car·o·ti·no·sis [ˌkærətɪˈnəʊsɪs] *n* → carotenemia.
car·ri·er [ˈkærɪər] *n* **1.** *biochem., physiol.* Träger(substanz *f) m,* Carrier *m.* **2.** *micro.* (Über-)Träger *m,* Infektions-, Keimträger *m,* Vektor *m;* Carrier *m.* **3.** *genet.* Träger *m.* **4.** *chir., dent.* Halter *m,* Träger *m;* Nadel *f.* **5.** *techn.* Träger *m,* Transport *m.* **6.** Transportbehälter *m.*
amalgam carrier Amalgamträger *m.*
chronic carrier *micro.* Dauerträger *m,* Dauerausscheider *m.*
foil carrier Folienträger *m,* Goldfolienträger *m.*
germ carrier Bazillenträger *m,* Keimträger *m.*
lentula carrier Lentulo *m,* Lentulo-Pastenstopfer *m,* Lentulo-Wurzelfüller *m,* Lentulo-Spirale *f.*
lentulo paste carrier → lentula carrier.
miniature carrier Miniaturträger *m.*
paste carrier → lentula carrier.
permanent carrier Dauerausscheider *m.*
car·ri·on [ˈkærɪən] **I** *n* Aas *nt,* Kadaver *m;* faules/verdorbenes Fleisch *nt.* **II** *adj* **1.** faulig, aasig. **2.** aasfressend.
car·ry [ˈkærɪ] *vt* **1.** tragen, (über-)bringen; transportieren, befördern. **2.** *(Gewicht)* (aus-)halten, tragen. **3.** (zu-)führen; *(Schall)* (weiter-)leiten, übertragen *(to* zu). **4.** *(Krankheit)* weiter-, übertragen, verbreiten.
car·ti·lage [ˈkɑːrtlɪdʒ] *n* Knorpel *m,* Knorpelgewebe *nt; anat.* Cartilago *f.*
annular cartilage Ringknorpel *m,* Krikoidknorpel *m,* Cartilago cricoidea.
arthrodial cartilage → articular cartilage.
articular cartilage Gelenk(flächen)knorpel *m,* gelenkflächenüberziehender Knorpel *m,* Cartilago articularis.
cartilage of auricle → auricular cartilage.
auricular cartilage Ohrmuschelknorpel *m,* Knorpelgerüst *nt* der Ohrmuschel, Cartilago auricularis.
ciliary cartilage → tarsal cartilage.
columnar cartilage Säulenknorpel *m.*
conchal cartilage Ohrmuschelknorpel *m,* Knorpelgerüst *nt* der Ohrmuschel, Cartilago auricularis.
corniculate cartilage Santorini-Knorpel *m,* Cartilago corniculata.
cuneiform cartilage Morgagni-Knorpel *m,* Wrisberg-Knorpel *m,* Cartilago cuneiformis.
dentinal cartilage Dentinknorpel *m.*
diarthrodial cartilage Gelenk(flächen)knorpel *m,* Cartilago articularis.
elastic cartilage elastischer Knorpel *m,* Cartilago elastica.
epiglottic cartilage 1. Kehldeckel *m,* Epiglottis *f.* **2.** knorpeliges Kehldeckelskelett *nt,* Cartilago epiglottica.
fibrous cartilage → fibrocartilage.
glasslike cartilage hyaliner Knorpel *m,* Hyalinknorpel *m,* Cartilago hyalina.
greater alar cartilage großer Nasenflügelknorpel *m,* Cartilago alaris major.
guttural cartilage Stellknorpel *m,* Gießbeckenknorpel *m,* Aryknorpel *m,* Cartilago arytaenoidea.
hyaline cartilage hyaliner Knorpel *m,* Hyalinknorpel *m,* Cartilago hyalina.
inferior cartilage of nose Cartilago alaris major.
innominate cartilage Ringknorpel *m,* Krikoidknorpel *m,* Cartilago cricoidea.
interarticular cartilage Gelenkzwischenscheibe *f,* Discus articularis.
joint cartilage Gelenk(flächen)knorpel *m,* Cartilago articularis.
laryngeal cartilage of Luschka Sesamknorpel *m* des Stimmbandes, Cartilago sesamoidea (lig. vocalis).
laryngeal cartilages Kehlkopfknorpel *pl,* Cartilagines laryngeales.
lateral nasal cartilage Cartilago nasi lateralis.
lesser alar cartilages kleine Nasenflügelknorpel *pl,* Cartilagines alares minores.
Luschka's cartilage Luschka-Knorpel *m,* Sesamknorpel *m* des Stimmbandes, Cartilago sesamoidea (lig. vocalis).
mandibular cartilage → Meckel's cartilage.
Meckel's cartilage *embryo.* Meckel-Knorpel *m.*
Morgagni's cartilage Morgagni-Knorpel *m,* Wrisberg-Knorpel *m,* Cartilago cuneiformis.
nasal cartilages Nasenknorpel *pl,* Cartilagines nasales/nasi.
cartilage of nasal septum Septumknorpel *m,* Scheidewandknorpel *m,* Cartilago septi nasi.
palpebral cartilage → tarsal cartilage.
pyramidal cartilage Stellknorpel *m,* Gießbeckenknorpel *m,* Aryknorpel *m,* Cartilago arytaenoidea.
quadrangular cartilage Nasenseptumknorpel *m,* Cartilago septi nasi.
Reichert's cartilage *embryo.* Reichert-Knorpel *m.*
reticular cartilage elastischer Knorpel *m,* Cartilago elastica.
Santorini's cartilage Santorini-Knorpel *m,* Cartilago corniculata.
septal cartilage of nose Scheidewandknorpel *m,* Septumknorpel *m,* Cartilago septi nasi.
sesamoid cartilage of larynx Weizenknorpel *m,* Cartilago triticea.
stratified cartilage fibröser Knorpel *m,* Faserknorpel *m,* Bindegewebsknorpel *m,* Cartilago fibrosa/collagenosa.
supra-arytenoid cartilage Cartilago corniculata.
tarsal cartilage Lidknorpel *m,* Lidplatte *f,* Tarsalplatte *f,* Tarsus *m* (palpebrae).
thyroid cartilage Schildknorpel *m,* Cartilago thyroidea.
triangular cartilage of nose Cartilago nasi lateralis.
triquetral cartilage Stellknorpel *m,* Gießbeckenknorpel *m,* Aryknorpel *m,* Cartilago arytaenoidea.
triquetrous cartilage → triquetral cartilage.
triticeal cartilage → triticeum.
tympanomandibular cartilage *embryo.* Meckel-Knorpel *m.*
Wrisberg's cartilage Morgagni-Knorpel *m,* Wrisberg-Knorpel *m,* Cartilago cuneiformis.
car·ti·la·gin·e·ous [kɑːrtləˈdʒɪnɪəs, -njəs] *adj* → cartilaginous.
car·ti·la·gin·i·form [ˌkɑːrtləˈdʒɪnəfɔːrm] *adj* knorpelförmig, knorpelähnlich, chondroid.
car·ti·lag·i·noid [ˌkɑːrtəˈlædʒənɔɪd] *adj* → cartilaginiform.
car·ti·lag·i·nous [ˌkɑːrtəˈlædʒɪnəs] *adj* knorpelig, verknorpelt, kartilaginär, Knorpel-.
car·un·cle [ˈkærəŋkl, kəˈrʌŋkl] *n anat.* (warzenförmiges) Weichteilhöckerchen *nt,* Karunkel *f,* Caruncula *f.*
lacrimal caruncle Tränenwärzchen *nt,* Karunkel *f,* Caruncula lacrimalis.
sublingual caruncle Karunkel *f,* Caruncula sublingualis.
car·ver [ˈkɑːrvər] *n* Modellierinstrument *nt.*
amalgam carver Amalgammodellierinstrument *nt.*
Beale carver Beale-Modellierinstrument *nt.*
Frahm carvers Frahm-Modellierinstrument *nt.*
Gritmann carver Gritmann-Modellierinstrument *nt.*
Hollenback carver Hollenback-Modellierinstrument *nt.*
LeCron carver Le Cron-Modellierinstrument *nt.*
Martin carver Martin-Modellierinstrument *nt.*
porcelain carver Porzellanmodellierinstrument *nt.*
Roach carver Roach-Modellierinstrument *nt.*
Shooshan carver Shooshan-Modellierinstrument *nt.*
Vehe carver Vehe-Modellierinstrument *nt.*
wax carver Wachsmodellierinstrument *nt.*
Zahle carver Zahle-Modellierinstrument *nt.*

case

case [keɪs] **I** *n* **1.** (Krankheits-)Fall *m;* Patient(in *f*) *m.* **2.** (*Person*) Fall *m.* **a typical case** ein typischer Fall (*of* von). **3.** Fall *m,* Tatsache *f.* **4.** Fall *m,* Lage *f,* Umstand *m.* **in case of emergency** im Notfall. **in any case** auf jeden Fall; jedenfalls. **in no case** unter keinen Umständen, auf keinen Fall; keinesfalls. **5.** Behälter *m;* Kiste *f,* Kasten *m,* Kästchen *nt,* Schachtel *f,* Etui *nt,* (Schutz-)Hülle *f;* Überzug *m;* Gehäuse *nt; chir.* Besteckkasten *m.* **II** *vt* einhüllen (*in* in), umgeben (*in* mit).
ca·se·a·tion [ˌkeɪsɪ'eɪʃn] *n patho.* Verkäsung *f,* Verkäsen *nt.*
ca·sein ['keɪsiːn, -siːɪn, keɪ'siːɪn] *n* **1.** Kasein *nt,* Casein *nt.* **2.** *Brit.* Parakasein *nt,* Paracasein *nt.*
ca·se·ous ['keɪsɪəs] *adj* (*a. patho.*) käsig, käseartig, käseähnlich, käseförmig, verkäst.
case·worm ['keɪswɜːrm] *n micro.* Echinokokkus *m,* Echinococcus *m.*
cas·sette [kə'set, kæ-] *n* (Film-, Band-)Kassette *f.*
cast [kæst, kɑːst] (*v:* cast; cast) **I** *n* **1.** Guß *m;* Gußform *f;* (*a. dent.*) Abguß *m,* Abdruck *m,* Modell *nt,* Form *f.* **2.** *traumat.* fester Verband *m,* Stützverband *m.* **3.** *traumat.* Gips(verband *m*) *m.* **4.** *ophthal.* (leichtes) Schielen *nt,* Strabismus *m.* **have a cast in one eye** schielen. **5.** Schattierung *f,* (Farb-)Ton *m.* **6.** *urol.* (Harn-)Zylinder *m.* **II** *vt* **7.** *bio.* werfen, gebären. **8.** (aus-, ab-)werfen; (*Haare, Zähne*) verlieren. **9.** einen Abguß/Abdruck herstellen *od.* formen. **10.** (*Blick*) werfen, (*Auge*) richten (*at, on, upon* auf); (*Licht*) werfen (*on* auf). **III** *vi* s. formen (lassen), geformt werden.
dental cast Modell *nt,* Zahnmodell *nt,* Gebißmodell *nt.*
diagnostic cast Studiermodell *nt.*
gnathostatic cast gnathostatisches Modell *nt.*
implant cast Implantatmodell *nt.*
master cast Meistermodell *nt.*
plaster cast 1. Gips(verband *m*) *m.* **2.** Gipsabdruck *m,* Gipsabguß *m.*
preextraction cast Studiermodell *nt.*
preoperative cast Studiermodell *nt.*
study cast Studiermodell *nt.*
working cast Arbeitsmodell *nt.*
cast·ing ['kæstɪŋ, 'kɑːstɪŋ] *n* **1.** Guß *m,* Gießen *nt.* **2.** (*a. dent.*) Abguß *m,* Gußstück *nt;* Form *f,* Modell *nt.* **3.** (*Haut, Schuppen*) Abwerfen *nt;* (*Haare*) Ausfallen *nt.*
centrifugal casting Zentrifugalguß *m.*
gold casting Goldguß *m.*
pressure casting Druckguß *m.*
pressure-vacuum casting Vakuum-Druckguß *m.*
vacuum casting Vakuumguß *m,* Unterdruckguß *m.*
cas·u·al·ty [ˈkæʒəltiː, ˈkæʒjʊəl-] *n* **1.** Unfall *m.* **2.** (Unfall-)Verletzung *f.* **3.** Verletzte(r *m*) *f,* Verwundete(r *m*) *f,* Opfer *nt.* **4.** *inf.* Unfallstation *f,* Notaufnahme *f.*
cas·u·ist·ry [ˈkæʒʊəstrɪ] *pl* Kasuistik *f.*
cat·a·bat·ic [kætə'bætɪk] *adj* (*Krankheit*) nachlassend, zurückgehend, abklingend.
cat·a·bol·ic [ˌkætə'bɑlɪk] *adj* Katabolismus betr., katabol(isch).
ca·tab·o·lin [kə'tæbəlɪn] *n* → catabolite.
ca·tab·o·lism [kə'tæbəlɪzəm] *n* Abbaustoffwechsel *m,* Katabolismus *m,* Katabolie *f.*
ca·tab·o·lite [kə'tæbəlaɪt] *n* Katabolit *m.*
ca·tab·o·lize [kə'tæbəlaɪz] *vt, vi* abbauen, katabolisieren.
cat·a·gen·e·sis [ˌkætə'dʒenəsɪs] *n histol.* Involution *f,* Re(tro)gression *f.*
cat·a·lase ['kætleɪz] *n* Katalase *f.*
ca·tal·y·sis [kə'tæləsɪs] *n, pl* **ca·tal·y·ses** [kə'tæləsiːz] *chem.* Notfallye *f.*
cat·a·lyst ['kætlɪst] *n* Katalysator *m,* Akzelerator *m.*
cat·a·lyt·ic [ˌkætə'lɪtɪk] *adj* Katalyse betr., katalytisch, Katalyse-.
cat·a·ly·za·tor [kætlɪ'zeɪtər] *n* → catalyst.
cat·a·lyz·er ['kætlaɪzər] *n* → catalyst.
cat·am·ne·sis [ˌkætæm'niːsɪs] *n* Katamnese *f.*
cat·am·nes·tic [ˌkætæm'nestɪk] *adj* Katamnese betr., katamnestisch.
cat·a·phy·lax·is [ˌkætəfɪ'læksɪs] *n immun.* Kataphylaxie *f.*
cat·a·pla·sia [ˌkætə'pleɪʒɪə] *n histol., patho.* Kataplasie *f.*
cat·a·plasm [ˈkætəplæzəm] *n pharm.* Breiumschlag *m,* Breipackung *f,* Kataplasma *nt.*
cat·a·plas·ma [ˌkætə'plæzmə] *n* → cataplasm.
cat·a·ract ['kætərækt] *n ophthal.* grauer Star *m,* Katarakt *f,* Cataracta *f.*
ca·tarrh [kə'tɑːr] *n* katarrhalische Entzündung *f,* Katarrh *m.*
autumnal catarrh Heuschnupfen *m,* Heufieber *nt.*
Bostock's catarrh Heuschnupfen *m,* Heufieber *nt.*
mucosal catarrh Schleimhautkatarrh *m.*
nasal catarrh Nasenkatarrh *m,* (akute) Rhinitis *f.*
suffocative catarrh anfallsweise Atemnot *m,* Asthma *nt.*
tracheal catarrh Luftröhrenentzündung *f,* Tracheaentzündung *f,* Tracheitis *f.*
ca·tarrh·al [kə'tɑːrəl] *adj* Katarrh betr., katarrhalisch.
cat·a·stal·tic [ˌkætə'stɔːltɪk, -stæl-] **I** *n* Hemmer *m,* Hemmstoff *m,* Inhibitor *m.* **II** *adj* hemmend, inhibitorisch.
cat·a·state ['kætəsteɪt] *n* → catabolite.
cat·a·stat·ic [ˌkætə'stætɪk] *adj* → catabolic.
cat·e·chin ['kætɪtʃɪn, -kɪn] *n* Katechin *nt,* Catechin *nt,* Katechol *nt,* Catechol *nt.*
cat·e·chol ['kætɪkɔl, -kɑl] *n* **1.** Katechin *nt,* Catechin *nt,* Katechol *nt,* Catechol *nt.* **2.** Brenzkatechin *nt,* Brenzcatechin *nt.*
cat·e·chol·a·mine [ˌkætə'kɑləmiːn, -'kəʊl-] *n* Katecholamin *nt,* (Brenz-)Katechinamin *nt.*
cat·e·chol·a·min·er·gic [ˌkætəˌkɑləmɪ'nɜːrdʒɪk] *adj* katecholaminerg(isch).
cat·gut ['kætɡʌt] *n* Katgut *nt,* Catgut *nt.*
chromic catgut Chromcatgut *nt.*
chromicized catgut Chromcatgut *nt.*
ca·thar·tic [kə'θɑːrtɪk] **I** *n pharm.* Abführmittel *nt,* Kathartikum *nt,* Laxans *nt,* Purgans *nt,* Purgativ(um *nt*) *nt.* **II** *adj pharm.* abführend, kathartisch, purgierend, Abführ-. **2.** *psychia.* Katharsis betr., kathartisch.
ca·thep·sin [kə'θepsɪn] *n* Kathepsin *nt,* Cathepsin *nt.*
cath·e·ter ['kæθɪtər] *n* Katheter *m.*
cardiac catheter Herzkatheter *m.*
endotracheal catheter Endotrachealkatheter *m.*
intracardiac catheter Herzkatheter *m.*
venous catheter Venenkatheter *m.*
cath·e·ter·ism ['kæθɪterɪzəm] *n* → catheterization.
cath·e·ter·i·za·tion [kæθɪtəraɪ'zeɪʃn] *n* Katheterisierung *f,* Katheterismus *m.*
cardiac catheterization Herzkatheterismus *m,* Herzkatheterisierung *f.*
cath·e·ter·ize ['kæθɪtəraɪz] *vt* einen Katheter einführen/legen, katheterisieren, kathetern.
cath·o·dal ['kæθədl] *adj electr.* Kathode betr., kathodisch, katodisch, Kathoden-.
cath·ode ['kæθəʊd] *n electr.* Kathode *f.*
cat·i·on ['kætˌaɪən, -ɑn] *n* Kation *nt.*
cau·dal ['kɔːdl] *adj* **1.** fußwärts *od.* schwanzwärts (gelegen), kaudal, caudal. **2.** Cauda equina betr., Kauda-, Kaudal-.
caus·al ['kɔːzl] *adj* Ursache betr., auf die Ursache gerichtet, ursächlich, kausal, Kausal-; verursachend.
caus·a·tive ['kɔːzətɪv] *adj* verursachend, begründend, kausal (*of*); (*Ursache*) auslösend.
cause [kɔːz] **I** *n* **1.** Ursache *f;* Grund *m,* Anlaß *m,* Veranlaßung *f* (*for* zu). **2.** Sache *f,* Angelegenheit *f,* Frage *f.* **II** *vt* **3.** verursachen, hervorrufen, bewirken. **4.** veranlassen.
caus·tic ['kɔːstɪk] **I** *n* **1.** Ätzmittel *nt,* Beizmittel *nt,* Kaustikum *nt.* **2.** → caustic curve. **3.** → caustic surface. **II** *adj* kaustisch, ätzend, beißend, brennend.
caus·tic·i·ty [kɔːs'tɪsətɪ] *n* Ätzkraft *f,* Beizkraft *f.*
cau·ter·i·za·tion [ˌkɔːtəraɪ'zeɪʃn] *n* (Aus-)Brennen *nt,* Kauterisation *f,* Kauterisieren *nt,* Kaustik *f.*
cau·ter·ize ['kɔːtəraɪz] *vt* (aus-)brennen, (ver-)ätzen, kauterisieren.
cau·ter·y ['kɔːtərɪ] *n* **1.** (Aus-)Brennen *nt,* Kauterisation *f,* Kauterisieren *nt,* Kaustik *f.* **2.** Brenneisen *nt,* Kauter *m.* **3.** Ätzmittel *nt,* Beizmittel *nt,* Kaustikum *nt.*
electric cautery → electrocautery.
galvanic cautery → galvanocautery.
cave [keɪv] **I** *n* Höhle *f.* **II** *vt* aushöhlen.
ca·ve·o·la (intercellularis) [keɪvɪ'əʊlə] *histol.* Caveola *f* (intercellularis).
cav·ern ['kævərn] **I** *n* **1.** (pathologischer) Hohlraum *m,* Kaverne *f,* Caverna *f.* **2.** *anat.* Hohlraum *m,* Höhle *f,* Kaverne *f,* Caverna *f.* **II** *vt* aushöhlen.
cavern out *vt* aushöhlen.
cav·er·no·ma [kævər'nəʊmə] *n* kavernöses Hämangiom *nt,* Kavernom *nt,* Haemangioma tuberonodosum.
cav·ern·ous ['kævərnəs] *adj* **1.** *anat.* Hohlräume enthaltend, kavernös. **2.** *patho.* Kavernen enthaltend, porös, kavernös, schwammig. **3.** (*Augen*) tiefliegend; (*Wangen*) eingefallen, hohl. **4.** (*Atmung*) amphorisch.
cav·i·ta·ry ['kævɪterɪ] *adj* → cavernous.
cav·i·tate ['kævɪteɪt] *vi* aushöhlen.
cav·i·ta·tion [ˌkævɪ'teɪʃn] *n* **1.** *patho., dent.* Höhlenbildung *f,* Hohlraumbildung *f,* Kavernenbildung *f,* Aushöhlung *f.* **2.** *anat.* Höhle *f,* Höhlung *f,* Raum *m,* Cavitas *f,* Cavum *nt.*
cav·i·ty ['kævətɪ] *n, pl* **cav·i·ties 1.** Hohlraum *m,* (Aus-)Höhlung *f.*

2. *anat.* Höhle *f*, Höhlung *f*, Raum *m*, Cavitas *f*, Cavum *nt*. **3.** Kavität *f*, kariöse Höhle *f*, kariöse Höhlung *f*, Loch *nt*. **4.** Kavität *f*, präparierte Kavität *f*, vorbereitete Kavität *f*.
abscess cavity Abszeßhöhle *f*.
alveolar cavities Zahnfächer *pl*, Alveoli dentales.
alveolar cavity Zahnfach *nt*, Alveole *f*, Alveolus dentalis *f*.
approximal cavity Approximalkavität *f*, approximale Kavität *f*, Kavität *f* der Approximalfläche.
cavity in the approximal surface Approximalkavität *f*, approximale Kavität *f*, Kavität *f* der Approximalfläche.
cavity in the approximal surface of biscuspids approximale Kavität *f* an Prämolaren, Kavität *f* der Approximalfläche von Prämolaren.
cavity in the approximal surface of cuspids approximale Kavität *f* an Eckzähnen, Kavität *f* der Approximalfläche von Eckzähnen.
cavity in the approximal surface of incisors approximale Kavität *f* an Schneidezähnen, Kavität *f* der Approximalfläche von Schneidezähnen.
cavity in the approximal surface of molars approximale Kavität *f* an Molaren, Kavität *f* der Approximalfläche von Molaren.
articular cavity Gelenkhöhle *f*, Gelenkraum *m*, Gelenkspalt *m*, Cavitas articularis.
axial surface cavity Kavität *f* einer achsenparallelen Fläche.
body cavity Körperhöhle *f*.
buccal cavity 1. Kavität *f* an der bukkalen Zahnfläche. **2.** *anat.* Vestibulum oris.
carious cavity Kavität *f*, kariöse Höhle *f*, kariöse Höhlung *f*, Loch *nt*.
cavity in the cervical third of the surface of a tooth Zahnhalskavität *f*, Kavität *f* des gingivalen Drittels einer Zahnfläche.
complex cavity komplizierte Kavität *f*, gemischte Kavität *f*, Kavität *f* an zwei oder mehreren Zahnflächen.
compound cavity → complex cavity.
concave cavity of temporal bone Fossa mandibularis (ossis temporalis).
coronal cavity Kronenabschnitt *m* der Zahnhöhle/Pulpahöhle, Cavitas coronae.
cranial cavity Schädelhöhle *f*, Hirnhöhle *f*, Cavitas cranii.
dental cavity Zahnhöhle *f*, Pulpahöhle *f*, Cavitas dentis/pulpis.
distal cavity Kavität *f* an einer distalen Zahnfläche.
distal-occlusal cavity Kavität *f* an der distal-okklusalen Zahnfläche.
DO cavity Kavität *f* an der distal-okklusalen Zahnfläche.
epidural cavity Epiduralraum *m*, Epiduralspalt *m*, Spatium epidurale/peridurale.
external oral cavity Mundvorhof *m*, Cavum oris externum, Vestibulum oris.
faucial cavity Schlundhöhle *f*, Rachenhöhle *f*, Cavitas pharyngis.
fissure cavity Fissuremkavität *f*.
gingival cavity Zahnhalskavität *f*, Kavität *f* des gingivalen Drittels einer Zahnfläche.
gingival third cavity → gingival cavity.
cavity in the gingival third of the surface of a tooth → gingival cavity.
greater peritoneal cavity → peritoneal cavity.
idiopathic bone cavity solitäre Knochenzyste *f*, hämorrhagische Knochenzyste *f*, Hämatomzyste *f*, progressive Knochenzyste *f*, hämorrhagische Extravasationszyste *f*, einfache Knochenzyste *f*, Solitärzyste *f*, traumatische Knochenzyste *f*.
incisal cavity Schneidekantenkavität *f*.
intracranial cavity Schädelhöhle *f*, Cavitas cranii.
joint cavity Gelenkhöhle *f*, Gelenkraum *m*, Gelenkspalt *m*, Cavitas articularis.
labial cavity Kavität *f* an der labialen Zahnfläche.
laryngeal cavity Kehlkopfinnenraum *m*, Cavitas laryngis.
laryngopharyngeal cavity → laryngopharynx.
lesser peritoneal cavity Netzbeutel *m*, Bauchfelltasche *f*, Bursa omentalis.
lingual cavity Kavität *f* an der lingualen Zahnfläche.
lingual mandibular bone cavity Unterkieferknochenhöhle *f*, Stafne-Zyste *f*, Stafne idiopathische Knochenhöhle *f*, latente Knochenzyste *f*, statische Knochenzyste *f*, latente Knochenhöhle *f* des Unterkiefers, stationäre Knochenhöhle *f*, embryonaler Mandibuladefekt *m*, kongenitaler Unterkieferdefekt *m*, latente hämorrhagische Knochenzyste *f*, linguale Unterkieferknochenhöhle *f*, linguale Knocheneindellung *f*.
marrow cavity Markhöhle *f*, Cavitas medullaris.
mastoid cavity Warzenfortsatzhöhle *f*, Antrum mastoideum.
Meckel's cavity Meckel-Raum *m*, Cavum trigeminale, Cavitas trigeminalis.
medullary cavity Markraum *m*, Markhöhle *f*, Cavitas medullaris.
mesial cavity Kavität *f* an der mesialen Zahnfläche.
mesio-occlusal cavity Kavität *f* an der mesio-okklusalen Zahnfläche.
mesio-occlusodistal cavity Kavität *f* an der mesio-okklusal-distalen Zahnfläche.
cavity of middle ear Paukenhöhle *f*, Cavum tympani, Cavitas tympanica.
MO cavity Kavität *f* an der mesio-okklusalen Zahnfläche.
MOD cavity Kavität *f* an der mesio-okklusal-distalen Zahnfläche.
nasal cavity Nasenhöhle *f*, Cavitas nasi/nasalis.
nerve cavity (*Zahn*) Pulpahöhle *f*, Cavitas dentis/pulparis.
occlusal cavity Kavität *f* an der oklusalen Zahnfläche.
open cavity offene Kavität *f*.
oral cavity Mundhöhle *f*, Cavitas oris, Cavum oris.
orbital cavity Augenhöhle *f*, Orbita *f*, Cavitas orbitale.
pectoral cavity Brusthöhle *f*, Brustkorbinnenraum *m*, Cavitas/Cavum thoracis.
peritoneal cavity Peritonealhöhle *f*, Bauchfellhöhle *f*, Cavitas peritonealis.
pharyngeal cavity Schlundhöhle *f*, Rachenhöhle *f*, Cavitas pharyngis.
pharyngolaryngeal cavity Hypopharynx *m*, Laryngopharynx *m*, Pars laryngea pharyngis.
pharyngonasal cavity Nasenrachen(raum *m*) *m*, Epipharynx *m*, Nasopharynx *m*, Rhinopharynx *m*, Pars nasalis pharyngis.
pharyngooral cavity Mesopharynx *m*, Oropharynx *m*, Pars oralis pharyngis.
pit and fissure cavity Fissuremkavität *f*.
pit cavity Fissuremkavität *f*.
pleural cavity Pleurahöhle *f*, Pleuraspalt *m*, Pleuraraum *m*, Cavitas pleuralis.
popliteal cavity Kniekehle *f*, Fossa poplitea.
prepared cavity Kavität *f*, präparierte Kavität *f*, vorbereitete Kavität *f*.
proper oral cavity (eigentliche) Mundhöhle, Cavitas/Cavum oris propria.
proximal cavity Kavität *f* an einer proximalen Zahnfläche.
proximo-occlusal cavity proximo-okklusale Kavität *f*.
pulp cavity Zahnhöhle *f*, Pulpahöhle *f*, Cavitas dentis/pulparis.
simple cavity einfache Kavität *f*, Kavität *f* an einer Zahnfläche.
smooth surface cavity Glattlächenkavität *f*, Kavität *f* der Glattflächen.
Stafne's cavity Stafne-Höhle *f*, Stafne idiopathische Knochenhöhle *f*, Unterkieferknochenhöhle *f*.
Stafne's idiopathic bone cavity Stafne-Höhle *f*, Stafne idiopathische Knochenhöhle *f*, Unterkieferknochenhöhle *f*.
static bone cavity Unterkieferknochenhöhle *f*, Stafne-Zyste *f*, Stafne idiopathische Knochenhöhle *f*, latenteKnochenzyste *f*, statische Knochenzyste *f*, latente Knochenhöhle *f* des Unterkiefers, stationäre Knochenhöhle *f*, embryonaler Mandibuladefekt *m*, kongenitaler Unterkieferdefekt *m*, latente hämorrhagische Knochenzyste *f*, linguale Unterkieferknochenhöhle *f*, linguale Knocheneindellung *f*.
subdural cavity Subduralraum *m*, Subduralspalt *m*, Spatium subdurale.
thoracic cavity Brusthöhle *f*, Thoraxhöhle *f*, Brustkorbinnenraum *m*, Cavitas thoracis/thoracica.
trigeminal cavity Meckel-Raum *m*, Cavum trigeminale, Cavitas trigeminalis.
tympanic cavity Paukenhöhle *f*, Tympanon *nt*, Tympanum *nt*, Cavum tympani, Cavitas tympanica.
ca·vog·ra·phy [keɪˈvɑgrəfi] *n radiol*. Kontrastdarstellung *f* der Vena cava, Kavographie *f*.
ca·vum [ˈkeɪvəm] *n*, *pl* **ca·va** [ˈkeɪvə] → cavity.
ce·bo·ceph·a·ly [ˌsiːbəʊˈsefəli] *n embryo*. Affenkopf *m*, Kebozephalie *f*, Zebozephalie *f*, Cebozephalie *f*.
ce·cal [ˈsiːkəl] *adj* blind endend; zökal, zäkal, zum Zäkum gehörend; Blinddarm-.
ce·cum [ˈsiːkəm] *n*, *pl* **ce·ca** [ˈsiːkə] *anat*. **1.** blind endende Aussackung *f*, Blindsack *m*. **2.** Blinddarm *m*, Zäkum *nt*, Zökum *nt*, Caecum *nt*, Intestinum caecum.
ce·la·ri·um [səˈlɛərɪəm] *n* Mesothel *nt*.
ce·li·al·gia [siːlɪˈældʒ(ɪ)ə] *n* Bauchschmerzen *pl*, Leibschmerzen *pl*, Abdominalgie *f*.
celio- *pref*. Bauch(höhlen)-, Abdominal-, Zölio-.
ce·li·o·cen·te·sis [ˌsiːlɪəsenˈtiːsɪs] *n* Bauch(höhlen)punktion *f*, Zöliozentese *f*, Zöliocentese *f*.
ce·li·o·dyn·ia [ˌsiːlɪəˈdɪnɪə] *n* → celialgia.
ce·li·os·co·py [ˌsiːlɪˈɒskəpɪ] *n* Bauch(höhlen)spiegelung *f*, Zölioskopie *f*, Laparoskopie *f*.

ce·li·ot·o·my [ˌsiːlɪˈɑtəmɪ] *n* **1.** Bauch(höhlen)eröffnung *f*, Zöliotomie *f*, Laparotomie *f*. **2.** Bauch(decken)schnitt *m*.
cell [sel] *n* **1.** *bio., histol.* Zelle *f*. **2.** *phys.* (Speicher-)Zelle *f*, Element *nt*; *techn.* Schaltzelle *f*. **3.** Zelle *f*, Kammer *f*; Fach *nt*.
acidophil cell → acidophilic cell.
acidophile cell → acidophilic cell.
acidophilic cell 1. azidophile Zelle *od.* Struktur *f*. **2.** (*Adenohypophyse*) azidophile Zelle *f*, α-Zelle *f*.
adipose cell Fett(speicher)zelle *f*.
apolar cell apolare Nervenzelle *f*, apolarer Neurozyt *m*.
auxotrophic cell → auxotroph.
basal cell (*Nase*) Basalzelle *f*, Ersatzzelle *f*.
basilar cell → basal cell.
basket cell 1. Korbzelle *f*. **2.** Myoepithelzelle *f*.
B cell 1. (*Pankreas*) β-Zelle *f*, B-Zelle *f*. **2.** (*Adenohypophyse*) basophile Zelle *f*, β-Zelle *f*. **3.** *hema.* B-Lymphozyt *m*, B-Zelle *f*.
beaker cell *histol.* Becherzelle *f*.
bipolar cell bipolares Neuron *nt*, bipolare Nervenzelle *f*.
blood cells Blutkörperchen *pl*, Blutzellen *pl*, Hämozyten *pl*.
blood mast cell Blutmastzelle *f*, basophiler Granulozyt *m*.
B memory cell B-Gedächtniszelle *f*.
body cell Körperzelle *f*, Somazelle *f*.
bone cell Knochenzelle *f*, Osteozyt *m*.
bone marrow giant cell Knochenmarksriesenzelle *f*, Megakaryozyt *m*.
brain cell Nervenzelle *f*, Neuron *nt*.
bronchic cells Lungenalveolen *pl*, Alveoli pulmonis.
caliciform cell Becherzelle *f*.
cameloid cell *hema.* Elliptozyt *m*, Ovalozyt *m*.
cancer cell Krebszelle *f*, Tumorzelle *f*.
capsule cell Mantelzelle *f*, Amphizyt *f*.
carrier cell Freßzelle *f*, Phagozyt *m*, Phagocyt *m*.
cartilage cell Knorpelzelle *f*, Chondrozyt *m*.
cement cell Zementzelle *f*, Zementozyt *m*.
central cell *histol.* Hauptzelle *f*.
chalice cell Becherzelle *f*.
chief cell 1. Hauptzelle *f*. **2.** Pinealozyt *m*. **3.** chromaffine Zelle *f*. **4.** chromophobe Zelle *f*.
cleavage cell *embryo.* Furchungszelle *f*, Blastomere *f*.
cleaved follicular center cell Germinozyt *m*, Zentrozyt *m*.
compound granular cell Gitterzelle *f*.
cone cells (*Auge*) Zapfen(zellen *pl*) *pl*.
connective tissue cell Bindegewebszelle *f*.
cover cell → covering cell.
covering cell Hüllzelle *f*, Mantelzelle *f*, Deckzelle *f*.
crescent cell 1. crescent cells *pl* (von) Ebner-Halbmond *m*, Giannuzzi-Halbmond *m*, Heidenhain-Halbmond *m*, seröser Halbmond *m*. **2.** Sichelzelle *f*.
dentin cell *old* Zahnbeinbildner *m*, Dentinoblast *m*, Odontoblast *m*.
dentinoblastic cell → dentin cell.
dentin-producing cell → dentin cell.
denture cell → dentin cell.
Dorothy Reed cell Sternberg(-Reed)-Riesenzelle *f*.
dust cell Staubzelle *f*, Körnchenzelle *f*, Rußzelle *f*, Alveolarmakrophage *m*, Phagozyt *m*.
egg cell Eizelle *f*, Oozyt *m*, Ovozyt *m*, Ovum *nt*.
elementary cell → embryonic cell.
embryonic cell *embryo.* Furchungszelle *f*, Blastomere *f*.
enamel cell → enameloblast.
encasing cell Deckzelle *f*, Mantelzelle *f*, Hüllzelle *f*.
endothelial cell Endothel(ial)zelle *f*.
epithelial cell Epithelzelle *f*.
ethmoidal air cells → ethmoidal cells. Siebbeinzellen *pl*, Cellulae ethmoidales.
fat cell Fettzelle *f*, Adipozyt *m*, Lipozyt *m*.
fat-storing cell (*Leber*) Fettspeicherzelle *f*.
Ferrata's cell Ferrata-Zelle *f*, Hämohistioplast *m*
foam cell 1. Schaumzelle *f*, Xanthomzelle *f*. **2.** Mikulicz-Zellen *pl*.
foot cells 1. Sertoli-Zellen *pl*, Stützzellen *pl*, Ammenzellen *pl*, Fußzellen *pl*. **2.** (*Nase*) Basalzellen *pl*, Ersatzzellen *pl*.
fungus cell Pilzzelle *f*.
fusiform cell spindelförmige Zelle *f*.
ganglion cell 1. Ganglienzelle *f*, Gangliozyt *m*. **2.** (*Auge*) retinale Ganglienzelle *f*.
Gegenbaur's cell Osteoblast *m*, Osteoplast *m*.
generative cell reife Keimzelle *f*, Geschlechtszelle *f*, Gamet *m*, Gamozyt *m*.
germ cell Germinalzelle *f*, Keimzelle *f*.
goblet cell Becherzelle *f*.
gonadotroph cell (*HVL*) gonadotrope Zelle *f*; β-Zelle *f*, Beta-Zelle *f*; D-Zelle *f*, Delta-Zelle *f*.
hairy cell *hema.* Haarzelle *f*.
heckle cell (*Haut*) Stachelzelle *f*.
helmet cell *hema.* Schistozyt *m*.
hemopoietic stem cell (Blut-)Stammzelle *f*, Hämozytoblast *m*.
immunocompetent cell Immunozyt *m*, immunkompetente Zelle *f*.
integrator cell → interneuron.
juvenile cell jugendlicher Granulozyt *m*, Metamyelozyt *m*; *inf.* Jugendlicher *m*.
lining cell 1. Deckzelle *f*, Alveolarzelle *f* Typ I, Pneumozyt *m* Typ I. **2.** wandständiger Makrophage *m* von Blut- u. Lymphsinus.
lining cell of alveoli Deckzelle *f*, Alveolarzelle *f* Typ I, Pneumozyt *m* Typ I.
lymphadenoma cells Sternberg(-Reed)-Riesenzelle *f*.
lymph cell Lymphzelle *f*, Lymphozyt *m*, Lymphocyt *m*.
lymphoid cell 1. Lymphoidzelle *f*. **2.** Lymphzelle *f*, Lymphozyt *m*, Lymphocyt *m*.
macroglia cell Makrogliazelle *f*, Astrozyt *m*.
malpighian cell Keratinozyt *m*, Hornzelle *f*, Malpighi-Zelle *f*.
marrow cell (hämopoetische) Knochenmark(s)zelle *f*.
mast cell Mastzelle *f*, Mastozyt *m*.
mastoid cells → mastoid air cells.
mastoid air cells Warzenfortsatzzellen *pl*, Cellulae mastoideae.
mature germ cell reife Keimzelle *f*, Geschlechtszelle *f*, Gamet *m*, Gamozyt *m*.
memory cell *immun.* Gedächtniszelle *f*, memory-cell.
mesenchymal cell Mesenchymzelle *f*.
Mexican hat cell *hema.* Targetzelle *f*.
microglia cells 1. Mesoglia *f*, Hortega-Glia *f*, -Zellen *pl*. **2.** Mikroglia *f*.
microglial cells → microglia cell.
migratory cell 1. amöboid-bewegliche Zelle *f*. **2.** Wanderzelle *f*.
mossy cell 1. protoplasmatischer/fibrillenarmer Astrozyt *m*. **2.** Mikrogliazelle *f*, Oligodendrogliazelle *f*.
mother cell Mutterzelle *f*.
motor cell → motoneuron.
mucous cell muköse/schleimsezernierende Zelle *f*.
muscle cell Muskelzelle *f*, (einzelne) Muskelfaser *f*.
myeloid cell *hema.* (hämopoetische) Knochenmark(s)zelle *f*.
myoepithelial cell Myoepithelzelle *f*.
nerve cell Nervenzelle *f*, Neuron *nt*.
neurilemma cell Schwann-Zelle *f*.
neuroepithelial cell 1. *embryo.* Neuroepithelzelle *f*. **2.** Neurogliazelle *f*, Neurogliozyt *m*.
neuroglia cell Neurogliazelle *f*, Neurogliozyt *m*.
neurolemma cell Schwann-Zelle *f*.
neutrophilic cell neutrophiler/polymorphkerniger Granulozyt *m*, neutrophiler Leukozyt *m*; *inf.* Neutrophiler *m*.
nevus cell Nävuszelle *f*, Nävozyt *m*.
noncleaved follicular center cell Germinoblast *m*, Zentroblast *m*.
oligodendroglia cell Oligodendrogliazelle *f*.
oligodendroglial cell → oligodendroglia cell.
osseous cell Osteozyt *m*, Osteocytus *m*.
packed blood cells Erythrozytenkonzentrat *nt*, Erythrozytenkonserve *f*.
packed human blood cells → packed blood cells.
packed human red cells → packed blood cells.
packed red cells → packed blood cells.
parent cell Mutterzelle *f*.
peptic cells (*Magen*) Hauptzellen *pl*.
pericapillary cell → pericyte.
plasma cell Plasmazelle *f*, Plasmozyt *m*.
polar cell Polkörper *m*, Polkörperchen *nt*, Polkörnchen *nt*.
prickle cell (*Haut*) Stachelzelle *f*.
primitive nerve cell *embryo.* Neuroblast *m*.
principal cell Hauptzelle *f*.
pseudounipolar cell pseudounipolare Nervenzelle *f*, pseudounipolare Ganglienzelle *f*, pseudounipolarer Neurozyt/Gangliozyt *m*, pseudounipolares Neuron *nt*.
pseudounipolar nerve cell → pseudounipolar cell.
pus cells Eiterzellen *pl*, Eiterkörperchen *pl*.
pyramidal cell Pyramidenzelle *f*.
recipient cell Empfängerzelle *f*.
red cells → red blood cells.
red blood cells rote Blutkörperchen *pl*, rote Blutzellen *pl*, Erythrozyten *pl*.
Reed's cell Sternberg-Riesenzelle *f*, Sternberg-Reed-Riesenzelle *f*.
Reed-Sternberg cell Sternberg-Riesenzelle *f*, Sternberg-Reed-Riesenzelle *f*.
resting wandering cell ruhende Wanderzelle; Histiozyt *m*.

reticular cell Retikulumzelle f.
reticulum cell Retikulumzelle f.
Rouget's cells Rouget-Zellen pl.
sarcogenic cell embryo. Myoblast m.
satellite cell 1. Satellitenzelle f, Mantelzelle f, Hüllzelle f, Amphizyt m, Lemnozyt m. **2.** (Muskel) Satellitenzelle f.
Schwann cell Schwann-Zelle f.
secretory cell sezernierende Zelle f, Drüsenzelle f.
sense cell Sinneszelle f.
sensory cell sensible Zelle f, Sinneszelle f.
shadow cell 1. (Erythrozyten-)Ghost m, Schattenzelle f, Blutkörperchenschatten m. **2.** Gumprecht-(Kern-)Schatten pl. **3.** Halbmondkörper m, Achromozyt m, Achromoretikulozyt m.
sickle cell Sichelzelle f.
signet-ring cell 1. Siegelringzelle f. **2.** Kastrationszelle f.
skein cell Retikulozyt m.
small alveolar cell Deckzelle f, Alveolarzelle/Pneumozyt Typ I.
somatic cell Körperzelle f, somatische Zelle f.
somatomotor root cell motorische Nervenzelle f, Motoneuron nt.
spider cell 1. (fibrillärer) Astrozyt m. **2.** Rouget-Zelle f. **3.** Spinnenzelle f.
spindle cell histol. Spindelzelle f.
spine cell (Haut) Stachelzelle f.
squamous alveolar cell → small alveolar cell.
star cell patho. Sternzelle f.
stem cell 1. Stammzelle f, Vorläuferzelle f. **2.** (Blut-)Stammzelle f.
Sternberg's giant cell Sternberg(-Reed)-Riesenzelle f.
synovial cell Synovial(is)zelle f.
tactile cells Meissner-(Tast-)Körperchen pl, Corpuscula tactus.
target cell 1. hema. Targetzelle f, Schießscheibenzelle f, Kokardenzelle f. **2.** Zielzelle f.
T cell T-Zelle f, T-Lymphozyt m.
T helper cell T-Helferzelle f.
tissue mast cell Gewebsmastzelle f.
T killer cells T-Killerzellen pl.
T memory cell T-Gedächtniszelle f.
touch cells → tactile cells.
T suppressor cell T-Suppressorzelle f.
tumor cell Tumorzelle f.
type I cell Deckzelle f, Alveolarzelle f/Pneumozyt m Typ I.
unipolar cell unipolares Neuron nt, unipolare Nervenzelle f.
vasofactive cell → vasoformative cell.
vasoformative cell Angioblast m.
von Kupffer's cells (von) Kupffer-(Stern-)Zellen pl.
wandering cell 1. Wanderzelle f. **2.** amöboid-bewegliche Zelle f.
white blood cell weiße Blutzelle f, weißes Blutkörperchen nt, Leukozyt m.
zymogenic cells (Magen) Hauptzellen pl.
cel·loi·din [sə'lɔɪdɪn] n Zelloidin nt, Celloidin nt.
cel·lo·phane ['seləfeɪn] n Zellophan nt, Cellophan nt.
cel·lu·lar ['seljələr] adj zellular, zellulär, zellig, Zell-, Zyto-, Cyto-.
cel·lule ['selju:l] n → cellula.
cel·lu·lic·i·dal [seljə'lɪsɪdl] adj zell(en)zerstörend, zell(en)abtötend, zytozoid.
cel·lu·li·tis [seljə'laɪtɪs] n Entzündung f des Unterhautbindegewebes, Zellulitis f, Cellulitis f.
peritonsillar cellulitis Peritonsillitis f.
phlegmonous cellulitis → phlegmon.
cel·lu·lo·san ['seljələʊsæn] n Hemizellulose f, Hemicellulose f.
cel·lu·lose ['seljələʊs] n Zellulose f, Cellulose f.
cel·lu·lo·tox·ic [seljələʊ'tɒksɪk] adj **1.** zellschädigend, zytotoxisch. **2.** durch Zytotoxin(e) hervorgerufen, zytotoxisch.
cel·lu·lous ['seljələs] adj aus Zellen bestehend, zellulär.
ce·lo·thel ['si:ləʊθel] n Mesothel nt.
ce·lo·the·li·um [ˌsi:ləʊ'θi:lɪəm] n Mesothel nt.
ce·ment [sɪ'ment] **I** n **1.** Zement m. **2.** Klebstoff m, Kleister m, Kitt m, Bindemittel nt, Bindesubstanz f; Gips m. **3.** Zahnzement nt, Zement nt, Cementum nt, Substantia ossea dentis. **4.** Zement m, Zahnzement m. **II** vt zementieren; (ein-, ver-)kitten, leimen.
acrylic resin cement Polyakrylsäurezement m, Polyakrylatzement m.
acrylic resin dental cement Polyakrylsäurezement m, Polyakrylatzement m.
ASPA cement ASPA-Zement m, Alumium-Silikat-Poly-Akrylsäure-Zement m.
black copper cement schwarzer Kupferzement m.
bone cement ortho. Knochenzement m.
calcium hydroxide cement Kalziumhydroxidzement m.
Cavitec cement Cavitec-Zement m, Cavitec nt.
combination cement Silikophosphatzement m, Steinzement m.

composite dental cement Mehrkomponentenzement m, Kompositzement m, Komposit nt, Composite nt.
copper cement Kupferzement m.
copper dental cement Kupferzement m.
dental cement 1. Zement m/nt, Zahnzement m/nt. **2.** anat. Zement nt, Zahnzement nt, Cementum nt, Substantia ossea dentis.
dimethacrylate cement Dimethakrylat-Zement m.
Durelon cement Durelonzement m.
EBA cement EBA-Zement m.
Elite cement Elite-Zement m.
endodontic cement Wurzelfüllmaterial nt.
Flecks cement Flecks-Zement m.
Fluoro Thin cement Fluoro-Thin-Zement m.
fortified zinc oxide-eugenol cement modifizierter Zinkoxid-Eugenol-Zement m.
glass cermet cement Glas-Cermet-Zement m.
glass ionomer cement Glasionomer-Zement m.
Grip cement Grip-Zement m.
improved zinc oxide-eugenol cement modifizierter Zinkoxid-Eugenol-Zement m.
inorganic cement anorganischer Zement m.
inorganic dental cement anorganischer Zement m.
Kirkland cement Kirkland-Zement m.
modified zinc oxide-eugenol cement modifizierter Zinkoxid-Eugenol-Zement m.
modified zinc phosphate cement modifizierter Zinkphosphatzement m.
nerve cement Neuroglia f.
organic cement organischer Zement m, Kunststoffzement m.
organic dental cement organischer Zement m, Kunststoffzement m.
periodontal cement Zahnfleischverband m, Heilverband m, Schutzverband m.
PMMA cement Polymethylmethakrylatzement m, PMMA-Zement m.
polycarboxylate cement Polykarboxylatzement m, Zinkpolykarboxylatzement m.
polymethyl methacrylate cement Polymethylmethakrylatzement m, PMMA-Zement m.
porcelain cement Silikatzement m, old Porzellanzement m, old Füllungsporzellan m, old Porzellan m.
pseudocopper cement roter Kupferzement m.
red copper cement roter Kupferzement m.
reinforced zinc oxide-eugenol cement modifizierter Zinkoxid-Eugenol-Zement m.
resin cement Resinzement m, Akrylatzement m.
root canal cement Wurzelfüllmaterial nt.
sealer cement Versiegelungszement m.
silicate cement Silikatzement m, old Porzellanzement m, old Füllungsporzellan m, old Porzellan m.
silicate zinc cement Silikophosphatzement m, Steinzement m.
silicophosphate cement Silikophosphatzement m, Steinzement m.
silver cermet cement Silber-Cermet-Zement m.
temporary cement Temporärzemen m, Interimszement m.
tooth cement Zahnzement nt, Zement nt, Cementum nt, Substantia ossea dentis.
zinc cement Zinkzement m, zinkhaltiger Zement m.
zinc oxide cement Zinkoxidzement m, Zinkoxidchlorid-Zement m.
zinc oxide-eugenol cement Zinkoxid-Eugenol-Zement m.
zinc oxide-eugenol dental cement Zinkoxid-Eugenol-Zement m.
zinc oxyphosphate cement Zinkoxid-Phosphatzement m.
zinc phosphate cement Zinkphosphatzement m, Zinkoxidphosphatzement m.
zinc polyacrylate cement Polykarboxylatzement m, Zinkpolykarboxylatzement m.
zinc polycarboxylate cement Polykarboxylatzement m, Zinkpolykarboxylatzement m.
zinc silicophosphate cement Silikophosphatzement m, Steinzement m.
ZOE cement Zinkoxid-Eugenol-Zement m.
ce·men·tal [sɪ'mentl] adj (Zahn-)Zement betr., Zement-.
ce·ment·ed [sɪ'mentɪd] adj einzementiert.
ce·men·ti·cle [sɪ'mentɪkl] n Zementikel nt.
adherent cementicle adhärentes Zementikel nt.
attached cementicle adhärentes Zementikel nt.
embedded cementicle interstitielles Zementikel nt.
free cementicle freies Zementikel nt.
interstitial cementicle interstitielles Zementikel nt.
ce·ment·o·blast [sɪ'mentəblæst] n Zementbildner m, Zementzelle f, Zementoblast m.

cementoblastoma

ce·men·to·blas·to·ma [sɪˌmentəblæsˈtəʊmə] n periapikale Zahnzementdysplasie f, Zementom nt, periapikales Osteofibrom nt, periapikale Osteofibrose f, lokales Fibroosteom nt, periapikale Zementdysplasie f, periapikale fibröse Dysplasie f, zementbildendes Fibrom nt.
benign cementoblastoma echtes Zementom nt, benignes Zementoblastom nt.
ce·men·to·cla·sia [sɪˌmentəˈkleɪʒ(ɪ)ə] n Zementoklasie f.
ce·men·to·clast [sɪˈmentəklæst] n Zementoklast m, Odontoklast m, Odontoclast m.
ce·men·to·cyte [sɪˈmentəsaɪt] n Zementzelle f, Zementozyt m.
cemento-enamel adj Zement-Schmelz-.
ce·men·toid [sɪmentɔɪd] I n unverkalktes Zement nt, unverkalktes Zahnzement nt, Zementoid nt. II adj zementartig, zementähnlich, zementoid.
ce·men·to·ma [sɪˌmenˈtəʊmə] n periapikale Zahnzementdysplasie f, Zementom nt, periapikales Osteofibrom nt, periapikale Osteofibrose f, lokales Fibroosteom nt, periapikale Zementdysplasie f, periapikale fibröse Dysplasie f, zementbildendes Fibrom nt.
benign cementoma benignes Zementom nt.
true cementoma echtes Zementom nt, benignes Zementoblastom nt.
ce·men·to·path·ia [sɪˈmentəʊˈpæθɪə] n Zementopathie f.
ce·men·to·per·i·os·ti·tis [sɪˌmentəˌperɪɑsˈtaɪtɪs] n Parodontitis f, Periodontitis f.
ce·men·to·sis [sɪmənˈtəʊsɪs] n Zementhypertrophie f, Zementose f, Zementostose f.
  aberrant cementosis aberrantes Zahnzement nt, aberrantes Zement nt, aberrante Zementose f, aberrante Hyperzementose f.
ce·men·tum [sɪˈmentəm] n Zahnzement nt, Zement nt, Cementum nt, Substantia ossea dentis.
  aberrant cementum aberrantes Zahnzement nt, aberrantes Zement nt, aberrante Zementose f, aberrante Hyperzementose f.
  acellular cementum zellfreies Zahnzement nt, zellfreies Zement nt, primäres Zahnzement nt, promäres Zement nt.
  afibrillar cementum afibrilläres Zahnzement nt, afibrilläres Zement nt.
  apical cementum Wurzelspitzenzement nt, Zahnwurzelspitzenzement nt.
  calcified cementum verkalktes Zahnzement nt, verkalktes Zement nt.
  cell-free cementum zellfreies Zahnzement nt, zellfreies Zement nt, primäres Zahnzement nt, promäres Zement nt.
  cellular cementum zellhaltiges Zahnzement nt, zellhaltiges Zement nt, sekundäres Zahnzement nt, sekundäres Zement nt.
  coronal cementum Kronenzement nt, Zahnkronrnzement nt.
  fibrillar cementum fibrilläres Zahnzement nt, fibrilläres Zement nt, Fibrillenzement nt.
  hyperplastic cementum Zahnzementhypertrophie f, Zementhypertrophie f, Zementose f, Zementostose f.
  hypertrophic cementum Zahnzementhypertrophie f, Zementhypertrophie f, Zementose f, Zementostose f.
  intermediary cementum Intermediärzement nt.
  intermediate cementum intermediäres Zement nt.
  lamellar cementum lamelläres Zahnzement nt, lamelläres Zement nt, Lamellenzement nt.
  periapical cementum periapikales Wurzelzement nt, periapikales Zahnwurzelzement nt.
  primary cementum zellfreies Zahnzement nt, zellfreies Zement nt, primäres Zahnzement nt, promäres Zement nt.
  root cementum Wurzelzement nt, Zahnwurzelzement nt.
  secondary cementum zellhaltiges Zahnzement nt, zellhaltiges Zement nt, sekundäres Zahnzement nt, sekundäres Zement nt.
  uncalcified cementum unverkalktes Zement nt, unverkalktes Zahnzement nt, Zementoid nt.
cen·ter [ˈsentər] I n 1. phys., fig. Zentrum nt, Mittelpunkt m; Drehpunkt m, Angelpunkt m, Achse f. 2. Zentrum nt, Center nt, Zentrale f, Zentralstelle f. 3. physiol. (ZNS-)Zentrum nt, Centrum nt. II vt 4. (a. fig.) in den Mittelpunkt stellen. 5. techn. zentrieren, auf den Mittelpunkt od. das Zentrum ausrichten/einstellen. 6. fig. konzentrieren, richten (on auf). III vi 7. im Mittelpunkt stehen. 8. s. konzentrieren od. richten (on, on auf), s. drehen (round um). 9. s. (an einer Stelle) ansammeln od. aufhäufen, (ver-)sammeln (at, about, around, on um).
  cardiovascular center (Herz-)Kreislaufzentrum nt.
  cell center Zentrosom nt, Zentriol nt, Zentralkörperchen nt.
  circulatory center Kreislaufzentrum nt.
  community center Gemeindezentrum nt.
  day-care center Tagesstätte f, Tagesheim nt.
  deglutition center Schluckzentrum nt.
  health center Ärztezentrum nt, Gesundheitszentrum nt.
  rehabilitation center Rehabilitationszentrum nt.
  respiratory center Atemzentrum nt.
  speech center Sprachzentrum nt, Sprachregion f.
  swallowing center Schluckzentrum nt.
centi- pref. Zenti-, Centi-.
cen·ti·gram [ˈsentɪgræm] n Zentigramm nt.
cen·ti·li·ter [ˈsentɪliːtər] n Zentiliter m/nt.
cen·ti·me·ter [ˈsentɪmiːtər] n Zentimeter m/nt, Centimeter m/nt.
cen·tral [ˈsentrəl] adj 1. zentral od. in der Mitte (liegend), zentrisch, Zentral-, Mittel-, Haupt-. 2. anat. das ZNS betr; das Zentrum eines Wirbels betr., zentral. 3. phys. (Kraft) von einem Punkt ausgehend, auf einen Punkt gerichtet.
cen·tric [ˈsentrɪk] I n Zentrik f. II adj 1. zum Zentrum gehörend, im Zentrum/Mittelpunkt befindlich, zentral, zentrisch. 2. anat., physiol. zu einem Nervenzentrum gehörend, vom Nervenzentrum stammend od. kommend.
  acquired centric zentrische Okklusion f, stabile Okklusion f, maximale Interkuspidation f.
  habitual centric zentrische Okklusion f, stabile Okklusion f, maximale Interkuspidation f.
  point centric Punktzentrik f.
  retruded centric zentrale Relation f, terminale Scharnierachsenposition f, retrale Scharnierachsenposition f.
  true centric zentrale Relation f, terminale Scharnierachsenposition f, retrale Scharnierachsenposition f.
cen·tri·cal [ˈsentrɪkl] adj 1. zum Zentrum gehörend, im Zentrum/Mittelpunkt befindlich, zentral, zentrisch. 2. anat., physiol. zu einem Nervenzentrum gehörend, vom Nervenzentrum stammend od. kommend.
cen·trif·u·gal [senˈtrɪfjəgl] I n Zentrifuge f, (Trenn-)Schleuder f. II adj 1., physiol. zentrifugal. 2. physiol. zentrifugal, ableitend, efferent.
cen·trif·u·ga·tion [senˌtrɪfjəˈgeɪʃn] n Zentrifugierung f, Zentrifugieren nt.
cen·tri·fuge [ˈsentrɪfjuːdʒ] I n Zentrifuge f, (Trenn-)Schleuder f. II vt zentrifugieren, schleudern.
cen·trip·e·tal [senˈtrɪpɪtl] adj zentripetal; physiol. afferent.
cen·tro·blast [ˈsentrəʊblæst, -blɑːst] n Germinoblast m, Zentroblast m.
cen·tro·cyte [ˈsentrəʊsaɪt] n Germinozyt m, Zentrozyt m.
cen·tro·mere [ˈsentrəʊmɪər] n Zentromer nt, Kinetochor nt.
cen·tro·mer·ic [ˌsentrəʊˈmerɪk, -ˈmɪər-] adj Zentromer betr., zentromer.
cen·tro·plasm [ˈsentrəʊplæzəm] n histol. Zentroplasma nt.
cen·tro·some [ˈsentrəʊsəʊm] n 1. Zentrosom nt, Zentriol nt, Zentralkörperchen nt. 2. Mikrozentrum nt, Zentrosphäre f.
cen·tro·sphere [ˈsentrəʊsfɪər] n 1. Zentroplasma nt, Zentrosphäre f. 2. Zentrosom nt, Zentriol nt, Zentralkörperchen nt.
ceph·a·lad [ˈsefəlæd] adj anat. kopfwärts.
ceph·a·lal·gia [ˌsefəˈlældʒ(ɪ)ə] n Kopfschmerz(en pl) m, Kephalgie f, Zephalgie f, Cephalgie f, Cephalalgia f, Cephal(a)ea f, Kephal(a)ea f, Kephalalgie f, Kephalodynie f.
  histamine cephalalgia Histaminkopfschmerz m, Histaminkephalgie f, (Bing-)Horton-Syndrom nt, (Bing-)Horton-Neuralgie f, Cephalaea histaminica, Kephalgie f, Erythroprosopalgie f, cluster headache (nt).
ceph·a·lea [sefəˈlɪə] n → cephalalgia.
ce·phal·gi·a [sɪˈfældʒ(ɪ)ə] n → cephalalgia.
  Horton's cephalgia → histamine cephalalgia.
ce·phal·ic [sɪˈfælɪk· BRIT. ke-] adj Kopf(region) betr., kopfwärts, kranial, kephalisch, Kopf-, Schädel-.
ceph·a·lin [ˈsefəlɪn] n Kephalin nt, Cephalin nt.
cephalo- pref. Kopf-, Schädel-, Kephal(o)-, Zephal(o)-.
ceph·a·lo·dyn·ia [ˌsefələʊˈdiːnɪə] n → cephalalgia.
ceph·a·lo·gram [ˈsefələʊgræm] n Kephalogramm nt.
ceph·a·lom·e·try [sefəˈlɑmətrɪ] n Schädelmessung f, Kephalometrie f.
ceph·a·lop·a·gus [sefəˈlɑpəgəs] n embryo. Kraniopagus m, Kephalopagus m.
ceph·a·lo·spor·in [ˌsefələʊˈspɔːrɪn, -ˈspəʊ-] n pharm. Cephalosporin nt, Kephalosporin nt.
ceph·a·lo·tet·a·nus [ˌsefələʊˈtetənəs] n Kopftetanus m, Tetanus capitis.
ce·ra [ˈsɪərə] n Wachs nt.
ce·ra·ceous [sɪˈreɪʃəs] adj wachsähnlich, wachsartig.
ce·ram·ic [səˈræmɪk] I n 1. chem. Metalloxid nt. 2. keramisches Material nt, Keramik f. II adj keramisch.
  dental ceramic keramische Masse f, zahnkeramische Masse f, dentalkeramische Masse f.
cer·a·mide [ˈserəmaɪd] n Zeramid nt, Ceramid nt.

ce·ram·o·don·tics [sɪˈræməʊˈdɑntɪks] *pl* Verwendung *f* dentalkeramischer Massen.
cer·a·sin [ˈserəsɪn] *n* Zerasin *nt*, Cerasin *nt*.
ce·rate [ˈsɪəreɪt] *n pharm.* Wachssalbe *f*, Cerat *nt*, Ceratum *nt*.
cer·a·tin [ˈserətɪn] *n* Hornstoff *m*, Keratin *nt*.
ce·ra·tum [səˈreɪtəm] *n* → cerate.
cer·car·ia [sərˈkeərɪə] *n, pl* **cer·car·i·ae** [sərˈkeərɪˌiː] *micro.* Schwanzlarve *f*, Zerkarie *f*, Cercaria *f*.
cer·clage [sɛrˈklɑːʒ] *n* Zerklage *f*, Cerclage *f*.
ce·re·al [ˈsɪərɪəl] **I** *n* Getreidepflanze *f*, Kornfrucht *f*, Zerealien *pl*; Getreide *nt*. **II** *adj* Getreide-.
cer·e·bel·lar [serəˈbelər] *adj* Kleinhirn/Cerebellum betr., zerebellar, cerebellar, Kleinhirn-, Cerebello-.
cer·e·bel·li·tis [serəbəˈlaɪtɪs] *n* Kleinhirnentzündung *f*, Zerebellitis *f*, Cerebellitis *f*.
cer·e·bel·lum [serəˈbeləm] *n, pl* **cer·e·bel·lums, cer·e·bel·la** [serəˈbelə] Kleinhirn *nt*, Zerebellum *nt*, Cerebellum *nt*.
ce·re·bral [səˈriːbrəl, ˈserə-] *adj* Gehirn betr., zerebral, cerebral, (Ge-)Hirn-, Zerebral-, Zerebro-.
cer·e·bral·gia [serəˈbrældʒ(ɪ)ə] *n* Kopfschmerz(en *pl*) *m*, Kephalgie *f*, Zephalgie *f*, Cephalgia *f*, Cephalalgia *f*, Cephal(a)ea *f*, Kephal(a)ea *f*, Kephalalgie *f*, Kephalodynie *f*.
cer·e·bri·tis [serəˈbraɪtɪs] *n* Großhirnentzündung *f*, Zerebritis *f*, Cerebritis *f*.
cer·e·bro·ga·lac·to·side [ˌserəbrəʊgəˈlæktəsaɪd] *n* Cerebrogalaktosid *nt*.
cer·e·bro·ma·la·cia [ˌserəbrəʊməˈleɪʃ(ɪ)ə] *n* Hirnerweichung *f*, Zerebromalazie *f*.
cer·e·bro·med·ul·lar·y [ˌserəbrəʊˈmedəˌleriː, -ˈmedʒə-] *adj* → cerebrospinal.
cer·e·bro·me·nin·ge·al [ˌserəbrəʊmɪˈnɪndʒɪəl] *adj* zerebromeningeal, meningozerebral.
cer·e·brop·a·thy [serəˈbrɑpəθɪ] *n* Hirnerkrankung *f*, Enzephalopathie *f*, Zerebropathie *f*, Encephalopathia *f*, Cerebropathia *f*.
cer·e·bro·ra·chid·i·an [ˌserəbrəʊrəˈkɪdɪən] *adj* → cerebrosp nal.
cer·e·bro·scle·ro·sis [ˌserəbrəʊsklɪˈrəʊsɪs] *n* Hirnsklerose *f*, Zerebralsklerose *f*.
cer·e·bro·side [ˈserəbrəʊsaɪd] *n* Zerebrosid *nt*, Cerebrosid *nt*.
cer·e·bro·si·do·sis [serəˌbrəʊsaɪˈdəʊsɪs] *n* **1.** Zerebrosidspeicherkrankheit *f*, Zerebrosidose *f*, Cerebrosidose *f*. **2.** Gaucher-Erkrankung *f*, Gaucher-Krankheit *f*, Gaucher-Syndrom *nt*, Morbus *m* Gaucher, Glukozerobrosidose *f*, Zerebrosidlipidose *f*, Glykosylzeramidlipidose *f*, Lipoidhistiozytose *f* vom Kerasintyp.
cer·e·bro·sis [ˌserəˈbrəʊsɪs] *n* organische/degenerative Hirnerkrankung *f*, Enzephalose *f*.
cer·e·bro·spi·nal [ˌserəbrəʊˈspaɪnl] *adj* zerebrospinal, cerebrospinal.
cer·e·bro·vas·cu·lar [ˌserəbrəʊˈvæskjələr] *adj* zerebrovaskulär.
cer·e·brum [ˈserəbrəm, səˈriːbrəm] *n, pl* **cer·e·brums, cer·e·bra** [ˈserəbrə, səˈriːbrə] Großhirn *nt*, Zerebrum *nt*, Cerebrum *nt*.
cer·e·sin [ˈserəsɪn] *n chem.* Erdwachs *nt*, Zeresin *nt*.
cer·tif·i·a·ble [sɜrtɪˈfaɪəbl] *adj* (*Krankheit*) meldepflichtig.
cer·tif·i·cate [*n* sərˈtɪfɪkɪt] *n* **1.** Bescheinigung *f*, Attest *nt*, Schein *m*, Zertifikat *nt*. **2.** Gutachten *nt*. **3.** (Schul-)Zeugnis *nt*.
death certificate Totenschein *nt*, Sterbeurkunde *f*.
health certificate ärztliches Attest *nt*, Gesundheitszeugnis *nt*.
medical certificate ärztliches Attest *nt*.
sick certificate Krankheitsattest *nt*, Krankmeldung *f*, Krankschreibung *f*.
cer·tif·i·ca·tion [ˌsɜrtəfɪˈkeɪʃn, sərˌtɪfə-] *n* **1.** Ausstellen *nt* einer Bescheinigung, Bescheinigen *nt*. **2.** (*Krankheit*) Meldung *f*. **3.** Zwangseinweisung *f* in eine Anstalt. **4.** Bescheinigung *f*, Attest *nt*, Schein *m*, Zertifikat *nt*.
cer·ti·fy [ˈsɜrtəfaɪ] **I** *vt* **1.** bescheinigen, versichern, attestieren; beglaubigen, beurkunden. **2.** (*Krankheit*) (an-)melden. **3.** (*Patient*) für geisteskrank erklären. **4.** (*Patient*) zwangseinweisen. **II** *vi* **certify to** etw. bezeugen, attestieren.
ce·ru·lo·plas·min [səˌruːləˈplæzmɪn] *n* Zöruloplasmin *nt*, Zäruloplasmin *nt*, Coeruloplasmin *nt*.
ce·ru·men [sɪˈruːmən] *n* Ohr(en)schmalz *nt*, Zerumen *nt*, Cerumen *nt*.
impacted cerumen Ohrschmalzpfropf *m*, Zeruminalpfropf *m*, Cerumen obturans.
ce·ru·mi·nol·y·sis [sɪˌruːmɪˈnɑləsɪs] *n* Zeruminolyse *f*.
ce·ru·mi·no·lyt·ic [sɪˌruːmɪnəˈlɪtɪk] **I** *n* zeruminauflösendes Mittel *nt*. **II** *adj* (*Krankheit*) zeruminolytisch.
cer·vi·cal [ˈsɜrvɪkl, -viːk] *adj* **1.** Hals/Cervix betr., zervikal, Hals-, Zervikal-, Nacken-. **2.** Gebärmutterhals/Cervix uteri betr., zervikal, Gebärmutterhals-, Zervix-, Cervix-.

cer·vi·co·dyn·ia [ˌsɜrvɪkəʊˈdiːnɪə] *n* Nackenschmerz(en *pl*) *m*, Zervikodynie *f*.
cer·vi·co·fa·cial [ˌsɜrvɪkəʊˈfeɪʃl] *adj* Hals/Cervix u. Gesicht betr., zervikofazial.
cer·vix [ˈsɜrvɪks] *n, pl* **cer·vi·ces** [ˈsɜrvəˌsiːz, sərˈvaɪˌsiːz] **1.** Hals *m*, Nacken *m*, Zervix *f*, Cervix *f*, Kollum *nt*, Collum *nt*. **2.** Gebärmutterhals *m*, Uterushals *m*, Zervix *f*, Cervix uteri.
ce·si·um [ˈsiːzɪəm] *n* Cäsium *nt*, Caesium *nt*.
ces·sa·tion [seˈseɪʃn] *n* Aufhören *nt*, Einstellung *f*, Einstellen *nt*; Ende *nt*, Stillstand *m*.
cessation of breathing Atmungsstillstand *m*, Apnoe *f*.
cessation of growth Wachstumsstillstand *m*.
Ces·to·da [sesˈtəʊdə] *pl micro.* Bandwürmer *pl*, Zestoden *pl*, Cestoda *pl*, Cestodes *pl*.
ces·tode [ˈsestəʊd] **I** *n* Bandwurm *m*, Zestode *f*. **II** *adj* → cestoid.
ces·to·di·a·sis [ˌsestəˈdaɪəsɪs] *n* Bandwurminfektion *f*, Zestodeninfektion *f*.
ces·toid [ˈsestɔɪd] *adj* bandwurmähnlich, bandwurmartig, zestodenartig.
ce·ta·ce·um [sɪˈteɪʃɪəm, -sɪəm] *n pharm.* Walrat *m/nt*, Cetaceum *nt*.
chafe [tʃeɪf] **I** *n* wunde/aufgeriebene (Haut-)Stelle *f*. **II** *vt* (*Haut*) aufreiben, durchreiben, aufscheuern, durchscheuern, wundreiben. **III** *vi* (*s.*) durchreiben, (*s.*) wundreiben.
chain [tʃeɪn] **I** *n* (*a. techn.*) Kette *f*; (*bio*)*chem.* Kette *f*. **II** *vi* eine Kette bilden.
chain of infection Infektionskette *f*.
sympathetic chain → sympathetic trunk.
chain-react *vi* eine Kettenreaktion durchlaufen.
chair [tʃeər] *n* **1.** Stuhl *m*, Sessel *m*. **2.** Lehrstuhl (*of* für); Vorsitz *m*.
dental chair zahnärztlicher Behandlungsstuhl *m*.
cha·la·zo·der·mia [kəˌleɪzəʊˈdɜrmɪə] *n derm.* Fallhaut *f*, Schlaffhaut *f*, Cutis-laxa-Syndrom *nt*, generalisierte Elastolyse *f*, Zuviel-Haut-Syndrom *nt*, Dermatochalasis *f*, Dermatolysis *f*, Dermatomegalie *f*, Chalazodermie *f*, Chalodermie *f*.
chalk [tʃɔːk] *n* Kreide *f*, Kalk(stein *m*) *m*.
French chalk Talkum *nt*, Talcum *nt*.
chal·one [ˈkæləʊn] *n* Chalon *m*, Statin *nt*.
cham·ae·ce·phal·ic [ˌkæmɪsɪˈfælɪk] *adj* flachköpfig, chamäzephal, chamäkranial.
cham·ae·ceph·a·ly [kæmɪˈsefəlɪ] *n* Flachköpfigkeit *f*, Chamäzephalie *f*, Chamäkranie *f*.
cham·ae·pros·o·py [ˌkæmɪˈprɑsəpɪ, -prəˈsəʊpɪ] *n* Breitgesichtigkeit *f*, Chamäprosopie *f*.
cham·ber [ˈtʃeɪmbər] *n* **1.** *anat.* Kammer *f*, Camera *f*. **2.** *techn.* Kammer *f*. **3.** Kammer *f*, (Empfangs-)Raum *m*; Kammer *f*, Körperschaft *f*.
counting chamber *lab.* Zählkammer *f*.
hyperbaric chamber Überdruckkammer *f*, Dekompressionskammer *f*.
ionization chamber *phys.* Ionisationskammer *f*.
pressure chamber *phys.* Druckkammer *f*.
cham·e·phal·ic [ˌkæmɪˈfælɪk] *adj* → chamaecephalic.
cham·e·ceph·a·ly [ˌkæmɪˈsefəlɪ] *n* → chamaecephaly.
cham·e·pros·o·py [ˌkæmɪˈprɑsəpɪ, -prəˈsəʊpɪ] *n* → chamaeprosopy.
cham·e·staph·y·line [kæmɪˈstæfəlaɪn] *adj* chamästaphylin.
cham·o·mile [ˈkæməmaɪl, -miːl] *n* echte Kamille *f*, Chamomilla *f*, Matricaria chamomilla/officinalis.
English chamomile echte Kamille *f*, Chamomilla *f*, Matricaria chamomilla/officinalis.
Roman chamomile → English chamomile.
chan·cre [ˈʃæŋkər] *n* **1.** Schanker *m*. **2.** → hard chancre.
hard chancre harter Schanker *m*, Hunter-Schanker *m*, syphilitischer Primäraffekt *m*, Ulcus durum.
hunterian chancre → hard chancre.
soft chancre weicher Schanker *m*, Chankroid *nt*, Ulcus molle.
true chancre → hard chancre.
chan·croid [ˈʃæŋkrɔɪd] *n* Chankroid *nt*, weicher Schanker *m*, Ulcus molle.
change [tʃeɪndʒ] **I** *n* (Ver-)Änderung *f*; (*a. chem.*) Wandel *m*, (Ver-, Um-)Wandlung *f*; Wechsel *m*. **change for the better** Fortschritt *m*, (Ver-)Besserung *f*. **change for the worse** Rückschritt *m*, Verschlechterung *f*, Verschlimmerung *f*. **II** *vt* **1.** (ver-, um-)ändern; (*a. chem.*) umwandeln (*in, into* in), umformen, verwandeln (*in, into* zu).
change color die Farbe wechseln; blaß werden, erröten. **2.** (*a. techn.*) (aus-)wechseln, austauschen, vertauschen. **change one's clothes** *s.* umziehen. **III** *vi* **3.** *s.* (ver-)ändern, wechseln. **change for the better** besser werden, *s.* bessern. **change for the worse** schlim-

mer werden, s. verschlimmern, s. verschlechtern. **4.** s. verwandeln (*into* in); übergehen (*to, into* in).
change of dressing Verbandswechsel *m*.
change of life 1. Menopause *f*. **2.** Klimakterium *nt*.
change of position Lageveränderung *f*.
change of voice Stimmbruch *m*, Stimmwechsel *m*, Mutatio(n *f*) *f*.
chan·nel ['tʃænl] (*v*: **channel(l)ed**) **I** *n* **1.** Kanal *m*, Rinne *f*, Röhre *f*, (röhrenförmiger) Gang *m*. **2.** *phys*. Kanal *m*, Frequenz *f*. **3.** *bio*. (*Protein*) Tunnel *m*. **4.** *techn*. Nut *f*, Furche *f*. **II** *vt* **5.** rinnenförmig aushöhlen, furchen, bahnen. **6.** *techn*. nuten, furchen.
calcium channel Kalziumkanal *m*, Ca-Kanal *m*.
chapped [tʃæpt] *adj* (*Haut*) rissig, schrundig, aufgesprungen.
char·coal ['tʃɑːrkəʊl] *n* Holzkohle *f*.
activated charcoal Aktivkohle *f*, Carbo activatus.
chart [tʃɑːrt] **I** *n* **1.** Tabelle *f*; graphische Darstellung *f*, Skala *f*, Diagramm *nt*, Schaubild *nt*. **2.** (Fieber-)Kurve *f*, Kurve(nblatt *nt*) *f*. **II** *vt* **3.** graphisch darstellen, eintragen. **4.** in eine Kurve einzeichnen *od*. auftragen.
alignment chart Nomogramm *nt*.
dental chart 1. Zahnschema *nt*, Gebißschema *nt*. **2.** Krankenakte *f*, Krankengeschichte *f*, Patientenunterlagen *pl*, Falldokumentation *f*.
periodontal chart Parodontalstatus *m*.
chas·ma ['kæzmə] *n anat*. Riß *m*, Spalte *f*, Kluft *f*.
chas·mus ['kæzməs] *n* → chasma.
check [tʃek] **I** *n* **1.** Check *m*, Untersuchung *f*, (Über-, Nach-)Prüfung *f*, Kontrolle *f*. **make a check on sth./sb.** jdn./etw. überprüfen; bei jdm./etw. eine Kontrolle durchführen. **give sth. a check** etw. nachsehen, überprüfen. **2.** (plötzlicher) Stillstand *m*, (An-)Halten *nt*; Einhalt *m*; Rückschlag *m*. **II** *vt* **3.** checken, kontrollieren, (über-, nach-)prüfen; vergleichen (*against* mit); (*Liste*) abhaken, ankreuzen. **4.** stoppen, aufhalten, anhalten, zum Halten *od*. Stillstand *od*. Stehen bringen, hemmen. **5.** reduzieren, herabsetzen, verringern, drosseln. **III** *vi* etw. nachprüfen, überprüfen (*upon*).
check on *vi* → check upon.
check over *vt* checken, kontrollieren, püfen, überprüfen, nachprüfen.
check upon *vi* überprüfen, nachprüfen, untersuchen; recherchieren.
check-bite ['tʃekbaɪt] *n* → check-bite.
check-bite *n* Checkbiß *m*.
centric check-bite zentrischer Checkbiß *m*, zentraler Checkbiß *m*.
eccentric check-bite ekzentrischer Checkbiß *m*.
lateral check-bite seitlicher Checkbiß *m*, laterales interokklusales Registrat *nt*, laterale interokklusale Registration *f*.
check-over *n* (gründliche) Untersuchung *f*, Überprüfung *f*, Kontrolle *f*.
check-up *n* **1.** (gründliche) Untersuchung *f*, Überprüfung *f*, Kontrolle *f*. **2.** Check-up *m*; (umfangreiche) Vorsorgeuntersuchung *f*.
have a check-up/go for a check-up einen Check-up machen lassen.
cheek [tʃiːk] *n* **1.** Backe *f*, Wange *f*; *anat*. Bucca *f*, Mala *f*. **2.** *inf*. (Po)Backe *f*.
cheek·bone ['tʃiːkbəʊn] *n* Joch-, Wangenbein *nt*, Os zygomaticum.
chei·lal·gia [kaɪ'lældʒ(ɪ)ə] *n* Lippenschmerz(en *pl*) *m*, Ch(e)ilalgie *f*.
chei·lec·to·my [kaɪ'lektəmɪ] *n* Lippenexzision *f*, Cheilektomie *f*.
chei·li·on ['kaɪlɪɑn] *n* Mundwinkelpunkt *m*, Cheilion *nt*.
chei·li·tis [kaɪ'laɪtɪs] *n* Lippenentzündung *f*, Cheilitis *f*.
actinic cheilitis Cheilitis actinica.
angular cheilitis Perlèche *f*, Faulecken *pl*, Mundwinkelcheilitis *f*, -rhagaden *pl*, Angulus infectiosus oris/candidamycetica, Cheilitis/Stomatitis angularis.
commissural cheilitis → angular cheilitis.
impetiginous cheilitis Lippenimpetigo *f*.
migrating cheilitis → angular cheilitis.
solar cheilitis Cheilitis actinica.
chei·lo·car·ci·no·ma [kaɪləʊˌkɑːrsə'nəʊmə] *n* Lippenkrebs *m*, Lippenkarzinom *nt*.
chei·lo·gna·tho·pal·a·tos·chi·sis [ˌkaɪləʊˌneɪθəˌpælə'tɑskəsɪs] *n* Wolfsrachen *m*, Lippen-Kiefer-Gaumen-Spalte *f*, Cheilognathopalatoschisis *f*.
chei·lo·gna·tho·pros·o·pos·chi·sis [ˌkaɪləʊˌneɪθəˌprɑsə'pɑskəsɪs] *n* → cheilognathopalatoschisis.
chei·lo·gna·tho·chi·sis [ˌkaɪləʊneɪ'θɑskəsɪs] *n* Lippen-Kiefer-Spalte *f*, Cheilognathoschisis *f*.
chei·lo·gna·tho·u·ra·nos·chi·sis [ˌkaɪləʊˌneɪθəˌjʊərə'nɑskəsɪs] *n* → cheilognathopalatoschisis.
chei·lo·pha·gia [kaɪləʊ'feɪdʒ(ɪ)ə] *n* Lippenbeißen *nt*, Cheilophagie *f*, Morsicatio labiorum.
chei·lo·plas·ty ['kaɪləʊplæstɪ] *n* Lippenplastik *f*, Cheiloplastik *f*.

chei·lor·rha·phy [kaɪ'lɔrəfɪ] *n* Lippennaht *f*, Cheilorrhaphie *f*.
chei·los·chi·sis [kaɪ'lɑskəsɪs] *n* Lippenspalte *f*, Hasenscharte *f*, Cheiloschisis *f*.
chei·lo·sis [kaɪ'ləʊsɪs] *n* (Lippen-)Rhagaden *pl*, Cheilosis *f*.
angular cheilosis Perlèche *f*, Faulecken *pl*, Mundwinkelcheilitis *f*, Mundwinkelrhagaden *pl*, Angulus infectiosus oris/candidamycetica, Cheilitis/Stomatitis angularis.
migrating cheilosis → angular cheilosis.
chei·lot·o·my [kaɪ'lɑtəmɪ] *n* Lippeninzision *f*, Cheilotomie *f*.
che·late ['kiːleɪt] **I** *n* Chelat *nt*. **II** *vt* ein Chelat bilden.
che·loid ['kiːlɔɪd] *n* Wulstnarbe *f*, Keloid *nt*.
che·lo·ma [kɪ'ləʊmə] *n* → cheloid.
chem·a·bra·sion [ˌkeməˈbreɪʒn] *n* Chemoabrasion *f*, Chemoabradierung *f*.
chem·ex·fo·li·a·tion [ˌkemeksˌfəʊlɪ'eɪʃn] *n* → chemabrasion.
chem·i·cal ['kemɪkl] **I** *n* Chemikalie *f*, chemische Substanz *f*. **II** *adj* chemisch, Chemo-.
chem·i·o·ther·a·py [ˌkemɪəʊ'θerəpɪ] *n* → chemotherapy.
chem·ist ['kemɪst] *n* **1.** Chemiker(in *f*) *m*. **2.** *Brit*. Apotheker(in *f*) *m*, Drogist(in *f*) *m*.
dispensing chemist *Brit*. Apotheker(in *f*) *m*.
chem·is·try ['kemɪstrɪ] *n*, *pl* **chem·is·tries 1.** Chemie *f*. **2.** chemische Eigenschaften/Reaktionen/Phänomene *pl*.
che·mo ['kiːməʊ, 'keməʊ] *n inf*. → chemotherapy.
che·mo·at·trac·tant [ˌkiːməʊə'træktənt] *n* → chemotactic factor.
che·mo·cau·ter·y [ˌkiːməʊ'kɔːtərɪ] *n* Chemokauterisation *f*, Chemokaustik *f*.
che·mo·cep·tor [ˌkiːməʊ'septər] *n* → chemoreceptor.
che·mo·co·ag·u·la·tion [ˌkiːməʊkəʊˌægjə'leɪʃn] *n* Chemokoagulation *f*.
che·mo·em·bo·li·za·tion [ˌkiːməʊˌembəlɪ'zeɪʃn, -laɪ-] *n* Embolisation *f* durch Chemikalien, Chemoembolisation *f*.
che·mo·im·mu·nol·o·gy [ˌkiːməʊˌɪmjə'nɑlədʒɪ] *n* Immun(o)chemie *f*.
che·mo·ki·ne·sis [ˌkiːməʊkɪ'niːsɪs, -kaɪ-] *n* Chemokinese *f*.
che·mol·y·sis [kɪ'mɑləsɪs] *n* Chemolyse *f*.
che·mo·pro·phy·lax·is [kiːməʊˌprəʊfɪ'læksɪs] *n pharm*. Chemoprophylaxe *f*, Infektionsprophylaxe *f* durch Chemotherapeutika.
che·mo·re·cep·tor [ˌkiːməʊrɪ'septər] *n* Chemo(re)zeptor *m*.
che·mo·re·sist·ance [ˌkiːməʊrɪ'zɪstəns] *n* Chemoresistenz *f*.
che·mo·syn·the·sis [ˌkiːməʊ'sɪnθəsɪs] *n* Chemosynthese *f*.
che·mo·tac·tin [ˌkiːməʊ'tæktɪn] *n* → chemotactic *factor*.
che·mo·tax·in [ˌkiːməʊ'tæksɪn] *n* → chemotactic *factor*.
che·mo·tax·is [ˌkiːməʊ'tæksɪs] *n* Chemotaxis *f*.
che·mo·ther·a·peu·tic [ˌkiːməʊˌθerə'pjuːtɪk] *adj* Chemotherapie betr., mittels Chemotherapie, chemotherapeutisch.
che·mo·ther·a·peu·tics [ˌkiːməʊˌθerə'pjuːtɪks] *pl* → chemotherapy.
che·mo·ther·a·py [ˌkiːməʊ'θerəpɪ] *n* Chemotherapie *f*.
adjuvant chemotherapy adjuvante Chemotherapie *f*.
antibacterial chemotherapy antibakterielle Chemotherapie *f*.
cancer chemotherapy zytostatische/antineoplastische Chemotherapie *f*.
combination chemotherapy kombinierte Chemotherapie *f*.
cytostatic chemotherapy zytostatische/antineoplastische Chemotherapie *f*.
cytotoxic chemotherapy zytotoxische Chemotherapie *f*.
infusion chemotherapy Infusionschemotherapie *f*.
regional chemotherapy lokale/regionale Chemotherapie *f*.
chest [tʃest] *n* **1.** Brust *f*, Brustkorb *m*, Thorax *m*; Oberkörper *m*, Brustteil *nt*. **2.** Kiste *f*, Kasten *m*; Kommode *f*.
medicine chest Arzneischränkchen *nt*, Hausapotheke *f*.
chest·y ['tʃestɪ] *adj* (*Husten*) tiefsitzend; bronchitisch; verschleimt.
chew [tʃuː] **I** *n* Kauen *nt*; das Gekaute. **II** *vt* (zer-)kauen. **III** *vi* kauen.
chew·ing [tʃuːɪŋ] *n* Kauen *nt*, Kauvorgang *m*.
chi·asm ['kaɪæzəm] *n* → chiasma.
optic chiasm Sehnervenkreuzung *f*, Chiasma opticum.
chi·as·ma [kaɪ'æzmə] *n*, *pl* **chi·as·mas, chi·as·ma·ta** [kaɪ'æzmətə] *anat*. (x-förmige) (Über-)Kreuzung *f*, Chiasma *nt*. **2.** *genet*. Überkreuzung *f* von Chromosomen, Chiasma *nt*.
optic chiasma Sehnervenkreuzung *f*, Chiasma opticum.
chi·as·mat·ic [ˌkaɪəz'mætɪk, kaɪˌæz-] *adj* kreuzförmig.
chick·en·pox ['tʃɪkənˌpɑks] *n* Windpocken *pl*, Wasserpocken *pl*, Varizellen *pl*, Varicella *f*.
chi·lal·gia [kaɪ'lældʒ(ɪ)ə] *n* → cheilalgia.
chil·blain ['tʃɪlbleɪn] *n* Frostbeule *f*, Erythema pernio, Pernio *m*.
child [tʃaɪld] *n*, *pl* **chil·dren** ['tʃɪldrən] **1.** Kind *nt*; Kleinkind *nt*; Baby *nt*, Säugling *m*; Nachkomme *m*. **with child** schwanger. **from**

a child von Kindheit an. **2.** *fig.* unreife *od.* kindliche *od.* kindische Person *f.*
child-battering *n* (körperliche) Kindesmißhandlung *f.*
child·bed ['tʃaɪldbed] *n* Kindbett *nt*, Wochenbett *nt*, Puerperium *nt.*
child·birth ['tʃaɪldbɜːθ] *n* Geburt *f*, Niederkunft *f*, Entbindung *f.*
child·hood ['tʃaɪld,hʊd] *n* Kindheit *f.*
from childhood von Kindheit an.
child·ish ['tʃaɪldɪʃ] *adj* **1.** kindisch, unreif, infantil. **2.** kindlich, infantil.
child·ish·ness ['tʃaɪldɪʃnɪs] *n* **1.** Kindlichkeit *f.* **2.** kindisches Gehabe *nt*, Kinderei *f.*
child·less ['tʃaɪldles] *adj* kinderlos.
child·like ['tʃaɪldlaɪk] *adj* kindlich, infantil.
chi·lec·to·my [kaɪ'lektəmɪ] *n* → cheilectomy.
chi·lec·tro·pi·on [,kaɪlek'trəʊpɪən] *n* → cheilectropion.
chi·li·tis [kaɪ'laɪtɪs] *n* → cheilitis.
chill [tʃɪl] **I** *n* **1.** Frösteln *nt*, Kältegefühl *nt*, (Fieber-)Schauer *m.* **2.** (*a. fig.*) Kühle *f*, Kälte *f.* **3.** (*a.* **chills** *pl*) Schüttelfrost *m.* **4.** *Brit.* Erkältung *f.* **catch a chill** s. erkälten. **II** *adj* **5.** kühl, kalt. **6.** *fig.* unfreundlich, frostig. **III** *vt* (ab-)kühlen, kalt machen. **IV** *vi* **7.** abkühlen. **8.** zittern, frösteln.
shaking chill Schüttelfrost *m.*
chills [tʃɪl] *pl* Schüttelfrost *m.*
chills and fever Schüttelfrost *m.*
chill·y [tʃɪlɪ] *adj* (*a. fig.*) kalt, frostig, kühl; fröstelnd. **feel chilly** frösteln.
chi·lo·gna·tho·pal·a·tos·chi·sis [,kaɪləʊ,neɪθə,pælə'tʊskəsɪs] *n* → cheilognathopalatoschisis.
chi·lo·gna·tho·pros·o·pos·chi·sis [,kaɪləʊ,neɪθə,prɒsə'pɒskəsɪs] *n* → cheilognathopalatoschisis.
chi·lo·gna·thos·chi·sis [,kaɪləʊneɪ'θɒskəsɪs] *n* → cheilognathoschisis.
chi·lo·gna·tho·u·ra·nos·chi·sis [,kaɪləʊ,neɪθə,jʊərə'nɒskəsɪs] *n* → cheilognathopalatoschisis.
chi·lo·pha·gia [,kaɪləʊ'feɪdʒ(ɪ)ə] *n* Lippenbeißen *nt*, Cheilophagie *f*, Morsicatio labiorum.
chi·lo·plas·ty ['kaɪləʊplæstɪ] *n* → cheiloplasty.
chi·los·chi·sis [kaɪ'lɒskəsɪs] *n* → cheiloschisis.
chi·lo·sis [kaɪ'ləʊsɪs] *n* → cheilosis.
chin [tʃɪn] *n* Kinn *nt*, Kinnvorsprung *m*, *anat.* Mentum *nt.*
double chin Doppelkinn *nt.*
chin·cap ['tʃɪnkæp] *n* Kinnkappe *f.*
chip [tʃɪp] **I** *n* **1.** (Metall-, Holz-)Splitter *m*, Span *m.* **2.** *chir.* (Knochen-, Knorpel-)Span *m*, (Knochen-, Knorpel-)Chip *m.* **3.** *techn.* (Mikro-, Computer-)Chip *m.* **II** *vt* **4.** (mit Axt *od.* Meißel) behauen. **5.** (*Splitter*) abspalten. **6.** *sl.* (gelegentlich) Rauschgift einnehmen. **III** *vi* abbröckeln, abbrechen.
bone chip Knochenspan *m*, Knochenchip *m.*
chis·el ['tʃɪzəl] **I** *n* Meißel *m*; Stemmeisen *nt*, (Stech-)Beitel *m.* **II** *vt* (aus-)meißeln, mit einem Meißel bearbeiten. **III** *vi* meißeln.
blunt chisel stumpfer Meißel *m.*
Chandler chisel Chandler-Meißel *m.*
curved chisel gebogener Meißel *m*, abgebogener Meißel *m.*
enamel chisel Schmelzmeißel *m*, Schmelzmesser *nt.*
hollow chisel Hohlmeißel *m.*
Kirkland chisel Kirkland-Meißel *m.*
Ochsenbein chisel Ochsenbein-Meißel *m.*
periodontal chisel meißelförmiger Zahnreiniger *m.*
sharp chisel scharfer Meißel *m.*
Sorensen chisel Sorensen-Meißel *m*, Sorensen-Knochenmeißel *m.*
straight chisel gerader Meißel *m.*
Wedelstaedt chisel Wedelstaedt-Meißel *m.*
chi·tin ['kaɪtɪn] *n* Chitin *nt.*
Chla·myd·ia [klə'mɪdɪə] *n micro.* Chlamydie *f*, Chlamydia *f*, PLT-Gruppe *f.*
chla·myd·i·o·sis [klə,mɪdɪ'əʊsɪs] *n* Chlamydienerkrankung *f*, Chlamydieninfektion *f*, Chlamydiose *f.*
chlo·as·ma [kləʊ'æzmə] *n derm.* Chloasma *nt.*
chlo·ral ['klɔːrəl, 'klɔʊr-] *n* **1.** Chloral *nt*, Trichlorazetaldehyd *m.* **2.** Chloralhydrat *nt*, Chloralum hydratum.
chloral hydrate Chloralhydrat *nt*, Chloralum hydratum.
chlor·am·phen·i·col [,klɔʊəræm'fenɪkɒl] *n pharm.* Chloramphenicol *nt.*
chlor·a·ne·mia [,klɔʊərə'niːmɪə] *n* → chlorosis.
chlo·rate ['klɔːreɪt, -ɪt, 'klɔʊ-] *n* Chlorat *nt.*
chlor·e·mia [klɔʊ'riːmɪə] *n* **1.** *hema.* Chlorose *f*, Chlorosis *f.* **2.** Hyperchlorämie *f.*
chlor·hex·i·dine [klɔʊər'heksədiːn] *n pharm.* Chlorhexidin *nt.*
chlorhexidine gluconate Chlorhexidingluconat *nt.*
chlor·hy·dria [klɔʊər'haɪdrɪə] *n* (Hyper-)Chlorhydrie *f.*

chlo·ride ['klɔʊərraɪd] *n* Chlorid *nt.*
chlo·ri·du·ria [,klɔʊrɪ'd(j)ʊərɪə] *n* Chloridurie *f*, Chlorurese *f.*
chlo·rine ['klɔːriːn, -ɪn, 'klɔʊr-] *n* Chlor *nt.*
chlo·rite ['klɔʊərraɪt] *n* Chlorit *nt.*
chlor·meth·yl [klɔʊər'meθl] *n* Methylchlorid *nt*, (Mono-)Chlormethan *nt.*
chlo·ro·an·e·mia [,klɔːrəʊə'niːmɪə] *n* → chlorosis.
chlo·ro·blast ['klɔːrəʊblæst] *n* Erythroblast *m*, Erythrozytoblast *m.*
chlo·ro·cre·sol [,klɔːrəʊ'kriːsəʊl, -sɒl] *n pharm.* Chlorkresol *nt*, Chlorocresol *nt.*
chlo·ro·eth·ane [,klɔːrəʊ'eθeɪn] *n* Ethylchlorid *nt*, Monochloräthan *nt*, Monochlorethan *nt.*
chlo·ro·eth·yl·ene [,klɔːrəʊ'eθəliːn] *n* Vinylchlorid *nt.*
chlo·ro·form ['klɔːrəʊfɔːrm] *n* Chloroform *nt*, Trichlormethan *nt.*
chlo·ro·leu·ke·mia [,klɔːrəʊluː'kiːmɪə] *n* → chloroma.
chlo·ro·ma [klə'rəʊmə] *n patho.* Chlorom *nt*, Chloroleukämie *f*, Chlorosarkom *nt.*
chlo·ro·my·e·lo·ma [,klɔʊərəmaɪə'ləʊmə, ,klɔːr-] *n* **1.** *patho.* Chlormyelom *nt*, Chlormyelose *f*, Chlormyeloblastom *nt.* **2.** *patho.* Chlorom *nt*, Chloroleukämie *f*, Chlorosarkom *nt.*
chlo·ro·pe·nia [,klɔːrəʊ'piːnɪə] *n* Chloridmangel *m*, Hypochlorämie *f*, Chloropenie *f.*
chlo·ro·per·cha [,klɔːrəʊ'pɜːtʃə] *n* Chloropercha *f*, in Chloroform gelöste Guttapercha *f.*
chlo·ro·phe·nol [,klɔːrəʊ'fiːnɒl, -nal] *n* Chlorphenol *nt.*
chlo·ro·phen·o·thane [,klɔːrəʊ'fenəθeɪn] *n* Chlorophenothan *nt*, Penticidum *nt*, Dichlordiphenyltrichloräthan *nt.*
chlo·ro·sis [klə'rəʊsɪs] *n hema.* Chlorose *f*, Chlorosis *f.*
chlor·prom·a·zine [klɔʊər'prəʊməziːn] *n pharm.* Chlorpromazin *nt.*
chlo·rum ['klɔʊərəm, 'klɔːr-] *n* → chlorine.
chlor·u·ria [klɔʊər'(j)ʊərɪə] *n* → chloriduria.
cho·a·na ['kəʊənə] *n*, *pl* **cho·a·nae** ['kəʊəniː] *anat.* Trichter *m*, Choane *f*, Choana *f.*
choice [tʃɔɪs] *n* **1.** Wahl *f*, Auswahl *f.* **have the choice** die Wahl haben. **have no choice about doing/but to do** keine andere Wahl haben als. **make a choice** wählen, eine Wahl treffen. **take one's choice** s. etw. aussuchen. **2.** (das) Beste *od.* Bessere. **drug of choice** das bevorzugte Medikament; das Mittel der Wahl. **treatment of choice** die bevorzugte Behandlung, die Behandlung der Wahl.
choke [tʃəʊk] **I** *n* **1.** Würgen *nt*, Ersticken *nt.* **2. the chokes** *pl* (*Caissonkrankheit*) Chokes *pl.* **3.** Erdrosseln *nt* **II** *vt* **4.** (er-, ab-)würgen, den Hals einschnüren; ersticken, erdrosseln. **5.** (*Tränen*) zurückhalten. **6.** *phys.* (*Strom*) drosseln. **7.** verstopfen. **III** *vi* **8.** ersticken (*on an*). **9.** würgen. **10.** einen Erstickungsanfall haben.
cho·le·cal·cif·er·ol [,kəʊləkæl'sɪfərɒl, -rəl] *n* Cholecalciferol *nt*, Cholekalziferol *nt*, Colecalciferol *nt*, Vitamin D_3 *nt.*
cho·le·cys·to·ki·nin [,kəʊlə,sɪstə'kaɪnɪn] *n* Cholezystokinin *nt*, Pankreozymin *nt.*
cho·le·cys·to·li·thi·a·sis [,kəʊlə,sɪstəlɪ'θaɪəsɪs] *n* Cholezystolithiasis *f.*
cho·le·cys·top·a·thy [,kəʊləsɪs'tɒpəθɪ] *n* Gallenblasenerkrankung *f*, Cholezystopathie *f.*
cho·le·doch ['kəʊlɪdɒk] **I** *n* → choledochus. **II** *adj* → choledochal.
cho·le·doch·al [,kəʊlə,dɒkl, kə'ledəkl] *adj* Choledochus betr, Choledocho-, Choledochus-.
cho·led·o·cho·li·thi·a·sis [kə,ledəkəlɪ'θaɪəsɪs] *n* Choledocholithiasis *f.*
cho·led·o·chus [kə'ledəkəs] *n*, *pl* **cho·led·o·chi** [kə'ledəkaɪ, kə'ledəkiː] Hauptgallengang *m*, Choledochus *m*, Ductus choledochus/biliaris.
cho·le·lith ['kəʊləlɪθ, 'kɒl-] *n* Gallenstein *m*, Gallenkonkrement *nt*, Cholelith *m*, Calculus biliaris/felleus.
cho·le·li·thi·a·sis [,kəʊləlɪ'θaɪəsɪs] *n* Gallensteinleiden *nt*, Cholelithiasis *f.*
chol·er·a ['kɒlərə] *n* Cholera *f.*
Asiatic cholera → classic cholera.
classic cholera klassische Cholera *f*, Cholera asiatica/indica/orientalis/epidemica.
cho·le·sta·sis [,kəʊlə'steɪsɪs, -'stæ-] *n* Galle(n)stauung *f*, Cholestase *f*, Cholostase *f.*
cho·les·te·a·to·ma [kə,lestɪə'təʊmə] *n* Perlgeschwulst *f*, Cholesteatom *nt.*
cho·les·ter·e·mia [kə,lestə'riːmɪə] *n* → cholesterolemia.
cho·les·ter·in [kə'lestərɪn] *n* → cholesterol.
cho·les·ter·in·e·mia [kə'lestərɪnː'iːmɪə] *n* → cholesterolemia.
cho·les·ter·i·no·sis [kə'lestərɪ'nəʊsɪs] *n* → cholesterosis.
cho·les·ter·i·nu·ria [kə'lestərɪ'n(j)ʊərɪə] *n* → cholesteroluria.
cho·les·ter·ol [kə'lestərəʊl, -rɒl] *n* Cholesterin *nt*, Cholesterol *nt.*

cholesterol esterase Cholesterinase f, Cholesterinesterase f, Cholesterase f, Cholesterinesterhydrolase f.
cho·les·ter·ol·ase [kəʊ'lestərəʊleɪz] n → cholesterol esterase.
cho·les·ter·ol·e·mia [kə,lestərə'liːmɪə] n Hypercholesterinämie f.
cho·les·ter·ol·o·sis [kə,lestərə'ləʊsɪs] n → cholesterosis.
cho·les·ter·ol·u·ria [kə,lestərəʊ'l(j)ʊərɪə] n Cholesterinurie f.
cho·les·ter·o·sis [kə,lestə'rəʊsɪs] n Cholesterinose f.
cho·line ['kəʊliːn, 'kal-] n Cholin nt, Bilineurin nt, Sinkalin nt.
  choline acetyltransferase I Azetylcholinesterase f, Acetylcholinesterase f, echte Cholinesterase f.
  choline esterase I → choline acetyltransferase I.
  choline esterase II → cholinesterase.
  choline phosphatidyl → choline phosphoglyceride.
  choline phosphoglyceride Phosphatidylcholin nt, Cholinphosphoglycerid nt, Lecithin nt, Lezithin nt.
cho·lin·er·gic [,kəʊlə'nɜrdʒɪk, ,ka-] I n Parasympathikomimetikum nt, Cholinergikum nt. II adj cholinerg(isch).
cho·lin·es·ter·ase [,kəʊlɪ'nestəreɪz] n unspezifische/unechte Cholinesterase f, Pseudocholinesterase f, Typ II-Cholinesterase f, β-Cholinesterase f, Butyrylcholinesterase f.
  nonspecific cholinesterase → unspecific cholinesterase.
  serum cholinesterase → unspecific cholinesterase.
  specific cholinesterase Azetylcholinesterase f, Acetylcholinesterase f, echte Cholinesterase f.
  true cholinesterase → specific cholinesterase.
  unspecific cholinesterase unspezifische/unechte Cholinesterase f, Pseudocholinesterase f, Typ II-Cholinesterase f, β-Cholinesterase f, Butyrylcholinesterase f.
cho·li·no·mi·met·ic [,kəʊlɪnəʊmɪ'metɪk, -maɪ-] adj cholinomimetisch, parasympath(ik)omimetisch.
cholo- pref. Galle(n)-, Chole-, Chol(o)-.
chol·o·lith ['kəʊləlɪθ] n → cholelith.
chol·o·li·thi·a·sis [,kəʊləlɪ'θaɪəsɪs] n → cholelithiasis.
chon·dral ['kɒndrəl] adj Knorpel betr., knorp(e)lig, kartilaginär, chondral.
chon·dral·gia [kɒn'drældʒ(ɪ)ə] n → chondrodynia.
chon·drec·to·my [kɒn'drektəmɪ] n Knorpelresektion f, Chondrektomie f.
chon·dric ['kɒndrɪk] adj → chondral.
chon·dri·fi·ca·tion [,kɒndrɪfɪ'keɪʃn] n Knorpelbildung f, Chondrogenese f; Verknorpeln nt.
chon·dri·gen ['kɒndrɪdʒən] n → chondrogen.
chon·drin ['kɒndrɪn] n Knorpelleim m, Chondrin nt.
chon·drio·some ['kɒndrɪəʊsəʊm] n Mitochondrie f, Mitochondrion nt, Mitochondrium nt, Chondriosom nt.
chon·dri·tis [kɒn'draɪtɪs] n Knorpelentzündung f, Chondritis f.
chondro- pref. Knorpel-, Chondr(o)-.
chon·dro·blast ['kɒndrəʊblæst] n knorpelbildende Zelle f, Chondroblast m, Chondroplast m.
chon·dro·blas·to·ma [,kɒndrəʊblæs'təʊmə] n Chondroblastom nt, Codman-Tumor m.
  benign chondroblastoma Chondroblastom nt, Codman-Tumor m.
chon·dro·car·ci·no·ma [,kɒndrəʊ,kɑːrsɪ'nəʊmə] n patho. Chondrokarzinom nt.
chon·dro·clast ['kɒndrəʊklæst] n Knorpelfreßzelle f, Chondroklast m.
chon·dro·cra·ni·um [,kɒndrəʊ'kreɪnɪəm] n, pl
chon·dro·cra·ni·ums, chon·dro·cra·nia [,kɒndrəʊ'kreɪnɪə] embryo. Knorpelschädel m, Primordialkranium nt, Chondrocranium nt, Chondrocranium nt.
chon·dro·cyte ['kɒndrəʊsaɪt] n Knorpelzelle f, Chondrozyt m, Chondrocyt m.
chon·dro·dyn·ia [,kɒndrəʊ'diːnɪə] n Knorpelschmerz m, Chondrodynie f, Chondralgie f.
chon·dro·dys·pla·sia [,kɒndrəʊdɪs'pleɪʒ(ɪ)ə, -zɪə] n 1. Knorpelbildungsstörung f, Chondrodysplasie f, Chondrodysplasia f. 2. Chondrodystrophie f, Chondr(o)alloplasie f.
  fetal chondrodysplasia → fetal chondrodystrophia.
  hereditary deforming chondrodysplasia Ollier-Erkrankung f, Ollier-Syndrom nt, Enchondromatose f, multiple kongenitale Enchondrome pl, Hemichondrodystrophie f.
  metaphyseal chondrodysplasia → metaphyseal dysostosis.
chon·dro·dys·tro·phia [,kɒndrəʊdɪs'trəʊfɪə] n → chondrodystrophy.
  fetal chondrodystrophia Achondroplasie f, Chondrodystrophie f, Chondrodysplasia/Chondrodystrophia fetalis nt (Kaufmann).
  hypoplastic fetal chondrodystrophia Conradi-Syndrom nt, Conradi-Hünermann(-Raap)-Syndrom nt, Chondrodysplasia/Chondrodystrophia calcificans congenita.

chon·dro·dys·troph·ic [,kɒndrəʊdɪs'trɒfɪk, -'trəʊ-] adj Chondrodystrophie betr., von Chondrodystrophie betroffen, chondrodystroph, chondrodystrophisch.
chon·dro·dys·tro·phy [,kɒndrəʊ'dɪstrəfɪ] n Chondrodystrophie f, Chondrodystrophia f, Chondr(o)alloplasie f.
  asymmetrical chondrodystrophy Ollier-Erkrankung f, Ollier-Syndrom nt, Enchondromatose f, Hemichondrodystrophie f, multiple kongenitale Enchondrome f.
  hereditary deforming chondrodystrophy multiple kartilaginäre Exostosen pl, hereditäre multiple Exostosen pl, multiple Osteochondrome pl, Ecchondrosis ossificans.
  hypoplastic fetal chondrodystrophy Chondrodysplasia/Chondrodystrophia calcificans congenita, Conradi-Syndrom nt, Conradi-Hünermann(-Raap)-Syndrom nt.
chon·dro·fi·bro·ma [,kɒndrəʊfaɪ'brəʊmə] n patho. Chondrofibrom nt, chondromyxoides Fibrom nt.
chon·dro·gen ['kɒndrəʊdʒən] n Chondrogen nt.
chon·dro·gen·e·sis [,kɒndrəʊ'dʒenəsɪs] n Knorpelbildung f, Chondrogenese f.
chon·dro·gen·ic [,kɒndrəʊ'dʒenɪk] adj knorpelbildend, knorpelformend, chondrogen.
chon·drog·e·nous [kɒn'drɒdʒənəs] adj → chondrogenic.
chon·drog·e·ny [kɒn'drɒdʒənɪ] n → chondrogenesis.
chon·droid ['kɒndrɔɪd] I n Knorpelgrundsubstanz f, Chondroid nt. II adj knorpelähnlich, knorpelförmig, chondroid.
chon·dro·it·ic [,kɒndrə'wɪtɪk] adj knorpelig, knorpelähnlich, knorpelförmig, chondroid.
chon·drol·y·sis [kɒn'drɒləsɪs] n patho. Knorpelauflösung f, Chondrolyse f.
chon·dro·ma [kɒn'drəʊmə] n patho. Knorpelgeschwulst f, Knorpeltumor m, Chondrom(a) nt.
chon·dro·ma·la·cia [,kɒndrəʊmə'leɪʃ(ɪ)ə] n patho. Knorpelerweichung f, Chondromalazie f, -malacia f.
  generalized chondromalacia → systemic chondromalacia.
  systemic chondromalacia (von) Meyenburg-Altherr-Uehlinger-Syndrom nt, rezidivierende Polychondritis f, systematisierte Chondromalazie f.
chon·dro·ma·to·sis [,kɒndrəʊmə'təʊsɪs] n ortho. multiple Chondrome pl, Chondromatose f.
chon·dro·mu·cin [,kɒndrəʊ'mjuːsɪn] n → chondromucoid.
chon·dro·mu·coid [,kɒndrəʊ'mjuːkɔɪd] n Chondromukoid nt.
chon·dro·myx·o·ma [,kɒndrəʊmɪk'səʊmə] n patho. Chondromyxom nt.
chon·dro·myx·o·sar·co·ma [,kɒndrəʊ,mɪksəsɑːr'kəʊmə] n patho. Chondromyxosarkom nt.
chondro-osteodystrophy n Chondroosteodystrophie f, Osteochondrodystrophie f.
chondro-osteoma n Osteochondrom nt, (osteo-)kartilaginäre Exostose f.
chon·drop·a·thy [kɒn'drɒpəθɪ] n (degenerative) Knorpelerkrankung f, Chondropathie f, Chondropathia f.
chon·dro·plast ['kɒndrəʊplæst] n → chondroblast.
chon·dro·plas·ty ['kɒndrəʊplæstɪ] n Knorpelplastik f, Chondroplastik f.
chon·dro·sar·co·ma [,kɒndrəsɑːr'kəʊmə] n patho. Knorpelsarkom nt, Chondrosarkom nt, Chondroma sarcomatosum, Enchondroma malignum.
chon·dro·sis [kɒn'drəʊsɪs] n patho. Chondrose f, Chondrosis f.
chon·dro·some ['kɒndrəʊsəʊm] n → chondriosome.
chon·dros·te·o·ma [,kɒn,drɒstɪ'əʊmə] n → chondro-osteoma.
chon·dro·tome ['kɒndrəʊtəʊm] n ortho. Knorpelmesser nt, Chondrotom nt.
chon·drot·o·my [kɒn'drɒtəmɪ] n ortho. Knorpeldurchtrennung f, Knorpeldurchschneidung f, Knorpeleinschnitt m, Chondrotomie f.
chor·dec·to·my [kɔːr'dektəmɪ] n Stimmband(teil)resektion f, Stimmbandausschneidung f, Chordektomie f.
chor·di·tis [kɔːr'daɪtɪs] n Stimmbandentzündung f, Chorditis f (vocalis).
chor·do·pex·y ['kɔːrdəpeksɪ] n Stimmbandfixierung f, Chordopexie f.
cho·rea [kə'rɪə, kɔː-, kəʊ-] n neuro. Chorea f.
  juvenile chorea → rheumatic chorea.
  rheumatic chorea Sydenham-Chorea f, Chorea minor (Sydenham), Chorea juvenilis/rheumatica/infectiosa/simplex.
  simple chorea → rheumatic chorea.
  Sydenham's chorea → rheumatic chorea.
cho·re·ic [kə'riːɪk, kɔː-, kəʊ-] adj choreaartig, choreatisch, Chorea-, Choreo-.
cho·roid ['kɔːrɔɪd, 'kəʊr-] I n Aderhaut f, Chor(i)oidea f. II adj Chorion od. Corium betr., Chorion-.

chro·maf·fin [krəʊˈmæfɪn, ˈkrəʊmə-] *adj histol.* chromaffin, chromaphil, phäochrom.
chro·maf·fine [krəʊˈmæfiːn, ˈkrəʊmə-] *adj* → chromaffin.
chro·maf·fi·no·ma [ˌkrəʊməfɪˈnəʊmə] *n patho.* chromaffiner Tumor *m*, Chromaffinom *nt*.
medullary chromaffinoma Phäochromozytom *nt*.
chro·ma·phil [ˈkrəʊməfɪl] *adj* → chromaffin.
chro·mate [ˈkrəʊmeɪt] **I** *n* Chromat *nt*. **II** *vt* chromieren, verchromen; mit Chromsalzlösung behandeln.
chro·mat·ic [krəʊˈmætɪk] *adj* **1.** Farbe betr., chromatisch, Farben-. **2.** Chromat betr., aus Chromatin bestehend, Chromatin-.
chro·ma·tid [ˈkrəʊmətɪd] *n* Chromatid *nt*, Chromatide *f*.
chro·ma·tin [ˈkrəʊmətɪn] *n* **1.** Chromatin *nt*. **2.** Heterochromatin *nt*.
sex chromatin Barr-Körper *m*, Sexchromatin *nt*, Geschlechtschromatin *nt*.
chromato- *pref.* Farb-, Chromat(o)-.
chro·ma·tog·e·nous [krəʊməˈtɒdʒənəs] *adj* farb(stoff)bildend, chromatogen, chromogen.
chro·ma·tog·ra·phy [ˌkrəʊməˈtɒɡrəfɪ] *n* Chromatographie *f*.
chro·ma·tos·co·py [ˌkrəʊməˈtɒskəpɪ] *n* Chromodiagnostik *f*, Chrom(at)oskopie *f*.
chro·ma·to·sis [ˌkrəʊməˈtəʊsɪs] *n* **1.** *histol.* Pigmentierung *f*. **2.** *derm.* Chromatodermatose *f*, Chromatose *f*, Pigmentanomalie *f*.
chro·ma·tu·ria [ˌkrəʊməˈt(j)ʊərɪə] *n* (pathologische) Harnverfärbung *f*, Chromaturie *f*.
chrome [krəʊm] **I** *n* **1.** → chromium. **2.** Kaliumdichromat *nt*; Natriumdichromat *nt*. **II** *vt* → chromate II.
chro·mi·um [ˈkrəʊmɪəm] *n* Chrom *nt*.
chromo- *pref.* Farb(en)-, Chrom(o)-.
Chro·mo·bac·te·ri·um [ˌkrəʊməʊbækˈtɪərɪəm] *n micro.* Chromobacterium *nt*.
chro·mo·di·ag·no·sis [ˌkrəʊməʊˌdaɪəɡˈnəʊsɪs] *n* Chromodiagnostik *f*.
chro·mo·gen·ic [ˌkrəʊməˈdʒenɪk] *adj* farbstoffbildend, chromogen.
chro·mo·lip·oid [ˌkrəʊməʊˈlɪpɔɪd, -ˈlaɪ-] *n* Lipochrom *nt*, Lipoidpigment *nt*.
chro·mom·e·ter [krəʊˈmɒmɪtər] *n* Chromometer *nt*, Kolorimeter *nt*.
chro·mo·phil [ˈkrəʊməʊfɪl] *adj* chromophil, chromatophil.
chro·mo·phobe [ˈkrəʊməfəʊb] *adj* schwer anfärbbar, chromophob.
chro·mo·phore [ˈkrəʊməfɔːr, -fəʊr] *n* Farbradikal *nt*, Chromophor *nt*.
chro·mo·pho·to·ther·a·py [ˌkrəʊməˌfəʊtəˈθerəpɪ] *n* Chromophototherapie *f*, Buntlichttherapie *f*.
chro·mo·pro·te·in [ˌkrəʊməʊˈprəʊtiːn, -tiːɪn] *n* Chromoprotein *nt*, Chromoproteid *nt*.
chro·mo·so·mal [ˌkrəʊməˈsəʊml] *adj* Chromosom(en) betr., chromosomal, Chromosomen-.
chro·mo·some [ˈkrəʊməsəʊm] *n* **1.** Chromosom *nt*. **2.** *bio.* (Bakterien-)Chromosom *nt*, Nukleoid *m*, Karyoid *m*.
heterologous chromosome → sex chromosome.
homologous chromosome Autosom *nt*.
sex chromosome Sexchromosom *nt*, Heterochromosom *nt*, Geschlechtschromosom *nt*, Genosom *nt*, Heterosom *nt*, Allosom *nt*.
X chromosome X-Chromosom *nt*.
Y chromosome Y-Chromosom *nt*.
chro·mo·trop·ic [ˌkrəʊməˈtrɒpɪk] *adj* chromotrop.
chron·ic [ˈkrɒnɪk] *adj s.* langsam entwickelnd, langsam verlaufend, (an-)dauernd, anhaltend, langwierig, chronisch, Dauer-.
chro·nic·i·ty [krɒˈnɪsətɪ] *n* langsamer schleichender Verlauf *m* (*einer Krankheit);* chronischer Zustand *m*, Chronizität *f*.
chry·si·a·sis [krɪˈsaɪəsɪs] *n derm.* **1.** Chrysiasis *f*, Auriasis *f*. **2.** Chrysoderma *nt*, Chrysosis *f*.
chryso- *pref.* Gold-, Chrys(o)-, Aur(o)-.
Chrys·ops [ˈkrɪsɒps] *n micro.* Blindbremse *f*, Chrysops *f*.
chrys·o·ther·a·py [ˌkrɪsəˈθerəpɪ] *n* Goldtherapie *f*, Chrysotherapie *f*, Aurotherapie *f*.
chyl·an·gi·ec·ta·sia [kaɪˌlændʒɪekˈteɪʒ(ɪ)ə] *n* → chyle *cyst.*
chyle [kaɪl] *n* Chylus *m*.
chyl·ec·ta·sia [kaɪlekˈteɪʒ(ɪ)ə] *n* → chyle *cyst.*
chyl·e·mia [kaɪˈliːmɪə] *n* Chylämie *f*.
chy·lo·der·ma [ˌkaɪləˈdɜːmə] *n patho.* Elephantiasis *f*, Chyloderma *nt*.
chy·lo·mi·cron [ˌkaɪləˈmaɪkrɒn] *n, pl* **chy·lo·mi·crons, chy·lo·mi·cra** [ˌkaɪləˈmaɪkrə] Chylomikron *nt*, Lipomikron *nt*, Chyluströpfchen *nt*, Chyluskorn *nt*.
chy·lo·mi·cro·ne·mia [ˌkaɪləˌmaɪkrəˈniːmɪə] *n patho.* (Hyper-)Chylomikronämie *f*.

chy·lous [ˈkaɪləs] *adj* chylusartig, chylös, Chylus-, Chyl(o)-.
chy·lus [ˈkaɪləs] *n* → chyle.
chyme [kaɪm] *n* Speisebrei *m*, Chymus *m*.
chy·mi·fi·ca·tion [ˌkaɪmɪfɪˈkeɪʃn] *n* Chymifikation *f*, Chymusbildung *f*.
chy·mo·poi·e·sis [ˌkaɪməʊpɔɪˈiːsɪs] *n* Chymusbildung *f*, Chymopoese *f*.
chy·mo·sin [ˈkaɪməsɪn] *n* Chymosin *nt*, Labferment *nt*, Rennin *nt*.
chy·mo·tryp·sin [ˌkaɪməʊˈtrɪpsɪn] *n* Chymotrypsin *nt*.
cic·a·trec·to·my [ˌsɪkəˈtrektəmɪ] *n* Narbenausschneidung *f*, Narbenexzision *f*.
cic·a·tri·cial [ˌsɪkəˈtrɪʃl] *adj* Narbe betr., narbig, vernarbend, zikatriziell, Narben-.
cic·a·trix [ˈsɪkətrɪks] *n, pl* **cic·a·tri·ces** [sɪkəˈtraɪsiːz] Narbe *f*, Narbengewebe *nt*, Cicatrix *f*.
cic·a·tri·za·tion [ˌsɪkətrɪˈzeɪʃn] *n* Narbenbildung *f*, Vernarben *nt*, Synulosis *m*.
cil·ia [ˈsɪlɪə] *pl* **1.** *sing* → cilium. **2.** (Augen-)Wimpern *pl,* Zilien *pl,* Cilia *pl*.
cil·i·a·ris [sɪlɪˈeərɪs] *n* Ziliaris *m*, Ziliarmuskel *m*, Ciliaris *m*, Musculus ciliaris.
cil·i·ar·y [ˈsɪlɪəriː, ˈsɪlɪərɪ] *adj* ziliar, ciliar, Wimper-, Ziliar-, Cilio-.
cil·i·um [ˈsɪlɪəm] *n, pl* **cil·i·ums, cil·i·a** [ˈsɪlɪə] **1.** Augenlid *nt*. **2.** (Kino-)Zilie *f*.
Ci·mex [ˈsaɪmeks] *n micro.* Bettwanze *f*, Cimex *m*.
Cimex lectularius gemeine Bettwanze *f*, Cimex lectularius.
cine- *pref.* Cine-, Kine-.
cin·e·an·gi·og·ra·phy [sɪnəˌændʒɪˈɒɡrəfɪ] *n radiol.* Kineangiographie *f*.
cin·e·flu·o·rog·ra·phy [sɪnəˌflʊəˈrɒɡrəfɪ] *n* → cineradiography.
cin·e·mat·ics [ˌsɪnəˈmætɪks] *pl* Bewegungslehre *f*, Kinematik *f*.
cin·e·mat·o·ra·di·og·ra·phy [ˌsɪnəmætəˌreɪdɪˈɒɡrəfɪ] *n* → cineradiography.
cin·e·ra·di·og·ra·phy [ˌsɪnəreɪdɪˈɒɡrəfɪ] *n radiol.* (Röntgen-)Kinematographie *f*, Kineradiographie *f*.
cin·e·roent·gen·og·ra·phy [sɪnəˌrentɡəˈnɒɡrəfɪ] *n* → cineradiography.
cin·gu·lum [ˈsɪŋɡjələm] *n, pl* **cin·gu·la** [ˈsɪŋɡjələ] **1.** *anat.* Gürtel *m*, gürtelförmige Struktur *f*, Cingulum *nt*. **2.** (*ZNS*) Cingulum *nt* (cerebri). **3.** *dent.* Cingulum *nt*.
cingulum of tooth Cingulum basale dentis, Cingulum basale, Cingulum dentis.
cin·na·mene [ˈsɪnəmiːn] *n* Styrol *nt*, Vinylbenzol *nt*.
ci·o·nec·to·my [ˌsaɪəˈnektəmɪ] *n* Zäpfchenentfernung *f*, Uvularesektion *f*, Uvulektomie *f*.
ci·o·ni·tis [saɪəˈnaɪtɪs] *n* Zäpfchenentzündung *f*, Uvulitis *f*, Kionitis *f*.
ci·on·op·to·sis [ˌsaɪənɒpˈtəʊsɪs] *n* Zäpfchensenkung *f*, Uvuloptose *f*.
ci·o·not·o·my [saɪəˈnɒtəmɪ] *n* Zäpfchenspaltung *f*, Uvulotomie *f*.
cir·ca·di·an [sɜːˈkeɪdɪən, -ˈkæ-, ˌsɜːkəˈdiːən] *adj* über den ganzen Tag (verteilt), tagesrhythmisch, zirkadian, circadian.
cir·ci·nate [ˈsɜːsəneɪt] *adj* **1.** zirzinär. **2.** kreisförmig, ringförmig, zirkulär. **3.** rund, rundlich.
cir·cle [ˈsɜːkl] **I** *n* **1.** Kreis *m*; Kreisfläche *f*, Kreisumfang *m*, Kreisinhalt *m*. **2.** Kreis *m*, Ring *m*, kreis- *od.* ringförmige Formation *f*; *anat.* Circulus *m*. **3.** *fig.* Zyklus *m*, Kreislauf *m*. **4.** Zirkel *m*, (Personen-)Kreis *m*. **II** *vt* umringen, umgeben; umkreisen, einkreisen.
arterial circle arterieller Anastomosenring *m*, Circulus arteriosus.
arterial circle of cerebrum → arterial circle of Willis.
arterial circle of Willis Willis-Anastomosenkranz *m*, Circulus arteriosus cerebri, Circulus arteriosus Willisi.
circle of Willis → arterial circle of Willis.
cir·cuit [ˈsɜːkɪt] **I** *n* **1.** Kreislauf *m*, Umlauf *m*; Kreisbewegung *f*. **2.** *techn.* elektrischer Strom-/Schaltkreis *m*. **in circuit** angeschlossen. **open/close the circuit** den Stromkreis öffnen/schließen. **put in circuit** anschließen. **3.** *phys.* magnetischer Kreis *m*. **4.** Umfang *m*, Umkreis. **in circuit** im Umfang. **II** *vt* umkreisen.
reflex circuit *neuro.* Reflexbogen *m*.
cir·cu·la·tion [ˌsɜːkjəˈleɪʃn] *n* **1.** Zirkulation *f*, Kreislauf *m*. **2.** *physiol.* (Blut-)Kreislauf *m*, (-)Zirkulation *f*. **release into the circulation** ins Blut/in den Blutkreislauf abgeben.
capillary circulation Kapillarkreislauf *m*, Kapillarzirkulation *f*.
cerebral circulation Gehirnkreislauf *m*, Gehirndurchblutung *f*.
collateral circulation Kollateralkreislauf *m*.
compensatory circulation → collateral circulation.
extracorporeal circulation extrakorporaler Kreislauf *m*, extrakorporale Zirkulation *f*.
greater circulation großer Kreislauf *m*, Körperkreislauf *m*.
lesser circulation kleiner Kreislauf *m*, Lungenkreislauf *m*.

circulative

major circulation → greater circulation.
minor circulation → lesser circulation.
systemic circulation → greater circulation.
cir·cu·la·tive ['sɜrkjəleɪtɪv, -lətɪv] *adj* → circulatory.
cir·cu·la·to·ry ['sɜrkjələtəʊrɪ, -tɔː-] *adj* zirkulierend, Kreis-, Zirkulations-, (Blut-)Kreislauf-.
cir·cum·fer·ence [sɜrˈkʌmfərəns] *n* Umkreis *m*, (Kreis-)Umfang *m*; Ausdehnung *f*, Peripherie *f*, Zirkumferenz *f*.
cir·cum·fer·en·tial [sərˌkʌmfəˈrenʃl] *adj* Umfang/Peripherie betr., peripher(isch), Umfangs-.
cir·cum·o·ral [ˌsɜrkəmˈɔːrəl, -ˈəʊr-] *adj* um den Mund herum (liegend), zirkumoral, perioral.
cir·cum·scribed ['sɜrkəmskraɪbd] *adj* auf einen Bereich beschränkt, umschrieben, begrenzt, zirkumskript.
cir·cum·stan·ces ['sɜrkəmstænsəs] *pl* **1.** Umstände *pl*, Verhältnisse *pl*, (Sach-)Lage *f*. **in/under no circumstances** auf keinen Fall, unter keinen Umständen. **in certain circumstances** unter Umständen, eventuell. **in/under the circumstances** unter diesen Umständen. **carry out in/under difficult circumstances** unter schwierigen Bedingungen durchführen. **2.** (Lebens-)Verhältnisse *pl*, (-)Lage *f*. **in easy circumstances** in gesicherten Verhältnissen. **in poor circumstances** in ärmlichen Verhältnissen. **in reduced circumstances** in bescheidenen Verhältnissen. **the social circumstances** die sozialen Verhältnisse.
cir·cum·vas·cu·lar [ˌsɜrkəmˈvæskjələr] *adj* um ein Gefäß herum (liegend), zirkumvaskulär, perivaskulär.
cir·rho·sis [sɪˈrəʊsɪs] *n, pl* **cir·rho·ses** [sɪˈrəʊsiːz] **1.** Zirrhose *f*, Cirrhosis *f*. **2.** Leberzirrhose *f*, Cirrhosis hepatis.
cir·rhot·ic [sɪˈrɒtɪk] *adj* zirrhös, zirrhotisch, Zirrhose(n)-.
cir·sod·e·sis [sərˈsɑdəsɪs] *n* Varizenumstechung *f*, Varizenligatur *f*, Cirsodesis *f*.
cis·tern ['sɪstərn] *n anat.* Flüssigkeitsreservoir *nt*, Zisterne *f*, Cisterna *f*.
cis·tron ['sɪstrɑn] *n genet.* Cistron *nt*.
cit·rate ['sɪtreɪt, 'saɪ-] *n* Zitrat *nt*, Citrat *nt*.
clam·my ['klæmɪ] *adj* (*Haut*) feuchtkalt, klamm.
clamp [klæmp] **I** *n chir., , techn.* Klemme *f*, Klammer *f*. **II** *vt* (ein-)spannen, (fest-, ab-)klemmen, mit Klammer(n) befestigen, (ver-, an-)klammern.
  atraumatic clamp atraumatische Klemme *f*.
  blood vessel clamp (Blut-)Gefäßklemme *f*, (Blut-)Gefäßklammer *f*.
  bone-holding clamp Knochenhaltezange *f*, Knochenfaßzange *f*.
  cervical clamp Zahnhalsklammer *m*, Zervikalklammer *f*.
  Crile's clamp Crile-Arterienklemme *f*, Crile-Klemme *f*.
  gingival clamp Zahnhalsklammer *m*, Zervikalklammer *f*.
  Hatch clamp Hatch-Klammer *f*.
  Hatch gingival clamp Hatch-Klammer *f*.
  Ivory clamp Ivory-Klammer *f*.
  Joseph's clamp Joseph-Klammer *f*.
  Kocher's clamp Kocher-Klemme *f*.
  mosquito clamp Moskitoklemme *f*.
  noncrushing clamp atraumatische Klemme *f*.
  Péan's clamp Péan-Klemme *f*.
  pedicle clamp Stielklemme *f*.
  rubber dam clamp Kofferdamklammer *f*.
  spur crushing clamp Hohlmeißelzange *f*.
  S.S.W. clamp S.S.W.-Kofferdamklammer *f*.
  S.S. White clamp S.S.W.-Kofferdamklammer *f*.
  towel clamp Tuchklemme *f*.
  vas clamp Gefäßklemme *f*.
  vascular clamp Gefäßklemme *f*.
  vessel clamp Gefäßklemme *f*, Gefäßklammer *f*.
clar·i·fi·ca·tion [ˌklærəfɪˈkeɪʃn] *n* **1.** *chem.* (Ab-)Klären *nt*, (Ab-)Klärung *f*. **2.** *fig.* (Er-, Auf-)Klärung *f*, Klarstellung *f*.
clar·i·fy ['klærɪfaɪ] **I** *vt* **1.** *chem.* (ab-)klären, reinigen. **2.** *fig.* (auf-, er-)klären, klarstellen. **II** *vi* **3.** *chem.* s. klären, klar werden; s. absetzen. **4.** *fig.* s. (auf-)klären.
clasp [klæsp, klɑːsp] **I** *n* **1.** Klammer *f*, Klemme *f*; Haken *m*, Spange *f*. **2.** Umklammerung *f*, fester (Hand-)Griff *m*. **3.** Klammer *f*, Zahnklammer *f*. **II** *vt* (um-)klammern, mit Haken befestigen *od.* schließen; festschnallen, fassen.
  Adams clasp Adams-Klammer *f*, Adamsklammer *f*.
  Aderer No. 20 clasp Aderer-Klammer *f*.
  arrow clasp Pfeilklammer *f*.
  arrowhead clasp Pfeilklammer *f*.
  back-action claps Back-action-Klammer *f*.
  ball clasp Kugelklammer *f*.
  bar clasp Roach-Klammer *f*, geteilte Klammer *f*.
  Bonwill clasp Überfallklammer *f*, Bonwill-Klammer *f*.
  cast clasp gegossene Klammer *f*, Gußklammer *f*.
  circumferential clasp E-Klammer *f*, Akers-Klammer *f*.
  combination clasp Komninationsklammer *f*.
  continuous clasp 1. fortlaufende Klammer *f*, Schienungsklammer *f*. **2.** Lingualbügel *m*, Unterzungenbügel *m*, Kennedy-Bügel *m*.
  continuous lingual clasp → continuous clasp.
  Crisp clasp Überfallklammer *f*, Bonwill-Klammer *f*.
  Crozat clasp Crozat-Klammer *f*.
  embrassure clasp Überfallklammer *f*, Bonwill-Klammer *f*.
  hairpin clasp Reverse-action-Klammer *f*.
  half-and-half clasp Halbringklammer *f*.
  mesiodistal clasp Mesiodistalklammer *f*.
  molar clasp Molarenklammer *f*.
  movable-arm clasp Klammer *f* mit beweglichem Arm.
  movable clasp Klammer *f* mit beweglichem Arm.
  multiple clasp Doppelklammer *f*.
  reverse-action clasp Reverse-action-Klammer *f*.
  ring clasp Ringklammer *f*.
  Roach clasp Roach-Klammer *f*, geteilte Klammer *f*.
  wire clasp Drahtklammer *f*.
clas·si·fi·ca·tion [ˌklæsəfɪˈkeɪʃn] *n* **1.** Klassifizieren *nt*, (*in Klassen*) Einordnen *od.* Einstufen *od.* Einteilen *nt*. **2.** Klassifikation *f*, Klassifizierung *f*, Einordnung *f*, -teilung *f*.
  Ackerman-Proffit classification Ackerman-Proffit-Einteilung *f* der Gebißanomalien, Ackerman-Proffit-Einteilung *f* der Malokklusion, Ackerman-Proffit-Klassifizierung *f*, Ackerman-Proffit-Einteilung *f* der Okklusionsanomalien.
  Ackerman-Proffitt classification of malocclusion → Ackerman-Proffit classification.
  Angle's classification Angle-Klassifizierung *f*, Angle-Einteilung *f* der Gebißanomalien, Angle-Klassifikation *f*.
  Angle classification for malocclusion → Angle's classification.
  Angle classification of malocclusion → Angle's classification.
  Bailyn's classification Bailyn-Einteilung *f*, Bailyn-Klassen *pl*.
  Bailyn's classification for partially edentulous arches → Bailyn's classification.
  Black's classification Black-Klassen *pl*, Kavitätenklassen *pl* nach Black, Kavitätenklassen *pl*.
  Black's cavity classification → Black's classification.
  Broders' classification *patho.* Broders-Index *m*.
  Broders' classification for malignancy → Broders' classification.
  caries classification → Black's classification.
  cavity classification → Black's classification.
  chromosome classification Chromosomen-Einteilung *f*, Chromosomen-Klassifikation *f*.
  cleft palate classification Einteilung *f* der Gaumenspalten, Gaumenspalteneinteilung *f*, Gaumenspaltenklassifizierung *f*.
  denture classification Gebißeinteilung *f*.
  Kennedy classification Kennedy-Klassen *pl*, Einteilung *f* von Lückengebissen nach Kennedy.
  Kennedy classification for partially edentulous arches → Kennedy classification.
  salivary tumor classification Einteilung *f* der Speicheldrüsentumoren.
  Schwarz classification Schwarz-Einteilung *f*.
  Schwarz's classification of orthodontic systems → Schwarz classification.
  Skinner's classification Skinner-Klassen *pl*, Einteilung *f* von Lückengebissen nach Skinner.
  Skinner's classification for partially edentulous arches → Skinner's classification.
  Stark classification Stark-Einteilung *f* der Gaumenspalten.
  Stark classification for cleft palate → Stark classification.
  Veau classification Veau-Einteilung *f* der Gaumenspalten.
  Veau classification for cleft palate → Veau classification.
  Winter's classification Winter-Einteilung *f*.
clas·si·fy ['klæsɪfaɪ] *vt* klassifizieren, einteilen (*into* in); (ein)gruppieren, kategorisieren; einstufen (*into* in).
clau·di·ca·tion [ˌklɔːdɪˈkeɪʃn] *n* Hinken *nt*, Claudikation *f*, Claudicatio *f*.
clav·i·cle ['klævɪkl] *n* Schlüsselbein *nt*, Klavikel *f*, Klavikula *f*, Clavicula *f*.
cla·vic·u·lar [kləˈvɪkjələr] *adj* klavikular, Schlüsselbein-, Klavikula(r)-, Kleido-.
clay [kleɪ] *n* Ton(erde *f*) *m*, Lehm *m*, Mergel *m*.
  China clay Kaolin *nt*.
clear·ing ['klɪərɪŋ] *n* **1.** Verschwinden *nt*, Schwund *m*. **2.** (Aus-, Auf-)Räumen *nt*, Säuberung *f*.
clean [kliːn] **I** *adj* **1.** sauber, rein; frisch. **2.** (*Wunde*) sauber, rein; aseptisch, keimfrei; sterilisiert. **3.** unverfälscht; (*Substanz*) unvermischt, rein. **clean air/water. 4.** (*Schnitt*) glatt, eben. **II** *adv* sauber,

rein(lich). **III** *vt* säubern, reinigen, putzen; waschen.
lean down *vt* abwaschen, gründlich waschen.
clean-cut *adj* **1.** scharfgeschnitten, klar. **2.** klar umrissen, deutlich. **3.** eindeutig, klar. **a clean-cut case** ein klarer Fall.
clean·er ['kli:nər] *n* Reiniger *m*; Reinemachefrau *f*; Reinigungsmittel *nt*; Reinigungsmaschine *f*.
abrasive denture cleaner Gebißreinigungspulver *nt*.
cavity cleaner Kavitätenreiniger *m*.
dentin cleaner Schmelzreiniger *m*, Zahnconditioner *m*, Ätzsäure *f*.
denture cleaner Gebißreiniger *m*.
enamel cleaner Schmelzreiniger *m*, Ätzsäure *f*, Zahnconditioner *m*.
clean·ing ['kli:nɪŋ] *n* **do the cleaning** saubermachen, reinigen, putzen.
ultrasonic cleaning Ultraschallreinigung *f*, Zahnreinigung *f* mit Ultraschallwellen.
cleanse [klenz] *vt* säubern, reinigen (*of, from* von; *with* mit).
cleans·er ['klenzər] *n* Reiniger *m*; Reinigungsmittel *n*.
denture cleanser Gebißreiniger *m*.
immersion cleanser Reinigungsbad *nt*.
immersion denture cleanser Reinigungsbad *nt*.
ultrasonic denture cleanser Ultraschallgebißreiniger *m*.
cleans·ing ['klenzɪŋ] *n* Reinigung *f*.
interdental cleansing Reinigung *f* des Interdentalraums.
clear [klɪər] **I** *adj* **1.** (*Licht, Augen*) klar, hell; (*Stimme*) rein, hell; (*Kopf*) klar, hell; (*Haut*) klar; (*Lunge*) frei; (*Flüssigkeit*) klar, durchsichtig, rein. **2.** (*Zugang*) offen, frei, unbehindert (*of* von). **3.** klar, offensichtlich. **a clear case of** ein klarer *od.* eindeutiger Fall von. **4.** deutlich, unmißverständlich. **II** *adv* **5.** hell, klar; deutlich. **6.** gänzlich, völlig, glatt, ganz. **III** *vt* **7.** (weg-, ab-)räumen, wegschaffen, beseitigen; freimachen. **8.** (*Flüssigkeit*) klären, klarmachen. **9.** klarstellen, klar *od.* verständlich machen. **10.** s. räuspern. **clear one's throat. 11.** abbauen, ausscheiden, reinigen; (*Darm*) entleeren. **IV** *vi* **12.** s. klären, klar *od.* heller werden. **13.** heilen.
clear·ance ['klɪərəns] *n* **1.** *physiol.* Clearance *f*. **2.** Verschwinden *nt*, Schwund *m*. **3.** Beseitigung *f*, Freimachung *f*, Räumung *f*; Reinigung *f*, Klärung *f*.
interocclusal clearance Interokklusalabstand *m*, Interokklusalspalt *m*, Interokklusalraum *m*, interokklusaler Zwischenraum *m*, interokklusaler Raum *m*, Freeway space *m*.
occlusal clearance okklusaler Freiraum *m*.
cleav·age ['kli:vɪdʒ] *n* **1.** (*a. fig.*) Spaltung *f*, (Auf-)Teilung *f*. **2.** Spalt *m*. **3.** *embryo.* (Zell-)Teilung *f*, Furchung(steilung *f*) *f*. **4.** *chem.* Spaltung *f*.
cleave [kli:v] (**cleft, cleaved, clove; cleft, cleaved, cloven**) **I** *vt* **1.** (zer-)spalten, (zer-)teilen. **2.** (*Luft, Wasser*) durchdringen, durchschneiden. **3.** (ab-, zer-, durch-)trennen. **II** *vi* **4.** s. teilen, s. (auf-)spalten. **5.** durchschneiden (*through*).
cleav·er ['kli:vər] *n* Beil *nt*, Hackbeil *nt*, Hackmesser *nt*.
Case's enamel cleaver Case-Schmelzbeil *nt*.
Orton's enamel cleaver Orton-Schmelzbeil *nt*.
cleft [kleft] **I** *n* Spalt(e *f*) *m*, Spaltenbildung *f*, Furche *f*, Fissur *f*. **II** *adj* gespalten, geteilt, (auseinander-)klaffend. **III** *pret, ptp* → cleave.
alveolar cleft Alveolenspalte *f*, Alveolenspalt *m*.
bilateral cleft beidseitige Spaltbildung *f*, beidseitige Spalte *f*.
branchial cleft Schlundfurche *f*, Kiemenspalte *f*.
facial cleft *embryo.* Gesichtsspalte *f*, Fissura facialis, Prosoposchisis *f*.
gill cleft *embryo.* Schlundfurche *f*, Kiemenspalte *f*.
gingival cleft Zahnfleischspalte *f*, Zahnfleischfissur *f*.
interdental cleft Diastema *nt*.
oblique facial cleft schräge Gesichtsspalte/Wangenspalte *f*, Meloschisis *f*.
pharyngeal cleft Schlundfurche *f*, Kiemenspalte *f*.
soft palate cleft Gaumenspalte *f* des weichen Gaumens.
Stillman's cleft Stillman-Spalte *f*.
cleido- *pref.* Schlüsselbein-, Klavikula(r)-, Kleido-.
clench·ing ['klentʃɪŋ] *n* **1.** Zusammenpressen *nt* der Zähne, Zähnepressen *nt*. **2.** (*Kiefer, Lippen*) Zusammenpressen *nt*.
habitual clenching habituelles Zähnepressen *nt*.
click [klɪk] **I** *n* **1.** Klicken *nt*, Knacken *nt*, Knipsen *nt*, Ticken *nt*. **2.** *card.* Click *m*. **II** *vt* klicken *od.* knacken lassen; einschnappen lassen. **III** *vi* klicken, knacken, ticken; einschnappen, einrasten.
temporomandibular joint click Kiefergelenkknacken *nt*.
cli·mac·te·ri·al [klaɪˌmæk'tɪərɪəl] *adj* Klimakterium betr., klimakterisch.
cli·mac·ter·ic [klaɪ'mæktərɪk, ˌklaɪmæk'terɪk] **I** *n* **1.** *physiol.* Klimakterium *nt*, Klimax *f*, Wechseljahre *pl*. **2.** kritische *od.* entscheidende Phase *f*; Krise *f*. **II** *adj* **3.** kritisch, entscheidend, Krisen-. **4.** s. steigernd *od.* zuspitzend. **5.** → climacterial.

cli·mac·ter·i·cal [ˌklaɪmæk'terɪkl] *adj* kritisch, entscheidend, Krisen-.
cli·mac·te·ri·um [ˌklaɪmæk'tɪərɪəm] *n, pl* **cli·mac·te·ria** [ˌklaɪmæk'tɪərɪə] *physiol.* Klimakterium *nt*, Klimax *f*, Wechseljahre *pl*.
cli·max ['klaɪmæks] **I** *n* **1.** Höhepunkt *m*, Gipfel *m*, Akme *f*. **2.** *physiol.* Höhepunkt *m*, Orgasmus *m*, Klimax *f*. **3.** → climacteric **1. II** *vt* auf den Höhepunkt bringen, steigern. **III** *vi* den Höhepunkt erreichen, s. steigern.
clin·ic ['klɪnɪk] **I** *n* **1.** Poliklinik *f*, Ambulanz *f*, Ambulatorium *nt*. **2.** Sprechstunde *f*; Beratungs- *od.* Therapiegruppe *f*. **have a clinic** eine Sprechstunde abhalten. **3.** Gemeinschaftspraxis *f*. **4.** (spezialisiertes) (Kranken-)Haus *nt*, Klinik *f*. **5.** Bedside-Teaching *nt*, Unterweisung *f* (*von Studenten*) am Krankenbett. **II** *adj* → clinical.
dental clinic Zahnklinik *f*.
outpatient clinic Poliklinik *f*, Ambulanz *f*, Ambulatorium *nt*.
clin·i·cal ['klɪnɪkl] *adj* **1.** klinisch, Klinik/Krankenhaus betr., klinisches (Krankheits-)Bild betr. **2.** *fig.* nüchtern, sachlich, unpersönlich, objectiv.
clin·i·co·pa·thol·o·gy [ˌklɪnɪkopə'θɑlədʒɪ] *n* klinische Pathologie *f*.
clip [klɪp] **I** *n* Klemme *f*, Klammer *f*; Spange *f*; *chir.* Klipp *m*, Clip *m*. **II** *vt* (an-)klammern, (mit einer Klammer *od.* Klemme) befestigen, einen Clip befestigen *od.* anbringen.
towel clip Tuchklemme *f*.
clo·a·ca [kləʊ'eɪkə] *n, pl* **clo·a·cae** [kləʊ'eɪsiː] **1.** *embryo.* Kloake *f*, Cloaca *f*. **2.** *patho.* Kloake *f*, Fistelgang *m* bei Osteomyelitis.
clock [klɑk] *n* **1.** Uhr *f*. **(a)round the clock** rund um die Uhr; 24 Stunden (lang); ununterbrochen. **2.** Kontrolluhr *f*, Stoppuhr *f*. **3.** *bio.* innere Uhr *f*.
clock·wise ['klɑkwaɪz] *adj* im Uhrzeigersinn, rechtsläufig, rechtsdrehend.
clog [klɑg] **I** *vt* **1.** verstopfen. **2.** hemmen, hindern. **II** *vi* s. verstopfen; klumpig werden, s. zusammenballen.
clog up *vt* verstopfen.
clon·al ['kləʊnl] *adj* Klon betr., klonal, Klon-.
clone [kləʊn] **I** *n* Klon *m*, Clon *m*. **II** *vt* klonen.
cell clone Zellklon *m*.
clon·ic ['klɑnɪk, 'kləʊ-] *adj* Klonus betr., klonisch, Klonus-.
clon·ing ['kləʊnɪŋ] *n* Klonierung *f*, Klonbildung *f*.
clon·o·spasm ['klɑnəspæzəm, 'kləʊn-] *n* → clonus.
clo·nus ['kləʊnəs] *n physiol.* Klonus *m*, Clonus *m*.
close [*n, v* kləʊz; *adj* kləʊs] **I** *n* **1.** Ende *nt*, (Ab-)Schluß *m*. **2.** Schließen *nt*, Schließung *f*. **II** *adj* **3.** (*Struktur*) fest, dicht. **4.** dicht, nah. **close together** nah(e) beieinander. **close to** in der Nähe von, nahe *od.* dicht bei; (*zeitlich*) nahe bevorstehend; *fig.* (jdm.) nahestehend. **5.** (*Ähnlichkeit*) stark, groß. **6.** eingehend, genau, gründlich. **close investigation. 7.** geschlossen, zu; eingeschlossen *od.* umgeben von. **III** *vt* **8.** (ab-, zu-, ver-)schließen, zumachen. **close in layers** *chir.* (*Wunde*) schichtweise verschließen. **9.** verstopfen, blockieren; versperren. **10.** *techn.* (Stromkreis) schließen. **11.** beenden, (ab-)schließen. **IV** *vi* **12.** geschlossen werden. **13.** *allg.* s. schließen; (*Wunde*) heilen, zugehen. **14.** aufhören, enden, zu Ende gehen.
close up *vi* (*Wunde*) s. schließen, zugehen, heilen.
clos·et ['klɑzɪt] *n* **1.** (Wand-)Schrank *m*. **2.** (Wasser-)Klosett *nt*.
Clos·trid·i·um [klɑ'strɪdɪəm] *n micro.* Clostridium *nt*.
Clostridium botulinum Botulinusbazillus *m*, Clostridium botulinum, *old* Bacterium/Bacillus botulinus.
Clostridium perfringens Welch-Fränkel-(Gasbrand-)Bazillus *m*, Clostridium perfringens.
Clostridium septicum Pararauschbrandbazillus *m*, Clostridium septicum.
Clostridium tetani Tetanusbazillus *m*, Tetanuserreger *m*, Wundstarrkrampfbazillus *m*, Wundstarrkrampferreger *m*, Clostridium/Plectridium tetani.
Clostridium welchii *Brit.* → Clostridium perfringens.
clos·trid·i·um [klɑ'strɪdɪəm] *n, pl* **clos·trid·ia** [klɑ'strɪdɪə] Klostridie *f*, Clostridie *f*, Clostridium *nt*.
clo·sure ['kləʊʒər] *n* **1.** *allg.* Schließung *f*, (Zu-, Ab-)Schließen *nt*; Stillegung *f*. **2.** (*Wunde*) Verschließen *nt*. **3.** Verschluß *m*.
delayed primary wound closure aufgeschobene Primärversorgung *f*, primär verzögerter Wundverschluß *m*.
closure in anatomic layers schichtweiser Wundverschluß *m*, Etagennaht *f*.
closure in layers schichtweiser Wundverschluß *m*, Etagennaht *f*.
maxillary antrum closure Antrumverschluß *m*, Verschluß *m* einer Antrumperforation *f*.
palatal closure Gaumenverschluß *m*.

palatopharyngeal closure Nasenrachenraumverschluß m.
sinus closure Antrumverschluß m, Verschluß m einer Antrumperforation f.
skin closure Hautverschluß m, Hautnaht f.
von Langenbeck palatal closure Brückenlappenplastik f, von Langenbeck-Brückenlappenplastik f, von Langenbeck-Ernst-Veau-Axhausen-Brückenlappenplastik f.
wound closure Wundverschluß m, Wundnaht f.
clot [klɑt] **I** n **1.** Klumpen m, Klümpchen nt. **2.** (Blut-, Fibrin-)Gerinnsel nt. **II** vt zum Gerinnen bringen. **III** vi **3.** gerinnen; (Blut) koagulieren. **4.** Klumpen bilden; (Milch) dick werden.
blood clot Blutgerinnsel nt, Blutkuchen m.
currant jelly clot Kruorgerinnsel nt, Cruor sanguinis.
washed clot Abscheidungsthrombus m, weißer/grauer Thrombus m.
white clot Abscheidungsthrombus m, Konglutinationsthrombus m, weißer/grauer Thrombus m.
cloth [klɔθ, klɑθ] n, pl **cloths** Tuch nt, Gewebe nt; Lappen m.
cloth·ing ['klɔʊðɪŋ] n (Be-)Kleidung f.
protective clothing Schutzkleidung f.
clo·trim·a·zole [kləʊ'trɪməzəʊl] n pharm. Clotrimazol nt.
clot·ted ['klɑtɪd] adj **1.** geronnen. **2.** klumpig. **3.** (Haar) verklebt.
clot·ting ['klɑtɪŋ] n (Blut-, Fibrin-)Gerinnung f, Koagulation f; Klumpenbildung f.
blood clotting Blutgerinnung f, Koagulation f.
clump [klʌmp] **I** n **1.** Klumpen m; Haufen m, Masse f. **2.** immun. Verklumpung f, Zusammenballung f, Agglutination f. **II** vi s. zusammenballen, verklumpen, verkleben, agglutinieren.
clump·ing ['klʌmpɪŋ] n **1.** Verklumpen nt, Zusammenballen nt, Agglutination f. **2.** immun. Verklumpung f, Zusammenballung f, Agglutination f.
clus·ter ['klʌstər] **I** n **1.** bio. Traube f, Büschel m. **2.** Haufen m, Anhäufung f, Ansammlung f. **II** vi **3.** s. versammeln, eine Gruppe od. Gruppen bilden, s. (zusammen-)drängen (around um). **4.** traubenod. büschelartig wachsen.
cly·sis ['klaɪsɪs] n, pl **cly·ses** ['klaɪsiːz] Infusionslösung f, Infusionsflüssigkeit f, Nährlösung f, Nährflüssigkeit f.
clys·ma ['klɪzmə] n, pl **clys·ma·ta** ['klɪzmətə] Einlauf m, Klistier nt, Klysma nt, Clysma nt.
co·ac·er·vate [kəʊ'æsərvɪt, -veɪt, ˌkəʊə'sɜrvɪt] n Koazervat nt.
co·ag·u·la·bil·i·ty [kəʊˌægjələ'bɪlətɪ] n Gerinnbarkeit f, Koagulierbarkeit f, Koagulabilität f.
co·ag·u·la·ble [kəʊ'ægjələbl] adj gerinnbar, gerinnungsfähig, koagulierbar, koagulabel.
co·ag·u·lant [kəʊ'ægjələnt] **I** n gerinnungsförderndes Mittel nt, Koagulans nt. **II** adj Koagulation bewirkend od. beschleunigend od. verursachend, gerinnungsfördernd, koagulationsfördernd.
co·ag·u·lase [kəʊ'ægjəleɪz] n Koagulase f, Coagulase f.
co·ag·u·late [kəʊ'ægjəleɪt] **I** vt gerinnen od. koagulieren lassen. **II** vi gerinnen, koagulieren.
co·ag·u·la·tion [kəʊˌægjə'leɪʃn] n **1.** Gerinnung f, Koagulation f. **2.** Blutgerinnung f. **3.** (Blut-)Gerinnsel nt, Koagel nt, Koagulum nt.
blood coagulation Blutgerinnung f.
coagulation electrode Koagulationselektrode f.
diffuse intravascular coagulation → disseminated intravascular coagulation.
disseminated intravascular coagulation **1.** disseminierte intravasale Koagulation f, disseminierte intravasale Gerinnung f. **2.** Verbrauchskoagulopathie f.
electric coagulation → electrocoagulation.
co·ag·u·la·tor [kəʊ'ægjəleɪtər] n Koagulator m.
co·ag·u·lop·a·thy [kəʊˌægjə'lɑpəθɪ] n (Blut-)Gerinnungsstörung f, Koagulopathie f.
consumption coagulopathy **1.** hema. Verbrauchskoagulopathie f. **2.** disseminierte intravasale Koagulation f, disseminierte intravasale Gerinnung f.
co·ag·u·lum [kəʊ'ægjələm] n, pl **co·ag·u·la** [kəʊ'ægjələ] (Blut-)Gerinnsel nt, Koagel nt, Koagulum nt.
co·apt [kəʊ'æpt] vt (Wundränder) annähern; (Frakturenden) annähern, einrichten.
co·ap·ta·tion [ˌkəʊæp'teɪʃn] n (Wundränder) Annähern nt; traumat. Einrichten nt.
co·arc·ta·tion [kəʊɑrk'teɪʃn] n Verengung f, Verengerung f, Striktur f, Koarktation f; anat. Coarctatio f.
coarctation of aorta Aortenisthmusstenose f, Coarctatio aortae.
aortic coarctation Aortenisthmusstenose f, Coarctatio aortae.
reversed coarctation Pulslos-Krankheit f, Martorell-Krankheit f, Martorell-Syndrom nt, Takayasu-Krankheit f, Takayasu-Syndrom nt, pulseless disease (nt).
coarse [kɔːrs, kəʊərs] adj **1.** grob, grobkörnig. **2.** (Haut, Stimme)

rauh. **3.** (Tremor) grobschlägig. **4.** fig. grob, derb, roh. **5.** (Einstellung) grob, ungenau.
coat [kəʊt] **I** n **1.** Haut f, Fell nt, Hülle f. **2.** Mantel m, (Arzt-)Kittel m. **3.** Überzug m, Beschichtung f, Schicht f, Decke f. **II** vt **4.** beschichten, überziehen. **5.** bedecken, umhüllen (with mit).
adventitial coat → adventitia.
mucous coat → mucosa.
muscular coat → muscularis.
proper coat → propria.
serous coat → serosa.
submucosal coat → submucosa.
submucous coat → submucosa.
subserous coat → subserosa.
coat·ed ['kəʊtɪd] adj **1.** beschichtet, überzogen (with mit); pharm. dragiert. **2.** (Zunge) belegt. **3.** imprägniert; gestrichen. **4.** bekleidet.
coat·ing ['kəʊtɪŋ] n Schicht f, Beschichtung f, Deckschicht f; (Zunge) Belag m; pharm. Überzug m.
co·bal·a·min [kəʊ'bæləmɪn] n Kobalamin nt, Cobalamin nt.
co·balt ['kəʊbɔːlt] n Kobalt nt, Cobalt nt.
co·cain [kəʊ'keɪn, 'kəʊ-] n → cocaine.
co·caine [kəʊ'keɪn, 'kəʊ-] n Kokain nt, Cocain nt.
co·cain·ism [kəʊ'keɪnɪzəm, 'kəʊkə-] n **1.** Kokainmißbrauch m, Kokainabusus m, Kokainabhängigkeit f, Kokainismus m, Cocainismus m. **2.** chronische Kokainvergiftung f, Kokainismus m, Cocainismus m.
co·cain·i·za·tion [kəʊˌkeɪnɪ'zeɪʃn, -naɪ-] n anes. Kokainisierung f, Cocainisierung f.
co·car·cin·o·gen [kəʊkɑːr'sɪnədʒən] n Kokarzinogen nt.
co·car·ci·no·gen·e·sis [kəʊˌkɑːrsnəʊ'dʒenəsɪs] n Kokarzinogenese f.
coc·cal ['kɑkəl] adj Kokken betr., kokkenähnlich, -förmig, Kokken-.
Coc·cid·i·oi·des [kɑkˌsɪdɪ'ɔɪdiːz] n Kokzidioidespilz m, Coccidioides m.
coc·cid·i·oi·din [kɑkˌsɪdɪ'ɔɪdɪn] n Kokzidioidin nt, Coccidioidin nt.
coc·cid·i·oi·do·my·co·sis [kɑkˌsɪdɪˌɔɪdəmaɪ'kəʊsɪs] n Wüstenfieber nt, Posada-Mykose f, Kokzidioidomykose f, Coccidioidomycose f, Granuloma coccidioides.
coc·cid·i·oi·do·sis [kɑkˌsɪdɪɔɪ'dəʊsɪs] n → coccidioidomycosis.
coc·cid·i·o·sis [kɑkˌsɪdɪ'əʊsɪs] n Kokzidienbefall m, Kokzidienerkrankung f, Kokzidiose f, Coccidiosis f.
coc·coid ['kɑkɔɪd] adj kokkenähnlich, kokkoid.
coc·cus ['kɑkəs] n, pl **coc·ci** ['kɑksaɪ, 'kɑksiː] Kokke f, Kokkus m, Coccus m.
Weichselbaum's coccus Meningokokkus m, Neisseria meningitidis.
coch·le·a ['kɑklɪə, 'kəʊ-] n, pl **coch·le·ae** ['kɑkliː, 'kɑklɪaɪ] anat. (Gehörgangs-, Innenohr-)Schnecke f, Kochlea f, Cochlea f.
coch·le·ar ['kɑklɪər, 'kəʊ-] adj anat. schneckenförmig; kochlear.
cock·roach ['kɑkrəʊtʃ] n (Küchen-)Schabe f, Kakerlake (f) m.
co·deine ['kəʊdiːn] n Kodein nt, Codein nt, Methylmorphin nt.
co·dom·i·nance [kəʊ'dɑmɪnəns] n genet. Kodominanz f.
co·ef·fi·cient [ˌkəʊə'fɪʃənt] **I** n **1.** phys. Koeffizient m. **2.** mitwirkende Kraft f, Faktor m. **II** adj zusammenwirkend.
absorption coefficient **1.** Extinktionskoeffizient f. **2.** Bunsen-Löslichkeitskoeffizient m.
diffusion coefficient Diffusionskoeffizient m.
coefficient of elasticity Elastizitätskoeffizient m.
erythrocyte color coefficient hema. Erythrozytenfärbekoeffizient m, Färbekoeffizient m.
extinction coefficient Extinktionskoeffizient m.
homogeneity coefficient radiol. Homogenitätsgrad m.
linear coefficient of thermal expansion linearer Ausdehnungskoeffizient m.
coefficient of thermal conductivity spezifische Wärmeleitfähigkeit f.
coefficient of thermal expansion thermischer Ausdehnungskoeffizient m.
coe·lom ['siːləm] n, pl **coe·loms**, **coe·lo·ma·ta** [sɪ'ləʊmətə] embryo. Zölom nt, Zölomhöhle f, Coeloma nt.
coe·lo·thel ['siːləθel] n Mesothel nt.
co·en·zyme [kəʊ'enzaɪm] n Koenzym f, Coenzym nt.
coenzyme R Biotin nt, Vitamin H nt.
Warburg's coenzyme Nicotinamid-adenin-dinucleotid-phosphat nt, Triphosphopyridinnucleotid nt, Cohydrase II f, Coenzym II nt.
co·fac·tor ['kəʊfæktər] n biochem. Kofaktor m, Cofaktor m.
cofactor V Prokonvertin nt, Proconvertin nt, Faktor VII m, Autothrombin I nt, Serum-Prothrombin-Conversion-Accelerator m, stabiler Faktor m.
platelet cofactor antihämophiles Globulin nt, Antihämophiliefaktor m, Faktor VIII m.

platelet cofactor I antihämophiles Globulin *nt*, Antihämophiliefaktor *m*, Faktor VIII *m*.
platelet cofactor II Faktor IX *m*, Christmas-Faktor *m*, Autothrombin II *nt*.
cofactor of thromboplastin Proakzelerin *nt*, Proaccelerin *nt*, Acceleratorglobulin *nt*, labiler Faktor *m*, Faktor V *m*.
co·fer·ment ['kəʊfɜrment] *n* → coenzyme.
cog·ni·tive ['kɑgnɪtɪv] *adj* auf Erkenntnis beruhend, erkenntnismäßig, kognitiv.
co·here [kəʊ'hɪər] *vi* **1.** zusammenhängen, zusammenkleben, verbunden sein. **2.** *phys.* kohärent sein. **3.** *fig.* übereinstimmen, eine Einheit bilden (*with* mit).
co·her·ent [kəʊ'hɪərənt, -'her-] *adj* **1.** zusammenhängend, zusammenklebend, verbunden. **2.** *phys.* kohärent. **3.** übereinstimmend. **4.** (logisch) zusammenhängend.
co·he·sion [kəʊ'hiːʒn] *n* **1.** *phys.* Anziehung(skraft *f*) *f*, Kohäsion *f*. **2.** Zusammenhalt *m*; Bindekraft *f*.
co·he·sive [kəʊ'hiːsɪv] *adj* auf Kohäsion beruhend, zusammenhaltend, zusammenhängend, kohäsiv, Binde-, Kohäsions-.
coil [kɔɪl] **I** *n* **1.** *gyn.* Spirale *f*, (Intrauterin-)Pessar *nt*. **2.** *techn.* Spirale *f*, Spule *f*, Rolle *f*; (elektrische) Wicklung *f*. **II** *vt* aufrollen, (auf-)wickeln; spiralenförmig winden *od.* umschlingen. **coil o.s. up** s. zusammenrollen. **III** *vi* s. winden, s. zusammenrollen.
co·in·cide [,kəʊɪn'saɪd] *vi* **1.** (*zeitlich od. räumlich*) zusammenfallen, zusammentreffen (*with* mit). **2.** übereinstimmen (*with* mit).
co·in·ci·dence [kəʊ'ɪnsɪdəns] *n* **1.** (*räumliches od. zeitliches*) Zusammenfallen *nt*, Zusammentreffen *nt*. **2.** Übereinstimmung *f*. **3.** Zufall *m*.
co·in·ci·dent [kəʊ'ɪnsɪdənt] *adj* **1.** (*räumlich od. zeitlich*) zusammenfallend, zusammentreffend (*with* mit). **2.** übereinstimmend.
co·in·ci·den·tal [kəʊ,ɪnsɪ'dentl] *adj* zufällig.
cold [kəʊld] **I** *n* **1.** Kälte *f*. **2.** Erkältung *f*, Schnupfen *m*. **have a cold** erkältet sein; (einen) Schnupfen haben. **a heavy/bad cold** eine schwere Erkältung. **get/catch/take (a) cold** s. eine Erkältung zuziehen, s. erkälten. **II** *adj* **3.** kalt, kühl. **4.** frierend. **5.** *fig.* kühl, kalt; unfreundlich; sachlich; gefühllos, teilnahmslos (*to* gegen); gefühlskalt. **6.** kalt, tot, leblos.
allergic cold Heuschnupfen *m*, Heufieber *nt*.
common cold (banale) Erkältung *f*, Erkältungskrankheit *f*, Schnupfen *m*.
cold in the head akuter Nasenkatarrh *m*, Coryza *f*, Rhinitis acuta.
co·li·bac·il·le·mia [kəʊlɪ,bæsɪ'liːmɪə] *n* Kolibakteriämie *f*, Kolibazillämie *f*.
co·li·bac·il·lu·ria [kəʊlɪ,basɪ'l(j)ʊərɪə] *n* Escherichia coli-Ausscheidung *f* im Harn, Kolibazillurie *f*, Kolibazillenausscheidung *f*, Koliurie *f*.
co·li·ba·cil·lus [,kəʊlɪbə'sɪləs] *n* Escherich-Bakterium *nt*, Colibakterium *nt*, Colibazillus *m*, Kolibazillus *m*, Escherichia coli, Bacterium coli.
col·ic ['kɑlɪk] **I** *n* Kolik *f*. **II** *adj* **1.** Kolon betr., kolisch, Kolon-, Kol(o)-, Col(o)-. **2.** → colicky.
col·ick·y ['kɑlɪkɪ] *adj* **1.** kolikartig, Kolik-. **2.** Kolik verursachend *od.* auslösend.
col·i·form ['kɑlɪfɔːrm, 'kəʊ-] *n* → coliform *bacteria*. **II** *adj* koliähnlich, koliform, coliform.
co·li·tis [kə'laɪtɪs] *n* Dickdarmentzündung *f*, Kolonentzündung *f*, Kolitis *f*, Colitis *f*.
col·la·gen ['kɑlədʒən] *n* Kollagen *nt*.
dentin collagen Dentinkollagen *nt*.
pulpal collagen Pulpakollagen *nt*.
pulp collagen Pulpkollagen *nt*.
col·la·gen·ase [kə'lædʒəneɪz] *n* Kollagenase *f*.
col·la·gen·o·sis [,kɑlədʒə'nəʊsɪs] *n* Kollagenkrankheit *f*, Kollagenose *f*, Kollagenopathie *f*.
col·lapse [kə'læps] **I** *n* **1.** (physischer *od.* psychischer) Zusammenbruch *m*, Kollaps *m*. **2.** (*a. fig.*) Einsturz *m*, Zusammenbruch *m*; Fehlschlag *m*. **II** *vt* (*Organ*) kollabieren lassen. **III** *vi* **5.** (psychisch *od.* physisch) zusammenbrechen, einen Kollaps erleiden, kollabieren. **6.** (*Organ*) kollabieren. **7.** (*a. fig.*) zusammenbrechen, einstürzen; scheitern.
circulatory collapse Kreislaufkollaps *m*.
heat collapse Hitzeerschöpfung *f*, Hitzekollaps *m*.
col·lar ['kɑlər] *n* Kragen *m*; Halsband *nt*; Halskrause *f*.
gingival collar Epithelansatz *m*, Attachment *nt*.
col·lat·er·al [kɑ'lætərəl] **I** *n anat.* Kollaterale *f*. **II** *adj* **1.** seitlich, außen (liegend), kollateral, Seiten-, Kollateral-. **2.** nebeneinander (liegend), benachbart, parallel, kollateral. **3.** zusätzlich, Zusatz-; begleitend, Begleit-, Neben-. **4.** gleichzeitig (auftretend). **5.** indirekt.
col·li·qua·tion [,kɑlɪ'kweɪʒn, -ʃn] *n histol., patho.* Einschmelzung *f*, Verflüssigung *f*, Kolliquation *f*.

ballooning colliquation *patho.* Ballonierung *f*, ballonierende Degeneration *f*.
col·liq·ua·tive ['kɑlɪkweɪtɪv, kə'lɪkwətɪv] *adj histol., patho.* mit Verflüssigung einhergehend, kolliquativ, Kolliquations-.
col·lo·di·on [kə'ləʊdɪən] *n* Kollodium *nt*, Collodium *nt*, Zellulosedinitrat *nt*.
col·loid ['kɑlɔɪd] **I** *n* **1.** *chem.* Kolloid *nt*, kolloiddisperses System *nt*. **2.** *histol.* Kolloid *nt*. **3.** → colloid *solution*. **II** *adj* → colloidal.
dispersion colloid Dispersionskolloid *nt*.
emulsion colloid → emulsoid.
hydrophilic colloid hydrophiles Kolloid *nt*.
hydrophobic colloid hydrophobes Kolloid *nt*.
irreversible colloid instabiles/irreversibles Kolloid *nt*.
lyophilic colloid lyophiles Kolloid *nt*.
lyophobic colloid lyophobes Kolloid *nt*.
lyotropic colloid lyotropes Kolloid *nt*.
reversible colloid stabiles Kolloid *nt*.
suspension colloid Suspensionskolloid *nt*, Suspensoid *nt*.
col·loi·dal [kə'lɔɪdl, kɑ-] *adj* kolloidal, kolloid.
col·lum ['kɑləm] *n*, *pl* **col·la** ['kɑlə] *anat.* Hals *m*, Kollum *nt*, Collum *nt*, Cervix *f*, Zervix *f*.
col·lu·nar·i·um [,kɑljə'neərɪəm] *n* Nasendusche *f*, Nasenspülung *f*, Collunarium *f*.
col·lu·to·ri·um [,kɑlə'tɔːrɪəm, -'təʊr-] *n* → collutory.
col·lu·to·ry ['kɑlətɔːriː, -'təʊ-] *n*, *pl* **col·lu·to·ries** Mundwasser *nt*, Collutorium *f*.
co·lon ['kəʊlən] *n old* Grimmdarm *m*, Kolon *nt*, Colon *nt*, Intestinum colon.
co·lon·ic [kəʊ'lɑnɪk] *adj* Kolon betr., Kolon-, Dickdarm-.
col·o·ni·za·tion [,kɑlənɪ'zeɪʃn] *n* **1.** Kolonisierung *f*, Besiedlung *f*. **2.** Einnisten *nt*, Innidation *f*.
col·loph·o·ny [kə'lɑfəni] *n* Kolophonium *nt*, Colophonium *nt*.
col·or ['kʌlər] **I** *n* **1.** Farbe *f*, Farbstoff *m*. **2.** Hautfarbe *f*, Gesichtsfarbe *f*, Teint *m*; dunkle Hautfarbe *f*; (Gesichts-)Röte *f* **change color** erröten; blaß werden. **have color** gesund aussehen. **have little color** blaß aussehen. **lose color** erbleichen, blaß werden. **II** *vt* färben. **III** *vi* **3.** s. (ver-)färben, Farbe annehmen. **4.** erröten, rot werden.
complementary color Komplementärfarbe *f*, Gegenfarbe *f* (*to* zu).
contrast color Kontrastfarbe *f*.
extrinsic color extrinsischer Färbung *f*, Färbung *f* von außen.
gingival color Zahnfleischfarbe *f*, Zahnfleischfärbung *f*.
intrinsic color intrinsische Färbung *f*, Färbung *f* von innen.
primary color Primärfarbe *f*, Grundfarbe *f*.
skin color Hautfarbe *f*, Hautfärbung *f*.
tooth color Zahnverfärbung *f*, Zahnfärbung *f*.
col·or·ant ['kʌlərənt] *n* Farbe *f*, Farbstoff *m*, Färbemittel *nt*.
col·or·a·tion [,kʌlə'reɪʃn] *n* **1.** Färben *nt*, Kolorieren *nt*. **2.** Farbgebung *f*, Farbzusammenstellung *f*.
col·ored ['kʌlərd] **I** *n* Farbige(r *m*) *f*. **the colored** Farbige *pl*. **II** *adj* **1.** bunt, farbig, Bunt-, Farb-. **2.** (*Person*) farbig, dunkelhäutig.
col·or·im·e·ter [,kʌlə'rɪmɪtər] *n* Farb(en)messer *m*, Kolorimeter *nt*, Chromatometer *nt*.
col·or·im·e·try [,kʌlə'rɪmətrɪ] *n* Farbvergleich *m*, Farbmessung *f*, Kolorimetrie *f*, Colorimetrie *f*.
col·or·ing ['kʌlərɪŋ] *n* **1.** (Ein-)Färben *nt*. **2.** Färbemittel *nt*, Farbstoff *m*, Farbe *f*. **3.** Gesichtsfarbe *f*, Hautfarbe *f*, Teint *m*.
extrinsic coloring extrinsischer Färbung *f*, Färbung *f* von außen.
gingival coloring Zahnfleischfärbung *f*, Zahnfleischfärbung *f*.
intrinsic coloring intrinsische Färbung *f*, Färbung *f* von innen.
tooth coloring Zahnverfärbung *f*, Zahnfärbung *f*.
col·or·less ['kʌlərlɪs] *adj* **1.** farblos. **2.** *fig.* neutral, unparteiisch.
col·umn ['kɑləm] *n* **1.** Säule *f*, Pfeiler *m*. **2.** *anat.* säulenförmige Struktur *f*, Columna *f*. **3.** (Rauch-, Quecksilber-, Luft-, Wasser-)Säule *f*.
anterior column of fauces vorderer Gaumenbogen *m*, Arcus palatoglossus.
anterolateral column of spinal cord Seitenstrang *m* (des Rückenmarks), Funiculus lateralis medullae spinalis.
enamel columns Schmelzprismen *pl*, Zahnschmelzprismen *pl*.
posterior column of fauces hinterer Gaumenbogen *m*, Arcus palatopharyngeus.
spinal column Wirbelsäule *f*, Rückgrat *nt*, Columna vertebralis.
vertebral column Wirbelsäule *f*, Rückgrat *nt*, Columna vertebralis.
co·lum·nar [kə'lʌmnər] *adj* säulenförmig, säulenartig, zylindrisch, Säulen-.
co·ma ['kəʊmə] *n*, *pl* **co·mas, co·mae** ['kəʊmiː] **1.** tiefe Bewußtlosigkeit *f*, Koma *nt*, Coma *nt*. **be in a coma** im Koma liegen. **fall/go into (a) coma** ins Koma fallen, komatös werden. **2.** Apathie *f*, Stumpfheit *f*. **3.** *phys., ophthal.* Asymmetriefehler *m*, Linsen-

comatose

fehler *m*, Koma *nt*, Coma *nt*.
diabetic coma diabetisches/hyperglykämisches Koma *nt*, Kussmaul-Koma *nt*, Coma diabeticum/hyperglycaemicum.
hepatic coma Leberkoma *nt*, hepatisches Koma *nt*, Coma hepaticum.
hypoglycemic coma hypoglykämisches Koma *nt*, hypoglykämischer Schock *m*, Coma hypoglycaemicum.
irreversible coma Hirntod *m*, biologischer Tod *m*.
Kussmaul's coma Kussmaul-Koma *nt*, diabetisches/hyperglykämisches Koma *nt*, Coma diabeticum/hyperglycaemicum.
thyrotoxic coma thyreotoxisches Koma *nt*, Coma basedowicum.
com·a·tose ['kɑmətəʊs, 'kəʊmə-] *adj* 1. komatös, in tiefer Bewußtlosigkeit. 2. apathisch, stumpf, torpid, träge, schlaff.
com·bi·na·tion [,kɑmbə'neɪʃn] **I** *n* 1. Verbinden *n*, Vereinigung *f*; Verbindung *f*, Kombination *f*; Zusammenstellung *f*. **in combination with** zusammen *od.* gemeinsam mit. 2. *chem.* Verbindung *f*. 3. *techn.* Kombination *f*. 4. Verbindung *f*, Gemeinschaft *f* (*von Personen*). **II** *adj* Kombinations-.
anti-inflammatory-antibiotic combination Kombinationsbehandlung *f* mit Antibiotika und Entzündungshemmern.
corticosteroid-antibiotic combination Kortikoid-Antibiotika-Kombinationstherapie *f*, Kombinationsbehandlung *f* mit Kortikoiden und Antibiotika.
com·bus·ti·ble [kəm'bʌstɪbl] **I** *n* Brennstoff *m*, Brennmaterial *nt*. **II** *adj* brennbar, entflammbar, (leicht) entzündbar.
com·bus·tion [kəm'bʌstʃn] *n* 1. Verbrennung *f*. 2. *biochem.* Veratmung *f*, biologische Verbrennung *f*. 3. *chem.* Verbrennung *f*, Oxidation *f*.
come [kʌm] *vi* 1. kommen; erscheinen, auftreten. **come and go** kommen u. gehen. 2. (her-)kommen, abstammen (*of, from* von). 3. werden, s. entwickeln. **come all right** in Ordnung kommen. 4. kommen, s. entwickeln, s. ereignen.
come about *vi* geschehen, passieren.
come across *vi* (zufällig) stoßen auf, treffen auf.
come around *vi* das Bewußtsein wiedererlangen, wieder zu s. kommen.
come back *vi* 1. wieder einfallen (*to s.o.* jdm.), s. wieder erinnern. 2. zurückkommen, zurückgehen.
come down *vi* 1. erkranken, krank werden (*with* an). 2. (*Temperatur*) sinken, (he-)runtergehen.
come on *vi* 1. Fortschritte machen, vorankommen; wachsen. 2. (*Schmerzen, Symptome*) anfangen, beginnen, einsetzen.
come out *vi* 1. (*Zähne*) ausfallen. 2. s. zeigen, herauskommen, zum Vorschein kommen, (*Ausschlag*) ausbrechen. **come out in a sweat** in Schweiß ausbrechen. **come out in a rash** einen Ausschlag bekommen.
come through *vi* (*Patient*) durchkommen; (*Krankheit*) überstehen.
come up *vi* (*Essen*) wieder hochkommen, erbrochen werden.
come upon *vi*. → come on. 2. → come across.
co·mes·ti·ble [kə'mestɪbl] **I** *comestibles pl* Lebensmittel *pl*, Nahrungsmittel *pl*. **II** *adj* eßbar, genießbar.
com·fort·a·ble ['kʌmftəbl, 'kʌmfərtəbl] *adj* 1. bequem, komfortabel. **make s.o./o.s. comfortable** es jdm./s. bequem machen. **the patient had a comfortable night** der Patient hatte eine ruhige Nacht. **her condition is comfortable** sie ist wohlauf. **are you comfortable?** liegen *od.* sitzen Sie bequem? haben Sie es bequem?. **feel comfortable** s. wohl fühlen. 2. wohltuend, angenehm.
com·mi·nute ['kɑmən(j)u:t] **I** *adj* → comminuted. **II** *vt* 1. pulverisieren, zermahlen, zerstoßen, zerreiben. 2. zerkleinern, zersplittern.
com·mi·nut·ed ['kɑmən(j)u:tɪd] *adj* 1. zerkleinert, zersplittert. 2. zerrieben, gemahlen, pulverisiert.
com·mi·nu·tion [kɑmə'n(j)u:ʃn] *n* 1. *traumat.* Zersplitterung *f*, Zertrümmerung *f*, Zerkleinerung *f*. 2. Zerreibung *f*, Pulverisierung *f*. 3. Abnutzung *f*.
com·mit [kə'mɪt] *vt* 1. jdn. einweisen (*to* in). 2. (*Verbrechen*) begehen, verüben. **commit suicide** Selbstmord begehen. 3. jdn. verpflichten (*to* zu); **commit o.s.** s. verpflichten (*to* zu). 4. anvertrauen, übergeben (*to*).
com·mit·ment [kə'mɪtmənt] *n* 1. Einlieferung *f*, Einweisung *f* (*to* in); (Zwangs-)Einweisung *f* in eine Heilanstalt. 2. Begehung *f*, Verübung *f*. 3. Verpflichtung *f* (*to* zu). **undertake a commitment** eine Verpflichtung eingehen. 4. Überantwortung *f*, Übertragung (*to* an).
com·mit·tal [kə'mɪtl] *n* Einlieferung *f*, Einweisung *f* (*to* in); (Zwangs-)Einweisung *f* in eine Heilanstalt.
com·mon ['kɑmən] *adj* 1. häufig (anzutreffend), weitverbreitet, geläufig, normal, gewöhnlich. 2. gemeinsam, gemeinschaftlich; öffentlich, allgemein, Gemein-. 3. *bio.* gemein. 4. üblich (gebräuchlich). **be common with** üblich bei.
com·mo·tion [kə'məʊʃn] *n* 1. kontinuierliche *od.* wiederkehrende

od. andauernde Erschütterung *f*. 2. Gehirnerschütterung *f*, Kommotionssyndrom *nt*, Commotio cerebri.
com·mu·ni·ca·bil·i·ty [kə,mju:nɪkə'bɪlətɪ] *n* 1. Übertragbarkeit *f*. 2. Mitteilbarkeit *f*. 3. Mitteilsamkeit *f*, Redseligkeit *f*.
com·mu·ni·ca·ble [kə'mju:nɪkəbl] *adj* 1. (*Krankheit*) übertragbar, ansteckend. 2. mitteilbar. 3. kommunikativ, mitteilsam, redselig.
com·mu·ni·ca·ble·ness [kə'mju:nɪkəblnɪs] *n* → communicability.
com·mu·ni·cate [kə'mju:nɪkeɪt] **I** *vt* 1. mitteilen (*sth. to s.o.* jdm. etw.); übermitteln, vermitteln. 2. (*Krankheit*) übertragen (*to* auf). **II** *vi* kommunizieren, s. austauschen, in Verbindung stehen (*with* mit); s. in Verbindung setzen (*with* mit).
com·mu·ni·ca·tion [kə,mju:nɪ'keɪʃn] *n* 1. *phys., epidem.* Übertragung *f* (*to* auf). 2. Mitteilung *f* (*to* an); Verbindung *f*, (Meinungs-, Gedanken-)Austausch *m*, Verständigung *f*, Kommunikation *f*. **in communication with** in Verbindung stehen mit.
com·mu·ni·ty [kə'mju:nətɪ] *n, pl* **com·mu·ni·ties** 1. (soziale, politische etc.) Gemeinschaft *f*; *bio.* Gemeinschaft *f*. 2. **the community** die Öffentlichkeit, die Gesellschaft, die Allgemeinheit. 3. Gemeinde *f*. 4. Staat *m*.
com·pact [*n* 'kɑmpækt; *adj* 'kɑm-, kəm'pækt; *v* kəm'pækt] **I** *n* kompakte Masse *f*. **II** *adj* 1. kompakt, dicht, fest, hart, geballt, massiv. 2. (*Figur*) gedrungen. **III** *vt* kompakt machen, zusammendrücken, zusammenpressen, verdichten.
com·pac·tion [kəm'pækʃn] *n* Zusammenstauchen *nt*, Zusammenpressen *nt*.
direct filling gold compaction Goldklopffüllung *f*, Goldstopffüllung *f*, Goldhämmerfüllung *f*, gestopfte Goldfüllung *f*.
gold foil compaction gehämmerte Goldfüllung *f*, Goldhämmerfüllung *f*.
com·pare [kəm'peər] **I** *n* Vergleich *m*. **beyond/without compare** unvergleichlich. **II** *vt* 1. vergleichen (*with, to* mit); gleichsetzen, gleichstellen (*to* mit). **compared with** im Vergleich zu, verglichen mit. 2. miteinander vergleichen, nebeneinanderstellen. **III** *vi* s. vergleichen (lassen) (*with* mit).
com·par·i·son [kəm'pærɪsən] *n* Vergleich *m* (*to* mit). **by comparison** vergleichsweise, im Vergleich dazu. **in comparison** im Vergleich (*with* mit, zu). **make/draw a comparison** einen Vergleich ziehen. **stand/bear comparison** einen Vergleich standhalten (*with* mit).
com·pat·i·bil·i·ty [kəm,pætə'bɪlətɪ] *n* Verträglichkeit *f*, Vereinbarkeit *f*, Kompatibilität *f* (*with* mit).
ABO compatibility *hema.* ABO-Verträglichkeit *f*, ABO-Kompatibilität *f*.
com·pat·i·ble [kəm'pætɪbl] *n* vereinbar, verträglich, zusammenpassend, austauschbar, kompatibel (*with* mit).
com·pat·i·ble·ness [kəm'pætɪblnɪs] *n* → compatibility.
com·pe·tence ['kɑmpətəns] *n* 1. Fähigkeit *f*, Tüchtigkeit *f*, Kompetenz *f*. 2. *embryo., micro.* Kompetenz *f*. 3. *physiol.* (regelrechte) Funktion(sfähigkeit) *f*; (*Herzklappen*) (vollständiger) Schluß *m*. 4. *immun.* Immunkompetenz *f*.
immunologic competence → immunocompetence.
com·pe·ten·cy ['kɑmpətənsɪ] *n* → competence.
com·plain [kəm'pleɪn] *vi* s. beklagen, s. beschweren (*of, about* über); klagen (*of* über).
com·plaint [kəm'pleɪnt] *n* 1. Leiden *nt*, Erkrankung *f*, Beschwerden *pl*; Symptom *nt*. **a rare complaint** eine seltene Krankheit. 2. Klage *f*, Beschwerde *f* (*about* über).
chief complaint Primärsymptom *nt*, Hauptsymptom *nt*, Leitsymptom *nt*, führendes Symptom *nt*.
com·ple·ment [*n* 'kɑmpləmənt; *v* 'kɑmpləmənt] **I** *n* 1. Ergänzung *f* (*to*), Vervollkommnung *f* (*to*). 2. Komplementärfarbe *f*, Gegenfarbe *f* (*to*). 3. *immun.* Komplement *nt*, Complement *nt*. **II** *vt* ergänzen, vervollkommnen.
com·plex [*n* 'kɑmpleks; *adj, v* kəm'pleks] **I** *n* 1. Komplex *m*, Gesamtheit *f*, (das) Gesamte; (Gebäude-)Komplex *m*. 2. *psycho.* Komplex *m*; Zwangsidee *f*, Zwangsvorstellung *f*. 3. *biochem.* Komplex *m*. **II** *adj* 4. zusammengesetzt. 5. komplex, vielschichtig, kompliziert, differenziert. **III** *vt, vi chem.* einen Komplex bilden (*with* mit).
AIDS dementia complex AIDS-Demenz *f*, AIDS-dementia-Complex *m*, HIV-Enzephalopathie *f*.
AIDS-related complex AIDS-related-Complex *m*.
antigen-antibody complex Antigen-Antikörper-Komplex *m*, Immunkomplex *m*.
atrial complex *card.* (*EKG*) Vorhofkomplex *m*, P-Welle *f*, P-Zacke *f*.
auricular complex → atrial complex.
Behçet's triple symptom complex Behçet-Krankheit *f*, Behçet-Syndrom *nt*, bipolare/große/maligne Aphthose *f*, Gilbert-Syndrom *nt*, Aphthose Touraine/Behçet.

composite complex Mehrkomponentenkomplex *m*, Mehrkomponentenmaterial *nt*.
craniofacial complex Crouzon-Syndrom *nt*, Dysostosis craniofacialis.
dentofacial complex dentofaziales Syndrom *nt*, Weyers-Fülling-Syndrom *nt*, Dysplasia dentofacialis.
enzyme-cofactor complex Enzym-Cofaktor-Komplex *m*, Holoenzym *nt*.
immune complex Immunkomplex *m*, Antigen-Antikörper-Komplex *m*.
periodontitis complex Parodontose *f*, Parodontosis *f*.
primary complex *pulmo.* Ghon-Primärkomplex *m*, Ghon-Herd *m*.
QRS complex *card.* QRS-Komplex *m*.
Robin's complex Robin-Syndrom *nt*, Pierre Robin-Syndrom *nt*.
symptom complex Symptomenkomplex *m*; Syndrom *nt*.
triple symptom complex → Behçet's triple symptom complex.
com·plex·ion [kəmˈplekʃn] *n* **1.** (Haut-, Gesichts-)Farbe *f*, Teint *m*. **2.** Aspekt *m*, Zug *m*, Blickpunkt *m*, Gesichtspunkt *m*.
com·pli·ance [kəmˈplaɪəns] *n* **1.** *physiol.*, *phys.* Weitbarkeit *f*, Dehnbarkeit *f*, Compliance *f*. **2.** Einverständnis *nt* (*with* in); Befolgung *f*, Einhaltung *f*, Compliance *f*.
com·pli·cat·ed [ˈkɑmplɪkeɪtɪd] *adj* kompliziert, komplex, mit anderen Erkrankungen/Verletzungen assoziiert.
com·pli·ca·tion [ˌkɑmplɪˈkeɪʃn] *n* Komplikation *f*; Kompliziertheit *f*. **experience/encounter/have complications** auf Komplikationen stoßen.
delayed complication Spätkomplikation *f*.
late complication Spätkomplikation *f*.
com·po·nent [kəmˈpəʊnənt, kɑm-] **I** *n* Bestandteil *m*, Teil *m*, Komponente *f*. **II** *adj* einen (Bestand-)Teil bildend, zusammensetzend, Teil-.
female component Matrize *f*.
male component Patrize *f*.
plasma thromboplastin component Faktor IX *m*, Christmas-Faktor *m*, Autothrombin II *m*.
thromboplastic plasma component antihämophiles Globulin *nt*, Antihämophiliefaktor *m*, Faktor VIII *m*.
com·pos·ite [ˈkɑmpəzɪt] **I** *n* **1.** Zusammensetzung *f*, Mischung *f*, Kompositum *nt*. **2.** Komposit *nt*, Composite *nt*, Composite-Material *nt*, Mehrkomponentenwerkstoff *m*. **II** *adj* zusammengesetzt (*of* aus); gemischt.
Concise composite Concise-Composite *nt*.
fine particle composite Mikrofüllerkomposit *nt*, Mikrofüller *m*.
hybrid-based composite Hybridkomposit *nt*.
microfilled composite Mikrofüllerkomposit *nt*, Mikrofüller *m*.
com·po·si·tion [ˌkɑmpəˈzɪʃn] *n* **1.** Zusammensetzung *f*, Aufbau *m*, Struktur *f*; Beschaffenheit *f*, Komposition *f*. **2.** Verfassen *nt*, Abfassen *nt*; Entwurf *m*. **3.** Zusammensetzung *f*, Bildung *f*.
modeling composition Impression-Compound *nt*.
com·pound [*n* ˈkɑmpaʊnd; *adj* ˈkɑm-, kəmˈpaʊnd; *v* kəmˈpaʊnd, ˈkɑm-] **I** *n* **1.** Zusammensetzung *f*, Mischung *f*. **2.** *chem.* Verbindung *f*. **3.** *pharm.* Kombination(spräparat *nt*) *f*, Kompositum *nt*, Compositum *nt*. **II** *adj* zusammengesetzt, aus mehreren Komponenten bestehend; (*Fraktur*) kompliziert. **III** *vt* **4.** zusammensetzen, zusammenstellen, kombinieren, verbinden, (ver-)mischen. **be compounded of** s. zusammensetzen aus. **5.** herstellen, bilden. **6.** verstärken, intensivieren, verschlimmern, vergrößern.
benzene compound aromatische Verbindung *f*.
carbon compound Kohlenstoffverbindung *f*.
composite compound Komposit *nt*, Composite *nt*, Composite-Material *nt*, Mehrkomponentenwerkstoff *m*.
duplicating compound Dubliermasse *f*.
impression compound Impression-Compound *nt*.
iron compound eisenhaltige Verbindung *f*, Eisenverbindung *f*.
modeling compound Impression-Compound *nt*.
tray impression compound Impression-Compound *nt* Typ II.
true impression compound Impression-Compound *nt* Typ I.
type I impression compound Impression-Compound *nt* Typ I.
type II impression compound Impression-Compound *nt* Typ II.
com·pre·hend [ˌkɑmprɪˈhend] *vt* **1.** begreifen, erfassen, verstehen. **2.** umfassen, einschließen.
com·pre·hen·si·ble [ˌkɑmprɪˈhensɪbl] *adj* begreiflich, verständlich, faßbar.
com·pre·hen·sion [ˌkɑmprɪˈhenʃn] *n* **1.** Begriffsvermögen *nt*, Wahrnehmungsvermögen *nt*, Fassungskraft *f*, Auffassungsgabe *f*, Verstand *m*, Verständnis *nt* (*of* für). **2.** Begreifen *nt*, Verstehen *nt* (*of*). **be quick of comprehension** schnell begreifen. **be slow of comprehension** langsam begreifen. **3.** bewußte Wahrnehmung *f*, Apperzeption *f*.

com·press [*n* ˈkɑmpres; *v* kəmˈpres] **I** *n* Kompresse *f*; (feuchter) Umschlag *m*. **II** *vt* **1.** zusammendrücken, zusammenpressen. **2.** (*Arterie*) stauen. **3.** *phys.*, *techn.* komprimieren, verdichten.
com·pres·sion [kəmˈpreʃn] *n* Zusammenpressen *nt*, Zusammendrücken *nt*; *phys.*, *techn.* Kompression *f*, Verdichtung *f*; Druck *m*; Druckkraft *f*.
cerebral compression Hirnkompression *f*, Hirnquetschung *f*.
digital compression digitale Kompression *f*, Digitalkompression *f*.
instrumental compression instrumentelle Kompression *f*.
nerve compression Nervenkompression *f*.
tissue compression Gewebekompression *f*.
com·pres·sor [kəmˈpresər] *n* **1.** *anat.* Preßmuskel *m*, Schließmuskel *m*, Kompressor *m*, Musculus compressor. **2.** Kompressorium *nt*; Gefäßklemme *f*, Arterienklemme *f*. **3.** *techn.* Kompressor *m*, Verdichter *m*.
com·pres·so·ri·um [ˌkɑmpreˈsɔːrɪəm] *n*, *pl* **com·pres·so·ria** [ˌkɑmpreˈsɔːrɪə] Kompressorium *nt*; Gefäßklemme *f*, Arterienklemme *f*.
com·pul·sion [kəmˈpʌlʃn] *n* *psycho.*, *psychia.* (innerer) Zwang *m*, unwiderstehlicher Drang *m*. **under compulsion** unter Zwang *od.* Druck, gezwungen, zwangsweise.
com·pul·sive [kəmˈpʌlsɪv] *adj* *psycho.*, *psychia.* zwanghaft, zwingend, kompulsiv, Zwangs-, Kompulsiv-.
com·pul·so·ry [kəmˈpʌlsərɪ] *adj* **1.** zwangsweise, gezwungen, Zwangs-. **2.** obligatorisch, verbindlich, zwingend vorgeschrieben, Pflicht-.
con·cave [*n* ˈkɑnkeɪv; *adj*, *v* kɑnˈkeɪv] **I** *n* konkave (Ober-)Fläche *f*, (Aus-)Höhlung *f*. **II** *adj* nach innen gewölbt, vertieft, hohl, konkav, Konkav-, Hohl-. **III** *vt* konkav formen, aushöhlen.
con·cav·i·ty [kɑnˈkævətɪ] *n* **1.** Konkavität *f*, konkave Beschaffenheit *f*, Krümmung *f* (nach innen). **2.** konkave (Ober-)Fläche *f*, (Aus-)Höhlung *f*.
con·cealed [kənˈsiːld] *adj* verborgen, verdeckt; nicht-palpierbar.
con·cen·trate [ˈkɑnsəntreɪt] **I** *n* *chem.* Konzentrat *nt*. **II** *adj* *chem.* konzentriert. **III** *vt* **1.** konzentrieren; (*Gedanken*) richten (*on* auf). **2.** *chem.* (*Lösung*) konzentrieren, anreichern. **3.** konzentrieren, sammeln, zusammenballen, zusammendrängen. **IV** *vi* **4.** s. konzentrieren (*on* auf). **5.** s. sammeln, s. zusammendrängen, s. zusammenballen. **6.** *chem.* s. konzentrieren, s. anreichern.
con·cen·trat·ed [ˈkɑnsəntreɪtɪd] *adj* konzentriert.
con·cen·tra·tion [ˌkɑnsənˈtreɪʃn] *n* **1.** *chem.* Konzentration *f*, Anreicherung *f*. **at/in a high concentration** in hoher Konzentration. **at/in a low concentration** in niedriger Konzentration. **a fall in concentration** Konzentrationsabfall *m*. **a rise in concentration** Konzentrationsanstieg *m*. **2.** Konzentration *f*, Konzentrierung *f*, angespannte Aufmerksamkeit *f*, (geistige) Sammlung *f*. **3.** Zusammenballung *f*, Zusammendrängung *f*, (An-)Sammlung *f*, Konzentration *f*, Konzentrierung *f*.
hydrogen ion concentration Wasserstoffionenkonzentration *f*.
maximal allowance concentration maximal zulässige Konzentration *f*.
maximal work place concentration *physiol.* maximale Arbeitsplatzkonzentration *f*.
mean corpuscular hemoglobin concentration Sättigungsindex *m*, mittlere Hämoglobinkonzentration *f* der Erythrozyten, mean corpuscular hemoglobin concentration.
minimal inhibitory concentration minimale Hemmkonzentration *f*.
molar concentration molare Konzentration *f*.
substance concentration *chem.*, *phys.* molare Konzentration *f*.
con·cep·tion [kənˈsepʃn] *n* **1.** *gyn.* Empfängnis *f*, Befruchtung *f*, Konzeption *f*, Conceptio *f*. **2.** Vorstellung *f*, Auffassung *f*; Konzeption *f*, Idee *f* (*of* von). **3.** Auffassungsvermögen *nt*, Begreifen *nt*, Erfassen *nt*. **4.** Entwurf *m*, Konzept *nt*, Plan *m*.
con·cep·tive [kənˈseptɪv] *adj* **1.** *gyn.* Konzeption betr., konzeptionsfähig, empfängnisfähig, Empfängnis-, Konzeptions-. **2.** begreifend, empfänglich, Begriffs-.
con·cern [kənˈsɜːrn] **I** *n* **1.** Angelegenheit(en *pl*) *f*, Sache *f*, Anliegen *nt*. **2.** Sorge *f*, Besorgnis *f* (*at*, *about*, *for* wegen, um). **3.** Interesse *nt* (*about*, *for*, *in*; für); Teilnahme *f* (*about*, *for*, *in*, an). **4.** Bedeutung *f*, Wichtigkeit *f*. **II** *vt* **5.** betreffen, angehen. **6.** beschäftigen. **concern o.s. with** s. befassen mit. **7.** beunruhigen. **be concernd about/at** s. Sorgen machen um/wegen. **8.** handeln von.
con·cha [ˈkɑŋkə] *n*, *pl* **con·chae** [ˈkɑŋkiː] *anat.* Muschel *f*, muschelförmige Struktur *f*, Concha *f*.
concha of cranium knöchernes Schädeldach *nt*, Kalotte *f*, Calvaria *f*.
ear concha Ohrmuschel *f*; *anat.* Concha auricularis.
inferior concha → inferior nasal concha
inferior ethmoidal concha → middle nasal concha

inferior nasal concha untere Nasenmuschel, Concha nasalis inferior.
middle concha → middle nasal concha.
middle nasal concha mittlere Nasenmuschel, Concha nasalis media.
nasal concha Nasenmuschel *f*, Concha nasalis.
nasoturbinal concha Agger nasi.
sphenoidal concha 1. kleiner Keilbeinflügel *m*, Ala minor (ossis sphenoidalis). **2.** Concha sphenoidalis.
superior concha → superior nasal concha.
superior ethmoidal concha → superior nasal concha.
superior nasal concha obere Nasenmuschel, Concha nasalis superior.
supreme concha oberste Nasenmuschel *f*, Concha nasalis suprema.
con·chal ['kɑŋkəl] *adj* Concha betr., muschelförmig.
con·cho·tome ['kɑŋkətəʊm] *n* Konchotom *nt*.
con·chot·o·my [kɑŋ'kɑtəmɪ] *n* Muschelresektion *f*, Konchotomie *f*, Turbinektomie *f*.
con·com·i·tance [kən'kɑmɪtəns] *n* **1.** Begleiterscheinung *f*. **2.** Zusammenbestehen *nt*, gleichzeitiges Vorhandensein *nt*.
con·com·i·tant [kən'kɑmɪtənt] **I** *n* Begleiterscheinung *f*. **II** *adj* begleitend, gleichzeitig, Begleit-.
con·cre·ment ['kɑnkrəmənt] *n* Stein *m*, Konkrement *nt*.
nasal concrement Nasenstein *m*, Rhinolith *m*.
con·cre·tion [kɑn'kri:ʃn] *n* **1.** Verschmelzung *f*, Vereinigung *f*. **2.** *patho.* Zusammenwachsen *nt*, Verwachsung *f*, Concretio *f*. **3.** Verhärtung *f*, Häufung *f*, Knoten *m*. **4.** Stein *m*, Konkrement *nt*. **5.** feste *od.* kompakte Masse *f*.
con·cus·sion [kən'kʌʃn] *n* Erschütterung *f*, Kommotion *f*, Commotio *f*.
concussion of the brain → cerebral concussion.
brain concussion → cerebral concussion.
concussion on the brain → cerebral concussion.
cerebral concussion Gehirnerschütterung *f*, Kommotionssyndrom *nt*, Commotio cerebri.
concussion of the labyrinth Labyrintherschütterung *f*, Commotio labyrinthi.
spinal concussion Rückenmark(s)erschütterung *f*, Commotio (medullae) spinalis.
concussion of the spinal cord → spinal concussion.
con·den·sa·tion [ˌkɑndən'seɪʃn] *n* **1.** *chem.* Kondensation *f*, Verdichtung *f*. **2.** *phys.* Kondensation *f*, Verflüssigung *f*. **3.** *phys.* Kondensat *nt*, Kondensationsprodukt *nt*. **4.** Kondensation *nt*, Verdichten *nt*, Kondensation *f*. **5.** Verdichtung *f*; Zusammendrängung *f*, Anhäufung *f*.
amalgam condensation Amalgamkondensation *f*.
brush condensation Bürstenkondensation *f*.
filling material condensation Füllstoffkondensierung *f*.
gold foil condensation Goldfolienkondensierung *f*.
hand amalgam condensation manuelle Amalgamkondensation *f*.
mechanical amalgam condensation mechanische Amalgamkondensation *f*.
pressure condensation Druckkondensieren *nt*.
vibration condensation Vibrationskondensation *f*.
con·dense [kən'dens] **I** *vt* **1.** *chem., techn.* kondensieren, komprimieren, verdichten. **2.** *phys.* kondensieren, niederschlagen. **II** *vi* kondensieren, s. niederschlagen, s. verflüssigen, s. verdichten.
con·densed [kən'denst] *adj* kondensiert; verdichtet, komprimiert; konzentriert.
con·dens·er [kən'densər] *n* **1.** *phys.* Kondensator *m*; Verflüssiger *m*; Verdichter *m*. **2.** Kondensor(linse *f*) *m*, Sammellinse *f*. **3.** *dent.* Stopfer *m*, Kondensierer *m*.
Abbé's condenser Abbé-Kondensator *m*.
amalgam condenser Amalgamkondensierer *m*, Amalgamstopfer *m*, Bergendahl-Kondensierer *m*.
automatic condenser mechanischer Kondensierer *m*, mechanischer Stopfer *m*.
back-action condenser Back-action-Kondensierer *m*, Back-action-Stopfer *m*.
bayonet condenser Bajonettstopfer *m*.
electromallet condenser McShirley-Elektrokondensierer *m*, McShirley-Elektrohammer *m*.
foil condenser Goldstopfer *m*, Goldkondensierer *m*.
foot condenser fußförmiger Stopfer *m*, fußförmiger Kondensierer *m*.
gold condenser Goldstopfer *m*, Goldkondensierer *m*.
hand condenser Handstopfer *m*.
Hollenback condenser Hollenback-Stopfer *m*, Hollenback-Kondensierer *m*, pneumatischer Stopfer *m*, pneumatischer Kondensierer *m*.
McShirley electromallet condenser McShirley-Elektrokondensierer *m*, McShirley-Elektrohammer *m*.
mechanical condenser mechanischer Kondensierer *m*, mechanischer Stopfer *m*.
mechanical gold condenser mechnischer Goldstopfer *m*.
pneumatic condenser Hollenback-Stopfer *m*, Hollenback-Kondensierer *m*, pneumatischer Stopfer *m*, pneumatischer Kondensierer *m*.
reverse condenser Back-action-Kondensierer *m*, Back-action-Stopfer *m*.
root canal filling condenser Wurzelkanalstopfer *m*.
round condenser kugelförmiger Stopfer *m*, kugelförmiger Kondensierer *m*.
con·di·tion [kən'dɪʃn] **I** *n* **1.** Bedingung *f*, Voraussetzung *f*. **on condition that** vorausgesetzt, daß; unter der Bedingung, daß. **on no condition** keinesfalls, auf keinen Fall. **2. conditions** *pl* Verhältnisse *pl*, Bedingungen *pl*, Umstände *pl*. **3.** (physischer *od.* psychischer) Zustand *m*, Verfassung *f*, Befinden *nt*; *sport.* Kondition *f*, Form *f*. **in (a) good condition** in guter Verfassung, gesund. **in (a) bad/poor condition** in schlechter Verfassung, krank. **4.** Leiden *nt*, Beschwerden *pl*. **5.** Lage *f*. **II** *vt* **6.** bestimmen, festsetzen, (s. aus-)bedingen (*that* daß). **7.** in Form bringen. **8.** die Voraussetzung sein für. **9.** (*a. psycho.*) konditionieren (*to, for* auf).
environmental conditions Umweltbedingungen *pl*.
general condition Allgemeinzustand *m*, Allgemeinbefinden *nt*.
living conditions Wohnverhältnisse *pl*.
mental condition geistige/psychische Verfassung *f*, Geisteszustand *m*.
physical condition körperliche/physische Verfassung *f*, Gesundheitszustand *m*.
precancerous condition → precancer.
con·dom ['kʌndəm, 'kɑn-] *n* Kondom *nt/m*, Präservativ *nt*.
con·duct [*n* 'kɑndʌkt; *v* kən'dʌkt] **I** *n* **1.** Leitung *f*, Verwaltung *f*. **2.** *fig.* Benehmen *nt*, Betragen *nt*, Verhalten *nt*, Führung *f*. **II** *vt* **3.** führen, geleiten, begleiten. **4.** leiten, verwalten. **5. conduct o.s.** s. benehmen, s. verhalten, s. betragen. **6.** *phys.* leiten. **III** *vi phys.* leiten, als Leiter wirken.
con·duct·i·bil·i·ty [kənˌdʌktə'bɪlətɪ] *n* → conductivity.
con·duc·tion [kən'dʌkʃn] *n* **1.** *phys., physiol.* Leitung *f*; *phys.* Leitvermögen *nt*. **2.** Leitung *f*, Führung *f*.
aerial conduction Luftleitung *f*.
air conduction Luftleitung *f*.
bone conduction Knochenleitung *f*.
cranial conduction Knochenleitung *f*.
heat conduction Wärmeleitung *f*, Konduktion *f*.
osseotympanic conduction → bone conduction.
tissue conduction Knochenleitung *f*.
con·duc·tiv·i·ty [ˌkɑndʌk'tɪvətɪ] *n phys., physiol.* Leitfähigkeit *f*, Leitvermögen *nt*, Konduktivität *f*.
heat conductivity Wärmeleitfähigkeit *f*.
thermal conductivity 1. Wärmeleitfähigkeit *f*. **2.** spezifische Wärmeleitfähigkeit *f*.
con·duc·tor [kən'dʌktər] *n* **1.** *phys., electr.* Leiter *m*. **2.** *chir.* (Führungs-)Hohlsonde *f*.
con·duit ['kɑnd(w)ɪt, -d(j)u:ɪt] *n* **1.** Rohr *nt*, Röhre *f*, Kanal *m*. **2.** *chir.* Conduit *nt/m*.
con·dyle ['kɑndaɪl] *n* Gelenkkopf *m*, Knochenende *nt*, Kondyle *f*, Condylus *m*.
articular condyle Gelenkkondyle *f*, Gelenkkopf *m*.
articular condyle of mandible Gelenkkopf *m* des Unterkiefers, Caput mandibulae.
condyle of mandible → mandibular condyle.
mandibular condyle Unterkieferköpfchen *nt*, Processus condylaris mandibulae.
con·dy·lec·to·my [kɑndə'lektəmɪ] *n ortho.* Kondylenresektion *f*, Kondylektomie *f*.
con·dy·lo·ma [ˌkɑndə'ləʊmə] *n, pl* **con·dy·lo·mas**, **con·dy·lo·ma·ta** [ˌkɑndə'ləʊmətə] **1.** Kondylom *nt*, Condyloma *nt*. **2.** (spitze) Feigwarze *f*, Feuchtwarze *f*, spitzes Kondylom, Condyloma acuminatum, Papilloma acuminatum/venereum. **3.** breites Kondylom, Condyloma latum/syphiliticum.
con·dy·lo·ma·to·sis [ˌkɑndəˌləʊmə'təʊsɪs] *n derm.* Kondylomatose *f*.
con·dy·lom·a·tous [ˌkɑndə'lɑmətəs] *adj derm.* kondylomatös.
cone [kəʊn] *n* **1.** *anat.* kegel-, zapfenförmiges Gebilde *nt*, Zapfen *m*, Konus *m*, Conus *m*. **2.** *dent.* Wurzelkanalstift *m*. **3.** *radiol.* Strahlenkegel *m*. **4.** *mathe., fig.* Kegel *m*; *techn.* Konus *m*.
felt cone Filzkegel *m*.
gutta-percha cone Guttaperchastift *m*, Wurzelkanalstift *m* aus Guttapercha.
long cone 1. Langkonus *m*. **2.** Langkonustechnik *f*.

short cone Kurzkonus *m*.
silver cone Silberstift *m*, Wurzelkanalstift *m* aus Silber.
cones [kəʊnz] *pl* → cone *cells*.
cone-shaped *adj* zapfenförmig, kegelförmig.
con·fig·u·ra·tion [kən,fɪgjə'reɪʃn] *n* **1.** *chem.* Konfiguration *f*, räumliche Anordnung *f*. **2.** Konfiguration *f*, (Auf-)Bau *m*, (äußere) Form *f*, Gestalt *f*; Struktur *f*. **3.** *mathe.* (geometrische) Figur *f*. **4.** *psycho.* Gestalt *f*.
con·geal [kən'dʒiːl] **I** *vt* erstarren *od.* hart werden lassen; (*Blut*) gerinnen lassen. **II** *vi* erstarren, hart *od.* starr *od.* fest werden; (*Blut*) gerinnen; gefrieren.
con·gel·a·tion [,kɒndʒə'leɪʃn] *n* **1.** *patho.* Erfrierung(serscheinung *f*) *f*, Kongelation *f*, Congelatio *f*. **2.** Erstarren *nt*, Fest-, Hartwerden *nt*, Gefrieren *nt*, Gerinnen *nt*. **3.** erstarrte *od.* geronnene Masse *f*.
con·gen·i·tal [kən'dʒenɪtl, kɑn-] *adj* angeboren, kongenital; *patho.* congenitus, congenitalis.
con·gest [kən'dʒest] **I** *vt* ansammeln, anhäufen, zusammendrängen, stauen; verstopfen, blockieren. **II** *vi* s. ansammeln, s. stauen; verstopfen.
con·gest·ed [kən'dʒestɪd] *adj* **1.** überfüllt (*with* von); zusammengedrängt. **2.** (mit Blut) überfüllt, voll, gestaut, Stauungs-.
con·ges·tion [kən'dʒestʃn] *n* **1.** Stau(ung *f*) *m*, Stockung *f*; Ansammlung *f*, Anhäufung *f*, Andrang *m*. **2.** (Blut-)Stauung *f*, Kongestion *f*, Congestio.
active congestion aktive/arterielle Hyperämie *f*.
hypostatic congestion hypostatische Blutstauung/Hyperämie *f*.
venous congestion venöse/passive (Blut-)Stauung/Hyperämie *f*.
con·glo·bate [kɒn'gləʊbeɪt, 'kɑn-] **I** *adj* zusammengeballt, kugelig, konglobiert. **II** *vt* zusammenballen, konglobieren (*into* zu). **III** *vi* s. zusammenballen, konglobieren (*into* zu).
con·glo·ba·tion [,kɒngləʊ'beɪʃn, ,kɑn-] *n* Zusammenballung *f*, Konglobation *f*.
con·glom·er·ate [*n, adj* kən'glɒmərɪt, kɑn-; *v* kən'glɒmərɪt] **I** *n* Konglomerat *nt*. **II** *adj* zusammengeballt, geknäuelt. **III** *vt* zusammenballen, anhäufen, ansammeln. **VI** *vi* s. zusammenballen, s. anhäufen *od.* ansammeln.
con·glom·er·a·tion [kən,glɒmə'reɪʃn] *n* (An-)Häufung *f*, (An-)Sammlung *f*, Gemisch *nt*; (Zusammen-)Ballung *f*.
con·glu·ti·nant [kən'gluːtɪnənt, kɒŋ-] *adj* (*Wundränder*) zusammenklebend, (an-)haftend.
con·glu·ti·na·tion [kən,gluːtə'neɪʃn] *n* **1.** *hema..* Konglutination *f*, Conglutinatio *f*. **2.** Verklebung *f*, Verwachsung *f*, Adhäsion *f*.
con·glu·ti·nin [kən'gluːtɪnɪn] *n immun.* Konglutinin *nt*.
con·ic ['kɒnɪk] *adj* → conical.
con·i·cal ['kɒnɪkl] *adj* konisch, zapfenförmig, kegelförmig.
co·nid·i·um [kə'nɪdɪəm] *n, pl* **co·nid·ia** [kə'nɪdɪə] *micro.* Konidie *f*, Conidium *nt*.
co·ni·o·sis [kəʊnɪ'əʊsɪs] *n patho.* Staub(ablagerungs)krankheit *f*, Koniose *f*.
co·ni·ot·o·my [kəʊnɪ'ɒtəmɪ] *n* Koniotomie *f*, Konikotomie *f*, (Inter-)Krikothyreotomie *f*.
con·i·za·tion [kəʊnɪ'zeɪʃn, kɑn-] *n chir.* Konisation *f*.
con·join [kən'dʒɔɪn] **I** *vt* verbinden, vereinigen. **II** *vi* s. verbinden, s. vereinigen.
con·joined [kən'dʒɔɪnd] *adj* verbunden, verknüpft, vereinigt.
con·joint [kən'dʒɔɪnt] *adj* verbunden, verknüpft; gemeinsam.
con·ju·gal ['kɒndʒəɡəl] *adj* Ehe(gatten) betr., ehelich, Ehe-, Gatten-.
con·ju·gate [*n, adj* 'kɒndʒəɡɪt, -,ɡeɪt; *v* 'kɒndʒəɡeɪt] **I** *n chem.* Konjugat *nt*. **II** *adj* **1.** gepaart, (paarweise) verbunden, paarig. **2.** *chem.* konjugiert. **III** *vt chem.* konjugieren.
con·ju·gat·ed ['kɒndʒəɡeɪtɪd] *adj chem.* konjugiert; konjugierte Doppelbindungen enthaltend.
con·ju·ga·tion [,kɒndʒə'ɡeɪʃn] *n* **1.** Verbindung *f*, Vereinigung *f*, Verschmelzung *f*. **2.** *genet., micro.* Konjugation *f*. **3.** *chem.* Konjugation *f*.
con·junc·tion [kən'dʒʌŋkʃn] *n* **1.** Verbindung *f*, Vereinigung *f*. **in conjunction with** in Verbindung mit. **2.** Zusammentreffen *nt*.
con·junc·ti·va [kɒndʒʌŋk'taɪvə] *n, pl* **con·junc·ti·vas**, **con·junc·ti·vae** [kɒndʒʌŋk'taɪviː] *n* (Augen-)Bindehaut *f*, Konjunktiva *f*, Conjunctiva *f*, Tunica conjunctiva.
con·junc·ti·val [kɒndʒʌŋk'taɪvl] *adj* Bindehaut/Conjunctiva betr., konjunktival, Bindehaut-, Konjunktival-.
con·junc·tive [kən'dʒʌŋktɪv] *adj* **1.** verbunden, verknüpft. **2.** verbindend, Verbindungs-, Binde-. **3.** *mathe.* konjunktiv.
con·junc·ti·vi·tis [kən,dʒʌŋktə'vaɪtɪs] *n ophthal.* Bindehautentzündung *f*, Konjunktivitis *f*, Conjunctivitis *f*.
con·na·tal ['kɒneɪtl, kə'n-] *adj* angeboren, bei der Geburt vorhanden, konnatal.

con·nate ['kɒneɪt, kə'neɪt] *adj* → connatal.
con·nect [kə'nekt] **I** *vt* **1.** (*a. fig.*) verbinden, verknüpfen (*to, with* mit); *fig.* in Verbindung *od.* Zusammenhang bringen. **2.** *techn.* (an-)koppeln, anschließen (*to* an); verbinden, anhängen. **II** *vi* eine Verbindung haben (*to, with* zu); in Verbindung treten *od.* stehen.
con·nect·ed [kə'nektɪd] *adj* **1.** verbunden, in Verbindung stehen (*with* zu); eine Beziehung haben (*with* zu); verknüpft. **2.** verwandt (*with* mit). **3.** *techn.* verkoppelt, gekoppelt; angeschlossen.
con·nect·ing [kə'nektɪŋ] *adj* verbindend, Verbindungs-, Anschluß-, Binde-.
con·nec·tion [kə'nekʃn] *n* (*a. techn.*) Verbindung *f* (*with* mit); Anschluß *m* (*to, with* an, zu); Verbindung(sstück *nt*) *f*, Bindeglied *nt*. **2.** Zusammenhang *m*, Beziehung *f*. **in this connection** in diesem Zusammenhang. **3.** (persönliche) Beziehung *f*. **4.** Geschlechtsverkehr *m*.
con·nec·tive [kə'nektɪv] **I** *n* Bindung *f*, Verbindung(sstück *nt*) *f*. **II** *adj* verbindend, Verbindungs-, Binde-.
con·nec·tor [kə'nektər] *n* **1.** (*Teilprothese*) Verbindungselement *nt*. **2.** (*Vollprothese*) Versteifungselement *nt*, Stabilisierungselement *nt*.
anterior major palatal connector vorderer Gaumenbügel *m*.
major connector Prothesensattel *m*, Sattelteil *m* der Prothese.
major palatal connector Gaumenplatte *f*.
minor connector Verbinder *m*, Ankerteil *m* der Prothese, Verbindungselement *nt*, Prothesenanker *m*.
nonrigid connector bewegliches Verbindungselement *nt*.
palatal connector Gaumenband *nt*, Gaumentransversalband *nt*.
palatal major connector Gaumenband *nt*, Gaumentransversalband *nt*.
posterior major palatal connector hinterer Gaumenbügel *m*.
rigid connector starres Verbindungselement *nt*.
saddle connector Prothesensattel *m*, Sattelteil *m* der Prothese.
Steiger's connector Steiger-Gelenk *nt*, Steiger-Gelenkverbindung *f*, Steiger-Geschiebe *nt*.
con·nex·us [kə'neksəs] *n anat.* Co(n)nexus *m*.
con·nu·bi·al [kə'n(j)uːbɪəl] *adj* ehelich, Ehe-.
co·noid ['kəʊnɔɪd] **I** *n bio.* Konoid *nt*. **II** *adj* kegelförmig.
con·qui·nine ['kɒŋkwənɪn, -nɪn] *n* Chinidin *nt*, Quinidine *f*.
con·san·guin·i·ty [,kɒnsæŋ'ɡwɪnətɪ] *n* Blutsverwandtschaft *f*, Konsanguinität *f*.
con·sci·en·tious [,kɒnʃɪ'enʃəs, ,kɒnsɪ-] *adj* **1.** gewissenhaft. **2.** Gewissens-. **on conscientious grounds** aus Gewissensgründen.
con·scious ['kɒnʃəs] *adj* **1.** (*Patient*) bei Bewußtsein. **2.** bewußt, dem Bewußtsein gegenwärtig. **diet-conscious/weight-conscious** gewichtsbewußt. **be/become conscious of** s. einer Sache bewußt sein/werden. **3.** bewußt, absichtlich, wissentlich.
con·scious·ness ['kɒnʃəsnɪs] *n* **1.** Bewußtsein *nt*, Wissen *nt* (*of* von, um). **2.** Denken *nt*, Empfinden *nt*. **3.** Bewußtsein *nt*.
lose consciousness das Bewußtsein verlieren, ohnmächtig werden.
regain consciousness das Bewußtsein wieder erlangen, wieder zu s. kommen.
con·sec·u·tive [kən'sekjətɪv] *adj* aufeinanderfolgend, Folge-; (*Zahlen*) fortlaufend.
con·sen·su·al [kən'senʃʊəl, -'senʃəwəl, -'senʃəl] *adj* **1.** gleichsinnig, übereinstimmend, konsensuell. **2.** *physiol.* unwillkürlich, Reflex-.
con·sent [kən'sent] **I** *n* Zustimmung *f* (*to* zu); Einwilligung *f* (*to* in); Einverständnis(erklärung *f*) *f* (*to* zu). **by mutual consent** in gegenseitigem Einverständnis. **give (written) consent** (schriftliche) Einwilligung geben. **obtain consent** Einverständnis einholen. **II** *vi* zustimmen (*to* zu); einwilligen (*to* in); s. bereit erklären (*to do* zu tun)
parental consent Einverständniserklärung *f* der Eltern.
verbal consent mündliche Einverständniserklärung *f*, mündliche Einwilligung *f*.
written consent schriftliche Einverständniserklärung *f*, schriftliche Einwilligung *f*.
con·serv·a·tive [kən'sɜrvətɪv] *adj* **1.** erhaltend, bewahrend, konservierend, konservativ. **2.** (*Therapie*) zurückhaltend, vorsichtig, konservativ.
con·serve [kən'sɜrv] *vt* konservieren; erhalten, bewahren.
con·so·nant ['kɒnsənənt] *n* Konsonant *m*, Mitlaut *m*.
stop consonant Explosionslaut *m*, Plosivlaut *m*, Verschlußlaut *m*, Plosiv *m*.
con·so·na·ting ['kɒnsəneɪtɪŋ] *adj* mitklingend, konsonierend.
con·stant ['kɒnstənt] **I** *n mathe., phys., fig.* Konstante *f*, konstante *od.* feste Größe *f*. **II** *adj* **1.** unveränderlich, konstant, gleichbleibend. **2.** (an-)dauernd, ständig, stetig, konstant. **3.** *mathe., phys.* konstant.
absorption constant → absorption *coefficient*.

association constant Assoziationskonstante *f*.
binding constant → association constant.
decay constant Zerfallskonstante *f*.
dielectric constant Dielektrizitätskonstante *f*, Dielektrizitätszahl *f*.
diffusion constant → diffusion *coefficient*.
disintegration constant *phys.* Zerfallskonstante *f*.
dissociation constant *chem.* Dissoziationskonstante *f*.
equilibrium constant Gleichgewichtskonstante *f*.
gas constant Gaskonstante *f*.
lattice constant *phys.* Gitterkonstante *f*.
rate constant Geschwindigkeitskonstante *f*.
con·sti·pate ['kɑnstəpeɪt] *vt* verstopfen, konstipieren, obstipieren.
con·sti·pat·ed ['kɑnstəpeɪtɪd] *adj* verstopft, konstipiert, obstipiert.
con·sti·pa·tion [ˌkɑnstə'peɪʃn] *n* (*Stuhl*) Verstopfung *f*, Obstipation *f*, Konstipation *f*.
con·stit·u·ent [kən'stɪtʃuːənt] **I** *n* Bestandteil *m*; *chem.* Komponente *f*. **II** *adj* einzeln, einen Teil bildend, Teil-.
con·sti·tu·tion [ˌkɑnstɪ't(j)uːʃn] *n* **1.** Zusammensetzung *f*, (Auf-)Bau *m*, Struktur *f*, Beschaffenheit *f*. **2.** Konstitution *f*, körperliche/seelische Struktur *f od.* Verfassung *f*; (*Person*) Gesamterscheinungsbild *nt*. **3.** *chem.* Konstitution *f*, Anordnung *f*.
con·strict [kən'strɪkt] *vt* **1.** (*Muskel*) zusammenziehen; verengen, einschnüren. **2.** (*a. fig.*) behindern, be-, einschränken; einengen.
con·stric·tion [kən'strɪkʃn] *n* **1.** Zusammenziehen *nt*, Einschnüren *nt*, Verengen *nt*. **2.** Einengung *f*, Einschnürung *f*, Konstriktion *f*, Striktur *f*. **3.** Beschränkung *f*, Beengtheit *f*, Enge *f*.
primary constriction Zentromer *nt*, Kinetochor *nt*.
con·stric·tive [kən'strɪktɪv] *adj* zusammenziehend, einschnürend, konstriktiv; *fig.* einengend, beschränkend.
con·stric·tor [kən'strɪktər] *n* zusammenziehender *od.* verengender Muskel *m*, Konstriktor *m*, Constrictor *m*, Musculus constrictor.
constrictor pharyngis inferior Konstriktor/Constrictor *m* pharyngis inferior, Musculus constrictor pharyngis inferior.
constrictor pharyngis medius Konstriktor/Constrictor *m* pharyngis medius, Musculus constrictor pharyngis medius.
constrictor pharyngis superior Konstriktor/Constrictor *m* pharyngis superior, Musculus constrictor pharyngis superior.
con·struc·tive [kən'strʌktɪv] *adj* **1.** aufbauend, schöpferisch, konstruktiv. **2.** *physiol.* anabol, anabolisch.
con·sult [kən'sʌlt] **I** *vt* **1.** konsultieren, zu Rate ziehen, um Rat fragen (*about* um). **2.** (*in einem Buch*) nachschlagen. **II** *vi* (s.) beraten, beratschlagen (*about* über).
con·sult·ant [kən'sʌltənt] *n* **1.** beratender Arzt *m*, Konsiliararzt *m od.* Konsiliarärztin *f*, Konsiliarius *m*. **2.** Facharzt *m od.* Fachärztin *f* (*an einem Krankenhaus*). **3.** Berater(in *f*) *m*; Gutachter(in *f*) *m*.
con·sul·ta·tion [ˌkɑnsəl'teɪʃn] *n* ärztliche Beratung *f*, Konsultation *f*, Konsilium *nt*.
con·sump·tion [kən'sʌmpʃn] *n* **1.** Verbrauch *m*, Konsumption *f*. **2.** Auszehrung *f*, Konsumption *f*.
energy consumption Energieverbrauch *m*.
food consumption Nahrungsaufnahme *f*, Nahrungsverbrauch *m*.
con·sump·tive [kən'sʌmptɪv] *adj* verbrauchend, verzehrend, konsumptiv, Verbrauchs-; auszehrend.
con·tact ['kɑntækt] **I** *n* **1.** (*a. fig.*) Kontakt *m*, Fühlung *f*, Berührung *f*, Verbindung *f*. **come into contact with** in Berührung kommen mit.
make contact with berühren; in Kontakt kommen mit; Verbindung herstellen mit. **2.** *epidem.* Kontaktperson *f*. **3.** *immunn.* Kontaktallergen *nt*. **4.** *anat.* Kontaktfläche *f*. **5.** *dent.* Kontaktfläche *f*, Berührungsfläche *f*, Approximalfläche *f*, Facies contactus dentis. **6.** *electr.* Kontakt *m*, Anschluß *m*. **II** *vt* s. in Verbindung setzen mit, Kontakt aufnehmen mit, s. wenden an.
balancing contact Balancekontakt *m*.
centric contact zentrischer Kontakt *m*.
complete contact kompletter Kontakt *m*, Vollkontakt *m*.
deflective contact Höckerinterferenz *f*.
deflective occlusal contact Höckerinterferenz *f*.
faulty contact fehlerhafter Interproximalkontakt *m*.
faulty interproximal contact fehlerhafter Interproximalkontakt *m*.
immediate direct contact unmittelbarer Direktkontakt *m*.
indirect contact indirekter Kontakt *m*.
initial contact Initialkontakt *m*.
initial occlusal contact initialer Okklusionskontakt *m*, Initialkontakt *m*.
initial occlusive contact → initial occlusal contact.
interceptive occlusal contact anomaler Kaufflächenkontakt *m*.
interproximal contact Interproximalkontakt *m*.
mediate contact indirekter Kontakt *m*.
occlusal contact Kauflächenkontakt *m*, Okklusalkontakt *m*.

premature contact Frühkontakt *m*.
proximal contact proximaler Kontakt *m*.
proximate contact proximaler Kontakt *m*.
working contact Arbeitskontakt *m*.
con·tac·tant [kən'tæktənt] *n* Kontaktallergen *nt*.
con·ta·gion [kən'teɪdʒən] *n* **1.** (Krankheits-)Übertragung *f* durch Kontakt. **2.** übertragbare/kontagiöse Krankheit *f*. **3.** kontagiöses Partikel *nt*, Kontagion *nt*, Kontagium *nt*.
con·ta·gi·os·i·ty [kənˌteɪdʒɪ'ɑsətɪ] *n* Übertragbarkeit *f*, Ansteckungsfähigkeit *f*, Kontagiosität *f*.
con·ta·gious [kən'teɪdʒəs] *adj* (direkt) übertragbar, ansteckend, kontagiös, Kontagions-.
con·ta·gium [kən'teɪdʒ(ɪ)ən] *n*, *pl* **con·ta·gia** [kən'teɪdʒ(ɪ)ə] kontagiöses Partikel *nt*, Kontagion *nt*, Kontagium *nt*.
con·tam·i·nate [kən'tæmɪneɪt] *vt* verunreinigen, verschmutzen, vergiften, infizieren, verseuchen, kontaminieren.
con·tam·i·na·tion [kənˌtæmɪ'neɪʃn] *n* **1.** Verseuchung *f*, Verunreinigung *f*; Vergiftung *f*, Kontamination *f*; Giftstoffe *pl*. **2.** *neuro., psychia.* Verschmelzung *f*, Kontamination *f*.
con·tent ['kɑntent] *n* **1.** (*a.* **contents** *pl*) (Raum-)Inhalt *m*, Fassungsvermögen *nt*, Volumen *nt*. **2.** *fig.* Gehalt *m* (*of* an); Inhalt *m*, Substanz *f*.
cubic content Kubikinhalt *m*, Rauminhalt *m*.
water content Wassergehalt *m*.
con·ti·gu·i·ty [ˌkɑntɪ'gjuːətɪ] *n*, *pl* **con·ti·gu·i·ties 1.** Aneinandergrenzen *nt*, Angrenzen *nt* (*to* an); Berührung *f* (*to* mit); Kontiguität *f*. **2.** (*räumliches od. zeitliches*) Zusammentreffen *nt*, Zusammenfallen *nt*, Kontiguität *f*.
con·tig·u·ous [kən'tɪgjəwəs] *adj* angrenzend, anstoßend (*to* an); berührend; nahe (*to* an); benachbart.
con·ti·nence ['kɑntɪnəns] *n* **1.** Kontinenz *f*. **2.** (sexuelle) Enthaltsamkeit *f*, Zurückhaltung *f*, Mäßigung *f*.
con·ti·nen·cy ['kɑntɪnənsɪ] *n* → continence.
con·ti·nent ['kɑntɪnənt] *adj* **1.** kontinent. **2.** (sexuell) enthaltsam, zurückhaltend.
con·tin·ued [kən'tɪnjuːd] *adj* anhaltend, fortgesetzt, fortlaufend, stetig, unaufhörlich, kontinuierlich.
con·ti·nu·i·ty [ˌkɑntə'n(j)uːətɪ] *n* Stetigkeit *f*, ununterbrochenes Fortdauern *od.* Fortbestehen *nt*, ununterbrochener Zusammenhang *m*, Kontinuität *f*.
con·tin·u·ous [kən'tɪnjəwəs] *adj* ununterbrochen, fortlaufend, fortwährend, andauernd, stetig, ständig, unaufhörlich, kontinuierlich.
con·tour ['kɑntʊər] *n* Umriß *m*, Umrißlinie *f*, Kontur *f*. **II** *vt* **1.** die Konturen zeichnen *od.* andeuten, konturieren. **2.** (*Zahn, Knochen*) remodellieren.
buccal contour bukkale Zahnkontur *f*.
gingival contour Zahnfleischkontur *f*.
gum contour Zahnfleischkontur *f*.
proximal contour proximale Zahnkontur *f*.
tooth contour Zahnform *f*, Zahnkontur *f*.
con·tour·ing [kən'tʊərɪŋ] *n* (*Zahn*) Konturieren *nt*, Konturierung *f*, (Re-)Modellieren *nt*.
occlusal contouring Okklusionskorrektur *f*, Korrektur *f* von Okklusionsanomalien.
contra- *pref.* Kontra-, Gegen-, Wider-.
con·tra·cep·tion [ˌkɑntrə'sepʃn] *n* Empfängnisverhütung *f*, Konzeptionsverhütung *f*, Antikonzeption *f*, Kontrazeption *f*.
con·tra·cep·tive [ˌkɑntrə'septɪv] **I** *n* empfängnisverhütendes Mittel *nt*, Verhütungsmittel *nt*, Kontrazeptivum *nt*. **II** *adj* empfängnisverhütend, kontrazeptiv, antikonzeptionell.
oral contraceptive orales Verhütungsmittel *nt*, orales Kontrazeptivum *nt*, Anti-Baby-Pille *f*, *inf.* Pille *f*.
con·tra·clock·wise [ˌkɑntrə'klɑkwaɪz] *adj* gegen den Uhrzeigersinn/die Uhrzeigerrichtung, nach links.
con·tract [*n*, *adj* 'kɑntrækt; *v* kən'trækt] **I** *n* Vertrag *m*, Kontrakt *m*. **II** *vt* **1.** (*Muskel*) zusammenziehen, verkürzen, verringern, kontrahieren; (*Pupille*) verengen; verkleinern. **2.** (*Krankheit*) s. zuziehen. **3.** einen Vertrag schließen; (*Verpflichtung*) eingehen. **III** *vi* **4.** (*Muskel*) s. zusammenziehen, (s.) kontrahieren; (*Pupille*) s. verengen; s. verkleinern, (ein-)schrumpfen. **5.** einen Vertrag schließen, s. vertraglich verpflichten.
con·tract·ed [kən'træktɪd] *adj* **1.** zusammengezogen, (ein-)geschrumpft, kontrahiert, Schrumpf-. **2.** ge-, verkürzt. **3.** *fig.* engstirnig, beschränkt. **4.** (*Stirn*) gerunzelt. **5.** vereinbart.
con·tract·i·bil·i·ty [kənˌtræktə'bɪlətɪ, kən-] *n* → contractility.
con·tract·i·ble [kən'træktɪbl] *adj* → contractile.
con·trac·tile [kən'træktl, -tɪl] *adj* zusammenziehbar, kontraktil, kontraktionsfähig.
con·trac·til·i·ty [ˌkɑntræk'tɪlətɪ] *n* Fähigkeit *f* zur Kontraktion, Kontraktilität *f*.

con·tract·ing [kənˈtræktɪŋ] *adj* (s.) zusammenziehend.
con·trac·tion [kənˈtrækʃn] *n* **1.** Kontraktion *f*, Zusammenziehung *f*; (Muskel-)Kontraktion *f*, Zuckung *f*; Kontrahieren *nt*; (*Pupille*) Verengen *nt*; Schrumpfen *nt*. **2.** *patho.* Kontraktur *f*. **3.** *gyn.* Wehe *f*, Kontraktion *f*. **4.** Zuziehung *f* (*einer Krankheit*).
   atrial premature contraction *card.* Vorhofextrasystole *f*, atriale Extrasystole *f*.
   auxotonic contraction auxotonische Kontraktion *f*.
   cervical muscle contraction Halsmuskelkontraktion *f*.
   isometric contraction isometrische Kontraktion *f*.
   isotonic contraction isotonische Kontraktion *f*.
   muscle contraction Muskelkontraktion *f*.
   premature contraction *card.* Extrasystole *f*, vorzeitige Herz(muskel)kontraktion *f*.
   premature ventricular contraction *card.* Kammerextrasystole *f*, ventrikuläre Extrasystole *f*.
   tonic contraction 1. tonische (An-)Spannung/Kontraktion *f*; Tonus *m*. **2.** tetanische Kontraktur *f*, Tetanus *m*.
   twitch contraction Muskelzuckung *f*.
   wound contraction Wundzusammenziehung *f*, Wundkontraktion *f*.
con·trac·ture [kənˈtræktʃər] *n physiol., patho.* Kontraktur *f*.
   cicatricial contracture Narbenkontraktur *f*.
con·tra·fis·sure [ˌkɑntrəˈfɪʃər] *n traumat.* Contre-coup-Fraktur *f*.
con·tra·in·ci·sion [ˌkɑntrɑɪnˈsɪʒn] *n chir.* Gegenöffnung *f*, Kontrainzision *f*.
con·tra·in·di·cat·ed [ˌkɑntrəˈɪndɪkeɪtɪd] *adj* nicht anwendbar, nicht zur Anwendung empfohlen, kontraindiziert.
con·tra·in·di·ca·tion [ˌkɑntrɑˌɪndɪˈkeɪʃn] *n* Gegenanzeige *f*, Gegenindikation *f*, Kontraindikation *f*.
con·tra·lat·er·al [ˌkɑntrəˈlætərəl] *adj* **1.** auf der entgegengesetzten Seite (liegend), gegenseitig, kontralateral. **2.** *neuro.* gekreuzt, kontralateral.
con·trast [*n* ˈkɑntræst; *v* kənˈtræst] **I** *n* **1.** Kontrast *m*, (starker) Gegensatz *m*, (auffallender) Unterschied *m* (*between* zwischen; *to, with* zu). **form a contrast to** einen Kontrast bilden zu. **in contrast to/with** im Gegensatz zu. **2.** *radiol.* (Bild-)Kontrast *m*. **II** *vi* kontrastieren (*with* mit); (*Farben*) s. abheben (*with* von); im Gegensatz/in Kontrast stehen (*with* zu).
   film contrast *radiol.* Filmkontrast *m*.
   objective contrast objektiver Kontrast *m*.
con·tra·stim·u·lant [ˌkɑntrəˈstɪmjələnt] **I** *n pharm.* Beruhigungsmittel *nt*. **II** *adj* kontrastimulierend; beruhigend.
con·tre·coup [ˈkɑntrəkuː] *n traumat.* Contre-coup *m*, Contrecoup-Verletzung *f*, Contre-coup-Mechanismus *m*.
con·trol [kənˈtrəʊl] **I** *n* **1.** Kontrolle *f*, Herrschaft *f* (*of, over* über). **be in control of/have control of** etw. kontrollieren, leiten, verwalten; jdn. beaufsichtigen. **be under control** unter Kontrolle sein. **bring/get under control** unter Kontrolle bringen. **be/get out of control** außer Kontrolle sein/geraten. **have control over** beherrschen, die Kontrolle haben über. **have sth. under control** etw. unter Kontrolle haben; etw. beherrschen. **keep under control** unter Kontrolle haben, fest in der Hand haben. **lose control over/of** die Kontrolle *od.* Gewalt verlieren über. **lose control of o.s.** die (Selbst-)Beherrschung verlieren. **2.** Selbstbeherrschung *f*; Körperhaltung *f*. **3.** Kontrolle *f*, Aufsicht *f*, Überwachung *f* (*of, over* über); Leitung *f*, Verwaltung *f* (*of*). **4.** *techn.* Steuerung *f*, Bedienung *f*; Regler *m*; Regelung *f*, Regulierung *f*. **5.** Kontrolle *f*, Anhaltspunkt *m*; Vergleichswert *m*, Kontrollwert *m*, Kontrollversuch *m*, Kontrollperson *f*, Kontrollgruppe *f*. **II** *vt* **6.** in Schranken halten, eindämmen, Einhalt gebieten, bekämpfen, im Rahmen halten. **control o.s.** s. beherrschen. **7.** beherrschen, unter Kontrolle haben/bringen; bändigen. **8.** kontrollieren, überwachen, beaufsichtigen. **9.** leiten, lenken, führen, verwalten; (*a. techn.*) regeln, steuern, regulieren.
   plaque control Plaquekontrolle *f*, Plaquebekämpfung *f*.
   quality control Qualitätskontrolle *f*.
   stress control Belastungsminimierung *f*, Belastungseinschränkung *f*.
con·trol·ler [kənˈtrəʊlər] *n techn.* Regler *m*.
con·tu·sion [kənˈt(j)uːʒn] *n* Prellung *f*, Quetschung *f*, Kontusion *f*, Contusio *f*.
   brain contusion → cerebral contusion.
   cerebral contusion Hirnprellung *f*, Hirnkontusion *f*, Contusio cerebri.
co·nus [ˈkəʊnəs] *n, pl* **co·ni** [ˈkəʊniː, ˈkəʊnaɪ] *anat.* Zapfen *m*, Konus *m*, Conus *m*.
con·va·lesce [ˌkɑnvəˈles] *vi* genesen, gesund werden.
con·va·les·cence [ˌkɑnvəˈlesəns] *n* Genesung *f*, Rekonvaleszenz *f*.
con·va·les·cent [ˌkɑnvəˈlesənt] **I** *n* Genesende(r *m*) *f*, Rekonvaleszent(in *f*) *m*. **II** *adj* Genesung betr., genesend, rekonvaleszent, Genesungs-, Rekonvaleszenten-.

con·vec·tion [kənˈvekʃn] *n* Konvektion *f*.
con·verge [kənˈvɜrdʒ] *vi* (*a. mathe., phys.*) zusammenlaufen, zusammenstreben (*at* in, an); s. (einander) nähern (*to, towards*); konvergieren (*at* in); konvergent verlaufen.
con·ver·gence [kənˈvɜrdʒəns] *n* (*a. fig., phys., mathe*) Annäherung *f*, Zusammenstreben *nt*, Zusammenlaufen *nt*, Konvergenz *f* (*to, towards* an).
   cervical convergence Zahnhalswinkel *m*.
con·ver·gen·cy [kənˈvɜrdʒənsɪ] *n* → convergence.
con·ver·gent [kənˈvɜrdʒənt] *adj* zusammenlaufend, zusammenstrebend, s. (einander) nähernd, konvergent, konvergierend.
con·ver·ging [kənˈvɜrdʒɪŋ] *adj* → convergent.
con·ver·sion [kənˈvɜrʒn, -ʃn] *n* **1.** Ver-, Umwandlung *f* (*into* in); Umstellung *f* (*to* auf); Konversion *f*. **2.** *phys.* Umsetzung *f*; *electr.* Umformung *f*; *mathe.* Umrechnung *f* (*into* in). **3.** *physiol.* Konversion *f*. **4.** *micro.* lysogene Konversion *f*, Phagenkonversion *f*.
con·vert [kənˈvɜrt] **I** *vt* **1.** (*a. chem., physiol.*) umwandeln, verwandeln (*into* in); umstellen (*to* auf); konvertieren. **2.** *electr.* umformen (*into* zu); *techn.* verwandeln (*into* in); *mathe.* umrechnen, konvertieren (*into* in). **II** *vi* s. verwandeln (lassen) (*into* in); umgewandelt werden.
con·ver·tin [kənˈvɜrtɪn] *n* Prokonvertin *nt*, Proconvertin *nt*, Faktor VII *m*, Autothrombin I *nt*, Serum-Prothrombin-Conversion-Accelerator *m*, stabiler Faktor *m*.
con·vex [kɑnˈveks, kən-] **I** *n* konvexer Körper *m*, konvexe Fläche *f*. **II** *adj* nach außen gewölbt, konvex.
con·vex·i·ty [kənˈveksətɪ] *n* **1.** Konvexität *f*, konvexe Beschaffenheit *f*, Wölbung *f* (nach außen). **2.** konvexer Körper *m*, konvexe Fläche *f*.
con·vo·lute [ˈkɑnvəluːt] **I** *adj* (zusammen-, übereinander-)gerollt. **II** *vt* aufrollen, (auf-)wickeln, zusammenrollen. **III** *vi* s. aufrollen, s. (auf-)wickeln, s. zusammenrollen.
con·vo·lut·ed [ˈkɑnvəluːtɪd] *adj* (ein-)gerollt, gewunden, spiralig, knäuelig, knäuelförmig.
con·vo·lu·tion [ˌkɑnvəˈluːʃn] *n* **1.** *anat.* (Gehirn-)Windung *f*, Gyrus *m*. **2.** *histol.* Knäuel *nt*, Konvolut *nt*. **3.** *techn.* Windung *f*, Knäuel *nt*, Konvolut *nt*.
   convolutions of cerebellum Kleinhirnwindungen *pl*, Gyri/Folia cerebelli.
   convolutions of cerebrum (Groß-)Hirnwindungen *pl*, Gyri cerebrales.
con·vul·sion [kənˈvʌlʃn] *n* Krampf *m*, Zuckung *f*, Konvulsion *f*.
   mimetic convulsion → mimic convulsion.
   mimic convulsion mimischer Gesichtskrampf *m*, Bell-Spasmus *m*, Fazialiskrampf *m*, Gesichtszucken *nt*, Fazialis-Tic *m*, Tic convulsif/facial.
   salaam convulsion Salaamkrampf *m*, Nickkrampf *m*, Spasmus nutans.
con·vul·sive [kənˈvʌlsɪv] *adj* Konvulsion betr., krampfartig, krampfend, konvulsiv, konvulsivisch.
cool [kuːl] **I** *n* Kühle *f*, Frische *f*. **II** *adj* **1.** kühl, frisch; kühl(end), Kühle ausstrahlend; erfrischend. **2.** fieberfrei. **3.** *fig.* kühl, ruhig, beherrscht, gelassen; kalt, abweisend. **III** *vt* **4.** (ab-)kühlen, kalt werden lassen. **5.** abkühlen, erfrischen. **IV** *vi* kühl werden, s. abkühlen.
cool·ant [ˈkuːlənt] *n* Kühlmittel *nt*.
   tooth coolant Spraykühlung *f*.
cool·ing [ˈkuːlɪŋ] **I** *n* Kühlung *f*, Abkühlung *f*. **II** *adj* abkühlend; kühlend, erfrischend, Kühl-.
co·op·er·ate [kəʊˈɑpəreɪt] *vi* kooperieren, zusammenarbeiten, zusammenwirken (*with* mit jdm.; *in sth.* bei etw.).
co·op·er·a·tion [kəʊˌɑpəˈreɪʃn] *n* Kooperation *f*, Zusammenarbeit *f*, Mitwirkung *f*.
co·op·er·a·tive [kəʊˈɑpərətɪv, -ˈɑprə-, -reɪtɪv-] *adj* (*a. physiol.*) kooperativ, kooperierend, zusammenarbeitend, zusammenwirkend.
co·or·di·nate [*n, adj* kəʊˈɔːrdɪnt·; *v* kəʊˈɔːrdəneɪt] **I** *n mathe.* Koordinate *f*. **II** *adj* koordiniert, (aufeinander) abgestimmt; beigeordnet, nebengeordnet, gleichrangig, gleichwertig; *mathe.* Koordinaten-. **III** *vt* koordinieren, aufeinander abstimmen; beiordnen, nebenordnen, gleichschalten.
co·or·di·na·tion [kəʊˌɔːrdəˈneɪʃn] *n* (*a. physiol.*) Koordination *f*, Koordinierung *f*, Abstimmung *f* (aufeinander), (harmonisches) Zusammenwirken *nt*, Übereinstimmung *f*.
co·pal [ˈkəʊpəl, ˈkəʊpæl] *n* Kopal *m*.
   gum copal Kopal *m*.
   hard copal Hartkopal *m*.
   Kaurie copal Kaurikopal *m*.
   resin copal Kopal *m*.
   soft copal Weichkopal *m*.
cope[1] [kəʊp] *n* Primäranker *m*, Coping *nt*, Primärkrone *f*.

cope² [kəʊp] *vi* **1.** kämpfen, s. messen, es aufnehmen (*with* mit). **2.** gewachsen sein; fertig werden (*with* mit); bewältigen, meistern.
cop·ing ['kəʊpɪŋ] *n* Primäranker *m*, Coping *nt*, Primärkrone *f*.
  paralleling coping Parallelpasung *f*.
  primary coping Primäranker *m*, Coping *nt*, Primärkrone *f*.
  secondary coping Sekundäranker *m*, Sekundärkrone *f*.
  telescopic coping Sekundäranker *m*, Sekundärkrone *f*.
  transfer coping Transferkappe *f*, Übertragungskappe *f*, Transfercoping *nt*.
co·pi·ous ['kəʊpɪəs] *adj* reichlich, ausgiebig, massenhaft, kopiös.
co·pi·ous·ness ['kəʊpɪəsnɪs] *n* Reichtum *m*, Fülle *f*, Überfluß *m*.
cop·per ['kɑpər] **I** *n* **1.** Kupfer *nt*. **2.** Kupferbehälter *m*, Kupfergefäß *nt*. **3.** Kupferrot *nt*. **II** *adj* **4.** kupfern, Kupfer-. **5.** kupferrot. **III** *vi techn.* verkupfern.
  copper sulfate Kupfersulfat *nt*, *old* Kupfervitriol *nt*.
cop·per·y ['kɑpərɪ] *adj* kupferig, kupferhaltig-, kupferartig, kupferfarbig.
cop·ro·por·phy·rin [ˌkɑprə'pɔːrfərɪn] *n* Koproporphyrin *nt*.
cop·ro·por·phy·rin·o·gen [ˌkɑprə,pɔːrfɪ'rɪnədʒən] *n* Koproporphyrinogen *nt*.
cor [kɔːr] *n* Herz *nt*; *anat.* Cor *nt*.
cor·asth·ma [kɔːr'æzmə] *n* Heufieber *nt*, Heuschnupfen *m*.
cord [kɔːrd] *n* **1.** *anat.* Strang *m*, Band *nt*, Chorda *f*. **2.** Leine *f*, Kordel *f*, Strang *m*, Schnur *f*.
  cervical cord Halssegmente *pl*, Zervikalsegmente *pl*, Halsmark *nt*, Halsabschnitt *m* des Rückenmarks, Cervicalia *pl*, Pars cervicalis (medullae spinalis).
  condylar cord Kondylenachse *f*.
  dental cord Zahnleiste *f*.
  enamel cord 1. Schmelzstrang *m*. **2.** Schmelzseptum *nt*.
  false vocal cord Taschenfalte *f*, Plica vestibularis.
  gangliated cord Grenzstrang *m*, Truncus sympatheticus/sympathicus.
  ganglionated cord → gangliated cord.
  spinal cord Rückenmark *nt*, Medulla spinalis.
  umbilical cord Nabelstrang *m*, Nabelschnur *f*, Chorda/Funiculus umbilicalis.
  vocal cord Stimmlippe *f*, Stimmfalte *f*, Plica vocalis; *clin.* Stimmband *nt*.
cor·dec·to·my [kɔːr'dektəmɪ] *n* **1.** *chir.* Bandausschneidung *f*, Bandexzision *f*. **2.** *HNO* Chordektomie *f*.
cor·dial ['kɔːrdʒəl, 'kɔːrdɪəl] **I** *n pharm.* belebendes Mittel *nt*, Stärkungsmittel *nt*. **II** *adj* **1.** belebend, stärkend. **2.** herzlich, freundlich, warm, aufrichtig.
cor·do·pex·y ['kɔːrdəpeksɪ] *n* Chordopexie *f*.
cor·do·to·my [kɔːr'dɑtəmɪ] *n, pl* **cor·dot·o·mies 1.** *HNO* Stimmlippendurchtrennung *f*, Chordotomie *f*. **2.** *neurochir.* Durchtrennung *f* der Schmerzbahn im Rückenmark, Chordotomie *f*.
core [kɔːr, kəʊr] *n* **1.** (*a. fig.*) Kern *m*; das Innerste; Mark *nt*. **2.** (Eiter-)Pfropf *m*. **3.** *electr.* (*Elektromagnet*) Kern *m*. **4.** *micro.* (*Virus*) Core (*nt/m*), Innenkern *m*. **5.** *bio.* Kerngehäuse *nt*. **6.** *phys.* Reaktorkern *m*, Core *nt*.
  atomic core Atomkern *m*.
  cast core Metallkern *m*, Gußmetallkern *m*.
  composite core Composite-Kern *m*.
  disappearing core Wachsausschmelzverfahren *nt*.
  nucleic acid core *micro.* Nukleinsäure-haltiger Innenkörper/Kern *m*, Core *m*.
  pulp core Innenzone *f* der Pulpa, Pulpakern *m*.
cor·ec·ta·sis [kəʊr'ektəsɪs] *n* (pathologische) Pupillenerweiterung *f*, Pupillendilatation *f*, Korektasie *f*.
cor·e·di·as·ta·sis [ˌkəʊrɪdaɪ'æstəsɪs] *n* Pupillenerweiterung *f*, Pupillendilatation *f*, Korediastasis *f*.
co·ri·um ['kɔːrɪəm, 'kəʊr-] *n, pl* **co·ria** ['kɔːrɪə, 'kəʊrɪə] *anat.* Lederhaut *f*, Korium *nt*, Corium *nt*, Dermis *f*.
corn [kɔːrn] *n* **1.** Hühnerauge *nt*, Leichdorn *nt*, Klavus *nt*, Clavus *nt*. **2.** (Samen-, Getreide-)Korn *nt*.
cor·ne·a ['kɔːrnɪə] *n, pl* **cor·ne·as, cor·ne·ae** ['kɔːrnɪˌiː] *anat.* (Augen-)Hornhaut *f*, Kornea *f*, Cornea *f*.
cor·ne·ous ['kɔːrnɪəs] *adj* hornartig, hornig.
cor·nic·u·late [kɔːr'nɪkjəlɪt, -leɪt] *adj* hornförmig, gehörnt.
cor·ni·fi·ca·tion [ˌkɔːrnəfɪ'keɪʃn] *n* Verhornung *f*, Verhornen *nt*, Keratinisation *f*.
cor·ni·fied ['kɔːrnəfaɪd] *adj* verhornt, verhornend.
cor·noid ['kɔːrnɔɪd] *adj* hornartig, hornförmig.
cor·nu ['kɔːrn(j)uː] *n, pl* **cor·nua** ['kɔːrn(j)uːə] *anat.* Horn *nt*, hornförmige Struktur *f*, Cornu *nt*.
  ethmoid cornu mittlere Nasenmuschel *f*, Concha nasalis media.
co·ro·na [kə'rəʊnə] *n, pl* **co·ro·nas, co·ro·nae** [kə'rəʊniː] *anat.* Kranz *m*, kranzförmige Struktur *f*, Corona *f*.

dental corona (Zahn-)Krone *f*, Corona dentis.
cor·o·nal [kə'raʊnl, 'kɔːrənl, 'kɑr-] *adj* **1.** *anat.* Schädelkranz *od.* Kranznaht betr., koronal, Kranz-. **2.** *dent.* Zahnkrone betr., koronal, Kronen-.
cor·o·na·le [ˌkɔːrə'næli, -'neɪ-] *n* Stirnbein *nt*, Os frontale.
cor·o·na·ria [kɔːrə'neərɪə] *n* Koronararterie *f*, (Herz-)Kranzarterie *f*, (Herz-)Kranzgefäß *nt*, Koronarie *f*, Arteria coronaria.
cor·o·na·rism ['kɔːrənærɪzəm] *n* **1.** Koronarinsuffizienz *f*. **2.** Stenokardie *f*, Angina pectoris.
cor·o·nar·y ['kɔːrəneri, 'kɑr-] **I** *n, pl* **cor·o·nar·ies 1.** Koronararterie *f*, (Herz-)Kranzarterie *f*, (Herz-)Kranzgefäß *nt*, Koronarie *f*, Arteria coronaria. **2.** → coronary *occlusion.* **3.** → coronary *thrombosis.* **II** *adj* **4.** kranzähnlich, kronenähnlich *od.* kronenförmig. **5.** *anat.* koronar, Koronar(arterien)-.
co·ro·ne [kə'rəʊni] *n* → coronoid *process* of mandible.
cor·o·ner ['kɔrənər, 'kɑr-] *n forens.* Coroner *m*.
cor·po·ral ['kɔːrp(ə)rəl] *adj* → corporeal.
cor·po·re·al [kɔːr'pɔːrɪəl, -'pəʊr-] *adj anat.* körperlich, leiblich, Körper-, Korpus-, Corpus-.
corpse [kɔːrps] *n* Leiche *f*, Leichnam *m*.
cor·pu·lence ['kɔːrpjələns] *n* Beleibtheit *f*, Korpulenz *f*.
cor·pu·len·cy ['kɔːrpjələnsɪ] *n* → corpulence.
cor·pu·lent ['kɔːrpjələnt] *adj* beleibt, korpulent.
cor·pus ['kɔːrpəs] *n, pl* **cor·po·ra** ['kɔːrpərə] *anat.* Körper *m*, Corpus *m*.
cor·pus·cle ['kɔːrpəsl, -pʌsl] *n* **1.** *anat.* Körperchen *nt*, Korpuskel *nt*, Corpusculum *nt*. **2.** *phys.* Masseteilchen *nt*, Elementarteilchen *nt*, Korpuskel *nt*.
  basal corpuscle Basalkörperchen *nt*, Basalkörnchen *nt*, Kinetosom *nt*.
  blood corpuscles Blutkörperchen *pl*, Blutzellen *pl*, Hämozyten *pl*.
  bone corpuscle Knochenzelle *f*, Osteozyt *m*.
  bridge corpuscle Haftplatte *f*, Desmosom *nt*.
  bulboid corpuscles Krause-Endkolben *pl*, Corpuscula bulboidea.
  cartilage corpuscle Knorpelzelle *f*, Chondrozyt *m*.
  cement corpuscle Zementkörperchen *nt*.
  chromophil corpuscles Nissl-Schollen *pl*, Nissl-Substanz *f*, Nissl-Granula *pl*, Tigroidschollen *pl*.
  colorless corpuscle weiße Blutzelle *f*, weißes Blutkörperchen *nt*, Leukozyt *m*.
  Golgi-Mazzoni corpuscle Golgi-Mazzoni-Körperchen *nt*.
  Krause's corpuscles Krause-Endkolben *pl*, Corpuscula bulboidea.
  lamellar corpuscles Vater-Pacini-(Lamellen-)Körperchen *pl*, Corpuscula lamellosa.
  lamelleted corpuscles → lamellar corpuscles.
  Meissner's tactile corpuscles → tactile corpuscles.
  nerve end corpuscles Nervenendkörperchen *pl*.
  Pacini's corpuscles → lamellar corpuscles.
  pus corpuscles Eiterzellen *pl*, Eiterkörperchen *pl*.
  red blood corpuscles rote Blutkörperchen *pl*, rote Blutzellen *pl*, Erythrozyten *pl*.
  salivary corpuscle Speichelkörperchen *nt*.
  Schwalbe's corpuscle → taste corpuscle.
  tactile corpuscles Meissner-(Tast-)Körperchen *pl*, Corpuscula tactus.
  taste corpuscle Geschmacksknospe *f*, Caliculus gustatorius, Gemma gustatoria.
  terminal nerve corpuscles sensible Endorgane *pl*, Terminalkörperchen *nt*, Nervenendkörperchen *pl*, Corpuscula nervosa terminalia.
  touch corpuscles → tactile corpuscles.
  Vater-Pacini corpuscles → lamellar corpuscles.
  Wagner's corpuscles → tactile corpuscles.
cor·pus·cu·lum [kɔːr'pʌskjələm] *n, pl* **cor·pus·cu·la** [kɔːr'pʌskjələ] *anat.* Körperchen *nt*, Korpuskel *nt*, Corpusculum *nt*.
cor·rect [kə'rekt] **I** *adj* **1.** korrekt, richtig, fehlerfrei, zutreffend, wahr. **2.** genau. **II** *vt* **3.** korrigieren, verbessern, berichtigen. **4.** *chem., phys.* ausgleichen, neutralisieren. **5.** jdn. zurechtweisen *od.* tadeln, jdn. bestrafen (*for* wegen).
cor·rec·tion [kə'rekʃn] *n* **1.** Korrektur *f*, Korrektion *f*, (Fehler-)Verbesserung *f*, Richtigstellung *f*. **2.** *mathe., phys.* Korrektionskoeffizient *m*. **3.** *chem., phys.* Ausgleich *m*, Neutralisierung *f*. Zurechtweisung *f*, Tadel *m*; Bestrafung *f*.
  occlusal correction Korrektur *f* von Okklusionsanomalien oder Okklusionsstörungen.
cor·rec·tive [kə'rektɪv] **I** *n* **1.** Abhilfe *f*; Heilmittel *nt*, Gegenmittel *nt*, Korrektiv *nt* (*of, to* gegen). **2.** → corrigent **I**. **II** *adj* **3.** korrigierend, verbessernd, berichtigend, Korrektur-, Verbesserungs-. **4.** (*a. chem.*) korrektiv, ausgleichend, neutralisierend.
cor·re·late ['kɔːrəleɪt, 'kɑr-] **I** *adj* korrelativ, übereinstimmend, aufeinander bezüglich, wechselseitig, einander bedingend. **II** *vt*

cor·re·la·tion [ˌkɔːrəˈleɪʃn, ˈkar-] *n* Korrelation *f*, Wechselbeziehung *f*, Wechselwirkung *f*, Zusammenhang *m*; Übereinstimmung *f* (*with* mit).
cor·rel·a·tive [kəˈrelətɪv] *adj* korrelativ, aufeinander abgestimmt, in Wechselbeziehung stehend, s. gegenseitig ergänzend.
cor·ri·gent [ˈkɔːrɪdʒənt] **I** *n pharm.* (Geschmacks-)Korrigens *nt*, Corrigentium *nt*. **II** *adj* korrigierend, verbessernd, mildernd.
cor·rode [kəˈrəʊd] **I** *vt* **1.** *chem., techn.* anfressen, zerfressen, angreifen, ätzen, korrodieren. **2.** *fig.* zerfressen, zerstören. **II** *vi* **3.** *chem., techn.* korrodieren, korrodierend wirken, ätzen, fressen (*into* an); rosten. **4.** zerstört werden, verfallen.
cor·ro·sion [kəˈrəʊʒn] *n* **1.** *chem., techn.* Korrosion *f*. **2.** *chem., techn.* Korrosionsprodukt *nt*; Rost *m*. **3.** *fig.* Untergrabung *f*.
cor·ro·sive [kəˈrəʊsɪv] **I** *n chem., techn.* Ätzmittel *nt*, Korrosionsmittel *nt*, (ver-)ätzende Substanz *f*. **II** *adj* **1.** *chem., techn.* korrodierend, zerfressend, angreifend, ätzend, Korrosions-. **2.** *fig.* nagend, quälend; ätzend.
cor·set [ˈkɔːrsɪt] *n ortho.* (Stütz-)Korsett *nt*.
cor·tex [ˈkɔːrteks] *n, pl* **cor·ti·ces** [ˈkɔːrtɪsiːz] **1.** *anat.* Rinde *f*, äußerste Schicht *f*, Kortex *m*, Cortex *m*. **2.** (*a. bot.*) Rinde *f*, Schale *f*.
adrenal cortex Nebennierenrinde *f*, Cortex (gl. suprarenalis).
cerebellar cortex Kleinhirnrinde *f*, Cortex cerebellaris.
cerebral cortex (Groß-)Hirnrinde *f*, (Groß-)Hirnmantel *m*, Kortex *m*, Pallium *nt*, Cortex cerebralis.
insular cortex Insel *f*, Inselrinde *f*, Insula *f*, Lobus insularis.
limbic cortex limbische Rinde *f*, limbischer Cortex *m*.
olfactory cortex 1. Riechhirn *nt*, Rhinencephalon *nt*. **2.** Archäocortex *m*, Archaeocortex *m*, Archicortex *m*.
cortex of suprarenal gland Nebennierenrinde *f*, Cortex gl. suprarenalis.
cor·ti·ad·re·nal [ˌkɔːrtɪəˈdriːnl] *adj* → corticoadrenal.
cor·ti·cal [ˈkɔːrtɪkl] *adj* Rinde/Cortex betr., kortikal, Rinden-, Kortiko-, Cortico-.
cor·ti·cif·u·gal [ˌkɔːrtəˈsɪfjəgl] *adj* → corticofugal.
cor·ti·co·ad·re·nal [ˌkɔːrtɪkəʊəˈdriːnl] *adj* Nebennierenrinde betr., adrenokortikal, Nebennierenrinden-, NNR-.
cor·ti·co·ef·fer·ent [ˌkɔːrtɪkəʊˈefərənt] *adj* kortikoefferent, kortikofugal.
cor·ti·co·fu·gal [ˌkɔːrtɪkəʊˈfjuːgl] *adj* kortikofugal.
cor·ti·coid [ˈkɔːrtɪkɔɪd] *n* Kortikoid *nt*, Corticoid *nt*.
cor·ti·co·lib·er·in [ˌkɔːrtɪkəʊˈlɪbərɪn] *n* → corticotropin releasing factor.
cor·ti·co·spi·nal [ˌkɔːrtɪkəʊˈspaɪnl] *adj* kortikospinal.
cor·ti·co·ster·oid [ˌkɔːrtɪkəʊˈsterɔɪd, -ˈstɪər-] *n* Kortikosteroid *nt*, Corticosteroid *nt*.
cor·ti·cos·ter·one [ˌkɔːrtɪˈkɑstərəʊn] *n* Kortikosteron *nt*, Corticosteron *nt*, Compound B Kendall.
cor·ti·co·troph·ic [ˌkɔːrtɪkəʊˈtrɑfɪk] *adj* → corticotropic.
cor·ti·co·tro·phin [ˌkɔːrtɪkəʊˈtrɑfɪn] *n* → corticotropin.
cor·ti·co·trop·ic [ˌkɔːrtɪkəʊˈtrɑpɪk] *adj* kortikotrop, adrenokortikotrop.
cor·ti·co·tro·pin [ˌkɔːrtɪkəʊˈtrəʊpɪn] *n* Kortikotropin *nt*, Kortikotrophin *nt*, Corticotrophin(um) *nt*, (adreno-)corticotropes Hormon *nt*, Adrenokortikotropin *nt*.
cor·ti·sol [ˈkɔːrtɪsɔl, -səʊl] *n* Kortisol *nt*, Cortisol *nt*, Hydrocortison *nt*.
cor·ti·sone [ˈkɔːrtɪzəʊn] *n* Kortison *nt*, Cortison *nt*.
co·run·dum [kəˈrʌndəm] *n* Korund *m*.
cor·ym·bi·form [kəˈrɪmbəfɔːrm] *adj* gehäuft, gruppiert, korymbiform.
cor·ym·bose [ˈkɔːrɪmbəʊs, kəˈrɪm-] *adj* → corymbiform.
Cor·y·ne·bac·te·ri·um [ˌkɔːrənɪbækˈtɪərɪəm] *n micro.* Corynebacterium *nt*.
Corynebacterium diphtheriae Diphtheriebazillus *m*, Diphtheriebakterium *nt*, (Klebs-)Löffler-Bazillus *m*, Corynebacterium diphtheriae, Bacterium diphtheriae.
Corynebacterium pseudotuberculosis Preisz-Nocard-Bazillus *m*, Corynebacterium pseudotuberculosis.
cor·y·ne·bac·te·ri·um [ˌkɔːrənɪbækˈtɪərɪəm] *n, pl* **cor·y·ne·bac·te·ria** [ˌkɔːrənɪbækˈtɪərɪə] *micro.* **1.** Korynebakterium *nt*, Corynebacterium *nt*. **2.** koryneformes Bakterium *nt*, Diphtheroid *nt*.
co·ryn·e·form [kəˈrɪnəfɔːrm] *adj micro.* keulenförmig, koryneform.
co·ry·za [kəˈraɪzə] *n* (Virus-)Schnupfen *m*, Nasenkatarrh *m*, Koryza *f*, Coryza *f*, Rhinitis acuta.

allergic coryza Heuschnupfen *m*, Heufieber *nt*.
cos·met·ic [kazˈmetɪk] **I** *n* kosmetisches Mittel *nt*, Kosmetikum *nt*. **II** *adj* **1.** kosmetisch, Schönheits-. **2.** *fig.* kosmetisch, (nur) oberflächlich.
cos·ta [ˈkastə] *n, pl* **cos·tae** [ˈkastiː] *anat.* Rippe *f*, Costa *f*, Os costale.
cos·tal [ˈkastl, ˈkɔstl] *adj* Rippe(n) betr., kostal, Rippen-, Kostal-.
cos·tal·gia [kasˈtældʒ(ɪ)ə] *n* Rippenschmerz *m*, Kostalgie *f*.
cos·tive [ˈkastɪv, ˈkɔs-] *adj* Verstopfung/Obstipation betr. *od.* verursachend, verstopft, obstipiert, konstipiert.
cos·tive·ness [ˈkastɪvnɪs, ˈkɔs-] *n* → constipation.
co·sub·strate [kəʊˈsʌbstreɪt] *n biochem.* Cosubstrat *nt*, Kosubstrat *nt*.
cot [kat] *n* Kinderbett(chen *nt*) *nt*.
co·throm·bo·plas·tin [kəʊˌθrɑmbəʊˈplæstɪn] *n* Prokonvertin *nt*, Proconvertin *nt*, Faktor VII *m*, Autothrombin I *nt*, Serum-Prothrombin-Conversion-Accelerator *m*, stabiler Faktor *m*.
co-trimoxazole *n pharm.* Cotrimoxazol *nt*.
cot·ton [ˈkatn] **I** *n* **1.** Baumwolle *f*; Baumwollpflanze *f*. **2.** Baumwollstoff *m*, Baumwollgewebe *nt*, Baumwollgarn *nt*, Baumwollkleidung *f*. **II** *adj* baumwollen, Baumwoll-, Baumwoll-.
absorbent cotton (Verbands-)Watte *f*, Tupfer *m*.
medicated cotton medizinische Watte *f*.
purified cotton gereinigte Baumwolle *f*, Gossypium depuratum.
cot·ton·pox [ˈkatnpɑks] *n* Alastrim *nt*, weiße Pocken *pl*, Variola minor.
cough [kɔf, kaf] **I** *n* **1.** Husten *m*; Tussis *f*. **have a cough** Husten haben. **2.** Husten *nt*. **II** *vt* (ab-, aus-)husten. **III** *vi* husten.
cough up *vt* (ab-, aus-)husten. **cough up blood** Blut husten.
whooping cough Keuchhusten *m*, Pertussis *f*, Tussis convulsiva.
cough·ing [ˈkɔfɪŋ, ˈkaf-] *adj* hustend.
cou·lomb [ˈkuːlam, kuːˈlam, -ləʊm] *n* Coulomb *nt*.
cou·ma·rin [ˈkuːmərɪn] *n* **1.** Kumarin *n*, Cumarin *nt*. **2.** Kumarinderivat *nt*.
count [kaʊnt] **I** *n* **1.** (Ab-, Auf-, Aus-)Zählung *f*, Zählen *nt*, (Be-)Rechnung *f*. **2.** Ergebnis *nt*, (An-)Zahl *f*, Menge *f*. **II** *vt* **3.** (ab-, auf-, aus)zählen, (be-)rechnen. **4.** mitzählen, berücksichtigen, mitrechnen. **III** *vi* rechnen.
blood count 1. Blutbild *nt*. **2.** Bestimmung/Auszählung *f* des Blutbildes.
cell count Zellzählung *f*.
complete blood count großes Blutbild *nt*.
differential blood count Differentialblutbild.
differential white cell count Differentialblutbild *nt*, weißes Blutbild *nt*.
erythrocyte count Erythrozytenzahl *f*, Erythrozytenzählung *f*.
full blood count großes Blutbild *nt*.
gingival-bone count Dunning-Leach-Index *m*, Gingiva-Knochenindex *m*.
leukocyte count 1. Leukozytenzahl *f*. **2.** Leukozytenzählung *f*.
platelet count 1. Thrombozytenzahl *f*. **2.** Thrombozytenzählung *f*.
red blood count 1. Erythrozytenzahl *f*. **2.** Bestimmung *f* der Erythrozytenzahl, Erythrozytenzählung *f*.
red cell count → red blood count.
white blood count 1. weißes Blutbild *nt*, Leukozytenzahl *f*. **2.** Bestimmung *f* der Leukozytenzahl, Leukozytenzählung *f*.
white cell count → white blood count.
coun·ter [ˈkaʊntər] *n* Zähler *m*, Zählvorrichtung *f*, Zählgerät *nt*.
Geiger counter Geiger-Zählrohr *nt*, Geiger-Zähler *m*, Geiger-Müller-Zählrohr *nt*, Geiger-Müller-Zähler *m*.
whole-body counter *radiol.* Ganzkörperzähler *m*.
coun·ter·act [ˌkaʊntərˈækt] *vt* entgegenwirken, entgegenarbeiten; kompensieren, neutralisieren; bekämpfen.
coun·ter·ac·tion [ˌkaʊntərˈækʃn] *n* Gegenwirkung *f*; Neutralisierung *f*; Bekämpfung *f*, Gegenmaßnahme *f*.
coun·ter·ac·tive [ˌkaʊntərˈæktɪv] *adj* entgegenwirkend, Gegen-.
coun·ter·check [ˌkaʊntərˈtʃek; *v* ˌkaʊntərˈtʃek] **I** *n* **1.** Gegenwirkung *f*. **2.** Gegenkontrolle *f*, Nachkontrolle *f*. **II** *vt* **3.** entgegenwirken. **4.** gegenprüfen, nachprüfen, kontrollieren.
coun·ter·clock·wise [ˌkaʊntərˈklakwaɪz] *adj* gegen den Uhrzeigersinn/die Uhrzeigerrichtung, nach links.
coun·ter·ef·fect [ˌkaʊntərɪˈfekt] *n* Gegenwirkung *f*.
coun·ter·ex·ten·sion [ˌkaʊntərɪkˈstenʃn] *n* → countertraction.
coun·ter·in·ci·sion [ˌkaʊntərɪnˈsɪʒn] *n* Gegenschnitt *m*, Gegeninzision *f*.
coun·ter·o·pen·ing [ˌkaʊntərˈəʊp(ə)nɪŋ] *n* Gegenöffnung *f*, Gegenpunktion *f*.
coun·ter·poi·son [ˈkaʊntərpɔɪzən] *n* Gegengift *nt*, Gegenmittel *nt*, Antitoxin *nt*, Antidot *nt*.
coun·ter·punc·ture [ˈkaʊntərpʌŋ(k)tʃər] *n* → counteropening.

coun·ter·trac·tion [ˌkaʊntər'trækʃn] *n traumat.* Gegenzug *m*, Gegenextension *f*.
coup [kuː] *n* Schlag *m*, Stoß *m*, Hieb *m*.
cou·ple ['kʌpəl] **I** *n* Paar *nt;* Ehepaar *nt*. **a couple of** zwei; ein paar, einige. **a couple of times** ein paarmal. **II** *vt* (zusammen-)koppeln, verbinden; *techn.* (ver-, an-)kuppeln.
cou·pled ['kʌpəld] *adj* **1.** (*a. fig.*) gepaart, verbunden (*with* mit). **2.** *techn.* gekuppelt; gekoppelt, verkoppelt.
cou·pling ['kʌplɪŋ] *n* **1.** Verbindung *f*, Vereinigung *f*. **2.** *techn.* Kopplung *f;* Kupplung *f*.
cour·ba·ture ['kʊrbətʊər] *n* **1.** Muskelziehen *nt*, Muskelschmerz(en *pl*) *m*. **2.** Druckluftkrankheit *f*, Caissonkrankheit *f*.
cou·rie ['kaʊriː] *n* Kopal *m*.
course [kɔːrs, kəʊrs] *n* **1.** (natürlicher) (Ver-)Lauf *m*, Ablauf *m*, (Fort-)Gang *m*. **in the course of** im (Ver-)Lauf, während. **in (the) course of time** im Laufe der Zeit. **the course of a disease** Krankheitsverlauf. **2.** Lebenslauf *m*, Lebensbahn *f*. **3.** Zyklus *m*, Reihe *f*, Folge *f*. **4.** Kurs *m*, Lehrgang *m*. **5.** Kur *f*, Behandlungszyklus *m*. **undergo a course of treatment** s. einer (längeren) Behandlung unterziehen. **6.** Reihenfolge *f*, Aufeinanderfolge *f*. **7.** *fig.* Verfahren *nt*, Methode *f*, Kurs *m*. **8.** Monatsblutung *f*, Periode *f*, Regel *f*, Menses *pl*, Menstruation *f*.
clinical course (*Krankheit*) klinischer Verlauf *m*, Befund *m*.
co·va·lent [kəʊ'veɪlənt] *adj chem.* kovalent.
cov·er ['kʌvər] *n* **1.** (*a. fig.*) Decke *f;* Abdeckung *f*, Bedeckung *f;* Deckel *m*. **2.** Hülle *f*, Umhüllung *f*, Mantel *m;* Überzug *m*. **3.** *pharm.* (antibiotische) Abdeckung *f*. **4.** *techn.* Schutzmantel *m*, Schutzhaube *f*, Schutzkappe *f*. **5.** Schutz *m* (*from* vor, gegen). **II** *vt* **6.** zudecken, bedecken (*with* mit). **covered with** voll mit. **7.** umhüllen, einhüllen, bedecken, überziehen (*in, with*); einwickeln. **8.** **cover o.s.** *a. fig.* (s.) schützen (*from, against* vor, gegen). **9.** umfassen, beinhalten, enthalten, behandeln. **10.** *stat.* erfassen.
cov·er·age ['kʌv(ə)rɪdʒ] *n* **1.** Abdeckung *f*, Bedeckung *f*. **2.** *pharm.* (antibiotische) Abdeckung *f*. **3** *stat.* Erfassung *f*.
denture coverage Prothesenlager *nt*.
wound coverage Wundabdeckung *f*.
cov·er·glass ['kʌvərglæs] *n* Deckglas *nt*.
cov·er·ing ['kʌvərɪŋ] **I** *n* Umhüllung *f*. **II** *adj* (be-)deckend, Deck-, Schutz-, Hüll-.
cov·er·slip ['kʌvərslɪp] *n* → coverglass.
cox·a ['kʌksə] *n, pl* **cox·ae** ['kʌksiː] Hüfte *f*, Hüftregion *f*, Coxa *f*, Regio coxalis.
Cox·i·el·la [ˌkʌksɪ'elə] *n micro.* Coxiella *f*.
cox·sack·ie·vi·rus [kʌk'sækɪvaɪrəs] *n micro.* Coxsackievirus *nt*.
co·zy·mase [kəʊ'zaɪmeɪs] *n* Nicotinamid-adenin-dinucleotid *nt*, Diphosphopyridinnucleotid *nt*, Cohydrase I *f*, Coenzym I *nt*.
crack [kræk] **I** *n* **1.** Krach *m*, Knall *m*, Knacks *m*, Knacken *nt*. **2.** Sprung *m*, Riß *m*. **3.** *traumat.* Haarbruch *m*, Knochenfissur *f*. **4.** Spalt(e *f*) *m*, Schlitz *m*, Ritz(e *f*) *m*. **5.** *forens.* Crack *nt*. **II** *vt* zerbrechen, (zer-)spalten, (zer-)sprengen. **III** *vi* **6.** krachen, knallen, knacken. **7.** (zer-)springen, (zer-)platzen, (zer-)bersten, (zer-)brechen, rissig werden, (auf-)reißen, einen Sprung bekommen.
cra·dle ['kreɪdl] *n* **1.** Wiege *f*. **2.** Bett-, Drahtbügel *m*, Reifenbahre *f*.
cramp [kræmp] **I** *n* (Muskel-)Krampf *m*, Crampus *m*, Krampus *m;* Spasmus *m*. **II** *vt* Krämpfe verursachen *od.* auslösen.
heat cramp Hitzekrampf *m*, Hitzetetanie *f*.
intermittent cramp 1. Tetanus *m*, Tetanie *f*. **2.** neuromuskuläre Übererregbarkeit *f*, Tetanie *f*.
cramp·ing ['kræmpɪŋ] *adj* krampfartig, krampfend.
cra·ni·al ['kreɪnɪəl] *adj* kopfwärts, kranial; Schädel betr., Schädel-.
Cra·ni·a·ta [ˌkreɪnɪ'eɪtə] *pl* Wirbeltiere *pl*, Vertebraten *pl*, Vertebrata *pl*.
cra·ni·ec·to·my [kreɪnɪ'ektəmɪ] *n* Kraniektomie *f*.
cranio- *pref.* Schädel-, Kranio-.
cra·ni·o·cele ['kreɪnɪəʊsiːl] *n* Kraniozele *f*, Enzephalozele *f*.
cra·ni·o·fa·cial [ˌkreɪnɪəʊ'feɪʃl] *adj* Schädel/Cranium u. Gesicht betr., kraniofazial.
cra·ni·o·man·dib·u·lar [ˌkreɪnɪəʊmæn'dɪbjələr] *adj* kraniomandibulär.
cra·ni·o·me·nin·go·cele [ˌkreɪnɪəʊmɪ'nɪŋgəsiːl] *n* Kraniomeningozele *f*.
cra·ni·om·e·ter [ˌkreɪnɪ'ɒmɪtər] *n* Schädelmesser *m*, Kraniometer *nt*.
cra·ni·om·e·try [ˌkreɪnɪ'ɒmətrɪ] *n* Schädelmessung *f*, Kraniometrie *f*.
cra·ni·op·a·gus [ˌkreɪnɪ'ɒpəgəs] *n, pl* **cra·ni·op·a·gi** [ˌkreɪnɪ'ɒpəgaɪ, ˌkreɪnɪ'ɒpədʒaɪ] *embryo.* Kephalopagus *m*, Zephalopagus *m*, Kraniopagus *m*.
cra·ni·o·pha·ryn·gi·o·ma [ˌkreɪnɪəʊfəˌrɪndʒɪ'əʊmə] *n patho.* Kraniopharyngiom *nt*, Erdheim-Tumor *m*.

cra·ni·o·punc·ture ['kreɪnɪəʊpʌŋ(k)tʃər] *n* Schädelpunktur *f*.
cra·ni·os·chi·sis [ˌkreɪnɪ'ɒskəsɪs] *n, pl* **cra·ni·os·chi·ses** [ˌkreɪnɪ'ɒskəsiːz] angeborene Schädelspalte *f*, Kranioschisis *f*, Cranium bifidum.
cra·ni·o·scle·ro·sis [ˌkreɪnɪəʊsklɪ'rəʊsɪs] *n* Schädelknochenverdickung *f*, Kraniosklerose *f*, Leontiasis cranii.
cra·ni·os·co·py [kreɪnɪ'ɒskəpɪ] *n* Kranioskopie *f*.
cra·ni·o·ste·no·sis [ˌkreɪnɪəʊstɪ'nəʊsɪs] *n* Kraniostenose *f*.
cra·ni·os·to·sis [ˌkreɪnɪ'ɒstəsɪs] *n, pl* **cra·ni·os·to·ses** [ˌkreɪnɪ'ɒstəsiːz] kongenitale (Schädel-)Nahtverknöcherung *f*, Kraniostose *f*.
cra·ni·o·syn·os·to·sis [ˌkreɪnɪəʊˌsɪnɒs'təʊsɪs] *n, pl* **cra·ni·o·syn·os·to·ses** [ˌkreɪnɪəʊˌsɪnɒs'təʊsiːz] vorzeitiger (Schädel-)Nahtverschluß *m*, Kraniosynostose *f*.
cra·ni·o·ta·bes [ˌkreɪnɪəʊ'teɪbiːz] *n* Kraniotabes *f*.
cra·ni·ot·o·my [ˌkreɪnɪ'ɒtəmɪ] *n neuro.* Schädeleröffnung *f*, Kraniotomie *f*, Trepanation *f*.
cra·ni·o·to·nos·co·py [ˌkreɪnɪətə'nɒskəpɪ] *n* auskultatorische Schädelperkussion *f*.
cra·ni·um ['kreɪnɪəm] *n, pl* **cra·nia** ['kreɪnɪə] Schädel *m*, Kranium *nt*, Cranium *nt*.
cranium bifidum Spaltschädel *m*, Cranium bifidum.
cerebral cranium Hirnschädel *m*, Neurocranium *nt*, Cranium cerebrale.
visceral cranium Eingeweideschädel *m*, Viszerokranium *nt*, Viszerocranium *nt*, Splanchnokranium *nt*, Splanchnocranium *nt*, Cranium viscerale.
crash [kræʃ] **I** *n* **1.** Unfall *m*, Zusammenstoß *m*. **2.** Krachen *nt*. **II** *vt* **3.** zertrümmern, zerschmettern. **4.** einen Unfall haben (mit). **III** *vi* **5.** (krachend) zerbersten, zerbrechen, zerschmettert werden.
cras·sa·men·tum [kræsə'mentəm] *n* **1.** Blutgerinnsel *nt*, Blutkuchen *m*. **2.** (Blut-)Gerinnsel *nt*, Koagel *nt*, Koagulum *nt*.
cra·ter ['kreɪtər] *n* Krater *m*, Nische *f*, Zahnfleischnische *f*.
alveolar process crater → bony crater.
bone crater → bony crater.
bony crater Knochenkrater *m*, Alveolarknochenkrater *m*, zweiwandiger Knochendefekt *m*.
gingival crater Zahnfleischnische *f*.
interalveolar bone crater interalveolärer Knochenkrater *m*.
cra·ter·i·form ['kreɪtərɪfɔːrm] *adj* kraterförmig, trichterförmig.
cream [kriːm] **I** *n* **1.** *pharm.* Creme *f*, Krem *f*. **2.** (*Milch*) Rahm *m*, Sahne *f*. **II** *adj* creme(farben).
crease [kriːs] *n* (Haut-)Falte *f*.
simian crease *embryo.* Affenfurche *f*, Vierfingerfurche *f*.
cre·a·tine ['kriːətiːn, -tɪn] *n* Kreatin *nt*, Creatin *nt*, α-Methylguanidinoessigsäure *f*.
cre·a·tin·e·mia [kriːətɪ'niːmɪə] *n* vermehrter Kreatingehalt *m* des Blutes, Kreatinämie *f*, Creatinämie *f*.
cre·at·i·nine [krɪ'ætɪniːn, -nɪn] *n* Kreatinin *nt*, Creatinin *nt*.
cre·a·tin·u·ria [ˌkriːətɪ'n(j)ʊərɪə] *n* vermehrte Kreatinausscheidung *f* im Harn, Kreatinurie *f*, Creatinurie *f*.
cre·a·to·tox·ism [ˌkriːətə'tɒksɪzəm] *n* Fleischvergiftung *f*.
cre·ma·tion [krɪ'meɪʃn] *n* (*Leichnam*) Verbrennung *f*, Einäscherung *f*, Feuerbestattung *f*.
cre·na ['kriːnə, 'krenə] *n, pl* **cre·nae** ['kriːniː, 'krenɪ] *anat.* Furche *f*, Spalte *f*, Rinne *f*, Crena *f*.
cre·nat·ed ['kriːneɪtɪd] *adj* gekerbt, gefurcht.
cre·na·tion [krɪ'neɪʃn] *n* **1.** Kerbung *f*, Furchung *f*. **2.** Stechapfelform *f*, Echinozyt *m*.
cre·n·a·ture ['krenətʃər, 'kriː-] *n* Kerbung *f*, Furchung *f*.
cre·o·sol ['kriːəsɒl, -sɒl] *n* Kreosol *nt*, Creosol *nt*.
cre·o·sote ['kriːəsəʊt] *n* Kreosot *nt*, Kreosotum *nt*.
crep·i·tant ['krepɪtənt] *adj* **1.** (*Lunge*) knisternd, rasselnd; knarrend. **2.** knisternd, knackend.
crep·i·tate ['krepɪteɪt] *vt* knacken, knistern, rasseln, knarren.
crep·i·ta·tion [krepɪ'teɪʃn] *n* **1.** Knistern *nt*, Knarren *nt*. **2.** (*Lunge*) Knistern *nt*, Knisterrasseln *nt*, Krepitation *f*, Crepitatio *f*, Crepitus *m*. **3.** (*Fraktur*) Reiben *nt*, Reibegeräusch *nt*, Krepitation *f*, Crepitatio *f*, Crepitus *m*.
crep·i·tus ['krepɪtəs] *n* → crepitation.
bony crepitus *traumat.* Knochenreiben *nt*, Crepitus *m*.
cres·cent ['kresənt] **I** *n histol.* Halbmond *m*, halbmondförmige Struktur *f*. **II** *adj* → crescentic.
articular crescent sichel- *od.* halbmondförmige Gelenkzwischenscheibe *f*, Meniskus *m*, Meniscus articularis.
cres·cen·tic [krɪ'sentɪk] *adj* halbmondförmig, (mond-)sichelförmig.
crescent-shaped *adj* → crescentic.
cre·sol ['kriːsɒl, -sɒl] *n* Kresol *nt*.
crest [krest] *n* **1.** Leiste *f*, Kamm *m*, Grat *m*. **2.** *anat.* (Knochen-)Leiste

f, (Knochen-)Kamm *m*, Crista *f*. **3.** *fig.* Scheitel-, Höchstwert *m*, Spitze *f*; Gipfel *m*, Scheitelpunkt *m*.
alveolar crest Alveolarlimbus *m*, Alveolenrand *m*.
bone crest Knochenleiste *f*, Knochenkamm *m*.
buccinator crest Crista buccinatoria.
conchal crest of maxilla Crista conchalis maxillae.
conchal crest of palatine bone Crista conchalis ossis palatini.
conchal crest of the maxilla Crista conchalis maxillae.
dental crest Crista dentalis.
ethmoidal crest of maxilla Crista ethmoidalis maxillae.
ethmoidal crest of palatine bone Crista ethmoidalis ossis palatini.
ethmoidal crest of the maxilla Crista ethmoidalis maxillae.
external occipital crest Crista occipitalis externa.
fimbriated crest Plica fimbriata.
frontal crest Crista frontalis.
ganglionic crest *embryo.* Neuralleiste *f*.
iliac crest Beckenkamm *m*, Darmbeinkamm *m*, Crista iliaca.
crest of ilium → iliac crest.
inferior turbinal crest of maxilla Crista conchalis maxillae.
inferior turbinal crest of palatine bone Crista conchalis ossis palatini.
infratemporal crest Crista infratemporalis.
internal occipital crest Crista occipitalis interna.
Kölliker's dental crest Os incisivum.
marginal crest Randleiste *f*, Seitenkante *f*, Crista marginalis.
marginal crest of tooth Randleiste *f* von Schneide- u. Eckzähnen, Crista marginalis.
nasal crest of maxilla Crista nasalis maxillae.
nasal crest of palatine bone Crista nasalis ossis palatini.
neural crest *embryo.* Neuralleiste *f*.
crest of palatine bone → palatine crest.
palatine crest Gaumenleiste *f*, Crista palatina.
spinal crest of Rauber Dornfortsatz *m*, Processus spinosus.
superior turbinal crest of maxilla Crista ethmoidalis maxillae.
superior turbinal crest of palatine bone Crista ethmoidalis ossis palatini.
transverse crest 1. Querleiste *f*, Crista transversa. **2.** Crista transversalis.
triangular crest Dreiecksleiste *f*, Crista dentis triangularis.
vestibular crest Crista vestibuli.
crest of vestibule → vestibular crest.
crest-like *adj* kammartig, leistenförmig.
crev·ice ['krevɪs] *n* Spalt(e *f*) *m*, (schmaler) Riß *m*, Ritze *f*.
crib [krɪb] *n* Crib *f*, Gitter *nt*.
    Jackson crib Jackson-Apparat *m*, Jackson-Klammer *f*, Oberkieferübergreifklammer *f*.
    tongue crib Zungengitter *nt*.
crib·rate ['krɪbreɪt, -rɪt] *adj* siebartig durchlöchert.
crib·ri·form ['krɪbrəfɔːrm] *adj anat.* siebförmig, kribriform.
cri·co·ar·y·te·noi·de·us [ˌkraɪkoʊˌærɪtɪ'nɔɪdɪəs] *n* Cricoarytänoideus *m*, Musculus cricoarytaenoideus.
cri·coid ['kraɪkɔɪd] *anat.* **I** *n* Ringknorpel *m*, Krikoidknorpel *m*, Cartilago cricoidea. **II** *adj* ringförmig, krikoid, cricoide, Kriko-.
cri·coi·dec·to·my [ˌkraɪkɔɪ'dektəmɪ] *n* Ringknorpelexzision *f*, Krikoidektomie *f*.
cri·co·thy·re·ot·o·my [ˌkraɪkəʊˌθaɪrɪ'ɑtəmɪ] *n* Krikothyreotomie *f*.
cri·co·thy·roid [ˌkraɪkəʊ'θaɪrɔɪd] *adj* Ringknorpel u. Schilddrüse *od.* Schildknorpel betr. *od.* verbindend, krikothyroid(al), krikothyreoid.
cri·co·thy·roid·ot·o·my [ˌkraɪkəʊˌθaɪrɔɪ'dɑtəmɪ] *n* → cricothyrotomy.
cri·co·thy·rot·o·my [ˌkraɪkəʊθaɪ'rɑtəmɪ] *n* Krikothyroidotomie *f*.
cri·cot·o·my [kraɪ'kɑtəmɪ] *n* Ringknorpelspaltung *f*, Krikotomie *f*.
cri·co·tra·che·al [ˌkraɪkəʊ'treɪkɪəl] *adj* krikotracheal.
cri·co·tra·che·ot·o·my [ˌkraɪkəʊˌtreɪkɪ'ɑtəmɪ] *n* Krikotracheotomie *f*.
cri·nis ['kraɪnɪs] *n, pl* **cri·nes** ['kraɪniːz] Haar *nt*, Crinis *m*.
crip·ple ['krɪpl] **I** *n* (Körper-)Behinderter *m*; Krüppel *m*. **II** *vt* zum Krüppel machen; lähmen. **III** *vi* humpeln, hinken.
crip·pled ['krɪpəld] *adj* verkrüppelt; gelähmt.
cri·sis ['kraɪsɪs] *n, pl* **cri·ses** ['kraɪsiːz] Krise *f*, Krisis *f*, Crisis *f*.
    addisonian crisis Addison-Krise *f*, akute Nebenniereninsuffizienz *f*.
    adrenal crisis Addison-Krise *f*, akute Nebenniereninsuffizienz *f*.
    anaphylactoid crisis anaphylaktoide Reaktion *f*.
    cerebral crisis Schlaganfall *m*, Gehirnschlag *m*, apoplektischer Insult *m*, Apoplexie *f*, Apoplexia (cerebri) *f*.
    parkinsonian crisis Parkinsonkrise *f*.
    salt-depletion crisis Salzmangelsyndrom *nt*.
    thyroid crisis Basedow-Krise *f*, thyreotoxische/hyperthyreote Krise *f*.
cris·ta ['krɪstə] *n, pl* **cris·tae** ['krɪstiː] *anat.* (Knochen-)Leiste *f*, Kamm *m*, Grat *m*, Crista *f*.
    crista buccinatoria Crista buccinatoria.
    crista conchalis maxillae Crista conchalis maxillae.
    crista dentalis Crista dentalis.
    crista galli Hahnenkamm *m*, Crista galli.
    crista marginalis Randleiste *f*, Seitenkante *f*, Crista marginalis.
    crista palatina Gaumenleiste *f*, Crista palatina.
cri·te·ri·on [kraɪ'tɪərɪən] *n, pl* **cri·te·ri·ons, cri·te·ria** [kraɪ'tɪərɪə] Maßstab *m*, (Unterscheidungs-)Merkmal *nt*, Kriterium *nt*.
crit·i·cal ['krɪtɪkəl] *adj* **1.** kritisch, entscheidend; gefährlich, bedenklich, ernst. **2.** kritisch, prüfend; mißbilligend.
cro·mo·gly·cate [ˌkrəʊmə'glaɪkeɪt] *n pharm.* Cromoglykat *nt*.
cro·mo·lyn ['krəʊməlɪn] *n pharm.* Cromoglicin-, Cromoglycinsäure *f*, Cromolyn *nt*.
cross [krɔːs, krɑs] **I** *n* **1.** *allg.* Kreuz *nt*; Kreuz(chen *nt*) *nt*. **2.** Kreuzung(spunkt *m*) *f*. **II** *adj* **3.** quer (liegend *od.* verlaufend), Quer-; schräg, Schräg-; s. kreuzend, s. schneidend. **4.** *stat.* Querschnitts-. **III** *vt* überqueren, durchqueren, überschreiten; *fig.* überschreiten; s. kreuzen mit; ankreuzen; (*Plan*) durchkreuzen. **IV** *vi* s. kreuzen, s. schneiden; quer liegen *od.* verlaufen.
cross·bite ['krɔsbaɪt, 'krɑs-] *n* Kreuzbiß *m*, Mordex tortuosus, Crossbite *m*.
    anterior crossbite frontaler Kreuzbiß *m*, Kreuzbiß *m* in der Front, umgekehrter Frontzahnbiß *m*.
    bilateral crossbite beidseitiger Kreuzbiß *m*, bilateraler Kreuzbiß *m*.
    buccal crossbite bukkaler Kreuzbiß *m*, Scherenbiß *m*.
    lingual crossbite lingualer Kreuzbiß *m*.
    posterior crossbite seitlicher Kreuzbiß *m*.
    scissors-bite crossbite seitlicher Scherenbiß *m*, Vorbeibiß *m*.
    telescoping crossbite seitlicher Scherenbiß *m*, Vorbeibiß *m*.
    unilateral crossbite einseitiger Kreuzbiß *f*, unilateraler Kreuzbiß *m*.
crossed [krɔːst] *adj* gekreuzt.
cross-eye *n ophthal.* Einwärtsschielen *nt*, Esotropie *f*, Strabismus convergens/internus.
cross-eyed *adj ophthal.* (nach innen) schielend. **be cross-eyed** schielen.
cross-immunity *n* Kreuzimmunität *f*.
cross·ing ['krɔːsɪŋ, 'krɑs-] *n* **1.** Kreuzen *nt*, Kreuzung *f*. **2.** Durchquerung *f*, Überquerung *f*.
crossing-over *n genet.* Chiasmabildung *f*, Faktorenaustausch *m*, Crossing-over *nt*.
cross-linker *n chem.* Vernetzer *m*.
cross·match ['krɔːsmætʃ, 'krɑs-] *n* Kreuzprobe *f*.
cross-match *vt* eine Kreuzprobe machen *od.* durchführen, *inf.* kreuzen.
    ABO cross-match *hema.* ABO-Kreuzprobe *f*.
cross-react *vt* kreuzreagieren, eine Kreuzreaktion geben.
cross-reaction *n* Kreuzreaktion *f*.
cross-reactive *adj* kreuzreaktiv, kreuzreagierend.
cross-resistance *n* Kreuzresistenz *f*.
cross-sensitivity *n immun.* Kreuzsensibilität *f*.
cross-sensitization *n immun.* Kreuzsensibilisierung *f*.
croup [kruːp] *n* **1.** Krupp *m*, Croup *m*. **2.** echter/diphtherischer Krupp *m*. **3.** falscher Krupp *m*, Pseudokrupp *m*.
    false croup falscher Krupp *m*, Pseudokrupp *m*, subglottische Laryngitis *f*, Laryngitis subglottica.
    membranous croup echter Krupp *m* bei Diphtherie, Kehlkopfdiphtherie *f*.
croup·ous ['kruːpəs] *adj* **1.** krupppartig, kruppähnlich, kruppös. **2.** pseudomembranös, entzündlich-fibrinös.
croup·y ['kruːpɪ] *adj* krupppartig, kruppähnlich, kruppös.
crowd·ing ['kraʊdɪŋ] *n* Engstand *m*, Zahnengstand *m*, Engstand *m* der Zähne.
    false crowding unechter Engstand *m*, symptomatischer Engstand *m*.
    hereditary crowding angeborener Engstand *m*.
    molar crowding Engstand *m* der Molaren.
    premolar crowding Engstand *m* der Prämolaren.
    primary crowding primärer Engstand *m*.
    secondary crowding sekundärer Engstand *m*.
    symptomatic crowding unechter Engstand *m*, symptomatischer Engstand *m*.
    crowding of teeth Engstand *m*, Zahnengstand *m*, Engstand *m* der Zähne.
    true crowding echter Engstand *m*.

crown [kraʊn] **I** *n* **1.** *anat.* Scheitel *m*, Wirbel *m* (des Kopfes), Corona *f*. **2.** anatomische Krone *f*, Corona dentis/anatomica. **3.** Krone *f*. **4.** höchster Punkt *m*, Gipfel *m*. **5.** *fig.* Höhepunkt *m*, Krönung *f*. **II** *vt* überkronen
  acrylic veneer crown Kunststoffveneerkrone *f*, Kunststoffverblendkrone *f*.
  alumina-reinforced porcelain crown Aluminiumoxidkeramikkrone *f*.
  aluminoceramic crown Aluminiumoxidkeramikkrone *f*.
  aluminum crown Aluminiumhülse *f*.
  anatomical crown anatomische (Zahn-)Krone *f*, Corona dentis/anatomica.
  anatomical dental crown → anatomical crown.
  artificial crown künstliche Krone *f*, *inf.* Krone *f*.
  basket crown Ringdeckelkrone *f*.
  bell crown glockenförmige Krone *f*, Glockenkrone *f*.
  bell-shaped crown → bell crown.
  Bonwill crown Bonwill-Krone *f*.
  cap crown Kappenkrone *f*.
  Carmichael's crown Carmichael-Krone *f*.
  cast crown Gußkrone *f*, Vollgußkrone *f*, Guß-Hülsenkrone *f*.
  celluloid crown Zelluloidkrone *f*.
  ceramed crown Metallkeramikkrone *f*.
  ceramic-metal crown Metallkeramikkrone *f*.
  clinical crown klinische Zahnkrone *f*, klinische Krone *f*, Corona clinica.
  clinical dental crown → clinical crown.
  collar crown Stiftkrone *f*.
  complete crown Vollkrone *f*.
  Davis crown Davis-Krone *f*, Düwelkrone *f*.
  dental crown → anatomical crown.
  dowel crown Dübelkrone *f*, Dowelkrone *f*, Düwelkrone *f*.
  extra-alveolar clinical crown → clinical crown.
  extra-alveolar crown → clinical crown.
  full crown Vollkrone *f*.
  full veneer crown Vollkrone *f*.
  glass ceramic crown Glaskeramikkrone *f*.
  gold crown Goldkrone *f*.
  gold shell crown Goldkappenkrone *f*.
  half-cap crown Vierfünftelkrone *f*.
  half crown Halbkrone *f*.
  crown of the head Corona capitis.
  Ion crown Ion-Krone *f*.
  jacket crown Jacketkrone *f*, Mantelkrone *f*.
  Lang crown Lang-Krone *f*.
  metal-ceramic crown Metallkeramikkrone *f*.
  metal crown Metallkrone *f*.
  open-face crown Vierfünftelkrone *f*.
  overlay crown Overlay-Krone *f*, Overlay *nt*.
  partial crown Teilkrone *f*.
  partial veneer crown Dreiviertelkrone *f*.
  PFM crown Porzellanschalenverblendkrone *f*.
  physiological crown physiologische Zahnkrone *f*, physiologische Krone *f*.
  pinledge crown Pinledge-Krone *f*, Pinledge-Halbkrone *f*, Pinledge *nt*.
  polycarbonate crown Polykarbonatkrone *f*.
  porcelain crown Porzellankrone *f*, Porzellanmassivkrone *f*.
  porcelain-faced crown Porzellanschalenverblendkrone *f*.
  porcelain-faced dowel crown Richmond-Krone *f*.
  porcelain-fused-to-metal crown Porzellanschalenverblendkrone *f*.
  porcelain veneer crown Porzellanschalenverblendkrone *f*.
  porcelain veneer gold crown Porzellanschalengoldkrone *f*.
  post crown Davis-Krone *f*, Düwelkrone *f*.
  preformed crown konfektionierte Krone *f*.
  radiate crown Corona radiata.
  restoration crown Ersatzkrone *f*.
  Richmond crown Richmond-Krone *f*.
  shell crown Kappenkrone *f*.
  shoulderless jacket crown schulterlose Jacketkrone *f*, schulterlose Mantelkrone *f*.
  stained crown gefärbte Krone *f*.
  stainless steel crown Edelstahlkrone *f*, Stahlkrone *f*.
  steel crown Edelstahlkrone *f*, Stahlkrone *f*.
  tapered crown Konuskrone *f*.
  telescopic crown Teleskopkrone *f*, Doppelkrone *f*.
  temporary acrylic crown provisorische Kunststoffkrone *f*.
  temporary crown provisorische Krone *f*.
  thimble crown Doppelkrone *f*.
  three-quarter crown Dreiviertelkrone *f*.
  crown of tooth anatomische (Zahn-)Krone *f*, Corona dentis/anatomica.
  eneer crown Veneer-Krone *f*, Verblendkrone *f*.
  veneered crown → veneer crown.
  veneer metal crown → veneer crown.
  window crown Fensterkrone *f*.
cro·zat ['krəʊzæt] *n* Crozat-Gerät *nt*.
cru·cial ['kruːʃl] *adj* **1.** *old* → cruciate. **2.** kritisch, entscheidend (*to, vor* für).
cru·ci·ate ['kruːʃɪət, -ʃɪeɪt] *adj* kreuzförmig.
cru·ci·ble ['kruːsəbl] *n* (Schmelz-)Tiegel *m*.
cru·ci·form ['kruːsəfɔːrm] *adj* kreuzförmig.
cru·or ['kruːɔːr] *n* Blutgerinnsel *nt*, Blutkuchen *m*, Blutklumpen *m*, Kruor *m*, Cruor sanguinis.
cru·ral ['krʊərəl] *adj* krural, Schenkel-.
crus [krʌs, kruːs] *n, pl* **cru·ra** ['krʊərə] *anat.* Schenkel *m*, Unterschenkel *m*, Crus *nt*.
crush [krʌʃ] **I** *n* (Zer-)Quetschen *nt*. **II** *vt* **1.** zerquetschen, zerdrücken, zermalmen. **2.** auspressen, ausdrücken. **III** *vi* zerquetscht *od.* zerdrückt werden.
crust [krʌst] **I** *n* Kruste *f*, Borke *f*, Grind *nt*, Schorf *m*, Crusta *f*. **II** *adj* → crusted. **III** *vi* verkrusten, eine Kruste/ein Grind bilden.
  milk crust Milchschorf *m*, frühexsudatives Ekzematoid *nt*, konstitutionelles Säuglingsekzem *nt*, Crusta lactea, Eccema infantum.
crus·ta ['krʌstə] *n, pl* **crus·tae** ['krʌstiː, 'krʌstaɪ] Kruste *f*, Borke *f*, Grind *nt*, Schorf *m*, Crusta *f*.
  crusta petrosa dentis Zahnzement *nt*, Zement *nt*, Cementum *nt*, Substantia ossea dentis.
crust·ed ['krʌstɪd] *adj* mit einer Kruste überzogen, verkrustet, krustig.
cry [kraɪ] **I** *n* **1.** Schrei *m*, Ruf *m*. **2.** Geschrei *nt*. **a cry for help** ein Hilferuf. **3.** Weinen *nt*. **II** *vt* weinen. **III** *vi* **4.** schreien, (laut) rufen, verlangen (*for* nach). **5.** weinen; heulen, jammern (*for* um; *over* wegen).
cry·al·ge·sia [ˌkraɪælˈdʒiːzɪə, -ʒə] *n* Kälteschmerz *m*, Kryalgesie *f*.
cry·es·the·sia [ˌkraɪesˈθiːʒ(ɪ)ə] *n* **1.** Kälteempfindung *f*, Kryästhesie *f*. **2.** Kälteüberempfindlichkeit *f*, Kryästhesie *f*.
cry·mo·an·es·the·sia [ˌkraɪməʊˌænəsˈθiːʒə] *n* Kälteanästhesie *f*, Kryoanästhesie *f*.
cry·mo·dyn·ia [ˌkraɪməʊˈdiːnɪə] *n* → cryalgesia.
cry·mo·phil·ic [ˌkraɪməʊˈfɪlɪk] *adj* → cryophilic.
cry·mo·ther·a·peu·tics [ˌkraɪməʊθerəˈpjuːtɪks] *pl* → cryotherapy.
cry·mo·ther·a·py [ˌkraɪməʊˈθerəpɪ] *n* → cryotherapy.
cryo- *pref.* Kälte-, Frost-, Kry(o)-, Psychro-.
cry·o·an·es·the·sia [ˌkraɪəʊˌænəsˈθiːʒə] *n* Kälteanästhesie *f*, Kryoanästhesie *f*.
cry·o·bank ['kraɪəʊbæŋk] *n* Kryobank *f*.
cry·o·bi·ol·o·gy [ˌkraɪəʊbaɪˈɒlədʒɪ] *n* Kryobiologie *f*.
cry·o·cau·ter·y [ˌkraɪəʊˈkɔːtərɪ] *n* Kryokauter *m*.
cry·ode ['kraɪəʊd] *n* → cryoprobe.
cry·o·gam·ma·glob·u·lin [ˌkraɪəʊˌgæməˈglʌbjəlɪn] *n* → cryoglobulin.
cry·o·glob·u·lin [ˌkraɪəʊˈglʌbjəlɪn] *n* Kälteglobulin *nt*, Kryoglobulin *nt*.
cry·o·glob·u·lin·e·mia [ˌkraɪəʊˌglʌbjəlɪˈniːmɪə] *n* Kryoglobulinämie *f*.
cry·op·a·thy [kraɪˈɒpəθɪ] *n* Kryopathie *f*.
cry·o·phil·ic [ˌkraɪəʊˈfɪlɪk] *adj micro.* kälteliebend, psychrophil.
cry·o·pre·cip·i·tate [ˌkraɪəʊprɪˈsɪpɪtət, -teɪt] *n* Kryopräzipitat *nt*.
cry·o·probe ['kraɪəʊprəʊb] *n* Kältesonde *f*, Kältestab *m*, Kryosonde *f*, Kryostab *m*, Kryode *f*.
cry·o·pro·tein [ˌkraɪəʊˈprəʊtiːn, -tiːɪn] *n* Kälteprotein *nt*, Kryoprotein *nt*.
cry·o·scope ['kraɪəʊskəʊp] *n* Kryoskop *nt*.
cry·os·co·py [kraɪˈɒskəpɪ] *n chem.* Kryoskopie *f*.
cry·o·stat ['kraɪəstæt] *n* Kryostat *m*.
cry·o·sur·ger·y [ˌkraɪəʊˈsɜːdʒ(ə)rɪ] *n* Kältechirurgie *f*, Kryochirurgie *f*.
cry·o·sur·gi·cal [ˌkraɪəʊˈsɜːdʒɪkl] *adj* kryochirurgisch.
cry·o·ther·a·py [ˌkraɪəʊˈθerəpɪ] *n* Kältetherapie *f*, Kryotherapie *f*.
crypt [krɪpt] *n anat.* seichte (Epithel-)Grube *f*, Krypte *f*, Crypta *f*.
  dental crypt Zahnkrypte *f*.
  enamel crypt Schmelzmulde *f*.
  crypts of palatine tonsil Fossulae tonsillares tonsillae palatinae.
  crypts of pharyngeal tonsil Fossulae tonsillares tonsillae pharyngeae.
  tonsillar crypts Tonsillenkrypten *pl*, Mandelkrypten *pl*, Cryptae/Fossulae tonsillares.

tonsillar crypts of palatine tonsil Gaumenmandelkrypten *pl*, Cryptae tonsillares tonsillae palatinae.
tonsillar crypts of pharyngeal tonsil Rachenmandelkrypten *pl*, Cryptae tonsillares tonsillae pharyngeae.
cryp·tic ['krɪptɪk] *adj* verborgen, versteckt, kryptisch.
cryp·to·coc·co·sis [,krɪptəʊkə'kəʊsɪs] *n* europäische Blastomykose *f*, Busse-Buschke-Krankheit *f*, Cryptococcus-Mykose *f*, Kryptokokkose *f*, Cryptococcose *f*, Torulose *f*.
   oral cryptococcosis Kryptokokkose *f* der Mundhöhle.
Cryp·to·coc·cus [,krɪptəʊ'kʌkəs] *n micro.* Kryptokokkus *m*, Cryptococcus *m*.
cryp·to·crys·tal·line [,krɪptəʊ'krɪstlɪn, -laɪn] *adj* kryptokristallin.
cryp·to·ge·net·ic [,krɪptədʒə'netɪk] *adj* → cryptogenic.
cryp·to·gen·ic [,krɪptəʊ'dʒenɪk] *adj* kryptogen, kryptogenetisch.
cryp·to·lith ['krɪptəʊlɪθ] *n* Kryptenstein *m*, Kryptolith *m*.
cryp·tom·e·rism [krɪp'tɑmərɪzəm] *n genet.* Kryptomerie *f*.
cryp·to·mer·o·ra·chis·chi·sis [,krɪptə,merərə'kɪskəsɪs] *n* Spina bifida occulta.
cryp·tos·co·py [krɪp'tɑskəpɪ] *n radiol.* (Röntgen-)Durchleuchtung *f*, Fluoroskopie *f*.
crys·tal ['krɪstl] **I** *n* Kristall *m;* Kristall(glas *nt*) *nt*. **II** *adj* → crystalline. **III** *vt* kristallisieren.
   apatite crystal Apatitkristall *m*, Hydroxylapatitkristall *m*.
   blood crystals Hämatoidin(kristalle *pl*) *nt*.
   calcium tungstate crystal Kalziumwolframat *m*.
   cementum crystal Zementkristall *m*, Zahnzementkristall *m*.
   dentin crystal Dentinkristall *m*.
   desiccating crystal Trockenmittel *nt*, Exsikkatorkristall *m*.
   dihydrate crystal Dihydrat *nt*, Dihydratgips *m*.
   gypsum crystal Gipskristall *m*.
   hematoidin crystals Hämatoidin(kristalle *pl*) *nt*.
   hemihydrate crystal Halbhydrat *nt*, Halbhydratgips *m*, Stuckgips *m*, Hemihydrat *nt*.
   hemin crystals Teichmann-Kristalle *pl*, salzsaures Hämin *nt*, Hämin(kristalle *pl*) *nt*, Chlorhämin(kristalle *pl*) *nt*, Chlorhämatin *nt*.
   hydroxyapatite crystal Apatitkristall *m*, Hydroxylapatitkristall *m*.
   needle shape crystal nadelförmiger Kristall *m*.
   rhomboidal crystal rautenförmiger Kristall *m*, rhomboider Kristall *m*.
   rock crystal Bergkristall *nt*.
   Teichmann's crystals Chlorhämin(kristalle *pl*) *nt*, Chlorhämatin *nt*, Hämin(kristalle *pl*) *nt*, Teichmann-Kristalle *pl*, salzsaures Hämin *nt*.
crys·tal·line ['krɪstli:n, -laɪn] *adj* **1.** kristallartig, kristallinisch, kristallin, kristallen, Kristall-. **2.** *fig.* kristallklar, kristallen.
crys·tal·li·za·tion [,krɪstlə'zeɪʃn, -laɪ-] *n* Kristallisierung *f*, Kristallisieren *nt*, Kristallisation *f*, Kristallbildung *f*.
cu·bic ['kju:bɪk] *adj* **1.** Kubik-, Raum-. **2.** kubisch, würfelförmig, gewürfelt.
cu·bi·cal ['kju:bɪkl] *adj* → cubic.
cu·bi·tal ['kju:bɪtl] *adj* **1.** kubital, Ell(en)bogen-. **2.** ulnar, Unterarm-, Ulna-.
cu·bi·tus ['kju:bɪtəs] *n* **1.** Ell(en)bogengelenk *nt*, Ell(en)bogen *m*, Articulatio cubiti/cubitalis. **2.** Unterarm *m*.
cu·boid ['kju:bɔɪd] *adj* würfelförmig, kuboid.
cuff [kʌf] *n* (aufblasbare) Manschette *f*, Cuff *m*.
   attached gingival cuff Epithelansatz *m*, Attachment *nt*
   epithelial cuff 1. Epithelansatz *m*, Attachment *nt*. **2.** Epithelscheide *f*, Zahnfleischscheide *f*.
   gingival cuff Epithelansatz *m*, Attachment *nt*.
   gum cuff Epithelscheide *f*, Zahnfleischscheide *f*.
cul-de-sac [,kʌldɪ'sæk] *n, pl* **culs-de-sac** Sackgasse *f; anat.* blind endende Aus- *od.* Einbuchtung *f*.
Cu·lic·i·dae [kju:'lɪsədi:] *pl micro.* Stechmücken *pl*, Moskitos *pl*, Culicidae *pl*.
cul·ture ['kʌltʃər] **I** *n* **1.** Kultur *f*. **2.** Züchtung *f*, Zucht *f*, Kultur *f*. **II** *vt* züchten, eine Kultur anlegen von
   aerobic culture aerobe Kultur *f*.
   anaerobic culture anaerobe Kultur *f*.
   attenuated culture attenuierte Kultur *f*.
   axenic culture Reinkultur *f*.
   bacterial culture Bakterienkultur *f*, bakterielle Kultur *f*.
   blood culture Blutkultur *f*.
   cell culture Zellkultur *f*.
   direct culture direkte Kultur *f*.
   endodontic culture endodontische Kultur *f*, Pulpakultur *f*.
   endodontic medium culture endodontische Kultur *f*, Pulpakultur *f*.
   hanging-drop culture Kultur *f* im hängenden Tropfen.
   needle culture Stabkultur *f*.
   negative culture Kultur *f* ohne Erregerwachstum.
   plate culture Plattenkultur *f*.
   positive culture Kultur *f* mit Erregerwachstum.
   pure culture Reinkultur *f*.
   shake culture Schüttelkultur *f*.
   slant culture Schrägkultur *f*.
   stab culture Stichkultur *f*, Stabkultur *f*.
   streak culture (Aus-)Strichkultur *f*.
   tissue culture 1. Gewebekultur *f*. **2.** Gewebezüchtung *f*.
cu·ma·rin ['k(j)u:mərɪn] *n* → coumarin.
cu·mu·late [*adj* 'kju:mjəlɪt, -leɪt' *v* 'kju:mjəleɪt] **I** *adj* (an-, auf-)gehäuft, kumuliert. **II** *vt* kumulieren, (an-, auf-)häufen, ansammeln. **III** *vi* kumulieren, s. (an-, auf-)häufen, s. ansammeln.
cu·mu·la·tion [,kju:mjə'leɪʃn] *n* (An-)Häufung *f*, Kumulation *f*, Anreicherung *f*.
cu·mu·la·tive ['kju:mjələtɪv, -leɪtɪv] *adj s.* (an-)häufend, anwachsend, kumulativ; Gesamt-.
cup [kʌp] *n* **1.** Tasse *f;* Becher *m*, Napf *m*, Schale *f*, Kelch *m*. **2.** schalen- *od.* becherförmiger Gegenstand *m*. **3.** *bio.* Kelch *m*.
   feeding cup Schnabeltasse *f*.
cup·ful ['kʌpfʊl] *n* eine Tasse(voll).
cupped [kʌpt] *adj* ausgehöhlt, hohl.
cu·pre·mia [k(j)u'pri:mɪə] *n* erhöhter Kupfergehalt *m* des Blutes, Kuprämie *f*.
cu·pric ['k(j)u:prɪk] *adj* Cupri-, Kupfer-II-.
cu·pri·u·ria [,k(j)uprɪ'(j)ʊərɪə] *n* Kupferausscheidung *f* im Harn, Kupriurie *f*.
cu·prous ['k(j)u:prəs] *adj* Cupro-, Kupfer-I-.
cu·pru·re·sis [,k(j)uprə'ri:sɪs] *n* vermehrte Kupferausscheidung *f* im Harn, Kuprurese *f*.
cu·pu·la ['kju:p(j)ələ] *n, pl* **cu·pu·lae** ['kju:p(j)əli:] *anat.* Kuppel *f*, Cupula *f*.
   cupula of pleura Pleurakuppel *f*, Cupula pleurae.
cu·pu·lar ['kju:p(j)ələr] *adj* becherförmig, kelchförmig, becherartig, kelchartig.
cu·pu·late ['kju:p(j)əleɪt, -lɪt] *adj* → cupular.
cu·pu·li·form ['kju:p(j)əlɪfɔːrm] *adj* → cupular.
cur·a·bil·i·ty [,kjʊərə'bɪlətɪ] *n* Heilbarkeit *f*, Kurabilität *f*.
cur·a·ble ['kjʊərəbl] *adj* heilbar, kurabel.
cu·ra·re [k(j)ʊə'rɑ:rɪ] *n* Kurare *nt*, Curare *nt*.
cu·ra·re·mi·met·ic [k(j)ʊə,rɑ:rɪmɪ'metɪk, -maɪ-] *adj* curareähnlich wirkend, curaremimetisch.
cu·ra·ri [k(j)ʊə'rɑ:rɪ] *n* → curare.
cu·ra·rize [k(j)u:'rɑ:raɪz] *vt* mit Curare behandeln, kurarisieren.
cur·a·tive ['kjʊərətɪv] **I** *n* Heilmittel *nt*. **II** *adj* heilend, auf Heilung ausgerichtet, heilungsfördernd, kurativ, Heil(ungs)-.
cure [kjʊər] **I** *n* **1.** Kur *f*, Heilverfahren *nt*, Behandlung *f* (*for* gegen). **2.** Behandlungsverfahren *nt*, Behandlungsschema *nt*, Therapie *f*. **3.** (*Krankheit*) Heilung *f*. **4.** (Heil-)Mittel *nt* (*for* gegen). **5.** *fig.* Mittel *nt*, Abhilfe *f*, Rezept *nt* (*for* gegen). **6.** Haltbarmachung *f*. **7.** *techn.* (Aus-)Härtung *f;* Vulkanisieren *nt*. **II** *vt* **8.** jdn. heilen, kurieren (*of* von); (*Krankheit*) heilen. **9.** haltbar machen. **10.** aushärten; vulkanisieren. **III** *vi* **11.** Heilung bringen, heilen. **12.** eine Kur machen, kuren.
   water cure Wasserkur *f*; Wasserheilkunde *f*, -verfahren *nt*, Hydriatrie *f*, Hydrotherapie *f*.
cu·ret [kjʊə'ret] **I** *n* Kürette *f*. **II** *vt* (*mit einer Kürette*) ausschaben, auskratzen, kürettieren.
   Barnhart curet Barnhart-Kürette *f*.
   Barnhart curette Barnhart-Kürette *f*.
   blunt curet stumpfe Kürette *f*.
   Columbia curet Columbia-Kürette *f*.
   double-ended curet doppelendige Kürette *f*
   Goldman curet Goldman-Fox-Kürette *f*.
   Goldman-Fox curet Goldman-Fox-Kürette *f*.
   Gracey curets Gracey-Küretten *pl*.
   Implacare curet Implacare-Kürette *f*.
   Kirkland curet Kirkland-Kürette *f*.
   Lucas curet Lucas-Kürette *f*.
   McCall curet McCall-Kürette *f*.
   Mead curet Mead-Kürette *f*.
   Miller-Colburn curet Miller-Colburn-Kürette *f*.
   Miller curet Miller-Kürette *f*.
   Molt curet Molt-Kürette *f*.
   periodontal curet Parodontalkürette *f*.
   Prichard curet Prichard-Kürette *f*.
   root planing curet Root-planing-Kürette *f*.
   scaling curet Scaling-Kürette *f*, Scaler *m*.
   sharp curet scharfe Kürette *f*.
   single-ended curet einendige Kürette *f*
   surgical curet scharfer Löffel *m*.
   universal curet Universalkürette *f*.

curetment

wax curet Wachsmodelliermesser *nt*.
Younger-Goode curet Younger-Goode-Kürette *f*.
cu•ret•ment [kjʊə'retmənt] *n* → curettage.
cu•ret•tage [kjʊə'retɪdʒ, ˌkjʊərə'tɑːʒ] *n* **1.** subgingivale Kürettage *f*, Kürettage *f* der Zahnfleischtasche. **2.** Ausschabung *f*, Auskratzung *f*, Kürettage *f*, Kürettement *nt*, Curettage *f*.
apical curettage Kürettage *f* der Zahnwurzel, periapikale Kürettage *f*.
gingival curettage subgingivale Kürettage *f*, Kürettage *f* der Zahnfleischtasche.
periapical curettage Kürettage *f* der Zahnwurzel, periapikale Kürettage *f*.
soft tissue curettage Weichgewebskürettage *f*.
subgingival curettage Kürettage *f* der Zahnfleischtasche, subgingivale Kürettage *f*.
ultrasonic curettage Ultraschallkürettage *f*.
cu•rette [kjʊə'ret] **I** *n* Kürette *f*. **II** *vt* (*mit einer Kürette*) ausschaben, auskratzen, kürettieren.
Barnhart curette Barnhart-Kürette *f*.
Columbia curette Columbia-Kürette *f*.
double-ended curette doppelendige Kürette *f*.
Goldman curette Goldman-Fox-Kürette *f*.
Goldman-Fox curette Goldman-Fox-Kürette *f*.
Gracey curettes Gracey-Küretten *pl*.
Implacare curette Implacare-Kürette *f*.
Kirkland curette Kirkland-Kürette *f*.
Lucas curette Lucas-Kürette *f*.
McCall curette McCall-Kürette *f*.
Mead curette Mead-Kürette *f*.
Miller curette Miller-Kürette *f*.
Miller-Colburn curette Miller-Colburn-Kürette *f*.
Molt curette Molt-Kürette *f*.
periodontal curette Parodontalkürette *f*.
Prichard curette Prichard-Kürette *f*.
root planing curette Root-planing-Kürette *f*.
scaling curette Scaling-Kürette *f*, Scaler *m*.
single-ended curette einendige Kürette *f*.
surgical curette scharfer Löffel *m*.
universal curette Universalkürette *f*.
wax curette Wachsmodelliermesser *nt*.
Younger-Goode curette Younger-Goode-Kürette *f*.
cu•rette•ment [kjʊə'retmənt] *n* → curettage.
cu•rie ['kjʊərɪ, kjʊə'riː] *n* Curie *nt*.
cur•ing ['kjʊərɪŋ] *n* Tempern *nt*, Aushärten *nt*.
denture curing Tempern *nt* von Kunststoffprothesen.
rubber curing Vulkanisieren *nt*, Vulkanisation *f*.
cur•rent ['kʌrənt, 'kɑːrənt] **I** *n* **1.** (*a. fig.*) Strom *m*, Strömung *f*; *electr.* Strom *m*. against/with the current gegen den/mit dem Strom. **2.** *fig.* Trend *m*, Tendenz *f*. **II** *adj* **3.** gegenwärtig, aktuell, jetzig, laufend. **4.** üblich, gebräuchlich, verbreitet.
action current *physiol.* Aktionsstrom *m*.
alternating current *electr.* Wechselstrom *m*.
d'Arsonval current Tesla-Strom *m*, Hochfrequenzstrom *m*
direct current *electr.* Gleichstrom *m*.
electric current elektrischer Strom *m*.
faradic current faradischer Strom *m*.
galvanic current galvanischer Strom *m*, konstanter Gleichstrom *m*.
high-frequency current Hochfrequenzstrom *m*, Tesla-Strom *m*.
induced current *electr.* Induktionsstrom *m*, faradischer Strom *m*.
nerve-action current (Nerven-)Aktionsstrom *m*.
rotary current *electr.* Drehstrom *m*.
Tesla current *phys.* Tesla-Strom *m*, Hochfrequenzstrom *m*.
cur•va•ture ['kɜrvətʃər, -ˌtʃʊ(ə)r, -ˌtjʊər] *n* **1.** Krümmung *f*, Wölbung *f*; *anat.* Kurvatur *f*, Curvatura *f*. **2.** Magenkrümmung *f*, -kurvatur *f*, Curvatura gastrica/ventricularis.
occlusal curvature Okklusionskurve *f*.
curvature of Spee Spee-Kurve *f*, Spee-Kompensationskurve *f*, sagittale Kompensationskurve *f*.
curve [kɜrv] **I** *n* (*a. mathe.*) Kurve *f*; Krümmung *f*, Biegung *f*, Bogen *m*, Rundung *f*, Wölbung *f*. **II** *vt* biegen, wölben, krümmen. **III** *vi* einen Bogen/eine Biegung machen, s. wölben, s. biegen, s. runden.
anti-Monson curve Anti-Monson-Kurve *f*, Pleasure-Kurve *f*.
apical curve apikale Wurzelbiegung *f*, apikale Abbiegung *f*.
bayonet curve Bajonettbiegung *f* des Wurzelkanals.
buccal curve bukkaler Abschnitt *m* der Okklusionskurve.
buccolingual curve transversale Zahnkurve *f*.
caustic curve *phys.* kaustische Kurve *f*, Brennlinie *f*.
compensation curve Kompensationskurve *f*, Ausgleichskurve *f*.
defalcated curve sichelförmige Biegung *f* des Wurzelkanals.

dental curve Zahnkurve *f*.
double curve Bajonettbiegung *f* des Wurzelkanals, bajonett-förmiger Wurzelkanal *m*.
elastic curve Elastizitätskurve *f*, Spannungs-Dehnungsdiagramm *nt*.
frequency curve **1.** *mathe.* Häufigkeitskurve *f*. **2.** Variationskurve *f*. **3.** Wahrscheinlichkeitskurve *f*.
gradual curve leichte Biegung *f* des Wurzelkanals.
growth curve Wachstumskurve *f*.
isodose curve Isodose(nkurve *f*) (*f*).
labial curve labialer Abschnitt *m* der Okklusionskurve.
liquidus curve Liquiduskurve *f*.
Monson curve Monson-Kurve *f*.
normal curve *stat.* Glockenkurve *f*, Gauss-Kurve *f*.
occlusal curve Okklusionskurve *f*.
curve of occlusion → occlusal curve.
Pleasure curve Anti-Monson-Kurve *f*, Pleasure-Kurve *f*.
Price-Jones curve *hema.* Price-Jones-Kurve *f*.
probability curve *stat.* Kurve *f* der Wahrscheinlichkeitsverteilung, Wahrscheinlichkeitskurve *f*.
pulse curve Pulskurve *f*, Sphygmogramm *nt*.
reverse curve Anti-Monson-Kurve *f*, Pleasure-Kurve *f*.
sickle-shaped curve sichelförmige Biegung *f* des Wurzelkanals.
solidus curve Soliduskurve *f*.
curve of Spee Spee-Kurve *f*, Spee-Kompensationskurve *f*, sagittale Kompensationskurve *f*.
stress-strain curve Zugfestigkeitskurve *f*.
temperature curve Temperaturkurve *f*, Temperaturtabelle *f*, Fieberkurve *f*, Fieberkurve *f*, Fiebertabelle *f*.
tension curves Spannungslinien *pl*.
curve of Wilson Wilson-Kurve *f*.
Wilson curve Wilson-kurve *f*.
curved [kɜrvd] *adj* gekrümmt, gebogen, geschwungen, gewölbt, Bogen-.
cush•in•goid ['kʊʃɪŋɡɔɪd] *adj* Cushing-ähnlich, cushingoid.
cush•ion ['kʊʃn] **I** *n* **1.** Kissen *nt*; (*a. fig.*) Polster *nt*. **2.** *techn.* Puffer *m*, Dämpfer *m*, Polster *nt*. **II** *vt* polstern, dämpfen, puffern, abfedern.
Passavant's cushion Passavant-(Ring-)Wulst *m*.
sucking cushion Bichat-Wangenfettpfropf *m*, Corpus adiposum buccae.
cusp [kʌsp] *n* **1.** Spitze *f*, Zipfel *m*; *anat.* Cuspis *f*. **2.** Herzklappenzipfel *m*, Klappensegel *nt*, Cuspis *f*. **3.** Zahnhöcker *m*, Cuspis dentis, Cuspis coronae (dentis).
accessory cusp Paramolar *m*, akzessorischer Molar *m*.
accessory buccal cusp → accessory cusp.
buccal cusp bukkaler Höcker *m*.
Carabelli cusp Carabelli-Höcker *m*, Tuberculum Carabelli, Tuberculum anomale.
central cusp Zentralhöcker *m*.
centric cusp → central cusp.
dental cusp Zahnhöcker *m*, Cuspis dentis, Cuspis coronae (dentis).
distal cusp distaler Höcker *m*.
distobuccal cusp distobukkaler Höcker *m*, bukkodistaler Höcker *m*.
distolingual cusp distolingualer Höcker *m*.
interstitial cusp → central cusp.
lingual cusp Zungenhöcker *m*.
mesiobuccal cusp mesiobukkaler Höcker *m*.
mesiolingual cusp mesiolingualer Höcker *m*.
noncentric cusp → nonsupporting cusp.
nonsupporting cusp Scherhöcker *m*, nicht-tragender Höcker *m*.
semilunar cusp (halbmondförmige) Taschenklappe *f*, Semilunarklappe *f*, Valvula semilunaris.
shearing cusp → nonsupporting cusp.
shoeing cusp Höckerrestauration *f*, Höckerschutz *m*.
supporting cusp Stützhöcker *m*, tragender Höcker *m*.
cus•pid ['kʌspɪd] **I** *n* Eckzahn *m*, Dens caninus. **II** *adj* mit Zipfel(n) *od.* Höcker(n) versehen, spitz (zulaufend).
mandibular cuspid mandibulärer Eckzahn *m*, unterer Eckzahn *m*.
maxillary cuspid maxillärer Eckzahn *m*, oberer Eckzahn *m*, Oberkiefereckzahn *m*, Augenzahn *m*.
cus•pis ['kʌspɪs] *n*, *pl* cus•pi•des ['kʌspɪdiːz] → cusp.
cut [kʌt] **I** *n* **1.** Schnitt *m*. **2.** Schnittwunde *f*, Schnittverletzung *f*. **3.** (Haar-)Schnitt *m*. **4.** (*a. techn.*) Schnittfläche *f*; Einschnitt *m*, Anschnitt *m*. **5.** Gesichtsschnitt *m*. **6.** *electr.* Unterbrechung *f*, Sperre *f*, Ausfall *m*. **II** *adj* **7.** beschnitten, (zu-, auf-)geschnitten, Schnitt-. **8.** *bio.* (ein-)gekerbt. **III** *vt* **9.** (an-, be-, zer-)schneiden, abschneiden, durchschneiden, einen Schnitt machen in. cut one's finger s. in den Finger schneiden. cut to pieces zerstückeln. **10.** (*a.* cut one's teeth) zahnen, Zähne bekommen. **11.** verletzen. **12.** *chem.*, *techn.*

verdünnen; verwässern. **13.** (*Strom*) abstellen. **14.** reduzieren, senken, vermindern, kürzen. **IV** *vi* **15.** schneiden, bohren, stechen (*in, into* in). **16.** (*Kragen*) einschneiden. **17.** (*Zähne*) durchbrechen. **18.** s. schneiden, s. kreuzen.
cut down I *vt* verringern, reduzieren, einschränken; herabsetzen, senken, drosseln (*by* um; *to* auf). **II** *vi* s. einschränken (*on sth.*).
cut into *vi* (ein-)schneiden in.
cut off *vt* **1.** abschneiden, abtrennen, unterbinden; amputieren. **2.** *techn.* abschalten, ausschalten, ausdrehen; unterbrechen.
cut open *vt* aufschneiden.
cut out *vt* (her-)ausschneiden.
cut through *vt* durchschneiden.
cut up *vt* **1.** zerschneiden. **2.** zerlegen.
cu·ta·ne·ous [kjuːˈteɪnɪəs] *adj* Haut/Cutis betr., kutan, dermal, Haut-, Derm(a)-.
cu·ti·cle [ˈkjuːtɪkl] *n* **1.** *anat.* Häutchen *nt*, hauchdünner Überzug *m* von Epithelzellen, Kutikula *f*, Cuticula *f*. **2.** Nagelhäutchen *nt*, Eponychium *nt*.
  acquired cuticle tertiäres Schmelzoberhäutchen *nt*, erworbenes Schmelzoberhäutchen *nt*, posteruptives Schmelzoberhäutchen *nt*.
  acquired enamel cuticle → acquired cuticle.
  attachment cuticle sekundäres Schmelzoberhäutchen *nt*, sekundäres Schmelzhäutchen *nt*.
  dental cuticle 1. Schmelzoberhäutchen *nt*, Zahnschmelzoberhäutchen *nt*, Zahnoberhäutchen *nt*, Nasmyth-Membran *f*. **2.** sekundäres Schmelzoberhäutchen *nt*, sekundäres Schmelzhäutchen *nt*. **3.** Cuticula dentis, Cuticula dentalis, Schmelzhäutchen *nt*.
  enamel cuticle primäres Schmelzoberhäutchen *nt*, primäres Schmelzhäutchen *nt*.
  hair cuticle Haarkutikula *f*.
  posteruption cuticle tertiäres Schmelzoberhäutchen *nt*, erworbenes Schmelzoberhäutchen *nt*, posteruptives Schmelzoberhäutchen *nt*.
  primary cuticle primäres Schmelzoberhäutchen *nt*, primäres Schmelzhäutchen *nt*.
  primary enamel cuticle → primary cuticle.
  secondary cuticle 1. Schmelzoberhäutchen *nt*, Cuticula dentis. **2.** sekundäres Schmelzoberhäutchen *nt*, sekundäres Schmelzhäutchen *nt*.
  transposed crevicular cuticle sekundäres Schmelzoberhäutchen *nt*, sekundäres Schmelzhäutchen *nt*.
cu·tic·u·la [kjuːˈtɪkjələ] *n, pl* **cu·tic·u·lae** [kjuːˈtɪkjəliː] *anat.* Häutchen *nt*, hauchdünner Überzug *m* von Epithelzellen, Kutikula *f*, Cuticula *f*.
  uticula dentis 1. Cuticula dentis, Cuticula dentalis, Schmelzhäutchen *nt*. **2.** Schmelzoberhäutchen *nt*, Zahnschmelzoberhäutchen *nt*, Zahnoberhäutchen *nt*, Nasmyth-Membran *f*.
cu·ti·re·ac·tion [ˌkjuːtərɪˈækʃn] *n* Hautreaktion *f*, Kutireaktion *f*, Dermoreaktion *f*.
cu·tis [ˈkjuːtɪs] *n, pl* **cu·tis·es, cu·tes** [ˈkjuːtiːz] *anat.* Haut *f*, Kutis *f*, Cutis *f*.
  cutis laxa Fallhaut *f*, Schlaffhaut *f*, Cutis-laxa-Syndrom *nt*, generalisierte Elastolyse *f*, Zuviel-Haut-Syndrom *nt*, Dermatolysis *f*, Dermatochalasis *f*, Dermatomegalie *f*, Chalazodermie *f*, Chalodermie *f*.
cut·ter [kʌtər] *n* Schneider *m*, Schneideinstrument *nt*.
  ligature cutter Ligaturschneider *m*, Ligaturschneidezange *f*.
  pin and ligature cutter Lock-Pin und Ligaturschneider *m*.
  wire cutter Drahtschneider *m*, Drahtschneidezange *f*.
cu·vet [k(j)uːˈvet] *n* → cuvette.
cu·vette [k(j)uːˈvet] *n* Küvette *f*.
cy·a·nid [ˈsaɪənɪd] *n* → cyanide.
cy·a·nide [ˈsaɪənaɪd, -nɪd] *n* Zyanid *nt*, Cyanid *nt*.
cyano- *pref.* Zyan(o)-, Cyan(o)-, Blau-.
cy·an·o·chro·ic [ˌsaɪənəʊˈkrəʊɪk] *adj* → cyanotic.
cy·an·och·rous [saɪəˈnɑkrəs] *adj* → cyanotic.
cy·a·no·co·bal·a·min [ˌsaɪənəʊkəʊˈbæləmɪn] *n* Zyanocobalamin *nt*, Cyanocobalamin *nt*, Vitamin B_{12} *nt*.
cy·a·no·der·ma [ˌsaɪənəʊˈdɜrmə] *n* → cyanosis.
cy·a·nop·sin [ˌsaɪəˈnɑpsɪn] *n* Zyanopsin *nt*.
cy·a·nose [ˈsaɪənəʊs] *n* → cyanosis.
cy·a·nosed [ˈsaɪənəʊsd] *adj* → cyanotic.
cy·a·no·sis [ˌsaɪəˈnəʊsɪs] *n* Blausucht *f*, Zyanose *f*, Cyanosis *f*.
  central cyanosis zentrale Zyanose *f*.
  peripheral cyanosis periphere Zyanose *f*.
cy·a·not·ic [ˌsaɪəˈnɑtɪk] *adj* Zyanose betr., zyanotisch.
cyc·la·mate [ˈsaɪkləmeɪt, ˈsɪk-] *n* Zyklamat *nt*, Cyclamat *nt*.
cy·cle [ˈsaɪkl] **I** *n* **1.** Zyklus *m*, Kreis(lauf *m*) *m*; (*a. phys.*) Periode *f*.
  in cycles periodisch. **2.** *chem.* Ring *m*. **II** *vt* periodisch wiederholen. **III** *vi* periodisch wiederkehren.
  cardiac cycle Herzzyklus *m*.
  cell cycle Zellzyklus *m*.

chewing cycle Kauvorgang *m*, Kauzyklus *m*.
citric acid cycle Krebs-Zyklus *m*, Zitronensäurezyklus *m*, Zitratzyklus *m*, Tricarbonsäurezyklus *m*.
genital cycle Genitalzyklus *m*, Monatszyklus *m*, Sexualzyklus *m*, Menstrualzyklus *m*, Menstruationszyklus *m*.
growth cycle Wachstumszyklus *m*.
Krebs cycle 1. Krebszyklus *m*, Zitronensäurezyklus *m*, Citratzyklus *m*, Tricarbonsäurezyklus *m*. **2.** Harnstoffzyklus *m*, Ornithinzyklus *m*, Krebs-Henseleit-Zyklus *m*.
life cycle Lebenszyklus *m*, Lebensphase *f*, Entwicklungsphase *f*.
masticating cycle Kauvorgang *m*, Kauzyklus *m*.
masticatory cycle Kauvorgang *m*, Kauzyklus *m*.
menstrual cycle → genital cycle.
sex cycle 1. Monatszyklus *m*, Genitalzyklus *m*, Sexualzyklus *m*, Menstruationszyklus *m*. **2.** *micro.* sexueller Vermehrungszyklus *m*.
sexual cycle → sex cycle.
tricarboxylic acid cycle → citric acid cycle.
cy·clic [ˈsaɪklɪk, ˈsɪk-] *adj* **1.** zyklisch, periodisch, Kreislauf-. **2.** *chem.* zyklisch, ringförmig, Ring-, Zyklo-.
cy·cli·cal [ˈsaɪklɪkl, ˈsɪk-] *adj* → cyclic.
cyclo- *pref.* **1.** Kreis-, Zykl(o)-, Cycl(o)-. **2.** Ziliarkörper-.
cy·clo·ceph·a·ly [ˌsaɪkləʊˈsefəlɪ] *n* → cyclopia.
cy·clo·hex·a·nol [ˌsaɪkləʊˈheksənɒl, -nɒʊl] *n* Zyklohexanol *nt*, Cyclohexanol *nt*.
cy·clo·phos·pha·mide [ˌsaɪkləʊˈfɑsfəmaɪd] *n pharm.* Cyclophosphamid *nt*.
cy·clo·phre·nia [ˌsaɪkləʊˈfriːnɪə] *n psychia.* manisch-depressive Psychose *f*, Zyklophrenie *f*.
cy·clo·pia [saɪˈkləʊpɪə] *n embryo.* Zyklopie *f*, Zyklozephalie *f*.
cy·clo·pro·pane [ˌsaɪkləʊˈprəʊpeɪn] *n* Zyklopropan *nt*, Cyclopropan *nt*.
cy·clops [ˈsaɪklɒps] *n embryo.* Zyklop *m*, Zyklozephalus *m*, Synophthalmus *m*.
cy·clo·tron [ˈsaɪklətrɑn] *n* Zyklotron *nt*.
cy·clo·zo·on·o·sis [ˌsaɪkləʊzəʊˈɑnəsɪs, ˌzəʊəˈnəʊsɪs] *n micro.* Zyklozoonose *f*.
cy·e·sis [saɪˈiːsɪs] *n, pl* **cy·e·ses** [saɪˈiːsiːz] Schwangerschaft *f*, Gravidität *f*, Graviditas *f*.
cyl·in·der [ˈsɪlɪndər] *n* Zylinder *m*; Walze *f*, Rolle *f*.
  axis cylinder → axon.
  foil cylinder → gold cylinder.
  gold cylinder Goldzylinder *m*, Goldfolienzylinder *m*.
  gold foil cylinder → gold cylinder.
cy·lin·dric [sɪˈlɪndrɪk] *adj* walzenförmig, zylinderförmig, zylindrisch, Zylinder-.
cy·lin·dri·form [sɪˈlɪndrəfɔːrm] *adj* → cylindric.
cy·lin·dro·ad·e·no·ma [sɪˌlɪndrəʊˌædəˈnəʊmə] *n* → cylindroma.
cyl·in·dro·ma [ˌsɪlɪnˈdrəʊmə] *n* **1.** Zylindrom *nt*, Cylindroma *nt*, Spiegler-Tumor *m*. **2.** adenoidzystisches Karzinom *nt*, Carcinoma adenoides cysticum.
cyl·in·dru·ria [ˌsɪlɪnˈdrʊərɪə] *n* Ausscheidung *f* von Harnzylindern, Zylindrurie *f*.
cym·bo·ce·pha·lia [ˌsɪmbəʊsɪˈfeɪlɪə] *n* → cymbocephaly.
cym·bo·ceph·a·ly [ˌsɪmbəʊˈsefəlɪ] *n embryo.* Kahnschädel *m*, Leistenschädel *m*, Skaphokephalie *f*, Skaphozephalie *f*, Zymbozephalie *f*.
cy·mo·graph [ˈsaɪməɡræf] *n* Kymograph *m*.
cy·nan·che [sɪˈnæŋkɪ] *n* Halsentzündung *f*; Angina *f*.
cy·no·dont [ˈsaɪnədɑnt] *n* Eckzahn *m*, Reißzahn *m*, Dens caninus, Dens angularis, Dens cuspidatus.
cy·o·pho·ria [saɪəˈfɔːrɪə] *n* Schwangerschaft *f*, Gravidität *f*, Graviditas *f*.
cyst [sɪst] *n* **1.** *patho.* sackartige Geschwulst *f*, Zyste *f*, Cyste *f*, Kystom *nt*. **2.** *micro.* Zyste *f*. **3.** *bio.* Zyste *f*, Ruhezelle *f*; Kapsel *f*, Hülle *f*.
  adventitious cyst Pseudozyste *f*, falsche Zyste *f*.
  aneurysmal bone cyst aneurysmatische/hämorrhagische/hämangiomatöse Knochenzyste *f*, aneurysmatischer Riesenzelltumor *m*, benignes Knochenaneurysma *nt*.
  antral mucosal cyst Mukozele *f* der Kieferhöhle, Retentionszyste *f* der Kieferhöhlenschleimhaut.
  apical cyst Wurzelspitzenzyste *f*, apikale Zyste *f*.
  apical periodontal cyst radikuläre Zyste *f*, Wurzelzyste *f*, periapikale Zyste *f*.
  apical radicular cyst radikuläre Zyste *f*, Wurzelzyste *f*, periapikale Zyste *f*.
  atheromatous cyst (echtes) Atherom *nt*, Grützbeutel *m*, Epidermoid *nt*.
  Blandin-Nuhn cyst Blandin-Nuhn-Zyste *f*, Retentionszyste *f* der Zungenspitzendrüse.

cyst

blood cyst hämorrhagische Zyste f.
bone cyst Knochenzyste f.
Boyer's cyst Boyer-Zyste f.
branchial cyst → branchial cleft cyst.
branchial cleft cyst laterale Halszyste f, branchiogene Zyste f.
branchiogenetic cyst → branchial cleft cyst.
branchiogenous cyst → branchial cleft cyst.
buccal cyst bukkale Zyste f.
calcified radicular cyst verkalkte radikuläre Zyste f.
calcifying cyst verkalkende odontogene Zyste f.
calcifying odontogenic cyst verkalkende odontogene Zyste f.
central calcifying odontogenic cyst zentral verkalkende odontogene Zyste f.
cervical cyst Halszyste f.
chyle cyst Chyluszyste f, Chyl(angi)ektasie f.
compound cyst multilokuläre Zyste f.
craniobuccal cyst Zyste f der Rathke-Tasche.
craniopharyngeal duct cyst Zyste f der Rathke-Tasche.
cutaneous cyst dermale/kutane Zyste f, Hautzyste f.
daughter cyst Tochterzyste f, sekundäre Zyste f.
dental cyst odontogene Zyste f.
dental root cyst radikuläre Zyste f, Wurzelzyste f, periapikale Zyste f.
dentigerous cyst follikuläre Zyste f, Follikularzyste f.
dentoalveolar cyst parodontale Zyste f, desmodontale Zyste f, marginale Zyste f.
dermal cyst dermale/kutane Zyste f, Hautzyste f.
dermoid inclusion cyst Dermoidzyste f, Dermoid nt.
developmental cyst Einschlußzyste f.
distention cyst Retentionszyste f.
echinococcus cyst Echinokokkenblase f, Echinokokkenzyste f, Hydatide f.
endothelial cyst endotheliale Zyste f.
end root cyst radikuläre Zyste f, Wurzelzyste f, periapikale Zyste f.
epithelial cyst 1. epitheliale Zyste f. **2.** Epidermoid nt, Epidermalzyste f, Epidermiszyste f, Epidermoidzyste f, (echtes) Atherom nt, Talgretentionszyste f.
eruption cyst Eruptionszyste f, Dentitionszyste f.
extravasation cyst Extravasatzyste f, Exsudationszyste f.
exudation cyst Extravasatzyste f, Exsudationszyste f.
false cyst Pseudozyste f, falsche Zyste f.
fissural cyst fissurale Zyste f.
follicle cyst Follikelzyste f, follikuläre Zyste f, Follikularzyste f.
follicular odontogenic cyst → follicular cyst.
gas cyst Gaszyste f, gashaltige Zyste f.
gingival cyst gingivale Zyste f, Gingivalzyste f, Zahnfleischzyste f.
gingival cyst of the adult Zahnfleischzyste f des Erwachsenen, Gingivalzyste f des Erwachsenen, gingivale Zyste f des Erwachsenen.
gingival cyst of the newborn Zahnfleischzyste f des Neugeborenen, Gingivalzyste f des Neugeborenen, gingivale Zyste f des Neugeborenen.
globulomaxillary cyst globulomaxilläre Zyste f, globulomaxilläre Fissurenzyste f.
Gorlin's cyst Gorlin-Zyste f.
granddaughter cyst Enkelzyste f, tertiäre Zyste f.
hemangiomatous bone cyst → aneurysmal bone cyst.
hemorrhagic bone cyst solitäre Knochenzyste f, hämorrhagische Knochenzyste f, Hämatomzyste f, progressive Knochenzyste f, hämorrhagische Extravasationszyste f, einfache Knochenzyste f, Solitärzyste f, traumatische Knochenzyste f.
hemorrhagic cyst hämorrhagische Zyste f.
hydatid cyst parasit. Echinokokkenblase f, Echinokokkenzyste f, Hydatide f.
incisive canal cyst → nasopalatine cyst.
inclusion cyst Einschlußzyste f.
inflammatory cyst entzündliche Zyste f.
intraoral cyst intraorale Zyste f.
intraosseous cyst intraossäre Zyste f.
juvenile bone cyst juvenile Knochenzyste f.
keratinizing epithelial odontogenic cyst Keratozyste f, verhornende Epithelzyste f, Kieferepidermoid nt.
Klestadt's cyst → nasoalveolar cyst.
latent bone cyst → Stafne's cyst.
lateral cyst seitliche parodontale Zyste f, laterale Parodontalzyste f.
lateral periodontal cyst → lateral cyst.
lingual cyst Zungenzyste f.
lymphoepithelial cyst branchiogene Zyste f, laterale Halszyste f.
mandibular cyst Unterkieferzyste f.
mandibular median cyst mediane Unterkieferzyste f.

maxillary cyst Oberkieferzyste f.
maxillary median anterior cyst → nasopalatine cyst.
maxillary sinus cyst Kieferhöhlenzyste f.
maxillary sinus retention cyst Mukozele f der Kieferhöhle, Retentionszyste f der Kieferhöhlenschleimhaut.
median alveolar cyst mediane alveoläre Zyste f.
median anterior maxillary cyst → nasopalatine cyst.
median cervical cyst mediane Halszyste.
median mandibular cyst mediane Unterkieferzyste f.
median palatal cyst mediane Gaumenzyste f.
meibomian cyst Hagelkorn nt, Chalazion nt.
mother cyst Elternzyste f, Mutterzyste f, primäre Zyste f.
mucous cyst Schleim(retentions)zyste f.
multilocular cyst multilokuläre Zyste f.
multiloculate cyst → multilocular cyst.
myxoid cyst ortho. Synovialzyste f, Ganglion nt, Überbein nt.
nasoalveolar cyst Klestadt-Zyste f, Nasenvorhofzyste f, Gesichtsspaltenzyste f, nasolabiale Zyste f, nasoalveoläre Zyste f, Naseneingangszyste f.
nasolabial cyst → nasoalveolar cyst.
nasopalatine cyst Canalis-incisivus-Zyste f, nasopalatinale Zyste f, Duktus-Zyste f.
nasopalatine duct cyst → nasopalatine cyst.
necrotic cyst nekrotische Zyste f.
nonodontogenic cyst dysontogenetische Zyste f, nicht-odontogene Zyste f.
odontogenic cyst odontogene Zyste f, vom Schmelzepithel ausgehende Zyste f, odontogenetische Zyste f.
oil cyst Ölzyste f.
orthokeratinized cyst orthokeratotische Keratozyste f.
orthokeratinized odontogenic cyst orthokeratotische Keratozyste f.
palatine papilla cyst Papilla palatina-Zyste f, Zyste f der Papilla palatina.
paradental cyst paradentale Zyste f.
parakeratinized cyst parakeratotische Keratozyste f.
parakeratinized odontogenic cyst parakeratotische Keratozyste f.
parasitic cyst Parasitenzyste f, parasitäre Zyste f.
parent cyst Elternzyste f, Mutterzyste f, primäre Zyste f.
periapical cyst (Zahn) radikuläre Zyste f, Wurzelzyste f, periapikale Zyste f.
periodontal cyst parodontale Zyste f, desmodontale Zyste f, marginale Zyste f.
premaxillary-maxillary cyst globulomaxilläre Zyste f, globulomaxilläre Fissurenzyste f.
primordial cyst Primordialzyste f, embryoblastische Follikelzyste f, dysontogenetische Zahnzyste f, odontome Follikelzyste f.
radicular cyst radikuläre Zyste f, Wurzelzyste f, periapikale Zyste f.
residual cyst Residualzyste f, Restzyste f.
retention cyst Retentionszyste f.
root cyst Wurzelzyste f, radikuläre Zyste f, Zahnwurzelzyste f.
salivary gland cyst Speicheldrüsenretentionszyste f, Retentionszyste f der Speicheldrüse.
sanguineous cyst hämorrhagische Zyste f.
sebaceous cyst 1. Epidermiszyste f, epidermale Zyste f, Epidermoid nt, Atherom nt. **2.** piläre Hautzyste f.
secondary cyst Tochterzyste f, sekundäre Zyste f.
secretory cyst Retentionszyste f.
secretory cyst of maxillary antrum Mukozele f der Kieferhöhle, Retentionszyste f der Kieferhöhlenschleimhaut.
simple bone cyst → solitary bone cyst.
cyst of the soft tissue Weichteilzyste f.
soft tissue cyst Weichteilzyste f.
solitary bone cyst solitäre Knochenzyste f, hämorrhagische Knochenzyste f, Hämatomzyste f, progressive Knochenzyste f, hämorrhagische Extravasationszyste f, einfache Knochenzyste f, Solitärzyste f, traumatische Knochenzyste f.
Stafne's cyst Unterkieferknochenhöhle f, Stafne-Zyste f, Stafne idiopathische Knochenhöhle f, latenteKnochenzyste f, statische Knochenzyste f, stationäre Knochenhöhle f, embryonaler Mandibuladefekt m, kongenitaler Unterkieferdefekt m, latente hämorrhagische Knochenzyste f, latente Knochenhöhle f des Unterkiefers, linguale Unterkieferknochenhöhle f, linguale Knocheneindellung f.
Stafne's lateral bone cyst → Stafne's cyst.
static bone cyst → Stafne's cyst.
sterile cyst sterile Zyste f.
sublingual cyst Ranula f.
suprasellar cyst Erdheim-Tumor m, Kraniopharyngiom nt.
synovial cyst ortho. Synovialzyste f, Ganglion nt, Überbein nt.
thyroglossal cyst mediane Halszyste f, Thyreoglossuszyste f, Duktuszyste f, Zyste f des Ductus thyreoglossus.

thyroglossal duct cyst → thyroglossal cyst.
thyroglossal tract cyst → thyroglossal cyst.
thyrolingual cyst → thyroglossal cyst.
traumatic bone cyst solitäre Knochenzyste *f*, hämorrhagische Knochenzyste *f*, Hämatomzyste *f*, progressive Knochenzyste *f*, hämorrhagische Extravasationszyste *f*, einfache Knochenzyste *f*, Solitärzyste *f*, traumatische Knochenzyste *f*.
traumatic cyst traumatische Zyste *f*.
trichilemmal cyst 1. trichilemmale Zyste *f*, Trichilemmal-, Trichilemmzyste *f*. **2.** piläre Hautzyste *f*.
true cyst echte Zyste *f*.
unicameral bone cyst solitäre Knochenzyste *f*, hämorrhagische Knochenzyste *f*, Hämatomzyste *f*, progressive Knochenzyste *f*, hämorrhagische Extravasationszyste *f*, einfache Knochenzyste *f*, Solitärzyste *f*, traumatische Knochenzyste *f*.
cyst·ad·e·no·car·ci·no·ma [sɪst͵ædnəʊ͵kɑːrsɪˈnəʊmə] *n patho.* Cystadenocarzinom *nt*, Kystadenokarzinom *nt*, Zystadenokarzinom *nt*, Cystadenocarcinoma *nt*.
cyst·ad·e·no·ma [͵sɪstædəˈnəʊmə] *n* Cystadenom *nt*, Kystadenom *nt*, Zystadenom *nt*, Adenokystom *nt*, zystisches Adenom *nt*, Zystom *nt*, Kystom *nt*, Cystadenoma *nt*.
papillary cystadenoma papilläres Zystadenom/Kystadenom *nt*, papilläres Adenokystom *nt*.
papillary cystadenoma lymphomatosum Wartin-Tumor *m*, Whartin-Albrecht-Arzt-Tumor *m*, Adenolymphom *nt*, Cystadenoma lymphomatosum, Cystadenolymphoma papilliferum.
cys·tec·to·my [sɪsˈtektəmɪ] *n* Zystenentferung *f*, Zystenausschneidung *f*, Zystektomie *f*.
cys·te·ine [ˈsɪstiːɪn] *n* Zystein *nt*, Cystein *nt*.
cys·tic [ˈsɪstɪk] *adj* **1.** Zyste betr., zystisch, blasenartig, Zysten-. **2.** Gallenblase *od.* Harnblase betr., (Harn-)Blasen-, Gallenblasen-, Zysto-.
cys·ti·cer·co·sis [͵sɪstəsərˈkəʊsɪs] *n* Zystizerkose *f*, Cysticercose *f*.
Cys·ti·cer·cus [͵sɪstəˈsɜrkəs] *n micro.* Cysticercus *m*.
cys·ti·cer·cus [͵sɪstəˈsɜrkəs] *n*, *pl* **cys·ti·cer·ci** [͵sɪstəˈsɜrsaɪ] *micro.* Blasenwurm *m*, Zystizerkus *m*, Cysticercus *m*.
cys·tif·er·ous [sɪsˈtɪfərəs] *adj* → cystigerous.
cys·ti·form [ˈsɪstəfɔːrm] *adj* zystenförmig, zystenähnlich.
cys·tig·er·ous [sɪsˈtɪdʒərəs] *adj* zystenhaltig, zystisch.
cys·tine [ˈsɪstiːn, -tɪn] *n* Zystin *nt*, Cystin *nt*, Dicystein *nt*.
cys·ti·no·sis [͵sɪstəˈnəʊsɪs] *n* Zystinspeicherkrankheit *f*, Zystinose *f*, Cystinose *f*, Lignac-Syndrom *nt*, Aberhalden-Fanconi-Syndrom *nt*.
cys·ti·nu·ria [͵sɪstəˈn(j)ʊərɪə] *n* Zystinurie *f*, Cystinurie *f*.
cys·tiph·or·ous [sɪsˈtɪfərəs] *adj* → cystigerous.
cys·tis [ˈsɪstɪs] *n*, *pl* **cys·ti·des** [ˈsɪstədiːz] Zyste *f*, Blase *f*.
cys·ti·tis [sɪsˈtaɪtɪs] *n* (Harn-)Blasenentzündung *f*, Zystitis *f*, Cystitis *f*.
cysto- *pref.* Harnblasen-, Blasen-, Zyst(o)-.
cys·to·ad·e·no·ma [͵sɪstə͵ædəˈnəʊmə] *n* → cystadenoma.
cys·toid [ˈsɪstɔɪd] **I** *n* zystenähnliche Struktur *f*, Pseudozyste *f*. **II** *adj patho.* zystenähnlich, zystenartig, zystoid.
cys·to·ma [sɪsˈtəʊmə] *n* → cystadenoma.
unilocular cystoma unilokuläres Kystom/Zystom *nt*.
cys·to·mor·phous [͵sɪstəˈmɔːrfəs] *adj* zystenförmig, blasenförmig.
cys·to·myx·o·ma [͵sɪstəmɪkˈsəʊmə] *n patho.* muzinöses Zystadenom *nt*, Cystomyxoma.
cys·toph·o·rous [sɪsˈtɑfərəs] *adj* zystenhaltig, zystisch.
cys·tot·o·my [sɪsˈtɑtəmɪ] *n* Zysteneröffnung *f*, -schnitt *m*, Zystotomie *f*.
cys·tous [ˈsɪstəs] *adj* Zyste betr., zystisch, blasenartig, Zysten-.
cyth·e·mol·y·sis [͵sɪθɪˈmɑləsɪs, ͵saɪthe-] *n* Erythrozytenauflösung *f*, Erythrozytenzerstörung *f*, Erythrozytenabbau *m*, Hämolyse *f*, Hämatozytolyse *f*.
cyt·i·dine [ˈsɪtɪdiːn, -dɪn] *n* Zytidin *nt*, Cytidin *nt*.
cyto- *pref.* Zell-, Zyt(o)-, Cyt(o)-.
cy·to·an·a·lyz·er [͵saɪtəʊˈænlaɪzər] *n* Zellanalysator *m*, Zytoanalysator *m*.
cy·to·bi·ol·o·gy [͵saɪtəʊbaɪˈɑlədʒɪ] *n* Zellbiologie *f*, Zytobiologie *f*, Cytobiologie *f*.
cy·to·blast [ˈsaɪtəʊblæst -blɑːst] *n* **1.** Zellkern *m*, Zytoblast *m*, Cytoblast *m*. **2.** Zytotrophoblast *m*, Langhans-Zellschicht *f*.
cy·to·cen·trum [͵saɪtəʊˈsentrəm] *n* **1.** Zentrosom *n*, Zentriol *nt*, Zentralkörperchen *nt*. **2.** Mikrozentrum *nt*, Zentrosphäre *f*.
cy·to·chem·is·try [͵saɪtəʊˈkemɪstrɪ] *n* Zytochemie *f*, Histopochemie *f*.
cy·to·chrome [ˈsaɪtəʊkrəʊm] *n* Zytochrom *nt*, Cytochrom *nt*.
cy·to·ci·dal [͵saɪtəʊˈsaɪdl] *adj* zellzerstörend, zellabtötend, zytozid.

cy·to·ci·ne·sis [͵saɪtəʊsɪˈniːsɪs, -saɪ-] *n* → cytokinesis.
cy·tode [ˈsaɪtəʊd] *n histol.* Zytode *f*.
cy·to·den·drite [͵saɪtəˈdendraɪt] *n* Dendrit *m*.
cy·to·di·ag·no·sis [͵saɪtəʊ͵daɪəɡˈnəʊsɪs] *n* Zelldiagnostik *f*, Zytodiagnostik *f*.
exfoliative cytodiagnosis Exfoliativzytologie *f*, exfoliative Zytodiagnostik *f*.
cy·to·di·ag·nos·tic [͵saɪtəʊ͵daɪəɡˈnɑstɪk] *adj* Zytodiagnostik betr., zytodiagnostisch.
cy·to·gene [ˈsaɪtədʒiːn] *n* Zytogen *nt*, Plasmagen *nt*.
cy·to·ge·net·ics [͵saɪtəʊdʒəˈnetɪks] *pl* Zellgenetik *f*, Zytogenetik *f*, Cytogenetik *f*.
cy·to·gen·ic [͵saɪtəʊˈdʒenɪk] *adj* **1.** Zytogenese betr., zytogen. **2.** zell(en)bildend, zytogen.
cy·tog·e·nous [saɪˈtɑdʒənəs] *adj* zell(en)bildend, zytogen.
cy·to·gram [ˈsaɪtəɡræm] *n histol., patho.* Zytogramm *nt*.
cy·to·his·tol·o·gy [͵saɪtəʊhɪsˈtɑlədʒɪ] *n* Zytohistologie *f*.
cy·to·hor·mone [͵saɪtəʊˈhɔːrməʊn] *n* Zellhormon *nt*, Zytohormon *nt*.
cy·to·hy·a·lo·plasm [͵saɪtəʊˈhaɪələplæzəm] *n* zytoplasmatische Matrix *f*, Grundzytoplasma *nt*, Hyaloplasma *nt*.
cy·to·ki·ne·sis [͵saɪtəʊkɪˈniːsɪs, kaɪ-] *n* Zell(leib)teilung *f*, Zytokinese *f*, Cytokinese *f*.
cy·to·ki·nin [͵saɪtəʊˈkaɪnɪn] *n* Zytokinin *nt*, Cytokinin *nt*.
cy·to·lem·ma [͵saɪtəʊˈlemə] *n bio.* äußere Zellmembran *f*, Zytolemm *nt*.
cy·tol·o·gy [saɪˈtɑlədʒɪ] *n* **1.** Zell(en)lehre *f*, Zell(en)forschung *f*, Zytologie *f*, Cytologie *f*. **2.** Zelldiagnostik *f*, Zytodiagnostik *f*.
exfoliative cytology Exfoliativzytologie *f*, exfoliative Zytodiagnostik *f*.
cy·to·lymph [ˈsaɪtəlɪmf] *n* zytoplasmatische Matrix *f*, Grundzytoplasma *nt*, Hyaloplasma *nt*.
cy·tol·y·sin [saɪˈtɑləsɪn] *n* Zytolysin *nt*.
cy·tol·y·sis [saɪˈtɑləsɪs] *n* Zellauflösung *f*, Zellzerfall *m*, Zytolyse *f*.
cy·to·lyt·ic [͵saɪtəʊˈlɪtɪk] *adj* Zytolyse betr. *od.* auslösend, zytolytisch.
cy·to·meg·a·lo·vi·rus [͵saɪtəʊ͵meɡələˈvaɪrəs] *n* Zytomegalievirus *nt*, Cytomegalievirus *nt*.
cy·to·mem·brane [͵saɪtəʊˈmembreɪn] *n* Zellmembran *f*, Zytomembran *f*, Zellwand *f*, Plasmalemm *nt*.
cy·tom·e·try [saɪˈtɑmətrɪ] *n* Zellmessung *f*, Zytometrie *f*.
cy·to·mor·pho·sis [͵saɪtəʊmɔːrˈfəʊsɪs, -ˈmɔːrfə-] *n* Zytomorphose *f*.
cy·to·ne·cro·sis [͵saɪtəʊnɪˈkrəʊsɪs, -ne-] *n* Zelltod *m*, Zelluntergang *m*, Zellnekrose *f*, Zytonekrose *f*.
cy·to·path·ic [͵saɪtəʊˈpæθɪk] *adj* zellschädigend, zytopathisch.
cy·to·path·o·gen·e·sis [͵saɪtəʊ͵pæθəˈdʒenəsɪs] *n* Zytopathogenese *f*.
cy·to·path·o·gen·ic [͵saɪtəʊ͵pæθəˈdʒenɪk] *adj* zytopathogen.
cy·to·pa·thol·o·gy [͵saɪtəʊpəˈθɑlədʒɪ] *n* Zellpathologie *f*, Zytopathologie *f*.
cy·to·pem·phis [͵saɪtəʊˈpemfɪs] *n* → cytopempsis.
cy·to·pem·psis [͵saɪtəʊˈpempsɪs] *n* Vesikulartransport *m*, Zytopempsis *f*.
cy·to·pe·nia [͵saɪtəʊˈpiːnɪə] *n hema.* Zell(zahl)verminderung *f*, Zytopenie *f*.
cy·to·phil·ic [͵saɪtəˈfɪlɪk] *adj* zytophil.
cy·to·pho·tom·e·ter [͵saɪtəʊfəʊˈtɑmɪtər] *n* Zytophotometer *nt*.
cy·to·pho·tom·e·try [͵saɪtəʊfəʊˈtɑmətrɪ] *n* Zytophotometrie *f*, Mikrospektrophotometrie *f*.
cy·to·plasm [ˈsaɪtəʊplæzəm] *n* (Zell-)Protoplasma *nt*, Zytoplasma *nt*, Cytoplasma *nt*.
perinuclear cytoplasm perinukleäres Zytoplasma *nt*.
cy·to·plas·mic [͵saɪtəʊˈplæzmɪk] *adj* Zytoplasma betr., zytoplasmatisch, Zytoplasma-.
cy·tor·rhex·is [͵saɪtəʊˈreksɪs] *n* Zellzerfall *m*, Zytorrhexis *f*.
cy·to·sine [ˈsaɪtəsiːn, -sɪn] *n* Zytosin *nt*, Cytosin *nt*.
cy·to·some [ˈsaɪtəʊsəʊm] *n* **1.** Zellkörper *m*, Zytosoma *nt*. **2.** Zytosom *nt*.
cy·tos·ta·sis [saɪˈtɑstəsɪs] *n* Zytostase *f*.
cy·to·stat·ic [͵saɪtəˈstætɪk] **I** *n* Zytostatikum *nt*. **II** *adj* zytostatisch.
cy·to·tox·ic [͵saɪtəʊˈtɑksɪk] *adj* zellschädigend, zellvergiftend, zytotoxisch.
cy·to·tox·ic·i·ty [͵saɪtəʊtakˈsɪsətɪ] *n* Zytotoxizität *f*.
cy·to·tox·in [͵saɪtəʊˈtaksɪn] *n* Zytotoxin *nt*.
cy·to·trop·ic [͵saɪtəʊˈtrɑpɪk, -ˈtrəʊp-] *adj* auf Zellen gerichtet, zytotrop.
cy·tot·ro·pism [saɪˈtɑtrəpɪzəm] *n* Zytotropismus *m*.

D

dac·ry·ad·e·ni·tis [ˌdækrɪˌædəˈnaɪtɪs] *n* → dacryoadenitis.
dac·ry·a·gogue [ˈdækrɪəgɔg, -gɑg] **I** *n* **1.** *pharm.* tränentreibende Substanz *f*, Dakryagogum *nt*. **2.** Tränenröhrchen *nt*, Canaliculus lacrimalis. **II** *adj* tränentreibend.
dacryo- *pref.* Tränen-, Dakry(o)-, Dacry(o)-.
dac·ry·o·ad·e·ni·tis [ˌdækrɪəʊˌædəˈnaɪtɪs] *n* Tränendrüsenentzündung *f*, Dakryoadenitis *f*.
dac·ry·o·blen·nor·rhea [ˌdækrɪəʊˌblenəˈrɪə] *n* Dakryoblennorrhoe *f*.
dac·ry·o·can·a·lic·u·li·tis [ˌdækrɪəʊˌkænəˌlɪkjəˈlaɪtɪs] *n* Tränenröhrchenentzündung *f*, Dakryokanalikulitis *f*, Dakryocaniculitis *f*.
dac·ry·o·cyst [ˈdækrɪəʊsɪst] *n* Tränensack *m*, Saccus lacrimalis.
dac·ry·o·cys·tis [ˌdækrɪəʊˈsɪstɪs] *n* → dacryocyst.
dac·ry·o·cys·ti·tis [ˌdækrɪəʊsɪsˈtaɪtɪs] *n* Tränensackentzündung *f*, Dakryozystitis *f*, Dakryocystitis *f*.
dac·ry·o·cys·to·blen·nor·rhea [ˌdækrɪəʊˌsɪstəˌblenəˈrɪə] *n* Tränensackeiterung *f*, Dakryozystoblennorrhoe *f*.
dac·ry·o·cys·to·cele [ˌdækrɪəʊˈsɪstəsiːl] *n* Tränensackbruch *m*, Dakryo(zysto)zele *f*.
dac·ry·o·cys·to·ste·no·sis [ˌdækrɪəʊˌsɪstəstɪˈnəʊsɪs] *n* Tränensackschrumpfung *f*, Tränensackstenose *f*, Dakryozystostenose *f*.
dac·ry·o·lith [ˈdækrɪəlɪθ] *n* Tränenstein *m*, Dakryolith *m*.
dac·ry·o·ma [ˌdækrɪˈəʊmə] *n* **1.** Dakryom *nt*, Dakryoma *nt*. **2.** Dakryops *m*.
dac·ry·ops [ˈdækrɪɑps] *n* **1.** übermäßiger Tränenfluß *m*, wässrige Augen *pl*. **2.** Dakryops *m*.
dac·ry·o·py·or·rhea [ˌdækrɪəˌpaɪəˈrɪə] *n* Dakryopyorrhoe *f*.
dac·ry·or·rhea [ˌdækrɪəʊˈrɪə] *n* Tränenträufeln *nt*, Dakryorrhoe *f*, Epiphora *f*.
dac·ry·o·ste·no·sis [ˌdækrɪəʊstɪˈnəʊsɪs] *n* Tränengangsstenose *f*, Dakryostenose *f*.
dac·ry·o·syr·inx [ˌdækrɪəʊˈsɪrɪŋks] *n* **1.** Tränenröhrchen *nt*, Canaliculus lacrimalis. **2.** Tränengang(s)fistel *f*.
dac·tyl [ˈdæktl] *n anat.* Digitus *m*, Zehe *f*, Finger *m*.
dactylo- *pref.* Finger-, Zehen-, Daktyl(o)-.
dah·lin [ˈdɑːlɪn] *n* Inulin *nt*.
dai·ly [ˈdeɪlɪ] *adj* täglich, Tages-.
dam·age [ˈdæmɪdʒ] **I** *n* **1.** Schaden *m*, Schädigung *f*, Beschädigung *f* (*to* an). **do damage to** beschädigen. **2.** Schadensersatz *m*. **pay damages** Schadensersatz zahlen. **seek damages** auf Schadensersatz klagen. **II** *vt* beschädigen. **III** *vi* Schaden nehmen, beschädigt werden. **brain damage** Hirnschaden *m*, Hirnschädigung *f*, Enzephalopathie *f*. **nerve damage** Nervenschädigung *f*, Nervenschaden *m*. **personal damage** Körperverletzung *f*. **radiation damage** Strahlenschaden *m*.
dam·aged [ˈdæmɪdʒd] *adj* beschädigt, defekt.
dam·ag·ing [ˈdæmədʒɪŋ] *adj* schädlich, schädigend, nachteilig (*to* für).
damp [dæmp] **I** *n* Feuchtigkeit *f*. **II** *adj* feucht. **III** *vt* **1.** befeuchten, anfeuchten. **2.** *phys.* dämpfen. **IV** *vi* feucht werden.
damp·ing [ˈdæmpɪŋ] *n* Dämpfen *nt*, Dämpfung *f*.
damp·ness [ˈdæmpnɪs] *n* Feuchtigkeit *f*.
dan·ger [ˈdeɪndʒər] **I** *n* Gefahr *f* (*to* für). **be in danger of one's life** in Lebensgefahr schweben. **be out of danger** außer Gefahr sein; über dem Berg sein. **II** *adj* Gefahren-.
dan·ger·ous [ˈdeɪndʒ(ə)rəs] *adj* gefährlich (*to, for* für), gefahrvoll.
dark [dɑːrk] **I** *n* Dunkel *nt*, Dunkelheit *f*; dunkle Farbe *f*; Schatten *m*. **II** *adj* dunkel.
dark·en [ˈdɑːrkn] **I** *vt* **1.** verdunkeln, dunkel machen. **2.** dunkel *od.* dunkler färben; schwärzen. **3.** (*Augen*) blind machen; (*Sehkraft*) vermindern. **II** *vi* **4.** dunkel werden, s. verdunkeln. **5.** s. dunkel *od.* dunkler färben. **6.** (*a. fig.*) s. trüben.
da·ta [ˈdeɪtə, ˈdætə] *pl* **1.** Daten *pl*, Angaben *pl*, Unterlagen *pl*, Einzelheiten *pl*. **2.** *phys., techn.* Meß-, Versuchswerte *pl*, -daten *pl*. **3.** (Computer-)Daten *pl*.
personal data Personalien *pl*.

date [deɪt] **I** *n* **1.** Datum *nt*, Tag *m*; Zeitpunkt *m*. **2. out of date** veraltet, überholt. **up to date** zeitgemäß, modern. **bring up to date** auf den neuesten Stand bringen. **II** *vt* datieren. **III** *vi* datiert sein (*from* von).
daugh·ter [ˈdɔːtər] *n* (*a. fig.*) Tochter *f*.
day [deɪ] *n* Tag *m*; (festgesetzter) Tag *m*, Termin *m*. **the day after** tags darauf, am nächsten Tag; der nächste Tag. **all day** den ganzen Tag. **before day** vor Tagesanbruch. **the day before** tags zuvor, der vorhergehende Tag. **from day to day** von Tag zu Tag, zusehends. **twice a day** zweimal täglich/am Tage.
day·lamp [ˈdeɪlæmp] *n* Tageslichtlampe *f*.
day·light [ˈdeɪlaɪt] *n* **1.** Tageslicht *nt*. **by/in daylight** bei Tag(eslicht). **2.** Tagesanbruch *m*. **at daylight** bei Tagesanbruch.
day·time [ˈdeɪtaɪm] **I** *n* Tag *m*. **in the daytime** tagsüber, während des Tages. **II** *adv* am Tag(e), Tages-.
day-to-day *adj* (all-)täglich, Alltags-. **on a day-to-day basis** tageweise.
daze [deɪz] **I** *n* (*a. fig.*) Betäubung *f*, Lähmung *f*, Benommenheit *f*. **II** *vt* **1.** (*a. fig.*) betäuben, lähmen. **2.** blenden, verwirren.
dazed [deɪzd] *adj* **1.** betäubt, benommen. **2.** geblendet, verwirrt.
daz·zle [ˈdæzl] **I** *n* Blenden *nt*; Leuchten *nt*, blendender Glanz *m*. **II** *vt* **1.** blenden. **2.** *fig.* verwirren, verblüffen.
daz·zling [ˈdæzlɪŋ] *adj* **1.** (*a. fig.*) blendend, glänzend; strahlend. **2.** verwirrend.
de·a·cid·i·fy [dɪəˈsɪdəfaɪ] *vt* entsäuern; neutralisieren.
de·ac·ti·va·tion [dɪˌæktɪˈveɪʃn] *n* Inaktivieren *nt*, Inaktivierung *f*.
dead [ded] **I** *pl* **the dead** die Toten. **II** *adj* **1.** tot, gestorben; leblos. **2.** totenähnlich, tief. **a dead sleep. 3.** abgestorben, nekrotisch; gefühllos, taub. **4.** *techn.* außer Betrieb; (*Batterie*) leer. **5.** ohne Ausgang, blind (endend). **6.** (*Augen, Farben*) matt, stumpf, glanzlos. **III** *adv* absolut, völlig, total. **dead tired** todmüde. **dead asleep** im tiefsten Schlaf.
dead·en [ˈdedn] *vt* **1.** dämpfen, (ab-)schwächen; (*Schmerz*) mildern. **2.** (*Nerv*) abtöten; (*Gefühl*) abstumpfen (*to* gegenüber).
dead·house [ˈdedhaʊs] *n* Leichenschauhaus *nt*; Leichenhalle *f*.
dead·ly [ˈdedlɪ] *adj* tödlich, todbringend, zum Tode führend; totenähnlich, Todes-.
deaf [def] **I** *pl* **the deaf** die Tauben. **II** *adj* taub, gehörlos; schwerhörig, hörgeschädigt. **deaf in one ear** taub auf einem Ohr.
deaf-mute I *n* Taubstumme(r *m*) *f*. **II** *adj* taubstumm, Taubstummen-.
deaf-muteness *n* Taubstummheit *f*, Mutisurditas *f*, Surdomutitas *f*.
deaf-mutism *n* → deaf-muteness.
deaf·ness [ˈdefnɪs] *n* Taubheit *f*, Gehörlosigkeit *f*, Surditas *f*, Kophosis *f*; Schwerhörigkeit *f*.
de·al·ler·gi·za·tion [dɪˌælərdʒɪˈzeɪʃn] *n* Desensibilisierung *f*, Deallergisierung *f*.
de·am·i·da·tion [dɪˌæmɪˈdeɪʃn] *n* → deamidization.
de·am·i·di·za·tion [dɪˌæmɪdaɪˈzeɪʃn] *n chem.* Desamidierung *f*.
de·am·i·nase [dɪˈæmɪneɪz] *n* Desaminase *f*, Aminohydrolase *f*.
de·am·i·na·tion [dɪˌæmɪˈneɪʃn] *n chem.* Desaminierung *f*.
de·am·i·ni·za·tion [dɪˌæmɪnəˈzeɪʃn] *n* → deamination.
de·ar·te·ri·al·i·za·tion [dɪɑːrˌtɪəriəlaɪˈzeɪʃn] *n* Dearterialisation *f*.
death [deθ] *n* Tod *m*, Exitus *m*; Todesfall *m*; (Ab-)Sterben *nt*. **after death** postmortal, post mortem. **before death** prämortal, ante mortem.
death by accident → accidental death.
accidental death Tod *m* durch Unfall, Unfalltod *m*.
death by asphyxia Tod *m* durch Ersticken, Ersticken *nt*, Erstickungstod.
bolus death Bolustod *m*.
brain death Hirntod *m*.
cardiac death Herztod *m*.
cell death Zelltod *m*, Zelluntergang *m*, Zytonekrose *f*.
cerebral death Hirntod *m*, biologischer Tod *m*.
clinical death klinischer Tod *m*.
death from drowning Tod *m* durch Ertrinken, Ertrinken *nt*.

easy death leichter/schmerzloser Tod *m*, Euthanasie *f*.
natural death natürlicher Tod *m*.
painless death leichter/schmerzloser Tod *m*, Euthanasie *f*.
pulp death Pulpatod *m*, Pulpentod *m*.
voluntary death Freitod *m*, Selbstmord *m*, Suizid *m*.
death·bed ['deθbed] *n* Sterbebett *nt*, Totenbett *nt*. **be on one's deathbed** im Sterben liegen.
death·ly ['deθlɪ] *adj* → deadly.
death·place ['deθpleɪs] *n* Sterbeort *m*.
death·watch ['deθwɑtʃ] *n* Totenwache *f*.
de·bil·i·tate [dɪ'bɪləteɪt] *vt* schwächen, entkräften.
de·bil·i·ta·tion [dɪˌbɪlə'teɪʃn] *n* Schwächung *f*, Entkräftung *f*.
de·bil·i·ty [dɪ'bɪlətɪ] *n* **1.** Schwäche *f*, Kraftlosigkeit *f*. **2.** Schwächezustand *m*, Erschöpfungszustand *m*.
de·bride [dɪ'briːd, deɪ-] *vt* (*Wunde*) reinigen, eine Wundtoilette durchführen.
de·bride·ment [dɪ'briːdmənt, deɪ-] *n* Wundtoilette *f*, Wundreinigung *f*, Débridement *nt*.
canal debridement Wurzelkanaldebridement *nt*, Wurzelkanalausräumung *f*, Wurzelkanalaufbereitung *f*.
cavity debridement Kavitätenpräparation *f*.
epithelial debridement Epithelentfernung *f*.
root canal debridement Wurzelkanaldebridement *nt*, Wurzelkanalausräumung *f*, Wurzelkanalaufbereitung *f*.
surgical debridement Débridement *nt*, chirurgische Wundtoilette/Wundausschneidung *f*.
wound debridement Wundtoilette *f*, Débridement *nt*.
de·bris [də'briː; 'deɪbrɪ, 'deb-] *n* (nekrotische) Zelltrümmer *pl*, Zellreste *pl*, Gewebstrümmer *pl*, Gewebsreste *pl*.
food debris Speisereste *pl*, Nahrungsmittelreste *pl*.
debris of Malassez → Malassez' debris.
Malassez' debris Malassez-Epithelreste *pl*, Malassez-Epithelnester *pl*, Débris épithéliaux.
deca- *pref.* Deka-, Deca-.
de·cal·ci·fi·ca·tion [dɪˌkælsəfɪ'keɪʃn] *n* **1.** *patho.* Dekalzifikation *f*, Dekalzifizierung *f*. **2.** Entkalkung *f*, Entkalken *nt*.
de·cal·ci·fy [dɪ'kælsəfaɪ] *vt* **1.** dekalzifizieren. **2.** entkalken.
de·can·nu·la·tion [dɪˌkænjə'leɪʃn] *n* Kanülenentfernung *f*, Dekanülierung *f*, Décanulement *f*.
de·car·box·yl·ase [ˌdiːkɑː'bɒksəleɪz] *n* Dekarboxylase *f*, Decarboxylase *f*.
de·car·box·yl·a·tion [ˌdiːkɑːˌbɒksə'leɪʃn] *n chem.* Dekarboxylierung *f*, Decarboxylierung *f*.
de·cay [dɪ'keɪ] **I** *n* **1.** *fig.* Verfall *m*, Zerfall *m*, Verschlechterung *f*; (Alters-)Schwäche *f*. **2.** Zerfall *m*; Verwesung *f*, Auflösung *f*, Zersetzung *f*; Fäule *f*, Fäulnis *f*; (*Zähne*) Karies *m*. **3.** *phys.* (*Radium*) Zerfall *m*. **II** *vi* **4.** *fig.* verfallen, zerfallen, schwach werden, schwinden, zugrunde gehen. **5.** zerfallen; verwesen, s. auflösen, s. zersetzen, (ver-)faulen; (*Zähne*) kariös werden.
dental decay (Zahn-)Karies *f*, Zahnfäule *f*, Caries dentium.
nuclear decay *phys.* Kernzerfall *m*, radioaktiver Zerfall *m*.
radioactive decay → nuclear decay.
senile decay senile Karies *f*, senile Zahnkaries *f*, Alterskaries *f*.
tooth decay → dental decay.
de·cayed [dɪ'keɪt] *adj* **1.** (*Zähne*) kariös. **2.** verfallen, faul, verwest, schlecht.
de·cease [dɪ'siːs] **I** *n* Tod *m*, Ableben *nt*. **II** *vi* (ver-)sterben, verscheiden.
de·ceased [dɪ'siːst] **I** *pl* **the deceased** der/die Verstorbene *od.* Tote; die Verstorbenen *od.* Toten. **II** *adj* verstorben, gestorben.
deci- *pref.* Zehntel-, Dezi-, Deci-.
dec·i·bel ['desəbel] *n* Dezibel *nt*.
de·cid·u·ous [dɪ'sɪdʒəwəs] *adj* nicht bleibend, ausfallend, abfallend; *fig.* vergänglich.
dec·i·gram ['desɪɡræm] *n* Dezigramm *nt*.
dec·i·li·ter ['desɪliːtər] *n* Deziliter *m/nt*.
dec·i·me·ter ['desɪmiːtər] *n* Dezimeter *m/nt*.
dec·li·na·tion [ˌdeklɪ'neɪʃn] *n* **1.** Neigung *f*, Schräglage *f*. **2.** Abweichung *f* (*from* von). **3.** *fig.* Verfall *m*, Niedergang *m*. **4.** *ophthal.* Deklination *f*.
de·cline [dɪ'klaɪn] **I** *n* **1.** Neigung *f*, Senkung *f*. **2.** Niedergang *m*, Verfall *m*. **3.** Verschlechterung *f*, Abnahme *f*, Rückgang *m*, Verfall *m* (*of*, *in*); Siechtum *m*. **II** *vt* neigen, senken. **III** *vi* **4.** s. neigen, s. senken, abfallen. **5.** s. neigen, zur Neige gehen. **6.** verfallen, in Verfall geraten. **7.** s. verschlechtern, abnehmen, zurückgehen; (*körperlich*) verfallen.
de·coc·tion [dɪ'kɒkʃn] *n* **1.** (Ab-)Kochen *nt*, Absieden *nt*. **2.** *pharm.* Absud *m*, Dekokt *nt*, Decoctum *nt*, Decoctio *f*.
de·coc·tum [dɪ'kɒktəm] *n pharm.* Absud *m*, Dekokt *nt*, Decoctum *nt*, Decoctio *f*.

de·col·or·ant [diː'kʌlərənt] **I** *n* Bleichmittel *nt*. **II** *adj* entfärbend, bleichend.
de·col·or·a·tion [ˌdiːkʌlə'reɪʃn] *n* Entfärben *nt*, Bleichen *nt*.
de·col·or·i·za·tion [dɪˌkʌlərɪ'zeɪʃn] *n* → decoloration.
de·col·or·ize [diː'kʌləraɪz] *vt* entfärben, bleichen, dekolorieren.
de·com·pen·sate [diː'kɒmpənseɪt] *vi* entgleisen, dekompensieren.
de·com·pen·sat·ed [diː'kɒmpənseɪtɪd] *adj* nicht ausgeglichen, entgleist, dekompensiert.
de·com·pen·sa·tion [ˌdiːkɒmpən'seɪʃn] *n* **1.** Dekompensation *f*. **2.** Herzdekompensation *f*, kardiale Dekompensation *f*.
cardiac decompensation Herzdekompensation *f*, kardiale Dekompensation *f*.
de·com·pose [ˌdiːkəm'pəʊz] **I** *vt* **1.** *chem., phys.* spalten, scheiden, zerlegen. **2.** zersetzen. **II** *vi* **3.** zerfallen, s. auflösen (*into* in). **4.** s. zersetzen, verwesen, zerfallen, verfallen.
de·com·posed [ˌdiːkəm'pəʊst] *adj* verfallen, verfault, verwest, schlecht.
de·com·po·si·tion [dɪˌkɒmpə'zɪʃn] *n* **1.** *chem.* Zerlegung *f*, (Auf-)Spaltung *f*, Zerfall *m*, Abbau *m*. **2.** Verwesung *f*, Fäulnis *f*, Zersetzung *f*, Auflösung *f*.
de·com·press [ˌdiːkəm'pres] *vt techn.* von (hohem) Druck entlasten, dekomprimieren.
de·com·pres·sion [ˌdiːkəm'preʃn] *n* **1.** *techn.* Druckabfall *m*, Dekompression *f*. **2.** Druckentlastung *f*, Dekompression *f*.
facial nerve decompression Fazialisdekompression *f*.
de·con·ges·tant [ˌdiːkən'dʒestənt] **I** *n pharm.* abschwellendes Mittel *nt*, Dekongestionsmittel *nt*. **II** *adj* abschwellend.
de·con·ges·tive [ˌdiːkən'dʒestɪv] *adj* abschwellend.
de·con·tam·i·nate [ˌdiːkən'tæmɪneɪt] *vt* entgiften, entgasen, entseuchen, entstrahlen, dekontaminieren.
de·con·tam·i·na·tion [ˌdiːkənˌtæmɪ'neɪʃn] *n* Entgiftung *f*, Entgasung *f*, Entseuchung *f*, Entstrahlung *f*, Dekontamination *f*, Dekontaminierung *f*.
de·crease [*n* 'diːkriːs; *v* diː'kriːs] **I** *n* Abnahme *f*, Verminderung *f*, Verringerung *f*, Verkleinerung *f*, Verkürzung *f*, Reduzierung *f*, Rückgang *m*; Nachlassen *nt*, Abnehmen *nt*. **II** *vt* vermindern, verringern, verkleinern, verkürzen, herabsetzen, reduzieren. **III** *vi* abnehmen, nachlassen, zurückgehen, s. vermindern, s. verringern, s. verkleinern, s. verkürzen, s. reduzieren.
dec·re·ment ['dekrəmənt] *n* **1.** Abnahme *f*, Verringerung *f*. **2.** *phys.* Amplitudenabnahme *f*, Dekrement *nt*. **3.** *patho.* Decrementum *nt*, Stadium decrementi.
de·crep·it [dɪ'krepɪt] *adj* (alters-)schwach, (körperlich) heruntergekommen, hinfällig, dekrepit.
de·crep·i·ta·tion [dɪˌkrepɪ'teɪʃn] *n chem.* **1.** Verknistern *nt*. **2.** Dekrepitation *f*.
de·crep·i·tude [dɪ'krepɪt(j)uːd] *n* Altersschwäche *f*, Hinfälligkeit *f*.
de·cru·des·cence [ˌdiːkruː'desəns] *n* (*Symptom*) Abnahme *f*, Dekrudeszenz *f*.
de·cu·ba·tion [ˌdiːkjə'beɪʃn] *n* Dekubation *f*, Dekubationsperiode *f*.
de·cu·bi·tal [dɪ'kjuːbɪtl] *adj* dekubital, Dekubital-, Dekubitus-.
de·cu·bi·tus [dɪ'kjuːbɪtəs] *n, pl* **de·cu·bi·tus**. **1.** Wundliegen *nt*, Dekubitalulkus *nt*, Dekubitalgeschwür *nt*, Dekubitus *m*, Decubitus *m*. **2.** Hinlegen *nt*; Liegen *nt*.
de·den·ti·tion [diːden'tɪʃn] *n* Zahnverlust *m*, Zahnausfall *m*.
de·dif·fer·en·ti·a·tion [diːˌdɪfəˌrenʃɪ'eɪʃn] *n patho.* Entdifferenzierung *f*; Anaplasie *f*.
deep [diːp] *adj* **1.** (*Wunde*) tief; breit; niedrig (gelegen). **2.** (*Farben*) satt, dunkel; (*Stimme*) dunkel; (*Schlaf*) tief; (*Atemzug*) tief; (*Interesse*) groß, stark; (*Wissen*) fundiert; (*Forschung*) eingehend, gründlich. **3.** *psycho.* unbewußt. **4.** vertieft, versunken. **deep in thought** in Gedanken versunken.
deep·en ['diːpən] **I** *vt* **1.** tief(er) machen, vertiefen; verbreitern. **2.** *fig.* verstärken, steigern, vergrößern, vertiefen. **3.** (*Farben*) dunkler machen; (*Stimme*) senken. **II** *vi* **4.** tiefer werden, s. vertiefen; s. verbreitern. **5.** *fig.* s. steigern, s. verstärken. **6.** (*Farben*) dunkler werden, (nach-)dunkeln; (*Stimme*) tieferwerden.
de-epithelization *n* Epithelentfernung *f*.
de·fal·ca·tion [diːfæl'keɪʃn] *n* C-förmiger Wurzelkanal *m*, sichelförmiger Wurzelkanal *m*.
de·fat·i·ga·tion [dɪˌfætɪ'geɪʃn] *n* (extreme) Ermüdung *f*, Übermüdung *f*, Erschöpfung *f*.
def·e·cate ['defɪkeɪt] **I** *vt* (*Flüssigkeit*) klären, reinigen. **II** *vi* **1.** Stuhl(gang) haben, den Darm entleeren, defäkieren, defäzieren. **2.** s. klären, s. reinigen.
def·e·ca·tion [defɪ'keɪʃn] *n* **1.** Reinigung *f*, Klärung *f*. **2.** Darmentleerung *f*, Stuhlgang *m*, Defäkation *f*.
de·fect ['diːfekt, dɪ'fekt] *n* **1.** Defekt *m*, Fehler *m*, Schaden *m*, schadhafte Stelle *f* (*in* an). **2.** Mangel *m*, Schwäche *f*, Unvoll-

defective

kommenheit *f*. **3.** (geistiger *od.* psychischer) Defekt *m*; (körperliches) Gebrechen *nt*.
alveolar bone defect → bone defect.
atrial septal defect Vorhofseptumdefekt *m*, Atriumseptumdefekt *m*.
atrioseptal defect → atrial septal defect.
bone defect Alveolarknochenverlust *m*, Alveolarknochendefekt *m*.
coagulation defect *hema.* (Blut-)Gerinnungsstörung *f*.
congenital heart defect angeborener/kongenitaler Herzfehler *m*.
fibrous cortical defect → *fibroxanthoma* of bone.
filling defect *radiol.* Füllungsdefekt *m*.
heart defect Herzfehler *m*, (Herz-)Vitium *nt*, Vitium cordis.
intraoral mucosal defect intraoraler Schleimhautdefekt *m*.
memory defect Gedächtnisstörung *f*.
metaphyseal fibrous cortical defect nicht-ossifizierendes Fibrom *nt*, fibröser Kortikalisdefekt *m*, fibröser metaphysärer Defekt *m*, benignes fibröses Histiozytom *nt* des Knochens.
mucous membrane defect Schleimhautdefekt *m*.
organic heart defect → heart defect.
osseous defect → bone defect.
periodontal bone defect → bone defect.
periodontal bony defect → bone defect.
periodontal defect → bone defect
resorption defect Resorptionsdefekt *m*.
septal defect Septumdefekt *m*.
skin defect Hautdefekt *m*.
speech defect Sprachfehler *m*.
Stafne's mandibular defect Unterkieferknochenhöhle *f*, Stafne-Zyste *f*, Stafne idiopathische Knochenhöhle *f*, latenteKnochenzyste *f*, statische Knochenzyste *f*, stationäre Knochenhöhle *f*, embryonaler Mandibuladefekt *m*, kongenitaler Unterkieferdefekt *m*, latente hämorrhagische Knochenzyste *f*, latente Knochenhöhle *f* des Unterkiefers, linguale Unterkieferknochenhöhle *f*, linguale Knocheneindellung *f*.
valvular defect (Herz-)Klappenfehler *m*, (Herz-)Klappendefekt *m*.
de·fec·tive [dɪˈfektɪv] *adj* **1.** mangelhaft, unzulänglich. **2.** schadhaft, defekt.
de·fense [dɪˈfens] *n* Verteidigung *f*, Schutz *m*, Abwehr *f*. **in defense of** zum Schutze von. **in defense of life** in Notwehr.
def·er·ves·cence [ˌdɪfərˈvesəns] *n* Entfieberung *f*, Deferveszenz *f*.
def·er·ves·cent [ˌdɪfərˈvesənt] **I** *n* Antipyretikum *nt*. **II** *adj* fiebersenkend, antipyretisch.
de·fi·bril·la·tion [dɪˌfɪbrəˈleɪʃn] *n card.* Defibrillation *f*.
de·fi·bril·la·tor [dɪˌfɪbrɪˈleɪtər] *n card.* Defibrillator *m*.
de·fi·bri·na·tion [dɪˌfaɪbrɪˈneɪʃn] *n* Defibrinieren *nt*, Defibrination *nt*.
de·fi·cien·cy [dɪˈfɪʃənsɪ] *n* **1.** Mangel *m*, Defizit *nt* (*of* an); Fehlen *nt* (*of* von). **2.** Unzulänglichkeit *f*, Mangelhaftigkeit *f*.
N-acetylgalactosamine-4-sulfatase deficiency Maroteaux-Lamy-Syndrom *nt*, Morbus *m* Maroteaux-Lamy, Mukopolysaccharidose VI *f*.
acid-maltase deficiency Pompe-Krankheit *f*, generalisierte maligne Glykogenose *f*, Glykogenose Typ II *f*.
antibody deficiency Antikörpermangel *m*.
arch length deficiency Zahnbogenverkürzung *f*.
ARSB deficiency → arylsulfatase B deficiency.
arylsulfatase B deficiency Maroteaux-Lamy-Syndrom *nt*, Morbus *m* Maroteaux-Lamy, Mukopolysaccharidose VI *f*.
brancher deficiency Andersen-Krankheit *f*, Amylopektinose *f*, leberzirrhotische retikuloendotheliale Glykogenose *f*, Glykogenose Typ IV *f*.
calcium deficiency Kalziummangel *m*.
ceramide trihexosidase deficiency Fabry-Syndrom *nt*, Morbus Fabry *m*, hereditäre Thesaurismose Ruiter-Pompen-Weyers *f*, Ruiter-Pompen-Weyers-Syndrom *nt*, Thesaurismosis hereditaria lipoidica, Angiokeratoma corporis diffusum (Fabry), Angiokeratoma universale.
debrancher deficiency Cori-Krankheit *f*, Forbes-Syndrom *nt*, hepatomuskuläre benigne Glykogenose *f*, Glykogenose *f* Typ III.
erythrocyte pyruvate kinase deficiency Pyruvatkinasemangel *m*.
factor I deficiency Fibrinogenmangel *m*, Hypofibrinogenämie *f*; Afibrinogenämie *f*.
factor II deficiency Faktor II-Mangel *m*, Hypoprothrombinämie *f*.
factor V deficiency Parahämophilie (A) *f*, Owren-Syndrom *nt*, Faktor V-Mangel(krankheit *f*) *m*, Hypoproakzelerinämie *f*, Hypoproaccelerinämie *f*.
factor VII deficiency Faktor VII-Mangel, Hypoproconvertinämie *f*, Hypoprokonvertinämie *f*, Parahämophilie B *f*.
factor IX deficiency Hämophilie B *f*, Christmas-Krankheit *f*, Faktor IX-Mangel(krankheit *f*) *m*.
factor X deficiency Faktor X-Mangel *m*.
factor XI deficiency Faktor XI-Mangel, PTA-Mangel *m*.
factor XII deficiency Hageman-Syndrom *nt*, Faktor XII-Mangel(krankheit *f*) *m*.
familial apolipoprotein C-II deficiency Bürger-Grütz-Syndrom *nt*, (primäre/essentielle) Hyperlipoproteinämie Typ I, fettinduzierte/exogene Hypertriglyzeridämie *f*, fettinduzierte/exogene Hyperlipämie *f*, Hyperchylomikronämie *f*, familiärer C-II-Apoproteinmangel *m*.
familial lipoprotein lipase deficiency 1. Bürger-Grütz-Syndrom *nt*, (primäre/essentielle) Hyperlipoproteinämie Typ I, fettinduzierte/exogene Hypertriglyzeridämie *f*, fettinduzierte/exogene Hyperlipämie *f*, Hyperchylomikronämie *f*, familiärer C-II-Apoproteinmangel *m*. **2.** (primäre/essentielle) Hyperlipoproteinämie Typ V, fett- u. kohlenhydratinduzierte Hyperlipidämie/Hyperlipoproteinämie *f*, exogen-endogene Hyperlipoproteinämie, kalorisch-induzierte Hyperlipoproteinämie, Hyperchylomikronämie u. Hyperpräbetalipoproteinämie.
familial LPL deficiency → familial lipoprotein lipase deficiency.
fibrinogen deficiency Fibrinogenmangel *m*, Hypofibrinogenämie *f*.
α-D-galactosidase A deficiency Fabry-Syndrom *nt*, Morbus Fabry *m*, hereditäre Thesaurismose *f* Ruiter-Pompen-Weyers, Ruiter-Pompen-Weyers-Syndrom *nt*, Thesaurismosis hereditaria lipoidica, Angiokeratoma corporis diffusum (Fabry), Angiokeratoma universale.
β-galactosidase deficiency Morquio-Syndrom Typ B *nt*.
galactosylceramide β-galactosidase deficiency → galactosylceramide *lipidosis*.
glucose-6-phosphatase deficiency → type I glycogen storage *disease*.
Hageman factor deficiency Hageman-Syndrom *nt*, Faktor XII-Mangel(krankheit *f*) *m*.
hepatic phosphorylase deficiency Hers-Erkrankung, Hers-Syndrom *nt*, Hers-Glykogenose *f*, Leberphosphorylaseinsuffizienz *f*, Glykogenose *f* Typ VI.
hepatic phosphorylase kinase deficiency hepatische Glykogenose *f*, Glykogenose Typ VIII *f*, Phosphorylase-b-kinase-Insuffizienz *f*.
HGPRT deficiency Lesch-Nyhan-Syndrom *nt*, Automutilationssyndrom *nt*.
homogentisic acid oxidase deficiency Homogentisinsäureoxigenasemangel *m*, Alkaptonurie *f*.
HPRT deficiency Lesch-Nyhan-Syndrom *nt*, Automutilationssyndrom *nt*.
hypoxanthine guanine phosphoribosyltransferase deficiency Lesch-Nyhan-Syndrom *nt*, Automutilationssyndrom *nt*.
hypoxanthine phosphoribosyltransferase deficiency → hypoxanthine guanine phosphoribosyltransferase deficiency.
α-L-iduronidase deficiency Hurler-Krankheit *f*, Hurler-Syndrom *nt*, von Pfaundler-Hurler-Krankheit *f*, von Pfaundler-Hurler-Syndrom *nt*, Lipochondrodystrophie *f*, Dysostosis multiplex, Mukopolysaccharidose I-H *f*.
immune deficiency → immunodeficiency.
iron deficiency Eisenmangel *m*.
isolated IgA deficiency *immun.* selektiver IgA-Mangel *m*.
mandibular deficiency Unterkieferunterentwicklung *f*.
mental deficiency Geistesschwäche *f*, Geistesstörung *f*.
muscle phosphofructokinase deficiency Tarui-Krankheit *f*, Muskelphosphofruktokinaseinsuffizienz *f*, Glykogenose *f* Typ VII.
muscle phosphorylase deficiency McArdle-Krankheit *f*, -Syndrom *nt*, muskuläre Glykogenose *f*, Muskelphosphorylasemangel *m*, Myophosphorylaseinsuffizienz *f*, Glykogenose *f* Typ V.
muscle phosphorylase deficiency glycogenosis → muscle phosphorylase deficiency.
myophosphorylase deficiency → muscle phosphorylase deficiency.
myophosphorylase deficiency glycogenosis → muscle phosphorylase deficiency.
nutrient deficiency Nährstoffmangel *m*.
nutritional deficiency Nährstoffmangel *m*.
nutritive deficiency Nährstoffmangel *m*.
oxygen deficiency Sauerstoffmangel *m*, Hypoxie *f*.
phenylalanine hydroxylase deficiency → phenylketonuria.
PK deficiency → pyruvate kinase deficiency.
PTA deficiency PTA-Mangel *m*, Faktor XI-Mangel *m*.
pyruvate kinase deficiency Pyruvatkinasemangel *m*.
selective IgA deficiency *immun.* selektiver IgA-Mangel *m*.
sphingomyelinase deficiency Niemann-Pick-Krankheit *f*, Sphingomyelinose *f*, Sphingomyelinlipidose *f*.
vertical maxillary deficiency Short-face-Syndrom *nt*, skelettaler tiefer Biß *m*.

vitamin deficiency Vitaminmangel(krankheit *f*) *m*.
water deficiency Wassermangel *m*.
de·fi·cient [dɪˈfɪʃənt] *adj* **1.** Mangel leidend (*in* an). **be deficient in** ermangeln, arm sein an. **2.** unzulänglich, fehlend, mangelnd, mangelhaft.
def·i·cit [ˈdefəsɪt; dɪˈfɪsɪt] *n* Mangel *m* (*in* an); Defizit *nt*; Verlust *m*, Ausfall *m*.
 nutritional deficit Nährstoffmangel *m*.
 oxygen deficit Sauerstoffdefizit *nt*, Sauerstoffmangel *m*.
 pulse deficit Pulsdefizit *nt*.
 saturation deficit Sättigungsdefizit *nt*.
def·i·nite [ˈdefənɪt] *adj* **1.** eindeutig, klar, präzise, exakt, fest; genau festgelegt, bestimmt. **2.** klar umrissen, festumrissen. **3.** definitiv, endgültig, bestimmt.
de·fin·i·tive [dɪˈfɪnɪtɪv] *adj* **1.** *embryo*. voll entwickelt, vollständig ausgeprägt, definitiv. **2.** definitiv, endgültig. **3.** definierend, beschreibend. **4.** maßgeblich (*on* für); Standard-.
de·flect [dɪˈflekt] **I** *vt* ablenken, ableiten; (*Licht*) beugen. **II** *vi* abweichen; (*Zeiger*) ausschlagen (*from* von).
de·flec·tion [dɪˈflekʃn] *n* Auslenkung *f*, Ablenkung *f*, Abweichung *f*, Ableitung *f*, Deflexion *f*; (*Zeiger*) Ausschlag *m*; (*Licht*) Beugung *f*.
de·form·a·ble [dɪˈfɔːrməbl] *adj techn.* verformbar.
de·for·ma·tion [dɪˌfɔːrˈmeɪʃn, ˌdefər-] *n* **1.** (*a. techn.*) Deformation *f*, Verformung *f*. **2.** Deformität *f*, Deformation *f*, Entstellung *f*, Verunstaltung *f*. **3.** Umgestaltung *f*, Umformung *f*.
 elastic deformation elastische Verformung *f*, elastische Dehnung *f*.
 inelastic deformation plastische Verformung *f*, plastische Dehnung *f*.
 permanent deformation 1. bleibende Verformung *f*. **2.** plastische Verformung *f*, plastische Dehnung *f*.
 plastic deformation plastische Verformung *f*, plastische Dehnung *f*.
de·formed [dɪˈfɔːrmd] *adj* **1.** (*a. techn.*) deformiert, verformt. **2.** deformiert, verunstaltet, entstellt, mißgestaltet.
de·form·i·ty [dɪˈfɔːrmətɪ] *n*, *pl* **de·form·i·ties 1.** Deformität *f*, Deformation *f*, Verunstaltung *f*, Mißbildung *f*. **2.** Mißgestalt *f*. **3.** Verdorbenheit *f*, Abartigkeit *f*.
 angulatory deformity (*Fraktur*) Abknicken *nt*, Achsenfehlstellung *f*.
 bird face deformity Vogelgesicht *nt*.
 cleft deformity Spaltenbildung *f*, Spalte *f*, Spalt *m*.
 cleft lip deformity Hasenscharte *f*, Lippenspalte *f*, Cheiloschisis *f*.
 craniofacial deformity kraniofaziale Dysplasie *f*.
 dentofacial deformity dentofaziales Syndrom *nt*, Weyers-Fülling-Syndrom *nt*, Dysplasia dentofacialis.
 Klippel-Feil deformity Klippel-Feil-Syndrom *nt*.
de·gen·er·a·cy [dɪˈdʒenərəsɪ] *n* **1.** Degeneration *f*, Degeneriertheit *f*, Entartung *f*. **2.** Degenerieren *nt*.
de·gen·er·ate [*n*, *adj* dɪˈdʒenərɪt; *v* dɪˈdʒenəreɪt] **I** *n* degenerierter Mensch *m*. **II** *adj* degeneriert, zurückgebildet, verfallen; entartet. **III** *vi* degenerieren (*into* zu); s. zurückbilden, verfallen; entarten (*into* zu).
de·gen·er·ate·ness [dɪˈdʒenərɪtnɪs] *n* → degeneracy.
de·gen·er·a·tion [dɪˌdʒenəˈreɪʃn] *n* **1.** Degeneration *f*, Entartung *f*. **2.** *patho*. Degeneration *f*, Verfall *m*, Verkümmerung *f*, Rückbildung *f*, Entartung *f*.
 adipose degeneration degenerative Verfettung *f*, fettige Degeneration *f*, Degeneratio adiposa.
 adiposogenital degeneration Babinsky-Fröhlich-Syndrom *nt*, Morbus *m* Fröhlich, Dystrophia adiposogenitalis (Fröhlich).
 albuminoid degeneration *patho*. albuminöse/albuminoide/albuminoid-körnige Degeneration *f*, trübe Schwellung *f*.
 albuminoid-granular degeneration → albuminoid degeneration.
 albuminous degeneration → albuminoid degeneration.
 amyloid degeneration amyloide Degeneration *f*; Amyloidose *f*.
 atheromatous degeneration (*Gefäß*) Atherom *nt*, atherosklerotische Plaque *f*.
 atrophic pulp degeneration atrophische Pulpadegeneration *f*, Pulpaatrophie *f*.
 bacony degeneration → amyloid degeneration.
 ballooning degeneration *patho*. Ballonierung *f*, ballonierende Degeneration *f*.
 calcific degeneration kalkige Pulpadegeneration *f*, kalkige Degeneration *f*, diffuse Pulpaverkalkung *f*.
 calcific pulp degeneration → calcific degeneration.
 caseous degeneration verkäsende Degeneration/Nekrose *f*, Verkäsung *f*.
 cellulose degeneration → amyloid degeneration.
 cheesy degeneration → caseous degeneration.
 chitinous degeneration → amyloid degeneration.
 colliquative degeneration → colliquative *necrosis*.
 diffuse calcific pulp degeneration kalkige Pulpadegeneration *f*, diffuse Pulpaverkalkung *f*.
 dystrophic pulp degeneration dystrophe Pulpadegeneration *f*, Pulpadystrophie *f*.
 elastoid degeneration 1. Elastose *f*, Elastosis *f*. **2.** amyloide Degeneration *f* elastischer Fasern.
 fatty degeneration *patho*. degenerative Verfettung *f*, fettige Degeneration *f*, Degeneratio adiposa.
 fibrous degeneration fibröse Degeneration *f*, Fibrose *f*.
 floccular degeneration *patho*. albuminöse/albuminoide/albuminoid-körnige Degeneration *f*, trübe Schwellung *f*.
 gelatiniform degeneration gallertige Degeneration *f*.
 glassy degeneration hyaline Degeneration *f*, Hyalinose *f*, Hyalinisierung *f*, Hyalinisation *f*.
 granular degeneration *patho*. albuminöse/albuminoide/albuminoid-körnige Degeneration *f*, trübe Schwellung *f*.
 hyaline degeneration hyaline Degeneration *f*, Hyalinose *f*; Hyalinisierung *f*, Hyalinisation *f*.
 hyaloid degeneration → amyloid degeneration.
 lardaceous degeneration → amyloid degeneration.
 lipoidal degeneration lipoide Degeneration *f*.
 liquefaction degeneration → liquefaction *necrosis*.
 mucoid degeneration mukoide Degeneration *f*.
 myxomatous degeneration myxomatöse Degeneration *f*.
 orthograde degeneration *neuro*. Waller-Degeneration *f*, orthograde/sekundäre Degeneration *f*.
 parenchymatous degeneration *patho*. albuminöse/albuminoide/albuminoid-körnige Degeneration *f*, trübe Schwellung *f*.
 pigmental degeneration → pigmentary degeneration.
 pigmentary degeneration Pigmentdegeneration *f*.
 pulp degeneration Pulpadegeneration *f*.
 secondary degeneration → orthograde degeneration.
 spongy degeneration Canavan-Syndrom *nt*, van Bogaert-Bertrand-Syndrom *nt*, Canavan-van Bogaert-Bertrand-Syndrom *nt*, frühinfantile spongiöse Dystrophie *f*.
 spongy degeneration of white matter Canavan-Syndrom *nt*, (Canavan-)van Bogaert-Bertrand-Syndrom *nt*, frühinfantile spongiöse Dystrophie *f*.
 Türck's degeneration → orthograde degeneration.
 vacuolar degeneration vakuoläre Degeneration *f*.
 wallerian degeneration → orthograde degeneration.
 waxy degeneration → amyloid degeneration.
de·gen·er·a·tive [dɪˈdʒenərətɪv, -reɪt-] *adj* degenerierend, degenerativ, Degenerations-; entartend.
de·germ [dɪˈdʒɜrm] *vt* → disinfect.
de·ger·mi·nate [dɪˈdʒɜrmɪneɪt] *vt* → disinfect.
de·glu·ti·tion [ˌdɪgluˈtɪʃn] *n* Schluckakt *m*, (Ver-)Schlucken *nt*, Hinunterschlucken *nt*, Deglutition *f*.
de·gree [dɪˈgriː] *n* **1.** Grad *m*, Stufe *f*. **by degrees** nach u. nach, stufenweise. **2.** *mathe., phys.* Grad *m*. **an angle of 45 degrees** ein Winkel von 45 Grad. **twenty degrees Celsius** zwanzig Grad Celsius. **3.** (Verwandtschafts-)Grad *m*. **4.** (*a. fig.*) Grad *m*, Ausmaß *nt*. **5.** (akademischer) Grad *m*.
 degree of dissociation Dissoziationsgrad *m*.
 degree of saturation Sättigungsgrad *m*.
de·gus·ta·tion [ˌdɪgʌˈsteɪʃn] *n* **1.** Geschmackssinn *m*. **2.** Schmecken *nt*.
de·hisce [dɪˈhɪs] *vi* aufspringen, aufplatzen; (auseinander-)klaffen.
de·his·cence [dɪˈhɪsəns] *n* (*Wunde*) Klaffen *nt*, Auseinanderweichen *nt*, Dehiszenz *f*.
 alveolar dehiscence Knochendehiszenz *f*.
 root dehiscence Knochendehiszenz *f*.
 wound dehiscence Wunddehiszenz *f*.
de·his·cent [dɪˈhɪsənt] *adj* aufplatzend, aufspringend, (auseinander-)klaffend.
de·hy·drate [diːˈhaɪdreɪt] **I** *vt* Wasser entfernen *od*. entziehen, entwässern, dehydrieren; (vollständig) trocknen. **II** *vi* Wasser verlieren *od*. abgeben, dehydrieren.
de·hy·dra·tion [ˌdiːhaɪˈdreɪʃn] *n* **1.** *chem.* Dehydrierung *f*, Wasserstoffabspaltung *f*. **2.** Dehydration *f*, Wasserentzug *m*; Entwässerung(stherapie *f*) *f*. **3.** *patho*. Wassermangel *m*, Dehydration *f*, Dehydratation *f*, Hypohydratation *f*.
de·hy·dro·epi·an·dros·ter·one [dɪˌhaɪdrəˌepɪænˈdrɒstərəʊn] *n* Dehydroepiandrosteron *nt*, Dehydroisoandrosteron *nt*.
de·hy·dro·gen·ase [dɪˈhaɪdrədʒəneɪz] *n* Dehydrogenase *f*, Dehydrase *f*.
de·hy·dro·gen·ate [dɪˈhaɪdrədʒəneɪt] *vt chem.* Wasserstoff entziehen/abspalten, dehydrogenieren.
de·hy·dro·gen·a·tion [dɪˌhaɪdrədʒəˈneɪʃn] *n chem.* Wasserstoffentzug *m*, Wasserabspaltung *f*, Dehydrogenierung *f*, Dehydrierung *f*.
de·hy·dro·gen·ize [dɪˈhaɪdrədʒənaɪz] *vt* → dehydrogenate.

3-dehydroretinol

3-de·hy·dro·re·ti·nol [dɪˌhaɪdrəˈretnɔl, -nɑl] *n* (3-)Dehydroretinol *nt*, Vitamin A₂ *nt*.
de·jec·tion [dɪˈdʒekʃn] *n* **1.** Niedergeschlagenheit *f*, Mutlosigkeit *f*, Melancholie *f*. **2.** Stuhlgang *m*, Defäkation *f*. **3.** Stuhl *m*, Kot *m*, Fäzes *pl*.
de·layed [dɪˈleɪd] *adj* verzögert, verschleppt, verspätet; verschoben, aufgeschoben; Spät-.
del·e·te·ri·ous [ˌdelɪˈtɪərɪəs] *adj* (gesundheits-)schädlich, zerstörend, deletär; giftig.
de·le·tion [dɪˈliːʃn] *n* (Aus-)Streichung *f*, (Aus-)Löschung *f*; *genet.* Deletion *f*.
del·i·ques·cence [ˌdelɪˈkwesəns] *n chem.* **1.** Zerfließen *nt*. **2.** Wegschmelzen *nt*, Zerschmelzen *nt*.
del·i·ques·cent [ˌdelɪˈkwesənt] *adj* **1.** *chem.* zerfließend. **2.** zerschmelzend.
de·lir·i·ous [dɪˈlɪərɪəs] *adj* an Delirium leidend, mit Symptomen des Delirs, delirant, delirös.
de·lir·i·um [dɪˈlɪərɪəm] *n, pl* **de·lir·i·ums, de·lir·ia** [dɪˈlɪərɪə] Delirium *nt*, Delir *nt*.
 alcoholic delirium → delirium alcoholicum.
 delirium alcoholicum Alkoholdelir *nt*, Delirium tremens/alcoholicum.
 delirium tremens 1. Alkoholdelir *nt*, Delirium tremens/alcoholicum. **2.** Entzugssyndrom *nt*, Entzugsdelir *nt*, Delirium tremens.
del·i·tes·cence [ˌdelɪˈtesəns] *n* **1.** Inkubationszeit *f*, Inkubationsperiode *f*. **2.** plötzliches Verschwinden *nt* von Symptomen *od*. Effloreszenzen.
de·lous·ing [dɪˈlaʊsɪŋ] *n* Entlausen *nt*, Entlausung *f*.
del·ta [ˈdeltə] *n* **1.** Delta *nt*. **2.** Delta *nt*, Dreieck *nt*.
 apical delta apikales Delta *nt*, Delta apicale.
del·ta·cor·ti·sone [ˌdeltəˈkɔːrtəzəʊn] *n pharm.* Prednison *nt*.
del·toid [ˈdeltɔɪd] **I** *n* Deltamuskel *m*, Deltoideus *m*, Musculus deltoideus. **II** *adj* deltaförmig, dreieckig.
de·lu·sion [dɪˈluːʒn] *n* **1.** *psychia.* Wahn *m*, Wahnidee *f*. **2.** Wahn *m*, Selbsttäuschung *f*, Verblendung *f*, Irrtum *m*, Irrglauben *m*. **3.** Irreführung *f*, Täuschung *f*.
 expansive delusion expansiver Wahn *m*, Größenwahn *m*, Megalomanie *f*.
 delusion of grandeur → expansive delusion.
 grandiose delusion → expansive delusion.
de·lu·sive [dɪˈluːsɪv] *adj* **1.** eingebildet, wahnhaft, Wahn-. **2.** täuschend, irreführend, trügerisch.
de·lu·so·ry [dɪˈluːsərɪ] *adj* → delusive.
de·mar·cate [ˈdiːmɑːrkeɪt] *vt* abgrenzen, trennen, demarkieren (*from* gegen, von).
de·mar·ca·tion [ˌdiːmɑːrˈkeɪʃn] *n* Abgrenzung *f*, Demarkation *f*; Abgrenzen *nt*, Demarkieren *nt*.
de·mar·ka·tion [ˌdiːmɑːrˈkeɪʃn] *n* → demarcation.
de·mas·cu·lin·i·za·tion [dɪˌmæskjələnɪˈzeɪʃn] *n* Demaskulinisation *f*.
de·ment·ed [dɪˈmentɪd] *adj* **1.** an Demenz leidend, dement. **2.** wahnsinnig, verrückt.
de·men·tia [dɪˈmenʃ(ɪ)ə] *n* geistiger Verfall *m*, *inf.* Verblödung *f*, Demenz *f*, Dementia *f*.
 paralytic dementia progressive Paralyse *f*, Paralysis progressiva.
demi- *pref.* Halb-, Demi-, Semi-.
dem·i·lune [ˈdemɪluːn] **I** *n histol.* Halbmond *m*, Mondsichel *f*. **II** *adj* halbmond-, (mond)sichelförmig.
de·min·er·al·i·za·tion [dɪˌmɪn(ə)rəlaɪˈzeɪʃn] *n* Demineralisation *f*.
Dem·o·dex [ˈdemədeks, ˈdiːm-] *n micro.* Demodex *f*.
 Demodex folliculorum Haarbalgmilbe *f*, Demodex folliculorum.
de·mog·ra·phy [dɪˈmɒgrəfɪ] *n* Demographie *f*.
de·mon·stra·tive [dəˈmɒnstrətɪv] *adj* **1.** beweisend, überzeugend, anschaulich (zeigend). **2.** auffällig, betont, demonstrativ.
de·mu·co·sa·tion [ˌdɪmjuːkəˈzeɪʃn] *n* Schleimhautentfernung *f*, Schleimhautexzision *f*.
de·mul·cent [dɪˈmʌlsənt] **I** *n pharm.* Demulcens *nt*. **II** *adj* (reiz-)lindernd.
de·my·e·li·na·tion [dɪˌmaɪəlɪˈneɪʃn] *n* Entmarkung *f*, Demyelinisation *f*, Demyelinisierung *f*, Myelinverlust *m*.
de·my·e·lin·i·za·tion [dɪˌmaɪəlɪnəˈzeɪʃn] *n* → demyelination.
de·na·tur·a·tion [dɪˌneɪtʃəˈreɪʃn] *n chem.* **1.** Denaturierung *f*, Denaturieren *nt*. **2.** Vergällen *nt*, Denaturieren *nt*.
de·na·ture [dɪˈneɪtʃər] *vt chem.* **1.** denaturieren. **2.** vergällen, denaturieren.
den·drax·on [denˈdræksɔn] *n* Endbäumchen *nt*, Telodendron *nt*.
den·dric [ˈdendrɪk] *adj* → dendritic.
den·dri·form [ˈdendrəfɔːrm] *adj* verzweigt, verästelt, dendritisch.
den·drite [ˈdendraɪt] *n* Dendrit *m*.
den·drit·ic [denˈdrɪtɪk] *adj anat.* verästelt, dendritisch.
den·droid [ˈdendrɔɪd] *adj* → dendriform.
den·dron [ˈdendrɔn] *n, pl* **den·drons, den·dra** [ˈdendrə] → dendrite.
de·ner·vate [dɪˈnɜːrveɪt] *vt* denervieren.
de·ner·va·tion [dɪnɜːrˈveɪʃn] *n* Denervierung *f*.
dens [denz] *n, pl* **den·tes** [ˈdentiːz] *anat.* **1.** Zahn *m*, Dens *m*; zahnähnlicher Teil/Fortsatz *m*. **2.** Zahn *m* des II. Halswirbels, Dens (axis).
 dens acutus Schneidezahn *m*, Dens incisivus.
 dens angularis Eckzahn *m*, Dens caninus, Dens angularis, Dens cuspidatus.
 dens axis Zahn *m* des II. Halswirbels, Dens (axis).
 dens bicuspidus Prämolar *m*, vorderer Backenzahn *m*, Dens praemolaris, Dens bicuspidatus.
 dens caninus Eckzahn *m*, Dens caninus, Dens angularis, Dens cuspidatus.
 dens cuspidatus Eckzahn *m*, Dens caninus, Dens angularis, Dens cuspidatus.
 dens deciduus → dentes decidui.
 dens evaginatus Dens evaginatus.
 dens incisivus Schneidezahn *m*, Dens incisivus.
 dens incisivus major großer Schneidezahn *m*, Dens incisivus major.
 dens incisivus minor kleiner Schneidezahn *m*, Dens incisivus minor.
 dens in dente Zahn im Zahn, Dens in dente.
 dens invaginatus Dens invaginatus.
 dens molaris Molar *m*, Mahlzahn *m*, Backenzahn *m*, Dens molaris.
 dens permanens → dentes permanentes.
 dens premolaris Prämolar *m*, vorderer Backenzahn *m*, Dens praemolaris, Dens bicuspidatus.
 dens sapiens Weisheitszahn *m*, dritter Molar *m*, Dens sapiens, Dens serotinus.
 dens serotinus Weisheitszahn *m*, dritter Molar *m*, Dens sapiens, Dens serotinus.
dense [dens] *adj* **1.** dicht. **2.** *fig.* beschränkt, begriffsstutzig. **3.** *photo.* (*Negativ*) überbelichtet.
dense·ness [ˈdensnɪs] *n* → density.
den·sim·e·ter [denˈsɪmɪtər] *n* Densi(to)meter *nt*, Dichtemesser *m*.
den·si·tom·e·ter [ˌdensɪˈtɑmɪtər] *n* **1.** Densi(to)meter *nt*, Dichtemesser *m*. **2.** Densitometer *nt*, Densograph *m*.
den·si·tom·e·try [ˌdensɪˈtɑmɪtrɪ] *n* Dichtemessung *f*, Dichtebestimmung *f*, Densi(to)metrie *f*.
den·si·ty [ˈdensətɪ] *n* **1.** (*a. phys., chem.*) Dichte *f*, Dichtheit *f*. **2.** *photo.* (*Negativ*) Schwärzung *f*.
 alveolar bone density Alveolarknochendichte *f*.
 bone density *radiol.* Knochendichte *f*.
 current density Stromdichte *f*.
 electron density *phys.* Elektronendichte *f*.
 flux density 1. *phys.* (magnetische) Flußdichte *f*. **2.** *electr.* Stromdichte *f*.
 weight density spezifisches Gewicht *nt*.
den·tag·ra [denˈtægrə, ˈdentəgrə] *n* → dentalgia.
den·tal [ˈdentl] **I** *n* Dental(laut *m*) *m*; Alveolar(laut *m*) *m*. **II** *adj* **1.** Zahn-, od. Zähne betr., dental, zahnärztlich, zahnheilkundlich, Zahn-. **2.** von den Zähnen ausgehend, dentogen.
den·tal·gia [denˈtældʒ(ɪ)ə] *n* Zahnschmerz(en *pl*) *m*, Dentalgie *f*, Dentalgia *f*, Dentagra *f*.
den·tate [ˈdenteɪt] *adj* mit Zähnen versehen, gezähnt.
den·tat·ed [ˈdenteɪtɪd] *adj* → dentate.
den·ta·tum [denˈteɪtəm] *n* → dentate *nucleus*.
den·tes [ˈdentiːz] *n*:
 dentes acuti Schneidezähne *pl*, Dentes incisivi.
 dentes angulares Eckzähne *pl*, Dentes angulares, Dentes cuspidati.
 dentes bicuspidi Prämolaren *pl*, vordere Backenzähne *pl*, Dentes pramolares, Dentes bicuspidati.
 dentes cuspidati Eckzähne *pl*, Dentes cuspidati, Dentes angulares.
 dentes de Chiaie Fluorose *f* der Zähne, Zahnfluorose *f*, gefleckter Zahnschmelz *m*.
 dentes decidui Milchzähne *pl*, Milchgebiß *nt*, Dentes decidui, Dentes lactales.
 dentes incisivi Schneidezähne *pl*, Dentes incisivi.
 dentes lactales → dentes decidui.
 dentes molares Molaren *pl*, Mahlzähne *pl*, Backenzähne *pl*, Dentes molares.
 dentes permanentes bleibende Zähne *pl*, bleibendes Gebiß *m*, Dauergebiß *nt*, Dentes permanentes.
 dentes premolares Prämolaren *pl*, vordere Backenzähne *pl*, Dentes pramolares, Dentes bicuspidati.

dentes sapientiae Weisheitszähne *pl*, dritte Molaren *pl*, Dentes sapientiae.
den·ti·cle ['dentɪkl] *n* **1.** *anat.* kleiner Zahn *m*, Zähnchen *nt*, Denticulus *nt*. **2.** Dentikel *m*, echter Pulpastein *m*, Pulpaknoten *m*.
  adherent denticle adhärenter Dentikel *m*, verwachsener Dentikel *m*.
  attached denticle adhärenter Dentikel *m*, verwachsener Dentikel *m*.
  embedded denticle interstitieller Dentikel *m*.
  false denticle falscher Dentikel *m*, unechter Dentikel *m*, falscher Pulpastein *m*.
  free denticle freier Dentikel *m*.
  interstitial denticle interstitieller Dentikel *m*.
  pulp denticle echter Pulpastein *m*, Pulpaknoten *m*, Dentikel *m*.
  true denticle Dentikel *m*, echter Pulpastein *m*, Pulpaknoten *m*, wahrer/echter Dentikel *m*.
den·tic·u·late [den'tɪkjəlɪt, -leɪt] *adj* mit kleinen Zähnchen versehen, gezähnt, gezackt.
den·tic·u·lat·ed [den'tɪkjəleɪtɪd] *adj* → denticulate.
den·ti·fi·ca·tion [ˌdentəfɪ'keɪʃn] *n* → dentinogenesis.
den·ti·frice ['dentɪfrɪs] *n* Zahnreinigungsmittel *nt*, Zahnreinigungspulver *nt*, Zahnpaste *f*, Dentifricium *nt*.
  accepted dentifrice von der American Dental Association anerkanntes Zahnreinigungsmittel *nt*.
  fluoride dentifrice fluorid-haltiges Zahnreinigungsmittel *nt*, Fluorid-Zahnpaste *f*.
  monofluorophosphate dentifrice Monofluorophosphat-haltiges Zahnreinigungsmittel *m*, Monofluorophosphat-Zahnpaste *f*.
  sodium fluoride dentifrice Natriumfluorid-haltiges Zahnreinigungsmittel *m*, Natriumfluorid-Zahnpaste *f*.
  stannous fluoride dentifrice Zinnfluorid-haltiges Zahnreinigungsmittel *m*, Zinnfluorid-Zahnpaste *f*.
den·tig·er·ous [den'ɪdʒərəs] *adj* zahnhaltig.
den·ti·lin·gual [ˌdentɪ'lɪŋgwəl] **I** *n* Dentilingual(laut *m*) *m*. **II** *adj* Zähne u. Zunge betr., dentolingual, odontolingual.
den·tim·e·ter [den'tɪmɪtər] *n* Dentimeter *nt*.
den·tin ['dentn, -tɪn] *n* Dentin *nt*, Zahnbein *nt*, Dentinum *nt*, Substantia eburnea.
  adventitious dentin Tertiärdentin *nt*, irreguläres Dentin *nt*, Irregulärdentin *nt*.
  apical dentin Wurzelspitzendentin *nt*, Spitzendentin *nt*, apikales Dentin *nt*.
  black dentin schwarzes Dentin *nt*.
  calcified dentin transparentes Dentin *nt*, sklerotisches Dentin *nt*, Dentinsklerosierung *f*.
  carious dentin kariöses Dentin *nt*.
  circumpulpal dentin Zirkumpulpärdentin *nt*, zirkumpulpales Dentin *nt*.
  circumpulpar dentin → circumpulpal dentin.
  coronal dentin Kronendentin *nt*.
  cover dentin Manteldentin *nt*.
  crown dentin Kronendentin *nt*.
  developmental dentin während der Entwicklung gebildetes Dentin *nt*.
  functional dentin funktionelles Dentin *nt*, reguläres Sekundärdentin *nt*.
  globular dentin Globulardentin *nt*, globuläres Dentin *nt*.
  hereditary opalescent dentin Capdepont-Zahndysplasie *f*, -Syndrom *nt*, Stainton-Syndrom *nt*, Glaszähne *pl*, Dentinogenesis imperfecta hereditaria.
  hypersensitive dentin sensibles Dentin *nt*, überempfindliches Dentin *nt*.
  infected dentin infiziertes Dentin *nt*.
  interglobular dentin Interglobulardentin *nt*, interglobuläres Dentin *nt*.
  intermediate dentin Intermediärdentin *nt*, intermediäres Dentin *nt*.
  intertubular dentin Intertubulardentin *nt*, intertubuläres Dentin *nt*.
  irregular dentin Tertiärdentin *nt*, irreguläres Dentin *nt*, Irregulärdentin *nt*.
  irritation dentin Reizdentin *nt*, Reaktionsdentin *nt*, Sekundärdentin *nt*.
  mantle dentin Manteldentin *nt*.
  mature dentin reifes Dentin *nt*.
  opalescent dentin opaleszierendes Dentin *nt*, opaleszentes Dentin *nt*.
  peritubular dentin Peritubulardentin *nt*, peritubuläres Dentin *nt*.
  postnatal dentin postnatal-gebildetes Dentin *nt*.
  prenatal dentin pränatal-gebildetes Dentin *nt*.
  primary dentin Primärdentin *nt*.
  radicular dentin Wurzeldentin *nt*.
  reparative dentin Tertiärdentin *nt*, irreguläres Dentin *nt*, Irregulärdentin *nt*.
  residual carious dentin kariöses Restdentin *nt*, residuales kariöses Dentin *nt*.
  sclerotic dentin transparentes Dentin *nt*, sklerotisches Dentin *nt*, Dentinsklerosierung *f*.
  secondary dentin Reizdentin *nt*, Reaktionsdentin *nt*, Sekundärdentin *nt*.
  secondary irregular dentin Tertiärdentin *nt*, irreguläres Dentin *nt*, Irregulärdentin *nt*.
  secondary regular dentin funktionelles Dentin *nt*, reguläres Sekundärdentin *nt*.
  sensitive dentin sensibles Dentin *nt*, überempfindliches Dentin *nt*.
  tertiary dentin Tertiärdentin *nt*, irreguläres Dentin *nt*, Irregulärdentin *nt*.
  transparent dentin transparentes Dentin *nt*, sklerotisches Dentin *nt*, Dentinsklerosierung *f*.
  vascular dentin Vasodentin *nt*.
den·tin·al·gia [dentɪ'nældʒ(ɪ)ə] *n* Dentinschmerz *m*, Dentinalgie *f*.
den·tine ['dentiːn] *n* → dentin.
den·tin·i·fi·ca·tion [denˌtɪnəfaɪ'keɪʃn] *n* Dentinbildung *f*.
den·tin·o·blast ['dentɪnəblæst] *n old* Zahnbeinbildner *m*, Dentinoblast *m*, Odontoblast *m*.
den·ti·no·blas·tic [ˌdentɪnəʊ'blæstɪk] *adj* dentinoblastisch, odontoblastisch.
den·ti·no·blas·to·ma [ˌdentɪnəblæs'təʊmə] *n* → dentinoma.
den·ti·no·clast ['dentɪnəklæst] *n* Odontoklast *m*.
den·ti·no·gen·e·sis [ˌdentɪnə'dʒenəsɪs] *n* Zahnbeinbildung *f*, Dentinbildung *f*, Dentinogenese *f*.
  dentinogenesis hypoplastica hereditaria → dentinogenesis imperfecta.
  dentinogenesis imperfecta Capdepont-Syndrom *nt*, hereditär opaleszentes Dentin *nt*, Dentinogenesis imperfecta, Dentinogenesis hypoplastica hereditaria, Odontogenesis hypoplastica hereditaria, Capdepont-Zahnhyperplasie *f*, Stainton-Zahnhyperplasie *f*, Stainton-Syndrom *nt*.
den·ti·noid ['dentɪnɔɪd] **I** *n* unverkalkte Dentinmatrix *f*, Prädentin *nt*, Dentinoid *nt*. **II** *adj* dentinähnlich, dentinförmig, dentinoid.
den·ti·no·ma [dentɪ'nəʊmə] *n* Dentinom *nt*.
den·ti·num [den'taɪnəm] *n* Dentin *nt*, Zahnbein *nt*, Dentinum *nt*, Substantia eburnea.
den·tip·a·rous [den'tɪpərəs] *adj* mit Zähnen versehen, Zähne tragend, gezähnt.
den·tist ['dentɪst] *n* Zahnarzt *m*, Zahnärztin *f*.
den·tis·try ['dentɪstrɪ] *n* **1.** Zahn(heil)kunde *f*, Zahnmedizin *f*, Dentologie *f*, Odontologie *f*. **2.** Ausübung/Praxis *f* der Zahnheilkunde *od.* des zahnärztlichen Berufes. **3.** zahnärztliche bzw. zahnchirurgische Leistungen *pl*.
  ambulatory hospital dentistry ambulante Versorgung *f*, ambulante Behandlung *f*.
  ceramic dentistry Verwendung *f* dentalkeramischer Massen.
  dentistry for children Kinderzahnheilkunde *f*, Pädodontie *f*, Kinderzahnmedizin *f*.
  community dentistry Gemeindezahnpflege *f*, Gemeindezahnheilkunde *f*.
  conservative dentistry konservative Zahnheilkunde *f*, konservierende Zahnheilkunde *f*, Zahnerhaltungskunde *f*.
  cosmetic dentistry kosmetische Zahnheilkunde *f*, ästhetische Zahnheilkunde *f*.
  dry field dentistry Trockenfeldtechnik *f*, trockene Präparation *f*, Dry-field-Technik *f*.
  esthetic dentistry kosmetische Zahnheilkunde *f*, ästhetische Zahnheilkunde *f*.
  forensic dentistry forensische Zahnheilkunde *f*, forensische Odonto-Stomatologie *f*.
  four-handed dentistry assistierte Zahnheilkunde *f*.
  geriatric dentistry Alterszahnheilkunde *f*, Gerodontologie *f*, Gerostomatologie *f*.
  group dentistry Gruppenpraxis *f*.
  hospital dentistry Krankenhausbehandlung *f*, zahnmedizinische Behandlung *f* in einem Krankenhaus.
  industrial dentistry zahnheilkundliche Arbeitsmedizin *f*.
  interceptive restorative dentistry prophylaktische restaurative Zahnheilkunde *f*.
  legal dentistry forensische Zahnheilkunde *f*, forensische Odonto-Stomatologie *f*.
  operative dentistry chirurgische Zahnheilkunde *f*.
  outpatient hospital dentistry ambulante Versorgung *f*, ambulante Behandlung *f*.
  pediatric dentistry Kinderzahnheilkunde *f*, Pädodontie *f*, Kinderzahnmedizin *f*.
  preventive dentistry präventive Zahnheilkunde *f*.

primary care dentistry zahnärztliche Primärbehandlung *f*, zahnärztliche Primärversorgung *f*
prophylactic dentistry prophylaktische Zahnheilkunde *f*.
prosthetic dentistry Prothetik *f*, Zahnersatzkunde *f*, zahnärztliche Prothetik *f*.
psychosomatic dentistry psychosomatische Zahnheilkunde *f*.
public health dentistry öffentliches zahnheilkundliches Gesundheitswesen *nt*.
reconstructive dentistry rekonstruktive Mund-Kiefer-Gesichtschirurgie *f*.
restorative dentistry restaurative Zahnheilkunde *f*.
restorative interceptive dentistry prophylaktische restaurative Zahnheilkunde *f*.
solo dentistry Einzelzahnarztpraxis *f*, Einzelpraxis *f*.
TEAM dentistry Teampraxis *f*.
washed-field dentistry Naßfeldtechnik *f*, Washed-field-Technik *f*.
dentitio tarda verzögerter Zahndurchbruch *m*, verspätete Zahnung *f*, verspäteter Zahndurchbruch *m*, verspätete Dentition *f*, Dentitio tarda, verzögerte Zahnung *f*, Spätzahnung *f*, verzögerte Dentition *f*.
den·ti·tion [den'tɪʃn] *n* **1.** Zahnen *nt*, Zahndurchbruch *m*, Dentition *f*, Dentitio *f*. **2.** Zahnreihe *f*, (natürliches) Gebiß *nt*.
artificial dentition → denture.
deciduous dentition Milchzähne *pl*, Milchgebiß *nt*, Dentes decidui, Dentes lactales.
delayed dentition verzögerter Zahndurchbruch *m*, verspätete Zahnung *f*, verspäteter Zahndurchbruch *m*, verspätete Dentition *f*, Dentitio tarda, verzögerte Zahnung *f*, Spätzahnung *f*, verzögerte Dentition *f*.
diphyodont dentition diphyodontes Gebiß *nt*.
first dentition Milchzähne *pl*, Milchgebiß *nt*, Dentes decidui, Dentes lactales.
heterodont dentition heterodontes Gebiß *nt*, Gebiß *nt* mit verschiedenen Zahnformen.
homodont dentition homodontes Gebiß *nt*, Gebiß *nt* mit gleichartigen Zähnen.
mandibular dentition Zahnreihe *f* des Unterkiefers, mandibuläre Zahnreihe *f*, Unterkieferzähne *pl*.
maxillary dentition Zahnreihe *f* des Oberkiefers, maxilläre Zahnreihe *f*, Oberkieferzähne *pl*.
monophyodont dentition monophyodontes Gebiß *nt*.
natural dentition natürliches Gebiß *nt*, Gebiß *nt*, natürliche Zähne *pl*.
neonatal dentition während der Neonatalperiode durchbrechende Zähne *pl*, Dentes neonatales.
permanent dentition bleibende Zähne *pl*, bleibendes Gebiß *m*, Dauergebiß *nt*, Dentes permanentes.
polyphyodont dentition polyphydontes Gebiß *nt*.
postpermanent dentition tertiäre Dentition *f*, dritter Zahndurchbruch *m*, Dentitio tertia.
precocious dentition → premature dentition.
prediciduous dentition angeborene Zähne *pl*, Dentes natales.
premature dentition vorzeitige Zahnung *f*, pathologische Frühzahnung *f*, vorzeitige Dentition *f*, Dentitio praecox.
primary dentition Milchzähne *pl*, Milchgebiß *nt*, Dentes decidui, Dentes lactales.
prosthetic dentition → denture.
retarded dentition → delayed dentition.
secondary dentition 1. zweite Dentition *f*, zweite Zahnung *f*, zweiter Zahndurchbruch *m*. **2.** bleibende Zähne *pl*, bleibendes Gebiß *nt*, Dauergebiß *nt*, Dentes permanentes.
succedaneous dentition Ersatzzähne *pl*.
temporary dentition Milchzähne *pl*, Milchgebiß *nt*, Dentes decidui, Dentes lactales.
third dentition tertiäre Dentition *f*, dritter Zahndurchbruch *m*, Dentitio tertia.
transitional dentition Übergangsgebiß *nt*.
dento- *pref*. Zahn-, Dent(i)-, Dent(o)-, Odont(o)-.
den·to·al·ve·o·lar [ˌdentəʊæl'vɪələr] *adj* Zahn(fach) betr., dentoalveolär.
den·to·al·ve·o·li·tis [dentəʊˌælvɪə'laɪtɪs] *n* Parodontose *f*.
den·to·gen·ic [dentəʊ'dʒenɪk] *adj* von den Zähnen ausgehend, dentogen, odontogen.
den·to·gin·gi·val [dentəʊ'dʒɪndʒəvəl] *adj* Zahn und Zahnfleisch betr., dentogingival.
den·tog·ra·phy [den'tɑgrəfɪ] *n* Odontographie *f*.
den·toid ['dentɔɪd] *adj* zahnförmig, zahnartig, dentoid, odontoid.
den·to·i·din [den'tɔɪdɪn] *n* Dentoidin *nt*.
den·tol·o·gy [den'tɑlədʒɪ] *n* Dentologie *f*.
den·to·ma [den'təʊmə] *n* → dentinoma.

den·to·trop·ic [dentəʊ'trɑpɪk] *adj* dentotrop.
den·tu·lous ['dentʃələs] *adj* mit Zähnen (versehen), Zähne tragend.
den·ture ['dentʃər] *n* (künstliches) Gebiß *nt*, (Teil-)Gebiß *nt*, Zahnersatz *m*, Zahnprothese *f*.
acrylic denture Akrylatprothese *f*, PMMA-Prothese *f*.
acrylic resin denture → acrylic denture.
articulated partial denture Teilprothese *f* mit gelenkigem Verbindungselement.
bar joint denture Prothese *f* mit Steggeschiebe.
bilateral partial denture beidseitige Teilprothese *f*.
broken-stress partial denture Teilprothese *f* mit gelenkigem Verbindungselement.
cantilever fixed partial denture Freiendbrücke *f*, Extensionsbrücke *f*, Freiendprothese *f*.
clasp denture Klammerprothese *f*, klammerverankerte Prothese *f*.
class I partial denture Prothese *f* mit gingivaler Lagerung.
class II partial denture Kombinationsprothese *f*.
class III partial denture Schaltprothese *f*.
complete denture Vollprothese *f*, Totalprothese *f*, totale Prothese *f*.
conditioning denture Vorbereitungsprothese *f*.
distal extension denture Freiendprothese *f*, freiendende partielle Prothese *f*, freiendende Teilprothese *f*.
distal extension partial denture → distal extension denture.
duplicate denture Prothesenduplikat *nt*, Duplikat *nt*.
esthetic denture kosmetische Prothese *f*.
extension partial denture → distal extension denture.
fixed cantilever partial denture Freiendbrücke *f*, Extensionsbrücke *f*, Freiendprothese *f*.
fixed partial denture festsitzende Brücke *f*, festsitzende Prothese *f*, festsitzende Teilprothese *f*, fixe Brücke *f*.
full denture Vollprothese *f*, Totalprothese *f*, totale Prothese *f*.
hinge denture Scharnierdruckbrecher *m*, Scharnier-Stressbreaker *m*.
immediate denture Immediatprothese *f*, Sofortprothese *f*.
immediate insertion denture → immediate denture.
immediate replacement denture → immediate denture.
implant denture Prothese *f* mit Implantatbefestigung.
interim denture Interimsprothese *f*, vorläufige Prothese *f*.
Lee denture Lee-Prothese *f*.
metal base denture Prothese *f* mit Metallbasis.
model wax denture Probeprothese *f* aus Modellwachs, Modellwachsprothese *f*.
mucosa-borne denture schleimhautgetragene Prothese *f*.
onlay denture → telescopic denture.
overlay denture → telescopic denture.
partial denture Teilgebiß *nt*, Teilprothese *f*, Teilgebiß *nt*, partielle Prothese *f*.
polished surface denture polierter Teil *m* der Prothese.
porcelain denture Porzellanprothese *f*.
precision denture Prothese *f* mit Präzisionsgeschiebe.
precision retained denture Prothese *f* mit Präzisionsgeschiebe.
provisional denture Interimsprothese *f*, vorläufige Prothese *f*.
removable denture herausnehmbare Prothese *f*.
removable partial denture abnehmbare Brücke *f*, abnehmbare Prothese *f*, abnehmbare Teilprothese *f*.
retention denture Retentionsprothese *f*.
sectional partial denture geteilte Prothese *f*, geteilte Brücke *f*.
spoon denture Oberkieferprothesenplatte *f*.
swing-lock denture Teilprothese *f* mit Schwenkriegel.
telescopic denture teleskopierende Totalprothese *f*, Deckprothese *f*.
temporary denture provisorische Teilprothese *f*.
temporary partial denture provisorische Teilprothese *f*.
ticonium denture Ticoniumprothese *f*.
tissue-borne denture gingivalgetragene Prothese *f*.
tissue-borne partial denture Oberkieferprothesenplatte *f*.
tooth and mucosa-borne denture dental-gingival abgestützte Prothese *f*, Kombinationsprothese *f*.
tooth-borne denture dental abgestützte Prothese *f*.
tooth-borne partial denture dental abgestützte Teilprothese *f*.
transitional denture provosorische Übergangsprothese *f*.
trial denture Probeprothese *f* aus Modellwachs, Modellwachsprothese *f*.
unilateral partial denture unilaterale Teilprothese *f*.
de·nu·cle·at·ed [dɪ'n(j)uːklieɪtɪd] *adj* entkernt, kernlos, denukleiert.
de·nu·da·tion [ˌdɪnjuː'deɪʃn, ˌdenjə-] *n patho*. Denudation *f*.
interdental denudation interdentale Zahnfleischabtragung *f*, interdentale Gingivektomie *f*.
de·o·dor·ant [dɪ'əʊdərənt] **I** *n* de(s)odorierendes/de(s)odorisieren-

des Mittel *nt*, Desodorans *nt*, Deodorant *nt*. **II** *adj* geruch(s)tilgend, de(s)odorierend, de(s)odorisierend.
de·os·si·fi·ca·tion [dɪˌɑsəfɪˈkeɪʃn] *n patho.* (*Knochen*) Demineralisation *f*.
de·ox·i·da·tion [dɪˌɑksəˈdeɪʃn] *n chem.* Sauerstoffentfernung *f*, Sauerstoffentzug *m*, Desoxidation *f*.
de·ox·i·dize [dɪˈɑksədaɪz] *vt* Sauerstoff entziehen, desoxidieren.
deoxy- *pref.* Desoxy-.
de·ox·y·gen·a·tion [dɪˌɑksɪdʒəˈneɪʃn] *n chem.* Sauerstoffentzug *m*, Desoxygenierung *f*, Desoxygenation *f*.
de·ox·y·he·mo·glo·bin [dɪˌɑksɪˈhiːməɡləʊbɪn, -ˈhemə-] *n* reduziertes/desoxygeniertes Hämoglobin *nt*, Desoxyhämoglobin *nt*.
de·part·ment [dɪˈpɑːrtmənt] *n* Abteilung *f*, Amt *nt*; Fach *nt*.
 accident and emergency department (allgemeine) Notaufnahme *f*.
 out-patients department Ambulanz *f*, Poliklinik *f*.
de·pend [dɪˈpend] *vi* **1.** anhängen, abhängig sein (*on, upon* von); angewiesen sein (*on, upon* auf). **2.** s. verlassen (*on, upon* auf).
de·pend·a·bil·i·ty [dɪˌpendəˈbɪlətɪ] *n* Zuverlässigkeit *f*, Verläßlichkeit *f*.
de·pend·ance [dɪˈpendəns] *n* → dependence.
de·pend·an·cy [dɪˈpendənsɪ] *n* Abängigkeit *f* (*on, upon* von).
de·pend·ence [dɪˈpendəns] *n* **1.** Abängigkeit *f* (*on, upon* von). **2.** *psychia.* (Substanz-)Abhängigkeit *f*, Sucht *f*, Dependence *f*. **3.** Vertrauen *nt* (*on, upon* auf, in).
 alcohol dependence Trunksucht *f*, Alkoholabhängigkeit *f*, Äthylismus *m*, Alkoholismus *m*.
 cocaine dependence Kokainabhängigkeit *f*.
 drug dependence 1. Drogenabhängigkeit *f*, Rauschgiftabhängigkeit *f*. **2.** Arzneimittelabhängigkeit *f*, Medikamentenabhängigkeit *f*.
 physical dependence körperliche Abhängigkeit *f*.
 psychological dependence psychische Abhängigkeit *f*.
de·pend·en·cy [dɪˈpendənsɪ] *n* Abhängigkeit *f* (*on, upon* von).
 chemical dependency Drogenabhängigkeit *f*, Drogensucht *f*, Alkoholabhängigkeit *f*, Alkoholsucht *f*.
de·pend·ent [dɪˈpendənt] **I** *n* **1.** Abhängige(r *m*) *f*; (Familien-)Angehörige(r *m*) *f*. **2.** (Sucht-)Abhängige(r *m*) *f*, Süchtige(r *m*) *f*. **II** *adj* **3.** abhängig (*on, upon* von); angewiesen (*on, upon* auf). **4.** vertrauend (*on, upon* auf).
de·per·son·al·i·za·tion [dɪˌpɜrsnəlaɪˈzeɪʃn] *n psychia.* Depersonalisation *f*.
de·phos·pho·ryl·a·tion [dɪˌfɑsfɔːrɪˈleɪʃn] *n biochem.* Dephosphorylierung *f*.
de·pig·men·ta·tion [dɪˌpɪɡmənˈteɪʃn] *n* Pigmentverlust *m*, Pigmentmangel *m*, Pigmentschwund *m*, Depigmentierung *f*.
de·ple·tion [dɪˈpliːʃn] *n* **1.** Entleerung *f*. **2.** Flüssigkeitsentzug *m*, Depletion *f*. **3.** Flüssigkeitsarmut *f*, Depletion *f*.
de·po·lar·i·za·tion [dɪˌpəʊlərəɪˈzeɪʃn] *n phys., physiol.* Depolarisierung *f*, Depolarisation *f*.
de·po·lar·iz·er [dɪˈpəʊləraɪzər] *n pharm.* depolarisierendes Muskelrelaxans *nt*.
de·po·lym·er·ase [dɪpəˈlɪməreɪz, dɪˈpɑlɪmə-] *n* Depolymerase *f*.
de·po·lym·er·i·za·tion [dɪpəˈlɪmərɑɪˈzeɪʃn, dɪˌpɑlɪmərɪˈzeɪʃn] *n chem.* Depolymerisieren *nt*, Depolymerisation *f*.
de·pos·it [dɪˈpɑzɪt] **I** *n* (Boden-)Satz *m*, Niederschlag *m*, Sediment *nt*, Ablagerung *f*. **II** *vi* s. absetzen, s. ablagern, s. niederschlagen.
de·pot [ˈdepəʊ] *n physiol.* Depot *nt*, Speicher *m*; Speicherung *f*, Ablagerung *f*.
dep·ra·va·tion [ˌdeprəˈveɪʃn] *n* **1.** (*Zustand*) Verschlechterung *f*, Depravation *f*. **2.** *psychia.* (*sittlicher u. moralischer*) Verfall *m*, Depravation *f*.
de·prav·i·ty [dɪˈprævɪtɪ] *n* → depravation.
de·press [dɪˈpres] *vt* **1.** (*Person*) deprimieren, niederdrücken, bedrücken. **2.** (*Taste*) (nieder-, herunter-)drücken. **3.** (*Leistungsfähigkeit*) herabsetzen; (*Funktion*) dämpfen; (*Körperkraft*) schwächen.
de·pres·sant [dɪˈpresnt] **I** *n* Beruhigungsmittel *nt*, Sedativ(um) *nt*. **II** *adj* **1.** dämpfend, hemmend. **2.** beruhigend, sedativ.
de·pressed [dɪˈprest] *adj* **1.** deprimiert, niedergeschlagen, bedrückt. **2.** eingedrückt; abgeflacht, abgeplattet.
de·pres·sion [dɪˈpreʃn] *n* **1.** Depression *f*, Niedergeschlagenheit *f*, Schwermut *f*, Tief *nt*. **2.** Vertiefung *f*, Mulde *f*, Einsenkung *f*, Eindruck *m*. **3.** (Herunter-, Nieder-)Drücken *nt*. **4.** Schwächung *f*, Herabsetzung *f*; (*Funktion*) Dämpfung *f*. **5.** Entkräftung, Schwäche *f*.
 depression of consciousness Bewußtseinseintrübung *f*, Bewußtseinsstörung *f*.
 freezing-point depression *phys.* Gefrierpunkterniedrigung *f*.
 mesial developmental depression mesiale Wanderung *f* der Zähne.
 pterygoid depression Fovea pterygoidea.
 respiratory depression Atemdepression *f*.
 tooth depression Intrusion *f*, Zahndepression *f*, Zurückstoßen *m*, Eindrücken *nt*.

de·pres·sive [dɪˈpresɪv] **I** *n* eine an Depression leidende Person. **II** *adj* **1.** deprimierend. **2.** *psycho.* depressiv, schwermütig, an Depression(en) leidend.
de·pres·sor [dɪˈpresər] *n* **1.** (Ab-)Senker *m*, Herab-, Herunterdrücker *m*, Herab-/Herunterzieher *m*; *anat.* Depressor *m*, Musculus depressor. **2.** depressorischer Nerv *m*. **3.** Spatel *m*. **4.** *pharm.* Depressor(substanz *f*) *m*. **5.** *biochem.* Depressor(substanz *f*) *m*.
 depressor anguli oris Depressor *m* anguli oris, Musculus depressor anguli oris, *old* Musculus triangularis.
 depressor labii inferioris Depressor *m* labii inferioris, Musculus depressor labii inferioris.
 tongue depressor Mundspatel *m*, Zungenspatel *m*.
de·priv·al [dɪˈpraɪvl] *n* → deprivation.
dep·ri·va·tion [ˌdeprɪˈveɪʃn] *n* **1.** Entzug *m*, Entziehung *f*, Beraubung *f*, Deprivation *f*. **2.** *psychia.* Mangel *m*, Deprivation *f*.
depth [depθ] *n* **1.** Tiefe *f*. **2.** (*Wissen, Farben, Ton, Gefühle*) Tiefe *f*.
 depth of field → focal depth.
 focal depth *phys.* Schärfentiefe *f*, Tiefenschärfe *f*.
 depth of focus → focal depth.
 mandibular depth Unterkiefertiefe *f*, Unterkieferlänge *f*.
 maxillary depth Oberkiefertiefe *f*, Oberkieferlänge *f*.
de·qua·lin·i·um chloride [dɪkwəˈlɪnɪən] *pharm.* Dequaliniumchlorid *m*.
de·riv·a·tive [dɪˈrɪvətɪv] **I** *n* **1.** *chem.* Abkömmling *m*, Derivat *nt*. **2.** *pharm.* Derivation *f*. **3.** Ableitung *f*, Herleitung *f*; *etw.* Ab- *od.* Hergeleitetes. **II** *adj* **4.** abgeleitet (*from* von). **5.** sekundär.
de·rive [dɪˈraɪv] **I** *vt* **1.** herleiten, übernehmen (*from* von). **2.** *chem., mathe.* ableiten (*from* von). **II** *vi* **3.** (ab-, her-)stammen (*from* von, aus); ausgehen (*from* von). **4.** s. her- *od.* ableiten (*from* von).
der·ma [ˈdɜrmə] *n* **1.** Haut *f*, Derma *nt*, Cutis *f*. **2.** Lederhaut *f*, Dermis *f*, Corium *nt*.
der·mal [ˈdɜrməl] *adj* **1.** Lederhaut/Dermis betr., dermal, Dermis-. **2.** Haut/Derma betr., dermal, kutan, Haut-, Dermal-.
Der·ma·nys·sus [ˌdɜrməˈnɪsəs] *n micro.* Dermanyssus *m*.
 Dermanyssus gallinae Vogelmilbe *f*, Dermanyssus avium/gallinae.
der·ma·tal·gia [ˌdɜrməˈtældʒ(ɪ)ə] *n* Hautschmerz *m*, Schmerzhaftigkeit *f* der Haut, Dermatalgie *f*, Dermatodynie *f*.
der·mat·ic [dɜrˈmætɪk] *adj* → dermal.
der·ma·ti·tis [ˌdɜrməˈtaɪtɪs] *n* Hautentzündung *f*, Dermatitis *f*.
 actinic dermatitis aktinische Dermatitis *f*, Dermatitis actinica.
 allergic dermatitis 1. allergische Kontaktdermatitis *f*, allergisches Kontaktekzem *nt*. **2.** atopische Dermatitis *f*, atopisches/endogenes/exsudatives/neuropathisches/konstitutionelles Ekzem *nt*, Prurigo Besnier, Morbus *m* Besnier, Ekzemkrankheit *f*, neurogene Dermatose *f*.
 atopic dermatitis atopische Dermatitis *f*, atopisches/endogenes/exsudatives/neuropathisches/konstitutionelles Ekzem *nt*, Prurigo Besnier, Morbus Besnier, Ekzemkrankheit *f*, neurogene Dermatose *f*.
 chronic superficial dermatitis Brocq-Krankheit *f*, chronische superfizielle Dermatitis *f*, Parapsoriasis en plaques.
 contact dermatitis 1. Kontaktdermatitis *f*, Kontaktekzem *nt*. **2.** allergische Kontaktdermatitis *f*, allergisches Kontaktekzem *nt*.
 dermatitis herpetiformis Duhring-Krankheit *f*, Dermatitis herpetiformis Duhring, Morbus *m* Duhring-Brocq, Hidroa bullosa/herpetiformis/pruriginosa, Hidroa mitis et gravis.
 industrial dermatitis berufsbedingte Kontaktdermatitis *f*.
 perioral dermatitis perorale Dermatitis *f*, Rosazea-artige Dermatitis *f*, Stewardessen-Krankheit *f*, Dermatitis perioralis.
 precancerous dermatitis Bowen-Krankheit *f*, Bowen-Dermatose *f*, Morbus *m* Bowen, Dyskeratosis maligna.
 radiation dermatitis Strahlendermatitis *f*, Radiumdermatitis *f*, Roentgendermatitis *f*.
 roentgen-ray dermatitis → radiation dermatitis.
 seborrheic dermatitis Unna-Krankheit *f*, seborrhoisches Ekzem *nt*, seborrhoische/dysseborrhoische Dermatitis *f*, Morbus Unna *m*, Dermatitis seborrhoides.
 solar dermatitis Sonnenbrand *m*, Dermatitis solaris, Erythema solaris, Dermatitis photoelectrica.
 subcorneal pustular dermatitis Snedden-Wilkinson-Syndrom *nt*, subkorneale Pustulose *f*, subkorneale pustulöse Dermatose *f*, Pustulosis subcorneales.
 x-ray dermatitis → radiation dermatitis.
dermato- *pref.* Haut-, Dermat(o)-.
der·ma·to·al·lo·plas·ty [ˌdɜrmətəʊˈæləplæstɪ] *n* → dermatohomoplasty.
der·ma·to·au·to·plas·ty [ˌdɜrmətəʊˈɔːtəplæstɪ] *n* autologe Haut(lappen)plastik *f*, Hautautoplastik *f*, Hautautotransplantation *f*, Dermatoautoplastik *f*.
der·ma·to·chal·a·sis [ˌdɜrmətəʊˈkæləsɪs] *n* Fallhaut *f*, Schlaff-

haut *f*, Cutis-laxa-Syndrom *nt*, generalisierte Elastolyse *f*, Zuviel-Haut-Syndrom *nt*, Dermatochalasis *f*, Dermatolysis *f*, Dermatomegalie *f*, Chalazodermie *f*, Chalodermie *f*.
der·ma·to·cyst ['dɜrmətəʊsɪst] *n* → dermal *cyst*.
der·ma·to·dyn·ia [ˌdɜrmətəʊ'diːnɪə] *n* → dermatalgia.
der·ma·to·fi·bro·ma [ˌdɜrmətəʊfaɪ'brəʊmə] *n* Hautfibrom *nt*, Dermatofibrom *nt*, Dermatofibroma *nt*.
der·ma·to·gen·ic [ˌdɜrmətəʊ'dʒenɪk] *adj* von der Haut ausgehend, dermatogen.
der·ma·to·het·er·o·plas·ty [ˌdɜrmətə'hetərəplæstɪ] *n* heterologe Haut(lappen)plastik *f*, Dermatoheteroplastik *f*.
der·ma·to·ho·mo·plas·ty [ˌdɜrmətəʊ'həʊməplæstɪ] *n* homo--loge Haut(lappen)plastik *f*, Dermatohomoplastik *f*.
der·ma·to·log·ic [ˌdɜrmətəʊ'lɑdʒɪk] *adj* Dermatologie betr., dermatologisch.
der·ma·tol·o·gist [ˌdɜrmə'tɑlədʒɪst] *n* Hautarzt *m*, Hautärztin *f*, Dermatologe *m*, Dermatologin *f*.
der·ma·tol·o·gy [ˌdɜrmə'tɑlədʒɪ] *n* Dermatologie *f*.
der·ma·tol·y·sis [ˌdɜrmə'tɑləsɪs] *n* → dermatochalasis.
der·ma·tome ['dɜrmətəʊm] *n* **1.** *embryo.* Dermatom *nt*. **2.** *neuro.* Hautsegment *nt* eines Spinalnerven, Dermatom *nt*. **3.** *chir.* Dermatom *nt*.
der·ma·to·meg·a·ly [ˌdɜrmətə'megəlɪ] *n* → dermatochalasis.
der·ma·to·my·ces [ˌdɜrmətə'maɪsiːz] *n* → dermatophyte.
der·ma·to·my·co·sis [ˌdɜrmətəʊmaɪ'kəʊsɪs] *n* Pilzerkrankung *f* der Haut, Dermatomykose *f*, Dermatomycosis *f*.
der·ma·to·path·ia [dɜrmətəʊ-'pæθɪə] *n* → dermatopathy.
der·ma·to·path·ic [ˌdɜrmətəʊ'pæθɪk] *adj* dermatopathisch, dermopathisch.
der·ma·top·a·thy [ˌdɜrmə'tɑpəθɪ] *n* Hauterkrankung *f*, Hautleiden *nt*, Dermatopathie *f*, Dermatopathia *f*, Dermatose *f*.
der·ma·to·phy·lax·is [ˌdɜrmətəʊfɪ'læksɪs] *n* Hautschutz *m*, Dermatoprophylaxe *f*, Dermophylaxie *f*.
der·mat·o·phyte [dɜr'mætəfaɪt, 'dɜrmətə-] *n* Dermatophyt *m*.
der·ma·to·phy·to·sis [ˌdɜrmətəʊfaɪ'təʊsɪs] *n* Dermatophytose *f*, Dermatophytosis *f*, Dermatophytie *f*.
der·ma·to·plas·tic [ˌdɜrmətəʊ'plæstɪk] *adj* Dermatoplastik betr., dermatoplastisch.
der·ma·to·plas·ty ['dɜrmətəʊplæstɪ] *n* Haut(lappen)plastik *f*, Dermatoplastik *f*.
der·ma·to·pol·y·neu·ri·tis [ˌdɜrmətəʊˌpɑlɪnjʊə'raɪtɪs, -nɔ-] *n* Feer-Krankheit *f*, Rosakrankheit *f*, Swift-Syndrom *nt*, Selter-Swift-Feer-Krankheit *f*, Feer-Selter-Swift-Krankheit *f*, Akrodynie *f*, Acrodynia *f*.
der·ma·tor·rha·gia [ˌdɜrmətəʊ'rædʒ(ɪ)ə] *n* Haut(ein)blutung *f*, Dermatorrhagie *f*, Dermorrhagie *f*.
der·ma·tor·rhex·is [ˌdɜrmətəʊ'reksɪs] *n* Dermatorrhexis *f*.
der·ma·to·scle·ro·sis [ˌdɜrmətəʊsklɪə'rəʊsɪs] *n* Darrsucht *f*, Sklerodermie *f*, Skleroderm *nt*, Sklerodermia *f*.
der·ma·to·sis [ˌdɜrmə'təʊsɪs] *n*, *pl* **der·ma·to·ses** [ˌdɜrmə'təʊsiːz] Hauterkrankung *f*, -krankheit *f*, krankhafte Hautveränderung *f*, Dermatose *f*, Dermatosis *f*.
acute febrile neutrophilic dermatosis Sweet-Syndrom *nt*, akute febrile neutrophile Dermatose *f*.
acute neutrophilic dermatosis → acute febrile neutrophilic dermatosis.
industrial dermatosis berufsbedingte Kontaktdermatitis *f*.
seborrheic dermatosis Unna-Krankheit *f*, seborrhoisches Ekzem *nt*, seborrhoische/dysseborrhoische Dermatitis *f*, Morbus *m* Unna, Dermatitis seborrhoides.
subcorneal pustular dermatosis Snedden-Wilkinson-Syndrom *nt*, subkorneale Pustulose *f*, subkorneale pustulöse Dermatose *f*, Pustulosis subcornealis.
der·ma·to·sto·ma·ti·tis [ˌdɜrmətəˌstəʊmə'taɪtɪs] *n* Dermatostomatitis *f*.
der·ma·to·trop·ic [ˌdɜrmətəʊ'trɑpɪk, -'trəʊp-] *adj* dermatotrop, dermotrop.
der·ma·to·zo·i·a·sis [ˌdɜrmətəʊzəʊ'aɪəsɪs] *n* → dermatozoonosis.
der·ma·to·zo·on [ˌdɜrmətəʊ'zəʊɑn] *n* Hautparasit *m*, Hautschmarotzer *m*, Dermatozoon *nt*.
der·ma·to·zo·o·no·sis [dɜrmətəʊˌzəʊə'nəʊsɪs] *n* Dermatozoonose *f*.
der·ma·tro·phia [dɜrmə'trəʊfɪə] *n* → dermatrophy.
der·mat·ro·phy [dɜr'mætrəfɪ] *n* Hautatrophie *f*, Dermatrophie *f*.
der·mic ['dɜrmɪk] *adj* → dermal.
der·mis ['dɜrmɪs] *n* Lederhaut *f*, Dermis *f*, Corium *nt*.
der·mi·tis [dɜr'maɪtɪs] *n* → dermatitis.
der·moid ['dɜrmɔɪd] **I** *n* Dermoid(zyste *f*) *nt*. **II** *adj* hautähnlich, dermoidartig, dermoid, dermatoid.

der·mol·y·sis [dɜr'mɑləsɪs] *n* → dermatochalasis.
der·mom·e·try [dɜr'mɑmətrɪ] *n* Dermometrie *f*.
der·mop·a·thy [dɜr'mɑpəθɪ] *n* → dermatopathy.
diabetic dermopathy diabetische Derm(at)opathie *f*, Diabetid *nt*.
der·mo·phyte ['dɜrməfaɪt] *n* → dermatophyte.
der·mo·plas·ty ['dɜrməplæstɪ] *n* → dermatoplasty.
der·mo·re·ac·tion [ˌdɜrmərɪ'ækʃn] *n* Hautreaktion *f*, Dermoreaktion *f*.
der·mo·trop·ic [ˌdɜrmə'trɑpɪk, -'trəʊp-] *adj* → dermatotropic.
de·scend [dɪ'send] **I** *vt* hinuntergehen, hinuntersteigen, heruntergehen, heruntersteigen. **II** *vi* **1.** heruntergehen, hinuntergehen, hinuntersteigen, absinken; abfallen. **2.** abstammen, herstammen (*from* von).
de·scend·ant [dɪ'sendənt] *n* Nachkomme *m*, Abkömmling *m*, Deszendent *m*.
de·scrip·tive [dɪ'skrɪptɪv] *adj* beschreibend, schildernd, darstellend, erläuternd, deskriptiv; anschaulich.
de·sen·si·ti·za·tion [dɪˌsensɪtə'zeɪʃn] *n* **1.** *immun.* Desensibilisierung *f*, Hyposensibilisierung *f*. **2.** *psychia.* Desensibilisierung *f*.
de·sen·si·tize [dɪ'sensɪtaɪz] *vt* **1.** *immun.* desensibilisieren, hyposensibilisieren, unempfindlich *od.* immun machen (*to* gegen). **2.** *psychia.* desensibilisieren. **3.** *phys.* lichtunempfindlich machen, desensibilisieren.
des·ic·cant ['desɪkənt] **I** *n* (Aus-)Trockenmittel *nt*, Desikkans *nt*, Exsikkans *nt*. **II** *adj* (aus-)trocknend, exsikkativ.
des·ic·ca·tion [ˌdesɪ'keɪʃn] *n* (Aus-)Trocknen *nt*, (Aus-)Trocknung *f*, Exsikkation *f*, Exsikkose *f*.
des·ic·ca·tor ['desɪkeɪtər] *n* **1.** *chem.* Exsikkator *m*, Desikkator *m*. **2.** Trockenapparat *m*.
des·mo·cra·ni·um [ˌdezmə'kreɪnɪəm] *n embryo.* Bindegewebsschädel *m*, Desmokranium *nt*, Desmocranium *nt*.
des·mo·cyte ['dezməsaɪt] *n* juvenile Bindegewebszelle *f*, Fibroblast *m*.
des·mo·cy·to·ma [ˌdezməsaɪ'təʊmə] *n patho.* Bindegewebsgeschwulst *f*, Fibrom(a) *nt*.
des·mo·dont ['dezmədɑnt] *n* → desmodontium.
des·mo·don·ti·um [ˌdezmə'dɑnʃɪəm] *n* Wurzelhaut *f*, Desmodont *nt*, Desmodontium *nt*, Periodontium *nt*, Periost *nt* der Zahnwurzel, Ligamentum alveolodentale, Ligamentum dentoalveolare.
des·mo·en·zyme [dezmə'enzaɪm] *n* Desmoenzym *nt*.
des·mog·e·nous [dez'mɑdʒənəs] *adj* auf bindegewebiger Grundlage, desmogen.
des·mo·he·mo·blast [ˌdezmə'hiːməblæst] *n* Mesenchym *nt*, embryonales Bindegewebe *nt*.
des·mo·lase ['dezməleɪz] *n* Desmolase *f*.
des·mo·some ['dezməsəʊm] *n* Haftplatte *f*, Desmosom *nt*, Macula adhaerens.
half desmosome Hemidesmosom *nt*, Halbdesmosom *nt*.
de·sorp·tion [dɪ'zɔːrpʃn] *n* Desorption *f*.
des·ox·y·phe·no·bar·bi·tal [ˌdesɑksɪˌfiːnə'bɑːrbɪtɔl, -tæl] *n pharm.* Primidon *nt*.
des·qua·ma·tion [ˌdeskwə'meɪʃn] *n* (Ab-)Schuppung *f*, Abschilferung *f*, Desquamation *f*.
des·qua·ma·tive ['deskwəmeɪtɪv, dɪ'skwæmətɪv] *adj* abschuppend, abschilfernd, desquamativ, Desquamations-, Desquamativ-.
des·qua·ma·to·ry ['deskwəməˌtɔːrɪ, -ˌtəʊ-, dɪ'skwæmə-] *adj* → desquamative.
de·stroy [dɪ'strɔɪ] *vt* **1.** zerstören, zertrümmern, vernichten, ruinieren, unbrauchbar machen. **2.** töten, umbringen; (*Tier*) einschläfern.
de·struc·tion [dɪ'strʌkʃn] *n* **1.** Zerstörung *f*, Destruktion *f*. **2.** Tötung *f*; (*Tier*) Einschläferung *f*.
de·struc·tive [dɪ'strʌktɪv] *adj* zerstörend, zerstörerisch, zerrüttend, verderblich, schädlich, destruktiv, destruierend. **destructive to health** gesundheitsschädlich.
de·tect [dɪ'tekt] *vt* entdecken, feststellen, (heraus-)finden, ermitteln; wahrnehmen.
de·terge [dɪ'tɜrdʒ] *vt* (*Wunde*) reinigen.
de·ter·gent [dɪ'tɜrdʒənt] **I** *n* **1.** Netzmittel *nt*, Detergens *nt*. **2.** (*Wunde*) Reinigungsmittel *nt*, Detergens *nt*. **3.** Reinigungsmittel *nt*, Waschmittel *nt*, Detergens *nt*. **II** *adj* reinigend.
de·te·ri·o·rate [dɪ'tɪərɪəreɪt] **I** *vt* verschlechtern, verschlimmern, beeinträchtigen. **II** *vi* **1.** (*Zustand*) s. verschlechtern, s. verschlimmern, schlechter werden. **2.** verfallen, herunterkommen.
de·te·ri·o·ra·tion [dɪˌtɪərɪə'reɪʃn] *n* (*Zustand*) Verschlechterung *f*, Verschlimmerung *f*, Deterioration *f*, Deteriorisierung *f*.
de·ter·mi·nant [dɪ'tɜrmɪnənt] **I** *n* **1.** *bio., mathe.* Determinante *f*. **2.** entscheidender *od.* ausschlaggebender Faktor *m*. **II** *adj* entscheidend, bestimmend, determinierend.
idiotypic antigenic determinant Idiotyp *m*.
de·ter·mi·na·tion [dɪˌtɜrmɪ'neɪʃn] *n* **1.** Entscheidung *f*, Entschluß

m; Beschluß *m*. **2.** Bestimmung *f*, Ermittlung *f*, Determinierung *f*; Festlegung *f*, Festsetzung *f*. **3.** Entschlossenheit *f*. **4.** embryo. Determination *f*.
de·tor·sion [dɪˈtɔːrʃn] *n* Detorsion *f*, Derotation *f*.
de·tox·i·ca·tion [dɪˌtɒksɪˈkeɪʃn] *n* → detoxification.
de·tox·i·fi·ca·tion [dɪˌtɒksəfɪˈkeɪʃn] *n* Entgiftung *f*, Detoxikation *f*, Desintoxikation *f*.
det·ri·ment [ˈdetrəmənt] *n* Nachteil *m*, Schaden *m* (*to* für). (**be**) **detriment to health** gesundheitsschädlich (sein).
det·ri·men·tal [ˌdetrəˈmentl] *adj* nachteilig, schädlich (*to* für).
de·tri·tion [dɪˈtrɪʃn] *n* Abreibung *f*, Abnützung *f*, Abnutzung *f*.
de·tri·tus [dɪˈtraɪtəs] *n, pl* **de·tri·tus** *patho.* (Gewebs-, Zell-)Trümer *pl*, Geröll *nt*, Schutt *m*, Detritus *m*.
de·tu·ba·tion [dɪtjəˈbeɪʃn] *n* Extubation *f*, Extubieren *nt*.
deu·te·ri·on [d(j)uːˈtɪərɪən] *n* → deuteron.
deu·te·ri·um [d(j)uːˈtɪərɪəm] *n* schwerer Wasserstoff *m*, Deuterium *nt*.
deuterium oxide schweres Wasser *nt*, Deuteriumoxid *nt*.
deutero- *pref.* Zweite(r, s), Zweit-, Deuter(o)-, Deut(o)-.
Deu·ter·o·my·ces [ˌd(j)uːtərəˈmaɪsiːz] *pl* → Deuteromycetes.
Deu·ter·o·my·ce·tae [ˌd(j)uːtərəmaɪˈsiːtiː] *pl* → Deuteromycetes.
Deu·ter·o·my·ce·tes [ˌd(j)uːtərəmaɪˈsiːtiːz] *pl micro.* unvollständige Pilze *pl*, Deuteromyzeten *pl*, Deuteromycetes *pl*, Deuteromycotina *pl*, Fungi imperfecti.
deu·ter·on [ˈd(j)uːtəran] *n* Deuteriumkern *m*, Deuteron *nt*, Deuton *nt*.
deu·ter·o·path·ic [ˌd(j)uːtərəʊˈpæθɪk] *adj* Deuteropathie betr., deuteropathisch; (*Krankheit, Symptom*) sekundär, zusätzlich.
deu·te·rop·a·thy [d(j)uːtəˈrɒpəθɪ] *n* Sekundärleiden *nt*, Sekundärerkrankung *f*, Deuteropathie *f*, zusätzliches/sekundäres Symptom *nt*.
deu·ton [ˈd(j)uːtan] *n* → deuteron.
de·vas·cu·lar·i·za·tion [dɪˌvæskjələrɪˈzeɪʃn, -raɪ-] *n patho., chir.* Devaskularisation *f*, Devaskularisierung *f*.
de·vel·op [dɪˈveləp] **I** *vt* **1.** (*Theorie, Verfahren etc.*) entwickeln (*into, in* zu). **2.** (*Krankheit*) s. zuziehen. **3.** fördern, entwickeln. **II** *vi* s. entwickeln, s. bilden (*from* aus; *into* zu); entstehen, werden.
de·vel·op·er [dɪˈveləpər] *n* **1.** *photo.* Entwickler(flüssigkeit *f*) *m*. **2.** *ped.* Spätentwickler *m*.
film developer Entwickler *m*, Entwicklerflüssigkeit *f*, Entwicklerlösung *f*, Filmentwickler *m*.
rapid developer Rapidentwickler *m*, Schnellentwickler *m*.
de·vel·op·ing [dɪˈveləpɪŋ] *adj* wachsend, entstehend, Entwicklungs-.
de·vel·op·ment [dɪˈveləpmənt] *n* **1.** Entwicklung *f*. **2.** Werden *nt*, Entstehen *nt*, Wachstum *nt*, Bildung *f*.
absent development of speech → delayed development of speech.
delayed development of speech fehlende *od.* verzögerte Sprachentwicklung *f*, (motorische) Hörstummheit *f*, Audimutitas *f*.
dentofacial development dentofaziale Entwicklung *f*.
film development Filmentwicklung *f*.
de·vi·a·tion [ˌdɪvɪˈeɪʃn] *n* **1.** Abweichung *f*, Abweichen *nt* (*from* von). **2.** *phys.* Ablenkung *f*; Abweichung *f*. **3.** *stat.* Abweichung *f* (*vom Mittelwert*), Deviation *f*. **4.** *ophthal.* Schielen *nt*, Strabismus *m*.
deviation to the left Linksverschiebung *f*.
deviation to the right Rechtsverschiebung *f*.
septal deviation (*Nase*) Septumdeviation *f*.
standard deviation *stat.* Standardabweichung *f*, Streuung *f*, mittlere (quadratische) Abweichung *f*.
de·vice [dɪˈvaɪs] *n* **1.** Vorrichtung *f*, Einrichtung *f*, Gerät *nt*. **2.** Plan *m*, Projekt *nt*, Vorhaben *nt*. **3.** Entwurf *m*, Muster *nt*, Zeichnung *f*.
central-bearing device zentraler Stützstift *m*.
central-bearing tracing device Gerät *nt* zur Stützstiftregistrierung.
electronic root canal measuring device elektronischer Wurzelkanalmesser *m*, ERCM-Gerät *nt*.
de·vi·tal·i·za·tion [dɪˌvaɪtəlaɪˈzeɪʃn, -lɪ-] *n* **1.** *patho.* Abtöten *nt*, Devitalisation *f*, Devitalisierung *f*. **2.** *dent.* (*Zahnpulpa*) Devitalisation *f*, Abtöten *nt*, Devitalisierung *f*. **3.** *fig.* Schwächung *f*.
pulp devitalization Pulpadevitalisation *f*.
de·vi·tal·ize [dɪˈvaɪtəlaɪz] *vt* abtöten, devitalisieren; *fig.* schwächen.
dex·a·meth·a·sone [ˌdeksəˈmeθəzəʊn] *n pharm.* Dexamethason *nt*.
dex·i·o·car·dia [ˌdeksɪəˈkaːrdɪə] *n* → dextrocardia.
dex·ter [ˈdekstər] *adj* rechte(r, s), rechts(seitig), dexter.
dex·ter·i·ty [deksˈterətɪ] *n* **1.** Geschicklichkeit *f*, Gewandtheit *f*. **2.** Rechtshändigkeit *f*, Dext(e)ralität *f*.
dex·ter·ous [ˈdekst(ə)rəs] *adj* **1.** geschickt, gewandt. **2.** rechtshändig.
dex·tral [ˈdekstrəl] **I** *n* Rechtshänder(in *f*) *m*. **II** *adj* **1.** rechtshändig. **2.** → dexter.

dex·tran [ˈdekstrən, -træn] *n* Dextran *nt*.
dex·trane [ˈdekstreɪn] *n* → dextran.
dex·trin [ˈdekstrɪn] *n* Dextrin *nt*, Dextrinum *nt*.
tissue dextrin Glykogen *nt*, tierische Stärke *f*.
dex·trin·ose [ˈdekstrɪnəʊz] *n* Isomaltose *f*, Dextrinose *f*.
dex·tri·no·sis [ˌdekstrəˈnəʊsɪs] *n* Glykogenspeicherkrankheit *f*, Glykogenthesaurismose *f*, Glykogenose *f*.
limit dextrinosis Cori-Krankheit *f*, Forbes-Syndrom *nt*, hepatomuskuläre benigne Glykogenose *f*, Glykogenose Typ III *f*.
dextro- *pref.* Rechts-, Dextr(o)-.
dex·tro·car·dia [ˌdekstrəʊˈkaːrdɪə] *n patho.* Rechtsverlagerung *f* des Herzens, Dextrokardie *f*.
dex·tro·car·di·o·gram [ˌdekstrəʊˈkaːrdɪəgræm] *n* Elektrokardiogramm *nt* der rechten Herzhälfte, Dextrokardiogramm *nt*.
dex·tro·car·di·og·ra·phy [ˌdekstrəʊˌkaːrdɪˈɒgrəfɪ] *n* Dextrokardiographie *f*.
dex·tro·glu·cose [ˌdekstrəʊˈgluːkəʊz] *n* → dextrose.
dex·tro·po·si·tion [ˌdekstrəpəˈzɪʃn] *n* Rechtsverlagerung *f*, Dextroposition *f*, Dextropositio *f*.
dex·trose [ˈdekstrəʊs] *n* Traubenzucker *m*, D-Glucose *f*, Glukose *f*, Dextrose *f*, Glykose *f*.
dex·tro·trop·ic [ˌdekstrəʊˈtrɒpɪk, -ˈtrəʊp-] *adj* rechtsdrehend, nach rechts drehend.
dex·trous [ˈdekstrəs] *adj* → dexterous.
di- *pref.* Zwei-, Zweifach-, Di-, Bi-.
dia- *pref.* Zwischen-, Dia-.
di·a·be·tes [daɪəˈbiːtɪs, -tiːz] *n* **1.** Diabetes *m*. **2.** Zuckerkrankheit *f*, Zuckerharnruhr *f*, Diabetes mellitus.
bronze diabetes → bronzed diabetes.
bronzed diabetes Hämochromatose *f*, Bronzediabetes *m*, Siderophilie *f*, Eisenspeicherkrankheit *f*.
calcinuric diabetes vermehrte Kalziumausscheidung *f* im Harn, Hyperkalzurie *f*, Hyperkalziurie *f*.
galactose diabetes **1.** (hereditäre/kongenitale) Galaktosämie *f*, Galaktoseintoleranz *f*, -unverträglichkeit *f*. **2.** Galaktosediabetes *m*, Galaktokinasemangel *m*.
growth-onset diabetes mellitus → insulin-dependent diabetes mellitus.
diabetes insipidus Diabetes insipidus.
insulin-dependent diabetes mellitus insulinabhängiger Diabetes *m* (mellitus), Typ-I-Diabetes (mellitus), Insulinmangeldiabetes.
juvenile diabetes mellitus → insulin-dependent diabetes mellitus.
juvenile-onset diabetes mellitus → insulin-dependent diabetes mellitus.
juvenile-onset diabetes mellitus of adult Typ-I-Diabetes mellitus des Erwachsenen, juvenile-onset diabetes of adult.
lipoatrophic diabetes **1.** Lawrence-Syndrom *nt*, lipatrophischer Diabetes *m*. **2.** Fettgewebsschwund *m*, -atrophie *f*, Lipoatrophie *f*, Lipatrophie *f*, Lipoatrophia *f*, Lipatrophia *f*.
maturity-onset diabetes mellitus → non-insulin-dependent diabetes mellitus.
maturity-onset diabetes mellitus of youth Typ-II-Diabetes mellitus bei Jugendlichen, maturity-onset diabetes of youth.
diabetes mellitus Zuckerkrankheit *f*, Zuckerharnruhr *f*, Diabetes mellitus.
non-insulin-dependent diabetes mellitus nicht-insulinabhängiger Diabetes mellitus, Typ-II-Diabetes mellitus, non-insulin-dependent diabetes (mellitus).
phosphate diabetes Phosphatdiabetes *m*.
di·a·bet·ic [daɪəˈbetɪk] **I** *n* Diabetiker(in *f*) *m*. **II** *adj* **1.** Diabetes betr., zuckerkrank, diabetisch, Diabetes-. **2.** durch Diabetes bedingt *od.* ausgelöst *od.* verursacht, diabetisch; diabetogen.
di·a·be·tid [daɪəˈbiːtɪd] *n* diabetic *dermopathy*.
di·a·be·to·gen·ic [daɪəˌbetəˈdʒenɪk] *adj* Diabetes verursachend *od.* auslösend, diabetogen.
di·a·be·tog·e·nous [daɪəbɪˈtɒdʒənəs] *adj* durch Diabetes bedingt, diabetogen; diabetisch.
di·a·bro·sis [daɪəˈbrəʊsɪs] *n patho.* perforierende Ulzeration *f*, Diabrose *f*, Diabrosis *f*.
di·ac·e·tyl·mor·phine [daɪˌæsɪtlˈmɔːrfiːn] *n pharm.* Heroin *nt*, Dia(cetyl)morphin *nt*.
di·a·cho·re·ma [ˌdaɪəkəˈriːmə] *n* **1.** Ausscheidung *f*, Exkrement *nt*, Excrementum *nt*. **2.** Stuhl *m*, Kot *m*, Exkremente *pl*, Fäzes *pl*, Faeces *pl*.
di·a·cho·re·sis [ˌdaɪəkəˈriːsɪs] *n* Darmentleerung *f*, Stuhlgang *m*, Defäkation *f*.
di·a·cla·sis [daɪˈæklɔsɪs] *n* **1.** *ortho.* Osteoklase *f*, Osteoklasie *f*. **2.** *patho.* vermehrte Osteoklastentätigkeit *f*, Osteoklasie *f*, Osteoklase *f*.
di·a·cri·sis [daɪˈækrəsɪs] *n* **1.** Diagnose *f*. **2.** Diagnostik *f*. **3.** *patho.* Diakrisie *f*, Diacrisis *f*.

di·a·crit·ic [ˌdaɪəˈkrɪtɪk] *adj* **1.** Diagnose *od.* Diagnostik betr., diagnostisch. **2.** unterscheidend, diakritisch.
di·ac·yl·glyc·er·in [ˌdaɪæsɪlˈglɪsərɪn] *n* Diacylglycerin *nt*, *old* Diglycerid *nt*.
di·ac·yl·glyc·er·ol [ˌdaɪæsɪlˈglɪsərɒl, -rɑl] *n* → diacylglycerine.
di·a·der·mic [ˌdaɪəˈdɜrmɪk] *adj* durch die Haut hindurch (wirkend), perkutan.
di·ag·nose [ˌdaɪəgˈnoʊz] **I** *vt* diagnostizieren. **II** *vi* eine Diagnose stellen.
di·ag·no·sis [ˌdaɪəgˈnoʊsɪs] *n*, *pl* **di·ag·no·ses** [ˌdaɪəgˈnoʊsiːz] **1.** Diagnose *f*. **make a diagnosis** eine Diagnose stellen. **2.** Diagnostik *f*.
 clinical diagnosis klinische Diagnose *f*.
 cytohistologic diagnosis → cytologic diagnosis.
 cytologic diagnosis zytologische/zytohistologische Diagnostik *f*, Zytodiagnostik *f*.
 differential diagnosis Differentialdiagnose *f*.
 diagnosis by exclusion Ausschlußdiagnose *f*.
 physical diagnosis Diagnose *f* durch körperliche Untersuchung.
 serum diagnosis Serodiagnostik *f*, Serumdiagnostik *f*.
di·ag·nos·tic [ˌdaɪəgˈnɒstɪk] **I** *n* **1.** Symptom *nt*, charakteristisches Merkmal *nt*. **2.** Diagnose *f*. **II** *adj* Diagnose *od.* Diagnostik betr., diagnostisch.
di·ag·nos·tics [ˌdaɪəgˈnɒstɪks] *pl* Diagnostik *f*.
 computer diagnostics Computerdiagnostik *f*.
di·a·gram [ˈdaɪəgræm] **I** *n* Diagramm *nt*, graphische Darstellung *f*, Schema *nt*; Schaubild *nt*, Kurvenbild *nt*. **II** *vt* graphisch darstellen, in ein Diagramm eintragen.
 constitutional diagram Zustandsdiagramm *nt*.
 equilibrium diagram Zustandsdiagramm *nt*.
 phase diagram Zustandsdiagramm *nt*.
 stress-strain diagram Elastizitätskurve *f*, Spannungs-Dehnungsdiagramm *nt*.
di·a·ki·ne·sis [ˌdaɪəkɪˈniːsɪs, -kaɪ-] *n* Diakinese *f*.
di·al·de·hyde [daɪˈældəhaɪd] *n* Dialdehyd *m*.
di·a·ly·sance [daɪəˈlaɪsəns, daɪˈælɪsəns] *n* Dialysierfähigkeit *f*, Dialysance *f*.
di·a·ly·sate [daɪˈæləseɪt] *n* Dialysat *nt*.
di·al·y·sis [daɪˈæləsɪs] *n*, *pl* **di·al·y·ses** [daɪˈæləsiːz] Dialyse *f*.
 extracorporeal dialysis extrakorporale Dialyse *f*, Hämodialyse *f*.
 peritoneal dialysis Peritonealdialyse *f*.
 renal dialysis (Nieren-)Dialyse *f*.
di·a·lyt·ic [ˌdaɪəˈlɪtɪk] *adj* dialytisch.
di·a·lyz·a·ble [ˈdaɪəlaɪzəbl] *adj* dialysierbar, dialysabel.
di·a·lyze [ˈdaɪəlaɪz] *vt* mittels Dialyse trennen, dialysieren.
di·a·lyz·er [ˈdaɪəlaɪzər] *n* Dialysator *m*.
di·am·e·ter [daɪˈæmɪtər] *n* Durchmesser *m*, Diameter *m*. **in diameter** im Durchmesser.
 bucculingual diameter bukkolingualer Durchmesser *m*.
 bucculingual diameter of crown bukkolingualer Kronendurchmesser *m*, bukkolingualer Zahnkronendurchmesser *m*.
 bucculingual diameter of crown at the cervix bukkolingualer Zahnhalsdurchmesser *m*.
 cranial diameter Schädeldurchmesser *m*.
 labiolingual diameter labiolingualer Durchmesser *m*.
 labiolingual diameter of crown labiolingualer Kronendurchmesser *m*, labiolingualer Zahnkronendurchmesser *m*.
 labiolingual diameter of crown at the cervix labiolingualer Zahnhalsdurchmesser *m*.
 mesiodistal diameter mesiodistaler Durchmesser *m*.
 mesiodistal diameter of crown mesiodistaler Kronendurchmesser *m*, mesiodistaler Zahnkronendurchmesser *m*.
 mesiodistal diameter of crown at the cervix mesiodistaler Zahnhalsdurchmesser *m*.
 sagittal diameter sagittaler Durchmesser *m*.
di·a·mide [ˈdaɪəmaɪd, daɪˈæmɪd] *n* **1.** Diamid *nt*. **2.** Hydrazin *nt*, Diamid *nt*.
di·a·mine [ˈdaɪəmiːn, daɪˈæmɪn] *n* Diamin *nt*.
 diamine oxidase Diaminooxidase *f*, Histaminase *f*.
dia·mond [ˈdaɪəmənd] **I** *n* **1.** Diamant *m*. **2.** Diamant *m*, Glasschneider *m*. **3.** Diamantwerkzeug *nt*, Diamantinstrument *nt*. **II** *adj* diamanten, Diamanten-.
 ball diamond kugelförmiger Diamantschleifer *m*, kugelförmiger Diamantbohrer *m*.
 cone diamond konischer Diamantschleifer *m*, konischer Diamantbohrer *m*.
 cone pointed diamond konischer Diamantschleifer *m* mit Spitze, konischer Diamantbohrer *m* mit Spitze.
 cone round head diamond konischer Diamantschleifer *m* mit runder Spitze, konischer Diamantbohrer *m* mit runder Spitze.
 contouring diamond Konturschleifer *m*.
 cylinder diamond zylindrischer Diamantschleifer *m*, zylindrischer Diamantbohrer *m*.
 finishing diamond Diamantfinierer *m*.
 flame diamond flammenförmiger Diamantschleifer *m*, flammenförmiger Diamantbohrer *m*.
 flame finishing diamond flammenförmiger Diamantfinierer *m*.
 flat end cylinder diamond flacher zylindrischer Diamantschleifer *m*, flacher zylindrischer Diamantbohrer *m*.
 flat end taper diamond flacher konischer Diamantschleifer *m*, flacher konischer Diamantbohrer *m*.
 inverted cone diamond umgekehrt konischer Diamantschleifer *m*, umgekehrt konischer Diamantbohrer *m*.
 pointed taper diamond spitz-konischer Diamantschleifer *m*, spitz-konischer Diamantbohrer *m*.
 round diamond runder Diamantschleifer *m*, runder Diamantbohrer *m*.
 round end taper diamond abgerundeter konischer Diamantschleifer *m*, abgerundeter konischer Diamantbohrer *m*.
 straight cylinder flat end diamond flacher zylindrischer Diamantschleifer *m*, flacher zylindrischer Diamantbohrer *m*.
 straight cylinder round end diamond abgerundeter zylindrischer Diamantschleifer *m*, abgerundeter zylindrischer Diamantbohrer *m*.
 superfine diamond extrafeiner Diamantschleifer *m*, extrafeiner Diamantbohrer *m*.
 wheel diamond radförmiger Diamantbohrer *m*, radförmiger Diamantbohrer *m*.
di·a·mor·phine [ˌdaɪəˈmɔːrfiːn] *n* → diacetylmorphine.
di·a·pe·de·sis [ˌdaɪəpɪˈdiːsɪs] *n histol.* Wanderung *f*, Emigration *f*, Diapedese *f*.
 leukocytic diapedesis Leukopedese *f*, Leukozytendiapedese *f*, Leukodiapedese *f*.
di·aph·a·ne·i·ty [dɪˌæfəˈnɪətɪ, ˌdaɪəfə-] *n* (Strahlen-, Licht-)Durchlässigkeit *f*, Transparenz *f*, Diaphanie *f*.
di·aph·a·no·scope [daɪˈæfənəskəʊp] *n* Diaphanoskop *nt*.
di·aph·a·nos·co·py [daɪˌæfəˈnɒskəpɪ] *n* Diaphanoskopie *f*, Durchleuchten *nt*, Diaphanie *f*, Transillumination *f*.
di·a·pho·re·sis [ˌdaɪəfəˈriːsɪs] *n* Schweißsekretion *f*, Schwitzen *nt*, Diaphorese *f*.
di·a·phragm [ˈdaɪəfræm] *n* **1.** *anat.* Zwerchfell *nt*, Scheidewand *f*, Diaphragma *nt*. **2.** *phys.* (halbdurchlässige) Scheidewand *od.* Membran *f*, Blende *f*. **3.** *gyn.* (Scheiden-)Diaphragma *nt*.
 Bucky's diaphragm *radiol.* Bucky-Blende *f*, Streustrahlenraster *nt*.
 Bucky-Potter diaphragm → Bucky's diaphragm.
 diaphragm of mouth Musculus mylohyoideus.
 oral diaphragm Musculus mylohyoideus.
 Potter-Bucky diaphragm *radiol.* Bucky-Blende *f*, Streustrahlenraster *nt*.
di·a·phrag·ma [ˌdaɪəˈfrægmə] *n*, *pl* **di·a·phrag·ma·ta** [ˌdaɪəˈfrægmətə] *anat.* Zwerchfell *nt*, Scheidewand *f*, Diaphragma *nt*.
di·aph·y·sis [daɪˈæfəsɪs] *n*, *pl* **di·aph·y·ses** [daɪˈæfəsiːz] Knochenschaft *m*, Knochenmittelstück *nt*, Diaphyse *f*, Diaphysis *f*.
di·a·phys·i·tis [ˌdaɪəfɪˈzaɪtɪs] *n* Diaphysenentzündung *f*, Diaphysitis *f*.
di·a·pi·re·sis [ˌdaɪəpaɪˈriːsɪs] *n* → diapedesis.
di·a·pla·cen·tal [ˌdaɪəpləˈsentəl] *adj* durch die Plazenta hindurch, diaplazentar, diaplazentär.
di·a·py·e·sis [ˌdaɪəpaɪˈiːsɪs] *n* Eiterung *f*.
di·ar·rhe·a [ˌdaɪəˈrɪə] *n* Durchfall *m*, Diarrhoe *f*, Diarrhoea *f*, Diarrhö(e) *f*.
 bloody diarrhea blutiger Durchfall *m*, Blutstuhl *m*.
 fatty diarrhea Fettdurchfall *m*, Steatorrhö *f*, Steatorrhoea *f*.
di·ar·rhe·al [ˌdaɪəˈrɪəl] *adj* Diarrhoe betr., diarrhoisch, Durchfall-, Diarrhoe-.
di·ar·rhe·ic [ˌdaɪəˈrɪɪk] *adj* → diarrheal.
di·a·scope [ˈdaɪəskəʊp] *n derm.* Glasplättchen *nt*, Glasspatel *m*, Diaskop *nt*.
di·as·co·py [daɪˈæskəpɪ] *n* **1.** *radiol.* Durchleuchtung *f*, Diaskopie *f*, Transillumination *f*. **2.** *derm.* Diaskopie *f*.
di·a·sos·tic [daɪəˈsɒstɪk] *adj* **1.** Hygiene betr., auf Hygiene beruhend, der Gesundheit dienend, hygienisch. **2.** Hygiene betr., sauber, frei von Verschmutzung, hygienisch.
di·a·stase [ˈdaɪəsteɪz] *n* Diastase *f*.
di·as·ta·sis [daɪˈæstəsɪs] *n*, *pl* **di·as·ta·ses** [daɪˈæstəsiːz] **1.** *physiol.* Diastase *f*. **2.** *patho.* Auseinanderklaffen *nt*, -weichen *nt*, Diastase *f*, Diastasis *f*. **3.** *card.* Diastase *f*, Diastasis cordis.
di·a·stem [ˈdaɪəstem] *n* → diastema.
di·a·ste·ma [ˌdaɪəˈstiːmə] *n*, *pl* **di·a·ste·ma·ta** [ˌdaɪəˈstiːmətə] **1.** *anat.* Lücke *f*, Spalte *f*. **2.** (angeborene) Zahnlücke *f*, Diastema *nt*. **3.** *histol.* Diastema *nt*.

anterior diastema Diastema mediale, Trema *nt.*
di·a·ste·ma·to·my·e·lia [daɪəˌstɪmətəmaɪˈiːlɪə] *n embryo.* Diastematomyelie *f.*
di·as·to·le [daɪˈæstəlɪ] *n* Diastole *f.*
di·as·tol·ic [ˌdaɪəˈstɑlɪk] *adj* Diastole betr., diastolisch, Diastolen-.
di·a·stroph·ic [daɪəˈstrɑfɪk] *adj* (*Knochen*) verkrümmt, gebogen, diastrophisch.
di·as·tro·phism [daɪˈæstrəfɪzəm] *n* (*Knochen*) Verkrümmung *f*, Verbiegung *f.*
di·a·ther·man·ous [daɪəˈθɜrmənəs] *adj* wärmedurchlässig, diatherman.
di·a·ther·mic [daɪəˈθɜrmɪk] *adj* Diathermie betr., diatherm.
di·a·ther·mo·co·ag·u·la·tion [daɪəˌθɜrməkəʊˌægjəˈleɪʃn] *n* chirurgische Diathermie *f*, Elektrokoagulation *f.*
di·a·ther·my [ˈdaɪəθɜrmɪ] *n* Diathermie *f.*
surgical diathermy chirurgische Diathermie *f*, Elektrokoagulation *f.*
di·ath·e·sis [daɪˈæθəsɪs] *n, pl* **di·ath·e·ses** [daɪˈæθəsiːz] angeborene *od.* erworbene Neigung/Bereitschaft/Disposition *f*, Diathese *f*, Diathesis *f.*
bleeding diathesis Blutungsneigung *f*, hämorrhagische Diathese *f.*
exudative diathesis exsudative Diathese *f.*
hemorrhagic diathesis Blutungsneigung *f*, hämorrhagische Diathese *f.*
spasmophilic diathesis spasmophile Diathese *f*, (latente) Spasmophilie *f.*
di·az·e·pam [daɪˈæzəpæm] *n pharm.* Diazepam *nt.*
di·ben·zo·thi·a·zine [daɪˌbenzəʊˈθaɪəziːn, -zɪn] *n pharm.* Phenothiazin *nt.*
di·car·bon·ate [daɪˈkɑːrbəneɪt, -nɪt] *n* Bikarbonat *nt*, Bicarbonat *nt*, Hydrogencarbonat *nt.*
di·chei·lia [daɪˈkeɪlɪə] *n embryo.* Dich(e)ilie *f.*
di·chi·lia [daɪˈkeɪlɪə] *n* → dicheilia.
di·chlo·ro·di·eth·yl sulfide [daɪˌklɔːrəʊdaɪˈeθəl] Gelbkreuz *nt*, Senfgas *nt*, Lost *nt*, Dichlordiäthylsulfid *nt.*
di·chlo·ro·di·phen·yl·tri·chlor·o·eth·ane [daɪˌklɔːrəʊdaɪˌfenltraɪˌklɔːrəʊˈeθeɪn] *n* Dichlordiphenyltrichloräthan *nt.*
di·chot·ic [daɪˈkɑtɪk] *adj* → dichotomous.
di·chot·o·mi·za·tion [daɪˌkɑtəmaɪˈzeɪʃn] *n* → dichotomy.
di·chot·o·mous [dɪˈkɑtəməs] *adj* zweiteilig, zweigeteilt, dichotom(isch).
di·chot·o·my [daɪˈkɑtəmɪ] *n* (Auf-)Spaltung *f*, (Zwei-)Teilung *f*, gabelartige Verzweigung *f*, Dichotomie *f.*
di·chro·ic [daɪˈkrəʊɪk] *adj* **1.** *phys.* dichroitisch. **2.** Dichromasie betr., dichromat. **3.** *phys.* zweifarbig, dichromatisch.
di·chro·it·ic [ˌdaɪkrəʊˈɪtɪk] *adj* **1.** *phys.* dichroitisch. **2.** *phys.* zweifarbig, dichromatisch.
di·chro·mate [daɪˈkrəʊmeɪt] *n* Dichromat *nt.*
di·chro·mat·ic [ˌdaɪkrəˈmætɪk] *adj phys.* zweifarbig, dichromatisch.
di·clox·a·cil·lin [daɪˌklɑksəˈsɪlɪn] *n pharm.* Dicloxacillin *nt.*
di·cou·ma·rin [daɪˈk(j)uːmərɪn] *n* → dicumarol.
di·crot·ic [daɪˈkrɑtɪk] *adj phys.* dikrot.
di·cro·tism [ˈdaɪkrətɪzəm] *n phys.* Dikrotie *f.*
di·cu·ma·rol [daɪˈk(j)uːmərɔl, -rɑl] *n* Dic(o)umarol *nt.*
di·cys·te·ine [daɪˈsɪstɪiːn] *n* Zystin *nt*, Cystin *nt*, Dicystein *nt.*
did·y·mous [ˈdɪdəməs] *adj* doppelt, gepaart, Zwillings-, Doppel-.
did·y·mus [ˈdɪdəməs] *n* **1.** Hoden *m*, Testis *m*, Didymus *m*. **2.** *embryo.* Zwilling *m*, Zwillingsmißbildung *f*, Didymus *m.*
die¹ [daɪ] *vi* sterben. **die of old age** an Altersschwäche sterben. **die of hunger** verhungern. **die of thirst** verdursten.
die² [daɪ]*n* Gußform *m*, Form *m.*
amalgam die Amalgamform *f.*
electroformed die galvanoplastische Form *f.*
electroplated die galvanoplastische Form *f.*
epoxy die Epoxidharzform *f.*
gypsum die Gipsform *f.*
metal-plated die galvanoplastische Form *f.*
plated die galvanoplastische Form *f.*
waxing die Wachsform *f.*
di·en·ce·phal·ic [ˌdaɪensəˈfælɪk] *adj* dienzephal, Diencephalo-.
di·en·ceph·a·lon [ˌdaɪənˈsefələn] *n* Zwischenhirn *nt*, Dienzephalon *nt*, Diencephalon *nt.*
di·er·e·sis [daɪˈerəsɪs] *n, pl* **di·er·e·ses** [daɪˈerəsiːz] *chir.* (Zer-)Teilen *nt*, Trennen *nt.*
di·et [ˈdaɪət] **I** *n* **1.** Nahrung *f*, Kost *f*, Ernährung *f*, Diät *f*. **2.** Schonkost *f*, Krankenkost *f*, Diät *f*. **be/go on a diet** eine Diät machen, Diät leben (müssen), auf Diät gesetzt sein. **put sb. on a diet** jdm. eine Diät verordnen, jdn. auf Diät setzen. **II** *vt* jdn. auf Diät setzen. **III** *vi* Diät halten, Diät leben.

di·e·tar·y [ˈdaɪətərɪ] **I** *n* Diätzettel *m*, Diätvorschrift *f*. **II** *adj* diätetisch, Diät-, Ernährungs-.
di·e·tet·ic [daɪəˈtetɪk] *adj* Diät betr., diätetisch, Diät-, Ernährungs-.
di·e·tet·ics [daɪəˈtetɪks] *pl* Diätlehre *f*, Ernährungslehre *f*, Diätetik *f.*
di·eth·yl ether [daɪˈeθəl] Äther *m*, Ether *m*, Diäthyläther *m*, Diethylether *m.*
di·e·ti·cian [daɪɪˈtɪʃn] *n* → dietitian.
di·e·ti·tian [daɪɪˈtɪʃn] *n* Diätetiker(in *f*) *m.*
di·e·to·ther·a·py [ˌdaɪətəʊˈθerəpɪ] *n* Diätotherapie *f*, Ernährungstherapie *f.*
dif·fer·ence [ˈdɪf(ə)rəns] **I** *n* **1.** Unterschied *m* (*between, in* zwischen). **2.** *mathe.* Differenz *f.* **3.** Auseinandersetzung *f*, Differenz *f.* **II** *vt* unterscheiden (*from* von; *between* zwischen).
potential difference *phys.* Potentialdifferenz *f.*
dif·fer·en·tial [dɪfəˈrenʃl] **I** *n* **1.** Unterscheidungsmerkmal *nt*. **2.** *mathe.* Differential *nt*. **II** *adj* **3.** unterschiedlich, verschieden; unterscheidend, Unterscheidungs-; charakteristisch. **4.** *mathe., phys.* Differential-.
dif·fer·en·ti·ate [dɪfəˈrenʃɪeɪt] **I** *vt* **1.** unterscheiden (*from* von); einen Unterschied machen zwischen. **2.** *mathe., bio.* differenzieren. **II** *vi* **3.** s. unterscheiden, s. differenzieren, s. unterschiedlich entwickeln (*from* von). **4.** differenzieren, einen Unterschied machen, unterscheiden (*between* zwischen).
dif·fer·en·ti·a·tion [dɪfəˌrenʃɪˈeɪʃn] *n* **1.** (*a. mathe., bio.*) Differenzierung *f*, Unterscheidung *f.* **2.** *histol.* Differenzierung *f*, Differenzieren *nt.*
dif·fi·cult [ˈdɪfɪkʌlt, -kəlt] *adj* **1.** schwer, schwierig (*for* für). **2.** (*Person*) schwierig.
dif·fi·cul·ty [ˈdɪfɪkʌltɪ, -kəltɪ] *n* Schwierigkeit *f*; Problem *nt*; Hindernis *nt*; schwierige Lage *f*; Beschwerden *pl.*
hearing difficulty (Ge-)Hörverlust *m*, Hörstörung *f*, Schwerhörigkeit *f.*
dif·frac·tion [dɪˈfrækʃn] *n phys.* Beugung *f*, Diffraktion *f.*
dif·fu·sate [dɪˈfjuːzeɪt] *n* Dialysat *nt.*
dif·fuse [dɪˈfjuːz] **I** *adj* **1.** *phys.* verstreut, zerstreut, unscharf, diffus. **2.** *fig.* diffus, ungeordnet, verschwommen; weitschweifig. **II** *vt* **3.** *chem., phys.* zerstreuen, diffundieren, unscharf *od.* diffus reflektieren. **4.** (*a. fig.*) verbreiten; ausgießen; ausschütten. **III** *vi* **5.** *phys.* diffundieren, s. zerstreuen. s. vermischen. **6.** (*a. fig.*) s. ver- *od.* ausbreiten.
dif·fu·sion [dɪˈfjuːʒn] *n* **1.** *phys.* Diffusion *f.* **2.** (*a. fig.*) Ausbreitung *f*, Verbreitung *f.* **3.** Dialyse *f.* **4.** Immundiffusion *f.*
free diffusion freie Diffusion *f.*
thermal diffusion Thermodiffusion *f.*
dif·fu·siv·i·ty [dɪfjuːˈsɪvətɪ] *n* → diffusion *coefficient.*
di·gas·tric [daɪˈgæstrɪk] **I** *n* Digastrikus *m*, Musculus digastricus. **II** *adj* zweibäuchig, digastrisch; Musculus digastricus betr., Digastrikus-.
di·gest [daɪˈdʒest, dɪˈdʒest] **I** *vt* **1.** verdauen, abbauen, digerieren; verdauen helfen. **2.** *chem.* digerieren, aufspalten, auflösen. **3.** *fig.* verdauen, (innerlich) verarbeiten. **4.** *fig.* ordnen, klassifizieren. **II** *vi* verdauen, digerieren; s. verdauen lassen, verdaulich sein. **digest well** leicht verdaulich sein.
di·gest·i·bil·i·ty [daɪˌdʒestəˈbɪlətɪ] *n* Verdaulichkeit *f.*
di·gest·i·ble [daɪˈdʒestəbl] *adj* durch Verdauung abbaubar, verdaulich, verdaubar, digestierbar.
di·ges·tion [daɪˈdʒestʃn] *n* **1.** Verdauung *f*, Digestion *f*; Verdauungstätigkeit *f.* **have a good/bad digestion** eine gute/schlechte Verdauung haben. **2.** *fig.* (innerliche) Verarbeitung *f*, Verdauung *f.* **3.** *fig.* Ordnen *nt*, Klassifizierung *f.*
fat digestion Fettverdauung *f*, Fettdigestion *f.*
lipid digestion → fat digestion.
di·ges·tive [daɪˈdʒestɪv] **I** *n* die Verdauung förderndes *od.* anregendes Mittel *nt*, Digestionsmittel *nt*, Digestivum *nt*. **II** *adj* Verdauung betr. *od.* fördernd, durch sie bedingt, verdauungsfördernd, digestiv, Verdauungs-, Digestions-.
dig·it [ˈdɪdʒɪt] *n* **1.** Finger *m*, Zeh(e *f*) *m*, Digitus *m*. **2.** *mathe.* Ziffer *f*, Digit *nt.*
dig·it·al [ˈdɪdʒɪtl] *adj* **1.** Finger betr., mit dem Finger, fingerähnlich, digital, Finger-. **2.** *mathe.* in Ziffern dargestellt, mittels Ziffern, diskret, digital, Digital-.
Dig·i·tal·is [ˌdɪdʒɪˈtælɪs, -ˈteɪl-] *n* **1.** *bio.* Fingerhut *m*, Digitalis *f.* **2.** *pharm.* Digitalis purpurea folium.
digitalis glycoside *pharm.* Digitalisglykosid *nt*, Herzglykosid *nt.*
dig·i·tal·ism [ˈdɪdʒɪtlɪzəm] *n* Digitalisvergiftung *f*, Digitalisintoxikation *f*, Digitalismus *m.*
dig·i·tal·i·za·tion [ˌdɪdʒɪˌtælɪˈzeɪʃn, ˌdɪdʒɪˌtælaɪˈzeɪʃn] *n* Digitalistherapie *f*, Digitalisierung *f.*
dig·i·tal·ize [ˈdɪdʒɪtlaɪz, ˌdɪdʒɪˈtælaɪz] *vt* **1.** mit Digitalis behandeln, digitalisieren. **2.** (*EDV*) in Ziffern darstellen, digitalisieren.

dig·i·tal·oid [ˈdɪdʒɪtæləɪd] *adj* digitalisähnlich, digitaloid.
dig·i·tate [ˈdɪdʒɪteɪt] *adj* fingerähnlich, fingerförmig.
dig·i·tat·ed [ˈdɪdʒɪteɪtɪd] *adj* → digitate.
dig·i·ta·tion [ˌdɪdʒɪˈteɪʃn] *n anat.* fingerförmiger Fortsatz *m*, Digitation *f*, Digitatio *f*.
dig·i·ti·form [ˈdɪdʒɪtəfɔːrm] *adj* fingerähnlich, fingerförmig.
dig·i·tox·in [ˌdɪdʒɪˈtɑksɪn] *n pharm.* Digitoxin *nt*.
di·glos·sia [daɪˈɡlɑsɪə] *n embryo.* Lingua bifida.
di·glyc·er·ide [daɪˈɡlɪsəraɪd] *n* → diacylglycerin.
dig·ox·in [dɪdʒˈɑksɪn, daɪˈɡɑksɪn] *n pharm.* Digoxin *nt*.
di·hy·drate [daɪˈhaɪdreɪt] *n* Dihydrat *nt*.
di·hy·dro·cal·cif·er·ol [daɪˌhaɪdrəʊkælˈsɪfərɔl, -rɑl] *n* Dihydrocalciferol *nt*, Vitamin D_4 *nt*.
di·hy·dro·co·deine [daɪˌhaɪdrəʊˈkəʊdiːn, -dɪən] *n pharm.* Dihydrocodein *nt*.
di·hy·dro·cor·ti·sol [daɪˌhaɪdrəʊˈkɔːrtəsɔl, -səʊl] *n pharm.* Dihydrokortisol *nt*, Dihydrocortisol *nt*.
di·hy·dro·er·got·a·mine [daɪˌhaɪdrəʊɜːrˈɡɑtəmiːn, -mɪn] *n pharm.* Dihydroergotamin *nt*.
di·hy·dro·fol·lic·u·lin [daɪˌhaɪdrəʊfəˈlɪkjəlɪn, -fɑ-] *n* Estradiol *nt*, Östradiol *nt*.
di·hy·dro·ret·i·nol [daɪˌhaɪdrəʊˈretnɑl, -ɔl] *n* Dihydroretinol *nt*, Retinol₂ *nt*, Vitamin A_2 *nt*.
di·hy·dro·strep·to·my·cin [daɪˌhaɪdrəʊˌstreptəʊˈmaɪsn] *n pharm.* Dihydrostreptomycin *nt*.
di·hy·dro·ta·chys·te·rol [daɪˌhaɪdrəʊtæˈkɪstərɔl, -rəʊl] *n pharm.* Dihydrotachysterin *nt*, Dihydrotachysterol *nt*, A.T. 10 (*nt*).
di·hy·dro·thee·lin [daɪˌhaɪdrəʊˈθiːlɪn] *n* Estradiol *nt*, Östradiol *nt*.
2,6-di·hy·drox·y·pu·rine [ˌdaɪhaɪˌdrɑksɪˈpjʊərɪːn, -rɪn] *n* 2,6-Dihydroxypurin *nt*, Xanthin *nt*.
di·kar·y·on [daɪˈkærɪɑn] *n micro.* Dikaryon *nt*.
di·lac·er·a·tion [daɪˌlæsəˈreɪʃn] *n* **1.** Zerreißung *f*. **2.** *ophthal.* Dilazeration *f*.
di·lat·a·bil·i·ty [daɪˌleɪtəˈbɪlətɪ] *n phys.* Dehnbarkeit *f*, (Aus-)Dehnungsvermögen *nt*.
di·lat·a·ble [daɪˈleɪtəbl] *adj* (aus-)dehnbar, dilatierbar, dilatabel.
di·la·tan·cy [daɪˈleɪtnsɪ] *n phys.* Fließverfestigung *f*, Dilatanz *f*.
dil·a·ta·tion [ˌdɪləˈteɪʃn, ˌdaɪlə-] *n* **1.** *phys.* Dilatation *f*, (Aus-)Dehnung *f*. **2.** (pathologische *od.* künstliche) Erweiterung *f*, Dilatation *f*.
dilatation of the left ventricle Linksherzerweiterung *f*, Linksherzdilatation *f*, Dilatation *f* des linken Ventrikels, linksventrikuläre Dilatation *f*.
right heart dilatation Rechtsherzerweiterung *f*, Rechtsherzdilatation *f*, Dilatation *f* des rechten Ventrikels, rechtsventrikuläre Dilatation *f*.
dilatation of right ventricle → right heart dilatation
right ventricular dilatation → right heart dilatation.
dil·a·ta·tor [ˈdɪləteɪtə(r), ˈdaɪ-] *n* **1.** *chir.* Dilatator *m*, Dilatorium *nt*. **2.** *anat.* Dilatator *m*, Musculus dilatator/dilator. **3.** *pharm.* Dilatans *nt*, Dilatorium *nt*.
di·late [daɪˈleɪt] **I** *vt* dilatieren, (aus-)dehnen, (aus-)weiten, erweitern. **II** *vi* dilatieren, s. (aus-)dehnen, s. (aus-)weiten, s. erweitern.
di·la·ter [daɪˈleɪtər, ˈdaɪ-] *n* → dilatator.
di·la·tion [daɪˈleɪʃn, dɪ-] *n* → dilatation.
di·la·tor [daɪˈleɪtər, dɪ-, ˈdaɪ-] *n* → dilatator.
di·lute [dɪˈl(j)uːt, daɪˈl(j)uːt] **I** *adj* verdünnt. **II** *vt* verdünnen, verwässern, strecken, diluieren.
di·lu·tion [dɪˈl(j)uːʃn, daɪ-] *n* Verdünnung *f*; verdünnte Lösung *f*, Dilution *f*.
dim [dɪm] **I** *adj* **1.** schwach, trüb; (halb-)dunkel; dämmerig. **2.** undeutlich, verschwommen; (*Farben*) matt, blaß; (*Augen*) matt, trüb; (*Augenlicht*) schwach; (*Erinnerung*) verschwommen. **II** *vt* verdunkeln, abblenden, dämpfen; (*a. fig.*) trüben. **III** *vi* trübe *od.* dunkler *od.* matt werden; (*a. fig.*) s. trüben.
di·men·sion [daɪˈmenʃn, dɪ-] *n* **1.** Ausdehnung *f*, Abmessung *f*, Maß *nt*, Dimension *f*. **2.** (*a. fig.*) Ausmaß *nt*, Größe *f*, Grad *m*, Dimension *f*. **3. dimensions** *pl phys.* Dimension *f*.
buccolingual dimension bukkolingualer Durchmesser *m*.
contact vertical dimension okklusale Vertikaldimension *f*, Vertikaldimension *f* in Schlußbißstellung.
occlusal vertical dimension okklusale Vertikaldimension *f*, Vertikaldimension *f* in Schlußbißstellung.
rest vertical dimension Vertikaldimension *f* in Ruhelage.
vertical dimension Vertikaldimension *f*.
di·mer [ˈdaɪmər] *n chem..* Dimer *nt*.
di·mer·ic [daɪˈmerɪk] *adj chem.* zweiteilig, zweigliedrig, dimer.
di·meth·yl·ben·zene [daɪˌmeθəlˈbenziːn] *n* Xylol *nt*, Dimethylbenzol *nt*.
di·meth·yl·ke·tone [daɪˌmeθəlˈkiːtəʊn] *n* Azeton *nt*, Aceton *nt*, Dimethylketon *nt*.

di·min·ish [dɪˈmɪnɪʃ] **I** *vt* **1.** verringern, (ver-)mindern; verkleinern. **2.** reduzieren, herabsetzen; (ab-)schwächen. **II** *vi* **3.** s. vermindern, s. verringern, weniger werden. **4.** abnehmen.
dim·i·nu·tion [ˌdɪməˈn(j)uːʃn] *n* (Ver-)Minderung *f*, Verringerung *f*; Verkleinerung *f*; Herabsetzung *f*; Abnahme *f*; Reduktion *f*.
dim·ple [ˈdɪmpl] **I** *n* **1.** Grübchen *nt*. **2.** Delle *f*, Vertiefung *f*. **II** *vi* Grübchen bekommen, s. einbeulen.
di·op·ter [daɪˈɑptər] *n* Dioptrie *f*.
lens diopter Linsendioptrie *f*.
di·op·trics [daɪˈɑptrɪks] *pl phys.* Brechungslehre *f*, Refraktionslehre *f*, Dioptrik *f*.
di·op·try [ˈdaɪɑptrɪ] *n* → diopter.
di·ose [ˈdaɪəʊs] *n* Diose *f*, Glykolaldehyd *m*.
di·ox·ide [daɪˈɑksaɪd, -ɪd] *n* Dioxid *nt*.
di·ox·y·gen [daɪˈɑksɪdʒən] *n* molekularer Sauerstoff *m*.
dip [dɪp] **I** *n* **1.** (Unter-, Ein-)Tauchen *nt*. **2.** (Tauch-)Bad *nt*, Lösung *f*. **3.** Neigung *f*, Senkung *f*, Gefälle *nt*; Sinken *nt*. **4.** *gyn.* Dip *m*. **5.** *card.* Dip *m*. **II** *vt* **6.** (ein-)tauchen (*in* in). **7.** färben, in eine Farblösung tauchen. **III** *vi* **8.** untertauchen, eintauchen; sinken. **9.** s. senken, s. neigen.
di·pep·ti·dase [daɪˈpeptɪdeɪz] *n* Dipeptidase *f*.
di·pep·tide [daɪˈpeptaɪd] *n* Dipeptid *nt*.
di·pheb·u·zol [daɪˈfebjəzɔl, -əʊl] *n pharm.* Phenylbutazon *nt*.
di·phen·yl·a·mine·ar·sine chloride [daɪˌfenləˌmiːnˈɑːrsiːn, -sɪn] Diphenylaminarsinchlorid *nt*, Adamsit *nt*.
di·phen·yl·chlor·ar·sine [daɪˌfenlˌklɔːˈrɑːrsiːn, -sɪn, -ˌkləʊ-] *n* Diphenylarsinchlorid *nt*, Clark I *nt*.
di·phen·yl·hy·dan·to·in [daɪˌfenlhaɪˈdæntəwɪn] *n pharm.* Diphenylhydantoin *nt*, Phenytoin *nt*.
diph·the·ria [dɪfˈθɪərɪə, dɪp-] *n* Diphtherie *f*, Diphtheria *f*.
faucial diphtheria Rachendiphtherie *f*.
laryngeal diphtheria Kehlkopfdiphtherie *f*, Larynxdiphtherie *f*.
laryngotracheal diphtheria → laryngeal diphtheria.
nasal diphtheria Nasendiphtherie *f*.
pharyngeal diphtheria Rachendiphtherie *f*, Pharynxdiphtherie *f*.
diph·the·ri·al [dɪfˈθɪərɪəl, dɪp-] *adj* → diphtheric.
diph·ther·ic [dɪfˈθerɪk, dɪp-] *adj* Diphtherie betr., diphtherisch, Diphtherie-.
diph·the·rit·ic [ˌdɪfθəˈrɪtɪk] *adj* → diphtheric.
diph·the·roid [ˈdɪfθərɔɪd] **I** *n* **1.** coryneformes Bakterium *nt*. **2.** Pseudodiphtherie *f*, Diphtheroid *nt*. **II** *adj* diphtherieähnlich, diphtheroid.
diph·the·ro·tox·in [ˌdɪfθərəʊˈtɑksɪn] *n* → diphtheria *toxin*.
diph·thong [ˈdɪfθɑŋ, ˈdɪp-] *n* Doppellaut *m*, Diphthong *m*.
diph·thon·gia [dɪfˈθɑŋ(ɡ)ɪə, -ˈθɑŋ-] *n* Diphthon(g)ie *f*, Diplophonie *f*.
di·phyl·lo·both·ri·a·sis [daɪˌfɪləʊbɑˈθraɪəsɪs] *n* Fischbandwurminfektion *f*, Diphyllobothriose *f*, Diphyllobothriasis *f*, Bothriozephalose *f*, Bothriocephalosis *f*.
diph·y·o·dont [ˈdɪfɪədɑnt] *adj* diphyodont.
diph·y·o·don·tia [ˌdɪfɪəˈdɑnʃɪə] *n* doppelte Zahnung *f*, Zahnwechsel *m*, Diphyodontie *f*.
di·ple·gia [daɪˈpliːdʒ(ɪ)ə] *n neuro.* doppelseitige Lähmung *f*, Diplegie *f*, Diplegia *f*.
congenital facial diplegia Möbius-Syndrom *nt*, Möbius-Kernaplasie *f*.
facial diplegia Lähmung *f* beider Gesichtshälften, Diplegia facialis.
infantile diplegia Geburtslähmung *f*, geburtstraumatische Lähmung *f*.
masticatory diplegia Diplegia masticatoria.
spastic diplegia 1. Erb-Charcot-Syndrom *nt*, spastische Spinalparalyse *f*. **2.** Little-Krankheit *f*, Diplegia spastica infantilis.
di·ple·gic [daɪˈpliːdʒɪk] *adj* Diplegie betr., diplegisch.
diplo- *pref.* Doppel-, Dipl(o)-.
Dip·lo·coc·cus [ˌdɪpləˈkɑkəs] *n micro.* Diplococcus *m*.
Diplococcus gonorrhoeae Gonokokkus *m*, Gonococcus *m*, Neisseria gonorrhoeae.
Diplococcus intracellularis Meningokokkus *m*, Neisseria meningitidis.
Diplococcus lanceolatus → Diplococcus pneumoniae.
Diplococcus pneumoniae Fränkel-Pneumokokkus *m*, Pneumokokkus *m*, Streptococcus/Diplococcus pneumoniae.
dip·lo·coc·cus [ˌdɪpləˈkɑkəs] *n, pl* **dip·lo·coc·ci** [ˌdɪpləˈkɑksiː, ˌdɪpləˈkɑksaɪ, ˌdɪplə] *micro.* Diplokokkus *m*, Diplococcus *m*.
diplococcus of Neisser Gonokokkus *m*, Gonococcus *m*, Neisseria gonorrhoeae.
Weichselbaum's diplococcus Meningokokkus *m*, Neisseria meningitidis.
dip·lo·ë [ˈdɪpləʊɪ] *n* Diploë *f*, Spongiosa *f* des Schädeldaches.

di·plo·ic [dɪ'pləʊɪk] *adj* **1.** Diploë betr., diploisch, Diploë-. **2.** doppelt, zweifach.
dip·loid ['dɪplɔɪd] **I** *n* diploide Zelle *f.* **II** *adj* mit doppeltem Chromosomensatz, diploid.
dip·loi·dy ['dɪplɔɪdɪ] *n genet.* Diploidie *f.*
dip·lon ['dɪplɒn] *n* → deuteron.
di·plo·pia [dɪ'pləʊpɪə] *n ophthal.* Doppelsehen *nt*, Doppeltsehen *nt*, Diplopie *f.*
   monocular diplopia monokuläre Diplopie *f*, Monodiplopie *f.*
dip·lo·tene ['dɪplətiːn] *n* Diplotän *nt.*
di·po·lar [daɪ'pəʊlər] *adj* zweipolig, dipolar, bipolar.
di·pole ['daɪpəʊl] *n* **1.** *phys.* Dipol *m.* **2.** *chem.* dipolares Molekül *nt*, Dipol *m.*
di·pros·o·pus [daɪ'prɒsəpəs] *n embryo.* Diprosopus *m.*
di·rect [dɪ'rekt, daɪ'rekt] **I** *adj* **1.** direkt, gerade; unmittelbar, persönlich. **2.** klar, eindeutig; offen, ehrlich. **II** *vt* **3.** richten, lenken (*to* an; *towards* auf). **4.** leiten, regeln, führen; anordnen, bestimmen; befehlen. **as directed** wie verordnet. **direct away from** *vt* jdn./etw. ablenken von.
di·rec·tion [dɪ'rekʃn, daɪ-] *n* **1.** Richtung *f.* **2.** *fig.* Tendenz *f*, Strömung *f*, Richtung *f.* **3.** Leitung *f*, Führung *f*, Aufsicht *f.* **4.** Anweisung *f*, Anleitung *f*; (An-)Weisung *f*, Vorschrift *f*, Anordnung *f.* **by/at direction of** auf Anweisung von.
di·rec·tor [dɪ'rektər, daɪ-] *n* Führungs(hohl)sonde *f.*
dirt [dɜrt] *n* Schmutz *m*, Dreck *m*; Kot *m.*
dirt·y ['dɜrtɪ] **I** *adj* **1.** schmutzig, verschmutzt, Schmutz-. **2.** (*Wunde*) infiziert, septisch. **3.** *fig.* schmutzig, unanständig; niederträchtig. **II** *vt* beschmutzen, verschmutzen. **III** *vi* schmutzig werden.
dis·a·bil·i·ty [,dɪsə'bɪlətɪ] *n* **1.** Leiden *nt*, Gebrechen *nt*, Behinderung *f.* **2.** Arbeitsunfähigkeit *f*, Erwerbsunfähigkeit *f*, Invalidität *f.*
dis·a·ble [dɪs'eɪbl] *vt* verkrüppeln, behindern.
dis·a·bled [dɪs'eɪbəld] **I the disabled** *pl* die Behinderten. **II** *adj* **1.** (*körperlich od. geistig*) behindert; verkrüppelt. **2.** arbeitsunfähig, erwerbsunfähig, invalid(e). **3.** unbrauchbar, untauglich.
dis·a·ble·ment [dɪs'eɪbəlmənt] *n* **1.** (*körperliche od. geistige*) Behinderung *f.* **2.** Arbeitsunfähigkeit *f*, Erwerbsunfähigkeit *f*, Invalidität *f.* **3.** Leiden *nt*, Gebrechen *nt*, Behinderung *f.*
di·sac·cha·ri·dase [daɪ'sækərɪdeɪz] *n* Disaccharidase *f.*
di·sac·cha·ride [daɪ'sækəraɪd, -rɪd] *n* Zweifachzucker *m*, Disaccharid *nt.*
di·sac·cha·rose [daɪ'sækərəʊs] *n* → disaccharide.
dis·a·cid·i·fy [dɪsə'sɪdəfaɪ] *vt* (*Säure*) neutralisieren, entfernen.
disc [dɪsk] *n* → disk.
   dental disc zahnärztliche Schleifscheibe *f.*
   interarticular disc of temporomandibular joint Kiefergelenkscheibe *f*, Discus articularis temporomandibularis.
dis·cec·to·my [dɪs'ektəmɪ] *n* → discectomy.
   temporomandibular joint discectomy Entfernung *f* des Discus articularis temporomandibularis.
   TMJ discectomy → temporomandibular joint discectomy.
dis·charge [*n* 'dɪstʃɑːrdʒ; *v* dɪs'tʃɑːrdʒ] **I** *n* **1.** *patho., physiol.* Ausfluß *m*, Absonderung *f*, Ausscheidung *f*, Sekret *nt.* **2.** Ausfluß *m*, Abfluß *m*; Abgabe *f*; Freisetzung *f*, Ausstoßen *nt*; (*a. electr.*) Entladung *f.* **3.** (*Patient*) Entlassung *f.* **II** *vt* **4.** *patho., physiol.* absondern, ausscheiden. **5.** (*Patient*) entlassen (*from* aus). **6.** ausströmen; abgeben, ablassen; *electr.* entladen. **III** *vi* **7.** eitern. **8.** s. ergießen; abfließen; ausströmen lassen; s. entladen.
dis·ci·form ['dɪsɪfɔːrm] *adj* scheibenförmig, disziform.
dis·cis·sion [dɪ'sɪʃn] *n* operative Spaltung/Eröffnung/Durchtrennung *f*, Diszision *f*, Discisio *f.*
dis·ci·tis [dɪs'kaɪtɪs] *n* Diskusentzündung *f*, Diszitis *f*, Discitis *f.*
dis·clu·sion [dɪs'kluːʒn] *n* Disklusion *f*, gestörte Okklusion *f*, Entriegelungsvorgang *m.*
dis·co·gram ['dɪskəɡræm] *n* → diskogram.
dis·cog·ra·phy [dɪs'kɑɡrəfɪ] *n* → diskography.
dis·coid ['dɪskɔɪd] **I** *n pharm.* scheibenförmige Tablette *f.* **II** *adj* scheibenförmig, diskoid, diskoidal, disziform.
dis·col·or·a·tion [dɪs,kʌlə'reɪʃn] *n* **1.** Verfärbung *f.* **2.** Entfärbung *f*, Bleichung *f*, Farbverlust *m.* **3.** Fleck *m*, entfärbte *od.* farblose Stelle *f.*
   congenital discoloration angeborene Zahnverfärbung *f.*
   gingival discoloration Zahnfleischverfärbung *f*, Zahnfleischfärbung *f.*
   tetracycline discoloration Zahnverfärbung *f* durch Tetrazykline.
   tooth discoloration Zahnverfärbung *f.*
   traumatic discoloration traumatische Zahnverfärbung *f.*
dis·com·fort [dɪs'kʌfərt] *n* **1.** (körperliche) Beschwerde *f.* **2.** Unannehmlichkeit *f*, Verdruß *m*; Sorge *f*, Qual *f.*
dis·con·tin·ue [,dɪskən'tɪnjuː] *vt* unterbrechen, aussetzen; abbrechen, einstellen, aufgeben, aufhören.
dis·con·ti·nu·i·ty [,dɪskɑntn'(j)uːətɪ] *n* **1.** Zusammenhang(s)losigkeit *f.* **2.** Unterbrechung *f*, Diskontinuität *f.*
dis·con·tin·u·ous [dɪskən'tɪnjəwəs] *adj* unzusammenhängend; unterbrochen, mit Unterbrechungen; (*a. mathe., phys.*) diskontinuierlich.
dis·crep·ance [dɪ'skrepəns] *n* → discrepancy.
dis·crep·an·cy [dɪ'skrepənsɪ] *n* **1.** Widerspruch *m*, Unstimmigkeit *f*, Diskrepanz *f.* **2.** Zwiespalt *m.*
   arch discrepancy Diskrepanz *f* in der Zahnbogenlänge.
   arch length discrepancy Diskrepanz *f* in der Zahnbogenlänge.
   Bolton discrepancy Bolton-Diskrepanz *f.*
   tooth size discrepancy Zahngrößendiskrepanz *f.*
dis·crep·ant [dɪ'skrepənt] *adj* **1.** s. widersprechend, diskrepant. **2.** abweichend.
dis·crete [dɪ'skriːt] *adj* getrennt, einzeln; aus einzelnen Teilen bestehend; unstetig; *mathe., phys.* diskret.
dis·crim·i·nate [*adj* dɪ'skrɪmənət; *v* -neɪt] **I** *adj* unterscheidend, Unterschiede machend. **II** *vt* unterscheiden; absondern, abtrennen (*from* von). **III** *vi* unterscheiden, einen Unterschied machen (*between* zwischen). **discriminate against s.o.** jdn. benachteiligen *od.* diskriminieren.
dis·crim·i·na·tion [dɪ,skrɪmə'neɪʃn] *n* Unterscheidung *f* (*between* zwischen); Diskrimination *f*, Diskriminieren *nt.*
dis·crim·i·na·tive [dɪ'skrɪmənətɪv, -neɪ-] *adj* unterscheidend, Unterschiede machend, charakteristisch, diskriminierend.
dis·crim·i·na·to·ry [dɪ'skrɪmənətɔːriː, -təʊ-] *adj* → discriminative.
dis·cus ['dɪskəs] *n, pl* **dis·cus·es, dis·ci** ['dɪs(k)aɪ] *allg.* Scheibe *f*; *anat.* Diskus *m*, Discus *m.*
   articular discus Gelenkzwischenscheibe *f*, Diskus *m*, Discus articularis.
   temporomandibular articular discus Discus articularis temporomandibularis.
dis·ease [dɪ'ziːz] **I** *n* Krankheit *f*, Erkrankung *f*, Leiden *nt*; Morbus *m.* **II** *vt* krank machen.
   Abrami's disease hämolytische Anämie *f.*
   accumulation disease Speicherkrankheit *f*, Thesaurismose *f.*
   Adams-Stokes disease Adams-Stokes-Anfall *m*, Adams-Stokes-Synkope *f*, Adams-Stokes-Syndrom *nt.*
   adaptation diseases Adaptationssyndrom *nt*, allgemeines Anpassungssyndrom *nt.*
   Addison's disease Addison-Krankheit *f*, Morbus *m* Addison, Bronze(haut)krankheit *f*, primäre chronische Nebennieren(rinden)insuffizienz *f.*
   adenoid disease adenoide Vegetationen *pl*, Adenoide *pl*, Rachenmandelhyperplasie *f.*
   Albers-Schönberg disease Albers-Schönberg-Krankheit *f*, Marmorknochenkrankheit *f*, Osteopetrosis *f.*
   Alibert's disease Alibert(-Bazin)-Krankheit *f*, (klassische) Mycosis fungoides, Mycosis fungoides Alibert-Bazin-Form
   Andersen's disease Andersen-Krankheit *f*, Amylopektinose *f*, leberzirrhotische retikuloendotheliale Glykogenose *f*, Glykogenose *f* Typ IV.
   antibody deficiency disease Antikörpermangelsyndrom *nt.*
   Apert's disease Apert-Syndrom *nt*, Akrozephalosyndaktylie (Typ Ia) *f.*
   atopic disease Atopie *f.*
   autoaggressive disease → autoimmune disease.
   autoimmune disease Autoimmunerkrankung *f*, Autoimmunkrankheit *f*, Autoimmunopathie *f*, Autoaggressionskrankheit *f.*
   bacterial disease bakterielle Erkrankung *f.*
   Baelz's disease Baelz-Krankheit *f*, Cheilitis glandularis purulenta superficialis, Myxadenitis labialis.
   Ballet's disease Ophthalmoplegia externa.
   Bang's disease Bang-Krankheit *f*, Rinderbrucellose *f.*
   Bannister's disease Quincke-Ödem *nt*, angioneurotisches Ödem *nt.*
   Barlow's disease rachitischer Säuglingsskorbut *m*, Möller-Barlow-Krankheit *f.*
   Basedow's disease Basedow-Krankheit *f*, Morbus *m* Basedow.
   Bayle's disease *neuro.* progressive Paralyse *f*, Paralysis progressiva.
   Beard's disease Beard-Syndrom *nt*, Nervenschwäche *f*, nervöse Übererregbarkeit *f*, Neurasthenie *f*, Neurasthenia *f.*
   Beau's disease Herzinsuffizienz *f.*
   Beauvais' disease rheumatoide Arthritis *f*, progrediente/primär chronische Polyarthritis *f.*
   Behçet's disease Behçet-Krankheit *f*, Behçet-Syndrom *nt*, bipolare/große/maligne Aphthose *f*, Gilbert-Syndrom *nt*, Aphthose Touraine/Behçet.
   Behr's disease Behr-Krankheit *f*, Optikusatrophie *f.*

Bekhterev's disease Bechterew-Krankheit *f*, Morbus *m* Bechterew, Bechterew-Strümpell-Marie-Krankheit *f*, Marie-Strümpell-Krankheit *f*, Spondylarthritis/Spondylitis ankylopoetica/ankylosans.
Bennett's disease Leukämie *f*, Leukose *f*.
Biermer's disease Biermer-Anämie *f*, Addison-Anämie *f*, Morbus *m* Biermer, perniziöse Anämie *f*, Perniziosa *f*, Perniciosa *f*, Anaemia perniciosa, Vitamin B$_{12}$-Mangelanämie *f*.
Bilderbeck's disease Feer-Krankheit *f*, Rosakrankheit *f*, vegetative Neurose *f* der Kleinkinder, Swift-Syndrom *nt*, Selter-Swift-Feer-Krankheit *f*, Feer-Selter-Swift-Krankheit *f*, Akrodynie *f*, Acrodynia *f*.
Billroth's disease **1.** traumatische Meningozele *f*. **2.** Lymphknotenschwellung *f*, Lymphknotentumor *m*, Lymphom(a) *nt*.
Blumenthal's disease *hema.* Erythroleukämie *f*.
Boeck's disease Sarkoidose *f*, Morbus *m* Boeck, Boeck-Sarkoid *nt*, Besnier-Boeck-Schaumann-Krankheit *f*, Lymphogranulomatosa benigna.
Bornholm disease Bornholmer Krankheit *f*, epidemische Pleurodynie *f*, Myalgia epidemica.
Bostock's disease Heuschnupfen *m*, Heufieber *nt*.
Bouillaud's disease Bouillaud-Krankheit *f*, rheumatische Endokarditis *f*.
Bourneville's disease Morbus *m* Bourneville, Bourneville-Syndrom *nt*, tuberöse (Hirn-)Sklerose *f*, Epiloia *f*.
Bourneville-Pringle disease Bourneville-Pringle-Syndrom *nt*, Pringle-Bourneville-Syndrom *nt*, Pringle-Bourneville-Phakomatose *f*.
Bouveret's disease Bouveret-Syndrom *nt*, paroxysmale Tachykardie *f*.
bowel disease Darmerkrankung *f*.
Bowen's disease Bowen-Krankheit *f*, Bowen-Dermatose *f*, Morbus *m* Bowen, Dyskeratosis maligna.
Brailsford-Morquio disease Morquio(-Ullrich)-Syndrom *nt*, Morquio-Brailsford-Syndrom *nt*, spondyloepiphysäre Dysplasie *f*, Mukopolysaccharidose Typ IV *f*.
brancher glycogen storage disease → type IV glycogen storage disease.
Breda's disease Frambösie *f*, Framboesia tropica, Pian *f*, Parangi *f*, Yaws *f*.
Bretonneau's disease Diphtherie *f*, Diphtheria *f*.
Bright's disease **1.** Nierenerkrankung *f*. **2.** Bright-Krankheit *f*, chronische Nephritis *f*, Glomerulonephritis *f*.
Brill-Symmers disease Brill-Symmers-Syndrom *nt*, Morbus *m* Brill-Symmers, zentroplastisch-zentrozytisches (malignes) Lymphom *nt*, großfollikuläres Lymphoblastom/Lymphom *nt*.
Brion-Kayser disease Paratyphus *m*.
Brocq's disease Brocq-Krankheit *f*, Parapsoriasis en plaques, chronische superfizielle Dermatitis *f*.
bronzed disease Addison-Krankheit *f*, Morbus *m* Addison, Bronze(haut)krankheit *f*, primäre chronische Nebennieren(rinden)insuffizienz *f*.
Brooke's disease **1.** Keratosis follicularis contagiosa (Morrow-Brooke). **2.** Brooke-Krankheit *f*, Trichoepitheliom *nt*, multiple Trichoepitheliome *pl*, Trichoepithelioma papulosum multiplex, Epithelioma adenoides cysticum.
Buerger's disease Winiwarter-Buerger-Krankheit *f*, Morbus *m* Winiwarter-Buerger, Endangiitis/Thrombangiitis/Thrombendangiitis obliterans.
Bürger-Grütz disease Bürger-Grütz-Syndrom *nt*, (primäre/essentielle) Hyperlipoproteinämie Typ I *f*, fettinduzierte/exogene Hypertriglyzeridämie *f*, fettinduzierte/exogene Hyperlipämie *f*, Hyperchylomikronämie *f*, familiärer C-II-Apoproteinmangel *m*.
Busse-Buschke disease Busse-Buschke-Krankheit *f*, europäische Blastomykose *f*, Kryptokokkose *f*, Kryptokokkus-Mykose *f*, Cryptococcus-Mykose *f*, Cryptococcose *f*, Torulose *f*.
Caffey's disease Caffey-Silverman-Syndrom *nt*, Caffey-de Toni-Syndrom *nt*, Caffey-Smith-Syndrom *nt*, Hyperostosis corticalis infantilis.
caisson disease Druckluftkrankheit *f*, Caissonkrankheit *f*.
calcium pyrophosphate dihydrate disease Chrondokalzinose *f*, Pseudogicht *f*, Calciumpyrophosphatdihydratablagerung *f*, CPPD-Ablagerung *f*.
calcium pyrophosphate dihydrate crystal deposition disease → calcium pyrophosphate dihydrate disease.
California disease Posada-Mykose *f*, Wüstenfieber *nt*, Kokzioidomykose *f*, Coccioidomycose *f*, Granuloma coccioides.
Camurati-Engelmann disease (Camurati-)Engelmann-Erkrankung *f*, (Camurati-)Engelmann-Syndrom *nt*, Osteopathia hyperostotica multiplex infantilis.
Canavan's disease Canavan-Syndrom *nt*, (Canavan-)van Bogaert-Bertrand-Syndrom *nt*, frühinfantile spongiöse Dystrophie *f*.

Capdepont's disease Glaszähne *pl*, Capdepont-Zahndysplasie *f*, Capdepont-Syndrom *nt*, Stainton-Syndrom *nt*, Dentinogenesis imperfecta hereditaria.
Carrión's disease Carrión-Krankheit *f*, Bartonellose *f*.
cat-scratch disease Katzenkratzkrankheit *f*, cat scratch disease (*nt*), benigne Inokulationslymphoretikulose *f*, Miyagawanellose *f*.
celiac disease Zöliakie *f*, gluteninduzierte Enteropathie *f*.
Chagas' disease Chagas-Krankheit *f*, amerikanische Trypanosomiasis *f*.
Charlouis' disease Frambösie *f*, Framboesia tropica, Pian *f*, Parangi *f*, Yaws *f*.
Cheadle's disease rachitischer Säuglingsskorbut *m*, Möller-Barlow-Krankheit *f*.
diseases of childhood Kinderkrankheiten *pl*, Erkrankungen *pl* des Kindesalters.
Christian's disease **1.** Hand-Schüller-Christian-Krankheit *f*, Schüller-Hand-Christian-Krankheit *f*, Schüller-Krankheit *f*. **2.** (Pfeiffer-)Weber-Christian-Syndrom *nt*, rezidivierende fieberhafte nichteitrige Pannikulitis *f*, Panniculitis nodularis nonsuppurativa febrilis et recidivans.
Christian-Weber disease (Pfeiffer-)Weber-Christian-Syndrom *nt*, rezidivierende fieberhafte nicht-eitrige Pannikulitis *f*, Panniculitis nodularis nonsuppurativa febrilis et recidivans.
Christmas disease Hämophilie B *f*, Christmas-Krankheit *f*, Faktor IX-Mangel(krankheit *f*) *m*.
circling disease Listeriose *f*.
diseases of civilization Zivilisationskrankheiten *pl*.
C-J disease → Creutzfeldt-Jakob disease.
Cockayne's disease Cockayne-Syndrom *nt*.
collagen disease Kollagenkrankheit *f*, Kollagenose *f*, Kollagenopathie *f*.
collagen-vascular disease → collagen disease.
combined system disease Lichtheim-Syndrom *nt*, Dana-Lichtheim-Krankheit *f*, Dana-(Lichtheim-Putnam-)Syndrom *nt*, funikuläre Spinalerkrankung/Myelose *f*.
communicable disease übertragbare/ansteckende Krankheit *f*.
compressed-air disease Druckluftkrankheit *f*, Caissonkrankheit *f*.
Conradi's disease Conradi-Syndrom *nt*, Conradi-Hünermann-(Raap-)Syndrom *nt*, Chondrodysplasia/Chondrodystrophia calcificans congenita.
constitutional disease konstitutionelle/anlagebedingte Erkrankung/Krankheit *f*.
contagious disease → communicable disease.
Cooley's disease Cooley-Anämie *f*, homozygote β-Thalassämie *f*, Thalassaemia major.
Cori's disease Cori-Krankheit *f*, Forbes-Syndrom *nt*, hepatomuskuläre benigne Glykogenose *f*, Glykogenose *f* Typ III *f*.
coronary artery disease → coronary heart disease.
coronary heart disease koronare Herzkrankheit *f*, koronare Herzerkrankung *f*, stenosierende Koronarsklerose *f*, degenerative Koronarerkrankung *f*.
Corrigan's disease Aorteninsuffizienz *f*.
CPPD disease Chrondokalzinose *f*, Pseudogicht *f*, Calciumpyrophosphatdihydratablagerung *f*, CPPD-Ablagerung *f*.
CPPD crystal deposition disease → CPPD disease.
Creutzfeldt-Jakob disease Creutzfeldt-Jakob-Erkrankung *f*, Creutzfeldt-Jakob-Syndrom *nt*, Jakob-Creutzfeldt-Erkrankung *f*, Jakob-Creutzfeldt-Syndrom *nt*.
Crigler-Najjar disease Crigler-Najjar-Syndrom *nt*, idiopathische Hyperbilirubinämie *f*.
Crohn's disease Crohn-Krankheit *f*, Morbus *m* Crohn, Enteritis regionalis, Ileocolitis regionalis/terminalis, Ileitis regionalis/terminalis.
Crouzon's disease Crouzon-Syndrom *nt*, Dysostosis cranio-facialis.
Cruz-Chagas disease Chagas-Krankheit *f*, amerikanische Trypanosomiasis *f*.
Csillag's disease Weißfleckenkrankheit *f*, White-Spot-Disease (*nt*), Lichen sclerosus et atrophicus, Lichen albus.
Cushing's disease zentrales Cushing-Syndrom *nt*, Morbus *m* Cushing.
cysticercus disease Zystizerkose *f*, Cysticercose *f*.
cystine disease → cystine storage disease.
cystine storage disease Zystinspeicherkrankheit *f*, Zystinose *f*, Cystinose *f*, Lignac-Syndrom *nt*, Aberhalden-Fanconi-Syndrom *nt*.
cytomegalic inclusion disease Zytomegalie(-Syndrom *nt*) *f*, Zytomegalievirusinfektion *f*, zytomegale Einschlußkörperkrankheit *f*.
Daae's disease Bornholmer Krankheit *f*, epidemische Pleurodynie *f*, Myalgia epidemica.
Dalrymple's disease Entzündung *f* von Ziliarkörper u. Hornhaut, Zyklokeratitis *f*.

Danlos' disease Ehlers-Danlos-Syndrom *nt.*
Darier's disease Darier-Krankheit *f,* Dyskeratosis follicularis (vegetans), Porospermosis follicularis vegetans, Porospermosis cutanea, Keratosis vegetans.
Darling's disease Darling-Krankheit *f,* Histoplasmose *f,* retikuloendotheliale Zytomykose *f.*
debrancher glycogen storage disease Cori-Krankheit *f,* Forbes-Syndrom *nt,* hepatomuskuläre benigne Glykogenose *f,* Glykogenose *f* Typ III.
deer-fly disease Tularämie *f,* Hasenpest *f,* Nagerpest *f,* Lemming-Fieber *nt,* Ohara-Krankheit *f,* Francis-Krankheit *f.*
deficiency disease Mangelkrankheit *f*
degenerative joint disease degenerative Gelenkerkrankung, Osteoarthrose *f,* Gelenkarthrose *f,* Arthrosis deformans.
deprivation disease → deficiency disease.
Dercum's disease Dercum-Krankheit *f,* Lipalgie *f,* Adiposalgie *f,* Adipositas/Lipomatosis dolorosa.
Di Guglielmo disease Di Guglielmo-Krankheit *f,* Di Guglielmo-Syndrom *nt,* akute Erythrämie *f,* akute erythrämische Myelose *f,* Erythroblastose *f* des Erwachsenen, akute Erythromyelose *f.*
Döhle's disease Aortensyphilis *f,* Mesaortitis luetica, Aortitis syphilitica.
Down's disease Down-Syndrom *nt,* Trisomie 21(-Syndrom *nt*) *f,* Mongolismus *m,* Mongoloidismus *m.*
Dubini's disease Dubini-Syndrom *nt,* Chorea electrica.
Duchenne's disease 1. Aran-Duchenne-Krankheit *f,* Aran-Duchenne-Syndrom *nt,* Duchenne-Aran-Krankheit *f,* Duchenne-Aran-Syndrom *nt,* adult-distale Form *f* der spinalen Muskelatrophie *f,* spinale progressive Muskelatrophie *f.* **2.** Duchenne-Syndrom *nt,* progressive Bulbärparalyse *f.* **3.** Rückenmark(s)schwindsucht *f,* Rückenmark(s)darre *f,* Duchenne-Syndrom *nt,* Tabes dorsalis. **4.** Duchenne-Krankheit *f,* Duchenne-Muskeldystrophie *f,* Duchenne-Typ *m* der progressiven Muskeldystrophie, pseudohypertrophe pelvifemorale Form *f,* Dystrophia musculorum progressiva Duchenne.
Duhring's disease Duhring-Krankheit *f,* Dermatitis herpetiformis Duhring, Morbus *m* Duhring-Brocq, Hidroa bullosa/herpetiformis/pruriginosa, Hidroa mitis et gravis.
Dukes' disease Dukes-Krankheit *f,* Dukes-Filatoff-Krankheit *f,* Filatow-Dukes-Krankheit *f,* vierte Krankheit *f,* Parascarlatina *f,* Rubeola scarlatinosa.
Dupré's disease Meningismus *m.*
Durand-Nicolas-Favre disease Morbus *m* Durand-Nicolas-Favre, klimatischer Bubo *m,* vierte Geschlechtskrankheit *f,* Lymphogranuloma inguinale/venereum, Lymphopathia venerea, Poradenitis inguinalis.
echinococcal cystic disease Echinokokkenkrankheit *f,* Echinokokkeninfektion *f,* Echinokokkose *f,* Hydatidose *f.*
echinococcus disease → echinococcal cystic disease.
Edsall's disease Hitzekrampf *m,* Hitzetetanie *f.*
Ehlers-Danlos disease Ehlers-Danlos-Syndrom *nt.*
embolic disease Embolie *f,* Embolia *f.*
endemic disease Endemie *f,* endemische Krankheit *f.*
Engelmann's disease Engelmann-Erkrankung *f,* Engelmann-Syndrom *nt,* Camurati-Engelmann-Erkrankung *f,* Camurati-Engelmann-Syndrom *nt,* Osteopathia hyperostotica multiplex infantilis.
Engel-Recklinghausen disease Engel-(von) Recklinghausen-Syndrom *nt,* (von) Recklinghausen-Krankheit *f,* Osteodystrophia fibrosa cystica generalisata, Ostitis fibrosa cystica (generalisata).
English disease Rachitis *f.*
Epstein's disease Diphtheroid *nt,* diphtheroide Erkrankung *f.*
Erb-Goldflam disease Erb-Goldflam-Syndrom *nt,* Erb-Goldflam-Krankheit *f,* Erb-Oppenheim-Goldflam-Syndrom *nt,* Erb-Oppenheim-Goldflam-Krankheit *f,* Hoppe-Goldflam-Syndrom *nt,* Myasthenia gravis pseudoparalytica.
exogenous disease exogene Krankheit *f,* Exopathie *f.*
extrapyramidal disease extrapyramidales Syndrom *nt,* extrapyramidaler Symptomenkomplex *m.*
Fabry's disease Fabry-Syndrom *nt,* Morbus *m* Fabry, hereditäre Thesaurismose *f* Ruiter-Pompen-Weyers, Ruiter-Pompen-Weyers-Syndrom *nt,* Thesaurismosis hereditaria lipoidica, Angiokeratoma corporis diffusum (Fabry), Angiokeratoma universale.
Fallot's disease Fallot-Tetralogie *f,* Fallot-Tetrade *f,* Fallot IV *m.*
Fauchard's disease Alveolarpyorrhoe *f,* Parodontitis marginalis.
Feer's disease Feer-Krankheit *f,* Rosakrankheit *f,* vegetative Neurose *f* der Kleinkinder, Swift-Syndrom *nt,* Selter-Swift-Feer-Krankheit *f,* Feer-Selter-Swift-Krankheit *f,* Akrodynie *f,* Acrodynia *f.*
fibrocystic disease of the pancreas Mukoviszidose *f,* zystische (Pankreas-)Fibrose *f,* Fibrosis pancreatica cystica.
Fiedler's disease Weil-Krankheit *f,* Leptospirosis icterohaemorrhagica.

fifth disease Ringelröteln *pl,* Sticker-Krankheit *f,* fünfte Krankheit *f,* Morbus *m* quintus, Erythema infectiosum, Megalerythem *nt,* Megalerythema epidemicum/infectiosum.
fifth venereal disease Morbus *m* Durand-Nicolas-Favre, klimatischer Bubo *m,* vierte Geschlechtskrankheit *f,* Lymphogranuloma inguinale, Lymphogranuloma venereum, Lymphopathia venerea, Poradenitis inguinalis.
Filatov's disease Pfeiffer-Drüsenfieber *nt,* infektiöse Mononukleose *f,* Monozytenangina *f,* Mononucleosis infectiosa.
Filatov-Dukes disease Dukes-Krankheit *f,* Dukes-Filatoff-Krankheit *f,* Filatow-Dukes-Krankheit *f,* vierte Krankheit *f,* Parascarlatina *f,* Rubeola scarlatinosa.
fish-skin disease 1. Fischschuppenkrankheit *f,* Ichthyosis vulgaris. **2.** Saurierhaut *f,* Krokodilhaut *f,* Alligatorhaut *f,* Sauriasis *f.*
Flajani's disease Basedow-Krankheit *f,* Morbus *m* Basedow.
flint disease Kalkstaublunge *f,* Chalikose *f,* Chalicosis (pulmonum) *f.*
Folling's disease Fölling-Krankheit *f,* Fölling-Syndrom *nt,* Morbus *m* Fölling, Phenylketonurie *f,* Brenztraubensäureschwachsinn *m,* Oligophrenia phenylpyruvica.
foot-and-mouth disease (echte) Maul- u. Klauenseuche *f,* Febris aphthosa, Stomatitis epidemica, Aphthosis epizootica.
Forbes' disease Cori-Krankheit *f,* Forbes-Syndrom *nt,* hepatomuskuläre benigne Glykogenose *f,* Glykogenose *f* Typ III.
Fordyce's disease 1. Fordyce-Krankheit *f,* Fordyce-Drüsen *pl,* Fordyce-Zustand *m,* freie/ektopische Talgdrüsen *pl.* **2.** Fox-Fordyce-Krankheit, apokrine Miliaria *f,* Hidradenoma eruptivum, Apocrinitis sudoripara pruriens, Akanthosis circumporalis pruriens.
Fothergill's disease 1. Scarlatina anginosa. **2.** Trigeminusneuralgie *f,* Neuralgia trigeminalis.
fourth disease Dukes-Krankheit *f,* Dukes-Filatoff-Krankheit *f,* Filatow-Dukes-Krankheit *f,* vierte Krankheit *f,* Parascarlatina *f,* Rubeola scarlatinosa.
fourth venereal disease Morbus *m* Durand-Nicolas-Favre, klimatischer Bubo *m,* vierte Geschlechtskrankheit *f,* Lymphogranuloma inguinale/venereum, Lymphopathia venerea, Poradenitis inguinalis.
Francis disease Francis-Krankheit *f,* Ohara-Krankheit *f,* Hasenpest *f,* Nagerpest *f,* Lemming-Fieber *nt,* Tularämie *f.*
Franklin's disease Franklin-Syndrom *nt,* Schwerekettenkrankheit *f,* H-Krankheit *f.*
Frei's disease Morbus *m* Durand-Nicolas-Favre, klimatischer Bubo *m,* vierte Geschlechtskrankheit *f,* Lymphogranuloma inguinale/venereum, Lymphopathia venerea, Poradenitis inguinalis.
Friedmann's disease Narkolepsie *f.*
functional disease funktionelle Erkrankung/Krankheit/Störung *f,* Funktionsstörung *f.*
Gaisböck's disease Gaisböck-Syndrom *nt,* Polycythaemia (rubra) hypertonica.
gallstone disease Gallensteinleiden *nt,* Cholelithiasis *f.*
Gaucher's disease Gaucher-Erkrankung *f,* Gaucher-Krankheit *f,* Gaucher-Syndrom *nt,* Morbus *m* Gaucher, Glukozerebrosidose *f,* Zerebrosidlipidose *f,* Lipoidhistiozytose *f* vom Kerasintyp, Glykosylzeramidlipidose *f.*
Gee-Herter-Heubner disease Herter-Heubner-Syndrom *nt,* Gee-Herter-Heubner-Syndrom *nt,* Heubner-Herter-Krankheit *f,* (infantile Form der) Zöliakie *f,* glutenbedingte Enteropathie *f.*
Gerhardt's disease Gerhardt-Syndrom *nt,* Mitchell-Gerhardt-Syndrom *nt,* Weir-Mitchell-Krankheit *f,* Erythromelalgie *f,* Erythralgie *f,* Erythermalgie *f,* Akromelalgie *f.*
Gilles de la Tourette's disease Gilles-de-la-Tourette-Syndrom *nt,* Tourette-Syndrom *nt,* Maladie des tics, Tic impulsif.
Glanzmann's disease Glanzmann-Naegeli-Syndrom *nt,* Thrombasthenie *f.*
Glisson's disease Rachitis *f.*
glycogen storage disease Glykogenspeicherkrankheit *f,* Glykogenthesaurismose *f,* Glykogenose *f.*
Goldflam-Erb disease Erb-Goldflam-Syndrom *nt,* -Krankheit *f,* Erb-Oppenheim-Goldflam-Syndrom *nt,* -Krankheit *f,* Hoppe-Goldflam-Syndrom *nt,* Myasthenia gravis pseudoparalytica.
Goldscheider's disease Goldscheider-Krankheit *f,* Köbner-Krankheit *f,* Epidermolysis bullosa hereditaria simplex (Köbner), Epidermolysis bullosa simplex Köbner, Pemphigus héréditaire traumatique
Goldstein's disease hereditäre Teleangiektasie *f,* Morbus *m* Osler, Osler-Rendu-Weber-Krankheit *f,* Osler-Rendu-Weber-Syndrom *nt,* Rendu-Osler-Weber-Krankheit *f,* Rendu-Osler-Weber-Syndrom *nt,* Teleangiectasia hereditaria haemorrhagica.
Gougerot-Sjögren disease Sjögren-Syndrom *nt.*
Graves' disease Basedow-Krankheit *f,* Morbus *m* Basedow.
Greenfield's disease Greenfield-Syndrom *nt,* spätinfantile Form *f* der metachromatischen Leukodystrophie.

grinder's disease Quarz-, Kiesel-, Steinstaublunge *f,* Silikose *f,* Silicosis *f.*
Guinon's disease Gilles-de-la-Tourette-Syndrom *nt,* Tourette-Syndrom *nt,* Maladie des tics, Tic impulsif.
Günther's disease Günther-Krankheit *f,* Morbus *m* Günther, kongenitale erythropoetische Porphyrie *f,* Porphyria erythropo(i)etica congenita, Porphyria congenita Günther.
hand-foot-and-mouth disease falsche Maul- u. Klauenseuche *f,* Hand-Fuß-Mund-Exanthem *nt,* Hand-Fuß-Mund-Krankheit *f.*
Hansen's disease Hansen-Krankheit *f,* Morbus *m* Hansen, Aussatz *m,* Lepra *f,* Hansenosis *f.*
Harada's disease Harada-Syndrom *nt.*
heart disease Herzerkrankung *f,* Herzkrankheit *f,* Herzleiden *nt.*
heavy-chain disease Franklin-Syndrom *nt,* Schwerekettenkrankheit *f,* H-Krankheit *f.*
Heberden's disease 1. Heberden-Polyarthrose *f.* **2.** Herzbräune *f,* Stenokardie *f,* Angina pectoris.
Hebra's disease Hebra-Krankheit *f,* Kokardenerythem *nt,* Erythema (exsudativum) multiforme, Hidroa vesiculosa.
Heck's disease Morbus *m* Heck, fokale epitheliale Hyperplasie *f.*
Heerfordt's disease Heerfordt-Syndrom *nt,* Febris uveoparotidea.
Heine-Medin disease (epidemische/spinale) Kinderlähmung *f,* Heine-Medin-Krankheit *f,* Poliomyelitis (epidemica) anterior acuta.
Heller-Döhle disease Aortensyphilis *f,* Mesaortitis luetica, Aortitis syphilitica.
helminthic disease → helminthiasis.
hemolytic disease of the newborn fetale Erythroblastose *f,* Erythroblastosis fetalis, Morbus haemolyticus neonatorum.
hemorrhagic disease of the newborn hämorrhagische Diathese *f* der Neugeborenen, Morbus haemorrhagicus neonatorum, Melaena neonatorum vera.
hepatorenal glycogen storage disease (von) Gierke-Krankheit *f,* van Creveld-von Gierke-Krankheit *f,* hepatorenale Glykogenose *f,* Glykogenose *f* Typ I.
hereditary disease hereditäre/erbliche Erkrankung *f,* Erbkrankheit *f,* Erbleiden *nt.*
Herlitz's disease Herlitz-Syndrom *nt,* kongenitaler nicht-syphilitischer Pemphigus *m,* Epidermolysis bullosa (hereditaria) letalis, Epidermolysis bullosa atrophicans generalisata gravis Herlitz.
Hers' disease Hers-Erkrankung *f,* Hers-Syndrom *nt,* Hers-Glykogenose *f,* Leberphosphorylaseinsuffizienz *f,* Glykogenose *f* Typ VI.
Herter-Heubner disease (Gee-)Herter-Heubner-Syndrom *nt,* Heubner-Herter-Krankheit *f,* (infantile Form der) Zöliakie *f,* glutenbedingte Enteropathie *f.*
Heubner's disease Heubner-Krankheit *f,* Heubner-Endarteriitis *f.*
His' disease Wolhyn-Fieber *nt,* Fünftagefieber *nt,* Wolhynienfieber *nt,* Febris quintana.
Hodgkin's disease Hodgkin-Krankheit *f,* Hodgkin-Lymphom *nt,* Morbus *m* Hodgkin, (Hodgkin-)Paltauf-Steinberg-Krankheit *f,* (maligne) Lymphogranulomatose *f,* Lymphogranulomatosis maligna.
hoof-and-mouth disease (echte) Maul- u. Klauenseuche *f,* Febris aphthosa, Stomatitis epidemica, Aphthosis epizootica.
hookworm disease Hakenwurmbefall *m,* Hakenwurminfektion *f,* Ankylostomiasis *f,* Ankylostomatosis *f,* Ankylostomatidose *f.*
Hoppe-Goldflam disease Erb-Goldflam-Syndrom *nt,* Erb-Goldflam-Krankheit *f,* Erb-Oppenheim-Goldflam-Syndrom *nt,* Erb-Oppenheim-Goldflam-Krankheit *f,* Hoppe-Goldflam-Syndrom *nt,* Myasthenia gravis pseudoparalytica.
Horton's disease 1. Horton-Riesenzellarteriitis *f,* Horton-Syndrom *nt,* senile Riesenzellarteriitis *f,* Horton-Magath-Brown-Syndrom *nt,* Arteriitis cranialis/gigantocellularis/temporalis. **2.** (Bing-)Horton-Syndrom *nt,* (Bing-)Horton-Neuralgie *f,* Histaminkopfschmerz *m,* Kephalgie *f,* Erythroprosopalgie *f,* Cephalaea histaminica, cluster headache (*nt*).
Huchard's disease Huchard-Krankheit *f,* Präsklerose *f.*
Hunt's disease 1. Genikulatumneuralgie *f,* Ramsay Hunt-Syndrom *nt,* Zoster oticus, Herpes zoster oticus, Neuralgia geniculata. **2.** Hunt-Syndrom *nt,* Dyssynergia cerebellaris myoclonica.
Hurler's disease Hurler-Krankheit *f,* Hurler-Syndrom *nt,* Lipochondrodystrophie *f,* von Pfaundler-Hurler-Krankheit *f,* von Pfaundler-Hurler-Syndrom *nt,* Dysostosis multiplex, Mukopolysaccharidose I-H *f.*
Hutchinson's disease 1. polymorphe Lichtdermatose (Haxthausen) *f,* polymorpher Lichtausschlag *m,* Lichtekzem *nt,* Sommerprurigo *f,* Lupus erythematodes-artige Lichtdermatose *f,* Prurigo aestivalis, Eccema solare, Dermatopathia photoelectrica. **2.** Angioma serpiginosum. **3.** Chorioiditis gutta senilis, Altersdrusen *pl.*
Hutchinson-Gilford disease Hutchinson-Gilford-Syndrom *nt,* Gilford-Syndrom *nt,* Progerie *f,* greisenhafter Zwergwuchs *m,* Progeria Hutchinson-Gilford, Progeria infantilis.

hydatid disease Hydatidose *f,* Echinokokkenkrankheit *f,* Echinokokkeninfektion *f,* Echinokokkose *f.*
immunodeficiency disease Immundefekt *m,* Immunmangelkrankheit *f,* Defektimmunopathie *f.*
inclusion body disease Zytomegalie(-Syndrom *nt*) *f,* Zytomegalievirusinfektion *f,* zytomegale Einschlußkörperkrankheit *f.*
industrial disease Berufskrankheit *f.*
infectious disease Infekt *m,* Infektion *f,* Infektionskrankheit *f.*
infective disease → infectious disease.
inflammatory joint disease entzündliche Gelenkerkrankung *f,* entzündliche Gelenkaffektion *f.*
insufficiency disease Mangelkrankheit *f.*
intervertebral disk disease Bandscheibenschaden *m.*
iron storage disease Eisenspeicherkrankheit *f,* Hämochromatose *f.*
island disease Tsutsugamushi-Fieber *nt,* japanisches Fleckfieber *nt,* Milbenfleckfieber *nt,* Scrub-Typhus *m.*
Jaffé-Lichtenstein disease Jaffé-Lichtenstein-Krankheit *f,* Jaffé-Lichtenstein-Uehlinger-Syndrom *nt,* fibröse (Knochen-)Dysplasie *f,* nicht-ossifizierendes juveniles Osteofibrom *f,* halbseitige von Recklinghausen-Krankheit *f,* Osteodystrophia fibrosa unilateralis.
Janet's disease Psychasthenie *f.*
Jansen's disease Jansen-Syndrom *nt,* Dysostosis enchondralis metaphysaria.
Johnson-Stevens disease Stevens-Johnson-Syndrom *nt,* Stevens-Johnson-Fuchs-Syndrom *nt,* Fiesinger-Rendu-Syndrom *nt,* Dermatostomatitis Baader *f,* Ectodermose érosive pluriorificielle, Erythema exsudativum multiforme majus.
joint disease Gelenkerkrankung *f,* Gelenkaffektion *f,* Arthropathie *f.*
jumping disease Gilles-de-la-Tourette-Syndrom *nt,* Tourette-Syndrom *nt,* Maladie des tics, Tic impulsif.
Jüngling's disease Jüngling-Krankheit *f,* Perthes-Jüngling-Krankheit *f,* Ostitis multiplex cystoides.
Kahler's disease Kahler-Krankheit *f,* Huppert-Krankheit *f,* Morbus *m* Kahler, Plasmozytom *nt,* multiples Myelom *nt,* plasmozytisches Immunozytom *nt,* plasmozytisches Lymphom *nt.*
Kawasaki disease Kawasaki-Syndrom *nt,* Morbus *m* Kawasaki, mukokutanes Lymphknotensyndrom *nt,* akutes febriles mukokutanes Lymphadenopathiesyndrom *nt.*
kidney disease Nierenerkrankung *f,* Nierenleiden *nt,* Nephropathie *f.*
kissing disease Pfeiffer-Drüsenfieber *nt,* infektiöse Mononukleose *f,* Monozytenangina *f,* Mononucleosis infectiosa.
Klebs' disease Glomerulonephritis *f.*
Kniest's disease Kniest-Syndrom *nt,* Osteodysplasie *f* vom Typ Kniest.
Koschewnikow's disease Kojewnikow-Epilepsie *f,* Koshewnikoff-Epilepsie *f,* Kozevnikov-Epilepsie *f,* Kojewnikow-Syndrom *nt,* Koshewnikoff-Syndrom *nt,* Kozevnikov-Syndrom *nt,* Epilepsia partialis continua.
Krabbe's disease Krabbe-Syndrom *nt,* Globoidzellen-Leukodystrophie *f,* Galaktozerebrosidlipidose *f,* Galaktozerebrosidose *f,* okuloenzephalische/enzephalookuläre Angiomatose *f,* Angiomatosis encephalo-cutanea, Leukodystrophia cerebri progressiva hereditaria.
Kussmaul-Meier disease Kussmaul-Meier-Krankheit *f,* Panarteriitis/Periarteriitis/Polyarteriitis nodosa.
Lancereaux-Mathieu disease Weil-Krankheit *f,* Leptospirosis icterohaemorrhagica.
Landouzy's disease Weil-Krankheit *f,* Leptospirosis icterohaemorrhagica.
Larrey-Weil disease Weil-Krankheit *f,* Leptospirosis icterohaemorrhagica.
leptospiral disease Leptospirenerkrankung *f,* Leptospirose *f,* Leptospirosis *f.*
Letterer-Siwe disease Letterer-Siwe-Krankheit *f,* Abt-Letterer-Siwe-Krankheit *f,* maligne/akute Säuglingsretikulose *f,* maligne generalisierte Histiozytose *f.*
Lichtheim's disease Dana-Lichtheim-Krankheit *f,* Dana-Syndrom *nt,* Lichtheim-Syndrom *nt,* Dana-Lichtheim-Putnam-Syndrom *nt,* funikuläre Myelose *f.*
Lignac-Fanconi disease Lignac-Fanconi-Erkrankung *f,* Lignac-Fanconi-Krankheit *f,* Lignac-Syndrom *nt,* Aberhalden-Fanconi(-Lignac)-Syndrom *nt,* Zystinspeicherkrankheit *f,* Zystinose *f,* Cystinose *f.*
lipid storage disease Lipidspeicherkrankheit *f,* Lipidose *f,* Lipoidose *f.*
Little's disease Little-Krankheit *f,* Diplegia spastica infantilis.
liver disease Lebererkrankung *f,* Leberleiden *nt,* Hepatopathie *f.*
Lobstein's disease Lobstein-Krankheit *f,* Lobstein-Syndrom *nt,*

Lobstein-Typ *m* der Osteogenesis imperfecta, Osteogenesis imperfecta tarda, Osteogenesis imperfecta Typ Lobstein.
L-S disease → Letterer-Siwe disease.
Lyell's disease (medikamentöses) Lyell-Syndrom *nt*, Syndrom *nt* der verbrühten Haut, Epidermolysis acuta toxica, Epidermolysis necroticans combustiformis.
Madelung's disease 1. Madelung-Deformität *f*. **2.** Madelung-Fetthals *m*.
Malherbe's disease verkalktes Epitheliom *nt*, Pilomatrixom *nt*, Pilomatricoma *nt*, Epithelioma calcificans (Malherbe).
malignant disease bösartige/maligne Erkrankung *f*, Malignom *nt*.
marble bone disease Marmorknochenkrankheit *f*, Albers-Schönberg-Krankheit *f*, Osteopetrosis *f*.
March's disease Basedow-Krankheit *f*, Morbus *m* Basedow.
Marfan's disease Marfan-Syndrom *nt*, Arachnodaktylie-Syndrom *nt*.
Marie's disease 1. Marie-Krankheit *f*, Marie-Syndrom *nt*, Akromegalie *f*. **2.** Marie-Bamberger-Syndrom *nt*, Bamberger-Marie-Syndrom *nt*, hypertrophische pulmonale Osteoarthropathie *f*, Akropachie *f*. **3.** Nonne-Marie-Krankheit *f*, Nonne-Marie-Syndrom *nt*, (Pierre) Marie-Krankheit *f*, (Pierre) Marie-Syndrom *nt*, zerebellare Heredoataxie *f*, Heredoataxia cerbellaris. **4.** Bechterew-Krankheit *f*, Morbus *m* Bechterew, Bechterew-Strümpell-Marie-Krankheit *f*, Marie-Strümpell-Krankheit *f*, Spondylarthritis/Spondylitis ankylopoetica/ankylosans.
Marie-Strümpell disease Bechterew-Krankheit *f*, Morbus *m* Bechterew, Bechterew-Strümpell-Marie-Krankheit *f*, Marie-Strümpell-Krankheit *f*, Spondylarthritis/Spondylitis ankylopoetica/ankylosans.
Marsh's disease Basedow-Krankheit *f*, Morbus *m* Basedow.
McArdle's disease McArdle-Krankheit *f*, McArdle-Syndrom *nt*, muskuläre Glykogenose *f*, Muskelphosphorylasemangel *m*, Myophosphorylaseinsuffizienz *f*, Glykogenose *f* Typ V.
Ménière's disease Ménière-Krankheit *f*, Morbus *m* Ménière.
mental disease Geisteskrankheit *f*.
metabolic disease Stoffwechselerkrankung *f*.
metastatic disease 1. Metastasierung *f*, Filialisierung *f*. **2.** Krankheit(ssymptome *pl*) *f* durch Metastasierung.
Meyenburg's disease (von) Meyenburg-Altherr-Uehlinger-Syndrom *nt*, rezidivierende Polychondritis *f*, systematisierte Chondromalazie *f*.
Meyer's disease Adenoide *pl*, adenoide Vegetationen *pl*.
Mibelli's disease *derm.* Mibelli-Krankheit *f*, Porokeratosis/Parakeratosis *f* Mibelli, Keratoatrophodermie *f*, Hyperkeratosis concentrica, Hyperkeratosis figurata centrifugata atrophicans, Keratodermia excentrica.
Miller's disease Knochenerweichung *f*, Osteomalazie *f*, Osteomalacia *f*.
Milton's disease Quincke-Ödem *nt*, angioneurotisches Ödem *nt*.
miner's disease Hakenwurmbefall *m*, Hakenwurminfektion *f*, Ankylostomiasis *f*, Ankylostomatosis *f*, Ankylostomatidose *f*.
Mitchell's disease Gerhardt-Syndrom *nt*, Mitchell-Gerhardt-Syndrom *nt*, Weir-Mitchell-Krankheit *f*, Erythromelalgie *f*, Erythralgie *f*, Erythermalgie *f*, Akromelalgie *f*.
Moeller-Barlow disease subperiostales Hämatom *nt* bei Rachitis.
molecular disease Molekularkrankheit *f*, molekulare Krankheit *f*.
Morgagni's disease 1. Adams-Stokes-Syndrom *nt*, Adams-Stokes-Synkope *f*, Adams-Stokes-Anfall *m*. **2.** Morgagni-Syndrom *nt*, Morgagni-Morel-Stewart-Syndrom *nt*, Hyperostosis frontalis interna.
Morquio-Ullrich disease Morquio-Syndrom *nt*, Morquio-Ullrich-Syndrom *nt*, Morquio-Brailsford-Syndrom *nt*, spondyloepiphysäre Dysplasie *f*, Mukopolysaccharidose *f* Typ IV.
Morvan's disease 1. Syringomyelie *f*. **2.** Morvan-Syndrom *nt*, Panaritium analgicum.
Münchmeyer's disease Münchmeyer-Syndrom *nt*.
myeloproliferative disease myeloproliferative Erkrankung *f*, myeloproliferatives Syndrom *nt*.
Nettleship's disease Nettleship-Erkrankung *f*, -Syndrom *nt*, kutane Mastozytose *f*, Mastozytose-Syndrom *nt*, Urticaria pigmentosa.
Neumann's disease Neumann-Krankheit *f*, Pemphigus vegetans, Erythema bullosum vegetans, Pyostomatitis vegetans.
Nicolas-Favre disease Morbus *m* Durand-Nicolas-Favre, klimatischer Bubo *m*, vierte Geschlechtskrankheit *f*, Lymphogranuloma inguinale/venereum, Lymphopathia venerea, Poradenitis inguinalis.
Niemann-Pick disease Niemann-Pick-Krankheit *f*, Sphingomyelinose *f*, Sphingomyelinlipidose *f*.
notifiable disease anzeigepflichtige/meldepflichtige Erkrankung/Krankheit *f*.
occlusive artery disease arterielle Verschlußkrankheit *f*.
occupational disease Berufskrankheit *f*.
Ohara's disease Francis-Krankheit *f*, Ohara-Krankheit *f*, Hasenpest *f*, Nagerpest *f*, Lemming-Fieber *nt*, Tularämie *f*.
diseases of old age Alterskrankheiten *pl*, Erkrankungen *pl* des Alters.
Ollier's disease Ollier-Erkrankung *f*, Ollier-Syndrom *nt*, Enchondromatose *f*, Hemichondrodystrophie *f*, multiple kongenitale Enchondrome *pl*.
Opitz's disease Opitz-Krankheit *f*, Opitz-Syndrom *nt*, thrombophlebitische Splenomegalie *f*.
Oppenheim's disease Oppenheim-Krankheit *f*, Oppenheim-Syndrom *nt*, Myotonia congenita (Oppenheim).
organic disease organische Erkrankung *f*, organisches Leiden *nt*.
Ortner's disease Ortner-Syndrom II *nt*, Morbus *m* Ortner, Angina abdominalis/intestinalis, Claudicatio intermittens abdominalis.
Osler's disease 1. Morbus *m* Vaquez-Osler, Vaquez-Osler-Syndrom *nt*, Osler-Krankheit *f*, Osler-Vaquez-Krankheit *f*, Polycythaemia (rubra) vera, Erythrämie *f*. **2.** hereditäre Teleangiektasie *f*, Morbus *m* Osler, Osler-Rendu-Weber-Krankheit *f*, -Syndrom *nt*, Rendu-Osler-Weber-Krankheit *f*, Rendu-Osler-Weber-Syndrom *nt*, Teleangiectasia hereditaria haemorrhagica.
Osler-Vaquez disease Morbus *m* Vaquez-Osler, Vaquez-Osler-Syndrom *nt*, Osler-Krankheit *f*, Osler-Vaquez-Krankheit *f*, Polycythaemia (rubra) vera, Erythrämie *f*.
Osler-Weber-Rendu disease hereditäre Teleangiektasie *f*, Morbus *m* Osler, Osler-Rendu-Weber-Krankheit *f*, -Syndrom *nt*, Rendu-Osler-Weber-Krankheit *f*, -Syndrom *nt*, Teleangiectasia hereditaria haemorrhagica.
Owren's disease Parahämophilie (A) *f*, Owren-Syndrom *nt*, Faktor-V-Mangel *m*, Hypoproakzelerinämie *f*, Hypoproaccelerinämie *f*.
Paget's disease 1. Paget-Krebs *m*, Krebsekzem *nt* der Brust, Morbus *m* Paget. **2.** extramammärer Morbus *m* Paget. **3.** Paget-Krankheit *f*, Paget-Syndrom *nt*, Morbus *m* Paget, *inf.* Knochen-Paget *m*, Osteodystrophia/Ostitis deformans.
Paget's disease of bone Paget-Krankheit *f*, Paget-Syndrom *nt*, Morbus *m* Paget, *inf.* Knochen-Paget *m*, Osteodystrophia/Ostitis deformans.
Paget's disease of the breast → Paget's disease of the nipple.
Paget's disease of the nipple Paget-Krebs *m*, Krebsekzem *nt* der Brust, Morbus *m* Paget.
parasitic disease Parasitenerkrankung *f*, Parasitose *f*.
Parkinson's disease Parkinson-Krankheit *f*, Morbus *m* Parkinson, Paralysis agitans.
Parrot's disease 1. Bednar-Parrot-Pseudoparalyse *f*, Parrot-Lähmung *f*. **2.** Parrot-Krankheit *f*, Parrot-Syndrom *nt*, Parrot-Kaufmann-Syndrom *nt*, Achondroplasie *f*. **3.** Marasmus *m*.
parrot disease Papageienkrankheit *f*, Psittakose *f*, Ornithose *f*.
periodontal disease Parodontose *f*, Parodontopathie *f*.
Pfeiffer's disease Pfeiffer-Drüsenfieber *nt*, infektiöse Mononukleose *f*, Monozytenangina *f*, Mononucleosis infectiosa.
phytanic acid storage disease Refsum-Syndrom *nt*, Heredopathia atactica polyneuritiformis.
Pick's disease 1. Pick-(Hirn)Atrophie *f*, Pick-(Hirn)Krankheit *f*, Pick-(Hirn)Syndrom *nt*. **2.** Niemann-Pick-Krankheit *f*, Sphingomyelinose *f*, Sphingomyelinlipidose *f*. **3.** Pick-Zirrhose *f*, perikarditische Pseudoleberzirrhose *f*.
pink disease Feer-Krankheit *f*, Rosakrankheit *f*, vegetative Neurose *f* der Kleinkinder, Swift-Syndrom *nt*, Selter-Swift-Feer-Krankheit *f*, Feer-Selter-Swift-Krankheit *f*, Akrodynie *f*, Acrodynia *f*.
pink spot disease internes Pulpagranulom *nt*, Rosa-Flecken-Krankheit *f*, Pink-spot-disease *nt*, Endodontoma *nt*, internes Pulpengranulom *nt*, innere Zahnresorption *f*, innere Resorption *f*.
Pompe's disease Pompe-Krankheit *f*, generalisierte maligne Glykogenose *f*, Glykogenose *f* Typ II.
Posada-Wernicke disease Posada-Mykose *f*, Wüstenfieber *nt*, Kokzioidomykose *f*, Coccioidomycose *f*, Granuloma coccioides.
Potter's disease Potter-Syndrom I *nt*, reno-faziale Dysplasie *f*.
Pringle-Bourneville disease Bourneville-Pringle-Syndrom *nt*, Pringle-Bourneville-Syndrom *nt*, Pringle-Bourneville-Phakomatose *f*.
Profichet's disease Profichet-Krankheit *f*, Profichet-Syndrom *nt*, Kalkgicht *f*, Calcinosis circumscripta.
pulseless disease Martorell-Krankheit *f*, Martorell-Syndrom *nt*, Takayasu-Krankheit *f*, Takayasu-Syndrom *nt*, Pulslos-Krankheit *f*, pulseless disease (*nt*).
Pyle's disease Pyle-Krankheit *f*, familäre metaphysäre Dysplasie *f*.
Quincke's disease Quincke-Ödem *nt*, angioneurotisches Ödem *nt*.
ragpicker's disease → ragsorter's disease.
ragsorter's disease Wollsortiererkrankheit *f*, Lumpensortiererkrankheit *f*, Hadernkrankheit *f*, Lungenmilzbrand *m*.
Ramsey Hunt disease Genikulatumneuralgie *f*, Ramsey Hunt-Syndrom *nt*, Zoster oticus, Herpes zoster oticus, Neuralgia geniculata.

disease

Recklinghausen's disease (von) Recklinghausen-Krankheit f, Neurofibromatosis generalisata.
Recklinghausen's disease of bone Engel-(von) Recklinghausen-Syndrom nt, (von) Recklinghausen-Krankheit f, Osteodystrophia fibrosa cystica generalisata, Ostitis fibrosa cystica (generalisata).
Reed-Hodgkin disease Hodgkin-Krankheit f, Hodgkin-Lymphom nt, Morbus m Hodgkin, (Hodgkin-)Paltauf-Steinberg-Krankheit f, (maligne) Lymphogranulomatose f, Lymphogranulomatosis maligna.
Refsum disease Refsum-Syndrom nt, Heredopathia atactica polyneuritiformis.
regurgitant disease Herzklappeninsuffizienz f.
Reiter's disease Reiter-Krankheit f, Reiter-Syndrom nt, Fiessinger-Leroy-Reiter-Syndrom nt, venerische Arthritis f, Okulourethrosynovitis f, urethro-okulo-synoviales Syndrom nt.
renal disease Nierenerkrankung f, Nierenleiden nt.
Rendu-Osler-Weber disease hereditäre Teleangiektasie f, Morbus m Osler, Osler-Rendu-Weber-Krankheit f, Osler-Rendu-Weber-Syndrom nt, Rendu-Osler-Weber-Krankheit f, Rendu-Osler-Weber-Syndrom nt, Teleangiectasia hereditaria haemorrhagica.
rheumatic disease rheumatische Erkrankung f, Erkrankung f des rheumatischen Formenkreises, Rheumatismus m, Rheuma nt.
rheumatoid disease Rheumatoid nt, rheumatoide Erkrankung f.
Ribas-Torres disease Milchpocken pl, weiße Pocken/Blattern pl, Alastrim nt, Variola minor.
rickettsial disease Rickettsieninfektion f, Rickettsienerkrankung f, Rickettsiose f.
Riga-Fede disease Riga-Geschwür nt, Fede-Riga-Geschwür nt.
Riggs' disease Alveolarpyorrhoe f, Parodontitis marginalis.
Ritter's disease 1. Ritter-Krankheit f, Ritter-Dermatitis f, Morbus m Ritter von Rittershain, Pemphigoid nt der Säuglinge, Syndrom nt der verbrühten Haut, staphylogenes Lyell-Syndrom nt, Dermatitis exfoliativa neonatorum, Epidermolysis toxica acuta. **2.** (medikamentöses) Lyell-Syndrom nt, Syndrom nt der verbrühten Haut, Epidermolysis acuta toxica, Epidermolysis necroticans combustiformis.
Romberg's disease Romberg-Syndrom nt, Romberg-Trophoneurose f, Romberg-Parry-Syndrom nt, -Trophoneurose f, progressive halbseitige Gesichtsatrophie f, Hemiatrophia progressiva faciei/facialis.
rose disease 1. Wundrose f, Rose f, Erysipel nt, Erysipelas nt, Streptodermia cutanea lymphatica. **2.** Rosenbach-Krankheit f, Rotlauf m, Schweinerotlauf m, Erysipeloid nt, Pseudoerysipel nt, Erythema migrans.
Rosenbach's disease 1. Heberden-Polyarthrose f. **2.** Rosenbach-Krankheit f, Rotlauf m, Schweinerotlauf m, Erysipeloid nt, Pseudoerysipel nt, Erythema migrans.
Rougnon-Heberden disease Herzbräune f, Stenokardie f, Angina pectoris.
Rust's disease Rust-Syndrom nt, Rust-Krankheit f.
salivary gland disease Zytomegalie(-Syndrom nt) f, Zytomegalievirusinfektion f, zytomegale Einschlußkörperkrankheit f.
salivary gland virus disease → salivary gland disease.
Schaumann's disease Sarkoidose f, Morbus m Boeck, Boeck-Sarkoid nt, Besnier-Boeck-Schaumann-Krankheit f, Lymphogranulomatosa benigna.
Schenck's disease Sporotrichose f, De Beurmann-Gougerot-Krankheit f.
Scheuermann's disease Scheuermann-Krankheit f, Morbus m Scheuermann, Adoleszentenkyphose f, Osteochondritis/Osteochondrosis deformans juvenilis.
Scholz's disease Scholz-Bielschowsky-Henneberg-Sklerosetyp m, Scholz-Syndrom nt.
Schönlein-Henoch disease Schoenlein-Henoch-Syndrom nt, (anaphylaktoide) Purpura f Schoenlein-Henoch, rheumatoide/athrombopenische Purpura f, Immunkomplexpurpura f, Immunkomplexvaskulitis f, Purpura anaphylactoides (Schoenlein-Henoch), Purpura rheumatica (Schoenlein-Henoch).
Schottmüller's disease Paratyphus m.
Schultz's disease Agranulozytose f, maligne/perniziöse Neutropenie f.
secondary disease 1. Sekundärerkrankung f, Sekundärkrankheit f, Zweiterkrankung f, Zweitkrankheit f. **2.** hema. Sekundärkrankheit f.
Selter's disease Feer-Krankheit f, Feer-Selter-Swift-Krankheit f, Selter-Swift-Feer-Krankheit f, Swift-Syndrom nt, Akrodynie f, Acrodynia f, Rosakrankheit f, vegetative Neurose f der Kleinkinder.
serum disease Serumkrankheit f.
sexually transmitted disease sexuell/venerisch übertragene Krankheit f, Geschlechtskrankheit f, durch Sexualkontakt übertragbare Krankheit.
shimamushi disease japanisches Fleckfieber nt, Scrub-Typhus m, Milbenfleckfieber nt, Tsutsugamushi-Fieber nt.

sickle-cell disease Sichelzellerkrankung f.
Simmonds' disease 1. Simmonds-Kachexie f. **2.** Simmonds-Syndrom nt, Hypophysenvorderlappeninsuffizienz f, HVL-Insuffizienz f, Hypopituitarismus m.
sixth disease Dreitagefieber nt, sechste Krankheit f, Exanthema subitum, Roseola infantum.
sixth venereal disease Morbus m Durand-Nicolas-Favre, klimatischer Bubo m, vierte Geschlechtskrankheit f, Lymphogranuloma inguinale, Lymphogranuloma venereum, Lymphopathia venerea, Poradenitis inguinalis.
Sjögren's disease Sjögren-Syndrom nt.
skin disease Hautkrankheit f, Dermatose f.
sleeping disease Narkolepsie f.
slow virus disease Slow-Virus-Infektion f.
Sneddon-Wilkinson disease Sneddon-Wilkinson-Syndrom nt, subkorneale Pustulose f, subkorneale pustulöse Dermatose f, Pustulosis subcornealis.
specific disease spezifische Erkrankung/Krankheit/Infektion f.
Spira's disease Fluorose f der Zähne, Zahnfluorose f, gefleckter Zahnschmelz m.
Steinert's disease Curschmann-Batten-Steinert-Syndrom nt, myotonische Dystrophie f.
Sternberg's disease Morbus m Hodgkin, Hodgkin-Krankheit f, Hodgkin-Lymphom nt, (Hodgkin-)Paltauf-Steinberg-Krankheit f, (maligne) Lymphogranulomatose f, Lymphogranulomatosis maligna.
Sticker's disease Ringelröteln pl, Sticker-Krankheit f, fünfte Krankheit f, Morbus quintus, Erythema infectiosum, Megalerythem nt, Megalerythema epidemicum/infectiosum.
Still's disease Still-Syndrom nt, Chauffard-Ramon-Still-Krankheit f, Morbus m Still, juvenile Form f der chronischen Polyarthritis.
Stokes-Adams disease Adams-Stokes-Anfall m, Adams-Stokes-Synkope f, Adams-Stokes-Syndrom nt.
storage disease Speicherkrankheit f.
Strümpell's disease 1. Bechterew-Krankheit f, Morbus m Bechterew, Bechterew-Strümpell-Marie-Krankheit f, Marie-Strümpell-Krankheit f, Spondylarthritis/Spondylitis ankylopoetica/ankylosans. **2.** Strümpell-Krankheit f.
Strümpell-Marie disease Bechterew-Krankheit f, Bechterew-Strümpell-Marie-Krankheit f, Morbus m Bechterew, Marie-Strümpell-Krankheit f, Spondylarthritis/Spondylitis ankylopoetica/ankylosans.
Sturge-Weber disease Sturge-Weber(-Krabbe)-Krankheit f, Sturge-Weber(-Krabbe)-Syndrom nt, enzephalofaziale Angiomatose f, Neuroangiomatosis encephalofacialis, Angiomatosis encephalo-oculo-cutanea, Angiomatosis encephalotrigeminalis.
suboccipital vertebral disease Rust-Syndrom nt, Rust-Krankheit f.
Sutton's disease 1. Sutton-Nävus m, Halo-Nävus m, perinaevische Vitiligo f, Leucoderma centrifugum acquisitum, Vitiligo circumnaevalis. **2.** Mikulicz-Aphthen pl, habituelle Aphthen pl, chronisch-rezidivierende Aphthen pl, rezidivierende benigne Aphthosis f, Periadenitis mucosa necrotica recurrens. **3.** Granuloma fissuratum, Acanthoma fissuratum.
Sweet's disease Sweet-Syndrom nt, akute febrile neutrophile Dermatose f.
Swift's disease Feer-Krankheit f, Rosakrankheit f, vegetative Neurose f der Kleinkinder, Swift-Syndrom nt, Selter-Swift-Feer-Krankheit f, Feer-Selter-Swift-Krankheit f, Akrodynie f, Acrodynia f.
Sylvest's disease Bornholmer Krankheit f, epidemische Pleurodynie f, Myalgia epidemica.
Symmers' disease Brill-Symmers-Syndrom nt, Morbus m Brill-Symmers, zentroplastisch-zentrozytisches (malignes) Lymphom nt, großfollikuläres Lymphoblastom/Lymphom nt.
systemic disease systemische Erkrankung f, Systemerkrankung f, Allgemeinerkrankung f.
Takahara's disease Takahara-Krankheit f, Akatalasämie f, Akatalasie f.
Tarui disease Tarui-Krankheit f, Muskelphosphofruktokinaseinsuffizienz f, Glykogenose f Typ VII.
terminal disease Erkrankung f im Endstadium.
third disease Röteln pl, Rubella f, Rubeola f.
Thomsen's disease Thomsen-Syndrom nt, Myotonia congenita/hereditaria.
Tourette's disease Gilles-de-la-Tourette-Syndrom nt, Tourette-Syndrom nt, Maladie des tics, Tic impulsif.
tsutsugamushi disease japanisches Fleckfieber nt, Tsutsugamushi-Fieber nt, Milbenfleckfieber nt, Scrub-Typhus m.
tunnel disease 1. Hakenwurmbefall m, Hakenwurminfektion f, Ankylostomiasis f, Ankylostomatosis f, Ankylostomatidose f. **2.** Druckluftkrankheit f, Caissonkrankheit f.

type I glycogen storage disease Gierke-Krankheit f, von Gierke-Krankheit f, van Creveld-von Gierke-Krankheit f, hepatorenale Glykogenose f, Glykogenose Typ I f.
type II glycogen storage disease Pompe-Krankheit f, generalisierte maligne Glykogenose f, Glykogenose f Typ II.
type III glycogen storage disease Cori-Krankheit f, Forbes-Syndrom nt, hepatomuskuläre benigne Glykogenose f, Glykogenose Typ III f.
type IV glycogen storage disease Andersen-Krankheit f, Amylopektinose f, leberzirrhotische retikuloendotheliale Glykogenose f, Glykogenose f Typ IV.
type V glycogen storage disease McArdle-Krankheit f, McArdle-Syndrom nt, muskuläre Glykogenose f, Muskelphosphorylasemangel m, Myophosphorylaseinsuffizienz f, Glykogenose f Typ V.
type VI glycogen storage disease Hers-Erkrankung f, Hers-Syndrom nt, Hers-Glykogenose f, Leberphosphorylaseinsuffizienz f, Glykogenose f Typ VI.
type VII glycogen storage disease Tarui-Krankheit f, Muskelphosphofruktokinaseinsuffizienz f, Glykogenose f Typ VII.
type VIII glycogen storage disease hepatische Glykogenose f, Phosphorylase-β-kinase-Insuffizienz f, Glykogenose f Typ VIII.
Unna's disease Unna-Krankheit f, seborrhoisches Ekzem nt, seborrhoische/dysseborrhoische Dermatitis f, Morbus m Unna, Dermatitis seborrhoides.
Urbach-Wiethe disease Urbach-Wiethe-Syndrom nt, Lipoidproteinose f (Urbach-Wiethe), Hyalinosis cutis et mucosae.
Van Buchem's disease van Buchem-Syndrom nt, Hyperostosis corticalis generalisata.
Vaquez's disease Morbus m Vaquez-Osler, Vaquez-Osler-Syndrom nt, Osler-Krankheit, Osler-Vaquez-Krankheit, Polycythaemia (rubra) vera, Erythrämie f.
vascular occlusive disease vaskuläre Verschlußkrankheit f.
venereal disease Geschlechtskrankheit f, venerische Erkrankung/Krankheit f.
viral disease Viruserkrankung f, Viruskrankheit f.
Virchow's disease amyloide Degeneration f; Amyloidose f.
vitamin-deficiency disease Vitaminmangelkrankheit f, Hypovitaminose f; Avitaminose f.
von Gierke's disease (von) Gierke-Krankheit f, van Creveld-von Gierke-Krankheit f, hepatorenale Glykogenose f, Glykogenose f Typ I.
von Meyenburg's disease (von) Meyenburg-Altherr-Uehlinger-Syndrom nt, rezidivierende Polychondritis f, systematisierte Chondromalazie f.
von Recklinghausen's disease (von) Recklinghausen-Krankheit f, Neurofibromatosis generalisata.
von Recklinghausen's disease of bone Engel-(von) Recklinghausen-Syndrom nt, (von) Recklinghausen-Krankheit f, Osteodystrophia fibrosa cystica generalisata, Ostitis fibrosa cystica (generalisata).
von Willebrand's disease (von) Willebrand-Jürgens-Syndrom nt, konstitutionelle Thrombopathie f, hereditäre/vaskuläre Pseudohämophilie f, Angiohämophilie f.
Vrolik's disease Vrolik-Krankheit f, Vrolik-Typ m der Osteogenesis imperfecta, Osteogenesis imperfecta congenita, Osteogenesis imperfecta Typ Vrolik.
Weber's disease Sturge-Weber(-Krabbe)-Krankheit f, Sturge-Weber(-Krabbe)-Syndrom nt, enzephalofaziale Angiomatose f, Neuroangiomatosis encephalofacialis, Angiomatosis encephalooculo-cutanea, Angiomatosis encephalotrigeminalis.
Weil's disease 1. Weil-Krankheit f, Leptospirosis icterohaemorrhagica. **2.** Weil-ähnliche-Erkrankung f.
Weir-Mitchell's disease Gerhardt-Syndrom nt, Mitchell-Gerhardt-Syndrom nt, Weir-Mitchell-Krankheit f, Erythromelalgie f, Erythralgie f, Erythermalgie f, Akromelalgie f.
Werdnig-Hoffmann disease Werdnig-Hoffmann-Krankheit f, Werdnig-Hoffmann-Syndrom nt, infantile spinale Muskelatrophie f (Werdnig-Hoffmann).
Werlhof's disease idiopathische thrombozytopenische Purpura f, Morbus m Werlhof, essentielle/idiopathische Thrombozytopenie f.
Werner-His disease Wolhyn-Fieber nt, Fünftagefieber nt, Wolhynienfieber nt, Febris quintana.
Werner-Schultz disease Agranulozytose f, maligne/perniziöse Neutropenie f.
Wernicke's disease Wernicke-Enzephalopathie f, Wernicke-Syndrom nt, Polioencephalitis haemorrhagica superior (Wernicke).
white-spot disease 1. Weißfleckenkrankheit f, White-Spot-Disease (nt), Lichen sclerosus et atrophicus, Lichen albus. **2.** Morphaea guttata.
Whytt's disease Hydrocephalus internus.
Winiwarter-Buerger disease Winiwarter-Buerger-Krankheit f, Morbus m Winiwarter-Buerger, Endangiitis/Thrombangiitis/Thrombendangiitis obliterans.
woolsorter's disease Lungenmilzbrand m, Wollsortiererkrankheit f, Lumpensortiererkrankheit f, Hadernkrankheit f.
Zahorsky's disease 1. Herpangina f, Zahorsky-Syndrom nt. **2.** Dreitagefieber nt, sechste Krankheit f, Exanthema subitum, Roseola infantum.
Ziehen-Oppenheim disease Torsionsneurose f, Ziehen-Oppenheim-Syndrom nt, Ziehen-Oppenheim-Krankheit f, Torsionsdystonie f, Dysbasia lordotica.
dis·eased [dɪ'ziːzd] adj krank, erkrankt, Krankheits-; krankhaft.
dis·es·the·sia [dɪses'θiːʒ(ɪ)ə] n → dysesthesia.
dish [dɪʃ] n (flache) Schüssel f, Schale f.
  culture dish Petrischale f.
  Petri dish Petrischale f.
dis·har·mo·ny [dɪs'hɑːrmənɪ] n Disharmonie f.
  occlusal disharmony Bißabweichung f, Bißanomalie f, Okklusionsabweichung f, Okklusionsanomalie f.
dis·in·fect [ˌdɪsɪn'fekt] vt hyg. keimfrei machen, desinfizieren.
dis·in·fect·ant [ˌdɪsɪn'fektənt] hyg. **I** n Desinfektionsmittel nt, Desinfektans nt, Desinfiziens nt. **II** adj desinfizierend, keim(ab)tötend.
  surface disinfectant Oberflächendesinfektionsmittel nt.
dis·in·fec·tion [ˌdɪsɪn'fekʃn] n hyg. Entseuchung f, Entkeimung f, Desinfektion f, Desinfizierung f.
  root canal disinfection Wurzelkanaldesinfektion f.
  surface disinfection Oberflächendesinfektion f.
dis·in·fec·tor [ˌdɪsɪn'fektər] n hyg. Desinfektionsapparat m, Desinfektor m.
dis·in·fest [ˌdɪsɪn'fest] vt hyg. von Ungeziefer befreien, entwesen.
dis·in·fes·ta·tion [ˌdɪsɪnfes'teɪʃn] n hyg. Entwesung f, Desinfestation f.
dis·in·sec·tion [ˌdɪsɪn'sekʃn] n → disinsectization.
dis·in·sec·ti·za·tion [ˌdɪsɪnˌsektɪ'zeɪʃn] n hyg. Ungezieferbekämpfung f, Disinsektion f, Desinsektion f.
dis·in·sec·tor [ˌdɪsɪn'sektər] n hyg. Disinsektor m, Desinsektor m.
dis·in·te·gra·tion [dɪsˌɪntə'greɪʃn] n **1.** Auflösung f, Aufspaltung f, Zerfall m. **2.** patho., physiol., psycho. Zerfall m, Disintegration f.
  nuclear disintegration phys. Kernzerfall m, radioaktiver Zerfall m.
  radioactive disintegration → nuclear disintegration.
dis·joint ['dɪsdʒɔɪnt] vt **1.** auseinandernehmen, zerlegen, zerstückeln, zergliedern. **2.** traumat. verrenken, ausrenken. **3.** zergliedern, trennen. **4.** ortho. exartikulieren.
dis·junc·tion [dɪs'dʒʌŋ(k)ʃn] n **1.** Trennung f, Absonderung f. **2.** genet. (Chromosomen-)Disjunktion f. **3.** ophthal. Disjunktion f der Koordination.
disk [dɪsk] n **1.** allg. Scheibe f; anat. Diskus m, Discus m. **2.** Bandscheibe f, Intervertebral-, Zwischenwirbelscheibe f, Discus intervertebralis.
  abrasive disk Schleifscheibe f.
  alumina disk Korundscheibe f, Aluminiumscheibe f.
  aluminum oxide disk Korundscheibe f, Aluminiumscheibe f.
  articular disk Gelenkzwischenscheibe f, Diskus m, Discus articularis.
  blood disk Blutplättchen nt, Thrombozyt m.
  Carborundum disk Karborundscheibe f, Siliziumkarbidscheibe f.
  choked disk ophthal. Papillenödem nt, Stauungspapille f.
  ciliary disk Orbiculus ciliaris.
  cloth disk Tuchschwabbel f.
  coarse disk grobe Schleifscheibe f.
  cutting disk Trennscheibe f.
  Damascus disk Damascus-Trennscheibe f.
  dental disk Schleifscheibe f.
  diamond disk Diamantschleifscheibe f.
  embryonic → disk germ disk.
  emery disk Rohkorundscheibe f.
  fine disk feine Schleifscheibe f.
  finishing disk Feinschleifscheibe f.
  garnet disk Granatscheibe f.
  germ disk Keimscheibe f, Keimschild m, Blastodiskus m.
  germinal disk → germ disk.
  herniated disk → herniation of intervertebral disk.
  interarticular disk Gelenkzwischenscheibe f, Discus articularis.
  interarticular disk of temporomandibular joint Kiefergelenkscheibe f, Discus articularis temporomandibularis.
  intervertebral disk Intervertebralscheibe f, Zwischenwirbelscheibe f, Bandscheibe f, Discus intervertebralis.
  intra-articular disk Gelenkzwischenscheibe f, Discus articularis.
  Jo Dandy disk Damascus-Trennscheibe f.
  medium disk mittelfeine Schleifscheibe f.

diskiform

optic disk → optic nerve disk.
optic nerve disk (Sehnerven-)Papille *f*, Discus/Papilla n. optici.
polishing disk Polierscheibe *f*.
protruding intervertebral disk Bandscheibenprotrusion *f*.
sandpaper disk Schleifpapierscheibe *f*, Schmirgelpapierscheibe *f*.
silicon carbide disk Karborundscheibe *f*, Siliziumkarbidscheibe *f*.
superfine disk extrafeine Schleifscheibe *f*.
temporomandibular disk → temporomandibular articular disk.
temporomandibular articular disk Discus articularis temporomandibularis.
dis·ki·form ['dɪskəfɔːrm] *adj* → disciform.
dis·ki·tis [dɪs'kaɪtɪs] *n* → discitis.
dis·ko·gram ['dɪskəgræm] *n radiol.* Diskogramm *nt*.
dis·kog·ra·phy [dɪs'kɑgrəfɪ] *n radiol.* Diskographie *f*.
dis·lo·cate ['dɪsləʊkeɪt, dɪs'ləʊ-] *vt* **1.** verrücken, verschieben. **2.** *traumat.* ausrenken, verrenken, auskugeln, luxieren, dislozieren.
dis·lo·ca·tion [dɪsləʊ'keɪʃn] *n* **1.** Verlagerung *f*, Lageanomalie *f*, Lageatypie *f*, Dislokation *f*. **2.** *genet.* (Chromosomen-)Dislokation *f*. **3.** *traumat.* Verrenkung *f*, Ausrenkung *f*, Luxation *f*; Dislokation *f*. **4.** *traumat.* Fragmentverschiebung *f*, Dislokation *f*, Dislocatio *f*.
  bilateral temporomandibular joint dislocation beidseitige Kieferluxation *f*, beidseitige Kiefergelenkluxation *f*.
  complete dislocation *traumat.* komplette Luxation/Dislokation *f*.
  compound dislocation *traumat.* offene Luxation *f*.
  congenital dislocation *traumat.* angeborene/konnatale Luxation *f*.
  fractured dislocation *traumat.* Luxationsfraktur *f*, Verrenkungsbruch *m*.
  habitual dislocation habituelle Luxation *f*, gewohnheitsmäßige Luxation *f*, rezidivierende Luxation *f*.
  incomplete dislocation *traumat.* unvollständige Verrenkung *f*, Ausrenkung *f*, Subluxation *f*.
  mandibular dislocation Kieferluxation *f*, Kiefergelenkluxation *f*.
  open dislocation *traumat.* offene Luxation *f*.
  partial dislocation *traumat.* unvollständige Verrenkung *f*, Ausrenkung *f*, Subluxation *f*.
  pathologic dislocation *traumat.* pathologische Luxation *f*.
  recurrent temporomandibular joint dislocation habituelle Kieferluxation *f*, habituelle Kiefergelenkluxation *f*, rezidivierende Kieferluxation *f*, rezidivierende Kiefergelenkluxation *f*.
  temporomandibular joint dislocation Kieferluxation *f*, Kiefergelenkluxation *f*.
  traumatic dislocation *traumat.* traumatische Luxation *f*.
  unilateral temporomandibular joint dislocation einseitige Kieferluxation *f*, einseitige Kiefergelenkluxation *f*.
dis·or·der [dɪs'ɔːrdər] *I n* **1.** Unordnung *f*, Durcheinander *nt*; Systemlosigkeit *f*. **2.** pathologischer Zustand *m*, (krankhafte) Störung *f*, Erkrankung *f*, Krankheit *f*. *II vt* **3.** in Unordnung bringen, durcheinander bringen. **4.** eine Erkrankung hervorrufen.
  acute neuropsychologic disorder Delirium *nt*, Delir *nt*.
  affective personality disorder *psychia.* zyklothymes Temperament *nt*, zyklothyme Persönlichkeit *f*, Zyklothymie *f*.
  atopic disorder Atopie *f*.
  balance disorder Gleichgewichtsstörung *f*.
  bipolar disorder manisch-depressive Psychose/Krankheit *f*.
  bleeding disorders Blutungsübel *pl*; Blutgerinnungsstörungen *pl*.
  conversion disorder *psycho.* Konversionsreaktion *f*, Konversionsneurose *f*, Konversionshysterie *f*, hysterische Reaktion/Neurose *f*.
  cycloid disorder *psychia.* zyklothymes Temperament *nt*, zyklothyme Persönlichkeit *f*, Zyklothymie *f*.
  delusional disorders → delusional paranoid disorders.
  delusional paranoid disorders paranoide Syndrome *pl*, Paranoia *f*.
  emotional disorder Geistesstörung *f*, Geisteskrankheit *f*.
  functional disorder funktionelle Erkrankung/Krankheit/Störung *f*, Funktionsstörung *f*.
  hereditary disorder hereditäre/erbliche Erkrankung *f*, Erbkrankheit *f*, Erbleiden *nt*.
  immunodeficiency disorder Immundefekt *m*, Immunmangelkrankheit *f*, Defektimmunopathie *f*.
  manic-depressive disorder manisch-depressive Psychose/Krankheit *f*.
  mental disorder Geisteskrankheit *f*.
  metabolic disorder Stoffwechselstörung *f*.
  myofacial disorder myofaziales Schmerzsyndrom *nt*.
  nutritional disorder Ernährungsstörung *f*.
  personality disorder *psycho.* Persönlichkeit(sstörung *f*) *f*, Psychopathie *f*, Charakterneurose *f*.
  psychogenic disorder psychogene Störung *f*.
  renal disorder Nierenerkrankung *f*, Nierenleiden *nt*.
  rheumatic disorder rheumatische Erkrankung *f*, Erkrankung *f* des rheumatischen Formenkreises, Rheumatismus *m*, Rheuma *nt*.
  sleep terror disorder *ped.* Nachtangst *f*, Pavor nocturnus.
  speech disorder Sprachstörung *f*.
  temporomandibular disorder Kiefergelenksdysfunktionssyndrom *nt*, Kiefergelenk-Dysfunktionssyndrom *nt*.
  Tourette's disorder Gilles-de-la-Tourette-Syndrom *nt*, Tourette-Syndrom *nt*, Maladie des tics, Tic impulsif.
  voice disorder Stimmstörung *f*.
dis·or·dered [dɪs'ɔːrdərd] *adj* **1.** durcheinander, ungeordnet. **2.** gestört, krank, erkrankt.
dis·o·ri·en·tat·ed [dɪs'ɔːrɪənteɪtɪd] *adj* verwirrt, desorientiert.
dis·o·ri·en·ta·tion [dɪs‚ɔːrɪən'teɪʃn] *n* Verwirrtheit *f*, Desorientiertheit *f*.
dis·pen·sa·ry [dɪ'spensərɪ] *n* **1.** Poliklinik *f*, Ambulanz *f*. **2.** Arzneimittelausgabe(stelle *f*) *f*; Krankenhausapotheke *f*.
dis·pense [dɪ'spens] *vt* **1.** austeilen, verteilen. **2.** *pharm.* Arzneimittel zubereiten u. abgeben, dispensieren.
dis·pens·er [dɪ'spensər] *n* **1.** *pharm.* Spender *m*. **2.** Automat *m*, Spender *m*.
dis·per·sal [dɪ'spɜrsl] *n* (Zer-, Ver-)Streuung *f*, Zerlegung *f*, Verteilung *f*, Dispersion *f*.
dis·per·sant [dɪ'spɜrsənt] *n* **1.** Dispersionsmittel *nt*, Dispergens *nt*. **2.** Dispergiermittel *nt*, Dispergator *m*.
dis·per·sion [dɪ'spɜrʒn, -ʃn] *n* **1.** (Zer-, Ver-)Streuung *f*, Zerlegung *f*, Verteilung *f*, Dispersion *f*. **2.** *phys.* Dispersion *f*, Suspension *f*, disperses System *nt*. **3.** *pharm.* Dispersion *f*.
dis·per·sive [dɪ'spɜrsɪv] *adj* (ver-, zer-)streuend, verteilend, dispergierend, Dispersions-.
dis·per·soid [dɪ'spɜrsɔɪd] *n* Dispersionskolloid *nt*.
di·spi·ra [daɪ'spaɪrə] *n* → dispireme.
dis·place·a·bil·i·ty [dɪspleɪsə'bɪlətɪ] *n* Verschiebbarkeit *f*.
  tissue displaceability Gewebeverschiebbarkeit *f*.
dis·place·ment [dɪs'pleɪsmənt] *n* **1.** Verlagerung *f*, Verschiebung *f*, Verrückung *f*. **2.** (*a. psycho.*) Verdrängung *f*. **3.** *traumat.* (*Fraktur*) Fragmentverschiebung *f*, Dislokation *f*, Dislocatio *f*. **4.** Ablösung *f*, Entlassung *f*. **5.** *psycho.* Affektverlagerung *f*.
  condylar displacement Kondylenverschiebung *f*.
  mesial displacement Mesialverschiebung *f*.
dis·po·si·tion [dɪspə'zɪʃn] *n* Veranlagung *f*, Disposition *f*.
dis·rup·tion [dɪs'rʌpʃn] *n* **1.** Zerbrechung *f*, Zerreißung *f*. **2.** Zerrissenheit *f*, Spaltung *f*. **3.** Bruch *m*; Riß *m*. **4.** *embryo.* Disruption *f*.
dis·sect [dɪ'sekt, daɪ-] *vt* **1.** zergliedern, zerlegen; spalten. **2.** *patho., chir.* zergliedern, zerlegen, sezieren, präparieren.
dis·sect·ing [dɪ'sektɪŋ, daɪ-] *adj* dissezierend, trennend, spaltend, Sezier-.
dis·sec·tion [dɪ'sekʃn, daɪ-] *n* **1.** Zergliederung *f*, Zerlegung *f*; (genaue) Analyse *f*. **2.** *anat., patho.* Zergliedern *nt*, Zerlegen *nt*, Sezieren *nt*. **3.** *anat., patho.* Leicheneröffnung *f*, Sektion *f*, Obduktion *f*. **4.** *chir.* Präparieren *nt*, Darstellen *nt*; Ausräumung *f*, Resektion *f*, Dissektion *f*. **5.** *chir., patho.* Präparat *nt*.
  blunt dissection stumpfes Präparieren *nt*.
  lymph node dissection → nodal dissection.
  neck dissection Halsdissektion *f*, Halsausräumung *f*, neck dissection *f*.
  nodal dissection Lymphknotenentfernung *f*, Lymphknotendissektion *f*.
  node dissection → nodal dissection.
dis·sec·tor [dɪ'sektər, daɪ-] *n anat., patho.* Dissektor *m*.
dis·sem·i·nat·ed [dɪ'semənertɪd] *adj* verbreitet, verstreut, disseminiert.
dis·sem·i·na·tion [dɪ‚semɪ'neɪʃn] *n* **1.** Ausstreuung *f*, Verbreitung *f*. **2.** *patho.* Aussaat *f*, Streuung *f*, Dissemination *f*. **3.** *micro.* Dissemination *f*.
dis·ser·ta·tion [ˌdɪsər'teɪʃn] *n* **1.** (wissenschaftliche) Abhandlung *f*; Dissertation *f*. **2.** (wissenschaftlicher) Vortrag *m*.
dis·sim·i·la·tion [dɪ‚sɪmɪ'leɪʃn] *n* **1.** Verlust *m od.* Beseitigung *f* der Ähnlichkeit, Entähnlichung *f*. **2.** *physiol.* Dissimilation *f*, Katabolismus *m*, Abbau *m*.
dis·si·mil·i·tude [ˌdɪsɪ'mɪlɪt(j)uːd] *n* → dissimilarity.
dis·sim·u·la·tion [dɪ‚sɪmjə'leɪʃn] *n* Verbergen *nt od.* Verheimlichen *nt* von Krankheitssymptomen, Dissimulation *f*.
dis·so·ci·a·tion [dɪ‚səʊʃɪ'eɪʃn, -sɪ-] *n* **1.** (Ab-)Trennung *f*, Auflösung *f*, Loslösung *f*. **2.** *chem., psycho.* Dissoziation *f*.
  electrolytic dissociation elektrolytische Dissoziation *f*.
dis·so·lu·tion [ˌdɪsə'luːʃn] *n* **1.** (Auf-)Lösen *nt*. **2.** Verflüssigen *nt*, Verflüssigung *f*. **3.** *chem.* Zersetzung *f*, (Auf-)Lösung *f*. **4.** Lösung *f*, Lockerung *f*. **5.** Tod *m*.
dis·solve [dɪ'zɑlv] *I vt* **1.** (auf-)lösen; *chem.* zersetzen. **2.** schmelzen, verflüssigen. *II vi* s. auflösen; zerfallen.
dis·sol·vent [dɪ'zɑlvənt] *I n* Lösungsmittel *nt*, Solvens *nt*, Dissolvens *nt*. *II adj* (auf-)lösend; zersetzend.

dis·tal ['dɪstl] *adj* vom Mittelpunkt/von der Körpermitte entfernt liegend, distal.
distal-occlusal *adj* distal-okklusal.
dis·tance ['dɪstəns] *n* **1.** Entfernung *f* (*from* von); Distanz *f*, Zwischenraum *m*, Abstand *m* (*between* zwischen); Entfernung *f*, Strecke *f*. **2.** *fig.* Abstand *m*, Distanz *f*, Zurückhaltung *f*. **3.** (zeitlicher) Abstand *m*, Zeitraum *m*.
 anode-film distance Fokus-Film-Abstand *m*.
 cone distance Fokus-Objekt-Abstand *m*.
 distance between the eyes Augenabstand *m*.
 focal distance *phys.* Brennweite *f*.
 focal-film distance Fokus-Film-Abstand *m*.
 interarch distance Interokklusalabstand *m*, Zahnreihenabstand *m*, Abstand *m* der Zahnreihen.
 interocclusal distance Interokklusalabstand *m*, Interokklusalspalt *m*, Interokklusalraum *m*, interokklusaler Zwischenraum *m*, interokklusaler Raum *m*, Freeway space *m*.
 large interarch distance großer Interokklusalabstand *m*.
 long cone distance Langkonustechnik *f*.
 object-film distance Objekt-Film-Abstand *m*.
 reduced interarch distance verkleinerter Interokklusalabstand *m*.
 short cone distance Kurzkonustechnik *f*.
 small interarch distance kleiner Interokklusalabstand *m*.
 source-cone distance *radiol.* Quelle-Konus-Abstand *m*.
 source-film distance Fokus-Film-Abstand *m*.
 source-surface distance Fokus-Haut-Abstand *m*.
 target-film distance Fokus-Film-Abstand *m*.
 target-skin distance Fokus-Haut-Abstand *m*.
 distance of vision Sehweite *f*.
dis·tant ['dɪstənt] *adj* **1.** (*a. zeitl.*) entfernt, fern, weit (*from* von); auseinanderliegend. **2.** (*Verwandtschaft*) entfernt. **3.** *fig.* distanziert, kühl, zurückhaltend.
dis·tend [dɪ'stend] **I** *vt* (aus-)dehnen; (auf-)blähen. **II** *vi* s. (aus-)dehnen; s. (auf-)blähen.
dis·tend·ed [dɪ'stendɪd] *adj* (aus-)gedehnt, erweitert; aufgetrieben, (auf-)gebläht.
dis·ten·sion [dɪ'stenʃn] *n* **1.** (Aus-)Dehnung *f*. **2.** (Auf-)Blähung *f*.
 bowel distension Darm(über)blähung *f*.
dis·ten·tion [dɪ'stenʃn] *n* → distension.
dis·till [dɪ'stɪl] **I** *vt* (ab-, heraus-)destillieren (*from* aus). **II** *vi* destillieren; (allmählich) kondensieren.
 distill off/out *vt* ausdestillieren.
dis·til·late ['dɪstlɪt, -eɪt, dɪ'stɪlɪt] *n* Destillat *nt* (*from* aus).
dis·til·la·tion [,dɪstə'leɪʃn] *n* **1.** Destillation *f*, Destillieren *nt*. **2.** Destillat *nt*. **3.** Extrakt *m*, Auszug *m*.
dis·to·an·gu·lar [dɪstəʊ'æŋgələr] *adj* distoangulär.
dis·to·ax·i·o·gin·gi·val [dɪstəʊ,æksɪəʊ'dʒɪndʒəvəl] *adj* distoaxiogingival, axiodistozervikal, axiodistogingival.
dis·to·ax·i·o·in·ci·sal [dɪstəʊ,æksɪəʊɪn'saɪzəl] *adj* distoaxioinzisal, axiodistoinzisal.
distoaxio-occlusal *adj* distoaxio-okklusal, axiodisto-okklusal, distoaxiookklusal.
dis·to·buc·cal [dɪstəʊ'bʌkl] *adj* bukkodistal, distobukkal.
distobucco-occlusal *adj* distobukko-okklusal.
dis·to·buc·co·pul·pal [dɪstəʊ,bʌkəʊ'pʌlpl] *adj* distobukkopulpal.
dis·to·cer·vi·cal [dɪstəʊ'sɜrvɪkl] *adj* **1.** distozervikal. **2.** distogingival.
dis·to·cli·na·tion [dɪstəklɪ'neɪʃn] *n* Distoklination *f*.
dis·to·clu·sal [dɪstəʊ'kluːzəl] *adj* disto-okklusal.
dis·to·clu·sion [dɪstəʊ'kluːʒn] *n* Distalbiß *m*, Rückbiß *m*.
 bilateral distoclusion beidseitiger Distalbiß *m*, bilateraler Distalbiß *m*.
 unilateral distoclusion einseitiger Distalbiß *m*, unilateraler Distalbiß *m*.
dis·to·gin·gi·val [dɪstəʊ'dʒɪndʒəvəl] *adj* distogingival.
dis·to·in·ci·sal [dɪstəʊɪn'saɪzəl] *adj* distoinzisal.
dis·to·la·bi·al [dɪstəʊ'leɪbɪəl] *adj* distolabial.
dis·to·la·bi·o·in·ci·sal [dɪstəʊ,leɪbɪəʊɪn'saɪzəl] *adj* distolabioinzisal.
dis·to·la·bi·o·pul·pal [dɪstəʊ,leɪbɪəʊ'pʌlpəl] *adj* distolabiopulpal.
dis·to·lin·gual [dɪstəʊ'lɪŋgwəl] *adj* distolingual, linguodistal.
dis·to·lin·guo·in·ci·sal [dɪstəʊ,lɪŋgwəɪn'saɪzəl] *adj* distolinguoinzisal.
distolinguo-occlusal *adj* distolinguo-okklusal.
dis·to·lin·guo·pul·pal [dɪstəʊ,lɪŋgwə'pʌlpəl] *adj* distolinguopulpal.
di·sto·mia [daɪ'stəʊmɪə] *n embryo.* Distomie *f*.
dis·to·mi·a·sis [,daɪstəʊ'maɪəsɪs] *n* Distomainfektion *f*, Distomatose *f*, Distomiasis *f*.

dis·to·mo·lar [dɪstəʊ məʊlər] **I** *n* vierter Molar *m*, Distomolar *m*, Retromolar *m*. **II** *adj* distomolar, retromolar.
disto-occlusal *adj* disto-okklusal.
disto-occlusion *n* Distalbiß *m*, Rückbiß *m*.
dis·to·place·ment [dɪstəʊ'pleɪsmənt] *n* Distalverschiebung *f*.
dis·to·pul·pal [dɪstəʊ'pʌlpl] *adj* distopulpal.
dis·to·pul·po·la·bi·al [dɪstəʊ,pʌlpəʊ'leɪbɪəl] *adj* distopulpolabial.
dis·to·pul·po·lin·gual [dɪstəʊ,pʌlpəʊ'lɪŋgwəl] *adj* distopulpolingual.
dis·tor·tion [dɪ'stɔːrʃn] *n* **1.** *traumat.* Verstauchung *f*, Distorsion *f*, Distorsio *f*. **2.** *phys.* Verzerrung *f*, Verzeichnung *f*, Distorsion *f*.
dis·to·ver·sion [dɪstəʊ'vɜrʒn] *n* Distoversion *f*.
dis·trac·tion [dɪ'strækʃn] *n* **1.** Zerstreuung *f*, Ablenkung *f*. **2.** Zerstreutheit *f*; Verwirrung *f*. **3.** *traumat.* Distraktion *f*.
dis·tress [dɪ'stres] **I** *n* **1.** (*körperliche od. geistige*) Qual *f*, Pein *f*, Schmerz *m*. **2.** Leid *nt*, Kummer *m*, Sorge *f*; Not *f*, Elend *nt*; Notlage *f*, Notstand *m*. **II** *vt* **3.** quälen, peinigen. **4.** bedrücken, beunruhigen.
dis·tri·bu·tion [,dɪstrə'bjuːʃn] *n* **1.** Verteilung *f*, Austeilung *f*. **2.** *phys.* Verteilung *f*, Verzweigung *f*. **3.** Verbreitung *f*, Ausbreitung *f*. **4.** *mathe.* Verteilung *f*.
dis·turb [dɪ'stɜrb] **I** *vt* (*a. electr., techn.*) stören; behindern, beeinträchtigen; beunruhigen; in Unordnung bringen. **II** *vi* stören.
dis·turb·ance [dɪ'stɜrbəns] *n* **1.** (*a. electr., techn.*) Störung *f*; Behinderung *f*, Beeinträchtigung *f*; Beunruhigung *f*; Durcheinanderbringen *nt*. **2.** *psycho.* (seelische) Erregung *f*; (geistige) Verwirrung *f*; Verunsicherung *f*.
 disturbance of balance Gleichgewichtsstörung *f*.
 disturbance of circulation Kreislaufstörung *f*.
 emotional disturbance 1. seelische Erregung *f*. **2.** Verhaltensstörung *f*.
 disturbance of equilibrium Gleichgewichtsstörung *f*.
 occlusal disturbance Okklusionsstörung *f*, fehlerhafte Okklusion *f*.
 sleep disturbances Schlafstörungen *pl*.
 disturbance of speech Sprachstörung *f*.
 visual disturbance Sehstörung *f*, Störung *f* des Sehvermögens.
dis·turbed [dɪ'stɜrbd] **I** *the disturbed pl* (verhaltens-)gestörte Personen *pl*. **II** *adj* **1.** (geistig) gestört; verhaltensgestört. **2.** beunruhigt (*at, by* über).
dis·turb·ing [dɪ'stɜrbɪŋ] *adj* störend; beunruhigend (*to* für).
di·u·re·sis [,daɪə'riːsɪs] *n, pl* **di·u·re·ses** [,daɪə'riːsiːz] (übermäßige) Harnausscheidung *f*, Harnfluß *m*, Diurese *f*.
di·u·ret·ic [,daɪə'retɪk] **I** *n pharm.* harntreibendes Mittel *nt*, Diuretikum *nt*. **II** *adj* Diurese betr., harntreibend, diuresefördernd, diureseanregend, diuretisch.
di·ur·nal [daɪ'ɜrnl] *adj* am Tage, tagsüber, täglich, Tag(es)-; diurnal, tageszyklisch.
di·va·lent [daɪ'veɪlənt] *adj chem.* zweiwertig, divalent.
di·ver·tic·u·lar [,daɪvər'tɪkjələr] *adj* Divertikel betr., divertikelähnlich, Divertikel-.
di·ver·tic·u·lo·sis [daɪvər,tɪkjə'ləʊsɪs] *n* Divertikulose *f*.
di·ver·tic·u·lum [daɪvər'tɪkjələm] *n, pl* **di·ver·tic·u·la** [,daɪvər'tɪkjələ] *anat.* Divertikel *nt*, Diverticulum *nt*.
 esophageal diverticulum Speiseröhrendivertikel *nt*, Ösophagusdivertikel *nt*.
 ileal diverticulum → Meckel's diverticulum.
 Meckel's diverticulum Meckel-Divertikel *nt*.
 pituitary diverticulum → Rathke's diverticulum.
 pressure diverticulum → pulsion diverticulum.
 pulsion diverticulum Pulsionsdivertikel *nt*.
 Rathke's diverticulum *embryo.* Rathke-Tasche *f*.
 traction diverticulum Traktionsdivertikel *nt*.
di·vid·er [dɪ'vaɪdər] *n* Trennwand *f*, Raumaufteiler *m*.
di·vi·nyl [daɪ'vaɪnl] *n* Divinyl *nt*.
di·vi·sion [dɪ'vɪʒn] *n* **1.** Teilung *f*; Zerteilung *f*, Spaltung *f* (*into* in); Abtrennung *f* (*from* von). **2.** Ver-, Aus-, Aufteilung *f* (*among, between* unter). **3.** Einteilung *f*, Gliederung *f* (*into* in). **4.** *mathe.* Division *f*, Teilen *nt*. **5.** Trenn-, Scheide-, Grenzlinie *f*; Trennwand *f*. **6.** Abschnitt *m*, Teil *m*; Fach *nt*, Kategorie *f*, Gruppe *f*; Abteilung *f*.
 cell division Zellteilung *f*.
 cleavage division *embryo.* (Zell-)Teilung *f*, Furchung(steilung *f*) *f*.
 direct cell division direkte Zellteilung, Amitose *f*.
 first division of trigeminal nerve erster Trigeminusast *m*, Nervus ophthalmicus.
 mandibular division of trigeminal nerve → third division of trigeminal nerve.
 maturation division 1. Reifeteilung *f*. **2.** Reduktion(steilung *f*) *f*, Meiose *f*.

maxillary division of trigeminal nerve → secondary division of trigeminal nerve.
meiotic division Reduktionsteilung f, Reduktion f, Meiose f.
meiotic cell division → meiotic division.
mitotic cell division mitotische Zellteilung, Mitose f.
ophthalmic division of trigeminal nerve Ophthalmikus m, I. Trigeminusast m, Nervus ophthalmicus.
reduction division 1. Reduktion(steilung f) f, Meiose f. **2.** erste Reifeteilung f.
reduction cell division 1. Reduktion f, Reduktionsteilung f, Meiose f. **2.** erste Reifeteilung f.
secondary division of trigeminal nerve zweiter Trigeminusast m, Maxillaris m, Nervus maxillaris.
third division of trigeminal nerve dritter Trigeminusast m, Mandibularis m, Nervus mandibularis.
thoracicolumbar division of autonomic nervous system → thoracolumbar division of autonomic nervous system.
thoracolumbar division of autonomic nervous system sympathisches Nervensystem nt, (Ortho-)Sympathikus m, sympathischer Teil m des autonomen Nervensystems, Nervus sympathicus, Pars sympathetica/sympathica systematis nervosi autonomici.
di·vulse [daɪˈvʌls, dɪ-] vt gewaltsam trennen, auseinanderreißen.
diz·zi·ness [ˈdɪzɪnɪs] n **1.** (subjektiver) Schwindel m, Schwind(e)ligkeit f. **2.** Schwindelanfall m. **3.** Benommenheit f.
diz·zy [ˈdɪzɪ] I adj **1.** schwind(e)lig. **2.** verwirrt, benommen. **3.** wirr, konfus. II vi schwind(e)lig machen; verwirren.
do [duː] (did; done) I vt tun, machen; ausführen, vollbringen, leisten; tätigen; etw. anfertigen; (Essen) zubereiten. **do a test/examination** einen Test/eine Untersuchung machen. II vi **1.** handeln, vorgehen, tun; s. verhalten. **2. do well** weiterkommen, vorankommen, vorwärtskommen (with bei, mit). **3. do well** gedeihen, s. gut erholen; gesund sein.
do away vt etw. beseitigen od. abschaffen od. vernichten (with).
doc·tor [ˈdɑktər] n **1.** Arzt m, Ärztin f, Doktor(in f) m. **2.** Doktor m (of... der...).
doc·to·rand [ˈdɑktərænd] n Doktorand(in f) m.
doc·tor·ate [ˈdæktəreɪt] n Doktorat nt, Doktorwürde f, Doktortitel m.
doctor-patient-relationship n Arzt-Patient-Beziehung f.
doc·tor·ship [ˈdɑktərʃɪp] n → doctorate.
dolicho- pref. lang-, dolicho-.
dol·i·cho·ce·pha·lia [ˌdɑlɪkəʊsɪˈfeɪljə] n → dolichocephaly.
dol·i·cho·ce·phal·ic [ˌdɑlɪkəʊsɪˈfælɪk] adj embryo. langköpfig, dolichokephal, dolichozephal.
dol·i·cho·ceph·a·lism [ˌdɑlɪkəʊˈsefəlɪzəm] n → dolichocephaly.
dol·i·cho·ceph·a·lous [ˌdɑlɪkəʊˈsefələs] adj → dolichocephalic.
dol·i·cho·ceph·a·ly [ˌdɑlɪkəʊˈsefəlɪ] n embryo. Langköpfigkeit f, Langschädel m, Dolichokephalie f, Dolichozephalie f.
dol·i·cho·cra·ni·al [ˌdɑlɪkəʊˈkreɪnɪəl] adj → dolichocephalic.
do·main [dəʊˈmeɪn] n **1.** biochem. Domäne f, domain. **2.** fig. Bereich m, Gebiet nt, Domäne f.
do·mes·tic [dəˈmestɪk] adj häuslich, Haus-, Haushalts-, Familien-, Privat-.
dom·i·nance [ˈdɑmɪnəns] n **1.** (Vor-)Herrschaft f, (Vor-)Herrschen nt. **2.** bio., genet., physiol. Dominanz f.
dom·i·nant [ˈdɑmɪnənt] I n genet. Dominante f. II adj **1.** dominant, dominierend, (vor-)herrschend; überwiegend. **2.** genet. Dominanz betr., (im Erbgang) dominierend, dominant.
do·nate [dəʊˈneɪt, ˈdəʊ-] vt (Blut) spenden; stiften, schenken.
do·na·tion [dəʊˈneɪʃn] n **1.** (Blut, Organ) Spende f. **2.** Spende f, Stiftung f, Schenkung f
 blood donation Blutspende f.
 organ donation Organspende f.
do·na·tor [ˈdəʊneɪtər] n → donor.
do·nor [ˈdəʊnər] n **1.** (Blut-, Organ-)Spender(in f) m. **2.** chem. Donor m, Donator m. **3.** Stifter(in f) m, Schenker(in f) m.
 blood donor Blutspender(in f) m.
 general donor immun. Universalspender m.
 organ donor Organspender m.
 universal donor immun. Universalspender m.
don·o·va·no·sis [ˌdɑnəvæˈnəʊsɪs] n Lymphogranuloma inguinale/venereum, Lymphopathia venerea, Morbus m Durand-Nicolas-Favre, klimatischer Bubo m, vierte Geschlechtskrankheit f, Poradenitis inguinalis.
do·pa [ˈdəʊpə] n 3,4-Dihydrophenylalanin nt, Dopa nt, DOPA nt.
 decarboxylated dopa → dopamine.
do·pa·mine [ˈdəʊpəmiːn] n Dopamin nt, Hydroxytyramin nt.
do·pa·mi·ner·gic [ˌdəʊpəmɪˈnɜrdʒɪk] adj dopaminerg.
dor·mant [ˈdɔːrmənt] adj **1.** schlafend. **2.** micro. ruhend, dormant. **3.** fig. verborgen, latent.

dor·sal [ˈdɔːrsl] adj rückseitig, zum Rücken/zur Rückseite hin (liegend), dorsal, Rück(en)-, Dorsal-.
dorso- pref. Rücken-, Dors(o)-, Dorsi-.
dor·sum [ˈdɔːrsəm] n, pl **dor·sa** [ˈdɔːrsə] anat. Rücken m, Rückseite f, Dorsum nt.
 dorsum of nose Nasenrücken m, Dorsum nasi.
 dorsum of tongue Zungenrücken m, Dorsum linguae.
dos·age [ˈdəʊsɪdʒ] n pharm. **1.** Dosierung f, Verabreichung f. **2.** Dosis f, Menge f, Portion f.
dosage-meter n → dosimeter.
dose [dəʊs] I n **1.** pharm. Dosis f, Gabe f. **2.** radiol. (Strahlen-)Dosis f. **3.** Dosis f, Portion f. II vt **4.** pharm. dosieren, in Dosen verabreichen. **5.** jdm. eine Dosis verabreichen, Arznei geben.
 absorbed dose Energiedosis f.
 air dose Expositionsdosis f.
 average dose Durchschnittsdosis f.
 broken dose fraktionierte Dosis f, Dosis refracta.
 cumulative dose kumulierte (Strahlen-)Dosis f.
 curative dose Dosis curativa.
 daily dose Tagesdosis f.
 depth dose Tiefendosis f.
 divided dose fraktionierte Dosis f, Dosis refracta.
 doubling dose Verdopplungsdosis f.
 effective dose Effektivdosis f, Dosis effectiva/efficax, Wirkdosis f.
 entrance dose Oberflächendosis f.
 erythema dose Erythemdosis f, Hauterythemdosis f.
 exit dose Exitdosis f, Austrittsdosis f.
 exposure dose Expositionsdosis f.
 fatal dose → lethal dose.
 focal dose Herddosis f.
 fractional dose fraktionierte Dosis f, Dosis refracta.
 genetically significant dose genetisch signifikante Dosis f.
 gonadal dose Gonadendosis f.
 infective dose infektiöse Dosis f, Infektionsdosis f, Dosis infectiosa.
 initial dose Initialdosis f, Aufsättigungsdosis f.
 integral dose Integraldosis f.
 integral absorbed dose → integral dose.
 lethal dose tödliche/letale Dosis f, Letaldosis f, Dosis letalis.
 loading dose Initialdosis f, Aufsättigungsdosis f.
 maintenance dose Erhaltungsdosis f.
 maximal permissible dose Maximaldosis f, maximal zulässige Dosis f.
 maximum dose Maximaldosis f, Dosis maximalis.
 maximum permissible dose → maximal permissible dose.
 median curative dose mittlere Dosis curativa.
 median effective dose mittlere effektive Dosis f, mittlere wirksame Dosis f, Dosis effectiva media.
 median lethal dose mittlere letale Dosis f, Dosis letalis media.
 minimal dose Minimaldosis f.
 minimal lethal dose minimale letale Dosis f, Dosis letalis minima.
 minimum dose → minimal dose.
 optimal dose Optimaldosis f.
 optimum dose → optimal dose.
 radiation dose Strahlendosis f.
 radiation absorbed dose Rad nt.
 refractive dose fraktionierte Dosis f, Dosis refracta.
 roentgen absorbed dose → radiation absorbed dose.
 skin dose Hautdosis f.
 therapeutic dose therapeutische Dosis f, Dosis therapeutica.
 tissue dose Gewebedosis f.
 tolerance dose Toleranzdosis f, Dosis tolerata.
 total dose Gesamtdosis f.
 toxic dose toxische Dosis f, Dosis toxica.
 volume dose Integraldosis f.
dose-dependent adj dosisabhängig.
do·sim·e·ter [dəʊˈsɪmɪtər] n radiol. Dosismesser m, Dosimeter nt.
do·sim·e·try [dəʊˈsɪmɪtrɪ] n radiol. Strahlendosismessung f, Dosimetrie f.
 thermoluminescent dosimetry Thermilumineszenzdosimetrie f.
double-edged adj (Messer) zweischneidig.
douche [duːʃ] I n **1.** Dusche f, Brause f. **2.** (Aus-)Spülung f. **3.** Spülapparat m, Irrigator m, Dusche f. II vt **4.** (ab-)duschen. **5.** (aus-)spülen. III vi **6.** s. duschen. **7.** eine Spülung machen, spülen.
 nasal douche Nasendusche f, Nasenspülung f.
dove·tail [ˈdʌfteɪl] n Schwalbenschwanzpräparation f.
 lingual dovetail Schwalbenschwanzpräparation f mit lingualem Zugang.
 occlusal dovetail Schwalbenschwanzpräparation f mit okklusalem Zugang.
dow·el [ˈdaʊəl] n Pflock m, Dübel m.

Thompson's dowel Thompson-Dübel *m.*
down [daʊn] **I** *n* **1.** *fig.* Abstieg *m,* Rückgang *m.* **2.** Tiefpunkt *m,* Tiefstand *m.* **3.** Depression *f,* Tiefpunkt *f.* **4.** → downer. **II** *adj* deprimiert, niedergeschlagen. **III** *adv* **5.** (*Temperatur*) gefallen (*by* um); herunter, hinunter, nach unten, unten. **6.** bettlägerig.
down·er ['daʊnər] *n inf.* Beruhigungsmittel *nt,* Sedativum *nt.*
down·heart·ed [daʊn'hɑːrtɪd] *adj* niedergeschlagen, entmutigt, deprimiert.
dox·y·cy·cline [ˌdɑksəˈsaɪkliːn, -lɪn] *n pharm.* Doxycyclin *nt.*
dra·gée [dræˈʒeɪ] *n pharm.* Dragée *nt.*
drain [dreɪn] **I** *n* **1.** Ableitung *f;* Ableiten *nt,* Abfließen *nt,* Ablaufen *nt,* Drainieren *nt,* Drainage *f,* Dränage *f.* **2.** *chir.* Drain *m,* Drän *m.* **3.** Entwässerung *f,* Trockenlegung *f,* Dränage *f.* **II** *vt* **4.** drainieren, dränieren, durch Drain(s) ableiten. **5.** ab- *od.* austrocknen lassen. **6.** *fig.* jdn. ermüden, jds. Kräfte aufzehren. **7.** filtrieren. **III** *vi* austrocknen.
drain off/away I *vt* eine Flüssigkeit ableiten *od.* abließen lassen. **II** *vi* ablaufen, abfließen.
drain·age ['dreɪnɪdʒ] *n* **1.** Drainage *f,* Dränage *f,* Ableitung *f* (*von Wundflüssigkeit*)*;* Abfluß *m.* **2.** Drainieren *nt,* Dränieren *nt,* Ableiten *nt;* Abfließen *nt,* Ablaufen *nt.*
 suction drainage Saugdrainage *f.*
 wound drainage Wunddrainage *f.*
drape [dreɪp] **I** *n* (Abdeck-)Tuch *nt.* **II** *vt* abdecken.
drep·a·no·cyte ['drepənəʊsaɪt] *n hema.* Sichelzelle *f,* Drepanozyt *m.*
drep·a·no·cy·te·mia [ˌdrepənəʊsaɪˈtiːmɪə] *n* Sichelzell(en)anämie *f,* Herrick-Syndrom *nt.*
drep·a·no·cy·to·sis [ˌdrepənəʊsaɪˈtəʊsɪs] *n hema.* Drepanozytose *f.*
dres·sing ['dresɪŋ] *n* **1.** Verbinden *nt,* Verbandanlegen *nt.* **2.** Verband *m.* **3.** Verbandsmaterial *nt*
 adhesive dressing Klebeverband *m.*
 antiseptic dressing antiseptischer Verband *m.*
 dry dressing trockener Verband *m.*
 gauze dressing Gazeverband *m.*
 occlusive dressing Okklusionsverband *m,* Verschlußverband *m.*
 periodontal dressing Zahnfleischverband *m,* Heilverband *m,* Schutzverband *m.*
 pressure dressing Druckverband *m,* Kompressionsverband *m.*
 protective dressing Schutzverband *m.*
 root canal dressing Wurzelkanalbehandlungsmittel *nt.*
drift [drɪft] *n* **1.** Wanderung *f;* Drift *f,* Abdrift *f,* Abtrieb *m.* **2.** *genet.* Drift *f.*
 mesial drift mesiale Zahnwanderung *f,* Mesialwanderung *f,* Mesialdrift *m.*
 physiologic drift physiologische Zahnwanderung *f.*
drill [drɪl] **I** *n* Bohrmaschine *f,* Bohrgerät *nt,* (Drill-)Bohrer *m.* **II** *vt* **1.** bohren; durchbohren. **2.** (*Zahn, Knochen*) anbohren, ausbohren. **III** *vi* bohren
 all purpose drill Allzweckbohrer *m.*
 bibeveled drill Speerbohrer *m.*
 bone drill Knochenbohrer *m.*
 dental drill Zahnbohrer *m.*
 diamond drill Diamantbohrer *m.*
 Feldman drill Feldman-Bohrer *m,* Feldman-Speerbohrer *m.*
 Feldman bibeveled drill → Feldman drill.
 Gates-Glidden drill Gates-Bohrer *m,* Gates-Glidden-Bohrer *m.*
 Lentulo spiral drill Lentulo-Spiralbohrer *m.*
 Peeso drill Peeso-Bohrer *m,* Peeso-Wurzelkanalerweiterer *m.*
 Shannon drill Shannon-Bohrer *m.*
 spiral drill Spiralbohrer *m.*
 surgical drill Knochenbohrer *m.*
drink [drɪŋk] **I** *n* **1.** Getränk *nt;* alkoholisches Getränk *nt.* **have/take a drink** etw. trinken. **give s.o. a drink** jmd. etw. zu trinken geben. **2.** Schluck *m.* **a drink of water** ein Schluck Wasser. **II** *vt* trinken. **III** *vi* trinken.
drink·a·ble ['drɪŋkəbl] *adj* trinkbar; genießbar.
drip [drɪp] **I** *n* (Dauer-)Tropfinfusion *f,* Dauertropf *m, inf.* Tropf *m.* **II** *vt* tröpfeln *od.* tropfen lassen. **III** *vi* (herab-)tröpfeln, (herab-)tropfen (*from* von).
 intravenous drip intravenöse Tropfinfusion *f.*
drip·feed ['drɪpfiːd] *n* → dripfeeding.
drip-feed *vt* parenteral/künstlich ernähren.
drip-feed·ing ['drɪpˌfiːdɪŋ] *n* parenterale/künstliche Ernährung *f.*
drop [drɑp] **I** *n* **1.** Tropfen *m.* **2. drops** *pl pharm.* Tropfen *pl.* **3.** Fall *m,* Fallen *nt;* Sturz *m.* **4.** (Ab-)Fall *m,* Sturz *m.* **II** *vt* (herab-)tropfen *od.* (herab-)tröpfeln lassen. **III** *vi* **5.** (herab-)tropfen, herabtröpfeln. **6.** (herab-, herunter-)fallen (*from* von; *out of* aus). **7.** (nieder-)sinken, fallen; umfallen, zu Boden sinken. **8.** (ab-)sinken, s. senken; fallen, sinken, heruntergehen.

decongestant nose drops abschwellende Nasentropfen *pl.*
ear drops Ohrentropfen *pl.*
enamel drop Schmelzperle *f,* Enamelom *nt.*
eye drops Augentropfen *pl.*
nasal drops → nose drops.
nose drops Nasentropfen *pl.*
drop·let ['drɑplɪt] *n* Tröpfchen *nt.*
 enamel droplet Schmelztropfen *m,* Zahnschmelztropfen *m.*
drop·per ['drɑpər] *n pharm.* Tropfenzähler *m,* Tropfenglas *nt,* Tropfer *m.*
 medicine dropper Tropfenzähler *m.*
drop·si·cal ['drɑpsɪkl] *adj* Hydrops betr., hydroptisch.
drop·sy ['drɑpsɪ] *n* Hydrops *m.*
 abdominal dropsy Bauchwassersucht *f,* Aszites *m,* Ascites *m.*
 dropsy of brain Wasserkopf *m,* Hydrozephalus *m,* Hydrocephalus *m.*
 cardiac dropsy Herzbeutelwassersucht *f,* Hydroperikard *nt,* Hydroperikardium *nt,* Hydrokardie *f,* Hydrops pericardii.
 cutaneous dropsy Ödem *nt,* Oedema *nt.*
drown [draʊn] **I** *vt* ertränken. **drown o.s.** s. ertränken. **II** *vi* ertrinken.
drown·ing ['draʊnɪŋ] *n* Ertrinken *nt.*
drow·si·ness ['draʊzɪnɪs] *n* Schläfrigkeit *f,* Benommenheit *f.*
 unnatural drowsiness krankhafte Schläfrigkeit *f,* Benommenheit *f,* Somnolenz *f.*
drow·sy ['draʊsɪ] *adj* **1.** schläfrig, benommen; verschlafen. **2.** einschläfernd.
drug [drʌg] **I** *n* **1.** Arzneimittel *nt,* Arznei *f,* Medikament *nt.* **2.** Droge *f,* Rauschgift *nt.* **be on drugs** rauschgiftsüchtig sein. **3.** Betäubungsmittel *nt,* Droge *f.* **II** *vt* **4.** jdm. Medikamente geben; unter Drogen setzen. **5.** betäuben. **III** *vi* Drogen *od.* Rauschgift nehmen.
 addiction-forming drug → addiction-producing drug.
 addiction-producing drug suchterzeugendes Medikament *nt,* Droge *f.*
 antidiabetic drug Antidiabetikum *nt.*
 antineuralgic drug Antineuralgikum *nt.*
 antipsychotic drug Antipsychotikum *nt,* Neuroleptikum *nt.*
 antivertiginous drug Antivertiginosum *nt.*
 beta-adrenergic blocking drug → beta-blocking drug.
 beta-blocking drug Betablocker *m,* Beta-Rezeptorenblocker *m,* β-Adrenorezeptorenblocker *m,* Beta-Adrenorezeptorenblocker *m.*
 generic drugs *pharm.* Fertigarzneimittel *pl,* Generika *pl,* Generica *pl.*
 immunosuppressive drug Immun(o)suppressivum *nt,* Immun(o)depressivum *nt,* immun(o)suppressive/immun(o)depressive Substanz *f.*
 non-steroidal anti-inflammatory drugs nicht-steroidale Antirheumatika *pl,* nicht-steroidale antiinflammatorisch-wirkende Medikamente *pl.*
 prescription drug rezeptpflichtiges Medikament *nt.*
 stimulating drug Anregungsmittel *nt,* Reizmittel *nt,* Aufputschmittel *nt,* Stimulans *nt.*
drug-addicted *adj* **1.** drogensüchtig, rauschgiftsüchtig. **2.** arzneimittelsüchtig, medikamentensüchtig.
drug-dependent *adj* **1.** drogenabhängig, rauschgiftabhängig. **2.** medikamentenabhängig, arzneimittelabhängig.
drug·gist ['drʌgɪst] *n* Apotheker(in *f*) *m.*
drum [drʌm] *n* **1.** (*a. techn.*) Trommel *f,* Walze *f,* Zylinder *m,* trommelförmiger Behälter *m.* **2.** *inf.* Paukenhöhle *f,* Tympanon *nt,* Tympanum *nt,* Cavum tympani, Cavitas tympanica.
drum·head ['drʌmhed] *n* Trommelfell *nt,* Membrana tympanica.
dry [draɪ] **I** *adj* **1.** trocken, Trocken-; ausgedörrt, dürr, ausgetrocknet. **2.** *fig.* nüchtern, trocken; kühl, gelassen. **II** *vt* **3.** trocknen, trocken machen; abtrocknen (*on* an). **4.** austrocknen. **III** *vi* trocknen, trocken werden; eintrocknen, austrocknen, vertrocknen.
 dry up *vt, vi* austrocknen.
du·al ['d(j)uːəl] *adj* doppelt, zweifach, dual, Doppel-, Zwei-, Dual-.
duct [dʌkt] *n* **1.** Röhre *f,* Kanal *m,* Leitung *f.* **2.** *anat.* Gang *m,* Kanal *m,* Ductus *m.*
 acinar duct *histol.* Schaltstück *nt.*
 acoustic duct äußerer Gehörgang *m,* Meatus acusticus externus.
 alimentary duct → thoracic duct.
 arterial duct Ductus Botalli, Ductus arteriosus.
 Bartholin's duct Ductus sublingualis major.
 Blasius' duct → duct of Stenon.
 Botallo's duct Ductus Botalli, Ductus ateriosus.
 chyliferous duct → thoracic duct.
 craniopharyngeal duct → craniobuccal *pouch.*
 excretory duct *histol.* Ausführungsgang *m.*
 greater sublingual duct Ductus sublingualis major.
 guttural duct Ohrtrompete *f,* Eustach-Kanal *m,* Eustach-Röhre *f,* Tuba auditiva/auditoria.

incisive duct → incisor duct.
incisor duct Ductus incisivus.
lacrimal duct Tränengang *m*, Tränenkanal *m*, Ductus/Canaliculus lacrimalis.
lacrimonasal duct → nasolacrimal duct.
lesser sublingual ducts Ductus sublinguales minores.
lingual duct Ductus lingualis.
major sublingual duct Ductus sublingualis major.
minor sublingual ducts Ductus sublinguales minores.
nasal duct → nasolacrimal duct.
nasolacrimal duct Tränen-Nasen-Gang *m*, Ductus nasolacrimalis.
parotid duct → duct of Stenon.
duct of Pecquet → thoracic duct.
Revinus' ducts Ductus sublinguales minores.
secretory duct (*Drüse*) Ausführungsgang *m*.
duct of Stenon Parotisgang *m*, Stensen-Gang *m*, Stenon-Gang *m*, Ductus parotideus.
Stensen's duct → duct of Stenon.
submandibular duct Wharton-Gang *m*, Ductus submandibularis.
submaxillary duct → submandibular duct.
submaxillary duct of Wharton → submaxillary duct.
sudoriferous duct Ausführungsgang *m* einer Schweißdrüse, Ductus sudoriferus.
sweat duct → sudoriferous duct.
tear duct → nasolacrimal duct.
testicular duct → deferent duct.
thoracic duct Brustmilchgang *m*, Milchbrustgang *m*, Ductus thoracicus.
Walther's ducts Ausführungsgänge *pl* der kleinen Unterzungendrüsen, Ductus sublinguales minores.
Wharton's duct → submandibular duct.
duc·tal ['dʌktl] *adj* Gang/Ductus betr., duktal, Gang-.
duc·tile ['dʌktl, -tɪl] *adj* dehnbar, streckbar, duktil; (aus-)ziehbar; biegsam, geschmeidig.
duc·til·i·ty [dʌk'tɪlətɪ] *n* Dehnbarkeit *f*, Streckbarkeit *f*, Duktilität *f*; (Aus-)Ziehbarkeit *f*.
duc·tus ['dʌktəs] *n, pl* **duc·tus** *anat.* Gang *m*, Kanal *m*, Ductus *m*.
ductus arteriosus Ductus Botalli, Ductus arteriosus.
dull [dʌl] **I** *adj* **1.** (*Messer*) stumpf; (*Schmerz*) dumpf; (*Schall*) dumpf, abgeschwächt; (*Spiegel*) blind; (*Farben*) matt, stumpf, glanzlos; (*Licht*) trüb. **2.** teilnahmslos, abgestumpft, gleichgültig. **3.** träge, langsam, schwerfällig; schwer von Begriff. **4.** gelangweilt; langweilig. **II** *vt* **5.** *fig.* abstumpfen. **6.** (ab-)schwächen; mildern, dämpfen; (*Schmerz*) betäuben. **III** *vi* **7.** (*a. fig.*) stumpf werden, abstumpfen. **8.** träge werden. **9.** s. abschwächen.
dull·ness ['dʌlnɪs] *n* **1.** Stumpfheit *f*; (*Schmerz, Schall*) Dumpfheit *f*; Blindheit *f*; Mattheit *f*; Trübheit *f*. **2.** Teilnahmslosigkeit *f*, Abgestumpftheit *f*, Gleichgültigkeit *f*; Dummheit *f*. **3.** Trägheit *f*, Schwerfälligkeit *f*. **4.** Langweiligkeit *f*.
dul·ness ['dʌlnɪs] *n* → dullness.
dumb [dʌm] **I** *n* **the dumb** *pl* die Stummen. **II** *adj* **1.** stumm, ohne Sprache. **2.** sprachlos, stumm.
dumb·ness ['dʌmnɪs] *n* **1.** Stummheit *f*. **2.** Sprachlosigkeit *f*.
dum·my ['dʌmɪ] *n* Plazebo *nt*, Placebo *nt*.
du·o·de·nal [ˌd(j)uːəʊ'diːnl, d(j)uː'ədnəl] *adj* Zwölffingerdarm/Duodenum betr., duodenal, Duodenal-, Duodeno-, Duodenum-.
du·o·de·num [d(j)uːəʊ'diːnəm, d(j)uː'ədnəm] *n, pl* **du·o·de·nums, du·o·de·na** [d(j)uːəʊ'diːnə, d(j)uː'ədnə] Zwölffingerdarm *m*, Duodenum *nt*, Intestinum duodenum.
du·pli·ca·tion [ˌd(j)uːplɪ'keɪʃn] *n* **1.** Duplikat *nt*, Zweitausfertigung *f*, Kopie *f*. **2.** Vervielfältigung *f*, Verdoppelung *f*. **3.** *genet.* Duplikation *f*. **4.** *anat.* Verdoppelung *f*, Doppelbildung *f*, Duplikatur *f*.
du·pli·ca·ture ['d(j)uːplɪkətʃʊər, -tʃər] *n anat.* Verdoppelung *f*, Doppelbildung *f*, Duplikatur *f*.
du·pli·ci·tas [d(j)uː'plɪsɪtæs] *n* **1.** *embryo.* Doppelmißbildung *f*, Duplicitas *f*, Monstrum duplex. **2.** *anat.* Verdoppelung *f*, Duplikatur *f*.
du·ra ['d(j)ʊərə] *n* → dura mater.
dura mater äußere Hirn- u. Rückenmarkshaut *f*, Dura *f*, Dura mater.
dura mater of brain harte Hirnhaut *f*, *inf.* Dura *f*, Dura mater cranialis/encephali, Pachymeninx *f*.
du·ral ['d(j)ʊərəl] *adj* Dura mater betr., dural, Dura-.
du·ra·ma·tral [d(j)ʊərə'meɪtrəl] *adj* → dural.
dust [dʌst] **I** *n* Staub *m*; Pulver *nt*, Puder *m*, Mehl *nt*; Bestäubungsmittel *nt*. **II** *vt* (be-)stäuben, bepudern.
dust·y ['dʌstɪ] *adj* **1.** staubig, voller Staub, mit Staub bedeckt. **2.** staubartig. **3.** sandfarben.
dye [daɪ] **I** *n* **1.** Farbstoff *m*, Färbeflüssigkeit *f*, Färbemittel *nt*. **2.** Tönung *f*, Färbung *f*, Farbe *f*. **II** *vt* färben. **III** *vi* s. färben lassen.

basic dye basischer/kationischer Farbstoff *m*.
cationic dye → basic dye.
contrast dye 1. *radiol.* Kontrastmittel *nt*, Röntgenkontrastmittel *nt*. **2.** *histol.* Kontrastfärbemittel *nt*.
fluorescent dye → fluorochrome.
dye·ing ['daɪɪŋ] *n* Färben *nt*.
dy·er ['daɪər] *n* Farbstoff *m*, Färbemittel *nt*.
dye·stuff ['daɪstʌf] *n* → dyer.
dys- *pref.* Dys-.
dys·ar·thro·sis [ˌdɪsɑːr'θrəʊsɪs] *n* **1.** *neuro.* Dysarthrie *f*. **2.** *ortho.* Gelenkdeformität *f*, Gelenkfehlbildung *f*, Dysarthrose *f*, Dysarthrosis *f*.
dys·au·to·no·mia [dɪsˌɔːtə'nəʊmɪə] *n* Riley-Day-Syndrom *nt*, Dysautonomie *f*.
familial dysautonomia Riley-Day-Syndrom *nt*, Dysautonomie *f*.
dys·ce·pha·lia [dɪssɪ'feɪljə] *n* → dyscephaly.
dys·ceph·a·ly [dɪs'sefəlɪ] *n embryo.* Dyszephalie *f*, Dyskephalie *f*.
mandibulo-oculofacial dyscephaly Hallermann-Streiff(-Francois)-Syndrom *nt*, Dyskephaliesyndrom *nt* von Francois, Dysmorphia mandibulo-oculo-facialis.
dys·chon·dro·pla·sia [dɪsˌkɒndrə'pleɪʒ(ɪ)ə, -zɪə] *n* Ollier-Erkrankung *f*, Ollier-Syndrom *nt*, Enchondromatose *f*, multiple kongenitale Enchondrome *pl*, Hemichondrodystrophie *f*.
dys·chro·mia [dɪs'krəʊmɪə] *n derm.* Dyschromie *f*, Dyschromia *f*.
dys·en·ce·pha·lia [dɪsensɪ'feɪljə, -lɪə] *n embryo., neuro.* Dysenzephalie *f*.
dys·en·ter·ic [dɪsn'terɪk] *adj* Dysenterie betr., dysenterisch, Dysenterie-.
dys·en·ter·y ['dɪsntrɪ] *n* Ruhr *f*, Dysenterie *f*, Dysenteria *f*.
amebic dysentery Amöbenruhr *f*, Amöbendysenterie *f*, intestinale Amöbiasis *f*.
bacillary dysentery Bakterienruhr *f*, bakterielle Ruhr *f*, Dysenterie *f*.
balantidial dysentery Balantidienruhr *f*, Balantidiose *f*, Balantidiasis *f*.
catarrhal dysentery Sprue *f*.
Flexner's dysentery → bacillary dysentery.
Japanese dysentery → bacillary dysentery.
dys·e·qui·lib·ri·um [dɪsˌɪkwə'lɪbrɪəm] *n* Ungleichgewicht *nt*, Dysäquilibrium *nt*.
dys·es·the·sia [dɪses'θiːʒ(ɪ)ə] *n* Dysästhesie *f*.
dys·fi·brin·o·ge·ne·mia [ˌdɪsfaɪˌbrɪnədʒə'niːmɪə] *n* Dysfibrinogenämie *f*.
dys·func·tion [dɪs'fʌŋkʃn] *n* Funktionsstörung *f*, Dysfunktion *f*.
familial autonomic dysfunction Riley-Day-Syndrom *nt*, Dysautonomie *f*.
myofacial pain dysfunction → temporomandibular joint dysfunction.
pituitary dysfunction Hypophysenfehlfunktion *f*, Hypophysendysfunktion *f*, Pituitarismus *m*.
temporomandibular dysfunction Kiefergelenksdysfunktionssyndrom *nt*, Kiefergelenk-Dysfunktionssyndrom *nt*.
temporomandibular joint dysfunction Costen-Syndrom *nt*, temporomandibuläres Syndrom *nt*, Mandibulargelenkneuralgie *f*, myofaziales Schmerzsyndrom *nt*.
TMJ dysfunction -> temporomandibular dysfunction.
dys·gen·e·sis [dɪs'dʒenəsɪs] *n patho., embryo.* Fehlentwicklung *f*, fehlerhafte Entwicklung *f*, Dysgenesie *f*, Dysgenesia *f*.
dys·gen·i·tal·ism [dɪs'dʒenɪtlɪzəm] *n* Dysgenitalismus *m*.
dys·geu·sia [dɪs'gjuːʒ(ɪ)ə] *n neuro.* Störung *f* des Geschmackempfindens, Dysgeusie *f*.
dys·gna·thia [dɪs'næθɪə, -'neɪ-] *n* Kieferfehlentwicklung *f*, Dysgnathie *f*.
dys·gno·sia [dɪs'nəʊʒ(ɪ)ə] *n* Intelligenzdefekt *m*, Dysgnosie *f*.
dys·hid·ria [dɪs'hɪdrɪə] *n* → dyshidrosis.
dys·hi·dro·sis [dɪshaɪ'drəʊsɪs, -hɪ-] *n* **1.** Störung *f* der Schweißdrüsentätigkeit, Dys(h)idrosis *f*, Dyshidrie *f*. **2.** *derm.* Dys(h)idrose *f*, Dyshidrosis *f*, Dyshidrose-Syndrom *nt*, dyshidrotisches Ekzem *nt*, Pompholyx *f*.
dys·hy·dro·sis [dɪshaɪ'drəʊsɪs, -hɪ-] *n* → dyhidrosis.
dys·kar·y·o·sis [dɪsˌkærɪ'əʊsɪs] *n patho.* Dyskaryose *f*.
dys·ker·a·to·sis [dɪsˌkerə'təʊsɪs] *n derm.* Verhornungsstörung *f*, Dyskeratose *f*, Dyskeratosis *f*.
dyskeratosis congenita → congenital dyskeratosis.
congenital dyskeratosis Zinsser-Cole-Engman-Syndrom *nt*, kongenitale Dyskeratose *f*, Dyskeratosis congenita, Polydysplasia ectodermica Typ Cole-Rauschkolb-Toomey.
intraepithelial dyskeratosis intraepitheliale Dyskeratose *f*.
dys·ker·a·tot·ic [dɪsˌkerə'tɒtɪk] *adj* Dyskeratose betr., dyskeratotisch.

dys·ki·ne·sia [ˌdɪskɪˈniːʒ(ɪ)ə, -kaɪ-] *n* motorische Fehlfunktion *f*, Dyskinesie *f*, Dyskinesia *f*.
dys·la·lia [dɪsˈleɪlɪə, -ˈlæl-] *n* Stammeln *nt*, Dyslalie *f*.
  otogenic dyslalia otogene/audiogene Dyslalie *f*.
dys·lex·ia [dɪsˈleksɪə] *n neuro.* Lesestörung *f*, Leseschwäche *f*, Dyslexie *f*, Legasthenie *f*.
dys·lo·gia [dɪsˈloʊdʒ(ɪ)ə] *n* **1.** *neuro.* Dyslogie *f*, Dyslogia *f*. **2.** *HNO* Dyslogie *f*, Dyslogia *f*.
dys·ma·ture [dɪsməˈt(j)ʊər, -ˈtʃʊər] *adj* **1.** *patho.* unreif, dysmatur. **2.** *ped.* unreif, hypotroph, hypoplastisch.
dys·ma·tu·ri·ty [dɪsməˈt(j)ʊərətɪ, -ˈtʃʊər-] *n* **1.** *patho.* Reifestörung *f*, Dysmaturität *f*. **2.** *ped.* pränatale Dystrophie *f*, Dysmaturität *f*.
dys·men·tia [dɪsˈmenʃɪə] *n neuro.* (temporäre) Intelligenzstörung *f*, (temporärer) Intelligenzdefekt *m*.
dys·me·tab·o·lism [dɪsməˈtæbəlɪzəm] *n* Stoffwechselstörung *m*, Dysmetabolismus *m*.
dys·mim·ia [dɪsˈmɪmɪə] *n neuro.* Störung *f* der Mimik/Gestik, Dysmimie *f*.
dys·mne·sia [dɪsˈniːʒ(ɪ)ə] *n neuro.* Gedächtnisstörung *f*, Dysmnesie *f*.
dys·mor·phia [dɪsˈmɔːrfɪə] *n* → dysmorphism.
  mandibulo-oculofacial dysmorphia Hallermann-Streiff(-Francois)-Syndrom *nt*, Dyskephaliesyndrom *nt* von Francois, Dysmorphia mandibulo-oculo-facialis.
dys·mor·phism [dɪsˈmɔːrfɪzəm] *n embryo.* Gestaltanomalie *f*, Deformität *f*, Fehlbildung *f*, Dysmorphie *f*, Dysmorphia *f*.
dys·o·don·ti·a·sis [dɪsəʊdɑnˈtaɪəsɪs] *n* **1.** Fehlentwicklung *f* der Zahnanlage, Dysodontie *f*. **2.** verzögerte/erschwerte/fehlerhafte Zahnung *f*, Dysodontie *f*.
dys·on·to·gen·e·sis [dɪsˌɑntəˈdʒenəsɪs] *n embryo.* Störung *f* der Fruchtentwicklung, Dysontogenese *f*.
dys·on·to·ge·net·ic [ˌdɪsˌɑntədʒəˈnetɪk] *adj* Dysontogenese betr., dysontogenetisch.
dys·o·pia [dɪsˈəʊpɪə] *n ophthal.* Sehstörung *f*, Dysop(s)ie *f*, Dysdopsia *f*.
dys·op·sia [dɪsˈɑpsɪə] *n* → dysopia.
dys·os·mia [dɪsˈɑzmɪə] *n neuro.* Dysosmie *f*, Dysosphresie *f*.
dys·os·te·o·gen·e·sis [dɪsˌɑstɪəˈdʒenəsɪs] *n* Dysosteogenese *f*; Dysostose *f*.
dys·os·to·sis [dɪsɑsˈtəʊsɪs] *n* Dysostose *f*, Dysostosis *f*.
  acrofacial dysostosis *embryo.* Weyers-Syndrom *nt*, Dysostosis acrofacialis.
  cleidocranial dysostosis Dysplasia/Dysostosis cleidocranialis, Scheuthauer-Marie-Syndrom *nt*.
  clidocranial dysostosis → cleidocranial dysostosis.
  craniofacial dysostosis Crouzon-Syndrom *nt*, Dysostosis craniofacialis.
  mandibulofacial dysostosis Treacher-Collins-Syndrom *nt*, Franceschetti-Syndrom *nt*, Dysostosis mandibulo-facialis.
  mandibulofacial dysostosis with epibulbar dermoids Goldenhar-Syndrom *nt*, okuloaurikuläres/okulo-aurikulo-vertebrales Syndrom *nt*, okulo-aurikulo-vertebrale Dysplasie *f*, Dysplasia oculo-auricularis, Dysplasia oculo-auriculo-vertebralis.
  maxillofacial dysostosis maxillofaziales Syndrom *nt*, Dysostosis maxillo-facialis, Peters-Hövels-Syndrom *nt*.
  maxillonasal dysostosis Binder-Syndrom *m*, maxillonasales Syndrom *nt*, Dysostosis maxillonasalis.
  metaphyseal dysostosis *ortho.* Jansen-Syndrom *nt*, Dysostosis enchondralis metaphysaria.
  Nager's acrofacial dysostosis Nager-Reynier-Syndrom *nt*, Reynier-Nager-Syndrom *nt*, Dysostosis mandibularis.
  orodigitofacial dysostosis orodigitofaziale Dysostose *f*, orofaziodigitales Syndrom *nt*, OFD-Syndrom *nt*, Papillon-Léage-Psaume-Syndrom *nt*.
  otomandibular dysostosis otomandibuläre Dysostose *f*, Dysostosis otomandibularis.
dys·pep·sia [dɪsˈpepsɪə] *n patho.* Dyspepsie *f*, Dyspepsia *f*.
dys·pep·tic [dɪsˈpeptɪk] *adj* Dyspepsie betr., von Dyspepsie betroffen, dyspeptisch.
dys·pha·gia [dɪsˈfeɪdʒ(ɪ)ə] *n* Schluckstörung *f*, Dysphagie *f*, Dysphagia *f*.
  sideropenic dysphagia Plummer-Vinson-Syndrom *nt*, Paterson-Brown-Syndrom *nt*, Kelly-Paterson-Syndrom *nt*, sideropenische Dysphagie *f*.
dys·pha·gy [ˈdɪsfədʒɪ] *n* → dysphagia.
dys·pho·nia [dɪsˈfəʊnɪə] *n* Stimmstörung *f*, Stimmbildungsstörung *f*, Dysphonie *f*, Dysphonia *f*.
dys·pla·sia [dɪsˈpleɪʒ(ɪ)ə, -zɪə] *n patho.* Fehlbildung *f*, Fehlentwicklung *f*, Mißgestalt *f*, Dysplasie *f*, Dysplasia *f*.
  anhidrotic ectodermal dysplasia *derm.* anhidrotisch ektodermale Dysplasie *f*, ektodermale kongenitale Dysplasie *f*, ektodermale Dysplasie *f*, Christ-Siemens-Syndrom *nt*, Christ-Siemens-Touraine-Syndrom *nt*, Guilford-Syndrom *nt*, Jacquet-Syndrom *nt*, Anhidrosis hypotrichotica polydysplastica, Anhidrosis congenita, Anhidrosis hypotrichotica.
  bone dysplasia Knochendysplasie *f*.
  cemental dysplasia Zahnzementdysplasie *f*.
  chondroectodermal dysplasia Ellis-van Creveld-Syndrom *nt*, Chondroektodermaldysplasie *f*, chondroektodermale Dysplasie *f*.
  cleidocranial dysplasia Dysplasia/Dysostosis cleidocranialis, Scheuthauer-Marie-Syndrom *nt*.
  congenital ectodermal dysplasia → anhidrotic ectodermal dysplasia.
  coronal dentinal dysplasia koronale Dentindysplasie *f*.
  craniocarpotarsal dysplasia Freeman-Sheldon-Syndrom *nt*, kranio-karpo-tarsales Dysplasie-Syndrom *nt*, Dysplasia craniocarpo-tarsalis.
  craniometaphyseal dysplasia kraniometaphysäre Dysplasie *f*.
  dental dysplasia → dentoalveolar dysplasia.
  dentinal dysplasia 1. Capdepont-Zahndysplasie *f*, Capdepont-Syndrom *nt*, Glaszähne *pl*, Stainton-Syndrom *nt*, Dentinogenesis imperfecta hereditaria. **2.** Dentindysplasie *f*.
  dentin dysplasia Dentindysplasie *f*.
  dentoalveolar dysplasia dentoalveoläre Dysplasie *f*, Zahndysplasie *f*.
  dentofacial dysplasia dentofaziales Syndrom *nt*, Weyers-Fülling-Syndrom *nt*, Dysplasia dentofacialis.
  dentolabial dysplasia dentolabiale Dysplasie *f*.
  diaphyseal dysplasia (Camurati-)Engelmann-Erkrankung *f*, (Camurati-)Engelmann-Syndrom *nt*, Osteopathia hyperostotica multiplex infantilis.
  ectodermal dysplasia Ektodermaldysplasie *f*, Dysplasia ectodermalis.
  enamel dysplasia 1. Zahnschmelzdysplasie-Syndrom *nt*. **2.** Zahnschmelzdysplasie *f*, Schmelzdysplasie *f*.
  encephalo-ophthalmic dysplasia Reese-Syndrom *nt*, Krause-Reese-Syndrom *nt*, Dysplasia encephalo-ophthalmica.
  faciogenital dysplasia Aarskog-Syndrom *nt*.
  familial fibrous dysplasia → familial fibrous dysplasia of jaw.
  familial fibrous dysplasia of jaw Cherubismus *m*, Cherubinismus *m*.
  familial metaphyseal dysplasia Pyle-Krankheit *f*, familiäre metaphysäre Dysplasie *f*.
  familial white folded dysplasia *derm.* weißer Schleimhautnävus *m*, Naevus spongiosus albus mucosae.
  familial white folded mucosal dysplasia → familial white folded dysplasia.
  fibrous dysplasia periapikale Zahnzementdysplasie *f*, Zementom *nt*, periapikales Osteofibrom *nt*, periapikale Osteofibrose *f*, lokales Fibroosteom *nt*, periapikale Zementdysplasie *f*, periapikale fibröse Dysplasie *f*, zementbildendes Fibrom *nt*.
  fibrous dysplasia of bone Jaffé-Lichtenstein-Krankheit *f*, Jaffé-Lichtenstein-Uehlinger-Syndrom *nt*, fibröse (Knochen-)Dysplasie, nicht-ossifizierendes juveniles Osteofibrom *nt*, halbseitige von Recklinghausen-Krankheit *f*, Osteodystrophia fibrosa unilateralis.
  fibrous dysplasia of jaw → familial fibrous dysplasia of jaw.
  hereditary enamel dysplasia Amelogenesis imperfecta.
  hypohidrotic ectodermal dysplasia → anhidrotic ectodermal dysplasia.
  iridodental dysplasia iridodentale Dysplasie *f*, Dysgenesis iridodentalis.
  Kniest dysplasia Kniest-Syndrom *nt*, Osteodysplasie *f* vom Typ Kniest.
  mandibulofacial dysplasia Treacher-Collins-Syndrom *nt*, Franceschetti-Syndrom *nt*, Dysostosis mandibulo-facialis.
  maxillomandibular dysplasia maxillomandibuläre Dysplasie *f*.
  maxillonasal dysplasia maxillonasale Dysplasie *f*.
  metaphyseal dysplasia Pyle-Krankheit *f*, familiäre metaphysäre Dysplasie *f*.
  OAV dysplasia → oculoauriculovertebral dysplasia.
  oculoauricular dysplasia → oculoauriculovertebral dysplasia.
  oculoauriculovertebral dysplasia Goldenhar-Syndrom *nt*, okuloaurikuläres/okulo-aurikulo-vertebrales Syndrom *nt*, okulo-aurikulo-vertebrale Dysplasie *f*, Dysplasia oculo-auricularis, Dysplasia oculo-auriculo-vertebralis.
  oculodentodigital dysplasia Meyer-Schwickerath-Weyers-Syndrom *nt*, okulodentodigitales Syndrom *nt*.
  oculodento-osseous dysplasia → oculodentodigital dysplasia.
  oculovertebral dysplasia okulovertebrales Syndrom *nt*.
  ODD dysplasia → oculodentodigital dysplasia.

dysplastic

odontogenic dysplasia Odontodysplasie *f*, Odontodysplasia *f*, Geisterzähne *pl*, ghost teeth *pl*.
olfactogenital dysplasia (Gauthier-)Kallmann-Syndrom *nt*, olfaktogenitales Syndrom *nt*.
osteofibrous dysplasia osteofibröse Dysplasie *f*, ossifizierendes Fibrom *nt*.
otodental dysplasia otodentale Dysplasie *f*, otodentales Syndrom *nt*.
periapical dysplasia periapikale Zahnzementdysplasie *f*, Zementom *nt*, periapikales Osteofibrom *nt*, periapikale Osteofibrose *f*, lokales Fibroosteom *nt*, periapikale Zementdysplasie *f*, periapikale fibröse Dysplasie *f*, zementbildendes Fibrom *nt*.
periapical cemental dysplasia → periapical dysplasia
polyostotic fibrous dysplasia Albright-Syndrom *nt*, Albright-McCune-Syndrom *nt*, McCune-Albright-Syndrom *nt*, polyostotische fibröse Dysplasie *f*.
Reese's dysplasia Reese-Syndrom *nt*.
renofacial dysplasia renofaziale Dysplasie *f*, Dysplasia renofacialis.
spondyloepiphyseal dysplasia Dysplasia spondyloepiphysaria.
trichorhinophalangeal dysplasia 1. trichorhinophalangeales Syndrom *nt* Typ I. **2.** Langer-Giedion-Syndrom *nt*, trichorhinophalangeales Syndrom *nt* Typ II.
trichorhinophalangeal multiple exostoses dysplasia Langer-Giedion-Syndrom *nt*, trichorhinophalangeales Syndrom *nt* Typ II.
dys•plas•tic [dɪs'plæstɪk] *adj* Dysplasie betr., von Dysplasie gekennzeichnet, dysplastisch.
dysp•nea [dɪsp'nɪə] *n* erschwerte Atmung *f*, Atemnot *f*, Kurzatmigkeit *f*, Dyspnoe *f*.
cardiac dyspnea kardiale Dyspnoe *f*.
dyspnea of exertion Belastungsdyspnoe *f*.
dysp•ne•ic [dɪsp'nɪɪk] *adj* Dyspnoe betr., dyspnoisch.
dysp•noe•a [dɪsp'nɪə] *n* → dyspnea.
dys•re•flex•ia [dɪsrɪ'flɛksɪə] *n neuro*. Reflexstörung *f*, Dysreflexie *f*.
dys•sys•to•le [dɪ'sɪstəlɪ] *n card*. gestörte/abnormale Systole *f*.
dys•to•pia [dɪs'təʊpɪə] *n patho*. Verlagerung *f*, Dystopie *f*, Dystopia *f*, Heterotopie *f*.
dys•top•ic [dɪs'tɑpɪk] *adj* verlagert, dystop, heterotop.
dys•to•py ['dɪstəpɪ] *n* → dystopia.
dys•tro•phia [dɪs'trəʊfɪə] *n* → dystrophy.
dys•troph•ic [dɪs'trɑfɪk, -'trəʊf-] *adj* Dystrophie betr., dystroph(isch).

dys•tro•phy ['dɪstrəfɪ] *n patho*. Dystrophie *f*, Dystrophia *f*
adiposogenital dystrophy Babinsky-Fröhlich-Syndrom *nt*, Morbus *m* Fröhlich, Dystrophia adiposogenitalis (Fröhlich).
adult pseudohypertrophic muscular dystrophy → Becker's muscular dystrophy.
Becker's muscular dystrophy Becker-Muskeldystrophie *f*.
childhood muscular dystrophy → Duchenne muscular dystrophy.
craniocarpotarsal dystrophy Freeman-Sheldon-Syndrom *nt*, kranio-karpo-tarsales Dysplasie-Syndrom *nt*, Dysplasia craniocarpo-tarsalis.
Déjérine-Landouzy dystrophy → facioscapulohumeral dystrophy.
Duchenne muscular dystrophy Duchenne-Krankheit *f*, Duchenne-Muskeldystrophie, Duchenne-Typ *m* der progressiven Muskeldystrophie, pseudohypertrophe pelvifemorale Form *f*, Dystrophia musculorum progressiva Duchenne.
Duchenne type muscular dystrophy → Duchenne muscular dystrophy.
facioscapulohumeral dystrophy Landouzy-Déjérine-Krankheit *f*, Landouzy-Déjérine-Syndrom *nt*, Landouzy-Déjérine-Typ *m*, fazioskapulo-humerale Muskeldystrophie *f*.
facioscapulohumeral muscular dystrophy → facioscapulohumeral dystrophy.
familial osseous dystrophy spondyloepiphysäre Dysplasie *f*, Morquio(-Ullrich)-Syndrom *nt*, Morquio-Brailsford-Syndrom *nt*, Mukopolysaccharidose *f* Typ IV.
fibrous pulp dystrophy Pulpafibrose *f*, fibröse Pulpadystrophie *f*.
Leyden-Möbius muscular dystrophy Leyden-Möbius-Krankheit *f*, Leyden-Möbius-Syndrom *nt*, Gliedgürtelform *f* der progressiven Muskeldystrophie.
muscular dystrophy Muskeldystrophie *f*, Myodystrophie *f*.
myotonic dystrophy Curschmann-(Batten-)Steinert-Syndrom *nt*, myotonische Dystrophie *f*, Dystrophia myotonica.
progressive muscular dystrophy progressive Muskeldystrophie *f*, Dystrophia musculorum progressiva.
pseudohypertrophic muscular dystrophy → Duchenne muscular dystrophy.
dys•tro•py ['dɪstrəpɪ] *n* Dystropie *f*.
dys•vi•ta•min•o•sis [,dɪsvɪtəmɪ'nəʊsɪs] *n* Dysvitaminose *f*.

E

ear [ɪər] *n* **1.** Ohr *nt; anat.* Auris *f.* **2.** Gehör *nt,* Ohr *nt.* **3.** Öse *f,* Öhr *nt.*
    external ear äußeres Ohr *nt,* Auris externa.
    inner ear Innenohr *nt,* Auris interna.
    internal ear Innenohr *nt,* Auris interna.
    middle ear Mittelohr *nt,* Auris media.
    ear, nose, and throat Hals-Nasen-Ohrenheilkunde *f,* Otorhinolaryngologie *f.*
    outer ear äußeres Ohr *nt,* Auris externa.
    swimmer's ear (Bade-)Otitis externa.
ear·ache ['ɪəreɪk] *n* Ohr(en)schmerzen *pl,* Otalgie *f.*
ear·drum ['ɪərdrʌm] *n* **1.** Paukenhöhle *f,* Tympanon *nt,* Tympanum *nt,* Cavum tympani, Cavitas tympanica. **2.** Trommelfell *nt,* Membrana tympanica.
ear·lap ['ɪərlæp] *n* **1.** Ohrschützer *m.* **2.** Ohrläppchen *nt,* Lobulus auricularis. **3.** äußeres Ohr *nt,* Auris externa.
ear·lobe ['ɪərləʊb] *n* → ear *lobule.*
ear·ly ['ɜrlɪ] **I** *adj* früh, (früh-)zeitig, vorzeitig; zu früh, Früh-. **II** *adv* früh(zeitig); bald.
ear·piece ['ɪərpiːs] *n* **1.** Ohrenklappe *f.* **2.** (*Stethoskop*) Ohrstück *nt.*
earth [ɜrθ] *n* **1.** Erde *f,* Erdball *m;* Erde *f,* (Erd-)Boden *m.* **2.** *chem.* Erde *f.* **3.** *phys.* Erde *f,* Erdung *f,* Masse *f.*
    diatomaceous earth Diatomeenerde *f,* Kieselgur *f,* Infusorienerde *f.*
    infusorial earth → diatomaceous earth.
    rare earths *chem.* seltene Erden *pl.*
ear·wax ['ɪərwæks] *n physiol.* Ohr(en)schmalz *nt,* Zerumen *nt,* Cerumen *nt.*
    impacted earwax Ohrschmalzpfropf *m,* Zeruminalpfropf *m,* Cerumen obturans.
ease [iːz] **I** *n* **1.** Erleichterung *f,* Befreiung *f* (*from* von). **give s.o. ease** jdm. Erleichterung verschaffen. **2.** Mühelosigkeit *f,* Leichtigkeit *f.* **with ease** mühelos, leicht. **II** *vt* erleichtern; (*Schmerz*) lindern; beruhigen; (*Druck*) verringern; lockern, entspannen. **III** *vi* Erleichterung *od.* Entspannung *od.* Linderung verschaffen.
    ease off *vi* nachlassen, s. entspannen.
    ease up *vi* nachlassen, s. entspannen.
eat·a·ble ['iːtəbl] **I** **eatables** *pl* Lebensmittel *pl,* Nahrungsmittel *pl.* **II** *adj* eßbar, genießbar.
eat·ing ['iːtɪŋ] **I** *n* Essen *nt.* **II** *adj* essend, Eß-, Speise-.
    hasty eating → rapid eating
    rapid eating hastiges/überstürztes Essen *nt,* Tachyphagie *f.*
eb·ur·na·tion [ebər'eɪʃn] *n ortho.* Osteosklerose *f,* Eburnisation *f,* Eburneation *f,* Eburnifikation *f,* Eburnisierung *f.*
é·car·teur [eɪkɑːr'tɛːr ekɑr'tœr] *n* (Wund-)Haken *m;* Wundspreizer *m,* Wundsperrer *m.*
ec·chy·mo·sis [ekɪ'məʊsɪs] *n, pl* **ec·chy·mo·ses** [ekɪ'məʊsiːz] kleinflächige Hautblutung *f,* Ekchymose *f,* Ecchymosis *f.*
    cadaveric ecchymoses Leichenflecken *pl.*
ec·crine ['ekrɪn, -raɪn, -riːn] *adj* nach außen absondernd, ekkrin.
ec·cri·sis ['ekrəsɪs] *n* **1.** Ausscheidung *f* von Abfallprodukten. **2.** Abfall(produkt *nt*) *m.* **3.** Ausscheidung *f,* Exkrement *nt,* Excrementum *nt.* **4.** Stuhl *m,* Kot *m,* Exkremente *pl,* Fäzes *pl,* Faeces *pl.*
ec·cy·e·sis [eksaɪ'iːsɪs] *n, pl* **ec·cy·e·ses** [eksaɪ'iːsiːz] Extrauterinschwangerschaft *f,* Extrauteringravidität *f,* ektopische Schwangerschaft *f,* Graviditas extrauterina.
ec·dem·ic [ek'demɪk] *adj epidem.* ekdemisch.
ec·der·on ['ekdərɑn] *n* → epidermis.
ech·i·nate ['ekɪneɪt] *adj* → echinulate.
e·chi·no·coc·ci·a·sis [ɪˌkaɪnəʊˈkaɪəsɪs] *n* → echinococcosis.
e·chi·no·coc·co·sis [ɪˌkaɪnəʊkə'kəʊsɪs] *n* Echinokokkenkrankheit *f,* Echinokokkeninfektion *f,* Echinokokkose *f,* Hydatidose *f.*
E·chi·no·coc·cus [ɪˌkaɪnəʊ'kɑkəs] *n micro.* Echinokokkus *m,* Echinococcus *m.*
    Echinococcus granulosus Blasenbandwurm *m,* Hundebandwurm *m,* Echinococcus granulosus, Taenia echinococcus.
    Echinococcus multilocularis Echinococcus multilocularis.
e·chi·no·cyte [ɪ'kaɪnəsaɪt] *n hema.* Stechapfelform *f,* Echinozyt *m.*
e·chin·u·late [ɪ'kɪnjəlɪt, -leɪt] *adj* mit Stacheln versehen, stach(e)lig.
ech·o·car·di·o·gram [ekəʊ'kɑːrdɪəgræm] *n* Echokardiogramm *nt.*
ech·o·car·di·o·graph·ic [ekəʊˌkɑːrdɪə'græfɪk] *adj* Echokardiographie betr., mittels Echokardiographie, echokardiographisch.
ech·o·car·di·og·ra·phy [ekəʊˌkɑːrdɪ'ɑgrəfɪ] *n* Echokardiographie *f,* Echokardiographie *f.*
ech·o·en·ceph·a·lo·gram [ˌekəʊen'sefələʊgræm] *n* Echoenzephalogramm *nt.*
ech·o·en·ceph·a·log·ra·phy [ˌekəʊenˌsefə'lɑgrəfɪ] *n* Echoenzephalographie *f.*
ech·o·gen·ic [ekəʊ'dʒenɪk] *adj radiol.* echogen.
ech·o·gram ['ekəʊgræm] *n radiol.* Echogramm *nt,* Sonogramm *nt.*
ech·o·graph·ia [ekəʊ'græfɪə] *n neuro.* Echographie *f.*
e·chog·ra·phy [e'kɑgrəfɪ] *n radiol.* Ultraschalldiagnostik *f,* Echographie *f,* Sonographie *f.*
ech·o·lu·cent [ekəʊ'luːsnt] *adj* schalldurchlässig.
ech·o·pho·no·car·di·og·ra·phy [ˌekəʊˌfəʊnəkɑːrdɪ'ɑgrəfɪ] *n* Echophonokardiographie *f,* Ultraschallphonokardiographie *f.*
ec·lamp·sia [ɪ'klæmpsɪə] *n gyn.* Eklampsie *f,* Eclampsia *f.*
ec·lamp·tic [ɪ'klæmptɪk] *adj* Eklampsie betr., eklamptisch.
e·co·log·i·cal [ekəʊ'lɑdʒɪkl, ˌiːkə-] *adj* ökologisch.
e·col·o·gy [ɪ'kɑlədʒɪ] *n* Ökologie *f.*
e·co·sys·tem ['ekəʊsɪstəm, 'iːkə-] *n* Ökosystem *nt,* ökologisches System *nt.*
ec·tal ['ektl] *adj* oberflächlich, äußerlich, an der Oberfläche (liegend).
ec·ta·sia [ek'teɪʒ(ɪ)ə] *n patho.* Ausdehnung *f,* Ausweitung *f,* Ektasie *f.*
    arterial ectasia Arterienektasie *f.*
ec·tat·ic [ek'tætɪk] *adj* erweitert, (aus-)gedehnt, ektatisch.
ect·eth·moid [ek'teθmɔɪd] *n anat.* Labyrinthus ethmoidalis.
ec·thy·ma [ek'θaɪmə] *n derm.* Ekthym *nt,* Ekthyma *nt,* Ecthyma *nt.*
    contagious ecthyma Orf *f,* atypische Schafpocken *pl,* Steinpocken *pl,* Ecthyma contagiosum, Stomatitis pustulosa contagiosa.
    ecthyma gangrenosum Ekthyma/Ecthyma gangraenosum, Ekthyma/Ecthyma terebrans infantum, Ecthyma cachecticorum, Ecthyma gangraenosum terebrans.
ecto- *pref.* Ekt(o)-, Exo-.
ec·to·an·ti·gen [ˌektəʊ'æntɪdʒen] *n* Ektoantigen *nt,* Exoantigen *nt.*
ec·to·blast ['ektəʊblæst] *n* → ectoderm.
ec·to·car·di·a [ektəʊ'kɑːrdɪə] *n embryo.* Herzektopie *f,* Ektokardie *f,* Ectopia cordis, Kardiozele *f,* Hernia cordis.
ec·to·derm [ektəʊdɜrm] *n embryo.* äußeres Keimblatt *nt,* Ektoblast *nt,* Ektoderm *nt.*
ec·to·der·mal [ektəʊ'dɜrml] *adj* Ektoderm betr., vom Ektoderm abstammend, ektodermal.
ec·to·der·ma·to·sis [ektəʊˌdɜrmə'təʊsɪs] *n* → ectodermosis.
ec·to·der·mic [ektəʊ'dɜrmɪk] *adj* → ectodermal.
ec·to·der·mo·sis [ˌektəʊdɜr'məʊsɪs] *n embryo., patho.* Ektodermose *f,* Ectodermatose *f.*
ec·to·en·zyme [ektəʊ'enzaɪm] *n* Ektoenzym *nt,* Exoenzym *nt.*
ec·to·eth·moid [ektəʊ'eθmɔɪd] *n* → ectethmoid.
ec·to·gen·ic [ektəʊ'dʒenɪk] *adj* → exogenous.
ec·tog·e·nous [ek'tɑdʒənəs] *adj* → exogenous.
ec·to·my ['ektəmɪ] *n* Herausschneiden *nt,* (Total-)Entfernung *f,* Ektomie *f.*
ec·to·par·a·site [ˌektəʊ'pærəsaɪt] *n micro.* Außenparasit *m,* Ektoparasit *m,* Ektosit *f.*
ec·to·pia [ek'təʊpɪə] *n* angeborene Gewebs- *od.* Organverlagerung *f,* Ektopie *f,* Ektopia *f,* Ectopia *f,* Extraversion *f,* Eversion *f.*
ec·top·ic [ek'tɑpɪk] *adj* **1.** ursprungsfern, an atypischer Stelle liegend *od.* entstehend, (nach außen) verlagert, heterotopisch, ektop(isch). **2.** Ektopie betr., ektopisch.

ec·to·plasm ['ektəplæzəm] *n* Ektoplasma *nt*, Exoplasma *nt*.
ec·to·plast ['ektəʊplæst] *n* Zellmembran *f*, Zellwand *f*, Plasmalemm *nt*.
ec·to·pter·y·goid [ektəʊ'terɪgɔɪd] *n anat.* Musculus pterygoideus lateralis.
ec·to·py ['ektəpɪ] *n* → ectopia.
ec·to·site ['ektəsaɪt] *n* → ectoparasite.
ec·to·tox·in [ektəʊ'tɒksɪn] *n* Exotoxin *nt*, Ektotoxin *nt*.
ec·tro·pi·on [ek'trəʊpɪən, -pɪən] *n ophthal.* Ektropion *nt*, Ektropium *nt*.
ec·tro·pi·um [ek trəʊpɪəm] *n* → ectropion.
ec·ze·ma ['eksəmə, 'egzə-, ɪg'ziː-] *n derm.* Ekzem *nt*, Ekzema *nt*, Eczema *nt*, Eccema *nt*.
   allergic eczema → atopic eczema.
   asteatotic eczema Exsikkationsekzem *nt*, Exsikkationsdermatitis *f*, asteatotisches/xerotisches Ekzem *nt*, Austrocknungsekzem *nt*, Exsikkationsekzematid *nt*, Asteatosis cutis, Xerosis *f*.
   atopic eczema atopische Dermatitis *f*, atopisches/endogenes/exsudatives/neuropathisches/konstitutionelles Ekzem *nt*, Prurigo Besnier, Morbus Besnier, Ekzemkrankheit *f*, neurogene Dermatose *f*.
   chronic eczema lichenifiziertes Ekzem *nt*.
   contact eczema *derm.* Kontaktekzem *nt*, Kontaktdermatitis *f*.
   endogenous eczema *derm.* endogenes/atopisches/exsudatives/neuropathisches/konstitutionelles Ekzem *nt*, atopische Dermatitis *f*, Ekzemkrankheit *f*, Eccema endogenicum.
   hand eczema Handekzem *nt*.
   eczema herpeticum *derm.* Kaposi-Dermatitis *f*, varizelliforme Eruption Kaposi *f*, Ekzema/Eccema herpeticatum, Pustulosis acuta varioliformis/varicelliformis.
   eczema intertrigo *derm.* Wundsein *nt*, (Haut-)Wolf *m*, Intertrigo *f*, Dermatitis intertriginosa.
   lichenoid eczema lichenifiziertes Ekzem *nt*.
   seborrheic eczema Unna-Krankheit *f*, seborrhoisches Ekzem *nt*, seborrhoische/dysseborrhoische Dermatitis *f*, Morbus *m* Unna, Dermatitis seborrhoides.
   winter eczema → asteatotic eczema.
   xerotic eczema → asteatotic eczema.
ec·zem·a·ti·za·tion [ɪg,ziːmətɪ zeɪʃn, -,zem-] *n derm.* Ekzematisation *f*.
ec·zem·a·tous [ɪg'ziːmətəs, -'zem-] *adj* ekzematös.
e·de·ma [ɪ'diːmə] *n, pl* **e·de·mas, e·de·ma·ta** [ɪ'diːmətə] Ödem *nt*, Oedema *nt*.
   alimentary edema → hunger edema.
   angioneurotic edema angioneurotisches Ödem *nt*, Quincke-Ödem *nt*.
   brain edema Hirnödem *nt*.
   cachectic edema kachektisches Ödem *nt*.
   cardiac edema kardiales Ödem *nt*.
   cerebral edema Hirnödem *nt*.
   circumscribed edema → angioneurotic edema.
   facial edema Gesichtsödem *nt*.
   famine edema → hunger edema.
   gestational edema Schwangerschaftsödem *nt*.
   giant edema → angioneurotic edema.
   hunger edema Hungerödem *nt*.
   inflammatory edema entzündliches Ödem *nt*.
   laryngeal edema Larynxödem *nt*, Kehlkopfödem *nt*.
   lid edema Lidödem *nt*.
   edema of lung → pulmonary edema.
   lymphatic edema → lymphedema.
   malignant edema malignes Ödem *nt*.
   marantic edema marantisches Ödem *nt*.
   Milton's edema → angioneurotic edema.
   mucosal edema Schleimhautödem *nt*.
   nutritional edema → hunger edema.
   edema of optic disk Papillenödem *nt*, Stauungspapille *f*.
   periodic edema → angioneurotic edema.
   pulmonary edema Lungenödem *nt*.
   Quincke's edema → angioneurotic edema.
   renal edema renales Ödem *nt*.
   solid edema Myxödem *nt*, Myxoedema *nt*, Myxodermia diffusa.
   stasis edema Stauungsödem *nt*.
   toxic edema toxisches Ödem *nt*.
   war edema → hunger edema.
e·dem·a·ti·za·tion [ɪ,demətɪ'zeɪʃn] *n* Ödematisierung *f*.
e·dem·a·tous [ɪ'demətəs] *adj* Ödem betr., ödematös.
e·den·tate [ɪ'denteɪt] *adj* → edentulous.
e·den·tia [ɪ'denʃɪə] *n* (partielle) Zahnlosigkeit *f*, Zahnarmut *f*.
e·den·tu·late [ɪ'dentʃəleɪt, -lɪt] *adj* → edentulous.
e·den·tu·lous [ɪ'dentʃələs] *adj* ohne Zähne, zahnlos.

edge [edʒ] **I** *n* **1.** (*Messer*) Schneide *f*. **2.** Rand *m*, Saum *m*; Kante *f*; Grenze *f*, Grenzlinie *f*. **II** *vt* **3.** schärfen, schleifen, scharf machen. **4.** umranden, umsäumen; begrenzen.
   bevel edge abgeschrägte Kante *f*.
   cutting edge → incisal edge.
   denture edge Gebißrand *m*.
   incisal edge Schneidekante *f*, Margo incisalis.
   incisal edge of tooth → incisal edge.
   knife edge Messerschneide *f*.
   labioincisal edge labiale Schneidekante *f*, vordere Schneidekante *f*.
   linguoincisal edge linguale Schneidekante *f*, hintere Schneidekante *f*.
   shearing edge → incisal edge.
   wound edge Wundrand *m*.
edged [edʒd] *adj* **1.** scharf, schneidend, -schneidig. **2.** -kantig. **3.** eingefaßt; -randig, -gerändert.
eel·worm [iːlwɜːrm] *n micro.* Spulwurm *m*, Ascaris lumbricoidis.
ef·fect [ɪ'fekt] **I** *n* **1.** Wirkung *f*, Effekt *m*; Auswirkung *f* (*on, upon* auf). **2.** Folge *f*, Wirkung *f*, Ergebnis *nt*, Resultat *nt*. **of no effect/without effect** ohne Erfolg; ohne Wirkung; erfolglos, wirkungslos. **take effect** wirken. **have a good effect on** eine Wirkung haben *od.* wirken auf. **be of effect** wirken. **3.** *electr.* induzierte Leistung *f*, Sekundärleistung *f*. **II** *vt* **4.** bewirken, erwirken, herbeiführen. **5.** ausführen, erledigen, vollbringen, tätigen, leisten.
   additive effect Additionseffekt *m*, Summationseffekt *m*.
   adverse effect → side effect.
   Bauschinger effect Bauschinger-Effekt *m*.
   bucket-handle effect Korbhenkel-Aufnahme *f*.
   cytopathic effect zytopathischer Effekt *m*.
   Doppler effect Doppler-Effekt *m*, Doppler-Prinzip *nt*.
   isodynamic effect isodynamischer Effekt *m*, Isodynamie *f*.
   Karolyi effect Karolyi-Effekt *m*, Leerbißmastikation *f*, Parafunktion *f*, Bruxismus *m*, Kaukrämpfe *pl*.
   piezoelectric effect Piezoeffekt *m*, Piezoelektrizität *f*.
   side effect (*Therapie, Medikament*) Nebenwirkung *f*.
   Tyndall effect Tyndall-Effekt *m*.
   untoward effect → side effect.
   wedging effect Keileffekt *m*.
ef·fec·tive [ɪ'fektɪv] *adj* **1.** wirksam, wirkend, wirkungsvoll, effektiv. **become effective** wirken, wirksam werden. **be effective** wirken (*on* auf). **2.** tatsächlich, wirklich, effektiv.
ef·fec·tive·ness [ɪ'fektɪvnɪs] *n* Wirksamkeit *f*, Effektivität *f*; Wirkung *f*, Effekt *m*.
   relative biological effectiveness *radiol.* relative biologische Wirksamkeit *f*.
ef·fec·tiv·i·ty [ɪfek'tɪvətɪ] *n* → effectiveness.
ef·fec·tor [ɪ'fektər] *n physiol., biochem.* Effektor *m*.
ef·fec·tu·al [ɪ'fektʃ(əw)əl] *adj* **1.** wirksam, effektiv. **be effectual** wirken. **2.** wirklich, tatsächlich.
ef·fec·tu·al·i·ty [ɪ,fektʃə'wælətɪ] *n* Wirksamkeit *f*, Effektivität *f*.
ef·fec·tu·al·ness [ɪ'fektʃ(əw)əlnɪs] *n* → effectuality.
ef·fer·ent ['efərənt] **I** *n physiol.* Efferenz *f*. **II** *adj* zentrifugal, efferent; wegführend, herausführend, herausleitend, ableitend.
ef·fi·ca·cious [efɪ'keɪʃəs] *adj* wirksam, wirkungsvoll, effektiv.
ef·fi·ca·cious·ness [efɪ'keɪʃəsnɪs] *n* Wirksamkeit *f*, Effektivität *f*.
ef·fi·ca·cy ['efɪkəsɪ] *n* → efficaciousness.
ef·fi·cien·cy [ɪ'fɪʃənsɪ] *n* **1.** (Leistungs-)Fähigkeit *f*, Effizienz *f*. **2.** Wirksamkeit *f*, Effizienz *f*. **3.** *phys.* Wirkungsgrad *m*, Nutzleistung *f*, Effizienz *f*. **4.** Wirtschaftlichkeit *f*, Rationalität *f*, Effizienz *f*.
ef·fi·cient [ɪ'fɪʃənt] *adj* effizient; (leistungs-)fähig, leistungsstark; wirksam; wirtschaftlich, rationell.
ef·flo·res·cence [eflə'resəns] *n derm.* Hautblüte *f*, Effloreszenz *f*.
ef·flo·res·cent [eflə'resənt] *adj* **1.** *chem.* effloreszierend, ausblühend. **2.** *derm.* (auf-)blühend.
ef·flu·vi·um [ɪ'fluːvɪəm] *n, pl* **ef·flu·via** [ɪ'fluːvɪə] **1.** Ausfall *m*, Entleerung *f*, Erguß *m*, Effluvium *nt*. **2.** Haarausfall *m*, Effluvium (capillorum) *nt*. **3.** Ausdünstung *f*, Effluvium *nt*. **4.** *phys.* Ausfluß *m*.
ef·fort ['efərt] *n* Anstrengung *f*, Bemühung *f*, Versuch *m*; Leistung *f*.
ef·fu·sion [ɪ'fjuːʒn] *n* **1.** *patho.* Erguß *m*, Flüssigkeitsansammlung *f*. **2.** Ergußflüssigkeit *f*, Exsudat *nt*, Transsudat *nt*. **3.** (*Flüssigkeit*) Ausgießen *nt*, Vergießen *nt*; (*Gas*) Ausströmen *nt*.
   joint effusion Gelenkerguß *m*.
   pleural effusion Pleuraerguß *m*.
egg [eg] *n* **1.** Ei *nt*, Ovum *nt*. **2.** Eizelle *f*, Oozyt *m*, Ovozyt *m*, Ovum *nt*. **3.** Ei *nt*, eiförmige Struktur *f*.
e·glan·du·lar [ɪ'glændʒələr] *adj* → eglandulous.
e·gland·u·lous [ɪ'glændʒələs] *adj* ohne Drüsen, drüsenlos, aglandulär.
e·go ['iːgəʊ, 'egəʊ] *n, pl* **e·gos 1.** *psycho.* Ich *nt*, Selbst *nt*, Ego *nt*. **2.** Selbstgefühl *nt*.
e·go·bron·choph·o·ny [,iːgəʊbrɒn'kɒfənɪ, ,egəʊ-] *n* (*Auskulta-*

tion) Ziegenmeckern *nt,* Kompressionsatmen *nt,* Ägophonie *f.*
e·go·is·tic [ˌiːgəʊˈɪstɪk, ˌegəʊ-] *adj* egoistisch, selbstsüchtig.
e·goph·o·ny [ɪˈgɑfənɪ] *n* → egobronchophony.
e·ject [ɪˈdʒekt] *vt* (*a. techn.*) auswerfen, ausstoßen.
e·jec·tion [ɪˈdʒekʃn] *n* **1.** Ausstoßen *nt,* Auswerfen *nt,* Ejektion *f.* **2.** Ausstoß *m,* Auswurf *m.*
e·las·tase [ɪˈlæsteɪz] *n* Elastase *f,* Elastinase *f,* Pankreaselastase *f,* Pankreopeptidase E *f.*
e·las·tic [ɪˈlæstɪk] **I** *n* **1.** Gummi *nt,* Gummiband *nt,* Gummiring *m.* **2.** Gummizug *m,* Gummiband *nt.* **II** *adj* **3.** elastisch, dehnbar, biegsam, nachgebend, federnd. **4.** *phys.* (elastisch) verformbar, ausdehnungsfähig, expansionsfähig. **5.** Gummi-.
class I elastic Klasse-I-Gummizug *m.*
class II elastic Klasse-II-Gummizug *m.*
class III elastic Klasse-III-Gummizug *m.*
class IV elastic Klasse-IV-Gummizug *m.*
gum elastic Naturgummi *nt,* Kautschuk *m.*
interarch elastic → intermaxillary elastic.
intermaxillary elastic intermaxillärer Gummizug *m.*
intramaxillary elastic intramaxillärer Gummizug *m.*
maxillomandibular elastic → intermaxillary elastic.
rubber dam elastic Gummizug *m* aus Kofferdamgummi.
vertical elastic vertikaler Gummizug *m.*
e·las·ti·ca [ɪˈlæstɪkə] *n* **1.** Naturgummi *nt,* Kautschuk *m.* **2.** *anat.* Elastika *f,* Tunica elastica. **3.** Media *f,* Tunica media.
e·las·ti·cin [ɪˈlæstəsɪn] *n* → elastin.
e·las·tic·i·ty [ɪlæˈstɪsətɪ] *n* Dehnbarkeit *f,* Biegsamkeit *f,* Federkraft *f,* Elastizität *f.*
e·las·tin [ɪˈlæstɪn] *n* Gerüsteiweißstoff *m,* Elastin *nt.*
e·las·tin·ase [ɪˈlæstɪneɪz] *n* → elastase.
e·las·toi·do·sis [ɪˌlæstɔɪˈdəʊsɪs] *n derm.* Elastoidose *f,* Elastoidosis *f.*
e·las·tol·y·sis [ɪlæsˈtɑləsɪs] *n derm., patho.* Elastolyse *f,* Elastolysis *f.*
generalized elastolysis generalisierte Elastolyse *f,* Fallhaut *f,* Schlaffhaut *f,* Dermatochalasis *f,* Dermatomegalie *f,* Chalodermie *f,* Chalazodermie *f,* Cutis laxa(-Syndrom *nt*).
e·las·to·mer [ɪˈlæstəmər] *n chem.* Elastomer *nt.*
e·las·tom·e·try [ɪlæsˈtɑmətrɪ] *n* Elastometrie *f.*
e·las·to·mu·cin [ɪˌlæstəˈmjuːsɪn] *n* Elastomuzin *nt,* Elastomucin *nt.*
e·las·tor·rhex·is [ɪlæstəˈreksɪs] *n patho.* Elastorrhexis *f.*
e·las·tose [ɪˈlæstəʊs] *n* Elastose *f.*
e·las·to·sis [ɪlæsˈtəʊsɪs] *n* **1.** *patho.* (Gefäß-)Elastose *f.* **2.** *derm.* (Haut-)Elastose *f,* Elastosis *f.*
el·bow [ˈelbəʊ] *n* **1.** Ell(en)bogen *m; anat.* Cubitus *m.* **2.** Ell(en)bogengelenk *nt,* Articulatio cubiti/cubitalis. **3.** L-förmige Kurve *od.* Biegung *f,* Knick *m,* Krümmung *f,* Knie *nt.*
el·co·sis [elˈkəʊsɪs] *n* Geschwür(s)leiden *nt,* Helkosis *f.*
e·lec·tive [ɪˈlektɪv] *adj* auswählend, elektiv, Wahl-, Elektiv-.
e·lec·tric [ɪˈlektrɪk] *adj* elektrisch, Elektro-, Elektrizitäts-, Strom-.
e·lec·tri·cal [ɪˈlektrɪkl] *adj* → electric.
e·lec·tric·i·ty [ɪlekˈtrɪsətɪ] *n* **1.** Elektrizität *f;* Strom *m.* **2.** Elektrizitätslehre *f.*
frictional electricity Reibungselektrizität *f.*
galvanic electricity galvanischer Strom *m,* konstanter Gleichstrom *m.*
e·lec·tri·fi·ca·tion [ɪˌlektrɪfɪˈkeɪʃn] *n* **1.** Elektrisierung *f.* **2.** (*Behandlung*) Elektrisierung *f,* Elektrisieren *nt.*
e·lec·tri·fy [ɪˈlektrɪfaɪ] *vt* **1.** elektrisieren, elektrisch (auf-)laden; jdm. einen elektrischen Schlag versetzen. **2.** mit elektrischem Strom behandeln, elektrisieren.
e·lec·tro·ac·u·punc·ture [ɪˌlektrəʊˈækjʊpʌŋktʃər] *n* Elektroakupunktur *f.*
e·lec·tro·aer·o·sol [ɪˌlektrəʊˈeərəsɔl] *n* Elektroaerosol *nt.*
e·lec·tro·af·fin·i·ty [ɪˌlektrəʊəˈfɪnətɪ] *n* Elektro(nen)affinität *f.*
e·lec·tro·an·al·ge·si·a [ɪˌlektrəʊˌænlˈdʒiːzɪə] *n* Elektroanalgesie *f.*
e·lec·tro·an·es·the·sia [ɪˌlektrəʊænəsˈθiːʒə] *n anes.* Elektroanästhesie *f.*
e·lec·tro·car·di·o·gram [ɪˌlektrəʊˈkɑːrdɪəgræm] *n* Elektrokardiogramm *nt.*
e·lec·tro·car·di·o·graph [ɪˌlektrəʊˈkɑːrdɪəgræf] *n* Elektrokardiograph *m.*
e·lec·tro·car·di·o·graph·ic [ɪˌlektrəʊˌkɑːrdɪəˈgræfɪk] *adj* Elektrokardiographie betr., mittels Elektrokardiographie, elektrokardiographisch.
e·lec·tro·car·di·og·ra·phy [ɪˌlektrəʊˌkɑːrdɪˈɑgrəfɪ] *n* Elektrokardiographie *f.*
e·lec·tro·car·di·o·pho·no·gram [ɪˌlektrəʊˌkɑːrdɪəˈfəʊnəgræm] *n* Elektrokardiophonogramm *nt.*

e·lec·tro·car·di·os·co·py [ɪˌlektrəʊˌkɑːrdɪˈɑskəpɪ] *n* Elektrokardioskopie *f,* (Oszillo-)Kardioskopie *f.*
e·lec·tro·ca·tal·y·sis [ɪˌlektrəʊkəˈtæləsɪs] *n* elektrische Katalyse *f,* Elektrokatalyse *f.*
e·lec·tro·cau·ter·i·za·tion [ɪˌlektrəʊˌkɔːtəraɪˈzeɪʃn] *n* Elektrokauterisation *f,* Elektrokaustik *f.*
e·lec·tro·cau·ter·y [ɪˌlektrəʊˈkɔːtərɪ] *n* **1.** Elektrokauter *m,* Elektrokaustiknadel *f.* **2.** Elektrokauterisation *f,* Elektrokaustik *f.*
e·lec·tro·chem·is·try [ɪˌlektrəʊˈkemɪstrɪ] *n* Elektrochemie *f.*
e·lec·tro·chro·ma·tog·ra·phy [ɪˌlektrəʊˌkrəʊməˈtɑgrəfɪ] *n* → electrophoresis.
e·lec·tro·co·ag·u·la·tion [ɪˌlektrəʊkəʊˌægjəˈleɪʃn] *n* Elektrokoagulation *f,* Kaltkaustik *f.*
e·lec·tro·cor·ti·cog·ra·phy [ɪˌlektrəʊˌkɔːrtɪˈkɑgrəfɪ] *n* Elektrokortikographie *f.*
e·lec·trode [ɪˈlektrəʊd] *n* Elektrode *f.*
fulgurating electrode Fulgurationselektrode *f.*
glass electrode Glaselektrode *f.*
needle electrode Nadelelektrode *f.*
negative electrode Kathode *f.*
positive electrode Anode *f.*
e·lec·tro·di·ag·no·sis [ɪˌlektrəʊˌdaɪəgˈnəʊsɪs] *n* Elektrodiagnostik *f.*
e·lec·tro·di·ag·nos·tics [ɪˌlektrəʊˌdaɪəgˈnɑstɪks] *pl* → electrodiagnosis.
e·lec·tro·di·al·y·sis [ɪˌlektrəʊdaɪˈæləsɪs] *n* Elektrodialyse *f.*
e·lec·tro·di·a·phane [ɪˌlektrəʊˈdaɪəfeɪn] *n* Diaphanoskop *nt.*
e·lec·tro·di·aph·a·no·scope [ɪˌlektrəʊdaɪˈæfənəskəʊp] *n* → electrodiaphane.
e·lec·tro·di·aph·a·nos·co·py [ɪˌlektrəʊdaɪˌæfəˈnɑskəpɪ] *n* Durchleuchten *nt,* Transillumination *f,* Diaphanie *f,* Diaphanoskopie *f.*
e·lec·tro·dy·nam·ics [ɪˌlektrəʊdaɪˈnæmɪks] *pl phys.* Elektrodynamik *f.*
e·lec·tro·en·ceph·a·lo·gram [ɪˌlektrəʊenˈsefələgræm] *n* Elektronenzephalogramm *nt.*
e·lec·tro·en·ceph·a·log·ra·phy [ɪˌlektrəʊenˌsefəˈlɑgrəfɪ] *n* Elektroenzephalographie *f.*
e·lec·tro·ex·cis·ion [ɪˌlektrəʊekˈsɪʒn] *n* elektrochirurgische Exzision *f,* Elektroexzision *f.*
e·lec·tro·gram [ɪˈlektrəʊgræm] *n* Elektrogramm *nt,* Elektrometerdiagramm *nt.*
e·lec·tro·graph [ɪˈlektrəʊgræf] *n* **1.** Elektrogramm *nt,* Elektrometerdiagramm *nt.* **2.** registrierendes Elektrometer *nt,* Elektrograph *m.*
e·lec·tro·ky·mog·ra·phy [ɪˌlektrəʊkaɪˈmɑgrəfɪ] *n radiol.* Elektrokymographie *f,* Fluorokardiographie *f.*
e·lec·trol·y·sis [ɪlekˈtrɑləsɪs] *n* **1.** *chem., phys.* Elektrolyse *f.* **2.** *derm.* (therapeutische) Elektrolyse *f,* Elektro-, Galvanopunktur *f,* Elektrostixis *f.*
fusion electrolysis *electr.* Schmelzflußelektrolyse *f.*
e·lec·tro·lyte [ɪˈlektrəlaɪt] *n* Elektrolyt *m.*
amphoteric electrolyte → ampholyte.
e·lec·tro·lyze [ɪˈlektrəʊlaɪz] *vt* mittels Elektrolyse zersetzen, elektrolysieren.
e·lec·tro·mag·net [ɪˌlektrəʊˈmægnɪt] *n* Elektromagnet *m.*
e·lec·tro·mag·net·ics [ɪˌlektrəʊmægˈnetɪks] *pl* → electromagnetism.
e·lec·tro·mag·net·ism [ɪˌlektrəʊˈmægnɪtɪzəm] *n* Elektromagnetismus *m.*
e·lec·tro·mal·let [ɪˌlektrəʊˈmælɪt] *n* Elektrohammer *m,* Elektrokondensierer *m.*
McShirley electromallet McShirley-Elektrokondensierer *m,* McShirley-Elektrohammer *m.*
e·lec·tro·ma·nom·e·ter [ɪˌlektrəʊməˈnɑmɪtər] *n* Elektromanometer *nt.*
e·lec·tro·mas·sage [ɪˌlektrəʊməˈsɑːʒ, -sɑːdʒ] *n* Elektromassage *f.*
e·lec·trom·e·ter [ɪlekˈtrɑmɪtər] *n* Elektrometer *nt.*
e·lec·trom·e·try [ɪlekˈtrɑmətrɪ] *n chem.* Elektrometrie *f.*
e·lec·tro·my·o·gram [ɪˌlektrəʊˈmaɪəgræm] *n* Elektromyogramm *nt.*
e·lec·tro·my·o·graph [ɪˌlektrəʊˈmaɪəgræf] *n* Elektromyograph *m.*
e·lec·tro·my·og·ra·phy [ɪˌlektrəʊmaɪˈɑgrəfɪ] *n* Elektromyographie *f.*
e·lec·tron [ɪˈlektrɑn] **I** *n* Elektron *nt.* **II** *adj* Elektronen-.
e·lec·tro·nar·co·sis [ɪˌlektrəʊnɑːrˈkəʊsɪs] *n* Elektronarkose *f.*
e·lec·tro·neu·rog·ra·phy [ɪˌlektrəʊnjʊəˈrɑgrəfɪ] *n* → electroneuronography.
e·lec·tro·neu·rol·y·sis [ɪˌlektrəʊnjʊəˈrɑləsɪs] *n* Elektroneurolyse *f.*
e·lec·tro·neu·ro·my·og·ra·phy [ɪˌlektrəʊˌnjʊərəmaɪˈɑgrəfɪ] *n* Elektroneuromyographie *f.*

e·lec·tro·neu·ro·nog·ra·phy [ɪˌlektrəʊˌnjʊərə'nɑgrəfɪ] *n* Elektroneurographie *f*, Elektroneuronographie *f*.
e·lec·tro·nys·tag·mog·ra·phy [ɪˌlektrəʊˌnɪstæg'mɑgrəfɪ] *n* Elektronystagmographie *f*.
e·lec·tro·op·tics [ɪˌlektrəʊ'ɑptɪks] *pl* Elektrooptik *f*.
e·lec·tro·os·mose [ɪˌlektrəʊ'ɑzməʊs] *n* → electroosmosis.
e·lec·tro·os·mo·sis [ɪˌlektrəʊɑz'məʊsɪs] *n* Elektroosmose *f*.
e·lec·tro·pher·o·gram [ɪˌlektrəʊ'ferəgræm] *n* Elektropherogramm *nt*, Pherogramm *nt*.
e·lec·tro·pho·re·gram [ɪˌlektrəʊ'fəʊrəgræm] *n* → electropherogram.
e·lec·tro·pho·re·sis [ɪˌlektrəʊfə'riːsɪs] *n* Elektrophorese *f*.
  gel electrophoresis Gelelektrophorese *f*.
  polyacrylamide gel electrophoresis Polyacrylamidgelelektrophorese *f*.
e·lec·tro·pho·ret·o·gram [ɪˌlektrəʊfə'retəgræm] *n* → electropherogram.
e·lec·tro·phys·i·ol·o·gy [ɪˌlektrəʊˌfɪzɪ'ɑlədʒɪ] *n* Elektrophysiologie *f*.
e·lec·tro·plate [ɪ'lektrəʊpleɪt] *vt* galvanisieren, elektroplattieren.
e·lec·tro·plat·ing [ɪ'lektrəʊpleɪtɪŋ] *n* Galvanisieren *nt*, Elektroplattieren *nt*.
e·lec·tro·plex·y [ɪ'lektrəʊpleksɪ] *n* elektrischer Schock *m*, Elektroschock *m*.
e·lec·tro·punc·ture [ɪˌlektrəʊ'pʌŋktʃər] *n* Elektropunktur *f*.
e·lec·tro·re·sec·tion [ɪˌlektrəʊrɪ'sekʃn] *n* Elektroresektion *f*.
e·lec·tro·shock [ɪ'lektrəʊʃɑk] *n* **1.** elektrischer Schock *m*, Elektroschock *m*. **2.** Elektroschocktherapie *f*, Elektrokrampftherapie *f*, Elektrokrampfbehandlung *f*. **3.** *card*. Elektroschock *m*.
e·lec·tros·mo·sis [ɪˌlektrɑz'məʊsɪs] *n* → electroosmosis.
e·lec·tro·stat·ics [ɪˌlektrəʊ'stætɪks] *pl* Elektrostatik *f*.
e·lec·tro·ster·il·i·za·tion [ɪˌlektrəʊˌsterɪlə'zeɪʃn] *n* Elektrosterilisierung *f*.
  root canal electrosterilization Wurzelkanalelektrosterilisierung *f*.
e·lec·tro·stim·u·la·tion [ɪˌlektrəʊˌstɪmjə'leɪʃn] *n* elektrische Reizung *f*, Elektrostimulation *f*.
e·lec·tro·sur·ger·y [ɪˌlektrəʊ'sɜrdʒərɪ] *n* Elektrochirurgie *f*.
e·lec·tro·sur·gi·cal [ɪˌlektrəʊ'sɜrdʒɪkl] *adj* Elektrochirurgie betr., elektrochirurgisch.
e·lec·tro·ther·a·peu·tics [ɪˌlektrəʊˌθerə'pjuːtɪks] *pl* Elektrotherapie *f*.
e·lec·tro·ther·a·py [ɪˌlektrəʊ'θerəpɪ] *n* → electrotherapeutics.
e·lec·tro·tome [ɪ'lektrəʊtəʊm] *n* elektrisches Skalpell *nt*, Elektrotom *nt*.
e·lec·trot·o·my [ɪlek'trɑtəmɪ] *n* Elektrotomie *f*.
e·lec·trot·o·nus [ɪlek'trɑtnəs] *n* Elektrotonus *m*.
e·lec·tro·ver·sion [ɪˌlektrəʊ'vɜrʒn] *n card*. Elektrokonversion *f*, Elektroversion *f*, Elektroreduktion *f*, Synchrondefibrillation *f*, Kardioversion *f*.
e·lec·tu·ar·y [ɪ'lektʃuːerɪ] *n pharm*. **1.** Latwerge *f*, Electuarium *nt*. **2.** Linctus *m*.
el·e·ment ['eləmənt] *n* **1.** Element *nt*; Bauteil *nt*, Baustein *m*; Grundbestandteil *m*. **2.** *mathe*., *phys*. Element *nt*; *electr*. Element *nt*, Zelle *f*; *chem*. Grundstoff *m*. **3. elements** *pl* Grundlagen *pl*.
  female element Matrize *f*.
  male element Patrize *f*.
  trace elements Spurenelemente *pl*, Mikroelemente *nt*, Bioelemente *pl*, Spurenstoffe *pl*.
el·e·men·tal [elə'mentl] *adj* elementar, ursprünglich; wesentlich, grundlegend, Elementar-, Ur-.
el·e·men·ta·ry [elə'ment(ə)rɪ] *adj* **1.** elementar, ursprünglich; wesentlich, grundlegend, Elementar-, Ur-. **2.** elementar, einfach, simpel. **3.** *chem*., *mathe*., *phys*. elementar, Elementar-. **4.** rudimentär, unterentwickelt.
el·e·phan·ti·a·sis [eləfən'taɪəsɪs] *n* **1.** *patho*. Elephantiasis *f*. **2.** Elephantiasis tropica.
  elephantiasis gingivae fibröse Gingivahyperplasie *f*, fibröse Zahnfleischhyperplasie *f*, Fibromatosis gingivae, Elephantiasis gingivae.
  gingival elephantiasis → elephantiasis gingivae.
el·e·vate ['eləveɪt] *vt* erhöhen; (auf-, hoch-)heben; (*Stimme, Blick*) erheben; (*Niveau*) heben, verbessern.
el·e·vat·ed ['eləveɪtɪd] *adj* erhöht; gehoben; hoch, Hoch-.
el·e·va·tion [elə'veɪʃn] *n* Erhöhung *f*, Elevation *f*, (Auf-, Hoch-)Heben *nt*, Anhebung *f*; (*Niveau*) Hebung *f*, Verbesserung *f*.
  tooth elevation Zahnverlängerung *f*, Extrusion *f*, Elongation *f*, Egression *f*.
el·e·va·tor ['eləveɪtər] *n* **1.** *anat*. Heber *m*, Hebemuskel *m*, Levator *m*, Musculus levator. **2.** *chir*. Elevatorium *nt*, Raspatorium *nt*. **3.** Hebel *m*, Heber *m*. **4.** Lift *m*, Fahrstuhl *m*, Aufzug *m*
  Allen periosteal elevator Allen-Raspatorium *nt*.
  angled elevator abgewinkelter Hebel *m*.
  angular elevator abgewinkelter Hebel *m*.
  apical elevator Apikalwurzelheber *m*.
  Barr periosteal elevator Barr-Raspatorium *nt*.
  Barry's elevator Barry-Wurzelheber *m*.
  Bein elevator Bein-Hebel *m*.
  Berten elevator Berten-Hebel *m*.
  Chompret's elevator Chompret-Raspatorium *nt*.
  Coupland elevator Coupland-Wurzelheber *m*.
  cross bar elevator Zahnhebel *m* mit T-Griff.
  Cryer elevator Cryer-Wurzelheber *m*.
  Cryer root elevator Cryer-Wurzelheber *m*.
  dental elevator Zahnhebel *m*, Hebel *m*, Heber *m*.
  Freer's elevator Freer-Elevatorium *nt*.
  Goldman-Fox periosteal elevator Goldman-Fox-Raspatorium *nt*.
  Heidebrink's elevator Heidebrink-Wurzelhebel *m*.
  Henahan periosteal elevator Henahan-Raspatorium *nt*.
  Howarth periosteal elevator Howarth-Raspatorium *nt*.
  Hu-Friedy Elevator Hu-Friedy-Raspatorium *nt*.
  Hylin periosteal elevator Hylin-Raspatorium *nt*.
  Joseph periosteal elevator Joseph-Raspatorium *nt*.
  Lecluse elevator Lecluse-Hebel *m*, Lecluse-Wurzelheber *m*.
  Lederer periosteal elevator Lederer-Raspatorium *nt*.
  malar elevator Jochbeinhaken *m*.
  McKenty's elevator McKenty-Elevatorium *nt*.
  Mead periosteal elevator Mead-Raspatorium *nt*.
  Miller elevator Miller-Hebel *m*.
  Molt elevator Molt-Raspatorium *nt*.
  Ohl elevator Ohl-Raspatorium *nt*.
  periosteal elevator Periostelevatorium *nt*; Rasparatorium *nt*.
  periosteum elevator → periosteal elevator.
  Potts' elevator Potts-Wurzelheber *m*.
  Potts' cross bar elevator → Potts' elevator.
  Prichard periosteal elevator Prichard-Raspatorium *nt*.
  root apex elevator Apikalwurzelheber *m*.
  root elevator Wurzelheber *m*, Wurzelhebel *m*.
  root tip elevator Wurzelspitzenheber *m*.
  Sebileau's elevator Sebileau-Elevatorium *nt*.
  Seldin elevator 1. Seldin-Wurzelheber *m*. **2.** Seldin-Raspartotium *nt*.
  Seldin periosteal elevator Seldin-Raspartotium *nt*.
  Seldin root elevator Seldin-Wurzelheber *m*.
  subperiosteal elevator Raspatorium *nt*.
  T-bar elevator Zahnhebel *m* mit T-Griff.
  tooth elevator Zahnhebel *m*, Hebel *m*, Heber *m*.
  Trélat's elevator Trélat-Raspatorium *nt*.
  West periosteal elevator West-Raspatorium *nt*.
  Williger elevator 1. Williger-Raspatorium *nt*. **2.** Williger-Elevatorium *nt*.
  Williger periosteal elevator Williger-Raspatorium *nt*.
  Winter's elevator Winter-Wurzelheber *m*.
  Woodson elevator Woodson-Raspatorium *nt*.
e·lim·i·nate [ɪ'lɪmənеɪt] *vt* **1.** beseitigen, entfernen, ausmerzen, eliminieren (*from* aus). **2.** *chem*., *pharm*. ausscheiden, eliminieren.
e·lim·i·na·tion [ɪˌlɪmə'neɪʃn] *n* **1.** Beseitigung *f*, Entfernung *f*, Ausmerzung *f*, Eliminierung *f*. **2.** *chem*., *pharm*. Ausscheidung *f*, Elimination *f*. **3.** *mathe*. Elimination *f*.
e·lin·gua·tion [ɪlɪŋ'gweɪʃn] *n* Zungen(teil)amputation *f*, Glossektomie *f*.
e·lix·ir [ɪ'lɪksər] *n pharm*. Elixier *f*.
el·ko·sis [el'kəʊsɪs] *n* Geschwür(s)leiden *nt*, Helkosis *f*.
el·lip·soid [ɪ'lɪpsɔɪd] **I** *n* **1.** *anat*. spindel- *od*. ellipsenförmige Struktur *f*. **2.** (*Milz*) Ellipsoid *nt*, Schweigger-Seidel-Hülse *f*. **3.** *mathe*., *phys*. Ellipsoid *nt*. **II** *adj* ellipsenförmig, ellipsenähnlich, ellipsoid, elliptisch.
el·lip·to·cyte [ɪ'lɪptəsaɪt] *n hema*. Elliptozyt *m*, Ovalozyt *m*.
el·lip·to·cy·to·sis [ɪˌlɪptəsaɪ'təʊsɪs] *n hema*. Dresbach-Syndrom *nt*, hereditäre Elliptozytose *f*, Ovalozytose *f*, Kamelozytose *f*, Elliptozytenanämie *f*.
e·lon·gate [ɪ'lɔːŋgeɪt, 'iːlæŋgeɪt] **I** *adj* → elongated. **II** *vt* verlängern; strecken, dehnen. **III** *vi* s. verlängern, länger werden.
e·lon·gat·ed [ɪ'lɔːŋgeɪtɪd, 'iːlæŋ-] *adj* verlängert; (aus-)gestreckt, länglich.
e·lon·ga·tion [ɪlɔːŋ'geɪʃn, iːlæŋ-] *n* **1.** Verlängerung *f*; Dehnung *f*, Streckung *f*. **2.** *patho*. Elongation *f*, Elongatio *f*. **3.** *phys*. Elongation *f*.
  tooth elongation Zahnverlängerung *f*, Extrusion *f*, Elongation *f*, Egression *f*.
e·ma·ci·at·ed [ɪ'meɪʃɪeɪtɪd] *adj* **1.** abgemagert, abgezehrt, ausgezehrt, ausgemergelt. **2.** *chem*. ausgelaugt.
e·ma·ci·a·tion [ɪˌmeɪʃɪ'eɪʃn] *n* **1.** Auszehrung *f*, (extreme) Abmagerung *f*, Emaciatio *f*. **2.** *chem*. Auslaugung *f*.

em·bed [emˈbed] *vt* **1.** (*a. histol.*) (ein-)betten; (ein-)lagern. **2.** (fest) umschließen, umhüllen, einhüllen.
em·bed·ding [emˈbedɪŋ] *n histol., patho.* Einbetten *nt*, Einbettung *f*.
em·bo·lec·to·my [embəˈlektəmɪ] *n* operative Embolusentfernung *f*, intraluminale Desobliteration *f*, Embolektomie *f*.
em·bol·ic [emˈbɒlɪk] *adj* Embolus *od.* Embolie betr., embolisch, Embolie-, Embolus-.
em·bol·i·form [emˈbɒlɪfɔːrm] *adj anat.* **1.** keilförmig. **2.** embolusähnlich, pfropfenförmig, emboliform.
em·bo·lism [ˈembəlɪzəm] *n* Embolie *f*, Embolia *f*.
  air embolism Luftembolie *f*.
  crossed embolism paradoxe/gekreuzte Embolie *f*.
  fat embolism Fettembolie *f*.
  gas embolism Luftembolie *f*, Gasembolie *f*.
  oil embolism Fettembolie *f*.
  paradoxical embolism paradoxe/gekreuzte Embolie *f*.
  pulmonary embolism Lungenembolie *f*.
em·bo·li·za·tion [ˌembəlɪˈzeɪʃn] *n* **1.** *patho.* Embolusbildung *f*, Embolusentstehung *f*. **2.** *chir.* (therapeutische) Embolisation *f*; Katheterembolisation *f*.
em·bo·lize [ˈembəlaɪz] *vt chir.* embolisieren.
em·bo·lus [ˈembələs] *n*, *pl* **em·bo·li** [ˈembəlaɪ, ˈembəliː] Embolus *m*.
  arterial embolus arterieller Embolus *m*.
  bland embolus blander Embolus *m*.
  pantaloon embolus → riding embolus.
  riding embolus reitender Embolus *m*, Sattelembolus *m*.
  saddle embolus → riding embolus.
  septic embolus septischer Embolus *m*.
  straddling embolus → riding embolus.
em·bry·o [ˈembrɪəʊ] **I** *n*, *pl* **em·bry·os** Embryo *m*. **II** *adj* → embryonic. **in embryo** *fig.* im Werden, im Entstehen.
em·bry·o·blast [ˈembrɪəʊblæst] *n* Embryoblast *m*.
em·bry·o·gen·e·sis [ˌembrɪəʊˈdʒenəsɪs] *n* Embryogenese *f*, Embryogenie *f*.
em·bry·o·gen·ic [embrɪəʊˈdʒenɪk] *adj* **1.** Embryogenese betr., embryogen. **2.** einen Embryo bilden, embryogen.
em·bry·og·e·ny [ˌembrɪˈɒdʒənɪ] *n* → embryogenesis.
em·bry·ol·o·gy [ˌembrɪˈɒlədʒɪ] *n* Embryologie *f*.
em·bry·o·ma [embrɪˈəʊmə] *n* embryonaler Tumor *m*, Embryom(a) *nt*.
em·bry·o·nal [ˈembrɪənl, ˌembrɪˈəʊnl] *adj* → embryonic.
em·bry·o·nary [ˈembrɪənerɪ] *adj* → embryonic.
em·bry·on·ic [ˌembrɪˈɒnɪk] *adj* Embryo *od.* Embryonalstadien betr., embryonal, embryonisch, Embryo-, Embryonal-.
em·bry·op·a·thy [embrɪˈɒpəθɪ] *n* Embryopathie *f*, Embryopathia *f*.
  rubella embryopathy Rötelnembryopathie *f*, Rubeolaembryopathie *f*, Embryopathia rubeolosa.
em·bry·o·plas·tic [ˌembrɪəˈplæstɪk] *adj* Embryobildung betr., embryoplastisch.
em·bry·o·tox·ic [ˌembrɪəʊˈtɒksɪk] *adj* den Embryo schädigend, embryotoxisch.
em·bry·o·tox·on [embrɪəʊˈtɒksən] *n* **1.** *ped.* Embryotoxon *nt*. **2.** *ophthal.* Embryotoxon *nt*, Arcus lipoides juvenilis.
em·bry·ous [ˈembrɪəs] *adj* → embryonic.
e·mer·gence [ɪˈmɜːrdʒəns] *n* **1.** Auftauchen *nt*, Aufkommen *nt*; Hervortreten *nt*, Entstehung *f*. **2.** *pharm.* Emergence *f*.
e·mer·gen·cy [ɪˈmɜːrdʒənsɪ] **I** *n* Notfall *m*; Not(lage *f*) *f*. **in case of emergency, in an emergency** im Notfall. **II** *adj* Not-, Behelfs-, Hilfs-. **for emergency use only** nur für den Notfall.
e·mer·gent [ɪˈmɜːrdʒənt] *adj* **1.** Not(fall) betr., Not-, Behelfs-, Hilfs-. **2.** ausbrechend, auftretend, in Erscheinung tretend, zum Vorschein kommend. **3.** *s.* entwickelnd, entstehend.
em·e·sis [ˈeməsɪs] *n* (Er-)Brechen *nt*, Emesis *f*.
e·met·ic [əˈmetɪk] **I** *n pharm.* Brechmittel *nt*, Emetikum *nt*. **II** *adj* Brechreiz *od.* Erbrechen auslösend, emetisch.
em·e·to·ca·thar·tic [ˌemətəʊkəˈθɑːrtɪk] **I** *n pharm.* kombiniertes Abführ- u. Brechmittel *nt*, Emetokathartikum *nt*. **II** *adj* emetisch u. kathartisch.
em·e·to·gen·ic [emətəʊˈdʒenɪk] *adj* durch Erbrechen bedingt *od.* ausgelöst, emetogen.
em·i·gra·tion [ˌemɪˈgreɪʃn] *n immun., hema.* Emigration *f*; Diapedese *f*.
em·i·nence [ˈemɪnəns] *n* Vorsprung *m*, Erhöhung *f*, Höcker *m*; *anat.* Eminentia *f*.
  articular eminence Tuberculum articulare.
  facial eminence Fazialishügel *m*, Colliculus facialis.
  frontal eminence Stirnhöcker *m*, Tuber frontale, Eminentia frontalis.

hypobranchial eminence *embryo.* Hypobranchialhöcker *m*, Copula *f* (linguae).
  parietal eminence Tuber parietale.
  temporomandibular joint articular eminence Tuberculum articulare.
  thyroid eminence Adamsapfel *m*, Prominentia laryngea.
em·is·sa·ri·um [ˌemɪˈseərɪəm] *n*, *pl* **em·is·sa·ria** [ˌemɪˈseərɪə] Emissarium *nt*, Vena emissaria.
em·is·sar·y [ˈemɪˌserɪ; -sərɪ] *n*, *pl* **em·is·sar·ies 1.** Emissarium *nt*, Vena emissaria. **2.** (*Schädel*) Venenaustrittsstelle *f*.
e·mis·sion [ɪˈmɪʃn] *n* **1.** Ausstoß *m*; Ausstrahlung *f*, Abstrahlung *f*; Absonderung *f*, Ausscheidung *f*; *phys.* Emission *f*, Aussendung *f*. **2.** Ausströmen *nt*, Verströmen *nt*. **3.** *physiol.* unwillkürliche Ejakulation *f*; Ausfluß *m*.
e·mit [ɪˈmɪt] *vt* ausstoßen; (*Wärme*) abstrahlen, ausstrahlen; verströmen; absondern, ausscheiden; *phys.* emittieren, aussenden.
e·mol·lient [ɪˈmɒljənt] **I** *n pharm.* erweichendes Mittel *nt*, Emolliens *nt*, Emollientium *nt*. **II** *adj* lindernd, beruhigend, weichmachend.
em·phrax·is [emˈfræksɪs] *n* (*Gefäß*) Verstopfung *f*, Blockierung *f*, Emphraxis *f*.
em·phy·se·ma [emfəˈsiːmə] *n* **1.** Aufblähung *f*, Emphysem *nt*, Emphysema *nt*. **2.** Lungenemphysem *nt*, Lungenblähung *f*, Emphysema pulmonum.
  cutaneous emphysema Hautemphysem *nt*, Emphysema subcutaneum.
  interstitial emphysema 1. Darmemphysem *nt*, Emphysema intestini. **2.** Darmwandemphysem *nt*, Pneumatosis cystoides intestini.
  intestinal emphysema Darm(wand)emphysem *nt*, Pneumatosis cystoides intestini.
  emphysema of lung → pulmonary emphysema.
  mediastinal emphysema Hamman-Syndrom *nt*, (spontanes) Mediastinalemphysem *nt*, Pneumomediastinum *nt*.
  pulmonary emphysema Lungenemphysem *nt*, Lungenblähung *f*, Emphysema pulmonum.
  subcutaneous emphysema Hautemphysem *nt*, Emphysema subcutaneum.
em·phy·sem·a·tous [ˌemfəˈsemətəs, -ˈsiː-] *adj* emphysemartig, emphysematös.
em·pir·ic [emˈpɪrɪk] **I** *n* Empiriker(in *f*) *m*. **II** *adj* auf Erfahrung beruhend, empirisch, Erfahrungs-.
em·pir·i·cism [emˈpɪrəsɪzəm] *n* Empirie *f*, Erfahrungsmethode *f*.
em·plas·trum [emˈplæstrəm] *n pharm.* Pflaster *nt*, Emplastrum *nt*.
emp·ty [ˈemptɪ] **I** *adj* leer. **empty of** ohne. **take an empty stomach** auf nüchternen Magen nehmen. **II** *vt* **1.** (aus-, ent-)lerren, leer machen. **2.** leeren, (aus-)gießen (*into* in). **III** *vi* **3.** leer werden, *s.* leeren. **4.** (*Vene*) münden (*into* in). **5.** (*Blase/Darm*) *s.* entleeren.
emp·ty·sis [ˈemtəsɪs] *n* **1.** Aushusten *nt*, Abhusten *nt*, Expektoration *f*, Expektorieren *nt*. **2.** Bluthusten *nt*, Blutspucken *nt*, Hämoptoe *f*, Hämoptyse *f*, Hämoptysis *f*.
em·py·e·ma [empaɪˈiːmə] *n*, *pl* **em·py·e·mas, em·py·e·ma·ta** [empaɪˈiːmətə] Empyem *nt*, Empyema *nt*.
e·mul·si·fi·ca·tion [ɪˌmʌlsɪfɪˈkeɪʃn] *n* Emulgieren *nt*, Emulgierung *f*.
e·mul·si·fi·er [ɪˈmʌlsəfaɪər] *n* Emulgator *m*.
e·mul·sion [ɪˈmʌlʃn] *n* Emulsion *f*, *pharm.* Emulsio *f*.
e·mul·soid [ɪˈmʌlsɔɪd] *n* Emulsionskolloid *nt*, Emulsoid *nt*.
e·mul·sum [ɪˈmʌlsəm] *n*, *pl* **e·mul·sa** [ɪˈmʌlsə] → emulsion.
e·nam·el [ɪˈnæml] **I** *n* **1.** Email(le *f*) *nt*, Schmelzglas *nt*. **2.** *techn.* Lack *m*, Glasur *f*, Schmelz *m*. **3.** *anat.* Zahnschmelz *m*, Adamantin *nt*, Substantia adamantina, Enamelum *nt*. **II** *adj* **4.** Email-, Emaillier-. **5.** (Zahn-)Schmelz-. **III** *vt* emaillieren, glasieren, lackieren.
  aprismatic enamel prismenlose Schmelzschicht *f*, prismenfreie Schmelzschicht *f*.
  ceramic enamel Keramikverblendkrone *f*.
  cervical enamel Schmelz *m* des Zahnhalses, zervikaler Zahnschmelz *m*, Zervikalschmelz *m*.
  curled enamel Zahnschmelz *m* mit wellenförmigen Prismen, wellenförmiger Schmelz *m*, wellenförmiger Zahnschmelz *m*.
  decalcified enamel entkalkter Schmelz *m*, entklakter Zahnschmelz *m*.
  dental enamel Zahnschmelz *m*, Schmelz *m*, Adamantin *nt*, Substantia adamantina, Enamelum *nt*.
  dwarfed enamel Zahnschmelzmangel *m*, zu dünne Schmelzschicht *f*.
  gnarled enamel Zahnschmelz *m* mit wellenförmigen Prismen, wellenförmiger Schmelz *m*, wellenförmiger Zahnschmelz *m*.
  hereditary brown enamel Amelogenesis imperfecta.
  human enamel menschlicher Schmelz *m*, menschlicher Zahnschmelz *m*.

enameloblast

hypoplastic enamel Schmelzhypoplasie *f*, Zahnschmelzhypoplasie *f*.
mottled enamel Fluorose *f* der Zähne, Zahnfluorose *f*, gefleckter Zahnschmelz *m*.
nanoid enamel Zahnschmelzmangel *m*, zu dünne Schmelzschicht *f*.
opaque enamel dunkel-trüber Schmelz *m*, dunkel-trüber Zahnschmelz *m*
porcelain enamel Porzellanschalenverblendkrone *f*.
postnatal enamel postnataler Zahnschmelz *m*.
prenatal enamel pränataler Zahnschmelz *m*.
straight enamel Zahnschmelz *m* mit geradlinigen Prismen.
tooth enamel → dental enamel.

e·nam·el·o·blast [ɪ'næmələʊblæst] *n* Adamantoblast *m*, Ameloblast *m*, Ganoblast *m*.
e·nam·el·o·blas·to·ma [ɪˌnæmələʊblæs'təʊmə] *n* Adamantinom *nt*, Ameloblastom *nt*.
e·nam·el·o·ma [ɪˌnæmə'ləʊmə] *n* Schmelzperle *f*, Enamelom *nt*.
e·nam·el·um [ɪ'næmɪləm] *n anat*. (Zahn-)Schmelz *m*, Adamantin *nt*, Substantia adamantina, Enamelum *nt*.
en·an·them [ɪ'nænθəm] *n* → enanthema.
en·an·the·ma [ɪˌnæn'θiːmə] *n*, *pl* **en·an·the·ma·ta** [ɪˌnæn'θiːmətə] Schleimhautausschlag *m*, Enanthem *nt*.
en·an·them·a·tous [ɪˌnæn'θemətəs] *adj* Enanthem betr., enanthematös, Enanthem-.
e·nan·ti·om·er·ism [ɪˌnæntɪ'ɑmərɪzəm] *n* optische Isomerie *f*, Spiegelbildisomerie *f*, Enantiomerie *f*.
en·an·ti·o·mor·phism [ɪˌnæntɪəʊ'mɔːrfɪzəm] *n* → enantiomerism.
en·ar·thro·sis [ˌenɑːr'θrəʊsɪs] *n*, *pl* **en·ar·thro·ses** [ˌenɑːr'θrəʊsiːz] Nußgelenk *nt*, Enarthrose *f*, Articulatio cotylica, Enarthrosis sphaeroidea.
en·cap·su·lat·ed [ɪn'kæps(j)əleɪtɪd] *adj* verkapselt, eingekapselt.
en·cap·suled [ɪn'kæpsjuːld] *adj* → encapsulated.
en·ceph·a·lal·gia [enˌsefə'lældʒ(ɪ)ə] *n* Kopfschmerz(en *pl*) *m*, Kopfweh *nt*, Kephalgie *f*, Kephalalgie *f*, Kephal(a)ea *f*, Cephalgia *f*, Cephalalgia *f*, Cephal(a)ea *f*, Kephalodynie *f*, Zephalgie *f*, Zephalalgie *f*.
en·ce·phal·ic [ˌensɪ'fælɪk, ˌenkə-] *adj* Gehirn/Encephalon betr., enzephal, Hirn-, Gehirn-, Encephal(o)-, Enzephal(o)-.
en·ceph·a·li·tis [enˌsefə'laɪtɪs] *n* Gehirnentzündung *f*, Enzephalitis *f*, Encephalitis *f*.
encephalo- *pref*. Gehirn-, Enzephal(o)-, Encephal(o)-.
en·ceph·a·lo·dyn·ia [enˌsefələʊ'dɪnɪə] *n* → encephalalgia.
en·ceph·a·log·ra·phy [enˌsefə'lɑgrəfɪ] *n radiol*. Enzephalographie *f*.
en·ceph·a·lo·ma·la·cia [enˌsefələmə'leɪʃ(ɪ)ə] *n patho., neuro*. (Ge-)Hirnerweichung *f*, Enzephalomalazie *f*, Encephalomalazie *f*, Encephalomalacia *f*.
en·ceph·a·lo·men·in·gi·tis [enˌsefələʊˌmenɪn'dʒaɪtɪs] *n* Entzündung *f* von Gehirn u. Hirnhäuten, Enzephalomeningitis *f*, Encephalomeningitis *f*, Meningoenzephalitis *f*, Meningoencephalitis *f*.
en·ceph·a·lo·me·nin·go·cele [enˌsefələʊmɪ'nɪŋgəsiːl] *n* Enzephalomeningozele *f*, Meningoenzephalozele *f*.
en·ceph·a·lo·me·nin·gop·a·thy [enˌsefələʊˌmɪnɪŋ'gɑpəθɪ] *n* Erkrankung *f* von Gehirn u. Hirnhäuten, Enzephalomeningopathie *f*, Meningoenzephalopathie *f*.
en·ceph·a·lo·my·e·li·tis [enˌsefələʊmaɪə'laɪtɪs] *n* Entzündung *f* von Gehirn u. Rückenmark, Enzephalomyelitis *f*, Encephalomyelitis *f*.
en·ceph·a·lo·my·e·lo·men·in·gi·tis [enˌsefələʊˌmaɪələʊˌmenɪn'dʒaɪtɪs] *n* Enzephalomyelomeningitis *f*.
en·ceph·a·lo·my·e·lop·a·thy [enˌsefələʊˌmaɪə'lɑpəθɪ] *n* Erkrankung *f* von Gehirn u. Rückenmark, Enzephalomyelopathie *f*.
en·ceph·a·lo·my·e·lo·ra·dic·u·lo·neu·ri·tis [enˌsefələʊˌmaɪələʊrəˌdɪkjələʊnjʊə'raɪtɪs] *n* Guillain-Barré-Syndrom *nt*, (Poly-)Radikuloneuritis *f*, Neuronitis *f*.
en·ceph·a·lo·my·o·car·di·tis [enˌsefələʊˌmaɪəkɑːr'daɪtɪs] *n* Enzephalomyokarditis *f*, Encephalomyocarditis *f*, EMC-Syndrom *nt*.
en·ceph·a·lon [ɪn'sefələn, -lən, en'kefə-] *n*, *pl* **en·ceph·a·la** [ɪn'sefələ, en'kefələ] Gehirn *nt*, Enzephalon *nt*, Encephalon *nt*.
en·ceph·a·lop·a·thy [enˌsefə'lɑpəθɪ] *n* Enzephalopathie *f*, Encephalopathia *f*.
en·ceph·a·lor·rha·gia [enˌsefələʊ'rædʒ(ɪ)ə] *n* **1.** Hirn(ein)blutung *f*, Enzephalorrhagie *f*. **2.** apoplektischer Insult *m*, Apoplexie *f*, Apoplexia cerebri.
en·ceph·a·los·chi·sis [enˌsefə'lɑskəsɪs] *n embryo*. Enzephaloschisis *f*.
en·ceph·a·lo·scle·ro·sis [enˌsefələʊsklɪə'rəʊsɪs] *n* Hirnsklerose *f*, Enzephalosklerose *f*.

en·ceph·a·lo·sis [enˌsefə'ləʊsɪs] *n* organische/degenerative Hirnerkrankung *f*, Enzephalose *f*.
en·ceph·a·lo·spi·nal [enˌsefələʊ'spaɪnl] *adj* **1.** enzephalospinal. **2.** zerebrospinal, cerebrospinal.
En·ces·to·da [ense'stəʊdə] *pl micro*. Bandwürmer *pl*, Zestoden *pl*, Cestoda *pl*, Cestodes *pl*.
en·chon·dral [en'kɑndrəl, eŋ-] *adj* → endochondral.
en·chon·dro·ma [ˌenkɑn'drəʊmə] *n* echtes/zentrales (Osteo-)Chondrom *nt*, Enchondrom *nt*.
en·chon·dro·ma·to·sis [enˌkɑndrəmə'təʊsɪs] *n* → multiple enchondromatosis.
  multiple enchondromatosis Ollier-Erkrankung *f*, Ollier-Syndrom *nt*, Enchondromatose *f*, multiple kongenitale Enchondrome *pl*, Hemichondrodystrophie *f*.
  skeletal enchondromatosis → multiple enchondromatosis.
en·chon·dro·sis [enkɑn'drəʊsɪs] *n* **1.** Enchondrose *f*, Enchondrosis *f*. **2.** echtes/zentrales (Osteo-)Chondrom *nt*, Enchondrom *nt*.
n·cop·re·sis [enkə'priːsɪs] *n* Einkoten *nt*, Enkopresis *f*.
en·cyst·ed [en'sɪstɪd] *adj* verkapselt, enzystiert.
end [end] **I** *n* **1.** (*örtlich, zeitlich*) Ende *nt*. **2.** Ende *nt*, Spitze *f*; Rest *m*, Endstück *nt*, Stummel *m*. **3.** Tod *m*. **4.** Ergebnis *nt*, Resultat *nt*. **II** *vt* **5.** beenden. **6.** töten, umbringen. **III** *vi* enden, aufhören.
  dead end blindes Ende *nt*; (*a. fig.*) Sackgasse *f*.
  distal end of denture distales Prothesenende *f*.
end·an·ge·i·tis [ˌendændʒɪ'aɪtɪs] *n* → endangiitis.
en·dan·ger [en'deɪndʒər] *vi* in Gefahr bringen, gefährden.
end·an·gi·i·tis [ˌendændʒɪ'aɪtɪs] *n* Entzündung *f* der Gefäßinnenwand, Endang(i)itis *f*, Endoang(i)itis *f*.
end·an·gi·um [en'dændʒɪəm] *n* Gefäßinnenwand *f*, Endangium *nt*, Intima *f*, Tunica intima (vasorum).
end·a·or·ti·tis [ˌendeɪɔː'taɪtɪs] *n* Entzündung *f* der Aortenintima, Endaortitis *f*.
end·ar·te·ri·al [ˌendɑː'tɪərɪəl] *adj* in einer Arterie (liegend), endarteriell, intraarteriell.
end·ar·te·ri·tis [ˌendɑːrtə'raɪtɪs] *n* Entzündung *f* der Arterienintima, Endarter(i)itis *f*, Endoarter(i)itis *f*.
end·au·ral [end'ɔːrəl] *adj* im Ohr (liegend), endaural.
end·brain ['endbreɪn] *n* **1.** Endhirn *nt*, Telenzephalon *nt*, Telencephalon *nt*. **2.** *embryo*. Endhirnbläschen *nt*, Telencephalon *nt*.
en·deic·tic [en'daɪktɪk] *adj* Symptom(e) betr., kennzeichnend, bezeichnend, symptomatisch (*of* für).
en·de·mia [en'diːmɪə] *n* Endemie *f*, endemische Krankheit *f*.
en·dem·ic [en'demɪk] **I** *n* → endemia. **II** *adj* endemisch.
en·de·mo·ep·i·dem·ic [ˌendɪməʊepɪ'demɪk] **I** *n* Endemoepidemie *f*. **II** *adj* endemoepidemisch.
en·der·mat·ic [endər'mætɪk] *adj* → endermic.
en·der·mic [en'dərmɪk] *adj* in der Haut (befindlich), in die Haut (eingeführt), endermal, intrakutan.
en·der·mism [en'dərmɪzəm] *n pharm*. endermale/intrakutane Medikation *f*.
en·der·mo·sis [endər'məʊsɪs] *n* Endermose *f*.
end·ing ['endɪŋ] *n* **1.** *histol*. Endigung *f*. **2.** Ende *nt*, Schluß *m*; Beendigung *f*, Abschluß *m*. **3.** Tod *m*, Ende *nt*.
  encapsulated nerve ending sensibles Endorgan *nt*, Terminalkörperchen *nt*, Nervenendkörperchen *nt*, Corpusculum nervosum terminale.
  free nerve ending freie Nervenendigung *f*.
  non-corpuscular nerve ending → free nerve ending.
endo- *pref*. Intra-, End(o)-.
en·do·ab·dom·i·nal [ˌendəʊæb'dɑmɪnl] *adj* endoabdominal, intraabdominal.
endo-amylase *n* α-Amylase *f*, Endoamylase *f*.
en·do·an·gi·i·tis [ˌendəʊændʒɪ'aɪtɪs] *n* → endangiitis.
en·do·a·or·ti·tis [endəʊˌeɪɔː'taɪtɪs] *n* → endaortitis.
en·do·aus·cul·ta·tion [endəʊˌɔːskəl'teɪʃn] *n* Endoauskultation *f*.
en·do·blast ['endəʊblæst] *n* → entoderm.
en·do·blas·tic [endəʊ'blæstɪk] *adj* → entodermal.
en·do·bron·chi·al [endəʊ'brɑŋkɪəl] *adj* endobronchial, intrabronchial, Endobronchial-.
en·do·car·di·ac [endəʊ'kɑːrdɪæk] *adj* Endokard betr., endokardial.
en·do·car·di·al [endəʊ'kɑːrdɪəl] *adj* **1.** im Herzinnern (liegend), endokardial. **2.** Endokard betr., endokardial.
en·do·car·di·op·a·thy [endəʊˌkɑːrdɪ'ɑpəθɪ] *n* Endokarderkrankung *f*, Endokardopathie *f*.
en·do·car·di·tis [ˌendəʊkɑː'raɪtɪs] *n* Endokardentzündung *f*, Endokarditis *f*, Endocarditis *f*.
  atypical verrucous endocarditis → nonbacterial verrucous endocarditis.
  bacterial endocarditis subakute-bakterielle Endokarditis *f*, Endocarditis lenta.

infectious endocarditis infektiöse Endokarditis *f.*
Libman-Sacks endocarditis → nonbacterial verrucous endocarditis.
nonbacterial thrombotic endocarditis → nonbacterial verrucous endocarditis.
nonbacterial verrucous endocarditis atypische verruköse Endokarditis *f*, Libman-Sacks-Syndrom *nt*, Endokarditis *f* Libman-Sacks, Endocarditis thrombotica.
rheumatic endocarditis rheumatische Endokarditis *f*, Bouillaud-Krankheit *f.*
simple verrucous endocarditis Endocarditis verrucosa simplex.
subacute bacterial endocarditis subakute-bakterielle Endokarditis *f*, Endocarditis lenta.
subacute infectious endocarditis → subacute bacterial endocarditis.
thromboulcerative endocarditis thromboulzeröse Endokarditis *f*, Endocarditis thromboulcerosa.
ulcerative endocarditis ulzeröse Endokarditis *f*, Endocarditis ulcerosa.
en·do·car·di·um [endəʊˈkɑːrdɪəm] *n, pl* **en·do·car·dia** [endəʊˈkɑːrdɪə] Endokard *nt*, Endocardium *nt.*
en·do·cel·lu·lar [endəʊˈseljələr] *adj* innerhalb einer Zelle (liegend), intrazellulär.
en·do·chon·dral [endəʊˈkɒndrəl] *adj* in endochondral, enchondral, intrakartilaginär.
en·do·cra·ni·al [endəʊˈkreɪnɪəl] *adj* **1.** im Schädel/Cranium (liegend), endokranial, intrakranial, intrakraniell. **2.** Endokranium betr., endokranial, Endokranium-.
en·do·cra·ni·um [endəʊˈkreɪnɪəm] *n, pl* **en·do·cra·nia** [endəʊˈkreɪnɪə] Endokranium *nt*, Endocranium *nt*, Dura mater encephali.
en·do·crine [ˈendəʊkrɪn, ˈendəʊkraɪn] **I** *n* **1.** → endocrine *gland.* **2.** innere Sekretion *f,* Inkretion *f.* **II** *adj* Endokrinum betr., mit innerer Sekretion, endokrin.
en·do·crin·i·um [endəʊˈkrɪnɪəm] *n* endokrines System *nt*, Endokrin(i)um *nt.*
en·do·crin·o·log·ic [endəʊˌkrɪnəˈlɒdʒɪk, -ˌkraɪ-] *adj* endokrinologisch.
en·do·cri·nol·o·gy [ˌendəʊkrɪˈnɒlədʒɪ, -kraɪ-] *n* Endokrinologie *f.*
en·do·cri·nop·a·thy [ˌendəʊkrɪˈnɒpəθɪ] *n* Endokrinopathie *f.*
en·do·crin·o·ther·a·py [endəʊˌkrɪnəˈθerəpɪ] *n* Endokrinotherapie *f*; Hormontherapie *f.*
en·do·cy·to·sis [ˌendəʊsaɪˈtəʊsɪs] *n* Endozytose *f.*
en·do·derm [ˈendəʊdɜːrm] *n* → entoderm.
en·do·der·mal [endəʊˈdɜːrml] *adj* → entodermal.
en·do·der·mic [endəʊˈdɜːrmɪk] *adj* → entodermal.
en·do·don·tia [endəʊˈdɒnʃɪə] *n* Endodontie *f*, Endodontologie *f.*
en·do·don·tic [endəʊˈdɒntɪk] *adj* im Wurzelkanal, endodontisch.
en·do·don·tics [endəʊˈdɒntɪks] *pl* Endodontie *f*, Endodontologie *f.*
surgical endodontics chirurgische Endodontie *f.*
en·do·don·tist [endəʊˈdɒntɪst] *n* Endodontologe *m*, Endodontologin *f.*
en·do·don·ti·um [endəʊˈdɒnʃɪəm] *n* Zahnpulpa *f*, Pulpa dentis.
en·do·don·tol·o·gist [ˌendəʊdɒnˈtɒlədʒɪst] *n* Endodontologe *m*, Endodontologin *f.*
en·do·don·tol·o·gy [ˌendəʊdɒnˈtɒlədʒɪ] *n* Endodontie *f*, Endodontologie *f.*
endodontoma [ˌendəʊdɒnˈtəʊmə] *n* internes Pulpagranulom *nt*, internes Pulpengranulom *nt*, innere Zahnresorption *f*, innere Resorption *f*, Rosa-Flecken-Krankheit *f*, Pink-spot-disease (*nt*), Endodontoma *nt.*
en·do·en·zyme [endəʊˈenzaɪm] *n* Endoenzym *nt*, intrazelluläres Enzym *nt.*
en·do·ge·net·ic [ˌendəʊdʒəˈnetɪk] *adj* → endogenous.
en·do·gen·ic [endəʊˈdʒenɪk] *adj* → endogenous.
en·dog·e·nous [enˈdɒdʒənəs] *adj* **1.** im Innern entstehend *od.* befindlich, nicht von außen zugeführt, endogen. **2.** aus innerer Ursache, von innen kommend, anlagebedingt, endogen.
en·do·in·tox·i·ca·tion [ˌendəʊɪnˌtɒksɪˈkeɪʃn] *n* Endo(toxin)intoxikation *f*, Autointoxikation *f.*
en·do·la·ryn·ge·al [ˌendəʊləˈrɪndʒ(ɪ)əl] *adj* innerhalb des Kehlkopfes (liegend), endolaryngeal, intralaryngeal.
en·do·lymph [ˈendəʊlɪmf] *n* Endolymphe *f*, Endolympha *f.*
en·dol·y·sin [enˈdɒləsɪn] *n* Endolysin *nt.*
en·do·my·si·um [endəʊˈmɪzɪəm, -ʒɪəm] *n, pl* **en·do·my·sia** [endəʊˈmɪzɪə, endəʊˈmɪʒɪə] Hüllgewebe *nt* der Muskelfaser, Endomysium *nt.*
en·do·na·sal [endəʊˈneɪzl] *adj* in der Nasenhöhle (liegend), endonasal, intranasal.

en·do·neu·ri·um [endəʊˈnjʊərɪəm, -ˈnʊr-] *n, pl* **en·do·neu·ria** [endəʊˈnjʊərɪə] Endoneurium *nt.*
en·do·nu·cle·ar [endəʊˈn(j)uːklɪər] *adj histol.* im Zellkern (liegend), endonuklear, endonukleär, intranukleär.
en·do·par·a·site [endəʊˈpærəsaɪt] *n bio., micro.* Endoparasit *m*, Entoparasit *m*, Endosit *m*, Binnenparasit *m*, Innenparasit *m.*
en·do·pep·ti·dase [endəʊˈpeptɪdeɪz] *n* Endopeptidase *f*, Protei(n)ase *f.*
en·do·phle·bi·tis [ˌendəʊflɪˈbaɪtɪs] *n* Entzündung *f* der Veneninnenwand, Endophlebitis *f.*
proliferative endophlebitis Phlebosklerose *f.*
en·do·phyt·ic [endəʊˈfɪtɪk] *adj* nach innen wachsend, endophytisch.
en·do·plasm [ˈendəʊplæzəm] *n* Endo(zyto)plasma *nt*, Entoplasma *nt.*
en·do·plas·mic [endəʊˈplæzmɪk] *adj* Endoplasma betr., im Endoplasma liegend, endoplasmatisch.
en·do·plas·tic [endəʊˈplæstɪk] *adj* → endoplasmic.
en·do·pros·the·sis [ˌendəʊprɒsˈθiːsɪs] *n* Endoprothese *f.*
total endoprosthesis Totalendoprothese *f*, Totalprothese *f.*
en·do·ra·di·og·ra·phy [endəʊˌreɪdɪˈɒɡrəfɪ] *n* Endoradiographie *f.*
end-organ *n* **1.** sensibles Endorgan *nt*, Terminalkörperchen *nt*, Nervenendkörperchen *nt*, Corpusculum nervosum terminale. **2.** motorisches Endorgan *nt*, motorische Endplatte *f.*
acoustic end-organ akustisches Endorgan *nt*; Cochlea *f.*
en·dor·phin [enˈdɔːrfɪn] *n* Endorphin *nt*, Endomorphin *nt.*
en·do·scope [ˈendəʊskəʊp] *n* Endoskop *nt.*
fiberoptic endoscope → fiberscope.
en·dos·co·py [enˈdɒskəpɪ] *n* Spiegelung *f*, Endoskopie *f.*
peroral endoscopy perorale Endoskopie *f.*
en·do·se·cre·to·ry [ˌendəʊsɪˈkriːtərɪ] *adj* endosekretorisch; endokrin.
en·do·sep·sis [endəʊˈsepsɪs] *n patho.* Endosepsis *f.*
en·do·site [ˈendəʊsaɪt] *n* → endoparasite.
en·dos·te·al [enˈdɒstɪəl] *adj* **1.** Endost betr., endostal. **2.** im Knochen liegend *od.* auftretend, endostal, intraossär.
en·dos·te·um [enˈdɒstɪəm] *n, pl* **en·dos·tea** [enˈdɒstɪə] innere Knochenhaut *f*, Endost *nt*, Endosteum *nt.*
en·do·the·li·al [endəʊˈθiːlɪəl] *adj* Endothel betr., aus Endothel bestehend, endothelial, Endothel-.
en·do·the·li·o·ma [endəʊˌθiːlɪˈəʊmə] *n* Endotheliom *nt.*
en·do·the·li·o·sar·co·ma [endəʊˌθiːlɪəsɑːrˈkəʊmə] *n* Kaposi-Sarkom *nt*, Morbus *m* Kaposi, Retikuloangiomatose *f*, Angioretikulomatose *f*, idiopathisches multiples Pigmentsarkom *nt* Kaposi, Sarcoma idiopathicum multiplex haemorrhagicum.
en·do·the·li·o·sis [endəʊˌθiːlɪˈəʊsɪs] *n* Endotheliose *f*, Retikuloendotheliose *f.*
en·do·the·li·um [endəʊˈθiːlɪəm] *n, pl* **en·do·the·lia** [endəʊˈθiːlɪə] Endothel *nt*, Endothelium *nt.*
en·do·tox·e·mia [ˌendəʊtɒkˈsiːmɪə] *n* endogene Toxämie *f*, Endotoxämie *f.*
en·do·tox·i·co·sis [endəʊˌtɒksɪˈkəʊsɪs] *n* Endotoxikose *f.*
en·do·tox·in [endəʊˈtɒksɪn] *n* Endotoxin *nt.*
en·do·tra·che·al [endəʊˈtreɪkɪəl] *adj* in der Luftröhre (liegend), endotracheal, intratracheal.
en·do·vac·ci·na·tion [endəʊˌvæksɪˈneɪʃn] *n hyg.* Schluckimpfung *f*, Endovakzination *f.*
end-piece [ˈendpiːs] *n* Endstück *nt.*
end-plate *n histol.* Endplatte *f.*
motor end-plate motorische Endplatte *f.*
end-systolic *adj* endsystolisch.
en·dy·ma [ˈendəmə] *n* → ependyma.
en·e·ma [ˈenəmə] *n, pl* **en·e·mas, en·e·ma·ta** [ˈenəmətə] Einlauf *m*, Klistier *nt*, Klysma *nt*, Clysma *nt.*
en·er·gom·e·ter [enərˈɡɒmɪtər] *n* Pulsmesser *m*, Energometer *nt.*
en·er·vate [ˈenərveɪt] **I** *adj* → enervated. **II** *vt* **1.** entkräften, schwächen. **2.** *chir.* enervieren, denervieren.
en·er·vat·ed [ˈenərveɪtɪd] *adj* **1.** entkräftet, geschwächt. **2.** *chir., neuro.* enerviert, denerviert.
en·er·va·tion [enərˈveɪʃn] *n* **1.** Entkräftung *f*, Schwächung *f.* **2.** Schwäche *f*, Entkräftung *f.* **3.** *chir., neuro.* Enervation *f*, Denervation *f*; Enervierung *f*, Denervierung *f*; Enervieren *nt*, Denervieren *nt.*
en·flu·rane [ˈenfluəreɪn] *n* Enfluran *nt*, Ethrane *nt.*
en·gorged [enˈɡɔːrdʒt] *adj patho.* prall, gefüllt, (an-)geschwollen.
en·gorge·ment [enˈɡɔːrdʒmənt] *n patho.* **1.** (An-)Schwellung *f.* **2.** Anschoppung *f*, Engorgement *nt.*
en·hance [enˈhæns, -ˈhɑːns] *vt* verstärken, vergrößern, erhöhen, steigern, (an-)heben.
en·hance·ment [enˈhænsmənt, -ˈhɑːns-] *n* **1.** Steigerung *f*, Erhöhung *f*, Vergrößerung *f.* **2.** *pharm., immun., radiol.* Enhancement *nt.*

en·keph·a·lin [enˈkefəlɪn] *n* Enkephalin *nt*.
en·keph·a·lin·er·gic [enˌkefəlɪˈnɜrdʒɪk] *adj* enkephalinerg(isch).
en·large [ɪnˈlɑːrdʒ] **I** *vt* (*Organ, Kenntnisse*) erweitern; verbreitern; *photo.* vergrößern. **II** *vi* s. erweitern, s. ausdehnen, s. vergrößern; anschwellen; *photo.* s. vergrößern lassen.
en·larged [ɪnˈlɑːrdʒd] *adj* vergrößert, ausgedehnt, erweitert.
en·large·ment [ɪnˈlɑːrdʒmənt] *n* Erweiterung *f*, Vergrößerung *f*, Ausdehnung *f*; (*a. anat.*) Schwellung *f*, Auftreibung *f*.
 acute inflammatory gingival enlargement akut entzündliche Zahnfleischhyperplasie *f*.
 chronic inflammatory gingival enlargement chronisch entzündliche Zahnfleischhyperplasie *f*.
 combined gingival enlargement Zahnfleischhyperplasie *f* mit sekundär entzündlicher Reaktion.
 diffuse gingival enlargement diffuse entzündliche Zahnfleischhyperplasie *f*.
 Dilantin enlargement Dilantingingivitis *f*, Hydantoingingivits *f*, Epileptikergingivitis *f*.
 discrete gingival enlargement Zahnfleischpolyp *m*.
 generalized gingival enlargement generalisierte Zahnfleischhyperplasie *f*.
 gingival enlargement Zahnfleischhyperplasie *f*, Gingivitis hyperplastica, Zahnfleischwucherung *f*, Gingivahyperplasie *f*, hyperplastische Gingivitis *f*, Gingiva hyperplastica.
 gingival enlargement in puberty Pubertätsgingivitis *f*.
 gingival hormonal enlargement hormonell-bedingte Zahnfleischhyperplasie *f*.
 inflammatory gingival enlargement entzündliche Zahnfleischhyperplasie *f*.
 localized gingival enlargement umschriebene Zahnfleischhyperplasie *f*.
 marginal gingival enlargement marginale Zahnfleischhyperplasie *f*, randbetonte Zahnfleischhyperplasie *f*, Hyperplasie *f* des Zahnfleischrands.
 papillary gingival enlargement papilläre Zahnfleischhyperplasie *f*, interdentale Zahnfleischhyperplasie *f*.
 splenic enlargement Milzvergrößerung *f*, Milzschwellung *f*, Milztumor *m*, Splenomegalie *f*, Splenomegalia *f*.
 tumor-like gingival enlargement Zahnfleischpolyp *m*.
en·oph·thal·mia [enɑfˈθælmɪə] *n* → enophthalmos.
en·oph·thal·mos [enɑfˈθælməs] *n ophthal.* Enophthalmie *f*, Enophthalmus *m*.
en·oph·thal·mus [enɑfˈθælməs] *n* → enophthalmos.
en·os·to·sis [enɑsˈtəʊsɪs] *n ortho.* Enostose *f*.
ent·am·e·bi·a·sis [ˌentæmɪˈbaɪəsɪs] *n* Entamoebainfektion *f*, Entamöbose *f*.
Ent·a·moe·ba [entəˈmiːbə] *n micro.* Entamoeba *f*.
 Entamoeba buccalis → Entamoeba gingivalis.
 Entamoeba gingivalis Amoeba buccalis, Entamoeba buccalis, Amoeba gingivalis, Entamoeba gingivalis.
en·ter·al [ˈentərəl] *adj* Darm betr., enteral, intestinal, Darm-, Intestinal-, Enter(o)-.
en·ter·am·ine [ˌentərˈæmɪn] *n* Serotonin *nt*, 5-Hydroxytryptamin *nt*.
en·ter·ic [enˈterɪk] *adj* (Dünn-)Darm betr., enterisch, Dünndarm-, Darm-, Entero-.
en·ter·ics [enˈterɪks] *pl* → enteric *bacteria*.
en·ter·i·tis [entəˈraɪtɪs] *n* Darm(wand)entzündung *f*, Dünndarmentzündung *f*, Enteritis *f*.
 regional enteritis Crohn-Krankheit *f*, Morbus *m* Crohn, Enteritis regionalis, Ileitis regionalis, Ileitis terminalis, Ileocolitis regionalis, Ileocolitis terminalis.
 segmental enteritis → regional enteritis.
 terminal enteritis → regional enteritis.
 transmural granulomatous enteritis → regional enteritis.
entero- *pref.* Darm-, Eingeweide-, Enter(o)-.
en·ter·o·bi·a·sis [ˌentərəʊˈbaɪəsɪs] *n* Enterobiusinfektion *f*, Madenwurminfektion *f*, Madenwurmbefall *m*, Enterobiasis *f*, Enterobiose *f*, Oxyuriasis *f*.
 Enterobius vermicularis Madenwurm *m*, Enterobius/Oxyuris vermicularis.
en·te·roc·ly·sis [entəˈrɑkləsɪs] *n* **1.** Dünndarmeinlauf *m*, hoher Einlauf *m*, Enteroklysma *nt*. **2.** (*Nährlösung*) Enteroklysma *nt*.
en·ter·o·coc·cus [ˌentərəʊˈkɑkəs] *n, pl* **en·ter·o·coc·ci** [ˌentərəʊˈkɑkaɪ, ˌentərəʊˈkɑkiː] *micro.* Enterokokkus *m*, Enterokokke *f*, Enterococcus *m*.
en·ter·o·co·li·tis [ˌentərəʊkəˈlaɪtɪs] *n* Entzündung *f* von Dünn- u. Dickdarm, Enterokolitis *f*, Enterocolitis *f*.
 regional enterocolitis → regional *enteritis*.
en·ter·o·gas·tri·tis [ˌentərəʊgæˈstraɪtɪs] *n* Magen-Darm-Katarrh *m*, Gastroenteritis *f*.
en·ter·og·e·nous [ˌentəˈrɑdʒənəs] *adj* im (Dünn-)Darm entstehend *od.* entstanden, enterogen.
en·ter·o·glu·ca·gon [ˌentərəʊˈgluːkəgɑn] *n* Enteroglukagon *nt*, intestinales Glukagon *nt*.
en·ter·o·ki·ne·sia [ˌentərəʊkɪˈniːʒ(ɪ)ə, -kaɪ-] *n* Peristaltik *f*.
en·ter·on [ˈentərɑn, -rən] *n anat.* Darm *m*, Enteron *nt*; Dünndarm *m*; Verdauungstrakt *m*.
en·te·rop·a·thy [entəˈrɑpəθɪ] *n* Darmerkrankung *f*, Enteropathie *f*.
 gluten enteropathy gluteninduzierte Enteropathie *f*, Zöliakie *f*.
en·ter·o·spasm [ˈentərəʊspæzəm] *n* Darmkrampf *m*, Enterospasmus *m*.
en·ter·o·tox·ic [ˌentərəʊˈtɑksɪk] *adj* Enterotoxin betr. *od.* enthaltend, enterotoxisch.
en·ter·o·tox·i·ca·tion [ˌentərəʊˌtɑksɪˈkeɪʃn] *n* → enterotoxism.
en·ter·o·tox·in [ˌentərəʊˈtɑksɪn] *n* Enterotoxin *nt*.
en·ter·o·tox·ism [ˌentərəʊˈtɑksɪzm] *n* Entero(in)toxikation *f*; Autointoxikation *f*.
en·thal·py [ˈenθælpɪ, enˈθæl-] *n* Enthalpie *f*.
en·thla·sis [ˈenθləsɪs] *n ortho.* (*Schädel*) Impressionsfraktur *f*.
ento- *pref.* End(o)-, Ent(o)-.
en·to·blast [ˈentəʊblæst] *n* **1.** *embryo.* inneres Keimblatt *nt*, Entoderm *nt*. **2.** Zellnukleolus *m*.
en·to·cra·ni·al [entəʊˈkreɪnɪəl] *adj* → endocranial.
en·to·cra·ni·um [entəʊˈkreɪnɪəm] *n* → endocranium.
en·to·derm [ˈentəʊdɜrm] *n embryo.* inneres Keimblatt *nt*, Entoderm *nt*.
en·to·der·mal [entəʊˈdɜrml] *adj* Entoderm betr., vom Entoderm abstammend, entodermal.
en·to·der·mic [entəʊˈdɜrmɪk] *adj* → entodermal.
en·to·par·a·site [entəʊˈpærəsaɪt] *n* → endoparasite.
en·to·plasm [ˈentəʊplæzəm] *n* → endoplasm.
ent·o·tic [entˈɑtɪk, -ˈəʊ-] *adj* im Ohr entstanden *od.* liegend, entotisch, endaural.
en·to·zo·on [ˌentəʊˈzəʊən] *n, pl* **en·to·zoa** [ˌentəʊˈzəʊə] *micro.* tierischer Endoparasit *m*, Entozoon *nt*.
en·trip·sis [enˈtrɪpsɪs] *n pharm.* Einreibung *f*, Einsalbung *f*, Inunktion *f*, Inunctio *f*.
en·tro·pi·on [enˈtrəʊpɪən, -ɪɑn] *n ophthal.* Einwärtsstülpung *f* des freien Lidrandes, Entropion *nt*, Entropium *nt*.
en·tro·pi·um [enˈtrəʊpɪəm] *n* → entropion.
en·u·re·sis [ˌenjəˈriːsɪs] *n* Einnässen *nt*, Bettnässen *nt*, Enuresis *f*.
 nocturnal enuresis nächtliches Einnässen *nt*, Bettnässen *nt*, Enuresis nocturna.
en·vi·ron·ment [enˈvaɪ(r)ənmənt] *n* Umgebung *f*; Umwelt *f*; Milieu *nt*.
 oral environment Milieu *nt* der Mundhöhle.
en·vi·ron·men·tal [enˌvaɪ(r)ənˈmentl] *adj* Umgebungs-, Umwelt-, Milieu-.
en·zy·mat·ic [ˌenzɪˈmætɪk] *adj* Enzym(e) betr., durch Enzyme bewirkt, enzymatisch, Enzym-.
en·zyme [ˈenzaɪm] *n* Enzym *nt*, *old* Ferment *nt*.
 digestive enzyme Verdauungsenzym *nt*.
 extracellular enzyme 1. Exoenzym *nt*. **2.** extrazelluläres Enzym *nt*, Ektoenzym *nt*.
 fat-splitting enzyme Lipase *f*.
 hydrolytic enzyme Hydrolase *f*.
 intracellular enzyme Endoenzym *nt*, intrazelluläres Enzym *nt*.
 oxidation-reduction enzyme Redoxenzym *nt*.
 proteolytic enzyme proteolytisches Enzym *nt*; Proteinase *f*, Protease *f*.
 redox enzyme Redoxenzym *nt*, Oxidoreduktase *f*.
 restriction enzyme → restrictive *enzyme*.
 restrictive enzyme 1. Restriktionsenzym *nt*. **2.** Restriktionsendonuklease *f*.
 salivary enzymes Speichelenzyme *pl*.
en·zy·mic [enˈzaɪmɪk] *adj* → enzymatic.
en·zy·mop·a·thy [ˌenzaɪˈmɑpəθɪ] *n* Enzymopathie *f*.
e·o·sin [ˈɪəsɪn] *n* Eosin *nt*.
e·o·sin·o·cyte [ɪəˈsɪnəsaɪt] *n* eosinophiler Leukozyt/Granulozyt *m*, *inf.* Eosinophiler *m*.
e·o·sin·o·pe·nia [ɪəˌsɪnəˈpiːnɪə] *n hema.* Eosinopenie *f*.
e·o·sin·o·phil [ɪəˈsɪnəfɪl] **I** *n* **1.** eosinophile Struktur *od.* Zelle *f*. **2.** eosinophiler Leukozyt/Granulozyt *m*, *inf.* Eosinophiler *m*. **II** *adj* → eosinophilic.
e·o·sin·o·phil·ia [ɪəˌsɪnəˈfɪlɪə, -ljə] *n* **1.** Eosinophilie *f*, Eosinophilämie *f*. **2.** eosinophile Beschaffenheit *f*, Eosinophilie *f*.
e·o·sin·o·phil·ic [ɪəˌsɪnəˈfɪlɪk] *adj* **1.** *histol.* mit Eosin färbend, eosinophil. **2.** *hema.* eosinophile Leukozyten *od.* Eosinophilie betr., eosinophil.

e·o·sin·o·phi·lo·sis [ɪə,sɪnəfɪ'ləʊsɪs] *n* Eosinophilie *f*, Eosinophilämie *f*.
e·o·si·noph·i·lous [,ɪəsɪ'nɑfɪləs] *adj* → eosinophilic.
ep·en·ceph·al [,epən'sefəl] *n* → epencephalon.
ep·en·ceph·a·lon [epən'sefə,lɑn, -lən] *n*, *pl* **ep·en·ceph·a·lons, ep·en·ceph·a·la** [epən'sefələ] *embryo.* Nachhirn *nt*, Metenzephalon *nt*, Metencephalon *nt*.
ep·en·dy·ma [ə'pendɪmə] *n* Ependym *nt*.
ep·en·dy·mo·cyte [ə'pendɪməʊsaɪt] *n* Ependymzelle *f*, Ependymozyt *m*.
e·phed·rine [ɪ'fedrɪn, 'efɪdri:n] *n pharm.* Ephedrin *nt*.
e·phel·i·des [ɪ'felɪdi:z] *pl* Sommersprossen *pl*, Epheliden *pl*, Lentigo aestiva.
epi- *pref.* Epi-, Ep-, Eph-.
ep·i·al·lo·preg·nan·o·lone [,epɪ,æləʊpreg'nænələʊn] *n* Epiallopregnanolon *nt*.
ep·i·an·dros·ter·one [,epɪæn'drɑstərəʊn] *n* Epiandrosteron *nt*, Isoandrosteron *nt*.
ep·i·blast ['epɪblæst] *n* → ectoderm.
ep·i·blas·tic [epɪ'blæstɪk] *adj* epiblastisch; ektodermal.
ep·i·can·thus [epɪ'kænθəs] *n*, *pl* **ep·i·can·thi** [epɪ'kænθaɪ, epɪ'kænθi:] Mongolenfalte *f*, Epikanthus *m*, Plica palpebronasalis.
ep·i·car·di·al [epɪ'kɑ:rdɪəl] *adj* **1.** Epikard betr., epikardial. **2.** Epikardia betr., epikardial.
ep·i·car·di·um [epɪ'kɑ:rdɪəm] *n*, *pl* **ep·i·car·dia** [epɪ'kɑ:rdɪə] Epikard *nt*, viszerales Perikard *nt*, Epicardium *nt*, Lamina visceralis pericardii.
ep·i·con·dyle [epɪ'kɑndaɪl, -dl] *n* Gelenkhöcker *m*, Epikondyle *f*, Epicondylus *m*.
ep·i·cra·ni·um [epɪ'kreɪnɪəm] *n* Epikranium *nt*, Epicranium *nt*.
ep·i·cra·ni·us [epɪ'kreɪnɪəs] *n* Epikranius *m*, Musculus epicranius.
ep·i·cri·sis ['epɪkraɪsɪs] *n* **1.** *patho.* Epikrise *f*. **2.** *med.* Schlußbeurteilung *f*, Epikrise *f*.
ep·i·crit·ic [epɪ'krɪtɪk] *adj* **1.** Epikrise betr., epikritisch. **2.** *physiol.* epikritisch.
ep·i·dem·ic [epɪ'demɪk] **I** *n* epidemische Krankheit/Erkrankung *f*, Epidemie *f*. **II** *adj* epidemieartig auftretend, epidemisch.
ep·i·de·mi·ol·o·gist [epɪ,di:mɪə'ɑlədʒɪst] *n* Epidemiologe *m*, -login *f*.
ep·i·de·mi·ol·o·gy [epɪ,di:mɪə'ɑlədʒɪ] *n* Epidemiologie *f*.
ep·i·derm ['epɪdɜrm] *n* → epidermis.
ep·i·der·ma [epɪ'dɜrmə] *n* → epidermis.
ep·i·der·mal [epɪ'dɜrml] *adj* **1.** Oberhaut/Epidermis betr., epidermal, Epidermis-, Epiderm(o)-. **2.** epidermisähnlich, epidermoid.
ep·i·der·mat·ic [,epɪdɜr'mætɪk] *adj* Oberhaut/Epidermis betr., epidermal, Epidermis-, Epiderm(o)-.
ep·i·der·ma·ti·tis [epɪ,dɜrmə'taɪtɪs] *n* Epidermisentzündung *f*, Epidermatitis *f*, Epidermitis *f*.
ep·i·der·mic [epɪ'dɜrmɪk] *adj* Oberhaut/Epidermis betr., epidermal, Epidermis-, Epiderm(o)-.
ep·i·der·mi·tis [epɪdɜr'maɪtɪs] *n* → epidermatitis.
ep·i·der·mi·za·tion [epɪ,dɜrmɪ'zeɪʃn] *n* Epidermistransplantation *f*, Hauttransplantation *f*.
ep·i·der·moid [epɪ'dɜrmɔɪd] **I** *n* Epidermoid *nt*, Epidermalzyste *f*, Epidermiszyste *f*, Epidermoidzyste *f*, (echtes) Atherom *nt*, Talgretentionszyste *f*. **II** *adj* epidermisähnlich, epidermoid.
ep·i·der·mol·y·sis [,epɪdɜr'mɑləsɪs] *n derm.* Epidermolysis *f*.
junctional epidermolysis bullosa *derm.* Herlitz-Syndrom *nt*, kongenitaler nicht-syphilitischer Pemphigus *m*, Epidermolysis bullosa letalis, Epidermolysis bullosa hereditaria letalis, Epidermolysis bullosa atrophicans generalisata gravis Herlitz.
toxic bullous epidermolysis (medikamentöses) Lyell-Syndrom *nt*, Syndrom *nt* der verbrühten Haut, Epidermolysis acuta toxica, Epidermolysis necroticans combustiformis.
ep·i·der·mo·my·co·sis [epɪ,dɜrməmaɪ'kəʊsɪs] *n derm.* Dermatophytose *f*, Dermatophytosis *f*, Dermatophytie *f*, Epidermomykose *f*.
ep·i·der·moph·y·tid [,epɪdɜr'mɑfətɪd] *n* Epidermophytid *nt*, Dermatophytid *nt*.
Ep·i·der·moph·y·ton [,epɪdɜr'mɑfətɑn] *n micro.* Epidermophyton *nt*.
ep·i·der·moph·y·to·sis [,epɪdɜr,mɑfə'təʊsɪs] *n derm.* Epidermophytie *f*, Dermatophytie *f*.
ep·i·du·ral [epɪ'dʊrəl, epɪ'djʊərəl] **I** *n* → epidural *anesthesia*. **II** *adj* auf der Dura mater (liegend), epidural, extradural, supradural, Epidural-.
ep·i·du·rog·ra·phy [,epɪdjʊə'rɑgrəfɪ] *n radiol.* Kontrastdarstellung *f* des Epiduralraums, Epidurographie *f*.
ep·i·gas·tri·um [epɪ'gæstrɪəm] *n anat.* Oberbauch(gegend *f*) *m*, Epigastrium *nt*, Regio epigastrica.

ep·i·glot·tec·to·my [,epɪglɑ'tektəmɪ] *n* → epiglottidectomy.
ep·i·glot·ti·dec·to·my [epɪ,glɑtɪ'dektəmɪ] *n* Kehldeckelentfernung *f*, Kehldeckelresektion *f*, Epiglottisentfernung *f*, Epiglottisresektion *f*, Epiglottidektomie *f*, Epiglottektomie *f*.
ep·i·glot·ti·di·tis [epɪ,glɑtɪ'daɪtɪs] *n* Kehldeckelentzündung *f*, Epiglottisentzündung *f*, Epiglottiditis *f*, Epiglottitis *f*.
ep·i·glot·tis [epɪ'glɑtɪs] *n* Kehldeckel *m*, Epiglottis *f*.
ep·i·glot·ti·tis [,epɪglɑ'taɪtɪs] *n* → epiglottiditis.
ep·i·late ['epɪleɪt] *vt* Haare entfernen, enthaaren, epilieren, depilieren.
ep·i·la·tion [epɪ'leɪʃn] *n* Enthaarung *f*, Haarentfernung *f*, Epilation *f*, Epilierung *f*, Depilation *f*.
ep·i·lep·sy ['epɪlepsɪ] *n neuro.* Epilepsie *f*, Epilepsia *f*.
Bravais-jacksonian epilepsy Jackson-Epilepsie *f*.
chronic focal epilepsy Kojewnikow-Syndrom *nt*, Koshewnikoff-Syndrom *nt*, Kozevnikov-Syndrom *nt*, Kojewnikow-Epilepsie *f*, Koshewnikoff-Epilepsie *f*, Kozevnikov-Epilepsie *f*, Epilepsia partialis continua.
cortical epilepsy Rindenepilepsie *f*, Epilepsia corticalis.
focal epilepsy fokale Epilepsie *f*.
grand mal epilepsy Grand-mal(-Epilepsie *f*) *nt*.
haut mal epilepsy Grand-mal(-Epilepsie *f*) *nt*.
jacksonian epilepsy Jackson-Epilepsie *f*.
Koschewnikow's epilepsy → chronic focal epilepsy.
major epilepsy 1. generalisierte Epilepsie *f*. **2.** Grand-mal(-Epilepsie *f*) *nt*.
minor epilepsy 1. Epilepsie *f* mit Absence-Symptomatik. **2.** Petit-mal(-Epilepsie *f*) *nt*.
petit mal epilepsy Petit-mal(-Epilepsie *f*) *nt*.
ep·i·lep·tic [epɪ'leptɪk] *neuro.* **I** *n* Epileptiker(in *f*) *m*. **II** *adj* Epilepsie betr., durch Epilepsie hervorgerufen, an Epilepsie leidend, epileptisch, Epilepsie-.
ep·i·lep·ti·form [,epɪ'leptɪfɔ:rm] *adj neuro.* epilepsieartig, epileptiform, epileptoid.
ep·i·lep·to·gen·ic [,epɪleptə'dʒenɪk] *adj neuro.* einen epileptischen Anfall auslösend, epileptogen.
ep·i·lep·toid [epɪ'leptɔɪd] *adj* → epileptiform.
ep·i·loi·a [epɪ'lɔɪə] *n* Bourneville-Syndrom *nt*, Morbus *m* Bourneville, tuberöse (Hirn-)Sklerose *f*, Epiloia *f*.
ep·i·mys·i·ot·o·my [,epɪˌmɪsɪ'ɑtəmɪ] *n* Durchtrennung *f* der Muskelscheide, Epimysiotomie *f*.
ep·i·mys·i·um [epɪ'mɪzɪəm, -'mɪʒ-] *n*, *pl* **ep·i·my·sia** [epɪ'mɪzɪə, epɪ mɪʒɪə] Muskelscheide *f*, Epimysium *nt*, Perimysium externum.
ep·i·neph·rine [epɪ'nefrɪn, -ri:n] *n* Adrenalin *nt*, Epinephrin *nt*.
ep·i·neph·ri·ne·mia [epɪ,nefrɪ'ni:mɪə] *n* (Hyper-)Adrenalinämie *f*.
ep·i·neu·ri·um [epɪ'nʊrɪəm, -'njʊər-] *n*, *pl* **ep·i·neu·ria** [epɪ'nʊrɪə] Epineurium *nt*.
ep·i·pha·ryn·ge·al [,epɪfə'rɪndʒ(ɪ)əl, -,færɪn'dʒi:əl] *adj* Nasenrachen/Epipharynx betr., epipharyngeal, nasopharyngeal, Nasenrachen-, Epipharyng(o)-, Epipharynx-, Nasopharynx-.
ep·i·phar·yn·gi·tis [epɪ,færɪn'dʒaɪtɪs] *n* Epipharynxentzündung *f*, Nasopharynxentzündung *f*, Epipharyngitis *f*, Nasopharyngitis *f*.
ep·i·phar·ynx [epɪ'færɪŋks] *n* Nasenrachen *m*, Epipharynx *m*, Nasopharynx *m*, Rhinopharynx *m*, Pars nasalis pharyngis.
ep·i·phe·nom·e·non [,epɪfɪ'nɑmənɑn] *n* Begleiterscheinung *f*, Begleitsymptom *nt*, Epiphänomen *nt*.
e·piph·o·ra [ɪ'pɪfərə] *n ophthal.* Tränenträufeln *nt*, Dakryorrhoe *f*, Epiphora *f*.
ep·i·phys·e·al [epɪ'fi:zɪəl, ˌɪpɪfə'si:əl] *adj* Epiphyse betr., zur Epiphyse gehörend, epiphysär, Epiphysen-, Epiphyseo-.
ep·i·phys·i·al [epɪ'fi:zɪəl, ˌɪpɪfə'si:əl] *adj* → epiphyseal.
e·piph·y·sis [ɪ'pɪfəsɪs] *n*, *pl* **e·piph·y·ses** [ɪ'pɪfəsi:z] **1.** (Knochen-)Epiphyse *f*, Epiphysis *f*. **2.** Zirbeldrüse *f*, Corpus pineale, Glandula pinealis, Epiphyse *f*, Epiphysis cerebri.
ep·i·sode ['epɪsəʊd] *n* **1.** *psychia.* vorübergehende rückbildungsfähige Störung *f*, Episode *f*. **2.** Anfall *m*, Attacke *f*, Episode *f*.
ep·i·some ['epɪsəʊm] *n* Episom *nt*.
ep·i·stax·is [epɪ'stæksɪs] *n* Nasenbluten *nt*, Nasenblutung *f*, Epistaxis *f*.
ep·i·stro·phe·us [epɪ'strəʊfɪəs] *n* Epistropheus *m*, Axis *m*, II. Halswirbel *m*.
ep·i·thal·a·mus [epɪ'θæləməs] *n*, *pl* **ep·i·thal·a·mi** [epɪ'θæləmaɪ] Epithalamus *m*.
ep·i·the·li·al [epɪ'θi:lɪəl, -jəl] *adj* Epithel betr., epithelial, Epithel-.
ep·i·the·li·al·i·za·tion [epɪ,θi:lɪəlaɪ'zeɪʃn] *n patho.* Epithelialisierung *f*, Epithelisierung *f*, Epithelisation *f*.
ep·i·the·li·oid [epɪ'θi:lɪɔɪd] *adj* epithelähnlich, epitheloid.
ep·i·the·li·o·ma [epɪ,θɪlɪ'əʊmə] *n* **1.** epithelialer Tumor *m*, epithe-

epitheliosis	116

liale Geschwulst f, Epitheliom nt, Epithelioma nt. **2.** Karzinom nt, inf. Krebs m, Carcinoma nt.
basal cell epithelioma Basalzellepitheliom nt, Basaliom nt, Epithelioma basocellulare.
benign calcified epithelioma verkalktes Epitheliom nt, Pilomatrixom nt, Pilomatricoma nt, Epithelioma calcificans (Malherbe).
calcified epithelioma → calcifying epithelioma of Malherbe.
calcifying epithelioma of Malherbe Pilomatrikom nt, Pilomatrixom nt, verkalkendes Epitheliom Malherbe nt, Epithelioma calcificans Malherbe.
malignant epithelioma Karzinom nt, inf. Krebs m, Carcinoma nt.
multiple self-healing squamous epithelioma Keratoakanthom nt, selbstheilendes Stachelzellkarzinom nt, selbstheilender Stachelzell(en)krebs m, Molluscum sebaceum/pseudocarcinomatosum.
ep·i·the·li·o·sis [ɛpɪˌθɪlɪˈəʊsɪs] n **1.** ophthal. Epitheliosis f. **2.** micro. Epitheliosis f.
ep·i·the·li·um [ɛpɪˈθiːlɪəm, -jəm] n, pl **ep·i·the·li·ums**, **ep·i·the·lia** [ɛpɪˈθiːlɪə, ɛpɪˈθiːljə] Deckgewebe nt, Epithelgewebe nt, Epithelialgewebe nt, Epithel nt, Epithelium nt.
attachment epithelium Epithel nt des Epithelansatzes, Attachmentepithel nt.
buccal epithelium Epithel nt der Wangenschleimhaut.
ciliated epithelium Flimmerepithel nt.
columnar epithelium hochprismatisches (Zylinder-)Epithel nt.
cornified epithelium verhorntes mehrschichtiges Epithel nt, verhorntes Plattenepithel nt.
covering epithelium Deckepithel nt, oberflächenbildendes Epithel nt.
crevicular epithelium Epithel nt der Zahnfleischfurche.
dental epithelium Saumepithel nt.
enamel epithelium Schmelzepithel nt, Zahnschmelzepithel nt.
external dental epithelium äußeres Saumepithel nt.
external enamel epithelium äußeres Schmelzepithel nt, äußeres Zahnschmelzepithel nt.
gingival epithelium Zahnfleischepithel nt.
hornified epithelium → cornified epithelium.
inner dental epithelium inneres Saumepithel nt.
inner enamel epithelium inneres Schmelzepithel nt, inneres Zahnschmelzepithel nt.
junctional epithelium Verbindungsepithel nt.
keratinized epithelium → cornified epithelium.
epithelium of lens Linsenepithel nt, Epithelium lentis.
noncornified epithelium unverhorntes mehrschichtiges Epithel nt, unverhorntes Plattenepithel nt.
nonhornified epithelium → noncornified epithelium.
nonkeratinized epithelium → noncornified epithelium.
olfactory epithelium Riechepithel nt.
oral epithelium Epithel nt der Mundschleimhaut.
outer enamel epithelium äußeres Schmelzepithel nt, äußeres Zahnschmelzepithel nt.
parakeratinized epithelium unvollständig verhorntes Epithel nt.
pavement epithelium einschichtiges Plattenepithel nt.
pocket epithelium Taschenepithel nt.
sense epithelium Sinnesepithel nt.
sensory epithelium Sinnesepithel nt.
simple squamous epithelium einschichtiges Plattenepithel nt.
squamous epithelium Plattenepithel nt.
stratified squamous epithelium mehrschichtiges Plattenepithel nt.
sulcal epithelium Sulkusepithel nt.
sulcular epithelium Sulkusepithel nt.
vestibular epithelium Epithel nt des Mundvorhofs, Vestibulumepithel nt.
ep·i·the·li·za·tion [ɛpɪˌθiːlɪˈzeɪʃn] n → epithelialization.
ep·i·tope [ˈɛpɪtəʊp] n immun. antigene Determinante f, Epitop nt.
ep·i·tym·pa·num [ɛpɪˈtɪmpənəm] n Kuppelraum m, Attikus m, Epitympanum nt, Epitympanon nt, Recessus epitympanicus.
ep·i·ty·phlon [ɛpɪˈtaɪflɒn] n anat. Wurmfortsatz m, inf. Blinddarm m, Hautparasit m, Appendix vermiformis.
ep·i·zo·on [ɛpɪˈzəʊən] n, pl **ep·i·zoa** [ɛpɪˈzəʊə] Hautschmarotzer m, Hautparasit m, Epizoon nt.
ep·o·pros·ten·ol [ɛpəˈprɒstənəl, -nɒl] n Prostazyklin nt, Prostacyclin nt, Prostaglandin I_2 f.
e·pu·lis [ɪˈpjuːlɪs] n, pl **e·pu·li·des** [ɪˈpjuːləˌdiːz] **1.** dent. Epulis f. **2.** ortho. peripheres verknöcherndes Fibrom nt.
congenital epulis angeborene Epulis f, Epulis congenita, Epulis connata.
congenital epulis of newborn → congenital epulis.
epulis fibromatosa Epulis fibromatosa, Epulis fibrosa.
epulis fissurata Epulis fissurata.
epulis fissuratum Epulis fissurata.

giant cell epulis Riesenzellepulis f, Riesenzellgranulom nt, Epulis gigantocellularis.
epulis granulomatosa → granulomatous epulis.
granulomatous epulis granulomatöse Epulis f, Epulis granulomatosa.
hemangiomatous epulis teleangiektatisches Granulom nt, Granuloma pediculatum/pyogenicum/teleangiectaticum.
epulis of newborn → congenital epulis.
peripheral giant cell epulis → giant cell epulis.
pigmented epulis Melanoameloblastom nt.
epulis gigantocellularis → giant cell epulis.
ep·u·lo·fi·bro·ma [ˌɛpjələʊfaɪˈbrəʊmə] n Epulofibrom nt, Epulis fibromatosa/fibrosa.
ep·u·lo·sis [ɛpjəˈləʊsɪs] n Vernarben nt, Vernarbung f, Narbenbildung f, Synulosis f.
ep·u·lot·ic [ɛpjəˈlɒtɪk] adj Vernarbung betr. od. fördernd, vernarbend.
e·quil·i·brate [ɪˈkwɪləbreɪt, ˌɪkwəˈlaɪbreɪt] vt ins Gleichgewicht bringen, im Gleichgewicht halten, äquilibrieren.
e·quil·i·bra·tion [ɪˌkwɪləˈbreɪʃn, ˌɪkwəlɪˈbreɪʃn] n **1.** Gleichgewicht nt, Äquilibrium nt, Equilibrium nt. **2.** Aufrechterhaltung od. Herstellung f des Gleichgewichts, Äquilibrieren nt.
occlusal equilibration Äquilibrierung f, Okklusionsjustierung f.
e·qui·lib·ri·um [ˌikwəˈlɪbrɪəm, ˌekwə-] n, pl **e·qui·lib·ri·ums**, **e·qui·lib·ri·a** [ˌikwəˈlɪbrɪə] Gleichgewicht nt, Äquilibrium nt, Equilibrium nt. **in equilibrium** im Gleichgewicht (with mit). **keep** od. **maintain one's equilibrium** das Gleichgewicht halten. **lose one's equilibrium** das Gleichgewicht verlieren.
Hardy-Weinberg equilibrium genet. Hardy-Weinberg-Gesetz nt.
random mating equilibrium → Hardy-Weinberg equilibrium.
e·quip·ment [ɪˈkwɪpmənt] n Ausrüstung f, Ausstattung f; Einrichtung f; Gerät(e pl) nt, Anlage(n pl) f, Maschine(n pl) f.
e·quiv·a·lence [ɪˈkwɪvələns] n Gleichwertigkeit f, Äquivalenz f.
e·quiv·a·len·cy [ɪˈkwɪvələnsɪ] n → equivalence.
e·quiv·a·lent [ɪˈkwɪvələnt] **I** n **1.** Äquivalent nt (of für); Entsprechung f, Gegenstück nt (of zu). **2.** chem. Grammäquivalent nt. **II** adj **3.** gleichwertig, entsprechend, äquivalent (to). **4.** gleichbedeutend (to mit). **5.** chem., phys. äquivalent.
caloric equivalent Energieäquivalent nt, kalorisches Äquivalent nt.
electrochemical equivalent elektrochemisches Äquivalent nt.
energy equivalent → caloric equivalent.
e·rase [ɪˈreɪs] vt auskratzen, auskratzen, ausräumen, abkratzen.
e·ra·sion [ɪˈreɪʒn, -ʃn] n Ausschabung f, Ausräumung f, Auskratzung f.
er·gas·to·plasm [ɜrˈgæstəplæzəm] n rauhes/granuläres endoplasmatisches Retikulum nt, Ergastoplasma nt.
ergo- pref. Arbeits-, Erg(o)-.
er·go·cal·cif·er·ol [ˌɜrgəʊkælˈsɪfərəl, -rɒl] n Ergocalciferol nt, Vitamin D_2 nt.
er·go·car·di·og·ra·phy [ɜrgəʊˌkɑːrdɪˈɒgrəfɪ] n Ergokardiographie f.
er·gog·ra·phy [ɜrˈgɒgrəfɪ] n physiol. Ergographie f.
er·gom·e·ter [ɜrˈgɒmɪtər] n Ergometer nt.
er·go·met·ric [ˌɜrgəˈmɛtrɪk] adj ergometrisch.
er·gom·e·try [ɜrˈgɒmətrɪ] n Ergometrie f.
er·go·nom·ics [ˌɜrgəˈnɒmɪks] pl Ergonomie f, Ergonomik f.
er·go·plasm [ˈɜrgəʊplæzəm] n → ergastoplasm.
er·go·some [ˈɜrgəʊsəʊm] n Poly(ribo)som nt, Ergosom nt.
er·go·stat [ˈɜrgəstæt] n physiol. Ergostat m.
er·gos·te·rin [ɜrˈgɒstərɪn] n → ergosterol.
er·gos·te·rol [ɜrˈgɒstərəʊl, -rɒl] n Ergosterol nt, Ergosterin nt, Provitamin D_2 nt.
activated ergosterol Ergocalciferol nt, Vitamin D_2 nt.
irradiated ergosterol Ergocalciferol nt, Vitamin D_2 nt.
er·got·a·mine [ɜrˈgɒtəmiːn, -mɪn] n pharm. Ergotamin nt.
er·go·ther·a·py [ˌɜrgəˈθɛrəpɪ] n Beschäftigungstherapie f, Ergotherapie f.
er·got·ism [ˈɜrgətɪzəm] n Vergiftung f durch Mutterkornalkaloide, Ergotismus m.
er·go·trop·ic [ˌɜrgəʊˈtrɒpɪk, -trəʊ-] adj physiol. leistungssteigernd, kraftentfaltend, ergotrop.
e·rode [ɪˈrəʊd] vt erodieren, auswaschen; ätzen; wegfressen, zerfressen, anfressen; fig., techn. verschleißen.
e·rod·ent [ɪˈrəʊdnt] adj → erosive.
e·ro·sion [ɪˈrəʊʒn] n **1.** oberflächlicher (Schleim-)Hautdefekt m, Erosion f. **2.** Schmelzerosion f, Zahnschmelzerosion f. **3.** Abtragung f, Auswaschung f; Ätzung f; angefressene Stelle f, Erosion f. **4.** techn., fig. Verschleiß m.
crater-shaped erosion kraterförmiger Defekt m, kraterförmige Schmelzerosion f, kraterförmige Zahnschmelzerosion f.
dental erosion Schmelzerosion f, Zahnschmelzerosion f.

dish-shaped erosion tellerförmiger Defekt *m*, tellerförmige Schmelzerosion *f*, tellerförmige Zahnschmelzerosion *f*.
notch-shaped erosion → wedge-shaped erosion.
saucer-shaped erosion → dish-shaped erosion.
V-shaped erosion → wedge-shaped erosion.
wedge-shaped erosion keilförmiger Defekt *m*, keilförmige Schmelzerosion *f*, keilförmige Zahnschmelzerosion *f*.
e·ro·sive [ɪˈrəʊsɪv] *adj* zerfressend, ätzend, erosiv.
er·rat·ic [ɪˈrætɪk] *adj* **1.** (*Schmerzen*) erratisch; (*im Körper*) umherwandernd. **2.** (*Bewegung*) ungleichmäßig, unregelmäßig, regellos, ziellos. **3.** unstet, sprunghaft, launenhaft, unberechenbar.
er·ror [ˈerər] *n* **1.** Fehler *m*, Irrtum *m*, Versehen *nt*. **2.** *mathe., stat.* Fehler *m*, Abweichung *f*. **3.** *biochem.* Fehler *m*, Abweichung *f*, Defekt *m*.
e·ruct [ɪˈrʌkt] *vi* → eructate.
e·ruc·tate [ɪˈrʌkteɪt] *vi* aufstoßen; *inf.* rülpsen.
e·ruc·ta·tion [ɪrʌkˈteɪʃn] *n* Aufstoßen *nt*, *inf.* Rülpsen *nt*, Ruktation *f*, Eruktation *f*.
e·rupt [ɪˈrʌpt] *vi* **1.** ausbrechen, hervorbrechen (*from* aus); eruptieren. **2.** (*Zähne*) durchbrechen, durchkommen.
e·rup·tion [ɪˈrʌpʃn] *n* **1.** Ausbruch *m*, Hervortreten *nt*, Hervorbrechen *nt*, Eruption *f*. **2.** *dent.* Zahndurchbruch *m*, Zahnung *f*, Dentition *f*. **3.** *derm.* Ausschlag *m*, Eruption *f*.
delayed eruption verzögerter Zahndurchbruch *m*, verspätete Zahnung *f*, verspäteter Zahndurchbruch *m*, verspätete Dentition *f*, Dentitio tarda, verzögerte Zahnung *f*, Spätzahnung *f*, verzögerte Dentition *f*.
drug eruption *derm.* Arzneimitteldermatitis *f*, Arzneimittelexanthem *nt*, Dermatitis medicamentosa.
Kaposi's variceliiform eruption Kaposi-Dermatitis *f*, Ekzema/Eccema herpeticatum/herpetiformis, varizelliforme Eruption *f* Kaposi, Pustulosis acuta varicelliformis.
light sensitive eruption → polymorphic light eruption.
medicinal eruption → drug eruption.
polymorphic light eruption polymorpher Lichtausschlag *m*, polymorphe Lichtdermatose (Haxthausen) *f*, Sommerprurigo *f*, Prurigo aestivalis, Lupus-erythematodes-artige Lichtdermatose *f*, Lichtekzem *nt*, Eccema solare, Dermatopathia photoelectrica.
premature eruption vorzeitige Zahnung *f*, pathologische Frühzahnung *f*, vorzeitige Dentition *f*, Dentitio praecox.
skin eruption Hautausschlag *m*, Exanthem(a) *nt*.
summer eruption → polymorphic light eruption.
tooth eruption Zahndurchbruch *m*, Zahnung *f*, Dentition *f*.
e·rup·tive [ɪˈrʌptɪv] *adj* **1.** ausbrechend, eruptiv. **2.** *derm.* von Ausschlag begleitet, eruptiv.
er·y·sip·e·las [erɪˈsɪpələs] *n derm.* Wundrose *f*, Rose *f*, Erysipel *nt*, Erysipelas *f*, Streptodermia cutanea lymphatica.
phlegmonous erysipelas Erysipelas phlegmonosum.
swine erysipelas Schweinerotlauf *m*, Pseudoerysipel *nt*, Rotlauf *m*, Erysipeloid *nt*, Rosenbach-Krankheit *f*, Erythema migrans.
wandering erysipelas Erysipelas migrans.
er·y·si·pel·a·tous [ˌerəsɪˈpelətəs] *adj* **1.** Erysipel betr., Erysipel-. **2.** erysipelähnlich, erysipeloid.
er·y·sip·e·loid [erɪˈsɪpəlɔɪd] **I** *n derm.* Erysipeloid *nt*, Rotlauf *m*, Schweinerotlauf *m*, Pseudoerysipel *nt*, Rosenbach-Krankheit *f*, Erythema migrans. **II** *adj* erysipelähnlich, erysipeloid.
er·y·sip·e·lo·tox·in [erəˌsɪpələʊˈtɒksɪn] *n* Erysipelotoxin *nt*.
er·y·the·ma [erəˈθiːmə] *n derm.* (entzündliche) Hautrötung *f*, Erythem *nt*, Erythema *nt*.
acrodynic erythema Feer-Krankheit *f*, Rosakrankheit *f*, Swift-Syndrom *nt*, Selter-Swift-Feer-Krankheit *f*, Feer-Selter-Swift-Krankheit *f*, Akrodynie *f*, Acrodynia *f*.
erythema chronicum migrans *derm.* Wanderröte *f*, Erythema chronicum migrans.
epidemic erythema → acrodynic erythema.
hemorrhagic exudative erythema Schoenlein-Henoch-Syndrom *nt*, (anaphylaktoide) Purpura Schoenlein-Henoch *f*, rheumatoide Purpura *f*, Immunkomplexpurpura *f*, Immunkomplexvaskulitis *f*, Purpura anaphylactoides/rheumatica (Schoenlein-Henoch), athrombopenische Purpura *f*.
erythema infectiosum *ped., derm.* Ringelröteln *pl*, fünfte Krankheit *f*, Morbus quintus *m*, Sticker-Krankheit *f*, Megalerythem *nt*, Erythema infectiosum, Megalerythema epidemicum/infectiosum.
macular erythema Roseola *f*.
mucosal erythema Schleimhautrötung *f*, Schleimhauterythem *nt*.
erythema nodosum Knotenrose *f*, Erythema nodosum.
er·y·them·a·tös [erəˈθemətəs, -ˈθiːmə-] *adj derm.* Erythem betr., erythematös.
er·y·thras·ma [erɪˈθræzmə] *n derm.* Baerensprung-Krankheit *f*, Erythrasma *nt*.

e·ryth·re·de·ma [ɪˌrɪθrəˈdiːmɪə] *n* Feer Feer-Krankheit *f*, Rosakrankheit *f*, Swift-Syndrom *nt*, Selter-Swift-Feer-Krankheit *f*, Feer-Selter-Swift-Krankheit *f*, Akrodynie *f*, Acrodynia *f*.
er·y·thre·mia [erɪˈθriːmɪə] *n hema.* Osler-Krankheit *f*, Osler-Vaquez-Krankheit *f*, Vaquez-Osler-Syndrom *nt*, Morbus *m* Vaquez-Osler, Polycythaemia (rubra) vera, Erythrämie *f*.
acute erythremia Di Guglielmo-Krankheit *f*, -Syndrom *nt*, akute Erythrämie/Erythromyelose *f*, akute erythrämische Myelose *f*, Erythroblastose *f* des Erwachsenen.
e·ryth·re·mo·mel·al·gia [ɪˌrɪθrəməʊmɪˈlældʒ(ɪ)ə] *n* → erythromelalgia.
erythro- *pref.* Rot-, Erythr(o)-, Erythrozyten-.
e·ryth·ro·blast [ɪˈrɪθrəblæst] *n* Erythroblast *m*, Erythrozytoblast *m*.
e·ryth·ro·blas·te·mia [ɪˌrɪθrəblæsˈtiːmɪə] *n hema.* Erythroblastämie *f*, Erythroblastose *f*.
e·ryth·ro·blas·tic [ɪˌrɪθrəˈblæstɪk] *adj derm.* Erythroblasten betr., Erythroblasten-.
e·ryth·ro·blas·to·ma [ɪˌrɪθrəblæsˈtəʊmə] *n hema.* Erythroblastom *nt*.
e·ryth·ro·blas·to·sis [ɪˌrɪθrəblæsˈtəʊsɪs] *n hema.* Erythroblastose *f*, Erythroblastämie *f*.
fetal erythroblastosis fetale Erythroblastose *f*, Erythroblastosis fetalis, Morbus haemolyticus neonatorum.
e·ryth·ro·cyte [ɪˈrɪθrəsaɪt] *n* rote Blutzelle *f*, rotes Blutkörperchen *nt*, Erythrozyt *m*.
Mexican hat erythrocyte → target erythrocyte.
target erythrocyte *hema.* Targetzelle *f*, Schießscheibenzelle *f*, Kokardenzelle *f*.
e·ryth·ro·cy·the·mia [ɪˌrɪθrəsaɪˈθiːmɪə] *n* **1.** Erythrozythämie *f*, Erythrozytose *f*. **2.** Polyzythämie *f*, Polycythaemia. **3.** *hema.* Osler-Krankheit *f*, Osler-Vaquez-Krankheit *f*, Vaquez-Osler-Syndrom *nt*, Morbus *m* Vaquez-Osler, Polycythaemia (rubra) vera, Erythrämie *f*.
e·ryth·ro·cyt·ic [ɪˌrɪθrəˈsɪtɪk] *adj* Erythrozyten betr., erythrozytär, Erythrozyten-, Erythrozyto-, Erythro-.
e·ryth·ro·cy·to·blast [ɪˌrɪθrəˈsaɪtəblæst] *n* → erythroblast.
e·ryth·ro·cy·tol·y·sin [ɪˌrɪθrəsaɪˈtɒləsɪn] *n* Erythro(zyto)lysin *nt*, Hämolysin *f*.
e·ryth·ro·cy·tol·y·sis [ɪˌrɪθrəsaɪˈtɒləsɪs] *n hema.* **1.** Erythrozytenauflösung *f*, Erythro(zyto)lyse *f*. **2.** Erythro(zyto)lyse *f*, Hämolyse *f*.
e·ryth·ro·cy·to·pe·nia [ɪˌrɪθrəsaɪtəˈpɪnɪə] *n* → erythropenia.
e·ryth·ro·cy·to·poi·e·sis [ɪˌrɪθrəˌsaɪtəpɔɪˈiːsɪs] *n* → erythropoiesis.
e·ryth·ro·cy·to·sis [ɪˌrɪθrəsaɪˈtəʊsɪs] *n hema.* Erythrozytose *f*, Erythrozythämie *f*.
leukemic erythrocytosis *hema.* Osler-Krankheit *f*, Osler-Vaquez-Krankheit *f*, Vaquez-Osler-Syndrom *nt*, Morbus *m* Vaquez-Osler, Polycythaemia (rubra) vera, Erythrämie *f*.
stress erythrocytosis Gaisböck-Syndrom *nt*, Polycythaemia (rubra) hypertonica.
e·ryth·ro·cy·tu·ria [ɪˌrɪθrəsaɪˈt(j)ʊərɪə] *n* Erythrozytenausscheidung *f* im Harn, Erythrozyturie *f*; Hämaturie *f*.
e·ryth·ro·der·ma [ɪˌrɪθrəˈdɜːmə] *n derm.* **1.** Erythroderma *nt*, Erythrodermie *f*, Erythrodermatitis *f*. **2.** Wilson-Krankheit *f*, Dermatitis exfoliativa, Pityriasis rubra Hebra(-Jadassohn).
e·ryth·ro·der·ma·ti·tis [ɪˌrɪθrəˌdɜːrməˈtaɪtɪs] *n* Erythroderma *nt*, Erythrodermie *f*, Erythrodermatitis *f*.
e·ryth·ro·don·tia [ɪˌrɪθrəˈdɒnʃɪə] *n* Erythrodontie *f*.
e·ryth·ro·leu·ke·mia [ɪˌrɪθrəluːˈkiːmɪə] *n hema.* Erythroleukämie *f*.
e·ryth·ro·leu·ko·sis [ɪˌrɪθrəluːˈkəʊsɪs] *n* Erythroleukose *f*.
er·y·throl·y·sin [erəˈθrɒləsɪn] *n* → erythrocytolysin.
er·y·throl·y·sis [erəˈθrɒləsɪs] *n* → erythrocytolysis.
e·ryth·ro·mel·al·gia [ɪˌrɪθrəmelˈældʒ(ɪ)ə] *n derm.* Gerhardt-Syndrom *nt*, Mitchell-Gerhardt-Syndrom *nt*, Weir-Mitchell-Krankheit *f*, Erythromelalgie *f*, Erythralgie *f*, Erythermalgie *f*, Acromelalgie *f*.
e·ryth·ro·my·cin [ɪˌrɪθrəˈmaɪsɪn] *n pharm.* Erythromycin *nt*.
er·y·throp·a·thy [erɪˈθrɒpəθɪ] *n hema.* Erythro(zyto)pathie *f*.
e·ryth·ro·pe·nia [ɪˌrɪθrəˈpiːnɪə] *n hema.* Erythrozytenmangel *m*, Erythro(zyto)penie *f*.
e·ryth·ro·phage [ɪˈrɪθrəfeɪdʒ] *n hema.* Erythro(zyto)phage *m*.
e·ryth·ro·phil [ɪˈrɪθrəfɪl] **I** *n* erythrophile Zelle *f od.* Substanz *f*. **II** *adj* → erythrophilic.
e·ryth·ro·phil·ic [ɪˌrɪθrəˈfɪlɪk] *adj histol.* erythrophil.
er·y·throph·i·lous [erɪˈθrɒfɪləs] *adj* → erythrophilic.
e·ryth·ro·pla·kia [ɪˌrɪθrəˈpleɪkɪə] *n derm.* Erythroplakie *f*, Erythroplakia *f*.
e·ryth·ro·pla·sia [ɪˌrɪθrəˈpleɪʒ(ɪ)ə, -zɪə] *n derm.* Erythroplasie *f*.
erythroplasia of Queyrat Erythroplasic *f* Queyrat, Queyrat-Syndrom *nt*.

e·ryth·ro·poi·e·sis [ɪˌrɪθrəpɔɪˈiːsɪs] *n* Erythro(zyto)genese *f*, Erythrozytenbildung *f*, Erythropo(i)ese *f*.

e·ryth·ro·poi·et·ic [ɪˌrɪθrəpɔɪˈetɪk] *adj* Erythropo(i)ese betr., erythropo(i)etisch.

e·ryth·ro·poi·e·tin [ɪˌrɪθrəˈpɔɪətɪn] *n* Erythropo(i)etin *nt*, erythropoetischer Faktor *m*, Hämato-, Hämopoietin *nt*.

e·ryth·ro·pros·o·pal·gia [ɪˌrɪθrəˌprəsəˈpældʒ(ɪ)ə] *n* Histaminkopfschmerz *m*, Histaminkephalgie *f*, Horton-Syndrom *nt*, Horton-Neuralgie *f*, Bing-Horton-Syndrom *nt*, Bing-Horton-Neuralgie *f*, Cephalaea histaminica, Erythroprosopalgie *f*, cluster headache (*nt*).

er·y·thro·sis [erɪˈθrəʊsɪs] *n derm.* Erythrose *f*, Erythrosis *f*.

es·char [ˈeskɑːr, -kər] *n* (Verbrennungs-, Gangrän-)Schorf *m*, Eschar *f*.

es·cha·rot·ic [eskəˈrʊtɪk] **I** *n* Ätzmittel *nt*, Kaustikum *nt*, Escharotikum *nt*. **II** *adj* (ver-)ätzend, korrodierend.

es·cha·rot·o·my [eksəˈrʊtəmɪ] *n* Escharotomie *f*.

Esch·e·rich·ia [ˌeʃəˈrɪkɪə] *n micro.* Escherichia *nt*.
  Escherichia coli Escherich-Bakterium *nt*, Colibakterium *nt*, Colibazillus *m*, Kolibakillus *m*, Escherichia/Bacterium coli.
  enterohemorrhagic Escherichia coli enterohämorrhagisches Escherichia coli.
  enteroinvasive Escherichia coli enteroinvasives Escherichia coli.
  enteropathogenic Escherichia coli enteropathogenes Escherichia coli.
  enterotoxicogenic Escherichia coli enterotoxisches Escherichia coli.

e·soph·a·ge·al [ɪˌsɑfəˈdʒiːəl, ˌɪsəˈfædʒɪəl] *adj* Speiseröhre/Ösophagus betr., ösophageal, Speiseröhren-, Ösophag(o)-, Ösophagus-.

e·soph·a·gis·mus [ɪˌsɑfəˈdʒɪzməs] *n* → esophagospasm.

e·soph·a·gi·tis [ɪˌsɑfəˈdʒaɪtɪs] *n* Speiseröhrenentzündung *f*, Ösophagitis *f*, Oesophagitis *f*.

esophago- *pref.* Speiseröhren-, Ösophag(o)-, Oesophag(o)-, Ösophagus-.

e·soph·a·go·dyn·ia [ɪˌsɑfəgəʊˈdiːnɪə] *n* Speiseröhrenschmerz *m*, Ösophagusschmerz *m*, Ösophagodynie *f*.

e·soph·a·gog·ra·phy [ɪˌsɑfəˈgɑgrəfɪ] *n radiol.* Kontrastdarstellung *f* der Speiseröhre, Ösophagographie *f*.

e·soph·a·gos·co·py [ɪˌsɑfəˈgɑskəpɪ] *n* Speiseröhrenspiegelung *f*, Ösophagoskopie *f*.

e·soph·a·go·spasm [ɪˈsɑfəgəʊˌspæzəm] *n* Speiseröhrenkrampf *m*, Ösophagospasmus *m*.

e·soph·a·go·ste·no·sis [ɪˌsɑfəgəʊstɪˈnəʊsɪs] *n* Speiseröhrenverengerung *f*, Ösophagusstenose *f*, Ösophagostenose *f*.

e·soph·a·gos·to·my [ɪˌsɑfəˈgɑstəmɪ] *n* Ösophagostomie *f*.

e·soph·a·got·o·my [ɪˌsɑfəˈgɑtəmɪ] *n* Speiseröhrenschnitt *m*, operative Eröffnung *f* der Speiseröhre, Ösophagotomie *f*, Oesophagotomia *f*.

e·soph·a·gus [ɪˈsɑfəgəs] *n*, *pl* **e·soph·a·gi** [ɪˈsɑfədʒaɪ, ɪˈsɑfəgaɪ] Speiseröhre *f*, Ösophagus *m*, Oesophagus *m*.

es·ter [ˈestər] *n* Ester *m*.
  fatty acid ester Fettsäureester *m*.

es·ter·ase [ˈestəreɪz] *n* Esterase *f*.

es·ter·i·fi·ca·tion [eˌsterəfɪˈkeɪʃn] *n chem.* Veresterung *f*.

es·thet·ics [esˈθetɪks] *pl* Ästhetik *f*.
  denture esthetics Prothesenästhetik *f*.

es·ti·val [ˈestɪvəl, eˈstaɪvəl] *adj* sommerlich, Sommer-, Ästivo-.

es·ton [ˈestən] *n* Aluminiumacetat *nt*.

es·tra·di·ol [ˌestrəˈdaɪɒl, -al] *n* Estradiol *nt*, Östradiol *nt*.

es·trin [ˈestrɪn] *n* → estrogen.

es·tri·ol [ˈestrɪɒl, -al, -traɪ-] *n* Estriol *nt*, Östriol *nt*.

es·tro·gen [ˈestrədʒən] *n* Estrogen *nt*, Östrogen *nt*.

es·trog·e·nous [esˈtrɑdʒənəs] *adj* Östrogen betr., östrogenartig (wirkend), östrogen.

es·trone [ˈestrəʊn] *n* Estron *nt*, Östron *nt*, Follikulin *nt*, Folliculin *nt*.

etch·ant [ˈetʃənt] *n* Ätzmittel *nt*.
  acid etchant Ätzsäure *f*, Zahnconditioner *m*, Schmelzreiniger *m*.

etch·ing [ˈetʃɪŋ] *n* **1.** Ätzen *nt*, Ätztechnik *f*. **2.** Säureätzen *nt*, Säureätztechnik *f*.
  acid etching Säureätzen *nt*, Säureätztechnik *f*.

eth·al·de·hyde [ɪˈældəhaɪd] *n* Azetaldehyd *m*, Acetaldehyd *m*, Äthanal *nt*, Ethanal *nt*.

eth·a·nal [ˈeθənæl, -nl] *n* → ethaldehyde.

eth·ane [ˈeθeɪn] *n* Äthan *nt*, Ethan *nt*.

eth·a·nol [ˈeθənɒl, -nal] *n* Äthanol *nt*, Ethanol *nt*, Äthylalkohol *m*; *inf.* Alkohol *m*.

eth·ene [ˈeθiːn] *n* → ethylene.

eth·e·nyl [ˈeθənɪl] *n* Vinyl-(Radikal *nt*).

eth·e·nyl·ben·zene [ˌeθənɪlˈbenzɪːn] *n* Styrol *nt*, Vinylbenzol *nt*.

e·ther [ˈeθər] *n* **1.** Äther *m*, Ether *m*. **2.** Diäthyläther *m*, Diethyläther *m*; *inf.* Äther *m*.

e·the·re·al [ɪˈθɪərɪəl] *adj* ätherisch, ätherhaltig, flüchtig, Äther-.

e·the·re·ous [ɪˈθɪərɪəs] *adj* → ethereal.

e·the·ri·al [ɪˈθɪərɪəl] *adj* → ethereal.

e·ther·ic [ɪˈθerɪk, ˈiːθərɪk] *adj* → ethereal.

eth·i·cal [ˈeθɪkl] *adj* **1.** Ethik betr., ethisch; moralisch, sittlich. **2.** dem Berufsethos entsprechend. **3.** moralisch einwandfrei, von ethischen Grundsätzen geleitet. **4.** *pharm.* rezeptpflichtig.

e·thi·o·nine [ɪˈθaɪəniːn, -nɪn] *n* Äthionin *nt*, Ethionin *nt*.

eth·moid [ˈeθmɔɪd] **I** *n* Siebbein *nt*, Ethmoid *nt*, Os ethmoidale. **II** *adj* **1.** → ethmoidal. **2.** siebartig, kribriform.

eth·moi·dal [eθˈmɔɪdl] *adj* Siebbein/Os ethmoidale betr., ethmoidal, Siebbein-.

eth·moi·dec·to·my [ˌeθmɔɪˈdektəmɪ] *n* Siebbeinausräumung *f*, Ethmoidektomie *f*.

eth·moi·di·tis [ˌeθmɔɪˈdaɪtɪs] *n* **1.** Entzündung *f* der Siebbeinzellen, Ethmoiditis *f*, Sinusitis ethmoidalis. **2.** Siebbeinentzündung *f*, Entzündung *f* des Os ethmoidale, Ethmoiditis *f*.

eth·moi·dot·o·my [ˌeθmɔɪˈdɑtəmɪ] *n* operative Eröffnung *f* der Siebbeinzellen, Ethmoidotomie *f*.

eth·yl [ˈeθɪl] *n* Äthyl-, Ethyl-(Radikal *nt*).
  ethyl aminobenzoate Benzocain *nt*.
  ethyl carbamate Urethan *nt*, Carbaminsäureäthylester *m*.
  ethyl chloride Äthylchlorid *nt*, Ethylchlorid *nt*, Monochloräthan *nt*, Monochlorethan *nt*.
  ethyl ether Diäthyläther *m*, Diethylether *m*; *inf.* Äther *m*.
  ethyl urethan Äthylurethan *nt*, Ethylurethan *nt*.

eth·yl·al·de·hyde [ˌeθəlˈældəhaɪd] *n* → ethaldehyde.

eth·yl·ene [ˈeθəliːn] *n* Äthylen *nt*, Ethylen *nt*, Äthen *nt*, Ethen *nt*.
  ethylene oxide Äthylenoxid *nt*, Ethylenoxid *nt*.

eth·yl·ism [ˈeθəlɪzəm] *n* Äthylalkoholvergiftung *f*, Äthylintoxikation *f*, Äthanolvergiftung *f*, Äthanolintoxikation *f*, Äthylismus *m*.

e·ti·o·gen·ic [ɪtɪəʊˈdʒenɪk] *adj* (*Ursache*) auslösend, verursachend, kausal.

e·ti·o·log·ic [ɪtɪəʊˈlɑdʒɪk] *adj* → etiological.

e·ti·o·log·i·cal [ɪtɪəʊˈlɑdʒɪkl] *adj* Ätiologie betr., ätiologisch.

e·ti·ol·o·gy [ɪtɪˈɑlədʒɪ] *n* **1.** Lehre *f* von den Krankheitsursachen, Ätiologie *f*. **2.** (Gesamtheit der) Krankheitsursachen *pl*, Ätiologie *f*.

e·ti·o·pa·thol·o·gy [ˌɪtɪəʊpəˈθɑlədʒɪ] *n* Krankheitsentstehung *f*, Krankheitsentwicklung *f*, Pathogenese *f*.

e·ti·o·trop·ic [ɪtɪəʊˈtrɑpɪk, -ˈtrəʊp-] *adj* auf die (Krankheits-)Ursache gerichtet, ätiotrop, kausal, Kausal-.

eu- *pref.* Normal-, Eu-.

eu·cap·nia [juːˈkæpnɪə] *n physiol.* normale Kohlendioxidspannung *f* des Blutes, Eukapnie *f*.

eu·car·y·on [juːˈkærɪɑn] *n* **1.** Eukaryon *nt*. **2.** *bio.* Eukaryont *m*, Eukaryot *m*.

Eu·ces·to·da [juːseˈstəʊdə] *pl micro.* Bandwürmer *pl*, Zestoden *pl*, Cestoda *pl*, Cestodes *pl*.

eu·chro·mat·ic [ˌjukrəˈmætɪk] *adj* Euchromatin betr., euchromatisch, achromatisch.

eu·chro·ma·tin [juːˈkrəʊmətɪn] *n* Achromatin *nt*, Euchromatin *nt*.

eu·chro·mo·some [juːˈkrəʊməsəʊm] *n genet.* Autosom *nt*.

eu·col·loid [juːˈkɑlɔɪd] *n* Eukolloid *nt*.

eu·gen·ol [ˈjuːdʒənɒl, -nɑʊl] *n pharm.* Eugeninsäure *f*, Eugenol *nt*.

eu·ge·no·late [juːˈdʒenəleɪt] *n* Eugenolat *nt*.

eu·glob·u·lin [juːˈglɑbjəlɪn] *n* Euglobulin *nt*.

eu·gly·ce·mia [juːglaɪˈsiːmɪə] *n physiol.* normaler Blutzuckerspiegel *m*, Euglykämie *f*.

eu·gly·ce·mic [juːglaɪˈsiːmɪk] *adj* euglykämisch.

eu·gna·thia [juːˈneɪθɪə] *n* Eugnathie *f*.

eu·gnath·ic [juːˈnæθɪk] *adj* Eugnathie betr., eugnath.

eu·kar·y·on [juːˈkærɪɑn] *n* **1.** Eukaryon *nt*. **2.** *bio.* Eukaryont *m*, Eukaryot *m*.

Eu·my·ce·tes [juːmaɪˈsiːtiːz] *pl micro.* echte Pilze *pl*, Eumyzeten *pl*, Eumycetes *pl*, Eumycophyta *pl*.

Eu·my·co·phy·ta [juːˌmaɪkəʊˈfaɪtə] *pl* → Eumycetes.

eu·pep·sia [juːˈpepsɪə] *n physiol.* normale Verdauung *f*, Eupepsie *f*.

eu·pho·ri·ant [juːˈfɔːrɪənt, -fəʊ-] **I** *n* euphorieauslösende Substanz *f*, Euphorikum *nt*. **II** *adj* euphorieauslösend, in Euphorie versetzend, euphorisierend.

eu·ploi·dy [ˈjuːplɔɪdɪ] *n genet.* euploide Beschaffenheit *f*, Euploidie *f*.

eup·nea [ˈjuːpnɪə, juːpˈnɪə] *n* normale/freie/ungestörte Atmung *f*, normale Ruheatmung *f*, Eupnoe *f*.

eup·ne·ic [juːpˈniːɪk] *adj* Eupnoe betr., eupnoisch.

eup·noe·a [ˈjuːpnɪə, juːpˈnɪə] *n* → eupnea.

eu·pro·tein·e·mia [juːˌprəʊtiːnˈiːmɪə] *n* Euproteinämie *f*.

eu·rhyth·mia [juːˈrɪðmɪə] *n* **1.** *physiol.* Eurhythmie *f*. **2.** *card.* regelmäßiger Puls/Herzschlag *m*, Eurhythmie *f*.

eury- *pref.* Weit-, Breit-, Eury-.

eu·ry·cra·ni·al [jʊərəˈkreɪnɪəl] *adj* kurzköpfig.

eu·ryg·na·thism [jʊəˈrɪgnəθɪzəm] *n* Eurygnathismus *m*.

eu·ryg·nath·ous [ˌjʊərə(g)'næθəs] *adj* Eurygnathie betr., eurygnath.
eu·sta·chi·tis [juːstə'kaɪtɪs] *n* Entzündung *f* der Tuba auditiva/auditoria, Tubenentzündung *f*, Syringitis *f*.
eu·sta·chi·um [juː'steɪkɪəm] *n* Ohrtrompete *f*, Eustach-Tube *f*, Eustach-Röhre *f*, Tuba auditiva/auditoria.
eu·sys·to·le [juː'sɪstəli] *n card.* Eusystole *f*.
eu·tec·tic [juː'tektɪk] **I** *n chem.* Eutektikum *nt.* **II** *adj* eutektisch.
eu·tha·na·sia [ˌjuːθə'neɪʒ(ɪ)ə, -zɪə] *n* **1.** leichter/schmerzloser Tod *m*, Euthanasie *f*. **2.** Sterbehilfe *f*, Euthanasie *f*.
eu·thy·roid·ism [juː'θaɪrɔɪdɪzəm] *n endo.* normale Schilddrüsenfunktion *f*, Euthyreose *f*.
eu·to·nia [juː'təʊnɪə] *n physiol. (Muskel)* normaler Tonus *m*, Eutonie *f*, Normotonie *f*.
eu·ton·ic [juː'tɒnɪk] *adj physiol.* euton, normoton.
eu·to·pia [juː'təʊpɪə] *n (Organ)* normale/regelrechte Lage *f*, Eutopie *f*.
eu·tro·phia [juː'trəʊfɪə] *n* → eutrophy.
eu·troph·ic [juː'trɒfɪk, -'trəʊ-] *adj* nährstoffreich, eutroph.
eu·tro·phy ['juːtrəfi] *n* guter Ernährungszustand *m*; gute/ausreichende Ernährung *f*, Eutrophie *f*.
e·vac·u·ant [ɪ'vækjəwənt] **I** *n* **1.** entleerendes/abführendes Mittel *nt*. **2.** Abführmittel *nt*, Evacuantium *nt*, Kathartikum *nt*. **3.** Brechmittel *nt*, Emetikum *nt*. **4.** harntreibendes Mittel *nt*, Diuretikum *nt*. **II** *adj* **5.** die Entleerung fördernd, entleerend. **6.** den Stuhlgang fördernd, abführend.
e·vac·u·ate [ɪ'vækjəweɪt] **I** *vt* **1.** ausleeren, entleeren. **2.** *(Flüssigkeit, Luft)* absaugen, abziehen, abpumpen, evakuieren. **3.** *(Blase)* entleeren; *(Darm)* abführen. **evacuate the bowels** abführen. **II** *vi (Darm)* entleeren, Stuhlgang haben; *(Blase)* entleeren, urinieren, Wasser lassen.
e·vac·u·a·tion [ɪˌvækjə'weɪʃn] *n* **1.** Ausleerung *f*, Entleerung *f*, Evakuation *f*. **2.** *(Darm)* Entleerung *f*, Abführen *nt*; Stuhlgang *m*; *(Blase)* Entleerung *f*, Miktion *f*. **3.** Stuhl *m*, Fäzes *pl*, Faeces *pl*. **4.** *gyn.* (Vakuum-)Kürettage *f*, Gebärmutterausräumung *f*, Evakuation *f*, Evacuatio uteri.
bowel evacuation Darmentleerung *f*, Stuhlgang *m*, Defäkation *f*.
e·vac·u·a·tor [ɪ'vækjəweɪtər] *n* Absauggerät *nt*, Absaugapparat *m*.
e·val·u·a·tion [ɪˌvæljuː'eɪʃn] *n* **1.** Schätzung *f*, Festsetzung *f*. **2.** Bewertung *f*, Beurteilung *f*. **3.** Berechnung *f*, Bestimmung *f*. **4.** Auswertung *f*.
quality evaluation Qualitätskontrolle *f*.
e·vap·o·rate [ɪ'væpəreɪt] **I** *vt* evaporieren, verdampfen *od.* verdunsten (lassen), zur Verdampfung bringen; eindampfen. **II** *vi* evaporieren, verdampfen, verdunsten; s. verflüchtigen.
e·vap·o·ra·tion [ɪˌvæpə'reɪʃn] *n* Evaporation *f*, Verdampfung *f*, Verdunstung *f*; Verdampfen *nt*; Eindampfen *nt*.
e·vap·o·ra·tor [ɪ'væpəreɪtər] *n* Evaporator *m*, Verdampfer *m*.
e·vap·o·rim·e·ter [ɪˌvæpə'rɪmɪtər] *n* Evaporimeter *nt*, Evaporometer *nt*, Verdunstungsmesser *m*.
e·vap·o·rom·e·ter [ɪˌvæpə'rɒmɪtər] *n* → evaporimeter.
e·vide·ment [evid'mnt] *n* Ausräumung *f*, Ausschabung *f*, Auskratzung *f*, Kürettage *f*, Exkochleation *f*.
ev·o·lu·tion [ˌevə'luːʃn] *n* **1.** Entfaltung *f*, Entwicklung *f*. **2.** *bio.* Entwicklung *f*, Evolution *f*. **3.** *phys.* Entwicklung *f*; *techn.* Umdrehung *f*, Bewegung *f*.
e·vul·sion [ɪ'vʌlʃn] *n* (gewaltsames) Herausreißen *nt*, Herausziehen *nt*.
nerve evulsion Nervenabriß *m*.
tooth evulsion Zahnabrißfraktur *f*.
ex- *pref.* Aus-, Ent-, Ver-, Ex-.
ex·ac·er·bate [ɪg'zæsərbeɪt] *vt (Krankheit, Schmerzen)* verschlimmern, verschärfen, steigern; wiederaufbrechen.
ex·ac·er·ba·tion [ɪgˌzæsər'beɪʃn] *n (Krankheit, Schmerzen)* Verschlimmerung *f*, Verschärfung *f*, Steigerung *f*, Exazerbation *f*, Exacerbatio *f*; Wiederaufbrechen *nt*.
ex·am·i·na·tion [ɪgˌzæmə'neɪʃn] *n* **1.** Untersuchung *f*. **2.** Untersuchung *f*, Prüfung *f (of, into sth.* einer Sache). **3.** Prüfung *f*, Examen *nt*.
clinical examination klinische Untersuchung *f*.
medical examination ärztliche Untersuchung *f*.
physical examination körperliche Untersuchung *f*.
rectal examination rektale Untersuchung *f*.
sonographic examination sonographische Untersuchung *f*.
x-ray examination Röntgenuntersuchung *f*.
ex·am·ine [ɪg'zæmɪn] **I** *vt* **1.** untersuchen. **2.** untersuchen, prüfen *(for* auf). **3.** *(wissenschaftlich)* untersuchen, erforschen. **II** *vi* **examine into sth.** etw. prüfen *od.* untersuchen.
ex·am·i·nee [ɪgˌzæmə'niː] *n* Prüfling *m*, Prüfungskandidat(in *f*) *m*, Examenskandidat(in *f*) *m*.

ex·am·in·er [ɪg'zæmɪnər] *n* Prüfer(in *f*) *m*.
medical examiner **1.** ärztlicher Leichen(be)schauer *m*. **2.** Vertrauensarzt *m*, Vertrauensärztin *f*, Amtsarzt *m*, Amtsärztin *f*.
ex·am·ple [ɪg'zæmpl] *n* **1.** Muster *nt*, Probe *f*. **2.** Beispiel *nt (of* für). **for example** zum Beispiel. **beyond/without example** beispiellos. **3.** Vorbild *nt*, Beispiel *nt (to* für).
ex·an·them [eg'zænθəm] *n* **1.** Hautausschlag *m*, Exanthem *nt*, Exanthema *nt*. **2.** Erkrankung *f* mit Exanthem als Hauptsymptom, Exanthem *nt*, Exanthema *nt*.
ex·an·the·ma [ˌegzæn'θiːmə] *n, pl* **ex·an·the·mas**, **ex·an·the·ma·ta** [ˌegzæn'θemətə] → exanthem.
measles exanthema Masernexanthem *nt*.
exanthema subitum Dreitagefieber *nt*, Dreitageexanthem *nt*, sechste Krankheit *f*, Exanthema subitum, Roseola infantum.
ex·an·them·a·tous [ˌegzæn'θemətəs] *adj* Exanthem betr., exanthemartig, exanthematisch, exanthematös.
ex·an·throp·ic [ˌegzæn'θrɒpɪk] *adj (Krankheit, Infektion)* von außen kommend, nicht im Körper entstanden; exogen.
ex·ca·vate ['ekskəveɪt] *vt* exkavieren, ausschaben, aushöhlen, kariöses Dentin entfernen.
ex·ca·va·tion [ˌekskə'veɪʃn] *n* **1.** Aushöhlung *f*, Ausbuchtung *f*, Höhle *f*, Vertiefung *f*; *anat.* Exkavation *f*, Excavatio *f*. **2.** Aushöhlen *nt*. **3.** *dent.* Exkavation *f*.
dental excavation Exkavation *f*.
ex·ca·va·tor ['ekskəveɪtər] *n* Exkavator *m*.
Black's excavator Black-Exkavator *m*.
Darby-Perry excavator Darby-Perry-Exkavator *m*.
dental excavator Exkavator *m*.
Friedman excavator Friedman-Exkavator *m*.
hatchet excavator **1.** Gingivalrandschräger *m*, gingivales Schmelzmesser *nt*. **2.** beilförmiger Exkavator *m*.
hoe excavator hauenförmiger Exkavator *m*.
spoon excavator Löffelexkavator *m*, löffelförmiger Exkavator *m*.
White excavator White-Exkavator *m*.
ex·ce·men·to·sis [ekˌsɪmən'təʊsɪs] *n* Exzementose *f*, Hyperzementose *f* des Zahnwurzelzements.
ex·cess [*n* ɪk'ses; *adj* 'ekses] **I** *n* **1.** Übermaß *nt*, Überfluß *m (of* an). **2.** Überschuß *m*. **3.** Exzeß *m*. **II** *adj* überschüssig, Über-.
mandibular excess Unterkieferüberentwicklung *f*.
marginal excess Füllungsüberschuß *m*, Randüberschuß *m*, Überschuß *m*.
ex·cip·i·ent [ɪk'sɪpɪənt] *n pharm.* Träger(substanz *f*) *m*, Vehikel *nt*.
ex·cise [ɪk'saɪz] *vt* (her-)ausschneiden, entfernen, exzidieren *(from* aus).
ex·ci·sion [ek'sɪʒn, ɪk-] *n* **1.** (Her-)Ausschneiden *nt*, Exzidieren *nt*. **2.** (Her-)Ausschneidung *f*, Entfernung *f*, Exzision *f (from* aus).
interdental excision interdentale Zahnfleischabtragung *f*, interdentale Gingivektomie *f*.
partial excision Teilentfernung *f*, partielle Exzision *f*, Resektion *f*.
total excision Totalentfernung *f*.
ex·cit·a·bil·i·ty [ɪkˌsaɪtə'bɪlətɪ] *n* **1.** *physiol.* Erregbarkeit *f*, Reizbarkeit *f*, Exzitabilität *f*. **2.** Nervosität *f*; Reizbarkeit *f*, Erregbarkeit *f*.
ex·cit·a·ble [ɪk'saɪtəbl] *adj* **1.** erregbar, reizbar, exzitabel. **2.** anregbar; nervös, reizbar, erregbar.
ex·cit·a·ble·ness [ɪk'saɪtəblnɪs] *n* → excitability.
ex·cit·ant [ɪk'saɪtnt, 'eksɪtənt] **I** *n pharm.* Reizmittel *nt*, Stimulans *nt*, Exzitans *nt*, Exzitantium *nt*, Analeptikum *nt*. **II** *adj* erregend, anregend, belebend, stimulierend.
ex·ci·ta·tion [ˌeksaɪ'teɪʃn, -sɪ-] *n* **1.** *physiol.* Anregung *f*, Reizung *f*; Reiz *m*, Erregung *f*. **2.** *psycho.* Erregung *f*, Exzitation *f*. **3.** *chem., electr.* An-, Erregung *f*.
ex·cit·a·tive [ɪk'saɪtətɪv] *adj* → excitatory.
ex·cit·a·to·ry [ɪk'saɪtətɔːrɪ, -təʊ-] *adj* anregend *od.* erregend (wirkend), exzitativ, exzitatorisch.
ex·cite [ɪk'saɪt] *vt* **1.** auf-, erregen. **excite o.s.** s. aufregen *(over* über). **2.** *(Nerv)* reizen, anregen; *(Appetit)* anregen; *(sexuell)* erregen. **3.** *phys.* erregen, anregen.
ex·ci·tor [ɪk'saɪtər, -tɔːr] *n* **1.** *pharm.* anregendes (Heil-)Mittel *nt*, Stimulans *nt*. **2.** motorischer/efferenter Nerv *m*.
ex·coch·le·a·tion [eksˌkɒklɪ'eɪʃn] *n* Auslöffeln *nt*, Auskratzen *nt*, Exkochleation *f*, Excochleatio *f*.
ex·co·ri·a·tion [ɪkˌskɔːrɪ'eɪʃn, -ˌskəʊr-] *n* (Haut-)Abschürfung *f*, Exkoriation *f*, Excoriatio *f*.
ex·cre·ment ['ekskrəmənt] *n* **1.** Ausscheidung *f*, Exkrement *nt*, Excrementum *nt*. **2.** Stuhl *m*, Kot *m*, Exkremente *pl*, Fäzes *pl*, Faeces *pl*.
ex·cres·cence [ɪk'skresəns] *n patho.* Auswuchs *m*, Exkreszenz *f*, Excrescentia *f*.
ex·cre·ta [ɪk'skriːtə] *pl* Ausscheidungen *pl*, Exkrete *pl*, Excreta *pl*.
ex·crete [ɪk'skriːt] *vt* absondern; ausscheiden; sezernieren.

excretion

ex·cre·tion [ɪk'skriːʃn] *n* **1.** Ausscheidung *f*, Absonderung *f*, Exkretion *f*; Ausscheiden *nt*. **2.** Ausscheidung *f*, Exkret *nt*, Excretum *nt*.

ex·cre·to·ry ['ekskrə,tɔːrɪ, -,təʊ-, ek'skriːtərɪ] *adj* Exkretion betr., exkretorisch, sezernierend, ausscheidend, absondernd, Exkretions-, Ausscheidungs-.

ex·cur·sion [ɪk'skɜrʒn, -ʃn] *n* **1.** *physiol.* (Bewegungs-)Ausschlag *m* (*aus einer Mittelstellung*), Exkursion *f*. **2.** *phys.* Ausschlag *m*, Exkursion *f*. **3.** (*wissenschaftliche*) Exkursion *f*.
lateral excursion Lateralbewegung *f* des Unterkiefers.
protrusive excursion Protrusionsbewegung *f* des Unterkiefers.
retrusive excursion Retrusionsbewegung *f* des Unterkiefers.

ex·er·cise ['eksərsaɪz] **I** *n* (*körperliche od. geistige*) Übung *f*, (körperliche) Bewegung *f*. **II** *vt* (*Körper, Geist*) üben, trainieren; (*Körper*) bewegen. **III** *vi* üben, trainieren.

ex·er·e·sis [eks'erəsɪs] *n*, *pl* **ex·er·e·ses** [eks'erəsiːz] **1.** (Teil-)Entfernung *f*, Resektion *f*, Exhärese *f*, Exhairese *f*. **2.** Herausziehen *nt*, Exhärese *f*, Exhairese *f*.

ex·er·tion [ɪg'zɜrʃn] *n* Anstrengung *f*, Belastung *f*; Strapaze *f*.

ex·ha·la·tion [,eks(h)ə'leɪʃn] *n* **1.** Ausatmen *nt*; Ausatmung *f*, Exhalation *f*. **2.** Verströmen *nt*; Ausdünsten *nt*, Ausdünstung *f*, Geruch *m*.

ex·hale [eks'heɪl, ek'seɪl] **I** *vt* **1.** ausatmen, exhalieren. **2.** verströmen, ausdünsten, exhalieren. **II** *vi* **3.** ausatmen, exhalieren. **4.** ausströmen (*from* aus).

ex·haust [ɪg'zɔːst] **I** *vt* **1.** erschöpfen, aufbrauchen, verbrauchen; jdn. erschöpfen, ermüden, entkräften. **2.** (ent-)leeren, (her-)auspumpen; absaugen. **II** *vi s.* entleeren; (*Dampf*) entweichen, ausströmen.

ex·haust·ed [ɪg'zɔːstɪd] *adj* **1.** (*körperlich, geistig*) erschöpft, entkräftet, ermüdet, ermattet. **2.** verbraucht, erschöpft, aufgebraucht.

ex·haust·ing [ɪg'zɔːstɪŋ] *adj* anstrengend, strapaziös, ermüdend, erschöpfend.

ex·haus·tion [ɪg'zɔːstʃn] *n* **1.** (extreme) Ermüdung *f*, Entkräftigung *f*, Erschöpfung(szustand *m*) *f*, Exhaustio *f*. **2.** (Ent-)Leerung *f*, (Her-)Auspumpen *nt*; Absaugung *f*. **3.** (*Gas*) Herausströmen *nt*.
heat exhaustion Hitzeerschöpfung *f*, Hitzekollaps *m*.
nervous exhaustion Beard-Syndrom *nt*, Nervenschwäche *f*, nervöse Übererregbarkeit *f*, Neurasthenie *f*, Neurasthenia *f*.

ex·haus·tive [ɪg'zɔːstɪv] *adj* **1.** erschöpfend, vollständig, exhaustiv. **2.** *old* anstrengend, strapaziös, ermüdend, erschöpfend.

ex·hu·ma·tion [,ekshjuː'meɪʃn] *n forens.* Exhumierung *f*, Exhumieren *nt*.

ex·hume [ɪg'z(j)uːm, eks'hjuːm] *vt forens.* exhumieren.

ex·i·tus ['eksɪtəs] *n*, *pl* **ex·i·tus 1.** Tod *m*, Exitus (letalis) *m*. **2.** Ausgang *m*.

exo- *pref.* Außen-, Ex(o)-, Ekto-.

exo-amylase *n* β-Amylase *f*, Exoamylase *f*.

ex·o·an·ti·gen [,eksəʊ'æntɪdʒən] *n* → ectoantigen.

ex·o·crine ['eksəkrɪn, 'eksəkraɪn] *adj* exokrin.

ex·o·don·tia [eksəʊ'dɒnʃɪə] *n* Exodontie *f*.

ex·o·don·tics [eksəʊ'dɒntɪks] *pl* Exodontie *f*.

ex·o·don·tist [eksəʊ'dɒntɪst] *n* Exodontist *m*.

ex·o·don·tol·o·gy [,eksəʊdɒn'tɒlədʒɪ] *n* Exodontologie *f*.

ex·o·en·zyme [eksəʊ'enzaɪm] *n* **1.** Exoenzym *nt*. **2.** extrazelluläres Enzym *nt*, Ektoenzym *nt*.

ex·o·ge·net·ic [,eksəʊdʒə'netɪk] *adj* → exogenous.

ex·o·gen·ic [eksəʊ'dʒenɪk] *adj* → exogenous.

ex·og·e·nous [ek'sɒdʒənəs] *adj* **1.** von außen zugeführt *od.* stammend *od.* wirkend, durch äußere Ursachen entstehend, exogen. **2.** an der Außenfläche ablaufend, exogen.

ex·og·na·thia [,eksag'næθɪə, -,neɪ-] *n* Prognathie *f*, Progenie *f*.

ex·o·lev·er [eksəʊ'levər] *n* Zahnhebel *m*, Hebel *m*, Heber *m*.

ex·o·mys·i·um [,eksəʊ'mɪsɪəm] *n* Muskelhüllgewebe *nt*, Perimysium *nt*.

ex·op·a·thy [eks'ɒpəθɪ] *n* exogene Krankheit *f*, Exopathie *f*.

ex·o·pep·ti·dase [,eksəʊ'peptɪdeɪz] *n* Exopeptidase *f*.

ex·oph·thal·mic [eksəf'θælmɪk] *adj* Exophthalmus betr., exophthalmisch, Exophthalmus-, Exophthalmo-.

ex·oph·thal·mos [,eksəf'θælməs] *n* Exophthalmos *m*, Exophthalmus *m*, Exophthalmie *f*, Ophthalmoptose *f*, Protrusio/Proptosis bulbi.

ex·oph·thal·mus [eksəf'θælməs] *n* → exophthalmos.

ex·o·phyt·ic [,eksəʊ'fɪtɪk] *adj patho.* nach außen wachsend, exophytisch.

ex·o·plasm ['eksəʊplæzəm] *n* Ektoplasma *nt*, Exoplasma *nt*.

ex·or·bi·tism [ek'sɔːrbətɪzəm] *n* → exophthalmos.

ex·o·sep·sis [,eksəʊ'sepsɪs] *n patho.* exogene Sepsis *f*, Exosepsis *f*.

ex·os·mo·sis [,eksaz'məʊsɪs] *n* Exosmose *f*.

ex·o·spore [,eksəʊ'spʊər, -'spɔːr] *n micro.* Ektospore *f*, Exospore *f*.

ex·os·to·sis [,eksəs'təʊsɪs] *n*, *pl* **ex·os·to·ses** [,eksəs'təʊsiːz] *ortho., patho.* Exostose *f*, Exostosis *f*.

ex·o·tox·in [eksəʊ'tɒksɪn] *n* Exotoxin *nt*, Ektotoxin *nt*.

ex·pand·er [ɪk'spændər] *n* Expander *m*.
plasma expander Plasmaexpander *m*.
plasma volume expander Plasmaexpander *m*.

ex·pan·sion [ɪk'spænʃn] *n* **1.** (*a. phys.*) Ausdehnen *nt*, Ausdehnung *f*, Erweiterung *f*, Ausweitung *f*. **2.** weite Fläche *f*, ausgedehnter Raum *m*, Ausdehnung *f*, Weite *f*. **3.** *patho.* Ausbreitung *f*, Expansion *f*.
expansion of the arch → maxillary expansion.
cubical expansion Volumenzunahme *f*, Volumenexpansion *f*.
delayed expansion verzögerte Amalgamexpansion *f*, sekundäre Amalgamexpansion *f*, verzögerte Abbindeexpansion *f*, sekundäre Abbindeexpansion *f*.
effective setting expansion effektive Abbindeexpansion *f*, effektive Expansion *f*.
hygroscopic expansion hygroskopische Abbindeexpansion *f*, hygroskopische Expansion *f*.
hygroscopic setting expansion hygroskopische Abbindeexpansion *f*, hygroskopische Expansion *f*.
maxillary expansion Gaumennahterweiterung *f*, Gaumennahtsprengung *f*.
mercuroscopic expansion merkuroskopische Amalgamexpansion *f*.
palatal expansion → maxillary expansion.
rapid maxillary expansion schnelle Gaumennahterweiterung *f*, Schnellerweiterung *f*.
rapid palatal expansion → rapid maxillary expansion.
secondary expansion verzögerte Amalgamexpansion *f*, sekundäre Amalgamexpansion *f*, verzögerte Abbindeexpansion *f*, sekundäre Abbindeexpansion *f*.
setting expansion Abbindeexpansion *f*, Expansion *f*.
slow maxillary expansion langsame Gaumennahterweiterung *f*.
slow palatal expansion → slow maxillary expansion.
thermal expansion Wärmeausdehnung *f*, thermische Expansion *f*.
wax expansion Wachsexpansion *f*, Gußwachsexpansion *f*.

ex·pan·sive [ɪk'spænsɪv] *adj* **1.** (s.) ausdehnend, expansiv, Ausdehnungs-, Expansions-. **2.** ausdehnungsfähig. **3.** *patho.* (*Wachstum*) verdrängend, expansiv. **4.** weit, umfassend, ausgedehnt, breit.

ex·pan·sive·ness [ɪk'spænsɪvnɪs] *n* **1.** Ausdehnung *f*. **2.** Ausdehnungsvermögen *nt*. **3.** expansiver Wahn *m*, Größenwahn *m*, Megalomanie *f*.

ex·pec·to·rant [ɪk'spektərənt] **I** *n* schleimlösendes/auswurfförderndes Mittel *nt*, Expektorans *nt*. **II** *adj* schleimlösend, auswurffördernd.

ex·pec·to·rate [ɪk'spektəreɪt] *vt* (*Schleim*) auswerfen, aus-, abhusten, expektorieren; (*Blut*) spucken.

ex·pec·to·ra·tion [ɪk,spektə'reɪʃn] *n* **1.** Aushusten *nt*, Abhusten *nt*, Auswerfen *nt*, Expektoration *f*, Expektorieren *nt*. **2.** (Aus-)Spucken *nt*. **3.** Auswurf *m*, Expektorat *nt*, Sputum *nt*.

ex·pe·ri·ence [ɪk'spɪərɪəns] **I** *n* **1.** Erfahrung *f*; Erfahrenheit *f*; (praktische) Erfahrung *f*, Fachkenntnis *f*, Sachkenntnis *f*. **2.** Erlebnis *nt*. **II** *vt* erfahren, kennenlernen, erleben.

ex·per·i·ment [*n* ɪk'sperəmənt; *v* ek'sperəmənt] **I** *n* Versuch *m*, Experiment *nt*. **II** *vi* experimentieren, Versuche durchführen *od.* anstellen (*on* an; *with* mit).

ex·per·i·men·tal [ɪk,sperə'mentl] *adj* **1.** experimentell, Versuchs-, Experimental-. **2.** auf Erfahrung beruhend, Erfahrungs-.

ex·pert ['ekspɜrt] **I** *n* Fachmann *m*, Experte *m*, Expertin *f*; Sachverständige(r *m*) *f*, Gutachter(in *f*) *m* (*at, in* in; *on* auf dem Gebiet). **II** *adj* **1.** erfahren, Erfahrung haben in. **2.** fachmännisch, fachkundig, sachkundig, sachverständig. **3.** Sachverständigen-, Experten-. **4.** geschickt, gewandt (*at, in* in).

ex·per·tise [,ekspɜr'tiːz] *n* **1.** Expertise *f*. **2.** Fachkenntnis *f*, Sachkenntnis *f*.

ex·per·tize ['ekspɜrtaɪz] **I** *vt* begutachten. **II** *vi* ein Gutachten abgeben *od.* (er-)stellen (*on* über).

ex·pi·rate ['ekspɪreɪt] *n* ausgeatmete/abgeatmete Luft *f*, Exspirat *nt*.

ex·pi·ra·tion [,ekspɪ'reɪʃn] *n* **1.** Ausatmung *f*, Ausatmen *nt*, Exspiration *f*, Exspiratio *f*, Exspirium *nt*. **2.** *old* letzter Atemzug *m*, Tod *m*. **3.** *fig.* Ende *nt*, Ablauf *m* (*einer Frist*).

ex·pi·ra·to·ry [ɪk'spaɪərətɔːrɪ, -təʊ-] *adj* Exspiration betr., exspiratorisch, Ausatmungs-, Exspirations-.

ex·plo·ra·tion [,eksplə'reɪʃn] *n* **1.** Untersuchung *f*, Erkundung *f*, Ausforschung *f*, Exploration *f*. **2.** Anamneseerhebung *f*, Exploration *f*.

ex·plo·ra·tive [ɪk'splɒrətɪv] *adj* **1.** untersuchend, explorativ, Explorativ-, Probe-. **2.** (er-)forschend, Forschungs-.

ex·plo·ra·to·ry [ɪk'splɒrətɔːrɪ, -təʊ-] *adj* → explorative.

ex·plore [ɪk'splɔːr, ɪk'splʊər] **I** *vt* untersuchen, erforschen, erkunden, explorieren, sondieren. **II** *vi* forschen.

ex·plor·er [ɪk'splɔːrər, ɪk'splʊərər] *n* Sonde *f*.
cowhorn explorer Kuhhornsonde *f*, Kuhhorn *nt*.

dental explorer Sonde *f*, zahnärztliche Sonde *f*.
double end explorer doppelendige Sonde *f*.
root canal explorer Wurzelkanalsonde *f*.
single end explorer einendige Sonde *f*.
ex·plo·sive [ɪkˈspləʊsɪv] **I** *n* Explosivlaut *m*, Verschlußlaut *m*. **II** *adj* **1.** leicht explodierend, explosiv, explosibel. **2.** explosionsartig, heftig, sprunghaft (ansteigend), s. explosionsartig vermehrend. **3.** *fig.* leicht erregbar, leicht aufbrausend.
ex·po·nent [ɪkˈspəʊnənt, ˈekspə-] *n mathe.* Hochzahl *f*, Exponent *m*.
ex·pose [ɪkˈspəʊz] *vt* **1.** aussetzen, preisgeben (*to*). **2.** *fig.* bloßstellen; **expose o.s.** s. bloßstellen. **3.** *chir.* bloßlegen, freilegen, darstellen. **4.** entblößen, enthüllen, zeigen. **5.** *phys., radiol.* (*einer Einwirkung*) aussetzen; *photo.* belichten.
ex·po·sure [ɪkˈspəʊʒər] *n* **1.** Aussetzen *nt*, Preisgabe *f*, Exponieren *nt*, Exposition *f*. **2.** Ausgesetztsein *nt*, Gefährdung *f*, Exposition *f* (*to* durch). **3.** *chir.* Freilegung *f*, Bloßlegung *f*, Darstellung *f*. **4.** ungeschützte *od.* exponierte Lage *f*. **5.** *phys.* Belichtung(szeit *f*) *f*.
accidental pulp exposure akzidentelle Pulpafreilegung *f*, akzidentelle Pulpaeröffnung *f*.
air exposure Expositionsdosis *f*.
carious pulp exposure kariöse Pulpafreilegung *f*, kariöse Pulpaeröffnung *f*.
entrance exposure Oberflächendosis *f*.
erythema exposure Erythemdosis *f*, Hauterythemdosis *f*.
mechanical pulp exposure mechanische Pulpafreilegung *f*, mechanische Pulpaeröffnung *f*.
occupational exposure berufsbedingte Strahlenbelastung *f*.
pulp exposure Pulpafreilegung *f*, Pulpaeröffnung *f*, Pulpaexposition *f*.
exposure to radiation *radiol.* Strahlenbelastung *f*, Strahlenexposition *f*.
surface exposure Oberflächendosis *f*.
surgical pulp exposure chirurgische Pulpafreilegung *f*, chirurgische Pulpaeröffnung *f*, Pulpadarstellung *f*.
theshold exposure *radiol.* Grenzdosis *f*, Schwellendosis *f*.
ex·pres·sion [ɪkˈspreʃn] *n* **1.** (Her-)Ausdrücken *nt*, (Her-)Auspressen *nt*; *gyn.* Expression *f*, Exprimieren *nt*. **2.** *fig.* Ausdruck *m*, Äußerung *f*. **3.** Gesichtsausdruck *m*, Mimik *f*. **4.** Ausdruck *m*.
facial expression Gesichtsausdruck *m*, Mimik *f*.
ex·san·gui·nate [eksˈsæŋgwəneɪt] **I** *adj* → exsanguine. **II** *vt* **1.** ausbluten, verbluten. **2.** Blut abziehen; blutleer machen.
ex·san·gui·na·tion [eks,sæŋgwəˈneɪʃn] *n* massiver Blutverlust *m*, Ausblutung *f*, Ausbluten *nt*, Verbluten *nt*, Exsanguination *f*.
ex·san·guine [eksˈsæŋgwɪn] *adj* blutleer; blutarm, anämisch.
ex·san·gui·no·trans·fu·sion [eks,sæŋgwɪnəʊtrænsˈfjuːʒn] *n* (Blut-)Austauschtransfusion *f*, Blutaustausch *m*, Exsanguinationstransfusion *f*.
ex·scind [ekˈsɪnd] *vt* → exsect.
ex·sect [ekˈsekt] *vt* (her-)ausschneiden, entfernen, exzidieren.
ex·sec·tion [ekˈsekʃn] *n* → excision.
ex·sic·cant [ekˈsɪkənt] *n* austrocknendes Mittel *nt*, (Aus-)Trockenmittel *nt*, Exsikkans *nt*.
ex·sic·ca·tion [,eksɪˈkeɪʃn] *n* (Aus-)Trocknen *nt*, Austrocknung *f*, Exsikkation *f*, Exsikkose *f*.
ex·sic·ca·tive [ˈeksɪkətɪv] **I** *n* → exsiccant. **II** *adj* austrocknend.
ex·sic·ca·tor [ˈeksɪkeɪtər] *n* Trockenapparat *m*, Exsikkator *m*.
ex·ten·sion [ɪkˈstenʃn] *n* **1.** (*a. fig.*) Ausdehnung *f* (*to* auf); Erweiterung *f*, Vergrößerung *f*; (*a. zeitl.*) Verlängerung *f*. **2.** *traumat.* Extension *f*, Zug *m*, Streckung *f*. **3.** (*Gliedmaße*) Strecken *nt*, Durchstrecken *nt*.
extension for prevention Extension for prevention.
ex·ten·sor [ɪkˈstensər, -sɔːr] *n* Strecker *m*, Streckmuskel *m*, Extensor *m*, Musculus extensor.
ex·te·ri·or [ɪkˈstɪərɪər] **I** *n* Äußere(s) *nt*; Außenseite *f*; äußere Erscheinung *f*. **II** *adj* **1.** äußerlich, äußere(r, s), Außen-. **2.** von außen (kommend *od.* einwirkend).
ex·ter·mi·nate [ɪkˈstɜːmɪneɪt] *vt* ausrotten, vernichten, vertilgen.
ex·ter·mi·na·tion [ɪk,stɜːmɪˈneɪʃn] *n* Ausrottung *f*, Vernichtung *f*, Vertilgung *f*.
ex·ter·nal [ekˈstɜːrnl] *adj* **1.** außen befindlich *od.* gelegen, äußere(r, s), äußerlich, extern, Außen-. **2.** von außen kommend *od.* (ein-)wirkend. **for external use** äußerlich, zum äußeren Gebrauch.
ex·ti·ma [ˈekstɪmə] *n*, *pl* **ex·ti·mas, ex·ti·mae** [ˈekstɪmiː] **1.** (*Gefäß*) Adventitia *f*, Tunica adventitia. **2.** (*Organ*) Adventitia *f*, Tunica externa.
ex·tinc·tion [ɪkˈstɪŋkʃn] *n* **1.** Ex(s)tinktion *f*, (Aus-, Er-)Löschen *nt*, Auslöschung *f*, Vernichtung *f*. **2.** *phys.* Abschwächung *f*, Extinktion *f*. **3.** *bio.* Aussterben *nt*. **4.** Abschaffung *f*, Aufhebung *f*. **5.** *psycho.* Extinktion *f*.

ex·tin·guish [ɪkˈstɪŋgwɪʃ] *vt* **1.** (*Feuer, Licht*) (aus-)löschen; auslöschen, vernichten, zerstören. **2.** auslöschen, ersticken, (ab-)töten.
ex·tir·pate [ˈekstərpeɪt, ɪkˈstɜːrpeɪt] *vt* **1.** *chir.* (völlig) entfernen, exstirpieren. **2.** (mit der Wurzel) ausreißen; ausmerzen, ausrotten.
ex·tir·pa·tion [,ekstərˈpeɪʃn] *n* **1.** *chir.* (vollständige) Entfernung *f*, Exstirpation *f*. **2.** Ausrottung *f*, Ausmerzung *f*.
extirpation of dental pulp → dental pulp extirpation.
dental pulp extirpation totale Zahnmarkentfernung *f*, Pulpaexstirpation *f*, Pulpenexstirpation *f*, Pulpektomie *f*.
extirpation of pulp → dental pulp extirpation.
pulp extirpation → dental pulp extirpation.
extra- *pref.* Außer-, Extra-.
extra-articular *adj* außerhalb eines Gelenks (liegend), extraartikulär.
ex·tra·buc·cal [ekstrəˈbʌkl] *adj* extrabukkal.
ex·tra·cap·su·lar [ekstrəˈkæpsələr, -sjʊ-] *adj* außerhalb der Kapsel (liegend), extrakapsulär.
ex·tra·cel·lu·lar [ekstrəˈseljələr] *adj* außerhalb der Zelle (liegend), extrazellulär, Extrazellular-.
ex·tra·chro·mo·so·mal [ekstrə,krəʊməˈsəʊml] *adj* außerhalb eines Chromosoms/der Chromosomen (liegend), extrachromosomal.
ex·tra·cor·o·nal [,ekstrəkəˈrəʊnl, ekstrəˈkɔːrənl] *adj* außerhalb der Zahnkrone (liegend), extrakoronal.
ex·tra·cor·po·ral [ekstrəˈkɔːrpərəl] *adj* → extracorporeal.
ex·tra·cor·po·re·al [,ekstrəkɔːrˈpɔːrɪəl] *adj* außerhalb des Körpers (liegend), extrakorporal.
ex·tra·cor·pus·cu·lar [,ekstrəkɔːrˈpʌskjələr] *adj* extrakorpuskulär.
ex·tra·cra·ni·al [,ekstrəˈkreɪnɪəl] *adj* außerhalb des (knöchernen) Schädels (liegend), extrakraniell, extrakranial.
ex·tract [*n* ˈekstrækt; *v* ɪkˈstrækt] **I** *n* Extrakt *m*, Auszug *m* (*from* aus). **II** *vt* **1.** herausnehmen, herausziehen, herausholen (*from* aus); (*Fremdkörper*) entfernen; (*Mineral*) gewinnen (*from* aus). **2.** (*Zahn*) ziehen, extrahieren. **3.** *mathe.* die Wurzel ziehen, extrahieren. **4.** *chem.* ausziehen, auslösen, herauslösen, extrahieren.
liquid extract flüssiger Extrakt *m*, Extractum fluidum/liquidum.
malt extract Malzextrakt *m*.
ex·trac·tion [ɪkˈstrækʃn] *n* **1.** Herausziehen *nt*, Herausnehmen *nt*, Herausholen *nt*; (*Mineral*) Gewinnung *f*. **2.** Zahnextraktion *f*, Zahnentfernung *f*, Zähneziehen *nt*, Extraktion *f*. **3.** *chir.* Herausziehen *nt*, Entfernen *nt*, Extrahieren *nt*, Extraktion *f*. **4.** *gyn.* Herausziehen *nt* des Kindes, Extraktion *f*. **5.** *mathe.* (Wurzel-)Ziehen *nt*, Extraktion *f*, Extrahieren *nt*. **6.** *chem.* Ausziehen *nt*, Ausscheiden *nt*, Extraktion *f*, Extrahieren *nt*. **7.** Extrakt *m*, Auszug *m* (*from* aus).
elevator extraction Zahnextraktion *f* mittels Zahnhebel.
forceps extraction Zangenextraktion *f*, Zahnextraktion *f* mittels Zahnextraktionszange.
painless extraction schmerzlose Zahnextraktion *f*.
progressive extraction Extraktionstherapie *f*
selected extraction Extraktionstherapie *f*.
serial extraction Extraktionstherapie *f*.
tooth extraction Zahnextraktion *f*, Zahnentfernung *f*, Zähneziehen *nt*, Extraktion *f*.
ex·trac·tive [ɪkˈstræktɪv] **I** *n* → extract I. **II** *adj* durch Extraktion (erfolgend), (her-)ausziehend, auslaugend, löslich, extraktiv, Extraktiv-.
ex·trac·tor [ɪkˈstræktər] *n* Extraktionszange *f*, Extraktor *m*; *gyn.* (Geburts-)Zange *f*.
ex·tra·den·tal [ekstrəˈdentl] *adj* außerhalb des Zahns *oder* der Zähne, extradental.
ex·tra·du·ral [ekstrəˈdʊərəl, -ˈdjʊər-] *adj* außerhalb der Dura mater (liegend), extradural; epidural.
ex·tra·gin·gi·val [ekstrəˈdʒɪndʒəvəl] *adj* extragingival.
ex·tra·med·ul·lar·y [ekstrəˈmedə,leriː, -ˈmedʒ-, -meˈdʌləriː] *adj* außerhalb des (Knochen-, Rücken-)Marks (liegend), extramedullär.
ex·tra·mu·ral [ekstrəˈmjʊərəl] *adj* außerhalb der (Organ-)Wand (liegend), extramural.
ex·tra·ne·ous [ekˈstreɪnɪəs] *adj* **1.** außerhalb des Organismus liegend *od.* ablaufend. **2.** äußere(r, s), Außen-. **3.** fremd (*to*).
ex·tra·nu·cle·ar [,ekstrəˈn(j)uːklɪər] *adj* außerhalb des (Zell-)Kerns (liegend), extranukleär.
ex·tra·o·ral [ekstrəˈɔːrəl] *adj* außerhalb der Mundhöhle (liegend), extraoral.
ex·tra·per·i·to·ne·al [ekstrə,perɪtəˈniːəl] *adj* extraperitoneal, Extraperitoneal-.
ex·tra·so·mat·ic [,ekstrəsəʊˈmætɪk, -sə-] *adj* außerhalb des Körpers liegend *od.* ablaufend, nicht mit dem Körper verbunden, extrasomatisch, extrakorporal.
ex·tra·sys·to·le [ekstrəˈsɪstəliː] *n card.* vorzeitige Herz(muskel)kontraktion *f*, Extraschlag *m*, Extrasystole *f*.

atrial extrasystole *card.* Vorhofextrasystole *f*, atriale Extrasystole *f*.
supraventricular extrasystole supraventrikuläre Extrasystole *f*.
ventricular extrasystole *card.* ventrikuläre Extrasystole *f*, Kammerextrasystole *f*.
ex·tra·tho·rac·ic [ˌekstrəθɔːˈræsɪk, -θə-] *adj* außerhalb des Thorax (liegend), extrathorakal.
ex·trav·a·sate [ɪkˈstrævəseɪt] **I** *n* Extravasat *nt*. **II** *vt* (*Blut*) (aus einem Gefäß) austreten lassen. **III** *vi* (*Blut*) (aus einem Gefäß) austreten.
ex·trav·a·sa·tion [ɪkˌstrævəˈseɪʃn] *n* **1.** Flüssigkeitsaustritt *m* aus einem Gefäß, Extravasation *f*. **2.** Extravasat *nt*.
ex·tra·vas·cu·lar [ˌekstrəˈvæskjələr] *adj* außerhalb eines Gefäßes (liegend), extravasal.
ex·tra·ven·tric·u·lar [ˌekstrəvenˈtrɪkjələr] *adj* außerhalb eines Ventrikels (liegend), extraventrikulär.
ex·trem·i·ty [ɪkˈstremətɪ] *n*, *pl* **ex·trem·i·ties 1.** äußeres Ende *nt*, Endstück *nt*, das Äußerste, Spitze *f*; *anat.* Extremitas *f*. **2.** Extremität *f*, Gliedmaße *f*, Glied *nt*.
lower extremity Bein *nt*, untere Extremität *f*, Membrum inferius.
upper extremity Arm *m*, obere Extremität *m*, Membrum superius.
ex·trin·sic [ɪkˈstrɪnsɪk, -zɪk] *adj* von außen (kommend *od.* wirkend), äußerlich, äußere(r, s), exogen, extrinsisch, extrinsic.
ex·trude [ɪkˈstruːd] **I** *vt* ausstoßen, (her-)auspressen. **II** *vi* (her-)vorstehen (*from aus*).
ex·tru·sion [ɪkˈstruːʒn] *n* **1.** Zahnverlängerung *f*, Extrusion *f*, Elongation *f*, Egression *f*. **2.** Zahnextrusion *f*, Extrusion *f*, Elongation *f*, Egression *f*. **3.** *physiol.* (*Sekret*) Ausschleusung *f*, Extrusion *f*; Expulsion *f*. **4.** (*a. fig.*) (Her-)Ausstoßung *f*, (Her-)Ausstoßen *nt*.
extrusion of a tooth Zahnextrusion *f*, Extrusion *f*, Elongation *f*, Egression *f*.
ex·tu·bate [ekˈst(j)uːbeɪt] *vt* einen Tubus entfernen, extubieren.
ex·tu·ba·tion [ˌekst(j)əˈbeɪʃn] *n* Tubusentfernung *f*, Extubieren *nt*, Extubation *f*.
ex·u·ber·ant [ɪgˈzuːbərənt] *adj* **1.** üppig, (über-)reichlich. **2.** *patho.* (*Wachstum*) übermäßig, stark wuchernd.
ex·u·date [ˈeksjʊdeɪt] *n patho.* Exsudat *nt*, Ausschwitzung *f*.
fibrinous exudate fibrinöses Exsudat *nt*.
gingival exudate Zahnfleischexsudat *nt*.
hemorrhagic exudate hämorrhagisches Exsudat *nt*.
purulent exudate eitriges Exsudat *nt*.
sanguineous exudate hämorrhagisches Exsudat *nt*.
serous exudate seröses Exsudat *nt*.
suppurative exudate eitriges Exsudat *nt*.
ex·u·da·tion [ˌeksjʊˈdeɪʃn] *n patho.* **1.** Exsudat *nt*, Ausschwitzung *f*. **2.** Ausschwitzung *f*, Ausschwitzen *nt*, Exsudation *f*.
fibrinous exudation fibrinöses Exsudat *nt*.
gingival exudation Zahnfleischexsudat *nt*.
hemorrhagic exudation hämorrhagisches Exsudat *nt*.
purulent exudation eitriges Exsudat *nt*.
sanguineous exudation hämorrhagisches Exsudat *nt*.
serous exudation seröses Exsudat *nt*.
suppurative exudation eitriges Exsudat *nt*.
ex·u·da·tive [ɪgˈzuːdətɪv] *adj* Exsudat *od.* Exsudation betr., exsudativ.
eye [aɪ] *n* **1.** Auge *nt*; *anat.* Oculus *nt*. **2.** (Nadel-)Öhr *nt*, Öse *f*. **3.** *bio.* Auge *nt*, Knospe *f*.
artificial eye Glasauge *nt*, künstliches Auge *nt*.
blear eye Triefauge *nt*, Lidrandentzündung *f*, Lippitudo *f*, Blepharitis ciliaris/marginalis.
electrical eye Photozelle *f*, photoelektrische Zelle *f*.
eye·ball [ˈaɪbɔːl] *n* Augapfel *m*, Bulbus *m* (oculi).
eye·brow [ˈaɪbraʊ] *n* **1.** (Augen-)Braue *f*, Supercilium *nt*. **2.** Augenbrauenhaare *pl*, Supercilia *pl*.
eyed [aɪd] *adj* **1.** -äugig. **2.** mit Öse(n) (versehen).
eye·glass [ˈaɪglæs, -glɑːs] *n* **1.** Monokel *nt*. **2. pair of eyeglasses** Brille *f*. **3.** Okular *nt*.
protective eyeglasses Schutzbrille *f*.
eye·ground [ˈaɪgraʊnd] *n* Augenhintergrund *m*, Fundus *m* (oculi).
eye·lash [ˈaɪlæʃ] *n* (Augen-)Wimper *f*, Cilium *nt*.
eye·lid [ˈaɪlɪd] *n* (Augen-)Lid *nt*, Palpebra *f*.
eye·piece [ˈaɪpiːs] *n* Okular *nt*.
eye·pit [ˈaɪpɪt] *n anat.* Augenhöhle *f*, Orbita *f*, Cavitas orbitale.
eye·sight [ˈaɪsaɪt] *n* Sehkraft *f*, Sehleistung *f*, Sehvermögen *nt*, Visus naturalis; Sehen *nt*. **have good/poor eyesight** gute/schwache Augen haben. **loose one's eyesight** das Augenlicht verlieren, erblinden.
eye·tooth [ˈaɪtuːθ] *n* Eckzahn *m*, Reißzahn *m*, Dens caninus, Dens angukaris.
eye·wash [ˈaɪwɑʃ, -wɔʃ] *n pharm.* Augenwasser *nt*, Kollyrium *nt*, Collyrium *nt*.

F

face [feɪs] *n* **1.** Gesicht *nt*; *anat.* Facies *f*. **2.** Gesichtsausdruck *m*, Miene *f*; Grimasse *f*. **3.** Außenfläche *f*, Vorderseite *f*; *anat.* Facies *f*. **4.** *mathe.* (geometrische) Fläche *f*.
  adenoid face Facies adenoidea.
  bird face Vogelgesicht *nt*.
  concave face Tellergesicht *nt*, Schüsselgesicht *nt*, Dish-face *nt*.
  dished face → concave face.
  dished-in face → concave face.
  dish face → concave face.
  half face Profil *nt*.
  hypodivergergent face → short face.
  idiopathic short face → short face.
  masklike face Maskengesicht *nt*.
  moon face (Voll-)Mondgesicht *nt*, Facies lunata.
  moon-shaped face → moon face.
  short face Short-face-Syndrom *nt*, skelettaler tiefer Biß *m*.
face•ache ['feɪseɪk] *n* Gesichtsschmerz *m*; Trigeminusneuralgie *f*.
face-bow *n* **1.** Gesichtsbogen *m*. **2.** Gesichtsbogen *m*, Außenbogen *m*, Facebow *nt*, Headgear *nt/m*.
  adjustable face-bow kinematischer Gesichtsbogen *m*.
  arbitrary face-bow arbiträrer Gesichtsbogen *m*.
  high pull face-bow High-pull-Headgear *m/nt*.
  kinematic face-bow kinematischer Gesichtsbogen *m*.
face-lift I *n* Gesichts(haut)straffung *f*, Facelifting *nt*, Lifting *nt*. **have a face-lift** s. das Gesicht liften lassen. **II** *vt* ein Facelifting durchführen, liften.
fac•et ['fæsɪt] *n* **1.** (kleine) Fläche *f*, Facette *f*. **2.** Gelenkfacette *f*. **3.** *fig.* Seite *f*, Aspekt *m*.
  occlusion facet Okklusionsfacette *f*.
fa•cette [fɑː'set] *n* → facet.
  occlusion facette Okklusionsfacette *f*.
fa•cial ['feɪʃl] **I** *n* (kosmetische) Gesichtsbehandlung *f*. **II** *adj* Gesicht betr., zum Gesicht gehörend, fazial, facial, Gesichts-.
fa•ci•es ['feɪʃiːz, 'fæʃ-] *n*, *pl* **fa•ci•es 1.** *anat.* Gesicht *nt*, Facies *f*. **2.** *anat.* Außenfläche *f*, Vorderseite *f*, Facies *f*. **3.** Gesichtsausdruck *m*, Miene *f*.
  adenoid facies Facies adenoidea.
  facies contactus dentis Kontaktfläche *f*, Berührungsfläche *f*, Approximalfläche *f*, Facies contactus dentis.
  facies contactus distalis distale Kontaktfläche *f*, distale Berührungsfläche *f*, distale Approximalfläche *f*, Facies contactus distalis.
  facies contactus mesialis mesiale Kontaktfläche *f*, mesiale Berührungsfläche *f*, mesiale Approximalfläche *f*, Facies contactus mesialis.
  Corvisart's facies Corvisart-Gesicht *nt*.
  facies distalis dentis distale Zahnfläche *f*, Facies distalis.
  facies facialis dentis Zahnaußenfläche *f*, Außenfläche *f*, Facies facialis, Facies vestibularis.
  hurloid facies Wasserspeiergesicht *nt*, Gargoylfratze *f*.
  Hutchinson's facies Hutchinson-Gesicht *nt*, Facies Hutchinson.
  facies labialis dentis Lippenfläche *f* der Eck- und Schneidezähne, Facies labialis.
  leontine facies Leontiasis *f*, Facies leontina, Löwengesicht *nt*.
  facies lingualis dentis Zungenfläche *f*, Facies lingualis, Facies oralis.
  facies masticatoria dentis Kaufläche *f*, Verschlußfläche *f*, Facies masticatoria, Facies occlusalis.
  facies mesialis dentis mesiale Zahnfläche *f*, Facies mesialis.
  mitral facies Mitralgesicht *nt*, Facies mitralis.
  mitrotricuspid facies → mitral facies.
  moon facies (Voll-)Mondgesicht *nt*, Facies lunata.
  myopathic facies Sphinxgesicht *nt*, Facies myopathica.
  facies occlusalis dentis Kaufläche *f*, Verschlußfläche *f*, Facies masticatoria, Facies occlusalis.
  Parkinson's facies Maskengesicht *nt*.
  parkinsonian facies → Parkinson's facies.
  Potter's facies Potter-Syndrom I *nt*, reno-faziale Dysplasie *f*.
  facies scaphoidea Tellergesicht *nt*, Schüsselgesicht *nt*, Dish-face *nt*.
  facies vestibularis dentis Zahnaußenfläche *f*, Außenfläche *f*, Facies facialis, Facies vestibularis.
fa•cil•i•ta•tion [fəˌsɪlɪ'teɪʃn] *n* **1.** *physiol.* Bahnung *f*, Facilitation *f*. **2.** Förderung *f*, Erleichterung *f*.
facio- *pref.* Gesichts-, Fazi(o)-.
fa•ci•o•ceph•a•lal•gia [ˌfeɪʃɪəʊˌsefə'lældʒ(ɪ)ə] *n neuro.* Gesichtsneuralgie *f*, Neuralgie *f* der Gesichtsnerven.
fa•ci•o•ple•gia [ˌfeɪʃɪəʊ'pliːdʒ(ɪ)ə] *n* Fazialislähmung *f*, Fazialisparese *f*, Gesichtslähmung *f*, Fazioplegie *f*, Prosopoplegie *f*.
fac•ti•tial [fæk'tɪʃl] *adj* künstlich herbeigeführt *od.* erzeugt.
fac•ti•tious [fæk'tɪʃəs] *adj* künstlich (erzeugt), artifiziell, nicht natürlich.
fac•tor ['fæktər] *n* **1.** *hema.*, *immun.* Faktor *m*. **2.** Erbfaktor *m*. **3.** Faktor *m*, (maßgebender) Umstand *m*, bestimmendes Element *nt*.
  accelerator factor Proakzelerin *nt*, Proaccelerin *nt*, Acceleratorglobulin *nt*, labiler Faktor *m*, Faktor V *m*.
  activation factor Faktor XII *m*, Hageman-Faktor *m*.
  antiachromotrichia factor Pantothensäure *f*, Vitamin B_3 *nt*.
  antiacrodynia factor Pyridoxin *nt*, Vitamin B_6 *nt*.
  antianemic factor Zyanocobalamin *nt*, Cyanocobalamin *nt*, Vitamin B_{12} *nt*.
  antiberiberi factor Thiamin *nt*, Vitamin B_1 *nt*.
  anti-black-tongue factor → antipellagra factor.
  anti-egg white factor Biotin *nt*, Vitamin H *nt*.
  antihemophilic factor antihämophiles Globulin *nt*, Antihämophiliefaktor *m*, Faktor VIII *m*.
  antihemophilic factor A → antihemophilic factor.
  antihemophilic factor B → factor IX.
  antihemophilic factor C Faktor X *m*, Stuart-Prower-Faktor *m*, Autothrombin C.
  antihemorrhagic factor Phyllochinone *pl*, Vitamin K *nt*.
  antineuritic factor → antiberiberi factor.
  antinuclear factor antinukleärer Faktor *m*.
  antipellagra factor Niacin *nt*, Nikotinsäure *f*, Nicotinsäure *f*.
  anti-pernicious anemia factor → antianemic factor.
  antirachitic factor Calciferol *nt*, Vitamin D *nt*.
  antiscorbutic factor Askorbinsäure *f*, Ascorbinsäure *f*, Vitamin C *nt*.
  antitetanic factor 10 Dihydrotachysterin *nt*, Dihydrotachysterol *nt*, A.T. 10 (*nt*).
  atrial natriuretic factor atrialer natriuretischer Faktor *m*, Atriopeptid *nt*, Atriopeptin *nt*.
  blood clotting factor (Blut-)Gerinnungsfaktor *m*, Koagulationsfaktor *m*.
  Castle's factor 1. Intrinsic-Faktor *m*, intrinsic factor. **2.** → antianemic factor.
  chemotactic factor Chemotaktin *nt*, chemotaktischer Faktor *m*.
  Christmas factor → factor IX.
  citrovorum factor N^{10}-Formyl-Tetrahydrofolsäure *f*, Citrovorum-Faktor *m*, Leukovorin *nt*, Leucovorin *nt*.
  coagulation factors (Blut-)Gerinnungsfaktoren *pl*.
  complement factor Komplementfaktor *m*.
  contact factor Faktor *m* XII, Hageman-Faktor *m*.
  corticotropin releasing factor Kortikoliberin *nt*, Corticoliberin *nt*, corticotropin releasing factor (*m*), corticotropin releasing hormone (*nt*).
  Day's factor Fol(in)säure *f*, Folacin *nt*, Pteroylglutaminsäure *f*, Vitamin B_c *nt*.
  diffusion factor *micro.* Hyaluronidase *f*.
  Duran-Reynals factor *micro.* Hyaluronidase *f*.
  eluate factor Pyridoxin *nt*, Vitamin B_6 *nt*.
  environmental factor Umweltfaktor *m*, Umwelteinfluß *m*.
  eosinophil chemotactic factor 1. Eosinophilen-chemotaktischer Faktor *m*. **2.** Eosinophilen-chemotaktischer Faktor *m* der Anaphylaxie.

eosinophil chemotactic factor of anaphylaxis Eosinophilenchemotaktischer Faktor *m* der Anaphylaxie.
erythropoietic stimulating factor Erythropo(i)etin *nt*, erythropoetischer Faktor *m*, Hämatopoietin *nt*, Hämopoietin *nt*.
extrinsic factor (Cyano-)Cobalamin *nt*, Vitamin B_{12} *nt*.
factor I 1. Fibrogen *nt*, Faktor I *m*. **2.** *immun.* C3b-Inaktivator *m*, Factor I *m*.
factor II Prothrombin *nt*, Faktor II *m*.
factor III Gewebsthromboplastin *nt*, Faktor III *m*.
factor IV Kalcium *nt*, Calzium *nt*, Faktor IV *m*.
factor V 1. Proakzelerin *nt*, Proaccelerin *nt*, Acceleratorglobulin *nt*, labiler Faktor *m*, Faktor V *m*. **2.** *micro.* (Wachstums-)Faktor V *m*.
factor VI Accelerin *nt*, Akzelerin *nt*, Faktor VI *m*.
factor VII Prokonvertin *nt*, Proconvertin *nt*, Faktor VII *m*, Autothrombin I *nt*, Serum-Prothrombin-Conversion-Accelerator *m*, stabiler Faktor *m*.
factor VIII antihämophiles Globulin *nt*, Antihämophiliefaktor *m*, Faktor VIII *m*.
factor VIII: vWF Faktor VIII-assoziiertes-Antigen *nt*, von Willebrand-Faktor *m*.
factor IX Faktor IX *m*, Christmas-Faktor *m*, Autothrombin II *nt*.
factor X 1. Faktor X *m*, Stuart-Prower-Faktor *m*, Autothrombin III *nt*. **2.** *micro.* (Wachstums-)Faktor X *m*.
factor XI Faktor XI *m*, Plasmathromboplastinantecedent *m*, antihämophiler Faktor C *m*, Rosenthal-Faktor *m*.
factor XII Faktor XII *m*, Hageman-Faktor *m*.
factor XIII Faktor XIII *m*, fibrinstabilisierender Faktor *m*, Laki-Lorand-Faktor *m*.
factor B C3-Proaktivator *m*, Faktor B *m*, glycinreiches Beta-Globulin *nt*.
factor D C3-Proaktivatorkonvertase *f*, Faktor D *m*.
factor H 1. *immun.* Faktor H *m*. **2.** Biotin *nt*, Vitamin H *nt*.
factor P Properdin *nt*.
factor S Biotin *nt*, Vitamin H *nt*.
factor W → factor S.
fibrin stabilizing factor Faktor XIII *m*, fibrinstabilisierender Faktor *m*, Laki-Lorand-Faktor *m*.
flagellar antigen *micro.* Geißelantigen *nt*, H-Antigen *nt*.
glass factor → factor XII.
growth factor Wachstumsfaktor *m*.
growth factor V *micro.* (Wachstums-)Faktor V *m*.
growth factor X *micro.* (Wachstums-)Faktor X *m*.
growth hormone inhibiting factor Somatostatin *nt*, growth hormone release inhibiting hormone, somatotropin (release) inhibiting hormone/factor, growth hormone inhibiting factor.
growth hormone release inhibiting factor → growth hormone inhibiting factor.
Hageman factor → factor XII.
HG factor → hyperglycemic-glycogenolytic factor.
hyperglycemic-glycogenolytic factor Glukagon *nt*, Glucagon *nt*.
invasion factor Hyaluronidase *f*.
labile factor Proakzelerin *nt*, Proaccelerin *nt*, Acceleratorglobulin *nt*, labiler Faktor *m*, Faktor V *m*.
Lactobacillus casei factor Fol(in)säure *f*, Folacin *nt*, Pteroylglutaminsäure *f*, Vitamin B_c *nt*.
Laki-Lorand factor → factor XIII.
liver Lactobacillus casei factor Fol(in)säure *f*, Folacin *nt*, Pteroylglutaminsäure *f*, Vitamin B_c *nt*.
LLD factor Zyanocobalamin *nt*, Cyanocobalamin *nt*, Vitamin B_{12} *nt*.
lysogenic factor Bakteriophage *m*, Phage *m*, bakterienpathogenes Virus *nt*.
pellagra-preventing factor → antipellagra factor.
plasma labile factor Proakzelerin *nt*, Proaccelerin *nt*, Acceleratorglobulin *nt*, labiler Faktor *m*, Faktor V *m*.
plasma thromboplastin factor → factor VIII.
plasma thromboplastin factor B → factor IX.
plasmin prothrombin conversion factor Proakzelerin *nt*, Proaccelerin *nt*, Acceleratorglobulin *nt*, labiler Faktor *m*, Faktor V *m*.
platelet-derived growth factor Thrombozytenfaktor *m*, Plättchenwachstumsfaktor *m*, platelet-derived growth factor.
platelet factor Plättchenfaktor *m*.
platelet factor 2 Plättchenfaktor 2 *m*.
platelet factor 3 Plättchenfaktor 3 *m*.
platelet factor 4 Plättchenfaktor 4 *m*, Antiheparin *nt*.
platelet tissue factor Thrombokinase *f*, Thromboplastin *nt*, Prothrombinaktivator *m*.
P.-P. factor → antipellagra factor.
prothrombin conversion factor Prokonvertin *nt*, Proconvertin *nt*, Faktor VII *m*, Autothrombin I *nt*, Serum-Prothrombin-Conversion-Accelerator *m*, stabiler Faktor *m*.
prothrombin converting factor → prothrombin conversion factor.
PTA factor → factor XI.
PTC factor → factor XI.
R factor → resistance factor.
resistance factor Resistenzplasmid *nt*, Resistenzfaktor *m*, R-Plasmid *nt*, R-Faktor *m*.
Rh factor → rhesus factor.
rhesus factor Rhesusfaktor *m*.
risk factor Risikofaktor *m*.
somatotropin inhibiting factor Somatostatin *nt*, growth hormone release inhibiting hormone, somatotropin inhibiting hormone/factor, somatotropin release inhibiting hormone/factor, growth hormone inhibiting factor.
somatotropin release inhibiting factor → somatotropin inhibiting factor.
spreading factor Hyaluronidase *f*.
Stuart-Prower factor Faktor X *m*, Stuart-Prower-Faktor *m*, Autothrombin III *nt*.
sulfation factor → somatomedin.
thymic lymphopoietic factor → thymopoietin.
tissue factor → tissue *thromboplastin*.
von Willebrand factor von Willebrand-Faktor *m*, Faktor VIII assoziiertes-Antigen *nt*.
Wills' factor Fol(in)säure *f*, Folacin *nt*, Pteroylglutaminsäure *f*, Vitamin B_c *nt*.
yeast eluate factor Pyridoxin *nt*, Vitamin B_6 *nt*.
yeast filtrate factor Pantothensäure *f*, Vitamin B_3 *nt*.
fac·ul·ta·tive ['fækəlteɪtɪv] *adj* **1.** *bio.* fakultativ. **2.** freigestellt, wahlweise, fakultativ.
Fahr·en·heit ['færənhaɪt] *n* Fahrenheit *nt*.
fail·ure ['feɪljər] *n* **1.** *patho.* Versagen *nt*, Störung *f*, Insuffizienz *f*. **2.** Fehlen *nt*, Nichtvorhandensein *nt*. **3.** Versiegen *nt*; Ausbleiben *nt*, Nichteintreten *nt*. **4.** Unterlassung *f*, Versäumnis *nt*. **5.** *techn.* Störung *f*, Defekt *m*. **6.** Fehlschlag *m*, Mißerfolg *m*; Scheitern *nt*, Mißlingen *nt*; (*Prüfung*) Durchfallen *nt*.
cardiac failure Herzinsuffizienz *f*, Herzversagen *nt*, Herzmuskelschwäche *f*, Myokardinsuffizienz *f*, Insufficientia cordis.
congestive heart failure dekompensierte Herzinsuffizienz *f*.
heart failure → cardiac failure.
hepatic failure Leberinsuffizienz *f*, Leberversagen *nt*.
kidney failure Nierenversagen *nt*.
left-sided heart failure Links(herz)insuffizienz *f*, Linksversagen *nt*.
left-ventricular failure → left-sided heart failure.
left-ventricular heart failure → left-sided heart failure.
liver failure → hepatic failure.
renal failure Nierenversagen *nt*.
right-sided heart failure Rechts(herz)insuffizienz *f*.
right-ventricular failure → right-sided heart failure.
right-ventricular heart failure → right-sided heart failure.
failure to thrive *ped.* Gedeihstörung *f*.
faint [feɪnt] **I** *n* Ohnmacht *f*, Ohnmachtsanfall *m*, Synkope *f*. **II** *adj* **1.** schwach, matt, kraftlos (*with* vor). **2.** (*Ton, Farbe*) schwach, matt. **III** *vi* ohnmächtig werden, in Ohnmacht fallen (*with, from* vor).
fal·cate ['fælkeɪt] *adj* → falciform.
fal·ci·form ['fælsɪfɔːrm] *adj* *anat.* sichelförmig, falciform, Sichel-.
fall [fɔːl] (*v* **fell**; **fallen**) **I** *n* **1.** Fall *m*, Sturz *m*; Fallen *nt*. **2.** (*Temperatur*) Fallen *nt*, Sinken *nt*, Abnehmen *nt*, Abfallen *nt*. **3.** Abfall *m*, Gefälle *nt*, Neigung *f*. **4.** Herbst *m*. **5.** Zusammenfallen *nt*, Einsturz *m*. **6.** *fig.* Niedergang *m*, Untergang *m*, Verfall *m*. **II** *vi* **7.** (ab-)fallen; (um-, hin-, nieder-, herunter-)fallen; (ab-, um-)stürzen. **8.** (*Temperatur*) (ab-)fallen, abnehmen, sinken. **9.** (*zeitlich*) eintreten.
fall down *vi* hin(unter)fallen, herunterfallen; umfallen; einstürzen.
fall off *vi* abfallen.
fall out *vi* herausfallen, ausfallen, ausgehen.
fall over *vi* hinfallen, umfallen, stürzen; umkippen.
fall·out ['fɔːlaʊt] *n* **1.** *phys.* Fallout *m*, radioaktiver Niederschlag *m*. **2.** *fig.* Neben-, Abfallprodukt *nt*. **3.** *fig.* (negative) Auswirkungen *pl*.
false [fɔːls] *adj* falsch; unwahr; fehlerhaft; unecht, Pseudo-, Schein-.
falx [fælks, fɔːlks] *n*, *pl* **fal·ces** ['fælsiːz, 'fɔːl-] *anat.* Sichel *f*, sichelförmige Struktur *f*, Falx *f*.
falx of cerebellum Kleinhirnsichel *f*, Falx cerebelli.
falx cerebri *anat.* (Groß-)Hirnsichel *f*, Falx cerebri.
falx of cerebrum → falx cerebri.
fa·mil·ial [fə'mɪljəl] *adj* familiär, Familien-.
fam·i·ly ['fæməlɪ] **I** *n* **1.** Familie *f*. **2.** *bio.* Familie *f*. **II** *adj* Familien-.
fan·go ['fæŋgəʊ] *n* Fango *m*.
fan·tasm ['fæntæzəm] *n* Wahnbild *nt*, Trugbild *nt*, Hirngespinst *nt*, Sinnestäuschung *f*, Phantasma *nt*.

far·ad [ˈfærəd] *n* Farad *nt*.
far·a·dism [ˈfærədɪzəm] *n* **1.** faradischer Strom *m*. **2.** Behandlung *f* mit faradischem Strom, Faradisation *f*, Faradotherapie *f*.
far·a·di·za·tion [ˌfærədɪˈzeɪʃn, -daɪ-] *n* Behandlung *f* mit faradischem Strom, Faradisation *f*, Faradotherapie *f*.
far·a·do·ther·a·py [ˌfærədəʊˈθerəpɪ] *n* → faradization.
far·i·na·ceous [ˌfærɪˈneɪʃəs] *adj* **1.** mehlartig, mehlig, Mehl-. **2.** stärkehaltig, Stärke-.
far·sight·ed [fɑːrˈsaɪtɪd] *adj* **1.** weitsichtig, hyperop. **2.** *fig.* weitblickend, umsichtig.
far·sight·ed·ness [fɑːrˈsaɪtɪdnɪs] *n* **1.** Weitsichtigkeit *f*, Hyperopie *f*, Hypermetropie *f*. **2.** *fig.* Weitblick *m*, Umsicht *f*.
fas·ci·a [ˈfæʃ(ɪ)ə] *n*, *pl* **fas·ci·ae** [ˈfæʃɪˌiː] **1.** *anat.* Faszie *f*, Fascia *f*. **2.** Binde *f*, Band *nt*.
  buccinator fascia → buccopharyngeal fascia.
  buccopharyngeal fascia 1. Fascia buccopharyngea. **2.** Fascia buccopharyngealis.
  cervical fascia Halsfaszie *f*, Fascia cervicalis.
  masseteric fascia Fascia masseterica.
  fascia of neck Halsfaszie, Fascia cervicalis.
  parotid fascia Faszienhülle *f* der Parotis, Fascia parotidea.
  pharyngobasilar fascia Fascia pharyngobasilaris.
  subcutaneous fascia 1. Unterhaut *f*, Subkutis *f*, Tela subcutanea. **2.** oberflächliche Unterhautfaszie *f*, Fascia superficialis.
  superficial fascia → subcutaneous fascia.
  temporal fascia Fascia temporalis.
fas·ci·cle [ˈfæsɪkl] *n* (Faser-)Bündel *nt*, Strang *m*, Faszikel *m*, *anat.* Fasciculus *m*.
fas·cic·u·lar [fəˈsɪkjələr] *adj* **1.** *anat.* Faszikel betr., faszikulär. **2.** → fasciculate.
fas·cic·u·late [fəˈsɪkjəleɪt, -lɪt] *adj* büschelförmig, faszikulär.
fas·cic·u·lat·ed [fəˈsɪkjəleɪtɪd] *adj* → fasciculate.
fas·cic·u·la·tion [fəˌsɪkjəˈleɪʃn] *n* **1.** Faszikelbildung *f*. **2.** faszikuläre Zuckungen *pl*, Faszikulation *f*.
fas·cic·u·lus [fəˈsɪkjələs] *n*, *pl* **fas·cic·u·li** [fəˈsɪkjəlaɪ] *anat.* kleines Bündel *nt*, Faserbündel *nt*, Muskel-, Nervenfaserbündel *nt*, -faserstrang *m*, Faszikel *m*, Fasciculus *m*.
fas·ci·ec·to·my [ˌfæʃɪˈektəmɪ, ˌfæsɪ-] *n* Faszienexzision *f*, Faszienresektion *f*, Fasziektomie *f*.
fas·ci·i·tis [ˌfæʃɪˈaɪtɪs] *n* Faszienentzündung *f*, Fasziitis *f*, Fasciitis *f*.
Fas·ci·o·la [fəˈsɪələ, -ˈsaɪ-] *n micro.* Fasciola *f*.
fas·ci·o·plas·ty [ˈfæʃɪəplæstɪ] *n* Faszienplastik *f*.
fas·ci·or·rha·phy [ˌfæʃɪˈɔrəfɪ] *n* Fasziennaht *f*, Fasziorrhaphie *f*.
fas·ci·ot·o·my [ˌfæʃɪˈɑtəmɪ] *n* Faszienspaltung *f*, Faszienschnitt *f*, Fasziotomie *f*.
fas·ci·tis [fæˈsaɪtɪs] *n* → fasciitis.
fast [fæst, fɑːst] **I** *n* Fasten *nt*. **II** *adj* **1.** schnell, rasch. **2.** (*Film*) hochempfindlich; (*Linse*) lichtstark. **3.** fest, beständig. **4.** fest; befestigt, festgemacht, sicher. **make fast** festmachen, befestigen. **a fast grip** ein fester Griff. **5.** widerstandsfähig, beständig (*to* gegen). **III** *adv* **6.** schnell, rasch. **7.** fest. **IV** *vi* fasten.
fas·ten [fæsn, fɑːsn] **I** *vt* **1.** festmachen, befestigen, festbinden (*to* an). **2.** (ver-, ab-)schließen, zumachen. **II** *vi* s. schließen lassen.
fas·ten·er [ˈfæsənər, ˈfɑːsə-] *n* Verschluß(vorrichtung *f*) *m*.
fas·ten·ing [ˈfæsənɪŋ, ˈfɑːsə-] **I** *n* **1.** Festmachen *nt*, Befestigen *nt*. **2.** → fastener. **II** *adj* Schließ-, Verschluß-, Befestigungs-.
fas·tid·i·um [fæsˈtɪdɪəm, fə-] *n* Ekel *m*, Abscheu *m*, Fastidium *nt*.
fas·tig·i·um [fæsˈtɪdʒɪəm] *n*, *pl* **fas·tig·i·ums, fas·tig·ia** [fæsˈtɪdʒɪə] **1.** (*ZNS*) Giebelkante *f*, Fastigium *nt*. **2.** (*Fieber, Krankheitsverlauf*) Gipfel *m*, Höhepunkt *m*, Fastigium *nt*.
fast·ness [ˈfæstnɪs, ˈfɑːst-] *n* Widerstandsfähigkeit *f*, Widerstandskraft *f*, Beständigkeit *f* (*to* gegen); Farbechtheit *f*, Lichtechtheit *f*.
fat [fæt] **I** *n* **1.** Fett *nt*, Lipid *nt*. **2.** Fettgewebe *nt*. **3.** → fatness. **II** *adj* **4.** dick, beleibt, fett(leibig), korpulent, adipös. **5.** fett, fettig, fetthaltig. **6.** *fig.* produktiv, einträglich. **III** *vt* fett(leibig)/dick machen; *biochem.* Fett(e) einbauen. **IV** *vi* fett(leibig)/dick werden.
  fat out/up *vi* mästen.
  animal fat tierisches Fett *nt*.
  buccal fat Wangenfett *nt*.
  depot fat Depotfett *nt*, Speicherfett *nt*.
  neutral fat Neutralfett *nt*.
  saturated fat *chem.* Fett *nt* aus gesättigten Fettsäuren.
  storage fat → depot fat.
  structural fat Strukturfett *nt*, Baufett *nt*.
  subcutaneous fat Unterhautfettgewebe *nt*, Panniculus adiposus.
  wool fat Wollwachs *nt*, Lanolin *nt*.
fa·tal [ˈfeɪtl] **I** *n* tödlicher (Verkehrs-)Unfall *m*. **II** *adj* **1.** tödlich, mit tödlichem Ausgang, fatal, letal. **2.** fatal, unheilvoll, verhängnisvoll (*to* für). **3.** unvermeidlich.
fa·tal·i·ty [feɪˈtælətɪ] *n* **1.** Verhängnis *nt*; Geschick *nt*; Unglück *nt*, Schicksalsschlag *m*. **2.** (*Krankheit*) tödlicher Verlauf *m*; tödlicher Unfall *m*. **3.** (Todes-)Opfer *nt*.
fa·ther [ˈfɑːðər] **I** *n* Vater *m*; Vorfahr *m*, Ahn *m*; *bio.* Vatertier *nt*. **II** *adj* Vater-. **III** *vt* **1.** ein Kind zeugen. **2.** die Vaterschaft anerkennen.
fa·tigue [fəˈtiːg] **I** *n* **1.** (*a. techn.*) Ermüdung *f*; Ermattung *f*, Erschöpfung *f*. **2.** Überanstrengung *f*, Übermüdung *f*. **II** *vt* (*a. techn.*) ermüden; erschöpfen. **III** *vi* (*a. techn.*) ermüden.
  muscular fatigue 1. Muskelermüdung *f*. **2.** körperliche/physische Ermüdung *f*.
fa·ti·guing [fəˈtiːgɪŋ] *adj* ermüdend, erschöpfend; anstrengend, strapaziös, mühsam.
fat·ness [ˈfætnɪs] *n* **1.** Fettleibigkeit *f*, Fettsucht *f*, Obesität *f*, Adipositas *f*, Obesitas *f*. **run to fatness** Fett ansetzen. **2.** Fettigkeit *f*, Fetthaltigkeit *f*, Ölhaltigkeit *f*.
fat·ty [ˈfætɪ] *adj* **1.** fett, fettig, fetthaltig, adipös, Fett-. **2.** fett, fettleibig, adipös, Fett-.
fau·ces [ˈfɔːsiːz] *n*, *pl* **fau·ces** *anat.* **1.** Schlund *m*, Schlundenge *f*, Fauces *f*. **2.** Rachen *m*, Pharynx *m*.
fau·cial [ˈfɔːʃl] *adj* Schlundenge *od.* Rachen betr., Rachen-, pharyngeal.
fau·ci·tis [fɔːˈsaɪtɪs] *n* Faucitis *f*.
fa·ve·o·late [fəˈvɪələt, -lɪt] *adj* wabenförmig; alveolär.
fa·ve·o·lus [fəˈvɪələs] *n*, *pl* **fa·ve·o·li** [fəˈvɪəlaɪ] → foveola.
fa·vid [ˈfɑːvɪd] *n derm.* Favid *nt*.
fa·vus [ˈfeɪvəs] *n derm.* Erbgrind *m*, Flechtengrind *m*, Kopfgrind *m*, Pilzgrind *m*, Favus *m*, Tinea (capitis) favosa, Dermatomycosis favosa.
fear [fɪər] **I** *n* **1.** Furcht *f*, Angst *f* (*of* vor; *that* daß). **2.** Befürchtung *f*, Besorgnis *f*, Sorge *f*, Bedenken *pl*. **3.** Gefahr *f*, Risiko *nt*. **II** *vt* (s.) fürchten vor, Angst haben vor. **III** *vi* **4.** s. fürchten, Furcht *od.* Angst haben. **5.** bangen (*for* um).
feb·ri·cide [ˈfebrɪsaɪd] **I** *n* fiebersenkendes Mittel *nt*, Antipyretikum *nt*. **II** *adj* fiebersenkend, antipyretisch.
fe·bric·i·ty [fɪˈbrɪsətɪ] *n* Fieberhaftigkeit *f*, Fieberzustand *m*, febriler Zustand *m*.
feb·ri·fa·cient [ˌfebrɪˈfeɪʃənt] **I** *n* fiebererzeugendes Mittel *nt*, Pyretikum *nt*, Pyrogen *nt*. **II** *adj* fiebererzeugend, fieberverursachend, fiebererregend, pyrogen, pyretisch.
fe·brif·u·gal [frˈbrɪf(j)əgəl] *adj* fiebersenkend, fiebermildernd, fieberreduzierend, antipyretisch.
feb·ri·fuge [ˈfebrɪfjuːdʒ] **I** *n* fiebersenkendes Mittel *nt*, Antipyretikum *nt*. **II** *adj* → febrifugal.
feb·rile [ˈfebrɪl, ˈfiːb-] *adj* Fieber betr., mit Fieber, fieberhaft, febril, Fieber-.
fe·bris [ˈfebrɪs, ˈfeɪ-] *n* → fever.
fe·cal [ˈfiːkl] *adj* Kot/Fäzes betr., kotig, fäkal, Fäkal-, Kot-, Stuhl-.
fe·ces [ˈfiːsiːz] *pl* Stuhl *m*, Kot *m*, Fäzes *pl*, Faeces *pl*, Fäkalien *pl*.
fe·cun·da·tion [ˌfiːkənˈdeɪʃn, ˌfe-] *n* Befruchtung *f*, Fertilisation *f*.
  artificial fecundation künstliche Befruchtung *f*, artifizielle Insemination *f*.
fe·cun·di·ty [frˈkʌndətɪ] *n* (erhöhte) Fruchtbarkeit *f*, Fertilität *f*.
feed [fiːd] (*v* **fed; fed**) **I** *n* **1.** (*Säugling*) Füttern *nt*, Mahlzeit *f*; *inf.* Essen *nt*. **2.** *techn.* Versorgung *f*; (*Computer*) Eingabe *f* (*into* in). **II** *vt* **3.** (*Kinder, Kranke*) füttern (*on, with* mit). **feed o.s.** (*Kind, Patient*) alleine *od.* ohne Hilfe essen (können). **feed at the breast** stillen. **feed by force** zwangsernähren. **III** *vi* **4.** Nahrung zu s. nehmen; (*Säugling*) gefüttert werden (*on, upon* mit). **5.** s. (er-)nähren, leben (*on, upon* von).
feed·back [ˈfiːdbæk] *n* Rückkopplung *f*, Feedback *nt*.
feed·ing [ˈfiːdɪŋ] **I** *n* Füttern *nt*, (Er-)Nähren *nt*, Ernährung *f*, Mahlzeit *f*. **II** *adj techn.* versorgend, speisend, zuführend, Zufuhr-.
  enteral feeding enterale Ernährung *f*.
  intravenous feeding intravenöse Ernährung *f*.
  parenteral feeding parenterale Ernährung *f*.
feel [fiːl] (*v* **felt; felt**) **I** *n* **1.** Gefühl *nt*. **2.** Gefühl *nt*, Empfindung *f*, Eindruck *m*. **II** *vt* **3.** anfassen, (be-, an-)fühlen. **4.** fühlen, (ver-)spüren, wahrnehmen. **III** *vi* **5.** fühlen. **6.** fühlen, durch Fühlen *od.* Tasten feststellen. **7.** s. fühlen, s. befinden.
feel·ing [ˈfiːlɪŋ] *n* **1.** Gefühl *nt*, Gefühlssinn *m*. **2.** Stimmung *f*, Gefühlszustand *m*. **3.** (Gefühls-)Eindruck *m*. **4.** Empfindung *f*, Einstellung *f*, Ansicht *f*.
fe·male [ˈfiːmeɪl] **I** *n* **1.** Frau *f*; Mädchen *nt*. **2.** *bio.* Weibchen *nt*; weibl. Pflanze *f*. **II** *adj* **3.** das weibliche Geschlecht betr., weiblich.
fem·i·nine [ˈfemənɪn] *adj* **1.** weiblich, Frauen-. **2.** weibisch, feminin.
fem·i·nism [ˈfemənɪzəm] *n* Verweiblichung *f*, Feminismus *m*.
fem·o·ral [ˈfemərəl] *adj* femoral, Femur-, Oberschenkel(knochen)-.
fe·mur [ˈfiːmər] *n*, *pl* **fe·murs, fem·o·ra** [ˈfemərə] **1.** Oberschenkelknochen *m*, Femur *nt*, Os femoris. **2.** Oberschenkel *m*.

fe·nes·trate ['fenəstreɪt] *chir., histol.* **I** *adj* mit Fenster(n)/Löchern (versehen), gefenstert, fenestriert. **II** *vt* fenstern.
fen·es·tra·tion [ˌfenə'streɪʃn] *n* **1.** *chir.* Fensterung(soperation *f*) *f*, Fenestration *f*. **2.** *patho.* Fenster *nt*; Defekt *m*.
   alveolar plate fenestration → apical fenestration.
   fenestration of alveolar process Alveolarknochenfensterung *f*.
   apical fenestration Wurzelspitzemperforation *f*, Wurzelspitzenfenestration *f*, apikale Perforation *f*.
   dental fenestration Wurzeltrepanation *f*, Wurzelspitzentrepanation *f*.
fer·ment [*n* 'fɜrment; *v* fər'ment] **I** *n old* → enzyme. **II** *vt chem.* zum Gären bringen, vergären. **III** *vi chem.* gären, in Gärung sein.
fer·men·ta·tion [ˌfɜrmen'teɪʃn] *n chem.* Gärung *f*, Gärungsprozeß *m*, Fermentation *f*, Fermentierung *f*.
fer·ment·a·tive [fɜr'mentətɪv] *adj chem.* **1.** Gärung betr. *od.* bewirkend, gärend, fermentativ, enzymatisch, Gär(ungs)-. **2.** gär(ungs)fähig, fermentierbar.
fer·men·tive [fɜr'mentɪv] *adj* → fermentative.
fer·ric ['ferɪk] *adj chem.* dreiwertiges Eisen enthaltend, Ferri-, Eisen-III-.
   ferric ferrocyanide Berliner-Blau *nt*, Ferriferrocyanid *nt*.
   ferric hydrate Eisen-III-hydroxid *nt*.
   ferric hydroxide Eisen-III-hydroxid *nt*.
fer·ri·heme chloride ['ferɪ'hiːm] Teichmann-Kristalle *pl*, salzsaures Hämin *n*, Hämin(kristalle *pl*) *nt*, Chlorhämin(kristalle *pl*) *nt*, Chlorhämatin *nt*.
fer·ri·he·mo·glo·bin [ferɪ'hiːməgləʊbɪn] *n* Methämoglobin *nt*, Hämiglobin *nt*.
fer·ri·por·phy·rin chloride [ˌferɪ'pɔːrfərɪn] → ferriprotoporphyrin.
fer·ri·pro·to·por·phy·rin [ferɪˌprəʊtəʊ'pɔːrfərɪn] *n* Teichmann-Kristalle *pl*, salzsaures Hämin *nt*, Hämin(kristalle *pl*) *nt*, Chlorhämin(kristalle *pl*) *nt*, Chlorhämatin *nt*.
fer·ri·tin ['ferɪtɪn] *n* Ferritin *nt*.
fer·ro·che·la·tase [ˌferəʊ'kiːləteɪz] *n* Ferrochelatase *f*, Goldberg-Enzym *nt*.
fer·ro·pro·to·por·phy·rin [ferəʊˌprəʊtəʊ'pɔːrfərɪn] *n* Häm *nt*, Protohäm *nt*.
fer·ro·ther·a·py [ferəʊ'θerəpɪ] *n* Eisentherapie *f*.
fer·rox·i·dase [fer'ɒksɪdeɪz] *n* Zöruloplasmin *nt*, Zäruloplasmin *nt*, Coeruloplasmin *nt*, Caeruloplasmin *nt*, Ferroxidase I *f*.
fer·ru·gi·nous [fə'ruːdʒɪnəs] *adj* **1.** eisenhaltig, Eisen-. **2.** rostfarben.
fer·tile ['fɜrtl] *adj* fruchtbar, zeugungsfähig, fortpflanzungsfähig, fertil.
fer·til·i·ty [fɜr'tɪlətɪ] *n* Fruchtbarkeit *f*, Fertilität *f*; (männliche) Befruchtungsfähigkeit/Zeugungsfähigkeit *f*.
fer·ti·li·za·tion [ˌfɜrtləˈzeɪʃn] *n* Befruchtung *f*, Fertilisation *f*.
fes·ter ['festər] **I** *n* **1.** Geschwär *nt*, Ulkus *nt*. **2.** eiternde Wunde *f*. **II** *vt zum* Eitern bringen. **III** *vi* **3.** eitern. **4.** verwesen, verfaulen.
fes·ti·nant ['festɪnənt] *adj* beschleunigend.
fes·ti·na·tion [ˌfestə'neɪʃn] *n neuro.* Festination *f*.
fe·tal ['fiːtl] *adj* Fötus *od.* Fetalperiode betr., fötal, fetal, Feto-, Fetus-.
fe·ta·tion [fɪ'teɪʃn] *n* **1.** Schwangerschaft *f*, Gravidität *f*. **2.** Fetusentwicklung *f*, Fetuswachstum *nt*.
fet·id ['fetɪd, 'fiː-] *adj* übelriechend, stinkend, fetid, fötid.
fe·to·gen·e·sis [fiːtəʊ'dʒenəsɪs] *n* Fötogenese *f*, Fetogenese *f*.
fe·top·a·thy [fiː'tɒpəθɪ] *n* **1.** Embryopathie *f*, Embryopathia *f*. **2.** Fetopathie *f*, Fetopathia *f*.
fe·to·pla·cen·tal [ˌfiːtəʊplə'sentl] *adj* Fetus u. Plazenta betr. *od.* verbindend, fetoplazentar.
fe·tor ['fiːtər] *n* übler Geruch *m*, Fötor *m*, Foetor *m*.
fe·tus ['fiːtəs] *n*, *pl* **fe·tus·es** Foetus *m*, Fetus *m*, Foet *m*, Fet *m*.
fe·ver ['fiːvər] *n* **1.** Fieber *nt*, Febris *f*, Pyrexie *f*. **2.** fieberhafte Erkrankung *f*, Fieber *nt*.
   ague fever → malarial fever.
   aphthous fever (echte) Maul- und Klauenseuche *f*, Febris aphthosa, Stomatitis epidemica, Aphthosis epizootica.
   aseptic fever aseptisches Fieber *nt*, Febris aseptica.
   Assam fever → cachectic fever.
   Australian Q fever Balkangrippe *f*, Q-Fieber *nt*.
   autumn fever 1. japanisches Herbstfieber *nt*, (japanisches) Siebentagefieber *nt*, Nanukayami(-Krankheit) *f*) *nt*. **2.** → mud fever.
   black fever 1. Felsengebirgsfleckfieber *nt*, amerikanisches Zeckenbißfieber *nt*, Rocky Mountain spotted fever (*nt*). **2.** → cachectic fever.
   Burdwan fever → cachectic fever.
   cachectic fever viszerale Leishmaniose/Leishmaniase *f*, Kala-Azar *f*, Splenomegalia tropica.
   cachexial fever → cachectic fever.
   camp fever epidemisches/klassisches Fleckfieber *nt*, Läusefleckfieber *nt*, Flecktyphus *m*, Hungertyphus *m*, Kriegstyphus *m*, Typhus exanthematicus.
   canicola fever 1. Kanikolafieber *nt*, Canicolafieber *nt*, Leptospirosis canicola. **2.** Stuttgarter-Hundeseuche *f*.
   cat-scratch fever Katzenkratzkrankheit *f*, cat scratch disease (*nt*), benigne Inokulationslymphoretikulose *f*, Miyagawanellose *f*.
   childbed fever → puerperal fever.
   Congo red fever endemisches/murines Fleckfieber *nt*, Rattenfleckfieber *nt*, Flohfleckfieber *nt*.
   Congolian red fever → Congo red fever.
   continued fever kontinuierliches Fieber *nt*, Kontinua *f*, Continua *f*, Febris continua.
   continuous fever → continued fever.
   deer-fly fever Tularämie *f*, Hasenpest *f*, Nagerpest *f*, Lemming-Fieber *nt*, Ohara-Krankheit *f*, Francis-Krankheit *f*.
   desert fever 1. Wüstenfieber *nt*, Posada-Mykose *f*, Kokzioidomykose *f*, Coccioidomycose *f*, Granuloma coccioides. **2.** San Joaquin-Valley-Fieber *nt*, Wüstenfieber *nt*, Talfieber *nt*, Primärform *f* der Kokzidioidomykose.
   Dumdum fever → cachectic fever.
   ephemeral fever Eintagsfieber *nt*, Ephemera *f*, Febricula *f*, Febris herpetica/ephemera.
   famine fever Rückfallfieber *nt*, Febris recurrens.
   field fever 1. Zuckerrohrfieber *nt*, Zuckerplantagenleptospirose *f*, cane-field fever *nt*. **2.** Bataviafieber *nt*, Reisfeldfieber *nt*, Leptospirosis bataviae. **3.** → mud fever.
   five-day fever Fünftagefieber *nt*, Wolhyn-Fieber *nt*, Wolhynienfieber *nt*, Febris quintana.
   flood fever → Japanese flood fever.
   glandular fever infektiöse Mononukleose *f*, Pfeiffer-Drüsenfieber *nt*, Monozytenangina *f*, Mononucleosis infectiosa.
   hay fever Heufieber *nt*, Heuschnupfen *m*.
   hospital fever → camp fever.
   intermittent fever (*Malaria*) Wechselfieber *nt*, Febris intermittens.
   intermittent malarial fever → intermittent fever.
   inundation fever → Japanese flood fever.
   island fever → Japanese flood fever.
   jail fever → camp fever.
   Japanese flood fever Tsutsugamushi-Fieber *nt*, japanisches Fleckfieber *nt*, Milbenfleckfieber *nt*, Scrub-Typhus *m*.
   jungle fever → malarial fever.
   Kedani fever → Japanese flood fever.
   malarial fever Sumpffieber *nt*, Wechselfieber *nt*, Malaria *f*.
   Malta fever 1. Bruzellose *f*, Brucellose *f*, Brucellosis *f*. **2.** Maltafieber *nt*, Mittelmeerfieber *nt*, Febris mediterranea/melitensis.
   marsh fever 1. → malarial fever. **2.** → mud fever.
   Mediterranean fever 1. Maltafieber *nt*, Mittelmeerfieber *nt*, Febris mediterranea/melitensis. **2.** Boutonneusefieber *nt*, Fièvre boutonneuse. **3.** familiäres Mittelmeerfieber *nt*, familiäre rekurrente Polyserositis *f*.
   Meuse fever Wolhyn-Fieber *nt*, Fünftagefieber *nt*, Wolhynienfieber *nt*, Febris quintana.
   Mossman fever → Japanese flood fever.
   mud fever Feldfieber *nt*, Erntefieber *nt*, Schlammfieber *nt*, Sumpffieber *nt*, Erbsenpflückerkrankheit *f*, Leptospirosis grippotyphosa.
   nine-mile fever Balkangrippe *f*, Q-Fieber *nt*.
   nodal fever Knotenrose *f*, Erythema nodosum.
   Oroya fever Oroyafieber *nt*.
   Pahvant Valley fever → deer-fly fever.
   paludal fever → malarial fever.
   pappataci fever Phlebotomusfieber *nt*, Pappatacifieber *nt*, Moskitofieber *nt*, Drei-Tage-Fieber *nt*.
   paratyphoid fever Paratyphus *m*.
   parrot fever Papageienkrankheit *f*, Psittakose *f*; Ornithose *f*.
   pharyngoconjunctival fever Pharyngokonjunktivalfieber *nt*.
   phlebotomus fever → pappataci fever.
   prison fever → camp fever.
   puerperal fever Wochenbettfieber *nt*, Kindbettfieber *nt*, Puerperalfieber *nt*, Puerperalsepsis *f*, Febris puerperalis.
   Pym's fever → pappataci fever.
   pyogenic fever Pyämie *f*.
   Q fever Balkangrippe *f*, Q-Fieber *nt*.
   quartan fever 1. Febris quartana. **2.** Malariae-Malaria *f*, Malaria quartana.
   query fever → Q fever.
   quintan fever Wolhyn-Fieber *nt*, Fünftagefieber *nt*, Wolhynienfieber *nt*, Febris quintana.
   quotidian fever 1. Febris quotidiana. **2.** Febris quotidiana bei Malaria (tropica), Malaria quotidiana.

rabbit fever → deer-fly fever.
recurrent fever Rückfallfieber *nt*, Febris recurrens.
red fever → Congo red fever.
red fever of the Congo → Congo red fever.
relapsing fever → recurrent fever.
remittent fever remittierendes Fieber *nt*, Febris remittens.
rheumatic fever rheumatisches Fieber *nt*, Febris rheumatica, akuter Gelenkrheumatismus *m*, Polyarthritis rheumatica acuta.
sandfly fever → pappataci fever.
scarlet fever Scharlach *m*, Scharlachfieber, Scarlatina *f*.
Schottmüller's fever Paratyphus *m*.
septic fever 1. septisches Fieber *nt*, Febris septica. **2.** Septikämie *f*, Septikhämie *f*, Blutvergiftung *f*; Sepsis *f*.
seven-day fever 1. → mud fever. **2.** benigne/anikterische Leptospirose *f*. **3.** Nanukayami(-Krankheit *f*) *nt*, (japanisches) Siebentagefieber *nt*, japanisches Herbstfieber *nt*. **4.** Sakushu-, Akiyami-, Hasamiyami-Fieber *nt*.
shinbone fever Wolhyn-Fieber *nt*, Fünftagefieber *nt*, Wolhynienfieber, *nt* Febris quintana.
ship fever → camp fever.
slime fever → mud fever.
snail fever Schistosomiasis *f*, Bilharziose *f*.
solar fever 1. Dengue *nt*, Dengue-Fieber *nt*, Dandy-Fieber *nt*. **2.** Sonnenstich *m*, Heliosis *f*.
spirillum fever Rückfallfieber *nt*, Febris recurrens.
splenic fever Milzbrand *m*, Anthrax *m*.
spotted fever Fleckfieber *nt*, Flecktyphus *m*.
swamp fever 1. → mud fever. **2.** → malarial fever.
symptomatic fever Wundfieber *nt*, Febris traumatica.
tertian fever 1. Febris tertiana. **2.** Tertiana *f*, Dreitagefieber *nt*, Malaria tertiana.
therapeutic fever Fiebertherapie *f*.
thermic fever Hitzschlag *m*, Thermoplegie *f*.
three-day fever → pappataci fever.
traumatic fever Wundfieber *nt*, Febris traumatica.
trench fever Wolhyn-Fieber *nt*, Fünftagefieber *nt*, Wolhynienfieber *nt*, Febris quintana.
tsutsugamushi fever → Japanese flood fever.
typhus fever Fleckfieber *nt*.
undulant fever 1. undulierendes Fieber *nt*, Febris undulans. **2.** Brucellose *f*, Brucellosis *f*, Bruzellose *f*.
uveoparotid fever Heerfordt-Syndrom *nt*, Febris uveoparotidea.
vivax fever → vivax *malaria*.
war fever → camp fever.
Wolhynia fever Wolhyn-Fieber *nt*, Fünftagefieber *nt*, Wolhynienfieber, *nt*, Febris quintana.
wound fever Wundfieber *nt*, Febris traumatica.
yellow fever Gelbfieber *nt*.
fe‧ver‧ish ['fiːvərɪʃ] *adj* **1.** fieb(e)rig, febril, Fieber-. **2.** fiebererzeugend. **3.** (*fig.*) fieberhaft, fiebrig.
fe‧ver‧ish‧ness ['fiːvərɪʃnɪs] *n* → febricity.
fi‧ber ['faɪbər] *n* **1.** *techn.*, *bio.* Faser *f*, Fiber *f*. **2.** *anat.* Faser *f*, faserähnliche Struktur *f*, Fibra *f*. **3.** Ballaststoffe *pl*.
  alveolar fibers Alveolarfasern *pl*.
  argentaffin fiber → argentophil fiber.
  argentophil fiber Retikulumfaser *f*, Retikulinfaser *f*, Gitterfaser *f*, argyrophile Faser *f*.
  argyrophil fiber → argentophil fiber.
  axial fiber Achsenzylinder *m*, Axon *nt*, Neuraxon *nt*.
  bone fibers Sharpey-Faser *f*.
  cemental fibers Zementfasern *pl*.
  chemical fiber Chemiefaser *f*, Kunstfaser *f*.
  collagen fiber Kollagenfaser *f*.
  collagenic fiber → collagen fiber.
  collagenous fiber → collagen fiber.
  dentinal fibers Dentinfasern *pl*, Dentinfibrillen *pl*.
  elastic fiber elastische Faser *f*.
  enamel fiber Schmelzfaser *f*, Zahnschmelzfaser *f*.
  gingival fibers Zahnfleischfasern *pl*.
  gingivodental fibers gingivodentale Fasern *pl*, Gingivodentalfasern *pl*.
  lattice fiber → reticular fiber.
  medullated nerve fiber → myelinated nerve fiber.
  muscle fiber Muskelzelle *f*, (einzelne) Muskelfaser *f*.
  myelinated nerve fiber markhaltige Nervenfaser *f*.
  nerve fiber Nervenfaser *f*, Neurofibra *f*.
  nonmedullated nerve fiber marklose Nervenfaser *f*.
  odontogenic fibers odontogene Fasern *pl*.
  olfactory fibers Riechfäden *pl*, Fila olfactoria, Nervi olfactorii.
  perforating fibers Sharpey-Fasern *pl*.
  periodontal fibers Parodontalfasern *pl*.
  periodontal ligament fibers Parodontalfasern *pl*.
  predentinal nerve fiber prädentinale Nervenfaser *f*.
  reticular fiber Retikulumfaser *f*, Retikulinfaser *f*, Gitterfaser *f*, argyrophile Faser *f*.
  striated muscle fiber quergestreifte Muskelfaser *f*.
  synthetic fiber Chemiefaser *f*, Synthesefaser *f*, Kunstfaser *f*.
  Tomes' fibers Tomes-Fasern *pl*, Tomes-Fortsätze *pl*, Dentinfasern *pl*.
  tooth attachment fibers Sharpey-Fasern *pl*.
  unmyelinated nerve fiber marklose Nervenfaser *f*.
  visceromotor fiber viszeromotorische Faser *f*.
  white fiber Kollagenfaser *f*.
  yellow fiber elastische Faser *f*.
fi‧ber‧op‧tics [ˌfaɪbər'ɒptɪks] *pl* (Glas-)Faseroptik *f*, Fiberoptik *f*.
fi‧ber‧scope ['faɪbərskəʊp] *n* Fibroskop *nt*, Faserendoskop *nt*, Fiberendoskop *nt*.
fi‧bril ['faɪbrəl] *n* kleine *od.* dünne Faser *f*, Fibrille *f*, Filament *nt*, Filamentbündel *nt*.
  dentinal fibrils Dentinfasern *pl*, Dentinfibrillen *pl*.
  muscle fibril Muskelfaser *f*, Myofibrille *f*.
  muscular fibril → muscle fibril.
  nerve fibril Achsenzylinder *m*, Axon *nt*, Neuraxon *nt*.
fi‧bril‧la [faɪ'brɪlə] *n*, *pl* **fi‧bril‧lae** [faɪ'brɪliː] → fibril.
fi‧bril‧lar ['faɪbrɪlər] *adj* Fibrille betr., (fein-)faserig, fibrillär, Fibrillen-.
fi‧bril‧lary ['faɪbrɪliːˌ 'fɪb-] *adj* → fibrillar.
fi‧bril‧late ['faɪbrɪleɪt, 'fɪbrɪleɪt] **I** *adj* → fibrillar. **II** *vi* **1.** zerfasern, auffasern, fibrillieren. **2.** *patho.* zucken, flimmern, fibrillieren.
fi‧bril‧lat‧ed ['faɪbrɪleɪtɪd, 'fɪb-] *adj* → fibrillar.
fi‧bril‧la‧tion [ˌfaɪbrɪ'leɪʃn, 'fɪb-] *n* **1.** *patho.* Faserbildung *f*, Auffaserung *f*. **2.** *patho.* Fibrillieren *nt*, Fibrillation *f*. **3.** *card.* Flimmern *nt*.
  atrial fibrillation *card.* Vorhofflimmern *nt*, Delirium cordis.
  auricular fibrillation → atrial fibrillation.
  ventricular fibrillation *card.* Kammerflimmern *nt*.
fi‧brilled ['faɪbrɪld] *adj* → fibrillar.
fi‧bril‧li‧form [faɪ'brɪləfɔːrm, 'faɪbrɪ-] *adj* fibrillenähnlich, faserähnlich, fibrillenartig, faserartig, faserig.
fi‧bril‧lo‧blast [faɪ'brɪləblæst, 'faɪbrɪ-] *n* Odontoblast *m*, Dentinoblast *m*.
fi‧brin ['faɪbrɪn] *n* Fibrin *nt*.
fi‧brin‧ase ['faɪbrɪneɪz] *n* **1.** Faktor XIII *m*, fibrinstabilisierender Faktor *m*, Laki-Lorand-Faktor *m*. **2.** Fibrinolysin *nt*, Plasmin *nt*.
fi‧brin‧e‧mia [ˌfaɪbrə'niːmɪə] *n* Fibrinämie *f*.
fi‧brin‧o‧gen [faɪ'brɪnədʒən] *n* Fibrinogen *nt*, Faktor I *m*.
fi‧bri‧nog‧e‧nase [ˌfaɪbrɪ'nɑdʒəneɪz] *n* Thrombin *nt*, Faktor IIa *m*.
fi‧brin‧o‧ge‧ne‧mia [faɪˌbrɪnədʒə'niːmɪə] *n* Fibrinogenämie *f*, Hyperfibrinogenämie *f*.
fi‧bri‧no‧gen‧ic [faɪbrɪnəʊ'dʒenɪk] *adj* fibrinbildend, fibrinogen.
fi‧bri‧no‧gen‧o‧pe‧nia [faɪbrɪnəʊˌdʒenə'piːnɪə] *n* Fibrinogenmangel *m*, Fibrinogenopenie *f*, Hypofibrinogenämie *f*, Fibrinopenie *f*.
fi‧bri‧nog‧e‧nous [faɪbrɪ'nɑdʒənəs] *adj* → fibrinogenic.
fi‧brin‧oid ['faɪbrɪnɔɪd] **I** *n* Fibrinoid *nt*. **II** *adj* fibrinähnlich, fibrinartig, fibrinoid.
fi‧brin‧o‧ki‧nase [faɪˌbrɪnə'kaɪneɪz, -'kɪn-] *n* Fibrinokinase *f*.
fi‧bri‧nol‧y‧sin [ˌfaɪbrə'nɑləsɪn] *n* Fibrinolysin *nt*, Plasmin *nt*.
fi‧bri‧nol‧y‧sis [faɪbrɪ'nɑləsɪs] *n* Fibrinspaltung *f*, Fibrinolyse *f*.
fi‧bri‧no‧pe‧nia [ˌfaɪbrɪnəʊ'piːnɪə] *n* → fibrinogenopenia.
fi‧bri‧no‧pep‧tide [ˌfaɪbrɪnəʊ'peptaɪd] *n* Fibrinopeptid *nt*.
fi‧brin‧ous ['faɪbrɪnəs] *adj* Fibrin betr., fibrinartig, fibrinhaltig, fibrinreich, fibrinös, Fibrin-.
fibro- *pref.* Faser-, Fibro-.
fi‧bro‧ad‧e‧no‧ma [ˌfaɪbrəʊædə'nəʊmə] *n patho.* Fibroadenom *nt*, Adenofibrom *nt*, Adenoma fibrosum.
fi‧bro‧an‧gi‧o‧ma [faɪbrəʊˌændʒɪ'əʊmə] *n patho.* Fibroangiom(a) *nt*.
  nasopharyngeal fibroangioma (juveniles) Nasenrachenfibrom *nt*, Schädelbasisfibrom *nt*, Basalfibroid *nt*, Basalfibrom *nt*.
fi‧bro‧blast ['faɪbrəʊblæst] *n* juvenile Bindegewebszelle *f*, Fibroblast *m*.
fi‧bro‧blas‧to‧ma [ˌfaɪbrəʊblæs'təʊmə] *n patho.* **1.** Bindegewebsgeschwulst *f*, Fibrom(a) *nt*. **2.** Fibrosarkom *nt*, Fibrosarcoma *nt*.
fi‧bro‧car‧ci‧no‧ma [faɪbrəʊˌkɑːrsɪ'nəʊmə] *n* szirrhöses Karzinom *nt*, Faserkrebs *m*, Szirrhus *m*, Skirrhus *m*, Carcinoma scirrhosum.
fi‧bro‧car‧ti‧lage [faɪbrəʊ'kɑːrtlɪdʒ] *n* fibröser Knorpel *m*, Faserknorpel *m*, Bindegewebsknorpel *m*, Cartilago fibrosa/collagenosa.

interarticular fibrocartilage Gelenkzwischenscheibe *f*, Discus articularis.
fi·bro·car·ti·lag·i·nous [faɪbrəʊˌkɑːrtɪ'lædʒənəs] *adj* Faserknorpel betr., fibrokartilaginär, fibrochondral, faserknorpelig.
fi·bro·ce·men·to·ma [faɪbrəʊˌsɪmen'təʊmə] *n* Zementfibrom *nt*, Zementoblastom *nt*.
fi·bro·chon·dro·ma [ˌfaɪbrəʊkɑn'drəʊmə] *n patho*. Fibrochondrom(a) *nt*.
fi·bro·cyst ['faɪbrəʊsɪst] *n patho*. zystisches Fibrom *nt*, Fibrozystom *nt*.
fi·bro·cys·to·ma [ˌfaɪbrəʊsɪs'təʊmə] *n* → fibrocyst.
fi·bro·cyte ['faɪbrəʊsaɪt] *n* Bindegewebszelle *f*, Fibrozyt *m*.
fi·bro·dys·pla·sia [ˌfaɪbrəʊdɪs'pleɪʒ(ɪ)ə, -zɪə] *n patho*. fibröse Dysplasie *f*, Fibrodysplasia *f*, Dysplasia fibrosa.
fi·bro·ep·i·the·li·al [faɪbrəʊˌepɪ'θiːlɪəl] *adj* fibroepithelial.
fi·bro·ep·i·the·li·o·ma [faɪbrəʊˌepɪˌθɪlɪ'əʊmə] *n patho*. Fibroepitheliom(a) *nt*.
fi·bro·fa·sci·tis [ˌfaɪbrəʊfə'saɪtɪs] *n* → fibrositis.
fi·broid ['faɪbrɔɪd] **I** *n* **1.** → fibroleiomyoma. **2.** → fibroma. **II** *adj* aus Fasern *od*. fibrösem Bindegewebe bestehend, fibroid.
fi·bro·in ['faɪbrəwɪn] *n* Fibroin *pr*.
fi·bro·ma [faɪ'brəʊmə] *n patho*. Bindegewebsgeschwulst *f*, Fibrom(a) *nt*.
cementifying fibroma *dent*. Zementfibrom *nt*, Zement(o)blastom *nt*.
central fibroma of bone desmoplastisches Fibrom *nt*.
central odontogenic fibroma zentrales odontogenes Fibrom *nt*.
chondromyxoid fibroma *patho*. Chondrofibrom *nt*, chondromyxoides Fibrom *nt*.
cystic fibroma zystisches Fibrom *nt*, Fibroma cysticum.
desmoplastic fibroma desmoplastisches Fibrom *nt*.
diffuse fibroma of gingiva fibröse Gingivahyperplasie *f*, fibröse Zahnfleischhyperplasie *f*, Fibromatosis gingivae, Elephantiasis gingivae.
hard fibroma hartes Fibrom *nt*, Fibroma durum.
irritation fibroma Irritationsfibrom *nt*, Lappenfibrom *nt*.
juvenile nasopharyngeal fibroma (juveniles) Nasenrachenfibrom *nt*, Schädelbasisfibrom *nt*, Basalfibroid *nt*, -fibrom *nt*.
lobular fibroma → irritation fibroma.
nonosteogenic fibroma nicht-ossifizierendes Fibrom *nt*, fibröser Kortikalisdefekt *m*, fibröser metaphysärer Defekt *m*, benignes fibröses Histiozytom *nt* des Knochens.
odontogenic fibroma odontogenes Fibrom *nt*.
ossifying fibroma ossifizierendes Fibrom *nt*, osteofibröse Dysplasie *f*.
ossifying fibroma of bone → ossifying fibroma.
osteogenic fibroma Osteoblastom(a) *nt*.
peripheral odontogenic fibroma Epulis *f*.
senile fibroma Stielwarze *f*, Akrochordon *nt*, Acrochordom *nt*.
soft fibroma weiches Fibrom *nt*, Fibroma molle.
telangiectatic fibroma **1.** teleangiektatisches Fibrom *nt*, Fibroma cavernosum/teleangiectaticum, Fibrohämangiom *nt*. **2.** Angiofibrom *nt*.
fi·bro·ma·to·sis [faɪˌbrəʊmə'təʊsɪs] *n patho*. Fibromatose *f*, Fibromatosis *f*.
fibromatosis gingivae → gingival fibromatosis.
gingiva fibromatosis → gingival fibromatosis.
gingival fibromatosis fibröse Gingivahyperplasie *f*, fibröse Zahnfleischhyperplasie *f*, Fibromatosis gingivae, Elephantiasis gingivae.
hereditary gingival fibromatosis → idiopathic gingival fibromatosis.
idiopathic gingival fibromatosis idiopathisch fibröse Gingivahyperplasie *f*, kongenitale Makrogingiva *f*, Fibromatosis gingivae, Elephantiasis gingivae.
fi·bro·mus·cu·lar [faɪbrəʊ'mʌskjələr] *adj* fibromuskulär.
fi·bro·my·o·ma [ˌfaɪbrəʊmaɪ'əʊmə] *n patho*. Fibromyom(a) *nt*.
fi·bro·my·o·si·tis [faɪbrəʊˌmaɪə'saɪtɪs] *n patho*. Fibromyositis *f*.
fi·bro·myx·o·ma [ˌfaɪbrəʊmɪk'səʊmə] *n patho*. Fibromyxom(a) *nt*.
odontogenic fibromyxoma odontogenes Fibromyxom *nt*, odontogenes Myxofibrom *nt*, odontogenes Myxom *nt*.
fi·bro·myx·o·sar·co·ma [faɪbrəʊˌmɪksəsɑː'rkəʊmə] *n patho*. Fibromyxosarkom *nt*, Fibromyxosarcoma *nt*.
fi·bro·neu·ro·ma [faɪbrəʊˌnjʊə'rəʊmə] *n patho*. Neurofibrom *nt*, Fibroneurom *nt*.
fibro-odontoma *n* fibröses Odontom *nt*.
fibro-osteoma *n patho*. verknöcherndes/ossifizierendes Fibrom *nt*, Fibroosteom *nt*.
fi·bro·pap·il·lo·ma [faɪbrəʊˌpæpə'ləʊmə] *n patho*. fibroepitheliales Papillom *nt*, Fibropapillom *nt*.

fi·bro·pla·sia [faɪbrəʊ'pleɪʒ(ɪ)ə, -zɪə] *n patho*. Fibroplasie *f*.
fi·bro·plate ['faɪbrəʊpleɪt] *n* Gelenk(zwischen)scheibe *f*, Discus articularis.
fi·bro·sar·co·ma [ˌfaɪbrəʊsɑː'rkəʊmə] *n patho*. Fibrosarkom *nt*, Fibrosarcoma *nt*.
odontogenic fibrosarcoma odontogenes Fibrosarkom *nt*.
fi·brose ['faɪbrəʊs] **I** *adj* → fibrous. **II** *vt* fibrosieren.
fi·bro·sis [faɪ'brəʊsɪs] *n*, *pl* **fi·bro·ses** [faɪ'brəʊsiːz] *patho*. Fibrose *f*, Fibrosis *f*.
cystic fibrosis Mukoviszidose *f*, zystische (Pankreas-)Fibrose *f*, Fibrosis pancreatica cystica.
pulp fibrosis Pulpafibrose *f*, fibröse Pulpadystrophie *f*.
fi·bro·si·tis [ˌfaɪbrə'saɪtɪs] *n* Weichteilrheumatismus *m*, Muskelrheumatismus *m*, Fibrositis-Syndrom *nt*.
fi·brot·ic [faɪ'brɑtɪk] *adj* Fibrose betr., fibrotisch.
fi·brous ['faɪbrəs] *adj* faserig, fibrös, Faser-.
fi·bro·xan·tho·ma [ˌfaɪbrəʊzæn'θəʊmə] *n patho*. Fibroxanthom(a) *nt*.
fibroxanthoma of bone nicht-ossifizierendes Fibrom *nt*, fibröser Kortikalisdefekt *m*, fibröser metaphysärer Defekt *m*, benignes fibröses Histiozytom *nt* des Knochens.
fib·u·la ['fɪbjələ] *n*, *pl* **fib·u·las**, **fib·u·lae** ['fɪbjəliː] Wadenbein *nt*, Fibula *f*.
fib·u·lar ['fɪbjələr] *adj* Wadenbein betr., fibular, Wadenbein-, Fibula-.
field [fiːld] *n* **1.** (*a. anat., fig.*) Feld *nt*, Gebiet *nt*, Bezirk *m*, Bereich *m*. **2.** *electr., phys.* Feld *nt*. **3.** *psycho.* (Um-)Feld *nt*.
cortical field (*ZNS*) Rindenfeld *nt*, Rindenareal *nt*, Area *f*.
magnetic field magnetisches Feld *nt*, Magnetfeld *nt*.
fi·la·ceous [fɪ'leɪʃəs] *adj* filamentös.
fil·a·ment ['fɪləmənt] *n* **1.** Faser *f*; (*a. electr., techn.*) (dünner) Faden *m*, feiner Draht *m*. **2.** *anat.* fadenförmiger Fortsatz *m*, Filament *nt*, Filamentum *nt*.
actin filament Aktinfilament *nt*.
fungal filament Pilzfaden *m*, Hyphe *f*.
myosin filament Myosinfilament *nt*.
root filaments of spinal nerves (Spinal-)Wurzelfasern *pl*, Fila radicularia.
fil·a·men·tous [fɪlə'mentəs] *adj* **1.** fadenförmig, faserig, faserartig, Fasern-; *anat.* filiform. **2.** filamentös.
fi·lar ['faɪlər] *adj* **1.** Fibrille betr., aus Fibrillen bestehend, (fein-)faserig, fibrillär, Fibrillen-. **2.** fadenförmig, faserig, faserartig, Fasern; *anat.* filiform. **3.** filamentös.
Fi·lar·ia [fɪ'leərɪə] *n micro.* Filaria *f*.
fi·lar·ia [fɪ'leərɪə] *n*, *pl* **fi·lar·i·ae** [fɪ'leərɪˌiː] *micro.* Filarie *f*, Filaria *f*.
fil·a·ri·a·sis [ˌfɪlə'raɪəsɪs] *n* Filarieninfektion *f*, Filariose *f*, Filariasis *f*.
fi·lar·i·form [fɪ'leərɪfɔːrm] *adj* **1.** filarienähnlich, filarienartig, filariform. **2.** fadenförmig, faserig, faserartig, Fasern-; *anat.* filiform.
file¹ [faɪl] **I** *n* **1.** Akte *f*, Ordner *m*, Aktenstück *nt*. **2.** (*Computer*) Datei *f*. **3.** Reihe *f*. **II** *vt* (ein-)ordnen, abheften, einheften.
file² [faɪl] **I** *n* Feile *f*. **II** *vt* (zu-)feilen.
bone file Knochenfeile *f*.
diamond-edge fingernail file Diamantnagelfeile *f*.
double-ended file doppelendige Feile *f*.
endodontic file Wurzelkanalfeile *f*.
fingernail file Nagelfeile *f*, Fingernagelfeile *f*.
finishing file Finierfeile *f*.
Giro file Giro-Feile *f*.
gold file Goldfeile *f*.
Hedström file Hedström-Feile *f*.
Hirschfeld file Hirschfeld-Feile *f*, Hirschfeld-Dunlop-Feile *f*.
Hirschfeld-Dunlop file → Hirschfeld file.
H-type file Hedström-Feile *f*.
H-type root canal file Hedström-Feile *f*.
Kerr file K-Feile *f*, Kerr-Feile *f*.
K-type file → Kerr file.
K-type root canal file → Kerr file.
metal file Metallfeile *f*.
Miller file Miller-Knochenfeile *f*, Miller-Feile *f*.
Miller-Colburn file Miller-Colburn-Knochenfeile *f*, Miller-Colburn-Feile *f*.
nail file Nagelfeile *f*.
Orban file Orban-Feile *f*.
periodontal file Parodontalfeile *f*.
rat-tail file Rattenschwanzfeile *f*.
root canal file Wurzelkanalfeile *f*.
rubber file Vulkanitfeile *f*.
S file S-Feile *f*.

scaler file Scaler-Feile *f*.
Schluger file Schluger-Feile *f*.
Star root canal file Star-Feile *f*.
vulcanite file Vulkanitfeile *f*.
fil·i·al ['fɪlɪəl] *adj genet*. Filial-.
fil·i·form ['fɪləfɔːrm, 'faɪl-] *adj* fadenförmig, faserig, faserartig, Fasern-; *anat*. filiform.
fil·ing ['faɪlɪŋ] *n* **2.** Feilen *nt*. **2.** Feilung *f*.
fill [fɪl] **I** *n* Füllung *f*. **II** *vt* **1.** (voll-, an-, aus-)füllen; (*Flüssigkeit*) ein, abfüllen. **2.** füllen, plombieren. **III** *vi* s. füllen
fill in *vt* (*Loch*) auffüllen, ausfüllen; ergänzen.
fill up *vt* auffüllen.
fill·er ['fɪlər] *n* **1.** Abfüllmaschine *f*; Trichter *m*. **2.** Füllstoff *m*, Füllmasse *f*, Füllpaste *f*. **3.** Füllinstrument *nt*, Stopfer *m*, Filler *m*.
paste filler Pastenstopfer *m*.
fill·ing ['fɪlɪŋ] *n* **1.** Füllung *f*, Füllmasse *f*, Füllmaterial *nt*. **2.** (Zahn-)Füllung *f*, (Zahn-)Plombe *f*. **3.** (Voll-, An-, Aus-)Füllen *nt*; Plombieren *nt*.
  bead technique filling Bead-Technik *f*, Brush-Technik *f*.
  brush technique filling Bead-Technik *f*, Brush-Technik *f*.
  complex filling komplexe Füllung *f*.
  composite filling Kompositfüllung *f*, Composite-Füllung *f*.
  compound filling komplexe Füllung *f*.
  direct filling direkte Füllung *f*, direkte Einlagefüllung *f*.
  ditched filling Füllung *f* mit Randspalten.
  flow technique filling Flow-Technik *f*, Flow-Füllung *f*.
  indirect filling indirekte Füllung *f*, indirekte Einlagefüllung *f*.
  Mosetig-Moorhof filling Mosetig-Moorhof-Füllung *f*, Mosetig-Moorhof-Wachs *nt*.
  permanent filling Dauerfüllung *f*, endgültige Füllung *f*, permanente Füllung *f*.
  postresection filling → retrograde filling.
  pressure technique filling Druckfüllung *f*, Druckpolymerisationsfüllung *f*.
  retrograde filling retrograde Wurzelfüllung *f*, retrograde Füllung *f*.
  retrograde root filling → retrograde filling.
  reverse filling → retrograde filling.
  reverse root filling → retrograde filling.
  root canal filling 1. (*Technik*) Wurzelkanalfüllung *f*, Zahnwurzelkanalfüllung *f*. **2.** (*Füllmittel*) Wurzelkanalfüllung *f*, Zahnwurzelkanalfüllung *f*.
  root-end filling retrograde Wurzelfüllung *f*.
  root filling Wurzelfüllung *f*, Wurzelkanalfüllung *f*.
  temporary filling provisorische Füllung *f*, vorübergehende Füllung *f*.
  treatment filling provisorische Füllung *f* während der Behandlung.
film [fɪlm] **I** *n* **1.** Film *m*, Membran(e) *f*, (dünnes) Häutchen *nt*. **2.** Schleier *m*; (*Auge*) Trübung *f*. **3.** Film *m*, Überzug *m*, (dünne) Schicht *f*, Haut *f*, Häutchen *nt*, Belag *m*. **4.** *photo*. Film *m*. **5.** feines Gewebe *nt*, Faser *f*. **II** *vt* überziehen (*with* mit); ein Häutchen bilden. **III** *vi* s. mit einem Häutchen überziehen; (*Glas*) anlaufen.
  bite-wing film Bißflügelfilm *m*, Bitewingfilm *m*.
  dental film 1. dentaler Röntgenfilm *m*. **2.** Zahnröntgenfilm *m*, Zahnfilm *m*, Normalzahnfilm *m*.
  direct exposure film direkt belichtbarer Röntgenfilm *m*, direkt belichtbarer Film *m*.
  double-emulsion film Röntgenfilm *m* mit doppelseitiger Emulsionsschicht, Film *m* mit doppelseitiger Emulsionsschicht.
  exposed film belichteter Röntgenfilm *m*, belichteter Film *m*.
  exposed intraoral film belichteter intraoraler Röntgenfilm *m*, belichteter intraoraler Film *m*.
  extraoral film Röntgenfilm *m* für extraorale Röntgenaufnahmen, Film *m* für extraorale Röntgenaufnahmen, extraoraler Film *m*, extraoraler Röntgenfilm *m*.
  fast film Film *m* für Schnellaufnahmen, Röntgenfilm *m* für Schnellaufnahmen.
  interproximal film Bißflügelfilm *m*, Bitewingfilm *m*.
  intraoral film Röntgenfilm *m* für intraorale Röntgenaufnahmen, Film *m* für intraorale Röntgenaufnahmen, intraoraler Film *m*, intraoraler Röntgenfilm *m*.
  intraoral occlusal film intraoraler Okklusalfilm *m*, intraorale okklusale Röntgenaufnahme *f*.
  laminagraphic film Röntgenfilm *m* für Schichtaufnahmen, Film *m* für Schichtaufnahmen.
  lateral jaw film seitliche Unterkieferaufnahme *f*, seitliche Kieferaufnahme *f*.
  nonscreen film folienloser Röntgenfilm *m*, folienloser Film *m*.
  occlusal film Okklusalfilm *m*.
  panoramic film Panoramaröntgenfilm *m*, Panoramafilm *m*.
  panoramic x-ray film → panoramic film.
  periapical film Periapikalfilm *m*.
  plain film Leeraufnahme *f*.
  roentgenographic film → x-ray film.
  screen film Folienfilm *m*.
  single emulsion film Röntgenfilm *m* mit einseitiger Emulsionsschicht, Film *m* mit einseitiger Emulsionsschicht.
  ultraspeed film Ultraröntgenfilm *m*, Ultrafilm *m*.
  ultraspeed radiographic film → ultraspeed film.
  ultraspeed x-ray film → ultraspeed film.
  unexposed film unbelichteter Röntgenfilm *m*, unbelichteter Film *m*.
  unexposed intraoral film unbelichteter intraoraler Röntgenfilm *m*, unbelichteter intraoraler Film *m*.
  x-ray film 1. Röntgenfilm *m*. **2.** Röntgenaufnahme *f*, Röntgenbild *nt*.
film·y ['fɪlmɪ] *adj* **1.** (*Auge*) trüb, verschleiert. **2.** mit einem Häutchen bedeckt; häutchenartig. **3.** (hauch-)dünn, zart.
fil·ter ['fɪltər] **I** *n chem*., *phys*. Filter *m/nt*. **II** *vt* filtern, filtrieren. **III** *vi* durchsickern (*through* durch); (*Licht*) durchscheinen, durchschimmern (*through* durch).
  filter off *vt* abfiltern.
  aluminum filter Aluminiumfilter *nt*.
fil·ter·ing ['fɪlt(ə)rɪŋ] **I** *n* Filtern *nt*, Filtrieren *nt*. **II** *adj* Filtrier-, Filter-.
fil·trate ['fɪltreɪt] **I** *n* Filtrat *nt*. **II** *vt* (ab-)filtern, filtrieren.
fil·tra·tion [fɪl'treɪʃn] *n* Filtration *f*, Filtrierung *f*, Filtrieren *nt*.
  gel filtration Gelfiltration *f*, Molekularsiebfiltration *f*, molekulare Ausschlußchromatographie *f*.
fi·lum ['faɪləm] *n*, *pl* **fi·la** ['faɪlə] *anat*. Faden *m*, fadenförmige Struktur *f*, Filum *nt*.
find·ing ['faɪndɪŋ] *n* (*a*. **findings**) Befund *m*; Beobachtung *f*; Feststellung(en *pl*) *f*.
  clinical finding klinischer Befund *m*.
fin·ger ['fɪŋɡər] **I** *n* **1.** Finger *m*; *anat*. Digitus *m*. **2.** Fingerbreit *m*. **3.** (Uhr-)Zeiger *m*. **4.** *techn*. Greifer *m*. **5.** (*Handschuh*) Fingerling *m*. **II** *vt* befühlen, betasten, (be-)fingern, anfassen, herumfingern (an).
  clubbed fingers Trommelschlegelfinger *pl*, Digiti hippocratici.
  drumstick fingers → clubbed fingers.
  hippocratic fingers → clubbed fingers.
fin·ger·ing ['fɪŋɡərɪŋ] *n* Betasten *nt*, Befühlen *nt*, (Be-)Fingern *nt*.
fin·ger·nail ['fɪŋɡərneɪl] *n* (Finger-)Nagel *m*; *anat*. Unguis *m*.
fin·ger·tip ['fɪŋɡərtɪp] *n* Fingerspitze *f*.
fin·ish ['fɪnɪʃ] *n* Überzug *m*, Lack *m*, Finish *nt*, Politur *f*; Oberflächenbeschaffenheit *f*; Bearbeitung *f*.
  denture finish Prothesenpolitur *f*.
  satin finish Seidenglanz *m*, Seidenfinish *nt*.
fire [faɪər] *n* **1.** Feuer *nt*, Flamme *f*. **2.** Fieber *nt*, Febris *f*, Pyrexie *f*. **3.** fieberhafte Erkrankung *f*, Fieber *nt*. **4.** *patho*. Entzündung *f*, Inflammation *f*, Inflammatio *f*. **5.** *derm*. Wundrose *f*, Rose *f*, Erysipel *nt*, Erysipelas *nt*, Streptodermia cutanea lymphatica.
fir·ing ['faɪərɪŋ] *n* **1.** Brennen *nt*, Porzellanbrennen *nt*, Brennverfahren *nt*. **2.** Brand *m*, Porzellanbrand *m*, Brennverfahren *nt*.
  air firing Luftbrand *m*, Luftbrennverfahren *nt*.
  biscuit firing Biskuitbrand *m*.
  high biscuit firing dritter Biskuitbrand *m*.
  low biscuit firing erster Biskuitbrand *m*.
  medium biscuit firing zweiter Biskuitbrand *m*.
  pressure firing Druckbrand *m*, Druckbrennverfahren *nt*.
  vacuum firing Vakuumbrand *m*, Vakuumbrennverfahren *nt*.
firm [fɜrm] *n* Ärzteteam *nt*.
fis·sile ['fɪsəl] *adj* fissionable.
fis·sion ['fɪʃn] **I** *n* **1.** Spaltung *f*, Spalten *nt*. **2.** *bio*. (Zell-)Teilung *f*. **3.** *phys*. Kernspaltung *f*. **II** *vt phys*. spalten. **III** *vi phys*. s. spalten.
  cellular fission Zellteilung *f*, Zellspaltung *f*.
fis·sion·a·ble ['fɪʃənəbl] *adj* spaltbar.
fis·sure ['fɪʃər] **I** *n* **1.** Spalt(e *f*) *m*, Ritze *f*, Riß *m*. **2.** *dent*. Fissur *f*, Schmelzfissur *f*, Zahnschmelzfissur *f*. **3.** *anat*. Spalt(e *f*) *m*, Furche *f*, Rinne *f*, Fissur *f*, Fissura *f*. **4.** Fissur *f*, (Knochen-)Riß *m*; (*Haut*) Schrunde *f*, Rhagade *f*. **5.** Spaltung *f*. **II** *vt* spalten. **III** *vi* s. spalten, rissig werden, aufspringen, (*Haut*) schrundig werden.
  angular fissure Fissura sphenopetrosa.
  central fissure Rolando-Fissur *f*, Zentralfurche *f* des Großhirns, Sulcus centralis (cerebri).
  enamel fissure Fissur *f*, Schmelzfissur *f*, Zahnschmelzfissur *f*.
  gingival fissure Zahnfleischfissur *f*, Gingivafissur *f*, Gingivalfissur *f*, Zahnfleischspalte *f*.
  glaserian fissure Glaser-Spalte *f*, Fissura petrotympanica.
  globulomaxillary fissure globulomaxilläre Übergangszone *f*.
  fissure of glottis Stimmritze *f*, Rima glottidis.
  inferior orbital fissure Augenhöhlenbodenspalte *f*, untere Orbitaspalte *f*, Fissura orbitalis inferior.

fissured

inferior sphenoidal fissure → inferior orbital fissure.
occipital fissure Sulcus parieto-occipitalis.
oral fissure Mundspalte *f*, Rima oris.
palpebral fissure Lidspalte *f*, Rima palpebrarum.
parieto-occipital fissure Sulcus parieto-occipitalis.
petrotympanic fissure → glaserian fissure.
pharyngomaxillary fissure Fissura pterygomaxillaris.
pterygoid fissure Incisura pterygoidea.
pterygomaxillary fissure Fissura pterygomaxillaris.
pterygopalatine fissure → pterygomaxillary fissure.
pterygotympanic fissure → glaserian fissure.
fissure of Rolando Rolando-Fissur *f*, Zentralfurche *f* des Großhirns, Sulcus centralis, Sulcus centralis cerebri.
sphenoidal fissure → superior orbital fissure.
sphenopetrosal fissure Fissura sphenopetrosa.
superior orbital fissure Augenhöhlendachspalte *f*, obere Orbitaspalte *f*, Fissura orbitalis superior.
superior sphenoidal fissure → superior orbital fissure.
tympanic fissure Glaser-Spalte *f*, Fissura petrotympanica.
fis·sured ['fɪʃərd] *adj* **1.** gespalten, eingerissen, rissig. **2.** (*Haut*) (auf-)gesprungen, schrundig, rissig.
fis·tu·la ['fɪstʃələ] *n, pl* **fis·tu·las, fis·tu·lae** ['fɪstʃəliː] **1.** *patho.* Fistel *f*, Fistula *f*. **2.** *chir.* Fistel *f*; Shunt *m*.
abscess fistula Abszeßfistel *f*.
alveolar fistula Alveolarfistel *f*.
antrobuccal fistula antrobukkale Fistel *f*.
arteriovenous fistula 1. *patho.* arteriovenöse Fistel *f*. **2.** *chir.* arteriovenöse Fistel *f*, arteriovenöser Shunt/Bypass *m*.
aural fistula Ohrfistel *f*.
blind fistula inkomplette/blinde Fistel *f*, Fistula incompleta.
branchial fistula branchiogene Fistel *f*.
buccomaxillary fistula bukkomaxilläre Fistel *f*.
cervical fistula 1. branchiogene Fistel *f*. **2.** Halsfistel *f*.
complete fistula komplette Fistel *f*, Fistula completa.
congenital arteriovenous fistula kongenitale arteriovenöse Fistel.
congenital preauricular fistula kongenitale präaurikuläre Fistel *f*, Fistula auris congenita.
dental fistula Zahnfistel *f*.
esophagotracheal fistula Ösophagotrachealfistel *f*, Tracheoösophagealfistel *f*.
external fistula *patho.* äußere Fistel *f*, Fistula externa.
extraoral fistula extraorale Fistel *f*.
gingival fistula Zahnfleischfistel *f*.
horseshoe fistula Hufeisenfistel *f*.
incomplete fistula inkomplette/blinde Fistel *f*, Fistula incompleta.
internal fistula innere Fistel *f*, Fistula interna.
intraoral fistula intraorale Fistel *f*.
lateral palatal fistulas laterale Gaumenfisteln *pl*.
median cervical fistula mediane Halsfistel *f*.
mucosal fistula Schleimhautfistel *f*.
oroantral fistula Kieferhöhlenfistel *f*, intraorale Kieferhöhlenfistel *f*, Mundantrumfistel *f*, Antrumfistel *f*.
orocutaneous fistula äußere Mundfistel *f*, orokutane Fistel *f*.
orofacial fistula Gesichtsfistel *f*, orofaziale Fistel *f*.
salivary fistula Speichelfistel *f*.
submental fistula submentale Speichelfistel *f*, submentale Fistel *f*, Submentalfistel *f*.
tracheoesophageal fistula Ösophagus-Trachea-Fistel *f*, Ösophagotrachealfistel *f*, Tracheoösophagealfistel *f*.
traumatic arteriovenous fistula (post-)traumatische arteriovenöse Fistel *f*.
fis·tu·lar ['fɪstʃələr] *adj* → fistulous.
fis·tu·la·tion [,fɪstʃə'leɪʃn] *n* → fistulization.
fis·tu·lec·to·my [fɪstʃə'lɛktəmɪ] *n* Fistelgangsexzision *f*, Fistulektomie *f*, Syringektomie *f*.
fis·tu·li·za·tion [fɪstʃəlɪ'zeɪʃn] *n* **1.** *patho.* Fistelbildung *f*. **2.** *chir.* Anlegen *nt* einer Fistel *od.* eines Shunts, Fistelung *f*.
fis·tu·lot·o·my [fɪstʃə'lɑtəmɪ] *n* Fistelspaltung *f*, Fistulotomie *f*, Syringotomie *f*.
fis·tu·lous ['fɪstʃələs] *adj* Fistel betr., fistelartig, fistelähnlich, Fistel-.
fit¹ [fɪt] **I** *v* **n 1.** Sitz *m*. **a good/bad fit** es paßt gut/nicht gut. **a tight fit** stramm sitzen. **2.** Übereinstimmung *f*; Zusammenpassen *nt*. **II** *adj* **3.** passend, geeignet; (*Zeitpunkt*) günstig. **4.** tauglich; verwendbar, brauchbar (*for* für). **5.** angemessen, angebracht (*to do* zu tun). **6.** *sport.* fit, (gut) in Form; gesund. **keep s**. fit halten. **look fit** gesund aussehen. **III** *vt* **7.** anpassen (*to* an); passend machen (*for* für); einpassen, einsetzen, einbauen (*into* in). **8.** an jdm. Maß nehmen; anprobieren (*on s.o.* jdm). **9.** ausrüsten, ausstatten, einrichten (*with* mit). **10.** jdn. befähigen (*for* für, *to do* zu tun); jdn. ausbilden (*for* für). **IV** *vi* **11.** (*Prothese, Verband*) passen, sitzen. **12.** s. eignen. **13.** passen (*into* in); s. einfügen (*into* in); zusammenpassen.
fit in I *vt* **1.** einfügen, einschieben, einsetzen, einbauen. **2.** jdm. einen Termin geben; einschieben. **II** *vi* übereinstimmen (*with* mit).
fit on I *vt* **1.** (*Prothese*) anprobieren. **2.** anbringen, anpassen, (an-) montieren (*to* an). **II** *vi* passen.
fit out ausrüsten, ausstatten, einrichten (*with* mit).
fit² [fɪt] *n* Anfall *m*, Ausbruch *m*, Episode *f*. **have a fit** einen Anfall bekommen.
fit of anger → fit of temper.
apoplectic fit Schlaganfall *m*, Gehirnschlag *m*, apoplektischer Insult *m*, Apoplexie *f*, Apoplexia (cerebri) *f*.
fit of temper Wutanfall *m*, Zornesausbruch *m*.
fit·ness ['fɪtnɪs] *n* **1.** Gesundheit *f*, Fitness *f*, Fitneß *f*, Kondition *f*. **2.** Geeignetsein *nt*, Eignung *f*, Tauglichkeit *f*. **3.** Angemessenheit *f*.
fit·ting ['fɪtɪŋ] **I** *n* **1.** (*Prothese*) Anprobe *f*, Anpassen *nt*, Einsetzen *nt*. **2.** *techn.* Montieren *nt*, Montage *f*; Einbauen *nt*, Einpassen *nt*. **3.** *techn.* Paßstück *nt*, Paßteil *nt/m*. **II** *adj* passend, geeignet; angebracht.
fix [fɪks] **I** *vt* **1.** festmachen, befestigen, anbringen, anheften (*to* an, auf). **2.** festsetzen, festlegen (*at* auf); bestimmen, anberaumen; arrangieren, organisieren. **3.** *chem.* (*Flüssigkeit*) fest werden lassen; *histol.* fixieren. **4.** reparieren, instand setzen. **5.** (*Glied*) ruhigstellen. **II** *vi chem.* fest werden, erstarren.
fix·a·tion [fɪk'seɪʃn] *n* **1.** Befestigung *f*, Fixierung *f*. **2.** Festsetzung *f*, Festlegung *f*, Bestimmung *f*. **3.** *chir.* Befestigung *f*, Fixierung *f*, Fixation *f*. **4.** *ophthal.* Einstellung *f*, Fixierung *f*. **5.** *chem., histol., photo.* Fixierung *f*, Fixieren *nt*. **6.** *psycho.* fixe Idee *f*, Zwangsvorstellung *f*, Komplex *m*. **7.** *psycho.* Bindung *f*, Fixierung. **8.** (*Glied*) Ruhigstellung *f*, Fixation *f*.
biphase external pin fixation → biphase pin fixation.
biphase pin fixation zweistufige Pin-Fixation *f*, zweistufige perkutane Schraubenosteosynthese *f*, zweistufige perkutane Schraubenschiene *f*.
complement fixation *immun.* Komplementbindung *f*.
craniomandibular fixation kraniomandibuläre Fixierung *f*.
craniomaxillary fixation kraniomaxilläre Fixierung *f*.
elastic band fixation Gummizugfixation *f*.
external pin fixation Pin-Fixation *f*, perkutane Schraubenosteosynthese *f*, perkutane Schraubenschiene *f*.
film fixation Fixierung *f*, Fixieren *nt*.
intermaxillary fixation intermaxilläre Fixation *f*, intermaxilläre Immobilisation *f*, intermaxillärer Schienenverband *m*.
internal fixation *traumat.* operative Frakturbehandlung *f*, Frakturstabilisierung *f*, Osteosynthese *f*.
intramedullary fixation Marknagelung *f*.
intraosseous fixation → internal fixation.
jaw fixation Kieferfixation *f*.
mandidulomaxillary fixation mandibulomaxilläre Fixation *f*.
axillomandibular fixation maxillomandibuläre Fixierung *f*.
medullary fixation Marknagelung *f*.
miniplate fixation Miniplattenosteosynthese *f*.
osseous fixation Osteosynthese *f*.
pin fixation Pin-Fixation *f*, perkutane Schraubenosteosynthese *f*, perkutane Schraubenschiene *f*.
plate fixation Plattenosteosynthese *f*.
Roger-Anderson pin fixation perkutane Schraubenschiene *f* nach Roger-Anderson.
screw fixation *traumat.* Verschraubung *f*, Verschrauben *nt*, Schraubenosteosynthese *f*.
wire fixation *traumat.* Verdrahtung *f*, Verdrahten *nt*, Drahtosteosynthese *f*.
fixed [fɪkst] *adj* **1.** befestigt, angebracht; (fest) eingebaut. **2.** festgesetzt, festgelegt, bestimmt. **3.** *chem.* gebunden, nicht flüssig; *histol.* fixiert. **4.** (*Blick*) starr, starrend. **5.** (*Muskel, Sehne*) ansetzen (*to* an).
fix·ing ['fɪksɪŋ] *n* **1.** Befestigung *nt*, Anbringen *nt*; (*Glied*) Ruhigstellen *nt*. **2.** Reparatur *f*. **3.** *histol.* Fixieren *nt*.
flac·cid ['flæksɪd] *adj* weich, schlaff.
fla·gel·lum [flə'dʒɛləm] *n, pl* **fla·gel·lums, fla·gel·la** [flə'dʒɛlə] Geißel *f*, Flimmer *m*, Flagelle *f*, Flagellum *nt*.
bacterial flagellum Bakteriengeißel *f*.
flame [fleɪm] **I** *n* Flamme *f*. **be in flames** in Flammen stehen. **II** *vt techn.* flammen. **III** *vi* flammen, lodern.
flam·ma·ble ['flæməbl] **I** *n* Brennstoff *m*, Brennmaterial *nt*; feuergefährlicher Stoff *m*. **II** *adj* brennbar, entflammbar, (leicht) entzündlich; feuergefährlich.
flange [flændʒ] *n* Prothesenrand *m*.
buccal flange bukkaler Prothesenrand *m*, Wangenrand *m* der Prothese.
dental flange Prothesenrand *m*.

labial flange labialer Prothesenrand *m*, Lippenrand *m* der Prothese.
lingual flange lingualer Prothesenrand *m*, Zungenrand *m* der Prothese.
mandibuar lingual flange → lingual flange.
flank [flæŋk] *n* Flanke *f*, Weiche *f*; Lende *f*; Seite *f*.
flap [flæp] *n* **1.** *chir.* (Haut-, Gewebe-)Lappen *m*. **2.** *neuro.* (grob-)schlägiges Zittern *nt*, Flattern *nt*. **3.** *techn.* (Verschluß-)Klappe *f*, Lasche *f*.
Abbé's flap Abbé-Hautlappen *m*, Abbé-Lappen *m*.
Abbé-Estlander flap Abbé-Estlander-Lappen *m*.
advancement flap Verschiebelappen *m*, Verschiebeplastik *f*, Vorschiebelappen *m*, Vorschiebeplastik *f*.
arterial flap Arterienlappen *m*.
Bakamijam flap Bakamijam-Lappen *m*.
buccal mucosal flap Wangenschleimhautlappen *m*.
cervical flap zervikaler Hautlappen *m*, Halshautlappen *m*.
circular flap Rundlappen *m*.
composite flap zusammengesetzter/kombinierter (Haut-)Lappen *m*.
compound flap → composite flap.
deltopectoral flap Deltopektorallappen *m*, Deltoideus-Pektoralis-Lappen *m*.
digastric muscle flap Digastrikuslappen *m*, Musculus-digastricus-Lappen *m*.
distant flap Fernplastik *f*.
double-end flap zweigestielter Hautlappen *m*, zweigestielter Lappen *m*.
flap of the ear Ohrläppchen *nt*.
Estlander flap Estlander-Plastik *f*, Estlander-Lappen *m*.
Filatov flap → tubed flap.
Filatov-Gillies flap → tubed flap.
free flap freier (Haut-, Gewebe-)Lappen *m*.
French flap → advancement flap.
full thickness flap Vollhautlappen *m*, Vollhauttransplantat *nt*.
full thickness periodontal flap parodontaler Schleimhaut-Periost-Lappen *m*.
gauntlet flap Stiellappen *m*, gestielter (Haut-)Lappen *m*.
Gillies' flap → tubed flap.
gingival flap Zahnfleischlappen *m*, Gingivalappen *m*.
gracilis muscle flap Gracilis-Lappen *m*, Musculus-gracilis-Lappen *m*.
Indian flap Schwenklappen(plastik *f*) *m*.
interpolated flap Schwenklappen(plastik *f*) *m*.
island flap Insellappen *m*.
Italian flap Fernplastik *f*.
jump flap Wanderlappen *m*, Wanderlappen-Fernplastik *f*.
Langenbeck's pedicle mucoperiosteal flap gestielter Schleimhaut-Periost-Lappen *m* nach Langenbeck.
latissimus dorsi muscle flap Latissimus-dorsi-Lappen *m*.
latissimus/scapular muscle flap Latissimus-Scapularis-Lappen *m*.
latissimus/serratus muscle flap Latissimus-Serratus-Lappen *m*.
lingual flap Zungenlappen *m*.
lingual tongue flap Zungenlappen *m*.
Luebke-Ochsenbein flap Luebke-Ochsenbein-Lappen *m*, Ochsenbein-Luebke-Lappen *m*.
masseter muscle flap Masseter-Lappen *m*.
modified Widman flap modifizierter Widman-Lappen *m*.
mucoperiosteal flap Schleimhaut-Periost-Lappen *m*, Mukoperiostallappen *m*.
mucoperiosteal periodontal flap parodontaler Schleimhaut-Periost-Lappen *m*.
mucoperiosteal sliding flap mukoperiostaler Verschiebelappen *m*.
mucosal flap Schleimhautlappen *m*.
muscle-periosteal flap Muskel-Periost-Lappen *m*.
musculocutaneous flap → myocutaneous flap.
myocutaneous flap Hautmuskellappen *m*, Myokutanlappen *m*, myokutaner Lappen *m*.
myocutaneous pedicled flap gestielter Hautmuskellappen *m*, gestielter Myokutanlappen *m*.
Ochsenbein-Luebke flap Luebke-Ochsenbein-Lappen *m*, Ochsenbein-Luebke-Lappen *m*.
palatal flap Palatallappen *m*, Gaumenlappen *m*.
pedicle flap Stiellappen *m*, gestielter Lappen *m*.
periodontal flap Parodontallappen *m*.
rectus abdominis muscle flap Rektus-Lappen *m*, Rectus-abdominis-Lappen *m*, Musculus-rectus-abdominis-Lappen *m*.
rope flap → tubed flap.
roped flap → tubed flap.
rotation flap Rotationslappen *m*.
serratus anterior muscle flap Serratus-anterior-Lappen *m*, Musculus-serratus-anterior-Lappen *m*.
skin flap Hautlappen *m*.
sliding flap → advancement flap.
soft tissue flap Weichteillappen *m*, Weichteilläppchen *nt*.
split-thickness flap Spalthautlappen *m*, Spalthauttransplantat *nt*.
sternocleidomastoid flap Sternocleidomastoideus-Lappen *m*.
sternothyroid muscle flap Sternothyroideus-Lappen *m*, Musculus-sternothyroideus-Lappen *m*.
surgical flap (Haut-, Gewebe-)Lappen *m*.
temporalis muscle flap Temporalis-Lappen *m*, Musculus-temporalis-Lappen *m*.
tube flap → tubed flap.
tubed flap Rundstiellappen *m*.
tubed pedicle flap → tubed flap.
tunnel flap → tubed flap.
von Langenbeck's pedicle mucoperiosteal flap gestielter Schleimhaut-Periost-Lappen *m* nach Langenbeck.
V-Y flap V-Y-Lappen *m*.
Widman flap Widman-Lappen *m*, Widman-Flap *m*/ *nt*.
Y-V flap Y-V-Plastik *f*.
flare ['fleər] **I** *n* **1.** *derm.* flammende Röte *f*. **2.** → flare-up. **II** *vi* → flare up.
flare up *vi* aufflammen, aufflackern, auflodern.
flare-up *n* Aufflackern *nt*, Auflodern *nt*, Aufflammen *nt*; Ausbruch *m*.
flask [flæsk, flɑːsk] **I** *n* **1.** Küvette *f*, Gußküvette *f*. **2.** Flasche *f*, Kolben *m*, Gefäß *nt*. **II** *vt* in eine Küvette einbringen.
casting flask Gußküvette *f*.
crown flask Kronenküvette *f*.
denture flask Kronenküvette *f*.
Erlenmeyer flask Erlenmeyer-Kolben *m*.
injection flask Spritzgußform *f*.
injection molding flask Spritzgußform *f*.
refractory flask Gußküvette *f*.
flat [flæt] **I** *n* flache Seite *f*; Fläche *f*, Ebene *f*. **II** *adj* **1.** flach, eben, Flach-. **2.** (*Nase*) platt; (*Stimme*) ausdruckslos; (*Röntgenbild*) kontrastarm, matt; (*Gesicht*) flach; (*Geräusch*) dumpf, gedämpft. **3.** flach liegend. **lay flat** flach hinlegen. **lie flat** flach liegen.
flat·tened ['flætnd] *adj* abgeflacht, abgeplattet, flach, platt.
flat·u·lence ['flætʃələns] *n* Geblähtsein *nt*, Blähung(en *pl*) *f*, Flatulenz *f*. **cause/produce flatulence** blähen, Blähungen verursachen.
flat·u·len·cy ['flætʃələnsɪ] *n* → flatulence.
flat·u·lent ['flætʃələnt] *adj* Blähungen verursachend, blähend, (auf-)gebläht.
fla·tus ['fleɪtəs] *n* **1.** Wind *m*, Blähung *f*, Flatus *m*. **2.** Darmluft *f*, Darmgas *nt*, Flatus *m*.
fla·va·noid ['flævənɔɪd, 'fleɪ-] *n* → flavonoid.
fla·ve·do [fləˈviːdəʊ] *n* *derm.* Flavedo *f*, Xanthodermie *f*.
fla·ves·cent [fləˈvesənt] *adj* gelb, gelblich.
fla·vin ['fleɪvɪn] *n* Flavin *nt*.
fla·vo·noid ['fleɪvənɔɪd] *n* Flavonoid *nt*.
fla·vor ['fleɪvər] *n* **1.** Geschmack *m*, Aroma *nt*. **2.** *pharm.* Geschmacksverbesserer *m*, Geschmackskorrigens *nt*.
flea [fliː] *n* *micro.* Floh *m*.
common flea → human flea.
human flea Menschenfloh *m*, Pulex irritans.
rat flea Rattenfloh *m*.
flec·tion ['flekʃn] *n* → flexion.
flesh [fleʃ] *n* **1.** Muskelgewebe *nt*; Fleisch *nt*. **2.** (Frucht-, Tier-)Fleisch *nt*.
goose flesh Gänsehaut *f*, Cutis anscrina.
proud flesh wildes Fleisch *nt*, Caro luxurians.
flex [fleks] **I** *n* Biegen *nt*, Beugen *nt*. **II** *vt* **1.** beugen, biegen. **flex one's arm**. **2.** (*Muskeln*) anspannen. **flex one's muscle**. **III** *vi* s. biegen (lassen).
flex·i·bil·i·ty [ˌfleksəˈbɪlətɪ] *n* Flexibilität *f*; (*Material*) Biegsamkeit *f*, Elastizität *f*; (*Person*) Beweglichkeit *f*; Anpassungsfähigkeit *f*; (*Stimme*) Modulationsfähigkeit *f*.
flex·i·ble ['fleksɪbl] *adj* flexibel; (*Material*) biegsam, elastisch; (*Person*) beweglich, anpassungsfähig; (*Stimme*) modulationsfähig.
flex·i·ble·ness ['fleksɪblnɪs] *n* → flexibility.
flex·ile ['fleksɪl, -saɪl] *adj* → flexible.
flex·ion ['flekʃn] *n* **1.** Beugung *f*, Biegung *f*, Krümmung *f*. **2.** Biegen *nt*, Beugen *nt*.
flex·or ['fleksər] *n* Beuger *m*, Beugemuskel *m*, Flexor *m*, Musculus flexor.
flex·ure ['flekʃər] *n* **1.** Biegung *f*, Beugung *f*, Krümmung *f*, Flexur *f*; *anat.* Flexura *f*. **2.** Biegen *nt*, Beugen *nt*.
float [fləʊt] **I** *vt* schwimmen *od.* treiben lassen. **II** *vi* **1.** (in einer Flüssigkeit) schweben, ziehen, flottieren. **2.** (auf dem Wasser) schwimmen, (im Wasser) treiben.

floatation

float·a·tion [fləʊˈteɪʃn] *n* → flotation.
float·ing [ˌfləʊtɪŋ] *adj* **1.** schwimmend, treibend, Schwimm-, Schweb-. **2.** *anat., patho.* Wander-; fluktuierend, flottierend.
floc·cu·lar [ˈflɒkjələr] *adj* flockig.
floc·cu·lent [ˈflɒkjələnt] *adj* **1.** *chem.* flockig, flockenartig. **2.** *micro.* flockig.
flood·ing [ˈflʌdɪŋ] *n psychia.* Reizüberflutung *f.*
floor [flɔːr, flʊər] *n* Boden *m*; (*Ulkus*) Grund *m.*
   cavity floor Kavitätenbasis *f,* Kavitätenboden *m.*
   orbital floor Augenhöhlenboden *m,* Orbitaboden *m.*
   pulpal floor Boden *m* der Kronenpulpa.
   floor of tympanic cavity Boden *m* der Paukenhöhle, Paries jugularis (cavitatis tympanicae).
flop·py [ˈflɒpɪ] *adj* schlaff (herabhängend), schlapp, schlotterig.
flo·ra [ˈflɔːrə, ˈflɔː-] *n, pl* **flo·ras, flo·rae** [ˈflɔːriː, ˈflɔːriː] **1.** *bio.* Flora *f,* Pflanzenwelt *f.* **2.** (Bakterien-)Flora *f.*
   bacterial flora Bakterienflora *f.*
   bowel flora → intestinal flora.
   intestinal flora Darmflora *f.*
   mouth flora → oral flora.
   oral flora Mundflora *f,* Flora *f* der Mundhöhle.
flo·res [ˈflɔːriːz, ˈflɔː-] *pl* **1.** Blumen *pl,* Blüten *pl.* **2.** *pharm.* Blüte(n *pl*) *f,* Flores *pl.*
flor·id [ˈflɒrɪd, ˈflɔː-] *adj* **1.** *patho.* blühend, stark entwickelt *od.* ausgeprägt, florid(e). **2.** (leuchtend) rot.
floss [flɒs, flɑs] *n* Zahnseide *f.*
   dental floss Zahnseide *f.*
   unwaxed dental floss → unwaxed floss.
   unwaxed floss gewachste Zahnseide *f.*
   waxed dental floss → waxed floss.
   waxed floss gewachste Zahnseide *f.*
flo·ta·tion [fləʊˈteɪʃn] *n* **1.** *lab.* Schaumschwimmaufbereitung *f,* Flotation *f.* **2.** Schwimmen *nt,* Treiben *nt;* Schweben *nt.*
flow [fləʊ] **I** *n* **1.** Fließen *nt,* Rinnen *nt,* Strömen *nt.* **2.** (*a. fig.*) Fluß *m,* Strom *m; phys.* Flow *m;* Abfluß *m,* Zufluß *m.* **3.** → menstrual flow. **4.** *electr.* Strom(fluß *m*) *m.* **II** *vi* **5.** fließen, rinnen, strömen (*from* aus); zirkulieren. **6.** die Menstruation haben, menstruieren.
   blood flow Blutfluß *m,* Durchblutung *f,* Perfusion *f.*
   laminar flow 1. *phys.* laminare Strömung *f,* Laminarströmung *f,* Schichtenströmung *f.* **2.** *chir.* Laminar-flow *m.*
   menstrual flow Monatsblutung *f,* Periode *f,* Regel *f,* Menses *pl,* Menstruation *f.*
   salivary flow Speichelfluß *m.*
flow·ing [ˈfləʊɪŋ] *adj* fließend, strömend, zirkulierend, Fließ-.
flow·me·ter [ˈfləʊmiːtər] *n* (Durch-)Fluß-, (Durch-)Strömungsmesser *m,* Flowmeter *nt.*
flu [fluː] *n inf.* Grippe *f,* Influenza *f.* **have (the) flu** (die) Grippe haben.
flu·clox·a·cil·lin [ˌfluːklɒksəˈsɪlɪn] *n pharm.* Flucloxacillin *nt.*
flu·id [ˈfluːɪd] **I** *n* Flüssigkeit *f; chem.* Fluid *nt.* **II** *adj* flüssig, fließend; *chem.* fluid.
   amniotic fluid Fruchtwasser *nt,* Amnionflüssigkeit *f,* Aqua/Liquor amnii.
   body fluid Körperflüssigkeit *f.*
   cerebrospinal fluid Hirnflüssigkeit *f,* Gehirn- u. Rückenmarksflüssigkeit *f,* Liquor *m,* Liquor cerebrospinalis.
   crevicular fluid Gingivalfluid *nt.*
   dentinal fluid Dentinflüssigkeit *f,* Dentinliquor *m.*
   extracellular fluid Extrazellularflüssigkeit *f.*
   gingival fluid Gingivalfluid *nt.*
   infusion fluid Infusionsflüssigkeit *f.*
   interstitial fluid interstitielle Flüssigkeit *f.*
   intracellular fluid intrazelluläre Flüssigkeit *f,* Intrazellularflüssigkeit *f.*
   lacrimal fluid Tränenflüssigkeit *f.*
   lymphatic fluid 1. Lymphe *f,* Lymphflüssigkeit *f,* Lympha *f.* **2.** lymphähnliche Flüssigkeit *f.*
   Scarpa's fluid Endolymphe *f,* Endolympha *f.*
   synovial fluid Gelenkschmiere *f,* Synovia *f.*
   tear fluid Tränenflüssigkeit *f.*
   tissue fluid Gewebsflüssigkeit *f,* interstitielle Flüssigkeit *f.*
   transcellular fluid transzelluläre Flüssigkeit *f.*
flu·id·al [ˈfluːɪdl] *adj* Flüssigkeits-.
flu·id·ex·tract [ˌfluːɪdˈekstrækt] *n pharm.* flüssiger Extrakt *m,* Fluidextrakt *m,* Extractum fluidum/liquidum.
flu·id·ex·trac·tum [ˌfluːɪdeksˈtræktəm] *n* → fluidextract.
flu·id·i·ty [fluːˈɪdətɪ] *n* Flüssigkeit *f; chem.* Fluidität *f.*
flu·id·i·za·tion [ˌfluːɪdəˈzeɪʃn, -daɪˈz-] *n* Verflüssigung *f; chem.* Fluidisation *f.*
flu·id·ize [ˈfluːɪdaɪz] *vt* verflüssigen; *chem.* fluidisieren.

flu·id·ness [ˈfluːɪdnɪs] *n* → fluidity.
fluke [fluːk] *n micro.* Saugwurm *m,* Egel *m,* Trematode *f.*
flu·like [ˈfluːlaɪk] *adj* grippeähnlich.
flu·or [ˈfluːɔːr] *n patho.* Ausfluß *m,* Fluor *m.*
flu·o·res·cence [fluəˈresəns] *n* Fluoreszenz *f.*
flu·o·ri·da·tion [ˌfluərɪˈdeɪʃn] *n* Fluoridierung *f,* Fluorierung *f.*
flu·o·ride [ˈfluəraɪd, -ɪd] *n* Fluorid *nt.*
flu·o·rim·e·try [fluəˈrɪmətrɪ] *n* → fluorometry.
flu·o·rine [ˈfluərɪn, -riːn] *n* Fluor *nt.*
flu·o·ro·ap·a·tite [ˌfluərəʊˈæpətaɪt] *n* Fluorapatit *nt.*
flu·o·ro·chrome [ˈfluərəʊkrəʊm] *n* fluoreszierender Farbstoff *m,* Fluorochrom *nt.*
flu·o·rog·ra·phy [fluəˈrɒgrəfɪ] *n radiol.* Röntgendurchleuchtung *f,* (Röntgen-)Schirmbildverfahren *nt.*
flu·o·rom·e·try [fluəˈrɒmətrɪ] *n* Fluorimetrie *f,* Fluorometrie *f,* Fluoreszenzphotometrie *f.*
flu·o·ro·roent·ge·nog·ra·phy [fluərəʊˌrentgəˈnɒgrəfɪ] *n radiol.* Röntgendurchleuchtung *f,* (Röntgen-)Schirmbildverfahren *nt.*
flu·o·ro·scope [ˈfluərəʊskəʊp] *n radiol.* Fluoroskop *nt.*
flu·o·ros·co·py [fluəˈrɒskəpɪ] *n radiol.* (Röntgen-)Durchleuchtung *f,* Fluoroskopie *f.*
   x-ray fluoroscopy (Röntgen-)Durchleuchtung *f,* Fluoroskopie *f.*
flu·o·ro·sis [fluəˈrəʊsɪs] *n* Fluorose *f* der Zähne, Zahnfluorose *f,* gefleckter Zahnschmelz *m.*
   chronic endemic dental fluorosis chronisch endemische Dentalfluorose *f.*
   chronic endemic fluorosis chronische Fluorvergiftung *f,* Fluorose *f.*
   dental fluorosis Dentalfluorose *f.*
   ndemic fluorosis endemische dentale Fluorose *f.*
flush [flʌʃ] **I** *n* **1.** Erröten *nt;* Röte *f.* **2.** Wallung *f,* Hitze *f,* Flush *m,* Flushing *nt.* **II** *vt* erröten lassen. **III** *vi* erröten, rot werden.
   flush out *vt* (aus-)spülen, (aus-)waschen.
   carcinoid flush Karzinoidflush *m.*
   histamine flush Histaminflush *m.*
flut·ter [ˈflʌtər] **I** *n card., neuro.* Flattern *nt.* **II** *vi* flattern.
   atrial flutter Vorhofflattern *nt.*
   auricular flutter → atrial flutter.
   ventricular flutter Kammerflattern *nt.*
flutter-fibrillation *n card.* Flimmerflattern *nt,* Flatterflimmern *nt.*
flux [flʌks] **I** *n* **1.** (*a. phys., electr.*) Fließen *nt,* Fluß *m.* **2.** (*a. patho., physiol.*) Ausfluß *m.* **3.** → flux density. **4.** *techn.* Flußmittel *nt,* Schmelzmittel *nt.* **II** *vi* (aus-)fließen.
   casting flux Flußmittel *nt* für Metallguß.
   ceramic flux Flußmittel *nt* für kreamische Massen.
   neutral flux inertes Flußmittel *nt.*
   oxidizing flux oxidierendes Flußmittel *nt.*
   educing flux reduzierendes Flußmittel *nt.*
   soldering flux Lötmittel *nt.*
flux·me·ter [ˈflʌksmiːtər] *n phys.* Flußmesser *m; electr.* Strommesser *m.*
foam [fəʊm] **I** *n* Schaum *m.* **II** *vt, vi* schäumen.
fo·cal [ˈfəʊkl] *adj* **1.** *mathe., phys.* fokal, focal, Brennpunkt-, Fokal-. **2.** *patho.* fokal, Fokal-, Herd-.
fo·cal·ize [ˈfəʊkəlaɪz] **I** *vt* **1.** fokusieren, (scharf) einstellen (*on* auf). **2.** *phys.* im Brennpunkt vereinigen; (*Strahlen*) bündeln. **3.** auf einen bestimmten Teil des Körpers beschränken. **II** *vi* **4.** s. in einem Brennpunkt vereinigen, s. bündeln. **5.** s. scharf einstellen. **6.** s. auf einen bestimmten Teil des Körpers beschränken.
fo·cus [ˈfəʊkəs] **I** *n, pl* **fo·cus·es, fo·ci** [ˈfəʊsaɪ, ˈfəʊkaɪ] **1.** *mathe., phys.* Brennpunkt *m,* Fokus *m.* **2.** *fig.* Brennpunkt *m,* Mittelpunkt *m.* **3.** *patho.* Herd *m,* Fokus *m.* **4.** (*Optik*) Scharfeinstellung *f.* **in focus/out of focus** scharf *od.* richtig eingestellt/falsch *od.* unscharf eingestellt. **5.** *radiol.* Brennfleck *m,* Fokus *m.* **II** *vt* **6.** fokussieren, (scharf) einstellen (*on* auf). **7.** *phys.* im Brennpunkt vereinigen; (*Strahlen*) bündeln. **8.** *fig.* konzentrieren (*on* auf). **III** *vi* **9.** s. in einem Brennpunkt vereinigen, s. bündeln. **10.** s. scharf einstellen. **11.** *fig.* s. konzentrieren (*on auf*).
   pus focus Eiterherd *m.*
foil [fɔɪl] *n* (Metall-, Kunststoff-)Folie *f.*
   adhesive foil selbstklebende Folie *f,* selbstklebende Wundfolie *f.*
   aluminum foil Aluminiumfolie *f,* Alufolie *f.*
   cohesive gold foil kohäsive Goldfolie *f,* kohäsive Goldfolie *f.*
   corrugated gold foil gewellte Goldfolie *f,* gewellte Folie *f.*
   gold foil Goldfolie *f,* Feingoldfolie *f,* Blattgold *f.*
   laminated gold foil laminierte Goldfolie *f,* laminierte Folie *f.*
   mat foil Schwammfolie *f.*
   noncohesive gold foil nonkohäsive Goldfolie *f,* nonkohäsive Folie *f.*
   platinized foil Platingoldfolie *f,* Platingoldblech *nt.*

platinum foil Platinfolie f.
semicohesive gold foil semikohäsive Goldfolie f, semikohäsive Folie f.
tin foil Zinnfolie f, Stanniol nt.
fol·a·cin ['fɑləsɪn] n → folic acid.
fo·late ['fəʊleɪt] n Folat nt.
fold [fəʊld] **I** n **1.** anat. Falte f, Plica f. **2.** Falz m, Kniff m; Falte f. **II** vt **3.** falten. **fold one's arms** die Arme verschränken. **4.** zusammenlegen, zusammenfalten, zusammenklappen; kniffen, falzen.
aryepiglottic fold aryepiglottische Falte f, Plica aryepiglottica.
aryepiglottic fold of Collier Plica triangularis.
arytenoepiglottidean fold → aryepiglottic fold.
epicanthal fold Mongolenfalte f, Epikanthus m, Plica palpebronasalis.
false vocal fold Taschenfalte f, Plica vestibularis.
fimbriated fold Plica fimbriata.
Hasner's fold Hasner-Klappe f, Plica lacrimalis.
lacrimal fold Hasner-Klappe f, Plica lacrimalis.
median glossoepiglottic fold Plica glosso-epiglottica mediana.
mongolian fold Mongolenfalte f, Epikanthus m, Plica palpebronasalis.
mucobuccal fold Umschlagfalte f der Wangenschleimhaut.
mucolabial fold Umschlagfalte f der Lippenschleimhaut.
mucosal fold Schleimhautfalte f.
mucosobuccal fold Umschlagfalte f der Wangenschleimhaut.
mucous fold Schleimhautfalte f.
nasopharyngeal fold Tubenwulst m, Plica salpingopalatina/palatotubalis.
palatine folds Plicae palatinae transversae.
palpebronasal fold Nasen-Lid-Spalte f, Mongolenfalte f, Epikanthus m, Plica palpebronasalis.
salpingopalatine fold Tubenwulst m, Plica salpingopalatina/palatotubalis.
salpingopharyngeal fold Plica salpingopharyngea.
sublingual fold Plica sublingualis.
transverse palatine folds Plicae palatinae transversae.
triangular fold Plica triangularis.
ventricular fold → vestibular fold.
vestibular fold Taschenfalte f, Plica ventricularis/vestibularis.
vocal fold Stimmlippe f, Stimmfalte f, Plica vocalis; clin. Stimmband nt.
fo·li·a·ceous [ˌfəʊlɪ'eɪfəs] adj → foliate.
fo·li·ar ['fəʊlɪər] adj → foliate.
fo·li·ate ['fəʊlɪət, -eɪt] adj blattartig, blattförmig, blätt(e)rig, Blatt-, Blätter-.
fol·li·cle ['fɑlɪkl] n anat. bläschenförmiges Gebilde nt, Follikel m, Folliculus m.
dental follicle Zahnfollikel m.
lingual follicle Zungenbalg m, Folliculus lingualis.
lingual lymph follicle → lingual follicle.
lymph follicle Lymphfollikel m, Lymphknötchen nt, Folliculus/Nodulus lymphaticus, Lymphonodulus m.
lymphatic follicle → lymph follicle.
lymphatic follicle of tongue Zungenbalg m, Folliculus lingualis.
lymphoid follicle → lymph follicle.
mucosal lymph follicle Lymphfollikel m der Schleimhaut.
primary lymph follicle Primärfollikel m.
secondary lymph follicle Sekundärfollikel m.
tooth follicle Zahnfollikel m.
fol·lic·u·lar [fə'lɪkjələr] adj Follikel betr., von einem Follikel (ab-)stammend od. ausgehend, aus Follikeln bestehend, follikelähnlich, follikular, follikulär, Follikel-.
follow-up n Nachbetreuung f, Nachbehandlung f, Nachsorge f.
fon·ta·nel [ˌfɑntə'nel] n → fontanelle.
fon·ta·nelle [ˌfɑntə'nel] n anat. Fontanelle f, Fonticulus m.
anterior fontanelle vordere/große Fontanelle f, Stirnfontanelle f, Fonticulus anterior.
anterolateral fontanelle → sphenoidal fontanelle.
bregmatic fontanelle → anterior fontanelle.
Casser's fontanelle → casserian fontanelle.
casserian fontanelle hintere Seitenfontanelle f, Warzenfontanelle f, Fonticulus mastoideus/posterolateralis.
frontal fontanelle → anterior fontanelle.
mastoid fontanelle → casserian fontanelle.
occipital fontanelle → posterior fontanelle.
posterior fontanelle kleine/hintere Fontanelle f, Hinterhauptsfontanelle f, Fonticulus posterior.
posterolateral fontanelle → casserian fontanelle.
posterotemporal fontanelle → posterolateral fontanelle.
quadrangular fontanelle → anterior fontanelle.
sphenoidal fontanelle Keilbeinfontanelle f, vordere Seitenfontanelle f, Fonticulus anterolateralis/sphenoidalis.
triangular fontanelle → posterior fontanelle.
fon·tic·u·lus [fɑn'tɪkjələs] n, pl **fon·tic·u·li** [fɑn'tɪkjəlaɪ, fɑn'tɪkjəliː] → fontanelle.
food [fuːd] n **1.** Essen nt, Nahrung f, Kost f. **2.** Nahrungsmittel pl, Lebensmittel pl; Nährstoffe pl.
health food Reformkost f; Biokost f.
food-borne adj durch Nahrung(smittel) übertragen.
food·stuff ['fuːdstʌf] n Nahrungsmittel pl, Lebensmittel pl; Nährstoffe pl.
foot [fʊt] n **1.** pl **feet** [fiːt] Fuß m; (Bett) Fußende nt. **2.** pl **foot, feet** [fiːt] (Maßeinheit) Fuß m.
foot·rest ['fʊtrest] n Fußstütze f.
fo·ra·men [fə'reɪmən] n, pl **fo·ra·mens, fo·ra·mi·na** [fə'ræmɪnə] anat. Öffnung f, Loch nt, Foramen nt.
accessory palatine foramina Foramina palatina minora.
alveolar foramina of maxilla Foramina alveolaria corporis maxillae.
anterior maxillary foramen Foramen mentale.
anterior palatine foramen Foramen incisivum.
anterior zygomatic foramen → zygomaticofacial foramen.
cecal foramen Foramen caecum (ossis frontalis).
cecal foramen of frontal bone → cecal foramen.
dental foramen → **1.** → alveolar foramina of maxilla. **2.** → mandibular foramen.
external auditory foramen äußerer Gehörgang m, Meatus acusticus externus.
external zygomatic foramen → zygomaticofacial foramen.
facial zygomatic foramen → zygomaticofacial foramen.
foramen of Fallopio Hiatus canalis nervi petrosi majoris.
Ferrein's foramen Hiatus canalis nervi petrosi majoris.
frontal foramen Foramen frontale, Incisura frontalis.
great foramen großes Hinterhauptsloch nt, Foramen magnum.
greater palatine foramen → posterior palatine foramen.
great occipital foramen Foramen (occipitale) magnum.
incisive foramen Foramen incisivum.
internal auditory foramen innerer Gehörgang m, Meatus acusticus internus.
interventricular foramen Monro-Foramen nt, Foramen Monroi, Foramen interventriculare.
jugular foramen Foramen jugulare.
lesser palatine foramina Foramina palatina minora.
foramen magnum großes Hinterhauptsloch nt, Foramen magnum.
mandibular foramen Foramen mandibulae.
maxillary foramen Hiatus maxillaris.
mental foramen Foramen mentale.
middle lacerate foramen Foramen lacerum.
Monro's foramen → interventricular foramen.
posterior lacerate foramen Foramen jugulare.
posterior palatine foramen Foramen palatinum majus.
posterior zygomatic foramen → zygomaticotemporal foramen.
pterygopalatine foramen Foramen palatinum majus.
round foramen Foramen rotundum.
round foramen of sphenoid bone Foramen rotundum.
Soemmering's foramen Sehgrube f, Fovea centralis (retinae).
sphenopalatine foramen 1. Foramen sphenopalatinum. **2.** Foramen palatinum majus.
spinal foramen Wirbelloch nt, Foramen vertebrale.
spinous foramen Foramen spinosum.
Stensen's foramen Foramen incisivum.
stylomastoid foramen Foramen stylomastoideum.
supraorbital foramen Incisura supraorbitalis, Foramen supraorbitale.
temporal zygomatic foramen → zygomaticotemporal foramen.
vertebral foramen Wirbelloch nt, Foramen vertebrale.
Vicq d'Azyr's foramen Foramen caecum.
zygomaticofacial foramen Foramen zygomaticofaciale.
zygomatico-orbital foramen Foramen zygomatico-orbitale.
zygomaticotemporal foramen Foramen zygomaticotemporale.
force [fəʊrs, fɔːrs] **I** n **1.** Kraft f, Wucht f, Stärke f. **by force of** durch, mittels. **2.** Gewalt(anwendung) f, Zwang m, Druck m. **by force** gewaltsam, mit Gewalt. **resort to force** Gewalt anwenden. **II** vt **3.** s./jdn. zwingen od. nötigen (to do zu tun). **4.** etw. erzwingen; etw. aufzwingen.
force down vt (Essen) hinunterzwingen.
force out vt herausdrücken.
force together vt zusammenpressen.
anchorage force reziproke Kraft f.
bite force Kaukraft f.
biting force Kaukraft f.

forced

centrifugal force Zentrifugalkraft f, Zentrifugationskraft f, Fliehkraft f.
centripetal force Zentripetalkraft f.
chewing force Kaukraft f.
compressive force Druckkraft f.
condensing force Preßkraft f.
constant force konstante Kraft f, kontinuierliche Kraft f.
continuous force konstante Kraft f, kontinuierliche Kraft f.
denture-dislodging force zu einer Prothesenverschiebung oder -verlagerung notwendige Kraft f.
denture-retaining force zur Prothesenhaftung notwendige Kraft f.
differential force differenzierte kieferorthopädische Kraft f, zahnangepaßte Kraft f.
differential orthodontic force → differential force.
driving force Antrieb m, Antriebskraft f, treibende Kraft f.
electromotive force elektromotorische Kraft f.
extraoral force extraorale Kraft f, extraoral wirkende Kraft f.
frictional force phys. Reibungskraft f, Reibungswiderstand m.
gravitational force Gravitationskraft f, Schwerkraft f.
inertial force Trägheitskraft f.
intermittent force intermittierende Kraft f.
intraoral force intraorale Kraft f, intraoral wirkende Kraft f.
light wire torque force Light-wire-torque-Kraft f.
masticatory force Kaukraft f.
maximal biting force maximale Kaukraft f.
muscular force Muskelkraft f.
occlusal force Okklusionskraft f.
optimal force optimal wirksame Kraft f.
optimum orthodontic force optimale wirksame kieferorthopädische Kraft f.
orthodontic force kieferorthopädisch wirksame Kraft f, für die Zahnbewegung notwendige Kraft f.
pulling force Zug(kraft f) m, Zugspannung f.
reciprocal force reziproke Kraft f.
shear force → shearing force.
shearing force (Ab-)Scherkraft f, Abscherung f.
tensile force Zugkraft f.
tooth-moving force kieferorthopädisch wirksame Kraft f, für die Zahnbewegung notwendige Kraft f.
forced [fəʊrst, fɔːrst] adj 1. erzwungen, Zwangs-. 2. gezwungen, gequält.
force-feed vt zwangsernähren.
for·ceps ['fɔːrsəps, -seps] n, pl **for·ceps, for·ci·pes** [fɔːrsə'piːz] 1. (a. **a pair of forceps**) Zange f, Klemme f; Pinzette f, Forzeps m, Forceps m. 2. anat. zwingenförmiges Organ nt, Forceps m.
Adson forceps Adson-Pinzette f.
Adson-Brown forceps Adson-Braun-Pinzette f.
alligator forceps Alligatorzange f.
Allis forceps Allis-Faßzange f, Allis-Zange f.
Allis-Baby forceps Allis-Baby-Faßzange f, Allis-Baby-Zange f.
Allis tissue forceps Allis-Gewebefaßzange f.
apical fragment forceps 1. Splitterpinzette f. 2. Wurzelsplitterzange f.
articulating paper forceps Artikulationspapierpinzette f, Pinzette f für Artikulationspapier.
Asch forceps Asch-Pinzette f.
Ash forceps Ash-Zange f, Ash-Kofferdamklammerzange f.
bayonet forceps 1. Bajonettpinzette f. 2. Bajonettzange f.
bayonet root-tip forceps Bajonettwurzelzange f.
biopsy forceps Biopsiezange f, Probeexzisionszange f, PE-Zange f.
bone forceps Knochenzange f.
bone-holding forceps Knochenhaltezange f, Knochenfaßzange f.
Brewer's forceps Brewer-Zange f, Brewer-Kofferdamklammerzange f.
clamp forceps 1. Stielklemme f. 2. Kofferdamklammerzange f.
clip forceps Clipzange f.
clip-applying forceps → clip forceps.
clip-introducing forceps → clip forceps.
cow horn forceps Kuhhornzange f.
Cryer forceps 1. Cryer-Zange f, Universaloberkieferzahnzange f. 2. Cryer-Zange f, Universalunterkieferzahnzange f.
dental forceps → extraction forceps.
extracting forceps → extraction forceps.
extraction forceps Zahnzange f, Zahnextraktionszange f, Extraktionszange f.
Fox forceps Fox-Pinzette f.
hook forceps Hakenzange f.
horn beak forceps Kuhhornzange f.
Hu-Friedy forceps Hu-Friedy-Pinzette f.

insertion forceps Wurzelstiftzange f, Stiftzange f, Wurzelstiftpinzette f.
Ivory forceps Ivory-Kofferdamklammerzange f.
Ivory rubber dam clamp forceps → Ivory forceps.
Kanzanjian forceps Kanzanjian-Zange f.
Kocher's forceps Kocher-Klemme f.
Laborde's forceps Laborde-Zungenfaßange f.
L forceps Zahnextraktionszange f für die linke Seite, Zahnzange f für die linke Seite.
Liston's forceps Liston-Zange f, Liston-Knochenzange f.
lock forceps Wurzelstiftzange f, Stiftzange f, Wurzelstiftpinzette f.
Löwenberg's forceps Löwenberg-Zange f.
lower anterior forceps Unterkiefer-Frontzahnzange f, untere Frontzahnzange f.
lower universal forceps Unterkieferuniversalzange f.
mandibular forceps Unterkieferzahnextraktionszange f, Unterkieferzahnzange f.
mandibular anterior teeth forceps Unterkiefer-Frontzahnzange f, untere Frontzahnzange f.
mandibular molar forceps Unterkiefer-Molarenzange f, untere Molarenzange f.
mandibular posterior forceps Unterkiefer-Backenzahnzange f, untere Backenzahnzange f.
mandibular third molar forceps Unterkiefer-Weisheitszahnzange f, untere Weisheitszahnzange f.
maxillary forceps Oberkieferzahnextraktionszange f, Oberkieferzahnzange f.
maxillary bicuspid forceps Oberkiefer-Prämolarenzange f, obere Prämolarenzange f.
maxillary incisor forceps Oberkiefer-Frontzahnzange f, obere Frontzahnzange f.
maxillary molar forceps Oberkiefer-Molarenzange f, obere Molarenzange f.
maxillary premolar forceps Oberkiefer-Prämolarenzange f, obere Prämolarenzange f.
forceps MD 3 Mead 3-Zange f.
forceps MD 4 Mead 4-Zange f.
forceps Mead 3 Mead 3-Zange f.
forceps Mead 4 Mead 4-Zange f.
Mead 3 forceps Mead 3-Zange f.
Mead 4 forceps Mead 4-Zange f.
microsurgical forceps mikrochirurgische Pinzette f.
mosquito forceps Moskitoklemme f.
forceps No. 16 Kuhhornzange f.
forceps No. 150 Cryer-Zange f, Universaloberkieferzahnzange f.
forceps No. 151 Cryer-Zange f, Universalunterkieferzahnzange f.
No. 16 forceps Kuhhornzange f.
No. 150 forceps Cryer-Zange f, Universaloberkieferzahnzange f.
No. 151 American style forceps Universalunterkieferzahnzange f mit amerikanischem Schloß.
O'Brien fixation forceps O'Brien-Pinzette f.
O'Brien tissue forceps O'Brien-Pinzette f.
Péan's forceps Péan-Klemme f.
point forceps Wurzelstiftzange f, Stiftzange f, Wurzelstiftpinzette f.
polyp forceps Polypenfaßzange f.
R forceps Zahnextraktionszange f für die rechte Seite, Zahnzange f für die rechte Seite.
ring forceps Ringfaßzange f.
rongeur forceps Knochenzange f.
root-tip forceps Wurzelzange f, Zahnwurzelzange f.
rubber dam forceps Kofferdamklammerzange f.
rubber dam clamp forceps Kofferdamklammerzange f.
Semken-Taylor forceps Semken-Taylor-Pinzette f.
silver point forceps Silberstiftzange f.
splinter forceps 1. Splitterpinzette f. 2. Splitterzange f.
sponge forceps Tupferklemme f.
Stieglitz fragment and root forceps Stieglitz-Splitterzange f.
suture forceps Knüpfpinzette f.
suture-tying forceps → suture forceps.
tenaculum forceps spitze Faßzange f.
thumb forceps Pinzette f.
tissue forceps Pinzette f.
tongue forceps Zungenfaßzange f.
towel forceps Tuchklemme f.
universal forceps Universalzange f, Universalzahnzange f.
universal cow horn forceps Universalkuhhornzange f.
University of Washington rubber dam clamp forceps Washington-Kofferdamklammerzange f.
upper universal forceps Universaloberkieferzange f.
vascular forceps Gefäßpinzette f.

for·ci·ble ['fɔʊrsɪbl, 'fɔːr-] *adj* gewaltsam; zwangsweise, Zwangs-.
fore·brain ['fɔːrbreɪn, 'fəʊr-] *n embryo.* Vorderhirn *nt*, Prosenzephalon *nt*, Prosencephalon *nt*.
fore·head ['fɔːrɪd, 'far-, 'fɔːrhed] *n* **1.** Stirn *f*; *anat.* Frons *f*. **2.** Front *f*, Stirnteil *nt*.
fore·name ['fɔːrneɪm, 'fəʊr-] *n* Vorname *m*.
fo·ren·sic [fə'rensɪk] *adj* forensisch, gerichtlich, Gerichts-.
fore·tooth ['fɔːrtuːθ, 'fəʊr-], *n, pl* **fore·teeth** ['fɔːrtiːθ, 'fəʊrtiːθ] Schneidezahn *m*, Incisivus *m*, Dens incisivus.
fork [fɔːrk] *n* **1.** Gabel *f*. **2.** Gabel *f*, Gabelung *f*, Abzweigung *f*.
form [fɔːrm] **I** *n* **1.** Form *f*, Gestalt *f*. **take form** *od.* Gestalt annehmen. **in the form of** in Form von. **in tablet form** in Tablettenform. **2.** (körperliche *od.* geistige) Verfassung *f*, Form *f*. **3.** *mathe.* Formel *f*. **4.** *chem.* Form *f*, Konfiguration *f*. **5.** Erscheinungsform *f*, Erscheinungsweise *f*. **6.** Form *f*, Art (u. Weise) *f*; System *nt*. **7.** Formular *nt*, Formblatt *nt*. **8.** *techn.* Form *f*, Schablone *f*. **II** *vt* **9.** formen, bilden, gestalten (*into* zu). **10.** (*Charakter*) formen. **11.** (an-) ordnen, zusammenstellen. **12.** (*Plan*) entwerfen; (*Ideen*) entwickeln. **13.** *techn.* (ver-)formen. **III** *vi* Form *od.* Gestalt geben, s. formen, s. bilden, s. gestalten, entstehen.
anatomic form 1. anatomische Form *f*, natürliche Form *f*. **2.** anatomisch korrekte Form *f*. **3.** anatomische Kronenform *f*, anatomische Kronenkontur *f*.
arch form Zahnbogenform *f*.
extension form Extensionsform *f*.
face form Gesichtsform *f*.
juvenile form jugendlicher Granulozyt *m*, Metamyelozyt *m*; *inf.* Jugendlicher *m*.
occlusal form Okklusionsform *f*.
outline form Kontur *f*, Umriß *m*, äußere Form *f*.
parent form Urform *f*, Urgestalt *f*.
resistance form Widerstandsform *f*.
retention form Retentionsform *f*.
tooth form Zahnform *f*, Zahnkontur *f*.
wax form Wachsform *f*.
young form → juvenile form.
form·al·de·hyde [fɔːr'mældə‚haɪd, fər-] *n* Formaldehyd *m*, Ameisensäurealdehyd *m*, Methanal *nt*.
for·ma·lin ['fɔːrmɔlɪn] *n* Formalin *nt*.
for·ma·tion [fɔːr'meɪʃn] *n* **1.** Bildung *f*, Gebilde *nt*, Formation *f*; *anat.* Formatio *f*. **2.** Formung *f*, Gestaltung *f*; Bildung *f*, Entwicklung *f*, Entstehung *f*, Formation *f*. **3.** Anordnung *f*, Struktur *f*, Zusammensetzung *f*.
abscess formation Abszeßbildung *f*, Abszeßformation *f*, Abszedierung *f*.
blood formation Blutbildung *f*, Hämatopo(i)ese *f*, Hämopo(i)ese *f*.
buttressing bone formation Stützknochenbildung *f*.
central buttressing bone formation zentrale Stützknochenbildung *f*.
cleft formation *patho.* Spaltbildung *f*.
peripheral buttressing bone formation periphere Stützknochenbildung *f*.
reticular formation Formatio/Substantia reticularis.
rouleaux formation *hema.* Geldrollenbildung *f*, Geldrollenagglutination *f*, Rouleau-Bildung *f*, Pseudoagglutination *f*.
scar formation Narbenbildung *f*.
twin formation Zwillingszähne *pl*, Dentes geminati, Doppelzahnbildung *f*, Zwillingsbildung *f*.
form·er ['fɔːrmər] *n* Bildner *m*, Former *m*, Formwerkzeug *nt*.
crucible former Gußstift *m*.
glass former Glasbildner *m*.
sprue former Gußstift *m*.
for·mol ['fɔːrmɔl, -məʊl] *n* wässrige Formaldehydlösung *f*, Formol *nt*.
for·mu·la ['fɔːrmjələ] *n, pl* **for·mu·las, for·mu·lae** ['fɔːrmjəliː] **1.** *chem., mathe.* Formel *f*. **2.** *pharm.* Rezeptur *f*. **3.** Zusammensetzung *f*, Formel *f*.
Broca's formula Broca-Formel *f*.
chemical formula chemische Formel *f*.
dental formula Zahnformel *f*, Gebißformel *f*.
for·nix ['fɔːrnɪks] *n, pl* **for·ni·ces** ['fɔːrnəsiːs] *anat.* **1.** Gewölbe *nt*, Kuppel *f*, Dach *nt*, Bogen *m*, Fornix *m*. **2.** Hirngewölbe *nt*, Fornix cerebri.
fornix of cerebrum Hirngewölbe *nt*, Fornix cerebri.
fornix of lacrimal sac Tränensackkuppel *f*, Fornix sacci lacrimalis.
fornix of pharynx Pharynxkuppel *f*, Fornix pharyngis.
fos·sa ['fɔsə] *n, pl* **fos·sae** ['fɑsiː] *anat.* Grube *f*, Höhle *f*, Mulde *f*, Nische *f*, Fossa *f*.
amygdaloid fossa Gaumenmandelnische *f*, Tonsillennische *f*, Fossa tonsillaris.

anterior cranial fossa vordere Schädelgrube *f*, Fossa cranii/cranialis anterior.
articular fossa of mandible Fossa mandibularis.
Bichat's fossa Flügelgaumengrube *f*, Fossa pterygopalatina.
canine fossa Fossa canina.
central fossa zentrales Grübchen *nt*, Fovea centralis.
cranial fossa Schädelgrube *f*, Fossa cranii, Fossa cranialis.
Cruveilhier's fossa Fossa scaphoidea.
digastric fossa Fossa digastrica.
distal fossa distales Grübchen *nt*, Fovea distalis.
distal triangular fossa Fovea triangularis distalis.
epigastric fossa Magengrube *f*, Fossa epigastrica.
Gerdy's hyoid fossa Karotisdreieck *nt*, Trigonum caroticum.
glandular fossa of frontal bone Fossa gl. lacrimalis.
glenoid fossa of temporal bone Fossa mandibularis.
incisive fossa Fossa incisiva.
infratemporal fossa Unterschläfengrube *f*, Fossa infratemporalis.
jugular fossa 1. Drosselgrube *f*, Fossa jugularis. **2.** Fossa jugularis ossis temporalis.
jugular fossa of temporal bone Fossa jugularis ossis temporalis.
lacrimal fossa 1. Tränendrüsengrube *f*, Fossa glandulae lacrimalis. **2.** Sulcus lacrimalis ossis lacrimalis.
fossa of lacrimal gland Fossa gl. lacrimalis.
fossa of lacrimal sac Fossa sacci lacrimalis.
Malgaigne's fossa Karotisdreieck *nt*, Trigonum caroticum.
mandibular fossa Fossa mandibularis.
maxillary fossa Fossa canina.
mesial fossa mesiales Grübchen *nt*, Fovea mesialis.
mesial triangular fossa Fovea triangularis mesialis.
middle cranial fossa mittlere Schädelgrube *f*, Fossa cranii/cranialis media.
mylohyoid fossa of mandible Fovea sublingualis.
navicular fossa of Cruveilhier Fossa scaphoidea.
petrosal fossa Fossula petrosa.
pharyngomaxillary fossa Flügelgaumengrube *f*, Fossa pterygopalatina.
piriform fossa Recessus piriformis.
posterior cranial fossa hintere Schädelgrube *f*, Fossa cranii/cranialis posterior.
pterygoid fossa Fossa pterygoidea.
pterygoid fossa of sphenoid bone Fossa pterygoidea.
pterygomaxillary fossa → pterygopalatine fossa.
pterygopalatine fossa Flügelgaumengrube *f*, Fossa pterygopalatina.
retromandibular fossa Fossa retromandibularis.
rhomboid fossa Rautengrube *f*, Fossa rhomboidea.
scaphoid fossa 1. Fossa scaphoidea. **2.** Scapha *f*.
scaphoid fossa of sphenoid bone Fossa scaphoidea.
sigmoid fossa Sulcus sinus transversi.
sublingual fossa Fovea sublingualis.
submandibular fossa Fovea submandibularis.
submaxillary fossa → submandibular fossa.
supratonsillar fossa Fossa supratonsillaris.
temporal fossa Schläfengrube *f*, Fossa temporalis.
tonsillar fossa Gaumenmandelnische *f*, Tonsillennische *f*, Fossa tonsillaris.
triangular fossa Fovea triangularis.
zygomatic fossa Unterschläfengrube *f*, Fossa infratemporalis.
fos·su·la ['fɑsjələ] *n, pl* **fos·su·lae** ['fɑsjəliː] *anat.* kleine Grube *od.* Nische *f*, Grübchen *nt*, Fossula *f*.
petrosal fossula Fossula petrosa.
fossula of petrous ganglion Fossula petrosa.
tonsillar fossulae Mandelkryptenöffnungen *pl*, Fossulae tonsillares.
fou·droy·ant [fuː'drɔɪənt] *adj* schlagartig einsetzend, foudroyant, fulminant.
foun·da·tion [faʊn'deɪʃn] *n* Basis *f*, Fundament *nt*; Lager *nt*.
denture foundation Prothesenlager *n*.
fo·vea ['fəʊvɪə] *n, pl* **fo·ve·ae** ['fəʊviː] *anat.* kleine Grube *od.* Vertiefung *f*, Fovea *f*.
fovea of condyloid process Fovea pterygoidea.
digastric fovea Fossa digastrica.
pterygoid fovea of mandible Fovea pterygoidea.
sublingual fovea Fovea sublingualis.
submandibular fovea Fovea submandibularis.
submaxillary fovea → submandibular fovea.
fo·ve·o·la [fəʊ'vɪələ] *n, pl* **fo·ve·o·las, fo·ve·o·lae** [fəʊ'vɪəliː] *anat.* Grübchen *nt*, winzige Vertiefung *f*, Foveola *f*.
frac·ture ['fræktʃər] **I** *n* **1.** Bruch *m*, Riß *m*. **2.** Knochenbruch, Knochenfraktur, Fractura *f*, *inf.* Bruch, Fraktur. **II** *vt, vi* brechen, frakturieren; zerbrechen.

alveolar process fracture Alveolarfortsatzfraktur *f*, Bruch *m* des Alveolarfortsatzes.
angulated fracture abgeknickte Fraktur *f*, winklige Frakturdislokation *f*, Dislocatio ad axim.
atrophic fracture Spontanfraktur *f* bei Knochenatrophie.
avulsion fracture Abrißfraktur *f*, Ausrißfraktur *f*.
avulsive fracture → avulsion fracture.
basal skull fracture Schädelbasisbruch *m*, -fraktur *f*.
basilar skull fracture → basal skull fracture.
bending fracture Biegungsbruch *m*, Biegungsfraktur *f*.
blow-out fracture Blow-out-Fraktur *f*, blow-out fracture (*f*).
bone fracture Knochenbruch *m*, Knochenfraktur *f*, Fractura *f*, *inf*. Bruch *m*, Fraktur *f*.
capillary fracture Haarbruch *m*, Knochenfissur *f*.
cemental fracture Zahnzementfraktur *f*, Zahnzementeinrißfraktur *f*, Zementrißfraktur *f*, Zahneinrißfraktur *f*.
cementum fracture → cemental fracture.
cleavage fracture 1. Abscherfraktur *f*, Abschälungsfraktur *f*, flake fracture (*f*). 2. Abscherfraktur *f* des Capitulum humeri.
closed fracture einfache/geschlossene/unkomplizierte Fraktur *f*.
comminuted fracture Trümmerbruch *m*, Splitterbruch *m*, Kommunitivfraktur *f*, Fractura communitiva.
complete fracture vollständige Fraktur *f*, (Knochen-)Durchbruch *m*, Fractura perfecta.
complicated fracture Fraktur *f* mit Weichteilverletzung.
compound fracture offene/komplizierte Fraktur *f*, offener/komplizierter (Knochen-)Bruch *m*, Wundfraktur *f*, Fractura complicata.
compression fracture Kompressionsbruch *m*, Kompressionsfraktur *f*, Stauchungsbruch *m*, Stauchungsfraktur *f*.
condylar fracture Kondylenbruch *m*, Kondylenfraktur *f*.
condylar process fracture Kiefergelenkfortsatzfraktur *f*, Kiefergelenkfraktur *f*, Kondylenfraktur *f*, Kondylenbruch *m*.
fracture by contrecoup (*Schädel*) Contre-coup-Fraktur *f*.
craniofacial fracture kraniofaziale Fraktur *f*, Gesichtsschädelfraktur *f*, Gesichtsschädelbruch *m*, Fraktur *f* des Gesichtsschädels.
crown fracture Zahnkronenfraktur *f*, Kronenfraktur *f*.
crown-root fracture Kronen-Wurzelfraktur *f*, vertikale Zahnfraktur *f*, Kronenlängsfraktur *f*.
crush fracture (Wirbelkörper-)Kompressionsfraktur *f*.
depressed fracture Schädelimpressionsfraktur *f*.
direct fracture direkte Fraktur *f*, direkter Bruch *m*.
dislocation fracture Luxationsfraktur *f*, Verrenkungsbruch *m*.
double fracture Zweietagenfraktur *f*.
enamel fracture Zahnschmelzfraktur *f*, Schmelzfraktur *f*.
endocrine fracture Fraktur *f* bei Endokrinopathie.
facial fracture kraniofaziale Fraktur *f*, Gesichtsschädelfraktur *f*, Gesichtsschädelbruch *m*.
fatigue fracture Ermüdungsfraktur *f*, Ermüdungsbruch *m*, Streßfraktur *f*, Streßbruch *m*.
fissure fracture → fissured fracture.
fissured fracture Haarbruch *m*, Knochenfissur *f*.
flake fracture Abscherfraktur *f*, Abschälungsfraktur *f*, flake fracture (*f*).
Guérin's fracture Guérin-Fraktur *f*, LeFort I-Fraktur *f*.
hair-line fracture Haarbruch *m*, Knochenfissur *f*.
high condylar process fracture obere Kiefergelenkfortsatzfraktur *f*, obere Kiefergelenkfraktur *f*, obere Kondylenfraktur *f*, oberer Kondylenbruch *m*.
horizontal maxillary fracture Guérin-Fraktur *f*, LeFort I-Fraktur *f*.
incomplete fracture unvollständiger Bruch *m*, unvollständige Fraktur *f*, Fractura imperfecta.
indirect fracture indirekte Fraktur *f*.
LeFort I fracture Guérin-Fraktur *f*, LeFort I-Fraktur *f*.
linear fracture längsverlaufende Fraktur *f*.
longitudinal fracture Längsbruch *m*, Längsfraktur *f*.
low condylar process fracture untere Kiefergelenkfortsatzfraktur *f*, untere Kiefergelenkfraktur *f*, untere Kondylenfraktur *f*, unterer Kondylenbruch *m*.
mandibular body fracture Fraktur *f* des Unterkieferkörpers, Bruch *m* des Unterkieferkörpers.
mandibular condyle fracture Kiefergelenkfortsatzfraktur *f*, Kiefergelenkfraktur *f*, Kondylenfraktur *f*, Kondylenbruch *m*.
mandibular fracture Unterkieferfraktur *f*, Unterkieferbruch *m*, Fraktur *f* des Unterkiefers, Bruch *m* des Unterkiefers.
mandibular ramus fracture Fraktur *f* des aufsteigenden Unterkieferasts, Bruch *m* des aufsteigenden Unterkieferasts.
mandibular symphysis fracture Symphysenfraktur *f*, Fraktur *f* der Unterkiefersymphyse.
maxillary fracture Oberkieferbruch *m*, Oberkieferfraktur *f*, Mittelgesichtsfraktur *f*.

maxillofacial fracture Oberkieferbruch *m*, Oberkieferfraktur *f*, Mittelgesichtsfraktur *f*.
mesiodistal fracture mesiodistale Fraktur *f*.
middle condylar process fracture mittlere Kiefergelenkfortsatzfraktur *f*, mittlere Kiefergelenkfraktur *f*, mittlere Kondylenfraktur *f*, mittlere Kondylenbruch *m*.
midface fracture Oberkieferbruch *m*, Oberkieferfraktur *f*, Mittelgesichtsfraktur *f*.
multiple fracture 1. Mehretagenfraktur *f*. 2. **multiple fractures** *pl* multiple Frakturen *pl*.
oblique fracture Schrägbruch *m*, Schrägfraktur *f*.
open fracture offene/komplizierte Fraktur *f*, offener/komplizierter (Knochen-)Bruch *m*, Wundfraktur *f*, Fractura complicata.
orbital wall fracture Orbitawandfraktur *f*.
pathologic fracture pathologische Fraktur *f*, Spontanfraktur *f*.
porcelain fracture Porzellanfraktur *f*.
pyramidal fracture of maxilla LeFort II-Fraktur *f*.
ramus fracture Fraktur *f* des aufsteigenden Unterkieferasts, Bruch *m* des aufsteigenden Unterkieferasts.
rib fracture Rippenbruch *m*, Rippenfraktur *f*.
root fracture Wurzelfraktur *f*, Zahnwurzelfraktur *f*.
secondary fracture pathologische Fraktur *f*, Spontanfraktur *f*.
shearing fracture Abscherfraktur *f*.
simple fracture einfache/geschlossene/unkomplizierte Fraktur *f*.
skull fracture Schädel(dach)bruch *m*, Schädel(dach)fraktur *f*.
splintered fracture Splitterbruch *m*.
spontaneous fracture pathologische Fraktur *f*, Spontanfraktur *f*.
sprain fracture → avulsion fracture.
stress fracture Ermüdungsfraktur *f*, Streßfraktur *f*, Ermüdungsbruch *m*, Streßbruch *m*.
subcutaneous fracture einfache/geschlossene/unkomplizierte Fraktur *f*.
tooth fracture Zahnfraktur *f*.
torsion fracture → helical fracture.
transverse fracture Querbruch *m*, Querfraktur *f*.
transverse maxillary fracture Guérin-Fraktur *f*, LeFort I-Fraktur *f*.
traumatic fracture traumatische Fraktur *f*.
vertical tooth fracture Kronen-Wurzelfraktur *f*, vertikale Zahnfraktur *f*, Kronenlängsfraktur *f*.
frac·tured ['fræktʃərd] *adj* gebrochen, frakturiert.
fracture-dislocation *n* Luxationsfraktur *f*, Verrenkungsbruch *m*.
mandibular fracture-dislocation Kiefergelenkluxationsfraktur *f*.
frag·ile ['frædʒəl] *adj* zerbrechlich, brüchig, gebrechlich, fragil.
frag·ile·ness ['frædʒəlnɪs] *n* → fragility.
fra·gil·i·ty [frə'dʒɪlətɪ] *n* Zerbrechlichkeit *f*, Brüchigkeit *f*, Sprödigkeit *f*, Fragilität *f*.
hereditary fragility of bone Osteogenesis imperfecta, Osteopsathyrosis *f*.
fra·gil·o·cyte [frə'dʒɪləsaɪt] *n hema*. Fragilozyt *m*.
fra·gil·o·cy·to·sis [frə,dʒɪləsaɪ'təʊsɪs] *n hema*. Fragilozytose *f*.
fram·be·sia [fræm'biːʒə] *n* Frambösie *f*, Pian *f*, Parangi *f*, Yaws *f*, Framboesia tropica.
fram·boe·sia [fræm'biːʒə] *n* → frambesia.
frame [freɪm] *n* 1. Rahmen *m*, Gestell *nt*; *anat*. Gerüst *nt*; Gerippe *nt*, Skelett *nt*. 2. (Brillen-)Gestell *nt*. 3. *fig*. Rahmen *m*, Struktur *f*, System *nt*. **within the frame of** im Rahmen. 4. (Gemüts-)Verfassung *f*, Gemütszustand *m*. 5. (Körper-)Bau *m*, Gestalt *f*, Figur *f*.
denture frame Prothesengerüst *nt*.
implant frame Implantatgerüst *nt*.
implant superstructure frame Suprastrukturgerüst *nt*.
frame of mind (Gemüts-)Verfassung *f*, Gemütszustand *m*.
N-O frame Nygaard-Otsby-Rahmen *m*, Otsby-Rahmen *m*.
Nygaard-Otsby frame Nygaard-Otsby-Rahmen *m*, Otsby-Rahmen *m*.
occluding frame Artikulator *m*, Gelenksimulator *m*.
Otsby frame Nygaard-Otsby-Rahmen *m*, Otsby-Rahmen *m*.
radiolucent frame strahlendurchlässiger Kofferdamrahmen *m*, radioluzenter Kofferdamrahmen *m*.
rubber dam frame Kofferdamrahmen *m*.
superstructure frame Suprastrukturgerüst *nt*.
Wizard frame Wizard-Rahmen *m*.
Young frame Young-Rahmen *m*.
frame·work ['freɪmwɜrk] *n* 1. (*a. techn., histol.*) (Grund-)Gerüst *nt*, Stützwerk *nt*; Gerippe *nt*. 2. Gestell *nt*. 3. *fig*. Rahmen *m*, Struktur *f*, System *nt*. 4. *anat*. (Stütz-)Gerüst *nt* eines Organs, Stroma *n*.
implant framework Implantatgerüst *nt*.
fra·ter·nal [frə'tɜrnl] *adj* brüderlich, Brüder-, Bruder-.
freck·le ['frekl] I *n* 1. Sommersprosse *f*, Ephelide *f*. 2. (Haut-)Fleck *m*, Fleckchen *nt*. II *vt* tüpfeln, sprenkeln. III *vi* Sommersprossen bekommen.

Hutchinson's freckle → melanotic freckle.
melanotic freckle prämaligne Melanose *f*, melanotische Präkanzerose *f*, Dubreuilh-Krankheit *f*, Dubreuilh-Erkrankung *f*, Dubreuilh-Hutchinson-Krankheit *f*, Dubreuilh-Hutchinson-Erkrankung *f*, Lentigo maligna, Melanosis circumscripta praeblastomatosa/praecancerosa Dubreuilh.
free [friː] **I** *adj* **1.** frei, befreit (*from, of* von); ohne. **free from infection** frei von ansteckenden Krankheiten. **free from pain** schmerzfrei. **2.** *chem.* frei, ungebunden. **3.** frei, unabhängig, ungebunden, selbständig. **4.** kostenlos, gratis, Frei-, Gratis-. **free of charge** gebührenfrei. **II** *vt* befreien (*from* aus, von); (auf-)lösen.
free·way ['friːweɪ] *n* Interokklusalabstand *m*, interokklusaler Raum *m*, Interokklusalspalt *m*, Freeway space *m*.
freeze [friːz] (*v* **froze; frozen**) **I** *n* (Ge-)Frieren *nt;* gefrorener Zustand *m;* Frost *m*, Kälte *f*. **II** *vt* **1.** gefrieren; einfrieren, tiefkühlen **2.** vereisen. **3.** *fig.* erstarren lassen. **III** *vi* **4.** frieren; gefrieren, zu Eis werden; hart *od.* fest werden, erstarren. **5.** festfrieren, anfrieren (*to* an); haften (*to* an). **6.** *fig.* (*Lächeln*) erstarren, eisig werden; (*Blut*) gerinnen, gefrieren.
freeze-dry *vt* gefriertrocknen.
freeze-drying *n* Gefriertrocknung *f*, lyophile Trocknung *f*, Lyophilisation *f*.
freeze-etching *n histol., patho.* Gefrierätzung *f*, Gefrierätzmethode *f*.
freez·ing ['friːzɪŋ] **I** *n* **1.** Einfrieren *nt*. **2.** Vereisung *f*. **3.** Erstarrung *f*. **4.** Erfrierung *f*, Kongelation *f*, Congelatio *f*. **5.** Gefrieren *nt*, Gerinnen *nt*, Erstarren *nt*. **II** *adj* eiskalt; Gefrier-, Kälte-.
quick freezing Tiefkühlverfahren *nt*, Gefrierverfahren *nt*.
fre·nec·to·my [frɪ'nektəmɪ] *n* Frenektomie *f*, Frenulektomie *f*.
fre·no·plas·ty [,friːnə'plæstɪ] *n* Zungenbändchenplastik *f*, Fren(ul)oplastik *f*.
fre·not·o·my [frɪ'nɑtəmɪ] *n* **1.** Frenulumdurchtrennung *f*, Fren(ul)otomie *f*. **2.** Zungenbändchendurchtrennung *f*, Fren(ul)otomie *f*, Ankylotomie *f*.
lingual frenotomy Zungenbändchendurchtrennung *f*, Frenulotomie *f*, Frenotomie *f*, Ankylotomie *f*.
fren·u·lum ['frenjələm] *n, pl* **fren·u·la** ['frenjələ] *anat.* Bändchen *nt*, Frenulum *nt*.
inferior labial frenulum → frenulum of lower lip.
frenulum of inferior lip → frenulum of lower lip.
labial frenulum Lippenbändchen *nt*, Frenulum labii.
lingual frenulum Zungenbändchen *nt*, Frenulum linguae.
frenulum of lower lip unteres Lippenbändchen *nt*, Unterlippenbändchen *nt*, Frenulum labii inferioris.
superior labial frenulum → frenulum of upper lip.
frenulum of superior lip → frenulum of upper lip.
frenulum of tongue → lingual frenulum.
frenulum of upper lip oberes Lippenbändchen *nt*, Oberlippenbändchen *nt*, Frenulum labii superioris.
fre·num ['friːnəm] *n, pl* **fre·na** ['friːnə] *anat.* (*Schleimhaut*) Band *nt*, Falte *f*, Frenum *nt*.
buccal frenum Wangenbändchen *nt*, Frenulum buccale.
frenum diastema Diastema mediale mit Lippenbändchen.
labial frenum → labial *frenulum*.
lingual frenum → labial *frenulum*.
frenum of tongue → labial *frenulum*.
fri·a·ble ['fraɪəbl] *adj* (leicht) zerreißbar; bröck(e)lig, krümelig, mürbe.
fric·a·tive ['frɪkətɪv] **I** *n* Reibelaut *m*, Frikativlaut *m*, Frikativ *m*. **II** *adj* reibend, frikativ, Reibe-.
fric·tion ['frɪkʃn] *n* **1.** *phys.* Reibung *f*, Friktion *f*. **2.** Ab-, Einreibung *f*, Frottieren *nt*. **apply friction** frottieren, einreiben, abreiben.
frig·o·ther·a·py [frɪgə'θerəpɪ] *n* Kältetherapie *f*, Kryotherapie *f*.
frit [frɪt] **I** *n* Frittporzellanmasse *f*, Weichporzellanmasse *f*, Knochenporzellanmasse *f*. **II** *vt* fritten, schmelzen.
front [frʌnt] **I** *n* **1.** Vorderseite *f*, Stirnseite *f*, Front *f*. **at the front** vorn, auf der Vorderseite. **2.** Vorderteil *nt*. **3.** Vordergrund *m*. **in front of** vor. **II** *adj* Vorder-, Front-.
fron·tal ['frʌntl] **I** *n* → frontal *bone*. **II** *adj* **1.** stirnwärts, frontal. **2.** Stirn-, Vorder-.
fron·ta·lis [frʌn'tælɪs, ‚frʌn-, -'teɪl-] *n* Frontalis *m*, Musculus frontalis, Venter frontalis (m. occipitofrontalis).
fronto- *pref.* Stirn(bein)-, Fronto-.
fron·to·oc·cip·i·tal [‚frʌntəʊɑk'sɪpɪtl] *adj* frontookzipital, okzipitofrontal.
frost·bite ['frɒstbaɪt, 'frɔst-] *n* Erfrierung *f*, Kongelation *f*, Congelatio *f*.
fro·zen ['frəʊzən] *adj* (ein-, zu-)gefroren, erfroren, Gefrier-.
β-fruc·to·fur·a·no·sid·ase [‚frʌktə‚fjʊərənəʊ'saɪdeɪz] *n* Saccharase *f*, β-Fructofuranosidase *f*, Invertase *f*.
fruc·to·py·ra·nose [frʌktə'paɪrənəʊz] *n* → fructose.

fruc·tose ['frʌktəʊs] *n* Fruchtzucker *m*, (D-)Fruktose *f*, (D-)Fructose *f*, Laevulose *f*.
fructose bisphosphate aldolase → fructose diphosphate aldolase.
fructose diphosphate aldolase Fructosediphosphataldolase *f*, Fructosebisphosphataldolase *f*, Aldolase *f*.
fruc·to·se·mia [‚frʌktəʊ'siːmɪə] *n* Fruktoseausscheidung *f* im Harn, Fruktosämie *f*, Fructosämie *f*.
fruc·to·si·dase [‚frʌktə'saɪdeɪz] *n* → β-fructofuranosidase.
fruc·to·su·ria [frʌktə's(j)ʊərɪə] *n* Fruktosurie *f*, Fructosurie *f*.
fuch·sin ['f(j)uːksɪn] *n* Fuchsin *nt*.
fu·gi·tive ['fjuːdʒətɪv] *adj* flüchtig, vergänglich, kurzlebig, vorübergehend; unbeständig, unecht.
ful·crum ['fʊlkrəm, 'fʌl-] *n, pl* **ful·crums, ful·cra** ['fʊlkrə] *phys.* Drehpunkt *m*, Hebelpunkt *m*, Gelenkpunkt *m*, Stützpunkt *m*.
fulcrum of tooth Zahndrehachse *f*.
ful·gu·ra·tion [‚fʌlgjə'reɪʃn] *n* Elektrodesikkation *f*, Fulguration *f*.
ful·mi·nant ['fʌlmɪnənt] *adj* plötzlich *od.* schlagartig (auftretend), fulminant, foudroyant; perakut.
fume [fjuːm] **I** *n* Dampf *m*, Dunst *m*, Rauch *m*, Nebel *m*. **II** *vt* **1.** (*Dämpfe*) von s. geben, ausstoßen. **2.** räuchern, beizen; (aus-)räuchern. **III** *vi* rauchen, dampfen.
fu·mi·ga·tion [fjuːmɪ'geɪʃn] *n* (Aus-)Räucherung *f*, Fumigation *f*.
func·tion ['fʌŋkʃn] **I** *n* **1.** *physiol.* Funktion *f*, Tätigkeit *f*, Wirksamkeit *f*. **2.** (*Person*) Pflicht *f*, Aufgabe *f*, Amt *nt*. **3.** *mathe.* Funktion *f*. **4.** (*Werkzeug*) Funktion *f*, Zweck *m*. **II** *vi* fungieren *od.* tätig sein (*as* als); dienen (*as* als); *physiol.* funktionieren, arbeiten.
vital function lebenswichtige Organfunktion *f*, Vitalfunktion *f*.
func·tion·al ['fʌŋkʃnəl] *adj* (*a. mathe.*) funktionell, Funktions-; *physiol.* funktionsfähig. **be functional** funktionieren, arbeiten.
fun·dus ['fʌndəs] *n, pl* **fun·di** ['fʌndaɪ] **1.** *anat.* (Hinter-)Grund *m*, Boden *m*, Bodenteil *nt*, Fundus *m*. **2.** Augenhintergrund *m*, Fundus *m*, Fundus oculi. **3.** Magenfundus *m*, Fundus gastricus/ventricularis.
fun·gal ['fʌŋgəl] *adj* Pilz/Fungus betr., fungal, Pilz-, Fungus-.
fun·ge·mia [fʌŋ'giːmɪə] *n patho.* Pilzsepsis *f*, Fungämie *f*, Mykämie *f*.
Fun·gi ['fʌndʒaɪ, 'fʌŋgaɪ] *pl micro.* Pilze *pl*, Fungi *pl*, Myzeten *pl*, Mycetes *pl*, Mycophyta *pl*, Mycota *pl*.
fun·gi·cid·al [‚fʌndʒə'saɪdl, ‚fʌŋgə-] *adj* pilz(ab)tötend, fungizid.
fun·gi·cide ['fʌndʒəsaɪd] *n pharm.* fungizides Mittel *nt*, Fungizid *nt*.
fun·gi·ci·din [‚fʌndʒə'saɪdɪn] *n pharm.* Nystatin *nt*.
fun·gi·form ['fʌndʒəfɔːrm] *adj* pilzförmig, schwammförmig, fungiform.
fun·gi·sta·sis [‚fʌndʒə'steɪsɪs] *n* Fungistase *f*.
fun·gi·stat ['fʌndʒəstæt] *n pharm.* fungistatisches Mittel *nt*, Fungistatikum *nt*.
fun·gi·stat·ic [‚fʌndʒə'stætɪk] *adj* das Pilzwachstum hemmend, fungistatisch.
fun·goid ['fʌŋgɔɪd] *adj* pilzartig, schwammartig, fungoid, fungös.
fun·gos·i·ty [fʌŋ'gɑsətɪ] *n* pilzartiges/fungoides Wachstum *nt*, Fungosität *f*.
fun·gous ['fʌŋgəs] *adj* **1.** pilzartig, schwammartig, fungoid, fungös. **2.** Pilz/Fungus betr., fungal, Pilz-, Fungus-.
fun·gus ['fʌŋgəs] *n, pl* **fun·gi** ['fʌndʒaɪ, 'fʌŋgaɪ] **1.** Pilz *m*, Schwamm *m*. **2.** *patho.* pilzartige/schwammartige Geschwulst *f*, schwammartiges Gebilde *nt*.
algal fungi Algenpilze *pl*, niedere Pilze *pl*, Phykomyzeten *pl*, Phykomyzetes *pl*.
cutaneous fungus Dermatophyt *m*.
fission fungi Spaltpilze *pl*, Schizomyzeten *pl*, Schizomycetes *pl*.
imperfect fungi unvollständige Pilze *pl*, Fungi imperfecti, Deuteromyzeten *pl*, Deuteromycetes *pl*, Deuteromycotina *pl*.
proper fungi → true fungi.
sac fungi Schlauchpilze *pl*, Askomyzeten *pl*, Ascomycetes *pl*, Ascomycotina *pl*.
slime fungi Schleimpilze *pl*, Myxomyzeten *pl*.
thrush fungus Candida albicans.
true fungi echte Pilze *pl*, Eumyzeten *pl*, Eumycetes *pl*, Eumycophyta *pl*.
yeast fungi Hefepilz *m*, Sproßpilz *m*, Blastomyzet *m*.
yeast-like fungus → yeast fungus.
fun·nel ['fʌnl] *n* Trichter *m*.
fur·ca ['fɜːrkə] *n, pl* **fur·cae 1.** *anat.* Gabelung *f*. **2.** (*Zahn*) Wurzelgabelung *f*, Furkation *f*.
denuded furca Furkationsbefall *m*.
invaded furca befallene Furkation *f*.
fur·cal ['fɜːrkl] *adj* gabelförmig; gegabelt, gespalten.
fur·cate [*adj* 'fɜːrkeɪt, -kɪt; *v* 'fɜːrkeɪt] **I** *adj* → furcal. **II** *vi* s. gabeln *od.* teilen.

fur·ca·tion [fərˈkeɪʃn] *n* **1.** *anat.* Gabelung *f.* **2.** (*Zahn*) Wurzelgabelung *f*, Furkation *f*.
   denuded furcation Furkationsbefall *m*.
   invaded furcation befallene Furkation *f*.
   root furcation Wurzelgabelung *f*, Furkation *f*.
fur·fu·ra·ceous [ˌfɜrf(j)əˈreɪʃəs] *adj* kleieförmig (schuppend).
fur·nace [ˈfɜrnɪs] *n* Brennofen *m*, Schmelzofen *m*.
   dental furnace zahnärztlicher Brennofen *m*.
   inlay furnace Inlay-Brennofen *m*.
   muffle furnace Muffelofen *m*.
   porcelain furnace Porzellanbrennofen *m*.
   vacuum furnace Vakuumbrennofen *m*.
fur·row [ˈfɜrəʊ, ˈfʌrəʊ] **I** *n* **1.** (schmale) Rinne *f od.* Furche *f; techn.* Rille *f.* **2.** *anat.* Runzel *f,* Furche *f; bio.* Falz *m.* **II** *vt* (durch-)furchen; (*Gesicht*) runzeln. **III** *vi* s. furchen.
   mentolabial furrow Lippenkinnfurche *f*, Sulcus mentolabialis.
   skin furrows Hautfurchen *pl*, Sulci cutis.
fur·rowed [ˈfɜrəʊd, ˈfʌr-] *adj* gefurcht, zerfurcht, durchfurcht, runz(e)lig, furchig.

fu·run·cle [ˈfjʊərʌŋkl] *n* Eiterbeule *f*, Furunkel *m/nt*, Furunculus *m*.
   nasal furuncle Nasenfurunkel *nt/m*.
fu·run·cu·lo·sis [fjʊəˌrʌŋkjəˈləʊsɪs] *n* Furunkulose *f*, Furunculosis *f*.
fus·cin [ˈfjuːsɪn] *n* Fuszin *nt*, Fuscin *nt*.
fuse [fjuːz] **I** *n phys., techn.* (Schmelz-)Sicherung *f.* **II** *vt* **1.** *phys., techn.* schmelzen. **2.** *fig.* verschmelzen, vereinigen. **III** *vi techn.* schmelzen.
fu·si·form [ˈfjuːzəfɔːrm] *adj* spindelförmig; *anat.* fusiform.
fu·sion [ˈfjuːʒn] *n* **1.** *phys., techn.* Schmelzen *nt*, Verschmelzen *nt*. **2.** *bio.* (Zell-, Chromosomen-)Verschmelzung *f*, Fusion *f.* **3.** *ophthal., physiol.* Fusion *f.* **4.** *phys.* (Kern-)Fusion *f.* **5.** *fig.* Verschmelzung *f*, Vereinigung *f*.
   tooth fusion Zahnverschmelzung *m*, Zahnfusion *f*.
fu·so·spi·ril·lo·sis [ˌfjuːzəʊˌspaɪrɪˈləʊsɪs] *n* Plaut-Vincent-Angina *f*, Vincent-Angina *f*, Fusospirillose *f*, Fusospirochätose *f*, Angina ulcerosa/ulceromembranacea.
fu·so·spi·ro·che·to·sis [ˌfjuːzəʊˌspaɪrəkɪˈtəʊsɪs] *n* Fusospirochätose *f*, Fusoborreliose *f*.

G

gadg·et ['gædʒɪt] *n* Apparat *m*, Gerät *nt*, Vorrichtung *f*.
gag [gæg] **I** *n* **1.** Knebel *m*. **2.** *dent*. Mundsperrer *m*, Mundspreizer *m*. **II** *vt* **3.** zum Würgen reizen. **4.** den Mund zuhalten, knebeln. **5.** *dent*. jdm. den Mund mit einem Sperrer offenhalten. **6.** verstopfen. **III** *vi* würgen.
   Davis-Crowe mouth gag Davis-Crow-Mundsperrer *m*.
   Denhardt's mouth gag Denhardt-Mundsperrer *m*.
   Jennings' mouth gag Jennings-Mundsperrer *m*.
   Lane's mouth gag Lane-Mundsperrer *m*.
   McIvor's mouth gag McIvor-Mundsperrer *m*.
   Molt mouth gag Molt-Mundsperrer *m*.
   mouth gag Mundöffner *m*, Mundsperrer *m*.
   Roser's mouth gag Roser-Mundsperrer *m*.
   Sluder-Jansen mouth gag Sluder-Jansen-Mundsperrer *m*.
gain [geɪn] **I** *n* **1.** Gewinn *m*, Vorteil *m*, Nutzen *m* (*to* für). **2.** Zunahme *f*, Steigerung *f*. **3.** *phys*. Verstärkung *f*. **II** *vt* **4.** (*Lebensunterhalt*) verdienen. **5.** gewinnen. **6.** erreichen; erlangen, erhalten, erringen. **III** *vi* **7.** näherkommen, aufholen (gegenüber). **8.** besser *od*. kräftiger werden; zunehmen (*in* an). **9.** übergreifen (*on, upon* auf); s. ausbreiten (*on, upon* über).
gait [geɪt] *n* Gang *m*, Gangart *f*.
ga·lac·tan [gə'læktən] *n* Galaktan *nt*.
gal·ac·te·mia [ˌgælæk'tiːmɪə] *n* Galaktämie *f*.
galacto- *pref*. Milch-, Milchzucker-, Galakt(o)-, Lakt(o)-.
ga·lac·to·cer·e·bro·side [gəˌlæktə'serəbrəʊsaɪd] *n* Galaktocerebrosid *nt*.
ga·lac·to·lip·id [gəˌlæktə'lɪpɪd, -'laɪp-] *n* Galaktolipid *nt*.
ga·lac·to·lip·in [gəˌlæktə'lɪpɪn] *n* → galactolipid.
ga·lac·tose [gə'læktəʊs] *n* Galaktose *f*, Galactose.
ga·lac·tos·e·mia [gəˌlæktə'siːmɪə] *n* (hereditäre/kongenitale) Galaktosämie *f*, Galaktoseintoleranz *f*, Galaktoseunverträglichkeit *f*.
β-ga·lac·to·sid·ase [gəˌlæktə'saɪdeɪz] *n* β-Galaktosidase *f*, Laktase *f*.
ga·lac·to·side [gə'læktəsaɪd, -sɪd] *n* Galaktosid *nt*, Galactosid *nt*.
ga·lac·to·su·ria [gəˌlæktə's(j)ʊərɪə] *n* Galaktoseausscheidung *f* im Harn, Galaktosurie *f*.
ga·lac·to·syl·cer·a·mide [gəˌlæktəsɪl'serəmaɪd] *n* → galactocerebroside.
ga·lac·to·syl·glu·cose [gəˌlæktəsɪl'gluːkəʊz] *n* Milchzucker *m*, Laktose *f*, Lactose *f*, Laktobiose *f*.
gal·ac·tu·ria [ˌgælæk't(j)ʊərɪə] *n* Galakturie *f*, Chylurie *f*, Chylolipurie *f*.
ga·lea aponeurotica ['geɪlɪə, 'gæ-] Kopfschwarte *f*, Galea aponeurotica, Aponeurosis epicranialis.
ga·len·ic [gə'liːnɪk, -'lenɪk] *adj* galenisch, Galen-.
ga·len·i·ca [gə'lenɪkə] *pl* → galenicals.
ga·len·i·cals [gə'lenɪkəls] *pl pharm*. galenische Mittel *pl*, Galenika *pl*, Galenica *pl*.
ga·len·ics [gə'lenɪks] *pl* → galenicals.
gall [gɔːl] **I** *n* **1.** Galle *f*, Gallenflüssigkeit *f*, Fel *nt*. **2.** → gallbladder. **II** *vt* wund reiben *od*. scheuern. **III** *vi* (s. wund) reiben *od*. scheuern.
gall·blad·der ['gɔːlblædər] *n* Gallenblase *f*, *inf*. Galle *f*, Vesica fellea/biliaris.
gal·li·um ['gælɪəm] *n* Gallium *nt*.
gal·lon ['gælən] *n* Gallone *f*, Gallon *m/nt*.
gal·lop ['gæləp] *n card*. Galopp *m*, Galopprhythmus *m*.
   atrial gallop *card*. Atrialgalopp(rhythmus *m*) *m*, Aurikulargalopp(rhythmus *m*) *m*, Vorhofgalopp(rhythmus *m*) *m*, präsystolischer Galopp(rhythmus *m*) *m*.
gall·stone ['gɔːlstəʊn] *n* Gallenstein *nt*, Galle(n)konkrement *nt*, Cholelith *m*, Calculus biliaris/felleus.
gal·va·nism ['gælvənɪzəm] *n* **1.** galvanischer Strom *m*, konstanter Gleichstrom *m*. **2.** Galvanisierung *f*, Galvanisieren *nt*. **3.** Behandlung *f* mit galvanischem Strom, Galvanotherapie *f*. **4.** Galvanismus *m*, Berührungselektrizität *f*.
   dental galvanism galvanisches Element *nt* der Mundhöhle, Mundbatterie *f*.
gal·va·ni·za·tion [ˌgælvənɪ'zeɪʃn] *n* **1.** Galvanisierung *f*, Galvanisieren *nt*. **2.** Behandlung *f* mit galvanischem Strom, Galvanotherapie *f*.
gal·va·no·cau·ter·y [ˌgælvənəʊ'kɔːtərɪ] *n* **1.** Galvanokaustik *f*, Elektrokaustik *f*, Elektrokauterisation *f*. **2.** Galvanokauter *m*, Elektrokauter *m*, Elektrokaustiknadel *f*.
gal·va·no·far·a·di·za·tion [ˌgælvənəʊˌfærədɪ'zeɪʃn] *n* Galvanofaradisation *f*.
gal·va·nol·y·sis [gælvə'nɒləsɪs] *n* Elektrolyse *f*.
gal·va·nom·e·ter [gælvə'nɒmɪtər] *n* Galvanometer *nt*.
gal·va·no·sur·ger·y [ˌgælvənəʊ'sɜrdʒərɪ] *n* Galvanochirurgie *f*.
gal·va·no·tax·is [ˌgælvənəʊ'tæksɪs] *n* Galvanotaxis *f*; Elektrotaxis *f*.
gal·va·no·ther·a·peu·tics [ˌgælvənəʊˌθerə'pjuːtɪks] *pl* → galvanotherapy.
gal·va·no·ther·a·py [ˌgælvənəʊ'θerəpɪ] *n* Behandlung/Therapie *f* mit galvanischem Strom, Galvanotherapie *f*.
gal·va·not·o·nus [gælvə'nɒtənəs] *n* **1.** Galvanotonus *m*. **2.** Elektrotonus *m*.
gam·ete ['gæmiːt, gə'miːt] *n* **1.** reife Keimzelle *f*, Geschlechtszelle *f*, Gamet *m*, Gamozyt *m*. **2.** *parasit*. (*Plasmodium*) Gametozyt *m*, Gamont *m*.
ga·me·to·ci·dal [gəˌmiːtə'saɪdl, ˌgæmɪtə-] *adj* gametozid.
ga·me·to·cyte [gə'miːtəsaɪt] *n* **1.** Gametozyt *m*. **2.** *micro*. Gamont *m*.
ga·me·to·gen·e·sis [gəˌmiːtə'dʒenəsɪs] *n* Gametenbildung *f*, Gametenentwicklung *f*, Gametogenese *f*.
ga·me·to·gen·ic [gəˌmiːtə'dʒenɪk] *adj* gametogen.
gam·ma ['gæmə] *n* Gamma *nt*.
gam·ma·cism ['gæməsɪzəm] *n* Gammazismus *m*.
gam·ma·glob·u·lin·op·a·thy [ˌgæməˌglʌbjəlɪ'nɒpəθɪ] *n immun*. Gammopathie *f*.
gam·ma·gram ['gæməgræm] *n radiol*. Szintigramm *nt*.
gam·mop·a·thy [gæ'mɒpəθɪ] *n immun*. Gammopathie *f*.
   monoclonal gammopathy monoklonale Gammopathie *f*.
gam·ont ['gæmɒnt] *n* Gamont *m*, Gametozyt *m*.
gan·gli·ec·to·my [ˌgæŋglɪ'ektəmɪ] *n* → ganglionectomy.
gan·gli·o·cyte ['gæŋglɪəsaɪt] *n* Ganglienzelle *f*, Gangliozyt *m*.
gan·gli·o·cy·to·ma [ˌgæŋglɪəsaɪ'təʊmə] *n* → ganglioneuroma.
gan·gli·o·gli·o·ma [ˌgæŋglɪəglaɪ'əʊmə] *n* zentrales Ganglioneurom *nt*, Gangliogliom(a) *nt*.
gan·gli·o·gli·o·neu·ro·ma [gæŋglɪəˌglaɪənjʊə'rəʊmə] *n* → ganglioneuroma.
gan·gli·o·ma [gæŋglɪ'əʊmə] *n* → ganglioneuroma.
gan·gli·on ['gæŋglɪən] *n, pl* **gan·gli·ons, gan·glia** ['gæŋglɪə] **1.** *anat*. (Nerven-)Knoten *m*, Ganglion *nt*. **2.** *chir*. Überbein *nt*, Ganglion *nt*. **3.** *fig*. Mittel-, Knotenpunkt *m*.
   autonomic ganglia vegetative/autonome Grenzstrangganglien *pl*, Ganglia autonomica/visceralia.
   basal ganglia Basalganglien *pl*, Nuclei basales.
   Bochdalek's ganglion Plexus dentalis superior.
   cervicothoracic ganglion Ganglion cervicothoracicum/stellatum.
   ciliary ganglion Schacher-Ganglion *nt*, Ziliarganglion *nt*, Ganglion ciliare.
   dorsal root ganglion → spinal ganglion.
   ganglion of facial nerve → geniculate ganglion.
   Gasser's ganglion Gasser-Ganglion *nt*, Ganglion trigeminale/semilunare/Gasseri.
   gasserian ganglion → Gasser's ganglion.
   geniculate ganglion (sensorisches) Fazialis(knie)ganglion *nt*, Ganglion geniculatum/geniculi (n. facialis).
   ganglion geniculi nervi facialis → geniculate ganglion.
   Meckel's ganglion → pterygopalatine ganglion.
   middle cervical ganglion mittleres Halsganglion *nt*, Ganglion cervicale medium.

nerve ganglion (Nerven-)Knoten *m*, Ganglion *nt*.
neural ganglion → nerve ganglion.
otic ganglion Arnold-Ganglion *nt*, Ganglion oticum.
parasympathetic ganglion parasympathisches Ganglion *nt*, Parasympathikusganglion *nt*, Ganglion parasympathicum/parasympatheticum.
pterygopalatine ganglion Meckel-Ganglion *nt*, Ganglion pterygopalatinum.
Schacher's ganglion Schacher-Ganglion *nt*, Ziliarganglion *nt*, Ganglion ciliare.
semilunar ganglion → Gasser's ganglion.
sensory ganglia Spinalganglien *pl* der Hirn- u. Rückenmarksnerven, Ganglia craniospinalia/encephalospinalia/sensoria.
sphenomaxillary ganglion → pterygopalatine ganglion.
sphenopalatine ganglion → pterygopalatine ganglion.
spinal ganglion (sensorisches) Spinalganglion *nt*, Ganglion spinale/sensorium.
stellate ganglion Ganglion cervicothoracicum/stellatum.
submandibular ganglion Faesebeck-Ganglion *nt*, Blandin-Ganglion *nt*, Ganglion submandibulare.
submaxillary ganglion → submandibular ganglion.
superior cervical ganglion oberes Halsganglion *nt*, Ganglion cervicale superius.
ganglia of sympathetic trunk Grenzstrangganglien *pl*, Ganglia trunci sympathetici.
sympathetic trunk ganglia Grenzstrangganglien *pl*, Ganglia trunci sympathici.
trigeminal ganglion → Gasser's ganglion.
ganglion of trigeminal nerve → Gasser's ganglion.
gan·gli·on·ec·to·my [ˌgæŋglɪəˈnektəmɪ] *n* **1.** *ortho.* Ganglionexzision *f*, Gangliektomie *f*, Ganglionektomie *f*. **2.** *neurochir.* Ganglionektomie *f*, Gangliektomie *f*.
gan·gli·o·neu·ro·blas·to·ma [gæŋglɪəˌnjʊərəblæsˈtəʊmə] *n* Ganglioneuroblastom(a) *nt*.
gan·gli·o·neu·ro·fi·bro·ma [ˌgæŋglɪəˌnjʊərəfaɪˈbrəʊmə] *n* → ganglioneuroma.
gan·gli·o·neu·ro·ma [ˌgæŋglɪənjʊəˈrəʊmə] *n* Ganglioneurom *nt*, Ganglioneuroma *nt*, Gangliozytom *nt*.
gan·gli·on·it·is [ˌgæŋglɪəˈnaɪtɪs] *n* Ganglionentzündung *f*, Ganglienentzündung *f*, Ganglionitis *f*, Gangliitis *f*.
acute posterior ganglionitis Gürtelrose *f*, Zoster *m*, Zona *f*, Herpes zoster.
gasserian ganglionitis Herpes zoster ophthalmicus, Zoster ophthalmicus.
gan·gli·o·ple·gic [ˌgæŋglɪəˈpliːdʒɪk] **I** *n pharm.* Ganglienblocker *m*, Ganglioplegikum *nt*. **II** *adj* ganglienblockend, ganglioplegisch.
gan·gli·o·side [ˈgæŋglɪəsaɪd] *n* Gangliosid *nt*.
gan·gli·o·si·do·sis [ˌgæŋglɪəsaɪˈdəʊsɪs] *n*, *pl* **gan·gli·o·si·do·ses** [ˌgæŋglɪəsaɪˈdəʊsiːz] Gangliosidose *f*.
gan·grene [ˈgæŋgriːn, gæŋˈgriːn] *n* Gangrän *f*, Brand *m*, gangräne Nekrose *f*, Gangraena *f*.
decubital gangrene Wundliegen *nt*, Dekubitalulkus *nt*, Dekubitalgeschwür *nt*, Dekubitus *m*, Decubitus *m*.
dry gangrene trockene Gangrän *f*.
hospital gangrene → decubital gangrene.
humid gangrene → moist gangrene.
moist gangrene feuchte Gangrän *f*.
pressure gangrene → decubital gangrene.
pulp gangrene Pulpagangrän *f*, Gangrän *f* der Pulpa, gangränöse Pulpanekrose *f*.
senile gangrene Altersgangrän *f*, senile Gangrän *f*.
wet gangrene → moist gangrene.
gan·gre·nous [ˈgæŋgrɪnəs] *adj* Gangrän betr., mit *od.* in Form einer Gangrän, gangränös.
gan·o·blast [ˈgænəʊblæst] *n* Adamantoblast *m*, Ameloblast *m*, Ganoblast *m*.
gap [gæp] *n* **1.** Lücke *f*. **fill/close a gap** eine Lücke (aus-)füllen/schließen. **2.** Spalt(e *f*) *m*, Öffnung *f*, Loch *nt*, Riß *m*.
interocclusal gap Interokklusalabstand *m*, Interokklusalspalt *m*, Interokklusalraum *m*, interokklusaler Zwischenraum *m*, interokklusaler Raum *m*, Freeway space *m*.
gap·ing [ˈgeɪpɪŋ, ˈgæp-] *adj* (*Wunde*) klaffend, weit geöffnet.
gar·gle [ˈgɑːrgl] **I** *n* **1.** Gurgeln *nt*. **2.** Gurgelmittel *nt*, Gurgelwasser *nt*; Mundwasser *nt*. **II** *vt*, *vi* gurgeln.
gar·goyl·ism [ˈgɑːrgɔɪlɪzəm] *n* **1.** Wasserspeiergesicht *nt*, Fratzengesichtigkeit *f*, Gargoylfratze *f*, Gargoylismus *m*. **2.** → autosomal recessive type gargoylism.
autosomal recessive type gargoylism Hurler-Krankheit *f*, Hurler-Syndrom *nt*, (von) Pfaundler-Hurler-Krankheit *f*, (von) Pfaundler-Hurler-Syndrom *nt*, Mukopolysaccharidose *f* I-H, Lipochondrodystrophie *f*, Dysostosis multiplex.
gas [gæs] **I** *n*, *pl* **gas·es, gas·ses 1.** *chem.* Gas *nt*. **2.** (Gift-)Gas *nt*, Kampfstoff *m*. **3.** Lachgas *nt*, Distickstoffoxid *nt*, Stickoxidul *nt*. **have gas** Lachgas bekommen. **4.** Blähung *f*, Wind *m*, Flatus *m*. **II** *vt* **5.** mit Gas füllen. **6.** *techn.* mit Gas behandeln, begasen.
alveolar gas Alveolarluft *f*, alveolares Gasgemisch *nt*.
blood gases Blutgase *pl*.
hydrofluoric acid gas Fluorwasserstoff *m*, Flußsäureanhydrid *nt*.
inert gas Edelgas *nt*.
lacrimator gas Tränengas *nt*.
laughing gas Lachgas *nt*, Distickstoffoxid *nt*.
marsh gas Sumpfgas *nt*, Grubengas *nt*, Methan *nt*.
nitrous gases nitrose Gase *pl*.
noble gas Edelgas *nt*.
rare gas Edelgas *nt*.
sweet gas Kohlenmonoxid *nt*.
tear gas Tränengas *nt*.
waste gas *techn.* Abgas *nt*.
gas·e·ous [ˈgæsɪəs, ˈgæʃəs] *adj chem.* gasförmig, gasartig, gasig, Gas-.
gasp [gæsp, gɑːsp] **I** *n* Keuchen *nt*, Schnaufen *nt*, schweres Atmen *nt*, Schnappatmung *f*. **II** *vi* keuchen, schnaufen, schwer atmen. **gasp for breath** nach Luft schnappen *od.* ringen.
gasp·ing [ˈgæspɪŋ, ˈgɑːspɪŋ] **I** *n* → gasp I. **II** *adj* keuchend, schnaufend, schwer atmend.
gas·ter [ˈgæstər] *n anat.* Magen *m*, Gaster *f*, Ventriculus *m*.
gas·tral·gia [gæˈstrældʒ(ɪ)ə] *n* **1.** Magenschmerz(en *pl*) *m*, Gastrodynie *f*, Gastralgie *f*. **2.** Magenkrampf *m*, Magenkolik *f*, Gastrospasmus *m*.
gas·trec·to·my [gæsˈtrektəmɪ] *n* Magenentfernung *f*, totale Magenresektion *f*, Gastrektomie *f*.
gas·tric [ˈgæstrɪk] *adj* Magen betr., gastrisch, gastral, Magen-, Gastro-.
gas·trin [ˈgæstrɪn] *n physiol.* Gastrin *nt*.
gas·tri·tis [gæsˈtraɪtɪs] *n* Magenkatarrh *m*, Magen(schleimhaut)entzündung *f*, Gastritis *f*.
gastro- *pref.* Magen-, Gastro-.
gas·tro·coel [ˈgæstrəʊsiːl] *n* Urdarm *m*, Archenteron *nt*.
gas·tro·coele [ˈgæstrəʊsiːl] *n* → gastrocoel.
gas·tro·en·ter·i·tis [ˌgæstrəʊˌentəˈraɪtɪs] *n* Magen-Darm-Entzündung *f*, Magen-Darm-Katarrh *m*, Gastroenteritis *f*.
gas·tro·in·tes·ti·nal [ˌgæstrəʊɪnˈtestənl] *adj* gastrointestinal, gastroenteral, Magen-Darm-, Gastroentero-, Gastrointestino-.
gas·trop·a·thy [gæˈstrɒpəθɪ] *n* Magenerkrankung *f*, Magenleiden *nt*, Gastropathie *f*, Gastropathia *f*.
gas·tros·co·py [gæˈstrɒskəpɪ] *n* Magenspiegelung *f*, Gastroskopie *f*.
gas·tro·spasm [ˈgæstrəʊspæzəm] *n* Magenkrampf *m*, Magenkolik *f*, Gastrospasmus *m*; Colica gastrica.
gas·tru·la [ˈgæstrʊlə] *n*, *pl* **gas·tru·las, gas·tru·lae** [ˈgæstrʊliː] *embryo.* Gastrula *f*.
gas·tru·la·tion [ˌgæstrʊˈleɪʃn] *n embryo.* Gastrulation *f*.
gauge [geɪdʒ] **I** *n* **1.** Meßgerät *nt*, Messer *m*, Anzeiger *m*. **2.** Maßstab *m*, Zollstab *m*. **3.** Normalmaß *nt*, Eichmaß *nt*. **4.** Umfang *m*, Inhalt *m*. **II** *vt* **5.** (ab-, aus-)messen, prüfen. **6.** eichen, justieren, kalibrieren.
bite gauge Bißhöhenmeßgerät *nt*.
Boley gauge Boley-Schublehre *f*.
modified Boley gauge abgewandelte Boley-Schublehre *f*.
gauze [gɔːz] *n* Gaze *f*, Verband(s)mull *m*.
ga·vage [gəˈvɑːʒ] *n* **1.** Zwangsernährung *f* (mittels Magensonde). **2.** therapeutische Hyperalimentation *f*.
gear [gɪər] *n* Ausrüstung *f*, Gerät *nt*, Werkzeug(e *pl*) *nt*, Zubehör *nt*, Vorrichtung *f*.
gel [dʒel] **I** *n* Gel *nt*. **II** *vi* gelieren, ein Gel bilden.
acid etching gel Phosphorsäureätzgel *nt*.
aluminum hydroxide gel Aluminiumhydroxidgel *nt*.
benzocaine gel Benzocaingel *nt*
fluoride gel Fluoridzahngel *nt*, Fluoridgel *nt*, Fluoridgelee *nt*.
hydrofluoric acid etching gel Flußsäureätzgel *nt*.
orthophosphoric acid etching gel Phosphorsäureätzgel *nt*.
silica gel Kieselgel *nt*.
sodium fluoride-orthophosphoric acid gel Natriumfluorid-Phosphorsäuregel *nt*.
thixotropic fluoride gel thixotropes Fluoridgel *nt*.
gel·a·tin [ˈdʒelətn] *n* Gelatine *f*, Gelatina *f*, Gallerte *f*, Gelee *m/nt*.
gel·a·tine [ˈdʒelətn] *n* → gelatin.
gel·ose [ˈdʒeləʊs] *n* Agar *m/nt*.
ge·mel·lus [dʒɪˈmeləs] *n* Gemellus *m*, Musculus gemellus.

gem·i·na·tion [ˌdʒemɪ'neɪʃn] *n* Zwillingszähne *pl*, Dentes geminati, Doppelzahnbildung *f*, Zwillingsbildung *f*.
gem·i·ni ['dʒemɪniː, -naɪ] *pl* → geminus.
gem·i·nus ['dʒemɪnəs] *n*, *pl* **gem·i·ni** ['dʒemɪniː, 'dʒemɪnaɪ] Zwilling *m*, Geminus *m*.
gem·ma ['dʒemə] *n* **1.** *anat.* Knospe *f*, knospenähnliche Struktur *f*, Gemma *f*. **2.** Geschmacksknospe *f*, Gemma gustatoria, Caliculus gustatorius.
gem·man·gi·o·ma [ˌdʒemændʒɪ'əʊmə] *n* Hämangioendotheliom(a) *nt*.
ge·nal ['dʒiːnl, 'gen-] *adj* Wange betr., bukkal, Wangen-, Backen-.
gen·der ['dʒendər] *n* (anatomisches) Geschlecht *nt*.
gene [dʒiːn] *n genet.* Gen *nt*, Erbfaktor *m*, Erbeinheit *f*, Erbanlage *f*.
  allelic gene Allel *nt*.
  cumulative gene Polygen *nt*.
  lethal gene Letalfaktor *m*, Letalgen *nt*.
  operator gene Operatorgen *nt*, O-Gen *nt*.
  structural gene Strukturgen *nt*.
  transforming gene Onkogen *nt*.
gen·er·al·i·za·tion [ˌdʒenərəlɪ'zeɪʃn] *n* **1.** Verallgemeinerung *f*, Generalisation *f*. **2.** *patho.* Generalisierung *f*, Generalisation *f*, Ausbreitung *f* auf dem gesamten Körper; Metastasierung *f*.
gen·er·a·tion [ˌdʒenə'reɪʃn] *n* **1.** Generation *f*; Menschenalter *nt*. **2.** *chem.*, *phys.*, *electr.* Erzeugung *f*; Entwicklung *f*. **3.** Zeugung *f*, Fortpflanzung *f*. **4.** Entstehung *f*.
  filial generation Filialgeneration *f*.
  filial generation 1 Tochtergeneration *f*, F_1-Generation *f*.
  first filial generation → filial generation 1.
  parental generation Elterngeneration *f*.
  sexual generation *bio.* **1.** Geschlechtsgeneration *f*. **2.** geschlechtliche/sexuelle Fortpflanzung *f*.
  spontaneous generation *bio.* Urzeugung *f*, Abiogenese *f*, Abiogenesis *f*.
gen·er·a·tor ['dʒenəreɪtər] *n* **1.** *electr.* Generator *m*, Stromerzeuger *m* Dynamomaschine *f*. **2.** *chem.* Entwickler *m*.
  electric generator Generator *m*, Stromerzeuger *m*.
  x-ray generator Röntgengerät *nt*, Röntgeneinheit *f*.
ge·ner·ics [dʒə'nerɪks] *pl pharm.* Fertigarzneimittel *pl*, Generika *pl*, Generica *pl*.
ge·net·ic [dʒə'netɪk] *adj* genetisch, erbbiologisch, Vererbungs-, Erb-, Entwicklungs-.
ge·net·i·cal [dʒə'netɪkl] *adj* → genetic.
ge·net·ics [dʒə'netɪks] *pl* **1.** Genetik *f*, Erblehre *f*, Vererbungslehre *f*. **2.** Erbanlagen *pl*.
  molecular genetics Molekulargenetik *f*, molekulare Genetik *f*.
ge·ni·al [dʒə'naɪəl, 'dʒiːnɪəl] *adj* Kinn betr., Kinn-, Geni(o)-, Mento-; Unterkiefer-.
ge·ni·an [dʒə'naɪən, 'dʒiːnɪən] *adj* → genial.
genio- *pref.* Kinn-, Geni(o)-, Mento-; Unterkiefer-.
ge·ni·o·glos·sus [genio'glɒsəs, 'glɒs] *n* Genioglossus *m*, Musculus genioglossus.
ge·ni·o·hy·o·glos·sus [genioˌhaɪə'glɒsəs] *n* → genioglossus.
ge·ni·o·hy·oi·de·us [ˌgenioohaɪ'ɔɪdɪəs] *n* Geniohyoideus *m*, Musculus geniohyoideus.
ge·ni·o·plas·ty ['genioplæstɪ] *n* Kinnplastik *f*, Genioplastik *f*.
  advancement genioplasty Kinn-Verschiebeplastik *f*.
  augmentation genioplasty Kinnaufbau *m*.
gen·i·tal ['dʒenɪtl] *adj* **1.** Zeugung *od.* Vermehrung betr., genital, Zeugungs-, Fortpflanzungs-. **2.** Geschlechtsorgane/Genitalien betr., genital, Geschlechts-, Genital-.
gen·i·ta·lia [ˌdʒenɪ'teɪlɪə, -'teɪljə] *pl* Geschlechtsorgane *pl*, Genitalorgane *pl*, Genitalien *pl*, Genitale *pl*, Organa genitalia.
gen·i·tals ['dʒenɪtlz] *pl* → genitalia.
gen·i·to·u·ri·nar·y [ˌdʒenɪtəʊ'jʊərɪneriː] *adj* urogenital, Urogenital-.
ge·nom ['dʒiːnəʊm] *n* → genome.
ge·nome ['dʒiːnəʊm] *n* Erbinformation *f*, Genom *nt*.
gen·o·type ['dʒenətaɪp, 'dʒiːn-] *n* Genotyp(us *m*) *m*, Erbbild *nt*.
gen·o·typ·ic [dʒenə'tɪpɪk, dʒiːn-] *adj* Genotyp(us) betr., genotypisch.
gen·ta·mi·cin [ˌdʒentə'maɪsɪn] *n pharm.* Gentamicin *nt*.
gen·ta·my·cin [ˌdʒentə'maɪsɪn] *n* → gentamicin.
gen·tia·vern ['dʒenʃɪəvɜrn] *n* Gentianaviolett *nt*.
ge·nu ['dʒiːn(j)uː, dʒe-] *n*, *pl* **ge·nua** ['dʒen(j)uːə] *anat.* **1.** Knie *nt*, Genu *nt*. **2.** Knick *m*, Abknickung *f*.
  internal genu of facial nerve inneres Fazialisknie *nt*, Genu n. facialis.
gen·u·al ['dʒenjəwəl] *adj* Knie betr., knieartig, knieähnlich, Knie-.
ge·nus ['dʒiːnəs] *n*, *pl* **gen·e·ra** ['dʒenərə] *bio.* Gattung *f*, Genus *nt*.

geo- *pref.* Erde-, Geo-.
ge·rat·ic [dʒə'rætɪk] *adj* → gerontal.
ger·a·tol·o·gy [ˌdʒerə'tɒlədʒɪ] *n* → gerontology.
ger·i·at·ric [ˌdʒerɪ'ætrɪk, ˌdʒɪər-] *adj* Alter *od.* Geriatrie betr., geriatrisch, Alters-.
ger·i·at·rics [ˌdʒerɪ'ætrɪks, ˌdʒɪər-] *pl* Altersheilkunde *f*, Greisenheilkunde *f*, Geriatrie *f*, Presbyatrie *f*.
  dental geriatrics Alterszahnheilkunde *f*, Gerodontologie *f*, Gerostomatologie *f*.
germ [dʒɜrm] **I** *n* **1.** Keim *m*, Anlage *f*. **2.** Keim *m*, Bazillus *m*, Bakterium *nt*, (Krankheits-)Erreger *m*. **II** *vt* keimen lassen. **III** *vi* keimen.
  dental germ 1. Zahnanlage *f*. **2.** Zahnkeim *m*.
  enamel germ Schmelzkeim *m*, Zahnschmelzkeim *m*.
  tooth germ → dental germ.
ger·mi·cid·al [ˌdʒɜrmɪ'saɪdl] *adj* keim(ab)tötend, germizid.
ger·mi·cide ['dʒɜrmɪsaɪd] *n* keim(ab)tötendes Mittel *nt*, Germizid *nt*.
ger·mi·nal ['dʒɜrmɪnl] *adj* **1.** Keim *od.* Keim(bahn)zellen betr., germinal, germinativ, Keim(zellen)-, Germinal-. **2.** bakteriell, Keim-, Bakterien-.
ger·mi·nant ['dʒɜrmɪnənt] *adj* keimend, sprossend.
ger·mi·nate ['dʒɜrmɪneɪt] **I** *vt* zum Keimen bringen, keimen lassen. **II** *vi* keimen, sprießen.
ger·mi·na·tive ['dʒɜrmɪneɪtɪv, -nətɪv] *adj* **1.** Keim *od.* Keim(bahn)zellen betr., germinal, germinativ, Keim(zellen)-, Germinal-. **2.** bakteriell, Keim-, Bakterien-. **3.** Keimung bewirkend *od.* auslösend.
ger·mi·no·blast ['dʒɜrmɪnəblæst] *n* **1.** Germinoblast *m*. **2.** *hema.* Germinoblast *m*, Zentroblast *m*.
ger·mi·no·cyte ['dʒɜrmɪnəsaɪt] *n* **1.** Keimzelle *f*, Germinozyt *m*. **2.** *hema.* Germinozyt *m*, Zentrozyt *m*.
ger·mi·no·ma [ˌdʒɜrmɪ'nəʊmə] *n* Keimzelltumor *m*, Germinom *nt*.
germ·line ['dʒɜrmlaɪn] *n* Keimbahn *f*, Germen *nt*.
germ·proof ['dʒɜrmpruːf] *adj* keimsicher, keimfrei.
ger·o·co·mia [ˌdʒerə'kəʊmɪə] *n* **1.** Gerontokomie *f*. **2.** Altershygiene *f*, Gerontokomie *f*, Gerohygiene *f*.
ger·o·der·mia [dʒerə'dɜrmɪə] *n* **1.** Gerodermie *f*, Geroderma *f*. **2.** atrophische Altershaut *f*, Greisenhaut *f*, Geroderma *nt*.
ger·o·don·tia [dʒerəʊ'dɒnʃɪə] *n* Alterszahnheilkunde *f*, Gerodontologie *f*, Gerostomatologie *f*.
ger·o·don·tic [dʒerəʊ'dɒntɪk] *adj* Gerodontie betr., gerodontisch.
ger·o·don·tics [dʒerəʊ'dɒntɪks] *pl* Alterszahnheilkunde *f*, Gerodontologie *f*, Gerostomatologie *f*.
ger·o·don·tist [dʒerəʊ'dɒntɪst] *n* Gerodontist *m*.
ger·o·don·tol·o·gy [dʒerəʊdɒn'tɒlədʒɪ] *n* Gerodontologie *f*.
ger·o·ma·ras·mus [ˌdʒerəmə'ræzməs] *n* senile Atrophie *f*.
ge·ron·tal [dʒɪ'rɒntl] *adj* Alter betr., Alters-, Geronto-, Gero-.
geronto- *pref.* Alters-, Geronto-, Gero-.
ger·on·tol·o·gy [dʒerən'tɒlədʒɪ] *n* Altersforschung *f*, Lehre *f* vom Altern, Gerontologie *f*, Geratologie *f*.
ges·ta·gen ['dʒestədʒən] *n* Gestagen *nt*, gestagenes Hormon *nt*.
ges·ta·gen·ic [dʒestə'dʒenɪk] *adj* Gestagen betr., gestagen.
ges·ta·tion [dʒe'steɪʃn] *n* Schwangerschaft *f*, Gravidität *f*.
get [get] (**got**; **gotten**) **I** *vt* **1.** bekommen, kriegen, erhalten; (*Wunde*) s. zuziehen; (*Erkältung*) s. holen. **2.** erwerben, erzielen; s. besorgen, s. beschaffen; (*Hilfe*) holen. **II** *vi* werden. **get dressed** s. anziehen. **get drunk** betrunken werden. **get old** alt werden. **get tired** müde werden.
  get down **I** *vt* **1.** (*Essen*) hinunterbringen, hinunterschlucken. **2.** deprimieren, fertigmachen. **3.** (*Fieber*) herunterbekommen. **II** *vi* s. bücken.
  get off **I** *vt* **get off into sleep** jdn. zum (Ein-)Schlafen bringen. **II** *vi* (*a.* **get off to sleep**) einschlafen.
  get on *vi* vorankommen, vorwärtskommen; **get on well** Fortschritte machen.
  get out I *vt* (*Splitter*) herausmachen, herausziehen. **II** *vi* **get out of bed** aufstehen.
  get over *vi* s. erholen von, überstehen; (*Problem*) überwinden.
  get up *vi* aufstehen; s. (vom Stuhl) erheben.
gid·di·ness ['gɪdɪnɪs] *n* **1.** (subjektiver) Schwindel *m*, Schwind(e)ligkeit *f*. **2.** Schwindelanfall *m*. **3.** Benommenheit *f*.
gid·dy ['gɪdɪ] *adj* **1.** schwind(e)lig. **2.** verwirrt, benommen. **3.** wirr, konfus.
giga- *pref.* Giga-.
gi·gan·tism [dʒaɪ'gæntɪzəm, dʒɪ-] *n* Riesenwuchs *m*, Gigantismus *m*, Gigantosomie *f*.
  cerebral gigantism Sotos-Syndrom *nt*.
giganto- *pref.* Riesen-, Gigant(o)-.
gi·gan·to·blast [dʒaɪ'gæntəʊblæst] *n hema.* Gigantoblast *m*.

gingiva

gin·gi·va [dʒɪn'dʒaɪvə, 'dʒɪndʒə-] *n, pl* **gin·gi·vae** [dʒɪn-'dʒaɪviː, 'dʒɪndʒəviː] Zahnfleisch *nt*, Gingiva *f*, Periodontium protectoris.
alveolar gingiva alveoläre Gingiva *f*, Gingiva alveolaris.
attached gingiva Periodontium protectoris, Gingiva *f*, attached Gingiva *f*, am Alveolarknochen befestigte Gingiva *f*, angewachsene Gingiva *f*.
buccal gingiva bukkale Gingiva *f*, Gingiva *f* der Wangenseite.
cemental gingiva am Zahnzement befestigte Gingiva *f*.
cemented gingiva → cemental gingiva.
free gingiva freie Gingiva *f*, Periodontium insertionis.
interdental gingiva interdental-papilläre Gingiva *f*, Interdentalgingiva *f*, Gingiva papillaris.
interproximal gingiva → interdental gingiva.
labial gingiva labiale Gingiva *f*, Gingiva *f* der Lippenseite *f*.
lingual gingiva linguale Gingiva *f*, Gingiva *f* der Zungenseite.
marginal gingiva marginale Gingiva *f*, Gingiva marginalis, Gingivalsaum *m*, Margo gingivalis.
papillary gingiva → interdental gingiva.
prosthetic gingiva künstliches Zahnfleisch *nt*.
septal gingiva → interdental gingiva.
stippling gingiva Zahnfleischtüpflung *m*, Stippling *nt*.
unattached gingiva freie Gingiva *f*.
gin·gi·val [dʒɪn'dʒaɪvl, 'dʒɪndʒə-] *adj* Zahnfleisch betr., gingival, Zahnfleisch-, Gingiva(l)-.
gin·gi·val·gia [ˌdʒɪndʒə'vældʒ(ɪ)ə] *n* Zahnfleischschmerz *m*, Gingivalgie *f*.
gin·gi·vec·to·my [ˌdʒɪndʒə'vektəmɪ] *n* Zahnfleischabtragung *f*, Gingivektomie *f*, Gingivoektomie *f*.
gin·gi·vi·tis [dʒɪndʒə'vaɪtɪs] *n* Zahnfleischentzündung *f*, Gingivitis *f*.
  acute gingivitis akute Zahnfleischentzündung *f*, Gingivitis acuta.
  acute necrotizing gingivitis akute nekrotisierende Zahnfleischentzündung *f*, Gingivitis necroticans acuta.
  acute necrotizing ulcerative gingivitis Plaut-Vincent-Angina *f*, Vincent-Angina *f*, Fusospirillose *f*, Fusospirochätose *f*, Angina ulcerosa/ulceromembranacea.
  acute ulcerating gingivitis akute ulzerierende Zahnfleischentzündung *f*, Gingivitis ulcerosa acuta.
  acute ulcerative gingivitis → acute necrotizing ulcerative gingivitis.
  acute ulceromembranous gingivitis → acute necrotizing ulcerative gingivitis.
  allergic gingivitis allergische Zahnfleischentzündung *f*, Gingivitis allergica.
  bismuth gingivitis 1. Gingivitis *f* bei Wismutvergiftung. **2.** Wismutstomatitis *f*, Stomatitis bismutica.
  catarrhal gingivitis Gingivitis catarrhalis/simplex.
  chronic gingivitis chronische Zahnfleischentzündung *f*, Gingivitis chronica.
  chronic atrophic senile gingivitis chronisch atrophische senile Zahnfleischentzündung *f*.
  chronic desquamative gingivitis chronisch desquamative Zahnfleischentzündung *f*, Gingivosis *f*, Gingivitis desquamativa chronica.
  cotton-roll gingivitis Watterollengingivitis *f*.
  desquamative gingivitis desquamative Zahnfleischentzündung *f*, Gingivitis desquamativa.
  diabetic gingivitis diabetische Zahnfleischentzündung *f*.
  diffuse gingivitis diffuse Gingivitis *f*.
  Dilantin gingivitis Dilantingingivitis *f*, Hydantoingingivitis *f*, Epileptikergingivitis *f*.
  eruptive gingivitis Begleitgingivitis *f* bei Zahneruption, Eruptionsgingivitis *f*, Gingivitis eruptiva.
  fusospirillary gingivitis → acute necrotizing ulcerative gingivitis.
  fusospirochetal gingivitis → acute necrotizing ulcerative gingivitis.
  herpetic gingivitis Herpesgingivitis *f*.
  hormonal gingivitis hormonelle Zahnfleischentzündung *f*.
  hyperplastic gingivitis Zahnfleischhyperplasie *f*, Gingivitis hyperplastica, Zahnfleischwucherung *f*, Gingivahyperplasie *f*, hyperplastische Gingivitis *f*, Gingiva hyperplastica.
  gingivitis hypertrophica fibröse Gingivahyperplasie *f*, fibröse Zahnfleischhyperplasie *f*, Fibromatosis gingivae, Elephantiasis gingivae.
  idiopathic gingivitis idiopathisch fibröse Gingivahyperplasie *f*, kongenitale Makrogingiva *f*, Fibromatosis gingivae, Elephantiasis gingivae.
  leukemic hyperplastic gingivitis leukämische Zahnfleischhyperplasie *f*.
  menstruation gingivitis Menstruationsgingivitis *f*.
  necrotizing gingivitis nekrotisierende Gingivitis *f*.
  necrotizing ulcerative gingivitis → acute necrotizing ulcerative gingivitis.
  nephritic gingivitis urämische Stomatogingivitis *f*, urämische Stomatitis *f*.
  nonspecific gingivitis unspezifische Gingivitis *f*.
  papillary gingivitis Entzündung *f* der Zahnfleischpapille.
  phagedenic gingivitis → acute necrotizing ulcerative gingivitis.
  plasma-cell gingivitis idiopathisch fibröse Gingivahyperplasie *f*, kongenitale Makrogingiva *f*, Fibromatosis gingivae, Elephantiasis gingivae.
  pregnancy gingivitis Schwangerschaftsgingivitis *f*, Gingivitis gravidarum.
  proliferative gingivitis proliferative Gingivitis *f*.
  pseudomembranous gingivitis pseudomembranöse Gingivitis *f*.
  puberty gingivitis Pubertätsgingivitis *f*.
  recurrent gingivitis rezidivierende Gingivitis *f*.
  senile atrophic gingivitis senile atrophische Gingivitis *f*.
  streptococcal gingivitis Streptokokkengingivitis *f*.
  suppurative gingivitis Zahnfleischeiterung *f*, eitrige Zahnfleischentzündung *f*, Gingivitis suppurativa.
  ulcerative gingivitis → acute necrotizing ulcerative gingivitis.
  ulceromembranous gingivitis → acute necrotizing ulcerative gingivitis.
  uremic gingivitis urämische Gingivostomatitis *f*, urämische Stomatitis *f*.
gin·gi·vo·ax·i·al [ˌdʒɪndʒəvəʊ'æksɪəl] *adj* gingivoaxial.
gin·gi·vo·buc·co·ax·i·al [ˌdʒɪndʒəvəʊˌbʌkə'æksɪəl] *adj* gingivobukkoaxial.
gin·gi·vo·lin·guo·ax·i·al [ˌdʒɪndʒəvəʊˌlɪŋgwə'æksɪəl] *adj* gingivolinguoaxial.
gin·gi·vo·plas·ty ['dʒɪndʒəvəʊplæstɪ] *n* Zahnfleischplastik *f*, Gingivoplastik *f*.
gin·gi·vo·sis [dʒɪndʒə'vəʊsɪs] *n* chronisch desquamative Zahnfleischentzündung *f*, Gingivosis *f*, Gingivitis desquamativa chronica.
gin·gi·vo·sto·ma·ti·tis [ˌdʒɪndʒɪvəʊˌstəʊmə taɪtɪs] *n* Entzündung *f* von Zahnfleisch u. Mundschleimhaut, Gingovostomatitis *f*.
  acute herpetic gingivostomatitis Gingivostomatitis herpetica.
  acute infectious gingivostomatitis akute nekrotisierende Gingivitis *f*, Gingivitis necroticans acuta.
  allergic gingivostomatitis idiopathische Gingivostomatitis *f*.
  atypical gingivostomatitis idiopathische Gingivostomatitis *f*.
  bismuth gingivostomatitis Wismutstomatitis *f*, Stomatitis bismutica.
  herpetic gingivostomatitis aphthöse Stomatitis *f*, Gingivostomatitis/Stomatitis herpetica.
  idiopathic gingivostomatitis idiopathisch fibröse Gingivahyperplasie *f*, kongenitale Makrogingiva *f*, Fibromatosis gingivae, Elephantiasis gingivae.
  idiopathic plasma-cell gingivostomatitis idiopathische Gingivostomatitis *f*.
  membranous gingivostomatitis membranöse Gingivostomatitis *f*.
  menopausal gingivostomatitis Menopausengingivitis *f*.
  necrotizing ulcerative gingivostomatitis Plaut-Vincent-Angina *f*, Fusospirillose *f*, Fusospirochätose *f*, Angina ulcerosa/ulceromembranacea.
  plasma cell gingivostomatitis idiopathische Gingivostomatitis *f*.
  streptococcal gingivostomatitis Streptokokkengingivitis *f*.
  white folded gingivostomatitis weißer Schleimhautnävus *m*, Naevus spongiosus albus mucosae.
gir·dle ['gɜrdl] *n* (*a. anat.*) Gürtel *m*, gürtelförmige Struktur *od.* Zone *f*, Cingulum *nt*.
  girdle of inferior member → pelvic girdle.
  pectoral girdle → shoulder girdle.
  pelvic girdle Beckengürtel *m*, Cingulum membri inferioris, Cingulum pelvicum.
  shoulder girdle Schultergürtel *m*, Cingulum pectorale, Cingulum membri superioris.
  girdle of superior member → shoulder girdle.
  thoracic girdle → shoulder girdle.
give [gɪv] (*v* gave; given) **I** *n* Elastizität *f*; Federung *f*; *fig.* Flexibilität *f*, Nachgiebigkeit *f*. **II** *vt* **1.** geben; übergeben; überreichen; (*Rat, Befehl*) erteilen. **2.** etw. zugestehen; (*Zeit*) geben, gewähren; (*Hilfe*) gewähren; (*Medikament*) verabreichen; (*Spritze*) geben. **give relief** Linderung verschaffen. **3.** äußern, von s. geben. **give a cry** einen Schrei ausstoßen. **4.** verursachen. **give s. b. pain** jdm. weh tun, jdm. Schmerzen bereiten. **5.** (er-)geben. **give no result** ohne Ergebnis bleiben. **III** *vi* **6.** geben. **7.** (*Beine*) nachgeben; (*Nerven*) versagen. **8.** (*Material*) s. dehnen *od.* weiten; s. anpassen (*to* an); nachgeben; federn.

give in *vi* nachgeben, aufgeben; s. jdm. geschlagen geben (*to sb.*).
give off *vt* **1.** (*Geruch*) verbreiten, von s. geben, ausströmen; (*Gas*) ausströmen, verströmen. **2.** (*Gefäße*) abgehen, abzweigen.
give out I *vt* → give off. **II** *vi* (*Kräfte*) zu Ende gehen; (*Stimme, Nieren*) versagen.
give up *vt* (*Gewohnheit*) aufgeben; (*Plan, Hoffnung*) aufgeben.
gla·bel·la [glə'belə] *n, pl* **gla·bel·lae** [glə'beliː, glə'belaɪ] *anat.* Glabella *f.*
gla·bel·lum [glə'beləm] *n* → glabella.
gland [glænd] *n anat.* Drüse *f*, drüsenförmiges Gebilde *f*, Glandula *f.*
  acinar gland → acinous gland.
  acinous gland azinöse/beerenförmige Drüse *f.*
  adrenal gland Nebenniere *f*, Glandula suprarenalis/adrenalis.
  anterior lingual gland (Blandin-)Nuhn-Drüse *f*, Glandula lingualis anterior, Glandula apicis linguae, Zungenspitzendrüse *f.*
  apical gland of tongue → anterior lingual gland.
  apocrine gland apokrine Drüse *f*, Glandula apocrinae.
  Bauhin's gland → anterior lingual gland.
  Blandin's gland → anterior lingual gland.
  Boerhaave's glands → sudoriferous glands.
  Bowman's glands Bowman-Spüldrüsen *pl*, Glandulae olfacteriae.
  buccal glands Speicheldrüsen *pl* der Wangenschleimhaut, Bukkaldrüsen *pl*, Glandulae buccales.
  buccal mucous glands → buccal glands.
  carotid gland Karotisdrüse *f*, Paraganglion *nt* der Karotisgabel, Paraganglion/Glomus caroticum.
  ceruminous glands Ohrschmalzdrüsen *pl*, Zeruminaldrüsen *pl*, Glandulae ceruminosae.
  cutaneous glands Hautdrüsen *pl*, Glandulae cutis.
  ductless glands endokrine *od.* unechte Drüsen *pl*, Glandulae endocrinae, Glandulae sine ductibus.
  Ebner's glands (von) Ebner-Drüsen *pl*, (von) Ebner-Spüldrüsen *pl.*
  eccrine gland ekkrine Drüse *f*, Glandula eccrina.
  endocrine gland Drüse *f* mit innerer Sekretion, endokrine Drüse *f*, Glandula endocrina, Glandula sine ductibus.
  endoepithelial gland endoepitheliale/intraepitheliale Drüse *f.*
  exocrine gland Drüse *f* mit äußerer Sekretion, exokrine Drüse *f.*
  gustatory glands → Ebner's glands.
  heterocrine gland seromuköse Mischdrüse *f*, gemischte Drüse *f*, Glandula seromucosa.
  holocrine gland holokrine Drüse *f.*
  intraepithelial gland endoepitheliale/intraepitheliale Drüse *f.*
  labial glands Lippen(speichel)drüsen *pl*, Glandulae labiales.
  lacrimal gland Tränendrüse *f*, Glandula lacrimalis.
  lingual glands Zungen(speichel)drüsen *pl*, Glandulae linguales.
  lymph gland Lymphknoten *m*, Nodus lymphaticus, Lymphonodus *m.*
  lymphatic gland → lymph gland.
  mandibular gland → submandibular gland.
  merocrine gland merokrine Drüse *f.*
  mixed gland 1. seromuköse (Misch-)Drüse *f*, Glandula seromucosa. **2.** gemischt endokrin-exokrine Drüse *f.*
  molar glands Glandulae molares.
  glands of mouth Glandulae oris.
  muciparous gland → mucous gland.
  mucoid gland mukoide Drüse *f.*
  mucous gland schleimbildende/muköse/muzinöse Drüse *f*, Schleimdrüse *f*, Glandula mucosa.
  nasal glands Nasen(schleimhaut)drüsen *pl*, Glandulae nasales.
  Nuhn's gland Nuhn-Drüse *f*, Glandula lingualis anterior.
  oil glands Talgdrüsen *pl*, Glandulae sebaceae.
  olfactory glands Bowman-Spüldrüsen *pl*, Glandulae olfactoriae.
  palatine glands Gaumen(speichel)drüsen *pl*, Glandulae palatinae.
  Rivinus' gland → sublingual gland.
  salivary glands Speicheldrüsen *pl*, Glandulae salivariae.
  seromucous gland seromuköse Mischdrüse *f*, gemischte Drüse *f*, Glandula seromucosa.
  serous gland seröse Drüse *f*, Eiweißdrüse *f*, Glandula serosa.
  sublingual gland Unterzungen(speichel)drüse *f*, Glandula sublingualis.
  submandibular gland Unterkieferdrüse *f*, Glandula submandibularis.
  submaxillary gland → submandibular gland.
  sudoriferous glands Schweißdrüsen *pl*, Glandulae sudiferae.
  sudoriparous glands → sudoriferous glands.
  suprarenal gland Nebenniere *f*, Glandula suprarenalis/adrenalis.
  sweat glands → sudoriferous glands.
  glands of tongue Zungen(speichel)drüsen *pl*, Glandulae linguales.
glan·ders ['glændərz] *n* Rotz *m*, Malleus *m*, Maliasmus *m.*
glan·do·trop·ic [‚glændəʊ'trɒpɪk, 'trəʊ-] *adj* auf Drüsen einwirkend, glandotrop.

glan·du·lar ['glændʒələr] *adj* **1.** Drüse/Glandula betr., glandulär, Drüsen-. **2.** Glans clitoridis/penis betr., Glans-.
glass [glæs, glɑːs] **I** *n* **1.** Glas *nt;* Glasscheibe *f;* Spiegel *m;* Trinkglas *nt.* **2.** (*a. pair of glasses*) *pl* Brille *f.* **3.** Vergrößerungsglas *nt*, Linse *f*, Augenglas *nt.* **II** *vt* verglasen.
  contact glasses Kontaktlinse *f*, Kontaktglas *nt*, Haftglas *nt*, Haftschale *f*, Kontaktschale *f.*
  hand glass 1. → magnifying glass. **2.** Handspiegel *m.*
  magnifying glass Vergrößerungsglas *nt*, Vergrößerungslinse *f*, Lupe *f.*
  measuring glass *lab.* Meßglas *nt*, Meßzylinder *m*, Mensur *f.*
  medicine glass Medizinglas *nt*, Tropfenglas *nt.*
  multiplying glass → magnifying glass.
  quartz glass Quarzglas *nt.*
  reading glass → magnifying glass.
  safety glasses Schutzbrille *f.*
glau·co·ma [glɔː'kəʊmə, glaʊ-] *n ophthal.* grüner Star *m*, Glaukom *nt*, Glaucoma *nt.*
glau·co·ma·tous [glɔː'kəʊmətəs, glaʊ-] *adj* Glaukom betr., glaukomatös, Glaukom-.
glaze [gleɪz] **I** *n* **1.** Glasur *f*, Glasurmasse *f.* **2.** Glasigkeit *f.* **II** *vt* **3.** glasieren, mit Glasur überziehen. **4.** (*Augen*) glasig machen.
gli·a ['glaɪə, 'gliːə] *n anat.* Glia *f*, Neuroglia *f.*
gli·a·blast ['glaɪəblæst, 'gliː-] *n* → glioblast.
gli·a·cyte ['glaɪəsaɪt] *n* → gliocyte.
gli·a·din ['glaɪəd(ɪ)n] *n* Gliadin *nt.*
glid·ing ['glaɪdɪŋ] **I** *n* Gleiten *nt.* **II** *adj* gleitend, Gleit-.
gli·o·blast ['glaɪəʊblæst] *n* Glioblast *m*, Spongioblast *m.*
gli·o·blas·to·ma [‚glaɪəʊblæs'təʊmə] *n patho.* Glioblastom(a) *nt*, Gliablastom *nt.*
  glioblastoma multiforme buntes Glioblastom *nt*, Glioblastoma multiforme.
gli·o·cyte ['glaɪəʊsaɪt] *n* (Neuro-)Gliazelle *f*, Gliozyt *m.*
gli·o·cy·to·ma [‚glaɪəʊsaɪ'təʊmə] *n* → glioma.
gli·o·ma [glaɪ'əʊmə] *n* Gliageschwulst *f*, Gliatumor *m*, Gliom(a) *nt.*
  astrocytic glioma Astrozytom *nt*, Astrocytoma *nt.*
  malignant glioma Glioblastom(a) *nt*, Gliablastom *nt.*
  peripheral glioma Schwannom *nt*, Neurinom *nt*, Neurilem(m)om *nt.*
gli·o·ma·to·sis [‚glaɪəmə'təʊsɪs] *n patho.* Gliomatose *f.*
gli·o·neu·ro·ma [‚glaɪəʊnjʊə'rəʊmə] *n patho.* Glioneurom *nt*, Glioneuroblastom *nt.*
gli·o·sis [glaɪ'əʊsɪs] *n patho.* Gliose *f*, Gliosis *f.*
glo·bin ['gləʊbɪn] *n* Globin *nt.*
glob·u·lar ['glɒbjələr] *adj* **1.** kugelförmig, sphärisch, globulär, globoid, kugelig, Kugel-. **2.** aus Kügelchen *od.* Tröpfchen bestehend, globulär.
glob·ule ['glɒbjuːl] *n* **1.** Kügelchen *nt.* **2.** Tröpfchen *nt.*
  dentin globules Dentinkügelchen *pl.*
  polar globule Polkörper *m*, Polkörperchen *nt*, Polkörnchen *nt.*
glob·u·lin ['glɒbjəlɪn] *n* Globulin *nt.*
  accelerator globulin Proakzelerin *nt*, Proaccelerin *nt*, Acceleratorglobulin *nt*, labiler Faktor *m*, Faktor V *m.*
  antihemophilic globulin antihämophiles Globulin *nt*, Antihämophiliefaktor *m*, Faktor VIII *m.*
  antithymocyte globulin Antithymozytenglobulin *nt.*
  gamma globulin 1. Gammaglobulin *nt*, γ-Globulin *nt.* **2.** *old* Immunglobulin *nt.*
  immune globulin Immunglobulin *nt.*
  rabies immune globulin Tollwut-Immunglobulin *nt*, Rabiesimmunglobulin *nt.*
glo·man·gi·o·ma [gləʊ‚mændʒɪ'əʊmə] *n* → glomus *tumor.*
glo·mer·u·lus [gləʊ'merjələs, glə-] *n, pl* **glo·mer·u·li** [gləʊ'merjəlaɪ] **1.** *anat.* Knäuel *m/nt*, Glomerulus *m*, Glomerulum *nt.* **2.** (Nieren-)Glomerulus *m*, Glomerulus renalis.
  olfactory glomeruli Glomeruli olfactorii.
glo·mus ['gləʊməs] *n, pl* **glo·mi, glo·mer·a** ['glɒmərə] *anat.* **1.** Gefäßknäuel *m/nt*, Nervenknäuel *m/nt.* **2.** Glomusorgan *nt*, Masson-Glomus *nt*, Hoyer-Grosser-Organ *nt*, Knäuelanastomose *f*, Glomus neuromyoarteriale, Anastomosis arteriovenosa glomeriformis.
  carotid glomus Karotisdrüse *f*, Paraganglion *nt* der Karotisgabel, Paraganglion/Glomus caroticum.
glos·sa ['glɒsə, 'glɔs-] *n, pl* **glos·sae** ['glɒsiː, 'glɔsiː] *anat.* Zunge *f*, Glossa *f*, Lingua *f.*
glos·sal ['glɒsl, 'glɔs-] *adj* Zunge/Glossa betr., zungenförmig, lingual, Zungen-, Glosso-.
glos·sal·gia [glɒ'sældʒ(ɪ)ə] *n* Zungenbrennen *nt*, Zungenschmerz (en) *pl, m*, Glossalgie *f*, Glossodynie *f.*
glos·sec·to·my [glɒ'sektəmɪ] *n* Zungen(teil)amputation *f*, Glossektomie *f.*

Glos·si·na [gla'saɪnə] *n micro.* Zungenfliege *f*, Tsetsefliege *f*, Glossina *f*.
glos·si·tis [gla'saɪtɪs] *n* Zungen(schleimhaut)entzündung *f*, Glossitis *f*.
  atrophic glossitis atrophische Glossitis *f*, Hunter-Glossitis *f*, Möller-Hunter-Glossitis *f*.
  benign migratory glossitis Landkartenzunge *f*, Wanderplaques *pl*, Lingua geographica, Exfoliatio areata linguae/dolorosa, Glossitis exfoliativa marginata, Glossitis areata exsudativa.
  Hunter's glossitis → atrophic glossitis.
  median rhomboid glossitis Glossitis mediana rhombica, Glossitis rhombica mediana.
  Moeller's glossitis Möller-Glossitis *f*, Glossodynia exfoliativa.
  psychogenic glossitis Zungenbrennen *nt*, Glossopyrosis *f*, Glossopyrie *f*.
glosso- *pref.* Zunge/Glossa betr., Zungen-, Glosso-.
glos·so·cele ['glasəusi:l, 'glɔs-] *n* **1.** Glossozele *f*. **2.** zystische Zungengeschwulst *f*, Glossozele *f*.
glos·so·dyn·ia [glasə'di:nɪə, glɔs-] *n* → glossalgia.
glos·so·la·lia [glasə'leɪlɪə, glɔs-] *n psychia.* Glossolalie *f*.
glos·sol·y·sis [gla'saləsɪs] *n* → glossoplegia.
glos·son·cus [gla'saŋkəs] *n* Zungenschwellung *f*.
glos·sop·a·thy [gla'sapəθɪ] *n* Zungenerkrankung *f*, Glossopathie *f*.
glos·so·pha·ryn·ge·us [ˌglasəfə'rɪndʒ(ɪ)əs, ˌglɔs-] *n old* Musculus glossopharyngeus, Pars glossopharyngea (m. constrictoris pharyngis superioris).
glos·so·phyt·ia [ˌglasə'fɪtɪə, ˌglɔs-] *n* schwarze Haarzunge *f*, Glossophytie *f*, Melanoglossie *f*, Lingua pilosa/villosa nigra.
glos·so·plas·ty ['glasəplæstɪ, 'glɔs-] *n* Zungenplastik *f*, Glossoplastik *f*.
glos·so·ple·gia [ˌglasəu'pli:dʒ(ɪ)ə, ˌglɔs-] *n* Zungenlähmung *f*, Glossoplegie *f*.
glos·sop·to·sis [ˌglasəp'təusɪs] *n* Zurücksinken *nt* der Zunge, Glossoptose *f*.
glos·so·py·ro·sis [ˌglasəpaɪ'rəusɪs, ˌglɔs-] *n* Zungenbrennen *nt*, Glossopyrie *f*, Glossopyrosis *f*.
glos·sor·rha·phy [gla'sɔrəfɪ] *n* Zungennaht *f*, Glossorrhaphie *f*.
glos·so·spasm ['glasəspæzəm, 'glɔs-] *n* Zungenkrampf *m*, Glossospasmus *m*.
glos·so·ste·re·sis [ˌglasəstə'ri:sɪs, ˌglɔs-] *n* → glossectomy.
glos·sot·o·my [gla'satəmɪ] *n* Zungenschnitt *m*, Zungendurchtrennung *f*, Glossotomie *f*.
glos·so·trich·ia [ˌglasə'trɪkɪə, ˌglɔs-] *n* Haarzunge *f*, Glossotrichie *f*, Trichoglossie *f*, Lingua villosa/pilosa.
gloss·y ['glasɪ, 'glɔsɪ] *adj* glänzend.
glot·tic ['glatɪk] *adj* **1.** Zunge/Glossa betr., zungenförmig, lingual, Zungen-, Glosso-. **2.** Glottis betr., glottisch, Glottis.
glot·tis ['glatɪs] *n, pl* **glot·tis·es, glot·ti·des** ['glatɪdi:z] Stimmapparat *m* des Kehlkopfs, Glottis *f* (vocalis).
  true glottis Stimmritze *f*, Rima glottidis.
glot·ti·tis [gla'taɪtɪs, glɔ-] *n* Glottisentzündung *f*, Glottitis *f*.
glove [glʌv] *n* Handschuh *m*.
  disposable gloves Einmalhandschuhe *pl*, Einweghandschuhe *pl*.
  latex gloves Latexhandschuhe *pl*.
  neoprene gloves Neoprenhandschuhe *pl*.
  surgeon's gloves → surgical gloves.
  surgical gloves 1. OP-Handschuhe *pl*, Gummihandschuhe *pl*. **2.** Einweghandschuhe *pl*, Einmalhandschuhe *pl*.
glu·ca·gon ['glu:kəgan] *n* Glukagon *nt*, Glucagon *nt*.
glu·ca·go·no·ma [glu:kəgə'nəumə] *n* Glukagonom *nt*, Glucagonom(a) *nt*, A-Zell(en)-Tumor *m*.
glu·can ['glu:kæn] *n* Glukan *nt*, Glucan *nt*, Glukosan *nt*.
glu·ce·mia [glu:'si:mɪə] *n* → glycemia.
glu·ci·tol ['glu:sətɔl, -təul] *n* Sorbit *nt*, Sorbitol *nt*, Glucit *nt*, Glucitol *nt*.
gluco- *pref.* Glukose-, Gluko-, Gluco-.
glu·co·cer·e·bro·side [glu:kəu'serəbrəusaɪd] *n* Glukozerebrosid *nt*, Glukocerebrosid, Glucocerebrosid *nt*.
glu·co·cor·ti·coid [ˌglu:kəu'kɔ:rtəkɔɪd] **I** *n* Glukokortikoid *nt*, Glucocorticoid *nt*, Glukosteroid *nt*. **II** *adj* Glukokortikoid(e) betr., glukokortikoidähnliche Wirkung besitzend, Glukokortikoidähnlich.
glu·co·gen·e·sis [glu:kəu'dʒenəsɪs] *n* Glukosebildung *f*, Glukogenese *f*, Glucogenese *f*, Glucogenese *f*.
glu·co·gen·ic [glu:kəu'dʒenɪk] *adj* glukogen, glucogen.
glu·co·he·mia [glu:kəu'hi:mɪə] *n* → glycemia.
glu·col·y·sis [glu:'kalɔsɪs] *n* → glycolysis.
glu·co·ne·o·gen·e·sis [glu:kəuˌni:əu'dʒenəsɪs] *n* Glukoneogenese *f*, Gluconeogenese *f*.
glu·co·pro·tein [glu:kəu'prəuti:n, -tɪɪn] *n* **1.** Glukoprotein *nt*, Glucoprotein *nt*. **2.** Glykoprotein *nt*, Glykoproteid *nt*, Glycoprotein *nt*, Glycoproteid *nt*.
glu·co·sa·mine [glu:'kəusəmi:n, -mɪn] *n* Glukosamin *nt*, Aminoglukose *f*.
glu·cose ['glu:kəuz] *n* (D-)Glukose *f*, Traubenzucker *m*, Dextrose *f*, Glucose *f*, α-D-Glucopyranose *f*, Glykose *f*.
  blood glucose Blutzucker *m*, Blutglukose *f*.
glu·co·si·dase [glu:'kəusɪdeɪz] *n* Glukosidase *f*, Glucosidase *f*.
glu·co·side ['glu:kəsaɪd] *n* Glukosid *nt*, Glucosid *nt*.
glu·cos·u·ria [glu:kə's(j)ʊərɪə] *n* (Trauben-)Zuckerausscheidung *f* im Harn, Glukosurie *f*, Glucosurie *f*, Glukurese *f*, Glucurese *f*, Glykosurie *f*, Glykurie *f*.
glue [glu:] *n* Leim *m*, Kleber *m*, Klebstoff *m*.
  tissue glue Gewebekleber *m*.
glue·y ['glu:ɪ] *adj* klebrig; zähflüssig.
glu·ta·mate ['glu:təmeɪt] *n* Glutamat *nt*.
glu·tam·ic [glu:'tæmɪk] *adj* Glutamin-, Glutamat-.
  glutamic-oxaloacetic transaminase Glutamatoxalacetattransaminase *f*, Aspartataminotransferase *f*, Aspartattransaminase *f*.
  glutamic-pyruvic transaminase Glutamatpyruvattransaminase *f*, Alaninaminotransferase *f*, Alanintransaminase *f*.
glu·ta·mine ['glu:təmi:n, -mɪn] *n* Glutamin *nt*.
γ-glu·ta·myl·trans·fer·ase [ˌglu:təmɪl'trænsfəreɪz, glu:'tæm-] *n* γ-Glutamyltransferase *f*, γ-Glutamyltranspeptidase *f*.
glu·ten ['glu:t(ɪ)n] *n* Klebereiweiß *nt*, Gluten *nt*.
glu·te·nin ['glu:tnɪn] *n* Glutenin *nt*.
glu·ti·nous ['glu:tnəs] *adj* klebrig; zähflüssig.
gly·can ['glaɪkæn] *n* Polysaccharid *nt*, Glykan *nt*, Glycan *nt*.
gly·ce·mia [glaɪ'si:mɪə] *n* Zuckergehalt *m* des Blutes, Glykämie *f*.
glyc·er·i·dase ['glɪsərɪdeɪz] *n* Lipase *f*.
glyc·er·ide ['glɪsəraɪd, -ɪd] *n* Acylglycerin *nt*, Glyzerid *nt*, Glycerid *nt*.
glyc·er·in ['glɪsərɪn] *n* **1.** Glyzerin *nt*, Glycerin *nt*, Glycerol *nt*. **2.** glyzerinhaltige Zubereitung *f*.
glyc·er·i·num [ˌglɪsə'raɪnəm] *n* → glycerol.
glyc·er·ol ['glɪsərɔl, -ral] *n* Glyzerin *nt*, Glycerin *nt*, Glycerol *nt*.
  glycerol phosphatide Phosphoglyzerid *nt*, Glycerophosphatid *nt*, *inf.* Phospholipid *nt*, Phosphatid *nt*.
  glycerol tripalmitate Palmitin *nt*.
glyc·er·o·tri·o·le·ate [ˌglɪsərəutraɪ'əulɪeɪt] *n* Olein *nt*, Triolen *nt*.
glyc·er·yl ['glɪsərɪl] *n* Glyzeryl-, Glyceryl-(Radikal *nt*).
  glyceryl trinitrate *pharm.* Glyceroltrinitrat *nt*, Nitroglyzerin *nt*.
gly·cine ['glaɪsi:n, -sɪn] *n* Glyzin *nt*, Glycin *nt*, Glykokoll *nt*, Aminoessigsäure *f*.
gly·ci·ner·gic [ˌglaɪsə'nɜrdʒɪk] *adj* glycinerg.
glyco- *pref.* Glykogen-, Glyk(o)-, Glyc(o)-, Zucker-, Glyzerin-.
gly·co·ca·lix [ˌglaɪkə'keɪlɪks] *n* Glykokalix *f*, Glycokalix *f*.
gly·co·coll ['glaɪkəkal] *n* → glycine.
gly·co·gen ['glaɪkədʒən] *n* Glykogen *nt*, tierische Stärke *f*.
  muscle glycogen Muskelglykogen *nt*.
  glycogen phosphorylase Glykogenphosphorylase *f*.
gly·co·ge·nase ['glaɪkədʒɪneɪz] *n* Glykogenase *f*; α-Amylase *f*; β-Amylase *f*.
gly·co·gen·e·sis [ˌglaɪkə'dʒenəsɪs] *n* **1.** Glykogenbildung *f*, Glykogenese *f*. **2.** Zuckerbildung *f*.
gly·co·ge·nol·y·sis [ˌglaɪkədʒɪ'nalǝsɪs] *n* Glykogenabbau *m*, Glykogenolyse *f*.
gly·co·gen·o·lyt·ic [glaɪkəˌdʒenə'lɪtɪk] *adj* Glykogenolyse betr., glykogenspaltend, glykogenabbauend, glykogenolytisch.
gly·co·ge·no·sis [ˌglaɪkədʒɪ'nəusɪs] *n* Glykogenspeicherkrankheit *f*, Glykogenthesaurismose *f*, Glykogenose *f*.
gly·co·he·mia [ˌglaɪkə'hi:mɪə] *n* → glycemia.
gly·col ['glaɪkəl, -kal] *n* Glykol *nt*, Glykol *nt*.
gly·co·lip·id [ˌglaɪkə'lɪpɪd] *n* Glykolipid *nt*.
gly·col·y·sis [glaɪ'kalǝsɪs] *n* Glykolyse *f*, Glycolyse *f*, Embden-Meyerhof-Weg *m*.
gly·co·lyt·ic [ˌglaɪkə'lɪtɪk] *adj* Glykolyse betr., glykolytisch.
gly·co·ne·o·gen·e·sis [ˌglaɪkəˌni:əu'dʒenəsɪs] *n* → gluconeogenesis.
gly·co·pro·tein [ˌglaɪkə'prəuti:n, -tɪɪn] *n* Glykoprotein *nt*, Glykoproteid *nt*, Glycoprotein *nt*, Glycoproteid *nt*.
  glycine-rich β-glycoprotein *immun.* C3-Proaktivator *m*, Faktor B *m*, glycinreiches Beta-Globulin *nt*.
gly·co·sam·ine [ˌglaɪkə'sæmɪn, -sə'mi:n] *n* Glykosamin *nt*, Aminozucker *m*.
gly·cos·a·mi·no·gly·can [ˌglaɪkəusəˌmi:nəu'glaɪkæn] *n* Glykosaminoglykan *nt*.
gly·co·se·mia [ˌglaɪkəu'si:mɪə] *n* → glycemia.
gly·co·si·dase [glaɪ'kəusɪdeɪz] *n* Glykosidase *f*, Glykosidhydrolase *f*.

gly·co·side ['glaɪkəsaɪd] *n* Glykosid *nt*, Glycosid *nt*.
  cardiac glycoside Herzglykosid *nt*.
gly·co·sphin·go·lip·id [glaɪkə‚sfɪŋɡəʊ'lɪpɪd] *n* Glykosphingolipid *nt*, Sphingoglykolipid *nt*.
gly·co·sphin·go·lip·i·do·sis [‚glaɪkə‚sfɪŋɡəʊlɪpə'dəʊsɪs] *n* Fabry-Syndrom *nt*, Morbus *m* Fabry, Ruiter-Pompen-Weyers-Syndrom *nt*, hereditäre Thesaurismose *f* Ruiter-Pompen-Weyers, Thesaurismosis hereditaria lipoidica, Angiokeratoma corporis diffusum (Fabry), Angiokeratoma universale.
gly·cos·u·ria [‚glaɪkə's(j)ʊərɪə] *n* (Trauben-)Zuckerausscheidung *f* im Harn, Glukosurie *f*, Glucosurie *f*, Glykosurie *f*, Glykurie *f*, Glukurese *f*, Glucurese *f*.
gly·cu·re·sis [‚glaɪkə'riːsɪs] *n* → glycosuria.
gly·ke·mia [glaɪ'kiːmɪə] *n* → glycemia.
gly·ox·a·lase [glaɪ'ɒksəleɪz] *n* Glyoxalase *f*.
gnash·ing ['næʃɪŋ] *n* Zähneknirschen *nt*.
gnat [næt] *n* **1.** *US* Kriebelmücke *f*. **2.** *Brit.* (Stech-)Mücke *f*.
gna·thal·gia [næ'θældʒ(ɪ)ə] *n* Kieferschmerz(en *pl*) *m*, Gnathalgie *f*, Gnathodynie *f*.
gnath·an·ky·lo·sis [‚næθæŋkɪ'ləʊsɪs] *n* Gnathankylose *f*.
gnath·ic ['næθɪk, 'neɪθɪk] *adj* Kiefer betr., Kiefer-, Gnath(o)-.
gna·thi·on ['næθɪən, 'neɪθɪən] *n* Gnathion *nt*.
gna·thi·tis [næ'θaɪtɪs] *n* Kieferentzündung *f*, Gnathitis *f*.
gnatho- *pref.* Kiefer-, Gnath(o)-.
gnath·o·ceph·a·lus [‚næθə'sefələs] *n embryo.* Gnathozephalus *m*.
gnath·o·dy·nam·ics [‚næθədaɪ'næmɪks] *pl* Gnathodynamik *f*.
gnath·o·dy·na·mom·e·ter [‚næθə‚daɪnə'mɒmɪtər] *n* Kaudruckmesser *m*, Gnathodynamometer *nt*.
gnath·o·dyn·ia [næθə'diːnɪə] *n* → gnathalgia.
gnath·og·ra·phy [næ'θɒɡrəfɪ] *n* Gnathographie *f*.
gnath·o·log·ic [næθə'lɒdʒɪk] *adj* Gnathologie betr., gnathologisch.
gnath·ol·o·gy [næ'θɒlədʒɪ] *n* Gnathologie *f*.
gnath·o·pal·a·tos·chi·sis [‚næθə‚pælə'tɒskəsɪs] *n embryo.* Kiefer-Gaumen-Spalte *f*, Gnathopalatoschisis *f*.
gnath·o·plas·ty ['næθəplæstɪ] *n* Kieferplastik *f*, Gnathoplastik *f*.
gna·thos·chi·sis [næ'θɒskəsɪs] *n embryo.* Kieferspalte *f*, Gnathoschisis *f*.
gnath·o·stat ['næθəstæt] *n* Gnathostat *m*.
gnath·o·stat·ics [næθə'stætɪks] *n pl* Gnathostatik *f*.
go [ɡəʊ] (*v* went, gone) **I** *n, pl* goes **1.** Gehen *nt*; Gang *m*; Verlauf *m*. **2.** Versuch *m*. **have a go at (doing) sth.** etw. probieren *od.* versuchen. **at one go auf** Anhieb. **II** *vi* **3.** gehen (*to* nach); *s.* (fort-)bewegen. **go on foot** zu Fuß gehen. **4.** anfangen, losgehen. **5.** gehen, passen (*into, in* in). **6.** *techn.* gehen, laufen, funktionieren, arbeiten. **7.** werden. **go bad** verderben, schlecht werden. **go blind** erblinden. **go mad** verrückt *od.* wahnsinnig werden. **go hungry** hungern. **go to sleep** einschlafen. **8.** zusammenbrechen; (*Kräfte*) nachlassen; kaputtgehen, versagen.
go at *vi* losgehen auf, angreifen.
go back *vi* zurückgehen.
go down *vi* **1.** (*Essen*) hinunterrutschen. **2.** (*Fieber*) fallen, sinken, zurückgehen; nachlassen, *s.* beruhigen.
go for *vi* (*Arzt*) holen (gehen).
go into *vi* **1.** (genau) untersuchen/prüfen, *s.* befassen mit. **2. go into mourning** trauern, Trauer tragen.
go off *vi* **1.** (*Schmerz*) nachlassen. **2.** *s.* verschlechtern; (*Nahrungsmittel*) verderben. **3.** ohnmächtig werden. **4.** einschlafen. **5.** geraten (*in, into* in). **go off in a fit** einen Anfall bekommen. **6.** ausgehen, nicht (mehr) funktionieren.
go on *vi* **1.** weitermachen, fortfahren (*with* mit, *doing* zu tun). **2.** passieren, vor *s.* gehen. **3.** weitergehen *od.* -fahren. **4. go on the pill** die Pille nehmen. **go on a diet** eine Schlankheitskur machen.
go out *vi* **1.** (*Licht, Feuer*) ausgehen, erlöschen. **2.** zu Ende gehen, enden. **3.** ohnmächtig werden. **4.** einschlafen.
go through *vi* **1.** durchgehen, durchnehmen, durchsprechen. **2.** durchmachen, erleiden. **3. go through with** zu Ende führen, ausführen, durchführen, durchziehen.
go up *vi* (*Fieber*) steigen.
go with *vi* **1.** jdn./etw. begleiten. **2.** passen zu.
go without *vi* auskommen ohne, *s.* behelfen ohne, verzichten (müssen) auf.
gob·let ['ɡɒblət] *n* Becher *m*.
gog·gle ['ɡɒɡl] *n* **1.** Augenschutz(schild *nt*) *m*. **2. goggles** *pl* Schutzbrille *f*.
  protective goggles Schutzbrille *f*.
goi·ter ['ɡɔɪtər] *n* Kropf *m*, Struma *f*.
  Basedow's goiter Basedow-Struma *f*, Struma basedowiana.
  colloid goiter Kolloidstruma *f*, Gallertstruma *f*, Struma colloides.
  diffuse goiter diffuse Schilddrüsenhyperplasie/Struma *f*, Struma diffusa.
  exophthalmic goiter Basedow-Krankheit *f*, Morbus *m* Basedow.
  lingual goiter Zungengrundstruma *f*, Struma baseos linguae.
  nodular goiter Knotenkropf *m*, Knotenstruma *f*, Struma nodosa.
  nontoxic goiter blande Struma *f*.
  simple goiter blande Struma *f*.
goi·tre ['ɡɔɪtər] *n Brit.* → goiter.
goi·tro·gen·ic [‚ɡɔɪtrə'dʒenɪk] *adj* strumigen.
goi·trog·e·nous [ɡɔɪ'trɒdʒənəs] *adj* → goitrogenic.
goi·trous ['ɡɔɪtrəs] *adj* Struma betr., kropfartig, strumaartig, Kropf-, Struma-.
gold [ɡəʊld] *n* Gold *nt*; *chem.* Aurum *nt*.
  annealed gold vergütetes Gold *nt*.
  24 carat gold Feingold *nt*, reines Gold *nt*, 24karätiges Gold *nt*, 1000er Gold *nt*.
  cohesive gold kohäsives Gold *nt*, kohäsive Goldfolie *f*.
  colloidal gold kolloides Gold *nt*.
  crystal gold kristallines Gold *nt*.
  crystalline gold → crystal gold.
  dental gold Zahngold *nt*.
  dental casting gold Gußgold *nt*.
  direct gold Füllungsgold *nt*, Zahngold *nt* für direkte Füllungen, Gold *nt* für Direktfüllungen.
  direct filling gold → direct gold.
  electrolytic gold Elektolytgold *nt*.
  1000 fine gold → 24 carat gold.
  inlay gold Inlaygold *nt*.
  mat gold Goldschwämmchen *nt*.
  noncohesive gold nonkohäsives Gold *nt*, nonkohäsive Goldfolie *f*.
  platinized gold Platingoldfolie *f*, Platingoldblech *nt*.
  powdered gold Goldpellets *pl*.
  pure gold → 24 carat gold.
  sponge gold Goldschwämmchen *nt*.
  white gold Weißgold *nt*.
gom·pho·sis [ɡɒm'fəʊsɪs] *n* **1.** Einkeilung *f*, Einzapfung *f*, Gomphosis *f*. **2.** Articulatio dentoalveolaris, Gomphosis *f*.
gon- *pref.* **1.** Gon(o)-. **2.** Knie-, Gon-.
go·nad ['ɡəʊnæd, 'ɡa-] *n* Keimdrüse *f*, Geschlechtsdrüse *f*, Gonade *f*.
  female gonad weibliche Geschlechtsdrüse/Keimdrüse *f*, Eierstock *m*, Ovarium *nt*, Ovar *nt*, Oophoron *nt*.
  male gonad männliche Geschlechtsdrüse/Keimdrüse *f*, Hode(n) *m*, Testikel *m*, Testis *m*, Orchis *m*.
go·na·do·lib·er·in [ɡəʊ‚næðə'lɪbərɪn, ‚ɡɒnədəʊ-] *n* Gonadotropin-releasing-Faktor *m*, Gonadotropin-releasing-Hormon *nt*, Gonadoliberin *nt*.
go·nad·o·trope [ɡəʊ'nædətrəʊp, ‚ɡɒnədəʊ-] *n* → gonadotroph.
go·nad·o·troph [ɡəʊ'nædətrəʊf, ‚ɡɒnədəʊ-] *n* **1.** gonadotrope Substanz *f*. **2.** (*HVL*) gonadotrope Zelle *f*; β-Zelle *f*, Beta-Zelle *f*; D-Zelle *f*, Delta-Zelle *f*.
go·na·do·troph·ic [ɡəʊ‚nædə'trɒfɪk, -'trəʊ-, ‚ɡɒnədəʊ-] *adj* → gonadotropic.
go·na·do·tro·phin [ɡəʊ‚nædə'trəʊfɪn, ‚ɡɒnədəʊ-] *n* → gonadotropin.
go·na·do·trop·ic [ɡəʊ‚nædə'trɒpɪk, -'trəʊ-, ‚ɡɒnədəʊ-] *adj* auf die Gonaden wirkend, gonadotrop.
go·na·do·tro·pin [ɡəʊ‚nædə'trəʊpɪn, ‚ɡɒnədəʊ-] *n* gonadotropes Hormon *nt*, Gonadotropin *nt*.
gonio- *pref.* Winkel-, Goni(o)-.
go·ni·om·e·ter [‚ɡəʊnɪ'ɒmɪtər] *n* Goniometer *nt*.
go·ni·on ['ɡəʊnɪən] *n, pl* **go·nia** ['ɡəʊnɪə] Gonion *nt*, äußerster Punkt *m* des Unterkieferwinkels.
gono- *pref.* Gon(o)-.
gon·o·coc·ce·mia [‚ɡɒnəʊkɒk'siːmɪə] *n* Gonokokkämie *f*, Gonokokkensepsis *f*.
gon·o·coc·cus [‚ɡɒnəʊ'kɒkəs] *n, pl* **gon·o·coc·ci** [‚ɡɒnəʊ-'kɒksaɪ, ‚ɡɒnəʊ'kɒksiː] Gonokokkus *m*, Gonococcus *m*, Neisseria gonorrhoeae.
gon·o·cyte ['ɡɒnəʊsaɪt] *n* Gonozyt *m*.
gon·or·rhea [‚ɡɒnəʊ'rɪə] *n* Tripper *m*, Gonorrhö *f*, Gonorrhoe(a) *f*.
gon·or·rhe·al [‚ɡɒnəʊ'rɪəl] *adj* Gonorrhö betr., gonorrhoisch, Gonorrhö-.
gon·o·some ['ɡɒnəʊsəʊm] *n genet.* Sexchromosom *nt*, Heterochromosom *nt*, Geschlechtschromosom *nt*, Gonosom *nt*, Heterosom *nt*, Allosom *nt*.
gouge [ɡaʊdʒ] *n.* Hohlbeitel *m*, Hohlmeißel *m*.
gout [ɡaʊt] *n* Gicht *f*.
gout·y ['ɡaʊtɪ] *adj* Gicht betr., gichtartig, Gicht-.
gra·di·ent ['ɡreɪdɪənt] **I** *n* Neigung *f*, Steigerung *f*, Gefälle *nt*; *mathe., phys.* Gradient *m*. **II** *adj* (stufenweise) steigend *od.* fallend.
  pressure gradient Druckgradient *m*, Druckgefälle *nt*.
grad·ing ['ɡreɪdɪŋ] *n patho.* Grading *nt*.

graft

tumor grading *patho.* Tumorgrading *nt.*
graft [græft, grɑːft] **I** *n* **1.** Transplantat *nt*, transplantiertes Gewebe *nt*. **2.** Transplantation *f*. **II** *vt* transplantieren, eine Transplantation durchführen.
  accordion graft → mesh graft.
  adipodermal graft Hautfettlappen *m*.
  allogeneic graft → homologous graft.
  autochthonous graft → autologous graft.
  autodermic graft autologes Hauttransplantat *nt*.
  autogenous graft → autologous graft.
  autologous graft autologes/autogenes Transplantat *nt*, Autotransplantat *nt*.
  autologous iliac crest bone graft autologes Beckenkammtransplantat *nt*.
  autologous iliac graft autologes Beckenkammtransplantat *nt*.
  autologous ribe bone graft autologes Rippenknochentransplantat *nt*.
  autoplastic graft → autologous graft.
  bone graft 1. Knochentransplantat *nt*. **2.** Knochentransplantation *f*.
  cancellous bone graft Spongiosatransplantat *nt*.
  cartilage graft Knorpeltransplantat *nt*.
  composite graft gemischtes Transplantat *nt*, Mehrorgantransplantat *nt*, composite graft (*nt/f*).
  connective tissue graft Bindegewebstransplantat *nt*.
  cortical bone graft Kortikalistransplantat *nt*, Kortikalisknochenspan *m*.
  corticocancellous graft Kortikalis-Spongiosa-Transplantat *nt*, Kortikalis-Spongiosa-Span *m*.
  costochondral graft Rippenknorpeltransplantat *nt*.
  cutis graft Kutislappen *m*.
  dermal graft Dermislappen *m*.
  dermal-fat graft Hautfettlappen *m*.
  epidermic graft Reverdin-Läppchen *nt*, Reverdin-Lappen *m*, Epidermisläppchen *nt*, Epidermislappen *m*.
  fat graft Fettgewebstransplantat *nt*.
  free graft freies Transplantat *nt*.
  free gingival graft freies Zahnleischtransplantat *nt*, freies Gingivatransplantat *nt*.
  free muscle graft freies Muskeltransplantat *nt*, freier Muskellappen *m*.
  free skin graft freies Hauttransplantat.
  full thickness graft Vollhautlappen *m*, Vollhauttransplantat *nt*.
  full-thickness periodontal graft parodontales Schleimhaut-Periost-Transplantat *nt*.
  full-thickness skin graft → full thickness graft.
  gingival graft Gingivatransplantat *nt*.
  heterodermic graft heterologes Hauttransplantat *nt*.
  heterogenous graft heterogenes/heterologes/xenogenes/xenogenetisches Transplantat *nt*, Xenotransplantat *nt*, Heterotransplantat *nt*.
  heterologous graft → heterogenous graft.
  heteroplastic graft → heterogenous graft.
  heterospecific graft → heterogenous graft.
  homologous graft homologes/allogenes/allogenetisches Transplantat *nt*, Homotransplantat *nt*, Allotransplantat *nt*.
  homoplastic graft → homologous graft.
  iliac graft Beckenkammtransplantat *nt*.
  iliac crest bone graft Beckenkammtransplantat *nt*.
  interposition graft Interpositionstransplantat *nt*, Interponat *nt*.
  isogeneic graft isologes/isogenes/syngenes/syngenetisches/isogenetisches Transplantat *nt*, Isotransplantat *nt*.
  isologous graft → isogeneic graft.
  isoplastic graft → isogeneic graft.
  Kiel graft Kieler Knochenspan *m*.
  mesh graft Mesh-Graft *f/nt*, Mesh-Transplantat *nt*, Maschentransplantat *nt*, Gittertransplantat *nt*.
  mucoperiosteal periodontal graft parodontales Schleimhaut-Periost-Transplantat *nt*.
  mucosal graft Schleimhauttransplantat *nt*.
  mucosal periodontal graft paradontales Schleimhauttransplantat *nt*.
  nerve graft 1. Nerventransplantat *nt*. **2.** Nerventransplantation *f*.
  Ollier graft Thiersch-Lappen *m*.
  Ollier-Thiersch graft Thiersch-Lappen *m*.
  onlay graft Anlegespan *m*, Onlay-Span *m*.
  osseous graft Knochentransplantat *nt*.
  partial-thickness periodontal graft paradontales Schleimhauttransplantat *nt*.
  patch graft Patchgraft *f/nt*.
  pedicle graft Stiellappen *m*, gestielter Lappen *m*.
  pedicle skin graft gestielter Hautlappen.
  periosteal graft Periosttransplantat *nt*.
  pinch graft → epidermic graft.
  punch graft Stanzläppchen *nt*.
  Reverdin graft → epidermic graft.
  ribe bone graft Rippenknochentransplantat *nt*.
  skin graft Hauttransplantat *nt*, Hautlappen *m*.
  split-skin graft Spalthautlappen *m*, Spalthauttransplantat *nt*.
  split-thickness graft → split-skin graft.
  split-thickness periodontal graft paradontales Schleimhauttransplantat *nt*.
  sural nerve graft Suralis-Transplantat *nt*.
  syngeneic graft → isogeneic graft.
  tendon graft 1. Sehnentransplantat *nt*. **2.** Sehnentransplantation *f*, Sehnenplastik *f*.
  Thiersch's graft Thiersch-Lappen *m*.
  thin-split graft Thiersch-Lappen *m*.
  tubed graft Rundstiellappen *m*.
  tunnel graft → tubed graft.
  vascular graft Gefäßtransplantat *nt*.
  xenogeneic graft → heterogenous graft.
graft·ing ['græftɪŋ, 'grɑːftɪŋ] *n* Transplantation *f*, Implantation *f*.
  bone grafting Knochentransplantation *f*.
  nerve grafting Nerventransplantation *f*.
  skin grafting Hauttransplantation *f*, Hautübertragung *f*.
  tendon grafting Sehnentransplantation *f*, Sehnenplastik *f*.
grain [greɪn] *n* **1.** Korn *nt*. **2.** *pharm.* Gran *nt*.
gram [græm] *n* Gramm *nt*.
gramme [græm] *n Brit.* → gram.
gram·mole ['græm,məʊl] *n* → gram-molecular *weight*.
gram-negative *adj* Gram-negativ, gramnegativ.
gram-positive *adj* Gram-positiv, grampositiv.
grand mal [græn mal, mæl] → grand mal *epilepsy*.
gran·u·lar ['grænjələr] *adj* körnig, gekörnt, granulär, granular, granulös, granuliert.
gran·u·late ['grænjəleɪt] **I** *vt* körnen, granulieren. **II** *vi* körnig werden, granulieren.
gran·u·lat·ed ['grænjəleɪtɪd] *adj* granuliert, gekörnt, körnig.
gran·u·la·tion [,grænjʊ'leɪʃn] *n* **1.** *anat.* körnchenähnliche Struktur *f*, Granulation *f*, Granulatio *f*. **2.** Körnchenbildung *f*, Körnen *nt*, Granulieren *nt*. **3.** *patho.* Granulation *f*, Granulierung *f*. **4.** *patho.* Granulationsgewebe *nt*, Granulation *f*. **5.** *techn., chem.* Granulieren *nt*, Granulierung *f*.
  arachnoid granulations Arachnoidalzotten *pl*, Pacchioni-Granulationen *pl*, Granulationes arachnoideae.
  pacchionian granulations → arachnoid granulations.
gran·ule ['grænjuːl] *n* Körnchen *nt*; *histol.* Zell-, Speicherkörnchen *nt*, Granulum *nt*.
  Babès-Ernst granules metachromatische Granula *pl*, Babès-Ernst-Körperchen *pl*.
  chromatic granules → chromophilic granules.
  chromophilic granules Nissl-Schollen *pl*, Nissl-Substanz *f*, Nissl-Granula *pl*, Tigroidschollen *pl*.
  Fordyce's granules Fordyce-Krankheit *f*, Fordyce-Drüsen *pl*, Fordyce-Zustand *m*, freie/ektopische Talgdrüsen *pl*.
  keratohyalin granules Keratohyalin *nt*, Eleidinkörnchen *nt*.
  meningeal granules Arachnoidalzotten *pl*, Pacchioni-Granulationen *pl*, Granulationes arachnoideae.
  metachromatic granules Volutinkörnchen *pl*, metachromatische Granula *pl*, Babès-Ernst-Körperchen *pl*.
gran·u·lo·blast ['grænjələʊblæst] *n* Myeloblast *m*.
gran·u·lo·cyte ['grænjələʊsaɪt] *n* Granulozyt *m*, granulärer Leukozyt *m*.
  basophilic granulocyte basophiler Leukozyt/Granulozyt *m*, *inf.* Basophiler *m*.
  eosinophilic granulocyte eosinophiler Leukozyt/Granulozyt *m*, *inf.* Eosinophiler *m*.
  neutrophilic granulocyte neutrophiler/polymorphkerniger Granulozyt *m*, neutrophiler Leukozyt *m*; *inf.* Neutrophiler *m*.
  polymorphonuclear granulocyte → neutrophilic granulocyte.
  segmented granulocyte segmentkerniger Granulozyt *m*.
gran·u·lo·cyt·ic [,grænjələʊ'sɪtɪk] *adj* Granulozyt(en) betr., granulozytär, Granulozyten-, Granulozyto-.
gran·u·lo·cy·to·pe·nia [,grænjələʊ,saɪtə'piːnɪə] *n* **1.** Granulo(zyto)penie *f*; Neutropenie *f*; Leukopenie *f*. **2.** Agranulozytose *f*, maligne/perniziöse Neutropenie *f*.
gran·u·lo·cy·to·poi·e·sis [,grænjələʊ,saɪtəpɔɪ'iːsɪs] *n* → granulopoiesis.
gran·u·lo·cy·to·poi·et·ic [,grænjələʊ,saɪtəpɔɪ'etɪk] *adj* → granulopoietic.
gran·u·lo·cy·to·sis [,grænjələʊsaɪ'təʊsɪs] *n hema.* Granulozytose *f*.

gran·u·lo·ma [grænjə'ləʊmə] *n, pl* **gran·u·lo·mas, gran·u·lo·ma·ta** [grænjə'ləʊmətə] Granulationsgeschwulst *f*, Granulom *nt*, Granuloma *nt*.
   apical granuloma Zahngranulom *nt,* Wurzelspitzengranulom *nt,* Zahnwurzelspitzengranulom *nt,* Granuloma apicale.
   coccidioidal granuloma 1. Wüstenfieber *nt*, Posada-Mykose *f*, Kokzidioidomykose *f*, Coccidioidomycose *f*, Granuloma coccidioides. **2.** sekundäre/progressive Kokzidioidomykose *f*, Sekundärform *f* der Kokzidioidomykose.
   dental granuloma → apical granuloma.
   eosinophilic granuloma 1. eosinophiles (Knochen-)Granulom *nt*. **2.** Heringswurmkrankheit *f*, Anisakiasis *f*.
   foreign-body granuloma Fremdkörpergranulom *nt*.
   giant cell granuloma Riesenzellepulis *f*, Riesenzellgranulom *nt*, Epulis gigantocellularis.
   internal pulp granuloma internes Pulpagranulom *nt*, Rosa-Flecken-Krankheit *f*, Pink-spot-disease *nt*, Endodontoma *nt*, internes Pulpengranulom *nt*, innere Zahnresorption *f*, innere Resorption *f*.
   lipoid granuloma Lipoidgranulom *nt*.
   lipophagic granuloma lipophages Granulom *nt*, Lipogranulom *nt*.
   luetic granuloma Syphilom *nt*, Gumma (syphiliticum) *nt*.
   paracoccidioidal granuloma Lutz-Splendore-Almeida-Krankheit *f*, brasialianische/südamerikanische Blastomykose *f*, Parakokzidioidomykose *f*, Granuloma paracoccidioides.
   peripheral giant cell granuloma → giant cell granuloma.
   peripheral giant-cell reparative granuloma → giant cell granuloma.
   peripheral reparative granuloma → giant cell granuloma.
   pulpal granuloma Pulpengranulom *nt*, Pulpagranulom *nt*.
   pyogenic granuloma teleangiektatisches Granulom *nt*, Granuloma pediculatum/pyogenicum/teleangiectaticum.
gran·u·lo·ma·to·sis [grænjə,ləʊmə'təʊsɪs] *n* Granulomatose *f*, Granulomatosis *f*.
   Langerhans' cell granulomatosis eosinophiles (Knochen-)Granulom *nt*.
   lipid granulomatosis Xanthomatose *f*.
   lipoid granulomatosis Xanthomatose *f*.
   malignant granulomatosis Hodgkin-Krankheit *f*, -Lymphom *nt*, Morbus *m* Hodgkin, (Hodgkin-)Paltauf-Steinberg-Krankheit *f*, (maligne) Lymphogranulomatose *f*, Lymphogranulomatosis maligna.
   Wegener's granulomatosis Wegener-Granulomatose *f*, Wegener-Klinger-Granulomatose *f*.
gran·u·lom·a·tous [grænjə'ləʊmətəs] *adj* granulomatös.
gran·u·lo·pe·nia [,grænjələʊ'pɪnɪə] *n* → granulocytopenia.
gran·u·lo·poi·e·sis [,grænjələʊpɔɪ'iːsɪs] *n* Granulozytenbildung *f*, Granulopoiese *f*, Granulopoese *f*.
gran·u·lo·poi·et·ic [,grænjələʊpɔɪ'etɪk] *adj* Granulopoese betr. *od.* stimulierend, granulo(zyto)poetisch.
gran·u·lose ['grænjələʊs] *adj* → granular.
graph [græf, grɑːf] *n* graphische Darstellung *f*, Diagramm *nt*, Schaubild *nt*, Kurvenblatt *nt*, Kurvenbild *nt; mathe.* Kurve *f*, Graph *m*.
graph·ic ['græfɪk] *adj* **1.** graphisch, zeichnerisch. **2.** anschaulich, plastisch.
graph·ite ['græfaɪt] *n* Graphit *m*.
grasp [græsp, grɑːsp] *n* **1.** (fester) Griff *m*. **2.** Auffassungsgabe *f*, Fassungskraft *f*, Verständnis *nt*. **II** *vt* **3.** packen, (er-)greifen. **4.** verstehen, begreifen, erfassen. **III** *vi* (fest) zugreifen *od.* zupacken.
grate [greɪt] **I** *n* Gitter *nt*. **II** *vt* **1.** knirschen *od.* kratzen (mit). **grate one's teeth** mit den Zähnen knirschen. **2.** zerreiben. **III** *vi* knirschen, kratzen, knarren.
grat·ing ['greɪtɪŋ] **I** *n* **1.** Kratzen *nt*, Knirschen *nt*, Knarren *nt*. **2.** Gitter(werk *nt) nt,* Vergitterung *f*. **3.** *phys.* (Beugungs-)Gitter *nt*. **II** *adj* knirschend, kratzend, reibend.
grav·id ['grævɪd] *adj* schwanger, gravid.
grav·i·da ['grævɪdə] *n, pl* **grav·i·das, grav·i·dae** ['grævɪdiː] Schwangere *f*, Gravida *f*.
gra·vid·ic [græ'vɪdɪk] *adj* Schwangerschaft *od.* Schwangere betr., Schwangeren-, Schwangerschafts-, Graviditäts-.
grav·id·ism ['grævɪdɪzəm] *n* → gravidity.
gra·vid·i·ty [grə'vɪdətɪ] *n* Schwangerschaft *f*, Gravidität *f*, Graviditas *f*.
gra·vim·e·try [grə'vɪmətrɪ] *n* **1.** Gewichtsanalyse *f*, gravimetrische Analyse *f*, Gravimetrie *f*. **2.** *phys.* Gravimetrie *f*.
grav·i·ta·tion [,grævɪ'teɪʃn] *n phys.* Massenanziehung *f*, Gravitation *f*.
grav·i·ty ['grævɪtɪ] *n, pl* **grav·i·ties** Schwerkraft *f*, Gravitation(skraft *f) f*.
   specific gravity *phys.* spezifisches Gewicht *nt*.

gray¹ [greɪ] *n radiol.* Gray *nt*.
gray² [greɪ] **I** *n* **1.** Grau *nt*, graue Farbe *f*. **2.** → gray *matter*. **II** *adj* **3.** grau. **4.** *techn.* neutral, farblos, naturfarben. **5.** grau(haarig), ergraut. **III** *vi* grau werden, ergrauen.
gray·ish ['greɪɪʃ] *adj* graulich, gräulich.
grid [grɪd] *n* **1.** Gitter(netz *nt*) *nt*. **2.** *radiol.* Streustrahlenblende *f*; Gitterblende *f*, Rasterblende *f*.
   Bucky-Potter grid *radiol.* Bucky-Blende *f*, Streustrahlenraster *nt*.
   Potter-Bucky grid → Bucky-Potter grid.
grief [griːf] *n* Gram *m*, Kummer *m*, Leid *nt*, Schmerz *m*.
grind [graɪnd] (*v* ground) **I** *n* Knirschen *nt*. **II** *vt* **1.** (zer-)mahlen, zerreiben, zerstoßen, zerkleinern. **2.** (*Messer*) schleifen, schärfen. **3.** (*Zähne*) knirschen. **grind one's teeth** mit den Zähnen knirschen. **III** *vi* mahlen, knirschen.
   grind down *vt* → grind 1.
grind·er ['graɪndər] *n* **1.** Backenzahn *m*, Mahlzahn *m*, Molar *m*. **2.** Schleifmaschine *f*.
grind·ing ['graɪndɪŋ] **I** *n* **1.** Mahlen *nt;* Knirschen *nt*. **2.** Schleifen *nt*, Schärfen *nt*. **II** *adj* knirschend; (zer-)mahlend, Mahl-, Schleif-.
   habitual grinding Knirschen *m*, Mahlen *nt*, ekzentrischer Bruxismus *m*.
   nonfunctional grinding → habitual grinding.
   teeth grinding (unwillkürliches) Zähneknirschen *nt*, Bruxismus *m*.
grip [grɪp] (*v* gripped) **I** *n* **1.** (Grob-, Breit-)Griff *m*. **2.** *fig.* Griff *m*, Halt *m;* Herrschaft *f*, Gewalt *f*, Zugriff *m;* Verständnis *f*. **II** *vt* ergreifen, packen. **III** *vi* (*Schraube*) greifen, Halt finden.
gripe [graɪp] **I** *n* (*meist* gripes *pl*) Bauchschmerzen *pl*, Krämpfe *pl*, Kolik *f*. **II** *vt* Bauchschmerzen/eine Kolik verursachen. **be griped** Bauchschmerzen/eine Kolik haben. **III** *vi* Bauchschmerzen/eine Kolik auslösen *od.* haben.
grip·pal ['grɪpl] *adj* Grippe betr., grippal, Grippe-.
grippe [grɪp] *n old* Grippe *f*, Influenza *f*.
groin [grɔɪn] *n anat.* Leiste *f*, Leistengegend *f*.
grom·met ['grʌmɪt] *n* Paukenröhrchen *nt*.
groove [gruːv] *n* **1.** Furche *f*, Rinne *f*; *techn.* Nut *f*, Rille *f*.
   anterior palatine groove Canalis incisivus.
   branchial groove Schlundfurche *f*, Kiemenspalte *f*.
   buccal groove Bukkalfurche *f*, bukkale Höckerfurche *f*.
   buccal developmental groove → buccal groove.
   central groove zentrale Höckerfurche *f*.
   central developmental groove → central groove.
   dental groove Zahnfurche *f*.
   developmental grooves Höckerfurchen *pl*.
   distobuccal groove distobukkale Höckerfurche *f*.
   distobuccal developmental groove → distobuccal groove.
   istolingual groove distolinguale Höckerfurche *f*.
   distolingual developmental groove → distolingual groove.
   free gingival groove → gingival groove.
   gingival groove freie Gingivafurche *f*, Gingivafurche *f*.
   infraorbital groove of maxilla Infraorbitalfurche *f*, Sulcus infraorbitalis (maxillae).
   interdental groove Interdentalsulkus *m*, Interdentalfurche *f*.
   labial groove Labialfurche *f*.
   labiomental groove Lippenkinnfurche *f*, Sulcus mentolabialis.
   ligature groove *embryo.* Schnürfurche *f*.
   lingual groove linguale Höckerfurche *f*.
   lingual developmental groove → lingual groove.
   mesiobuccal groove mesiobukkale Höckerfurche *f*.
   mesiobuccal developmental groove → mesiobuccal groove.
   mesiolingual groove mesiolinguale Höckerfurche *f*.
   mesiolingual developmental groove → mesiolingual groove.
   neural groove *embryo.* Neuralrinne *f*.
   palatine groove Gaumenfurche *f*, Sulcus palatinus.
   palatomaxillary groove Sulcus palatinus major maxillae.
   retention groove Retentionsnute *f*.
   sagittal groove Sinus sagittalis superior-Rinne *f*, Sulcus sinus sagittalis superioris.
   skin grooves Hautfurchen *pl*, Sulci cutis.
grooved [gruːvd] *adj* gefurcht, furchig, rinnig; gerillt.
ground [graʊnd] **I** *n* **1.** Grund *m*, Boden *m*. **2.** Grundlage *f*, Basis *f*. **3.** *fig.* Ursache *f*, (Beweg-)Grund *m*. **on health/medical grounds** aus gesundheitlichen/medizinischen Gründen. **on grounds of age** aus Altersgründen. **on the grounds of** auf Grund von. **4.** grounds *pl* (Boden-)Satz *m*. **5.** Hintergrund *m*, Untergrund *m*. **II** *adj* gemahlen. **III** *vt fig.* gründen, basieren, aufbauen (*on, in* auf).
   breeding ground Brutstätte *f*, Brutplatz *m; bact.* Nährboden *m*.
group [gruːp] **I** *n* **1.** Gruppe *f*; (Patienten-)Kollektiv *nt*. **2.** *chem.* Gruppe *f*, Radikal *nt*. **II** *vt* gruppieren, in Gruppen einteilen *od.* anordnen; klassifizieren. **III** *vi* s. gruppieren.
   blood group Blutgruppe *f*.

blood group A Blutgruppe A f.
blood group AB Blutgruppe AB f.
blood group B Blutgruppe B f.
blood group D Blutgruppe D f.
group·ing ['gruːpɪŋ] n Gruppierung f, An- od. Einordnung f (in Gruppen); Gruppenbestimmung f.
  blood grouping Blutgruppenbestimmung f.
group-reactive adj immun. gruppenreaktiv.
group-specific adj gruppenspezifisch.
grow [grəʊ] (**grew; grown**) I vt züchten. II vi **1.** wachsen; (Person) größer werden, wachsen. **grow together** zusammenwachsen. **2.** fig. zunehmen, s. vergrößern (in an). **3.** werden, s. entwickeln, s. bilden. **grow warm** s. erwärmen, warm werden.
growth [grəʊθ] n **1.** (a. fig.) Wachsen nt, Wachstum nt; Wuchs m, Größe f. **2.** Entwicklung f. **3.** fig. Zuwachs m, Zunahme f, Anwachsen nt. **4.** patho. Gewächs nt, Wucherung f, Auswuchs m, Geschwulst f, Neoplasma nt. **5.** Kultivierung f, Züchtung f.
  appositional growth appositionelles Wachstum nt.
  bone growth Knochenwachstum nt.
  expansive growth expansives/verdrängendes Wachstum nt.
  internal growth → interstitial growth.
  interstitial growth interstitielles Wachstum nt.
  new growth Neubildung f, Neoplasma nt, Geschwulst f.
gru·mose ['gruːməʊs] adj → grumous.
gru·mous ['gruːməs] adj (Blut) geronnen, dick, klumpig.
gua·nine ['gwɑnɪːn] n Guanin nt.
gua·ra·nine ['gwærənɪːn, gwə'rɑː-, -nɪn] n Koffein nt, Coffein nt, Methyltheobromin nt, 1,3,7-Trimethylxanthin nt.
guard [gɑːrd] I n **1.** Schutz m, Schutzvorrichtung f, Schutzgitter nt. **2.** Vorsichtsmaßnahme f, Sicherung f. II vt (be-)hüten, (be-)schützen, bewachen; bewahren, sichern (against, from gegen, vor).
  bite guard Nachtschiene f.
  mouth guard Mundschutz m.
guid·ance ['gaɪdns] n **1.** Leitung f, Führung f. **2.** Anleitung f, Unterweisung f, Belehrung f. **3.** Beratung f, Führung f, Betreuung f.
  anterior guidance Schneidezahnführungsstift m.
  cuspid guidance Höckerführung f.
  incisal guidance Inzisalführung f, Schneidezahnführung f.
guide [gaɪd] I n **1.** Führer(in f) m, Leiter(in f) m. **2.** Leitfaden m, Einführung f (to in); Handbuch nt. **3.** Berater(in f) m. **4.** Richtschnur f, Anhaltspunkt m, Hinweis m. II vt steuern, lenken, führen, leiten.
  incisal guide Schneidezahnführungsstift m.

gul·let ['gʌlɪt] n **1.** Schlund m, Kehle f, Gurgel f. **2.** Speiseröhre f, Ösophagus m, Oesophagus m.
gum [gʌm] n **1.** anat. Zahnfleisch nt, Gingiva f. **2.** Gummi m/nt; Klebstoff m. **3.** Gummi m/nt, Gummiharz nt, Kautschuk m.
  gum arabic Gummi arabicum.
  free gum freie Gingiva f.
gum·boil ['gʌmbɔɪl] n Zahnfleischabszeß m; Parulis f.
gum·my ['gʌmɪ] adj **1.** gummiartig, gummiabsondernd, klebrig, zäh(flüssig). **2.** aus Gummi, Gummi-; gummihaltig. **3.** Gumma betr., gummaartig, gummatös, gummös.
gun·shot ['gʌnʃɒt] n Schußwunde f, Schußverletzung f.
gus·ta·tion [gʌ'steɪʃn] n **1.** Geschmackssinn m, Geschmacksvermögen nt. **2.** Schmecken nt.
gus·ta·tive ['gʌstətɪv] adj → gustatory.
gus·ta·to·ry ['gʌstə,tɔːriː, -təʊ-] adj Geschmackssinn betr., gustatorisch, gustativ, Geschmacks-.
gut [gʌt] n **1.** Darm(kanal m) m; Gedärme pl, Eingeweide pl. **2.** chir. Catgut nt. **3.** inf. Bauch m.
gut·ta ['gʌtə] n, pl **gut·tae** ['gʌtɪ] Tropfen m; pharm. Gutta f.
gutta-percha n Guttapercha f.
gut·tate ['gʌteɪt] adj histol. (tropfenförmig) gesprenkelt.
gut·tur ['gʌtər] n anat. Kehle f, vorderer Teil m des Halses.
gut·tur·al ['gʌtərəl] adj **1.** Kehle/Guttur betr., guttural, kehlig, Kehl-. **2.** (Stimme) rauh, heiser, kehlig, guttural.
gyneco- pref. Frau(en)-, Gynäko-, Gyn-, Gyno-.
gyn·e·co·log·ic [,dʒɪnɪkə'lɒdʒɪk, ,gaɪnɪ-] adj Gynäkologie betr., gynäkologisch.
gyn·e·col·o·gy [gaɪnɪ'kɑlədʒɪ] n Frauenheilkunde f, Gynäkologie f.
gyp·sum ['dʒɪpsəm] n Gips m.
  gypsum dihydrate Dihydrat nt, Dihydratgips m.
  dried gypsum Halbhydrat nt, Halbhydratgips m, Stuckgips m, Hemihydrat nt.
  gypsum hemihydrate → dried gypsum.
gy·rate ['dʒaɪreɪt] adj gewunden, geschlängelt.
gy·rose ['dʒaɪrəʊs] adj histol., bio. gewunden, gewellt.
gy·rous ['dʒaɪrəs] adj → gyrose.
gy·rus ['dʒaɪrəs] n, pl **gy·ri** ['dʒaɪraɪ] anat. Kreis m, Windung f, Hirnwindung f, Gyrus m.
  gyri of cerebellum Kleinhirnwindungen pl, Gyri/Folia cerebelli.
  gyri of cerebrum (Groß-)Hirnwindungen pl, Gyri cerebrales.

H

ha·ben·u·la [hə'benjələ] *n, pl* **ha·ben·u·lae** [hə'benjəli:] *anat.* Zirbeldrüsenstiel *m*, Epiphysenstiel *m*, Habenula *f.*
hab·it ['hæbɪt] *n* **1.** (An-)Gewohnheit *f.* **out of habit/by habit** gewohnheitsmäßig, aus Gewohnheit. **2.** (*Drogen*) Sucht *f*, Süchtigkeit *f.* **3.** *psycho.* Habit *nt/m.* **4.** Konstitution *f*, Verfassung *f.*
   clamping habit → clenching habit.
   clenching habit Pressen *nt*, zentrischer Bruxismus *m*, habituelles Zähnepressen *nt.*
habit-forming *adj* Sucht *od.* Gewöhnung erzeugend, suchterzeugend.
ha·bit·u·al [hə'bɪtʃəwəl] *adj* **1.** gewohnheitsmäßig, habitual, habituell, wiederholt auftretend, Gewohnheits-. **2.** üblich, ständig, gewohnt.
ha·bit·u·a·tion [hə,bɪtʃə'weɪʃn] *n* **1.** Gewöhnung *f* (*to* an). **2.** *physiol., psycho.* Gewöhnung *f*, Habituation *f.* **3.** *pharm.* Gewöhnung *f*, Habituation *f.*
hab·i·tus ['hæbɪtəs] *n, pl* **hab·i·tus 1.** Körperbau(typus *m*) *m*, Konstitution *f*, Habitus *m.* **2.** Körperhaltung *f*, Körperstellung *f*, Habitus *m.*
Hae·moph·i·lus [hi:'mɑfɪləs] *n micro.* Haemophilus *m.*
hair [heər] *n* **1.** Haar *nt*; *anat.* Pilus *m.* **2.** Haar *nt*, Haare *pl*; (Körper-)Haare *pl*, Behaarung *f.* **lose one's hair** die Haare verlieren, kahl werden. **3.** Faser *f*, Härchen *nt.*
   hairs of external acoustic meatus Haare des äußeren Gehörganges, Tragi *pl.*
   hairs of eyebrow Augenbrauenhaare *pl*, Supercilia *pl.*
   hairs of head Kopfhaare *pl*, Capilli *pl.*
   hairs of nose Nasenhaare *pl*, Haare *pl* des Naseneingangs, Vibrissae *pl.*
   hairs of vestibule of nose → hairs of nose.
haired [heərd] *adj* behaart; -haarig.
hair·less ['heərlɪs] *adj* ohne Haar(e), haarlos, unbehaart, kahl.
hair·less·ness ['heərlɪsnɪs] *n* Haarlosigkeit *f*, Kahlheit *f.*
hair·y ['heərɪ] *adj* haarig, behaart, Haar-; haarartig.
half [hæf, hɑ:f] **I** *n, pl* **halves** [hævz, hɑ:vz] Hälfte *f.* **II** *adj* halb. **III** *adv* halb, zur Hälfte; fast, nahezu; (*zeitlich*) halb.
half-antigen *n* Halbantigen *nt*, Hapten *nt.*
half-life *n pharm., phys.* Halbwert(s)zeit *f.*
   biological half-life biologische Halbwertszeit *f.*
   effective half-life effektive Halbwertzeit *f.*
half-time *n* → half-life.
hal·ide ['hælaɪd, 'heɪlaɪd] *chem.* **I** *n* Halogenid *nt*, Halid *nt*, Haloid *nt.* **II** *adj* salzähnlich, haloid.
hal·i·to·sis [,hælɪ'təʊsɪs] *n* Mundgeruch *m*, Atemgeruch *m*, Halitose *f*, Kakostomie *f*, Foetor ex ore.
hal·lu·ci·nate ['həlu:sɪneɪt] **I** *vt* halluzinieren, Halluzination(en) auslösen. **II** *vi* halluzinieren, Halluzination(en) haben, unter Halluzinationen leiden.
hal·lu·ci·na·tion [hə,lu:sɪ'neɪʃn] *n* Halluzination *f*, Sinnestäuschung *f.*
hal·lu·ci·no·gen [hə'lu:sɪnədʒən] *n* Halluzinogen *nt.*
hal·lu·ci·no·gen·ic [hə,lu:sɪnəʊ'dʒenɪk] **I** *n* → hallucinogen. **II** *adj* Halluzination(en) bewirkend *od.* auslösend, halluzinogen.
ha·lo ['heɪləʊ] *n, pl* **ha·los, ha·loes 1.** Ring *m*, Kreis *m*, Hof *m*, Saum *m*, Halo *m.* **2.** *phys.* Lichthof *m*, Farbenkreis *m*, Halo *m.* **3.** *patho., derm.* Halo *m.* **4.** *ortho.* Halo *m.*
hal·o·gen ['hælədʒən] *n* Salzbildner *m*, Halogen *nt.*
hal·o·thane ['hæləθeɪn] *n anes.* Halothan *nt*, Fluothan *nt.*
ham·ar·to·ma [,hæmər'təʊmə] *n, pl* **ham·ar·to·mas, ham·ar·to·ma·ta** [,hæmər'təʊmətə] *patho.* Hamartom *nt.*
ham·mer ['hæmər] *n* **1.** *anat.* Hammer *m*, Malleus *m.* **2.** Hammer *m*, zahnärztlicher Hammer *m.*
   dental hammer Hammer *m*, zahnärztlicher Hammer *m.*
hand [hænd] *n* **1.** Hand *f*; *anat.* Manus *f.* **2.** (Uhr-)Zeiger *m.*
hand·ba·sin ['hændbeɪsn] *n* (Hand-)Waschbecken *nt.*
hand·book ['hændbʊk] *n* Handbuch *nt.*

hand·i·cap ['hændɪkæp] *n* Handikap *nt*; Nachteil *m*, Hindernis *nt* (*to* für); Behinderung *f.*
hand·i·capped ['hændɪkæpt] **I** **the handicapped** *pl* die Behinderten. **II** *adj* gehandikapt, benachteiligt, behindert (*with* durch).
han·dle ['hændl] **I** *n* Griff *m*, Stiel *m*, Henkel *m.* **II** *vt* **1.** anfassen, berühren. **2.** handhaben, gebrauchen, umgehen *od.* fertig werden mit, anfassen, anpacken.
   knife handle Messergriff *m.*
   test handle Meßgriff *m.*
han·dling ['hændlɪŋ] *n* **1.** Berührung *f*, Berühren *nt.* **2.** Handhabung *f*, Gebrauch *m*; Verbeitung *f*, Bearbeitung *f.* **3.** (*Patient*) Umgang *m* (*of* mit).
hand·piece ['hændpi:s] *n* Handstück *nt.*
   air-bearing turbine handpiece Handstück *nt* für luftgetragene Turbinen.
   air turbine handpiece Luftturbinenhandstück *nt*, Handstück *nt* für Luftturbinen
   contra-angle handpiece Winkelstück *nt*, abgewinkeltes Handstück *nt.*
   Dynatrak handpiece Dynatrak-Winkelstück *nt.*
   low-speed handpiece Handstück *nt* für niedrige Umdrehungszahlen.
hapl(o)- *pref.* Einzel-, Einfach-, Hapl(o)-.
hap·lo·dont ['hæplədɑnt] *adj* haplodont.
hap·loid ['hæplɔɪd] *genet.* **I** *n* haploide Zelle *f.* **II** *adj* haploid.
hap·loi·dy ['hæplɔɪdɪ] *n genet.* Haploidie *f.*
hap·ten ['hæpten] *n* Halbantigen *nt*, Hapten *nt.*
hap·tene ['hæpti:n] *n* → hapten.
hap·ten·ic [hæp'tenɪk] *adj* Hapten betr., durch Haptene bedingt, Hapten-.
hap·tic ['hæptɪk] *adj* Tastsinn betr., haptisch, taktil.
hap·to·glo·bin [,hæptəʊ'gləʊbɪn] *n* Haptoglobin *nt.*
hard [hɑ:rd] *adj* **1.** hart; fest. **2.** schwierig, schwer. **3.** widerstandsfähig, zäh. **4.** hart, gefühllos, schroff. **5.** (*Getränk*) sauer, herb; (*Droge*) hart; (*Laut*) stimmlos; (*Wasser*) hart.
hard·en ['hɑ:rdn] **I** *vt* härten, hart *od.* härter machen. **II** *vi* erhärten, hart werden.
hard·en·ing ['hɑ:rdnɪŋ] *n* Härten *nt*, (Ver-, Ab-)Härtung *f.*
   hardening of the arteries *inf.* Arterienverkalkung *f*, Arteriosklerose *f*, Arteriosclerosis *f.*
hard·ness ['hɑ:rdnɪs] *n* **1.** Härte *f*, Festigkeit *f.* **2.** (Wasser-)Härte *f.* **3.** Schwere *f*, Schwierigkeit *f.* **4.** Widerstandsfähigkeit *f.*
   material hardness Materialhärte *f.*
hare·lip ['heərlɪp] *n* Hasenscharte *f*, Lippenspalte *f*, Cheiloschisis *f.*
har·mo·ny ['hɑ:rmənɪ] *n* Harmonie *f.*
   functional occlusal harmony funktionelle harmonische Okklusion *f.*
   occlusal harmony harmonische Okklusion *f.*
har·vest ['hɑ:rvɪst] (*Transplantat*) **I** *n* Ernte *f*, Entnahme *f.* **II** *vt* entnehmen.
hatch·et ['hætʃət] *n* Gingivalrandschräger *m*, gingivales Schmelzmesser *nt.*
   enamel hatchet Schmelzmesser *nt.*
hear·ing ['hɪərɪŋ] *n* **1.** Gehör(sinn *m*) *nt*, Hörvermögen *nt.* **2.** Hören *nt.* **within hearing/out of hearing** in Hörweite/außer Hörweite.
head [hed] **I** *n* **1.** Kopf *m*, Haupt *nt.* **2.** *anat.* Kopf *m*, Caput *m.* **3.** Kopf *m*, vorderes/oberes Ende *nt*, Spitze *f*, Vorderteil *m.* **4.** Kopf *m*, Verstand *m.* **5.** Höhepunkt *m*, Krise *f.* **6.** Leiter(in *f*) *m*, Chef(in *f*) *m*, Direktor(in *f*) *m.* **7.** (*Abszeß*) Durchbruchstelle *f.* **come to a head** eitern, durchbrechen, aufbrechen. **8.** *phys.* (Dampf-, Wasser-, Gas-)Druck *m.* **II** *adj* führend, oberste(r, s), vorderste(r, s), erste(r, s), Kopf-, Spitzen-, Vorder-.
   bur head Bohrerkopf *m.*
   head of condyloid process of mandible → head of mandible.
   little head of mandible Processus condylaris.
   head of mandible Unterkieferköpfchen *nt*, Unterkieferkopf *m*, Caput mandibulae.

mandibular head → head of mandible.
head of muscle Muskelkopf *m*, Caput musculi.
optic nerve head (Sehnerven-)Papille *f*, Discus/Papilla n. optici.
head·ache ['hedeɪk] *n* Kopfschmerz(en *pl*) *m*, Kopfweh *nt*, Kephalgie *f*, Kephalalgie *f*, Kephal(a)ea *f*, Cephalgia *f*, Cephalalgia *f*, Cephal(a)ea *f*, Kephalodynie *f*, Zephalgie *f*, Zephalalgie *f*. **have a headache** Kopfschmerzen haben.
cluster headache (Bing-)Horton-Syndrom *nt*, Erythroprosopalgie *f*, Histaminkopfschmerz *m*, Histaminkephalgie *f*, cluster headache.
dental headache odontogener Kopfschmerz *m*.
muscle tension headache Spannungskopfschmerz *m*.
nodular headache Knötchenkopfschmerz *m*, Cephalaea nodularis.
head·band ['hedbænd] *n* Stirnband *nt*, Kopfband *nt*.
head·cap ['hedkæp] *n* **1.** Kopfkappe *f*. **2.** Headgear *m/nt*.
head·gear ['hedgɪər] *n* **1.** Kopfkappe *f*. **2.** Headgear *m/nt*.
cervical headgear zervikaler Headgear *m*, zervikales Headgear *nt*.
cervical-pull headgear Zervikal-pull-Headgear *m/nt*.
orthodontic headgear orthodontischer Headgear *m*, orthodontisches Headgear *nt*.
head·rest ['hedrest] *n* Kopfstütze *f*, Kopflehne *f*.
heal [hiːl] **I** *vt* heilen (*sb. of sth.* jdn. von einer Krankheit), gesund machen. **II** *vi* (ver-, zu-)heilen; (aus-)heilen; gesund werden, genesen.
heal up/over → heal II.
healed [hiːld] *adj* ausgeheilt, abgeheilt, verheilt.
heal·ing ['hiːlɪŋ] **I** *n* **1.** Heilung *f*, (Aus-, Zu-, Ver-)Heilen *nt*. **2.** Gesundung *f*, Genesung *f*. **II** *adj* heilend, heilsam, Heil-, Heilungs-.
healing by first intention primäre Wundheilung *f*, Primärheilung *f*, Heilung *f* per primam intentionem, p.p.-Heilung *f*.
fracture healing Frakturheilung *f*.
healing by granulation → healing by second intention.
primary healing → healing by first intention.
healing by second intention sekundäre Wundheilung *f*, Sekundärheilung *f*, Heilung *f* per secundam intentionem, p.s.-Heilung *f*.
health [helθ] *n* **1.** Gesundheit *f*. **2.** Gesundheitszustand *m*. **in good health** gesund. **in poor health** kränklich.
dental public health öffentliches zahnheilkundliches Gesundheitswesen *nt*.
health·ful ['helθfəl] *adj* → healthy.
health·i·ness ['helθɪnɪs] *n* Gesundheit *f*.
health·y ['helθɪ] *adj* gesund; gesundheitsfördernd, bekömmlich, heilsam.
hear·ing ['hɪərɪŋ] *n* **1.** Gehör(sinn *m*) *nt*, Hörvermögen *nt*. **2.** Hören *nt*.
heart [hɑːrt] *n* **1.** Herz *nt*; *anat.* Cor *nt*, Cardia *f*. **2.** *fig.* Herz *nt*, Seele *f*. **3.** das Innere, Kern *m*, Mitte *f*; das Wesentliche.
artificial heart künstliches Herz *nt*, Kunstherz *nt*.
athletic heart Sportherz *nt*, Sportlerherz *nt*.
boat-shaped heart Aortenherz *nt*, Aortenkonfiguration *f*, Entenform *f*, Schuhform *f*.
bovine heart Ochsenherz *nt*, Bukardie *f*, Cor bovinum.
fat heart 1. Fettherz *nt*, Cor adiposum. **2.** Herzmuskelverfettung *f*.
fatty heart → fat heart.
mechanical heart künstliches Herz *nt*.
heart·beat ['hɑːrtbiːt] *n* Herzschlag *m*, Herzaktion *f*, Herzzyklus *m*, Pulsschlag *m*, Pulsaktion *f*, Pulszyklus *m*.
heart·burn ['hɑːrtbɜrn] *n* Sodbrennen *nt*, Pyrosis *f*.
heat [hiːt] **I** *n* **1.** Hitze *f*, (große) Wärme *f*: (*Körper*) Erhitztheit *f*. **2.** *bio.* Brunst *f*, Brunft *f*; Läufigkeit *f*. **3.** *fig.* Hitze *f*, Erregtheit *f*, Leidenschaft(lichkeit *f*) *f*. **II** *vt* erwärmen, erhitzen, heiß *od.* warm machen. **III** *vi* s. erwärmen, s. erhitzen, heiß *od.* warm werden.
heat up I *vt* → heat II. **II** *vi* → heat III.
heat·proof ['hiːtpruːf] *adj* hitzebeständig, wärmebeständig, thermostabil.
heat-resistant *adj* → heatproof.
heat-resisting *adj* → heatproof.
heat-sensitive *adj* wärmeempfindlich, hitzeempfindlich.
heat-stable *adj* → heatproof.
heat·stroke ['hiːtstrəʊk] *n* Hitzschlag *m*, Thermoplegie *f*.
heav·y ['hevɪ] *adj* **1.** schwer. **2.** groß, beträchtlich; (*Schlaf*) tief; (*Essen*) schwer, schwerverdaulich. **3.** bedrückt, niedergeschlagen; ernst; (be-)drückend. **4.** schläfrig, benommen (*with* von). **5.** folgenschwer. **of heavy consequences** mit weitreichenden Folgen.
hecto- *pref.* hekt(o)-, Hekt(o)-.
hec·to·gram ['hektəgræm] *n* Hektogramm *nt*.
hec·to·li·ter ['hektəliːtər] *n* Hektoliter *nt/m*.
heel [hiːl] *n* **1.** *anat.* Ferse *f*, Fersenregion *f*. **2.** (*Schuh*) Absatz *m*; (*Strumpf*) Ferse *f*.
heel of denture distales Prothesenende *nt*.
height [haɪt] *n* **1.** Höhe *f*, Größe *f*; Körpergröße *f*. **2.** Höhepunkt *m*, Gipfel *m*.

anterior facial height vordere Gesichtshöhe *f*.
cusp height Höckerhöhe *f*.
facial height Gesichtshöhe *f*.
lower facial height → mental height.
height of mandibular ramus Ramushöhe *f*.
mental height Kinnhöhe *f*, untere Gesichtshöhe *f*.
nasal height Nasenhöhe *f*.
height of palate Gaumenhöhe *f*.
symphyseal height of mandible → mental height.
hel·co·sis [hel'kəʊsɪs] *n* Geschwür(s)leiden *nt*, Helkosis *f*.
he·li·a·tion [hiːlɪ'eɪʃn] *n* → heliotherapy.
hel·i·cal ['helɪkəl] *adj* schraubenförmig, spiralförmig, schneckenförmig, spiralig, helixförmig, helikal.
hel·i·coid ['helɪkɔɪd] *adj* → helical.
helio- *pref.* Sonnen-, Heli(o)-.
he·li·on ['hiːlɪɑn] *n* → helium.
he·li·op·a·thy [hiːlɪ'ɑpəθɪ] *n* durch Sonnenlicht hervorgerufene Erkrankung *f*, Heliopathie *f*.
he·li·o·sis [hiːlɪ'əʊsɪs] *n* Sonnenstich *m*, Heliosis *f*.
he·li·o·ther·a·py [ˌhiːlɪəʊ'θerəpɪ] *n* Behandlung *f* mit Sonnenlicht, Heliotherapie *f*.
he·li·um ['hiːlɪəm] *n* Helium *nt*.
he·lix ['hiːlɪks] *n, pl* **he·lix·es**, **hel·i·ces** ['helɪˌsiːz, 'hiː-] **1.** *anat.* äußerer Ohrmuschelrand *m*, Helix *f*. **2.** *biochem.* Helix *f*. **3.** *allg.* schneckenförmige Struktur *f*, Spirale *f*, Helix *f*.
hel·minth ['helmɪnθ] *n micro.* parasitischer Wurm *m*, Helminthe *f*.
hel·min·tha·gogue [hel'mɪnθəgɔg, -gag] **I** *n* Wurmmittel *nt*, Anthelmintikum *nt*. **II** *adj* gegen Würmer wirkend, wurm(ab)tötend, anthelmintisch.
hel·min·thi·a·sis [helmɪn'θaɪəsɪs] *n* Wurmerkrankung *f*, Helminthiasis *f*, Helminthose *f*.
hel·min·thic [hel'mɪnθɪk] **I** *n* → helminthagogue I. **II** *adj* **1.** Helminthen betr., durch Helminthen verursacht, Helminthen-, Wurm-. **2.** → helminthagogue II.
hel·min·thi·cide [hel'mɪnθəsaɪd] *n* Vermizid *nt*, Vermicidum *nt*.
hel·min·thism ['helmɪnθɪzəm] *n* Helminthenbefall *m*, Wurmbefall *m*; Helminthiasis *f*.
hel·min·thoid [hel'mɪnθɔɪd] *adj* wurmähnlich, helminthoid.
he·lo·ma [hɪ'ləʊmə] *n, pl* **he·lo·mas**, **he·lo·ma·ta** [hɪ'ləʊmətə] Hautschwiele *f*, Heloma *nt*.
he·lo·sis [hɪ'ləʊsɪs] *n* Hühneraugen(bildung *f*) *pl*, Helose *f*.
hem·a·cyte ['hiːməsaɪt] *n* → hemocyte.
hem·a·cy·tom·e·ter [ˌhiːməsaɪ'tɑmɪtər, hem-] *n* → hemocytometer.
hem·a·dy·na·mom·e·try [ˌhiːmədaɪnə'mɑmətrɪ, hem-] *n* → hemodynamometry.
hem·a·fe·cia [ˌhiːmə'fiːsɪə, hem-] *n* blutiger/bluthaltiger Stuhl *m*, Blutstuhl *m*.
he·mag·glu·ti·na·tion [ˌhiːməˌgluːtə'neɪʃn, hem-] *n* Hämagglutination *f*.
he·mag·glu·ti·nin [ˌhiːmə'gluːtənɪn, hem-] *n* **1.** Hämagglutinin *nt*. **2.** *micro.* Hämagglutinin *nt*.
he·ma·gogue ['hiːməgɔg, -gag, 'hem-] *n* **1.** blutungsförderndes Mittel *nt*, Haemagogum *nt*. **2.** Emmagogum *nt*.
he·mal ['hiːməl] *adj* **1.** Blut-, Häma-, Häm(o)-, Blutgefäß-. **2.** *embryo.* hämal.
he·ma·lum [hɪ'mæləm] *n* Hämalaun *nt*.
he·ma·nal·y·sis [ˌhiːmə'nɑləsɪs, hem-] *n* Blutuntersuchung *f*, Blutanalyse *f*, Häm(o)analyse *f*.
he·man·gi·ec·ta·sis [hɪˌmændʒɪ'ektəsɪs] *n* Blutgefäßerweiterung *f*, Hämangiektasie *f*, Haemangiectasia *f*.
he·man·gi·o·blas·to·ma [hɪˌmændʒɪəʊblæs'təʊmə] *n* Lindau-Tumor *m*, Hämangioblastom *nt*, Angioblastom *nt*.
he·man·gi·o·en·do·the·li·o·ma [hɪˌmændʒɪəʊˌendəʊθiːlɪ'əʊmə] *n* Hämangioendotheliom(a) *nt*.
he·man·gi·o·en·do·the·li·o·sar·co·ma [hɪˌmændʒɪəʊˌendəʊˌθiːlɪəsɑːr'kəʊmə] *n* → hemangiosarcoma.
he·man·gi·o·fi·bro·ma [hɪˌmændʒɪəʊfaɪ'brəʊmə] *n patho.* Hämangiofibrom(a) *nt*.
he·man·gi·o·ma [hɪˌmændʒɪ'əʊmə] *n patho., derm.* Hämangiom *nt*, Haemangioma *nt*.
arterial hemangioma 1. Kapillarhämangiom *nt*, Haemangioma capillare. **2.** Blutschwamm *m*, blastomatöses Hämangiom *nt*, Haemangioma planotuberosum/simplex.
capillary hemangioma → arterial hemangioma.
cavernous hemangioma kavernöses Hämangiom *nt*, Kavernom *nt*, Haemangioma tuberonodosum.
he·man·gi·o·ma·to·sis [hɪˌmændʒɪəʊmə'təʊsɪs] *n patho., derm.* Hämangiomatose *f*, Haemangiomatosis *f*.

he·man·gi·o·per·i·cy·to·ma [hɪˌmændʒɪəʊˌperɪsaɪˈtəʊmə] *n patho.* Hämangioperizytom *nt*.
he·man·gi·o·sar·co·ma [hɪˌmændʒɪəʊsɑːrˈkəʊmə] *n patho.* malignes/sarkomatöses Hämangioendotheliom *nt*, Hämangiosarkom *nt*.
hem·a·poi·e·sis [ˌheməpɔːˈiːsɪs] *n* → hemopoiesis.
he·mar·thro·sis [hɪmɑːrˈθrəʊsɪs] *n* blutiger Gelenkerguß *m*, Hämarthros *m*, Hämarthrose *f*.
hem·ar·to·ma [ˌhɪmɑːrˈtəʊmə] *n* → hemangioma.
he·ma·tal [ˈhiːmətəl, ˈhem-] *adj* Blut-, Häma-, Häm(o)-, Blutgefäß-.
he·ma·te·in [ˌhiːməˈtiːɪn, ˈhiːmətiːn, ˈhem-] *n* Hämatein *nt*.
he·ma·tem·e·sis [hiːməˈteməsɪs, hem-] *n* Bluterbrechen *nt*, Hämatemesis *f*, Vomitus cruentus.
he·mat·en·ceph·a·lon [ˌhiːmætenˈsefələn] *n* Großhirn(ein)blutung *f*, Hirn(ein)blutung *f*, zerebrale Blutung *f*.
he·mat·her·a·py [hiːməˈθerəpɪ, hemə-] *n* → hemotherapy.
he·mat·ic [hɪˈmætɪk] **I** *n* → hematinic I. **II** *adj* **1.** Blut betr., im Blut enthalten, Blut-, Häma-, Häm(o)-. **2.** → hematinic II.
hem·a·tim·e·ter [ˌheməˈtɪmətər, ˌhemə-] *n* → hemocytometer.
he·ma·tin [ˈhiːmətɪn, ˈhem-] *n* Hämatin *nt*, Hydroxyhämin *nt*.
he·ma·tin·ic [ˌhiːməˈtɪnɪk, ˌhemə-] **I** *n pharm.* Hämatikum *nt*. **II** *adj* Hämatin betr., Hämatin-.
hem·a·tin·om·e·ter [ˌhemətɪˈnɑmɪtər] *n* → hemoglobinometer.
hemato- *pref.* Blut-, Häma-, Häm(o)-, Hämat(o)-.
hem·a·to·blast [ˈhemətəʊblæst, ˈhiːmə] *n* → hemocytoblast.
hem·a·to·che·zia [ˌhemətəʊˈkiːzɪə, ˌhiːmə] *n* **1.** Blutstuhl *m*, Hämatochezie *f*, Haematochezia *f*. **2.** Abgang *m* von Blutstuhl, Hämatochezie *f*.
hem·a·to·chro·ma·to·sis [hemətəʊˌkrəʊməˈtəʊsɪs, ˌhiːmə] *n* **1.** Gewebeanfärbung *f* durch Blutpigmente. **2.** Eisenspeicherkrankheit *f*, Hämochromatose *f*, Siderophilie *f*, Bronzediabetes *m*.
he·mat·o·crit [ˈhemətəʊkrɪt] *n* **1.** Hämatokrit *m*. **2.** Hämatokritröhrchen *nt*.
hem·a·to·cyst [ˈhemətəʊsɪst, ˈhiːmə] *n* hämorrhagische Zyste *f*, Blutzyste *f*.
he·mat·o·cyte [ˈhemətəʊsaɪt, ˈhiːmə] *n* → hemocyte.
hem·a·to·cy·to·blast [ˌhemətəʊˈsaɪtəblæst, ˌhiːmə] *n* → hemocytoblast.
hem·a·to·cy·tol·y·sis [ˌhemətəʊsaɪˈtɑləsɪs, ˌhiːmə] *n* → hemolysis.
hem·a·to·cy·tom·e·ter [ˌhemətəʊsaɪˈtɑmɪtər, ˌhiːmə] *n* → hemocytometer.
hem·a·to·cy·to·pe·nia [ˌhemətəʊˌsaɪtəˈpiːnɪə, ˌhiːmə] *n hema.* Panzytopenie *f*.
hem·a·to·cy·tu·ria [ˌhemətəʊsaɪˈtʊərɪə, ˌhiːmə] *n* (echte) Hämaturie *f*, Erythrozyturie *f*, Hämatozyturie *f*.
hem·a·to·di·al·y·sis [ˌhemətəʊdaɪˈæləsɪs, ˌhiːmə] *n* → hemodialysis.
hem·a·to·gen·e·sis [ˌhemətəʊˈdʒenəsɪs, ˌhiːmə] *n* → hemopoiesis.
hem·a·to·gen·ic [ˌhemətəʊˈdʒenɪk] **I** *n* → hemopoietic I. **II** *adj* **1.** → hemopoietic II. **2.** → hematogenous.
he·ma·tog·e·nous [ˌhiːməˈtɑdʒənəs, ˌhemə-] *adj* **1.** im Blut entstanden, aus dem Blut stammend, hämatogen. **2.** durch Blut übertragen, über den Blutweg, hämatogen.
he·mat·o·glo·bin [ˌhemətəʊˈɡləʊbɪn, ˌhiːmətəʊ-] *n* → hemoglobin.
hem·a·to·glo·bin·u·ria [hemətəʊˌɡləʊbɪˈn(j)ʊərɪə, ˌhiːmə] *n* → hemoglobinuria.
hem·at·o·glob·u·lin [ˌhemətəʊˈɡlɑbjəlɪn, ˌhiːmə] *n* → hemoglobin.
he·ma·toid [ˈhiːmətɔɪd, ˈhem-] *adj* blutähnlich, blutartig, hämatoid.
he·ma·toi·din [ˌhiːməˈtɔɪdɪn, hem-] *n* Hämatoidin(kristalle *pl*) *nt*.
hem·a·to·lith [ˈhemətəʊlɪθ, ˈhiːm-] *n* → hemolith.
hem·a·tol·o·gy [heməˈtɑlədʒɪ, hiːm-] *n* Hämatologie *f*, Hämologie *f*.
hem·a·to·lymph·an·gi·o·ma [ˌhemətəʊlɪmfændʒɪˈəʊmə, ˌhiːm-] *n* Hämatolymphangiom *nt*, Hämolymphangiom *nt*.
he·ma·tol·y·sis [ˌheməˈtɑləsɪs, ˌhiːm-] *n* → hemolysis.
hem·a·to·lyt·ic [ˌhemətəʊˈlɪtɪk, ˌhiːm-] *adj* → hemolytic.
he·ma·to·ma [ˌheməˈtəʊmə, ˌhiːm-] *n*, *pl* **he·ma·to·mas, he·ma·to·ma·ta** [ˌheməˈtəʊmətə, ˌhiːm-] Bluterguß *m*, Hämatom *nt*, Haematoma *m*.
epidural hematoma Epiduralhämatom *nt*, epidurales/extradurales Hämatom *nt*.
eruption hematoma Eruptionshämatom *nt*, Dentitionshämatom *nt*.
extradural hematoma Epiduralhämatom *nt*, epidurales/extradurales Hämatom *nt*.
intracranial hematoma intrakranielles Hämatom *nt*.
he·ma·tom·e·try [ˌhiːməˈtɑmətrɪ, ˌhem-] *n* **1.** Hämoglobinbestimmung *f od.* Hämatokritbestimmung *f*, Hämatometrie *f*. **2.** Blutdruckmessung *f*, Hämatometrie *f*.

he·ma·top·a·thy [hiːməˈtɑpəθɪ, ˌhem-] *n* → hemopathy.
hem·a·to·pi·e·sis [ˌhemətəʊˈpaɪəsɪs, ˌhiːm-] *n* Blutdruck *m*.
hem·a·to·plas·tic [ˌhemətəʊˈplæstɪk, ˌhiːm-] *adj* blutbildend, hämatoplastisch.
he·mat·o·poi·e·sis [ˌhemətəʊpɔːˈiːsɪs, ˌhiːm-] *n* → hemopoiesis.
hem·a·to·poi·e·tin [ˌhemətəʊˈpɔɪətɪn, ˌhiːm-] *n* → hemopoietin.
hem·a·to·por·phyr·ia [ˌhemətəʊpɔːrˈfɪərɪə, -faɪr-, ˌhiːm-] *n* **1.** Porphyrie *f*, Porphyria *f*. **2.** erythropoetische Porphyrie *f*, Günther-Krankheit *f*, -Syndrom *nt*, Hämatoporphyrie *f*, Porphyria erythropoetica congenita Günther.
hem·a·tor·rhe·a [ˌhemətəʊˈrɪə, ˌhiːm-] *n* **1.** massive Blutung *f*, Massenblutung *f*, Blutsturz *m*, Hämatorrhö *f*. **2.** Bluthusten *nt*, Blutspucken *nt*, Hämoptoe *f*, Hämoptyse *f*, Hämoptysis *f*.
he·ma·to·sin [ˌhiːməˈtəʊsɪn] *n* → hematin.
hem·a·to·sis [heməˈtəʊsɪs, hiːm-] *n* **1.** Blutbildung *f*, Hämatopo(i)ese *f*, Hämopo(i)ese *f*. **2.** *physiol.* Arterialisation *f*.
hem·a·to·stat·ic [ˌhemətəʊˈstætɪk] **I** *n* → hemostatic I. **II** *adj* **1.** → hemostatic II. **2.** Blutstauung/Hämostase betr., hämatostatisch.
hem·a·to·ther·a·py [ˌhemətəʊˈθerəpɪ, ˌhiːm-] *n* → hemotherapy.
hem·a·to·tox·ic [ˌhemətəʊˈtɑksɪk, ˌhiːm-] *adj* → hemotoxic.
hem·a·to·tox·in [ˌhemətəʊˈtɑksɪn, ˌhiːm-] *n* → hemotoxin.
hem·a·to·trop·ic [ˌhemətəʊˈtrɑpɪk, -ˈtrəʊp-, ˌhiːm-] *adj* → hemotropic.
hem·a·tox·ic [heməˈtɑksɪk, ˌhiːm-] *adj* → hemotoxic.
hem·a·tox·in [heməˈtɑksɪn, ˌhiːm-] *n* → hemotoxin.
he·ma·tox·y·lin [heməˈtɑksəlɪn, ˌhiːm-] *n* Hämatoxylin *nt*.
hematoxylin-eosin *n histol.* Hämatoxylin-Eosin *nt*.
hem·a·to·zo·on [ˌhemətəʊˈzəʊən, ˌhiːm-] *n* → hemozoon.
hem·a·tu·re·sis [ˌhemətʃəˈriːsɪs] *n* → hematuria.
hem·a·tu·ria [ˌhiːməˈt(j)ʊərɪə, ˌhem-] *n* Blutharnen *nt*, Blutausscheidung *f* im Harn, Hämaturie *f*, Haematuria *f*.
macroscopic hematuria Makrohämaturie *f*, makroskopische Hämaturie *f*.
microscopic hematuria Mikrohämaturie *f*, mikroskopische Hämaturie *f*.
heme [hiːm] *n* **1.** Häm *nt*, Protohäm *nt*. **2.** Protohäm IX *nt*.
hem·en·do·the·li·o·ma [ˌhemendəʊˌθiːlɪˈəʊmə] *n* → hemangioendothelioma.
hemi- *pref.* Halb-, Hemi-.
hem·i·an·al·ge·si·a [ˌhemɪænlˈdʒiːzɪə] *n neuro.* halbseitige Analgesie *f*, Hemianalgesie *f*.
hem·i·an·es·the·sia [ˌhemɪˌænəsˈθiːʒə] *n neuro.* Hemianästhesie *f*, Hemianaesthesia *f*.
hem·i·a·no·pia [ˌhemɪəˈnəʊpɪə] *n ophthal., neuro.* Halbseitenblindheit *f*, Hemianopsie *f*, Hemianopie *f*.
hem·i·a·nop·sia [ˌhemɪəˈnɑpsɪə] *n* → hemianopia.
hem·i·an·os·mia [ˌhemɪəˈnɑzmɪə] *n neuro.* halbseitige/einseitige Anosmie *f*, Hemianosmie *f*.
hem·i·at·ro·phy [hemɪˈætrəfɪ] *n* halbseitige/einseitige Atrophie *f*, Hemiatrophie *f*, Hemiatrophia *f*.
facial hemiatrophy *neuro.* Romberg(-Parry)-Syndrom *nt*, Romberg-Trophoneurose *f*, progressive halbseitige Gesichtsatrophie *f*, Hemiatrophia faciei/facialis progressiva, Atrophia (hemi-)facialis.
he·mic [ˈhiːmɪk, ˈhem-] *adj* Blut betr., Blut-, Häma-, Hämat(o)-, Häm(o)-.
hem·i·cel·lu·lose [hemɪˈseljələʊs] *n* Hemicellulose *f*.
hem·i·ce·pha·lia [ˌhemɪsɪˈfeɪlɪə] *n embryo.* partielle Anenzephalie *f*, Hemizephalie *f*, Hemikephalie *f*, Hemicephalia *f*.
hem·i·cra·nia [hemɪˈkreɪnɪə] *n* **1.** Halbseitenkopfschmerz *m*, halbseitiger/einseitiger Kopfschmerz *m*, Hemikranie *f*, Hemicrania *f*. **2.** → hemicephalia.
hem·i·dys·tro·phy [hemɪˈdɪstrəfɪ] *n patho.* halbseitige/einseitige Dystrophie *f*, Hemidystrophie *f*.
hem·i·fa·cial [hemɪˈfeɪʃl] *adj* eine Gesichtshälfte betr., hemifazial.
hem·i·gi·gan·tism [ˌhemɪdʒaɪˈɡæntɪzəm, -dʒɪ-] *n* Halbseitenriesenwuchs *m*, Hemigigantismus *m*.
hem·i·glos·sec·to·my [ˌhemɪɡlɑˈsektəmɪ] *n* Hemiglossektomie *f*.
hem·i·glos·si·tis [ˌhemɪɡlɑˈsaɪtɪs] *n* Hemiglossitis *f*.
hem·i·gnath·ia [hemɪˈnæθɪə] *n embryo.* Hemignathie *f*.
hem·i·hy·drate [hemɪˈhaɪdreɪt] *n* Hemihydrat *nt*, Halbhydrat *nt*.
α-hemihydrate α-Hemihydrat *nt*.
β-hemihydrate β-Hemihydrat *nt*.
hem·i·hy·per·tro·phy [ˌhemɪhaɪˈpɜːrtrəfɪ] *n* halbseitige/einseitige Hypertrophie *f*, Hemihypertrophie *f*, Curtius-Syndrom *nt*.
hem·i·lar·yn·gec·to·my [hemɪˌlærɪnˈdʒektəmɪ] *n* Hemilaryngektomie *f*.
hem·i·lat·er·al [hemɪˈlætərəl] *adj* halbseitig, einseitig, hemilateral.
hem·i·mac·ro·glos·sia [hemɪˌmækrəˈɡlɑsɪə] *n* Hemimakroglossie *f*.

he·min ['hi:mɪn] *n* 1. Hämin *nt*. 2. Teichmann-Kristalle *pl*, salzsaures Hämin *nt*, Hämin(kristalle *pl*) *nt*, Chlorhämin(kristalle *pl*) *nt*, Chlorhämatin *nt*.
hem·i·pa·ral·y·sis [ˌhemɪpəˈrælɪsɪs] *n* → hemiplegia.
hem·i·par·a·site [hemɪˈpærəsaɪt] *n bio., micro.* Halbschmarotzer *m*, Halbparasit *m*, Hemiparasit *m*.
hem·i·pa·re·sis [ˌhemɪpəˈri:sɪs, -ˈpærə-] *n neuro.* Halbseitenschwäche *f*, leichte/unvollständige Halbseitenlähmung *f*, Hemiparese *f*.
hem·i·pa·ret·ic [ˌhemɪpəˈretɪk] **I** *n* Hemiparetiker(in *f*) *m*. **II** *adj* Hemiparese betr., von Hemiparese betroffen, hemiparetisch.
hem·i·ple·gia [hemɪˈpli:dʒ(ɪ)ə] *n neuro.* (vollständige) Halbseitenlähmung *f*, Hemiplegie *f*, Hemiplegia *f*.
  alternate hemiplegia → alternating hemiplegia.
  alternating hemiplegia gekreuzte Hemiplegie *f*, Hemiplegia alternans/cruciata.
  alternating oculomotor hemiplegia Weber-Syndrom *nt*, Hemiplegia alternans oculomotorica.
  facial hemiplegia Halbseitenlähmung *f* des Gesichts, faziale Hemiplegie *f*.
hem·i·ple·gic [ˌhemɪˈpli:dʒɪk] **I** *n* Hemiplegiker(in *f*) *m*. **II** *adj* Hemiplegie betr., hemiplegisch.
hem·i·sec·tion [hemɪˈsekʃn] *n* Hemisektion *f*, Durchtrennung *f*.
  tooth hemisection Hemisektion *f*, Dissektion *f*, koronarradikuläre Resktion *f*, Hemisectio *f*.
hem·i·so·ton·ic [ˌhemɪsəˈtɑnɪk] *adj* (*Blut*) isoton, isotonisch.
hem·i·spasm [ˈhemɪspæzəm] *n neuro.* Halbseitenkrampf *m*, Hemispasmus *m*.
hem·i·sphe·ri·um [hemɪˈsfɪərɪəm] *n, pl* **hem·i·sphe·ria** [hemɪˈsfɪərɪə] 1. Hemisphäre *f*, Halbkugel *f*; *anat.* Hemisphaerium *nt*. 2. Kleinhirnhälfte *f*, Kleinhirnhemisphäre *f*, Hemisphaerium cerebelli. 3. Großhirnhälfte *f*, Endhirnhälfte *f*, Großhirnhemisphäre *f*, Endhirnhemisphäre *f*, Hemisphaerium cerebralis.
hem·i·syn·drome [hemɪˈsɪndrəʊm] *n* Halbseitensyndrom *nt*, Hemisyndrom *nt*.
hem·i·sys·to·le [hemɪˈsɪstəlɪ] *n card.* Halbseitenkontraktion *f*, Hemisystolie *f*.
hem·i·zy·gous [hemɪˈzaɪgəs] *adj* hemizygot.
hemo- *pref.* Blut-, Häma-, Hämato-, Häm(o)-.
he·mo·ag·glu·ti·na·tion [ˌhi:məəˌglu:təˈneɪʃn, ˌhem-] *n* → hemagglutination.
he·mo·ag·glu·ti·nin [ˌhi:məəˈglu:tənɪn, ˌhem-] *n* → hemagglutinin.
he·mo·blas·to·sis [ˌhi:məblæsˈtəʊsɪs, ˌhem-] *n hema.* Hämoblastose *f*.
he·mo·chro·ma·to·sis [hi:məˌkrəʊməˈtəʊsɪs, hem-] *n* Eisenspeicherkrankheit *f*, Hämochromatose *f*, Siderophilie *f*, Bronzediabetes *m*.
he·mo·con·cen·tra·tion [hi:məˌkɑnsənˈtreɪʃn, hem-] *n hema.* Bluteindickung *f*, Hämokonzentration *f*.
he·mo·con·ges·tion [ˌhi:məkənˈdʒestʃn, ˌhem-] *n* Blutstauung *f*.
he·mo·cul·ture [ˈhi:məkʌltʃər, ˈhem-] *n micro.* Blutkultur *f*.
he·mo·cyte [ˈhi:məsaɪt, ˈhem-] *n* Blutzelle *f*, Hämozyt *m*.
he·mo·cy·to·blast [hi:məˈsaɪtəblæst, hem-] *n* (Blut-)Stammzelle *f*, Hämozytoblast *m*.
he·mo·cy·tol·y·sis [ˌhi:məsaɪˈtɑləsɪs, ˌhem-] *n* → hemolysis.
he·mo·cy·tom·e·ter [ˌhi:məsaɪˈtɑmɪtər, ˌhem-] *n lab.* Zählkammer *f*, Hämozytometer *nt*.
he·mo·cy·tom·e·try [ˌhi:məsaɪˈtɑmətrɪ, ˌhem-] *n* Hämozytometrie *f*.
he·mo·cy·to·poi·e·sis [hi:məˌsaɪtəpɔɪˈi:sɪs, hem-] *n* → hemopoiesis.
he·mo·di·ag·no·sis [ˌhi:mədaɪəgˈnəʊsɪs, ˌhem-] *n* Hämodiagnostik *f*.
he·mo·di·al·y·sis [ˌhi:mədaɪˈæləsɪs, ˌhem-] *n* Blutwäsche *f*, Hämodialyse *f*; extrakorporale Dialyse *f*.
he·mo·di·a·lyz·er [ˌhi:məˈdaɪəlaɪzər, ˌhem-] *n* Hämodialysator *m*, künstliche Niere *f*.
he·mo·di·lu·tion [ˌhi:mədaɪˈl(j)u:ʃn, -dɪ-, ˌhem-] *n* Blutverdünnung *f*, Hämodilution *f*.
he·mo·dy·nam·ic [ˌhi:mədaɪˈnæmɪk, ˌhem-] *adj* hämodynamisch.
he·mo·dy·nam·ics [ˌhi:mədaɪˈnæmɪks, ˌhem-] *pl* Hämodynamik *f*.
he·mo·dy·na·mom·e·try [hi:məˌdaɪnəˈmɑmətrɪ, hem-] *n* Blutdruckmessung *f*.
he·mo·fil·ter [ˈhi:məfɪltər, ˈhem-] *n* Hämofilter *nt/m*.
he·mo·fil·tra·tion [ˌhi:məfɪlˈtreɪʃn, ˌhem-] *n* Hämofiltration *f*.
he·mo·fus·cin [ˌhi:məˈfju:sɪn, ˌhem-] *n* Hämofuscin *nt*, Hämofuszin *nt*.

he·mo·gen·e·sis [ˌhi:məˈdʒenəsɪs, ˌhem-] *n* → hemopoiesis.
he·mo·gen·ic [ˌhi:məˈdʒenɪk, ˌhem-] *adj* 1. im Blut entstanden, aus dem Blut stammend, hämatogen. 2. durch Blut übertragen, über den Blutweg, hämatogen. 3. die Blut(zell)bildung betr. *od.* anregend, hämopoetisch.
he·mo·glo·bin [ˈhi:məgləʊbɪn, ˈhem-] *n* Blutfarbstoff *m*, Hämoglobin *nt*.
  mean cell hemoglobin → mean corpuscular hemoglobin.
  mean corpuscular hemoglobin Färbekoeffizient *m*, mean corpuscular hemoglobin.
  muscle hemoglobin Myoglobin *nt*.
he·mo·glo·bi·ne·mia [ˌhi:məˌgləʊbɪˈni:mɪə, ˌhem-] *n* Hämoglobinämie *f*.
he·mo·glo·bi·nom·e·ter [hi:məˌgləʊbɪˈnɑmɪtər, hem-] *n lab.* Hämoglobinometer *nt*.
he·mo·glo·bi·nom·e·try [hi:məˌgləʊbɪˈnɑmətrɪ, hem-] *n lab.* Hämoglobinometrie *f*.
he·mo·glo·bi·nop·a·thy [hi:məˌgləʊbɪˈnɑpəθɪ, hem-] *n* Hämoglobinopathie *f*.
he·mo·glo·bi·nu·ria [ˌhi:məˌgləʊbɪˈn(j)ʊərɪə, ˌhem-] *n* Hämoglobinausscheidung *f* im Harn, Hämoglobinurie *f*.
he·mo·gram [ˈhi:məgræm, ˈhem-] *n hema.* Hämogramm *nt*; Differentialblutbild *nt*.
he·mo·his·ti·o·blast [ˌhi:məˈhɪstɪəblæst, ˌhem-] *n* Ferrata-Zelle *f*, Hämohistioblast *m*.
he·mo·ki·net·ic [ˌhi:məkɪˈnetɪk, ˌhem-] *adj* hämokinetisch.
he·mo·lith [ˈhi:məlɪθ, ˈhem-] *n* Gefäßstein *m*, Angiolith *m*, Hämolith *m*.
he·mol·y·sate [hɪˈmɑləseɪt] *n* Hämolysat *nt*.
he·mol·y·sin [hɪˈmɑləsɪn, hɪˈməˈlaɪsɪn, hem-] *n* 1. hämolyseverursachendes Toxin *nt*, Hämolysegift *nt*, Hämolysin *nt*. 2. hämolyseauslösender Antikörper *m*, Hämolysin *nt*.
he·mol·y·sis [hɪˈmɑləsɪs] *n* Erythrozytenauflösung *f*, Erythrozytenzerstörung *f*, Erythrozytenabbau *m*, Hämolyse *f*, Hämatozytolyse *f*.
  conditioned hemolysis Immunhämolyse *f*.
he·mo·lyt·ic [ˌhi:məˈlɪtɪk, ˌhem-] *adj* Hämolyse betr. *od.* auslösend, hämolytisch.
  γ-hemolytic γ-hämolytisch, gamma-hämolytisch, nicht-hämolytisch, nicht-hämolysierend.
he·mop·a·thy [hɪˈmɑpəθɪ] *n* Erkrankung *f* des Blutes *od.* der blutbildenden Gewebe, Hämopathie *f*.
he·mo·pex·in [ˌhi:məˈpeksɪn, ˌhem-] *n* Hämopexin *nt*.
he·mo·phil·ia [ˌhi:məˈfɪlɪə, ˌhem-] *n* Bluterkrankheit *f*, Hämophilie *f*, Haemophilia *f*.
  classical hemophilia Hämophilie A *f*, klassische Hämophilie *f*, Faktor-VIII-Mangel *m*.
he·mo·phil·i·ac [ˌhi:məˈfɪlɪæk, ˌhem-] *n* Bluter *m*, Hämophiler *m*.
he·mo·phil·ic [ˌhi:məˈfɪlɪk, ˌhem-] *adj* 1. *micro.* blutliebend, hämophil. 2. Hämophilie betr., von Hämophilie betroffen, hämophil, Bluter-.
he·mo·phil·i·oid [ˌhi:məˈfɪlɪɔɪd, ˌhem-] *n* Hämophilioid *nt*, Pseudohämophilie *f*.
he·mo·poi·e·sis [ˌhi:məpɔɪˈi:sɪs, ˌhem-] *n* Blutbildung *f*, Hämatopo(i)ese *f*, Hämopo(i)ese *f*.
he·mo·poi·et·ic [ˌhi:məpɔɪˈetɪk] **I** *n* hämopoesförderndes Mittel *nt*. **II** *adj* die Blut(zell)bildung betr. *od.* anregend, hämopoetisch.
he·mo·poi·e·tin [ˌhi:məˈpɔɪətɪn, ˌhem-] *n* erythropoetischer Faktor *m*, Erythropo(i)etin *nt*, Hämatopo(i)etin *nt*, Hämopo(i)etin *nt*.
he·mop·ty·sis [hɪˈmɑptəsɪs] *n* Bluthusten *nt*, Blutspucken *nt*, Hämoptoe *f*, Hämoptyse *f*, Hämoptysis *f*.
hem·or·rhage [ˈhemərɪdʒ, ˈhemrɪdʒ] **I** *n* Blutung *f*, Einblutung *f*, Hämorrhagie *f*, Haemorrhagia *f*. **II** *vi* (schwach) bluten, sickern.
  acute gingival hemorrhage akutes Zahnfleischbluten *nt*.
  alveolar hemorrhage alveoläre Blutung *f*.
  arterial hemorrhage arterielle Blutung *f*.
  brain hemorrhage Hirnblutung *f*.
  bronchial hemorrhage Bluthusten *nt*, Blutspucken *nt*, Hämoptoe *f*, Hämoptyse *f*, Hämoptysis *f*.
  capillary hemorrhage Kapillarblutung *f*.
  cerebral hemorrhage (Groß-)Hirnblutung *f*, (Ein-)Blutung *f* ins Großhirn.
  chronic gingival hemorrhage chronisches Zahnfleischbluten *nt*.
  concealed hemorrhage innere Blutung *f*.
  gastric hemorrhage Magenblutung *f*.
  gastrointestinal hemorrhage Magen-Darm-Blutung *f*, gastrointestinale Blutung *f*.
  gingival hemorrhage Zahnfleischbluten *nt*, Zahnfleischblutung *f*, Gingivablutung *f*.
  massive hemorrhage massive Blutung *f*, Massenblutung *f*.

nasal hemorrhage Nasenbluten *nt*, Nasenblutung *f*, Epistaxis *f*.
occult hemorrhage okkulte Blutung *f*.
petechial hemorrhage Punktblutung *f*, Petechie *f*.
postextraction hemorrhage Blutung *f* nach einer Zahnextraktion.
punctate hemorrhage Punktblutung *f*, punktförmige Blutung *f*.
recurring hemorrhage intermittierende/rezidivierende Blutung *f*
secondary hemorrhage Spätblutung *f*, Nachblutung *f*.
spontaneous hemorrhage Spontanblutung *f*.
subarachnoid hemorrhage Subarachnoidalblutung *f*.
subdural hemorrhage Subduralblutung *f*.
hemorrhage after tooth extraction Blutung *f* nach einer Zahnextraktion.
upper intestinal hemorrhage Magen-Darm-Blutung, gastrointestinale Blutung.
venous hemorrhage venöse Blutung *f*.
hem·or·rhag·ic [ˌhemə'rædʒɪk] *adj* Blutung betr., hämorrhagisch, Blutungs-.
hem·or·rhea [ˌhemə'rɪə] *n* **1.** massive Blutung *f*, Massenblutung *f*, Blutsturz *m*, Hämatorrhö *f*. **2.** Bluthusten *nt*, Blutspucken *nt*, Hämoptoe *f*, Hämoptyse *f*, Hämoptysis *f*.
he·mo·sid·er·in [ˌhiːmə'sɪdərɪn, ˌhem-] *n* Hämosiderin *nt*.
he·mo·sid·er·o·sis [hiːmə,sɪdə'rəʊsɪs, hem-] *n* Hämosiderose *f*.
he·mos·ta·sis [hɪ'mɒstəsɪs, ˌhiːmə'steɪsɪs, ˌhem-] *n* **1.** Blut(ungs)stillung *f*, Hämostase *f*. **2.** Blutstauung *f*, Blutstockung *f*, (Hämo-)Stase *f*.
he·mo·stat ['hiːməstæt, 'hem-] *n* **1.** (Blut-)Gefäßklemme *f*, (Blut-)Gefäßklammer *f*, Arterienklemme *f*, Arterienklammer *f*. **2.** topisches Hämostatikum *nt*.
 Allis hemostat Allis-Klemme *f*.
 Carmault hemostat Carmault-Arterienklemme *f*.
 Crile hemostat Crile-Arterienklemme *f*.
 curved Kelly hemostat gebogene Kelly-Arterienklemme *f*.
 curved mosquito hemostat gebogene Moskitoklemme *f*.
 Halsted's mosquito hemostat Halsted-Moskito-Arterienklemme *f*.
 Kelly hemostat Kelly-Arterienklemme *f*.
 mosquito hemostat Moskitoklemme *f*.
he·mo·stat·ic [ˌhiːmə'stætɪk] **I** *n* Blutstillungsmittel *nt*, blutstillendes Mittel *nt*, Hämostatikum *nt*, Hämostyptikum *nt*. **II** *adj* Hämostase betr., blut(ungs)stillend, hämostatisch, hämostyptisch.
he·mo·ther·a·peu·tics [hiːmə,θerə'pjuːtɪks, hem-] *pl* → hemotherapy.
he·mo·ther·a·py [ˌhiːmə'θerəpɪ, ˌhem-] *n* Bluttherapie *f*, Hämatotherapie *f*, Hämotherapie *f*; Transfusionstherapie *f*.
he·mo·tox·ic [ˌhiːmə'tɒksɪk, ˌhem-] *adj* hämotoxisch.
he·mo·tox·in [ˌhiːmə'tɒksɪn, ˌhem-] *n* Hämotoxin *nt*.
he·mo·trop·ic [ˌhiːmə'trɒpɪk, -'trəʊp-, ˌhem-] *adj* hämatotrop, hämotrop.
he·mo·zo·on [ˌhiːmə'zəʊɒn, ˌhem-] *n, pl* **he·mo·zoa** [ˌhiːmə'zəʊə, ˌhem-] *micro.* Blutparasit *m*, Hämozoon *nt*.
hen·ry ['henrɪ] *n* Henry *n*.
hep·a·rin ['hepərɪn] *n* Heparin *nt*.
hep·a·rin·i·za·tion [ˌhepərɪnə'zeɪʃn] *n* Heparinisieren *nt*, Heparinisierung *f*.
hep·a·rin·ize ['hepərɪnaɪz] *vt* mit Heparin behandeln *od.* versetzen, heparinisieren.
hep·a·rin·oid ['hepərɪnɔɪd] *n* Heparinoid *nt*.
he·pat·ic [hɪ'pætɪk] *adj* hepatisch, Leber-, Hepat(o)-.
hep·a·tit·ic [hepə'tɪtɪk] *adj* Hepatitis betr., hepatitisch, Hepatitis-.
hep·a·ti·tis [hepə'taɪtɪs] *n* Leberentzündung *f*, Hepatitis *f*.
 hepatitis A (Virus-)Hepatitis *f* A, epidemische Hepatitis *f*, Hepatitis epidemica.
 acute hepatitis akute Leberentzündung/Hepatitis *f*.
 hepatitis B (Virus-)Hepatitis *f* B, Serumhepatitis *f*.
 hepatitis C Hepatitis *f* C.
 hepatitis D Deltahepatitis *f*, Hepatitis *f* D.
 non-A,non-B hepatitis Nicht-A-Nicht-B-Hepatitis *f*, Non-A-Non-B-Hepatitis *f*.
hepato- *pref.* Leber-, Hepat(o)-.
hep·a·to·cir·rho·sis [ˌhepətəʊsɪ'rəʊsɪs] *n* Leberzirrhose *f*, Cirrhosis hepatis.
hep·a·to·gen·ic [ˌhepətəʊ'dʒenɪk] *adj* von der Leber ausgehend, hepatogen.
hep·a·tog·e·nous [hepə'tɒdʒənəs] *adj* → hepatogenic.
hep·a·to·li·e·no·meg·a·ly [ˌhepətəʊˌlaɪənə'megəlɪ] *n* → hepatosplenomegaly.
hep·a·to·meg·a·ly [ˌhepətəʊ'megəlɪ] *n* Lebervergrößerung *f*, Leberschwellung *f*, Hepatomegalie *f*.
hep·a·top·a·thy [hepə'tɒpəθɪ] *n* Lebererkrankung *f*, Leberleiden *nt*, Hepatopathie *f*.
hep·a·to·por·tal [ˌhepətəʊ'pɔːrtl, -'pəʊr-] *adj* hepatoportal.

hep·a·to·sple·no·meg·a·ly [ˌhepətəʊˌsplɪnə'megəlɪ] *n* Hepatosplenomegalie *f*.
hep·a·to·tox·ic [ˌhepətəʊ'tɒksɪk] *adj* leber(zell)schädigend, hepatotoxisch.
hep·a·to·tox·in [ˌhepətəʊ'tɒksɪn] *n* Lebergift *nt*, hepatotoxische Substanz *f*, Hepatotoxin *nt*.
hept(a)- *pref.* sieben-, hept(a)-.
hep·tose ['heptəʊs] *n* Heptose *f*.
herb [(h)ɜːrb] *n* **1.** *bio.* Kraut *nt*. **2.** *pharm.* (Heil-)Kraut *nt*.
 medicinal herbs Heilkräuter *pl*.
her·bal [(h)ɜːrbl] *adj* Kräuter-, Pflanzen-.
her·bi·cide ['(h)ɜːrbəsaɪd] *n* Pflanzenvernichtungsmittel *nt*, Unkrautvernichtungsmittel *nt*, Herbizid *nt*.
he·red·i·ta·bil·i·ty [həˌredɪtə'bɪlətɪ] *n* Erblichkeit *f*, Vererbbarkeit *f*.
he·red·i·ta·ble [hə'redɪtəbl] *adj* → heritable.
he·red·i·tar·y [hə'redɪterɪ] *adj* ererbt, vererbt, erblich, erbbedingt, Erb-; angeboren.
he·red·i·ty [hə'redɪtɪ] *n, pl* **he·red·i·ties** **1.** Heredität *f*, Erblichkeit *f*, Vererbbarkeit *f*. **2.** Vererbung *f*, Erbgang *m*. **3.** Erbmasse *f*, ererbte Anlagen *pl*, Erbanlagen *pl*.
her·e·do·di·ath·e·sis [ˌherədəʊdaɪ'æθəsɪs] *n* *patho.* erblichbedingte/hereditäre Veranlagung *f*, erblich-bedingte/hereditäre Prädisposition *f*.
her·e·do·path·ia [ˌherədəʊ'pæθɪə] *n* Erbkrankheit *f*, Erbleiden *nt*, Heredopathie *f*, Heredopathia *f*.
her·it·a·bil·i·ty [ˌherɪtə'bɪlətɪ] *n* **1.** Erblichkeit *f*, Heritabilität *f*. **2.** Erblichkeitsgrad *m*, Heritabilität *f*.
her·it·a·ble ['herɪtəbl] *adj* vererbbar, erblich, hereditär, Erb-.
her·met·ic [hɜːr'metɪk] *adj* hermetisch, dicht (verschloßen); luftdicht.
her·nia ['hɜːrnɪə] *n, pl* **her·nias, her·niae** ['hɜːrnɪiː] *patho.* (Eingeweide-)Bruch *m*, Hernie *f*, Hernia *f*.
 cerebral hernia Hirnbruch *m*, Hirnhernie *f*, Hernia cerebralis.
 tracheal hernia Luftröhrenbruch *m*, Trachealhernie *f*, Tracheozele *f*.
her·ni·a·tion [ˌhɜːrnɪ'eɪʃn] *n* **1.** Bruchbildung *f*, Hernienbildung *f*, Herniation *f*. **2.** Einklemmung *f*, Herniation *f*.
her·o·in ['herəʊɪn] *n* *pharm.* Heroin *nt*, Dia(cetyl)morphin *nt*.
herp·an·gi·na [hɜːrpæn'dʒaɪnə] *n* Herpangina *f*, Zahorsky-Syndrom *nt*, Angina herpetica.
her·pes ['hɜːrpiːz] *n* **1.** Herpes *m*. **2.** Herpes genitalis. **3.** Herpes simplex.
 oral herpes Herpes simplex (febrilis); *inf.* Fieberbläschen *pl*.
her·pet·ic [hɜːr'petɪk] *adj* **1.** Herpes betr., mit Herpes einhergehend, herpetisch, Herpes-. **2.** Herpesviren betr., durch Herpesviren verursacht, herpetisch, Herpes-.
her·pet·i·form [hɜːr'petɪfɔːrm] *adj* herpesähnlich, herpesartig, herpetiform.
hertz ['hɜːrts] *n* Hertz *nt*.
hetero- *pref.* Fremd-, Heter(o)-.
het·er·o·ag·glu·ti·na·tion [ˌhetərəəˌgluːtə'neɪʃn] *n* Heteroagglutination *f*.
het·er·o·an·ti·bod·y [ˌhetərə'æntɪbɒdɪ] *n* Heteroantikörper *m*, Xenoantikörper *m*, heterogener/xenogener Antikörper *m*.
het·er·o·an·ti·gen [ˌhetərə'æntɪdʒən] *n* Heteroantigen *nt*, heterogenes/xenogenes Antigen *nt*.
het·er·o·chro·mo·some [ˌhetərə'krəʊməsəʊm] *n* Sexchromosom *nt*, Geschlechtschromosom *nt*, Heterochromosom *nt*, Genosom *nt*, Allosom *nt*, Heterosom *nt*.
het·er·o·dont ['hetərədɒnt] *adj* heterodont, anisodont.
het·er·o·ge·ne·ic [ˌhetərədʒə'niːɪk] *adj* von verschiedener Herkunft, von einer anderen Art (stammend), heterogenetisch, heterogen, xenogen, xenogenetisch.
het·er·o·gen·e·sis B [ˌhetərə'dʒiːnəs, -jəs] *adj* uneinheitlich, ungleichartig, verschiedenartig, heterogen.
het·er·o·gen·e·sis [ˌhetərə'dʒenəsɪs] *n genet.* Heterogenese *f*, Heterogonie *f*.
het·er·o·ge·net·ic [ˌhetərədʒə'netɪk] *adj* **1.** Heterogenese betr., heterogenetisch. **2.** → heterogenic.
het·er·o·gen·ic [ˌhetərə'dʒenɪk] *adj* von verschiedener Herkunft, von einer anderen Art (stammend), heterogenetisch, heterogen, xenogen, xenogenetisch.
het·er·o·ge·nic·i·ty [ˌhetərədʒə'nɪsətɪ] *n* → heterogeneity.
het·er·og·e·nous [ˌhetə'rɒdʒənəs] *adj* **1.** uneinheitlich, ungleichartig, verschiedenartig, heterogen. **2.** → heterogenic.
het·er·og·e·ny [heta'rɒdʒənɪ] *n genet.* Heterogenie *f*.
het·er·og·o·ny [ˌhetə'rɒgənɪ] *n* → heterogenesis.
het·er·o·graft ['hetərəgræft] *n* heterogenes/heterologes/xenogenes/xenogenetisches Transplantat *nt*, Xenotransplantat *nt*, Heterotransplantat *nt*.
het·er·o·im·mu·ni·ty [ˌhetərəɪ'mjuːnətɪ] *n* Heteroimmunität *f*.

het·er·o·in·fec·tion [ˌhetərɑɪn'fekʃn] *n* Heteroinfektion *f*.
het·er·o·in·tox·i·ca·tion [ˌhetərɑɪn,tɑksə'keɪʃn] *n* Heterointoxikation *f*, Vergiftung *f* von außen.
het·er·o·lat·er·al [ˌhetərə'lætərəl] *adj* auf der anderen Seite (liegend), heterolateral, kontralateral.
het·er·ol·o·gous [ˌhetə'rɑləgəs] *adj* **1.** abweichend, nicht übereinstimmend, heterolog. **2.** artfremd, heterolog, xenogen.
het·er·ol·y·sin [hetə'rɑləsɪn] *n* **1.** Hetero(zyto)lysin *nt*. **2.** Heterolysin *nt*.
het·er·ol·y·sis [hetə'rɑləsɪs] *n* Heterolyse *f*.
het·er·o·pho·nia [ˌhetərə'fəʊnɪə] *n* **1.** Stimmbruch *m*, Mutation *f*, Mutatio *f*. **2.** Stimmveränderung *f*, Heterophonie *f*.
het·er·oph·thon·gia [ˌhetərɑf'θɑndʒɪə] *n* → heterophonia.
het·er·o·pla·sia [ˌhetərə'pleɪʒ(ɪ)ə] *n* Heteroplasie *f*, Alloplasie *f*.
het·er·o·plas·tic [ˌhetərə'plæstɪk] *adj* **1.** Heteroplasie od. Heteroplastik betr., heteroplastisch. **2.** abweichend, nicht übereinstimmend, heterolog. **3.** artfremd, heterolog, xenogen.
het·er·o·plas·tid [ˌhetərə'plæstɪd] *n* → heterograft.
het·er·o·plas·ty ['hetərəplæstɪ] *n, pl* **het·er·o·plas·ties 1.** heterogene/heterologe/xenogene/xenogenetische Transplantation *f*, Xenotransplantation *f*, Heterotransplantation *f*, Xenoplastik *f*, Heteroplastik *f*. **2.** Heteroplasie *f*, Alloplasie *f*.
het·er·o·ploi·dy ['hetərəplɔɪdɪ] *n* Heteroploidie *f*.
het·er·o·pro·so·pus [ˌhetərə'prəʊsəpəs] *n embryo.* Januskopf *m*, Janiceps *m*.
het·er·o·pro·tein [ˌhetərə'prəʊtiːn, -tiːɪn] *n* Heteroprotein *nt*.
het·er·o·sex·u·al·i·ty [ˌhetərə,sekʃə'wælətɪ] *n* Heterosexualität *f*.
het·er·o·some ['hetərəsəʊm] *n* → heterochromosome.
het·er·o·top·ic [ˌhetərə'tɑpɪk] *adj* an atypischer Stelle liegend *od*. entstehend, heterotop(isch), dystop, ektop.
het·er·o·trans·plant [ˌhetərə'trænzplænt] *n* heterogenes/heterologes/xenogenes/xenogenetisches Transplantat *nt*, Xenotransplantat *nt*, Heterotransplantat *nt*.
het·er·o·trans·plan·ta·tion [ˌhetərə,trænzplæn'teɪʃn] *n* heterogene/heterologe/xenogene/xenogenetische Transplantation *f*, Xenotransplantation *f*, Heterotransplantation *f*, Xenoplastik *f*, Heteroplastik *f*.
het·er·o·tro·phia [ˌhetərə'trəʊfɪə] *n* → heterotrophy.
het·er·o·troph·ic [ˌhetərə'trɑfɪk, -'trəʊ-] *adj* Heterotrophie betr., heterotroph.
het·er·ot·ro·phy [ˌhetə'rɑtrəfɪ] *n* Heterotrophie *f*.
het·er·o·typ·ic [ˌhetərə'tɪpɪk] *adj* heterotyp, heterotypisch.
het·er·o·vac·cine [ˌhetərə'væksiːn] *n* Heterovakzine *f*.
het·er·o·zy·go·sis [ˌhetərəzɑɪ'gəʊsɪs] *n* → heterozygosity.
het·er·o·zy·gos·i·ty [ˌhetərəzɑɪ'gɑsətɪ] *n genet.* Ungleicherbigkeit *f*, Mischerbigkeit *f*, Heterozygotie *f*.
het·er·o·zy·gote [ˌhetərə'zɑɪgəʊt] *n* heterozygote Zelle *f*, Heterozygot *m*, Heterozygote *f*.
het·er·o·zy·gous [ˌhetərə'zɑɪgəs] *adj* Heterozygotie betr., ungleicherbig, heterozygot.
hex(a)- *pref.* sechsfach, sechs-, Hex(a)-.
hex·a·chlo·ro·phene [ˌheksə'klɔːrəfiːn] *n pharm.* Hexachlorophen *nt*.
hex·et·i·dine [hek'setədiːn] *n pharm.* Hexetidin *nt*.
hex·o·ki·nase [ˌheksə'kɑɪneɪz] *n* Hexokinase *f*.
hex·ose ['heksəʊs] *n* Hexose *f*.
hi·a·tus [hɑɪ'eɪtəs] *n, pl* **hi·a·tus, hi·a·tus·es** *anat.* Spalt(e *f*) *m*, Ritze *f*, schmale Öffnung *f*, Hiatus *m*.
 fallopian hiatus Hiatus canalis nervi petrosi majoris.
 maxillary hiatus Hiatus maxillaris.
 hiatus of maxillary sinus → maxillary hiatus.
hic·cup ['hɪkʌp, 'hɪkəp] **I** *n* Schluckauf *m*, Singultus *m*. **II** *vi* Schluckauf haben.
hi·dro·poi·e·sis [ˌhɑɪdrəpɔɪ'iːsɪs] *n* Schweißbildung *f*, Hidropoese *f*.
hi·dro·sis [hɪ'drəʊsɪs, hɑɪ-] *n* Schweißabsonderung *f*, Hidrose *f*, Hidrosis *f*.
hi·drot·ic [hɪ'drɑtɪk, hɑɪ-] **I** *n* schweißtreibendes Mittel *nt*, Hidrotikum *nt*, Hidroticum *nt*, Diaphoretikum *nt*, Diaphoreticum *nt*. **II** *adj* Schweißabsonderung betr. *od.* fördernd, schweißtreibend, hidrotisch, diaphoretisch.
high [hɑɪ] *adj* **1.** hoch, hochgelegen; Hoch-, Ober-, Haupt-. **2.** *(Temperatur, Druck, Fieber)* hoch; *(Leistung)* gut, erstklassig; *(Stimme)* hoch, schrill.
high-frequency *adj* hochfrequent, Hochfrequenz-.
high-molecular-weight *adj chem.* hochmolekular.
high-powered *adj* stark, Hochleistungs-.
high-pressure *adj* Hochdruck-.
high-tension *adj electr.* Hochspannungs-.
high-voltage *adj electr.* Hochspannungs-.

hill·ock ['hɪlək] *n* Höcker *m*, (kleiner) Hügel *m*.
 facial hillock Fazialishügel *m*, Colliculus facialis.
hind·brain ['hɑɪndbreɪn] *n* Rautenhirn *nt*, Rhombenzephalon *nt*, Rhomencephalon *nt*.
hind·gut ['hɑɪndgʌt] *n embryo.* Hinterdarm *m*; Enddarm *m*.
hind·limb ['hɑɪndlɪm] *n embryo.* untere Gliedmaße *f*, Bein *nt*.
hinge [hɪndʒ] **I** *n* Scharnier *nt*, Angel *f*, Gelenk *nt*. **II** *vt* mit einem Scharnier verbinden *od.* versehen.
 Ancorvis hinge Ancorvis-Schiebegelenk *nt*.
 Gerber hinge Gerber-Zylinder *m*.
hinge-bow *n* kinematischer Gesichtsbogen *m*.
hip [hɪp] *n* **1.** Hüfte *f*, Coxa *f*. **2.** Hüftgelenk *nt*, Articulatio coxae/iliofemoralis.
hip·bone ['hɪpbəʊn] *n* Hüftbein *nt*, Hüftknochen *m*, Os coxae/pelvicum.
hir·u·din ['hɪr(j)ədɪn, hɪ'ruːdɪn] *n* Hirudin *nt*.
Hir·u·din·ea [ˌhɪrʊ'dɪnɪə] *n* Blutegel *m*, Hirudinea *f*.
his·tam·i·nase [hɪ'stæmɪneɪz] *n* Histaminase *f*, Diaminoxidase *f*.
his·ta·mine ['hɪstəmiːn, -mɪn] *n* Histamin *nt*.
his·ta·mi·ner·gic [hɪstəmɪ'nɜrdʒɪk] *adj* histaminerg.
his·tic ['hɪstɪk] *adj* Gewebe betr., Gewebe-, Histo-.
his·ti·dine ['hɪstədiːn, -diːn] *n* Histidin *nt*.
histio- *pref.* Gewebe-, Histio-, Histo-.
his·ti·o·cyte ['hɪstɪəsɑɪt] *n* Gewebsmakrophag *m*, Histiozyt *m*.
his·ti·o·cy·to·ma [ˌhɪstɪəsɑɪ'təʊmə] *n* Histiozytom *nt*, Histiocytoma *nt*.
 benign fibrous histiocytoma of bone nicht-ossifizierendes Fibrom *nt*, fibröser Kortikalisdefekt *m*, fibröser metaphysärer Defekt *m*, benignes fibröses Histiozytom *nt* des Knochens.
 fibrous histiocytoma Fibrohistiozytom *nt*, fibröses Histiozytom *nt*, Dermatofibrom *nt*.
 lipoid histiocytoma Fibroxanthom *nt*, Fibroxanthoma *nt*.
his·ti·o·cy·to·sis [ˌhɪstɪəsɑɪ'təʊsɪs] *n* Histiozytose *f*, Histiocytosis *f*.
 acute histiocytosis of the newborn Abt-Letterer-Siwe-Krankheit *f*, akute/maligne Säuglingsretikulose *f*, maligne generalisierte Histiozytose *f*, Letterer-Siwe-Krankheit *f*.
 kerasin histiocytosis Gaucher-Erkrankung *f*, Gaucher-Krankheit *f*, Gaucher-Syndrom *nt*, Morbus *m* Gaucher, Glukozerebrosidose *f*, Zerebrosidlipidose *f*, Lipoidhistiozytose *f* vom Kerasintyp, Glykosylzeramidlipidose *f*.
 non-lipid histiocytosis → acute histiocytosis of the newborn.
his·to·gen·ic [ˌhɪstɪə'dʒenɪk] *adj* → histogenous.
his·ti·oid ['hɪstɪɔɪd] *adj* → histoid.
his·to·chem·is·try [ˌhɪstə'kemɪstrɪ] *n* Histochemie *f*.
his·to·com·pat·i·bil·i·ty [ˌhɪstəkɑm,pætə'bɪlətɪ] *n* Gewebeverträglichkeit *f*, Histokompatibilität *f*.
his·to·com·pat·i·ble [ˌhɪstəkəm'pætɪbl] *adj* gewebsverträglich, histokompatibel.
his·to·cyte ['hɪstəsɑɪt] *n* → histiocyte.
his·to·cy·to·sis [ˌhɪstəsɑɪ'təʊsɪs] *n* → histiocytosis.
his·to·di·ag·no·sis [ˌhɪstə,dɑɪə'gnəʊsɪs] *n* Gewebediagnose *f*, Histodiagnose *f*.
his·to·gen·e·sis [ˌhɪstə'dʒenəsɪs] *n* Gewebeentstehung *f*, Histogenese *f*, Histogenie *f*, Histogenese *f*.
his·tog·e·nous [hɪs'tɑdʒənəs] *adj* vom Gewebe gebildet, aus dem Gewebe stammend, histogen.
his·toid ['hɪstɔɪd] *adj* **1.** gewebsartig, gewebsähnlich, histoid. **2.** *patho.* histoid.
his·to·in·com·pat·i·bil·i·ty [ˌhɪstəɪnkəm,pætɪ'bɪlətɪ] *n* Gewebeunverträglichkeit *f*, Histoinkompatibilität *f*.
his·to·in·com·pat·i·ble [hɪstə,ɪnkəm'pætɪbl] *adj* gewebsunverträglich, histoinkompatibel.
his·to·log·i·cal [ˌhɪstə'lɑdʒɪkl] *adj* Histologie betr., histologisch.
his·tol·o·gy [hɪs'tɑlədʒɪ] *n* **1.** Gewebelehre *f*, Histologie *f*. **2.** (mikroskopische) (Gewebs-, Organ-)Struktur *f*.
his·tol·y·sis [hɪs'tɑləsɪs] *n patho.* Gewebeauflösung *f*, Histolyse *f*.
his·to·mor·phol·o·gy [ˌhɪstəmɔːr'fɑlədʒɪ] *n* Histomorphologie *f*.
his·tone ['hɪstəʊn] *n* Histon *nt*.
his·to·path·o·log·ic [ˌhɪstəpæθə'lɑdʒɪk] *adj* Histopathologie betr., histopathologisch.
his·to·pa·thol·o·gy [ˌhɪstəpə'θɑlədʒɪ] *n* Gewebepathologie *f*, Histopathologie *f*.
his·to·phys·i·ol·o·gy [ˌhɪstə,fɪzɪ'ɑlədʒɪ] *n* Gewebephysiologie *f*, Histophysiologie *f*.
his·to·plas·mo·sis [ˌhɪstəplæz'məʊsɪs] *n* Darling-Krankheit *f*, Histoplasmose *f*, retikuloendotheliale Zytomykose *f*.
his·to·ry ['hɪstərɪ, 'hɪstrɪ] *n* **1.** Vorgeschichte *f*, Krankengeschichte *f*; Anamnese *f*. **2.** (Entwicklungs-)Geschichte *f*, Werdegang *m*. **3.** Lebensbeschreibung *f*, Lebenslauf *m*. **4.** zusammenhängende *od.* zusammenfassende Darstellung/Beschreibung *f*, Geschichte *f*.

case history 1. Fallgeschichte *f*, Krankengeschichte *f*. **2.** Fallbeispiel *nt*, typisches Beispiel *nt*. **3.** *socio., psycho.* Vorgeschichte *f* (*eines Falles*).
his·to·tome ['hɪstətəʊm] *n histol.* Mikrotom *nt*.
his·to·tox·ic [ˌhɪstə'tɑksɪk] *adj* gewebeschädigend, histotoxisch.
his·to·trop·ic [ˌhɪstə'trɑpɪk, -'trəʊp-] *adj* mit besonderer Affinität zu Gewebe *od.* Gewebezellen, histotrop.
hive [haɪv] *n derm.* Quaddel *f*, Urtica *f*.
hives [haɪvz] *pl derm.* Nesselsucht *f*, Nesselausschlag *m*, Urtikaria *f*, Urticaria *f*.
HLA-identical *adj* HLA-identisch.
hoarse [hɔːrs, hɔʊrs] *adj* (*Stimme*) heiser, rauh.
hoarse·ness ['hɔːrsnɪs, 'hɔʊrs-] *n* (*Stimme*) Heiserkeit *f*.
hoe [həʊ] *n* Haue *f*, Hoe *nt*.
hol·ar·thri·tis [ˌhɑlɑːr'θraɪtɪs, ˌhəʊl-] *n patho.* Holarthritis *f*; Polyarthritis *f*.
hold·er ['həʊldər] *n* Halter *m*, Halteinstrument *nt*.
 Baumgartner needle holder Baumgartner-Nadelhalter *m*.
 bayonet needle holder Bajonettnadelhalter *m*.
 blade holder Klingenhalter *m*.
 bone holder Knochenhaltezange *f*, Knochenfaßzange *f*, Repositionszange *f*.
 Boynton needle holder Boynton-Nadelhalter *m*.
 Castroviejo needle holder Castroviejo-Nadelhalter *m*.
 Collier needle holder Collier-Nadelhalter *m*.
 Crile-Wood needle holder Crile-Wood-Nadelhalter *m*.
 Derf needle holder Derf-Nadelhalter *m*.
 exposure holder Filmkassette *f*.
 film holder Filmkassette *f*.
 foil holder Folienhalter *m*.
 Gardner's needle holder Gardner-Nadelhalter *m*.
 Hegar-Baumgartner needle holder Hegar-Baumgartner-Nadelhalter *m*.
 Mathieu needle holder Mathieu-Nadelhalter *m*.
 matrix holder Matrizenhalter *m*, Matrizenspanner *m*.
 Mayo-Hegar needle holder Mayo-Hegar-Nadelhalter *m*.
 needle holder Nadelhalter *m*.
 Olsen-Hegar needle holder Olsen-Hegar-Nadelhalter *m*.
 rubber dam clamp holder Kofferdamklammerhalter *m*.
 rubber dam holder Kofferdamhalter *m*.
 Ryder needle holder Ryder-Nadelhalter *m*.
 Young rubber dam clamp holder Young-Kofferdamklammerhalter *m*.
holo- *pref.* Holo-, Pan-, Voll-.
hol·o·an·ti·gen [ˌhɑlə'æntɪdʒən, ˌhəʊl-] *n* Vollantigen *nt*, Holoantigen *nt*.
hol·o·crine ['hɑləkrɪn, -kraɪn, 'həʊl-] *adj* holokrin.
hol·o·di·as·tol·ic [hɑləˌdaɪə'stɑlɪk, həʊl-] *adj card.* während der ganzen Diastole, holodiastolisch, pandiastolisch.
hol·o·don·tog·ra·phy [ˌhɑlədɑn'tɑgrəfɪ] *n* Holodontographie *f*.
hol·o·en·dem·ic [ˌhɑlən'demɪk, ˌhəʊl-] *adj epidem.* holoendemisch.
hol·o·en·zyme [ˌhɑlə'enzaɪm, ˌhəʊl-] *n* Holoenzym *nt*.
hol·o·gram ['hɑləgræm, 'həʊl-] *n* Hologramm *nt*.
ho·log·ra·phy [hə'lɑgrəfɪ] *n* Holographie *f*.
hol·o·par·a·site [ˌhɑlə'pærəsaɪt, ˌhəʊl-] *n bio.* Vollschmarotzer *m*, Vollparasit *m*, Holoparasit *m*.
hol·o·pros·en·ceph·a·ly [hɑləˌprɑsən'sefəlɪ, ˌhəʊl-] *n embryo.* Holoprosenzephalie(-Syndrom *nt*) *f*, Arhinenzephalie-Syndrom *nt*.
hol·o·schi·sis [ˌhɑlə'skaɪsɪs, ˌhəʊl-] *n* direkte Zellteilung *f*, Amitose *f*.
home(o)- *pref.* Homöo(o)-, Homoio-.
ho·me·o·mor·phous [ˌhəʊmɪəʊ'mɔːrfəs] *adj* von gleicher Form u. Struktur, homöomorph.
ho·me·o·path ['həʊmɪəʊpæθ] *n* → homeopathist.
ho·me·o·path·ic [ˌhəʊmɪəʊ'pæθɪk] *adj* Homöopathie betr., homöopathisch.
ho·me·op·a·thist [ˌhəʊmɪ'ɑpəθɪst] *n* Homöopath(in *f*) *m*.
ho·me·op·a·thy [ˌhəʊmɪ'ɑpəθɪ] *n* Homöopathie *f*.
ho·me·o·pla·sia [ˌhəʊmɪə'pleɪʒ(ɪ)ə, -zɪə] *n* Homöoplasie *f*.
ho·me·o·sta·sis [ˌhəʊmɪə'steɪsɪs] *n* Homöostase *f*, Homoiostase *f*, Homöostasie *f*, Homöostasis *f*.
ho·me·o·stat·ic [ˌhəʊmɪəʊ'stætɪk] *adj* Homöostase betr., homöostatisch.
hom·i·cide ['hɑməsaɪd, 'həʊm-] *n* Mord *m*, Tötung *f*, Totschlag *m*.
homo- *pref.* **1.** gleich-, hom(o)-. **2.** *chem.* Homo-.
ho·mo·cel·lu·lar [ˌhəʊməʊ'seljələr] *adj* homozellulär.
ho·mo·cen·tric [ˌhəʊməʊ'sentrɪk] *adj* homozentrisch.
ho·mo·chro·mat·ic [ˌhəʊməʊkrəʊ'mætɪk] *adj phys.* einfarbig, monochromatisch.
ho·mo·chrome ['həʊməʊkrəʊm] *adj* → homochromatic.
ho·mo·cy·clic [ˌhəʊməʊ'saɪklɪk, -'sɪk-] *adj chem.* homozyklisch.
ho·mo·dont ['həʊmədɑnt] *adj* homodont.
ho·mo·ge·ne·ous [ˌhəʊməʊ'dʒiːnɪəs, -jəs] *adj* gleichartig, einheitlich, übereinstimmend, homogen.
ho·mo·gen·ic [ˌhəʊməʊ'dʒenɪk] *adj* → homozygous.
ho·mog·e·ni·za·tion [həˌmɑdʒənɪ'zeɪʃn, həʊ-] *n* Homogenisierung *f*, Homogenisation *f*.
ho·mog·e·nize [hə'mɑdʒənaɪz, həʊ-] *vt* homogen *od.* gleichartig *od.* einheitlich machen, homogenisieren.
ho·mog·e·nous [hə'mɑdʒənəs, həʊ-] *adj* **1.** gleichartig, einheitlich, übereinstimmend, homogen. **2.** *chir.* Homoplastik betr., homoplastisch. **3.** homoplastisch, homolog, allogen. **4.** *bio.* homoplastisch. **5.** entsprechend, übereinstimmend, ähnlich, artgleich, homolog. **6.** *immun.* homolog, allogen, allogenetisch. **7.** *chem.* gleichliegend, gleichlaufend, homolog.
ho·mo·graft ['həʊməʊgræft] *n* homologes/allogenes/allogenetisches Transplantat *nt*, Homotransplantat *nt*, Allotransplantat *nt*.
 isogeneic homograft → syngeneic homograft.
 syngeneic homograft syngenes/syngenetisches/isogenes/isogenetisches/isologes Transplantat *nt*, Isotransplantat *nt*.
ho·mo·i·os·ta·sis [ˌhəʊmɔɪ'ɑstəsɪs] *n* → homeostasis.
ho·mo·lat·er·al [ˌhəʊmə'lætərəl] *adj* dieselbe (Körper-)Seite betr., auf derselben Seite (liegend), homolateral, ipsilateral.
ho·mo·log·i·cal [ˌhəʊmə'lɑdʒɪkl, ˌhɑm-] *adj* → homologous.
ho·mol·o·gous [hə'mɑləgəs, həʊ-] *adj* **1.** entsprechend, übereinstimmend, ähnlich, artgleich, homolog. **2.** *immun.* homolog, allogen, allogenetisch. **3.** *chem.* gleichliegend, gleichlaufend, homolog.
ho·mo·plas·tic [ˌhəʊmə'plæstɪk] *adj* **1.** *chir.* Homoplastik betr., homoplastisch. **2.** homoplastisch, homolog, allogen.
ho·mo·plas·ty ['həʊməplæstɪ] *n* Homoplastik *f*, Homöoplastik *f*, Homoioplastik *f*.
ho·mo·pol·y·mer [ˌhəʊmə'pɑlɪmər, ˌhɑm-] *n* Homopolymer *nt*.
ho·mo·top·ic [ˌhəʊmə'tɑpɪk] *adj* homotop; orthotop.
ho·mo·trans·plant [ˌhəʊmə'trænzplænt] *n* → homograft.
ho·mo·trans·plan·ta·tion [ˌhəʊməˌtrænzplæn'teɪʃn] *n* homologe/allogene/allogenetische Transplantation *f*, Homotransplantation *f*, Allotransplantation *f*.
ho·mo·type ['həʊmətaɪp] *n* homotypes Organ *nt*, Homotyp *m*.
ho·mo·typ·ic [ˌhəʊmə'tɪpɪk] *adj* homöotyp, homöotypisch, homotyp(isch).
ho·mo·typ·i·cal [ˌhəʊmə'tɪpɪkl] *adj* → homotypic.
ho·mo·zy·go·sis [ˌhəʊməzaɪ'gəʊsɪs] *n* Gleicherbigkeit *f*, Reinerbigkeit *f*, Erbgleichheit *f*, Homozygotie *f*.
ho·mo·zy·gos·i·ty [ˌhəʊməzaɪ'gɑsɪtɪ] *n* → homozygosis.
ho·mo·zy·gote [ˌhəʊmə'zaɪgəʊt] *n* Homozygot *m*, Homozygote *f*.
ho·mo·zy·got·ic [ˌhəʊməzaɪ'gɑtɪk] *adj* → homozygous.
ho·mo·zy·gous [ˌhəʊmə'zaɪgəs] *adj* gleicherbig, reinerbig, homozygot.
hood [hʊd] *n* Kapuze *f*; (*a. techn.*) Kappe *f*, Haube *f*.
 tooth hood Zahnkappe *f*.
hook [hʊk] *n* Haken *m*.
 blunt hook stumpfer Haken *m*.
 bone hook Knochenhaken *m*.
 elastic hook Molarenhaken *m*.
 embrasure hook Inzisalhaken *m*.
 examining hook Tasthaken *m*.
 molar hook Molarenhaken *m*.
hook·worm ['hʊkwɜrm] *n micro.* **1.** Hakenwurm *m*. **2.** (europäischer) Hakenwurm *m*, Grubenwurm *m*, Ancylostoma duodenale.
hor·de·o·lum [hɔːr'dɪələm] *n ophthal.* Gerstenkorn *nt*, Zilienabszeß *m*, Hordeolum *nt*.
hor·mo·nal [hɔːr'məʊnl, 'hɔːrmənl] *adj* hormonal, hormonell, Hormon-.
hormonally-dependent *adj* hormonabhängig.
hor·mone ['hɔːrməʊn] *n* Hormon *nt*.
 adrenocorticotropic hormone (adreno-)corticotropes Hormon *nt*, (Adreno-)Kortikotropin *nt*.
 androgenic hormone männliches Geschlechts-/Keimdrüsenhormon *nt*, Androgen *nt*; androgene Substanz *f*.
 anterior pituitary hormone Hormon *nt* der Adenohypophyse, (Hypophysen-)Vorderlappenhormon *nt*, HVL-Hormon *nt*.
 antidiuretic hormone antidiuretisches Hormon *nt*, Vasopressin *nt*.
 Aschheim-Zondek hormone luteinisierendes Hormon *nt*, Luteinisierungshormon *nt*, Interstitialzellen-stimulierendes Hormon *nt*, interstitial cell stimulating hormone.
 atrial natriuretic hormone atrialer natriuretischer Faktor *m*, Atriopeptid *nt*, Atriopeptin *nt*.
 chondrotropic hormone → somatotropic hormone.

corpus luteum hormone Gelbkörperhormon *nt*, Corpus-luteum-Hormon *nt*, Progesteron *nt*.
follicle stimulating hormone follikelstimulierendes Hormon *nt*, Follitropin *nt*, Follikelreifungshormon *nt*.
gestagenic hormone Gestagen *nt*, gestagenes Hormon *nt*.
glandotropic hormone glandotropes Hormon *nt*.
gonadotropic hormone gonadotropes Hormon *nt*, Gonadotropin *nt*.
growth hormone → somatotropic hormone.
growth hormone inhibiting hormone Somatostatin *nt*, growth hormone release inhibiting hormone, somatotropin (release) inhibiting hormone/factor, growth hormone inhibiting factor.
growth hormone release inhibiting hormone → growth hormone inhibiting hormone.
human growth hormone → somatotropic hormone.
interstitial cell stimulating hormone → luteinizing hormone.
luteinizing hormone luteinisierendes Hormon *nt*, Luteinisierungshormon *nt*, Interstitialzellen-stimulierendes Hormon *nt*, interstitial cell stimulating hormone.
luteinizing hormone releasing hormone Luliberin *nt*, Lutiliberin *nt*, LH-releasing-Faktor *m*, LH-releasing-Hormon *nt*.
luteotropic hormone Luteotropin *nt*, luteotropes Hormon *nt*.
melanocyte stimulating hormone Melanotropin *nt*, melanotropes Hormon *nt*, melanozytenstimulierendes Hormon *nt*.
melanophore stimulating hormone → melanocyte stimulating hormone.
parathyroid hormone Parathormon *nt*, Parathyrin *nt*.
peptide hormone Peptidhormon *nt*.
plant hormone Pflanzenhormon *nt*, Phytohormon *nt*.
polypeptide hormone Proteo-, Polypeptidhormon *nt*.
progestational hormone Gelbkörperhormon *nt*, Progesteron *nt*, Corpus-luteum-Hormon *nt*.
sex hormone Geschlechtshormon *nt*, Sexualhormon *nt*.
somatotropic hormone Somatotropin *nt*, somatotropes Hormon *nt*, Wachstumshormon *nt*.
steroid hormone Steroidhormon *nt*.
testicular hormone Testosteron *nt*.
testis hormone Testosteron *nt*.
thyroid hormone Schilddrüsenhormon *nt*.
thyroid-stimulating hormone → thyrotropic hormone.
thyrotropic hormone Thyr(e)otropin *nt*, thyreotropes Hormon *nt*.
tissue hormone Gewebshormon *nt*.
hormone-dependent *adj* hormonabhängig.
hormone-sensitive *adj* hormonsensitiv.
hor·mon·ic [hɔːrˈmɑnɪk, -ˈməʊn-] *adj* → hormonal.
horn [hɔːrn] *n* 1. Horn *nt*, hornförmige Struktur *f*; *anat.* Cornu *nt*. 2. *chem.* Horn *nt*, Keratin *nt*.
greater horn of hyoid bone Cornu majus (ossis hyoidei).
lesser horn of hyoid bone Cornu minus (ossis hyoidei).
horn of pulp Pulphorn *nt*.
hor·ni·fi·ca·tion [ˌhɔːrnəfɪˈkeɪʃn] *n* Verhornung *f*, Verhornen *nt*, Keratinisation *f*.
hose [həʊz] *n* Schlauch *m*.
delivery hose zuführender Schlauch *m*.
hos·pice [ˈhɑspɪs] *n* Sterbeklinik *f*.
hos·pi·tal [ˈhɑspɪtl] *n* 1. Krankenhaus *nt*, Klinik *f*. 2. Lazarett *nt*. 3. Pflegehaus *nt*, Hospital *nt*.
day hospital Tagesklinik *f*.
night hospital Nachtklinik *f*.
hos·pi·tal·ism [ˈhɑspɪtlɪzəm] *n* 1. *psycho., psychia.* Hospitalismus *m*. 2. *patho.* Hospitalismus *m*.
hos·pi·tal·i·za·tion [ˌhɑspɪtləˈzeɪʃn] *n* 1. Aufnahme/Einweisung/Einlieferung *f* ins Krankenhaus, Hospitalisierung *f*. 2. Krankenhausaufenthalt *m*.
hos·pi·tal·ize [ˈhɑspɪtlaɪz] *vt* ins Krankenhaus einweisen *od.* einliefern, hospitalisieren, (stationär) aufnehmen.
host [həʊst] *n micro.* Wirt *m*, Wirtszelle *f*. **act as a host** als Wirt dienen.
definitive host → final host.
final host Endwirt *m*.
hot [hɑt] *adj* 1. warm, heiß. 2. *phys.* heiß, stark radioaktiv. 3. *phys.* stromführend.
hour [ˈaʊər] *n* Stunde *f*.
hue [(h)juː] *n* 1. (Farb-)Ton *m*, Tönung *f*, Schattierung *f*. 2. Farbe *f*.
hu·man [(h)juːmən] **I** *n* Mensch *m*. **II** *adj* 1. den Menschen betr., beim Menschen vorkommend, vom Menschen stammend, human, Human-. 2. menschlich, menschenfreundlich, menschenwürdig, human, Menschen-.
hu·mane [(h)juːˈmeɪn] *adj* menschlich, menschenfreundlich, menschenwürdig, human, Menschen-.

hu·mec·ta·tion [ˌ(h)juːmekˈteɪʃn] *n* 1. *patho.* seröse Gewebeinfiltration *f*. 2. Anfeuchten *nt*, Befeuchten *nt*. 3. Einweichen *nt*.
hu·mer·al [ˈ(h)juːmərəl] *adj* 1. Humerus betr., humeral, Humerus-. 2. Schulter betr., Schulter-.
hu·mer·us [ˈ(h)juːmərəs] *n, pl* **hu·me·ri** [ˈ(h)juːməraɪ] Oberarmknochen *m*, Humerus *m*.
hu·mid [ˈ(h)juːmɪd] *adj* feucht.
hu·mid·i·fi·er [(h)juːˈmɪdəfaɪər] *n* (Luft-)Befeuchter *m*.
hu·mid·i·fy [(h)juːˈmɪdəfaɪ] *vt* befeuchten.
hu·mid·i·ty [(h)juːˈmɪdətɪ] *n* (Luft-)Feuchtigkeit *f*; Feuchtigkeitsgehalt *m*.
hu·mor·al [ˈ(h)juːmərəl] *adj* humoral, Humoral-.
hump [hʌmp] *n* Buckel *m*, Höcker *m*.
hunch·back [ˈhʌntʃbæk] *n* Kyphose *f*.
hun·ger [ˈhʌŋgər] **I** *n* 1. Hunger *m*, Hungergefühl *nt*. 2. *fig.* Hunger *m*, Verlangen *nt* (*for* nach). **II** *vi* Hunger haben, hungern.
hun·gry [ˈhʌŋgrɪ] *adj* hungrig. **be/feel hungry** Hunger haben, hungrig sein. **get hungry** Hunger bekommen. **go hungry** hungern.
husk·y [ˈhʌskɪ] *adj* (Stimme) heiser, rauh.
hy·a·line [*n* ˈhaɪəliːn, -lɪn; *adj* ˈhaɪəlɪn, -laɪn] **I** *n* Hyalin *nt*. **II** *adj* 1. Hyalin betr., Hyalin-. 2. transparent, durchscheinend; glasartig, glasig, hyalin. 3. amorph, nicht kristallin.
hy·a·li·no·sis [ˌhaɪəlɪˈnəʊsɪs] *n patho.* hyaline Degeneration *f*, Hyalinose *f*.
hy·a·loid [ˈhaɪəlɔɪd] *adj anat.* transparent, glasig, glasartig, hyaloid.
hy·a·lo·mere [ˈhaɪələmɪər] *n* Hyalomer *nt*.
hy·a·lo·mit·ome [ˌhaɪələʊˈmɪtəʊm] *n* → hyaloplasm.
hy·a·lo·plasm [ˈhaɪələplæzəm] *n* Grundzytoplasma *nt*, zytoplasmatische Matrix *f*, Hyaloplasma *nt*.
hy·a·lo·tome [haɪˈælətəʊm] *n* → hyaloplasm.
hy·a·lu·ron·i·dase [ˌhaɪələˈrɑnɪdaɪz] *n* hyaluronsäure-spaltendes Enzym *nt*, Hyaluronidase *f*.
hy·bar·ox·ia [ˌhaɪbəˈrɑksɪə] *n* Sauerstoffüberdrucktherapie *f*, hyperbare (Sauerstoff-)Therapie/Oxygenation *f*.
hy·brid [ˈhaɪbrɪd] **I** *n* 1. *dent.* Hybridkomposit *nt*, Hybrid *nt*. 2. *genet.* Bastard *m*, Kreuzung *f*, Mischling *m*, Hybride *f*. **II** *adj* hybrid, Bastard-, Misch-.
hy·dan·to·in [haɪˈdæntəwɪn] *n* Hydantoin *nt*, Glykolylharnstoff *m*.
hy·da·tid [ˈhaɪdətɪd] *n* 1. *anat.* zystenähnliche Struktur *f*, Hydatide *f*. 2. *parasit.* Echinokokkenblase *f*, -zyste *f*, Hydatide *f*.
hy·da·ti·do·sis [ˌhaɪdətɪˈdəʊsɪs] *n* → hydatid *disease*.
hy·drar·gyr·ia [ˌhaɪdrɑːrˈdʒɪərɪə] *n* Quecksilbervergiftung *f*, Hydrargyrie *f*, Hydrargyrose *f*, Merkurialismus *m*.
hy·drar·gy·rism [haɪˈdrɑːrdʒərɪzəm] *n* → hydrargyria.
hy·drar·gy·ro·sis [haɪˌdrɑːrdʒɪˈrəʊsɪs] *n* → hydrargyria.
hy·drar·gy·rum [haɪˈdrɑːrdʒərəm] *n* Quecksilber *nt*; *chem.* Hydragyrum *nt*.
hy·dra·tion [haɪˈdreɪʃn] *n* 1. Wasseranlagerung *f*, Hydratbildung *f*, Hydration *f*, Hydratation *f*. 2. Wasseraufnahme *f*, Hydratation *f*, Hydration *f*.
hy·dra·zine [ˈhaɪdrəziːn] *n* Hydrazin *nt*, Diamid *nt*.
hy·dre·mia [haɪˈdriːmɪə] *n* Hydrämie *f*, Hydroplasmie *f*; Verdünnungsanämie *f*.
hy·dren·ceph·a·lus [ˌhaɪdrənˈsefələs] *n* → hydrocephalus.
hy·dric [ˈhaɪdrɪk] *adj* Wasserstoff betr., Wasserstoff-, Hydro-.
hydro- *pref.* 1. Wasser-, Hydr(o)-. 2. *chem.* Wasserstoff-, Hydro-.
hy·dro·bleph·a·ron [ˌhaɪdrəˈblefərən] *n* Lidödem *nt*, Hydroblepharon *nt*.
hy·dro·car·bon [ˌhaɪdrəˈkɑːrbən] *n* Kohlenwasserstoff *m*.
hy·dro·ce·phal·ic [ˌhaɪdrəsɪˈfælɪk] *adj* Hydrozephalus betr., hydrozephal, Hydrozephalus-.
hy·dro·ceph·a·lus [ˌhaɪdrəˈsefələs] *n* Wasserkopf *m*, Hydrocephalus *m*.
external hydrocephalus Hydrocephalus externus.
internal hydrocephalus Hydrocephalus internus.
hy·dro·ceph·a·ly [ˌhaɪdrəˈsefəlɪ] *n* → hydrocephalus.
hy·dro·col·loid [ˌhaɪdrəˈkɑlɔɪd] *n* Hydrokolloid *nt*.
agar hydrocolloid Agar-Hydrokolloid *nt*, Agar-Abformmasse *f*.
alginate hydrocolloid Alginat-Hydrokolloid *nt*, Alginat-Abformmasse *f*.
irreversible hydrocolloid irreversibles Hydrokolloid *nt*.
hy·dro·cor·ti·sone [ˌhaɪdrəˈkɔːrtɪzəʊn] *n* Kortisol *nt*, Cortisol *nt*, Hydrocortison *nt*.
hy·dro·cy·an·ism [ˌhaɪdrəˈsaɪənɪzəm] *n* Blausäurevergiftung *f*.
hy·dro·cyst [ˈhaɪdrəsɪst] *n* seröse (Retentions-)Zyste *f*, Hydrozyste *f*.
hy·dro·cys·to·ma [ˌhaɪdrəsɪsˈtəʊmə] *n* Hydrozystom *nt*, Hydrokystom *nt*.
hy·dro·di·u·re·sis [ˌhaɪdrədaɪəˈriːsɪs] *n* Wasserdiurese *f*, Hydrodiurese *f*.

hy·dro·gen ['haɪdrədʒən] *n* Wasserstoff *m*; *chem.* Hydrogenium *nt*
  light hydrogen leichter Wasserstoff *m*, Protium *nt*.
  ordinary hydrogen → light hydrogen.
  hydrogen peroxide Wasserstoff(su)peroxid *nt*.
hy·dro·gen·ase ['haɪdrədʒəneɪz, haɪ'drɑdʒəneɪz] *n* Hydrogenase *f*.
hy·dro·gen·ate ['haɪdrədʒəneɪt, haɪ'drɑdʒəneɪt] *vt* **1.** Wasserstoff anlagern, hydrieren. **2.** (*Öl, Fett*) härten.
hy·dro·gen·a·tion [,haɪdrədʒə'neɪʃn] *n chem.* Hydrierung *f*.
hy·dro·gen·ize ['haɪdrədʒənaɪz, haɪ'drɑdʒə-] *vt* → hydrogenate.
hy·dro·gen·ly·ase [,haɪdrədʒən'laɪeɪz] *n* **1.** Hydrogenlyase *f*. **2.** Hydrogenase *f*.
hy·dro·lase ['haɪdrəleɪz] *n* Hydrolase *f*.
hy·drol·y·sate [haɪ'drɑlɪseɪt] *n* Hydrolysat *nt*.
hy·drol·y·sis [haɪ'drɑləsɪs] *n, pl* **hy·drol·y·ses** [haɪ'drɑləsiːz] Hydrolyse *f*.
hy·drol·y·zate [haɪ'drɑlɪseɪt] *n* → hydrolysate.
hy·dro·per·ox·ide [,haɪdrəpə'rɑksaɪd] *n* → hydrogen peroxide.
hy·dro·phil ['haɪdrəfɪl] *adj* → hydrophilic.
hy·dro·phile ['haɪdrəfɪl, -faɪl] *adj* → hydrophilic.
hy·dro·phil·ia [,haɪdrə'fiːlɪə, -jə] *n* Hydrophilie *f*.
hy·dro·phil·ic [,haɪdrə'fɪlɪk] *adj* wasserliebend, Wasser/Feuchtigkeit aufnehmend, Wasser anziehend, hydrophil.
hy·droph·i·lism [haɪ'drɑfəlɪzəm] *n* → hydrophilia.
hy·droph·i·lous [haɪ'drɑfɪləs] *adj* → hydrophilic.
hy·dro·pho·bia [,haɪdrə'foʊbɪə] *n* Wasserscheu *f*, Hydrophobie *f*.
hy·dro·pho·bic [,haɪdrə'foʊbɪk] *adj* **1.** wasserscheu; wasserabstoßend, hydrophob. **2.** Tollwut/Rabies betr., tollwütig.
hy·dro·pho·bic·i·ty [,haɪdrəfoʊ'bɪsətɪ] *n* → hydrophobism.
hy·dro·pho·bism ['haɪdrəfoʊbɪzəm] *n chem.* Hydrophobie *f*.
hy·dro·pho·bous [,haɪdrə'foʊbəs] *adj* → hydrophobic.
hy·drop·ic [haɪ'drɑpɪk] *adj* Hydrops betr., mit Hydrops einhergehend, hydropisch.
hy·drops ['haɪdrɑps] *n* Wassersucht *f*, Hydrops *m*.
  endolymphatic hydrops Ménière-Krankheit *f*, Morbus *m* Ménière.
  labyrinthine hydrops → endolymphatic hydrops.
hy·dro·qui·none [,haɪdrəkwɪ'noʊn] *n* Hydrochinon *nt*, Parahydroxybenzol *nt*.
hy·dror·rhea [,haɪdrə'rɪə] *n* seröser Ausfluß *m*, Hydrorrhoe *f*, Hydrorrhoea *f*.
  nasal hydrorrhea Nasen(aus)fluß *m*, Rhinorrhoe *f*.
hy·dro·sol ['haɪdrəsɑl, -sɑl] *n* Hydrosol *nt*.
hy·dro·ther·a·peu·tic [,haɪdrəθerə'pjuːtɪks] *adj* Hydrotherapie betr., hydrotherapeutisch, hydriatrisch.
hy·dro·ther·a·peu·tics [,haɪdrəθerə'pjuːtɪks] *pl* → hydrotherapy.
hy·dro·ther·a·py [,haɪdrə'θerəpɪ] *n* Wasserkur *f*; Wasserheilkunde *f*, Wasserverfahren *nt*, Hydriatrie *f*, Hydrotherapie *f*.
hy·drox·ide [haɪ'drɑksaɪd, -sɪd] *n* Hydroxid *nt*.
hydroxy- *pref.* Hydroxy-.
hy·drox·y·ap·a·tite [haɪ,drɑksɪ'æpətaɪt] *n* Hydroxi(l)apatit *nt*, Hydroxy(l)apatit *nt*.
  nonresorbable hydroxyapatite nichtresorbierbares Hydroxylapatit *nt*.
hy·drox·y·ben·zene [haɪ,drɑksɪ'benziːn] *n* Phenol *nt*, Karbolsäure *f*, Monohydroxybenzol *nt*.
25-hy·drox·y·cho·le·cal·cif·e·rol [haɪ,drɑksɪ,koʊləkæl'sɪfərɔl, -,kɑlɑ-] *n* 25-Hydroxycholecalciferol *nt*, Calcidiol *nt*.
17-hy·drox·y·cor·ti·cos·ter·one [haɪ,drɑksɪ,kɔːrtɪ'kɑstəroʊn] *n* Kortisol *nt*, Cortisol *nt*, Hydrocortison *nt*.
25-hy·drox·y·er·go·cal·cif·e·rol [haɪ,drɑksɪ,ɜrgəkæl'sɪfərɔl] *n* 25-Hydroxyergocalciferol *nt*.
hy·drox·yl·ap·a·tite [haɪ'drɑksɪl'æpətaɪt] *n* → hydroxyapatite.
hy·drox·y·phen·yl·al·a·nine [haɪ,drɑksɪfenl'ælənɪn, -niːn] *n* Tyrosin *nt*.
hy·drox·y·phen·yl·eth·yl·a·mine [haɪ,drɑksɪfenl,eθɪlə'miːn, -'æmɪn] *n* Tyramin *nt*, Tyrosamin *nt*.
hy·drox·y·pro·line [haɪ,drɑksɪ'proʊliːn, -lɪn] *n* Hydroxyprolin *nt*.
5-hy·drox·y·tryp·ta·mine [haɪ,drɑksɪ'trɪptəmiːn] *n* 5-Hydroxytryptamin *nt*, Serotonin *nt*.
hy·drox·y·ty·ra·mine [haɪ,drɑksɪ'taɪrəmiːn] *n* Dopamin *nt*, Hydroxytyramin *nt*.
hy·dru·ria [haɪ'dr(j)ʊərɪə] *n* Hydrurie *f*; Polyurie *f*.
hy·giene ['haɪdʒiːn] *n* Hygiene *f*.
  dental hygiene Zahnhygiene *f*, Mundhygiene *f*, Mundpflege *f*.
  mouth hygiene → dental hygiene.
  oral hygiene → dental hygiene.
hy·gi·en·ic [haɪdʒɪ'enɪk, haɪ'dʒen-, haɪ'dʒiː-] **I** *hygienics pl* Hygiene *f*. **II** *adj* **1.** Hygiene betr., auf Hygiene beruhend, der Gesundheit dienend, hygienisch. **2.** Hygiene betr., sauber, frei von Verschmutzung, hygienisch.
hy·gi·en·ics [haɪdʒɪ'enɪks, haɪ'dʒen-, haɪ'dʒiː-] *pl* Hygiene *f*.
hy·gien·ist [haɪ'dʒiːnɪst, -'dʒen-, 'haɪdʒɪ-] *n* Hygieniker(in *f*) *m*.
hy·gric ['haɪgrɪk] *adj* Feuchtigkeit betr., Feuchtigkeits-, Hygro-.
hygro- *pref.* Feuchtigkeits-, Hygro-.
hy·gro·ma [haɪ'groʊmə] *n, pl* **hy·gro·mas, hy·gro·ma·ta** [haɪ'groʊmətə] Wassergeschwulst *f*, Hygrom(a) *nt*.
  cervical hygroma (Zysten-)Hygrom *nt* des Halses, Hygroma/Lymphangioma cysticum colli.
  cystic hygroma Zystenhygrom *nt*, Hygroma/Lymphangioma cysticum.
  cystic hygroma of the neck → cervical hygroma.
hy·gro·sto·mia [,haɪgrə'stoʊmɪə] *n* (übermäßiger) Speichelfluß *m*, Sialorrhoe *f*, Ptyalismus *m*, Hypersalivation *f*.
hy·o·glos·sus [haɪoʊ'glɑsəs, -'glɔ-] *n* Hyoglossus *m*, Musculus hyoglossus.
hy·oid ['haɪɔɪd] **I** *n* Zungenbein *nt*, Os hyoideum. **II** *adj* Zungenbein betr., Zungenbein–.
hy·o·thy·roid [haɪoʊ'θaɪrɔɪd] *adj* thyr(e)ohyoid.
hyp·al·bu·min·e·mia [,hɪpæl,bjuːmɪ'niːmɪə, ,haɪp-] *n* verminderter Albumingehalt *m* des Blutes, Hyp(o)albuminämie *f*.
hyp·al·ge·sia [,hɪpæl'dʒiːzɪə, -dʒiːʒə, ,haɪp-] *n* verminderte Schmerzempfindung *f*, Hypalgesie *f*, Hypalgie *f*.
hyp·al·ge·sic [,hɪpæl'dʒiːzɪk, ,haɪp-] *adj* Hypalgesie betr., hypalgetisch, hypalgisch.
hyp·al·get·ic [,hɪpæl'dʒetɪk, ,haɪp-] *adj* → hypalgesic.
hyp·al·gia [hɪp'ældʒ(ɪ)ə, ,haɪp-] *n* → hypalgesia.
hyper- *pref.* Über-, Hyper-.
hy·per·ac·id [,haɪpər'æsɪd] *adj* übermäßig sauer, hyperazid, superazid.
hy·per·a·cid·i·ty [,haɪpərə'sɪdətɪ] *n* Übersäuerung *f*, Hyperazidität *f*.
hy·per·ac·tive [,haɪpər'æktɪv] *adj* **1.** *patho.* übermäßig aktiv, hyperaktiv; hyperkinetisch. **2.** *psychia., ped.* hyperaktiv.
hy·per·ac·tiv·i·ty [,haɪpəræk'tɪvətɪ] *n* **1.** *patho.* Hyperaktivität *f*, Hyperkinese *f*, Hyperkinesie *f*. **2.** *psychia., ped.* Hyperaktivität *f*.
hy·per·a·cute [,haɪpərə'kjuːt] *adj* (*Verlauf, Reaktion*) hyperakut, perakut.
hy·per·al·ge·sia [,haɪpəræl'dʒiːzɪə, -dʒiːʒə] *n* Schmerzüberempfindsamkeit *f*, gesteigerte Schmerzempfindlichkeit *f*, Hyperalgesie *f*, Hyperalgie *f*.
hy·per·al·ge·sic [,haɪpəræl'dʒiːzɪk] *adj* Hyperalgesie betr., hyperalgetisch.
hy·per·al·get·ic [,haɪpəræl'dʒetɪk] *adj* → hyperalgesic.
hy·per·al·gia [,haɪpər'ældʒ(ɪ)ə] *n* → hyperalgesia.
hy·per·al·i·men·ta·tion [,haɪpər,ælɪmen'teɪʃn] *n* **1.** Überernährung *f*, Hyperalimentation *f*. **2.** hochkalorische Ernährung *f*, Hyperalimentation *f*.
hy·per·bar·ic [,haɪpər'bærɪk] *adj* hyperbar, Überdruck-.
hy·per·bil·i·ru·bi·ne·mia [,haɪpər,bɪlə,ruːbɪ'niːmɪə] *n* vermehrter Bilirubingehalt *m* des Blutes, Hyperbilirubinämie *f*.
hy·per·cal·ce·mia [,haɪpərkæl'siːmɪə] *n* erhöhter Kalziumgehalt *m* des Blutes, Hyperkalz(i)ämie *f*.
hy·per·cal·ci·ne·mia [,haɪpər,kælsɪ'niːmɪə] *n* → hypercalcemia.
hy·per·cal·ci·nu·ria [,haɪpər,kælsɪ'n(j)ʊərɪə] *n* → hypercalciuria.
hy·per·cal·ci·u·ria [,haɪpər,kælsɪ'(j)ʊərɪə] *n* vermehrte Kalziumausscheidung *f* im Harn, Hyperkalziurie *f*, Hyperkalziurie *f*.
hy·per·cap·nia [,haɪpər'kæpnɪə] *n* Erhöhung *f* der arteriellen Kohlendioxidspannung, Hyperkapnie *f*, Hyperkarbie *f*.
hy·per·car·bia [,haɪpər'kɑːrbɪə] *n* → hypercapnia.
hy·per·ce·men·to·sis [,haɪpər,sɪmen'toʊsɪs] *n* Zahnzementhypertrophie *f*, Zementhypertrophie *f*, Zementose *f*, Zementostose *f*.
hy·per·chlo·re·mia [,haɪpərkloʊ'riːmɪə] *n* erhöhter Chloridgehalt *m* des Blutes, Hyperchlorämie *f*.
hy·per·chlor·hy·dria [,haɪpərklɔːr'haɪdrɪə] *n* (*Magen*) erhöhte Salzsäureproduktion *f*, Hyperazidität *f*, Hyperchlorhydrie *f*.
hy·per·cho·les·ter·e·mia [,haɪpərkə,lestə'riːmɪə] *n* → hypercholesterolemia.
hy·per·cho·les·ter·in·e·mia [,haɪpərkə,lestərɪ'niːmɪə] *n* → hypercholesterolemia.
hy·per·cho·les·ter·ol·e·mia [,haɪpərkə,lestərə'liːmɪə] *n* erhöhter Cholesteringehalt *m* des Blutes, Hypercholesterinämie *f*.
hy·per·chro·mic [,haɪpər'kroʊmɪk] *adj* **1.** hyperchromatisch. **2.** hyperchrom.
hy·per·chy·lo·mi·cro·ne·mia [,haɪpər,kaɪlə,maɪkrə'niːmɪə] *n* Hyperchylomikronämie *f*, Chylomikronämie *f*.
  familial hyperchylomicronemia Bürger-Grütz-Syndrom *nt*, (primäre/essentielle) Hyperlipoproteinämie *f* Typ I, fettinduzierte/exogene Hypertriglyzeridämie *f*, fettinduzierte/exogene Hyperlipämie *f*, Hyperchylomikronämie *f*, familiärer C-II-Apoproteinmangel *m*.

hy·per·co·ag·u·la·bil·i·ty [ˌhaɪpərkəʊˌægjələ'bɪlətɪ] *n hema.* erhöhte Gerinnbarkeit *f* des Blutes, Hyperkoagulabilität *f*.

hy·per·cor·ti·sol·e·mia [ˌhaɪpərkɔːrtɪsəʊ'liːmɪə] *n* Hyperkortisolämie *f*.

hy·per·cor·ti·sol·ism [ˌhaɪpər'kɔːrtɪsəʊlɪzəm] *n* **1.** Hyperkortisolismus *m*, Hypercortisolismus *m*. **2.** Überfunktion *f* der Nebennierenrinde, Hyperkortizismus *m*.

hy·per·cry·es·the·sia [ˌhaɪpərˌkraɪes'θiːʒ(ɪ)ə] *n neuro.* erhöhte Kälteempfindlichkeit *f*, Hyperkryästhesie *f*.

hy·per·cy·the·mia [ˌhaɪpərsaɪ'θiːmɪə] *n hema.* pathologische Erhöhung *f* der Erythrozytenzahl, Erythrozythämie *f*, Erythrozytose *f*, Hypererythrozythämie *f*, Hyperzythämie *f*.

hy·per·cy·to·sis [ˌhaɪpərsaɪ'təʊsɪs] *n* **1.** pathologische Erhöhung *f* der Zellzahl, Hyperzytose *f*. **2.** Erhöhung *f* der Leukozytenzahl, Leukozytose *f*.

hy·per·den·se ['haɪpərdens] *adj radiol.* hyperdens.

hy·per·em·e·sis [ˌhaɪpər'eməsɪs] *n* übermäßiges Erbrechen *nt*, Hyperemesis *f*.

hy·per·e·mia [ˌhaɪpər'iːmɪə] *n* vermehrte Blutfülle *f*, Hyperämie *f*.
  active hyperemia aktive/arterielle Hyperämie *f*.
  arterial hyperemia → active hyperemia.
  Bier's hyperemia Bier-Stauung *f*.
  dental pulp hyperemia Pulpahyperämie *f*.

hy·per·e·mic [ˌhaɪpər'iːmɪk] *adj* durch Hyperämie gekennzeichnet, hyperämisch.

hy·per·e·mi·za·tion [ˌhaɪpərˌemɪ'zeɪʃn] *n* Hyperämisierung *f*, Hyperämisieren *nt*.

hy·per·er·gic [ˌhaɪpər'ɜrdʒɪk] *adj* Hyperergie betr., hyperergl(isch).

hy·per·er·gy ['haɪpərɜrdʒɪ] *n immun.* gesteigerte Empfindlichkeit *f*, verstärkte Reaktion(sbereitschaft *f*) *f*, Hyperergie *f*; Allergie *f*.

hy·per·e·ryth·ro·cy·the·mia [ˌhaɪpərɪˌrɪθrəsaɪ'θiːmɪə] *n* → hypercythemia.

hy·per·es·the·sia [ˌhaɪpəres'θiːʒ(ɪ)ə] *n neuro.* Überempfindlichkeit *f*, Hyperästhesie *f*, Hyperaesthesia *f*.

hy·per·es·thet·ic [ˌhaɪpəres'θetɪk] *adj neuro.* Hyperästhesie betr., überempfindlich, hyperästhetisch.

hy·per·fi·brin·o·ge·ne·mia [ˌhaɪpərfɪ'brɪnədʒə'niːmɪə] *n* vermehrter Fibrinogengehalt *m* des Blutes, Hyperfibrinogenämie *f*.

hy·per·gam·ma·glob·u·li·ne·mia [ˌhaɪpərˌgæməˌglʌbjəlɪ'niːmɪə] *n immun.* Hypergammaglobulinämie *f*.

hy·per·gia [haɪ'pɜrdʒɪə] *n* **1.** *immun.* verminderte Reaktivität *f*, Hypergie *f*. **2.** pathologisch verminderte funktionelle Aktivität *f*, Hyp(o)ergasie *f*.

hy·per·gic [haɪ'pɜrdʒɪk] *adj* **1.** Hypergie betr., hyperg. **2.** Hyperergie betr., hyperergl(isch).

hy·per·glob·u·lia [ˌhaɪpərglɑ'bjuːlɪə] *n hema.* Hyperglobulie *f*, Polyglobulie *f*.

hy·per·glob·u·li·ne·mia [ˌhaɪpərˌglʌbjəlɪ'niːmɪə] *n* Hyperglobulinämie *f*.

hy·per·glob·u·lism [ˌhaɪpər'glʌbjəlɪzəm] *n* → hyperglobulia.

hy·per·gly·ce·mia [ˌhaɪpərglaɪ'siːmɪə] *n* pathologische Blutzuckererhöhung *f*, Hyperglykämie *f*, Glukosämie *f*.
  hyperglycemia of injury streßbedingte Hyperglykämie *f*, Streßdiabetes *m*.

hy·per·glyc·er·i·de·mia [ˌhaɪpərglɪsərɪ'diːmɪə] *n* erhöhter Glyceridgehalt *m* des Blutes, Hyperglyceridämie *f*.

hy·per·gly·co·se·mia [ˌhaɪpərˌglaɪkə'siːmɪə] *n* → hyperglycemia.

hy·per·gly·co·su·ria [ˌhaɪpərˌglaɪkə's(j)ʊərɪə] *n* Hyperglykosurie *f*.

hy·per·gly·ke·mia [ˌhaɪpərglaɪ'kiːmɪə] *n* → hyperglycemia.

hy·per·hi·dro·sis [ˌhaɪpərhaɪ'drəʊsɪs, -hɪ-] *n* übermäßiges Schwitzen *nt*, Hyperhidrose *f*, Hyper(h)idrosis *f*, Polyhidrose *f*, Poly(h)idrosis *f*.

hy·per·hy·dra·tion [ˌhaɪpərhaɪ'dreɪʃn] *n* Überwässerung *f*, Hyperhydratation *f*.

hy·per·hy·dro·chlo·ria [ˌhaɪpərˌhaɪdrə'klɔːrɪə] *n* → hyperchlorhydria.

hy·per·hy·dro·chlo·rid·ia [ˌhaɪpərˌhaɪdrəklɔʊ'rɪdɪə] *n* → hyperchlorhydria.

hy·per·i·dro·sis [ˌhaɪpərɪ'drəʊsɪs] *n* → hyperhidrosis.

hy·per·im·mune [ˌhaɪpərɪ'mjuːn] *adj* hyperimmun.

hy·per·im·mu·ni·za·tion [ˌhaɪpərˌɪmjənɪ'zeɪʃn] *n* Hyperimmunisierung *f*.

hy·per·in·su·lin·e·mia [ˌhaɪpərˌɪn(t)sjəlɪ'niːmɪə] *n* Hyperinsulinämie *f*.

hy·per·in·su·lin·ism [ˌhaɪpər'ɪn(t)sjəlɪnɪzəm] *n* **1.** vermehrte Insulinsekretion *f*, Hyperinsulinismus *m*. **2.** Insulinschock *m*. **3.** Hyperinsulinämie *f*.

hy·per·i·o·de·mia [ˌhaɪpəraɪə'diːmɪə] *n* Hyperjodämie *f*, Hyperiodämie *f*.

hy·per·ka·le·mia [ˌhaɪpərkə'liːmɪə] *n* erhöhter Kaliumgehalt *m* des Blutes, Hyperkal(i)ämie *f*.

hy·per·ker·a·to·sis [ˌhaɪpərˌkerə'təʊsɪs] *n derm.* Hyperkeratose *f*, Hyperkeratosis *f*.
  oral hyperkeratosis 1. Leukoplakia *f*, Weißschwielenbildung *f*, Weißschwielenkrankheit *f*, Leukokeratosis *f*. **2.** orale Leukoplakie *f*, Leukoplakie *f* der Mundschleimhaut, prämaligne Leukoplakie *f*, Leukoplakie *f*, Leukoplakia oris.

hy·per·ke·to·ne·mia [ˌhaɪpərˌkiːtə'niːmɪə] *n* Hyperketonämie *f*, Ketonämie *f*.

hy·per·ki·ne·sia [ˌhaɪpərkɪ'niːʒə, -kaɪ-] *n* **1.** *neuro.* gesteigerte Spontanmotorik *f*, Hyperkinese *f*, Hyperkinesie *f*, Hyperkinesis *f*, Hypermotilität *f*. **2.** *psychia.* Bewegungsunruhe *f*, Hyperkinese *f*, Hyperkinesie *f*, Hyperkinesis *f*, Hyperaktivität *f*.

hy·per·ki·ne·sis [ˌhaɪpərkɪ'niːsɪs, -kaɪ-] *n* → hyperkinesia.

hy·per·ki·net·ic [ˌhaɪpərkɪ'netɪk] *adj* Hyperkinese betr., hyperkinetisch.

hy·per·lact·ac·i·de·mia [ˌhaɪpərˌlæktæsɪ'diːmɪə] *n* Hyperlaktazidämie *f*, Hyperlactazidämie *f*.

hy·per·leu·ko·cy·to·sis [ˌhaɪpərˌluːkəsaɪ'təʊsɪs] *n hema.* extreme Leukozytose *f*, Hyperleukozytose *f*, leukämoide Reaktion *f*, Pseudoleukämie *f*.

hy·per·li·pe·mia [ˌhaɪpərlaɪ'piːmɪə] *n* Hyperlipämie *f*, Lipämie *f*.

hy·per·li·pe·mic [ˌhaɪpərlaɪ'piːmɪk] *adj* Hyperlipämie betr., hyperlipämisch.

hy·per·lip·i·de·mia [ˌhaɪpərlɪpə'diːmɪə] *n* Hyperlipidämie *f*, Lipidämie *f*.

hy·per·lip·o·pro·tein·e·mia [ˌhaɪpərˌlɪpəprəʊtɪ'niːmɪə] *n* Hyperlipoproteinämie *f*.

hy·per·mag·ne·se·mia [ˌhaɪpərˌmægnɪ'siːmɪə] *n* Hypermagnesiämie *f*.

hy·per·me·tab·o·lism [ˌhaɪpərmɪ'tæbəlɪzəm] *n* gesteigerter Stoffwechsel *m*, Hypermetabolismus *m*.

hy·per·min·er·al·i·za·tion [ˌhaɪpərˌmɪnrələ'zeɪʃn, -laɪ-] *n radiol.* Hypermineralisation *f*.

hy·per·na·tre·mia [ˌhaɪpərnə'triːmɪə] *n* erhöhter Natriumgehalt *m* des Blutes, Hypernatriämie *f*.

hy·per·na·tro·ne·mia [ˌhaɪpərnætrə'niːmɪə] *n* → hypernatremia.

hy·per·nu·tri·tion [ˌhaɪpərn(j)uː'trɪʃn] *n* Überernährung *f*.

hy·per·o·don·tia [ˌhaɪpərə'dɑntʃ(ɪ)ə] *n* angeborene Überzahl *f* von Zähnen, Hyperodontie *f*.

hy·per·o·don·tog·e·ny [ˌhaɪpərˌəʊdɑn'tɑdʒənɪ] *n* Hyperodontogenese *f*.

hy·per·o·pia [ˌhaɪpər'əʊpɪə] *n* Übersichtigkeit *f*, Weitsichtigkeit *f*, Hyperopie *f*, Hypermetropie *f*.

hy·per·o·pic [ˌhaɪpər'əʊpɪk] *adj* Weitsichtigkeit betr., weitsichtig, hypermetropisch, hyperop.

hy·per·o·rex·ia [ˌhaɪpərəʊ'reksɪə] *n* **1.** Heißhunger *m*, Eßsucht *f*, Freßsucht *f*, Hyperorexie *f*, Bulimie *f*. **2.** Bulimia nervosa *f*, Bulimarexie *f*, Freß-Kotzsucht *f*, Eß-Brechsucht *f*.

hy·per·os·to·sis [ˌhaɪpərɑs'təʊsɪs] *n* **1.** Knochenhypertrophie *f*, Knochenhyperplasie *f*, Hyperostose *f*, Hyperostosis *f*. **2.** Exostose *f*, Exostosis *f*.
  Morgagni's hyperostosis Morgagni-Syndrom *nt*, Morgagni-Morel-Stewart-Syndrom *nt*, Hyperostosis frontalis interna.

hy·per·ox·e·mia [ˌhaɪpərɑk'siːmɪə] *n* erhöhter Säuregehalt *m* des Blutes, Hyperoxämie *f*.

hy·per·ox·ia [ˌhaɪpər'ɑksɪə] *n* **1.** erhöhter Sauerstoffgehalt *m* im Gewebe, Hyperoxie *f*. **2.** erhöhte Sauerstoffspannung *f*, Hyperoxie *f*.

hy·per·ox·ide [ˌhaɪpər'ɑksaɪd] *n* Hyperoxid *nt*, Superoxid *nt*, Peroxid *nt*.

hy·per·par·a·thy·roid·ism [ˌhaɪpərˌpærə'θaɪrɔɪdɪzəm] *n* Nebenschilddrüsenüberfunktion *f*, Hyperparathyreoidismus *m*, Hyperparathyroidismus *m*, Hyperparathyreose *f*.

hy·per·phos·pha·te·mia [ˌhaɪpərˌfɑsfə'tiːmɪə] *n* Hyperphosphatämie *f*.

hy·per·pi·tu·i·tar·ism [ˌhaɪpərpɪ't(j)uːətərɪzəm] *n* Hypophysenüberfunktion *f*, Hyperpituitarismus *m*.

hy·per·pla·sia [ˌhaɪpər'pleɪʒ(ɪ)ə, -zɪə] *n* Hyperplasie *f*, numerische Hypertrophie *f*.
  cementum hyperplasia Zementhypertrophie *f*, Zementose *f*, Zementostose *f*.
  chronic perforating pulp hyperplasia internes Pulpagranulom *nt*, Rosa-Flecken-Krankheit *f*, Pink-spot-disease *nt*, Endodontoma *nt*, internes Pulpengranulom *nt*, innere Zahnresorption *f*, innere Resorption *f*.
  condylar hyperplasia Kondylenhyperplasie *f*.

congenital adrenal hyperplasia kongenitale Nebennierenrindenhyperplasie *f*, adrenogenitales Syndrom *nt*.
congenital virilizing adrenal hyperplasia → congenital adrenal hyperplasia.
coronoid hyperplasia Hyperplasie *f* des Processus coronoideus.
Dilantin hyperplasia Dilantingingivitis *f*, Hydantoingingivits *f*, Epileptikergingivitis *f*, Dilantinhyperplasie *f*.
Dilantin gingival hyperplasia → Dilantin hyperplasia.
drug-induced gingival hyperplasia medikamentös-verursachte Zahnfleischhyperplasie *f*, medikamentös-verursachte Gingivahyperplasie *f*.
fibrous gingival hyperplasia fibröse Zahnfleischhyperplasie *f*, Zahnfleischfibromatose *f*, Fibromatosis gingivae Fibromatosis gingivae.
fibrous hyperplasia of gingiva → fibrous gingival hyperplasia.
fibrous inflammatory hyperplasia Epulis fissurata.
focal epithelial hyperplasia Morbus *m* Heck, fokale epitheliale Hyperplasie *f*.
gingival hyperplasia Gingivahyperplasie *f*, Zahnfleischhyperplasie *f*, Gingivitis hyperplastica, Zahnfleischwucherung *f*, Gingivahyperplasie *f*, hyperplastische Gingivitis *f*, Gingiva hyperplastica.
idiopathic gingival hyperplasia idiopathische Zahnfleischhyperplasie *f*, medikamentös-verursachte Gingivahyperplasie *f*.
inflammatory fibrous hyperplasia entzündlich fibröse Hyperplasie *f*.
inflammatory hyperplasia entzündliche Gingivahyperplasie *f*, entzündliche Zahnfleischhyperplasie *f*.
inflammatory papillary hyperplasia → papillary hyperplasia.
mandibular hyperplasia Unterkieferhyperplasie *f*.
maxillary hyperplasia Oberkieferhyperplasie *f*.
noninflammatory hyperplasia nichtentzündliche Gingivahyperplasie *f*, nichtentzündliche Zahnfleischhyperplasie *f*.
papillary hyperplasia Papillomatose *f*, Papillomatosis *f*.
primary pseudoepitheliomatous hyperplasia Keratoakanthom *nt*, selbstheilendes Stachelzellkarzinom *nt*, selbstheilender Stachelzell(en)krebs *m*, Molluscum sebaceum/pseudocarcinomatosum.
pseudocarcinomatous hyperplasia → pseudoepitheliomatous hyperplasia.
pseudoepitheliomatous hyperplasia pseudoepitheliomatöse Hyperplasie *f*.
pulp hyperplasia Pulpapolyp *m*, Pulpitis chronica aperta granulomatosa.
hy·per·plas·mia [ˌhaɪpərˈplæzmɪə] *n* **1.** vermehrtes Blutplasmavolumen *nt*, Hyperplasmie *f*. **2.** *hema.* Erythrozytenschwellung *f*, Erythrozytenvergrößerung *f*.
hy·perp·nea [ˌhaɪpərpˈnɪə, ˌhaɪpərˈnɪə] *n* vertiefte Atmung *f*, Hyperpnoe *f*.
hy·per·pro·tein·e·mia [ˌhaɪpərˌprəʊtiːˈniːmɪə] *n* Erhöhung *f* der Plasmaproteine, Hyperproteinämie *f*.
hy·per·pty·a·lism [ˌhaɪpərˈtaɪəlɪzəm] *n* Speichelfluß *m*, pathologisch gesteigerte Speichelabsonderung *f*, Ptyalismus *m*, Sialorrhoe *f*, Hypersalivation *f*, Salivatio *f*.
hy·per·py·ret·ic [ˌhaɪpərpaɪˈretɪk] *adj* Hyperpyrexie betr., hyperpyretisch, Hyperpyrexie-.
hy·per·py·rex·ia [ˌhaɪpərpaɪˈreksɪə] *n* hohes Fieber *nt*, Hyperpyrexie *f*.
hyperpyrexia of anesthesia maligne Hyperpyrexie/Hyperthermie *f*.
hy·per·py·rex·i·al [ˌhaɪpərpaɪˈreksɪəl] *adj* → hyperpyretic.
hy·per·re·flex·ia [ˌhaɪpərɪˈfleksɪə] *n* neuro. Reflexsteigerung *f*, Hyperreflexie *f*.
hy·per·res·o·nance [ˌhaɪpərˈrezənən(t)s] *n* **1.** Hyperresonanz *f*. **2.** (*Perkussion*) hypersonorer Klopfschall *m*.
hy·per·sal·e·mia [ˌhaɪpərsælˈiːmɪə] *n* Hypersal(i)ämie *f*, Hypersalie *f*.
hy·per·sal·i·va·tion [ˌhaɪpərˌsælɪˈveɪʃn] *n* → hyperptyalism.
hy·per·se·cre·tion [ˌhaɪpərsɪˈkriːʃn] *n* übermäßige Absonderung/Sekretion *f*, Hypersekretion *f*, Supersekretion *f*.
hy·per·sen·si·bil·i·ty [ˌhaɪpərˌsensəˈbɪlətɪ] *n* **1.** *neuro.* Überfindlichkeit *f*, Hyperästhesie *f*, Hyperaesthesia *f*. **2.** Reizüberempfindlichkeit *f*, Hypersensibilität *f*.
hy·per·sen·si·tive [ˌhaɪpərˈsensɪtɪv] *adj* **1.** überempfindlich, hypersensibel. **2.** *immun.* überempfindlich, allergisch (*to* gegen).
hy·per·sen·si·tive·ness [ˌhaɪpərˈsensətɪvnɪs] *n* → hypersensitivity.
hy·per·sen·si·tiv·i·ty [ˌhaɪpərˌsensəˈtɪvətɪ] *n* **1.** Reizüberempfindlichkeit *f*, Hypersensitivität *f*, Hypersensitation *f*, Hypersensibilität *f*. **2.** *immun.* Überempfindlichkeit *f*, Allergie *f*.
anaphylactic hypersensitivity anaphylaktische Überempfindlichkeit/Allergie *f*, anaphylaktischer Typ *m* der Überempfindlichkeitsreaktion, Überempfindlichkeitsreaktion *f* vom Soforttyp, Typ I *m* der Überempfindlichkeitsreaktion.
cell-mediated hypersensitivity → delayed-type hypersensitivity.
contact hypersensitivity Kontaktallergie *f*.
cytotoxic hypersensitivity Überempfindlichkeitsreaktion *f* vom zytotoxischen Typ, Typ II *m* der Überempfindlichkeitsreaktion.
delayed hypersensitivity → delayed-type hypersensitivity.
delayed-type hypersensitivity T-zellvermittelte Überempfindlichkeitsreaktion *f*, Tuberkulin-Typ/Spät-Typ/Typ IV *m* der Überempfindlichkeitsreaktion *f*.
dentin hypersensitivity Dentinhypersensibilität *f*.
drug hypersensitivity Arzneimittelallergie *f*, Arzneimittelüberempfindlichkeit *f*.
immediate hypersensitivity anaphylaktische Überempfindlichkeit/Allergie *f*, anaphylaktischer Typ *m* der Überempfindlichkeitsreaktion, Überempfindlichkeitsreaktion *f* vom Soforttyp, Typ I der Überempfindlichkeitsreaktion.
tooth hypersensitivity Zahnhypersensibilität *f*.
hy·per·sen·si·ti·za·tion [ˌhaɪpərˌsensətɪˈzeɪʃn] *n* *immun.* Erzeugung *f* einer Überempfindlichkeit(sreaktion), Allergisierung *f*.
hy·per·sen·si·tize [ˌhaɪpərˈsensɪtaɪz] *vt* eine Überempfindlichkeit hervorrufen, allergisieren.
hy·per·so·mia [ˌhaɪpərˈsəʊmɪə] *n* Riesenwuchs *m*, Hypersomie *f*, Gigantismus *m*.
hy·per·sple·nism [ˌhaɪpərˈspliːnɪzəm] *n* Milzüberfunktion *f*, Hypersplenie *f*, Hyperspleniesyndrom *nt*, Hypersplenismus *m*.
hy·per·sym·path·i·co·to·nus [ˌhaɪpərsɪmˌpæθɪkəʊˈtəʊnəs] *n* *neuro.* erhöhter Sympathikotonus *m*, Hypersympathikotonus *m*, Hypersympathikotonie *f*.
hy·per·tau·ro·don·tism [ˌhaɪpərˌtɔːrəˈdɒntɪzəm] *n* Hypertaurodontismus *m*, Hypertaurodontie *f*.
hy·per·tel·or·ism [ˌhaɪpərˈtelərɪzəm] *n* **1.** Hypertelorismus *m*. **2.** Greig-Syndrom *nt*, okulärer Hypertelorismus *m*.
hy·per·ten·sion [ˌhaɪpərˈtenʃn] *n* Bluthochdruck *m*, (arterielle) Hypertonie *f*, Hypertension *f*, Hypertonus *m*, Hochdruckkrankheit *f*.
arterial hypertension Bluthochdruck *m*, arterielle Hypertonie *f*, Hypertension *f*.
continued arterial hypertension Huchard-Krankheit *f*, Präsklerose *f*.
hy·per·ten·sive [ˌhaɪpərˈtensɪv] **I** *n* Hochdruckpatient(in *f*) *m*, Hypertoniker(in *f*) *m*. **II** *adj* Hypertonie/Hypertension betr., hypertensiv.
hy·per·ther·mia [ˌhaɪpərˈθɜrmɪə] *n* Überwärmung *f*, Überhitzung *f*, pathologische Erhöhung *f* der Körpertemperatur, Hyperthermie *f*.
hyperthermia of anesthesia maligne Hyperthermie/Hyperpyrexie *f*.
hy·per·ther·my [ˌhaɪpərˈθɜrmɪ] *n* → hyperthermia.
hy·per·thy·re·o·sis [ˌhaɪpərˌθaɪrɪˈəʊsɪs] *n* → hyperthyroidism.
hy·per·thy·roid [ˌhaɪpərˈθaɪrɔɪd] *adj* hyperthyreot.
hy·per·thy·roid·ism [ˌhaɪpərˈθaɪrɔɪdɪzəm] *n* Schilddrüsenüberfunktion *f*, Hyperthyreose *f*, Hyperthyreoidismus *m*, Hyperthyreoidie *f*.
hy·per·thy·roi·do·sis [ˌhaɪpərˌθaɪrɔɪˈdəʊsɪs] *n* → hyperthyroidism.
hy·per·to·nia [ˌhaɪpərˈtəʊnɪə] *n* erhöhte Spannung *f*, erhöhter Tonus *m*, Hypertonie *f*, Hypertonus *m*.
hy·per·ton·ic [ˌhaɪpərˈtɒnɪk] *adj* *physiol.* hypertonisch, hyperton.
hy·per·ton·ic·i·ty [ˌhaɪpərtəʊˈnɪsətɪ] *n* Hypertonie *f*.
hy·per·to·nus [ˌhaɪpərˈtəʊnəs] *n* → hypertonia.
hy·per·tri·glyc·er·id·e·mia [ˌhaɪpərtraɪˌglɪsəraɪˈdiːmɪə] *n* erhöhter Triglyzeridgehalt *m* des Blutes, Hypertriglyzeridämie *f*, Hypertriglyceridämie *f*.
hy·per·troph·ic [ˌhaɪpərˈtrɒfɪk, -ˈtrəʊfɪk] *adj* Hypertrophie betr., hypertroph(isch).
hy·per·tro·phy [haɪˈpɜrtrəfɪ] **I** *n* übermäßige Volumenzunahme *f*, Hypertrophie *f*. **II** *vt* hypertrophieren lassen, zu Hypertrophie führen. **III** *vi* hypertrophieren, s. (übermäßig) vergrößern.
cardiac hypertrophy Herzhypertrophie *f*.
cementum hypertrophy Hyperzementose *f*, Zementhyperplasie *f*, Zahnzementhyperplasie *f*.
compensatory hypertrophy Arbeitshypertrophie *f*, Aktivitätshypertrophie *f*.
false hypertrophy Pseudohypertrophie *f*.
gingival hypertrophy Zahnfleischhypertrophie *f*, Gingivitis hypertrophicans.
gum hypertrophy → gingival hypertrophy.
heart hypertrophy Herz(muskel)hypertrophie *f*.
left heart hypertrophy *card.* Linksherzhypertrophie *f*, linksventrikuläre Hypertrophie *f*.
left-ventricular hypertrophy → left heart hypertrophy.
masseteric hypertrophy Masseterhypertrophie *f*, Hypertrophie *f* des Musculus masseter.

numerical hypertrophy numerische Hypertrophie *f*, Hyperplasie *f*.
hy·per·u·ric·ac·id·u·ria [ˌhaɪpərˌjʊərɪkˌæsɪˈd(j)ʊərɪə] *n* → hyperuricuria.
hy·per·u·ri·ce·mia [ˌhaɪpərˌjʊərɪˈsiːmɪə] *n* Hyperurikämie *f*, Hyperurikosämie *f*.
hy·per·u·ri·cu·ria [haɪpərˌjʊərɪˈk(j)ʊərɪə] *n* erhöhte Harnsäureausscheidung *f*, Hyperurikurie *f*, Hyperurikosurie *f*.
hy·per·vac·ci·na·tion [ˌhaɪpərˌvæksəˈneɪʃn] *n immun.* **1.** Auffrischungsimpfung *f*, Hypervakzination *f*. **2.** Hyperimmunisierung *f*, Hypervakzination *f*.
hy·per·ven·ti·la·tion [ˌhaɪpərˌventɪˈleɪʃn] *n* Überventilation *f*, Hyperventilation *f*.
hy·per·vi·ta·min·o·sis [ˌhaɪpərˌvaɪtəmɪˈnəʊsɪs] *n* Hypervitaminose *f*.
hy·per·vo·le·mia [ˌhaɪpərvəʊˈliːmɪə] *n* vermehrtes Plasmavolumen *nt*, Hypervolämie *f*.
hy·pha [ˈhaɪfə] *n, pl* **hy·phae** [ˈhaɪfaɪ, ˈhaɪfiː] *micro.* Pilzfaden *m*, Hyphe *f*.
hyp·na·gogue [ˈhɪpnəɡɔɡ, -ɡɑɡ] **I** *n* Schlafmittel *nt*, Hypnagogum *nt*, Hypnotikum *nt*, Hypnoticum *nt*. **II** *adj* schlaferzeugend, einschläfernd, hypnagog.
hyp·nic [ˈhɪpnɪk] *adj* Schlaf betr., Schlaf erzeugend, Schlaf-, Hypno-.
hypno- *pref.* Schlaf-, Hypno-, Hypnose-.
hyp·no·an·es·the·sia [ˌhɪpnəʊˌænəsˈθiːʒə] *n anes.* Hypnonarkose *f*, Hypnoanästhesie *f*.
hyp·no·don·tics [hɪpnəˈdɑntɪks] *pl* Hypnodontie *f*.
hyp·no·ge·net·ic [ˌhɪpnəʊdʒəˈnetɪk] *adj* → hypnogenic.
hyp·no·gen·ic [ˌhɪpnəʊˈdʒenɪk] *adj* schlaferzeugend, hypnoseerzeugend, hypnogen.
hyp·nog·e·nous [hɪpˈnɑdʒənəs] *adj* → hypnogenic.
hyp·noid [ˈhɪpnɔɪd] *adj* hypnoseähnlich, schlafähnlich, hypnoid.
hyp·noi·dal [hɪpˈnɔɪdl] *adj* → hypnoid.
hyp·no·lep·sy [ˈhɪpnəlepsɪ] *n neuro.* Narkolepsie *f*.
hyp·no·sis [hɪpˈnəʊsɪs] *n, pl* **hyp·no·ses** [hɪpˈnəʊsiːz] Hypnose *f*.
hyp·no·ther·a·py [ˌhɪpnəˈθerəpɪ] *n* **1.** Schlaftherapie *f*, Hypnotherapie *f*. **2.** *psychia.* Behandlung *f* durch/unter Hypnose, Hypnotherapie *f*.
hyp·not·ic [hɪpˈnɑtɪk] **I** *n* **1.** Schlafmittel *nt*, Hypnagogum *nt*, Hypnotikum *nt*, Hypnoticum *nt*. **2.** hypnotisierte Person *f*. **II** *adj* **3.** schlaferzeugend, einschläfernd, hypnagog. **4.** Hypnose betr., hypnotisch, Hypnose-.
hyp·no·tism [ˈhɪpnətɪzəm] *n* **1.** Hypnotismus *m*. **2.** Hypnose *f*.
hyp·no·toid [ˈhɪpnətɔɪd] *adj* hypnoseähnlich, hypnoid, hypnotoid.
hypo- *pref.* Unter-, Hyp(o)-.
hy·po [ˈhaɪpəʊ] *n inf.* **1.** subkutane Injektion *f*. **2.** Spritze *f* zur subkutanen Injektion.
hy·po·a·cid·i·ty [ˌhaɪpəʊəˈsɪdətɪ] *n* Säuremangel *m*, Hyp(o)azidität *f*, Subazidität *f*.
hy·po·a·dre·nal·ism [ˌhaɪpəʊəˈdriːnəlɪzəm] *n* **1.** Nebennierreninsuffizienz *f*, Hyp(o)adrenalismus *m*. **2.** Nebennierenrindeninsuffizienz *f*, NNR-Insuffizienz *f*, Hypoadrenokortizismus *m*, Hypokortikalismus *m*, Hypokortizismus *m*.
hy·po·a·dre·no·cor·ti·cism [ˌhaɪpəʊəˈdriːnəʊˈkɔːrtɪsɪzəm] *n* Nebennierenrindeninsuffizienz *f*, NNR-Insuffizienz *f*, Hypoadrenokortizismus *m*, Hypokortikalismus *m*, Hypokortizismus *m*.
hy·po·al·bu·min·e·mia [ˌhaɪpəʊælˌbjuːmɪˈniːmɪə] *n* Hyp(o)albuminämie *f*.
hy·po·al·ge·sia [ˌhaɪpəʊælˈdʒiːzɪə, -dʒiːʒə] *n* verminderte Schmerzempfindung *f*, Hypalgesie *f*, Hypalgie *f*.
hy·po·al·i·men·ta·tion [ˌhaɪpəʊˌælɪmenˈteɪʃn] *n* Unterernährung *f*, Hyp(o)alimentation *f*.
hy·po·bar·ic [ˌhaɪpəʊˈbærɪk] *adj* **1.** hypobar, Unterdruck-. **2.** (*Flüssigkeit*) von geringer Dichte, hypobar.
hy·po·blast [ˈhaɪpəʊblæst] *n embryo.* inneres Keimblatt *nt*, Entoderm *nt*.
hy·po·blas·tic [ˌhaɪpəʊˈblæstɪk] *adj* Entoderm betr., vom Entoderm abstammend, entodermal.
hy·po·cal·ce·mia [ˌhaɪpəʊkælˈsiːmɪə] *n* verminderter Kalziumgehalt *m* des Blutes, Hypokalz(i)ämie *f*.
hy·po·cal·ci·fi·ca·tion [ˌhaɪpəʊˌkælsɪfɪˈkeɪʃn] *n* verminderte/mangelhafte Kalzifizierung *f*, Hypokalzifizierung *f*, Hypokalzifikation *f*.
enamel and dentin hypocalcification Zahnschmelz und Dentinhypomineralisation *f*.
enamel hypocalcification Zahnschmelzhypomineralisation *f*, Schmelzhypomineralisation *f*.
hy·po·cal·ci·pex·y [ˌhaɪpəʊˈkælsɪpeksɪ] *n* Hypokalzipexie *f*, Hypokalzistie *f*.
hy·po·cap·nia [ˌhaɪpəʊˈkæpnɪə] *n* Hypokapnie *f*, Hypokarbie *f*.

hy·po·cap·nic [ˌhaɪpəʊˈkæpnɪk] *adj* Hypokapnie betr., hypokapnisch.
hy·po·car·bia [ˌhaɪpəʊˈkɑːrbɪə] *n* → hypocapnia.
hy·po·chlo·re·mia [ˌhaɪpəʊkləʊˈriːmɪə] *n* verminderter Chloridgehalt *m* des Blutes, Hypochlorämie *f*.
hy·po·chlo·ri·de·mia [ˌhaɪpəʊˌklɔːrɪˈdiːmɪə] *n* → hypochloremia.
hy·po·chlo·rite [ˌhaɪpəʊˈklɔːraɪt] *n* Hypochlorit *nt*.
hy·po·cho·les·ter·e·mia [ˌhaɪpəʊkəˌlestəˈriːmɪə] *n* → hypocholesterolemia.
hy·po·cho·les·ter·in·e·mia [ˌhaɪpəʊkəˌlestərɪˈniːmɪə] *n* → hypocholesterolemia.
hy·po·cho·les·ter·ol·e·mia [ˌhaɪpəʊkəˌlestərəʊˈliːmɪə] *n* verminderter Cholesteringehalt *m* des Blutes, Hypocholesterinämie *f*.
hy·po·chro·ma·sia [ˌhaɪpəʊkrəʊˈmeɪʒ(ɪ)ə] *n* **1.** Hypochromasie *f*. **2.** Hypochromie *f*.
hy·po·chro·ma·tism [ˌhaɪpəʊˈkrəʊmətɪzəm] *n* Hypochromie *f*.
hy·po·chro·me·mia [ˌhaɪpəʊkrəˈmiːmɪə] *n* hypochrome Anämie *f*.
hy·po·chro·mia [ˌhaɪpəʊˈkrəʊmɪə] *n* **1.** Hypochromie *f*. **2.** Hypochromatose *f*.
hy·po·chro·mic [ˌhaɪpəʊˈkrəʊmɪk] *adj* **1.** hypochrom. **2.** hypochromatisch.
hy·po·chro·my [ˌhaɪpəʊˈkrəʊmɪ] *n* Hypochromie *f*.
hy·po·chro·sis [ˌhaɪpəʊˈkrəʊsɪs] *n hema.* Hypochromie *f*.
hy·po·co·ag·u·la·bil·i·ty [ˌhaɪpəʊkəʊˌæɡjələˈbɪlətɪ] *n* verminderte Gerinnbarkeit *f*, Hypokoagulabilität *f*.
hy·po·co·ag·u·la·ble [ˌhaɪpəʊkəʊˈæɡjələbl] *adj* hypokoagulabel.
hy·po·cone [ˈhaɪpəkəʊn] *n* Hypokonus *m*.
hy·po·con·id [haɪpəˈkəʊnɪd] *n* Hypokonid *m*.
hy·po·cor·ti·cal·ism [ˌhaɪpəʊˈkɔːrtɪkəlɪzəm] *n* → hypoadrenocorticism.
hy·po·cor·ti·cism [ˌhaɪpəʊˈkɔːrtəsɪzəm] *n* → hypoadrenocorticism.
hy·po·cy·the·mia [ˌhaɪpəʊsaɪˈθiːmɪə] *n* Verminderung *f* der Erythrozytenzahl, Hypozythämie *f*.
hy·po·cy·to·sis [ˌhaɪpəʊsaɪˈtəʊsɪs] *n* Verminderung *f* der Blutzellzahl, Hypozytose *f*.
hy·po·dense [ˈhaɪpədens] *adj radiol.* hypodens.
hy·po·derm [ˈhaɪpəʊdɜrm] *n* Unterhautzellgewebe *nt*, Subkutis *f*, Hypodermis *f*, Tela subcutanea.
hy·po·der·mal [ˌhaɪpəʊˈdɜrməl] *adj* unter der Haut (liegend), in der Subkutis (liegend), subkutan, hypodermal.
hy·po·der·mic [ˌhaɪpəʊˈdɜrmɪk] **I** *n* **1.** → hypodermic *injection*. **2.** → hypodermic *syringe*. **II** *adj* **3.** unter der Haut (liegend), in der Subkutis (liegend), subkutan, hypodermal. **4.** subkutan verabreicht *od.* appliziert.
hy·po·don·tia [ˌhaɪpəʊˈdɑnʃə] *n* Hypodontie *f*, Hypodontia *f*.
hy·po·dy·nam·ia [ˌhaɪpəʊdaɪˈnæmɪə] *n* Hypodynamie *f*.
hy·po·dy·nam·ic [ˌhaɪpəʊdaɪˈnæmɪk] *adj* hypodynam, hypodynamisch; kraftlos, schwach, geschwächt.
hy·po·es·the·sia [ˌhaɪpəʊesˈθiːʒ(ɪ)ə] *n neuro.* verminderte Reizempfindlichkeit *f*, Hyp(o)ästhesie *f*, Hypaesthesia *f*.
hy·po·es·thet·ic [ˌhaɪpəʊesˈθetɪk] *adj* Hypoästhesie betr., hyp(o)ästhetisch.
hy·po·fer·rism [ˌhaɪpəʊˈferɪzəm] *n* Eisenmangel *m*.
hy·po·fer·tile [ˌhaɪpəʊˈfɜrtl, -taɪl] *adj* hypofertil.
hy·po·fi·brin·o·ge·ne·mia [ˌhaɪpəʊfɪˌbrɪnədʒəˈniːmɪə] *n* Fibrinogenmangel *m*, Hypofibrinogenämie *f*.
hy·po·func·tion [ˌhaɪpəʊˈfʌŋkʃn] *n* Unterfunktion *f*, Hypofunktion *f*.
hy·po·gam·ma·glo·bin·e·mia [ˌhaɪpəʊˌɡæməˌɡləʊbəˈniːmɪə] *n* → hypogammaglobulinemia.
hy·po·gam·ma·glob·u·li·ne·mia [ˌhaɪpəʊˌɡæməˌɡlʌbjəlɪˈniːmɪə] *n* Gammaglobulinmangel *m*, Hypogammaglobulinämie *f*.
hy·po·gas·tric [ˌhaɪpəʊˈɡæstrɪk] *adj* **1.** unterhalb des Magens (liegend). **2.** Unterbauch/Hypogastrium betr., hypogastrisch, Unterbauch-.
hy·po·gas·tri·um [ˌhaɪpəʊˈɡæstrɪəm] *n* Unterbauch(gegend *f*) *m*, Hypogastrium *nt*.
hy·po·gen·i·tal·ism [ˌhaɪpəʊˈdʒenɪtəlɪzəm] *n* Unterentwicklung *f* der Geschlechtsorgane, Hypogenitalismus *m*.
hy·po·geu·sia [ˌhaɪpəʊˈɡjuːʒ(ɪ)ə] *n* verminderte Geschmacksempfindung *f*, gustatorische Hypästhesie *f*, Hypogeusie *f*.
hy·po·glos·sal [ˌhaɪpəʊˈɡlɑsl, -ˈɡlɔsl] **I** *n* → hypoglossus. **II** *adj* unter der Zunge (liegend), sublingual, Unterzungen-; Nervus hypoglossus betr., Hypoglossus-.
hy·po·glos·sus [ˌhaɪpəʊˈɡlɑsəs] *n, pl* **hy·po·glos·si** [ˌhaɪpəʊˈɡlɑsaɪ] Hypoglossus *m*, XII. Hirnnerv *m*, Nervus hypoglossus [XII].

hy·po·gly·ce·mia [ˌhaɪpəʊɡlaɪˈsiːmɪə] *n* Hypoglykämie *f*, Glukopenie *f*.

hy·po·gly·ce·mic [ˌhaɪpəʊɡlaɪˈsiːmɪk] **I** *n* blutzuckersenkendes Mittel *nt*, Hypoglykämikum *nt*. **II** *adj* Hypoglykämie betr., hypoglykämisch.

hy·po·gnath·ia [ˌhaɪpəʊˈnæθɪə] *n* Unterentwicklung *f* des Unterkiefers, Hypognathie *f*.

hy·po·go·nad·ism [ˌhaɪpəʊˈɡəʊnædɪzəm, -ˈɡɑ-] *n* Unterfunktion *f* der Keimdrüsen/Gonaden, Hypogonadismus *m*.
 hypogonadism with anosmia (Gauthier-)Kallmann-Syndrom *nt*, olfakto-genitales Syndrom *nt*.

hy·po·gran·u·lo·cy·to·sis [ˌhaɪpəʊˌɡrænjələʊsaɪˈtəʊsɪs] *n* hema. Granulozytenverminderung *f*, Granulozytopenie *f*.

hy·po·hi·dro·sis [ˌhaɪpəʊhɪˈdrəʊsɪs] *n* verminderte Schweißsekretion *f*, Hypo(h)idrose *f*, Hypo(h)idrosis *f*.

hy·po·hy·dra·tion [ˌhaɪpəʊhaɪˈdreɪʃn] *n* **1.** Wassermangel *m*, Dehydration *f*, Dehydratation *f*, Hypohydratation *f*. **2.** Entwässerung *f*, Dehydratation *f*.

hy·po·i·dro·sis [ˌhaɪpəʊɪˈdrəʊsɪs] *n* → hypohidrosis.

hy·po·in·su·lin·e·mia [ˌhaɪpəʊˌɪn(t)sjəlɪˈniːmɪə] *n* Insulinmangel *m*, Hypoinsulinämie *f*, Insulinämie *f*.

hy·po·i·o·de·mia [ˌhaɪpəʊaɪəˈdiːmɪə] *n* Hypojodämie *f*.

hy·po·i·so·ton·ic [ˌhaɪpəʊˌaɪsəˈtɒnɪk, -ˌɪsə-] *adj* → hypotonic.

hy·po·ka·le·mia [ˌhaɪpəʊkəˈliːmɪə] *n* verminderter Kaliumgehalt *m* des Blutes, Hypokal(i)ämie *f*.

hy·po·ki·ne·sia [ˌhaɪpəʊkɪˈniːʒ(ɪ)ə, -kaɪ-] *n* Bewegungsarmut *f*, verminderte Spontanmotorik *f*, Hypokinese *f*, Hypokinesie *f*, Hypomotilität *f*.

hy·po·ki·ne·sis [ˌhaɪpəʊkɪˈniːsɪs, -kaɪ-] *n* → hypokinesia.

hy·po·ki·net·ic [ˌhaɪpəʊkɪˈnetɪk] *adj* Hypokines(i)e betr., hypokinetisch.

hy·po·leu·ke·mia [ˌhaɪpəʊluːˈkiːmɪə] *n* subleukämische Leukämie *f*.

hy·po·li·pe·mia [ˌhaɪpəʊlɪˈpiːmɪə] *n* Hypolipämie *f*, Hypolipidämie *f*.

hy·po·lip·i·de·mic [ˌhaɪpəʊˌlɪpəˈdiːmɪk] *adj* Hypolip(id)ämie betr., hypolipämisch, hypolipidämisch.

hy·po·lip·o·pro·tein·e·mia [ˌhaɪpəʊˌlɪpəˌprəʊtɪˈniːmɪə] *n* Hypolipoproteinämie *f*.

hy·po·li·quor·rhea [ˌhaɪpəʊˌlɪkwɔːˈrɪə] *n* Liquormangel *m*, Hypoliquorrhoe *f*.

hy·po·lym·phe·mia [ˌhaɪpəʊlɪmˈfiːmɪə] *n* hema. Lymphozytenmangel *m*, Lympho(zyto)penie *f*.

hy·po·mag·ne·se·mia [ˌhaɪpəʊˌmæɡnɪˈsiːmɪə] *n* Hypomagnesiämie *f*.

hy·po·me·tab·o·lism [ˌhaɪpəʊmɪˈtæbəlɪzəm] *n* verminderter Stoffwechsel *m*, Hypometabolismus *m*.

hy·po·min·er·al·i·za·tion [ˌhaɪpəʊˌmɪnrələˈzeɪʃn, -laɪ-] *n* radiol. Hypomineralisation *f*.
 enamel hypomineralization Schmelzhypomineralisation *f*, Zahnschmelzhypomineralisation *f*.

hy·po·mo·til·i·ty [ˌhaɪpəʊməʊˈtɪlətɪ] *n* **1.** verringerte Motilität *f*, Hypomotilität *f*. **2.** Bewegungsarmut *f*, verminderte Spontanmotorik *f*, Hypokinese *f*, Hypokinesie *f*, Hypomotilität *f*.

hy·po·na·tre·mia [ˌhaɪpəʊnəˈtriːmɪə] *n* verminderter Natriumgehalt *m* des Blutes, Hyponatriämie *f*.

hy·po·par·a·thy·roid·ism [ˌhaɪpəʊˌpærəˈθaɪrɔɪdɪzəm] *n* Nebenschilddrüseninsuffizienz *f*, Hypoparathyr(e)oidismus *m*, Hypoparathyreose *f*.

hy·po·per·fu·sion [ˌhaɪpəʊpəˈfjuːʒn] *n* Minder-, Mangeldurchblutung *f*, Hypoperfusion *f*.

α-hy·poph·a·mine [haɪˈpɒfəmiːn] *n* Oxytozin *nt*, Oxytocin *nt*.

β-hy·poph·a·mine [haɪˈpɒfəmiːn] *n* Vasopressin *nt*, Antidiuretin *nt*, antidiuretisches Hormon *nt*.

hy·po·phar·yn·gos·co·py [ˌhaɪpəʊˌfærɪŋˈɡɒskəpɪ] *n* Hypopharynxuntersuchung *f*, Hypopharyngoskopie *f*.

hy·po·phar·ynx [ˌhaɪpəʊˈfærɪŋks] *n* Hypopharynx *m*, Laryngopharynx *m*, Pars laryngea pharyngis.

hy·po·pho·ne·sis [ˌhaɪpəʊfəʊˈniːsɪs] *n* Schalldämpfung *f*, abgeschwächtes Atemgeräusch *nt*, gedämpfter Klopfschall *m*, Hypophonie *f*, Hypophonesie *f*.

hy·po·pho·nia [ˌhaɪpəʊˈfəʊnɪə] *n* Stimmschwäche *f*, Hypophonie *f*, Hypophonesie *f*, Phonasthenie *f*.

hy·po·phos·pha·ta·se·mia [ˌhaɪpəʊˌfɒsfəteɪˈsiːmɪə] *n* → hypophosphatasia.

hy·po·phos·pha·ta·sia [ˌhaɪpəʊˌfɒsfəˈteɪzɪə] *n* Hypophosphatasie *f*.

hy·po·phos·pha·te·mia [ˌhaɪpəʊˌfɒsfəˈtiːmɪə] *n* Hypophosphatämie *f*.

hy·po·phos·pha·tu·ria [ˌhaɪpəʊˌfɒsfəˈt(j)ʊərɪə] *n* Hypophosphaturie *f*.

hy·po·phos·pho·re·mia [ˌhaɪpəʊˌfɒsfəˈriːmɪə] *n* → hypophosphatemia.

hy·poph·y·se·al [haɪˌpɒfəˈziːəl, ˌhaɪpəˈfiːz-] *adj* → hypophysial.

hy·poph·y·si·al [haɪˌpɒfəˈziːəl, ˌhaɪpəˈfiːz-] *adj* Hypophyse betr., hypophysär, pituitär, Hypophysen-.

hy·poph·y·sis [haɪˈpɒfəsɪs] *n, pl* **hy·poph·y·ses** [haɪˈpɒfəsiːz] Hirnanhangsdrüse *f*, Hypophyse *f*, Hypophysis cerebri, Glandula pituitaria.

hy·po·pi·e·sis [ˌhaɪpəʊpaɪˈiːsɪs] *n* niedriger Blutdruck *m*, Hypotonie *f*, Hypotonus *m*, Hypotonia *f*, Hypotension *f*.

hy·po·pin·e·al·ism [ˌhaɪpəʊˈpɪnɪəlɪzəm] *n* Hypopinealismus *m*.

hy·po·pi·tu·i·tar·ism [ˌhaɪpəʊpɪˈt(j)uːətərɪzəm] *n* Hypophysenvorderlappeninsuffizienz *f*, HVL-Insuffizienz *f*, Simmonds-Syndrom *nt*, Hypopituitarismus *m*.

hy·po·pla·sia [ˌhaɪpəʊˈpleɪʒ(ɪ)ə, -zɪə] *n* (Organ-)Unterentwicklung *f*, Hypoplasie *f*, Hypoplasia *f*.
 condylar hypoplasia Kondylenhypoplasie *f*.
 enamel hypoplasia Schmelzhypoplasie *f*, Zahnschmelzhypoplasie *f*.
 focal dermal hypoplasia fokale dermale Hypoplasie *f*, FDH-Syndrom *nt*, kongenitale ektodermale u. mesodermale Dysplasie *f*, Goltz-Gorlin-Syndrom II *nt*, Goltz-Peterson-Gorlin-Ravits-Syndrom *nt*, Jessner-Cole-Syndrom *nt*, Liebermann-Cole-Syndrom *nt*.
 lingual hypoplasia Zungenhypoplasie *f*.
 mandibular hypoplasia kongenitale Kleinheit *f* des Unterkiefers, Unterkieferhypoplasie *f*.
 maxillary hypoplasia kongenitale Kleinheit *f* des Oberkiefers, Oberkieferhypoplasie *f*.
 thymic hypoplasia DiGeorge-Syndrom *nt*, Schlundtaschensyndrom *nt*, Thymusaplasie *f*.
 hypoplasia of tooth Zahnhypoplasie *f*.
 Turner's hypoplasia Turner-Zahn *m*.

hy·po·plas·tic [ˌhaɪpəʊˈplæstɪk] *adj* Hypoplasie betr., hypoplastisch.

hy·po·plas·ty [ˈhaɪpəʊplæstɪ] *n* → hypoplasia.

hy·po·pnea [ˌhaɪpəʊˈniːə] *n* flache langsame Atmung *f*, Hypopnoe *f*.

hy·po·pro·ac·cel·er·in·e·mia [ˌhaɪpəʊˌprəʊækˌselərɪˈniːmɪə] *n* Owren-Syndrom *nt*, Faktor-V-Mangel *m*, Parahämophilie (A) *f*, Hypoproakzelerinämie *f*, Hypoproaccelerinämie *f*.

hy·po·pro·con·ver·tin·e·mia [ˌhaɪpəʊˌprəʊkənˌvɜːtəˈniːmɪə] *n* Faktor-VII-Mangel *m*, Parahämophilie B *f*, Hypoprokonvertinämie *f*, Hypoproconvertinämie *f*.

hy·po·pro·tein·e·mia [ˌhaɪpəʊˌprəʊtɪ(ɪ)ˈniːmɪə] *n* verminderter Proteingehalt *m* des Blutes, Hypoproteinämie *f*.

hy·po·pro·throm·bi·ne·mia [ˌhaɪpəʊprəʊˌθrɒmbɪˈniːmɪə] *n* Faktor-II-Mangel *m*, Hypoprothrombinämie *f*.

hy·po·pty·a·lism [ˌhaɪpəʊˈtaɪəlɪzəm] *n* verminderte Speichelsekretion *f*, Hypoptyalismus *m*, Hyposalivation *f*.

hy·po·re·flex·ia [ˌhaɪpəʊrɪˈfleksɪə] *n* neuro. Reflexabschwächung *f*, Hyporeflexie *f*.

hy·po·sal·i·va·tion [ˌhaɪpəʊsælɪˈveɪʃn] *n* → hypoptyalism.

hy·po·sen·si·tive [ˌhaɪpəʊˈsensətɪv] *adj* immun. vermindert reaktionsfähig, hyperg, hypergisch.

hy·po·sen·si·tiv·i·ty [ˌhaɪpəʊˌsensəˈtɪvətɪ] *n* immun. verminderte Reaktion(sfähigkeit *f*) *f*, Hypergie *f*.

hy·po·sen·si·ti·za·tion [ˌhaɪpəʊˌsensətɪˈzeɪʃn] *n* immun. Hyposensibilisierung *f*, Desensibilisierung *f*.

hy·po·si·a·lo·sis [ˌhaɪpəʊˌsaɪəˈləʊsɪs] *n* → hypoptyalism.

hy·pos·mia [haɪˈpɒzmɪə] *n* neuro. vermindertes Geruchsvermögen *nt*, olfaktorische Hypästhesie *f*, Hyposmie *f*.

hy·pos·ta·sis [haɪˈpɒstəsɪs] *n, pl* **hy·pos·ta·ses** [haɪˈpɒstəsiːz] **1.** Senkung *f*, Hypostase *f*. **2.** patho. passive Blutfülle *f*, Senkungsblutfülle *f*, Hypostase *f*, Hypostasis *f*. **3.** genet. Überdeckung *f*, Hypostase *f*, Hypostasis *f*.

hy·po·stat·ic [ˌhaɪpəˈstætɪk] *adj* **1.** Hypostase betr., hypostatisch. **2.** s. senkend, s. absetzend, hypostatisch.

hy·pos·the·nia [ˌhaɪpɒsˈθiːnɪə] *n* allgemeine (Körper-, Muskel-)Schwäche *f*, Hypostenie *f*.

hy·pos·then·ic [ˌhaɪpɒsˈθenɪk] *adj* Hyposthenie betr., schwach, geschwächt, hyposthenisch.

hy·pos·to·sis [ˌhaɪpɒsˈtəʊsɪs] *n* ortho. mangelhafte Knochenentwicklung *f*, Hypostose *f*.

hy·po·sys·to·le [ˌhaɪpəʊˈsɪstəlɪ] *n* card. unvollständige *od.* abgeschwächte Systole *f*, Hyposystole *f*.

hy·po·ten·sion [ˌhaɪpəʊˈtenʃn] *n* **1.** niedriger Blutdruck *m*, Hypotonie *f*, Hypotonus *m*, Hypotonia *f*, Hypotension *f*. **2.** Druckerniedrigung *f*, Spannungserniedrigung *f*, Tonuserniedrigung *f*, Druckverminderung *f*, Spannungsverminderung *f*, Tonusverminderung *f*, Hypotonie *f*, Hypotonus *m*, Hypotonia *f*.
 arterial hypotension niedriger Blutdruck *m*, Hypotonie *f*, Hypotonus *m*, Hypotonia *f*, Hypotension *f*.

hy·po·ten·sive [ˌhaɪpəʊ'tensɪv] **I** *n* Hypotoniker(in *f*) *m.* **II** *adj* Hypotonie betr., hypotensiv.

hy·po·ten·sor [ˌhaɪpəʊ'tensər] *n* blutdrucksenkendes Mittel *nt*, Blutdrucksenker *m.*

hy·po·thal·a·mus [ˌhaɪpəʊ'θæləməs] *n, pl* **hy·po·thal·a·mi** [ˌhaɪpəʊ'θæləmaɪ] Hypothalamus *m.*

hy·po·the·nar [haɪ'pəθənər, -ˌnɑːr, ˌhaɪpə'θiː-] **I** *n* Kleinfingerballen *m,* Hypothenar *nt,* Eminentia hypothenaris. **II** *adj* Hypothenar betr., Hypothenar-.

hy·po·ther·mia [ˌhaɪpəʊ'θɜrmɪə] *n* **1.** Unterkühlung *f*, Hypothermie *f*. **2.** *anes., chir.* künstliche/kontrollierte Hypothermie *f.* **regional hypothermia** Kryoanästhesie *f*, Kälteanästhesie *f.*

hy·po·ther·my [ˌhaɪpəʊ'θɜrmɪ] *n* → hypothermia.

hy·po·threp·sia [ˌhaɪpəʊ'θrepsɪə] *n* Mangelernährung *f*, Hypot(h)repsie *f.*

hy·po·thy·rea [ˌhaɪpəʊ'θaɪrɪə] *n* → hypothyroidism.

hy·po·thy·re·o·sis [ˌhaɪpəʊˌθaɪrɪ'əʊsɪs] *n* → hypothyroidism.

hy·po·thy·roid [ˌhaɪpəʊ'θaɪrɔɪd] *adj* Hypothyr(e)oidismus betr., hypothyreot.

hy·po·thy·roi·dea [ˌhaɪpəʊθaɪ'rɔɪdɪə] *n* → hypothyroidism.

hy·po·thy·roid·ism [ˌhaɪpəʊ'θaɪrɔɪdɪzəm] *n* Schilddrüsenunterfunktion *f*, Hypothyreose *f*, Hypothyr(e)oidismus *m.*

hy·po·thy·ro·sis [ˌhaɪpəʊθaɪ'rəʊsɪs] *n* → hypothyroidism.

hy·po·to·nia [ˌhaɪpəʊ'təʊnɪə] *n* **1.** Druckerniedrigung *f*, Spannungserniedrigung *f*, Tonuserniedrigung *f*, Druckminderung *f*, Hypotonie *f*, Hypotonus *m.* **2.** verminderter/reduzierter Muskeltonus *m,* Muskelhypotonie *f.*

hy·po·ton·ic [ˌhaɪpəʊ'tɑnɪk] *adj* **1.** mit *od.* bei niedrigem Tonus *od.* Druck, hypoton(isch). **2.** mit geringerem osmotischem Druck, hypoton(isch).

hy·po·to·nus [ˌhaɪpəʊ'təʊnəs] *n* → hypotonia.

hy·pot·ro·ny [haɪ'pɑtənɪ] *n* → hypotonia.

hy·pot·ro·phy [haɪ'pɑtrəfɪ] *n patho.* Unterentwicklung *f*, Hypotrophie *f.*

hy·po·ven·ti·la·tion [ˌhaɪpəʊˌventə'leɪʃn] *n* alveoläre Minderbelüftung *f*, Mangelventilation *f*, Minderventilation *f*, Hypoventilation *f.*

hy·po·vi·ta·min·o·sis [ˌhaɪpəʊˌvaɪtəmɪ'nəʊsɪs] *n* Vitaminmangelkrankheit *f*, Hypovitaminose *f.*

hy·po·vo·le·mia [ˌhaɪpəʊvəʊ'liːmɪə] *n* Verminderung *f* der zirkulierenden Blutmenge, Hypovolämie *f.*

hy·pox·e·mia [haɪˌpɑk'siːmɪə] *n* **1.** verminderter Sauerstoffgehalt *m* des arteriellen Blutes, arterielle Hypoxie *f*, Hypoxämie *f.* **2.** Sauerstoffmangel *m*, Sauerstoffnot *f*, Hypoxie *f.*

hy·pox·e·mic [haɪˌpɑk'siːmɪk] *adj* Hypoxämie betr., hypoxämisch.

hy·pox·ia [haɪ'pɑksɪə] *n* Sauerstoffmangel *m*, Sauerstoffnot *f*, Hypoxie *f.*
anemic hypoxia anämische Hypoxie *f.*
ischemic hypoxia ischämische Anoxie/Hypoxie *f*, Stagnationsanoxie *f*, Stagnationshypoxie *f.*

hy·pox·ic [haɪ'pɑksɪs] *adj* Hypoxie betr., hypoxisch.

hypsi- *pref.* Hoch-, Hypsi-, Hyps(o)-.

hyp·si·ce·phal·ic [ˌhɪpsəsə'fælɪk] *adj* Akrozephalie/Oxyzephalie betr., spitzschädelig, turmschädelig, akrozephal, oxyzephal, hypsizephal, turrizephal.

hyp·si·ceph·a·lous [ˌhɪpsə'sefələs] *adj* → hypsicephalic.

hyp·si·ceph·a·ly [ˌhɪpsə'sefəlɪ] *n* Turmschädel *m*, Spitzschädel *m*, Akrozephalie *f*, Oxyzephalie *f*, Hypsizephalie *f*, Turrizephalie *f.*

hyp·so·ceph·a·lous [ˌhɪpsə'sefələs] *adj* → hypsicephalic.

hyp·so·ceph·a·ly [ˌhɪpsəʊ'sefəlɪ] *n* → hypsicephaly.

hyp·so·dont ['hɪpsədɑnt] *adj* hypsodont.

hys·te·ria [hɪ'stɛrɪə, -'stɪər-] *n psychia.* **1.** klassische Hysterie *f*, klassisches Konversionssyndrom *nt.* **2.** hysterische Reaktion/Neurose *f*, Konversionsreaktion *f*, Konversionsneurose *f*, Konversionshysterie *f.* **3.** → anxiety hysteria. **4.** hysterische/histrionische Persönlichkeit(sstörung *f*) *f.*
anxiety hysteria hysterische Angst *f*, Angstneurose *f.*

hys·ter·ic [hɪ'stɛrɪk] **I** *n* Hysteriker(in *f*) *m.* **II** *adj* → hysterical.

hys·ter·i·cal [hɪ'stɛrɪkl] *adj* **1.** Hysterie betr., auf Hysterie beruhend, an Hysterie leidend, hysterisch. **2.** leicht erregbar, übertrieben erregt, übernervös, hysterisch.

I

i·at·ro·gen·ic [aɪˌætrəˈdʒenɪk] *adj* durch den Arzt hervorgerufen, durch ärztliche Einwirkung entstanden, iatrogen.
i·at·ro·phys·ics [aɪˌætrəˈfɪsɪks] *pl* **1.** medizinische/klinische Physik *f*. **2.** physikalische Therapie *f*, Physiotherapie *f*.
i·chor [ˈaɪkɔːr, ˈaɪkər] *n* (eitrig-seröses) Wundsekret *nt*.
i·chor·e·mia [ˌaɪkəˈriːmɪə] *n* Septikämie *f*, Septikhämie *f*, Blutvergiftung *f*; Sepsis *f*.
i·chor·ous [ˈaɪkərəs] *adj* eitrig-serös, purulent.
i·chor·rhe·mia [aɪkəˈriːmɪə] *n* → ichoremia.
ich·thy·ism [ˈɪkθɪɪzəm] *n* → ichthyotoxism.
ich·thy·is·mus [ɪkθɪˈɪzməs] *n* → ichthyotoxism.
ichthyo- *pref.* Fisch-, Ichthy(o)-.
ich·thy·o·sis [ɪkθɪˈəʊsɪs] *n, pl* **ich·thy·o·ses** [ɪkθɪˈəʊsiːz] *derm.* **1.** Ichthyose *f*, Ichthyosis *f*. **2.** Fischschuppenkrankheit *f*, Ichthyosis simplex/vulgaris.
ich·thy·o·tox·i·con [ˌɪkθɪəʊˈtɒksɪkən] *n* → ichthyotoxin.
ich·thy·o·tox·in [ˌɪkθɪəʊˈtɒksɪn] *n* Fischgift *nt*, Fischtoxin *nt*, Ichthyotoxin *nt*.
ich·thy·o·tox·ism [ˌɪkθɪəʊˈtɒksɪzəm] *n* Fischvergiftung *f*, Ichthyismus *m*, Ichthysmus *m*, Ichthyotoxismus *m*.
ic·ter·ic [ɪkˈterɪk] *adj* Gelbsucht/Ikterus betr., gelbsüchtig, ikterisch, Ikterus-.
ic·ter·oid [ˈɪktərɔɪd] *adj* gelbsüchtig, ikterisch.
ic·ter·us [ˈɪktərəs] *n* Gelbsucht *f*, Ikterus *m*, Icterus *m*.
  chronic familial icterus → congenital hemolytic icterus.
  congenital hemolytic icterus hereditäre Sphärozytose *f*, Kugelzellanämie, Kugelzellenanämie, Kugelzellikterus *m*, Kugelzellenikterus *m*, familiärer hämolytischer Ikterus *m*, Morbus *m* Minkowski-Chauffard.
  hemolytic icterus hämolytische Gelbsucht *f*, hämolytischer Ikterus *m*.
  infectious icterus Weil-Krankheit *f*, Leptospirosis icterohaemorrhagica.
ic·tus [ˈɪktəs] *n* **1.** plötzlicher Anfall *m*, Attacke *f*, Synkope *f*, plötzlich auftretendes Symptom *nt*, Iktus *m*, Ictus *m*. **2.** Schlag *m*, Stoß *m*, Ictus *m*.
id [ɪd] *n* **1.** *psychia.* Id *nt*, Es *nt*. **2.** *immun.* Id-Typ *m*, Id-Reaktion *f*.
i·de·o·ki·net·ic [ˌaɪdɪəkɪˈnetɪk, ˌɪd-] *adj* → ideomotor.
i·de·o·mo·tion [ˌaɪdɪəˈməʊʃn, ˌɪd-] *n* Ideomotorik *f*, Psychomotorik *f*.
i·de·o·mo·tor [ˌaɪdɪəˈməʊtər, ˌɪd-] *adj* psychomotorisch, ideomotorisch, ideokinetisch.
i·de·o·mus·cu·lar [ˌaɪdɪəˈmʌskjələr, ˌɪd-] *adj* → ideomotor.
idi(o)- *pref.* Selbst-, Eigen-, Idi(o)-.
id·i·o·chro·mo·some [ˌaɪdɪəˈkrəʊməsəʊm, ˌɪd-] *n* Geschlechtschromosom *nt*, Sexchromosom *nt*, Gonosom *nt*, Heterosom *nt*.
id·i·o·gram [ˈaɪdɪəgræm, ˈɪd-] *n genet.* Idiogramm *nt*, Karyogramm *nt*.
id·i·o·pa·thet·ic [ˌaɪdɪəpəˈθetɪk, ˌɪd-] *adj* → idiopathic.
id·i·o·path·ic [ˌaɪdɪəˈpæθɪk, ˌɪd-] *adj* ohne erkennbare Ursache (entstanden), unabhängig von anderen Krankheiten, selbständig, idiopathisch; essentiell, primär, genuin.
id·i·op·a·thy [ɪdɪˈɒpəθɪ] *n patho.* idiopathische Erkrankung *f*.
id·i·o·plasm [ˈɪdɪəplæzəm] *n* Erbsubstanz *f*, Erbplasma *nt*, Keimplasma *nt*, Idioplasma *nt*.
id·i·o·re·flex [ˌaɪdɪəˈrɪfleks, ˌɪd-] *n neuro.* Eigenreflex *m*, Idioreflex *m*.
id·i·o·syn·cra·sy [ˌaɪdɪəˈsɪŋkrəsɪ, ˌɪd-] *n* **1.** Eigenart *f*, Idiosynkrasie *f*. **2.** Veranlagung *f*, Natur *f*, Idio(syn)krasie *f*. **3.** *immun.* (angeborene) Überempfindlichkeit *f*, Hypersensibilität *f*, Idio(syn)krasie *f*.
id·i·o·syn·crat·ic [ˌaɪdɪəsɪnˈkrætɪk, ˌɪd-] *adj immun.* Idiosynkrasie betr., überempfindlich, allergisch, idiosynkratisch.
id·i·o·tope [ˈaɪdɪətəʊp, ˈɪd-] *n genet.* Idiotop *nt*, Idiotypendeterminante *f*.
id·i·o·type [ˈaɪdɪətaɪp, ˈɪd-] *n genet.* Idiotyp *m*, Idiotypus *m*, Genotyp *m*, Genotypus *m*.

id·i·o·typ·ic [ˌaɪdɪəˈtɪpɪk, ˌɪd-] *adj* Idiotype(n) betr., idiotypisch, Idiotypen-.
id·i·o·ty·py [ˈaɪdɪətaɪpɪ, ˈɪd-] *n genet.* Idiotypie *f*.
id·i·o·var·i·a·tion [ˌaɪdɪəˌveərɪˈeɪʃn, -ˌverɪ-, ˌɪd-] *n genet.* **1.** Idiovariation *f*. **2.** Mutation *f*.
il·e·al [ˈɪlɪəl] *adj* Ileum betr., ileal, Ileo-, Ileum-.
il·e·i·tis [ɪlɪˈaɪtɪs] *n* Ileumentzündung *f*, Ileitis *f*.
  regional ileitis Crohn-Krankheit *f*, Morbus *m* Crohn, Enteritis regionalis, Ileitis regionalis, Ileitis terminalis, Ileocolitis regionalis, Ileocolitis terminalis.
  terminal ileitis → regional ileitis.
ileo- *pref.* **1.** Ileum betr., Ileo-, Ileum-. **2.** Ilium betr., Ilio-. **3.** Ilias betr., Ilio-, Ilia-.
il·e·o·co·li·tis [ˌɪlɪəʊkəˈlaɪtɪs] *n* Ileokolitis *f*, Ileocolitis *f*.
  transmural granulomatous ileocolitis → regional ileitis.
il·e·um [ˈɪlɪəm] *n* Ileum *nt*, Intestinum ileum.
il·e·us [ˈɪlɪəs] *n* Darmverschluß *m*, Ileus *m*.
  dynamic ileus → spastic ileus.
  hyperdynamic ileus → spastic ileus.
  spastic ileus spastischer Darmverschluß/Ileus *m*.
  strangulation ileus Strangulationsileus *m*.
il·i·um [ˈɪlɪəm] *n, pl* **il·ia** [ˈɪlɪə] Darmbein *nt*, Ilium *nt*, Os ilii/iliacum.
ill [ɪl] **I** *n* **1.** Übel *nt*, Unglück *nt*, Mißgeschick *nt*; Mißstand *m*. **2.** → illness. **II** *adj* **3.** krank, erkrankt. **be taken ill/fall ill** krank werden, erkranken (*with* an). **4.** ungünstig, nachteilig; schlecht, übel, schlimm, schädlich.
ill·ness [ˈɪlnɪs] *n* Krankheit *f*, Erkrankung *f*, Leiden *nt*.
  bodily illness körperliche Erkrankung *f*.
  mental illness Geisteskrankheit *f*.
  past illnesses frühere Krankheiten *pl*.
  radiation illness Strahlenkrankheit *f*.
  summer minor illness Sommergrippe *f*.
  terminal illness Erkrankung *f* im Endstadium.
il·lu·sion [ɪˈluːʒn] *n* **1.** Sinnestäuschung *f*, Illusion *f*. **2.** *psychia.* Trugwahrnehmung *f*, Einbildung *f*, Selbsttäuschung *f*, Wahn *m*, Illusion *f*.
  optical illusion optische Täuschung *f*.
im·age [ˈɪmɪdʒ] **I** *n* **1.** *phys., mathe.* Bild *nt*. **2.** Erscheinungsform *f*, Gestalt *f*. **3.** *psycho.* Wiedererleben *nt*. **4.** Vorstellung *f*, Bild *nt*. **II** *vt* **5.** bildlich darstellen. **6.** s. etw. vorstellen.
im·ag·i·nar·y [ɪˈmædʒəˌnerɪ] *adj* eingebildet, imaginär; erfunden, frei ersonnen.
im·ag·i·na·tion [ɪˌmædʒɪˈneɪʃn] *n* Vorstellen *nt*; Vorstellung *f*, Einbildung *f*; Phantasie *f*, Vorstellungs-, Einbildungskraft *f*, Imagination *f*. **in imagination** in der Vorstellung, im Geiste. **have (a vivid) imagination** (eine rege) Phantasie haben.
im·ag·ing [ˈɪmɪdʒɪŋ] *n* (bildliche) Darstellung *f*.
  magnetic resonance imaging → magnet resonance imaging.
  magnet resonance imaging *radiol.* Kernspinresonanztomographie *f*, NMR-Tomographie *f*, MR-Tomographie *f*.
  radionuclide imaging Szintigraphie *f*.
im·bal·ance [ɪmˈbæləns] *n* **1.** Ungleichgewicht *nt*, Gleichgewichtsstörung *f*, Unausgewogenheit *f*. **2.** *fig.* Unausgeglichenheit *f*.
  occlusal imbalance Okklusionsungleichgewicht *nt*.
  sympathetic imbalance Vagotonie *f*, Parasympathikotonie *f*.
  sympathic imbalance → sympathetic imbalance.
im·bed [ɪmˈbed] *vt* **1.** (*a. histol.*) (ein-)betten; (ein-)lagern. **2.** (fest) umschließen, umhüllen, einhüllen.
im·ide [ˈɪmaɪd] *n* Imid *nt*.
im·ma·ture [ˌɪmətˈʃʊər, -ˈt(j)ʊər] *adj* unreif, unausgereift.
im·med·i·ca·ble [ɪˈmedɪkəbl] *adj* (*Krankheit*) unheilbar, inkurabel.
im·mo·bile [ɪˈməʊbl, -biːl] *adj* unbeweglich, immobil; bewegungslos; starr, fest.
im·mo·bi·li·za·tion [ɪˌməʊbəlaɪˈzeɪʃn] *n* **1.** *traumat.* Ruhigstellung *f*, Immobilisierung *f*, Immobilisation *f*. **2.** Feststellen *nt*, Immobilisieren *nt*.

immobilize

tooth immobilization Zahnimmobilisierung *f*, Immobilisierung *f*, Immobilisation *f*.
im·mo·bi·lize [ɪ'məʊbəlaɪz] *vt* **1.** *traumat.* ruhigstellen, immobilisieren. **2.** unbeweglich machen, feststellen, immobiliseren.
im·mune [ɪ'mjuːn] **I** *n* immune Person *f*. **II** *adj* **1.** *fig.* immun, geschützt (*against, to* gegen); gefeit (*against, to* gegen); unempfänglich. **2.** Immunsystem *od.* Immunantwort betr., immun (*against, to* gegen); Immun(o)-.
im·mu·ni·ty [ɪ'mjuːnətɪ] *n* Immunität *f*, Unempfänglichkeit *f* (*from, against* gegen).
  acquired immunity erworbene Immunität *f*.
  adaptive immunity → acquired immunity.
  antibacterial immunity antibakterielle Immunität *f*.
  ntitoxic immunity antitoxische Immunität *f*.
  antiviral immunity antivirale Immunität *f*.
  cell immunity Zellimmunität *f*, Gewebsimmunität *f*.
  cell-mediated immunity zellvermittelte/zelluläre Immunität *f*.
  cellular immunity → cell-mediated immunity.
  concomitant immunity begleitende Immunität *f*, Prämunition *f*.
  familial immunity → inherent immunity.
  genetic immunity → inherent immunity.
  humoral immunity humorale Immunität *f*.
  inherent immunity angeborene Immunität *f*.
  inherited immunity → inherent immunity.
  innate immunity → inherent immunity.
  native immunity → inherent immunity.
  natural immunity natürliche Immunität *f*.
  relative immunity begleitende Immunität *f*, Prämunität *f*, Präimmunität *f*, Prämunition *f*.
  specific immunity spezifische Immunität *f*.
im·mu·ni·za·tion [ˌɪmjənə'zeɪʃn, ˌmjuː-] *n* Immunisierung *f*, Immunisation *f*.
  active immunization aktive Immunisierung *f*.
  passive immunization passive Immunisierung *f*.
im·mu·nize ['ɪmjənaɪz, ɪ'mjuː-] *vt* immunisieren, immun machen (*against* gegen).
im·mu·no·ad·sor·bent [ˌɪmjənəʊæd'sɔːrbənt, ˌmjuː-] *n* Immunadsorbens *nt*, Immunosorbens *nt*.
im·mu·no·as·say [ˌɪmjənəʊə'seɪ, -'æseɪ, ˌmjuː-] *n* Immunoassay *m*.
im·mu·no·bi·ol·o·gy [ˌɪmjənəʊbaɪ'ɒlədʒɪ, ˌmjuː-] *n* Immunbiologie *f*.
im·mu·no·blast ['ɪmjənəʊblæst, ɪ'mjuː-] *n* Immunoblast *m*.
im·mu·no·chem·is·try [ˌɪmjənəʊ'kemstrɪ, ˌmjuː-] *n* Immun(o)chemie *f*.
im·mu·no·com·pe·tence [ˌɪmjənəʊ'kɒmpətəns, ˌmjuː-] *n* Immunkompetenz *f*.
im·mu·no·com·pe·tent [ˌɪmjənəʊ'kɒmpətənt, ˌmjuː-] *adj* immunologisch kompetent, immunkompetent.
im·mu·no·com·plex [ˌɪmjənəʊ'kɒmpleks, ɪ'mjuː-] *n* Immunkomplex *m*, Antigen-Antikörper-Komplex *m*.
im·mu·no·com·pro·mised [ˌɪmjənəʊ'kɒmprəmaɪzd, ˌmjuː-] *adj* mit geschwächter (Immun-)Abwehr, abwehrgeschwächt.
im·mu·no·cyte [ˌɪmjənəʊ'saɪt, ˌmjuː-] *n* immunkompetente Zelle *f*, Immunozyt *m*.
im·mu·no·cy·to·ma [ˌɪmjənəʊsaɪ'təʊmə, ˌmjuː-] *n* Immunozytom *nt*, lymphoplastozytisches/lympho-plasmozytoides Lymphom *nt*.
  lymphoplasmacytic immunocytoma Waldenström-Krankheit *f*, Morbus *m* Waldenström, Makroglobulinämie *f* Waldenström.
  plasmacytic immunocytoma Kahler-Krankheit *f*, Huppert-Krankheit *f*, Morbus *m* Kahler, Plasmozytom *nt*, multiples Myelom *nt*, plasmozytisches Immunozytom/Lymphom *nt*.
im·mu·no·de·fi·cien·cy [ˌɪmjənəʊdɪ'fɪʃənsɪ, ˌmjuː-] *n*, *pl* **im·mu·no·de·fi·cien·cies** Immundefekt *m*, Immunmangelkrankheit *f*, Defektimmunopathie *f*.
  cellular immunodeficiency zellulärer Immundefekt *m*, T-Zell-Immundefekt *m*.
  immunodeficiency with elevated IGM Immundefektsyndrom *nt* mit IGM-Überproduktion.
  immunodeficiency with thrombocytopenia and eczema Wiskott-Aldrich-Syndrom *nt*.
im·mu·no·de·pres·sant [ˌɪmjənəʊdɪ'presənt, ˌmjuː-] *n* Immun(o)suppressivum *nt*, Immun(o)depressivum *nt*, immun(o)suppressive/immun(o)depressive Substanz *f*.
im·mu·no·de·pres·sion [ˌɪmjənəʊdɪ'preʃn, ˌmjuː-] *n* → immunosuppression.
im·mu·no·de·pres·sive [ˌɪmjənəʊdɪ'presɪv] **I** *n* → immunodepressant. **II** *adj* → immunosuppressive II.
im·mu·no·de·pres·sor [ˌɪmjənəʊdɪ'presər, ˌmjuː-] *n* → immunodepressant.

im·mu·no·di·ag·no·sis [ˌɪmjənəʊˌdaɪəg'nəʊsɪs, ˌmjuː-] *n* Serodiagnostik *f*, Serumdiagnostik *f*.
im·mu·no·e·lec·tro·pho·re·sis [ˌɪmjənəʊɪˌlektrəʊfə'riːsɪs, ˌmjuː-] *n* Immun(o)elektrophorese *f*.
im·mu·no·fluo·res·cence [ˌɪmjənəʊˌflʊə'resəns, -flɒ-, -fləʊ-, ˌmjuː-] *n* Immun(o)fluoreszenz *f*.
im·mu·no·gen [ɪ'mjuːnədʒən] *n* Immunogen *nt*.
im·mu·no·ge·net·ics [ˌɪmjənəʊdʒə'netɪks, ˌmjuː-] *pl* Immungenetik *f*.
im·mu·no·gen·ic [ˌɪmjənəʊ'dʒenɪk, ˌmjuː-] *adj* Immunität hervorrufend, eine Immunantwort auslösend, immunogen.
im·mu·no·ge·nic·i·ty [ˌɪmjənəʊdʒə'nɪsətɪ, ˌmjuː-] *n* Immunogenität *f*.
im·mu·no·glob·u·lin [ˌɪmjənəʊ'glɒbjəlɪn, ˌmjuː-] *n* Immunglobulin *nt*.
im·mu·no·glob·u·li·nop·a·thy [ˌɪmjənəʊˌglɒbjəlɪ'nɒpəθɪ, ˌmjuː-] *n* Gammopathie *f*.
im·mu·no·he·mol·y·sis [ˌɪmjənəʊhɪ'mɒləsɪs, ˌmjuː-] *n* Immun(o)hämolyse *f*.
im·mu·no·in·com·pe·tence [ˌɪmjənəʊɪn'kɒmpətəns, ˌmjuː-] *n* Immuninkompetenz *f*.
im·mu·no·in·com·pe·tent [ˌɪmjənəʊɪn'kɒmpətənt, ˌmjuː-] *adj* immunologisch inkompetent, immuninkompetent.
im·mu·no·log·ic [ˌɪmjənə'lɒdʒɪk, ˌmjuː-] *adj* → immunological.
im·mu·no·log·i·cal [ˌɪmjənəʊ'lɒdʒɪkl, ˌmjuː-] *adj* Immunologie betr., immunologisch, Immun(o)-.
im·mu·nol·o·gy [ˌɪmjə'nɒlədʒɪ] *n* Immunologie *f*, Immunitätsforschung *f*, Immunitätslehre *f*.
  tumor immunology Tumorimmunologie *f*.
im·mu·no·mod·u·la·tion [ˌɪmjənəʊmɒdʒə'leɪʃn, ˌmjuː-] *n* Immunmodulation *f*.
im·mu·no·pa·thol·o·gy [ˌɪmjənəʊpə'θɒlədʒɪ, ˌmjuː-] *n* Immun(o)pathologie *f*.
im·mu·no·pro·phy·lax·is [ˌɪmjənəʊˌprəʊfə'læksɪs, ˌmjuː-] *n* Immunprophylaxe *f*.
im·mu·no·re·ac·tion [ˌɪmjənəʊrɪ'ækʃn, ˌmjuː-] *n* Immunantwort *f*, Immunreaktion *f*, immunologische Reaktion *f*.
im·mu·no·re·ac·tive [ˌɪmjənəʊrɪ'æktɪv, ˌmjuː-] *adj* eine Immunreaktion zeigend *od.* gebend, immun(o)reaktiv.
im·mu·no·scin·tig·ra·phy [ˌɪmjənəʊsɪn'tɪgrəfɪ, ˌmjuː-] *n* *radiol.* Immunszintigraphie *f*.
im·mu·no·sor·bent [ˌɪmjənəʊ'sɔːrbənt, ˌmjuː-] *n* Immunadsorbens *nt*, Immunosorbens *nt*.
im·mu·no·stim·u·lant [ˌɪmjənəʊ'stɪmjələnt, ˌmjuː-] *n* immun(system)stimulierende Substanz *f*, Immunstimulans *nt*.
im·mu·no·stim·u·la·tion [ˌɪmjənəʊˌstɪmjə'leɪʃn, ˌmjuː-] *n* Immunstimulation *f*.
im·mu·no·sup·pres·sant [ˌɪmjənəʊsə'presənt, ˌmjuː-] *n* → immunodepressant.
im·mu·no·sup·pressed [ˌɪmjənəʊsə'prest, ˌmjuː-] *adj* immunosupprimiert.
im·mu·no·sup·pres·sion [ˌɪmjənəʊsə'preʃn, ˌmjuː-] *n* Unterdrückung *od.* Abschwächung *f* der Immunreaktion, Immun(o)suppression *f*, Immun(o)depression *f*.
im·mu·no·sup·pres·sive [ˌɪmjənəʊsə'presɪv] **I** *n* → immunodepressant. **II** *adj* die Immunreaktion unterdrückend *od.* abschwächend, immun(o)suppressiv, immun(o)depressiv.
im·mu·no·sur·veil·lance [ˌɪmjənəʊsər'veɪl(j)əns, ˌmjuː-] *n* Immunüberwachung *f*, Immunsurveillance *f*.
im·mu·no·ther·a·py [ˌɪmjənəʊ'θerəpɪ, ˌmjuː-] *n* Immuntherapie *f*.
im·mu·no·tol·er·ance [ˌɪmjənəʊ'tɒlərən(t)s, ˌmjuː-] *n* **1.** Immuntoleranz *f*. **2.** Immunparalyse *f*.
im·mu·no·tox·in [ˌɪmjənəʊ'tɒksɪn, ˌmjuː-] *n* Immun(o)toxin *nt*.
im·mu·no·trans·fu·sion [ˌɪmjənəʊtrænz'fjuːʃn, ˌmjuː-] *n* Immun(o)transfusion *f*.
im·pac·tion [ɪm'pækʃn] *n* Impaktion *f*, Impaktierung *f*, Einkeilung *f*, Einklemmung *f*.
  ceruminal impaction Ohr(en)schmalzpfropf *m*, Zeruminalpfropf *m*, Cerumen obturans.
  dental impaction Zahnimpaktion *f*, Impaktion *f*.
  distal impaction distale Impaktion *f*.
  distoangular impaction distoanguläre Impaktion *f*.
  food impaction Impaktion *f* von Speiseresten.
  horizontal impaction horizontale Impaktion *f*.
  mesial impaction mesiale Impaktion *f*.
  mesioangular impaction mesioanguläre Impaktion *f*.
  vertical impaction vertikale Impaktion *f*.
im·ped·i·ment [ɪm'pedɪmənt] *n* Behinderung *f*; Hindernis *nt* (*to* für).
  speech impediment Sprachstörung *f*, Sprechstörung *f*.

im·per·fo·rate [ɪmˈpɜrfərɪt, -reɪt] *adj patho.* ohne Öffnung, verschlossen, nicht-perforiert, atretisch.
im·pe·tig·i·nous [ˌɪmpeˈtɪdʒənəs] *adj derm.* Impetigo betr., impetigoartig, borkig, impetiginös.
im·pe·ti·go [ˌɪmpəˈtiːgəʊ, -ˈtaɪ-] *n derm.* **1.** → streptococcal impetigo. **2.** Schälblasenausschlag *m*, Pemphigoid *nt* der Neugeborenen, Impetigo bullosa, Pemphigus (acutus) neonatorum.
 Bockhart's impetigo → follicular impetigo.
 follicular impetigo Ostiofollikulitis/Ostiofolliculitis/Impetigo Bockhart, Staphyloderma follicularis, Impetigo follicularis Bockhart, Folliculitis staphylogenes superficialis, Folliculitis pustolosa, Staphylodermia Bockhart
 streptococcal impetigo Eiterflechte *f*, Grindflechte *f*, Krustenflechte *f*, Pustelflechte *f*, feuchter Grind *m*, Impetigo contagiosa/vulgaris.
im·pe·tus [ˈɪmpətəs] *n* **1.** *phys.* Stoßkraft *f*, Triebkraft *f*, Antrieb *m*, Schwung *m*, Impetus *m*. **2.** *fig.*, *psycho.* Antrieb *m*, Anstoß *m*, Impuls *m*, Schwung *m*, Impetus *m*.
im·plant [*n* ˈɪmplænt; *v* ɪmˈplænt] **I** *n* Implantat *nt*, dentales Implamtat *nt*. **II** *vt* einpflanzen, verpflanzen, überpflanzen (*in, into*); implantieren.
 alloplastic implant alloplastisches Implantat *nt*.
 alumina ceramic implant Aluminiumoxidkeramikimplantat *nt*.
 anchor endosteal implant enossales Ankerimplantat *nt*, Ankerimplantat *nt*.
 anterior subperiosteal implant vorderes subperiostales Implantat *nt*.
 arthroplastic implant arthroplastisches Implantat *nt*.
 blade endosteal implant → blade implant.
 blade implant enossales Klingenimplantat *nt*, Klingenimplantat *nt*.
 Brånemark implant Brånemark-Implantat *nt*.
 ceramic endosseous implant enossales Keramikimplantat *nt*.
 ceramic endosteal implant → ceramic endosseous implant.
 ceramic implant Keramikimplantat *nt*.
 collagen-hydoxyapatite implant Kollagen-Hydroxylapatit-Implantat *nt*.
 collagen implant Kollagenimplantat *nt*.
 complete subperiosteal implant vollständiges subperiostales Implantat *nt*.
 composite allogeneic bone/alloplastic implant allogenes-alloplastisches Kombinationsimplantat *nt*.
 condylar implant Kondylenimplantat *nt*.
 cosmetic implant kosmetisches Implantat *nt*.
 crown and bridge type implant Kronen-Brücken-Implantat *nt*.
 cylinder implant Zylinderimplantat *nt*.
 dental implant dentales Implantat *nt*.
 endodontic endosseous implant endodontisch enossales Implantat *nt*.
 endodontic endosteal implant → endodontic endosseous implant.
 endodontic implant endodontisches Implantat *nt*.
 endo-osseous implant → endosseous implant.
 endosseous blade implant enossales Klingenimplantat *nt*, Klingenimplantat *nt*.
 endosseous implant enossales Implantat *nt*.
 endosseous vent implant enossales Hohlschraubenimplantat *nt*, Hohlschraubenimplantat *nt*.
 endosteal implant enossales Implantat *nt*.
 fabricated implant speziell angepaßtes Implantat *nt*.
 glenoid fossa implants Fossa-glenoidea-Implantate *pl*.
 helicoid endosseous implant Helikoidalschraube *f*, Helikoidalschraubenimplantat *nt*, Tantalschraube *f*, Tantalschraubenimplantat *nt*.
 hybrid implant Hybridimplantat *nt*.
 hybrid type implant Hybridimplantat *nt*.
 hydroxyapatite-bone implants Hydroxylapatit-Knochenimplantat *nt*.
 hydroxyapatite-coated implant Hydroxylapatit-beschichtetes Implantat *nt*.
 intraosseous implant intraossäres Implantat *nt*.
 intraperiosteal implant intraperiostales Implantat *nt*.
 magnetic implant Magnetimplantat *nt*.
 magnet implant Magnetimplantat *nt*.
 metallic implant Metallimplantat *nt*.
 mucosal implant intramuköses Implantat *m*, intramuköser Knopfanker *m*.
 needle endosseous implant enossales Nadelimplantat *nt*, Nadelimplantat *nt*, Stiftimplantat *nt*.
 needle endosteal implant → needle endosseous implant.
 oral implant orales Implantat *nt*.
 osseointegrated implant osseointegriertes Implantat *nt*.
 pin endosseous implant → needle endosseous implant.
 pin endosteal implant → needle endosseous implant.
 pin implant → needle endosseous implant.
 polymer tooth implant Kunststoffzahnimplantat *nt*.
 polymer tooth replica implant Kunststoffzahnimplantat *nt*.
 polysulfone implants Polysulfonimplantate *pl*.
 porous hydroxyapatite implant poröses Hydroxylapatitimplantat *nt*.
 post implant Pfeilerimplantat *nt*.
 prosthetic implant implantierte Prothese *f*.
 self-taping implant selbstschneidendes Implantat *nt*.
 silicone rubber implants Silikon-Kautschuk-Implantat *nt*.
 single-tooth implant Einzelzahnimplantat *nt*.
 single-tooth subperiosteal implant Einzelzahnimplantat *nt*.
 spiral endosseous implant enossales Spiralschraubenimplantat *nt*, Spiralschraubenimplantat *nt*.
 spiral endosteal implant → spiral endosseous implant.
 srew-type implants Schraubenimplantate *pl*.
 subdermal implant subdermales Implantat *nt*.
 submucosal implant submuköses Implantat *nt*.
 subperiosteal implant subperiostales Implantat *nt*.
 supraperiosteal implant supraperiostales Implantat *nt*.
 synthetic implant synthetisches Implantat *nt*.
 transmandibular implant → transosseous implant.
 transosseous implant transossäres Implantat *nt*, transossäre Fixation *f*.
 transosteal implant → transosseous implant.
 Tübinger implant Tübinger-Implantat *nt*, Tübinger Sofortimplantat *nt*.
 two-piece implant zweiteiliges Implantat *nt*.
 unilateral subperiosteal implant unilaterales subperiostales Implantat *nt*.
 universal subperiosteal implant universelles subperiostales Implantat *nt*.
 vent implant → endosseous vent implant.
im·plan·ta·tion [ˌɪmplænˈteɪʃn] *n* **1.** *embryo.* Einnistung *f*, Implantation *f*, Nidation *f*. **2.** *ortho.* Einpflanzung *f*, Verpflanzung *f*, Überpflanzung *f*, Implantation *f*. **3.** *dent.* Implantation *f*.
im·plan·to·don·tics [ˌɪmplæntəʊˈdɒntɪks] *pl* → implantodontology.
im·plan·to·don·tol·o·gy [ˌɪmplæntəʊdɒnˈtɒlədʒi] *n* dentale Implantologie *f*.
im·plan·tol·o·gy [ˌɪmplænˈtɒlədʒi] *n* Implantologie *f*.
im·preg·nate [*adj* ɪmˈpregnɪt, -neɪt; *v* -neɪt, ˈɪmpregneɪt] *vt chem.* sättigen, durchdringen; *phys.* imprägnieren, (durch-)tränken (*with* mit).
im·preg·na·tion [ˌɪmpregˈneɪʃn] *n chem.* Sättigen *nt*, Sättigung *f*, Imprägnierung *f*; Durchtränkung *f*.
 silver impregnation *histol.* Silberimprägnierung *f*, Versilberung *f*.
im·press·i·bil·i·ty [ɪmˌpresəˈbɪlətɪ] *n* Empfänglichkeit *f*.
im·press·i·ble [ɪmˈpresɪbl] *adj* empfänglich (*to* für); leicht zu beeindrucken (*to* durch).
im·pres·sion [ɪmˈpreʃn] *n* **1.** *anat.* Eindruck *m*, Abdruck *m*, Impressio *f*. **2.** *dent.* Zahnabdruck *m*, Abdruck *m*, Impression *f*. **3.** Eindrücken *nt* (*in, into* in). **4.** Eindruck *m* (*of* von); Vermutung *f*, Gefühl *nt*; *psycho.* (Sinnes-)Eindruck *m*, sinnlicher Reiz *m*. **5.** Einwirkung *f* (*on* auf).
 agar-alginate impression Agar-Alginatabdruck *m*.
 agar impression Agarabdruck *m*.
 alginate impression Alginatabdruck *m*.
 anatomic impression anatomischer Abdruck *m*, Situationsabdruck *m*.
 basilar impression Platybasie *f*, basilare Impression *f*.
 bridge impression Brückenabdruck *m*.
 cleft palate impression Gaumenspaltenabdruck *m*, Abdruck *m* bei Gaumenspalte.
 complete denture impression Vollabdruck *m*.
 composite impression segmentierter Abdruck *m*.
 correctable impression korrigierbarer Abdruck *m*.
 corrective impression Korrekturabdruck *m*.
 dental impression Abdruck *m*, Zahnabdruck *m*, Gebißabdruck *m*.
 digastric impression Fossa digastrica.
 direct bone impression direkter Knochenabdruck *m*.
 direct impression direkter Abdruck *m*.
 dual impression Doppelabdruck *m*.
 elastic impression elastischer Abdruck *m*.
 final impression Sekundärabdruck *m*, Zweitabdruck *m*.
 fluid wax impression → wax impression.
 functional impression Funktionsabdruck *m*, funktioneller Abdruck *m*, biodynamischer Abdruck *m*.
 hydrocolloid impression Hydrokolloidabdruck *m*, Abdruck *m* mit Hydrokolloid.

impulse

indirect impression indirekter Abdruck *m*.
irreversible hydrocolloid impression Abdruck *m* mit irreversiblem Hydrokolloid.
lower impression → mandibular impression.
mandibular impression Unterkieferabdruck *m*.
maxillary impression Oberkieferabdruck *m*.
mercaptane impression Polysulfidabdruck *m*.
modeling plastic impression Abdruck *m* aus Modellierkunststoff, Abdruck *m* aus Modellkunststoff.
partial denture impression Teilabdruck *m*.
plaster impression Gipsabdruck *m*.
polyether impression Abdruck *m* aus Polyätherabformmasse, Abdruck *m* aus Polyäther-Gummiabformmasse.
polyether rubber impression → polyether impression.
polysulfide impression Polysulfidabdruck *m*.
polysulfide rubber base impression Polysulfidabdruck *m*.
preliminary impression → primary impression.
prepared cavity impression Kavitätenabdruck *m*.
primary impression Primärabdruck *m*, Erstabdruck *m*.
reversible hydrocolloid impression Abdruck *m* mit reversiblem Hydrokolloid.
rubber-based impression → rubber impression.
rubber impression Abdruck *m* aus gummielastischen Abdruckmaterial.
secondary impression Sekundärabdruck *m*, Zweitabdruck *m*.
sectional impression segmentierter Abdruck *m*.
silicone impression Silikonabdruck *m*, Abdruck *m* aus Silikonabformmasse.
silicone rubber impression → silicone impression.
snap impression → primary impression.
surface impression Oberflächenabdruck *m*.
Thiokol rubber impression Thiokolabdruck *m*, Abdruck *m* aus Thiokolabformmasse.
upper impression → maxillary impression.
wax impression Wachsabdruck *m*.
im·pulse ['ɪmpʌls] *n* **1.** Stoß *m*, Antrieb *m*. **2.** *fig.* Anreiz *m*, Anregung *f*, Impuls *m*. **(act) on impulse** impulsiv *od.* aus einem Impuls heraus (handeln). **3.** *phys.* Impuls *m*; *electr.* (Strom-, Spannungs-)Stoß *m*. **4.** *physiol.* (Nerven-)Impuls *m*, (An-)Reiz *m*. **5.** *psycho.* Impuls *m*.
apex impulse Herzspitzenstoß *m*.
apical impulse → apex impulse.
im·pure [ɪm'pjʊər] *adj* unrein, schmutzig, verunreinigt, unsauber; verfälscht; gemischt.
im·pure·ness [ɪm'pjʊərnɪs] *n* → impurity.
im·pu·ri·ty [ɪm'pjʊərətɪ] *n* Schmutz *m*, Verunreinigung *f*, Unreinheit *f*.
in·ac·ti·vate [ɪn'æktɪveɪt] *vt* **1.** *immun.* unwirksam machen, inaktivieren. **2.** *micro.* inaktivieren.
in·ac·ti·va·tion [ɪn,æktɪ'veɪʃn] *n* Inaktivieren *nt*, Inaktivierung *f*.
in·ac·ti·va·tor [ɪn'æktɪveɪtər] *n* inaktivierende Substanz *f*, Inaktivator *m*.
C3b inactivator *immun.* C3b-Inaktivator *m*, Faktor *m* I.
in·ac·tive [ɪn'æktɪv] *adj* **1.** untätig, nicht aktiv, inaktiv. **2.** träge, faul; lustlos. **3.** *chem., phys.* unwirksam, inaktiv; ohne optische Aktivität; nicht radioaktiv. **4.** *patho.* ruhend, inaktiv, Inaktivitäts-.
in·ap·par·ent [ɪnə'pærənt] *adj* symptomlos, symptomarm, klinisch nicht in Erscheinung tretend, inapparent, nicht sichtbar, nicht wahrnehmbar.
in·born ['ɪnbɔːrn] *adj* angeboren, bei der Geburt vorhanden.
in·ca·pac·i·tate [,ɪnkə'pæsɪteɪt] *vt* **1.** unfähig *od.* untauglich machen *(for sth.* für etw.). **2.** behindern, arbeits- *od.* erwerbsunfähig machen.
in·ca·pac·i·tat·ed [,ɪnkə'pæsɪteɪtɪd] *adj* **1.** behindert. **2.** arbeitsunfähig, erwerbsunfähig.
in·ca·pac·i·ty [,ɪnkə'pæsətɪ] *n* Unfähigkeit *f*, Untauglichkeit *f*.
incapacity for work Arbeitsunfähigkeit *f*, Erwerbsunfähigkeit *f*.
in·car·cer·ate [ɪn'kɑːrsəreɪt] *vt patho.* einklemmen, inkarzerieren.
in·car·cer·at·ed [ɪn'kɑːrsəreɪtɪd] *adj patho.* eingeklemmt, inkarzeriert.
in·car·cer·a·tion [ɪn,kɑːrsə'reɪʃn] *n patho.* Einklemmung *f*, Inkarzeration *f*.
in·car·na·tio [ɪnkɑːr'neɪʃɪəʊ] *n patho.* Einwachsen *nt*, Inkarnation *f*.
inch [ɪntʃ] *n* Inch *m*, Zoll *nt*.
in·ci·dence ['ɪnsɪdəns] *n* **1.** Auftreten *nt*, Vorkommen *nt*, Häufigkeit *f*, Verbreitung *f*, Inzidenz *f*. **2.** Auftreffen *nt* (*on, upon* auf); *phys.* Einfall(en *nt*) *m*.
in·ci·sal [ɪn'saɪzl] *adj* schneidend, Schneide-.
in·cise [ɪn'saɪz] *vt* einschneiden, aufschneiden, durch Inzision eröffnen, inzidieren.

in·cised [ɪn'saɪzd] *adj* eingeschnitten, Schnitt-.
in·ci·sion [ɪn'sɪʒn] *n* **1.** Schnittwunde *f*, Schnitt *m*. **2.** (Ein-)Schnitt *m*, Eröffnung *f*, Inzision *f*, Incisio *f*. **3.** Einschneiden *nt*, Inzidieren *nt*.
angular incision Winkelschnitt *m*.
Blair incision Blair-Schnittführung *f*.
butterfly incision Schmetterlingsschnitt *m*, Butterfly-Schnitt *m*.
Caldwell-Luc incision Caldwell-Luc-Inzision *f*.
circular incision Zirkelschnitt *m*.
cross-shaped incision Kreuzschnitt *m*, kreuzförmiger Schnitt *m*.
crucial incision → cross-shaped incision.
cruciate incision → cross-shaped incision.
Fergusson's incision Fergusson-Schnitt *m*, Furgusson-Operation *f*, Fergusson-Schnittführung *f*.
horizontal incision horizontaler Schnitt *m*, horizontale Schnittführung *f*.
inner bevel incision → inverse bevel incision.
internal bevel incision → inverse bevel incision.
intraoral incision intraorale Inzision *f*.
inverse bevel incision reverse-bevel-Schnitt *m*.
inverted bevel incision → inverse bevel incision.
marginal incision marginale Schnittführung *f*.
oblique incision Ovalärschnitt *m*.
oval incision Ovalärschnitt *m*.
preauricular incision präaurikulärer Schnitt *m*, präaurikuläre Schnittführung *f*.
relief incision Entlastungsschnitt *m*.
relieving incision → relief incision.
reverse bevel incision → inverse bevel incision.
Risdon incision Risdon-Schnittführung *f*.
skin incision Hautschnitt *m*, Hautinzision *f*.
sublabial incision sublabiale Inzision *f*.
trapezoid incision trapezförmiger Schnitt *m*.
U-shaped incision U-förmiger Schnitt *m*, U-förmige Schnittführung *f*.
Wilde's incision Wilde-Schnittführung *f*.
Y incision Y-Inzision *f*, Y-Schnitt *m*.
in·ci·sive [ɪn'saɪzɪv] *adj* **1.** (ein-)schneidend. **2.** Schneidezahn betr., Schneide.
in·ci·so·la·bi·al [ɪn,saɪsə'leɪbɪəl] *adj* inzisolabial.
in·ci·so·lin·gual [ɪn,saɪsə'lɪŋgwəl] *adj* inzisolingual.
in·ci·so·prox·i·mal [ɪn,saɪsə'prɒksɪməl] *adj* inzisoproximal.
in·ci·sor [ɪn'saɪzər] *n* Schneidezahn *m*, Incisivus *m*, Dens incisivus.
central incisor erster Schneidezahn *m*, zentraler Schneidezahn *m*.
lateral incisor zweiter Schneidezahn *m*, lateraler Schneidezahn *m*.
lower incisor unterer Schneidezahn *m*.
mandibular incisor mandibulärer Schneidezahn *m*, unterer Schneidezahn *m*.
maxillary incisor maxillärer Schneidezahn *m*, oberer Schneidezahn *m*, Oberkieferschneidezahn *m*.
medial incisor → central incisor.
permanent incisor bleibender Schneidezahn *m*.
second incisor → lateral incisor.
shovel-shaped incisor Schaufelzahn *m*.
in·ci·su·ra [,ɪnsaɪ'zʊərə, ,ɪn(t)sɪ-] *n, pl* **in·ci·su·rae** [,ɪnsaɪ'zʊəri:, ,ɪn(t)sɪ-] **1.** *anat.* Einschnitt *m*, Einbuchtung *f*, Inzisur *f*, Incisura *f*. **2.** *physiol.* Inzisur *f*.
in·ci·sure [ɪn'sɪʒər, -'saɪ-] *n anat.* Einschnitt *m*, Einbuchtung *f*, Inzisur *f*, Incisura *f*.
frontal incisure Incisura frontalis, Foramen frontale.
lacrimal incisure of maxilla Incisura lacrimalis.
incisure of mandible Incisura mandibulae.
nasal incisure of frontal bone Margo nasalis ossis frontalis.
palatine incisure Fissura pterygoidea.
pterygoid incisure Incisura pterygoidea.
supraorbital incisure Incisura supraorbitalis, Foramen supraorbitale.
in·cli·na·tion [ɪnklɪ'neɪʃn] *n* **1.** Neigung *f*; Gefälle *nt*; Schräge *f*, geneigte Fläche *f*; Neigungswinkel *m*; *anat.* Inklination *f*, Inclinatio *f*. **2.** (*Person*) Neigung *f*, Tendenz *f*, Hang *m*, Anlage *f* (*for, to* zu). **3.** Neigen *nt*, Beugen *nt*.
axial inclination Achsenneigung *f*, Zahnachsenneigung *f*.
condylar guidance inclination Kondylenbahnneigung *f*.
condylar guide inclination Kondylenbahnneigung *f*.
inclination of tooth Zahnneigung *f*, Inklination *f*.
in·clu·sion [ɪn'kluːʃn] *n* Einschluß *m*, Einschließen *nt* (*in* in); Inklusion *f*.
cell inclusion Zelleinschluß *m*.
in·co·ag·u·la·bil·i·ty [,ɪnkəʊ,ægjələ'bɪlətɪ] *n* Ungerinnbarkeit *f*.
in·co·ag·u·la·ble [ɪnkəʊ'ægjələbl] *adj* nicht gerinnbar, ungerinnbar.

in·com·pat·i·bil·i·ty [ˌɪnkəmˌpætəˈbɪlətɪ] *n* Unvereinbarkeit *f*, Unverträglichkeit *f*, Gegensätzlichkeit *f*, Inkompatibilität *f*.
ABO incompatibility *hema.* ABO-Unverträglichkeit *f*, ABO-Inkompatibilität *f*.
blood group incompatibility *hema.* Blutgruppenunverträglichkeit *f*, Blutgruppeninkompatibilität *f*.
Rh incompatibility *hema.* Rhesus-Blutgruppenunverträglichkeit *f*, Rhesus-Inkompatibilität *f*, Rh-Inkompatibilität *f*.
in·com·pat·i·ble [ɪnkəmˈpætɪbl] *adj* unvereinbar, unverträglich, nicht zusammenpassend, inkompatibel (*with* mit).
in·com·pat·i·ble·ness [ɪnkəmˈpætɪblnɪs] *n* → incompatibility.
in·com·pe·tence [ɪnˈkɑmpɪtəns] *n* **1.** Unfähigkeit *f*, Untüchtigkeit *f*, Inkompetenz *f*. **2.** Unzulänglichkeit *f*, Insuffizienz *f*.
aortic incompetence Aorten(klappen)insuffizienz *f*.
immunologic incompetence Immuninkompetenz *f*.
mitral incompetence Mitral(klappen)insuffizienz *f*.
palatal incompetence Gaumensegelinsuffizienz *f*.
incompetence of the cardiac valves → valvular incompetence.
tricuspid incompetence Trikuspidalisinsuffizienz *f*, Trikuspidal(klappen)insuffizienz *f*.
valvular incompetence (Herz-)Klappeninsuffizienz *f*.
in·com·pe·ten·cy [ɪnˈkɑmpɪtənsɪ] *n* → incompetence.
palatal incompetency Gaumensegelinsuffizienz *f*.
in·con·ti·nence [ɪnˈkɑntnens] *n patho.* Inkontinenz *f*, Incontinentia *f*.
in·con·ti·nent [ɪnˈkɑntnənt] *adj patho.* inkontinent.
in·crease [*n* ˈɪnkriːs; *v* ɪnˈkriːs] **I** *n* **1.** Vergrößerung *f*, Vermehrung *f*, Verstärkung *f*, Zunahme *f*, Zuwachs *m*, Wachstum *nt*. **2.** Anwachsen *nt*, Wachsen *nt*, Steigen *nt*, Steigerung *f*, Erhöhung *f*. **II** *vt* vergrößern, verstärken, vermehren, erhöhen, steigern. **III** *vi* **3.** zunehmen, größer werden, wachsen, anwachsen, steigern, ansteigen, s. vergrößern, s. vermehren, s. erhöhen, s. verstärken, s. steigern. **4.** s. (*durch Fortpflanzung*) vermehren.
in·cre·tion [ɪnˈkriːʃn] *n physiol.* **1.** innere Sekretion *f*, Inkretion *f*. **2.** Inkret *nt*.
in·cre·to·ry [ˈɪnkrɪtɔːrɪ, -təʊr-] *adj* innere Sekretion betr., inkretorisch, innersekretorisch; endokrin.
in·crust [ɪnˈkrʌst] **I** *vt* mit einer Kruste überziehen, verkrusten, überkrusten. **II** *vi* **1.** s. verkrusten, s. überkrusten. **2.** eine Kruste bilden.
in·crus·ta·tion [ˌɪnkrʌˈsteɪʃn] *n* **1.** Kruste *f*, Grind *m*, Schorf *m*. **2.** *patho.* Verkrustung *f*, Inkrustation *f*.
in·cu·bate [ˈɪnkjəbeɪt, ˈɪŋ-] **I** *n* Inkubat *nt*. **II** *vt* **1.** *micro.* inkubieren, im Inkubator züchten. **2.** (be-, aus-)brüten. **III** *vi* **3.** ausgebrütet werden. **4.** s. im Inkubator entwickeln. **5.** *fig.* s. entwickeln, reifen.
in·cu·ba·tion [ɪnkjəˈbeɪʃn] *n* **1.** *micro.* (Be-, Aus-)Brüten *nt*, Inkubation *f*. **2.** *ped.* Aufzucht *f* im Inkubator, Inkubation *f*. **3.** *patho.* Inkubationszeit *f*.
in·cu·ba·tor [ˈɪnkjəbeɪtər] *n* **1.** *micro.* Brutschrank *m*, Inkubator *m*. **2.** *ped.* Brutkasten *m*, Inkubator *m*.
in·cu·dal [ˈɪnkjədl, ˈɪŋ-] *adj* Amboß/Incus betr., Amboß-, Incus-.
in·cur·a·bil·i·ty [ɪnˌkjʊərəˈbɪlətɪ] *n* (*Krankheit*) Unheilbarkeit *f*, Inkurabilität *f*.
in·cur·a·ble [ɪnˈkjʊərəbl] *adj* (*Krankheit*) unheilbar, nicht heilbar, inkurabel.
in·cus [ˈɪŋkəs, ˈɪn-] *n, pl* **in·cu·des** [ɪŋˈkjuːdɪz, ɪn-] *anat.* Amboß *m*, Incus *m*.
in·dane·di·one [ˌɪndeɪnˈdaɪəʊn] *n* Indandion *nt*.
in·dem·ni·fi·ca·tion [ɪnˌdemnɪfɪˈkeɪʃn] *n* **1.** *forens.* Entschädigung *f*, Ersatzleistung *f*. **2.** Entschädigung(ssumme *f*) *f*, Vergütung *f*, Abfindung(sbetrag *m*) *f*.
in·dem·ni·ty [ɪnˈdemnɪtɪ] *n* Entschädigung(ssumme *f*) *f*, Vergütung *f*, Abfindung(sbetrag *m*) *f*.
in·dent [*n* ˈɪndent, ɪnˈdent; *v* ɪnˈdent] **I** *n* Einbeulung *f*, Vertiefung *f*, Delle *f*. **II** *vt* eindrücken, einbeulen.
in·dent·er [ɪnˈdentər] *n* Eindringkörper *m*.
Knoop indenter Knoop-Eindringkörper *m*.
in·de·pend·ent [ˌɪndɪˈpendənt] *adj* unabhängig (*of* von); selbständig; unbeeinflußt.
in·dex [ˈɪndeks] *n, pl* **in·dex·es, in·di·ces** [ˈɪndɪsiːz] **1.** Index *m*, Meßziffer *f*, Meßzahl *f*, Vergleichszahl *f*. **2.** Zeigefinger *m*, Index *m*, Digitus secundus. **3.** Register *nt*, Verzeichnis *nt*, Index *m*. **4.** (Uhr-) Zeiger *m*; (*Waage*) Zunge *f*.
absorbency index Extinktionskoeffizient *m*.
alveolar index Alveolarindex *m*, Kieferindex *m*.
auricular index Aurikularindex *m*.
auriculopareital index Aurikuloparietalindex *m*.
body mass index Quetelet-Index *m*, Körpermasseindex *m*, body mass index.
Broders' index Broders-Index *m*.
calculus index Zahnsteinindex *m*.
calculus index-simplified vereinfachter Zahnsteinindex *m*, Calculus index-simplified *m*.
Calculus Surface Index Zahnsteinflächenindex *m*, Calculus-surface-Index *m*.
caries index Kariesindex *m*.
chemotherapeutic index therapeutische Breite *f*, therapeutischer Index *m*.
color index Färbeindex *m*, Hämoglobinquotient *m*.
cranial index Schädelindex *m*.
debris index Oral-debris-Index *m*, Oral-debris-Zahl *f*.
DEF caries index DEF-Index *m*, DEF-Zahl *f*.
dental index Dentalindex *m*, Flower-Index *m*.
DF caries index DF-Index *m*, DF-Zahl *f*.
DMF caries index DMF-Index *m*, EKF-Index *m*, DMF-Zahl *f*.
DMFS caries index DMFS-Index *m*, DMFS-Zahl *f*.
Dunning-Leach index Dunning-Leach-Index *m*, Gingiva-Knochenindex *m*, Gingiva-Index *m* nach Dunning-Leach.
erythrocyte color index Erythrozytenfärbeindex *m*, Färbeindex *m*.
face index Gesichtsindex *m*.
Flower's dental index Dentalindex *m*, Flower-Index *m*.
Flower's index Dentalindex *m*, Flower-Index *m*.
gingiva-bone count index → gingival-bone index.
gingival-bone count index → gingival-bone index.
gingival-bone index Dunning-Leach-Index *m*, Gingiva-Knochenindex *m*, Gingiva-Index *m* nach Dunning-Leach.
gingival index Gingivalindex *m*, Gingivaindex *m*, Gingivitisindex *m*.
gingival-periodontal index Gingival-Parodontalindex *m*.
gingival recession index Gingivarezessionindex *m*, Gingivaretraktionsindex *m*.
gnathic index → alveolar index.
Greene-Vermillion index vereinfachter Oralhygieneindex *m*, Greene-Vermillion-Index *m*.
height-breadth index Breitenindex *m*, Längenbreitenindex *m*, Höhen-Breitenindex *m*.
height index Höhen-Breitenindex *m*.
height-length index → height index.
interdental papilla, marginal gingiva, and attached gingiva index → PMA index.
maxilloalveolar index Maxilloalveolarindex *m*, Oberkieferindex *m*.
mitotic index Mitoseindex *m*.
morphological face index morphologischer Gesichtsindex *m*.
oral hygiene index Oralhygieneindex *m*.
oral hygiene index-simplified vereinfachter Oralhygieneindex *m*, Greene-Vermillion-Index *m*.
palatal height index Gaumenhöhenindex *m*.
palatal index Gaumenindex *m*.
palatinal index → palatal index.
palatine index → palatal index.
palatomaxillary index → palatal index.
papilla, marginal gingiva, and attached gingiva index → PMA index.
periodontal index Parodontalindex *m*, Ramfjord-Parodontalindex *m*.
periodontal disease index Russell-Parodontalindex *m*.
plaque index Plaqueindex *m*.
PMA index PMA-Index *m*, Parodontalindex *m* nach Schour und Massler.
Pont index Pont-Index *m*.
Ramfjord index Parodontalindex *m*, Ramfjord-Parodontalindex *m*.
index of refraction → refractive index.
refractive index Brechungsindex *m*, Refraktionsindex *m*.
Russell index Russell-Parodontalindex *m*.
Russell's periodontal index → Russell index.
Schour-Massler index → PMA index.
simplified calculus index vereinfachter Zahnsteinindex *m*, Calculus index-simplified *m*.
simplified debris index vereinfachter Oral-debris-Index *m*.
simplified oral hygiene index vereinfachter Oralhygieneindex *m*, Greene-Vermillion-Index *m*.
therapeutic index therapeutische Breite *f*, therapeutischer Index *m*.
in·di·cate [ˈɪndəkeɪt] *vt* **1.** hinweisen, hindeuten auf, schließen lassen auf; *techn.* (an-)zeigen. **2.** (*Therapie*) erfordern, angezeigt erscheinen lassen, indizieren.
in·di·cat·ed [ˈɪndəkeɪtɪd] *adj* angezeigt, angebracht, indiziert.
in·di·ca·tion [ɪndəˈkeɪʃn] *n* **1.** (An-)Zeichen *nt* (*of* für); Hinweis *m* (*of* auf). **2.** *med.* Heilanzeige *f*, Indikation *f*, Indicatio *f* (*for* für). **3.** Deuten *nt*, (An-)Zeigen *nt*.
in·dic·a·tive [ɪnˈdɪkətɪv] *adj* aufzeigend, andeutend (*of*). **be indicative of** schließen lassen auf, hindeuten auf.

in·di·ca·tor ['ɪndəkeɪtər] *n* **1.** Zeigefinger *m*, Index *m*, Digitus secundus. **2.** *anat.* Musculus extensor indicis. **3.** *chem.* Indikator *m*. **4.** *stat.* Indikator *m*. **5.** *techn.* (An-)Zeiger *m*, Zähler *m*, Messer *m*, Meß-, Anzeigegerät *nt*.
in·dig·e·nous [ɪn'dɪdʒənəs] *adj* eingeboren; einheimisch.
in·di·gest·i·ble [ɪndɪ'dʒestəbl] *adj* unverdaulich, schwerverdaulich.
in·di·ges·tion [ɪndɪ'dʒestʃn] *n* **1.** Verdauungsstörung *f*, Indigestion *f*. **2.** Magenverstimmung *f*, verdorbener Magen *m*.
  gastric indigestion *patho.* Dyspepsie *f*, Dyspepsia *f*.
in·dis·pen·sa·ble [ɪndɪ'spensəbl] *adj* unentbehrlich, unbedingt notwendig, unerläßlich (*to* für). **indispensable to life** lebensnotwendig.
in·dis·po·si·tion [ˌɪndɪspə'zɪʃn] *n* Unpäßlichkeit *f*, Unwohlsein *nt*, Indisposition *f*, Indisponiertheit *f*.
in·dole ['ɪndəʊl] *n* Indol *nt*, 2,3-Benzopyrrol *nt*.
in·do·lence ['ɪndləns] *n* **1.** Trägheit *f*, Indolenz *f*. **2.** (*Schmerz*) Unempfindlichkeit *f*, Schmerzlosigkeit *f*, Indolenz *f*. **3.** *patho.* langsamer Verlauf *m*, langsamer Heilungsprozeß *m*.
in·do·lent ['ɪndlənt] *adj* **1.** gleichgültig, träge, indolent. **2.** (schmerz-)unempfindlich, indolent. **3.** schmerzlos, indolent. **4.** langsam voranschreitend, langsam heilend, indolent.
in·do·meth·a·cin [ˌɪndəʊ'meθəsɪn] *n pharm.* Indometacin *nt*.
in·do·phe·no·lase [ɪndəʊ'fiːnəleɪz] *n* Indophenoloxidase *f*, Zytochromoxidase *f*, Cytochromoxidase *f*.
in·duce [ɪn'd(j)uːs] *vt* **1.** jdn. veranlassen *od.* bewegen (*to do* zu tun). **2.** (*Narkose, Schlaf*) bewirken, auslösen, herbeiführen, induzieren; (*Geburt*) einleiten. **3.** *electr.* erzeugen, induzieren. **4.** *genet.* induzieren.
in·duced [ɪn'd(j)uːst] *adj* **1.** auf Induktion beruhend, induziert. **2.** (künstlich) herbeigeführt, induziert. **3.** *phys.* sekundär, induziert, Induktions-.
in·duc·er [ɪn'd(j)uːsər] *n genet.* Induktor *m*, Inducer *m*.
in·duc·tion [ɪn'dʌkʃn] *n* **1.** Herbeiführung *f*, Auslösung *f*, Einleitung *f*, Induktion *f*. **2.** *genet., biochem.* Induktion *f*. **3.** *anes.* Einleitung(sphase *f*) *f*, Induktionsphase *f*. **4.** *phys.* Induktion *f*. **5.** *biochem.* (Enzym-)Induktion *f*.
in·du·rate [*adj* 'ɪnd(j)ʊərɪt, ɪn'd(j)ʊə-; *v* 'ɪnd(j)ʊəreɪt] **I** *adj* verhärtet, induriert. **II** *vt* härten, hart machen, indurieren. **III** *vi* s. verhärten, hart werden.
in·du·ra·tion [ɪnd(j)ʊə'reɪʃn] *n patho.* (Gewebs-)Verhärtung *f*, Induration *f*, Induratio *f*.
in·du·ra·tive ['ɪnd(j)ʊəreɪtɪv] *adj* Induration betr., von Induration betroffen, durch Induration gekennzeichnet, indurativ.
in·dus·tri·al [ɪn'dʌstrɪəl] *adj* industriell, gewerblich, Industrie-, Betriebs-, Arbeits-; industrialisiert.
in·ed·i·ble [ɪn'edəbl] *adj* ungenießbar, nicht eßbar.
in·ert [ɪ'nɜrt] *adj* **1.** *phys., chem.* untätig, (reaktions-)träge, inert. **2.** träg(e), lustlos, kraftlos, schwerfällig.
in·er·tia [ɪ'nɜrʃ(j)ə] *n* **1.** Trägheit *f*, Langsamkeit *f*, Schwäche *f*, Inertia *f*, Inertie *f*. **2.** *phys.* (Massen-)Trägheit *f*; *chem.* Reaktionsträgheit *f*.
in·fan·cy ['ɪnfænsɪ] *n, pl* **in·fan·cies 1.** frühe Kindheit *f*, frühes Kindesalter *nt*, Säuglingsalter *nt*. **2.** *forens.* Minderjährigkeit *f*.
in·fant ['ɪnfənt] **I** *n* **1.** Säugling *m*; Kleinkind *nt*, (kleines) Kind *nt*. **2.** *forens.* Minderjährige(r *m*) *f*. **II** *adj* **3.** Säuglings-. **4.** (noch) klein, im Kindesalter; Kinder-, Kindes-. **5.** *forens.* minderjährig.
  immature infant → premature infant.
  newborn infant Neugeborene *nt*.
  premature infant Frühgeborene *nt*, Frühgeburt *f*, Frühchen *nt*.
  preterm infant → premature infant.
in·fan·tile ['ɪnfəntaɪl, -tɪl] *adj* **1.** Kind *od.* Kindheit betr., kindlich, im Kindesalter, infantil. **2.** *psychia.* kindisch, zurückgeblieben, unterentwickelt, infantil.
in·fan·ti·lism ['ɪnfəntlɪzəm] *n* **1.** körperlicher/physischer/somatischer Infantilismus *m*. **2.** psychischer Infantilismus *m*.
in·fan·til·i·ty [ˌɪnfən'tɪlətɪ] *n* **1.** *psychia.* infantiler Zustand *m*, Kindlichkeit *f*, kindisches Wesen *nt*, Infantilität *f*. **2.** Kindlichkeit *f*.
in·farct ['ɪnfɑːrkt, ɪn'fɑːrkt] *n* Infarkt *m*, infarziertes Areal *nt*.
  bland infarct blander Infarkt *m*.
  bone infarct Knocheninfarkt *m*.
  hemorrhagic infarct hämorrhagischer/roter Infarkt *m*.
  myocardial infarct Herzinfarkt *m*, infarziertes Myokardareal *nt*.
  red infarct → hemorrhagic infarct.
  septic infarct septischer Infarkt *m*.
in·farc·tion [ɪn'fɑːrkʃn] *n* **1.** Infarzierung *f*, Infarktbildung *f*. **2.** Infarkt *m*.
  anterior myocardial infarction Vorderwandinfarkt *m*.
  cardiac infarction → myocardial infarction.
  cerebral infarction Hirninfarkt *m*.
  hemorrhagic infarction hämorrhagische Infarzierung *f*.
  hemorrhagic pulmonary infarction hämorrhagischer Lungeninfarkt *m*.
  myocardial infarction Herz(muskel)infarkt *m*, Myokardinfarkt *m*, *inf.* Infarkt *m*.
  posterior myocardial infarction Hinterwandinfarkt *m*.
  pulmonary infarction Lungeninfarkt *m*.
in·faust [ɪn'faʊst] *adj* ungünstig, aussichtslos, infaust.
in·fect [ɪn'fekt] *vt* **1.** *patho.* jdn. *od.* etw. infizieren, jdn. anstecken (*with* mit; *by* durch). **become infected** s. infizieren *od.* anstecken. **2.** (*Luft*) verpesten; *fig.* vergiften.
in·fect·ed [ɪn'fektɪd] *adj* infiziert (*with* mit).
in·fec·tion [ɪn'fekʃn] *n* **1.** Ansteckung *f*, Infektion *f*. **catch/take an infection** s. infizieren *od.* anstecken. **2.** Infekt *m*, Infektion *f*, Infektionskrankheit *f*. **3.** (Luft-)Verpestung *f*; *fig.* Vergiftung *f*.
  aerosol infection Tröpfcheninfektion *f*.
  airborne infection aerogene Infektion *f*.
  apical infection Wurzelspitzeninfektion *f*.
  apparent infection apparente/klinisch-manifeste Infektion *f*.
  bacterial infection bakterielle Infektion *f*.
  blood-borne infection hämatogene Infektion *f*.
  contact infection Kontaktinfektion *f*.
  cross infection Kreuzinfektion *f*.
  cryptogenic infection kryptogene Infektion *f*.
  cytomegalovirus infection Zytomegalie(-Syndrom *nt*) *f*, Zytomegalievirusinfektion *f*, zytomegale Einschlußkörperkrankheit *f*.
  droplet infection Tröpfcheninfektion *f*.
  ectogenous infection exogene Infektion *f*.
  endogenous infection endogene Infektion *f*.
  exogenous infection exogene Infektion *f*.
  focal infection Fokalinfektion *f*, Herdinfektion *f*.
  fungal infection Pilzerkrankung *f*, Pilzinfektion *f*, Mykose *f*, Mycosis *f*.
  granulomatous infection granulomatöse Infektion *f*.
  HIV infection HIV-Infektion *f*.
  hospital-acquired infection nosokomiale Infektion *f*, nosokomialer Infekt *m*, Nosokomialinfektion *f*.
  iatrogenic infection iatrogene Infektion *f*.
  inapparent infection inapparente Infektion *f*.
  latent infection latente Infektion *f*.
  lethal infection tödlich verlaufende Infektion *f*.
  metastatic infection Pyämie *f*, Pyohämie *f*.
  mixed infection Mischinfektion *f*.
  mycotic infection Pilzerkrankung *f*, Mykose *f*, Mycosis *f*.
  necrotizing infection nekrotisierende Infektion *f*.
  nosocomial infection nosokomiale Infektion *f*, nosokomialer Infekt *m*, Nosokomialinfektion *f*.
  odontogenic infection odontogene Infektion *f*.
  opportunistic infection opportunistische Infektion *f*.
  oral infection Infektion *f* im Bereich der Mundhöhle.
  periapical infection periapikale Infektion *f*.
  persistent infection persistierende Infektion *f*.
  primary infection Erstinfektion *f*.
  pyogenic infection pyogene Infektion *f*.
  rickettsial infection Rickettsieninfektion *f*, Rickettsienerkrankung *f*, Rickettsiose *f*.
  salmonellal infection Salmonelleninfektion *f*.
  secondary infection Sekundärinfektion *f*, Sekundärinfekt *m*.
  slow virus infection Slow-Virus-Infektion *f*.
  staphylococcal infection Staphylokokkeninfektion *f*, Staphylokokkose *f*.
  subclinical infection inapparente Infektion *f*.
  urinary tract infection Harnwegsinfekt *m*, Harnwegsinfektion *f*.
  viral infection Virusinfektion *f*.
  wound infection Wundinfektion *f*.
infection-immunity *n* Infektionsimmunität *f*, Infektimmunität *f*.
in·fec·ti·os·i·ty [ɪnˌfekʃɪ'ɑsətɪ] *n* Ansteckungsfähigkeit *f*, Infektiosität *f*.
in·fec·tious [ɪn'fekʃəs] *adj* ansteckungsfähig, ansteckend, infektiös; übertragbar.
in·fec·tious·ness [ɪn'fekʃəsnɪs] *n* → infectiosity.
in·fec·tive [ɪn'fektɪv] *adj* → infectious.
in·fec·tive·ness [ɪn'fektɪvnɪs] *n* → infectiosity.
in·fec·tiv·i·ty [ɪnfek'tɪvətɪ] *n* → infectiosity.
in·fe·ri·or [ɪn'fɪərɪər] *adj* **1.** tiefer *od.* weiter unten liegend, untere(r, s), inferior, Unter-. **2.** (*Qualität*) minderwertig, minder. **3.** untergeordnet, niedriger, geringer.
in·fer·tile [ɪn'fɜrtl] *adj* unfruchtbar, infertil.
in·fer·til·i·ty [ɪnfər'tɪlətɪ] *n* **1.** *gyn.* (weibliche) Unfruchtbarkeit *f*, Infertilität *f*, Impotentia generandi. **2.** *andro.* (männliche)

Unfruchtbarkeit *f*, Sterilität *f*, Infertilität *f*, Impotentia generandi.
in·fest [ɪn'fest] *vt micro. (Parasit)* verseuchen, befallen.
in·fes·ta·tion [ɪnfes'teɪʃn] *n* Parasitenbefall *m*, Parasiteninfektion *f*, Infestation *f*.
in·fest·ed [ɪn'festɪd] *adj (Parasit)* verseucht, befallen, infiziert.
in·fil·trate [ɪn'fɪltreɪt, 'ɪnfɪltreɪt] **I** *n patho.* Infiltrat *nt.* **II** *vt* **1.** *patho.* einsickern (in), eindringen, infiltrieren. **2.** durchsetzen, durchdringen, durchtränken *(with* mit). **III** *vi* einsickern, eindringen *(into* in).
inflammatory infiltrate entzündliches Infiltrat *nt.*
in·fil·trat·ing ['ɪnfɪltreɪtɪŋ] *adj* einsickernd, eindringend, infiltrierend.
in·fil·tra·tion [ˌɪnfɪl'treɪʃn] *n* **1.** *patho.* Infiltration *f*, Infiltrierung *f*. **2.** *patho.* Infiltrat *nt.* **3.** Einsickern *nt*, Infiltration *f*. **4.** Durchsetzen *nt*, Durchdringen *nt*, Durchtränken *nt.*
calcareous infiltration Kalkinfiltration *f*.
inflammatory infiltration entzündliches Infiltrat *nt.*
local infiltration lokale Injektion/Infiltration *f*.
in·firm [ɪn'fɜrm] *adj* schwach, gebrechlich.
in·fir·ma·ry [ɪn'fɜrmərɪ] *n*, *pl* **in·fir·ma·ries 1.** Krankenhaus *nt.* **2.** Krankenzimmer *nt*, Krankenstube *f*; Sanitätsstation *f*.
in·flame [ɪn'fleɪm] **I** *vt* entzünden. **become inflamed** s. entzünden. **II** *vi* **1.** s. entzünden. **2.** Feuer fangen, s. entzünden. **3.** *fig.* s. erhitzen, wütend werden.
in·flam·ma·ble [ɪn'flæməbl] **I** *n* Brennstoff *m*, Brennmaterial *nt*, leicht entzündliche *od.* feuergefährliche Substanz *f*. **II** *adj* entflammbar, brennbar, (leicht) entzündlich; feuergefährlich.
in·flam·ma·tion [ˌɪnflə'meɪʃn] *n patho.* Entzündung *f*, Inflammation *f*.
 acute inflammation akute Entzündung *f*.
 adhesive inflammation adhäsive/verklebende Entzündung *f*.
 allergic inflammation allergische Reaktion/Entzündung *f*.
 alterative inflammation alterative Entzündung *f*, Alteration *f*.
 atrophic inflammation atrophische/fibroide Entzündung *f*.
 bone inflammation Knochenentzündung *f*, Ostitis *f*.
 catarrhal inflammation katarrhalische Entzündung *f*, Katarrh *m*.
 chronic inflammation chronische Entzündung *f*.
 cirrhotic inflammation atrophische/fibroide Entzündung *f*.
 croupous inflammation → croupy inflammation.
 croupy inflammation kruppöse Entzündung *f*.
 degenerative inflammation degenerative Entzündung *f*.
 diffuse inflammation diffuse Entzündung *f*.
 diphtheric inflammation diphtherische Entzündung *f*, pseudomembranös-nekrotisierende Entzündung *f*.
 exudative inflammation exsudative Entzündung *f*.
 fibrinous inflammation fibrinöse Entzündung *f*.
 fibroid inflammation atrophische/fibroide Entzündung *f*.
 gingival inflammation Zahnfleischentzündung *f*, Gingivitis *f*.
 hemorrhagic inflammation hämorrhagische Entzündung *f*.
 hyperplastic inflammation proliferative/produktive Entzündung *f*.
 interstitial inflammation interstitielle Entzündung *f*.
 local inflammation örtliche Entzündung *f*, lokale Entzündung *f*.
 metastatic inflammation metastatische Entzündung *f*.
 mucosal inflammation Schleimhautentzündung *f*, Mukositis *f*.
 necrotic inflammation nekrotisierende Entzündung *f*.
 necrotizing inflammation → necrotic inflammation.
 periodontal inflammation parodontale Entzündung *f*, Parodontitis *f*.
 plastic inflammation → proliferative inflammation.
 productive inflammation → proliferative inflammation.
 proliferative inflammation proliferative/produktive Entzündung *f*.
 proliferous inflammation → proliferative inflammation.
 pseudomembranous inflammation pseudomembranöse Entzündung *f*.
 pseudomembranous-necrotizing inflammation diphtherische Entzündung *f*, pseudomembranös-nekrotisierende Entzündung *f*.
 purulent inflammation eitrige Entzündung *f*.
 serofibrinous inflammation serofibrinöse Entzündung *f*.
 serous inflammation seröse Entzündung *f*.
 specific inflammation spezifische Entzündung *f*.
 subacute inflammation subakute Entzündung *f*.
 suppurative inflammation → purulent inflammation.
in·flam·ma·to·ry [ɪn'flæmətɔːriː, -təʊ-] *adj* Entzündung betr., entzündlich, Entzündungs-.
in·flate [ɪn'fleɪt] *vt* **1.** *patho.* aufblähen, auftreiben. **2.** aufblasen, mit Luft *od.* Gas füllen, aufpumpen.
in·flat·ed [ɪn'fleɪtɪd] *adj* **1.** *patho.* aufgebläht, aufgetrieben. **2.** aufgeblasen.
in·flict [ɪn'flɪkt] *vt (Schaden)* zufügen, *(Wunde)* beibringen *(on, upon).*
in·flu·en·za [ˌɪnflu'enzə] *n* Grippe *f*, Influenza *f*.

influenza A A-Grippe *f*, Influenza A *f*
influenza B B-Grippe *f*, Influenza B *f*.
in·flu·en·zal [ˌɪnflu'enzl] *adj* Grippe betr., grippal, Influenza-, Grippe-.
influenza-like *adj* grippeähnlich, influenzaähnlich, grippal.
In·flu·en·za·vi·rus [ɪnfluːˌenzə'vaɪrəs] *n micro.* Influenzavirus *nt.*
infra- *pref.* Infra-, Sub-.
in·fra·clu·sion [ɪnfrə'kluːʒn] *n* Infraklusion *f*.
in·frac·tion [ɪn'frækʃn] *n traumat.* Haarbruch *m*, (Knochen-)Fissur *f*, Infraktur *f*, Infraktion *f*.
in·frac·ture [ɪn'fræktʃər] *n* → infraction.
in·fra·den·ta·le [ˌɪnfrədən'teɪliː] *n* Infradentale *nt.*
in·fra·man·dib·u·lar [ˌɪnfrəmæn'dɪbjələr] *adj* unterhalb des Unterkiefers (liegend), inframandibulär, inframandibular, submandibulär, submandibular.
in·fra·mar·gin·al [ˌɪnfrə'mɑːrdʒɪnl] *adj* unterhalb einer Grenze (liegend), inframarginal, submarginal.
in·fra·max·il·lar·y [ˌɪnfrə'mæksəlɛri, -mæk'sɪləri] *adj* unterhalb des Oberkiefers (liegend), inframaxillär, inframaxillar, submaxillär, submaxillar.
in·fra·oc·clu·sion [ˌɪnfrəə'kluːʒn] *n* Infraokklusion *f*.
in·fra·or·bit·al [ˌɪnfrə'ɔːrbɪtl] *adj* unterhalb der Orbita/Augenhöhle (liegend), auf dem Orbitaboden liegend, infraorbital, suborbital.
in·fra·red [ˌɪnfrə'red] **I** *n* **1.** Ultrarot *nt*, Infrarot *nt.* **2.** Infrarotlicht *nt*, Ultrarotlicht *nt*, IR-Licht *nt*, UR-Licht *nt.* **II** *adj* ultrarot, infrarot.
in·fra·tem·po·ral [ˌɪnfrə'temp(ə)rəl] *adj* unterhalb der Schläfe *od.* Schläfengrube (liegend), infratemporal.
in·fun·dib·u·lar [ˌɪnfən'dɪbjələr] *adj* **1.** *anat.* trichterförmig, infundibulär. **2.** Infundibulum betr., infundibulär.
in·fun·dib·u·li·form [ˌɪnfən dɪbjəlɪfɔːrm] *adj anat.* trichterförmig.
in·fun·dib·u·lum [ˌɪnfən'dɪbjələm] *n*, *pl* **in·fun·dib·u·la** [ˌɪnfən'dɪbjələ] **1.** *anat.* Trichter *m*, trichterförmige Struktur *f*, Infundibulum *nt.* **2.** Conus arteriosus, Infundibulum *nt.*
in·fuse [ɪn'fjuːz] *vt* mittels Infusion einführen, infundieren.
in·fu·sion [ɪn'fjuːʒn] *n* **1.** Infusion *f*. **2.** *pharm.* Aufgießen *nt*; Ziehenlassen *nt*; Aufguß *m*, Infusum *nt*; Tee *m*.
 intravenous infusion intravenöse Infusion *f*, i.v.-Infusion *f*.
in·fu·sum [ɪn'fjuːsəm] *n pharm.* Aufguß *m*, Infus *nt*, Infusum *nt.*
in·gest [ɪn'dʒest] *vt (Nahrung)* aufnehmen *od.* zu s. nehmen.
in·ges·ta [ɪn'dʒestə] *pl* Ingesta *pl*, aufgenommene Nahrung *f*.
in·ges·tion [ɪn'dʒestʃn] *n* (Nähr-)Stoffaufnahme *f*, Nahrungsaufnahme *f*, Ingestion *f*.
 food ingestion Nahrungsaufnahme *f*.
in·gui·nal ['ɪŋɡwɪnl] *adj* Leiste(ngegend) betr., inguinal, Inguinal-, Leisten-.
in·hal·ant [ɪn'heɪlənt] **I** *n* **1.** Inhalat *nt.* **2.** Inhalationsmittel *nt*, Inhalationspräparat *nt.* **II** *adj* einatmend, Inhalations-.
in·ha·la·tion [ˌɪnhə'leɪʃn] *n* **1.** Einatmung *f*, Einatmen *nt*, Inhalation *f*. **2.** Inhalationsmittel *nt*, Inhalationspräparat *nt.*
 steam inhalation Dampfinhalation *f*.
in·ha·la·tion·al [ɪnhə'leɪʃnəl] *adj* inhalativ, Inhalations-.
in·ha·la·tor ['ɪnhəleɪtər] *n* Inhalationsapparat *m*, Inhalator *m*.
in·hal·er [ɪn'heɪlər] *n* → inhalator.
in·her·ent [ɪn'hɪərənt, -'her-] *adj* innewohnend, eigen *(in)*; intrinsisch; angeboren.
in·her·it [ɪn'herɪt] **I** *vt* (er-)erben *(from* von). **II** *vi* erben.
in·her·it·a·ble [ɪn'herɪtəbl] *adj* vererbbar, erblich, Erb-.
in·her·it·ance [ɪn'herɪtəns] *n* **1.** Vererbung *f*. **by inheritance** erblich, durch Vererbung. **2.** Erbgut *nt.*
in·her·it·ed [ɪn'herɪtɪd] *adj* vererbt, ererbt, Erb-.
in·hib·in [ɪn'hɪbɪn] *n* Inhibin *nt.*
in·hib·it [ɪn'hɪbɪt] *vt* **1.** *biochem. physiol.* hemmen, (ver-)hindern, inhibieren. **2.** jdn. zurückhalten *(from* von); jdn. hindern *(from* an).
in·hi·bi·tion [ˌɪn(h)ɪ'bɪʃn] *n biochem. physiol.* Hemmung *f*, Inhibition *f*.
 contact inhibition → density inhibition.
 density inhibition Kontakthemmung *f*, Dichtehemmung *f*.
 enzyme inhibition Enzymhemmung *f*.
 hemagglutination inhibition Hämagglutinationshemmung *f*.
 selective inhibition kompetitive Hemmung *f*.
in·hib·i·tive [ɪn'hɪbɪtɪv] *adj* → inhibitory.
in·hib·i·tor [ɪn'hɪbɪtər] *n* Hemmstoff *m*, Hemmer *m*, Inhibitor *m*.
 calculus inhibitor Zahnsteinhemmer *m*, Hemmstoff *m* der Zahnsteinbildung.
 carbonic anhydrase inhibitor Carboanhydrasehemmstoff *m*, Carboanhydraseinhibitor *m*.
 enzyme inhibitor Enzymhemmstoff *m*, Enzyminhibitor *m*.

monoamine oxidase inhibitor Monoamin(o)oxidase-Hemmer *m*, MAO-Hemmer *m*.
plaque inhibitor Plaquehemmer *m*, Hemmstoff *m* der Plaquebildung.
in·hib·i·to·ry [ɪnˈhɪbətɔːriː, -təʊ-] *adj* hemmend, hindernd, inhibitorisch, Hemmungs-.
in·i·od·y·mus [ɪniˈɑdɪməs] *n* → iniopagus.
in·i·on [ˈɪnɪən] *n anat.* Inion *nt*.
in·i·op·a·gus [ɪnɪˈɑpəgəs] *n embryo.* Iniopagus *m*, Iniodymus *m*, Craniopagus occipitalis.
in·ject [ɪnˈdʒekt] *vt* (ein-)spritzen, injizieren.
in·ject·a·ble [ɪnˈdʒektəbl] **I** *n* Injektionsmittel *nt*. **II** *adj* injizierbar.
in·ject·ed [ɪnˈdʒektɪd] *adj* **1.** eingespritzt, injiziert. **2.** *patho.* blutüberfüllt, injiziert.
in·jec·tion [ɪnˈdʒekʃn] *n* **1.** Injektion *f*, Einspritzung *f*, Spritze *f*. **2.** *pharm.* Injektion *f*, Injektionsmittel *nt*. **3.** *patho.* Gefäßinjektion *f*. **4.** *patho.* Blutüberfüllung *f*, Kongestion *f*; Hyperämie *f*. **5.** *techn.* Einspritzung *f*.
bolus injection Bolusinjektion *f*, intravenöse Schnellinjektion *f*.
hypodermic injection subkutane Injektion *f*.
intramuscular injection intramuskuläre Injektion *f*.
intraosseous injection intraossäre Injektion *f*, intraossale Injektion *f*.
intrapulpal injection Pulpainjektion *f*.
intraseptal injection intraseptale Injektion *f*.
in·jure [ˈɪndʒər] *vt* **1.** verletzen, verwunden; traumatisieren. **2.** (*etw.*) beschädigen, verletzen.
in·jured [ˈɪndʒərd] **I** *n* Verletzte *m/f*. **II** *adj* **1.** verletzt. **2.** schadhaft, beschädigt.
in·ju·ri·ous [ɪnˈdʒʊərɪəs] *adj* **1.** schädlich (*to* für); abträglich. **2.** kränkend, verletzend. **injurious to health** gesundheitsschädlich.
in·ju·ry [ˈɪndʒəri] *n, pl* **in·ju·ries 1.** Verletzung *f* (*to* an; *from* durch, von); Wunde *f*, Schaden *m*, Schädigung *f*, Trauma *nt*. **2.** (Be-) Schädigung *f*, Schaden *m* (*to* an).
accidental injury Unfallverletzung *f*.
acid injury Säureverletzung *f*, Säureverätzung *f*, Säureschädigung *f*.
acid-induced injury → acid injury.
avulsion injury Ausrißverletzung *m*, Abrißverletzung *m*, Ausriß *m*, Abriß *m*.
base injury Laugenverätzung *f*.
bodily injury Körperverletzung *f*.
brain injury Gehirnverletzung *f*, Gehirntrauma *nt*.
burn injury Verbrennungsverletzung *f*, Verbrennung *f*.
chemical injury Verletzung *f* durch Chemikalien; Verätzung *f*.
corrosive injury Verätzung *f*.
cotton roll injury Wattorollenverletzung *f*.
crush injury Quetschung *f*, Quetschungsverletzung *f*.
dentoalveolar injury dentoalveoläre Verletzung *f*, dentoalveoläre Fraktur *f*.
denture injury durch Prothesen hervorgerufene Schädigung *f*, Prothesenstomatopathie *f*.
facial injury Gesichtsverletzung *f*.
gunshot injury (Ohr) Knalltrauma *nt*.
head injury 1. Kopfverletzung *f*, Kopftrauma *nt*. **2.** Schädelverletzung *f*, Schädeltrauma *nt*.
iatrogenic injury iatrogene Verletzung/Schädigung *f*.
internal injury innere Verletzung *f*.
maxillofacial injury maxillofaziale Verletzung *f*.
nerve injury Nervenverletzung *f*, Nervenschädigung *f*, Nerventrauma *nt*.
occult injury okkulte Verletzung/Schädigung *f*.
penetrating injury perforierende/penetrierende Verletzung *f*.
peripheral nerve injury Verletzung/Schädigung *f* eines peripheren Nerven.
personal injury Körperverletzung *f*.
pressure injury Druckverletzung *f*, Barotrauma *nt*.
pulp injury Pulpaverletzung *f*, Pulpaschädigung *f*.
radiation injury 1. Strahlenschädigung *f*, Strahlenschaden *m*. **2.** **radiation injuries** *pl* Strahlenschäden *pl*.
scald injury Verbrühung *f*, Verbrühungsverletzung *f*
self-inflicted injury s. selbst zugefügte Verletzung *f*, selbst verursachte Verletzung *f*.
skull injury Schädelverletzung *f*, Schädeltrauma *nt*.
soft tissue injury Weichteilverletzung *f*.
spinal injury → spinal cord injury.
spinal cord injury Rückenmark(s)verletzung *f*, Rückenmark(s)trauma *nt*.
traumatic injury Verletzung *f*, Wunde *f*, Schaden *m*, Schädigung *f*, Trauma *nt*.
vascular injury Gefäßverletzung *f*, Gefäßtrauma *nt*.

vessel injury → vascular injury.
whiplash injury Schleudertrauma *nt* (der Halswirbelsäule), whiplash injury.
in·lay [*n* ˈɪnleɪ; *v* ˈɪnleɪ, ɪnˈleɪ] **I** *n* **1.** Inlay *nt*, Implantat *nt*, Einlagespan *m*, Knochenspan *m*. **2.** Einlagefüllung *f*, Inlay *nt*. **II** *vt* einlegen.
cast inlay → gold inlay.
cast gold inlay gegossenes Goldinlay *nt*, Gußgoldinlay *nt*.
ceramic inlay Keramikinlay *nt*.
epithelial inlay Esser-Technik *f*.
gold inlay Goldgußfüllung *f*, Goldinlay *nt*, Goldeinlagefüllung *f*, gegossene Goldfüllung *f*.
gold cast inlay → gold inlay.
porcelain inlay Porzellaninlay *nt*.
in·nate [ɪˈneɪt, ˈɪneɪt] *adj* **1.** angeboren (*in*); bei der Geburt vorhanden; kongenital; hereditär. **2.** innewohnend, eigen (*in*).
in·ner·vate [ˈɪnɜrveɪt] *vt physiol.* **1.** mit (Nerven-)Reizen versorgen, innervieren. **2.** (durch) Nervenreize anregen, stimulieren, innervieren.
in·ner·va·tion [ˌɪnɜrˈveɪʃn] *n* nervale Versorgung *f*, Versorgung *f* mit Nerven(reizen), Innervation *f*.
dentine innervation Dentininnervation *f*.
dentin innervation Dentininnervation *f*.
direct innervation direkte Innervation *f*.
reciprocal innervation reziproke Innervation *f*.
in·nid·i·a·tion [ˌɪnɪdɪˈeɪʃn] *n patho.* Einnisten *nt*, Innidation *f*.
in·nox·ious [ɪˈnɑkʃəs] *adj* unschädlich, harmlos.
in·oc·u·la·ble [ɪˈnɑkjələbl] *adj* **1.** inokulierbar, durch Inokulation/Impfung übertragbar, impfbar. **2.** durch Inokulation/Impfung infizierbar.
in·oc·u·late [ɪˈnɑkjəleɪt] *vt* **1.** durch Inokulation übertragen, inokulieren. **2.** *micro.* (be-, über-)impfen, inokulieren.
in·oc·u·la·tion [ɪˌnɑkjəˈleɪʃn] *n* Beimpfung *f*, Überimpfung *f*, Impfung *f*, Inokulation *f*.
hypodermic inoculation subkutane Injektion *f*.
in·oc·u·lum [ɪˈnɑkjələm] *n, pl* **in·oc·u·la** [ɪˈnɑkjələ] Inokulum *nt*.
in·op·er·a·ble [ɪnˈɑpərəbl] *adj* inoperabel, nicht operierbar.
in·or·gan·ic [ˌɪnɔːrˈgænɪk] *adj* **1.** *chem.* anorganisch. **2.** unorganisch.
in·os·cu·late [ɪnˈɑksjəleɪt] *vt* eine Anastomose bilden, anastomosieren.
in·os·cu·la·tion [ɪnˌɑksjəˈleɪʃn] *n* **1.** *anat.* Anastomose *f*, Anastomosis *f*. **2.** *chir.* Anastomose *f*; Shunt *m*; Fistel *f*.
in·quest [ˈɪnkwest] *n forens.* (gerichtliche) Untersuchung *f*.
in·quir·y [ˈɪnkwaɪəri] *n, pl* **in·quir·ies 1.** Untersuchung *f*, Prüfung *f* (*of, into*); Nachforschung *f*, Ermittlung *f*. **2.** Erkundigung *f*, Anfrage *f*, Nachfrage *f*.
in·sal·i·va·tion [ɪnˌsælɪˈveɪʃn] *n* (*Nahrung*) Durchmischung *f* mit Speichel, Insalivation *f*.
in·sane [ɪnˈseɪn] *adj* geisteskrank, wahnsinnig, irrsinnig.
in·san·i·tar·y [ɪnˈsænɪteri] *adj* unhygienisch, gesundheitsschädlich.
in·san·i·ty [ɪnˈsænəti] *n, pl* **in·san·i·ties** *psychia.* Geisteskrankheit *f*, Irresein *nt*, Irrsinn *m*, Wahnsinn *m*, Insania *f*.
in·sa·tia·ble [ɪnˈseɪʃ(ɪ)əbl] *adj* (*Durst, Hunger*) unstillbar; *fig.* unersättlich.
in·sa·ti·ate [ɪnˈseɪʃɪɪt] *adj* → insatiable.
in·sect [ˈɪnsekt] *n bio..* Kerbtier *nt*, Insekt *nt*.
In·sec·ta [ɪnˈsektə] *pl bio.* Kerbtiere *pl*, Kerfe *pl*, Insekten *pl*, Insecta *pl*, Hexapoden *pl*, Hexapoda *pl*.
in·sec·ti·cid·al [ɪnˌsektɪˈsaɪdl] *adj* Insekten (ab-)tötend, insektizid.
in·sec·ti·cide [ɪnˈsektɪsaɪd] *n* Insektenbekämpfungsmittel *nt*, Insektenvertilgungsmittel *nt*, Insektizid *nt*.
in·sec·ti·fuge [ɪnˈsektɪfjuːdʒ] *n* Insektenvertreibungsmittel *nt*, Insektenschutzmittel *nt*, Repellent *m*.
in·sem·i·na·tion [ɪnˌsemɪˈneɪʃn] *n* **1.** Befruchtung *f*, Insemination *f*. **2.** *bio.* Befruchtung *f*, Besamung *f*, Insemination *f*. **3.** (Ein-) Pflanzen *nt*.
artificial insemination künstliche Befruchtung *f*, artifizielle Insemination *f*.
in·se·nes·cence [ˌɪnsəˈnesəns] *n* Altern *nt*, Altwerden *nt*.
in·sen·si·bil·i·ty [ɪnˌsensɪˈbɪləti] *n* **1.** Empfindungslosigkeit *f*, Gefühllosigkeit *f*, Unempfindlichkeit *f* (*to* gegen). **2.** Bewußtlosigkeit *f*.
in·sen·si·ble [ɪnˈsensɪbl] *adj* **1.** empfindungslos, gefühllos, unempfindlich (*to* gegen). **2.** bewußtlos.
in·sen·si·tive [ɪnˈsensɪtɪv] *adj* **1.** *chem., phys.* unempfindlich (*to* gegen). **2.** empfindungslos, gefühllos, unempfindlich (*to* gegen).
insensitive to light lichtunempfindlich.
insensitive to radiation strahlenunempfindlich.

in·sen·si·tive·ness [ɪn'sensɪtɪvnɪs] *n* **1.** Unempfindlichkeit *f* (*to* gegen). **2.** Empfindungslosigkeit *f*, Gefühllosigkeit *f*, Unempfindlichkeit *f* (*to* gegen).
in·sen·si·tiv·i·ty [ɪn‚sensə'tɪvətɪ] *n* → insensitiveness.
in·sert [ɪn'sɜrt] **I** *n* Implantat. **II** *vt* **1.** (*Muskel*) inserieren, ansetzen. **2.** einsetzen, einfügen; (*Kanüle*) einführen, einstechen; (*Sonde*) einschieben.
  intramucosal insert 1. intramuköses Implantat *m*, intramuköser Knopfanker *m*. **2.** intramuköse Implantatverankerung *f*, submuköse Implantatverankerung *f*.
  mucosal insert intramuköse Implantatverankerung *f*, submuköse Implantatverankerung *f*.
in·ser·tion [ɪn'sɜrʃn] *n* **1.** (*Muskel*) Ansatz *m*, Insertion *f*. **2.** (*Instrument*) Einführung *f*, Einfügen *nt*, Einbringen *nt*; Einstich *m*. **3.** *genet.* Einfügung *f*, Insertion *f*.
  muscle insertion Muskelansatz *m*.
in·sid·i·ous [ɪn'sɪdɪəs] *adj patho.* schleichend, langsam-progredient.
in·sol·u·ble [ɪn'sɑljəbl] **I** *n chem.* unlösliche Substanz *f*. **II** *adj* un(auf)löslich.
in·som·nia [ɪn'sɑmnɪə] *n* Schlaflosigkeit *f*, (pathologische) Wachheit *f*, Insomnie *f*, Insomnia *f*.
in·spec·tion [ɪn'spekʃn] *n* äußerliche Untersuchung *f*, Inspektion *f*.
in·spi·rate ['ɪnspɪreɪt] *n* eingeatmetes Gas *nt*, eingeatmete Luft *f*, Inspirat *nt*; Inhalat *nt*.
in·spi·ra·tion [‚ɪnspə'reɪʃn] *n* **1.** Einatmung *f*, Inspiration *f*. **2.** *psycho.* Eingebung *f*, Inspiration *f*.
in·spi·ra·tor ['ɪnspəreɪtər] *n* Inhalationsapparat *m*, Inhalator *m*.
in·spi·ra·to·ry [ɪn'spaɪərətɔːrɪ, -təʊr-, -tɔrɪ] *n* Inspirations betr., inspiratorisch, Einatem-, Einatmungs-, Inspirations-.
in·spired [ɪn'spaɪərd] *adj* eingeatmet; inspiriert.
in·spis·sat·ed ['ɪnspɪseɪtɪd] *adj* eingedickt, eingetrocknet.
in·stil [ɪn'stɪl] *vt* → instill.
in·still [ɪn'stɪl] *vt* **1.** einträufeln, instillieren (*into*). **2.** *fig.* einflößen, einimpfen, beibringen.
in·stil·la·tion [‚ɪnstə'leɪʃn] *n* **1.** Einträufelung *f*, Instillation *f*; Tropfinfusion *f*. **2.** *fig.* Einflößung *f*, Einimpfung *f*.
in·stil·la·tor [‚ɪnstə'leɪtər] *n* Tropfapparat *m*, Tropfer *m*, Instillator *m*.
in·still·ment [ɪn'stɪlmənt] *n* → instillation.
in·stil·ment [ɪn'stɪlmənt] *n* → instillation.
in·stru·ment ['ɪnstrəmənt] **I** *n* **1.** Instrument *nt*, (feines) Werkzeug *nt*, (Meß-)Gerät *nt*. **2.** *fig.* Instrument *nt*, (Hilfs-)Mittel *nt*. **II** *adj* Instrumenten-, Apparate-, Geräte-. **III** *vt* instrumentieren, mit Instrumenten ausrüsten.
  carving instrument Modellierinstrument *nt*.
  cutting instrument Schneideinstrument *nt*
  dental instrument zahnärztliches Instrument *nt*, zahnheilkundliches Instrument *nt*.
  diamond instrument Diamant *m*, Diamantinstrument *nt*, Diamantwerkzeug *nt*, Diamantschleifer *m*.
  diamond rotary instrument → diamond instrument.
  double-ended instrument doppelendiges Instrument *nt*.
  double-sided instrument doppelseitiges Instrument *nt*.
  endodontic instruments Wurzelkanalbesteck *nt*, Wurzelkanalinstrumente *pl*, Wurzelkanalinstrumentarium *nt*, endodontische Instrumente *pl*.
  handcutting dental instruments Handforminstrumente *pl*, Handschneidinstrumente *pl*.
  handcutting instruments Handforminstrumente *pl*, Handschneidinstrumente *pl*.
  hand instrument Handinstrument *nt*, Handforminstrumente *pl*.
  Kirkland instruments Kirkland-Instrumentarium *nt*.
  orthodontic instrument orthodontisches Instrument *nt*.
  periodontal instruments Parodontalinstrumentarium *nt*, Parodontalbesteck *nt*.
  root canal instruments Wurzelkanalbesteck *nt*, Wurzelkanalinstrumente *pl*, Wurzelkanalinstrumentarium *nt*, endodontische Instrumente *pl*.
  root canal therapy instruments → root canal instruments.
  rotary cutting instrument rotierendes Schneidinstrument *nt*.
  rotary instrument rotierendes Instrument *nt*.
in·stru·men·tal [‚ɪnstrə'mentl] *adj* instrumentell, mit Hilfe von Instrumenten, Instrumenten-.
in·stru·men·tar·i·um [‚ɪnstrəmən'teərɪəm] *n* Instrumentarium *nt*.
  periodontal instrumentarium Parodontalinstrumentarium *nt*, Parodontalbesteck *nt*.
in·su·da·tion [‚ɪnsjʊ'deɪʃn] *n* **1.** Insudation *f*. **2.** Insudat *nt*.
in·suf·fi·cien·cy [‚ɪnsə'fɪʃənsɪ] *n*, *pl* **in·suf·fi·cien·cies 1.** *patho.* Funktionsschwäche *f*, Insuffizienz *f*, Insufficientia *f*. **2.** Unzulänglichkeit *f*; Untauglichkeit *f*, Unfähigkeit *f*.
  acute adrenocortical insufficiency Addison-Krise *f*, akute Nebennierenrindeninsuffizienz.
  adrenal cortical insufficiency → adrenocortical insufficiency.
  adrenal insufficiency 1. Nebenniereninsuffizienz *f*, Hyp(o)adrenalismus *m*. **2.** Nebennierenrindeninsuffizienz *f*, NNR-Insuffizienz *f*, Hypoadrenokortizismus *m*, Hypokortikalismus *m*, Hypokortizismus *m*.
  adrenocortical insufficiency Nebennierenrindeninsuffizienz *f*, NNR-Insuffizienz *f*, Hypoadrenokortizismus *m*, Hypokortikalismus *m*, Hypokortizismus *m*.
  aortic insufficiency Aorten(klappen)insuffizienz *f*.
  cardiac insufficiency → heart insufficiency.
  cerebrovascular insufficiency zerebrovaskuläre Insuffizienz *f*.
  chronic adrenocortical insufficiency primäre chronische Nebennieren(rinden)insuffizienz *f*, Bronze(haut)krankheit *f*, Addison-Krankheit *f*, Morbus *m* Addison.
  congestive cardiac insufficiency dekompensierte Herzinsuffizienz *f*.
  coronary insufficiency Koronarinsuffizienz *f*.
  heart insufficiency Herzinsuffizienz *f*, Herzversagen *nt*, Herzmuskelschwäche *f*, Myokardinsuffizienz *f*, Insufficientia cordis.
  hepatic insufficiency Leberinsuffizienz *f*, Leberversagen *nt*.
  kidney insufficiency Niereninsuffizienz *f*.
  liver insufficiency → hepatic insufficiency.
  mitral insufficiency Mitral(klappen)insuffizienz *f*.
  myocardial insufficiency → heart insufficiency.
  palatal insufficiency Gaumensegelinsuffizienz *f*.
  parathyroid insufficiency Unterfunktion *f* der Niebenschilddrüsen, Hypoparathyr(e)oidismus *m*.
  pulmonary insufficiency 1. respiratorische Insuffizienz *f*. **2.** *card.* Pulmonalisinsuffizienz *f*, Pulmonal(klappen)insuffizienz *f*.
  renal insufficiency → kidney insufficiency.
  respiratory insufficiency respiratorische Insuffizienz *f*.
  tricuspid insufficiency Trikuspidalisinsuffizienz *f*, Trikuspidal(klappen)insuffizienz *f*.
  valvular insufficiency (Herz-)Klappeninsuffizienz *f*.
  velar insufficiency Gaumensegelinsuffizienz *f*, Veluminsuffizienz *f*.
in·suf·fi·cient [‚ɪnsə'fɪʃənt] *adj* **1.** unzulänglich, ungenügend, nicht ausreichend, insuffizient. **2.** untauglich, unfähig (*to do* zu tun).
in·su·lant ['ɪns(j)ələnt] *n phys., electr.* Isolierstoff *m*, Isoliermaterial *nt*.
in·su·late ['ɪns(j)əleɪt] *vt* **1.** *phys., electr.* isolieren. **2.** (*Schall, Wärme*) dämmen, abisolieren. **3.** *fig.* absondern, isolieren (*from* von); schützen (*from* vor); abschirmen (*from* gegen).
in·su·la·tion [ɪns(j)ə'leɪʃn] *n* **1.** *phys., electr.* Isolierung *f*, Isolation *f*. **2.** Isoliermaterial *n*, Isolierstoff *m*.
  thermal insulation Wärmeisolation *f*.
in·su·la·tor ['ɪns(j)əleɪtər] *n electr.* Isolator *m*; Nichtleiter *m*, Isolierstoff *m*.
in·su·lin ['ɪnsəlɪn, 'ɪns(j)ʊ-] *n* Insulin *nt*.
in·su·lin·ase ['ɪnsəlɪneɪz] *n* Insulinase *f*.
in·su·lin·e·mia [‚ɪns(j)əlɪ'niːmɪə] *n* (Hyper-)Insulinämie *f*.
in·su·lin·ize ['ɪns(j)əlɪnaɪz] *vt* mit Insulin behandeln.
in·su·li·no·ma [‚ɪns(j)əlɪ'nəʊmə] *n*, *pl* **in·su·li·no·mas, in·su·li·no·ma·ta** [‚ɪns(j)əlɪ'nəʊmətə] Insulinom *nt*, B-Zell(en)-Tumor *m*.
in·su·lism ['ɪns(j)əlɪzəm] *n* Hyperinsulinismus *m*.
in·su·lo·ma [ɪns(j)ə'ləʊmə] *n* → insulinoma.
in·sult [*n* 'ɪnsʌlt; *v* ɪn'sʌlt] **I** *n* **1.** Verletzung *f*, Wunde *f*, Trauma *nt*. **2.** Beleidigung *f*. **II** *vt* beleidigen (*by* durch, mit).
in·sur·ance [ɪn'ʃʊərəns]*n* Versicherung *f*; Versicherungssumme *f*; *fig.* Versicherung *f*, Absicherung *f*.
  health insurance Krankenversicherung *f*.
  life insurance Lebensversicherung *f*.
  sick insurance → health insurance.
in·sus·cep·ti·bil·i·ty [‚ɪnsə‚septə'bɪlətɪ] *n* Unempfindlichkeit *f* (*to* gegen); Unempfänglichkeit *f* (*to* für); Immunität *f*.
in·sus·cep·ti·ble [‚ɪnsə'septɪbl] *adj* nicht anfällig (*to* für); unempfindlich (*to* gegen); unempfänglich (*to* für); immun.
in·take ['ɪnteɪk] *n* **1.** Aufnahme *f*; aufgenommene Menge *f*, Zufuhr *f*. **2.** (*Patienten*) (Neu-)Aufnahme(n *pl*) *f*, (Neu-)Zugänge *pl*. **3.** Einsaugen *nt*, Ansaugen *nt*.
  food intake Nahrungsaufnahme *f*.
in·tense [ɪn'tens] *adj* intensiv; (*Fieber, Schmerz, Verlangen*) heftig, stark; (*Farbe*) tief, satt; (*Licht*) grell, hell; (*Geräusch*) durchdringend.
in·tense·ness [ɪn'tensnɪs] *n* → intensity.

in·ten·si·fi·er [ɪn'tensɪfaɪər] *n* Verstärker *m*.
   image intensifier *radiol.* Bildverstärker *m*.
in·ten·si·fy [ɪn'tensɪfaɪ] **I** *vt* intensivieren, verstärken; erhöhen, steigern. **II** *vi* s. verstärken, s. erhöhen, s. steigern.
in·ten·si·ty [ɪn'tensɪtɪ] *n* Intensität *f*; *(Schmerz)* Stärke *f*, Heftigkeit *f*; *(Farbe)* Tiefe *f*, Sattheit *f*; *(Licht)* Grelle *f*, Grellheit *f*; *photo.* *(Negativ)* Dichte *f*; *phys..* (Strom-, Licht-)Stärke *f*, Stärkegrad *m*.
   pain intensity Schmerzintensität *f*.
in·ten·tion [ɪn'tenʃn] *n* **1.** Absicht *f*, Vorhaben *nt*, Vorsatz *m*, Planung *f*, Intention *f*. **2.** Heilprozeß *m*, Wundheilung *f*, Intention *f*. **3.** *chir., ortho.* Verfahren *nt*, Technik *f*, Operation *f*.
inter- *pref.* Zwischen-, Inter-; Gegen-, Wechsel-.
in·ter·ac·tion [ˌɪntər'ækʃn] *n* gegenseitige Einwirkung *f*, (*a. phys.*) Wechselwirkung *f*; *psycho.* Interaktion *f*.
   drug interactions Arzneimittelwechselwirkungen *pl*.
in·ter·al·ve·o·lar [ˌɪntər'ælvɪələr] *adj* zwischen Alveolen (liegend), interalveolar, interalveolar, Interalveolar-.
in·ter·brain ['ɪntərbreɪn] *n* Zwischenhirn *nt*, Dienzephalon *nt*, Diencephalon *nt*.
in·ter·cel·lu·lar [ˌɪntər'seljələr] *adj* zwischen Zellen (liegend), im Interzellularraum (liegend), Zellen verbindend, interzellulär, interzellular, Interzellular-.
in·ter·cri·co·thy·rot·o·my [ˌɪntərˌkraɪkəθaɪ'rɑtəmɪ] *n* Interkrikothyrotomie *f*, Krikothyreotomie *f*.
in·ter·crit·i·cal [ˌɪntər'krɪtɪkəl] *adj patho.* zwischen zwei Krankheitsschüben, interkritisch.
in·ter·cur·rent [ˌɪntər'kɜrənt, -'kʌr-] *adj* hinzukommend, dazwischentretend, zwischenzeitlich (auftretend), interkurrent, interkurrierend.
in·ter·cus·pal [ˌɪntər'kʌspəl] *adj* zwischen Höckern (liegend), interkuspidal.
in·ter·cus·pa·tion [ˌɪntərkʌs'peɪʃn] *n* Interkuspidation *f*, Schlußbißlage *f*.
   maximum intercuspation maximale Interkuspidation *f*.
in·ter·dent ['ɪntərdent] *n* Interdentalmesser *nt*.
in·ter·den·tal [ˌɪntər'dentl] *adj* zwischen Zähnen (liegend), Zähne verbindend, interdental, Interdental-.
in·ter·den·ta·le [ˌɪntərden'teɪlɪ] *n* Interdentale *nt*.
   interdentale inferius Interdentale *nt* inferius.
   interdentale superius Interdentale *nt* superius.
in·ter·den·ti·um [ˌɪntər'denʃɪəm] *n anat., dent.* Interdentalraum *m*, Interdentium *nt*.
in·ter·fere [ˌɪntər'fɪər] *vi* **1.** stören, behindern, hemmen (*with*); etw. beeinträchtigen (*with*). **2.** s. einmischen (*in* in). **3.** *phys.* s. überlagern, interferieren.
in·ter·fer·ence [ˌɪntər'fɪərəns] *n* **1.** Störung *f*, Behinderung *f*, Hemmung *f* (*with*); Beeinträchtigung *f* (*with*). **2.** Einmischung *f*, Einschaltung *f* (*in* in). **3.** *psycho., card., bio.* Interferenz *f*. **4.** *phys.* Überlagerung *f*, Interferenz *f*. **5.** *micro.* Virusinterferenz *f*.
   cuspal interference Höckerinterferenz *f*.
   occlusal interferences Okklusionsinterferenzen *pl*.
in·ter·fer·om·e·ter [ˌɪntərfə'rɑmɪtər] *n* Interferometer *nt*.
in·ter·fer·on [ˌɪntər'fɪərɑn] *n* Interferon *nt*.
in·ter·la·bi·al [ˌɪntər'leɪbɪəl] *adj* zwischen den Lippen (liegend), interlabial.
in·ter·leu·kin ['ɪntərluːkɪn] *n* Interleukin *nt*.
in·ter·max·il·lar·y [ˌɪntər'mæksəˌlerɪː, -mæk'sɪlərɪ] *adj* intermaxillär, intermaxillar.
in·ter·me·di·ary [ˌɪntər'miːdɪərɪ] **I** *n* **1.** Vermittler(in *f*) *m*. **2.** Zwischenform *f*, Zwischenstadium *nt*. **II** *adj* → intermediate II.
in·ter·me·di·ate [*n, adj* ˌɪntər'miːdɪjət, -dɪət; *v* ˌɪntər'miːdɪeɪt] **I** *n* **1.** Zwischenglied *nt*, Zwischenform *f*; *chem.* Zwischenprodukt *nt*, Intermediärsubstanz *f*. **2.** Vermittler(in *f*) *m*. **II** *adj* **3.** dazwischenliegend, intermediär, Zwischen-, Mittel-, Intermediär-. **4.** verbindend, vermittelnd, Verbindungs-, Zwischen-. **III** *vi* intervenieren, einschreiten; vermitteln.
in·ter·me·din [ˌɪntər'miːdɪn] *n* Melanotropin *nt*, melanotropes Hormon *nt*, melanozytenstimulierendes Hormon *nt*.
in·ter·mit·tent [ˌɪntər'mɪtnt] *adj* (zeitweilig) aussetzend, mit Unterbrechungen, periodisch (auftretend), intermittierend.
in·ter·nal [ɪn'tɜrnl] **I** *internals pl* innere Organe *pl*. **II** *adj* **1.** innere(r, s), intern, Innen-. **2.** *pharm.* innerlich (anzuwenden). **for intenal application/use** zum inneren Gebrauch, zur inneren Anwendung.
In·ter·na·tion·al Nonproprietary Names [ˌɪntər'næʃənl] *pharm.* internationale Freinamen *pl* pharmazeutischer Grundstoffe, International Nonproprietary Names.
in·ter·neu·ron [ˌɪntər'n(j)ʊrɑn] *n* Zwischenneuron *nt*, Schaltneuron *nt*, Interneuron *nt*.

in·ter·oc·clu·sal [ˌɪntərə'kluːzl] *adj* zwischen Kauflächen (liegend), interokklusal.
in·ter·o·cep·tive [ˌɪntər'septɪv] *adj* innere körpereigene Reize aufnehmend, intero(re)zeptiv, entero(re)zeptiv.
in·ter·o·cep·tor [ˌɪntər'septər] *n* Intero(re)zeptor *m*, Entero(re)zeptor *m*.
in·ter·os·se·ous [ˌɪntər'ɑsɪəs] *adj* zwischen Knochen (liegend), interossär.
in·ter·ra·dic·u·lar [ˌɪntərrə'dɪkjələr] *adj* zwischen (Zahn-)Wurzeln (liegend), interradikulär.
in·ter·stice [ɪn'tɜrstɪs] *n, pl* **in·ter·stic·es** [ɪn'tɜrstəsɪz] **1.** (schmale) Lücke *od.* Spalte *f*; Zwischenraum *m*. **2.** *histol.* (Gewebs-)Zwischenraum *m*, Interstitium *nt*.
in·ter·sti·tial [ˌɪntər'stɪʃl] *adj* im Interstitium (liegend), interstitiell, Interstitial-.
in·ter·sti·tium [ˌɪntər'stɪʃɪəm] *n* **1.** *histol.* (Gewebs-)Zwischenraum *m*, Interstitium *nt*. **2.** Zwischenzellgewebe *nt*, Interstitialgewebe *nt*.
in·ter·trig·i·nous [ˌɪntər'trɪdʒənəs] *adj derm.* von Intertrigo betroffen, in Form einer Intertrigo, intertriginös.
in·ter·tri·go [ˌɪntər'traɪgoʊ] *n derm.* Wundsein *nt*, (Haut-)Wolf *m*, Intertrigo *f*, Dermatitis intertriginosa.
in·ter·val ['ɪntərvl] *n* (zeitlicher u. räumlicher) Abstand *m*, Intervall *nt*. **at intervals** in Abständen, ab u. zu. **at regular intervals** in regelmäßigen Abständen. **at five-minute intervals** in Abständen von fünf Minuten, alle fünf Minuten. **at four-hourly intervals** alle vier Stunden, vierstündlich.
   Q-R interval *card.* QR-Intervall *nt*.
   QRS interval *card.* QRS-Intervall *nt*.
   Q-T interval *card.* QT-Intervall *nt*.
i·ter·vene [ˌɪntər'viːn] *vi* **1.** eingreifen, einschreiten, intervenieren. **2.** vermitteln (*in, between* in, zwischen). **3.** (plötzlich) eintreten, (unerwartet) dazwischenkommen.
in·ter·ven·tion [ˌɪntər'venʃn] *n* Eingriff *m*, Einschreiten *nt*, Eingreifen *nt*, (therapeutische *od.* prophylaktische) Maßnahme *f*, Intervention *f*.
in·ter·ven·tric·u·lar [ˌɪntərven'trɪkjələr] *adj* zwischen Kammern/Ventrikeln (liegend), Ventrikel verbindend, interventrikulär, Interventrikular-.
in·tes·ti·nal [ɪn'testənl] *adj* Darm/Intestinum betr., intestinal, Darm-, Eingeweide-, Intestinal-.
in·tes·tine [ɪn'testɪn] *n* Darm *m*; *anat.* Intestinum *nt*; **intestines** *pl* Eingeweide *pl*, Gedärme *pl*.
   blind intestine Blinddarm *m*, Zäkum *nt*, Zökum *nt*, Caecum *nt*, Intestinum caecum.
   empty intestine Jejunum *nt*, Intestinum jejunum.
   large intestine Dickdarm *m*, Intestinum crassum.
   segmented intestine Kolon *nt*, Colon *nt*, Intestinum colon.
   small intestine Dünndarm *m*, Intestinum tenue.
   straight intestine Enddarm *m*, Mastdarm *m*, Rektum *nt*, Rectum *nt*, Intestinum rectum.
in·ti·ma ['ɪntɪmə] *n, pl* **in·ti·mae** ['ɪntɪmiː] *anat.* Intima *f*, Tunica intima (vasorum).
in·tol·er·ance [ɪn'tɑlərəns] *n* **1.** Unduldsamkeit *f*, Intoleranz *f* (*to* gegen). **2.** *bio., patho.* Überempfindlichkeit *f* (*to* gegen); Unverträglichkeit *f*, Intoleranz *f*.
   fructose intolerance (erbliche) Fruktoseintoleranz *f*, Fruktoseintoleranzsyndrom *nt*.
   lactose intolerance Laktoseintoleranz *f*, Laktosemalabsorption *f*.
in·tol·er·ant [ɪn'tɑlərənt] *adj* **1.** unduldsam, intolerant (*of* gegenüber). **2.** *patho., bio.* überempfindlich, nicht widerstandsfähig, intolerant (*of* gegen).
in·tox·i·cant [ɪn'tɑksɪkənt] **I** *n* Rauschmittel *nt*, Rauschgift *nt*; berauschendes Getränk *nt*. **II** *adj* berauschend; vergiftend.
in·tox·i·cate [ɪn'tɑksɪkeɪt] **I** *vt* **1.** berauschen, in einen Rauschzustand versetzen. **2.** vergiften. **II** *vi* berauschen, berauschend wirken.
in·tox·i·ca·tion [ɪnˌtɑksɪ'keɪʃn] *n* **1.** Rausch *m*. **2.** *patho.* Vergiftung *f*, Intoxikation *f*; Toxikose *f*. **3.** Alkoholintoxikation *f*, akuter Alkoholrausch *m*, Trunkenheit *f*.
   alcohol intoxication Betrunkenheit *f*, Alkoholrausch *m*, Alkoholintoxikation *f*.
   intestinal intoxication Selbstvergiftung *f*, Autointoxikation *f*.
   roentgen intoxication Strahlenkrankheit *f*.
   septic intoxication Septikämie *f*, Septikhämie *f*, Blutvergiftung *f*; Sepsis *f*.
   water intoxication Wasserintoxikation *f*.
intra- *pref.* inner-, intra-.
intra-abdominal *adj* in(nerhalb) der Bauchhöhle (liegend), intraabdominal, intraabdominell.

intra-arterial *adj* in einer Arterie (liegend), in eine Arterie, intraarteriell.
intra-articular *adj* innerhalb eines Gelenks (liegend), intrartikulär.
in·tra·car·di·ac [ˌɪntrəˈkɑːrdɪæk] *adj* innerhalb des Herzens (liegend), intrakardial, endokardial.
in·tra·cav·i·ta·ry [ˌɪntrəˈkævɪtərɪː] *adj* in einer Höhle (liegend), intrakavitär.
in·tra·cel·lu·lar [ˌɪntrəˈseljələr] *adj* innerhalb einer Zelle (liegend *od.* ablaufend), intrazellulär, intrazellular.
in·tra·cor·dal [ˌɪntrəˈkɔːrdl] *adj* → intracardiac.
in·tra·cor·di·al [ˌɪntrəˈkɔːrdɪəl, -dʒəl] *adj* → intracardiac.
in·tra·cor·o·nal [ˌɪntrəkəˈrəʊnl, ˌɪntrəˈkɔːrənl] *adj* innerhalb der Zahnkrone (liegend), intrakoronal.
in·tra·cor·po·ral [ˌɪntrəˈkɔːrp(ə)rəl] *adj* → intracorporeal.
in·tra·cor·po·re·al [ˌɪntrəkɔːrˈpɔːrɪəl, -ˈpəʊr-] *adj* im Körper (liegend), intrakorporal.
in·tra·cra·ni·al [ˌɪntrəˈkreɪnɪəl] *adj* in(nerhalb) der Schädelhöhle (liegend), intrakranial, intrakraniell.
in·trac·ta·ble [ɪnˈtræktəbl] *adj* **1.** (*Krankheit*) hartnäckig, therapierefraktär. **2.** unlenkbar, eigensinnig.
in·tra·cu·ta·ne·ous [ˌɪntrəkjuˈteɪnɪəs] *adj* in der Haut (liegend), in die Haut, intrakutan, intradermal.
in·tra·der·mal [ˌɪntrəˈdɜrməl] *adj* → intracutaneous.
in·tra·der·mic [ˌɪntrəˈdɜrmɪk] *adj* → intracutaneous.
in·tra·du·ral [ˌɪntrəˈd(j)ʊərəl] *adj* in der Dura (liegend), innerhalb der Durahöhle, intradural.
in·tra·ep·i·der·mal [ˌɪntrəepɪˈdɜrml] *adj* in der Epidermis (liegend), in die Epidermis, intraepidermal.
in·tra·ep·i·the·li·al [ˌɪntrəepɪˈθiːlɪəl] *adj* innerhalb des Epithels (liegend), intraepithelial.
in·tra·la·ryn·ge·al [ˌɪntrələˈrɪndʒ(ɪ)əl] *adj* im Larynx (liegend), intralaryngeal, endolaryngeal.
in·tra·max·il·lar·y [ˌɪntrəˈmæksəˌlerɪː] *adj* intramaxillär.
in·tra·med·ul·lar·y [ˌɪntrəˈmedjələriː] *adj* **1.** im Rückenmark (liegend), in das Rückenmark, intramedullär. **2.** in der Medulla oblongata (liegend), intramedullär. **3.** im Knochenmark (liegend), in das Knochenmark, intramedullär.
in·tra·mo·lec·u·lar [ˌɪntrəməˈlekjələr] *adj chem.* innerhalb eines Moleküls, innermolekular, intramolekular.
in·tra·mus·cu·lar [ˌɪntrəˈmʌskjələr] *adj* innerhalb des Muskels (liegend), in den Muskel, intramuskulär.
in·tra·na·sal [ˌɪntrəˈneɪzl] *adj* in der Nase (liegend), in die Nase, intranasal.
in·tra·neu·ral [ˌɪntrəˈnjʊərəl, -ˈnʊ-] *adj* in einem Nerven (liegend), in einen Nerv, intraneural, endoneural.
in·tra·oc·u·lar [ˌɪntrəˈɑkjələr] *adj* im Auge *od.* Augapfel (liegend), intraokular, intraokulär.
in·tra·op·er·a·tive [ˌɪntrəˈɑp(ə)rətɪv, -ˈɑpəreɪ-] *adj* während einer Operation, intraoperativ.
in·tra·o·ral [ˌɪntrəˈəʊrəl, -ˈɔːr-] *adj* im Mund *od.* in der Mundhöhle (liegend), intraoral.
in·tra·or·bit·al [ˌɪntrəˈɔːrbɪtl] *adj* in der Augenhöhle (liegend), intraorbital.
in·tra·os·se·ous [ˌɪntrəˈɑsɪəs] *adj* im Knochen (liegend), in den Knochen, intraossär, intraossal, endostal.
in·tra·os·te·al [ˌɪntrəˈɑstɪəl] *adj* → intraosseous.
in·tra·pul·pal [ˌɪntrəˈpʌlpəl] *adj* in der Pulpa (liegend), in die Pulpa, intrapulpal.
in·tra·tho·rac·ic [ˌɪntrəθəˈræsɪk, -θəʊ-] *adj* im Brustkorb (liegend), intrathorakal, endothorakal.
in·tra·ton·sil·lar [ˌɪntrəˈtɑnsɪlər] *adj* in einer Mandel/Tonsilla (liegend), intratonsillär, intratonsillar.
in·tra·tra·che·al [ˌɪntrəˈtreɪkɪəl] *adj* in der Luftröhre/Trachea (liegend), in die Luftröhre, intratracheal, endotracheal.
in·tra·vas·cu·lar [ˌɪntrəˈvæskjələr] *adj* innerhalb eines Gefäßes (liegend), in ein Gefäß, intravasal, intravaskulär.
in·tra·ve·nous [ˌɪntrəˈviːnəs] **I** *n* **1.** intravenöse Injektion *f*. **2.** intravenöse Infusion *f*. **II** *adj* innerhalb der Vene (liegend), in eine Vene hinein, intravenös.
in·tra·ven·tric·u·lar [ˌɪntrəvenˈtrɪkjələr] *adj* in einem Ventrikel (liegend), intraventrikulär, intraventrikular.
in·tra·vi·tal [ˌɪntrəˈvaɪtl] *adj* während des Lebens, in lebendem Zustand, intravital, Intravital-.
in·trin·sic [ɪnˈtrɪnsɪk] *adj* (*a. psycho.*) innere(r, s), von innen kommend *od.* wirkend, innewohnend, innerhalb, endogen, intrinsisch.
intro- *pref.* Intro-.
in·tro·duce [ˌɪntrəˈd(j)uːs] *vt* **1.** einführen. **2.** (*Narkose*) einleiten. **3.** (*Krankheit*) einschleppen (*into*) in).
in·tro·duc·er [ˌɪntrəˈd(j)uːsər] *n anes.* Intubator *m*.
in·tro·duc·tion [ˌɪntrəˈdʌkʃn] *n* **1.** Einführung *f*. **2.** (*Narkose*) Einleitung *f*. **3.** (*Krankheit*) Einschleppung *f*. **4.** Einleitung *f*, Vorrede *f*, Vorwort *nt*.
in·tro·sus·cep·tion [ˌɪntrəsəˈsepʃn] *n* → intussusception.
in·tru·sion [ɪnˈtruːʃn] *n* Intrusion *f*.
 incisor intrusion Intrusion *f* der Schneidezähne.
in·tu·bate [ˈɪnt(j)uːbeɪt] *vt anes.* intubieren, eine Intubation vornehmen (an).
in·tu·ba·tion [ˌɪnt(j)uːˈbeɪʃn] *n* Intubation *f*, Intubieren *nt*.
 endotracheal intubation endotracheale Intubation *f*.
 nasal intubation nasale Intubation *f*.
 nasal-tracheal intubation nasotracheale Intubation *f*.
 nasopharyngeal intubation nasopharyngeale Intubation *f*.
 nasotracheal intubation nasotracheale Intubation *f*.
 oral intubation orale Intubation *f*.
 oropharyngeal intubation oropharyngeale Intubation *f*.
 orotracheal intubation orotracheale Intubation *f*.
in·tu·ba·tor [ˈɪnt(j)uːbeɪtər] *n anes.* Intubator *m*.
in·tu·mes·cence [ˌɪnt(j)uːˈmesəns] *n* **1.** Anschwellung *f*, Intumeszenz *f*. **2.** Anschwellen *nt*.
in·tu·mes·cent [ˌɪnt(j)uːˈmesənt] *adj s.* aufblähend, anschwellend, intumeszent.
in·tus·sus·cep·tion [ˌɪntəsəˈsepʃn] *n patho.* Invagination *f*, Indigitation *f*, Intussuszeption *f*.
in·tus·sus·cep·tion·al [ˌɪntəsəˈsepʃnəl] *adj* intussuszeptionell.
in·tus·sus·cep·tum [ˌɪntəsəˈseptəm] *n, pl* **in·tus·sus·cep·ta** [ˌɪntəsəˈseptə] *patho.* Invaginat *nt*, Intussuszeptum *nt*, Intussusceptum *nt*.
in·tus·sus·cip·i·ens [ˌɪntəsəˈsɪpɪənz] *n, pl*
 in·tus·sus·cip·i·en·tes [ˌɪntəsəˌsɪpɪˈentiːz] *patho.* Invaginans *nt*, Intussuszipiens *nt*, Intussuscipiens *nt*.
in·u·lin [ˈɪnjəlɪn] *n* Inulin *nt*.
in·vag·i·nate [*adj* ɪnˈvædʒənɪt, -neɪt; *v* ɪnˈvædʒəneɪt] **I** *adj* eingestülpt, nach innen gefaltet, invaginiert. **II** *vt* einstülpen, nach innen falten. **III** *vi s.* einstülpen, s. nach innen falten.
in·vag·i·na·tion [ɪnˌvædʒəˈneɪʃn] *n* **1.** Einstülpen *nt*, Einstülpung *f*, Einfaltung *f*, Invagination *f*. **2.** *embryo.* Invagination *f*. **3.** *patho.* Invagination *f*, Indigitation *f*, Intussuszeption *f*.
 basilar invagination Platybasie *f*, basilare Impression *f*.
in·va·lid [ˈɪnvəlɪd; -liːd] **I** *n* Kranke *m/f*, Gebrechliche *m/f*, Invalide *m*, Arbeitsunfähige *m/f*, Erwerbsunfähige *m/f*. **II** *adj* kränklich, krank, gebrechlich, invalid(e), arbeitsunfähig, erwerbsunfähig, Kranken-. **III** *vt* **1.** zum Invaliden machen. **2.** jdn. als invalid anerkennen, invalidisieren.
in·va·lid·ism [ˈɪnvəlɪdɪzəm] *n* **1.** (körperliches) Gebrechen *nt*. **2.** → invalidity. **3.** Gesundheitsfanatismus *m*.
in·va·lid·i·ty [ɪnvəˈlɪdətɪː] *n* Arbeitsunfähigkeit *f*, Erwerbsunfähigkeit *f*, Dienstunfähigkeit *f*, Invalidität *f*.
in·va·sin [ɪnˈveɪsɪn] *n* Hyaluronidase *f*.
in·va·sion [ɪnˈveɪʒn] *n* **1.** *patho.* (*Erreger*) Eindringen *nt*, Invasion *f*. **2.** *micro.* Invasion *f*. **3.** *pharm.* Invasion *f*. **4.** *patho.* (*Tumor*) Invasion *f*; Infiltration *f*.
 furca invasion Furkationsbefall *m*.
in·va·sive [ɪnˈveɪsɪv] *adj* **1.** *patho.* eindringend, invasiv. **2.** *chir.* invasiv.
in·va·sive·ness [ɪnˈveɪsɪvnɪs] *n* **1.** Fähigkeit *f* zur Invasion, Invasivität *f*. **2.** *patho.* Fähigkeit *f* zur Invasion/Infiltration.
in·ver·sion [ɪnˈvɜrʃn, -ʒn] *n* **1.** *phys., chem.* Umkehrung *f*, Inversion *f*. **2.** *genet.* (Chromosomen-)Inversion *f*. **3.** *psycho.* Homosexualität *f*, (sexuelle) Inversion *f*. **4.** *patho.* Umstülpung *f* eines Hohlorgans, Inversion *f*, Inversio *f*. **5.** *mathe.* Inversion *f*.
 inversion of a tooth Zahninversion *f*.
in·vert [*adj* ˈɪnvɜrt; *v* ɪnˈvɜrt] **I** *adj chem.* einer Inversion unterliegend. **II** *vt* **1.** einwärtsdrehen, einwärtskehren, umstülpen, umkehren, umwenden. **2.** *chem.* invertieren.
in·vert·ase [ɪn vɜrteɪz, ˈɪnv-] *n* Invertase *f*, β-Fruktofuranosidase *f*.
in·vert·ose [ɪn vɜrtəʊz, ˈɪnv-] *n* Invertzucker *m*.
in·ves·ti·gate [ɪnˈvestɪɡeɪt] **I** *vt* untersuchen, erforschen, recherchieren. **II** *vi* Untersuchungen/Nachforschungen anstellen (*into* über); recherchieren.
in·ves·ti·ga·tion [ɪnˌvestɪˈɡeɪʃn] *n* (Er-)Forschung *f*, Untersuchung *f* (*into, of*); Nachforschung *f*, Recherche *f*, Überprüfung *f*.
in·vest·ment [ɪnˈvestmənt] *n* Umhüllung *f*, Einhüllung *f*; Gußeinbettmasse *f*, Einbettmasse *f*, Einbettungsmasse *f*.
 cast investment Gußeinbettmasse *f*, Einbettmasse *f*, Einbettungsmasse *f*.
 cristobalite investment Cristobaliteinbettmasse *f*.
 dental investment zahntechnische Einbettmasse *f*.
 quartz investment Quarzsandeinbettmasse *f*.
 refractory investment feuerbeständige Gußeinbettmasse *f*, feuerbeständige Einbettmasse *f*, feuerbeständige Einbettungsmasse *f*.

in·vet·er·ate [ɪnˈvetərɪt] *adj patho.* (*Krankheit*) lange bestehend, hartnäckig, verschleppt, inveteriert.
in·vig·or·ant [ɪnˈvɪgərənt] *n pharm.* Stärkungsmittel *nt*, Kräftigungsmittel *nt*.
in·vig·or·ate [ɪnˈvɪgəreɪt] *vt* stärken, kräftigen; beleben, anregen.
in·vig·or·a·tion [ɪnˌvɪgəˈreɪʃn] *n* Stärkung *f*, Kräftigung *f*; Belebung *f*, Anregung *f*; Ermunterung *f*, Aufmunterung *f*.
in·vig·or·a·tive [ɪnˈvɪgəreɪtɪv] *adj* stärkend, kräftigend; belebend, anregend; ermunternd, aufmunternd.
in·vol·un·tar·y [ɪnˈvɒləntəriː, -təri] *adj* 1. unwillkürlich. 2. unfreiwillig. 3. unabsichtlich, unbeabsichtigt, ungewollt.
in·vo·lu·tion [ˌɪnvəˈluːʃn] *n* 1. Rückbildung *f*, Rückentwicklung *f*, Involution *f*. 2. *psychia.* Involution *f*.
in·volve·ment [ɪnˈvɒlvmənt] *n* Befall.
  bifurcation involvement Bifurkationsbefall *m*.
  furca involvement Furkationsbefall *m*.
  pulp involvement Pulpabefall *m*.
  trifurcation involvement Trifurkationsbefall *m*.
io·date [ˈaɪədeɪt] *n* Iodat *nt*, Jodat *nt*.
io·dide [ˈaɪədaɪd, -dɪd] *n* Iodid *nt*, Jodid *nt*.
  iodide peroxidase Iodidperoxidase *f*, Jodidperoxidase *f*, Jodinase *f*.
io·din·ase [ˈaɪədneɪz] *n* → iodide peroxidase.
io·din·a·tion [ˌaɪədɪˈneɪʃn] *n* Iodierung *f*, Jodierung *f*, Jodination *f*.
io·dine [ˈaɪədaɪn, -dɪn, -diːn] *n* Jod *nt*, Iod *nt*.
io·dism [ˈaɪədɪzəm] *n* chronische Jodvergiftung/Jodintoxikation *f*, Jodismus *m*.
io·di·za·tion [ˌaɪədaɪˈzeɪʃn] *n* → iodination.
io·do·der·ma [aɪˌəʊdəˈdɜrmə] *n* Jodausschlag *m*, Jododerma *nt*.
io·do·form [aɪˈəʊdəfɔːrm] *n* Jodoform *nt*.
io·do·for·mum [aɪˌəʊdəˈfɔːrməm] *n* → iodoform.
io·dop·sin [aɪəˈdɒpsɪn] *n* Jodopsin *nt*, Iodopsin *nt*, Tagessehstoff *m*.
io·do·thy·ro·glob·u·lin [aɪˌəʊdəˌθaɪrəˈglɒbjəlɪn] *n* Thyreoglobulin *nt*.
io·do·thy·ro·nine [aɪˌəʊdəˈθaɪrəniːn, -nɪn] *n* Jodthyronin *nt*.
io·do·ty·ro·sine [aɪˌəʊdəˈtaɪrəsiːn ,-sɪn] *n* Jodtyrosin *nt*.
io·dum [aɪˈəʊdəm] *n* → iodine.
i·on [ˈaɪən, ˈaɪɒn] *n* Ion *nt*.
i·on·ic [aɪˈɒnɪk] *adj* Ion(en) betr., ionisch, Ionen-.
ion·i·za·tion [ˌaɪənaɪˈzeɪʃn] *n* 1. Ionisation *f*, Ionisierung *f*. 2. Ionophorese *f*, Elektrophorese *f*.
ion·ize [ˈaɪənaɪz] I *vt* ionisieren, eine Ionisation erzeugen. II *vi* in Ionen zerfallen.
io·no·gram [ˈaɪənəgræm] *n* Elektropherogramm *nt*.
io·nom·e·ter [aɪəˈnɒmɪtər] *n* Ionometer *nt*.
io·nom·e·try [aɪəˈnɒmətriː] *n* Ionometrie *f*.
ion·o·pho·re·sis [aɪˌɒnəfəˈriːsɪs] *n* Ionophorese *f*, Elektrophorese *f*.
io·no·ther·a·py [ˌaɪənəˈθerəpi] *n* 1. Behandlung *f* mit Ionenstrahlen. 2. Ionentherapie *f*, Kataphorese *f*, Iontophorese *f*.
ion·ther·a·py [aɪənˈθerəpi] *n* → iontophoresis.
ion·to·pho·re·sis [aɪˌɒntəfəˈriːsɪs] *n* Ionentherapie *f*, Kataphorese *f*, Iontophorese *f*.
ion·to·quan·tim·e·ter [aɪˌɒntəkwænˈtɪmətər] *n* → ionometer.
ion·to·ra·di·om·e·ter [aɪˌɒntəreɪdɪˈɒmɪtər] *n* → ionometer.
ion·to·ther·a·py [aɪˌɒntəˈθerəpi] *n* → iontophoresis.
ip·si·lat·er·al [ˌɪpsəˈlætərəl] *adj* auf gleicher Seite (liegend), ipsilateral, kollateral.
Ip·so·clip [ˈɪpsəklɪp] *n* Ipsoclip *m*.
iri·dop·a·thy [ɪrɪˈdɒpəθi, ˌaɪrɪ-] *n ophthal.* pathologische Veränderung *f* der Regenbogenhaut, Iridopathie *f*, Iridopathia *f*.
i·ris [ˈaɪərɪs] *n*, *pl* **iris·es, iri·des** [ˈɪrɪdiːz, ˈaɪrɪdiːz] Regenbogenhaut *f*, Iris *f*.
iri·tis [aɪˈraɪtɪs, ɪˈr-] *n* Regenbogenhautentzündung *f*, Iritis *f*.
i·ron [ˈaɪərn] I *n* 1. *chem.* Eisen *nt*, Ferrum *nt*. 2. *pharm.* Eisen (präparat *nt*) *nt*, eisenhaltiges Arzneimittel *nt*. **take iron** Eisen nehmen. II *adj* eisern, Eisen-.
  iron hydrate → iron hydroxide.
  iron hydroxide Eisen-III-hydroxid *nt*.
  iron oxide → iron hydroxide.
ir·ra·di·ant [ɪˈreɪdɪənt] *adj* strahlend (*with* vor).
ir·ra·di·ate [ɪˈreɪdɪeɪt] *vt* 1. *radiol.* bestrahlen, mit Strahlen behandeln. 2. erleuchten, anstrahlen; (*Schmerz*) ausstrahlen. 3. (*Licht*) ausstrahlen, verbreiten; (*Strahlen*) aussenden.
ir·ra·di·a·tion [ɪˌreɪdɪˈeɪʃn] *n* 1. *radiol.* Bestrahlung *f*, Strahlentherapie *f*. 2. Erleuchtung *f*, Anstrahlung *f*, Ausleuchtung *f*. 3. (*Schmerz*) Ausstrahlung *f*, Irradiation *f*. 4. *physiol.* Ausbreitung *f*, Irradiation *f*. 5. (*Licht*) Ausstrahlung *f*, Aussendung *f*. 6. *phys.* Strahlungsintensität *f*, spezifische Strahlungsenergie *f*. 7. *psycho.* Irradiation *f*.
  ionizing irradiation ionisierende Strahlung *f*.
  postoperative irradiation Nachbestrahlung *f*, postoperative Bestrahlung *f*.
  preoperative irradiation Vorbestrahlung *f*, präoperative Bestrahlung *f*.
  ultraviolet irradiation UV-Bestrahlung *f*.
  UV irradiation UV-Bestrahlung *f*.
ir·re·duc·i·ble [ˌɪrɪˈdjuːsəbl] *adj* 1. *chir.* nicht-reponierbar, irreponibel. 2. *chir.* nicht-reduzierbar. 3. *traumat.* nicht-einrenkbar, irreponibel.
ir·reg·u·lar [ɪˈregjələr] *adj* 1. unregelmäßig, ungleichmäßig, uneben; irregulär. 2. ungesetzlich, nicht statthaft, ungültig, regelwidrig. 3. ungeregelt, ungeordnet.
ir·reg·u·lar·i·ty [ɪˌregjəˈlærəti] *n*, *pl* **ir·reg·u·lar·i·ties** 1. Unregelmäßigkeit *f*, Ungleichmäßigkeit *f*, Uneinheitlichkeit *f*; Unebenheit *f*. 2. Ungesetzlichkeit *f*, Ungültigkeit *f*, Regelwidrigkeit *f*. 3. Regellosigkeit *f*, Unordentlichkeit *f*.
  irregularity of pulse Herzrhythmusstörung *f*, Arrhythmie *f*, Arrhythmia *f*.
ir·rep·a·ra·ble [ɪˈrepərəbl] *adj* 1. nicht wiederherstellbar, nicht heilbar, irreparabel. 2. unersetzlich, unersetzbar.
ir·ri·gate [ˈɪrɪgeɪt] *vt* (aus-)spülen, auswaschen.
ir·ri·ga·tion [ɪrɪˈgeɪʃn] *n* 1. (Aus-, Durch-)Spülung *f*, Spülen *nt*, Irrigation *f*. 2. (Spül-)Lösung *f*, Irrigans *nt*.
  canal irrigation → endodontic irrigation.
  endodontic irrigation Wurzelkanalspülung *f*, Wurzelkanalspülbehandlung *f*.
  Ringer's irrigation Ringer-Lösung *f*.
ir·ri·ga·tor [ˈɪrɪgeɪtər] *n* Spülkanne *f*, Irrigator *m*.
  oral irrigator Munddusche *f*.
ir·ri·tant [ˈɪrɪtnt] I *n* Reizstoff *m*, Reizmittel *nt*, Irritans *nt*. II *adj* einen Reiz auslösend, reizend, Reiz-.
ir·ri·tate [ˈɪrɪteɪt] *vt* 1. reizen, irritieren. 2. reizen, (ver-)ärgern, irritieren.
ir·ri·ta·tion [ɪrɪˈteɪʃn] *n* 1. *physiol.* Reiz *m*, Reizung *f*, Reizen *nt*. 2. *patho.* Reizzustand *m*, Reizung *f*. 3. Verärgerung *f*, Reizung *f*, Irritation *f*.
  thermal irritation thermische Reizung *f*.
is·chae·mia [ɪˈskiːmɪə, -mjə] *n* → ischemia.
is·che·mia [ɪˈskiːmɪə, -mjə] *n* Ischämie *f*.
  mucosal ischemia Schleimhautischämie *f*.
is·che·mic [ɪˈskiːmɪk, -ˈskemɪk] *adj* Ischämie betr., ischämisch, Ischämie-.
is·chi·um [ˈɪskɪəm] *n*, *pl* **is·chia** [ˈɪskɪə] Sitzbein *nt*, Ischium *nt*, Os ischii.
is·chu·ria [ɪsˈk(j)ʊərɪə] *n urol.* Harnverhalt *m*, Harnverhaltung *f*, Harnsperre *f*, Ischurie *f*.
is·land [ˈaɪlənd] *n histol.* Insel *f*, isolierter Zellhaufen *od.* Geweberverband *m*.
  islands of Langerhans → pancreatic islands.
  pancreatic islands Pankreasinseln *pl*, Langerhans-Inseln *pl*, Inselorgan *nt*, endokrines Pankreas *nt*, Pars endocrina pancreatis.
is·let [ˈaɪlɪt] *n* → island.
iso- *pref.* 1. is(o)-, Is(o)-. 2. *chem.* iso-.
i·so·ag·glu·ti·nin [ˌaɪsəʊˈgluːtɪnɪn] *n* Isoagglutinin *nt*.
i·so·am·yl nitrite [ˌaɪsəˈæmɪl] Amylnitrit *nt*.
i·so·an·ti·bod·y [aɪsəʊˈæntɪbɒdɪ] *n* Alloantikörper *m*, Isoantikörper *m*.
i·so·an·ti·gen [aɪsəʊˈæntɪdʒən] *n* Alloantigen *nt*, Isoantigen *nt*.
i·so·bar [ˈaɪsəbɑːr] *n* 1. *chem.* Isobar *nt*. 2. *phys.* Isobare *f*.
i·so·cy·to·sis [ˌaɪsəsaɪˈtəʊsɪs] *n hema.* Isozytose *f*.
i·so·dont [ˈaɪsədɒnt] *adj* isodont, homodont.
i·so·don·tic [aɪsəˈdɒntɪk] *adj* isodont(isch).
i·so·dose [ˈaɪsədəʊs] *n radiol.* Isodose *f*.
i·so·e·lec·tric [ˌaɪsɪˈlektrɪk] *adj* isoelektrisch.
i·so·en·zyme [aɪsəʊˈenzaɪm] *n* Iso(en)zym *nt*.
i·so·ge·ne·ic [ˌaɪsədʒəˈniːɪk] *adj genet.* isogen(etisch), syngen(etisch).
i·so·gen·ic [aɪsəˈdʒenɪk] *adj* → isogeneic.
i·so·gna·thous [aɪˈsɑgnəθəs] *adj* isognath.
i·so·graft [ˈaɪsəgræft] *n* isologes/isogenes/syngenes/syngenetisches/isogenetisches Transplantat *nt*, Isotransplantat *nt*.
i·so·hem·ag·glu·ti·nin [ˌaɪsəhiːmə gluːtɪnɪn, -ˌhemə-] *n* Iso(häm) agglutinin *nt*.
i·so·im·mu·ni·za·tion [aɪsəˌɪmjənɪˈzeɪʃn] *n* Isoimmunisierung *f*, Alloimmunisierung *f*.
i·so·late [*n* ˈaɪsəlɪt, -leɪt; *v* ˈaɪsəleɪt] I *n bio., micro.* Isolat *nt*. II *vt* 1. (*a. chem., phys.*) absondern, isolieren (*from* von). 2. *fig.* isoliert *od.* getrennt betrachten; trennen (*from* von).
i·so·lat·ed [ˈaɪsəleɪtɪd] *adj* 1. abgesondert, abgetrennt, isoliert. 2. einzeln, vereinzelt, Einzel-. 3. *chem., phys.* isoliert.
i·so·la·tion [ˌaɪsəˈleɪʃn] *n* 1. Abtrennen *nt*, Isolieren *nt*; Abtrennung *f*, Isolation *f*. 2. Absonderung *f*, Getrennthaltung *f*, Isolierung *f*,

Isolation *f*. **3.** *psychia.* (Affekt-)Isolierung *f*.
i·so·leu·ko·ag·glu·ti·nin [aɪsə,luːkəə'gluːtənɪn] *n* (natürliches) Leukozytenagglutinin *nt*.
i·sol·o·gous [aɪ'saləgəs] *adj* genetisch-identisch, artgleich, isolog, homolog; syngen(etisch), isogen(etisch).
i·sol·y·sin [aɪ'saləsɪn] *n* Isolysin *nt*.
i·sol·y·sis [aɪ'saləsɪs] *n* Isolyse *f*.
i·so·mer ['aɪsəmər] *n* Isomer *nt*.
i·som·er·ase [aɪ'samərɪz] *n* Isomerase *f*.
i·som·er·ic [aɪsə'merɪk] *adj* Isomerie betr., isomer.
i·som·er·ous [aɪ'samərəs] *adj* → isomeric.
i·so·met·ric [aɪsə'metrɪk] *adj physiol.* bei konstanter Länge, isometrisch.
i·som·e·try [aɪ'samətrɪ] *n* Längenkonstanz *f*, Isometrie *f*.
i·so·mor·phic [,aɪsə'mɔːrfɪk] *adj* → isomorphous.
i·so·mor·phism [aɪsə'mɔːrfɪzəm] *n histol.* Gleichgestaltigkeit *f*, Isomorphie *f*, Isomorphismus *m*.
i·so·mor·phous [aɪsə'mɔːrfəs] *adj* gleichgestaltig, von gleicher Form u. Gestalt, isomorph.
i·so·ni·a·zid [,aɪsə'naɪəzɪd] *n pharm.* Isoniazid *nt*, Isonicotinsäurehydrazid *nt*, Pyridin-4-carbonsäurehydrazid *nt*.
iso-osmotic *adj* iso(o)smotisch.
i·so·prene ['aɪsəpriːn] *n* Isopren *nt*, 2-Methyl-1,3-butadien *nt*.
i·so·pro·pa·nol [aɪsə'prəʊpənɔl, -nɑl] *n* Isopropanol *nt*, Isopropylalkohol *m*.
is·os·mot·ic [aɪsɑz'mɑtɪk] *adj* → iso-osmotic.
is·os·mo·tic·i·ty [aɪsɑzmə'tɪsətɪ] *n* Iso(o)smie *f*.
i·so·to·nia [aɪsə'təʊnɪə] *n* Isotonie *f*.
i·so·ton·ic [aɪsə'tɑnɪk] *adj* isoton(isch).
i·so·to·nic·i·ty [,aɪsətə'nɪsətɪ] *n* Isotonie *f*, Isotonizität *f*.
i·so·tope ['aɪsətəʊp] *n phys.* Isotop *nt*.
   radioactive isotope radioaktives Isotop *nt*, Radioisotop *nt*.
i·so·top·ic [aɪsə'tɑpɪk] *adj phys.* Isotop betr., isotop, Isotopen-.
i·so·trans·plant [,aɪsə'trænzplænt] *n* → isograft.

i·so·trans·plan·ta·tion [aɪsə,trænzplæn'teɪʃn] *n* isologe/isogene/isogenetische/syngene/syngenetische Transplantation *f*, Isotransplantation *f*.
i·sot·ro·py [aɪ'sɑtrəpɪ] *n phys.* Isotropie *f*.
i·sot·y·py [aɪ'sɑtɪpɪ] *n immun.* Isotypie *f*.
i·so·vol·u·mia [,aɪsəval'juːmɪə] *n physiol.* Volumenkonstanz *f*, Isovolämie *f*.
i·so·zyme ['aɪsəzaɪm] *n* Iso(en)zym *nt*.
is·sue ['ɪʃuː ʙrit. 'ɪsjuː] **I** *n* **1.** *patho.* (Eiter-, Blut-, Serum-)Ausfluß *m*. **2.** *patho.* eiterndes Geschwür *nt*. **3.** Ausgang *m*, Ergebnis *nt*, Resultat *nt*, Schluß *m*. **4.** (*Buch, Zeitschrift*) (Her-)Ausgabe *f*, Auflage *f*; Ausgabe *f*, Nummer *f*. **II** *vi* **5.** herauskommen, hervorkommen; hervorstürzen, hervorbrechen. **6.** herausfließen, herausströmen.
isth·mi·tis [ɪs(θ)'maɪtɪs] *n* Entzündung *f* der Schlundenge, Isthmitis *f*.
isth·mo·pa·ral·y·sis [,ɪs(θ)məpə'ræləsɪs] *n* → isthmoplegia.
isth·mo·ple·gia [ɪs(θ)mə'pliːdʒ(ɪ)ə] *n* Schlundlähmung *f*, Isthmoplegie *f*.
isth·mus ['ɪs(θ)məs] *n, pl* **isth·mus·es**, **isth·mi** ['ɪs(θ)maɪ] schmale enge Verbindung *f*, Verengung *f*, Enge *f*, Isthmus *m*.
   isthmus of aorta → aortic isthmus.
   aortic isthmus Aortenisthmus *m*, Isthmus aortae.
   isthmus of fauces → pharyngooral isthmus.
   oropharyngeal isthmus → pharyngooral isthmus.
   pharyngooral isthmus Schlundenge *f*, Rachenenge *f*, Isthmus faucium.
itch [ɪtʃ] **I** *n* **1.** → itchiness. **2.** Krätze *f*, Scabies *f*. **II** *vt* jdn. jucken, kratzen. **III** *vi* jucken.
itch·i·ness ['ɪtʃɪnɪs] *n* Jucken *nt*, Juckreiz *m*; Pruritus *m*.
itch·ing ['ɪtʃɪŋ] **I** *n* → itchiness. **II** *adj* juckend, Juck-.
itch·y ['ɪtʃɪ] *adj* **1.** juckend, Juck-. **2.** krätzig.
i·vo·ry ['aɪvərɪ, 'aɪvrɪ] *n* Dentin *nt*, Zahnbein *nt*, Dentinum *nt*, Substantia eburnea.
ix·o·di·a·sis [,ɪksəʊ'daɪəsɪs] *n* **1.** Ixodiasis *f*. **2.** Zeckenbefall *m*.

J

jab [dʒæb] **I** n **1.** Stich m, Stoß m. **2.** inf. Spritze f, Injektion f; Impfung f. **II** vt (hinein-)stechen, (hinein-)stoßen (into in). **III** vi stechen, stoßen (at nach; with mit).
jack·et ['dʒækɪt] **I** n **1.** Jacke f, Jacket nt. **2.** techn. Mantel m, Ummantelung f, Umhüllung f, Umwicklung f, Hülle f, Verkleidung f. **3.** phys. Hülle f, Hülse f. **II** vt techn. ummanteln, verkleiden.
  porcelain jacket Porzellanmantelkrone f, Jacketkrone f.
jaun·dice ['dʒɔːndɪs, 'dʒɑːndɪs] n patho. Gelbsucht f, Ikterus f, Icterus m.
jaun·diced ['dʒɔːndɪst, 'dʒɑːn-] adj patho. gelbsüchtig, ikterisch.
jaw [dʒɔː] n **1.** anat. Kiefer m, Kinnlade f. **2.** anat. Kiefer(knochen m) m. **3.** techn. Klaue f.
  cleft jaw Kieferspalte f, Gnathoschisis f
  crackling jaw Kiefergelenkknacken nt, Kiefergelenkreiben nt.
  Hapsburg jaw Habsburger Kiefer m.
  lower jaw Unterkiefer(knochen m) m, Mandibula f.
  upper jaw Oberkiefer(knochen m) m, Maxilla f.
jaw·bone ['dʒɔːbəʊn] n anat. Kiefer(knochen m) m
  upper jawbone → upper jaw.
je·ju·num [dʒɪ'dʒuːnəm] n old Leerdarm m, Jejunum nt, Intestinum jejunum.
jerk [dʒɜrk] **I** n (plötzlicher) Reflex m, ruckartige Bewegung f; Zuckung f, Zucken nt; Ruck m. **at one jerk** auf einmal. **by jerks** ruckweise. **give a jerk** (zusammen-)zucken. **with a jerk** plötzlich, mit einem Ruck. **II** vi (zusammen-)zucken; s. ruckartig bewegen.
  chin jerk Masseterreflex m, Unterkieferreflex m.
  jaw jerk → chin jerk.
  tendon jerk Sehnenreflex m.
jerk·y ['dʒɜrkɪ] adj (Bewegung, Atmung) ruckartig, ruck- od. stoßweise.
jet [dʒet] **I** n **1.** Strahl m. **2.** techn. Düse f, Strahlrohr nt. **II** vt **3.** ausstrahlen, ausstoßen, ausspritzen. **4.** anspritzen, bespritzen (with mit). **III** vi (heraus-, hervor-)schießen (from aus).
joint [dʒɔɪnt] n **I** n **1.** anat. Gelenk nt, Articulatio f. **2.** Verbindung (sstelle f) f, Fuge f, Naht(stelle f) f; techn. Gelenk nt, Verbindung (sstück nt) f, Bindeglied nt. **3.** sl. ‚Joint' m. **II** adj gemeinsam, gemeinschaftlich, Gemeinschafts-; vereint. **III** vt verbinden, zusammenfügen.
  Ackermann bar joint Ackermann-Steg m, Ackermann-Steggelenk nt.
  amphiarthrodial joint Wackelgelenk nt, straffes Gelenk nt, Amphiarthrose f.
  arthrodial joint Arthrodialgelenk nt, Articulatio plana.
  atlanto-occipital joint oberes Kopfgelenk nt, Atlantookzipitalgelenk nt, Articulatio atlanto-occipitalis.
  ball-and-socket joint → spheroidal joint.
  bar joint Steggelenk nt.
  biaxial joint biaxiales Gelenk nt.
  cochlear joint → condylar joint.
  composite joint Articulatio composita/complexa.
  compound joint → composite joint.
  condylar joint Ellipsoidgelenk nt, Eigelenk nt, Articulatio ellipsoidea/condylaris.
  condyloid joint → condylar joint.
  craniovertebral joint → atlanto-occipital joint.
  dentoalveolar joint Gomphosis f, Articulatio dentoalveolaris.
  diarthrodial joint echtes Gelenk nt, Diarthrose f, Articulatio/Junctura synovialis.
  Dolder bar joint Dolder-Steggeschiebe nt, Steggeschiebe nt nach Dolder, Dolder-Geschiebe nt.
  ellipsoidal joint → condylar joint.
  enarthrodial joint Nußgelenk nt, Enarthrose f, Articulatio cotylica, Enarthrosis sphaeroidea.
  false joint Pseudogelenk nt, Falschgelenk nt, Scheingelenk nt, Pseudarthrose f.
  freely movable joint → diarthrodial joint.

  ginglymoid joint Scharniergelenk nt, Ginglymus m.
  gliding joint → arthrodial joint.
  gompholic joint n **1.** Einkeilung f, Einzapfung f, Gomphosis f. **2.** → dentoalveolar joint.
  hinge joint → ginglymoid joint.
  lateral atlantoaxial joint unteres Kopfgelenk nt, laterales Atlantoaxialgelenk nt, Articulatio atlanto-axialis lateralis.
  ligamentous joint Syndesmose f, Junctura fibrosa.
  mandibular joint Kiefergelenk nt, Temporomandibulargelenk nt, Articulatio temporomandibularis.
  maxillary joint → mandibular joint.
  mixed joint → composite joint.
  movable joint → diarthrodial joint.
  multiaxial joint → spheroidal joint.
  nonsynovial joint kontinuierliche Knochenverbindung f, Synarthrose f.
  occipital joint → atlanto-occipital joint.
  occipito-atlantal joint → atlanto-occipital joint.
  ovoid joint Sattelgelenk nt, Articulatio sellaris.
  peg-and-socket joint 1. Einkeilung f, Einzapfung f, Gomphosis f. **2.** → dentoalveolar joint.
  petro-occipital joint Synchondrosis petro-occipitalis.
  pivot joint → trochoidal joint.
  plane joint → arthrodial joint.
  polyaxial joint → spheroidal joint.
  rotary joint → trochoidal joint.
  rotatory joint → trochoidal joint.
  simple joint einfaches Gelenk nt, Articulatio simplex.
  socket joint of tooth → dentoalveolar joint.
  spheroidal joint Kugelgelenk nt, Articulatio spheroidea/cotylica.
  spiral joint → condylar joint.
  Steiger's joint Steiger-Gelenk nt, Steiger-Gelenkverbindung f, Steiger-Geschiebe nt.
  synarthrodial joint 1. kontinuierliche Knochenverbindung f, Knochenfuge f, Synarthrose f, Synarthrosis f, Articulatio/Junctura fibrosa. **2.** Synchondrose f, Symphyse f, Junctura cartilaginea.
  synchondrodial joint Knorpelfuge f, Knorpelhaft f, Synchondrose f, Synchondrosis f.
  syndesmodial joint Bandhaft f, Syndesmose f, Syndesmosis f.
  syndesmotic joint → syndesmodial joint.
  synovial joint → diarthrodial joint.
  temporomandibular joint (Unter-)Kiefergelenk nt, Temporomandibulargelenk nt, Articulatio temporomandibularis.
  temporomaxillary joint → temporomandibular joint.
  trochoid joint → trochoidal joint.
  trochoidal joint Drehgelenk nt, Zapfengelenk nt, Radgelenk nt, Articulatio trochoidea.
joule [dʒuːl, dʒaʊl] n Joule nt.
jug·u·lar ['dʒʌɡjələr, 'dʒuːgjələr] **I** n → jugular vein. **II** adj Hals betr; Jugularvene betr., jugular, Jugular-.
ju·gum ['dʒuːgəm] n, pl **ju·gums, ju·ga** ['dʒuːgə] anat. Joch nt, jochartige Struktur f, Erhebung f, Jugum nt.
  alveolar juga Juga alveolaria.
juice [dʒuːs] n **1.** Saft m; **juices** pl (Körper-)Säfte pl. **2.** fig. das Wesentliche.
  digestive juice Verdauungssaft m.
jump·ing the bite ['dʒʌmpɪŋ] Bißverschiebung f, Bißumstellung f.
junc·tion ['dʒʌŋkʃn] **I** n **1.** Verbinden nt, Vereinigen nt; Verbindung f, Vereinigung f. **2.** Verbindungsstelle f, Verbindungspunkt m, Anschlußstelle f, Vereinigungsstelle f, Junktion f. **3.** Zusammenfluß m; Kreuzung f. **II** adj Verbindungs-, Anschluß-.
  amelodental junction → dentinoenamel junction.
  ameloenamel junction → dentinoenamel junction.
  cementodentinal junction → dentinocemental junction.
  cementoenamel junction Zahnschmelzzementgrenze f, Schmelzzementgrenze f, Zahnzementschmelzgrenze f, Zementschmelzgrenze f.

corneoscleral junction Perikornealring *m*, Limbus corneae.
dentin-cementum junction → dentinocemental junction.
dentin-enamel junction → dentinoenamel junction.
dentinoblastic-predentin junction Dentin-Prädentin-Grenze *f*.
dentinocemental junction Dentinzementgrenze *f*, Dentinzahnzementgrenze *f*, Zahnzementdentingrenze *f*, Zementdentingrenze *f*.
dentinocementum junction → dentinocemental junction.
dentinocementum junction → dentinocemental junction.
dentinoenamel junction Dentinzahnschmelzgrenze *f*, Zahnschmelzdentingrenze *f*.
dentoenamel junction → dentinoenamel junction.
dentogingival junction Zahn-Zahnfleischgrenze *f*.

electrotonic junction → gap junction.
gap junction offener Zellkontakt *m*, Nexus *m*.
mucogingival junction Mukogingivalgrenze *f*, Mukogingivallinie *f*.
sclerocorneal junction Perikornealring *m*, Limbus corneae.
ju·van·tia [dʒuːˈvænʃɪə] *pl* Heilmittel *pl*, therapeutische Maßnahmen *pl*, Juvantia *pl*.
ju·ve·nile [ˈdʒuːvənl, ˈdʒuːvənaɪl] **I** *n* Jugendliche(r *m*) *f*. **II** *adj* **1.** jugendlich, jung, juvenil, Jugend-, Juvenil-. **2.** unreif, Entwicklungs-; kindisch.
juxta-articular *adj* in Gelenknähe (liegend), gelenknah, juxt(a)artikulär.

K

ka·le·mia [kəˈliːmɪə] *n* (vermehrter) Kaliumgehalt *m* des Blutes, (Hyper-)Kaliämie *f*.
ka·li [ˈkeɪlɪ] *n* Pottasche *f*, Kaliumkarbonat *nt*.
ka·li·e·mia [kælˈiːmɪə, keɪ-] *n* → kalemia.
ka·li·o·pe·nia [ˌkælɪəʊˈpɪnɪə, ˌkeɪ-] *n* Kaliummangel *m*, Kaliopenie *f*; Hypokaliämie *f*.
ka·li·um [ˈkeɪlɪəm] *n* Kalium *nt*.
ka·li·u·re·sis [ˌkælɪjəˈriːsɪs, ˌkeɪ-] *n* Kaliurese *f*.
ka·li·u·ret·ic [ˌkælɪjeˈretɪk] **I** *n* kaliuretisches Mittel *nt*. **II** *adj* kaliuretisch.
kal·li·din [ˈkælədɪn] *n* Kallidin *nt*, Lysyl-Bradykinin *nt*.
kal·li·krein [ˌkælɪˈkriːɪn] *n* Kallikrein *nt*.
ka·li·u·re·sis [ˌkælɪjəˈriːsɪs, ˌkeɪ-] *n* Kaliurese *f*.
kal·u·re·sis [ˌkæljəˈriːsɪs] *n* → kaliuresis.
kan·a·my·cin [ˌkænəˈmaɪsɪn] *n pharm.* Kanamycin *nt*.
ka·o·lin [ˈkeɪəlɪn] *n* → kaoline.
ka·o·line [ˈkeɪəliːn] *n* Kaolin *nt*.
karyo- *pref.* Kern-, Zellkern-, Kary(o)-, Nukle(o)-, Nucle(o)-.
kar·y·o·cyte [ˈkærɪəʊsaɪt] *n* **1.** kernhaltige Zelle *f*, Karyozyt *m*. **2.** *hema.* Normoblast *m*.
kar·y·o·gram [ˈkærɪəʊgræm] *n* Karyogramm *nt*, Idiogramm *nt*.
kar·y·o·ki·ne·sis [ˌkærɪəʊkɪˈniːsɪs, -kaɪ-] *n* **1.** mitotische Kernteilung *f*, Karyokinese *f*. **2.** Mitose *f*.
kar·y·ok·la·sis [ˌkærɪˈɒkləsɪs] *n* Kernzerbrechlichkeit *f*, Kernauflösung *f*, Karyoklasie *f*.
kar·y·o·lymph [ˈkærɪəʊlɪmf] *n* Kernsaft *m*, Karyolymphe *f*.
kar·y·ol·y·sis [ˌkærɪˈɒləsɪs] *n* (Zell-)Kernauflösung *f*, Karyolyse *f*.
kar·y·o·mi·to·sis [ˌkærɪəʊmaɪˈtəʊsɪs] *n* mitotische Kernteilung *f*, Karyomitose *f*.
kar·y·on [ˈkærɪɒn] *n* Zellkern *m*, Nukleus *m*, Nucleus *m*, Karyon *nt*.
kar·y·o·plasm [ˈkærɪəʊplæzəm] *n* (Zell-)Kernprotoplasma *nt*, Karyoplasma *nt*, Nukleoplasma *nt*.
kar·y·o·plast [ˈkærɪəʊplæst] *n* → karyon.
kar·y·o·pyk·no·sis [ˌkærɪəʊpɪkˈnəʊsɪs] *n* Kernschrumpfung *f*, Kernverdichtung *f*, (Kern-)Pyknose *f*, Karyopyknose *f*.
kar·y·or·rhex·is [ˌkærɪəʊˈreksɪs] *n*, *pl* **kar·y·or·rhex·es** [ˌkærɪəʊˈreksiːz] (Zell-)Kernzerfall *m*, Karyo(r)rhexis *f*.
kar·y·o·type [ˈkærɪəʊtaɪp] *n* Karyotyp *m*.
kat·a·did·y·mus [ˌkætəˈdɪdəməs] *n embryo.* Katadidymus *m*.
kat·i·on [ˈkætˌaɪɒn, -ɒn] *n* Kation *nt*.
ke·bo·ceph·a·ly [ˌkebəʊˈsefəlɪ] *n embryo.* Affenkopf *m*, Kebozephalie *f*, Zebozephalie *f*, Cebozephalie *f*.
keep [kiːp] (*v* **kept**; **kept**) **I** *v* **1.** (Lebens-)Unterhalt *m*. **2.** Unterkunft u. Verpflegung *f*. **3.** Unterhaltskosten *pl*. **II** *vt* **4.** (be-)halten, haben. **5.** *fig.* (er-)halten, (be-)wahren. **keep one's temper** s. beherrschen. **6.** aufheben, (auf-)bewahren. **keep cool** kühl aufbewahren. **keep dry/keep in a dry place** trocken aufbewahren. **keep a note of** s. etw. notieren. **keep warm** warm halten. **8.** pflegen, (er)halten. **keep alive** am Leben erhalten. **keep clean** sauber *od*. rein halten. **III** *vi* bleiben. **keep in bed** im Bett bleiben. **keep in good health** gesund bleiben. **keep in** *vt* (*Atem*) anhalten.
ke·loid [ˈkiːlɔɪd] *n* Wulstnarbe *f*, Keloid *nt*. **cicatricial keloid** Narbenkeloid *nt*. **keloid of gums** fibröse Gingivahyperplasie *f*, fibröse Zahnfleischhyperplasie *f*, Fibromatosis gingivae, Elephantiasis gingivae.
ke·loi·do·sis [kiːlɔɪˈdəʊsɪs] *n* Keloidose *f*.
kel·vin [ˈkelvɪn] *n* Kelvin *nt*.
keph·a·lin [ˈkefəlɪn] *n* Kephalin *nt*, Cephalin *nt*.
ker·a·sin [ˈkerəsɪn] *n* Kerasin *nt*.
ker·a·tan·sul·fa·tu·ria [ˌkerətænˌsʌlfəˈt(j)ʊərɪə] *n* Morquio-Syndrom *nt*, Morquio-Ullrich-Syndrom *nt*, Morquio-Brailsford-Syndrom *nt*, spondyloepiphysäre Dysplasie *f*, Mukopolysaccharidose *f* Typ IV.
ker·a·ti·a·sis [kerəˈtaɪəsɪs] *n* → keratosis.
ke·rat·ic [kəˈrætɪk] *adj* **1.** Keratin betr., Keratin-. **2.** Hornhaut/Kornea betr., Hornhaut-, Kerato-. **3.** hornartig, Horn-.

ker·a·tin [ˈkerətɪn] *n* Hornstoff *m*, Keratin *nt*.
ker·a·tin·i·za·tion [ˌkerətɪnəˈzeɪʃn] *n* Verhornung *f*, Keratinisation *f*.
ke·rat·i·no·cyte [kɪˈrætnəʊsaɪt] *n* Keratinozyt *m*, Hornzelle *f*, Malpighi-Zelle *f*.
ker·a·ti·tis [kerəˈtaɪtɪs] *n ophthal.* Hornhautentzündung *f*, Keratitis *f*.
kerato- *pref.* Hornhaut-, Kerato-, Korneal-.
ker·a·to·ac·an·tho·ma [ˌkerətəʊækænˈθəʊmə] *n derm.* Keratoakanthom *nt*, selbstheilendes Stachelzellkarzinom *nt*, selbstheilender Stachelzell(en)krebs *m*, Molluscum sebaceum/pseudocarcinomatosum.
ker·a·to·an·gi·o·ma [ˌkerətəʊændʒɪˈəʊmə] *n* Angiokeratom(a) *nt*.
ker·a·to·at·ro·pho·der·ma [ˌkerətəʊˌætrəfəʊˈdɜːmə] *n derm.* **1.** Porokeratosis *f*, Keratoatrophodermie *f*, Keratoatrophodermia *f*, Parakeratosis anularis. **2.** Mibelli-Krankheit *f*, Porokeratosis *f*/Parakeratosis *f* Mibelli, Keratoatrophodermie *f*, Hyperkeratosis concentrica, Hyperkeratosis figurata centrifugata atrophicans, Keratodermia excentrica.
ker·a·to·con·junc·ti·vi·tis [ˌkerətəʊkənˌdʒʌŋktəˈvaɪtɪs] *n ophthal.* Keratokonjunktivitis *f*, Keratoconjunctivitis *f*.
ker·a·to·cyst [ˈkerətəʊsɪst] *n* → odontogenic keratocyst. **odontogenic keratocyst** Keratozyste *f*, Cholesteatom *nt*, Pseudocholesteatom *nt*, Primordialzyste *f* mit Verhornung, Kieferepidermoid *nt*, Epidermoidzyste *f*, verhornende Epithelzyste *f*.
ker·a·to·cyte [ˈkerətəʊsaɪt] *n* Keratozyt *m*.
ker·a·to·der·ma [ˌkerətəʊˈdɜːmə] *n derm.* **1.** Hautverhornung *f*, Hornhautbildung *f*, Keratoderma *f*. **2.** übermäßige Verhornung *f*, Keratoderma *nt*, Keratodermatose *f*.
ker·a·to·der·ma·ti·tis [ˌkerətəʊˌdɜːrməˈtaɪtɪs] *n derm.* Keratodermatitis *f*.
ker·a·to·gen·e·sis [ˌkerətəʊˈdʒenəsɪs] *n* Hornbildung *f*, Keratogenese *f*, Keratinisation *f*.
ker·a·tog·e·nous [kerəˈtɒdʒənəs] *adj* Hornbildung *od*. Verhornung fördernd, keratogen.
ker·a·to·glos·sus [ˌkerətəʊˈglɒsəs] *n anat.* Musculus chondroglossus.
ker·a·to·hy·a·lin [ˌkerətəʊˈhaɪəlɪn] *n* Keratohyalin *nt*, Eleidinkörnchen *nt*.
ker·a·to·hy·a·line [ˌkerətəʊˈhaɪəliːn, -laɪn] **I** *n* → keratohyalin. **II** *adj* keratohyalin.
ker·a·toid [ˈkerətɔɪd] *adj* **1.** hornartig, keratoid. **2.** Hornhaut(gewebe) ähnlich, keratoid.
ker·a·tol·y·sis [kerəˈtɒləsɪs] *n derm.* **1.** Ablösung *f* der Hornschicht, Keratolyse *f*, Keratolysis *f*. **2.** Auflösung/Erweichung *f* der Hornsubstanz der Haut, Keratolyse *f*. **3.** Keratolyse *f*, Keratolysis *f*.
ker·a·to·lyt·ic [ˌkerətəʊˈlɪtɪk] **I** *n* Keratolytikum *nt*. **II** *adj* Keratolyse betr., keratolytisch.
ker·a·to·ma [kerəˈtəʊmə] *n*, *pl* **ker·a·to·mas**, **ker·a·to·ma·ta** [kerəˈtəʊmətə] **1.** Hornschwiele *f*, Kallus *m*, Callus *m*, Callositas *f*. **2.** Keratom *nt*, Keratoma *nt*.
ker·a·to·sis [kerəˈtəʊsɪs] *n derm.* Verhornungsstörung *f*, Keratose *f*, Keratosis *f*.
actinic keratosis aktinische/senile Keratose *f*, Keratosis actinica/solaris/senilis, Keratoma senile.
focal keratosis **1.** Leukoplakia *f*, Weißschwielenbildung *f*, Weißschwielenkrankheit *f*, Leukokeratosis *f*. **2.** orale Leukoplakie *f*, Leukoplakie *f* der Mundschleimhaut, prämaligne Leukoplakie *f*, Leukoplakie *f*, Leukoplakia oris.
focal oral keratosis → focal keratosis.
nonspecific oral keratosis → focal keratosis.
seborrheic keratosis seborrhoische Alterswarze/Keratose *f*, Verruca sebborhoica/senilis.
senile keratosis → actinic keratosis.
solar keratosis → actinic keratosis.

ke·ta·mine ['ki:təmi:n, -mɪn] *n pharm., anes.* Ketamin *nt.*
keto- *pref.* Keto(n)-.
ke·to·ac·i·de·mia [ˌki:təʊæsɪ'di:mɪə] *n* Ketoazidämie *f.*
ke·to·ac·i·do·sis [ˌki:təʊˌæsɪ'dəʊsɪs] *n* Ketoazidose *f*, Ketoacidose *f.*
   diabetic ketoacidosis diabetische Ketoazidose *f.*
ke·to·ac·i·dot·ic [ˌki:təʊæsɪ'dɑtɪk] *adj* Ketoazidose betr., ketoazidotisch.
ke·to·ac·i·du·ria [ˌki:təʊæsɪ'd(j)ʊərɪə] *n* Ketoazidurie *f.*
ke·to·gen·e·sis [ki:təʊ'dʒenəsɪs] *n* Keto(n)körperbildung *f*, Ketogenese *f.*
ke·to·gen·ic [ˌki:təʊ'dʒenɪk] *adj* Keton(körper) bildend, ketogen, ketoplastisch.
ke·tone ['ki:təʊn] *n chem.* Keton *nt.*
ke·to·ne·mia [ˌki:təʊ'ni:mɪə] *n* Ketonämie *f.*
ke·to·nu·ria [ˌki:təʊ'n(j)ʊərɪə] *n* Ketonurie *f.*
ke·to·pla·sia [ˌki:təʊ'pleɪʒ(ɪ)ə, -zɪə] *n* Keto(n)körperbildung *f.*
ke·to·plas·tic [ˌki:təʊ'plæstɪk] *adj* → ketogenic.
ke·tose ['ki:təʊs] *n* Keto(n)zucker *m*, Ketose *f.*
ke·to·sis [kɪ'taʊsɪs] *n patho.* Azetonämie *f*, Ketonämie *f*, Ketoazidose *f*, Ketose *f*, Ketosis *f.*
kid·ney ['kɪdnɪ] *n* Niere *f*; *anat.* Ren *m*, Nephros *m.*
   artificial kidney künstliche Niere *f*, Hämodialysator *m.*
kidney-shaped *adj* nierenförmig.
kill [kɪl] I *vt* **1.** töten, umbringen, ermorden; **kill o.s.** s. umbringen. **2.** arg zu schaffen machen. **my back is killing me** mein Rücken bringt mich (noch) um. **3.** (*Wirkung*) neutralisieren, unwirksam machen, aufheben; (*Maschine*) abschalten, ausschalten; (*Keime*) abtöten; (*Schmerz*) stillen. II *vi* töten, den Tod verursachen.
kill·er ['kɪlər] *n* Vernichtungsmittel *nt*, Vertilgungsmittel *nt.*
   germ killer Desinfektionsmittel *nt.*
kill·ing ['kɪlɪŋ] I *n* Töten *nt*, Tötung *f.* II *adj* tödlich; (*a. fig.*) vernichtend, mörderisch.
   mercy killing Sterbehilfe *f*, Euthanasie *f.*
kil·o·cal·o·rie ['kɪləkælərɪ] *n* (große) Kalorie *f*, Kilokalorie *f.*
kil·o·gram ['kɪləɡræm] *n* Kilogramm *nt.*
kil·o·hertz ['kɪləhɜrts] *n* Kilohertz *nt.*
kil·o·volt ['kɪləvəʊlt] *n* Kilovolt *nt.*
kil·o·watt ['kɪləwɑt] *n* Kilowatt *nt.*
kilowatt-hour *n* Kilowattstunde *f.*
ki·nase ['kaɪneɪz, 'kɪ-] *n* Kinase *f.*
kin·e·sal·gi·a [ˌkɪnə'sældʒ(ɪ)ə] *n neuro.* (*Muskel*) Bewegungsschmerz *m*, Kines(i)algie *f.*
ki·ne·si·al·gia [kɪˌni:sɪ'ældʒ(ɪ)ə] *n* → kinesalgia.
ki·ne·si·o·ther·a·py [kɪˌni:zɪəʊ'θerəpɪ, kaɪ-] *n* → kinesitherapy.
kin·e·sip·a·thy [ˌkɪnə'sɪpəθɪ] *n* → kinesitherapy.
ki·ne·sis [kɪ'ni:sɪs, kaɪ-] *n* Bewegung *f*, Kinesie *f*, Kinesis *f.*
ki·ne·si·ther·a·py [kɪˌni:sɪ'θerəpɪ] *n* Bewegungstherapie *f*, Kinesiotherapie *f*, Kinesitherapie *f.*
ki·net·ic [kɪ'netɪk, kaɪ-] *adj* Kinetik betr., kinetisch, Bewegungs-.
ki·net·ics [kɪ'netɪks, kaɪ-] *pl* Kinetik *f.*
ki·ne·to·chore [kɪ'ni:təkɔ:r, -'netə-, kaɪ-] *n* Kinetochor *nt*, Zentromer *m.*
ki·ne·to·nu·cle·us [kɪˌni:tə'n(j)u:klɪəs, -ˌnetə-, kaɪ-] *n* → kinetoplast.
ki·ne·to·plast [kɪ'ni:təplæst, -'netə-, kaɪ-] *n micro.* Kinetoplast *m*, Kinetonukleus *m*, Blepharoplast *m.*
kin·e·to·sis [ˌkɪnə'təʊsɪs] *n, pl* **kin·e·to·ses** [ˌkɪnə'təʊsi:z] Bewegungskrankheit *f*, Reisekrankheit *f*, Kinetose *f.*
ki·ne·to·some [kɪ'ni:təsəʊm, -'netə-, kaɪ-] *n* Basalkörperchen *nt*, Basalkörnchen *nt*, Kinetosom *nt.*
ki·ne·to·ther·a·py [kɪˌni:tə'θerəpɪ, -ˌnetə-, kaɪ-] *n* → kinesitherapy.
ki·nin ['kaɪnɪn, 'kɪ-] *n* Kinin *nt.*
kino- *pref.* Bewegungs-, Kine-, Kinet(o)-, Kin(o)-.
ki·no·cen·trum [ˌkɪnə'sentrəm, ˌkaɪ-] *n* Kinozentrum *nt*, Zentrosom *nt.*
ki·no·cil·i·um [ˌkɪnə'sɪlɪəm] *n, pl* **ki·no·cil·i·a** [ˌkɪnə'sɪlɪə] (Kino)Zilie *f*, Flimmerhaar *m.*
Kleb·si·el·la [ˌklebzɪ'elə] *n micro.* Klebsiella *f.*
   Klebsiella friedländeri → Klebsiella pneumoniae.
   Klebsiella pneumoniae Friedländer-Bakterium *nt*, Friedländer-Bazillus *m*, Klebsiella pneumoniae, Bacterium pneumoniae Friedländer.
   Klebsiella pneumoniae rhinoscleromatis Rhinosklerom-Bakterium *nt*, Klebsiella (pneumoniae) rhinoscleromatis, Bacterium rhinoscleromatis.
   Klebsiella rhinoscleromatis → Klebsiella pneumoniae rhinoscleromatis.
knee [ni:] *n* **1.** Knie *nt*; *anat.* Genu *nt.* **on one's knees** kniend. **2.** Kniegelenk *nt*, Articulatio genus/genualis. **3.** (*a. techn.*) knieförmige Struktur *f*, Knie(stück *nt*) *nt.*
knife [naɪf] I *n, pl* **knives** [naɪvz] **1.** Messer *nt.* **2.** *chir., patho.* Messer *nt*, Skalpell *nt.* II *vt* schneiden, mit einem Messer bearbeiten.
   Blair knife Blair-Skalpell *nt*, Blair-Messer *nt.*
   Buck knife Buck-Messer *nt*, Buck-Interdentalmesser *nt.*
   carving knife Modellierinstrument *nt.*
   cautery knife Kautermesser *nt.*
   finishing knife Finiermesser *nt.*
   fistula knife Fistelmesser *nt*, Syringotom *nt.*
   gingivectomy knife Gingivektomiemesser *nt.*
   gold knife Goldmesser *nt.*
   Goldman-Fox knife Goldman-Fox-Messer *nt.*
   Humby knife Humby-Messer *nt.*
   interdental knife Interdentalmesser *nt.*
   Kirkland knife Kirkland-Gingivektomiemesser *nt*, Kirkland-Messer *nt.*
   Kirkland gingivectomy knife → Kirkland knife.
   Merrifield knife Merrifield-Gingivektomiemesser *nt*, Merrifield-Messer *nt.*
   Merrifield gingivectomy knife → Merrifield knife.
   Monahan-Lewis knife Monahan-Lewis-Messer *nt.*
   Orban knife Orban-Gingivektomiemesser *nt*, Orban-Messer *nt.*
   Orban gingivectomy knife → Orban knife.
   periodontal knife Parodontalmesser *nt*, Gingivaplastik-Gingivektomiemesser *nt.*
   plaster knife Gipsmesser *nt.*
   surgical knife chirurgisches Messer *nt*, Skalpell *nt.*
knot [nɑt] I *n* **1.** *anat.* knotenförmige Struktur *f*, Knoten *m*, Nodus *m.* **2.** (*a. chir.*) Knoten *m*, Schleife *f*, Schlinge *f.* **make/tie a knot** einen Knoten machen. II *vt* einen Knoten machen in; (ver-)knoten, (ver)knüpfen. **knot together** *vt* verknoten.
   Ahern's knot Zahnschmelzknoten *m*, Schmelzknoten *m*, Ahrens-Knoten *m.*
   enamel knot → Ahern's knot.
   false knot 1. *chir.* falscher Knoten *m*, Weiberknoten *m.* **2.** *gyn.* falscher Nabelschnurknoten *m.*
   granny knot falscher Knoten *m*, Weiberknoten *m.*
   Hubrecht's protochordal knot → primitive knot.
   primitive knot *embryo.* Primitivknoten *m.*
   protochordal knot → primitive knot.
   reef knot → square knot.
   square knot richtiger Knoten *m*, Schifferknoten *m.*
   surgeon's knot → surgical knot.
   surgical knot chirurgischer Knoten *m.*
krau·ro·sis [krɔ:'rəʊsɪs] *n derm., patho.* Kraurose *f*, Kraurosis *f*, Craurosis *f.*
kre·a·tin ['krɪətɪn] *n* Kreatin *nt*, Creatin *nt*, α-Methylguanidinoessigsäure *f.*
kres·ol ['kresɒl, -sɑl] *n* Kresol *nt.*
ky·mog·ra·phy [kaɪ'mɑɡrəfɪ] *n* Kymographie *f.*
ky·mo·scope ['kaɪməskəʊp] *n* Kymoskop *nt.*
ky·phos ['kaɪfɑs] *n ortho.* Buckel *m.*
ky·pho·sco·li·o·sis [ˌkaɪfəˌskəʊlɪ'əʊsɪs, -ˌskɑl-] *n ortho.* Kyphoskoliose *f.*
ky·pho·sis [kaɪ'fəʊsɪs] *n, pl* **ky·pho·ses** [kaɪ'fəʊsi:z] *ortho.* Kyphose *f.*
   juvenile kyphosis Scheuermann-Krankheit *f*, Morbus *m* Scheuermann, Adoleszentenkyphose *f*, Osteochondritis/Osteochondrosis deformans juvenilis.
   Scheuermann's kyphosis → juvenile kyphosis.
ky·phot·ic [kaɪ'fɑtɪk] *adj* Kyphose betr., von Kyphose betroffen, kyphotisch, Kyphose-.

L

la·bel ['leɪbəl] **I** *n* Etikett *nt*, Aufkleber *m*, Label *nt;* Aufschrift *f*, Beschriftung *f;* Schild *nt*, Anhänger *m*. **II** *vt* etikettieren, mit einem Aufkleber/Anhänger/Etikett versehen, beschriften.
la·bel·ing ['leɪbəlɪŋ] *n* Markieren *nt*, Markierung *f*, Kennzeichnung *f.*
la·bel·ling ['leɪbəlɪŋ] *n* → labeling.
la·bi·al ['leɪbɪəl] *adj* Lippe/Labium betr., labial, Lippen-, Labial-.
la·bile ['leɪbəl, -baɪl] *adj* **1.** *phys.* labil, schwankend, unbeständig; *chem.* zersetzlich. **2.** *psycho.* labil, unsicher; *med.* nicht widerstandfähig.
la·bi·o·ax·i·o·gin·gi·val [leɪbɪəu,æksɪəu'dʒɪndʒəvəl] *adj* labioaxiogingival, axiolabiogingival.
la·bi·o·cer·vi·cal [leɪbɪəu'sɜrvɪkl] *adj* **1.** labiozervikal. **2.** labiogingival.
la·bi·o·cli·na·tion [,leɪbɪəuklaɪ'neɪʃn] *n* Labioklination *f.*
la·bi·o·den·tal [,leɪbɪəu'dentl] **I** *n* Labiodental(laut *m*) *m*, Lippenzahnlaut *m*. **II** *adj* Lippe(n) u. Zähne betr., labiodental.
la·bi·o·gin·gi·val [leɪbɪəu'dʒɪndʒəvəl] *adj* labiogingival.
la·bi·o·glos·so·la·ryn·ge·al [leɪbɪəu,glɑsəulə'rɪndʒɪəl] *adj* labioglossolaryngeal.
la·bi·o·glos·so·pha·ryn·ge·al [leɪbɪəu,glɑsəufə'rɪndʒɪəl] *adj* labioglossopharyngeal.
la·bi·o·in·ci·sal [,leɪbɪəuɪn'saɪzl] *adj* labioinzisal.
la·bi·o·na·sal [,leɪbɪəu'neɪzl] **I** *n* Labionasal(laut *m*) *m*, Lippennasenlaut *m*. **II** *adj* Lippe(n) u. Nase betr., labionasal.
la·bi·o·plas·ty ['leɪbɪəuplæstɪ] *n* Lippenplastik *f*, Labioplastik *f*, Cheiloplastik *f.*
la·bi·o·prox·i·mal [leɪbɪəu'prɑksɪməl] *adj* labioproximal, proximolabial.
la·bi·o·te·nac·u·lum [,leɪbɪəutɪ'nækjələm] *n* Lippenhalter *m.*
la·bi·o·ve·lar [,leɪbɪəu'viːlər] **I** *n* Labiovelar(laut *m*) *m*, Lippengaumenlaut *m*. **II** *adj* Lippe(n) u. Gaumen betr., labiovelar.
la·bi·o·ver·sion [leɪbɪəu'vɜrʒn] *n* Labioversion *f.*
la·bi·um ['leɪbɪəm] *n, pl* **la·bia** ['leɪbɪə] *anat.* **1.** Lippe *f*, Labium *nt*. **2.** Schamlippe *f*, Labium pudendi.
la·bor ['leɪbər] **I** *n* **1.** Wehen *pl*, Labores (parturientinum). **be in labor** in den Wehen liegen, kreißen. **go into labor/enter labor** Wehen bekommen. **2.** (schwere) Arbeit *f.* **3.** Anstrengung *f*, Mühe *f.* **II** *vi* **4.** in den Wehen liegen, kreißen. **5.** (schwer) arbeiten (*at* an); s. abmühen (*at, with* mit); s. quälen.
lab·o·ra·to·ry ['læbrətɔːrɪ, -təu-] *n* Laboratorium *nt*, Labor *nt.*
lab·ro·cyte ['læbrəsaɪt] *n* Mastzelle *f*, Mastozyt *m.*
lab·y·rinth ['læbərɪnθ] *n* **1.** Labyrinth *nt*, irrgangähnliches Gebilde *nt*; *anat.* Labyrinthus *m*. **2.** Innenohr(labyrinth *nt*) *nt*, Labyrinth *nt.*
bony labyrinth (*Innenohr*) knöchernes/ossäres Labyrinth *nt*, Labyrinthus osseus.
endolymphatic labyrinth → membranous labyrinth.
ethmoidal labyrinth Siebbeinlabyrinth *nt*, Labyrinthus ethmoidalis.
membranous labyrinth häutiges/membranöses Labyrinth *nt*, Labyrinthus membranaceus.
osseous labyrinth → bony labyrinth.
lab·y·rin·thec·to·my [,læbərɪn'θektəmɪ] *n* Labyrinthexzision *f*, Labyrinthektomie *f.*
lab·y·rin·thi·tis [,læbərɪn'θaɪtɪs] *n* **1.** Labyrinthentzündung *f*, Labyrinthitis *f.* **2.** Innenohrentzündung *f*, Otitis interna.
lab·y·rin·thot·o·my [,læbərɪn'θɑtəmɪ] *n* Labyrintheröffnung *f*, Labyrinthotomie *f.*
lac [læk] *n, pl* **lac·ta** ['læktə] **1.** Milch *f*, Lac *nt*; milchartige Flüssigkeit *f*, Milch *f*. **2.** Gummilack *m*, Lackharz *nt.*
lac·er·ate [*adj* 'læsəreɪt, læsərɪt; *v* læsəreɪt] **I** *adj* → lacerated. **II** *vt* verletzen, zerschneiden, einreißen, aufreißen, lazerieren, zerfetzen.
lac·er·at·ed ['læsəreɪtɪd] *adj* (aus-)gefranst; zerfetzt, eingerissen, aufgerissen, lazeriert; verletzt.
lac·er·a·tion [læsə'reɪʃn] *n* **1.** Zerreißen *nt*, Lazerieren *nt*. **2.** Rißwunde *f*, Kratzwunde *f*, Platzwunde *f*, Schnittwunde *f*, Rißverletzung *f*, Kratzverletzung *f*, Platzverletzung *f*, Schnittverletzung *f*, Lazeration *f.*
superficial laceration (oberflächliche) Abschürfung *f.*
lack [læk] **I** *n* Mangel *m*, Knappheit *f* (*of* an). **for/through lack of (time)** aus Mangel an (Zeit). **II** *vt* Mangel haben *od.* leiden an, nicht haben.
lack of appetite Appetitlosigkeit *f.*
lack of interest Interesselosigkeit *f*, Desinteresse *nt.*
lack of oxygen Sauerstoffmangel *m.*
lack of tone Tonusmangel *m.*
lac·mus ['lækməs] *n* Lackmus *nt.*
lac·ri·mal ['lækrɪml] *adj* Tränen *od.* Tränendrüse *od.* Tränenkanal betr., lakrimal, Tränen-.
lac·ri·ma·tion [lækrɪ'meɪʃn] *n* Tränensekretion *f*, Lakrimation *f.*
lac·ri·ma·tor ['lækrɪmeɪtər] *n* tränentreibende/lakrimogene Substanz *f.*
lac·ri·ma·to·ry ['lækrɪmətɔːriː, -təu-] *adj* die Tränensekretion fördernd, lakrimogen.
lac·tac·i·de·mia [læk,tæsɪ'diːmɪə] *n* Laktazidämie *f*, Lactazidämie *f*, Hyperlaktazidämie *f.*
lac·tal·bu·min [,læktæl'bjuːmɪn] *n* (α-)Laktalbumin *nt*, Lactalbumin *f.*
lac·tam ['læktæm] *n* Laktam *nt*, Lactam *nt*, Laktonamin *nt.*
lac·tase ['lækteɪz] *n* Laktase *f*, Lactase *f*, β-Galaktosidase *f.*
lac·tate ['lækteɪt] **I** *n* Laktat *nt*, Lactat *nt*. **II** *vi* Milch absondern, laktieren.
lac·tic ['læktɪk] *adj* Milch-, Lakt(o)-, Galakt(o)-.
lac·tic·ac·i·de·mia [,læktɪk,æsɪ'diːmɪə] *n* → lactacidemia.
lac·tin ['læktɪn] *n* → lactose.
lacto- *pref.* Milch-, Lakt(o)-, Galakt(o)-.
Lac·to·ba·cil·lus [,læktəubə'sɪləs] *n, pl* **Lac·to·ba·cil·li** [,læktəubə'sɪlaɪ] *micro.* Milchsäurestäbchen *nt*, Lakto-, Lactobacillus *m.*
lac·to·chrome ['læktəukrəum] *n* Riboflavin *nt*, Laktoflavin *nt*, Vitamin B_2 *nt.*
lac·to·fer·rin [,læktəu'ferɪn] *n* Laktoferrin *nt*, Laktotransferrin *nt.*
lac·to·fla·vin [,læktəu'fleɪvɪn] *n* → lactochrome.
lac·tose ['læktəus] *n* Milchzucker *m*, Laktose *f*, Lactose *f*, Laktobiose *f.*
lac·to·su·ria [,læktə's(j)uərɪə] *n* Laktosurie *f.*
lac·to·syl ceramidase II ['læktəsɪl] β-Galaktosidase *f*, Laktase *f.*
la·cu·na [lə'k(j)uːnə] *n, pl* **la·cu·nae** [lə'k(j)uːniː] **1.** *anat.* Hohlraum *m*, Spalt(e *f*) *m*, Lücke *f*, Lakune *f*, Lacuna *f*. **2.** Lücke *f*, Spalt(e *f*) *m*; Grube *f.*
absorption lacunae Howship-Lakunen *pl.*
bone lacuna Knochenzellhöhle *f*, Knochenzellakune *f.*
lacuna of cementocyte Zementozytenlakune *f.*
Howship's lacunae → absorption lacunae.
osteocytic lacuna → bone lacuna.
resorbed lacunae → absorption lacunae.
resorption lacunae → absorption lacunae.
la·cus lacrimalis ['leɪkəs, 'læk-] Tränensee *m*, Lacus lacrimalis.
laev·u·lose ['levjələuz] *n* Fruchtzucker *m*, (D-)Fruktose *f*, (D-)Fructose *f*, Laevulose *f.*
lag·oph·thal·mia [lægəf'θælmɪə] *n* → lagophthalmos.
lag·oph·thal·mos [lægəf'θælməs] *n ophthal.* Hasenauge *nt*, Lagophthalmus *m.*
lag·oph·thal·mus [lægəf'θælməs] *n* → lagophthalmos.
lal·la·tion [læ'leɪʃn] *n* Lallen *nt*, Lallatio *f.*
lalo- *pref.* Sprach-, Sprech-, Lalo-.
la·lop·a·thy [læ'lɑpəθɪ] *n* Sprachstörung *f*, Sprechstörung *f*, Lalopathie *f.*
lal·o·pho·bia [,lælə'fəubɪə] *n* Sprechangst *f*, Sprechscheu *f*, Lalophobie *f.*
lal·o·ple·gia [lælə'pliːdʒ(ɪ)ə] *n* Sprachlähmung *f*, Laloplegie *f.*

lamb·da·cism ['læmdəsɪzəm] *n* Lambdazismus *m*.
lamb·da·cis·mus ['læmdəsɪzməs] *n* Lambdazismus *m*.
lam·bli·a·sis [læm'blaɪəsɪs] *n* Giardia-Infektion *f*, Lamblia-Infektion *f*, Giardiasis *f*, Lambliasis *f*.
la·mel·la [lə'melə] *n, pl* **la·mel·las, la·mel·lae** [lə'meliː, lə'melaɪ] dünnes Plättchen *nt*, dünne Membran *f*, Lamelle *f*.
  basic lamella (*Knochen*) Generallamelle *f*.
  cemental lamella Zahnzementlamelle *f*, Zementlamelle *f*.
  cementum lamella → cemental lamella.
  circumferential lamella → basic lamella.
  dental lamella *embryo.* Zahnleiste *f*.
  enamel lamellae Schmelzlamellen *pl*, Zahnschmelzlamellen *pl*.
  osseous lamella Knochenlamelle *f*.
la·mel·lar [lə'melər] *adj* → lamellate.
la·mel·late ['læməleɪt, lə'meleɪt, -lɪt] *adj* aus Lamellen aufgebaut *od.* bestehend, plättchenähnlich, plättchenartig, lamellenähnlich, lamellenartig, geschichtet, lamellär, lamellar, Lamellen-.
lam·el·lat·ed ['læməleɪtɪd] *adj* → lamellate.
la·mel·lose [lə'meləʊs, 'læmələʊs] *adj* → lamellate.
lam·i·na ['læmɪnə] *n, pl* **lam·i·nas, lam·i·nae** ['læmɪniː] 1. *anat., bio.* dünne Platte *od.* Schicht *f*, Überzug *m*, Blättchen *nt*, Lamina *f*. 2. *anat.* Wirbel(bogen)platte, Lamina arcus vertebrae/vertebralis.
  alar lamina *embryo.* Flügelplatte *f*, Lamina alaris.
  basal lamina 1. Basallamina *f*, Basalmembran *f*. **2.** *embryo.* Basalplatte *f*, Grundplatte *f*, Lamina basalis.
  buccal lamina Vorhofleiste *f*, Mundvorhofleiste *f*.
  buccogingival lamina → buccal lamina.
  cribriform lamina of ethmoid bone Siebbeinplatte *f*, Lamina cribrosa ossis ethmoidalis.
  lamina dentalis → dental lamina.
  dental lamina Zahnleiste *f*.
  dentogingival lamina → dental lamina.
  episcleral lamina → episclera.
  epithelial lamina Ependymüberzug *m* des Plexus choroideus, Lamina epithelialis.
  external lamina of peritoneum äußeres Blatt *nt* des Bauchfells, Peritoneum parietale.
  external lamina of pterygoid process Lamina lateralis proc. pterygoidei.
  external lamina of skull äußeres Blatt *nt* des knöchernen Schädeldachs, Lamina externa (cranii).
  inferior lamina of sphenoid bone Processus pterygoideus (ossis sphenoidalis).
  internal lamina of pterygoid process Lamina medialis proc. pterygoidei.
  internal lamina of skull inneres Blatt *nt* des knöchernen Schädeldaches, Lamina interna (cranii).
  labial lamina Vorhofleiste *f*, Mundvorhofleiste *f*.
  lateral dental lamina laterale Zahnleiste *f*.
  medial lamina of pterygoid process Lamina medialis proc. pterygoidei.
  orbital lamina Lamina orbitalis (ossis ethmoidalis).
  perpendicular lamina of ethmoid bone Lamina perpendicularis ossis ethmoidale.
  lamina propria *histol.* Lamina *f* propria, Propria *f* mucosae, Lamina propria mucosae.
  successional lamina Ersatzzahnleiste *f*.
  vestibular lamina Vorhofleiste *f*, Mundvorhofleiste *f*.
lam·i·na·gram ['læmɪnəgræm] *n radiol.* Schichtaufnahme *f*, Tomogramm *nt*.
lam·i·nag·ra·phy [læmɪ'nægrəfɪ] *n radiol.* Schichtröntgen *nt*, Tomographie *f*.
lam·i·nal ['læmɪnl] *adj* → laminar.
lam·i·nar ['læmɪnər] *adj* aus Schichten bestehend, blätterig, lamellenförmig, lamellenartig, laminar, laminal.
lam·i·nate ['læmɪneɪt, -nɪt] *adj* **1.** → laminated. **2.** aus Schichten bestehend, blätterig, lamellenförmig, lamellenartig, laminar, laminal.
lam·i·nat·ed ['læmɪneɪtɪd] *adj* aus Lamellen bestehend, in Schichten, lamellös, lamellär, lamellar.
lam·i·no·gram ['læmɪnəgræm] *n* → laminagram.
lam·i·nog·ra·phy [læmɪ'nɒgrəfɪ] *n* → laminagraphy.
lam·i·nous ['læmɪnəs] *adj* **1.** → laminated. **2.** → laminar.
lamp [læmp] *n* Lampe *f*; Leuchte *f*, Beleuchtungskörper *m*; Glühbirne *f*.
  heat lamp → infrared lamp.
  infrared lamp Infrarotlicht, Infrarotlampe *f*, Infrarotstrahler *m*.
  mercury lamp Quecksilberdampflampe *f*.
  mercury vapor lamp → mercury lamp.
  mouth lamp Mundleuchte *f*.

  quartz lamp Quartzlampe *f*.
lance [læns, lɑːns] **I** *n* → lancet. **II** *vt* mit einer Lanzette eröffnen *od.* aufschneiden *od.* aufstechen.
lan·cet ['lænsɪt, 'lɑːn-] *n* Lanzette *f*.
  abscess lancet Abszeßmesser *nt*.
  gingival lancet Zahnfleischmesser *nt*, Gingivalmesser *nt*, Gingivektomiemessser *nt*.
  gum lancet → gingival lancet.
lan·ci·nat·ing ['lænsɪneɪtɪŋ] *adj* bohrend, stechend, blitzartig, lanzinierend.
lan·o·lin ['lænlɪn] *n* Wollwachs *nt*, Lanolin *nt*.
lan·tha·nides ['lænθənaɪds, -nɪds] *pl chem.* seltene Erden *pl*, Lanthaniden *pl*.
lan·tha·num ['lænθənəm] *n* Lanthan *nt*.
laparo- *pref.* Bauch-, Bauchdecken-, Bauchwand-, Bauchhöhlen-, Lapar(o)-.
lap·a·ros·co·py [læpə'rɒskəpɪ] *n* Bauchspiegelung *f*, Laparoskopie *f*.
lap·a·rot·o·my [læpə'rɒtəmɪ] *n* (operative) Bauchhöhleneröffnung *f*, Laparotomie *f*.
lapse [læps] *I n* **1.** Versehen *nt*, Fehler *m*, Lapsus *m*. **2.** *patho.* Fall *m*, Absinken *nt*, Lapsus *m*; Ptose *f*. **3.** (*Zeit*) Ablauf *m*, Verlauf *m*; Zeitspanne *f*. **4.** Verfall *m*, Absinken *nt*, Niedergang *m*. **5.** Verschwinden *nt*, Aussterben *nt*; Aufhören *nt*. **II** *vi* **6.** (*Zeit*) verstreichen; (*Frist*) ablaufen. **7.** verfallen, versinken (*into* in). **8.** absinken, abgleiten, verfallen (*into* in). **9.** verschwinden, aussterben.
lap·sus ['læpsəs] *n* **1.** Versehen *nt*, Fehler *m*, Lapsus *m*. **2.** *patho.* Fall *m*, Absinken *nt*, Lapsus *m*; Ptose *f*.
lard [lɑːrd] *n* (Schweine-)Fett *nt*, Adeps suillus.
lar·va·ceous [lɑːr'veɪʃəs] *adj* → larvate.
lar·val ['lɑːrvəl] *adj* → larvate.
lar·vate ['lɑːrveɪt] *adj* (*Krankheit, Symptom*) versteckt, verkappt, maskiert, larviert.
lar·vat·ed ['lɑːrveɪtɪd] *adj* → larvate.
lar·vi·cid·al [lɑːrvə'saɪdl] *adj* larven(ab)tötend, larvizid.
lar·vi·cide ['lɑːrvəsaɪd] *n* Larvenvertilgungsmittel *nt*, Larvizid *nt*.
lar·yn·gal·gia [lærɪn'gældʒ(ɪ)ə] *n* Larynxschmerz *m*, Kehlkopfschmerz *m*, Laryngalgie *f*.
la·ryn·ge·al [lə'rɪndʒ(ɪ)əl, lærɪn'dʒiːəl] *adj* Kehlkopf/Larynx betr., laryngeal, Kehlkopf-, Laryng(o)-, Larynx-.
lar·yn·gec·to·my [lærɪn'dʒektəmɪ] *n* Larynxentfernung *f*, Larynxexstirpation *f*, Kehlkopfentfernung *f*, Kehlkopfexstirpation *f*, Laryngektomie *f*.
lar·yn·gis·mus [lærɪn'dʒɪzməs] *n, pl* **lar·yn·gis·mi** [lærɪn'dʒɪzmaɪ] Larynxkrampf *m*, Kehlkopfkrampf *m*.
  laryngismus stridulus 1. Stimmritzenkrampf *m*, Laryngospasmus *m*. **2.** falscher Krupp *m*, Pseudokrupp *m*, subglottische Laryngitis *f*, Laryngitis subglottica.
lar·yn·gi·tis [lærɪn'dʒaɪtɪs] *n, pl* **lar·yn·git·i·des** [lærɪn'dʒɪtədiːz] Larynxentzündung *f*, Kehlkopfentzündung *f*, Laryngitis *f*.
  croupous laryngitis kruppöse Laryngitis *f*.
laryngo- *pref.* Kehlkopf-, Laryng(o)-, Larynx-.
la·ryn·go·cele [lə'rɪŋgəʊsiːl] *n* Luftsack *m*, Luftgeschwulst *f*, Laryngozele *f*, Laryngocele *f*.
lar·yn·gog·ra·phy [lærɪn'gɒgrəfɪ] *n radiol.* Laryngographie *f*.
lar·yn·gol·o·gy [lærɪn'gɒlədʒɪ] *n* Laryngologie *f*.
la·ryn·go·pa·ral·y·sis [ləˌrɪŋgəʊpə'rælɪsɪs] *n* Larynxlähmung *f*, Kehlkopflähmung *f*, Laryngoparalyse *f*, Laryngoplegie *f*.
lar·yn·gop·a·thy [lærɪn'gɒpəθɪ] *n* Kehlkopferkrankung *f*, Laryngopathie *f*.
la·ryn·go·pha·ryn·gec·to·my [ləˌrɪŋgəʊˌfærɪŋ'dʒektəmɪ] *n* Laryngopharyngektomie *f*.
la·ryn·go·pha·ryn·ge·us [ləˌrɪŋgəʊfə'rɪndʒɪəs] *n* Musculus constrictor pharyngis inferior.
la·ryn·go·pha·ryn·gi·tis [ləˌrɪŋgəʊˌfærɪŋ'dʒaɪtɪs] *n* Laryngopharyngitis *f*.
la·ryn·go·pha·rynx [ləˌrɪŋgəʊ'færɪŋks] *n* Hypopharynx *m*, Laryngopharynx *m*, Pars laryngea pharyngis.
la·ryn·go·plas·ty [lə'rɪŋgəʊplæstɪ] *n* Larynxplastik *f*, Kehlkopfplastik *f*.
la·ryn·go·ple·gia [ləˌrɪŋgəʊ'pliːdʒ(ɪ)ə] *n* → laryngoparalysis.
la·ryn·go·rhi·nol·o·gy [ləˌrɪŋgəʊraɪ'nɒlədʒɪ] *n* Laryngorhinologie *f*.
la·ryn·gor·rha·gia [ləˌrɪŋgəʊ'rædʒ(ɪ)ə] *n* Larynxblutung *f*, Kehlkopfblutung *f*, Laryngorrhagie *f*.
la·ryn·go·scope [lə'rɪŋgəʊskəʊp] *n* Laryngoskop *nt*.
lar·yn·gos·co·py [lærɪn'gɒskəpɪ] *n* Kehlkopfspiegelung *f*, Kehlkopfuntersuchung *f*, Laryngoskopie *f*.
la·ryn·go·spasm [lə'rɪŋgəspæzəm] *n* Stimmritzenkrampf *m*, Laryngospasmus *m*.

lar·yn·gos·ta·sis [ˌlærɪnˈgɑstəsɪs] *n* Croup *m*, Krupp *m*.
la·ryn·go·ste·no·sis [ləˌrɪŋgəʊstɪˈnəʊsɪs] *n* Larynxverengung *f*, Larynxstenose *f*, Kehlkopfstenose *f*, Laryngostenose *f*.
lar·yn·gos·to·my [ˌlærɪnˈgɑstəmɪ] *n* **1.** Laryngostomie *f*. **2.** Kehlkopffistel *f*, Laryngostoma *nt*.
lar·yn·got·o·my [ˌlærɪnˈgɑtəmɪ] *n* Kehlkopferöffnung *f*, Kehlkopfspaltung *f*, Laryngotomie *f*.
la·ryn·go·tra·che·i·tis [ləˌrɪŋgəʊtreɪkɪˈaɪtɪs] *n* Laryngotracheitis *f*.
la·ryn·go·tra·che·o·bron·chi·tis [ləˌrɪŋgəʊˌtreɪkɪəʊbraŋkaɪtɪs] *n* Laryngotracheobronchitis *f*.
la·ryn·go·tra·che·o·bron·chos·co·py [ləˌrɪŋgəʊˌtreɪkɪəʊbranˈkɑskəpɪ] *n* Laryngotracheobronchoskopie *f*.
la·ryn·go·tra·che·os·co·py [ləˌrɪŋgəʊˌtreɪkɪˈɑskəpɪ] *n* Laryngotracheoskopie *f*.
la·ryn·go·tra·che·ot·o·my [ləˌrɪŋgəʊˌtreɪkɪˈɑtəmɪ] *n* Laryngotracheotomie *f*.
lar·ynx [ˈlærɪŋks] *n, pl* **lar·ynx·es, la·ryn·ges** [ləˈrɪndʒiːz] Kehlkopf *m*, Larynx *m*.
lase [leɪz] **I** *vt* mit Laser bestrahlen. **II** *vi* Laserlicht ausstrahlen, lasen.
la·ser [ˈleɪzər] *n* Laser *m*.
 argon laser Argonlaser *m*.
 holmium:YAG laser Ho-YAG-Laser *m*.
 holmium:yttrium-aluminum-garnet laser Ho-YAG-Laser *m*.
 Ho:YAG laser Ho-YAG-Laser *m*.
 Nd:YAG laser Nd-YAG-Laser *m*.
 neodymium:YAG laser Nd-YAG-Laser *m*.
 neodymium:yttrium-aluminum-garnet laser Nd-YAG-Laser *m*.
la·ten·cy [ˈleɪtnsɪ] *n* **1.** Verborgenheit *f*, latente Beschaffenheit *od.* Phase *f*, Latenz *f*. **2.** *physiol.* Latenz *f*, Latenzzeit *f*. **3.** *patho.* Symptomlosigkeit *f*, Latenz *f*.
 facial nerve latency Fazialislatenzzeit *f*.
la·tent [ˈleɪtnt] *adj* verborgen, inapparent, unsichtbar, versteckt, latent; *patho., psycho.* latent.
latero- *pref.* Seiten-, Latero-, Lateral-.
lat·er·o·gna·thism [ˌlætərəʊˈnæθɪzm] *n* Laterognathie *f*.
lat·er·o·po·si·tion [ˌlætərəʊpəˈzɪʃn] *n* Seitwärtsverlagerung *f*, Lateroposition *f*.
lat·er·o·pul·sion [ˌlætərəʊˈpʌlʃn] *n neuro.* (unwillkürliche) Seitwärtsneigung *f*, Seitwärtsbewegung *f*, Lateropulsion *f*.
lat·er·o·tor·sion [ˌlætərəʊˈtɔːrʃn] *n* seitliches Verdrehen *nt*, Laterotorsion *f*.
lat·er·o·ver·sion [ˌlætərəʊˈvɜrʒn] *n* Lateroversion *f*.
la·tex [ˈleɪteks] *n* Latex *m*.
lathe [leɪð] *n* Drehbank *f*, Drehmaschine *f*.
 dental laboratory lathe zahntechnische Drehbank *f*, zahntechnische Drehmaschine *f*.
lat·tice [ˈlætɪs] *n* **1.** Gitter *nt*; *phys.* Kristallgitter *nt*. **2.** Gittermuster *nt*, -anordnung *f*.
 Brevais lattice → crystal lattice.
 crystal lattice Kristallgitter *nt*, Raumgitter *nt*, Atomgitter *nt*.
 cubic lattice kubisches Gitter *nt*.
 hexagonal lattice hexagonales Gitter *nt*.
 ionic lattice Ionengitter *nt*.
 orthorhombic lattice rhombisches Gitter *nt*.
 space lattice → crystal lattice.
lau·da·num [ˈlɔːdnəm] *n* **1.** Opium *nt*, Laudanum *nt*. **2.** Opiumtinktur *f*, Tinktura opii, Laudanum liquidum.
la·vage [ləˈvɑːʒ, ˈlævɪdʒ] **I** *n* (Aus-)Waschen *nt*, (Aus-)Spülen *nt*, Spülung *f*, Lavage *f*, Lavement *nt*. **II** *vt* (aus-)waschen, (aus-)spülen.
 antral lavage → lavage of the maxillary sinus.
 frontal sinus lavage Stirnhöhlenspülung *f*.
 lavage of the maxillary sinus Kieferhöhlenspülung *f*, Kieferhöhlenlavage *f*.
 lavage of the sinuses Nebenhöhlenspülung *f*, Nebenhöhlenlavage *f*.
law [lɔː] *n* **1.** Gesetz *nt*, Recht *nt*, Gesetze *pl*; einzelnes Gesetz. **according to law** nach dem Gesetz. **by law** gesetzlich. **contrary to law** gesetz(es)widrig. **in law** vor dem Gesetz. **2.** Gesetz *nt*, Gesetzmäßigkeit *f*, Prinzip *nt*, (Grund-, Lehr-)Satz *nt*, Regel *f*. **3.** Rechtswissenschaft *f*, Jura.
 Behring's law Behring-Gesetz *nt*.
 Boyle's law Boyle-Mariotte-Gesetz *nt*.
 Charles' law Gay-Lussac-Gesetz *nt*.
 Coulomb's law Coulomb-Gesetz *nt*.
 Faraday's law Faraday-Gesetz *nt*.
 Gay-Lussac's law Gay-Lussac-Gesetz *nt*.
 Guldberg and Waage's law → mass law.
 Hanau's laws of articulation Hanau-Artikulationsgesetze *pl*.
 Hardy-Weinberg law Hardy-Weinberg-Gesetz *nt*.
 Hooke's law Hooke-Gesetz *nt*.
 law of inertia Trägheitsgesetz *nt*.
 Mariotte's law Boyle-Mariotte-Gesetz *nt*.
 law of mass action → mass law.
 mass law Massenwirkungsgesetz *nt*.
 Mendel's laws Mendel-Gesetze *pl*, Mendel-Regeln *pl*.
 Ohm's law Ohm-Gesetz *nt*.
 Pflüger's law Pflüger-Zuckungsgesetz *nt*.
 law of refraction Brechungsgesetz *nt*.
 Waller's law Waller-Gesetz *nt*.
 laws of articulation Artikulationsgesetze *pl*.
lax [læks] *adj* **1.** (*Gelenk, Band*) locker, schlaff, lose, lax. **2.** *physiol.* gut/normal arbeitend. **3.** an Durchfall leidend.
lax·a·tion [lækˈseɪʃn] *n* Darmentleerung *f*, Stuhlgang *m*, Defäkation *f*.
lax·a·tive [ˈlæksətɪv] **I** *n* Abführmittel *nt*, Laxans *nt*, Laxativ(um) *nt*. **II** *adj* abführend, laxativ, laxierend, Abführ-.
lay·er [ˈleɪər] **I** *n* Schicht *f*, Lage *f*, Blatt *nt*; *anat.* Lamina *f*, Stratum *nt*. **in layers** schichtweise, lagenweise. **II** *vt* schichtweise legen, schichten.
 adamantine layer (Zahn-)Schmelz *m*, Adamantin *nt*, Substantia adamantina, Enamelum *nt*.
 ameloblastic layer Ameloblastenschicht *f*.
 basal layer of epidermis Basal(zell)schicht *f*, Stratum basale epidermidis.
 basement layer Basalmembran *f*, Basallamina *f*.
 Beilby's layer Beilby-Schicht *f*.
 cambium layer (*Periost*) Kambiumschicht *f*.
 cell-rich layer zellreiche Zone *f*.
 cementogenic layer zementogene Zone *f*.
 clear layer of epidermis Stratum lucidum epidermidis.
 columnar layer → basal layer of epidermis.
 cornified layer verhornte Schicht *f*, Hornschicht *f*.
 dentinoblastic layer Odontoblastenschicht *f*.
 ectodermal germ layer äußeres Keimblatt *nt*, Ektoblast *nt*, Ektoderm *nt*.
 embryonic layer Keimschicht *f*.
 enamel layer prismenlose Schmelzschicht *f*, prismenlose Zahnschmelzschicht *f*.
 entodermal germ layer inneres Keimblatt *nt*, Entoderm *nt*.
 external layer of skull äußeres Blatt *nt* des knöchernen Schädeldachs, Lamina externa (cranii).
 germinal layer Keimzone *f*, Keimschicht *f*.
 germinative layer of epidermis Regenerationsschicht *f*, Stratum germinativum epidermidis.
 germ layer *embryo.* Keimblatt *nt*.
 granular layer of epidermis Stratum granulosum epidermidis.
 granular layer of Tomes → Tomes' granular layer.
 horny layer of epidermis epidermale Hornschicht *f*, Stratum corneum epidermidis.
 inner enamel layer innere Zahnschmelzschicht *f*, innere Schmelzschicht *f*.
 insulating layer Isolierschicht *f*, Isolator *m*.
 intercellular layer Interzellularschicht *f*.
 internal layer of skull inneres Blatt *nt* des knöchernen Schädeldaches, Lamina interna (cranii).
 mantle layer *embryo.* Mantelschicht *f*.
 mesodermal germ layer mittleres/drittes Keimblatt *nt*, Mesoderm *nt*.
 odontoblastic layer Odontoblastenschicht *f*.
 outer enamel layer äußere Zahnschmelzschicht *f*, äußere Schmelzschicht *f*.
 oxide layer Oxidschicht *f*.
 palisade layer Palisadensaum *m*.
 parakeratotic layer parakeratotische Schicht *f*.
 perpendicular layer of ethmoid bone Lamina perpendicularis ossis ethmoidale.
 reticular layer of corium → reticular layer of dermis.
 reticular layer of dermis Geflechtschicht *f*, Stratum reticulare corii/dermidis.
 spinous layer of epidermis Stachelzellschicht *f*, Stratum spinosum epidermidis.
 submantle layer Dentinschicht *f* unter dem Manteldentin.
 submucous layer Submukosa *f*, Tela *f* submucosa.
 subodontoblastic layer Weil-Basalschicht *f*, Weil-Schicht *f*, Weil-Zone *f*, zellfreie Zone *f*.
 subserous layer subseröse Bindegewebsschicht *f*, Subserosa *f*, Tela subserosa.
 Tomes' granular layer Tomes-Körnerschicht *f*.
 Weil's basal layer → subodontoblastic layer.

laz·a·ret [læzə'ret] *n* **1.** Leprastation *f*, Leprahospital *nt*. **2.** Krankenhaus *nt* für ansteckende Krankheiten. **3.** Quarantänestation *f*, Isolierstation *f*.
lead¹ [led] **I** *n* Blei *nt*. **II** *vt* verbleien, mit Blei überziehen; mit Blei füllen.
   lead acetate Bleiazetat *nt*.
   black lead Graphit *m*.
lead² [li:d] **I** *n* **1.** *physiol.* (*EKG*) Ableitung *f*. **2.** Führung *f*, Leitung *f*, Spitze *f*. **3.** Hinweis *m*, Indiz *nt*, Anhaltspunkt *m*. **4.** *electr.* Leitung(skabel *nt*) *f*; Zuleitung *f*. **II** *adj* Führungs-, Leit-, Haupt-.
leak [li:k] **I** *n* **1.** Leck *nt*, undichte Stelle *f*; Loch *nt*. **2.** Auslaufen *nt*; Durchsickern *nt*. **II** *vt* durchlassen. **III** *vi* lecken, leck sein.
   leak in *vi* eindringen, einströmen.
   leak out *vi* auslaufen, ausströmen, austreten, entweichen.
lec·i·thin ['lesɪθɪn] *n* Lezithin *nt*, Lecithin *nt*, Phosphatidylcholin *nt*.
lec·tin ['lektɪn] *n* Lektin *nt*, Lectin *nt*.
ledge [ledʒ] *n* vorstehender Rand *m*, Leiste *f*.
   crown ledge Schulter *f*.
   dental ledge Schulter *f*.
leech·es [li:tʃəs] *pl* Blutegel *pl*, Hirudinea *pl*.
left [left] **I** *n* die Linke, Linke(r, s), linke Seite *f*. **on/at/to the left** links (*of* von); auf der linken Seite (*of* von). **II** *adj* linke(r, s), Links-. **III** *adv* links (*of* von); auf der linken Seite.
left-handed *adj* **1.** linkshändig. **2.** *phys.* linksdrehend, lävorotatorisch.
left-handedness *n* Linkshändigkeit *f*.
left-hander *n* Linkshänder(in *f*) *m*.
left-ventricular *adj* (*Herz*) linksventrikulär.
leg [leg] *n* **1.** (Unter-)Schenkel *m*; *anat.* Crus *nt*. **2.** Bein *nt*. **3.** (Hosen-)Bein *nt*; (Tisch-, Stuhl-)Bein *nt*; (*Zirkel*) Schenkel *m*; *mathe.* Kathete *f*.
   elephant leg Elephantiasis tropica.
   lower leg Unterschenkel *m*.
   upper leg Oberschenkel *m*.
le·gion·el·la [li:dʒə'nelə] *n*, *pl* **le·gion·el·lae** [li:dʒə'neli:] *micro.* Legionelle *f*, Legionella *f*.
le·gion·el·lo·sis [ˌli:dʒənə'ləʊsɪs] *n* **1.** Legionelleninfektion *f*, Legionellose *f*. **2.** Legionärskrankheit *f*, Veteranenkrankheit *f*.
lei·o·my·o·ma [ˌlaɪəmaɪ'əʊmə] *n*, *pl* **lei·o·my·o·mas**, **lei·o·my·o·ma·ta** [ˌlaɪəmaɪ'əʊmətə] Leiomyom(a) *nt*.
lei·o·my·o·sar·co·ma [ˌlaɪəˌmaɪəsɑ:r'kəʊmə] *n* Leiomyosarkom *nt*, Leiomyosarcoma *nt*.
leish·ma·nia [li:ʃ'mæniə, -'meɪn-] *n micro.* Leishmanie, Leishmania *f*.
leish·ma·ni·a·sis [ˌli:ʃmə'naɪəsɪs] *n* Leishmanieninfektion *f*, Leishmaniase *f*, Leishmaniasis *f*, Leishmaniose *f*, Leishmaniosis *f*.
   cutaneous leishmaniasis kutane Leishmaniose/Leishmaniase *f*, Hautleishmaniose *f*, Orientbeule *f*, Leishmaniasis cutis.
   mucocutaneous leishmaniasis amerikanische/mukokutane Leishmaniose *f*, Haut-Schleimhaut-Leishmaniase (Südamerikas) *f*, Leishmaniasis americana, Espundia *f*.
   Old World leishmaniasis → cutaneous leishmaniasis.
   visceral leishmaniasis viszerale Leishmaniose/Leishmaniase *f*, Kala-Azar *f*, Splenomegalia tropica.
leish·man·id ['li:ʃmænɪd] *n* Hautleishman(o)id *nt*, Leishmanid *nt*.
leish·man·i·o·sis [ˌli:ʃˌmænɪ'əʊsɪs] *n* → leishmaniasis.
lem·mo·blast ['leməblæst] *n* → lemnoblast.
lem·no·blast ['lemnəblæst] *n* Lemnoblast *m*.
lem·no·cyte ['lemnəsaɪt] *n* Lemnozyt *m*, Mantelzelle *f*.
length [leŋkθ, leŋθ, lenθ] *n* **1.** Länge *f*. **2.** (zeitliche) Länge *f*, Dauer *f*. **of some length** ziemlich lange, von einiger Dauer.
   anterior arch length 1. vordere Zahnbogenlänge *f*. **2.** Zahnbogenhöhe *f*.
   arch length 1. Zahnbogenlänge *f*. **2.** Zahnbogenhöhe *f*.
   buccal length of crown bukkale Zahnkronenlänge *f*, bukkale Kronenlänge *f*.
   length of crown Zahnkronenlänge *f*, Kronenlänge *f*.
   dental length Zahnlänge *f*.
   focal length *phys.* Brennweite *f*.
   labial length of crown labiale Zahnkronenlänge *f*, labiale Kronenlänge *f*.
   length of mandible Unterkieferlänge *f*, Kieferlänge *f*.
   maxilloalveolar length Maxilloalveolarlänge *f*.
   length of palate Gaumenlänge *f*.
   length of root Zahnwurzellänge *f*, Wurzellänge *f*.
length·en ['leŋkθən, 'leŋθən, 'lenθən] **I** *vt* **1.** verlängern, länger machen. **2.** ausdehnen. **3.** strecken, verdünnen. **II** *vi* länger werden.
lens [lenz] *n* **1.** *photo.*, *phys.* Linse *f*, Objektiv *nt*. **2.** *anat.* (Augen-)Linse *f*, Lens *f* (cristallina). **3.** (Brillen-)Glas *nt*. **4.** Vergrößerungsglas *nt*, Lupe *f*.

len·tic·u·lar [len'tɪkjələr] *adj* **1.** linsenförmig, lentikular, lentikulär; *phys.* bikonvex. **2.** *anat.* (*Auge*) Linse betr., lental, Linsen-.
len·tig·i·no·sis [lenˌtɪdʒə'nəʊsɪs] *n derm.* Lentiginose *f*, Lentiginosis *f*.
len·tig·i·nous [len'tɪdʒɪnəs] *adj* Lentigo betr., nach Art einer Lentigo, lentiginös.
len·ti·go [len'taɪgəʊ, -'tɪ-] *n*, *pl* **len·tig·i·nes** [len'tɪdʒəni:z] *derm.* Linsenmal *nt*, Linsenfleck *m*, Leberfleck *m*, Lentigo *f* (benigna/juvenilis/simplex).
   malignant lentigo Lentigo maligna, Dubreuilh-Krankheit *f*, Dubreuilh-Erkrankung *f*, Dubreuilh-Hutchinson-Krankheit *f*, Dubreuilh-Hutchinson-Erkrankung *f*, prämaligne Melanose *f*, melanotische Präkanzerose *f*, Melanosis circumscripta praeblastomatosa/praecancerosa (Dubreuilh).
len·tu·la ['lentjələ] *n* → lentulo.
len·tu·lo ['lentjələʊ] *n* Lentulo *m*, Lentulo-Pastenstopfer *m*, Lentulo-Wurzelfüller *m*, Lentulo-Spirale *f*.
lep·er ['lepər] *n* Leprakranke(r *m*) *f*, Aussätzige(r *m*) *f*.
lep·i·do·sis [lepə'dəʊsɪs] *n*, *pl* **lep·i·do·ses** [lepə'dəʊsi:z] *derm.* Schuppenbildung *f*, Lepidosis *f*.
lep·ra ['leprə] *n* → leprosy.
lep·rid ['leprɪd] *n* Leprid *f*.
lep·ro·ma [lep'rəʊmə] *n*, *pl* **lep·ro·mas**, **lep·ro·ma·ta** [lep'rəʊmətə] Lepraknoten *m*, Leprom *nt*.
lep·ro·min ['leprəmɪn] *n* Lepromin *nt*, Mitsuda-Antigen *nt*.
lep·ro·sar·i·um [ˌleprə'seərɪəm] *n*, *pl* **lep·ro·sar·i·ums**, **lep·ro·sar·ia** [ˌleprə'seərɪə] Leprastation *f*, Leprakrankenhaus *nt*, Leprakolonie *f*, Leprosorium *nt*.
lep·ro·sar·y ['leprəseri] *n* → leprosarium.
lep·ro·sy ['leprəsi] *n* Lepra *f*, Aussatz *m*, Hansen-Krankheit *f*, Morbus *m* Hansen, Hansenosis *f*.
   cutaneous leprosy → tuberculoid leprosy.
   lepromatous leprosy lepromatöse Lepra *f*, Lepra lepromatosa.
   Malabar leprosy Elephantiasis tropica.
   nodular leprosy → tuberculoid leprosy.
   smooth leprosy → tuberculoid leprosy.
   tuberculoid leprosy tuberkuloide Lepra *f*, Lepra tuberculoides.
lep·rot·ic [lep'rɑtɪk] *adj* → leprous.
lep·rous ['leprəs] *adj* Lepra betr., leprös, Lepra-.
lept(o)- *pref.* Lept(o)-.
lep·to·ce·phal·ic [ˌleptəsɪ'fælɪk] *adj* schmalköpfig, schmalschäd(e)lig, leptozephal, leptokephal.
lep·to·ceph·a·lous [ˌleptə'sefələs] *adj* → leptocephalic.
lep·to·ceph·a·lus [ˌleptə'sefələs] *n* Leptozephalus *m*, Leptokephalus *m*.
lep·to·ceph·a·ly [ˌleptə'sefəli] *n* Schmalköpfigkeit *f*, Schmalschäd(e)ligkeit *f*, Leptozephalie *f*, Leptokephalie *f*.
lep·to·cyte ['leptəsaɪt] *n hema.* Leptozyt *m*, Planozyt *m*.
lep·to·don·tous [leptəʊ'dɑntəs] *adj* mit schmalen Zähnen (versehen).
lep·to·men·in·gi·tis [ˌleptəmenɪn'dʒaɪtɪs] *n* Leptomeningitis *f*.
lep·to·me·ninx [ˌleptə'mi:nɪŋks] *n*, *pl* **lep·to·me·nin·ges** [ˌleptəmɪ'nɪndʒi:z] weiche Hirn- u. Rückenmarkshaut *f*, Leptomeninx *f*.
lep·to·pro·so·pia [ˌleptəprə'səʊpɪə] *n* Schmalgesichtigkeit *f*, Leptoprosopie *f*.
lep·to·pro·sop·ic [ˌleptəprə'səʊpɪk, - sɑp-] *adj* schmalgesichtig, leptoprosop.
Lep·to·spi·ra [ˌleptə'spaɪrə] *n micro.* Leptospira *f*.
   Leptospira icterohaemorrhagiae Weil-Leptospire *f*, Weil-Spirochaete *f*, Leptospira (interrogans serovar) icterohaemorrhagiae.
lep·to·spire ['leptəspaɪər] *n* → Leptospira.
lep·to·spi·ro·sis [ˌleptəspaɪ'rəʊsɪs] *n* Leptospirenerkrankung *f*, Leptospirose *f*, Leptospirosis *f*.
lep·to·thri·co·sis [ˌleptəθraɪ'kəʊsɪs] *n* → leptotrichosis.
Lep·to·thrix ['leptəθrɪks] *n micro.* Leptothrix *f*.
   Leptothrix buccalis Leptotrichia buccalis.
Lep·to·trich·ia [ˌleptə'trɪkɪə] *n micro.* Leptotrichia *f*.
   Leptotrichia buccalis Leptotrichia buccalis.
lep·to·tri·cho·sis [ˌleptətrɪ'kəʊsɪs] *n* Leptothrix-Infektion *f*, Leptotrichose *f*, Leptotrichosis *f*.
le·sion ['li:ʒn] *n* **1.** Verletzung *f*, Wunde *f*, Schädigung *f*, Läsion *f*, Läsio *f*. **2.** Funktionsstörung *f*, Funktionsausfall *m*, Läsion *f*, Läsio *f*.
   benign lymphoepithelial lesion Mikulicz-Aphthen *pl*, habituelle Aphthen *pl*, chronisch rezidivierende Aphthen *pl*, rezidivierende benigne Aphthosis *f*, Periadenitis mucosa necrotica recurrens.
   cemental lesion Zementschädigung *f*, Zementschädigung *f*.
   periodontal lesion Parodontalläsion *f*.
   peripheral giant cell lesion Riesenzellepulis *f*, Riesenzellgranulom *nt*, Epulis gigantocellularis.

lethal

primary lesion Primärläsion f.
  radiolucent lesion strahlendurchlässige Schädigung f, strahlendurchlässige Läsion f.
  radiopaque lesion strahlenundurchlässige Schädigung f, strahlenundurchlässige Läsion f.
le·thal ['li:θəl] I n 1. → lethal gene. 2. letale Substanz f. II adj tödlich, letal, Todes-, Letal-.
le·thal·i·ty [lɪ'θælətɪ] n Letalität f.
leu·ce·mia [lu:'si:mɪə] n → leukemia.
leu·cine ['lu:si:n, -sɪn] n Leuzin nt, α-Aminoisocapronsäure f, Leucin nt.
leu·co·cyte ['lu:kəsaɪt] n → leukocyte.
leu·co·cy·to·sis [,lu:kəsaɪ'təʊsɪs] n → leukocytosis.
leu·cot·o·my [lu:'kɑtəmɪ] n → leukotomy.
leu·cov·o·rin [lu:'kɑvərɪn] n Folinsäure f, N^{10}-Formyl-Tetrahydrofolsäure f, Leukovorin nt, Citrovorum-Faktor m.
leu·ke·mia [lu:'ki:mɪə] n Leukämie f, Leukose f.
  acute leukemia akute/unreifzellige Leukämie f.
  acute myelocytic leukemia akute myeloische Leukämie f, akute nicht-lymphatische Leukämie f.
  acute nonlymphocytic leukemia akute myeloische Leukämie f, akute nicht-lymphatische Leukämie f.
  basophilic leukemia Basophilenleukämie f, Blutmastzell-Leukämie f.
  basophilocytic leukemia → basophilic leukemia.
  blast cell leukemia Stammzellenleukämie f, akute undifferenzierte Leukämie f.
  chronic granulocytic leukemia → chronic myelocytic leukemia.
  chronic lymphocytic leukemia chronische lymphatische Leukämie f, chronische lymphozytische Leukämie f, chronische Lymphadenose f.
  chronic myelocytic leukemia chronische myeloische Leukämie f, chronische granulozytäre Leukämie f, chronische Myelose f.
  embryonal leukemia → blast cell leukemia.
  eosinophilic leukemia Eosinophilenleukämie f.
  eosinophilocytic leukemia → eosinophilic leukemia.
  erythrocytic leukemia Erythroleukämie f.
  granulocytic leukemia myeloische/granulozytäre Leukämie f.
  hemoblastic leukemia → blast cell leukemia.
  hemocytoblastic leukemia → hemoblastic leukemia.
  histiocytic leukemia (akute) Monozytenleukämie f.
  lymphoblastic leukemia akute lymphoblastische Leukämie f, Lymphoblastenleukämie f.
  mast cell leukemia → basophilic leukemia.
  mature cell leukemia → chronic myelocytic leukemia.
  megakaryocytic leukemia Megakaryozytenleukämie f, megakaryozytäre Myelose f, hämorrhagische/essentielle Thrombozythämie f.
  monocytic leukemia (akute) Monozytenleukämie f.
  myeloblastic leukemia Myeloblastenleukämie f.
  myelocytic leukemia myeloische/granulozytäre Leukämie f.
  myelogenic leukemia → myelocytic leukemia.
  myelogenous leukemia → myelocytic leukemia.
  myeloid leukemia → myelocytic leukemia.
  plasma cell leukemia Plasmazellenleukämie f.
  plasmacytic leukemia → plasma cell leukemia.
  stem cell leukemia Stammzellenleukämie f, akute undifferenzierte Leukämie f.
  undifferentiated cell leukemia → stem cell leukemia.
leu·ke·mic [lu:'ki:mɪk] adj Leukämie betr., von Leukämie betroffen, leukämisch.
leu·ke·mid [lu:'ki:mɪd] n Leukämid nt.
leu·ke·mo·gen·ic [lu:,ki:mə'dʒenɪk] adj leukämieauslösend, leukämieverursachend, leukämogen.
leu·ke·moid [lu:'ki:mɔɪd] I n → leukemoid reaction. II adj leukämieartig, leukämieähnlich, leukämoid.
leu·kin ['lu:kɪn] n Leukin nt.
leuko- pref. Leuk(o)-, Leuc(o)-.
leu·ko·ag·glu·ti·nin [,lu:kəə'glu:tənɪn] n Leukozytenagglutinin nt, Leukoagglutinin nt.
leu·ko·blast ['lu:kəblæst] n Leukoblast m.
  granular leukoblast Promyelozyt m.
leu·ko·blas·to·sis [,lu:kəblæs'təʊsɪs] n Leukoblastose f.
leu·ko·ci·din [,lu:kə'saɪdɪn] n Leukozidin nt, Leukocidin nt.
leu·ko·cy·tax·ia [,lu:kəsaɪ'tæksɪə] n → leukotaxis.
leu·ko·cy·tax·is [,lu:kəsaɪ'tæksɪs] n → leukotaxis.
leu·ko·cyte ['lu:kəsaɪt] n weiße Blutzelle f, weißes Blutkörperchen nt, Leukozyt m.
  agranular leukocyte agranulärer/lymphoider Leukozyt m, Agranulozyt m.

basophilic leukocyte basophiler Leukozyt/Granulozyt m, inf. Basophiler m.
eosinophilic leukocyte eosinophiler Leukozyt/Granulozyt m, inf. Eosinophiler m.
granular leukocyte Granulozyt m, granulärer Leukozyt m.
neutrophilic leukocyte neutrophiler/polymorphkerniger Granulozyt m, neutrophiler Leukozyt m; inf. Neutrophiler m.
polymorphonuclear basophil leukocyte → basophilic leukocyte.
polymorphonuclear eosinophil leukocyte → eosinophilic leukocyte.
polymorphonuclear leukocyte → neutrophilic leukocyte.
polymorphonuclear neutrophil leukocyte → neutrophilic leukocyte.
polynuclear leukocyte 1. Granulozyt m, granulärer Leukozyt m. 2. → neutrophilic leukocyte.
polynuclear neutrophilic leukocyte → neutrophilic leukocyte.
leu·ko·cy·the·mia [,lu:kəsaɪ'θi:mɪə] n → leukemia.
leu·ko·cyt·ic [,lu:kə'sɪtɪk] adj Leukozyten betr., leukozytär, Leukozyten-, Leukozyto-.
leu·ko·cy·to·blast [,lu:kə'saɪtəblæst] n Leukoblast m.
leu·ko·cy·to·gen·e·sis [,lu:kə,saɪtə'dʒenəsɪs] n Leukozytenbildung f, Leukozytogenese f.
leu·ko·cy·tol·y·sin [,lu:kəsaɪ'tɑləsɪn] n Leukolysin nt, Leukozytolysin nt.
leu·ko·cy·tol·y·sis [,lu:kəsaɪ'tɑləsɪs] n Leukozytenauflösung f, Leukolyse f, Leukozytolyse f.
leu·ko·cy·to·ma [,lu:kəsaɪ'təʊmə] n Leukozytom nt, Leukocytoma nt.
leu·ko·cy·to·pe·nia [,lu:kə,saɪtə'pi:nɪə] n → leukopenia.
leu·ko·cy·to·poi·e·sis [,lu:kə,saɪtəpɔɪ'i:sɪs] n → leukopoiesis.
leu·ko·cy·to·sis [,lu:kəsaɪ'təʊsɪs] n Erhöhung f der Leukozytenzahl, Leukozytose f.
  basophilic leukocytosis Basophilie f, Basozytose f.
  lymphocytic leukocytosis → lymphocytosis.
  monocytic leukocytosis Monozytenvermehrung f, Monozytose f.
  mononuclear leukocytosis Mononukleose f, Mononucleosis f.
  neutrophilic leukocytosis Neutrophilie f.
leu·ko·cy·to·tax·ia [,lu:kə,saɪtə'tæksɪə] n → leukotaxis.
leu·ko·cy·to·tax·is [,lu:kə,saɪtə'tæksɪs] n → leukotaxis.
leu·ko·cy·to·tox·in [,lu:kə,saɪtə'tɑksɪn] n Leuko(zyto)toxin nt.
leu·ko·cy·tu·ria [,lu:kəsaɪ't(j)ʊərɪə] n Leukozytenausscheidung f im Harn, Leukozyturie f.
leu·ko·der·ma [,lu:kə'dɜrmə] n derm. Leukoderm nt, Leukoderma nt, Leucoderma nt, Leukopathie f, Leukopathia f.
leu·ko·der·mia [,lu:kə'dɜrmɪə] n → leukoderma.
leu·ko·dys·tro·phy [,lu:kə'dɪstrəfɪ] n patho. Leukodystrophie f, Leukodystrophia f.
  globoid cell leukodystrophy Krabbe-Syndrom nt, Globoidzellen-Leukodystrophie f, Galaktozerebrosidlipidose f, Galaktozerebrosidose f, Angiomatosis encephalo-cutanea, Leukodystrophia cerebri progressiva hereditaria.
  metachromatic leukodystrophy metachromatische Leukodystrophie/Leukoenzephalopathie f.
  spongiform leukodystrophy Canavan-Syndrom nt, (Canavan-)van Bogaert-Bertrand-Syndrom nt, frühinfantile spongiöse Dystrophie f.
leu·ko·en·ceph·a·li·tis [,lu:kəen,sefə'laɪtɪs] n Leukoenzephalitis f, Leukenzephalitis f, Leucoencephalitis f.
leu·ko·en·ceph·a·lop·a·thy [,lu:kəen,sefə'lɑpəθɪ] n patho. Leukoenzephalopathie f.
  metachromatic leukoencephalopathy → metachromatic leukodystrophy.
leu·ko·en·ceph·a·ly [,lu:kəen'sefəlɪ] n → leukoencephalopathy.
  metachromatic leukoencephaly → metachromatic leukodystrophy.
leu·ko·e·ryth·ro·blas·to·sis [,lu:kəɪ,rɪθrəblæs'təʊsɪs] n → leukoerythroblastic anemia.
leu·ko·gram ['lu:kəgræm] n hema. Leukogramm nt.
leu·ko·ker·a·to·sis [,lu:kəkerə'təʊsɪs] n 1. Leukoplakia f, Weißschwielenbildung f, Weißschwielenkrankheit f, Leukokeratosis f. 2. orale Leukoplakie f, Leukoplakie f der Mundschleimhaut, prämaligne Leukoplakie f, Leukoplakia oris.
leu·ko·ki·nin [,lu:kə'kaɪnɪn, -'kɪn-] n Leukokinin nt.
leu·kol·y·sin [lu:'kɑləsɪn] n → leukocytolysin.
leu·kol·y·sis [lu:'kɑləsɪs] n → leukocytolysis.
leu·kon ['lu:kɑn] n hema. Leukon nt.
leu·ko·path·ia [,lu:kə'pæθɪə] n derm. Pigmentverlust m der Haut, Leukopathie f, Leukoderm nt, Leukoderma nt.
leu·ko·pe·de·sis [,lu:kəpɪ'di:sɪs] n Leukopedese f, Leukozytendiapedese f, Leukodiapedese f.
leu·ko·pe·nia [,lu:kə'pi:nɪə] n verminderter Leukozytengehalt m des Blutes, Leukopenie f, Leukozytopenie f.

eosinophilic leukopenia Eosinopenie *f.*
lymphocytic leukopenia Lymphopenie *f.*
malignant leukopenia Agranulozytose *f,* maligne/perniziöse Neutropenie *f.*
monocytic leukopenia Monozytopenie *f.*
neutrophilic leukopenia Neutropenie *f.*
pernicious leukopenia → malignant leukopenia.
leu·ko·pla·kia [ˌluːkəˈpleɪkɪə] *n* → oral leukoplakia.
  oral leukoplakia 1. Leukoplakie *f,* Leukoplakia *f,* Weißschwielenbildung *f,* Weißschwielenkrankheit *f,* Leukokeratosis *f,* Leucoplacia *f.* 2. orale Leukoplakie *f,* Leukoplakie *f* der Mundschleimhaut, prämaligne Leukoplakie *f,* Leukoplakie *f,* Leukoplakia oris.
leu·ko·plast [ˈluːkəplæst] *n bio.* Leukoplast *m.*
leu·ko·plas·tid [ˌluːkəˈplæstɪd] *n* → leukoplast.
leu·ko·poi·e·sis [ˌluːkəpɔɪˈiːsɪs] *n* Leukozytenbildung *f,* Leukopoese *f,* Leukozytopoese *f.*
leu·ko·poi·et·ic [ˌluːkəpɔɪˈetɪk] *adj* Leukopoese betr., leukopoetisch, leukozytopoetisch.
leu·ko·pro·te·ase [ˌluːkəˈprəʊtɪeɪz] *n* Leukoprotease *f.*
leu·ko·sis [luːˈkəʊsɪs] *n, pl* **leu·ko·ses** [luːˈkəʊsiːz] 1. Leukose *f.* 2. Leukämie *f,* Leukose *f.*
leu·ko·tax·ia [ˌluːkəˈtæksɪə] *n* → leukotaxis.
leu·ko·tax·in [ˌluːkəˈtæksɪn] *n* → leukotaxine.
leu·ko·tax·ine [ˌluːkəˈtæksiːn] *n* Leukotaxin *nt.*
leu·ko·tax·is [ˌluːkəˈtæksɪs] *n* Leukotaxis *f,* Leukozytotaxis *f.*
leu·ko·tox·ic [ˌluːkəˈtɒksɪk] *adj* leukozytenzerstörend, leukozytenschädigend, leukotoxisch, leukozytotoxisch.
leu·ko·tox·in [ˌluːkəˈtɒksɪn] *n* Leuko(zyto)toxin *nt.*
leu·ko·tri·ene [ˌluːkəˈtraɪiːn] *n* Leukotrien *nt.*
lev·ar·ter·e·nol [levɑːrˈtɪərɪnɒl, -nəʊl] *n* Noradrenalin *nt,* Norepinephrin *nt,* Arterenol *nt,* Levarterenol *nt.*
le·va·tor [lɪˈveɪtər, -tɔr] *n, pl* **le·va·to·res** [levəˈtɔːrɪz, -ˈtəʊr-] 1. *anat.* Hebemuskel *m,* Levator *m,* Musculus levator. 2. *chir.* Elevatorium *nt.*
  levator anguli oris Levator *m* anguli oris, Musculus levator anguli oris, *old* Musculus caninus.
  levator labii superioris Levator *m* labii superioris, Musculus levator labii superioris.
  levator labii superioris alaeque nasi Levator *m* labii superioris alaeque nasi, Musculus levator labii superioris alaeque nasi.
  levator veli palatini Levator *m* veli palatini, Musculus levator veli palatini.
lev·el [ˈlevəl] **I** *n* 1. ebene Fläche *f,* Ebene *f;* Horizontale *f,* Waag(e)rechte *f.* 2. *(Alkohol etc.)* Spiegel *m,* Stand *m,* Pegel *m,* Gehalt *m,* Konzentration *f,* Anteil *m.* 3. *fig.* Niveau *nt,* Stand *m,* Grad *m.* 4. *techn.* Wasserwaage *f.* **II** *adj* 5. eben; waag(e)recht, horizontal; *fig.* gleich, auf gleichem Niveau *(with* mit). **a level teaspoon** ein gestrichener Teelöffel (voll). 6. gleichmäßig, ausgeglichen, gleichbleibend; *(Person)* vernünftig, ruhig.
  level off *vt* ausgleichen; gleichmachen, nivellieren. **II** *vi* s. ausgleichen, s. einpendeln.
  level out *vt, vi* → level off.
  air-fluid level *radiol.* (Flüssigkeits-)Spiegel *m.*
  blood glucose level → glucose level.
  blood level Blutspiegel *m,* Blutkonzentration *f.*
  glucose level (Blut-)Zuckerspiegel *m,* (Blut-)Zuckerwert *m,* Glukosespiegel *m.*
lev·er [ˈlevər, ˈliːvər] **I** *n phys., techn.* Hebel *m;* Brechstange *f.* **II** *vt* hebeln, (hoch-)stemmen. **lever out** *vt* herausstemmen *(of* aus).
  dental lever Zahnhebel *m.*
lev·er·age [ˈlevərɪdʒ, ˈliː-] *n* Hebelkraft *f,* Hebelwirkung *f.*
levo- *pref.* Links-, Läv(o)-, Lev(o)-.
le·vo·do·pa [ˌliːvəˈdəʊpə] *n pharm.* Levodopa *nt.*
lev·u·lose [ˈlevjələʊz] *n* Fruchtzucker *m,* Fruktose *f,* Fructose *f,* Lävulose *f.*
lice [laɪs] *pl* → louse.
li·chen [ˈlaɪkən] *n derm.* Lichen *m.*
li·chen·i·fi·ca·tion [laɪˌkenɪfɪˈkeɪʃn] *n derm.* Lichenifikation *f,* Lichenisation *f.*
li·chen·i·za·tion [ˌlaɪkənɪˈzeɪʃn] *n* → lichenification.
li·chen·oid [ˈlaɪkənɔɪd] **I** *n derm.* Lichenoid. **II** *adj* lichenartig, flechtenähnlich, lichenoid.
lid [lɪd] *n* 1. (Augen-)Lid *nt,* Palpebra *f.* 2. Deckel *m.*
  granular lid Trachom(a) *nt,* ägyptische Körnerkrankheit *f,* trachomatöse Einschlußkonjunktivitis *f,* Conjunctivitis (granulosa) trachomatosa.
  lower lid Unterlid *nt,* unteres Augenlid *nt,* Palpebra inferior.
  upper eye lid Oberlid *nt,* oberes Augenlid *nt,* Palpebra superior.
li·do·caine [ˈlaɪdəkeɪn] *n pharm.* Lidocain *nt.*
li·e·nal [laɪˈiːnl, ˈlaɪənl] *adj* Milz/Splen betr., lienal, splenisch,

Milz-, Lienal-, Splen(o)-.
life [laɪf] *n, pl* **lives** 1. Leben *nt.* **bring s.o. back to life** jdn. wiederbeleben. **come back to life** wieder zu s. kommen, wieder zu Bewußtsein kommen. **early in life** in jungen Jahren. **later in life** in späteren Jahren, in vorgerücktem Alter. **for life** fürs (ganze) Leben. 2. (Menschen-)Leben *nt.* **take s.b's life** jdn. umbringen. **take one's own life** s. das Leben nehmen. 3. Lebensdauer *f,* -zeit *f,* Leben *nt.*
life·less [ˈlaɪflɪs] *adj* 1. leblos, tot. 2. unbelebt.
life-saving I *n* Lebensrettung *f.* **II** *adj* lebensrettend, (Lebens-) Rettungs-.
life-threatening *adj* lebensbedrohlich, lebensgefährdend, lebensgefährlich.
life·time [ˈlaɪftaɪm] *n* Leben *nt,* Lebenszeit *f;* (*a. techn.*) Lebensdauer *f.*
lig·a·ment [ˈlɪgəmənt] *n anat.* Band *nt,* Ligament *nt,* Ligamentum *nt;* Chorda *f,* Plica *f.*
  alveolodental ligament Wurzelhaut *f,* Desmodont *nt,* Desmodontium *nt,* Periodontium *nt,* Periost *nt* der Zahnwurzel, Ligamentum alveolodentale, Ligamentum dentoalveolare.
  apical dental ligament Ligamentum apicis dentis.
  apical odontoid ligament → apical dental ligament.
  cemental ligament → alveolodental ligament.
  circular dental ligament → alveolodental ligament.
  cricothyroarytenoid ligament Conus elasticus, Membrana cricovocalis.
  dental ligament → apical dental ligament.
  dentoalveolar ligament → alveolodental ligament.
  gingivodental ligament → alveolodental ligament.
  glenoid ligament of humerus Labrum glenoidale.
  glenoid ligament of Macalister Labrum glenoidale.
  intermuscular ligament Septum intermusculare.
  middle maxillary ligament Ligamentum sphenomandibulare.
  ligament of nape → nuchal ligament.
  neck ligament → nuchal ligament.
  nuchal ligament Nackenband *nt,* Ligamentum nuchae.
  peridental ligament → alveolodental ligament.
  periodontal ligament → alveolodental ligament.
  posterior cervical ligament → nuchal ligament.
  pterygomandibular ligament Raphe pterygomandibularis.
  salpingopharyngeal ligament Plica salpingopharyngea.
  sphenomandibular ligament Ligamentum sphenomandibulare.
  stylomandibular ligament Ligamentum stylomandibulare.
  stylomaxillary ligament → stylomandibular ligament.
  stylomylohyoid ligament → stylomandibular ligament.
  suspensory ligament of axis Ligamentum apicis dentis.
  tensor ligament Trommelfellspanner *m,* Tensor *m* tympani, Musculus tensor tympani.
  Toynbee's ligament → tensor ligament.
  tubopharyngeal ligament of Rauber Plica salpingopharyngea.
  vocal ligament Stimmband *nt,* Ligamentum vocale.
lig·a·men·tous [ˈlɪgəmentəs] *adj* Ligament betr., ligamentär, Band-.
li·gase [ˈlaɪgeɪz] *n* Ligase *f,* Synthetase *f.*
li·gate [ˈlaɪgeɪt] *vt* ligieren, unterbinden.
li·ga·tion [laɪˈgeɪʃn] *n* Ligatur *f,* Unterbindung *f.*
  interdental ligation Interdentalligatur *f.*
  sling ligation Schlingenligatur *f.*
  surgical ligation Ligatur *f.*
  teeth ligation → tooth ligation.
  tooth ligation Zahnligatur *f,* Ligatur *f.*
lig·a·ture [ˈlɪgətʃər, ˈlɪgətʃuər] **I** *n* Ligatur *f.* **II** *vt* → ligate.
  elastic ligature elastische Ligatur *f.*
  occluding ligature Unterbindung *f.*
  orthodontic ligature kieferorthopädische Ligatur *f.*
  steel ligature Ligaturendraht *m,* Edelstahlligatur *f,* Stahlligatur *f.*
  suture ligature Umstechungsligatur *f,* Umstechungsnaht *f.*
light[1] [laɪt] (*v* **lighted; lit**) **I** *n* Licht *nt,* Helligkeit *f;* Beleuchtung *f,* Licht(quelle *f*) *nt;* (Tages-)Licht *nt.* **II** *adj* hell, licht.
  cold light Kaltlicht *nt.*
  diffuse light diffuses Licht *nt,* Streulicht *nt.*
  infrared light Infrarotlicht *nt,* Ultrarotlicht *nt,* IR-Licht *nt,* UR-Licht *nt.*
  monochromatic light monochromatisches Licht *nt.*
  polarized light polarisiertes Licht *nt.*
  stray light Streulicht *nt.*
  Wood's light Wood-Licht *nt.*
light[2] [laɪt] *adj* leicht, nicht schwer; *(Schlaf)* leicht; *(Krankheit)* leicht, unbedeutend; *(Essen)* leicht (verdaulich); *(Aufgabe)* leicht, nicht schwierig.
light-headed *adj* (leicht) benommen.

light-headedness

light-headedness *n* (leichte) Benommenheit *f*.
light·ning ['laɪtnɪŋ] *n* Blitz *m*. **struck by lightning** vom Blitz erschlagen.
light-sensitive *adj* lichtempfindlich.
lig·no·caine ['lɪgnəkeɪn] *n* → lidocaine.
limb [lɪm] *n* Glied *nt*, Gliedmaße *f*, Extremität *f*; *fig*. Arm *m*, Bein *nt*; Ast *m*.
  artificial limb Prothese *f*, Kunstglied *nt*.
  lower limbs untere Gliedmaßen/Extremitäten *pl*, Beine *pl*.
  pelvic limbs → lower limbs.
  superior limbs → upper limbs.
  thoracic limbs → upper limbs.
  upper limbs obere Gliedmaßen/Extremitäten *pl*, Arme *pl*.
lim·bic ['lɪmbɪk] *adj* Limbus betr., randständig, marginal, limbisch, Rand-.
lim·bus ['lɪmbəs] *n, pl* **lim·bi** ['lɪmbaɪ] *anat*. **1.** Saum *m*, Rand *m*, Kante *f*, Limbus *m*. **2.** Perikornealring *m*, Limbus corneae.
  alveolar limbus of mandible Zahnbogen *m* des Unterkiefers, Arcus alveolaris mandibulae.
  alveolar limbus of maxilla Zahnbogen *m* des Oberkiefers, Arcus dentalis superior.
lime [laɪm] *n* **1.** Kalziumoxid *nt*, Calciumoxid *nt*, gebrannter Kalk *m*. **2.** *bio*. Limone *f*, Limonelle *f*.
  chlorinated lime Chlorkalk *m*, Calcaria chlorata.
li·men ['laɪmən] *n, pl* **li·mens, lim·i·na** ['lɪmənə] *anat., physiol., psycho*. Grenze *f*, Schwelle *f*, Limen *nt*.
  limen nasi Limen nasi.
lime·stone ['laɪmstəʊn] *n* Kalkstein *m*.
lime·wa·ter ['laɪmwɔ:tər] *n* **1.** kalkhaltiges Wasser *nt*. **2.** Kalkmilch *f*, Kalklösung *f*.
lim·it ['lɪmɪt] **I** *n* **1.** Grenze *f*; Begrenzung *f*, Beschränkung *f*, Limit *nt*. **off limits** Zutritt verboten (*to* für). **over the limit** zuviel; (*zeitlich*) zu lange. **to the limit** bis zum Letzten. **within limits** bis zu einem gewissen Grade, in (gewissen) Grenzen. **without limit(s)** grenzenlos, unbeschränkt, unbegrenzt. **2.** Grenzlinie *f*, Grenze *f*. **II** *vt* begrenzen, einschränken, beschränken (*to* auf); limitieren.
lim·y ['laɪmɪ] *adj* kalkig, kalkartig, kalkhaltig, Kalk-.
lin·co·my·cin [lɪŋkəʊ'maɪsɪn] *n pharm*. Lincomycin *nt*.
linc·tus ['lɪŋktəs] *n pharm*. Linctus *m*.
line [laɪn] **I** *n* **1.** *anat*. Linie *f*, Grenzlinie *f*, Linea *f*. **2.** Linie *f*, Strich *m*. **3.** Linie *f*, Richtung *f*; *fig*. Taktik *f*; **lines** *pl* Richtlinien *pl*. **4.** Grenze *f*, Grenzlinie *f*. **5.** Leine *f*, Schnur *f*. **6.** Reihe *f*, Linie *f*. **in line** in Übereinstimmung (*with* mit). **be in line** übereinstimmen (*with* mit). **be out of line** nicht übereinstimmen (*with* mit). **II** *vt* (ein-)säumen. **line off** *vt* abgrenzen.
  line of attachment Ansatzstelle *f*, Befestigungsstelle *f*, Ansatzlinie *f*, Befestigungslinie *f*.
  bismuth line Wismutsaum *m*.
  blue line Bleisaum *m*.
  Burton's line Bleisaum *m*.
  cement line Kittlinie *f*.
  cervical line Zahnschmelzzementgrenze *f*, Schmelzzementgenze *f*, Zahnzementschmelzgrenze *f*, Zementschmelzgrenze *f*.
  Chamberlain's line Chamberlain-Linie *f*.
  line of demarcation Grenzlinie *f*, Demarkationslinie *f*.
  developmental lines Höckerfurchen *pl*.
  epiphyseal line Epiphysenlinie *f*, Epiphysenfugennarbe *f*, Linea epiphysialis.
  epiphysial line → epiphyseal line.
  gingival line 1. Zahnfleischrand *m*, Margo gingivalis. **2.** Zahnfleischsaum *m*.
  gum line Zahnfleischrand *m*, Margo gingivalis.
  Head's lines Head-Zonen *pl*.
  intra-arterial line intraarterieller Zugang/Katheter *m*.
  labial line Labiallinie *f*.
  lead line Bleisaum *m*.
  liquidus line Liquiduskurve *f*.
  mercurial line Quecksilberlinie *f*, Quecksilbersaum *m*.
  mucogingival line Mukogingivalgrenze *f*, Mukogingivallinie *f*.
  oblique line of mandible Linea obliqua mandibulae.
  line of occlusion Okklusionslinie *f*.
  primitive line *embryo*. Primitivstreifen *m*.
  segmental lines Höckerfurchen *pl*.
  semicircular line of frontal bone Linea temporalis.
  simian line *embryo*. Affenfurche *f*, Vierfingerfurche *f*.
  solidus line Soliduskurve *f*.
  spectral line Spektrallinie *f*.
  temporal line of frontal bone Linea temporalis (ossis frontalis).
  V-shaped line of tongue Terminalsulkus *m*, V-Linguae *nt*, Sulcus terminalis linguae.

lin·er ['laɪnər] *n* Liner *m*.
  cavity liner Kavitätenliner *m*, Kavitätenlack *m*.
lin·gua ['lɪŋgwə] *n, pl* **lin·guae** ['lɪŋgwi:] Zunge *f*; *anat*. Lingua *f*, Glossa *f*.
lin·gual ['lɪŋgwəl] *adj* lingual, Zungen-, Lingual-.
lin·gu·la ['lɪŋgjələ] *n, pl* **lin·gu·lae** ['lɪŋgjəli:] *anat*. Zünglein *nt*, Lingula *f*.
  lingula of lower jaw → lingula of mandible.
  lingula of mandible Lingula mandibulae.
linguo- *pref*. Zungen-, Lingu(o)-.
lin·guo·ax·i·al [lɪŋgwə'æksɪəl] *adj* linguoaxial.
lin·guo·ax·i·o·cer·vi·cal [lɪŋgwə,æksɪəʊ'sɜrvɪkl] *adj* linguoaxiogingival, axiolinguogingival, axiolinguozervikal.
lin·guo·ax·i·o·gin·gi·val [lɪŋgwə,æksɪəʊ'dʒɪndʒəvəl] *adj* → linguoaxiocervical.
lin·guo·clu·sal [lɪŋgwə'klu:zəl] *adj* linguookklusal, linguo-okklusal.
lin·guo·cer·vi·cal [lɪŋgwə'sɜrvɪkl] *adj* linguozervikal.
lin·guo·clu·sion [lɪŋgwə'klu:ʒn] *n* linguale Okklusion *f*, Lingualokklusion *f*, Linguookklusion *f*.
lin·guo·dis·tal [lɪŋgwə'dɪstəl] *adj* distolingual, linguodistal.
lin·guo·gin·gi·val [lɪŋgwə'dʒɪndʒəvəl] *adj* **1.** Zunge und Zahnfleisch betr., linguogingival. **2.** (*Zahn*) linguogingival.
lin·guo·in·ci·sal [,lɪŋgwəɪn'saɪzəl] *adj* linguoinzisal.
lin·guo·me·si·al [lɪŋgwə'mi:zɪəl] *adj* linguomesial.
linguo-occlusal *adj* linguookklusal, linguo-okklusal.
lin·guo·plate ['lɪŋgwəpleɪt] *n* Zungenschild *nt*.
lin·guo·prox·i·mal [lɪŋgwə'prʌksɪməl] *adj* linguoproximal, proximolingual.
lin·guo·pul·pal [lɪŋgwə'pʌlpəl] *adj* linguopulpal.
lin·guo·ver·sion [lɪŋgwə'vɜrʒn] *n* Linguoversion *f*.
lin·i·ment ['lɪnəmənt] *n pharm*. Liniment *nt*, Linimentum *nt*.
lin·i·men·tum [lɪnə'mentəm] *n* → liniment.
lin·ing ['laɪnɪŋ] *n* Belag *m*, Überzug *m*; Auskleidung *f*; Deckschicht *f*; (Aus-)Fütterung *f*.
  alveolar mucosal lining Alveolarmukosa *f*, Alveolarschleimhaut *f*, Schleimhaut *f* der Alveolarfortsätze, Mucosa alveolaris.
  cavity lining Kavitätenlining *nt*, Lining *nt*.
  oral mucosal lining Schleimhautauskleidung *f* der Mundhöhle.
  periosteal lining of alveolar socket Wurzelhaut *f*, Desmodontium *nt*, Periodontium *nt*.
li·o·thy·ro·nine [laɪəʊ'θaɪrəni:n] *n pharm*. Liothyronin *nt*.
lip [lɪp] **I** *n* **1.** Lippe *f*; *anat*. Labium oris. **2.** *anat*. lippenähnliche Struktur *f*, Labium *nt*, Labrum *nt*. **3.** Rand *m*; Wundrand *m*. **4.** (*Gefäß*) Schnabel *m*, Tülle *f*. **5.** *techn*. Schneide *f*. **II** *adj* Lippen-.
  articular lip Gelenklippe *f*, Labrum articulare.
  cleft lip Hasenscharte *f*, Lippenspalte *f*, Cheiloschisis *f*.
  Hapsburg lip Habsburger-Lippe *f*.
  inferior lip → lower lip.
  lower lip Unterlippe *f*, Labium inferius oris.
  superior lip → upper lip.
  upper lip Oberlippe *f*, Labium superius oris.
li·pase ['laɪpeɪz, 'lɪ-] *n* **1.** Lipase *f*. **2.** Triacylglycerinlipase *f*, Triglyceridlipase *f*.
lip·e·de·ma [lɪpɪ'di:mə] *n* Lipödem *nt*.
li·pe·mia [lɪ'pi:mɪə, laɪ-] *n* Lipämie *f*, Lipaemia *f*, Hyperlipämie *f*.
lip·id ['lɪpɪd, 'laɪ-] *n* Lipid *nt*.
  complex lipid kompliziertes/verseifbares Lipid *nt*.
  depot lipid Depotfett *nt*, Speicherfett *nt*.
  nonsaponifiable lipid einfaches/nicht-verseifbares Lipid *nt*.
  polyunsaturated lipid Lipid *nt* mit mehrfach ungesättigten Fettsäuren.
  saturated lipid Lipid *nt* aus gesättigten Fettsäuren.
  storage lipid → depot lipid.
  unsaturated lipid Lipid *nt* mit ungesättigten Fettsäuren.
lip·i·dase ['lɪpɪdeɪz] *n* Lipase *f*.
lip·ide ['lɪpaɪd, 'laɪ-, -ɪd] *n* → lipid.
lip·i·de·mia [lɪpɪ'di:mɪə] *n* Lipidämie *f*, Hyperlipidämie *f*.
li·pid·ic [lɪ'pɪdɪk] *adj* Lipid(e) betr., Lipid-, Lipo-.
lip·i·do·sis [lɪpɪ'dəʊsɪs] *n* Lipidspeicherkrankheit *f*, Lipidose *f*, Lipoidose *f*.
  cerebroside lipidosis Gaucher-Erkrankung *f*, Gaucher-Krankheit *f*, Gaucher-Syndrom *nt*, Morbus *m* Gaucher, Glukozerobrosidose *f*, Zerebrosidlipidose *f*, Glykosylzeramidlipidose *f*, Lipoidhistiozytose *f* vom Kerasintyp.
  galactosylceramide lipidosis Krabbe-Syndrom *nt*, Globoidzellen-Leukodystrophie *f*, Galaktozerebrosidlipidose *f*, Galaktozerebrosidose *f*, Angiomatosis encephalo-cutanea, Leukodystrophia cerebri progressiva hereditaria.
  ganglioside lipidosis Gangliosidose *f*.

glycolipid lipidosis Fabry-Syndrom *nt*, Morbus *m* Fabry, hereditäre Thesaurismose *f* Ruiter-Pompen-Weyers, Ruiter-Pompen-Weyers-Syndrom *nt*, Thesaurismosis hereditaria lipoidica, Angiokeratoma corporis diffusum (Fabry), Angiokeratoma universale.
glycosylceramide lipidosis → cerebroside lipidosis.
sphingomyelin lipidosis Niemann-Pick-Krankheit *f*, Sphingomyelinose *f*, Sphingomyelinlipidose *f*.
sulfatide lipidosis metachromatische Leukodystrophie/Leukoenzephalopathie *f*, Sulfatidlipidose *f*.
lip·id·u·ria [lɪpɪ'd(j)ʊərɪə] *n* Lipidausscheidung *f* im Harn, Lipidurie *f*, Lipurie *f*.
lip·in ['lɪpɪn, 'laɪ-] *n* → lipid.
lipo- *pref.* Fett-, Lip(o)-.
lip·o·at·ro·phy [ˌlɪpə'ætrəfɪ] *n* 1. Fettgewebsschwund *m*, Fettgewebsatrophie *f*, Lipoatrophie *f*, Lipatrophie *f*. 2. Lipodystrophie *f*.
lip·o·blast ['lɪpəblæst] *n* Lipoblast *m*.
lip·o·blas·to·ma [ˌlɪpəblæs'təʊmə] *n* 1. Lipoblastom *nt*, Lipoblastoma *nt*. 2. Liposarkom *nt*, Liposarcoma *nt*.
lip·o·cal·ci·gran·u·lo·ma·to·sis [ˌlɪpəˌkælsɪgrænjə,ləʊmə'təʊsɪs] *n* Lipokalzinogranulomatose *f*, Calcinois universalis interstitialis.
lip·o·cele ['lɪpəsiːl] *n* Fettbruch *m*, Liparozele *f*, Lipozele *f*, Adipozele *f*.
lip·o·chon·dro·dys·tro·phy [ˌlɪpəkɒndrə'dɪstrəfɪ] *n* Hurler-Krankheit *f*, Hurler-Syndrom *nt*, von Pfaundler-Hurler-Krankheit *f*, von Pfaundler-Hurler-Syndrom *nt*, Lipochondrodystrophie *f*, Dysostosis multiplex, Mukopolysaccharidose I-H *f*.
lip·o·chrome ['lɪpəkrəʊm] *n* Lipochrom *nt*, Lipoidpigment *nt*.
lip·oc·la·sis [lɪ'pɒkləsɪs] *n* → lipolysis.
lip·o·cyte ['lɪpəsaɪt] *n* 1. Fett(gewebs)zelle *f*, Lipozyt *m*, Adipozyt *m*. 2. (*Leber*) Fettspeicherzelle *f*.
lip·o·di·er·e·sis [ˌlɪpədaɪ'erəsɪs] *n* → lipolysis.
lip·o·dys·tro·phia [ˌlɪpədɪ'strəʊfɪə] *n* → lipodystrophy.
lip·o·dys·tro·phy [ˌlɪpə'dɪstrəfɪ] *n* Lipodystrophie *f*, Lipodystrophia *f*.
congenital progressive lipodystrophy Lawrence-Syndrom *nt*, lipatrophischer Diabetes *m*.
generalized lipodystrophy → congenital progressive lipodystrophy.
progressive congenital lipodystrophy → congenital progressive lipodystrophy.
total lipodystrophy → congenital progressive lipodystrophy.
lip·o·fi·bro·ma [ˌlɪpəfaɪ'brəʊmə] *n* Lipofibrom *nt*, Lipofibroma *nt*.
lip·o·fus·cin [ˌlɪpə'fʌsɪn, -'fjuːsɪn] *n* 1. Abnutzungspigment *nt*, Lipofuszin *nt*. 2. Lipochrom *nt*, Lipoidpigment *nt*.
lip·o·gen·e·sis [ˌlɪpə'dʒenəsɪs] *n* Fett(bio)synthese *f*, Lipogenese *f*.
lip·o·ge·net·ic [ˌlɪpədʒə'netɪk] *adj* → lipogenic.
lip·o·gen·ic [ˌlɪpə'dʒenɪk] *adj* fettbildend *od.* fettproduzierend, lipogen.
lip·o·gran·u·lo·ma [ˌlɪpəgrænjə'ləʊmə] *n* Lipogranulom *nt*, Oleogranulom *nt*.
lip·o·he·mia [ˌlɪpə'hiːmɪə] *n* → lipemia.
lip·oid ['lɪpɔɪd, 'laɪpɔɪd] I *n* 1. *biochem.* Lipoid *nt*. 2. → lipid. II *adj* fettartig, fettähnlich, lipoid.
lip·oi·de·mia [ˌlɪpɔɪ'diːmɪə] *n* → lipemia.
lip·oi·do·sis [lɪpɔɪ'dəʊsɪs] *n* 1. Lipidspeicherkrankheit *f*, Lipidose *f*, Lipoidose *f*. 2. Lipoidose *f*.
lip·oid·pro·tein·o·sis [ˌlɪpɔɪdˌprəʊtɪ'nəʊsɪs] *n* → lipoproteinosis.
lip·oi·du·ria [ˌlɪpɔɪ'd(j)ʊərɪə] *n* → lipiduria.
li·pol·y·sis [lɪ'pɒləsɪs] *n* Fettspaltung *f*, Fettabbau *m*, Lipolyse *f*.
lip·o·lyt·ic [lɪpə'lɪtɪk] *adj* Lipolyse betr. *od.* verursachend, lipolytisch.
li·po·ma [lɪ'pəʊmə] *n, pl* **li·po·mas, li·po·ma·ta** [lɪ'pəʊmətə] Fett(gewebs)geschwulst *f*, Fett(gewebs)tumor *m*, Lipom(a) *nt*.
li·po·ma·to·sis [lɪˌpəʊmə'təʊsɪs] *n* Lipomatose *f*, Lipomatosis *f*.
lip·o·me·tab·o·lism [ˌlɪpəmə'tæbəlɪzəm] *n* Fettstoffwechsel *m*, Fettmetabolismus *m*.
lip·o·mi·cron [ˌlɪpə'maɪkrɒn] *n* Lipomikron *nt*, Chylomikron *nt*.
lip·o·myx·o·ma [ˌlɪpəmɪks'əʊmə] *n* Lipomyxom(a) *nt*.
li·pop·a·thy [lɪ'pɒpəθɪ] *n* Fettstoffwechselstörung *f*, Lipopathie *f*.
lip·o·pex·ia [ˌlɪpə'peksɪə] *n* Fettspeicherung *f*, Fetteinlagerung *f*, Lipopexie *f*.
lip·o·phile ['lɪpəfaɪl] *adj* → lipophilic.
lip·o·phil·ia [ˌlɪpə'fiːlɪə] *n* 1. *chem.* Fettlöslichkeit *f*, Lipophilie *f*. 2. Neigung *f* zu Fettleibigkeit, Lipophilie *f*.
lip·o·phil·ic [ˌlɪpə'fɪlɪk] *adj* Lipophilie betr., lipophil.
lip·o·pol·y·sac·cha·ride [ˌlɪpəˌpɒlɪ'sækəraɪd, -rɪd] *n* Lipopolysaccharid *nt*.
lip·o·pro·tein [ˌlɪpə'prəʊtiːn, -tiːɪn] *n* Lipoprotein *nt*.

α-lipoprotein Lipoprotein *nt* mit hoher Dichte, α-Lipoprotein *nt*, high-density lipoprotein, α-Lipoprotein *nt*.
β-lipoprotein → low-density lipoprotein.
high-density lipoprotein Lipoprotein *nt* mit hoher Dichte, α-Lipoprotein *nt*, high-density lipoprotein, α-Lipoprotein *nt*.
low-density lipoprotein Lipoprotein *nt* mit geringer Dichte, β-Lipoprotein *nt*, low-density lipoprotein.
very low-density lipoprotein Lipoprotein *nt* mit sehr geringer Dichte, very low-density lipoprotein, prä-β-Lipoprotein *nt*.
lip·o·pro·tein·e·mia [ˌlɪpəˌprəʊtɪ'niːmɪə] *n* Lipoproteinämie *f*.
α-lipoproteinemia Tangier-Krankheit *f*, Analphalipoproteinämie *f*, Hypo-Alpha-Lipoproteinämie *f*.
β-lipoproteinemia Abetalipoproteinämie *f*, A-Beta-Lipoproteinämie *f*, Bassen-Kornzweig-Syndrom *nt*.
lip·o·pro·tein·o·sis [ˌlɪpəˌprəʊtɪ'nəʊsɪs] *n* Urbach-Wiethe-Syndrom *nt*, Lipoidproteinose *f* (Urbach-Wiethe), Hyalinosis cutis et mucosae.
lip·o·sar·co·ma [ˌlɪpəsɑː'kəʊmə] *n* Liposarkom *nt*, Liposarcoma *nt*.
lip·o·some ['lɪpəsəʊm] *n* Liposom *nt*.
li·pot·ro·phy [lɪ'pɒtrəfɪ] *n* Lipotrophie *f*.
lip·o·trop·ic [ˌlɪpə'trɒpɪk, -'trəʊ-] *adj* mit besonderer Affinität zu Fett, lipotrop.
li·pot·ro·pism [lɪ'pɒtrəpɪzəm] *n* → lipotropy.
li·pot·ro·py [lɪ'pɒtrəpɪ] *n* → lipotropism.
li·pu·ria [lɪ'p(j)ʊərɪə] *n* Lipidausscheidung *f* im Harn, Lipurie *f*, Lipidurie *f*.
liq·ue·fac·tion [ˌlɪkwə'fækʃn] *n* Verflüssigung *f*, Liquefaktion *f*; Schmelzung *f*.
liq·ue·fy ['lɪkwəfaɪ] I *vt* verflüssigen, liqueszieren; schmelzen. II *vi* s. verflüssigen, liqueszieren; schmelzen.
liq·uid ['lɪkwɪd] I *n* 1. Flüssigkeit *f*. 2. Schwinglaut *m*, Schmelzlaut *m*, Fließlaut *m*, Liquid(laut *m*) *m*, Liquida *f*. II *adj* 3. flüssig, liquid(e), Flüssigkeits-. 4. klar, wäßrig, durchsichtig, transparent. 5. Liquid(laut) darstellend, liquid.
li·quid·i·ty [lɪ'kwɪdətɪ] *n* 1. flüssiger Zustand *m*. 2. Klarheit *f*, Transparenz *f*.
liq·ui·dus ['lɪkwədəs] *n* Liquiduskurve *f*.
liq·uor ['lɪkər, 'lɪkwɔːr] *n* 1. Flüssigkeit *f*. 2. *anat.* seröse Körperflüssigkeit *f*, Liquor *m*. 3. *pharm.* Arzneilösung *f*, Liquor *m*.
liquor of Scarpa Endolymphe *f*, Endolympha *f*.
lisp [lɪsp] I *n* Lispeln *nt*, Sigmatismus *m*; Parasigmatismus *m*. II *vi* 1. lispeln, mit der Zunge anstoßen. 2. stammeln.
Lis·te·ria [lɪ'stɪərɪə] *n micro.* Listeria *f*.
lis·te·ri·al [lɪ'stɪərɪəl] *adj* Listeria betr., durch Listeria verursacht, Listerien-, Listeria-.
lis·te·ri·o·sis [lɪˌstɪərɪ'əʊsɪs] *n, pl* **lis·te·ri·o·ses** [lɪˌstɪərɪ'əʊsiːz] Listerieninfektion *f*, Listeriose *f*.
li·ter ['liːtər] *n* Liter *m/nt*.
lith·arge ['lɪθɑːdʒ, lɪ'θɑːdʒ] *n* Bleiglätte *f*, Bleioxid *nt*, Litharglyrum *nt*.
li·thi·a·sic [lɪ'θaɪəsɪk] *adj* Lithiasis betr.
li·thi·a·sis [lɪ'θaɪəsɪs] *n* Steinleiden *nt*, Lithiasis *f*.
salivary lithiasis Sialolithiasis *f*.
lith·ic ['lɪθɪk] *adj* 1. *patho.* Stein betr., Stein-. 2. *chem.* Lithium betr.
lith·i·um ['lɪθɪəm] *n* Lithium *nt*.
litho- *pref.* Stein-, Lith(o)-.
lith·o·gen·e·sis [ˌlɪθə'dʒenəsɪs] *n* Steinbildung *f*, Konkrementbildung *f*, Lithogenese *f*.
lith·o·gen·ic [ˌlɪθə'dʒenɪk] *adj* steinbildend, lithogen.
li·thog·e·nous [lɪ'θɒdʒənəs] *adj* → lithogenic.
li·thol·y·sis [lɪ'θɒləsɪs] *n* Steinauflösung *f*, Litholyse *f*.
lith·ous ['lɪθəs] *adj* steinartig, kalkulös, Stein-.
lit·mus ['lɪtməs] *n* Lackmus *nt*.
live¹ [laɪv] *adj* 1. lebend, lebendig, Lebend-. 2. glühend, brennend; aktiv; *phys.* spannungsführend, stromführend, unter Spannung/Strom stehend.
live² [lɪv] I *vt* leben. II *vi* 1. leben, am Leben bleiben. **she is going to live** sie wird am Leben bleiben, sie wird durchkommen. 2. leben (*on, upon* von); s. ernähren (*on, upon* von; *by* durch, von).
li·ve·do [lɪ'viːdəʊ] *n patho., derm.* Livedo *f*.
postmortem livedo → postmortem *lividity*.
liv·er ['lɪvər] *n* Leber *f*; *anat.* Hepar *nt*.
liv·id ['lɪvɪd] *adj* blaßbläulich, fahl, livid, livide, bläulich verfärbt.
li·vid·i·ty [lɪ'vɪdətɪ] *n* bläuliche (Haut-)Verfärbung *f*, Lividität *f*.
postmortem lividity Totenflecke *pl*, Livor mortis, Livores *pl*.
li·vor ['laɪvɔːr, -vər] *n* 1. bläuliche (Haut-)Verfärbung *f*, Lividität *f*. 2. Totenflecke *pl*, Livor mortis, Livores *pl*.
livor mortis Totenflecke *pl*, Livor mortis, Livores *pl*.
load [ləʊd] I *n physiol.* Belastung *f*; (*a. techn., phys.*) Last *f*. II *vt* 1.

(be-)laden, belasten (*with* mit); (*Magen*) überladen. **2.** beschweren. **III** *vi* (auf-, ein-)laden; beladen werden.
dynamic load dynamische Belastung *f*.
occlusal load Kaubelastung *f*.
radiation load Strahlenbelastung *f*, Strahlenexposition *f*.
static load statische Belastung *f*.
lo·bar ['ləʊbər] *adj* Lappen/Lobus betr., lobär, Lappen-, Lobär-, Lobar-.
lobe [ləʊb] *n anat.* (Organ-)Lappen *m*, Lobus *m*.
  anterior lobe of hypophysis Adenohypophyse *f*, Hypophysenvorderlappen *m*, Adenohypophysis *f*, Lobus anterior hypophyseos.
  cerebral lobes Hirnlappen *pl*, Lobi cerebrales.
  lobes of cerebrum → cerebral lobes.
  frontal lobe Frontallappen *m*, Stirnlappen *m*, Lobus frontalis.
  glandular lobe of pituitary → anterior lobe of hypophysis.
  glandular lobe of pituitary gland → anterior lobe of hypophysis.
  insular lobe Insel *f*, Inselrinde *f*, Insula *f*, Lobus insularis.
  intermediate lobe → intermediate lobe of hypophysis.
  intermediate lobe of hypophysis Hypophysenzwischenlappen *m*, Pars intermedia adenohypophyseos.
  neural lobe of hypophysis → neural lobe of pituitary.
  neural lobe of pituitary 1. Neurohypophyse *f*, Hypophysenhinterlappen *m*, Neurohypophysis *f*, Lobus posterior hypophyseos. **2.** Neurallappen *m* der Neurohypophyse, Lobus nervosus neurohypophyseos.
  occipital lobe Okzipitallappen *m*, Hinterhauptslappen *m*, Lobus occipitalis.
  parietal lobe Parietallappen *m*, Scheitellappen *m*, Lobus parietalis.
  posterior lobe of hypophysis Neurohypophyse *f*, Hypophysenhinterlappen *m*, Neurohypophysis *f*, Lobus posterior hypophyseos.
  posterior lobe of pituitary → posterior lobe of hypophysis.
  posterior lobe of pituitary gland → posterior lobe of hypophysis.
  temporal lobe Temporallappen *m*, Schläfenlappen *m*, Lobus temporalis.
lob·u·lar ['lɑbjələr] *adj* Läppchen/Lobulus betr., läppchenförmig, lobulär, Läppchen-, Lobular-.
lob·ule ['lɑbjuːl] *n* **1.** *anat.* (Organ-, Drüsen-)Läppchen *nt*, Lobulus *m*. **2.** → ear lobule.
  lobule of auricle → ear lobule.
  ear lobule Ohrläppchen *nt*, Lobulus auricularis.
lo·cal·ized ['ləʊkəlaɪzd] *adj* lokalisiert, umschrieben, örtlich beschränkt.
lo·cal·iz·er ['ləʊkəlaɪzər] *n radiol.* Lokalisator *m*.
lock [lɑk] *n* Schloß *nt*, Verschluß *m*.
lock·jaw ['lɑkdʒɔː] *n* Kiefersperre *f*, Kieferklemme *f*, Trismus *m*.
lo·co·mo·tion [ˌləʊkə'məʊʃn] *n* Bewegung *f*, Fortbewegung(s-fähigkeit *f*) *f*, Ortsveränderung *f*, Lokomotion *f*.
lo·co·mo·tor [ˌləʊkə'məʊtər] *adj* Bewegung/Fortbewegung betr., (fort-)bewegend, lokomotorisch.
lo·co·mo·to·ry [ˌləʊkə'məʊtərɪ] *adj* → locomotor.
loc·u·lar ['lɑkjələr] *adj histol.* gekammert.
loc·u·late [lɑkjəleɪt, -lɪt] *adj histol.* gekammert.
lo·cus ['ləʊkəs] *n, pl* **lo·ci** ['ləʊsaɪ, 'ləʊkaɪ] **1.** Ort *m*, Platz *m*, Stelle *f*; *anat.* Lokus *m*, Locus *m*. **2.** *genet.* Genlocus *m*, Genort *m*.
  operator locus *genet.* Operatorgen *nt*, O-Gen *nt*.
logo- *pref.* Wort-, Sprach-, Log(o)-.
log·o·ma·nia [ˌlɑgə'meɪnɪə, -jə, ˌlɔg-] *n neuro.* Logo(mono)manie *f*.
lo·gop·a·thy [lə'gɑpəθɪ] *n* Sprachstörung *f*, Logopathie *f*.
log·o·pe·dia [ˌlɑgə'piːdɪə, ˌlɔg-] *n* → logopedics.
log·o·pe·dics [ˌlɑgə'piːdɪks, ˌlɔg-] *pl* Stimm- u. Sprachheilkunde *f*, Stimm- u. Sprachtherapie *f*, Logopädie *f*.
log·o·pe·dist [ˌlɑgə'piːdɪst, ˌlɔg-] *n* Logopäde *m*, Logopädin *f*.
log·or·rhea [ˌlɑgə'riːə, ˌlɔg-] *n neuro.* Redesucht *f*, Polyphrasie *f*, Zungendelirium *nt*, Logorrhö *f*.
loin [lɔɪn] *n anat.* Lende *f*, Lumbus *m*.
long-acting *adj* langwirkend, langanhaltend.
long-headed *adj* langköpfig, langschädelig; dolichozephal, dolichokephal.
long-headedness *n embryo.* Langköpfigkeit *f*, Langschädel *m*, Dolichokephalie *f*, Dolichozephalie *f*.
long-lasting *adj* langwierig; langdauernd, langanhaltend; strapazierfähig.
long-sighted *adj* Weitsichtigkeit betr., weitsichtig, hypermetropisch, hyperop.
long-sightedness *n* Übersichtigkeit *f*, Weitsichtigkeit *f*, Hyperopie *f*, Hypermetropie *f*.
look [lʊk] **I** *n* **1.** Blick *m* (*at* auf). **cast/throw a look at** einen Blick werfen auf. **give sth. a second look** etw. nochmals *od.* genauer ansehen. **have/take a (good) look at** (s.) etw. (genau) ansehen. **2.** Miene *f*, (Gesichts-)Ausdruck *m*. **3. looks** *pl* Aussehen *nt*. **by/from the looks of it** (so) wie es aussieht. **have the looks of** aussehen wie. **II** *vt* jdm. in die Augen schauen *od.* blicken *od.* sehen. **III** *vi* **4.** schauen, gucken, sehen. **5.** nachschauen, nachsehen, suchen. **6.** aussehen, ausschauen. **look ill** krank aussehen.
  look at *vi* **1.** ansehen, anblicken, anschauen, angucken, betrachten. **2.** s. etw. anschauen, etw. prüfen.
  look for *vi* suchen (nach).
  look into *vi* untersuchen, prüfen.
loop [luːp] **I** *n* **1.** Schlinge *f*, Schleife *f*, Schlaufe *f*; Öse *f*; *anat.* Ansa *f*. **2.** *techn.* geschlossener Stromkreis *m*, geschlossenes magnetisches Feld *nt*. **II** *vt* schlingen (*round* um). **III** *vi s.* schlingen (*round* um); eine Schleife machen, eine Schlinge bilden.
  loop of hypoglossal nerve Hypoglossusschlinge *f*, Ansa cervicalis.
  T loop T-Schlaufe *f*.
  U loop U-Schlaufe *f*.
  vertical loop Vertikalschlaufe *f*.
  wire loop Drahtschlinge *f*, Drahtöse *f*.
loph·o·dont ['lɑfədɑnt, 'ləʊfədɑnt] *adj* lophodont.
lo·phot·ri·chate [lə'fɑtrəkɪt] *adj* → lophotrichous.
lo·phot·ri·chous [lə'fɑtrɪkəs] *adj micro.* lophotrich.
lor·do·sis [lɔːr'dəʊsɪs] *n, pl* **lor·do·ses** [lɔːr'dəʊsiːz] Lordose *f*.
loss [lɔːs, lɑs] *n* Verlust *m*, Schaden *m*, Einbuße *f*.
  loss of appetite Appetitverlust *m*; Anorexie *f*.
  blood loss Blutverlust *m*.
  edentulous bone loss Knochenabbau *m* zahnloser Kieferteile.
  extraglandular water loss extraglanduläre Wasserabgabe *f*, extraglandulärer Wasserverlust *m*, Perspiratio insensibilis.
  fluid loss Flüssigkeitsverlust *m*.
  loss of function Funktionsverlust *m*, Funktionseinschränkung *f*, Functio laesa.
  hearing loss (Ge-)Hörverlust *m*, Hörstörung *f*, Schwerhörigkeit *f*.
  heat loss Wärmeabgabe *f*, Wärmeverlust *m*.
  horizontal bone loss horizontaler Knochenabbau *m*.
  vertical bone loss vertikaler Knochenabbau *m*.
lo·tion ['ləʊʃn] *n pharm.* Lotion *f*, Lotio *f*.
loupe [luːp] *n* Vergrößerungsglas *nt*, Lupe *f*.
  magnifying loupe Vergrößerungsglas *nt*, Lupe *f*.
louse [laʊs] *n, pl* **lice** [laɪs] *micro.* Laus *f*.
  body louse Kleiderlaus *f*, Pediculus humanus corporis/humanus/vestimenti.
  chicken louse Vogelmilbe *f*, Dermanyssus avium/gallinae.
  clothes louse → body louse.
  crab louse → pubic louse.
  head louse Kopflaus *f*, Pediculus humanus capitis.
  human louse Menschenlaus *f*, Pediculus humanus.
  pubic louse Filzlaus *f*, Phthirus pubis, Pediculus pubis.
louse-borne *adj* durch Läuse übertragen, Läuse-.
lou·si·ness ['laʊzɪnɪs] *n* Läusebefall *m*, Verlausung *f*, Pedikulose *f*, Pediculosis *f*.
low [ləʊ] **I** *n fig.* Tief *nt*, Tiefpunkt *m*, Tiefstand *m*. **reach a (new) low** einen (neuen) Tiefpunkt erreichen. **II** *adj* **1.** (*a. fig.*) tief, niedrig, tief gelegen; (*Qualität*) minderwertig, gering; (*Licht*) gedämpft; (*Vorräte*) fast leer, knapp. **run/get low** zur Neige gehen. **2.** (*Stirn, Temperatur*) tief; (*Puls*) schwach, niedrig; (*Nahrung*) wenig nahrhaft; einfach; (*Herztöne, Stimme*) leise. **in a low voice** leise. **3.** (*Stimmung*) deprimiert, gedrückt, niedergeschlagen. **feel low** niedergeschlagen sein. **be low in health** bei schlechter Gesundheit sein.
low·er ['ləʊər] *vt* **1.** (*Augen, Stimme, Temperatur*) senken, niedriger machen; herunterlassen. **2.** verringern, senken, herabsetzen, (ab-)schwächen.
low-grade *adj* **1.** minderwertig. **2.** (*Fieber*) leicht, geringgradig.
loz·enge ['lɑzɪndʒ] *n pharm.* Tablette *f*, Pastille *f*, Trochiskus *m*.
lu·bri·cant ['luːbrəkənt] **I** *n* Gleitmittel *nt*, Lubrikans *nt*; Schmiermittel *nt*. **II** *adj* gleitfähig machend, Gleit-; schlüpfrig; schmierend.
  silicone lubricant Silikongleitmittel *nt*, Silikonlubrikans *nt*.
lu·bri·cous ['luːbrɪkəs] *adj* schlüpfrig, glatt.
lu·es ['luːiːz] *n* harter Schanker *m*, Morbus *m* Schaudinn, Schaudinn-Krankheit *f*, Syphilis *f*, Lues *f* (venerea).
lu·et·ic [luː'etɪk] *adj* Syphilis betr., von Syphilis betroffen, durch Syphilis verursacht, syphilitisch, luetisch, Syphilis-.
lug [lʌg] *n* Ansatz *m*, Halter *m*, Henkel *m*, Öhr *nt*.
  occlusal lug okklusale Auflage *f*.
lum·ba·go [lʌm'beɪgəʊ] *n* Hexenschuß *m*, Lumbalgie *f*, Lumbago *f*.
lum·bar ['lʌmbər] *adj* lumbal, Lumbal-, Lenden-, Lumbo-.
lumbo- *pref.* Lumbal-, Lenden-, Lumbo-.
lum·bo·dyn·ia [ˌlʌmbəʊ'diːnɪə] *n* → lumbago.
lum·bri·coid ['lʌmbrɪkɔɪd] **I** *n micro.* Spulwurm *m*, Ascaris lumbricoides. **II** *adj* wurmförmig, wurmartig.

lum·bri·co·sis [ˌlʌmbrɪˈkəʊsɪs] n Spulwurminfektion f, Askariasis f, Askari(d)ose f, Askaridiasis f.
lu·men [ˈluːmən] n, pl **lu·mi·na** [ˈluːmɪnə] **1.** anat. Lichtung f, Hohlraum m, Lumen nt. **2.** phys. Lumen nt.
lu·mi·nes·cence [ˌluːmɪˈnesəns] n Lumineszenz f.
lu·mi·nif·er·ous [ˌluːmɪˈnɪfərəs] adj lichterzeugend; leuchtend.
lu·mi·nos·i·ty [ˌluːmɪˈnɒsətɪ] n Leuchten nt; Leuchtkraft f; phys. Lichtstärke f, Helligkeit f.
lu·mi·nous [ˈluːmɪnəs] adj strahlend, leuchtend, Leucht-; fig. glänzend.
lu·mi·nous·ness [ˈluːmɪnəsnɪs] n → luminosity.
lump [lʌmp] n **1.** Schwellung f, Beule f, Höcker m, Geschwulst f, Knoten m. **2.** Klumpen m, Brocken m.
lung [lʌŋ] n Lunge f, Lungenflügel m; anat. Pulmo m.
   iron lung eiserne Lunge f, Tankrespirator m.
   left lung linke Lunge f, linker Lungenflügel m, Pulmo sinister.
   right lung rechte Lunge f, rechter Lungenflügel m, Pulmo dexter.
   wet lung 1. Schocklunge f, adult respiratory distress syndrome. **2.** Lungenödem nt.
lu·pi·form [ˈluːpɪfɔːrm] adj → lupoid.
lu·poid [ˈluːpɔɪd] adj derm. Lupus betr., lupusähnlich, lupös, lupoid.
lu·po·ma [luːˈpəʊmə] n Lupusknötchen nt, Lupom nt.
lu·pous [ˈluːpəs] adj → lupoid.
lu·pus [ˈluːpəs] n derm. Lupus m.
   chilblain lupus Lupus pernio.
   chilblain lupus erythematosus Lupus pernio.
   chronic discoid lupus erythematosus → discoid lupus erythematosus.
   cutaneous lupus erythematosus Lupus erythematodes chronicus/integumentalis.
   discoid lupus erythematosus Discoid-Lupus erythematosus, Lupus erythematodes chronicus discoides.
   disseminated lupus erythematosus → systemic lupus erythematosus.
   lupus erythematosus Lupus erythematodes, Lupus erythematosus, Erythematodes m.
   hypertrophic lupus erythematosus Lupus erythematodes hypertrophicus.
   systemic lupus erythematosus systemischer Lupus erythematodes, Systemerythematodes m, Lupus erythematodes visceralis, Lupus erythematodes integumentalis et visceralis.
lu·te·in [ˈluːtiːɪn, -tɪɪn] n Lutein nt.
lu·te·o·hor·mone [ˌluːtɪəˈhɔːrməʊn] n Gelbkörperhormon nt, Progesteron nt, Corpus-luteum-Hormon nt.
lu·te·o·troph·in [ˌluːtɪəˈtrəʊfɪn, -ˈtrɒf-] n → luteotropin.
lu·te·o·tro·pin [ˌluːtɪəˈtrəʊpɪn] n bio. Luteotropin nt, luteotropes Hormon nt.
lu·te·ti·um [luːˈtiːʃɪəm] n Lutetium nt.
lu·ti·lib·er·in [ˌluːtɪˈlɪbərɪn] n → luteinizing hormone releasing hormone.
lux [lʌks] n, pl **lu·ces** [ˈluːsiːz] phys. Lux nt.
lux·a·tion [lʌkˈseɪʃn] n traumat. Verrenkung f, Luxation f, Luxatio f; Dislokation f.
   habitual temporomandibular joint luxation habituelle Unterkieferluxation f.
   temporomandibular luxation Kiefergelenkluxation f.
ly·ase [ˈlaɪeɪz] n Lyase f, Synthase f.
lye [laɪ] **I** n Lauge f. **II** vt mit Lauge behandeln, ablaugen.
lymph [lɪmf] n **1.** Lymphe f, Lymphflüssigkeit f, Lympha f. **2.** lymphähnliche Flüssigkeit f.
   dental lymph Zahnlymphe f.
   dentinal lymph Dentinlymphe f.
lym·pha·den [ˈlɪmfəden] n → lymph node.
lymph·ad·e·nec·ta·sis [lɪmˌfædəˈnektəsɪs] n Lymphknotenvergrößerung f, Lymphadenektasie f.
lymph·ad·e·nec·to·my [lɪmˌfædəˈnektəmɪ] n Lymphknotenentfernung f, Lymphknotenexstirpation f, Lymphadenektomie f.
lymph·a·de·nia [lɪmfəˈdiːnɪə] n **1.** Lymphknotenhypertrophie f. **2.** Lymphknotenerkrankung f, Lymphadenopathie f.
lymph·ad·e·ni·tis [lɪmˌfædəˈnaɪtɪs] n Lymphknotenentzündung f, Lymphadenitis f.
   regional lymphadenitis Katzenkratzkrankheit f, cat-scratch disease nt, benigne Inokulationslymphoretikulose f, Miyagawanellose f.
   tuberculous lymphadenitis Lymphknotentuberkulose f, Lymphadenitis tuberculosa.
lymph·ad·e·no·cele [lɪmˈfædɪnəsiːl] n Lymphknotenzyste f, Lymphadenozele f.
lymph·ad·e·no·gram [lɪmˈfædɪnəgræm] n radiol. Lymphadenogramm nt.
lymph·ad·e·nog·ra·phy [lɪmˌfædɪˈnɒgrəfɪ] n radiol. Kontrastdarstellung f von Lymphknoten, Lymphadenographie f.
lymph·ad·e·noid [lɪmˈfædɪnɔɪd] adj histol. lymphadenoid.
lymph·ad·e·no·ma [lɪmˌfædɪˈnəʊmə] n **1.** Lymphadenom(a) nt. **2.** Lymphknotenschwellung f, Lymphknotentumor m, Lymphom(a) nt. **3.** non-Hodgkin-Lymphom nt. **4.** Lymphogranulom(a) nt. **5.** Hodgkin-Krankheit f, Hodgkin-Lymphom nt, (maligne) Lymphogranulomatose f, Morbus m Hodgkin, Lymphogranulomatosis maligna, (Hodgkin-)Paltauf-Steinberg-Krankheit f.
lymph·ad·e·nop·a·thy [lɪmˌfædɪˈnɒpəθɪ] n Lymphknotenerkrankung f, Lymphadenopathie f.
   tuberculous lymphadenopathy → tuberculous lymphadenitis.
lymph·ad·e·no·sis [lɪmˌfædɪˈnəʊsɪs] n Lymphknotenschwellung f, Lymphadenose f, Lymphadenosis f.
lymph·an·gi·ec·ta·sia [lɪmˌfændʒɪekˈteɪʒ(ɪ)ə] n → lymphangiectasis.
lymph·an·gi·ec·ta·sis [lɪmˌfændʒɪˈektəsɪs] n Lymphgefäßerweiterung f, Lymphangiektasie f.
lymph·an·gi·ec·to·my [lɪmˌfændʒɪˈektəmɪ] n Lymphgefäßresektion f, Lymphgefäßexstirpation f, Lymphangiektomie f.
lymph·an·gi·i·tis [lɪmˌfændʒɪˈaɪtɪs] n → lymphangitis.
lymph·an·gi·o·ad·e·nog·ra·phy [lɪmˌfændʒɪəʊædəˈnɒgrəfɪ] n → lymphography.
lymph·an·gi·o·en·do·the·li·o·blas·to·ma [lɪmˌfændʒɪəʊˌendəʊˌθiːlɪəblæsˈtəʊmə] n → lymphangioendothelioma.
lymph·an·gi·o·en·do·the·li·o·ma [lɪmˌfændʒɪəʊˌendəʊˌθiːlɪˈəʊmə] n Lymphangioendotheliom(a) nt, Lymphoendotheliom(a) nt.
lymph·an·gi·o·gram [lɪmˈfændʒɪəʊgræm] n → lymphogram.
lymph·an·gi·og·ra·phy [lɪmˌfændʒɪˈɒgrəfɪ] n → lymphography.
lymph·an·gi·o·ma [lɪmˌfændʒɪˈəʊmə] n Lymphangiom(a) nt.
   capillary lymphangioma kapilläres/einfaches Lymphangiom nt, Lymphangioma capillare/simplex.
   cavernous lymphangioma 1. kavernöses Lymphangiom nt, Lymphangioma cavernosa. **2.** → cystic lymphangioma.
   cystic lymphangioma Zystenhygrom nt, Hygroma/Lymphangioma cysticum.
   simple lymphangioma → capillary lymphangioma.
lymph·an·gi·on [lɪmˈfændʒɪɒn] n → lymph vessel.
lymph·an·gi·o·sar·co·ma [lɪmˌfændʒɪəʊsɑːˈkəʊmə] n Lymphangiosarkom nt.
lym·phan·gi·tis [ˌlɪmfænˈdʒaɪtɪs] n Lymphgefäßentzündung f, Lymphangitis f, Lymphangiitis f.
lym·phat·ic [lɪmˈfætɪk] **I** n **1.** Lymphgefäß nt, Vas lymphaticum. **2.** **lymphatics** pl Lymphgefäße pl, Lymphsystem nt. **II** adj Lymphe od. lymphatisches Organ betr., lymphatisch, Lymph(o)-.
lym·pha·tism [ˈlɪmfətɪzəm] n Lymphatismus m, lymphatische Diathese f, Status lymphaticus.
lymph·e·de·ma [ˌlɪmfɪˈdiːmə] n Lymphödem nt, Lymphoedema nt.
lym·pho·blast [ˈlɪmfəblæst] n Lymphoblast m, Lymphozytoblast m.
lym·pho·blas·to·ma [ˌlɪmfəblæsˈtəʊmə] n **1.** Lymphoblastom(a) nt. **2.** lymphoblastisches Lymphom nt.
lym·pho·blas·to·sis [ˌlɪmfəblæsˈtəʊsɪs] n Lymphoblastose f, Lymphoblastosis f.
lym·pho·cele [ˈlɪmfəsiːl] n Lymphozele f, Lymphocele f.
lym·pho·cyte [ˈlɪmfəsaɪt] n Lymphzelle f, Lymphozyt m, Lymphocyt m.
   T-lymphocyte T-Zelle f, T-Lymphozyt m, T-Lymphocyt m, thymusabhängiger Lymphozyt m.
   thymic lymphocyte → T-lymphocyte.
   thymus-dependent lymphocyte → T-lymphocyte.
   thymus-independent lymphocyte B-Lymphozyt m, B-Lymphocyt m, B-Zelle f.
lym·pho·cy·the·mia [ˌlɪmfəsaɪˈθiːmɪə] n → lymphocytosis.
lym·pho·cyt·ic [ˌlɪmfəˈsɪtɪk] adj Lymphozyten betr., lymphozytär, Lymphozyten-.
lym·pho·cy·to·blast [ˌlɪmfəˈsaɪtəblæst] n → lymphoblast.
lym·pho·cy·to·ma [ˌlɪmfəsaɪˈtəʊmə] n Lymphozytom nt.
lym·pho·cy·to·pe·nia [ˌlɪmfəˌsaɪtəˈpiːnɪə] n Lymphopenie f, Lymphozytopenie f.
lym·pho·cy·to·poi·e·sis [ˌlɪmfəˌsaɪtəpɔɪˈiːsɪs] n Lymphozytenbildung f, Lymphopo(i)ese f, Lymphozytopo(i)ese f.
lym·pho·cy·to·sis [ˌlɪmfəsaɪˈtəʊsɪs] n Lymphozytose f, Lymphozythämie f.
lym·pho·duct [ˈlɪmfədʌkt] n → lymph vessel.
lym·pho·ep·i·the·li·o·ma [ˌlɪmfəˌepɪˌθɪlɪˈəʊmə] n Lymphoepitheliom nt, lymphoepitheliales Karzinom nt, Schmincke-Tumor m.
lym·pho·gen·e·sis [ˌlɪmfəˈdʒenəsɪs] n Lymphbildung f, Lymphogenese f.

lym·pho·gen·ic [ˌlɪmfə'dʒenɪk] *adj* lymphogen.
lym·phog·e·nous [lɪm'fɑdʒənəs] *adj* **1.** Lymphe produzierend. **2.** lymphogen.
lym·pho·glan·du·la [ˌlɪmfə'glændʒələ] *n*, *pl* **lym·pho·glan·du·lae** [ˌlɪmfə'glændʒəli:, ˌlɪmfə'glændʒəlaɪ] → lymph *node*.
lym·pho·gram ['lɪmfəgræm] *n radiol.* Lymphogramm *nt*, Lymphangiogramm *nt*.
lym·pho·gran·u·lo·ma [ˌlɪmfəˌgrænjə'ləʊmə] *n* **1.** Lymphogranulom(a) *nt.* **2.** Hodgkin-Krankheit *f*, Hodgkin-Lymphom *nt*, (maligne) Lymphogranulomatose *f*, Morbus *m* Hodgkin, Lymphogranulomatosis maligna, (Hodgkin-)Paltauf-Steinberg-Krankheit *f*.
lymphogranuloma inguinale → lymphogranuloma venereum.
lymphogranuloma venereum Lymphogranuloma inguinale/venereum *nt*, Lymphopathia venerea, Morbus *m* Durand-Nicolas-Favre, klimatischer Bubo *m*, vierte Geschlechtskrankheit *f*, Poradenitis inguinalis.
lym·pho·gran·u·lo·ma·to·sis [ˌlɪmfəgrænjəˌləʊmə'təʊsɪs] *n* **1.** Lymphogranulomatose *f*, Lymphogranulomatosis *f*. **2.** Lymphogranulom(a) *nt.* **3.** → malignant lymphogranulomatosis.
benign lymphogranulomatosis Sarkoidose *f*, Morbus *m* Boeck, Boeck-Sarkoid *nt*, Besnier-Boeck-Schaumann-Krankheit *f*, Lymphogranulomatosa benigna.
malignant lymphogranulomatosis Hodgkin-Krankheit *f*, Hodgkin-Lymphom *nt*, (maligne) Lymphogranulomatose *f*, Morbus *m* Hodgkin, Lymphogranulomatosis maligna, (Hodgkin-)Paltauf-Steinberg-Krankheit *f*.
lym·phog·ra·phy [lɪm'fɑgrəfɪ] *n radiol.* Lymphographie *f*, Lymphangiographie *f*.
lym·phoid ['lɪmfɔɪd] *adj* lymphartig, lymphatisch, lymphozytenähnlich, lymphoid, Lymph-.
lym·phoi·do·cyte [lɪm'fɔɪdəsaɪt] *n* Lymphoidzelle *f*.
lym·pho·kine ['lɪmfəkaɪn] *n* Lymphokin *nt*.
lym·phol·y·sis [lɪm'fɑləsɪs] *n* Lymphozytenauflösung *f*, Lympholyse *f*, Lymphozytolyse *f*.
lym·pho·lyt·ic [ˌlɪmfə'lɪtɪk] *adj* Lymphozyten auflösend *od.* zerstörend, lympho(zyto)lytisch.
lym·pho·ma [lɪm'fəʊmə] *n*, *pl* **lym·pho·mas**, **lym·pho·ma·ta** [lɪm'fəʊmətə] **1.** Lymphknotenschwellung *f*, Lymphknotentumor *m*, Lymphom(a) *nt*. **2.** Lymphogranulom(a) *nt*. **3.** → malignant *lymphogranulomatosis*. **4.** non-Hodgkin-Lymphom *nt*.
African lymphoma → Burkitt's lymphoma.
Burkitt's lymphoma Burkitt-Lymphom *nt*, Burkitt-Tumor *m*, epidemisches Lymphom *nt*, B-lymphoblastisches Lymphom *nt*.
centroblastic-centrocytic malignant lymphoma → follicular lymphoma.
centroblastic malignant lymphoma zentroblastisches Lymphom *nt*.
centrocytic malignant lymphoma zentrozytisches Lymphom *nt*, zentrozytisches malignes Lymphom *nt*, lymphozytisches Lymphosarkom *nt*.
diffuse histiocytic lymphoma 1. zentroblastisches Lymphom *nt*. **2.** zentrozytisches (malignes) Lymphom *nt*, lymphozytisches Lymphosarkom *nt*.
diffuse lymphoma Lymphosarkom *nt*.
diffuse well-differentiated lymphoma zentrozytisches (malignes) Lymphom *nt*, lymphozytisches Lymphosarkom *nt*.
follicular lymphoma zentroblastisch-zentrozytisches Lymphom *nt*, zentroblastisch-zentrozytisches malignes Lymphom *nt*, Brill-Symmers-Syndrom *nt*, Morbus *m* Brill-Symmers, großfolliculäres Lymphom *nt*, großfolliculäres Lymphoblastom *nt*.
giant follicle lymphoma → follicular lymphoma.
giant follicular lymphoma → follicular lymphoma.
granulomatous lymphoma Hodgkin-Krankheit *f*, Hodgkin-Lymphom *nt*, Morbus *m* Hodgkin, (Hodgkin-)Paltauf-Steinberg-Krankheit *f*, (maligne) Lymphogranulomatose *f*, Lymphogranulomatosis maligna.
histiocytic lymphoma → immunoblastic lymphoma.
immunoblastic lymphoma immunoblastisches (malignes) Lymphom *nt*, Retikulumzellensarkom *nt*.
immunoblastic malignant lymphoma → immunoblastic lymphoma.

lymphoblastic lymphoma lymphoblastisches Lymphom *nt*.
malignant lymphoma 1. → granulomatous lymphoma. **2.** non-Hodgkin-Lymphom *nt*.
nodular lymphoma → follicular lymphoma.
nodular poorly-differentiated lymphoma → follicular lymphoma.
non-Hodgkin's lymphoma non-Hodgkin-Lymphom *nt*.
plasmacytoid lymphocytic lymphoma Immunozytom *nt*, lymphoplasmozytisches Lymphom *nt*, lympho-plasmozytoides Lymphom *nt*.
lym·pho·ma·to·sis [lɪmˌfəʊmə'təʊsɪs] *n*, *pl* **lym·pho·ma·to·ses** [lɪmˌfəʊmə'təʊsi:z] Lymphomatose *f*, Lymphomatosis *f*.
lym·pho·nod·u·lus [ˌlɪmfə'nɑdʒələs] *n*, *pl* **lym·pho·nod·u·li** [ˌlɪmfə'nɑdʒəlaɪ] → lymph *follicle*.
lym·pho·no·dus [ˌlɪmfə'nəʊdəs] *n*, *pl* **lym·pho·no·di** [ˌlɪmfə'nəʊdaɪ] → lymph *node*.
lym·pho·path·ia [ˌlɪmfə'pæθɪə] *n* → lymphopathy.
lymphopathia venereum → *lymphogranuloma* venereum.
lym·phop·a·thy [lɪm'fɑpəθɪ] *n* Lymphopathie *f*.
lym·pho·pe·nia [ˌlɪmfə'pɪnɪə] *n* Lymphopenie *f*, Lymphozytopenie *f*.
lym·pho·pla·sia [ˌlɪmfə'pleɪʒ(ɪ)ə, -zɪə] *n* Lymphoplasie *f*, Lymphoplasia *f*.
cutaneous lymphoplasia Bäfverstedt-Syndrom *nt*, benigne Lymphoplasie *f* der Haut, multiples Sarkoid *nt*, Lymphozytom *nt*, Lymphocytoma cutis, Lymphadenosis benigna cutis.
lym·pho·poi·e·sis [ˌlɪmfəpɔɪ'i:sɪs] *n* **1.** Lymphbildung *f*. **2.** Lymphozytenbildung *f*, Lymphopo(i)ese *f*, Lymphozytopo(i)ese *f*.
lym·pho·poi·et·ic [ˌlɪmfəpɔɪ'etɪk] *adj* Lymphozytopo(i)ese betr., lympho(zyto)poetisch.
lym·pho·re·tic·u·lo·sis [ˌlɪmfərɪˌtɪkjə'ləʊsɪs] *n* Lymphoretikulose *f*.
benign lymphoreticulosis Katzenkratzkrankheit *f*, cat-scratch-disease, benigne Inokulationslymphoretikulose *f*.
lym·phor·rha·gia [ˌlɪmfə'rædʒ(ɪ)ə] *n* → lymphorrhea.
lym·phor·rhea [ˌlɪmfə'rɪə] *n* Lymphorrhagie *f*, Lymphorrhö *f*.
lym·pho·sar·co·ma [ˌlɪmfəsɑ:r'kəʊmə] *n* Lymphosarkom *nt*.
lymphocytic lymphosarcoma lymphozytisches Lymphosarkom *nt*, zentrozytisches (malignes) Lymphom *nt*.
lym·pho·sar·co·ma·to·sis [ˌlɪmfəˌsɑ:rkəʊmə'təʊsɪs] *n* Lymphosarkomatose *f*.
lym·phos·ta·sis [lɪm'fɑstəsɪs] *n* Lymphstauung *f*, Lymphostase *f*.
lym·pho·tax·is [ˌlɪmfə'tæksɪs] *n* Lymphotaxis *f*.
lym·phous ['lɪmfəs] *adj* Lymphe betr., lymphhaltig, Lymph-.
ly·o·phil·ic [laɪə'fɪlɪk] *adj chem.* lyophil.
ly·oph·i·li·za·tion [laɪˌəfəlɪ'zeɪʃn] *n* Gefriertrocknung *f*, Lyophilisation *f*, Lyophilisierung *f*.
lyse [laɪs] **I** *vt* etw. auflösen. **II** *vi* s. auflösen.
ly·sin ['laɪsɪn] *n immun.* Lysin *nt*.
ly·sine ['laɪsi:n, -sɪn] *n* → lysin.
ly·sis ['laɪsɪs] *n*, *pl* **ly·ses** ['laɪsi:z] **1.** *patho.* Lyse *f*, Lysis *f*. **2.** (*Fieber*) Lyse *f*, Lysis *f*, lytische Deferveszenz *f*, allmählicher Fieberabfall *m*. **3.** *biochem.* Auflösung *f*, Lyse *f*. **4.** *chir.* Lösung *f*, Lyse *f*.
lyso- *pref.* Lys(o)-.
ly·so·gen·ic [ˌlaɪsə'dʒenɪk] *adj* **1.** *immun.* lysinbildend, Lyse verursachend, lysogen. **2.** *micro.* Lysogenie betr., lysogen.
ly·so·ge·nic·i·ty [ˌlaɪsədʒə'nɪsətɪ] *n* **1.** Fähigkeit *f* zur Lysinproduktion. **2.** Lysogenisation *f*. **3.** Lysogenie *f*.
ly·so·ki·nase [ˌlaɪsə'kaɪneɪz, 'kɪ-] *n* Lysokinase *f*.
ly·so·lec·i·thin [ˌlaɪsə'lesɪθɪn] *n* Lysolecithin *nt*, Lysophosphatidylcholin *nt*.
ly·so·some ['laɪsəsəʊm] *n* Lysosom *nt*.
ly·so·type ['laɪsətaɪp] *n* Lysotyp *m*, Phagovar *m*.
ly·so·zyme ['laɪsəzaɪm] *n* Lysozym *nt*.
lys·sa ['lɪsə] *n* Tollwut *f*, Rabies *f*, Lyssa *f*.
lys·sic ['lɪsɪk] *adj* Tollwut betr., Tollwut-, Rabies-, Lyssa-.
lyt·ic ['lɪtɪk] *adj* **1.** Lyse betr., Lyse-. **2.** Lysin betr., Lysin-. **3.** eine Lyse auslösend, lytisch. **4.** zurückgehend, lytisch.
lyt·ta ['lɪtə] *n* → lyssa.

M

mac·er·ate ['mæsəreɪt] I vt **1.** aufweichen, erweichen, aufquellen, mazerieren; (Nahrung) aufschließen. **2.** ausmergeln, auszehren. II vi weich werden, aufweichen.
mac·er·a·tion [ˌmæsəˈreɪʃn] n **1.** Auf-, Erweichen nt, Aufquellen nt, Mazeration nt; (Nahrung) Aufschließen nt. **2.** Ausmergelung f, Auszehrung f.
ma·chine [məˈʃiːn] n phys., techn. Maschine f, Apparat m, Vorrichtung f, Automat m.
  casting machine Gußmaschine f, Gußapparat m.
  electric casting machine elektrische Gußmaschine f, elektrische Gußapparat m.
  heart-lung machine Herz-Lungen-Maschine f.
  kidney machine künstliche Niere f.
  x-ray machine Röntgengerät nt, Röntgeneinheit f.
mac·ren·ce·pha·lia [ˌmækrənsɪˈfeɪlɪə, -lɪə] n → macrencephaly.
mac·ren·ceph·a·ly [ˌmækrənˈsefəlɪ] n Makroenzephalie f, Makrenzephalie f.
macro- pref. Makr(o)-, Macr(o)-.
mac·ro·a·nal·y·sis [ˌmækrəʊəˈnæləsɪs] n chem. Makroanalyse f.
mac·ro·blast ['mækrəʊblæst] n Makroblast m.
mac·ro·cel·lu·lar [ˌmækrəʊˈseljələr] adj großzellig, makrozellulär.
mac·ro·ce·pha·lia [ˌmækrəʊsɪˈfeɪlɪə] n → macrocephaly.
mac·ro·ce·phal·ic [ˌmækrəʊsɪˈfælɪk] adj makrozephal, makrokephal.
mac·ro·ceph·a·lous [ˌmækrəʊˈsefələs] adj → macrocephalic.
mac·ro·ceph·a·lus [ˌmækrəʊˈsefələs] n → macrocephaly.
mac·ro·ceph·a·ly [ˌmækrəʊˈsefəlɪ] n Großköpfigkeit f, Makrozephalie f, Makrozephalie f.
mac·ro·chei·lia [ˌmækrəʊˈkeɪlɪə] n Makroch(e)ilie f.
mac·ro·chei·ria [ˌmækrəʊˈkeɪrɪə] n Makroch(e)irie f, Megalochir(e)irie f.
mac·ro·chi·lia [ˌmækrəʊˈkeɪlɪə] n → macrocheilia.
mac·ro·chi·ria [ˌmækrəʊˈkeɪrɪə] n → macrocheiria.
mac·ro·cyte ['mækrəʊsaɪt] n Makrozyt m.
mac·ro·dont ['mækrəʊdɒnt] adj mit großen Zähnen (versehen), makrodont, megalodont.
mac·ro·don·tia [ˌmækrəʊˈdɒnʃɪə] n übermäßige Größe f der Zähne, Makrodentie f, Makrodontie f, Megadontie f, Megalodontie f.
  relative generalized macrodontia relative generalisierte Makrodontie f.
  single-tooth macrodontia solitäre Makrodontie f.
  true generalized macrodontia echte generalisierte Makrodontie f.
mac·ro·don·tic [mækrəʊˈdɒntɪk] adj Makrodontie betr., makrodont.
mac·ro·don·tism [ˌmækrəʊˈdɒntɪzəm] n → macrodontia.
mac·ro·en·ceph·a·ly [ˌmækrəʊenˈsefəlɪ] n → macrencephaly.
mac·ro·e·ryth·ro·blast [ˌmækrəʊɪˈrɪθrəblæst] n → macroblast.
mac·ro·e·ryth·ro·cyte [ˌmækrəʊɪˈrɪθrəsaɪt] n → macrocyte.
mac·ro·fi·bril [ˌmækrəʊˈfaɪbrɪl, -ˈfɪb-] n Makrofibrille f.
mac·ro·gin·gi·vae [ˌmækrəʊdʒɪnˈdʒaɪviː] pl fibröse Gingivahyperplasie f, fibröse Zahnfleischhyperplasie f, Fibromatosis gingivae, Elephantiasis gingivae.
mac·rog·lia [məˈkrɒɡlɪə] n Makroglia f, Astroglia f.
mac·ro·glob·u·lin [ˌmækrəʊˈɡlɒbjəlɪn] n (α_2-)Makroglobulin nt.
mac·ro·glob·u·li·ne·mia [ˌmækrəʊˌɡlɒbjəlɪˈniːmɪə] n patho. Makroglobulinämie f.
  Waldenström's macroglobulinemia Waldenström-Krankheit f, Morbus m Waldenström, Makroglobulinämie f (Waldenström).
mac·ro·glos·sia [ˌmækrəʊˈɡlɒsɪə] n Makroglossie f.
  amyloid macroglossia Makroglossie f durch Amyloideinlagerung.
  unilateral macroglossia Hemimakroglossie f.
mac·ro·gna·thia [ˌmækrəʊˈneɪθɪə, -ˈnæθ-] n Makrognathie f.
  mandibular macrognathia mandibuläre Makrognathie f, Makromandibulie f.

  maxillary macrognathia maxilläre Makrognathie f, Makromaxillie f.
mac·ro·gnath·ic [mækrəʊˈnæθɪk] adj Makrognathie betr., makrognath.
mac·ro·la·bia [ˌmækrəʊˈleɪbɪə] n → macrocheilia.
mac·ro·mere ['mækrəmɪər] n Makromere f.
mac·ro·mo·lec·u·lar [ˌmækrəʊməˈlekjələr] adj hochmolekular, makromolekular.
mac·ro·mol·e·cule [ˌmækrəʊˈmɒlɪkjuːl] n Riesenmolekül nt, Makromolekül nt.
mac·ro·nod·u·lar [ˌmækrəʊˈnɒdʒələr] adj großknotig, makronodulär.
mac·ro·nor·mo·blast [ˌmækrəʊˈnɔːrməblæst] n **1.** Makronormoblast m. **2.** Makroblast m.
mac·ro·phage ['mækrəʊfeɪdʒ] n Makrophag(e) m.
  blood macrophage mononukleärer Phagozyt m, Monozyt m.
  blood-borne macrophage → blood macrophage.
  pulpal macrophage Pulpamakrophag m, Pulpamakrophage m.
  tissue macrophage Gewebsmakrophag m, Histiozyt m.
  tissue-borne macrophage → tissue macrophage.
mac·ro·pla·sia [ˌmækrəʊˈpleɪʒ(ɪ)ə] n Makroplasie f.
mac·ro·plas·tia [ˌmækrəʊˈplæstɪə] n → macroplasia.
mac·ro·pro·so·pia [ˌmækrəʊprəʊˈsəʊpɪə] n Makroprosopie f.
mac·ro·scop·ic [ˌmækrəʊˈskɒpɪk] adj mit bloßem Auge sichtbar, makroskopisch.
mac·ro·scop·i·cal [ˌmækrəʊˈskɒpɪkl] adj → macroscopic.
mac·ro·so·ma·tia [ˌmækrəʊsəʊˈmeɪʒ(ɪ)ə, -ʃə] n Hochwuchs m, Großwuchs m, Makrosomie f.
mac·ro·so·mia [ˌmækrəʊˈsəʊmɪə] n → macrosomatia.
mac·ro·sto·mia [ˌmækrəʊˈstəʊmɪə] n Makrostomie f.
mac·ro·throm·bo·cyte [ˌmækrəʊˈθrɒmbəsaɪt] n Riesenthrombozyt m, Makrothrombozyt m.
mac·ro·tooth ['mækrəʊtuːθ] n extrem großer Zahn m.
mac·u·la ['mækjələ] n, pl **mac·u·las, mac·u·lae** ['mækjəliː] **1.** Fleck m, Verdickung f; anat. Macula f. **2.** diskolorierte Hautstelle f, Macula f. **3.** → macula lutea.
mac·u·lar ['mækjələr] adj **1.** gefleckt, fleckig, Flecken-. **2.** Makula betr., makulös, makulär.
mac·u·lo·pap·u·lar [ˌmækjələʊˈpæpjələr] adj derm. makulopapulös.
mac·u·lo·ve·sic·u·lar [ˌmækjələʊvəˈsɪkjələr] adj derm. makulovesikulär.
mad·a·ro·sis [ˌmædəˈrəʊsɪs] n, pl **mad·a·ro·ses** [ˌmædəˈrəʊsiːz] derm. Madarosis f.
mad·ness ['mædnɪs] n Wahnsinn m; Tollheit f, Verrücktheit f.
mad·u·ro·my·co·sis [ˌmædjʊərəʊmaɪˈkəʊsɪs] n Maduramykose f, Myzetom nt, Mycetoma nt.
mag·is·tral ['mædʒɪstrəl] adj pharm. magistral.
mag·ne·se·mia [mæɡnəˈsiːmɪə] n Magnesämie f.
mag·ne·sia [mæɡˈniːʒə, -ʃə] n Magnesia nt, Magnesiumoxid nt.
mag·ne·si·um [mæɡˈniːzɪəm, -ʒəm, -ʃɪəm] n Magnesium nt.
  magnesium ammonium phosphate Magnesium-Ammoniumphosphat nt, Tripelphosphat nt.
  magnesium chloride Magnesiumchlorid nt.
  magnesium peroxide Magnesiumperoxid nt, Magnesiumsuperoxid nt, Magnesiumperhydrol nt.
  magnesium phosphate Magnesiumphosphat nt.
  magnesium sulfate Magnesiumsulfat nt, Bittersalz nt.
mag·net ['mæɡnɪt] n Magnet m.
  denture magnet Magnetimplantat nt.
  permanent magnet phys. Permanentmagnet m.
mag·ni·cel·lu·lar [ˌmæɡnɪˈseljələr] adj → magnocellular.
mag·ni·fi·ca·tion [ˌmæɡnəfɪˈkeɪʃn] n Vergrößern nt; Vergrößerung f; electr. Verstärkung f; phys. Vergrößerung(sstärke f) f.
mag·ni·fi·er ['mæɡnɪfaɪər] n **1.** Vergrößerungsglas nt, Lupe f. **2.** electr. Verstärker m.

mag·ni·fy ['mægnɪfaɪ] *vt* **1.** vergrößern. **2.** *electr.* verstärken.
mag·no·cel·lu·lar [ˌmægnəʊˈseljələr] *adj histol.* großzellig, magnozellular, magnozellulär.
mai·dism ['meɪdɪzəm] *n* Pellagra *f*, Vitamin-B$_2$-Mangelsyndrom *nt*, Niacinmangelsyndrom *nt*.
main [meɪn] **I** *n* **1.** Hauptleitung *f*, Hauptrohr *nt*, Hauptkabel *nt*. **2. the mains** *pl* (öffentliches) Versorgungsnetz *nt*; Stromnetz *nt*; Haupthahn *m*, Hauptschalter *m*. **II** *adj* größte(r, s), wichtigste(r, s), Haupt-.
main·tain·er [meɪnˈteɪnər] *n* Platzhalter *m*, Ersatz *m*.
   fixed space maintainer festsitzender Lückenhalter *m*.
   Gerber space maintainer Gerber-Lückenhalter *m*, Lückenhalter *m* nach Gerber.
   Mayne space maintainer Mayne-Lückenhalter *m*, Lückenhalter *m* nach Mayne.
   removable space maintainer abnehmbarer Lückenhalter *m*.
   space maintainer 1. Lückenhalter *m*. **2.** Separator *m*.
main·te·nance ['meɪntənəns] *n* **1.** (Aufrecht-)Erhaltung *f*, Beibehaltung *f*, Wahrung *f*. **2.** *techn.* Instandhaltung *f*, Wartung *f*, Pflege *f*.
ma·jor ['meɪdʒər] *adj* Haupt-; (*a. fig.*) größere(r, s); bedeutend, wichtig.
make [meɪk] (*v* made; made) **I** *v* **1.** Erzeugnis *nt*, Produkt *nt*, Fabrikat *nt*. **2.** Beschaffenheit *f*, Zustand *m*, Struktur *f*. **3.** Veranlagung *f*, Natur *f*. **4.** (Körper-)Bau *m*; Bau *m*, Gefüge *nt*. **5.** Anfertigung *f*, Herstellung *f*, Produktion *f*. **II** *vt* **6.** machen; anfertigen, herstellen, erzeugen (*from, of, out of* von, aus); bauen; (*Versuch, Fehler, Untersuchung*) machen; (*Aufguß*) kochen, zubereiten; (*Text*) verfassen, schreiben; (*Entscheidung*) treffen, fällen. **7.** verarbeiten, bilden, formen (*to, into* in, zu). **8.** schaffen, erlangen, erzielen; *mathe.* ergeben, s. belaufen auf, machen. **III** *vi* den Versuch machen (*to do* zu tun).
   make up *vt* **1.** (*Rezept*) anfertigen, ausfertigen; (*Bett*) zurechtmachen. **2. make up one's mind** s. entschließen etw. zu tun, einen Entschluß fassen. **3.** vervollständigen, ergänzen, voll *od.* komplett machen.
ma·la ['meɪlə] *n, pl* **ma·lae** ['meɪliː] *anat.* **1.** Wange *f*, Mala *f*. **2.** Jochbein *nt*, Os zygomaticum.
mal·ab·sorp·tion [mæləbˈzɔːrpʃn] *n* Malabsorption *f*.
ma·la·cia [məˈleɪʃ(ɪ)ə] *n patho.* (krankhafte) Erweichung *f*, Malazie *f*, Malacia *f*.
mal·a·lign·ment [mæləˈlaɪnmənt] *n* (*Fraktur*) fehlerhafte Ausrichtung *f* der Bruchstücke, Fehlstellung *f*.
mal·a·line·ment [mæləˈlaɪnmənt] *n* → malalignment.
ma·lar ['meɪlər] **I** *n* Jochbein *nt*, Os zygomaticum. **II** *adj* Wange *od.* Backe betr., Wangen-, Backen-; Jochbein betr.
ma·lar·ia [məˈleərɪə] *n* Sumpffieber *nt*, Wechselfieber *nt*, Malaria *f*.
   benign tertian malaria 1. Vivax-Malaria *f*. **2.** → tertian malaria.
   cerebral malaria zerebrale Malaria *f*, Malaria cerebralis.
   intermittent malaria Wechselfieber *nt*, Febris intermittens.
   quartan malaria Malariae-Malaria *f*, Malaria quartana.
   tertian malaria Tertiana *f*, Dreitagefieber *nt*, Malaria tertiana.
   vivax malaria 1. Vivax-Malaria *f*. **2.** → tertian malaria.
mal·as·sim·i·la·tion [mæləˌsɪməˈleɪʃn] *n* Malassimilation *f*.
mal·ate ['mæleɪt] *n* Malat *nt*.
mal·de·vel·op·ment [mældɪˈveləpmənt] *n patho.* abnorme Entwicklung *f*, abnormes Wachstum *nt*.
mal·di·ges·tion [maldɪˈdʒestʃn] *n* ungenügende/unvollständige Verdauung *f*, Maldigestion *f*.
male [meɪl] **I** *n* Mann *m*; *bio.* Männchen *nt*. **II** *adj* männlich, Männer-.
mal·for·ma·tion [mælfɔːrˈmeɪʃn] *n embryo.* Fehlbildung *f*, Mißbildung *f*, Malformation *f*.
   double malformation Doppelmißbildung *f*.
   heart malformation Herzmißbildung *f*, Herzfehlentwicklung *f*, Herzmalformation *f*.
   single malformation Einzelmißbildung *f*.
mal·func·tion [mælˈfʌŋkʃn] *n* Funktionsstörung *f*, Dysfunktion *f*, Dysfunctio *f*.
mal·i·as·mus [mælɪˈæsməz] *n* Rotz *m*, Malleus *m*, Maliasmus *m*.
ma·lign [məˈlaɪn] *adj* → malignant.
ma·lig·nan·cy [məˈlɪgnənsɪ] *n, pl* **ma·lig·nan·cies 1.** *patho.* Bösartigkeit *f*, Malignität *f*. **2.** bösartige Geschwulst *f*, Malignom *nt*. **3.** Schädlichkeit *f*, Verderblichkeit *f*.
ma·lig·nant [məˈlɪgnənt] *adj* **1.** *patho.* bösartig, maligne. **2.** verderblich, schädlich. **3.** bösartig, böswillig, feindselig.
ma·lig·ni·ty [məˈlɪgnətɪ] *n* → malignancy.
ma·lin·ger [məˈlɪŋgər] *vt* s. krankstellen, simulieren.
ma·lin·ger·er [məˈlɪŋgərər] *n* Simulant *m*.
ma·lin·ger·ing [məˈlɪŋgərɪŋ] *n* Simulieren *nt*.
mal·le·a·bil·i·ty [ˌmælɪəˈbɪlətɪ] *n phys., techn.* Dehnbarkeit *f*, Streckbarkeit *f*; Verformbarkeit *f*.

mal·le·a·ble ['mælɪəbl] *adj phys., techn.* dehnbar, streckbar; verformbar.
mal·le·o·lar [məˈlɪələ(r)] *adj* **1.** (Fuß-)Knöchel *od.* Knöchelregion betr., malleolar, Knöchel-. **2.** (Ohr) Hammer/Malleus betr., malleolar.
mal·le·o·lus [məˈlɪələs] *n, pl* **mal·le·o·li** [məˈlɪəlaɪ] (Fuß-)Knöchel *m*, Malleolus *m*.
mal·let ['mælɪt] *n* Hammer *m*, Fäustel *m*.
   automatic mallet mechanischer Kondensierer *m*, mechanischer Stopfer *m*.
mal·le·us ['mælɪəs] *n, pl* **mal·lei** ['mælɪaɪ] **1.** (Ohr) Hammer *m*, Malleus *m*. **2.** *micro.* Maliasmus *m*, Rotz *m*, Malleus *m*.
mal·nour·ished [mælˈnɔrɪʃt, -ˈnʌr-] *adj* fehlernährt, mangelernährt, unterernährt.
mal·nu·tri·tion [ˌmæln(j)uːˈtrɪʃn] *n* Fehlernährung *f*, Mangelernährung *f*, Unterernährung *f*, Malnutrition *f*.
mal·oc·clu·sion [mæləˈkluːʒn] *n* **1.** Malokklusion *f*, fehlerhafte Schlußbißstellung *f*, Dysokklusion *f*. **2.** Okklusionsanomalie *f*, Malokklusion *f*, Gebißanomalie *f*.
   class I malocclusion Angle Klasse I *f*.
   class II malocclusion Angle Klasse II *f*.
   class III malocclusion Angle Klasse III *f*.
   closed-bite malocclusion tiefer Biß *m*, Tiefbiß *m*, tiefer Überbiß *m*.
   deflective malocclusion Malokklusion *f* mit funktioneller Abweichung.
   open-bite malocclusion offener Biß *m*, vertikale Nonokklusion *f*.
   teeth malocclusion Malokklusion *f*, fehlerhafte Schlußbißstellung *f*, Dysokklusion *f*.
mal·po·si·tion [mælpəˈzɪʃn] *n* Stellungsanomalie *f*, Lageanomalie *f*, Fehlstellung *f*, Malposition *f*, Malpositio *f*.
   jaw malposition Kieferfehlstellung *f*.
   teeth malposition Zahnfehlstellung *f*.
mal·prac·tice [mælˈpræktɪs] *n* (ärztlicher) Behandlungsfehler *m*, falsche Behandlung *f*, Kunstfehler *m*; Fahrlässigkeit *f*.
mal·prax·is [mælˈpræksɪs] *n* → malpractice.
malt [mɔːlt] *n* Malz *nt*.
malt·ase ['mɔːlteɪz] *n* Maltase *f*, α-D-Glucosidase *f*.
mal·to·bi·ose [ˌmɔːltəʊˈbaɪəʊs] *n* → maltose.
mal·tose ['mɔːltəʊz] *n* Malzzucker *m*, Maltose *f*.
mal·un·ion [mælˈjuːnjən] *n* (*Fraktur*) Verheilung *f* in Fehlstellung.
mam·ma ['mæmə] *n, pl* **mam·mae** ['mæmiː] *anat.* (weibliche) Brust *f*, Brustdrüse *f*, Mamma *f*.
mam·ma·li·an [məˈmeɪlɪən, məˈmeɪljən] **I** *n* Säugetier *nt*, Säuger *m*. **II** *adj* Säugetier-.
man·age·ment ['mænɪdʒmənt] *n* Behandlung *f*, Pflege *f*; Management *nt*, Führung *f*.
   patient management Patientenversorgung *f*, Patientenführung *f*, Patientenmanagement *nt*.
   wound management Wundversorgung *f*.
man·da·to·ry ['mændətɔːrɪ, -təʊ-] *adj* obligatorisch, verbindlich, zwingend, vorgeschrieben.
man·di·ble ['mændɪbl] *n* Unterkiefer(knochen *m*) *m*, Mandibel *f*, Mandibula *f*.
   protruding mandible Progenie *f*.
   retrognathic mandible Retrogenie *f*.
   retruded mandible Retrogenie *f*.
man·dib·u·la [mænˈdɪbjələ] *n, pl* **man·dib·u·lae** [mænˈdɪbjəliː] → mandible.
man·dib·u·lar [mænˈdɪbjələr] *adj* Unterkiefer(knochen)/Mandibula betr., mandibular, Mandibular-, Unterkiefer-.
man·dib·u·lec·to·my [mænˌdɪbjəˈlektəmɪ] *n* Unterkieferentfernung *f*, Unterkieferresektion *f*, Mandibulektomie *f*.
   segmental mandibulectomy segmentale Unterkieferresektion *f*, segmentale Mandibulektomie *f*.
man·dib·u·lo·plas·ty [mænˈdɪbjələʊplæstɪ] *n* Unterkieferplastik *f*.
man·dib·u·lot·o·my [mændɪbjəˈlɒtəmɪ] *n* Unterkieferdurchtrennung *f*.
man·drel ['mændrəl] *n* Mandrel *nt/m*.
   disc mandrel Scheibenträger *m*.
   disk mandrel Scheibenträger *m*.
man·dril ['mændrɪl] *n* Mandrel *nt/m*.
   disc mandril Scheibenträger *m*.
   disk mandril Scheibenträger *m*.
man·drin ['mændrɪn] *n* Mandrin *m*.
ma·neu·ver [məˈnuːvər] *n* Methode *f*, Technik *f*, Prozedur *f*, Manöver *nt*.
   Heiberg-Esmarch maneuver Esmarch(-Heiberg)-Handgriff *m*, Heiberg-Handgriff *m*.
man·ga·nese ['mæŋgəniːz] *n* Mangan *nt*.

man·ga·num ['mæŋgənəm] *n* → manganese.
ma·nia ['meɪnɪə, -jə] *n psychia.* Manie *f*, Mania *f*.
ma·ni·ac ['meɪnɪæk] **I** *n* **1.** Maniker(in *f*) *m*. **2.** Wahnsinnige(r *m*) *f*, Rasende(r *m*) *f*, Verrückte(r *m*) *f*. **II** *adj* **3.** → maniacal. **4.** wahnsinnig, verrückt, irr(e).
ma·ni·a·cal [məˈnaɪəkl] *adj* an einer Manie leidend, manisch.
ma·nic ['mænɪk] **I** *n* Maniker(in *f*) *m*. **II** *adj* Manie betr., an einer Manie leidend, manisch.
man·i·fest ['mænɪfest] **I** *adj* offenbar, offenkundig, augenscheinlich, deutlich (erkennbar), manifest. **II** *vt* beweisen, erweisen. **III** *vi* erscheinen, s. zeigen.
man·i·fes·ta·tion [ˌmænɪfəˈsteɪʃn] *n* **1.** *patho.* Offenbarwerden *nt*, Erkennbarwerden *nt*, Manifestation *f*. **2.** *genet.* Manifestation *f*. **3.** Äußerung *f*, Erscheinung *f*, Anzeichen *nt*, Symptom *nt*, Manifestation *f*.
ma·nip·u·la·tion [məˌnɪpjəˈleɪʃn] *n* **1.** Handlung *f*, Tätigkeit *f*, Hantierung *f*, Manipulation *f*. **2.** (Hand-)Griff *m*, Verfahren *nt*, Manipulation *f*.
man·nite ['mænaɪt] *n* → mannitol.
man·ni·tol ['mænɪtɒl, -təl] *n* Mannit *nt*, Mannitol *nt*.
man·ni·tose ['mænɪtəʊs] *n* → mannose.
man·nose ['mænəʊs] *n* Mannose *f*.
ma·nom·e·ter [məˈnɒmɪtər] *n* Druckmesser *m*, Manometer *nt*.
mercury manometer Quecksilbermanometer *nt*.
man·tle ['mæntl] *n* Mantel *m*, Hülle *f*, Umhüllung *f*.
man·u·al ['mænjuːəl] **I** *n* Handbuch *nt*, Leitfaden *m*, Vorschrift *f*. **II** *adj* mit der Hand *od.* den Händen, manuell, Hand-, Manual-.
map·ping ['mæpɪŋ] *n genet., card.* Mapping *nt*.
nerve mapping Nervenmapping *nt*.
ma·ran·tic [məˈræntɪk] *adj* → marasmic.
mar·as·mat·ic [ˌmæræzˈmætɪk] *adj* → marasmic.
ma·ras·mic [məˈræzmɪk] *adj* Marasmus betr., abgezehrt, verfallen, marantisch, marastisch.
ma·ras·mus [məˈræzməs] *n* **1.** Verfall *m*, Kräfteschwund *m*, Marasmus *m*. **2.** Säuglingsdystrophie *f*, Marasmus *m*.
mar·ble·i·za·tion [ˌmɑːrbəlaɪˈzeɪʃn] *n* Marmorierung *f*.
mar·gar·i·to·ma [ˌmɑːrɡərɪˈtəʊmə] *n* Perlgeschwulst *f*, Cholesteatom *nt*.
mar·gin ['mɑːrdʒɪn] *n* **1.** Rand *m*, Saum *m*, Kante *f*; *anat.* Margo *m*. **2.** Spielraum *m*. **3.** Grenze *f*.
cavity margin Kavitätenrand *m*.
free gingival margin freier Zahnfleischrand *m*, Gingivarand *m*, Gingiva marginalis.
free gum margin → free gingival margin.
gingival margin Zahnfleischrand *m*, Gingivalrand *m*, marginale Gingiva *f*, Gingiva marginalis, Gingivalsaum *m*, Margo gingivalis.
gum margin → gingival margin.
incisal margin Schneidekante *f*, Margo incisalis.
incisal margin of tooth → incisal margin.
incisive margin → incisal margin.
lateral margin of tongue → margin of tongue.
lingual margin Zungenrand *m*, Margo linguae.
margin of tongue Margo linguae.
mar·gin·al ['mɑːrdʒɪnl] *adj* **1.** marginal, randständig, wandständig, am Rand(e), Rand-. **2.** unwesentlich, geringfügig, nebensächlich, Grenz-.
mar·gin·a·tion [ˌmɑːrdʒəˈneɪʃn] *n patho.* Margination *f*.
mar·i·tal ['mærɪtl] *adj* ehelich, Ehe-, Gatten-.
mark [mɑːrk] **I** *n* **1.** *derm.* Mal *nt*, Fleck *m*, Nävus *m*. **2.** Markierung *f*, Bezeichnung *f*, Mal *nt*, Marke *f*. **3.** Strieme *f*, Schwiele *f*, Furche *f*, Narbe *f*. **4.** Kerbe *f*, Einschnitt *m*. **5.** (Schul-)Note *f*, Zensur *f*. **II** *vt* **6.** markieren, kennzeichnen, (be-)zeichnen. **7.** kennzeichnen, kennzeichnend sein für. **III** *vi* markieren.
black-and-blue mark blauer Fleck *m*, Hämatom *nt*.
port-wine mark *derm.* Feuermal *nt*, Gefäßmal *nt*, Portweinfleck *m*, Weinfleck *m*, Naevus flammeus.
strangulation mark *embryo.* Schnürfurche *f*.
strawberry mark 1. vaskulärer Nävus *m*, Naevus vasculosus. **2.** kavernöses Hämangiom *nt*, Kavernom *nt*, Haemangioma tuberonodosum. **3.** Blutschwamm *m*, blastomatöses Hämangiom *nt*, Haemangioma planotuberosum/simplex.
mark·er ['mɑːrkər] *n* **1.** Kennzeichen *nt*, Markierung *f*. **2.** Marker *m*, Markersubstanz *f*, Markierungsgen *nt*.
periodontal pocket marker Parodontaltaschenmesser *m*, Parodontometer *nt*.
tumor marker Tumormarker *m*.
mark·ing ['mɑːrkɪŋ] *n* Markierung *f*, Kennzeichnung *f*.
mar·riage ['mærɪdʒ] *n* **1.** Heirat *f*, Hochzeit *f*. **2.** Ehe *f*.
mar·row ['mærəʊ] *n* **1.** *anat.* Mark *nt*, Medulla *f*. **2.** *anat.* Knochenmark *nt*, Medulla ossium.

adrenal marrow Nebennierenmark *nt*, Medulla (gl. suprarenalis).
bone marrow Knochenmark *nt*, Medulla ossium.
fat marrow gelbes fetthaltiges Knochenmark *nt*, Fettmark *nt*, Medulla ossium flava.
fatty bone marrow → fat marrow.
fatty marrow → fat marrow.
gelatinous bone marrow weißes Knochenmark *nt*, Gallertmark *nt*.
red marrow rotes blutbildendes Knochenmark *nt*, Medulla ossium rubra.
red bone marrow → red marrow.
suprarenal marrow → adrenal marrow.
yellow bone marrow → fat marrow.
yellow marrow → fat marrow.
mas·cu·line ['mæskjəlɪn] **I** *n* Mann *m*. **II** *adj* **1.** Mann betr., männlich, Männer-. **2.** männlich, mannhaft, maskulin; vital, robust; kräftig, stark.
mas·cu·lin·i·za·tion [ˌmæskjəlɪnaɪˈzeɪʃn] *n* Vermännlichung *f*, Maskulinisierung *f*, Maskulinierung *f*, Virilisierung *f*.
ma·ser ['meɪzər] *n* Maser *m*.
optical maser Laser *m*.
mask [mæsk] **I** *n* **1.** (Schutz-, Gesichts-)Maske *f*. **2.** Gasmaske *f*. **3.** Maske *f*, maskenhaftes Gesicht *nt*. **4.** *phys.* (Abdeck-)Blende *f*, Maske *f*. **II** *vt* **5.** jdn. maskieren, verkleiden. **6.** verschleiern, verhüllen, verdecken, verbergen, maskieren. **III** *vi* eine Maske tragen.
face mask Mundschutz *m*.
oxygen mask Sauerstoffmaske *f*.
masked [mæskt, mɑːskt] *adj* **1.** verdeckt, verborgen, maskiert. **2.** verborgen, larviert.
mass [mæs] **I** *n* **1.** (*a. socio.*) Masse *f*, große Menge *f*, Anhäufung *f*, Ansammlung *f*. **2.** Stoff *m*, Substanz *f*; (Isolier-, Knet-)Masse *f*. **3.** *phys.* Masse *f*; *mathe.* Volumen *nt*, Inhalt *m*. **II** *adj* Massen-. **III** *vt* (an-)häufen, (an-)sammeln, zusammenballen, zusammenziehen. **IV** *vi* s. (an-)häufen, s. (an-)sammeln, s. zusammenballen.
atomic mass Atommasse *f*, Atomgewicht *nt*.
lateral mass of ethmoid bone Labyrinthus ethmoidalis.
Stent's mass Stent-Masse *f*, Stent-Abdruckmasse *f*.
tigroid masses Nissl-Schollen *pl*, Nissl-Substanz *f*, Nissl-Granula *pl*, Tigroidschollen *pl*.
mas·sage [məˈsɑːʒ, məˈsɑːdʒ] **I** *n* Massage *f*, Massieren *nt*. **II** *vt* massieren.
connective tissue massage Bindegewebsmassage *f*.
gingival massage Zahnfleischmassage *f*.
gum massage Zahnfleischmassage *f*.
mas·se·ter [mæˈsiːtər] *n* → masseter *muscle*.
mas·ti·cate ['mæstɪkeɪt] *vt* (zer-)kauen; zerkleinern.
mas·ti·ca·tion [ˌmæstɪˈkeɪʃn] *n* (Zer-)Kauen *nt*, Kauvorgang *m*, Kaufunktion *f*, Mastikation *f*.
mas·ti·ca·to·ry ['mæstɪkətɔːrɪ, -təʊ-, -tərɪ] **I** *n pharm.* Kaumittel *nt*, Mastikatorium *nt*. **II** *adj* mastikatorisch, Kau-.
mas·to·cyte ['mæstəʊsaɪt] *n* → mast *cell*.
mas·to·cy·to·ma [ˌmæstəʊsaɪˈtəʊmə] *n* Mastzelltumor *m*, Mastozytom *nt*.
mas·to·cy·to·sis [ˌmæstəʊsaɪˈtəʊsɪs] *n* Mastozytose *f*.
mas·toid ['mæstɔɪd] **I** *n* Warzenfortsatz *m*, Mastoid *nt*, Processus mastoideus (ossis temporalis). **II** *adj* **1.** warzenförmig, warzenähnlich. **2.** Mastoid/Warzenfortsatz betr., mastoid.
mas·toid·al·gia [ˌmæstɔɪˈdældʒ(ɪ)ə] *n* Schmerzen *pl* über dem Processus mastoideus, Mastoidalgie *f*.
mas·toid·ec·to·my [ˌmæstɔɪˈdektəmɪ] *n* Mastoidektomie *f*.
mas·toid·i·tis [ˌmæstɔɪˈdaɪtɪs] *n* Mastoiditis *f*.
mas·toid·ot·o·my [ˌmæstɔɪˈdɒtəmɪ] *n* Mastoidotomie *f*.
match [mætʃ] **I** *n* Gegenstück *nt*, passende Sache *od.* Person *f*; (zusammenpassendes) Paar *nt*, Gespann *nt*. **II** *vt* **1.** jdn. *od.* etw. vergleichen (*with* mit). **2.** passend machen, anpassen (*to, with* an). **3.** *phys.* angleichen, anpassen. **III** *vi* zusammenpassen, übereinstimmen (*with* mit); entsprechen (*to*).
match·ing ['mætʃɪŋ] *n* Anpassung *f*, Anpassen *nt*, Matching *nt*.
cross matching 1. Kreuzprobe *f*. **2.** Durchführung *f* einer Kreuzprobe, Crossmatching *f*.
ma·te·ri·al [məˈtɪərɪəl] **I** *n* Material *nt*, (Roh-, Grund-)Stoff *m*, (Roh-, Grund-)Substanz *f*; *techn.* Werkstoff *m*. **II** *adj* materiell, physisch, körperlich; stofflich, Material-.
agar-alginate impression material Agaralginatabdruckmasse *f*.
agar hydrocolloid impression material Agarhydrokolloidabdruckmasse *f*.
agar impression material Agarabdruckmasse *f*.
alginate impression material Alginatabdruckmasse *f*.
base material Basiswerkstoff *m*, Material *nt* für Prothesenbasisplatten.

maternal

baseplate material → base material.
bite registration material Bißregistriermaterial nt.
cast material Gußformwerkstoff m, Material nt für Gußformen.
coating material Beschichtungsmaterial nt.
colloid impression material kolloidale Abdruckmasse f, kolloidale Abformmasse f.
composite material Komposit nt, Composite nt, Mehrkomponentenkomplex m, Mehrkompenentenmaterial nt, Mehrkomponentenwerkstoff m, Composite-Material nt.
dental material zahnärztlicher Werkstoff m, Dentalwerkstoff m.
ductile material verformbares Material nt, dehnbares Material nt, verformbarer Werkstoff m.
duplicating material Dubliermasse f.
elastic impression material elastische Abdruckmasse f, elastische Abformmasse f.
elastomeric impression material elastomere Abdruckmasse f, elastomere Abformmasse f.
filling material Füllungsmaterial nt, Füllungswerkstoff m, Füllung f.
heavy-bodied material zähflüßige Abformmasse f, heavy-body-Abformmasse f.
heavy body impression material zähflüßige Abformmasse f, heavy-body-Abformmasse f.
hydrocolloid impression material hydrokolloidale Abdruckmasse f, hydrokolloidale Abformmasse f.
impression material Abdruckmasse f, Abformmasse f, Abdruckmaterial nt, Abformmaterial nt.
inelastic impression material nicht-elastische Abdruckmasse f, nicht-elastische Abformmasse f.
irreversible hydrocolloid impression material irreversible hydrokolloidale Abdruckmasse f, irreversible hydrokolloidale Abformmasse f.
light-bodied material leichtflüßige Abformmasse f, light-body-Abformmasse f.
light body impression material → light-bodied material.
plaster impression material Abdruckgips m.
polyether impression material Polyätherabformmasse f, Polyäther-Gummiabformmasse f.
polyether rubber impression material → polyether impression material.
polysulfide impression material Polysulfidabformmasse f, Polysulfid-Gummiabformmasse f.
polysulfide rubber impression material → polysulfide impression material.
regular-bodied material mittelflüßige Abformmasse f, regular-body-Abformmasse f.
regular body impression material → regular-bodied material.
restorative material Restaurationswerkstoff m.
restorative dental material → restorative material.
reversible hydrocolloid impression material reversible hydrokolloidale Abdruckmasse f, reversible hydrokolloidale Abformmasse f.
rubber base impression material Gummiabformmasse f.
rubber impression material Gummiabformmasse f.
silicone impression material Silikonabformmasse f.
silicone rubber impression material Silikon-Kautschukabformmasse f.
suture material Nahtmaterial nt.
temporary material Werkstoff m für temporäre Restauration.
thermoplastic impression material thermoplastisches Abdruckmaterial nt, thermoplastische Abformmasse f.
thermoplastic material thermoplastisches Material nt, Thermoplast m, Heißplast m.
Thiokol rubber impression material Thiokolabformmasse f.
vinyl polysiloxane impression material Polysiloxanabdruckmasse f, Polysiloxanabformmasse f.
zinc oxide-eugenol impresion material Zinkoxid-Eugenol-Paste f.
ma·ter·nal [mə'tɜrnl] adj **1.** Mutter/Mater betr., mütterlich, maternal, Mutter-. **2.** mütterlicherseits.
ma·ter·ni·ty [mə'tɜrnətɪ] **I** n **1.** Mutterschaft f, Maternität f; Mütterlichkeit f. **2.** Entbindungsstation f, Entbindungsklinik f. **II** adj Schwangerschafts-, Umstands-, Wöchner(nen)-.
mat·ri·cli·nous [,mætrɪ'klaɪnəs, ,meɪ-] adj → matroclinous.
mat·ri·mo·ni·al [,mætrɪ'məʊnɪəl] adj ehelich, matrimoniell, Ehe-.
ma·trix ['meɪtrɪks, 'mæ-] n, pl **ma·trix·es, ma·tri·ces** ['meɪtrɪsiːz, 'mætrɪsiːz] **1.** (a. anat., physiol.) Nährsubstanz f, Grundsubstanz f, Matrix f; Mutterboden m; Grundgewebe nt, Ausgangsgewebe nt, Matrix f. **2.** Vorlage f, Modell nt, Matrize f. **3.** dent. Matrizenband f. **4.** Matrizenhalter m, Matrizenspanner m.
amalgam matrix Amalgammatrizenhalter m.
bone matrix Knochenmatrix f, Osteoid nt, organische Knochengewebsgrundsubstanz f.
cartilage matrix Knorpelmatrix f, Knorpelgrundsubstanz f.
celluloid matrix Zelluloidmatrize f.
dentin matrix Dentinmatrix f.
dentinal matrix → dentin matrix.
enamel matrix Schmelzmatrix f, Zahnschmelzmatrix f.
functional matrix funktionelle Matrix f.
plastic matrix Kunststoffmatrize f.
platinum matrix Platinmatrix f.
platinum foil matrix → platinum matrix.
predentin matrix Prädentinmatrix f.
resin matrix Resinmatrix f, Kunstharzmatrix f.
T-band matrix T-Bandmatrize f.
mat·ro·cli·nous [,mætrə'klaɪnəs] adj matroklin.
mat·ter ['mætər] **I** n **1.** Material nt, Substanz f, Stoff m, Materie f. **2.** anat. Substanz f. **3.** patho. Eiter m. **II** vi patho. eitern.
fecal matter Stuhl m, Kot m, Fäzes pl, Faeces pl, Fäkalien pl.
foreign matter Fremdkörper m, Corpus alienum.
gray matter graue Gehirn- u. Rückenmarkssubstanz f, graue Substanz f, Substantia grisea.
myelinated matter → white matter.
nonmyelinated matter → gray matter.
white matter weiße Hirn- u. Rückenmarkssubstanz f, Substantia alba.
mat·u·rate ['mætʃəreɪt] vi **1.** (a. fig.) reifen. **2.** (Abszeß) reifen; zur Eiterung bringen.
mat·u·rate·ness ['mætʃəreɪtnɪs] n → maturity.
mat·u·ra·tion [,mætʃə'reɪʃn] n **1.** (Heran-)Reifen nt, Reifung f; micro. Maturation f. **2.** bio. (Zell-)Reifung f. **3.** (Abszeß) (Aus-)Reifung f.
enamel maturation Schmelzreifung f, Zahnschmelzreifung f.
ma·ture [mə't(j)ʊər, mə'tʃʊər] **I** adj **1.** reif, (aus-)gereift, vollentwickelt, ausgewachsen. **2.** (Person) reif, vernünftig. **II** vt (aus-)reifen lassen; reif werden lassen; reifer machen. **III** vi (aus-)reifen, reif werden; heranreifen.
ma·tured [mə't(j)ʊərd, -'tʃʊərd] adj (aus-)gereift, reif.
ma·tu·ri·ty [mə'tʃʊərətɪ, -t(j)ʊər-] n (a. fig.) Reife f, Ausgereiftheit f, Maturität f.
max·il·la [mæk'sɪlə] n, pl **max·il·lae** [mæk'sɪliː] Oberkiefer(knochen m) m, Maxilla f.
max·il·lar·y ['mæksə,lerɪː, mæk'sɪlərɪ] **I** n → maxilla. **II** adj (Ober-)Kiefer/Maxilla betr., maxillär, maxillar, (Ober-)Kiefer-.
max·il·lec·to·my [mæksɪ'lektəmɪ] n Oberkieferresektion f, Maxillektomie f.
max·il·li·tis [mæksɪ'laɪtɪs] n Oberkieferentzündung f, Maxillitis f.
max·il·lo·al·ve·o·lar [mæk,sɪləʊəl'vɪələr] adj maxilloalveolär.
max·il·lo·den·tal [,mæksɪləʊ'dentl] adj Oberkiefer/Maxilla und Zähne betr., maxillodental.
max·il·lot·o·my [mæksɪ'lɒtəmɪ] n Maxillotomie f.
mean [miːn] **I** n **1.** means pl (Hilfs-)Mittel nt/pl, Werkzeug nt; (Geld-)Mittel pl. **2.** Mitte f, Mittel nt, Durchschnitt m; mathe. Mittel(wert m) nt. **II** adj mittel, durchschnittlich, mittlere(r, s), Durchschnitts-, Mittel-.
arithmetic mean arithmetisches Mittel nt.
mea·sles ['miːzəlz] pl Masern pl, Morbilli pl.
German measles Röteln pl, Rubella f, Rubeola f.
three-day measles → German measles.
meas·ure ['meʒər] **I** n **1.** (a. phys., mathe.) Maß(einheit f) nt. **2.** Maßnahme f, Vorkehrung f. **take measures** Maßnahmen ergreifen. **3.** Messen nt, Maß nt. **made to measure** nach Maß (gearbeitet). **4.** Meßgerät nt, Maß nt, Maßstab m, Meßbecher m. **II** vt (ab-, ver-, aus-)messen, Maß nehmen. **measure out** vt abmessen; abwiegen. **measure up** vt **1.** abmessen, vermessen. **2.** fig. einschätzen, abschätzen.
measure of capacity Hohlmaß nt.
cubic measure Körpermaß nt, Raummaß nt, Kubikmaß nt.
measure of length → lineal measure.
lineal measure Längenmaß nt.
linear measure → lineal measure.
long measure → lineal measure.
safety measure Sicherheitsmaßnahme f, Sicherheitsvorkehrung f.
square measure Flächenmaß nt.
superficial measure → square measure.
meas·ure·ment ['meʒərmənt] n **1.** Messen nt, (Ver-)Messung f. **2.** Maß nt. **take s.o.'s measurements** an/bei jdm. Maß nehmen. **3.** measurements pl (Aus-)Maße pl, Größe f.
tooth measurement Zahnmessung f.
me·a·to·mas·toi·dec·to·my [mɪ,eɪtəʊ,mæstɔɪ'dektəmɪ] n Meatomastoidektomie f.
me·a·tot·o·my [mɪə'tɒtəmɪ] n Meatotomie f.
me·a·tus [mɪ'eɪtəs] n, pl **me·a·tus, me·a·tus·es** anat. Gang m, Kanal m, Öffnung f, Foramen nt, Meatus m.

acoustic meatus Gehörgang *m*, Meatus acusticus.
external acoustic meatus → external auditory meatus.
external auditory meatus äußerer Gehörgang *m*, Meatus acusticus externus.
inferior nasal meatus unterer Nasengang, Meatus nasi inferior.
internal acoustic meatus → internal auditory meatus.
internal auditory meatus innerer Gehörgang *m*, Meatus acusticus internus.
middle nasal meatus mittlerer Nasengang, Meatus nasi medius.
nasal meatus Nasengang *m*, Meatus nasi.
nasopharyngeal meatus Meatus nasopharyngeus.
meatus of nose → nasal meatus.
superior nasal meatus oberer Nasengang, Meatus nasi superior.
me·chan·i·co·re·cep·tor [məˌkænɪkəʊrɪ'septər] *n* → mechanoreceptor.
me·chan·ics [mə kænɪks] *pl* **1.** Bewegungslehre *f*, Mechanik *f*. **2.** Mechanismus *m*.
respiratory mechanics Atmungsmechanik *f*, Atemmechanik *f*.
mech·an·ism ['mekənɪzəm] *n techn., psycho.* Mechanismus *m*.
mechanism of defense → defense mechanism.
defense mechanism 1. *psycho.* Abwehrmechanismus *m*. **2.** *physiol.* Abwehrapparat *m*, Abwehrmechanismus *m*.
immune mechanism Immunmechanismus *m*.
mech·a·no·re·cep·tor [ˌmekənəʊrɪ'septər] *n* Mechanorezeptor *m*.
mech·a·no·ther·a·py [ˌmekənəʊ'θerəpɪ] *n* Mechanotherapie *f*.
multibanded mechanotherapy Multibandbehandlung *f*.
me·co·nism ['miːkəʊnɪzəm] *n* Opiatvergiftung *f*, Opiumvergiftung *f*, Mekonismus *m*.
me·co·ni·um [mɪ'kəʊnɪəm] *n* **1.** *ped.* Kindspech *nt*, Mekonium *nt*, Meconium *nt*. **2.** Opium *nt*, Laudanum *nt*, Meconium *nt*.
me·dia ['miːdɪə] **1.** *n, pl* **me·di·ae** ['miːdɪiː] *anat.* Media *f*, Tunica media. **2.** *pl* → medium.
me·di·al ['miːdɪəl] *adj* **1.** in der Mitte liegend, mittlere(r, s), medial, Mittel-. **2.** Media betr., Media-.
me·di·as·ti·nal [ˌmiːdɪæ'staɪnl] *adj* Mittelfell/Mediastinum betr., mediastinal, Mediastinal-.
me·di·as·ti·num [ˌmɪdɪæ'staɪnəm] *n, pl* **me·di·as·ti·na** [ˌmɪdɪæ'staɪnə] **1.** *anat.* Mittelfell *nt*. **2.** (*Thorax*) Mediastinalraum *m*, Mediastinum *nt*, Cavum mediastinale.
me·di·a·tor ['miːdɪeɪtər] *n* **1.** Vermittler *m*. **2.** Mediator *m*, Mediatorsubstanz *f*.
med·ic ['medɪk] *n* **1.** Mediziner(in *f*) *m*, Arzt *m*, Ärztin *f*. **2.** Medizinstudent(in *f*) *m*. **3.** (*Militär*) Sanitäter *m*.
med·i·ca·ble ['medɪkəbl] *adj* heilbar.
med·i·cal ['medɪkl] **I** *n* **1.** (praktischer) Arzt *m*, (praktische) Ärztin *f*. **2.** → medical *examination*. **II** *adj* **3.** medizinisch, ärztlich, Kranken-. **on medical grounds** aus gesundheitlichen Gründen. **4.** heilend, Heil-. **5.** internistisch. **6.** behandlungsbedürftig.
me·dic·a·ment [mə'dɪkəmənt, 'medɪkəmənt] **I** *n* Medikament *nt*, Arzneimittel *nt*, Heilmittel *nt*. **II** *vt* medikamentös behandeln.
med·i·ca·men·tous [məˌdɪkə'mentəs] *adj* mit Hilfe von Medikamenten, medikamentös.
med·i·cate ['medɪkeɪt] *vt* **1.** (medizinisch *od.* medikamentös) behandeln. **2.** mit Arzneistoff(en) imprägnieren *od.* versetzen.
med·i·ca·tion [ˌmedɪ'keɪʃn] *n* **1.** (Arzneimittel-)Anwendung *f*, (Arzneimittel-)Verabreichung *f*, (Arzneimittel-)Verordnung *f*, (Arzneimittel-)Verschreibung *f*, Medikation *f*. **2.** Medikament *nt*, Arzneimittel *nt*, Heilmittel *nt*. **3.** Beimischung *f* von *od.* Imprägnierung *f* mit Arzneistoffen.
preanesthetic medication *anes.* Prämedikation *f*.
preoperative medication → preanesthetic medication.
med·i·ca·tive ['medɪkeɪtɪv] *adj* heilend, heilkräftig, medizinisch, medizinal, Heil-, Medizinal-, Medizin-.
me·dic·i·nal [mɪ'dɪsɪnl] *adj* **1.** heilend, heilkräftig, medizinisch, medizinal, Heil-, Medizinal-, Medizin-. **2.** medizinisch, ärztlich, Kranken-. **3.** heilend, Heil-. **4.** internistisch. **5.** behandlungsbedürftig.
med·i·cine ['medɪsən; *Brit.* 'medsɪn] **I** *n* **1.** Medizin *f*, Heilkunst *f*, Heilkunde *f*, ärztliche Wissenschaft *f*. **practice medicine** den Arztberuf ausüben. **2.** Medikament *nt*, Medizin *f*, Heilmittel *nt*, Arznei(mittel *nt*) *f*. **take one's medicine** seine Arznei (ein-)nehmen. **3.** Innere Medizin *f*. **II** *vt* Arznei/Medizin verabreichen (*to* zu).
emergency medicine Notfallmedizin *f*.
oral medicine Zahn(heil)kunde *f*, Zahnmedizin *f*, Dentologie *f*, Odontologie *f*.
prescription only medicine *Brit.* rezeptpflichtiges Medikament *nt*.
med·i·co·chi·rur·gi·cal [ˌmedɪkəʊkaɪ'rɜrdʒɪkəl] *adj* medizinischchirurgisch, medikochirurgisch.
med·i·co·le·gal [ˌmedɪkəʊ'liːgəl] *adj* gerichtsmedizinisch, rechtsmedizinisch, medikolegal.

med·i·co·psy·chol·o·gy [ˌmedɪkəʊsaɪ'kɑlədʒɪ] *n* medizinische Psychologie *f*.
me·di·o·ne·cro·sis [ˌmiːdɪəʊnɪ'krəʊsɪs] *n* Medianekrose *f*, Medionecrosis *f*.
me·di·um ['miːdɪəm] **I** *n, pl* **me·di·ums, me·dia** ['miːdɪə] **1.** Medium *nt*, (Hilf-)Mittel *nt*, Werkzeug *nt; phys.* Medium *nt*, Träger *m*. **2.** *micro..* Kultursubstrat *nt*, (künstlicher) Nährboden *m*. **3.** Konservierungsstoff *m*, Konservierungsmittel *nt*. **4.** Durchschnitt *m*, Mittel *nt*. **5.** Umgebung *f*, Umwelt *f*, Milieu *nt*. **II** *adj* mittelmäßig, mittlere(r, s), Mittel-, Durchschnitts-. **of medium height** mittelgroß.
contrast medium *radiol.* Kontrastmittel *nt*, Röntgenkontrastmittel *nt*.
culture medium Kultursubstrat *nt*, (künstlicher) Nährboden *m*.
disperse medium → dispersion medium.
dispersion medium *phys.* äußere/dispergierende Phase *f*, Dispergens *nt*, Dispersionsmedium *nt*, Dispersionsmittel *nt*.
dispersive medium → dispersion medium.
external medium → dispersion medium.
nutrient medium Nährboden *m*, Nährmedium *nt*, Nährsubstanz *f*.
nutritive medium → nutrient medium.
radiolucent medium *radiol.* strahlendurchlässiges Medium *nt*.
radiopaque medium *radiol.* röntgendichtes/strahlendichtes Medium *nt*.
refractive medium *phys.* brechendes Medium *nt*.
separating medium Trennisoliermittel *nt*.
me·dul·la [me'dʌlə, mɪ-] *n, pl* **me·dul·las, me·dul·lae** [me'dʌliː] *anat.* **1.** Mark *nt*, markartige Substanz *f*, Medulla *f*. **2.** → medulla oblongata. **3.** Knochenmark *nt*, Medulla ossium.
adrenal medulla Nebennierenmark *nt*, Medulla (gl. suprarenalis).
medulla oblongata Markhirn *nt*, verlängertes Mark *nt*, Medulla oblongata, Bulbus *m* (medullae spinalis), Myelencephalon *nt*.
spinal medulla Rückenmark *nt*, Medulla spinalis.
medulla of suprarenal gland → adrenal medulla.
suprarenal medulla → adrenal medulla.
med·ul·lar·y ['medələrɪ, 'medjʊ-, me'dʌlərɪ] *adj anat.* **1.** Mark/Medulla betr., markähnlich, markhaltig, markig, medullar, medullär, Mark-. **2.** Medulla oblongata betr., medullär. **3.** Knochenmark betr., medullär.
med·ul·lat·ed ['medleɪtɪd, 'medʒə-, mə dʌleɪtɪd] *adj* **1.** markhaltig, myelinisiert. **2.** markhaltig.
medullo- *pref.* Mark-, Medullo-, Medullar-; Myel(o)-.
meg(a)- *pref.* Groß-, Meg(a)-.
meg·a·car·dia [megə'kɑːrdɪə] *n* Herzvergrößerung *f*, Kardiomegalie *f*.
meg·a·car·y·o·blast [ˌmegə'kærɪəblæst] *n* → megakaryoblast.
meg·a·car·y·o·cyte [ˌmegə'kærɪəsaɪt] *n* → megakaryocyte.
meg·a·ce·phal·ic [ˌmegəsɪ'fælɪk] *adj* → megalocephalic.
meg·a·ceph·a·lous [ˌmegə'sefələs] *adj* → megalocephalic.
meg·a·ceph·a·ly [ˌmegə'sefəlɪ] *n* → megalocephaly.
meg·a·don·tia [megə'dɑnʃɪə] *n* → macrodontia.
meg·a·ga·mete [ˌmegə'gæmiːt, -gæ'miːt] *n* → macrogamete.
meg·a·gna·thia [ˌmegə'neɪθɪə, -'næθ-] *n* → macrognathia.
meg·a·gna·thous [megə'neɪθəs] *adj* Makrognathie betr., makrognath.
meg·a·hertz ['megəhɜrts] *n* Megahertz *nt*.
meg·a·ka·ry·o·blast [ˌmegə'kærɪəblæst] *n* Megakaryoblast *m*.
meg·a·kar·y·o·cyte [ˌmegə'kærɪəsaɪt] *n* Knochenmarksriesenzelle *f*, Megakaryozyt *m*.
meg·a·kar·y·o·cy·to·sis [ˌmegəˌkærəsaɪ'təʊsɪs] *n* Megakaryozytose *f*.
meg·al·en·ceph·a·ly [ˌmegəlen'sefəlɪ] *n* Megalenzephalie *f*, Makroenzephalie *f*, Makrenzephalie *f*, Kephalonie *f*, Enzephalomegalie *f*.
meg·al·er·y·the·ma [ˌmegələrə'θiːmə] *n* → megaloerythema.
megalo- *pref.* Groß-, Mega-, Megal(o)-; Makr(o)-.
meg·a·lo·blast ['megələʊblæst] *n* Megaloblast *m*.
meg·a·lo·car·dia [ˌmegələʊ kɑːrdɪə] *n* Herzvergrößerung *f*, Kardiomegalie *f*.
meg·a·lo·car·y·o·cyte [ˌmegələʊ'kærɪəsaɪt] *n* → megakaryocyte.
meg·a·lo·ce·pha·lia [ˌmegələʊsɪ'feɪlɪə] *n* → megalocephaly.
meg·a·lo·ce·phal·ic [ˌmegələʊsɪ'fælɪk] *adj* Megalozephalie betr., megalozephal, megalokephal.
meg·a·lo·ceph·a·ly [ˌmegələʊ'sefəlɪ] *n* Megalozephalie *f*, Megalokephalie *f*.
meg·a·lo·cyte ['megələʊsaɪt] *n* Megalozyt *m*.
meg·a·lo·dont [megələʊdɑnt] *adj* mit großen Zähnen (versehen), makrodont, megalodont.
meg·a·lo·don·tia [ˌmegələʊ'dɑnʃɪə] *n* → macrodontia.
meg·a·lo·en·ceph·a·ly [ˌmegələʊen'sefəlɪ] *n* → megalencephaly.

meg·a·lo·er·y·the·ma [ˌmegələʊerə'θiːmə] *n derm.* Megalerythem(a) *nt.*
meg·a·lo·glos·sia [ˌmegələʊ'glɒsɪə] *n* → macroglossia.
meg·a·lo·kar·y·o·cyte [ˌmegələʊ'kærɪəsaɪt] *n* → megakaryocyte.
meg·a·lo·ma·nia [ˌmegələʊ'meɪnɪə, -jə] *n psychia.* expansiver Wahn *m*, Größenwahn *m*, Megalomanie *f.*
mei·o·sis [maɪ'əʊsɪs] *n* Reduktion(steilung *f*) *f*, Meiose *f.*
mel·a·nin ['melənɪn] *n* Melanin *nt.*
mel·a·nism ['melənɪzəm] *n* (angeborene) Melanose *f.*
melano- *pref.* Schwarz-, Melan(o)-.
mel·a·no·am·el·o·blas·to·ma [ˌmelənəʊˌæmələʊblæs'təʊmə] *n* Melanoameloblastom *nt.*
me·lan·o·blast ['melənəʊblæst] *n* Melanoblast *m.*
mel·a·no·blas·to·ma [ˌmelənəʊblæs'təʊmə] *n* → malignant *melanoma.*
mel·a·no·car·ci·no·ma [ˌmelənəʊˌkɑːrsɪ'nəʊmə] *n* → malignant *melanoma.*
mel·an·o·cyte ['melənəʊsaɪt] *n* Melanozyt *m.*
mel·a·no·cy·to·sis [ˌmelənəʊˌsaɪtəʊsɪs] *n* Melanozytose *f*, Melanocytosis *f.*
  oculodermal melanocytosis Nävus *m* Ota, okulodermale Melanozytose *f*, Naevus fuscocoeruleus ophthalmomaxillaris.
mel·a·no·den·dro·cyte [ˌmelənəʊ'dendrəsaɪt] *n* → melanocyte.
mel·a·no·der·ma [ˌmelənəʊ'dɜrmə] *n* Melanoderm *nt*, Melanoderma *nt*, Melanodermie *f*, Melanodermia *f.*
me·lan·o·gen [mə'lænədʒən] *n* Melanogen *nt.*
mel·a·no·glos·sia [ˌmelənəʊ'glɒsɪə] *n* schwarze Haarzunge *f*, Melanoglossie *f*, Glossophytie *f*, Lingua pilosa/villosa nigra.
mel·a·no·ma [ˌmelə'nəʊmə] *n, pl* **mel·a·no·mas**, **mel·a·no·ma·ta** [ˌmelə'nəʊmətə] **1.** Melanom *nt.* **2.** malignes Melanom *nt*, Melano(zyto)blastom *nt*, Nävokarzinom *nt*, Melanokarzinom *nt*, Melanomalignom *nt*, malignes Nävoblastom *nt.*
  lentigo-maligna melanoma Lentigo-maligna-Melanom *nt.*
  malignant melanoma malignes Melanom *nt*, Melano(zyto)blastom *nt*, Nävokarzinom *nt*, Melanokarzinom *nt*, Melanomalignom *nt*, malignes Nävoblastom *nt.*
mel·a·no·pla·kia [ˌmelənəʊ'pleɪkɪə] *n* Melanoplakie *f*, Melanoplakia *f.*
mel·a·nor·rha·gia [ˌmelənəʊ'reɪdʒ(ɪ)ə] *n* Teerstuhl *m*, Meläna *f*, Melaena *f.*
mel·a·nor·rhea [ˌmelənəʊ'rɪə] *n* → melanorrhagia.
mel·a·no·sis [melə'nəʊsɪs] *n* Melanose *f*, Melanosis *f.*
  circumscribed precancerous melanosis of Dubreuilh Dubreuilh-Krankheit *f*, Dubreuilh-Erkrankung *f*, Dubreuilh-Hutchinson-Krankheit *f*, Dubreuilh-Hutchinson-Erkrankung *f*, prämaligne Melanose *f*, melanotische Präkanzerose *f*, Lentigo maligna, Melanosis circumscripta praeblastomatosa (Dubreuilh), Melanosis circumscripta praecancerosa (Dubreuilh).
  neurocutaneous melanosis neurokutane Melanose *f*, neurokutanes Melanoblastosesyndrom *nt*, Melanosis neurocutanea.
  oculocutaneous melanosis Nävus *m* Ota, okulodermale Melanozytose *f*, Naevus fuscocoeruleus ophthalmomaxillaris.
  precancerous melanosis of Dubreuilh → circumscribed precancerous melanosis of Dubreuilh.
  Riehl's melanosis Riehl-Melanose *f*, Riehl-Syndrom *nt*, Civatte-Krankheit *f*, Kriegsmelanose *f*, Melanosis toxica lichenoides.
  tar melanosis Hoffmann-Habermann-Pigmentanomalie *f*, Melanodermatitis/Melanodermitis toxica.
mel·a·not·ic [melə'nɒtɪk] *adj* Melanin betr., melaninhaltig, melanotisch.
me·las·ma [mə'læzmə] *n* Melasma *nt*, Chloasma *nt.*
mel·a·to·nin [melə'təʊnɪn] *n* Melatonin *nt.*
me·le·na [mə'liːnə] *n* **1.** Teerstuhl *m*, Meläna *f*, Melaena *f.* **2.** dunkelbraunes Erbrochenes *nt.*
mel·i·oi·do·sis [ˌmelɪɔɪ'dəʊsɪs] *n* Whitmore-Krankheit *f*, Pseudomalleus *m*, Pseudorotz *m*, Melioidose *f*, Melioidosis *f*, Malleoidose *f.*
me·li·tis [mɪ'laɪtɪs] *n* Wangenentzündung *f.*
mel·i·tose ['melɪtəʊs] *n* Raffinose *f*, Melitose *f*, Melitriose *f.*
mel·i·tri·ose [melɪ'traɪəʊs] *n* → melitose.
mel·i·tu·ria [ˌmelɪ't(j)ʊərɪə] *n* Meliturie *f*, Melliturie *f.*
mel·li·tu·ria [ˌmelɪ't(j)ʊərɪə] *n* → melituria.
me·lon·o·plas·ty [mɪ'lɒnəplæstɪ] *n* → meloplasty.
mel·o·plas·ty ['meləplæstɪ] *n* Wangenplastik *f*, Melo(no)plastik *f.*
me·los·chi·sis [mɪ'lɒskəsɪs] *n* Wangenspalte *f*, Meloschisis *f.*
melt [melt] (*v* **melted; molten**) **I** *n* **1.** Schmelzen *nt.* **2.** Schmelze *f*, geschmolzene Masse *f*, Schmelzmasse *f.* **II** *vt* (*a. techn.*) schmelzen, (zer-)schmelzen lassen (*into* in); zerlassen; auflösen. **III** *vi* (zer-)schmelzen, flüssig werden, zergehen, s. (auf-)lösen.
melt down *vt* einschmelzen.
melt out *vt* ausschmelzen.
melt·age ['meltɪdʒ] *n* Schmelzen *nt*, Schmelze *f.*
mem·bra·na [mem'breɪnə, -brɑnə] *n, pl* **mem·bra·nae** [mem'breɪniː, -naɪ] → membrane.
  membrana eboris of Kölliker Dentin *nt*, Zahnbein *nt*, Dentinum *nt*, Substantia eburnea.
mem·bra·na·ceous [ˌmembrə'neɪʃəs] *adj* → membranous.
mem·bra·nate ['membrəneɪt] *adj* membranartig, membranös.
mem·brane ['membreɪn] *n* **1.** *anat.* (zarte) Haut *od.* Schicht *f*, Häutchen *nt*, Membran(e) *f.* **2.** *phys.* Membran(e) *f.*
  abscess membrane Abszeßmembran *f.*
  accidental membrane Pseudomembran *f.*
  alveolodental membrane Wurzelhaut *f*, Desmodont *nt*, Desmodontium *nt*, Periodontium *nt*, Periost *nt* der Zahnwurzel, Ligamentum alveolodentale, Ligamentum dentoalveolare.
  aponeurotic membrane Sehnenhaut *f*, Sehnenplatte *f*, Aponeurose *f.*
  basal membrane Basalmembran *f*, Basallamina *f.*
  basement membrane → basal membrane.
  basilar membrane → basal membrane.
  boundary membrane Grenzmembran *f.*
  buccopharyngeal membrane 1. *embryo.* Rachenmembran *f*, Buccopharyngealmembran *f.* **2.** Fascia pharyngobasilaris.
  cell membrane Zellmembran *f*, Zytomembran *f*, Zellwand *f*, Plasmalemm *nt.*
  connective tissue membrane Bindegewebsmembran *f.*
  croupous membrane Pseudomembran *f.*
  cytoplasmic membrane → cell membrane.
  dentinoenamel membrane Dentin-Schmelzmembran *nt.*
  diphtheritic membrane diphtherische Pseudomembran *f.*
  drum membrane Trommelfell *nt*, Membrana tympanica.
  elastic membrane elastische Membran *f.*
  enamel membrane Schmelzmembran *f*, Zahnschmelzmembran *f*, primäres Schmelzoberhäutchen *nt*, primäres Schmelzhäutchen *nt.*
  false membrane Pseudomembran *f.*
  germ membrane → germinal membrane.
  germinal membrane Keimhaut *f*, Blastoderm *nt.*
  Hannover's intermediate membrane → enamel membrane.
  ivory membrane Dentin *nt*, Zahnbein *nt*, Dentinum *nt*, Substantia eburnea.
  limiting membrane Grenzmembran *f*, Grenzschicht *f.*
  mucous membrane Schleimhaut *f*, Mukosa *f*, Tunica mucosa.
  mucous membrane of esophagus Speiseröhrenschleimhaut *f*, Ösophagusschleimhaut *f*, Tunica mucosa oesophagi.
  mucous membrane of mouth Mundschleimhaut *f*, Tunica mucosa oris.
  mucous membrane of pharynx Pharynxschleimhaut *f*, Tunica mucosa pharyngis.
  mucous membrane of tongue Zungenschleimhaut *f*, Tunica mucosa linguae.
  Nasmyth's membrane 1. Schmelzoberhäutchen *nt*, Zahnschmelzoberhäutchen *nt*, Zahnoberhäutchen *nt*, Nasmyth-Membran *f.* **2.** Cuticula dentis, Cuticula dentalis, Schmelzhäutchen *nt.* **3.** primäres Schmelzoberhäutchen *nt*, primäres Schmelzhäutchen *nt.*
  nuclear membrane *histol.* Kernmembran *f*, Kernwand *f*, Kernhülle *f.*
  oral membrane 1. Fascia pharyngobasilaris. **2.** *embryo.* Mundbucht *f*, Mundnische *f*, Stoma(to)deum *nt.*
  peridental membrane Wurzelhaut *f*, Desmodont *nt*, Desmodontium *nt*, Periodontium *nt*, Periost *nt* der Zahnwurzel, Ligamentum alveolodentale, Ligamentum dentoalveolare.
  periodontal membrane → peridental membrane.
  periorbital membrane Periorbita *f*, Orbitaperiost *nt.*
  pharyngeal membrane Fascia pharyngobasilaris.
  pharyngobasilar membrane Fascia pharyngobasilaris.
  pituitary membrane Nasenschleimhaut *f*, Tunica mucosa nasi.
  pituitary membrane of nose → pituitary membrane.
  plasma membrane → cell membrane.
  pulpodentinal membrane Pulpa-Dentinmembran *f.*
  Reissner's membrane → vestibular membrane of cochlear duct.
  schneiderian membrane → pituitary membrane.
  semipermeable membrane semipermeable Membran *f.*
  serous membrane seröse Haut *f*, Serosa *f*, Tunica serosa.
  subepithelial membrane → basal membrane.
  subimplant membrane Subimplantatmembran *f.*
  submucous membrane Submukosa *f*, Tela *f* submucosa.
  tendinous membrane → aponeurotic membrane.
  tympanic membrane Trommelfell *nt*, Membrana tympanica.
mem·bra·ne·ous [mem'breɪnɪəs, -njəs] *adj* → membranous.

mem·bra·nous ['membrənəs] *adj* Membran betr., häutig, membranartig, membranös, Membran-.
men·a·di·ol [ˌmenə'daɪɔl] *n* Menadiol *nt*, Vitamin K₄ *nt*.
men·a·di·one [ˌmenə'daɪəʊn] *n* Menadion *nt*, Vitamin K₃ *nt*.
men·a·qui·none [ˌmenə'kwɪnəʊn] *n* Menachinon *nt*, Vitamin K₂ *nt*.
men·de·le·vi·um [ˌmendə'liːvɪəm] *n* Mendelevium *nt*.
me·nin·ge·al [mɪ'nɪndʒɪəl] *adj* Hirnhäute/Meninges betr., meningeal, Hirnhaut-, Meningeal-.
me·nin·ge·o·ma [mɪˌnɪndʒɪ'əʊmə] *n* → meningioma.
me·nin·ges [mɪ'nɪndʒiːz] *pl, sing* **me·ninx** ['miːnɪŋks] Hirn- u. Rückenmarkshäute *pl*, Meningen *pl*, Meninges *pl*.
men·in·gin·i·tis [ˌmenɪndʒɪ'naɪtɪs] *n* Entzündung *f* der weichen Hirnhaut, Leptomeningitis *f*.
me·nin·gi·o·ma [mɪˌnɪndʒɪ'əʊmə] *n, pl* **me·nin·gi·o·mas, me·nin·gi·o·ma·ta** [mɪˌnɪndʒɪ'əʊmətə] Meningiom(a) *nt*, Meningeom(a) *nt*.
me·nin·gism [mɪ'nɪndʒɪzəm, 'menɪn-] *n* Meningismus *m*; Pseudomeningitis *f*.
men·in·git·ic [ˌmenɪn'dʒɪtɪk] *adj* Meningitis betr., meningitisch, Meningitis-.
men·in·gi·tis [ˌmenɪn'dʒaɪtɪs] *n, pl* **men·in·git·i·des** [ˌmenɪn-'dʒɪtədiːz] Hirn- *od*. Rückenmarkshautentzündung *f*, Meningitis *f*.
cerebral meningitis Hirnhautentzündung *f*, Meningitis cerebralis.
tubercular meningitis tuberkulöse Meningitis *f*, Meningitis tuberculosa.
meningo- *pref*. Hirnhaut-, Mening(o)-.
me·nin·go·cele [mɪ'nɪŋgəsiːl] *n* Meningozele *f*, Meningocele *f*.
me·nin·go·coc·ce·mia [mɪˌnɪŋgəkɑk'siːmɪə] *n* Meningokokkensepsis *f*, Meningokokkämie *f*.
me·nin·go·coc·cus [mɪˌnɪŋgə'kɑkəs] *n* Meningokokke *f*, Meningococcus *m*, Neisseria meningitidis.
me·nin·go·en·ceph·a·li·tis [mɪˌnɪŋgəen,sefə'laɪtɪs] *n* Meningoenzephalitis *f*, Meningoencephalitis *f*, Enzephalomeningitis *f*, Encephalomeningitis *f*.
me·nin·go·en·ceph·a·lo·cele [mɪˌnɪŋgəen'sefələsiːl] *n* Meningoenzephalozele *f*, Enzephalomeningozele *f*.
me·nin·go·en·ceph·a·lo·my·e·li·tis [mɪˌnɪŋgəen,sefələʊmaɪə'laɪtɪs] *n* Meningoenzephalomyelitis *f*.
me·nin·go·en·ceph·a·lop·a·thy [mɪˌnɪŋgəen,sefə'lɑpəθɪ] *n* Meningoenzephalopathie *f*, Enzephalomeningopathie *f*.
me·nin·go·ma [ˌmenɪn'gəʊmə] *n* → meningioma.
me·nin·go·my·e·li·tis [mɪˌnɪŋgəmaɪə'laɪtɪs] *n* Meningomyelitis *f*.
men·in·gop·a·thy [ˌmenɪn'gɑpəθɪ] *n* Hirnhauterkrankung *f*, Meningopathie *f*.
me·nin·go·ra·dic·u·li·tis [mɪˌnɪŋgərəˌdɪkjə'laɪtɪs] *n* Meningoradikulitis *f*.
men·in·go·sis [ˌmenɪn'gəʊsɪs] *n* Meningose *f*.
me·ninx ['miːnɪŋks] *sing* → meninges.
me·nis·co·cyte [mɪ'nɪskəsaɪt] *n* Sichelzelle *f*.
me·nis·co·cy·to·sis [mɪˌnɪskəʊsaɪ'təʊsɪs] *n* Sichelzell(en)anämie *f*, Herrick-Syndrom *nt*.
me·nis·cus [mɪ'nɪskəs] *n, pl* **me·nis·cus·es, me·nis·ci** [mɪ'nɪs(k)aɪ, mɪ'nɪskiː] **1.** → articular meniscus. **2.** *phys.* (*Flüssigkeit*) Meniskus *m*. **3.** *phys.* konkav-konvexe Linse *f*, Meniskus *m*.
articular meniscus sichel- *od*. halbmondförmige Gelenkzwischenscheibe *f*, Meniskus *m*, Meniscus articularis.
joint meniscus → articular meniscus.
men·o·gin·gi·vi·tis [menəʊˌdʒɪndʒɪ'vaɪtɪs] *n* Menstruationsgingivitis *f*.
men·o·pause ['menəpɔːz] *n* Menopause *f*.
men·o·tro·pin [ˌmenə'trəʊpɪn] *n* Menotropin *nt*, Menopausengonadotropin *nt*, humanes Menopausengonadotropin *nt*.
men·ses ['mensiːz] *pl* → menstruation.
men·stru·al ['menstruəl, -strəwəl, -strəl] *adj* menstrual, Menstruations-, Regel-.
men·stru·a·tion [ˌmenstrə'weɪʃn, -'streɪ-] *n* Monatsblutung *f*, Periode *f*, Regel *f*, Menses *pl*, Menstruation *f*.
men·stru·um ['menztr(əw)əm] *n, pl* **men·stru·ums, men·strua** ['menztr(əw)ə] *chem*. Lösungsmittel *nt*.
men·su·al ['menʃəwəl] *adj* monatlich, mensual.
men·tal ['mentl] **I** *n inf*. Verrückte(r *m*) *f*. **II** *adj* **1.** mental, geistig, innerlich, intellektuell, Geistes-. **2.** geisteskrank, geistesgestört. **3.** mental, seelisch, psychisch, Gemüts-. **4.** Kinn betr., zum Kinn gehörend, mental, Kinn-.
men·ta·lis [men'tælɪs, -'teɪ-] *n* Kinnmuskel *m*, Mentalis *m*, Musculus mentalis.
Men·tha ['menθə] *n pharm*. Minze *f*, Mentha *f*.
Mentha piperita Pfefferminze *f*, Mentha piperita.

men·thol ['menθɔl, -θɑl] *n* Menthol *nt*, Mentholeum *nt*, Pfefferminzkampfer *m*.
mento- *pref*. Kinn-, Ment(o)-, Geni(o)-.
men·to·plas·ty ['mentəʊplæstɪ] *n* Kinnplastik *f*, Mentoplastik *f*.
men·tum ['mentəm] *n, pl* **men·ta** ['mentə] *anat*. Kinn *nt*, Mentum *nt*.
me·piv·a·caine [mə'pɪvəkeɪn] *n anes*. Mepivacain *nt*.
mer·cap·tan [mər'kæptæn] *n* Merkaptan *nt*, Mercaptan *nt*.
mer·cu·rate ['mɜrkjəreɪt] **I** *n* Quecksilbersalz *nt*. **II** *vt chem*. mit Quecksilber(salz) verbinden *od*. behandeln, merkurieren.
mer·cu·ri·al [mər'kjʊərɪəl] **I** *n pharm*. Quecksilberzubereitung *f*, Quecksilberpräparat *nt*. **II** *adj* Quecksilber-; quecksilberhaltig, quecksilberartig.
mer·cu·ri·al·ism [mər'kjʊərɪəlɪzəm] *n* Quecksilbervergiftung *f*, Merkurialismus *m*, Hydrargynie *f*, Hydrargyrose *f*.
mer·cu·ric [mər'kjʊərɪk] *adj* Merkuri-, Mercuri-, Quecksilber-II-.
mercuric chloride Sublimat *nt*, Quecksilber-II-chlorid *nt*.
mer·cu·rous [mər'kjʊərəs, 'mɜrkjə-] *adj* Merkuro-, Mercuro-, Quecksilber-I-.
mercurous chloride Kalomel *nt*, Calomel *nt*, Quecksilber-I-Chlorid *nt*.
mer·cu·ry ['mɜrkjərɪ] *n* **1.** Quecksilber *nt*, *chem*. Hydrargyrum *nt*. **2.** Quecksilber(säule *f*) *nt*. **3.** *pharm*. Quecksilberzubereitung *f*, Quecksilberpräparat *nt*.
dental mercury zahnärztliches Quecksilber *nt*, Zahnquecksilber *nt*.
mercury bichloride Sublimat *nt*, Quecksilber-II-chlorid *nt*.
mercury perchloride → mercury bichloride.
mer·o·crine ['merəʊkraɪn] *adj* merokrin.
mes- *pref*. Mes(o)-.
me·sal [mezl, 'miː-] *adj* → mesial.
mes·an·gi·um [mes'ændʒɪəm] *n* Mesangium *nt*.
mes·a·or·ti·tis [ˌmeseɪɔː'raɪtɪs] *n* Mediaentzündung *f* der Aorta, Mesaortitis *f*.
mes·ar·te·ri·tis [mesɑːrtə'raɪtɪs] *n* Mediaentzündung *f*, Mesarteritis *f*.
mes·ax·i·o·gin·gi·val [mesˌæksɪəʊdʒɪn'dʒaɪvl, -'dʒɪndʒə-] *adj* mesaxiogingival, axiomesiogingival, axiomesiozervikal.
mes·ax·i·o·in·ci·sal [mesˌæksɪən'saɪzl] *adj* mesioaxioinzisal, axiomesioinzisal.
mes·en·ce·phal [mes'ensəfæl] *n* → mesencephalon.
mes·en·ceph·a·li·tis [mesˌensefə'laɪtɪs, ˌmesən-] *n* Mittelhirnentzündung *f*, Mesencephalitis *f*.
mes·en·ceph·a·lon [ˌmesən'sefələn] *n* Mittelhirn *nt*, Mesenzephalon *nt*, Mesencephalon *nt*.
mes·en·chy·ma [mɪ'zeŋkɪmə] *n* Mesenchym *nt*, embryonales Bindegewebe *nt*.
mes·en·chyme ['mes(ə)ŋkaɪm] *n* → mesenchyma.
mes·en·chy·mo·ma [ˌmesənkaɪ'məʊmə] *n patho*. Mesenchymom(o) *nt*.
mes·en·ter·y ['mesənˌterɪ] *n, pl* **mes·en·ter·ies 1.** (Dünndarm-) Gekröse *nt*, Mesenterium *nt*. **2.** Bauchfellduplikatur *f*.
mes·ep·i·the·li·um [mesepɪ'θiːlɪəm] *n* → mesothelium.
me·si·al ['mezɪəl, 'miː-] *adj* mesial.
mesial, occlusal, and distal mesiodisto-okklusal, mesio-disto-okklusal.
me·si·o·an·gu·lar [ˌmiːzɪəʊ'æŋgjələr] *adj* mesioangulär.
me·si·o·ax·i·al [ˌmiːzɪəʊ'æksɪəl] *adj* mesioaxial, axiomesial.
me·si·o·ax·i·o·gin·gi·val [ˌmiːzɪəʊˌæksɪəʊ'dʒɪndʒəvəl] *adj* mesioaxiogingival.
me·si·o·ax·i·o·in·ci·sal [ˌmiːzɪəʊˌæksɪəʊɪn'saɪzəl] *adj* mesioaxioinzisal.
me·si·o·buc·cal [ˌmiːzɪəʊ'bʌkl] *adj* bukkomesial, mesiobukkal.
me·si·o·buc·co·clu·sal [ˌmiːzɪəʊˌbʌkəʊ'kluːzəl] *adj* → mesiobucco-occlusal.
mesiobucco-occlusal *adj* mesiobukkookklusal.
me·si·o·buc·co·pul·pal [ˌmiːzɪəʊˌbʌkəʊ'pʌlpəl] *adj* mesiobukkopulpal.
me·si·oc·clu·sal [ˌmiːzɪəʊ'kluːzəl] *adj* mesiokklusal.
me·si·oc·clu·so·dis·tal [ˌmiːzɪəʊˌkluːzə'dɪstl] *adj* mesiookkluso-distal.
me·si·o·cer·vi·cal [ˌmiːzɪəʊ'sɜrvɪkl] *adj* **1.** mesiozervikal. **2.** mesiogingival.
me·si·o·cli·na·tion [ˌmiːzɪəʊklaɪ'neɪʃn] *n* Mesioklination *f*.
me·si·o·clu·sion [ˌmiːzɪəʊ'kluːʒn] *n* Mesiobiß *m*, Mesioklusion *f*.
bilateral mesioclusion beidseitiger Mesialbiß *m*, bilaterale Mesioklusion *f*.
unilateral mesioclusion einseitiger Mesialbiß *m*, unilaterale Mesioklusion *f*.
me·si·o·dens ['meziədenz, 'miːz-] *n* Mesiodons *m*, Mesiodens *m*.
me·si·o·dis·tal [ˌmiːzɪəʊ'dɪstl] *adj* mesiodistal.

mesiodistocclusal 198

me·si·o·dis·toc·clu·sal [ˌmiːzɪəʊˌdɪstəʊˈkluːzəl] *adj* → mesiodisto-occlusal.
mesiodisto-occlusal *adj* mesiodisto-okklusal, mesio-disto-okklusal, mesio-okkluso-distal.
me·si·o·gin·gi·val [ˌmiːzɪəʊˈdʒɪndʒəvəl] *adj* mesiogingival.
me·si·o·gnath·ic [ˌmiːzɪəʊˈnæθɪk] *adj* mesiognath.
mesio-incisal *adj* mesioinzisal.
me·si·o·in·ci·so·dis·tal [ˌmiːzɪəʊɪnˌsaɪzəʊˈdɪstl] *adj* mesioinzisodistal.
me·si·o·la·bi·al [ˌmiːzɪəʊˈleɪbɪəl] *adj* mesiolabial.
me·si·o·la·bi·o·in·ci·sal [ˌmiːzɪəʊˌleɪbɪəʊɪnˈsaɪzəl] *adj* mesiolabioinzisal.
me·si·o·la·bi·o·pul·pal [ˌmiːzɪəʊˌleɪbɪəʊˈpʌlpəl] *adj* mesiolabiopulpal.
me·si·o·lin·gual [ˌmiːzɪəʊˈlɪŋɡwəl] *adj* mesiolingual.
me·si·o·lin·gu·oc·clu·sal [ˌmiːzɪəʊˌlɪŋɡwəʊˈkluːzəl] *adj* → mesiolinguo-occlusal.
me·si·o·lin·guo·in·ci·sal [ˌmiːzɪəʊˌlɪŋɡwəɪnˈsaɪzəl] *adj* mesiolinguoinzisal.
mesiolinguo-occlusal *adj* mesiolinguookklusal.
me·si·o·lin·guo·pul·pal [ˌmiːzɪəʊˌlɪŋɡwəˈpʌlpəl] *adj* mesiolinguopulpal.
mesio-occlusal *adj* mesio-okklusal.
mesio-occlusiodistal *adj* → mesiodisto-occlusal.
mesio-occlusion *n* Mesialbiß *m*, Mesiokklusion *f*.
mesio-occlusodistal *adj* → mesiodisto-occlusal.
me·si·o·pal·a·tal [ˌmiːzɪəʊˈpælətəl] *adj* mesiopalatinal.
me·si·o·pul·pal [ˌmiːzɪəʊˈpʌlpəl] *adj* mesiopulpal.
me·si·o·pul·po·la·bi·al [ˌmiːzɪəʊˌpʌlpəʊˈleɪbɪəl] *adj* mesiopulpolabial.
me·si·o·pul·po·lin·gual [ˌmiːzɪəʊˌpʌlpəʊˈlɪŋɡwəl] *adj* mesiopulpolingual.
me·si·o·ver·sion [miːzɪəʊˈvɜrʒn] *n* Mesioversion *f*.
meso- *pref.* Mes(o)-.
mes·o·blast [ˈmezəʊblæst] *n embryo.* mittleres Keimblatt *nt*, Mesoblast *m*, Mesoderm *nt*.
mes·o·blas·tic [ˌmezəʊˈblæstɪk] *adj* Mesoblast/Mesoderm betr., mesoblastisch, mesodermal.
mes·o·ce·phal·ic [ˌmezəʊsɪˈfælɪk] *adj* **1.** mesozephal, mesokephal, normokephal, normozephal. **2.** Mittelhirn/Mesencephalon betr., mesenzephalisch, Mesencephalon-, Mittelhirn-.
mes·o·ceph·a·lon [ˌmezəʊˈsefələn] *n* → mesencephalon.
mes·o·ceph·a·lous [ˌmezəʊˈsefələs] *adj* → mesocephalic.
mes·o·dens [ˈmesəʊdens] *n* Mesodens *m*, Mesiodens *m*, Mesiodons *m*.
mes·o·derm [ˈmezəʊdɜrm] *n embryo.* mittleres/drittes Keimblatt *nt*, Mesoderm *nt*; Mesoblast *m*.
mes·o·der·mal [ˌmezəʊˈdɜrml] *adj* Mesoderm betr., mesodermal, Mesoderm(al)-.
mes·o·der·mic [ˌmezəʊˈdɜrmɪk] *adj* → mesodermal.
mes·o·di·as·tol·ic [ˌmezəʊdaɪəˈstɒlɪk] *adj* mesodiastolisch.
mes·o·dont [ˈmesəʊdɑnt] *adj* mesodont.
mes·o·don·tia [mesəʊˈdɑnʃɪə] *n* Mesodontie *f*.
mes·o·don·tic [mesəʊˈdɑntɪk] *adj* mesodont.
mes·o·don·tism [mesəʊˈdɑntɪzəm] *n* Mesodontie *f*.
me·sog·lia [mɪˈsɑɡlɪə] *n* Mesoglia *f*, Hortega-Glia *f*, Hortega-Zellen *pl*.
mes·og·nath·ic [mesəʊˈnæθɪk] *adj* mesognath.
mes·og·na·thous [məˈsɑɡnəθəs] *adj* mesognath.
mes·o·phle·bi·tis [ˌmezəʊflɪˈbaɪtɪs] *n patho.* Mesophlebitis *f*.
mes·o·pro·sop·ic [ˌmesəʊprəʊˈsɑpɪk] *adj* mittelgesichtig, mesoprosop.
mes·o·staph·y·line [mesəʊˈstæfɪlaɪn] *adj* mesostaphylin.
mes·o·struc·ture [ˈmesəʊstrʌktʃər] *n* Mesostruktur *f*, Mesiostruktur *f*.
mes·o·tau·ro·don·tism [mesəʊˌtɔːrəʊˈdɑntɪzəm] *n* Mesotaurodentismus *m*, Mesotaurodontie *f*.
mes·o·ten·di·ne·um [ˌmezəʊtenˈdɪnɪəm] *n* Mesotendineum *nt*, Mesotenon *m*.
mes·o·ten·don [ˌmezəʊˈtendən] *n* → mesotendineum.
mes·o·ten·on [ˌmezəʊˈtenən] *n* → mesotendineum.
mes·o·the·li·o·ma [ˌmezəʊˌθiːlɪˈəʊmə] *n* Mesotheliom(a) *nt*.
mes·o·the·li·um [ˌmezəʊˈθiːlɪəm] *n* Mesothel *nt*.
mes·o·tron [ˈmezəʊtrɑn] *n* → meson.
met(a)- *pref.* **1.** Über-, Met(a)-. **2.** *chem.* meta-.
me·tab·a·sis [məˈtæbəsɪs] *n patho.* Übergang *m*, Metabasis *f*.
met·a·bol·ic [ˌmetəˈbɑlɪk] *adj* Stoffwechsel/Metabolismus betr., stoffwechselbedingt, metabolisch, Stoffwechsel-.
me·tab·o·lism [məˈtæbəlɪzəm] *n physiol.* Stoffwechsel *m*, Metabolismu *m*.

basal metabolism Grundstoffwechsel *m*, Grundumsatz *m*.
carbohydrate metabolism Kohlenhydratstoffwechsel *m*, Kohlenhydratmetabolismus *m*.
cell metabolism Zellstoffwechsel *m*, Zellmetabolismus *m*.
cellular metabolism → cell metabolism.
energy metabolism Energiestoffwechsel *m*.
fat metabolism Fettstoffwechsel *m*, Fettmetabolismus *m*.
functional metabolism Funktionsstoffwechsel *m*, Betriebsstoffwechsel *m*.
increased metabolism erhöhter/gesteigerter Stoffwechsel *m*, Hypermetabolismus *m*.
intermediary metabolism Zwischenstoffwechsel *m*, Intermediärstoffwechsel *m*, Intermediärmetabolismus *m*.
lipid metabolism Lipidstoffwechsel *m*, Lipidmetabolismus *m*.
muscle metabolism Muskelstoffwechsel *m*, Muskelmetabolismus *m*.
protein metabolism Proteinstoffwechsel *m*, Proteinmetabolismus *m*, Eiweißstoffwechsel *m*, Eiweißmetabolismus *m*.
rapid metabolism Tachymetabolismus *m*.
structural metabolism Strukturstoffwechsel *m*, Baustoffwechsel *m*.
me·tab·o·lite [məˈtæbəlaɪt] *n* Stoffwechsel(zwischen)produkt *nt*, Metabolit *m*.
me·tab·o·liz·a·ble [məˈtæbəlaɪzəbl] *adj* im Stoffwechsel abbaubar, metabolisierbar.
met·a·cone [ˈmetəkəʊn] *n* Metakonus *m*.
met·a·con·id [metəˈkəʊnɪd] *n* Metakonid *m*.
met·a·cor·tan·dra·cin [ˌmetəkɔːrˈtændrəsɪn] *n pharm.* Prednison *nt*.
met·a·cor·tan·dra·lone [ˌmetəkɔːrˈtændrələʊn] *n pharm.* Prednisolon *nt*.
me·ta·fe·male [ˌmetəˈfiːmeɪl] *n genet.* **1.** Metafemale *f*, Patientin *f* mit Drei-X-Syndrom *nt*. **2.** Drei-X-Syndrom *nt*, Triplo-X-Syndrom *nt*, XXX-Syndrom *nt*.
met·a·he·mo·glo·bin [ˌmetə hiːməɡləʊbɪn, -heməˌ] *n* → methemoglobin.
met·a·ic·ter·ic [ˌmetaɪkˈterɪk] *adj patho.* metaikterisch.
met·a·in·fec·tive [ˌmetɪnˈfektɪv] *adj patho.* metainfektiös.
met·a·ki·ne·sis [ˌmetəkɪˈniːsɪs, -kaɪ-] *n* **1.** Metakinese *f*. **2.** Prometaphase *f*.
met·al [ˈmetl] **I** *n* Metall *nt*. **II** *adj* aus Metall, metallen, Metall-.
alkali metal Alkalimetall *nt*.
alkaline earth metal Erdalkalimetall *nt*.
alkaline metal → alkali metal.
alloy-forming metal legierfähiges Metall *nt*.
base metal Nichtedelmetall *nt*, unedles Metall *nt*; basenbildendes Metall *nt*, basisches Metall *nt*.
basic metal → base metal.
cast metal Gußmetall *nt*.
d'Arcet's metal d'Arcet-Metall *nt*.
fusible metal leichtflüßige Legierung *f*, leichtschmelzende Legierung *f*.
heavy metal Schwermetall *nt*.
implant metal Implantatmetall *nt*.
light metal Leichtmetall *nt*.
Melotte's metal Melotte-Metall *nt*.
noble metal Edelmetall *nt*.
precious metal → noble metal.
rare earth metals seltene Erden *pl*.
white metal Weißmetall *nt*.
Wood's metal Wood-Metall *nt*.
wrought metal geschmiedetes Metall *nt*.
met·al·bu·min [metælˈbjuːmən] *n* Metalbumin *nt*, Pseudomuzin *nt*.
metal-ceramics *pl* Metallkeramik *f*.
me·tal·lic [məˈtælɪk] *adj* **1.** Metall betr., metallisch, metallen, Metall(o)-. **2.** *(Klang)* metallisch.
metallic carbide Metallkarbid *nt*.
met·al·loid [ˈmetlɔɪd] **I** *n* Nichtmetall *nt*, Halbmetall *nt*, Metalloid *nt*. **II** *adj* metallähnlich, metalloid(isch).
me·tal·lo·pro·tein [məˌtæləʊˈprəʊtiːn, -tiːɪn] *n* Metall(o)protein *nt*.
met·a·lu·es [ˈmetəluːˌiːz] *n* → metasyphilis.
met·a·my·e·lo·cyte [ˌmetəˈmaɪələsaɪt] *n* jugendlicher Granulozyt *m*, Metamyelozyt *m*; *inf.* Jugendlicher *m*.
met·a·phase [ˈmetəfeɪz] *n* Metaphase *f*.
me·taph·y·sis [məˈtæfəsɪs] *n, pl* **me·taph·y·ses** [məˈtæfəsiːz] Knochenwachstumszone *f*, Metaphyse *f*.
met·a·pla·sia [ˌmetəˈpleɪʒ(ɪ)ə] *n* Metaplasie *f*.
direct metaplasia direkte Metaplasie *f*.

indirect metaplasia indirekte Metaplasie *f.*
myeloid metaplasia myeloische Metaplasie *f.*
metaplasia of pulp Pulpametaplasie *f,* Metaplasie *f* der Zahnpulpa.
regenerative metaplasia indirekte Metaplasie *f.*
retrograde metaplasia retrograde Metaplasie *f,* Retroplasie *f.*
met·ar·te·ri·ole [met ˌɑːrˈtɪərɪəʊl] *n* Metarteriole *f,* Präkapillare *f.*
me·tas·ta·sis [məˈtæstəsɪs] *n, pl* **me·tas·ta·ses** [məˈtæstəsiːz] **1.** Absiedelung *f,* Tochtergeschwulst *f,* Metastase *f,* Metastasis *f.* **2.** Metastasierung *f,* Filialisierung *f.* **3.** Abszedierung *f,* Metastasierung *f.*
  bone metastasis Knochenmetastase *f,* ossäre Metastase *f.*
  bony metastasis → bone metastasis.
  brain metastasis Hirnmetastase *f.*
  carcinomatous metastasis Krebsmetastase *f,* Karzinommetastase *f.*
  contact metastasis Kontaktmetastase *f.*
  hematogenous metastasis hämatogene Metatase *f.*
  lymph node metastasis Lymphknotenmetastase *f.*
  osseous metastasis Knochenmetastase *f,* ossäre Metastase *f.*
  pigment metastasis Pigmentmetastase *f.*
me·tas·ta·size [məˈtæstəsaɪz] *vt* Metastasen bilden *od.* setzen, metastasieren.
met·a·stat·ic [ˌmetəˈstætɪk] *adj* Metastase(n) betr., metastasierend, metastatisch, Metastasen-.
met·a·syph·i·lis [ˌmetəˈsɪf(ə)lɪs] *n* Metasyphilis *f,* Metalues *f.*
Met·a·zoa [ˌmetəˈzəʊə] *pl bio.* Mehrzeller *pl,* Vielzeller *pl,* Metazoen *pl.*
met·a·zo·on [ˌmetəˈzəʊən] *n, pl* **met·a·zoa** [ˌmetəˈzəʊə] *bio.* Mehrzeller *pl,* Vielzeller *m,* Metazoon *nt.*
met·en·ce·phal [ˌmetənˈsefələn] *n* → metencephalon.
met·en·ceph·a·lon [ˌmetənˈsefələn] *n* **1.** Brücke *f,* Pons *m* (cerebri). **2.** Nachhirn *nt,* Metenzephalon *nt,* Metencephalon *nt.*
met-enkephalin *n* Met-Enkephalin *nt,* Methionin-Enkephalin *nt.*
me·ter [ˈmiːtər] **I** *n* **1.** Meter *nt/m.* **2.** Meter *nt,* Messer *m,* Zähler *m,* Meßinstrument *nt.* **II** *vt* messen.
meth·ac·ry·late [meθˈækrəleɪt] *n* Methacrylat *nt.*
meth·ane [ˈmeθeɪn] *n* Sumpfgas *nt,* Grubengas *nt,* Methan *nt.*
meth·a·nol [ˈmeθənɔl, -nəl] *n* Methanol *nt,* Methylalkohol *m.*
met·heme [ˈmethiːm] *n* Hämatin *nt,* Hydroxyhämin *nt.*
met·he·mo·glo·bin [metˈhiːməɡləʊbɪn, -ˈhemə-] *n* Methämoglobin *nt,* Hämiglobin *nt.*
met·he·mo·glo·bi·ne·mia [metˌhiːməˌɡləʊbɪˈniːmɪə] *n* Methämoglobinämie *f.*
me·thi·o·nine [mɪˈθaɪəniːn, -nɪn] *n* Methionin *nt.*
meth·od [ˈmeθəd] *n* Methode *f,* Verfahren *nt*; Vorgehensweise *f,* Verfahrensweise *f*; System *nt.*
  Altmann-Gersh method Altmann-Gersh-Verfahren *nt,* Altmann-Gersh-Technik *f.*
  AO/ASIF method AO/ASIF-Technik *f.*
  AO methods AO-Methoden *pl,* AO-Techniken *pl.*
  ASIF method ASIF-Technik *f.*
  Bass' method Bass-Technik *f,* Bass-Zahnputztechnik *f.*
  Bass' method of toothbrushing → Bass' method.
  Bier's method 1. Bier-Stauung *f.* **2.** intravenöse Regionalanästhesie *f.*
  Bruhn method Bruhn-Schienung *f.#*
  Callahan's method 1. Callahan-Methode *f,* Callahan-Technik *f.* **2.** → Callahan's root canal filling method.
  Callahan's root canal filling method Wurzelkanalfüllung *f* nach Callahan, Callahan-Technik *f.*
  canal filling method Wurzelkanalfüllung *f.*
  Charters' method Charters-Technik *f,* Charters-Zahnputztechnik *f.*
  Charters' method of toothbrushing → Charters' method.
  chloropercha method Wurzelkanalfüllung *f* mit Chloropercha.
  chloropercha root canal filling method → chloropercha method.
  conventional method konventionelle Methode *f,* Standardmethode *f.*
  Corning's method Spinalanästhesie *f, inf.* Spinale *f.*
  Credé's method 1. Credé-Prophylaxe *f,* Credéisieren *nt.* **2.** Credé-Handgriff *m.*
  crown-contouring method Kronenkonturtechnik *f.*
  diffusion method Wurzelkanalfüllung *f* nach Johnson, Johnson-Technik *f.*
  diffusion root canal filling method → diffusion method.
  direct method for making inlays direkte Inlayanfertigung *f.*
  Fones' method Fones-Technik *f,* Fones-Zahnputztechnik *f.*
  Fones' method of toothbrushing → Fones' method.
  Giemsa method Giemsa-G-Banding *nt.*
  Gram's method Gram-Färbung *f.*
  Howe's silver precipitation method Howe-Wurzelbehandlungsverfahren *nt.*
  indirect method for making inlays indirekte Inlayanfertigung *f.*
  Johnson's method Wurzelkanalfüllung *f* nach Johnson, Johnson-Technik *f.*
  Johnson's root canal filling method → Johnson's method.
  lateral condensation method laterale Kondensationstechnik *f.*
  lateral condensation root canal filling method → lateral condensation method.
  McSpadden method McSpadden-Technik *f,* Wurzelkanalfüllung *f* nach McSpadden.
  modified Stillman's method modifizierte Stillman-Technik *f,* modifizierte Stillman-Zahnputztechnik *f.*
  modified Stillman's method of toothbrushing → modified Stillman's method.
  multiple cone method laterale Kondensationstechnik *f.*
  multiple cone root canal filling method → multiple cone method.
  Ogino-Knaus method → rhythm method.
  method of operation Verfahrensweise *f,* Arbeitsmethode *f.*
  physiologic method of toothbrushing physiologisches Zähneputznt.
  Politzer's method Politzer-Luftdusche *f,* -Verfahren *nt.*
  Price-Jones method Price-Jones-Kurve *f.*
  retrofilling method retrograde Wurzelfüllung *f,* retrograde Füllung *f.*
  retrograde filling method → retrofilling method.
  retrograde root canal filling method → retrofilling method.
  rhythm method Knaus-Ogino-Methode *f.*
  root canal filling method Wurzelkanalfüllung *f,* Wurzelkanalfüllmethode *f,* Wurzelfülltechnik *f.*
  root-end filling method → retrofilling method.
  Sargent method Sargenti-Technik *f,* Wurzelkanalfüllung *f* nach Sargenti.
  sectional method schrittweise Wurzelkanalfüllung *f.*
  sectional root canal filling method → sectional method.
  segmentation method → sectional method.
  segmentation root canal filling method → sectional method.
  silver cone method Wurzelkanalfüllung *f* mit Silberstiften.
  silver cone root canal filling method → silver cone method.
  silver point root canal filling method → silver cone method.
  single cone method Zentralstifttechnik *f,* Zentralstiftmethode *f.*
  single cone root canal filling method → single cone method.
  staining method Färbeverfahren *nt,* Färbetechnik *f,* Färbung *f.*
  Stillman's method Stillman-Technik *f,* Stillman-Zahnputztechnik *f.*
  Stillman's method of toothbrushing → Stillman's method.
  Taggard's method Wachsausschmelzverfahren *nt.*
  Tweed method Tweed-Methode *f.*
  Tweed method of dentofacial analysis → Tweed method.
  vertical condensation method vertikale Kondensationstechnik *f.*
  vertical condensation root canal filling method → vertical condensation method.
  Westergren method Westergren-Methode *f.*
meth·o·hex·i·tal [ˌmeθəʊˈheksɪtæl] *n pharm.* Methohexital *nt.*
meth·ox·y·flu·rane [məˌθɑksɪˈflʊəreɪn] *n anes.* Methoxifluran *nt,* Methoxyfluran *nt.*
meth·yl [ˈmeθəl] *n* Methyl-(Radikal *nt*).
  methyl aldehyde Formaldehyd *m,* Ameisensäurealdehyd *m,* Methanal *nt.*
  methyl benzene Toluol *nt,* Methylbenzol *nt.*
  methyl chloride Methylchlorid *nt,* (Mono-)Chlormethan *nt.*
  methyl hydride Sumpfgas *nt,* Grubengas *nt,* Methan *nt.*
  methyl methacrylate Methylmethacrylat *nt,* Methakrylsäuremethylester *m,* Methylmethakrylat *nt.*
  methyl phenol Kresol *nt.*
meth·yl·ben·zol [ˌmeθəlˈbenzɔl, -zɑl] *n* → methyl benzene.
meth·yl·do·pa [ˌmeθəlˈdəʊpə] *n pharm.* Methyldopa *nt.*
meth·yl·meth·ane [ˌmeθəlˈmeθeɪn] *n* Äthan *nt,* Ethan *nt.*
meth·yl·mor·phine [ˌmeθəl mɔːrfiːn] *n* Kodein *nt,* Codein *nt,* Methylmorphin *nt.*
meth·yl·the·o·bro·mine [ˌmeθəlˌθɪəˈbrəʊmiːn, -mɪn] *n* Koffein *nt,* Coffein *nt,* Methyltheobromin *nt,* 1,3,7-Trimethylxanthin *nt.*
meth·yl·thi·o·nine chloride [ˌmeθəlˈθaɪəniːn] → methylene *blue.*
5-meth·yl·u·ra·cil [ˌmeθəlˈjʊərəsɪl] *n* Thymin *nt,* 5-Methyluracil *nt.*
me·top·a·gus [mɪˈtɑpəɡəs] *n* → metopopagus.
me·top·ic [mɪˈtɑpɪk] *adj* Stirn betr., frontal, Stirn-.
me·to·pi·on [məˈtəʊpɪən] *n anat.* Metopion *nt.*
met·o·po·dyn·ia [ˌmetəpəʊˈdiːnɪə] *n* frontale Kopfschmerzen *pl,* Metopodynie *f.*
met·o·pop·a·gus [ˌmetəʊˈpɑpəɡəs] *n embryo.* Meto(po)pagus *m.*
mi·cel·la [mɪˈselə, maɪ-] *n, pl* **mi·cel·lae** [mɪˈseliː, maɪˈseliː] → micelle.

mi·celle [mɪ'sel, maɪ-] *n chem.* Mizelle *f*, Micelle *f*.
mi·con·a·zole [mɪ'kɒnəzəʊl] *n pharm.* Miconazol *nt*.
mi·cran·at·o·my [ˌmaɪkrən'ætəmɪ] *n* → microanatomy.
mi·cran·gi·op·a·thy [ˌmaɪkrændʒɪ'ɒpəθɪ] *n* → microangiopathy.
mi·cren·ce·pha·lia [ˌmaɪkrənsɪ'feɪljə] *n* → microencephaly.
mi·cren·ceph·a·lon [ˌmaɪkrən'sefələn] *n* → microencephaly.
mi·cren·ceph·a·ly [ˌmaɪkrən'sefəlɪ] *n* → microencephaly.
micro- *pref.* Mikr(o)-, Micr(o)-.
mi·cro·ab·scess [ˌmaɪkrəʊ'æbses] *n* Mikroabzeß *m*.
mi·cro·ad·e·no·ma [ˌmaɪkrəʊædə'nəʊmə] *n* Mikroadenom *nt*.
mi·cro·am·pere [ˌmaɪkrəʊ'æmpɪər, -æm'pɪər] *n* Mikroampere *nt*.
mi·cro·a·nal·y·sis [ˌmaɪkrəʊə'næləsɪs] *n, pl* **mi·cro·a·nal·y·ses** [ˌmaɪkrəʊə'næləsiːz] *chem.* Mikroanalyse *f*.
mi·cro·a·nas·to·mo·sis [ˌmaɪkrəʊəˌnæstə'məʊsɪs] *n* Mikroanastomose *f*.
mi·cro·a·nat·o·my [ˌmaɪkrəʊə'nætəmɪ] *n* Mikroanatomie *f*, Histologie *f*.
mi·cro·an·gi·op·a·thy [ˌmaɪkrəʊˌændʒɪ'ɒpəθɪ] *n* Mikroangiopathie *f*.
  diabetic microangiopathy diabetische Mikroangiopathie *f*.
mi·cro·an·gi·os·co·py [ˌmaɪkrəʊˌændʒɪ'ɒskəpɪ] *n* Kapillarmikroskopie *f*, Kapillaroskopie *f*.
mi·crobe ['maɪkrəʊb] *n bio.* Mikrobe *f*, Mikroorganismus *m*, Mikrobion *nt*.
mi·cro·bi·al [maɪ'krəʊbɪəl] *adj* Mikrobe(n) betr., mikrobisch, mikrobiell, Mikroben-.
mi·cro·bic [maɪ'krəʊbɪk] *adj* → microbial.
mi·cro·bi·cid·al [ˌmaɪkrəʊbɪ'caɪdl] *adj* mikrobenabtötend, entkeimend, mikrobizid.
mi·cro·bi·cide ['maɪkrəʊbɪsaɪd] *n* mikrobizides Mittel *nt*, Mikrobizid *nt*; Antibiotikum *nt*.
mi·cro·bi·ol·o·gy [ˌmaɪkrəʊbaɪ'ɒlədʒɪ] *n* Mikrobiologie *f*.
  medical microbiology medizinische Mikrobiologie *f*.
mi·cro·bi·ot·ic [ˌmaɪkrəʊbaɪ'ɒtɪk] *adj* Mikrobe(n) betr., mikrobisch, mikrobiell, Mikroben-.
mi·cro·blast ['maɪkrəʊblæst] *n* Mikroblast *m*.
mi·cro·bod·y ['maɪkrəʊbɒdɪ] *n* Peroxisom *nt*, Microbody *m*.
mi·cro·cal·ci·fi·ca·tion [ˌmaɪkrəʊˌkælsɪfɪ'keɪʃn] *n patho.* Mikroverkalkung *f*, Mikrokalzifikation *f*.
mi·cro·car·ci·no·ma [ˌmaɪkrəʊˌkɑːrsə'nəʊmə] *n patho.* Mikrokarzinom *nt*.
mi·cro·cen·trum [ˌmaɪkrəʊ'sentrəm] *n* Mikrozentrum *nt*, Zentrosphäre *f*.
mi·cro·ce·pha·lia [ˌmaɪkrəʊsɪ'feɪljə] *n* → microcephaly.
mi·cro·ce·phal·ic [ˌmaɪkrəʊsɪ'fælɪk] *adj* mikrozephal, mikrokephal.
mi·cro·ceph·a·lism [ˌmaɪkrəʊ'sefəlɪzəm] *n* → microcephaly.
mi·cro·ceph·a·lous [ˌmaɪkrəʊ'sefələs] *adj* → microcephalic.
mi·cro·ceph·a·ly [ˌmaɪkrəʊ'sefəlɪ] *n embryo.* Mikrozephalie *f*, Mikrokephalie *f*, Mikrozephalus *m*.
mi·cro·chei·lia [ˌmaɪkrəʊ'keɪlɪə] *n embryo.* Mikroch(e)ilie *f*.
mi·cro·chem·is·try [ˌmaɪkrəʊ'kemɪstrɪ] *n* Mikrochemie *f*.
mi·cro·chi·lia [ˌmaɪkrəʊ'keɪlɪə] *n* → microcheilia.
mi·cro·cir·cu·la·tion [ˌmaɪkrəʊˌsɜːkjʊ'leɪʃn] *n* Mikrozirkulation *f*.
  pulp microcirculation Pulpamikrozirkulation *f*.
mi·cro·coc·cus [ˌmaɪkrəʊ'kɒkəs] *n, pl* **mi·cro·coc·ci** [ˌmaɪkrəʊ'kɒksaɪ, ˌmaɪkrəʊ'kɒksiː] *micro.* Mikrokokke *f*, Mikrokokkus *m*, Micrococcus *m*.
mi·cro·cul·ture ['maɪkrəʊkʌltʃər] *n* Mikrokultur *f*.
mi·cro·cyte ['maɪkrəʊsaɪt] *n* Mikrozyt *m*.
mi·cro·cy·the·mia [ˌmaɪkrəʊsaɪ'θiːmɪə] *n* → microcytosis.
mi·cro·cy·to·sis [ˌmaɪkrəʊsaɪ'təʊsɪs] *n* Mikrozytose *f*.
mi·cro·den·tism [ˌmaɪkrəʊ'dentɪzəm] *n* Mikrodentismus *m*.
mi·cro·der·ma·tome [ˌmaɪkrəʊ'dɜːrmətəʊm] *n* Mikrodermatom *nt*.
mi·cro·dont ['maɪkrəʊdɒnt] *adj* mikrodont.
mi·cro·don·tia [ˌmaɪkrəʊ'dɒnʃɪə] *n embryo., dent.* Mikrodontie *f*.
  relative generalized microdontia relative generalisierte Mikrodontie *f*.
  single-tooth microdontia solitäre Mikrodontie *f*.
  true generalized microdontia echte generalisierte Mikrodontie *f*.
mi·cro·don·tic [ˌmaɪkrəʊ'dɒntɪk] *adj* Mikrodontie betr., mikrodont.
mi·cro·don·tism [ˌmaɪkrəʊ'dɒntɪzəm] *n* → microdontia.
mi·cro·drep·a·no·cy·to·sis [ˌmaɪkrəʊˌdrepənəʊsaɪ'təʊsɪs] *n hema.* Sichelzell(en)thalassämie *f*, Mikrodrepanozytenkrankheit *f*, HbS-Thalassämie *f*.
mi·cro·e·lec·trode [ˌmaɪkrəʊɪ'lektrəʊd] *n* Mikroelektrode *f*.
mi·cro·e·lec·tro·pho·re·sis [ˌmaɪkrəʊɪˌlektrəʊfə'riːsɪs] *n* Mikroelektrophorese *f*.

mi·cro·en·ceph·a·lon [ˌmaɪkrəʊen'sefələn] *n* → microencephaly.
mi·cro·en·ceph·a·ly [ˌmaɪkrəʊen'sefəlɪ] *n* Mikr(o)enzephalie *f*.
mi·cro·e·ryth·ro·blast [ˌmaɪkrəʊɪ'rɪθrəblæst] *n* → microblast.
mi·cro·e·ryth·ro·cyte [ˌmaɪkrəʊɪ'rɪθrəsaɪt] *n* → microcyte.
mi·cro·fil·a·ment [ˌmaɪkrəʊ'fɪləmənt] *n* Mikrofilament *nt*.
mi·cro·fil·a·re·mia [ˌmaɪkrəʊˌfɪlə'riːmɪə] *n* Mikrofilariensepsis *f*, Mikrofilarämie *f*.
mi·cro·fi·lar·ia [ˌmaɪkrəʊfɪ'leərɪə] *n, pl* **mi·cro·fi·lar·i·ae** [ˌmaɪkrəʊfɪ'leərɪˌiː] *micro.* Mikrofilarie *f*, Microfilaria *f*.
mi·cro·film ['maɪkrəʊfɪlm] **I** *n* Mikrofilm *m*. **II** *vt* auf Mikrofilm aufnehmen.
mi·cro·flo·ra [ˌmaɪkrəʊ'flɔːrə, -'fləʊ-] *n* Mikroflora *f*.
mi·cro·fluo·rom·e·try [ˌmaɪkrəʊfluə'rɒmətrɪ] *n* Mikrospektrophotometrie *f*, Zytophotometrie *f*.
mi·cro·frac·ture ['maɪkrəʊfræktʃər] *n traumat.* Mikrofraktur *f*.
mi·cro·gen·ia [ˌmaɪkrəʊ'dʒiːnɪə] *n* Mikrogenie *f*.
mi·crog·lia [maɪ'krɒglɪə] *n* **1.** → microgliocyte. **2.** Mikroglia *f*.
mi·crog·li·a·cyte [maɪ'krɒglɪəsaɪt] *n* → microgliocyte.
mi·crog·li·o·cyte [maɪ'krɒglɪəʊsaɪt] *n* Mesoglia *f*, Hortega-Glia *f*, Hortega-Zellen *pl*.
mi·cro·glos·sia [ˌmaɪkrəʊ'glɒsɪə] *n* Mikroglossie *f*.
mi·cro·gna·thia [ˌmaɪkrəʊ'neɪθɪə, -'næθ-, maɪˌkrɑg-] *n* Mikrognathie *f*.
  mandibular micrognathia mandibuläre Mikrognathie *f*, Mikromandibulie *f*, kongenitale Kleinheit *f* des Unterkiefers.
  maxillary micrognathia maxilläre Mikrognathie *f*, Mikromaxillie *f*, kongenitale Kleinheit *f* des Oberkiefers.
mi·cro·gnath·ic [ˌmaɪkrəʊ'næθɪk] *adj* Mikrognathie betr., mikrognath.
mi·cro·gram ['maɪkrəgræm] *n* Mikrogramm *nt*.
mi·cro·hem·or·rhage [ˌmaɪkrəʊ'hemərɪdʒ] *n* Mikroblutung *f*.
mi·cro·in·farct [ˌmaɪkrəʊ'ɪnfɑːrkt] *n patho.* Mikroinfarkt *m*.
mi·cro·le·sion [ˌmaɪkrəʊ'liːʒn] *n patho.* Mikroläsion *f*.
mi·cro·leu·ko·blast [ˌmaɪkrəʊ'luːkəblæst] *n* → myeloblast.
mi·cro·li·ter ['maɪkrəʊliːtər] *n* Mikroliter *m*.
mi·cro·lith ['maɪkrəʊlɪθ] *n patho.* Mikrolith *m*.
mi·cro·li·thi·a·sis [ˌmaɪkrəʊlɪ'θaɪəsɪs] *n patho.* Mikrolithiasis *f*.
mi·cro·man·di·ble [ˌmaɪkrəʊ'mændɪbl] *n embryo.* kongenitale Kleinheit *f* des Unterkiefers, mandibuläre Mikrognathie *f*, Mikromandibulie *f*.
mi·cro·ma·nip·u·la·tor [ˌmaɪkrəʊmə'nɪpjəleɪtər] *n* Mikromanipulator *m*.
mi·cro·me·lia [ˌmaɪkrəʊ'miːlɪə] *n* Mikromelie *f*.
mi·cro·me·tas·ta·sis [ˌmaɪkrəʊmɪ'tæstəsɪs] *n* Mikrometastase *f*.
mi·cro·me·ter[1] ['maɪkrəʊmiːtər] *n* Mikrometer *m/nt*.
mi·crom·e·ter[2] [maɪ'krɒmɪtər] *n* (*Gerät*) Mikrometer *nt*.
mi·cro·meth·od ['maɪkrəməθəd] *n* Mikromethode *f*.
mi·cro·my·e·lo·blast [ˌmaɪkrəʊ'maɪələblæst] *n* Mikromyeloblast *m*.
mi·cro·my·e·lo·lym·pho·cyte [ˌmaɪkrəʊˌmaɪələ'lɪmfəsaɪt] *n* → micromyeloblast.
mi·cro·nod·u·lar [ˌmaɪkrəʊ'nɒdʒələr] *adj patho.* kleinknotig, mikronodulär.
mi·cro·or·gan·ism [ˌmaɪkrəʊ'ɔːrgənɪzəm] *n* Mikroorganismus *m*.
  gram-negative microorganism gram-negativer Mikroorganismus *m*.
  gram-positive microorganism gram-positiver Mikroorganismus *m*.
  pathogenic microorganism Krankheitserreger *m*, pathogener (Mikro-)Organismus *m*.
mi·cro·per·fu·sion [ˌmaɪkrəʊpər'fjuːʒn] *n* Mikroperfusion *f*.
mi·cro·phage ['maɪkrəʊfeɪdʒ] *n* Mikrophage *m*.
mi·cro·phag·o·cyte [ˌmaɪkrəʊ'fægəsaɪt] *n* → microphage.
mi·cro·punc·ture ['maɪkrəpʌŋktʃər] *n* Mikropunktion *f*, Kapillarpunktion *f*.
mi·cro·ra·di·og·ra·phy [ˌmaɪkrəʊˌreɪdɪ'ɒgrəfɪ] *n* Mikroradiographie *f*.
mi·cro·scope ['maɪkrəskəʊp] **I** *n* Mikroskop *nt*. **II** *vt* **1.** mikroskopisch untersuchen. **2.** vergrößern.
  electron microscope Elektronenmikroskop *nt*.
  fluorescence microscope Fluoreszenzmikroskop *nt*.
  fluorescent microscope → fluorescence microscope.
  light microscope Lichtmikroskop *nt*.
  operating microscope Operationsmikroskop *nt*, Op-Mikroskop *nt*.
  polarizing microscope Polarisationsmikroskop *nt*.
  scanning microscope → scanning electron microscope.
  scanning electron microscope Elektronenrastermikroskop *nt*, Rasterelektronenmikroskop *nt*.
  ultraviolet microscope Ultraviolettmikroskop *nt*, UV-Mikroskop *nt*.

mi·cro·scop·ic [ˌmaɪkrəʊˈskɑpɪk] *adj* **1.** winzig klein, mikroskopisch. **2.** Mikroskop(ie) betr., mikroskopisch, Mikroskop-.
mi·cro·scop·i·cal [ˌmaɪkrəʊˈskɑpɪkl] *adj* → microscopic.
mi·cros·co·py [maɪˈkrɑskəpɪ, ˈmaɪkrəˌskəʊpɪ] *n* Mikroskopie *f*, Untersuchung *f* mittels Mikroskop.
   dark-field microscopy Dunkelfeldmikroskopie *f*.
   electron microscopy Elektronenmikroskopie *f*.
   fluorescence microscopy Fluoreszenzmikroskopie *f*.
   phase microscopy → phase-contrast microscopy.
   phase-contrast microscopy Phasenkontrastverfahren *nt*, Phasenkontrastbild *nt*, Phasenkontrastmikroskopie *f*.
mi·cro·slide [ˈmaɪkrəʊslaɪd] *n* Objektträger *m*.
mi·cro·so·mal [ˌmaɪkrəʊˈsəʊməl] *adj* Mikrosome(n) betr., mikrosomal.
mi·cro·some [ˈmaɪkrəʊsəʊm] *n* Mikrosom *nt*.
mi·cro·so·mia [ˌmaɪkrəʊˈsəʊmɪə] *n* Kleinwuchs *m*, Mikrosomie *f*.
mi·cro·spec·tro·pho·tom·e·try [ˌmaɪkrəʊˌspektrəfəʊˈtɑmətrɪ] *n* Mikrospektrophotometrie *f*.
mi·cro·sphe·ro·cyte [ˌmaɪkrəʊˈsfɪərəsaɪt] *n hema.* Kugelzelle *f*, Sphärozyt *m*.
mi·cro·sphe·ro·cy·to·sis [ˌmaɪkrəʊˌsfɪərəsaɪˈtəʊsɪs] *n* Sphärozytose *f*.
mi·cro·sto·mia [ˌmaɪkrəˈstəʊmɪə] *n* Mikrostomie *f*.
mi·cro·sur·ger·y [ˌmaɪkrəʊˈsɜrdʒərɪ] *n* Mikrochirurgie *f*.
mi·cro·sur·gi·cal [ˌmaɪkrəʊˈsɜrdʒɪkl] *adj* mikrochirurgisch.
mi·cro·throm·bo·sis [ˌmaɪkrəʊθrɑmˈbəʊsɪs] *n* Mikrothrombose *f*.
mi·cro·throm·bus [ˌmaɪkrəʊˈθrɑmbəs] *n, pl* **mi·cro·throm·bi** [ˌmaɪkrəʊˈθrɑmbaɪ] Mikrothrombus *m*.
mi·cro·tome [ˈmaɪkrəʊtəʊm] *n* Mikrotom *nt*.
mi·cro·tooth [ˈmaɪkrəʊtuːθ] *n* extrem kleiner Zahn *m*.
mi·cro·trau·ma [ˌmaɪkrəʊˈtrɔːmə, -ˈtraʊmə] *n* Mikrotrauma *nt*.
mi·cro·volt [ˈmaɪkrəʊvəʊlt] *n* Mikrovolt *nt*.
mic·tion [ˈmɪkʃn] *n* Harnen *nt*, Harnlassen *nt*, Blasenentleerung *f*, Urinieren *nt*, Miktion *f*.
mic·tu·ri·tion [ˌmɪkʃəˈrɪʃn] *n* → miction.
mid·brain [ˈmɪdbreɪn] *n* Mittelhirn *nt*, Mesenzephalon *nt*, Mesencephalon *nt*.
mid·wife [ˈmɪdwaɪf] **I** *n, pl* **mid·wives** [ˈmɪdwaɪvz] Hebamme *f*, Geburtshelferin *f*. **II** *vt* entbinden.
mi·gra·tion [maɪˈgreɪʃn] *n* **1.** Wanderung *f*, Migration *f*; Abwandern *nt*, Fortziehen *nt*, Zug *m*. **2.** Leukozytenmigration *f*, (Leukozyten-)Diapedese *f*.
   migration of leukocytes Leukozytenmigration, (Leukozyten-)Diapedese *f*.
   pathologic tooth migration pathologische Zahnwanderung *f*.
   physiologic mesial migration physiologische Mesialwanderung *f*, mesiale Zahnwanderung *f*, Mesialwanderung *f*, Mesialdrift *m*.
   physiologic tooth migration physiologische Zahnwanderung *f*.
   migration of tooth Zahnwanderung *f*.
   tooth migration Zahnwanderung *f*.
mi·gra·to·ry [ˈmaɪgrətɔːriː, -təʊ-] *adj* wandernd, migratorisch, Zug-, Wander-.
mil·am·me·ter [mɪlˈæmɪtər] *n phys.* Milliamperemeter *nt*.
mil·i·ar·ia [mɪlɪˈeərɪə] *pl derm.* Schweißfrieseln *pl*, Hitzepickel *pl*, Hitzeblattern *pl*, Schweißbläschen *pl*, Schwitzbläschen *pl*, Miliaria *pl*.
mil·i·ary [ˈmɪlɪˌeriː, ˈmɪljərɪ] *adj* hirsekorngroß, miliar, Miliar-.
mil·i·um [ˈmɪlɪəm] *n, pl* **mil·ia** [ˈmɪlɪə] Hautgrieß *m*, Milium *nt*, Milie *f*.
milli- *pref.* Milli-.
mil·li·am·me·ter [ˌmɪlɪˈæmɪtər] *n phys.* Milliamperemeter *nt*.
mil·li·am·pere [ˌmɪlɪˈæmpɪər, -æmˈpɪər] *n* Milliampere *nt*.
mil·li·bar [ˈmɪlɪbɑːr] *n* Millibar *nt*.
mil·li·e·quiv·a·lent [ˌmɪlɪˈkwɪvələnt] *n* Milliäquivalent *nt*.
mil·li·li·ter [ˈmɪləlɪtər] *n* Milliliter *m/nt*.
mil·li·me·ter [ˈmɪlɪmiːtər] *n* Millimeter *m/nt*.
mil·li·sec·ond [ˈmɪlɪsekənd] *n* Millisekunde *f*.
mil·li·volt [ˈmɪlɪvəʊlt] *n* Millivolt *nt*.
mim·ic [ˈmɪmɪk] *adj* **1.** Mimik betr., mimisch. **2.** bewegend, erregend, mimetisch.
min·er·al [ˈmɪn(ə)rəl] **I** *n* Mineral *nt*. **II** *adj* **1.** Mineral(ien) betr. *od.* enthaltend, mineralisch, Mineral-. **2.** *chem.* anorganisch, mineralisch.
min·er·al·o·coid [ˈmɪn(ə)rələʊkɔɪd] *n* → mineralocorticoid.
min·er·al·o·cor·ti·coid [ˌmɪn(ə)rələʊˈkɔːrtɪkɔɪd] *n* Mineralokortikoid *nt*, Mineralocorticoid *nt*.
min·i·plate [ˈmɪnɪpleɪt] *n* Miniplatte *f*.
   mandibular miniplate Unterkieferminiplatte *f*, mandibuläre Miniplatte *f*.

mi·nor [ˈmaɪnər] *adj* **1.** kleiner, geringer, weniger bedeutend; *anat.* minor. **2.** Unter-, Neben-, Hilfs-.
mi·o·sis [maɪˈəʊsɪs] *n, pl* **mi·o·ses** [maɪˈəʊsiːz] **1.** Pupillenverengung *f*, Pupillenengstellung *f*, Miosis *f*. **2.** Reduktion(steilung *f*) *f*, Meiose *f*.
mir·ror [ˈmɪrər] **I** *n* **1.** Spiegel *m*. **2.** *phys., techn.* Reflektor *m*, Rückstrahler *m*. **II** *vt* spiegeln, widerspiegeln; reflektieren.
   convex mirror Konvexspiegel *m*.
   dental mirror Mundspiegel *m*.
   frontal mirror Stirnspiegel *m*.
   head mirror Stirnspiegel *m*.
   mouth mirror Mundspiegel *m*.
   plane mirror Planspiegel *m*.
mis·di·ag·nose [mɪsˈdaɪəgnəʊs] *vt* eine Fehldiagnose stellen.
mis·di·ag·no·sis [ˌmɪsdaɪəgˈnəʊsɪs] *n, pl* **mis·di·ag·no·ses** [ˌmɪsdaɪəgˈnəʊsiːz] Fehldiagnose *f*.
mite [maɪt] *n micro.* Milbe *f*.
   bird mite Vogelmilbe *f*, Dermanyssus avium/gallinae.
   chicken mite → bird mite.
   face mite → hair follicle mite.
   follicle mite → hair follicle mite.
   fowl mite → bird mite.
   hair follicle mite Haarbalgmilbe *f*, Demodex folliculorum.
   poultry mite → bird mite.
mit·i·ci·dal [ˌmaɪtəˈsaɪdl] *adj* milben(ab)tötend, mitizid.
mit·i·cide [ˈmaɪtəsaɪd] *n* milbentötendes Mittel *nt*, Mitizid *nt*.
mit·i·gate [ˈmɪtɪgeɪt] *vt* mildern, abschwächen, mitigieren; (*Schmerzen*) lindern.
mit·i·gat·ed [ˈmɪtɪgeɪtɪd] *adj* abgeschwächt, gemildert, mitigiert.
mit·i·ga·tion [ˌmɪtɪˈgeɪʃn] *n* Linderung *f*, Milderung *f*, Abschwächung *f*.
mit·i·ga·tive [ˈmɪtɪgeɪtɪv] *adj* lindernd, mildernd, abschwächend, mitigierend.
mit·i·ga·to·ry [ˈmɪtɪgəˌtɔːriː, -təʊ-] *adj* → mitigative.
mi·to·chon·dri·on [ˌmaɪtəˈkɑndrɪən] *n, pl* **mi·to·chon·dria** [ˌmaɪtəˈkɑndrɪə] Mitochondrie *f*, Mitochondrion *nt*, Mitochondrium *nt*, Chondriosom *nt*.
mi·to·gen [ˈmaɪtədʒən] *n* Mitogen *nt*.
mi·to·ge·net·ic [ˌmaɪtədʒəˈnetɪk] *adj* Mitogenese betr., mitogenetisch.
mi·to·gen·ic [ˌmaɪtəˈdʒenɪk] *adj* mitoseauslösend, mitosestimulierend, mitogen.
mi·tos·chi·sis [mɪˈtɑskəsɪs] *n* → mitosis.
mi·to·sis [maɪˈtəʊsɪs] *n, pl* **mi·to·ses** [maɪˈtəʊsiːz] Mitose *f*, mitotische Zellteilung *f*, indirekte Kernteilung *f*; Karyokinese *f*.
mi·tral [ˈmaɪtrəl] *adj* Mitralklappe betr., mitral, Mitral(klappen)-.
mix [mɪks] (*v* **mixed; mixt**) **I** *n* Gemisch *nt*, Mischung *f*. **II** *vt* mixen, (ver-)mischen, vermengen, versetzen (*with* mit). **III** *vi* s. (ver-)mischen; s. mischen lassen.
   mix into *vt* beimischen.
   mix up *vt* (ver-)mischen; verrühren.
mix·er [ˈmɪksər] *n* Mischer *m*, Mixer *m*, Rührgerät *nt*.
   amalgam mixer Amalgammischer *m*.
mix·ture [ˈmɪkstʃər] *n* **1.** Mischung *f*, Gemisch *nt* (*of* ... *and* aus ... und). **2.** *chem.* Gemisch *nt*. **3.** *pharm.* Mixtur *f*, Mixtura *f*.
M-mode *n radiol.* M-mode *m*, TM-mode *m*.
mo·bile [ˈməʊbəl, -biːl] *adj* **1.** beweglich, mobil; (*a. fig.*) wendig. **2.** *chem.* leichtflüssig, dünnflüssig.
mo·bil·i·ty [məʊˈbɪlətɪ] *n* **1.** Beweglichkeit *f*, Bewegungsfähigkeit *f*, Mobilität *f*; (*a. fig.*) Wendigkeit *f*. **2.** *chem.* Leichtflüssigkeit *f*.
   abnormal tooth mobility erhöhte Zahnbeweglichkeit *f*, pathologische Zahnwanderung *f*.
   horizontal tooth mobility horizontale Zahnbeweglichkeit *f*.
   normal tooth mobility physiologische Zahnbeweglichkeit *f*, normale Zahnbeweglichkeit *f*.
   pathologic tooth mobility → abnormal tooth mobility.
   physiologic tooth mobility → normal tooth mobility.
   mobility of tooth → tooth mobility.
   tooth mobility Zahnbeweglichkeit *f*.
mode [məʊd] *n* **1.** Art u. Weise *f*, Regel *f*, Form *f*, Modus *m*; Erscheinungsform *f*. **2.** *stat.* Modus *m*, häufigster *od.* dichtester Wert *m*.
   mode of action Wirkungsweise *f*, Wirkungsmechanismus *m*.
   mode of application Anwendungsmodus *m*.
mod·el [ˈmɑdl] **I** *n* **1.** Modell *nt*, Zahnmodell *nt*, Gebißmodell *nt*. **2.** Modell *nt*, Muster *nt*, Vorlage *f*, Schema *nt*, Vorbild *nt* (*of* für); *fig.* (Denk-)Modell *nt*; *anat.* Phantom *nt*. **II** *adj* vorbildlich, musterhaft, Muster-. **III** *vt* formen, nachbilden, modellieren. **IV** *vi* Modell(e) herstellen.
   diagnostic implant model Implantatstudienmodell *nt*.

modeling

gnathostatic model gnathostatisches Modell *nt.*
implant model Implantatmodell *nt.*
study implant model Implantatstudienmodell *nt.*
study model Studiermodell *nt.*
mod·el·ing ['mɑdlɪŋ] *n* Modellieren *nt.*
mod·er·a·tor ['mɑdəreɪtər] *n phys. chem.* Moderator *m.*
mod·u·la·tor ['mɑdʒəleɪtər] *n genet.* Modulator *m.*
moist [mɔɪst] *adj* **1.** feucht. **2.** *patho.* nässend.
mois·ten ['mɔɪsn] **I** *vt* anfeuchten, befeuchten, benetzen. **II** *vi* feucht werden.
mois·ten·ing ['mɔɪsənɪŋ] *n* Benetzung *f.*
moist·ness ['mɔɪstnɪs] *n* Feuchtheit *f*, Feuchte *f.*
mois·ture ['mɔɪstʃər] *n* Feuchtigkeit *f.*
mois·tur·ize ['mɔɪstʃəraɪz] *vt* **1.** (*Luft*) anfeuchten, befeuchten. **2.** (*Haut*) mit einer Feuchtigkeitscreme behandeln.
mo·lal ['moʊləl] *adj chem.* molal.
mo·lal·i·ty [moʊ'lælətɪ] *n chem.* Molalität *f.*
mo·lar ['moʊlər] **I** *n* Mahlzahn *m*, großer Backenzahn *m*, Molar *m*, Dens molares. **II** *adj* **1.** Molar(en) betr., molar, Backen-, Molar-, Mahl-. **2.** *phys.* Massen-. **3.** *chem.* molar, Mol(ar)-.
    anchor molar Ankermolar *m.*
    anker molar → anchor molar.
    deciduous molar Milchmolar *m*, Milchmahlzahn *m*, Dens molaris deciduus.
    first molar erster Molar *m*, erster bleibender Molar *m*, Sechsjahrmolar *m.*
    Fournier's molars Fournier-Zähne *pl.*
    fourth molar vierter Molar *m*, Distomolar *m*, Retromolar *m.*
    impacted molar impaktierter Molar *m.*
    mandidular molar mandibulärer Molar *m*, unterer Molar *m*, Molar *m* des Unterkiefers, Unterkiefermahlzahn *m*, Unterkiefermolar *m.*
    maxillary molar maxillärer Molar *m*, oberer Molar *m*, Molar *m* des Oberkiefers, Oberkiefermahlzahn *m*, Oberkiefermolar *m.*
    Moon's molars Fournier-Molaren *pl*, Fournier-Zähne *pl.*
    mulberry molar Maulbeermolar *m.*
    second molar zweiter Molar *m*, zweiter bleibender Molar *m*, Zwölfjahrmolar *m.*
    sixth-year molar erster → first molar.
    supernumerary molar überzähliger Molar *m*, Paramolar *m*, akzessorischer Molar *m.*
    third molar Weisheitszahn *m*, dritter Molar *m*, Dens sapiens, Dens serotinus.
    twelfth-year molar → second molar.
mo·lar·i·ty [moʊ'lærətɪ] *n chem.* Molarität *f.*
mold[1] [moʊld] **I** *n* **1.** (Gieß-, Guß-)Form *f.* **2.** Abdruck *m*, Guß *m.* **3.** (Körper-)Bau *m*, Gestalt *f*; Form *f.* **II** *vt* **4.** gießen; formen, modellieren. **5.** (*a. fig.*) formen, bilden, gestalten. **III** *vi* s. formen (lassen).
    casting mold Gußform *f.*
    inlay casting mold Inlaygußform *f.*
    inlay mold Inlaygußform *f.*
mold[2] [moʊld] **I** *n* Schimmel *m*, Moder *m*; Schimmelpilz *m.* **II** *vi* schimm(e)lig werden, (ver-)schimmeln.
    slime molds Schleimpilze *pl*, Myxomyzeten *pl.*
mold·ing ['moʊldɪŋ] *n* Formen *nt*, Formung *f*, Formgebung *f.*
    compression molding Druckguß *m*, Druckgußverfahren *nt.*
    injection molding Spritzguß *m*, Spritzgußverfahren *nt.*
mole [moʊl] *n* **1.** *chem.* Grammolekül *nt*, Grammol *nt*, Mol *nt.* **2.** (kleines) Muttermal *nt*, Mal *nt*, Leberfleck *m*, Pigmentfleck *m*, Nävus *m.*
mo·lec·u·lar [mə'lekjələr] *adj* Molekül betr., molekular, Molekular-.
mol·e·cule ['mɑləkjuːl] *n* Molekül *nt*, Molekel *f/nt.*
    gram molecule → gram-molecular *weight.*
mol·lus·cum [mə'lʌskəm] *n, pl* **mol·lus·ca** [mə'lʌskəkə] *derm.* **1.** weicher Hauttumor *m*, Molluscum *nt.* **2.** Dellwarze *f*, Molluscum contagiosum, Epithelioma contagiosum/molluscum.
mo·lyb·de·num [mə'lɪbdənəm] *n* Molybdän *nt.*
mo·ment ['moʊmənt] *n* **1.** Moment *m*, Augenblick *m.* **2.** Zeitpunkt *m*, Augenblick *m.* **3.** *phys.* Moment *nt.* **4.** *phys.* Drehmoment *nt.*
    bending moment Biegemoment *nt.*
    moment of force Drehmoment *nt.*
    moment of inertia Trägheitsmoment *nt.*
    maximum bending moment maximales Biegemoment *nt.*
    moment of torsion Drehmoment *nt.*
    torsional moment Drehmoment *nt.*
mo·men·tum [moʊ'mentəm] *n, pl* **mo·men·ta** [moʊ'mentə] *phys.* Impuls *m*, Moment *nt.*
    momentum of inertia Trägheitsmoment *nt.*
    momentum of torsion Drehmoment *nt.*

mon·ar·thrit·ic [ˌmɑnɑːrˈθrɪtɪk] *adj* nur ein Gelenk betr., mon(o)-artikulär.
mon·ar·thri·tis [ˌmɑnɑːrˈθraɪtɪs] *n ortho.* mon(o)artikuläre Gelenkentzündung *f*, Monarthritis *f.*
mon·ar·tic·u·lar [ˌmɑnɑːrˈtɪkjələr] *adj* → monarthritic.
mon·au·ral [ˌmɑnˈɔːrəl] *adj* monaural.
mon·ax·i·al [ˌmɑnˈæksɪəl] *adj* einachsig, monaxial, uniaxial.
Mo·nil·ia [məˈnɪlɪə] *n* **1.** *bio.* Monilia *f.* **2.** *micro.* Candida *f*, Monilia *f*, Oidium *nt.*
mo·nil·i·a·sis [ˌmɑnɪˈlaɪəsɪs] *n, pl* **mon·il·i·a·ses** [ˌmɑnɪˈlaɪəsiːz] Kandidamykose *f*, Candidamykose *f*, Soormykose *f*, Candidiasis *f*, Candidose *f*, Moniliasis *f*, Moniliose *f.*
    oral moniliasis Mundsoor *m*, Candidose *f* der Mundschleimhaut.
Mo·nil·i·for·mis [məˌnɪləˈfɔːrmɪs] *n micro.* Moniliformis *m.*
mo·nil·i·id [məˈnɪlɪɪd] *n* Candidid *nt.*
mo·nil·i·o·sis [məˌnɪlɪˈoʊsɪs] *n* → moniliasis.
mon·i·tor ['mɑnɪtər] **I** *n* Monitor *m*; Kontrollgerät *nt*; Warngerät *nt*, Anzeigegerät *nt.* **II** *vt* überwachen, kontrollieren, überprüfen.
mon·i·tor·ing ['mɑnɪtərɪŋ] *n* Kontrolle *f*, Beobachtung *f*, Überwachung *f*, Monitoring *nt.*
    intraoperative monitoring intraoperative Überwachung *f.*
mono- *pref.* Einfach-, Mon(o)-.
mon·o·ac·yl·glyc·er·ol [ˌmɑnoʊˌæsɪlˈglɪsərɒl, -rɑl] *n* Monoacylglycerin *nt*, Monoglycerid *nt.*
mon·o·a·mine [ˌmɑnoʊˈæmiːn] *n* Monoamin *nt.*
    monoamine oxidase Monoamin(o)oxidase *f.*
mon·o·ar·tic·u·lar [ˌmɑnoʊɑːrˈtɪkjələr] *adj* → monarthritic.
mon·o·blast ['mɑnoʊblæst] *n* Monoblast *m.*
mon·o·block ['mɑnoʊblɑk] *n* → Andresen monoblock.
    Andresen monoblock Aktivator *m*, Aktivator nach Andresen und Häupl.
mon·o·clo·nal [ˌmɑnəˈkloʊnl] *adj* monoklonal.
mon·oc·u·lar [mɑnˈɑkjələr] **I** *n* monokulares Instrument *nt.* **II** *adj* **1.** nur ein Auge betr., einäugig, monokular, monokulär. **2.** (*Mikroskop*) monokular.
mon·o·cyte ['mɑnoʊsaɪt] *n* mononukleärer Phagozyt *m*, Monozyt *m.*
mon·o·cyt·ic [ˌmɑnoʊˈsɪtɪk] *adj* Monozyt(en) betr., monozytär, Monozyten-.
mon·o·cy·to·pe·nia [ˌmɑnoʊˌsaɪtəˈpiːnɪə] *n* Monozytenverminderung *f*, Monozytopenie *f.*
mon·o·cy·to·sis [ˌmɑnoʊsaɪˈtoʊsɪs] *n* Monozytenvermehrung *f*, Monozytose *f.*
mon·o·dont ['mɑnədɑnt] *adj* einzahnig, monodont.
mon·o·e·no·ic [ˌmɑnoʊɪˈnoʊɪk] *adj chem.* einfachungesättigt, Monoen-.
mon·o·gen·ic [ˌmɑnoʊˈdʒenɪk] *adj* nur ein Gen betr., monogen.
mon·o·in·fec·tion [ˌmɑnoʊɪnˈfekʃn] *n* Reininfektion *f*, Monoinfektion *f.*
mon·o·max·il·lar·y [ˌmɑnəˈmæksəˌleri] *adj* monomaxillär.
mon·o·mer ['mɑnəʊmər] *n chem.* Monomer *nt.*
mon·o·mer·ic [ˌmɑnoʊˈmerɪk] *adj* monomer.
mon·o·meth·yl·mor·phine [ˌmɑnoʊˌmeθlˈmɔːrfiːn] *n* Kodein *nt*, Codein *nt*, Methylmorphin *nt.*
mon·o·neu·ri·tis [ˌmɑnoʊnjʊəˈraɪtɪs, -nʊ-] *n* Mononeuritis *f.*
mon·o·nu·cle·ate [ˌmɑnoʊˈn(j)uːklɪeɪt] *adj* mononukleär.
mon·o·nu·cle·o·sis [ˌmɑnoʊˌn(j)uːklɪˈoʊsɪs] *n* **1.** Mononukleose *f*, Mononucleosis *f.* **2.** → infectious mononucleosis.
    cytomegalovirus mononucleosis Zytomegalievirusmononukleose *f*, CMV-Mononukleose *f*, Paul-Bunnel-negative infektiöse Mononukleose *f.*
    infectious mononucleosis Pfeiffer-Drüsenfieber *nt*, infektiöse Mononukleose *f*, Monozytenangina *f*, Mononucleosis infectiosa.
mon·o·nu·cle·o·tide [ˌmɑnoʊˈn(j)uːklɪətaɪd] *n* Mononukleotid *nt*, Mononucleotid *nt.*
mono-parachlorophenol, camphorated Chlumsky-Lösung *f*, Mono-para-chlorphenol *nt* mit Kampferzusatz.
mon·o·pa·re·sis [ˌmɑnoʊpəˈriːsɪs] *n neuro.* Monoparese *f.*
mon·o·pe·nia [ˌmɑnəˈpiːnɪə] *n* → monocytopenia.
mon·o·phe·nol monooxygenase [ˌmɑnoʊˈfiːnɒl, -nɑl] Monophenolmonooxygenase *f*, Monophenyloxidase *f.*
mon·o·phy·o·dont [mɑnəˈfaɪədɑnt] *adj* einmalig zahnend, monophyodont.
mon·o·pia [mɑnˈoʊpɪə] *n embryo.* Zyklopie *f*, Zyklozephalie *f.*
mon·o·ple·gia [ˌmɑnəˈpliːdʒ(ɪ)ə] *n neuro.* Monoparalyse *f*, Monoplegie *f.*
mon·o·sac·cha·ride [ˌmɑnəˈsækəraɪd, -rɪd] *n* Einfachzucker *m*, Monosaccharid *nt.*
mon·o·sac·cha·rose [ˌmɑnoʊˈsækərəʊs] *n* → monosaccharide.
mon·ose ['mɑnoʊz, 'moʊn-] *n* → monosaccharide.

mon·o·so·di·um glutamate [ˌmɑnəˈsəʊdɪəm] Natriumglutamat *nt*.
mon·o·so·mia [ˌmɑnəʊˈsəʊmɪə] *n embryo.* Monosomie *f*.
mon·o·so·mic [ˌmɑnəʊˈsəʊmɪk] *adj* Monosomie betr., monosom.
mon·o·so·mous [ˌmɑnəʊˈsəʊməs] *adj* → monosomic.
mon·o·so·my [ˈmɑnəʊsəʊmɪ] *n* Monosomie *f*.
mon·os·tot·ic [ˌmɑnɑsˈtɑtɪk] *adj* nur einen Knochen betr., monostotisch.
mon·o·symp·tom [ˌmɑnəʊˈsɪm(p)təm] *n* Monosymptom *nt*, Einzelsymptom *nt*.
mon·o·symp·to·mat·ic [ˌmɑnəʊˌsɪm(p)təˈmætɪk] *adj* nur ein Symptom aufweisend, monosymptomatisch.
mo·not·ri·chate [məˈnɑtrɪkət] *adj* → monotrichous.
mon·o·trich·ic [ˌmɑnəʊˈtrɪkɪk] *adj* → monotrichous.
mo·not·ri·chous [məˈnɑtrɪkəs] *adj micro.* monotrich.
mon·o·un·sat·u·rat·ed [ˌmɑnəʌnˈsætʃəreɪtɪd] *adj chem.* einfach ungesättigt.
mon·o·va·lent [ˌmɑnəʊˈveɪlənt] *adj chem.* einwertig, monovalent, univalent.
mon·ov·u·lar [mɑnˈɑvjələr, -ˈəʊvjʊ-, məʊn-] *adj embryo.* eineiig, monovular, monovulär.
mon·ox·ide [mɑnˈɑksaɪd, məˈnɑk-] *n chem.* Monoxid *nt*.
mon·o·zy·got·ic [ˌmɑnəzaɪˈgɑtɪk] *adj embryo.* eineiig, monozygot.
mon·o·zy·gous [ˌmɑnəʊˈzaɪgəs] *adj* → monozygotic.
mor·bid [ˈmɔːrbɪd] *adj* **1.** erkrankt, krankhaft, krank, pathologisch, kränklich, morbid. **2.** *psycho.* abartig, abnormal, anormal, morbid.
mor·bid·i·ty [mɔːrˈbɪdətɪ] *n* Krankheitshäufigkeit *f*, Erkrankungsrate *f*, Morbidität *f*.
mor·bif·ic [mɔːrˈbɪfɪk] *adj* → morbigenous.
mor·big·e·nous [mɔːrˈbɪdʒənəs] *adj* pathogen, krankmachend, krankheitserregend, krankheitsverursachend.
mor·bil·i·ty [mɔːrˈbɪlətɪ] *n* → morbidity.
mor·bil·li [mɔːrˈbɪlaɪ] *pl* Masern *pl*, Morbilli *pl*.
mor·bil·li·form [mɔːrˈbɪləfɔːrm] *adj* masernähnlich, morbilliform.
mor·dant [ˈmɔːrdnt] **I** *n* Beize *f*; Ätzwasser *nt*. **II** *adj* beißend; brennend; beizend, ätzend.
morgue [mɔːrg] *n* Leichenschauhaus *nt*.
mor·i·bund [ˈmɔːrəbʌnd, ˈmɑr-] *adj* sterbend, im Sterben liegend, moribund.
mor·phia [ˈmɔːrfɪə] *n* → morphine.
mor·phine [ˈmɔːrfiːn] *n* Morphin *nt*, Morphium *nt*, Morphineum *nt*.
mor·phin·ism [ˈmɔːrfənɪzəm] *n* Morphinsucht *f*, Morphinismus *m*, Morphiumsucht *f*; (chronische) Morphinvergiftung *f*.
mor·phin·i·um [mɔːrˈfɪnɪəm] *n* → morphine.
mor·phi·um [ˈmɔːrfɪəm] *n* → morphine.
mor·pho·ge·ne·sia [ˌmɔːrfədʒəˈniːʒ(ɪ)ə] *n* → morphogenesis.
mor·pho·gen·e·sis [ˌmɔːrfəˈdʒenəsɪs] *n embryo.* Gestalt- u. Formentwicklung *f*, Morphogenese *f*.
mor·pho·ge·net·ic [ˌmɔːrfədʒəˈnetɪk] *adj* Morphogenese betr., morphogenetisch.
mor·phog·e·ny [mɔːrˈfɑdʒənɪ] *n* → morphogenesis.
mor·pho·log·ic [ˌmɔːrfəˈlɑdʒɪk] *adj* → morphological.
mor·pho·log·i·cal [ˌmɔːrfəˈlɑdʒɪkl] *adj* morphologisch, Form-.
mor·phol·o·gy [mɔːrˈfɑlədʒɪ] *n* **1.** Gestaltenlehre *f*, Formenlehre *f*, Morphologie *f*. **2.** Gestalt *f*, Form *f*.
  tooth morphology Zahnmorphologie *f*.
mor·pio [ˈmɔːrpɪəʊ] *n micro.* Filzlaus *f*, Phthirus pubis/inguinalis.
mor·pi·on [ˈmɔːrpɪən] *n* → morpio.
mors [mɔːrz] *n* Tod *m*, Mors *f*, Exitus letalis.
mor·si·ca·tio [mɔːrzɪˈkeɪʃɪəʊ] *n* Beißen *nt*.
  morsicatio buccarum Wangenbeißen *nt*, Morsicatio buccarum.
  morsicatio labiorum Lippenbeißen *nt*, Cheilophagie *f*, Morsicatio labiorum.
mor·sus [ˈmɔːrsəs] *n* Biß(wunde *f*) *m*, Morsus *m*.
mor·tal [ˈmɔːrtl] *adj* tödlich, todbringend (*to* für); Tod-, Todes-; sterblich, Sterbe-.
mor·tal·i·ty [mɔːrˈtælətɪ] *n* **1.** Sterblichkeit *f*, Mortalität *f*. **2.** Sterberate *f*, Sterbeziffer *f*, Mortalitätsrate *f*, Mortalitätsziffer *f*.
mor·tar [ˈmɔːrtər] *n* Mörser *m*.
mor·ti·fi·ca·tion [ˌmɔːrtɪfɪˈkeɪʃn] *n* Gangrän *f*, Brand *m*, gangräne Nekrose *f*, Gangraena *f*.
mor·ti·fied [ˈmɔːrtɪfaɪd] *adj* Gangrän betr., mit *od.* in Form einer Gangrän, gangränös.
mor·tu·ar·y [ˈmɔːrtʃuˌerɪ] **I** *n* Leichenhalle *f*. **II** *adj* Leichen-, Toten-, Begräbnis-.
mos·qui·to [mɑˈskiːtəʊ] *n, pl* **mos·qui·toes, mos·qui·tos** *micro.* Stechmücke *f*, Moskito *m*.
moth·er [ˈmʌðər] **I** *n* (*a. fig.*) Mutter *f*; *bio.* Muttertier *nt*. **II** *adj* Mutter-. **III** *vt* bemuttern; großziehen, aufziehen.

moth·er·ly [ˈmʌðərlɪ] *adj* mütterlich, Mutter-.
mo·tion [ˈməʊʃn] *n* **1.** Bewegung *f*. **in motion** in Bewegung, s. bewegend; *techn.* laufend, funktionierend. **2.** Bewegungsablauf *m*, Gang *m*. **3.** Stuhlgang *m*; Stuhl *m*. **have a motion** Stuhlgang haben. **4.** Antrieb *m*. **of one's own motion** aus eigenem Antrieb. **5.** Geste *f*, Gebärde *f*, (Körper-)Bewegung *f*.
mo·to·neu·ron [ˌməʊtəˈnjʊərɑn, -ˈnʊr-] *n* motorische Nervenzelle *f*, Motoneuron *nt*.
mo·tor [ˈməʊtər] **I** *n* **1.** Motor *m*. **2.** *fig.* Motor *m*, treibende Kraft *f*. **II** *adj* **3.** bewegend, (an-)treibend, Motor-. **4.** *physiol.* motorisch, Bewegungs-.
mo·tor·ic [məʊˈtɔːrɪk] *adj* motorisch, Bewegungs-.
mot·tled [ˈmɑtld] *adj* gefleckt, gesprenkelt, bunt.
mot·tling [ˈmɑtlɪŋ] *n* Tüpfelung *f*, Sprenkelung *f*.
mount [maʊnt] **I** *n* (*Mikroskop*) Objektträger *m*. **II** *vt* **1.** (*Präparat*) fixieren. **2.** montieren.
  film mount Filmhalter *m*, Röntgenfilmhalter *m*.
  x-ray mount Filmhalter *m*, Röntgenfilmhalter *m*.
mount·ing [ˈmaʊntɪŋ] *n* **1.** (*Präparat*) Fixieren *nt*, Fixierung *f*, Fixation *f*. **2.** Montage *f*, Einbau *m*, Aufbau *m*; Gestell *nt*; Fassung *f*.
  film mounting Filmhalter *m*, Röntgenfilmhalter *m*.
mouth [maʊθ] *n, pl* **mouths** [maʊðz] **1.** Mund *m*; *anat.* Os *nt*, Ostium *nt*. **2.** (*a. techn.*) Eingang *m*, Ausgang *m*, Mündung *f*, Öffnung *f*.
  denture sore mouth Prothesenstomatitis *f*, Prothesenstomatopathie *f*.
  sore mouth Orf *f*, Ecthyma contagiosum/infectiosum, Steinpocken *pl*, atypische Schafpocken *pl*, Stomatitis pustulosa contagiosa.
  tapir mouth Tapirlippe *f*, Tapirschnauze *f*, Tapirmund *m*.
  trench mouth Plaut-Vincent-Angina *f*, Vincent-Angina *f*, Fusospirillose *f*, Fusospirochätose *f*, Angina ulcerosa/ulceromembranacea.
mouth·wash [ˈmaʊθwɑʃ] *n* Mundwasser *nt*, Zahnwasser *nt*, Collutorium *nt*.
  antibacterial mouthwash antibakterielle Mundspülung *f*.
  therapeutic mouthwash therapeutische Mundspülung *f*.
mov·a·ble [ˈmuːvəbl] *adj* beweglich, bewegbar; *techn.* verschieb-, verstellbar.
move [muːv] **I** *n* **1.** *fig.* Schritt *m*, Maßnahme *f*. **2.** (Fort-)Bewegung *f*. **II** *vt* **3.** (fort-)bewegen, (an-)treiben, in Bewegung setzen *od.* halten. **4.** (*Verdauung, Appetit*) anregen. **move the bowels** abführen. **III** *vi* **5.** s. bewegen; s. fortbewegen, gehen, fahren; (*Maschine*) laufen. **6.** (*Darm*) entleeren.
move·ment [ˈmuːvmənt] *n* **1.** Bewegung *f*. **2.** *fig.* Bewegung *f*, Entwicklung *f*, Trend *m*, Tendenz *f* (*towards* zu). **3.** *physiol.* Stuhlgang *m*; Stuhl *m*. **4.** Rythmus *m*. **5.** *techn.* Antrieb(smechanismus *m*) *m*, Bewegung *f*. **6.** **movements** *pl* Maßnahmen *pl*, Handeln *nt*.
  active movement aktive Bewegung *f*, Willkürbewegung *f*.
  associated movement Begleitbewegung *f*.
  automatic movement automatische/unwillkürliche Bewegung *f*.
  Bennett movement Bennett-Bewegung *f*, Bennett-Kieferbewegung *f*.
  bodily movement 1. Translation *f*. **2.** Bodilybewegung *f*, bodily movement *nt*.
  bodily movement of tooth Bodilybewegung *f*, bodily movement *nt*.
  bowel movement 1. Darmentleerung *f*, Stuhlgang *m*, Defäkation *f*. **2.** Stuhl *m*, Kot *m*, Fäzes *pl*, Faeces *pl*, Fäkalien *pl*.
  brownian movement *phys.* Brown-Molekularbewegung *f*.
  brownian-Zsigmondy movement → brownian movement.
  brunonian movement → brownian movement.
  buccal movement Bukkalbewegung *f*.
  cutting movement Schneidebewegung *f*.
  distal movement Distalbewegung *f*.
  free mandibular movement freie Unterkieferbewegung *f*, freie Kieferbewegung *f*.
  functional mandibular movement funktionelle Unterkieferbewegung *f*, funktionelle Kieferbewegung *f*.
  gliding movement Gleitbewegung *f*.
  grinding movement Mahlbewegung *f*.
  hinge movement Scharnierbewegung *f*.
  jaw movement → mandibular movement.
  labial movement Labialbewegung *f*.
  lateral movement Lateralbewegung *f*, Seitenbewegung *f*, Bewegung *f* zur Seite.
  mandibular gliding movement Gleitbewegung *f* des Unterkiefers.
  mandibular movement Unterkieferbewegung *f*, Kieferbewegung *f*.
  masticatory mandibular movement Kaubewegung *f* des Unterkiefers.
  masticatory movements Kaubewegungen *pl*.
  mesial movement mesiale Zahnwanderung *f*, Mesialwanderung *f*, Mesialdrift *m*.

muci-

molecular movement → brownian movement.
opening mandibular movement Öffnungsbewegung *f* des Unterkiefers.
opening movement Öffnungebewegung *f*.
orthodontic tooth movement kieferorthopädische Zahnbewegung *f*.
passive movement passive Bewegung *f*.
pendulum movements Wackelbewegungen *pl*, Luxationsbewegungen *pl*.
posteruptive tooth movement posteruptive Zahnbewegung *f*.
preeruptive tooth movement präeruptive Zahnbewegung *f*.
protrusive movement Protrusionsbewegung *f*, Vorschubbewegung *f* des Unterkiefers.
reflex movement Reflexbewegung *f*.
retrusive movement Retrusionsbewegung *f*.
rotary movement Rotationsbewegung *f*, Drehbewegung *f*, Rotation *f*.
rotational movement → rotary movement.
rotatory movement → rotary movement.
tipping movement 1. Kippbewegung *f*. 2. Zahnkippung *f*, Kippen *nt*.
tipping movement of tooth Zahnkippung *f*, Kippen *nt*.
tooth movement Zahnbewegung *f*.
translational movement Translationsbewegung *f*.
vermicular movement Peristaltik *f*.
vertical movement Vertikalbewegung *f*.
voluntary movement Willkürbewegung *f*, Willkürmotorik *f*.
Zsigmondy's movement → brownian movement.
muci- *pref.* Schleim-, Muzi-, Muci-, Muko-, Muco-, Myxo-.
mu·cid ['mjuːsɪd] *adj* → mucilaginous.
mu·cif·er·ous [mjuː'sɪfərəs] *adj* → muciparous.
mu·ci·form ['mjuːsɪfɔːrm] *adj* schleimähnlich, schleimartig, schleimig, mukoid, mukös.
mu·cig·e·nous [mjuː'sɪdʒənəs] *adj* → muciparous.
mu·ci·lage ['mjuːsɪlɪdʒ] *n pharm.* Gummischleim *m*, Mucilaginosum *nt*, Mucilago *f*.
mu·ci·lag·i·nous [ˌmjuːsɪ'lædʒɪnəs] *adj* schleimig, klebrig, muzilaginös.
mu·ci·la·go [mjuːsə'leɪgəʊ] *n, pl* **mu·ci·lag·i·nes** [mjuːsəlædʒɪniːz] → mucilage.
mu·cin ['mjuːsɪn] *n* Muzin *nt*, Mukoid *nt*, Mukoproteid *nt*.
mu·ci·nase ['mjuːsɪneɪz] *n* Muzinase *f*, Mucinase *f*, Mukopolysaccharidase *f*.
mu·ci·noid ['mjuːsɪnɔɪd] *adj* 1. muzinartig. 2. schleimähnlich, schleimartig, schleimig, mukoid, mukös.
mu·ci·no·sis [ˌmjuːsɪ'nəʊsɪs] *n* Muzinose *f*, Myxodermie *f*, Mucinosis *f*.
follicular mucinosis Pinkus Alopezie *f*, Mucinosis follicularis, Alopecia mucinosa, Mucophanerosis intrafollicularis et seboglandularis.
mu·ci·nous ['mjuːsɪnəs] *adj* 1. Muzin betr., muzinartig, muzinähnlich, muzinös. 2. schleimähnlich, schleimartig, schleimig, mukoid, mukös.
mu·cip·a·rous [mjuː'sɪpərəs] *adj* schleimbildend, schleimproduzierend, schleimsezernierend, muciparus.
mu·ci·tis [mjuː'saɪtɪs] *n* → mucositis.
muco- *pref.* 1. Schleim-, Muzi-, Muko-, Myxo-. 2. Schleimhaut-, Mukosa-.
mu·co·cele ['mjuːkəʊsiːl] *n* 1. Schleimzyste *f*, Mukozele *f*. 2. schleimbildender/muköser Polyp *m*.
maxillary sinus mucocele Mukozele *f* der Kieferhöhle, Retentionszyste *f* der Kieferhöhlenschleimhaut.
mu·co·cu·ta·ne·ous [ˌmjuːkəʊkjuː'teɪnɪəs] *adj* Haut u. Schleimhaut betr., mukokutan.
mu·co·gin·gi·val [mjuːkəʊ'dʒɪndʒəvəl] *adj* Schleimhaut u. Zahnfleisch betr., mukogingival.
mu·coid ['mjuːkɔɪd] **I** *n* Mukoid *nt*, Mucoid *nt*. **II** *adj* schleimähnlich, schleimartig, schleimig, mukoid, mukös.
mu·co·lip·id [ˌmjuːkə'lɪpɪd] *n* Mukolipid *nt*, Mucolipid *nt*.
mu·co·lip·i·do·sis [ˌmjuːkəʊˌlɪpɪ'dəʊsɪs] *n* Mukolipidose *f*, Mucolipidosis *f*.
mu·col·y·sis [mjuː'kɑləsɪs] *n* Schleimauflösung *f*, Schleimverflüssigung *f*, Mukolyse *f*.
mu·co·lyt·ic [ˌmjuːkə'lɪtɪk] **I** *n* schleimlösendes Mittel *nt*, Mucolyticum *nt*. **II** *adj* schleimlösend, mukolytisch.
mu·co·mem·bra·nous [ˌmjuːkəʊ'membrənəs] *adj* Schleimhaut betr., Schleimhaut-, Mukosa-.
mu·co·pep·tide [ˌmjuːkəʊ'peptaɪd] *n* Mukopeptid *nt*, Mucopeptid *nt*.
mu·co·per·i·os·te·um [ˌmjuːkəʊˌperɪ'ɑstɪəm] *n* muköses Periost *nt*, Mukoperiost *nt*.

mu·co·pol·y·sac·cha·ri·dase [ˌmjuːkəʊˌpɑlɪ'sækəraɪdeɪz] *n* → mucinase.
mu·co·pol·y·sac·cha·ride [ˌmjuːkəʊˌpɑlɪ'sækəraɪd, -rɪd] *n* Mukopolysaccharid *nt*, Mucopolysaccharid *nt*, Glykosaminoglykan *nt*.
mu·co·pol·y·sac·cha·ri·do·sis [ˌmjuːkəʊˌpɑlɪsækərɪ'dəʊsɪs] *n, pl* **mu·co·pol·y·sac·cha·ri·do·ses** [ˌmjuːkəʊˌpɑlɪsækərɪ'dəʊsiːz] Mukopolysaccharidose *f*, Mucopolysaccharidose *f*, Mukopolysaccharid-Speicherkrankheit *f*.
mucopolysaccharidosis I H Hurler-Krankheit *f*, Hurler-Syndrom *nt*, von Pfaundler-Hurler-Krankheit *f*, von Pfaundler-Hurler-Syndrom *nt*, Lipochondrodystrophie *f*, Dysostosis multiplex, Mukopolysaccharidose I-H *f*.
mucopolysaccharidosis II Morbus *m* Hunter, Hunter-Syndrom *nt*, Mukopolysaccharidose II *f*.
mucopolysaccharidosis III Sanfilippo-Syndrom *nt*, Morbus *m* Sanfilippo, polydystrophische Oligophrenie *f*, Mukopolysaccharidose III *f*.
mucopolysaccharidosis IV Morquio-Syndrom *nt*, Morquio-Ullrich-Syndrom *nt*, Morquio-Brailsford-Syndrom *nt*, spondyloepiphysäre Dysplasie *f*, Mukopolysaccharidose *f* Typ IV.
mucopolysaccharidosis VI Maroteaux-Lamy-Syndrom *nt*, Morbus *m* Maroteaux-Lamy, Mukopolysaccharidose VI *f*.
mu·co·pro·tein [ˌmjuːkəʊ'prəʊtiːn] *n* Mukoprotein *nt*, Mucoprotein *nt*.
mu·co·pu·ru·lent [ˌmjuːkəʊ'pjʊər(j)ələnt] *adj patho.* schleimigeitrig, mukopurulent.
Mu·cor ['mjuːkər, -kɔːər] *n micro.* Köpfchenschimmel *m*, Mucor *m*.
mu·cor·my·co·sis [ˌmjuːkərmaɪ'kəʊsɪs] *n* Mukormykose *f*, Mucormykose *f*.
mu·co·sa [mjuː'kəʊzə] *n, pl* **mu·co·sae** [mjuː'kəʊziː] Schleimhaut *f*, Mukosa *f*, Tunica mucosa.
alveolar mucosa Alveolarmukosa *f*, Alveolarschleimhaut *f*, Schleimhaut *f* der Alveolarfortsätze, Mucosa alveolaris.
buccal mucosa Wangenschleimhaut *f*.
gingival mucosa Gingivalmukosa *f*, Gingivalschleimhaut *f*, Schleimhaut *f* des Zahnfleischs.
hypermobile mucosa hypermobile Mundschleimhaut *f*.
laryngeal mucosa → mucosa of larynx.
mucosa of larynx Kehlkopfschleimhaut *f*, Tunica mucosa laryngis.
lingual mucosa → mucosa of tongue.
mucosa of mouth Mundschleimhaut *f*, Tunica mucosa oris.
nasal mucosa Nasenschleimhaut *f*, Tunica mucosa nasi.
olfactory mucosa Riechschleimhaut *f*, Riechfeld *nt*, Regio olfactoria (tunicae mucosae nasi).
oral mucosa → mucosa of mouth.
oropharyngeal mucosa Mund- u. Rachenschleimhaut *f*.
palatal mucosa Gaumenschleimhaut *f*.
palatine mucosa → palatal mucosa.
pharyngeal mucosa → mucosa of pharynx.
mucosa of pharynx Rachenschleimhaut *f*, Pharynxschleimhaut *f*, Tunica mucosa pharyngea.
sublingual mucosa Schleimhaut *f* der Sublingualregion.
mucosa of tongue Zungenschleimhaut *f*, Tunica mucosa linguae.
vestibular mucosa Vestibulumschleimhaut *f*, Schleimhaut *f* des Mundvorhofs.
mu·co·sal [mjuː'kəʊzl] *adj* Schleimhaut/Mukosa betr., Schleimhaut-, Mukosa-.
mu·co·se·rous [ˌmjuːkəʊ'sɪərəs] *adj* mukös-serös, mukoserös.
mu·co·si·tis [ˌmjuːkəʊ'saɪtɪs] *n* Mukosaentzündung *f*, Schleimhautentzündung *f*, Mukositis *f*.
mu·co·so·cu·ta·ne·ous [mjuːˌkəʊsəʊkjuː'teɪnɪəs] *adj* → mucocutaneous.
mu·co·sul·fa·ti·do·sis [ˌmjuːkəʊˌsʌlfətaɪ'dəʊsɪs] *n* Mukosulfatidose *f*, Lipomukopolysaccharidose *f*, Galaktosidase-β-positive Krankheit *f*.
mu·cous ['mjuːkəs] *adj* 1. Schleim/Mucus betr., schleimartig, mukoid, mukös, Schleim-. 2. schleimbedeckt, schleimig. 3. schleimbildend, schleimhaltig, schleimabsondernd, mukös.
mucous-producing *adj* schleimbildend.
mu·co·vis·ci·do·sis [ˌmjuːkəʊˌvɪsɪ'dəʊsɪs] *n* Mukoviszidose *f*, zystische (Pankreas-)Fibrose *f*, Fibrosis pancreatica cystica.
mu·cus ['mjuːkəs] *n histol.* Schleim *m*, Mukus *m*, Mucus *m*.
multi- *pref.* Viel-, Vielfach-, Multi-.
mul·ti·ar·tic·u·lar [ˌmʌltiɑː'tɪkjələr] *adj* mehrere Gelenke betr., multi-, polyartikulär.
mul·ti·cel·lu·lar [ˌmʌltɪ'seljələr] *adj* mehrzellig, vielzellig, multizellular, multizellulär.

mul·ti·cus·pid [mʌltaɪ'kʌspɪd] *adj* mit mehreren Höckern, mehrhöckerig.
mul·ti·cus·pi·date [mʌltaɪ'kʌspɪdeɪt] *adj* → multicuspid.
mul·ti·cys·tic [,mʌltɪ'sɪstɪk] *adj* aus mehreren Zysten bestehend, polyzystisch.
mul·ti·den·tate [mʌltaɪ'denteɪt] *adj* mit vielen Zähnen, vielzahnig.
mul·ti·fo·cal [,mʌltɪ'fəʊkl] *adj* mehrere Fokus betr., multifokal.
mul·ti·glan·du·lar [,mʌltɪ'glændʒələr] *adj* multiglandulär, pluriglandulär.
mul·ti·loc·u·lar [,mʌltɪ'lɒkjələr] *adj patho.* vielkamm(e)rig, multilokulär.
mul·ti·nu·cle·ar [,mʌltɪ'n(j)u:klɪər] *adj* mehrkernig, vielkernig, multinukleär, multinuklear.
mul·ti·nu·cle·ate [,mʌltɪ'n(j)u:klɪɪt, -eɪt] *adj* → multinuclear.
mul·ti·root·ed [mʌltɪ'ru:tɪd] *adj* mit mehreren Wurzeln versehen.
mul·ti·va·lent [,mʌltɪ'veɪlənt, mʌl'tɪvələnt] *adj* **1.** *chem.* mehrwertig, multivalent. **2.** *immun.* multivalent, polyvalent.
mum·mi·fi·ca·tion [,mʌməfaɪ'keɪʃn] *n* **1.** Mumifikation *f*, Mumifizierung *f*. **2.** trockene Gangrän *f*, Mumifikation *f*, Mumifizierung *f*.
pulp mummification Pulpenmumifikation *f*, Mumifikation *f*.
mum·mi·fied ['mʌməfaɪd] *adj* **1.** mumifiziert. **2.** vertrocknet, eingetrocknet.
mum·mi·fy ['mʌməfaɪ] **I** *vt* mumifizieren. **II** *vi* vertrocknen, verdorren.
mumps [mʌmps] *n* Mumps *m/f*, Ziegenpeter *m*, Parotitis epidemica.
mu·ral ['mjʊərəl] *adj* mural; intramural.
mu·ram·i·dase [mjʊə'ræmɪdeɪz] *n* Lysozym *nt*.
mu·rein ['mjʊəri:n] *n* Murein *nt*, Mukopeptid *nt*, Peptidoglykan *nt*.
mur·mur ['mɜrmər] *n* **1.** *patho.* (Herz-)Geräusch *nt*. **2.** Rauschen, Murmeln *nt*, Geräusch *nt*.
bronchial murmur Bronchialatmen *nt*, bronchiales Atemgeräusch *nt*.
cardiac murmur Herzgeräusch *nt*.
diastolic murmur diastolisches (Herz-)Geräusch *nt*, Diastolikum *nt*.
friction murmur Reibegeräusch *nt*, Reiben *nt*.
heart murmur Herzgeräusch *nt*.
humming-top murmur Nonnensausen *nt*, Nonnengeräusch *nt*, Kreiselgeräusch *nt*, Bruit de diable.
vesicular murmur Vesikuläratmen *nt*, Bläschenatmen *nt*, vesikuläres Atemgeräusch *nt*.
mus·ca·rine ['mʌskərɪn, -ri:n] *n* Muskarin *nt*, Muscarin *nt*.
mus·cle ['mʌsəl] *n* Muskel *m*, Muskelgewebe *nt*; *anat.* Musculus *m*.
abductor muscle Abduktionsmuskel *m*, Abduktor *m*, Musculus abductor.
adductor muscle Adduktor *m*, Adduktionsmuskel *m*, Musculus adductor.
Aeby's muscle Musculus depressor labii inferioris.
agonistic muscle Antagonist *m*, Gegenmuskel *m*.
alar muscle Pars alaris.
alar part of nasalis muscle Pars alaris.
Albinus' muscle **1.** Musculus risorius. **2.** Musculus scalenus medius.
antagonistic muscle Gegenspieler *m*, Gegenmuskel *m*, Antagonist *m*.
anterior auricularis muscle Aurikularis *m* anterior, Musculus auricularis anterior.
auricularis anterior muscle → anterior auricularis muscle.
auricularis posterior muscle → posterior auricularis muscle.
auricularis superior muscle → superior auricularis muscle.
buccal muscle → buccinator muscle.
buccinator muscle Wangenmuskel *m*, Bukzinator *m*, Buccinator *m*, Musculus buccinator.
canine muscle Musculus levator anguli oris.
caninus muscle → canine muscle.
cardiac muscle Herzmuskel *m*, Herzmuskelgewebe *nt*; Myokard *nt*.
cervical muscles Halsmuskeln *pl*, Halsmuskulatur *f*, Musculi colli/cervicis.
cheek muscle → buccinator muscle.
chin muscle Kinnmuskel *m*, Mentalis *m*, Musculus mentalis.
chondroglossal muscle → chondroglossus muscle.
chondroglossus muscle Chondroglossus *m*, Musculus chondroglossus.
chondropharyngeal muscle Pars chondropharyngea.
chondropharyngeus muscle **1.** Pars chondropharyngea. **2.** Musculus constrictor pharyngis medius.
constrictor muscle of pharynx → constrictor pharyngis muscle.
constrictor pharyngeal muscle → constrictor pharyngis muscle.
constrictor pharyngis muscle Constrictor *m* pharyngis, Musculus constrictor pharyngis.
constrictor pharyngis inferior muscle Constrictor *m* pharyngis inferior, Musculus constrictor pharyngis inferior.
constrictor pharyngis medius muscle Constrictor *m* pharyngis medius, Musculus constrictor pharyngis medius.
constrictor pharyngis superior muscle Constrictor *m* pharyngis superior, Musculus constrictor pharyngis superior.
cricoarytenoid muscle → cricoarytenoideus muscle.
cricoarytenoideus muscle Cricoarytänoideus *m*, Musculus cricoarytaenoideus.
cricoarytenoideus lateralis muscle *inf.* Lateralis *m*, Cricoarytänoideus *m* lateralis, Musculus cricoarytaenoideus lateralis.
cricoarytenoideus posterior muscle *inf.* Postikus *m*, Cricoarytänoideus *m* posterior, Musculus cricoaryt(a)enoideus posterior.
depressor anguli oris muscle Depressor *m* anguli oris, Musculus depressor anguli oris, *old* Musculus triangularis.
depressor labii inferioris muscle Depressor *m* labii inferioris, Musculus depressor labii inferioris.
depressor muscle Depressor *m*, Musculus depressor.
depressor muscle of angle of mouth → depressor anguli oris muscle.
depressor muscle of lower lip → depressor labii inferioris muscle.
dilatator muscle → dilator muscle.
dilator muscle Dilatator *m*, Musculus dilatator/dilator.
dilator muscle of nose Pars alaris.
dilator naris muscle Pars alaris.
epicranial muscle → epicranius muscle.
epicranius muscle Epikranius *m*, Musculus epicranius.
eustachian muscle Musculus tensor tympani.
extensor muscle Strecker *m*, Streckmuskel *m*, Extensor *m*, Musculus extensor.
external pterygoid muscle → pterygoideus lateralis muscle.
extraocular muscles → eye muscles.
extrinsic muscles of tongue extrinsische Zungenmuskulatur *f*.
extrinsic ocular muscles → eye muscles.
eye muscles (äußere) Augenmuskeln *pl*, Musculi bulbi.
facial muscles Gesichtsmuskulatur *f*, mimische Muskulatur *f*, Musculi faciales.
muscles of fauces → pharyngeal muscles.
flexor muscle Beuger *m*, Beugemuskel *m*, Flexor *m*, Musculus flexor.
frontal muscle → frontalis muscle.
frontalis muscle Frontalis *m*, Musculus frontalis, Venter frontalis (m. occipitofrontalis).
genioglossus muscle Genioglossus *m*, Musculus genioglossus.
geniohyoglossus muscle → genioglossus muscle.
geniohyoid muscle → geniohyoideus muscle.
geniohyoideus muscle Geniohyoideus *m*, Musculus geniohyoideus.
glossopalatine muscle → glossopalatinus muscle.
glossopalatinus muscle Palatoglossus *m*, Musculus palatoglossus.
glossopharyngeal muscle → glossopharyngeus muscle.
glossopharyngeus muscle Pars glossopharyngea (m. constrictoris pharyngis superioris).
greater zygomatic muscle → zygomaticus major muscle.
muscles of head Kopfmuskeln *pl*, Kopfmuskulatur *f*, Musculi capitis.
hyoglossal muscle → hyoglossus muscle.
hyoglossus muscle Hyoglossus *m*, Musculus hyoglossus.
hypertonic muscle hypertoner Muskel *m*.
hypotonic muscle hypotoner Muskel *m*.
incisive muscle Musculus incisivus.
incisive muscle of lower lip Musculus incisivus labii inferioris.
incisive muscle of upper lip Musculus incisivus labii superioris.
inferior constrictor muscle of pharynx → constrictor pharyngis inferior muscle.
inferior constrictor pharyngeal muscle → constrictor pharyngis inferior muscle.
infrahyoid muscles infrahyoidale Muskulatur *f*, Musculi infrahyoidei.
internal pterygoid muscle → pterygoideus medialis muscle.
intrinsic muscles of larynx intrinsische Larynxmuskulatur *f*, intrinsische Kehlkopfmuskulatur *f*.
intrinsic muscles of tongue intrinsische Zungenmuskulatur *m*.
lateral cricoarytenoid muscle → cricoarytenoideus lateralis muscle.
lateral pterygoid muscle → pterygoideus lateralis muscle.
lesser zygomatic muscle → zygomaticus minor muscle.
levator anguli oris muscle Levator *m* anguli oris, Musculus levator anguli oris, *old* Musculus caninus.
levator labii superioris alaeque nasi muscle Levator *m* labii superioris alaeque nasi, Musculus levator labii superioris alaeque nasi.

muscle

levator labii superioris muscle Levator *m* labii superioris, Musculus levator labii superioris.
levator menti muscle → mentalis muscle.
levator muscle Hebemuskel *m*, Levator *m*, Musculus levator.
levator muscle of angle of mouth → levator anguli oris muscle.
levator muscle of palatine velum → levator veli palatini muscle.
levator muscle of upper lip → levator labii superioris muscle.
levator muscle of upper lip and ala of nose → levator labii superioris alaeque nasi muscle.
levator muscle of upper lip and nasal wing → levator labii superioris alaeque nasi muscle.
levator palati muscle → levator veli palatini muscle.
levator veli palatini muscle Levator *m* veli palatini, Musculus levator veli palatini.
lingual muscles Zungenmuskeln *pl*, Zungenmuskulatur *f*, Musculi linguae.
lingualis transversus muscle → transversus linguae muscle.
lingualis verticalis muscle → verticalis linguae muscle.
masseter muscle Kaumuskel *m*, Masseter *m*, Musculus masseter.
muscles of mastication → masticatory muscles.
mastication muscles → masticatory muscles.
masticatory muscles Kaumuskeln *pl*, Kaumuskulatur *f*, Musculi masticatorii.
medial pterygoid muscle → pterygoideus medialis muscle.
mental muscle → mentalis muscle.
mentalis muscle Kinnmuskel *m*, Mentalis *m*, Musculus mentalis.
middle constrictor muscle of pharynx → constrictor pharyngis medius muscle.
middle constrictor pharyngeal muscle → constrictor pharyngis medius muscle.
mylohyoid muscle → mylohyoideus muscle.
mylohyoideus muscle Mylohyoideus *m*, Musculus mylohyoideus.
mylopharyngeal muscle → mylopharyngeus muscle.
mylopharyngeus muscle Pars mylopharyngea m. constrictoris pharyngis superioris.
nasal muscle → nasalis muscle.
nasalis muscle Nasenmuskel *m*, Nasalis *m*, Musculus nasalis.
nasolabial muscle Musculus nasolabialis.
neck muscles Halsmuskeln *pl*, Nackenmuskulatur *f*, Musculi colli/cervicis.
nonstriated muscles glatte *od.* unwillkürliche Muskeln *pl*/Muskulatur *f*.
obliquus auriculae muscle → obliquus auricularis muscle.
obliquus auricularis muscle Musculus obliquus auricularis.
occipitofrontal muscle → occipitofrontalis muscle.
occipitofrontalis muscle Okzipitofrontalis *m*, Musculus occipitofrontalis.
ocular muscles → eye muscles.
oculorotatory muscles → eye muscles.
omohyoid muscle → omohyoideus muscle.
omohyoideus muscle Omohyoideus *m*, Musculus omohyoideus.
orbicular muscle ringförmiger/kreisförmiger Muskel *m*, Orbikularis *m*, Musculus orbicularis.
orbicular muscle of mouth → orbicularis oris muscle.
orbicularis oris muscle Ringmuskel *m* des Mundes, Orbikularis *m* oris, Musculus orbicularis oris.
orbital muscle → orbitalis muscle.
orbitalis muscle Müller-Muskel *m*, Orbitalis *m*, Musculus orbitalis.
palatal muscles Gaumenmuskeln *pl*, Gaumenmuskulatur *f*.
muscles of palate and fauces Gaumen und Rachenmuskulatur *f*.
palatine muscles → palatal muscles.
palatoglossal muscle → palatoglossus muscle.
palatoglossus muscle Palatoglossus *m*, Musculus palatoglossus.
palatopharyngeal muscle → palatopharyngeus muscle.
palatopharyngeus muscle Palatopharyngeus *m*, *old* Musculus pharyngopalatinus, Musculus palatopharyngeus.
palatosalpingeus muscle Tensor *m* veli palatini, Musculus tensor veli palatini.
pharyngeal muscles Schlundmuskeln *pl*, Schlundmuskulatur *f*, Pharynxmuskeln *pl*, Pharynxmuskulatur *f*.
pharyngeal constrictor muscle Schlundschnürer *m*, Musculus constrictor pharyngis.
pharyngoglossus muscle → glossopharyngeus muscle.
pharyngopalatine muscle → palatopharyngeus muscle.
pharyngopalatinus muscle → palatopharyngeus muscle.
platysma muscle Hautmuskel *m* des Halses, Platysma *nt*.
posterior auricularis muscle Auricularis *m* posterior, Musculus auricularis posterior.
posterior cricoarytenoid muscle → cricoarytenoideus posterior muscle.

rocerus muscle Prozerus *m*, Musculus procerus.
pterygoid muscles → pterygoideus muscles.
pterygoideus muscles Flügelmuskeln *pl*.
pterygoideus externus muscle → pterygoideus lateralis muscle.
pterygoideus lateralis muscle Pterygoideus *m* lateralis/externus, Musculus pterygoideus lateralis/externus.
pterygoideus medialis muscle Pterygoideus *m* medialis/internus, Musculus pterygoideus medialis/internus.
pterygopharyngeal muscle → pterygopharyngeus muscle.
pterygopharyngeus muscle *old* Musculus pterygopharyngeus, Pars pterygopharyngea m. onstrictoris pharyngis superioris.
quadrate muscle of lower lip → depressor labii inferioris muscle.
quadrate muscle of upper lip → levator labii superioris muscle.
quadratus labii inferioris muscle → depressor labii inferioris muscle.
quadratus labii superioris muscle → levator labii superioris muscle.
risorius muscle Lachmuskel *m*, Risorius *m*, Musculus risorius.
Santorini's muscle → risorius muscle.
scalenus muscle Skalenus *m*, Musculus scalenus.
scalp muscle → epicranius muscle.
smooth muscle glatter unwillkürlicher Muskel *m*, glattes unwillkürliches Muskelgewebe *nt*.
square muscle of lower lip → depressor labii inferioris muscle.
square muscle of upper lip → levator labii superioris muscle.
sternocleidomastoid muscle → sternocleidomastoideus muscle.
sternocleidomastoideus muscle Sternokleidomastoideus *m*, Musculus sternocleidomastoideus.
sternohyoid muscle → sternohyoideus muscle.
sternohyoideus muscle Sternohyoideus *m*, Musculus sternohyoideus.
sternomastoid muscle → sternocleidomastoideus muscle.
sternomastoideus muscle → sternocleidomastoideus muscle.
sternothyreoideus muscle Sternothyr(e)oideus *m*, Musculus sternothyr(e)oideus.
sternothyroid muscle → sternothyreoideus muscle.
sternothyroideus muscle → sternothyreoideus muscle.
striated muscle quergestreifter unwillkürlicher Muskel *m*, quergestreifte unwillkürliche Muskulatur *f*.
striped muscle → striated muscle.
styloglossal muscle → styloglossus muscle.
styloglossus muscle Styloglossus *m*, Musculus styloglossus.
stylohyoid muscle → stylohyoideus muscle.
stylohyoideus muscle Stylohyoideus *m*, Musculus stylohyoideus.
superior auricularis muscle Auriculsris *m* superior, Musculus auricularis superior.
superior constrictor muscle of pharynx → constrictor pharyngis superior muscle.
superior constrictor pharyngeal muscle → constrictor pharyngis superior muscle.
suprahyoid muscles obere Zungenbeinmuskeln *pl od.* Zungenbeinmuskulatur *f*, Suprahyoidalmuskulatur *f*, Musculi suprahyoidei.
temporal muscle → temporalis muscle.
temporalis muscle Schläfenmuskel *m*, Temporalis *m*, Musculus temporalis.
temporoparietal muscle → temporoparietalis muscle.
temporoparietalis muscle Temporoparietalis *m*, Musculus temporoparietalis.
tensor muscle of palatine velum → tensor veli palatini muscle.
tensor muscle of tympanic membrane → tensor tympani muscle.
tensor muscle of tympanum → tensor tympani muscle.
ensor muscle of velum palatini → tensor veli palatini muscle.
tensor palati muscle → tensor veli palatini muscle.
tensor tympani muscle Trommelfellspanner *m*, Tensor *m* tympani, Musculus tensor tympani.
tensor veli palatini muscle Tensor *m* veli palatini, Musculus tensor veli palatini.
thyreohyoideus muscle Thyr(e)ohyoideus *m*, Musculus thyrohyoideus.
thyrohyoid muscle → thyreohyoideus muscle.
thyrohyoideus muscle → thyreohyoideus muscle.
muscles of tongue Zungenmuskeln *pl*, Zungenmuskulatur *f*, Musculi linguae.
transverse lingual muscles → transversus linguae muscle.
transverse muscle of the tongue → transversus linguae muscle.
ransverse muscle of tongue → transversus linguae muscle.
transversus linguae muscle Transversus *m* linguae, Musculus transversus linguae.
triangular muscle 1. Depressor *m* anguli oris, Musculus depressor anguli oris, **2.** Musculus triangularis.

triangularis muscle Musculus triangularis.
unstriated muscle → smooth muscle.
unstriped muscle → smooth muscle.
muscle of uvula → uvulae muscle.
uvulae muscle Zäpfchenmuskel *m*, Musculus uvulae.
uvular muscle → uvulae muscle.
vertical lingual muscles → verticalis linguae muscle.
vertical muscle of the tongue → verticalis linguae muscle.
vertical muscle of tongue → verticalis linguae muscle.
verticalis linguae muscle Vertikalis *m* linguae, Musculus verticalis linguae.
vocal muscle → vocalis muscle.
vocalis muscle Stimmbandmuskel *m*, Vokalis *m*, Musculus vocalis.
zygomatic muscle → zygomaticus major muscle.
zygomaticus major muscle großer Jochbeinmuskel *m*, Zygomatikus *m* major, Musculus zygomaticus major.
zygomaticus minor muscle kleiner Jochbeinmuskel *m*, Zygomatikus *m* minor, Musculus zygomaticus minor.
zygomaticus muscle → zygomaticus major muscle.
mus·cles ['mʌsəls] *pl* Muskeln *pl*, Muskulatur *f*.
mus·cu·lar ['mʌskjələr] *adj* **1.** Muskel(n) betr., muskulär, Muskel-. **2.** stark, kräftig, muskulös.
mus·cu·la·ris [ˌmʌskjəˈleərɪs] *n histol.* Muskularis *f*, Tunica muscularis.
mus·cu·la·ture ['mʌskjʊlətʃər, -ˌtʃʊər] *n* Muskulatur *f*, Muskelapparat *m*.
mush·bite ['mʌʃbaɪt] *n* Quetschbiß *m*, Quetschbißabdruck *m*.
mu·ta·bil·i·ty [mjuːtəˈbɪlətɪ] *n* Mutationsfähigkeit *f*, Mutabilität *f*.
mu·ta·ble ['mjuːtəbəl] *adj* mutationsfähig, mutabel.
mu·ta·gen ['mjuːtədʒən] *n* Mutagen *nt*, mutagenes Agens *nt*.
mu·ta·gen·e·sis [ˌmjuːtəˈdʒenəsɪs] *n* Mutagenese *f*.
mu·ta·gen·ic [ˌmjuːtəˈdʒenɪk] *adj* Mutation verursachend, mutagen.
mu·ta·ge·nic·i·ty [ˌmjuːtədʒəˈnɪsətɪ] *n* Mutationsfähigkeit *f*, Mutagenität *f*.
mu·tant ['mjuːtnt] **I** *n* Mutante *f*. **II** *adj* durch Mutation entstanden, mutiert, mutant.
mu·tase ['mjuːteɪz] *n* Mutase *f*.
mu·tate ['mjuːteɪt] **I** *vt* zu einer Mutation führen. **II** *vi* mutieren (*to* zu).
mu·ta·tion [mjuːˈteɪʃn] *n* Erbänderung *f*, Mutation *f*.
 chromosomal mutation Chromosomenmutation *f*.
 gene mutation Genmutation *f*.
 genomic mutation Genommutation *f*.
 point mutation Punktmutation *f*.
 single-point mutation Punktmutation *f*.
 somatic mutation somatische Mutation *f*.
 transitional mutation Transition *f*.
 transversional mutation Transversion *f*.
mute [mjuːt] **I** *n* Stumme(r *m*) *f*. **II** *adj* **1.** stumm. **2.** still, schweigend, stumm; wortlos, sprachlos.
mute·ness ['mjuːtnɪs] *n* **1.** Stummheit *f*. **2.** Lautlosigkeit *f*.
mu·ti·late ['mjuːtɪleɪt] *vt* verstümmeln.
mu·ti·la·tion [ˌmjuːtəˈleɪʃn] *n* Verstümmelung *f*, Mutilation *f*.
my·al·gia [maɪˈældʒ(ɪ)ə] *n* Muskelschmerz(en *pl*) *m*, Myalgie *f*, Myodynie *f*.
 epidemic myalgia Bornholmer-Krankheit *f*, epidemische Pleurodynie *f*, Myalgia epidemica.
my·a·sis ['maɪəsɪs] *n*, *pl* **my·a·ses** ['maɪəsiːz] → myiasis.
my·as·the·nia [ˌmaɪəsˈθiːnɪə] *n neuro.* Myasthenie *f*, Myasthenia *f*.
 myasthenia gravis Erb-Goldflam-Syndrom *nt*, Erb-Goldflam-Krankheit *f*, Erb-Oppenheim-Goldflam-Syndrom *nt*, Erb-Oppenheim-Goldflam-Krankheit *f*, Hoppe-Goldflam-Syndrom *nt*, Myasthenia gravis pseudoparalytica.
my·a·to·nia [ˌmaɪəˈtəʊnɪə] *n neuro.* Myatonie *f*, Myatonia *f*.
my·at·o·ny [maɪˈætənɪ] *n* → myatonia.
my·at·ro·phy [maɪˈætrəfɪ] *n* Muskelatrophie *f*, Muskelschwund *m*, Myatrophie *f*.
my·ce·li·um [maɪˈsiːlɪəm] *n*, *pl* **my·ce·lia** [maɪˈsiːlɪə] *micro.* Pilzgeflecht *nt*, Myzel *nt*, Myzelium *nt*.
my·ce·tes [maɪˈsiːtiːz] *pl micro.* Pilze *f*, Fungi *pl*, Myzeten *pl*, Mycota *pl*.
my·ce·the·mia [ˌmaɪsəˈθiːmɪə] *n* Pilzsepsis *f*, Fungämie *f*, Mykämie *f*, Myzet(h)ämie *f*.
my·ce·tism ['maɪsətɪzəm] *n* → mycetismus.
my·ce·tis·mus [maɪsəˈtɪzməs] *n* Pilzvergiftung *f*, Myzetismus *m*.
my·ce·to·ma [maɪsəˈtəʊmə] *n*, *pl* **my·ce·to·mas**, **my·ce·to·ma·ta** [maɪsəˈtəʊmətə] Madurafuß *m*, Maduramykose *f*, Myzetom *nt*, Mycetoma *nt*.
my·cid ['maɪsɪd] *n* Mykid *nt*.

myco- *pref.* Pilz-, Myko-, Myzeto-.
my·co·bac·te·ri·o·sis [ˌmaɪkəʊbækˌtɪərɪˈəʊsɪs] *n* Mykobakteriose *f*.
My·co·bac·te·ri·um [ˌmaɪkəʊbækˈtɪərɪəm] *n micro.* Mycobacterium *nt*.
 Mycobacterium leprae Hansen-Bazillus *m*, Leprabazillus *m*, Leprabakterium *nt*, Mycobacterium leprae.
 Mycobacterium tuberculosis Tuberkelbazillus *m*, Tuberkulosebazillus *m*, Tuberkelbakterium *nt*, Tuberkulosebakterium *nt*, TB-Bazillus *m*, TB-Erreger *m*, Mycobacterium tuberculosis, Mycobacterium tuberculosis var. hominis.
my·co·bac·te·ri·um [ˌmaɪkəʊbækˈtɪərɪəm] *n*, *pl* **my·co·bac·te·ria** [ˌmaɪkəʊbækˈtɪərɪə] *micro.* Mykobakterium *nt*, Mycobacterium *nt*.
 anonymous mycobacteria → atypical mycobacteria.
 atypical mycobacteria atypische/nicht-tuberkulöse Mykobakterien *pl*.
 mycobacteria other than tubercle bacilli → atypical mycobacteria.
my·co·bac·tin [ˌmaɪkəʊˈbæktɪn] *n micro.* Mykobaktin *nt*, Mycobactin *nt*.
My·coph·y·ta [maɪˈkɑfɪtə] *pl micro.* Pilze *pl*, Fungi *pl*, Myzeten *pl*, Mycetes *pl*, Mycophyta *pl*, Mycota *pl*.
My·co·plas·ma [ˌmaɪkəˈplæzmə] *n micro.* Mycoplasma *nt*.
 Mycoplasma pneumoniae Eaton-agent *nt*, Mycoplasma pneumoniae.
my·cose ['maɪkəʊs] *n* Trehalose *f*, Mykose *f*.
my·co·sis [maɪˈkəʊsɪs] *n* Pilzerkrankung *f*, Mykose *f*, Mycosis *f*.
 superficial mycosis Pilzerkrankung *f* der Haut, oberflächliche Mykose *f*, Dermatomykose *f*, Dermatomycosis *f*.
my·co·stat ['maɪkəstæt] *n pharm.* fungistatisches Mittel *nt*, Fungistatikum *nt*.
my·co·stat·ic [ˌmaɪkəʊˈstætɪk] *adj* Pilzwachstum hemmend, fungistatisch.
my·co·ta [maɪˈkəʊtə] *pl* → mycetes.
my·cot·ic [maɪˈkɑtɪk] *adj* **1.** Mykose betr., mykotisch, Mykose-. **2.** durch Pilze verursacht, mykotisch, Pilz-.
my·co·tox·i·co·sis [ˌmaɪkəˌtʌksɪˈkəʊsɪs] *n*, *pl* **my·co·tox·i·co·ses** [ˌmaɪkəˌtʌksɪˈkəʊsiːz] Mykotoxikose *f*.
my·co·tox·in [ˌmaɪkəʊˈtʌksɪn] *n* Pilztoxin *nt*, Mykotoxin *nt*.
my·dri·a·sis [mɪˈdraɪəsɪs, maɪ-] *n* Pupillenweitstellung *f*, Pupillenvergrößerung *f*, Mydriasis *f*.
my·ec·to·my [maɪˈektəmɪ] *n* operative Muskel(teil)entfernung *f*, Myektomie *f*.
my·e·len·ceph·a·li·tis [ˌmaɪələnˌsefəˈlaɪtɪs] *n* → myeloencephalitis.
my·el·en·ceph·a·lon [ˌmaɪelenˈsefələn] *n* **1.** *embryo.* Markhirn *nt*, Myelenzephalon *nt*, Myelencephalon *nt*. **2.** Markhirn *nt*, verlängertes Mark *nt*, Medulla oblongata, Bulbus *m* (medullae spinalis), Myelencephalon *nt*.
my·e·lin ['maɪəlɪn] *n* Myelin *nt*.
my·e·li·nat·ed ['maɪəlɪneɪtɪd] *adj* markhaltig, myelinisiert.
my·e·li·na·tion [ˌmaɪəlɪˈneɪʃn] *n* Markscheidenbildung *f*, Markreifung *f*, Myelinisation *f*, Myel(in)ogenese *f*.
my·e·lin·i·za·tion [ˌmaɪəlɪnəˈzeɪʃn] *n* → myelination.
my·e·li·nol·y·sis [maɪəlɪˈnɑləsɪs] *n* Myelinauflösung *f*, Myelinolyse *f*.
my·e·li·nop·a·thy [maɪəlɪˈnɑpəθɪ] *n* Myelinopathie *f*.
my·e·li·tis [maɪəˈlaɪtɪs] *n* **1.** Rückenmark(s)entzündung *f*, Myelitis *f*. **2.** Knochenmark(s)entzündung *f*, Myelitis *f*, Osteomyelitis *f*.
 funicular myelitis Dana-Lichtheim-Krankheit *f*, Lichtheim-Syndrom *nt*, Dana-Syndrom *nt*, Dana-Lichtheim-Putman-Syndrom *nt*, funikuläre Myelose *f*.
myelo- *pref.* Mark-, Rückenmark(s)-, Knochenmark(s)-, Myel(o)-.
my·e·lo·blast ['maɪələʊblæst] *n* Myeloblast *m*.
my·e·lo·blas·te·mia [ˌmaɪələʊblæsˈtiːmɪə] *n hema.* Myeloblastämie *f*.
my·e·lo·blas·to·ma [ˌmaɪələʊblæsˈtəʊmə] *n* Myeloblastom *nt*.
my·e·lo·blas·to·ma·to·sis [ˌmaɪələʊˌblæstəʊməˈtəʊsɪs] *n* Myeloblastomatose *f*.
my·e·lo·cyte ['maɪələʊsaɪt] *n* Myelozyt *m*.
my·e·lo·cy·the·mia [ˌmaɪələʊsaɪˈθiːmɪə] *n* Myelozyt(h)ämie *f*.
my·e·lo·cy·to·ma [ˌmaɪələʊsaɪˈtəʊmə] *n* Myelozytom *nt*.
my·e·lo·cy·to·sis [ˌmaɪələʊsaɪˈtəʊsɪs] *n* Myelozytose *f*; Myelose *f*.
my·e·lo·en·ceph·a·li·tis [ˌmaɪələʊenˌsefəˈlaɪtɪs] *n* Myeloenzephalitis *f*, Enzephalomyelitis *f*.
my·e·lo·fi·bro·sis [ˌmaɪələʊfaɪˈbrəʊsɪs] *n* Knochenmark(s)fibrose *f*, Myelofibrose *f*, Myelosklerose *f*, Osteomyelofibrose *f*, Osteomyelosklerose *f*.

my·e·lo·gen·e·sis [ˌmaɪəloʊˈdʒenəsɪs] *n* **1.** Rückenmarksentwicklung *f*, Myelogenese *f*. **2.** → myelogeny.
my·e·lo·gen·ic [ˌmaɪəloʊˈdʒenɪk] *adj* → myelogenous.
my·e·log·e·nous [maɪəˈlɑdʒənəs] *adj* im Knochenmark entstanden, myelogen, osteomyelogen.
my·e·log·e·ny [maɪəˈlɑdʒənɪ] *n* Markscheidenbildung *f*, Markreifung *f*, Myelinisation *f*, Myel(in)ogenese *f*.
my·e·lo·gram [ˈmaɪələɡræm] *n* **1.** *radiol.* Myelogramm *nt*. **2.** *hema.* Myelogramm *nt*, Hämatomyelogramm *nt*.
my·e·log·ra·phy [maɪəˈlɑɡrəfɪ] *n radiol.* Myelographie *f*.
my·e·loid [ˈmaɪəlɔɪd] *adj* **1.** Knochenmark betr., knochenmarkähnlich, markartig, myeloid, Knochenmark(s)-. **2.** Rückenmark betr., Rückenmark(s)-. **3.** *hema.* myelozytenähnlich, myeloid, myeloisch.
my·e·lo·ma [maɪəˈloʊmə] *n, pl* **my·e·lo·mas, my·e·lo·ma·ta** [maɪə loʊmətə] Myelom *nt*, Myelom *nt*.
 endothelial myeloma Ewing-(Knochen-)Sarkom *nt*, endotheliales Myelom *nt*.
 giant cell myeloma Riesenzelltumor *m* des Knochens, Osteoklastom *nt*.
 localized myeloma solitäres/lokalisiertes Myelom/Plasmozytom *nt*.
 multiple myeloma Kahler-Krankheit *f*, Huppert-Krankheit *f*, Morbus *m* Kahler, multiples Myelom *nt*, Plasmozytom *nt*, plasmozytisches Immunozytom *nt*, plasmozytisches Lymphom *nt*.
 plasma cell myeloma → multiple myeloma.
 solitary myeloma → localized myeloma.
my·e·lo·ma·la·cia [ˌmaɪəloʊməˈleɪʃ(ɪ)ə] *n patho.* Rückenmark(s)erweichung *f*, Myelomalazie *f*.
my·e·lo·ma·to·sis [maɪəˌloʊməˈtoʊsɪs] *n, pl* **my·e·lo·ma·to·ses** [maɪəˌloʊməˈtoʊsiːz] → multiple *myeloma*.
my·e·lo·men·in·gi·tis [maɪəloʊˌmenɪnˈdʒaɪtɪs] *n* Myelomeningitis *f*, Meningomyelitis *f*.
my·e·lo·me·nin·go·cele [ˌmaɪəloʊmɪˈnɪŋɡəsiːl, -ˈnɪndʒə-] *n* Myelomeningozele *f*, Meningomyelozele *f*.
my·e·lom·y·cis [maɪəˈlɑməsɪːz] *n* → medullary *carcinoma*.
my·e·lop·a·thy [maɪəˈlɑpəθɪ] *n* **1.** Rückenmark(s)erkrankung *f*, Myelopathie *f*, Myelopathia *f*. **2.** Knochenmark(s)erkrankung *f*, Myelopathie *f*, Myelopathia *f*.
my·e·lo·ple·gia [ˌmaɪəloʊˈpliːdʒ(ɪ)ə] *n* Spinalparalyse *f*.
my·e·lo·poi·e·sis [ˌmaɪəloʊpɔɪˈiːsɪs] *n* Myelopoese *f*.
my·e·lor·rha·gia [ˌmaɪəloʊˈreɪdʒ(ɪ)ə] *n* Rückenmarks(ein)blutung *f*, Hämatomyelie *f*.
my·e·lo·sar·co·ma·to·sis [ˌmaɪəloʊˌsɑːrkəməˈtoʊsɪs] *n* → multiple *myeloma*.
my·e·lo·scin·tig·ra·phy [ˌmaɪəloʊsɪnˈtɪɡrəfɪ] *n radiol.* Myeloszintigraphie *f*.
my·e·lo·scle·ro·sis [ˌmaɪəloʊsklɪˈroʊsɪs] *n* **1.** Knochenmark(s)fibrose *f*, Myelofibrose *f*, Myelosklerose *f*, Osteomyelofibrose *f*, Osteomyelosklerose *f*. **2.** Myelosklerose *f*.
my·e·lo·sis [maɪəˈloʊsɪs] *n* **1.** *hema.* Myelose *f*; Myelozytose *f*. **2.** *neuro.* degenerativer Rückenmarksprozeß *m*, Myelose *f*.
 acute erythremic myelosis Di Guglielmo-Krankheit *f*, Di Guglielmo-Syndrom *nt*, akute Erythrämie/Erythromyelose *f*, akute erythrämische Myelose *f*, Erythroblastose *f* des Erwachsenen.
 funicular myelosis → funicular *myelitis*.
my·e·lo·sup·pres·sion [ˌmaɪəloʊsəˈpreʃn] *n* Knochenmark(s)depression *f*, Knochenmark(s)hemmung *f*.
my·e·lo·sup·pres·sive [ˌmaɪəloʊsəˈpresɪv] **I** *n* myelodepressive Substanz *f*. **II** *adj* knochenmark(s)hemmend, myelodepressiv.
my·e·lo·sy·rin·go·sis [ˌmaɪəloʊsɪrɪŋˈɡoʊsɪs] *n* Syringomyelie *f*, Syringomyelia *f*.
my·e·lo·tox·ic [ˌmaɪəloʊˈtɑksɪk] *adj* knochenmark(s)schädigend, knochenmark(s)toxisch, myelotoxisch.
my·i·a·sis [ˈmaɪ(j)əsɪs, maɪˈaɪəsɪs] *n, pl* **my·i·a·ses** [ˈmaɪ(j)əsiːz, ˌmaɪˈaɪəsiːz] *derm.* Myiasis *f*.
my·io·sis [maɪˈjoʊsɪs, ˌmaɪəˈoʊsɪs] *n, pl* **my·io·ses** [maɪˈjoʊsiːz, ˌmaɪəˈoʊsiːz] → myiasis.
my·i·tis [maɪˈaɪtɪs] *n* → myositis.
my·lo·hy·oi·de·us [ˌmaɪloʊhaɪˈɔɪdɪəs] *n* Mylohyoideus *m*, Musculus mylohyoideus.
my·lo·pha·ryn·ge·us [ˌmaɪloʊfəˈrɪndʒ(ɪ)əs] *n* Pars mylopharyngea m. constrictoris pharyngis superioris.
myo- *pref.* Muskel-, My(o)-.
my·o·as·the·nia [ˌmaɪoʊæsˈθiːnɪə] *n* Muskelschwäche *f*, Myasthenie *f*.
my·o·at·ro·phy [ˌmaɪoʊˈætrəfɪ] *n* Muskelatrophie *f*, Muskelschwund *m*, Myatrophie *f*.
my·o·blas·to·ma [ˌmaɪoʊblæsˈtoʊmə] *n* → granular-cell myoblastoma.
 granular-cell myoblastoma *patho.* Abrikossoff-Geschwulst *f*, Abrikossoff-Tumor *m*, Myoblastenmyom *nt*, Myoblastom *nt*, Granularzelltumor *m*.
my·o·blas·to·my·o·ma [ˌmaɪoʊˌblæstəmaɪˈoʊmə] *n* → granular-cell *myoblastoma*.
 granular-cell myoblastomyoma → granular-cell *myoblastoma*.
my·o·car·di·al [ˌmaɪoʊˈkɑːrdɪəl] *adj* Herzmuskel(gewebe) betr., myokardial, Herzmuskel-, Myokard-.
my·o·car·di·op·a·thy [ˌmaɪoʊkɑːrdɪˈɑpəθɪ] *n* Myokardiopathie *f*, Kardiomyopathie *f*, Cardiomyopathia *f*.
my·o·car·di·tis [ˌmaɪoʊkɑːrˈdaɪtɪs] *n* Herzmuskelentzündung *f*, Myokardentzündung *f*, Myokarditis *f*, Myocarditis *f*.
my·o·car·di·um [ˌmaɪoʊˈkɑːrdɪəm] *n, pl* **my·o·car·dia** [ˌmaɪoʊˈkɑːrdɪə] Herzmuskulatur *f*, Myokard *nt*, Myocardium *nt*.
my·o·cele [ˈmaɪoʊsiːl] *n* Muskelhernie *f*, Myozele *f*.
my·o·cep·tor [ˈmaɪoʊseptər] *n* motorische Endplatte *f*.
my·oc·lo·nus [maɪˈɑklənəs] *n neuro.* Myoklonus *m*.
 palatal myoclonus Gaumensegelnystagmus *m*.
my·o·cyte [ˈmaɪoʊsaɪt] *n* Muskelzelle *f*, Myozyt *m*.
my·o·cy·tol·y·sis [ˌmaɪoʊsaɪˈtɑləsɪs] *n patho.* Muskelfaserauflösung *f*, Myozytolyse *f*.
my·o·de·gen·er·a·tion [ˌmaɪoʊdɪˌdʒenəˈreɪʃn] *n* Muskeldegeneration *f*.
my·o·dyn·ia [ˌmaɪoʊˈdiːnɪə] *n* Muskelschmerz(en *pl*) *m*, Myodynie *f*, Myalgie *f*.
my·o·dys·tro·phy [ˌmaɪoʊˈdɪstrəfɪ] *n* → muscular *dystrophy*.
my·o·ep·i·the·li·o·ma [ˌmaɪoʊˌepɪˌθɪlɪˈoʊmə] *n* Myoepitheliom(a) *nt*.
my·o·fas·ci·tis [ˌmaɪoʊfəˈsaɪtɪs] *n* Myositis fibrosa.
my·o·fi·bril [ˌmaɪoʊˈfaɪbrəl, -fɪb-] *n* Muskelfaser *f*, Myofibrille *f*.
my·o·fi·bro·ma [ˌmaɪoʊfaɪˈbroʊmə] *n patho.* Myofibrom *nt*, Fibromyom *nt*.
my·o·fi·bro·sis [ˌmaɪoʊfaɪˈbroʊsɪs] *n patho.* Myofibrose *f*, Myofibrosis *f*.
my·o·fil·a·ment [ˌmaɪoʊˈfɪləmənt] *n* Myofilament *nt*.
 thick myofilament Myosinfilament *nt*.
 thin myofilament Aktinfilament *nt*.
my·o·gen·ic [ˌmaɪoʊˈdʒenɪk] *adj* **1.** muskel(gewebe)bildend, myogen. **2.** vom Muskel(gewebe) ausgehend, myogen.
my·og·e·nous [maɪˈɑdʒənəs] *adj* vom Muskel(gewebe) ausgehend, myogen.
my·o·glo·bin [ˌmaɪəˈɡloʊbɪn] *n* Myoglobin *nt*.
my·o·glo·bin·u·ria [ˌmaɪəˌɡloʊbɪˈn(j)ʊərɪə] *n* Myoglobinausscheidung *f* im Harn, Myoglobinurie *f*.
my·o·gram [ˈmaɪoʊɡræm] *n* Myogramm *nt*.
my·o·graph [ˈmaɪoʊɡræf] *n* Myograph *m*.
my·og·ra·phy [maɪˈɑɡrəfɪ] *n* **1.** *physiol.* Myographie *f*. **2.** *radiol.* Myographie *f*.
my·o·he·ma·tin [ˌmaɪəˈhiːmətɪn, -ˈhem-] *n* **1.** Myohämatin *nt*. **2.** Myoglobin *nt*.
my·o·he·mo·glo·bin [ˌmaɪoʊˈhiːməɡloʊbɪn, -ˈhem-] *n* → myoglobin.
my·oid [ˈmaɪɔɪd] *adj* muskel(zellen)ähnlich, myoid.
my·o·lem·ma [ˌmaɪoʊˈlemə] *n* Myolemm *nt*, Sarkolemm *nt*.
my·ol·y·sis [maɪˈɑləsɪs] *n* Muskel(faser)degeneration *f*, Muskel(faser)nekrose *f*, Muskel(faser)auflösung *f*, Myolyse *f*.
my·o·ma [maɪˈoʊmə] *n, pl* **my·o·mas, my·o·ma·ta** [maɪˈoʊmətə] Myom(a) *nt*.
my·o·ma·la·cia [ˌmaɪəməˈleɪʃ(ɪ)ə] *n patho.* Muskelerweichung *f*, Myomalazie *f*.
my·o·mec·to·my [maɪəˈmektəmɪ] *n* **1.** Myomentfernung *f*, Myomektomie *f*. **2.** operative Muskel(teil)entfernung *f*, Myektomie *f*.
my·o·ne·cro·sis [ˌmaɪənɪˈkroʊsɪs] *n* Muskelnekrose *f*, Myonekrose *f*.
my·o·neu·ral [ˌmaɪoʊˈnjʊərəl, -ˈnʊr-] *adj* myoneural, myoneuronal, neuromuskulär.
my·o·neu·ral·gia [ˌmaɪoʊnjʊˈrældʒ(ɪ)ə] *n* **1.** Muskelschmerz(en *pl*) *m*, Myalgie *f*, Myodynie *f*. **2.** Muskelneuralgie *f*.
my·o·pa·ral·y·sis [ˌmaɪoʊpəˈræləsɪs] *n* Muskellähmung *f*, Myoparalyse *f*.
my·o·pa·re·sis [ˌmaɪoʊpəˈriːsɪs, -ˈpærə-] *n* unvollständige Muskellähmung *f*, Muskelschwäche *f*, Myoparese *f*.
my·op·a·thy [maɪˈɑpəθɪ] *n* Muskelerkrankung *f*, Myopathie *f*, Myopathia *f*.
my·o·pia [maɪˈoʊpɪə] *n* Kurzsichtigkeit *f*, Myopie *f*.
my·op·ic [maɪˈɑpɪk, -ˈoʊp-] *adj* Myopie betr., kurzsichtig, myop.
my·o·plasm [ˈmaɪəplæzəm] *n* Myoplasma *nt*.
my·o·pro·tein [ˌmaɪoʊˈproʊtiːn, -tiːɪn] *n* Muskelprotein *nt*, Myoprotein *nt*.
my·or·rhex·is [ˌmaɪəˈreksɪs] *n* Muskelriß *m*, Muskelruptur *f*, Myorrhexis *f*.

my·o·sal·gia [ˌmaɪəʊˈsældʒ(ɪ)ə] *n* → myalgia.
my·o·sar·co·ma [ˌmaɪəʊsɑːrˈkəʊmə] *n patho.* Myosarkom *nt*, Myosarcoma *nt*.
my·o·schwan·no·ma [ˌmaɪəʊʃwɑˈnəʊmə] *n* Schwannom *nt*, Neurinom *nt*, Neurilem(m)om *nt*.
my·o·scle·ro·sis [ˌmaɪəʊsklɪˈrəʊsɪs] *n* Muskelverhärtung *f*, Myosklerose *f*.
my·o·sin [ˈmaɪəsɪn] *n* Myosin *nt*.
my·o·sin·o·gen [ˌmaɪəˈsɪnədʒən] *n* Myogen *nt*.
my·o·sis [maɪˈəʊsɪs] *n* Pupillenverengung *f*, Pupillenengstellung *f*, Miosis *f*.
my·o·si·tis [ˌmaɪəʊˈsaɪtɪs] *n* Muskelentzündung *f*, Myositis *f*.
my·o·spasm [ˈmaɪəʊspæzəm] *n* Muskelkrampf *m*, Muskelspasmus *m*, Myospasmus *m*.
my·o·spas·mus [ˌmaɪəʊˈspæzməs] *n* → myospasm.
my·o·tome [ˈmaɪəʊtəʊm] *n* **1.** *embryo.* Myotom *nt*. **2.** *chir.* Myotom *nt*.
my·ot·o·my [maɪˈɑtəmɪ] *n ortho.* Muskeldurchtrennung *f*, Myotomie *f*.
my·o·tone [ˈmaɪətəʊn] *n* → myotonus.
my·ot·o·nus [maɪˈɑtənəs] *n* tonischer Muskelkrampf *m*; Myotonie *f*, Myotonia *f*.
my·ot·o·ny [maɪˈɑtənɪ] *n* (erhöhte) Muskelspannung *f*, Myotonie *f*, Myotonia *f*.
my·o·trop·ic [ˌmaɪəˈtrɑpɪk, -ˈtrəʊp-] *adj* myotrop.
my·rin·ga [mɪˈrɪŋɡə] *n* Trommelfell *nt*, Membrana tympanica.
myr·in·gec·to·my [ˌmɪrənˈdʒektəmɪ] *n* Trommelfellentfernung *f*, Myringektomie *f*.
myr·in·gi·tis [ˌmɪrənˈdʒaɪtɪs] *n* Trommelfellentzündung *f*, Myringitis *f*.
myringo- *pref.* Trommelfell-, Myring(o)-.
my·rin·go·my·co·sis [mɪˌrɪŋɡəʊmaɪˈkəʊsɪs] *n* Myringomykose *f*.
my·rin·go·plas·ty [mɪˈrɪŋɡəʊplæstɪ] *n* Trommelfellplastik *f*, Myringoplastik *f*.
my·rin·go·rup·ture [mɪˌrɪŋɡəʊˈrʌptʃər] *n* Trommelfellriß *m*, Trommelfellruptur *f*.
my·rin·go·tome [mɪˈrɪŋɡəʊtəʊm] *n* Parazentesemesser *nt*.
myr·in·got·o·my [mɪrənˈɡɑtəmɪ] *n* Trommelfellschnitt *m*, Myringotomie *f*, Parazentese *f*.
my·rinx [ˈmaɪrɪŋks, ˈmɪr-] *n* → myringa.
myx·ad·e·ni·tis [mɪksˌædəˈnaɪtɪs] *n* Schleimdrüsenentzündung *f*, Myxadenitis *f*.
myx·ad·e·no·ma [mɪksˌædəˈnəʊmə] *n* Myxadenom(a) *nt*.
myx·e·de·ma [mɪksəˈdiːmə] *n* Myxödem *nt*, Myxodermia diffusa.
myx·e·dem·a·tous [mɪksəˈdemətəs, -ˈdiːm-] *adj* Myxödem betr., myxödematös, Myxödem-.
myxo- *pref.* Schleim-, Myx(o)-, Muk(o)-, Muc(o)-, Muz(i)-, Muc(i)-.
myx·o·ad·e·no·ma [ˌmɪksəʊˌædɪˈnəʊmə] *n* Myxadenom(a) *nt*.
myx·o·chon·dro·ma [ˌmɪksəʊkɑnˈdrəʊmə] *n* Myxochondrom(a) *nt*.
myx·o·fi·bro·ma [ˌmɪksəʊfaɪˈbrəʊmə] *n* Fibromyxom *nt*, Myxofibrom(a) *nt*, Myxoma fibrosum.
odontogenic myxofibroma odontogenes Fibromyxom *nt*, odontogenes Myxofibrom *nt*, odontogenes Myxom *nt*.
myx·o·in·o·ma [ˌmɪksəʊɪnˈəʊmə] *n* → myxofibroma.
myx·o·li·po·ma [ˌmɪksəʊlɪˈpəʊmə] *n* Myxolipom(a) *nt*, Myxoma lipomatosum.
myx·o·ma [mɪkˈsəʊmə] *n*, *pl* **myx·o·mas**, **myx·o·ma·ta** [mɪkˈsəʊmətə] Myxom(a) *nt*.
odontogenic myxoma odontogenes Fibromyxom *nt*, odontogenes Myxofibrom *nt*, odontogenes Myxom *nt*.
myx·o·ma·to·sis [ˌmɪksəʊməˈtəʊsɪs] *n* **1.** Myxomatose *f*, Myxomatosis *f*. **2.** myxomatöse Degeneration *f*.
myx·om·a·tous [mɪkˈsamətəs] *adj* schleimig, schleimbildend, schleimähnlich, myxomartig, myxomatös.
Myx·o·my·ce·tes [ˌmɪksəʊmaɪˈsiːtiːz] *pl micro.* Schleimpilze *pl*, Myxomyzeten *pl*, Myxomycetes *pl*, Myxophyta *pl*, Myxomykota *pl*.
myx·o·sar·co·ma [ˌmɪksəʊsɑːrˈkəʊmə] *n* Myxosarkom *nt*, Myxoma sarcomatosum.
myx·o·vi·rus [ˌmɪksəʊˈvaɪrəs] *n micro.* Myxovirus *nt*.

N

nad·ide ['nædaɪd] *n pharm.* Nadid *nt*, Nicotinamidadenindinucleotid *nt*.
nail [neɪl] **I** *n* **1.** Nagel *m*, Unguis *m.* **2.** Nagel *m.* **II** *vt* (an-)nageln (*to* an).
  threaded nail Gewindestift *m*.
nail·ing ['neɪlɪŋ] *n traumat.* Nagelung *f*, Nageln *nt*.
  intramedullary nailing → marrow nailing.
  marrow nailing Marknagelung *f*.
  medullary nailing → marrow nailing.
nal·ox·one [næl'ɑksəʊn, 'nælək-] *n pharm.* Naloxon *nt*.
na·nism ['neɪnɪzəm, 'næn-] *n* Minderwuchs *m*, Zwergwuchs *m*, Nan(n)ismus *m*, Nan(n)osomie *f*.
nano- *pref.* Nano-.
nan·o·ce·pha·lia [ˌnænəsɪ'feɪljə, ˌneɪnə-] *n* → nanocephaly.
nan·o·ce·phal·ic [ˌnænəsɪ'fælɪk, ˌneɪnə-] *adj* mikrozephal, mikrokephal.
nan·o·ceph·a·lous [ˌnænə'sefələs, ˌneɪnə-] *adj* → nanocephalic.
nan·o·ceph·a·ly [ˌnænə'sefəlɪ, ˌneɪnə-] *n embryo.* Mikrozephalie *f*, Mikrokephalie *f*, Mikrozephalus *m*.
nan·o·cor·mia [ˌnænə'kɔːrmɪə, ˌneɪnə-] *n* Kleinwuchs *m*, Mikrosomie *f*.
nan·o·gram ['nænəgræm, 'neɪnə-] *n* Nanogramm *nt*.
nan·o·me·ter [ˌnænə'miːtər, ˌneɪnə-] *n* Nanometer *nt/m*.
na·no·so·ma [ˌnænə'səʊmə, ˌneɪnə-] *n* → nanism.
na·no·so·mia [ˌnænə'səʊmɪə, ˌneɪnə-] *n* → nanism.
nape [neɪp] *n* Nacken *m*.
naph·ta·lin ['næftəlɪn] *n* → naphthalene.
naph·tha·lene ['næfθəliːn] *n* Naphthalin *nt*.
naph·thol ['næfθɒl, 'næp-] *n* Naphthol *nt*.
naph·tol ['næfθɒl] *n* → naphthol.
narco- *pref.* Lähmungs-, Narko-, Narkose-.
nar·co·lep·sy ['nɑːrkəʊlepsɪ] *n neuro.* Narkolepsie *f*.
nar·co·lep·tic [ˌnɑːrkəʊ'leptɪk] *adj* Narkolepsie betr., narkoleptisch.
nar·co·ma·nia [ˌnɑːrkəʊ'meɪnɪə, -jə] *n psychia.* Narkomanie *f*.
nar·co·sis [nɑːr'kəʊsɪs] *n, pl* **nar·co·ses** [nɑːr'kəʊsiːz] Narkose *f*, Vollnarkose *f*, Allgemeinnarkose *f*, Allgemeinanästhesie *f*.
nar·cot·ic [nɑːr'kɒtɪk] **I** *n* **1.** Betäubungsmittel *nt*, Narkotikum *nt*. **2.** Rauschgift *nt*. **II** *adj* **3.** Narkose betr., narkotisch, Narkose-. **4.** berauschend, betäubend, narkotisch.
nar·co·tize ['nɑːrkəʊtaɪz] *vt* betäuben, narkotisieren.
na·ris ['neərɪs, 'neɪ-] *n, pl* **na·res** [ˈneərɪːz, 'neɪrɪːz] *anat.* Nasenloch *nt*, Naris *f*.
na·sal ['neɪzl] **I** *n* Nasal(laut *m*) *m*. **II** *adj* Nase betr., nasal, Nasen-, Nasal-.
na·sa·lis [neɪ'zælɪs, -'zeɪ-] *n* → nasalis *muscle*.
na·sal·i·ty [neɪ'zælətɪ, næ-] *n* Nasalität *f*.
na·sal·i·za·tion [ˌneɪzəlaɪ'zeɪʃn, ˌnæ-] *n* **1.** Näseln *nt*, Näselung *f*. **2.** Nasalierung *f*, nasale Aussprache *f*.
na·sal·ize ['neɪzəlaɪz, 'næ-] **I** *vt* nasalieren. **II** *vi* näseln, durch die Nase sprechen, nasal sprechen.
na·si·on ['neɪzɪɑn] *n anat.* Nasion *nt*.
naso- *pref.* Nasen-, Nas(o)-, Rhin(o)-.
na·so·la·bi·al [ˌneɪzəʊ'leɪbɪəl] *adj* Nase u. Lippe betr., nasolabial, Nasolabial-.
na·so·pha·ryn·ge·al [ˌneɪzəʊfə'rɪndʒ(ɪ)əl, -ˌfærɪn'dʒiːəl] *adj* Nasopharynx betr., nasopharyngeal, Nasopharyngeal-.
na·so·phar·yn·gi·tis [ˌneɪzəʊˌfærən'dʒaɪtɪs] *n* Entzündung *f* des Nasenrachenraums, Nasopharyngitis *f*, Rhinopharyngitis *f*, Epipharyngitis *f*.
na·so·phar·ynx [ˌneɪzəʊ'færɪŋks] *n, pl* **na·so·phar·ynx·es** [ˌneɪzəʊfə'rɪndʒɪːz] Nasenrachenraum *m*, Nasopharynx *m*, Rhinopharynx *m*, Epipharynx *m*, Pars nasalis pharyngis.
na·so·scope ['neɪzəʊskəʊp] *n* Nasenspiegel *m*, Rhinoskop *nt*.
na·so·si·nus·i·tis [ˌneɪzəʊˌsaɪnə'saɪtɪs] *n* Entzündung *f* der Nasennebenhöhlen, Nebenhöhlenentzündung *f*, Sinusitis *f*.

na·sus ['neɪzəs] *n, pl* **na·si** ['neɪzaɪ] *anat.* (äußere) Nase *f*, Nasus (externus) *m*.
na·tal ['neɪtl] *adj* **1.** Geburt betr., natal, Geburts-, Geburten-. **2.** Gesäß betr., Gesäß-, After-.
na·tal·i·ty [neɪ'tælətɪ, nə-] *n* Geburtenziffer *f*, Geburtenhäufigkeit *f*, Natalität *f*.
na·tre·mia [nə'triːmɪə] *n* Hypernatriämie *f*.
na·tri·e·mia [neɪtrɪ'iːmɪə] *n* → natremia.
na·tri·um ['neɪtrɪəm] *n* Natrium *nt*.
na·tri·u·ret·ic [ˌneɪtrɪjə'retɪk, ˌnæ-] **I** *n pharm.* Natriuretikum *nt*. **II** *adj* Natriurese betr., natriuretisch.
na·tron ['neɪtrɒn, -trən, 'næt-] *n* **1.** Natriumkarbonat *nt*, Soda *f/nt*. **2.** Natriumbikarbonat *nt*, doppeltkohlensaures Natron *nt*. **3.** Natriumhydroxid *nt*, kaustisches Natron *nt*.
na·trum ['neɪtrəm] *n* → natrium.
nau·sea ['nɔːzɪə, -ʒə, -ʃə] *n* Übelkeit *f*, Brechreiz *m*, Nausea *f*.
nau·se·ant ['nɔːzɪənt, -ʒɪ-, -sɪ-, -ʃɪ-] **I** *n* Brechmittel *nt*. **II** *adj* Übelkeit/Brechreiz erregend.
nau·se·ate ['nɔːzɪeɪt, -ʒɪ-, -sɪ-, -ʃɪ-] *vt* Übelkeit/Brechreiz hervorrufen.
nau·se·ous ['nɔːʃəs, -zɪəs] *adj* Übelkeit/Brechreiz erregend.
na·vel ['neɪvl] *n* **1.** Nabel *m*, Umbilikus *m*. **2.** *fig.* Nabel *m*, Mittelpunkt *m*.
  enamel navel Schmelznabel *m*, Zahnschmelznabel *m*.
near·sight·ed ['nɪərsaɪtɪd] *adj* kurzsichtig, myop.
near·sight·ed·ness ['nɪərsaɪtɪdnɪs] *n* Kurzsichtigkeit *f*, Myopie *f*.
neb·u·li·za·tion [ˌnebjəlaɪ'zeɪʃn] *n* **1.** Vernebeln *nt*, Zerstäuben *nt*. **2.** Aerosoltherapie *f*.
  ultrasonic nebulization Ultraschallvernebelung *f*.
neb·u·lize ['nebjəlaɪz] **I** *vt* zerstäuben, vernebeln. **II** *vi* zerstäubt werden.
neb·u·liz·er ['nebjəlaɪzər] *n* Zerstäuber *m*, Vernebler *m*.
ne·ca·to·ri·a·sis [nɪˌkeɪtə'raɪəsɪs] *n* **1.** Necator-Befall *m*, Necator-Infektion *f*. **2.** Hakenwurmbefall *m*, Hakenwurminfektion *f*, Ankylostomiasis *f*, Ankylostomatosis *f*, Ankylostomatidose *f*.
neck [nek] *n* **1.** Hals *m*; *anat.* Collum *nt*, Zervix *f*, Cervix *f*. **a stiff neck** ein steifer Nacken *od.* Hals. **2.** *allg.* Hals(teil *nt*) *m*; (Flaschen-)Hals *m*.
  bur neck Bohrerhals *m*.
  neck of condyloid process of mandible → neck of mandible.
  dental neck Zahnhals *m*, Cervix dentis.
  implant neck Implantathals *m*.
  neck of mandible Collum mandibulae.
  stiff neck Schiefhals *m*, Torticollis *m*, Caput obstipum.
  surgical neck of tooth chirurgischer Zahnhals *m*.
  neck of tooth Zahnhals *m*, Cervix/Collum dentis.
  webbed neck Pterygium colli.
  wry neck → stiff neck.
nec·rec·to·my [nek'rektəmɪ] *n* Nekroseexzision *f*, Nekroseentfernung *f*.
necro- *pref.* Nekrose-, Nekr(o)-.
nec·ro·cy·to·sis [ˌnekrəʊsaɪ'təʊsɪs] *n* Zelltod *m*, Zelluntergang *m*, Zytonekrose *f*.
ne·crol·o·gy [nɪ'krɑlədʒɪ] *n* Nekrologie *f*.
ne·crol·y·sis [nɪ'krɑləsɪs] *n* Nekrolyse *f*, Necrolysis *f*.
  toxic epidermal necrolysis (medikamentöses) Lyell-Syndrom *nt*, Syndrom *nt* der verbrühten Haut, Epidermolysis acuta toxica, Epidermolysis necroticans combustiformis.
nec·rop·sy ['nekrɑpsɪ] *n* Autopsie *f*, Obduktion *f*, Nekropsie *f*.
ne·cros·co·py [nɪ'krɑskəpɪ] *n* → necropsy.
ne·crose [ne'krəʊs, 'ne-] **I** *vt* nekrotisieren. **II** *vi* absterben, brandig werden, nekrotisieren.
ne·cro·sis [nɪ'krəʊsɪs, ne-] *n, pl* **ne·cro·ses** [nɪ'krəʊsiːz] lokaler Zelltod/Gewebstod *m*, Nekrose *f*, Necrosis *f*.
  aseptic bone necrosis aseptische Knochennekrose *f*.
  aseptic necrosis aseptische Nekrose *f*.

avascular necrosis aseptische/spontane/avaskuläre Nekrose f.
bone necrosis Knochennekrose f, Osteonekrose f.
coagulation necrosis Koagulationsnekrose f.
colliquative necrosis Kolliquationsnekrose f.
dental necrosis Zahnnekrose f.
gangrenous pulp necrosis Pulpagangrän f, Gangrän f der Pulpa, gangränöse Pulpanekrose f.
gingival necrosis Zahnfleischnekrose f.
liquefaction necrosis Kolliquationsnekrose f.
mummification necrosis trockene Gangrän f, Mumifikation f, Mumifizierung f.
pressure necrosis Drucknekrose f.
pulpal necrosis Pulpanekrose f.
pulp necrosis Pulpanekrose f.
radiation bone necrosis Strahlenosteonekrose f, Osteoradionekrose f.
radiation necrosis Strahlennekrose f.
ne·cros·te·on [nɪˈkrɑstɪən] n Knochennekrose f, Osteonekrose f.
ne·cros·te·o·sis [nɪˌkrɑstɪˈəʊsɪs] n Knochennekrose f, Osteonekrose f.
ne·crot·ic [nɪˈkrɑtɪk, ne-] adj Nekrose betr., in Nekrose übergegangen, nekrotisch, nekrotisierend, (Gewebe) abgestorben; Nekro-, Nekrose-.
nec·ro·tize [ˈnekrətaɪz] I vt Nekrose verursachen. II vi nekrotisieren.
nec·ro·tiz·ing [ˈnekrətaɪzɪŋ] adj Nekrose auslösend, nekrotisierend.
ne·crot·o·my [nɪˈkrɑtəmɪ] n 1. chir. Zerschneidung f, Aufspaltung f, Dissektion f. 2. ortho. Sequesterentfernung f, Nekrotomie f, Sequesterotomie f.
nee·dle [ˈniːdl] I n 1. Nadel f. 2. Zeiger m; (Waage) Zunge f. II vt (mit einer Nadel) nähen; durchstechen; punktieren.
aspiration needle Aspirationsnadel f, Punktionsnadel f.
atraumatic needle atraumatische Nadel f.
biopsy needle Biopsienadel f.
Deschamps' needle Deschamps-Nadel f.
endodontic needle Wurzelkanalnadel f.
swaged needle → atraumatic needle.
Neis·se·ria [naɪˈsɪərɪə] n micro. Neisseria f.
Neisseria gonorrhoeae Gonokokkus m, Gonococcus m, Neisseria gonorrhoeae.
Neisseria meningitidis Meningokokkus m, Neisseria meningitidis.
ne·ma [ˈniːmə] n → nematode.
nem·a·thel·minth [ˌneməˈθelmɪnθ] n micro. Schlauchwurm m, Rundwurm m, Aschelminth m, Nemathelminth m.
Nem·a·thel·min·thes [ˌneməθelˈmɪnθiːz] pl micro. Schlauchwürmer pl, Rundwürmer pl, Nemathelminthes pl, Aschelminthes pl.
nem·a·thel·min·thi·a·sis [ˌneməˌθelmɪnˈθaɪəsɪs] n Nemathelmintheninfektion f.
Nem·a·to·da [neməˈtəʊdə] pl micro. Fadenwürmer pl, Rundwürmer pl, Nematoden pl, Nematodes pl.
nem·a·tode [ˈnemətəʊd] n micro. Rundwurm m, Fadenwurm m, Nematode f.
nem·a·to·di·a·sis [ˌnemətəʊˈdaɪəsɪs] n Nematodeninfektion f, Nematodiasis f, Nematosis f.
neo- pref. Neu-, Jung-, Ne(o)-.
ne·o·an·ti·gen [ˌniːəʊˈæntɪdʒən] n immun. Neoantigen nt; Tumorantigen nt.
ne·o·cor·tex [ˌniːəʊˈkɔːrteks] n Neokortex m, Neocortex m.
ne·o·di·a·ther·my [ˌniːəʊˈdaɪəθɜrmɪ] n Kurzwellendiathermie f.
ne·o·dym·i·um [ˌniːəʊˈdɪmɪəm] n Neodym nt.
ne·o·for·ma·tion [ˌniːəʊfɔːrˈmeɪʃn] n patho. Neubildung f, Neoplasma nt; Neoplasie f.
ne·o·gen·e·sis [ˌniːəʊˈdʒenəsɪs] n Neubildung f, Regeneration f, Neogenese f.
ne·o·gly·co·gen·e·sis [ˌniːəʊˌglaɪkəˈdʒenəsɪs] n Glukoneogenese f, Glykoneogenese f, Gluconeogenese f.
ne·o·mem·brane [niːəʊˈmembreɪn] n Pseudomembran f.
ne·o·min [ˈniːəʊmɪn] n → neomycin.
ne·o·my·cin [ˌniːəʊˈmaɪsn] n pharm. Neomycin nt.
ne·on [ˈniːɑn] n Neon nt.
ne·o·na·tal [niːəʊˈneɪtl] adj neonatal, Neonatal-, Neugeborenen-.
ne·o·nate [ˈniːəʊneɪt] I n Neugeborene nt. II adj neugeboren.
ne·o·pal·li·um [ˌniːəʊˈpælɪəm] n Neopallium nt.
ne·o·pla·sia [ˌniːəʊˈpleɪʒ(ɪ)ə, -zɪə] n patho. Gewebeneubildung f, Neoplasie f.
ne·o·plasm [ˈniːəʊplæzəm] n Neubildung f, Neoplasma nt; Tumor m.
malignant neoplasm maligne Geschwulst f, malignes Neoplasma nt, Malignom nt.

ne·o·plas·tic [ˌniːəʊˈplæstɪk] adj neoplastisch.
ne·o·stig·mine [ˌniːəʊˈstɪgmiːn, -mɪn] n pharm. Neostigmin nt.
neph·e·lom·e·try [ˌnefəˈlɑmətrɪ] n Nephelometrie f.
neph·ric [ˈnefrɪk] adj Niere/Ren betr., renal, Nieren-.
ne·phrit·ic [nɪˈfrɪtɪk] adj 1. Niere/Ren betr., renal, Nieren-. 2. Nierenentzündung/Nephritis betr., nephritisch, Nephritis-.
ne·phri·tis [nɪˈfraɪtɪs] n Nierenentzündung f, Nephritis f.
nephro- pref. Niere(n)-, Reno-, Nephr(o)-.
neph·ro·gen·ic [ˌnefrəˈdʒenɪk] adj → nephrogenous.
ne·phrog·e·nous [nəˈfrɑgənəs, ne-] adj aus der Niere stammend, nephrogen, renal.
neph·ro·lith [ˈnefrəlɪθ] n Nierenstein m, Nephrolith m, Calculus renalis.
neph·ro·li·thi·a·sis [ˌnefrəlɪˈθaɪəsɪs] n Nierensteinleiden nt, Nierensteinkrankheit f, Nephrolithiasis f.
ne·phrop·a·thy [nəˈfrɑpəθɪ] n Nierenerkrankung f, Nierenschädigung f, Nephropathie f.
IgA nephropathy Berger-Krankheit f, Berger-Nephropathie f, mesangiale/fokale/fokalbetonte Glomerulonephritis f.
ne·phro·sis [nəˈfrəʊsɪs] n, pl **ne·phro·ses** [nəˈfrəʊsiːz] 1. Nephrose f, Nephrosis f. 2. Nierenerkrankung f, Nierenschädigung f, Nephropathie f, Nephropathia f. 3. nephrotisches Syndrom nt; Nephrose f.
nerv·al [ˈnɜrvl] adj anat. Nerv/Nervus betr., nerval, nervös (bedingt), neural, nervlich, Nerven-.
nerve [nɜrv] n 1. Nerv m; anat. Nervus m. 2. **nerves** pl Nervosität f. 3. bio. (Blatt) Nerv m, Ader f.
abducens nerve → sixth nerve.
abducent nerve → sixth nerve.
accessory nerve → eleventh nerve.
acoustic nerve → eighth nerve.
afferent nerve afferenter Nerv m.
alveolar nerves Alveolarnerven pl, Nervi alveolares.
Andersch's nerve Nervus tympanicus.
anterior ethmoid nerve → anterior ethmoidal nerve.
anterior ethmoidal nerve Nervus ethmoidalis anterior.
anterior palatine nerve → greater palatine nerve.
anterior superior alveolar nerve vordere Oberkieferäste pl des Nervus infraorbitalis, Rami alveolares superiores anteriores (n. infraorbitalis).
nerve of Arnold → Arnold's nerve.
Arnold's nerve Ramus auricularis n. vagi.
auditory nerve → eighth nerve.
auriculotemporal nerve Aurikulotemporalis m, Nervus auriculotemporalis.
autonomic nerve Eingeweidenerv m, Viszeralnerv m, Nervus autonomicus/visceralis.
axillary nerve Axillaris m, Nervus axillaris.
Bock's nerve Ramus pharyngealis n. vagi.
Bock's pharyngeal nerve → Bock's nerve.
branchial arch nerve embryo. Kiemenbogennerv m.
buccal nerve Buccalis m, Nervus buccalis.
buccinator nerve → buccal nerve.
carotid sinus nerve Karotissinusnerv m, Hering-Blutdruckzügler m, Ramus sinus carotici n. glossopharyngei.
centrifugal nerve efferenter/zentrifugaler Nerv m.
centripetal nerve afferenter/zentripetaler Nerv m.
cervical nerves Halsnerven pl, Zervikalnerven pl, zervikale Spinalnerven pl, Nervi cervicales.
cervical spinal nerves → cervical nerves.
chorda tympani nerve old Paukensaite f, Chorda tympani.
ciliary nerves Ziliarnerven pl, Nervi ciliares.
circumflex nerve Axillaris m, Nervus axillaris.
cochlear nerve Hörnerv m, Cochlearis m, Pars cochlearis n. vestibulocochlearis, Nervus cochlearis.
nerve of Cotunnius Nasopalatinus m, Nervus nasopalatinus.
Cotunnius' nerve → nerve of Cotunnius.
cutaneous nerve Hautnerv m, Nervus cutaneus.
dead nerve toter Nerv m.
digastric nerve Nervus facialis-Ast m zum hinteren Digastrikusbauch, Ramus digastricus (n. facialis).
efferent nerve efferenter Nerv m.
eighth nerve Akustikus m, Vestibulokochlearis m, VIII. Hirnnerv m, Nervus acusticus/vestibulocochlearis.
eighth cranial nerve → eighth nerve.
eleventh nerve Akzessorius m, XI. Hirnnerv m, Nervus accessorius [XI].
eleventh cranial nerve → eleventh nerve.
encephalic nerves Kopfnerven pl, Hirnnerven pl, Nervi craniales/encephalici.

external carotid nerves Nervi carotici externi.
external pterygoid nerve → lateral pterygoid nerve.
facial nerve → seventh nerve.
fifth nerve Drillingsnerv *m*, Trigeminus *m*, V. Hirnnerv *m*, Nervus trigeminus [V].
fifth cranial nerve → fifth nerve.
first nerves Riechfäden *pl*, Fila olfactoria, Nervi olfactorii.
fourth nerve Trochlearis *m*, IV. Hirnnerv *m*, Nervus trochlearis [IV].
fourth cranial nerve → fourth nerve.
frontal nerve Frontalis *m*, Nervus frontalis.
gingival nerves Zahnfleischnerven *pl*.
glossopharyngeal nerve → ninth nerve.
great auricular nerve Aurikularis *m* magnus, Nervus auricularis magnus.
greater palatine nerve großer Gaumennerv *m*, Palatinus *m* major, Nervus palatinus major.
greater petrosal nerve Nervus petrosus major.
Hering's nerve Hering-Blutdruckzügler *m*, Karotissinusnerv *m*, Ramus sinus carotici n. glossopharyngei.
hypoglossal nerve → twelfth nerve.
incisive nerve Schneidezahnast *m* des Nervus alveolaris inferior, Inzisivus-Ast *m* des Nervus alveolaris inferior.
inferior alveolar nerve Unterkiefernerv *m*, Alveolaris *m* inferior, Nervus alveolaris inferior.
inferior dental nerve → inferior alveolar nerve.
infraorbital nerve Infraorbitalis *m*, Nervus infraorbitalis.
intermediary nerve → intermediate nerve.
intermediate nerve Intermedius *m*, Nervus intermedius.
intermediofacial nerve → seventh nerve.
intermedius nerve → intermediate nerve.
internal carotid nerve Nervus caroticus internus.
internal pterygoid nerve → medial pterygoid nerve.
Jacobson's nerve Nervus tympanicus.
jugular nerve Nervus jugularis.
lacrimal nerve Nervus lacrimalis.
laryngeal nerves Kehlkopfnerven *pl*, Larynxnerven *pl*.
lateral pterygoid nerve Pterygoideus *m* lateralis, Nervus pterygoideus lateralis.
lesser palatine nerves kleine Gaumennerven *pl*, Nervi palatini minores.
lingual nerve Lingualis *m*, Nervus lingualis.
malar nerve → buccal nerve.
mandibular nerve dritter Trigeminusast *m*, Mandibularis *m*, Nervus mandibularis.
marginal mandibular nerve Ramus marginalis mandibularis.
masseteric nerve Nervus massetericus.
masticator nerve Radix motoria nervi trigemini.
maxillary nerve zweiter Trigeminusast *m*, Maxillaris *m*, Nervus maxillaris.
medial pterygoid nerve Pterygoideus *m* medialis, Nervus pterygoideus medialis.
meningeal nerves Hirnhautnerven *pl*.
mental nerve Nervus mentalis.
middle meningeal nerve Hirnhautast *m* des Nervus maxillaris, Ramus meningeus (medius) nervi maxillaris.
middle superior alveolar nerve Ramus alveolaris superior medius nervi infraorbitalis.
mixed nerve gemischter Nerv *m*, Nervus mixtus.
motor nerve motorischer Nerv *m*, Nervus motorius.
motor nerve of tongue → twelfth nerve.
mylohyoid nerve Nervus mylohyoideus.
nasal nerve → nasociliary nerve.
nasociliary nerve Nasoziliaris *m*, Nervus nasociliaris.
nasopalatine nerve Nervus nasopalatinus.
ninth nerve Glossopharyngeus *m*, IX. Hirnnerv *m*, Nervus glossopharyngeus [IX].
ninth cranial nerve → ninth nerve.
nonmyelinated nerve marklose Nervenfaser *f*, markloser Nerv *m*.
oculomotor nerve → third nerve.
olfactory nerves Riechfäden *pl*, Fila olfactoria, Nervi olfactorii.
ophthalmic nerve Ophthalmikus *m*, I. Trigeminusast *m*, Nervus ophthalmicus.
optic nerve → second nerve.
orbital nerve Nervus zygomaticus.
palatine nerve Nervus palatinus.
parasympathetic nerve parasympathischer Nerv *m*.
peripheral nerve peripherer Nerv *m*.
pharyngeal nerve Nervus pharyngeus.
pharyngeal nerves Rachennerven *pl*, Pharynxnerven *pl*.
posterior ethmoid nerve → posterior ethmoidal nerve.
posterior ethmoidal nerve Nervus ethmoidalis posterior.
posterior superior alveolar nerve hintere Oberkieferäste *pl* des Nervus maxillaris, Rami alveolares superiores posteriores (n. maxillaris).
posterior superior nasal nerve → posterior superior alveolar nerve.
posterosuperior alveolar nerve → posterior superior alveolar nerve.
postganglionic nerve postganglionärer Nerv *m*.
predentinal nerve prädentinale Nervenfaser *f*.
nerve of pterygoid canal Radix facialis, Nervus Vidianus/Vidii, Nervus canalis pterygoidei.
pterygopalatine nerves Nervi pterygopalatini.
saccular nerve Nervus saccularis.
nerve of Scarpa → Scarpa's nerve.
Scarpa's nerve Nervus nasopalatinus.
second nerve Sehnerv *m*, Optikus *m*, II. Hirnnerv *m*, Nervus opticus [II].
second cranial nerve → second nerve.
secretory nerve sekretorischer Nerv *m*.
sensory nerve sensibler/sensorischer Nerv *m*, Nervus sensorius.
seventh nerve Fazialis *m*, VII. Hirnnerv, Nervus facialis/intermediofacialis [VII].
seventh cranial nerve → seventh nerve.
short sphenopalatine nerves → pterygopalatine nerves.
sinus nerve Ramus sinus carotici n. glossopharyngei.
sixth nerve Abduzens *m*, Abducens *m*, VI. Hirnnerv *m*, Nervus abducens [VI].
sixth cranial nerve → sixth nerve.
nerves of smell Riechfäden *pl*, Fila olfactoria, I. Hirnnerv, Nervi olfactorii [I].
somatic nerve somatischer Nerv *m*.
sphenopalatine nerves → pterygopalatine nerves.
spinal accessory nerve → eleventh nerve.
stato-acusticus nerve → eighth nerve.
sublingual nerve Sublingualis *m*, Nervus sublingualis.
superior alveolar nerves Oberkieferäste *pl* des Nervus maxillaris u. Nervus infraorbitalis, Nervi alveolares superiores.
superior dental nerves → superior alveolar nerves.
supraorbital nerve Nervus supra-orbitalis.
sympathetic nerve 1. Grenzstrang *m*, Truncus sympathicus/sympatheticus. 2. sympathischer Nerv *m*.
temporal facial nerve Schläfenäste *pl* des Nervus facialis, Rami temporales n. facialis.
temporalis profundi nerves → deep temporal nerves.
temporomalar nerve Nervus zygomaticus.
tenth nerve Vagus *m*, X. Hirnnerv *m*, Nervus vagus [X].
tenth cranial nerve → tenth nerve.
third nerve Okulomotorius *m*, III. Hirnnerv *m*, Nervus oculomotorius [III].
third cranial nerve → third nerve.
thoracic spinal nerves Brustnerven *pl*, Thorakalnerven *pl*, thorakale Spinalnerven *pl*, Nervi thoracici.
trigeminal nerve → fifth nerve.
trigone of hypoglossal nerve Trigonum hypoglossale, Trigonum n. hypoglossi.
trochlear nerve → fourth nerve.
twelfth nerve Hypoglossus *m*, XII. Hirnnerv *m*, Nervus hypoglossus [XII].
twelfth cranial nerve → twelfth nerve.
tympanic nerve Nervus tympanicus.
vagus nerve → tenth nerve.
vasomotor nerve vasomotorischer Nerv *m*.
vertebral nerve Nervus vertebralis.
vestibular nerve Gleichgewichtsnerv *m*, Vestibularis *m*, Nervus vestibularis, Pars vestibularis n. vestibulocochlearis.
vestibulocochlear nerve → eighth nerve.
vidian nerve → nerve of Vidius.
nerve of Vidius Radix facialis, Nervus Vidianus, Nervus Vidiui, Nervus canalis pterygoidei.
Vidius' nerve → nerve of Vidius.
nerve of Willis → eleventh nerve.
Wrisberg's nerve 1. Intermedius *m*, Nervus intermedius. 2. medialer Hautnerv *m* des Oberarms, Nervus cutaneus brachii medialis.
zygomatic nerve Nervus zygomaticus.
zygomaticofacial nerve Ramus zygomaticofacialis n. zygomatici.
zygomaticofacialis nerve → zygomaticofacial nerve.
zygomaticotemporal nerve Ramus zygomaticotemporalis n. zygomatici.

zygomatic temporal nerve Ramus zygomaticotemporalis.
ner·vous ['nɜrvəs] *adj* **1.** *anat.* Nerv betr., nerval, neural, nervlich, Nerven-. **2.** nervös, aufgeregt; überempfindlich.
neu·ral ['njʊərəl, 'nʊ-] *adj* Nerv betr., nerval, neural, nervlich, Nerven-.
neu·ral·gia [njʊə'rældʒ(ɪ)ə, nʊ-] *n neuro.* Neuralgie *f.*
   buccal neuralgia Buccalisneuralgie *f*, Neuralgie *f* des Nervus buccalis.
   epileptiform neuralgia → trigeminal neuralgia.
   facial neuralgia → trigeminal neuralgia.
   Fothergill's neuralgia → trigeminal neuralgia.
   geniculate neuralgia Genikulatumneuralgie *f*, Ramsay Hunt-Syndrom *nt*, Neuralgia geniculata, Zoster oticus, Herpes zoster oticus.
   glossopharyngeal neuralgia Glossopharyngeusneuralgie *f*, Neuralgia glossopharyngealis.
   Harris' migrainous neuralgia → migrainous neuralgia.
   Hunt's neuralgia → geniculate neuralgia.
   mandibular joint neuralgia Kiefergelenkneuralgie *f.*
   migrainous neuralgia Bing-Horton-Syndrom *nt*, Bing-Horton-Neuralgie *f*, Horton-Syndrom *nt*, Horton-Neuralgie *f*, Histaminkopfschmerz *m*, Histaminkephalgie *f*, Erythroprosopalgie *f*, Cephalaea histaminica, cluster headache *nt.*
   otic neuralgia → geniculate neuralgia.
   peripheral neuralgia periphere Neuralgie *f.*
   red neuralgia Gerhardt-Syndrom *nt*, Mitchell-Gerhardt-Syndrom *nt*, Weir-Mitchell-Krankheit *f*, Erythromelalgie *f*, Erythralgie *f*, Erythermalgie *f*, Akromelalgie *f.*
   Sluder's neuralgia → sphenopalatine neuralgia.
   neuralgia of the sphenopalatine ganglion → sphenopalatine neuralgia.
   sphenopalatine neuralgia Sluder-Neuralgie *f*, Sluder-Syndrom *nt*, Neuralgia sphenopalatina.
   supraorbital neuralgia Supraorbitalneuralgie *f.*
   temporomandibular neuralgia Costen-Syndrome *nt*, temporomandibuläres Syndrom *nt*, Mandibulargelenkneuralgie *f.*
   trifacial neuralgia → trigeminal neuralgia.
   trifocal neuralgia → trigeminal neuralgia.
   trigeminal neuralgia Trigeminusneuralgie *f*, Neuralgia trigeminalis.
neu·ral·gic [njʊə'rældʒɪk, nʊ-] *adj* Neuralgie betr., neuralgisch.
neu·ral·gi·form [njʊə'rældʒɪfɔːrm, nʊ-] *adj* neuralgieartig, neuralgiform.
neur·a·min·i·dase [ˌnjʊərə'mɪnɪdeɪz, -nʊ-] *n* Neuraminidase *f*, Sialidase *f.*
neur·as·the·nia [ˌnjʊərəs'θiːnɪə, ˌnʊ-] *n* Beard-Syndrom *nt*, Nervenschwäche *f*, nervöse Übererregbarkeit *f*, Neurasthenie *f*, Neurasthenia *f.*
neur·a·xis [njʊə'ræksɪs, nʊ-] *n* **1.** Achsenzylinder *m*, Neuraxon *nt*, Axon *nt*, Neurit *m*. **2.** Zentralnervensystem *nt*, Gehirn u. Rückenmark, Systema nervosum centrale, Pars centralis systematis nervosi.
neur·a·xon [njʊə'ræksɑn, nʊ-] *n* Achsenzylinder *m*, Neuraxon *nt*, Axon *nt*, Neurit *m.*
neur·ec·ta·sy [njʊə'rektəsɪ, nʊ-] *n* → neurotony.
neur·ec·to·my [njʊə'rektəmɪ, nʊ-] *n* Nerventeilentfernung *f*, Nervenresektion *f*, Neurektomie *f.*
neur·ep·i·the·li·um [njʊərˌepɪ'θiːlɪəm] *n* → neuroepithelium.
neu·ri·lem·ma [njʊərɪ'lemə, nʊ-] *n* Schwann-Scheide *f*, Neurilemm *nt*, Neurolemm *nt*, Neurilemma *nt.*
neu·ri·lem·mo·ma [ˌnjʊərɪlə'məʊmə] *n* → neurilemoma.
neu·ri·le·mo·ma [ˌnjʊərɪlə'məʊmə, nʊ-] *n* Neurilem(m)om *nt*, Neurinom *nt*, Schwannom *nt.*
neu·ri·no·ma [ˌnjʊərɪ'nəʊmə, ˌnʊ-] *n* → neurilemoma.
neu·rite ['njʊəraɪt, 'nʊ-] *n* → neuraxon.
neu·rit·ic [njʊə'rɪtɪk, nʊ-] *adj* Neuritis betr., neuritisch.
neu·ri·tis [njʊə'raɪtɪs, nʊ-] *n* Nervenentzündung *f*, Neuritis *f.*
   fallopian neuritis Fazialislähmung *f*, Fazialisparese *f*, Gesichtslähmung *f*, Fazioplegie *f*, Prosopoplegie *f.*
   radicular neuritis Entzündung *f* der Spinalnervenwurzel, Wurzelneuritis *f*, Radikulitis *f.*
neuro- *pref.* Nerven-, Neur(o)-.
neu·ro·a·nat·o·my [ˌnjʊərəʊˈnætəmɪ] *n* Neuroanatomie *f.*
neu·ro·blas·to·ma [ˌnjʊərəʊblæs'təʊmə] *n patho.* Neuroblastom(a) *nt.*
neu·ro·ca·nal [ˌnjʊərəkə'næl] *n* Rückenmarkskanal *m*, Spinalkanal *m*, Wirbelkanal *m*, Canalis vertebralis.
neu·ro·cir·cu·la·to·ry [ˌnjʊərə'sɜrkjələˌtəʊrɪ, -ˌtɔː-] *adj* neurozirkulatorisch.
neu·ro·cra·ni·um [ˌnjʊərə'kreɪnɪəm] *n* Hirnschädel *m*, Neurocranium *nt.*
neu·ro·crine ['njʊərəkraɪn] *adj* → neuroendocrine.

neu·ro·cu·ta·ne·ous [ˌnjʊərəkjuː'teɪnɪəs] *adj* Nerv(en) u. Haut betr., neurokutan.
neu·ro·cyte ['njʊərəsaɪt] *n* Nervenzelle *f*, Neurozyt *m*, Neuron *nt.*
neu·ro·cy·to·ma [ˌnjʊərəsaɪ'təʊmə] *n* **1.** Neurozytom *nt*, Ganglioneurom *nt.* **2.** Neuroepitheliom(a) *nt.*
neu·ro·den·drite [ˌnjʊərə'dendraɪt] *n* Dendrit *m.*
neu·ro·den·dron [ˌnjʊərə'dendrən] *n* Dendrit *m.*
neu·ro·derm ['njʊərədɜrm] *n* Neuroderm *nt*, neurales Ektoderm *nt.*
neu·ro·der·ma·ti·tis [ˌnjʊərəˌdɜrmə'taɪtɪs] *n* **1.** Neurodermitis *f*, Neurodermatose *f*. **2.** → disseminated neurodermatitis. **3.** Vidal-Krankheit *f*, Lichen Vidal *m*, Lichen simplex chronicus (Vidal), Neurodermitis circumscriptus.
   disseminated neurodermatitis atopisches/endogenes/exsudatives/neuropathisches/konstitutionelles Ekzem *nt*, atopische Dermatitis *f*, neurogene Dermatose *f*, Neurodermitis disseminata, Neurodermitis diffusa, Neurodermitis constitutionalis, Neurodermitis atopica, Morbus *m* Besnier, Prurigo Besnier.
neu·ro·der·ma·to·sis [ˌnjʊərəˌdɜrmə'təʊsɪs] *n* Neurodermitis *f*, Neurodermatose *f.*
neu·ro·di·ag·no·sis [ˌnjʊərədaɪəg'nəʊsɪs] *n* Neurodiagnose *f.*
neu·ro·en·do·crine [ˌnjʊərə'endəkrɪn, -kraɪn, -kriːn] *adj* neuroendokrines System betr., neuroendokrin, neurokrin.
neu·ro·en·do·cri·nol·o·gy [ˌnjʊərəˌendəkrɪ'nɑlədʒɪ, -kraɪ-] *n* Neuroendokrinologie *f.*
neu·ro·ep·i·the·li·o·ma [ˌnjʊərəepɪˌθiːlɪ'əʊmə] *n* Neuroepitheliom(a) *nt.*
neu·ro·ep·i·the·li·um [ˌnjʊərəepɪ'θiːlɪəm] *n* **1.** Sinnesepithel *nt*, Neuroepithel *nt*, Neuroepithelium *nt*. **2.** *embryo.* Neuroepithelium *nt.*
neu·ro·fi·ber [ˌnjʊərə'faɪbər] *n* Nervenfaser *f*, Neurofibra *f.*
neu·ro·fi·bro·ma [ˌnjʊərəfaɪ'brəʊmə] *n* Neurofibrom(a) *nt.*
   multiple neurofibroma (von) Recklinghausen-Krankheit *f*, Neurofibromatosis generalisata.
neu·ro·fi·bro·ma·to·sis [ˌnjʊərəˌfaɪbrəmə'təʊsɪs] *n* (von) Recklinghausen-Krankheit *f*, Neurofibromatosis generalisata.
neu·ro·fi·bro·sar·co·ma [ˌnjʊərəˌfaɪbrəsɑːr'kəʊmə] *n* Neurofibrosarkom *nt.*
neu·ro·gan·gli·on [ˌnjʊərə'gæŋglɪən] *n* Nervenknoten *m*, Ganglion *nt.*
neu·ro·gen ['njʊərədʒən] *n embryo.* Neurogen *nt.*
neu·ro·gen·ic [ˌnjʊərə'dʒenɪk] *adj* in Nerven(zellen) entstehend, neurogen.
neu·rog·e·nous [njʊə'rɑdʒənəs, nʊ-] *adj* im Nervensystem entstehend, neurogen.
neu·rog·lia [njʊə'rɑglɪə, nʊ-] *n* Neuroglia *f*, Glia *f.*
neu·ro·gli·o·ma [ˌnjʊərəʊglaɪ'əʊmə, ˌnʊ-] *n* Neurogliom *nt*, Gliom *nt*, Neuroma verum.
neu·ro·gli·o·ma·to·sis [ˌnjʊərəˌglaɪəmə'təʊsɪs] *n* Gliomatose *f.*
neu·rog·li·o·sis [njʊərə̩glɪ'əʊsɪs, nʊ-] *n* Gliomatose *f.*
neu·ro·hor·mone [ˌnjʊərə'hɔːrməʊn] *n* Neurohormon *nt.*
neu·ro·hu·mor·al [ˌnjʊərə'(h)juːmərəl] *adj* neurohumoral.
neu·ro·hy·poph·y·sis [ˌnjʊərəhaɪ'pɑfəsɪs] *n* Neurohypophyse *f*, Hypophysenhinterlappen *m*, Neurohypophysis *f*, Lobus posterior hypophyseos.
neu·ro·im·mu·nol·o·gy [ˌnjʊərəˌɪmjə'nɑlədʒɪ] *n* Neuroimmunologie *f.*
neu·ro·ker·a·tin [ˌnjʊərə'kerətɪn] *n* Neurokeratin *nt.*
neu·ro·lem·ma [ˌnjʊərə'lemə] *n* → neurilemma.
neu·ro·lem·mo·ma [njʊərə-lə'məʊmə] *n* → neurilemoma.
neu·ro·lept·an·al·ge·si·a [ˌnjʊərəˌleptænl'dʒiːzɪə] *n anes.* Neuroleptanalgesie *f.*
neu·ro·lept·an·al·ge·sic [ˌnjʊərəʊˌleptænl'dʒiːzɪk, ˌnʊ-] **I** *n* neuroleptanalgetisches Mittel *nt.* **II** *adj* neuroleptanalgetisch.
neu·ro·lep·tic [ˌnjʊərə'leptɪk, ˌnʊ-] **I** *n* Neuroleptikum *nt*, Antipsychotikum *nt.* **II** *adj* neuroleptisch.
neu·ro·log·i·cal [ˌnjʊərə'lɑdʒɪkl] *adj* neurologisch.
neu·rol·o·gy [njʊə'rɑlədʒɪ, nʊ-] *n* Neurologie *f.*
neu·ro·lymph ['njʊərəlɪmf] *n* Liquor cerebrospinalis.
neu·rol·y·sis [njʊə'rɑləsɪs, nʊ-] *n* **1.** operative Nervendekompression *f*, Neurolyse *f*. **2.** Exoneurolyse *f*. **3.** Endoneurolyse *f*. **4.** Neurolepsis *f*. **5.** Nervenauflösung *f*, Neurolyse *f.*
neu·ro·ma [njʊə'rəʊmə, nʊ-] *n* Neurom(a) *nt.*
neu·ro·ma·to·sis [ˌnjʊərəmə'təʊsɪs] *n* → neurofibromatosis.
neu·ro·mus·cu·lar [ˌnjʊərə'mʌskjələr] *adj* Muskel(n) u. Nerv(en) betr., neuromuskulär.
neu·ro·my·al [ˌnjʊərə'maɪəl] *adj* → neuromuscular.
neu·ro·my·e·li·tis [ˌnjʊərəmaɪə'laɪtɪs] *n* Neuromyelitis *f.*
neu·ro·my·ic [ˌnjʊərə'maɪɪk] *adj* → neuromuscular.
neu·ro·my·o·si·tis [ˌnjʊərəmaɪə'saɪtɪs] *n* Neuromyositis *f.*

neu·ron ['njʊərɒn, 'nʊ-] *n* Nervenzelle *f*, Neuron *nt*.
   bipolar neuron bipolares Neuron *nt*, bipolare Nervenzelle *f*.
   intercalary neuron Zwischenneuron *nt*, Schaltneuron *nt*, Interneuron *nt*.
   intermediate neuron → intercalary neuron.
   internuncial neuron → intercalary neuron.
   motor neuron motorische Nervenzelle *f*, Motoneuron *nt*.
   postganglionic neuron postganglionäres Neuron *nt*.
   preganglionic neuron präganglionäres Neuron *nt*.
   pseudounipolar neuron pseudounipolare Nervenzelle *f*, pseudounipolare Ganglienzelle *f*, pseudounipolarer Neurozyt/Gangliozyt *m*, pseudounipolares Neuron *nt*.
   relay neuron Schaltneuron *nt*, Relaisneuron *nt*.
   synaptic neuron Schaltneuron *nt*.
   unipolar neuron unipolares Neuron *nt*, unipolare Nervenzelle *f*.
neu·rone ['njʊərəʊn, 'nʊ-] *n* → neuron.
neu·ron·ic [njʊə'rɒnɪk, nʊ-] *adj* Neuron betr., Neuron(en)-, Neuro-.
neu·ron·i·tis [ˌnjʊərə'naɪtɪs, nʊ-] *n* 1. Neuron(en)entzündung *f*, Neuronitis *f*. 2. *old* Guillain-Barré-Syndrom *nt*, (Poly-)Radikuloneuritis *f*, Neuronitis *f*.
neu·ro·pa·ral·y·sis [ˌnjʊərəpə'rælɪsɪs] *n* neurogene Lähmung/Paralyse *f*, Neuroparalyse *f*.
neu·ro·path·ic [ˌnjʊərə'pæθɪk] *adj* Neuropathie betr., neuropathisch.
neu·ro·path·o·gen·e·sis [ˌnjʊərəˌpæθə'dʒenəsɪs] *n* Neuropathogenese *f*.
neu·ro·pa·thol·o·gy [ˌnjʊərəpə'θɒlədʒɪ] *n* Neuropathologie *f*.
neu·rop·a·thy [njʊə'rɒpəθɪ, nʊ-] *n* 1. nicht-entzündliche Nervenerkrankung *f*, Neuropathie *f*. 2. Nervenleiden *nt*, Neuropathie *f*.
   diabetic neuropathy diabetische Neuropathie *f*.
   vitamin B₁₂-neuropathy Lichtheim-Syndrom *nt*, Dana-Lichtheim-Krankheit *f*, Dana-Syndrom *nt* Dana-Lichtheim-Putnam-Syndrom *nt*, funikuläre Spinalerkrankung/Myelose *f*.
neu·ro·phar·ma·col·o·gy [ˌnjʊərəˌfɑːrməˈkɒlədʒɪ] *n* Neuropharmakologie *f*.
neu·ro·phys·i·ol·o·gy [ˌnjʊərəˌfɪzɪ'ɒlədʒɪ] *n* Neurophysiologie *f*.
neu·ro·pil ['njʊərəpɪl] *n* Nervenfilz *m*, Neuropil *nt*.
neu·ro·plasm ['njʊərəplæzəm] *n* Neuroplasma *nt*.
neu·ro·plas·ty ['njʊərəplæstɪ] *n* Nervenplastik *f*, Neuroplastik *f*.
neu·ro·ple·gic [ˌnjʊərə'pliːdʒɪk] *adj* neuroplegisch.
neu·ro·plex·us [ˌnjʊərə'pleksəs] *n* Nervenplexus *m*.
neu·ro·ra·di·ol·o·gy [ˌnjʊərəreɪdɪ'ɒlədʒɪ] *n* Neuroradiologie *f*.
neu·ror·rha·phy [njʊə'rɔːrəfɪ, nʊ-] *n* Nervennaht *f*, Neurorrhaphie *f*.
neu·ro·sar·co·ma [ˌnjʊərəsɑːr'kəʊmə, ˌnʊ-] *n* Neurosarkom *nt*.
neu·ro·schwan·no·ma [ˌnjʊərəʃwɑ'nəʊmə] *n* → neurilemoma.
neu·ro·se·cre·tion [ˌnjʊərəsɪ'kriːʃn] *n* 1. Neurosekretion *f*. 2. Neurosekret *nt*.
neu·ro·sis [njʊə'rəʊsɪs, nʊ-] *n, pl* **neu·ro·ses** [njʊə'rəʊsiːz] Neurose *f*, Neurosis *f*.
   occlusal habit neurosis Karolyi-Effekt *m*, Leerbißmastikation *f*, Parafunktion *f*, Bruxismus *m*, Kaukrämpfe *pl*.
neu·ro·sur·ger·y [ˌnjʊərə'sɜːrdʒərɪ] *n* Neurochirurgie *f*.
neu·ro·sur·gi·cal [ˌnjʊərə'sɜːrdʒɪkl] *adj* neurochirurgisch.
neu·ro·su·ture [ˌnjʊərə'suːtʃər] *n* → neurorrhaphy.
neu·ro·ten·sion [ˌnjʊərə'tenʃn] *n* → neurotony.
neu·rot·ic [njʊə'rɒtɪk, nʊ-] **I** *n* Neurotiker(in *f*) *m*, Nervenkranke(r *m*) *f*. **II** *adj* an einer Neurose leidend, neurotisch, Neurosen-.
neu·rot·o·my [njʊə'rɒtəmɪ, nʊ-] *n* Nervenschnitt *m*, Nervendurchtrennung *f*, Neurotomie *f*.
neu·rot·o·ny [njʊə'rɒtənɪ, nʊ-] *n* therapeutische Nervendehnung *f*, Neurotonie *f*.
neu·ro·tox·ic [ˌnjʊərə'tɒksɪk, ˌnʊ-] *adj* neurotoxisch.
neu·ro·tox·in [ˌnjʊərə'tɒksɪn] *n* Nervengift *nt*, Neurotoxin *nt*.
neu·ro·trans·mit·ter [ˌnjʊərə'trænzmɪtər] *n* Neurotransmitter *m*.
neu·ro·trip·sy [ˌnjʊərə'trɪpsɪ] *n* operative Nervenquetschung *f*, Neurotripsie *f*.
neu·ro·troph·ic [ˌnjʊərə'trɒfɪk, -'trəʊ-] *adj* Neurotrophie betr., neurotroph(isch).
neu·rot·ro·phy [njʊə'rɒtrəfɪ, nʊ-] *n* Neurotrophie *f*.
neu·ro·trop·ic [ˌnjʊərə'trɒpɪk, -'trəʊ-, ˌnʊ-] *adj* neurotrop.
neu·ro·tro·pism [njʊə'rɒtrəpɪzəm, nʊ-] *n* Neurotropie *f*, Neurotropismus *m*.
neu·ro·vac·cine [ˌnjʊərə'væksiːn] *n* Neurovakzine *f*.
neu·ro·vas·cu·lar [ˌnjʊərə'væskjələr] *adj* neurovaskulär.
neu·ro·veg·e·ta·tive [ˌnjʊərə'vedʒəteɪtɪv] *adj* neurovegetativ.
neu·ro·vir·u·lence [ˌnjʊərə'vɪr(j)ələns] *n* Neurovirulenz *f*.
neu·ro·vir·u·lent [ˌnjʊərə'vɪr(j)ələnt] *adj* neurovirulent.
neu·troc·clu·sion [ˌn(j)uːtrə'kluːʒn] *n* Neutralbiß *m*, Regelbiß *m*, Neutrogenie *f*.
neu·tro·clu·sion [ˌn(j)uːtrə'kluːʒn] *n* → neutrocclusion.

neu·tro·cyte ['n(j)uːtrəsaɪt] *n* neutrophiler/polymorphkerniger Granulozyt *m*, neutrophiler Leukozyt *m*; *inf*. Neutrophiler *m*.
neu·tro·cy·to·pe·nia [ˌn(j)uːtrəˌsaɪtə'piːnɪə] *n* → neutropenia.
neu·tro·cy·to·sis [ˌn(j)uːtrəsaɪ'təʊsɪs] *n* → neutrophilia.
neu·tron ['n(j)uːtrɒn] *n phys.* Neutron *nt*.
neu·tro·pe·nia [ˌn(j)uːtrə'piːnɪə] *n* Neutropenie *f*, Neutrozytopenie *f*.
   cyclic neutropenia periodische/zyklische Leukozytopenie *f*, periodische/zyklische Neutropenie *f*.
   idiopathic neutropenia → malignant neutropenia.
   idiosyncratic neutropenia → malignant neutropenia.
   malignant neutropenia Agranulozytose *f*, maligne/perniziöse Neutropenie *f*.
   periodic neutropenia → cyclic neutropenia.
neu·tro·phil ['n(j)uːtrəfɪl] **I** *n* neutrophiler/polymorphkerniger Granulozyt *m*, neutrophiler Leukozyt *m*; *inf*. Neutrophiler *m*. **2.** neutrophile Zelle *od*. Substanz *f*. **II** *adj* neutrophil.
neu·tro·phil·ia [ˌn(j)uːtrə'fɪlɪə] *n* Neutrophilie *f*, Neutrozytose *f*.
ne·vo·cyte ['niːvəʊsaɪt] *n* Nävuszelle *f*, Nävozyt *m*.
ne·vus ['niːvəs] *n, pl* **ne·vi** ['niːvaɪ] **1.** (Mutter-)Mal *nt*, Nävus *m*, Naevus *m*. **2.** Nävuszell(en)nävus *m*, Naevus naevocellularis.
   achromic nevus hypomelanotischer Nävus *m*, Naevus achromicus/depigmentosus/albus.
   blue nevus blauer Nävus *m*, Jadassohn-Tièche-Nävus *m*, Naevus caeruleus/coeruleus.
   cellular nevus → nevus cell nevus.
   chromatophore nevus of Naegeli Franceschetti-Jadassohn-Syndrom *nt*, Naegeli-Syndrom *nt*, Naegeli-Bloch-Sulzberger-Syndrom *nt*, retikuläre Pigmentdermatose *f*, Melanophorennaevus *m*, familiärer Chromatophorennaevus *m*, Incontinentia pigmenti Typ Franceschetti-Jadassohn.
   comedo nevus Naevus comedonicus, Naevus comedo-follicularis.
   flammeous nevus → port-wine nevus.
   hairy nevus Haarnävus *m*, Haarmal *nt*, Naevus pilosus.
   Ito's nevus deltoido-akromiale Melanozytose *f*, Nävus *m* Ito, Naevus fuscocoeruleus/acromiodeltoideus/deltoideoacromialis.
   Jadassohn-Tièche nevus → blue nevus.
   nevocellular nevus → nevus cell nevus.
   nevocytic nevus → nevus cell nevus.
   nevus cell nevus Nävuszell(en)nävus *m*, Naevus naevocellularis.
   oral epithelial nevus weißer Schleimhautnävus *m*, Naevus spongiosus albus mucosae.
   Ota's nevus Nävus *m* Ota, okulodermale Melanozytose *f*, Naevus fuscocoeruleus ophthalmomaxillaris.
   port-wine nevus Feuermal *nt*, Gefäßmal *nt*, Portweinfleck *m*, Weinfleck *m*, Naevus flammeus.
   sebaceous nevus Talgdrüsennävus *m* Jadassohn, Nävolipom *nt*, Naevus sebaceus, Naevus lipomatosus.
   nevus sebaceus of Jadassohn → sebaceous nevus.
   spider nevus Sternnävus *m*, Spider naevus, Naevus araneus.
   stellar nevus → spider nevus.
   strawberry nevus 1. vaskulärer Nävus *m*, Naevus vasculosus. **2.** kavernöses Hämangiom *nt*, Kavernom *nt*, Haemangioma tuberonodosum. **3.** Blutschwamm *m*, blastomatöses Hämangiom *nt*, Haemangioma planotuberosum/simplex.
   vascular nevus vaskulärer Nävus *m*, Naevus vasculosus.
   verrucous nevus hyperkeratotischer Nävus *m*, harter Nävus *m*, harter epidermaler Nävus *m*, Naevus verrucosus.
   white sponge nevus weißer Schleimhautnävus *m*, Naevus spongiosus albus mucosae.
new·born [ˈn(j)uːbɔːrn] **I** *n* Neugeborene(s) *nt*. **II** *adj* neugeboren.
new·ton ['n(j)uːtn] *n* Newton *nt*.
nex·us ['neksəs] *n, pl* **nex·us** *histol.* Nexus *m*, gap junction (*f*).
ni·a·cin ['naɪəsɪn] *n* Niacin *nt*, Nikotinsäure *f*, Nicotinsäure *f*.
ni·a·cin·a·mide [ˌnaɪə'sɪnəmaɪd] *n* → nicotinamide.
nib [nɪb] *n* Stopferspitze *f*, Kondensiererspitze *f*.
nic·co·lum ['nɪkələm] *n* → nickel.
niche [nɪtʃ, niːʃ] *n* (*a. radiol.*) Nische *f*.
   enamel niche Schmelznische *f*, Schmelzleiste *f*, Zahnschmelzleiste *f*.
nick·el ['nɪkl] *n* Nickel *nt*.
nic·o·tin·a·mide [ˌnɪkə'tɪnəmaɪd] *n* Nicotin(säure)amid *nt*.
   nicotinamide-adenine dinucleotide Nicotinamid-adenin-dinucleotid *nt*, Diphosphopyridinnucleotid *nt*, Cohydrase I *f*, Coenzym I *nt*.
   nicotinamide-adenine dinucleotide phosphate Nicotinamid-adenin-dinucleotid-phosphat *nt*, Triphosphopyridinnucleotid, Cohydrase II *f*, Coenzym II *nt*.
ni·dus ['naɪdəs] *n, pl* **ni·di** ['naɪdaɪ] **1.** Nest *nt*, Nidus *m*. **2.** *patho.* Fokus *m*, Nidus *m*.

night [naɪt] *n* **1.** Nacht *f*. **night after night** jede Nacht. **at night/by night** nachts, bei Nacht. **all night (long)** die ganze Nacht. **be on nights** Nachtdienst *od.* -schicht haben. **night and day** Tag u. Nacht. **have a good night('s sleep)** gut schlafen. **have a bad night('s sleep)** schlecht schlafen. **in/during the night** in/während der Nacht. **last night** gestern Abend; letzte *od.* heute Nacht. **late at night** (tief) in der Nacht. **over night** über Nacht. **work nights** nachts arbeiten. **2.** Abend *m*.
night-time *n* Nacht(zeit *f*) *f*. **at night-time** nachts, zur Nachtzeit. **in the night-time** nachts, in der Nacht.
nit [nɪt] *n micro.* Nisse *f*.
ni·ter ['naɪtər] *n* Kaliumnitrat *nt*, Kalisalpeter *m*.
ni·trate ['naɪtreɪt] *n* Nitrat *nt*.
ni·tra·ze·pam [naɪ'træzɪpæm, -'treɪ-] *n pharm.* Nitrazepam *nt*.
ni·tre ['naɪtər] *n* → niter.
ni·tre·mia [naɪ'triːmɪə] *n* Azot(h)ämie *f*.
ni·tride ['naɪtraɪd, -trɪd] *n* Nitrid *nt*.
ni·trite ['naɪtraɪt] *n* Nitrit *nt*.
ni·tro·gen ['naɪtrəʊdʒən] *n* Stickstoff *m*, Nitrogen *nt*; *chem.* Nitrogenium *nt*.
 nitrogen dioxide Stickstoffdioxid *nt*.
 nitrogen monoxide Stickoxid *nt*, Stickstoffmonoxid *nt*.
ni·trog·e·nous [naɪ'trɒdʒənəs] *adj* stickstoffhaltig.
ni·tro·glyc·er·in [ˌnaɪtrə'glɪsərɪn] *n pharm.* Glyceroltrinitrat *nt*, Nitroglyzerin *nt*.
ni·tros·am·ine [ˌnaɪtrəʊs'æmɪn] *n* Nitrosamin *nt*.
ni·trous ['naɪtrəs] *adj* nitros, salpetrig, Salpeter-.
 nitrous oxide Lachgas *nt*, Distickstoffmonoxid *nt*.
no·ci·cep·tive [ˌnəʊsɪ'septɪv] *adj* nozi(re)zeptiv.
no·ci·cep·tor [ˌnəʊsɪ'septər] *n* Nozi(re)zeptor *m*.
no·ci·re·cep·tor [ˌnəʊsɪrɪ'septər] *n* → nociceptor.
no·ci·sen·sor [ˌnəʊsɪ'sensər, -sɔr] *n* → nociceptor.
noc·tur·nal [nɑk'tɜrnl] *adj* während der Nacht, nächtlich, Nacht-.
nod·al ['nəʊdl] *adj* Knoten/Nodus betr., nodal, Knoten-.
node [nəʊd] *n* **1.** *anat.* Knoten *m*, Knötchen *nt*, knotige Struktur *f*, Nodus *m*, Nodulus *m*. **2.** *allg.* Knoten *m*.
 Aschoff-Tawara's node → atrioventricular node.
 atrioventricular node Atrioventrikularknoten *m*, AV-Knoten *m*, Aschoff-Tawara-Knoten *m*, Nodus atrioventricularis.
 AV node → atrioventricular node.
 buccal lymph node Wangenlymphknoten *m*, Nodus buccinatorius, Nodus lymphaticus buccinatorius.
 buccinator lymph node → buccal lymph node.
 cervical lymph nodes Halslymphknoten *pl*, Zervikallymphknoten *pl*, Nodi lymphatici cervicales.
 Cloquet's node Cloquet-Drüse *f*, Rosenmüller-Cloquet-Drüse *f*, Rosenmüller-Drüse *f*.
 deep cervical lymph nodes tiefe Halslymphknoten *pl*, Nodi lymphatici cervicales profundi.
 facial lymph nodes Gesichtslymphknoten *pl*, Nodi lymphatici faciales.
 Flack's node → sinoatrial node.
 Hensen's node *embryo.* Primitivknoten *m*.
 Keith-Flack's node → sinoatrial node.
 Koch's node → atrioventricular node.
 lingual lymph nodes Zungenlymphknoten *pl*.
 lymph node Lymphknoten *m*, Nodus lymphaticus, Lymphonodus *m*.
 malar lymph node Wangenlymphknoten *m*, Nodus lymphaticus malaris.
 mandibular lymph node Unterkieferlymphknoten *m*, Nodus (lymphaticus) mandibularis.
 mastoid lymph nodes retroaurikuläre Lymphknoten *pl*, Nodi lymphatici mastoidei/retro-auriculares.
 prelaryngeal lymph nodes prälaryngeale Lymphknoten *pl*, Nodi lymphatici praelaryngeales.
 pretracheal lymph nodes prätracheale Lymphknoten *pl*, Nodi lymphatici praetracheales.
 prevertebral lymph nodes prävertebrale Lymphknoten *pl*, Nodi lymphatici praevertebrales.
 primitive node *embryo.* Primitivknoten *m*.
 regional lymph nodes regionale Lymphknoten *pl*, Nodi (lymphatici) regionales.
 retroauricular lymph nodes → mastoid lymph nodes.
 retropharyngeal lymph nodes retropharyngeale Lymphknoten *pl*, Nodi lymphatici retropharyngeales.
 singer's node Sängerknötchen *nt*, Nodulus vocalis.
 sinoatrial node Sinusknoten *m*, Sinuatrialknoten *m*, SA-Knoten *m*, Keith-Flack-Knoten *m*, Nodus sinuatrialis.
 sinuatrial node → sinoatrial node.
 sinus node → sinoatrial node.
 submandibular lymph nodes submandibuläre Lymphknoten *pl*, Nodi lymphatici submandibulares.
 submaxillary lymph nodes submandibuläre Lymphknoten *pl*, Nodi lymphatici submandibulares.
 submental lymph nodes Kinnlymphknoten *pl*, Nodi lymphatici submentales.
 superficial cervical lymph nodes oberflächliche Halslymphknoten *pl*, Nodi lymphatici cervicales superficiales.
 node of Tawara → atrioventricular node.
no·dose ['nəʊdəʊs, nəʊ'dəʊs] *adj* knotig, voller Knoten.
no·dos·i·ty [nəʊ'dɒsətɪ] *n anat.* Knoten *m*, Knötchen *nt*, knotige Struktur *f*, Nodus *m*.
no·dous ['nəʊdəs] *adj* → nodose.
nod·u·lar ['nɑdʒələr] *adj* **1.** Knoten betr., knotenförmig, knötchenförmig, nodulär, Knoten-. **2.** mit Knoten besetzt, knotig.
nod·u·lat·ed ['nɑdʒəleɪtɪd] *adj* mit Knoten besetzt, knotig.
nod·ule ['nɑdʒuːl] *n anat.* Knötchen *nt*, Nodulus *m*.
 enamel nodule Schmelzknoten *m*, Zahnschmelzknoten *m*.
 pulp nodule Dentikel *m*, echter Pulpastein *m*, Pulpaknoten *m*.
 vocal nodule Sängerknötchen *nt*, Nodulus vocalis.
nod·u·lous ['nɑdʒələs] *adj* → nodose.
no·ma ['nəʊmə] *n* Noma *f*, Wangenbrand *m*, Wasserkrebs *m*, infektiöse Gangrän *f* des Mundes, Cancer aquaticus, Chancrum oris, Stomatitis gangraenosa.
non- *pref.* Un-, Nicht-, Non-.
non·ad·her·ent [ˌnɑnæd'hɪərənt, -'her-] *adj* nicht-adhärent.
non·con·duc·tor [ˌnɑnkən'dʌktər] *n electr.* Nichtleiter *m*.
non·de·po·lar·iz·er [nɑndɪ'pəʊləraɪzər] *n pharm., anes.* nichtdepolarisierendes Muskelrelaxans *nt*.
non·he·mo·lyt·ic [nɑnˌhiːmə'lɪtɪk, -ˌheməˌ-] *adj micro.* γ-hämolytisch, gamma-hämolytisch, nicht-hämolytisch, nicht-hämolysierend.
non·in·fec·tious [nɑnɪn'fekʃəs] *adj* nicht-infektiös.
non·in·va·sive [nɑnɪn'veɪsɪv] *adj patho.* nicht-invasiv.
non·met·al [nɑn'metl] *n chem.* Nichtmetall *nt*.
non·me·tal·lic [nɑnmə'tælɪk] *adj* nichtmetallisch.
non·oc·clu·sion [nɑnə'kluːʒn] *n* **1.** Nonokklusion *f*. **2.** offener Biß *m*, vertikale Nonokklusion *f*.
non·on·co·gen·ic [nɑnˌɑŋkəʊ'dʒenɪk] *adj* nicht-onkogen.
non·or·gan·ic [nɑnɔːr'gænɪk] *adj* **1.** *chem.* anorganisch. **2.** unorganisch.
non·path·o·gen [nɑn'pæθədʒən] *n* apathogener Mikroorganismus *m*.
non·path·o·ge·net·ic [nɑnˌpæθədʒəˈnetɪk] *adj* → nonpathogenic.
non·path·o·gen·ic [nɑnˌpæθə'dʒenɪk] *adj* apathogen.
non·poi·son·ous [nɑn'pɔɪzənəs] *adj* ungiftig.
non·po·lar [nɑn'pəʊlər] *adj* nichtpolar, unpolar; apolar.
non·se·lec·tive [nɑnsɪ'lektɪv] *adj* nicht-selektiv.
non·self [nɑn'self] *adj immun.* nicht-selbst, nonself.
non·spe·cif·ic [nɑnspə'sɪfɪk] *adj* **1.** *patho.* unspezifisch. **2.** (*Behandlung*) unspezifisch.
non·ste·roi·dals [nɑnstɪ'rɔɪdlz] *pl* → non-steroidal anti-inflammatory *drugs*.
non·tox·ic [nɑn'tɑksɪk] *adj* nicht giftig, ungiftig.
non·tox·ic·i·ty [nɑntɑk'sɪsətɪ] *n* Ungiftigkeit *f*.
non·vi·a·ble [nɑn'vaɪəbl] *adj* nicht lebensfähig, lebensunfähig.
nor- *pref. chem.* Nor-.
nor·a·dren·a·lin [ˌnɔːrə'drenlɪn] *n* → norepinephrine.
nor·a·dren·a·line [ˌnɔːrə'drenliːn] *n* → norepinephrine.
nor·a·dren·er·gic [nɔːrˌædrə'nɜrdʒɪk] *adj* noradrenerg.
nor·ep·i·neph·rine [nɔːrˌepɪ'nefrɪn, -riːn] *n* Noradrenalin *nt*, Norepinephrin *nt*, Arterenol *nt*, Levarterenol *nt*.
normo- *pref.* Normal-, Norm(o)-.
nor·mo·blast ['nɔːrməblæst] *n* Normoblast *m*.
nor·mo·ce·pha·lia [ˌnɔːrməsɪ'feɪljə] *n* Normozephalie *f*.
nor·mo·chro·mic [ˌnɔːrmə'krəʊmɪk] *adj* **1.** von normaler Farbe, normochrom. **2.** *hema.* normochrom.
nor·mo·cyte ['nɔːrməsaɪt] *n* (reifer) Erythrozyt *m*, Normozyt *m*.
nor·mo·e·ryth·ro·cyte [ˌnɔːrmaɪ'rɪθrəsaɪt] *n* → normocyte.
nor·mo·gly·ce·mia [ˌnɔːrməglaɪ'siːmɪə] *n* Normoglykämie *f*.
nor·mo·ka·le·mic [ˌnɔːrməkə'liːmɪk] *adj* normokal(i)ämisch.
nor·mo·ten·sion [ˌnɔːrmə'tenʃn] *n* Normaltonus *m*, Normalspannung *f*; Normaldruck *m*.
nor·mo·ten·sive [ˌnɔːrmə'tensɪv] *adj* mit normalem Blutdruck, normotensiv.
nor·mo·to·nia [ˌnɔːrmə'təʊnɪə] *n* Normaltonus *m*, Normotonie *f*.
nor·mo·ton·ic [ˌnɔːrmə'tɑnɪk] *adj* **1.** mit Normaltonus, normoton. **2.** mit normalem Blutdruck, normotensiv.

nor·mo·vo·le·mia [ˌnɔːrməvəʊˈliːmɪə] *n* Normovolämie *f*.
nor·mo·vo·le·mic [ˌnɔːrməvəʊˈliːmɪk] *adj* normovolämisch.
nose [nəʊz] **I** *n* **1.** Nase *f*; *anat.* Nasus *m*. **bleed at the nose** aus der Nase bluten. **my nose is bleeding** ich habe Nasenbluten. **2.** *techn.* Nase *f*, Schnabel *m*; Schnauze *f*, Bug *m*. **II** *vt* **3.** riechen; beschnüffeln. **4.** durch die Nase sprechen, näseln.
nose·bleed [ˈnəʊzbliːd] *n* Nasenbluten *nt*, Nasenblutung *f*, Epistaxis *f*. **have a nosebleed** Nasenbluten haben.
nose·piece [ˈnəʊzpiːs] *n* **1.** *techn.* Mundstück *nt*. **2.** (*Mikroskop*) Revolver *m*. **3.** (Brillen-)Steg *m*.
nos·e·ti·ol·o·gy [ˌnɑsɪtɪˈɑlədʒɪ] *n* Ätiologie *f*.
noso- *pref.* Krank-, Krankheit-, Nos(o)-.
nos·o·gen·e·sis [ˌnɑsəˈdʒenəsɪs] *n* Pathogenese *f*.
nos·o·gen·ic [ˌnɑsəˈdʒenɪk] *adj* Pathogenese betr., pathogen.
no·sog·e·ny [nəʊˈsɑdʒənɪ] *n* Pathogenese *f*.
no·sol·o·gy [nəʊˈsɑlədʒɪ] *n* Krankheitslehre *f*, Nosologie *f*.
nos·o·my·co·sis [ˌnɑsəmaɪˈkəʊsɪs] *n* Pilzerkrankung *f*, Mykose *f*, Mycosis *f*.
no·son·o·my [nəʊˈsɑnəmɪ] *n* → nosology.
nos·o·poi·et·ic [ˌnɑsəpɔɪˈetɪk] *adj* eine Krankheit verursachend, pathogen.
Nos·o·psyl·lus [ˌnɑsəˈsɪləs] *n micro.* Nosopsyllus *m*.
Nosopsyllus fasciatus Rattenfloh *m*, Nosopsyllus fasciatus.
nos·o·tax·y [ˈnɑsətæksɪ] *n* → nosology.
nos·o·tox·i·co·sis [ˌnɑsəˌtɑksɪˈkəʊsɪs] *n* Nosotoxikose *f*, Toxikose *f*.
nos·tril [ˈnɑstrəl] *n* Nasenloch *nt*; *anat.* Naris *f*.
notch [nɑtʃ] **I** *n* Kerbe *f*, Scharte *f*, Einschnitt *m*, Fissur *f*, Inzisur *f*; *anat.* Incisura *f*. **II** *vt* (ein-)kerben, (ein-)schneiden.
ethmoidal notch of frontal bone Incisura ethmoidalis (ossis frontalis).
frontal notch Incisura frontalis, Foramen frontale.
lacrimal notch of maxilla Incisura lacrimalis.
mandibular notch Incisura mandibulae.
pterygoid notch Incisura pterygoidea.
semilunar notch of mandible Incisura mandibulae.
supraorbital notch Incisura supraorbitalis, Foramen supraorbitale.
nox·a [ˈnɑksə] *n, pl* **nox·ae** [ˈnɑksiː] Schadstoff *m*, schädigendes *od.* krankheitserregendes Agens *nt*, Noxe *f*.
nox·ious [ˈnɑkʃəs] *adj* schädigend, schädlich, ungesund (*to* für).
nox·ious·ness [ˈnɑkʃəsnɪs] *n* Schädlichkeit *f*.
nu·cha [ˈn(j)uːkə] *n, pl* **nu·chae** [ˈn(j)uːkiː] *anat.* Nacken *m*, Nucha *f*.
nu·cle·ar [ˈn(j)uːklɪər] *adj* **1.** (Zell-)Kern *od.* Nukleus betr., nukleär, nuklear, Zellkern-, Kern-. **2.** *phys.* Atomkern betr., nuklear, (Atom-)Kern-, Nuklear-.
nu·cle·ase [ˈn(j)uːklɪeɪz] *n* Nuklease *f*, Nuclease *f*.
nu·cle·ide [ˈn(j)uːklaɪd] *n* Nukleid *nt*.
nu·cle·in [ˈn(j)uːkliːɪn] *n* Nuklein *nt*.
nucleo- *pref.* Kern-, Nukle(o)-, Nucle(o)-.
nu·cle·o·cap·sid [ˌn(j)uːklɪəʊˈkæpsɪd] *n micro.* Nukleokapsid *nt*.
nu·cle·o·chy·le·ma [ˌn(j)uːklɪəʊkaɪˈliːmə] *n* Kernsaft *m*, Karyolymphe *f*.
nu·cle·o·chyme [ˈn(j)uːklɪəʊkaɪm] *n* Kernsaft *m*, Karyolymphe *f*.
nu·cle·o·lus [n(j)uːˈklɪələs] *n, pl* **nu·cle·o·li** [n(j)uːˈklɪəlaɪ] Kernkörperchen *nt*, Nukleolus *m*.
nu·cle·o·lymph [ˈn(j)uːklɪəlɪmf] *n* Kernsaft *m*, Karyolymphe *f*.
nu·cle·o·plasm [ˈn(j)uːklɪəʊplæzəm] *n* (Zell-)Kernprotoplasma *nt*, Karyoplasma *nt*, Nukleoplasma *nt*.
nu·cle·o·pro·tein [ˌn(j)uːklɪəʊˈprəʊtiːn, -tiːɪn] *n* Nukleoprotein *nt*.
nu·cle·o·side [ˈn(j)uːklɪəʊsaɪd] *n* Nukleosid *nt*.
nu·cle·o·tide [ˈn(j)uːklɪətaɪd] *n* Nukleotid *nt*.
nu·cle·us [ˈn(j)uːklɪəs] *n, pl* **nu·cle·us·es, nu·cle·i** [ˈn(j)uːklɪaɪ] **1.** *anat.* (Zell-)Kern *m*, Nukleus *m*, Nucleus *m*; *phys.* (Atom-)Kern *m*. **2.** (ZNS) Kern *m*, Kerngebiet *nt*, Nucleus *m*.
atomic nucleus Atomkern *m*.
cell nucleus Zellkern *m*, Nukleus *m*, Nucleus *m*.
nuclei of cerebellum Kleinhirnkerne *pl*, Nuclei cerebellaris.
cranial nerve nuclei → nuclei of cranial nerves.
nuclei of cranial nerves Hirnnervenkerne *pl*, Nuclei nn. cranialium/encephalicorum.

ossification nucleus Verknöcherungskern *m*, Knochenkern *m*, Centrum ossificationis.
nu·clide [ˈn(j)uːklaɪd] *n chem.* Nuklid *nt*.
radioactive nuclide radioaktives Nuklid *nt*, Radionuklid *nt*.
numb [nʌm] **I** *adj* **1.** starr, erstarrt, taub. **2.** abgestumpft, betäubt. **II** *vt* **3.** betäuben, abstumpfen. **4.** starr *od.* taub machen, erstarren lassen.
num·ber [ˈnʌmbər] **I** *n* **1.** *mathe.* Zahl *f*, Ziffer *f*. **2.** (Telefon-, Zimmer-)Nummer *f*. **3.** (An-)Zahl *f* (*of* an). **II** *vt* **4.** rechnen, zählen; (zusammen-)zählen, aufrechnen. **5.** numerieren.
Brinell hardness number Brinell-Härte *f*.
Knoop hardness number Knoop-Härte *f*.
Koettstorfer number Verseifungszahl *f*.
leukocyte number Leukozytenzahl *f*.
mass number Massenzahl *f*.
proportional number *stat.* Verhältniszahl *f*.
quantum number Quantenzahl *f*.
relative number *stat.* Verhältniszahl *f*.
Rockwell hardness number Rockwell-Härte *f*.
saponification number Verseifungszahl *f*.
Vickers hardness number Vickers-Pyramidendruckhärte *f*, Vickers-Härte *f*, Pyramidenhärte *f*.
wave number *phys.* Wellenzahl *f*.
numb·ness [ˈnʌmnɪs] *n* **1.** Taubheit *f*, Betäubung *f*. **2.** Erstarrung *f*, Starrheit *f*, Taubheit *f*.
nu·mer·i·cal [n(j)uːˈmerɪkl] *adj* numerisch, Zahlen-.
num·mu·lar [ˈnʌmjələr] *adj* münzenförmig, nummulär.
nurse [nɜrs] **I** *n* **1.** (Kranken-)Schwester *f*, (Kranken-)Pfleger(in *f*) *m*. **2.** Kindermädchen *nt*, Kinderfrau *f*. **3.** Amme *f*. **4.** Säuglingsschwester *f*, Kinderschwester *f*. **II** *vt* **5.** (*Kranke*) pflegen; hegen, schonen. **6.** (eine Krankheit) auskurieren. **nurse a cold. 7.** (*Säugling*) stillen. **8.** (*Kind*) aufziehen, großziehen. **III** *vi* **9.** stillen; (*Säugling*) saugen, die Brust nehmen. **10.** als Krankenschwester *od.* Krankenpfleger tätig sein.
auxiliary nurse Schwesternhelfer(in *f*) *m*.
community nurse Gemeindeschwester *f*.
hospital nurse Krankenhausschwester *f*.
male nurse Krankenpfleger *m*.
night nurse Nachtschwester *f*, Nachtpfleger *m*.
registered nurse examinierte Krankenschwester *f*.
scrub nurse Instrumentierschwester *f*.
student nurse Schwesternschülerin *f*.
theater nurse Operationsschwester *f*, OP-Schwester *f*.
trained nurse diplomierte/geprüfte (Kranken-)Schwester *f*.
trainee nurse Krankenpflegeschüler(in *f*) *m*.
nurs·ing [ˈnɜrsɪŋ] **I** *n* **1.** Säugen *nt*, Stillen *nt*. **2.** Krankenpflege *f*. **II** *adj* Pflege-, Kranken-; Näher-.
nu·tri·ent [ˈn(j)uːtrɪənt] **I** *n* Nährstoff *m*. **II** *adj* **1.** nahrhaft; (er-)nährend, mit Nährstoffen versorgend. **2.** Ernährungs-, Nähr-.
nu·tri·ment [ˈn(j)uːtrɪmənt] *n* Nahrung *f*, Nährstoff *m*, Nahrungsmittel *nt*, Nutriment *nt*.
nu·tri·men·tal [ˌn(j)uːtrɪˈmentl] *adj* → nutritious.
nu·tri·tion [n(j)uːˈtrɪʃn] *n* **1.** Ernährung *f*, Nutrition *f*. **2.** Nahrung *f*, Nährstoff *m*, Nahrungsmittel *nt*, Nutriment *nt*. **3.** Nahrungsaufnahme *f*, Ernähren *nt*.
enteral nutrition enterale Ernährung *f*.
parenteral nutrition parenterale Ernährung *f*.
total parenteral nutrition vollständige parenterale Ernährung *f*, totale parenterale Ernährung *f*.
nu·tri·tious [n(j)uːˈtrɪʃəs] *adj* nahrhaft, nährend, nutritiv.
nu·tri·tive [ˈn(j)uːtrɪtɪv] **I** *n* Nahrung *f*, Diätetikum *nt*. **II** *adj* **1.** nahrhaft, nährend, nutritiv. **2.** ernährend, Nähr-, Ernährungs-.
ny·a·cyne [ˈnaɪəsaɪn] *n pharm.* Neomycin *nt*.
nycto- *pref.* Nacht-, Nykt(o)-.
ny·lon [ˈnaɪlɑn] *n* Nylon *nt*.
nys·tag·mic [nɪˈstægmɪk] *adj* Nystagmus betr., nystagtisch, Nystagmus-.
nys·tag·mus [nɪˈstægməs] *n* Nystagmus *m*.
palatal nystagmus Gaumensegelnystagmus *m*, Nystagmus veli palatini.
nys·ta·tin [ˈnɪstətɪn] *n pharm.* Nystatin *nt*.
nys·tax·is [nɪˈstæksɪs] *n* → nystagmus.
nyx·is [ˈnɪksɪs] *n, pl* **nyx·es** [ˈnɪksiːz] Punktion *f*; Parazentese *f*.

O

ob·duc·tion [ɑb'dʌkʃn] *n forens.* Obduktion *f*, Autopsie *f*, Nekropsie *f*, Sektion *f*.
o·bese [əʊ'biːs] *adj* fett(leibig), korpulent, adipös.
o·bese·ness ['əʊ'biːsnɪs] *n* → obesity.
o·be·si·ty [əʊ'biːsətɪ] *n* Fettleibigkeit *f*, Fettsucht *f*, Korpulenz *f*, Obesität *f*, Adipositas *f*.
o·blig·a·to·ry [ə'blɪgətɔːrɪ, -təʊ-] *adj* obligatorisch, verpflichtend (*on*, *upon* für); Zwangs-, Pflicht-.
ob·lit·er·ate [ə'blɪtəreɪt] *vt* verschließen, veröden, obliterieren.
ob·lit·er·a·tion [əˌblɪtə'reɪʃn] *n* Verschluß *m*, Verödung *f*, Obliteration *f*, Obliteratio *f*.
ob·lon·ga·ta [ˌɑblɔŋ'gɑːtə] *n* Medulla oblongata, *inf.* Oblongata *f*.
ob·struct [əb'strʌkt] *vt* versperren, verstopfen, blockieren.
ob·struc·tion [əb'strʌkʃn] *n* Blockierung *f*, Verstopfung *f*, Verlegung *f*, Verschluß *m*, Obstruktion *f*.
ob·struc·tive [əb'strʌktɪv] *adj* blockierend, versperrend, verstopfend, verschließend, obstruktiv, Obstruktions-.
ob·tu·ra·tion [ˌɑbt(j)ə'reɪʃn] *n* Verlegung *f*, Verstopfung *f*, Obturation *f*, Obturatio *f*.
  retrograde obturation retrograde Wurzelfüllung *f*, retrograde Füllung *f*.
ob·tu·ra·tor ['ɑbt(j)əreɪtər] *n* **1.** Verschluß *m*, Verlegung *f*. **2.** *dent.* Verschlußprothese *f*, künstliche Gaumenplatte *f*, Obturator *m*, Obturatorapparat *m* **3.** *techn.* (Ab-)Dichtung *f*.
ob·tuse [əb't(j)uːs] *adj* **1.** stumpf, abgestumpft; begriffsstutzig, beschränkt. **2.** (*Schmerz*) dumpf.
oc·cip·i·tal [ɑk'sɪpɪtl] **I** *n* → occipital bone. **II** *adj* Hinterhaupt(sbein) betr., okzipital, Hinterhaupt(s)-.
oc·cip·i·to·fron·tal [ɑkˌsɪpɪtəʊ'frʌntl] *adj* Hinterhaupt u. Stirn betr., okzipitofrontal.
oc·cip·i·to·fron·ta·lis [ɑkˌsɪpɪtəʊfrən'teɪlɪs] *n* Okzipitofrontalis *m*, Musculus occipitofrontalis.
oc·cip·i·to·men·tal [ɑkˌsɪpɪtəʊ'mentl] *adj* okzipitomental.
oc·cip·i·to·tem·po·ral [ɑkˌsɪpɪtəʊ'temp(ə)rəl] *adj* okzipitotemporal.
oc·ci·put ['ɑksɪpʌt] *n*, *pl* **oc·ci·puts**, **oc·cip·i·ta** [ɑk'sɪpɪtə] *anat.* Hinterhaupt *nt*, Okziput *nt*, Occiput *nt*.
oc·clude [ə'kluːd] **I** *vt* **1.** abschließen, verschließen, versperren, verstopfen, einschließen, ausschließen. **2.** *chem.* absorbieren, okkludieren. **II** *vi* (*Zähne*) schließen.
oc·clud·er [ə'kluːdər] *n* Okkludator *m*.
oc·clu·sal [ə'kluːzl] *adj* Kaufläche *od.* Okklusion betr., okklusal, Biß-, Okklusions-.
oc·clu·sion [ə'kluːʒn] *n* **1.** Verschließung *f*, Verstopfung *f*; Einschließung *f*, Ausschließung *f*, Umschließung *f*. **2.** *patho.* Verschluß *m*, Okklusion *f*. **3.** *dent.* Zahnreihenschluß *m*, Okklusion *f*. **4.** *chem.* Absorption *f*, Okklusion *f*.
  abnormal occlusion Gebißanomalie *f*, Okklusionsanomalie *f*, Malokklusion *f*.
  acentric occlusion azentrische Okklusion *f*, ekzentrische Okklusion *f*.
  adjusted occlusion adjustierte Okklusion *f*.
  afunctional occlusion afunktionelle Okklusion *f*.
  anatomic occlusion anatomische Okklusion *f*.
  anterior occlusion Mesialbiß *m*, Mesiokklusion *f*.
  arterial occlusion Arterienverschluß *m*.
  balanced occlusion balancierte Okklusion *f*.
  bilateral balanced occlusion bilateral balancierte Okklusion *f*, beidseitig balancierte Okklusion *f*.
  bimaxillary protrusive occlusion beidseitiger Mesialbiß *m*.
  buccal occlusion Bukkalokklusion *f*, bukkale Okklusion *f*.
  central occlusion zentrale Okklusion *f*.
  centrically balanced occlusion zentrisch balancierte Okklusion *f*.
  centric occlusion zentrische Okklusion *f*, stabile Okklusion *f*, maximale Interkuspidation *f*.
  coronary occlusion Koronar(arterien)verschluß *m*.
  crossbite occlusion Kreuzbißokklusion *f*.
  dental occlusion Okklusion *f*.
  distal occlusion distale Okklusion *f*.
  dynamic occlusion dynamische Okklusion *f*.
  eccentric occlusion azentrische Okklusion *f*, ekzentrische Okklusion *f*.
  egde-to-edge occlusion → end-to-end occlusion.
  end-to-end occlusion Kantenbiß *m*, Kopfbiß *m*, gerader Biß *m*, Zangenbiß *m*.
  functional occlusion funktionelle Okklusion *f*.
  gliding occlusion gleitende Okklusion *f*.
  habitual occlusion habituelle Okklusion *f*, habituelle Interkuspidation *f*.
  handheld centric occlusion handgeführte zentrische Okklusion *f*.
  hyperfunctional occlusion traumatische Okklusion *f*, traumatogene Okklusion *f*.
  ideal occlusion ideale Okklusion *f*.
  labial occlusion labiale Okklusion *f*.
  lateral occlusion Lateralokklusion *f*, Laterokklusion *f*.
  lingual occlusion linguale Okklusion *f*, Lingualokklusion *f*, Linguokklusion *f*.
  malfunctional occlusion Okklusionsanomalie *f*, Malokklusion *f*, Gebißanomalie *f*.
  mechanically balanced occlusion mechanisch balancierte Okklusion *f*.
  mesial occlusion mesiale Okklusion *f*.
  neutral occlusion → normal occlusion.
  normal occlusion neutrale Okklusion *f*, normale Okklusion *f*.
  pathogenic occlusion pathogene Okklusion *f*.
  physiologically balanced occlusion physiologisch balancierte Okklusion *f*.
  physiologic occlusion physiologische Okklusion *f*.
  posterior occlusion Distalbiß *m*, Rückbiß *m*.
  postnormal occlusion distale Okklusion *f*.
  prenormal occlusion mesiale Okklusion *f*.
  primary traumatic occlusion primär traumatische Okklusion *f*.
  protrusive occlusion Mesialbiß *m*, Mesiokklusion *f*.
  retrusive occlusion Distalbiß *m*, Rückbiß *m*.
  secondary traumatic occlusion sekundär traumatische Okklusion *f*.
  terminal occlusion terminale Okklusion *f*.
  traumatic occlusion traumatische Okklusion *f*, traumatogene Okklusion *f*.
  traumatogenic occlusion → traumatic occlusion.
  vascular occlusion Gefäßverschluß *m*.
oc·clu·sive [ə'kluːsɪv] *adj* Okklusion betr., abschließend, verschließend, hemmend, okklusiv, Verschluß-.
oc·clu·so·cer·vi·cal [əˌkluːsəʊ'sɜrvɪkl] *adj* okklusozervikal.
oc·clu·so·gin·gi·val [əˌkluːsəʊ'dʒɪndʒəvəl] *adj* okklusogingival.
oc·clu·som·e·ter [ɑkluː'sɑmɪtər] *n* Kaudruckmesser *m*, Gnathodynamometer *nt*.
oc·clu·so·re·ha·bil·i·ta·tion [əˌkluːsəʊˌrɪ(h)əˌbɪlə'teɪʃn] *n* okklusale Rehabilitation *f*.
oc·cult [ə'kʌlt, 'ɑkʌlt] *adj* verborgen, okkult.
oc·u·lar ['ɑkjələr] **I** *n phys.* Okular *nt*, Okularlinse *f*. **II** *adj* Auge betr., okular, Augen-, Okulo-.
oc·u·list ['ɑkjəlɪst] *n* **1.** Augenarzt *m*, Augenärztin *f*, Ophthalmologe *f*, Ophthalmologin *f*. **2.** Optometrist(in *f*) *m*.
oculo- *pref.* Augen-, Okul(o)-.
oc·u·lo·au·ric·u·lar [ˌɑkjələʊɔː'rɪkjələr] *adj* okuloaurikulär.
oc·u·lo·man·dib·u·lo·dys·ceph·a·ly [ˌɑkjələʊmænˌdɪbjələʊdɪs'sefəlɪ] *n* Hallermann-Streiff(-Francois)-Syndrom *nt*, Dysmorphia mandibulo-oculo-facialis.
oc·u·lo·mo·to·ri·us [ˌɑkjələʊməʊ'tɔːrɪəs] *n* Okulomotorius *m*, III. Hirnnerv *m*, Nervus oculomotorius [III].
o·don·tag·ra [əʊdɑn'ægrə] *n* → odontalgia.

odontalgia

o·don·tal·gia [ˌəʊdɑn'tældʒ(ɪ)ə] *n* Zahnschmerz(en *pl*) *m*, Odontalgie *f*.
  phantom odontalgia Phantomschmerz *m*.
o·don·ta·tro·phia [ˌəʊdɑntə'trəʊfɪə] *n* Zahnatrophie *f*.
o·don·tec·to·my [əʊdɑn'tektəmɪ] *n* Zahnentfernung *f*, Zahnextraktion *f*.
  partial odontectomy partielle Odontektomie *f*.
o·don·ti·a·sis [əʊdɑn'taɪəsɪs] *n* Zahnen *nt*, Zahndurchbruch *m*, Dentition *f*, Dentitio *f*.
o·don·ti·at·ro·gen·ic [əʊˌdɑntaɪˌætrə'dʒenɪk] *adj* durch den Zahnarzt hervorgerufen, durch zahnärztliche Einwirkung entstanden.
o·don·tic [əʊ'dɑntɪk] *adj* Zahn *od.* Zähne betr., dental, Odont(o)-, Dent(o)-, Dental-, Zahn-.
o·don·ti·noid [əʊ'dɑntɪnɔɪd] *adj* zahnartig, odontinoid.
odonto- *pref.* Zahn-, Dental-, Dent(o)-, Odont(o)-.
o·don·to·am·e·lo·blas·to·ma [əʊˌdɑntəʊˌæmələʊblæs'təʊmə] *n* Odontoadamantinom *nt*, Odontoameloblastom *nt*, ameloblastisches (Fibro-)Odontom *nt*.
o·don·to·am·e·lo·sar·co·ma [əʊˌdɑntə,æmələʊsɑː'rkəʊmə] *n* Odontoamelosarkom *nt*.
o·don·to·blast [əʊ'dɑntəʊblæst] *n* Odontoblast *m*, Dentinoblast *m*.
o·don·to·blas·tic [əʊˌdɑntə'blæstɪk] *adj* Odontoblasten betr., Odontoblasten-.
o·don·to·blas·to·ma [əʊˌdɑntəʊblæs'təʊmə] *n* Odontoblastom *nt*.
o·don·to·both·ri·on [əʊˌdɑntə'bɑθrɪən] *n* Zahnalveole *f*, Alveolus dentalis.
o·don·to·both·ri·tis [əʊˌdɑntəʊbɑθ'raɪtɪs] *n* Entzündung *f* der Zahnalveole, Alveolitis *f*.
o·don·to·both·ri·um [əʊˌdɑntə'bɑθrɪəm] *n* Zahnalveole *f*, Alveolus dentalis.
o·don·to·ce·ram·ic [əʊˌdɑntəsə'ræmɪk] *adj* zahnkeramisch.
o·don·to·chi·rur·gi·cal [əʊˌdɑntəkaɪ'rɜrdʒɪkəl] *adj* zahnchirurgisch.
o·don·to·cla·mis [əʊˌdɑntə'klæmɪs] *n* Zahnkappe *f*.
o·don·to·cla·sia [əʊˌdɑntə'kleɪzɪə] *n* internes Pulpagranulom *nt*, Rosa-Flecken-Krankheit *f*, Pink-spot-disease *nt*, Endodontoma *nt*, internes Pulpengranulom *nt*, innere Zahnresorption *f*, innere Resorption *f*.
o·don·toc·la·sis [ˌəʊdɑn'tɑkləsɪs] *n* Odontoklasie *f*.
o·don·to·clast [əʊ'dɑntəʊklæst] *n* Odontoklast *m*, Odontoclast *m*.
o·don·to·clas·to·ma [əʊˌdɑntəklæs'təʊmə] *n* → odontoclasia.
o·don·to·dyn·ia [əʊˌdɑntəʊ'di:nɪə] *n* → odontalgia.
o·don·to·dys·pla·sia [əʊˌdɑntədɪs'pleɪʒ(ɪ)ə] *n* Odontodysplasie *f*, Odontodysplasia *f*, Geisterzähne *pl*, ghost teeth *pl*.
o·don·to·gen [əʊ'dɑntədʒen] *adj* von einem Zahn ausgehend, von den Zähnen ausgehend, odontogen, dentogen.
o·don·to·gen·e·sis [əʊˌdɑntəʊ'dʒenəsɪs] *n* Zahnentwicklung *f*, Zahnbildung *f*, Odontogenese *f*.
  odontogenesis imperfecta Capdepont-Syndrom *nt*, hereditär opaleszentes Dentin *nt*, Dentinogenesis imperfecta, Dentinogenesis hypoplastica hereditaria, Odontogenesis hypoplastica hereditaria, Capdepont-Zahnhyperplasie *f*, Stainton-Zahnhyperplasie *f*, Stainton-Syndrom *nt*.
o·don·to·gen·ic [əʊˌdɑntəʊ'dʒenɪk] *adj* **1.** von den Zähnen ausgehend, odontogen, dentogen. **2.** zahnbildend.
o·don·tog·e·nous [ˌəʊdɑn'tɑdʒənəs] *adj* aus *oder* von den Zähnen abstammend, odontogen.
o·don·tog·e·ny [ˌəʊdɑn'tɑdʒənɪ] *n* → odontogenesis.
o·don·to·gram [əʊ'dɑntəgræm] *n* Odontogramm *nt*.
o·don·to·graph [əʊ'dɑntəgræf] *n* Odontograph *m*.
o·don·tog·ra·phy [ˌəʊdɑn'tɑgrəfɪ] *n* Odontographie *f*.
o·don·to·hy·per·es·the·sia [əʊˌdɑntəˌhaɪpərəs'θi:ʒ(ɪ)ə] *n* Überempfindlichkeit *f* der Zähne, Odontohyperästhesie *f*.
o·don·to·hy·po·phos·pha·ta·sia [əʊˌdɑntəˌhaɪpəʊˌfɑsfə'teɪzɪə] *n* Odontohypophosphatasie *f*.
o·don·toid [əʊ'dɑntɔɪd] *adj* zahnförmig, zahnähnlich, dentoid, odontoid.
o·don·to·lith [əʊ'dɑntəlɪθ] *n* Zahnstein *m*, Odontolith *m*, Calculus dentalis.
o·don·to·li·thi·a·sis [əʊˌdɑntəlɪ'θaɪəsɪs] *n* Zahnsteinablagerung *f*, Zahnsteinansatz *m*, Zahnsteinleiden *nt*, Odontolithiasis *f*.
o·don·to·lo·gist [ˌəʊdɑn'tɑlədʒɪst] *n* Zahnarzt *m*, Zahnärztin *f*.
o·don·tol·o·gy [ˌəʊdɑn'tɑlədʒɪ] *n* Zahn(heil)kunde *f*, Zahnmedizin *f*, Dentologie *f*, Odontologie *f*.
  forensic odontology forensische Odontologie *f*.
o·don·tol·y·sis [ˌəʊdɑn'tɑləsɪs] *n* Zahnresorption *f*, Zahnabbau *m*, Odontolyse *f*.

o·don·to·ma [əʊdɑn'təʊmə] *n* **1.** Odontom *nt*. **2.** odontogener Tumor *m*.
  ameloblastic odontoma Odontoadamantinom *nt*, Odontoameloblastom *nt*, ameloblastisches (Fibro-)Odontom *nt*.
  calcified odontoma verkalktes Odontom *nt*.
  complex composite odontoma → complex odontoma.
  complex odontoma zusammengesetztes Odontom *nt*.
  composite odontoma → complex odontoma.
  coronal odontoma Kronenodontom *nt*, koronales Odontom *nt*.
  coronary odontoma → coronal odontoma.
  cystic complex odontoma zystisches zusammengesetztes Odontom *nt*.
  cystic odontoma zystisches Odontom *nt*.
  dilated odontoma Zahn *m* im Zahn, Dens in dente, Dens invaginatus.
  embryoplastic odontoma embryoplastisches Odontom *nt*.
  fibrous odontoma fibröses Odontom *nt*.
  gestant odontoma → dilated odontoma.
  invaginated odontoma invaginiertes Odontom *nt*.
  malignant odontoma malignes Odontom *nt*.
  mixed odontoma → complex odontoma.
  radicular odontoma radikuläres Odontom *nt*.
  soft mixed odontoma ameloblastisches Fibrom *nt*.
o·don·to·ne·cro·sis [əʊˌdɑntənɪ'krəʊsɪs] *n* Odontonekrose *f*.
o·don·top·a·thy [əʊdɑn'tɑpəθɪ] *n* Zahnerkrankung *f*, Odontopathie *f*.
o·don·to·per·i·os·te·um [əʊˌdɑntəˌperɪ'ɑstɪəm] *n* Zahnbett *nt*, Parodont *nt*, Parodontium *nt*.
o·don·to·pho·bia [əʊˌdɑntə'fəʊbɪə] *n* Odontophobie *f*.
o·don·to·plas·ty [əʊ'dɑntəplæstɪ] *n* Odontoplastik *f*.
o·don·to·pri·sis [əʊˌdɑntə'praɪsɪs] *n* Karolyi-Effekt *m*, Parafunktion *f*, Bruxismus *m*, Kaukrämpfe *pl*, Leerbißmastikation *f*.
o·don·to·ra·di·o·graph [əʊˌdɑntə'reɪdɪəʊgræf] *n* Röntgenaufnahme *f* der Zähne.
o·don·tor·rha·gia [əʊˌdɑntə'rædʒ(ɪ)ə] *n* Odontorrhagie *f*.
o·don·tos·chi·sis [ˌəʊdɑn'tɑskəsɪs] *n* Odontoschisis *f*.
o·don·to·schism [əʊ'dɑntəskɪzəm] *n* Zahnspalt *m*.
o·don·to·scope [əʊ'dɑntəskəʊp] *n* Odontoskop *nt*.
o·don·tos·co·py [ˌəʊdɑn'tɑskəpɪ] *n* Odontoskopie *f*.
o·don·to·sei·sis [əʊˌdɑntə'saɪsɪs] *n* Zahnlockerung *f*.
o·don·to·the·ca [əʊˌdɑntə'θi:kə] *n* Zahnsäckchen *nt*, Sacculus dentis.
o·don·tot·o·my [ˌəʊdɑn'tɑtəmɪ] *n* Odontotomie *f*.
o·don·to·trip·sis [əʊˌdɑntə'trɪpsɪs] *n* Zahnabnutzung *f*.
o·dor ['əʊdər] *n* **1.** Geruch *m*, Odor *m*. **2.** Duft *m*, Wohlgeruch *m*.
o·dor·ant ['əʊdərənt] **I** *n* Duftstoff *m*. **II** *adj* duftend, wohlriechend.
o·dor·less ['əʊdərlɪs] *adj* geruchlos.
o·dor·ous·ness ['əʊdərəsnɪs] *n* Duft *m*, Wohlgeruch *m*.
o·dy·nom·e·ter [əʊdɪ'nɑmɪtər] *n* Algesimeter *nt*.
o·dy·no·pha·gia [əʊˌdɪnəʊ'feɪdʒ(ɪ)ə] *n* schmerzhaftes Schlucken *nt*, Odynophagie *f*.
o·dyn·pha·gia [əʊdɪn'feɪdʒ(ɪ)ə] *n* → odynophagia.
of·fi·cial [ə'fɪʃl] *adj* **1.** amtlich, dienstlich, behördlich, offiziell, Amts-, Dienst-. **2.** *pharm.* als Heilmittel anerkannt, arzneilich, offizinell, offizinal.
of·fic·i·nal [ə'fɪsənl] **I** *n* **1.** offizinelles Heilmittel *nt*. **2.** Arzneimittel *nt*, Droge *f*; Heilkraut *nt*, Heilpflanze *f*. **II** *adj* als Heilmittel anerkannt, arzneilich, offizinell, offizinal, Arznei-, Heil-.
oil [ɔɪl] **I** *n* (*a. chem.*) Öl *nt*, Oleum *nt*. **II** *vt* (ein-)ölen, einfetten, schmieren.
  distilled oil → ethereal oil.
  essential oil → ethereal oil.
  ethereal oil ätherisches Öl *nt*.
  eucalyptus oil Eukalyptusöl *nt*.
  volatile oil → ethereal oil.
oint·ment ['ɔɪntmənt] *n* Salbe *f*; *pharm.* Unguentum *nt*.
old [əʊld] **I** *the old pl* die Alten. **II** *adj* alt, betagt.
o·le·ate ['əʊlɪeɪt] *n* Oleat *nt*.
o·le·fin ['əʊləfɪn] *n* → olefine.
o·le·fine ['əʊləfi:n] *n* Olefin *nt*, Alken *nt*.
o·le·in ['əʊli:ɪn] *n* Olein *nt*, Triolen *nt*.
ol·fac·tion [ɑl'fækʃn, əʊl-] *n* **1.** Riechen *nt*. **2.** Geruchssinn *m*.
ol·fac·tom·e·try [ɑlfæk'tɑmətrɪ] *n* Olfaktometrie *f*.
ol·fac·to·ry [ɑl'fækt(ə)rɪ, əʊl-] *adj* Geruchssinn betr., olfaktorisch, Riech-, Geruchs-.
ol·ig·e·mia [ɑlɪ'gi:mɪə] *n* Hypovolämie *f*, Oligämie *f*.
oligo- *pref.* Klein-, Olig(o)-.
ol·i·go·don·tia [ˌɑlɪgəʊ'dɑnʃ(ɪ)ə] *n* **1.** Oligodontie *f*. **2.** Hypodontie *f*.
ol·i·go·he·mia [ˌɑlɪgəʊ'hi:mɪə] *n* → oligemia.

o·lig·o·mer [ˈɑlɪgəʊmər] *n* Oligomer *nt*.
o·lig·o·mer·ic [ˌɑlɪgəʊˈmerɪk] *adj* oligomer.
ol·i·gop·nea [ˌɑlɪgɑpˈnɪə, ˌɑlɪˈgɑpnɪə] *n* verlangsamte Atmung *f*, Oligopnoe *f*.
ol·i·go·pty·a·lism [ˌɑlɪgəʊˈtaɪəlɪzəm, ˌɑlɪgɑpˈ-] *n* → oligosialia.
ol·i·go·sac·cha·ride [ˌɑlɪgəʊˈsækəraɪd, -rɪd] *n* Oligosaccharid *nt*.
ol·i·go·si·a·lia [ˌɑlɪgəʊsaɪˈeɪlɪə] *n* verminderte Speichelsekretion *f*, Oligosialie *f*.
ol·i·go·symp·to·mat·ic [ˌɑlɪgəʊˌsɪmptəˈmætɪk] *adj* oligosymptomatisch.
ol·i·gu·re·sis [ˌɑlɪgjʊəˈriːsɪs] *n* → oliguria.
ol·i·gu·ria [ɑlɪˈg(j)ʊərɪə] *n* verminderte Harnausscheidung *f*, Oligurie *f*.
om·ni·vore [ˈɑmnəvɔːr, -vəʊr] *n bio.* Allesfresser *m*, Omnivore *m*, Pantophage *m*.
om·niv·o·rous [ɑmˈnɪvərəs] *adj bio.* allesfressend, omnivor, pantophag.
omo- *pref.* Schulter-, Om(o)-.
o·mo·hy·oid [əʊməʊˈhaɪɔɪd] *n* → omohyoideus *muscle*.
o·mo·hy·oi·de·us [ˌəʊməʊhaɪˈɔɪdɪəs] *n* → omohyoideus *muscle*.
onco- *pref.* Tumor-, Geschwulst-, Onko-.
on·co·cyte [ˈɑŋkəsaɪt] *n* Onkozyt *m*.
on·co·cyt·ic [ˌɑŋkəˈsɪtɪk] *adj* aus Onkozyten bestehend, onkozytär.
on·co·cy·to·ma [ˌɑŋkəsaɪˈtəʊmə] *n* 1. Onkozytom *nt*, Hürthle-Tumor *m*, Hürthle-Zelladenom *nt*, Hürthle-Struma *f*, oxyphiles Schilddrüsenadenom *nt*. 2. Hürthle-Zellkarzinom *nt*, malignes Onkozytom *nt*.
on·co·gene [ˈɑŋkədʒiːn] *n* Onkogen *nt*.
on·co·gen·e·sis [ˌɑŋkəˈdʒenəsɪs] *n* Tumorbildung *f*, Onkogenese *f*.
on·co·gen·ic [ˌɑŋkəˈdʒenɪk] *adj* einen Tumor erzeugend, geschwulsterzeugend, onkogen.
on·co·ge·nic·i·ty [ˌɑŋkədʒəˈnɪsətɪ] *n* Fähigkeit *f* zur Tumorbildung, Onkogenität *f*.
on·cog·e·nous [ɑŋˈkɑdʒənəs] *adj* von einem Tumor (ab-)stammend, onkogen.
on·col·o·gy [ɑŋˈkɑlədʒɪ] *n* Geschwulstlehre *f*, Onkologie *f*.
on·col·y·sis [ɑŋˈkɑləsɪs] *n* Geschwulstauflösung *f*, Onkolyse *f*.
on·co·lyt·ic [ˌɑŋkəˈlɪtɪk] *adj* onkolytisch.
on·co·ma [ɑŋˈkəʊmə] *n* Geschwulst *f*, Tumor *m*.
on·com·e·ter [ɑŋˈkɑmɪtər] *n lab.* Onkometer *nt*.
on·co·ther·a·py [ˌɑŋkəˈθerəpɪ] *n* Tumortherapie *f*, Onkotherapie *f*.
on·cot·ic [ɑnˈkɑtɪk] *adj* onkotisch.
on·co·trop·ic [ˌɑŋkəˈtrɑpɪk] *adj* onkotrop.
on·lay [ˈɑnleɪ, ˈɔn-] *n* Onlay *nt*, Einlagefüllung *f*.
  cast gold onlay Goldgußrestauration *f*.
o·o·cyte [ˈəʊəsaɪt] *n* Eizelle *f*, Oozyt(e *f*) *m*, Ovozyt *m*.
o·o·gen·e·sis [ˌəʊəˈdʒenəsɪs] *n* Eireifung *f*, Oogenie *f*, Ovogenese *f*, Oogenese *f*.
ooze [uːz] I *n* Sickern *nt*. II *vt* ausströmen, (aus-)schwitzen. III *vi* sickern.
  ooze out *vt* ausströmen, (aus-)schwitzen.
  ooze in *vi* einsickern, eindringen.
  ooze through *vi* durchsickern, durchdringen.
  hemorrhagic oozing Sickerblutung *f*.
o·pal·es·cence [əʊpəˈlesəns] *n* Opaleszenz *f*.
o·pal·es·cent [əʊpəˈlesənt] *adj* Opaleszenz aufweisend, opaleszierend, opalisierend, opaleszent.
o·paque [əʊˈpeɪk] *adj* 1. undurchsichtig, nicht durchscheinend, opak. 2. (strahlen-, licht-)undurchlässig.
o·pen [ˈəʊpən] I *adj* 1. *allg.* offen, geöffnet; offen. 2. offen, frei, zugänglich (*to fūr*). 3. *fig.* aufgeschlossen, offen (*for fūr*). 4. (*Gebiß*) lückenhaft. II *vt* 5. (er-)öffnen, aufmachen; beginnen. 6. *chir.* aufschneiden, aufstechen, aufbohren, (er-)öffnen. **open the bowels** Stuhlgang haben; abführen. III *vi* 7. aufgehen, s. (er-)öffnen. 8. anfangen, beginnen.
  open up I *vt* größer *od.* weiter machen, vergrößern; (er-)öffnen, aufmachen. II *vi* s. (er-)öffnen, aufgehen.
o·pen·ing [ˈəʊpənɪŋ] I *n* 1. Öffnung *f*, (Ein-)Mündung *f*, Spalt *m*, Lücke *f*, Loch *nt*; *anat.* Orificium *nt*; Ostium *nt*; Erweiterung *f*. 2. Eröffnung *f*; Öffnen *nt*, Aufmachen *nt*, Aufstechen *nt*, Aufbohren *nt*. II *adj* (Er-)Öffnungs-.
  pharyngeal opening of auditory tube Rachenöffnung *f* der Ohrtrompete, Ostium pharyngeum tubae auditivae/auditoriae.
  piriform opening Apertura piriformis.
op·er·a·bil·i·ty [ˌɑpərəˈbɪlətɪ] *n* 1. *patho.* Operabilität *f*. 2. Operationsfähigkeit *f*, Operabilität *f*.
op·er·a·ble [ˈɑp(ə)rəbl] *adj* 1. *chir.* operierbar, operabel. 2. *techn.* betriebsfähig.

op·er·ate [ˈɑpəreɪt] I *vt* 1. bewirken, verursachen, schaffen. 2. (*Gerät*) handhaben, bedienen, betätigen. II *vi chir.* operieren (*upon/on s.o.* jdn.).
op·er·at·ing [ˈɑpəreɪtɪŋ] *adj* 1. *chir.* Operations-. 2. in Betrieb, Betriebs-, Arbeits-.
op·er·a·tion [ɑpəˈreɪʃn] *n* 1. *chir.* (chirurgischer) Eingriff *m*, Operation *f*. 2. *chir.* Operation *f*, Technik *f*, Verfahren *nt*. 3. *techn.* Betrieb *m*, Tätigkeit *f*, Lauf *m*.
  Caldwell-Luc operation Caldwell-Luc-Operation *f*.
  cosmetic operation kosmetische Operation *f*.
  emergency operation Not(fall)operation *f*, Not-OP *f*.
  Esser operation Esser-Technik *f*, Esser-Plastik *f*.
  fenestration operation Fensterung(soperation *f*) *f*, Fenestration *f*.
  Fergusson's operation Fergusson-Schnittführung *f*.
  Luc's operation Caldwell-Luc-Operation *f*.
  mastoid operation Mastoidektomie *f*.
  plastic operation Plastik *f*, plastische Chirurgie *f*.
  radical operation Radikaloperation *f*.
  Weber-Fergusson operation Fergusson-Schnittführung *f*.
op·er·a·tive [ˈɑpərətɪv, ˈɑprə-, -ˌreɪtɪv] *adj* operativ, chirurgisch, Operations-, Operativ-.
op·er·a·tor [ˈɑpəreɪtər] *n* 1. Operateur(in *f*) *m*, operierender Arzt *m*, operierende Ärztin *f*. 2. *techn., mathe.* Operator *m*. 3. *genet.* Operatorgen *nt*, O-Gen *nt*.
o·per·cu·lum [əʊˈpɜrkjələm] *n, pl* **o·per·cu·lums**, **o·per·cu·la** [əʊˈpɜrkjələ] *anat.* Operculum *nt*.
  dental operculum Zahnkappe *f*.
op·er·on [ˈɑpəˌrɑn] *n genet.* Operon *nt*.
oph·thal·mal·gia [ˌɑfθælˈmældʒ(ɪ)ə] *n* Augenschmerz(en *pl*) *m*, Ophthalmalgie *f*, Ophthalmodynie *f*.
oph·thal·mi·a [ɑfˈθælmɪə] *n ophthal.* Augenentzündung *f*, Ophthalmie *f*, Ophthalmia *f*, Ophthalmitis *f*.
  granular ophthalmia Trachom(a) *nt*, ägyptische Körnerkrankheit *f*, trachomatöse Einschlußkonjunktivitis *f*, Conjunctivitis (granulosa) trachomatosa.
oph·thal·mic [ɑfˈθælmɪk] *adj* Auge betr., zum Auge gehörend, ophthalmisch, Augen-, Ophthalm(o)-, Okul(o)-.
oph·thal·mi·tis [ˌɑfθælˈmaɪtɪs] *n* Augenentzündung *f*, Ophthalmitis *f*.
ophthalmo- *pref.* Augen-, Ophthalm(o)-, Okul(o)-.
oph·thal·mo·blen·nor·rhea [ɑfˌθælməʊˌblenəˈrɪə] *n ophthal.* Augentripper *m*, Ophthalmoblennorrhoe *f*, Conjunctivitis gonorrhoica.
oph·thal·mo·dyn·ia [ɑfˌθælməʊˈdiːnɪə] *n* → ophthalmalgia.
oph·thal·mo·lith [ɑfˈθælməlɪθ] *n* Tränenstein *m*, Dakryolith *m*.
oph·thal·mo·log·ic [ɑfˌθælməˈlɑdʒɪk] *adj* Ophthalmologie betr., ophthalmologisch.
oph·thal·mol·o·gy [ˌɑfθælˈmɑlədʒɪ] *n* Augenheilkunde *f*, Ophthalmologie *f*.
oph·thal·mop·a·thy [ˌɑfθælˈmɑpəθɪ] *n ophthal.* Augenleiden *nt*, Augenerkrankung *f*, Ophthalmopathie *f*, Ophthalmopathia *f*.
oph·thal·mop·to·sis [ɑfˌθælmɑpˈtəʊsɪs] *n ophthal.* Exophthalmos *m*, Exophthalmus *m*, Exophthalmie *f*, Ophthalmoptose *f*.
o·pi·ate [ˈəʊpɪɪt, ˈəʊpɪeɪt] I *n* 1. Opiat *nt*, Opiumpräparat *nt*, Opioid *nt*. 2. Schlafmittel *nt*, Hypnotikum *nt*; Beruhigungsmittel *nt*, Sedativum *nt*; Betäubungsmittel *nt*, Narkotikum *nt*. II *adj* 3. opiumhaltig. 4. einschläfernd; beruhigend; sedierend; betäubend.
o·pi·oid [ˈəʊpɪɔɪd] *n* 1. Opioid *nt*. 2. (endogenes) Opioid *nt*, Opioid-Peptid *nt*.
o·pis·thi·on [əʊˈpɪsθɪɑn] *n anat.* Opisthion *nt*.
o·pis·tho·ge·nia [əʊˌpɪsθəʊˈdʒiːnɪə] *n* Opisthogenie *f*.
o·pis·thog·na·thism [əʊpɪsˈθɑgnəθɪzəm] *n* Opisthognathie *f*.
o·pi·um [ˈəʊpɪəm] *n* Opium *nt*, Laudanum *nt*, Meconium *nt*.
op·si·al·gia [ɑpsɪˈældʒ(ɪ)ə] *n neuro.* Genikulatumneuralgie *f*, Ramsay Hunt-Syndrom *nt*, Neuralgia geniculata, Zoster oticus, Herpes zoster oticus.
op·so·nin [ˈɑpsənɪn] *n* Opsonin *nt*.
op·so·ni·za·tion [ˌɑpsənaɪˈzeɪʃn] *n* Opsonisierung *f*.
op·tic [ˈɑptɪk] I *n* 1. Auge *nt*. 2. Optik *f*, optisches System *nt*; Objektiv *nt*. II *adj* Auge betr., visuell, okulär, okular, Gesichts-, Augen-, Seh-.
op·ti·cal [ˈɑptɪkl] *adj* 1. Optik betr., optisch. 2. Auge betr., visuell, okulär, okular, Gesichts-, Augen-, Seh-.
o·ral [ˈɔːrəl, ˈɑrəl] *adj* 1. Mund(höhle) betr., zum Mund *od.* zur Mundhöhle gehörend, durch den Mund, vom Mund her, oral, Oral-, Mund-. **for oral use** zum Einnehmen. 2. mündlich.
or·bic·u·lar [ɔːrˈbɪkjələr] *adj* 1. rund, kreisförmig, zirkulär. 2. kugelförmig. 3. ringförmig, Ring-.
or·bit [ˈɔːrbɪt] *n* 1. *anat.* Augenhöhle *f*, Orbita *f*, Cavitas orbitale. 2. *phys., chem.* Orbital *nt*, Bahn *f*.

or·bi·ta [ˈɔːrbɪtə] *n, pl* **or·bi·tae** [ˈɔːrbɪtiː] *anat.* Augenhöhle *f*, Orbita *f*, Cavitas orbitale.
or·bit·al [ˈɔːrbɪtl] **I** *n phys., chem.* Orbital *nt*, Bahn *f.* **II** *adj* Augenhöhle betr., orbital, Augenhöhlen-, Orbita-.
or·bi·tale [ˌɔːrbəˈteɪliː, -ˈtɑː-] *n anat.* Orbitale *f*.
or·bi·to·max·il·lec·to·my [ˌɔːrbɪtəʊmæksɪˈlektəmɪ] *n* Orbitomaxillektomie *f*.
or·gan [ˈɔːrgn] *n* **1.** *anat.* Organ *nt*, Organum *nt*, Organon *nt.* **2.** *allg.* Sprachrohr *nt*; Werkzeug *nt*, Instrument *nt.* **3.** Stimme *f*, Organ *nt.* **4.** *sl.* Penis *m.*
  acoustic organ Corti-Organ *nt*, Organum spirale.
  organ of balance Gleichgewichtsorgan *nt*.
  Chievitz's organ *embryo.* Chievitz-Organ *nt.*
  Corti's organ Corti-Organ *nt*, Organum spirale.
  donor organ Spenderorgan *nt*.
  effector organ Effektororgan *nt*, Erfolgsorgan *nt*.
  enamel organ *embryo.* Schmelzorgan *nt*, Zahnglocke *f*.
  organ of equilibrium → organ of balance.
  glomus organ Glomusorgan *nt*, Masson-Glomus *nt*, Hoyer-Grosser-Organ *nt*, Knäuelanastomose *f*, Glomus neuromyoarteriale, Anastomosis arteriovenosa glomeriformis.
  gustatory organ Geschmacksorgan *nt*, Organum gustatorium/gustus.
  organ of hearing (Ge-)Hörorgan *nt*.
  organ of hearing and balance Gehör- u. Gleichtsgewichtsorgan *nt*, Organon auditus, Organum statoacusticus/vestibulocochleare.
  organ of hearing and equilibrium → organ of hearing and balance.
  internal organs innere Organe *pl.*
  Jacobson's organ → vomeronasal organ.
  lymphoid organ lymphatisches Organ *nt*.
  olfactory organ Riechorgan *nt*, Organum olfactorium/olfactus.
  sense organs → sensory organs.
  sensory organs Sinnesorgane *pl*, Organa sensoria/sensuum.
  organ of sight → organ of vision.
  target organ Erfolgsorgan *nt*, Zielorgan *nt*.
  vestibulocochlear organ → organ of hearing and balance.
  organ of vision Sehorgan *nt*, Organum visus/visuale.
  visual organ → organ of vision.
  vomeronasal organ Jacobson-Organ *nt*, Vomeronasalorgan *nt*, Organum vomeronasale.
or·gan·ic [ɔːrˈgænɪk] **I** *n* organische Substanz *f.* **II** *adj* **1.** Organ(e) *od.* Organismus betr., organisch. **2.** organisch, somatisch. **3.** die belebte Natur betr; lebendig, belebt. **4.** *chem.* organisch.
or·gan·ism [ˈɔːrgənɪzəm] *n* Organismus *m*.
or·ga·no·gen·e·sis [ˌɔːrgənəʊˈdʒenəsɪs] *n* Organentwicklung *f*, Organogenese *f*.
or·ga·nog·e·ny [ˌɔːrgəˈnɑdʒənɪ] *n* → organogenesis.
or·ga·no·meg·a·ly [ˌɔːrgənəʊˈmegəlɪ] *n* Eingeweidevergrößerung *f*, Splanchnomegalie *f*, Viszeromegalie *f*.
or·ga·non [ˈɔːrgənən] *n, pl* **or·ga·na** [ˈɔːrgənə] *anat.* Organ *nt*, Organum *nt*, Organon *nt*.
or·ga·nop·a·thy [ˌɔːrgəˈnɑpəθɪ] *n* organische Erkrankung *f*, organisches Leiden *nt*.
or·ga·no·phil·ic [ˌɔːrgənəʊˈfɪlɪk] *adj* → organotropic.
or·ga·noph·i·lism [ɔːrgəˈnæfəlɪzəm] *n* → organotropism.
or·ga·no·ther·a·py [ˌɔːrgənəʊˈθerəpɪ] *n* Organbehandlung *f*, Organotherapie *f*.
or·ga·no·trop·ic [ˌɔːrgənəʊˈtrɑpɪk, -ˈtrəʊp-] *adj* organotrop.
or·ga·not·ro·pism [ˌɔːrgəˈnɑtrəpɪzəm] *n* Organotropie *f*.
or·ga·not·ro·py [ˌɔːrgəˈnɑtrəpɪ] *n* → organotropism.
or·i·fice [ˈɔːrɪfɪs, ˈɑr-] *n* Mund *m*, Mündung *f*, Öffnung *f*; *anat.* Orificium *nt*, Ostium *nt*.
  orifice of mouth Mundspalte *f*, Rima oris.
  pharyngeal orifice of auditory tube Rachenöffnung *f* der Ohrtrompete, Ostium pharyngeum tubae auditivae/auditoriae.
oro- *pref.* Mund-, Oro-.
o·ro·an·tral [ˌɔːrəʊˈæntrəl] *adj* Mund- u. Kieferhöhle betr., oroantral.
o·ro·fa·cial [ˌɔːrəʊˈfeɪʃl, ˌəʊrəʊ-] *adj* Mund u. Gesicht betr., orofazial.
o·ro·max·il·lar·y [ˌɔːrəʊˈmæksəˌleri] *adj* oromaxillär.
o·ro·pha·ryn·ge·al [ˌɔːrəʊfəˈrɪndʒ(ɪ)əl, ˌəʊrəʊ-] *adj* Oropharynx betr., oropharyngeal, mesopharyngeal, Oropharyngeal-, Mesopharyngeal-, Mundrachen-.
o·ro·phar·ynx [ˌɔːrəʊˈfærɪŋks, ˌəʊrəʊ-] *n* Mesopharynx *m*, Oropharynx *m*, Pars oralis pharyngis.
o·ro·tra·che·al [ˌɔːrəʊˈtreɪkɪəl, ˌəʊrəʊ-] *adj* orotracheal.
orth- *pref.* Orth(o)-.
ortho- *pref.* **1.** Orth(o)-. **2.** *chem.* ortho-.
or·tho·ac·id [ˌɔːrθəʊˈæsɪd] *n chem.* Orthosäure *f*.
or·tho·ce·phal·ic [ˌɔːrθəʊsɪˈfælɪk] *adj* orthokephal, orthozephal.
or·tho·ceph·a·lous [ˌɔːrθəʊˈsefələs] *adj* → orthocephalic.
or·tho·chro·mat·ic [ˌɔːrθəʊkrəʊˈmætɪk, -krə-] *adj* orthochromatisch.
or·tho·chro·mia [ˌɔːrθəʊˈkrəʊmɪə] *n hema.* Orthochromie *f*.
or·tho·chro·mo·phil [ˌɔːrθəʊˈkrəʊməfɪl] *adj* → orthochromatic.
or·tho·chro·mo·phile [ˌɔːrθəʊˈkrəʊməfaɪl, -fɪl] *adj* → orthochromatic.
or·tho·den·tin [ˌɔːrθəʊˈdentɪn] *n* Orthodentin *nt*.
or·tho·don·tia [ˌɔːrθəʊˈdɑnʃ(ɪ)ə] *n* → orthodontics.
  surgical orthodontia chirurgische Kieferorthopädie *f*.
or·tho·don·tic [ˌɔːrθəʊˈdɑntɪk] *adj* Orthodontie betr., orthodontisch.
or·tho·don·tics [ˌɔːrθəʊˈdɑntɪks] *pl* Kieferorthopädie *f*.
  corrective orthodontics korrigierende Kieferorthopädie *f*.
  preventive orthodontics präventive Kieferorthopädie *f*.
  prophylactic orthodontics präventive Kieferorthopädie *f*.
  surgical orthodontics chirurgische Kieferorthopädie *f*.
or·tho·don·tol·o·gy [ˌɔːrθəʊdɑnˈtɑlədʒɪ] *n* → orthodontics.
or·tho·gly·ce·mic [ˌɔːrθəʊglaɪˈsiːmɪk] *adj* normoglykämisch.
or·thog·nath·ia [ˌɔːrθəgˈneɪθɪə] *n* Orthognathie *f*.
or·thog·na·thic [ɔːrθəʊˈnæθɪk, -ˈneɪθɪk] *adj* Orthognathie betr., orthognath.
or·thog·na·thism [ɔːrˈθɑgnətɪzəm] *n* Orthognathie *f*.
or·thog·na·thous [ɔːrˈθɑgnəθəs] *adj* Orthognathie betr., orthognath.
or·tho·grade [ˈɔːrθəʊgreɪd] *adj* orthograd.
or·tho·pae·dic [ˌɔːrθəʊˈpiːdɪk] *adj* → orthopedic.
or·tho·pae·dics [ˌɔːrθəʊˈpiːdɪks] *pl* → orthopedics.
or·tho·pae·dist [ˌɔːrθəʊˈpiːdɪst] *n* → orthopedist.
or·tho·pan·to·graph [ˌɔːrθəʊˈpæntəgræf] *n radiol.* Orthopantomograph *m*.
or·tho·pan·tog·ra·phy [ˌɔːrθəʊpænˈtɑgrəfɪ] *n radiol.* Orthopantomographie *f*.
or·tho·pe·dic [ˌɔːrθəʊˈpiːdɪk] *adj* orthopädisch.
or·tho·pe·dics [ˌɔːrθəʊˈpiːdɪks] *pl* Orthopädie *f*.
  dental orthopedics Kieferorthopädie *f*.
  dentofacial orthopedics Kieferorthopädie *f*.
or·tho·pe·dist [ˌɔːrθəʊˈpiːdɪst] *n* Orthopäde *m*, Orthopädin *f*.
or·tho·phos·phate [ˌɔːrθəʊˈfɑsfeɪt] *n* (Ortho-)Phosphat *nt*.
or·thop·ne·a [ɔːrˈθɑpnɪə, ɔːrˌθɑpˈnɪə] *n* Orthopnoe *f*.
or·tho·pros·the·sis [ˌɔːrθəʊprɑsˈθiːsɪs] *n* Orthoprothese *f*.
or·thop·to·scope [ɔːrˈθɑptəskəʊp] *n* Orthoskop *nt*.
or·tho·scope [ˈɔːrθəskəʊp] *n* Orthoskop *nt*.
or·tho·scop·ic [ˌɔːrθəʊˈskɑpɪk] *adj* **1.** Orthoskopie betr., orthoskopisch. **2.** normalsichtig.
or·thos·co·py [ɔːrˈθɑskəpɪ] *n* Orthoskopie *f*.
or·tho·sis [ɔːrˈθəʊsɪs] *n, pl* **or·tho·ses** [ɔːrˈθəʊsiːz] Orthese *f*.
or·tho·stat·ic [ˌɔːrθəʊˈstætɪk] *adj* Orthostase betr., orthostatisch.
or·tho·stat·ism [ˈɔːrθəʊstætɪzəm] *n* aufrechte Körperhaltung *f*, Orthostase *f*.
or·tho·top·ic [ˌɔːrθəʊˈtɑpɪk] *adj* am normalen Ort, an normaler Stelle, orthotop.
os¹ [ɑs] *n, pl* **o·ra** [ˈɔːrə, ˈəʊrə] *anat.* (Körper-)Öffnung *f*, Mündung *f*; Mund *m*, Os *nt*.
os² [ɑs] *n, pl* **os·sa** [ˈɑsə] *anat.* Knochen *m*, Os *nt*.
os·mat·ic [ɑzˈmætɪk] *adj* olfaktorisch, Riech-, Geruchs-.
os·mi·cate [ˈɑzmɪkeɪt] *vt histol.* mit Osmiumtetroxid behandeln.
os·mi·um [ˈɑzmɪəm] *n* Osmium *nt*.
  osmium tetroxide Osmiumtetroxid *nt*.
osmo- *pref.* **1.** Geruch(s)-, Osm(o)-. **2.** *physiol.* Osm(o)-.
os·mo·cep·tor [ɑzməˈseptər] *n* → osmoreceptor.
os·mol [ɑzməʊl, -mɑl] *n* → osmole.
os·mo·lal·i·ty [ɑzməʊˈlælətɪ] *n* Osmolalität *f*.
os·mo·lar·i·ty [ˌɑzməʊˈlærətɪ] *n* Osmolarität *f*.
os·mole [ˈɑzməʊl] *n* Osmol *nt*.
os·mol·o·gy [ɑzˈmɑlədʒɪ] *n* **1.** Osphresiologie *f*, Osmologie *f*. **2.** *physiol.* Osmologie *f*.
os·mom·e·ter [ɑzˈmɑmɪtər] *n* Osmometer *nt*.
os·mo·phil·ic [ɑzməʊˈfɪlɪk] *adj* osmophil.
os·mo·re·cep·tor [ˌɑzmərɪˈseptər] *n* **1.** Osmorezeptor *m*. **2.** Geruchsrezeptor *m*, Osmorezeptor *m*.
os·mo·reg·u·la·tion [ˌɑzməregjəˈleɪʃn] *n* Osmoregulation *f*.
os·mo·sis [ɑzˈməʊsɪs] *n* Osmose *f*.
os·mo·ther·a·py [ˌɑzməˈθerəpɪ] *n* Osmotherapie *f*.
os·mot·ic [ɑzˈmɑtɪk] *adj* Osmose betr., osmotisch, Osm(o)-.
osphresi(o)- *pref.* Geruchs-, Osphresi(o)-, Osm(o)-, Olfakt(o)-.
os·phret·ic [ɑzˈfretɪk] *adj* → olfactory.
os·se·ine [ˈɑsiːn] *n* → ossein.

os·se·ous ['ɑsɪəs] *adj* Knochen/Os betr., knöchern, ossär, ossal, Knochen-.
os·si·cle ['ɑsɪkl] *n* kleiner Knochen *m*, Knöchelchen *nt*, Ossiculum *nt*.
auditory ossicles Gehörknöchelchen *pl*, Ossicula auditus/auditoria.
ear ossicles → auditory ossicles.
os·sif·er·ous [ə'sɪfərəs] *adj* Knochen enthaltend; knochenbildend.
os·sif·ic [ə'sɪfɪk] *adj* knochenbildend; s. in Knochen umwandelnd.
os·si·fi·ca·tion [ˌɑsɪfɪ'keɪʃn] *n* **1.** Knochenbildung *f*, Knochenentwicklung *f*, Ossifikation *f*, Osteogenese *f*. **2.** *patho.* (krankhafte) Verknöcherung *f*; Verknöchern *nt*, Ossifikation *f*.
endochondral ossification en(do)chondrale Knochenbildung/Verknöcherung/Ossifikation *f*.
perichondral ossification perichondrale Verknöcherung/Knochenbildung/Ossifikation *f*.
os·si·form ['ɑsɪfɔːrm] *adj* knochenähnlich, knochenartig, osteoid.
os·si·fy·ing ['ɑsəfaɪɪŋ] *adj* verknöchernd, ossifizierend.
os·tal·gia [ɑs'tældʒ(ɪ)ə] *n* → ostealgia.
os·tar·thri·tis [ˌɑstɑːr'θraɪtɪs] *n* → osteoarthritis.
os·te·al ['ɑstɪəl] *adj* → osseous.
os·te·al·gia [ˌɑstɪ'ældʒ(ɪ)ə] *n* Knochenschmerz(en *pl*) *m*, Ostealgie *f*, Osteodynie *f*.
os·tec·to·my [ɑs'tektəmɪ] *n* Knochenexzision *f*, Knochenresektion *f*.
periodontal ostectomy parodontale Knochenresektion *f*.
os·te·ec·to·my [ˌɑstɪ'ektəmɪ] *n* → ostectomy.
os·te·i·tis [ˌɑstɪ'aɪtɪs] *n* Knochen(gewebs)entzündung *f*, Ostitis *f*, Osteitis *f*.
osteo- *pref.* Knochen-, Osteo-.
os·te·o·a·cu·sis [ˌɑstɪəə'kjuːsɪs] *n* *physiol.* Knochenleitung *f*, Osteoakusis *f*, Osteophonie *f*.
os·te·o·an·a·gen·e·sis [ˌɑstɪəænə'dʒenəsɪs] *n* Knochenregeneration *f*.
os·te·o·an·eu·rysm [ˌɑstɪəʊ'ænjərɪzəm] *n* Knochenaneurysma *nt*.
os·te·o·ar·thri·tis [ˌɑstɪəʊɑːr'θraɪtɪs] *n* degenerative Gelenkerkrankung *f*, Osteoarthrose *f*, Gelenk(s)arthrose *f*, Arthrosis deformans.
os·te·o·ar·throp·a·thy [ˌɑstɪəʊɑːr'θrɑpəθɪ] *n* *patho.* Osteoarthropathie *f*, Osteoarthropathia *f*.
idiopathic hypertrophic osteoarthropathy → primary hypertrophic osteoarthropathy.
primary hypertrophic osteoarthropathy Pachydermoperiostose *f*, Touraine-Solente-Golé-Syndrom *nt*, familiäre Pachydermoperiostose *f*, idiopathische hypertrophische Osteoarthropathie *f*, Akropachydermie *f* mit Pachydermoperiostose, Hyperostosis generalisata mit Pachydermie.
os·te·o·ar·thro·sis [ˌɑstɪəʊɑːr'θrəʊsɪs] *n* → osteoarthritis.
os·te·o·ar·tic·u·lar [ˌɑstɪəʊɑːr'tɪkjələr] *adj* Knochen u. Gelenk(e) betr., osteoartikulär.
os·te·o·blast ['ɑstɪəʊblæst] *n* Osteoblast *m*, Osteoplast *m*.
os·te·o·blas·tic [ˌɑstɪəʊ'blæstɪk] *adj* **1.** Osteoblasten betr., aus Osteoblasten bestehend, osteoblastisch. **2.** osteoplastisch.
os·te·o·blas·to·ma [ˌɑstɪəʊblæs'təʊmə] *n* Osteoblastom(a) *nt*.
os·te·o·chon·dri·tis [ˌɑstɪəʊkɑn'draɪtɪs] *n* Knochen-Knorpel-Entzündung *f*, Osteochondritis *f*.
os·te·o·chon·dro·dys·pla·sia [ˌɑstɪəʊˌkɑndrəʊdɪs'pleɪʒ(ɪ)ə, -zɪə] *n* Morquio-Syndrom *nt*, Morquio-Ullrich-Syndrom *nt*, Morquio-Brailsford-Syndrom *nt*, spondyloepiphysäre Dysplasie *f*, Mukopolysaccharidose *f* Typ IV.
os·te·o·chon·dro·dys·tro·phy [ˌɑstɪəʊˌkɑndrəʊ'dɪstrəfɪ] *n* **1.** → osteochondrodysplasia. **2.** Osteochondrodystrophie *f*, Chondroosteodystrophie *f*.
familial osteochondrodystrophy → osteochondrodysplasia.
os·te·o·chon·dro·ma [ˌɑstɪəʊkɑn'drəʊmə] *n* Osteochondrom *nt*, knorpelige/kartilaginäre Exostose *f*, Chondroosteom *nt*.
os·te·o·chon·dro·ma·to·sis [ˌɑstɪəʊˌkɑndrəʊmə'təʊsɪs] *n* multiple kartilaginäre Exostosen *pl*, hereditäre multiple Exostosen *pl*, multiple Osteochondrome *pl*, Ecchondrosis ossificans.
os·te·o·chon·drop·a·thy [ˌɑstɪəʊkɑn'drɑpəθɪ] *n* Knochen-Knorpel-Erkrankung *f*, Osteochondropathie *f*, Osteochondropathia *f*.
os·te·o·chon·dro·phyte [ˌɑstɪəʊ'kɑndrəfaɪt] *n* → osteochondroma.
os·te·o·chon·dro·sar·co·ma [ˌɑstɪəʊˌkɑndrəsɑːr'kəʊmə] *n* Osteochondrosarkom *nt*, Osteochondrosarcoma *nt*.
os·te·o·chon·dro·sis [ˌɑstɪəʊkɑn'drəʊsɪs] *n* degenerative Knochen-Knorpel-Erkrankung *f*, Osteochondrose *f*, Osteochondrosis *f*.
os·te·oc·la·sis [ˌɑstɪ'ɑkləsɪs] *n* **1.** *ortho.* Osteoklase *f*, Osteoklasie *f*. **2.** *patho.* vermehrte Osteoklastentätigkeit *f*, Osteoklasie *f*, Osteoklase *f*.

os·te·o·clast ['ɑstɪəklæst] *n* **1.** *histol.* Knochenfreßzelle *f*, Osteoklast *m*, Osteoclastocytus *m*. **2.** *ortho.* Osteoklast *m*.
os·te·o·clas·to·ma [ˌɑstɪəʊklæs'təʊmə] *n* Riesenzelltumor *m* des Knochens, Osteoklastom *nt*.
os·te·o·cra·ni·um [ˌɑstɪəʊ'kreɪnɪəm] *n* knöcherner Schädel *m*, Osteocranium *nt*.
os·te·o·cys·to·ma [ˌɑstɪəʊsɪs'təʊmə] *n* Knochenzyste *f*.
os·te·o·cyte ['ɑstɪəʊsaɪt] *n* Osteozyt *m*, Osteocytus *m*.
os·te·o·den·tin [ˌɑstɪəʊ'dentɪn] *n* Osteodentin *nt*.
os·te·o·den·ti·no·ma [ɑstɪəʊˌdentɪ'nəʊmə] *n* Osteodentinom *nt*.
os·te·o·dyn·ia [ˌɑstɪəʊ'diːnɪə] *n* → ostealgia.
os·te·o·dys·tro·phia [ˌɑstɪəʊdɪ'strəʊfɪə] *n* → osteodystrophy.
os·te·o·dys·tro·phy [ˌɑstɪəʊ'dɪstrəfɪ] *n* Knochendystrophie *f*, Osteodystrophie *f*.
os·te·o·ec·to·my [ˌɑstɪəʊ'ektəmɪ] *n* *ortho.* Knochenexzision *f*, Knochenresektion *f*.
os·te·o·en·chon·dro·ma [ˌɑstɪəʊenkɑn'drəʊmə] *n* → osteochondroma.
os·te·o·fi·bro·ma [ˌɑstɪəʊfaɪ'brəʊmə] *n* Knochenfibrom *nt*, Osteofibrom *nt*.
cystic osteofibromatosis Jaffé-Lichtenstein-Krankheit *f*, Jaffé-Lichtenstein-Uehlinger-Syndrom *nt*, fibröse (Knochen-)Dysplasie *f*, nicht-ossifizierendes juveniles Osteofibrom *f*, halbseitige von Recklinghausen-Krankheit *f*, Osteodystrophia fibrosa unilateralis.
os·te·o·fi·bro·sis [ˌɑstɪəʊfaɪ'brəʊsɪs] *n* Knochenfibrose *f*, Osteofibrose *f*.
os·te·o·gen·e·sis [ˌɑstɪəʊ'dʒenəsɪs] *n* Knochenbildung *f*, Knochenentwicklung *f*, Knochensynthese *f*, Osteogenese *f*, Osteogenesis *f*.
early form osteogenesis imperfecta → osteogenesis imperfecta tarda.
osteogenesis imperfecta Osteogenesis imperfecta, Osteopsathyrosis *f*.
osteogenesis imperfecta congenita Vrolik-Krankheit *f*, Vrolik-Typ *m* der Osteogenesis imperfecta, Osteogenesis imperfecta congenita, Osteogenesis imperfecta Typ Vrolik.
osteogenesis imperfecta tarda Lobstein-Krankheit *f*, -Syndrom *nt*, Lobstein-Typ *m* der Osteogenesis imperfecta, Osteogenesis imperfecta tarda, Osteogenesis imperfecta Typ Lobstein.
osteogenesis imperfecta with blue sclerae → osteogenesis imperfecta tarda.
lethal perinatal osteogenesis imperfecta → osteogenesis imperfecta congenita.
type I osteogenesis imperfecta → osteogenesis imperfecta tarda.
type II osteogenesis imperfecta → osteogenesis imperfecta congenita.
os·te·o·ge·net·ic [ˌɑstɪədʒə'netɪk] *adj* Knochenbildung/Osteogenese betr., knochenbildend, osteogenetisch.
os·te·o·gen·ic [ˌɑstɪəʊ'dʒenɪk] *adj* **1.** von Knochen(gewebe) ausgehend od. stammend, osteogen. **2.** Knochenbildung/Osteogenese betr., knochenbildend, osteogenetisch.
os·te·og·e·nous [ˌɑstɪ'ɑdʒənəs] *adj* → osteogenetic.
os·te·og·e·ny [ˌɑstɪ'ɑdʒənɪ] *n* → osteogenesis.
os·te·o·hy·per·tro·phy [ˌɑstɪəʊhaɪ'pɜrtrəfɪ] *n* Knochenhypertrophie *f*.
os·te·oid ['ɑstɪɔɪd] **I** *n* organische Grundsubstanz *f* des Knochens, Osteoid *nt*. **II** *adj* knochenähnlich, knochenartig, osteoid.
os·te·ol·y·sis [ˌɑstɪ'ɑləsɪs] *n* Knochenauflösung *f*, Osteolyse *f*.
os·te·o·lyt·ic [ˌɑstɪəʊ'lɪtɪk] *adj* Osteolyse betr., knochenauflösend, osteolytisch.
os·te·o·ma [ˌɑstɪ'əʊmə] *n* (benigne) Knochengeschwulst *f*, Osteom(a) *nt*.
cancellous osteoma spongiöses Osteom *m*, Osteoma spongiosum.
dental osteoma dentales Osteom *nt*.
giant osteoid osteoma Osteoblastom *nt*.
os·te·o·ma·la·cia [ˌɑstɪəʊmə'leɪʃ(ɪ)ə] *n* Knochenerweichung *f*, Osteomalazie *f*.
os·te·o·my·e·li·tis [ˌɑstɪəʊmaɪə'laɪtɪs] *n* Knochenmark(s)entzündung *f*, Osteomyelitis *f*.
os·te·o·my·e·lo·fi·bro·sis [ˌɑstɪəʊˌmaɪələʊfaɪ'brəʊsɪs] *n* Knochenmark(s)fibrose *f*, Myelofibrose *f*, Osteomyelofibrose *f*; Osteomyelosklerose *f*, Myelosklerose *f*.
os·te·o·my·e·log·ra·phy [ˌɑstɪəʊmaɪə'lɑgrəfɪ] *n* *radiol.* Medullographie *f*, Osteomedullographie *f*, Osteomyelographie *f*.
os·te·o·my·e·lo·scle·ro·sis [ˌɑstɪəʊˌmaɪələʊsklɪ'rəʊsɪs] *n* → osteomyelofibrosis.
os·te·on ['ɑstɪɑn] *n* Havers-System *nt*, Osteon *nt*.
os·te·one ['ɑstɪəʊn] *n* → osteon.
os·te·o·ne·cro·sis [ˌɑstɪəʊnɪ'krəʊsɪs] *n* Knochennekrose *f*, Osteonekrose *f*.

osteoneuralgia

radiation osteonecrosis Strahlungsosteonekrose f, Radioosteonekrose f, Osteoradionekrose f.
spontaneous osteonecrosis spontane/aseptische Knochennekrose f.
os·te·o·neu·ral·gia [ˌɑstɪəʊnjʊəˈrældʒ(ɪ)ə, nʊ-] n Knochenneuralgie f, Osteoneuralgie f.
os·te·on·o·sus [ɑstɪˈɑnəsəs] n Knochenerkrankung f, Osteopathie f, Osteopathia f.
osteo-odontoma n Odontoadamantinom nt, Odontoameloblastom nt, ameloblastisches (Fibro-)Odontom nt.
os·te·o·path·ia [ˌɑstɪəʊˈpæθɪə] n Knochenerkrankung f, Osteopathie f.
os·te·o·pa·thol·o·gy [ˌɑstɪəʊpəˈθɑlədʒɪ] n → osteopathia.
os·te·o·per·i·os·ti·tis [ˌɑstɪəʊˌperɪɑsˈtaɪtɪs] n Knochen-Periost-Entzündung f, Osteoperiostitis f.
alveolodental osteoperiostitis Parodontitis f, Periodontitis f.
os·te·o·pe·tro·sis [ˌɑstɪəʊpəˈtrəʊsɪs] n Marmorknochenkrankheit f, Albers-Schöneberg-Krankheit f, Osteopetrose f, Osteopetrosis f.
os·te·o·phage [ˈɑstɪəʊfeɪdʒ] n Osteoklast m, Osteophage m.
os·te·oph·o·ny [ɑstɪˈɑfənɪ] n physiol. Knochenleitung f, Osteoakusis f, Osteophonie f.
os·te·o·phy·ma [ˌɑstɪəˈfaɪmə] n → osteophyte.
os·te·o·phyte [ˈɑstɪəʊfaɪt] n Osteophyt m.
os·te·o·plast [ˈɑstɪəʊplæst] n → osteoblast.
os·te·o·plas·tic [ˌɑstɪəʊˈplæstɪk] adj **1.** von Knochen(gewebe) ausgehend od. stammend, osteogen. **2.** Knochenbildung/Osteogenese betr., knochenbildend, osteogenetisch. **3.** ortho. Osteoplastik betr., osteoplastisch.
os·te·o·plas·ty [ˈɑstɪəʊplæstɪ] n ortho. Knochenplastik f, Osteoplastik f.
os·te·o·po·ro·sis [ˌɑstɪəʊpəˈrəʊsɪs] n Osteoporose f.
presenile osteoporosis präsenile Osteoporose f.
senile osteoporosis Altersosteoporose f, senile Osteoporose f.
steroid osteoporosis steroidinduzierte Osteoporose f, Steroidosteoporose f.
steroid-induced osteoporosis → steroid osteoporosis.
os·te·o·po·rot·ic [ˌɑstɪəʊpəˈrɑtɪk] adj Osteoporose betr., osteoporotisch.
os·te·op·sath·y·ro·sis [ˌɑstɪɑpˌsæθɪˈrəʊsɪs] n → osteogenesis imperfecta.
os·te·o·ra·di·o·ne·cro·sis [ˌɑstɪəʊˌreɪdɪəʊnɪˈkrəʊsɪs] n Strahlungsosteonekrose f, Strahlenosteonekrose f, Osteoradionekrose f, Radioosteonekrose f.
os·te·or·rha·phy [ˌɑstɪˈɔrəfɪ] n ortho. Knochennaht f.
os·te·o·sar·co·ma [ˌɑstɪəʊsɑːˈkəʊmə] n Knochensarkom nt, Osteosarkom nt, osteogenes/osteoplastisches Sarkom nt.
chondrosarcomatous osteosarcoma chondroblastisches/chondrosarkomatöses Osteosarkom nt.
fibroblastic osteosarcoma fibroblastisches Osteosarkom nt.
osteoblastic osteosarcoma osteoblastisches/osteoplastisches Osteosarkom nt.
telangiectatic osteosarcoma teleangiektatisches Osteosarkom nt.
os·te·o·scle·ro·sis [ˌɑstɪəʊsklɪˈrəʊsɪs] n Knochensklerose f, Osteosklerose f, Eburnisation f, Eburneation f.
os·te·o·su·ture [ˈɑstɪəʊsuːtʃər] n ortho. Knochennaht f.
os·te·o·syn·the·sis [ˌɑstɪəʊˈsɪnθəsɪs] n ortho. Osteosynthese f.
os·te·o·tome [ˈɑstɪəʊtəʊm] n ortho. Osteotom nt.
os·te·ot·o·my [ˌɑstɪˈɑtəmɪ] n ortho. Knochendurchtrennung f, Osteotomie f.
mandibular osteotomy Unterkieferosteotomie f.
mandibular ramus osteotomy Ramusosteotomie f.
maxillary osteotomy Oberkieferspaltung f, Oberkieferosteotomie f.
subapical mandibular osteotomy subapikale Unterkieferosteotomie f.
subcondylar mandibular osteotomy subkondyläre Unterkieferosteotomie f.
vertical osteotomy of ramus of mandible vertikale Ramusosteotomie f.
wedge osteotomy Keilosteotomie f.
os·ti·tis [ɑsˈtaɪtɪs] n → osteitis.
os·ti·um [ˈɑstɪəm] n, pl **os·tia** [ˈɑstɪə] anat. Mündung f, Eingang m, Ostium nt; Orificium nt.
os·to·my [ˈɑstəmɪ] n **1.** Stomaoperation f. **2.** Stoma nt.
os·to·sis [ɑsˈtəʊsɪs] n → osteogenesis.
o·tag·ra [əʊˈtægrə] n → otalgia.
o·tal·gia [əʊˈtældʒ(ɪ)ə] n Ohrenschmerz(en pl) m, Otalgie f, Otagra f, Otodynie f, Otalgia f.
geniculate otalgia Genikulatumneuralgie f, Ramsay Hunt-Syndrom nt, Neuralgia geniculata, Zoster oticus, Herpes zoster oticus.
ot·he·ma·to·ma [əʊˈθiːmətəʊmə, əʊtˈhiːmə-] n Othämatom nt.

o·tic [ˈəʊtɪk, ˈɑtɪk] adj Ohr betr., Ohr-.
o·ti·tis [əʊˈtaɪtɪs] n Ohrentzündung f, Otitis f.
otitis externa Entzündung f des äußeren Gehörganges, Otitis externa.
otitis media Mittelohrentzündung f, Otitis media.
oto- pref. Ohr-, Gehör-, Ot(o)-.
o·to·dyn·ia [əʊtəˈdiːnɪə] n → otalgia.
o·to·gen·ic [əʊtəˈdʒenɪk] adj vom Ohr ausgehend, otogen.
o·tog·e·nous [əʊˈtɑdʒənəs] adj → otogenic.
o·tol·o·gist [əʊˈtɑlədʒɪst] n Ohrenarzt m, Ohrenärztin f, Otologe m, Otologin f.
o·to·mas·toid·i·tis [ˌəʊtəˌmæstɔɪˈdaɪtɪs] n Otomastoiditis f.
o·to·my·co·sis [ˌəʊtəmaɪˈkəʊsɪs] n Gehörgangsmykose f, Ohrmykose f, Otomykose f.
o·top·a·thy [əʊˈtɑpəθɪ] n Ohrenerkrankung f, Ohrenleiden nt, Otopathie f.
o·to·py·or·rhea [ˌəʊtəˌpaɪəˈrɪə] n eitriger Ohrenausfluß m, Otopyorrhoe f.
o·to·rhi·no·lar·yn·gol·o·gy [ˌəʊtəˌraɪnəʊlærɪnˈgɑlədʒɪ] n Hals-Nasen-Ohrenheilkunde f, Otorhinolaryngologie f.
o·to·rhi·nol·o·gy [ˌəʊtəraɪˈnɑlədʒɪ] n Nasen-Ohren-Heilkunde f, Otorhinologie f.
o·tor·rha·gia [ˌəʊtəˈreɪdʒ(ɪ)ə] n Ohrblutung f, Otorrhagie f.
o·tor·rhea [əʊtəˈrɪə] n Ohren(aus)fluß m, Otorrhoe f.
o·to·sal·pinx [əʊtəˈsælpɪŋks] n Ohrtrompete f, Eustach-Röhre f, Eustach-Kanal m, Tuba auditiva/auditoria.
o·to·scle·ro·sis [ˌəʊtəsklɪˈrəʊsɪs] n Otosklerose f.
o·to·scope [ˈəʊtəskəʊp] n Otoskop nt; Ohrenspekulum nt.
o·tos·co·py [əʊˈtɑskəpɪ] n Ohrspiegelung f, Otoskopie f.
o·to·tox·ic [ˌəʊtəˈtɑksɪk] adj ototoxisch.
ounce [aʊns] n Unze f.
out·break [ˈaʊtbreɪk] n (Epidemie) Ausbruch m.
out·burst [ˈaʊtbɜrst] **I** n (a. fig.) Ausbruch m. **II** vi ausbrechen.
out·flow [ˈaʊtfləʊ] n Abfluß m, Ausfluß m; Abfließen nt, Ausfließen nt; (Gas) Ausströmen nt.
out-of-focus adj außerhalb des Brennpunkts gelegen; unscharf.
out·pa·tient [ˈaʊtpeɪʃənt] n ambulanter Patient m, ambulante Patientin f.
out·pock·et·ing [aʊtˈpɑkɪtɪŋ] n Ausstülpung f, Evagination f.
out·pouch·ing [aʊtˈpaʊtʃɪŋ] n Ausstülpung f, Evagination f.
out·put [ˈaʊtpʊt] n Output m; physiol. Abgabe f; (Arbeits-, Produktions-)Leistung f, (Arbeits-, Produktions-)Ertrag m.
cardiac output 1. Herzzeitvolumen nt. **2.** Herzminutenvolumen f.
ov·al·bu·min [ˌævælˈbjuːmɪn, ˌəʊv-] n Ovalbumin f.
o·va·lo·cyte [ˈəʊvələʊsaɪt] n hema. Elliptozyt m, Ovalozyt m.
o·va·lo·cy·to·sis [ˌəʊvələʊsaɪˈtəʊsɪs] n hema. hereditäre Elliptozytose f, Ovalozytose f, Kamelozytose f, Elliptozytenanämie f, Dresbach-Syndrom nt.
o·var·i·an [əʊˈveərɪən] adj Eierstock/Ovarium betr., ovarial, ovariell, Eierstock-, Ovarial-.
o·va·ry [ˈəʊvərɪ] n, pl **o·va·ries** weibliche Geschlechtsdrüse/Keimdrüse f, Eierstock m, Ovarium nt, Ovar nt, Oophoron nt.
ov·en [ˈʌvn] n Ofen m; Trockenkammer f.
drying oven Trockenofen m, Trockenschrank m.
o·ver·ac·tive [ˌəʊvərˈæktɪv] adj übertrieben aktiv, übermäßig tätig sein, hyperaktiv.
o·ver·ac·tiv·i·ty [ˌəʊvəræk'tɪvətɪ] n Hyperaktivität f; Überfunktion f.
o·ver·bite [ˈəʊvərbaɪt] n Überbiß m.
deep overbite tiefer Biß m, Tiefbiß m.
excessive overbite verstärkter Überbiß m.
horizontal overbite horizontaler Überbiß m, Overjet m.
vertical overbite vertikaler Überbiß m, tiefer Überbiß m.
o·ver·den·ture [ˈəʊvərdentʃər] n teleskopierende Totalprothese f, Deckprothese f.
o·ver·dos·age [əʊvərˈdəʊsɪdʒ] n **1.** Überdosierung f, Verabreichung f einer Überdosis. **2.** Überdosis f, Überdosierung f.
o·ver·dose [n ˈəʊvərdəʊs; v ˌəʊvərˈdəʊs] **I** n Überdosis f, Überdosierung f. **II** vt überdosieren, eine Überdosis verabreichen. **III** vi eine Überdosis nehmen; an einer Überdosis sterben.
o·ver·e·rup·tion [ˌəʊvərɪˈrʌpʃn] n Supraokklusion f.
o·ver·ex·er·tion [ˌəʊvərɪkˈzɜrʃn] n Überanstrengung f.
o·ver·fill·ing [əʊvərˈfɪlɪŋ] n Überfüllung f.
o·ver·growth [ˈəʊvərgrəʊθ] n (Über-)Wucherung f, übermäßiges Wachstum nt.
gingival overgrowth Zahnfleischwucherung f.
o·ver·hy·dra·tion [ˌəʊvərhaɪˈdreɪʃn] n Überwässerung f, Hyperhydratation f.
o·ver·jet [ˈəʊvərdʒet] n horizontaler Überbiß m, Overjet m.
o·ver·jut [ˈəʊvərdʒʌt] n horizontaler Überbiß m, Overjet m.

o·ver·lap [*n* ˈəʊvərlæp; *v* ˌəʊvərˈlæp] **I** *n* Überschneiden *nt,* Überschneidung *f,* teilweise Entsprechung *od.* Deckung *f; techn.* Überlapp(ung *f) m; (a. phys.)* Überlagerung *f.* **II** *vi* s. überschneiden, teilweise zusammenfallen, s. teilweise decken; *techn.* überlappen, überlagern.
   deep vertical overlap tiefer Biß *m,* Tiefbiß *m,* tiefer Überbiß *m.*
   horizontal overlap horizontaler Überbiß *m,* Overjet *m.*
o·ver·lay [ˈəʊvərleɪ] *n* **1.** teleskopierende Totalprothese *f,* Deckprothese *f.* **2.** Overlay *nt,* Molarenband *nt.* **3.** *psycho.* Überlagerung *f.*
   vertical overlay Overbite *m,* vertikaler Überbiß *m.*
o·ver·load [*n* ˈəʊvərləʊd; *v* ˌəʊvərˈləʊd] **I** *n* Überlast(ung *f) f,* Überladung *f,* Überbelastung *f.* **II** *vt* überladen, über(be)lasten.
o·ver·nour·ish·ment [əʊvərˈnɜrɪʃmənt] *n* Überernährung *f.*
o·ver·nu·tri·tion [ˌəʊvərn(j)uːˈtrɪʃn] *n* → overnourishment.
o·ver·sen·si·tive [əʊvərˈsensətɪv] *adj* überempfindlich (*to* gegen).
o·ver·sen·si·tive·ness [əʊvərˈsensətɪvnɪs] *n* → oversensitivity.
o·ver·sen·si·tiv·i·ty [ˌəʊvərsensəˈtɪvətɪ] *n* Überempfindlichkeit *f.*
o·ver·sew [əʊvərˈsəʊ] *vt* übernähen.
o·ver·strain [ˌəʊvərˈstreɪn] **I** *n* Überanstrengung *f,* Übermüdung *f,* Über(be)lastung *f.* **II** *vt* überanstrengen, überfordern, über(be)lasten, überbeanspruchen, überstrapazieren. **overstrain o.s.** s. übernehmen, s. überanstrengen.
over-the-counter *adj* rezeptfrei, frei verkäuflich.
o·ver·use [*n* ˈəʊvərjuːz; *v* ˌəʊvərˈjuːz] **I** *n* Überbeanspruchung *f,* übermäßiger Gebrauch *m.* **II** *vt* übermäßig gebrauchen.
o·ver·ven·ti·la·tion [əʊvərˌventɪˈleɪʃn] *n* Überbeatmung *f,* Hyperventilation *f.*
o·ver·weight [ˈəʊvərweɪt] **I** *n* Übergewicht *nt.* **II** *adj* zu schwer, übergewichtig.
ovi- *pref.* Ei-, Oo-, Ov(o)-, Ov(i)-.
o·vo·cyte [ˈəʊvəʊsaɪt] *n* → oocyte.
o·vo·gen·e·sis [ˌəʊvəʊˈdʒenəsɪs] *n* → oogenesis.
ov·u·lar [ˈɑvjələr, ˈəʊv-] *adj* ovulär, Ovular-.
ov·u·lar·y [ˈɑvjələriː, ˈəʊv-] *adj* → ovular.
ov·u·la·tion [ˌɑvjəˈleɪʃn, ˌəʊv-] *n* Eisprung *m,* Follikelsprung *m,* Ovulation *f.*
ov·u·la·to·ry [ˈɑvjələtɔːriː, -təʊ-] *adj* Ovulation betr., ovulatorisch, Ovulations-.
o·vum [ˈəʊvəm] *n, pl* **o·va** [ˈəʊvə] weibliche Keimzelle *f,* Ei(zelle *f) nt,* Ovum *nt.*
ox·a·late [ˈɑksəleɪt] *n* Oxalat *nt.*
ox·a·le·mia [ɑksəˈliːmɪə] *n* Oxalämie *f,* Hyperoxalämie *f.*
ox·a·lo·sis [ˌɑksəˈləʊsɪs] *n patho.* Oxalose *f,* Oxalose-Syndrom *nt.*
ox·al·u·ria [ˌɑksəlˈjʊərɪə] *n* Oxalurie *f,* Hyperoxalurie *f.*

ox·id [ˈɑksɪd] *n* Oxid *nt.*
ox·i·dase [ˈɑksɪdeɪz] *n biochem.* Oxidase *f.*
   diamine oxidase Diaminooxidase *f,* Histaminase *f.*
   direct oxidase Oxigenase *f,* Oxygenase *f.*
   indirect oxidase Peroxidase *f.*
   indophenol oxidase Indophenoloxidase *f,* Zytochromoxidase *f,* Cytochromoxidase *f.*
   monoamine oxidase Monoamin(o)oxidase *f.*
   primary oxidase Oxigenase *f,* Oxygenase *f.*
ox·i·da·tion [ɑksɪˈdeɪʃn] *n* Oxidation *f,* Oxidieren *nt.*
oxidation/reduction *n* Oxidation-Reduktion *f,* Oxidations-Reduktions-Reaktion *f,* Redox-Reaktion *f.*
ox·ide [ˈɑksaɪd] *n* Oxid *nt.*
ox·i·do·re·duc·tase [ˌɑksɪdəʊrɪˈdʌkteɪz] *n* Oxidoreduktase *f.*
ox·i·do·re·duc·tion [ˌɑksɪdəʊrɪˈdʌkʃn] *n* → oxidation/reduction.
ox·i·do·sis [ˌɑksɪˈdəʊsɪs] *n* Azidose *f,* Acidose *f.*
oxo- *pref.* Oxo-, Keto-, Oxy-.
oxy- *pref.* Sauerstoff-, Oxy-, Oxi-.
ox·y·ben·zene [ɑksɪˈbenziːn] *n* Phenol *nt,* Karbolsäure *f,* Monohydroxybenzol *nt.*
ox·y·ce·pha·lia [ˌɑksɪsɪˈfeɪljə] *n* → oxycephaly.
ox·y·ceph·a·ly [ɑksɪˈsefəlɪ] *n* Spitzschädel *m,* Turmschädel *m,* Akrozephalie *f,* Oxyzephalie *f,* Hypsizephalie *f,* Turrizephalie *f.*
ox·y·gen [ˈɑksɪdʒən] *n* Sauerstoff *m; chem.* Oxygen *nt,* Oxygenium *nt.*
ox·y·gen·ase [ˈɑksɪdʒəneɪz] *n* Oxygenase *f,* Oxigenase *f.*
ox·y·gen·a·tion [ˌɑksɪdʒəˈneɪʃn] *n* Oxygenisation *f,* Oxygenation *f,* Oxygenieren *nt,* Oxygenierung *f.*
ox·y·gen·a·tor [ˌɑksɪdʒəˈneɪtər] *n* Oxygenator *m.*
ox·y·he·mo·glo·bin [ɑksɪˈhiːməˌɡləʊbɪn, -ˈheməˌ-] *n* oxygeniertes Hämoglobin *nt,* Oxyhämoglobin *nt.*
ox·y·te·tra·cy·cline [ɑksɪˌtetrəˈsaɪkliːn] *n pharm.* Oxytetracyclin *nt.*
ox·y·u·ria [ɑksɪˈ(j)ʊərɪə] *n* → oxyuriasis.
ox·y·u·ri·a·sis [ˌɑksɪjʊəˈraɪəsɪs] *n* Oxyuriasis *f;* Enterobiasis *f.*
Ox·y·u·ris [ɑksɪˈjʊərɪs] *n micro.* Oxyuris *f.*
   Oxyuris vermicularis Madenwurm *m,* Enterobius/Oxyuris vermicularis.
o·ze·na [əʊˈziːnə] *n* Stinknase *f,* Ozäna *f,* Rhinitis atrophicans cum foetore.
o·zone [ˈəʊzəʊn] *n* Ozon *nt.*
o·zo·nide [ˈəʊzəʊnaɪd] *n* Ozonid *nt.*
o·zon·i·za·tion [ˌəʊˌzəʊnɪˈzeɪʃn] *n chem.* Ozonisierung *f.*
o·zo·sto·mia [əʊzəˈstəʊmɪə] *n* Mundgeruch *m,* Atemgeruch *m,* Halitosis *f,* Halitose *f,* Kakostomie *f,* Ozostomia *f,* Foetor ex ore.

P

pace·mak·er ['peɪsmeɪkər] *n physiol.* Reizbildungszentrum *nt*, Schrittmacher *m*, Pacemaker *m*.
    artificial pacemaker *card.* künstlicher Herzschrittmacher *m*, Pacemaker *m*.
    artificial cardiac pacemaker → artificial pacemaker.
    cardiac pacemaker 1. *physiol.* Herzschrittmacher *m*. **2.** → artificial pacemaker.
    pacemaker of heart 1. *physiol.* Herzschrittmacher *m*. **2.** → artificial pacemaker.
pachy- *pref.* Dick-, Pachy-.
pach·y·ce·pha·lia [ˌpækɪsɪ'feɪljə] *n* → pachycephaly.
pach·y·ceph·a·ly [pækɪ'sefəlɪ] *n embryo.* Pachyzephalie *f*.
pach·y·chei·lia [pækɪ'kaɪlɪə] *n* Pachycheilie *f*, Pachychilie *f*.
pach·y·chi·li·a [ˌpækɪ'kaɪlɪə] *n* → pachycheilia.
pach·y·der·ma [pækɪ'dɜrmə] *n derm.* Pachydermie *f*, Pachydermia *f*.
    pachyderma oralis 1. Leukoplakia *f*, Weißschwielenbildung *f*, Weißschwielenkrankheit *f*, Leukokeratosis *f*. **2.** orale Leukoplakie *f*, Leukoplakie *f* der Mundschleimhaut, prämaligne Leukoplakie *f*, Leukoplakie *f*, Leukoplakia oris.
pach·y·der·ma·to·cele [pækɪ'dɜrmətəsiːl] *n* **1.** Fallhaut *f*, Schlaffhaut *f*, Cutis-laxa-Syndrom *nt*, generalisierte Elastolyse *f*, Zuviel-Haut-Syndrom *nt*, Dermatochalasis *f*, Dermatolysis *f*, Dermatomegalie *f*, Chalazodermie *f*, Chalodermie *f*. **2.** Lappenelephantiasis *f*, Elephantiasis neuromatosis.
pach·y·der·ma·tous [pækɪ'dɜrmətəs] *adj* Pachydermie betr., dickhäutig, pachyderm.
pach·y·der·mic [pækɪ'dɜrmɪk] *adj* → pachydermatous.
pach·y·der·mo·per·i·os·to·sis [pækɪˌdɜrməˌperɪɑs'təʊsɪs] *n* Pachydermoperiostose *f*, Touraine-Solente-Golé-Syndrom *nt*, familiäre Pachydermoperiostose *f*, idiopathische hypertrophische Osteoarthropathie *f*, Akropachydermie *f* mit Pachydermoperiostose, Hyperostosis generalisata mit Pachydermie.
pach·y·glos·sia [pækɪ'glɑsɪə] *n* Pachyglossie *f*; Makroglossie *f*.
pach·y·me·nia [pækɪ'miːnɪə] *n* **1.** *derm.* Pachydermie *f*, Pachydermia *f*. **2.** Schleimhautverdickung *f*, Pachymenie *f*.
pach·y·men·in·gi·tis [pækɪˌmenɪn'dʒaɪtɪs] *n* Dura-Entzündung *f*, Dura mater-Entzündung *f*, Pachymeningitis *f*.
pach·y·me·ninx [pækɪ'miːnɪŋks] *n, pl* **pach·y·me·nin·ges** [pækɪmɪ'nɪndʒiːz] Dura *f*, Dura mater.
pack [pæk] **I** *n* **1.** Ballen *m*, Pack(en *m*) *m*, Bündel *nt*; Packung *f*, Schachtel *f*, Päckchen *nt*, Paket *nt*. **2.** Packung *f*; Wickel *m*. **II** *vt* **3.** einpacken, zusammenpacken, abpacken, verpacken. **4.** bepacken, beladen. **5.** konservieren.
    dry pack trockene Packung *f*.
    gingival tissue pack Zahnfleischverband *m*.
    ice pack Eispackung *f*.
    Kirkland periodontal pack Kirkland-Periodontalpack *m*, Kirkland-Zahnfleischverband *m*.
    periodontal pack Zahnfleischverband *m*, Heilverband *m*, Schutzverband *m*.
    pressure pack Druckverband *m*, Kompressionsverband *m*.
pack·ing ['pækɪŋ] *n* **1.** (Ver-)Packen *nt*; Verpackung *f*. **2.** Konservierung *f*. **3.** *radiol.* Packing *nt*, Packmethode *f*. **4.** Füllmaterial *nt*, Füllung *f*.
pad [pæd] **I** *n* **1.** (Schutz-)Polster *nt*, Kissen *nt*; (Knie-)Schützer *m*. **2.** *anat.* (Fuß-)Ballen *m*; *allg.* Fettkörper *m*, (Fett-)Polster *nt*. **3.** Kompresse *f*. **4.** (Schreib-)Block *m*. **II** *vt* (*a*. **pad out**) (aus-)polstern, wattieren, füttern.
    buccal fat pad → sucking pad.
    Passavant's pad Passavant-(Ring-)Wulst *m*.
    sucking pad Wangenfettpfropf *m*, Bichat-Fettpfropf *m*, Wangenfettpfropf *m*, Corpus adiposum buccae, Corpus adiposum buccae Bichati.
    suctorial pad → sucking pad.
pad·ding ['pædɪŋ] *n* **1.** (Aus-)Polstern *nt*, Wattieren *nt*. **2.** (Aus-)Polsterung *f*, Wattierung *f*.

pain [peɪn] **I** *n* **1.** Schmerz(en *pl*) *m*, Schmerzempfindung *f*. **aggravate pain** Schmerzen verschlimmern. **be in pain** Schmerzen haben. **2.** (Geburts-)Wehen *pl*. **3.** *fig.* Kummer *m*, Qualen *f*; **pains** *pl* Mühen *pl*. **II** *vt* jdm. Schmerzen bereiten, jdm. weh tun.
    abdominal pain Bauchschmerzen *pl*, Leibschmerzen *pl*, Abdominalschmerzen *pl*, Schmerzen *pl* im Abdomen, Abdominalgie *f*.
    bone pain Knochenschmerz(en *pl*) *m*, Ostealgie *f*, Osteodynie *f*.
    boring pain bohrender Schmerz *m*.
    bright pain heller Schmerz *m*.
    burning pain brennender Schmerz *m*.
    chest pain Brustschmerzen *pl*, Schmerzen *pl* im Brustkorb.
    chronic pain chronischer Schmerz *m*, chronische Schmerzen *pl*.
    pain on coughing Hustenschmerz *m*, Schmerzen *pl* beim Husten.
    drawing pain ziehender Schmerz *m*.
    dull pain dumpfer Schmerz *m*.
    epigastric pain Oberbauchschmerz(en *pl*) *m*, Epigastralgie *f*.
    excruciating pain unerträglich starker Schmerz *m*, Schmerz *m* mit Vernichtungsgefühl.
    facial pain Gesichtsschmerz *m*.
    ghost pain Phantomschmerz *m*.
    pain in the head Kopfschmerz(en *pl*) *m*, Kopfweh *nt*, Kephalgie *f*, Kephalalgie *f*, Kephal(a)ea *f*, Cephalgia *f*, Cephalalgia *f*, Cephal(a)ea *f*, Kephalodynie *f*, Zephalgie *f*, Zephalalgie *f*.
    intermittent pain intermittierender Schmerz *m*.
    joint pain Gelenkschmerz *m*, Arthralgie *f*, Arthrodynie *f*.
    lancinating pain stechender/lanzinierender Schmerz *m*.
    lightning pain schießender Schmerz *m*.
    lower abdominal pain Unterbauchschmerzen *pl*, Unterleibsschmerzen *pl*, Schmerzen *pl* im Unterbauch/Unterleib.
    neuralgic pain neuralgischer Schmerz *m*.
    night pain nächtlicher Schmerz *m*, Nyktalgie *f*.
    pain on palpation Druckschmerz *m*.
    pain on percussion Klopfschmerz *m*.
    persistent pain anhaltender Schmerz *m*, Dauerschmerz *m*.
    phantom limb pain Amputationstäuschung *f*, Phantomschmerz(en *pl*) *m*, Phantomempfinden *nt*.
    piercing pain stechender Schmerz *m*, stechende Schmerzen *pl*.
    pounding pain klopfender Schmerz *m*.
    projected pain projizierter Schmerz *m*.
    psychic pain → psychogenic pain.
    psychogenic pain psychogener Schmerz *m*.
    pulpal pain Pulpaschmerz *m*, Pulpalgie *f*.
    pulsating pain pulsierender Schmerz *m*.
    recurrent pain (immer) wiederkehrender Schmerz *m*.
    referred pain übertragener Schmerz *m*.
    severe pain starker Schmerz *m*, starke Schmerzen *pl*.
    sharp pain heller stechender Schmerz *m*.
    shooting pain schießender Schmerz *m*.
    stabbing pain stechender Schmerz *m*.
    subacute pain subakuter Schmerz *m*.
    tearing pain ziehender Schmerz *m*.
    terebrant pain bohrender/stechender Schmerz *m*.
    terebrating pain → terebrant pain.
    throbbing pain klopfender/pochender Schmerz *m*.
    thumping pain → throbbing pain.
    upper abdominal pain Oberbauchschmerzen *pl*, Schmerzen *pl* im Oberbauch.
pain-free *adj* schmerzfrei.
pain·ful ['peɪnfəl] *adj* **1.** schmerzend, schmerzlich, schmerzhaft. **2.** beschwerlich, mühsam.
pain·kil·ler ['peɪnkɪlər] *n* Schmerzmittel *nt*, schmerzstillendes Mittel *nt*, Analgen *nt*, Analgetikum *nt*.
pain·kil·ling ['peɪnkɪlɪŋ] *adj* schmerzstillend.
pain·less ['peɪnlɪs] *adj* schmerzlos.
pain·less·ness ['peɪnlɪsnɪs] *n* Schmerzlosigkeit *f*.

paint [peɪnt] *n* **1.** Farbe *f*, Lack *m*. **2.** *pharm., derm.* (Farbstoff-)Lösung *f*; Tinktur *f*.
pal·a·tal ['pælətl] *adj* Gaumen/Palatum betr., palatal, Gaumen-.
pal·ate ['pælət] *n* Gaumen *m*; *anat.* Palatum *nt*.
  artificial palate Gaumenobturator *m*, Gaumenverschlußplatte *f*.
  bilateral cleft palate doppelseitige Gaumenspalte *f*.
  bony hard palate harter Gaumen *m*, knöcherner Gaumen *m*, Palatum durum, Palatum osseum.
  bony palate knöcherner Gaumen *m*, Palatum osseum.
  cleft palate Gaumenspalte *f*, Palatoschisis *f*, Uranoschisis *f*, Palatum fissum.
  complete cleft palate vollständige Gaumenspalte *f*.
  gothic palate → high palate.
  hard palate harter Gaumen *m*, Palatum durum.
  high palate gotischer Gaumen *m*, hoher Gaumen *m*.
  high-arched palate → high palate.
  incomplete cleft palate unvollständige Gaumenspalte *f*.
  occult cleft palate okkulte Gaumenspalte *f*.
  osseous palate knöcherner Gaumen *m*, Palatum osseum.
  partial cleft palate partielle Gaumenspalte *f*.
  pendulous palate (Gaumen-)Zäpfchen *nt*, Uvula *f* (palatina).
  smoker's palate Rauchergaumen *m*, Raucherleukokeratose *f*.
  soft palate weicher Gaumen *m*, Palatum molle, Gaumensegel *nt*, Velum palatinum.
  submucous cleft palate submuköse Gaumenspalte *f*.
  subtotal cleft palate subtotale Gaumenspalte *f*.
  total cleft palate vollständige Gaumenspalte *f*.
  unilateral cleft palate einseitige Gaumenspalte *f*.
pal·a·tine ['pælətaɪn, -tɪn] *adj* Gaumen betr., palatal, Gaumen-.
pal·a·ti·tis [pælə'taɪtɪs] *n* Gaumenentzündung *f*, Uranitis *f*.
palato- *pref.* Gaumen-, Palato-.
pal·a·to·glos·sus [pælətəʊ'glɑsəs, -'glɔ-] *n* Palatoglossus *m*, Musculus palatoglossus.
pal·a·to·gram ['pælətəgræm] *n* Palatogramm *nt*.
pal·a·to·graph ['pælətəgræf] *n* Palatograph *m*.
pal·a·tog·ra·phy [pælə'tɑgrəfɪ] *n* Palatographie *f*.
pal·a·to·la·bi·al [pælətə'leɪbɪəl] *adj* Gaumen und Lippe betr., labiopalatal, palatolabial.
pal·a·to·my·o·graph [pælətə'maɪəgræf] *n* Palatomyograph *m*.
pal·a·to·pha·ryn·ge·us [pælətəʊfə'rɪndʒ(ɪ)əs, -,færɪn'dʒiːəs] *n* Palatopharyngeus *m*, Musculus palatopharyngeus.
pal·a·to·pha·ryn·go·plas·ty [pælətəfə'rɪŋgəʊplæstɪ] *n* Gaumenpharynxplastik *f*.
pal·a·to·plas·ty ['pælətəʊplæstɪ] *n* Gaumenplastik *f*, Palatoplastik *f*.
  von Langenbeck palatoplasty Brückenlappenplastik *f*, von Langenbeck-Brückenlappenplastik *f*, von Langenbeck-Ernst-Veau-Axhausen-Brückenlappenplastik *f*.
  V-Y palatoplasty V-Y-Gaumenplastik *f*.
pal·a·to·ple·gia [pælətəʊ'pliːdʒ(ɪ)ə] *n* Gaumensegellähmung *f*.
pal·a·to·prox·i·mal [pælətə'prɑksɪməl] *adj* palatoproximal.
pal·a·tor·ra·phy [pælə''tɔrəfɪ] *n* Gaumennaht *f*, Palatorrhaphie *f*, Uranorrhaphie *f*, Staphylorrhaphie *f*.
pal·a·tor·rha·phy [pælə''tɔrəfɪ] *n* → palatorraphy.
pal·a·to·sal·pin·ge·us [pælətəʊsæl'pɪndʒɪəs] *n* Tensor *m* veli palatini, Musculus tensor veli palatini.
pal·a·tos·chi·sis [pælə'tɑskəsɪs] *n* Gaumenspalte *f*, Palatoschisis *f*, Uranoschisis *f*, Palatum fissum.
pa·la·tum [pə'leɪtəm, -'lɑː-] *n*, *pl* **pa·la·ta** [pə'leɪtətə] → palate.
pale [peɪl] **I** *adj* blaß, bleich, fahl. **II** *vt* bleich machen, erbleichen lassen. **III** *vi* blaß *od.* bleich werden, erbleichen, erblassen.
paleo- *pref.* Alt-, Ur-, Palae(o)-.
pal·in·dro·mia [pælɪn'drəʊmɪə] *n* (Krankheits-)Rezidiv *nt*, Rückfall *m*.
pal·in·dro·mic [pælɪn'drɑmɪk] *adj* wiederauftretend, rezidivierend, palindromisch.
pal·la·di·um [pə'leɪdɪəm] *n* Palladium *nt*.
pal·lan·es·the·sia [pæl,ænəs'θiːʒə] *n neuro.* Pallanästhesie *f*.
pall·es·the·sia [pæləs'ʒiːʒ(ɪ)ə] *n neuro.* Vibrationsempfindung *f*, Pallästhesie *f*.
pal·li·ate ['pælɪeɪt] *vt* lindern, mildern.
pal·li·a·tion [pælɪ'eɪʃn] *n* (Krankheits-, Symptom-)Milderung *f*, Linderung *f*, Palliation *f*.
pal·li·a·tive ['pælɪətɪv, 'pælɪətɪv] **I** *n* Linderungsmittel *nt*, Palliativum *nt*, Palliativ *nt*. **II** *adj* mildernd, lindernd, palliativ, Palliativ-.
pal·li·um ['pælɪəm] *n*, *pl* **pal·li·ums, pal·lia** ['pælɪə] *anat.* **1.** (Groß-)Hirnrinde *f*, Pallium *nt*, Cortex cerebri. **2.** Hirnmantel *m*, Pallium *nt*.
pal·lor ['pælər] *n* Blässe *f*, Bleichheit *f*, Pallor *m*.

palm [pɑː(l)m] *n* **1.** Handteller *m*, Hand(innen)fläche *f*. **2.** (Handschuh-)Innenfläche *f*.
pal·man·es·the·sia [pælmænes'θiːʒ(ɪ)ə] *n* → pallanesthesia.
pal·mes·the·sia [pælmes'θiːʒ(ɪ)ə] *n neuro.* Vibrationsempfindung *f*, Pallästhesie *f*.
pal·mi·tin ['pælmɪtɪn] *n* Palmitin *nt*.
pal·mus ['pælməs] *n*, *pl* **pal·mi** ['pælmaɪ] **1.** Palpitation *f*, Palpitatio *f*. **2.** Bell-Spasmus *m*, Fazialiskrampf *m*, Fazialis-Tick *m*, Gesichtszucken *nt*, mimischer Gesichtskrampf *m*, Tic convulsif/facial. **3.** Herzschlag *m*. **4.** Bamberger-Krankheit *f*, saltatorischer Reflexkrampf *m*.
pal·pa·ble ['pælpəbəl] *adj* durch Palpation wahrnehmbar, tastbar, fühlbar, palpabel, palpierbar.
pal·pate ['pælpeɪt] *vt* ab-, betasten, befühlen, beklopfen, palpieren.
pal·pa·tion [pæl'peɪʃn] *n* Be-, Abtasten *nt*, Palpation *f*, Palpieren *nt*.
pal·pe·bra ['pælpɪbrə, pæl'piː-] *n*, *pl* **pal·pe·brae** ['pælpɪbriː, pæl'piːbriː] *anat.* (Augen-)Lid *nt*, Palpebra *f*.
  lower palpebra Unterlid *nt*, Palpebra inferior.
  upper palpebra Oberlid *nt*, Palpebra superior.
pal·pe·bral ['pælpəbrəl, pæl'piː-] *adj* (Augen-)Lid/Palpebra betr., palpebral, Lid-.
pal·pi·ta·tion [pælpɪ'teɪʃn] *n* **1.** Palpitation *f*, Palpitatio *f*. **2.** Herzklopfen *nt*, Palpitatio cordis, Palpitation *f*, Kardiopalmus *m*.
pal·sied ['pɔːlsɪd] *adj* gelähmt.
pal·sy ['pɔːlzɪ] **I** *n* (vollständige) Lähmung *f*, Paralyse *f*, Paralysis *f*, Plegie *f*. **II** *vt* lähmen, paralysieren (*a. fig.*).
  Bell's palsy einseitige Fazialislähmung/Fazialisparese *f*, Bell-Lähmung *f*.
  birth palsy Geburtslähmung *f*, geburtstraumatische Lähmung *f*.
  bulbar palsy (progressive) Bulbärparalyse *f*, Duchenne-Syndrom *nt*.
  facial palsy Fazialislähmung *f*, Fazialisparese *f*, Gesichtslähmung *f*, Fazioplegie *f*, Prosopoplegie *f*.
  facial nerve palsy → facial palsy.
  infantile cerebral palsy zerebrale Kinderlähmung *f*, infantile Zerebralparese *f*.
  ischemic palsy ischämische Lähmung/Paralyse *f*.
  recurrent laryngeal nerve palsy → recurrent nerve palsy.
  recurrent nerve palsy Rekurrenslähmung *f*, Rekurrensparese *f*, Rekurrensparalyse *f*.
  shaking palsy Parkinson-Krankheit *f*, Morbus *m* Parkinson, Paralysis agitans.
  trembling palsy → shaking palsy.
pan- *pref.* Ganz-, Pan-.
pan·a·cea [pænə'sɪə] *n* Allheilmittel *nt*.
pan·ag·glu·ti·na·tion [pænə,gluːtɪ'neɪʃn] *n* Panagglutination *f*.
pan·ag·glu·ti·nin [pænə'gluːtənɪn] *n* Panagglutinin *nt*.
pan·an·gi·i·tis [pænændʒɪ'aɪtɪs] *n* Panangiitis *f*, Panangitis *f*.
pan·ar·te·ri·tis [pæn,ɑrtə'raɪtɪs] *n* Panarteriitis *f*.
pan·cre·as ['pæŋkrɪəs, 'pæn-] *n*, *pl* **pan·cre·a·ta** [pæŋ'krɪətə, pæŋkrɪ'eɪtə] Bauchspeicheldrüse *f*, Pankreas *nt*, Pancreas *nt*.
pan·cre·a·ti·tis [pæŋkrɪə'taɪtɪs, pæn-] *n* Bauchspeicheldrüsenentzündung *f*, Pancreatitis *f*.
pan·cre·o·zy·min [pænkrɪə'zaɪmɪn] *n* Pankreozymin *nt*, Cholezystokinin *nt*.
pan·cy·to·pe·nia [pænsaɪtə'piːnɪə] *n hema.* Panzytopenie *f*.
  congenital pancytopenia Fanconi-Anämie *f*, Fanconi-Syndrom *nt*, konstitutionelle infantile Panmyelopathie *f*.
pan·dem·ic [pæn'demɪk] *epidem.* **I** *n* Pandemie *f*. **II** *adj* pandemisch.
pan·en·ceph·a·li·tis [pænen,sefə'laɪtɪs] *n* Panenzephalitis *f*, Panencephalitis *f*.
pang [pæŋ] *n* plötzlicher stechender Schmerz *m*, Stich *m*.
  breast pang Stenokardie *f*, Angina pectoris.
  brow pang 1. Supraorbitalneuralgie *f*. **2.** Halbseitenkopfschmerz *m*, halbseitiger/einseitiger Kopfschmerz *m*, Hemikranie *f*.
pan·hem·a·to·pe·nia [pæn,hemətəʊ'piːnɪə, -,hiːm-] *n* → pancytopenia.
pan·hy·po·gam·ma·glob·u·lin·e·mia [pæn,haɪpəʊ,gæmə,glɑbjəlɪn'iːmɪə] *n* Hypogammaglobulinämie *f*.
pan·my·e·lo·path·ia [pænmaɪələʊ'pæθɪə] *n* → panmyelopathy.
pan·my·e·lop·a·thy [pænmaɪə'lɑpəθɪ] *n hema.* Panmyelopathie *f*.
  constitutional infantile panmyelopathy Fanconi-Anämie *f*, Fanconi-Syndrom *nt*, konstitutionelle infantile Panmyelopathie *f*.
pan·my·e·loph·thi·sis [pænmaɪə'lɑfθəsɪs] *n* **1.** Knochenmark(s)schwund *m*, Panmyelophthise *f*. **2.** aplastische Anämie *f*.
pan·my·e·lo·sis [pænmaɪə'ləʊsɪs] *n hema.* Panmyelose *f*.
pan·nic·u·li·tis [pə,nɪkjə'laɪtɪs] *n* Pannikulitis *f*, Panniculitis *f*.

panniculus

nodular nonsuppurative panniculitis (Pfeiffer-)Weber-Christian-Syndrom *nt*, rezidivierende fieberhafte nicht-eitrige Pannikulitis *f*, Pannuculitis nodularis nonsuppurativa febrilis et recidivans.
relapsing febrile nodular nonsuppurative panniculitis → nodular nonsuppurative panniculitis.
pan·nic·u·lus [pə'nɪkjələs] *n, pl* **pan·nic·u·li** [pə'nɪkjəlaɪ] *anat.* Panniculus *m*.
pan·nus ['pænəs] *n, pl* **pan·ni** ['pænaɪ] **1.** *ophthal.* Pannus (corneae) *m*. **2.** *anat.* Unterhautfettgewebe *nt*, Panniculus adiposus.
pan·o·ti·tis [ˌpænəʊ'taɪtɪs] *n* Panotitis *f*.
pan·ple·gia [ˌpæn'pliːdʒ(ɪ)ə] *n neuro.* Panplegie *f*.
pan·si·nu·i·tis [ˌpænsaɪnə'waɪtɪs] *n* → pansinusitis.
pan·si·nu·si·tis [ˌpænsaɪnə'saɪtɪs] *n* Entzündung *f* aller Nebenhöhlen, Pansinusitis *f*.
panto- *pref.* All-, Pant(o)-.
pan·to·mo·gram [pæn'təʊməgræm] *n radiol.* Panoramaaufnahme *f*, Pantomogramm *nt*.
pan·to·mo·graph [pæn'təʊməgræf] *n radiol.* Pantomograph *m*.
pan·to·mog·ra·phy [ˌpæntə'mɒgrəfɪ] *n radiol.* Pantomographie *f*, Panorama(aufnahme)technik *f*.
pan·to·then ['pæntəθen] *n* → pantothenic *acid*.
Pa·pav·er [pə'pævər, -'peɪv-] *n bio., pharm.* Papaver *nt*.
Papaver somniferum Schlafmohn *m*, Papaver somniferum.
pa·pav·er·ine [pə'pævərɪn, pə'peɪ-] *n pharm.* Papaverin *nt*, Papaverineum *nt*.
pa·per ['peɪpər] **I** *n* **1.** Papier *nt*. **2.** Blatt *nt*, Papier *nt*. **3.** papers *pl* Dokumente *pl*, Papiere *pl*, Urkunden *pl*. **4.** (wissenschaftliche) Abhandlung *m*. Arbeit *f*, Referat *nt*, Vortrag *nt* (*on* über). **5.** Klausur *f*, Testbogen *m*. **II** *adj* papierähnlich, hauchdünn.
litmus paper Lackmuspapier *nt*.
occluding paper Okklusionspapier *nt*.
pa·pil·la [pə'pɪlə] *n, pl* **pa·pil·lae** [pə'pɪliː] *anat.* warzenförmige Hauterhebung *f*, Wärzchen *nt*, Papille *f*, Papilla *f*.
caliciform papillae → vallate papillae.
capitate papillae → vallate papillae.
circumvallate papillae → vallate papillae.
clavate papillae → fungiform papillae.
dental papilla *embryo.* mesenchymale Zahnpapille *f*, Papilla dentis.
filiform papillae fadenförmige Papillen *pl*, Papillae filiformis.
foliate papillae (*Zunge*) blattförmige Papillen *pl*, Papillae foliatae.
fungiform papillae pilzförmige Papillen *pl*, Papillae fungiformes.
gingival papilla → interdental papilla.
gustatory papillae → lingual papillae.
interdental papilla Interdentalpapille *f*, Papilla gingivalis/interdentalis.
lacrimal papilla Tränenpapille *f*, Papilla lacrimalis.
lingual papillae Zungenpapillen *pl*, Papillae linguales.
sublingual papilla Karunkel *f*, Caruncula sublingualis.
vallate papillae Wallpapillen *pl*, Papillae vallatae.
pap·il·lar ['pæpɪlər, pə'pɪlər] *adj* → papillary.
pap·il·lar·y ['pæpɪˌleriː, pə'pɪləriː] *adj* **1.** papillenförmig, warzenförmig, papillär, papillar, Papillen-, Warzen-. **2.** warzig.
pap·il·late ['pæpəleɪt, pə'pɪlət] *adj* → papillary.
pap·il·lat·ed ['pæpɪleɪtɪd] *adj* → papillary.
pa·pil·lo·ad·e·no·cys·to·ma [ˌpæpɪləʊˌædnəʊsɪs'təʊmə, pəˌpɪləʊ-] *n* papilläres Zystadenom/Kystadenom *nt*, papilläres Adenokystom *nt*.
pa·pil·lo·car·ci·no·ma [ˌpæpɪləʊˌkɑːrsɪ'nəʊmə, pəˌpɪləʊ-] *n* papilläres Karzinom *nt*, Carcinoma papillare/papilliferum.
pap·il·lo·ma [pæpɪ'ləʊmə] *n* Papillom(a) *nt*.
multiple papillomas of the palate Papillomatose *f*, Papillomatosis *f*.
pap·il·lo·ma·to·sis [ˌpæpɪˌləʊmə'təʊsɪs] *n* Papillomatose *f*, Papillomatosis *f*.
palatal papillomatosis Gaumenpapillomatose *f*.
pap·il·lose ['pæpɪləʊz] *adj* → papillary.
Pa·po·va·vir·i·dae [pəˌpəʊvə'vɪrədiː] *pl micro.* Papovaviren *pl*, Papovaviridae *pl*.
pap·o·va·vi·rus [pəˌpəʊvə'vaɪrəs] *n micro.* Papovavirus *nt*.
pap·u·lar ['pæpjələr] *adj derm.* Papel betr., mit Papelbildung, papulös.
pap·ule ['pæpjuːl] *n derm.* Knötchen *nt*, Papel *f*.
pap·u·loid ['pæpjələɪd] *adj* papelähnlich, papelartig, papuloid; papulös.
pap·u·lo·sis [ˌpæpjə'ləʊsɪs] *n derm.* Papulose *f*, Papulosis *f*.
para-¹ *pref.* **1.** bei, neben-, über ... hinaus, par(a)-, Neben-, Par(a)-. **2.** *patho.* fehlerhaft, gestört, abweichend, teilweise, para-.
para-² *pref. chem.* para-, Para-.
par·a·cen·te·sis [ˌpærəsen'tiːsɪs] *n* **1.** Stichinzision *f*, Parazentese *f*. **2.** Trommelfellschnitt *m*, Parazentese *f*, Myringotomie *f*, Auripunktur *f*.

par·ac·et·al·de·hyde [pærˌæsɪ'tældəhaɪd] *n* → paraldehyde.
par·ac·et·am·ol [ˌpærə'setəməʊl] *n pharm.* Paracetamol *nt*.
par·a·clin·i·cal [pærə'klɪnɪkl] *adj* paraklinisch.
par·a·coc·cid·i·oi·din [ˌpærəkɒkˌsɪdɪ'ɔɪdɪn] *n* Parakokzidioidin *nt*.
par·a·coc·cid·i·oi·do·my·co·sis [pærəˌkɒksɪdɪˌɔɪdəʊmaɪ'kəʊsɪs] *n* → paracoccidioidal *granuloma*.
par·a·cone ['pærəkəʊn] *n* Parakonus *m*.
par·a·co·nid [pærə'kəʊnɪd] *n* Parakonid *m*.
par·a·cou·sis [pærə'k(j)uːsɪs] *n* → paracusis.
par·a·cu·sis [pærə'k(j)uːsɪs] *n* Hörstörung *f*, Parakusis *f*, Paracusis *f*.
par·a·cy·e·sis [ˌpærəsaɪ'iːsɪs] *n* Extrauterinschwangerschaft *f*, Extrauteringravidität *f*.
par·a·den·tal [pærə'dentl] *adj* neben dem Zahn (liegend), paradental.
par·a·den·ti·tis [ˌpærəden'taɪtɪs] *n* Parodontitis *f*, Periodontitis *f*.
par·a·den·ti·um [pærə'dentɪəm, -tʃ(ɪ)əm] *n, pl* **par·a·den·tia** [pærə'dentɪə, pærə'dentʃ(ɪ)ə] Zahnbett *nt*, Zahnhalteapparat *m*, Parodont *nt*, Parodontium *nt*.
par·a·den·to·sis [ˌpærəden'təʊsɪs] *n* Paradontose *f*, Parodontose *f*.
par·aes·the·sia [pærəs'θiːʒ(ɪ)ə] *n* → paresthesia.
par·af·fin ['pærəfɪn] **I** *n* **1.** Paraffin *nt*, Paraffinum *nt*. **2.** Alkan *nt*. **II** *vt* mit Paraffin behandeln, paraffinieren.
hard paraffin Parafinwachs *nt*, Hartparaffin *nt*.
par·af·fi·no·ma [ˌpærəfɪ'nəʊmə] *n* Paraffinom *nt*.
par·a·form·al·de·hyde [pærəˌfɔːr'mældəhaɪd] *n* Paraformaldehyd *m*, Paraform *nt*.
par·a·func·tion [pærə'fʌŋkʃn] *n* **1.** Funktionsstörung *f*, Fehlfunktion *f*, Dysfunktion *f*, Parafunktion *f*. **2.** Karolyi-Effekt *m*, Leerbißmastikation *f*, Parafunktion *f*, Bruxismus *m*, Kaukrämpfe *pl*.
par·a·gam·ma·cism [pærə'gæməzɪsəm] *n* Paragammazismus *m*.
par·a·gan·gli·o·ma [pærəˌgæŋglɪ'əʊmə] *n* Paragangliom(a) *nt*.
par·a·gan·gli·on [pærə'gæŋglɪən] *n, pl* **par·a·gan·gli·ons, par·a·gan·glia** [pærə'gæŋglɪə] Paraganglion *nt*.
par·a·gran·u·lo·ma [pærəˌgrænjʊ'ləʊmə] *n* lymphozytenreiche Form *f* des Hodgkin-Lymphoms, Hodgkin-Paragranulom *nt*, Paragranulom *nt*.
par·a·he·mo·phil·ia [pærəˌhiːmə'fɪlɪə, -ˌhem-] *n* Parahämophilie (A) *f*, Owren-Syndrom *nt*, Faktor-V-Mangel *m*, Hypoproakzelerinämie *f*, Hypoproaccelerinämie *f*.
par·a·hi·dro·sis [ˌpærəhaɪ'drəʊsɪs] *n* Parahidrosis *f*, Paridrosis *f*.
par·a·ker·a·to·sis [pærəˌkerə'təʊsɪs] *n derm.* Parakeratose *f*, Parakeratosis *f*.
par·a·la·lia [pærə'leɪlɪə, -'læl-] *n neuro.* Sprachstörung *f*, Paralalie *f*.
par·a·lamb·da·cism [pærə'læmdəsɪzəm] *n* Paralambdazismus *m*.
par·al·bu·min [ˌpærəl'bjuːmɪn] *n* Paralbumin *nt*.
par·al·de·hyde [pə'rældəhaɪd] *n chem.* Paraldehyd *m*.
par·al·ge·sia [ˌpæræl'dʒiːzɪə] *n neuro.* Paralgesie *f*.
par·al·gia [pær'ældʒɪə] *n* → paralgesia.
par·al·ler·gy [pær'ælərdʒɪ] *n immun.* Parallergie *f*; parallergische Reaktion *f*.
pa·ral·y·sis [pə'rælɪsɪs] *n, pl* **pa·ral·y·ses** [pə'rælɪsiːz] **1.** (vollständige) Lähmung *f*, Paralyse *f*, Plegie *f*; Parese *f*. **2.** *fig.* Lähmung *f*.
abducens paralysis Abduzensparese *f*.
acute ascending spinal paralysis 1. Landry-Lähmung *f*, Landry-Paralyse *f*, Landry-Typ *m*, Paralysis spinalis ascendens acuta. **2.** Guillain-Barré-Syndrom *nt*, (Poly-)Radikuloneuritis *f*, Neuronitis *f*.
acute atrophic paralysis → infantile paralysis.
alternate paralysis Hemiplegia alternans.
ambiguo-accessorius paralysis Schmidt-Syndrom *nt*.
ambiguo-accessorius-hypoglossal paralysis Jackson-Syndrom *nt*, Jackson-Lähmung *f*.
ambiguo-hypoglossal paralysis Tapia-Syndrom *nt*.
ambiguo-spinothalamic paralysis Avellis-Syndrom *nt*, Avellis-Longhi-Syndrom *nt*, Longhi-Avellis-Syndrom *nt*.
anterior spinal paralysis → infantile paralysis.
association paralysis → labial paralysis.
asthenic bulbar paralysis Myasthenia gravis pseudoparalytica.
asthenobulbospinal paralysis → bulbospinal paralysis.
atrophic spinal paralysis → infantile paralysis.
Bell's paralysis einseitige Fazialislähmung/Fazialisparese *f*, Bell-Lähmung *f*.
bilateral paralysis *neuro.* Diplegie *f*, Diplegia *f*.
birth paralysis Geburtslähmung *f*, geburtstraumatische Lähmung *f*.
bulbar paralysis → labial paralysis.
bulbospinal paralysis Erb-Goldflam-Syndrom *nt*, Erb-Goldflam Krankheit *f*, Erb-Oppenheim-Goldflam-Syndrom *nt*, Erb-Oppenheim-Goldflam-Krankheit *f*, Hoppe-Goldflam-Syndrom *nt*, Myasthenia gravis pseudoparalytica.

central paralysis zentrale Lähmung f.
central facial paralysis zentrale Fazialislähmung.
cerebral paralysis Zerebralparalyse f; Zerebralparese f.
compression paralysis Drucklähmung f, Kompressionslähmung f.
congenital abducens-facial paralysis → congenital oculofacial paralysis.
congenital oculofacial paralysis Möbius-Syndrom nt, Möbius-Kernaplasie f.
cord paralysis Stimmbandlähmung f.
crossed paralysis 1. Hemiplegia alternans. **2.** Hemiplegia cruciata.
cruciate paralysis → crossed paralysis.
Duchenne's paralysis 1. → labial paralysis. **2.** Erb-Duchenne-Lähmung f, Erb-Lähmung f, obere Armplexuslähmung f. **3.** Duchenne-Krankheit f, Duchenne-Muskeldystrophie f, Duchenne-Typ m der progressiven Muskeldystrophie, pseudohypertrophe pelvifemorale Form f, Dystrophia musculorum progressiva Duchenne.
facial paralysis Fazialislähmung f, Fazialisparese f, Gesichtslähmung f, Fazioplegie f, Prosopoplegie f.
facial nerve paralysis → facial paralysis.
faucial paralysis Schlundlähmung f, Isthmoplegie f.
frontalis muscle paralysis Frontalislähmung f, Musculus-frontalis-Lähmung f.
functional paralysis funktionelle Lähmung f.
general paralysis of the insane progressive Paralyse f, Paralysis progressiva.
glossolabial paralysis → labial paralysis.
glossopharyngolabial paralysis → labial paralysis.
hysterical paralysis hysterische/psychogene Lähmung f.
immune paralysis Immunparalyse f.
immunologic paralysis Immunparalyse f.
incomplete paralysis leichte od. unvollständige Paralyse/Lähmung f, motorische Schwäche f, Parese f.
infantile paralysis (epidemische/spinale) Kinderlähmung f, Heine-Medin-Krankheit f, Poliomyelitis (epidemica) anterior acuta.
infantile spastic paralysis zerebrale Kinderlähmung f, infantile Zerebralparese f.
ischemic paralysis ischämische Lähmung/Paralyse f.
juvenile paralysis agitans of Hunt progressive Pallidumatrophie f Hunt, Pallidumsyndrom nt, Paralysis agitans juvenilis.
labial paralysis neuro. Duchenne-Syndrom nt, progressive Bulbärparalyse f.
labioglossolaryngeal paralysis → labial paralysis.
labioglossopharyngeal paralysis → labial paralysis.
lingual paralysis Zungenlähmung f.
Millard-Gubler paralysis Millard-Gubler-Syndrom nt, Gubler-Lähmung f, Brücken-Mittelhirn-Syndrom nt, Hemiplegia alternans inferior.
motor paralysis motorische Lähmung f.
muscular paralysis Muskellähmung f, Myoparalyse f.
myogenic paralysis → infantile paralysis.
myopathic paralysis myopathische/myogene Lähmung f.
obstetric paralysis Geburtslähmung f, geburtstraumatische Lähmung f.
obstetrical paralysis → obstetric paralysis.
oculomotor paralysis Okulomotoriuslähmung f, Oculomotoriuslähmung f.
organic paralysis organische/neurogene Lähmung f.
palatal paralysis Gaumensegellähmung f.
peripheral facial paralysis periphere Fazialislähmung f.
peripheral paralysis periphere Lähmung f.
pressure paralysis Drucklähmung f, Kompressionslähmung f.
progressive bulbar paralysis → labial paralysis.
Ramsey Hunt paralysis progressive Pallidumatrophie f Hunt, Pallidumsyndrom nt, Paralysis agitans juvenilis.
recurrent laryngeal paralysis Rekurrenslähmung f, Rekurrensparese f, Rekurrensparalyse f.
recurrent laryngeal nerve paralysis → recurrent laryngeal paralysis.
sensory paralysis sensorische Lähmung f; Anästhesie f.
soft palate paralysis Gaumensegellähmung f.
spinal paralysis Spinalparalyse f.
traumatic facial paralysis traumatische Fazialislähmung f.
trigeminal paralysis Trigeminuslähmung f, Trigeminusparalyse f.
twelfth nerve paralysis Hypoglossuslähmung f, Hypoglossusparese f.
vocal cord paralysis Stimmbandlähmung f.
par·a·lys·or ['pærəlaɪzər] n → paralyzer.
par·a·lyt·ic [ˌpærə'lɪtɪk] **I** n Gelähmte(r m) f, Paralytiker(in f) m. **II** adj Paralyse betr., gelähmt, paralytisch, Lähmungs-.

par·a·ly·zant ['pærəlaɪzənt] **I** n eine Lähmung verursachendes Mittel nt. **II** adj eine Paralyse auslösend, lähmend, paralytisch.
par·a·ly·za·tion [ˌpærəlaɪ'zeɪʃn] n → paralysis.
par·a·lyze ['pærəlaɪz] vt lähmen, paralysieren.
par·a·lyz·er ['pærəlaɪzər] n chem. Hemmstoff m, Hemmer m, Inhibitor m.
par·a·med·ic [pærə'medɪk] n **1.** Sanitäter m. **2.** ärztlicher Assistent m, ärztliche Assistentin f, Gehilfe m, Gehilfin f.
par·a·med·i·cal [pærə'medɪkl] adj nichtärztlich.
par·a·mo·lar [pærə'məʊlər] n **1.** überzähliger Molar m, Paramolar m. **2.** Paramolar m, akzessorischer Molar m.
par·a·my·e·lo·blast [pærə'maɪələblæst] n hema. Paramyeloblast m.
par·a·myx·o·vi·rus [pærəˌmɪksə'vaɪrəs] n micro. Paramyxovirus nt.
par·a·na·sal [ˌpærə'neɪzl] adj neben der Nase od. Nasenhöhle (liegend), paranasal.
par·a·ne·o·plas·tic [pærəˌniːə'plæstɪk] adj paraneoplastisch.
par·a·par·e·sis [ˌpærəpə'riːsɪs, -'pærəsɪs] n neuro. Paraparese f.
par·a·pha·ryn·ge·al [ˌpærəfə'rɪn'dʒ(ɪ)əl, -ˌfærɪn'dʒiːəl] adj neben dem Rachen/Pharynx (liegend), parapharyngeal.
par·a·pho·nia [pærə'fəʊnɪə] n Paraphonie f, Paraphonia f.
par·a·ple·gia [pærə'pliːdʒ(ɪ)ə] n neuro. Paraplegie f, Paraplegia f; tiefe Querschnittslähmung f.
par·a·ple·gic [pærə'pliːdʒɪk, pærə'pledʒɪk] **I** n Querschnittsgelähmte(r m) f, Paraplegiker(in f) m. **II** adj querschnittsgelähmt, paraplegisch.
par·a·pro·tein [pærə'prəʊtiːn, -tiːɪn] n Paraprotein nt.
par·a·pro·tein·e·mia [pærəˌprəʊtɪ'niːmɪə] n Paraproteinämie f.
par·a·pso·ri·a·sis [ˌpærəsə'raɪəsɪs] n derm. Parapsoriasis f.
parapsoriasis en plaques Brocq-Krankheit f, Parapsoriasis en plaques, chronische superfizielle Dermatitis f.
poikilodermatous parapsoriasis → poikilodermic parapsoriasis.
poikilodermic parapsoriasis 1. großherdig-entzündliche Form f der Parapsoriasis en plaques, prämaligne Form f der Parapsoriasis en plaques, Parapsoriasis en plaques simples. **2.** Parapsoriasis lichenoides, Parakeratosis variegata, Lichen variegatus.
retiform parapsoriasis Parapsoriasis lichenoides, Parakeratosis variegata, Lichen variegatus.
par·a·scar·la·ti·na [pærəˌskɑːrlə'tiːnə] n Dukes-Krankheit f, Dukes-Filatoff-Krankheit f, vierte Krankheit f, Parascarlatina f, Rubeola scarlatinosa.
par·a·scar·let [pærə'skɑːrlɪt] n → parascarlatina.
par·a·sig·ma·tism [pærə'sɪgmətɪzəm] n Parasigmatismus m.
par·a·si·tal [pærə'saɪtl] adj → parasitic.
par·a·si·ta·ry [pærə'saɪtəri] adj → parasitic.
par·a·site ['pærəsaɪt] n **1.** Schmarotzer m, Parasit m. **2.** embryo. Parasit m.
animal parasite tierischer Parasit m, Zooparasit m.
facultative parasite fakultativer Parasit m.
internal parasite Binnenschmarotzer m, Innenschmarotzer m, Endoparasit m, Entoparasit m, Endosit m.
obligatory parasite obligater Parasit m.
periodic parasite periodischer Parasit m.
par·a·sit·e·mia [ˌpærəsaɪ'tiːmɪə] n Parasitämie f.
par·a·sit·ic [ˌpærə'sɪtɪk] adj durch Parasiten hervorgerufen, schmarotzend, schmarotzerhaft, parasitisch, parasitär.
par·a·sit·i·cal [ˌpærə'sɪtɪkl] adj → parasitic.
par·a·sit·i·cide [ˌpærə'sɪtɪsaɪd] **I** n parasiten(ab)tötendes Mittel nt, Parasitizid nt. **II** adj parasiten(ab)tötend, parasitizid.
par·a·sit·ism ['pærəsaɪtɪzm] n **1.** (a. fig.) Schmarotzertum nt, schmarotzende Lebensweise f, Parasitismus m, Parasitie f. **2.** Parasitenbefall m, Parasiteninfektion f.
par·a·sit·i·za·tion [pærəˌsaɪtə'zeɪʃn] n Parasitenbefall m, Parasiteninfektion f.
par·a·si·to·trope [pærə'saɪtətrəʊp] adj → parasitotropic.
par·a·sym·pa·thet·ic [pærəˌsɪmpə'θetɪk] adj parasympathisch.
par·a·sym·path·i·co·to·nia [ˌpærəsɪmˌpæθɪkəʊ'təʊnɪə] n Parasympathikotonie f, Parasympathotonie f, Vagotonie f; Vagotonus m.
par·a·sym·pa·tho·lyt·ic [pærəˌsɪmpəθəʊ'lɪtɪk] **I** n Parasympatholytikum nt, Anticholinergikum nt. **II** adj parasympatholytisch, anticholinerg(isch).
par·a·sym·pa·tho·mi·met·ic [pærəˌsɪmpəθəʊmɪ'metɪk, -maɪ-] **I** n Parasympathomimetikum nt. **II** adj parasympathomimetisch.
par·a·sym·pa·tho·to·nia [pærəˌsɪmpəθəʊ'təʊnɪə] n → parasympathicotonia.
par·a·thor·mone [pærə'θɔːrməʊn] n Parathormon nt, Parathyrin nt.
par·a·thy·rin [pærə'θaɪrɪn] n → parathormone.
par·a·thy·roid [ˌpærə'θaɪrɔɪd] **I** n Nebenschilddrüse f, Epithelkörperchen nt, Parathyr(e)oidea f. **II** adj parathyr(e)oidal.

par·a·thy·roi·do·ma [ˌpærəˌθaɪrɔɪ'dəʊmə] *n* **1.** Nebenschilddrüsenadenom *nt*, Epithelkörperchenadenom *nt*, Parathyreoidom *nt*. **2.** Nebenschilddrüsenkarzinom *nt*, Epithelkörperchenkarzinom *nt*, Karzinom *nt* der Nebenschilddrüse.
par·a·thy·ro·pri·val [ˌpærəˌθaɪrə'praɪvəl] *adj* parathyreopriv.
par·a·thy·ro·priv·ic [ˌpærəˌθaɪrə'prɪvɪk] *adj* → parathyroprival.
par·a·tope ['pærətəʊp] *n immun.* Paratop *nt*.
par·a·ty·phoid [ˌpærə'taɪfɔɪd] *n* **1.** Paratyphus *m*. **2.** Salmonellenenteritis *f*; Salmonellose *f*.
par·a·vac·cin·ia [ˌpærəvæk'sɪnɪə] *n* Melkerknoten *m*, Nebenpocken *pl*, Paravazineknoten *pl*, Paravaccinia *f*.
par·a·ve·nous [ˌpærə'viːnəs] *adj* neben einer Vene (liegend), paravenös.
pa·ren·chy·ma [pə'reŋkɪmə] *n* Parenchym *nt*.
pa·ren·chy·mal [pə'reŋkɪml] *adj* Parenchym betr., parenchymatös, Parenchym-.
par·en·chym·a·tous [ˌpærəŋ'kɪmətəs] *adj* → parenchymal.
par·ent ['peərənt, 'pær-] *I n* **1.** parents *pl* Eltern *pl*. **2.** *bio.* Elter *nt/m*, Elternteil *m*. **II** *adj* Stamm-, Mutter; ursprünglich, Ur-.
pa·ren·tal [pə'rentl] *adj* elterlich, Eltern-.
par·en·ter·al [pæ'rentərəl] *adj* unter Umgehung des Magen-Darm-Kanals, parenteral.
pa·re·sis [pə'riːsɪs, 'pærəsɪs] *n, pl* **pa·re·ses** [pə'riːsiːz, 'pærəsiːz] leichte *od.* unvollständige Paralyse/Lähmung *f*, motorische Schwäche *f*, Parese *f*.
bilateral paresis Diparese *f*.
facial nerve paresis Fazialislähmung *f*, Fazialisparese *f*, Gesichtslähmung *f*, Fazioplegie *f*, Prosopoplegie *f*.
general paresis progressive Paralyse *f*, Paralysis progressiva.
vocal cord paresis Stimmbandlähmung *f*.
par·es·the·sia [ˌpæres'θiːʒ(ɪ)ə] *n neuro.* Fehlempfindung *f*, Parästhesie *f*.
pa·ret·ic [pə'retɪk, pə'rɪtɪk] *I n* Paretiker(in *f*) *m*. **II** *adj* Parese betr., paretisch, Parese-.
pa·ri·e·tal [pə'raɪɪtl] *anat.* *I n* → parietal *bone*. **II** *adj* **1.** seitlich, wandständig, randständig, parietal, Wand-, Parietal-. **2.** Scheitelbein betr., parietal.
par·kin·so·ni·an [ˌpɑːrkɪn'səʊnɪən] *I n* Parkinsonpatient(in *f*) *m*. **II** *adj* Parkinson-Krankheit betr., Parkinson-.
par·kin·son·ism ['pɑːrkɪnsənɪzəm] *n* **1.** Parkinson-Krankheit *f*, Morbus Parkinson *m*, Paralysis agitans. **2.** Parkinsonoid *nt*.
postencephalitic parkinsonism Parkinson-Syndrom *nt*.
par·o·don·tal [ˌpærəʊ'dɑntəl] *adj* neben dem Zahn (liegend), um einen Zahn herum, parodontal.
par·o·don·ti·tis [ˌpærədɑn'taɪtɪs] *n* → periodontitis.
par·o·don·ti·um [ˌpærə'dɑnʃɪəm] *n* Zahnbett *nt*, Zahnhalteapparat *m*, Parodont *nt*, Parodontium *nt*.
par·o·don·top·a·thy [ˌpærəʊdɑn'tɑpəθɪ] *n* Parodontopathie *f*.
par·o·don·to·sis [ˌpærəʊdɑn'təʊsɪs] *n* Parodontose *f*, Parodontosis *f*.
par·o·mo·my·cin [ˌpærəməʊ'maɪsɪn] *n pharm.* Paromomycin *nt*.
pa·rot·ic [pə'rəʊtɪk, -'rɑt-] *adj* in der Nähe des Ohres (liegend).
pa·rot·id [pə'rɑtɪd] *I n* Ohrspeicheldrüse *f*, Parotis *f*, Glandula parotis/parotidea. **II** *adj* Ohrspeicheldrüse betr., Parotis-, Ohrspeicheldrüsen-.
pa·rot·i·dec·to·my [pəˌrɑtɪ'dektəmɪ] *n* Parotisentfernung *f*, Parotidektomie *f*.
facial nerve-preserving parotidectomy Parotidektomie *f* mit Fazialiserhaltung, Fazialis-erhaltende Parotidektomie *f*.
pa·rot·id·i·tis [pəˌrɑtɪ'daɪtɪs] *n* → parotitis.
par·o·ti·tis [ˌpærə'taɪtɪs] *n* Parotisentzündung *f*, Entzündung *f* der Ohrspeicheldrüse, Parotitis *f*.
acute suppurative parotitis akute eitrige Parotitis *f*.
chronic recurrent parotitis chronisch rezidivierende Parotitis *f*.
epidemic parotitis Mumps *m/f*, Ziegenpeter *m*, Parotitis epidemica.
recurrent parotitis rezidivierende Parotitis *f*.
suppurative parotitis eitrige Parotitis *f*.
par·ox·ysm ['pærəksɪzəm] *n* **1.** (plötzlicher) Anfall *m*, Paroxysmus *m*. **2.** paroxysmaler Krampf *m*.
par·ox·ys·mal [ˌpærək'sɪzməl] *adj* anfallsartig, in Anfällen auftretend, paroxysmal.
part [pɑːrt] *n* **1.** (An-, Bestand-)Teil *m*, (Bau-, Einzel-)Teil *m*, Abschnitt *m*, Stück *nt*. **in part** teilweise, zum Teil. **in equal parts** zu gleichen Teilen. **2.** Körperteil *m/nt*, Glied *nt*. **3.** Ersatzteil *m* Teil-. **III** *adv* zum Teil, teilweise.
alveolar part of mandible Pars alveolaris mandibulae.
bony part of nasal septum knöcherner Abschnitt *m* des Nasenseptums, Pars ossea septi nasi.
cervical part of spinal cord Halssegmente *pl*, Zervikalsegmente *pl*, Halsmark *nt*, Halsabschnitt *m* des Rückenmarks, Cervicalia *pl*, Pars cervicalis (medullae spinalis).
component part (Bestand-)Teil *m*.
female part Matrize *f*.
male part Patrize *f*.
membranous part of nasal septum membranöser Abschnitt *m* der Nasenscheidewand, Pars membranacea septi nasi.
petrous part of temporal bone Felsenbein(pyramide *f*) *nt*, Pyramis ossis temporalis, Pars petrosa ossis temporalis.
root part of pulp Wurzelabschnitt *m* der (Zahn-)Pulpa, Pulpa radicularis.
par·tal ['pɑːrtəl] *adj* Geburt/Entbindung betr., Geburts-, Entbindungs-.
par·ti·cle ['pɑːrtɪkl] *n* (*a. phys.*) Teilchen *nt*, Körperchen *nt*, Partikel *nt*.
Dane particle Hepatitis-B-Virus *nt*.
elementary particle *phys.* Elementarteilchen *nt*.
fundamental particle → elementary particle.
viral particle Viruspartikel *m*, Virion *nt*.
virus particle → viral particle.
pa·ru·lis [pə'ruːlɪs] *n* Parulis *f*.
pas·cal [pæ'skæl; pas'kal] *n* Pascal *f*.
pass [pæs, pɑːs] *I vt* **1.** (*Instrument*) einführen. **2.** (*Fremdkörper*) ausscheiden; (*Darm*) entleeren; (*Urin*) lassen. **II** *vi* **3.** (hin-)durchgehen, durchkommen. **4.** (*Fremdkörper*) abgehen. **5.** (*Schmerz*) vorbeigehen, vorübergehen, s. legen.
pass away *vi* **1.** (*Schmerz*) vorübergehen, vorbeigehen. **2.** sterben, entschlafen, verscheiden.
pass off *vi* (*Schmerz*) vorübergehen, vorbeigehen.
pass on *vt* weiterleiten, weitergeben, weiterreichen (*to* an); (*Krankheit*) übertragen.
pass out *vi* in Ohnmacht fallen, ohnmächtig werden.
pass through *vi* passieren, hindurchgehen, hindurchführen.
pas·sage ['pæsɪdʒ] *n* **1.** Passage *f*, (Durch-, Verbindungs-)Gang *m*; *techn.* Durchlaß *m*. **2.** *anat.* Gang *m*, Weg *m*; (**passages** *pl*) Trakt *m*, Wege *pl*. **3.** (*Sonde*) Einführen *nt*, Einbringen *nt*. **4.** *physiol.* (Darm-) Entleerung *f*, (Urin-)Ausscheidung *f*. **5.** (*Fremdkörper*) Abgang *m*.
respiratory passages Luftwege *pl*, Atemwege *pl*, Respirationstrakt *m*, Apparatus respiratorius, Systema respiratorium.
pas·sive ['pæsɪv] *adj* **1.** *allg., electr.* passiv, nicht aktiv; *psycho.* passiv, untätig, träge, teilnahmslos. **2.** *chem.* Passivität aufweisend, träge, passiv.
pas·sive·ness ['pæsɪvnɪs] *n* Untätigkeit *f*, Teilnahmslosigkeit *f*, Trägheit *f*, Passivität *f*.
pas·siv·i·ty [pæ'sɪvətɪ] *n* → passiveness.
paste [peɪst] *I n* **1.** Masse *f*, Salbe *f*, Paste *f*, Brei *m*. **2.** Klebstoff *m*, Kleister *m*. **3.** *pharm.* Paste *f*, Pasta *f*. **II** *vt* (zusammen-)kleben, (ein-)kleistern.
denture adherent paste Prothesenhaftpaste *f*, Adhäsionspaste *f*.
denture paste Prothesenreinigungspasta *m*, Prothesenreiniger *m*.
zinc oxide-eugenol impression paste Zinkoxid-Eugenol-Paste *f*.
pas·til ['pæstɪl] *n* → pastille.
pas·tille [pæ'stiːl, -stɪl] *n pharm.* Pastille *f*.
past·y ['peɪstɪ] *adj* **1.** breiig, dickflüssig, teigig. **2.** (*Haut*) teigig, gedunsen, aufgeschwemmt, pastös.
patch [pætʃ] *I n* **1.** Fleck(en *m*) *m*, Flicken *m*, Lappen *m*. **2.** *chir.* (Gewebe-)Lappen *m*, Läppchen *nt*. **3.** (Heft-)Pflaster *nt*; Augenklappe *f*, Augenbinde *f*. **II** *vt* (zusammen-)flicken, ausbessern.
pa·tel·la [pə'telə] *n, pl* **pa·tel·lae** [pə'teliː] *anat.* Kniescheibe *f*, Patella *f*.
pa·tent ['pætnt, 'peɪtnt] *I n* Patent *nt*. **II** *adj* **1.** (*Gang*) offen, durchgängig, nicht-verschlossen. **2.** offenkundig, offensichtlich, evident. **3.** patentiert.
pa·ter·nal [pə'tɜːrnl] *adj* väterlich, väterlicherseits.
pa·ter·ni·ty [pə'tɜːrnətɪ] *n* Vaterschaft *f*.
path [pæθ, pɑːθ] *n, pl* **paths** [pæðz, pɑːðs] *anat., physiol., techn.* Bahn *f*, Weg *m*; Leitung *f*.
path of conduction Leitungsbahn *f*.
condyle path Kondylenbahn *f*, Gelenkbahn *f*.
incisal path Schneidezahnführungsbahn *f*.
incisor path Schneidezahnführungsbahn *f*.
occlusal path Okklusionsweg *m*.
path·find·er ['pæθfaɪndər] *n* Wurzelkanalsonde *f*.
patho- *pref.* Path(o)-, Krankheits-.
path·o·a·nat·o·my [ˌpæθəʊə'nætəmɪ] *n* pathologische Anatomie *f*.
path·o·gen ['pæθəʊdʒən] *n* Krankheitserreger *m*, pathogener (Mikro-)Organismus *m*.
path·o·gen·e·sis [ˌpæθəʊ'dʒenəsɪs] *n* Krankheitsentstehung *f*, Krankheitsentwicklung *f*, Pathogenese *f*.
path·o·gen·e·sy [ˌpæθəʊ'dʒenəsɪ] *n* → pathogenesis.

path·o·ge·net·ic [ˌpæθəʊdʒəˈnetɪk] *adj* **1.** Pathogenese betr., pathogenetisch. **2.** pathogen, krankheitserregend, krankmachend.
path·o·gen·ic [ˌpæθəʊˈdʒenɪk] *adj* pathogen, krankheitserregend, krankheitsverursachend, krankmachend.
path·o·ge·nic·i·ty [ˌpæθəʊdʒəˈnɪsətɪ] *n* Pathogenität *f*.
pa·thog·e·ny [pəˈθædʒənɪ] *n* → pathogenesis.
pa·thog·no·mon·ic [pəˌθɑ(g)nəˈmɑmɪk] *adj* für eine Krankheit kennzeichnend, krankheitskennzeichnend, pathognomonisch, pathognostisch.
path·og·nos·tic [ˌpæθəgˈnɑstɪk] *adj* → pathognomonic.
path·o·log·ic [ˌpæθəˈlɑdʒɪk] *adj* → pathological.
path·o·log·i·cal [ˌpæθəʊˈlɑdʒɪkl] *adj* **1.** Pathologie betr., pathologisch. **2.** krankhaft, pathologisch.
pa·thol·o·gist [pəˈθɑlədʒɪst] *n* Pathologe *m*, Pathologin *f*.
pa·thol·o·gy [pəˈθɑlədʒɪ] *n* **1.** Krankheitslehre *f*, Pathologie *f*. **2.** pathologischer Befund *m*. **3.** (Abteilung für) Pathologie *f*.
   cellular pathology Zellpathologie *f*, Zytopathologie *f*.
   clinical pathology klinische Pathologie *f*.
   comparative pathology vergleichende Pathologie *f*.
   dental pathology Zahnpathologie *f*, dentale Pathologie *f*.
   oral pathology Pathologie *f* der Mundhöhle.
path·o·mi·me·sis [ˌpæθəmɪˈmiːsɪs] *n* Simulation *f*, Simulieren *nt*.
path·o·mim·ia [ˌpæθəʊˈmɪmɪə] *n* → pathomimesis.
   pathomimia mucosae oris Wangenbeißen *nt*, Morsicatio buccarum.
path·o·mim·ic·ry [ˌpæθəʊˈmɪməkrɪ] *n* → pathomimesis.
patho-occlusion *n* pathologische Okklusion *f*.
path·o·phys·i·ol·o·gy [ˌpæθəʊfɪzɪˈɑlədʒɪ] *n* Pathophysiologie *f*.
path·way [ˈpæθweɪ, ˈpɑːθ-] *n* → path.
   extrinsic pathway *hema.* Extrinsic-System *nt*.
   intrinsic pathway *hema.* Intrinsic-System *nt*.
pa·tience [ˈpeɪʃəns] *n* Geduld *f*. **have (no) patience with** (keine) Geduld haben mit.
pa·tient [ˈpeɪʃənt] **I** *n* Patient(in *f*) *m*, Kranke(r *m*) *f*. **II** *adj* **1.** geduldig. **2.** ausdauernd.
pat·tern [ˈpætərn; *BRIT.* ˈpætn] **I** *n* **1.** Muster *nt*, Vorlage *f*, Modell *nt*, Pattern *nt*; (Waren-)Probe *f*; *techn.* Schablone *f*. **2.** (Krankheitsverlauf) Schema *nt*, Struktur *f*, Phänomen *nt*. **3.** *fig.* Vorbild *nt*, Beispiel *nt*. **4.** Verhaltensmuster *nt*, Verhaltensweise *f*, Verhaltensschema *nt*. **II** *vt* formen, gestalten, (nach-)bilden (*after* nach).
   occlusal pattern Okklusionsmuster *nt*.
pearl [pɜrl] **I** *n* **1.** Perle *f*; Perlmutt *nt*, Perlmutter *f*; *pharm.* Kügelchen *nt*. **II** *vi* tropfen, perlen, Perlen bilden.
   enamel pearl Schmelzperle *f*, Enamelom *nt*.
pec·tin [ˈpektɪn] *n* Pektin *nt*.
pe·da·tro·phia [pedəˈtrəʊfɪə] *n* Säuglingsdystrophie *f*, Marasmus *m*.
pe·dat·ro·phy [peˈdætrəfɪ] *n* → pedatrophia.
pe·di·at·ric [piːdɪˈætrɪk] *adj* Pädiatrie betr., pädiatrisch, Kinderheilkunde-.
pe·di·a·tri·cian [ˌpiːdɪəˈtrɪʃn] *n* Kinderarzt *m*, Kinderärztin *f*, Pädiater *m*.
pe·di·at·rics [piːdɪˈætrɪks] *pl* Kinderheilkunde *f*, Pädiatrie *f*.
pe·di·at·rist [piːdɪˈætrɪst] *n* → pediatrician.
pe·di·at·ry [ˈpiːdɪætrɪ] *n* → pediatrics.
ped·i·cle [ˈpedɪkl] *n* **1.** *anat.* Füßchen *nt*, Stiel *m*, Pediculus *m*. **2.** (*Wirbel*) Bogenfuß *m*, Pediculus arcus vertebrae/vertebralis.
ped·i·cled [ˈpedɪkəld] *adj histol.* gestielt.
pe·dic·u·late [pɪˈdɪkjəlɪt] *adj histol.* gestielt.
pe·dic·u·la·tion [pɪˌdɪkjəˈleɪʃn] *n* → pediculosis.
pe·dic·u·lo·sis [pəˌdɪkjəˈləʊsɪs] *n* Läusebefall *m*, Verlausung *f*, Pedikulose *f*, Pediculosis *f*.
   pediculosis capitis Kopflausbefall *m*, Pediculosis capitis.
   pediculosis corporis Körperlausbefall *m*, Kleiderlausbefall *m*, Pediculosis corporis/vestimentorum.
   pediculosis pubis Filzlausbefall *m*, Pediculosis pubis, Phthiriase *f*, Phthiriasis *f*.
   pediculosis vestimentorum → pediculosis corporis.
Pe·dic·u·lus [pɪˈdɪkjələs] *n micro.* Pediculus *m*.
   Pediculus humanus Menschenlaus *f*, Pediculus humanus.
   Pediculus humanus capitis Kopflaus *f*, Pediculus (humanus) capitis.
   Pediculus humanus corporis Kleiderlaus *m*, Körperlaus *m*, Pediculus (humanus) corporis, Pediculus humanus vestimentorum, Pediculus vestimenti.
pe·dic·u·lus [pɪˈdɪkjələs] *n, pl* **pe·dic·u·li** [pɪˈdɪkjəlaɪ] **1.** *micro.* Laus *f*, Pediculus *m*. **2.** *anat.* Stiel *m*, Pediculus *m*.
ped·i·gree [ˈpedəgriː] *n genet.* Stammbaum *m*.
pe·do·don·tia [piːdəʊˈdɒnʃɪə] *n* Kinderzahnheilkunde *f*, Pädodontie *f*, Kinderzahnmedizin *f*.

penicillin

pe·do·don·tic [piːdəʊˈdɒntɪk] *adj* Pädodontie betr., kinderzahnheilkundlich.
pe·do·don·tics [piːdəʊˈdɒntɪks] *pl* Kinderzahnheilkunde *f*, Pädodontie *f*, Kinderzahnmedizin *f*.
pe·do·don·tist [piːdəʊˈdɒntɪst] *n* Kinderzahnarzt *m*.
pe·dol·o·gy [pɪˈdɒlədʒɪ] *n* Pädologie *f*.
pe·do·phil·ia [ˌpiːdəˈfɪlɪə] *n psychia.* Pädophilie *f*.
pe·dun·cle [pɪˈdʌŋkl] *n anat.* Stiel *m*, Stamm *m*, Pedunculus *m*.
   cerebellar peduncle Kleinhirnstiel *m*, Pedunculus cerebellaris.
   peduncle of cerebellum → cerebellar peduncle.
   cerebral peduncle Hirnstiel *m*, Pedunculus cerebralis/cerebri.
   peduncle of cerebrum → cerebral peduncle.
   pineal peduncle Zirbeldrüsenstiel *m*, Epiphysenstiel *m*, Habenula *f*.
pe·dun·cled [pɪˈdʌŋkəld] *adj anat.* gestielt.
pe·dun·cu·lar [pɪˈdʌŋkjələr] *adj anat.* gestielt, stielförmig, Stiel-.
peel [piːl] **I** *n* Rinde *f*, Schale *f*, Haut *f*. **II** *vt* (*a.* **peel off**) abschälen, abziehen, ablösen. **III** *vi* (*a.* **peel off**) s. (ab-)schälen, s. (ab-)lösen; (*Haut*) (ab-)schilfern, abblättern, s. schuppen.
peel·ing [ˈpiːlɪŋ] *n* **1.** (*Haut*) (Ab-)Schälen *nt*; Schuppung *f*, Schuppen *m*. **2.** (abgeschälte) Haut *f*, Schale *f*, Rinde *f*.
peg [peg] **I** *n* Nagel *m*, Stift *m*, Dübel *m*, Keil *m*, Splint *m*; (*a. anat.*) Zapfen *m*. **II** *vt techn.* festnageln, pflocken; (an-, ver-)dübeln.
pe·lade [pəˈlɑːd] *n derm.* Pelade *f*, kreisrunder Haarausfall *m*, Alopecia areata, Area celsi.
pe·lid·no·ma [pɪlɪdˈnəʊmə] *n derm.* Pelioma *nt*.
pel·la·gra [pəˈlægrə, -ˈleɪ-] *n* Pellagra *f*, Vitamin-B$_2$-Mangelsyndrom *nt*, Niacinmangelsyndrom *nt*.
pel·lag·ra·min [pəˈlægrəmɪn] *n* Niacin *nt*, Nikotinsäure *f*, Nicotinsäure *f*.
pel·let [ˈpelɪt] *n pharm.* Mikrodragée *nt*, Pellet *nt*.
   gold foil pellet Goldpellet *nt*.
pel·li·cle [ˈpelɪkl, ˈpiːli-] *n* **1.** Film *m*, Häutchen *nt*. **2.** *bio.* Pellikula *f*, Pellicula *f*.
   dental pellicle Schmelzoberhäutchen *nt*, Zahnhäutchen *nt*.
pel·lu·cid [pəˈluːsɪd] *adj* durchscheinend, durchsichtig, klar.
pel·vic [ˈpelvɪk] *adj* Becken betr., pelvin, Becken-.
pel·vis [ˈpelvɪs] *n, pl* **pel·vis·es** [ˈpelviːz] Becken *nt*, Pelvis *f*.
   false pelvis → large pelvis.
   greater pelvis → large pelvis.
   large pelvis großes Becken *nt*, Pelvis major.
   lesser pelvis → true pelvis.
   true pelvis kleines Becken *nt*, Pelvis minor.
pem·phi·goid [ˈpem(p)fɪgɔɪd] *derm.* **I** *n* **1.** Pemphigoid *nt*. **2.** bullöses Pemphigoid *nt*, Alterspemphigus *m*, Parapemphigus *m*. **II** *adj* pemphigusartig, pemphigoid.
   benign mucosal pemphigoid vernarbendes Pemphigoid *nt*, benignes Schleimhautpemphigoid *nt*, okulärer Pemphigus *m*, Dermatitis pemphigoides mucocutanea chronica.
   benign mucous membrane pemphigoid → benign mucosal pemphigoid.
   bullous pemphigoid bullöses Pemphigoid *nt*, Alterspemphigus *m*, Parapemphigus *m*.
   cicatricial pemphigoid vernarbendes Pemphigoid *nt*, benignes Schleimhautpemphigoid *nt*, okulärer Pemphigus *m*, Dermatitis pemphigoides mucocutanea chronica.
   ocular pemphigoid → cicatricial pemphigoid.
pem·phi·gus [ˈpem(p)fɪgəs, pemˈfaɪgəs] *n derm.* **1.** Blasensucht *f*, Pemphigus *m*. **2.** Pemphigus vulgaris.
   pemphigus neonatorum Schälblasenausschlag *m*, Pemphigoid *nt* der Neugeborenen, Impetigo bullosa, Pemphigus (acutus) neonatorum.
pen·e·trance [ˈpenɪtrəns] *n genet.* Penetranz *f*.
pen·e·trat·ing [ˈpenɪtreɪtɪŋ] *adj* durchdringend, penetrierend; (*a. fig.*) durchbohrend; (*Geruch*) penetrant; (*Geschwür*) perforierend; (*Schmerz*) stechend.
pen·e·tra·tion [ˌpenɪˈtreɪʃn] *n* **1.** Eindringen *nt*, Durchdringen *nt* (*into* in); Durchstoßen *nt*, Durchstechen *nt*, Penetration *f*, Penetrierung *f*. **2.** *phys.* Schärfe *f*, Auflösungsvermögen *nt*. **3.** *patho.* (*Tumor*) Einwachsen *nt*, Durchbrechen *nt*, Penetration *f*. **4.** *micro.* Penetration *f*.
pen·e·tra·tive [ˈpenɪtreɪtɪv] *adj* **1.** durchdringend, Eindringungs-. **2.** durchdringend, penetrierend; (*a. fig.*) durchbohrend; (*Geruch*) penetrant; (*Geschwür*) perforierend; (*Schmerz*) stechend.
pen·i·cil·la·mine [ˌpenəˈsɪləmiːn] *n pharm.* Penizillamin *nt*, Penicillamin *nt*.
pen·i·cil·lin [penəˈsɪlɪn] *n* Penizillin *nt*, Penicillin *nt*.
   penicillin I → penicillin F.
   penicillin II → penicillin G.
   penicillin III → penicillin X.
   penicillin IV → penicillin K.

penicillinase

penicillin V Penicillin V *nt*, Phenoxymethylpenicillin *nt*.
penicillin X Hydroxybenzylpenicillin *nt*, Penicillin X *nt*.
clemizole penicillin G Clemizol-Penicillin G *nt*, Clemizol-Benzylpenicillin *nt*.
penicillin F 2-Pentenylpenicillin *nt*, Penicillin F *nt*, Penicillin I *nt*.
penicillin G Penicillin G *nt*, Benzylpenicillin *nt*.
penicillin G benzathine Benzathin-Penicillin G *nt*, Benzathin-Benzylpenicillin *nt*.
penicillin G procaine Procain-Penicillin G *nt*, Procain-Benzylpenicillin *nt*.
penicillin K Heptylpenicillin *nt*, Penicillin K *nt*, Penicillin IV *nt*.
β-lactamase-resistant penicillin β-Lactamase-festes Penicillin *nt*.
penicillin N Adicillin *nt*, Penicillin N *nt*, Cephalosporin N *nt*.
penicillin O Penicillin O *nt*, Allylmercaptomethylpenicillinsäure *f*, Almecillin *nt*, Penicillin AT *nt*.
oral penicillin Oralpenicillin *nt*, oralverabreichbares Penicillin *nt*.
phenoxymethyl penicillin → penicillin V.
penicillin amide-β-lactamhydrolase → penicillinase.
pen·i·cil·lin·ase [penəˈsɪləneɪz] *n* Penizillinase *f*, Penicillinase *f*, Penicillin-Beta-Lactamase *f*.
penicillinase-resistent *adj* penicillinasefest.
penicillin-fast *adj* penicillinfest.
penicillin-resistant *adj* penicillinresistent.
Pen·i·cil·li·um [penəˈsɪlɪəm] *n micro*. Pinselschimmel *m*, Penicillium *nt*.
pe·nis [ˈpiːnɪs] *n* (männliches) Glied *nt*, Penis *m*.
pen·tane [ˈpenteɪn] *n* Pentan *nt*.
pen·ta·so·my [pentəˈsəʊmɪ] *n genet*. Pentasomie *f*.
pen·ta·sto·mi·a·sis [ˌpentəstəʊˈmaɪəsɪs] *n* Zungenwurmbefall *m*, Pentastomiasis *f*.
pen·taz·o·cine [penˈtæzəsiːn, -sɪn] *n pharm*. Pentazocin *nt*.
pen·tose [ˈpentəʊs] *n* Pentose *f*, C_5-Zucker *m*.
pep·per·mint [ˈpepəmɪnt] *n* **1**. Pfefferminze *f*. **2**. Pfefferminzöl *nt*.
pep·sase [ˈpepseɪz] *n* → pepsin.
pep·sic [ˈpepsɪk] *adj* → peptic.
pep·sin [ˈpepsɪn] *n* Pepsin *nt*.
pep·tic [ˈpeptɪk] *adj* verdauungsfördernd, verdauungsanregend, peptisch, Verdauungs-.
pep·tid [ˈpeptɪd] *n* → peptide.
pep·ti·dase [ˈpeptɪdeɪz] *n* Peptidase *f*, Peptidhydrolase *f*.
pep·tide [ˈpeptaɪd] *n* Peptid *nt*.
atrial natriuretic peptide atrialer natriuretischer Faktor *m*, Atriopeptid *nt*, Atriopeptin *f*.
peptide hydrolase → peptidase.
pep·ti·do·gly·can [ˌpeptɪdəʊˈglaɪkæn] *n* Peptidoglykan *nt*, Murein *nt*, Mukopeptid *nt*.
pep·tone [ˈpeptəʊn] *n* Pepton *nt*.
Pep·to·strep·to·coc·cus [ˌpeptəˌstreptəʊˈkɒkəs] *n micro*. Peptostreptococcus *m*.
per·ac·id [pərˈæsɪd] *n chem*. Peroxisäure *f*, Persäure *f*.
per·a·cute [pərəˈkjuːt] *adj* sehr akut, perakut; hyperakut.
per·ceive [pərˈsiːv] *vt* **1**. wahrnehmen, empfinden, perzipieren. **2**. verstehen, erkennen, begreifen.
per·cent·age [pərˈsentɪdʒ] *n* **1**. Prozentsatz *m*. **2**. (An-)Teil *m*, Gehalt *nt* (*of* an); Rate *f*. **3**. Prozentgehalt *m*.
per·cen·tile [pərˈsentɪl, -taɪl] *n* Perzentile *f*, Percentile *f*.
per·cep·ti·ble [pərˈseptɪbl] *adj* wahrnehmbar, spürbar, fühlbar, merklich, deutlich, perzeptibel.
per·cep·tion [pərˈsepʃn] *n* **1**. (Reiz-)Wahrnehmung *f*, Empfindung *f*, Perzeption *f*. **2**. → perceptiveness.
per·cep·tive [pərˈseptɪv] *adj* **1**. Perzeption betr., auf ihr beruhend, durch sie bewirkt, wahrnehmend, perzeptorisch, perzeptiv, Perzeptions-, Wahrnehmungs-. **2**. auffassungsfähig.
per·cep·tive·ness [pərˈseptɪvnɪs] *n* Wahrnehmungsvermögen *nt*, Auffassungsgabe *f*, Perzeptibilität *f*.
per·cep·tiv·i·ty [ˌpɜːrsepˈtɪvətɪ] *n* **1**. → perceptiveness. **2**. Fähigkeit zur Perzeption, Perzeptivität *f*.
per·cep·to·ri·um [pərsepˈtɔːrɪəm, -ˈtəʊr-] *n* Bewußtsein *nt*, Sensorium *nt*.
per·chlo·rate [pərˈklɔːreɪt, -ˈkləʊr-] *n* Perchlorat *nt*.
per·chlo·ro·eth·yl·ene [pərˌklɔːrəʊˈeθəliːn, -ˌkləʊr-] *n* Tetrachloräthylen *nt*, Tetrachlorethylen *nt*, Perchloräthylen *nt*, Äthylentetrachlorid *nt*.
per·cip·i·ence [pərˈsɪpɪəns] *n* **1**. Wahrnehmung *f*, Perzeption *f*. **2**. Wahrnehmungsvermögen *nt*, Perzeptibilität *f*.
per·co·late [*n* ˈpɜːrkəlɪt, ˈpɜːrkəleɪt; *v* ˈpɜːrkəleɪt] **I** *n* Filtrat *nt*, Perkolat *nt*. **II** *vt* filtern, filtrieren, perkolieren. **III** *vi* **1**. durchsickern, durchlaufen, versickern. **2**. gefiltert werden.
per·co·la·tion [ˌpɜːrkəˈleɪʃn] *n* Filtration *f*, Perkolation *f*; Perkolieren *nt*.

per·cuss [pərˈkʌs] *vt* mittels Perkussion untersuchen, beklopfen, abklopfen, perkutieren.
per·cus·sion [pərˈkʌʃn] **I** *n* **1**. Beklopfen *nt*, Abklopfen *nt*, Perkutieren *nt*, Perkussion *f*. **2**. Klopfmassage *f*. **3**. Schlag *m*, Stoß *m*, Erschütterung *f*. **II** *adj* Schlag-, Stoß-; Perkussions-.
per·cus·sor [pərˈkʌsər] *n* Perkussionsinstrument *m*, Hammer *m*.
per·cu·ta·ne·ous [pərkjuːˈteɪnɪəs] *adj* durch die Haut hindurch (wirkend), perkutan.
per·fo·rate [*adj* ˈpɜːrfərɪt, -reɪt; *v* ˈpɜːrfəreɪt] **I** *adj* perforiert, mit Löchern versehen, durchbohrt, durchlöchert; gezähnt. **II** *vt* durchbohren, durchlöchern, lochen, perforieren. **III** *vi* s. durchbohren, penetrieren, durchbrechen.
per·fo·ra·tion [ˌpɜːrfəˈreɪʃn] *n* **1**. Perforieren *nt*, Durchbohren *nt*, Durchlöchern *nt*; Lochung *f*, Durchbohrung *f*, Durchlöcherung *f*. **2**. Durchbruch *m*, Perforation *f*.
root perforation Wurzelperforation *f*, Zahnwurzelperforation *f*.
tooth perforation Zahnperforation *f*.
tympanic membrane perforation Trommelfellperforation *f*.
per·fo·ra·tor [ˈpɜːrfəreɪtər] *n* Perforatorium *nt*.
per·fu·sion [pərˈfjuːʒn] *n* **1**. Durchspülung *f*, Durchströmung *f*, Durchblutung *f*, Perfusion *f*. **2**. Perfusionsflüssigkeit *f*.
organ perfusion Organdurchblutung *f*, Organperfusion *f*.
peri- *pref*. Peri-.
per·i·an·gi·i·tis [ˌperɪˌændʒɪˈaɪtɪs] *n* Periangi(i)tis *f*; Perivaskulitis *f*.
per·i·an·gi·tis [ˌperɪænˈdʒaɪtɪs] *n* → periangiitis.
per·i·ap·i·cal [ˌperɪˈeɪpɪkl, -ˈæp-] *adj* periapikal.
per·i·ar·te·ri·tis [ˌperɪˌɑːrtəˈraɪtɪs] *n* Periarteriitis *f*.
per·i·ar·tic·u·lar [ˌperɪɑːrˈtɪkjələr] *adj* um ein Gelenk herum (liegend), periartikulär, zirkumartikulär.
per·i·car·di·ac [ˌperɪˈkɑːrdɪæk] *adj* → pericardial.
per·i·car·di·al [ˌperɪˈkɑːrdɪəl] *adj* Perikard betr., perikardial, Perikard-.
per·i·car·di·tis [ˌperɪkɑːrˈdaɪtɪs] *n* Herzbeutelentzündung *f*, Perikarditis *f*.
per·i·car·di·um [ˌperɪˈkɑːrdɪəm] *n, pl* **per·i·car·dia** [ˌperɪˈkɑːrdɪə] Herzbeutel *m*, Perikard *nt*.
per·i·ce·men·ti·tis [ˌperɪˌsɪmənˈtaɪtɪs] *n* Perizementitis *f*, Pericementitis *f*.
chronic suppurative pericementitis Alveolarpyorrhoe *f*, Parodontitis marginalis.
per·i·ce·men·tum [ˌperɪsɪˈmentəm] *n* Wurzelhaut *f*, Desmodont *nt*, Periodontium *nt*.
per·i·chon·dral [ˌperɪˈkɒndrəl] *adj* **1**. Knorpelhaut/Perichondrium betr., perichondral. **2**. in Knorpelnähe (liegend), perichondral.
per·i·chon·dri·al [ˌperɪˈkɒndrɪəl] *adj* Knorpelhaut/Perichondrium betr., perichondral.
per·i·chon·dri·um [ˌperɪˈkɒndrɪəm] *n* Knorpelhaut *f*, Perichondrium *nt*.
per·i·cor·o·ni·tis [ˌperɪˌkɔːrəˈnaɪtɪs] *n* Perikoronitis *f*.
per·i·cra·ni·um [ˌperɪˈkreɪnɪəm] *n* Perikranium *nt*, Pericranium *nt*.
per·i·cyte [ˈperɪsaɪt] *n* Perizyt *m*, Adventitiazelle *f*.
capillary pericytes Rouget-Zellen *pl*.
per·i·den·tal [ˌperɪˈdentl] *adj* um einen Zahn herum (liegend), peridental, periodontal.
per·i·den·ti·tis [ˌperɪdenˈtaɪtɪs] *n* → periodontitis.
per·i·den·ti·um [ˌperɪˈdenʃɪəm, -tɪəm] *n* Zahnbett *nt*, Zahnhalteapparat *m*, Parodont *nt*, Parodontium *nt*.
per·i·du·ral [ˌperɪˈd(j)ʊərəl] *adj* peridural, epidural, Peridural-, Epidural-.
per·i·en·ceph·a·li·tis [ˌperɪenˌsefəˈlaɪtɪs] *n* Perienzephalitis *f*, Periencephalitis *f*.
per·i·fol·lic·u·li·tis [ˌperɪfəˌlɪkjəˈlaɪtɪs] *n derm*. Perifollikulitis *f*, Perifolliculitis *f*.
superficial pustular perifolliculitis Staphyloderma follicularis, Ostiofollikulitis/Ostiofolliculitis/Impetigo Bockhart, Impetigo follicularis Bockhart, Folliculitis staphylogenes superficialis, Folliculitis pustolosa, Staphylodermia Bockhart.
per·i·glan·du·lar [ˌperɪˈglændʒələr] *adj* um eine Drüse herum (liegend), periglandulär.
per·i·glot·tis [ˌperɪˈglɒtɪs] *n* Zungenschleimhaut *f*, Periglottis *f*.
per·i·kar·y·on [ˌperɪˈkærɪˌɒn, -ən] *n, pl* **per·i·kar·ya** [ˌperɪˈkærɪə] Zellkörper/-leib *m* der Nervenzelle, Perikaryon *nt*.
per·i·lymph [ˈperɪlɪmf] *n* Cotunnius-Flüssigkeit *f*, Perilymphe *f*, Liquor cotunnii.
per·i·lymph·ad·e·ni·tis [ˌperɪˌlɪmˌfædɪˈnaɪtɪs] *n* Perilymphadenitis *f*.
per·i·lym·phan·gi·tis [ˌperɪˌlɪmfænˈdʒaɪtɪs] *n* Perilymphangitis *f*.
per·i·men·in·gi·tis [ˌperɪˌmenɪnˈdʒaɪtɪs] *n* → pachymeningitis.
pe·rim·e·ter [pəˈrɪmɪtər] *n* **1**. *mathe*. Umfang *m*, Perimeter *m*. **2**. *ophthal*. Perimeter *nt*.

dental perimeter Zahnumfangsmesser *m*.
per·i·my·si·um [ˌperɪˈmiːzɪəm, -ˈmiːʒ-] *n, pl* **per·i·my·sia** [ˌperɪˈmiːzɪə] Muskelhüllgewebe *nt*, Perimysium *nt*.
  external perimysium Muskelhüllgewebe *nt* des Sekundärbündels, Perimysium externum.
  internal perimysium Muskelhüllgewebe *nt* des Primärbündels, Perimysium internum.
per·i·na·tal [ˌperɪˈneɪtl] *adj* um die Zeit der Geburt herum, perinatal, Perinatal-.
per·i·neu·ral [ˌperɪˈnjʊərəl, -ˈnʊ-] *adj* perineural, Perineural-.
per·i·nu·cle·ar [ˌperɪˈn(j)uːklɪər] *adj* perinuklear, perinukleär.
pe·ri·od [ˈpɪərɪəd] *n* **1.** Periode *f*, Zyklus *m*; Zeitspanne *f*, Zeitdauer *f*, Zeitraum *m*. **for the period of** für die Dauer von. **2.** *patho.* (s. wiederholender) Schub *m*. **3.** Monatsblutung *f*, Regelblutung *f*, Menstruation *f*, Menses *pl*, Periode *f*. **4.** *mathe., phys.* Periode *f*.
  embryonal period Embryonalperiode *f*.
  embryonic period → embryonal period.
  exponential period *micro.* exponentielle Phase *f*, log-Phase *f*.
  period of exposure *radiol.* Belichtungszeit *f*.
  half-life period *pharm., phys.* Halbwert(s)zeit *f*.
  incubation period 1. *patho.* Inkubationszeit *f*. **2.** *micro.* Inkubationszeit *f*, Latenzperiode *f*. **3.** *micro.* äußere Inkubationszeit, Inkubationszeit im Vektor.
  induction period *bio.* Induktionsphase *f*.
  lag period *micro.* lag-Phase *f*, Lagphase *f*, Latenzphase *f*.
  latency period 1. *psycho.* Latenzphase *f*. **2.** *micro.* Latenzzeit *f*, Inkubationszeit *f*.
  latent period 1. *micro.* Latenzzeit *f*, Inkubationszeit *f*. **2.** *physiol.* Latenz *f*, Latenzzeit *f*.
  logarithmic period → exponential period.
  log period → exponential period.
  perinatal period Perinatalperiode *f*.
  prodromal period Prodromalstadium *nt*, Prodromalphase *f*, Vorläuferstadium *nt*.
  refractory period *physiol.* Refraktärphase *f*, Refraktärstadium *nt*, Refraktärperiode *f*.
  retardation period Verzögerungsphase *f*.
pe·ri·od·ic¹ [ˌpɪərɪˈɑdɪk] *adj* → periodical.
pe·ri·od·ic² [ˌpɜrɪˈɑdɪk] *adj* *chem.* perjodsauer.
pe·ri·od·i·cal [ˌpɪərɪˈɑdɪkl] *adj* periodisch, regelmäßig (wiederkehrend), phasenhaft (ablaufend), zyklisch; in Schüben verlaufend.
pe·ri·o·dic·i·ty [ˌpɪərɪəˈdɪsətɪ] *n* **1.** regelmäßige Wiederkehr *f*, Periodizität *f*, Periodik *f*. **2.** *chem.* Stellung *f* eines Elements im periodischen System. **3.** *phys.* elektrische Frequenz *f*.
per·i·o·don·tal [ˌperɪəʊˈdɑntl] *adj* **1.** um einen Zahn herum (liegend), peridental, periodontal. **2.** Wurzelhaut/Periodontium betr., periodontal.
per·i·o·don·tal·gia [ˌperɪəʊdɑnˈtældʒ(ɪ)ə] *n* Periodontalgie *f*.
per·i·o·don·tia [ˌperɪəʊˈdɑnʃɪə] *n* Parodontologie *f*.
per·i·o·don·tics [ˌperɪəʊˈdɑntɪks] *pl* Parodontologie *f*.
  preventive periodontics präventive Parodontologie *f*.
per·i·o·don·tist [ˌperɪəʊˈdɑntɪst] *n* Parodontologe *m*, Parodontologin *f*.
per·i·o·don·ti·tis [ˌperɪəʊdɑnˈtaɪtɪs] *n* Periodontitis *f*, Parodontitis *f*.
  acute periodontitis akute Parodontitis *f*, Parodontitis acuta.
  apical periodontitis Parodontitis apicalis.
  chronic apical periodontitis Zahngranulom *nt*, Wurzelspitzengranulom *nt*, Zahnwurzelspitzengranulom *nt*, Granuloma apicale.
  chronic periapical periodontitis → chronic apical periodontitis.
  chronic periodontitis chronische Parodontitis *f*.
  HIV periodontitis HIV-assoziierte Parodontitis *f*.
  HIV-associated periodontitis → HIV periodontitis.
  human immunodeficiency virus-associated periodontitis → HIV periodontitis.
  juvenile periodontitis Parodontitis *f*, Periodontitis *f*.
  marginal periodontitis Parodontitis marginalis, Alveolarpyorrhoe *f*.
  prepubertal periodontitis präpuberale Parodontitis *f*.
  primary periodontitis → marginal periodontitis.
  simple periodontitis → marginal periodontitis.
  suppurative apical periodontitis Parodontitis apicalis acuta purulenta.
per·i·o·don·tium [ˌperɪəʊˈdɑnʃ(ɪ)əm] *n, pl* **per·i·o·don·tia** [ˌperɪəʊˈdɑnʃ(ɪ)ə] Wurzelhaut *f*, Desmodont *nt*, Desmodontium *nt*, Periodontium *nt*, Periost *nt* der Zahnwurzel, Ligamentum alveolodentale, Ligamentum dentoalveolare.
per·i·o·don·tol·o·gy [ˌperɪəʊdɑnˈtɑlədʒɪ] *n* Parodontologie *f*.
per·i·o·don·tol·y·sis [ˌperɪəʊdɑnˈtɑləsɪs] *n* Parodontolyse *f*.
per·i·o·don·top·a·thy [ˌperɪəʊdɑnˈtɑpəθɪ] *n* Parodontopathie *f*.

per·i·o·don·to·sis [ˌperɪəʊdɑnˈtəʊsɪs] *n* Paradontose *f*, Parodontose *f*.
per·i·o·ral [ˌperɪˈɔːrəl, -ˈəʊrəl] *adj* um den Mund herum (liegend), perioral, zirkumoral.
per·i·or·bit [ˌperɪˈɔːrbɪt] *n* → periorbita.
per·i·or·bi·ta [ˌperɪˈɔːrbɪtə] *n* Periorbita *f*, Orbitaperiost *nt*.
per·i·ost [ˈperɪɑst] *n* → periosteum.
per·i·os·te·al [ˌperɪˈɑstɪəl] *adj* Knochenhaut/Periost betr., periostal, Periost-.
per·i·os·te·i·tis [ˌperɪˌɑstɪˈaɪtɪs] *n* → periostitis.
per·i·os·te·o·e·de·ma [ˌperɪˌɑstɪəʊɪˈdiːmə] *n* Periostödem *nt*, Knochenhautödem *nt*.
per·i·os·te·o·ma [ˌperɪˌɑstɪˈəʊmə] *n* Periosteom *nt*.
per·i·os·te·o·my·e·li·tis [ˌperɪˌɑstɪəʊmaɪəˈlaɪtɪs] *n* Periosteomyelitis *f*, Panosteitis *f*, Panostitis *f*.
per·i·os·te·o·phyte [ˌperɪˈɑstɪəfaɪt] *n* → periosteoma.
per·i·os·te·o·sis [ˌperɪˌɑstɪˈəʊsɪs] *n* → periostosis.
per·i·os·te·o·tome [ˌperɪˈɑstɪətəʊm] *n* Periosteotom *nt*; Raspatorium *nt*.
per·i·os·te·ous [ˌperɪˈɑstɪəs] *adj* **1.** Knochenhaut/Periost betr., periostal, Periost-. **2.** aus Periost bestehend *od.* entstehend, periostal.
per·i·os·te·um [ˌperɪˈɑstɪəm] *n, pl* **per·i·os·tea** [ˌperɪˈɑstɪə] (äußere) Knochenhaut *f*, Periost *nt*, Periosteum *nt*.
  alveolar periosteum → dental periosteum.
  dental periosteum Wurzelhaut *f*, Desmodont *nt*, Desmodontium *nt*, Periodontium *nt*, Periost *nt* der Zahnwurzel, Ligamentum alveolodentale, Ligamentum dentoalveolare.
per·i·os·ti·tis [ˌperɪɑsˈtaɪtɪs] *n* Knochenhautentzündung *f*, Periostentzündung *f*, Periostitis *f*.
  alveolodental periostitis Parodontitis *f*, Periodontitis *f*.
per·i·os·to·ma [ˌperɪɑsˈtəʊmə] *n* → periosteoma.
per·i·os·to·med·ul·li·tis [ˌperɪˌɑstəʊˌmedəˈlaɪtɪs] *n* → periosteomyelitis.
per·i·os·to·sis [ˌperɪɑsˈtəʊsɪs] *n* Periostose *f*.
  hyperplastic periostosis Caffey-de Toni-Syndrom *nt*, Caffey-Silverman-Syndrom *nt*, Caffey-Smith-Syndrom *nt*, Hyperostosis corticalis infantilis.
per·i·os·tos·te·i·tis [ˌperɪɑsˌtɑstɪˈaɪtɪs] *n* Knochen-Periost-Entzündung *f*, Osteoperiostitis *f*.
pe·riph·er·al [pəˈrɪfərəl] *adj* **1.** am Rand/an der Peripherie (liegend), peripher(isch); *phys., techn.* peripher(isch). **2.** *anat.* im äußeren (Körper-)Bereich (liegend), zur Körperoberfläche hin, peripher.
pe·riph·er·ic [ˌperɪˈferɪk] *adj* → peripheral.
pe·riph·er·y [pəˈrɪfərɪ] *n* Rand *m*, Randgebiet *nt*, Randzone *f*, Peripherie *f*.
  denture periphery Gebißrand *m*.
per·i·phle·bi·tis [ˌperɪflɪˈbaɪtɪs] *n* Periphlebitis *f*.
per·i·ra·dic·u·lar [ˌperɪrəˈdɪkjələr] *adj* um eine Wurzel herum (liegend), periradikulär.
per·i·re·nal [ˌperɪˈriːnl] *adj* um die Niere herum (liegend), perirenal.
per·i·stal·sis [ˌperɪˈstɔːlsɪs, -ˈstæl-, -ˈstɑːl-] *n, pl* **per·i·stal·ses** [ˌperɪˈstɔːlsiːz] Peristaltik *f*.
per·i·stom·al [ˌperɪˈstəʊməl] *adj* um ein Stoma herum (liegend), peristomal.
per·i·sto·ma·tous [ˌperɪˈstəʊmətəs] *adj* **1.** um ein Stoma herum (liegend), peristomal. **2.** um den Mund herum (liegend), perioral, zirkumoral.
per·i·sys·tol·ic [ˌperɪsɪsˈtɑlɪk] *adj* → presystolic.
per·i·ten·din·e·um [ˌperɪtenˈdɪnɪəm] *n, pl* **per·i·ten·din·ea** [ˌperɪtenˈdɪnɪə] Sehnengleitgewebe *nt*, Peritendineum *nt*, Peritenonium *nt*.
per·i·ten·on [ˌperɪˈtenən] *n* → peritendineum.
per·i·the·li·o·ma [ˌperɪˌθiːlɪˈəʊmə] *n* Perithelioma(a) *nt*.
per·i·the·li·um [ˌperɪˈθiːlɪəm] *n, pl* **per·i·the·lia** [ˌperɪˈθiːlɪə] Perithelium *nt*.
per·i·to·ne·al [ˌperɪtəʊˈniːəl] *adj* Bauchfell betr., peritoneal, Bauchfell-, Peritoneal-.
per·i·to·ne·um [ˌperɪtəˈniːəm] *n, pl* **per·i·to·ne·ums, per·i·to·nea** [ˌperɪtəˈniːə] Bauchfell *nt*, Peritoneum *nt*.
per·i·to·nism [ˌperɪtəʊnɪzəm] *n* **1.** *patho., chir.* Peritonismus *m*. **2.** *psychia.* Pseudoperitonitis *f*.
per·i·to·ni·tis [ˌperɪtəˈnaɪtɪs] *n* Bauchfellentzündung *f*, Peritonitis *f*.
per·i·ton·sil·li·tis [ˌperɪˌtɑn(t)səˈlaɪtɪs] *n* Peritonsillitis *f*.
pe·rit·ri·chal [pəˈrɪtrɪkl] *adj* → peritrichous.
pe·rit·ri·chate [pəˈrɪtrɪkɪt, -keɪt] *adj* → peritrichous.
per·i·trich·ic [ˌperɪˈtrɪkɪk] *adj* → peritrichous.
pe·rit·ri·chous [pəˈrɪtrɪkəs] *adj micro.* peritrich.
per·i·vas·cu·lar [ˌperɪˈvæskjələr] *adj* um ein Gefäß herum (liegend), perivaskulär, perivasal.

per·i·vas·cu·li·tis [ˌperɪˌvæskjə'laɪtɪs] *n* Perivaskulitis *f*, Perivasculitis *f*.
per·lèche [per'leʃ, pɜr-] *n* Perlèche *f*, Faulecken *pl*, Mundwinkelcheilitis *f*, Mundwinkelrhagaden *pl*, Cheilitis/Stomatitis angularis, Angulus infectiosus oris/candidamycetica.
per·man·ga·nate [pər'mæŋɡəneɪt] *n* Permanganat *nt*.
per·me·a·bil·i·ty [ˌpɜrmɪə'bɪlətɪ] *n* Durchlässigkeit *f*, Durchdringlichkeit *f*, Permeabilität *f*.
   capillary permeability Kapillardurchlässigkeit *f*, Kapillarpermeabilität *f*.
per·me·a·ble ['pɜrmɪəbl] *adj* durchlässig, durchdringbar, permeabel (*to* für).
per·me·ance ['pɜrmɪəns] *n* 1. Eindringen *nt*, Durchdringen *nt*, Permeieren *nt*, Permeation *f*, Penetration *f*. 2. *phys.* magnetischer Leitwert *m*.
per·me·ate ['pɜrmɪeɪt] I *n* Permeat *nt*. II *vt* (hin-)durchdringen, permeieren, penetrieren. III *vi* (durch-)sickern (*through* durch); (ein-)dringen (*into* in); s. verbreiten (*among* unter).
per·me·a·tion [ˌpɜrmɪ'eɪʃn] *n* Ein-, Durchdringen *nt*, Permeieren *nt*, Permeation *f*, Penetration *f*.
per·mit ['pɜrmɪt] I *n* Genehmigung *f*, Zulassung *f*, Einwilligung *f*. II *vt* erlauben, zulassen, genehmigen.
   operative permit Einwilligung/Einverständniserklärung *f* zur Operation.
per·na·sal [pər'neɪzl] *adj* durch die Nase, pernasal.
per·ni·cious [pər'nɪʃəs] *adj patho.* gefährlich, schwer, bösartig, perniziös.
per·ni·o·sis [ˌpɜrnɪ'əʊsɪs] *n* Frostbeulen *pl*, Pernionen *pl*, Perniones *pl*, Perniosis *f*.
pero- *pref.* Pero-.
per·o·ral [pər'ɔːrəl, -'rəʊr-] *adj* durch den Mund, durch die Mundhöhle, peroral, per os.
per·os·mic anhydride [pər'ɑzmɪk] Osmiumtetroxid *nt*.
per·ox·i·dase [pər'ɑksɪdeɪz] *n* Peroxidase *f*.
   thyroid peroxidase Jodidperoxidase *f*, Jodinase *f*.
per·ox·ide [pər'ɑksaɪd] *n* Peroxid *nt*.
per·pen·dic·u·lar [ˌpɜrpən'dɪkjələr] I *n* Senkrechte *f*. II *adj* 1. senkrecht, vertikal, perpendikular, perpendikulär (*to* zu). 2. rechtwink(e)lig (*to* zu).
per·pet·u·al [pər'petʃəwəl] *adj* fortwährend, immerwährend, unaufhörlich, andauernd, beständig, ständig, perpetuell.
per·sist [pɜr'sɪst] *vi* 1. anhalten, fortdauern, fortbestehen, weiterbestehen, (*Krankheit*) andauern, persistieren 2. beharren, verharren (*in auf, bei*); bleiben (*in* bei); bestehen (*in* auf).
per·sist·ence [pər'sɪstəns] *n* → persistency.
per·sist·en·cy [pər'sɪstənsɪ] *n* 1. Anhalten *nt*, Fortdauern *nt*, Fortbestehen *nt*. 2. Beharrlichkeit *f*, Hartnäckigkeit *f*, Beharren *nt* (*in* auf); Persistenz *f*; Ausdauer *f*.
per·sist·ent [pər'sɪstənt] *adj* 1. anhaltend, dauernd. 2. beharrlich, hartnäckig, ausdauernd, persistierend. 3. *bio.* ausdauernd.
per·sis·ter [pər'sɪstər] *n micro.* Persister *m*.
per·spi·ra·tion [ˌpɜrspə'reɪʃn] *n* 1. Hautatmung *f*, Perspiration *f*, Perspiratio *f*. 2. Schwitzen *nt*, funktionelle Schweißsekretion *f*. 3. Schweiß *m*, Sudor *m*.
per·spire [pər'spaɪər] *vi* schwitzen, perspirieren, transpirieren.
per·tus·sis [pər'tʌsɪs] *n* Keuchhusten *m*, Pertussis *f*, Tussis convulsiva.
Pe·ru·vi·an balsam [pə'ruːvɪən] *pharm.* Perubalsam *m*, Balsamum peruvianum.
pes·ti·cid·al [ˌpestɪ'saɪdl] *adj* schädlingsbekämpfend, pestizid.
pes·ti·cide ['pestɪsaɪd] *n* Schädingsbekämpfungsmittel *nt*, Pestizid *nt*, Biozid *nt*.
pes·tle ['pesl, 'pestl] I *n* 1. *chem.* Pistill *nt*. 2. (*Mörser*) Stößel *m*. II *vt* zerstoßen, zerreiben, zermahlen.
pe·te·chia [pɪ'tiːkɪə, pɪ'tekɪə] *n, pl* **pe·te·chiae** [pɪ'tiːkɪˌiː, pɪ'tekɪˌiː] Punktblutung *f*, Petechie *f*.
pe·te·chi·al [pɪ'tiːkɪəl, -'tekɪəl] *adj* punktförmig, fleckförmig, petechienartig, petechial.
pet·i·o·late ['petɪəleɪt] *adj* gestielt.
pet·i·ole ['petɪəʊl] *n anat.* Stiel *m*, Petiolus *m*.
   epiglottic petiole Epiglottisstiel *m*, Kehldeckelstiel *m*, Petiolus epiglottidis.
pet·i·oled ['petɪəʊld] *adj* gestielt.
pet·it mal ['petiː p(ə)'ti] → petit mal *epilepsy*.
pet·ri·fac·tion [ˌpetrə'fækʃn] *n patho.* Petrifikation *f*.
pet·ro·sal·pin·go·staph·y·li·nus [ˌpetrəʊsælˌpɪŋɡəʊˌstæfə'laɪnəs] *n* Musculus levator veli palatini.
pet·ro·si·tis [petrəʊ'saɪtɪs] *n* Felsenbeinentzündung *f*, Petrositis *f*.
pet·ro·staph·y·li·nus [petrəʊˌstæfə'laɪnəs] *n* Musculus levator veli palatini.

pet·rous ['petrəs, 'piː-] *adj* 1. felsig, (stein-)hart, steinig. 2. Felsenbein betr., Felsenbein-.
pex·ia ['peksɪə] *n* → pexis.
pex·in ['peksɪn] *n* Chymosin *nt*, Rennin *nt*, Labferment *nt*.
pex·is ['peksɪs] *n* 1. *chir.* Anheftung *f*, Fixierung *f*. 2. *biochem.* Einlagerung *f*, Fixierung *f*.
phage [feɪdʒ] *n* Bakteriophage *m*, Phage *m*, bakterienpathogenes Virus *nt*.
phag·o·cyte ['fæɡəsaɪt] *n* Freßzelle *f*, Phagozyt *m*, Phagocyt *m*.
   alveolar phagocyte Alveolarmakrophag *m*, Alveolarphagozyt *m*, Staubzelle *f*, Körnchenzelle *f*, Rußzelle *f*.
phag·o·cyt·ic [ˌfæɡə'sɪtɪk] *adj* phagozytär, phagozytisch, Phagozyt-.
phag·o·cy·tol·y·sis [ˌfæɡəsaɪ'tɑləsɪs] *n* Phago(zyto)lyse *f*.
phag·o·cy·to·sis [ˌfæɡəsaɪ'təʊsɪs] *n, pl* **phag·o·cy·to·ses** [ˌfæɡəsaɪ'təʊsiːz] Phagozytose *f*, Phagocytose *f*.
pha·gol·y·sis [fə'ɡɑləsɪs] *n, pl* **pha·gol·y·ses** [fə'ɡɑləsiːz] Phago(zyto)lyse *f*.
phag·o·some ['fæɡəsəʊm] *n* Phagosom *nt*.
phak·o·ma·to·sis [ˌfækəmə'təʊsɪs, ˌfeɪ-] *n* Phakomatose *f*, neurokutanes Syndrom *nt*.
pha·lanx ['feɪlæŋks, 'fæ-] *n, pl* **pha·lanx·es, phal·anges** [fə'lændʒiːz, fæ'lændʒiːz] Phalanx *f*, Fingerglied *nt*, Zehenglied *nt*.
phan·er·o·ge·net·ic [ˌfænərəʊdʒɪ'netɪk] *adj* → phanerogenic.
phan·er·o·gen·ic [ˌfænərəʊ'dʒenɪk] *adj* (*Krankheit*) mit bekannter Ursache; spezifisch.
phan·er·os·copy [fænə'rɑskəpɪ] *n* Phaneroskopie *f*.
phar·ma·ceu·tic [ˌfɑrmə'suːtɪk] *adj* arzneikundlich, pharmazeutisch.
phar·ma·ceu·ti·cal [ˌfɑrmə'suːtɪkl] I *n* Arzneimittel *nt*, Pharmazeutikum *nt*. II *adj* → pharmaceutic.
phar·ma·ceu·tics [ˌfɑrmə'suːtɪks] *pl* Arzneikunde *f*, Arzneilehre *f*, Pharmazeutik *f*, Pharmazie *f*.
phar·ma·ceu·tist [ˌfɑrmə'suːtɪst] *n* → pharmacist.
phar·ma·cist ['fɑrməsɪst] *n* 1. Pharmazeut(in *f*) *m*, Apotheker(in *f*) *m*. 2. pharmazeutischer Chemiker *m*.
pharmaco- *pref.* Arzneimittel-, Pharma-, Pharmako-.
phar·ma·co·dy·nam·ics [ˌfɑrməkəʊdaɪ'næmɪks] *pl* Pharmakodynamik *f*.
phar·ma·co·ge·net·ics [ˌfɑrməkəʊdʒɪ'netɪks] *pl* Pharmakogenetik *f*.
phar·ma·cog·nos·tics [ˌfɑrməkɑɡ'nɑstɪks] *pl* → pharmacognosy.
phar·ma·cog·no·sy [ˌfɑrmə'kɑɡnəsɪ] *n* Drogenkunde *f*, Pharmakognosie *f*, Pharmakognosis *f*.
phar·ma·co·ki·net·ics [ˌfɑrməkəʊkɪ'netɪks] *pl* Pharmakokinetik *f*.
phar·ma·co·log·ic [ˌfɑrməkə'lɑdʒɪk] *adj* → pharmacological.
phar·ma·co·log·i·cal [ˌfɑrməkə'lɑdʒɪkl] *adj* pharmakologisch.
phar·ma·col·o·gist [ˌfɑrmə'kɑlədʒɪst] *n* Pharmakologe *m*, Pharmakologin *f*.
phar·ma·col·o·gy [fɑrmə'kɑlədʒɪ] *n* Arzneimittellehre *f*, Arzneiforschung *f*, Pharmakologie *f*.
phar·ma·co·ma·ni·a [ˌfɑrməkəʊ'meɪnɪə, -jə] *n* Arzneimittelsucht *f*, Pharmakomanie *f*.
phar·ma·con ['fɑrməkɑn] *n* Arzneistoff *m*, Arzneimittel *nt*, Wirkstoff *m*, Pharmakon *nt*.
phar·ma·co·peia [ˌfɑrməkə'peɪ(j)ə] *n* Arzneibuch *nt*, Pharmakopoe *f*.
phar·ma·co·poeia [ˌfɑrməkə'peɪ(j)ə] *n* → pharmacopeia.
phar·ma·co·ther·a·py [ˌfɑrməkə'θerəpɪ] *n* Pharmakotherapie *f*.
phar·ma·cy ['fɑrməsɪ] *n, pl* **phar·ma·cies** 1. Arzneikunde *f*, Arzneilehre *f*, Pharmazeutik *f*, Pharmazie *f*. 2. Apotheke *f*.
pha·ryn·gal [fə'rɪŋɡl] *adj* → pharyngeal.
phar·yn·gal·gia [færɪn'ɡældʒ(ɪ)ə] *n* Rachenschmerz *m*, Pharynxschmerz *m*, Pharyngalgie *f*, Pharyngodynie *f*.
pha·ryn·ge·al [fə'rɪndʒ(ɪ)əl, færɪn'dʒiːəl] *adj* Rachen/Pharynx betr., pharyngeal, Schlund-, Rachen-, Pharynx-.
phar·yn·gec·to·my [færɪn'dʒektəmɪ] *n* Pharyngektomie *f*.
phar·yn·gism ['færɪndʒɪzəm] *n* → pharyngismus.
phar·yn·gis·mus [ˌfærɪn'dʒɪzməs] *n* Schlundkrampf *m*, Pharyngismus *m*, Pharyngospasmus *m*.
phar·yn·gi·tis [færɪn'dʒaɪtɪs] *n* Rachenschleimhautentzündung *f*, Pharyngitis *f*.
   acute lymphonodular pharyngitis akute lymphonoduläre Pharyngitis *f*.
   chronic pharyngitis Pharyngitis chronica.
   croupous pharyngitis kruppöse/pseudomembranöse Pharyngitis *f*.
   diphtheritic pharyngitis Rachendiphtherie *f*.

gangrenous pharyngitis gangränöse Pharyngitis *f*, Pharyngitis gangraenosa.
lymphonodular pharyngitis lymphonoduläre Pharyngitis *f*.
membranous pharyngitis kruppöse/pseudomembranöse Pharyngitis *f*.
recurrent pharyngitis rezidivierende Pharyngitis *f*.
viral pharyngitis virale Pharyngitis *f*.
pharyngo- *pref.* Rachen-, Schlund-, Pharyng(o)-, Pharynx-.
pha·ryn·go·cele [fəˈrɪŋɡəʊsiːl] *n* Pharynxdivertikel *nt*.
pha·ryn·go·dyn·ia [fəˌrɪŋɡəʊˈdiːnɪə] *n* → pharyngalgia.
pha·ryn·go·lar·yn·gi·tis [fəˌrɪŋɡəʊˌlærɪnˈdʒaɪtɪs] *n* Pharyngolaryngitis *f*.
pha·ryn·go·lith [fəˈrɪŋɡəʊlɪθ] *n patho.* Pharyngolith *m*.
pha·ryn·go·na·sal [fəˌrɪŋɡəʊˈneɪzl] *adj* Nasopharynx betr., pharyngonasal, nasopharyngeal.
pha·ryn·go·o·ral [fəˌrɪŋɡəʊˈɔːrəl, -ˈəʊr-] *adj* Oropharynx betr., pharyngo-oral, oropharyngeal.
pha·ryn·go·pa·ral·y·sis [fəˌrɪŋɡəʊpəˈræləsɪs] *n* Schlund(muskel)lähmung *f*, Pharyngoplegie *f*.
pha·ryn·go·plas·ty [fəˈrɪŋɡəʊplæstɪ] *n* Rachenplastik *f*, Pharynxplastik *f*, Pharyngoplastik *f*.
pha·ryn·go·ple·gia [fəˌrɪŋɡəʊˈpliːdʒ(ɪ)ə] *n* → pharyngoparalysis.
pha·ryn·go·rhi·nos·co·py [fəˌrɪŋɡəʊraɪˈnɒskəpɪ] *n* Pharyngorhinoskopie *f*.
pha·ryn·gor·rha·gia [fəˌrɪŋɡəʊˈreɪdʒ(ɪ)ə] *n* Rachenblutung *f*, Pharynxblutung *f*, Pharyngorrhagie *f*.
pha·ryn·go·scope [fəˈrɪŋɡəʊskəʊp] *n* Pharyngoskop *nt*.
phar·yn·gos·co·py [færɪŋˈɡɒskəpɪ] *n* Pharyngoskopie *f*.
pha·ryn·go·spasm [fəˈrɪŋɡəspæzəm] *n* → pharyngismus.
phar·yn·gos·to·my [færɪŋˈɡɒstəmɪ] *n* Pharyngostomie *f*.
phar·yn·got·o·my [færɪŋˈɡɒtəmɪ] *n* Pharyngotomie *f*.
pha·ryn·go·ton·sil·li·tis [fəˌrɪŋɡəˌtɒnsəˈlaɪtɪs] *n* Pharyngotonsillitis *f*.
phar·ynx [ˈfærɪŋks] *n*, *pl* **phar·ynx·es, pha·ryn·ges** [fəˈrɪndʒiːz] Rachen *m*, Schlund *m*, Pharynx *m*.
oral pharynx Mundrachen *m*, Oropharynx *m*, Mesopharynx *m*, Pars oralis pharyngis.
phase [feɪz] **I** *n* Phase *f*, Abschnitt *m*; (Entwicklungs-)Stufe *f*, Stadium *nt*. **out of phase** *electr.* phasenverschoben; *fig.* unkoordiniert. **in phase** *electr.* phasengleich, in Phase; *fig.* koordiniert. **II** *vt* **1.** schrittweise durchführen *od.* planen; aufeinander abstimmen, gleichschalten, synchronisieren. **2.** *electr.* in Phase bringen.
anaerobic phase *biochem.* anaerobe (Stoffwechsel-)Phase *f*.
death phase *micro.* Absterbephase *f*.
phase of decline → death phase.
discontinuous phase → disperse phase.
disperse phase *phys.* disperse/innere Phase *f*, Dispersum *nt*.
dispersed phase → disperse phase.
dispersion phase *phys.* äußere/dispergierende Phase *f*, Dispergens *nt*, Dispersionsmedium *nt*, Dispersionsmittel *nt*.
eclipse phase *micro.* Eklipse *f*.
excitative phase *anes.* (Narkose) Exzitationsstadium *nt*.
exponential phase *micro.* exponentielle Phase *f*, log-Phase *f*.
external phase → dispersion phase.
growth phase Wachstumsphase *f*, Wachstumsperiode *f*.
haploid phase Haplophase *f*.
inductive phase *anes.* Einleitung(sphase *f*) *f*, Induktionsphase *f*.
internal phase → disperse phase.
lag phase *micro.* lag-Phase *f*, Lagphase *f*, Latenzphase *f*.
latency phase 1. *psycho.* Latenzphase *f*. **2.** *micro.* Latenzzeit *f*, Inkubationszeit *f*.
logarithmic phase → exponential phase.
log phase → exponential phase.
prodromal phase Prodromalstadium *nt*, Prodromalphase *f*, Vorläuferstadium *nt*.
reconstruction phase *physiol.* Rekonstruktionsphase *f*.
retardation phase Verzögerungsphase *f*.
stationary phase *phys.* stationäre Phase *f*.
phe·nac·e·tin [fɪˈnæsətɪn] *n pharm.* Phenazetin *nt*, Phenacetin *nt*.
phe·no·bar·bi·tal [ˌfiːnəʊˈbɑːrbɪtɔl, -tæl] *n pharm.* Phenobarbital *nt*.
phe·no·bar·bi·tone [ˌfiːnəʊˈbɑːrbɪtəʊn] *n* → phenobarbital.
phe·no·cop·y [ˈfiːnəʊkɒpɪ] *n* Phänokopie *f*.
phe·no·ge·net·ics [ˌfiːnəʊdʒɪˈnetɪks] *pl* Phänogenetik *f*.
phe·nol [ˈfiːnɒl, -nəl] *n* **1.** Phenol *nt*, Karbolsäure *f*, Monohydroxybenzol *nt*. **2. phenols** *pl* Phenole *pl*.
phe·no·lase [ˈfiːnəleɪz] *n* Phenoloxidase *f*, Phenolase *f*.
phe·no·late [ˈfiːnəʊleɪt] **I** *n* Phenolat *nt*. **II** *vt* mit Phenol behandeln *od.* sterilisieren.

phe·nol·phthal·e·in [ˌfiːnɒlˈ(f)θæliːn, -liːɪn] *n* Phenolphthalein *nt*.
phe·nom·e·non [fɪˈnɒməˌnɒn, -nən] *n*, *pl* **phe·nom·e·na** [fɪˈnɒmənə] **1.** Erscheinung *f*, Zeichen *nt*, (objektives) Symptom *nt*, Phänomen *nt*. **2.** außergewöhnliches Ereignis *nt*, Vorkommnis *nt*, Phänomen *nt*.
adhesion phenomenon *immun.* Immunadhärenz *f*.
Arthus phenomenon Arthus-Phänomen *nt*, Arthus-Reaktion *f*.
Bordet-Gengou phenomenon Bordet-Gengou-Reaktion *f*, Bordet-Gengou-Phänomen *nt*.
Cushing's phenomenon Cushing-Effekt *m*, Cushing-Phänomen *nt*.
d'Herelle phenomenon → Twort-d'Herelle phenomenon.
face phenomenon *neuro.* Chvostek-Zeichen *nt*.
facialis phenomenon → face phenomenon.
Gengou phenomenon Gengou-Phänomen *nt*, Komplementbindung *f*.
Hecht phenomenon → Leede-Rumpel phenomenon.
jaw-winking phenomenon Gunn-Zeichen *nt*, Kiefer-Lid-Phänomen *nt*.
Leede-Rumpel phenomenon Rumpel-Leede-Phänomen *nt*.
LE phenomenon LE-Phänomen *nt*, Lupus-erythematodes-Phänomen *nt*.
Marcus Gunn phenomenon → jaw-winking phenomenon.
pupillary phenomenon Pupillenreflex *m*, Pupillenreaktion *f*.
Purkinje's phenomenon Purkinje-Phänomen *nt*.
reclotting phenomenon Thixotropie *f*.
Sanarelli's phenomenon Sanarelli-Shwartzman-Phänomen *nt*, Sanarelli-Shwartzman-Reaktion *f*, Shwartzman-Sanarelli-Reaktion *f*, Shwartzman-Sanarelli-Phänomen *nt*.
Sanarelli-Shwartzman phenomenon → Sanarelli's phenomenon.
satellite phenomenon *micro.* Ammenphänomen *nt*, Ammenwachstum *nt*, Satellitenphänomen *nt*, Satellitenwachstum *nt*.
Shwartzman phenomenon → Sanarelli's phenomenon.
Twort-d'Herelle phenomenon d'Herelle-Phänomen *nt*, Twort-d'Herelle-Phänomen *nt*, Bakteriophagie *f*.
Tyndall phenomenon Tyndall-Effekt *m*.
phe·no·thi·a·zine [ˌfiːnəˈθaɪəziːn] *n pharm.* **1.** Phenothiazin *nt*. **2.** Phenothiazinderivat *nt*.
phe·no·type [ˈfiːnətaɪp] *n* (äußeres) Erscheinungsbild *nt*, Phänotyp *m*, Phänotypus *m*.
phe·no·typ·ic [fiːnəˈtɪpɪk] *adj* Phänotyp betr., phänotypisch.
phe·nox·y·meth·yl·pen·i·cil·lin [fɪˌnɒksɪˌmeθlpenəˈsɪlɪn] *n pharm.* Phenoxymethylpenicillin *nt*, Penicillin V *nt*.
phen·yl·al·a·nine [fenlˈæləniːn] *n* Phenylalanin *nt*.
phen·yl·bu·ta·zone [fenlˈbjuːtəzəʊn] *n pharm.* Phenylbutazon *nt*.
phen·yl·ke·to·nu·ria [fenlˌkiːtəˈn(j)ʊərɪə] *n* → classical phenylketonuria.
classical phenylketonuria Fölling-Krankheit *f*, Fölling-Syndrom *nt*, Morbus *m* Fölling, Phenylketonurie *f*, Brenztraubensäureschwachsinn *m*, Oligophrenia phenylpyruvica.
phen·yl·pyr·u·vic·ac·i·du·ria [ˌfenlpaɪˈruːvɪkæsɪˈd(j)ʊərɪə] *n* → phenylketonuria.
phe·o·chrome [ˈfiːəkrəʊm] *adj* chromaffin, phäochrom.
phe·o·chro·mo·blas·to·ma [fenlˌkrəʊməblæsˈtəʊmə] *n* → pheochromocytoma.
phe·o·chro·mo·cy·to·ma [fenlˌkrəʊməsaɪˈtəʊmə] *n* Phäochromozytom *nt*.
phi·al [ˈfaɪəl] *n* Phiole *f*.
phil·trum [ˈfɪltrəm] *n*, *pl* **phil·tra** [ˈfɪltrə] *anat.* Oberlippenrinne *f*, Philtrum *nt*.
phleb·al·gia [flɪˈbældʒ(ɪ)ə] *n* Venenschmerz *m*, Phlebalgie *f*.
phleb·an·es·the·sia [flebˌænəsˈθiːʒ(ɪ)ə] *n anes.* intravenöse Anästhesie *f*.
phleb·ec·ta·sia [ˌflebekˈteɪʒ(ɪ)ə] *n* Venenerweiterung *f*, Phlebektasie *f*, Venektasie *f*.
phle·bec·to·my [flɪˈbektəmɪ] *n* Venenresektion *f*, Phlebektomie *f*, Venektomie *f*.
phleb·em·phrax·is [ˌflebemˈfræksɪs] *n* Venenverschluß *m*, Venenobstruktion *f*.
phle·bi·tis [flɪˈbaɪtɪs] *n* Venenentzündung *f*, Phlebitis *f*.
phlebo- *pref.* Venen-, Phleb(o)-, Ven(o)-.
phle·bog·e·nous [fləˈbɒdʒənəs] *adj* aus einer Vene stammend, phlebogen.
phle·bog·ra·phy [fləˈbɒɡrəfɪ] *n* **1.** *radiol.* Phlebographie *f*, Venographie *f*. **2.** *card.* Phlebographie *f*.
phleb·oid [ˈflebɔɪd] *adj* **1.** venenartig, venenförmig. **2.** venös.
phleb·o·lite [ˈflebəlaɪt] *n* → phlebolith.
phleb·o·lith [ˈflebəʊlɪθ] *n* Venenstein *m*, Phlebolith *m*.
phleb·o·plas·ty [ˈflebəʊplæstɪ] *n* Venenplastik *f*, Phleboplastik *f*.

phleb·or·rha·gia [ˌflebəʊ'reɪdʒ(ɪ)ə] *n* venöse Blutung *f.*
phle·bor·rha·phy [fləˈbɔrəfɪ] *n* Venennaht *f*, Phleborrhaphie *f.*
phleb·or·rhex·is [ˌflebəˈreksɪs] *n* Venenruptur *f*, Phleborrhexis *f.*
phleb·o·scle·ro·sis [ˌflebəʊsklɪˈrəʊsɪs] *n* Phlebosklerose *f.*
phle·bos·ta·sis [fləˈbɑstəsɪs] *n* **1.** Venostase *f.* **2.** Venenstauung *f*, Venostase *f.* **3.** unblutiger Aderlaß *m.*
phleb·o·throm·bo·sis [ˌflebəʊθrɑmˈbəʊsɪs] *n* Phlebothrombose *f.*
phle·bot·o·my [fləˈbɑtəmɪ] *n* **1.** Venenschnitt *m*, Phlebotomie *f*, Venaesectio *f.* **2.** Venenpunktion *f.* **3.** Veneneröffnung *f*, Venaesectio *f.*
phleg·mon ['flegmən] *n* **1.** Phlegmone *f*, phlegmonöse Entzündung *f.* **2.** Pankreasphlegmone *f.*
 phlegmon of floor of mouth Mundbodenphlegmone *f.*
 phlegmon of the floor of the mouth → phlegmon of floor of mouth.
 orbital phlegmone Orbita(l)phlegmone *f.*
phleg·mon·ous ['flegmənəs] *adj* Phlegmone betr., phlegmonös.
phlo·gis·tic [fləʊˈdʒɪstɪk] *adj* Entzündung betr., entzündlich, phlogistisch, Entzündungs-.
phlo·go·gen·ic [ˌflɑgəˈdʒenɪk] *adj* eine Entzündung verursachend, phlogogen.
phlo·gog·e·nous [fləʊˈgɑdʒənəs] *adj* → phlogogenic.
phlo·got·ic [fləʊˈgɑtɪk] *adj* → phlogistic.
pho·bia ['fəʊbɪə] *n psycho.* Phobie *f*, Phobia *f.*
pho·bic ['fəʊbɪk] *adj* Phobie betr., phobisch.
pho·co·me·lia [ˌfəʊkəʊˈmiːlɪə, -ljə] *n* Robbengliedrigkeit *f*, Phokomelie *f.*
pho·nal ['fəʊnl] *adj* Stimm-, Phon-.
phon·as·the·nia [ˌfəʊnæsˈθiːnɪə] *n* Stimmschwäche *f*, Phonasthenie *f.*
pho·nate ['fəʊneɪt] *vi* Laute bilden, phonieren.
pho·na·tion [fəʊˈneɪʃn] *n* Lautbildung *f*, Stimmbildung *f*, Phonation *f.*
 subenergetic phonation Stimmschwäche *f*, Hypophonie *f*, Hypophonesie *f*, Phonasthenie *f.*
phon·en·do·scope [fəʊˈnendəskəʊp] *n* Phonendoskop *nt.*
pho·net·ic [fəˈnetɪk, fəʊ-] *adj* → phonetical.
pho·net·i·cal [fəˈnetɪkl, fəʊ-] *adj* Phonetik betr., phonetisch.
pho·net·ics [fəˈnetɪks, fəʊ-] *pl* Laut(bildungs)lehre *f*, Phonetik *f.*
pho·ni·at·rics [fəʊnɪˈætrɪks] *pl* Phoniatrie *f.*
phon·ic ['fɑnɪk, 'fəʊ-] *adj* Stimme betr., phonisch, Stimm-, Phon-.
phono- *pref.* Stimm-, Schall-, Phon(o)-.
pho·no·car·di·o·gram [ˌfəʊnəʊˈkɑːrdɪəgræm] *n* Phonokardiogramm *nt.*
pho·no·car·di·og·ra·phy [ˌfəʊnəʊˌkɑːrdɪˈɑgrəfɪ] *n* Phonokardiographie *f.*
pho·no·cath·e·ter [ˌfəʊnəʊˈkæθɪtər] *n* Phonokatheter *m.*
pho·no·scope ['fəʊnəskəʊp] *n* Phonoskop *nt.*
pho·re·sis [fəˈriːsɪs] *n* Elektrophorese *f.*
phor·o·blast ['fɔːrəblæst] *n* Fibroblast *m.*
phor·o·cyte ['fɔːrəsaɪt] *n* Bindegewebszelle *f*, Fibrozyt *m.*
phor·o·plast ['fɔːrəplæst] *n* Bindegewebe *nt.*
phos·gene ['fɑzdʒiːn] *n* Phosgen *nt.*
phos·pha·gen ['fɑsfədʒən] *n* **1.** Phosphatbildner *m*, Phosphagen *nt.* **2.** Phosphokreatin *nt*, Kreatin-, Creatinphosphat *nt.*
phos·pha·tase ['fɑsfəteɪz] *n* Phosphatase *f.*
 acid phosphatase saure Phosphatase *f.*
 alkaline phosphatase alkalische Phosphatase *f.*
 leukocyte alkaline phosphatase alkalische Leukozytenphosphatase *f.*
phos·phate ['fɑsfeɪt] *n* Phosphat *nt.*
phos·pha·te·mia [ˌfɑsfəˈtiːmɪə] *n* erhöhter Phosphatgehalt *m* des Blutes, Phosphatämie *f.*
phos·pha·tide ['fɑsfətaɪd, -tɪd] *n* Phospholipid *nt*, Phosphatid *nt.*
phos·pha·ti·dyl·cho·line [fɑsfəˌtaɪdlˈkəʊliːn, -ˈkɑl-] *n* Phosphatidylcholin *nt*, Cholinphosphoglycerid *nt*, Lecithin *nt.*
phos·pha·tu·ria [fɑsfəˈt(j)ʊərɪə] *n* Phosphaturie *f.*
phos·phine ['fɑsfiːn, -fɪn] *n* Phosphin *nt*, Phosphorwasserstoff *m.*
phos·pho·eth·a·nol·a·mine [fɑsfəʊˌeθəˈnɑləmiːn, -ˈnəʊlə-, -nəˈlæmɪn] *n* Phosphoäthanolamin *nt.*
phos·pho·fruc·to·al·dol·ase [ˌfɑsfəʊˌfrʌktəˈældəleɪz] *n* Fructosediphosphataldolase *f*, Fructosebisphosphataldolase *f*, Aldolase *f.*
phos·pho·glyc·er·ide [fɑsfəʊˈglɪsəraɪd, -ɪd] *n* Phosphoglycerid *nt*, Glycerophosphatid *nt.*
phos·pho·lip·id [fɑsfəʊˈlɪpɪd, -ˈlaɪ-] *n* **1.** Phospholipid *nt*; Phosphatid *nt.* **2.** → phosphoglyceride.
phos·pho·lip·in [fɑsfəʊˈlɪpɪn] *n* **1.** Phospholipid *nt*, Phosphatid *nt.* **2.** → phosphoglyceride.

phos·pho·mon·o·es·ter·ase [fɑsfəʊˌmɑnəˈestəreɪz] *n* **1.** alkalische Phosphatase *f.* **2.** saure Phosphatase *f.*
phos·pho·ne·cro·sis [ˌfɑsfəʊnɪˈkrəʊsɪs] *n* Phosphornekrose *f.*
phos·pho·pro·tein [fɑsfəʊˈprəʊtiːn, -tiːɪn] *n* Phosphoprotein *nt.*
phos·pho·res·cence [ˌfɑsfəʊˈresns] *n* Phosphoreszenz *f.*
phos·phor·u·ria [ˌfɑsfəʊˈ(j)ʊərɪə] *n* → phosphaturia.
phos·pho·rus ['fɑsf(ə)rəs] *n* Phosphor *m.*
 labeled phosphorus radioaktiver Phosphor *m*, Radiophosphor *m.*
 radioactive phosphorus Radiophosphor *m.*
phos·pho·ryl·ase [fɑsˈfɔrəleɪz, -ˈfɑrə-, ˈfɑsfɔrə-] *n* Phosphorylase *f.*
phos·pho·ryl·a·tion [ˌfɑsfɔːrəˈleɪʃn] *n* Phosphorylierung *f.*
phos·pho·tri·ose [ˌfɑsfəʊˈtraɪəʊz] *n* Triosephosphat *nt.*
phos·phu·ria [fɑsˈfjʊərɪə] *n* → phosphaturia.
pho·to·ac·tin·ic [ˌfəʊtəʊækˈtɪnɪk] *adj* photoaktinisch.
pho·to·al·ler·gy [ˌfəʊtəʊˈælərdʒɪ] *n* Photoallergie *f*, Lichtallergie *f.*
pho·to·cep·tor [ˌfəʊtəʊˈseptər] *n* → photoreceptor.
pho·to·chem·i·cal [ˌfəʊtəʊˈkemɪkl] *adj* Photochemie betr., photochemisch.
pho·to·che·mo·ther·a·py [ˌfəʊtəʊˌkiːməˈθerəpɪ] *n* Photochemotherapie *f.*
pho·to·co·ag·u·la·tion [ˌfəʊtəʊkəʊˌægjəˈleɪʃn] *n* Lichtkoagulation *f*, Photokoagulation *f.*
pho·to·der·ma·ti·tis [ˌfəʊtəʊˌdɜrməˈtaɪtɪs] *n* Photodermatitis *f.*
pho·to·der·ma·to·sis [ˌfəʊtəʊˌdɜrməˈtəʊsɪs] *n* Lichtdermatose *f*, Photodermatose *f.*
pho·to·e·lec·tron [ˌfəʊtəʊɪˈlektrɑn] *n* Photoelektron *nt.*
pho·to·flu·o·rog·ra·phy [ˌfəʊtəʊflʊəˈrɑgrəfɪ] *n radiol.* (Röntgen-)Schirmbildverfahren *nt.*
pho·to·graph ['fəʊtəʊgræf] **I** *n* Bild *nt*, Aufnahme *f*, Photographie *f*, Fotografie *f*, Photo *nt.* **take a photograph** → photograph II. **II** *vt* eine Aufnahme machen, photographieren, fotografieren (*of* von). **III** *vi* fotografiert werden.
pho·tog·ra·pher [fəˈtɑgrəfər] *n* Photograph(in *f*) *m*, Fotograf(in *f*) *m.*
pho·tog·ra·phy [fəˈtɑgrəfɪ] *n* Photographie *f*, Fotografie *f.*
pho·to·lu·mi·nes·cence [ˌfəʊtəʊˌluːmɪˈnesəns] *n* Photolumineszenz *f.*
pho·tom·e·ter [fəʊˈtɑmɪtər] *n* Photometer *nt.*
pho·tom·e·try [fəʊˈtɑmətrɪ] *n* Photometrie *f.*
pho·ton ['fəʊtɑn] *n* Photon *nt*, Lichtquant *nt*, Strahlungsquant *nt*, Quant *nt.*
pho·to·re·cep·tor [ˌfəʊtəʊrɪˈseptər] *n* Photorezeptor *m.*
pho·tos·co·py [fəʊˈtɑskəpɪ] *n radiol.* (Röntgen-)Durchleuchtung *f*, Fluoroskopie *f.*
pho·to·sen·si·tive [fəʊtəʊˈsensɪtɪv] *adj* lichtempfindlich.
pho·to·sen·si·ti·za·tion [fəʊtəˌsensətaɪˈzeɪʃn, -taɪ-] *n derm.* Photosensibilisierung *f.*
pho·to·ther·a·py [ˌfəʊtəʊˈθerəpɪ] *n* Lichttherapie *f*, Phototherapie *f.*
phren·o·car·dia [ˌfrenəʊˈkɑːrdɪə] *n* DaCosta-Syndrom *nt*, Effort-Syndrom *nt*, Phrenikokardie *f*, neurozirkulatorische Asthenie *f*, Soldatenherz *nt.*
phryn·o·der·ma [ˌfrɪnəˈdɜrmə, ˌfraɪ-] *n derm.* Krötenhaut *f*, Phrynoderm *nt*, Phrynodermie *f*, Hyperkeratosis follicularis (metabolica).
phthi·ri·a·sis [θaɪˈraɪəsɪs] *n, pl* **phthi·ri·a·ses** [θaɪˈraɪəsiːz] Filzlausbefall *m*, Phthiriasis *f*, Pediculosis pubis.
Phthi·rus ['θaɪrəs] *n micro.* Phthirus *m.*
 Phthirus pubis Filzlaus *f*, Phthirus/Pediculus pubis.
phthi·sis ['θaɪsɪs, taɪ-] *n, pl* **phthi·ses** ['θaɪsiːz] **1.** (Parenchym)Schwund *m*, Schrumpfung *f*, Phthise *f*, Phthisis *f.* **2.** Schwindsucht *f*, Auszehrung *f*, Phthise *f.* **3.** → pulmonary phthisis.
 pulmonary phthisis Lungenschwindsucht *f*, Lungentuberkulose *f*, Phthisis pulmonum.
Phy·co·my·ce·tae [ˌfaɪkəʊmaɪˈsiːtiː] *pl* → Phycomycetes.
Phy·co·my·ce·tes [ˌfaɪkəʊmaɪˈsiːtiːz] *pl micro.* niedere Pilze *pl*, Algenpilze *pl*, Phykomyzeten *pl*, Phycomycetes *pl.*
phy·co·my·co·sis [ˌfaɪkəʊmaɪˈkəʊsɪs] *n* Phykomykose *f*, Mukormykose *f.*
phy·lax·is [fɪˈlæksɪs] *n* Phylaxis *f.*
phyl·lo·qui·none [ˌfɪləʊkwɪˈnəʊn] *n* → phytonadione.
phy·lo·gen·e·sis [ˌfɪləʊˈdʒenəsɪs] *n* → phylogeny.
phy·lo·ge·net·ic [ˌfɪləʊdʒəˈnetɪk] *adj* → phylogenic.
phy·lo·gen·ic [ˌfɪləʊˈdʒenɪk] *adj* Phylogenese betr., stammesgeschichtlich, phylogenetisch.
phy·log·e·ny [faɪˈlɑdʒənɪ] *n* Stammesgeschichte *f*, Phylogenie *f*, Phylogenese *f.*
phy·lum ['faɪləm] *n, pl* **phy·la** ['faɪlə] *bio.* Stamm *m*, Phylum *nt.*
phys·a·lif·er·ous [ˌfɪsəˈlɪfərəs, -, faɪ-] *adj* blasig, blasenhaltig.

phy·sal·i·form [fɪˈsæləfɔːrm] *adj* blasenförmig, blasig.
phys·a·liph·o·rous [fɪsəˈlɪfərəs, faɪ-] *adj* blasig, blasenhaltig.
phys·i·a·tri·cian [ˌfɪziəˈtrɪʃn] *n* → physiatrist.
phys·i·at·rics [ˌfɪziˈætrɪks] *pl* Naturheilkunde *f*, Physiatrie *f*.
phys·i·at·rist [fɪziˈætrɪst, fɪˈzaɪə-] *n* Naturheilkundige(r *m*) *f*, Physiater(in *f*) *m*.
phy·si·a·try [fɪˈzaɪətrɪ] *n* **1.** Naturheilkunde *f*, Physiatrie *f*. **2.** Bewegungstherapie *f*, Kranken-, Heilgymnastik *f*. **3.** physikalische Therapie *f*, Physiotherapie *f*.
phys·ic [ˈfɪzɪk] **I** *n* **1.** Abführmittel *nt*, Laxans *nt*, Laxativ(um) *nt*. **2.** Arznei(mittel *nt*) *f*, Medikament *nt*. **II** *vt* **3.** jdm. ein Abführmittel verabreichen. **4.** mit Medikamenten behandeln.
phys·i·cal [ˈfɪzɪkl] **I** *n* → physical *examination*. **II** *adj* **1.** Körper betr., physisch, körperlich, Körper-, Physio-. **2.** Physik betr., physikalisch; naturwissenschaftlich.
phys·i·cal·ly-handicapped [ˈfɪzɪklɪ] *adj* körperlich behindert.
phy·si·cian [fɪˈzɪʃn] *n* **1.** (praktischer) Arzt *m*, (praktische) Ärztin *f*. **2.** Ärzt/Ärztin für Innere Krankheiten, Internist(in *f*) *m*.
phys·i·co·ther·a·peu·tics [ˌfɪzɪkəʊˌθerəˈpjuːtɪks] *pl* → physical *therapy*.
phys·i·co·ther·a·py [ˌfɪzɪkəʊˈθerəpɪ] *n* → physical *therapy*.
phys·ics [ˈfɪzɪks] *pl* Physik *f*.
phys·i·o·chem·is·try [ˌfɪziəʊˈkemɪstrɪ] *n* **1.** physiologische Chemie *f*, Biochemie *f*. **2.** klinische Chemie *f*.
phys·i·o·gen·e·sis [ˌfɪziəʊˈdʒenəsɪs] *n* Embryologie *f*.
phys·i·o·log·ic [ˌfɪziəˈlɒdʒɪk] *adj* **1.** normal, natürlich, physiologisch. **2.** Physiologie betr., physiologisch.
phys·i·o·log·i·cal [ˌfɪziəʊˈlɒdʒɪkl] *adj* → physiologic.
phys·i·ol·o·gy [ˌfɪziˈɒlədʒɪ] *n* Physiologie *f*.
 dental physiology Zahnphysiologie *f*.
 pathologic physiology Pathophysiologie *f*.
phys·i·o·ther·a·peu·tist [ˌfɪziəʊˌθerəˈpjuːtɪst] *n* → physical *therapist*.
phys·i·o·ther·a·pist [ˌfɪziəʊˈθerəpɪst] *n* → physical *therapist*.
phys·i·o·ther·a·py [ˌfɪziəʊˈθerəpɪ] *n* Bewegungstherapie *f*, Krankengymnastik *f*, Heilgymnastik *f*.
phy·to·na·di·one [ˌfaɪtəʊnəˈdaɪəʊn] *n* Phyto(me)nadion *nt*, Vitamin K₁ *nt*.
phy·to·pho·to·der·ma·ti·tis [ˌfaɪtəˌfəʊtəʊˌdɜrməˈtaɪtɪs] *n* **1.** Phytophotodermatitis *f*. **2.** Wiesengräserdermatitis *f*, Wiesengrasdermatitis *f*, Pflanzendermatitis *f*, Phytodermatitis *f*, Photodermatitis *f*, Dermatitis (bullosa) pratensis, Photodermatitis phytogenica.
phy·tos·te·rin [faɪˈtɒstərɪn] *n* → phytosterol.
phy·tos·te·rol [faɪˈtɒstərɒl, -rəl] *n* Phytosterol *nt*, Phytosterin *nt*.
phy·to·ther·a·py [ˌfaɪtəˈθerəpɪ] *n* Phytotherapie *f*.
pia [ˈpaɪə, ˈpiːə] **I** *n* → pia mater. **II** *adj anat.* weich.
 pia mater Pia *f*, Pia mater.
 spinal pia mater Pia mater spinalis.
pia-arachnitis *n* Entzündung *f* von Pia u. Arachnoidea, Leptomeningitis *f*.
pia-arachnoid *n* weiche Hirn- u. Rückenmarkshaut *f*, Leptomeninx *f*.
pi·an [pɪˈɑːn, ˈpiːæn] *n* Frambösie *f*, Pian *f*, Parangi *f*, Yaws *f*, Framboesia tropica.
pi·a·rach·ni·tis [ˌpaɪəˌrækˈnaɪtɪs] *n* → pia-arachnitis.
pi·a·rach·noid [ˌpaɪəˈræknɔɪd] *n* → pia-arachnoid.
pick [pɪk] *n* Heber *m*, Hebel *m*.
 apical pick Apikalwurzelheber *m*.
 Heidbrink root pick Heidbrink-Wurzelhebel *m*.
 Heidbrink root tip pick Heidbrink-Wurzelhebel *m*.
 Potts root pick Poots-Wurzelhebel *m*.
 root pick Apikalwurzelheber *m*.
Pi·cor·na·vir·i·dae [paɪˌkɔːrnəˈvɪrɪdiː, -ˈvaɪr-] *pl micro.* Picornaviren *pl*, Picornaviridae *pl*.
pic·ture [ˈpɪktʃər] **I** *n* **1.** Bild *nt*; photographische Aufnahme *f*; Illustration *f*. **2.** Vorstellung *f*, (geistiges) Bild *nt*. **II** *vt* abbilden; darstellen, beschreiben.
 blood picture *lab.* Blutbild *nt*.
 clinical picture klinisches (Krankheits-)Bild *nt*, Befund *m*.
 x-ray picture Röntgenbild *nt*, Röntgenaufnahme *f*.
pie·bald·ism [ˈpaɪbɔːldɪzəm] *n derm.* partieller/umschriebener Albinismus *m*, Piebaldismus *m*.
piece [piːs] *n* Stück *nt*; Teil *nt*/*m*; Einzelteil *nt*. **in pieces** in Stücken, kaputt. **take to pieces** auseinandernehmen, (in Einzelteile) zerlegen.
 mouth piece Mundstück *nt*.
pierce [pɪərs] **I** *vt* durchbohren, durchstechen, durchstoßen; *fig.* durchdringen; *techn.* durchlöchern, perforieren. **II** *vi* (ein-)dringen (*into* in).
pierc·er [ˈpɪərsər] *n techn.* Bohrer *m*.
pierc·ing [ˈpɪərsɪŋ] *adj* durchdringend, stechend, schneidend.

pig·ment [ˈpɪgmənt] **I** *n* Farbe *f*, Farbstoff *m*, Farbkörper *m*, farbgebende Substanz *f*, Pigment *nt*. **II** *vt* pigmentieren, färben. **III** *vi* s. pigmentieren, s. färben.
 endogenous pigment endogenes Pigment *nt*, Endopigment *nt*.
 exogenous pigment exogenes Pigment *nt*, Exopigment *nt*.
 formalin pigment Formalinpigment *nt*.
 lipochrome pigment Lipochrom *nt*, Lipoidpigment *nt*.
 wear and tear pigment 1. Abnutzungspigment *nt*, Lipofuszin *nt*. **2. ear and tear pigments** *pl* Lipochrome *pl*.
pig·men·ta·tion [ˌpɪgmənˈteɪʃn] *n* Färbung *f*, Pigmentierung *f*, Pigmentation *f*.
 gingival pigmentation Zahnfleischpigmentierung *f*.
pig·ment·ed [ˈpɪgmentɪd] *adj* pigmentiert, pigmenthaltig.
pi·lar [ˈpaɪlər] *adj* Haar betr., haarig, pilär, pilar, Haar-, Pilo-, Tricho-.
pi·la·ry [ˈpaɪlərɪ] *adj* → pilar.
pile [paɪl] *n* **1.** Haufen *m*, Stapel *m*, Stoß *m*. **2.** *phys.* (galvanische/voltaische) Säule *f*. **3.** *phys.* (Atom-)Meiler *m*, (Kern-)-Reaktor *m*.
pill [pɪl] *pharm.* **I** *n* **1.** *pharm.* Pille *f*; Dragée *nt*, Pilula *f*. **2. the pill** die (Antibaby-)Pille *f*. **be/go on the pill** die Pille nehmen. **II** *vt* Pillen drehen.
 birth-control pill (Antibaby-)Pille *f*.
 sleeping pill Schlaftablette *f*.
 water pill *inf.* Wassertablette *f*; Diuretikum *nt*.
pil·lar [ˈpɪlər] *n* Säule *f*, Pfeiler *m*; (Wasser-, Rauch-)Säule *f*.
 pillar of fauces Gaumenbogen *m*.
pill·box [ˈpɪlbɒks] *n* Pillenschachtel *f*.
pilo- *pref.* Haar-, Tricho-, Pil(o)-.
pil·u·la [ˈpɪljələ] *n*, *pl* **pil·u·lae** [ˈpɪljəliː] *pharm.* Pille *f*; Dragée *nt*, Pilula *f*.
pim·e·li·tis [ˌpɪməˈlaɪtɪs] *n* Fettgewebsentzündung *f*, Pimelitis *f*; Panniculitis *f*.
pimelo- *pref.* Fett-, Pimel(o)-, Lip(o)-.
pin [pɪn] *n* **1.** (Steck-)Nadel *f*. **2.** Nagel *m*; Stift *m*; Spickdraht *m*. **II** *vt* **3.** heften, stecken, festmachen, befestigen. **4.** nageln.
 channel shoulder pin Rillen-Schulter-Stift *m*.
 endodontic pin endodontisch enossales Implantat *nt*.
 friction pin Friktionsstift *m*.
 friction-retained pin Friktionsstift *m*.
 incisal guide pin Schneidezahnführungsstift *m*.
 incisal pin Schneidezahnführungsstift *m*.
 retention pin Retentionsstift *m*, Wurzelstift *m*.
 screw pin Gewindestift *m*.
 sprue pin Gußstift *m*.
 Steinmann's pin Steinmann-Nagel *m*.
 threaded pin Gewindestift *m*.
pin·cers [ˈpɪnsərz] *pl* (Kneif-, Beiß-)Zange *f*; Pinzette *f*.
pinch [pɪntʃ] **I** *n* Kneifen *nt*, Zwicken *nt*, Quetschen *nt*. **II** *vt* **1.** zwicken, kneifen, quetschen, klemmen. **2.** *fig.* drücken, beengen, beschränken. **3.** *fig.* (*Kälte*) beißen; (*Durst, Hunger*) plagen, quälen. **III** *vi* **4.** drücken, kneifen, zwicken. **5.** *fig.* quälen.
pink·eye [ˈpɪŋkaɪ] *n ophthal.* Koch-Weeks-Konjunktivitis *f*, akute kontagiöse Konjunktivitis *f*, Konjunktivitis *f* durch Haemophilus aegyptius.
pin·lay [ˈpɪnleɪ] *n* Pinlay *nt*.
pin·ledge [ˈpɪnledʒ] *n* Pinledge *nt*.
pin·ning [ˈpɪnɪŋ] *n traumat.* **1.** Nagelung *f*. **2.** Spickung *f*, Drahtfixierung *f*.
pi·no·cy·to·sis [ˌpaɪnəsaɪˈtəʊsɪs, ˌpɪnə-] *n* Pinozytose *f*.
pin·worm [ˈpɪnwɜrm] *n micro.* Madenwurm *m*, Enterobius vermicularis, Oxyuris vermicularis.
pio- *pref.* Fett-, Lip(o)-.
pi·o·ne·mia [ˌpaɪəˈniːmɪə] *n* Lipämie *f*, Lipaemia *f*, Hyperlipämie *f*.
pi·pette [paɪˈpet, pɪˈpet] **I** *n* Pipette *f*. **II** *vt* pipettieren.
 graduated pipette Meßpipette *f*.
pi·qûre [piˈkyːr] *n* Einstich *m*, Punktion *f*, Piqûre *f*.
pis·til [ˈpɪstl] *n* Pistill *nt*.
pit [pɪt] **I** *n* **1.** (*a. anat.*) Grube *f*, Vertiefung *f*, Einsenkung *f*, Loch *nt*. **2.** (Pocken-)Narbe *f*. **II** *vt* mit Narben bedecken. **III** *vi* **3.** (pocken-)narbig werden. **4.** s. aushöhlen. **5.** (*auf Fingerdruck*) eine Druckstelle/Delle hinterlassen.
 distal pit distale Grube *f*.
 pterygoid pit Fovea pterygoidea.
 tonsillar pits Tonsillenkrypten *pl*, Mandelkrypten *pl*, Cryptae/Fossulae tonsillares.
pi·tu·i·cyte [pɪˈt(j)uːɪsaɪt] *n* Pituizyt *nt*.
pi·tu·i·tar·ism [pɪˈt(j)uːətərɪzəm] *n* Hypophysenfehlfunktion *f*, Hypophysendysfunktion *f*, Pituitarismus *m*.
pi·tu·i·tar·y [pɪˈt(j)uːəˌterɪ] **I** *n* Hirnanhangdrüse *f*, Hypophyse *f*,

Pituitaria f, Hypophysis f, Glandula pituitaria. **II** adj Hypophyse betr., hypophysär, pituitär, Hypophysen-.
anterior pituitary Hypophysenvorderlappen m, Adenohypophyse f.
posterior pituitary Hypophysenhinterlappen m, Neurohypophyse f, Neurohypophysis f.
pi·tu·i·tous [pɪ't(j)uːətəs] adj Schleim betr., schleimig, pituitös, Schleim-.
pit·y·ri·a·sis [ˌpɪtə'raɪəsɪs] n derm. Kleieflechte f, Pityriasis f.
pityriasis versicolor Kleienpilzflechte f, Eichstedt-Krankheit f, Willan-Krankheit f, Pityriasis/Tinea versicolor.
pit·y·roid ['pɪtərɔɪd] adj kleienartig, kleienförmig.
piv·ot ['pɪvət] n (Dreh-)Zapfen m; Achse f, Spindel f; Stift m.
pix [pɪks] n chem. Teer m, Pech m, Pix f.
pla·ce·bo [plə'siːbəʊ] n, pl **pla·ce·bos, pla·ce·boes** Plazebo nt, Placebo f.
pla·cen·ta [plə'sentə] n, pl **pla·cen·tas, pla·cen·tae** [plə'sentiː] Mutterkuchen m, Plazenta f.
pla·cen·tal [plə'sentəl] adj Plazenta betr., plazental, plazentar, Plazenta-.
plagio- pref. Schief-, Plagio-.
pla·gi·o·ceph·a·lism [ˌpleɪdʒɪəʊ'sefəlɪzəm] n → plagiocephaly.
pla·gi·o·ceph·a·ly [ˌpleɪdʒɪəʊ'sefəlɪ] n Schiefköpfigkeit f, Plagiozephalie f.
plague [pleɪg] n **1.** Pest f, Pestis f; histor. schwarzer Tod m. **2.** Seuche f, Pest f, Plage f, Pestilenz f, Pestis f.
plane [pleɪn] **I** n **1.** (ebene) Fläche f, Ebene f; anat. Planum nt. **2.** fig. Ebene f, Niveau nt, Stufe f, Bereich m. **II** adj eben, flach, plan, Plan-. **III** vt glätten, ebnen; (ab-, glatt-)hobeln.
auriculo-infraorbital plane radiol. Deutsche Horizontale f, Frankfurter Horizontale f, Ohr-Augen-Ebene f.
axiolabiolingual plane axiolabiolinguale Ebene f, Axiolabiolingualebene f.
bite plane → occlusal plane.
buccolingual plane Bukkolingualebene f.
Camper's plane Camper-Ebene f, Nasoaurikularebene f.
coronal plane → frontal plane.
cusp plane Höckerebene f.
ear plane → auriculo-infraorbital plane.
focal plane Brennebene f.
Frankfort plane → auriculo-infraorbital plane.
frontal plane Frontalebene f.
ground plane Horizontalebene f.
horizontal plane Horizontalebene f, Horizontale f.
inclined plane schiefe Ebene f.
interparietal plane of occipital bone Planum occipitale.
labiolingual plane Labiolingualebene f.
mandibular plane Unterkieferebene f, Mandibularebene f, Unterkiefergrundebene f.
median plane Medianebene f, Mediansagittale f, Mediansagittalebene f.
mesiodistal plane mesiodistale Ebene f, Mesiodistalebene f.
midsagittal plane → median plane.
occipital plane Planum occipitale.
occlusal plane Bißebene f, Okklusionsebene f.
plane of occlusion → occlusal plane.
parasagittal plane Parasagittalebene f.
sagittal plane Sagittalebene f, Sagittale f.
tooth plane Zahnebene f.
transverse plane Transversalebene f.
vertical plane Vertikalebene f.
pla·ni·gram ['pleɪnəɡræm, 'plæ-] n Schichtaufnahme f, Tomogramm nt.
pla·nig·ra·phy [plə'nɪɡrəfɪ] n Schichtaufnahmetechnik f, Tomographie f, Planigraphie f.
pla·nim·e·ter [plə'nɪmɪtər] n Planimeter nt.
pla·nim·e·try [plə'nɪmətrɪ] n Planimetrie f.
plan·ing ['pleɪnɪŋ] n Glätten nt, Ebnen nt; Glatthobeln nt.
root planing Wurzelglätten nt, Zahnwurzelglätten nt.
plan·ning ['plænɪŋ] n Planung f, Planen nt.
pla·no·cel·lu·lar [pleɪnəʊ'seljələr] adj aus flachen Zellen bestehend, flachzellig.
pla·no·con·cave [ˌpleɪnəʊ'kɒnkeɪv] adj plan(o)konkav.
pla·no·con·vex [ˌpleɪnəʊ'kɒnveks] adj plan(o)konvex.
plan·o·cyte ['plænəseɪt] n Planozyt m; Leptozyt m.
pla·no·gram ['pleɪnəɡræm, 'plæ-] n → planigram.
pla·nog·ra·phy [plə'nɒɡrəfɪ] n → planigraphy.
plaque [plæk] n **1.** anat., patho. Fleck m, Plaque f. **2.** dent. Zahnbelag m. **3.** micro. Plaque f, Phagenloch nt.
bacterial plaque → mucous plaque.

bacteriophage plaque Plaque f.
dental plaque Zahnbelag m, Plaque f.
mucinous plaque → dental plaque.
mucous plaque → dental plaque.
plasm ['plæzəm] n → plasma.
plas·ma ['plæzmə] n **1.** Blutplasma nt, Plasma nt. **2.** Zellplasma nt, Zytoplasma nt. **3.** zellfreie Lymphe f. **4.** phys. Plasma nt.
blood plasma Blutplasma nt, zellfreie Blutflüssigkeit f, Plasma nt.
cell plasma Zellplasma nt, Zytoplasma nt.
dried plasma Trockenplasma nt.
fresh frozen plasma Fresh-frozen-Plasma nt.
germ plasma Keimplasma nt, Erbplasma nt, Idioplasma nt.
nutritive plasma Trophoplasma nt, Nährplasma nt.
oxalate plasma Oxalatplasma nt.
plas·ma·cyte ['plæzməsaɪt] n → plasma cell.
plas·ma·cy·to·ma [ˌplæzməsaɪ'təʊmə] n **1.** solitärer Plasmazelltumor m. **2.** → multiple plasmacytoma of bone.
multiple plasmacytoma of bone Kahler-Krankheit f, Huppert-Krankheit f, Morbus m Kahler, multiples Myelom nt, Plasmozytom nt, plasmozytisches Immunozytom nt, plasmozytisches Lymphom nt.
plas·ma·cy·to·sis [ˌplæzməsaɪ'təʊsɪs] n Plasmazellvermehrung f, Plasmozytose f.
plas·ma·gene ['plæzmədʒiːn] n Plasmagen nt, Plasmafaktor m.
plas·ma·lem·ma [ˌplæzmə'lemə] n Zellmembran f, Zellwand f, Plasmalemm nt.
plas·mal·o·gen [plæz'mælədʒɪn] n Plasmalogen nt, Acetalphosphatid nt.
plas·ma·ther·a·py [ˌplæzmə'θerəpɪ] n Therapie/Behandlung f mit (Blut-)Plasma, Plasmatherapie f.
plas·mat·ic [plæz'mætɪk] adj Plasma betr., plasmatisch, Plasma-.
plas·ma·tog·a·my [ˌplæzmə'tɒɡəmɪ] n → plasmogamy.
plas·mic ['plæzmɪk] adj → plasmatic.
plas·mid ['plæzmɪd] n Plasmid nt.
R plasmid → resistance plasmid.
resistance plasmid Resistenzplasmid nt, Resistenzfaktor m, R-Plasmid nt, R-Faktor m.
plas·min ['plæzmɪn] n Plasmin nt, Fibrinolysin nt.
plas·min·o·gen [plæz'mɪnədʒən] n Plasminogen nt, Profibrinolysin nt.
plasmo- pref. Plasma-, Plasm(o)-.
plas·mo·cyte ['plæzməsaɪt] n → plasma cell.
plas·mo·cy·to·ma [ˌplæzməsaɪ'təʊmə] n → plasmacytoma.
plas·mo·di·um [plæz'məʊdɪəm] n, pl **plas·mo·dia** [plæz'məʊdɪə] **1.** histol. Plasmodium nt. **2.** micro. Plasmodium nt.
plas·mo·gen ['plæzmədʒən] n → protoplasm.
plas·mo·ki·nin [ˌplæzmə'kaɪnɪn] n antihämophiles Globulin nt, Antihämophiliefaktor m, Faktor VIII m.
plas·mo·lem·ma [ˌplæzmə'lemə] n → plasmalemma.
plas·mol·y·sis [plæz'mɒlɪsɪs] n Plasmolyse f.
plas·mo·ma [plæz'məʊmə] n → plasmacytoma.
plas·mo·some ['plæzməsəʊm] n **1.** Kernkörperchen nt, Nukleolus m, Nucleolus m. **2.** Mitochondrie f, Mitochondrium m, Chondriosom nt.
plas·mo·zyme ['plæzməzaɪm] n → prothrombin.
plas·ter ['plæstər, 'plɑːstər] **I** n **1.** → adhesive plaster. **2.** → plaster of Paris. **II** vt **3.** (a. **put in plaster**) (ein-)gipsen, in Gips legen, einen Gipsverband anlegen. **4.** ein (Heft-)Pflaster auflegen. **5.** (Salbe) dick auftragen.
adhesive plaster Heftpflaster nt, inf. Pflaster nt.
dental plaster dentalmedizinischer Gips m, Gips m.
impression plaster Abdruckgips m.
plaster of Paris 1. Gips m, Calciumsulfat(-dihydrat nt) nt. **2.** Brit. Gips(verband m) m.
plas·tic ['plæstɪk] **I** n → plastics. **II** adj **1.** aus Plastik, Plastik-, Kunststoff-. **2.** plastisch, formgebend, gestaltend. **3.** (ver-)formbar, modellierbar, knetbar. **4.** chir. plastisch.
modeling plastic Impression-Compound nt.
plas·ti·cine ['plæstəsiːn] n Knetmasse f, Plastilin nt.
plas·tic·i·ty [plæs'tɪsətɪ] n (Ver-)Formbarkeit f, Modellierbarkeit f, Knetbarkeit f, Plastizität f.
plas·tics ['plæstɪks] **I** n pl Kunststoff(e pl) m, Plastikstoff(e pl) m, Plastik nt. **II** adj Kunststoff-, Plastik-.
plas·tog·a·my [plæs'tɒɡəmɪ] n → plasmogamy.
plas·ty ['plæstɪ] n Plastik f, plastische Chirurgie f.
V-Y plasty V-Y-Plastik f.
plate [pleɪt] n **1.** (Glas-, Metall-)Platte f. **2.** anat. Platte f. **3.** dent. (Gebiß-, Gaumen-)Platte f. **4.** Schild nt; (Bild-)Tafel f, Abbildung f. **5.** Teller m.
active plate aktive Platte f.

agar plate *micro.* Agarplatte *f.*
alar plate *embryo.* Flügelplatte *f*, Lamina alaris.
axial plate *embryo.* Primitivstreifen *m.*
basal plate 1. Dezidualplatte *f*, Basalplatte *f.* **2.** *embryo.* Basalplatte *f*, Grundplatte *f*, Lamina basalis.
basal plate of neural tube → alar plate.
base plate Basisplatte *f.*
bite plate Bißplatte *f.*
blood plate Blutplättchen *nt*, Thrombozyt *m.*
bone plate (Knochen-)Platte *f.*
buccal alveolar plate Bukkalplatte *f.*
Coffin plate Coffin-Platte *f.*
Coffin split plate → Coffin plate.
compression plate Zugplatte *f.*
cribriform plate of ethmoid bone Sieb(bein)platte *f*, Lamina cribrosa (ossis ethmoidalis).
dental plate künstliches Gebiß *nt*, Zahnersatz *m*, Zahnprothese *f*, (Teil-)Gebiß *nt.*
dorsolateral plate → alar plate.
equatorial plate Äquatorialplatte *f.*
external pterygoid plate Lamina lateralis proc. pterygoidei.
inner plate of cranial bone inneres Blatt *nt* des knöchernen Schädeldaches, Lamina interna (ossis cranii).
jumping-the-bite plate Kingsley-Platte *f*, Bißumstellungsplatte *f*, Jumping-the-bite-Platte *f.*
Kingsley plate → jumping-the-bite plate.
lateral plate *embryo.* Seitenplatte *f.*
lateral pterygoid plate → external pterygoid plate.
lingual plate Zungenschild *nt.*
mandibular plate Unterkieferplatte *f.*
maxillary bite plate Oberkieferbißplatte *f*, maxilläre Bißplatte *f.*
metal plates Metallplatten *pl.*
metaphase plate Äquatorialplatte *f.*
middle plate *embryo.* Nephrotom *nt.*
muscle plate Myotom *nt.*
nail plate Nagelplatte *f*, Corpus unguis.
neural plate *embryo.* Neuralplatte *f.*
Nord plate Nord-Platte *f*, Nord-Dehnplatte *f*, Nord-Dehnungsplatte *f.*
Nord expansion plate → Nord plate.
object plate (*Mikroskop*) Objektträger *m*, Objektglas *nt*, Deckglas *nt.*
oral plate *embryo.* Mundbucht *f*, Mundnische *f*, Stoma(to)deum *nt.*
orbital plate of ethmoid bone Lamina orbitalis (ossis ethmoidalis).
outer plate of cranial bone äußeres Blatt *nt* des knöchernen Schädeldaches, Lamina externa (ossis cranii).
palatal plate → palate plate.
palate plate Gaumenplatte *f.*
paper plate Lamina orbitalis (ossis ethmoidalis).
papyraceous plate → paper plate.
perpendicular plate of ethmoid bone Lamina perpendicularis ossis ethmoidale.
perpendicular plate of palatine bone Lamina perpendicularis ossis palatini.
quadrigeminal plate Vierhügelplatte *f*, Lamina quadrigemina, Lamina tecti/tectalis (mesencephali).
retention plate Retentionsplatte *f.*
sieve plate → cribriform plate of ethmoid bone.
tarsal plate Lidknorpel *m*, Lidplatte *f*, Tarsalplatte *f*, Tarsus *m* (palpebrae).
tectal plate Vierhügelplatte *f*, Lamina quadrigemina, Lamina tecti/tectalis (mesencephali).
wing plate *embryo.* Flügelplatte *f*, Lamina alaris.
plate·let ['pleɪtlɪt] *n* **1.** Plättchen *nt.* **2.** → blood platelet.
blood platelet *hema.* (Blut-)Plättchen *nt*, Thrombozyt *m*, Thrombocyt *m.*
plat·ing ['pleɪtɪŋ] *n* **1.** *micro.* Anlegen *nt* einer Plattenkultur, Übertragung *f* auf eine Plattenkultur. **2.** *traumat.* Stabilisierung *f* mit einer Platte(nosteosynthese).
gold plating Vergolden *nt.*
plat·i·num ['plætnəm] *n* Platin *nt.*
platy- *pref.* Breit-, Platt-, Platy-.
plat·y·ba·sia [ˌplætɪ'beɪsɪə] *n* Platybasie *f*, basilare Impression *f.*
plat·y·ce·phal·ic [ˌplætɪsɪ'fælɪk] *adj* platyzephal, platykephal, platykranial.
plat·y·ceph·a·lous [ˌplætɪ'sefələs] *adj* → platycephalic.
plat·y·ceph·a·ly [ˌplætɪ'sefəlɪ] *n* Plattköpfigkeit *f*, Breitköpfigkeit *f*, Plattkopf *m*, Breitkopf *m*, Platyzephalie *f*, Platykephalie *f*, Platykranie *f.*
plat·y·cra·nia [ˌplætɪ'kreɪnɪə] *n* → platycephaly.

plat·y·hel·minth [ˌplætɪ'helmɪnθ] *n micro.* Plattwurm *m*, Plathelminth *m.*
Plat·y·hel·min·thes [ˌplætɪhel'mɪnθiːz] *pl micro.* Plattwürmer *pl*, Plathelminthes *pl.*
pla·tys·ma [plə'tɪzmə] *n* Hautmuskel *m* des Halses, Platysma *nt.*
plec·trum ['plektrəm] *n*, *pl* **plec·trum, plec·tra** ['plektrə] **1.** Zäpfchen *nt*, zapfenförmige Struktur *f*, Uvula *f.* **2.** (Gaumen-)Zäpfchen *nt*, Uvula *f* (palatina). **3.** *micro.* Maliasmus *m*, Rotz *m*, Malleus *m.* **4.** Processus styloideus ossis temporalis.
pledg·et ['pledʒɪt] *n* Tupfer *m*, (Watte-)Bausch *m.*
pleo- *pref.* Viel-, Mehr-, Pleo-, Pleio-, Poly-.
ple·o·car·y·o·cyte [ˌpliːə'kærɪəsaɪt] *n* → pleokaryocyte.
ple·o·cy·to·sis [ˌpliːəsaɪ'təʊsɪs] *n* erhöhte Zellzahl *f*, Pleozytose *f.*
ple·o·kar·y·o·cyte [ˌpliːə'kærɪəsaɪt] *n* Pleokaryozyt *m*, Polykaryozyt *m.*
ple·o·mor·phic [ˌpliːə'mɔːrfɪk] *adj* mehrgestaltig, pleomorph, polymorph.
ple·o·mor·phism [ˌpliːə'mɔːrfɪzəm] *n* Mehrgestaltigkeit *f*, Pleomorphismus *m*, Polymorphismus *m.*
ple·o·mor·phous [ˌpliːə'mɔːrfəs] *adj* → pleomorphic.
ples·ses·the·sia [pleses'θiːʒ(ɪ)ə] *n* Tastperkussion *f*, palpatorische Perkussion *f.*
ples·sim·e·ter [ple'sɪmətər] *n* Klopfblättchen *nt*, Plessimeter *nt.*
ples·si·met·ric [ˌplesɪ'metrɪk] *adj* mittels Plessimeter, plessimetrisch.
ples·sor ['plesər] *n* → plexor.
pleth·o·ra ['pleθərə] *n* (Blut-)Überfüllung *f*, Plethora *f.*
ple·thys·mo·graph [plə'θɪzməɡræf] *n* Plethysmograph *m.*
pleu·ra ['plʊərə] *n*, *pl* **pleu·rae** ['plʊəriː] *anat.* Brustfell *nt*, Pleura *f.*
pleu·ral ['plʊərəl] *adj* Pleura betr., pleural, Pleura-, Rippenfell-, Brustfell-.
pleu·ral·gia [plʊə'rældʒ(ɪ)ə] *n* Pleuraschmerz *m*, Pleuralgie *f*, Pleurodynie *f.*
pleu·ri·sy ['plʊərəsɪ] *n* Brustfellentzündung *f*, Rippenfellentzündung *f*, Pleuritis *f.*
pleu·ri·tis [plʊə'raɪtɪs] *n* → pleurisy.
pleuro- *pref.* Brustfell-, Rippenfell-, Pleura-, Pleur(o)-; Rippen-.
pleu·ro·dont ['plʊərədɒnt] *n* Pleurodont *m.*
pleu·ro·dyn·ia [ˌplʊərəʊ'diːnɪə] *n* **1.** Pleurodynie *f.* **2.** Pleuraschmerz *m*, Pleuralgie *f*, Pleurodynie *f.*
epidemic pleurodynia Bornholmer-Krankheit *f*, epidemische Pleurodynie *f*, Myalgia epidemica.
pleu·ro·per·i·car·di·tis [ˌplʊərəʊˌperɪkɑːr'daɪtɪs] *n* Pleuroperikarditis *f.*
pleu·ro·pneu·mo·nia [ˌplʊərəʊn(j)uː'məʊnɪə] *n* Pleuropneumonie *f.*
pleu·ror·rhea [ˌplʊərəʊ'rɪə] *n* **1.** Pleuraerguß *m*, Pleurorrhoe *f.* **2.** Hydrothorax *m.*
plex·ec·to·my [plek'sektəmɪ] *n* Plexusresektion *f*, Plexektomie *f.*
ple·xi·form ['pleksɪfɔːrm] *adj anat.* geflechtartig, plexusartig, plexiform.
plex·im·e·ter [plek'sɪmətər] *n* **1.** Klopfblättchen *nt*, Plessimeter *nt.* **2.** *derm.* Glasspatel *m.*
plex·im·e·try [plek'sɪmətrɪ] *n* Plessimetrie *f.*
plex·om·e·ter [plek'sɒmɪtər] *n* → pleximeter.
plex·or ['pleksər] *n* Perkussionshammer *m.*
plex·us ['pleksəs] *n*, *pl* **plex·us, plex·us·es 1.** *anat.* Plexus *m*, Geflecht *nt.* **2.** *fig.* Komplex *m*, Netz *nt.*
brachial plexus Armgeflecht *nt*, Armplexus *m*, Plexus brachialis.
carotid plexus vegetatives Geflecht *nt* der Arteria carotis interna, Plexus caroticus internus.
cervical plexus Halsgeflecht *nt*, Halsplexus *m*, Plexus cervicalis.
common carotid plexus vegetatives Geflecht *nt* der Arteria carotis communis, Plexus caroticus communis.
external carotid plexus vegetatives Geflecht *nt* der Arteria carotis externa, Plexus caroticus externus.
inferior dental plexus Plexus dentalis inferior.
internal carotid plexus → carotid plexus.
Jacobson's plexus → tympanic plexus.
lymphatic plexus Lymphgefäßnetz *nt*, Plexus lymphaticus.
nerve plexus Nervengeflecht *nt*, Nervenplexus *m.*
pharyngeal plexus Venengeflecht *nt* des Pharynx, Plexus pharyngeus/pharyngealis.
pterygoid plexus Venengeflecht *nt* auf den Musculi pterygoidei, Plexus (venosus) pterygoideus.
subdentinoblastic capillary plexus subodontoblastaler Plexus *m.*
subepithelial nerve plexus subepithelialer Nervenplexus *f.*
subodontoblastic plexus subodontoblastaler Plexus *m.*
superior dental plexus Plexus dentalis superior.

Trolard's plexus Venengeflecht nt im Hypoglossuskanal, Plexus venosus canalis hypoglossi.
tympanic plexus Jacobson-Plexus m, Plexus tympanicus.
venous plexus venöser Plexus m, Plexus venosus.
venous plexus of hypoglossal canal Venengeflecht nt im Hypoglossuskanal, Plexus venosus canalis hypoglossi.
pli·ca ['plaɪkə] n, pl **pli·cae** ['plaɪsiː] anat. Falte f, Plica f.
   sublingual plica Plica sublingualis.
pli·ca·den·tin [,plaɪkə'dentɪn] n Plicidentin nt, Plizidentin nt, Trabekulardentin nt.
pli·cate ['plaɪkeɪt, -kɪt] adj faltig; gefaltet.
pli·cat·ed ['plaɪkeɪtɪd] adj → plicate.
pli·ca·tion [plɪ'keɪʃn, plaɪ-] n **1.** Falte f; Faltenbildung f, Faltung f. **2.** chir. Plikation f, Plicatio f.
plic·a·ture ['plɪkətʃər] n → plication.
pli·ci·den·tin [,plaɪsɪ'dentɪn] n Plicidentin nt, Plizidentin nt, Trabekulardentin nt.
pli·ers ['plaɪərs] pl (Draht-, Kneif-)Zange f.
   lingual arch-forming pliers Lingualbogenbiegezange f.
   matrix pliers Matrizenzange f.
   orthodontic pliers orthodontischer Zirkel m.
   Tweed pliers Tweed-Zange f.
plug [plʌg] **I** n **1.** Pfropf(en m) m. **2.** (Zahn-)Plombe f. **3.** Stöpsel m, Stecker m. **II** vt **4.** verstopfen, zustopfen, zupfropfen. **plug one's ears** s. die Ohren zustopfen. **5.** plombieren. **III** vi verstopfen.
plug in vt einstöpseln, (hin-)einstecken.
plug up I vt verstopfen, zustopfen, zupfropfen. **II** vi verstopfen.
   platelet plug weißer Abscheidungsthrombus m, Thrombozytenpfropf m.
plug·ger ['plʌgər] n Stopfer m, Kondensierer m.
   amalgam plugger Amalgamkondensierer m, Amalgamstopfer m, Bergendahl-Kondensierer m.
   automatic plugger mechanischer Kondensierer m, mechanischer Stopfer m.
   back-action plugger Back-action-Kondensierer m, Back-action-Stopfer m.
   bayonet plugger Bajonettstopfer m.
   endodontic plugger → root canal plugger.
   foil plugger → gold plugger.
   foot plugger fußförmiger Stopfer m, fußförmiger Kondensierer m.
   gold plugger Goldstopfer m, Goldkondensierer m.
   reverse plugger → back-action plugger.
   root canal plugger Wurzelkanalstopfer m.
plum·ba·go [plʌm'beɪgəʊ] n Graphit m.
plum·bic ['plʌmbɪk] adj Blei betr. od. enthaltend, bleihaltig, Blei-.
plum·bism ['plʌmbɪzəm] n Bleivergiftung f.
pluri- pref. Viel-, Pluri-, Multi-, Poly-.
plu·ri·caus·al [,plʊərɪ'kɔːzəl] adj patho. plurikausal.
plu·ri·glan·du·lar [plʊərɪ'glændʒələr] adj mehrere Drüsen betr., pluriglandulär, multiglandulär, polyglandulär.
plu·ri·loc·u·lar [plʊərɪ'lɒkjələr] adj patho. vielkamm(e)rig, multilokulär.
plu·ri·nu·cle·ar [plʊərɪ'n(j)uːklɪər] adj mehrkernig, vielkernig, multinukleär, multinuklear.
plu·ri·po·lar [,plʊərɪ'pəʊlər] adj multipolar, pluripolar.
plu·to·ni·um [pluː'təʊnɪəm] n Plutonium nt.
pneu·mal ['njuːməl, 'nʊ-] adj Lunge betr., pulmonal, Lungen-, Pulmonal-.
pneu·mar·throg·ra·phy [,n(j)uːmɑːr'θrɒgrəfɪ] n radiol. Pneumarthrographie f.
pneu·mat·ic [njuː'mætɪk, nʊ-] adj Pneumatik betr.; (Druck-)Luft od. Gas od. Atmung betr., lufthaltig, pneumatisch.
pneu·mat·ics [njuː'mætɪks, nʊ-] pl phys. Pneumatik f.
pneu·ma·ti·za·tion [,n(j)uːmətɪ'zeɪʃn] n (Knochen) Pneumatisation f.
pneu·ma·tized ['n(j)uːmətaɪzd] adj lufthaltig.
pneu·ma·to·cele ['n(j)uːmətəʊsiːl] n **1.** Luftgeschwulst f, Pneumatozele f. **2.** Lungenhernie f, Pneumatozele f, Pneumozele f. **3.** Aerozele f.
   intracranial pneumatocele Pneum(at)ozephalus m.
pneu·ma·to·ceph·a·lus [,n(j)uːmətəʊ'sefələs] n → pneumocephalus.
pneu·ma·tom·e·ter [,n(j)uːmə'tɒmɪtər] n **1.** Spirometer nt. **2.** Pneumatometer nt.
pneu·ma·tom·e·try [,n(j)uːmə'tɒmətrɪ] n **1.** Spirometrie f. **2.** Pneumatometrie f.
pneu·ma·to·sis [,n(j)uːmə'təʊsɪs] n Pneumatose f, Pneumatosis f.
pneu·ma·to·tho·rax [,n(j)uːmətəʊ'θɔːræks] n → pneumothorax.
pneum·en·ceph·a·log·ra·phy [,n(j)uːmen,sefə'lɒgrəfɪ] n → pneumoencephalography.

pneumo- pref. Luft-, Gas-, Atem-, Atmungs-, Lungen-, Pneumo-, Pulmo-.
pneu·mo·ba·cil·lus [,n(j)uːməʊbə'sɪləs] n micro. Friedländer-Bakterium nt, Friedländer-Bazillus m, Klebsiella pneumoniae, Bacterium pneumoniae Friedländer.
pneu·mo·cele ['n(j)uːməʊsiːl] n → pneumatocele.
pneu·mo·ceph·a·lus [,n(j)uːməʊ'sefələs] n Pneumozephalus m, Pneumatozephalus m.
pneu·mo·coc·ce·mia [,n(j)uːməʊkɒk'siːmɪə] n Pneumokokkensepsis f, Pneumokokkämie f.
pneu·mo·coc·cus [,n(j)uːməʊ'kɒkəs] n, pl **pneu·mo·coc·ci** [,n(j)uːməʊ kɒkaɪ, - kɒkiː; - kɒksaɪ, (Fränkel-)Pneumokokkus m, Pneumococcus m, Streptococcus pneumoniae, Diplococcus pneumoniae.
pneu·mo·co·ni·o·sis [,n(j)uːməʊ,kəʊnɪ'əʊsɪs] n Staublunge f, Staublungenerkrankung f, Pneumokoniose f.
pneu·mo·cyte ['n(j)uːməʊsaɪt] n → pneumonocyte.
pneu·mo·der·ma [,n(j)uːməʊ'dɜːrmə] n Hautemphysem nt, subkutanes Emphysem nt.
pneu·mo·en·ceph·a·lo·gram [,n(j)uːməʊen'sefələgræm] n radiol. Pneum(o)enzephalogramm nt.
pneu·mo·en·ceph·a·log·ra·phy [,n(j)uːməʊen,sefə'lɒgrəfɪ] n radiol. Pneum(o)enzephalographie f.
pneu·mo·gram ['n(j)uːməʊgræm] n **1.** Spirogramm nt. **2.** radiol. Pneumogramm nt.
pneu·mog·ra·phy [n(j)uː'mɒgrəfɪ] n radiol. Pneumographie f, Pneumoradiographie f, Pneumoröntgengraphie f.
pneu·mo·ko·ni·o·sis [,n(j)uːməʊ,kəʊnɪ'əʊsɪs] n → pneumoconiosis.
pneu·mo·me·di·as·ti·num [,n(j)uːməʊ,mɪdɪə'staɪnəm] n (spontanes) Mediastinalemphysem nt, Hamman-Syndrom nt, Pneumomediastinum nt.
pneu·mom·e·ter [n(j)uː'mɒmɪtər] n **1.** Pneumatometer nt. **2.** Spirometer nt.
pneu·mo·nec·ta·sis [,n(j)uːmə'nektəsɪs] n Lungenüberblähung f; Lungenemphysem nt.
pneu·mo·nia [n(j)uː'məʊnɪə, -njə] n Lungen(parenchym)entzündung f, Pneumonie f, Pneumonia f.
pneu·mon·ic [n(j)uː'mɒnɪk] adj **1.** Lunge betr., pulmonal, Lungen-. **2.** Lungenentzündung/Pneumonie betr., pneumonisch.
pneu·mo·ni·tis [,n(j)uːmə'naɪtɪs] n (interstitielle) Lungenentzündung/Pneumonie f, Pneumonitis f.
pneu·mo·noc·coc·cus [,n(j)uːmənəʊ'kɒkəs] n → pneumococcus.
pneu·mo·no·co·ni·o·sis [,n(j)uːmənəʊ,kəʊnɪ'əʊsɪs] n → pneumoconiosis.
pneu·mo·no·cyte [n(j)uː'mɒnəsaɪt] n Alveolarzelle f, Pneumozyt m, Pneumocyt m.
pneu·mo·no·ko·ni·o·sis [,n(j)uːmənəʊ,kəʊnɪ'əʊsɪs] n → pneumoconiosis.
pneu·mo·noph·thi·sis [,n(j)uːmɒnəf'θaɪsɪs] n → pulmonary tuberculosis.
pneu·mo·no·pleu·ri·tis [,n(j)uːmənəʊplʊə'raɪtɪs] n → pneumopleuritis.
pneu·mo·no·re·sec·tion [,n(j)uːmənəʊrɪ'sekʃn] n → pneumoresection.
pneu·mo·nor·rha·gia [n(j)uːˌməʊnə'reɪdʒ(ɪ)ə] n → pneumorrhagia.
pneu·mop·a·thy [n(j)uː'mɒpəθɪ] n Lungenerkrankung f, Pneumopathie f.
pneu·mo·pleu·ri·tis [,n(j)uːməplʊ'raɪtɪs] n Pneumopleuritis f, Pleuropneumonie f.
pneu·mor·rha·gia [,n(j)uːmə'reɪdʒ(ɪ)ə] n Lungenblutung f, Pneumorrhagie f.
pneu·mo·sil·i·co·sis [,n(j)uːmə,sɪlɪ'kəʊsɪs] n (Lungen-)Silikose f.
pneu·mo·tho·rax [,n(j)uːmə'θɔːræks] n Gasbrust f, Pneumothorax m; inf. Pneu m.
pock·et ['pɒkɪt] n **1.** Zahnfleischtasche f, Tasche f. **2.** anat. Tasche f, Sack m, Beutel m.
   absolute pocket absolute Zahnfleischtasche f, absolute Tasche f.
   bleeding pocket blutende Zahnfleischtasche f, blutende Tasche f.
   complex pocket komplexe Zahnfleischtasche f, komplexe Tasche f.
   compound pocket kombinierte Knochentasche f.
   false pocket Pseudotasche f.
   false periodontal pocket → false pocket.
   gingival pocket gingivale Tasche f.
   infrabony pocket Knochentasche f, infraalveoläre Tasche f.
   infracrestal pocket → infrabony pocket.
   intra-alveolar pocket → infrabony pocket.
   intrabony pocket → infrabony pocket.

periodontal pocket Parodontaltasche *f*.
relative pocket relative Zahnfleischtasche *f*, relative Tasche *f*.
simple pocket einfache Zahnfleischtasche *f*, einfache Tasche *f*.
subcrestal pocket → infrabony pocket.
suprabony pocket supraalveoläre Tasche *f*, supraalveoläre Zahnfleischtasche *f*.
supracrestal pocket → suprabony pocket.
true pocket echte Zahnfleischtasche *f*, echte Tasche *f*.
pod•o•cyte ['pɒdəsaɪt] *n* Füßchenzelle *f*, Deckzelle *f*, Epizyt *m*, Podozyt *m*.
poikil(o)- *pref.* Bunt-, Poikil(o)-.
poi•kil•o•blast ['pɔɪkɪləʊblæst, pɔɪ'kɪlə-] *n* Poikiloblast *m*.
poi•kil•o•cyte ['pɔɪkɪləʊsaɪt, pɔɪ'kɪlə-] *n* Poikilozyt *m*.
poi•kil•o•cy•the•mia [ˌpɔɪkɪləʊsaɪ'θiːmɪə, pɔɪ'kɪlə-] *n* → poikilocytosis.
poi•kil•o•cy•to•sis [ˌpɔɪkɪləʊsaɪ'təʊsɪs, pɔɪ'kɪlə-] *n* Poikilozytose *f*, Poikilozythämie *f*.
point [pɔɪnt] **I** *n* **1.** (Messer-, Nadel-)Spitze *f*; spitzes Instrument *od.* Werkzeug *nt*, Nadel *f*. **2.** *mathe.* (Dezimal-)Punkt *m*, Komma *nt*; (geometrischer) Punkt *m*. **3.** *phys.* (*Thermometer*) Grad *m*. **4.** (Anschluß-, Verbindungs-)Punkt *m*, (bestimmte) Stelle *f*, Berührungspunkt *m*; *anat.* Punctum *m*. **5.** Grenze *f*, Grenzpunkt *m*, Höhepunkt *m*. **6.** (kritischer) (Zeit-)Punkt *m*, (entscheidender) Augenblick *m*. **7.** Ansicht *f*, Standpunkt *m*, Gesichtspunkt *m*. **II** *vt* **8.** (an-, zu-)spitzen. **9.** hinweisen, zeigen, deuten (*to* auf); richten (*at* auf). **III** *vi* **10.** (*Abszeß*) reifen, reif werden. **11.** hinweisen, hindeuten (*to* auf).
alveolar point Alveolarpunkt *m*, A-Punkt *m*.
boiling point *phys.* Siedepunkt *m*.
condenser point Stopferspitze *f*, Kondensiererspitze *f*.
point of congelation *phys.* Gefrierpunkt *m*.
contact point 1. Kontaktpunkt *m*, Berührungspunkt *m*. **2.** Kontaktfläche *f*, Berührungsfläche *f*, Approximalfläche *f*, Facies contactus dentis.
eutectic point *chem.* eutektischer Punkt *m*.
focal point 1. *phys.* Brennpunkt *m*. **2.** *fig.* Brennpunkt *m*, Mittelpunkt *m*.
freezing point *phys.* Gefrierpunkt *m*. **below freezing point** unter dem Gefrierpunkt, unter Null.
fusion point *phys.* Schmelzpunkt *m*.
gutta-percha point Guttaperchastift *m*, Wurzelkanalstift *m* aus Guttapercha.
hardness indenter point Eindringkörper *m*.
hinge-axis point Scharnierachsenreferenzpunkt *m*.
point Id Interdentale *nt*.
point IdI Interdentale *nt* inferius.
point IdS Interdentale *nt* superius.
incisal point Inzisalpunkt *m*.
incisor point → incisal point.
indenter point Eindringkörper *m*.
isoelectric point isoelektrischer Punkt *m*.
knife point Messerspitze *f*.
Knoop hardness indenter point → Knoop indenter point.
Knoop indenter point Knoop-Eindringkörper *m*.
lacrimal point Tränenpünktchen *nt*, Punctum lacrimale.
melting point *phys.* Schmelzpunkt *m*.
metopic point *anat.* Metopion *nt*.
ossification point Verknöcherungskern *m*, Knochenkern *m*, Centrum ossificationis.
pain point *physiol.* Schmerzpunkt *m*.
pivotal point Drehpunkt *m*, Angelpunkt *m*.
pressure point *neuro.* Druckpunkt *m*.
retention point Retentionsstelle *f*.
set point *techn.* Sollwert *m*.
silver point Silberstift *m*, Wurzelkanalstift *m* aus Silber.
turning point *mathe., fig.* Wende(punkt *m*) *f*; *patho.* Krise *f*, Krisis *f*.
point of view Ansicht *f*, Standpunkt *m*, Gesichtspunkt *m*.
point•ed ['pɔɪntɪd] *adj* spitz, zugespitzt; *fig.* scharf, spitz.
poise [pɔɪz] *n phys.* Poise *nt*.
poi•son ['pɔɪzn] **I** *n* (*a. fig.*) Gift *nt*. **II** *adj* gift-, Gift-. **III** *vt* **1.** vergiften. **poison o.s.** s. vergiften. **2.** infizieren.
poi•son•ing ['pɔɪzənɪŋ] *n* **1.** Vergiftung *f*, Vergiften *nt*. **2.** Giftmord *m*.
  alcoholic poisoning Alkoholvergiftung *f*, Alkoholintoxikation *f*.
  antimony poisoning Antimonvergiftung *f*.
  arsenical poisoning Arsenvergiftung *f*.
  beryllium poisoning Berylliumvergiftung *f*, Beryll(i)ose *f*.
  blood poisoning Blutvergiftung *f*; Sepsis *f*, Septikämie *f*.
  carbon monoxide poisoning Kohlenmonoxidvergiftung *f*, CO-Vergiftung *f*, CO-Intoxikation *f*.
  chronic fluoride poisoning chronische Fluorvergiftung *f*, Fluorose *f*.
  chronic fluorine poisoning → chronic fluoride poisoning.
  CO poisoning ◆ carbon monoxide poisoning.
  cyanide poisoning Zyanidvergiftung *f*.
  endotoxin poisoning Endotoxinvergiftung *f*.
  food poisoning Lebensmittelvergiftung *f*.
  lead poisoning Bleivergiftung *f*, Saturnismus *m*, Saturnialismus *m*.
  meat poisoning Fleischvergiftung *f*.
  mercurial poisoning → mercury poisoning.
  mercury poisoning Quecksilbervergiftung *f*, Merkurialismus *m*, Hydrargyrie *f*, Hydrargyrose *f*.
  mushroom poisoning Pilzvergiftung *f*, Myzetismus *m*.
  phenol poisoning Phenolvergiftung *f*, Phenolintoxikation *f*, Karbolismus *m*.
  phosphorus poisoning Phosphorvergiftung *f*.
  saturnine poisoning (chronische) Bleivergiftung *f*, Saturnismus *m*, Saturnialismus *m*.
  sausage poisoning Wurstvergiftung *f*, Allantiasis *f*.
  thallium poisoning Thalliumvergiftung *f*.
poi•son•less ['pɔɪznlɪs] *adj* keine Gifte enthaltend, giftfrei.
poi•son•ous ['pɔɪzənəs] *adj* als Gift wirkend, Gift(e) enthaltend, giftig, toxisch, Gift-.
po•lar [pəʊlər] *adj* **1.** *fig.* entgegengesetzt (wirkend). **2.** Pol betr., polar, Pol-, Polar-.
po•lar•i•za•tion [ˌpəʊlərɪ'zeɪʃn] *n* **1.** *phys., fig.* Polarisation *f*; Polarisieren *nt*. **2.** *embryo.* Polarisation *f*.
po•lar•iz•er ['pəʊlərɑɪzər] *n phys.* Polarisator *f*.
po•la•rog•ra•phy [ˌpəʊlə'rɒgrəfɪ] *n* Polarographie *f*.
pol•i•clin•ic [ˌpɒlɪ'klɪnɪk] *n* Poliklinik *f*.
polio- *pref.* Poli(o)-.
po•li•o ['pəʊlɪˌəʊ] *n* → poliomyelitis.
po•li•o•en•ceph•a•li•tis [ˌpəʊlɪəʊenˌsefə'laɪtɪs] *n* Polioenzephalitis *f*, Polioencephalitis *f*.
  acute superior hemorrhagic polioencephalitis Wernicke-Enzephalopathie *f*, Wernicke-Syndrom *nt*, Polioencephalitis haemorrhagica superior (Wernicke).
po•li•o•en•ceph•a•lo•my•e•li•tis [ˌpəʊlɪəʊenˌsefələʊˌmaɪə'laɪtɪs] *n* Polioenzephalomyelitis *f*.
po•li•o•en•ceph•a•lop•a•thy [ˌpəʊlɪəʊenˌsefə'lɒpəθɪ] *n* Polioenzephalopathie *f*, Polioencephalopathia *f*.
po•li•o•my•e•li•tis [ˌpəʊlɪəʊˌmaɪə'laɪtɪs] *n* Poliomyelitis *f*; *inf.* Polio *f*.
  acute anterior poliomyelitis (epidemische/spinale) Kinderlähmung *f*, Heine-Medin-Krankheit *f*, Poliomyelitis (epidemica) anterior acuta.
  acute lateral poliomyelitis → spinal paralytic poliomyelitis.
  spinal paralytic poliomyelitis spinale Form *f* der Kinderlähmung.
po•li•o•my•e•lop•a•thy [ˌpəʊlɪəʊˌmaɪə'lɒpəθɪ] *n* Poliomyelopathie *f*.
po•li•o•vi•rus [ˌpəʊlɪəʊ'vaɪrəs] *n micro.* Poliomyelitis-Virus *nt*, Polio-Virus *nt*.
pol•it•zer•i•za•tion [ˌpɒlɪtsərɑɪ'zeɪʃn] *n* → Politzer's *method*.
pol•len ['pɒlən] *n* Blütenstaub *m*, Pollen *m*.
pol•le•no•sis [ˌpɒlɪ'nəʊsɪs] *n* → pollinosis.
pol•li•no•sis [ˌpɒlɪ'nəʊsɪs] *n* Pollinose *f*; Pollenallergie *f*; Heuschnupfen *m*, Heufieber *nt*.
pol•lu•tant [pə'luːtənt] *n* Schadstoff *m*, Schmutzstoff *m*.
pol•lute [pə'luːt] *vt* verunreinigen, verschmutzen, verpesten.
pol•lut•ed [pə'luːtɪd] *adj* verschmutzt, verunreinigt, verseucht.
pol•lu•tion [pə'luːʃn] *n* **1.** (*Luft, Wasser, Umwelt etc.*) Verschmutzung *f*, Verseuchung *f*, Verunreinigung *f*. **2.** Verschmutzen *nt*, Verseuchen *nt*, Verunreinigen *nt*.
poly- *pref.* Viel-, Poly-.
pol•y•a•cryl•a•mide [ˌpɒlɪə'krɪləmaɪd, -ˌækrə'læmaɪd, -mɪd] *n* Polyacrylamid *nt*.
pol•y•ad•e•ni•tis [ˌpɒlɪˌædə'naɪtɪs] *n* Polyadenitis *f*.
pol•y•ad•e•no•ma•to•sis [ˌpɒlɪˌædənəʊmə'təʊsɪs] *n* Polyadenomatose *f*.
pol•y•ad•e•nous [ˌpɒlɪ'ædənəs] *adj* polyglandulär, Polyadeno-.
pol•y•am•ide [ˌpɒlɪ'æmaɪd, -ɪd] *n* Polyamid *nt*.
pol•y•ar•te•ri•tis [ˌpɒlɪˌɑːrtə'raɪtɪs] *n* Polyarteriitis *f*; Panarteriitis *f*.
pol•y•ar•thri•tis [ˌpɒlɪɑːr'θraɪtɪs] *n ortho.* Polyarthritis *f*.
  acute rheumatic polyarthritis rheumatisches Fieber *nt*, Febris rheumatica *m*, akuter Gelenkrheumatismus *m*, Polyarthritis rheumatica acuta.
pol•y•a•vi•ta•min•o•sis [ˌpɒlɪeɪˌvaɪtəmɪ'nəʊsɪs] *n* Polyavitaminose *f*.
pol•y•car•dia [ˌpɒlɪ'kɑːrdɪə] *n card.* Herzjagen *nt*, Tachykardie *f*.
pol•y•cel•lu•lar [ˌpɒlɪ'seljələr] *adj* aus vielen Zellen bestehend, polyzellulär, multizellulär.

pol·y·cen·tric [pɑlɪ'sentrɪk] *adj* polyzentrisch.
pol·y·che·mo·ther·a·py [pɑlɪ,kiːməˈθerəpɪ] *n* Polychemotherapie *f.*
pol·y·chon·dri·tis [,pɑlɪkɑn'draɪtɪs] *n* Polychondritis *f.*
　relapsing polychondritis rezidivierende Polychondritis *f*, (von) Meyenburg-Altherr-Uehlinger-Syndrom *nt*, systematisierte Chondromalazie *f.*
pol·y·chon·drop·a·thy [,pɑlɪkɑn'drɑpəθɪ] *n* → relapsing *polychondritis.*
pol·y·chro·ma·sia [,pɑlɪkrəʊ'meɪʒɪə] *n* 1. *hema.* Polychromasie *f.* 2. *histol.* Polychromatophilie *f*, Polychromasie *f.*
pol·y·clo·nal [pɑlɪ'kləʊnl] *adj* polyklonal.
po·lyc·ro·tism [pə'lɪkrətɪzəm] *n* → polycrotic *pulse.*
pol·y·cy·clic [,pɑlɪ'saɪklɪk] *adj* polyzyklisch.
pol·y·cys·tic [pɑlɪ'sɪstɪk] *adj* aus mehreren Zysten bestehend, polyzystisch.
pol·y·cy·the·mia [,pɑlɪsaɪ'θiːmɪə] *n* 1. Polyzythämie *f*, Polycythaemia *f.* 2. Polyglobulie *f.*
　benign polycythemia Gaisböck-Syndrom *nt*, Polycythaemia (rubra) hypertonica.
　myelopathic polycythemia Morbus *m* Osler-Vaquez, Vaquez-Osler-Syndrom *nt*, Osler-Vaquez-Krankheit *f*, Osler-Krankheit *f*, Erythrämie *f*, Polycythaemia (rubra) vera.
　primary polycythemia → myelopathic polycythemia.
　splenomegalic polycythemia → myelopathic polycythemia.
pol·y·den·tate [pɑlɪ'denteɪt] *adj* mit mehreren/vielen Zähnen (versehen), vielzahnig, polydent.
pol·y·dys·tro·phy [pɑlɪ'dɪstrəfɪ] *n* Polydystrophie *f.*
pol·y·en·do·cri·nop·a·thy [pɑlɪ,endəʊkrɪ'nɑpəθɪ] *n* Polyendokrinopathie *f.*
pol·y·ene ['pɑlɪ,iːn] *n chem.* Polyen *nt.*
pol·y·en·oic [,pɑlɪ'nəʊɪk] *adj chem.* mehrfach ungesättigt.
pol·y·es·ter ['pɑlɪestər, ,pɑlɪ'estər] *n chem.* Polyester *m.*
pol·y·es·the·sia [,pɑlɪes'θiːʒ(ɪ)ə] *n neuro.* Polyästhesie *f.*
pol·y·e·ther [pɑlɪ'eθər] *n* Polyäther *m*, Polyether *m.*
pol·y·eth·y·lene [pɑlɪ'eθəliːn] *n* Polyäthylen *nt.*
　polyethylene glycol Polyäthylenglykol *nt.*
pol·y·glan·du·lar [,pɑlɪ'glændʒələr] *adj* polyglandulär, pluriglandulär.
pol·y·kar·y·o·cyte [pɑlɪ'kærɪəsaɪt] *n* Polykaryozyt *m.*
pol·y·lep·tic [pɑlɪ'leptɪk] *adj* (*Krankheit*) in mehreren Schüben verlaufend.
pol·y·mer ['pɑlɪmər] *n* Polymer *nt.*
pol·ym·er·ase [pə'lɪmərеɪz] *n* Polymerase *f.*
pol·y·mer·ic [pɑlɪ'merɪk] *adj* polymer.
po·lym·er·id [pə'lɪmərɪd, -raɪd] *n* → polymer.
po·lym·er·i·za·tion [pə,lɪmərɪ'zeɪʃn] *n* Polymerisation *f.*
pol·y·meth·yl methacrylate [pɑlɪ'meθəl] Polymethylmethakrylat *nt*, Polymethylmethakrylat *nt.*
pol·y·morph ['pɑlɪmɔːrf] *n inf.* polymorphkerniger neutrophiler Granulozyt *m*, neutrophiler Leukozyt *m*, Neutrophiler *m.*
pol·y·mor·phic [pɑlɪ'mɔːrfɪk] *adj* vielgestaltig, multimorph, pleomorph, polymorph.
pol·y·mor·phism [,pɑlɪ'mɔːrfɪzəm] *n* Vielförmiggestaltigkeit, Vielgestaltigkeit *f*; *genet.* Polymorphismus *m*, Polymorphie *f.*
　cellular polymorphism Zellpolymorphie *f.*
　genetic polymorphism genetischer Polymorphismus *m.*
　nuclear polymorphism Kernpolymorphie *f.*
pol·y·mor·phous [pɑlɪ'mɔːrfəs] *adj* → polymorphic.
pol·y·myx·in [pɑlɪ'mɪksɪn] *n pharm.* Polymyxin *nt*, Polymyxinantibiotikum *nt.*
pol·y·neu·ri·tis [pɑlɪ,njʊə'raɪtɪs, -nʊ-] *n* Polyneuritis *f.*
　acute febrile polyneuritis 1. Landry-Lähmung *f*, Landry-Paralyse *f*, Landry-Typ *m*, Paralysis spinalis ascendens acuta. 2. → idiopathic polyneuritis.
　idiopathic polyneuritis Guillain-Barré-Syndrom *nt*, (Poly-)Radikulоneuritis *f*, Neuronitis *f.*
　postinfectious polyneuritis → idiopathic polyneuritis.
pol·y·neu·rop·a·thy [,pɑlɪnjʊə'rɑpəθɪ, -nʊ-] *n* Polyneuropathie *f.*
　acute postinfectious polyneuropathy → idiopathic *polyneuritis.*
　erythredema polyneuropathy Feer-Krankheit *f*, Rosakrankheit *f*, Swift-Syndrom *nt*, Selter-Swift-Feer-Krankheit *f*, Feer-Selter-Swift-Krankheit *f*, Akrodynie *f*, Acrodynia *f.*
pol·y·nu·cle·ar [pɑlɪ'n(j)uːklɪər] *adj* vielkernig, polynukleär.
pol·y·nu·cle·ate [pɑlɪ'n(j)uːklɪɪt, -eɪt] *adj* → polynuclear.
pol·y·nu·cle·at·ed [pɑlɪ'n(j)uːklɪeɪtɪd] *adj* → polynuclear.
pol·y·o·don·tia [pɑlɪəʊ'dɑnʃɪə] *n* Zahnüberzahl *f*, Polyodontie *f*, Polydontie *f.*
pol·y·os·tot·ic [,pɑlɪɑs'tɑtɪk] *adj* mehrere Knochen betr., polyostotisch.

pol·yp ['pɑlɪp] *n patho.* Polyp *m*, Polypus *m.*
　adenomatous polyp adenomatöser Polyp *m.*
　cellular polyp → adenomatous polyp.
　choanal polyp Choanalpolyp *m.*
　dental polyp → pulp polyp.
　gum polyp Zahnfleischpolyp *m*, Gingivalpolyp *m.*
　mucous polyp schleimbildender/muköser Polyp *m.*
　nasal polyp Nasenpolyp *m.*
　pulp polyp Pulpapolyp *m*, Pulpitis chronica aperta granulomatosa.
　tooth polyp → pulp polyp.
pol·y·path·ia [pɑlɪ'pæθɪə] *n* Mehrfachleiden *nt*, Multimorbidität *f*, Polypathie *f.*
pol·y·pec·to·my [pɑlɪ'pektəmɪ] *n* Polypenabtragung *f*, Polypektomie *f.*
pol·y·pep·ti·dase [pɑlɪ'peptɪdeɪz] *n* → peptidase.
pol·y·pep·tide [pɑlɪ'peptaɪd, -tɪd] *n* Polypeptid *nt.*
pol·y·phar·ma·cy [pɑlɪ'fɑːrməsɪ] *n* 1. Polypragmasie *f.* 2. Verabreichung *f* einer überhöhten Dosis.
pol·y·phy·o·dont [pɑlɪ'faɪədɑnt] *adj* mehrfach zahnend, polyphyodont.
po·lyp·i·form [pəʊ'lɪpəfɔːrm] *adj* → polypoid.
pol·y·plas·mia [,pɑlɪ'plæzmɪə] *n* Verdünnungsanämie *f*, Hydrämie *f*, Hydroplasmie *f.*
pol·y·poid ['pɑlɪpɔɪd] *adj* polyp(en)ähnlich, polyp(en)förmig, polypös.
pol·y·ploi·dy ['pɑlɪplɔɪdɪ] *n genet.* Polyploidie *f*, Polyploidisierung *f.*
pol·yp·nea [pɑlɪp'nɪə] *n* Tachypnoe *f.*
pol·y·poid ['pɑlɪpɔɪd] *adj* polyp(en)ähnlich, polyp(en)förmig, polypös.
pol·yp·o·sis [pɑlɪ'pəʊsɪs] *n patho.* Polyposis *f.*
pol·y·pous ['pɑlɪpəs] *adj* Polyp(en) betr., polypös, Polyp-.
pol·y·prag·ma·sy [pɑlɪ'prægməsɪ] *n* Polypragmasie *f.*
pol·y·pro·pyl·ene [pɑlɪ'prəʊpəliːn] *n* Polypropylen *nt.*
pol·y·ra·dic·u·li·tis [,pɑlɪrə,dɪkjə'laɪtɪs] *n neuro.* Polyradikulitis *f.*
pol·y·ra·dic·u·lo·neu·ri·tis [,pɑlɪrə,dɪkjələʊnjʊə'raɪtɪs, -nʊ-] *n* Polyradikuloneuritis *f.*
pol·y·ra·dic·u·lo·neu·rop·a·thy [,pɑlɪrə,dɪkjələʊnjʊə'rɑpəθɪ] *n* Guillain-Barré-Syndrom *nt*, (Poly-)Radikulоneuritis *f*, Neuronitis *f.*
pol·y·ri·bo·some [pɑlɪ'raɪbəsəʊm] *n* Poly(ribo)som *nt*, Ergosom *nt.*
pol·y·sac·cha·ride [pɑlɪ'sækəraɪd, -rɪd] *n* Polysaccharid *nt*, hochmolekulares Kohlenhydrat *nt.*
pol·y·sac·cha·rose [pɑlɪ'sækərəʊs] *n* → polysaccharide.
pol·y·scope ['pɑlɪskəʊp] *n* Diaphanoskop *nt.*
pol·y·si·a·lia [,pɑlɪsaɪ'eɪlɪə] *n* vermehrter Speichelfluß *m*, Polysialie *f*, Ptyalismus *m.*
pol·y·some ['pɑlɪsəʊm] *n* → polyribosome.
pol·y·so·mic [pɑlɪ'səʊmɪk] *adj genet.* polysom.
pol·y·so·my [pɑlɪ'səʊmɪ] *n genet.* Polysomie *f.*
pol·y·sty·rene [pɑlɪ'staɪriːn] *n* Polystyrol *nt.*
pol·y·thene ['pɑlɪθiːn] *n* → polyethylene.
pol·y·un·sat·u·rat·ed [,pɑlɪʌn'sætʃəreɪtɪd] *adj* → polyenoic.
pol·y·va·lent [pɑlɪ'veɪlənt, pə'lɪvələnt] *adj* mehrwertig, vielwertig, multivalent, polyvalent.
pol·y·vi·nyl [pɑlɪ'vaɪnl] *adj* Polyvinyl-.
　polyvinyl acetate Polyvinylazetat *nt.*
　polyvinyl benzene → polystyrene.
　polyvinyl chloride Polyvinylchlorid *nt.*
pons [pɑnz] *n, pl* **pon·tes** ['pɑntiːz] 1. *anat.* (Gewebs-)Brücke *f.* 2. (ZNS) Brücke *f*, Pons *m* (cerebri).
pool [puːl] I *n* 1. *biochem.* Pool *m*; *hema.* Pool *m*, Mischplasma *nt*, Mischserum *nt.* 2. (Blut-, Flüssigkeits-)Ansammlung *f.* 3. (Daten-, Informations-)Pool *m.* II *vt* einen Pool bilden, poolen. III *vi* s. ansammeln.
poor [pʊər] I *n* **the poor** die Armen *pl.* II *adj* 1. *fig.* arm (*in* an); mangelhaft, schlecht, schwach, unzulänglich. 2. mittellos, arm.
por·ad·e·ni·tis [pɔːr,ædə'naɪtɪs] *n* Poradenitis *f.*
　subacute inguinal poradenitis Morbus *m* Durand-Nicolas-Favre, klimatischer Bubo *m*, vierte Geschlechtskrankheit *f*, Poradenitis inguinalis, Lymphopathia venerea, Lymphogranuloma inguinale/venereum.
por·ad·e·no·lym·phi·tis [pɔːr,ædnəʊlɪm'faɪtɪs] *n* → subacute inguinal *poradenitis.*
por·ce·lain ['pɔːrs(ə)lɪn, 'pəʊr-] I *n* Porzellan *nt.* II *adj* Porzellan-.
　dental porcelain Dentalporzellan *nt.*
　synthetic porcelain Silikatzement *m*, *old* Porzellanzement *m*, *old* Füllungsporzellan *m*, *old* Porzellan *m.*
　porcelain-fused-to-metal pontics Porzellan auf Metall-Pontik *m.*

pore [pɔːr, pəʊr] *n* kleine Öffnung *f*, Pore *f*; *anat.* Porus *m*.
  external acoustic pore äußere Öffnung *f* des knöchernen Gehörgangs, Porus acusticus externus.
  gustatory pore Geschmacksporе *f*, Porus gustatorius.
  internal acoustic pore Eingang *m* des inneren Gehörgangs, Porus acusticus internus.
  taste pore → gustatory pore.
por·en·ceph·a·ly [ˌpɔːren'sefəlɪ, pəʊ-] *n* Porenzephalie *f*.
po·ro·ker·a·to·sis [pəʊrəʊˌkerə'təʊsɪs] *n* → porokeratosis of Mibelli.
  porokeratosis of Mibelli *derm.* Mibelli-Krankheit *f*, Porokeratosis/Parakeratosis *f* Mibelli, Keratoatrophodermie *f*, Hyperkeratosis concentrica, Hyperkeratosis figurata centrifugata atrophicans, Keratodermia excentrica.
po·ro·ma [pə'rəʊmə] *n* 1. Porom(a) *nt*. 2. Verhornung *f*, Hornschwiele *f*, Porom *nt*. 3. Exostose *f*.
po·ro·sis [pə'rəʊsɪs] *n, pl* **po·ro·ses** [pə'rəʊsiːz] 1. Kallusbildung *f*, Porose *f*, Porosis *f*. 2. Höhlenbildung *f*, Porose *f*, Porosis *f*.
po·ros·i·ty [pɔː'rɒsətɪ, pəʊ-] *n* 1. Pore *f*, poröse Stelle *f*. 2. (Luft-, Gas-, Wasser-)Durchlässigkeit *f*, Porosität *f*.
po·rot·o·my [pɔ'rɒtəmɪ] *n* Meatomie *f*.
po·rous ['pɔːrəs, 'pəʊ-] *adj* 1. (gas-, luft-, wasser-)durchlässig, porös. 2. mit Poren versehen, porös.
po·rous·ness ['pɔːrəsnɪs, 'pəʊ-] *n* → porosity.
por·pho·bi·lin·o·gen [ˌpɔːrfəʊbaɪ'lɪnədʒən] *n* Porphobilinogen *nt*.
por·phyr·ia [pɔːr'fɪərɪə] *n* Porphyrie *f*, Porphyria *f*.
  acute porphyria → acute intermittent porphyria.
  acute intermittent porphyria akute intermittierende Porphyrie *f*, Schwedischer Typ *m* der Porphyrie, Porphyria acuta intermittens.
  congenital erythropoietic porphyria kongenitale erythropoetische Porphyrie *f*, Günther-Krankheit *f*, Porphyria erythropoetica congenita, Porphyria erythropoietica congenita.
  erythropoietic porphyria erythropoetische Porphyrie *f*, Porphyria erythropo(i)etica.
  Swedish genetic porphyria → acute intermittent porphyria.
por·phy·rin ['pɔːrfərɪn] *n* Porphyrin *nt*.
por·phy·rism ['pɔːrfərɪzəm] *n* → porphyria.
por·tion ['pɔːrʃn, 'pəʊrʃn] I *n* 1. (An-)Teil *m* (*of* an); Abschnitt *m*, Stück *nt*. 2. Menge *f*, Quantum *nt*; (*Essen*) Portion *f*. II *vt* aufteilen, zuteilen.
  alveolar portion of mandible Pars alveolaris mandibulae.
  female portion Matrize *f*.
  male portion Patrize *f*.
po·si·tion [pə'zɪʃn] I *n* 1. Lage *f*, Anordnung *f*, Stellung *f*, Haltung *f*, Position *f*; *anat.* Positio *f*. **be in position of** in der richtigen Lage sein; an der richten Stelle sein. **be out of position** nicht in der richtigen Lage sein; an der falschen Stelle sein. 2. *chir.* Lage *f*, Lagerung *f*, Stellung *f*, Position *f*; (körperliche) Haltung *f*. 3. *techn.* (Schalt-)Stellung *f*. 4. Platz *m*, Stelle *f*, (Stand-)Ort *m*. II *vt* aufstellen, einstellen, anbringen, in die richtige Lage bringen.
  backward position → retruded position.
  centric position zentrische Stellung *f*, zentrische Position *f*.
  distoangular position distoanguläre Retention *f*.
  eccentric position ekzentrische Relation *f*, ekzentrische Kieferrelation *f*.
  eccentric jaw position → eccentric position.
  erect position aufrechte Körperhaltung *f*, Orthostase *f*.
  intercuspal position zentrische Okklusion *f*, stabile Okklusion *f*, maximale Interkuspidation *f*.
  jaw-to-jaw position zentrale Relation *f*, terminale Scharnierachsenposition *f*, retrale Scharnierachsenposition *f*.
  ligamentous position → jaw-to-jaw position.
  most retruded position → jaw-to-jaw position.
  muscular position → jaw-to-jaw position.
  occlusal retrusive position retrudierte Okklusion *f*.
  occlusal position Okklusionsstellung *f*, Schlußbißstellung *f*.
  physiologic rest position physiologische Ruhelage *f*.
  protrusive occlusal position protrusive Okklusion *f*.
  recumbent position liegende Stellung *f*, (im) Liegen *nt*.
  rest position Relation *f* in Ruhelage.
  retruded position 1. retrale Kontaktposition *f*, retrudierte Kontaktposition *f*. 2. → jaw-to-jaw position.
  retruded contact position → retruded position.
  standing position → erect position.
  terminal hinge position terminale Scharnierachsenposition *f*, retrale Scharnierachsenposition *f*.
  tooth position Zahnstellung *f*.
  tooth-to-tooth position → intercuspal position.
  vertical position vertikale Relation *f*.

position-dependent *adj* lageabhängig, positionsabhängig.
po·si·tion·er [pə'zɪʃnər] *n* Positioner *m*.
  tooth positioner Positioner *m*.
pos·i·tive ['pɒzɪtɪv] I *n* 1. positive Eigenschaft *f*, positiver Faktor *m*, Positivum *nt*. 2. *photo.* Positiv *nt*. II *adj* 3. *electr.* positiv. 4. (*Befund*) positiv. 5. (*Antwort*) positiv, bejahend; *allg.* eindeutig, sicher, feststehend; definitiv.
post- *pref.* Nach-, Post-.
post·a·do·les·cence [ˌpəʊstædə'lesəns] *n* Postadoleszenz *f*, Postpubertät *f*.
post·an·es·thet·ic [ˌpəʊstænəs'θetɪk] *adj* nach einer Narkose/Anästhesie (auftretend), postanästhetisch.
post·ap·o·plec·tic [ˌpəʊstæpə'plektɪk] *adj* nach einem apoplektischen Anfall (auftretend), postapoplektisch.
post·buc·cal [pəʊst'bʌkl] *adj* postbukkal.
post·ci·bal [pəʊst'caɪbl] *adj* → postprandial.
post·di·as·tol·ic [pəʊstˌdaɪə'stɒlɪk] *adj* nach der Diastole (auftretend), postdiastolisch.
post·em·bry·on·ic [pəʊstˌembrɪ'ɒnɪk] *adj* nach dem Embryonalstadium (auftretend), postembryonal.
post·e·pi·lep·tic [ˌpəʊstepɪ'leptɪk] *adj* nach einem epileptischen Anfall (auftretend), postepileptisch.
pos·te·ri·or [pɒ'stɪərɪər, pəʊ-] I *n* Hintern *m*, Hinterteil *nt*. II *adj* 1. *anat.* hinten (liegend), hintere(r, s), posterior, Hinter-. 2. hinter, später (*to* als).
pos·ter·o·an·te·ri·or [ˌpɒstərəʊæn'tɪərɪər] *adj* von hinten nach vorne (verlaufend), posterior-anterior, posteroanterior.
pos·ter·o·clu·sion [ˌpɒstərəʊ'kluːʃn] *n* Distalbiß *m*, Rückbiß *m*.
pos·ter·o·ex·ter·nal [ˌpɒstərəʊɪk'stɜːrnl] *adj* → posterolateral.
pos·ter·o·lat·er·al [ˌpɒstərəʊ'lætərəl] *adj* hinten u. außen (liegend), posterior-lateral, posterolateral.
post·hem·or·rha·gic [pəʊstˌhemə'rædʒɪk] *adj* nach einer Blutung (auftretend), posthämorrhagisch.
post·in·fec·tive [ˌpəʊstɪn'fektɪv] *adj* postinfektiös.
post·mor·tal [pəʊst'mɔːrtl] *adj* nach dem Tode (auftretend), postmortal, post mortem.
post·mor·tem [ˌpəʊst'mɔːrtəm] I *n* Leicheneröffnung *f*, Obduktion *f*, Autopsie *f*, Nekropsie *f*. **hold a postmortem** eine Obduktion durchführen. II *adj* → postmortal.
post·na·tal [pəʊst'neɪtl] *adj* nach der Geburt (eintretend), nachgeburtlich, postnatal.
post·op·er·a·tive [pəʊst'ɒp(ə)rətɪv, -reɪtɪv] *adj* nach der Operation (eintretend *od.* erfolgend), postoperativ.
post·par·tal [pəʊst'pɑːrtl] *adj* nach der Geburt (auftretend), postpartal, post partum.
post·par·tum [ˌpəʊst'pɑːrtəm] *adj* → postpartal.
post·pran·di·al [pəʊst'prændɪəl] *adj* nach der Mahlzeit/Nahrungsaufnahme, postprandial.
post·pu·ber·tal [pəʊst'pjuːbərtəl] *adj* nach der Pubertät (auftretend), postpubertär, postpuberal, postpubertal.
post·pu·ber·ty [pəʊst'pjuːbərtɪ] *n* Postpubertät *f*.
post·sur·gi·cal [pəʊst'sɜːrdʒɪkl] *adj* nach einer Operation, postoperativ.
post-traumatic *adj* nach einem Unfall (auftretend), posttraumatisch; traumatisch.
pos·tur·al ['pɒstʃərəl] *adj* postural, Haltungs-, Stellungs-, Lage-.
po·ta·ble ['pəʊtəbl] I *n* **potables** *pl* Getränke *pl*. II *adj* trinkbar, Trink-.
pot·ash ['pɒtæʃ] *n* Pottasche *f*, Kaliumkarbonat *nt*.
  caustic potash Ätzkali *nt*, Kaliumhydroxid *nt*.
po·tas·si·um [pə'tæsɪəm] *n* Kalium *nt*.
  potassium carbonate → potash.
  potassium chloride Kaliumchlorid *nt*.
  potassium cyanide Kaliumcyanid *nt*, Zyankali *nt*, Cyankali *nt*.
  potassium depletion Kaliummangel *m*.
  potassium iodide Kaliumjodid *nt*, Kaliumiodid *nt*.
  potassium permanganate Kaliumpermanganat *nt*.
po·tence ['pəʊtəns] *n* 1. *physiol.* Potenz *f*, Potentia coeundi. 2. Wirksamkeit *f*, Stärke *f*, Kraft(entfaltung *f*) *f*; (*a. pharm., chem.*) Wirkung *f*. 3. *fig.* Stärke *f*, Macht *f*.
po·ten·cy ['pəʊtənsɪ] *n* → potence.
po·tent ['pəʊtənt] *adj* 1. *physiol.* potent. 2. wirksam, stark. 3. *fig.* mächtig, stark.
po·ten·tial [pə'tenʃəl] I *n* 1. *phys., chem.* Potential *nt*; *electr.* Spannung *f*. 2. Reserven *pl*, (Kraft-)Vorrat *m*, Potential *nt*; Leistungsfähigkeit *f*. II *adj* möglich, potentiell, Potential-; *phys.* potentiell.
  action potential Aktionspotential *nt*.
  bioelectric potential bioelektrisches Potential *nt*.
  evoked potential evoziertes Potential *nt*.
  membrane potential Membranpotential *nt*.

potentialization

nerve action potential Nervenaktionspotential *nt*.
oxidation-reduction potential → redox potential.
redox potential Redoxpotential *nt*.
resting potential Ruhepotential *nt*.
po·ten·ti·al·i·za·tion [pə͵tentʃəlaɪˈzeɪʃn] *n* → potentiation.
po·ten·tial·ize [pəˈtentʃəlaɪz] *vt* → potentiate.
po·ten·ti·ate [pəˈtentʃɪeɪt] *vt pharm.* steigern, verstärken, wirksam(er) machen, potenzieren.
po·ten·ti·a·tion [pə͵tentʃɪˈeɪʃn] *n pharm., phys.* Potenzierung *f*.
po·ten·ti·om·e·ter [pə͵tentʃɪˈɒmɪtər] *n phys.* Potentiometer *nt*.
pouch [paʊtʃ] *n (a. anat.)* Beutel *m*, Tasche *f*, (kleiner) Sack *m*.
 branchial pouch *embryo.* Schlundtasche *f*.
 craniobuccal pouch *embryo.* Rathke-Tasche *f*.
 craniopharyngeal pouch → craniobuccal pouch.
 laryngeal pouch Kehlkopfblindsack *m*, Sacculus laryngis, Appendix ventriculi laryngis.
 neurobuccal pouch → craniobuccal pouch.
pound [paʊnd] **I** *n* Stampfen *nt*. **II** *vt* **1.** (zer-)stoßen, (zer-)stampfen. **2.** hämmern, schlagen, (fest-)stampfen. **III** *vi* hämmern, trommeln, schlagen *(on, against* gegen*); (Herz)* pochen.
pound·er [ˈpaʊndər] *n (Mörser)* Stößel *m*, Stößer *m*.
pow·der [ˈpaʊdər] **I** *n* Pulver *nt*, Puder *m; pharm.* Pulvis *m*; Staub *m*. **II** *vt* pulverisieren, zu Puder zerkleinern; (be-, über-, ein-)pudern. **III** *vi* zu Pulver werden, zu Staub zerfallen.
 bleaching powder *chem.* Bleichpulver *nt*, Chlorkalk *m*, Calciumhypochlorit *nt*.
 denture adherent powder Prothesenhaftpulver *nt*, Adhäsionspulver *nt*, Haftpulver *nt*.
 granular powder *pharm.* Granulat *nt*.
 tooth powder Zahnpulver *nt*.
pow·er [ˈpaʊər] *n* **1.** *(a. phys.)* Kraft *f*, Stärke *f*, Energie *f*. **2.** *mathe.* Potenz *f*. **3.** *opt.* Vergrößerung(skraft *f) f*, (Brenn-)Stärke *f*. **4.** Macht *f*, Gewalt *f*, Autorität *f*. **5.** (juristische) Vollmacht *f*, Befugnis *f*.
prac·tice [ˈpræktɪs] **I** *n* **1.** (Arzt-, Dental-)Praxis *f*. be in practice praktizieren. **2.** Übung *f*, Training *nt*. be in practice in Übung sein. be out of practice aus der Übung sein. keep in practice in Übung bleiben. **3.** Praxis *f*. in practice in der Praxis. put in(to) practice in die Tat umsetzen. **4.** *techn.* Verfahren *nt*, Technik *f*. **5.** Brauch *m*, (An-)Gewohnheit *f*, Praktik *f*. it is common practice es ist allgemein üblich. **II** *vt* **6.** *(Zahnarzt)* praktizieren; *(Beruf)* ausüben, tätig sein als *od.* in. **7.** (ein-)üben, probieren, proben. **8.** jdn. ausbilden. **III** *vi* praktizieren; (s.) üben.
 group practice Gemeinschaftspraxis *f*.
prac·ti·tion·er [prækˈtɪʃənər] *n* Praktiker *m*.
 medical practitioner praktischer Arzt *m*, praktische Ärztin *f*.
pra·se·o·dym·i·um [͵preɪzɪəʊˈdiːmɪəm] *n* Praseodym *nt*.
pre- *pref. (zeitlich, räumlich)* Vor-, Prä-.
pre·ad·o·les·cence [͵priædəˈlesəns] *n* Präadoleszenz *f*, späte Kindheit *f*.
pre·au·ric·u·lar [͵prɪɔːˈrɪkjələr] *adj* vor der Ohrmuschel (liegend), präaurikulär.
pre·be·ta-lipoprotein [prɪˈbeɪtə] *n* Lipoprotein *nt* mit sehr geringer Dichte, very low-density lipoprotein, prä-β-Lipoprotein *nt*.
pre·can·cer [prɪˈkænsər] *n patho.* Präkanzerose *f*, prämaligne Läsion *f*.
pre·can·cer·o·sis [͵prɪkænsəˈrəʊsɪs] *n* → precancer.
pre·can·cer·ous [prɪˈkænsərəs] *adj* präkanzerös, präkarzinomatös, prämaligne.
pre·cap·il·lar·y [prɪˈkæpə͵lerɪː, prɪkəˈpɪlərɪ] **I** *n* Präkapillare *f*, Endarteriole *f*, Metarteriole *f*. **II** *adj* präkapillar, präkapillär.
pre·car·ci·no·ma·tous [prɪ͵kɑːrsɪˈnəʊmətəs] *adj* → precancerous.
pre·car·di·ac [prɪˈkɑːrdɪæk] *adj* präkardial, präkordial, Präkordial-.
pre·cau·tion [prɪˈkɔːʃn] *n* Vorsicht *f*; Vorsichtsmaßnahme *f*, Vorsichtsregel *f*, (Sicherheits-)Vorkehrung *f*. as a precaution vorsorglich, vorsichtshalber. take precautions Vorsorge treffen.
pre·cau·tion·ar·y [prɪˈkɔːʃə͵nerɪː] *adj* vorbeugend, Sicherheits-, Vorsichts-.
pre·ce·men·tum [͵prɪsɪˈmentəm] *n* unverkalktes Zement *nt*, unverkalktes Zahnzement *nt*, Zementoid *nt*.
pre·cen·tral [prɪˈsentrəl] *adj* präzentral.
pre·cip·i·tate [*n, adj* prɪˈsɪpɪtət, -teɪt; *v* prɪˈsɪpɪteɪt] **I** *n chem.* Präzipitat *nt*, Niederschlag *m*, Kondensat *nt*. **II** *vt chem.* (aus-)fällen, niederschlagen, präzipitieren. **III** *vi chem.* ausfällen, s. niederschlagen.
pre·cip·i·ta·tion [prɪ͵sɪpɪˈteɪʃn] *n chem.* (Aus-)Fällung *f*, Ausflockung *f*, Präzipitation *f*; Ausfällen *nt*, Präzipitieren *nt*.
pre·cip·i·tin [prɪˈsɪpɪtɪn] *n* Präzipitin *nt*.
pre·clin·i·cal [prɪˈklɪnɪkl] **I** *n inf.* Vorklinik *f*, vorklinischer Studienabschnitt *m*. **II** *adj* präklinisch, vorklinisch.

pre·co·cious [prɪˈkəʊʃəs] *adj* **1.** vorzeitig, verfrüht, früh. **2.** frühreif, vorzeitig *od.* frühzeitig (entwickelt).
pre·co·cious·ness [prɪˈkəʊʃəsnɪs] *n* → precocity.
pre·coc·i·ty [prɪˈkɒsətɪ] *n* **1.** Vor-, Frühzeitigkeit *f*. **2.** *(Person)* Frühreife *f*.
pre·co·ma [prɪˈkəʊmə] *n* drohendes Koma *nt*, Präkoma *nt*, Praecoma *nt*.
pre·con·vul·sive [prɪkənˈvʌlsɪv] *adj* präkonvulsiv.
pre·cur·sive [prɪˈkɜːrsɪv] *adj* → precursory.
pre·cur·sor [prɪˈkɜːrsər] *n* (erstes) Anzeichen *nt*, Vorzeichen *nt*, Vorbote *m*; *chem.* Vorläufer *m*, Vorstufe *f*, Präkursor *m*.
pre·cur·so·ry [prɪˈkɜːrsərɪ] *adj* **1.** vorhergehend, vorausgehend. **2.** einleitend, vorbereitend.
pre·den·tin [prɪˈdentn, -tɪn] *n* Prädentin *nt*, Substantia praeformativa.
pre·den·ti·nal [prɪˈdentɪnl] *adj* Prädentin betr., Prädentin-.
pre·di·a·be·tes [prɪ͵daɪəˈbiːtəs] *n* Prädiabetes *m*.
pre·di·as·to·le [͵prɪdaɪˈæstəlɪ] *n* Prädiastole *f*.
pre·dis·po·si·tion [prɪ͵dɪspəˈzɪʃn] *n* Veranlagung *f*, Neigung *f*, Empfänglichkeit *f*, Anfälligkeit *f*.
pred·nis·o·lone [predˈnɪsələʊn] *n pharm.* Prednisolon *nt*.
pred·ni·sone [ˈprednɪsəʊn] *n pharm.* Prednison *nt*.
pre·e·rup·tive [priːˈrʌptɪv] *adj* präeruptiv.
pre·fron·tal [prɪˈfrʌntl] *adj* präfrontal, Präfrontal-.
pre·gan·gli·on·ic [prɪ͵gæŋglɪˈɒnɪk] *adj* vor einem Ganglion (liegend), präganglionär.
preg·nan·cy [ˈpregnənsɪ] *n, pl* **preg·nan·cies** Schwangerschaft *f*, Gravidität *f*, Graviditas *f*.
preg·nane [ˈpregneɪn] *n* Pregnan *nt*.
preg·nane·di·ol [͵pregneɪnˈdaɪɒl, -ɑl] *n* Pregnandiol *nt*.
preg·nant [ˈpregnənt] *adj* schwanger, in anderen Umständen, Schwangerschafts-, Graviditäts-.
pre·leu·ke·mia [prɪluːˈkiːmɪə] *n hema.* Präleukämie *f*, präleukämisches Syndrom *nt*.
pre·leu·ke·mic [prɪluːˈkiːmɪk] *adj* präleukämisch.
pre·ma·lig·nant [͵prɪməˈlɪgnənt] *adj* präkanzerös, präkarzinomatös, prämaligne.
pre·ma·ture [͵prɪməˈtʃʊər, -ˈt(j)ʊər; *brit.* ˈpreː-] **I** *n* Frühgeborene *nt*, Frühgeburt *f*, Frühchen *nt*. **II** *adj* **1.** frühzeitig, vorzeitig, verfrüht. **2.** frühreif, nicht ausgereift, prämatur.
pre·ma·ture·ness [͵prɪməˈtʃʊərnɪs, -ˈt(j)ʊər-] *n* → prematurity.
pre·ma·tu·ri·ty [͵prɪməˈtʃʊərətɪ, -ˈt(j)ʊər-] *n* **1.** Frühzeitigkeit *f*, Vorzeitigkeit *f*. **2.** Frühreife *f*, Prämaturität *f*. **3.** *dent.* Frühkontakt *m*.
pre·max·il·la [͵prɪmækˈsɪlə] *n embryo.* Prämaxilla *f*.
pre·max·il·lar·y [prɪˈmæksəlerɪː, prɪmækˈsɪlərɪ] **I** *n* Zwischenkiefer *m*, Os incisivum. **II** *adj* prämaxillar.
pre·med·i·ca·tion [͵prɪmedɪˈkeɪʃn] *n anes.* Prämedikation *f*.
 dental premedication zahnärztliche Prämedikation *f*.
pre·men·o·pau·sal [prɪ͵menəˈpɔːzl] *adj* vor der Menopause, prämenopausal, präklimakterisch.
pre·men·stru·um [prɪˈmenstr(ʊ)əm, -strəwəm] *n, pl* **pre·men·stru·ums, pre·men·stru·a** [prɪˈmenstr(ʊ)ə, -ˈmenstrəwə] Prämenstrualstadium *nt*, Prämenstrualphase *f*, Prämenstruum *nt*.
pre·mo·lar [prɪˈməʊlər] **I** *n* vorderer/kleiner Backenzahn *m*, Prämolar(zahn *m*) *m*, Dens praemolaris. **II** *adj* prämolar.
 first premolar erster Prämolar *m*.
 mandibular premolar mandibulärer Prämolar *m*, unterer Prämolar *m*.
 second premolar zweiter Prämolar *m*.
pre·mon·i·to·ry [prɪˈmɒnɪtɔːrɪː, -təʊ-] *adj* (vor-)warnend, prämonitorisch.
pre·mon·o·cyte [prɪˈmɒnəsaɪt] *n* → promonocyte.
pre·mor·bid [prɪˈmɔːrbɪd] *adj* prämorbid.
pre·mor·tal [prɪˈmɔːrtl] *adj* vor dem Tod, prämortal.
pre·mu·ni·tion [͵prɪmjuːˈnɪʃn] *n immun.* begleitende Immunität *f*, Prämunität *f*, Prämmunität *f*, Prämunition *f*.
pre·my·e·lo·cyte [prɪˈmaɪələsaɪt] *n hema.* Promyelozyt *m*.
pre·nar·co·sis [͵prɪnɑːrˈkəʊsɪs] *n* Pränarkose *f*.
pre·nar·cot·ic [͵prɪnɑːrˈkɒtɪk] *adj* pränarkotisch.
pre·na·tal [prɪˈneɪtl] *adj* vor der Geburt, vorgeburtlich, pränatal.
pre·o·don·to·blast [prɪəʊˈdɒntəblæst] *n* Präodontoblast *m*.
pre·op·er·a·tive [prɪˈɒpərətɪv, -ˈɒprə-] *adj* vor einer Operation, präoperativ.
prep·a·ra·tion [͵prepəˈreɪʃn] *n* **1.** Vorbereitung *f (for* für). in preparation for als Vorbereitung für. make preparations Vorbereitungen treffen *(for* für). **2.** *(a. pharm.)* (Zu-)Bereitung *f*, Herstellung *f*, Präparation *f*; Ausfällen *nt*, Präparieren *nt*. **3.** *pharm.* Präparat *nt*, (Arznei-)Mittel *nt*; *bio.* (mikroskopisches) Präparat *nt*. **4.** Präparieren *nt*, Haltbarmachen *nt*, Imprägnieren *nt*. **5.** Bereitschaft *f*.
 cavity preparation Kavitätenpräparation *f*.

impression preparation *histol.* Abklatschpräparat *nt.*
pre·pare [prɪ'peər] **I** *vt* **1.** (vor-, zu-)bereiten. **2.** bearbeiten, anfertigen; präparieren; *chem.* darstellen; *techn.* herstellen. **3.** jdn. (seelisch) vorbereiten (*to do* zu tun; *for* auf). **II** *vi* s. vorbereiten (*for* auf); Vorbereitungen treffen (*for* für).
pre·par·tal [prɪ'pɑːrtəl] *adj* vor der Entbindung/Geburt, präpartal.
pre·pran·di·al [prɪ'prændɪəl] *adj* vor der Mahlzeit/Nahrungsaufnahme, präprandial.
pre·pros·thet·ic [ˌprɪprɑs'θetɪk] *adj* präprothetisch.
pre·pu·ber·tal [prɪ'pjuːbərtəl] *adj* vor der Pubertät (auftretend), präpubertär, präpuberal, präpubertal.
pre·pu·ber·ty [prɪ'pjuːbərtɪ] *n* Präpubertät *f.*
presby- *pref.* Alters-, Presby-.
pres·by·cu·sis [ˌprezbɪ'kjuːsɪs] *n* Altersschwerhörigkeit *f*, Presbyakusis *f.*
pres·by·o·pia [ˌprezbɪ'əʊpɪə] *n* Alterssichtigkeit *f*, Presbyopie *f.*
pre·scribe [prɪ'skraɪb] **I** *vt* **1.** verschreiben, verordnen. **prescribe sth. for s.o.** jdm. etw. verschreiben/verordnen. **prescribe sth. for sth.** jdn. etw. gegen etw. verschreiben. **2.** vorschreiben, anordnen. **II** *vi* etw. verschreiben *od.* verordnen (*to, for*); ein Rezept ausstellen.
pre·scrip·tion [prɪ'skrɪpʃn] *n* **1.** Rezept *nt*, Verordnung *f.* **2.** verordnete Medizin *f.* **3.** Vorschrift *f*, Verordnung *f.*
  long-term prescription Dauerverordnung *f.*
pre·se·nile [prɪ'sɪnaɪl, -nɪl] *adj* vor dem Greisenalter (auftretend), im Präsenium, präsenil.
pre·se·nil·i·ty [ˌprɪsɪ'nɪlətɪ] *n* vorzeitige Alterung *f*, Präsenilität *f.*
pre·se·ni·um [prɪ'siːnɪəm] *n* Präsenium *nt.*
pre·sen·ta·tion [ˌprezn'teɪʃn] *n immun.* Präsentation *f.*
pres·er·va·tion [ˌprezər'veɪʃn] *n* Bewahrung *f*, Schutz *m* (*from* vor); Erhaltung *f*, Konservierung *f.*
  organ preservation Organkonservierung *f.*
pre·ser·va·tive [prɪ'zɜrvətɪv] **I** *n* Konservierungsmittel *nt.* **II** *adj* **1.** schützend, bewahrend, Schutz-. **2.** erhaltend, konservierend, Konservierungs-.
pre·serve [prɪ'zɜrv] *vt* **1.** bewahren, (be-)schützen (*from* vor). **2.** erhalten, konservieren.
pres·som·e·ter [pre'sɑmɪtər] *n* Druckmesser *m*, Manometer *nt.*
pres·so·re·cep·tor [ˌpresʊrɪ'septər] *n* Presso(re)zeptor *m*, Pressosensor *m.*
pres·so·sen·sor [ˌpresəʊ'sensər, -sɔr] *n* → pressoreceptor.
pres·sure ['preʃər] **I** *n* **1.** *phys.* Druck *m*; *fig.* Druck *m*, Streß *m*, Last *f*; Zwang *m.* **put/place pressure (up)on s.o.** jdn. unter Druck setzen. **under pressure** unter Druck. **2.** Drücken *nt*, Pressen *nt*, Druck *m.* **apply pressure to a part** auf ein Körperteil drücken *od.* Druck ausüben. **II** *vt* → pressurize.
  air pressure Luftdruck *m.*
  arterial blood pressure arterieller (Blut-)Druck *m.*
  arterial mean blood pressure arterieller Mitteldruck.
  arterial pressure Arteriendruck *m*, arterieller Druck *m.*
  atmospheric pressure atmosphärischer Druck *m*, Luftdruck *m*, Atmosphärendruck *m.*
  barometric pressure → atmospheric pressure.
  bending pressure *phys.* Biegedruck *m*, Biegebeanspruchung *f*, Biegespannung *f.*
  blood pressure Blutdruck *m.*
  capillary pressure Kapillardruck *m.*
  central venous pressure zentralvenöser Druck *m*, zentraler Venendruck *m.*
  cerebrospinal pressure Liquordruck *m.*
  colloid osmotic pressure kolloidosmotischer Druck *m*, onkotischer Druck *m.*
  diastolic pressure → diastolic blood pressure.
  diastolic blood pressure diastolischer Druck *m*, diastolischer Blutdruck *m.*
  fluid pressure hydraulischer Druck *m.*
  high-blood pressure Bluthochdruck *m*, (arterielle) Hypertonie *f*, Hypertension *f*, Hypertonus *m*, Hochdruckkrankheit *f.*
  hydrostatic pressure hydrostatischer Druck *m.*
  hyperbaric pressure Überdruck *m.*
  intracranial pressure intrakranialer Druck *m*, Hirndruck *m.*
  intraocular pressure intraokulärer Druck *m.*
  intraoral pressure intraoraler Druck *m.*
  intraventricular pressure intraventrikulärer Druck *m*, Ventrikeldruck *m*, Kammerdruck *m.*
  low blood pressure niedriger Blutdruck *m*, Hypotonie *f*, Hypotonus *m*, Hypotonia *f*, Hypotension *f.*
  occlusal pressure Kaudruck *m*, Okklusionsdruck *m.*
  oncotic pressure kolloidosmotischer/onkotischer Druck *m.*
  O₂ partial pressure → oxygen partial pressure.
  osmotic pressure osmotischer Druck *m.*
  oxygen partial pressure Sauerstoffpartialdruck *m*, O₂-Partialdruck *m.*
  partial pressure *phys.* Partialdruck *m.*
  positive pressure Überdruck *m.*
  pulse pressure Pulsdruck *m.*
  sound pressure Schalldruck *m.*
  transmural pressure transmuraler Druck *m.*
  vapor pressure *phys.* Dampfdruck *m.*
  venous pressure Venendruck *m*, venöser Blutdruck *m.*
pres·sur·ize ['preʃəraɪz] *vt fig., techn.* unter Druck setzen.
pre·sump·tion [prɪ'zʌmpʃn] *n* **1.** Vermutung *f*, Annahme *f*, Präsumtion *f.* **2.** Wahrscheinlichkeit *f.*
pre·sump·tive [prɪ'zʌmptɪv] *adj* wahrscheinlich, voraussichtlich, vermutlich, präsumtiv.
pre·sur·gi·cal [prɪ'sɜrdʒɪkl] *adj* vor einer Operation, präoperativ.
pre·sys·tol·ic [ˌprɪsɪs'tɑlɪk] *adj card.* vor der Systole (auftretend), präsystolisch.
prev·a·lence ['prevələns] *n* **1.** Vorherrschen *nt*, Überwiegen *nt*, weite Verbreitung *f.* **2.** *epidem.* Prävalenz *f.*
pre·ven·tion [prɪ'venʃn] *n* **1.** Verhinderung *f*, Verhütung *f.* **2.** Vorbeugung *f*, Verhütung *f*, Prävention *f*, Prophylaxe *f.*
pre·ven·tive [prɪ'ventɪv] **I** *n* **1.** Vorbeugungsmittel *nt*, Schutzmittel *nt*, Präventivmittel *nt.* **2.** Schutzmaßnahme *f*, Vorsichtsmaßnahme *f.* **II** *adj* verhütend, vorbeugend, präventiv, Vorbeugungs-, Schutz-; prophylaktisch.
prick [prɪk] **I** *n* **1.** (Insekten-, Nadel-)Stich *m.* **2.** Stechen *nt*, stechender Schmerz *m.* **3.** (*a. fig.*) Dorn *m*, Stachel *m.* **II** *vt* (ein-, auf-, durch-)stechen; punktieren. **prick one's finger** s. in den Finger stechen. **III** *vi* stechen, schmerzen.
prick·ing ['prɪkɪŋ] *n* (*Schmerz*) Stechen *nt.*
pril·o·caine ['prɪləʊkeɪn] *n anes.* Prilocain *nt.*
pri·ma·ry ['praɪˌmerɪ, -mərɪ] *adj* **1.** wichtigste(r, s), wesentliche, primär, Haupt-; elementar, Grund-. **2.** erste(r, s), ursprünglich, Ur-, Erst-, Anfangs-. **3.** *chem.* primär, Primär-.
prim·er ['praɪmər] *n chem., biochem.* Primer *m*, Starter *m.*
  cavity primer Kavitätenprimer *m.*
prim·i·done ['prɪmədəʊn] *n pharm.* Primidon *nt.*
prim·i·tive ['prɪmətɪv] *adj allg., bio.* erste(r, s), ursprünglich, primitiv, Ur-, Primitiv-.
pri·mor·di·al [praɪ'mɔːrdɪəl, -dʒəl] *adj* **1.** von Anfang an, ursprünglich, primordial, Ur-. **2.** *embryo.* im Ansatz vorhanden, im Keim angelegt, primordial, Ur-.
pri·mor·di·um [praɪ'mɔːrdɪəm] *n, pl* **pri·mor·dia** [praɪ'mɔːrdɪə] *embryo.* Embryonalanlage *f*, Primordium *nt.*
  tooth primordium Zahnanlage *f.*
prin·ci·ple ['prɪnsəpl] *n* **1.** Prinzip *nt*, (Grund-)Satz *m*, (Grund-)Regel *f*, (Grund-)Lehre *f*; Gesetz *nt*, Gesetzmäßigkeit *f.* **in/on principle** in/aus Prinzip. **2.** *pharm., chem.* Wirkstoff *m*, wirksamer Bestandteil *m*; Grundbestandteil *m.*
  active principle *pharm.* aktives Prinzip *nt*, aktiver Bestandteil *m*; Wirkstoff *m.*
pri·on ['praɪɑn] *n micro.* Prion *nt.*
prism ['prɪzəm] *n* Prisma *nt.*
  enamel prisms Schmelzprismen *pl*, Zahnschmelzprismen *pl.*
pro·ac·cel·er·in [ˌprəʊæk'selərɪn] *n* Proakzelerin *nt*, Proaccelerin *nt*, Acceleratorglobulin *nt*, labiler Faktor *m*, Faktor V *m.*
pro·ac·tin·i·um [ˌprəʊæk'tɪnɪəm] *n* → protactinium.
pro·ac·ti·va·tor [prəʊ'æktɪveɪtər] *n biochem.* Proaktivator *m.*
  C3 proactivator C3-Proaktivator *m*, Faktor B *m.*
pro·bac·te·ri·o·phage [ˌprəʊbæk'tɪərɪəfeɪdʒ] *n micro.* Prophage *m.*
pro·band ['prəʊbænd] *n* Test-, Versuchsperson *f*, Proband(in *f*) *m.*
probe [prəʊb] **I** *n* **1.** Sonde *f.* **2.** Gensonde *f*, Probe (*f*). **3.** Untersuchung *f.* **II** *vt* **4.** sondieren, mit einer Sonde untersuchen. **5.** erforschen, untersuchen.
  cotton probe → cotton wool probe.
  cotton wool probe Watteträger *m.*
  Fox probe Fox-Parodontometer *nt.*
  Fox-Williams probe Fox-Williams-Parodontometer *nt.*
  Gilmore's probe Gilmore-Nadel *f.*
  Glickman's periodontal probe Glickman-Parodontometer *nt.*
  Goldman-Fox probe Goldmann-Fox-Williams-Zahnfleischtaschensonde *f.*
  nasal probe Nasensonde *f.*
  periodontal probe Taschenmeßsonde *f*, Zahnfleischtaschensonde *f*, Parodontometer *nt.*
  pocket probe → periodontal probe.
  pocket measuring probe → periodontal probe.
  root canal probe Wurzelkanalsonde *f.*
  Williams probe Williams-Parodontometer *nt.*

procaine

Williams periodontal probe → Williams probe.
Williams round probe → Williams probe.
pro·caine [prəʊ'keɪn, 'prəʊkeɪn] *n anes.* Prokain *nt*, Procain *nt*.
Pro·car·y·o·tae [prəʊˌkærɪ'əʊtiː] *pl bio.* Prokaryo(n)ten *pl*, Procaryotae *pl*.
pro·car·y·ote [prəʊ'kærɪəʊt, -ɪət] *n* → prokaryote.
pro·ce·dure [prə'siːdʒər] *n* Vorgehen *nt*; (*a. techn.*) Verfahren *nt*, Technik *f*.
  Astrup procedure Astrupmethode *f*, Astrupverfahren *nt*.
  Bellocq's procedure Bellocq-Tamponade *f*.
  burn-out procedure Wachsausschmelzverfahren *nt*.
  Caldwell-Luc procedure Caldwell-Luc-Operation *f*.
  Caldwell-Luc window procedure Caldwell-Luc-Operation *f*.
  Edlan-Mejchar procedure Edlan-Mejchar-Vestibulumplastik *f*.
  Millard's procedure Millard-Lippenplastik *f*.
  palatal lengthening procedure Gaumenverlängerung *f*.
  push-back procedure Gaumenrückverlagerung *f*, Push-back-Operation *f*.
  reverse filling procedure retrograde Wurzelfüllung *f*, retrograde Füllung *f*.
  standard procedure Standardmethode *f*, Standardprozedur *f*, Standardtechnik *f*.
  surgical procedure 1. Eingriff *m*, Operation *f*. **2.** Eingriff *m*, Verfahren *nt*, Technik *f*.
  V-Y procedure V-Y-Plastik *f*.
pro·ceed [prə'siːd] *vi* **1.** *fig.* Fortschritte machen, vorankommen; weitermachen, fortfahren (*in, with* in, mit). **2.** vorgehen, verfahren. **3.** (*Krankheit, Geräusch*) kommen, ausgehen (*from* von). **4.** prozessieren, einen Prozeß anstrengen (*against* gegen).
proc·ess ['prɑses, *brit.* 'prəʊses] **I** *n, pl* **proc·ess·es** ['prɑsesɪz, 'prɑsəˌsiːz] **1.** *anat.* Fortsatz *m*, Vorsprung *m*, Processus *m*. **2.** (*a. techn., chem.*) Prozeß *m*, Verfahren *nt*; Vorgang *m*, Verlauf *m*. **II** *vt* berbeiten, verarbeiten, behandeln, einem Verfahren unterwerfen.
  alveolar process of mandible Pars alveolaris mandibulae.
  alveolar process of maxilla Alveolarfortsatz *m* des Oberkiefers, Processus alveolaris maxillae.
  ameloblastic processes Ameloblastenfortsätze *pl*.
  articular process Gelenkfortsatz *m*, Processus articularis.
  Civinini's process Processus pterygospinosus.
  condylar process Kiefergelenkfortsatz *m*, Processus condylaris.
  coronoid process of mandible Kronenfortsatz *m* des Unterkiefers, Processus coronoideus mandibulae.
  dendritic process dendritischer Fortsatz *m*, Dendrit *m*.
  dental process Alveolarfortsatz *m* des Oberkiefers, Processus alveolaris maxillae.
  dentoid process of axis Dens axis.
  disease process Krankheitsprozeß *m*, Krankheitsverlauf *m*.
  falciform process of cerebellum Kleinhirnsichel *f*, Falx cerebelli.
  falciform process of cerebrum (Groß-)Hirnsichel *f*, Falx cerebri.
  fibroblast process Fibroblastenfortsatz *m*.
  frontal process of maxilla Stirnfortsatz *m* des Oberkiefers, Processus frontalis maxillae.
  frontal process of zygomatic bone Stirnfortsatz *m* des Jochbeins, Processus frontalis ossis zygomatici.
  Ingrassia's process kleiner Keilbeinflügel *m*, Ala minor (ossis sphenoidalis).
  lateral lamina of pterygoid process Lamina lateralis proc. pterygoidei.
  lost wax process Wachsausschmelzverfahren *nt*.
  malar process Jochfortsatz *m* des Oberkiefers, Processus zygomaticus maxillae.
  mamillary process of temporal bone Processus mastoideus (ossis temporalis).
  maxillary process Processus maxillaris (conchae nasalis inferioris).
  maxillary process of inferior nasal concha Processus maxillaris (conchae nasalis inferioris).
  mental process 1. Denkprozeß *m*. **2.** *anat.* Protuberantia mentalis.
  odontoblast processes → odontoblastic processes.
  odontoblastic processes Odontoblastenfortsätze *pl*.
  processes of odontoblasts → odontoblastic processes.
  odontoid process of axis Dens axis.
  palatine process of maxilla Gaumenfortsatz *m* des Oberkieferknochens, Processus palatinus (maxillae).
  pterygoid process Flügelfortsatz *m* des Keilbeins, Processus pterygoideus.
  pterygospinous process Processus pterygospinosus.
  retromandibular process Processus retromandibularis.
  reversal process Umkehrentwicklung *f*.
  sphenoid process of palatine bone Processus sphenoidalis (ossis palatini).
  styloid process Griffelfortsatz *m*, Processus styloideus.
  styloid process of temporal bone Processus styloideus ossis temporalis.
  temporal process of mandible Kronenfortsatz *m* des Unterkiefers, Processus coronoideus mandibulae.
  Tomes' processes Tomes-Fasern *pl*, Tomes-Fortsätze *pl*, Dentinfasern *pl*.
  zygomatic process Jochfortsatz *m*, Processus zygomaticus.
  zygomatic process of frontal bone Jochfortsatz des Stirnbeins, Processus zygomaticus ossis frontalis.
  zygomatic process of maxilla Jochfortsatz des Oberkiefers, Processus zygomaticus maxillae.
  zygomatic process of temporal bone Jochfortsatz des Schläfenbeins, Processus zygomaticus ossis temporalis.
pro·chei·lia [prəʊ'kaɪlɪə] *n* Procheilie *f*.
pro·chi·lia [prəʊ'kaɪlɪə] *n* Procheilie *f*.
pro·col·la·gen [prəʊ'kɑlədʒən] *n* Prokollagen *nt*.
pro·con·ver·tin [ˌprəʊkən'vɜrtɪn] *n* Prokonvertin *nt*, Proconvertin *nt*, Faktor VII *m*, Autothrombin I *nt*, Serum-Prothrombin-Conversion-Accelerator *m*, stabiler Faktor *m*.
procto- *pref.* Enddarm-, Mastdarm-, Ano-, Anus-, Prokt(o)-, Rektum-, Rekto-.
pro·dro·ma [prə'drəʊmə, 'prɑdrəmə] *n, pl* **pro·dro·mas, pro·dro·ma·ta** [prə'drəʊmətə, 'prɑdrəmətə] → prodrome.
pro·dro·mal [prə'drəʊməl, 'prɑdrəməl] *adj* ankündigend, vorangehend, prodromal, Prodromal-.
pro·drome ['prəʊdrəʊm] *n* Prodromalerscheinung *f*, Prodrom *nt*, Vorzeichen *nt*, Frühsymptom *nt*.
pro·drom·ic [prə'drɑmɪk] *adj* → prodromal.
prod·ro·mous ['prɑdrəməs] *adj* → prodromal.
prod·ro·mus ['prɑdrəməs] *n* → prodrome.
pro·e·mi·al [prəʊ'iːmɪəl] *adj* → prodromal.
pro·en·ceph·a·lon [ˌprəʊen'sefələn] *n* → prosencephalon.
pro·en·zyme [prəʊ'enzaɪm] *n* Enzymvorstufe *f*, Proenzym *nt*, Zymogen *nt*.
pro·e·ryth·ro·blast [ˌprəʊɪ'rɪθrəblæst] *n* Proerythroblast *m*, Pronormoblast *m*.
pro·fer·ment [prəʊ'fɜrmənt] *n* → proenzyme.
pro·fi·bri·nol·y·sin [ˌprəʊfaɪbrə'nɑləsɪn] *n* Plasminogen *nt*, Profibrinolysin *nt*.
pro·file ['prəʊfaɪl] **I** *n* **1.** Seitenansicht *f*, Profil *nt*; Umriß *m*, Kontur *f*. **2.** Profil *nt*; Längsschnitt *m*; Durchschnitt *m*; Querschnitt *m*. **3.** (Persönlichkeits-, Leistungs-)Diagramm *nt*, Kurve *f*. **II** *vt* im Profil darstellen, profilieren.
  facial profile Gesichtsprofil *nt*.
  prognathic profile prognathes Profil *nt*.
  retrognathic profile retrognathes Profil *nt*.
pro·gen·e·sis [prəʊ'dʒenəsɪs] *n* Progenese *f*.
pro·ge·nia [prəʊ'dʒiːnɪə] *n* → prognathism.
pro·gen·i·tor [prəʊ'dʒenɪtər] *n* **1.** Vorläufer *m*; Vorfahr *m*. **2.** *histol., hema.* Vorläuferzelle *f*.
prog·e·ny ['prɑdʒənɪ] *n* Nachkommen(schaft *f*) *pl*, Abkömmlinge *pl*, Kinder *pl*, Progenitur *f*.
pro·ge·ria [prəʊ'dʒɪərɪə] *n* Hutchinson-Gilford-Syndrom *nt*, Gilford-Syndrom *nt*, Progerie *f*, greisenhafter Zwergwuchs *m*, Progeria Hutchinson-Gilford, Progeria infantilis.
  progeria with cataract Hallermann-Streiff-Syndrom *nt*, Hallermann-Streiff-Francois-Syndrom *nt*, Dyskephaliesyndrom *nt* von Francois, Dysmorphia mandibulo-oculo-facialis.
  progeria with microphthalmia → progeria with cataract.
pro·ges·ter·one [prəʊ'dʒestərəʊn] *n* Gelbkörperhormon *nt*, Progesteron *nt*, Corpus-luteum-Hormon *nt*.
pro·glos·sis [prəʊ'glɑsɪs] *n* Zungenspitze *f*.
pro·glot·tid [prəʊ'glɑtɪd] *n micro.* Bandwurmglied *nt*, Proglottid *m*.
prog·na·thia [prəʊ'neɪθɪə, -'næθ-, prɑg-] *n* → prognathism.
prog·na·thism ['prɑgnəθɪzəm] *n* Prognathie *f*, Progenie *f*.
  mandibular prognathism Progenie *f*.
  maxillary prognathism maxilläre Prognathie *f*, maxilläre Protrusion *f*.
prog·na·thom·e·ter [ˌprɑgnə'θɑmɪtər] *n* Prognathometer *nt*.
prog·no·sis [prɑg'nəʊsɪs] *n, pl* **prog·no·ses** [prɑg'nəʊsiːz] Voraussage *f*, Vorhersage *f*, Prognose *f*. **make a prognosis** eine Prognose stellen.
  dental prognosis zahnärztliche Prognose *f*.
  denture prognosis Prothesenprognose *f*.
prog·nos·ti·cate [prɑg'nɑstɪkeɪt] *vt* **1.** voraussagen, vorhersagen, prognostizieren. **2.** anzeigen.
prog·nos·ti·ca·tion [prɑgnɑstɪ'keɪʃn] *n* → prognosis.
pro·gran·u·lo·cyte [prəʊ'grænjələsaɪt] *n* → promyelocyte.

pro·hor·mone [prəʊˈhɔːrməʊn] *n* Prohormon *nt*.
pro·in·su·lin [prəʊˈɪnsəlɪn, -ˈɪns(j)u-] *n* Proinsulin *nt*.
pro·jec·tion [prəˈdʒekʃn] *n* **1.** Vorsprung *m*, Fortsatz *m*. **2.** (Her-)Vorspringen *nt*, Vorstehen *nt*. **3.** *mathe., opt., psycho.* Projektion *f*. **4.** Planung *f*, Entwurf *m*, (Ein-)Schätzung *f*; *stat.* Hochrechnung *f*.
  axial projection axiale Projektion *f*.
  enamel projection Schmelzsporn *m*, Zahnschmelzsporn *m*.
  extradental projection extradentale Projektion *f*.
  lateral jaw projection seitliche Kieferaufnahme *f*.
Pro·kar·y·o·tae [prəʊˌkærɪˈəʊtiː] *pl* → Procaryotae.
pro·kar·y·ote [prəʊˈkærɪəʊt, -ɪət] *n bio.* Prokaryo(n)t *m*.
pro·lac·tin [prəʊˈlæktɪn] *n* Prolaktin *nt*, Prolactin *nt*, laktogenes Hormon *nt*.
pro·lac·ti·no·ma [prəʊˌlæktɪˈnəʊmə] *n* Prolaktinom *nt*, Prolactinom(a) *nt*.
pro·lam·in [prəʊˈlæmɪn, ˈprəʊləmɪn] *n* Prolamin *nt*.
pro·lam·ine [prəʊˈlæmiːn, -mɪn, ˈprəʊləmɪn] *n* → prolamin.
pro·lapse [*n* ˈprəʊlæps; *v* prəʊˈlæps] *patho.* **I** *n* Vorfall *m*, Prolaps *m*, Prolapsus *m*. **II** *vi* vorfallen, hervortreten, prolabieren.
  mucosal prolapse Schleimhautprolaps *m*, Schleimhautvorfall *m*, Mukosaprolaps *m*, Mukosavorfall *m*.
pro·lif·er·ate [prəˈlɪfəreɪt, prəʊ-] *vi* wuchern, proliferieren; *s.* (rasch) ausbreiten *od.* vermehren.
pro·lif·er·a·tion [prəʊˌlɪfəˈreɪʃn] *n* **1.** Wucherung *f*, Proliferation *f*. **2.** Wuchern *nt*, Proliferieren *nt*, (rasche) Vermehrung *od.* Ausbreitung *f*.
  epithelial proliferation Epithelproliferation *f*, Epithelwucherung *f*.
  gingival proliferation Zahnfleischwucherung *f*.
  lymphoepithelial proliferation lymphoepitheliale Proliferation *f*.
pro·lif·er·a·tive [prəˈlɪfəˌreɪtɪv] *adj* proliferativ, proliferierend, wuchernd, Vermehrungs-, Proliferations-.
pro·lif·er·ous [prəʊˈlɪfərəs] *adj* → proliferative.
pro·line [ˈprəʊliːn, -lɪn] *n* Prolin *nt*.
pro·longed [prəˈlɔːŋt, -ˈlɑŋt] *adj* protrahiert.
pro·lym·pho·cyte [prəʊˈlɪmfəsaɪt] *n* Prolymphozyt *m*.
pro·meg·a·kar·y·o·cyte [prəʊˌmegəˈkærɪəsaɪt] *n* Promegakaryozyt *m*.
pro·meg·a·lo·blast [prəʊˈmegələblæst] *n* Promegaloblast *m*.
pro·met·a·phase [prəʊˈmetəfeɪz] *n* Prometaphase *f*.
prom·i·nence [ˈprɑmɪnəns] *n anat.* Vorsprung *m*, (Vor-)Wölbung *f*, Prominentia *f*.
  frontal prominence Stirnhöcker *m*, Tuber frontale, Eminentia frontalis.
  laryngeal prominence Adamsapfel *m*, Prominentia laryngea.
pro·mon·o·cyte [prəʊˈmɑnəsaɪt] *n* Promonozyt *m*.
pro·mon·to·ri·um [ˌprɑmənˈtɔːrɪəm, -ˈtəʊ-] *n, pl* **pro·mon·to·ria** [ˌprɑmənˈtɔːrɪə, -ˈtəʊ-] → promontory.
prom·on·to·ry [ˈprɑmənˌtɔːriː, -təʊ-] *n anat.* vorspringender (Körper-)Teil *m*, Promontorium *nt*.
  promontory of tympanic cavity Promontorium tympani.
pro·mot·er [prəˈməʊtər] *n biochem.* Promotor *m*, Aktivator *m*.
pro·my·e·lo·cyte [prəʊˈmaɪələsaɪt] *n* Promyelozyt *m*.
pro·na·tion [prəʊˈneɪʃn] *n* Einwärtsdrehung *f* um die Längsachse, Pronation *f*.
pro·na·tor [prəˈneɪtər, ˈprəʊneɪ-] *n* Pronator *m*, Musculus pronator.
prone [prəʊn] *adj* **1.** proniert, auf dem Bauch liegend, mit dem Gesicht nach unten liegend; (flach) hingestreckt liegend. **2.** *fig.* tendierend *od.* neigend (*to* zu). **3.** geneigt, gebeugt. **4.** mit nach unten gedrehter Handfläche.
prone·ness [ˈprəʊnɪs] *n* Neigung *f*, Hang *m*, Veranlagung *f* (*to* zu).
pro·nor·mo·blast [prəʊˈnɔːrməblæst] *n* Proerythroblast *m*, Pronormoblast *m*.
prop [prɑp] **I** *n* (*a. fig.*) Stütze *f*, Halt *m*. **II** *vt* (ab-)stützen, halten.
  prop up *vt* → prop II.
  mouth prop Mundsperrer *m*, Kieferdilatator *m*.
prop·a·gate [ˈprɑpəgeɪt] **I** *vt* **1.** (*Lehre*) verbreiten, propagieren. **2.** (*Krankheit*) übertragen. **3.** (*Schall, Licht*) weiterleiten, fortleiten, übertragen. **4.** propagate o.s. *v.* vermehren *od.* fortpflanzen. **II** *vi* **5.** s. fortpflanzen *od.* vermehren. **6.** s. ausbreiten *od.* verbreiten.
prop·a·ga·tion [ˌprɑpəˈgeɪʃn] *n* **1.** *allg.* Vermehrung *f*, Ausbreitung *f*; (*Lehre*) Propagierung *f*. **2.** (*Seuche*) Übertragung *f*, Verbreitung *f*. **3.** (*Licht, Schall*) Fortleitung *f*, Weiterleitung *f*, Übertragung *f*. **4.** Vermehrung *f*, Fortpflanzung *f*.
pro·pane [ˈprəʊpeɪn] *n* Propan *nt*.
pro·pene [ˈprəʊpiːn] *n* → propylene.
pro·per·din [prəʊˈpɜːrdɪn, ˈprəʊpərdɪn] *n* Properdin *nt*.
prop·er·ty [ˈprɑpərtiː] *n, pl* **prop·er·ties** **1.** Eigentum *nt*, Besitz *m*. **2.** *phys.* Eigenschaft *f*. **3.** Fähigkeit *f*, Vermögen *nt*.
  stretch properties Elastizität *f*, Dehnungseigenschaften *pl*.
pro·phage [ˈprəʊfeɪdʒ] *n micro.* Prophage *m*.
pro·phase [ˈprəʊfeɪz] *n* Prophase *f*.
pro·phy·lac·tic [ˌprəʊfəˈlæktɪk, ˌprɑfəˈlæktɪk] **I** *n* **1.** vorbeugendes Mittel *nt*, Prophylaktikum *nt*. **2.** vorbeugende Maßnahme *f*. **3.** Präservativ *nt*, Kondom *nt*. **II** *adj* vorbeugend, prophylaktisch, Vorbeugungs-, Schutz-.
pro·phy·lac·to·don·tia [ˌprəʊfəˌlæktəˈdɑnʃɪə] *n* präventive Zahnheilkunde *f*.
pro·phy·lac·to·don·tics [ˌprəʊfəˌlæktəˈdɑntɪks] *pl* präventive Zahnheilkunde *f*.
pro·phy·lax·is [ˌprəʊfəˈlæksɪk, ˌprɑfə-] *n* vorbeugende Behandlung *f*, Präventivbehandlung *f*, Vorbeugung *f*, Prophylaxe *f*.
  dental prophylaxis prophylaktische Zahnheilkunde *f*.
  oral antimicrobial prophylaxis orale antimikrobielle Prophylaxe *f*.
  oral prophylaxis prophylaktische Zahnheilkunde *f*.
  postexposure prophylaxis postexpositionelle Prophylaxe *f*, Postexpositionsprophylaxe *f*.
pro·pi·cil·lin [ˌprəʊpɪˈsɪlɪn] *n pharm.* Propicillin *nt*, Phenoxypropylpenicillin *nt*.
pro·plas·min [prəʊˈplæzmɪn] *n* → plasminogen.
pro·pria [ˈprɑprɪə] *n* Propria *f*, Tunica propria.
pro·pri·e·tar·y [prəˈpraɪətɪəriː] **I** *n pharm.* Markenartikel *m*. **II** *adj* gesetzlich geschützt, Marken-.
pro·pri·o·cep·tion [ˌprəʊprɪəˈsepʃn] *n* proprio(re)zeptive/kinästhetische Sensibilität *f*, Tiefensensibilität *f*, Proprio(re)zeption *f*.
pro·pri·o·cep·tor [ˌprəʊprɪəˈseptər] *n* Proprio(re)zeptor *m*.
pro·pul·sion [prəˈpʌlʃn] *n* **1.** (*a. fig.*) Antrieb *m*; Antriebskraft *f*; Vorwärtsbewegung *f*, Fortbewegung *f*. **2.** *patho.* Propulsion *f*.
pro·pul·sive [prəˈpʌlsɪv] *adj* (*a. fig.*) vorantreibend, vorwärtsdrängend, vorwärtstreibend, propulsiv.
pro·pul·sor [prəˈpʌlsər] *n* Propulsor *m*, Mühlemann-Propulsor *m*.
pro·py·lene [ˈprəʊpəliːn] *n* Propylen *nt*, Propen *nt*.
pros·en·ceph·a·lon [ˌprɑsənˈsefələn, -lɑn] *n, pl* **pros·en·ceph·a·la** [ˌprɑsənˈsefələ] Vorderhirn *nt*, Prosenzephalon *nt*, Prosencephalon *nt*.
pro·sop·a·gus [prəʊˈsɑpəgəs] *n* → prosopopagus.
pros·o·pal·gia [ˌprɑsəˈpældʒ(ɪ)ə] *n* Gesichtsneuralgie *f*, Prosopalgie *f*, Trigeminusneuralgie *f*.
pros·o·phe·no·sia [ˌprɑsəfɪˈnəʊsɪə] *n* → prosopagnosia.
prosopo- *pref.* Gesichts-, Prosop(o)-.
pros·o·po·a·nos·chi·sis [ˌprɑsəpəʊəˈnɑskɪsɪs] *n embryo.* Wangenspalte *f*, Meloschisis *f*.
pros·o·po·di·ple·gia [ˌprɑsəpəʊdaɪˈpliːdʒ(ɪ)ə] *n* beidseitige Gesichtslähmung *f*/Fazialislähmung *f*, Prosopodiplegie *f*.
pros·o·po·dys·mor·phia [ˌprɑsəpəʊdɪsˈmɔːrfɪə] *n neuro.* Romberg(-Parry)-Syndrom *nt*, Romberg-Trophoneurose *f*, progressive halbseitige Gesichtsatrophie *f*, Hemiatrophia faciei/facialis progressiva, Atrophia (hemi-)facialis.
pros·o·po·neu·ral·gia [ˌprɑsəpəʊnjʊəˈrældʒ(ɪ)ə, -nʊ-] *n* → prosopalgia.
pros·o·po·pa·gus [prɑsəˈpɑpəgəs] *n embryo.* Prosopopagus *m*.
pros·o·po·ple·gia [ˌprɑsəpəʊˈpliːdʒ(ɪ)ə] *n* Fazialislähmung *f*, Fazialisparese *f*, Fazioplegie *f*, Prosopoplegie *f*.
pros·o·pos·chi·sis [prɑsəˈpɑskəsɪs] *n embryo.* Gesichtsspalte *f*, Prosoposchisis *f*, Fissura facialis.
pros·o·po·spasm [ˈprɑsəpəʊspæzəm] *n* Bell-Spasmus *m*, Fazialiskrampf *m*, Gesichtszucken *nt*, mimischer Gesichtskrampf *m*, Fazialis-Tic *m*, Tic convulsif, Tic facial.
pros·ta·cy·clin [ˌprɑstəˈsaɪklɪn] *n* Prostazyklin *nt*, Prostacyclin *nt*, Prostaglandin I$_2$ *nt*.
pros·ta·glan·din [ˌprɑstəˈglændɪn] *n* Prostaglandin *nt*.
  prostaglandin A → prostacyclin.
pros·the·sis [ˈprɑsˈθiːsɪs, ˈprɑsθɪsɪs] *n, pl* **pros·the·ses** [prɑsˈθiːsiːz, ˈprɑsθɪsiːz] Prothese *f*, Gliederersatz *m*, Kunstglied *nt*.
  cement-retained prosthesis einzementierte Prothese *f*.
  cleft palate prosthesis Gaumenspaltenprothese *f*.
  complete dental prosthesis Vollprothese *f*, Totalprothese *f*, totale Prothese *f*.
  complete denture prosthesis → complete dental prosthesis.
  condylar prosthesis Kondylenprothese *f*.
  definitive prosthesis definitive Prothese *f*, Dauerprothese *f*.
  dental prosthesis künstliches Gebiß *nt*, Zahnersatz *m*, Zahnprothese *f*, (Teil-)Gebiß *nt*.
  fixed prosthesis festsitzende Brücke *f*, festsitzende Prothese *f*, festsitzende Teilprothese *f*, fixe Brücke *f*.
  fixed bridge prosthesis → fixed prosthesis.
  hybrid prosthesis Hybridprothese *f*.
  implant-supported prosthesis implantat-gestützte Prothese *f*.
  maxillary prosthesis Oberkieferprothese *f*.

maxillofacial prosthesis maxillofaziale Prothese *f.*
metal prosthesis Metallprothese *f.*
obturator prosthesis Obturatorprothese *f.*
overlay prosthesis → telescopic prosthesis.
partial denture prosthesis abnehmbare Brücke *f,* abnehmbare Prothese *f,* abnehmbare Teilprothese *f.*
permanent prosthesis Dauerprothese *f,* definitive Prothese *f.*
plastic prosthesis Kunststoffprothese *f.*
provisional prosthesis provisorische Prothese *f.*
swing-lock prosthesis Teilprothese *f* mit Schwenkriegel.
telescopic prosthesis teleskopierende Totalprothese *f,* Deckprothese *f.*
temporary prosthesis provisorische Prothese *f.*
therapeutic prosthesis therapeutisches Hilfsmittel *nt.*
total prosthesis Totalendoprothese *f,* Totalprothese *f.*
pros·thet·ics [prɒsˈθetɪks] *pl* Prothetik *f,* Zahnersatz kunde *f,* Gliederersatzkunde *f.*
complete denture prosthetics Prothethik *f* von Totalprothesen, Totalprothetik *f.*
dental prosthetics Prothetik *f,* Zahnersatzkunde *f,* zahnärztliche Prothetik *f.*
denture prosthetics → dental prosthetics.
pros·tho·don·tia [ˌprɒsθəˈdɒnʃ(ɪ)ə] *n* → prosthodontics.
pros·tho·don·tics [prɒsθəˈdɒntɪks] *pl* Prothetik *f,* Zahnersatzkunde *f,* zahnärztliche Prothetik *f.*
complete prosthodontics Prothethik *f* von Totalprothesen, Totalprothetik *f.*
crown and bridge prosthodontics Kronen und Brückenprothetik *f.*
pros·tra·tion [prɒˈstreɪʃn] *n* extreme Erschöpfung *f,* extreme Kraftlosigkeit *f,* Prostration *f.*
heat prostration Hitzeerschöpfung *f,* Hitzekollaps *m.*
nervous prostration Beard-Syndrom *nt,* Nervenschwäche *f,* nervöse Übererregbarkeit *f,* Neurasthenie *f,* Neurasthenia *f.*
prot·ac·tin·i·um [ˌprəʊtækˈtɪnɪəm] *n* Protactinium *nt.*
prot·a·mine [ˈprəʊtəmiːn, prɒˈtæmɪn] *n* Protamin *nt.*
pro·te·ase [ˈprəʊtɪeɪz] *n* → proteinase.
pro·tect [prəˈtekt] **I** *vt* (be-)schützen (*from* vor; *against* gegen); (ab-)sichern. **II** *vi* schützen (*against* vor).
pro·tec·tion [prəˈtekʃn] *n* Schutz *m* (*from* vor; *against* gegen).
radiation protection Strahlenschutz *m.*
pro·tec·tive [prəˈtektɪv] *adj* **1.** (be-)schützend, Schutz-. **2.** beschützerisch (*towards* gegenüber).
pro·tec·tor [prəˈtektər] *n* Schutz *m,* Schutzvorrichtung *f,* Schutzmittel *nt,* Schützer *m.*
pro·tein [ˈprəʊtiːn, ˈprəʊtiːɪn] **I** *n* Eiweiß *nt,* Protein *nt.* **II** *adj* eiweißartig, proteinartig, eiweißhaltig, proteinhaltig, Protein-, Eiweiß-.
acute-phase protein Akute-Phase-Protein *nt.*
C-reactive protein C-reaktives Protein *nt.*
enamel protein Schmelzprotein *nt,* Zahnschmelzprotein *nt.*
fibrillar protein Faserprotein *nt,* Skleroprotein *nt.*
fibrous protein → fibrillar protein.
foreign protein Fremdeiweiß *nt,* Fremdprotein *nt.*
heterologous protein → foreign protein.
immune protein Antikörper *m.*
monoclonal protein monoklonaler Antikörper *m.*
M protein 1. monoklonaler Antikörper *m.* **2.** *micro.* M-Protein *nt.*
plasma protein Plasmaprotein *nt.*
transport protein Transportprotein *nt.*
pro·tein·ase [ˈprəʊtɪ(ɪ)neɪz] *n* Proteinase *f,* Protease *f.*
pro·tein·e·mia [ˌprəʊtɪ(ɪ)ˈniːmɪə] *n* erhöhter Proteingehalt *m* des Blutes, Proteinämie *f.*
pro·tei·no·sis [ˌprəʊtɪ(ɪ)ˈnəʊsɪs] *n* Proteinose *f.*
lipid proteinosis Urbach-Wiethe-Syndrom *nt,* Lipoidproteinose *f* (Urbach-Wiethe), Hyalinosis cutis et mucosae.
lipoid proteinosis → lipid proteinosis.
pro·tein·u·ria [ˌprəʊtɪ(ɪ)ˈn(j)ʊərɪə] *n* Eiweißausscheidung *f* im Harn, Proteinurie *f,* Albuminurie *f.*
pro·te·o·clas·tic [ˌprəʊtəʊˈklæstɪk] *adj* eiweißspaltend, proteoklastisch.
pro·te·o·gly·can [ˌprəʊtəʊˈɡlaɪkæn] *n* Proteoglykan *nt.*
pro·te·o·hor·mone [ˌprəʊtəʊˈhɔːrməʊn] *n* Proteo-, Polypeptidhormon *nt.*
pro·te·ol·y·sis [ˌprəʊtɪˈɒləsɪs] *n* Proteinspaltung *f,* Eiweißspaltung *f,* Proteolyse *f.*
pro·te·o·me·tab·o·lism [ˌprəʊtɪəʊməˈtæbəlɪzəm] *n* Proteinstoffwechsel *m,* Proteinmetabolismus *m,* Eiweißstoffwechsel *m,* Eiweißmetabolismus *m.*
pro·te·o·pep·sis [ˌprəʊtɪəʊˈpepsɪs] *n* Eiweißverdauung *f.*
pro·te·u·ria [ˌprəʊtɪˈ(j)ʊərɪə] *n* → proteinuria.

Pro·te·us [ˈprəʊtɪəs, -tjuːs] *n micro.* Proteus *m.*
pro·te·us [ˈprəʊtɪəs, -tjuːs] *n, pl* **pro·tei** [ˈprəʊtɪaɪ] *micro.* Proteus *m.*
pro·throm·bin [prəʊˈθrɒmbɪn] *n* Prothrombin *nt,* Faktor II *m.*
component A of prothrombin Proakzelerin *nt,* Proaccelerin *nt,* Acceleratorglobulin *nt,* labiler Faktor *m,* Faktor V *m.*
pro·throm·bin·ase [prəʊˈθrɒmbɪneɪz] *n* → prothrombin activator.
pro·throm·bi·no·pe·nia [prəʊˌθrɒmbɪnəʊˈpiːnɪə] *n* Faktor-II-Mangel *m,* Hypoprothrombinämie *f.*
pro·throm·bo·ki·nase [prəʊˌθrɒmbəʊˈkaɪneɪz, -ˈkɪ-] *n* → prothrombin conversion *factor.*
pro·tin·i·um [prəʊˈtɪnɪəm] *n* → protium.
pro·tist [ˈprəʊtɪst] *n bio.* Einzeller *m,* Protist *m.*
pro·ti·um [ˈprəʊtɪəm, -ʃɪəm] *n* leichter Wasserstoff *m,* Protium *nt.*
proto- *pref.* Erst-, Ur-, Prot(o)-.
pro·to·cone [ˈprəʊtəkəʊn] *n* Protokonus *m,* Archikonus *m.*
pro·to·co·nid [ˌprəʊtəˈkəʊnɪd] *n* Protokonid *m.*
pro·to·fi·bril [ˌprəʊtəʊˈfaɪbrəl, -ˈfɪb-] *n* Elementarfibrille *f,* Protofibrille *f.*
pro·to·hy·dro·gen [ˌprəʊtəʊˈhaɪdrədʒən] *n* → protium.
pro·to·mer [ˈprəʊtəʊmər] *n* Protomer *nt.*
pro·ton [ˈprəʊtɒn] *n phys.* Proton *nt.*
pro·to·path·ic [ˌprəʊtəˈpæθɪk] *adj* **1.** ohne erkennbare Ursache (entstanden), unabhängig von anderen Krankheiten, selbständig, idiopathisch; essentiell, primär, genuin. **2.** gestört, entdifferenziert; protopathisch.
pro·to·plasm [ˈprəʊtəʊplæzəm] *n* Protoplasma *nt.*
pro·to·por·phyr·ia [ˌprəʊtəʊpɔːrˈfɪərɪə] *n derm.* Protoporphyrie *f,* Protoporphyria *f.*
erythrohepatic protoporphyria *derm.* erythrohepatische/erythropoetische Protoporphyrie *f,* protoporphyrinämische Lichtdermatose *f,* Protoporphyria erythropoetica.
erythropoietic protoporphyria → erythrohepatic protoporphyria.
pro·to·por·phy·rin [ˌprəʊtəʊˈpɔːrfərɪn] *n* Protoporphyrin *nt.*
pro·to·sto·ma [ˌprəʊtəʊˈstəʊmə] *n embryo.* Urmund *m,* Urdarmöffnung *f,* Blastoporus *m.*
pro·to·type [ˈprəʊtəʊtaɪp] *n* Urform *f,* Urtyp *m,* Prototyp *m.*
Pro·to·zoa [ˌprəʊtəʊˈzəʊə] *pl bio.* Urtierchen *pl,* tierische Einzeller *pl,* Protozoen *pl,* Protozoa *pl.*
pro·to·zo·i·a·sis [ˌprəʊtəʊzəʊˈaɪəsɪs] *n* Protozoeninfektion *f.*
pro·to·zo·on [ˌprəʊtəʊˈzəʊən, -ˈzəʊɒn] *n, pl* **pro·to·zoa** [ˌprəʊtəʊˈzəʊə] *bio.* Urtierchen *nt,* Protozoon *nt.*
pro·tract [prəʊˈtrækt, prə-] *vt* in die Länge ziehen, hinausziehen, hinauszögern, verschleppen, verzögern, verlängern, protrahieren.
pro·tract·ed [prəʊˈtræktɪd, prə-] *adj* verzögert, verlängert, aufgeschoben, protrahiert.
pro·trac·tion [prəʊˈtrækʃn, prə-] *n* Hinausschieben *nt,* Hinausziehen *nt,* Hinauszögern *nt,* Verschleppen *nt,* Verzögern *nt,* Verzögerung *f,* Protrahieren *nt,* Protrahierung *f,* Protraktion *f.*
mandibular protraction Progenie *f.*
mandibular protraction of the jaws Progenie *f.*
pro·trude [prəʊˈtruːd, prəˈtruːd] **I** *vt* herausstrecken. **II** *vi* vorstehen, vorragen, vortreten.
pro·tru·sion [prəˈtruːʒn] *n* **1.** Vorstehen *nt,* Vortreten *nt,* Herausragen *nt.* **2.** Vorsprung *m,* Vorwölbung *f; anat.* Protrusion *f,* Protusio *f.*
bimaxillary dentoalveolar protrusion bimaxilläre dentoalveoläre Protrusion *f.*
bimaxillary protrusion bimaxilläre Protrusion *f.*
protrusion of the bulb *ophthal.* Glotzauge *nt,* Exophthalmus *m,* Exophthalmie *f,* Ophthalmoptose *f,* Proptosis bulbi, Protrusio bulbi.
protrusion of the eyeball → protrusion of the bulb.
jaw protrusion 1. Prognathie *f.* **2.** Progenie *f.*
mandibular protrusion Progenie *f.*
maxillary alveolar protrusion alveoläre maxilläre Protrusion *f.*
maxillary protrusion maxilläre Prognathie *f,* maxilläre Protrusion *f.*
pro·tru·sive [prəˈtruːsɪv] *adj* hervortretend, vorstehend.
pro·tu·ber·ance [prəʊˈt(j)uːbərəns, prə-] *n* **1.** Vorsprung *m,* (her-)vorstehende Stelle *f.* **2.** *anat.* Höcker *m,* Beule *f,* Protuberanz *f,* Protuberantia *f;* (*Knochen*) Apophyse *f.* **3.** (Her-)Vorstehen *nt,* (Her-)Vortreten *nt.*
protuberance of chin Protuberantia mentalis.
external occipital protuberance Protuberantia occipitalis externa.
internal occipital protuberance Protuberantia occipitalis interna.
laryngeal protuberance Adamsapfel *m,* Prominentia laryngea..
mental protuberance Kinn *nt,* Kinnvorsprung *m,* Protuberantia mentalis.
palatine protuberance Torus palatinus.
pro·tu·ber·ant [prəʊˈt(j)uːbərənt, prə-] *adj* (her-)vorstehend, (her-)tretend.

pro·tu·ber·an·tia [prəʊˌt(j)uːbəˈrænʃɪə] *n anat.* Höcker *m*, Beule *f*, Protuberanz *f*, Protuberantia *f*; (*Knochen*) Apophyse *f*.
pro·vi·sion·al [prəˈvɪʒənl] *adj* vorläufig, vorübergehend, provisorisch, Behelfs-.
pro·vi·ta·min [prəʊˈvaɪtəmɪn] *n* Provitamin *nt*.
prox·i·mal [ˈprɒksɪməl] *adj* rumpfwärts liegend, zur Körpermitte, proximal.
prox·i·mo·buc·cal [ˌprɒksɪməʊˈbʌkl] *adj* proximobukkal.
proximo-incisal *adj* proximoinzisal.
prox·i·mo·la·bi·al [ˌprɒksɪməʊˈleɪbɪəl] *adj* proximolabial, labioproximal.
prox·i·mo·lin·gual [ˌprɒksɪməʊˈlɪŋgwəl] *adj* proximolingual, linguoproximal.
proximo-occlusal *adj* proximo-okklusal.
pru·rig·i·nous [prʊəˈrɪdʒənəs] *adj* Prurigo betr., prurigoartig, pruriginös; juckend, mit Jucken einhergehend.
pru·ri·go [prʊəˈraɪgəʊ] *n derm.* Juckblattersucht *f*, Prurigo *f*.
   Besnier's prurigo *derm.* Besnier-Prurigo *f*, Prurigo Besnier.
   Hebra's prurigo Hebra-Krankheit *f*, Kokardenerythem *nt*, Erythema (exsudativum) multiforme, Hidroa vesiculosa.
   summer prurigo polymorphe Lichtdermatose *f* (Haxthausen), polymorpher Lichtausschlag *m*, Lichtekzem *nt*, Sommerprurigo *f*, Lupus erythematodes-artige Lichtdermatose *f*, Prurigo aestevalis, Eccema solare, Dermatopathia photoelectrica.
   summer prurigo of Hutchinson 1. → summer prurigo. **2.** Sommerprurigo *f* Hutchinson, Hidroa vacciniformia, Hidroa aestivalia, Hidroa vacciniformis, Hydroa aestivale, Hidroa vacciniforme, Dermatopathia photogenica.
pru·rit·ic [prʊəˈrɪtɪk] *adj* Pruritus betr., juckend.
pru·ri·tus [prʊəˈraɪtəs] *n* (Haut-)Jucken *nt*, Juckreiz *m*, Pruritus *m*.
   senile pruritus Pruritus senilis.
prus·si·ate [ˈprʌʃɪeɪt, -ɪt, ˈprʌs-] *n* Zyanid *nt*, Cyanid *nt*.
psel·lism [ˈselɪzəm] *n* Stammeln *nt*, Stottern *nt*, Psellismus *m*.
pseud·es·the·sia [ˌsuːdesˈθiːʒ(ɪ)ə] *n* **1.** *neuro.* Störung *f* des Tastsinns, Parapsis *f*. **2.** Scheinempfindung *f*, Pseudästhesie *f*. **3.** Amputationstäuschung *f*, Phantomschmerz(en *pl*) *m*.
pseudo- *pref.* Falsch-, Schein-, Pseud(o)-.
pseu·do·ag·glu·ti·na·tion [ˌsuːdəʊəˌgluːtəˈneɪʃn] *n* **1.** Pseudoagglutination *f*. **2.** Geldrollenbildung *f*, Pseudo(häm)agglutination *f*.
pseu·do·al·lel·ic [ˌsuːdəʊəˈliːlɪk] *adj* Pseudoallele betr., pseudoallel.
pseu·do·an·a·phy·lax·is [suːdəʊˌænəfɪˈlæksɪs] *n* anaphylaktoide Reaktion *f*.
pseu·do·an·o·don·tia [ˌsuːdəʊˌænəˈdɒnʃɪə] *n* Pseudoanodontie *f*.
pseu·do·ar·thro·sis [ˌsuːdəʊɑːˈθrəʊsɪs] *n* → pseudarthrosis.
pseu·do·asth·ma [ˌsuːdəʊˈæzmə] *n* paroxysmale Dyspnoe *f*.
pseu·do·cap·sule [ˌsuːdəʊˈkæpsəl, -s(j)uːl] *n* Scheinkapsel *f*, Pseudokapsel *f*.
pseu·do·cho·les·te·a·to·ma [ˌsuːdəʊkəʊˌlestɪəˈtəʊmə] *n* Pseudocholesteatom *nt*.
pseu·do·cho·lin·es·ter·ase [suːdəʊˌkəʊlɪˈnestəreɪz, -ˌkɒl-] *n* unspezifische/unechte Cholinesterase *f*, Pseudocholinesterase *f*, Typ II-Cholinesterase *f*, β-Cholinesterase *f*, Butyrylcholinesterase *f*.
pseu·do·croup [ˈsuːdəkruːp] *n* falscher Krupp *m*, Pseudokrupp *m*, subglottische Laryngitis *f*, Laryngitis subglottica.
pseu·do·cyst [ˈsuːdəʊsɪst] *n* Pseudozyste *f*.
pseu·do·di·a·be·tes [suːdəʊˌdaɪəˈbiːtɪs] *n* subklinischer Diabetes *m* (mellitus).
pseu·do·diph·the·ri·a [ˌsuːdəʊdɪfˈθɪərɪə, -dɪp-] *n* diphtheroide Erkrankung *f*, Diphtheroid *nt*.
pseu·do·er·y·sip·e·las [suːdəʊˌerɪˈsɪpələs] *n* Schweinerotlauf *m*, Pseudoerysipel *nt*, Erysipeloid *nt*, Rosenbach-Krankheit *f*, Erythema migrans.
pseu·do·frac·ture [ˌsuːdəʊˈfrækʃər] *n radiol.* Scheinfraktur *f*, Pseudofraktur *f*.
pseu·do·gan·gli·on [ˌsuːdəʊˈgæŋglɪən] *n* Pseudoganglion *nt*.
   Bochdalek's pseudoganglion Plexus dentalis superior.
pseu·do·he·mag·glu·ti·na·tion [ˌsuːdəʊˌhiːməˌgluːtɪnˈeɪʃn, -ˌhemə-] *n* Geldrollenbildung *f*, Pseudo(häm)agglutination *f*.
pseu·do·he·mo·phil·ia [ˌsuːdəʊˌhiːməˈfɪlɪə, -ˌhem-] *n* → hereditary pseudohemophilia.
   hereditary pseudohemophilia (von) Willebrand-Jürgens-Syndrom *nt*, konstitutionelle Thrombopathie *f*, hereditäre/vaskuläre Pseudohämophilie *f*, Angiohämophilie *f*.
pseu·do·hy·per·par·a·thy·roid·ism [ˌsuːdəʊˌhaɪpərˌpærəˈθaɪrɔɪdɪzəm] *n* Pseudohyperparathyreoidismus *m*, paraneoplastischer Hyperparathyreoidismus *m*.
pseu·do·hy·per·tro·phy [ˌsuːdəʊhaɪˈpɜːrtrəfɪ] *n* Pseudohypertrophie *f*.

pseu·do·hy·po·par·a·thy·roid·ism [ˌsuːdəʊˌhaɪpəʊˌpærəˈθaɪrɔɪdɪzəm] *n* Pseudohypoparathyreoidismus *m*.
pseu·do·ker·a·tin [ˌsuːdəʊˈkerətɪn] *n* Pseudokeratin *nt*.
pseu·do·lym·pho·ma [ˌsuːdəʊlɪmˈfəʊmə] *n* Pseudolymphom *nt*.
   Spiegler-Fendt pseudolymphoma multiples Sarkoid *nt*, Bäfverstedt-Syndrom *nt*, benigne Lymphoplasie *f* der Haut, Lymphozytom *nt*, Lymphocytoma cutis, Lymphadenosis benigna cutis.
pseu·do·mem·brane [ˌsuːdəʊˈmembraɪn] *n* Pseudomembran *f*.
pseu·do·men·in·gi·tis [ˌsuːdəʊˌmenɪnˈdʒaɪtɪs] *n* Pseudomeningitis *f*, Meningismus *m*.
Pseu·do·mo·nas [ˌsuːdəˈməʊnəs, suːˈdɑːmənəs] *n micro.* Pseudomonas *f*.
   Pseudomonas aeruginosa Pseudomonas aeruginosa, Pyozyaneus *m*, *old* Pseudomonas pyocyanea, *old* Bacterium pyocyaneum.
Pseu·do·mo·nil·ia [ˌsuːdəməʊˈnɪlɪə] *n micro.* Candida *f*, Monilia *f*, Oidium *nt*.
pseu·do·my·ce·li·um [ˌsuːdəʊmaɪˈsiːlɪəm] *n micro.* Pseudomyzel *nt*.
pseudo-obstruction *n* Pseudoobstruktion *f*, Pseudookklusion *f*.
pseu·do·pa·ral·y·sis [ˌsuːdəʊpəˈrælɪsɪs] *n* Scheinlähmung *f*, Pseudoparalyse *f*, Pseudoparalysis *f*.
   congenital atonic pseudoparalysis Oppenheim-Krankheit *f*, Oppenheim-Syndrom *nt*, Myotonia congenita.
pseu·do·pa·re·sis [ˌsuːdəʊpəˈriːsɪs] *n* **1.** Scheinlähmung *f*, Pseudoparalyse *f*, Pseudoparalysis *f*. **2.** psychogene Parese *f*, Pseudoparese *f*.
pseu·do·pe·lade [ˌsuːdəʊpɪˈlɑːd, -ˈpiːleɪd] *n derm.* Pseudopelade *f* (Brocq), Alopecia (areata) atrophicans.
pseu·do·pock·et [ˌsuːdəʊˈpɒkɪt] *n* Pseudotasche *f*.
pseu·do·pol·y·cy·the·mia [ˌsuːdəʊˌpɒlɪsaɪˈθiːmɪə] *n* Pseudopolyglobulie *f*, relative Polyglobulie *f*.
pseu·do·prog·na·thism [ˌsuːdəʊˈprɒgnəθɪzəm] *n* Pseudoprogenie *f*, Scheinprogenie *f*, unechte Progenie *f*.
pseu·do·ra·bies [ˌsuːdəʊˈreɪbiːz] *n* Pseudowut *f*, Pseudolyssa *f*, Pseudorabies *f*, Aujeszky-Krankheit *f*.
pseu·do·re·ac·tion [ˌsuːdəʊrɪˈækʃn] *n derm.* Pseudoreaktion *f*.
pseu·do·ru·bel·la [ˌsuːdəʊruːˈbelə] *n* Pseudorubella *f*, Dreitagefieber *nt*, sechste Krankheit *f*, Exanthema subitum, Roseola infantum.
pseu·do·small·pox [ˌsuːdəʊˈsmɔːlpɒks] *n* weiße Pocken *pl*, Alastrim *nt*, Variola minor.
pseu·do·tu·ber·cu·lo·sis [ˌsuːdəʊt(j)uːˌbɜːrkjəˈləʊsɪs] *n* Pseudotuberkulose *f*.
pseu·do·tu·mor [ˌsuːdəʊˈt(j)uːmər] *n* Scheingeschwulst *f*, falsche Geschwulst *f*, Pseudotumor *m*.
pseu·do·xan·tho·ma elasticum [ˌsuːdəʊzænˈθəʊmə] *derm.* Darier-Grönblad-Strandberg-Syndrom *nt*, Grönblad-Strandberg-Syndrom *nt*, systematische Elastorrhexis *f*, Pseudoxanthoma elasticum.
psit·ta·co·sis [sɪtəˈkəʊsɪs] *n* Psittakose *f*, Papageienkrankheit *f*, Ornithose *f*.
pso·ri·a·si·form [səʊˈraɪəsɪfɔːrm, ˌsəʊraɪˈæsɪ-] *adj* Psoriasis-artig, Psoriasis-ähnlich, psoriasiform.
pso·ri·a·sis [səˈraɪəsɪs] *n* Schuppenflechte *f*, Psoriasis *f* (vulgaris).
pso·ri·at·ic [sɔːrɪˈætɪk, səʊ-] **I** *n* Patient(in *f*) *m* mit Psoriasis, Psoriatiker(in *f*) *m*. **II** *adj* Psoriasis betr., von Psoriasis betroffen, Psoriasis-artig, Psoriasis-ähnlich, psoriatisch.
psy·chal·ga·lia [ˌsaɪkælˈgeɪlɪə] *n* → psychalgia.
psy·chal·gia [saɪˈkældʒ(ɪ)ə] *n* psychogener (Kopf-)Schmerz *m*, Psychalgie *f*.
psy·cha·nal·y·sis [ˌsaɪkəˈnæləsɪs] *n* → psychoanalysis.
psych·as·the·nia [ˌsaɪkæsˈθiːnɪə] *n* Psychasthenie *f*.
psy·che [ˈsaɪkiː] *n* Psyche *f*.
psy·chi·at·rics [ˌsaɪkɪˈætrɪks] *pl* → psychiatry.
psy·chi·a·trist [saɪˈkaɪətrɪst] *n* Psychiater(in *f*) *m*, Arzt *m*/Ärztin *f* für Psychiatrie.
psy·chi·a·try [saɪˈkaɪətrɪ] *n* Psychiatrie *f*.
   child psychiatry Kinderpsychiatrie *f*.
psy·chic [ˈsaɪkɪk] *adj* Psyche betr., seelisch, psychisch, psychogen; mental.
psycho- *pref.* Psych(o)-, Seele(n)-.
psy·cho·a·nal·y·sis [ˌsaɪkəʊəˈnæləsɪs] *n* Psychoanalyse *f*.
psy·cho·an·a·lyst [ˌsaɪkəʊˈænlɪst] *n* Psychoanalytiker(in *f*) *m*.
psy·cho·ca·thar·sis [ˌsaɪkəʊkəˈθɑːrsɪs] *n psycho.* Katharsis *f*.
psy·cho·di·ag·no·sis [ˌsaɪkəʊˌdaɪəgˈnəʊsɪs] *n* Psychodiagnostik *f*.
psy·cho·di·ag·nos·tics [ˌsaɪkəʊˌdaɪəgˈnɒstɪks] *pl* → psychodiagnosis.
psy·cho·gen·e·sis [ˌsaɪkəʊˈdʒenəsɪs] *n* **1.** geistige Entwicklung *f*. **2.** Psychogenie *f*.

psy·cho·gen·e·tic [ˌsaɪkəʊdʒɪ'netɪk] *adj* **1.** psychisch/seelisch bedingt, in der Psyche begründet, seelisch, psychisch, psychogen. **2.** die geistige Entwicklung betr., psychogenetisch.
psy·cho·gen·ic [ˌsaɪkəʊ'dʒenɪk] *adj* psychisch/seelisch bedingt, in der Psyche begründet, seelisch, psychisch, psychogen.
psy·chog·e·ny [saɪ'kɑdʒənɪ] *n* Psychogenie *f.*
psy·cho·gram ['saɪkəʊgræm] *n* Psychogramm *nt.*
psy·cho·graph ['saɪkəʊgræf] *n* → psychogram.
psy·cho·ki·ne·sia [ˌsaɪkəʊkɪ'niːʒ(ɪ)ə, -kaɪ-] *n* → psychokinesis.
psy·cho·ki·ne·sis [ˌsaɪkəʊkɪ'niːsɪs, -kaɪ-] *n* Psychokinese *f.*
psy·chol·o·gist [saɪ'kɑlədʒɪst] *n* Psychologe *m*, Psychologin *f.*
psy·chol·o·gy [saɪ'kɑlədʒɪ] *n* **1.** Psychologie *f.* **2.** Psyche *f*, Seelenleben *nt*, Mentalität *f.*
psy·cho·mo·tor [ˌsaɪkə'məʊtər] *adj* psychomotorisch.
psy·cho·neu·ro·sis [ˌsaɪkəʊnjʊə'rəʊsɪs, -'nʊ-] *n* **1.** Psychoneurose *f.* **2.** Neurose *f.*
psy·cho·path ['saɪkəʊpæθ] *n* Psychopath(in *f*) *m.*
psy·cho·path·ic [ˌsaɪkəʊ'pæθɪk] *adj* seelisch-charakterlich gestört, psychopathisch.
psy·cho·pa·thol·o·gy [ˌsaɪkəʊpə'θɑlədʒɪ] *n* Psychopathologie *f.*
psy·chop·a·thy [saɪ'kɑpəθɪ] *n* Psychopathie *f.*
psy·cho·phar·ma·col·o·gy [ˌsaɪkəˌfɑːrmə'kɑlədʒɪ] *n* Psychopharmakologie *f.*
psy·cho·phys·i·cal [ˌsaɪkəʊ'fɪzɪkl] *adj* seelisch-leiblich, seelisch-körperlich, psychophysisch.
psy·cho·phys·i·o·log·ic [ˌsaɪkəʊˌfɪzɪə'lɑdʒɪk] *adj* psychophysiologisch; psychosomatisch.
psy·cho·phys·i·ol·o·gy [ˌsaɪkəʊˌfɪzɪ'ɑlədʒɪ] *n* physiologische Psychologie *f*, Psychophysiologie *f.*
psy·cho·ple·gic [ˌsaɪkəʊ'pliːdʒɪk] *n* Psychoplegikum *nt.*
psy·cho·pro·phy·lax·is [ˌsaɪkəʊˌprəʊfɪ'læksɪs] *n* Psychoprophylaxe *f.*
psy·cho·sed·a·tive [ˌsaɪkəʊ'sedətɪv] *n* Psychosedativum *nt*, Tranquilizer *m*, Ataraktikum *nt.*
psy·cho·sis [saɪ'kəʊsɪs] *n*, *pl* **psy·cho·ses** [saɪ'kəʊsiːz] Psychose *f.*
psy·cho·so·mat·ic [ˌsaɪkəʊsə'mætɪk, -səʊ-] *adj* psychosomatisch.
psy·cho·stim·u·lant [ˌsaɪkəʊ'stɪmjələnt] **I** *n* Psychostimulans *nt*, Psychotonikum *nt*. **II** *adj* die Psyche anregend, psychotonisch.
psy·cho·ther·a·peu·tic [ˌsaɪkəʊˌθerə'pjuːtɪk] *adj* psychotherapeutisch.
psy·cho·ther·a·peu·tics [ˌsaɪkəʊˌθerə'pjuːtɪks] *pl* Psychotherapeutik *f.*
psy·cho·ther·a·pist [ˌsaɪkəʊ'θerəpɪst] *n* Psychotherapeut(in *f*) *m.*
psy·cho·ther·a·py [ˌsaɪkəʊ'θerəpɪ] *n* Psychotherapie *f.*
psy·chot·ic [saɪ'kɑtɪk] **I** *n* Psychotiker(in *f*) *m*. **II** *adj* Psychose betr., an einer Psychose leidend, psychotisch.
psy·chot·o·mi·met·ic [saɪˌkɑtəʊmɪ'metɪk] *pharm.* **I** *n* Psychodysleptikum *nt*, Halluzinogen *nt*, Psychomimetikum *nt*, Psychotomimetikum *nt*. **II** *adj* die Psyche anregend, psychomimetisch.
psychr(o)- *pref.* Kälte-, Psychro-, Kry(o)-.
psy·chro·al·gia [ˌsaɪkrə'ældʒ(ɪ)ə] *n* schmerzhafte Kälteempfindung *f*, Psychroalgie *f*, Psychrohyperästhesie *f.*
psy·chro·es·the·sia [ˌsaɪkrəs'θiːʒ(ɪ)ə] *n* Psychroästhesie *f.*
psy·chro·ther·a·py [ˌsaɪkrə'θerəpɪ] *n* Kältetherapie *f*, Kryotherapie *f.*
pte·ryg·i·um [tə'rɪdʒɪəm] *n*, *pl* **pte·ry·gi·ums**, **pte·ry·gia** [tə'rɪdʒɪə] *ophthal.* Flügelfell *nt*, Pterygium *nt.*
pter·y·goi·de·us [ˌterɪ'gɔɪdɪəs] *n* Pterygoideus *m*, Musculus pterygoideus.
pterygoideus lateralis Pterygoideus *m* lateralis/externus, Musculus pterygoideus lateralis/externus.
pterygoideus medialis Pterygoideus *m* medialis/internus, Musculus pterygoideus medialis/internus.
pto·maine ['təʊmeɪn, təʊ'meɪn] *n* Ptomain *nt*, Leichengift *nt*, Leichenalkaloid *nt.*
pto·ma·tine ['təʊmətɪn] *n* → ptomaine.
pto·ma·top·sia [ˌtəʊmə'tɑpsɪə] *n* → ptomatopsy.
pto·ma·top·sy [ˌtəʊmə'tɑpsɪ] *n* Autopsie *f*, Obduktion *f*, Nekropsie *f.*
ptosed [təʊst] *adj* von Ptose betroffen, ptotisch, herabhängend; prolabiert.
pto·sis ['təʊsɪs] *n* **1.** (Organ-)Senkung *f*, Ptose *f*, Ptosis *f.* **2.** *ophthal.* Oberlidptose *f*, Ptosis (palpebrae) *f*, Blepharoptose *f.*
ptot·ic ['tɑtɪk] *adj* Ptose betr., von Ptose betroffen, ptotisch.
pty·al·a·gogue [taɪ'ælɑgɑg] **I** *n* Sialagogum *nt*. **II** *adj* den Speichelfluß anregend, sialagog.
pty·a·lin ['taɪəlɪn] *n* Ptyalin *nt*, Speicheldiastase *f.*
pty·a·lism ['taɪəlɪzəm] *n* *patho.* übermäßiger Speichelfluß *m*, Ptyalismus *m*, Sialorrhoe *f*, Hypersalivation *f.*
ptyalo- *pref.* Speichel-, Ptyal(o)-, Sial(o)-.
pty·a·log·ra·phy [taɪə'lɑgrəfɪ] *n* Sialographie *f.*
pty·a·lo·lith ['taɪəlɑlɪθ] *n* Speichelstein *m*, Sialolith *m.*
pty·a·lo·li·thi·a·sis [ˌtaɪələʊlɪ'θaɪəsɪs] *n* Sialolithiasis *f.*
pty·a·lo·li·thot·o·my [ˌtaɪələʊlɪ'θɑtəmɪ] *n* Sialolithotomie *f.*
pty·a·lor·rhea [ˌtaɪələ'rɪə] *n* → ptyalism.
pty·a·lose ['taɪəlɑʊs] *n* Maltose *f.*
pu·ber·al ['pjuːbərəl] *adj* Pubertät betr., während der Pubertät auftretend, pubertär, pubertierend, Pubertäts-.
pu·ber·tal ['pjuːbərtl] *adj* → puberal.
pu·ber·ty ['pjuːbərtɪ] *n* Geschlechtsreife *f*, Pubertät *f*, Pubertas *f.*
pu·bes ['pjuːbiːz] *n*, *pl* **pu·bes** *anat.* **1.** Scham *f*, Schambeinregion *f*, Pubes *nt*, Hypogastrium *nt*, Regio pubica. **2.** Schamhaare *pl*, Pubes *f.*
pu·den·dum [pjuː'dendəm] *n*, *pl* **pu·den·da** [pjuː'dendə] (weibliche) Scham(gegend *f*) *f*, Vulva *f*, äußere weibliche Geschlechtsorgane/Genitalien *pl*, Pudendum *nt.*
puffed [pʌft] *adj* → puffy.
puff·i·ness ['pʌfɪnɪs] *n* **1.** Aufgeblähtsein *nt*, Aufgeblasenheit *f*, Gedunsenheit *f*; Schwellung *f.* **2.** Kurzatmigkeit *f.*
puff·y ['pʌfɪ] *adj* **1.** aufgebläht, (auf-)gedunsen, aufgeschwemmt, pastös; geschwollen. **2.** kurzatmig, keuchend, außer Atem.
Pu·lex ['pjuːleks] *n* *micro.* Pulex *m.*
  Pulex dugesi → Pulex irritans.
  Pulex irritans Menschenfloh *m*, Pulex irritans.
pu·lex ['pjuːleks] *n* *micro.* Pulex *m*; Floh *m.*
pull [pʊl] **I** *n* Ruck *m*, Zug *m*; Ziehen *nt*; (*a. fig.*) Anziehungskraft *f.* **II** *vt* **1.** ziehen, zerren. **pull a muscle** s. einen Muskel zerren. **2.** (her-)ausziehen, (-)ausreißen; (*Zahn*) extrahieren. **III** *vi* **3.** ziehen, zerren, reißen (*at* an). **4.** saugen (*at* an).
pull out *vt* (her-)ausziehen, (her-)ausreißen; (*Zahn*) extrahieren.
pulmo- *pref.* Lungen-, Pulmonal-, Pulmo-.
pul·mo·nal ['pʌlmənl] *adj* → pulmonary.
pul·mo·nar·y ['pʌlməˌnerɪ, -nərɪ, 'pʊl-] *adj* Lunge/Pulmo betr., pulmonal, Lungen-, Pulmonal-, Pulmo-.
pul·mon·ic [pʌl'mɑnɪk, pʊl-] *adj* → pulmonary.
pul·mo·ni·tis [ˌpʌlmə'naɪtɪs] *n* **1.** Lungen(parenchym)entzündung *f*, Pneumonie *f*, Pneumonia *f.* **2.** (interstitielle) Lungenentzündung/Pneumonie *f*, Pneumonitis *f.*
pulp [pʌlp] **I** *n* **1.** *anat.* (*Organ*) Mark *nt*, Parenchym *nt*, Pulpa *f.* **2.** *bio.* gefäßreiches weiches Gewebe *nt.* **3.** Fruchtfleisch *nt*; Brei *m*, breiige Masse *f.* **II** *vt* zu Brei verarbeiten. **III** *vi* breiig werden.
  atrophic pulp Pulpaatrophie *f.*
  coronal pulp Kronenabschnitt *m* der Zahnhöhle/Pulpahöhle, Cavitas coronae.
  dead pulp devitalisierte Pulpa *f*, tote Pulpa *f.*
  dental pulp (Zahn-)Pulpa *f*, Pulpa dentis.
  devitalized pulp → dead pulp.
  enamel pulp Schmelzpulpa *f*, Zahnschmelzpulpa *f.*
  exposed pulp freigelegte Pulpa *f*, eröffnete Pulpa *f.*
  hyperactive pulp → hypersensitive pulp.
  hypersensitive pulp Pulpahypersensibilität *f.*
  mummified pulp mumifizierte Pulpa *f.*
  necrotic pulp nekrotische Pulpa *f.*
  nonvital pulp → dead pulp.
  normal pulp normale Pulpa *f.*
  radicular pulp Wurzelabschnitt *m* der (Zahn-)Pulpa, Pulpa radicularis.
  tooth pulp → dental pulp.
  vital pulp vitale Pulpa *f.*
pul·pa ['pʌlpə] *n* → pulp.
  pulpa proper Innenzone *f* der Pulpa, Pulpakern *m.*
pul·pal·gia [pʌl'pældʒ(ɪ)ə] *n* *dent.* Pulpalgie *f.*
  acute pulpalgia akute Pulpalgie *f.*
  chronic pulpalgia chronische Pulpalgie *f.*
  hyperactive pulpalgia Pulpahypersensibilität *f.*
  hyperreactive pulpalgia hyperreaktive Pulpalgie *f.*
  hypersensitive pulpalgia Pulpahypersensibilität *f.*
pul·pec·to·my [pʌl'pektəmɪ] *n* Zahnmarkentfernung *f*, Pulpaexstirpation *f*, Pulpenexstirpation *f*, Pulpaentfernung *f*, Pulpektomie *f.*
  complete pulpectomy totale Zahnmarkentfernung *f*, Pulpaexstirpation *f*, Pulpenexstirpation *f*, Pulpektomie *f.*
  partial pulpectomy partielle Pulpektomie *f.*
pulp·i·ness ['pʌlpɪnɪs] *n* Weichheit *f*, Breiigkeit *f*, Fleischigkeit *f.*
pul·pi·tis [pʌl'paɪtɪs] *n* Pulpaentzündung *f*, Zahnmarkentzündung *f*, Pulpitis *f.*
  acute pulpitis akute Pulpaentzündung *f*, Pulpitis acuta.
  chronic hyperplastic pulpitis Pulpapolyp *m*, Pulpitis chronica aperta granulomatosa.

chronic pulpitis chronische Pulpitis *f*, Pulpitis chronica.
chronic ulcerative pulpitis chronisch ulzerierende Pulpitis *f*, Pulpitis chronica ulcerosa.
closed pulpitis geschlossene Pulpitis *f*, Pulpitis clausa.
generalized pulpitis generalisierte Pulpitis *f*.
hyperplastic pulpitis → chronic hyperplastic pulpitis.
hypertrophic pulpitis → chronic hyperplastic pulpitis.
reversible pulpitis irreversible Pulpitis *f*.
nonpainful pulpitis schmerzarme Pulpitis *f*.
open pulpitis offene Pulpitis, Pulpitis aperta.
painful pulpitis schmerzhafte Pulpitis *f*.
partial pulpitis partielle Pulpitis *f*, Pulpitis partialis.
reversible pulpitis reversible Pulpitis *f*.
subacute pulpitis subakute Pulpitis *f*, Pulpitis subacuta.
suppurative pulpitis eitrige Pulpitis *f*, Pulpitis suppurativa.
total pulpitis totale Pulpitis *f*.
ulcerative pulpitis ulzerative Pulpitis *f*, Pulpitis ulcerosa.
pulp·less ['pʌlplɪs] *adj* ohne Pulpa, pulpalos.
pul·po·ax·i·al [ˌpʌlpəʊ'æksɪəl] *adj* pulpoaxial.
pul·po·buc·co·ax·i·al [ˌpʌlpəʊˌbʌkəʊ'æksɪəl] *adj* pulpobukkoaxial.
pul·po·dis·tal [ˌpʌlpəʊ'dɪstl] *adj* distopulpal.
pul·po·la·bi·al [ˌpʌlpəʊ'leɪbɪəl] *adj* pulpolabial.
pul·po·lin·gual [ˌpʌlpəʊ'lɪŋgwəl] *adj* pulpolingual.
pul·po·lin·gu·o·ax·i·al [ˌpʌlpəʊˌlɪŋgwə'æksɪəl] *adj* pulpolinguoaxial.
pul·po·ma [pʌl'pəʊmə] *n* internes Pulpagranulom *nt*, internes Pulpengranulom *nt*, innere Zahnresorption *f*, innere Resorption *f*, Rosa-Flecken-Krankheit *f*, Pink-spot-disease *nt*, Endodontoma *nt*.
pul·po·me·si·al [ˌpʌlpəʊ'miːzɪəl] *adj* pulpomesial.
pul·po·me·si·o·ax·i·al [ˌpʌlpəʊˌmiːzɪəʊ'æksɪəl] *adj* pulpomesioaxial.
pul·po·sis [pʌl'pəʊsɪs] *n* Pulpose *f*, (degenerative) Pulpaerkrankung *f*.
atrophic pulposis Pulpaatrophie.
calcific pulposis verkalkende Pulpose *f*.
hyperplastic pulposis Pulpapolyp *m*.
pul·pot·o·my [pʌl'pɒtəmɪ] *n* Pulpotomie *f*.
complete pulpotomy Pulpaamputation *f*, komplette Pulpotomie *f*.
partial pulpotomy partielle Pulpotomie *f*.
total pulpotomy Pulpaamputation *f*, komplette Pulpotomie *f*.
pulp·y ['pʌlpɪ] *adj* weich, breiig, fleischig, markartig, markig, pulpös.
pul·sate ['pʌlseɪt] *vi* 1. (rhythmisch) schlagen *od.* pochen, pulsieren. 2. vibrieren.
pul·sa·tion [pʌl'seɪʃn] *n* 1. Schlagen *nt*, Pochen *nt*, Pulsieren *nt*, Pulsation *f*, Pulsatio *f*. 2. Pulsschlag *m*. 3. Vibrieren *nt*.
pulse [pʌls] **I** *n* 1. Puls *m*, Pulsschlag *m*; Pulsus *m*. **feel/take s.o.'s pulse** jdm. den Puls fühlen *od.* messen; *inf.* pulsen. 2. Pulsieren *nt*. 3. *phys.* Impuls *m*. **II** *vi* → pulsate.
alternating pulse Alternans *m*, Pulsus alternans.
anacrotic pulse Anakrotie *f*, anakroter Puls *m*, Pulsus anacrotus.
arterial pulse Arterienpuls *m*.
bigeminal pulse Bigeminus *m*, Bigeminuspuls *m*, Bigeminusrhythmus *m*, Pulsus bigeminus.
capillary pulse Kapillarpuls *m*, Quincke-Zeichen *nt*.
carotid pulse Karotispuls *m*.
catacrotic pulse Katakrotie *f*, katakroter Puls *m*, Pulsus catacrotus.
coupled pulse → bigeminal pulse.
dicrotic pulse Dikrotie *f*, dikroter Puls *m*, Pulsus dicrotus.
dropped-beat pulse → intermittent pulse.
filiform pulse fadenförmiger/dünner Puls *m*, Pulsus filiformis.
frequent pulse schneller/frequenter Puls *m*, Pulsus frequens.
hard pulse harter/gespannter Puls *m*, Pulsus durus.
infrequent pulse langsamer Puls *m*, Pulsus rarus.
intermittent pulse intermittierender Puls *m*, Pulsus intermittens.
irregular pulse unregelmäßiger Puls *m*, Pulsus irregularis.
long pulse schleichender Puls *m*, Pulsus tardus.
polycrotic pulse Polykrotie *f*, polykroter Puls *m*, Pulsus polycrotus.
pressure pulse *physiol.* Druckpuls *m*.
quadrigeminal pulse Quadrigeminus *m*, Quadrigeminuspuls *m*, Quadrigeminusrhythmus *m*, Pulsus quadrigeminus.
quick pulse 1. kurzer Puls *m*. 2. schneller Puls *m*.
Quincke's pulse Kapillarpuls *m*, Quincke-Zeichen *nt*.
rare pulse → infrequent pulse.
regular pulse regelmäßiger Puls *m*, Pulsus regularis.
short pulse kurzer Puls *m*, Pulsus celer.
slow pulse langsamer Puls *m*, Pulsus rarus.
soft pulse weicher Puls *m*, Pulsus mollis.
thready pulse → filiform pulse.
trigeminal pulse Trigeminus *m*, Trigeminuspuls *m*, 'Trigeminusrhythmus *m*, Pulsus trigeminus.
vagus pulse Vaguspuls *m*.
venous pulse Venenpuls *m*, Pulsus venosus.
weak pulse kleiner Puls *m*, Pulsus parvus.
pulse-beat ['pʌlsbiːt] *n* Pulsschlag *m*.
pulse·less·ness ['pʌlslɪsnɪs] *n* Pulslosigkeit *f*.
pul·ver·ize ['pʌlvəraɪz] *vt* zerreiben, zerstoßen, zermahlen, pulverisieren.
pump [pʌmp] **I** *n* Pumpe *f*. **II** *vt*, *vi* pumpen.
pump dry *vt* (her-)auspumpen, leerpumpen.
pump out *vt* auspumpen.
vacuum pump Vakuumpumpe *f*.
pump-oxygenator *n* Herz-Lungen-Maschine *f*.
punc·tate ['pʌŋkteɪt] *adj* 1. punktiert, getüpfelt. 2. punktförmig, Punkt-.
punc·tat·ed ['pʌŋkteɪtɪd] *adj* → punctate.
punc·ta·tion [pʌŋk'teɪʃn] *n* 1. Tüpfelung *f*, Punktierung *f*. 2. Punkt *m*, Tüpfel *m*.
punc·ture ['pʌŋktʃər] **I** *n* 1. Stich *m*, Einstich *m*, Loch *nt*. 2. Punktion *f*, Punktur *f*, Punctio *f*. **II** *vt* 3. durchstechen, durchbohren. 4. punktieren, eine Punktion vornehmen *od.* durchführen. **III** *vi* ein Loch bekommen, platzen.
apical puncture → dental puncture.
bone marrow puncture Knochenmarkpunktion *f*.
cisternal puncture Subokzipitalpunktion *f*, Zisternenpunktion *f*, Hirnzisternenpunktion *f*.
cranial puncture → cisternal puncture.
dental puncture Wurzeltrepanation *f*, Wurzelspitzentrepanation *f*.
intracisternal puncture → cisternal puncture.
lumbar puncture Lumbalpunktion *f*.
Quincke's puncture → lumbar puncture.
spinal puncture → lumbar puncture.
suboccipital puncture → cisternal puncture.
pun·gent ['pʌndʒənt] *adj* (*Geruch*) stechend, beißend; (*Schmerz*) stechend; (*Geschmack*) scharf.
pu·pil ['pjuːpl, -pɪl] *n* 1. (*Auge*) Pupille *f*, Pupilla *f*. 2. Schüler(in *f*) *m*, Praktikant(in *f*) *m*.
Adie's pupil Adie-Pupille *f*, Pupillotonie *f*.
fixed pupil starre/fixierte Pupille *f*, Pupillenstarre *f*.
tonic pupil 1. Adie-Pupille *f*, Pupillotonie *f*. 2. Westphal-Piltz-Phänomen *nt*, Orbikularisphänomen *nt*, Lid-Pupillen-Reflex *m*.
pu·pil·la·to·nia [ˌpjuːpɪlə'təʊnɪə] *n* Adie-Pupille *f*, Pupillotonie *f*.
pu·pil·lo·mo·tor [ˌpjuːpɪləʊ'məʊtər] *adj* pupillomotorisch.
pu·pil·lo·ple·gia [ˌpjuːpɪləʊ'pliːdʒ(ɪ)ə] *n* Pupillotonie *f*.
pu·pil·lo·to·nia [ˌpjuːpɪlə'təʊnɪə] *n* Adie-Pupille *f*, Pupillotonie *f*.
pure [pjʊər] *adj* rein, unvermischt, pur.
pu·ri·fi·ca·tion [ˌpjʊərɪfɪ'keɪʃn] *n* Reinigung *f*; Klärung *f*.
pu·ri·fied ['pjʊərɪfaɪd] *adj* gereinigt, geklärt, raffiniert.
pu·ri·fier ['pjʊərɪfaɪər] *n* Reiniger *m*, Reinigungsmittel *nt*, Reinigungsapparat *m*.
pu·ri·form ['pjʊərɪfɔːrm] *adj* eiterartig, eitrig, puriform.
pu·ri·fy ['pjʊərɪfaɪ] *vt* reinigen, klären, aufbereiten (*of, from* von); raffinieren.
pu·rine ['pjʊəriːn, -rɪn] *n* Purin *nt*.
pu·ri·ne·mia [pjʊərɪ'niːmɪə] *n* Purinämie *f*.
pur·pu·ra ['pɜːrpjʊərə] *n* Purpura *f*.
acute vascular purpura Schoenlein-Henoch-Syndrom *nt*, (anaphylaktoide) Purpura Schoenlein-Henoch *f*, rheumatoide/athrombopenische Purpura *f*, Immunkomplexpurpura *f*, -vaskulitis *f*, Purpura anaphylactoides (Schoenlein-Henoch), Purpura rheumatica (Schoenlein-Henoch).
allergic purpura 1. allergische Purpura *f*, Purpura allergica. 2. → acute vascular purpura.
allergic vascular purpura → acute vascular purpura.
anaphylactoid purpura 1. allergische Purpura *f*, Purpura allergica. 2. → acute vascular purpura.
Henoch-Schönlein purpura → acute vascular purpura.
idiopathic thrombocytopenic purpura idiopathische thrombozytopenische Purpura *f*, essentielle/idiopathische Thrombozytopenie *f*, Morbus *m* Werlhof.
thrombocytopenic purpura 1. thrombozytopenische Purpura *f*. 2. → idiopathic thrombocytopenic purpura.
thrombopenic purpura 1. thrombozytopenische Purpura *f*. 2. → idiopathic thrombocytopenic purpura.
Waldenström's purpura 1. Purpura hyperglobinaemica (Waldenström). 2. Waldenström-Krankheit *f*, Morbus *m* Waldenström, Makroglobulinämie (Waldenström) *f*.
pur·pu·ric [pɜːr'pjʊərɪk] *adj* Purpura betr., purpurisch, Purpura-.
purr [pɜːr] *n card.* (*Auskultation*) Schnurren *nt*, Summen *nt*.

purulence

pu·ru·lence ['pjʊər(j)ələns] *n* **1.** Eitrigkeit *f.* **2.** Eiter *m.*
pu·ru·len·cy ['pjʊər(j)ələnsɪ] *n* → purulence.
pu·ru·lent ['pjʊər(j)ələnt] *adj* eitrig, eiternd, purulent, suppurativ.
pu·ru·loid ['pjʊər(j)ələɪd] *adj* eiterartig, eiterähnlich, eitrig, puriform.
pu·ru·mu·cous [,pjʊərə'mju:kəs] *adj* schleimig-eitrig, mukopurulent.
pus [pʌs] *n* Eiter *m.*
push-back *n* Push-back-Operation *f.*
   V-Y palatal push-back V-Y-Push-back-Operation *f.*
pus·tu·lar ['pʌstʃələr] *adj* Pustel/Pustula betr., mit Pustelbildung einhergehend, pustulös, Pustel-.
pus·tule ['pʌstʃʊl] *n derm.* Eiterbläschen *nt,* Pustel *f.*
pus·tu·lo·sis [pʌstʃə'ləʊsɪs] *n derm.* Pustulose *f,* Pustulosis *f.*
pu·tre·fa·cient [,pju:trə'feɪʃnt] *adj* → putrefactive.
pu·tre·fac·tion [,pju:trə'fækʃn] *n* **1.** Fäulnis *f,* Verwesung *f,* Zersetzung *f,* Putrefaktion *f;* Faulen *nt,* Putreszieren *nt.* **2.** Verfall *m.*
pu·tre·fac·tive [,pju:trə'fæktɪv] *adj* fäulniserregend, Fäulnis-.
pu·tre·fy ['pju:trəfaɪ] **I** *vt* zum (Ver-)Faulen bringen. **II** *vi* in Fäulnis übergehen, (ver-)faulen, verwesen, putreszieren.
pu·tres·cence [pju:'tresəns] *n* Faulen *nt,* Fäulnis(vorgang *m) f;* Putreszenz *f.*
pu·tres·cen·cy [pju:'tresənsɪ] *n* → putrescence.
pu·tres·cent [pju:'tresənt] *adj* (ver-)faulend, verwesend; faulig, Fäulnis.
pu·tres·cine [pju:'tresi:n, -sɪn] *n* Putrescin *nt,* 1,4-Diaminobutan *nt,* Tetramethylendiamin *nt.*
pu·trid ['pju:trɪd] *adj* **1.** faulig, übelriechend, putrid. **2.** zersetzt, verwest, verfault, Fäulnis-, Faul-.
py·ar·thro·sis [,paɪɑ:r'θrəʊsɪs] *n* **1.** eitrige Gelenkentzündung *f,* Pyarthrose *f.* **2.** Gelenkeiterung *f,* Gelenkempyem *nt,* Pyarthrose *f.*
pyc·no·sis [pɪk'nəʊsɪs] *n* → pyknosis.
pyc·not·ic [pɪk'nɑtɪk] *adj* → pyknotic.
py·em·e·sis [paɪ'eməsɪs] *n* Eitererbrechen *nt.*
py·e·mia [paɪ'i:mɪə] *n* Pyämie *f.*
py·en·ceph·a·lus [,paɪen'sefələs] *n* Pyozephalus *m.*
py·e·sis [paɪ'i:sɪs] *n* Eiterung *f,* Suppuration *f.*
py·gop·a·gus [paɪ'gɑpəgəs] *n embryo.* Pygopagus *m.*
py·ic ['paɪɪk] *adj* Eiter betr., eitrig, Eiter-.
pyk·no·cyte ['pɪknəsaɪt] *n* Pyknozyt *nt.*
pyk·no·cy·to·ma [,pɪknəsaɪ'təʊmə] *n* Onkozytom *nt,* Hürthle-Tumor *m,* Hürthle-Zelladenom *nt,* oxyphiles Schilddrüsenadenom *nt.*
pyk·no·ep·i·lep·sy [,pɪknə'epɪlepsɪ] *n* **1.** Pyknoepilepsie *f.* **2.** Petit-mal(-Epilepsie) *nt.*
pyk·no·sis [pɪk'nəʊsɪs] *n histol.* (Kern-)Verdichtung *f,* Verdickung *f,* Pyknose *f.*
pyk·not·ic [pɪk'nɑtɪk] *adj histol.* Pyknose betr., verdichtet, pyknotisch.
pyo- *pref.* Eiter-, Py(o)-.
py·o·ar·thro·sis [,paɪəʊɑ:r'θrəʊsɪs] *n* → pyarthrosis.
py·o·ceph·a·lus [paɪəʊ'sefələs] *n* Pyozephalus *m.*
py·o·cy·a·no·sis [paɪəʊ,saɪə'nəʊsɪs] *n* Pyozyaneus-Infektion *f,* Pseudomonas-aeruginosa-Infektion *f.*
py·o·cyst ['paɪəʊsɪst] *n* Eiterzyste *f,* Pyozyste *f.*
py·o·der·ma [paɪəʊ'dɜrmə] *n derm.* Eiterausschlag *m,* Grindausschlag *m,* Pyodermie *f,* Pyodermitis *f,* Pyodermia *f.*
   streptococcal pyoderma Eiterflechte *f,* Grindflechte *f,* Krustenflechte *f,* Pustelflechte *f,* feuchter Grind *m,* Impetigo contagiosa/vulgaris.
py·o·der·ma·ti·tis [paɪəʊ,dɜrmə'taɪtɪs] *n* → pyoderma.
py·o·der·mia [paɪəʊ'dɜrmɪə] *n* → pyoderma.
py·o·gen·e·sis [paɪəʊ'dʒenəsɪs] *n* Eiterbildung *f,* Pyogenese *f.*

py·o·gen·ic [paɪəʊ'dʒenɪk] *adj* eiterbildend, pyogen, pyogenetisch.
py·og·e·nous [paɪ'ɑdʒənəs] *adj* durch Eiter verursacht, pyogen.
py·o·he·mia [,paɪəʊ'hi:mɪə] *n* Pyämie *f.*
py·oid ['paɪɔɪd] *adj* eiterartig, eiterähnlich, pyoid.
py·o·poi·e·sis [,paɪəʊpɔɪ'i:sɪs] *n* Eiterbildung *f,* Pyogenese *f;* Eiterung *f,* Suppuration *f.*
py·o·poi·et·ic [,paɪəʊpɔɪ'etɪk] *adj* eiterbildend, pyogen, pyogenetisch.
py·or·rhea [,paɪəʊ'rɪə] *n* **1.** Eiterfluß *m,* Pyorrhoe *f.* **2.** → pyorrhea alveolaris.
   pyorrhea alveolaris Alveolarpyorrhoe *f,* Parodontitis marginalis.
py·o·sis [paɪ'əʊsɪs] *n* Eiterung *f,* Pyosis *f.*
py·o·sto·ma·ti·tis [paɪəʊ,stəʊmə'taɪtɪs] *n* eitrige/purulente Stomatitis *f,* Stomatitis purulenta, Pyostomatitis *f.*
pyr·a·mid ['pɪrəmɪd] *n* Pyramide *f,* pyramidenähnliche Struktur *f; anat.* Pyramis *f.*
   petrous pyramid Felsenbein(pyramide *f) nt,* Pyramis ossis temporalis, Pars petrosa ossis temporalis.
py·ram·i·dal [pɪ'ræmɪdl] *adj* pyramidenartig, -förmig, pyramidal, Pyramiden-.
py·ram·i·da·lis [pɪ,ræmɪ'deɪlɪs] *n* Pyramidenmuskel *m,* Musculus pyramidalis.
py·ret·ic [paɪ'retɪk] **I** *n* fiebererzeugendes Mittel *nt,* Pyretikum *nt,* Pyreticum *nt.* **II** *adj* fiebererzeugend, pyretisch.
pyr·e·to·ge·net·ic [,pɪrətəʊdʒə'netɪk, ,paɪ-] *adj* → pyretogenic.
pyr·e·to·gen·ic [,pɪrətəʊ'dʒenɪk, ,paɪ-] *adj* fieberauslösend, pyrogen, pyretogen.
py·re·tog·e·nous [pɪrə'tɑdʒənəs, paɪrə-] *adj* **1.** → pyretogenic. **2.** durch Fieber verursacht.
pyr·e·to·ther·a·py [,pɪrətəʊ'θerəpɪ, ,paɪ-] *n* **1.** Fiebertherapie *f.* **2.** Behandlung *f* von Fieber.
py·rex·ia [paɪ'reksɪə] *n* Fieber *nt,* fieberhafte Erkrankung *f,* Pyrexie *f.*
py·rex·i·o·gen·ic [paɪ,reksɪəʊ'dʒenɪk] *adj* → pyretogenic.
py·rex·y ['paɪreksɪ] *n* → pyrexia.
pyr·i·dine ['pɪrɪdi:n, -dɪn] *n* Pyridin *nt.*
pyr·i·dox·al [,pɪrə'dɑksəl, -sæl] *n* Pyridoxal *nt.*
   pyridoxal phosphate Codecarboxylase *f,* Pyridoxalphosphat *nt.*
pyr·i·dox·a·mine [,pɪrɪ'dɑksəmi:n] *n* Pyridoxamin *nt.*
pyr·i·dox·ine [,pɪrɪ'dɑksi:n, -sɪn] *n* Pyridoxin *nt,* Vitamin B_6 *nt.*
py·rim·i·dine [paɪ'rɪmɪdi:n, pɪ-, 'pɪrəmɪdi:n] *n* Pyrimidin *nt.*
pyro- *pref.* **1.** *chem.* Pyro-. **2.** Feuer-, Pyr(o)-.
py·ro·cat·e·chin [,paɪrəʊ'kætɪtʃɪn, -kɪn] *n* → pyrocatechol.
py·ro·cat·e·chol [,paɪrəʊ'kætɪkəl, -kɔl] *n* Brenzkatechin *nt,* Brenzcatechin *nt.*
py·ro·gen ['paɪrəʊdʒən] *n* pyrogene Substanz *f,* Pyrogen *nt.*
py·ro·ge·net·ic [,paɪrəʊdʒɪ'netɪk] *adj* → pyretogenic.
py·ro·gen·ic [,paɪrəʊ'dʒenɪk] *adj* → pyretogenic.
py·rog·e·nous [paɪ'rɑdʒənəs] *adj* **1.** durch Fieber verursacht. **2.** fieberauslösend, pyrogen, pyretogen.
py·ro·glob·u·lin [,paɪrəʊ'glɑbjəlɪn] *n* Pyroglobulin *nt.*
py·ro·sis [paɪ'rəʊsɪs] *n* Sodbrennen *nt,* Pyrosis *f.*
py·rot·ic [paɪ'rɑtɪk] *adj* brennend, ätzend.
py·ro·tox·in [,paɪrə'tɑksɪn] *n* Pyrotoxin *nt.*
pyr·role [pɪ'rəʊl, 'pɪrəʊl] *n* Pyrrol *nt.*
pyr·ro·lo·por·phyr·ia [,pɪrələʊpɔ:r'fɪərɪə] *n* akute intermittierende Porphyrie *f,* Schwedischer Typ *m* der Porphyrie, Porphyria acuta intermittens.
pyr·u·vate [paɪ'ru:veɪt, pɪ-] *n* Pyruvat *nt.*
   pyruvate kinase Pyruvatkinase *f.*
py·u·ria [paɪ'jʊərɪə] *n* Eiterharn *m,* Pyurie *f.*

Q

quadri- *pref.* Vier-, Quadri-, Tetra-.
quad·ri·ceps ['kwɑdrɪseps] **I** *n, pl* **quad·ri·ceps, quad·ri·ceps·es** ['kwɑdrɪsepsɪz] Quadrizeps *m,* Musculus quadriceps femoris. **II** *adj anat.* vierköpfig.
quad·ri·gem·i·ny [ˌkwɑdrɪ'dʒemənɪ] *n* Quadrigeminus *m,* Quadrigeminusrhythmus *m.*
quad·ri·ple·gia [ˌkwɑdrɪ'pliːdʒ(ɪ)ə] *n neuro.* hohe Querschnittslähmung *f,* Tetraplegie *f,* Quadriplegie *f.*
qua·dri·ple·gic [ˌkwɑdrɪ'pliːdʒɪk] **I** *n* Tetraplegiker(in *f*) *m.* **II** *adj* Tetraplegie betr., quadripleg, quadriplegisch, tetraplegisch, tetrapleg.
quad·ri·va·lent [ˌkwɑdrɪ'veɪlənt, kwɑ'drɪvələnt] *adj chem.* vierwertig, tetravalent.
quad·ru·plex ['kwɑdrʊpleks, kwɑ'druː-] *adj* vierfach, Vierfach-.
quan·ti·fy ['kwɑntəfaɪ] *vt* quantitativ bestimmen, messen, quantifizieren.
quan·ti·ty ['kwɑntətɪ] *n* Menge *f,* Größe *f,* Quantität *f;* Quantum *nt;* große Menge *f,* Unmenge *f,* Masse *f; mathe., phys.* Größe *f.*
quar·an·tine ['kwɔːrəntiːn, 'kwɑr-] **I** *n* **1.** Quarantäne *f.* **in quarantine** unter Quarantäne (sein *od.* stehen). **put s.b. in quarantine** jdn. unter Quarantäne stellen. **2.** Quarantänestation *f,* Isolierstation *f.* **II** *vt* jdn. unter Quarantäne stellen.

quartz [kwɔːrts] *n chem.* Quarz *m.*
quick-freeze I *n* Tiefkühlverfahren *nt,* Gefrierverfahren *nt.* **II** *vt* tiefkühlen, einfrieren.
quick·lime ['kwɪklaɪm] *n* Kalziumoxid *nt.*
quick·sil·ver ['kwɪksɪlvər] *n* Quecksilber *nt; chem.* Hydrargyrum *nt.*
quin·a·crine ['kwɪnəkriːn, -krɪn] *n* Quinacrin *nt,* Chinacrin *nt.*
quin·i·dine ['kwɪnɪdiːn, -dɪn] *n* Chinidin *nt,* Quinidine *nt.*
qui·nine ['kwɪnɪn, kwɪ'niːn, 'kwaɪnaɪn] *n* Chinin *nt,* Quinine *nt.*
qui·nin·ism ['kwaɪnɪnɪzəm, 'kwɪn-] *n* Chininvergiftung *f,* Chinchonismus *m,* Cinchonismus *m.*
quin·o·lone ['kwɪnələʊn] *n* Chinolon *nt,* Quinolon *nt,* Chinolon-Antibiotikum *nt.*
qui·none [kwɪ'nəʊn, 'kwɪnəʊn] *n* Chinon *nt.*
quin·que·cus·pid [ˌkwɪŋkwə'kʌspɪd] *adj* mit fünf Höckern, fünfhöckerig.
quin·sy ['kwɪnzɪ] *n patho.* Peritonsillarabszeß *m.*
quo·tient ['kwəʊʃnt] *n* Quotient *m.*
   blood quotient *hema.* Färbeindex *m,* Hämoglobinquotient *m.*
   caloric quotient kalorischer Quotient *m.*

R

rab·id ['ræbɪd] *adj* von Tollwut befallen, tollwütig.
ra·bies ['reɪbiːz] *n* Tollwut *f*, Rabies *f*, Lyssa *f*.
race [reɪs] *n bio.* Rasse *f*; Gattung *f*, Unterart *f*.
ra·chi·al ['reɪkɪəl] *adj* → rachidial.
ra·chi·an·al·ge·sia [ˌreɪkɪˌænl'dʒiːzɪə] *n anes.* Spinalanästhesie *f; inf.* Spinale *f*.
ra·chi·an·es·the·sia [ˌreɪkɪˌænəs'θiːʒə] *n* → rachianalgesia.
ra·chi·cen·te·sis [ˌreɪkɪsen'tiːsɪs] *n* Lumbalpunktion *f*.
ra·chid·i·al [rə'kɪdɪəl] *adj* Wirbelsäulen-, Rückgrat-, Spinal-, Rachi(o)-, Rhachi(o)-.
ra·chid·i·an [rə'kɪdɪən] *adj* → rachidial.
rachio- *pref.* Rückgrat-, Wirbelsäulen-, Spinal-, Rachi(o)-, Rhachi(o)-.
ra·chi·o·cen·te·sis [ˌreɪkɪəʊsen'tiːsɪs] *n* Lumbalpunktion *f*.
ra·chi·op·a·thy [ˌreɪki'ɑpəθɪ] *n* Wirbelsäulenerkrankung *f*, Spondylopathie *f*.
ra·chis·chi·sis [rə'kɪskəsɪs] *n embryo.* R(h)achischisis *f*.
ra·chit·ic [rə'kɪtɪk] *adj* Rachitis betr., rachitisch.
ra·chi·tis [rə'kaɪtɪs] *n* **1.** Rachitis *f*. **2.** entzündliche Wirbelsäulenerkrankung *f*.
ra·cial ['reɪʃl] *adj* Rasse betr., rassisch, Rassen-.
ra·di·ate [*adj* 'reɪdɪɪt, -eɪt; *v* 'reɪdɪeɪt] **I** *adj* strahlenförmig, sternförmig, radial, Radial-, Strahl(en)-. **II** *vt* abstrahlen, ausstrahlen. **III** *vi* **1.** ausstrahlen (*from* von); ausgestrahlt werden; Strahlen aussenden, strahlen. **2.** strahlenförmig *od.* sternförmig ausgehen (*from* von).
ra·di·a·ther·my [ˌreɪˌdaɪə'θɜrmɪ] *n* Kurzwellendiathermie *f*.
ra·di·a·tion [reɪdɪ'eɪʃn] *n* **1.** (Aus-)Strahlung *f*, (Aus-)Strahlen *nt*, Radiation *f*. **contaminated with radiation** strahlenverseucht. **2.** *radiol.* Bestrahlung *f*, Strahlentherapie *f*, Strahlenbehandlung *f*, Radiotherapie *f*. **3.** *anat.* Strahlung *f*, Radiatio *f*.
  electromagnetic radiation elektromagnetische Strahlung *f*.
  heat radiation Wärmestrahlung *f*.
  ionizing radiation ionisierende Strahlung *f*.
  megavoltage radiation Megavoltstrahlung *f*.
  monochromatic radiation monochromatisches Licht *nt*.
  nuclear radiation Radioaktivität *f*, Kernstrahlung *f*.
  postoperative radiation Nachbestrahlung *f*, postoperative Bestrahlung *f*.
  preoperative radiation Vorbestrahlung *f*, präoperative Bestrahlung *f*.
  therapeutic radiation therapeutische Bestrahlung *f*, Strahlentherapie *f*.
  ultraviolet radiation Ultraviolettstrahlung *f*, UV-Strahlung *f*.
ra·di·a·tive ['reɪdɪeɪtɪv] *adj* → radiatory.
ra·di·a·to·ry ['reɪdɪəˌtɔːriː, -təʊ-] *adj* abstrahlend, ausstrahlend, Strahlungs-.
rad·i·cal ['rædɪkl] **I** *n* **1.** *chem.* Radikal *nt*. **2.** *mathe.* Wurzel *f*; Wurzelzeichen *nt*. **3.** *fig.* Grundlage *f*, Basis *f*. **II** *adj* **4.** drastisch, extrem, radikal, Radikal-; fundamental, grundlegend, Grund-. **5.** *bio., mathe.* Wurzel-. **6.** *chem.* Radikal-.
ra·dic·i·form [rə'dɪsəfɔːrm] *adj* wurzelförmig.
rad·i·cle ['rædɪkl] *n* **1.** *anat.* (kleine) (Nerven-, Gefäß-)Wurzel *f*. **2.** *chem.* Radikal *nt*.
ra·dic·u·la [rə'dɪkjələ] *n anat.* (kleine) (Nerven-, Gefäß-)Wurzel *f*.
ra·dic·u·lal·gia [rəˌdɪkjə'lældʒ(ɪ)ə] *n* (Spinalnerven-)Wurzelneuralgie *f*.
ra·dic·u·lar [rə'dɪkjələr] *adj* **1.** *anat.* Wurzel/Radix betr., von einer Wurzel ausgehend, radikulär, Wurzel-, Radikul(o)-. **2.** *chem.* Radikal betr. **3.** *bio., mathe.* Wurzel/Radix betr.
ra·dic·u·lec·to·my [rəˌdɪkjə'lektəmɪ] *n* **1.** Wurzelresektion *f*, Radikulektomie *f*. **2.** Rhizotomie *f*, Radikulotomie *f*.
ra·dic·u·li·tis [rəˌdɪkjə'laɪtɪs] *n* Wurzelneuritis *f*, Radikulitis *f*.
ra·dic·u·lo·neu·ri·tis [rəˌdɪkjələʊnjʊə'raɪtɪs, -njʊ-] *n* **1.** Entzündung *f* der Spinalnervenwurzel, Wurzelneuritis *f*, Radikulitis *f*. **2.** Landry-Lähmung *f*, Landry-Paralyse *f*, Landry-Typ *m*, Paralysis spinalis ascendens acuta. **3.** Guillain-Barré-Syndrom *nt*, Neuronitis *f*, (Poly-)Radikuloneuritis *f*.
ra·dic·u·lop·a·thy [rəˌdɪkjə'lɑpəθɪ] *n* Radikulopathie *f*.
ra·di·ec·to·my [reɪdɪ'ektəmɪ] *n* Wurzelamputation *f*, Zahnwurzelamputation *f*.
radio- *pref.* **1.** *allg., anat.* Radio-, Radius-, Radial-, Speichen-. **2.** *radiol.* Strahl(en)-, Strahlungs-, Radio-. **3.** *chem., phys.* Radioaktivität betr., Radium-, Radio-.
ra·di·o·ac·tion [ˌreɪdɪəʊ'ækʃn] *n* → radioactivity.
ra·di·o·ac·tive [ˌreɪdɪəʊ'æktɪv] *adj* Radioaktivität betr. *od.* aufweisend, radioaktiv.
ra·di·o·ac·tiv·i·ty [ˌreɪdɪəʊæk'tɪvətɪ] *n* Radioaktivität *f*.
ra·di·o·bi·ol·o·gy [ˌreɪdɪəʊbaɪ'ɑlədʒɪ] *n* Strahlenbiologie *f*, Strahlungsbiologie *f*, Radiobiologie *f*, Strahlenforschung *f*.
ra·di·o·chem·is·try [ˌreɪdɪəʊ'kemɪstrɪ] *n* Radiochemie *f*, Strahlenchemie *f*.
ra·di·o·cur·a·ble [ˌreɪdɪəʊ'kjʊərəbl] *adj* durch Strahlentherapie heilbar.
ra·di·o·dense ['reɪdɪəʊdens] *adj* strahlendicht.
ra·di·o·den·si·ty [ˌreɪdɪəʊ'densətɪ] *n* Strahlendichte *f*, Strahlenundurchlässigkeit *f*.
ra·di·o·der·ma·ti·tis [reɪdɪəʊˌdɜrmə'taɪtɪs] *n* Strahlendermatitis *f*, Radiodermatitis *f*, Radiumdermatitis *f*.
ra·di·o·di·ag·no·sis [reɪdɪəʊˌdaɪəɡ'nəʊsɪs] *n* Radiodiagnose *f*.
ra·di·o·di·ag·nos·tics [reɪdɪəʊˌdaɪəɡ'nɑstɪks] *pl* Radiodiagnostik *f*.
ra·di·o·don·tia [ˌreɪdɪəʊ'dɑnʃɪə] *n* zahnärztliche Radiologie *f*.
ra·di·o·don·tics [ˌreɪdɪəʊ'dɑntɪks] *pl* zahnärztliche Radiologie *f*.
ra·di·o·el·e·ment [ˌreɪdɪəʊ'eləmənt] *n* Radioelement *nt*.
ra·di·o·en·ceph·a·log·ra·phy [ˌreɪdɪəʊenˌsefə'lɑɡrəfɪ] *n* Radioenzephalographie *f*.
ra·di·o·ep·i·der·mi·tis [reɪdɪəʊˌepɪdɜr'maɪtɪs] *n* → radiodermatitis.
ra·di·o·ep·i·the·li·tis [reɪdɪəʊˌepɪθɪ'laɪtɪs] *n* → radiodermatitis.
ra·di·o·gen·ic [ˌreɪdɪəʊ'dʒenɪk] *adj* von radioaktiver Herkunft, radiogen.
ra·di·o·gold ['reɪdɪəʊɡəʊld] *n* Radiogold *nt*.
ra·di·o·graph ['reɪdɪəʊɡræf] **I** *n* Röntgenbild *nt*, Röntgenaufnahme *f*, Radiogramm *nt*, Röntgenogramm *nt*. **II** *vt* ein Radiogramm machen; röntgen.
  a.p. radiograph a.p.-Röntgenbild *nt*, a.p.-Aufnahme *f*.
  bitewing radiograph Bißflügelaufnahme *f*.
  cephalometric radiograph kephalometrische Aufnahme *f*, kephalometrische Röntgenaufnahme *f*.
  contrast radiograph Kontrastaufnahme *f*.
  extraoral radiograph extraorale Röntgenaufnahme *f*.
  intraoral radiograph intraorale Röntgenaufnahme *f*, intraorale Aufnahme *f*.
  jaw radiograph Kieferaufnahme *f*, Unterkieferaufnahme *f*.
  lateral jaw radiograph Seitenaufnahme *f* des Kiefers.
  lateral skull radiograph Seitenaufnahme *f* des Schädels.
  maxilla radiograph Oberkieferaufnahme *f*.
  occlusal radiograph Okklusalfilm *m*, okklusale Röntgenaufnahme *f*.
  panoramic radiograph *radiol.* **1.** Panoramaaufnahme *f*, Pantomogramm *nt*. **2.** Pantomograph *m*.
  periapical radiograph periapikale Aufnahme *f*.
  plain radiograph Leeraufnahme *f*.
  posteroanterior skull radiograph p.a.-Schädelaufnahme *f*.
  skull radiograph Schädelaufnahme *f*, Schädelröntgenaufnahme *f*.
  transpharyngeal temporomandibular joint radiograph transpharyngeale Kiefergelenkaufnahme *f*.
ra·di·og·ra·phy [ˌreɪdɪ'ɑɡrəfɪ] *n* Röntgen(untersuchung *f*) *nt*, Radiographie *f*, Röntgenographie *f*.
  contrast radiography Röntgenkontrastdarstellung *f*.
  occlusal film radiography Okklusalfilm *m*, okklusale Röntgenaufnahme *f*.

panoramic radiography Pantomographie *f*, Panorama-(aufnahme)technik *f*.
stereoscopic radiography Stereoröntgenographie *f*.
ra·di·o·im·mu·no·as·say [ˌreɪdɪəʊˌɪmjənəʊˈæseɪ, -æˈseɪ] *n* Radioimmunoassay *m*.
ra·di·o·i·o·dine [ˌreɪdɪəʊˈaɪədaɪn, -dɪn] *n* Radiojod *nt*, Radioiod *nt*.
ra·di·o·i·so·tope [ˌreɪdɪəʊˈaɪsətəʊp] *n* radioaktives Isotop *nt*, Radioisotop *nt*.
ra·di·ol·o·gist [ˌreɪdɪˈɒlədʒɪst] *n* Radiologe *m*, Radiologin *f*, Arzt *m*/Ärztin *f* für Radiologie.
ra·di·ol·o·gy [ˌreɪdɪˈɒlədʒɪ] *n* Strahlen(heil)kunde *f*, Radiologie *f*.
dental radiology dentale Radiologie *f*.
ra·di·o·lu·mi·nes·cence [ˌreɪdɪəʊˌluːmɪˈnesəns] *n phys.* Radiolumineszenz *f*.
ra·di·om·e·ter [ˌreɪdɪˈɒmɪtər] *n phys.* Strahlungsmesser *m*, Radiometer *nt*.
ra·di·o·ne·cro·sis [ˌreɪdɪəʊnɪˈkrəʊsɪs] *n* Radionekrose *f*.
ra·di·o·neu·ri·tis [ˌreɪdɪəʊnjʊəˈraɪtɪs, -nʊ-] *n* Strahlenneuritis *f*, Radioneuritis *f*.
ra·di·o·nu·clide [ˌreɪdɪəʊˈn(j)uːklaɪd] *n* radioaktives Nuklid *nt*, Radionuklid *nt*.
ra·di·o·paque [ˌreɪdɪəʊˈpeɪk] *adj* strahlendicht, strahlenundurchlässig; röntgendicht.
ra·di·o·par·ent [ˌreɪdɪəʊˈpærənt] *adj* strahlendurchlässig.
ra·di·o·phos·pho·rus [ˌreɪdɪəʊˈfɒsfərəs] *n* Radiophosphor *m*.
ra·di·o·re·sist·ant [ˌreɪdɪəʊrɪˈzɪstənt] *adj* strahlenunempfindlich, strahlenresistent.
ra·di·os·co·py [ˌreɪdɪˈɒskəpɪ] *n* Röntgenuntersuchung *f*, Röntgendurchleuchtung *f*, Röntgenoskopie *f*, Radioskopie *f*.
ra·di·o·sen·si·tive [ˌreɪdɪəʊˈsensətɪv] *adj* strahlenempfindlich.
ra·di·o·te·lem·e·try [ˌreɪdɪəʊtəˈlemətrɪ] *n* Radiotelemetrie *f*; Biotelemetrie *f*.
ra·di·o·ther·a·peu·tics [ˌreɪdɪəʊˌθerəˈpjuːtɪks] *pl* **1.** Strahlen(heil)kunde *f*, Radiologie *f*. **2.** → **radiotherapy**.
ra·di·o·ther·a·py [ˌreɪdɪəʊˈθerəpɪ] *n* Bestrahlung *f*, Strahlentherapie *f*, Strahlenbehandlung *f*, Radiotherapie *f*.
adjuvant radiotherapy adjuvante Strahlentherapie *f*.
supervoltage radiotherapy Supervolttherapie *f*, Hochvolttherapie *f*, Megavolttherapie *f*.
ra·di·o·ther·my [ˈreɪdɪəʊθɜrmɪ] *n* **1.** Wärmestrahlenbehandlung *f*. **2.** Kurzwellenbehandlung *f*.
ra·di·o·trac·er [ˈreɪdɪəʊtreɪsər] *n* radioaktiver Tracer *m*, Radiotracer *m*.
ra·di·um [ˈreɪdɪəm] *n* Radium *nt*.
ra·di·us [ˈreɪdɪəs] *n, pl* **ra·di·us·es, ra·di·i** [ˈreɪdɪaɪ] **1.** Radius *m*. **2.** *anat.* Speiche *f*, Radius *m*. **3.** Umkreis *m*; (Einfluß-, Wirkungs-)Bereich *m*, Aktionsradius *m*.
ra·dix [ˈreɪdɪks] *n, pl* **rad·i·ces** [ˈrædəsiːz, ˈreɪdəsiːz] **1.** *anat., bio.* Wurzel *f*, Radix *f*. **2.** *mathe.* Grundzahl *f*, Basis *f*.
ra·don [ˈreɪdɒn] *n* Radon *nt*.
rales [ræls, rɑːlz] *pl* (*Lunge*) Rasselgeräusche *pl*, Rasseln *nt*, Rhonchi *pl*.
bronchial rales Bronchialatmen *nt*, bronchiales Atemgeräusch *nt*.
crackling rales Knisterrasseln *nt*.
ra·mus [ˈreɪməs] *n, pl* **ra·mi** [ˈreɪmaɪ] *anat.* Ast *m*, Zweig *m*, Abzweigung *f*, Ramus *m*.
ramus of mandible → **mandibular ramus**.
mandibular ramus Unterkieferast *m*, Ramus mandibulae.
ran·dom [ˈrændəm] *adj* zufällig, wahllos, willkürlich, Zufalls-. **at random** blindlings, wahllos, ziellos, auf gut Glück.
ran·dom·i·za·tion [ˌrændəmaɪˈzeɪʃn] *n stat.* Randomisierung *f*, Randomisieren *nt*.
ran·dom·ness [ˈrændəmnɪs] *n phys., mathe.* Unordnung *f*, Ungeordnetheit *f*, zufallsbedingte Verteilung *f*.
ran·u·la [ˈrænjələ] *n* Ranula *f*.
rape [reɪp] **I** *n* Vergewaltigung *f*. **II** *vt* vergewaltigen.
ra·phe [ˈreɪfɪ] *n, pl* **ra·phae** [ˈreɪfiː] *anat.* Naht *f*, Verwachsungsnaht *f*, Raphe *f*, Raphé *f*, Rhaphe *f*.
longitudinal raphe of tongue Sulcus medianus linguae.
median longitudinal raphe of tongue Sulcus medianus linguae.
raphe of palate → **palatine raphe**.
palatine raphe Gaumenleiste *f*, Raphe palati.
pharyngeal raphe Raphe pharyngis.
raphe of pharynx → **pharyngeal raphe**.
pterygomandibular raphe Raphe pterygomandibularis.
rap·id [ˈræpɪd] *adj* schnell, rasch, rapide, Schnell-.
rare [reər] *adj* selten, rar; (*Atmosphäre*) dünn; (*Materie*) porös; (*Strahlung*) schwach.
rar·e·fac·tion [reərəˈfækʃn] *n* **1.** *phys.* Verdünnung *f*. **2.** *patho.* Rarefizierung *f*, Rarefactio *f*, Rarefactio *f*.

rash [ræʃ] *n derm.* **1.** (Haut-)Ausschlag *m*, Exanthem(a) *nt*. **2.** Vorexanthem *nt*, Rash *m*/*nt*.
barber's rash 1. Bartflechte *f*, Sycosis barbae/simplex/vulgaris, Folliculitis barbae/simplex. **2.** (tiefe) Bartflechte *f*, Tinea barbae, Trichophytia (profunda) barbae, *old* Sycosis (barbae) parasitaria. **3.** Pseudofollikulitis *f*.
crystal rash Sudamina *pl*, Miliaria cristallina.
drug rash Arzneimitteldermatitis *f*, Arzneimittelexanthem *nt*, Dermatitis medicamentosa.
gum rash Zahnfleischausschlag *m*, Zahnfleischenanthem *nt*.
heat rash Roter Hund *m*, tropische Flechte *f*, Miliaria rubra.
measles rash Masernexanthem *nt*.
nettle rash Nesselausschlag *m*, Nesselfieber *nt*, Nesselsucht *f*, Urtikaria *f*, Urticaria *f*.
skin rash Hautausschlag *m*, Exanthem(a) *nt*.
summer rash → **heat rash**.
wandering rash Landkartenzunge *f*, Wanderplaques *pl*, Lingua geographica, Exfoliatio areata linguae/dolorosa, Glossitis exfoliativa marginata, Glossitis areata exsudativa.
wildfire rash → **heat rash**.
rasp [ræsp] **I** *n* Raspel *f*; (Grob-)Feile *f*. **II** *vt, vi* raspeln, feilen, schaben.
bone rasp Knochenfeile *f*.
R-type rasp Rattenschwanzfeile *f*.
ras·pa·to·ry [ˈræspətɔːriː, -təʊ-] *n* Knochenschaber *m*, Raspatorium *nt*.
rasp·ing [ˈræspɪŋ] **I** *n* Raspeln *nt*. **II** *adj* kratzend; (*Stimme*) rauh, krächzend.
rate [reɪt] **I** *n* Quote *f*, Rate *f*; Geschwindkeit *f*, Tempo *nt*. **at the rate of** im Verhältnis von. **II** *vt* (ein-)schätzen, einstufen, bewerten, beurteilen.
basal metabolic rate Basalumsatz *m*, Grundumsatz *m*, basal metabolic rate.
death rate Sterbeziffer *f*, Sterblichkeitsziffer *f*, Sterberate *f*, Sterblichkeitsrate *f*, Mortalität *f*, Zahl *f* der Todesfälle.
DEF rate DEF-Index *m*, DEF-Zahl *f*.
DF rate DF-Index *m*, DF-Zahl *f*.
DMF rate DMF-Index *m*, EKF-Index *m*, DMF-Zahl *f*.
DMFS rate DMFS-Index *m*, DMFS-Zahl *f*.
erythrocyte sedimentation rate Blutkörperchensenkung *f*, Blutkörperchensenkungsgeschwindigkeit *f*, *inf.* Blutsenkung *f*.
fatality rate → **death rate**.
five-year survival rate Fünfjahresüberlebensrate *f*.
heart rate Herzfrequenz *f*.
infant mortality rate Säuglingssterblichkeit *f*, Erstjahressterblichkeit *f*.
metabolic rate at rest Ruheumsatz *m*.
morbidity rate Krankheitshäufigkeit *f*, Erkrankungsrate *f*, Morbidität *f*.
mortality rate → **death rate**.
mutation rate Mutationsrate *f*.
periodontal disease rate Russell-Parodontalindex *m*.
pulse rate Pulsfrequenz *f*; *inf.* Puls *m*.
reaction rate Reaktionsgeschwindigkeit *f*, Reaktionsrate *f*, Umsatzgeschwindigkeit *f*, Umsatzrate *f*.
respiration rate Atemfrequenz *f*.
sickness rate → **morbidity rate**.
working metabolic rate Arbeitsumsatz *m*.
ra·tio [ˈreɪʃ(ɪ)əʊ] *n, pl* **ra·tios** *mathe.* Verhältnis *nt*; Verhältniszahl *f*; Quotient *m*. **in the/a ratio of 2 to 1** im Verhältnis 2 zu 1. **in inverse ratio** umgekehrt proportional.
A-G ratio → **albumin-globulin ratio**.
albumin-globulin ratio Albumin-Globulin-Quotient *m*, Eiweißquotient *m*.
curative ratio → **therapeutic ratio**.
expiratory exchange ratio → **respiratory exchange ratio**.
mental ratio Intelligenzquotient *m*.
respiratory exchange ratio respiratorischer Austauschquotient *m*; respiratorischer Quotient *m*.
therapeutic ratio therapeutische Breite *f*, therapeutischer Index *m*.
ray [reɪ] **I** *n* Strahl *m*; Lichtstrahl *m*. **II** *vt* **1.** ausstrahlen. **2.** bestrahlen. **3.** *inf.* röntgen. **III** *vi* Strahlen aussenden, strahlen; *s.* strahlenförmig ausbreiten.
borderline rays Bucky-Strahlen *pl*, Grenzstrahlen *pl*.
Bucky's rays → **borderline rays**.
cathode rays Kathodenstrahlen *pl*, Kathodenstrahlung *f*.
grenz rays → **borderline rays**.
infrared rays Infrarotstrahlen *pl*.
roentgen rays Röntgenstrahlen *pl*, Röntgenstrahlung *f*.
scattered rays Streustrahlung *f*.

ultraviolet rays Ultraviolettstrahlen *pl*, Ultraviolettstrahlung *f*, UV-Strahlen *pl*, UV-Strahlung *f*.
re·ab·sorb [ri:æbˈzɔːrb] *vt* → resorb.
re·ab·sorb·ing [ri:æbˈzɔːrbɪŋ] *adj* → resorbent.
re·ab·sorp·tion [ri:æbˈzɔːrpʃn] *n* **1.** Reabsorption *f*. **2.** (Flüssigkeits-)Aufnahme *f*, Aufsaugung *f*, Resorption *f*, Reabsorption *f*.
re·act [rɪˈækt] **I** *vt chem.* zur Reaktion bringen. **II** *vi* **1.** (negativ) reagieren (*to* auf); entgegenwirken (*against*). **2.** *chem.* reagieren, eine Reaktion bewirken. **slow to react** reaktionsträge.
re·ac·tance [rɪˈæktəns] *n phys.* Blindwiderstand *m*, Reaktanz *f*.
re·ac·tion [rɪˈækʃn] *n* (*a. chem., phys.*) Reaktion *f* (*to* auf; *against* gegen); Rück-, Gegenwirkung *f* (*on* auf).
  allergic reaction Überempfindlichkeitsreaktion *f*.
  anaphylactoid reaction anaphylaktoide Reaktion *f*.
  antigen-antibody reaction Antigen-Antikörper-Reaktion *f*.
  anxiety reaction hysterische Angst *f*, Angstneurose *f*.
  Arthus reaction Arthus-Phänomen *nt*, Arthus-Reaktion *f*.
  Berlin blue reaction → Prussian-blue reaction.
  chain reaction Kettenreaktion *f*.
  chemical reaction chemische Reaktion *f*.
  complement binding reaction → complement fixation reaction.
  complement fixation reaction Komplementbindungsreaktion *f*.
  compluetic reaction Wassermann-Test *m*, Wassermann-Reaktion *f*, Komplementbindungsreaktion *f* nach Wassermann.
  defense reaction 1. *psycho.* Abwehrmechanismus *m*. **2.** *physiol.* Abwehrapparat *m*, Abwehrmechanismus *m*.
  endothermal reaction *chem.* endotherme Reaktion *f*.
  endothermic reaction → endothermal reaction.
  erythrocyte sedimentation reaction Blutkörperchensenkung *f*, Blutkörperchensenkungsgeschwindigkeit *f*, *inf.* Blutsenkung *f*.
  exothermal reaction *chem.* exotherme Reaktion *f*.
  exothermic reaction → exothermal reaction.
  FA reaction → fluorescent antibody reaction.
  fixation reaction Komplementbindung *f*.
  fluorescent antibody reaction Immunfluoreszenz(test *m*) *f*, Fluoreszenz-Antikörper-Reaktion *f*.
  foreign-body reaction Fremdkörperreaktion *f*.
  general-adaptation reaction Adaptationssyndrom *nt*, allgemeines Anpassungssyndrom *nt*.
  Gruber's reaction → Widal's reaction.
  hemolytic transfusion reaction hämolytischer Transfusionszwischenfall *m*.
  host-versus-graft reaction Wirt-anti-Transplantat-Reaktion *f*, Host-versus-Graft-Reaktion *f*.
  hypersensitivity reaction Überempfindlichkeitsreaktion *f*.
  id reaction Id-Typ *m*, Id-Reaktion *f*.
  immediate hypersensitivity reaction anaphylaktische Überempfindlichkeit *f*, anaphylaktische Allergie *f*, anaphylaktischer Typ *m* der Überempfindlichkeitsreaktion, Überempfindlichkeitsreaktion *f* vom Soforttyp, Typ I *m* der Überempfindlichkeitsreaktion.
  immune reaction Immunantwort *f*, Immunreaktion *f*, immunologische Reaktion *f*.
  late reaction Spätreaktion *f*.
  leukemic reaction → leukemoid reaction.
  leukemoid reaction leukämoide/leukämische Reaktion *f*, Leukämoid *nt*.
  Meinicke reaction Meinicke-Klärungsreaktion *f*.
  near reaction *ophthal.* Naheinstellungsreaktion *f*, Naheinstellungsreflex *m*, Konvergenzreaktion *f*, Akkommodationsreflex *m*.
  near-point reaction → near reaction.
  nuclear reaction Kernreaktion *f*.
  P-K reaction → Prausnitz-Küstner reaction.
  Prausnitz-Küstner reaction Prausnitz-Küstner-Reaktion *f*.
  Prussian-blue reaction Berliner-Blau-Reaktion *f*, Ferriferrocyanid-Reaktion *f*.
  pupillary reaction Pupillenreaktion *f*, Pupillenreflex *m*.
  redox reaction Oxidations-Reduktionsreaktion *f*, Redoxreaktion *f*.
  sedimentation reaction → erythrocyte sedimentation reaction.
  serological reaction → serum reaction.
  serum reaction Seroreaktion *f*.
  stress reaction Streßreaktion *f*.
  transfusion reaction Transfusionszwischenfall *m*.
  Treponema pallidum immobilization reaction Treponema-Pallidum-Immobilisationstest *m*, TPI-Test *m*, Nelson-Test *m*.
  Wassermann reaction → compluetic reaction.
  Widal's reaction Widal-Reaktion *f*, Widal-Test *m*, Gruber-Widal-Reaktion *f*, Gruber-Widal-Test *m*.
re·ac·ti·vate [rɪˈæktəveɪt] *vt* reaktivieren.
re·ac·ti·va·tion [rɪˌæktɪˈveɪʃn] *n* Reaktivierung *f*, Reaktivieren *nt*.

re·ad·mis·sion [ri:ədˈmɪʃn] *n* Wiederaufnahme *od.* Wiedereinweisung *f* (*ins Krankenhaus*).
re·ad·mit [ri:ədˈmɪt] *vt* wieder aufnehmen *od.* einweisen (*ins Krankenhaus*).
re·a·gent [rɪˈeɪdʒənt] *n* **1.** Reagenz *nt*, Reagens *nt*. **2.** *psycho.* Versuchsperson *f*, Testperson *f*.
re·a·gin [rɪˈeɪdʒɪn, -gɪn] *n* Reagin *nt*, IgE-Antikörper *m*.
ream·er [ˈriːmər] *n* Reibahle *f*, Räumahle *f*; Fräse *f*; Raspel *f*.
  ball reamer Kugelfräse *f*.
  ball-tip reamer → ball reamer.
  endodontic reamer Wurzelkanalräumer *m*.
  G-type reamer Gates-Bohrer *m*, Gates-Glidden-Bohrer *m*.
  P-type reamer Peeso-Bohrer *m*, Peeso-Wurzelkanalerweiterer *m*.
re·as·sess [riːəˈses] *vt* (*Situation, Verlauf*) neu beurteilen, nochmals (ab-)schätzen.
re·as·sess·ment [riːəˈsesmənt] *n* (*Situation, Verlauf*) erneute (Ab-)Schätzung *f*, neue Beurteilung *f*.
re·at·tach·ment [riːəˈtætʃmənt] *n* Reattachment *nt*, Wiederanhaftung *f*, Wiederanwachsen *nt*.
re·cal·ci·fi·ca·tion [rɪˌkælsəfɪˈkeɪʃn] *n* Rekalzifizierung *f*, Rekalzifikation *f*.
re·can·al·i·za·tion [rɪˌkænəlɪˈzeɪʃn] *n patho.* Rekanalisation *f*, Rekanalisierung *f*.
re·ceiv·er [rɪˈsiːvər] *n* **1.** *lab.* (Aufnahme-, Auffang-)Gefäß *nt*, (Sammel-)Behälter *m*; *phys.* Glasglocke *f*, Rezipient *m*. **2.** Empfänger(in *f*) *m*.
re·cep·ta·cle [rɪˈseptəkl] *n* **1.** *lab.* Behälter *m*, Gefäß *nt*. **2.** Steckdose *f*.
re·cep·tive [rɪˈseptɪv] *adj* **1.** aufnahmefähig, empfänglich (*to, of* für). **2.** *anat.* Rezeptor(en) *od.* Rezeption betr., rezeptiv, sensorisch, Rezeptoren-, Reiz-, Sinnes-.
re·cep·tive·ness [rɪˈseptɪvnɪs] *n* → receptivity.
re·cep·tiv·i·ty [riːsepˈtɪvətɪ] *n* Aufnahmefähigkeit *f*, Empfänglichkeit *f*, Rezeptivität *f*.
re·cep·tor [rɪˈseptər] *n* Rezeptor *m*.
  α-adrenergic receptor α-adrenerger Rezeptor *m*, α-Rezeptor *m*, alphaadrenerger Rezeptor *m*, Alpharezeptor *m*.
  β-adrenergic receptor β-adrenerger Rezeptor *m*, β-Rezeptor *m*.
  alpha receptor → α-adrenergic receptor.
  beta-adrenergic receptor → β-adrenergic receptor.
  cutaneous receptor Hautrezeptor *m*.
  gustatory receptor Geschmacksrezeptor *m*.
  H receptor Histaminrezeptor *m*, H-Rezeptor *m*.
  hormone receptor Hormonrezeptor *m*.
  pain receptor Schmerzrezeptor *m*.
  pressure receptor Druckrezeptor *m*, Berührungsrezeptor *m*.
  sensory receptor sensorischer/sinnesphysiologischer Rezeptor *m*, Sensor *m*.
  sensory-physiological receptor → sensory receptor.
  skin receptor → cutaneous receptor.
  taste receptor → gustatory receptor.
  tendon receptor Sehnenrezeptor *m*.
re·cess [rɪˈses, ˈriːses] *n* **1.** *anat.* kleine Ausbuchtung/Höhlung/Vertiefung *f*, Nische *f*, Recessus *m*. **2.** Pause *f*, Unterbrechung *f*.
  chiasmatic recess → optic recess.
  cochlear recess Recessus cochlearis (vestibuli).
  cochlear recess of vestibule → cochlear recess.
  infundibular recess Recessus infundibularis/infundibuli.
  infundibuliform recess Rosenmüller-Grube *f*, Recessus pharyngeus.
  recess of infundibulum → infundibular recess.
  laryngopharyngeal recess → piriform recess.
  lateral recess of nasopharynx → pharyngeal recess.
  optic recess Recessus opticus.
  pharyngeal recess Rosenmüller-Grube *f*, Recessus pharyngeus (Rosenmülleri).
  pineal recess Recessus pinealis.
  piriform recess Recessus piriformis.
  Reichert's recess → cochlear recess.
  Rosenmüller's recess → pharyngeal recess.
  sphenoethmoidal recess Recessus sphenoethmoidalis.
  supratonsillar recess Fossa supratonsillaris.
re·ces·sion [rɪˈseʃn] *n* Rückgang *m*; Zurückweichen *nt*, Zurückgehen *nt*, Zurücktreten *nt*.
  gingival recession Gingivarezession *f*, Gingivaretraktion *f*.
re·ces·sive [rɪˈsesɪv] *adj* zurücktretend, zurückgehend; *genet.* rezessiv.
re·ces·sive·ness [rɪˈsesɪvnɪs] *n genet.* Rezessivität *f*.
re·cid·i·va·tion [rɪˌsɪdəˈveɪʃn] *n* → recidivism.
re·cid·i·vism [rɪˈsɪdəvɪzəm] *n patho.* Rückfall *m*, Rezidiv *nt*.

re·cip·i·ent [rɪˈsɪpɪənt] **I** *n* Empfänger(in *f*) *m*. **be recipient of sth.** etw. empfangen. **II** *adj* empfänglich, aufnahmefähig (*of, to* für); aufnehmend.
  general recipient *immun.* Universalempfänger(in *f*) *m*.
  universal recipient → general recipient.
re·con·sti·tute [riːˈkɒnstɪt(j)uːt] *vt* **1.** wiederherstellen, rekonstruieren, rekonstituieren. **2.** *chem.* aus einem Konzentrat herstellen; in Wasser auflösen.
re·con·sti·tu·tion [riːˌkɒnstɪˈt(j)uːʃn] *n* **1.** Wiederherstellung *f*, Neubildung *f*, Rekonstitution *f*. **2.** *chem.* Zubereitung *f* aus einem Konzentrat; Auflösung *f* in Wasser.
re·con·struct [ˌriːkənˈstrʌkt] *vt* wieder aufbauen *od.* herstellen; umbauen, rekonstruieren.
re·con·struc·tion [riːkənˈstrʌkʃn] *n* Umbau *m*; Wiederaufbau *m*, Wiederherstellung *f*; Rekonstruktion *f*.
  mandibular reconstruction Unterkieferrekonstruktion *f*.
  palate reconstruction Gaumenrekonstruktion *f*.
re·con·struc·tive [riːkənˈstrʌktɪv] *adj* wiederaufbauend, rekonstruktiv.
re·cord [*n, adj* ˈrekərd; *v* rɪˈkɔːrd] **I** *n* **1.** Niederschrift *f*, (schriftlicher) Bericht *m*. **2.** Dokument *nt*, Akte *f*, Unterlage *f*. **on record** aktenkundig, in den Akten. **3.** Verzeichnis *nt*, Register *nt*, Liste *f*. **4.** Registrierung *f*, Aufzeichnung *f*. **II** *vt* **5.** aufschreiben, niederschreiben, aufnehmen; protokollieren, dokumentieren. **6.** (*Daten*) registrieren, erfassen, aufnehmen. **III** *vi* registrieren, aufzeichnen.
  dental record Krankenakte *f*, Krankengeschichte *f*, Patientenunterlagen *pl*, Falldokumentation *f*.
  lateral interocclusal record seitlicher Checkbiß *m*, laterales interokklusales Registrat *nt*, laterale interokklusale Registration *f*.
re·cord·er [rɪˈkɔːrdər] *n* Registriergerät *nt*, Aufnahmegerät *nt*, Bildschreiber *m*, Kurvenschreiber *m*.
re·cord·ing [rɪˈkɔːrdɪŋ] **I** *n* **1.** (*a. techn.*) Aufzeichnung *f*, Registrierung *f*; Protokollierung *f*; (Band-)Aufnahme *f*. **2.** *physiol.* (*EKG*) Ableitung *f*. **II** *adj* aufzeichnend, registrierend.
re·cov·er [rɪˈkʌvər] *vt* **1.** wiederbekommen, wiederfinden, zurückgewinnen; (*Bewußtsein*) wiedererlangen; (*Zeit*) wiederaufholen. **recover one's breath/strength** wieder zu Atem/Kräften kommen. *techn., chem.* rückgewinnen, wiedergewinnen. **II** *vi* **3.** genesen, gesunden; s. erholen (*from, of* von). **be recovering** auf dem Weg der Besserung sein. **4.** (*Bewußtsein*) wiedererlangen, wieder zu s. kommen. **5.** entschädigt werden.
re·cov·er·y [rɪˈkʌvərɪ] *n* **1.** Zurückgewinnung *f*, Wiederherstellung *f*, Wiedergutmachung *f*; (*Bewußtsein*) Wiedererlangung *f*. **2.** Genesung *f*, Gesundung *f*, Rekonvaleszenz *f*; Erholung *f*. **make a quick recovery** s. schnell erholen (*from* von). **past/beyond recovery** unheilbar. **3.** *techn., chem.* Rück-, Wiedergewinnung *f*.
  complete recovery → full recovery.
  full recovery vollständige/komplette Wiederherstellung *od.* Heilung *od.* Erholung *f*; *chir.* Restitutio ad integrum.
re·cru·des·cence [ˌriːkruːˈdesəns] *n* **1.** Wiederverschlimmerung *f*, Rekrudeszenz *f*. **2.** Rückfall *m*, Rezidiv *nt*.
re·cru·des·cent [ˌriːkruːˈdesənt] *adj* **1.** rekrudeszent. **2.** rezidivierend.
rec·tal [ˈrektl] *adj* Enddarm/Rektum betr., rektal, Rektum-; Mastdarm-.
rec·to- *pref.* Enddarm-, Anus-, Ano-, Prokt(o)-, Mastdarm-, Rekt(o)-, Rektal-, Rektum-.
rec·tum [ˈrektəm] *n* Enddarm *m*, Mastdarm *m*, Rektum *nt*, Rectum *nt*, Intestinum rectum.
re·cu·per·ate [rɪˈk(j)uːpəreɪt] **I** *vt* (*Gesundheit*) wiedererlangen. **II** *vi* s. erholen.
re·cu·per·a·tion [rɪˌk(j)uːpəˈreɪʃn] *n* Erholung *f*.
re·cu·per·a·tive [rɪˈk(j)uːpərətɪv, -ˌreɪtɪv] *adj* stärkend, kräftigend; Erholungs-.
re·cur [rɪˈkɜːr] *vi* wiederkehren, wieder auf- *od.* eintreten, s. wiederholen, rezidivieren; *mathe.* s. periodisch wiederholen.
re·cur·rence [rɪˈkɜːrəns, -ˈkʌr-] *n* Wiederkehr *f*, Wiederauftreten *nt*, Wiederauftauchen *nt*; Rückfall *m*, Rezidiv *nt*; *mathe.* Rekursion *f*.
  local recurrence Lokalrezidiv *nt*.
re·cur·rent [rɪˈkɜːrənt, -ˈkʌr-] *adj* (regelmäßig *od.* ständig) wiederkehrend, s. wiederholend, rekurrent, rezidivierend; habituell; *anat.* rückläufig; *mathe.* periodisch.
red [red] **I** *n* Rot *nt*, rote Farbe *f*, roter Farbstoff *m*. **II** *adj* **1.** rot. **2.** rot, gerötet. **3.** rot(haarig); rot(häutig); rot(glühend).
  Congo red Kongorot *nt*.
  copper red Kupferrot *nt*.
  methyl red Methylrot *nt*.
  trypan red Trypanrot *nt*.
red·den [ˈredn] **I** *vt* röten, rot färben. **II** *vi* rot werden, erröten; s. röten.

red·den·ing [ˈrednɪŋ] *n* Rötung *f*.
red·dish [ˈredɪʃ] *adj* rötlich.
red·ness [ˈrednɪs] *n* Röte *f*; Rötung *f*.
re·dox [ˈriːdɒks] *n chem.* Oxidation-Reduktion *f*, Redox(-Reaktion *f*).
re·dresse·ment [rɪdresˈmnt] *n traumat.* Redression *f*, Redressement *nt*.
re·duce [rɪˈd(j)uːs] **I** *vt* **1.** herabsetzen, verringern, vermindern, verkleinern, reduzieren (*by* um; *to* auf); drosseln, senken; (*Schmerz*) lindern; (*Lösung*) schwächen, verdünnen. **2.** *chir. traumat.* reponieren, reduzieren, einrichten, einrenken. **3.** (*Zelle*) reduzieren. **4.** *mathe., chem.* reduzieren. **5.** etw. verwandeln (*to* in, zu). **reduce to powder** zermahlen, pulverisieren. **6.** zurückführen, reduzieren (*to* auf). **II** *vi* **7.** abnehmen, eine Schlankheitskur machen. **8.** *bio.* s. meiotisch teilen.
re·duc·i·ble [rɪˈd(j)uːsɪbl] *adj* **1.** zerlegbar, verkleinerbar, verkürzbar; *chem.* reduzibel, reduzierbar. **2.** *traumat.* einrenkbar, einrichtbar, reponierbar, reponibel.
re·duc·tant [rɪˈdʌktənt] *n* Reduktionsmittel *nt*, Reduktor *m*.
re·duc·tase [rɪˈdʌkteɪz] *n* Reduktase *f*.
  acetaldehyde reductase Alkoholdehydrogenase *f*.
re·duc·tion [rɪˈdʌkʃn] *n* **1.** Herabsetzung *f*, Verringerung *f*, Verminderung *f*, Verkleinerung *f*, Reduzierung *f* (*by* um; *to* auf); Drosselung *f*, Senkung *f*; (Ab-)Schwächung *f*; (Schmerz-)Linderung *f*. **2.** *traumat.* Reposition *f*, Einrichtung *f*, Einrenkung *f*. **3.** *bio.* Reduktion(steilung) *f*, Meiose *f*. **4.** *chem.* Reduktion *f*; *mathe.* Reduktion *f*, Auflösung *f*, Zerlegung *f* (*to* in). **5.** Zurückführung *f*, Reduzierung *f* (*to* auf).
re·en·try [riːˈentrɪ] *n card.* Reentry(-Mechanismus *m*) *nt*.
re·ex·am·i·na·tion [riːɪɡˌzæmɪˈneɪʃn] *n* Nachprüfung *f*, Nachuntersuchung *f*, erneute Untersuchung *f*.
re·ex·am·ine [riːɪɡˈzæmɪn] *vt* nachuntersuchen, erneut untersuchen.
re·fer [rɪˈfɜːr] *vt* **1.** verweisen, weiterleiten (*to* an); (*Patient*) überweisen (*to* an). **2.** zuschreiben, zurückführen (*to* auf). **3.** s. wenden (*to* an); konsultieren.
ref·er·ence [ˈrefərəns] *n* **1.** Weiterleitung *f*, Übergabe *f* (*to* an). **2.** Referenz *f*, Zeugnis *nt*. **3.** Verweis *m*, Hinweis *m*, Bezug *m* (*to* auf).
re·fine [rɪˈfaɪn] *vt chem.* reinigen, klären, veredeln, raffinieren.
re·flect [rɪˈflekt] **I** *vt* **1.** (*Strahlen, Licht*) zurückwerfen, reflektieren; spiegeln. **2.** *anat.* zurückbiegen, reflektieren. **II** *vi* **3.** reflektieren. **4.** nachdenken (*upon* über).
re·flec·tion [rɪˈflekʃn] *n* **1.** Zurückwerfung *f*, Zurückstrahlung *f*, Reflexion *f*, Reflektierung *f*; (Wieder-)Spiegelung *f*; Spiegelbild *nt*. **2.** *anat.* Zurückbiegung *f*, Zurückbeugung *f*. **3.** *anat.* Umschlagsfalte *f*, Duplikatur *f*.
re·flec·tor [rɪˈflektər] *n* Beleuchtungsspiegel *m*, Reflektorspiegel *m*, Reflektor *m*.
re·flex [*n, adj* ˈriːfleks; *v* rɪˈfleks] **I** *n* **1.** *physiol.* Reflex *m*. **2.** Zurückwerfung *f*, Zurückstrahlung *f*, Reflexion *f*, Reflektierung *f*; (Wieder-)Spiegelung *f*; Spiegelbild *nt*. **II** *adj* **3.** *physiol.* Reflex(e) betr., durch einen Reflex bedingt, reflektorisch, Reflex-. **4.** (*Licht*) zurückgeworfen, gespiegelt, reflektiert. **5.** *anat.* zurückgebogen, reflektiert. **III** *vt* zurückbiegen.
  accommodation reflex *ophthal.* Naheinstellungsreaktion *f*, Naheinstellungsreflex *m*, Konvergenzreaktion *f*, Akkommodationsreflex *m*.
  aortic reflex → depressor reflex.
  attitudinal reflex *physiol.* Stellreflex *m*.
  autonomic reflex vegetativer Reflex *m*.
  axon reflex Axonreflex *m*.
  blink reflex Kornealreflex *m*, Blinzelreflex *m*, Lidreflex *m*.
  chin reflex → jaw reflex.
  coordinated reflex koordinierter Reflex *m*.
  corneal reflex 1. → blink reflex. **2.** *ophthal.* Hornhautreflex *m*, Hornhautreflexion *f*.
  coughing reflex Hustenreflex *m*.
  deep reflex Sehnenreflex *m*.
  deglutition reflex Schluckreflex *m*.
  depressor reflex Depressorreflex *m*.
  extrinsic reflex Fremdreflex *m*.
  eyelid closure reflex → blink reflex.
  gag reflex Würg(e)reflex *m*.
  grasp reflex Greifreflex *m*.
  grasping reflex → grasp reflex.
  intrinsic reflex Eigenreflex *m*.
  iris contraction reflex → pupillary reflex.
  jaw reflex Masseterreflex *m*, Unterkieferreflex *m*.
  lacrimal reflex Tränenreflex *m*.
  laryngospastic reflex Stimmritzenkrampf *m*, Laryngospasmus *m*.
  lid reflex → blink reflex.

reflexogenic

light reflex 1. *HNO* Trommelfellreflex *m*, Lichtreflex *m*. **2.** *ophthal.* (*Pupille*) Lichtreflex *m*, Lichtreaktion *f*.
lip reflex *ped.* Lippenreflex *m*.
mandibular reflex → jaw reflex.
masseter reflex → jaw reflex.
monosynaptic stretch reflex monosynaptischer Dehnungsreflex *m*, Eigenreflex *m*.
near reflex → accommodation reflex.
oculopharyngeal reflex okulopharyngealer Reflex *m*.
opticofacial reflex → blink reflex.
palatal reflex Gaumenreflex *m*.
palatine reflex → palatal reflex.
palm-chin reflex → palmomental reflex.
palmomental reflex Palmomentalreflex *m*.
pharyngeal reflex 1. → gag reflex. **2.** Schluckreflex *m*.
polysynaptic reflex polysynaptischer Reflex *m*, Fremdreflex *m*.
proprioceptive reflex propriozeptiver Reflex *m*, Eigenreflex *m*.
protective reflex *physiol.* Schutzreflex *m*.
pupillary reflex 1. Pupillenreflex *m*, Pupillenreaktion *f*. **2.** (*Pupille*) Lichtreaktion *f*, Lichtreflex *m*.
pupillary accommodation reflex → accommodation reflex.
righting reflex *physiol.* Stellreflex *m*.
skin reflex Hautreflex *m*, Hautreaktion *f*.
skin-muscle reflex → skin reflex.
sneezing reflex Niesreflex *m*.
snout reflex Orbicularis-oris-Reflex *m*, Schnauzenreflex *m*.
statotonic reflex statotonischer Reflex *m*, Stellreflex *m*.
sucking reflex Saugreflex *m*.
swallowing reflex Schluckreflex *m*.
tendon reflex Sehnenreflex *m*.
vestibular reflex Vestibularisreflex *m*.
wink reflex → blink reflex.
re·flex·o·gen·ic [ˌrɪfleksəˈdʒenɪk] *adj physiol.* Reflexe auslösend, reflexogen.
re·flex·og·e·nous [riːflekˈsɑdʒənəs] *adj* → reflexogenic.
re·flux [ˈriːflʌks] *n* Zurückfließen *nt*, Rückfluß *m*, Reflux *m*.
re·frac·to·ri·ness [rɪˈfræktərɪnɪs] *n* **1.** *physiol.* (Reiz-)Unempfindlichkeit *f* (*to* für); Refraktärität *f*. **2.** (*Krankheit*) Hartnäckigkeit *f*; Widerstandsfähigkeit *f*, Refraktärität *f*. **3.** (*Kind*) Eigensinn *m*, Störrisch-, Halsstarrigkeit *f*. **4.** *chem., techn.* Hitzebeständigkeit *f*, Feuerfestigkeit *f*.
re·frac·to·ry [rɪˈfræktərɪ] *adj* **1.** *physiol., neuro.* (reiz-)unempfindlich, refraktär. **2.** (*Krankheit*) hartnäckig; widerstandsfähig, nicht reagierend (*to* auf); refraktär. **3.** (*Kind*) eigensinnig, störrisch, halsstarrig. **4.** *chem., techn.* hitzebeständig, feuerfest.
re·frac·ture [rɪˈfræktʃər] *n traumat.* **1.** Refraktur *f*. **2.** Refrakturierung *f*.
re·fresh [rɪˈfreʃ] **I** *vt* erfrischen, frisch machen. **II** *vi* s. erfrischen.
re·frig·er·ant [rɪˈfrɪdʒərənt] **I** *n techn.* Kühlmittel *nt*, Kältemittel *nt*; *pharm.* kühlendes Mittel *nt*, Refrigerans *nt*. **II** *adj* (ab-)kühlend, kühl-; erfrischend.
re·frig·er·a·tion [rɪˌfrɪdʒəˈreɪʃn] *n* **1.** Kühlung *f*, Tiefkühlung *f*. **2.** (*Therapie*) (Ab-)Kühlung *f*, Kühlen *nt*, Refrigeration *f*.
re·frig·er·a·tive [rɪˈfrɪdʒərətɪv] *adj* → refrigeratory.
re·frig·er·a·to·ry [rɪˈfrɪdʒərətɔːriː, -təʊ-] *adj* kälteerzeugend, (ab-)kühlend, Kühl-, Kälte-.
re·frin·gence [rɪˈfrɪndʒəns] *n* → refractivity.
re·gain [rɪˈɡeɪn] *vt* zurückgewinnen, wiedergewinnen, wiedererlangen; (*Bewußtsein*) wiedererlangen. **regain one's breath/strength** wieder zu Atem/Kräften kommen. **regain one's health** wieder gesund werden.
re·gen·er·ate [*adj* rɪˈdʒenərɪt; *v* rɪˈdʒenəreɪt] **I** *adj* regeneriert. **II** *vt* erneuern, neubilden, regenerieren. **III** *vi* s. neubilden, s. erneuern, s. regenerieren.
re·gen·er·a·tion [rɪˌdʒenəˈreɪʃn] *n* (*a. bio.*) Neubildung *f*, Erneuerung *f*, Regeneration *f*; *techn.* Wiedergewinnung *f*, Regenerierung *f*.
nerve regeneration Nervenregeneration *f*.
re·gen·er·a·tor [rɪˈdʒenəreɪtər] *n* Regenerator *m*.
re·gion [ˈriːdʒn] *n* **1.** *anat.* Region *f*, (Körper-)Gegend *f*, (Körper-)Bereich *m*, Regio *f*. **2.** Gebiet *nt*, Region *f*, Bereich *m*.
buccal region Wangengegend *f*, Wangenregion *f*, Regio buccalis.
cervical regions Halsregionen *pl*, Regiones cervicales.
cheek region → buccal region.
chin region Kinngegend *f*, Kinnregion *f*, Regio mentalis.
frontal region Stirngegend *f*, Frontalregion *f*, Regio frontalis.
frontal speech region motorisches Sprachzentrum *nt*, motorische/ frontale Broca-(Sprach-)Region *f*, Broca-Feld *nt*.
head regions Kopfregionen *pl*, Regiones capitis.
infraorbital region Infraorbitalregion *f*, Regio infraorbitalis.

256

infratemporal region Unterschläfengrube *f*, Fossa infratemporalis.
lateral cervical region seitliches Halsdreieck *nt*, Regio cervicalis lateralis, Trigonum cervicale posterius.
lateral neck region → lateral cervical region.
mental region → chin region.
region of nape → neck region.
nasal region Nasengegend *f*, Nasenregion *f*, Regio nasalis.
neck region Nackengegend *f*, Nackenregion *f*, Regio cervicalis posterior, Regio nuchalis.
nuchal region → neck region.
ocular region → orbital region.
olfactory region Riechschleimhaut *f*, Riechfeld *nt*, Regio olfactoria (tunicae mucosae nasi).
oral region Mundgegend *f*, Mundregion *f*, Regio oralis.
orbital region Orbitaregion *f*, Regio orbitalis.
perineal region Damm *m*, Dammgegend *f*, Dammregion *f*, Regio perinealis.
posterior cervical region → neck region.
respiratory region (*Nasenschleimhaut*) Regio respiratoria.
submandibular region Unterkieferdreieck *nt*, Trigonum submandibulare.
submaxillary region → submandibular region.
temporal region Schläfenregion *f*, Temporalregion *f*, Regio temporalis.
zygomatic region Jochbeingegend *f*, Jochbeinregion *f*, Regio zygomatica.
re·gion·al [ˈriːdʒənl] *adj* regional, regionär, lokal, örtlich (begrenzt), Regional-.
reg·is·tered [ˈredʒɪstərd] *adj* **1.** registriert, eingetragen. **2.** (*Arzt*) approbiert; (*Krankenschwester*) staatlich geprüft, examiniert.
reg·is·tra·tion [redʒɪˈstreɪʃn] *n* Anmeldung *f*, Zulassung *f*, Registrierung *f*, Erfassung *f*.
bite registration Bißregistrierung *f*.
maxillomandibular registration maxillomandibuläre Registrierung *f*.
re·gress [rɪˈgres] **I** *n patho.* Rückbildung *f*, Rückentwicklung *f*, rückläufige Entwicklung *f*, Regression *f*. **II** *vi* s. rückläufig entwickeln, s. zurückbilden, s. zurückentwickeln.
re·gres·sion [rɪˈgreʃn] *n patho.* Rückbildung *f*, Rückentwicklung *f*, rückläufige Entwicklung *f*, Regression *f*.
calcific regression of pulp verkalkende Pulpose *f*.
focal calcific regression of pulp Dentikel *m*, echter Pulpastein *m*, Pulpaknoten *m*.
re·gres·sive [rɪˈgresɪv] *adj* **1.** *patho.* s. zurückbildend, s. zurückentwickelnd, regressiv, Regressions-. **2.** zurückgehend, rückläufig.
reg·u·lar [ˈregjələr] *adj* regelmäßig; genau, pünktlich; regulär, normal, gewohnt; (*Atmung, Puls*) regel-, gleichmäßig; (*Zähne*) regelmäßig; (*Gesichtszüge*) ebenmäßig; (*Arzt*) approbiert. **at regular intervals** regelmäßig, in regelmäßigen Abständen.
reg·u·late [ˈregjəleɪt] *vt* (*a. physiol.*) regeln, einstellen, steuern, regulieren.
reg·u·la·tion [ˌregjəˈleɪʃn] *n* **1.** (*a. physiol.*) Regelung *f*, Einstellung *f*, Steuerung *f*, Regulierung *f*. **2.** Vorschrift *f*, Bestimmung *f*.
reg·u·la·tive [ˈregjəleɪtɪv, -lətɪv] *adj* regelnd, ordnend, regulierend, regulativ.
reg·u·la·tor [ˈregjəleɪtər] *n techn.* Regler *m*.
re·gur·gi·tate [rɪˈgɜrdʒɪteɪt] **I** *vt* **1.** zurückfließen lassen. **2.** (*Essen*) erbrechen. **II** *vi* zurückfließen.
re·gur·gi·ta·tion [rɪˌgɜrdʒɪˈteɪʃn] *n* **1.** *card.* Rückströmen *nt*, Rückstau *m*, Regurgitation *f*. **2.** *chir.* Regurgitation *f*; Reflux *m*.
aortic regurgitation Aorten(klappen)insuffizienz *f*.
mitral regurgitation Mitral(klappen)insuffizienz *f*.
tricuspid regurgitation Trikuspidalisinsuffizienz *f*, Trikuspidal-(klappen)insuffizienz *f*.
valvular regurgitation (Herz-)Klappeninsuffizienz *f*.
re·ha·bil·i·tate [ˌriː(h)əˈbɪlɪteɪt] *vt* eine Rehabilitierung durchführen, wiedereingliedern, rehabilitieren.
re·ha·bil·i·ta·tion [ˌriː(h)əˌbɪləˈteɪʃn] *n* (Wieder-)Eingliederung *f*, Rehabilitation *f*, Rehabilitierung *f*.
occlusal rehabilitation okklusale Rehabilitation *f*.
oral rehabilitation orale Rehabilitation *f*.
re·hy·dra·tion [ˌriːhaɪˈdreɪʃn] *n* Rehydratation *f*, Rehydrierung *f*.
re·im·plant [ˌriːɪmˈplænt] **I** *n* Reimplantat *nt*. **II** *vt* wieder einpflanzen, reimplantieren.
re·im·plan·ta·tion [ˌriːɪmplænˈteɪʃn] *n* Wiedereinpflanzung *f*, Reimplantation *f*; Replantation *f*.
intentional tooth reimplantation → tooth reimplantation.
tooth reimplantation Zahnreimplantation *f*.
re·in·fec·tion [ˌriːɪnˈfekʃn] *n* **1.** Reinfektion *f*. **2.** Reinfekt *m*, Reinfektion *f*.

re·in·force [ˌriːɪnˈfɔːrs] *vt* (*a. fig., psycho.*) verstärken; stärken, stützen.
re·in·force·ment [riːɪnˈfɔːrsmənt] *n* (*a. fig., psycho.*) Verstärkung *f*; Stärkung *f*, Stützung *f*.
re·in·forc·er [riːɪnˈfɔːrsər] *n psycho.* Verstärker *m*.
re·in·tu·ba·tion [rɪˌɪnt(j)uːˈbeɪʃn] *n* Reintubation *f*.
re·ject [rɪˈdʒekt] *vt* **1.** *immun.* (*Transplantat*) abstoßen. **2.** zurückweisen, abschlagen, ablehnen.
re·jec·tion [rɪˈdʒekʃn] *n* **1.** *immun.* Abstoßung *f*, Abstoßungsreaktion *f*. **2.** Ablehnung *f*, Zurückweisung *f*, Verwerfung *f*.
  graft rejection *immun.* Transplantatabstoßung *f*.
re·lapse [*n* rɪˈlæps, ˈriːlæps; *v* rɪˈlæps] **I** *n* Rückfall *m*, Relaps *m*; Rezidiv *nt*. **II** *vi* einen Rückfall erleiden.
  local relapse → local recurrence.
re·laps·ing [rɪˈlæpsɪŋ] *adj* rezidivierend, Rückfall-.
re·lat·ed [rɪˈleɪtɪd] *adj* **1.** verwandt (*to, with* mit); Verwandten-. **2.** verbunden, verknüpft (*to* mit).
re·la·tion [rɪˈleɪʃn] *n* **1.** Beziehung *f*, Verhältnis *nt*; Bezug *m*, Bezogenheit *f*; **relations** *pl* Beziehungen *pl*. **bear a relation to** in Beziehung stehen zu. **in relation to** im Verhältnis zu, in bezug auf. **2.** Verwandte(r *m*) *f*. **3.** Relation *f*.
  acquired centric relation erworbene zentrale Relation *f*.
  acquired eccentric relation erworbene ekzentrische Relation *f*.
  acquired eccentric jaw relation → acquired eccentric relation.
  buccolingual relation bukkolinguale Relation *f*, bukkolinguale Beziehung *f*.
  centric relation zentrale Relation *f*, terminale Scharnierachsenposition *f*, retrale Scharnierachsenposition *f*.
  centric jaw relation → centric relation.
  cusp-fossa relation Höcker-Fossa-Beziehung *f*, Höcker-Kauflächengruben-Beziehung *f*.
  dynamic relation dynamische Relation *f*, dynamische Kieferrelation *f*.
  eccentric relation ekzentrische Relation *f*, ekzentrische Kieferrelation *f*.
  eccentric jaw relation → eccentric relation.
  jaw relation Kieferrelation *f*.
  jaw-to-jaw relation → jaw relation.
  lateral relation laterale Relation *f*.
  mandibular centric relation zentrale Relation *f*, zentrische Relation *f*.
  maxillomandibular relation maxillomandibuläre Relation *f*.
  median relation mediane Kieferrelation *f*.
  median jaw relation → median relation.
  median retruded relation → centric relation.
  occlusal relation Schlußbißstellung *f*, Okklusionsstellung *f*.
  rest relation Relation *f* in Ruhelage.
  rest jaw relation → rest relation.
  static relation statische Relation *f*.
  vertical relation vertikale Relation *f*.
re·la·tion·ship [rɪˈleɪʃnʃɪp] *n* Beziehung *f*, Verbindung *f*, Verhältnis *nt* (*to* zu); Verwandtschaft *f* (*to* mit).
  buccolingual relationship bukkolinguale Relation *f*, bukkolinguale Beziehung *f*.
  occlusal relationship Schlußbißstellung *f*, Okklusionsstellung *f*.
  reciprocal relationship Wechselbeziehung *f*.
rel·a·tive [ˈrelətɪv] **I** *n* **1.** Verwandte(r *m*) *f*. **2.** *chem.* (verwandtes) Derivat *nt*. **II** *adj* **3.** vergleichsweise, ziemlich, verhältnismäßig, relativ, Verhältnis-. **4.** bezüglich, (s.) beziehend (*to* auf); Bezugs-.
re·lax [rɪˈlæks] **I** *vt* entspannen, lockern. **relax one's muscles** die Muskeln lockern. **relax the bowels** den Stuhlgang fördern. **II** *vi* s. entspannen, ausspannen, s. erholen; s. lockern; erschlaffen, schlaff werden.
re·lax·ant [rɪˈlæksənt] **I** *n pharm.* entspannungsförderndes Mittel *nt*, Relaxans *nt*. **II** *adj* entspannend, relaxierend.
  depolarizing muscle relaxant depolarisierendes Muskelrelaxans *nt*.
  muscle relaxant Muskelrelaxans *nt*.
re·lax·a·tion [ˌriːlækˈseɪʃn] *n* Entspannung *f*, Ausspannung *f*, Erholung *f*; Lockerung *f*, Erschlaffung *f*, Relaxation *f*.
  muscle relaxation Muskelerschlaffung *f*, Muskelentspannung *f*, Muskelrelaxation *f*.
re·lax·in [rɪˈlæksɪn] *n* Relaxin *nt*.
re·lease [rɪˈliːs] **I** *n* **1.** Befreiung *f*, Erlösung *f* (*from* von). **2.** *physiol.* Ausschüttung *f*, Abgabe *f*; Freisetzung *f*, Freigabe *f*; Auslösung *f*. **II** *vt* **3.** befreien, erlösen (*from* von). **4.** *physiol.* ausschütten, abgeben; freigeben, freisetzen; *techn.* auslösen.
re·li·a·bil·i·ty [rɪˌlaɪəˈbɪlətɪ] *n* Zuverlässigkeit *f*, Verläßlichkeit *f*; *stat.* Reliabilität *f*.
re·lief¹ [rɪˈliːf] *n* **1.** Erleichterung *f*; Entlastung *f*; Unterstützung *f*, Hilfe *f*. **2.** Vertretung *f*, Aushilfe *f*.

  pain relief Schmerzlinderung *f*, Schmerzstillung *f*.
re·lief² [rɪˈliːf] *n* Relief *nt*.
  gingival relief Zahnfleischrelief *nt*.
re·lieve [rɪˈliːv] *vt* **1.** (*Schmerzen*) erleichtern, lindern. **2.** jdn. entlasten *od.* unterstützen, jdn. von etw. befreien. **3.** jdn. erleichtern; beruhigen.
re·luc·tance [rɪˈlʌktəns] *n* **1.** Widerstreben *nt*, Abneigung *f* (*to* gegen). **2.** *phys.* Reluktanz *f*, magnetischer Widerstand *m*.
re·me·di·a·ble [rɪˈmiːdɪəbl] *adj* heilend, kurativ.
re·me·di·al [rɪˈmiːdɪəl] *adj* heilend, kurativ, Heil-.
rem·e·dy [ˈremɪdɪ] **I** *n*, *pl* **rem·e·dies** (Heil-)Mittel *nt*, Arzneimittel *nt*, Arznei *f*, Remedium *nt*, Kur *f* (*for, against* gegen). **II** *vt* heilen, kurieren (*for, against* gegen).
re·min·er·al·i·za·tion [rɪˌmɪn(ə)rəlaɪˈzeɪʃn, -lɪˈz-] *n* Remineralisation *f*.
re·mis·sion [rɪˈmɪʃn] *n* vorübergehende Besserung *f*, Remission *f*.
re·mit·tent [rɪˈmɪtnt] *adj* (vorübergehend) nachlassend, abklingend, remittierend.
rem·nant [ˈremnənt] **I** *n* **1.** Überrest *m*, Rest *m*, Überbleibsel *nt*. **2.** *phys.* Rest *m*, Residuum *nt*. **II** *adj* restlich, Rest-.
  enamel organ remnant primäres Schmelzoberhäutchen *nt*, primäres Schmelzhäutchen *nt*.
re·mov·al [rɪˈmuːvəl] *n* **1.** Fortschaffen *nt*, Wegschaffen *nt*, Entfernen *nt*, Beseitigung *f*, Abfuhr *f*, Abtransport *m*. **2.** *chir.* Entnahme *f*, Entfernung *f*; Amputation *f*.
re·move [rɪˈmuːv] **I** *vt* **1.** entfernen, wegnehmen; abnehmen, abmontieren, ausbauen. **2.** *chir.* entnehmen, entfernen. **3.** (*Kleidung*) ablegen, abnehmen. **4.** wegräumen, wegbringen, abtransportieren. **5.** entlassen, absetzen, versetzen. **II** *vi* ausziehen, umziehen, verziehen.
re·nal [ˈriːnl] *adj* Niere betr., renal, Nephr(o)-, Nieren-, Reno-.
ren·i·form [ˈrenɪfɔːrm] *adj* nierenförmig, reniform.
re·nin [ˈriːnɪn] *n* Renin *nt*.
reno- *pref.* Nieren-, Nephr(o)-, Ren(o)-.
re·no·gen·ic [ˌriːnəʊˈdʒenɪk] *adj* von der Niere ausgehend, nephrogen, renal.
re·nop·a·thy [rɪˈnɒpəθɪ] *n* Nierenerkrankung *f*, Renopathie *f*, Nephropathie *f*.
re·op·er·a·tion [rɪɒpəˈreɪʃn] *n* Reoperation *f*.
re·pair [rɪˈpeər] **I** *n* **1.** *chir.* operative Versorgung *f*, Operation *f*; Technik *f*; Naht *f*. **2.** Wiederherstellung *f*, Reparatur *f*; Instandsetzung *f*, Ausbesserung *f*. **II** *vt* **3.** operativ versorgen. **4.** reparieren, ausbessern, instandsetzen.
  operative repair operativer Verschluß *m*, operative Versorgung *f*.
  periapical tooth repair apikale Parodontalbehandlung *f*.
  suture repair Nahtverschluß *m*, Naht *f*, Vernähen *nt*.
re·place·ment [rɪˈpleɪsmənt] *n* **1.** *chir.* Prothese *f*. **2.** Ersetzen *nt*, Austauschen *nt*; Ersatz *m*. **3.** Vertretung *f*.
  fluid replacement Flüssigkeitsersatz *m*.
  total joint replacement Totalendoprothese *f*, Totalprothese *f*.
  volume replacement Volumenersatz *m*.
re·plant [riːˈplænt] **I** *n* Replantat *nt*. **II** *vt* verpflanzen, umpflanzen, replantieren.
re·plan·ta·tion [ˌriːplænˈteɪʃn] *n* Replantation *f*; Reimplantation *f*.
rep·li·ca [ˈreplɪkə] *n* Kopie *f*, Nachbildung *f*, Reproduktion *f*.
  polymer tooth replica Kunststoffzahn *m*.
rep·li·ca·tion [ˌreplɪˈkeɪʃn] *n* **1.** *genet.* Replikation *f*, Autoduplikation *f*. **2.** *allg.* Verdoppelung *f*; Kopie *f*. **3.** Echo *n*. **4.** Erwiderung *f*, Antwort *f*.
re·po·si·tion·ing [riːpəˈzɪʃənɪŋ] *n traumat.* Reposition *f*.
re·press [rɪˈpres] *vt* eindämmen, hemmen, unterdrücken, beschränken, reprimieren; *fig.* (*Gefühle*) unterdrücken; *psychia.* verdrängen.
re·pres·sion [rɪˈpreʃn] *n* **1.** *allg.* Unterdrückung *f*, Hemmung *f*, Eindämmung *f*; *fig.* (Gefühls-)Unterdrückung *f*; *biochem.* Repression *f*. **2.** *psychia.* Verdrängung *f*, Repression *f*. **3.** → gene repression.
  gene repression *genet.* (Gen-)Repression *f*.
re·pres·sive [rɪˈpresɪv] *adj* hemmend, unterdrückend, Unterdrückungs-, repressiv.
re·pres·sor [rɪˈpresər] *n biochem., genet.* Repressor *m*.
re·pro·duc·tion [ˌriːprəˈdʌkʃn] *n* **1.** Fortpflanzung *f*, Vermehrung *f*, Reproduktion *f*. **2.** Wiedererzeugung *f*, Wiedergabe *f*, Reproduktion *f*. **3.** Replikation *f*, Duplikation *f*, Reproduktion *f*, Vervielfältigung *f*, Kopie *f*.
rep·til·ase [ˈreptɪleɪz] *n* Reptilase *f*.
re·search [rɪˈsɜːrtʃ, ˈriːsɜːrtʃ] **I** *n* **1.** Forschung *f*; Forschungsarbeit *f*, (wissenschaftliche) Untersuchung *f* (*into, on* über). **do research/carry out research** forschen, Forschung betreiben. **2.** (genaue) Untersuchung *f*, Nachforschung *f* (*after, for* nach). **II** *adj* Forschungs-. **III** *vt* erforschen, untersuchen. **IV** *vi* forschen, Forschung(en) betreiben (*on* über).

researcher

re·search·er [rɪ'sɜrtʃər] *n* Forscher(in *f*) *m*.
re·sect [rɪ'sekt] *vt* wegschneiden, ausschneiden, operativ entfernen, resezieren.
re·sec·ta·ble [rɪ'sektəbl] *adj* resezierbar.
re·sec·tion [rɪ'sekʃn] *n* operative (Teil-)Entfernung *f*, Resektion *f*.
  curative resection kurative Resektion *f*.
  gum resection Zahnfleischresektion *f*.
  interdental resection interdentale Zahnfleischabtragung *f*, interdentale Gingivektomie *f*.
  joint resection Gelenkresektion *f*.
  maxillary resection Oberkieferresektion *f*.
  root resection (Zahn-)Wurzelspitzenresektion *f*, Apikoektomie *f*.
  transoral resection transorale Resektion *f*.
  wedge resection Keilresektion *f*.
res·er·pine ['resərpɪn, -piːn, rɪ'sɜr-] *n pharm.* Reserpin *nt*.
re·sil·ience [rɪ'sɪljəns, -'zɪlɪəns] *n* → resiliency.
re·sil·ien·cy [rɪ'sɪljənsɪ, -'zɪlɪənsɪ] *n phys.* Elastizität *f*.
re·sil·ient [rɪ'sɪljənt, -'zɪlɪənt] *adj* elastisch.
res·in ['rez(ɪ)n] *n* 1. Harz *nt*, Resina *f*. 2. Ionenaustauscher(harz *nt*) *m*, Resin *nt*.
  acrylic resin Polymethylmethacrylat *nt*, Polymethylmethakrylat *nt*.
  dental resin zahnärztliches Kunstharz *nt*.
  denture base resin Prothesenbasisharz *nt*.
  ion-exchange resin Ionenaustauscherharz *nt*, Resin *nt*.
  synthetic resin Kunstharz *nt*.
re·sist·ance [rɪ'zɪstəns] *n* 1. Widerstand *m* (*to* gegen). 2. Widerstandskraft *f*, Widerstandsfähigkeit *f*, Abwehr(kraft *f*) *f* (*to* gegen); Resistenz *f*. 3. *physiol.* Atemwegswiderstand *m*, Resistance *f*. 4. *micro., pharm.* Resistenz *f*. 5. *techn.* Beständig-, Haltbarkeit *f*, Festigkeit *f*.
  acoustic resistance (Schall-)Impedanz *f*, akustischer Widerstand *m*, akustische Impedanz *f*.
  drug resistance Arzneimittelresistenz *f*.
  electrical resistance elektrischer Widerstand *m*.
  frictional resistance *phys.* Reibungswiderstand *m*.
  immunologic resistance Immunresistenz *f*.
  inductive resistance *phys.* Blindwiderstand *m*, Reaktanz *f*.
  natural resistance natürliche Immunität *f*.
  peripheral resistance *physiol.* peripherer Widerstand *m*.
  shear resistance *phys.* (Ab-)Scherfestigkeit *f*.
  thermal resistance Wärme(durchgangs)widerstand *m*.
re·sist·ant [rɪ'zɪstənt] *adj* 1. *immun.* widerstandsfähig, resistent, nicht anfällig, immun (*to* gegen). 2. *techn.* beständig, haltbar (*to* gegen).
res·o·lu·tion [ˌrezə'luːʃn] *n* 1. → optical resolution. 2. *chem.* Auflösung *f*, Zerlegung (*into* in). 3. *patho.* (Auf-)Lösung *f*, Rückbildung *f*, Resolution *f*.
  optical resolution Auflösung(svermögen *nt*) *f*, Resolution *f*.
res·o·nance ['rezənəns] *n phys.* Mitschwingen *nt*, Nach-, Widerhall *m*, Resonanz *f*.
res·o·na·tor ['rezəneɪtər] *n* Resonator *m*; Resonanzkasten *m*.
re·sorb [rɪ'zɔːrb] *vt* aufnehmen, (wieder) aufsaugen, re(ab)sorbieren.
re·sorb·ence [rɪ'zɔːrbəns] *n* → resorption.
re·sorb·ent [rɪ'zɔːrbnt] *adj* einsaugend, aufsaugend, aufnehmend, resorbierend.
re·sorp·tion [rɪ'zɔːrpʃn] *n* (Flüssigkeits-)Aufnahme *f*, Aufsaugung *f*, Resorption *f*, Reabsorption *f*.
  apical root resorption Wurzelspitzenresorption *f*, Zahnwurzelspitzenresorption *f*.
  cemental resorption Zementresorption *f*, Zahnzementresorption *f*.
  central resorption → internal resorption.
  external root resorption äußere Wurzelresorption *f*, äußere Zahnwurzelresorption *f*.
  external tooth resorption externe Zahnresorption *f*.
  gingival resorption Gingivaresorption *f*.
  internal resorption internes Pulpagranulom *nt*, internes Pulpengranulom *nt*, innere Resorption *f*, Rosa-Flecken-Krankheit *f*, Pink-spot-disease *nt*, Endodontoma *nt*.
  internal root resorption → internal resorption.
  internal tooth resorption → internal resorption.
  intracanalicular resorption → internal resorption.
  root resorption Wurzelresorption *f*, Zahnwurzelresorption *f*.
  surface root resorption → external root resorption.
  tooth resorption Zahnresorption *f*, Zahnabbau *m*, Odontolyse *f*.
res·pi·ra·tion [ˌrespɪ'reɪʃn] *n* 1. Lungenatmung *f*, (äußere) Atmung *f*, Atmen *nt*, Respiration *f*. 2. (innere) Atmung *f*, Zellatmung *f*, Gewebeatmung *f*.
  accelerated respiration beschleunigte Atmung *f*.
  artificial respiration künstliche Beatmung *f*.
  assisted respiration assistierte Beatmung *f*.
  bronchial respiration Bronchialatmen *nt*, bronchiales Atmen *nt*.
  cell respiration → internal respiration.
  controlled respiration kontrollierte Beatmung *f*.
  difficult respiration erschwerte Atmung *f*, Atemnot *f*, Dyspnoe *f*.
  easy respiration → normal respiration.
  external respiration äußere Atmung/Respiration *f*, Lungenatmung *f*.
  internal respiration innere Atmung *f*, Zellatmung *f*, Gewebeatmung *f*.
  labored respiration → difficult respiration.
  mouth respiration Mundatmung *f*.
  mouth-to-mouth respiration Mund-zu-Mund-Beatmung *f*.
  nasal respiration Nasenatmung *f*.
  normal respiration normale/freie/ungestörte Atmung *f*, normale Ruheatmung *f*, Eupnoe *f*.
  oral respiration → mouth respiration.
  periodic respiration Cheyne-Stokes-Atmung *f*, periodische Atmung *f*.
  pulmonary respiration Lungenatmung *f*, (äußere) Atmung *f*, Atmen *nt*, Respiration *f*.
  slow respiration verlangsamte Atmung *f*.
  tidal respiration → periodic respiration.
  tissue respiration → internal respiration.
  vesicular respiration Vesikuläratmen *nt*, Bläschenatmen *nt*, vesikuläres Atmen *nt*.
respiration-dependent *adj* atmungsabhängig.
respiration-independent *adj* atmungsunabhängig.
res·pi·ra·tor ['respəreɪtər] *n* 1. Beatmungsgerät *nt*, Atemgerät *nt*, Respirator *m*. 2. Atemfilter *m*.
res·pi·ra·to·ry ['respɪrətɔːriː, -təʊ-, rɪ'spaɪərə-] *adj* Atmung/Respiration betr., respiratorisch, Atmungs-, Atem-, Respirations-.
re·spond [rɪ'spɒnd] *vi* antworten (*to* auf); reagieren, ansprechen (*to* auf). **respond poorly** nicht ansprechen *od.* reagieren (*to* auf).
re·sponse [rɪ'spɒns] *n* 1. Antwort *f* (*to* auf). **in response to** als Antwort auf. 2. *physiol., psycho.* Reaktion *f*, Reizantwort *f*, Response *f*, Antwort *f* (*to* auf); Ansprechen *nt*, Reagieren *nt* (*to* auf).
  autoimmune response Autoimmunreaktion *f*.
  cellular immune response zelluläre Immunantwort *f*.
  convergence response Naheinstellungsreaktion *f*, Konvergenzreaktion *f*.
  humoral immune response humorale Immunantwort *f*.
  immune response Immunantwort *f*, Immunreaktion *f*, immunologische Reaktion *f*.
  light response *physiol.* (*Auge*) Lichtreaktion *f*.
  near-vision response *ophthal.* Naheinstellungsreaktion *f*, Nahestellungsreflex *m*, Konvergenzreaktion *f*, Akkommodationsreflex *m*.
  primary immune response Primärantwort *f*, Primärreaktion *f*.
  rejection response Abstoßung *f*, Abstoßungsreaktion *f*.
  secondary immune response Sekundärantwort *f*, Sekundärreaktion *f*.
  skin response Hautreflex *m*, Hautreaktion *f*.
re·spon·sive [rɪ'spɒnsɪv] *adj* 1. antwortend, als Antwort (*to* auf); Antwort-. 2. (leicht) reagierend *od.* ansprechend (*to* auf); empfänglich (*to* für).
re·spon·sive·ness [rɪ'spɒnsɪvnɪs] *n* Ansprechbarkeit *f*, Reaktionsfähigkeit *f*, Empfänglichkeit *f* (*to* für).
rest¹ [rest] **I** *n* 1. Ruhe *f*; Nachtruhe *f*. **have a good night's rest** gut schlafen. 2. (Ruhe-)Pause *f*, Erholung *f*; Ausruhen *nt*, Ausspannen *nt*. **take a rest** (s.) ausruhen. **be at rest** ruhig sein. 3. Ruhelage *f*. **be at rest** s. in Ruhelage *od.* Ruhestellung befinden. 4. Stütze *f*, Halt *m*, Lehne *f*, Auflage *f*; (Brillen-)Steg *m*. **II** *vt* 5. ruhen lassen, (s.) ausruhen, schonen. 6. legen, lagern (*on* auf); lehnen, stützen (*against* gegen; *on* auf). **III** *vi* 7. ruhen, (s.) ausruhen. 8. *s.* stützen *od.* lehnen (*on* an; *against* gegen); ruhen (*on* auf).
  bed rest 1. Bettruhe *f*. **place/keep a patient on complete bed rest** einem Patienten absolute Bettruhe verordnen. 2. (*Bett*) verstellbare Rückenstütze *f*.
  cingulum rest Lingualauflage *f*.
  continuous bar rest 1. fortlaufende Klammer *f*, Schienungsklammer *f*. 2. Lingualbügel *m*, Unterzungenbügel *m*, Kennedy-Bügel *m*.
  intracoronal rest intrakoronale Auflage *f*.
  lingual rest Lingualauflage *f*.
  occlusal rest okklusale Auflage *f*.
  occlusion rest → occlusal rest.
rest² [rest] *n* Rest *m*.
  pithelial rests of Malassez → Malassez' rests.
  Malassez' rests Malassez-Epithelreste *pl*, Malassez-Epithelnester *pl*, Débris épithéliaux.
  rest nitrogen Reststickstoff *m*, Rest-N *m/nt*, nicht-proteingebundener Stickstoff *m*.

rest·bite ['restbaɪt] *n* Ruhebiß *m*.
rest·ing ['restɪŋ] *adj* ruhend, inaktiv, Ruhe-.
res·ti·tu·tion [ˌrestɪ't(j)u:ʃn] *n patho.* Wiederherstellung *f*, Restitution *f*, Restitutio *f*.
rest·less ['restlɪs] *adj* nervös, unruhig, rastlos, ruhelos; schlaflos.
rest·less·ness ['restlɪsnɪs] *n* Nervosität *f*, (nervöse) Unruhe *f*, Unrast *f*, Ruhelosigkeit *f*; Schlaflosigkeit *f*.
res·to·ra·tion [ˌrestə'reɪʃn] *n* **1.** Wiederherstellung *f*. **2.** Instandsetzung *f*; Rekonstruktion *f*. **3.** *dent.* Plombieren *nt*.
 buccal restoration bukkale Restauration *f*.
 cusp restoration Höckerrestauration *f*, Höckerschutz *m*.
 dental restoration Zahnrestauration *f*.
 distal extension restoration Freiendprothese *f*, freiendende partielle Prothese *f*, freiendende Teilprothese *f*.
 restoration of health gesundheitliche Wiederherstellung *f*, Genesung *f*.
 overlay restoration teleskopierende Totalprothese *f*, Deckprothese *f*.
 pin-supported restoration Amalgamfüllung mit Verankerungsstiften.
 porcelain-fused-to-metal restoration Porzellan auf Metall-Restauration *f*.
 provisional restoration provisorische Restauration *f*.
 root canal restoration Wurzelkanalrestauration *f*.
 restoration from sickness → restoration of health.
 silver amalgam restoration Silberamalgamrestauration *f*.
re·stor·a·tive [rɪ'stɔ:rətɪv, -'stəʊr-] **I** *n* Aufbaumittel *nt*, Stärkungsmittel *nt*. **II** *adj* **1.** stärkend, aufbauend, Stärkungs-. **2.** wiederherstellend.
re·store [rɪ'stɔ:r, -'stəʊər] *vt* **1.** wiederherstellen. **restore s.o.** jdn. (gesundheitlich) wiederherstellen. **2.** *techn.* instand setzen; rekonstruieren.
re·strict·ed [rɪ'strɪktɪd] *adj* eingeschränkt, beschränkt, begrenzt.
re·stric·tion [rɪ'strɪkʃn] *n* **1.** Ein-, Beschränkung *f* (*to* auf); Vorbehalt *m*, Restriktion *f*. **without restrictions** uneingeschränkt. **2.** *genet.* Restriktion *f*.
re·stric·tive [rɪ'strɪktɪv] *adj* ein-, beschränkend, begrenzend, restriktiv, Restriktions-.
re·sus·ci·tate [rɪ'sʌsɪteɪt] **I** *vt* wiederbeleben, reanimieren. **II** *vi* das Bewußtsein wiedererlangen.
re·sus·ci·ta·tion [rɪˌsʌsɪ'teɪʃn] *n* **1.** Wiederbelebung *f*, Reanimation *f*. **2.** Notfalltherapie *f*, Reanimationstherapie *f*.
 cardiopulmonary resuscitation kardiopulmonale Reanimation/Wiederbelebung *f*.
 mouth-to-mouth resuscitation Mund-zu-Mund-Beatmung *f*.
re·sus·ci·ta·tive [rɪ'sʌsɪteɪtɪv] *adj* wiederbelebend, reanimierend, Wiederbelebungs-, Reanimations-.
re·sus·ci·ta·tor [rɪ'sʌsɪteɪtər] *n* Reanimator *m*.
re·tain·er [rɪ'teɪnər] *n* Retainer *m*.
 C & L retainer C & L-Geschiebe *nt*.
 continuous retainer 1. fortlaufende Klammer *f*, Schienungsklammer *f*. **2.** Lingualbügel *m*, Unterzungenbügel *m*, Kennedy-Bügel *m*.
 continuous bar retainer → continuous retainer.
 coping retainer Primäranker *m*, Coping *nt*, Primärkrone *f*.
 Hawley retainer Hawley-Retainer *m*.
 intracoronal retainer intrakoronale Verankerung *f*, intrakoronales Geschiebe *nt*, intrakoronales Attachment *nt*, Präzisionsgeschiebe *nt*.
 lingual retainer Lingualretainer *m*.
 matrix retainer Matrizenhalter *m*, Matrizenspanner *m*.
 space retainer Lückenhalter *m*, Platzhalteapparatur *f*, Space-Retainer *m*.
re·tar·da·tion [ˌriːtɑːrˈdeɪʃn] *n* Verlangsamung *f*, (Entwicklungs-)-Hemmung *f*, Verzögerung *f*, Retardierung *f*, Retardation *f*.
retch·ing ['retʃɪŋ] *n* Brechreiz *m*, Würgen *nt*.
re·te ['riːtɪ] *n*, *pl* **re·tia** ['riːʃ(ɪ)ə, 'riːtɪə] *anat.* Netz *nt*, Netzwerk *nt*, Rete *nt*.
 arterial rete Arteriengeflecht *nt*, Rete arteriosum.
 venous rete Venengeflecht *nt*, Rete venosum.
re·ten·tion [rɪ'tenʃn] *n* **1.** Zurückhaltung *f*, Zurückhalten *nt*, Verhaltung *f*, Retention *f*. **2.** Ruhigstellung *f*, Retention *f*.
 denture retention Prothesenhaftung *f*, Prothesenhalt *m*.
 pin retention Stiftverankerung *f*.
 radicular retention Wurzelrest *m*, Radix relicta.
re·te·the·li·o·ma [ˌriːtəˌθɪlɪ'əʊmə] *n* **1.** Hodgkin-Krankheit *f*, Hodgkin-Lymphom *nt*, Morbus *m* Hodgkin, (Hodgkin-)Paltauf-Steinberg-Krankheit *f*, (maligne) Lymphogranulomatose *f*, Lymphogranulomatosis maligna. **2.** non-Hodgkin-Lymphom *nt*.
re·tic·u·lar [rɪ'tɪkjələr] *adj anat., techn.* netzförmig, netzartig, retikular, retikulär, Netz-.
re·tic·u·late [rɪ'tɪkjəleɪt] *adj* → reticular.

re·tic·u·lat·ed [rɪ'tɪkjəleɪtɪd] *adj* → reticular.
re·tic·u·la·tion [rɪˌtɪkjə'leɪʃn] *n* Netz *nt*, Netzwerk *nt*, Geflecht *nt*.
re·tic·u·lin [rɪ'tɪkjəlɪn] *n* Retikulin *nt*, Reticulin *nt*.
reticulo- *pref.* Netz-, Retikul(o)-, Retikulum-.
re·tic·u·lo·cyte [rɪ'tɪkjələʊsaɪt] *n* Retikulozyt *m*.
re·tic·u·lo·cy·to·sis [rɪˌtɪkjələʊsaɪ'təʊsɪs] *n* Retikulozytose *f*.
re·tic·u·lo·en·do·the·li·o·ma [rɪˌtɪkjələʊˌendəʊˌθiːlɪ'əʊmə] *n* → retethelioma.
re·tic·u·lo·en·do·the·li·o·sis [rɪˌtɪkjələʊˌendəʊˌθiːlɪ'əʊsɪs] *n* Retikuloendotheliose *f*.
re·tic·u·lo·his·ti·o·cy·to·sis [rɪˌtɪkjələʊˌhɪstɪəʊsaɪ'təʊsɪs] *n* Retikulohistiozytose *f*.
re·tic·u·lo·sis [rɪˌtɪkjə'ləʊsɪs] *n* Retikulose *f*.
 benign inoculation reticulosis Katzenkratzkrankheit *f*, cat-scratch-disease, benigne Inokulationslymphoretikulose *f*.
 leukemic reticulosis (akute) Monozytenleukämie *f*.
re·tic·u·lo·the·li·um [rɪˌtɪkjələʊ'θiːlɪəm] *n* Retothel *nt*.
re·tic·u·lum [rɪ'tɪkjələm] *n*, *pl* **re·tic·u·la** [rɪ'tɪkjələ] **1.** Retikulum *nt*. **2.** retikuläres Bindegewebe *nt*.
 endoplasmic reticulum endoplasmatisches Retikulum *nt*.
 granular endoplasmic reticulum → rough endoplasmic reticulum.
 rough endoplasmic reticulum rauhes/granuläres endoplasmatisches Retikulum, Ergastoplasma *nt*.
re·ti·form ['riːtəfɔːrm, 'retə-] *adj* netzförmig.
ret·i·na ['retɪnə] *n*, Netzhaut *f*, Retina *f*.
ret·i·nac·u·lum [ˌretə'nækjələm] *n*, *pl* **ret·i·nac·u·la** [ˌretə'nækjələ] *anat.* Halteband *nt*, Retinakulum *nt*, Retinaculum *nt*.
 retinacula of skin Retinacula cutis.
ret·i·ni·tis [retə'naɪtɪs] *n ophthal.* Netzhautentzündung *f*, Retinitis *f*.
ret·i·nol ['retnɔl, -nɑl] *n* Retinol *nt*, Vitamin A$_1$ *nt*, Vitamin-A-Alkohol *m*.
retinol$_1$ → retinol.
retinol$_2$ (3-)Dehydroretinol *nt*, Vitamin A$_2$ *nt*.
ret·i·nop·a·thy [ˌretɪ'nɑpəθɪ] *n* (nicht-entzündliche) Netzhauterkrankung *f*, Retinopathie *f*, Retinopathia *f*, Retinose *f*.
ret·i·no·sis [ˌretɪ'nəʊsɪs] *n* → retinopathy.
ret·o·the·li·um [ˌretəʊ'θiːlɪəm] *n* Retothel *nt*.
re·tract [rɪ'trækt] **I** *vt* zurückziehen, zusammenziehen, einziehen, kontrahieren. **II** *vi s.* zurückziehen *od.* zusammenziehen, kontrahieren.
re·tract·a·ble [rɪ'træktəbl] *adj* zurückziehbar, einziehbar, retraktionsfähig, retraktil.
re·trac·ta·tion [ˌriːtræk'teɪʃn] *n* → retraction.
re·tract·i·ble [rɪ'træktəbl] *adj* → retractable.
re·trac·tile [rɪ'træktɪl] *adj* → retractable.
re·trac·tion [rɪ'trækʃn] *n* Zurückziehen *nt*, Zusammenziehen *nt*, Einziehen *nt*, Einziehung *f*; Schrumpfung *f*, Verkürzung *f*, Retraktion *f*.
 gingival retraction Gingivarezession *f*, Gingivaretraktion *f*.
 mandibular retraction Unterkieferrücklage *f*.
re·trac·tor [rɪ'træktər] *n* **1.** *chir.* (Wund-)Haken *m*; Wundspreizer *m*, Wundsperrer *m*. **2.** *anat.* Retraktionsmuskel *m*.
re·trans·plan·ta·tion [ˌriːtrænsplæn'teɪʃn] *n* Retransplantation *f*.
retro- *pref.* Zurück-, Retro-, Rück-, Rückwärts-.
ret·ro·au·ric·u·lar [ˌretrəʊɔː'rɪkjələr] *adj* hinter der Ohrmuschel (liegend), retroaurikulär.
ret·ro·bul·bar [ˌretrəʊ'bʌlbər, -bɑːr] *adj* **1.** hinter dem Augapfel/Bulbus oculi (liegend), retrobulbär. **2.** (*ZNS*) hinter der Brücke (liegend), retrobulbär.
ret·ro·cede [ˌretrəʊ'siːd] *vi* zurückgehen, zurückweichen; (*Ausschlag*) nach innen schlagen.
ret·ro·ced·ence [ˌretrəʊ'siːdəns] *n* → retrocession.
ret·ro·ces·sion [ˌretrəʊ'seʃn] *n* **1.** Zurückgehen *nt*, Zurückweichen *nt*, Rückgang *m*. **2.** (*Ausschlag*) Nachinnenschlagen *nt*. **3.** *epidem.* Retrozession *f*.
ret·ro·ces·sive [ˌretrəʊ'sesɪv] *adj* zurückgehend, zurückweichend; (*Ausschlag*) nach innen schlagend.
ret·ro·fill·ing [ˌretrəʊ'fɪlɪŋ] *n* retrograde Wurzelfüllung *f*, retrograde Füllung *f*.
ret·ro·gnath·ia [ˌretrəʊ'næθɪə] *n* Retrognathie *f*.
 mandibular retrognathia Retrogenie *f*.
 maxillary retrognathia maxilläre Retrognathie *f*, maxilläre Retrusion *f*.
ret·ro·gnath·ism [ˌretrəʊ'næθɪzəm] *n* → retrognathia.
 bird-face retrognathism Vogelgesicht *nt*.
 mandibular retrognathism Retrogenie *f*.
ret·ro·grade ['retrəʊgreɪd] **I** *adj* rückläufig, rückgängig, von hinten her, retrograd, Rückwärts-; rückwirkend, zeitlich/örtlich zurückliegend. **II** *vi* entarten, degenerieren.

ret·ro·gress ['retrəυgres] *vi* zurückentwickeln; zurückgehen, zurückweichen.
ret·ro·gres·sion [ˌretrəυ'greʃn] *n* rückläufige Entwicklung *f*, Degeneration *f*, Kataplasie *f*, Rückbildung *f*, Regression *f*.
ret·ro·gres·sive [ˌretrəυ'gresɪv] *adj* rückentwickelnd, in Rückbildung begriffen, rückschreitend, rückgehend, retrogressiv, regressiv.
ret·ro·max·il·lar·y [ˌretrəυ'mæksəˌlerɪ] *adj* retromaxillär.
ret·ro·mo·lar [ˌretrəυ'məυlər] **I** *n* vierter Molar *m*, Distomolar *m*, Retromolar *m*. **II** *adj* retromolar, distomolar.
ret·ro·pha·ryn·ge·al [ˌretrəυfə'rɪn'dʒ(ɪ)əl, -ˌfærɪn'dʒiːəl] *adj* hinter dem Rachen/Pharynx (liegend), retropharyngeal, Retropharyngeal-.
ret·ro·pla·sia [ˌretrəυ'pleɪzɪə] *n* retrograde Metaplasie *f*, Retroplasie *f*.
ret·ro·posed ['retrəυpəυzd] *adj* nach hinten verlagert.
ret·ro·po·si·tion [ˌretrəpə'zɪʃn] *n anat., patho.* Rückwärtsverlagerung *f*, Retroposition *f*, Retropositio *f*.
    mandibular retroposition Retrogenie *f*.
    maxillary retroposition maxilläre Retrognathie *f*, maxilläre Retrusion *f*.
ret·ro·ton·sil·lar [ˌretrəυ'tɒnsɪlər] *adj* retrotonsillär, Retrotonsillar-.
re·trud·ed [rɪ'truːdɪd] *adj* nach hinten verlagert, retrudiert.
re·tru·sion [rɪ'truːʃn, -ʒn] *n* Zurückverlagerung *f*, Retrusion *f*.
    mandibular retrusion Retrogenie *f*.
    maxillary retrusion maxilläre Retrognathie *f*, maxilläre Retrusion *f*.
    retrusion of the teeth Retrusion *f*, Rückverlagerung *f* der Zähne.
re·tru·sive [rɪ'truːsɪv] *adj* retrusiv.
re·vac·ci·na·tion [rɪˌvæksə'neɪʃn] *n* Wiederholungsimpfung *f*, Wiederimpfung *f*, Revakzination *f*.
re·vas·cu·lar·i·za·tion [rɪˌvæskjələrɪ'zeɪʃn] *n* **1.** *patho.* Kapillareinsprossung *f*, Revaskularisierung *f*, Revaskularisation *f*. **2.** *chir.* Revaskularisation *f*, Revaskularisierung *f*.
re·ver·ber·a·tion [rɪˌvɜrbə'reɪʃn] *n* Nachhall *m*, Widerhall *m*; (*Licht, Hitze*) Zurückstrahlen *nt*, Zurückwerfen *nt*, Reflexion *f*.
re·ver·sal [rɪ'vɜrsl] *n* Umkehrung *f*, Umkehren *nt*, Umdrehen *nt*, Umstellen *nt*, Wenden *nt*; Umschlag *m*.
re·verse [rɪ'vɜrs] **I** *n* **1.** Gegenteil *nt*, das Umgekehrte. **2.** Rückschlag *m*, Niederlage *f*. **3.** Rückseite *f*. **II** *adj* **4.** umgekehrt, verkehrt, entgegengesetzt (*to*); Gegen-; *opt.* seitenverkehrt. **5.** rückwärts, rückläufig, Rückwärts-. **III** *vt* umkehren, umdrehen, wenden, herumdrehen; *electr.* umpolen.
re·vers·i·bil·i·ty [rɪˌvɜrsə'bɪlətɪ] *n* Umkehrbarkeit *f*, Reversibilität *f*.
re·vers·i·ble [rɪ'vɜrsɪbl] *adj* umkehrbar, reversibel; heilbar, reversibel.
re·ver·sion [rɪ'vɜrʒn, -ʃn] *n* (*a. genet.*) Umkehrung *f*, Umkehr *f* (*to* zu); Reversion *f*; *bio.* Rückmutation *f*, Reversion *f*.
re·viv·i·fi·ca·tion [rɪˌvɪvəfɪ'keɪʃn] *n* (*Wundrand*) Auffrischung *f*, Auffrischen *nt*.
re·viv·i·fy [rɪ'vɪvəfaɪ] *vt* (*Wundrand*) auffrischen.
re·vul·sant [rɪ'vʌlsənt] *adj* revulsive.
re·vul·sive [rɪ'vʌlsɪv] *adj* ableitend, revulsiv.
rhabdo- *pref.* Stab-, Rhabd(o)-.
rhab·do·cyte ['ræbdəsaɪt] *n* Metamyelozyt *m*.
rhab·do·my·o·blas·to·ma [ræbdəˌmaɪəblæs'təυmə] *n* Rhabdo(myo)sarkom *nt*.
rhab·do·my·o·ma [ˌræbdəmaɪ'əυmə] *n* Rhabdomyom *nt*.
rhab·do·my·o·sar·co·ma [ˌræbdəˌmaɪəsɑː'rkəυmə] *n* Rhabdo(myo)sarkom *nt*.
rhab·do·sar·co·ma [ˌræbdəsɑː'rkəυmə] *n* Rhabdo(myo)sarkom *nt*.
rhag·a·des ['rægədiːz] *pl* Hautschrunden *pl*, Hautfissuren *pl*, Rhagaden *pl*.
rheg·ma ['regmə] *n* Riß *m*, Fissur *f*, Bruch *m*.
rheo- *pref.* Fluß-, Rheo-.
rhe·om·e·ter [rɪ'ɒmɪtər] *n* **1.** Rheometer *nt*. **2.** Galvanometer *nt*.
rhe·o·pex·y ['riːəpeksɪ] *n* Rheopexie *f*, Dilatanz *f*.
rheu·ma·tal·gia [ˌruːmə'tældʒɪə] *n* (chronischer) Rheumaschmerz *m*, (chronische) Rheumaschmerzen *pl*.
rheu·mat·ic [ruː'mætɪk] **I** *n* Rheumatiker(in *f*) *m*. **II** *adj* rheumatisch, Rheuma-.
rheu·ma·tism ['ruːmətɪzəm] *n* rheumatische Erkrankung *f*, Erkrankung *f* des rheumatischen Formenkreises, Rheumatismus *m*, Rheuma *nt*.
    acute articular rheumatism → inflammatory rheumatism.
    articular rheumatism Gelenkentzündung *f*, Arthritis *f*.
    chronic articular rheumatism rheumatoide Arthritis *f*, progrediente/primär chronische Polyarthritis *f*.
    degenerative rheumatism degenerativer Rheumatismus *m*.
    inflammatory rheumatism rheumatisches Fieber *nt*, Febris rheumatica, akuter Gelenkrheumatismus *m*, Polyarthritis rheumatica acuta.
    muscular rheumatism Weichteilrheumatismus *m*, Muskelrheumatismus *m*, Fibrositis-Syndrom *nt*.
    osseous rheumatism → chronic articular rheumatism.
rheu·ma·to·ce·lis [ˌruːmətəυ'siːlɪs] *n* Schoenlein-Henoch-Syndrom *nt*, (anaphylaktoide) Purpura Schoenlein-Henoch *f*, rheumatoide/athrombopenische Purpura *f*, Immunkomplexpurpura *f*, Immunkomplexvaskulitis *f*, Purpura anaphylactoides (Schoenlein-Henoch), Purpura rheumatica (Schoenlein-Henoch).
rheu·ma·toid ['ruːmətɔɪd] *adj* **1.** rheumaähnlich, rheumatoid, Rheuma-. **2.** auf Rheumatismus beruhend, an Rheumatismus leidend, rheumatisch, Rheuma-.
rheu·ma·to·py·ra [ˌruːmətəυ'paɪrə] *n* → inflammatory rheumatism.
rhex·is ['reksɪs] *n, pl* **rhex·es** ['reksiːz] Zerreißen *nt*, Zerreißung *f*, Riß *m*, Rhexis *f*.
rhi·nal ['raɪnl] *adj* Nase betr., nasal, Nasen-, Naso-, Rhino-.
rhin·al·gia [raɪ'nældʒɪə] *n* Nasenschmerz(en *pl*) *m*, Rhinalgie *f*, Rhinodynie *f*.
rhin·en·ce·pha·lia [ˌraɪnensɪ'feɪljə] *n* → rhinocephaly.
rhin·en·ceph·a·lon [ˌraɪnən'sefəlɒn] *n, pl* **rhin·en·ceph·a·lons, rhin·en·ceph·a·la** [ˌraɪnən'sefələ] Riechhirn *nt*, Rhinenzephalon *nt*, Rhinencephalon *nt*.
rhin·es·the·sia [ˌraɪnes'θiːʒə] *n* Geruchssinn *m*.
rhi·ni·tis [raɪ'naɪtɪs] *n* Nasenschleimhautentzündung *f*, Rhinitis *f*; Schnupfen *m*, Nasenkatarrh *m*, Koryza *f*, Coryza *f*.
    acute rhinitis Nasenkatarrh *m*, Koryza *f*, Coryza *f*, Rhinitis acuta.
    acute catarrhal rhinitis → acute rhinitis.
    atrophic rhinitis atrophische Rhinitis *f*, Rhinitis atrophicans.
    chronic rhinitis chronische Rhinitis/Rhinopathie *f*.
    croupous rhinitis pseudomembranöse/fibrinöse Rhinitis *f*, Rhinitis pseudomembranacea.
    seasonal allergic rhinitis allergische saisongebundene Rhinitis *f*; Heuschnupfen *m*, Heufieber *nt*.
rhino- *pref.* Nasen-, Naso-, Rhin(o)-.
rhi·no·ce·pha·lia [ˌraɪnəυsɪ'feɪljə] *n* → rhinocephaly.
rhi·no·ceph·a·ly [ˌraɪnəυ'sefəlɪ] *n embryo.* Rhinozephalie *f*, Rhinenzephalie *f*.
rhi·no·clei·sis [ˌraɪnəυ'klaɪsɪs] *n* → rhinostenosis.
rhi·no·dac·ry·o·lith [ˌraɪnəυ'dækrɪəlɪθ] *n* Rhinodakryolith *m*.
rhi·no·gen·ic [ˌraɪnə'dʒenɪk] *adj* → rhinogenous.
rhi·nog·e·nous [raɪ'nɒdʒənəs] *adj* von der Nase ausgehend, rhinogen.
rhi·no·la·lia [ˌraɪnəυ'leɪlɪə] *n* näselnde Sprache *f*, Näseln *nt*, Rhinolalie *f*, Rhinolalia *f*.
    rhinolalia aperta → open rhinolalia.
    rhinolalia clausa → closed rhinolalia.
    closed rhinolalia geschlossenes Näseln *nt*, Hyporhinolalie *f*, Rhinolalia clausa.
    open rhinolalia offenes Näseln *nt*, Rhinophasie *f*, Rhinophasia *f*, Rhinolalia aperta.
rhi·no·lar·yn·gi·tis [ˌraɪnəυˌlærɪn'dʒaɪtɪs] *n* Nasen-Rachen-Katarrh *m*, Rhinolaryngitis *f*.
rhi·no·lar·yn·gol·o·gy [ˌraɪnəυˌlærɪn'gɒlədʒɪ] *n* Rhinolaryngologie *f*.
rhi·no·lite ['raɪnəυlaɪt] *n* → rhinolith.
rhi·no·lith ['raɪnəυlɪθ] *n* Nasenstein *m*, Rhinolith *m*.
rhi·nol·o·gy [raɪ'nɒlədʒɪ] *n* Nasenheilkunde *f*, Rhinologie *f*.
rhi·no·my·co·sis [ˌraɪnəυmaɪ'kəυsɪs] *n* Pilzerkrankung *f* der Nase(nschleimhaut), Rhinomykose *f*.
rhi·no·path·ia [ˌraɪnəυ'pæθɪə] *n* → rhinopathy.
rhi·nop·a·thy [raɪ'nɒpəθɪ] *n* Nasenerkrankung *f*, Rhinopathie *f*, Rhinopathia *f*.
rhi·no·pha·ryn·ge·al [ˌraɪnəυfəˌrɪn'dʒ(ɪ)əl] *adj* Nasopharynx betr., nasopharyngeal, Nasopharyngeal-.
rhi·no·phar·yn·gi·tis [ˌraɪnəυˌfærɪn'dʒaɪtɪs] *n* Nasopharynxentzündung *f*, Rhinopharyngitis *f*.
rhi·no·phar·ynx ['raɪnəυfærɪŋks] *n* Nasenrachen *m*, Epipharynx *m*, Nasopharynx *m*, Rhinopharynx *m*, Pars nasalis pharyngis.
rhi·no·pho·nia [ˌraɪnəυ'fəυnɪə] *n* **1.** näselnde Sprache *f*, Näseln *nt*, Rhinolalie *f*, Rhinolalia *f*. **2.** offenes Näseln *nt*, Rhinophasie *f*, Rhinophasia *f*, Rhinolalia aperta.
rhi·no·phy·ma [ˌraɪnəυ'faɪmə] *n* Kartoffelnase *f*, Säufernase *f*, Pfundnase *f*, Knollennase *f*, Rhinophym *nt*, Rhinophyma *f*.
rhi·no·plas·ty ['raɪnəυplæstɪ] *n* Nasenplastik *f*, Rhinoplastik *f*.
rhi·no·pol·y·pus [ˌraɪnəυ'pɒlɪpəs] *n* Nasenpolyp *m*.
rhi·nor·rha·gia [ˌraɪnəυ'reɪdʒ(ɪ)ə] *n* (starkes) Nasenbluten *nt*, Rhinorrhagie *f*, Epistaxis *f*.

rhi·nor·rhea [ˌraɪnəˈriə] *n* Nasen(aus)fluß *m*, Rhinorrhoe *f*.
rhi·no·sal·pin·gi·tis [ˌraɪnəʊˌsælpɪnˈdʒaɪtɪs] *n* Rhinosalpingitis *f*.
rhi·no·scle·ro·ma [ˌraɪnəʊsklɪˈrəʊmə] *n* Rhinosklerom *nt*.
rhi·no·scope [ˈraɪnəʊskəʊp] *n* Nasenspiegel *m*, Nasenspekulum *nt*, Rhinoskop *nt*.
rhi·nos·co·py [raɪˈnɒskəpɪ] *n* Nasen(höhlen)spiegelung *f*, Rhinoskopie *f*, Rhinoscopia *f*.
rhi·no·ste·no·sis [ˌraɪnəʊstɪˈnəʊsɪs] *n* Verlegung/Obstruktion *f* der Nasenwege, Rhinostenose *f*.
rhi·no·tra·che·i·tis [ˌraɪnəʊˌtreɪkɪˈaɪtɪs] *n* Rhinotracheitis *f*.
rhi·no·vi·rus [ˌraɪnəʊˈvaɪrəs] *n micro.* Rhinovirus *m*.
rho·di·um [ˈrəʊdɪəm] *n* Rhodium *nt*.
rho·dop·sin [rəʊˈdɒpsɪn] *n* Sehpurpur *nt*, Rhodopsin *nt*.
rhom·ben·ceph·a·lon [ˌrɒmbənˈsefələn] *n* Rautenhirn *nt*, Rhomencephalon *nt*.
rhon·chus [ˈrɒŋkəs] *n, pl* **rhon·chi** [ˈrɒŋkaɪ, ˈrɒŋkiː]: (Rassel-)-Geräusch *nt*, Rhonchus *m*.
 sibilant rhonchi giemende/pfeifende Rasselgeräusche *pl*, Giemen *nt*, Pfeifen *nt*.
rho·ta·cism [ˈrəʊtəsɪzəm] *n* Rhotazismus *m*.
rhythm [ˈrɪðəm] *n* **1.** Rhythmus *m*; Takt *m*. **2.** *physiol.* Pulsschlag *m*, Pulsfolge *f*; Menstruationszyklus *m*, Monatszyklus *m*.
 atrioventricular rhythm *physiol.* AV-Rhythmus *m*, Knotenrhythmus *m*.
 body rhythm biologischer Rhythmus *m*, Biorhythmus *m*.
 coupled rhythm Bigeminus *m*, Bigeminuspuls *m*, Bigeminusrhythmus *m*, Pulsus bigeminus.
 nodal rhythm *physiol.* Knotenrhythmus *m*, AV-Rhythmus *m*.
 quadrigeminal rhythm Quadrigeminus *m*, Quadrigeminusrhythmus *m*.
 SA rhythm → sinus rhythm.
 sinus rhythm *physiol.* Sinusrhythmus *m*.
 trigeminal rhythm *card.* Trigeminie *f*, Trigeminus *m*.
 ventricular rhythm *card.* Kammerrhythmus *m*.
rhyth·mic [ˈrɪðmɪk] *adj* gleichmäßig, regelmäßig, rhythmisch.
rhyt·i·dec·to·my [ˌrɪtɪˈdektəmɪ] *n* Face-Lifting *f*, Rhytidektomie *f*.
rhyt·i·do·plas·ty [ˈrɪtɪdəʊplæstɪ] *n* → rhytidectomy.
rib [rɪb] *n* Rippe *f*; *anat.* Costa *f*.
ri·bo·fla·vin [ˌraɪbəʊˈfleɪvɪn, ˌrɪb-] *n* Riboflavin *nt*, Laktoflavin *nt*, Vitamin B₂ *nt*.
ri·bose [ˈraɪbəʊs] *n* Ribose *f*.
ri·bo·some [ˈraɪbəʊsəʊm, ˈrɪb-] *n* Ribosom *nt*, Palade-Granula *pl*.
rick·ets [ˈrɪkɪts] *pl* Rachitis *f*.
rick·ett·se·mia [rɪkətˈsiːmɪə] *n* Rickettsiensepsis *f*.
rick·ett·sia [rɪˈketsɪə] *n, pl* **rick·ett·si·ae** [rɪˈketsɪˌiː] *micro.* Rickettsie *f*, Rickettsia *f*.
rick·ett·si·o·sis [rɪˌketsɪˈəʊsɪs] *n* Rickettsienerkrankung *f*, Rickettsieninfektion *f*, Rickettsiose *f*.
rick·et·y [ˈrɪkətɪ] *adj* Rachitis betr., rachitisch.
ridge [rɪdʒ] *n* (*a. anat.*) Kamm *m*, Grat *m*, Kante *f*, Rücken *m*; Leiste *f*, Wulst *m*.
 alveolar ridge Alveolarkamm *m*.
 basal ridge Cingulum *nt*.
 bony ridge Knochenkamm *m*, Knochenleiste *f*.
 buccal cervical ridge → buccogingival ridge.
 buccocervical ridge → buccogingival ridge.
 buccogingival ridge Bukkogingivalfurche *f*.
 cusp ridge Höckerkamm *m*.
 dental ridge Höckerleiste *f*.
 distal cusp ridge distaler Höckerkamm *m*.
 distolingual cusp ridge distolingualer Höckerkamm *m*.
 edentulous ridge Alveolarkamm *m*.
 enamel ridge Schmelzsporn *m*.
 linguocervical ridge Cingulum *nt*.
 linguogingival ridge Cingulum *nt*.
 longitudinal ridge of hard palate Gaumenleiste *f*, Raphe palati.
 mammary ridge *embryo.* Milchleiste *f*.
 marginal ridge Randleiste *f*, Seitenkante *f*, Crista marginalis.
 marginal ridge of tooth Randleiste *f* von Schneide- u. Eckzähnen, Crista marginalis.
 milk ridge → mammary ridge.
 ridge of nose Nasenwall *m*, Agger nasi.
 Passavant's ridge → pharyngeal ridge.
 pharyngeal ridge Passavant-(Ring-)Wulst *m*.
 sublingual ridge Zungenbändchen *nt*, Frenulum linguae.
rif·am·pi·cin [ˈrɪfæmpəsɪn] *n pharm.* Rifampizin *nt*, Rifampicin *nt*.
right [raɪt] **I** *n* **1.** Recht *nt*; Anrecht *nt*, Anspruch *m*. **2.** das Richtige *im* Recht. **of right/by rights** von Rechts wegen. **2.** das Richtige. **3.** rechte Seite *f*; rechte Hand *f*. **at/on/to the right** rechts, auf der rechten Seite *f* (*of* von). **II** *adj* **4.** richtig, recht; korrekt; wahr; geeignet; in Ordnung. **5.** rechte(r, s), Rechts-. **on/to the right side** rechts, rechter Hand. **6.** rechtwink(e)lig; (*Linie*) gerade; senkrecht. **III** *adv* **7.** rechts (*from* von; *to* nach); auf der rechten Seite. **8.** direkt, sofort, gerade(wegs); genau; richtig, korrekt. **IV** *vi s.* (wieder) aufrichten.
right-hand *adj* **1.** rechte(r, s), Rechts-; *phys.* rechtsdrehend. **2.** rechtshändig, mit der rechten Hand.
right-handed *adj* rechtshändig, mit der rechten Hand.
right-handedness *n* Rechtshändigkeit *f*.
right·ward [ˈraɪtwərd] *adj* nach rechts (gerichtet), Rechts-.
rig·id [ˈrɪdʒɪd] *adj* **1.** starr, steif, unbiegsam; unbeweglich, rigid(e). **2.** *fig.* streng, strikt, unbeugsam, rigid(e).
ri·gid·i·ty [rɪˈdʒɪdətɪ] *n* **1.** Starre *f*, Starrheit *f*, Steifheit *f*, Unbiegsamkeit *f*, Rigidität *f*, Rigiditas *f*. **2.** *fig.* Strenge *f*, Härte *f*, Unnachgiebigkeit *f*, Unbeugsamkeit *f*, Rigidität *f*. **3.** *psycho.* Rigidität *f*. **4.** *neuro.* Rigor *m*, Rigidität *f*.
 cadaveric rigidity → postmortem rigidity.
 postmortem rigidity Leichenstarre *f*, Totenstarre *f*, Rigor mortis.
rig·or [ˈrɪgər] *n neuro.* Rigor *m*, Rigidität *f*.
 death rigor → postmortem *rigidity*.
rim [rɪm] **I** *n* Rand *m*, Kante *f*; (*Brille*) Fassung *f*. **II** *vt* (ein-)fassen, umranden.
 bite rim 1. Bißschablone *f*. **2.** Bißwall *m*.
 occlusion rim Bißwall *m*.
 record rim 1. Bißschablone *f*. **2.** Bißwall *m*.
ri·mose [ˈraɪməʊs, raɪˈməʊs] *adj* rissig, zerklüftet, furchig.
ri·mous [ˈraɪməs] *adj* → rimose.
ring [rɪŋ] **I** *n* **1.** ring- *od.* kreisförmige Struktur *f*, Ring *m*, Kreis *m*; *anat.* A(n)nulus *m.* **have (livid) rings round one's eyes** (dunkle) Ringe unter den Augen haben. **2.** *chem.* Ring *m*. **3.** *techn.* Ring *m*, Öse *f*, Glied *nt*. **II** *vt* umkreisen, umgeben, umringen.
 Bickel's ring → lymphoid ring.
 casting ring Gußküvette *f*.
 ciliary ring Orbiculus ciliaris.
 lymphoid ring Waldeyer-Rachenring *m*, lymphatischer Rachenring *m*.
 Newton's rings Newton-Ringe *pl*.
 thiophene ring Thiophen(ring *m*) *nt*.
 tonsillar ring → lymphoid ring.
 Waldeyer's ring → lymphoid ring.
ringed [rɪŋd] *adj* **1.** ringförmig, Ring-. **2.** eingeschlossen, umringt. **3.** beringt.
ring·worm [ˈrɪŋwɜrm] *n derm.* Tinea *f*; Trichophytie *f*, Trichophytia *f*.
 ringworm of the beard (tiefe) Bartflechte *f*, Tinea barbae, Trichophytia (profunda) barbae, *old* Sycosis (barbae) parasitaria.
 ringworm of the body oberflächliche Trichophytie *f* des Körpers, Tinea/Trichophytia/Epidermophytia corporis.
 crusted ringworm Erbgrind *m*, Flechtengrind *m*, Kopfgrind *m*, Pilzgrind *m*, Favus *m*, Tinea (capitis) favosa, Dermatomycosis favosa.
 ringworm of the face oberflächliche Tinea *f* des Gesichts, Tinea faciei.
 honeycomb ringworm → crusted ringworm.
 Oriental ringworm orientalische/indische/chinesische Flechte *f*, Tinea imbricata (Tokelau), Trichophytia corporis superficialis.
 ringworm of the scalp Tinea *f* der Kopfhaut, Tinea capitis/capillitii, Trichophytia capillitii.
 scaly ringworm → Oriental ringworm.
 Tokelau ringworm → Oriental ringworm.
rinse [rɪns] **I** *vt* (Aus-)Spülung *f*. **give sth. a rinse** etw. (ab-, aus-)spülen. **Have a rinse, please.** (*beim Zahnarzt*) Bitte ausspülen. **II** *vt* (ab-, aus-, nach-)spülen. **rinse one's hands** s. die Hände waschen.
 rinse out *vt* (*Mund*) ausspülen.
 oral rinse Mundspülung *f*.
rins·ing [ˈrɪnsɪŋ] **I** *n* **1.** (Aus-)Spülen *nt*, (Aus-)Spülung *f*. **2.** **rinsings** *pl* Spülwasser *nt*. **II** *adj* (aus-)spülend, Spül-.
risk [rɪsk] *n* **1.** Risiko *nt*. **2.** Risiko *nt*, Gefahr *f*, Wagnis *nt*.
 cancer risk Krebsrisiko *nt*.
 operative risk Operationsrisiko *nt*.
 perioperative risk perioperatives Risiko *nt*.
ri·so·ri·us [rɪˈsɔːrɪəs] *n* Lachmuskel *m*, Risorius *m*, Musculus risorius.
rod [rɒd] *n* **1.** Zapfen *m*; Stab *m*, Stange *f*. **2. rods** *pl* (*Auge*) Stäbchen(zellen *pl*) *pl*.
 enamel rods Schmelzprismen *pl*, Zahnschmelzprismen *pl*.
ro·do·nal·gia [ˌrəʊdɒnˈældʒɪə] *n* (Mitchell-)Gerhardt-Syndrom *nt*, Weir-Mitchell-Krankheit *f*, Erythromelalgie *f*, Erythralgie *f*, Erythermalgie *f*, Akromelalgie *f*.
roent·gen [ˈrɛntɡən] **I** *n* Röntgen *nt*, Röntgeneinheit *f*. **II** *adj* Röntgen-.

roentgenize

roent·gen·ize ['rentgənaɪz] vt mit Röntgenstrahlen behandeln, bestrahlen; eine Röntgenuntersuchung durchführen, durchleuchten, röntgen.
roent·gen·ky·mog·ra·phy [,rentgənkaɪ'mɑgrəfɪ] n Röntgenkymographie f.
roent·gen·o·cin·e·ma·tog·ra·phy [,rentgənəʊ,sɪnəmə'tɑgrəfɪ] n Röntgenkinematographie f.
roent·gen·o·gram ['rentgənəʊgræm] n Röntgenaufnahme f, Röntgenbild nt.
  a.p. roentgenogram a.p.-Röntgenbild nt, a.p.-Aufnahme f.
  cephalometric roentgenogram Kephalogramm nt.
  maxillary sinus roentgenogram Kieferhöhlenaufnahme f.
  plain roentgenogram Leeraufnahme f.
roent·gen·o·graph ['rentgənəʊgræf] n → roentgenogram.
roent·gen·o·graph·ic [,rentgənəʊ'græfɪk] adj Radiographie betr., radiographisch, Röntgen-; radiologisch.
roent·gen·og·ra·phy [,rentgə'nɑgrəfɪ] n **1.** Röntgenphotographie f. **2.** Röntgenuntersuchung f, Röntgen nt.
  contrast roentgenography → contrast *radiography*.
roent·gen·ol·o·gy [rentgə'nɑlədʒɪ] n Röntgenologie f.
roent·ge·nom·e·ter [,rentgə'nɑmɪtər] n → radiometer.
roent·gen·o·paque [,rentgənə'peɪk] adj → radiopaque.
roent·gen·o·scope ['rentgənəʊskəʊp] n Röntgenapparat m, Durchleuchtungsapparat m, Fluoroskop nt; Bestrahlungsgerät m.
roent·gen·os·co·py [,rentgə'nɑskəpɪ] n Röntgenuntersuchung f, Röntgendurchleuchtung f, Röntgenoskopie f, Fluoroskopie f.
roent·gen·o·ther·a·py [,rentgənəʊ'θerəpɪ] n Röntgentherapie f; Strahlentherapie f.
roet·eln ['retəln] pl → rubella.
ro·li·tet·ra·cy·cline [rəʊlɪ,tetrə'saɪkliːn] n pharm. Rolitetracyclin nt.
ron·geur [rəʊn'ʒɜr] n *French* Knochenzange f, Knochenschneider m.
  bayonet rongeur Bajonettzange f.
  bone rongeur Knochenfaßzange f, Knochenhaltezange f.
  Luer bone rongeur Luer-Knochenzange f.
roof [ruːf] **I** n Dach nt; Gewölbe nt. **II** vt mit einem Dach versehen, überdachen; bedecken.
  roof of mouth Gaumen m, Palatum nt.
  roof of orbit Orbitadach nt, Paries superior orbitae.
  roof of skull knöchernes Schädeldach nt, Kalotte f, Calvaria f.
  roof of tympanic cavity Paukenhöhlendach nt, Tegmen tympani.
  roof of tympanum → roof of tympanic cavity.
room [ruːm, rʊm] n **1.** Raum m, Zimmer nt; Saal m. **2.** Platz m, Raum m. **make room** Platz machen (*for* für).
  operating room Operationssaal m, Operationsraum m, OP m.
  recovery room Aufwachraum m.
root [ruːt] **I** n **1.** anat., bio. Wurzel f, Radix f. **pull out by the root** mit der Wurzel herausziehen. **2.** fig. Wurzel f, Ursache f, Kern m. **II** vt tief einpflanzen, einwurzeln lassen. **III** vi **3.** Wurzeln schlagen, wurzeln. **4.** fig. wurzeln (*in* in); seinen Ursprung haben (*in* in).
  root out vt mit der Wurzel ausreißen, ausrotten.
  root up vt → root out.
  accessory root akzessorische Radix f, akzessorische Wurzel f, akzessorische Zahnwurzel f.
  accessory buccal root akzessorische bukkale Radix f, akzessorische bukkale Wurzel f, Bolk-Höcker m.
  adjacent root Nachbarwurzel f.
  anatomical root anatomische (Zahn-)Wurzel f, Radix (dentis) anatomica.
  anatomical root of tooth → anatomical root.
  anterior root vordere/motorische Spinalnervenwurzel f, inf. Vorderwurzel f, Radix anterior/motoria/ventralis nn. spinalium.
  anterior root of spinal nerves → anterior root.
  artificial root künstliche Wurzel f, künstliche Zahnwurzel f.
  bicanaled root zweikanalige Wurzel f.
  Bolk's paramolar root → accessory buccal root.
  buccal root bukkale Radix f, bukkale Zahnwurzel f, bukkale Wurzel f.
  dental root (Zahn-)Wurzel f, Radix dentis.
  distal root distale Radix f, distale Zahnwurzel f, distale Wurzel f.
  distobuccal root distobukkale Radix f, distobukkale Wurzel f, distobukkale Zahnwurzel f.
  facial root Fazialiswurzel f, Radix n. facialis.
  facial nerve root → facial root.
  hair root Haarwurzel f, Radix pili.
  hypercemented root Hyperzementose f, Zementhyperplasie f, Zementhypertrophie f.
  intra-alveolar root intraalveoläre Wurzel f, intraalveolärer Wurzelabschnitt m.

  root of iris Iriswurzel f.
  lingual root linguale Radix f, linguale Zahnwurzel f, linguale Wurzel f.
  root of lung Lungenwurzel f, Radix/Pediculus pulmonis.
  mesial root mesiale Radix f, mesiale Zahnwurzel f, mesiale Wurzel f.
  mesiobuccal root mesiobukkale Radix f, mesiobukkale Wurzel f, mesiobukkale Zahnwurzel f.
  motor root of trigeminal nerve motorische Trigeminuswurzel f, Portio minor n. trigemini, Radix motoria n. trigemini.
  nail root Nagelwurzel f, Radix unguis.
  nasal root Nasenwurzel f, Radix nasalis/nasi.
  nerve root Nervenwurzel f.
  root of nose → nasal root.
  physiological root physiologische Zahnwurzel f.
  posterior root hintere/sensible Spinal(nerven)wurzel f, Radix dorsalis/posterior/sensoria nn. spinalium.
  pyramidal root pyramidaler Wurzelstock m.
  retained root Wurzelrest m, Radix relicta.
  sensory root of pterygopalatine ganglion Radix sensoria.
  sensory root of trigeminal nerve sensible Trigeminuswurzel f, Portio major n. trigemini, Radix sensoria n. trigemini.
  supernumerary root überzählige Radix f, überzählige Wurzel f, überzählige Zahnwurzel f.
  root of tongue Zungenwurzel f, Radix linguae.
  root of tooth → dental root.
root-and-branch adj restlos, radikal.
ro·sa·cea [rəʊ'zeɪʃɪə, -zɪə] n derm. Kupfer-, Rotfinne f, Rosazea f, Rosacea f, Akne rosacea.
rose [rəʊz] n Wundrose f, Rose f, Erysipel nt, Erysipelas nt, Streptodermia cutanea lymphatica.
ro·se·o·la [rəʊ'zɪələ, rəʊzɪ'əʊlə] n derm. **1.** Roseola f. **2.** → roseola infantum.
  roseola infantum Dreitagefieber nt, sechste Krankheit f, Exanthema subitum, Roseola infantum.
rot [rɑt] **I** n Fäulnis f, Verwesung f. **II** vt (ver-)faulen lassen. **III** vi (ver-)faulen, (ver-)modern.
ro·tar·y ['rəʊtərɪ] adj rotierend, (s.) drehend, kreisend, umlaufend, Dreh-, Umlauf-, Rotations-, Kreis-.
ro·tate ['rəʊteɪt, *brit.* rəʊ'teɪt] **I** vt **1.** drehen *od.* rotieren lassen. **2.** turnusmäßig abwechseln. **II** vi **3.** rotieren, kreisen, s. drehen. **4.** s. (turnusmäßig) abwechseln.
ro·ta·tion [rəʊ'teɪʃn] n **1.** (Um-)Drehung f, Drehbewegung f, Rotation f. **2.** Wechsel m. **in/by rotation** turnusmäßig, abwechselnd.
  external rotation Außenrotation f.
  internal rotation Innenrotation f.
ro·ta·tor ['rəʊteɪtər] n, pl **ro·ta·tors**, **ro·ta·to·res** [,rəʊtə'təʊriːz, -'tɔːr-] **1.** anat. Drehmuskel m, Rotator m, Musculus rotator. **2.** techn. s. drehender Apparat od. Maschinenteil m.
ro·ta·to·ry ['rəʊtətɔːriː, -təʊ-] adj **1.** rotierend, (s.) drehend, kreisend, umlaufend, Dreh-, Umlauf-, Rotations-, Kreis-. **2.** turnusmäßig, abwechselnd.
Ro·ta·vi·rus ['rəʊtəvaɪrəs] n micro. Rotavirus nt.
röt·eln ['retəln] pl → rubella.
rot·ten ['rɑtn] adj verfault, faulig.
rough [rʌf] **I** n Rauheit f, Unebenheit f, Rauhe nt, Unebene nt; Rohzustand m. **in the rough** im Rohzustand. **II** adj **1.** rauh, uneben; zerklüftet; unfertig, roh; (*Haare*) struppig; (*Haut*) rauh. **2.** fig. roh, grob, ungehobelt, Roh-. **3.** (*Schätzungen*) grob, ungefähr. **III** adv roh, rauh, hart. **IV** vt **4.** anrauhen, aufrauhen. **5.** (*Person*) mißhandeln. **V** vi rauh werden.
rough·en ['rʌfn] **I** vt anrauhen, aufrauhen, rauh machen. **II** vi rauh(er) werden.
rough·ness ['rʌfnɪs] n **1.** Rauheit f, Unebenheit f; rauhe Stelle f. **2.** fig. Roheit f, Grobheit f, Härte f.
round-the-clock adj rund um die Uhr, 24stündig.
round·worm ['raʊndwɜrm] n micro. Rundwurm m, Fadenwurm m, Nematode f.
  common roundworm micro. Spulwurm m, Ascaris lumbricoides.
rub [rʌb] **I** n **1.** (Ab-)Reiben nt, Abreibung f. **2.** → friction rub. **II** vt **3.** reiben. **rub one's hands** s. die Hände reiben. **4.** reiben, streichen. **III** vi reiben, streifen (*against, upon, on* an).
  friction rub card. Reibegeräusch nt, Reiben nt.
rub·ber ['rʌbər] n **1.** (Natur-)Kautschuk m, Gummi nt/m. **2.** (Radier-)Gummi nt/m. **3.** Gummiring m, Gummiband n, Gummi m. **4.** sl. Kondom nt. **II** vt mit Gummi überziehen, gummieren.
  natural rubber Naturkautschuk m.
  polyether rubber Polyäthergummi m.
ru·be·fa·cient [ruːbə'feɪʃənt] **I** n hyperämisierendes Mittel nt, Hyperämikum nt, Rubefaciens nt. **II** adj hautrötend, hyperämisierend.

ru·bel·la [ruːˈbelə] *n* Röteln *pl*, Rubella *f*, Rubeola *f*.
ru·be·o·la [ruːˈbɪələ, ˌruːbɪˈəʊlə] *n* Masern *pl*, Morbilli *pl*.
ru·bid·i·um [ruːˈbɪdɪəm] *n* Rubidium *nt*.
ru·big·i·nose [ruːˈbɪdʒənəʊs] *adj* → rubiginous.
ru·big·i·nous [ruːˈbɪdʒənəs] *adj* rostfarben, rubiginös.
ru·bri·blast [ˈruːbrɪblæst] *n* Proerythroblast *m*.
ruc·tus [ˈrʌktəs] *n* Aufstoßen *nt*, Rülpsen *nt*, Ruktation *f*, Ruktus *m*, Ructus *m*, Eruktation *f*.
ru·di·ment [ˈruːdɪmənt] *n* **1.** Rudiment *nt*, Überbleibsel *nt*. **2. rudiments** *pl* Grundlagen *pl*, Anfangsgründe *pl*; Ansatz *m*.
ru·di·men·tal [ˌruːdɪˈmentl] *adj* → rudimentary.
ru·di·men·ta·ry [ˌruːdɪˈmentərɪ] *adj* **1.** zurückgebildet, verkümmert, rudimentär. **2.** elementar, rudimentär, Anfangs-.
ru·ga [ˈruːgə] *n*, *pl* **ru·gae** [ˈruːdʒiː] *anat.* Runzel *f*, Falte *f*, Ruga *f*. **palatine rugae** Gaumenfalten *pl*, Rugae palatinae.
ru·gate [ˈruːgeɪt, -gɪt] *adj* faltig, runz(e)lig, gerunzelt.
ru·gine [ruːˈʒiːn] *n* Raspatorium *nt*.
ru·gose [ˈruːgəʊs] *adj* → rugate.
ru·gos·i·ty [ruːˈgɑsətɪ] *n* **1.** Faltigkeit *f*, Runz(e)ligkeit *f*. **2.** *anat*. Runzel *f*, Falte *f*, Ruga *f*.
ru·gous [ˈruːgəs] *adj* → rugate.
rule [ruːl] **I** *n* **1.** Regel *f*, das Übliche. **as a rule** in der Regel, normalerweise. **2.** Gesetz *nt*, Vorschrift *f*, Richtlinie *f*, Richtschnur *f*, Bestimmung *f*, Norm *f*. **by rule** laut Vorschrift. **II** *vt* anordnen, bestimmen, entscheiden.
Hardy-Weinberg rule Hardy-Weinberg-Gesetz *nt*.
safety rules Sicherheitsvorschriften *pl*, Unfallverhütungsvorschriften *pl*.
ru·mi·na·tion [ruːmɪˈneɪʃn] *n* Rumination *f*.
run [rʌn] (*v* **run; run**) **I** *n* **1.** Laufen *nt*, Rennen *nt;* Laufschritt *m*. **2.** *fig.* (Ver-)Lauf *m*, Fortgang *m;* Tendenz *f*. **in the long run** auf lange Sicht, auf die Dauer, langfristig. **in the short run** kurzfristig. **come down with a run** (*Temperatur*) plötzlich fallen. **II** *adj* geschmolzen. **III** *vt* **3.** rennen, laufen; (*a. fig.*) (durch-)laufen, zurücklegen. **4.** (*Fieber*) haben, fiebern. **run a temperature. 5.** (*Test, Experimente*) durchführen. **IV** *vi* **6.** laufen, rennen, eilen; davonlaufen, weglaufen. **7.** *techn.* laufen; arbeiten, funktionieren, gehen, in Gang sein. **8.** (*Blut*) fließen, strömen; (*Nase*) laufen; (*Augen*) tränen; (*Tränen*) laufen; (*Abszeß*) eitern. **9.** (*Zeit*) vergehen; dauern. **10.** werden. **run dry** austrocknen; *fig.* (*Vorrat*) ausgehen, leer werden.
run down *vi* **1.** herunterlaufen, herablaufen, hinunterlaufen, hinunterrennen. **2.** (*Zeit*) ablaufen; (*Batterie*) leer werden. **3. be run down** erschöpft *od.* ausgepumpt *od.* abgespannt sein.
run out *vi* **1.** (*Flüssigkeit*) herauslaufen. **2.** (*Zeit*) ablaufen, zu Ende gehen. **3.** (*Vorrat*) knapp werden (*of* an), ausgehen.
run through *vi* (*Infektion*) durchlaufen, s. hindurchziehen durch ein Gebiet.
run-down I *n* Analyse *f*, Zusammenfassung *f*, Bericht *m*, Übersicht *f* (*on* über). **II** *adj* **1.** abgespannt, erschöpft; (*Batterie*) verbraucht, leer; (*Zeit*) abgelaufen. **2.** heruntergekommen.
run·ning [ˈrʌnɪŋ] *adj* (*Wasser*) fließend; (*Wunde*) eiternd; (*Augen*) tränend; (*Nase*) laufend.
rup·ture [ˈrʌptʃər] **I** *n* **1.** Bruch *m*, Riß *m*, Ruptur *f*. **2.** Brechen *nt*, Zerplatzen *nt*, Zerreißen *nt*. **3.** Bruch *m*, Hernie *f*, Hernia *f*. **II** *vt* brechen, zersprengen, zerreißen, rupturieren. **III** *vi* **4.** zerspringen, zerreißen, einen Riß bekommen, bersten, rupturieren. **5.** s. einen Bruch heben.
ru·the·ni·um [ruːˈθiːnɪəm, -jəm] *n* Ruthenium *nt*.
ru·tin [ˈruːtn] *n* Rutin *nt*, Rutosid *nt*.
ru·to·side [ˈruːtəsaɪd] *n* → rutin.

S

sac [sæk] *n anat.* Sack Saccus *m*.
  dental sac Zansäckchen *nt*, Zahnfollikel *m*, Sacculus dentis.
  embryonic sac *embryo.* Blastozyste *f*.
  heart sac → pericardial sac.
  Hilton's sac Kehlkopfblindsack *m*, Sacculus laryngis, Appendix ventriculi laryngis.
  lacrimal sac Tränensack *m*, Saccus lacrimalis.
  pericardial sac Herzbeutel *m*, Perikard *nt*, Pericardium *nt*.
  tear sac → lacrimal sac.
  tooth sac → dental sac.
sac·cad·ic [sæˈkɑːdɪk, sə-] *adj* ruckartig, stoßartig, ruckartig unterbrochen, sakkadisch, sakkadiert.
sac·cate [ˈsækɪt, -eɪt] *adj* sackförmig, sackartig, beutelförmig, beutelartig.
sac·cha·rase [ˈsækəreɪz] *n* Saccharase *f*, β-Fructofuranosidase *f*.
sac·cha·ride [ˈsækəraɪd, -rɪd] *n* Kohlenhydrat *nt*, Sa(c)charid *nt*.
sac·cha·rim·e·try [ˌsækəˈrɪmətrɪ] *n* Sa(c)charimetrie *f*.
sac·cha·rin [ˈsækərɪn] *n* Sa(c)charin *nt*.
sac·char·i·nol [səˈkærɪnɔl, -əʊl] *n* → saccharin.
sac·cha·ri·num [ˌsækəˈraɪnəm] *n* → saccharin.
Sac·cha·ro·my·ces [ˌsækərəʊˈmaɪziːz] *n micro.* Saccharomyces *m*.
sac·cha·ro·my·ces [ˌsækərəʊˈmaɪziːz] *n* Saccharomycete *m*, Saccharomyces *m*.
sac·cha·ror·rhea [ˌsækərəʊˈrɪə] *n* (Trauben-)Zuckerausscheidung *f* im Harn, Glukosurie *f*, Glucosurie *f*, Glykosurie *f*, Glykurie *f*, Glukurese *f*, Glucurese *f*.
sac·cha·rose [ˈsækərəʊz] *n* Rübenzucker *m*, Rohrzucker *m*, Saccharose *f*.
sac·cha·ro·su·ria [ˌsækərəʊˈs(j)ʊərɪə] *n* übermäßige Saccharoseausscheidung *f* im Harn, Saccharosurie *f*, Sucrosuria *f*.
sac·cha·rum [ˈsækərəm] *n* **1.** Zucker *m*, Saccharum *nt*. **2.** → saccharose.
sac·cha·ru·ria [sækəˈr(j)ʊərɪə] *n* → saccharorrhea.
sac·ci·form [ˈsæk(s)ɪfɔːrm] *adj* → saccular.
sac·cu·lar [ˈsækjələr] *adj* sackförmig, sackartig.
sac·cu·lat·ed [ˈsækjəleɪtɪd] *adj* → saccular.
sac·cule [ˈsækjuːl] *n* **1.** *anat.* kleine Aussackung *f*, Säckchen *nt*, Sacculus *m*. **2.** (*Ohr*) Sakkulus *m*, Sacculus *m*.
sac·cu·lus [ˈsækjələs] *n, pl* **sac·cu·li** [ˈsækjəlaɪ] *anat.* kleiner Sack *m*, Säckchen *nt*, Sacculus *m*.
  laryngeal sacculus Kehlkopfblindsack *m*, Sacculus laryngis, Appendix ventriculi laryngis.
sac·cus [ˈsækəs] *n, pl* **sac·ci** [ˈsækaɪ, ˈsæksaɪ, ˈsækiː] *anat.* Sack *m*, Saccus *m*.
sa·cral [ˈsækrəl, ˈseɪ-] *adj* Kreuzbein betr., sakral, Kreuzbein-, Sakral-.
sa·crum [ˈseɪkrəm, ˈsæk-] *n, pl* **sac·ra** [ˈseɪkrə, ˈsækrə] Kreuzbein *nt*, Sakrum *nt*.
sad·dle [ˈsædl] *n* Sattel *m*, sattelähnliche Struktur *f*.
  denture base saddle **1.** Prothesensattel *m*. **2.** Sattelbasis *f*, Sattelprothesenbasis *f*.
safe·ty [ˈseɪftɪ] **I** *n* **1.** Sicherheit *f*; Gefahrlosigkeit *f*. **2.** Sicherheit *f*, Zuverlässigkeit *f*, Verlässlichkeit *f*. **3.** Schutzvorrichtung *f*, Sicherheitsvorrichtung *f*, Sicherung *f*. **II** *adj* Sicherheits-.
sag·it·tal [ˈsædʒɪtl] *adj* sagittal, pfeilartig, Pfeil-.
sal [sæl] *n* Salz *nt*, Sal *nt*.
sa·lic·y·late [səˈlɪsəleɪt, -lɪt] **I** *n* Salizylat *nt*, Salicylat *nt*. **II** *vt* mit Salizylsäure behandeln.
sal·i·cyl·ism [ˈsæləsɪlɪzəm] *n* Salicyl(säure)vergiftung *f*, Salizylismus *m*, Salicylismus *m*.
sa·lif·er·ous [səˈlɪfərəs] *adj* salzbildend; salzhaltig.
sa·line [ˈseɪliːn, ˈseɪlaɪn] **I** *n* Salzlösung *f*; physiologische Kochsalzlösung *f*. **II** *adj* salzig, salzhaltig, salzartig, salinisch, Salz-.
  isotonic saline isotone (Koch-)Salzlösung *f*.
  normal saline → physiologic saline.
  physiologic saline physiologische Kochsalzlösung *f*.
sa·li·va [səˈlaɪvə] *n* Speichel(flüssigkeit *f*) *m*, Saliva *f*.
  parotid saliva Parotisspeichel *m*.
  sublingual saliva Sublingualisspeichel *m*.
  submandibular saliva Submandibularisspeichel *m*.
  submaxillary saliva → submandibular saliva.
sal·i·var·y [ˈsæləˌverɪ, -vərɪ] *adj* **1.** Speichel/Saliva betr., Speichel-, Sial(o)-. **2.** Speichel produzierend.
sal·i·va·tion [ˌsælɪˈveɪʃn] *n* **1.** Speichelbildung *f*, Speichelabsonderung *f*, Salivation *f*. **2.** übermäßiger Speichelfuß *m*, Hypersalivation *f*, Sialorrhoe *f*.
sal·i·vo·li·thi·a·sis [ˌsælɪvəʊlɪˈθaɪəsɪs] *n* → sialolithiasis.
sal·mi·ac [ˈsælmɪˌæk] *n* Ammoniumchlorid *nt*, Salmiak *nt*.
Sal·mo·nel·la [ˌsælməˈnelə] *n micro.* Salmonella *f*.
  Salmonella enteritidis Gärtner-Bazillus *m*, Salmonella enteritidis.
  Salmonella typhi Typhusbazillus *m*, Typhusbacillus *m*, Salmonella typhi.
  Salmonella typhosa → Salmonella typhi.
sal·mo·nel·la [ˌsælməˈnelə] *n, pl* **sal·mo·nel·lae** [ˌsæləməˈneliː] Salmonelle *f*, Salmonella *f*.
sal·mo·nel·lo·sis [ˌsælmənəˈləʊsɪs] *n* Salmonellose *f*.
sal·pin·gi·an [sælˈpɪndʒɪən] *adj* **1.** *HNO* Ohrtrompete betr., Salping(o)-, Syring(o)-. **2.** *gyn.* Eileiter betr., Eileiter-, Salping(o)-, Tuben-.
sal·pin·gi·tis [ˌsælpɪnˈdʒaɪtɪs] *n* **1.** *gyn.* Eileiterentzündung *f*, Salpingitis *f*. **2.** *HNO* Entzündung *f* der Ohrtrompete, Syringitis *f*, Salpingitis *f*.
salpingo- *pref.* **1.** *HNO* Salping(o)-, Syring(o)-. **2.** *gyn.* Eileiter-, Tuben-, Salping(o)-.
sal·pin·gos·co·py [ˌsælpɪŋˈgɑskəpɪ] *n* **1.** *gyn.* Salpingoskopie *f*. **2.** *HNO* Salpingoskopie *f*.
sal·pinx [ˈsælpɪŋks] *n* **1.** *anat.* Salpinx *f*. **2.** *gyn.* Eileiter *m*, Salpinx *f*, Tube *f*, Tuba uterina. **3.** *HNO* Ohrtrompete *f*, Tuba auditiva/auditoria, Salpinx *f*.
salt [sɔːlt] **I** *n* **1.** *chem.* Salz *nt*. **2.** → table salt. **3.** **salts** *pl* (Abführ-)Salz *nt*. **4.** *fig.* Würze *f*, Salz *nt*. **II** *adj* **5.** salzig, Salz-. **6.** (ein-)gesalzen, (ein-)gepökelt. **III** *vt* (ein-)salzen, würzen, mit Salz bestreuen; *chem.* mit Salz behandeln.
  common salt → table salt.
  Epsom salt Bittersalz *nt*, Magnesiumsulfat *nt*.
  Glauber's salt Glaubersalz *nt*, Natriumsulfat *nt*.
  mineral salt Mineralsalz *nt*, Mineral *nt*.
  table salt Kochsalz *nt*, Tafelsalz *nt*, Natriumchlorid *nt*.
  urate salts Uratsalze *pl*, Urate *pl*.
sal·ta·tion [sælˈteɪʃn] *n* **1.** Springen *nt*, Tanzen *nt*. **2.** *neuro.* Veitstanz *m*, Chorea *f*. **3.** saltatorische Erregungsleitung *f*. **4.** *genet.* (sprunghafte) Mutation *f*.
sal·ta·to·ri·al [ˌsæltəˈtɔːrɪəl, -ˈtəʊr-] *adj* → saltatory.
sal·ta·to·ric [ˌsæltəˈtɔːrɪk, -ˈtəʊ-] *adj* → saltatory.
sal·ta·to·ry [ˈsæltətəʊrɪ, -, tɔːr-] *adj* sprunghaft, (über-)springend, hüpfend, saltatorisch, Sprung-, Spring-.
salt-craving *n patho.* Salzhunger *m*.
salt·pe·ter [sɔːltˈpiːtər] *n chem.* Salpeter *m*, Kaliumnitrat *nt*.
  Chile saltpeter Chilesalpeter *m*, Natriumnitrat *nt*.
salt·y [ˈsɔːltɪ] *adj* salzig.
sa·lu·bri·ous [səˈluːbrɪəs] *adj* gesund, bekömmlich, heilsam, saluber.
sa·lu·bri·ty [səˈluːbrətɪ] *n* Heilsamkeit *f*, Bekömmlichkeit *f*, Salubrität *f*.
sal·u·re·sis [ˌsæljəˈriːsɪs] *n* Salurese *f*, Salidiurese *f*.
sal·u·ret·ic [ˌsæljəˈretɪk] **I** *n* Saluretikum *nt*. **II** *adj* Salurese betr. *od.* fördernd, saluretisch.
sal·u·tar·y [ˈsæljətərɪ] *adj* heilsam, gesund, bekömmlich, Heil-.
salve [sæv, sɑːv] *n pharm.* Salbe *f*, Unguentum *nt*.
sa·mar·i·um [səˈmeərɪəm] *n* Samarium *nt*.
sam·ple [ˈsæmpəl, ˈsɑːmpəl] **I** *n* **1.** Probe *f*. **2.** Probepackung *f*,

Probe *f.* **3.** *stat.* Stichprobe *f,* Probeerhebung *f,* Sample *nt.* **4.** Musterbeispiel *nt,* typisches Exemplar *nt.* **II** *adj* Muster-, Probe-. **III** *vt* **5.** eine Stichprobe machen, eine Auswahl erheben von. **6.** als Muster dienen für, ein Beispiel sein für.
assay sample Probe(material *nt*) *f.*
blood sample Blutprobe *f.*
sam·pling ['sæmplɪŋ, 'sɑːm-] *n stat.* **1.** Stichprobenerhebung *f.* **2.** Muster *nt,* Probe *f.*
san·a·tive ['sænətɪv] *adj* heilend, heilsam, heilungsfördernd, kurativ, Heil(ungs)-.
san·a·to·ry ['sænətɔːriː, -təʊ-] *adj* → sanative.
sand [sænd] *n* Sand *m;* **sands** *pl* Sand(körner *pl*) *m.*
sand·y ['sændɪ] *adj* **1.** sandig, Sand-; sandartig, körnig. **2.** sandfarben, rotblond.
sane [seɪn] *adj* (geistig) normal, gesund; *forens.* zurechnungsfähig.
sangui- *pref.* Blut-, Sangui-, Häma-, Hämat(o)-, Häm(o)-.
san·gui·fa·cient [ˌsæŋgwəˈfeɪʃnt] *adj* → sanguinopoietic.
san·guif·er·ous [sæŋˈgwɪfərəs] *adj* bluthaltig, blutführend, blutig.
san·gui·fi·ca·tion [ˌsæŋgwɪfɪˈkeɪʃn] *n* Blutbildung *f,* Hämatopo(i)ese *f,* Hämopo(i)ese *f.*
san·guin·e·ous [sæŋˈgwɪnɪəs] *adj* **1.** Blut betr., blutig, Blut-. **2.** (blut-)rot.
san·guin·o·lent [sæŋˈgwɪnələnt] *adj* Blut enthaltend, mit Blut vermischt, blutig, sanguinolent.
san·gui·no·poi·et·ic [ˌsæŋgwɪnəʊpɔɪˈetɪk] *adj* Blut(zell)bildung betr. *od.* anregend, hämopoetisch.
san·gui·no·pu·ru·lent [ˌsæŋgwɪnəʊˈpjʊər(j)ələnt] *adj* blutigeitrig.
san·gui·nous ['sæŋgwɪnəs] *adj* → sanguineous.
san·i·tar·y ['sænɪterɪ] *adj* **1.** hygienisch, gesundheitlich, sanitär, Gesundheits-. **2.** hygienisch (einwandfrei), gesund.
san·i·ti·za·tion [ˌsænɪtɪˈzeɪʃn] *n hyg.* Sanitizing *nt,* Sanitization *f,* Sanitation *f.*
san·i·tize ['sænətaɪz] *vt* keimfrei machen, sterilisieren.
san·i·ty ['sænɪtɪ] *n* (geistige) Gesundheit *f; forens.* Zurechnungsfähigkeit *f.*
sa·po ['seɪpəʊ] *n* Seife *f,* Sapo *m.*
sa·pon·i·fi·ca·tion [səˌpɒnəfɪˈkeɪʃn] *n chem.* Verseifung *f,* Saponifikation *f.*
sap·o·nin ['sæpənɪn] *n* Saponin *nt.*
sar·ci·na ['sɑːsɪnə, -kɪnə] *n micro.* Sarcine *f,* Sarcina *f.*
sarco- *pref.* Fleisch-, Sark(o)-, Sarc(o)-.
sar·co·blast ['sɑːkəʊblæst] *n* Sarkoblast *m.*
sar·co·en·chon·dro·ma [ˌsɑːkəʊˌenkənˈdrəʊmə] *n* Chondrosarkom *nt,* Chondrosarcoma *nt.*
sar·coid ['sɑːkɔɪd] **I** *n* **1.** → sarcoidosis. **2.** sarkomähnlicher Tumor *m,* Sarkoid *nt.* **II** *adj* fleischartig, sarkoid.
Boeck's sarcoid → sarcoidosis.
Spiegler-Fendt sarcoid multiples Sarkoid *nt,* Bäfverstedt-Syndrom *nt,* benigne Lymphoplasie *f* der Haut, Lymphozytom *nt,* Lymphocytoma cutis, Lymphadenosis benigna cutis.
sar·coi·do·sis [ˌsɑːkɔɪˈdəʊsɪs] *n* Sarkoidose *f,* Morbus *m* Boeck, Boeck-Sarkoid *nt,* Besnier-Boeck-Schaumann-Krankheit *f,* Lymphogranulomatosa benigna.
sar·co·lem·ma [ˌsɑːkəʊˈlemə] *n* Plasmalemm *nt* der Muskelfaser, Sarkolemm *nt.*
sar·col·y·sis [sɑːˈkɒləsɪs] *n* Sarkolyse *f,* Sarcolysis *f.*
sar·co·ma [sɑːˈkəʊmə] *n, pl* **sar·co·mas, sar·co·ma·ta** [sɑːˈkəʊmətə] Sarkom *nt,* Sarcoma *nt.*
adipose sarcoma Liposarkom *nt,* Liposarcoma *nt.*
chloromatous sarcoma Chlorom *nt,* Chloroleukämie *f,* Chlorosarkom *nt.*
embryonal sarcoma Wilms-Tumor *m,* embryonales Adeno(myo)sarkom *nt,* Nephroblastom *nt,* Adenomyorhabdosarkom *nt* der Niere.
Ewing's sarcoma → reticular sarcoma of bone.
fascicular sarcoma spindelzelliges Sarkom *nt,* Spindelzellsarkom *nt.*
giant cell sarcoma Riesenzellsarkom *nt,* Sarcoma gigantocellulare.
granulocytic sarcoma Chlorosarkom *nt,* Chlorom *nt,* Chloroleukämie *f.*
idiopathic multiple pigmented hemorrhagic sarcoma Kaposi-Sarkom *nt,* Morbus *m* Kaposi, Retikuloangiomatose *f,* Angioretikulomatose *f,* idiopathisches multiples Pigmentsarkom *nt* Kaposi, Sarcoma idiopathicum multiplex haemorrhagicum.
immunoblastic sarcoma immunoblastisches (malignes) Lymphom *nt,* Retikulumzellensarkom *nt.*
Kaposi's sarcoma → idiopathic multiple pigmented hemorrhagic sarcoma.
leukocytic sarcoma 1. *hema.* Leukosarkom *nt,* Leukolymphosarkom *nt.* **2.** Leukämie *f,* Leukose *f.*

lymphatic sarcoma Lymphosarkom *nt.*
melanotic sarcoma malignes Melanom *nt,* Melano(zyto)blastom *nt,* Nävokarzinom *nt,* Melanokarzinom *nt,* Melanomalignom *nt,* malignes Nävoblastom *nt.*
multiple idiopathic hemorrhagic sarcoma → idiopathic multiple pigmented hemorrhagic sarcoma.
nerve sheath sarcoma Neurosarkom *nt.*
osteoblastic sarcoma Knochensarkom *nt,* Osteosarkom *nt,* Osteosarcoma *nt,* osteogenes/osteoplastisches Sarkom *nt.*
osteogenic sarcoma → osteoblastic sarcoma.
osteoid sarcoma → osteoblastic sarcoma.
osteolytic sarcoma → osteoblastic sarcoma.
polymorphous cell sarcoma polymorphzelliges Sarkom *nt.*
reticular sarcoma of bone Ewing-(Knochen-)Sarkom *nt,* endotheliales Myelom *nt.*
reticulocytic sarcoma → reticulum cell sarcoma.
reticuloendothelial sarcoma → reticulum cell sarcoma.
reticulum cell sarcoma Retikulosarkom *nt,* Retikulumzell(en)sarkom *nt,* Retothelsarkom *nt.*
retothelial sarcoma → reticulum cell sarcoma.
round cell sarcoma rundzelliges Sarkom *nt,* Rundzellensarkom *nt.*
soft tissue sarcoma Weichteilsarkom *nt.*
spindle cell sarcoma → fascicular sarcoma.
sarcoma-like *adj* → sarcomatoid.
sar·co·ma·toid [sɑːrˈkəʊmətɔɪd] *adj* sarkomartig, in Form eines Sarkoms, sarkomatös.
sar·co·ma·to·sis [sɑːrɪˌkəʊməˈtəʊsɪs] *n* Sarkomatose *f,* Sarcomatosis *f.*
sar·com·a·tous [sɑːrˈkɒmətəs] *adj* Sarkom betr., sarkomatös, Sarkom-.
sar·coph·a·gous [sɑːrˈkɒfəgəs] *adj bio.* fleischfressend, sarkophag.
sar·co·plasm ['sɑːrkəplæzəm] *n* Protoplasma *nt* der Muskelzelle, Sarkoplasma *nt.*
sar·co·plast ['sɑːrkəʊplæst] *n* interstitielle Muskelzelle *f,* Sarkoplast *m.*
sar·co·some ['sɑːrkəʊsəʊm] *n* Mitochondrion *nt* der Muskelfaser, Sarkosom *nt.*
sar·cous ['sɑːrkəs] *adj* von fleischiger Konsistenz, fleischig, Fleisch-; Muskel-.
sat·el·lite ['sætlaɪt] *n* **1.** *genet.* Satellit *m.* **2.** *anat.* Begleitvene *f.* **3.** Satellit *m.*
sat·el·li·tism ['sætlɪtɪzəm] *n* → satellite *phenomenon.*
sa·ti·e·ty [səˈtaɪətɪ, seɪˈʃɪətɪ] *n* **1.** (*Hunger*) Sättigung *f;* (*Durst*) Stillung *f.* **2.** Übersättigung *f* (*of* mit).
sat·u·rate [*n, adj* 'sætʃərɪt, -rɪt; *v* 'sætʃəreɪt] **I** *n* → saturated *fat.* **II** *adj* → saturated. **III** *vt* **1.** *chem.* (ab-)sättigen, saturieren. **2.** (durch-)tränken.
sat·u·rat·ed ['sætʃəreɪtɪd] *adj* **1.** *chem.* (ab-)gesättigt, saturiert. **2.** durchtränkt.
sat·u·ra·tion [ˌsætʃəˈreɪʃn] *n* **1.** *chem.* (Ab-, Auf-)Sättigung *f,* Saturation *f.* **2.** (Ab-, Auf-)Sättigen, Saturieren *nt.* **3.** (Durch-)Tränkung *f.*
oxygen saturation *physiol.* Sauerstoffsättigung *f.*
sat·urn·ism ['sætərˌnɪzəm] *n* (chronische) Bleivergiftung *f,* Saturnismus *m,* Saturnialismus *m.*
sau·ri·a·sis [sɔːˈraɪəsɪs] *n* → sauriderma.
sau·ri·der·ma [ˌsɔːrɪˈdɜːrmə] *n* **1.** Fischschuppenkrankheit *f,* Ichthyosis vulgaris. **2.** Saurierhaut *f,* Krokodilhaut *f,* Alligatorhaut *f,* Sauriasis *f.*
sau·ri·o·sis [ˌsɔːrɪˈəʊsɪs] *n* → sauriderma.
sau·ro·der·ma [ˌsɔːrəˈdɜːrmə] *n* → sauriderma.
saw [sɔː] **I** *n* Säge *f.* **II** *vt, vi* sägen.
gold saw Goldsäge *f.*
scab [skæb] **I** *n* (Wund-)Schorf *m,* Grind *m,* Kruste *f.* **II** *vi* verschorfen, (s.) verkrusten.
sca·bies ['skeɪbiːz] *n* Krätze *f,* Skabies *f,* Scabies *f,* Akariasis *f,* Acariasis *f.*
sca·bri·ti·es [skeɪˈbrɪʃɪˌiːz] *n* (*Haut*) Rauhigkeit *f,* Scabrities *f.*
sca·brous ['skæbrəs, 'skeɪ-] *adj* (*Haut*) rauh, schuppig.
scald [skɔːld] **I** *n* Verbrühung *f,* Verbrühungsverletzung *f.* **II** *vt* verbrühen.
scale[1] [skeɪl] **I** *n* **1.** Schuppe *f,* schuppige Struktur *f.* **2.** Zahnstein *m,* Kesselstein *m.* **II** *vt* **3.** (ab-)schuppen, (ab-)schälen, (ab-)häuten. **4.** Zahnstein entfernen. **III** *vi* **5.** *s.* abschuppen *od.* ablösen, s. schälen, abschilfern; abblättern. **6.** Kessel- *od.* Zahnstein ansetzen.
skin scale Hautschuppe *f.*
scale[2] [skeɪl] **I** *n* **1.** *mathe., techn.* Skala *f,* Gradeinteilung *f,* Maßeinteilung *f;* (Stufen-)Leiter *f,* Staffelung *f.* **2.** Maßstab *m;* Größenordnung *f,* Umfang *m.* **on a large scale** in großem Umfang/Stil. **3.**

Waagschale f; **(a pair of) scales** pl Waage f. **II** vt **4.** erklettern, ersteigen, erklimmen. **5.** (ab-)wiegen. **6.** mit einer Skala versehen; einstufen. **III** vi auf einer Skala klettern od. steigen.
  Brinell hardness scale Brinell-Härteskala f.
  Knoop hardness scale Knoop-Härteskala f.
  Mohs hardness scale Mohs-Härteskala f.
  Mohs scale Mohs-Härteskala f.
  pH scale pH-Skala f.
  Réaumur's scale Réaumur-Skala f.
  Rockwell hardness scale Rockwell-Härteskala f.
  temperature scale Temperaturskala f.
  Vickers hardness scale Vickers-Härteskala f.
sca·lene [skeɪˈliːn] adj **1.** mathe. ungleichseitig; schief. **2.** Skalenusmuskel betr., Skalenus-.
sca·le·nus [skeɪˈliːnəs] n → scalenus muscle.
scal·er [ˈskeɪlər] n **1.** dent. Zahnsteinschaber m. **2.** phys. Frequenzteiler m.
  chisel scaler meißelförmiger Zahnreiniger m.
scal·ing [ˈskeɪlɪŋ] n **1.** (Ab-)Schuppen nt, (Ab-)Schuppung f, Abschilfern nt, Abblättern nt. **2.** Zahnsteinentfernung f, Scaling nt.
  coronal scaling Kronenscaling nt.
  deep scaling → subgingival scaling.
  electrosurgical scaling elektrochirurgisches Scaling nt.
  hand scaling manuelles Scaling nt.
  root scaling → subgingival scaling.
  subgingival scaling Wurzelscaling nt, subgingivales Scaling nt.
  supragingival scaling supragingivales Scaling nt.
  ultrasonic scaling Ultraschallscaling nt.
scall [skɔːl] n derm. (Kopf-)Grind m, Schorf m.
  milk scall Milchschorf m, frühexsudatives Ekzematoid nt, konstitutionelles Säuglingsekzem nt, Crusta lactea, Eccema infantum.
scalp [skælp] **I** n Skalp m, Kopfschwarte/Galea aponeurotica u. Kopfhaut. **II** vi skalpieren, die Kopfhaut abziehen.
scal·pel [ˈskælpəl] n Skalpell nt; chirurgisches Messer nt.
scal·y [ˈskeɪlɪ] adj **1.** schuppig, geschuppt, Schuppen-; schuppenartig; squamös. **2.** s. (ab-)schuppend, abschilfernd, abblätternd.
scan [skæn] **I** n radiol. **1.** Abtastung f, Scan m, Scanning nt. **2.** Szintigramm nt, Scan m. **II** vt **3.** radiol. abtasten, scannen. **4.** neuro. (Sprache) skandieren.
  bone scan radiol. **1.** Knochenszintigraphie f, Knochenscan m; Skelettszintigraphie f. **2.** Knochenszintigramm nt, Knochenscan m.
  isotopic scan Radionuklid-Scan m.
scan·di·um [ˈskændɪəm] n Scandium nt.
scan·ner [ˈskænər] n radiol. Abtastgerät nt, Abtaster m, Scanner m; Szintiscanner m.
  scintillation scanner radiol. Szintiscanner m.
scan·ning [ˈskænɪŋ] n phys. Abtasten nt, Abtastung f, Scanning m, Szintigraphie f, Scan m.
  radioisotope scanning Szintigraphie f; Scanning nt.
  scintillation scanning Szintigraphie f; Scanning nt.
scan·sion [ˈskænʃn] n → scanning.
scaph·o·ce·pha·lia [ˌskæfəsɪˈfeɪlɪə] n → scaphocephaly.
scaph·o·ceph·a·lism [ˌskæfəˈsefəlɪzəm] n → scaphocephaly.
scaph·o·ceph·a·ly [ˌskæfəˈsefəlɪ] n Kahnschädel m, Leistenschädel m, Skaphokephalie f, Skaphozephalie f.
scap·u·la [ˈskæpjələ] n, pl **scap·u·las**, **scap·u·lae** [ˈskæpjəliː] Schulterblatt nt, Scapula f.
scar [skɑːr] n **1.** Narbe f, Cicatrix f. **2.** fig., psycho. Narbe f; Makel nt.
  scar over vi eine Narbe bilden, vernarben, verheilen.
scar·i·fi·ca·tion [ˌskærəfɪˈkeɪʃn] n immun. Hautritzung f, Skarifikation f.
scar·i·fy [ˈskærəfaɪ] vt immun. (Haut) ritzen, skarifizieren.
scar·la·ti·na [ˌskɑːrləˈtiːnə] n Scharlach m, Scharlachfieber nt, Scarlatina f.
scar·la·ti·nel·la [ˌskɑːrlətɪˈnelə] n Dukes-Krankheit f, Dukes-Filatoff-Krankheit f, vierte Krankheit f, Filatow-Dukes-Krankheit f, Parascarlatina f, Rubeola scarlatinosa.
scarred [skɑːrd] adj voller Narben, mit Narben bedeckt, narbig.
scar·ring [ˈskɑːrɪŋ] n Vernarbung f, Narbenbildung f.
sca·tol [ˈskætɒl, -əʊl] n → skatole.
scat·ter [ˈskætər] **I** n (Ver-, Aus-, Zer-)Streuen nt; phys., stat. Streuung f. **II** vt verstreuen, ausstreuen; phys. (zer-)streuen. **III** vi s. verstreuen, zerstreuen, s. verteilen, s. verbreiten.
scat·u·la [ˈskætʃələ] n, pl **scat·u·lae** [ˈskætʃəliː] pharm. Schachtel f, Scatula f.
schist(o)- pref. Spalt-, Schist(o)-, Schiz(o)-.
schis·to·cyte [ˈskɪstəʊsaɪt] n hema. Schistozyt m.
schis·to·glos·sia [ˌskɪstəʊˈɡlɒsɪə] n embryo. Zungenspalte f, Schistoglossia f.
schis·to·pro·so·pia [ˌskɪstəprəʊˈsəʊpɪə] n embryo. Gesichtsspalte f, Schistoprosopie f, Schizoprosopie f.
schis·tor·a·chis [skɪsˈtɒrəkɪs] n embryo. R(h)achischisis f.
Schis·to·so·ma [ˌskɪstəˈsəʊmə] n micro. Pärchenegel m, Schistosoma nt, Bilharzia f.
schis·to·so·mi·a·sis [ˌskɪstəʊsəʊˈmaɪəsɪs] n Schistosomiasis f, Bilharziose f.
schizo- pref. Spalt-, Schiz(o)-, Schist(o)-.
schiz·o·cyte [ˈskɪzəʊsaɪt] n → schistocyte.
schiz·o·don·tia [skɪzəˈdɒnʃɪə] n Schizodontie f.
schiz·o·don·tism [skɪzəˈdɒntɪzəm] n Schizodontie f.
schiz·og·na·thism [skɪˈzɑɡnətɪzəm] n Kieferspalte f, Schizognathie f.
schiz·o·my·cete [ˌskɪzəʊˈmaɪsiːt] n micro. Spaltpilz m, Schizomyzet m.
Schiz·o·my·ce·tes [ˌskɪzəʊmaɪˈsiːtiːz] pl micro. Spaltpilze pl, Schizomyzeten pl, Schizomycetes pl.
schiz·o·phre·nia [ˌskɪzəʊˈfriːnɪə, -jə] n psychia. Schizophrenie f.
schiz·o·tryp·a·no·so·mi·a·sis [ˌskɪzəʊˌtrɪpənəʊsəʊˈmaɪəsɪs] n Chagas-Krankheit f, amerikanische Trypanosomiasis f.
schwan·no·gli·o·ma [ˌʃwɒnəɡlaɪˈəʊmə] n → schwannoma.
schwan·no·ma [ʃwɒˈnəʊmə] n Schwannom nt, Neurinom nt, Neurilem(m)om nt.
  acoustic schwannoma Akustikusneurinom nt.
  granular-cell schwannoma Abrikossoff-Geschwulst f, Abrikossoff-Tumor m, Myoblastenmyom m, Myoblastom nt, Granularzelltumor m.
sci·at·ic [saɪˈætɪk] adj **1.** Ischiasnerv betr., ischiatisch, Ischias-. **2.** Sitzbein betr., zum Sitzbein gehörend, Ischias-, Sitzbein-.
sci·at·i·ca [saɪˈætɪkə] n **1.** Ischiassyndrom nt, Cotunnius-Syndrom nt. **2.** Ischias f, Ischiasbeschwerden pl, Ischialgie f.
sci·ence [ˈsaɪəns] n Wissenschaft f; Naturwissenschaft f.
  behavioral science Verhaltensforschung f.
  medical science Medizin f, Heilkunst f, Heilkunde f, ärztliche Wissenschaft f.
  natural science → physical science.
  physical science Naturwissenschaft(en pl) f.
sci·en·tif·ic [saɪənˈtɪfɪk] adj **1.** (natur-)wissenschaftlich. **2.** systematisch, exakt.
sci·en·tist [ˈsaɪəntɪst] n Wissenschaftler(in f) m, Forscher(in f) m.
scin·ti·gram [ˈsɪntɪɡræm] n → scintiscan.
scin·ti·graph·ic [ˌsɪntɪˈɡræfɪk] adj Szintigraphie betr., szintigraphisch.
scin·tig·ra·phy [sɪnˈtɪɡrəfɪ] n radiol. Szintigraphie f; Scanning nt.
scin·til·la·tion [ˌsɪntəˈleɪʃn] n **1.** Funkeln nt, Aufblitzen nt, Szintillation f. **2.** phys. Szintillation f.
scin·ti·scan [ˈsɪntɪskæn] n radiol. Szintigramm nt, Scan m.
scin·ti·scan·ner [ˌsɪntɪˈskænər] n Szintiscanner m.
scin·ti·scan·ning [ˌsɪntɪˈskænɪŋ] n → scintigraphy.
scir·rho·ma [skɪəˈrəʊmə] n szirrhöses Karzinom nt, Faserkrebs m, Szirrhus m, Skirrhus m, Carcinoma scirrhosum.
scir·rhous [ˈskɪrəs] adj derb, verhärtet, szirrhös.
scir·rhus [ˈskɪrəs] n → scirrhoma.
scis·sion [ˈsɪʒn, ˈsɪʃn] n **1.** Schneiden nt, Spalten nt; Schnitt m. **2.** chem. Spaltung f.
scis·sor [ˈsɪzər] vt (mit der Schere) schneiden, zerschneiden, zuschneiden.
scis·sors [ˈsɪzərz] pl (a. **pair of scissors**) Schere f.
  bayonet scissors Bajonettschere f.
  blunt scissors stumpfe Schere f.
  curved scissors gebogene Schere f.
  dissecting scissors Präparierschere f.
  nail scissors Nagelschere f.
  straight scissors gerade Schere f.
  vascular scissors Gefäßschere f.
scissors-bite n Scherenbiß m, Psalidodontie f.
scis·su·ra [sɪˈsʊərə] n, pl **scis·su·rae** [sɪˈsʊəriː] Spalte f, Fissur f, Scissura f.
scis·sure [ˈsɪʒər, ˈsɪʃ-] n → scissura.
scle·ra [ˈsklɪərə] n (Auge) Lederhaut f, Sklera f, Sclera f.
scler·ad·e·ni·tis [ˌsklɪərədɪˈnaɪtɪs] n Skleradenitis f.
scler·al [ˈsklɪərəl, ˈskle-] adj Sklera betr., skleral, Lederhaut-, Sklera-.
scler·e·de·ma [ˌsklɪərəˈdiːmə] n Buschke-Sklerödem nt, Scleroedema adultorum (Buschke), Scleroedema Buschke.
scle·re·ma [sklɪˈriːmə] n **1.** Sklerem nt, Sklerema nt, Sclerema nt. **2.** Underwood-Krankheit f, Fettsklerem nt der Neugeborenen, Sclerema adiposum neonatorum.
sclero- pref. **1.** ophthal. Lederhaut-, Sklera-, Skler(o)-. **2.** patho. Skler(o)-.

scler·o·der·ma [ˌsklɪrəʊˈdɜrməə, ˌsklerəʊ-] *n* Skleroderm *nt*, Sclerodermia *f*.
   circumscribed scleroderma zirkumskripte Sklerodermie *f*, lokalisierte Sklerodermie *f*, Sclerodermia circumscripta, Morphoea *f*, Morphaea *f*.
   localized scleroderma → circumscribed scleroderma.
scler·oid [ˈsklɪərɔɪd] *adj* hart, verhärtet, sklerotisch.
scle·ro·ma [sklɪˈrəʊmə] *n* Sklerom *nt*, Scleroma *f*.
scle·ro·me·ninx [ˌsklɪrəʊˈmiːnɪŋks, -ˈmen-ə, ˌsklerəʊ-] *n* Dura mater.
scle·ro·myx·e·de·ma [sklɪrəʊˌmɪksəˈdiːməə, ˌsklerəʊ-] *n derm.* **1.** Arndt-Gottron-Syndrom *nt*, Skleromyxödem *nt*. **2.** Lichen myxoedematosus/fibromucinoidosus, Mucinosis papulosa/lichenoides, Myxodermia papulosa.
scle·ro·pro·tein [ˌsklɪrəˈprəʊtiːn, -tiːɪnə, ˌsklerəʊ-] *n* Gerüsteiweiß *nt*, Skleroprotein *nt*.
scle·ro·sal [sklɪˈrəʊsl] *adj* → scleroid.
scle·ro·sant [sklɪˈrəʊsnt] *n* sklerosierendes Mittel *nt*.
scle·rosed [sklɪˈrəʊst, ˈsklɪərəʊzd] *adj* von Sklerose betroffen, sklerotisch.
scle·ros·ing [sklɪəˈrəʊsɪŋ] *adj* Sklerose verursachend, sklerosierend.
scle·ro·sis [sklɪəˈrəʊsɪs] *n, pl* **scle·ro·ses** [sklɪəˈrəʊsiːz] Sklerose *f*, Sclerosis *f*.
   arterial sclerosis Arterienverkalkung *f*, Arteriosklerose *f*, Arteriosclerosis *f*.
   sclerosis of the arteries → arterial sclerosis.
   arteriocapillary sclerosis → arterial sclerosis.
   arteriolar sclerosis → arterial sclerosis.
   bone sclerosis Knochenklerosierung *f*, Knochenklerose *f*, Osteosklerose *f*.
   Canavan's sclerosis Canavan-Syndrom *nt*, (Canavan-)van Bogaert-Bertrand-Syndrom *nt*, frühinfantile spongiöse Dystrophie *f*.
   combined sclerosis Lichtheim-Syndrom *nt*, Dana-Lichtheim-Krankheit *f*, Dana-(Lichtheim-Putnam-)Syndrom *nt*, funikuläre Spinalerkrankung/Myelose *f*.
   coronary sclerosis Koronar(arterien)sklerose *f*.
   coronary artery sclerosis → coronary sclerosis.
   dentinal sclerosis transparentes Dentin *nt*, sklerotisches Dentin *nt*, Dentinsklerosierung *f*.
   diaphyseal sclerosis (Camurati-)Engelmann-Erkrankung *f*, (Camurati-)Engelmann-Syndrom *nt*, Osteopathia hyperostotica multiplex infantilis.
   diffuse infantile familial sclerosis Krabbe-Syndrom *nt*, Globoidzellen-Leukodystrophie *f*, Galaktozerebrosidlipidose *f*, Galaktozerebrosidose *f*, Angiomatosis encephalo-cutanea, Leukodystrophia cerebri progressiva hereditaria.
   disseminated sclerosis → multiple sclerosis.
   focal sclerosis → multiple sclerosis.
   insular sclerosis → multiple sclerosis.
   multiple sclerosis multiple Sklerose *f*, Polysklerose *f*, Sclerosis multiplex, Encephalomyelitis disseminata.
   nodular sclerosis Atherosklerose *f*.
   posterior sclerosis Rückenmark(s)schwindsucht *f*, Rückenmarksdarre *f*, Ducchenne-Syndrom *nt*, Tabes dorsalis.
   posterolateral sclerosis → combined sclerosis.
   tuberous sclerosis Bourneville-Syndrom *nt*, Morbus *m* Bourneville, tuberöse (Hirn-)Sklerose *f*, Epiloia *f*.
   tuberous sclerosis of brain → tuberous sclerosis.
   vascular sclerosis → arterial sclerosis.
scle·ro·ther·a·py [ˌsklɪrəʊˈθerəpɪə, ˌsklerəʊ-] *n* Verödung *f*, Sklerosierung *f*, Sklerotherapie *f*.
scle·rot·ic [sklɪˈrɒtɪk] *adj* **1.** Sklera betr., skleral, Lederhaut-, Sklera-. **2.** *patho.* Sklerose betr., an Sklerose erkrankt, sklerotisch.
scle·rot·i·ca [sklɪˈrɒtɪkə] *n* → sclera.
scle·ro·ti·tis [ˌsklɪrəʊˈtaɪtɪs, ˌsklerəʊ-] *n* → scleritis.
scle·rous [ˈsklɪərəs] *adj* → scleroid.
sco·le·coid [ˈskəʊlɪkɔɪd] *adj* **1.** *micro.* scolex-artig, scolex-ähnlich. **2.** wurmartig, wurmähnlich, Wurm-. **3.** hydatid.
sco·lex [ˈskəʊleks] *n, pl* **scol·i·ces** [ˈskɒləsiːz, ˈskəʊ-] *micro.* Bandwurmkopf *m*, Skolex *m*, Scolex *m*.
sco·li·o·ky·pho·sis [ˌskəʊlɪəʊkaɪˈfəʊsɪs] *n ortho.* Skoliokyphose *f*.
sco·li·o·sis [ˌskəʊlɪˈəʊsɪs, ˌska-] *n, pl* **sco·li·o·ses** [ˌskəʊlɪˈəʊsiːz, ˌskɒlɪˈəʊsiːz] *patho.* Skoliose *f*, Scoliosis *f*.
sco·li·ot·ic [ˌskəʊlɪˈɒtɪk] *adj* Skoliose betr., skoliotisch, Skoliose-.
scoop [skuːp] *n* Löffel *m*.
score [skɔːr] *n* Score *m*.
   oral hygiene score Oralhygieneindex *m*.
   periodontal score Parodontalindex *m*, Ramfjord-Parodontalindex.
   periodontal disease score Russell-Parodontalindex *m*.
scor·ings [ˈskɔːrɪŋs] *pl radiol.* Wachstumslinien *pl*.
scot(o)- *pref.* Dunkel-, Skot(o)-.
sco·to·ma [skəˈtəʊmə] *n ophthal.* Gesichtsfeldausfall *m*, Skotom *nt*.
sco·to·pia [skəˈtəʊpɪə] *n* Dämmerungssehen *nt*, Nachtsehen *nt*, skotopes Sehen *nt*, Skotop(s)ie *f*.
sco·top·ic [skəˈtɒpɪk] *adj* Skotop(s)ie betr., Dunkel-.
scratch [skrætʃ] **I** *n* Kratzer *m*, Schramme *f*, Riß *m*. **II** *vt* (zer-)kratzen, ritzen. **III** *vi* s. kratzen, s. scheuern.
screen [skriːn] **I** *n* **1.** (Schutz-)Schirm *m*. **2.** *phys.* Filter *nt/m*, Blende *f*. **3.** *radiol., techn.* Schirm *m*, Screen *nt*. **II** *vt* (be-)schirmen, (be-)schützen (*from* vor).
   screen off *vt* abschirmen (*from* gegen).
   fluorescent screen *radiol.* Leuchtschirm *m*.
   optical screen *phys.* Filter *nt/m*, Blende *f*.
   oral screen Mundvorhofplatte *f*, Vestibularplatte *f*.
   vestibular screen Mundvorhofplatte *f*, Vestibularplatte *f*.
screen·ing [ˈskriːnɪŋ] *n* **1.** Screening *nt*. **2.** *Brit., radiol.* (Röntgen-)Durchleuchtung *f*, Fluoroskopie *f*. **3.** Vortest *m*, Suchtest *m*, Siebtest *m*, Screeningtest *m*.
screw [skruː] **I** *n* Schraube *f*. **II** *vt* schrauben. **screw down** *vt* einschrauben, festschrauben. **screw on** *vt* anschrauben.
   bone screw Knochenschraube *f*.
   compression screw Zugschraube *f*.
   implant screw Implantatschraube *f*.
   orthodontic screw orthodontische Schraube *f*.
   self-taping screw selbstschneidende Schraube *f*.
scrof·u·la [ˈskrɒfjələ] *n* Skrofulose *f*, Scrofulosis *f*.
scrof·u·lo·der·ma [ˌskrɒfjələˈdɜrmə] *n* Skrophuloderm *nt*, tuberkulöses Gumma *nt*, Tuberculosis cutis colliquativa.
scrof·u·lous [ˈskrɒfjələs] *adj* skrofulös; tuberkulös.
scro·tum [ˈskrəʊtəm] *n* Hodensack *m*, Scrotum *nt*.
scrub [skrʌb] **I** *n* Scheuern *nt*, Schrubben *nt*. **II** *vt* schrubben, scheuern, (ab-)reiben. **III** *vi* scheuern, schrubben, reiben.
   scrup up *vt* s. die Hände desinfizieren.
scurf [skɜrf] *n* **1.** Schorf *m*, Grind *m*. **2.** *derm.* (*Kopf*) Schuppen *pl*, Pityriasis simplex capitis.
scurf·y [ˈskɜrfɪ] *adj* schorfig, grindig; schuppig, verkrustet.
scur·vy [ˈskɜrvɪ] *n* Scharbock *m*, Skorbut *m*.
scu·tate [ˈskjuːteɪt] *adj* → scutiform.
scute [skjuːt] *n bio.* Schild *m*.
scu·ti·form [ˈsk(j)uːtɪfɔːrm] *adj anat.* schildförmig.
scu·tu·lum [ˈskjuːtjələm, -tʃələm] *n, pl* **scu·tu·la** [ˈskjuːtjələ, ˈskjuːtʃələ] *derm.* (Favus-)Skutulum *nt*, Scutulum *nt*, Favusschildchen *nt*.
scu·tum [ˈsk(j)uːtəm] *n micro.* Schild *m*, Scutum *nt*.
scy·phi·form [ˈsaɪfəfɔːrm] *adj* becherförmig, kelchförmig, tassenförmig.
scy·phoid [ˈsaɪfɔɪd] *adj* → scyphiform.
seal [siːl] **I** *n* **1.** Siegel *nt*. **2.** (wasserdichter/luftdichter) Verschluß *m*; (Ab-)Dichtung *f*; Versiegelung *f*. **II** *vt* (ver-)siegeln. **seal up** *vt* (wasserdicht od. luftdicht) verschließen, abdichten, versiegeln.
   cavity seal Kavitätenversiegler *m*.
seal·ant [ˈsiːlənt] *n* Versiegler *m*.
   dental sealant Zahnversiegler *m*.
seal·er [ˈsiːlər] *n* sealant.
   endodontic sealer → root canal sealer.
   root canal sealer Wurzelfüllmaterial *nt*.
seal·ing [ˈsiːlɪŋ] *n* Versiegelung *f*.
   fissure sealing Fissurenversiegelung *f*.
seam [siːm] *n* Saum *m*, Naht *f*.
search·er [ˈsɜrtʃər] *n* Sonde *f*.
seat-worm [ˈsiːtwɜrm] *n micro.* Madenwurm *m*, Enterobius vermicularis, Oxyuris vermicularis.
se·ba·ceous [sɪˈbeɪʃəs] *adj* **1.** talgartig, talgig, Talg-. **2.** talgbildend, talgabsondernd.
sebo- *pref.* Talg-, Seb(o)-.
seb·o·lith [ˈsebəlɪθ] *n* Sebolith *m*.
seb·or·rhea [sebəˈrɪə] *n* **1.** Seborrhoe *f*, Seborrhö *f*, Seborrhoea *f*. **2.** Unna-Krankheit *f*, seborrhoisches Ekzem *nt*, seborrhoische/dysseborrhoische Dermatitis *f*, Morbus *m* Unna, Dermatitis seborrhoides.
se·bum [ˈsiːbəm] *n* (Haut-)Talg *m*, Sebum *f*.
   cutaneous sebum Hauttalg *m*, Sebum cutaneum.
se·co·dont [ˈsiːkəʊdɒnt] *adj* sekodont.
sec·ond [ˈsekənd] **I** *n* **1.** Sekunde *f*. **2.** Sekunde *f*, Moment *m*, Augenblick *m*. **3.** Der, die, das) Zweite. **4.** Helfer *m*, Beistand *m*. **II** *adj* **5.** zweite(r, s), zweit-. **a second time** noch einmal. **every second day** jeden zweiten Tag. **6.** zweitklassig, zweitrangig. **III** *adv* zweitens, an zweiter Stelle. **IV** *vt* unterstützen, beistehen.

sec·ond·ar·y ['sekən,deriː, 'sekəndərɪ] **I** *n* **1.** (etw.) Untergeordnetes; Untergeordnete(r *m*) *f*, Stellvertreter(in *f*) *m*. **2.** *phys.* sekundärer (Strom-)Kreis *m*. **II** *adj* **3.** nächstfolgend, sekundär, Sekundär; (nach-)folgend (*to* auf). **4.** zweitrangig, zweitklassig, sekundär; nebengeordnet, untergeordnet, begleitend, Nach-, Neben-, Sekundär-.
se·crete [sɪ'kriːt] *vt* absondern, sezernieren.
se·cre·tion [sɪ'kriːʃn] *n* **1.** Absondern *nt*, Sezernieren *nt*. **2.** Absonderung *f*, Sekretion *f*. **3.** Absonderung *f*, Sekret *nt*, Secretum *nt*.
  lacrimal secretion Tränenflüssigkeit *f*.
se·cre·tor [sɪ'kriːtər] *n genet.* Sekretor *m*, Ausscheider *m*.
se·cre·to·ry [sɪ'kriːtərɪ] **I** *n, pl* **se·cre·to·ries** sekretorisches Organ *od.* Gefäß *nt*. **II** *adj* Sekret *od.* Sekretion betr., sekretorisch, Sekret-, Sekretions-.
sec·tion ['sekʃn] **I** *n* **1.** (Einzel-, Bestand-)Teil *m*; Abschnitt *m*, Ausschnitt *m*; Bezirk *m*. **2.** *chir.* (Ein-)Schnitt *m*, Inzision *f*; Einschneiden *nt*, Durchschneiden *nt*. **3.** (mikroskopischer) Schnitt *m*. **II** *vt* **4.** abteilen, unterteilen, einteilen. **5.** *chir.* einen Schnitt machen, durch Inzision eröffnen, inzidieren.
  female section Matrize *f*.
  frozen section *histol.* Gefrierschnitt *m*.
  male section Patrize *f*.
se·date [sɪ'deɪt] *vt* ein Beruhigungsmittel verabreichen, sedieren.
se·da·tion [sɪ'deɪʃn] *n* Sedieren *nt*, Sedierung *f*.
sed·a·tive ['sedətɪv] **I** *n* → sedative agent. **II** *adj* beruhigend, sedierend, sedativ; einschläfernd.
sed·i·ment ['sedɪmənt] *n* Niederschlag *m*, (Boden-)Satz *m*, Sediment *nt*.
  urine sediment Harnsediment *nt*.
sed·i·men·ta·ry [,sedɪ'mentərɪ] *adj* sedimentär, Sediment-.
sed·i·men·ta·tion [,sedɪmən'teɪʃn] *n* Ablagerung *f*, Sedimentbildung *f*, Sedimentation *f*, Sedimentieren *nt*.
seed [siːd] **I** *n* **1.** *bio.* Same(n *pl*) *m*. **2.** *radiol.* Seed *nt*. **II** *vt micro.* eine Kultur ansetzen.
  millet seed Hirsekorn *nt*.
seg·ment [*n* 'segmənt; *v* 'segment, seg'ment] **I** *n* Teil *m*, Abschnitt *m*, Segment *nt*; *anat.* Segmentum *nt*. **II** *vt* in Segmente teilen, segmentieren.
seg·men·tal [seg'mentl] *adj* Segment *od.* Segementation betr., segmental, segmentär, segmentar, Segment-.
seg·men·tar·y ['segmən,terɪ, -tərɪ] *adj* → segmental.
seg·men·ta·tion [,segmən'teɪʃn] *n* **1.** Unterteilung *f od.* Gliederung *f* (in Segmente), Segmentierung *f*. **2.** Furchung(steilung *f*) *f*, (Zell-)Teilung *f*.
seg·re·ga·tion [,segrɪ'geɪʃn] *n genet.* **1.** (Auf-)Spaltung *f*, Auftrennung *f*, Segregation *f*. **2.** Abtrennung *f*, Separation *f*.
sei·zure ['siːʒər] *n* **1.** (plötzlicher) Anfall *m*, Iktus *m*, Ictus *m*. **2.** epileptischer Anfall *m*.
  absence seizure → petit mal seizures.
  epileptic seizure epileptischer Anfall *m*.
  petit mal seizures Petit-mal(-Epilepsie *f*) *nt*, Absence *f*.
  tetanic seizure tetanischer/tonisch-klonischer Krampf *m*.
se·lec·tion [sɪ'lekʃn] *n* **1.** *bio.* Auslese *f*, Selektion *f*. **2.** Wahl *f*; Auswahl *f* (*of* an).
  tooth selection Zahnwahl *f*.
se·lec·tive [sɪ'lektɪv] *adj* auswählend, abgetrennt, selektiv, Selektions-.
se·le·ni·um [sɪ'liːnɪəm] *n* Selen *nt*.
se·le·no·dont [sɪ'liːnəʊdɑnt] *adj* selenodont.
self [self] *n, pl* **selves 1.** Selbst *nt*, Ich *nt*. **2.** Selbstsucht *f*.
self-antigen *n* Autoantigen *nt*.
self-confident *adj* selbstbewußt.
self-conscious *adj psycho.* **1.** gehemmt, unsicher, befangen. **2.** selbstbewußt.
self-control *n* Selbstbeherrschung *f*.
self-destruction *n* Autodestruktion *f*, Selbstzerstörung *f*; Selbstmord *m*.
self-digestion *n* Selbstverdauung *f*, Autodigestion *f*.
self-fermentation *n* **1.** Autolyse *f*. **2.** Selbstverdauung *f*, Autodigestion *f*.
self-infection *n* Selbstansteckung *f*, Selbstinfizierung *f*, Autoinfektion *f*.
self-inhibition *n* autogene Hemmung *f*, Selbsthemmung *f*, Autoinhibition *f*.
self·ish ['selfɪʃ] *adj* ichbezogen, egozentrisch, selbstsüchtig, egoistisch.
self-sufficient *adj* selbständig, unabhängig, autark.
self-suggestion *n* Autosuggestion *f*.
self-taping *adj* selbstschneidend.
self-tolerance *n immun.* Autoimmuntoleranz *f*.

self-treatment *n* Eigenbehandlung *f*, Selbstbehandlung *f*.
sel·la tur·ci·ca [,selə 'tɜrkɪkə, -sɪkə] Türkensattel *m*, Sella turcica.
se·mei·ol·o·gy [,siːmaɪ'ɑlədʒɪ, semi-, siːmiː-] *n* **1.** Symptomatologie *f*, Semiologie *f*. **2.** Gesamtheit *f* der (Krankheits-)Symptome, Symptomatik *f*, Symptomatologie *f*.
se·mei·ot·ics [,siːmaɪ'ɑtɪks, semi-, siːmiː-] *pl* → semeiology.
se·men ['siːmən, -men] *n* Samen *m*, Sperma *nt*, Semen *m*.
semi- *pref.* Halb-, Semi-.
sem·i·cir·cu·lar [,semɪ'sɜrkjələr] *adj* halbkreisförmig.
sem·i·co·ma [,semɪ'kəʊmə] *n* Semikoma *nt*.
sem·i·com·a·tose [,semɪ'kɑmətəʊs] *adj* semikomatös.
sem·i·con·duc·tor [,semɪkən'dʌktər] *n phys.* Halbleiter *m*.
sem·i·con·scious [,semɪ'kɑnʃəs] *adj* nicht bei vollem Bewußtsein.
sem·i·flu·id [,semɪ'fluːɪd] **I** *n* halb-/zähflüssige Substanz *f*. **II** *adj* halbflüssig, zähflüssig.
sem·i·lu·nar [,semɪ'luːnər] *adj* halbmondförmig, semilunar.
sem·i·lux·a·tion [,semɪlʌk'seɪʃn] *n* → subluxation.
sem·i·ma·lig·nant [,semɪmə'lɪgnənt] *adj* semimaligne.
sem·i·no·ma [,semɪ'nəʊmə] *n patho.* Seminom *nt*.
sem·i·nose ['semɪnəʊs] *n* Mannose *f*.
se·mi·ol·o·gy [,semɪ'ɑlədʒɪ] *n* → symptomatology.
sem·i·or·bic·u·lar [,semɪɔːr'bɪkjələr] *adj* halbkreisförmig.
sem·i·par·a·site [,semɪ'pærəsaɪt] *n bio.* Halbparasit *m*, Hemiparasit *m*, Halbschmarotzer *m*.
sem·i·per·me·a·bil·i·ty [,semɪ,pɜrmɪə'bɪlətɪ] *n* Semipermeabilität *f*.
sem·i·per·me·a·ble [,semɪ'pɜrmɪəbl] *adj* halbdurchlässig, semipermeabel.
sem·i·ple·gia [,semɪ'pliːdʒ(ɪ)ə] *n neuro.* (vollständige) Halbseitenlähmung *f*, Hemiplegie *f*, Hemiplegia *f*.
sem·i·sid·er·a·tio [,semɪ,sɪdə'reɪʃɪəʊ] *n* → semiplegia.
sem·i·sol·id [,semɪ'sɑlɪd] **I** *n* halbfeste Substanz *f*. **II** *adj* halbfest, semisolid(e).
sem·o·li·na [,semə'liːnə] *n* (Weizen-)Grieß *m*, Grießmehl *nt*.
se·nes·cence [sɪ'nesəns] *n* Altern *nt*, Altwerden *nt*, Seneszenz *f*.
  dental senescence Zahnalterung *f*.
se·nes·cent [sɪ'nesənt] *adj* alternd, altersbedingt, Alters-.
se·nile ['sɪnaɪl, 'senaɪl] *adj* **1.** altersschwach, greisenhaft, senil, Alters-. **2.** Senilität betr., durch Senilität bedingt, altersschwach, senil.
se·nil·ism ['sɪːnɪlɪzəm] *n* vorzeitige Alterung *f*, Vergreisung *f*, Senilismus *m*.
se·nil·i·ty [sɪ'nɪlətɪ] *n* **1.** → senium. **2.** Altern *nt*, Älterwerden *nt*, Vergreisung *f*, Altersschwäche *f*, Senilität *f*, Senilitas *f*.
se·ni·um ['sɪnɪəm] *n* (Greisen-)Alter *nt*, Senium *nt*, Senilitas *f*.
sense [sens] **I** *n* **1.** Sinn *m*, Sinnesorgan *nt*. **2.** senses *pl* (klarer) Verstand *m*; Vernunft *f*. **recover one's senses** wieder zur Besinnung kommen. **lose one's senses** den Verstand verlieren. **3.** Sinnesfähigkeit *f*, Empfindungsfähigkeit *f*; Empfindung *f*; Gefühl *nt* (*of* für); Gespür *nt*. **4.** Sinn *m*, Bedeutung *f*. **II** *vt* fühlen, spüren, empfinden; ahnen.
  sense of balance Gleichgewichtssinn *m*.
  sense of direction Orientierungssinn *m*.
  sense of equilibrium → sense of balance.
  sense of force Kraftsinn *m*.
  labyrinthine sense → sense of balance.
  sense of pain Schmerzgefühl *nt*, Schmerzempfindung *f*, Schmerzsinn *m*.
  pain sense → sense of pain.
  sense of sight Gesichtssinn *m*, Sehen *nt*, Sehvermögen *nt*.
  sense of smell Geruchssinn *m*; *anat.* Olfactus *m*.
  space sense Raumsinn *m*.
  static sense → sense of balance.
  tactile sense Tastsinn *m*, Berührungssinn *m*.
  sense of taste Geschmack *m*, Geschmackssinn *m*, Geschmacksempfindung *f*.
  sense of temperature Temperatursinn *m*, Thermorezeption *f*.
  temperature sense → sense of temperature.
  thermal sense → sense of temperature.
  thermic sense → sense of temperature.
sen·si·bil·i·ty [,sensɪ'bɪlətɪ] *n* **1.** Empfindung(svermögen *nt*, -fähigkeit *f*) *f*, Sensibilität *f*. **2.** (*a. phys.*) Empfindlichkeit *f* (*to* für); Sensibilität *f*. **3.** Empfänglichkeit *f* (*to* für). **4.** Gefühl *nt*, Empfinden *nt* (*to* für).
sen·si·bil·i·za·tion [,sensɪ,bɪlɪ'zeɪʃn] *n* Sensibilisierung *f*.
sen·si·ble ['sensɪbl] *adj* **1.** empfänglich, (reiz-)empfindlich, sensibel (*for* für); sensuell, sensual. **2.** bei Bewußtsein. **3.** vernünftig. **be sensible of** s. etw. bewußt sein. **4.** spürbar, fühlbar, merklich.
sen·si·tive ['sensɪtɪv] **I** *n* sensibler Mensch *m*. **II** *adj* **1.** fühlend, sensibel, empfindend, empfindsam, einfühlsam, feinfühlig, Empfin-

dungs-. **2.** sensitiv, (über-)empfindlich (*to* gegen). **3.** *chem., phys.* empfindlich (*to*); *photo.* lichtempfindlich (*to*). **4.** *physiol.* sensorisch, Sinnes-.
sen·si·tive·ness ['sensɪtɪvnɪs] *n* → sensitivity.
sen·si·tiv·i·ty [,sensɪ'tɪvətɪ] *n* **1.** Sensibilität *f* (*to*); Empfindsamkeit *f*, Feinfühligkeit *f*, Feingefühl *nt*. **2.** Sensitivität *f*, (Über-)Empfindlichkeit *f* (*to* gegen). **3.** *chem., bio., phys.* Empfindlichkeit *f* (*to*); *photo.* Lichtempfindlichkeit *f*, Sensibilität *f*. **4.** *stat.* Sensitivität *f*.
sensitivity to pain → pain sensitivity.
pain sensitivity Schmerzempfindsamkeit *f*.
sensitivity of tooth → tooth sensitivity.
tooth sensitivity Zahnüberempfindlichkeit *f*, Hypersensibilität *f*.
sensitivity to touch Berührungsempfindlichkeit *f*.
sen·si·ti·za·tion [,sensətɪ'zeɪʃn] *n* **1.** *immun., psycho.* Sensibilisierung *f*, Sensibilisieren *nt*. **2.** Sensitivierung *f*. **3.** Allergisierung *f*.
sen·si·tize ['sensɪtaɪz] *vt immun., psycho.* sensibel *od.* empfindsamer machen, sensibilisieren.
sen·si·tiz·er ['sensɪtaɪzər] *n* **1.** Antikörper *m*. **2.** Allergen *nt*.
sen·so·mo·bil·i·ty [,sensəməʊ'bɪlətɪ] *n* Sensomobilität *f*.
sen·sor ['sensər] *n* **1.** sensorischer/sinnesphysiologischer Rezeptor *m*, Sensor *m*. **2.** *techn.* (Meß-)Fühler *m*, Sensor *m*.
osmoreceptive sensor 1. Osmorezeptor *m*. **2.** Geruchsrezeptor *m*, Osmorezeptor *m*.
sen·so·ry ['sensərɪ] *adj* **1.** mit den Sinnesorganen/Sinnen wahrnehmend, sensorisch, sensoriell, Sinnes-. **2.** (*Nerv*) sensibel.
sen·su·al ['senʃəwəl, -ʃəl] *adj* **1.** sinnlich, sensual, sensuell, Sinnes-. **2.** sinnlich, sensual, sensuell.
sen·su·al·ism ['senʃəwælɪzəm] *n* **1.** Empfindungsvermögen *nt*, Sinnlichkeit *f*, Sensualität *f*. **2.** Sinnlichkeit *f*, Sensualismus *m*, Sensualität *f*.
sen·tience ['senʃ(ɪ)əns] *n* → sentiency.
sen·tien·cy ['senʃ(ɪ)ənsɪ] *n* **1.** Empfindung *f*. **2.** Empfindungsvermögen *nt*.
sep·a·ra·ble ['sep(ə)rəbl] *adj* trennbar, separabel.
sep·a·rate [*adj* 'sepərɪt; *v* 'sepəreɪt] **I** *adj* getrennt, (ab-)gesondert, isoliert (*from* von); separat; einzeln, Einzel-. **II** *vt* **1.** trennen, (ab-)sondern, isolieren (*from* von). **2.** spalten, aufteilen, zerteilen (*into* in). **3.** *chem., techn.* scheiden, trennen, (ab-)spalten, aufteilen (*into* in); zentrifugieren. **4.** *chir.* abtrennen *od.* durchtrennen. **III** *vi* s. trennen, s. scheiden, s. lösen (*from* von); *chem.* s. absondern.
sep·a·ra·tion [,sepə'reɪʃn] *n* Trennung *f*, Absonderung *f*; *chem., techn.* (Ab-)Scheidung *f*, Spaltung *f*; Separation *f*.
gradual tooth separation graduelle Zahnseparation *f*, langsame Zahnseparation *f*, graduelles Separieren *nt*.
immediate tooth separation → mechanical tooth separation.
mechanical tooth separation mechanische Zahnseparation *f*, mechanisches Separieren *nt*.
slow tooth separation → gradual tooth separation.
tooth separation Zahnseparation *f*, Separieren *nt*, Separation *f*.
sep·a·ra·tor ['sepəreɪtər] *n* Separator *m*, (Ab-)Scheider *m*, Zentrifuge *f*.
sep·sis ['sepsɪs] *n* Blutvergiftung *f*, Sepsis *f*; Septikämie *f*, Septikämie *f*, septikämisches Syndrom *nt*.
wound sepsis Wundsepsis *f*.
sep·tate ['septeɪt] *adj* durch ein Septum abgetrennt, septiert.
sep·tec·to·my [sep'tektəmɪ] *n* Septumexzision *f*, Septumresektion *f*, Septektomie *f*.
sep·te·mia [sep'tiːmɪə] *n* → sepsis.
sep·tic ['septɪk] *adj* **1.** Sepsis betr., eine Sepsis verursachend, septisch. **2.** nicht-keimfrei, septisch.
sep·ti·ce·mia [,septə'siːmɪə] *n* → sepsis.
sep·ti·ce·mic [,septə'siːmɪk] *adj* Septikämie betr., septikämisch; septisch.
sep·ti·co·py·e·mia [,septɪkəʊpaɪ'iːmɪə] *n* Septikopyämie *f*.
sep·to·plas·ty ['septəʊplæstɪ] *n* (*Nase*) Septumplastik *f*.
sep·tot·o·my [sep'tɑtəmɪ] *n* Septotomie *f*.
sep·tu·lum ['septjələm] *n*, *pl* **sep·tu·la** ['septjələ] *anat.* kleines Septum *nt*, Septulum *nt*.
sep·tum ['septəm] *n*, *pl* **sep·ta** ['septə] Trennwand *f*, (Scheide-)Wand *f*, Septum *nt*.
alveolar septum Alveolarseptum *nt*.
bony septum of nose → osseous nasal septum.
enamel septum Schmelzseptum *nt*.
interalveolar septum → alveolar septum.
interatrial septum Vorhofseptum *nt*, Septum interatriale (cordis).
interatrial septum of heart → interatrial septum.
interauricular septum → interatrial septum.
interdental septum Interdentalseptum *nt*.
intermuscular septum Septum intermusculare.

interradicular septum Interradikularseptum *nt*, interradikuläres Septum *nt*.
interventricular septum Kammerseptum *nt*, Interventrikularseptum *nt*, Ventrikelseptum *nt*, Septum interventriculare (cordis).
lingual septum Zungenseptum *nt*, Septum linguale.
membranous nasal septum membranöser Abschnitt/Teil *m* des Nasenseptums, Pars membranacea septi nasi.
membranous septum of nose → membranous nasal septum.
nasal septum Nasenscheidewand *f*, Nasenseptum *nt*, Septum nasi/nasale.
osseous nasal septum knöcherner Abschnitt/Teil *m* des Nasenseptums, Pars ossea septi nasi.
osseous septum of nose → osseous nasal septum.
ventricular septum → interventricular septum.
se·quel ['siːkwəl] *n* **1.** (Aufeinander-)Folge *f*. **2.** Folgeerscheinung *f*, (Aus-)Wirkung *f*, Konsequenz *f*.
se·que·la [sɪ'kwelə] *n*, *pl* **se·que·lae** [sɪ'kwelɪː] *patho.* Folge *f*, Folgeerscheinung *f*, Folgezustand *m*.
se·quence ['siːkwəns] *n* **1.** Reihe *f*, Folge *f*, Aufeinanderfolge *f*, Reihenfolge *f*, Sequenz *f*. **2.** Folgeerscheinung *f*, (Aus-)Wirkung *f*, Konsequenz *f*.
intervening sequence *genet.* Intron *nt*.
se·quen·tial [sɪ'kwenʃl] *adj* Sequenz betr., (aufeinander-)folgend, (nach-)folgend (*to, upon* auf); sequentiell, Sequenz-.
se·ques·ter [sɪ'kwestər] *vt patho.* abstoßen, absondern, sequestrieren.
se·ques·tra·tion [,sɪkwəs'treɪʃn] *n* **1.** *patho.* Sequesterbildung *f*, Sequestrierung *f*, Sequestration *f*, Dissektion *f*, Demarkation *f*. **2.** (*Patient*) Absonderung *f*, Isolation *f*.
se·ques·trum [sɪ'kwestrəm] *n*, *pl* **se·ques·tra** [sɪ kwestrə] **1.** Sequester *nt*. **2.** Knochensequester *nt*.
bony sequestrum Knochensequester *nt*.
ser·al·bu·min [,sɪəræl'bjuːmɪn] *n* Serumalbumin *nt*.
se·ries ['sɪərɪːz, -rɪz] *n*, *pl* **se·ries** Serie *f*, Reihe *f*, Folge *f*; *mathe.* Reihe *f*; *chem.* homologe Reihe *f*.
sero- *pref.* Serum-, Sero-.
se·ro·con·ver·sion [,sɪərəʊkən'vɜrʒn] *n immun.* Serokonversion *f*.
se·ro·cul·ture ['sɪərəʊkʌltʃər] *n micro.* Serumkultur *f*.
se·ro·di·ag·no·sis [sɪərəʊ,daɪəg'nəʊsɪs] *n* Serodiagnostik *f*, Serumdiagnostik *f*.
se·ro·di·ag·nos·tic [sɪərəʊ,daɪəg'nɑstɪk] *adj* Serodiagnostik betr., serodiagnostisch.
se·ro·fi·brin·ous [,sɪərəʊ'faɪbrɪnəs] *adj* serös-fibrinös, serofibrinös.
se·ro·group ['sɪərəʊgruːp] *n micro.* Serogruppe *f*.
se·rol·o·gy [sɪ'rɑlədʒɪ] *n* Serumkunde *f*, Serologie *f*.
diagnostic serology Serodiagnostik *f*, Serumdiagnostik *f*.
se·ro·ma [sɪ'rəʊmə] *n* Serom *nt*.
se·ro·mu·coid [,sɪərəʊ'mjuːkɔɪd] *adj* → seromucous.
se·ro·mu·cous [,sɪərəʊ'mjuːkəs] *adj* gemischt serös u. mukös, mukoserös, seromukös.
se·ro·neg·a·tive [,sɪərəʊ'negətɪv] *adj* seronegativ.
se·ro·plas·tic [,sɪərəʊ'plæstɪk] *adj* → serofibrinous.
se·ro·pos·i·tive [,sɪərəʊ'pɑsətɪv] *adj* seropositiv.
se·ro·pu·ru·lent [,sɪərəʊ'pjʊər(j)ələnt] *adj* serös u. eitrig, seropurulent, eitrig-serös.
se·ro·re·ac·tion [,sɪərəʊrɪ'ækʃn] *n* Seroreaktion *f*.
se·ro·sa [sɪə'rəʊsə, -zə] *n* seröse Haut *f*, Serosa *f*, Tunica serosa.
se·ro·si·tis [,sɪərəʊ'saɪtɪs] *n* Serosaentzündung *f*, Serositis *f*.
se·ros·i·ty [sɪ'rɑsətɪ] *n* **1.** seröse Flüssigkeit *f*, Serum *nt*. **2.** seröse Eigenschaft *f*.
se·ro·ther·a·py [,sɪərəʊ'θerəpɪ] *n* Serotherapie *f*, Serumtherapie *f*.
se·ro·to·nin [,serə'təʊnɪn, ,sɪər-] *n* Serotonin *nt*, 5-Hydroxytryptamin *nt*.
se·ro·to·ni·ner·gic [serə,təʊnɪ'nɜrdʒɪk] *adj* seroton(in)erg.
se·rous ['sɪərəs] *adj* **1.** (Blut-)Serum betr., aus Serum bestehend, serumhaltig, serös, Sero-, Serum-. **2.** serumartige Flüssigkeit enthaltend *od.* produzierend *od.* absondernd, serös.
se·ro·vac·ci·na·tion [,sɪərəʊ,væksə'neɪʃn] *n* Serovakzination *f*, Simultanimpfung *f*.
se·ro·zyme ['sɪərəʊzaɪm] *n* Prothrombin *nt*, Faktor II *m*.
ser·pig·i·nous [sər'pɪdʒɪnəs] *adj* girlandenförmig, schlangenförmig, serpiginös.
ser·rate ['serɪt, -eɪt] *adj* → serrated.
ser·rat·ed ['sereɪtɪd, sə'reɪ-] *adj anat., bio.* gesägt, gezackt.
se·rum ['sɪərəm] *n*, *pl* **se·rums, se·ra** ['sɪərə, 'serə] **1.** Serum *nt*. **2.** (Blut-)Serum *nt*. **3.** Antiserum *nt*, Immunserum *nt*.
antilymphocyte serum Antilymphozytenserum *nt*.
antitetanic serum Tetanusserum *nt*.

antitoxic serum 1. *pharm.* Gegengift *nt*, Antitoxin *nt*. **2.** *immun.* (Anti-)Toxinantikörper *m*, Antitoxin *nt*.
articular serum Gelenkschmiere *f*, Synovia *f*.
blood serum (Blut-)Serum *nt*.
convalescence serum → convalescent human serum.
convalescent human serum Rekonvaleszentenserum *nt*.
convalescents' serum → convalescent human serum.
donor serum Spenderserum *nt*.
foreign serum Fremdserum *nt*.
homologous serum homologes Serum *nt*.
human serum Humanserum *nt*.
hyperimmune serum Hyperimmunserum *nt*.
immune serum Immunserum *nt*, Antiserum *nt*.
monovalent serum monovalentes/spezifisches Serum *nt*.
polyvalent serum polyvalentes Serum *nt*.
recipient serum Empfängerserum *nt*.
specific serum → monovalent serum.
se·rum·al ['sɪərəməl, 'ser-] *adj* Serum betr., aus Serum gewonnen, Serum-.
se·rum·u·ria [ˌsɪərəmˈ(j)ʊərɪə] *n* Albuminurie *f*, Proteinurie *f*.
ses·sile ['sesəl, -aɪl] *adj histol.* festsitzend, breit aufsitzend, sessil.
set [set] **I** *n* **1.** Serie *f*, Reihe *f*, Gruppe *f*. **2.** Satz *m*, Set *nt*, (Instrumenten-)Besteck *nt*. **3.** *fig.* Tendenz *f* (*towards* zu). **4.** *psycho.* (innere) Bereitschaft *f* (*for* zu). **II** *adj* **5.** fest, hart; geronnen; (*Färbung*) fixiert. **6.** festgesetzt, festgelegt; vorgeschrieben, vorgegeben, bestimmt. **7.** fertig, bereit. **8.** (*Meinung*) fest; (*Gesichtsausdruck*) starr. **III** *vt* **9.** setzen, stellen, legen. **10.** etw. fest werden lassen; (*Milch*) gerinnen lassen, zum Gerinnen bringen; (*Färbung*) fixieren. **11.** festsetzen, festlegen, anordnen, vorschreiben, bestimmen. **12.** einrichten; einstellen (*at* auf); regulieren. **13.** (*Bruch*) (ein-)richten, reponieren; (*Verrenkung*) einrenken. **IV** *vi* **14.** festwerden, hartwerden; gerinnen; erstarren; s. absetzen; (*Gips*) abbinden. **15.** (*Gesichtsausdruck*) erstarren. **16.** (*Knochen*) s. einrenken; (*Bruch*) zusammenwachsen.
set up *vt* **1. set s.o. up** jdn. (gesundheitlich) wiederherstellen. **2.** auslösen, verursachen. **3.** etw. anfangen, anstimmen.
set of teeth Gebiß *nt*.
set·back ['setbæk] *n* Rückschlag *m*, Rückfall *m*.
set·ting ['setɪŋ] *n* **1.** Einrichten *nt*; Einrenken *nt*; Einstellung *f*. **2.** (*Gips*) Abbinden *nt*.
se·vere [səˈvɪər] *adj* **1.** streng, scharf, hart; (*Miene*) ernst, finster; (*Klima*) rauh, hart. **2.** *patho.* (*Krankheit*) schlimm, schwer; (*Schmerz*) heftig, stark.
sex [seks] **I** *n* **1.** Geschlecht *nt*. **2.** Geschlechtstrieb *m*, Sexualität *f*. **3.** Sex *m*, erotische Anziehungskraft *f*. **4.** Sex *m*, Geschlechtsverkehr *m*, Koitus *m*. **have sex with** mit jdm. Geschlechtsverkehr haben. **5.** Geschlecht *nt*, Geschlechtsteile *pl*. **II** *adj* Sex-, Sexual-.
sex-specific *adj* geschlechtsspezifisch.
sex·u·al ['sekʃəwəl] *adj* sexuell, geschlechtlich, Sexual-, Geschlechts-.
sex·u·al·i·ty [ˌsekʃəˈwælətɪ] *n* Sexualität *f*.
shad·ow ['ʃædəʊ] **I** *n* **1.** (*a. psycho.*) Schatten *m*, Schattenbild *nt*. **2.** *radiol.* Schatten *m*. **3.** → shadow cell. **II** *vt* verdunkeln, ein Schatten werfen auf, trüben.
shaft [ʃæft, ʃɑːft] *n* **1.** Schaft *m*, Stiel *m*, Stamm *m*; Mittelteil *m*. **2.** *anat.* Knochenschaft *m*, Diaphyse *f*. **3.** (Licht-)Strahl *m*.
shakes [ʃeɪks] *pl* Schüttelfrost *m*, Schütteln *nt*, Zittern *nt*, Beben *nt*.
shank [ʃæŋk] *n* **1.** *anat.* Unterschenkel *m*; Schienbein *nt*, Tibia *f*; Bein *nt*. **2.** *techn.* Schaft *m*.
 bur shank Bohrerschaft *m*.
shape [ʃeɪp] **I** *n* **1.** Form *f*, Gestalt *f*; Figur *f*. **put into shape** formen, gestalten. **2.** (körperliche *od.* geistige) Verfassung *f*, Form *f*. **be in (good) shape** in (guter) Form sein, in gutem Zustand sein. **be in bad shape** in schlechter Verfassung/Form sein, in schlechtem Zustand sein. **3.** *techn.* (Guß-)Form *f*, Formstück *nt*, Modell *nt*. **II** *vt* (*a. techn., psycho.*) formen (*into* zu); (*Leben*) gestalten. **III** *vi* s. formen; s. entwickeln.
 flame shape flammenförmiger Diamantschleifer *m*, flammenförmiger Diamantbohrer *m*.
shape·less ['ʃeɪplɪs] *adj* **1.** unförmig. **2.** formlos, gestaltlos.
shape·less·ness ['ʃeɪplɪsnɪs] *n* **1.** Unförmigkeit *f*. **2.** Formlosigkeit *f*, Gestaltlosigkeit *f*.
sharp [ʃɑːrp] *adj* scharf; (*Messer*) scharf; (*Nadel*) spitz; (*Konstraste*) scharf, deutlich; (*Geruch*, *Geschmack*) scharf, beißend; (*Schmerz*) heftig, stechend; (*Augen*) wachsam; (*Kanten*) scharf; (*Schrei*) durchdringend, schrill.
sharp-edged *adj* (*Messer*) scharfkantig.
sharp·ness ['ʃɑːrpnɪs] *n* Schärfe *f*; Spitzheit *f*; Deutlichkeit *f*; Strenge *f*; Heftigkeit *f*; Wachsamkeit *f*; Scharfsinn *m*; Schrillheit *f*.

shear [ʃɪər] (*v* sheared/shore; sheared/shorn) **I** *n* **1.** shears *pl* (große) Schere *f*; Blechschere *f*. **2.** Scheren *nt*, Schur *f*. **3.** *phys.* (Ab-)Scherung *f*. **II** *vt* (ab-)scheren, (ab-)schneiden. **III** *vi* schneiden, mähen (*through* durch).
sheath [ʃiːθ] **I** *n*, *pl* **sheaths** [ʃiːðz] **1.** Scheide *f*; Hülle *f*, Mantel *m*, Ummantelung *f*. **2.** Kondom *m/nt*. **II** *vt* → sheathe.
 carotid sheath Karotisscheide *f*, Vagina carotica (fasciae cervicalis).
 dentinal sheath Neumann-Scheide *f*.
 medullary sheath → myelin sheath.
 myelin sheath Markscheide *f*, Myelinscheide *f*.
 nerve sheath Nervenscheide *f*.
 Neumann's sheath Neumann-Scheide *f*.
 neurilemmal sheath Schwann-Scheide *f*, Neurolemm *nt*, Neurilemma *nt*.
sheathe [ʃiːð] *vt* umhüllen, ummanteln.
sheet [ʃiːt] **I** *n* **1.** Bettuch *nt*, (Bett-)Laken *nt*, Leintuch *nt*. **2.** Bogen *m*, Blatt *nt*. **3.** (dünne) Platte *f*. **II** *vt* **4.** (*Bett*) beziehen. **5.** mit einer dünnen Schicht bedecken.
shell [ʃel] **I** *n* **1.** Schale *f*; Hülse *f*, Rinde *f*; Muschel *f*. **2.** (*a. fig.*) Gerüst *nt*, Gerippe *nt*. **II** *vt* (ab-)schälen, enthülsen.
 electron shell *phys.* Elektronenschale *f*.
 plaster shell Gipsschale *f*.
shel·lac [ʃəˈlæk] *n* Schellack *m*.
shield [ʃiːld] **I** *n* **1.** Schild *m*. **2.** Schutzschild *m*, Schutzschirm *m*. **II** *vt* (be-)schützen, (be-)schirmen (*from* vor); *phys.* abschirmen.
 buccal shield Bukkalschild *m*.
 embryonic shield Keimscheibe *f*, Keimschild *m*, Blastodiskus *m*.
 gonadal shield *radiol.* Gonadenschutz *m*.
 lingual shield Zungenschild *nt*.
 oral shield Mundvorhofplatte *f*, Vestibularplatte *f*.
shift [ʃɪft] **I** *n* **1.** Verlagerung *f*, Verschiebung *f*; Wechsel *m*, Veränderung *f*. **2.** (Arbeits-)Schicht *f*. **II** *vt* verlagern, verschieben; umstellen (*to* auf); verändern; (aus-)wechseln, (aus-)tauschen. **III** *vi* s. verlagern, s. verschieben; wechseln.
 Bennett shift Bennett-Bewegung *f*, Bennett-Kieferbewegung *f*.
 Doppler shift Doppler-Verschiebung *f*.
 lateral shift of mandible → Bennett shift.
 shift to the left → leftward shift.
 leftward shift Linksverschiebung *f*.
 parallactic shift parallaktische Verschiebung *f*.
 shift to the right → rightward shift.
 rightward shift Rechtsverschiebung *f*.
 side shift of mandible → Bennett shift.
shift·ing ['ʃɪftɪŋ] *adj* s. verlagernd; wechselnd, veränderlich.
Shi·gel·la [ʃɪˈgelə] *n micro.* Shigella *f*.
 Shigella alkalescens Escherich-Bakterien *nt*, Colibakterium *nt*, Colibazillus *m*, Kolibazillus *m*, Escherichia/Bacterium coli.
 Shigella dispar → Shigella alkalescens.
 Shigella dysenteriae Shigella dysenteriae.
 Shigella flexneri Flexner-Bazillus *m*, Shigella flexneri.
 Shigella madampensis → Shigella alkalescens.
 Shigella sonnei Kruse-Sonne-Ruhrbakterium *nt*, E-Ruhrbakterium *nt*, Shigella sonnei.
shi·gel·la [ʃɪˈgelə] *n*, *pl* **shi·gel·las**, **shi·gel·lae** [ʃɪˈgeliː] *micro.* Shigelle *f*, Shigella *f*.
shig·el·lo·sis [ˌʃɪgəˈləʊsɪs] *n* Shigellainfektion *f*, Shigellose *f*; Bakterienruhr *f*.
shin [ʃɪn] *n* Schienbein *nt*, Schienbeinregion *f*.
shin·bone ['ʃɪnbəʊn] *n* Schienbein *nt*, Tibia *f*.
shin·gles ['ʃɪŋgəlz] *pl* Gürtelrose *f*, Zoster *m*, Zona *f*, Herpes zoster.
shiv·er[1] ['ʃɪvər] **I** *n* Schauer *m*, Zittern *nt*, Frösteln *nt*. **II** *vi* zittern, frösteln, (er-)schauern.
shiv·er[2] ['ʃɪvər] *n* Splitter *m*, (Bruch-)Stück *nt*. **II** *vt*, *vi* (zer-)splittern, (zer-)schmettern.
shiv·er·y ['ʃɪvərɪ] *adj* fröstelnd; schauernd; zitt(e)rig; fiebrig.
shock [ʃɒk] **I** *n* **1.** (seelische) Erschütterung *f*, Schlag *m*, Schock *m* (*to* für); *patho., psycho.* Schock(zustand *m*) *m*, Schockreaktion *f*. **be in (a state of) shock** einen Schock haben, unter Schock stehen. **2.** Stoß *m*, Schlag *m*, Erschütterung *f*. **3.** elektrischer Schlag *m*; (Elektro-)Schock *m*. **II** *vt* **4.** erschüttern; *fig.* schockieren, erschüttern. **5.** *patho.* Schock(reaktion) auslösen *od.* verursachen. **6.** schocken, einer Schockbehandlung unterziehen.
 allergic shock → anaphylactic shock.
 anaphylactic shock allergischer/anaphylaktischer Schock *m*, Anaphylaxie *f*.
 anaphylactoid shock → anaphylactic shock.
 burn shock Verbrennungsschock *m*.
 cardiac shock kardialer/kardiogener/kardiovaskulärer Schock *m*, Kreislaufschock *m*.
 cardiogenic shock → cardiac shock.

cardiovascular shock → cardiac shock.
circulatory shock Kreislaufschock m.
cold shock 1. kalter Schock m. **2.** Kälteschock m.
electric shock 1. elektrischer Schlag m, Stromschlag m. **2.** physiol. Elektroschock m.
endotoxic shock Endotoxinschock m.
endotoxin shock → endotoxic shock.
hematogenic shock → hypovolemic shock.
hemorrhagic shock hämorrhagischer Schock m, Blutungsschock m.
hypoglycemic shock hypoglykämischer Schock m, hypoglykämisches Koma nt, Coma hypoglycaemicum.
hypovolemic shock Volumenmangelschock m, hypovolämischer Schock m.
irreversible shock irreversibler/paralytischer/refraktärer Schock m.
oligemic shock → hypovolemic shock.
oliguric shock → hypovolemic shock.
refractory shock refraktärer Schock m.
septic shock septischer Schock m.
spinal shock spinaler Schock m.
traumatic shock traumatischer Schock m.
wet shock Insulinschock m.
shocked [ʃɑkd] adj **1.** im Schock (befindlich). **be shocked** unter Schock stehen, in einem Schockzustand sein. **2.** erschüttert, schockiert, bestürzt.
short [ʃɔːrt] **I** n phys. Kurzschluß m, inf. Kurzer m. **II** adj **1.** (zeitlich) kurz, knapp. **2.** (Gestalt) klein, kurz. **3.** kurz angebunden, barsch. **4.** zuwenig, knapp (of an). **III** vt einen Kurzschluß verursachen, kurzschließen.
short-acting adj pharm. kurzwirkend.
short·age [ˈʃɔːrtɪdʒ] n Knappheit f, Mangel m (of an).
short·com·ing [ˈʃɔːrtkʌmɪŋ] n Mangel m, Fehler m; Unzulänglichkeit f.
short·en [ʃɔːrtn] vt (ab-, ver-)kürzen, kürzer machen.
short·en·ing [ˈʃɔːrtnɪŋ] n (Ab-, Ver-)Kürzung f.
short-lived adj kurzlebig.
short·ness [ˈʃɔːrtnɪs] n **1.** Kürze f; Kleinheit f. **2.** Knappheit f, Mangel m (of an).
shortness of breath Kurzatmigkeit f; Dyspnoe f.
short·sight·ed [ˈʃɔːrtsaɪtɪd] adj kurzsichtig, myop.
short·sight·ed·ness [ˈʃɔːrtsaɪtɪdnɪs] n Kurzsichtigkeit f, Myopie f.
short-wave adj kurzwellig, Kurzwellen-.
short-winded adj kurzatmig.
shot [ʃɑt] n inf. Spritze f, Injektion f.
booster shot Auffrischung(simpfung f) f.
shoul·der [ˈʃoʊldər] n Schulter f; Schultergelenk nt; dent. Schulter f.
shrink [ʃrɪŋk] (v **shrank**; **shrunk**) **I** n inf. Psychiater(in f) m. **II** vt (ein-)schrumpfen lassen. **III** vi (ein-, zusammen-)schrumpfen, abnehmen, schwinden.
shrink·age [ˈʃrɪŋkɪdʒ] n (Ein-, Zusammen-)Schrumpfen nt; Schrumpfung f, Verminderung f, Schwund m, Abnahme f.
  gingival shrinkage Zahnfleischschrumpfung f.
  gold shrinkage Goldschrumpfung f.
  thermal shrinkage thermische Schrumpfung f.
  wax shrinkage Wachsschrumpfung f.
shunt [ʃʌnt] **I** n **1.** chir., patho. Nebenschluß m, Shunt m; Bypass m. **2.** phys. Nebenschluß m, Nebenwiderstand m, Shunt m. **II** vt **3.** chir. einen Shunt anlegen, shunten. **4.** phys. nebenschließen, shunten.
  arteriovenous shunt arteriovenöser Shunt/Bypass m.
si·a·gon·an·tri·tis [ˌsaɪəɡɑnænˈtraɪtɪs] n Kieferhöhlenentzündung f.
si·al·a·den [saɪˈæləɒən] n Speicheldrüse f.
si·al·ad·e·ni·tis [saɪəlˌædəˈnaɪtɪs] n Speicheldrüsenentzündung f, Sial(o)adenitis f.
  acute sialadenitis akute Speicheldrüsenentzündung f.
  acute suppurative sialadenitis akute eitrige Speicheldrüsenentzündung f.
  allergic sialadenitis allergische Speicheldrüsenentzündung f.
  bacterial sialadenitis bakterielle Speicheldrüsenentzündung f.
  chronic sialadenitis chronische Speicheldrüsenentzündung f.
  granulomatous sialadenitis granulomatöse Speicheldrüsenentzündung f.
  obstructive sialadenitis obstruktive Speicheldrüsenentzündung f.
  suppurative sialadenitis eitrige Speicheldrüsenentzündung f.
  viral sialadenitis virale Speicheldrüsenentzündung f.
si·al·ad·e·nog·ra·phy [saɪəlˌædəˈnɑɡrəfɪ] n Sial(o)adenographie f.
si·al·ad·e·no·sis [saɪəlˌædəˈnoʊsɪs] n **1.** Speicheldrüsenentzündung f, Sial(o)adenitis f. **2.** Speicheldrüsenerkrankung f, Sialadenose f.

si·al·ec·ta·sia [ˌsaɪəlekˈteɪʒ(ɪ)ə] n Sialektasie f.
si·al·ic [saɪˈælɪk] adj **1.** Speichel betr., Speichel-, Sial(o)-, Ptyal(o)-. **2.** Sialinsäure betr.
si·al·i·dase [saɪˈælɪdeɪz] n Sialidase f, Neuraminidase f.
si·a·line [ˈsaɪəlaɪn, -liːn] adj → salivary.
si·a·lism [ˈsaɪəlɪzəm] n (übermäßiger) Speichelfluß m, Sialorrhoe f, Ptyalismus m, Hypersalivation f.
si·a·lis·mus [saɪəˈlɪzməs] n → sialism.
sialo- pref. Speichel-, Sial(o)-, Ptyal(o)-.
si·a·lo·ad·e·nec·to·my [ˌsaɪəloʊˌædəˈnektəmɪ] n Speicheldrüsenexzision f, Sial(o)adenektomie f.
si·a·lo·ad·e·ni·tis [ˌsaɪələʊædəˈnaɪtɪs] n → sialadenitis.
si·a·lo·ad·e·not·o·my [ˌsaɪələʊædəˈnɑtəmɪ] n Sial(o)adenotomie f.
si·a·lo·an·gi·ec·ta·sis [ˌsaɪələʊˌændʒɪˈektəsɪs] n Sial(o)angiektasie f.
si·a·lo·cele [ˈsaɪələʊsiːl] n Sialozele f.
si·a·log·e·nous [saɪəˈlɑdʒənəs] adj speichelbildend, sialogen.
si·al·o·gram [saɪˈæləɡræm] n radiol. Sialogramm nt.
si·al·o·graph [saɪˈæləɡræf] n → sialogram.
si·a·log·ra·phy [saɪəˈlɑɡrəfɪ] n radiol. Sialographie f.
si·a·lo·lith [ˈsaɪələʊlɪθ] n Speichelstein m, Sialolith m.
si·a·lo·li·thi·a·sis [ˌsaɪələʊlɪˈθaɪəsɪs] n Sialolithiasis f.
si·a·lo·li·thot·o·my [ˌsaɪələʊlɪˈθɑtəmɪ] n Sialolithotomie f.
si·a·lo·ma [saɪəˈloʊmə] n Speicheldrüsengeschwulst f, Speicheldrüsentumor m, Sialom(a) nt.
si·a·lo·mu·cin [ˌsaɪələʊˈmjuːsɪn] n Sialomuzin nt, Sialomucin nt.
si·a·lo·pha·gia [ˌsaɪələʊˈfeɪdʒ(ɪ)ə] n (übermäßiges) Speichelverschlucken nt, Sialophagie f.
si·a·lor·rhea [ˌsaɪələʊˈrɪə] n → sialism.
si·a·lo·sis [saɪəˈloʊsɪs] n **1.** Speichelfluß m. **2.** (übermäßiger) Speichelfluß m, Sialorrhoe f, Ptyalismus m, Hypersalivation f.
si·a·lo·ste·no·sis [ˌsaɪələʊstɪˈnoʊsɪs] n Sialostenose f.
si·a·lo·sy·rinx [ˌsaɪələʊˈsɪrɪŋks] n Speichelfistel f.
sib·ling [ˈsɪblɪŋ] n **1.** Bruder m, Schwester f; **siblings** pl Geschwister pl. **2.** bio. Nachkommenschaft f.
sib·ship [ˈsɪpʃɪp] n Blutsverwandtschaft f; Blutsverwandte pl.
sic·cha·sia [sɪˈkeɪzɪə] n Übelkeit f, Brechreiz m, Nausea f.
sick [sɪk] **I** n **1.** **the sick** pl die Kranken. **2.** Übelkeit f. **II** adj **3.** krank (of an). **fall sick** krank werden, erkranken. **4.** schlecht, übel. **be sick** s. übergeben (müssen). **feel sick** einen Brechreiz verspüren. **5.** Kranken-, Krankheits-.
sick·en [ˈsɪkn] **I** vt Übelkeit verursachen. **II** vi **1.** erkranken, krank werden. **2.** kränkeln. **3.** s. ekeln (at vor).
sick·en·ing [ˈsɪkənɪŋ] adj Übelkeit erregend.
sick·ish [ˈsɪkɪʃ] adj **1.** kränklich, unpäßlich, unwohl. **2.** Übelkeit erregend.
sick·le [ˈsɪkəl] n Sichel f.
sick·le·mia [sɪkˈliːmɪə] n → sickle cell anemia.
sick·li·ness [ˈsɪklənɪs] n **1.** Kränklichkeit f. **2.** (Klima) Ungesundheit f.
sick·ly [ˈsɪklɪ] **I** adj **1.** kränklich, schwächlich; krankhaft, kränklich, blaß. **2.** (Klima) ungesund. **II** vt krank machen.
sick·ness [ˈsɪknɪs] n **1.** Krankheit f, Erkrankung f; Leiden nt. **2.** Übelkeit f, Erbrechen nt.
  African sleeping sickness afrikanische Schlafkrankheit/Trypano(so)miasis f.
  caisson sickness → compressed-air sickness.
  compressed-air sickness Druckluftkrankheit f, Caissonkrankheit f.
  decompression sickness → compressed-air sickness.
  falling sickness Epilepsie f, Epilepsia f.
  radiation sickness Strahlenkrankheit f.
  serum sickness Serumkrankheit f.
  sleeping sickness Schlafkrankheit f, Hypnosie f.
  x-ray sickness Strahlenkrankheit f.
sick-nursing n Krankenpflege f.
side [saɪd] **I** n **1.** (Körper-)Seite f. **2.** mathe. Seite f, Seitenlinie f, Seitenfläche f. **3.** Seite f, Teil m/nt; Rand m. **4.** fig. Seite f, Charakterzug m. **II** adj seitlich, Seiten-.
sidero- pref. Eisen-, Sidero-.
sid·er·o·blast [ˈsɪdərəʊblæst] n Sideroblast m.
sid·er·o·cyte [ˈsɪdərəʊsaɪt] n Siderozyt m.
sid·er·o·der·ma [ˌsɪdərəʊˈdɜːrmə] n Siderodermie f, Sideroderma nt.
sid·er·o·fi·bro·sis [ˌsɪdərəʊfaɪˈbrəʊsɪs] n Siderofibrose f.
sid·er·o·pe·nia [ˌsɪdərəʊˈpiːnɪə] n (systemischer) Eisenmangel m, Sideropenie f.
sid·er·o·sis [sɪdəˈrəʊsɪs] n **1.** Siderose f, Siderosis f. **2.** Eisen(staub)lunge f, Lungensiderose f, Siderosis pulmonum.
sid·er·ous [ˈsɪdərəs] adj eisenhaltig, Eisen-.

sieve [sɪv] **I** *n* Sieb *nt*. **II** *vt* (aus-, durch-)sieben. **III** *vi* sieben.
sieve-like *adj* siebförmig, siebähnlich.
sie·vert ['siːvərt] *n* Sievert *nt*.
sight [saɪt] *n* **1.** Sehvermögen *nt*; Sehkraft *f*, Sehen *nt*, Augenlicht *nt*. **2.** (An-)Blick *m*, Sicht *f*.
   day sight Nachtblindheit *f*, Hemeralopie *f*.
   far sight Übersichtigkeit *f*, Weitsichtigkeit *f*, Hyperopie *f*, Hypermetropie *f*.
   long sight → far sight.
   near sight → short sight.
   night sight Tagblindheit *f*, Nykteralopie *f*, Nyktalopie *f*.
   short sight Kurzsichtigkeit *f*, Myopie *f*.
sig·ma·sism ['sɪgməsɪzəm] *n* → sigmatism.
sig·ma·tism ['sɪgmətɪzəm] *n* Lispeln *nt*, Sigmatismus *m*.
sig·moid ['sɪgmɔɪd] **I** *n* Sigma *nt*, Sigmoid *nt*, Colon sigmoideum. **II** *adj* **1.** Σ-förmig, s-förmig, sigmaförmig. **2.** Sigmoid betr., sigmoid, Sigma-, Sigmoid-.
sign [saɪn] **I** *n* **1.** Zeichen *nt*, Symptom *nt*. **2.** Zeichen *nt*, Symbol *nt*, Kennzeichen *nt*. **II** *vt* unterzeichnen, unterschreiben, signieren. **III** *vi* unterschreiben, unterzeichnen.
   accessory sign Begleitsymptom *nt*, Nebensymptom *nt*.
   antecedent sign Prodromalsymptom *nt*.
   Arroyo's sign Arroyo-Zeichen *nt*, Asthenokorie *f*.
   asident sign → accessory sign.
   bandage sign Rumpel-Leede-Phänomen *nt*.
   Burton's sign Bleisaum *m*.
   Chvostek's sign → facial sign.
   clinical sign (klinischer) Befund *m*.
   Cruveilhier's sign Medusenhaupt *nt*, Cirsomphalus *m*, Caput medusae.
   facial sign Chvostek-Zeichen *nt*.
   Gunn's sign 1. → Gunn's crossing sign. **2.** Gunn-Zeichen *nt*, Kiefer-Lid-Phänomen *nt*.
   Gunn's crossing sign Gunn-Zeichen *nt*, Kreuzungsphänomen *nt*.
   Kernig's sign Kernig-Zeichen *nt*.
   Marcus Gunn's sign 1. → Gunn's crossing sign. **2.** Gunn-Zeichen *nt*, Kiefer-Lid-Phänomen *nt*.
   signs of maturity Reifezeichen *pl*.
   Nikolsky's sign Nikolski-Phänomen *nt*.
   objective sign objektives Zeichen *nt*.
   physical sign → objective sign.
   Pitres' sign 1. Pitres-Zeichen *nt*. **2.** Berührungsempfindlichkeit *f* der Haut, Haphalgesie *f*.
   Raynaud's sign Akrozyanose *f*, Akroaspyxie *f*.
   Rumpel-Leede sign Rumpel-Leede-Phänomen *nt*.
   Schultze's sign → facial sign.
   Schultze-Chvostek sign → facial sign.
   Stellwag's sign Stellwag-Zeichen *nt*, Stellwag-Phänomen *nt*.
   subjective sign subjektives Zeichen *nt*.
   Weiss's sign → facial sign.
sig·nif·i·cance [sɪɡ'nɪfəkəns] *n* **1.** Bedeutung *f*, Bedeutsamkeit *f*, Wichtigkeit *f*, Signifikanz *f*. **2.** *stat.* Signifikanz *f*.
sig·nif·i·cant [sɪɡ'nɪfəkənt] *adj* **1.** bezeichnend; bedeutsam, wichtig, von Bedeutung, signifikant. **2.** *stat.* signifikant.
si·lent ['saɪlənt] *adj* **1.** still, ruhig, leise; schweigsam, schweigend; stumm. **2.** (*Krankheit*) latent; untätig, inaktiv, nicht aktiv; okkult.
sil·i·ca ['sɪlɪkə] *n* Siliziumdioxid *nt*.
sil·i·cate ['sɪlɪkeɪt, -kɪt] *n* Silikat *nt*, Silicat *nt*.
sil·i·ca·to·sis [ˌsɪlɪkə'təʊsɪs] *n* Silikatose *f*.
sil·ic·ic anhydride [sɪ'lɪsɪk] → silica.
sil·i·co·an·thra·co·sis [ˌsɪlɪkəʊˌænθrə'kəʊsɪs] *n* Silikoanthrakose *f*, Anthrasilikose *f*.
sil·i·con ['sɪlɪkən, -kɒn] *n* Silizium *nt*, Silicium *nt*.
   silicon carbide Siliziumkarbid *nt*, Karborund *nt*, Carborundum *nt*.
   silicon dioxide Siliziumdioxid *nt*.
sil·i·cone ['sɪlɪkəʊn] *n* Silikon *nt*.
sil·i·co·sis [sɪlə'kəʊsɪs] *n* Quarzstaublunge *f*, Kieselstaublunge *f*, Steinstaublunge *f*, Silikose *f*.
sil·i·co·tu·ber·cu·lo·sis [ˌsɪlɪkəʊtəˌbɜrkjə'ləʊsɪs] *n* Silikotuberkulose *f*.
silk [sɪlk] **I** *n* Seide *f*, Seidenfaser *f*, Seidenfaden *m*. **II** *adj* seiden, Seiden-.
   dental floss silk Zahnseide *f*.
   dental silk Zahnseide *f*.
sil·ver ['sɪlvər] **I** *n* Silber *nt*. **II** *adj* silbern, Silber-.
   silver fluoride Silberfluorid *nt*.
   silver nitrate Silbernitrat *nt*.
   silver oxide Silberoxid *nt*.
sil·ver·plat·ed ['sɪlvərpleɪtɪd] *adj* mit Silber überzogen, versilbert.
sil·ver·plat·ing ['sɪlvərpleɪtɪŋ] *n* Versilberung *f*.

sim·u·late ['sɪmjəleɪt] *vt* **1.** vortäuschen, vorspiegeln, simulieren. **2.** nachahmen, imitieren, simulieren; nachbilden.
sim·u·la·tion [sɪmjə'leɪʃn] *n* **1.** Vorspiegelung *f*, Vortäuschung *f*, Simulation *f*. **2.** Heuchelei *f*, Verstellung *f*, Simulation *f*. **3.** Nachahmung *f*, Nachbildung *f*, Simulation *f*.
sim·u·la·tor ['sɪmjəleɪtər] *n* **1.** Heuchler(in *f*) *m*, Simulant(in *f*) *m*. **2.** Nachahmer(in *f*) *m*. **3.** Simulator *m*.
sin·ci·put ['sɪnsɪpət] *n, pl* **sin·ci·put, sin·cip·i·ta** [sɪn'sɪpɪtə] Vorderkopf *m*, Sinciput *nt*.
sin·gle ['sɪŋɡəl] *adj* einzige(r, s), einzel(n), einfach, Einzel-, Einfach-; ledig.
single-toothed *adj* einzahnig, monodont.
sin·gul·ta·tion [ˌsɪŋɡəl'teɪʃn] *n* → singultus.
sin·gul·tus [sɪŋ'ɡʌltəs] *n, pl* **sin·gul·tus·es** Schluckauf *m*, Singultus *m*.
sin·is·tral ['sɪnəstrəl] **I** *n* Linkshänder(in *f*) *m*. **II** *adj* **1.** linkshändig. **2.** linke Seite betr., linksseitig, Links-.
sin·is·tral·i·ty [sɪnə'strælətɪ] *n* Linkshändigkeit *f*.
sinistro- *pref.* Links-, Sinistr(o)-.
sin·is·trous ['sɪnəstrəs, sɪ'nɪstrəs] *adj* die linke Seite betr., linksseitig, Links-.
sin·ka·line ['sɪŋkəlɪn] *n* Cholin *nt*, Bilineurin *nt*, Sinkalin *nt*.
si·no·bron·chi·tis [ˌsaɪnəʊbrɒŋ'kaɪtɪs] *n* Sinobronchitis *f*, Sinubronchitis *f*, sinubronchiales/sinupulmonales Syndrom *nt*.
si·no·gram ['saɪnəʊɡræm] *n* **1.** Röntgenaufnahme *f* der Nasennebenhöhlen, Sinogramm *nt*. **2.** Röntgenaufnahme *f* eines Fistelgangs, Sinogramm *nt*.
si·nog·ra·phy [saɪ'nɒɡrəfɪ] *n* Sinographie *f*.
si·nos·co·py [saɪ'nɒskəpɪ] *n* Sinuskopie *f*.
   maxillary sinuscopy Antroskopie *f* der Kieferhöhle.
sin·u·ous ['sɪnjəwəs] *adj* s. schlängelnd, s. windend, gewunden, wellenförmig.
si·nus ['saɪnəs] *n, pl* **si·nus, si·nus·es 1.** Höhle *f*, Höhlung *f*, Bucht *f*, Tasche *f*, Sinus *m*. **2.** *anat.* Knochenhöhle *f*, Markhöhle *f*, Sinus *m*; (*Nase*) Nebenhöhle *f*, (*Gehirn*) venöser Sinus *m*. **3.** *patho.* Fistelgang *m*, Fisteltasche *f*, Sinus *m*.
   accessory sinuses of nose → nasal sinuses.
   air sinuses → nasal sinuses.
   carotid sinus Karotissinus *m*, Carotissinus *m*, Bulbus/Sinus caroticus.
   cavernous sinus Sinus cavernosus.
   cranial sinuses → sinuses of dura mater.
   sinuses of dura mater Durasinus *pl*, Dura-Hirn-Sinus *pl*, Hirnsinus *pl*, Sinus der Dura mater encephali, Sinus venosi durales, Sinus durae matris.
   ethmoidal sinuses Sinus ethmoidales.
   frontal sinus Stirnhöhle *f*, Sinus frontalis.
   laryngeal sinus Morgagni-Ventrikel *m*, Morgagni-Tasche *f*, Galen-Ventrikel *m*, Galen-Tasche *f*, Kehlkopf-Tasche *f*, Ventriculus laryngis.
   marginal sinus 1. Randsinus *m*, Marginalsinus *m*. **2.** Sinus marginalis.
   mastoid sinuses Warzenfortsatzzellen *pl*, Cellulae mastoideae.
   maxillary sinus (Ober-)Kieferhöhle *f*, Sinus maxillaris.
   medullary sinus Marksinus *m*.
   sinus of Morgagni 1. Aortensinus *m*, Sinus aortae. **2.** Morgagni-Ventrikel *m*, Morgagni-Tasche *f*, Galen-Ventrikel *m*, Galen-Tasche *f*, Kehlkopf-Tasche *f*, Ventriculus laryngis.
   nasal sinuses (Nasen-)Nebenhöhlen *pl*, Sinus paranasales.
   oral sinus Mundbucht *f*, Mundnische *f*, Stomadeum *nt*, Stomatodeum *nt*.
   paranasal sinuses → nasal sinuses.
   sphenoidal sinus Keilbeinhöhle *f*, Sinus sphenoidalis.
   subcapsular sinus Randsinus *m*, Marginalsinus *m*.
   tonsillar sinus Gaumenmandelnische *f*, Tonsillennische *f*, Fossa tonsillaris.
   Tourtual's sinus Fossa supratonsillaris.
   venous sinuses of dura mater → sinuses of dura mater.
si·nus·i·tis [saɪnə'saɪtɪs] *n* **1.** *HNO* (Nasen-)Nebenhöhlenentzündung *f*, Sinusitis *f*, Sinuitis *f*. **2.** Entzündung *f* eines Hirnsinus, Sinusitis *f*.
   acute maxillary sinusitis akute Kieferhöhlenentzündung *f*, Sinusitis maxillaris acuta.
   chronic maxillary sinusitis chronische Kieferhöhlenentzündung *f*, Sinusitis maxillaris chronica.
   ethmoidal sinusitis Entzündung *f* der Siebbeinzellen, Ethmoiditis *f*, Sinusitis ethmoidalis.
   frontal sinusitis Stirnhöhlenentzündung *f*, Sinusitis frontalis.
   maxillary sinusitis Kieferhöhlenentzündung *f*, Sinusitis maxillaris.
   paranasal sinusitis (Nasen-)Nebenhöhlenentzündung *f*, Sinusitis *f*.

purulent sinusitis eitrige Sinusitis *f*, Sinusitis purulenta.
si·nus·oid ['saɪnəsɔɪd] **I** *n* **1.** sinusartige Struktur *f*, Sinusoid *m*. **2.** → sinusoidal *capillary*. **II** *adj* Sinusoid betr., sinusartig, sinusoid, sinusoidal, Sinus-.
sir·up ['sɪrəp, 'sɜr-] *n* → syrup.
sis·ter ['sɪstər] **I** *n* **1.** Schwester *f*. **2.** *Brit.* (Stations-)Schwester *f*. **II** *adj* Schwester(n)-.
sito- *pref.* Nahrungs-, Sit(i)o-.
size [saɪz] *n* Größe *f*, Maß *nt*, Format *nt*; Umfang *m*; (Schuh-, Kleider-, Körper-)Größe *f*; *fig.* Ausmaß *nt*.
skat·ole ['skætəʊl, -ɒl] *n* Skatol *nt*.
skein [skeɪn] *n* Spirem *nt*.
skel·e·ti·za·tion [ˌskelətɪ'zeɪʃn] *n* **1.** *patho.* extreme Abmagerung *f*. **2.** *chir.* Skelettieren *nt*, Skelettierung *f*.
skel·e·ton ['skelɪtn] **I** *n* Skelett *nt*, Skelet *nt*, Knochengerüst *nt*, Gerippe *nt*. **II** *adj* Skelett-.
skew [skju:] **I** *n* **1.** Schiefe *f*, Schrägheit *f*. **2.** *mathe.* Asymmetrie *f*. **II** *adj* **3.** schief, schräg; abschüssig. **4.** *mathe.* asymmetrisch. **III** *vi* schielen.
skew·ness ['skju:nɪs] *n* **1.** Schiefe *f*, Schrägheit *f*. **2.** *mathe.* Asymmetrie *f*. **3.** *stat.* Abweichung *f*.
ski·ag·ra·phy [skaɪ'ægrəfɪ] *n* **1.** Röntgenphotografie *f*. **2.** Röntgenuntersuchung *f*, Röntgen *nt*.
skin [skɪn] **I** *n* **1.** Haut *f*; *anat.* Integumentum commune. **2.** äußere Haut *f*; *anat.* Kutis *f*, Cutis *f*. **3.** *techn.* Haut *f*, Schicht *f*; *bio.* Schale *f*, Hülse *f*, Rinde *f*; *bio.* Fell *nt*. **II** *vt* schälen, abhäuten; (*Haut*) aufschürfen.
alligator skin → fish skin.
bone skin Knochenhaut *f*, Periost *nt*.
crocodile skin → fish skin.
elastic skin Ehlers-Danlos-Syndrom *nt*.
farmer's skin Farmerhaut *f*, Landmannshaut *f*, Seemannshaut *f*.
fish skin 1. Fischschuppenkrankheit *f*, Ichthyosis vulgaris. **2.** Saurierhaut *f*, Krokodilhaut *f*, Alligatorhaut *f*, Sauriasis *f*.
glossy skin Glanzhaut *f*, Atrophoderma neuriticum.
lax skin Schlaffhaut *f*, Fallhaut *f*, Dermatochalasis *f*, Dermatolysis *f*, Dermatomegalie *f*, Chalodermie *f*, Chalazodermie *f*, Cutis laxa-Syndrom *nt*, Zuviel-Haut-Syndrom *nt*.
loose skin → lax skin.
marble skin Cutis marmorata, Livedo reticularis.
outer skin Oberhaut *f*, Epidermis *f*.
piebald skin Weißfleckenkrankheit *f*, Scheckhaut *f*, Vitiligo *f*.
sailor's skin → farmer's skin.
skinned [skɪnd] *adj* häutig; enthäutet; -häutig.
skull [skʌl] *n* Schädel *m*; Schädeldach *nt*, Schädeldecke *f*, Hirnschale *f*.
fractured skull Schädel(dach)bruch *m*, Schädel(dach)fraktur *f*.
map-like skull *radiol.* Landkartenschädel *m*.
steeple skull Spitzschädel *m*, Turmschädel *m*, Akrozephalie *f*, Oxyzephalie *f*, Hypsizephalie *f*, Turrizephalie *f*.
tower skull → steeple skull.
slant [slænt, slɑ:nt] **I** *n* **1.** Schräge *f*, schräge Fläche *od.* Linie *f*. **2.** → slant *culture*. **II** *adj* schräg, schief. **III** *vt* schräg legen, kippen. **IV** *vi* schräg liegen, schief liegen; *s.* neigen, kippen.
agar slant *micro.* Schrägagar *m/nt*.
slant of occlusal plane Neigung *f* der Okklusionsebene *f*.
slide [slaɪd] (*v* **slid; slid**) **I** *n* **1.** Gleiten *nt*, Rutschen. **2.** → object slide. **3.** Dia(positiv *nt*) *nt*. **4.** *fig.* (Ab-)Fall *m*, Fallen *nt*, (Ab-)Sinken *nt*. **II** *vi* gleiten, rutschen.
microscopic slide → object slide.
object slide (*Mikroskop*) Objektträger *m*, Objektglas *nt*, Deckglas *nt*.
slide in temperature Temperaturabfall *m*.
slid·ing ['slaɪdɪŋ] *adj* gleitend, Gleit-, Schiebe-.
sling [slɪŋ] *n traumat.* Schlinge *f*.
slit [slɪt] (*v* **slit; slit**) **I** *n* Schlitz *m*, Ritz(e *f*) *m*. **II** *vt* **1.** aufschlitzen, aufschneiden. **2.** in Streifen schneiden; spalten. **3.** ritzen.
slough [slʌf] **I** *n patho.* Schorf *m*, abgeschilferte/tote Haut *f*. **II** *vt* (*Haut*) abstreifen, abwerfen.
slow [sləʊ] **I** *adj* **1.** langsam; allmählich; (*Hitze*) schwach; (*Gift*) schleichend; (*Zeit*) schleppend; (*Puls*) langsam. **2.** träge, schwerfällig; begriffsstutzig. **be slow in learning** schwer von Begriff sein. **II** *vt* verlangsamen, verzögern; hemmen, drosseln. **III** *vi s.* verlangsamen.
slow down I *vt* verlangsamen, verzögern; hemmen, drosseln. **II** *vi s.* verlangsamen.
slow up → slow down.
slow-acting *adj* langsam (wirkend), träge, Langzeit-.
sludg·ing [slʌdʒɪŋ] *n* → sludging of blood.
sludging of blood *hema.* Sludge-Phänomen *nt*, Sludging *nt*; Geldrollenbildung *f*.

small [smɔ:l] **I** *n* (das) Kleine, (etw.) Kleines. **II** *adj* klein; (*Gestalt*) klein, schmächtig; gering, wenig; unbedeutend; (*Stimme*) schwach.
small·pox ['smɔ:lpɒks] *n* Pocken *pl*, Blattern *pl*, Variola *pl*.
smear [smɪər] **I** *n* **1.** (Zell-)Ausstrich *m*; Abstrich *m*. **2.** Schmiere *f*. **II** *vt* **3.** (*Kultur*) ausstreichen. **4.** schmieren; etw. bestreichen (*with* mit); (*Salbe*) auftragen; (*Haut*) einreiben.
blood smear Blutausstrich *m*.
smell [smel] (*v* **smelled; smelt**) **I** *n* **1.** Geruchsinn *m*. **2.** Geruch *m*; Duft *m*; Gestank *m*. **3.** Riechen *nt*. **II** *vt* riechen an. **III** *vi* riechen (*at* an); duften; stinken; riechen (*of* nach).
smell·y ['smelɪ] *adj* stinkend, übelriechend.
smooth [smu:ð] **I** *n* **1.** Glätten *nt*. **2.** glatter Teil *nt*. **II** *adj* **3.** glatt; sanft, weich; eben. **4.** reibungslos, ruhig, fließend. **III** *vt* glätten, ebnen. **IV** *vi s.* glätten, s. beruhigen.
snare [sneər] **I** *n* (Draht-)Schlinge *f*. **II** *vt chir.* mit einer Schlinge fassen *od.* abtragen.
cautery snare Diathermieschlinge *f*.
wire snare Drahtschlinge *f*, Drahtschleife *f*.
sneeze [sni:z] **I** *n* Niesen *nt*. **II** *vi* niesen.
sneez·ing ['sni:zɪŋ] *n* Niesen *nt*.
spasmodic sneezing Nieskrampf *m*, Ptarmus *m*.
snore [snɔ:r, snəʊr] **I** *n* Schnarchen *nt*. **II** *vi* schnarchen.
soap [səʊp] **I** *n* Seife *f*. **II** *vt* einseifen, abseifen. **soap down** *vt* → soap II.
sock·et ['sɑkɪt] *n* **1.** *anat.* Höhle *f*, Aushöhlung *f*; (Gelenk-)Pfanne *f*; Zahnhöhle *f*. **2.** Steckdose *f*; Sockel *m*, Fassung *f*.
alveolar socket Zahnfach *nt*, Alveole *f*, Alveolus dentalis *f*.
eye socket Augenhöhle *f*, Orbita *f*, Cavitas orbitale.
so·da ['səʊdə] *n* **1.** → washing soda. **2.** → bicarbonate soda. **3.** → caustic soda.
baking soda → bicarbonate soda.
bicarbonate soda doppeltkohlensaures Natron *nt*, Natriumbikarbonat *nt*, Natriumhydrogencarbonat *nt*.
caustic soda Ätznatron *nt*, kaustische Soda *f*, Natriumhydroxid *nt*.
washing soda Soda *f*, Natriumkarbonat *nt*.
so·di·um ['səʊdɪəm] *n* Natrium *nt*.
sodium bicarbonate doppeltkohlensaures Natron *nt*, Natriumbikarbonat *nt*, Natriumhydrogencarbonat *nt*.
sodium borate Borax *nt*, Natriumtetraborat *nt*.
sodium chloride Kochsalz *nt*, Natriumchlorid *nt*.
sodium fluoride Natriumfluorid *nt*.
sodium glutamate Natriumglutamat *nt*.
sodium hydroxide Natriumhydroxid *nt*.
sodium nitrate Natriumnitrat *nt*, Chile-Salpeter *nt*.
sodium sulfate Natriumsulfat *nt*, Glaubersalz *nt*.
sodium thiosulfate Natriumthiosulfat *nt*.
soft [sɔ:ft, sɒft] *adj* **1.** sanft, nachgiebig, nachsichtig, gutmütig; mild; gefühlvoll, empfindsam. **2.** alkoholfrei; (*Droge*) weich. **3.** weich; (*Geräusch*) leise; (*Haut*) zart; (*Material*) weich; (*Oberfläche*) glatt; (*Klima*) mild; (*Wasser*) enthärtet; (*Metall*) ungehärtet; (*Farben, Licht*) gedämpft; (*Kontraste*) verschwommen.
soft·en ['sɔ:fn] **I** *vt* weichmachen, erweichen; schwächen, mildern; (*Licht*) dämpfen; (*Wasser*) enthärten. **II** *vi* weich *od.* mild werden, erweichen.
soft·en·er ['sɔ:fənər] *n* **1.** Weichmacher *m*; (Wasser-)Enthärter *m*; Enthärtungsmittel *nt*, Enthärter *m*. **2.** *pharm.* Erweichungsmittel *nt*, Lösemittel *nt*.
fecal softener Stuhlerweichungsmittel *nt*, Laxans *nt*.
soft·en·ing ['sɔ:fənɪŋ] *n* Erweichen *nt*, Erweichung *f*; *patho.* Malazie *f*.
softening of the brain Gehirnerweichung, Enzephalomalazie *f*, Encephalomalacia *f*.
soil[1] [sɔɪl] **I** *n* Schmutz *m*, Schmutz *f*. **II** *vt* beschmutzen, schmutzig machen, verunreinigen.
soil[2] [sɔɪl] *n* (Erd-)Boden *m*, Erde *f*, Grund *m*.
soil-borne *adj* durch Erde übertragen.
so·la·nine ['səʊləni:n, -nɪn] *n* Solanin *nt*.
so·lar ['səʊlər] *adj* solar, Sonnen-.
so·lar·i·za·tion [ˌsəʊlərɪ'zeɪʃn] *n* Lichtbehandlung *f*, Lichttherapie *f*.
sol·der ['sɒldər] **I** *n* Lot *nt*, Lötmetall *nt*. **II** *vt, vi* löten.
gold solder Goldlot *nt*.
silver solder Silberlot *nt*.
sol·id ['sɒlɪd] **I** *n* **1.** solids *pl* feste Bestandteile *pl* (*in Flüssigkeiten*). **2.** solids *pl* feste Nahrung *f*. **3.** *phys.* Festkörper *m*. **4.** *mathe.* Körper *m*. **II** *adj* **5.** fest, hart, kompakt; dicht. **6.** stabil (gebaut), massiv; (*Körperbau*) kräftig; (*Essen*) kräftig; **7.** *mathe.* räumlich, körperlich, Raum-.
so·lid·i·fi·ca·tion [səˌlɪdəfɪ'keɪʃn] *n* Hartwerden *nt*, Festwerden *nt*, Erstarrung *f*, Erstarren *nt*.

so·lid·i·fy [səˈlɪdəfaɪ] **I** vt fest werden lassen; erstarren lassen. **II** vi hart od. fest werden, s. festigen, erstarren.
so·lid·i·ty [səˈlɪdətɪ] n kompakte od. massive Struktur f, Festigkeit f, Dichtheit f, Dichtigkeit f.
sol·i·dus [ˈsɑlɪdəs] n Soliduskurve f.
sol·i·tar·y [ˈsɑləˌterɪː, -tərɪ] adj (a. bio.) allein, abgesondert, alleinlebend, einzellebend, vereinzelt, einzeln, solitär, Einzel-, Solitär-.
sol·u·bil·i·ty [ˌsɑljəˈbɪlətɪ] n chem. Löslichkeit f, Solubilität f.
sol·u·ble [ˈsɑljəbl] adj löslich, (auf-)lösbar, solubel.
so·lu·tion [səˈluːʃn] n **1.** chem., pharm. Lösung f, Solution f, Solutio f. **2.** Auflösen nt. **3.** (Auf-)Lösung f (to, of). **4.** patho. (Ab-)Lösung f, Solutio f.
  ACD solution ACD-Lösung f, ACD-Stabilisator m.
  ammonia solution Salmiakgeist m, wäßrige Ammoniaklösung f.
  aqueous solution wäßrige Lösung f.
  buffer solution Pufferlösung f.
  colloid solution Kolloidlösung f, kolloidale Lösung f.
  colloidal solution → colloid solution.
  culture solution Nährlösung f.
  developer solution → developing solution.
  developing solution Entwickler m, Entwicklerflüssigkeit f, Entwicklerlösung f, Filmentwickler m.
  infusion solution Infusionslösung f.
  isotonic saline solution isotone (Koch-)Salzlösung f.
  Lugol's solution Lugol-Lösung f.
  normal saline solution → physiologic salt solution.
  normal salt solution → physiologic salt solution.
  normal solution → standard solution.
  nutrient solution Nährlösung f.
  physiologic saline solution → physiologic salt solution.
  physiologic salt solution physiologische Kochsalzlösung f.
  physiologic sodium chloride solution → physiologic salt solution.
  rapid developing solution Rapidentwickler m, Schnellentwickler m.
  Ringer's solution Ringer-Lösung f.
  saline solution Salzlösung f.
  standard solution Normallösung f, Standardlösung f, Bezugslösung f, Vergleichslösung f.
  standardized solution → standard solution.
solv·a·ble [ˈsɑlvəbl] adj → soluble.
solv·ate [ˈsɑlveɪt] n Solvat nt.
sol·va·tion [sɑlˈveɪʃn] n Solvatation f, Solvation f.
sol·vent [ˈsɑlvənt] **I** n Lösungsmittel nt, Solvens nt. **II** adj (auf-)lösend.
so·ma [ˈsəʊmə] n, pl **so·mas, so·ma·ta** [ˈsəʊmətə] **1.** Körper m, Soma nt. **2.** histol. Zellkörper m, Soma nt.
so·mal [ˈsəʊməl] adj → somatic.
so·mat·al·gia [ˌsəʊməˈtældʒ(ɪ)ə] n **1.** Körperschmerz m, somatischer Schmerz m, Somatalgie f. **2.** somatischer Schmerz m.
so·mat·ic [səʊˈmætɪk, sə-] adj Körper/Soma betr., zum Körper behörend, somatisch, körperlich, Soma(to)-.
so·mat·i·za·tion [ˌsəʊmətɪˈzeɪʃn, ˌsəʊmətə-] n psychia. Somatisation f, Somatisierungssyndrom nt.
so·mat·o·ge·net·ic [səˌmætədʒɪˈnetɪk] adj **1.** Somatogenese betr., somatogenetisch. **2.** vom Körper verursacht, körperlich, somatogen.
so·ma·to·gen·ic [ˌsəʊmətəˈdʒenɪk] adj vom Körper verursacht, körperlich, somatogen.
so·ma·tol·o·gy [ˌsəʊməˈtɑlədʒɪ] n Körperlehre f, Somatologie f.
so·ma·to·me·din [ˌsəʊmətəʊˈmiːdn] n Somatomedin nt, sulfation factor (m).
so·ma·to·meg·a·ly [ˌsəʊmətəʊˈmegəlɪ] n Riesenwuchs m, Gigantismus m, Somatomegalie f.
so·ma·tom·e·try [ˌsəʊməˈtɑmətrɪ] n Somatometrie f.
so·ma·to·path·ic [ˌsəʊmətəˈpæθɪk] adj (Erkrankung) körperlich, organisch, somatisch.
so·ma·top·a·thy [ˌsəʊməˈtɑpəθɪ] n körperliche/somatische/ organische Erkrankung f.
so·ma·to·psy·chic [ˌsəʊmətəʊˈsaɪkɪk] adj Körper/Soma u. Geist/ Psyche betr., somatopsychisch.
so·ma·tos·co·py [ˌsəʊməˈtɑskəpɪ] n körperliche Untersuchung f, Untersuchung f des Körpers, Somatoskopie f.
so·ma·to·stat·in [ˌsəʊmətəʊˈstætɪn] n Somatostatin nt, growth hormone release inhibiting hormone, somatotropin inhibiting hormone/factor, somatotropin release inhibiting hormone/factor, growth hormone inhibiting factor.
so·ma·to·ther·a·py [ˌsəʊmətəʊˈθerəpɪ] n Somatotherapie f.
so·ma·to·top·ic [ˌsəʊmətəʊˈtɑpɪk] adj somatotopisch.
so·ma·to·top·i·cal [ˌsəʊmətəʊˈtɑpɪkl] adj → somatotopic.
so·ma·tot·o·py [ˌsəʊməˈtɑtəpɪ] n Somatotopie f.

so·ma·to·tro·phin [ˌsəʊmətəʊˈtrəʊfɪn] n → somatotropin.
so·ma·to·tro·pin [ˌsəʊmətəʊˈtrəʊpɪn] n Somatotropin nt, somatotropes Hormon nt, Wachstumshormon nt.
so·mat·ro·pin [səʊˈmætrəpɪn] n → somatotropin.
so·mite [ˈsəʊmaɪt] n Ursegment nt, Somit m.
somni- pref. Schlaf-, Nacht-, Somn(o)-, Somni-.
som·no·lence [ˈsɑmnələns] n (krankhafte) Schläfrigkeit f, Benommenheit f, Somnolenz f.
som·no·lent [ˈsɑmnələnt] adj **1.** schläfrig, somnolent. **2.** bewußtseinsgetrübt, bewußtseinsbeeinträchtigt, somnolent.
som·no·len·tia [ˌsɑmnəˈlenʃɪə] n **1.** Schlaftrunkenheit f. **2.** (krankhafte) Schläfrigkeit f, Benommenheit f, Somnolenz f.
som·no·les·cent [ˌsɑmnəˈlesənt] adj schläfrig, somnolent.
sone [səʊn] n phys. Sone nt.
son·ic [ˈsɑnɪk] adj phys. Schall-.
son·i·cate [ˈsɑnɪkeɪt] vt mit Schallwellen behandeln, beschallen.
son·i·ca·tion [sɑnɪˈkeɪʃn] n **1.** Behandlung f mit Schallwellen, Beschallung f. **2.** Zerstörung f durch Schallwellen, Soni(fi)kation f.
son·i·tus [ˈsɑnɪtəs] n Ohrklingen nt, Sonitus m (aurium).
son·o·gram [ˈsɑnəgræm] n radiol. Sonogramm nt.
son·o·graph [ˈsɑnəgræf] n radiol. Ultraschallgerät nt, Sonograph m.
so·nog·ra·phy [səˈnɑgrəfɪ] n radiol. Ultraschalldiagnostik f, Sonographie f.
so·no·lu·cent [ˌsɑnəˈluːsnt] adj radiol. (ultra-)schalldurchlässig.
so·no·rous [səˈnɔːrəs, ˈsɑnə-] adj tönend, resonant, klangvoll, sonor.
soph·o·rin [ˈsɑfərɪn] n Rutin nt, Rutosid nt.
so·por [ˈsəʊpər, -pɔːr] n neuro. Sopor m.
sorb [sɔːrb] vt absorbieren, adsorbieren.
sor·bent [ˈsɔːrbənt] n Sorptionsmittel nt, Sorbens nt.
sor·bite [ˈsɔːrbaɪt] n → sorbitol.
sor·bi·tol [ˈsɔːrbɪtɔl, -təʊl] n Sorbit nt, Sorbitol nt, Glucit nt, Glucitol nt.
sor·des [ˈsɔːrdɪːz] pl **sor·des** Schmutz m, Abfall m, Sordes pl.
sore [sɔʊr; sɔːr] **I** n (Haut-, Schleimhaut-)Wunde f, Entzündung f, wunde Stelle f. **II** adj weh, wund, schmerzhaft; entzündet.
  cold sore(s) Herpes simplex (febrilis); inf. Fieberbläschen pl.
  Delhi sore kutane Leishmaniose/Leishmaniase f, Hautleishmaniose f, Orientbeule f, Leishmaniasis cutis.
  hard sore harter Schanker m, Hunter-Schanker m, syphilitischer Primäraffekt m, Ulcus durum.
  Kandahar sore → Delhi sore.
  Lahore sore → Delhi sore.
  Natal sore → Delhi sore.
  Oriental sore → Delhi sore.
  Penjedeh sore → Delhi sore.
  pressure sore Wundliegen nt, Dekubitus m, Decubitus m, Dekubitalulkus nt, Dekubitalgeschwür nt.
  soft sore weicher Schanker m, Chankroid nt, Ulcus molle.
  venereal sore → soft sore.
sorp·tion [ˈsɔːrpʃn] n chem. (Ab-, Re-)Sorption f.
sound¹ [saʊnd] **I** n Ton m, Klang m, Laut m, Schall m; Geräusch nt.
  within sound in Hörweite. **without a sound** geräuschlos. **II** vi **1.** abhorchen. **2.** (er-)schallen, (er-)klingen, schallen.
  abnormal heart sound Herzgeräusch nt.
  atrial sound → fourth sound.
  auscultatory sound Auskultationsgeräusch nt.
  bowel sounds Darmgeräusche pl.
  breath sounds Atemgeräusche pl.
  bronchial breath sounds Bronchialatmen nt, bronchiale Atemgeräusche pl.
  cardiac sound Herzton m.
  first sound erster Herzton m, I. Herzton m.
  first heart sound → first sound.
  fourth sound vierter Herzton m, IV. Herzton m, Vorhofton m.
  fourth heart sound → fourth sound.
  friction sound Reibegeräusch nt, Reiben nt.
  heart sound Herzton m.
  infrasonic sound Infraschall m.
  labial sound Labiallaut m, Lippenlaut m.
  respiratory sound respiratorisches Geräusch nt, Atemgeräusch nt.
  second sound zweiter Herzton m, II. Herzton m.
  second heart sound → second sound.
  third sound dritter Herzton m, III. Herzton m.
  third heart sound → third sound.
  vesicular breath sounds Vesikuläratmen nt, Bläschenatmen nt, vesikuläre Atemgeräusche pl.
sound² [saʊnd] adj **1.** gesund. **2.** intakt; vernünftig; (Schlaf) tief; (Wissen) fundiert; (Geist) gesund, normal.

sound³ [saʊnd] **I** n Sonde f. **II** vi sondieren.
sound·ing ['saʊndɪŋ] adj schallend, tönend.
source ['sɔʊərs, 'sɔːrs] n Quelle f; Ursprung m, Ursache f.
  source of infection Infektionsquelle f, Herd m, Fokus m.
  source of light Lichtquelle f.
  radiation source Strahlenquelle f.
soy·a ['sɔɪə] n → soybean.
soy·bean ['sɔɪbiːn] n Sojabohne f.
space [speɪs] **I** n **1.** (a. anat.) Raum m, Platz m; Zwischenraum m, Abstand m, Lücke f, Spalt m; Zeitraum m. **2.** (Welt-)Raum m, Weltall nt. **II** vt räumlich od. zeitlich einteilen; in Abständen verteilen.
  buccal space → buccinator space.
  buccinator space Bukzinatorspalte f.
  Czermak's spaces → interglobular spaces of Owen.
  Donders' space Donders-Raum m.
  epidural space Epiduralraum m, Epiduralspalt m, Spatium epidurale/peridurale.
  extracellular space extrazellulärer Raum m, Extrazellularraum m.
  extradural space → epidural space.
  freeway space → interocclusal space.
  haversian space Havers-Kanal m, Canalis nutriens.
  infratemporal space Infratemporalraum m.
  intercellular space Interzellularraum m.
  interdental space Interdentalraum m, Spatium interdentale.
  interglobular spaces of Owen Czermak-Räume pl, Interglobularräume pl, Spatia interglobularia.
  interocclusal space Interokklusalabstand m, Interokklusalspalt m, Interokklusalraum m, interokklusaler Zwischenraum m, interokklusaler Raum m, Freeway space m.
  interocclusal rest space → interocclusal space.
  interproximal space Interproximalraum m.
  interradicular space Interradikularraum m, interradikulärer Raum m.
  interstitial space histol. (Gewebs-)Zwischenraum m, Interstitium nt.
  intracellular space intrazellulärer Raum m, Intrazellularraum m.
  joint space Gelenkhöhle f, Gelenkraum m, Gelenkspalt m, Cavitas articularis.
  mediastinal space (Thorax) Mittelfellraum m, Mediastinalraum m, Mediastinum nt, Cavum mediastinale.
  medullary space Markraum m, Markhöhle f, Cavitas medullaris.
  nasopharyngeal space Nasenrachenraum m, Nasopharynx m, Rhinopharynx m, Epipharynx m, Pars nasalis pharyngis.
  parapharyngeal space parapharyngealer Raum m, Spatium parapharyngeum.
  parotid space Parotisloge f.
  peridentinoblastic space periodontoblastischer Raum m.
  periodontal space Parodontalspalt m.
  pleural space Pleurahöhle f, Pleuraspalt m, Pleuraraum m, Cavitas pleuralis.
  proximal space Proximalraum m.
  pterygomandibular space pterygomandibulärer Raum m.
  retrobulbar space Retrobulbärraum m.
  retropharyngeal space retropharyngealer Raum m, Retropharyngealraum m, Spatium retropharyngeum.
  subdural space Subduralraum m, Subduralspalt m, Spatium subdurale.
  sublingual space Sublingualloge f, Spatium sublinguale.
  submandibular space Submandibularloge f, Spatium submandibulare.
  submaxillary space Unterkieferdreieck nt, Trigonum submandibulare.
span [spæn] **I** n Spanne f; (Gedächtnis-, Zeit-)Spanne f. **II** vt **1.** abmessen. **2.** umspannen.
  life span Leben nt, Lebenszeit f; (a. techn.) Lebensdauer f.
spark [spɑːrk] **I** n **1.** Funke(n m) m; (elektrischer) Funke m. **2.** fig. Funke(n m) m, Spur f (of von). **II** vt fig. etw. auslösen.
spasm ['spæzəm] n **1.** Krampf m, Verkrampfung f, Spasmus m; Konvulsion f. **2.** Muskelkrampf m.
  Bell's spasm → facial spasm.
  clonic spasm physiol. Klonus m, Clonus m.
  epidemic transient diaphragmatic spasm Bornholmer-Krankheit f, epidemische Pleurodynie f, Myalgia epidemica.
  esophageal spasm Speiseröhrenkrampf m, Ösophagusspasmus m, Ösophagospasmus m.
  facial spasm Bell-Spasmus m, Fazialiskrampf m, Fazialis-Tic m, Gesichtszucken nt, mimischer Gesichtskrampf m, Tic convulsif/facial.
  gastric spasm Magenkrampf m, Magenkolik f, Gastrospasmus m; Colica gastrica.
  glottic spasm → laryngeal spasm.
  habit spasm Tic m, Tick m, (nervöses) Zucken nt.
  histrionic spasm → facial spasm.
  laryngeal spasm Stimmritzenkrampf m, Laryngospasmus m.
  masticatory spasm Kaumuskelkrampf m.
  mimic spasm → facial spasm.
  mobile spasm Athetose f.
  muscle spasm Muskelkrampf m, Muskelspasmus m, Myospasmus m.
  muscular spasm → muscle spasm.
  nictitating spasm Blinzelkrampf m, Spasmus nictitans.
  nodding spasm Salaamkrampf m, Nickkrampf m, Spasmus nutans.
  progressive torsion spasm of childhood Ziehen-Oppenheim-Krankheit f, Ziehen-Oppenheim-Syndrom nt, Torsionsneurose f, Torsionsdystonie f, Dysbasia lordotica.
  respiratory spasm respiratorischer Spasmus m, Spasmus respiratorius.
  salaam spasm → nodding spasm.
  tetanic spasm Tetanus m, Tetanie f.
  tonic spasm → tetanic spasm.
  winking spasm → nictitating spasm.
spas·mod·ic [spæz'mɑdɪk] adj krampfartig, spasmisch, spasmodisch.
spas·mo·gen·ic [ˌspæzmə'dʒenɪk] adj krampfauslösend, krampferzeugend, spasmogen.
spas·mol·y·sant [spæz'mɑlɪsənt] **I** n Antispasmodikum nt; Spasmolytikum nt. **II** adj krampflösend, krampfmildernd.
spas·mol·y·sis [spæz'mɑləsɪs] n Krampflösung f, Spasmolyse f.
spas·mo·lyt·ic [ˌspæzmə'lɪtɪk] adj krampflösend, spasmolytisch.
spas·mo·phile ['spæzməfaɪl] adj → spasmophilic.
spas·mo·phil·ia [ˌspæzmə'fɪlɪə] n spasmophile Diathese f, (latente) Spasmophilie f.
spas·mo·phil·ic [ˌspæzmə'fɪlɪk] adj zu Krämpfen neigend, spasmophil.
spas·mus ['spæzməs] n → spasm.
spas·tic ['spæstɪk] **I** n Spastiker(in f) m. **II** adj Spastik od. Spasmen betr., spastisch, krampfend, krampfartig, Krampf-.
spas·tic·i·ty [spæs'tɪsətɪ] n Spastizität f.
spa·tial ['speɪʃl] adj räumlich, Raum-.
spat·u·la ['spætʃələ] n Spatel m.
  cement spatula Zementspatel m.
  lingual spatula Zungenspatel m.
spe·cial ['speʃəl] adj speziell, besonders, Spezial-, Fach-, Sonder-.
spe·cial·ist ['speʃəlɪst] **I** n Spezialist(in f) m, Facharzt m, Fachärztin f; Fachmann m. **II** adj spezialisiert, Spezial-, Fach-.
  medical specialist Facharzt m, Fachärztin f.
spe·cial·i·za·tion [speʃəlɪ'zeɪʃn] n Spezialisierung f.
spe·cial·ize ['speʃəlaɪz] **I** vt **1.** spezialisieren. **2.** histol. (Organ) besonders entwickeln. **II** vi **3.** s. spezialisieren. **4.** histol. (Organ) s. besonders entwickeln.
spe·cies ['spiːʃiːz, -siːz] n, pl **spe·cies** bio. **1.** Art f, Spezies f, Species f; Gattung f. **2. the species** die Menschheit, die menschliche Rasse.
species-specific adj speziesspezifisch, artspezifisch.
spe·cif·ic [spɪ'sɪfɪk] **I** n spezifisches Heilmittel nt, Spezifikum nt. **II** adj **1.** bio. Spezies betr., artspezifisch, Arten-. **2.** spezifisch (wirkend), gezielt. **3.** phys. spezifisch. **4.** charakteristisch, (art-)eigen, bestimmte(r, s), speziell, spezifisch.
spec·i·fi·ca·tion [ˌspesəfɪ'keɪʃn] n (genaue) Beschreibung od. Angabe f, Spezifikation f, Spezifizierung f.
spec·i·fic·i·ty [ˌspesə'fɪsətɪ] n spezifische Eigenschaft f, Spezifität f.
spe·cif·ic·ness [spɪ'sɪfɪknɪs] n → specificity.
spec·i·men ['spesɪmən] n **1.** (Gewebs-, Blut-, Urin-)Probe f, Untersuchungsmaterial nt. **2.** Exemplar nt, Muster nt, Probe(stück nt) f.
  blood specimen Blutprobe f.
spec·ta·cle ['spektəkl] **I (pair of) spectacles** pl Brille f. **II** adj Brillen-.
spec·ta·cled ['spektəkld] adj mit Brille, bebrillt, brillentragend, Brillen-.
spec·ta·cles ['spektəklz] pl (a. **pair of spectacles**) Brille f.
spec·tro·gram ['spektroʊgræm] n Spektrogramm nt.
spec·tro·graph ['spektroʊgræf] n Spektrograph m.
  mass spectrograph → mass spectrometer.
spec·trom·e·ter [spek'trɑmɪtər] n **1.** Spektralapparat m, Spektrometer nt. **2.** Spektroskop nt.
  mass spectrometer Massenspektrometer nt.
spec·trom·e·try [spek'trɑmətrɪ] n Spektrometrie f.
spec·tro·scope ['spektroʊskoʊp] n Spektroskop nt.
spec·tros·co·py [spek'trɑskəpɪ] n Spektroskopie f.

spectrum

nuclear magnetic resonance spectroscopy Kern(spin)resonanzspektroskopie f, NMR-Spektroskopie f.
spec·trum ['spektrəm] n, pl **spec·trums, spec·tra** ['spektrə] **1.** phys. Spektrum nt. **2.** Spektrum nt, Skala f, Bandbreite f.
spec·u·lum ['spekjələn] n, pl **spec·u·lums, spec·u·la** ['spekjələ] Spiegel m, Spekulum nt, Speculum nt.
   ear speculum Ohrtrichter m, Ohrspekulum nt.
   nasal speculum Nasenspekulum nt, Nasenspiegel m, Rhinoskop nt.
speech [spi:tʃ] n **1.** Sprache f; Sprachvermögen nt. **lose one's peech** die Sprache verlieren. **recover one's speech** die Sprache wiedergewinnen. **2.** Sprechen nt; Sprechweise f; Rede f.
   alaryngeal speech → esophageal speech.
   esophageal speech Ösophagussprache f, Ösophagusstimme f, Ösophagusersatzstimme f.
speech·less ['spi:tʃlɪs] adj sprachlos (with vor); stumm.
sperm [spɜrm] n, pl **sperm, sperms 1.** Samen(flüssigkeit f) m, Sperma nt, Semen m. **2.** männliche Keimzelle f, Spermium nt, Spermie f, Samenfaden m, Spermatozoon n.
sper·ma ['spɜrmə] n Samen(flüssigkeit f) m, Sperma nt, Semen n.
sper·ma·to·gen·e·sis [ˌspɜrmətə'dʒenəsɪs] n Samen(zell)bildung f, Spermatogenese f.
sper·ma·tog·e·ny [ˌspɜrmə'tɑdʒəni] n → spermatogenesis.
sper·mat·o·vum [ˌspɜrmæt'əʊvəm] n Spermov(i)um nt, Zygote f.
sper·ma·to·zo·on [ˌspɜrmətə'zəʊən, -ɑn] n, pl **sper·ma·to·zoa** [ˌspɜrmətə'zəʊə] männliche Keimzelle f, Spermium nt, Spermie f, Samenfaden m, Spermatozoon n.
sper·mi·ci·dal [ˌspɜrmɪ'saɪdl] adj spermienabtötend, spermizid.
sper·mi·um ['spɜrmɪəm] n, pl **sper·mia** ['spɜrmɪə] → spermatozoon.
sper·mo·cy·to·ma [ˌspɜrməsaɪ'təʊmə] n Seminom(a) nt.
sphac·e·lat·ed ['sfæsəleɪtɪd] adj gangränös, nekrotisch.
sphac·e·la·tion [sfæsə'leɪʃn] n **1.** Gangränbildung f, Sphakelusbildung f. **2.** Sphakelus m, feuchter Brand m, Gangrän f. **3.** lokaler Zelltod/Gewebstod m, Nekrose f, Necrosis f.
sphac·e·lous ['sfæsələs] adj Sphakelus betr., gangränös.
sphac·e·lus ['sfæsələs] n Sphakelus m, feuchter Brand m, Gangrän f.
spha·gi·as·mus [sfeɪdʒɪ'æzməs] n **1.** Sphagiasmus m. **2.** Petitmal(-Epilepsie f) nt.
spheno- pref. Keil-; Keilbein-, Spheno-.
sphe·no·ceph·a·lus [ˌsfiːnəʊ'sefələs] n embryo. Sphenokephalus m, Sphenozephalus m.
sphe·no·ceph·a·ly [ˌsfiːnəʊ'sefəlɪ] n embryo. Sphenokephalie f, Sphenozephalie f.
sphe·noid ['sfiːnɔɪd] **I** n Keilbein nt, Flügelbein nt, Os sphenoidale. **II** adj keilförmig; Keilbein betr., sphenoid.
sphe·noid·i·tis [ˌsfiːnɔɪ'daɪtɪs] n Keilbeinhöhlenentzündung f, Sinusitis sphenoidalis, Sphenoiditis f.
sphe·noid·os·to·my [sfiːnɔɪ'dɑstəmɪ] n Sphenoidostomie f.
sphe·noid·ot·o·my [ˌsfiːnɔɪ'dɑtəmɪ] n Sphenoidotomie f.
sphere [sfɪər] n **1.** Kugel f, kugelförmiger Körper m. **2.** Sphäre f, Bereich m, Gebiet nt, (Wirkungs-)Kreis m.
spher·ic ['sferɪk, 'sfɪər-] adj kugelförmig, kugelig, (kugel-)rund, sphärisch, Kugel-.
spher·i·cal ['sferɪkl, 'sfɪər-] adj → spheric.
sphero- pref. Kugel-, Sphär(o)-.
sphe·ro·cyte ['sfɪərəsaɪt, 'sfer-] n hema. Kugelzelle f, Sphärozyt m.
sphe·ro·cy·to·sis [ˌsfɪərəsaɪ'təʊsɪs, 'sfer-] n Sphärozytose f.
   hereditary spherocytosis Minkowski-Chauffard(-Gänsslen)-Syndrom nt, hereditäre Sphärozytose f, konstitutionelle hämolytische Kugelzellanämie f, familiärer hämolytischer Ikterus m, Morbus m Minkowski-Chauffard.
sphe·roid ['sfɪərɔɪd] n kugelförmiger Körper m, Sphäroid nt.
sphe·roi·dal [sfɪə'rɔɪdl] adj kugelförmig, kugelig, sphäroidisch.
sphe·roi·dic [sfɪə'rɔɪdɪk] adj → spheroidal.
sphe·rom·e·ter [sfɪ'rɑmɪtər] n Sphärometer nt.
sphe·ro·plast ['sfɪərəplæst] n micro. Sphäroplast m.
sphinc·ter ['sfɪŋktər] n → sphincter muscle.
   oral sphincter Musculus orbicularis oris.
   precapillary sphincter präkapillärer Sphincter m.
   upper esophageal sphincter oberer Ösophagussphinkter m, Ösophagusmund m.
4-sphin·gen·ine ['sfɪŋɡəniːn] n → sphingosine.
sphin·go·lip·id [ˌsfɪŋɡəʊ'lɪpɪd] n Sphingolipid nt.
sphin·go·lip·i·do·sis [ˌsfɪŋɡəʊˌlɪpɪ'dəʊsɪs] n **1.** Sphingolipidspeicherkrankheit f, Sphingolipidose f. **2.** Niemann-Pick-Krankheit f, Sphingomyelinose f, Sphingomyelinlipidose f.
sphin·go·lip·o·dys·tro·phy [ˌsfɪŋɡəʊˌlɪpɪ'dɪstrəfɪ] n → sphingolipidosis.

sphin·go·my·e·lin [ˌsfɪŋɡəʊ'maɪəlɪn] n Sphingomyelin nt.
sphin·go·my·e·li·no·sis [sfɪŋɡəʊˌmaɪəlɪ'nəʊsɪs] n → sphingomyelinase deficiency.
sphin·go·sine ['sfɪŋɡəsiːn, -sɪn] n Sphingosin nt, 4-Sphingenin nt.
sphyg·mic ['sfɪɡmɪk] adj Puls betr., Puls-, Sphygm(o)-.
sphyg·mo·gram ['sfɪɡməɡræm] n Pulskurve f, Sphygmogramm nt.
sphyg·mo·graph ['sfɪɡməɡræf] n Pulsschreiber m, Sphygmograph m.
sphyg·mog·ra·phy [sfɪɡ'mɑɡrəfɪ] n Pulsschreibung f, Pulsregistrierung f, Sphygmographie f.
sphyg·mo·ma·nom·e·ter [ˌsfɪɡməʊmə'nɑmɪtər] n Blutdruckmeßgerät nt, Blutdruckmesser m, Sphygmomanometer nt.
sphyg·mom·e·ter [sfɪɡ'mɑmɪtər] n **1.** Sphygmometer nt. **2.** → sphygmomanometer.
sphyg·mo·pal·pa·tion [ˌsfɪɡməpæl'peɪʃn] n Pulsfühlen nt, Pulspalpation f.
spic·u·la·tion [ˌspɪkjə'leɪʃn] n radiol. Spikula(e)bildung f.
spic·ule ['spɪkjuːl] n Spitze f, Dorn m, Spikula f.
spi·der ['spaɪdər] n **1.** bio. Spinne f. **2.** Sternnävus m, Spider naevus, Naevus araneus.
   vascular spider Sternnävus m, Spider naevus, Naevus araneus.
spider-burst n Besenreiser(varizen pl) pl.
spike [spaɪk] n **1.** physiol. Spitze f, Kurvenzacke f, Spike m. **2.** **spikes** pl micro. (Virus) Spitzen pl, Spikes pl.
   enamel spike Schmelzdorn m.
spin [spɪn] n phys. Drehimpuls m, Spin m.
spi·nal ['spaɪnl] **I** n inf. Spinalanästhesie f, inf. Spinale f. **II** adj spinal, Rückgrat-, Rückenmarks-, Spinal-, Wirbel-.
spi·nate ['spaɪneɪt] adj mit Dornen besetzt, dornig, dornenartig, dornförmig.
spin·dle ['spɪndl] n **1.** Spindel f. **2.** physiol. Spindel(form f) f. **3.** Muskelspindel f. **4.** → mitotic spindle.
   enamel spindles Schmelzspindeln pl.
   Kühne's spindle → muscle spindle.
   mitotic spindle Kernspindel f, Mitosespindel f.
   muscle spindle Muskelspindel f.
   neuromuscular spindle → muscle spindle.
   nuclear spindle → mitotic spindle.
spine [spaɪn] n **1.** anat. Dorn m, Fortsatz m, Stachel m, Spina f. **2.** Wirbelsäule f, Rückgrat nt, Columna vertebralis.
   anterior nasal spine Spina nasalis anterior (maxillae).
   anterior nasal spine of maxilla → anterior nasal spine.
   cervical spine Halswirbelsäule f.
   dorsal spine Wirbelsäule f, Rückgrat nt, Columna vertebralis.
   lumbar spine Lendenwirbelsäule f.
   mandibular spine Unterkieferdorn m, Spina mandibulae.
   spine of maxilla → anterior nasal spine.
   mental spine Spina mentalis.
   nasal spine → nasal spine of frontal bone.
   nasal spine of frontal bone Spina nasalis ossis frontalis.
   nasal spine of palatine bone Spina nasalis posterior.
   thoracic spine Brustwirbelsäule f.
   spine of vertebra Dornfortsatz m, Processus spinosus.
spino- pref. Rückenmark(s)-, Wirbelsäulen-, Spin(o)-.
spi·no·cor·ti·cal [ˌspaɪnəʊ'kɔːrtɪkl] adj kortikospinal.
spi·nose ['spaɪnəʊs] adj → spinous.
spi·nous ['spaɪnəs] adj dornig, stach(e)lig, dornförmig, stachelförmig.
spin·y ['spaɪnɪ] adj dornig, stach(e)lig.
spi·rad·e·no·ma [spaɪˌrædɪ'nəʊmə] n Schweißdrüsenadenom nt, Spiradenom(a) nt, Adenoma sudoriparum.
spi·ral ['spaɪrəl] **I** n Spirale f; Windung f; Spirallinie f, Schneckenlinie f. **II** adj **1.** gewunden, schneckenförmig, spiral(förmig), spiralig, in Spiralen, Spiral-. **2.** mathe. spiral, Spiral-.
spi·ril·li·ci·dal [spaɪˌrɪlə'saɪdl] adj spirillen(ab)tötend, spirillizid.
spi·ril·lo·sis [spaɪrə'ləʊsɪs, ˌspɪrɪ-] n Spirillenkrankheit f, Spirillose f.
Spi·ril·lum [spaɪ'rɪləm] n micro. Spirillum nt.
   Spirillum buccale Treponema denticola, Treponema microdentium.
spi·ril·lum [spaɪ'rɪləm] n, pl **spi·ril·la** [spaɪ'rɪlə] micro. Spirillum nt.
spir·it ['spɪrɪt] n **1.** Geist m, Lebenshauch m; Seele f. **2.** Geist m, Gesinnung f, Sinn m; Charakter m. **3.** chem. Spiritus m, Destillat nt; Geist m, Spiritus m. **4.** Weingeist m, Äthylalkohol m, Ethanol m, Spiritus m (aethylicus) m.
   spirit of turpentine Terpentinöl n.
spiro- pref. **1.** Spiral-, Spir(o)-. **2.** Atem-, Spir(o)-.
spi·ro·chete ['spaɪrəkiːt] n micro. **1.** Spirochäte f. **2.** schraubenförmiges Bakterium nt.

spi·ro·che·to·sis [ˌspaɪrəkɪˈtəʊsɪs] *n* Spirochäteninfektion *f*, Spirochätose *f*.
icterogenic spirochetosis Weil-Krankheit *f*, Leptospirosis icterohaemorrhagica.
spi·roid [ˈspaɪrɔɪd] *adj* spiralartig, spiralförmig, spiralig.
spi·rom·e·ter [spaɪˈrɑmɪtər] *n* Spirometer *nt*.
spi·rom·e·try [spaɪˈrɑmətrɪ] *n* Spirometrie *f*.
spis·sat·ed [ˈspɪseɪtɪd] *adj* eingedickt, eingedampft.
splanch·nic [splæŋknɪk] *adj* Eingeweide/Viszera betr., Splanchno-, Eingeweide-.
splanchno- *pref.* Splanchn(o)-, Eingeweide-.
splanch·no·cra·ni·um [ˌsplæŋknəˈkreɪnɪəm] *n* Eingeweideschädel *m*, Viszerocranium *nt*, Splanchnocranium *nt*,
splanch·no·me·ga·lia [ˌsplæŋknəmɪˈgeɪljə] *n* → splanchnomegaly.
splanch·no·meg·a·ly [ˌsplæŋknəˈmegəlɪ] *n* Eingeweidevergrößerung *f*, Splanchnomegalie *f*, Viszeromegalie *f*.
splanch·nop·a·thy [splæŋkˈnɑpəθɪ] *n* Eingeweideerkrankung *f*, Splanchnopathie *f*.
splanch·nop·to·sis [ˌsplæŋknɑpˈtəʊsɪs] *n* Eingeweidesenkung *f*, Splanchnoptose *f*, Enteroptose *f*, Viszeroptose *f*.
spleen [spliːn] *n* Milz *f*; *anat.* Splen *m*, Lien *m*.
  enlarged spleen Milzvergrößerung *f*, Milzschwellung *f*, Milztumor *m*, Splenomegalie *f*, Splenomegalia *f*.
splen [spliːn] *n* → spleen.
sple·nauxe [splɪˈnɔːksɪ] *n* → splenomegaly.
splen·ic [ˈspliːnɪk, ˈsplen-] *adj* Milz/Splen betr., lienal, splenisch, Lienal-, Milz-, Splen(o)-.
sple·no·hep·a·to·me·ga·lia [ˌspliːnəʊˌhepətəmɪˈgeɪljə] *n* → splenohepatomegaly.
sple·no·hep·a·to·meg·a·ly [ˌspliːnəˌhepətəʊˈmegəlɪ] *n* Milz- u. Lebervergrößerung *f*, Splenohepatomegalie *f*, Hepatosplenomegalie *f*.
sple·no·me·ga·lia [ˌspliːnəmɪˈgeɪljə] *n* → splenomegaly.
sple·no·meg·a·ly [ˌspliːnəˈmegəlɪ] *n* Milzvergrößerung *f*, Milzschwellung *f*, Milztumor *m*, Splenomegalie *f*, Splenomegalia *f*.
sple·non·cus [splɪˈnɑŋkəs] *n* **1.** Milztumor *m*, Splenom(a) *nt*. **2.** → splenomegaly.
sple·nop·a·thy [splɪˈnɑpəθɪ] *n* Milzerkrankung *f*, Splenopathie *f*.
splint [splɪnt] **I** *n traumat.* Schiene *f*. **II** *vt* schienen. **put on a splint** (*Bruch*) schienen.
  abutment splint Abstützbügel *m*, Versteifungsbügel *m*.
  anchor splint Ankerschiene *f*.
  Angle splint Angle-Schiene *f*.
  Asch splint Asch-Schiene *f*.
  Braun's splint Braun-Schiene *f*.
  buccal splint Bukkalschiene *f*.
  cap splint Kappenschiene *f*.
  compressive splint Kompressionsschiene *f*.
  Cramer's splint Cramer-Schiene *f*.
  cross arch bar splint Verstrebungsbügel *m*.
  dental splint Zahnschiene *f*, Schiene *f*.
  Elbrecht splint Elbrecht-Schiene *f*.
  extracoronal splint extrakoronale Schiene *f*.
  fenestrated splint Fensterschiene *f*.
  fixed splint feste Schiene *f*, festsitzende Schiene *f*.
  fixed permanent splint feste definitive Schiene *f*, permanente festsitzende Schiene *f*.
  fracture splint Bruchschiene *f*, Frakturschiene *f*.
  functional splint funktionelle Schiene *f*.
  Gilmer's splint Gilmer-Draht *m*.
  Gunning's splint Gunning-Schiene *f*.
  Hammond's splint Hammond-Schiene *f*.
  implant surgical splint temporäre Implantatsuperstruktur *f*.
  inlay splint Inlayschiene *f*.
  interdental splint Interdentalschiene *f*.
  interocclusal splint Interokklusalschiene *f*.
  Jones' splint Jones-Schiene *f*.
  Jones' nasal splint → Jones' splint.
  Kingsley splint Kingsley-Schiene *f*.
  labial splint Labialschiene *f*.
  labiolingual splint Labiolingualschiene *f*.
  lingual splint Lingualschiene *f*.
  lingual arch wire splint Lingualbogenschiene *f*.
  mandibular splint Unterkieferschiene *f*.
  onlay splint Onlayschiene *f*.
  permanent splint permanente Schiene *f*, definitive Schiene *f*.
  plaster splint Gipsschiene *f*.
  plastic splint Kunststoffschiene *f*.
  provisional splint provisorische Schiene *f*.
  removable permanent splint abnehmbare permanente Schiene *f*, abnehmbare definitive Schiene *f*.
  removable temporary splint abnehmbare temporäre Schiene *f*.
  temporary splint temporäre Schiene *f*.
  wire splint Drahtschiene *f*.
splin·ter [ˈsplɪntər] **I** *n* Splitter *m*, Span *m*, Bruchstück *nt*. **II** *vt*, *vi* zersplittern.
splint·ing [ˈsplɪntɪŋ] *n* Schienen *nt*, Schienung *f*.
  cross arch splinting Verstreben *nt*.
  extracoronal splinting extrakoronale Schienung *f*.
  intracoronal splinting intrakoronale Schienung *f*.
  provisional splinting provisorische Schienung *f*.
split [splɪt] (*v* split; split) **I** *n* **1.** Spalt *m*, Riß *m*, Sprung *m*. **2.** (*a. fig.*) Spaltung *f*, Bruch *m*. **II** *adj* gespalten, geteilt, Spalt-. **III** *vt* (zer-, auf-)spalten, (zer-)teilen; *chem.* aufschließen. **IV** *vi* s. (auf-)-spalten, s. (auf-)teilen; zerspringen, (zer-)platzen, bersten.
spo·di·o·my·e·li·tis [ˌspəʊdɪəʊˌmaɪəˈlaɪtɪs] *n* (epidemische/spinale) Kinderlähmung *f*, Heine-Medin-Krankheit *f*, Poliomyelitis (epidemica) anterior acuta.
spon·dyl·ar·thri·tis [ˌspɑndɪlɑːrˈθraɪtɪs] *n* **1.** Entzündung *f* der Wirbelgelenke, Spondylarthritis *f*. **2.** Spondylarthrose *f*.
spon·dy·li·tis [ˌspɑndɪˈlaɪtɪs] *n* Wirbelentzündung *f*, Spondylitis *f*.
  ankylosing spondylitis → rheumatoid spondylitis.
  Marie-Strümpell spondylitis → rheumatoid spondylitis.
  rheumatoid spondylitis Bechterew-Krankheit *f*, Morbus *m* Bechterew, Bechterew-Strümpell-Marie-Krankheit *f*, Marie-Strümpell-Krankheit *f*, Spondylarthritis/Spondylitis ankylopoetica/ankylosans.
spondylo- *pref.* Wirbel-, Spondyl(o)-.
spon·dy·lop·a·thy [ˌspɑndɪˈlɑpəθɪ] *n ortho.* Wirbelerkrankung *f*, Spondylopathie *f*.
  deforming spondylopathy *ortho.* Spondylosis/Spondylopathia deformans.
spon·dy·los·chi·sis [ˌspɑndɪˈlɑskəsɪs] *n* Spondyloschisis *f*, R(h)achischisis posterior.
spon·dy·lo·sis [ˌspɑndɪˈləʊsɪs] *n* **1.** Wirbelsäulenversteifung *f*, Spondylose *f*, Spondylosis *f*. **2.** degenerative Spondylopathie *f*.
  rhizomelic spondylosis → rheumatoid *spondylitis*.
spon·dy·lous [ˈspɑndɪləs] *adj* Wirbel betr., vertebral, Wirbel-, Spondyl(o)-.
sponge [spʌndʒ] **I** *n* **1.** Schwamm *m*. **2.** Tupfer *m*. **II** *vt* abwaschen. **III** *vi* s. vollsaugen.
  sponge up *vt* (mit einem Schwamm) aufsaugen *od.* aufnehmen.
sponge-like *adj* → spongy.
spon·gi·form [ˈspʌndʒɪfɔːrm] *adj* schwammartig, schwammförmig, spongiform.
spong·i·ness [ˈspʌndʒɪnɪs] *n* Schwammigkeit *f*, Porosität *f*.
spon·gi·o·cyte [ˈspʌndʒɪəʊsaɪt, ˌspɑn-] *n* **1.** (*ZNS*) Gliazelle *f*, Spongiozyt *m*. **2.** (*NNR*) Spongiozyt *m*.
spon·gi·oid [ˈspʌndʒɪɔɪd, ˌspɑn-] *adj* → spongy.
spon·gi·o·sa [ˌspʌndʒɪˈəʊsə, ˌspɑn-] *n* Spongiosa *f*, Substantia spongiosa/trabecularis (ossium).
spon·gi·ose [ˈspʌndʒɪəʊs] *adj* → spongy.
spon·gy [ˈspʌndʒɪ] *adj* schwammig, schwammartig, schwammähnlich, spongiös, Schwamm-; porös.
spon·ta·ne·ous [spɑnˈteɪnɪəs] *adj* von selbst (entstanden), von innen heraus (kommend), spontan, selbsttätig, unwillkürlich, Spontan-.
spoon [spuːn] *n* (*a. chir.*) Löffel *m*; Löffelexkavator *m*, löffelförmiger Exkavator *m*.
spo·ran·gi·um [spəˈrændʒɪəm] *n*, *pl* **spo·ran·gia** [spəˈrændʒɪə] *micro.* Sporenbehälter *m*, Fruchtbehälter *m*, Sporangium *nt*.
spo·ra·tion [spəˈreɪʃn] *n* → sporulation.
spore [spəʊər, spɔːr] *n micro.* Spore *f*, Spora *f*.
spor·o·cyst [ˈspəʊərəʊsɪst, ˈspɔːrə-] *n* Sporozyste *f*.
spor·o·gen·e·sis [ˌspəʊərəʊˈdʒenəsɪs, ˌspɔːrə-] *n micro.* Sporenbildung *f*, Sporogenese *f*, Sporogenie *f*.
spo·rog·e·ny [spəˈrɑdʒənɪ] *n* → sporogenesis.
spo·rog·o·ny [spəˈrɑgənɪ] *n* Sporogonie *f*.
spo·ro·tri·cho·sis [ˌspəʊərəʊtraɪˈkəʊsɪs, ˌspɔːrə-] *n* De Beurmann-Gougerot-Krankheit *f*, Sporotrichose *f*.
Spo·rot·ri·chum [spəˈrɑtrɪkəm] *n micro.* Sporotrichum *nt*, Sporotrichon *nt*.
Spo·ro·zoa [ˌspəʊərəˈzəʊə, ˌspɔːrə-] *pl micro.* Sporentierchen *pl*, Sporozoen *pl*, Sporozoa *pl*.
Spo·ro·zo·ea [ˌspəʊərəʊˈzəʊɪə, ˌspɔːrə-] *pl* → Sporozoa.
spo·ro·zo·on [ˌspəʊərəʊˈzəʊɑn, ˌspɔːrə-] *n*, *pl* **spo·ro·zoa** [ˌspəʊərəʊˈzəʊə] *micro.* Sporozoon *nt*.
spor·u·la·tion [ˌspɔːrjəˈleɪʃn, ˌspɑr-] *n* Sporenbildung *f*, Sporulation *f*.

spot [spɒt] *n* **1.** Fleck(en *m*) *m*. **2.** (Leber-)Fleck *m*, Hautmal *nt*; Pickel *m*, Pustel *f*. **3.** Ort *m*, Stelle *f*; Punkt *m*.
blue spot → mongolian spot.
Fordyce's spots Fordyce-Krankheit *f*, Fordyce-Drüsen *pl*, Fordyce-Zustand *m*, freie/ektopische Talgdrüsen *pl*.
heat spots Schweißfrieseln *pl*, Schweißbläschen *pl*, Hitzepickel *pl*, Hitzeblattern *pl*, Schwitzbläschen *pl*, Miliaria *pl*, Dermatitis hidrotica.
liver spot *patho.* Leberfleck *m*.
mongolian spot Mongolenfleck *m*.
pressure spot *neuro.* Druckpunkt *m*.
sacral spot → mongolian spot.
Soemmering's spot → yellow spot.
sore spots Prothesengeschwür *nt*, Prothesendruckstelle *f*, Dekubitalulkus *nt*, Dekubitalgeschwür *nt*.
spot·ty ['spɒtɪ] *adj* **1.** pickelig, voller Pickel. **2.** gefleckt, fleckig, voller Flecken, Fleck-.
spous·al ['spaʊzl] *adj* Hochzeits-, Ehe-, Gatten-.
spouse [spaʊz] *n* (Ehe-)Gatte *m*, (Ehe-)Gattin *f*.
spray [spreɪ] **I** *n pharm.* Spray *m/nt;* Zerstäuber *m*, Sprühdose *f*, Spraydose *f*. **II** *vt* zerstäuben, verstäuben, versprühen, sprayen.
nasal spray Nasenspray *nt/m*.
nose spray → nasal spray.
spread [spred] (*v* spread; spread) **I** *n* **1.** Verbreitung *f*, Ausbreitung *f*. **2.** Ausdehnung *f*, Breite *f*, Weite *f*, Umfang *m*. **3.** *mathe.* Streuung *f*; *stat.* Abweichung *f*. **II** *adj* ausgebreitet, verbreitet; gespreizt, Spreiz-. **III** *vt* **4.** ausbreiten, ausstrecken; (*Beine*) spreizen. **5.** bedecken, übersäen, überziehen (*with* mit). **6.** ausbreiten, verteilen, streuen. **7.** (*Krankheit*) verbreiten, ausbreiten. **IV** *vi* s. verbreiten, s. ausbreiten.
spread out *vt* s. ausbreiten, s. verteilen, s. entfalten.
spread·er ['spredər] *n* **1.** Streu-, Spritzgerät *nt*. **2.** Zerstäuber *m*. **3.** *chir.* Spreizer *m*.
sprew [spru:] *n* → sprue.
sprout [spraʊt] **I** *n* Sproß *m*, Sprößling *m*. **II** *vt* keimen lassen, wachsen lassen, entwickeln. **III** *vi* sprießen, keimen, aufgehen, Knospen treiben, knospen.
sprue [spru:] *n* Sprue *f*.
spur [spɜːr] *n* **1.** Sporn *m*. **2.** *bio.* Sporn *m*; Dorn *m*, Stachel *m*.
bone spur Knochensporn *m*.
enamel spur Schmelzdorn *m*.
Morand's spur Calcar avis.
spu·ri·ous ['spjʊərɪəs] *adj* verfälscht, gefälscht, falsch, unecht, Pseudo-, Schein-.
spu·tum ['spju:təm] *n*, *pl* **spu·ta** ['spju:tə] Auswurf *m*, Sputum *nt*, Expektoration *f*.
squa·ma ['skweɪmə] *n*, *pl* **squa·mae** ['skweɪmiː] *anat., bio.* Schuppe *f*, Squama *f*.
squama of frontal bone Stirnbeinschuppe, Squama frontalis.
squama occipitalis Hinterhauptsschuppe *f*, Squama occipitalis.
temporal squama Schläfenbeinschuppe *f*, Squama ossis temporalis.
squa·mate ['skeɪmeɪt] *adj* mit Schuppen bedeckt, schuppig.
squame [skweɪm] *n* → squama.
squa·mo·sal [skwə'məʊsl] *adj* → squamous.
squa·mose ['skeɪməs, skə'məʊs] *adj* → squamous.
squa·mous ['skweɪməs] *adj* **1.** schuppig, schuppenförmig, schuppenähnlich, squamös. **2.** mit Schuppen bedeckt, schuppig.
squint [skwɪnt] *ophthal.* **I** *n* Schielen *nt*, Strabismus *m*. **II** *vi* schielen.
stab [stæb] **I** *n* **1.** (Messer-)Stich *m;* Stichwunde *f*. **2.** Stich *m*, scharfer Schmerz *m*. **II** *vt* **3.** jdn. niederstechen *od.* erstechen. **4.** stechen in, durchstechen, durchbohren. **III** *vi* **5.** stechen. **6.** (*Schmerz*) stechen; (*Strahlen*) stechen.
sta·bile ['steɪbɪl] *adj* → stable.
sta·bil·i·ty [stə'bɪlətɪ] *n* **1.** Stabilität *f*, Beständigkeit *f*, Unveränderlichkeit *f*; Dauerhaftigkeit *f*, Festigkeit *f*; Widerstandsfähigkeit *f*, Widerstandskraft *f*; *chem.* Resistenz *f*. **2.** *fig.* (Charakter-)Festigkeit *f*, (seelische) Ausgeglichenheit *f*.
denture stability Prothesenstabilität *f*.
sta·bi·li·za·tion [ˌsteɪbəlɪ'zeɪʃn] *n* Stabilisierung *f*; Einstellung *f* (*auf ein Medikament*).
sta·bi·lize ['steɪbəlaɪz] *vt* stabilisieren, konstant *od.* im Gleichgewicht halten; *techn.* (be-)festigen, stützen; einstellen (*auf ein Medikament*).
sta·bi·liz·er ['steɪbəlaɪzər] *n chem.* Stabilisator *m*.
sta·ble ['steɪbl] *adj* **1.** stabil, beständig, unveränderlich, konstant, gleichbleibend; sicher; dauerhaft, fest; widerstandsfähig. **stable in water** wasserbeständig. **2.** (*Charakter*) gefestigt, ausgeglichen.
sta·ble·ness ['steɪblnɪs] *n* → stability.

staff [stæf, stɑːf] *n*, *pl* **staffs, staves** [steɪvz] **1.** Personal *nt*, Belegschaft *f*, (Mitarbeiter-)Stab *m*. **2.** Stab *m*, Stock *m*, Stange *f*.
night staff (*Klinik*) Nachtpersonal *nt*.
nursing staff Pflegepersonal *nt*.
stage [steɪdʒ] *n* **1.** Stadium *nt*, Phase *f*, Stufe *f*, Grad *m*; Abschnitt *m*. **by/in stages** schritt-, stufenweise. **2.** (*Mikroskop*) Objekttisch *m*.
anaerobic stage *biochem.* anaerobe (Stoffwechsel-)Phase *f*.
excitative stage (*Narkose*) Exzitationsstadium *nt*.
incubative stage 1. *patho.* Inkubationszeit *f*. **2.** *micro.* Inkubationszeit *f*, Latenzperiode *f*. **3.** *micro.* äußere Inkubationszeit, Inkubationszeit im Vektor.
intermediate stage Zwischenphase *f*, Intermediärphase *f*.
latency stage Latenzperiode *f*.
microscope stage Objektivtisch *m*.
prodromal stage Prodromalstadium *nt*, Prodromalphase *f*, Vorläuferstadium *nt*.
stag·ger·ing ['stægərɪŋ] *adj* schwankend, wankend, taumelnd.
stag·ing ['steɪdʒɪŋ] *n patho.* Staging *nt*.
clinical staging klinisches Staging *nt*.
tumor staging Tumorstaging *nt*.
stag·nan·cy ['stægnənsɪ] *n* → stagnation.
stag·nate ['stægneɪt] *vt* stocken, stillstehen, stagnieren.
stag·na·tion [stæg'neɪʃn] *n* Stockung *f*, Stillstand *m*, Stagnation *f*; Stauung *f*.
stain [steɪn] **I** *n* **1.** Mal *nt*, Fleck *m*. **2.** Farbe *f*, Farbstoff *m*, Färbemittel *nt*. **3.** Färbung *f*. **4.** Schmutzfleck *m*, Farbfleck *m*. **II** *vt* **5.** (an-)färben. **6.** beschmutzen, beflecken. **III** *vi* s. (an-, ver-)färben; Flecken bekommen.
azan stain Azan-Färbung *f*, Heidenhain-Azanfärbung *f*.
basic stain 1. basischer Farbstoff *m*. **2.** basische Färbung *f*.
dental stain Zahnflecken *pl*.
Giemsa's stain Giemsa-Färbung *f*.
Gram's stain Gram-Färbung *f*.
HE stain → hematoxylin-eosin stain.
hemalum-eosin stain Hämalaun-Eosin-Färbung *f*.
hematoxylin-eosin stain Hämatoxylin-Eosin-Färbung *f*, HE-Färbung *f*.
intravital stain Intravitalfärbung *f*, Vitalfärbung *f*.
myelin stain Markscheidenfärbung *f*, Myelinfärbung *f*.
Pappenheim's stain Pappenheim-Färbung *f*, panoptische Färbung *f* nach Pappenheim.
Perls' stain → Prussian blue stain.
port-wine stain *derm.* Feuermal *nt*, Gefäßmal *nt*, Portweinfleck *m*, Weinfleck *m*, Naevus flammeus.
Prussian blue stain Berliner-Blau-Reaktion *f*, Ferriferrocyanid-Reaktion *f*.
silver stain Versilberung *f*, Silberfärbung *f*, Silberimprägnierung *f*.
van Gieson's stain van Gieson-Färbung *f*, v.G.-Färbung *f*.
vital stain → intravital stain.
Ziehl-Neelsen stain Ziehl-Neelsen-Färbung *f*.
stain·a·ble ['steɪnəbl] *adj* (an-)färbbar.
stain·ing ['steɪnɪŋ] *n* **1.** Färben *nt*, Färbung *f*. **2.** Verschmutzung *f*.
intravital staining Intravitalfärbung *f*, Vitalfärbung *f*.
staining of teeth Zahnverfärbung *f*, Zahnfärbung *f*.
vital staining → intravital staining.
vital staining of teeth Vitalfärbung *f* von Zähnen, Lebendfärbung *f* von Zähnen.
stal·ag·mom·e·ter [ˌstæləg'mɒmɪtər] *n* Tropfenzähler *m*, Stalagmometer *nt*.
stalk [stɔːk] *n* Stengel *m*, Stiel *m*, Stamm *m*.
hypophyseal stalk → hypophysial stalk.
hypophysial stalk Hypophysenstiel *m*, Infundibulum hypothalami.
infundibular stalk → hypophysial stalk.
neural stalk → hypophysial stalk.
pituitary stalk → hypophysial stalk.
stalked [stɔːkt] *adj* gestielt.
stam·mer ['stæmər] **I** *n* Stammeln *nt*, Dyslalie *f*. **II** *vt* stammeln; stottern.
stam·mer·ing ['stæmərɪŋ] **I** *n* Stammeln *nt*, Dyslalie *f*. **II** *adj* stammelnd; stotternd.
stand [stænd] **I** *n* **1.** Stehen *nt*. **2.** Stillstand *m*. **3.** *fig.* Standpunkt *m*. **4.** Gestell *nt*, Regal *nt;* Stativ *nt*, Ständer *m*; Stütze *f*. **II** *vi* stehen.
stan·dard ['stændərd] **I** *n* **1.** Standard *m*, Norm *f*; Maßstab *m*; Richtlinie *f*. **2.** Richtmaß *nt*, Normalmaß *nt*, Standard(wert *m*) *m*. **3.** *lab., chem.* Standardlösung *f*. **4.** Niveau *nt*, Stand *m*. **5.** (Mindest-)Anforderungen *pl*. **II** *adj* Norm-, Standard-; normal, Normal-; Routine-; Einheits-.
stan·dard·i·za·tion [ˌstændərdɪ'zeɪʃn] *n* **1.** Normung *f*, Vereinheitlichung *f*, Standardisierung *f*. **2.** *chem.* Standardisierung *f*, Titrierung *f*. **3.** Eichung *f*.

stand·ard·ize ['stændərdaız] *vt* **1.** normen, vereinheitlichen, standardisieren. **2.** *chem.* standardisieren, titrieren. **3.** eichen.
stand·by ['stændbaı] **I** *n* (Alarm-)Bereitschaft *f.* **on standby** in Bereitschaft. **II** *adj* Hilfs-, Reserve-, Ersatz-, Not-.
stand·still ['stændstıl] *n* Stillstand *m.* **be at a standstill** (still-)stehen. **come to a standstill** zum Stillstand kommen.
  atrial standstill *card.* Vorhofstillstand *m.*
  cardiac standstill *card.* Herzstillstand *m*, Asystolie *f.*
  ventricular standstill *card.* Kammerstillstand *m*, Kammerarrest *m.*
stan·nous fluoride ['stænəs] Zinnfluorid *nt.*
sta·pes ['steıpi:z] *n anat.* Steigbügel *m*, Stapes *m.*
staphyl- *pref.* Zäpfchen-, Staphyl(o)-.
staph·y·lec·to·my [stæfı'lektəmı] *n* Zäpfchenentfernung *f*, Uvulektomie *f.*
staph·yl·e·de·ma [stæfılı'di:mə] *n* Zäpfchenödem *nt.*
staph·y·line ['stæfılaın, -li:n] *adj* **1.** Zäpfchen/Uvula betr., zum Zäpfchen/zur Uvula gehörend, uvulär, Zäpfchen-, Uvulo-, Uvula(r)-, Staphyl(o)-. **2.** traubenförmig.
staph·y·li·tis [stæfı'laıtıs] *n* (Gaumen-)Zäpfchenentzündung *f*, Uvulitis *f*, Staphylitis *f.*
staphylo- *pref.* **1.** Zäpfchen-, Staphyl(o)-. **2.** Trauben-, Staphyl(o)-.
staph·y·lo·coc·ce·mia [stæfıləʊkɑk'si:mıə] *n* Staphylokokkensepsis *f*, Staphylokokkämie *f.*
staph·y·lo·coc·co·sis [stæfıləʊkə'kəʊsıs] *n* Staphylokokkeninfektion *f*, Staphylokokkose *f.*
Staph·y·lo·coc·cus [stæfıləʊ'kɑkəs] *n micro.* Staphylococcus *m.*
staph·y·lo·coc·cus [stæfıləʊ'kɑkəs] *n, pl* **staph·y·lo·coc·ci** [stæfıləʊ'kɑksaı] *micro.* Traubenkokkus *m*, Staphylokokkus *m*, Staphylococcus *m.*
staph·y·lo·der·ma [stæfıləʊ'dɜrmə] *n* Staphylodermie *f*, Staphylodermia *f.*
staph·y·lo·di·al·y·sis [stæfıləʊdaı'æləsıs] *n* Zäpfchensenkung *f*, Zäpfchentiefstand *m*, Uvuloptose *f*, Staphyloptose *f.*
staph·y·lo·ki·nase [stæfıləʊ'kaıneıs] *n* Staphylokinase *f.*
staph·y·lol·y·sin [stæfı'lɑləsın] *n* Staphylolysin *nt*, Staphylokokkenhämolysin *nt.*
staph·y·lo·plas·ty ['stæfıləʊplæstı] *n* Staphyloplastik *f.*
staph·y·lo·ple·gia [stæfıləʊ-'pli:dʒ(ı)ə] *n* Gaumensegellähmung *f.*
staph·y·lop·to·sia [stæfıləp'təʊsıə] *n* → staphylodialysis.
staph·y·lop·to·sis [stæfıləʊ'təʊsıs] *n* → staphylodialysis.
staph·y·lor·rha·phy [stæfı'lɔrəfı] *n* Gaumennaht *f*, Uranorrhaphie *f*, Staphylorrhaphie *f.*
staph·y·los·chi·sis [stæfı'lɑskəsıs] *n* Staphyloschisis *f.*
staph·y·lot·o·my [stæfı'lɑtəmı] *n* Uvulotomie *f*, Staphylotomie *f.*
staph·y·lo·tox·in [stæfılə'tɑksın] *n* Staphylotoxin *nt.*
sta·ple ['steıpl] **I** *n* **1.** Klammer *f*; Krampe *f.* **2.** Heftdraht *m*, Heftklammer *f.* **II** *vt* heften, klammern.
  skin staple Hautklammer *f.*
stap·ler ['steıplər] *n* **1.** *chir.* Klammer(naht)gerät *nt*, Klammer(naht)apparat *m.* **2.** *techn.* Heftmaschine *f.*
sta·pling ['steıplıŋ] *n* Klammern *nt.*
starch [stɑrtʃ] **I** *n* **1.** Stärke *f*; Stärkemehl *nt*; *chem.* Amylum *nt.* **2.** **starches** *pl* stärkereiche Nahrung *f.* **II** *vt* stärken, mit Stärke behandeln.
  animal starch Glykogen *nt*, tierische/animalische Stärke *f.*
  starch phosphorylase Stärkephosphorylase *f*, Glykogenphosphorylase *f.*
star·va·tion [stɑr'veıʃn] *n* **1.** Hungern *nt.* **2.** Hungertod *m*, Verhungern *nt.*
starve [stɑrv] **I** *vt* hungern lassen. **be starved** Hunger leiden, ausgehungert sein. **II** *vi* hungern, Hunger leiden. **starve to death** verhungern.
sta·sis ['steısıs] *n, pl* **sta·ses** ['steısi:z] Stauung *f*, Stockung *f*, Stillstand *f*, Stase *f*, Stasis *f.*
state [steıt] *n* **1.** Zustand *m*; Status *m.* **in a solid/liquid state** im festen/flüssigen Zustand. **in a good/bad state** in gutem/schlechtem Zustand. **2.** Lage *f*, Stand *m*, Situation *f.* **3.** (Familien-)Stand *m.* **4.** Stadium *m.*
  acute confusional state Delirium *nt*, Delir *nt.*
  analgesic state (*Narkose*) Analg(es)iestadium *nt*, analgetisches Stadium *nt.*
  anesthesia state Vollnarkose *f*, Allgemeinnarkose *f*, Vollanästhesie *f*, Allgemeinanästhesie *f*, *inf.* Narkose *f.*
  carrier state *micro.* (Über-)Träger *m*, Infektionsträger *m*, Keimträger *m*, Vektor *m*; Carrier *m.*
  epileptic state Status epilepticus.
  state of health Gesundheitszustand *m.*
  nutritional state Ernährungszustand *m*, Ernährungslage *f.*
stat·ic ['stætık] *adj* (still-, fest-)stehend, ruhend, unbewegt; gleichbleibend, statisch.

stat·ics ['stætıks] *pl* Statik *f.*
sta·tion·ar·y ['steıʃə,nerı:] *adj* **1.** ortsfest, (fest-, still-)stehend, stationär. **2.** gleichbleibend, unverändert bleibend, stagnierend, stationär.
stat·o·sphere ['stætəsfıər] *n* Zentroplasma *nt*, Zentrosphäre *f.*
sta·tus ['steıtəs, 'stætəs] *n* Zustand *m*, Lage *f*, Situation *f*, Stand *m* (der Dinge), Status *m.*
  clinical status klinischer Status *m.*
  coagulation status *lab.* Gerinnungsstatus *m.*
  personal status Familienstand *m*, Personenstand *m.*
  physical status Allgemeinzustand *m*, Status *m.*
stax·is ['stæksıs] *n* (Sicker-)Blutung *f*, Staxis *f.*
stead·y ['stedı] *adj* **1.** unveränderlich, gleichmäßig, gleichbleibend, stet(ig), beständig. **2.** (*Hand*) ruhig, sicher. **3.** (stand-)fest, stabil. **4.** gewohnheitsmäßig, regelmäßig.
steam [sti:m] **I** *n* (Wasser-)Dampf *m.* **II** *vt* dämpfen, dünsten; (*Gas*) ausströmen. **III** *vi* dampfen; verdampfen.
ste·a·rin ['stıərın] *n* Stearin *nt.*
ste·ar·rhea [stıə'rıə] *n* → steatorrhea.
ste·a·ti·tis [stıə'taıtıs] *n* Fettgewebsentzündung *f*, Steatitis *f.*
ste·a·to·cys·to·ma [stıətəsıs'təʊmə] *n* **1.** Steatocystoma *nt.* **2.** falsches Atherom *nt*, Follikelzyste *f*, Ölzyste *f*, Talgretentionszyste *f*, Sebozystom *nt*, Steatom *nt.*
ste·a·tog·e·nous [stıə'tɑdʒənəs] *adj* fettbildend, fettproduzierend, lipogen.
ste·a·to·ma [stıə'təʊmə] *n, pl* **ste·a·to·mas, ste·a·to·ma·ta** [stıə'təʊmətə] **1.** Fett(gewebs)geschwulst *f*, Fett(gewebs)tumor *m*, Lipom(a) *nt.* **2.** falsches Atherom *nt*, Follikelzyste *f*, Ölzyste *f*, Talgretentionszyste *f*, Sebozystom *nt*, Steatom *nt.*
ste·a·tor·rhea [stıətə'rıə] *n* Fettdurchfall *m*, Steatorrhoe *f*, Steatorrhö *f*, Stearrhoe *f.*
ste·a·to·sis [stıə'təʊsıs] *n, pl* **ste·a·to·ses** [stıə'təʊsi:z] **1.** Verfettung *f*, Fettsucht *f*, Adipositas *f*, Steatosis *f.* **2.** degenerative Verfettung *f*, fettige Degeneration *f*, Degeneratio adiposa.
stel·lite ['stelaıt] *n* Kobalt-Chrom-Legierung *f*, Cobalt-Chrom-Legierung *f*, Chrom-Kobalt-Legierung *f*, Chrom-Cobalt-Legierung *f.*
stem [stem] **I** *n* Stamm *m*, Stengel *m*, Stiel *m.* **II** *vt* aufhalten; eindämmen; zum Stillstand bringen; (*Blutung*) stillen. **III** *vi* stammen, (her-)kommen (*from* von).
  brain stem Hirnstamm *m*, Truncus cerebri/encephali.
  stem of epiglottis Epiglottisstiel *m*, Petiolus *m* (epiglottidis).
  infundibular stem Hypophysenstiel *m*, Infundibulum hypothalami.
sten·o·car·dia [stenə'kɑ:rdıə] *n card.* Stenokardie *f*, Angina pectoris.
sten·o·ce·pha·lia [stenəsı'feılıə] *n* → stenocephaly.
sten·o·ceph·a·ly [stenə'sefəlı] *n embryo.* Stenokephalie *f*, Stenocephalie *f*, Kraniostenose *f.*
sten·o·pe·ic [stenə'pi:ık] *adj* stenopäisch.
ste·nos·ing [stı'nəʊsıŋ] *adj* stenosierend.
ste·no·sis [stı'nəʊsıs] *n* Einengung *f*, Verengung *f*, Enge *f*, Stenose *f*, Stenosis *f.*
  aortic stenosis 1. Aortenstenose *f.* **2.** Aortenklappenstenose *f*, valvuläre Aortenstenose *f.*
  aortic isthmus stenosis Aortenisthmusstenose *f*, Coarctatio aortae.
  esophageal stenosis Speiseröhrenverengerung *f*, Ösophagusstenose *f*, Ösophagostenose *f.*
  esophagus stenosis → esophageal stenosis.
  isthmus stenosis → aortic isthmus stenosis.
  mitral stenosis Mitral(klappen)stenose *f.*
  pyloric stenosis Magenausgangsstenose *f*, Pylorusstenose *f.*
  tricuspid stenosis Trikuspidal(klappen)stenose *f.*
sten·o·sto·mia [stenəʊ'stəʊmıə] *n* Mundverengung *f*, Stenostomie *f.*
ste·not·ic [stı'nɑtık] *adj* Stenose betr., durch Stenose gekennzeichnet, stenotisch.
step·broth·er ['stepbrʌðər] *n* Stiefbruder *m.*
step·daugh·ter ['stepdɔ:tər] *n* Stieftochter *f.*
step·fa·ther ['stepfɑ:ðər] *n* Stiefvater *m.*
step·moth·er ['step,mʌðər] *n* Stiefmutter *f.*
ster·co·bi·lin [stɜrkəʊ'baılın] *n* Sterkobilin *nt*, Stercobilin *nt.*
ster·co·lith ['stɜrkəʊlıθ] *n* Kotstein *m*, Koprolith *m.*
ster·co·ro·ma [stɜrkəʊ'rəʊmə] *n* Kotgeschwulst *f*, Fäkalom *nt*, Koprom *nt*, Sterkorom *nt.*
stereo- *pref.* **1.** starr, fest, stereo-. **2.** räumlich, körperlich, Raum-, Körper-, Stereo-.
ster·e·o·ag·no·sis [steriæg'nəʊsıs] *n neuro.* taktile Agnosie *f*, Tastlähmung *f*, Stereoagnosie *f*, Astereognosie *f.*
ster·e·o·aus·cul·ta·tion [sterıəˌɔ:skəl'teıʃn, stıər-] *n* Stereoauskultation *f.*

ster·e·o·fluo·ros·co·py [ˌsterɪəfluə'rɒskəpɪ, ˌstɪər-] *n radiol.* stereoskopische Fluoroskopie *f*.
ster·e·o·gram ['sterɪəgræm] *n radiol.* stereokopische Aufnahme *f*, Stereogramm *nt*, Stereoaufnahme *f*.
ster·e·om·e·try [sterɪ'ɒmətrɪ, stɪər-] *n* Stereometrie *f*.
ster·e·o·ra·di·og·ra·phy [ˌsterɪəˌreɪdɪ'ɒgrəfɪ, ˌstɪər-] *n* Stereoradiographie *f*, Röntgenstereographie *f*.
ster·e·o·roent·gen·og·ra·phy [ˌsterɪəˌrentgə'nɒgrəfɪ, ˌstɪər-] *n* → stereoradiography.
ster·e·o·scope ['sterɪəskəʊp, 'stɪər-] *n* Stereoskop *nt*.
ster·e·o·scop·ic [ˌsterɪə'skɒpɪk, ˌstɪər-] *adj* **1.** räumlich wirkend *od.* sehend, stereoskopisch. **2.** Stereoskop *od.* Stereoskopie betr., stereoskopisch.
ster·e·os·co·py [ˌsterɪ'ɒskəpɪ, ˌstɪər-] *n* Stereoskopie *f*.
ster·e·o·ski·ag·ra·phy [ˌsterɪəʊskaɪ'ægrəfɪ] *n* → stereoradiography.
ster·e·o·tac·tic [ˌsterɪə'tæktɪk, ˌstɪər-] *adj* stereotaktisch.
Ste·rig·ma·to·cys·tis [stəˌrɪgmətə'sɪstɪs] *n* Kolbenschimmel *m*, Gießkannenschimmel *m*, Aspergillus *m*.
Ste·rig·mo·cys·tis [stəˌrɪgmə'sɪstɪs] *n* → Sterigmatocystis.
ster·ile ['sterɪl · -aɪl] *adj* **1.** *hyg.* keimfrei, steril; aseptisch. **2.** unfruchtbar, steril, infertil.
ste·ril·i·ty [stə'rɪlətɪ] *n* **1.** *hyg.* Keimfreiheit *f*, Sterilität *f*; Asepsis *f*. **2.** Unfruchtbarkeit *f*, Sterilität *f*.
ster·il·i·za·tion [ˌsterɪlə'zeɪʃn] *n* **1.** *hyg.* Entkeimung *f*, Sterilisierung *f*, Sterilisation *f*. **2.** *gyn., urol.* Sterilisation *f*, Sterilisierung *f*.
  chemical sterilization chemische Sterilisation *f*, Sterilisation *f* durch Chemikalien.
  heat sterilization Hitzesterilisation *f*.
  moist heat sterilization Dampfsterilisation *f*.
  root canal sterilization Wurzelkanaldesinfektion *f*.
  steam sterilization Dampfsterilisation *f*.
ster·il·ize ['sterɪlaɪz] *vt* **1.** *hyg.* entkeimen, keimfrei machen, sterilisieren. **2.** *gyn., urol.* unfruchtbar machen, sterilisieren.
ster·il·iz·er ['sterɪlaɪzər] *n* Sterilisator *m*, Sterilisierapparat *m*.
ster·nal ['stɜrnl] *adj* Brustbein/Sternum betr., sternal, Sternum-, Brustbein-.
ster·no·clei·do·mas·to·id·e·us [ˌstɜrnəʊˌklaɪdəʊmæs'tɔɪdɪəs] *n* Sternokleidomastoideus *m*, Musculus sternocleidomastoideus.
ster·no·dyn·ia [ˌstɜrnə'dɪnɪə] *n* **1.** Brustbeinschmerz *m*, Sternodynie *f*, Sternalgie *f*. **2.** *card.* Stenokardie *f*, Angina pectoris.
ster·no·hy·oi·de·us [ˌstɜrnəʊhaɪ'ɔɪdɪəs] *n* Sternohyoideus *m*, Musculus sternohyoideus.
ster·no·thy·re·oi·de·us [ˌstɜrnəʊθaɪrɪ'ɔɪdɪəs] *n* Sternothyr(e)oideus *m*, Musculus sternothyr(e)oideus.
ster·num ['stɜrnəm] *n* Brustbein *nt*, Sternum *nt*.
ste·roid ['stɪərɔɪd, 'ster-] *n* Steroid *nt*.
ste·rol ['stɪərɒl, 'ster-] *n* Sterin *nt*, Sterol *nt*.
ster·tor ['stɜrtər] *n* röchelnde/stertoröse Atmung *f*, Stertor *m*; Schnarchen *nt*.
ster·to·rous ['stɜrtərəs] *adj* röchelnd, stertorös.
steth·al·gia [steθ'ældʒ(ɪ)ə] *n* Brustschmerz(en *pl*) *m*, Brustkorbschmerz(en *pl*) *m*, Brustwandschmerz(en *pl*) *m*.
stetho- *pref.* Brust-, Brustkorb-, Steth(o)-.
steth·og·ra·phy [steθ'ɒgrəfɪ] *n* **1.** *ortho.* Stethographie *f*. **2.** Phonokardiographie *f*.
steth·o·scope ['steθəskəʊp] *n* Stethoskop *nt*.
steth·o·scop·ic [ˌsteθə'skɒpɪk] *adj* Stethoskop betr., mittels Stethoskop, stethoskopisch.
stib·i·al·ism ['stɪbɪəlɪzəm] *n* Antimonvergiftung *f*, Stibialismus *m*, Stibismus *m*.
stig·ma ['stɪgmə] *n, pl* **stig·mas, stig·ma·ta** ['stɪgmətə, stɪg'mætə] **1.** (Kenn-)Zeichen *nt*, Mal *nt*, Stigma *nt*. **2.** (typisches) Merkmal *nt*, (Kenn-)Zeichen *nt*, Symptom *nt*, Stigma *nt*.
stil·bene ['stɪlbiːn] *n* Stilben *nt*.
sti·let ['staɪlɪt, stɪ'let] *n* → stylet.
sti·lette ['staɪlɪt, stɪ'let] *n* → stylet.
stim·u·lant ['stɪmjələnt] **I** *n* **1.** Anregungsmittel *nt*, Reizmitel *nt*, Aufputschmittel *nt*, Stimulans *m*. **2.** Anreiz *m*, Antrieb *m*, Anregung *f*, Stimulanz *f*. **II** *adj* → stimulating.
stim·u·lat·ing ['stɪmjəleɪtɪŋ] *adj* anregend, (an-)reizend, belebend, aufputschend, stimulierend, Reiz-.
stim·u·la·tion [ˌstɪmjə'leɪʃn] *n* **1.** Anregung *f*, Belebung *f*, Anreiz *m*, Antrieb *m*, Stimulation *f*, Stimulieren *nt*. **2.** *physiol.* Reiz *m*, Reizung *f*, Stimulation *f*.
  gingival stimulation Zahnfleischmassage *f*.
  thermal stimulation thermischer Vitalitätstest *m*.
  Bimler stimulator Bimler-Gebißformer *m*, Gebißformer *m*.
  electric nerve stimulator elektrischer Nervenstimulator *m*, elektrischer Stimulator *m*.
  Hilger facial nerve stimulator Hilger-Fazialisstimulator *m*.
  interdental stimulator Interdentalstimulator *m*.
stim·u·lus ['stɪmjələs] *n, pl* **stim·u·li** ['stɪmjəlaɪ, 'stɪmjəliː] **1.** *physiol.* Reiz *m*, Stimulus *m*. **2.** Anreiz *m*, Ansporn *m*. **3.** Anregungsmittel *nt*, Reizmittel *nt*, Aufputschmittel *nt*, Stimulans *nt*.
  adequate stimulus adäquater Reiz *m*.
  chemical stimulus chemischer Reiz *m*.
  heterologous stimulus heterologer Reiz *m*.
  heterotopic stimulus heterotoper Reiz *m*.
  inadequate stimulus → subliminal stimulus.
  liminal stimulus Grenzreiz *m*, Schwellenreiz *m*.
  pain stimulus Schmerzreiz *m*.
  subliminal stimulus unterschwelliger Reiz *m*.
  subthreshold stimulus → subliminal stimulus.
  thermal stimulus thermischer Reiz *m*.
  threshold stimulus → liminal stimulus.
sting [stɪŋ] (*v* stung; stung) **I** *n* **1.** Stachel *m*. **2.** Stich *m*, Biß *m*. **II** *vt* **3.** stechen; beißen, brennen. **4.** brennen, wehtun, peinigen. **III** *vi* stechen; brennen, beißen; schmerzen, wehtun.
stip·pling ['stɪplɪŋ] *n* **1.** Tüpfelung *f*, Punktierung *f*. **2.** *ophthal.* Pfeffer-Salz-Fundus *m*.
  gingival stippling Zahnfleischtüpfelung *f*, Stippling *nt*.
stir·rup ['stɜrəp, 'stɪr-] *n anat.* Steigbügel *m*, Stapes *m*.
stitch [stɪtʃ] **I** *n* **1.** Stich *m*, Naht *f*. **2.** Stich(art *f*) *m*. **3.** (*Schmerz*) Stich *m*, Stechen *nt*. **II** *vt* nähen.
stitch up *vt* vernähen, zusammennähen.
sto·ma ['stəʊmə] *n, pl* **sto·mas, sto·ma·ta** ['stəʊmətə, stəʊ'matə] **1.** *anat.* Öffnung *f*, Mund *m*, Stoma *nt*. **2.** *chir.* künstliche Öffnung *f od.* künstlicher Ausgang *m* eines Hohlorgans, Stoma *nt*. **3.** *patho.* Fistelöffnung *f*, Stoma *nt*.
stom·ach ['stʌmək] *n* **1.** Magen *m*; *anat.* Gaster *f*, Ventriculus *m*. **on an empty stomach** auf leeren/nüchternen Magen. **on a full stomach** mit vollem Magen. **2.** Bauch *m*.
sto·ma·de·um [ˌstəʊmə'dɪəm] *n* → stomodeum.
sto·mal ['stəʊməl] *adj* Stoma betr., Mund-, Stoma-.
sto·ma·tal ['stəʊmətəl, 'stəʊm-] *adj* → stomal.
sto·ma·tal·gia [ˌstəʊmə'tældʒ(ɪ)ə] *n* Schmerzen *pl* im Mund, Stomatalgie *f*, Stomatodynie *f*.
sto·mat·ic [stə'mætɪk] *adj* Mund betr., oral, Mund-, Stomat(o)-.
sto·ma·ti·tis [ˌstəʊmə'taɪtɪs] *n* Mundschleimhautentzündung *f*, Stomatitis *f*.
  acute streptococcal stomatitis akute Streptokokkenstomatitis *f*.
  acute ulcerative stomatitis akute ulzerierende Stomatitis *f*.
  angular stomatitis Perlèche *f*, Faulecken *pl*, Mundwinkelcheilitis *f*, Mundwinkelrhagaden *pl*, Angulus infectiosus oris/candidamycetica, Cheilitis/Stomatitis angularis.
  aphthobulbous stomatitis → epidemic stomatitis.
  aphthous stomatitis 1. → herpetic stomatitis. **2.** rezidivierende aphthöse Stomatitis *f*.
  bismuth stomatitis Wismutstomatitis *f*, Stomatitis bismutica.
  contact stomatitis Kontaktstomatitis *f*, kontaktallergische Stomatitis *f*.
  contact allergic stomatitis → contact stomatitis.
  denture stomatitis Prothesenstomatitis *f*, Prothesenstomatopathie *f*.
  epidemic stomatitis (echte) Maul- u. Klauenseuche *f*, Febris aphthosa, Stomatitis epidemica, Aphthosis epizootica.
  epizootic stomatitis → epidemic stomatitis.
  fusospirillary stomatitis Plaut-Vincent-Angina *f*, Vincent-Angina *f*, Fusospirillose *f*, Fusospirochätose *f*, Angina ulcerosa/ulceromembranacea.
  fusospirochetal stomatitis → fusospirillary stomatitis.
  gangrenous stomatitis Wangenbrand *m*, Wasserkrebs *m*, Noma *f*, Stomatitis gangraenosa.
  herpetic stomatitis aphthöse Stomatitis *f*, Mundfäule *f*, Gingivostomatitis/Stomatitis herpetica.
  mercurial stomatitis Stomatitis *f* bei Quecksilbervergiftung, Stomatitis mercurialis.
  nicotine stomatitis Nikotinstomatitis *f*, Raucherleukokeratose *f*, Stomatitis nicotina.
  nicotinic stomatitis → nicotine stomatitis.
  nonspecific stomatitis unspezifische Stomatitis *f*.
  Plaut-Vincent stomatitis → fusospirillary stomatitis.
  putrid stomatitis → fusospirillary stomatitis.
  recurrent herpetic stomatitis rezidivierende Herpesstomatitis *f*.
  ulceromembranous stomatitis Stomatitis ulceromembranacea.
  vesicular stomatitis → herpetic stomatitis.
  vulcanite stomatitis Vulkanitstomatitis *f*.
stomato- *pref.* Mund-, Stomat(o)-.
sto·ma·to·cyte ['stəʊmətəsaɪt] *n hema.* Stomatozyt *m*.

sto·ma·to·cy·to·sis [ˌstəʊmətəsaɪ'təʊsɪs] *n hema.* Stomatozytose *f.*
sto·ma·to·de·um [ˌstəʊmətə'dɪəm] *n* → stomodeum.
sto·ma·to·dy·nia [ˌstəʊmətə'diːnɪə] *n* → stomatalgia.
sto·ma·to·dys·o·dia [ˌstəʊmətədɪs'əʊdɪə] *n* Mundgeruch *m,* Atemgeruch *m,* Kakostomie *f,* Halitose *f,* Foetor ex ore.
sto·ma·tog·na[·th·ic [ˌstəʊmətə'næθɪk] *adj* stomatognath.
sto·ma·tog·ra·phy [stəʊmə'tɑɡrəfɪ] *n* Stomatographie *f.*
sto·ma·to·la·lia [ˌstəʊmətə'leɪlɪə] *n* Stomatolalie *f.*
sto·ma·tol·o·gy [ˌstəʊmə'tɑlədʒɪ] *n* Stomatologie *f.*
sto·ma·to·me·nia [ˌstəʊmətə'miːnɪə] *n* Stomatomenie *f.*
sto·ma·to·my·co·sis [ˌstəʊmətəmaɪ'kəʊsɪs] *n* pilzbedingte Stomatitis *f,* Stomatitis mycotica, Stomatomykose *f,* Stomatomykosis *f,* Stomatomycosis *f.*
sto·ma·to·ne·cro·sis [ˌstəʊmətənɪ'krəʊsɪs] *n* → stomatonoma.
sto·ma·to·no·ma [ˌstəʊmətə'nəʊmə] *n* Noma *f,* Wangenbrand *m,* Wasserkrebs *m,* infektiöse Gangrän *f* des Mundes, Cancer aquaticus, Chancrum oris, Stomatitis gangraenosa.
sto·ma·top·a·thy [ˌstəʊmə'tɒpəθɪ] *n* Munderkrankung *f,* Stomatopathie *f.*
sto·ma·to·plas·ty ['stəʊmətəplæstɪ] *n* Mundplastik *f,* Stomatoplastik *f.*
sto·ma·tor·rha·gia [ˌstəʊmətə'reɪdʒ(ɪ)ə] *n* Blutung *f* aus dem Mund, Stomatorrhagie *f.*
sto·ma·tos·chi·sis [ˌstəʊmə'tɑskəsɪs] *n* Lippenspalte *f,* Mundspalte *f,* Hasenscharte *f,* Stomatoschisis *f.*
sto·mat·o·scope [stəʊ'mætəskəʊp] *n* Stomatoskop *nt.*
sto·mi·on ['stəʊmɪən] *n* Stomion *nt.*
sto·mo·de·um [ˌstəʊməʊ'dɪəm] *n, pl* **sto·mo·de·ums, sto·mo·dea** [ˌstəʊməʊ'dɪə] *embryo.* Mundbucht *f,* Mundnische *f,* Stoma(to)deum *nt.*
sto·mos·chi·sis [stəʊ'mɑskəsɪs] *n* → stomatoschisis.
stone [stəʊn] **I** *n* **1.** Stein *m.* **2.** *patho.* Stein *m,* Calculus *m.* **II** *adj* steinern, Stein-.
  dental stone Zahnstein *m,* Odontolith *m,* Calculus dentalis, Calculus dentis.
  diamond stone Diamant *m,* Diamantinstrument *nt,* Diamantwerkzeug *nt,* Diamantschleifer *m.*
  nasal stone Nasenstein *m,* Rhinolith *m.*
  pulp stone Dentikel *m,* echter Pulpastein *m,* Pulpaknoten *m.*
  pulp stone Pulpastein *m.*
  salivary stone Speichelstein *m,* Sialolith *m.*
  skin stones Hautkalzinose *f,* Calcinosis cutis.
  tear stone Tränenstein *m,* Dakryolith *m.*
stool [stuːl] *n* **1.** Kot *m,* Fäkalien *pl,* Faeces *pl.* **2.** Hocker *m,* Stuhl *m,* Schemel *m.*
  bloody stool Blutstuhl *m,* blutiger Stuhl *m;* Hämatochezie *f.*
  tarry stool Teerstuhl *m,* Meläna *f,* Melaena *f.*
stop [stɒp] **I** *n* **1.** Stillstand *m,* Ende *nt;* Stoppen *nt.* **2.** Hemmnis *nt,* Sperre *f,* Hindernis *nt.* **II** *vt* **3.** aufhören (*doing* zu tun). **4.** zum Halten/Stillstand bringen, stoppen, anhalten, aufhalten, abstellen,; einstellen; blockieren, hemmen. **5.** zustopfen, verstopfen; (*Zahn*) plombieren, füllen; (*Blut*) stillen; (*Gefäß*) verschließen. **6.** unterbrechen. **III** *vi* (an-)halten, stoppen, stehenbleiben; aufhören; (*Puls*) ausbleiben.
  centric stop Kontaktfläche *f,* Berührungsfläche *f,* Approximalfläche *f,* Facies contactus dentis.
stop·page ['stɒpɪdʒ] *n* **1.** Stillstand *m,* (An-)Halten *nt,* Unterbrechen *nt.* **2.** Verstopfung *f,* Stau(ung *f*) *m,* Stockung *f;* Hemmung *f.*
stop·per ['stɒpər] **I** *n* Stopfer *m,* Pfropf(en *m*) *m,* Stöpsel *m.* **II** *vt* zustöpseln, verstöpseln, verstopfen.
stop·ping ['stɒpɪŋ] *n* Plombieren *nt;* Plombe *f,* Füllung *f.*
stor·age ['stɔːrɪdʒ, 'stəʊr-] *n* **1.** Lagern *nt,* Speichern *nt,* (Ein-)Lagerung *f,* Speicherung *f.* **2.** Depot *nt,* Speicher *m.*
stra·bis·mal [strə'bɪzməl] *adj* → strabismic.
stra·bis·mic [strə'bɪzmɪk] *adj* Schielen/Strabismus betr., schielend, Schiel-.
stra·bis·mus [strə'bɪzməs] *n* Schielen *nt,* Strabismus *m.*
strain [streɪn] **I** *n* **1.** (*Muskel, Sehne*) Zerrung *f,* (Über-)Dehnung *f;* (*Herz, Auge*) Überanstrengung *f.* **2.** Anstrengung *f,* Anspannung *f;* Strapaze *f,* Beanspruchung *f,* Belastung *f* (*on* für). **put/place a strain on** beanspruchen, belasten. **3.** *techn.* Spannung *f,* Belastung *f,* Beanspruchung *f,* Druck *m,* Zug *m.* **II** *vt* **4.** (*Muskel*) zerren, überdehnen; (*Herz, Augen*) überanstrengen; (*Handgelenk*) verrenken, verstauchen. **5.** belasten, strapazieren. **6.** (an-)spannen, (an-)ziehen; *techn.* deformieren, verformen. **7.** (durch-)seihen, (-)sieben, passieren; filtern, filtrieren. **8.** (fest) drücken *od.* pressen. **III** *vi* **9.** s. anstrengen (*to do* zu tun); s. bemühen, s. abmühen. **10.** s. (an-)spannen; zerren, ziehen. **11.** *techn.* s. verziehen, s. verformen. **12.** (*Flüs-*

sigkeit) durchlaufen, durchtropfen, durchsickern. **13.** pressen, drücken (*beim Stuhlgang*).
  bending strain *phys.* Biegedruck *m,* Biegebeanspruchung *f,* Biegespannung *f.*
stran·gal·es·the·sia [ˌstræŋɡæles'θiːʒ(ɪ)ə] *n neuro.* Gürtelgefühl *nt,* Zonästhesie *f.*
stran·gle ['stræŋɡl] **I** *vt* erwürgen, erdrosseln, strangulieren. **II** *vi* ersticken.
stran·gu·late ['stræŋɡjəleɪt] *vt* **1.** *chir.* abbinden, abschnüren. **2.** erwürgen, erdrosseln, strangulieren.
stran·gu·la·tion [ˌstræŋɡjə'leɪʃn] *n* **1.** Erdrosselung *f,* Strangulierung *f,* Strangulation *f.* **2.** *chir.* Abschnürung *f,* Abbindung *f,* Strangulation *f.*
strap [stræp] **I** *n* (Anschnall-)Riemen *m,* (Anschnall-)Gurt *m,* Band *nt.* **II** *vt* **1.** festschnallen, anschnallen (*to* an); umschnallen. **2.** (*Wunde*) mit Heftpflaster versorgen.
  strap up *vt* einen Heftpflasterverband anlegen.
  lingual strap Zungenschild *nt.*
strap·ping ['stræpɪŋ] *n* (Heft-)Pflasterverband *m.*
strat·i·fied ['strætɪfaɪd] *adj histol.* mehrschichtig, geschichtet, schichtförmig.
strat·i·gram ['strætəɡræm] *n radiol.* Schichtaufnahme *f,* Tomogramm *nt.*
stra·tig·ra·phy [strə'tɪɡrəfɪ] *n radiol.* Schichtaufnahmetechnik *f,* Schichtaufnahmeverfahren *f,* Tomographie *f.*
stra·tum ['streɪtəm, 'strætəm, 'strɑtəm] *n, pl* **stra·tums, stra·ta** ['streɪtə, 'strætə, 'strɑtə] *anat.* Lage *f,* Schicht *f,* Stratum *nt.*
streak [striːk] **I** *n* **1.** Strich *m,* Streifen *m;* (Licht-)Strahl *m.* **2.** Lage *f,* Schicht *f.* **3.** *micro.* Aufstrichimpfung *f.* **4.** *chem.* Schliere *f.* **II** *vt micro.* (*Kultur*) strichen, ausstreichen.
  primitive streak *embryo.* Primitivstreifen *m.*
stream [striːm] **I** *n* Strom *m,* Strömung *f; fig.* Strömung *f,* Tendenz *f.* **II** *vt* ausströmen, verströmen. **III** *vi* strömen, fließen, rinnen; triefen (*with* vor); (*Augen*) tränen.
  blood stream Blutstrom *m,* Blutkreislauf *m.*
strength [streŋθ, -ŋkθ] *n* **1.** Kraft *f,* Stärke *f;* Festigkeit *f,* Stabilität *f.* **2.** *phys.* (Strom-)Stärke *f;* Wirkungsgrad *m.* **3.** (Säure-)Stärke *f;* (*Lösung*) Konzentration *f.*
  breaking strength Bruchfestigkeit *f,* Reißfestigkeit *f.*
  compressive strength Druckfestigkeit *f.*
  ionic strength Ionenstärke *f.*
  muscular strength Muskelkraft *f,* Muskelstärke *f.*
  tensile strength Zugfestigkeit *f,* Dehnfestigkeit *f.*
strength·en ['streŋθn, -ŋkθn] **I** *vt* stark machen, (ver-)stärken; verbessern; Kraft geben, kräftigen; festigen. **II** *vi* s. verstärken, stark *od.* stärker werden, erstarken.
strength·en·ing ['streŋθnɪŋ, -ŋkθ-] **I** *n* **1.** Stärkung *f,* Kräftigung *f.* **2.** Verstärkung *f.* **II** *adj* **3.** stärkend, kräftigend. **4.** verstärkend, Verstärkungs-.
strep·i·tus ['strepɪtəs] *n* (Auskultations-)Geräusch *nt,* Strepitus *m.*
strepto- *pref.* Strept(o)-.
strep·to·coc·ce·mia [ˌstreptəʊkɒk'siːmɪə] *n* Streptokokkensepsis *f,* Streptokokkämie *f.*
strep·to·coc·col·y·sin [ˌstreptəʊkə'kɒləsɪn] *n* → streptolysin.
strep·to·coc·co·sis [ˌstreptəʊkə'kəʊsɪs] *n* Streptokokkeninfektion *f,* Streptokokkose *f.*
Strep·to·coc·cus [ˌstreptəʊ'kɒkəs] *n micro.* Streptococcus *m.*
  Streptococcus pneumoniae Fränkel-Pneumokokkus *m,* Pneumokokkus *m,* Pneumococcus *m,* Streptococcus/Diplococcus pneumoniae.
  Streptococcus viridans Streptococcus viridans, vergrünende/viridans Streptokokken *pl.*
strep·to·coc·cus [ˌstreptəʊ'kɒkəs] *n, pl* **strep·to·coc·ci** [ˌstreptəʊ'kɒkaɪ, 'kɒkiː, - 'kɒksaɪ] *micro.* Streptokokke *f,* Streptokokkus *m,* Streptococcus *m.*
  alpha-hemolytic streptococci alphahämolytische Streptokokken *pl.*
  beta-hemolytic streptococci β-hämolytische/beta-hämolytische Streptokokken *pl.*
  group A streptococci A-Streptokokken *pl,* Streptokokken *pl* der Gruppe A, Streptococcus pyogenes/haemolyticus/erysipelatis.
  group N streptococci N-Streptokokken *pl,* Streptokokken *pl* der Gruppe N.
  nonhemolytic streptococci gamma-hämolytische/nicht-hämolysierende Streptokokken *pl.*
  viridans streptococci vergrünende Streptokokken *pl,* Viridans-Streptokokken *pl,* Streptococcus viridans.
strep·to·dor·nase [ˌstreptəʊ'dɔːrneɪs] *n* Streptodornase *f,* Streptokokken-Desoxyribonuclease *f.*
strep·to·he·mol·y·sin [ˌstreptəʊhɪ'mɒləsɪn] *n* → streptolysin.

strep·to·ki·nase [ˌstreptəʊˈkaɪneɪz, -ˈkɪ-] *n* Streptokinase *f*.
strep·tol·y·sin [strepˈtɒləsɪn] *n* Streptolysin *nt*.
Strep·to·my·ces [ˌstreptəˈmaɪsiːz] *n micro.* Streptomyces *m*.
strep·to·my·cete [ˌstreptəʊˈmaɪsiːt] *n micro.* Streptomyzet *m*.
strep·to·my·cin [ˌstreptəʊˈmaɪsɪn] *n pharm.* Streptomycin *m*.
strep·to·my·co·sis [ˌstreptəʊmaɪˈkəʊsɪs] *n* Streptomyces-Infektion *f*, Streptomykose *f*.
stress [stres] **I** *n* **1.** *fig.* (seelische) Belastung *f*, Anspannung *f*, Druck *m*, Streß *m*, Überlastung *f*. **2.** *phys., techn.* Beanspruchung *f*, Belastung *f*. **3.** Betonung *f*, Ton *m*; Akzent *m*. **II** *vt* **4.** *fig.* (seelisch) belasten, stressen, überlasten. **5.** *phys., techn.* beanspruchen, belasten. **6.** betonen.
  axial stress axiale Belastung *f*.
  bending stress Biegedruck *m*, Biegebeanspruchung *f*, Biegespannung *f*.
  compressive stress Druckspannung *f*; Druckkraft *f*.
  dynamic stress dynamische Belastung *f*.
  flexural stress → bending stress.
  maximal stress Maximalbelastung *f*.
  static stress statische Belastung *f*.
stress-breaker *n* Streßbreaker *m*.
  hinge stress-breaker Scharnierdruckbrecher *m*, Scharnier-Streßbreaker *m*.
stres·sor [ˈstresər] *n* Streßfaktor *m*, Stressor *m*.
stretch [stretʃ] **I** *n* **1.** (Aus-)Dehnen *nt*, Strecken *nt*. **give o.s. a stretch** s. (aus-)strecken, s. dehnen, s. recken. **2.** Dehnbarkeit *f*, Elastizität *f*. **3.** Anspannung *f*, (Über-)Anstrengung *f*; Strapazierung *f*. **4.** Zeitraum *m*, Zeitspanne *f*; Strecke *f*, Stück *nt*. **II** *adj* dehnbar, Stretch-. **III** *vt* **5.** (aus-)strecken, recken. **stretch o.s. out** s. (aus-)strecken, s. dehnen, s. recken. **6.** spannen (*over* über); straffziehen; (aus-)weiten, strecken, (über-, aus-)dehnen. **7.** (*Nerven, Muskeln*) anspannen. **IV** *vi* s. (aus-)strecken, s. dehnen, s. recken.
stretch·er [ˈstretʃər] *n* (Trag-)Bahre *f*, (Kranken-)Trage *f*.
stri·a [ˈstraɪə] *n, pl* **stri·ae** [ˈstraɪˌiː] **1.** *anat.* Streifen *m*, schmale bandförmige Struktur *f*, Stria *f*. **2.** Streifen *m*, Linie *f*, Furche *f*.
stri·at·ed [ˈstraɪeɪtɪd] *adj* gestreift, streifig, streifenförmig, striär.
stri·a·tion [straɪˈeɪʃn] *n* **1.** Streifen *m*, Furche *f*; Streifenbildung *f*, Furchung *f*. **2.** (*Muskel*) (Quer-)Streifung *f*.
stric·ture [ˈstrɪktʃər] *n* (hochgradige) Verengung *f*, Striktur *f*, Strictum *f*.
  esophageal stricture Speiseröhrenstriktur *f*, Ösophagusstriktur *f*.
stri·dent [ˈstraɪdnt] *adj* **1.** schrill, durchdringend, schneidend, grell. **2.** knirschend, knarrend.
stri·dor [ˈstraɪdər] *n* Stridor *m*.
  stridor dentium Karolyi-Effekt *m*, Leerbißmastikation *f*, Parafunktion *f*, Bruxismus *m*, Kaukrämpfe *pl*.
  laryngeal stridor Stridor laryngealis.
strid·u·lous [ˈstrɪdʒələs] *adj* **1.** in Form eines Stridors, stridorös, stridulös. **2.** schrill, durchdringend, schneidend, grell. **3.** knirschend, knarrend.
strip [strɪp] **I** *n* schmaler Streifen *m*, Strip *m*. **II** *vt chir.* (*Vene*) strippen. **III** *vi* → strip off 2.
  strip off I *vt* abziehen, abstreifen, abschälen, schälen, abkratzen. **II** *vi* **1.** s. ausziehen, s. freimachen. **2.** s. schälen, s. abschälen, s. lösen; s. lockern.
stripe [straɪp] *n* Streifen *m*, Strich *m*, Strieme(n *pl*) *f*.
striped [straɪp(ɪ)t] *adj* streifig, gestreift.
stro·bo·scope [ˈstrəʊbəskəʊp] *n* Stroboskop *nt*.
stro·bos·co·py [strəˈbɒskəpɪ] *n* Stroboskopie *f*.
stroke [strəʊk] *n* **1.** Schlag *m*, Stoß *m*, Hieb *m*. **2.** (Herz-)Schlag *m*. **3.** Gehirnschlag *m*, Hirnschlag *m*, Schlaganfall *m*, apoplektischer Insult *m*, Apoplexie *f*, Apoplexia cerebri.
  apoplectic stroke Schlaganfall *m*, Gehirnschlag *m*, apoplektischer Insult *m*, Apoplexie *f*, Apoplexia (cerebri) *f*.
  heart stroke 1. Herzschlag *m*. **2.** Herzbräune *f*, Stenokardie *f*, Angina pectoris.
  heat stroke Hitzschlag *m*, Thermoplegie *f*.
  sun stroke Sonnenstich *m*, Heliosis *f*.
stro·ma [ˈstrəʊmə] *n, pl* **stro·ma·ta** [ˈstrəʊmətə] **1.** *anat.* (Stütz-)Gerüst *nt* eines Organs, Stroma *nt*. **2.** *hema.* Erythrozytenstroma *nt*. **3.** *patho.* Tumorstroma *nt*.
strong [strɒŋ] *adj* stark, kräftig, scharf (riechend *od.* schmeckend); stabil, solid(e); (*Gesundheit*) kräftig; (*Herz, Nerven*) gut.
stron·gy·li·a·sis [ˌstrɒndʒəˈlaɪəsɪs] *n* → strongylosis.
Stron·gy·loi·des [ˌstrɒndʒəˈlɔɪdiːz] *n micro.* Fadenwurm *m*, Strongyloides *m*.
stron·gy·loi·di·a·sis [ˌstrɒndʒəlɔɪˈdaɪəsɪs] *n* Strongyloides-Infektion *f*, Strongyloidiasis *f*, Strongyloidosis *f*.
stron·gy·lo·sis [ˌstrɒndʒəˈləʊsɪs] *n* Strongylus-Infektion *f*, Strongylosis *f*.

Stron·gy·lus [ˈstrɒndʒələs] *n micro.* Strongylus *m*.
stron·gy·lus [ˈstrɒndʒələs] *n micro.* Palisadenwurm *m*, Strongylus *m*.
stron·ti·um [ˈstrɒnʃ(ɪ)əm] *n* Strontium *nt*.
stroph·o·ceph·a·lus [ˌstrɒfəˈsefələs] *n embryo.* Strophozephalus *m*.
struc·tur·al [ˈstrʌktʃərəl] *adj* Struktur betr., strukturell, baulich, Bau-, Struktur-; morphologisch, Form-.
struc·ture [ˈstrʌktʃər] *n* **I** *n* Struktur *f*, (Auf-)Bau *m*, Gefüge *nt*. **II** *vt* strukturieren, aufbauen, gliedern.
  denture-supporting structure Prothesen-tragende Struktur *f*.
  implant structure Implantatstruktur *f*.
stru·ma [ˈstruːmə] *n, pl* **stru·mae** [ˈstruːmiː, ˈstruːmaɪ] Kropf *m*, Struma *f*.
stru·mi·form [ˈstruːməfɔːrm] *adj* strumaähnlich, strumaförmig.
stru·mi·tis [struːˈmaɪtɪs] *n* **1.** Kropfentzündung *f*, Strumitis *f*. **2.** Schilddrüsenentzündung *f*, Thyr(e)oiditis *f*.
stru·vite [ˈstruːvaɪt] *n* Tripelphosphat *nt*, Magnesium-Ammoniumphosphat *nt*.
stud·y [ˈstʌdɪ] **I** *n, pl* **stud·ies 1.** Studieren *nt*. **2.** (wissenschaftliches) Studium *nt*. **3.** Studie *f*, Untersuchung *f* (*of, in* über). **4.** Studienfach *nt*, Studienobjekt *nt*, Studium *nt*. **5.** Studierzimmer *nt*, Arbeitszimmer *nt*. **II** *vt* studieren; untersuchen, prüfen. **III** *vi* studieren; lernen.
  blinded study *stat.* Blindstudie *f*.
  case study 1. Fallgeschichte *f*, Krankengeschichte *f*. **2.** Fallstudie *f*.
  clinical study 1. klinische Studie *f*. **2. clinical studies** *pl* klinischer Abschnitt *m* des Studiums.
  electrodiagnostic studies Elektrodiagnostik *f*.
stump [stʌmp] *n* **1.** *chir.* (Amputations-)Stumpf *m*. **2.** Stumpf *m*, Stummel *m*.
  nerve stump Nervenstumpf *m*.
  stump of a tooth Zahnstumpf *m*.
stun [stʌn] *vt* betäuben.
stu·pe·fac·tion [ˌst(j)uːpəˈfækʃn] *n* Betäubung *f*, Abstumpfung *f*.
stu·por [ˈst(j)uːpər] *n neuro.* Stupor *m*.
stu·por·ous [ˈst(j)uːpərəs] *adj* Stupor betr., von ihm gekennzeichnet, stuporös.
stut·ter [ˈstʌtər] **I** *n* Stottern *nt*, Balbuties *f*, Dysphemie *f*, Dysarthria/Anarthria syllabaris, Psellismus *m*, Ichnophonie *f*. **II** *vt, vi* stottern.
stut·ter·ing [ˈstʌtərɪŋ] **I** *n* → stutter I. **II** *adj* stotternd; stammelnd.
sty [staɪ] *n, pl* **sties** → stye.
stye [staɪ] *n, pl* **styes** *ophthal.* **1.** Gerstenkorn *nt*, Zilienabszeß *m*, Hordeolum *nt*. **2.** Hordeolum externum.
style [staɪl] *n* → stye.
sty·let [ˈstaɪlɪt] *n* **1.** *chir.* Stilett *nt*. **2.** (kleine) Sonde *f*, Mandrin *m*, Sondenführer *m*.
sty·lette [ˈstaɪlɪt] *n* → stylet.
sty·li·form [ˈstaɪləfɔːrm] *adj* → styloid.
sty·lo·glos·sus [ˌstaɪləʊˈɡlɒsəs, -ˈɡlɒs-] *n* Styloglossus *m*, Musculus styloglossus.
sty·lo·hy·al [ˌstaɪləʊˈhaɪəl] *adj* → stylohyoid.
sty·lo·hy·oid [ˌstaɪləʊˈhaɪɔɪd] *adj* Processus styloideus u. Zungenbein betr., stylohyoid.
sty·lo·hy·oi·de·us [ˌstaɪləʊhaɪˈɔɪdɪəs] *n* Stylohyoideus *m*, Musculus stylohyoideus.
sty·loid [ˈstaɪlɔɪd] *adj* griffelförmig, styloid.
sty·loi·di·tis [ˌstaɪlɔɪˈdaɪtɪs] *n* Entzündung *f* des Processus styloideus, Styloiditis *f*.
sty·lus [ˈstaɪləs] *n, pl* **sty·li** [ˈstaɪlaɪ] **1.** *chir.* Stilett *nt*. **2.** (kleine) Sonde *f*, Mandrin *m*, Sondenführer *m*. **3.** *pharm.* Stift *m*, Stylus *m*.
stype [staɪp] *n* Tampon *m*.
styp·sis [ˈstɪpsɪs] *n* **1.** Blutstillung *f*, Stypsis *f*. **2.** Behandlung *f* mit einem Styptikum.
styp·tic [ˈstɪptɪk] **I** *n* **1.** blutstillendes Mittel *nt*, (Hämo-)Styptikum *nt*. **2.** Adstringens *nt*. **II** *adj* **3.** blutstillend, (hämo-)styptisch. **4.** zusammenziehend, adstringierend.
sty·rene [ˈstaɪriːn] *n* Styrol *nt*, Vinylbenzol *nt*.
sty·rol [ˈstaɪrɒl] *n* → styrene.
sty·ro·lene [ˈstaɪrəliːn] *n* → styrene.
sub- *pref.* Unter-, Sub-; Infra-.
sub·a·cid·i·ty [ˌsʌbəˈsɪdətɪ] *n* verminderter Säuregehalt *m*, Subazidität *f*.
sub·a·cute [ˌsʌbəˈkjuːt] *adj* subakut.
sub·al·i·men·ta·tion [sʌbˌælɪmenˈteɪʃn] *n* Mangelernährung *f*, Hypoalimentation *f*.
sub·cap·su·lar [sʌbˈkæpsələr] *adj* unter einer Kapsel (liegend), subkapsulär.

sub·car·ti·lag·i·nous [ˌsʌbˌkɑːrtəˈlædʒɪnəs] *adj* **1.** unterhalb eines Knorpels (liegend), subchondral, subkartilaginär. **2.** teilweise aus Knorpel bestehend.
sub·chon·dral [sʌbˈkɑndrl] *adj* unter Knorpel (liegend), subchondral.
sub·chron·ic [sʌbˈkrɑnɪk] *adj* subchronisch.
sub·clin·i·cal [sʌbˈklɪnɪkl] *adj* ohne klinische Symptome, subklinisch.
sub·cor·ti·cal [sʌbˈkɔːrtɪkl] *adj* unter der Rinde/dem Kortex (liegend), subkortikal.
sub·cra·ni·al [sʌbˈkreɪnɪəl] *adj* unterhalb des Schädels (liegend), subkranial.
sub·cul·ture [ˈsʌbkʌltʃər] *n* **1.** *micro.* Unterkultur *f,* Nachkultur *f,* Subkultur *f,* Abimpfung *f.* **2.** *micro.* Abimpfen *nt.*
sub·cu·ta·ne·ous [ˌsʌbkjuːˈteɪnɪəs] *adj* unter der Haut (liegend), subkutan, subcutan.
sub·cu·tis [sʌbˈkjuːtɪs] *n* Unterhaut *f,* Subkutis *f,* Tela subcutanea.
sub·den·tal [sʌbˈdentl] *adj* unter einem Zahn (liegend), subdental.
sub·den·ti·no·blas·tic [sʌbˌdentɪnəʊˈblæstɪk] *adj* subodontoblastal.
sub·du·ral [sʌbˈdjʊərəl] *adj* unter der Dura mater (liegend), subdural, Subdural-.
sub·ep·i·the·li·al [ˌsʌbˌepɪˈθiːlɪəl, -jəl] *adj* unter dem Epithel (liegend), subepithelial.
sub·feb·rile [sʌbˈfebrɪl, -ˈfiː-] *adj* leicht fieberhaft, subfebril.
sub·gin·gi·val [sʌbˈdʒɪndʒəvəl] *adj* unter dem Zahnfleisch (liegend), subgingival.
sub·glos·sal [sʌbˈglɑsəl, -ˈglɔs-] *adj* → sublingual.
sub·in·fec·tion [ˌsʌbɪnˈfekʃn] *n* Subinfektion *f.*
sub·la·bi·al [sʌbˈleɪbɪəl] *adj* unterhalb der Lippe (liegend), sublabial.
sub·la·tion [sʌbˈleɪʃn] *n* Ablösung *f,* Abhebung *f,* Sublatio *f.*
sub·le·thal [sʌbˈliːθəl] *adj* nicht tödlich, subletal.
sub·li·ma·tion [ˌsʌbləˈmeɪʃn] *n* **1.** *chem.* Sublimation *f,* Sublimierung *f.* **2.** *psycho.* Sublimation *f,* Sublimierung *f.*
sub·lim·i·nal [sʌbˈlɪmɪnl] *adj* unterschwellig, subliminal.
sub·lin·gual [sʌbˈlɪŋgwəl] *adj* unter der Zunge/Lingua (liegend), sublingual.
sub·lux·ate [sʌbˈlʌkseɪt] *vt traumat.* subluxieren.
sub·lux·a·tion [ˌsʌblʌkˈseɪʃn] *n* unvollständige Verrenkung/Ausrenkung *f,* Subluxation *f,* Subluxatio *f.*
temporomandibular joint subluxation Subluxation *f* des Kiefergelenks.
sub·man·dib·u·lar [ˌsʌbmænˈdɪbjələr] *adj* unter dem Unterkiefer/der Mandibula (liegend), submandibulär.
sub·mar·gin·al [sʌbˈmɑːrdʒɪnl] *adj* submarginal.
sub·max·il·la [ˌsʌbmækˈsɪlə] *n* Unterkiefer *m,* Mandibula *f.*
sub·max·il·lar·y [sʌbˈmæksəˌlerɪ; -mækˈsɪlərɪ] *adj* Unterkiefer-(knochen) betr., submaxillär.
sub·me·di·al [sʌbˈmiːdɪəl] *adj* submedial, submedian.
sub·me·di·an [sʌbˈmiːdɪən] *adj* → submedial.
sub·men·tal [sʌbˈmentl] *adj* unterhalb des Kinns (liegend), submental.
sub·merge [səbˈmɜrdʒ] **I** *vt* eintauchen, untertauchen, versenken; überschwemmen. **II** *vi* untertauchen, versinken.
sub·mer·gence [səbˈmɜrdʒəns] *n* Eintauchen *nt,* Untertauchen *nt,* Submersion *f,* Versenken *nt;* Überschwemmung *f.*
sub·mer·sion [səbˈmɜrʒn] *n* → submergence.
sub·mi·cro·scop·ic [sʌbˌmaɪkrəˈskɑpɪk] *adj* nicht mit dem (Licht-)Mikroskop sichtbar, submikroskopisch.
sub·mu·co·sa [ˌsʌbmjuːˈkəʊzə] *n* Submukosa *f,* Tela submucosa.
sub·mu·co·sal [ˌsʌbmjuːˈkəʊzl] *adj* Submukosa betr., submukös.
sub·mu·cous [sʌbˈmjuːkəs] *adj* → submucosal.
sub·nar·cot·ic [ˌsʌbnɑːrˈkɑtɪk] *adj* leicht narkotisch, subnarkotisch.
sub·nu·tri·tion [ˌsʌbn(j)uːˈtrɪʃn] *n* Mangelernährung *f.*
sub·oc·cip·i·tal [ˌsʌbɑkˈsɪpɪtl] *adj* unterhalb des Hinterhaupts (liegend), subokzipital.
sub·oc·clu·sal [ˌsʌbəˈkluːzəl] *adj* subokklusal.
sub·or·bit·al [sʌbˈɔːrbɪtl] *adj* unterhalb der Orbita (liegend), suborbital, infraorbital.
sub·per·i·os·te·al [sʌbˌperɪˈɑstɪəl] *adj* unter dem Periost (liegend), subperiostal.
sub·se·ro·sa [ˌsʌbsɪəˈrəʊzə] *n* subseröse Bindegewebsschicht *f,* Subserosa *f,* Tela subserosa.
sub·se·ro·sal [ˌsʌbsɪəˈrəʊzl] *adj* → subserous.
sub·se·rous [sʌbˈsɪərəs] *adj* unter der Serosa (liegend), subserös.
sub·stance [ˈsʌbstəns] *n* **1.** Substanz *f,* Stoff *m,* Materie *f,* Masse *f;* *anat.* Substantia *f.* **2.** *fig.* Wesentliche *nt,* Kern *m,* Essenz *f.*

adamantine substance of tooth *anat.* (Zahn-)Schmelz *m,* Adamantin *nt,* Substantia adamantina, Enamelum *nt.*
amorphous ground substance amorphe Grundsubstanz *f,* amorphe Kittsubstanz *f,* amorphe Interzellularsubstanz *f.*
cartilage ground substance Knorpelgrundsubstanz *f,* Chondroid *nt.*
caustic substance Ätzmittel *nt,* Beizmittel *nt,* Kaustikum *nt.*
cement substance *histol.* Kittsubstanz *f.*
cementing substance → cement substance.
compact substance of bone Kompakta *f,* Substantia compacta.
cortical substance of bone Kortikalis *f,* Substantia corticalis (ossium).
foreign substance körperfremde Substanz *f,* Fremdsubstanz *f;* Fremdkörper *m.*
gray substance → nonmyelinated substance.
ground substance → interstitial substance.
intercellular substance → interstitial substance.
interstitial substance Grundsubstanz *f,* Kittsubstanz *f,* Interzellularsubstanz *f,* Zwischenzellsubstanz *f.*
intertubular substance of tooth → ivory substance of tooth.
ivory substance of tooth Dentin *nt,* Zahnbein *nt,* Dentinum *nt,* Substantia eburnea.
medullary substance of bone Knochenmark *nt,* Medulla ossium.
myelinated substance weiße Hirn- u. Rückenmarkssubstanz *f,* Substantia alba.
nonmyelinated substance graue Gehirn- u. Rückenmarkssubstanz *f,* graue Substanz *f,* Substantia grisea.
noxious substance Schadstoff *m,* schädigendes *od.* krankheitserregendes Agens *nt,* Noxe *f.*
proper substance of tooth → ivory substance of tooth.
reticular substance Substantia reticulo-granulofilamentosa.
spongy bone substance Spongiosa *f,* Substantia spongiosa/trabecularis (ossium).
spongy substance of bone → spongy bone substance.
taste substance Schmeckstoff *m.*
trabecular substance of bone → spongy bone substance.
white substance → myelinated substance.
sub·stan·tia [səbˈstænʃɪə] *n, pl* **sub·stan·ti·ae** [səbˈstænʃɪˌiː] Substanz *f,* Stoff *m,* Materie *f,* Masse *f; anat.* Substantia *f.*
substantia dentalis propria → substantia eburnea.
substantia eburnea Dentin *nt,* Zahnbein *nt,* Dentinum *nt,* Substantia eburnea.
substantia fundamentalis dentis → substantia eburnea.
substantia ossea dentis Zahnzement *nt,* Zement *nt,* Cementum *nt,* Substantia ossea dentis.
sub·sti·tute [ˈsʌbstɪt(j)uːt] **I** *n* **1.** Ersatz *m,* Ersatzstoff *m,* Ersatzmittel *nt,* Surrogat *nt.* **2.** Ersatz(mann *m*) *m,* (Stell-)Vertreter(in *f*) *m.* **II** *adj* Ersatz-. **III** *vt chem., mathe.* substituieren. **IV** *vi* als Ersatz dienen (*for* für).
blood substitute Blutersatz *m;* Plasmaersatz *m,* Plasmaexpander *m.*
plasma substitute Plasmaersatz *m,* Plasmaexpander *m.*
sub·sti·tu·tion [ˌsʌbstɪˈt(j)uːʃn] *n* **1.** Ersatz *m,* Austausch *m,* Substitution *f,* Substituierung *f,* Substituieren *nt.* **2.** *chem.* Substitution *f.* **3.** Stellvertretung *f.* **4.** *psycho.* Verdrängung *f,* Substitution *f.*
sub·strate [ˈsʌbstreɪt] *n* **1.** *biochem.* Substrat *nt.* **2.** *micro.* Nährboden *m,* Keimboden *m,* Substrat *nt.*
nutritive substrate Nährsubstrat *nt.*
sub·tem·po·ral [sʌbˈtemp(ə)rəl] *adj* unter(halb) der Schläfe (liegend), subtemporal.
sub·te·tan·ic [ˌsʌbtəˈtænɪk] *adj* leicht tetanisch, subtetanisch.
sub·til·i·za·tion [ˌsʌtlaɪˈzeɪʃn, ˌsʌbtəlaɪ-] *n* **1.** Verfeinerung *f.* **2.** *chem.* Verflüchtigung *f.*
suc·ce·da·ne·ous [ˌsʌksɪˈdeɪnɪəs] *adj* nachfolgend, sukzedan.
suc·ce·da·ne·um [ˌsʌksɪˈdeɪnɪəm] *n, pl* **suc·ce·da·nea** [ˌsʌksɪˈdeɪnɪə] *pharm.* Ersatz *m,* Surrogat *nt,* Succedaneum *nt.*
suc·ces·sion [səkˈseʃn] *n* **1.** (Aufeinander-, Reihen-)Folge *f.* **2.** Reihe *f,* Kette *f,* Folge *f.* **3.** Nachfolger *pl;* Nachkommen(schaft *f*) *pl.*
suc·ces·sion·al [səkˈseʃənl] *adj* **1.** (nach-)folgend, Nachfolge-. **2.** aufeinanderfolgend, zusammenhängend, Folge-.
suc·ces·sive [səkˈsesɪv] *adj* **1.** (aufeinander-)folgend, sukzessiv. **2.** fortlaufend, stufenweise, sukzessiv.
suc·ci·nyl·cho·line [ˌsʌksənɪlˈkjəʊliːn] *n pharm., anes.* Succinylcholin *nt,* Suxamethonium *nt.*
suck [sʌk] **I** *n* **1.** Saugen *nt,* Lutschen *nt.* **2.** Sog *m,* Saugkraft *f.* **3.** Wirbel *m,* Strudel *m.* **II** *vt* saugen (*from, out of* an); lutschen (an). **III** *vi* **4.** saugen, lutschen (*at* an). **5.** (*an der Brust*) trinken *od.* saugen.
suck in *vt* aufsaugen, ansaugen.
suck·er [ˈsʌkər] *n* Sauger *m.*

su·crose ['su:krəus] *n* Rübenzucker *m*, Rohrzucker *m*, Saccharose *f*.
suc·tion ['sʌkʃn] **I** *n* **1.** (An-)Saugen *nt*; Saugwirkung *f*, Saugleistung *f*. **2.** Sog *m*, Unterdruck *m*. **3.** *phys.* Saugfähigkeit *f*. **II** *adj* Saug-.
Su·dan [su:'dæn] *n* Sudan *nt*, Sudanfarbstoff *m*.
su·da·tion [su:'deɪʃn] *n* Schwitzen *nt*, Schweißsekretion *f*, Perspiration *f*.
su·dor ['s(j)u:dər] *n* Schweiß *m*, Sudor *m*.
su·do·re·sis [,s(j)u:də'ri:sɪs] *n* Schweißsekretion *f*, Schwitzen *nt*, Diaphorese *f*.
su·dor·rhea [,s(j)u:də'rɪə] *n* übermäßiges Schwitzen *nt*, Hyperhidrose *f*, Hyper(h)idrosis *f*, Polyhidrose *f*, Poly(h)idrosis *f*.
suf·fo·cate ['sʌfəkeɪt] **I** *vt* **1.** ersticken. **2.** würgen. **II** *vi* ersticken (*with* an); umkommen (*with* vor).
suf·fo·ca·tion [,sʌfə'keɪʃn] *n* Erstickung *f*, Ersticken *nt*, Suffokation *f*, Suffocatio *f*.
suf·fu·sion [sə'fju:ʒn] *n patho.* Suffusion *f*, Suffusio *f*.
sug·ar ['ʃʊgər] **I** *n* (*a. chem., physiol.*) Zucker *m*. **II** *vt* **1.** süßen, zuckern. **2.** kristallisieren.
  beet sugar Rübenzucker *m*.
  blood sugar Blutzucker *m*, Glukose *f*.
  cane sugar Rohrzucker *m*, Rohrzucker *m*, Saccharose *f*.
  collagen sugar → gelatine sugar.
  fruit sugar Fruchtzucker *m*, (D-)Fruktose *f*, (D-)Fructose *f*, L(a)evulose *f*.
  gelatine sugar Aminoessigsäure *f*, Glyzin *nt*, Glycin *nt*, Glykokoll *nt*.
  grape sugar (D-)Glukose *f*, Traubenzucker *m*, Dextrose *f*, Glucose *f*, α-D-Glucopyranose *f*, Glykose *f*.
  gum sugar L-Arabinose *f*.
  invert sugar Invertzucker *m*.
  sugar of lead Bleiazetat *nt*.
  malt sugar Malzzucker *m*, Maltose *f*.
  milk sugar Milchzucker *m*, Laktose *f*, Lactose *f*, Laktobiose *f*.
  simple sugar Einfachzucker *m*, Monosaccharid *nt*.
  starch sugar Dextrin *nt*, Dextrinum *nt*.
sug·gil·la·tion [sʌ(g)jə'leɪʃn, ,sʌdʒə-] *n* **1.** *patho.* Suggillation *f*, Suggillatio *f*. **2.** Livedo *f*. **3.** → postmortem suggillation.
  postmortem suggillation Totenflecke *pl*, Leichenflecke *pl*, Livor mortis, Livores *pl*.
su·i·cid·al [su:ə'saɪdl] *adj* Selbstmord/Suizid betr., suizidal, suicidal, Selbstmord-.
su·i·cide ['su:əsaɪd] **I** *n* Selbstmord *m*, Freitod *m*, Suizid *m/nt*, Suicid *m/nt*. **II** *adj* Selbstmord-. **III** *vi* Selbstmord begehen.
sul·cate ['sʌlkeɪt] *adj* → sulcated.
sul·cat·ed ['sʌlkeɪtɪd] *adj* faltig, gefurcht, Falten-.
sul·cus ['sʌlkəs] *n, pl* **sul·ci** ['sʌlsaɪ] Furche *f*, Rinne *f*; *anat.* Sulkus *m*, Sulcus *m*.
  alveolabial sulcus Alveololabialfurche *f*.
  central sulcus of cerebrum Rolando-Fissur *f*, Zentralfurche *f* des Großhirns, Sulcus centralis (cerebri).
  gingival sulcus Zahnfleischtasche *f*, Sulcus gingivalis.
  greater palatine sulcus of palatine bone Sulcus palatinus major ossis palatini.
  infraorbital sulcus of maxilla Infraorbitalfurche *f*, Sulcus infraorbitalis (maxillae).
  labiodental sulcus *embryo.* Labiodentalsulkus *m*.
  lacrimal sulcus of maxilla Tränenkanalfurche *f* der Maxilla, Sulcus lacrimalis maxillae.
  mandibular sulcus Sulcus colli mandibulae.
  median lingual sulcus Sulcus medianus linguae.
  median sulcus of tongue mediane Zungenlängsfurche *f*, Sulcus medianus linguae.
  mentolabial sulcus Lippenkinnfurche *f*, Sulcus mentolabialis.
  mylohyoid sulcus of mandible Sulcus mylohyoideus (mandibulae).
  nasolabial sulcus Nasolabialfurche *f*, Sulcus nasolabialis.
  palatine sulci of maxilla Sulci palatini maxillae.
  parieto-occipital sulcus 1. Sulcus parieto-occipitalis. **2.** Sulcus intraparietalis.
  pterygopalatine sulcus of palatine bone 1. Sulcus palatinus major ossis palatini. **2.** Sulcus pterygopalatinus ossis palatini.
  sagittal sulcus Sinus sagittalis superior-Rinne *f*, Sulcus sinus sagittalis superioris.
  sulci of skin Hautfurchen *pl*, Sulci cutis.
  supraorbital sulcus Incisura supraorbitalis, Foramen supraorbitale.
  terminal sulcus of tongue Terminalsulkus *m*, V-Linguae *nt*, Sulcus terminalis linguae.
  sulcus of transverse sinus Sulcus sinus transversi.

sulf·ac·id [sʌlf'æsɪd] *n* Thiosäure *f*.
sul·fa·nil·a·mide [,sʌlfə'nɪləmaɪd] *n pharm.* Sulfanilamid *nt*, *p*-Aminobenzoesulfonamid *nt*.
sul·fa·tase ['sʌlfəteɪz] *n* Sulfatase *f*.
sul·fate ['sʌlfeɪt] *n* Sulfat *nt*.
sul·fa·tide ['sʌlfətaɪd] *n* Sulfatid *nt*.
sul·fat·i·do·sis [sʌl,fætɪ'dəʊsɪs] *n* metachromatische Leukodystrophie/Leukoenzephalopathie *f*, Sulfatidlipidose *f*.
sul·fide ['sʌlfaɪd] *n* Sulfid *nt*.
sul·fite ['sʌlfaɪt] *n* Sulfit *nt*.
sul·fo·ac·id [,sʌlfəʊ'æsɪd] *n* → sulfonic acid.
sul·fon·a·mide [sʌl'fɑnəmaɪd, sʌl'fəʊ-, -mɪd] *n pharm.* Sulfonamid *nt*.
sul·fur ['sʌlfər] *n chem.* Schwefel *m*, Sulfur *nt*.
  sulfur dioxide Schwefeldioxid *nt*.
sul·fu·ret ['sʌlfjəret] *n* → sulfide.
sul·fu·rize ['sʌlf(j)əraɪz] *vt* mit Schwefel verbinden, verschwefeln.
sul·fu·rous anhydride ['sʌlfərəs, -fjʊərəs] → sulfur dioxide.
sulfurous oxide → sulfur dioxide.
sum·ma·tion [sə'meɪʃn] *n* **1.** (Auf-)Summierung *f*, Summation *f*, Aufrechnung *f*. **2.** (Gesamt-)Summe *f*.
sum·mit ['sʌmɪt] *n* (höchster) Gipfel *m*, Spitze *f*.
  summit of nose Nasenwurzel *f*, Radix nasi/nasalis.
sun·light ['sʌnlaɪt] *n* Sonnenlicht *nt*.
super- *pref.* Über-, Super-, Hyper-.
su·per·ac·id [,su:pər'æsɪd] *adj* übermäßig sauer, hyperazid.
su·per·a·cid·i·ty [,su:pərə'sɪdətɪ] *n* Hyperazidität *f*, Hyperchlorhydrie *f*.
su·per·a·cute [,su:pərə'kju:t] *adj* perakut.
su·per·al·i·men·ta·tion [,su:pər,ælɪmen'teɪʃn] *n* **1.** Überernährung *f*, Hyperalimentation *f*. **2.** hochkalorische Ernährung *f*, Hyperalimentation *f*.
su·per·car·bon·ate [su:pər'kɑrbəneɪt, -nɪt] *n* Bikarbonat *nt*, Bicarbonat *f*, Hydrogencarbonat *nt*.
su·per·cil·i·um [,su:pər'sɪliəm] *n, pl* **su·per·cil·i·a** [,su:pər'sɪliə] Augenbraue *f*, Supercilium *nt*.
su·per·fi·cial [,su:pər'fɪʃl] *adj* **1.** oberflächlich, oben *od.* außen (liegend), äußerlich, äußere(r, s), superfiziell, (Ober-)Flächen-. **2.** *fig.* oberflächlich.
su·per·in·fect·ed [,su:pərɪn'fektɪd] *adj* superinfiziert.
su·per·in·fec·tion [,su:pərɪn'fekʃn] *n* Superinfektion *f*.
su·pe·ri·or [su:'pɪərɪər] *adj* **1.** höhere(r, s), obere(r, s), höher *od.* weiter oben liegend, superior, Ober-. **2.** (*Qualität*) überragend; überlegen, besser (*to* als); hervoragend. **3.** größer, stärker (*to* als).
su·per·nu·tri·tion [,su:pərn(j)u:'trɪʃn] *n* Überernährung *f*, Hyperalimentation *f*.
su·per·or·der ['su:pərɔːrdər] *n bio.* Überordnung *f*.
su·per·ox·ide [su:pər'ɑksaɪd, -sɪd] *n chem.* Superoxid *nt*, Hyperoxid *nt*, Peroxid *nt*.
su·per·sen·si·tive [,su:pər'sensɪtɪv] *adj* überempfindlich; allergisch.
su·per·sen·si·tiv·i·ty [,su:pər,sensə'tɪvətɪ] *n* Überempfindlichkeit *f*, Hypersensitivität *f*, Supersensitivität *f*.
su·per·struc·ture [,su:pər'strʌktʃər] *n* Oberbau *m*, Aufbau *m*.
  implant surgical splint superstructure → temporary implant superstructure.
  temporary implant superstructure temporäre Implantatsuperstruktur *f*.
su·per·vi·ta·min·o·sis [,su:pər,vaɪtəmɪ'nəʊsɪs] *n* Hypervitaminose *f*.
su·per·volt·age [,su:pər'vəʊltɪdʒ] *n phys.* Hochspannung *f*.
su·pi·nate ['s(j)u:pɪneɪt] *vt* supinieren, auswärtsdrehen (*um die Längsachse*).
su·pi·na·tion [s(j)u:pɪ'neɪʃn] *n* Auswärtsdrehung *f* (*um die Längsachse*), Supination *f*.
su·pi·na·tor ['s(j)u:pɪneɪtər] *n* Supinator *m*, Musculus supinator.
su·pine [su:'paɪn, sə-] *adj* supiniert, auf dem Rücken liegend.
sup·ply [sə'plaɪ] **I** *n* Versorgung *f* (*with* mit). **II** *vt* zuführen; versorgen (*with* mit).
  gingival blood supply Zahnfleischperfusion *f*, Zahnfleischdurchblutung *f*.
  nerve supply Nervenversorgung *f*.
  vascular supply Gefäßversorgung *f*.
sup·port [sə'pɔːrt] **I** *n* **1.** Stütze *f*; Halter *m*, Träger *m*; Stützapparat *m*, Stützvorrichtung *f*; (*Schuh*) Einlage *f*. **2.** *fig.* Stütze *f*, Unterstützung *f*, Beistand *m*, Hilfe *f*. **3.** (Lebens-)Unterhalt *m*. **II** *vt* **4.** tragen, (ab-)stützen. **5.** jdn. unterstützen, jdm. beistehen. **6.** unterhalten, erhalten, ernähren.
  abutment support Pfeilerzahn *m*.
  tooth support Pfeilerzahn *m*.

sup·port·ing [sə'pɔːrtɪŋ] *adj* (unter-)stützend, tragend, Stütz-, Trag-, Unterstützungs-.
sup·pos·i·to·ry [sə'pɑzɪtɔːriː, -təʊ-] *n, pl* **sup·pos·i·to·ries** *pharm.* Zäpfchen *nt*, Suppositorium *nt*.
sup·press [sə'pres] *vt* **1.** (*a. Gefühle*) unterdrücken. **2.** etw. zum Stillstand bringen, hemmen, supprimieren; (*Blutung*) stillen; (*Durchfall*) stoppen; (*Harn, Stuhl*) verhalten. **3.** *psycho.* verdrängen.
sup·pres·sant [sə'presənt] **I** *n* Hemmer *m*, Suppressor *m*. **II** *adj* hemmend, unterdrückend.
sup·press·i·ble [sə'presɪbl] *adj* unterdrückbar.
sup·pres·sion [sə'preʃn] *n* **1.** (*a. Gefühle*) Unterdrückung *f*, Hemmung *f*, Suppression *f*. **2.** (Blut-)Stillung *f*; Stopfung *f*; (Harn-, Stuhl-)Verhaltung *f*. **3.** *psycho.* Verdrängung *f*. **4.** *genet.* Suppressions-, Suppressormutation *f*, kompensierende Mutation *f*.
sup·pres·sive [sə'presɪv] *adj* unterdrückend, repressiv, Unterdrückungs-; hemmend; verstopfend.
sup·pres·sor [sə'presər] *n* Hemmer *m*, Suppressor *m*.
sup·pu·rant ['sʌpjərənt] **I** *n* Eiterung-auslösendes Mittel *nt*. **II** *adj* Eiterung/Eiterbildung auslösend.
sup·pu·ra·tion [sʌpjə'reɪʃn] *n* Eiterbildung *f*, Vereiterung *f*, Eiterung *f*, Suppuration *f*, Suppuratio *f*.
sup·pu·ra·tive ['sʌpjəreɪtɪv] *adj* eiterbildend, eiternd, eitrig, suppurativ, purulent.
supra- *pref.* Über-, Ober-, Supra-.
su·pra·buc·cal [ˌsuːprə'bʌkl] *adj* suprabukkal.
su·pra·clu·sion [suːprə'kluːʃn] *n* Supraokklusion *f*.
su·pra·con·dy·lar [ˌsuːprə'kɑndɪlə(r)] *adj* oberhalb einer Kondyle (liegend), suprakondylär.
su·pra·con·dy·loid [ˌsuːprə'kɑndlɔɪd] *adj* → supracondylar.
su·pra·gin·gi·val [ˌsuːprədʒɪn'dʒaɪvl, -'dʒɪndʒə-] *adj* supragingival.
su·pra·la·bi·al [ˌsuːprə'leɪbɪəl] *adj* oberhalb der Lippe (liegend), supralabial.
su·pra·max·il·la [ˌsuːprəmæk'sɪlə] *n* Oberkiefer *m*, Maxilla *f*.
su·pra·max·il·lar·y [ˌsuːprə'mæksəˌleriː] *adj* supramaxillär.
su·pra·nu·cle·ar [ˌsuːprə'n(j)uːklɪər] *adj* supranukleär.
su·pra·oc·clu·sion [ˌsuːprəə'kluːʃn] *n* Supraokklusion *f*.
su·pra·or·bit·al [ˌsuːprə'ɔːrbɪtl] *adj* über/oberhalb der Augenhöhle (liegend), supraorbital.
su·pra·val·vu·lar [ˌsuːprə'vælvjələr] *adj* oberhalb einer Klappe (liegend), supravalvulär.
su·preme [sə'priːm, sʊ-] *adj* **1.** höchste(r, s), größte(r, s), oberste(r, s), äußerste(r, s), Ober-. **2.** kritisch, entscheidend.
sur·al·i·men·ta·tion [sɜr,ælɪmen'teɪʃn] *n* → superalimentation.
sur·di·mu·tism [ˌsɜrdɪ'mjuːtɪzəm] *n* Taubstummheit *f*, Surdomutitas *f*.
sur·di·ty ['sɜrdətɪ] *n* Taubheit *f*, Surditas *f*.
sur·face ['sɜrfɪs] **I** *n* Oberfläche *f*, Außenfläche *f*, Außenseite *f*. **II** *adj* **1.** Oberflächen-. **2.** *fig.* oberflächlich, äußerlich, vordergründig. **III** *vt* eine Oberfläche behandeln *od.* bearbeiten; glätten. **IV** *vi* an die Oberfläche *od.* zum Vorschein kommen; ans Tageslicht kommen.
alveolar surface of mandible Zahnbogen *m* des Unterkiefers, Arcus alveolaris mandibulae.
alveolar surface of maxilla Zahnbogen *m* des Oberkiefers, Arcus dentalis superior.
anterior surface of maxilla Vorderfläche *f* der Maxilla, Facies anterior maxillae.
anterior surface of premolar and molar teeth → mesial surface of premolar and molar teeth.
approximal surface Approximalfläche *f*, Seitenfläche *f*, Kontaktfläche *f*, Berührungsfläche *f*
articular surface Gelenkfläche *f* von Knorpel *od.* Knochen, Facies articularis.
axial surface achsenparallele Fläche *f*.
basal surface of denture → denture basal surface.
body surface Körperoberfläche *f*.
buccal surface Bukkalfläche *f*.
caustic surface *phys.* Brennfläche *f*.
chewing surface (*Zahn*) Mahlfläche *f*, Kaufläche *f*.
chewing surface of tooth → chewing surface.
cone-surface distance Fokus-Objekt-Abstand *m*.
contact surface 1. Kontaktfläche *f*. **2.** → contact surface of tooth.
contact surface of tooth Kontaktfläche *f*, Berührungsfläche *f*, Approximalfläche *f*, Facies contactus dentis.
denture basal surface Basisfläche *f*.
denture foundation surface → denture basal surface.
denture impression surface → denture basal surface.
denture occlusal surface Prothesenkaufläche *f*, Kaufläche *f* der Prothese.
denture polished surface polierte Prothesenfläche *f*.
distal surface Distalfläche *f*.
distal surface of tooth distale Zahnfläche *f*, Facies distalis.
facial surface Gesichtsfläche *f*, Außenfläche *f*, Zahnaußenfläche *f*, Facies facialis, Facies vestibularis.
facial surface of maxilla → anterior surface of maxilla.
facial surface of teeth → facial surface.
facial surface of tooth → facial surface.
foundation surface of denture → denture basal surface.
gingival surface Zahnfleischoberfläche *f*.
grinding surface → chewing surface.
grinding surface of tooth → chewing surface.
implant-bearing surface Implantat-tragende Oberfläche *f*.
impression surface of denture → denture basal surface.
incisal surface Schneidekante *f*, inzisale Kante *f*.
inner surface Innenfläche *f*, Innenseite *f*.
interproximal surface Interproximalfläche *f*.
labial surface Labialfläche *f*.
labial surface of tooth Lippenfläche *f* der Eck- und Schneidezähne, Facies labialis.
lingual surface Zungenfläche *f*, Facies lingualis, Facies oralis.
lingual surface of tooth → lingual surface.
masticatory surface (*Zahn*) Kaufläche *f*, Verschlußfläche *f*, Facies masticatoria, Facies occlusalis.
medial surface of maxilla Nasenfläche *f* der Maxilla, Facies nasalis maxillae.
mesial surface Mesialfläche *f*, Facies mesialis.
mesial surface of premolar and molar teeth Mesialfläche *f* von Prämolaren und Molaren.
mesial surface of tooth → mesial surface.
occlusal surface → masticatory surface.
oral surface of tooth → lingual surface.
outer surface Außenseite *f*, Außenfläche *f*, Oberfläche *f*.
palatal surface Gaumenoberfläche *f*.
palatine surface → palatal surface.
polished surface polierte Prothesenfläche *f*.
polished surface of denture polierte Prothesenfläche *f*.
posterior surface of maxilla Hinterfläche *f* der Maxilla, Facies infratemporalis.
proximal surface Proximalfläche *f*.
pulpal surface Pulpaoberfläche *f*.
radicular surface Wurzeloberfläche *f*.
vestibular surface → facial surface.
vestibular surface of teeth → facial surface.
vestibular surface of tooth → facial surface.
working occlusal surface → chewing surface.
sur·fac·tant [sər'fæktənt] *n* **1.** *phys.* oberflächenaktive/grenzflächenaktive Substanz *f*, Detergens *nt*. **2.** (*Lunge*) Surfactant *nt*, Surfactant-Faktor *m*, Antiatelektasefaktor *m*.
sur·geon ['sɜrdʒən] *n* Chirurg(in *f*) *m*.
sur·ger·y ['sɜrdʒərɪ] *n, pl* **sur·ger·ies 1.** Chirurgie *f*. **2.** chirurgischer/operativer Eingriff *m*, chirurgische Behandlung *f*, Operation *f*. **3.** Operationssaal *m*. **4.** Sprechzimmer *nt*, Praxis *f*. **5.** *Brit.* Sprechstunde *f*.
ablative surgery amputierende/ablative Chirurgie *f*, Amputation *f*.
cancer surgery Tumorchirurgie *f*, Krebschirurgie *f*, Chirurgie *f* maligner Tumoren.
cosmetic surgery kosmetische Chirurgie *f*, Schönheitschirurgie *f*.
dental surgery Zahn- u. Kieferchirurgie *f*.
dentofacial surgery Gesichts- u. Kieferchirurgie *f*.
endodontic surgery Wurzelkanalbehandlung *f*.
esthetic surgery → cosmetic surgery.
general surgery Allgemeinchirurgie *f*.
heart surgery Herzchirurgie *f*.
laser surgery Laserchirurgie *f*.
mandibular surgery Unterkieferchirurgie *f*.
maxillofacial surgery → dentofacial surgery.
maxillofacial cosmetic surgery kosmetische Gesichts- und Kieferchirurgie *f*.
open heart surgery offene Herzchirurgie *f*, Chirurgie *f* am offenen Herzen.
oral surgery → dentofacial surgery.
oral and maxillofacial surgery Mund-Kiefer-Gesichtschirurgie *f*.
orthopedic surgery Orthopädie *f*.
periodontal surgery Parodontalchirurgie *f*.
plastic surgery plastische Chirurgie *f*, rekonstruktive Chirurgie *f*.
preprosthetic surgery präprothetische Chirurgie *f*.
reconstructive surgery 1. rekonstruktive Mund-Kiefer-Gesichtschirurgie *f*. **2.** → plastic surgery.

surgical

reconstructive preprosthetic surgery rekonstruktive präprothetische Chirurgie *f*.
sur·gi·cal ['sɜrdʒɪkl] *adj* **1.** Chirurgie betr., chirurgisch. **2.** operativ, Operations-.
sur·ro·gate ['sɜrəgeɪt, -gɪt, 'sʌr-] *n* Ersatz(stoff *m*) *m*, Surrogat *nt* (*of, for* für).
sur·sum·duc·tion [ˌsʊrsʊm'dʌkʃn] *n* → supraduction.
sur·veil·lance [sər'veɪl(j)əns] *n* Überwachung *f*; Aufsicht *f*.
sur·vey [*n* 'sɜrveɪ, sər'veɪ; *v* sər'veɪ] **I** *n* **1.** Überblick *m*, Übersicht *f*. **2.** (sorgfältige) Prüfung *f*, (genaue) Betrachtung *f*, Musterung *f*, Begutachtung *f*; Schätzung *f*; Gutachten *nt*, (Prüfungs-)Bericht *m*. **3.** *stat.* Erhebung *f*, Umfrage *f*; Reihenuntersuchung *f*. **II** *vt* **4.** überblicken, überschauen. **5.** sorgfältig prüfen, genau betrachten, mustern; (ab-)schätzen, begutachten. **III** *vi* eine Erhebung/Umfrage vornehmen, eine Reihenuntersuchung durchführen.
sus·cep·ti·bil·i·ty [səˌsɛptə'bɪlətɪ] *n, pl* **sus·cep·ti·bil·i·ties** Empfindlichkeit *f* (*to* gegen); Anfälligkeit *f*, Empfänglichkeit *f*, Reizbarkeit *f*, Suszeptibilität *f* (*to* für).
sus·cep·ti·ble [sə'sɛptɪbl] *adj* empfindlich (*to* gegen); anfällig, empfänglich, suszeptibel (*to* für).
sus·pend [sə'spɛnd] *vt* **1.** *chem.* aufschwemmen, suspendieren. **2.** (zeitweilig) aufheben, (vorübergehend) einstellen, unterbrechen, suspendieren. **3.** aufhängen, suspendieren (*from* an).
sus·pen·sion [sə'spɛnʃn] *n* **1.** *chem.* Aufschwemmung *f*, Suspension *f*. **2.** (zeitweilige) Aufhebung *f*, Aussetzung *f*, Unterbrechung *f*, Suspension *f*. **3.** Aufhängen *nt*; Aufhängevorrichtung *f*; Aufhängung *f*, Suspension *f*.
sus·pen·soid [sə'spɛnsɔɪd] *n* → suspension *colloid*.
su·tu·ra [sə'tjʊərə] *n, pl* **su·tu·rae** [sə'tjʊəriː] *anat.* Naht *f*, Knochennaht *f*, Verwachsungslinie *f*, Sutura *f*.
su·tur·al ['suːtʃərəl] *adj* Naht betr., mit einer Naht versehen, Naht-.
su·ture ['suːtʃər] *I n* **1.** *anat.* Naht *f*, Knochennaht *f*, Verwachsungslinie *f*, Sutura *f*. **2.** *chir.* Naht *f*, Wundnaht *f*. **3.** Nähen *nt*. **4.** Naht *f*, Nahtmaterial *nt*. **II** *vt* nähen, vernähen, annähen; (*Wunde*) verschließen; (*Wundrand*) vereinigen.
  absorbable suture *chir.* absorbierbares/resorbierbares Nahtmaterial *nt*, absorbierbare/resorbierbare Naht *f*.
  anterior palatine suture *anat.* Sutura invisiva.
  arcuate suture → coronal suture.
  atraumatic suture *chir.* atraumatisches Nahtmaterial *nt*, atraumatische Naht *f*.
  biparietal suture → sagittal suture.
  bone suture → bony suture.
  bony suture *anat.* Naht *f*, Knochennaht *f*, Verwachsungslinie *f*, Sutura *f*.
  catgut suture *chir.* Katgut *nt*, Catgut *nt*.
  continuous suture *chir.* fortlaufende Naht *f*.
  coronal suture *anat.* Kranznaht *f*, Sutura coronalis.
  ethmoidomaxillary suture *anat.* Sutura ethmoidamaxillaris.
  flat suture *anat.* Sutura plana.
  frontal suture *anat.* Sutura frontalis/metopica.
  frontomaxillary suture *anat.* Sutura frontomaxillaris.
  frontonasal suture *anat.* Sutura frontonasalis.
  frontozygomatic suture *anat.* Sutura frontozygomatica.
  harmonic suture *anat.* falsche Naht *f*, Harmonia *f*, Sutura plana.
  incisive suture *anat.* Sutura incisiva.
  infraorbital suture *anat.* Sutura infra-orbitalis.
  intermaxillary suture *anat.* Sutura intermaxillaris.
  internasal suture *anat.* Sutura internasalis.
  interrupted suture *chir.* Einzelnaht *f*.
  jugal suture → sagittal suture.
  lacrimomaxillary suture *anat.* Sutura lacrimomaxillaris.
  lambdoid suture Lambdanaht *f*, Sutura lambdoidea.
  longitudinal suture → sagittal suture.
  longitudinal suture of palate → median palatine suture.
  mattress suture *chir.* Matratzennaht *f*.
  median palatine suture *anat.* mediane Gaumennaht *f*, Sutura palatina mediana.
  metopic suture → frontal suture.
  middle palatine suture → median palatine suture.
  nasomaxillary suture *anat.* utura nasomaxillaris.
  non-absorbable suture *chir.* nicht-absorbierbares Nahtmaterial *nt*.
  over-and-over suture *chir.* Knopfnaht *f*.
  plane suture *anat.* Knochennaht *f* mit ebenen Flächen, Sutura plana.
  primary suture *chir.* primäre Naht *f*, Primärnaht *f*.
  pursestring suture *chir.* Tabaksbeutelnaht *f*.
  quilted suture → mattress suture.
  sagittal suture *anat.* Pfeilnaht *f*, Sutura sagittalis.
  secondary suture *chir.* Sekundärnaht *f*, sekundäre Naht *f*.
  serrated suture *anat.* Zackennaht *f*, Sutura serrata.
  skin suture *chir.* Hautnaht *f*.
  sphenomaxillary suture *anat.* Sutura sphenomaxillaris.
  squamosal suture *anat.* Schuppennaht *f*, Sutura squamosa.
  squamous suture → squamosal suture.
  subcutaneous suture *chir.* Subkutannaht *f*.
  subcuticular suture *chir.* Intrakutannaht *f*.
  synthetic suture *chir.* synthetisches Nahtmaterial *nt*.
  temporozygomatic suture *anat.* Sutura temporozygomatica.
  transverse palatine suture *anat.* quere Gaumennaht *f*, Sutura palatina transversa.
  vascular suture *chir.* Gefäßnaht *f*.
  wound suture *chir.* Wundverschluß *m*, Wundnaht *f*.
  zygomaticomaxillary suture *anat.* Sutura zygomaticomaxillaris.
sux·a·me·tho·ni·um [ˌsʌksəmə'θəʊnɪəm] *n pharm.* Suxamethonium *nt*, Succinylcholin *nt*.
swab [swɒb] **I** *n* **1.** Tupfer *m*, Wattebausch *m*. **2.** Abstrichtupfer *m*. **3.** Abstrich *m*. **take a swab** einen Abstrich machen. **II** *vt* abtupfen, betupfen.
  nasal swab Nasenabstrich *m*.
  throat swab Rachenabstrich *m*.
swad·dle ['swɒdl] **I** *n* Windel *f*. **II** *vt* **1.** wickeln, in Windeln legen. **2.** umwickeln, einwickeln.
swal·low ['swɒləʊ] **I** *n* Schluck *m*; Schlucken *nt*. **II** *vt* (ver-, hinunter-)schlucken. **III** *vi* schlucken.
swal·low·ing ['swɒləʊɪŋ] *n* Schlucken *nt*, Verschlucken *nt*.
swathe [swɒð, sweɪð] **I** *n* Binde *f*, Verband *m*; Umschlag *m*. **II** *vt* (um-, ein-)wickeln, einhüllen.
sweat [swɛt] (*v* **sweated; sweated**) **I** *n* **1.** Schweiß *m*, Sudor *m*. **2.** Schwitzen *nt*, Schweißausbruch *m*, Perspiration *f*. **3.** *phys.* Ausschwitzung *f*, Feuchtigkeit *f*. **II** *vt* **4.** (aus-)schwitzen. **5.** schwitzen lassen, in Schweiß bringen. **6.** *phys.* schwitzen *od.* gären lassen. **III** *vi* schwitzen; *phys.* schwitzen, anlaufen.
  sweat out *vt* (*Fieber*) (her-)ausschwitzen.
sweet [swiːt] **I** *n* Süße *f*. **II** *adj* süß, süßlich.
sweet·en·er ['swiːtnər] *n* Süßstoff *m*.
sweet·en·ing ['swiːtnɪŋ] *n* **1.** Süßstoff *m*. **2.** Süßen *nt*.
sweet·ish ['swiːtɪʃ] *adj* süßlich.
swell [swɛl] (*v* **swelled; swollen**) **I** *n* (An-)Schwellen *nt*; Schwellung *f*, Geschwulst *f*; Vorwölbung *f*, Ausbuchtung *f*. **II** *vt* aufblähen, auftreiben; (auf-)quellen. **III** *vi* (an-)schwellen (*into, to* zu); *s.* (auf-)blähen.
swelled [swɛld] *adj* (an-)geschwollen, aufgebläht.
swel·ling ['swɛlɪŋ] *n* **1.** (An-)Schwellen *nt*, Anwachsen *nt*; Blähen *nt*; (Auf-)Quellen *nt*. **2.** Schwellung *f*, Verdickung *f*, Geschwulst *f*, Beule *f*.
  albuminous swelling albuminöse Degeneration *f*, albuminoide Degeneration *f*, albuminoid-körnige Degeneration *f*, trübe Schwellung *f*.
  brain swelling → cerebral swelling.
  cerebral swelling Hirnschwellung *f*.
  cloudy swelling → albuminous swelling.
  isosmotic swelling → albuminous swelling.
  lid swelling Lidschwellung *f*.
  lingual swelling Zungenschwellung *f*.
  soft tissue swelling Weichteilschwellung *f*.
switch [swɪtʃ] **I** *n* **1.** *phys., techn.* Schalter *m*. **2.** Schalten *nt*. **3.** Umstellung *f*, Wechsel *m*; Austausch *m*. **II** *vt* **4.** (aus-, um-)tauschen, (aus-, um-)wechseln. **5.** schalten. **III** *vi* (um-)schalten.
  switch off *vt* abschalten, ausschalten.
  switch on *vt* einschalten, anschalten.
swoon [swuːn] *n* → syncope.
sy·co·sis [saɪ'kəʊsɪs] *n derm.* Haarfollikelentzündung *f*, Sykose *f*, Sycosis *f*.
sym·bi·on ['sɪmbɪɒn, -baɪ-] *n* → symbiont.
sym·bi·ont ['sɪmbɪɒnt, -baɪ-] *n* Symbiont *m*.
sym·bi·o·sis [ˌsɪmbɪ'əʊsɪs, -baɪ-] *n, pl* **sym·bi·o·ses** [ˌsɪmbɪ'əʊsiːz] **1.** *bio.* Symbiose *f*. **2.** *psycho.* Symbiose *f*.
sym·bi·ote ['sɪmbɪəʊt, -baɪ-] *n* → symbiont.
sym·me·try ['sɪmətrɪ] *n* Symmetrie *f*.
  tooth arch symmetry Zahnbogensymmetrie *f*.
sym·pa·thec·to·my [ˌsɪmpə'θɛktəmɪ] *n* Grenzstrangresektion *f*, Sympathektomie *f*.
sym·pa·the·tec·to·my [ˌsɪmpəθɪ'tɛktəmɪ] *n* → sympathectomy.
sym·pa·thet·ic [ˌsɪmpə'θɛtɪk] *adj* **1.** sympathisch, Sympathiko-, Sympathikus-. **2.** (*Person*) mitfühlend, teilnehmend; einfühlend, verständnisvoll; sympathisch, angenehm.
sym·pa·thet·i·co·to·nia [ˌsɪmpəˌθɛtɪkəʊ'təʊnɪə] *n neuro.* erhöhte Erregbarkeit *f* des Sympathikus, Sympathikotonie *f*.
sym·pa·thet·o·blast [sɪmpə'θɛtəblæst] *n* Sympathoblast *m*.

sym·pa·thet·o·blas·to·ma [ˌsɪmpəˌθetəblæs'təʊmə] *n* → sympathoblastoma.
sym·path·ic [sɪm'pæθɪk] *adj* → sympathetic.
sym·path·i·cec·to·my [ˌsɪmˌpæθɪ'sektəmɪ] *n* → sympathectomy.
sym·path·i·co·blast [sɪm'pæθɪkəʊblæst] *n* Sympathoblast *m*.
sym·path·i·cop·a·thy [sɪmˌpæθɪ'kɒpəθɪ] *n* Erkrankung *f* des sympathischen Nervensystems, Sympathikopathie *f*, Sympathopathie *f*.
sym·path·i·co·to·nia [sɪmˌpæθɪkəʊ'təʊnɪə] *n* → sympatheticotonia.
sym·path·i·cus [sɪm'pæθɪkəs] *n* sympathisches Nervensystem *nt*, (Ortho-)Sympathikus *m*, sympathischer Teil *m* des autonomen Nervensystems, Nervus sympathicus, Pars sympathetica/sympathica systematis nervosi autonomici.
sym·path·o·blast [sɪm'pæθəblæst] *n* Sympathoblast *m*.
sym·pa·tho·blas·to·ma [ˌsɪmpəθəʊblæs'təʊmə] *n* Sympathikoblastom *nt*, Sympathikogoniom *nt*, Sympathoblastom *nt*, Sympathogoniom *nt*.
sym·pa·tho·go·ni·o·ma [ˌsɪmpəθəʊˌɡəʊnɪ'əʊmə] *n* → sympathoblastoma.
sym·pa·tho·lyt·ic [ˌsɪmpəθəʊ'lɪtɪk] **I** *n* Sympatholytikum *nt*, Antiadrenergikum *nt*. **II** *adj* sympatholytisch, antiadrenerg.
sym·pa·tho·mi·met·ic [ˌsɪmpəθəʊmɪ'metɪk, -maɪ-] **I** *n* Sympathikomimetikum *nt*, Adrenomimetikum *nt*. **II** *adj* sympathikomimetisch, adrenomimetisch.
sym·phy·sis ['sɪmfəsɪs] *n*, *pl* **sym·phy·ses** ['sɪmfəsiːz] Knorpelfuge *f*, Symphyse *f*.
sym·plasm ['sɪmplæzəm] *n* Symplasma *nt*.
sym·plast ['sɪmplæst] *n* → symplasm.
symp·tom ['sɪmptəm] *n* (An-, Krankheits-)Zeichen *nt*, Symptom *nt* (*of* für, von).
  accessory symptom Begleitsymptom *nt*, Nebensymptom *nt*.
  asident symptom → accessory symptom.
  cardinal symptom Primärsymptom *nt*, Hauptsymptom *nt*, Leitsymptom *nt*, Kardinalsymptom *nt*.
  characteristic symptom charakteristisches Symptom *nt*.
  concomitant symptom → accessory symptom.
  objective symptom objektives Symptom *nt*.
  premonitory symptom Frühsymptom *nt*.
  Remak's symptom Remak-Symptom *nt*, Polyästhesie *f*.
  Stellwag's symptom Stellwag-Zeichen *nt*, Stellwag-Phänomen *nt*.
  subjective symptom subjektives Symptom *nt*.
symp·to·mat·ic [ˌsɪmptə'mætɪk] *adj* Symptom(e) betr., auf Symptomen beruhend, kennzeichnend, bezeichnend, symptomatisch (*of* für).
symp·to·mat·i·cal [ˌsɪmptə'mætɪkl] *adj* → symptomatic.
symp·tom·a·tol·o·gy [ˌsɪmptəmə'tɒlədʒɪ] *n* **1.** Symptomatologie *f*, Semiologie *f*. **2.** Gesamtheit *f* der (Krankheits-)Symptome, Symptomatik *f*, Symptomatologie *f*.
syn·al·gia [sɪ'nældʒ(ɪ)ə] *n* Synalgie *f*.
syn·an·che [sɪ'næŋkɪ] *n* → sore *throat*.
syn·an·thrin [sɪ'nænθrɪn] *n* Inulin *nt*.
syn·apse ['sɪnæps, sɪ'næps] **I** *n*, *pl* **syn·aps·es** ['sɪnæpsiːz] Synapse *f*. **II** *vi* eine Synapse bilden.
syn·ap·sis [sɪ'næpsɪs] *n*, *pl* **syn·ap·ses** [sɪ'næpsiːz] *genet*. Chromosomenpaarung *f*, Synapsis *f*.
syn·ap·tic [sɪ'næptɪk] *adj* Synapse betr., synaptisch, Synapsen-.
syn·ap·ti·cal [sɪ'næptɪkl] *adj* → synaptic.
syn·ar·thro·dia [ˌsɪnɑː'θrəʊdɪə] *n* → synarthrosis.
syn·ar·thro·phy·sis [ˌsɪnɑːθrə'faɪsɪs] *n* (Gelenk-)Versteifung *f*, Ankylosierung *f*.
syn·ar·thro·sis [ˌsɪnɑːr'θrəʊsɪs] *n*, *pl* **syn·ar·thro·ses** [ˌsɪnɑːr'θrəʊsiːz] kontinuierliche Knochenverbindung *f*, Knochenfuge *f*, Synarthrose *f*, Synarthrosis *f*, Articulatio/Junctura fibrosa.
syn·car·y·on [sɪn'kærɪɒn] *n* → synkaryon.
syn·chon·dro·sis [sɪnkən'drəʊsɪs] *n*, *pl* **syn·chon·dro·ses** [sɪnkən'drəʊsiːz] Knorpelfuge *f*, -haft *f*, Synchondrose *f*, Synchondrosis *f*.
  cranial synchondroses kraniale Synchondrosen *pl*, Synchondrosen der Schädelknochen, Synchondroses cranii/craniales.
  synchondroses of cranium → cranial synchondroses.
  petro-occipital synchondrosis Synchondrosis petro-occipitalis.
  synchondroses of skull → cranial synchondroses.
  sphenobasilar synchondrosis → sphenooccipital synchondrosis.
  sphenooccipital synchondrosis Synchondrosis spheno-occipitalis.
  sphenopetrosal synchondrosis Synchondrosis sphenopetrosa.
syn·ci·put ['sɪnsɪpət] *n*, *pl* **syn·ci·put, syn·cip·i·ta** [sɪn'sɪpɪtə] → sinciput.
syn·co·pal ['sɪŋkəpəl] *adj* Synkope betr., synkopisch, Synkopen-.
syn·co·pe ['sɪŋkəpɪ] *n* Synkope *f*.
  heat syncope Hitzekollaps *m*.
  pressure syncope → vasovagal syncope.
  vasodepressor syncope → vasovagal syncope.
  vasovagal syncope vasovagale Synkope *f*.
syn·cre·tio [sɪn'krɪʃɪəʊ] *n* Zusammenwachsen *nt*, Verwachsen *nt*, Syncretio *f*.
syn·cy·tium [sɪn'sɪtɪəm, -'sɪʃ(ɪ)əm] *n*, *pl* **syn·cy·tia** [sɪn'sɪtɪə, sɪn'sɪʃ(ɪ)əm] Synzytium *nt*, Syncytium *nt*.
syn·de·sis ['sɪndəsɪs, sɪn'diːsɪs] *n* **1.** *ortho*. operative Gelenkversteifung *f*, Arthrodese *f*. **2.** *genet*. Chromosomenpaarung *f*, Synapsis *f*.
syn·des·mo·sis [ˌsɪndez'məʊsɪs] *n*, *pl* **syn·des·mo·ses** [ˌsɪndez'məʊsiːz] Bandhaft *f*, Syndesmose *f*, Syndesmosis *f*.
syn·drome ['sɪndrəʊm, -drəm] *n* Syndrom *nt*, Symptomenkomplex *m*.
  Aarskog's syndrome → faciodigitogenital syndrome.
  Achard-Thiers syndrome Achard-Thiers-Syndrom *nt*.
  acquired immune deficiency syndrome → acquired immunodeficiency syndrome.
  acquired immunodeficiency syndrome erworbenes Immundefektsyndrom *nt*, acquired immunodeficiency syndrome.
  acrofacial syndrome Weyers-Syndrom *nt*, Dysostosis acrofacialis.
  acroparesthesia syndrome Akroparästhesie *f*.
  acute brain syndrome Delirium *nt*, Delir *nt*.
  Adair-Dighton syndrome van der Hoeve-Syndrom *nt*.
  Adams-Stokes syndrome Adams-Stokes-Anfall *m*, Adams-Stokes-Synkope *f*, Adams-Stokes-Syndrom *nt*.
  adaptation syndrome Anpassungssyndrom *nt*, Adaptationssyndrom *nt*.
  adaptational syndrome → adaptation syndrome.
  adiposogenital syndrome → Babinski-Fröhlich syndrome.
  adrenogenital syndrome kongenitale Nebennierenrindenhyperplasie *f*, adrenogenitales Syndrom *nt*.
  Alajouanine's syndrome Alajouanine-Syndrom *nt*.
  Albright's syndrome 1. Albright(-McCune)-Syndrom *nt*, McCune-Albright-Syndrom *nt*, polyostotische fibröse Dysplasie *f*. **2.** Martin-Albright-Syndrom *nt*.
  Aldrich's syndrome Wiskott-Aldrich-Syndrom *nt*.
  Angelman syndrome Angelman-Syndrome *nt*.
  angio-osteohypertrophy syndrome → Klippel-Trénaunay syndrome.
  antibody deficiency syndrome Antikörpermangelsyndrom *nt*.
  Arndt-Gottron syndrome Arndt-Gottron-Syndrom *nt*, Skleromyxödem *nt*.
  Ascher's syndrome Ascher-Syndrom *nt*.
  ataxia-teleangiectasia syndrome → Louis-Bar syndrome.
  auriculotemporal syndrome aurikulotemporales Syndrom *nt*, Frey-Baillarger-Syndrom *nt*, Geschmacksschwitzen *nt*.
  auriculotemporal nerve syndrome → auriculotemporal syndrome.
  Avellis' syndrome Avellis-Syndrom *nt*, Avellis-Longhi-Syndrom *nt*, Longhi-Avellis-Syndrom *nt*.
  Babinski-Fröhlich syndrome Babinski-Fröhlich-Syndrom *nt*, Morbus *m* Fröhlich, Dystrophia adiposogenitalis (Fröhlich).
  Baelz's syndrome von Baelz-Syndrom *nt*.
  Bäfverstedt's syndrome Bäfverstedt-Syndrom *nt*, multiples Sarkoid *nt*, benigne Lymphoplasie *f* der Haut, Lymphozytom *nt*, Lymphadenosis benigna cutis.
  Barré-Guillain syndrome → Guillain-Barré syndrome.
  basal cell nevus syndrome Gorlin-Goltz-Syndrom *nt*, Basalzellnävus-Syndrom *nt*, nävoides Basalzell(en)karzinom-Syndrom *nt*, nävoide Basaliome *pl*, Naevobasaliome *pl*, Naevobasaliomatose *f*.
  Bazex's syndrome Bazex-Syndrom *nt*, Akrokeratose *f* Bazex, paraneoplastische Akrokeratose *f*, Acrokeratosis paraneoplastica.
  Beau's syndrome Herzstillstand *m*, Asystolie *f*.
  Beckwith-Wiedemann syndrome → exomphalos-macroglossia-gigantism syndrome.
  Behçet's syndrome Behçet-Krankheit *f*, Behçet-Syndrom *nt*, bipolare/große/maligne Aphthose *f*, Gilbert-Syndrom *nt*, Aphthose Touraine/Behçet.
  Bernard-Horner syndrome → Horner's syndrome.
  Beuren's syndrome Williams-Beuren-Syndrom *nt*.
  Binder's syndrome Binder-Syndrom *m*, maxillonasales Syndrom *nt*, Dysostosis maxillonasalis.
  Bloch-Sulzberger syndrome Bloch-Sulzberger-Syndrom *nt*, Bloch-Sulzberger-Krankheit *f*, Melanoblastosis *f* Bloch-Sulzberger, Incontinentia pigmenti Typ Bloch-Sulzberger, Pigmentdermatose *f* Siemens-Bloch.
  Bloom's syndrome Bloom-Syndrom *nt*.
  Bonnet-Dechaume-Blanc syndrome Bonnet-Dechaume-Blanc-Syndrom *nt*.

Bonnevie-Ullrich syndrome Bonnevie-Ullrich-Syndrom *nt*, Pterygium-Syndrom *nt*.
Bonnier's syndrome Bonnier-Syndrom *nt*.
Böök's syndrome Böök-Syndrom *nt*, PHC-Syndrom *nt*.
Bourneville-Pringle syndrome Bourneville-Pringle-Syndrom *nt*, Pringle-Bournville-Syndrom *nt*, Pringle-Bournville-Phakomatose *f*.
Brachmann-de Lange syndrome Lange-Syndrom *nt*, Cornelia de Lange-Syndrom *nt*, Brachmann-de-Lange-Syndrom *nt*, Amsterdamer Degenerationstyp *m*.
Brissaud-Marie syndrome Brissaud-Syndrom *nt*.
brittle bone syndrome 1. Osteogenesis imperfecta, Osteopsathyrosis *f*. **2.** Osteoporose *f*, Osteoporosis *f*.
Brugsch's syndrome Brugsch-Syndrom *nt*.
Bürger-Grütz syndrome Bürger-Grütz-Syndrom *nt*, (primäre/essentielle) Hyperlipoproteinämie *f* Typ I, fettinduzierte/exogene Hypertriglyzeridämie *f*, fettinduzierte/exogene Hyperlipämie *f*, Hyperchylomikronämie *f*, familiärer C-II-Apoproteinmangel *m*.
Caffey's syndrome Caffey-Silverman-Syndrom *nt*, Caffey-de Toni-Syndrom *nt*, Caffey-Smith-Syndrom *nt*, Hyperostosis corticalis infantilis.
Capdepont's syndrome Capdepont-Syndrom *nt*, hereditär opaleszentes Dentin *nt*, Dentinogenesis imperfecta, Dentinogenesis hypoplastica hereditaria, Odontogenesis hypoplastica hereditaria, Capdepont-Zahnhyperplasie *f*, Stainton-Zahnhyperplasie *f*, Stainton-Syndrom *nt*.
Capdepont-Hodge syndrome → Capdepont's syndrome.
Carpenter syndrome Carpenter-Syndrom *nt*, Akrozephalo-(poly)syndaktylie II *f*.
cat's cry syndrome → cri-du-chat syndrome.
cat-eye syndrome Katzenaugensyndrom *nt*, Kolobom-Analatresiesyndrom *nt*.
cavernous sinus syndrome Sinus-cavernosus-Syndrom *nt*.
cerebellopontine angle syndrome Kleinhirnbrückenwinkel-Syndrom *nt*, Cushing-Syndrom II *nt*.
cerebrohepatorenal syndrome zerebrohepatorenales Syndrom *nt*, ZHR-Syndrom *nt*, Zellweger-Syndrom *nt*.
cervical syndrome Zervikalsyndrom *nt*.
cervical fusion syndrome Klippel-Feil-Syndrom *nt*.
Charlin's syndrome Charlin-Syndrom *nt*.
Chauffard's syndrome Chauffard-Ramon-Still-Syndrom *nt*, Still-Syndrom *nt*, juvenile Form *f* der chronischen Polyarthritis.
Cheney syndrome Hajdu-Cheney-Syndrom *nt*.
Chotzen syndrome Chotzen-(Saethre-)Syndrom *nt*, Akrozephalosyndaktylie *f* Typ III.
Christian's syndrome 1. Hand-Schüller-Christian-Krankheit *f*, Schüller-Hand-Christian-Krankheit *f*, Schüller-Krankheit *f*. **2.** (Pfeiffer-)Weber-Christian-Syndrom *nt*, rezidivierende fieberhafte nicht-eitrige Pannikulitis *f*, Panniculitis nodularis nonsuppurativa febrilis et recidivans.
Claude Bernard-Horner syndrome → Horner's syndrome.
Cockayne's syndrome Cockayne-Syndrom *nt*.
Coffin-Siris syndrome Coffin-Lowry-Syndrom *nt*.
Cohen syndrome Cohen-Syndrom *nt*.
Collet-Sicard syndrome Collet-Syndrom *nt*, Sicard-Syndrom *nt*.
Conn's syndrome primärer Hyperaldosteronismus *m*, Conn-Syndrom *nt*.
Cornelia de Lange syndrome → Brachmann-de Lange syndrome.
Costen's syndrome Costen-Syndrom *nt*, temporomandibuläres Syndrom *nt*.
cri-du-chat syndrome Katzenschreisyndrom *nt*, Cri-du-chat-Syndrom *nt*.
Cross syndrome Cross-McKusick-Breen-Syndrom *nt*.
Cross-McKusick-Breen syndrome → Cross syndrome.
Crouzon's syndrome Crouzon-Syndrom *nt*, Dysostosis craniofacialis.
CRST syndrome CRST-Syndrom *nt*.
cryptophthalmus syndrome Fraser-Syndrom *nt*, Kryptophthalmus-Syndrom *nt*.
Curtius' syndrome Curtius-Syndrom *nt*, Hemihypertrophie *f*.
Cushing's syndrome 1. Cushing-Syndrom *nt*. **2.** Kleinhirnbrückenwinkel-Syndrom *nt*, Cushing-Syndrom II *nt*.
cutaneomucouveal syndrome → Behçet's syndrome.
Danbolt-Closs syndrome Danbolt-Syndrom *nt*, Danbolt-Closs-Syndrom *nt*, Akrodermatitis/Acrodermatitis enteropathica.
Danlos' syndrome → Ehlers-Danlos syndrome.
Debré-Sémélaigne syndrome Debré-Sémélaigne-Syndrom *nt*.
Déjérine-Roussy syndrome → thalamic syndrome.
de Lange syndrome → Brachmann-de Lange syndrome.
dentopulmonary syndrome dentobronchiales Syndrom *nt*, Veeneklaas-Syndrom *nt*.

diencephalic syndrome dienzephales (Abmagerungs-)Syndrom *nt*.
DiGeorge syndrome DiGeorge-Syndrom *nt*, Schlundtaschensyndrom *nt*, Thymusaplasie *f*.
Di Guglielmo syndrome Di Guglielmo-Krankheit *f*, Di Guglielmo-Syndrom *nt*, akute Erythrämie *f*, akute erythrämische Myelose *f*, Erythroblastose *f* des Erwachsenen, akute Erythromyelose *f*.
Down's syndrome → trisomy 21 syndrome.
Dubowitz syndrome Dubowitz-Syndrom *nt*.
Duchenne's syndrome Duchenne-Syndrom *nt*, progressive Bulbärparalyse *f*.
Dupré's syndrome Meningismus *m*.
dysplasia oculodentodigitalis syndrome → oculodentodigital syndrome.
Eagle's syndrome → stylohyoid syndrome.
ectodactyly-ectodermal dysplasia-clefting syndrome EEC-Syndrom *nt*.
Edwards' syndrome Edwards-Syndrom *nt*, Trisomie 18-Syndrom *nt*.
EEC syndrome → ectodactyly-ectodermal dysplasia-clefting syndrome.
Ehlers-Danlos syndrome Ehlers-Danlos-Syndrom *nt*.
elfin facies syndrome Williams-Beuren-Syndrom *nt*.
Ellis-van Creveld syndrome Ellis-van Creveld-Syndrom *nt*, Chondroektodermaldysplasie *f*, chondroektodermale Dysplasie *f*, Chondrodysplasia ectodermica.
EMG syndrome → exomphalos-macroglossia-gigantism syndrome.
Epstein's syndrome nephrotisches Syndrom *nt*, Nephrose *f*.
Erb's syndrome Erb-Goldflam-Syndrom *nt*, -Krankheit *f*, Erb-Oppenheim-Goldflam-Syndrom *nt*, Erb-Oppenheim-Goldflam-Krankheit *f*, Hoppe-Goldflam-Syndrom *nt*, Myasthenia gravis pseudoparalytica.
exomphalos-macroglossia-gigantism syndrome Exomphalos-Makroglossie-Gigantismus-Syndrom *nt*, EMG-Syndrom *nt*, Beckwith-Wiedemann-Syndrom *nt*.
extrapyramidal syndrome extrapyramidales Syndrom *nt*, extrapyramidaler Symptomenkomplex *m*.
Faber's syndrome Faber-Anämie *f*, Chloranämie *f*.
Fabry syndrome Fabry-Syndrom *nt*, Fabry-Erkrankung *f*, Fabry-Anderson-Syndrom *nt*, Angiokeratoma corporis diffusum.
faciodigitogenital syndrome Aarskog-Syndrom *nt*.
Fanconi's syndrome 1. Fanconi-Anämie *f*, Fanconi-Syndrom *nt*, konstitutionelle infantile Panmyelopathie *f*. **2.** renalglykosurische Rachitis *f*, Fanconi-Syndrom *nt*. **3.** Debré-de Toni-Fanconi-Syndrom *nt*.
Fargin-Fayelle syndrome → Capdepont's syndrome.
Felty's syndrome Felty-Syndrom *nt*, Erwachsenenform *f* des Still-Syndroms.
femoral hypoplasia-unusual facies syndrome Femurhypoplasie-Gesichtsdysmorphie-Syndrom *nt*.
fetal hydantoin syndrome embryopathisches Hydantoin-Syndrom *nt*.
Fèvre-Languepin syndrome Fèvre-Languepin-Syndrom *nt*.
Fiessinger-Leroy-Reiter syndrome Reiter-Krankheit *f*, Reiter-Syndrom *nt*, Fiessinger-Leroy-Reiter-Syndrom *nt*, venerische Arthritis *f*, Okulourethrosynovitis *f*, urethro-okulo-synoviales Syndrom *nt*.
Foix's syndrome Foix-Syndrom *nt*.
Forney's syndrome Forney-Robinson-Pascoe-Syndrom *nt*.
Foville's syndrome Foville-Syndrom *nt*.
fragile X syndrome fragile-X-Syndrom *nt*, Marker-X-Syndrom *nt*, Martin-Bell-Syndrom *nt*.
Franceschetti syndrome → mandibulofacial syndrome.
Franceschetti-Jadassohn syndrome Franceschetti-Jadassohn-Syndrom *nt*, Naegeli-Syndrom *nt*, Naegeli-Bloch-Sulzberger-Syndrom *nt*, retikuläre Pigmentdermatose *f*, Melanophorennaevus *m*, familiärer Chromatophorennaevus *m*, Incontinentia pigmenti Typ Franceschetti-Jadassohn.
François' syndrome → mandibulo-oculofacial syndrome.
Freeman-Sheldon syndrome Freeman-Sheldon-Syndrom *nt*, kranio-karpo-tarsales Dysplasie-Syndrom *nt*, Dysplasia cranio-carpotarsalis.
Frey's syndrome → auriculotemporal syndrome.
Fröhlich's syndrome → Babinski-Fröhlich syndrome.
Gaisböck's syndrome Gaisböck-Syndrom *nt*, Polycythaemia (rubra) hypertonica.
Gardner's syndrome Gardner-Syndrom *nt*.
Gee-Herter-Heubner syndrome Herter-Heubner-Syndrom *nt*, Gee-Herter-Heubner-Syndrom *nt*, Heubner-Herter-Krankheit *f*, (infantile Form der) Zöliakie *f*, glutenbedingte Enteropathie *f*.

Gélineau's syndrome Narkolepsie *f*.
general-adaptation syndrome Adaptationssyndrom *nt*, allgemeines Anpassungssyndrom *nt*.
Gianotti-Crosti syndrome Gianotti-Crosti-Syndrom *nt*, infantile papulöse Akrodermatitis *f*, Acrodermatitis papulosa eruptiva infantilis.
Giedion-Langer syndrome Langer-Giedion-Syndrom *nt*, trichorhino-phalangeales Syndrom *nt* Typ II.
Gilles de la Tourette's syndrome Gilles-de-la-Tourette-Syndrom *nt*, Tourette-Syndrom *nt*, Maladie des tics, Tic impulsif.
Goldenhar's syndrome → oculoauriculovertebral syndrome.
Goltz syndrome fokale dermale Hypoplasie *f*, FDH-Syndrom *nt*, kongenitale ektodermale u. mesodermale Dysplasie *f*, Goltz-Gorlin-Syndrom II *nt*, Goltz-Peterson-Gorlin-Ravits-Syndrom *nt*, Jessner-Cole-Syndrom *nt*, Liebermann-Cole-Syndrom *nt*.
Gorlin's syndrome 1. Gorlin-Chaudhry-Moss-Syndrom *nt*. **2.** → basal cell nevus syndrome.
Gorlin-Chaudhry-Moss syndrome Gorlin-Chaudhry-Moss-Syndrom *nt*.
Gorlin-Goltz syndrome → basal cell nevus syndrome.
Gougerot-Nulock-Houwer syndrome → Sjögren's syndrome.
Gougerot-Sjögren syndrome → Sjögren's syndrome.
Gowers' syndrome vasovagale Synkope *f*.
Gradenigo's syndrome Gradenigo-Syndrom *nt*.
Greig's syndrome Greig-Syndrom *nt*, okulärer Hypertelorismus *m*.
Grönblad-Strandberg syndrome (Darier-)Grönblad-Strandberg-Syndrom *nt*, systematische Elastorrhexis *f*, Pseudoxanthoma elasticum.
Gruber's syndrome → Meckel's syndrome.
Gubler's syndrome Gubler-Lähmung *f*, Millard-Gubler-Syndrom *nt*, Brücken-Mittelhirn-Syndrom *nt*, Hemiplegia alternans inferior.
Guillain-Barré syndrome Guillain-Barré-Syndrom *nt*, (Poly-)Radikuloneuritis *f*, Neuronitis *f*.
Gunn's syndrome Gunn-Zeichen *nt*, Kiefer-Lid-Phänomen *nt*.
gustatory sweating syndrome → auriculotemporal syndrome.
Hajdu-Cheney syndrome Hajdu-Cheney-Syndrom *nt*.
Hallermann-Streiff-François syndrome → mandibulo-oculofacial syndrome.
hand-foot-and-mouth syndrome falsche Maul- u. Klauenseuche *f*, Hand-Fuß-Mund-Exanthem *nt*, Hand-Fuß-Mund-Krankheit *f*.
Hanhart's syndrome Hanhart-Syndrom *nt*.
happy-puppet syndrome Angelman-Syndrome *nt*.
Harada's syndrome Harada-Syndrom *nt*.
Heerfordt's syndrome Heerfordt-Syndrom *nt*, Febris uveoparotidea.
hemangioma-thrombocytopenia syndrome Kasabach-Merritt-Syndrom *nt*, Thrombo(zyto)penie-Hämangiom-Syndrom *nt*.
hemohistioblastic syndrome Retikuloendotheliose *f*.
Henoch-Schönlein syndrome Schoenlein-Henoch-Syndrom *nt*, (anaphylaktoide) Purpura *f* Schoenlein-Henoch, rheumatoide/athrombopenische Purpura *f*, Immunkomplexpurpura *f*, Immunkomplexvaskulitis *f*, Purpura anaphylactoides (Schoenlein-Henoch), Purpura rheumatica (Schoenlein-Henoch).
Hermansky-Pudlak syndrome Hermansky-Pudlak-Syndrom *nt*.
Horner's syndrome Horner-Syndrom *nt*, Horner-Trias *f*, Horner-Symptomenkomplex *m*.
Hunt's syndrome. 1. Genikulatumneuralgie *f*, Ramsay Hunt-Syndrom *nt*, Zoster oticus, Herpes zoster oticus, Neuralgia geniculata. **2.** Pallidumsyndrom *nt*, progressive Pallidumatrophie Hunt *f*, Paralysis agitans juveniles. **3.** Hunt-Syndrom *nt*, Dyssynergia cerebellaris myoclonica.
Hunter-Hurler syndrome Morbus *m* Hunter, Hunter-Syndrom *nt*, Mukopolysaccharidose II *f*.
Hutchinson-Gilford syndrome Hutchinson-Gilford-Syndrom *nt*, Gilford-Syndrom *nt*, Progerie *f*, greisenhafter Zwergwuchs *m*, Progeria Hutchinson-Gilford, Progeria infantilis.
hyoid syndrome → stylohyoid syndrome.
hypercalcemia syndrome 1. Hyperkalzämiesyndrom *nt*. **2.** alimentäre Hyperkalzämie *f*, Milch-Alkali-Syndrom *nt*, Burnett-Syndrom *nt*.
hypertelorism-hypospadias syndrome Hypertelorismus-Hypospadie-Syndrom *nt*, BBB-Syndrom *nt*.
immunodeficiency syndrome Immundefekt *m*, Immunmangelkrankheit *f*, Defektimmunopathie *f*.
syndrome of inappropriate antidiuretic hormone Schwartz-Bartter-Syndrom, Syndrom der inadäquaten ADH-Sekretion.
incontinentia pigmenti syndrome Incontinentia pigmenti-Syndrom *nt*, Bloch-Sulzberger-Syndrom *nt*.
Jackson's syndrome Jackson-Syndrom *nt*, Jackson-Lähmung *f*.
Jackson-MacKenzie syndrome Jackson-Syndrom *nt*.

Jacod's syndrome Jacod-Syndrom *nt*, Jacod-Trias *f*, Jacod-Negri-Syndrom *nt*, petrosphenoidales Syndrom *nt*.
Jadassohn-Lewandowsky syndrome Jadassohn-Lewandowsky-Syndrom *nt*, Pachyonychie-Syndrom *nt*, Pachyonychia congenita.
Jaffé-Lichtenstein syndrome Jaffé-Lichtenstein-Krankheit *f*, Jaffé-Lichtenstein-Uehlinger-Syndrom *nt*, fibröse (Knochen-)Dysplasie *f*, nicht-ossifizierendes juveniles Osteofibrom *nt*, halbseitige von Recklinghausen-Krankheit *f*, Osteodystrophia fibrosa unilateralis.
jaw-winking syndrome → Gunn's syndrome.
Job syndrome Hiob-Syndrom *nt*.
jugular foramen syndrome → Vernet's syndrome.
Kallmann's syndrome (Gauthier-)Kallmann-Syndrom *nt*, olfaktogenitales Syndrom *nt*.
Kartagener's syndrome Kartagener-Syndrom *nt*.
Kasabach-Merritt syndrome → hemangioma-thrombocytopenia syndrome.
Kawasaki syndrome Kawasaki-Syndrom *nt*, Morbus *m* Kawasaki, mukokutanes Lymphknotensyndrom *nt*, akutes febriles mukokutanes Lymphadenopathiesyndrom *nt*.
Klein-Waardenburg syndrome Waardenburg-Syndrom *nt*, Klein-Waardenburg-Syndrom *nt*.
Klinefelter's syndrome Klinefelter-Syndrom *nt*.
Klippel-Feil syndrome Klippel-Feil-Syndrom *nt*.
Klippel-Trénaunay syndrome Klippel-Trénaunay-Syndrom *nt*, Klippel-Trénaunay-Weber-Syndrom *nt*, Osteoangiohypertrophie-Syndrom *nt*, angio-osteo-hypertrophisches Syndrom *nt*, Haemangiectasia hypertrophicans.
Kniest's syndrome Kniest-Syndrom *nt*, Osteodysplasie *f* vom Typ Kniest.
Kocher-Debré-Sémélaigne syndrome → Debré-Sémélaigne syndrome.
Krause's syndrome Krause-Reese-Syndrom *nt*, Reese-Syndrom *nt*, Dysplasia encephalo-ophthalmica.
Langer-Giedion syndrome Langer-Giedion-Syndrom *nt*, trichorhinophalangeales Syndrom *nt* Typ II.
Larsen's syndrome Larsen-Syndrom *nt*.
lateral medullary syndrome Wallenberg-Syndrom *nt*, dorsolaterales Oblongata-Syndrom *nt*.
Launois-Cléret syndrome → Babinski-Fröhlich syndrome.
Lawrence-Seip syndrome Lawrence-Syndrom *nt*, lipatrophischer Diabetes *m*.
Lenz's syndrome Lenz-Syndrom *nt*.
Lenz-Majewski hyperostosis syndrome → Lenz's syndrome.
leopard syndrome Lentiginosis-Syndrom *nt*, LEOPARD-Syndrom *nt*.
leprechaunism syndrome Leprechaunismus-Syndrom *nt*.
Leroy syndrome Leroy-Syndrom *nt*.
Lesch-Nyhan syndrome Lesch-Nyhan-Syndrom *nt*, Automutilationssyndrom *nt*.
Letterer-Siwe syndrome Letterer-Siwe-Krankheit *f*, Abt-Letterer-Siwe-Krankheit *f*, maligne/akute Säuglingsretikulose *f*, maligne generalisierte Histiozytose *f*.
Lightwood's syndrome Lightwood-Albright-Syndrom *nt*.
Lightwood-Albright syndrome Lightwood-Albright-Syndrom *nt*.
Lobstein's syndrome Lobstein-Krankheit *f*, Lobstein-Syndrom *nt*, Lobstein-Typ *m* der Osteogenesis imperfecta, Osteogenesis imperfecta tarda, Osteogenesis imperfecta Typ Lobstein.
Looser-Milkman syndrome Looser-Syndrom *nt*, Milkman-Syndrom *nt*, Looser-Milkman-Syndrom *nt*.
Lorain's syndrome Lorain-Syndrom *nt*, hypophysärer Zwergwuchs *m*, hypophysärer Minderwuchs *m*.
Louis-Bar syndrome Louis-Bar-Syndrom *nt*, Ataxia-Teleangiectasia *f*, Teleangiektasie-Ataxie-Syndrom *nt*, Ataxia teleangiectatica, progressive zerebelläre Ataxie *f*.
low salt syndrome Salzmangelsyndrom *nt*.
low sodium syndrome → low salt syndrome.
Lyell's syndrome (medikamentöses) Lyell-Syndrom *nt*, Syndrom *nt* der verbrühten Haut, Epidermolysis acuta toxica, Epidermolysis necroticans combustiformis.
MacKenzie's syndrome Jackson-Syndrom *nt*.
malabsorption syndrome Malabsorptionssyndrom *nt*.
Malatesta's syndrome Malatesta-Syndrom *nt*, Orbitaspitzensyndrom *nt*, Apex-orbitae-Syndrom *nt*.
male Turner syndrome → Noonan's syndrome.
mandibulofacial syndrome Treacher-Collins-Syndrom *nt*, Franceschetti-Syndrom *nt*, Dysostosis mandibulo-facialis.
mandibulo-oculofacial syndrome Hallermann-Streiff(-Francois)-Syndrom *nt*, Dyskephaliesyndrom *nt* von Francois, Dysmorphia mandibulo-oculo-facialis.

Marchesani's syndrome Marchesani-Syndrom *nt*, Weill-Marchesani-Syndrom *nt*.
Marcus Gunn syndrome → Gunn's syndrome.
Marie-Strümpell syndrome Bechterew-Krankheit *f*, Morbus *m* Bechterew, Bechterew-Strümpell-Marie-Krankheit *f*, Marie-Strümpell-Krankheit *f*, Spondylarthritis ankylopoetica, Spondylarthritis ankylosans, Spondylitis ankylopoetica, Spondylitis ankylosans.
Maroteaux-Lamy syndrome Maroteaux-Lamy-Syndrom *nt*, Morbus *m* Maroteaux-Lamy, Mukopolysaccharidose VI *f*.
Marshall syndrome Marshall-Syndrom *nt*.
Marshall-Smith syndrome → Marshall syndrome.
Martorell's syndrome Martorell-Krankheit *f*, Martorell-Syndrom *nt*, Takayasu-Krankheit *f*, Takayasu-Syndrom *nt*, Pulslos-Krankheit *f*, pulseless disease (*nt*).
Mauriac syndrome Mauriac-Syndrom *nt*.
maxillofacial syndrome maxillofaziales Syndrom *nt*, Dysostosis maxillo-facialis, Peters-Hövels-Syndrom *nt*.
maxillonasal syndrome Binder-Syndrom *m*, maxillonasales Syndrom *nt*, Dysostosis maxillonasalis.
McArdle's syndrome McArdle-Krankheit *f*, McArdle-Syndrom *nt*, muskuläre Glykogenose *f*, Muskelphosphorylasemangel *m*, Myophosphorylaseinsuffizienz *f*, Glykogenose *f* Typ V.
McCune-Albright syndrome Albright-Syndrom *nt*, McCune-Albright-Syndrom *nt*, McCune-Syndrom *nt*, polyostotische fibröse Dysplasie *f*.
Meckel's syndrome Meckel-Syndrom *nt*, Dysencephalia splanchnocystica.
medicamentous Cushing's syndrome medikamentöses Cushing-Syndrom *nt*.
Melkersson's syndrome Melkersson-Rosenthal-Syndrom *nt*.
Melkersson-Rosenthal syndrome Melkersson-Rosenthal-Syndrom *nt*.
Melnick-Needles syndrome Melnick-Needles-Syndrom *nt*.
Ménière's syndrome Ménière-Krankheit *f*, Morbus *m* Ménière.
Meyer-Schwickerath and Weyers syndrome → oculodentodigital syndrome.
Mietens syndrome Mietens-Syndrom *nt*.
Milkman's syndrome → Looser-Milkman syndrome.
Millard-Gubler syndrome Millard-Gubler-Syndrom *nt*, Gubler-Lähmung *f*, Brücken-Mittelhirn-Syndrom *nt*, Hemiplegia alternans inferior.
Minkowski-Chauffard syndrome Minkowski-Chauffard(-Gänsslen)-Syndrom *nt*, hereditäre Sphärozytose *f*, konstitutionelle hämolytische Kugelzellanämie *f*, familiärer hämolytischer Ikterus *m*, Morbus *m* Minkowski-Chauffard.
Minot-von Willebrand syndrome → Willebrand's syndrome.
Möbius' syndrome Möbius-Syndrom *nt*, Möbius-Kernaplasie *f*.
Morel's syndrome Morgagni-Syndrom *nt*, Morgagni-Morel-Stewart-Syndrom *nt*, Hyperostosis frontalis interna.
Morgagni-Adams-Stokes syndrome → Adams-Stokes syndrome.
Morgagni-Stewart-Morel syndrome → Morel's syndrome.
Morquio-Ullrich syndrome Morquio-Syndrom *nt*, Morquio-Ullrich-Syndrom *nt*, Morquio-Brailsford-Syndrom *nt*, spondyloepiphysäre Dysplasie *f*, Mukopolysaccharidose *f* Typ IV.
Morvan's syndrome 1. Syringomyelie *f*. **2.** Morvan-Syndrom *nt*, Panaritium analgicum.
mucocutaneous lymph node syndrome → Kawasaki syndrome.
mucosal neuroma syndrome MMN-Syndrom *nt*, MEN-Typ III *m*, MEA-Typ III *m*.
multiple lentigines syndrome → leopard syndrome.
Munchausen syndrome Münchhausen-Syndrom *nt*.
Murchison-Sanderson syndrome Hodgkin-Krankheit *f*, Hodgkin Lymphom *nt*, Morbus *m* Hodgkin, (Hodgkin-)Paltauf-Steinberg-Krankheit *f*, (maligne) Lymphogranulomatose *f*, Lymphogranulomatosis maligna.
myasthenia gravis syndrome → Erb's syndrome.
myeloproliferative syndrome myeloproliferative Erkrankung *f*, myeloproliferatives Syndrom *nt*.
myofacial pain-dysfunction syndrome Costen-Syndrom *nt*, temporomandibuläres Syndrom *nt*, myofaziales Schmerzsyndrom *nt*.
myofibrosis-osteosclerosis syndrome Knochenmark(s)fibrose *f*, Myelofibrose *f*, Myelosklerose *f*, Osteomyelofibrose *f*, Osteomyelosklerose *f*.
Naegeli syndrome → Franceschetti-Jadassohn syndrome.
Nager syndrome Nager-Reynier-Syndrom *nt*, Reynier-Nager-Syndrom *nt*, Dysostosis mandibularis.
Nager de Reynier syndrome → Nager syndrome.
nephrotic syndrome nephrotisches Syndrom *nt*; Nephrose *f*.
neurocutaneous syndrome Phakomatose *f*, neurokutanes Syndrom *nt*.

nevoid basal cell carcinoma syndrome → basal cell nevus syndrome.
nevoid basalioma syndrome → basal cell nevus syndrome.
non-staphylococcal scalded skin syndrome → Lyell's syndrome.
Noonan's syndrome Noonan-Syndrom *nt*, Pseudo-Ullrich-Turner-Syndrom *nt*.
OAV syndrome → oculoauriculovertebral syndrome.
oculoauriculovertebral syndrome Goldenhar-Syndrom *nt*, okuloaurikuläres/okulo-aurikulo-vertebrales Syndrom *nt*, okulo-aurikulovertebrale Dysplasie *f*, Dysplasia oculo-auricularis, Dysplasia oculo-auriculo-vertebralis.
oculobuccogenital syndrome → Behçet's syndrome.
oculocerebral-hypopigmentation syndrome Cross-McKusick-Breen-Syndrom *nt*.
oculodentodigital syndrome Meyer-Schwickerath-Weyers-Syndrom *nt*, okulodentodigitales Syndrom *nt*.
oculodentoosseous syndrome → oculodentodigital syndrome.
oculoglandular syndrome okulosaliväres Syndrom *nt*.
oculomandibulofacial syndrome → mandibulo-oculofacial syndrome.
oculovertebral syndrome okulovertebrales Syndrom *nt*.
ODD syndrome → oculodentodigital syndrome.
OFD syndrome → orofaciodigital syndrome.
Opitz syndrome Opitz-Krankheit *f*, Opitz-Syndrom *nt*, thrombophlebitische Splenomegalie *f*.
oral-facial-digital syndrome → orofaciodigital syndrome.
orbital syndrome Orbitaspitzensyndrom *nt*, Malatesta-Syndrom *nt*, Apex-orbitae-Syndrom *nt*.
orbital apex syndrome → orbital syndrome.
orodigitofacial syndrome orodigitofaziale Dysostose *f*, orofaziodigitales Syndrom *nt*, OFD-Syndrom *nt*, Papillon-Léage-Psaume-Syndrom *nt*, linguofaziale Dysplasie *f*, Dysplasia linguofacialis.
orofaciodigital syndrome → orodigitofacial syndrome.
Osler-Weber-Rendu syndrome hereditäre Teleangiektasie *f*, Morbus *m* Osler, Osler-Rendu-Weber-Krankheit *f*, Osler-Rendu-Weber-Syndrom *nt*, Rendu-Osler-Weber-Krankheit *f*, Rendu-Osler-Weber-Syndrom *nt*, Teleangiectasia hereditaria haemorrhagica.
osteomyelofibrotic syndrome Knochenmark(s)fibrose *f*, Myelofibrose *f*, Osteomyelofibrose *f*; Osteomyelosklerose *f*, Myelosklerose *f*.
otodental syndrome otodentale Dysplasie *f*, otodentales Syndrom *nt*.
otopalatodigital syndrome otopalatodigitales Syndrom *nt*, Taybi-Syndrom *nt*.
4p-syndrome 4p-Syndrom *nt*.
5p-syndrome 5p-Syndrom *nt*.
9p-syndrome 9p-Syndrom *nt*.
13q-syndrome 13q-Syndrom *nt*.
18p-syndrome 18p-Syndrom *nt*.
pachydermoperiostosis syndrome Pachydermoperiostose *f*, Touraine-Solente-Golé-Syndrom *nt*, familiäre Pachydermoperiostose *f*, idiopathische hypertrophische Osteoarthropathie *f*, Akropachydermie *f* mit Pachydermoperiostose, Hyperostosis generalisata mit Pachydermie.
pain dysfunction syndrome Costen-Syndrom *nt*, temporomandibuläres Syndrom *nt*.
pancytopenia-dysmelia syndrome Fanconi-Anämie *f*, konstitutionelle infantile Panmyelopathie *f*.
Papillon-Léage and Psaume syndrome Papillon-Léage-Psaume-Syndrom *nt*, orodigitofaziale Dysostose *f*, orofaziodigitales Syndrom *nt*, OFD-Syndrom *nt*.
Papillon-Lefèvre syndrome Papillon-Lefèvre-Syndrom *nt*, Keratosis palmoplantaris mit Paradontose/Periodontose, Keratosis palmoplantaris diffusa non circumscripta.
paraneoplastic syndrome paraneoplastisches Syndrom *nt*.
paratrigeminal syndrome Raeder-Syndrom *nt*.
Parinaud's syndrome Parinaud-Syndrom *nt*.
parkinsonian syndrome Parkinson-Syndrom *nt*.
Parry-Romberg syndrome Romberg-Syndrom *nt*, Romberg-Trophoneurose *f*, Romberg-Parry-Syndrom *nt*, Romberg-Parry-Trophoneurose *f*, progressive halbseitige Gesichtsatrophie *f*, Hemiatrophia progressiva faciei/facialis.
Patau's syndrome Patau-Syndrom *nt*, Trisomie 13-Syndrom *nt*, D_1-Trisomiesyndrom *nt*.
Paterson's syndrome → Plummer-Vinson syndrome.
petrosphenoidal syndrome petrosphenoidales Syndrom *nt*.
Peutz-Jeghers syndrome Peutz-Jeghers-Syndrom *nt*, Polyposis intestini Peutz-Jeghers.
Pfaundler-Hurler syndrome von Pfaundler-Hurler-Syndrom *nt*, von Pfaundler-Hurler-Krankheit *f*, Hurler-Syndrom *nt*, Hurler-

Krankheit *f*, Dysostosis multiplex, Lipochondrodystrophie *f*, Mukopolysaccharidose I-H *f*.
Pfeiffer's syndrome Pfeiffer-Syndrom *nt*, Akrosyndaktylie *f* Typ V.
pharyngeal pouch syndrome → DiGeorge syndrome.
PHC syndrome Böök-Syndrom *nt*, PHC-Syndrom *nt*.
Pierre Robin syndrome Pierre Robin-Syndrom *nt*, Robin-Syndrom *nt*.
Plummer-Vinson syndrome Plummer-Vinson-Syndrom *nt*, Paterson-Brown-Syndrom *nt*, Kelly-Paterson-Syndrom *nt*, sideropenische Dysphagie *f*.
popliteal pterygium syndrome 1. popliteales Flügelfellsyndrom *nt*. **2.** Fèvre-Languepin-Syndrom *nt*.
popliteal web syndrome popliteales Flügelfellsyndrom *nt*.
postconcussion syndrome → postconcussional syndrome.
postconcussional syndrome postkommotionelles Syndrom *nt*, posttraumatische Hirnleistungsschwäche *f*.
posterior cord syndrome Hinterstrangsyndrom *nt*.
post-traumatic brain syndrome → postconcussional syndrome.
Potter's syndrome Potter-Syndrom *nt*.
Prader-Willi syndrome Prader-Willi-Syndrom *nt*, Prader-Labhart-Willi-Syndrom *nt*.
premature senility syndrome → progeria syndrome.
premenstrual syndrome prämensruelles (Spannungs-)Syndrom *nt*.
premenstrual tension syndrome → premenstrual syndrome.
Pringle-Bourneville syndrome Bourneville-Pringle-Syndrom *nt*, Pringle-Bourneville-Syndrom *nt*, Pringle-Bourneville-Phakomatose *f*.
Profichet's syndrome Profichet-Krankheit *f*, Profichet-Syndrom *nt*, Kalkgicht *f*, Calcinosis circumscripta.
progeria syndrome Hutchinson-Gilford-Syndrom *nt*, Gilford-Syndrom *nt*, Progerie *f*, greisenhafter Zwergwuchs *m*, Progeria Hutchinson-Gilford, Progeria infantilis.
pseudothalidomide syndrome Roberts-Syndrom *nt*, Tetraphokomelie-Oberkieferspaltensyndrom *nt*, Pseudothalidomid-Syndrom *nt*, SC-Syndrom *nt*.
pseudo-Turner's syndrome → Bonnevie-Ullrich syndrome.
pterygium colli syndrome → Bonnevie-Ullrich syndrome.
Putnam-Dana syndrome Lichtheim-Syndrom *nt*, Dana-Syndrom *nt*, Dana-Lichtheim-Krankheit *f*, Dana-Lichtheim-Putnam-Syndrom *nt*, funikuläre Spinalerkrankung/Myelose *f*.
radiation syndrome Strahlenkrankheit *f*.
Raeder's syndrome Raeder-Syndrom *nt*.
Ramsey Hunt syndrome 1. Genikulatumneuralgie *f*, Ramsey Hunt-Syndrom *nt*, Zoster oticus, Herpes zoster oticus, Neuralgia geniculata. **2.** Hunt-Syndrom *nt*, Dyssynergia cerebellaris myoclonica. **3.** Hunt-Syndrom *nt*, Dyssynergia cerebellaris progressiva.
Reese's syndrome Reese-Syndrom *nt*.
Reese-Blodi syndrome → Reese's syndrome.
Refsum syndrome Refsum-Syndrom *nt*, Heredopathia atactica polyneuritiformis.
Rendu-Osler-Weber syndrome hereditäre Teleangiektasie *f*, Morbus *m* Osler, Osler-Rendu-Weber-Krankheit *f*, Osler-Rendu-Weber-Syndrom *nt*, Rendu-Osler-Weber-Krankheit *f*, Rendu-Osler-Weber-Syndrom *nt*, Teleangiectasia hereditaria haemorrhagica.
syndrome of retroparotid space Villaret-Syndrom.
Riley-Day syndrome Riley-Day-Syndrom *nt*, Dysautonomie *f*.
Roberts syndrome Roberts-Syndrom *nt*, Tetraphokomelie-Oberkieferspaltensyndrom *nt*, Pseudothalidomid-Syndrom *nt*, SC-Syndrom *nt*.
Roberts-SC phocomelia syndrome → Roberts syndrome.
Robin's syndrome Robin-Syndrom *nt*, Pierre Robin-Syndrom *nt*.
Roussy-Déjérine syndrome → thalamic syndrome.
Russell's syndrome Silver-Syndrom *nt*, Russell-Silver-Syndrom *nt*.
Russell-Silver syndrome → Russell's syndrome.
Rust's syndrome Rust-Syndrom *nt*, Rust-Krankheit *f*.
Saethre-Chotzen syndrome Chotzen(-Saethre)-Syndrom *nt*, Akrozephalosyndaktylie *f* Typ III.
salt-depletion syndrome Salzmangelsyndrom *nt*.
Sanfilippo's syndrome Sanfilippo-Syndrom *nt*, Morbus *m* Sanfilippo, polydystrophische Oligophrenie *f*, Mukopolysaccharidose *f* III.
SC syndrome → Roberts syndrome.
scalded skin syndrome → Lyell's syndrome.
Schirmer's syndrome Schirmer-Syndrom *nt*.
Schmidt's syndrome 1. Schmidt-Syndrom *nt*. **2.** Schmidt-Syndrom *nt*, thyreosuprarenales Syndrom *nt*.
Schultz's syndrome Agranulozytose *f*, maligne/perniziöse Neutropenie *f*.

Schwartz-Jampel syndrome Schwartz-Jampel-Syndrom *nt*.
Seabright bantam syndrome Seabright-bantam-Syndrom *nt*, Pseudohypoparathyreoidismus *m*.
Selye syndrome Selye-Syndrom *nt*, Adaptationssyndrom *nt*.
Sézary syndrome Sézary-Syndrom *nt*.
short face syndrome Short-face-Syndrom *nt*, skelettaler tiefer Biß *m*.
Sicard's syndrome Sicard-Syndrom *nt*, Collet-Syndrom *nt*.
sicca syndrome Sicca-Syndrom *nt*.
Silver's syndrome Russell-Silver-Syndrom *nt*, Silver-Syndrom *nt*.
Simmonds' syndrome Simmonds-Syndrom *nt*, Hypophysenvorderlappeninsuffizienz *f*, HVL-Insuffizienz *f*, Hypopituitarismus *m*.
Sjögren's syndrome Sjögren-Syndrom *nt*.
Sjögren-Larsson syndrome Sjögren-Larsson-Syndrom *nt*.
SLE-like syndrome systemischer Lupus erythematodes, Systemerythematodes *m*, Lupus erythematodes visceralis, Lupus erythematodes integumentalis et visceralis.
Sluder's syndrome Sluder-Neuralgie *f*, Sluder-Syndrom *nt*, Neuralgia sphenopalatina.
Smith-Lemli-Opitz syndrome Smith-Lemli-Opitz-Syndrom *nt*.
Sotos' syndrome Sotos-Syndrom *nt*.
Sotos' syndrome of cerebral gigantism → Sotos' syndrome.
spherophakia-brachymorphia syndrome → Marchesani's syndrome.
Stainton syndrome → Capdepont's syndrome.
Stainton-Capdedont syndrome → Capdepont's syndrome.
staphylococcal scalded skin syndrome → Lyell's syndrome.
Steiner's syndrome Curtius-Syndrom *nt*, Hemihypertrophie *f*.
Stevens-Johnson syndrome Stevens-Johnson-Syndrom *nt*, Stevens-Johnson-Fuchs-Syndrom, Dermatostomatitis *f* Baader, Fiessinger-Rendue-Syndrom, Ectodermose érosive pluriorificielle, Erythema exsudativum multiforme majus.
Stewart-Morel syndrome Morgagni-Syndrom *nt*, Morgagni-Morel-Stewart-Syndrom *nt*, Hyperostosis frontalis interna.
Stickler's syndrome Stickler-Syndrom *nt*, hereditäre progressive Arthroophthalmopathie *f*.
Stilling-Türk-Duane syndrome Duane-Syndrom *nt*, Stilling-Türk-Duane-Syndrom *nt*.
stress syndrome Streß-Syndrom *nt*.
stroke syndrome Gehirnschlag *m*, Hirnschlag *m*, Schlaganfall *m*, apoplektischer Insult *m*, Apoplexie *f*, Apoplexia cerebri.
stylohyoid syndrome Eagle-Syndrom *nt*, Styloidsyndrom *nt*, stylokerato-hyoidales Syndrom *nt*.
styloid syndrome → stylohyoid syndrome.
styloid process syndrome → stylohyoid syndrome.
superior orbital fissure syndrome Fissura-orbitalis-superior-Syndrom *nt*.
Sweet's syndrome Sweet-Syndrom *nt*, akute febrile neutrophile Dermatose *f*.
syringomyelic syndrome Syringomyelie *f*, Syringomyelia *f*.
Tapia's syndrome Tapia-Syndrom *nt*.
Taybi's syndrome otopalatodigitales Syndrom *nt*, Taybi-Syndrom *nt*.
TDO syndrome tricho-dento-ossäres Syndrom *nt*.
temporal syndrome Gradenigo-Syndrom *nt*.
temporomandibular syndrome → temporomandibular dysfunction syndrome.
temporomandibular dysfunction syndrome Costen-Syndrom *nt*, temporomandibuläres Syndrom *nt*, Kiefergelenksdysfunktionssyndrom *nt*, Kiefergelenk-Dysfunktionssyndrom *nt*, Mandibulargelenkneuralgie *f*.
temporomandibular joint syndrome → temporomandibular dysfunction syndrome.
temporomandibular joint pain dysfunction syndrome → temporomandibular dysfunction syndrome.
thalamic syndrome Déjérine-Roussy-Syndrom *nt*, Thalamussyndrom *nt*.
Thibierge-Weissenbach syndrome Thibierge-Weissenbach-Syndrom *nt*.
third and fourth pharyngeal pouch syndrome → DiGeorge syndrome.
Thomson's syndrome Thomson-Syndrom *nt*.
TMJ syndrome → temporomandibular dysfunction syndrome.
Touraine-Solente-Golé syndrome Pachydermoperiostose *f*, Touraine-Solente-Golé-Syndrom *nt*, familiäre Pachydermoperiostose *f*, idiopathische hypertrophische Osteoarthropathie *f*, Akropachydermie *f* mit Pachydermoperiostose, Hyperostosis generalisata mit Pachydermie.
Treacher-Collins syndrome → mandibulofacial syndrome.
tricho-dento-osseus syndrome tricho-dento-ossäres Syndrom *nt*.

synechia

trichorhinophalangeal syndrome 1. trichorhinophalangeales Syndrom *nt* Typ I. **2.** Langer-Giedion-Syndrom *nt*, trichorhinophalangeales Syndrom *nt* Typ II.
trisomy C syndrome Trisomie 8(-Syndrom *nt*) *f*.
trisomy D syndrome Trisomie 13(-Syndrom *nt*) *f*, Patau-Syndrom *nt*, D$_1$-Trisomie-Syndrom *nt*.
trisomy E syndrome Edwards-Syndrom *nt*, Trisomie 18(-Syndrom *nt*) *f*.
trisomy 8 syndrome Trisomie 8(-Syndrom *nt*) *f*.
trisomy 13 syndrome → trisomy D syndrome.
trisomy 14 syndrome Trisomie 14(-Syndrom *nt*) *f*.
trisomy 18 syndrome → trisomy E syndrome.
trisomy 21 syndrome Down-Syndrom *nt*, Trisomie 21(-Syndrom *nt*) *f*, Mongoloidismus *m*, Mongolismus *m*.
Trotter's syndrome Trotter II-Syndrom *nt*.
Turner's syndrome Ullrich-Turner-Syndrom *nt*.
Ullrich-Feichtiger syndrome Ullrich-Feichtiger-Syndrom *nt*.
Ullrich-Turner syndrome → Noonan's syndrome.
Urbach-Wiethe syndrome Urbach-Wiethe-Syndrom *nt*, Lipoidproteinose *f* (Urbach-Wiethe), Hyalinosis cutis et mucosae.
uveo-encephalitic syndrome → Behçet's syndrome.
uveomeningitis syndrome Harada-Syndrom *nt*.
vagoaccessory syndrome Schmidt-Syndrom *nt*, thyreosuprarenales Syndrom *nt*.
van Buchem's syndrome van Buchem-Syndrom *nt*, Hyperostosis corticalis generalisata.
van der Hoeve's syndrome van der Hoeve-Syndrom *nt*.
vasovagal syndrome vasovagale Synkope *f*.
Veeneklaas' syndrome dentobronchiales Syndrom *nt*, Veeneklaas-Syndrom *nt*.
Vernet's syndrome Vernet-Syndrom *nt*.
Villaret's syndrome Villaret-Syndrom *nt*.
Vinson's syndrome → Plummer-Vinson syndrome.
Waardenburg's syndrome 1. (Vogt-)Waardenburg-Syndrom *nt*, Dyszephalosyndaktylie *f*. **2.** (Klein-)Waardenburg-Syndrom *nt*.
Wallenberg's syndrome Wallenberg-Syndrom *nt*, dorsolaterales Oblongata-Syndrom *nt*.
Weaver syndrome Weaver-Syndrom *nt*.
Weber's syndrome Weber-Syndrom *nt*, Hemiplegia alternans oculomotorica.
Weber-Christian syndrome Weber-Christian-Syndrom *nt*, Pfeiffer-Weber-Christian-Syndrom *nt*, rezidivierende fieberhafte nicht-eitrige Pannikulitis *f*, Panniculitis nodularis nonsuppurativa febrilis et recidivans.
Wegener's syndrome Wegener-Granulomatose *f*, Wegener-Klinger-Granulomatose *f*.
Weill-Marchesani syndrome → Marchesani's syndrome.
Werner syndrome Werner-Syndrom *nt*, Progeria adultorum, Pangerie *f*.
Weyers' syndrome iridodentale Dysplasie *f*, Dysgenesis iridodentalis.
Weyers-Fülling syndrome dentofaziales Syndrom *nt*, Weyers-Fülling-Syndrom *nt*, Dysplasia dentofacialis.
Weyers-Thier syndrome Weyers-Thier-Syndrom *nt*, okulovertebrales Syndrom *nt*.
whistling face syndrome → Freeman-Sheldon syndrome.
Wildervanck syndrome Wildervanck-Syndrom *nt*.
Willebrand's syndrome (von) Willebrand-Jürgens-Syndrom *nt*, konstitutionelle Thrombopathie *f*, hereditäre/vaskuläre Pseudohämophilie *f*, Angiohämophilie *f*.
Williams' syndrome Williams-Syndrom *nt*.
Wiskott-Aldrich syndrome Wiskott-Aldrich-Syndrom *nt*.
Witkop-von Sallmann syndrome hereditäre benigne intraepitheliale Dyskeratose *f*.
Wolf-Hirschhorn syndrome Wolf-Syndrom *nt*, 4-Deletions-Syndrom *nt*.
XO syndrome Ullrich-Turner-Syndrom *nt*.
XXXX syndrome 4-X-Syndrom *nt*, Tetra-X-Syndrom *nt*.
XXXXX syndrome 5-X-Syndrom *nt*, Penta-X-Syndrom *nt*.
XXY syndrome Klinefelter Syndrom *nt*.
Z.-E. syndrome → Zollinger-Ellison syndrome.
Zellweger syndrome Zellweger-Syndrom *nt*, zerebrohepatorenales Syndrom *nt*, ZHR-Syndrom *nt*.
Zinsser-Cole-Engman syndrome Zinsser-Cole-Engman-Syndrom *nt*, kongenitale Dyskeratose *f*, Dyskeratosis congenita, Polydysplasia ectodermica Typ Cole-Rauschkolb-Toomey.
Zollinger-Ellison syndrome Zollinger-Ellison-Syndrom *nt*.
syn·ech·ia [sɪˈnekɪə, -ˈniːk-] *n, pl* **syn·ech·iae** [sɪˈnekiː, sɪˈnekaɪɪ, sɪˈniːkiːɪ] Verwachsung *f*, Synechie *f*, Synechia *f*.
syn·er·get·ic [ˌsɪnərˈdʒetɪk] *adj* zusammenwirkend, synergetisch.

syn·er·gia [sɪˈnɜrdʒɪə] *n* → synergy.
syn·er·gic [sɪˈnɜrdʒɪk] *adj* → synergetic.
syn·er·gism [ˈsɪnərdʒɪzəm] *n chem.* Synergismus *m*.
syn·er·gist [ˈsɪnərdʒɪst] *n* **1.** *pharm.* synergistische Substanz *f*, Synergist *m*. **2.** synergistisches Organ *nt*, Synergist *m*.
syn·er·gis·tic [ˌsɪnərˈdʒɪstɪk] *adj* Synergismus betr., auf Synergismus beruhend, zusammenwirkend, synergistisch.
syn·er·gy [ˈsɪnərdʒɪ] *n* Zusammenwirken *nt*, Zusammenspiel *nt*, Synergie *f*.
syn·es·the·sia [ˌsɪnəsˈθiːʒ(ɪ)ə] *n* Synästhesie *f*.
syn·ge·ne·ic [ˌsɪndʒəˈniːɪk] *adj immun.* syngen, syngenetisch, isogen, isogenetisch, isolog.
syn·ge·net·ic [ˌsɪndʒəˈnetɪk] *adj* **1.** Syngenese betr., syngenetisch. **2.** *immun.* syngen, syngenetisch, isogen, isogenetisch, isolog.
syng·na·thia [sɪŋˈneɪθɪə, -ˈnæθ-] *n embryo.* Syngnathie *f*.
syn·graft [ˈsɪngræft] *n* syngenes Transplantat *nt*, syngenetisches Transplantat *nt*, isogenes Transplantat *nt*, isogenetisches Transplantat *nt*, isologes Transplantat *nt*, Isotransplantat *nt*.
syn·kar·y·on [sɪnˈkærɪən] *n* Synkaryon *nt*.
syn·o·don·tia [sɪnəˈdɒnʃɪə] *n* Zahnverschmelzung *f*, Synodontie *f*.
syn·oph·rid·ia [ˌsɪnəfˈrɪdɪə] *n* → synophrys.
syn·oph·thal·mus [sɪnəfˈθælməs] *n embryo.* Zyklop *m*, Zyklozephalus *m*, Synophthalmus *m*.
syn·os·te·o·sis [ˌsɪnɒstɪˈəʊsɪs] *n* → synostosis.
syn·os·to·sis [ˌsɪnɒsˈtəʊsɪs] *n, pl* **syn·os·to·ses** [ˌsɪnɒsˈtəʊsiːz] knöcherne Vereinigung/Verbindung *f*, Synostose *f*, Synostosis *f*.
   sagittal synostosis → scaphocephaly.
syn·o·via [sɪˈnəʊvɪə] *n* Gelenkschmiere *f*, Synovia *f*.
sy·no·vi·a·lo·ma [sɪˌnəʊvɪəˈləʊmə] *n* → synovioma.
syn·o·vi·o·cyte [sɪˈnəʊvɪəsaɪt] *n* Synoviozyt *m*.
syn·o·vi·o·ma [sɪˌnəʊvɪˈəʊmə] *n* Synoviom *nt*, Synovialom *nt*.
syn·o·vi·o·sar·co·ma [sɪˌnəʊvɪəsɑːrˈkəʊmə] *n* malignes Synovi(al)om *nt*, Synovialsarkom *nt*.
syn·o·vi·tis [sɪnəˈvaɪtɪs] *n* Synovitis *f*, Synoviitis *f*, Synovialitis *f*.
syn·o·vi·um [sɪˈnəʊvɪəm] *n* Synovialis *f*, Membrana synovialis (capsulae articularis), Stratum synoviale.
syn·te·re·sis [ˌsɪntəˈriːsɪs] *n* prophylaktische/präventive Behandlung *f*, Prophylaxe *f*.
syn·te·ret·ic [ˌsɪntəˈretɪk] *adj* prophylaktisch.
syn·thase [ˈsɪnθeɪz] *n* Synthase *f*.
syn·the·sis [ˈsɪnθəsɪs] *n, pl* **syn·the·ses** [ˈsɪnθəsiːz] Synthese *f*.
syn·the·size [ˈsɪnθəsaɪz] *vt* **1.** *chem.* synthetisch herstellen, synthetisieren. **2.** zusammenfügen, verschmelzen, verbinden.
syn·the·tase [ˈsɪnθəteɪz] *n* Ligase *f*, Synthetase *f*.
   heme synthetase Hämsynthetase *f*, Goldberg-Enzym *nt*, Ferrochelatase *f*.
syn·thet·ic [sɪnˈθetɪk] **I** *n* Kunststoff *m*. **II** *adj* **1.** Synthese betr., synthetisch. **2.** künstlich, artifiziell, synthetisch, Kunst-.
syn·to·nin [ˈsɪntənɪn] *n* Syntonin *nt*, Azidalbumin *nt*.
syn·to·py [ˈsɪntəpɪ] *n* Syntopie *f*.
syn·tro·py [ˈsɪntrəpɪ] *n* Syntropie *f*.
syn·u·lo·sis [ˌsɪnjəˈləʊsɪs] *n* Narbenbildung *f*, Synulosis *f*.
syph·i·lid [ˈsɪfəlɪd] *n* Syphilid *nt*.
syph·i·lide [ˈsɪfəlaɪd] *n* → syphilid.
syph·i·lis [ˈsɪf(ə)lɪs] *n* harter Schanker *m*, Morbus *m* Schaudinn, Schaudinn-Krankheit *f*, Syphilis *f*, Lues (venerea) *f*.
syph·i·lit·ic [ˌsɪfəˈlɪtɪk] *adj* Syphilis betr., syphilitisch, luetisch, Syphilis-.
syph·i·loid [ˈsɪfəlɔɪd] *adj* syphilisähnlich, syphilisartig, syphiloid.
syph·i·lo·ma [ˌsɪfəˈləʊmə] *n, pl* **syph·i·lo·mas**, **syph·i·lo·ma·ta** [ˌsɪfəˈləʊmətə] Gummiknoten *m*, Syphilom *nt*, Gumma *nt* (syphiliticum).
syph·i·lous [ˈsɪfələs] *adj* → syphilitic.
sy·rig·mus [səˈrɪgməs] *n* Ohrenklingen *nt*, Ohrensausen *nt*, Ohrgeräusche *pl*, Tinnitus *m* (aurium).
syr·ing·ad·e·no·ma [ˌsɪrɪŋ(g)ædɪˈnəʊmə] *n* → syringoadenoma.
sy·ringe [səˈrɪndʒ, ˈsɪrɪndʒ] **I** *n* Spritze *f*. **II** *vt* (ein-)spritzen.
   aspiration syringe Aspirationsspritze *f*, Punktionsspritze *f*.
   dental syringe zahnärztliche Spritze *f*.
   endodontic irrigating syringe Wurzelkanalspülspritze *f*.
   endodontic syringe Wurzelkanalspritze *f*.
   hypodermic syringe Spritze *f* zur subkutanen Injektion.
   injection syringe (Injektions-)Spritze *f*.
syr·in·gec·to·my [ˌsɪrɪnˈdʒektəmɪ] *n* Syringektomie *f*.
syr·in·gi·tis [ˌsɪrɪŋˈdʒaɪtɪs] *n* Entzündung *f* der Ohrtrompete, Syringitis *f*, Salpingitis *f*.
syringo- *pref.* Tuben-, Fistel-, Syring(o)-.
sy·rin·go·ad·e·no·ma [səˌrɪŋɡəʊædɪˈnəʊmə] *n* Syring(o)adenom *nt*, Hidradenom(a) *nt*, Syringozystadenom *nt*.

sy·rin·go·car·ci·no·ma [sə͵rɪŋɡəʊ͵kɑːrsəˈnəʊmə] *n* Schweißdrüsenkarzinom *nt*.
sy·rin·go·cele [səˈrɪŋɡəʊsiːl] *n* Syringozele *f*.
sy·rin·go·cyst·ad·e·no·ma [sə͵rɪŋɡəʊ͵sɪstædɪˈnəʊmə] *n* → syringoadenoma.
sy·rin·go·cys·to·ma [sə͵rɪŋɡəʊsɪsˈtəʊmə] *n* Syringozystom *nt*, Hidrozystom *nt*.
syr·in·go·ma [͵sɪrɪŋˈɡəʊmə] *n* Schweißdrüsenadenom *nt*, Syringom(a) *nt*.
sy·rin·go·my·e·lia [sə͵rɪŋɡəʊmaɪˈiːlɪə] *n* Syringomyelie *f*, Syringomyelia *f*.
sy·rin·go·my·e·lus [sə͵rɪŋɡəʊˈmaɪələs] *n* → syringomyelia.
sy·rin·go·tome [sɪˈrɪŋɡətəʊm] *n* Fistelmesser *nt*, Syringotom *nt*.
sy·rin·got·omy [͵sɪrɪŋˈɡɒtəmɪ] *n* Fistelspaltung *f*, Syringotomie *f*.
syr·inx [ˈsɪrɪŋks] *n, pl* **sy·rin·ges** [səˈrɪndʒiːz] **1.** *anat.* Tube *f*, Syrinx *f*. **2.** Ohrtrompete *f*, Tuba auditoria/auditiva.
syr·up [ˈsɪrəp, ˈsɜr-] *n pharm.* Zuckersaft *m*, (konzentrierte) Zuckerlösung *f*, Sirup *m*, Sirupus *m*.
sys·tem [ˈsɪstəm] *n* **1.** System *nt*; Aufbau *m*, Gefüge *nt*; Einheit *f*; Anordnung *f*. **2.** *anat.* (Organ-)System *nt*, Systema *f*. **3.** *techn.* System *nt*, Anlage *f*; Verfahren *nt*, Methode *f*. **4.** *phys.* System *nt*, Ordnung *f*.
ABO system ABO-System *nt*.
alimentary system Verdauungsapparat *m*, Digestionssystem *nt*, Apparatus digestorius, Systema alimentarium.
autonomic nervous system autonomes/vegetatives Nervensystem *nt*, Pars autonomica systematis nervosi, Systema nervosum autonomicum.
blood group system Blutgruppensystem *nt*.
buffer system Puffersystem *nt*.
cardiovascular system Herz-Kreislauf-System *nt*, (Blut-)Kreislauf *m*, kardiovaskuläres System *nt*, Systema cardiovasculare.
cellular defensive system zelluläre Abwehr *f*, zelluläres Abwehrsystem *nt*.
central nervous system Zentralnervensystem *nt*, Gehirn u. Rückenmark *nt*, Systema nervosum centrale, Pars centralis systematis nervosi.
cerebrospinal system → central nervous system.
channel shoulder pin system Rillen-Schulter-Stift-Geschiebe *nt*, Rillen-Schulter-Stift-Attachment *nt*.
chromaffin system chromaffines System *nt*.
circulatory system *physiol.* (Blut-)Kreislauf *m*, (Blut-)System *nt*.
complement system Komplementsystem *nt*.
conducting system *physiol.* (Erregungs-)Leitungssystem *nt*.
conduction system → conducting system.
craniosacral system parasympathisches (Nerven-)System *nt*, Parasympathikus *m*, parasympathischer Teil *m* des vegetativen Nervensystems, Pars parasympathica systematis nervosi autonomici.
CSP system Rillen-Schulter-Stift-Geschiebe *nt*, Rillen-Schulter-Stift-Attachment *nt*.
defensive system Abwehrsystem *nt*.
digestive system → alimentary system.
disperse system disperses System *nt*, Dispersion *f*.
dispersion system → disperse system.
endocrine system endokrines System *nt*, Endokrin(i)um *nt*.
endosteal implant system enossales Implantatsystem *nt*.
extrinsic system *hema.* Extrinsic-System *nt*.
gold-copper system Gold-Kupfer-Legierung *f*.
haversian system Havers-System *nt*, Havers-Ringlamellensystem *nt*.
hematopoetic system hämopoetisches System *nt*.
heterogenous system heterogenes System *nt*.
humoral defensive system humorale Abwehr *f*, humorales Abwehrsystem *nt*.
immune system Immunsystem *nt*.
implant system Implantatsystem *nt*.
International System of Units internationales Einheitensystem *nt*, Système international d'Unites, SI-System *nt*.
intrinsic system *hema.* Intrinsic-System *nt*.
involuntary nervous system autonomes Nervensystem *nt*, vegetatives Nervensystem *nt*, Pars autonomica systematis nervosi, Systema nervosum autonomicum.
lymphatic system lymphatisches System *nt*, Lymphsystem *nt*, Systema lymphaticum.
system of macrophages → reticuloendothelial system.
masticatory system Kauapparat *m*.
motor system motorisches System *nt*, Motorik *f*.
muscular system muskuläres System *nt*, Muskulatur *f*.

musculoskeletal system (Stütz- u.) Bewegungsapparat *m*.
nervous system Nervensystem *nt*, Systema nervosum.
neuroendocrine system neuroendokrines System *nt*, Neuroendokrinium *nt*.
nonspecific defensive system unspezifisches Abwehrsystem *nt*.
oxidation-reduction system Redoxsystem *nt*.
parasympathetic nervous system parasympathischer Teil *m* des vegetativen Nervensystems, Parasympathikus *m*, parasympathisches System *nt*, parasympathisches Nervensystem *nt*, Pars parasympathetica systematis nervosi autonomici, Pars parasympathica systematis nervosi autonomici.
periodic system *chem.* Periodensystem *nt* (der Elemente).
peripheral nervous system peripheres Nervensystem *nt*, Pars peripherica systematis nervosi, Systema nervosum periphericum.
platinum-silver system Platinsilberlegierung *f*, Platin-Silber-Legierung *f*.
quaternary system quaternäre Legierung *f*, Legierung aus vier Metallen.
quinary system Legierung *f* aus fünf Metallen.
redox system *chem.* Redoxsystem *nt*.
respiratory system Luftwege *pl*, Atemwege *pl*, Respirationstrakt *m*, Apparatus respiratorius, Systema respiratorium.
reticuloendothelial system retikuloendotheliales System *nt*, retikulohistiozytäres System *nt*.
reticulohistiocytic system → reticuloendothelial system.
Rh system → rhesus system.
rhesus system Rhesussystem *nt*, Rh-System *nt*.
Schubiger system Schubiger-Geschiebe *nt*.
self-tapping system selbstschneidendes System *nt*.
SI system → International System of Units.
silver-copper system Silber-Kupfer-Legierung *f*.
silver-tin system Silber-Zinn-Legierung *f*.
somatic system → somatic nervous system.
somatic nervous system **1.** *bio.* animalisches Nervensystem *nt*. **2.** somatisches Nervensystem *nt*.
somatosensory system somatosensorisches System *nt*, Somatosensorik *f*.
specific defensive system spezifisches Abwehrsystem *nt*.
stomatognathic system stomatognathes System *nt*.
sympathetic nervous system **1.** sympathisches System *nt*, sympathisches Nervensystem *nt*, Sympathikus *m*, Orthosympathikus *m*, sympathischer Teil *m* des autonomen Nervensystems, Nervus sympathicus, Pars sympathetica systematis nervosi autonomici, Pars sympathica systematis nervosi autonomici. **2.** autonomes Nervensystem *nt*, vegetatives Nervensystem *nt*, Pars autonomica systematis nervosi, Systema nervosum autonomicum.
template system Matrize *f*, Matrizensystem *nt*.
ternary system ternäre Legierung *f*, Legierung aus drei Metallen.
thoracolumbar system sympathisches Nervensystem *nt*, (Ortho-)Sympathikus *m*, sympathischer Teil *m* des autonomen Nervensystems, Nervus sympathicus, Pars sympathetica/sympathica systematis nervosi autonomici.
TNM system TNM-System *nt*.
TNM staging system → TNM system.
urinary system harnproduzierende u. harnausscheidende Organe *pl*, uropoetisches System *nt*, Harnorgane *pl*, Organa urinaria.
urogenital system Urogenitalsystem *nt*, Urogenitaltrakt *m*, Harn- u. Geschlechtsapparat *m*, Apparatus urogenitalis, Systema urogenitalis.
uropoietic system → urinary system.
vegetative nervous system → autonomic nervous system.
visceral nervous system → autonomic nervous system.
Zest Anchor system Zest-Anker *m*, Zest-Ankersystem *nt*.
sys·tem·at·ic [͵sɪstəˈmætɪk] *adj* systematisch, methodisch; planmäßig, zweckmäßig, zweckvoll.
sys·tem·at·ics [͵sɪstəˈmætɪks] *pl* Systematik *f*, systematische Darstellung *f*; Klassifikation *f*.
sys·tem·ic [sɪsˈtemɪk] *adj* systemisch, generalisiert, System-.
sys·to·le [ˈsɪstəlɪ] *n* Systole *f*.
atrial systole Vorhofsystole *f*.
extra systole vorzeitige Herz(muskel)kontraktion *f*, Extraschlag *m*, Extrasystole *f*.
premature systole → extra systole.
premature ventricular systole Kammerextrasystole *f*, ventrikuläre Extrasystole *f*.
ventricular systole Kammersystole *f*, Ventrikelsystole *f*.
sys·tol·ic [sɪsˈtɒlɪk] *adj* Systole betr., systolisch, Systolen-.

T

tab·ar·dil·lo [tæbəˈdɪ(l)jəʊ] *n* endemisches/murines Fleckfieber *nt*, Rattenfleckfieber *nt*, Flohfleckfieber *nt*.
ta·ble [ˈteɪbl] **I** *n* **1.** Tisch *m*; Operationstisch *m*. **2.** Tafel *f*, Tisch *m*. **3.** Tabelle *f*, Liste *f*, Verzeichnis *nt*, Register *nt*. **4.** *anat.* Tafel *f*, Tabula *f*. **5.** Ebene *f*; *opt.* Bildebene *f*. **II** *vt* tabellarisieren, in einer Tabelle zusammenstellen, in eine Tabelle eintragen.
  inner table of skull *anat.* Lamina interna.
  Mendeléeff's table → periodic table.
  operating table Operationstisch *m*.
  outer table of skull *anat.* Lamina externa.
  periodic table *chem.* Atomtafel *f*; Periodensystem *nt* der Elemente.
  vitreous table *anat.* Lamina interna.
ta·ble·spoon [ˈteɪblspuːn] *n* Eßlöffel *m*.
ta·ble·spoon·ful [ˈteɪblspuːnful] *adj* Eßlöffel(voll *m*) *m*.
tab·let [ˈtæblɪt] *n* **1.** *pharm.* Tablette *f*. **2.** (Schreib-)Block *m*.
  coated tablet Dragée *nt*, Pille *f*.
  sleeping tablet Schlaftablette *f*.
  sugar-coated tablet Dragée *nt*, Pille *f*.
tache [tæʃ] *n derm.* Fleck(en *m*) *m*, Mal *nt*, Tache *f*.
tachy- *pref.* Schnell-, Tachy-.
tach·y·ar·rhyth·mia [ˌtækɪəˈrɪðmɪə] *n card.* Tachyarrhythmie *f*.
tach·y·car·dia [tækɪˈkɑːrdɪə] *n card.* Herzjagen *nt*, Tachykardie *f*.
  atrial tachycardia Vorhoftachykardie *f*, atriale Tachykardie *f*.
  paroxysmal tachycardia Bouveret-Syndrom *nt*, paroxysmale Tachykardie *f*.
  supraventricular tachycardia supraventrikuläre Tachykardie *f*.
  ventricular tachycardia ventrikuläre Tachykardie *f*.
tach·y·me·tab·o·lism [ˌtækɪməˈtæbəlɪzəm] *n* Tachymetabolismus *m*.
tach·y·pha·gia [tækɪˈfeɪdʒɪə] *n* hastiges/überstürztes Essen *nt*, Tachyphagie *f*.
tach·y·phy·lax·is [ˌtækɪfɪˈlæksɪs] *n* Tachyphylaxie *f*.
tach·yp·nea [ˌtækɪ(p)ˈniːə] *n* beschleunigte/schnelle Atmung *f*, Tachypnoe *f*.
tach·y·rhyth·mia [ˌtækɪˈrɪðmɪə] *n card.* Tachyrhythmie *f*.
tach·ys·te·rol [təˈkɪstərɒl, -əʊl] *n* Tachysterin *nt*.
tach·y·tro·phism [ˌtækɪˈtrəʊfɪzəm] *n* → tachymetabolism.
tac·tile [ˈtæktɪl, -taɪl] *adj* **1.** Tastsinn betr., taktil, Tast-. **2.** fühl-, tast-, greifbar.
tac·tion [ˈtækʃn] *n* **1.** Tastsinn *m*, Tactus *m*. **2.** Tasten *nt*.
tac·tu·al [tæktʃəwəl, -ʃəl] *adj* **1.** tastbar. **2.** Tastsinn betr., taktil, Tast-.
tac·tus [ˈtæktəs] *n* Tastsinn *m*, Tactus *m*.
Tae·nia [ˈtiːnɪə] *n micro.* Taenia *f*.
  Taenia echinococcus Blasenbandwurm *m*, Hundebandwurm *m*, Echinococcus granulosus, Taenia echinococcus.
  Taenia saginata Rinder(finnen)bandwurm *m*, Taenia saginata, Taeniarhynchus saginatus.
  Taenia solium Schweine(finnen)bandwurm *m*, Taenia solium.
tae·nia [ˈtiːnɪə] *n, pl* **tae·ni·as, tae·ni·ae** [ˈtiːnɪˌiː, ˈtiːnɪaɪ] **1.** *anat.* bandartige Formation *f*, Tänie *f*, Taenia *f*. **2.** *micro.* Taenia *f*.
tae·ni·a·fu·gal [tiːnɪəˈfjuːgl] *adj pharm.* Bandwürmer abtreibend.
Tae·ni·a·rhyn·chus saginata [ˌtiːnɪəˈrɪŋkəs] → Taenia saginata.
tae·ni·a·sis [tɪˈnaɪəsɪs] *n* Taenienbefall *m*, Taeniasis *f*; Bandwurmbefall *m*.
tail [teɪl] *n* **1.** Schwanz *m*; *bio.* Schweif *m*; *anat.* Cauda *f*. **2.** Hinterteil *nt*, hinteres/unteres Ende *nt*.
tail·bone [ˈteɪlbəʊn] *n* Steißbein *nt*, Coccyx *f*, Os coccygis.
tailed [teɪld] *adj* geschwänzt.
take [teɪk] *v* (**took; taken**) **I** *n* **1.** (*Transplantat*) Anwachsen *nt*. **2.** (Impfungs-)Reaktion *f*. **II** *vt* **3.** nehmen, (er-)greifen, fassen. **4.** herausnehmen (*out of* aus); wegnehmen, entnehmen (*from* von). **5.** (*Essen*) zu s. nehmen; (*Medikament*) (ein-)nehmen. **6.** (*Krankheit*) s. zuziehen, erkranken an; (*Farbe, Geruch*) annehmen. **7.** (*Arbeit*) leisten; (*Blutprobe*) entnehmen; (*Blutbild*) machen; (*Messung*) vornehmen, messen, prüfen, Maß nehmen; (*Maßnahme*) ergreifen. **8.** *mathe.* abziehen, subtrahieren (*from* von). **9.** **take notes** niederschreiben, erfassen. **10.** *radiol.* eine Aufnahme machen. **take an x-ray** röntgen. **11.** (*Platz*) einnehmen, wegnehmen. **12.** ein Bad nehmen. **III** *vi* (*Transplantat*) anwachsen; (*Medikament*) wirken, anschlagen.
  take apart *vt* etw. zerlegen, auseinander nehmen.
  take down *vt* **1.** → take apart. **2.** (*Arznei*) (hinunter-)schlucken. **3.** notieren, aufschreiben; (*Meßgerät*) aufzeichnen.
  take in *vt* **1.** (*Nahrung*) aufnehmen, zu s. nehmen. **2.** *fig.* etw. in s. aufnehmen, erfassen, verstehen, begreifen. **3.** etw. (her-)einlassen.
  take off *vt* **1.** *chir.* absetzen, amputieren. **2.** (*Verband*) abnehmen. **3.** (*Kleider*) ausziehen. **4.** (*Gewicht*) verlieren.
  take on *vt* (*Gewicht*) ansetzen; (*Farbe, Färbung*) annehmen.
  take out *vt* **1.** (*Fleck*) herausmachen, entfernen (*of, from* aus). **2.** (*Zahn*) (heraus-)ziehen, extrahieren; (*Organ*) entfernen, herausnehmen.
  take to *vi* **1.** reagieren auf; (*Krankheit*) s. legen auf. **2.** s. zurückziehen in, Zuflucht suchen in.
  take up *vt* **1.** (*Flüssigkeit*) absorbieren, aufsaugen, einsaugen, aufnehmen. **2.** (*Gefäß*) abbinden. **3.** (*Platz*) ausfüllen; (*Zeit*) beanspruchen. **4.** aufnehmen, hochnehmen, hochheben.
take-up *n* Aufsaugen *nt*, Einsaugen *nt*, Absorbieren *nt*; Absorption *f*.
talc [tælk] *n* Talkum *nt*, Talcum *nt*.
tal·cum [ˈtælkəm] *n* → talc.
tal·low [ˈtæləʊ] **I** *n* **1.** Talg *m*. **2.** *techn.* Schmiere *f*. **II** *vt* (ein-)schmieren, talgen.
  Japan tallow Japanwachs *nt*, Japantalg *m*.
ta·lus [ˈteɪləs] *n, pl* **ta·li** [ˈteɪlaɪ] Sprungbein *nt*, Talus *m*.
tam·pon [ˈtæmpɒn] **I** *n* Tampon *m*, (Watte-)Bausch *m*. **II** *vt* tamponieren.
tam·pon·ade [ˌtæmpəˈneɪd] *n* Tamponade *f*; Tamponieren *nt*.
  cardiac tamponade Perikardtamponade *f*, Herz(beutel)tamponade *f*.
  pericardial tamponade → cardiac tamponade.
tam·pon·age [ˈtæmpənɪdʒ] *n* → tamponade.
tam·pon·ing [ˈtæmpənɪŋ] *n* Tamponieren *nt*.
tam·pon·ment [tæmˈpɒnmənt] *n* Tamponieren *nt*.
tan·ta·lum [ˈtæntləm] *n* Tantal *nt*.
tap[1] [tæp] (*v* **tapped; tapped**) **I** *n* **1.** (Wasser-, Gas-)Hahn *m*. **2.** Zapfen *m*, Spund *m*, Hahn *m*. **3.** Punktion *f*. **4.** Gewindebohrer *m*, Gewindeschneider *m*. **II** *vt* **5.** anzapfen, anstechen. **6.** punktieren. **7.** mit einem Gewinde versehen.
tap[2] [tæp] (*v* **tapped; tapped**) **I** *n* leichter Schlag *m*, Klaps *m*. **II** *vt* beklopfen, antippen, leicht schlagen, leicht klopfen, leicht pochen an *od.* auf *od.* gegen, beklopfen. **III** *vi* klopfen, pochen (*on, at* gegen, an).
tape [teɪp] **I** *n* **1.** (Isolier-, Meß-, Klebe-)Band *nt*. **2.** (Magnet-, Video-, Ton-)Band *nt*. **3.** Heftpflaster *nt*, *inf.* Pflaster *nt*. **II** *vt* **4.** (mit Band) umwickeln, binden. **5.** mit Heftpflaster verkleben. **6.** auf Band aufnehmen, aufzeichnen.
  adhesive tape 1. Heftpflaster *nt*, *inf.* Pflaster *nt*. **2.** Klebeband *nt*, Klebestreifen *m*.
  measuring tape Maß-, Meßband *nt*.
  tape measure Meßband *nt*, Bandmaß *nt*.
tape·worm [ˈteɪpwɜːm] *n micro.* **1.** Bandwurm *m*. **2. tape worms** *pl* Bandwürmer *pl*, Zestoden *pl*, Cestoda *pl*, Cestodes *pl*.
  African tapeworm → beef tapeworm.
  beef tapeworm Rinder(finnen)bandwurm *m*, Taenia saginata, Taeniarhynchus saginatus.
  broad fish tapeworm (breiter) Fischbandwurm *m*, Grubenkopfbandwurm *m*, Diphyllobothrium latum, Bothriocephalus latus.
  dog tapeworm 1. → hydatid tapeworm. **2.** Gurkenkernbandwurm *m*, Dipylidium caninum.
  hookless tapeworm → beef tapeworm.
  hydatid tapeworm Blasenbandwurm *m*, Hundebandwurm *m*, Echinococcus granulosus, Taenia echinococcus.

unarmed tapeworm → beef tapeworm.
tar [tɑːr] **I** n Teer m. **II** vt teeren.
tar·ba·dil·lo [ˌtɑːrbəˈdɪ(l)jəʊ] n → tabardillo.
tar·dive [ˈtɑːrdɪv] adj spät, verspätet, langsam.
tare [teər] **I** n Tara f. **II** vt tarieren.
tar·sal [ˈtɑːrsl] adj **1.** Fußwurzel(knochen) betr., tarsal, Fußwurzel-, Tarsus-. **2.** Lidknorpel betr., tarsal, Lidknorpel-.
tarso- pref. **1.** Tarso-, Fußwurzel(knochen)-, Tarsal-. **2.** Tarso-, Lidknorpel-.
tar·so·pla·sia [ˌtɑːrsəʊˈpleɪzɪə] n → tarsoplasty.
tar·so·plas·ty [ˈtɑːrsəʊplæstɪ] n ophthal. Lidplastik f, Blepharoplastik f.
tar·sot·o·my [tɑːrˈsɑtəmɪ] n ophthal. Lidknorpeldurchtrennung f, Tarsusdurchtrennung f, Tarsotomie f.
tar·sus [ˈtɑːrsəs] n, pl **tar·si** [ˈtɑːrsaɪ] **1.** Fußwurzel f, Tarsus m. **2.** Lidknorpel m, Lidplatte f, Tarsalplatte f, Tarsus m (palpebrae).
tar·tar [ˈtɑːrtər] n Zahnstein m, Odontolith m, Calculus dentalis.
tar·trate [ˈtɑːrtreɪt] n Tartrat nt.
tas·tant [ˈteɪstənt] n Geschmacksstoff m, Schmeckstoff m.
taste [teɪst] n **I** n **1.** Geschmack m; Geschmackssinn m, Schmecken nt. **2.** (Kost-)Probe f; Vorgeschmack m. **3.** fig. Geschmack(srichtung f) m; Vorliebe f, Neigung f (for für). **II** vt kosten, (ab-)schmecken, probieren. **III** vi schmecken (of nach); kosten, probieren (of von).
taste·ful [ˈteɪstfʊl] adj **1.** schmackhaft. **2.** fig. geschmackvoll.
taste·less [ˈteɪstlɪs] adj (a. fig.) geschmacklos, fade.
tau·ro·don·tism [ˌtɔːrəʊˈdɑntɪzəm] n Taurodontie f, Taurodontismus m.
tax·is [ˈtæksɪs] n, pl **tax·es** [ˈtæksiːz] **1.** bio. Taxis f. **2.** chir. Reposition f, Taxis f.
tax·on [ˈtæksɑn] n, pl **tax·a** [ˈtæksə] Taxon nt.
T cell-dependent adj T-Zellen-abhängig.
T cell-independent adj T-Zellen-unabhängig.
tear[1] [tɪər] n Träne f; Tropfen m.
tear[2] [teər] (v **tore**; **torn**) **I** n **1.** Riß m. **2.** (Zer-)Reißen nt. **II** vt **3.** zerreißen; einreißen; (Haut) aufreißen; (Muskel) zerren. **4.** zerren an, ausreißen. **III** vi (zer-)reißen, zerren (at an).
  tear apart vt zerreißen.
  tear down vt herunterreißen; abreißen, abbrechen.
  tear off vt abreißen, herunterreißen.
  tear out vt (her-)ausreißen (of aus).
  tear up vt aufreißen, ausreißen; zerreißen.
  cemental tear → cementum tear.
  cementum tear Zahnzementfraktur f, Zahnzementeinrißfraktur f, Zementrißfraktur f, Zahneinrißfraktur f.
  mucosal tear Schleimhaut(ein)riß m.
tea·spoon [ˈtiːspuːn] n Teelöffel m.
tech·ne·ti·um [tekˈniːʃ(ɪ)əm] n Technetium nt.
tech·nic [ˈteknɪk] n tek'niːk] **I** n **1.** → technique. **2.** → technology. **II** adj → technical.
tech·ni·cal [ˈteknɪkl] adj **1.** Technik betr., technisch; verfahrenstechnisch. **2.** fachlich, fachspezifisch, -männisch, Fach-, Spezial-.
tech·ni·cian [tekˈnɪʃn] n Techniker(in f) m; Facharbeiter(in f) m.
  dental technician Zahntechniker(in f) m, Dentist(in f) m.
  dental laboratory technician → dental technician.
tech·nique [tekˈniːk] n Technik f, (Arbeits-)Verfahren nt; Methode f; chir. Operation(smethode f) f.
  angle bisection technique → bisecting angle technique.
  aseptic technique Asepsis f.
  bead technique Bead-Technik f, Brush-Technik f.
  Begg technique Begg-Technik f, Begg-light-wire-Technik f.
  Begg light wire differential force technique → Begg technique.
  bisecting angle technique radiol. winkelhalbierende Technik f, WH-Technik f.
  bisecting-the-angle technique → bisecting angle technique.
  bite-wing technique Bißflügelaufnahme f, Bißflügeltechnik f.
  Bowles technique Bowles-Technik f.
  bulk technique Druckfüllung f, Druckpolymerisationsfüllung f.
  bulk pack technique → bulk technique.
  capping technique → double-pour technique.
  channel shoulder pin technique Rillen-Schulter-Stift-Geschiebe nt, Rillen-Schulter-Stift-Attachment nt.
  copper tube technique Kupferringabdruckmethode f.
  CSP technique → channel shoulder pin technique.
  differential force technique → Begg technique.
  direct technique direkter Abdruck m.
  double-pour technique Doppelabdruckverfahren nt, Doppelabformverfahren nt, Doppelabformung f, Capping nt.
  dry field technique Trockenfeldtechnik f, trockene Präparation f, Dry-field-Technik f.
  dual impression technique → double-pour technique.
  edgewise technique Edgewise-Technik f.
  filling technique Füllungstechnik f.
  fluorescent antibody technique Immun(o)fluoreszenz f, Immun(o)fluoreszenz-Technik f.
  gold plate technique Goldplattentechnik f.
  hanging drop technique micro. hängender Tropfen m.
  impression technique Abdrucktechnik f.
  indirect technique indirekter Abdruck m.
  labiolingual technique Innenbogen-Außenbogen-Apparat m, Innenbogen-Außenbogen-Technik f, Labiolingualtechnik f.
  light round wire technique → Begg technique.
  long cone technique → parallel technique.
  lost wax technique Wachsausschmelzverfahren nt.
  lost wax pattern technique → lost wax technique.
  Mohs technique Härtemessung f nach Mohs.
  nonpressure technique → bead technique.
  onlay technique Onlaytechnik f.
  operative technique Operationstechnik f.
  parallel technique radiol. Langkonustechnik f, Rechtwinkeltechnik f, Paralleltechnik f.
  plaster technique Gipstechnik f.
  pressure technique Druckfüllung f, Druckpolymerisationsfüllung f.
  push-back technique Gaumenrückverlagerung f, Push-back-Operation f.
  right-angle technique → parallel technique.
  short-cone technique radiol. Kurzkonustechnik f.
  staining technique histol. Färbeverfahren nt, Färbetechnik f, Färbung f.
  two-pour technique → double-pour technique.
  V-Y technique V-Y-Plastik f.
  washed-field technique Naßfeldtechnik f, Washed-field-Technik f.
tech·nol·o·gist [tekˈnɑlədʒɪst] n **1.** Technologe m, Technologin f. **2.** → technician.
  dental technologist Zahntechniker m, Zahntechnikerin f.
  dental laboratory technologist → dental technologist.
tech·nol·o·gy [tekˈnɑlədʒɪ] n Technologie f.
tec·to·ceph·a·ly [tektəˈsefəlɪ] n Kahnschädel m, Leistenschädel m, Skaphokephalie f, Skaphozephalie f.
tec·tum [ˈtektəm] n, pl **tec·tums, tec·ta** [ˈtektə] **1.** anat. dachähnliche Struktur f, Dach nt, Tectum nt. **2.** Mittelhirndach nt, Tectum mesencephali.
teeth [tiːθ] pl, sing **tooth** [tuːθ] → tooth.
  accessional teeth bleibende Backenzähne pl, bleibende Molaren pl, Dentes molares permanentes.
  accessorial teeth → accessional teeth.
  anatomic teeth Anatoformzähne pl, anatomische geformte Kunstzähne pl.
  ankylosis of teeth Zahnankylose f.
  anterior teeth Vorderzähne pl.
  artificial teeth (künstliches) Gebiß nt, (Teil-)Gebiß nt, Zahnersatz m, Zahnprothese f.
  auditory teeth of Huschke Dentes acustici.
  baby teeth → deciduous teeth.
  back teeth → buccal teeth.
  bicuspid teeth Dentes bicuspidales.
  buccal teeth Backenzähne pl, Dentes buccales.
  canine teeth Dentes canini, Cuspidati pl.
  cheek teeth → buccal teeth.
  cross-bite teeth Kreuzbißzähne pl.
  cuspid teeth → canine teeth.
  deciduous teeth Milchzähne pl, Milchgebiß nt, Dentes decidui, Dentes lactales.
  deciduous molar teeth Milchmolaren pl, Milchmahlzähne pl, Dentes molares decidui.
  denture teeth Gebißzähne pl, Zähne pl eines Zahnersatzes.
  diatoric teeth Lochzähne pl, Diatorics pl.
  false teeth → artificial teeth.
  first teeth → deciduous teeth.
  Fournier teeth Fournier-Molaren pl, Fournier-Zähne pl.
  fused teeth verschmolzene Zähne pl, fusionierte Zähne pl.
  geminate teeth Zwillingszähne pl, Dentes geminati, Doppelzahnbildung f, Zwillingsbildung f.
  geminated teeth → geminate teeth.
  ghost teeth Odontodysplasie f, Odontodysplasia f, Geisterzähne pl, ghost teeth pl.
  green teeth grüne Zähne pl.
  grinding teeth → molar teeth.

hereditary brown opalescent teeth Amelogenesis imperfecta hereditaria.
hereditary dark teeth Capdepont-Syndrom *nt*, hereditär opaleszentes Dentin *nt*, Dentinogenesis imperfecta, Dentinogenesis hypoplastica hereditaria, Odontogenesis hypoplastica hereditaria, Capdepont-Zahnhyperplasie *f*, Stainton-Zahnhyperplasie *f*, Stainton-Syndrom *nt*.
hereditary opalescent teeth → hereditary dark teeth.
Horner's teeth Horner-Zähne *pl*.
Huschke's auditory teeth → auditory teeth of Huschke.
hutchinsonian teeth Hutchinson-Zähne *pl*.
Hutchinson's teeth Hutchinson-Zähne *pl*.
incisor teeth Schneidezähne *pl*, Dentes incisivi.
inferior teeth → mandibular teeth.
labial teeth Vorderzähne *pl*.
malacotic teeth malakotische Zähne *pl*, erweichte Zähne *pl*.
mandibular teeth Zahnreihe *f* des Unterkiefers, mandibuläre Zahnreihe *f*, Unterkieferzähne *pl*.
maxillary teeth Zahnreihe *f* des Oberkiefers, maxilläre Zahnreihe *f*, Oberkieferzähne *pl*.
maxillary anterior teeth Oberkieferfrontzähne *pl*, maxilläre Frontzähne *pl*, vordere Oberkieferzähne *pl*.
maxillary posterior teeth hintere Oberkieferzähne *pl*.
milk teeth 1. Milchzähne *pl*, Milchgebiß *nt*, Dentes decidui, Dentes lactales. **2.** angeborene Zähne *pl*, Dentes natales. **3.** während der Neonatalperiode durchbrechende Zähne *pl*, Dentes neonatales.
molar teeth Mahlzähne *pl*, hintere Backenzähne *pl*, Molaren *pl*, Dentes molares.
Moon's teeth Fournier-Molaren *pl*, Fournier-Zähne *pl*.
morsal teeth Vorderzähne *pl*.
mottled teeth Fluorose *f* der Zähne, Zahnfluorose *f*, gefleckter Zahnschmelz *m*.
natal teeth → predeciduous teeth.
natural teeth natürliches Gebiß *nt*, Gebiß *nt*, natürliche Zähne *pl*.
neonatal teeth während der Neonatalperiode durchbrechende Zähne *pl*, Dentes neonatales.
nonanatomic teeth nicht-anatomische Kunstzähne *pl*.
permanent teeth bleibende Zähne *pl*, bleibendes Gebiß *m*, Dauergebiß *nt*, Dentes permanentes.
pinless teeth → diatoric teeth.
posterior teeth → buccal teeth.
postpermanent teeth tertiäre Dentition *f*, dritter Zahndurchbruch *m*, Dentitio tertia.
predeciduous teeth angeborene Zähne *pl*, Dentes natales.
premature teeth vorzeitige Zahnung *f*, pathologische Frühzahnung *f*, vorzeitige Dentition *f*, Dentitio praecox.
premolar teeth vordere Backenzähne *pl*, Prämolaren *pl*, Dentes praemolares.
primary teeth → deciduous teeth.
protruding teeth vorstehende Zähne *pl*.
rootless teeth 1. → hereditary dark teeth. **2.** Dentindysplasie *f*.
sclerotic teeth sklerotische Zähne *pl*.
screw driver teeth Hutchinson-Zähne *pl*.
second teeth → permanent teeth.
shell teeth Schalenzähne *pl*, Muschelzähne *pl*.
succedaneous teeth Ersatzzähne *pl*.
superior teeth Oberkieferzähne *pl*, Zähne *pl* des Oberkiefers.
supernumerary teeth überzählige Zähne *pl*, Supplementärzähne *pl*, Dentes supernumerari.
supplemental teeth → supernumerary teeth.
temporary teeth → deciduous teeth.
tube teeth Röhrenzähne *pl*.
Turner's teeth Turner-Zähne *pl*.
twin teeth Zwillingszähne *pl*, Dentes geminati, Doppelzahnbildung *f*, Zwillingsbildung *f*.
typodont teeth Typodontzähne *pl*, künstliche Backenzähne *pl*.
wisdom teeth Weisheitszähne *pl*, dritte Molaren *pl*, Dentes sapientiae.
teethe [tiːð] *vi* Zähne bekommen, zahnen.
teeth·ing ['tiːðɪŋ] *n* Zahnen *nt*.
teg·men ['tɛgmən] *n*, *pl* **teg·mi·na** ['tɛgmɪnə] **1.** *anat.* Decke *f*, Dach *nt*, Tegmen *nt*. **2.** *allg.* Hülle *f*, Decke *f*.
teg·men·tum [tɛg'mɛntəm] *n*, *pl* **teg·men·ta** [tɛg'mɛntə] *anat.* Decke *f*, Tegmentum *nt*.
mesencephalic tegmentum Mittelhirnhaube *f*, Tegmentum mesencephalicum.
midbrain tegmentum → mesencephalic tegmentum.
te·la ['tiːlə] *n*, *pl* **te·lae** ['tiːliː] *anat.* (Binde-)Gewebe *nt*, Gewebsschicht *f*, Tela *f*.

tel·an·gi·ec·ta·sia [tɛl,ændʒɪɛk'teɪʒ(ɪ)ə] *n* Tel(e)angiektasie *f*, Telangiectasia *f*.
hereditary hemorrhagic telangiectasia hereditäre Teleangiektasie *f*, Morbus *m* Osler, Rendu-Osler-Weber-Krankheit *f*, Rendu-Osler-Weber-Syndrom *nt*, Osler-Rendu-Weber-Krankheit *f*, Osler-Rendu-Weber-Syndrom *nt*, Teleangiectasia hereditaria haemorrhagica.
spider telangiectasia Sternnävus *m*, Spider naevus, Naevus araneus.
tel·an·gi·ec·tat·ic [tɛl,ændʒɪɛk'tætɪk] *adj* Tel(e)angiektasie betr., teleangiektatisch.
tele- *pref.* **1.** End-, Tel(e)-. **2.** Fern-, Tele-.
tel·e·car·di·og·ra·phy [tɛlə,kɑːrdɪ'ɑgrəfɪ] *n card.* Tele(elektro)kardiographie *f*.
tel·e·co·balt [tɛlə'kəʊbɔːlt] *n radiol.* Telekobalt *nt*.
tel·e·cu·rie·ther·a·py [tɛlə,kjʊərɪ'θɛrəpɪ] *n radiol.* Telecurietherapie *f*, Telegammatherapie *f*.
tel·e·den·drite [tɛlə'dɛndraɪt] *n* → telodendron.
tel·e·den·dron [tɛlə'dɛndrən] *n* → telodendron.
tel·e·di·ag·no·sis [,tɛlədaɪəg'nəʊsɪs] *n* Ferndiagnose *f*.
tel·e·di·as·tol·ic [,tɛlədaɪ'stɑlɪk] *adj card.* enddiastolisch.
tel·e·lec·tro·car·di·og·ra·phy [,tɛlɪ,lɛktrəkɑːrdɪ'ɑgrəfɪ] *n* → telecardiography.
te·lem·e·try [tə'lɛmətrɪ] *n* Telemetrie *f*.
intraoral telemetry intraorale Telemetrie *f*.
tel·en·ce·phal [tɛl'ɛnsɪfæl] *n* → telencephalon.
tel·en·ceph·a·lon [,tɛlən'sɛfəlɑn, -lən] *n* Endhirn *nt*, Telenzephalon *nt*, Telencephalon *nt*.
tel·e·or·gan·ic [,tɛlɪɔːr'gænɪk] *adj* lebensnotwendig, vital.
te·lep·a·thy [tə'lɛpəθɪ] *n* Gedankenlesen *nt*, Telepathie *f*.
tel·e·ra·di·og·ra·phy [,tɛlə,reɪdɪ'ɑgrəfɪ] *n* → teleroentgenography.
tel·e·ra·di·um [,tɛlə'reɪdɪəm] *n radiol.* Teleradium *nt*.
tel·e·roent·gen·og·ra·phy [tɛlə,rɛntgə'nɑgrəfɪ] *n* Teleröntgengraphie *nt*.
tel·e·roent·gen·ther·a·py [tɛlə,rɛntgən'θɛrəpɪ] *n radiol.* Teleröntgentherapie *f*.
tel·es·thet·o·scope [,tɛlɛs'θɛtəskəʊp] *n* Telesthetoskop *nt*.
tel·e·sys·tol·ic [,tɛləsɪs'tɑlɪk] *adj card.* endsystolisch.
tel·e·ther·a·py [,tɛlə'θɛrəpɪ] *n radiol.* Tele(strahlen)therapie *f*.
tel·lu·ri·um [tɛ'lʊərɪəm] *n* Tellur *nt*.
telo- *pref.* End-, Tel(o)-.
tel·o·den·dri·on [,tɛləʊ'dɛndrɪən, ,tɛl-] *n*, *pl* **tel·o·den·dria** [,tɛləʊ'dɛndrɪə] → telodendron.
tel·o·den·dron [,tɛləʊ'dɛndrɑn] *n* Endbäumchen *nt*, Telodendrion *nt*, Telodendron *nt*.
tel·o·ki·ne·sis [,tɛləkɪ'niːsɪs, -kaɪ-] *n* → telophase.
tel·o·phase ['tɛləʊfeɪz] *n* Telophase *f*.
Tel·o·spo·rea [tɛləʊ'spʊərɪə] *pl micro.* Sporentierchen *pl*, Sporozoen *pl*, Sporozoa *pl*.
Tel·o·spo·rid·ia [tɛləʊspə'rɪdɪə] *pl* → Telosporea.
tem·per·an·tia [,tɛmpə'rænʃɪə] *pl pharm.* Beruhigungsmittel *pl*, Sedativa *pl*, Temperantia *pl*.
tem·per·ate ['tɛmp(ə)rɪt] *adj* gemäßigt, maßvoll, temperent.
tem·per·a·ture ['tɛmprətʃər, 'tɛmpər,tʃʊər] *n* **1.** Temperatur *f*. **2.** Körpertemperatur *f*, Körperwärme *f*; Fieber *nt*. **have/run a temperature** fiebern, Fieber *od.* (erhöhte) Temperatur haben. **take s.o.'s temperature** jds. Temperatur messen.
absolute temperature *phys.* absolute Temperatur *f*.
ambient temperature Umgebungstemperatur *f*.
basal body temperature basale Körpertemperatur *f*, Basaltemperatur *f*.
body temperature Körpertemperatur *f*.
environmental temperature → ambient temperature.
oral temperature Mundhöhlentemperatur *f*, Sublingualtemperatur *f*.
rectal temperature Rektaltemperatur *f*.
skin temperature Hauttemperatur *f*.
standard temperature Standardtemperatur *f*.
tem·per·ing ['tɛmpərɪŋ] *n* Vergüten *nt*, Tempern *nt*; Härten *nt*.
gold tempering Goldvergüten *nt*.
tem·plate ['tɛmplɪt] *n* Schablone *f*; Matrize *f*; Vorlage *f*, Muster *nt*, Modell *nt*.
tem·ple [tɛmpl] *n* **1.** *anat.* Schläfe *f*, Schläfenregion *f*. **2.** (Brillen-)Bügel *m*.
tem·plet ['tɛmplɪt] *n* → template.
tem·po·ral ['tɛmp(ə)rəl] **I** *n* Schläfenbein *nt*, Os temporale. **II** *adj* **1.** zeitlich, vorübergehend, temporär, Zeit-. **2.** Schläfe *od.* Schläfenbein betr., temporal, Schläfenbein-, Schläfen-.
tem·po·ra·lis [,tɛmpə'reɪlɪs] *n* Schläfenmuskel *m*, Temporalis *m*, Musculus temporalis.

tem·po·rar·y ['tempərerɪ] *adj* **1.** vorübergehend, vorläufig, zeitweilig, temporär. **2.** provisorisch, Hilfs-, Aushilfs-.
tem·po·ro·pa·ri·e·ta·lis [ˌtempərəʊpəˌraɪə'teɪlɪs] *n* Temporoparietalis *m*, Musculus temporoparietalis.
ten·den·cy ['tendnsɪ] *n*, *pl* **ten·den·cies 1.** Tendenz *f*, Richtung *f*, Strömung *f*. **2.** Neigung *f* (*to* für); Hang *m* (*to* zu); Anlage *f*.
   bleeding tendency Blutungsneigung *f*.
   thrombotic tendency Thromboseneigung *f*, Thrombophilie *f*.
ten·der ['tendər] *adj* **1.** empfindlich, sensibel (*to*); schmerzhaft.
   tender on pressure druckempfindlich. **2.** (*Haut*) zart, weich. **3.** zärtlich, liebevoll.
ten·der·ness ['tendərnɪs] *n* **1.** (Druck-, Berührungs-)Empfindlichkeit *f*, Sensibilität *f* (*to* gegen); Schmerz(haftigkeit *f*) *m*. **2.** (*Gewebe*) Zartheit *f*, Weichheit *f*. **3.** Zärtlichkeit *f*.
   tenderness on pressure Druckschmerz *m*.
   tenderness to touch Berührungsschmerz *m*, Berührungsempfindlichkeit *f*.
ten·di·ni·tis [ˌtendə'naɪtɪs] *n* Sehnenentzündung *f*, Tendinitis *f*, Tendonitis *f*.
ten·di·nous ['tendɪnəs] *adj* Sehne betr., sehnenartig, sehnenförmig, sehnig, Sehnen-.
ten·do ['tendəʊ] *n*, *pl* **ten·di·nes** ['tendɪniːz] *anat.* Sehne *f*, Tendo
ten·don ['tendən] *n anat.* Sehne *f*, Tendo *m*.
   muscle tendon (Muskel-)Sehne *f*.
ten·do·ni·tis [tendə'naɪtɪs] *n* → tendinitis.
ten·do·syn·o·vi·tis [tendəʊˌsɪnə'vaɪtɪs] *n* → tenosynovitis.
ten·do·tome ['tendəʊtəʊm] *n* → tenotome.
ten·do·vag·i·ni·tis [tendəʊˌvædʒɪ'naɪtɪs] *n* → tenosynovitis.
te·nes·mus [tə'nezməs] *n* schmerzhafter Stuhldrang *od.* Harndrang *m*, Tenesmus *m*.
te·nia ['tiːnɪə] *n*, *pl* **te·ni·as**, **te·ni·ae** ['tiːnɪˌiː] → taenia.
te·ni·a·fu·gal [ˌtiːnɪə'fjuːgl] *adj* → taeniafugal.
te·ni·a·sis [tɪ'naɪəsɪs] *n* → taeniasis.
te·nif·u·gal [te'nɪfjəgəl] *adj* → taeniafugal.
ten·o·fi·bril [tenə'faɪbrɪl] *n* → tonofibril.
ten·o·ni·tis [tenə'naɪtɪs] *n* **1.** Sehnenentzündung *f*, Tendinitis *f*, Tendonitis *f*. **2.** *ophthal.* Entzündung *f* der Tenon-Kapsel, Tenonitis *f*.
ten·o·nom·e·ter [tɪnən'ɑmɪtər] *n* → tonometer.
ten·on·ti·tis [ˌtenən'taɪtɪs] *n* → tendinitis.
te·non·to·lem·mi·tis [teˌnɑntəle'maɪtɪs] *n* → tenosynovitis.
te·non·to·the·ci·tis [teˌnɑntəθɪ'saɪtɪs] *n* → tenosynovitis.
ten·o·re·cep·tor [ˌtenərɪ'septər] *n* Sehnenrezeptor *m*.
ten·o·si·tis [ˌtenə'saɪtɪs] *n* → tendinitis.
ten·o·sy·ni·tis [ˌtenəsaɪ'naɪtɪs] *n* → tenosynovitis.
ten·o·syn·o·vi·tis [tenəˌsɪnə'vaɪtɪs] *n* Sehnenscheidenentzündung *f*, Tenosynovitis *f*, Tendosynovitis *f*, Tendovaginitis *f*.
ten·o·tome ['tenətəʊm] *n* Tenotomiemesser *nt*, Tenotom *nt*.
ten·o·vag·i·ni·tis [ˌtenəˌvædʒɪ'naɪtɪs] *n* → tenosynovitis.
tense [tens] **I** *adj* **1.** gespannt, straff. **2.** *fig.* (an-)gespannt, verkrampft, nervös. **II** *vt* (an-)spannen, straffen. **III** *vi* **3.** s. (an-)spannen, s. straffen. **4.** *fig.* s. verkrampfen.
tense·ness ['tensnɪs] *n* **1.** Spannung *f*, Straffheit *f*. **2.** *fig.* (An-)Spannung *f*, Verkrampftheit *f*, Gespanntheit *f*, Nervosität *f*.
ten·si·bil·i·ty [ˌtensə'bɪlətɪ] *n* Dehnbarkeit *f*.
ten·si·ble ['tensɪbl] *adj* dehnbar, spannbar.
ten·sile ['tensɪl] *adj* dehnbar, streckbar, Dehnungs-, Spannungs-, Zug-.
ten·sion ['tenʃn] *n* **1.** Tension *f*, Spannung *f*; Dehnung *f*, Zug *m*; Zugkraft *f*; Druck *m*; (Muskel-)Anspannung *f*. **2.** *fig.* Anspannung *f*, Belastung *f*. **3.** *phys.* (elektrische) Spannung *f*. **4.** (*Gas*) Partialdruck *m*, Spannung *f*.
   electric tension elektromotorische Kraft *f*.
   low tension *electr.* Niederspannung *f*.
   muscular tension Muskelspannung *f*.
   surface tension Oberflächenspannung *f*.
   vapor tension *phys.* Dampfdruck *m*.
ten·sor ['tensər] *n* **1.** *anat.* Spannmuskel *m*, Tensor *m*, Musculus tensor. **2.** *mathe.* Tensor *m*.
   tensor tympani Trommelfellspanner *m*, Tensor *m* tympani, Musculus tensor tympani.
   tensor veli palatini Tensor *m* veli palatini, Musculus tensor veli palatini.
tent[1] [tent] *n* Zelt *nt*.
   oxygen tent Sauerstoffzelt *nt*.
tent[2] [tent] **I** *n* Tampon *m*. **II** *vt* durch einen Tampon offenhalten.
ten·ta·tive ['tentətɪv] **I** *n* Versuch *m*. **II** *adj* versuchsweise, vorübergehend, probeweise, tentativ.
ten·to·ri·um [ten'tɔːrɪəm, -'təʊr-] *n*, *pl* **ten·to·ri·a** [ten'tɔːrɪə, 'təʊr-] *anat.* zeltförmiges Gebilde *nt*, Zelt *nt*, Tentorium *nt*.

tentorium of cerebellum Kleinhirnzelt *nt*, Tentorium cerebelli.
tera- *pref.* tera-.
te·ras ['terəs] *n*, *pl* **ter·a·ta** [tə'rætə] *embryo.* Mißbildung *f*, Teras *nt*.
ter·a·to·blas·to·ma [ˌterətəʊblæs'təʊmə] *n* Teratoblastom(a) *nt*.
ter·a·to·car·ci·no·ma [terətəʊˌkɑːrsɪ'nəʊmə] *n* Teratokarzinom *nt*, Teratocarcinoma *nt*.
te·rat·o·gen [tə'rætədʒən, 'terətə-] *n* Teratogen *nt*.
ter·a·to·gen·e·sis [ˌterətəʊ'dʒenəsɪs] *n* Mißbildungsentstehung *f*, Teratogenese *f*.
ter·a·to·ge·net·ic [ˌterətəʊdʒə'netɪk] *adj* Teratogenese betr., teratogenetisch.
ter·a·to·gen·ic [ˌterətəʊ'dʒenɪk] *adj* Mißbildungen verursachend *od.* erzeugend, teratogen.
ter·a·tog·e·ny [ˌterə'tɑdʒənɪ] *n* → teratogenesis.
ter·a·toid ['terətɔɪd] *adj* teratoid.
ter·a·tol·o·gy [ˌterə'tɑlədʒɪ] *n embryo.* Lehre *f* von den Mißbildungen, Teratologie *f*.
ter·a·to·ma [ˌterə'təʊmə] *n*, *pl* **ter·a·to·mas**, **ter·a·to·ma·ta** [ˌterə'təʊmətə] *embryo.*, *patho.* teratoide/teratogene Geschwulst *f*, Teratom(a) *nt*.
   cystic teratoma Dermoidzyste *f* des Ovars, (zystisches) Teratom *nt*, Teratoma coaetaneum.
   mature teratoma 1. reifes/adultes Teratom *nt*, Dermoidzyste *f*. **2.** → cystic teratoma.
ter·bi·um ['tɜrbɪəm] *n* Terbium *nt*.
ter·e·ben·thene [ˌterə'benθiːn] *n* Terpentinöl *nt*.
ter·e·binth ['terəbɪnθ] *n* **1.** Terpentinpistazie *f*, Terebinthe *f*, Pistacia terebinthus. **2.** Terpentin *nt*, Terebinthina *f*.
ter·e·bin·thi·na [ˌterə'bɪnθɪnə] *n* Terpentin *nt*, Terebinthina *f*.
ter·e·brant ['terəbrənt] *adj* → terebrating.
ter·e·bra·ting ['terəbreɪtɪŋ] *adj* bohrend, stechend.
term [tɜrm] **I** *n* **1.** (Fach-)Ausdruck *m*, (Fach-)Bezeichnung *f*. **2.** Zeit *f*, Dauer *f*, Periode *f*; Frist *f*. **on/in the long term** langfristig. **on/in the short term** kurzfristig. **II** *vt* (be-)nennen, bezeichnen als.
   technical term Fachausdruck *m*, Fachbezeichnung *f*, Fachbegriff *m*, Terminus *m*.
ter·mi·nal ['tɜrmɪnl] **I** *n* Ende *nt*, Endstück *nt*, Endglied *nt*, Spitze *f*. **II** *adj* **1.** endständig, End-; abschließend, begrenzend, terminal, Grenz-. **2.** letzte(r, s); unheilbar, terminal, im Endstadium, im Sterben, Sterbe-, Terminal-.
   retention terminal Retentionsarm *m*.
ter·mi·nate ['tɜrmɪneɪt] **I** *adj* begrenzt. **II** *vt* **1.** begrenzen. **2.** beenden, beendigen, abschließen. **III** *vi* enden (*in* in); aufhören (*in* mit).
ter·mi·no·lat·er·al [ˌtɜrmɪnəʊ'lætərəl] *adj* End-zu-Seit-, terminolateral.
ter·mi·no·ter·mi·nal [ˌtɜrmɪnəʊ'tɜrmɪnl] *adj* End-zu-End-, terminoterminal.
ter·na·ry ['tɜrnərɪ] *adj* **1.** *chem.* dreifach, dreigliedrig, ternär. **2.** dritten Grades, drittgradig, an dritter Stelle, tertiär, Tertiär-.
ter·pene ['tɜrpiːn] *n* Terpen *nt*.
ter·tian ['tɜrʃn] *adj* jeden dritten Tag auftretend, tertian.
ter·ti·ary ['tɜrʃərɪ, -ʃɪˌerɪ] *adj* dritten Grades, drittgradig, an dritter Stelle, tertiär, Tertiär-.
tes·la ['teslə] *n* Tesla *nt*.
test [test] **I** *n* **1.** Test *m*, Probe *f*, Versuch *m*. **2.** Prüfung *f*, (Stich-)Probe *f*, Kontrolle *f*; *chem.*, *lab.* Analyse *f*, Nachweis *m*, Untersuchung *f*, Test *m*, Probe *f*, Reaktion *f*. **3.** (Leistungs-, Eignungs-)Prüfung *f*, (Leistungs-, Eignungs-)Test *m*. **II** *vt* **4.** prüfen, untersuchen, einer Prüfung unterziehen; *chem.* analysieren, testen (*for* auf). **5.** jdn. testen *od.* prüfen. **III** *vi* einen Test machen, untersuchen (*for* auf).
   test out *vt* ausprobieren (*on* bei, an).
   X^2 **test** → chi-square test.
   χ^2 **test** → chi-square test.
   agglutination test Agglutinationsprobe *f*, Agglutinationstest *m*, Agglutinationsreaktion *f*.
   antiglobulin test → Coombs test.
   antiglobulin consumption test Antiglobulin-Konsumptionstest *m*, AGK-Test *m*.
   anti-human globulin test → Coombs test.
   antihyaluronidase test Antihyaluronidase-Test *m*.
   Aschheim-Zondek test *gyn.* Aschheim-Zondek-Reaktion *f*.
   A-Z test → Aschheim-Zondek test.
   Berlin blue test → Prussian blue test.
   blood test Blutuntersuchung *f*, Bluttest *m*.
   Brinell hardness test Härteprüfung *f* nach Brinell.
   broth-dilution test *micro.* Reihenverdünnungstest *m*.
   chi-square test *stat.* Chi-Quadrat-Test *m*, χ^2-Test *m*.
   clinical test klinischer Test *m*.

cold pulp vitality test Kältevitalitätsprüfung *f*.
complement fixation test *immun*. Komplementbindungsreaktion *f*.
completion test *psycho*. Lückentest *m*, Intelligenztest *m*.
Coombs test *immun*. Antiglobulintest *m*, Coombs-Test *m*.
electric pulp test elektrische Vitalitätsprüfung *f*.
electric pulp vitality test → electric pulp test.
endurance test Belastungstest *m*.
FA test → fluorescent antibody test.
fatigue test Ermüdungsprobe *f*, Dauerprüfung *f*.
finger-nose test *neuro*. Finger-Nase-Versuch *m*.
flocculation test Flockungstest *m*.
fluorescent antibody test *immun*. Immunfluoreszenz(test *m*) *f*, Fluoreszenz-Antikörper-Reaktion *f*.
fluorescent treponemal antibody absorption test Fluoreszenz-Treponemen-Antikörper-Absorptionstest *m*, FTA-Abs-Test *m*.
FTA-Abs test → fluorescent treponemal antibody absorption test.
gel diffusion test Geldiffusionstest *m*, Agardiffusionstest *m*, Agardiffusionsmethode *f*.
hearing test Hörprüfung *f*.
heat pulp vitality test Wärmevitalitätstest *m*.
intelligence test Intelligenztest *m*.
intracutaneous test *derm*. Intrakutantest *m*, Intrakutanprobe *f*, Intradermaltest *m*.
intradermal test → intracutaneous test.
Knoop hardness test Härteprüfung *f* nach Knoop.
Mohs hardness test Härteprüfung *f* nach Mohs.
Moro's test Moro-Test *m*, Moro-Probe *f*.
ophthalmic test Konjunktivalprobe *f*, Konjunktivaltest *m*, Ophthalmoreaktion *f*, Ophthalmotest *m*.
passive transfer test Prausnitz-Küstner-Reaktion *f*.
penicilloyl-polylysine test Penicilloyl-Polylysin-Test *m*, PPL-Test *m*.
Perls' test → Prussian blue test.
P-K test → passive transfer test.
PPL test Penicilloyl-Polylysin-Test *m*, PPL-Test *m*.
precipitin test Präzipitationstest *m*.
prick test *derm*. Pricktest *m*, Stichtest *m*.
prothrombin test Thromboplastinzeit *f*, Quickwert *m*, Quickzeit *f*, *inf*. Quick *m*, Prothrombinzeit *f*.
reaction time Reaktionszeit *f*.
provocative test Provokation *f*, Provokationstest *m*, Provaktionsprobe *f*.
Prussian blue test Berliner-Blau-Reaktion *f*, Ferriferrocyanid-Reaktion *f*.
pulmonary function test Lungenfunktionsprüfung *f*.
pulp test Vitalitätstest *m*.
pulp vitality test → pulp test.
qualitative test qualitative Analyse/Bestimmung *f*.
Quick test → prothrombin test.
Rockwell hardness test Härteprüfung *f* nach Rockwell.
Romberg's test Romberg-Versuch *m*.
Rose-Waaler test Rose-Waaler-Test *m*, Waaler-Rose-Test *m*.
Sabin-Feldman dye test Sabin-Feldman-Test *m*.
scarification test → scratch test.
Schilling test Schilling-Test *m*.
scratch test Scratchtest *m*, Kratztest *m*, Skarifikationstest *m*.
screening test Vortest *m*, Suchtest *m*, Siebtest *m*, Screeningtest *m*.
serial dilution test Reihenverdünnungstest *m*.
station test → Romberg's test.
stress test Belastungstest *m*.
thermal test thermischer Vitalitätstest *m*.
thermal pulp test → thermal test.
thermal pulp vitality test → thermal test.
Tiffeneau's test (Ein-)Sekundenkapazität *f*, Atemstoßtest *m*, Tiffeneau-Test *m*.
tooth mobility test Zahnbeweglichkeitstest *m*.
TPI test → Treponema pallidum immobilization test.
Treponema pallidum immobilization test Treponema-Pallidum-Immobilisationstest *m*, TPI-Test *m*, Nelson-Test *m*.
tuberculin test Tuberkulin-Test *m*.
Tzanck test *derm*. Tzanck-Test *m*.
Vickers hardness test Härteprüfung *f* nach Vickers.
Waaler-Rose test → Rose-Waaler test.
Zondek-Aschheim test → Aschheim-Zondek test.
test·ee [te'sti:] *n* Testperson *f*; Prüfling *f*.
tes·ti·cle ['testɪkl] *n* → testis.
test·ing ['testɪŋ] **I** *n* Prüfung *f*, Test *m*; Untersuchen *nt*, Testen *nt*; Versuch *m*. **II** *adj* Test-, Versuchs-, Probe-, Prüf-, Meß-.
electrical pulp testing elektrische Vitalitätsprüfung *f*.
labyrinthine testing Labyrinthprüfung *f*.

taste testing Geschmacksprüfung *f*.
tes·tis ['testɪs] *n*, *pl* **tes·tes** ['testi:z] männliche Geschlechtsdrüse/Keimdrüse *f*, Hode(n) *m*, Testikel *m*, Testis *m*, Orchis *m*.
tes·tos·ter·one [tes'tɒstərəʊn] *n* Testosteron *nt*.
te·tan·ic [tə'tænɪk] *adj* **1.** *physiol*. Tetanus *od*. Tetani betr. *od*. auslösend, tetanisch, Tetanus-. **2.** *micro*., *patho*. Tetanus betr., tetanisch, Tetanus-.
te·tan·i·form [te'tænɪfɔːrm] *adj* tetanusartig, tetanieartig, tetaniform, tetanoid.
tet·a·noid ['tetənɔɪd] *adj* → tetaniform.
tet·a·no·spas·min [ˌtetənəʊ'spæzmɪn] *n micro*. Tetanospasmin *nt*.
tet·a·nus ['tetənəs] *n* **1.** *physiol*. Tetanus *m*, Tetanie *f*. **2.** *micro*. Wundstarrkrampf *m*, Tetanus *m*.
tet·a·ny ['tetənɪ] *n* **1.** *physiol*. Tetanus *m*, Tetanie *f*. **2.** neuromuskuläre Übererregbarkeit *f*, Tetanie *f*.
hyperventilation tetany Hyperventilationstetanie *f*.
hypoparathyroid tetany → parathyroid tetany.
parathyroid tetany parathyreoprive Tetanie *f*, Tetania parathyreopriva.
parathyroprival tetany → parathyroid tetany.
tetra- *pref*. Tetr(a)-, Vier-.
tet·ra·bro·mo·fluo·res·ce·in [ˌtetrəˌbrəʊməʊflʊə'resɪɪn, -flɔː-] *n* Eosin *nt*.
tet·ra·chlor·eth·ane [ˌtetrəklɔːr'eθeɪn] *n* Tetrachloräthan *nt*, Tetrachlorethan *nt*.
tet·ra·chlor·o·eth·yl·ene [tetrəˌklɔːrəʊ'eθəliːn] *n* Perchloräthylen *nt*, Perchlorethylen *nt*, Tetrachloräthylen *nt*, Tetrachlorethylen *nt*, Äthylentetrachlorid *nt*.
tet·ra·cy·cline [tetrə'saɪkliːn] *n pharm*. **1.** Tetracyclin *nt*. **2.** Tetrazyklin(-Antibiotikum *nt*) *nt*.
tet·rad ['tetræd] *n* **1.** *patho*. Tetralogie *f*, Tetrade *f*. **2.** *genet*. Tetrade *f*. **3.** *chem*. vierwertiges Element *nt*.
tet·ra·hy·dro·fo·late [tetrəˌhaɪdrə'fəʊleɪt] *n* Tetrahydrofolat *nt*.
tet·ra·i·o·do·thy·ro·nine [ˌtetrəaɪˌəʊdə'θaɪrəniːn, -nɪn] *n* → thyroxine.
te·tral·o·gy [te'trælədʒɪ] *n*, *pl* **te·tral·o·gies** *patho*. Tetralogie *f*, Tetrade *f*.
tetralogy of Fallot Fallot-Tetralogie *f*, Fallot-Tetrade *f*, Fallot IV *m*.
tet·ra·mer ['tetrəmər] *n* Tetramer *nt*.
tet·ra·mer·ic [tetrə'merɪk] *adj* tetramer.
tet·ra·meth·yl·ene·di·am·ine [tetrəˌmeθɪliːn'daɪəmiːn] *n* Putreszin *nt*, Putrescin *nt*, 1,4-Diaminobutan *nt*, Tetramethylendiamin *nt*.
tet·ra·par·e·sis [ˌtetrə'pærəsɪs] *n neuro*. Tetraparese *f*.
tet·ra·ple·gia [tetrə'pliːdʒ(ɪ)ə] *n neuro*. hohe Querschnittslähmung *f*, Tetraplegie *f*, Quadriplegie *f*.
tet·ra·ple·gic [ˌtetrə'pliːdʒɪk] **I** *n* Tetraplegiker(in *f*) *m*. **II** *adj* Tetraplegie betr., quadripleg, quadriplegisch, tertrapleg, tetraplegisch.
tet·ra·sac·cha·ride [tetrə'sækəraɪd] *n* Tetrasaccharid *nt*.
tet·ra·va·lent [tetrə'veɪlənt] *adj* vierwertig, tetravalent.
tet·rose ['tetrəʊz] *n* Tetrose *f*, C_4-Zucker *m*.
tet·ter ['tetər] *n derm*. Flechte *f*; Ekzem *nt*; Tinea *f*.
crusted tetter Eiterflechte *f*, Grindflechte *f*, Krustenflechte *f*, Pustelflechte *f*, feuchter Grind *m*, Impetigo contagiosa/vulgaris.
milk tetter Milchschorf *m*, frühexsudatives Ekzematoid *nt*, konstitutionelles Säuglingsekzem *nt*, Crusta lactea, Eccema infantum.
milky tetter → milk tetter.
tex·ture ['tekstʃər] *n* **1.** Gewebe *nt*. **2.** Struktur *f*, Aufbau *m*, Beschaffenheit *f*, Konsistenz *f*, Textur *f*.
gingival surface texture Zahnfleischoberflächenstruktur *f*.
thal·a·mus ['θæləməs] *n*, *pl* **thal·a·mi** ['θæləmaɪ] Thalamus *m*.
tha·las·sa·ne·mia [θəˌlæsə'niːmɪə] *n* → thalassemia.
thal·as·se·mia [ˌθælə'siːmɪə] *n* Mittelmeeranämie *f*, Thalassämie *f*, Thalassaemia *f*.
β-thalassemia β-Thalassämie *f*.
heterozygous β-thalassemia → thalassemia minor.
homozygous β-thalassemia → thalassemia major.
thalassemia major Cooley-Anämie *f*, homozygote β-Thalassämie *f*, Thalassaemia major.
thalassemia minor heterozygote β-Thalassämie *f*, Thalassaemia minor.
thal·li·tox·i·co·sis [ˌθælɪˌtɒksɪ'kəʊsɪs] *n* Thalliumvergiftung *f*.
thal·li·um ['θælɪəm] *n* Thallium *nt*.
thal·lo·tox·i·co·sis [θæləʊˌtɒksɪ'kəʊsɪs] *n* → thallitoxicosis.
than·a·to·gno·mon·ic [ˌθænətəʊnəʊ'mɒnɪk] *adj* thanatognomonisch, thanatognostisch.
than·a·to·phor·ic [ˌθænətəʊ'fɒrɪk] *adj* tödlich, letal, thanatophor.
than·a·top·sia [ˌθænə'tɒpsɪə] *n* → thanatopsy.

than·a·top·sy ['θænətɑpsɪ] *n* Autopsie *f*, Obduktion *f*, Nekropsie *f*.
than·a·to·sis [ˌθænə'tɑʊsɪs] *n* Gangrän *f*, Nekrose *f*.
the·a·ter ['θɪətər] *n* → operating theater.
  operating theater Operationssaal *m*, Operationsraum *m*, OP *m*.
the·ca ['θiːkə] *n*, *pl* **the·cae** ['θiːsiː] *histol.* Hülle *f*, Kapsel *f*, Theka *f*, Theca *f*.
the·ci·tis [θɪ'saɪtɪs] *n* → tenosynovitis.
the·co·dont ['θiːkədɑnt] *adj* thekodont.
the·nar ['θiːnɑːr, 'θiːnər] **I** *n* Daumenballen *m*, Thenar *nt*, Eminentia thenaris. **II** *adj* Daumenballen-, Thenar-.
the·o·bro·mine [ˌθiːə'brɑʊmiːn, -mɪn] *n pharm.* Theobromin *nt*, 3,7-Dimethylxanthin *nt*.
the·o·rem ['θɪərəm] *n* Lehrsatz *m*, Theorem *nt*.
ther·a·peu·tic [θerə'pjuːtɪk] *adj* **1.** Therapie/Behandlung betr., therapeutisch, Behandlungs-, Therapie-. **2.** heilend, kurativ, therapeutisch.
ther·a·peu·ti·cal [θerə'pjuːtɪkl] *adj* → therapeutic.
ther·a·peu·tics [θerə'pjuːtɪks] *pl* Therapie(lehre *f*) *f*, Therapeutik *f*.
ther·a·peu·tist [θerə'pjuːtɪst] *n* → therapist.
ther·a·pist ['θerəpɪst] *n* Therapeut(in *f*) *m*.
  occupational therapist Beschäftigungstherapeut(in *f*) *m*.
  physical therapist Heilgymnastiker(in *f*) *m*, Physiotherapeut(in *f*) *m*.
  speech therapist Logopäde *m*, Logopädin *f*.
ther·a·py ['θerəpɪ] *n* (Krankheits-)Behandlung *f*, Therapie *f*, Therapia *f*; Heilverfahren *nt*.
  activator therapy Aktivatorbehandlung *f*.
  aerosol therapy Aerosoltherapie *f*.
  antibiotic therapy Antibiotikatherapie *f*, antibiotische Therapie *f*.
  anticancer drug therapy zytostatische/antineoplastische Chemotherapie *f*.
  anticoagulant therapy Antikoagulantientherapie *f*.
  autoserum therapy Eigenserumbehandlung *f*, Autoserotherapie *f*.
  combination therapy Kombinationsbehandlung *f*, Kombinationstherapie *f*.
  Curie's therapy Curie-Therapie *f*.
  drug therapy Arzneimitteltherapie *f*, Medikamententherapie *f*, medikamentöse Therapie *f*.
  endodontic therapy → root canal therapy.
  hyperbaric oxygen therapy Sauerstoffüberdrucktherapie *f*, hyperbare (Sauerstoff-)Therapie/Oxygenation *f*.
  immunosuppressive therapy Immunsuppression *f*.
  individual therapy *psychia.* Individualtherapie *f*.
  infusion therapy Infusionstherapie *f*.
  inhalation therapy Inhalationstherapie *f*.
  interstitial radiation therapy interstitielle Strahlentherapie *f*.
  irritation therapy Reiztherapie *f*.
  light therapy Lichttherapie *f*, Phototherapie *f*.
  megavoltage therapy *radiol.* Megavolttherapie *f*, Hochenergiestrahlentherapie *f*.
  neutron beam therapy Neutronenstrahlbehandlung *f*.
  occlusal therapy Therapie *f* von Bißanomalien.
  orthodontic therapy orthodontische Therapie *f*.
  orthovoltage therapy *radiol.* Orthovolttherapie *f*.
  pain therapy Schmerztherapie *f*.
  palliative therapy Palliativbehandlung *f*, Palliativtherapie *f*.
  periodontal therapy Parodontaltherapie *f*.
  physical therapy **1.** Bewegungstherapie *f*, Krankengymnastik *f*, Heilgymnastik *f*. **2.** physikalische Therapie *f*, Physiotherapie *f*.
  pulp canal therapy Pulpakanalbehandlung *f*.
  radiation therapy *radiol.* Bestrahlung *f*, Strahlentherapie *f*, Strahlenbehandlung *f*, Radiotherapie *f*.
  replacement therapy Ersatztherapie *f*.
  roentgen therapy Röntgentherapie *f*, Röntgenbehandlung *f*; Strahlentherapie *f*.
  root canal therapy Wurzelkanalbehandlung *f*, Zahnwurzelkanalbehandlung *f*.
  serum therapy Serotherapie *f*, Serumtherapie *f*.
  shock therapy Schockbehandlung *f*, Schocktherapie *f*.
  short wave therapy Kurzwellentherapie *f*, Kurzwellenbehandlung *f*.
  specific therapy spezifische Behandlung *f*.
  speech therapy Logopädie *f*.
  substitution therapy Ersatztherapie *f*.
  symptomatic therapy symptomatische Behandlung *f*.
  x-ray therapy Röntgentherapie *f*, Röntgenbehandlung *f*.
ther·mal ['θɜrml] *adj* Wärme *od.* Hitze betr., warm, heiß, thermal, thermisch, Wärme-, Thermal-, Thermo-.
ther·mal·ge·sia [ˌθɜrmæl'dʒiːzɪə, -dʒiːʒə] *n* Thermalgesie *f*.

ther·mal·gia [θɜr'mældʒ(ɪ)ə] *n* brennender Schmerz *m*, Thermalgie *f*.
therm·an·es·the·sia [ˌθɜrmænəs'θiːʒə] *n* Verlust *m* der Temperaturempfindung, Therm(o)anästhesie *f*.
therm·es·the·sia [ˌθɜrmes'θiːʒ(ɪ)ə] *n physiol.* Temperatursinn *m*, Therm(o)ästhesie *f*.
therm·hy·per·es·the·sia [ˌθɜrmˌhaɪpərəs'θiːʒ(ɪ)ə] *n* → thermohyperesthesia.
ther·mic ['θɜrmɪk] *adj* thermisch, Hitze-, Wärme-, Therm(o)-.
thermo- *pref.* Hitze-, Wärme-, Therm(o)-.
ther·mo·aes·the·sia [ˌθɜrmɑʊes'θiːʒ(ɪ)ə] *n* → thermesthesia.
ther·mo·al·ge·sia [ˌθɜrməʊæl'dʒiːzɪə, -dʒiːʒə] *n* → thermalgesia.
ther·mo·cau·ter·y [ˌθɜrmaʊ'kɔːtərɪ] *n* Elektrokauterisation *f*, Thermokauterisation *f*.
ther·mo·chem·is·try [ˌθɜrmaʊ'kemastrɪ] *n* Thermochemie *f*.
ther·mo·co·ag·u·la·tion [ˌθɜrmaʊkaʊˌægjə'leɪʃn] *n* Thermokoagulation *f*.
ther·mo·cou·ple ['θɜrmaʊkʌpl] *n* Thermoelement *nt*.
ther·mode ['θɜrmaʊd] *n* Thermode *f*.
ther·mo·dif·fu·sion [ˌθɜrmaʊdɪ'fjuːʒn] *n* Thermodiffusion *f*.
ther·mo·dur·ic [ˌθɜrmaʊd(j)ʊərɪk] *adj* hitzebeständig.
ther·mo·dy·nam·ics [ˌθɜrmaʊdaɪ'næmɪks] *pl* Thermodynamik *f*.
ther·mo·e·lec·tric [ˌθɜrmaʊɪ'lektrɪk] *adj* thermoelektrisch.
ther·mo·e·lec·tric·i·ty [ˌθɜrmaʊɪlek'trɪsətɪ] *n* Thermoelektrizität *f*.
ther·mo·es·the·sia [ˌθɜrmaʊes'θiːʒ(ɪ)ə] *n* → thermesthesia.
ther·mo·gen·e·sis [ˌθɜrmaʊ'dʒenəsɪs] *n* Wärmebildung *f*, Thermogenese *f*.
ther·mo·gen·ic [ˌθɜrmaʊ'dʒenɪk] *adj* wärmebildend, thermogen.
ther·mo·graph ['θɜrmaʊgræf] *n* **1.** *radiol.* Thermograph *m*. **2.** *phys.* Temperaturschreiber *m*, Thermograph *m*. **3.** *radiol.* Wärmebild *nt*, Thermogramm *nt*.
ther·mog·ra·phy [θɜr'mɑgrəfɪ] *n radiol., phys.* Thermographie *f*.
ther·mo·hy·per·es·the·sia [ˌθɜrmaʊˌhaɪpərəs'θiːʒ(ɪ)ə] *n neuro.* extreme Temperaturempfindlichkeit *f*, Thermohyperästhesie *f*.
ther·mo·junc·tion [ˌθɜrmaʊ'dʒʌŋkʃn] *n* → thermocouple.
ther·mo·la·bile [ˌθɜrmaʊ'leɪbɪl, -baɪl] *adj* hitzeunbeständig, wärmeunbeständig, wärmeempfindlich, thermolabil.
ther·mo·lu·mi·nes·cence [ˌθɜrmaʊˌluːmə'nesəns] *n* Thermolumineszenz *f*.
ther·mol·y·sis [θɜr'mɑləsɪs] *n* **1.** *chem.* thermische Dissoziation *f*, Thermolyse *f*. **2.** *physiol.* Abgabe *f* von Körperwärme.
ther·mom·e·ter [θər'mɑmɪtər] *n* Thermometer *nt*.
  clinical thermometer Fieberthermometer *nt*.
  mercurial thermometer Quecksilberthermometer *nt*.
  resistance thermometer Widerstandsthermometer *nt*.
  thermocouple thermometer Thermoelement *nt*.
ther·mom·e·try [θər'mɑmətrɪ] *n* Temperaturmessung *f*, Thermometrie *f*.
ther·mo·nu·cle·ar [ˌθɜrmaʊ'n(j)uːklɪər] *adj phys.* thermonuklear.
ther·mo·pen·e·tra·tion [ˌθɜrmaʊˌpenə'treɪʃn] *n* Thermopenetration *f*; Diathermie *f*.
ther·mo·plas·tic [ˌθɜrmaʊ'plæstɪk] **I** *n* Thermoplast *m*. **II** *adj* thermoplastisch.
ther·mo·ple·gia [ˌθɜrmaʊ'pliːdʒ(ɪ)ə] *n* Hitzschlag *m*, Thermoplegie *f*.
ther·mo·ra·di·o·ther·a·py [ˌθɜrmaʊˌreɪdɪaʊ'θerəpɪ] *n* Thermoradiotherapie *f*.
ther·mo·re·cep·tion [ˌθɜrmaʊrɪ'sepʃn] *n* Temperatursinn *m*, Thermorezeption *f*.
ther·mo·re·cep·tor [ˌθɜrmaʊrɪ'septər] *n* Thermorezeptor *m*.
ther·mo·reg·u·la·tor [ˌθɜrmaʊ'regjəleɪtər] **I** *n* Thermostat *nt*. **II** *adj* thermoregulatorisch.
ther·mo·re·sist·ant [ˌθɜrmaʊrɪ'zɪstənt] *adj* hitzebeständig, wärmebeständig, thermoresistent.
ther·mo·sta·ble [ˌθɜrmaʊ'steɪbl] *adj* wärmebeständig, hitzebeständig, thermostabil.
ther·mo·tax·is [ˌθɜrmaʊ'tæksɪs] *n* Thermotaxis *f*.
ther·mo·ther·a·py [ˌθɜrmaʊ'θerəpɪ] *n* Wärmebehandlung *f*, Wärmetherapie *f*, Wärmeanwendung *f*, Thermotherapie *f*.
the·sau·ris·mo·sis [θəˌsɔːrɪz'maʊsɪs] *n* Speicherkrankheit *f*, Thesaurismose *f*.
the·sau·ro·sis [ˌθəsɔː'raʊsɪs] *n* übermäßige/pathologische Speicherung *f*, Thesaurose *f*; Speicherkrankheit *f*, Thesaurismose *f*.
thi·a·di·a·zide [θaɪə'daɪəzaɪd] *n* → thiazide.
thi·a·di·a·zine [θaɪə'daɪəziːn] *n* → thiazide.
thi·a·min ['θaɪəmɪn] *n* → thiamine.
thi·a·mine ['θaɪəmiːn, -mɪn] *n* Thiamin *nt*, Vitamin B$_1$ *nt*.
thi·a·zide ['θaɪəzaɪd] *n pharm.* Thiazid(-Diuretikum *nt*) *nt*.

thigh [θaɪ] *n* (Ober-)Schenkel *m*, Oberschenkelregion *f*; *anat.* Regio femoris.
thim·ble ['θɪmbl] *n* → primary thimble.
  primary thimble Primäranker *m*, Coping *nt*, Primärkrone *f*.
  secondary thimble Sekundäranker *m*, Sekundärkrone *f*.
  telescopic thimble → secondary thimble.
thin [θɪn] **I** *adj* dünn; (*Haar*) spärlich, dünn; (*Stimme, Verdünnung*) schwach; *photo.* kontrastarm; (*Körper*) dünn, schmächtig, mager.
  become thin abmagern. **II** *vt* dünn(er) machen, verdünnen; verringern, dezimieren. **III** *vi* dünn(er) werden; s. lichten; s. verringern.
  thin down I *vt* dünn(er) machen, verdünnen; verringern, dezimieren. **II** *vi* dünn(er) werden; s. lichten; s. verringern.
  thin off *vt, vi* → thin down.
  thin out *vt, vi* → thin down.
thio- *pref. chem.* Thi(o)-, Schwefel-.
thio-acid *n* Thiosäure *f*.
thi·o·al·co·hol [‚θaɪəʊ'ælkəhɒl, -hɔl] *n* Merkaptan *nt*, Mercaptan *nt*, Thioalkohol *m*.
thi·o·cy·a·nate [‚θaɪəʊ'saɪəneɪt] *n* **1.** Thiozyanat *nt*, Thiocyanat *nt*, Rhodanid *nt*. **2.** Thiozyansäureester *m*, Thiozyanat *nt*.
thi·o·di·phen·yl·a·mine [‚θaɪəʊdaɪˌfenlə'miːn, -'æmɪn] *n pharm.* **1.** Phenothiazin *nt*. **2.** Phenothiazinderivat *nt*.
thi·ol ['θaɪɒl, -al] *n* **1.** Sulfhydryl-Gruppe *f*, SH-Gruppe *f*. **2.** Thiol *nt*, Merkaptan *nt*, Thioalkohol *m*.
thi·o·phene ['θaɪəʊfiːn] *n* Thiophen(ring *m*) *nt*.
tho·ra·cal ['θɔːrəkl] *adj* → thoracic.
tho·rac·ic [θɔː'ræsɪk, θə-] *adj* Brustkorb/Thorax betr., thorakal, Brust-, Brustkorb-, Thorax-.
thoraco- *pref.* Brust-, Brustkorb-, Thorax-, Thorak(o)-.
tho·ra·co·del·phus [‚θɔːrəkəʊ'delfəs] *n embryo.* Thora(ko)delphus *m*.
tho·ra·del·phus [‚θɔːrə'delfəs] *n* → thoracodelphus.
tho·rax ['θɔːræks, 'θəʊər-] *n* Brust(korb *m*) *f*, Thorax *m*.
tho·ri·um ['θɔːrɪəm, 'θəʊ-] *n* Thorium *nt*.
thread [θred] **I** *n* **1.** Faden *m*, fadenförmige Struktur *f*, Faser *f*, Fiber *f*. **2.** Faden *m*, Garn *nt*. **3.** *ortho., techn.* (Schrauben-)Gewinde *nt*, Gewindegang *m*. **4.** *fig.* dünner (Urin-)Strahl, Faden *m*. **II** *vt* einfädeln; aufreihen, auffädeln (*on* auf).
thread·like ['θredlaɪk] *adj* fadenförmig, fadenartig.
thread·worm ['θredwɜːm] *n micro.* **1.** Fadenwurm *m*, Strongyloides *m*. **2.** Madenwurm *m*, Enterobius/Oxyuris vermicularis.
thread·y ['θredɪ] *adj* **1.** fadenartig, faserig, filiform. **2.** *fig.* (*Puls, Stimme*) schwach, dünn. **3.** Fäden ziehend; (*Flüssigkeit*) dickflüssig, zähflüssig.
threat [θret] *n* Drohung *f* (*of* mit; *to* gegen); Bedrohung *f*, Gefahr *f* (*to* für). **pose/represent a threat to life** lebensbedrohlich sein.
three-dimensional *adj* dreidimensional.
thre·o·nine ['θriːəniːn, -nɪn] *n* Threonin *nt*, α-Amino-β-hydroxybuttersäure *f*.
thresh·old ['θreʃəʊld, 'θreʃhəʊld] **I** *n* Grenze *f*, Schwelle *f*, Limen *nt*. **II** *adj* Schwellen-.
  threshold of pain → pain threshold.
  pain threshold Schmerzschwelle *f*, Schmerzgrenze *f*.
  pain-tolerance threshold Schmerztoleranzschwelle *f*.
throat [θrəʊt] **I** *n* **1.** Rachen *m*, Schlund *m*, Pharynx *m*. **2.** Rachenenge *f*, Schlund *m*, Fauces *f*, Isthmus faucium. **3.** Kehle *f*; Gurgel *f*. **4.** *fig.* verengte Öffnung *f*, Hals *m*, Durchgang *m*. **II** *adj* Hals-, Rachen-.
  croupous sore throat Angina crouposa.
  Fothergill's sore throat Scarlatina anginosa.
  septic sore throat Streptokokkenpharyngitis *f*, Streptokokkenangina *f*.
  simple sore throat Angina (catarrhalis) simplex.
  sore throat Halsentzündung *f*; Angina *f*.
  spotted sore throat Kryptentonsillitis *f*, Angina follicularis.
  streptococcal sore throat → septic sore throat.
throat·y ['θrəʊtɪ] *adj* **1.** kehlig, guttural. **2.** heiser, rauh.
throm·base ['θrɒmbeɪs] *n* → thrombin.
throm·bas·the·ni·a [‚θrɒmbæs'θiːnɪə] *n* Thrombasthenie *f*, Glanzmann-Naegeli-Syndrom *nt*.
  Glanzmann's thrombasthenia Glanzmann-Naegeli-Syndrom *nt*, Thrombasthenie *f*.
  hereditary hemorrhagic thrombasthenia → Glanzmann's thrombasthenia.
thromb·e·las·to·gram [‚θrɒmbɪ'læstəgræm] *n* → thromboelastogram.
thromb·e·las·to·graph [‚θrɒmbɪ'læstəgræf] *n* → thromboelastograph.
thromb·e·las·tog·ra·phy [‚θrɒmbɪlæs'tɒgrəfɪ] *n* → thromboelastography.
throm·em·bo·lia [‚θrɒmbem'bəʊlɪə] *n* → thromboembolism.
throm·bin ['θrɒmbɪn] *n* Thrombin *nt*, Faktor IIa *m*.
throm·bin·o·gen [θrɒm'bɪnədʒən] *n* → thrombin.
thrombo- *pref.* Plättchen-, Thrombus-, Thromb(o)-.
throm·bo·an·gi·i·tis [‚θrɒmbəʊˌændʒɪ'aɪtɪs] *n* Thromb(o)angiitis *f*.
throm·bo·ar·ter·i·tis [‚θrɒmbəʊˌɑːrtə'raɪtɪs] *n* Thromb(o)arteriitis *f*.
throm·bo·as·the·ni·a [‚θrɒmbəʊæs'θiːnɪə] *n* → thrombasthenia.
throm·bo·blast ['θrɒmbəʊblæst] *n* Knochenmarksriesenzelle *f*, Megakaryozyt *m*.
throm·boc·la·sis [θrɒm'bɒkləsɪs] *n* → thrombolysis.
throm·bo·cyte ['θrɒmbəʊsaɪt] *n* (Blut-)Plättchen *nt*, Thrombozyt *m*, Thrombocyt *m*.
throm·bo·cy·the·mia [‚θrɒmbəʊsaɪ'θiːmɪə] *n* permanente Erhöhung *f* der Thrombozytenzahl, Thrombozythämie *f*.
  essential thrombocythemia → hemorrhagic thrombocythemia.
  hemorrhagic thrombocythemia hämorrhagische/essentielle Thrombozythämie *f*, Megakaryozytenleukämie *f*, megakaryozytäre Myelose *f*.
  idiopathic thrombocythemia → hemorrhagic thrombocythemia.
  primary thrombocythemia → hemorrhagic thrombocythemia.
throm·bo·cyt·ic [‚θrɒmbəʊ'sɪtɪk] *adj* thrombozytär, Thrombozyten-.
throm·bo·cy·tin [‚θrɒmbəʊ'saɪtɪn] *n* Serotonin *nt*, 5-Hydroxytryptamin *nt*.
throm·bo·cy·tol·y·sis [‚θrɒmbəʊsaɪ'tɒləsɪs] *n* Plättchenauflösung *f*, Thrombozytenauflösung *f*, Thrombozytolyse *f*.
throm·bo·cy·to·path·ia [‚θrɒmbəʊˌsaɪtə'pæθɪə] *n* Thrombo(zyto)pathie *f*.
throm·bo·cy·top·a·thy [‚θrɒmbəʊsaɪ'tɒpəθɪ] *n* → thrombocytopathia.
throm·bo·cy·to·pe·nia [‚θrɒmbəʊˌsaɪtə'piːnɪə] *n* verminderte Thrombozytenzahl *f*, (Blut-)Plättchenmangel *m*, Thrombo(zyto)penie *f*.
  essential thrombocytopenia idiopathische thrombozytopenische Purpura *f*, essentielle/idiopathische Thrombozytopenie *f*, Morbus *m* Werlhof.
throm·bo·cy·to·poi·e·sis [‚θrɒmbəʊˌsaɪtəpɔɪ'iːsɪs] *n* Thrombozytenbildung *f*, Thrombo(zyto)poese *f*.
throm·bo·cy·to·sis [‚θrɒmbəʊsaɪ'təʊsɪs] *n* temporäre Erhöhung *f* der Thrombozytenzahl, Thrombozytose *f*.
throm·bo·e·las·to·gram [‚θrɒmbəʊɪ'læstəgræm] *n* Thromb-elastogramm *nt*.
throm·bo·e·las·to·graph [‚θrɒmbəʊɪ'læstəgræf] *n* Thromb-elastograph *m*.
throm·bo·e·las·tog·ra·phy [‚θrɒmbəʊɪlæs'tɒgrəfɪ] *n* Thromb-elastographie *f*.
throm·bo·em·bo·lism [‚θrɒmbəʊ'embəlɪzəm] *n* Thromb(o)embolie *f*.
throm·bo·gen ['θrɒmbəʊdʒən] *n* Prothrombin *nt*, Faktor II *m*.
throm·bo·gene [θrɒm'bəʊdʒiːn] *n* Proakzelerin *nt*, Proaccelerin *nt*, Acceleratorglobulin *nt*, labiler Faktor *m*, Faktor V *m*.
throm·bo·gen·e·sis [‚θrɒmbəʊ'dʒenəsɪs] *n* Thrombusbildung *f*, Thrombogenese *f*.
throm·bo·gen·ic [‚θrɒmbəʊ'dʒenɪk] *adj* thrombogen.
throm·bo·kin·ase [‚θrɒmbəʊ'kaɪneɪz, -'kɪn-] *n* Thrombokinase *f*, Thromboplastin *nt*, Prothrombinaktivator *m*.
throm·bol·y·sis [θrɒm'bɒləsɪs] *n* Thrombusauflösung *f*, Thrombolyse *f*.
throm·bo·lyt·ic [‚θrɒmbəʊ'lɪtɪk] **I** *n* thrombolytische Substanz *f*, Thrombolytikum *nt*. **II** *adj* Thrombolyse betr. *od.* fördernd, thrombolytisch.
throm·bop·a·thy [θrɒm'bɒpəθɪ] *n* → thrombocytopathia.
  constitutional thrombopathy 1. (von) Willebrand-Jürgens-Syndrom *nt*, konstitutionelle Thrombopathie *f*, hereditäre/vaskuläre Pseudohämophilie *f*, Angiohämophilie *f*. **2.** Glanzmann-Naegeli-Syndrom *nt*, Thrombasthenie *f*.
throm·bo·pen·ia [‚θrɒmbəʊ'piːnɪə] *n* → thrombocytopenia.
throm·bo·pe·ny [θrɒm'bɒpɪnɪ] *n* → thrombocytopenia.
throm·bo·phil·ia [‚θrɒmbəʊ'fɪlɪə] *n* Thromboseneigung *f*, Thrombophilie *f*.
throm·bo·phle·bi·tis [‚θrɒmbəʊflɪ'baɪtɪs] *n* **1.** *patho.* Thrombophlebitis *f*. **2.** *clin.* blande nicht-eitrige (Venen-)Thrombose *f*.
throm·bo·plas·tid [‚θrɒmbəʊ'plæstɪd] *n* → thrombocyte.
throm·bo·plas·tin [‚θrɒmbəʊ'plæstɪn] *n* → thrombokinase.
  tissue thromboplastin Gewebefaktor *m*, Gewebsthromboplastin *nt*, Faktor III *m*.
throm·bo·plas·tin·o·gen [‚θrɒmbəʊplæs'tɪnədʒən] *n* → thromboplastic plasma *component*.

throm·bo·poi·e·sis [ˌθrɑmbəʊpɔɪˈiːsɪs] *n* **1.** Thrombusbildung *f*, Thrombogenese *f*. **2.** Thrombozytenbildung *f*, Thrombo(zyto)poese *f*.
throm·bo·sin [ˈθrɑmbəsɪn] *n* → thrombin.
throm·bo·si·nu·si·tis [ˌθrɑmbəʊˌsaɪnəˈsaɪtɪs] *n* Hirnsinusthrombose *f*, Thrombosinusitis *f*.
throm·bo·sis [θrɑmˈbəʊsɪs] *n, pl* **throm·bo·ses** [θrɑmˈbəʊsiːz] Blutpfropfbildung *f*, Thrombusbildung *f*, Thrombose *f*.
   cavernous sinus thrombosis Sinus-cavernosus-Thrombose *f*.
   coronary thrombosis Koronar(arterien)thrombose *f*.
   inferior dental vessel thrombosis Thrombose *f* von Unterkiefergefäßen.
   sinus thrombosis Sinusthrombose *f*.
   venous thrombosis Venenthrombose *f*; Phlebothrombose *f*.
throm·box·ane [θrɑmˈbɑkseɪn] *n* Thromboxan *nt*.
throm·bo·zyme [ˈθrɑmbəzaɪm] *n* → thrombokinase.
throm·bus [ˈθrɑmbəs] *n, pl* **throm·bi** [ˈθrɑmbaɪ] Blutpfropf *m*, Thrombus *m*.
   arterial thrombus arterieller Thrombus *m*, Arterienthrombus *m*.
   blood platelet thrombus → plate thrombus.
   calcified thrombus Phlebolith *m*.
   coagulation thrombus → red thrombus.
   conglutination-agglutination thrombus → white thrombus.
   currant jelly thrombus Kruorgerinnsel *nt*, Cruor sanguinis.
   hyaline thrombus hyaliner Thrombus *m*.
   laminated thrombus Abscheidungsthrombus *m*.
   mixed thrombus Abscheidungsthrombus *m*.
   pale thrombus → white thrombus.
   parietal thrombus parietaler/wandständiger Thrombus *m*, Parietalthrombus *m*.
   plain thrombus → white thrombus.
   plate thrombus Plättchenthrombus *m*, Thrombozytenthrombus *m*.
   platelet thrombus → plate thrombus.
   red thrombus roter Thrombus *m*, Gerinnungsthrombus *m*, Schwanzthrombus *m*.
   white thrombus Abscheidungsthrombus *m*, Konglutinationsthrombus *m*, weißer/grauer Thrombus *m*.
thrush [θrʌʃ] *n* **1.** Mundsoor *m*, Candidose *f* der Mundschleimhaut. **2.** *inf.* vaginaler Soor *m*.
thumb·stall [ˈθʌmstɔːl] *n* Däumling *m*, Daumenkappe *f*, Daumenschützer *m*.
thy·min [ˈθaɪmɪn] *n* → thymopoietin.
thy·mine [ˈθaɪmiːn, -mɪn] *n* Thymin *nt*, 5-Methyluracil *nt*.
thymo- *pref.* **1.** Thymus-, Thym(o)-. **2.** Gemüts-, Thym(o)-.
thy·mo·cyte [ˈθaɪməsaɪt] *n* Thymozyt *m*.
thy·mol [ˈθaɪmɔl, -məʊl] *n* Thymol *nt*.
thy·mo·ma [θaɪˈməʊmə] *n, pl* **thy·mo·mas, thy·mo·ma·ta** [θaɪˈməʊmətə] Thymusgeschwulst *f*, Thymustumor *m*, Thymom(a) *nt*.
thy·mop·a·thy [θaɪˈmɑpəθi] *n* Thymuserkrankung *f*, Thymopathie *f*.
thy·mo·poi·et·in [ˌθaɪməˈpɔɪətɪn] *n* Thymopo(i)etin *nt*, Thymin *nt*.
thy·mo·sin [ˈθaɪməsɪn] *n* Thymosin *nt*.
thy·mus [ˈθaɪməs] *n* Thymus *m*.
thy·re·o·hy·oi·de·us [ˌθaɪriəʊˌhaɪˈɔɪdiəs] *n* Thyr(e)ohyoideus *m*, Musculus thyrohyoideus.
thyro- *pref.* Schilddrüsen-, Thyre(o)-, Thyr(o)-.
thy·ro·ad·e·ni·tis [ˌθaɪrəʊˌædɪˈnaɪtɪs] *n* → thyroiditis.
thy·ro·a·pla·sia [ˌθaɪrəʊəˈpleɪʒ(ɪ)ə] *n* Schilddrüsenaplasie *f*, Thyreoaplasia *f*; Athyrie *f*.
thy·ro·cal·ci·to·nin [ˌθaɪrəʊˌkælsɪˈtəʊnɪn] *n* (Thyreo-)Calcitonin *nt*, Kalzitonin *f*.
thy·ro·cele [ˈθaɪrəʊsiːl] *n* **1.** Schilddrüsentumor *m*, Schilddrüsenvergrößerung *f*, Thyrozele *f*. **2.** Kropf *m*, Struma *f*.
thy·ro·chon·drot·o·my [ˌθaɪrəʊkɑnˈdrɑtəmi] *n* Thyreochondrotomie *f*, Thyreotomie *f*, Schildknorpelspaltung *f*.
thy·ro·cri·cot·o·my [ˌθaɪrəʊkraɪˈkɑtəmi, -krɪ-] *n* Thyreokrikotomie *f*.
thy·ro·gen·ic [ˌθaɪrəʊˈdʒenɪk] *adj* → thyrogenous.
thy·rog·e·nous [θaɪˈrɑdʒənəs] *adj* thyreogen.
thy·ro·glob·u·lin [ˌθaɪrəʊˈglɑbjəlɪn] *n* Thyreoglobulin *nt*.
thy·ro·hy·oid [ˌθaɪrəʊˈhaɪɔɪd] *adj* thyr(e)ohyoid.
thy·roid [ˈθaɪrɔɪd] **I** *n* Schilddrüse *f*, Thyr(e)oidea *f*, Glandula thyroidea. **II** *adj* **1.** schildförmig, Schild-. **2.** Schilddrüse *od.* Schildknorpel betr., Schilddrüsen-, Thyro-.
thy·roid·i·tis [ˌθaɪrɔɪˈdaɪtɪs] *n* Schilddrüsenentzündung *f*, Thyr(e)oiditis *f*.
thy·ro·in·tox·i·ca·tion [ˌθaɪrəʊɪnˌtɑksəˈkeɪʃn] *n* → thyrotoxicosis.
thy·ro·lib·e·rin [ˌθaɪrəʊˈlɪbərɪn] *n* Thyroliberin *nt*, Thyreotropin-releasing-Faktor *m*, Thyreotropin-releasing-Hormon *nt*.
thy·ro·nine [ˈθaɪrəʊniːn, -nɪn] *n* Thyronin *nt*.
thyro-oxyindole *n* → thyroxine.
thy·rop·a·thy [θaɪˈrɑpəθi] *n* Schilddrüsenerkrankung *f*, Thyreopathie *f*.
thy·ro·pri·val [ˌθaɪrəʊˈpraɪvl] *adj* thyreopriv.
thy·ro·priv·ia [ˌθaɪrəʊˈprɪviə] *n* Hypothyreose *f*.
thy·ro·priv·ic [ˌθaɪrəʊˈprɪvɪk] *adj* → thyroprival.
thy·ro·pro·tein [ˌθaɪrəʊˈprəʊtiːn, -tiːɪn] *n* → thyroglobulin.
thy·rot·o·my [θaɪˈrɑtəmi] *n* **1.** Schildknorpelspaltung *f*, Thyreochondrotomie *f*, Thyreotomie *f*. **2.** Laryngofissur *f*. **3.** Schilddrüsenbiopsie *f*.
thy·ro·tox·e·mia [ˌθaɪrəʊtɑkˈsiːmɪə] *n* → thyrotoxicosis.
thy·ro·tox·ic [ˌθaɪrəʊˈtɑksɪk] *adj* thyreotoxisch.
thy·ro·tox·i·co·sis [θaɪrəʊˌtɑksɪˈkəʊsɪs] *n* Schilddrüsenüberfunktion *f*, Thyreotoxikose *f*, Hyperthyreose *f*.
thy·ro·troph·ic [ˌθaɪrəʊˈtrɑfɪk, -ˈtrəʊ-] *adj* → thyrotropic.
thy·ro·tro·phin [ˌθaɪrəʊˈtrəʊfɪn, θaɪˈrɑtrəfɪn] *n* → thyrotropin.
thy·ro·trop·ic [ˌθaɪrəʊˈtrɑpɪk, -ˈtrəʊp-] *adj* thyr(e)otrop.
thy·ro·tro·pin [ˌθaɪrəʊˈtrəʊpɪn, θaɪˈrɑtrəpɪn] *n* Thyr(e)otropin *nt*, thyreotropes Hormon *nt*.
thy·rox·in [θaɪˈrɑksɪn] *n* → thyroxine.
thy·rox·ine [θaɪˈrɑksiːn, -sɪn] *n* Thyroxin *nt*, (3,5,3',5'-)Tetrajodthyronin *nt*.
tib·ia [ˈtɪbiə] *n, pl* **tib·ias, tib·iae** [ˈtɪbɪˌiː] Schienbein *nt*, Tibia *f*.
tic [tɪk] *n* Tic *m*, Tick *m*, (nervöses) Zucken *nt*; Muskelzucken *nt*, Gesichtszucken *nt*.
   convulsive tic → facial tic.
   tic de Guinon Gilles-de-la-Tourette-Syndrom *nt*, Tourette-Syndrom *nt*, Maladie des tics, Tic impulsif.
   tic douloureux Trigeminusneuralgie *f*.
   facial tic Bell-Spasmus *m*, Fazialiskrampf *m*, Fazialis-Tic *m*, Gesichtszucken *nt*, mimischer Gesichtskrampf *m*, Tic convulsif/facial.
   mimic tic → facial tic.
tick [tɪk] *n micro.* Zecke *f*.
ti·groid [ˈtaɪgrɔɪd] *adj* gefleckt, tigroid.
ti·grol·y·sis [taɪˈgrɑləsɪs] *n* Chromotinauflösung *f*, Chromatolyse *f*, Chromatinolyse *f*, Tigrolyse *f*.
til·i·dine [ˈtɪlədiːn] *n pharm.* Tilidin *nt*.
time [taɪm] **I** *n* **1.** Zeit *f*. **all the time** die ganze Zeit. **between times** in der Zwischenzeit. **from time to time** dann u. wann, von Zeit zu Zeit. **2.** Uhrzeit *f*. **3.** Zeit(dauer *f*) *f*; Zeitabschnitt *m*. **for a time** eine Zeitlang. **for a long/short time** lang/kurz. **for the time being** vorläufig; vorübergehend. **4.** Zeit(punkt *m*) *f*. **at one time** früher, einmal. **at some time** irgendwann (einmal). **at the same time** gleichzeitig, zur selben Zeit. **in time** rechtzeitig. **in four weeks time** in vier Wochen. **on time** pünktlich. **be near one's time** kurz vor der Entbindung stehen. **5.** Frist *f*. **6.** Mal *nt*. **time and again; time after time** immer wieder. **II** *vt* **7.** (*Zeit*) messen, (ab-)stoppen. **8.** timen, den (richtigen) Zeitpunkt bestimmen *od.* abwarten; die Zeit festsetzen für. **9.** zeitlich abstimmen. **III** *vi* zeitlich übereinstimmen (*with* mit).
   bleeding time Blutungszeit *f*.
   clotting time → coagulation time.
   coagulation time (Blut-)Gerinnungszeit *f*.
   conduction time *card.* Überleitungszeit *f*, Intervall *nt*.
   developing time *radiol.* Entwicklungszeit *f*.
   generation time Generationszeit *f*, Generationsdauer *f*.
   partial thromboplastin time partielle Thromboplastinzeit *f*.
   prothrombin time Thromboplastinzeit *f*, Quickwert *m*, Quickzeit *f*, *inf.* Quick *m*, Prothrombinzeit *f*.
   reaction time Reaktionszeit *f*.
   recalcification time *hema.* Rekalzifizierungszeit *f*.
   reflex time *physiol.* Reflexzeit *f*.
   reptilase clotting time Reptilase-Zeit *f*.
   sedimentation time Blutkörperchensenkung *f*, Blutkörperchensenkungsgeschwindigkeit *f*, *inf.* Blutsenkung *f*.
   thrombin time → thrombin clotting time.
   thrombin clotting time Thrombinzeit *f*, Plasmathrombinzeit *f*, Antithrombinzeit *f*.
tin [tɪn] **I** *n* **1.** Zinn *nt*. **2.** Weißblech *nt*. **3.** (Blech-, Konserven-)Dose *f*. **II** *adj* zinnern, Zinn-; Blech-.
   tin difluoride Zinnfluorid *nt*.
tinc·ture [ˈtɪŋktʃər] *n pharm.* Tinktur *f*, Tinctura *f*.
tin·ea [ˈtɪniə] *n derm.* Tinea *f*; Trichophytie *f*, Trichophytia *f*.
   tinea amiantacea Asbestgrind *m*, Tinea amiantacea (Alibert), Tinea asbestina, Pityriasis amiantacea, Teigne amiantacé, Keratosis follicularis amiantacea, Impetigo scapida.
   tinea barbae (tiefe) Bartflechte *f*, Tinea barbae, Trichophytia (profunda) barbae, *old* Sycosis (barbae) parasitaria.

tinge

tinea capitis Tinea *f* der Kopfhaut, Tinea capitis/capillitii, Trichophytia capillitii.
tinea circinata 1. Tinea circinata. **2.** → tinea corporis.
tinea corporis oberflächliche Trichophytie *f* des Körpers, Tinea/Trichophytia/Epidermophytia corporis.
tinea faciale oberflächliche Tinea *f* des Gesichts, Tinea faciei.
tinea favosa Erbgrind *m*, Flechtengrind *m*, Kopfgrind *m*, Pilzgrind *m*, Favus *m*, Tinea favosa, Tinea capitis favosa, Dermatomycosis favosa.
tinea furfuracea → tinea versicolor.
tinea imbricata orientalische/indische/chinesische Flechte *f*, Tinea imbricata (Tokelau), Trichophytia corporis superficialis.
tinea kerion Celsus-Kerion *nt*, Kerion *nt* Celsi, tiefe Trichophytie *f* der Kopfhaut, Tinea capitis profunda, Trichophytia profunda.
tinea tondens → tinea capitis.
tinea tonsurans → tinea capitis.
tinea versicolor Kleienpilzflechte *f*, Willan-Krankheit *f*, Eichstedt-Krankheit *f*, Tinea/Pityriasis versicolor.
tinge [tɪndʒ] **I** *n* leichter Farbton *m*, Tönung *f*. **II** *vt* tönen, (leicht) färben, anfärben, tingieren. **III** *vi* s. färben.
tin·ni·tus [tɪˈnaɪtəs] *n* → tinnitus aurium.
tinnitus aurium Ohrenklingen *nt*, Ohrensausen *nt*, Ohrgeräusche *pl*, Tinnitus *m* (aurium).
tip[1] [tɪp] *n* **1.** Spitze *f*, (äußerstes) Ende *nt*, Zipfel *m*. **2.** *techn.* Spitze *f*, Düse *f*, Tülle *f*, Kappe *f*.
tip of cusp Zahnhöckerspitze *f*, Apex cuspicis.
tip of ear Ohrläppchen *nt*, Lobulus auricularis.
interdental tip Interdentalspitze *f*.
nasal tip Nasenspitze *f*, Apex nasi.
tip of nose → nasal tip.
tip of root → root tip.
root tip Wurzelspitze *f*, Zahnwurzelspitze *f*, Apex radicis dentis.
tip of tongue Zungenspitze *f*, Apex linguae.
tip[2] [tɪp] **I** *n* Neigung *f*, Kippung *f*. **II** *vt* kippen, neigen; auskippen, umkippen. **III** *vi* s. neigen, umkippen.
tip·ping [ˈtɪpɪŋ] *n* → tipping of cusp.
tipping of cusp Höckerrestauration *f*, Höckerschutz *m*.
tis·sue [ˈtɪʃuː] *n* **1.** *bio., anat.* Gewebe *nt*. **2.** Seidenpapier *nt*; Papier(taschen)tuch *nt*, Papierhandtuch *nt*; Kohlepapier *nt*.
adenoid tissue lymphatisches Gewebe *nt*.
adipose tissue → fat tissue.
areolar tissue lockeres Bindegewebe *nt*.
areolar connective tissue → areolar tissue.
bone tissue Knochengewebe *nt*.
brown adipose tissue braunes Fettgewebe *nt*.
cancellous tissue Spongiosa *f*, Substantia spongiosa/trabecularis (ossium).
cartilaginous tissue Knorpelgewebe *nt*, Knorpel *m*.
compact tissue Kompakta *f*, Substantia compacta.
connective tissue Bindegewebe *nt*, Binde- u. Stützgewebe *nt*.
dense connective tissue straffes Bindegewebe *nt*.
dense fibrous connective tissue → dense connective tissue.
endothelial tissue Endothel *nt*, Endothelium *nt*.
epithelial tissue Deckgewebe *nt*, Epithelgewebe *nt*, Epithelialgewebe *nt*, Epithel *nt*, Epithelium *nt*.
fat tissue Fettgewebe *nt*.
fatty tissue → fat tissue.
fibrous tissue fibröses Bindegewebe *nt*.
gelatinous connective tissue gallertartiges/gallertiges Bindegewebe *nt*.
germ tissue Keimgewebe *nt*.
gingival tissue Zahnfleischgewebe *nt*.
granulation tissue Granulationsgewebe *nt*, Granulation *f*.
interdental tissue Interdentalgewebe *f*.
interstitial tissue Zwischenzellgewebe *nt*, Interstitialgewebe *nt*.
interstitial connective tissue interstitielles Bindegewebe *nt*.
loose connective tissue lockeres Bindegewebe *nt*.
loose fibrous connective tissue → loose connective tissue.
lymphatic tissue lymphatisches Gewebe *nt*.
lymphoid tissue → lymphatic tissue.
mesenchymal tissue Mesenchym *nt*, embryonales Bindegewebe *nt*.
mucous tissue → gelatinous connective tissue.
mucous connective tissue → gelatinous connective tissue.
muscle tissue Muskelgewebe *nt*.
muscular tissue → muscle tissue.
myeloid tissue rotes Knochenmark *nt*, Medulla ossium rubra.
nerve tissue Nervengewebe *nt*.
nervous tissue → nerve tissue.
oral tissue Gewebe *nt* der Mundhöhle.
paraoral tissue paraorales Gewebe *nt*.
parenchymatous tissue Parenchym *nt*.
parent tissue Muttergewebe *nt*.
periodontal tissue parodontales Gewebe *nt*.
redundant tissue Epulis fissurata.
reticular tissue retikuläres Bindegewebe *nt*.
reticular connective tissue → reticular tissue.
reticulated tissue → reticular tissue.
scar tissue Narbengewebe *nt*.
soft tissue Weichteile *pl*.
supporting tissue Stützgewebe *nt*.
white adipose tissue → yellow adipose tissue.
yellow adipose tissue weißes/gelbes Fettgewebe *nt*.
tissue-specific *adj* gewebespezifisch; organspezifisch.
ti·ta·ni·um [taɪˈteɪnɪəm, tɪ-] *n* Titan *nt*.
ti·ter [ˈtaɪtər] *n* Titer *m*.
ti·tra·tion [taɪˈtreɪʃn] *n chem.* Titration *f*, Titrierung *f*.
ti·trim·e·try [taɪˈtɪmətrɪ] *n* Maßanalyse *f*, Titrimetrie *f*.
T-lymphocyte *n* T-Zelle *f*, T-Lymphozyt *m*, T-Lymphocyt *m*.
TM-mode *n radiol.* Time-motion-Verfahren *nt*, TM-Scan *m*, M-Scan *m*, M-Mode *m*.
toad-skin [ˈtəʊdskɪn] *n derm.* Krötenhaut *f*, Phrynoderm *nt*, Phrynodermie *f*, Hyperkeratosis follicularis metabolica.
to·coph·er·ol [təʊˈkɒfərɒl, -rəl] *n* Tokopherol *nt*, Tocopherol *nt*.
to·cus [ˈtəʊkəs] *n* Geburt *f*, Entbindung *f*.
toe [təʊ] *n* Zeh *m*, Zehe *f*.
toi·let [ˈtɔɪlɪt] *n* **1.** Toilette *f*; Klosett(becken *nt*) *nt*. **go to (the) toilet** auf die/zur Toilette gehen. **2.** Toilette *f*, (Körper-)Pflege *f*.
toilet of cavity → cavity toilet.
cavity toilet Kavitätenpräparation *f*, Kavitätentoilette *f*.
surgical toilet Débridement *nt*, chirurgische Wundtoilette/Wundausschneidung *f*.
wound toilet → surgical toilet.
to·ke·lau [təʊkəˈlaʊ] *n* → tinea imbricata.
toko- *pref.* Geburts-, Wehen-, Tok(o)-.
tol·bu·ta·mide [talˈbjuːtəmaɪd] *n pharm.* Tolbutamid *nt*.
tol·er·ance [ˈtɒlərəns] *n* **1.** Widerstandsfähigkeit *f*, Toleranz *f* (*of* gegen); (*a. pharm.*) Verträglichkeit *f*, Toleranz *f*. **2.** *techn.* Fehlergrenze *f*, zulässige Abweichung *f*, Toleranz *f*. **3.** Toleranz *f*, Duldsamkeit *f*; Nachsicht *f* (*of, towards* mit, gegenüber). **4.** *immun.* Immuntoleranz *f*. **5.** *immun.* Immunparalyse *f*.
immune tolerance → immunologic tolerance.
immunologic tolerance 1. Immuntoleranz *f*. **2.** Immunparalyse *f*.
immunological tolerance → immunologic tolerance.
tol·er·ant [ˈtɒlərənt] *adj* **1.** widerstandsfähig (*of* gegen). **2.** duldsam, tolerant (*of* gegen); geduldig, nachsichtig (*of* mit).
tol·er·o·gen [ˈtɒlərədʒən] *n immun.* Toleranz-induzierende Substanz *f*, Tolerogen *nt*.
tol·er·o·gen·ic [tɒlərəʊˈdʒenɪk] *adj immun.* Toleranz-induzierend, tolerogen.
tol·u·ene [ˈtɒljʊwiːn] *n* Toluol *nt*, Methylbenzol *nt*.
tol·u·ol [ˈtɒljəwɒl] *n* → toluene.
tomo- *pref.* Schicht-, Tom(o)-.
to·mo·gram [ˈtəʊməgræm] *n radiol.* Schichtaufnahme *f*, Tomogramm *nt*.
to·mo·graph [ˈtəʊməgræf] *n radiol.* Tomograph *m*.
to·mog·ra·phy [təˈmɒgrəfɪ] *n radiol.* Schichtröntgen *nt*, Schichtaufnahmeverfahren *nt*, Tomographie *f*.
computed tomography → computerized axial tomography.
computerized axial tomography *radiol.* Computertomographie *f*.
tone [təʊn] **I** *n* **1.** Ton *m*, Laut *m*, Klang *m*; Stimme *f*; Tonfall *m*, Betonung *f*; Tonhöhe *f*. **2.** (Farb-)Ton *m*, Tönung *f*; Schattierung *f*. **3.** *physiol.* Spannung(szustand *m*) *f*, Spannkraft *f*, Tonus *m*. **II** *vt* **4.** einfärben, (ab-)tönen, abstufen; kolorieren. **5.** *physiol.* Spannkraft verleihen, stärken. **III** *vi* s. abstufen, s. abtönen.
tone of muscle Muskeltonus *m*, Muskelspannung *f*.
resting tone Ruhetonus *m*.
vascular tone Gefäßtonus *m*.
tongs [tɒŋz, tɑŋz] *pl* Zange *f*; Klemme *f*.
tongue [tʌŋ] *n* **1.** Zunge *f*; *anat.* Lingua *f*, Glossa *f*. **bite one's tongue** s. auf die Zunge beißen. **put one's tongue out** die Zunge herausstrecken. **2.** zungenförmige Struktur *f*, *anat.* Lingula *f*. **3.** Sprache *f*.
adherent tongue Zungenverwachsung *f*, Ankyloglossie *f*, Ankyloglosson *nt*.
bald tongue Möller-Glossitis *f*, Glossodynia exfoliativa.
bifid tongue → cleft tongue.
black tongue → black hairy tongue.
black hairy tongue schwarze Haarzunge *f*, Glossophytie *f*, Melanoglossie *f*, Lingua pilosa/villosa nigra.
burning tongue Zungenbrennen *nt*, Glossopyrosis *f*, Glossopyrie *f*.

cerebriform tongue → plicated tongue.
cleft tongue gespaltene Zunge *f*, Lingua bifida.
coated tongue belegte Zunge *f*.
crocodile tongue → plicated tongue.
dotted tongue → stippled tongue.
double tongue → cleft tongue.
fissured tongue → plicated tongue.
furrowed tongue → plicated tongue.
geographic tongue → mappy tongue.
grooved tongue → plicated tongue.
hairy tongue Haarzunge *f*, Glossotrichie *f*, Trichoglossie *f*, Lingua pilosa/villosa.
lobulated tongue Lappenzunge *f*, Lingua lobata.
mappy tongue Landkartenzunge *f*, Wanderplaques *pl*, Lingua geographica, Exfoliatio areata linguae/dolorosa, Glossitis exfoliativa marginata, Glossitis areata exsudativa.
plicated tongue Faltenzunge *f*, Lingua plicata/scrotalis.
raspberry tongue Himbeerzunge *f*, rote Zunge *f*.
red strawberry tongue → raspberry tongue.
scrotal tongue → plicated tongue.
split tongue → cleft tongue.
stippled tongue Stippchenzunge *f*.
strawberry tongue Erdbeerzunge *f*, hypertrophische Zunge *f*.
sulcated tongue → plicated tongue.
wrinkled tongue → plicated tongue.
tongue-tie *n* Zungenverwachsung *f*, Ankyloglossie *f*, Ankyloglosson *nt*.
ton·ic ['tɑnɪk] **I** *n* **1.** kräftigendes Mittel *nt*, Stärkungsmittel *nt*, Tonikum *nt*. **2.** *fig.* Stimulanz *f*. **II** *adj* **3.** Tonus betr., durch Tonus gekennzeichnet, tonisch. **4.** normalen Tonus (wieder-)herstellend, stärkend, kräftigend, tonisch, tonisierend. **5.** *pharm.* stärkend, tonisierend. **6.** betont, tontragend, Ton-.
to·nic·i·ty [təʊ'nɪsətɪ] *n* **1.** Spannung(szustand *m*) *f*, Tonus *m*. **2.** Spannkraft *f*.
tono- *pref.* Spannungs-, Ton(o)-, Tonus-.
ton·o·fi·bril [ˌtɑnə'faɪbrəl, -'fɪb-, ˌtəʊ-] *n* Tonofibrille *f*.
ton·o·fil·a·ment [ˌtɑnə'fɪləmənt, ˌtəʊ-] *n* Tonofilament *nt*.
ton·sil ['tɑnsəl] *n anat.* **1.** mandelförmiges Organ *nt*, Mandel *f*, Tonsille *f*, Tonsilla *f*. **2.** Gaumenmandel *f*, Tonsilla palatina. **have one's tonsils out** s. die Mandeln herausnehmen lassen.
adenoid tonsil Rachenmandel *f*, Tonsilla pharyngea/pharyngealis/adenoidea.
eustachian tonsil → tubal tonsil.
faucial tonsil → palatine tonsil.
Gerlach's tonsil → tubal tonsil.
intestinal tonsil Peyer-Plaques *pl*, Folliculi lymphatici aggregati.
lingual tonsil Zungen(grund)mandel *f*, Tonsilla lingualis.
Luschka's tonsil → adenoid tonsil.
palatine tonsil Gaumenmandel *f*, Tonsilla palatina.
pharyngeal tonsil → adenoid tonsil.
third tonsil → adenoid tonsil.
tonsil of torus tubarius → tubal tonsil.
tubal tonsil Tubenmandel *f*, Tonsilla tubaria.
ton·sil·la [tɑn'sɪlə] *n, pl* **ton·sil·lae** [tɑn'sɪliː] *anat.* mandelförmiges Organ *nt*, Mandel *f*, Tonsille *f*, Tonsilla *f*.
ton·sil·lar ['tɑnsɪlər] *adj* Tonsille betr., mandelförmig, tonsillär, tonsillar, Mandel-, Tonsillen-.
ton·sil·lar·y ['tɑnsɪleriː] *adj* → tonsillar.
ton·sil·lec·to·my [ˌtɑnsə'lektəmɪ] *n* Tonsillenentfernung *f*, Tonsillektomie *f*.
ton·sil·lith ['tɑnsɪlɪθ] *n* → tonsillolith.
ton·sil·li·tis [tɑnsə'laɪtɪs] *n* Mandelentzündung *f*, Tonsillitis *f*; Angina *f*.
caseous tonsillitis → lacunar tonsillitis.
follicular tonsillitis Kryptentonsillitis *f*, Angina follicularis.
lacunar tonsillitis Angina/Tonsillitis lacunaris.
lingual tonsillitis Entzündung *f* der Zungengrundmandel.
Vincent's tonsillitis Vincent-Angina *f*, Vincent-Krankheit *f*, Plaut-Vincent-Angina *f*, Angina Plaut-Vincent, Angina ulcerosa/ulceromembranacea, Fusospirochätose *f*, Fusospirillose *f*.
tonsillo- *pref.* Mandel-, Tonsill(o)-.
ton·sil·lo·ad·e·noid·ec·to·my [ˌtɑnsɪləʊˌædənɔɪ'dektəmɪ] *n* Tonsilloadenoidektomie *f*.
ton·sil·lo·lith [tɑn'sɪləlɪθ] *n* Tonsillenstein *m*, Tonsillenkonkrement *nt*, Tonsillolith *m*.
ton·sil·lot·o·my [ˌtɑnsɪ'lɑtəmɪ] *n* Tonsillotomie *f*.
ton·so·lith ['tɑnsəlɪθ] *n* → tonsillolith.
to·nus ['təʊnəs] *n* kontinuierliche (An-)Spannung *f*, Spannungszustand *m*, Tonus *m*.
muscle tonus Muskeltonus *m*.

reflex tonus Reflextonus *m*.
tool [tuːl] *n* **1.** Werkzeug *nt*, Gerät *nt*, Instrument *nt*. **2.** *fig.* (Hilfs-)Mittel *nt*.
tooth [tuːθ] *n, pl* **teeth** [tiːθ] Zahn *m*; *anat.* zahnähnliche Struktur *f*, Dens *m*.
absent tooth fehlender Zahn *m*.
abutment tooth Pfeilerzahn *m*.
accessory tooth akzessorischer Zahn *m*, überzähliger Zahn *m*.
acrylic resin tooth Kunstharzzahn *m*.
aged tooth gealterter Zahn *m*.
anatomical tooth Anatoformzahn *m*, anatomische geformter Kunstzahn *m*.
anchor tooth Ankerzahn *m*.
artificial tooth Kunstzahn *m*, künstlicher Zahn *m*.
avulsed tooth herausgerissener Zahn *m*.
baby tooth → deciduous tooth.
bicuspid tooth Prämolar *m*, vorderer Backenzahn *m*, Dens praemolaris, Dens bicuspidatus.
biscuspidized tooth → bicuspid tooth.
canine tooth Eckzahn *m*, Reißzahn *m*, Dens caninus, Dens angularis, Dens cuspidatus.
carious tooth kariöser Zahn *m*.
cheek tooth Backenzahn *m*.
conical tooth 1. kegelförmiger Zahn *m*, Dens coniformis. **2.** Zapfenzahn *m*, Griffelzahn *m*, Dens emboliformis.
connate tooth Zwillingszahn *m*.
cuspid tooth → canine tooth.
cuspidate tooth → canine tooth.
cuspless tooth höckerloser Zahn *m*.
cutting tooth → incisor tooth.
dead tooth devitaler Zahn *m*, toter Zahn *m*.
deciduous tooth Milchzahn *m*, Dens deciduus.
deciduous molar tooth Milchmolar *m*, Milchmahlzahn *m*, Dens molaris deciduus.
devitalized tooth devitaler Zahn *m*, toter Zahn *m*.
dilacerated tooth Sichelzahn *m*.
drifting tooth wandernder Zahn *m*.
evulsed tooth herausgerissener Zahn *m*.
extracted tooth extrahierter Zahn *m*.
first molar tooth erster Molar *m*, erster bleibender Molar *m*, Sechsjahrmolar *m*.
first premolar tooth erster Prämolar *m*.
fractured tooth frakturierter Zahn *m*.
geminate tooth Zwillingszahn *m*.
hypersensitive tooth Zahnhypersensibilität *f*.
impacted tooth impaktierter Zahn *m*.
incisive tooth → incisor tooth.
incisor tooth Schneidezahn *m*, Dens incisivus.
interchangeable tooth of Steele Steele-Zahn *m*.
intruded tooth versenkter Zahn *m*, eingedrückter Zahn *m*.
kinked tooth Sichelzahn *m*.
lateral incisor tooth zweiter Schneidezahn *m*, äußerer Schneidezahn *m*.
malaligned tooth fehlstehender Zahn *m*.
malformed tooth fehlgebildeter Zahn *m*.
malposed tooth → malaligned tooth.
malpositioned tooth → malaligned tooth.
migrating tooth wandernder Zahn *m*.
milk tooth → deciduous tooth.
molar tooth Molar *m*, Mahlzahn *m*, Backenzahn *m*, Dens molaris.
mulberry tooth Maulbeermolar *m*.
multicanaled tooth Zahn *m* mit mehreren Wurzelkanälen.
multicuspid tooth mehrhöckeriger Zahn *m*, Dens multicuspidatus.
multirooted tooth mehrwurzeliger Zahn *m*, Zahn *m* mit mehreren Wurzeln.
Mummery's pink tooth internes Pulpagranulom *nt*, Rosa-Flecken-Krankheit *f*, Pink-spot-disease *nt*, Endodontoma *nt*, internes Pulpengranulom *nt*, innere Zahnresorption *f*, innere Resorption *f*.
nonrestorable tooth nicht-restaurierbarer Zahn *m*.
nonvital tooth devitalisierter Zahn *m*, toter Zahn *m*.
peg tooth Zapfenzahn *m*, Griffelzahn *m*, Dens emboliformis.
peg-shaped tooth → peg tooth.
permanent tooth → permanent teeth.
pink tooth → Mummery's pink tooth.
pink tooth of Mummery → Mummery's pink tooth.
pivot tooth Stiftzahn *m*.
plastic tooth Kunststoffzahn *m*.
polymer tooth Kunststoffzahn *m*.
premolar tooth Prämolar *m*, vorderer Backenzahn *m*, Dens praemolaris, Dens bicuspidatus.

protruded tooth vorstehender Zahn *m*.
pulpless tooth devitalisierter Zahn *m*, toter Zahn *m*.
replaced tooth Ersatzzahn *m*.
rotated tooth gedrehter Zahn *m*.
second incisor tooth zweiter Schneidezahn *m*, äußerer Schneidezahn *m*.
second molar tooth zweiter Molar *m*, zweiter bleibender Molar *m*, Zwölfjahrmolar *m*.
sensitive tooth überempfindlicher Zahn *m*, empfindlicher Zahn *m*.
sickle tooth Sichelzahn *m*.
single-rooted tooth Zahn *m* mit einer Wurzel.
split tooth Kronen-Wurzelfraktur *f*, vertikale Zahnfraktur *f*, Kronenlängsfraktur *f*.
Steele's tooth Steele-Zahn *m*.
Steele's interchangeable tooth Steele-Zahn *m*.
supplied tooth Ersatzzahn *m*.
third molar tooth → wisdom tooth.
tooth within a tooth Zahn im Zahn, Dens in dente.
treated tooth behandelter Zahn *m*.
tricanaled tooth Zahn *m* mit drei Wurzelkanälen.
tricuspid tooth dreihöckeriger Zahn *m*, trikuspider Zahn *m*.
trirooted tooth Zahn *m* mit drei Wurzeln.
Turner's tooth Turner-Zahn *m*.
unerupted tooth nicht-durchgebrochener Zahn *m*.
vital tooth vitaler Zahn *m*.
wandering tooth wandernder Zahn *m*.
wisdom tooth Weisheitszahn *m*, dritter Molar *m*, Dens sapiens, Dens serotinus.
tooth·ache ['tu:θ,eɪk] *n* Zahnschmerzen *pl*, Zahnweh *nt*; *dent.* Odontalgie *f*, Odontagra *f*, Dentalgie *f*, Dentagra *f*.
tooth-borne *adj* dental abgestützt.
tooth·brush ['tu:θ,brʌʃ] *n* Zahnbürste *f*.
  Bass' toothbrush Bass-Zahnbürste *f*.
  electric toothbrush elektrische Zahnbürste *f*.
  interproximal toothbrush Interproximalbürste *f*.
tooth·brush·ing ['tu:θbrʌʃɪŋ] *n* Zähnebürsten *nt*, Zähneputzen *nt*.
toothed [tu:θt] *adj* mit Zähnen versehen, gezahnt, gezähnt, Zahn-; gezackt.
tooth·less ['tu:θlɪs] *adj* ohne Zähne, zahnlos.
tooth·paste ['tu:θpeɪst] *n* Zahnpasta *f*, Zahnpaste *f*, Zahncreme *f*.
tooth·pick ['tu:θpɪk] *n* Zahnstocher *m*.
to·pal·gia [təˈpældʒ(ɪ)ə] *n psychia.* Lokalschmerz *m*, Topalgie *f*, Topoalgie *f*.
top·es·the·sia [,tapesˈθi:ʒ(ɪ)ə] *n* Topästhesie *f*, Topognosie *f*.
to·phus ['təʊfəs] *n, pl* **to·phi** ['təʊfaɪ] **1.** → dental tophus. **2.** Knoten *m*, Tophus *m*. **3.** Gichtknoten *m*, Tophus (arthriticus) *m*.
  dental tophus Zahnstein *m*, Odontolith *m*, Calculus dentalis, Calculus dentis.
top·i·cal ['tapɪkl] *adj* topisch, örtlich, lokal, Lokal-.
to·pis·tic [təˈpɪstɪk] *adj* örtlich, äußerlich (wirkend), topisch.
topo- *pref.* Orts-, Top(o)-.
top·o·al·gia [,tapəˈældʒ(ɪ)ə] *n* → topalgia.
top·o·chem·is·try [,tapəˈkemətrɪ] *n* Topochemie *f*.
top·og·no·sia [,tapagˈnəʊzɪə] *n* → topesthesia.
top·og·no·sis [tapəˈnəʊsɪs] *n* → topesthesia.
top·og·ra·phy [təˈpagrəfɪ] *n* Topographie *f*.
top·o·nar·co·sis [,tapənɑːrˈkəʊsɪs] *n* → topical *anesthesia*.
tor·pid ['tɔːrpɪd] *adj* träge, schlaff, ohne Aktivität, langsam, apathisch, stumpf, starr, erstarrt, betäubt, torpid.
tor·pid·i·ty [tɔːrˈpɪdətɪ] *n* → torpidness.
tor·pid·ness ['tɔːrpɪdnɪs] *n* Trägheit *f*, Schlaffheit *f*, Apathie *f*, Stumpfheit *f*, Erstarrung *f*, Betäubung *f*, Torpidität *f*, Torpor *m*.
tor·por ['tɔːrpər] *n* → torpidness.
torque [tɔːrk] *n phys.* Drehmoment *nt*.
torr [tɔːr] *n* Torr *nt*.
tor·sion ['tɔːrʃən] *n* **1.** (Ver-)Drehung *f*; Drehen *nt*. **2.** *mathe., techn.* Drehung *f*, Torsion *f*.
  torsion of a tooth → tooth torsion.
  tooth torsion Zahndrehung *f*, Zahntorsion *f*.
tor·sion·al ['tɔːrʃənl] *adj* Dreh-, Torsions-, (Ver-)Drehungs-.
tor·sive ['tɔːrsɪv] *adj* gewunden, verdreht, gekrümmt, verkrümmt.
tor·ti·col·lis [,tɔːrtɪˈkɑlɪs] *n ortho.* Schiefhals *m*, Torticollis *m*, Caput obstipum.
Tor·u·la ['tɔr(j)ələ] *n micro.* Kryptokokkus *m*, Cryptococcus *m*.
tor·u·lo·sis [tɔːr(j)əˈləʊsɪs] *n* europäische Blastomykose *f*, Kryptokokkose *f*, Cryptococcose *f*, Torulose *f*, Cryptococcus-Mykose *f*, Busse-Buschke-Krankheit *f*.
to·rus ['tɔːrəs, 'təʊr-] *n, pl* **to·ri** ['tɔːraɪ, 'təʊraɪ] *anat.* runde Erhebung *f*, Wulst *m*, Torus *m*.
  torus levatorius Levatorwulst *m*, Torus levatorius.
  mandibular torus Torus mandibularis.
  palatal torus Gaumenwulst *m*, Torus palatinus.
  palatine torus → palatal torus.
to·tip·o·tent [təʊˈtɪpətənt] *adj* → totipotential.
to·ti·po·ten·tial [,təʊtɪpəˈtenʃl] *adj* totipotent, omnipotent.
touch [tʌtʃ] **I** *n* **1.** Berührung *f*; Berühren *nt*. **at a touch** beim Berühren. **2.** Tastsinn *m*, Tastgefühl *nt*, Gefühl *nt*. **3.** leichter Anfall *m*. **a touch of fever** kurzer Fieberanfall, leichtes Fieber. **4.** Spur *f*, kleine Menge *f*. **5.** Verbindung *f*, Kontakt *m*. **be in touch with** mit jdm. in Verbindung stehen. **get in(to) touch with** s. mit jdm. in Verbindung setzen. **keep in touch with** mit jdm. in Verbindung bleiben. **lose touch with** den Kontakt zu jdm. verlieren. **II** *vt* **6.** anfassen, anrühren, berühren, angreifen, (be-)tasten; (leicht) drücken auf. **7.** fühlen, wahrnehmen. **8.** grenzen *od.* stoßen an.
touch·a·ble ['tʌtʃəbl] *adj* tastbar.
touch·i·ness ['tʌtʃɪnɪs] *n* (Über-)Empfindlichkeit *f*, Reizbarkeit *f*.
touch·y ['tʌtʃɪ] *adj* **1.** (über-)empfindlich, (leicht) reizbar. **2.** (druck-)empfindlich.
tour·ne·sol ['tɜrnɪsal, -sɒl] *n* Lackmus *nt*.
tour·ni·quet ['tɜrnɪkɪt, 'tʊər-] *n* (Abschnür-)Binde *f*, Tourniquet *nt*, Torniquet *nt*; Manschette *f*.
tow·el ['taʊ(ə)l] **I** *n* **1.** Handtuch *nt*. **2.** *chir.* Tuch *nt*. **3.** *hyg.* (Monats-, Damen-)Binde *f*. **II** *vt* (ab-)trocknen, (ab-)reiben, frottieren.
tox·e·mia [takˈsiːmɪə] *n* **1.** Blutvergiftung *f*, Toxikämie *f*, Toxämie *f*. **2.** Toxinämie *f*, Toxemia.
tox·ic ['taksɪk] **I** *n* Gift(stoff *m*) *nt*, Toxikum *nt*, Toxikon *nt*. **II** *adj* als Gift wirkend, Gift(e) enthaltend, giftig, toxisch, Gift-.
tox·i·ca·tion [,taksɪˈkeɪʃn] *n* Vergiftung *f*; Intoxikation *f*; Vergiften *nt*.
tox·i·ce·mia [,taksəˈsiːmɪə] *n* → toxemia.
tox·ic·i·ty [takˈsɪsətɪ] *n* Giftigkeit *f*, Toxizität *f*.
toxico- *pref.* Gift-, Toxik(o)-, Tox(o)-, Toxi-.
tox·i·co·gen·ic [taksɪkəʊˈdʒenɪk] *adj* → toxigenic.
tox·i·co·he·mia [taksɪkəʊˈhiːmɪə] *n* → toxemia.
tox·i·coid ['taksɪkɔɪd] *adj* giftartig, giftähnlich, toxoid.
tox·i·co·log·ic [,taksɪkəˈlɑdʒɪk] *adj* toxikologisch.
tox·i·co·log·i·cal [taksɪkəʊˈlɑdʒɪkl] *adj* → toxicologic.
tox·i·col·o·gy [taksɪˈkɑlədʒɪ] *n* Giftkunde *f*, Toxikologie *f*.
tox·i·cop·a·thy [,taksɪˈkɑpəθɪ] *n* Vergiftung *f*, Toxikopathie *f*.
tox·i·co·sis [,taksɪˈkəʊsɪs] *n* Toxikose *f*, Toxicosis *f*.
  endogenic toxicosis Selbstvergiftung *f*, Autointoxikation *f*.
  thyroid toxicosis Thyreotoxikose *f*.
  triiodothyronine toxicosis → thyroid toxicosis.
  t_3 toxicosis → thyroid toxicosis.
tox·i·gen·ic [taksɪˈdʒenɪk] *adj* giftbildend, toxinbildend, toxogen, toxigen.
tox·in ['taksɪn] *n* Gift *nt*, Giftstoff *m*, Toxin *nt*.
  animal toxin tierisches Toxin *nt*, Zootoxin *nt*.
  bacterial toxin Bakteriengift *nt*, Bakterientoxin *nt*, Bakteriotoxin *nt*.
  botulinus toxin Botulinustoxin *nt*.
  extracellular toxin Ektotoxin *nt*, Exotoxin *nt*.
  intracellular toxin Endotoxin *nt*.
tox·i·ne·mia [,taksɪˈniːmɪə] *n* Blutvergiftung *f*, Toxinämie *f*, Toxämie *f*.
tox·i·no·gen·ic [,taksɪnəʊˈdʒenɪk] *adj* → toxigenic.
tox·ip·a·thy [takˈsɪpəθɪ] *n* → toxicopathy.
tox·oid ['taksɔɪd] *n* Toxoid *nt*, Anatoxin *nt*.
  diphtheria toxoid Diphtherie-Anatoxin *nt*, Diphtherie(formol)toxoid *nt*.
  tetanus toxoid Tetanustoxoid *nt*.
tox·on ['taksən] *n* Toxon *nt*.
tox·o·no·sis [,taksəˈnəʊsɪs] *n* → toxicosis.
tox·o·phore ['taksəfəʊər, -fɔːr] *n* toxophore Gruppe *f*.
tox·oph·o·rous [takˈsafərəs] *adj* gifttragend, gifthaltig, toxophor.
Tox·o·plas·ma [,taksəˈplæzmə] *n micro.* Toxoplasma *f*.
tox·o·plas·mo·sis [,taksəplæzˈməʊsɪs] *n* Toxoplasmainfektion *f*, Toxoplasmose *f*.
T-plate *n* T-Platte *f*.
tra·bec·u·la [trəˈbekjələ] *n, pl* **tra·bec·u·lae** [trəˈbekjəliː] *anat.* Bälkchen *nt*, Trabekel *f*, Trabecula *f*.
  bone trabeculae Knochenbälkchen *pl*, Knochentrabekel *pl*.
tra·bec·u·lar [trəˈbekjələr] *adj* Trabekel betr. *od.* bildend, trabekulär.
tra·bec·u·late [trəˈbekjəlɪt] *adj* → trabecular.
trace [treɪs] **I** *n* **1.** Spur *f*, geringe Menge *f*; (Über-)Rest *m*. **2.** Kurve *f*, (Auf-)Zeichnung *f*. **II** *vt* **3.** (auf-, nach-)zeichnen; entwerfen. **4.** (ver-)folgen, etw. ausfindig machen, aufspüren, erforschen. **trace out** *vt* → trace II.

trac·er ['treɪsər] *n* **1.** *chem.* (Radio-, Isotopen-)Indikator *m*, radioaktiver Markierungsstoff *m*, Leitisotop *nt*, Tracer *m*. **2.** *electr.* Taster *m*.
    radioactive tracer radioaktiver Marker *m*, Tracer *m*.
tra·chea ['treɪkiːə, trə'kiːə] *n anat.* Luftröhre *f*, Trachea *f*.
tra·che·al ['treɪkɪəl] *adj* Luftröhre betr., tracheal, Luftröhren-, Tracheal-, Tracheo-.
tra·che·li·an [trə'kiːlɪən] *adj* **1.** Hals/Cervix betr., zervikal, Hals-, Zervikal-, Nacken-. **2.** Gebärmutterhals/Cervix uteri betr., zervikal, Gebärmutterhals-, Zervix-, Cervix-.
tra·che·lism ['treɪkəlɪzəm] *n* → trachelismus.
tra·che·lis·mus [ˌtreɪkə'lɪzməs] *n* **1.** Halsmuskelkrampf *m*, Trachelismus *m*. **2.** *neuro.* Trachelismus *m*.
trach·e·lo·dyn·ia [ˌtrækəlou'diːnɪə] *n* Nackenschmerzen *pl*, Zervikodynie *f*.
tracheo- *pref.* Luftröhren-, Tracheal-, Tracheo-.
tra·che·o·bron·chi·al [ˌtrækəlou'brɒŋkɪəl] *adj* tracheobronchial, bronchotracheal.
tra·che·o·bron·chi·tis [ˌtrækəlou'brɒŋ'kaɪtɪs] *n* Tracheobronchitis *f*.
tra·che·o·bron·chos·co·py [ˌtrækəloubrɒŋ'kɒskəpɪ] *n* Tracheobronchoskopie *f*.
tra·che·o·fis·tu·li·za·tion [treɪkɪoʊˌfɪstʃəlɪ'zeɪʃn] *n* Luftröhrenfistelung *f*.
tra·che·o·ma·la·cia [ˌtreɪkɪoumə'leɪʃ(ɪ)ə] *n* Luftröhrenerweichung *f*, Tracheomalazie *f*.
tra·che·oph·o·ny [treɪkɪ'ɒfənɪ] *n* Tracheophonie *f*.
tra·che·o·plas·ty ['treɪkɪouplæstɪ] *n* Luftröhrenplastik *f*, Tracheaplastik *f*, Tracheoplastik *f*.
tra·che·or·rha·gia [ˌtreɪkɪou'reɪdʒ(ɪ)ə] *n* Luftröhrenblutung *f*, Trachea(l)blutung *f*, Tracheorrhagie *f*.
tra·che·or·rha·phy [treɪkɪ'ɔrəfɪ] *n* Luftröhrennaht *f*, Tracheanaht *f*, Tracheorrhaphie *f*.
tra·che·os·chi·sis [ˌtreɪkɪ'ɒskəsɪs] *n embryo.* kongenitale Luftröhrenspalte *f*, Tracheoschisis *f*.
tra·che·o·scope ['treɪkɪəskəʊp] *n* Tracheoskop *nt*.
tra·che·os·co·py [treɪkɪ'ɒskəpɪ] *n* Luftröhrenspiegelung *f*, Tracheoskopie *f*.
    peroral tracheoscopy perorale Tracheoskopie *f*.
tra·che·o·ste·no·sis [ˌtreɪkɪəstɪ'nəʊsɪs] *n* Tracheastenose *f*, Tracheostenose *f*.
tra·che·os·to·ma [ˌtreɪkɪɒs'təʊmə] *n* Tracheostoma *nt*.
tra·che·os·to·my [ˌtreɪkɪ'ɒstəmɪ] *n* **1.** Tracheostomie *f*. **2.** Tracheostoma *nt*.
tra·che·ot·o·my [ˌtreɪkɪ'ɒtəmɪ] *n* Luftröhrenschnitt *m*, Tracheotomie *f*, Tracheotomia *f*.
tra·chi·tis [trə'kaɪtɪs] *n* → tracheitis.
tra·cho·ma [trə'kəʊmə] *n, pl* **tra·cho·ma·ta** [trə'kəʊmətə] → Arlt's trachoma.
    Arlt's trachoma Trachom(a) *nt*, ägyptische Körnerkrankheit *f*, trachomatöse Einschlußkonjunktivitis *f*, Conjunctivitis (granulosa) trachomatosa.
tra·chy·pho·nia [ˌtreɪkɪ'fəʊnɪə, ˌtræk-] *n* Trachyphonie *f*; Heiserkeit *f*.
trac·ing ['treɪsɪŋ] *n* Bißregistrierung *f*.
    extraoral tracing extraorale Bißregistrierung *f*.
    intraoral tracing intraorale Bißregistrierung *f*.
tract [trækt] *n anat.* Trakt *m*, System *nt*, Tractus *m*.
    alimentary tract → digestive tract.
    corticospinal tract Pyramidenbahn *f*, Tractus corticospinalis/pyramidalis.
    digestive tract Verdauungskanal *m*, Verdauungstrakt *m*, Canalis alimentarius/digestivus, Tractus alimentarius.
    fistulous tract Fistelgang *m*.
    gastrointestinal tract Magen-Darm-Trakt *m*, Magen-Darm-Kanal *m*, Gastrointestinaltrakt *m*.
    genitourinary tract Urogenitalsystem *nt*, Urogenitaltrakt *m*, Harn- u. Geschlechtsapparat *m*, Apparatus urogenitalis, Systema urogenitalis.
    olfactory tract Riechbahn *f*, Tractus olfactorius.
    optic tract Tractus opticus.
    respiratory tract Luftwege *pl*, Atemwege *pl*, Respirationstrakt *m*, Apparatus respiratorius, Systema respiratorium.
    urinary tract harnproduzierende u. harnausscheidende Organe *pl*, uropoetisches System *nt*, Harnorgane *pl*, Organa urinaria.
    urogenital tract → genitourinary tract.
trac·tion ['trækʃn] *n* **1.** Ziehen *nt*. **2.** *phys.* Zug *m*. **3.** *physiol.* Zug *m*, Zusammenziehen *nt*, Traktion *f*. **4.** Zug *m*, Extension *f*, Traktion *f*.
    maxillomandibular traction maxillomandibuläre Extension *f*.

trag·a·canth ['trægəkænθ, 'trædʒ-] *n* Tragant *m*.
    gum tragacanth Tragant *m*.
trag·a·can·tha ['trægəkænθə, 'trædʒ-] *n* → tragacanth.
tra·gi ['treɪdʒaɪ] *pl* Büschelhaare *pl*, Tragi *pl*.
trag·i·on ['trædʒɪɒn] *n anat.* Tragion *nt*.
tra·goph·o·ny [trə'gɒfənɪ] *n* Ziegenmeckern *nt*, Kompressionsatmen *nt*, Ägophonie *f*.
trait [treɪt] *n* Merkmal *nt*, Eigenschaft *f*.
tran·quil ['træŋkwɪl] *adj* **1.** ruhig, friedlich; gelassen. **2.** heiter.
tran·quil·i·za·tion [ˌtræŋkwəlɪ'zeɪʃn] *n* Beruhigung *f*, Sedierung *f*.
tran·quil·ize ['træŋkwəlaɪz] **I** *vt* beruhigen, sedieren. **II** *vi* s. beruhigen.
tran·quil·iz·er ['træŋkwəlaɪzər] *n pharm.* Tranquilizer *m*, Tranquillantium *nt*.
    major tranquilizer Antipsychotikum *nt*, Neuroleptikum *nt*.
trans- *pref. chem., genet.* trans-.
trans·am·i·nase [trænz'æmɪneɪz] *n* Aminotransferase *f*, Transaminase *f*.
    serum glutamic oxaloacetic transaminase Aspartataminotransferase *f*, Aspartattransaminase *f*, Glutamatoxalacetattransaminase *f*.
    serum glutamic pyruvate transaminase Alaninaminotransferase *f*, Alanintransaminase *f*, Glutamatpyruvattransaminase *f*.
trans·am·i·na·tion [ˌtrænzæmɪ'neɪʃn] *n* Transaminierung *f*.
trans·an·i·ma·tion [ˌtrænzænɪ'meɪʃn] *n* **1.** Mund-zu-Mund-Beatmung *f*. **2.** *ped.* Reanimation *f* eines totgeborenen Säuglings.
trans·aor·tic [ˌtrænzeɪ'ɔːrtɪk] *adj* durch die Aorta, transaortal.
trans·cel·lu·lar [trænz'seljələr] *adj* transzellulär.
trans·co·bal·a·min [ˌtrænzkoʊ'bæləmɪn] *n* Transcobalamin *nt*, Vitamin-B_{12}-bindendes Globulin *nt*.
trans·con·dy·lar [trænz'kɒndɪlər] *adj* durch die Kondylen, transkondylär.
trans·con·dy·loid [trænz'kɒndɪlɔɪd] *adj* → transcondylar.
trans·cor·ti·cal [trænz'kɔːrtɪkl] *adj* transkortikal.
trans·cor·tin [trænz'kɔːrtɪn] *n* Transkortin *nt*, Transcortin *nt*, Cortisol-bindendes Globulin *nt*.
trans·cu·ta·ne·ous [ˌtrænzkjuː'teɪnɪəs] *adj* durch die Haut, transkutan, perkutan, transdermal.
trans·der·mal [trænz'dɜːrml] *adj* → transcutaneous.
trans·der·mic [trænz'dɜːrmɪk] *adj* → transcutaneous.
trans·duc·er [trænz'd(j)uːsər] *n phys.* (Um-)Wandler *m*, Umformer *m*, Transducer *m*; Transformator *m*.
trans·duc·tion [trænz'dʌkʃn] *n* **1.** *genet.* Transduktion *f*. **2.** *physiol.* Transformation *f*.
trans·du·ral [trænz'd(j)ʊərəl] *adj* durch die Dura mater, transdural.
tran·sect [træn'sekt] *vt* durchschneiden.
tran·sec·tion [træn'sekʃn] *n* **1.** Querschnitt *m*. **2.** Durchtrennung *f*.
    transection of fascia Faszienspaltung *f*, Faszienschnitt, Fasziotomie *f*.
trans·fer [*n* 'trænsfər; *v* træns'fɜːr] **I** *n* **1.** Übertragung *f*, Verlagerung *f*, Transfer *m* (*to* auf). **2.** (*Patient*) Verlegung *f* (*to* nach, zu; *in, into* in). **II** *vt* übertragen, transferieren (*to* auf); (*Patient*) verlegen (*to* nach, zu; *in, into* in); überweisen (*to* an).
    free muscle transfer freies Muskeltransplantat *nt*, freier Muskellappen *m*.
    masseter muscle transfer Massetertransfer *m*.
trans·fer·ase ['trænsfəreɪz] *n* Transferase *f*.
trans·fer·ence [træns'fɜːrəns, 'trænsfər-] *n* **1.** Übertragung *f*, Verlagerung *f*, Transfer *m* (*to* auf). **2.** (*Patient*) Verlegung *f* (*to* nach, zu; *in, into* in). **3.** *psycho.* Übertragung *f*.
trans·fer·rin [træns'ferɪn] *n* Transferrin *nt*, Siderophilin *nt*.
trans·for·ma·tion [ˌtrænsfər'meɪʃn] *n* Umwandlung *f*, Umbildung *f*, Umgestaltung *f*, Umformung *f*, Umsetzung *f*; (*a. electr., mathe.*) Transformation *f*.
    lymphocyte transformation *immun.* Lymphozytentransformation *f*.
trans·fuse [trænz'fjuːz] *vt* (*Blut*) übertragen, transfundieren, eine Transfusion vornehmen.
trans·fu·sion [trænz'fjuːʒn] *n* (Blut-)Transfusion *f*, Blutübertragung *f*.
    autologous transfusion Eigenbluttransfusion *f*, Autotransfusion *f*.
    blood transfusion Bluttransfusion *f*, Blutübertragung *f*.
    exchange transfusion → exsanguination transfusion.
    exsanguination transfusion (Blut-)Austauschtransfusion *f*, Blutaustausch *m*, Exsanguinationstransfusion *f*.
    replacement transfusion → exsanguination transfusion.
    substitution transfusion → exsanguination transfusion.
    total transfusion → exsanguination transfusion.
trans·glu·tam·in·ase [ˌtrænzgluː'tæmɪneɪz] *n* **1.** Transglutaminase *f*. **2.** Faktor XIIIa *m*.

transient

tran·sient ['trænʃənt, 'trænzɪənt] **I** *n* flüchtige/transiente Erscheinung *f*, transientes Symptom *nt*. **II** *adj* vergänglich, flüchtig, kurz(dauernd), unbeständig, vorübergehend, transient; transitorisch.
trans·il·lu·mi·na·tion [,trænzɪ,luːmə'neɪʃn] *n radiol.* Durchleuchten *nt*, Transillumination *f*, Diaphanie *f*, Diaphanoskopie *f*.
tran·si·tion [træn'zɪʃn] *n* **1.** Übertragung *f (from, to* von, zu; *into* in); Übergangszeit *f*, Übergangsstadium *nt*, Wechsel *m*. **2.** *genet.* Transition *f*.
tran·si·tion·al [træn'sɪʒnl, -'zɪʃn-] *adj* vorübergehend, Übergangs-, Überleitungs-, Zwischen-.
tran·si·tion·a·ry [træn'zɪʃə,nerɪː, -'sɪʒ-, -ʃnərɪ] *adj* → transitional.
tran·si·to·ry ['trænsɪtɔːriː, -təʊ-] *adj (zeitlich)* vorübergehend, transitorisch.
trans·la·tion [trænz'leɪʃn] *n* **1.** *dent.* Translation *f*. **2.** *genet.* Translation *f*.
trans·lo·ca·tion [,trænzləʊ'keɪʃn] *n* **1.** *genet.* Translokation *f*. **2.** *chir.* Verlagerung *f*, Verpflanzung *f*, Translokation *f*.
trans·lu·cence [trænz'luːsns] *n* Lichtdurchlässigkeit *f*, Transluzenz *f*, Durchsichtigkeit *f*; Durchscheinen *nt*.
trans·lu·cen·cy [trænz'luːsnsɪ] *n* → translucence.
trans·lu·cent [trænz'luːsnt] *adj* **1.** (licht-)durchlässig, durchscheinend, durchsichtig, milchig, transluzent, transluzid. **2.** *fig.* leicht verständlich, eingängig.
trans·max·il·lar·y [trænz'mæksə,lerɪː, -mæk'sɪlərɪ] *adj* transmaxillär.
trans·mis·si·bil·i·ty [,trænzmɪsə'bɪlətɪ] *n* **1.** Übertragbarkeit *f*. **2.** *phys.* Durchlässigkeit *f*.
trans·mis·si·ble [trænz'mɪsəbl] *adj* **1.** übertragbar *(to* auf); ansteckend. **2.** *genet.* vererblich.
trans·mis·sion [trænz'mɪʃn] *n* **1.** *micro., genet.* Übertragung *f*, Ansteckung *f*, Transmission *f*. **2.** *phys.* Durchdringung *f*, Durchgang *m*, Durchlässigkeit *f*, Transmission *f*. **3.** *physiol.* Überleitung *f*, Weiterleitung *f*, Fortpflanzung *f*; *phys.* Übertragung *f*, Transmission *f*. **4.** Übersendung *f*, Übermittlung *f*, Übertragung *f*.
 hereditary transmission 1. Vererbung *f*, Erbgang *m*. **2.** Erblichkeit *f*, Heredität *f*.
trans·mit [trænz'mɪt] *vt* **1.** *(Krankheit)* übertragen; *bio.* vererben. **2.** *physiol. (Reflexe)* fortleiten. **3.** *phys. (Wärme)* fortleiten, weiterleiten; *(Schall)* fortpflanzen; *(Kraft)* übertragen.
trans·mit·ta·ble [trænz'mɪtəbl] *adj* → transmissible.
trans·mit·tance [trænz'mɪtns] *n* **1.** *phys.* (Licht-)Durchlässigkeit *f*, Transmission *f*. **2.** *micro.* Übertragung *f*, Transmission *f*.
trans·mit·ter [trænz'mɪtər] *n* Überträger *m*, Übermittler *m*; *physiol.* Überträgersubstanz *f*, Transmitter *m*.
trans·na·sal [trænz'neɪzl] *adj* durch die Nase/Nasenhöhle, transnasal.
trans·o·ral [træns'ɔːrəl, træns'əʊrəl] *adj* durch den Mund, transoral.
trans·par·en·cy [trænz'peərnsɪ] *n* **1.** (Licht-)Durchlässigkeit *f*, Durchsichtigkeit *f*, Transparenz *f*. **2.** Dia *nt*, Diapositiv *nt*.
trans·par·ent [trænz'peərənt] *adj* (licht-)durchlässig, durchsichtig, transparent.
trans·phos·pho·ryl·ase [,trænzfɑs'fɔːrəleɪz, -'fɑrə-] *n* **1.** Phosphotransferase *f*. **2.** Phosphorylase *f*.
tran·spi·ra·tion [,trænspɪ'reɪʃn] *n* **1.** Ausdünstung *f*, Diaphorese *f*, Transpiration *f*; Schwitzen *nt*; Schweiß *m*. **2.** Absonderung *f*, Ausdünstung *f*.
tran·spire [træn'spaɪər] **I** *vt* ausdünsten, ausschwitzen. **II** *vi physiol.* schwitzen, transpirieren.
trans·pla·cen·tal [,trænsplə'sentl, ,trænz-] *adj* durch die Plazenta, transplazentar, diaplazentar.
trans·plant [*n* 'trænsplænt; *v* træns'plænt] **I** *n* **1.** Transplantat *nt*. **2.** → transplantation. **II** *vt* umpflanzen, verpflanzen, übertragen, transplantieren.
 allogeneic transplant allogenes/allogenetisches/homologes Transplantat *nt*, Homotransplantat *nt*, Allotransplantat *nt*.
 composite transplant gemischtes Transplantat *nt*, Mehrorgantransplantat *nt*, composite graft *(nt/f)*.
 homologous transplant → allogeneic transplant.
trans·plant·a·ble [trænz'plæntəbl] *adj* transplantabel, transplantierbar.
trans·plan·ta·tion [,trænzplæn'teɪʃn] *n* Einpflanzung *f*, Umpflanzung *f*, Verpflanzung *f*, (Gewebe-, Organ-)Transplantation *f*, (Gewebe-, Organ-)Übertragung *f*.
 allogeneic transplantation allogene/allogenetische/homologe Transplantation *f*, Allotransplantation *f*, Homotransplantation *f*.
 autochthonous transplantation autologes/autogenes Transplantat *nt*, Autotransplantat *nt*.
 autogenous tooth transplantation autogene Zahnverpflanzung *f*, autogene Zahntransplantation *f*.
 autologous transplantation Autotransplantation *f*, autogene/autologe Transplantation *f*.
 bone marrow transplantation Knochenmarktransplantation *f*.
 cardiac transplantation Herztransplantation *f*, Herzverpflanzung *f*.
 heart transplantation → cardiac transplantation.
 heterogeneic transplantation heterogene/heterologe/xenogene/xenogenetische Transplantation *f*, Xenotransplantation *f*, Heterotransplantation *f*, Xenoplastik *f*, Heteroplastik *f*.
 heteroplastic transplantation → heterologous transplantation.
 heterotopic transplantation heterotope Transplantation *f*.
 homogenous tooth transplantation homologe Zahnverpflanzung *f*, homologe Zahntransplantation *f*.
 homologous transplantation homologe/allogene/allogenetische Transplantation *f*, Homotransplantation *f*, Allotransplantation *f*.
 homotopic transplantation orthotope Transplantation *f*.
 isogeneic transplantation isologe/isogene/isogenetische/syngene/syngenetische Transplantation *f*, Isotransplantation *f*.
 isologous transplantation → isogeneic transplantation.
 organ transplantation Organtransplantation *f*, Organverpflanzung *f*, Organübertragung *f*.
 syngeneic transplantation syngene/syngenetische/isologe/isogene/isogenetische Transplantation *f*, Isotransplantation *f*.
 transplantation of teeth → tooth transplantation.
 tooth transplantation Zahnverpflanzung *f*, Zahntransplantation *f*.
 xenogeneic transplantation → heterologous transplantation.
trans·po·si·tion [,trænzpə'zɪʃn] *n* **1.** *chem., genet.* Umstellung *f*, Transposition *f*. **2.** *chem.* Umlagerung *f*, Transposition *f*. **3.** *chir., anat.* (Gewebe-, Organ-)Verlagerung *f*, Transposition *f*, Translokation *f*.
 transposition of the teeth Zahntransposition *f*.
trans·sep·tal [trænz'septl] *adj* transseptal.
tran·su·date ['trænsʊdeɪt] *n* Transsudat *nt*.
tran·su·da·tion [,trænsʊ'deɪʃn] *n* **1.** Transsudat *nt*. **2.** Transsudation *f*.
trans·ver·sion [,træns'vɜrʒn] *n genet.* Transversion *f*.
trans·ver·sus linguae [,træns'vɜrsəs] Transversus *m* linguae, Musculus transversus linguae.
trau·ma ['traʊmə, 'trɔː-] *n, pl* **trau·mas, trau·ma·ta** ['traʊmətə, 'trɔːmətə] **1.** (körperliche) Verletzung *f*, Wunde *f*, Trauma *nt*. **2.** (seelisches) Trauma *nt*, seelische Erschütterung *f*, Schock *m*.
 avulsion trauma Ausrißverletzung *m*, Abrißverletzung *m*, Ausriß *m*, Abriß *m*.
 blunt trauma stumpfes Trauma *nt*, stumpfe Verletzung *f*.
 dental trauma Zahntrauma *nt*, Zahnschädigung *f*.
 head trauma 1. Kopfverletzung *f*, Kopftrauma *nt*. **2.** Schädelverletzung *f*, Schädeltrauma *nt*.
 maxillofacial trauma Gesichts- und Kiefertrauma *nt*, maxillofaziales Trauma *nt*.
 occlusal trauma okklusales Trauma *nt*, Okklusionstrauma *nt*.
 trauma from occlusion traumatische Okklusion *f*, traumatogene Okklusion *f*.
 skull trauma Schädelverletzung *f*, Schädeltrauma *nt*.
 tooth trauma → dental trauma.
 toothbrush trauma Zahnbürstentrauma *nt*.
trau·ma·ther·a·py [,trɔːmə'θerəpɪ, ,traʊ-] *n* Wundbehandlung *f*, Traumatherapie *f*.
trau·mat·ic [trɔː'mætɪk, traʊ-] *adj* Trauma betr., durch ein Trauma hervorgerufen, durch Gewalteinwirkung entstanden, traumatisch, posttraumatisch, Trauma-, Verletzungs-.
trau·ma·tism ['trɔːmətɪzəm, ,traʊ-] *n* **1.** (körperliche) Verletzung *f*, Wunde *f*, Trauma *nt*. **2.** (seelisches) Trauma *nt*, seelische Erschütterung *f*, Schock *m*. **3.** Traumatismus *m*.
 primary occlusal traumatism primär traumatische Okklusion *f*.
 secondary occlusal traumatism sekundär traumatische Okklusion *f*.
trau·ma·tize ['trɔːmətaɪz, ,traʊ-] *vt* schädigen, verletzen, traumatisieren, ein Trauma hervorrufen.
trau·ma·to·gen·ic [,trɔːmətəʊ'dʒenɪk, ,traʊ-] *adj* **1.** durch eine Verletzung/ein Trauma hervorgerufen, traumatogen. **2.** ein Trauma verursachend, traumatogen.
trau·ma·tol·o·gy [,trɔːmə'tɑlədʒɪ, ,traʊ-] *n* Traumatologie *f*.
trau·ma·to·py·ra [,trɔːmətə'paɪrə, ,traʊ-] *n* Wundfieber *nt*, Febris traumatica.
trau·ma·to·sis [,trɔːmə'təʊsɪs, ,traʊ-] *n* **1.** (körperliche) Verletzung *f*, Wunde *f*, Trauma *nt*. **2.** (seelisches) Trauma *nt*, seelische Erschütterung *f*, Schock *m*. **3.** Traumatismus *m*.
trau·ma·to·ther·a·py [,trɔːmətəʊ'θerəpɪ, ,traʊ-] *n* Wundbehandlung *f*, Traumatherapie *f*.
treat [triːt] **I** *vt* **1.** behandeln *(for* gegen, auf; *with* mit). **2.** *chem.* behandeln; *(Abwasser)* klären. **3.** *(Thema)* abhandeln, behandeln u.

betrachten; behandeln (*as* als). **4.** *techn.* verarbeiten, bearbeiten, behandeln. **II** *vi* → treat of.
treat of *vi* handeln von.
treat·a·ble ['triːtəbl] *adj* behandelbar, heilbar, kurabel.
treat·ment ['triːmənt] *n* **1.** Behandlung *f*, Behandlungsmethode *f*, Behandlungstechnik *f*, Therapie *f*. **2.** *techn., fig.* Verarbeitung *f*, Bearbeitung *f*; Handhabung *f*. **3.** *pharm.* Heilmittel *nt*, Arzneimittel *nt*. **4.** (*Thema*) Behandlung *f*; Bearbeitung *f*.
causal treatment Kausalbehandlung *f*.
curative treatment kurative Behandlung *f*.
domiciliary treatment Hausbehandlung *f*.
drug treatment medikamentöse Behandlung *f*.
emergency treatment Not(fall)behandlung *f*.
fracture treatment Frakturbehandlung *f*.
heat treatment Wärmebehandlung *f*.
high-frequency treatment Diathermie *f*.
individual treatment *psychia.* Individualtherapie *f*.
light treatment Lichttherapie *f*, Phototherapie *f*.
nursing treatment Pflege(behandlung *f*) *f*.
palliative treatment Palliativbehandlung *f*, Palliativtherapie *f*.
physical treatment physikalische Behandlung/Therapie *f*.
preventive treatment Präventivbehandlung *f*, vorbeugende Behandlung *f*, Prophylaxe *f*.
prophylactic treatment vorbeugende/prophylaktische Behandlung *f*.
radiation treatment *radiol.* Bestrahlung *f*, Strahlentherapie *f*, Strahlenbehandlung *f*, Radiotherapie *f*.
ray treatment → radiation treatment.
root canal treatment Wurzelkanalbehandlung *f*, Zahnwurzelkanalbehandlung *f*.
root treatment Wurzelbehandlung *f*.
shock treatment Schockbehandlung *f*, Schocktherapie *f*.
solar treatment Behandlung *f* mit Sonnenlicht, Heliotherapie *f*.
specific treatment spezifische Behandlung *f*.
symptomatic treatment symptomatische Behandlung *f*.
tre·ha·lose ['triːhəlous, trɪ'hæl-] *n* Trehalose *f*, Mykose *f*.
Trem·a·to·da [ˌtremə'təudə, ˌtriːmə-] *pl micro.* Saugwürmer *pl*, Trematoden *pl*, Trematoda *pl*, Trematodes *pl*.
trem·a·tode ['tremətəud, ˌtriːmə-] *n micro.* Saugwurm *m*, Trematode *f*.
trem·a·to·di·a·sis [ˌtremətəu'daɪəsɪs] *n* Saugwurmbefall *m*, Trematodiasis *f*.
trem·or ['tremər, 'triːmər] *n* (unwillkürliches) Zittern *nt*, Tremor *m*.
action tremor → intention tremor.
benign essential tremor → hereditary essential tremor.
coarse tremor grobschlägiger Tremor *m*.
essential tremor → hereditary essential tremor.
familial tremor → hereditary essential tremor.
hereditary essential tremor hereditärer/essentieller Tremor *m*.
heredofamilial tremor → hereditary essential tremor.
intention tremor *neuro.* Intentionstremor *m*.
passive tremor → rest tremor.
rest tremor Ruhetremor *m*.
trem·u·lous ['tremjələs] *adj* **1.** Tremor betr., zitternd, bebend, zitt(e)rig. **2.** ängstlich.
trem·u·lous·ness ['tremjələnɪs] *n* Zittern *nt*, Sichschütteln *nt*.
tre·pan [trɪ'pæn] **I** *n* Schädelbohrer *m*, Trepan *m*. **II** *vt* den Schädel eröffnen, trepanieren.
trep·a·na·tion [trepə'neɪʃn] *n* Schädelbohrung *f*, Trepanation *f*, Trepanieren *nt*.
dental trepanation Trepanation *f*, Wurzeltrepanation *f*, Wurzelspitzentrepanation *f*.
treph·i·na·tion [trefɪ'neɪʃn] *n* Trephination *f*, Trephinieren *nt*; Trepanation *f*, Trepanieren *nt*.
dental trephination Trepanation *f*, Wurzeltrepanation *f*, Wurzelspitzentrepanation *f*.
tre·phine [trɪ'faɪn, trɪ'fiːn] **I** *n* **1.** *ophthal.* Trephine *f*. **2.** → trepan I. **II** *vt* mit einer Trephine eröffnen, trepanieren.
trep·i·dant ['trepɪdənt] *adj* (er-)zitternd, bebend.
trep·i·da·tion [trepɪ'deɪʃn] *n* **1.** Zittern *nt*, Trepidatio *f*. **2.** (nervöse) Angst *f*, Ängstlichkeit *f*, Unruhe *f*, Trepidation *f*, Trepidatio *f*.
Trep·o·ne·ma [ˌtrepə'niːmə] *n micro.* Treponema *nt*.
Treponema denticola Treponema denticola, Treponema microdentium.
Treponema pallidum Syphilisspirochäte *f*, Treponema pallidum, Spirochaeta pallida.
Treponema pallidum subspecies pertenue → Treponema pertenue.

Treponema pertenue Frambösie-Spirochäte *f*, Treponema pertenue, Treponema pallidum subspecies pertenue, Spirochaeta pertenuis.
trep·o·ne·ma [trepə'niːmə] *n, pl* **trep·o·ne·mas, trep·o·ne·ma·ta** [trepə'niːmətə] *micro.* Treponeme *f*, Treponema *nt*.
trep·o·ne·ma·to·sis [trepəˌniːmə'təusɪs] *n* Treponemainfektion *f*, Treponematose *f*.
trep·o·neme ['trepəniːm] *n* → treponema.
trep·o·ne·mi·a·sis [ˌtrepənɪ'maɪəsɪs] *n* **1.** Treponemainfektion *f*, Treponematose *f*. **2.** harter Schanker *m*, Morbus *m* Schaudinn, Schaudinn-Krankheit *f*, Syphilis *f*, Lues *f* (venerea).
trep·o·ne·mi·ci·dal [trepəˌnɪmə'saɪdl] *adj* treponemenabtötend, treponemizid.
tri- *pref.* Drei-, Tri-.
tri·ac·yl·glyc·er·ol [traɪˌæsɪl'glɪsərɑl, -rɔl] *n* Triacylglycerin *nt*, Triglycerid *nt*.
tri·ad ['traɪəd, -æd] *n* **1.** Dreiergruppe *f*, Trias *f*, Triade *f*. **2.** *chem.* dreiwertiges Element *nt*, Triade *f*.
Charcot's triad 1. *neuro.* Charcot-Trias *f*. **2.** *chir.* (*Galle*) Charcot-Trias *f*, Charcot-Symptomenkomplex *m*.
Gradenigo's triad Gradenigo-Syndrom *nt*.
Hutchinson's triad Hutchinson-Trias *f*.
Kartagener's triad Kartagener-Syndrom *nt*.
Ménière's triad Ménière-Trias *f*.
Merseburg triad Merseburger Trias *f*.
triad of symptoms Symptomtrias *f*.
tri·al ['traɪəl, traɪl] **I** *n* **1.** Versuch *m* (*of* mit); Probe *f*, Prüfung *f*, Test *m*, Erprobung *f*. **on trial** auf/zur Probe, probeweise. **by way of trial** versuchsweise. **2.** (Nerven-)Belastung *f*, Strapaze *f* (*to sb.* für jdn.). **II** *adj* Versuchs-, Probe-.
tri·an·gle ['traɪæŋgl] *n* Dreieck *nt*, dreieckige Struktur *od.* Fläche *f*; *anat.* Trigonum *nt*.
Béclard's triangle Béclard-Dreieck *nt*.
Burow's triangle Burow-Dreieck *nt*.
carotid triangle Karotisdreieck *nt*, Trigonum caroticum.
digastric triangle → submandibular triangle.
hypoglossohyoid triangle → Pirogoff's triangle.
occipital triangle → posterior cervical triangle.
palatal triangle Gaumendreieck *nt*.
Pinaud's triangle → Pirogoff's triangle.
Pirogoff's triangle Pirogoff-Dreieck *nt*.
posterior cervical triangle seitliches Halsdreieck *nt*, Regio cervicalis lateralis, Trigonum cervicale posterius.
posterior triangle of neck → posterior cervical triangle.
retromandibular triangle → retromolar triangle.
retromolar triangle retromolares Dreieck *nt*, Trigonum retromolare.
submandibular triangle Unterkieferdreieck *nt*, Trigonum submandibulare.
submaxillary triangle → submandibular triangle.
Tweed triangle Tweed-Dreieck *nt*.
Tweed diagnostic triangle → Tweed triangle.
tri·an·gu·lar [traɪ'æŋgjələr] *adj* dreieckig, dreiwink(e)lig, dreiseitig, triangulär, Dreiecks-.
tri·ceps ['traɪseps] *n* dreiköpfiger Muskel *m*; Musculus triceps brachii.
tri·chi·a·sis [trɪ'kaɪəsɪs] *n* Einwärtskehrung *f* der Wimpern, Trichiasis *f*.
Tri·chi·na [trɪ'kaɪnə] *n* → Trichinella.
tri·chi·na [trɪ'kaɪnə] *n, pl* **tri·chi·nae** [trɪ'kaɪniː] *micro.* Trichine *f*, Trichinella *f*.
Trich·i·nel·la [ˌtrɪkɪ'nelə] *n micro.* Trichinella *f*.
Trichinella spiralis Trichine *f*, Trichinella spiralis.
trich·i·nel·li·a·sis [ˌtrɪkɪne'laɪəsɪs] *n* → trichinosis.
trich·i·nel·lo·sis [ˌtrɪkɪne'ləusɪs] *n* → trichinosis.
trich·i·ni·a·sis [trɪkɪ'naɪəsɪs] *n* → trichinosis.
trich·i·ni·za·tion [ˌtrɪkɪnɪ'zeɪʃn] *n* → trichinosis.
trich·i·no·sis [ˌtrɪkɪ'nəusɪs] *n* Trichinenbefall *m*, Trichineninfektion *f*, Trichinose *f*, Trichinellose *f*, Trichinelliasis *f*.
tri·chlo·ro·ac·et·al·de·hyde [traɪˌklɔːrəʊˌæsɪ'tældəhaɪd] *n* Chloral *nt*, Trichloracetaldehyd *m*.
tri·chlo·ro·eth·yl·ene [traɪˌklɔːrəʊ'eθəliːn] *n* Trichloräthylen *nt*, Trichlorethylen *nt*, Äthylentrichlorid *nt*, *inf.* Tri *nt*.
tri·chlo·ro·meth·ane [traɪˌklɔːrəʊ'meθeɪn] *n* Chloroform *nt*, Trichlormethan *nt*.
tricho- *pref.* Haar-, Trich(o)-.
trich·oc·la·sis [trɪk'ɑkləsɪs] *n* → trichorrhexis nodosa.
trich·o·dyn·ia [trɪkəʊ'dɪnɪə] *n* → trichalgia.
trich·o·ep·i·the·li·o·ma [ˌtrɪkəʊepɪˌθɪlɪ'əʊmə] *n* → hereditary multiple trichoepithelioma.

trichoglossia

hereditary multiple trichoepithelioma Trichoepitheliom nt, Brooke-Krankheit f, multiple Trichoepitheliome pl, Trichoepithelioma papulosum multiplex, Epithelioma adenoides cysticum.
trich·o·glos·sia [ˌtrɪkəʊˈglɒsɪə] n Haarzunge f, Glossotrichie f, Trichoglossie f, Lingua pilosa/villosa.
trich·oid [ˈtrɪkɔɪd] adj haarartig, haarähnlich, haarförmig, trichoid.
trich·o·leu·ko·cyte [ˌtrɪkəʊˈluːkəsaɪt] n hema. Haarzelle f.
tri·cho·ma [trɪˈkəʊmə] n 1. Trichiasis f. 2. Trichom nt, Trichoadenom nt.
tri·cho·ma·to·sis [trɪˌkəʊməˈtəʊsɪs] n → trichoma.
trich·ome [ˈtrɪkəʊm] n 1. derm. Trichom nt. 2. micro. Trichom nt.
trich·o·mon·ad [trɪkəʊˈmɒnæd, -ˈməʊ-] n micro. Trichomonade f, Trichomonas f.
Trich·o·mon·as [ˌtrɪkəʊˈmɒnəs, ˈ-məʊ-] n micro. Trichomonas f.
 Trichomonas buccalis → Trichomonas tenax.
 Trichomonas elongata → Trichomonas tenax.
 Trichomonas tenax Trichomonas tenax.
trich·o·mo·ni·a·sis [ˌtrɪkəʊməˈnaɪəsɪs] n Trichomonadeninfektion f, Trichomonasinfektion f, Trichomoniasis f, Trichomonasis f.
trich·o·my·ce·to·sis [trɪkəʊˌmaɪsəˈtəʊsɪs] n → trichomycosis.
trich·o·my·co·sis [ˌtrɪkəʊmaɪˈkəʊsɪs] n Pilzerkrankung f der Haare, Trichomykose f, Trichomycosis f.
trich·o·no·do·sis [ˌtrɪkəʊnəʊˈdəʊsɪs] n 1. Trichonodose f, Trichonodosis f. 2. Haarknötchenkrankheit f, Trichorrhexis nodosa, Nodositas crinium.
tri·chon·o·sus [trɪˈkɒnəsəs] n → trichopathy.
tri·chop·a·thy [trɪˈkɒpəθɪ] n Haarerkrankung f, Trichopathie f, Trichonosis f, Trichose f.
tri·choph·y·tid [trɪˈkɒfətɪd] n Trichophytid nt.
Tri·choph·y·ton [trɪˈkɒfətən] n micro. Trichophyton nt.
trich·o·phy·to·sis [ˌtrɪkɒfaɪˈtəʊsɪs] n Trichophytie f, Trichophytia f.
trich·or·rhex·is [ˌtrɪkəˈreksɪs] n Brüchigkeit f der Haare, Trichorrhexis f.
 trichorrhexis nodosa Haarknötchenkrankheit f, Trichorrhexis nodosa, Nodositas crinium.
tri·cho·sis [trɪˈkəʊsɪs] n → trichopathy.
Tri·cho·spo·ron [trɪkəʊˈspəʊrɒn, trɪˈkɒspərən] n micro. Trichosporon nt.
trich·o·spo·ro·sis [ˌtrɪkəʊspəˈrəʊsɪs] n 1. Trichosporoninfektion f, Trichosporose f. 2. Haarknötchenkrankheit f, Piedra f, Trichosporose f.
trich·u·ri·a·sis [ˌtrɪkjəˈraɪəsɪs] n Peitschenwurmbefall m, Peitschenwurminfektion f, Trichurisbefall m, Trichurisinfektion f, Trichuriasis f, Trichuriose f.
Trich·u·ris [trɪˈkjʊərɪs] n micro. Trichuris f.
 Trichuris trichiura Peitschenwurm m, Trichuris trichiura, Trichocephalus dispar.
tri·cip·i·tal [traɪˈsɪpɪtl] adj anat. 1. dreiköpfig. 2. Musculus triceps betr., Trizeps-, Triceps-.
tri·cre·sol [traɪˈkriːsɒl, -sal] n Kresol nt.
tri·cus·pal [traɪˈkʌspəl] adj → tricuspidal.
tri·cus·pid [traɪˈkʌspɪd] adj 1. anat. dreizipfelig, trikuspidal. 2. Trikuspidalklappe betr., Trikuspidalis-, Trikuspidalklappen-.
tri·cus·pi·dal [traɪˈkʌspɪdəl] adj mit drei Höckern, dreihöckerig.
tri·cus·pi·date [traɪˈkʌspɪdeɪt] adj → tricuspidal.
tri·cy·clic [traɪˈsaɪklɪk] adj chem., pharm. trizyklisch.
tri·den·tate [traɪˈdenteɪt] adj mit drei Zähnen (versehen), dreizähnig.
tri·gem·i·nal [traɪˈdʒemɪnl] I n → fifth nerve. II adj dreifach; (Nervus) Trigeminus betr., trigeminal, Trigeminus-.
tri·gem·i·ny [traɪˈdʒemənɪ] n card. Trigeminie f, Trigeminus m.
trig·ger [ˈtrɪgər] I n Auslöser m, Trigger m. II vt → trigger off.
 trigger off vt auslösen, triggern.
tri·glyc·er·ide [traɪˈglɪsəraɪd, -ɪd] n → triacylglycerol.
 medium-chain triglyceride mittelkettiges Triglyzerid nt.
tri·gon [ˈtraɪgɒn, -gən] n → trigone.
trig·o·nal [ˈtrɪgənl] adj 1. dreieckig. 2. anat. Trigonum betr.
tri·gone [ˈtraɪgəʊn] n anat. Dreieck nt, dreieckige Struktur od. Fläche f, Trigonum nt.
 carotid trigone Karotisdreieck nt, Trigonum caroticum.
 hypoglossal trigone Trigonum hypoglossale, Trigonum n. hypoglossi.
 occipital trigone seitliches Halsdreieck nt, Regio cervicalis lateralis, Trigonum cervicale posterius.
 retromolar trigone retromolares Dreieck nt, Trigonum retromolare.
 submandibular trigone Unterkieferdreieck nt, Trigonum submandibulare.

308

trig·o·no·ceph·a·ly [ˌtrɪgənəʊˈsefəlɪ] n Dreieckschädel m, Trigonozephalus m.
tri·hy·drox·y·es·ter·in [traɪhaɪˌdrɒksɪˈestərɪn] n Östriol nt, Estriol nt.
tri·i·o·do·meth·ane [traɪˌaɪədəʊˈmeθeɪn] n Jodoform nt.
tri·i·o·do·thy·ro·nine [traɪˌaɪədəʊˈθaɪrəniːn, -nɪn] n (L-3,5-3ʹ-) Trijodthyronin nt, Triiodthyronin nt.
tril·o·gy [ˈtrɪlədʒɪ] n patho. Trilogie f; Trias f, Triade f.
 trilogy of Fallot Fallot-Trilogie f, Fallot-Triade f, Fallot III m.
tri·mer [ˈtraɪmər] n Trimer nt.
tri·mer·ic [traɪˈmerɪk] adj trimer.
tri·meth·a·di·one [ˌtraɪmeθəˈdaɪəʊn] n pharm. Trimethadion nt.
tri·meth·o·prim [traɪˈmeθəprɪm] n pharm. Trimethoprim nt.
tri·meth·yl·xan·thine [traɪˌmeθəlˈzænθiːn, -θɪn] n Koffein nt, Coffein nt, Methyltheobromin nt, 1,3,7-Trimethylxanthin nt.
trim·mer [ˈtrɪmər] n Trimmer m.
 gingival margin trimmer Gingivalrandabschneider m.
 wax trimmer Wachsmesser nt.
tri·ni·trin [traɪˈnaɪtrɪn] n → trinitroglycerin.
tri·ni·tro·glyc·er·in [traɪˌnaɪtrəʊˈglɪsərɪn] n pharm. Glyceroltrinitrat nt, Nitroglyzerin nt.
tri·ni·tro·glyc·er·ol [traɪˌnaɪtrəʊˈglɪsərəl, -rɒl] n → trinitroglycerin.
tri·ni·tro·phe·nol [traɪˌnaɪtrəʊˈfiːnɒl, -nəl] n Pikrinsäure f, Trinitrophenol nt.
tri·ose [ˈtraɪəʊs] n Triose f, C₃-Zucker m.
tri·ose·phos·phate [ˌtraɪəʊsˈfɒsfeɪt] n Triosephosphat nt.
tri·ox·y·pu·rine [traɪˌɒksɪˈpjʊəriːn, -rɪn] n Harnsäure f.
tri·pa·re·sis [ˌtraɪpəˈriːsɪs] n neuro. Triparese f.
tri·phos·pho·pyr·i·dine nucleotide [traɪˌfɒsfəʊˈpɪrɪdiːn, -dɪn] Nicotinamid-adenin-dinucleotid-phosphat nt, Triphosphopyridinnucleotid, Cohydrase II f, Coenzym II nt.
tri·ple [ˈtrɪpl] I n das Dreifache. II adj dreifach, dreimalig, drei-, tripel, Drei-, Tripel-. III vt verdreifachen. IV vi s. verdreifachen.
tri·plet [ˈtrɪplɪt] n 1. Dreiergruppe f, Triplett nt. 2. Drilling m.
tri·plex [ˈtrɪpleks, ˈtraɪ-] adj dreifach.
triple-X n genet. 1. Metafemale f, Patientin f mit Drei-X-Syndrom. 2. Drei-X-Syndrom nt, Triplo-X-Syndrom nt, XXX-Syndrom nt.
trip·loi·dy [ˈtrɪplɔɪdɪ] n genet. Triploidie f.
tri·sac·cha·ride [traɪˈsækəraɪd, -rɪd] n Dreifachzucker m, Trisaccharid nt.
tris·mus [ˈtrɪzməs] n Kieferklemme f, Trismus m.
tri·so·mia [traɪˈsəʊmɪə] n → trisomy.
tri·so·mic [traɪˈsəʊmɪk] adj Trisomie betr., von Trisomie betroffen, trisom.
tri·so·my [ˈtraɪsəʊmɪ] n Trisomie f.
tri·ti·ce·um [trəˈtɪʃ(ɪ)əm] n, pl **tri·ti·cei** [trəˈtiːʃɪaɪ] Weizenknorpel m, Cartilago triticea.
trit·i·um [ˈtrɪtɪəm, ˈtrɪʃ-] n Tritium nt.
trit·u·rate [ˈtrɪtʃəreɪt] vt pulverisieren, zermahlen, zerstoßen, zerreiben.
trit·u·ra·tion [ˌtrɪtʃəˈreɪʃn] n Pulverisierung f, Zermahlung f, Zerreibung f; Verreiben nt, Trituration f.
trit·u·ra·tor [ˈtrɪtʃəreɪtər] n Amalgammischer m.
tri·va·lent [traɪˈveɪlənt] adj chem. dreiwertig, trivalent.
triv·i·al [ˈtrɪvɪəl] adj gering(fügig), belanglos, unbedeutend, banal, trivial.
tro·car [ˈtrəʊkɑːr] n Trokar m, Trokart m, Troikart m, Troicart m.
tro·chan·ter [trəʊˈkæntər] n Trochanter m.
tro·chan·ter·ic [trəʊkənˈterɪk] adj Trochanter betr., trochantär.
tro·che [ˈtrəʊkiː] n pharm. Pastille f.
tro·chis·cus [trəʊˈkɪskəs] n, pl **tro·chis·ci** [trəʊˈkɪskaɪ] → troche.
trom·bic·u·li·a·sis [trɒmˌbɪkjəˈlaɪəsɪs] n Erntekrätze f, Heukrätze f, Sendlinger Beiß m, Giesinger Beiß m, Herbstbeiße f, Herbstkrätze f, Gardnerbeiß m, Trombidiose f, Trombidiosis f, Erythema autumnale.
trom·o·ma·nia [ˌtrɒməˈmeɪnɪə, -jə] n Entzugssyndrom nt, Entzugsdelir nt, Delirium tremens.
tro·pine [ˈtrəʊpiːn] n Tropin nt.
 tropine tropate Atropin nt.
troph·e·de·ma [trɒfɪˈdiːmə] n Trophödem nt.
troph·ic [ˈtrɒfɪk, ˈtrəʊ-] adj Nahrung/Ernährung betr., trophisch.
tropho- pref. Ernährungs-, Nahrungs-, Troph(o)-, Nährstoff-.
troph·o·blast [ˈtrɒfəblæst, ˈtrəʊ-] n embryo. Trophoblast m.
troph·o·blas·to·ma [ˌtrɒfəblæsˈtəʊmə, ˈtrəʊ-] n patho., gyn. Chorioblastom nt, (malignes) Chorio(n)epitheliom nt, Chorionkarzinom nt, fetaler Zottenkrebs m.
troph·o·der·ma·to·neu·ro·sis [ˌtrɒfəˌdɜːrmətənjʊəˈrəʊsɪs, -nʊ-, ˈtrəʊ-] n Feer-Krankheit f, Rosakrankheit f, vegetative Neurose f

der Kleinkinder, Swift-Syndrom *nt*, Selter-Swift-Feer-Krankheit *f*, Feer-Selter-Swift-Krankheit *f*, Akrodynie *f*, Acrodynia *f*.
troph·o·e·de·ma [ˌtrɑfəɪˈdiːmə, ˈtrəʊ-] *n* → trophedema.
troph·o·neu·ro·sis [ˌtrɑfənjʊəˈrəʊsɪs, -nʊ-, ˌtrəʊ-] *n* Trophoneurose *f*.
 facial trophoneurosis *neuro.* Romberg(-Parry)-Syndrom *nt*, Romberg-Trophoneurose *f*, progressive halbseitige Gesichtsatrophie *f*, Hemiatrophia faciei/facialis progressiva, Atrophia (hemi-)facialis.
 lingual trophoneurosis halbseitiger Zungenschwund *m*, Hemiatrophia linguae.
troph·o·nu·cle·us [ˌtrɑfəˈn(j)uːklɪəs, ˈtrəʊ-] *n* Makronukleus *m*, Meganukleus *m*.
tro·phop·a·thy [trəʊˈfɑpəθɪ] *n* Ernährungsfehler *m*, Ernährungsmangel *m*, Trophopathie *f*.
troph·o·plasm [ˈtrɑfəplæzəm, ˈtrəʊ-] *n* Trophoplasma *nt*, Nährplasma *nt*.
troph·o·plast [ˈtrɑfəplæst, ˈtrəʊ-] *n* Plastid *m*.
tro·pho·trop·ic [ˌtrɑfəˈtrɑpɪk, ˈtrəʊ-] *adj* trophotrop.
trop·ic [ˈtrɑpɪk] *adj* → tropical.
trop·i·cal [ˈtrɑpɪkl] *adj* tropisch, Tropen-.
tro·pin [ˈtrəʊpɪn] *n* Opsonin *nt*.
tro·pine [ˈtrəʊpiːn] *n* Tropin *nt*.
tro·pism [ˈtrəʊpɪzəm] *n* Tropismus *m*, tropistische Bewegung *f*.
tro·po·col·la·gen [ˌtrəʊpəˈkɑlədʒən, ˈtrɑp-] *n* Tropokollagen *nt*.
trough [trɒf, trɑf] *n* Mulde *f*, Rinne *f*, Furche *f*, Graben *m*.
trox·i·done [ˈtrɑksɪdəʊn] *n pharm.* Trimethadion *nt*.
trun·cus [ˈtrʌŋkəs], *n, pl* **trun·ci** [ˈtrʌŋsaɪ] **1.** Stamm *m*, Rumpf *m*, Leib *m*, Torso *m*, Trunkus *m*; *anat.* Truncus *m*. **2.** Gefäßstamm *m*, Gefäßstrang *m*, Nervenstamm *m*, Nervenstrang *m*.
trunk [trʌŋk] *n* **1.** Stamm *m*, Rumpf *m*, Leib *m*, Torso *m*, Trunkus *m*; *anat.* Truncus *m*. **2.** Gefäßstamm *m*, -strang *m*, Nervenstamm *m*, -strang *m*. **3.** *fig.* Stamm *m*, Hauptteil *m*.
 atrioventricular trunk His-Bündel *nt*, Fasciculus atrioventricularis.
 basilar trunk Arteria basilaris.
 brachiocephalic trunk Truncus brachiocephalicus.
 encephalic trunk Hirnstamm *m*, Truncus cerebri/encephali.
 linguofacial trunk Truncus linguofacialis.
 nerve trunk Nervenstamm *m*.
 pulmonary trunk Tuncus pulmonalis.
 sympathetic trunk Grenzstrang *m*, Truncus sympathicus/sympatheticus.
try [traɪ] (*v* **tried; tried**) **I** *n* Versuch *m*. **have a try at sth.** einen Versuch haben mit; es versuchen mit etw. **II** *vt* **1.** versuchen, probieren. **2.** (aus-, durch-)probieren, testen, prüfen; einen Versuch *od.* ein Experiment machen. **3.** (*Augen*) (über-)anstrengen, angreifen; (*Nerven*) auf eine harte Probe stellen. **4.** jdn. quälen, plagen. **III** *vi* versuchen (*at*); *s.* bemühen (*for* um); einen Versuch machen.
 try on *vt* (*Prothese*) anprobieren.
 try out *vt* (aus-, durch-)probieren, testen, prüfen; einen Versuch *od.* ein Experiment machen.
Try·pan·o·so·ma [ˌtrɪpənəʊˈsəʊmə] *n micro.* Trypanosoma *nt*.
try·pan·o·some [trɪˈpænəsəʊm, ˈtrɪpənə-] *n micro.* **1.** Trypanosome *f*, Trypanosoma *nt*. **2.** tryptomastigote Form *f*, Trypanosomenform *f*.
try·pan·o·so·mi·a·sis [trɪˌpænəsəʊˈmaɪəsɪs, ˌtrɪpənə-] *n* Trypanosomainfektion *f*, Trypanosomeninfektion *f*, Trypanosomiasis *f*, Trypanomiasis *f*.
 African trypanosomiasis afrikanische Schlafkrankheit/Trypanosomiasis *f*.
 American trypanosomiasis Chagas-Krankheit *f*, amerikanische Trypanosomiasis *f*.
 South American trypanosomiasis → American trypanosomiasis.
try·pan·o·so·mid [trɪˈpænəsəʊmɪd] *n* Trypanosomid *nt*, Trypanid *nt*.
try·pan·roth [ˈtrɪpənrɑθ] *n* Trypanrot *nt*.
tryp·sin [ˈtrɪpsɪn] *n* Trypsin *nt*.
tryp·tic [ˈtrɪptɪk] *adj* (tryptische) Verdauung betr., tryptisch.
tryp·to·phan [ˈtrɪptəʊfæn] *n* Tryptophan *nt*.
tset·se [ˈtsetsiː, ˈtsiː-] *n* Zungenfliege *f*, Tsetsefliege *f*, Glossina *f*.
T-system *n* T-System *nt*, transversales Röhrensystem *nt*, System *nt* der transversalen Tubuli.
tube [t(j)uːb] *n* **1.** Rohr *nt*, Röhre *f*, Röhrchen *nt*, Schlauch *m*, Kanal *m*; Tube *f*. **2.** *anat.* Rohr *nt*, Kanal *m*, Tuba *f*. **3.** *anat.* Eileiter *m*, Tube *f*, Ovidukt *m*, Salpinx *f*, Tuba uterina. **4.** Sonde *f*, Rohr *nt*, Röhre *f*, Schlauch *m*.
 auditory tube Ohrtrompete *f*, Eustach-Kanal *m*, Eustach-Röhre *f*, Tuba auditiva/auditoria.
 buccal tube Bukkalröhrchen *nt*.

 cerebromedullary tube *embryo.* Neuralrohr *nt*.
 double-cannula tracheostomy tube doppelläufiger Tracheostomietubus *m*.
 drainage tube Drainagerohr *nt*.
 edgewise buccal tube Edgewise-Bukkalröhrchen *nt*.
 endobronchial tube Endobronchialtubus *m*.
 endotracheal tube Endotrachealtubus *m*.
 eustachian tube → auditory tube.
 grommet tube Paukenröhrchen *nt*.
 grommet drain tube → grommet tube.
 medullary tube → neural tube.
 nasogastric tube Nasensonde *f*, Nasen-Magen-Sonde *f*.
 neural tube *embryo.* Neuralrohr *nt*.
 NG tube → nasogastric tube.
 orogastric tube Mund-Magensonde *f*.
 oropharyngeal tube Oropharyngealkatheter *m*, Oropharyngealtubus *m*.
 otopharyngeal tube → auditory tube.
 pharyngotympanic tube → auditory tube.
 stomach tube Magensonde *f*.
 test tube Reagenzglas *nt*, Reagenzröhrchen *nt*.
 triple buccal tube Tripel-Bukkalröhrchen *nt*.
 x-ray tube Röntgenröhre *f*.
tu·ber [ˈt(j)uːbə(r)] *n, pl* **tu·bers, tu·be[·]ra** [ˈt(j)uːberə] **1.** *anat.* Höcker *m*, Wulst *m*, Vorsprung *m*, Schwellung *f*, Tuber *nt*. **2.** *patho.* Tuberkel *m*.
 external tuber of Henle Tuberculum mentale.
 frontal tuber Stirnhöcker *m*, Tuber frontale, Eminentia frontalis.
 parietal tuber Tuber parietale.
tu·ber·cle [ˈt(j)uːbɑrkl] *n* **1.** *anat.* Höcker *m*, Schwellung *f*, Knoten *m*, Knötchen *nt*, Tuberculum *nt*. **2.** *patho.* Tuberkel *m*, Tuberkelknötchen *nt*, Tuberculum *nt*.
 anatomical tubercle Wilk-Krankheit *f*, warzige Tuberkulose *f* der Haut, Leichentuberkel *m*, Schlachtertuberkulose *f*, Tuberculosis cutis verrucosa, Verruca necrogenica, Tuberculum anatomicum.
 articular tubercle of temporal bone Tuberculum articulare (ossis temporalis).
 Carabelli tubercle Carabelli-Höcker *m*, Tuberculum Carabelli, Tuberculum anomale.
 dental tubercle Tuberculum coronae/dentis.
 epithelioid cell tubercle Epitheloidzelltuberkel *m*.
 inferior thyroid tubercle unterer Schildknorpelhöcker *m*, Tuberculum thyroideum inferius.
 labial tubercle Tuberculum labii superioris.
 mental tubercle Tuberculum mentale (mandibulae).
 miliary tubercle Miliartuberkel *nt*.
 Morgagni's tubercle 1. Riechkolben *m*, Riechkegel *m*, Bulbus olfactorius. **2.** Morgagni-Knorpel *m*, Wrisberg-Knorpel *m*, Cartilago cuneiformis.
 nuchal tubercle Vertebra prominens.
 paramolar tubercle Paramolar *m*, akzessorischer Molar *m*.
 pearly tubercle → sebaceous tubercle.
 pterygoid tubercle Tuberositas pterygoidea.
 tubercle of root of zygoma Tuberculum articulare.
 sebaceous tubercle Hautgrieß *m*, Milium *nt*, Milie *f*.
 superior thyroid tubercle oberer Schildknorpelhöcker *m*, Tuberculum thyroideum superius.
 tubercle of crown of tooth Zahnhöcker *m*, Cuspis dentis, Cuspis coronae dentis.
 tubercle of tooth → tubercle of crown of tooth.
 tubercle of upper lip Tuberculum labii superioris.
 tubercle of zygoma Tuberculum articulare.
tu·ber·cu·lar [ˌt(j)uːˈbɑrkjələr] *adj* Tuberkel betr., tuberkelähnlich, tuberkular.
tu·ber·cu·late [ˌt(j)uːˈbɑrkjəleɪt] *adj* → tubercular.
tu·ber·cu·lat·ed [ˌt(j)uːˈbɑrkjəleɪtɪd] *adj* → tubercular.
tu·ber·cu·lid [ˌt(j)uːˈbɑrkjəlɪd] *n derm.* Tuberkulid *nt*.
 nodular tuberculid *derm.* Knotenrose *f*, nodöses Tuberkulid *nt*, Erythema nodosum.
tu·ber·cu·lin [ˌt(j)uːˈbɑrkjəlɪn] *n* Tuberkulin *nt*, Tuberculin *nt*.
 Koch's tuberculin → old tuberculin.
 old tuberculin Alttuberkulin *nt*, Tuberkulin-Original-Alt *nt*.
 P.P.D. tuberculin gereinigtes Tuberkulin *nt*, PPD-Tuberkulin *nt*.
tu·ber·cu·lo·der·ma [t(j)uːˌbɑrkjələˈdɑrmə] *n* **1.** tuberkulöse Hauterkrankung *f*, Tuberkuloderm *nt*. **2.** Hauttuberkulose *f*, Tuberculosis cutis.
tu·ber·cu·loid [t(j)uːˈbɑrkjələɪd] *adj* **1.** tuberkelähnlich, tuberkelartig, tuberkuloid. **2.** tuberkuloseartig, tuberkuloid.
tu·ber·cu·lo·ma [t(j)uːˌbɑrkjəˈləʊmə] *n* Tuberkulom *nt*, Tuberculoma *nt*.

tu·ber·cu·lo·sil·i·co·sis [t(j)uː,bɜrkjələ,sɪlɪ'kəʊsɪs] *n* Tuberkulosilikose *f*.
tu·ber·cu·lo·sis [t(j)uː,bɜrkjə'ləʊsɪs] *n* Tuberkulose *f*, Tuberculosis *f*.
bone tuberculosis Knochentuberkulose *f*, Knochen-Tb *f*.
dermal tuberculosis Hauttuberkulose *f*, Tuberculosis cutis.
disseminated tuberculosis 1. disseminierte Tuberkulose *f*. **2.** Miliartuberkulose *f*, miliare Tuberkulose *f*, Tuberculosis miliaris.
genitourinary tuberculosis Urogenitaltuberkulose *f*.
tuberculosis of the larynx Larynxtuberkulose *f*, Kehlkopftuberkulose *f*, Laryngophthise *f*.
tuberculosis of the lung → pulmonary tuberculosis.
lymph node tuberculosis Lymphknotentuberkulose *f*, Lymphadenitis tuberculosa.
miliary tuberculosis Miliartuberkulose *f*, miliare Tuberkulose *f*, Tuberculosis miliaris.
nasal tuberculosis Nasentuberkulose *f*.
open tuberculosis offene (Lungen-)Tuberkulose *f*.
osseous tuberculosis → bone tuberculosis.
pulmonary tuberculosis Lungentuberkulose *f*, Lungen-Tb *f*.
warty tuberculosis Wilk-Krankheit *f*, warzige Tuberkulose *f* der Haut, Leichentuberkel *m*, Schlachtertuberkulose *f*, Tuberculosis cutis verrucosa, Verruca necrogenica, Tuberculum anatomicum.
tu·ber·cu·lo·stat·ic [t(j)uː,bɜrkjələʊ'stætɪk] **I** *n* Tuberkulostatikum *nt*. **II** *adj* tuberkulostatisch.
tu·ber·cu·lot·ic [t(j)uː,bɜrkjə'lɒtɪk] *adj* → tuberculous.
tu·ber·cu·lous [t(j)uː'bɜrkjələs] *adj* Tuberkulose betr., von Tuberkulose betroffen, tuberkulös.
tu·ber·cu·lum [t(j)uː'bɜrkjələm] *n*, *pl* **tu·ber·cu·la** [t(j)uː-'bɜrkjələ] *anat*. kleiner Höcker *m*, Knötchen *nt*, Tuberculum *nt*.
tu·be·rif·er·ous [,t(j)uːbə'rɪfərəs] *adj* → tuberous.
tu·ber·ose ['t(j)uːbərəʊs] *adj* → tuberous.
tu·ber·os·i·ty [,t(j)uːbə'rɒsətɪ] *n*, *pl* **tu·ber·os·i·ties** *anat*. Vorsprung *m*, Protuberanz *f*, Vorbuchtung *f*, Schwellung *f*, Tuberositas *f*.
masseteric tuberosity Tuberositas masseterica.
maxillary tuberosity Tuber maxillare.
pterygoid tuberosity of mandible Tuberositas pterygoidea mandibulae.
tu·ber·ous ['t(j)uːbərəs] *adj* knotig, in Knotenform, tuberös.
tu·bo·tor·sion [t(j)uːbəʊ'tɔːrʃn] *n* **1.** *gyn*. Eileiterdrehung *f*, Tubotorsion *f*. **2.** *HNO* Tubendrehung *f*, Tubotorsion *f*.
tu·bu·lar ['t(j)uːbjələr] *adj* röhrenförmig, tubulär, Röhren-; (*Niere*) Tubulus-.
tu·bule ['t(j)uːbjuːl] *n* **1.** Röhrchen *nt*. **2.** *anat*. Röhrchen *nt*, Kanälchen *nt*, Tubulus *m*.
dental tubules → dentinal tubules.
dentinal tubules Dentinkanälchen *pl*.
tu·bu·li·form ['t(j)uːbjəlɪfɔːrm] *adj* → tubular.
tu·la·re·mia [,tuːlə'riːmɪə] *n* Tularämie *f*, Hasenpest *f*, Nagerpest *f*, Lemming-Fieber *nt*, Oharakrankheit *f*, Franciskrankheit *f*.
tu·me·fa·cient [,tjuːmə'feɪʃnt] *adj* eine Schwellung verursachend, anschwellend.
tu·me·fac·tion [tjuːmə'fækʃn] *n* **1.** (An-)Schwellung *f*. **2.** (diffuse) Anschwellung/Schwellung *f*, Tumeszenz *f*.
gingival tumefaction Zahnfleischschwellung *f*.
tu·mes·cence [tjuː'mesəns] *n* (diffuse) Anschwellung/Schwellung *f*, Tumeszenz *f*.
tu·mes·cent [tjuː'mesənt] *adj* geschwollen.
tu·mid ['t(j)uːmɪd] *adj* geschwollen, angeschwollen, ödematös.
tu·mor ['t(j)uːmər] *n* **1.** Schwellung *f*, Anschwellung *f*, Tumor *m*. **2.** Geschwulst *f*, Neubildung *f*, Gewächs *nt*, Neoplasma *nt*, Tumor *m*.
Abrikosov's tumor → granular-cell tumor.
adenoid tumor Adenom(a) *nt*.
adenomatoid odontogenic tumor Adenoameloblastom *nt*.
adipose tumor Fett(gewebs)geschwulst *f*, Fett(gewebs)tumor *m*, Lipom(a) *nt*.
aneurysmal giant cell tumor aneurysmatische/hämorrhagische/hämangiomatöse Knochenzyste *f*, aneurysmatischer Riesenzelltumor, benignes Knochenaneurysma *nt*.
benign tumor gutartiger Tumor *m*.
blood tumor 1. Aneurysma *nt*. **2.** Bluterguß *m*, Hämatom *nt*, Haematoma *nt*.
bone tumor Knochengeschwulst *f*, Knochentumor *m*.
brain tumor (Ge-)Hirntumor *m*.
Brooke's tumor Brooke-Krankheit *f*, Trichoepitheliom *nt*, multiple Trichoepitheliome *pl*, Trichoepithelioma papulosum multiplex, Epithelioma adenoides cysticum.
brown tumor (*Knochen*) **1.** brauner Tumor *m*. **2.** brauner Riesenzelltumor *m*.

Burkitt's tumor Burkitt-Lymphom *nt*, Burkitt-Tumor *m*, epidemisches Lymphom *nt*, B-lymphoblastisches Lymphom *nt*.
calcifying epithelial odontogenic tumor Pindborg-Tumor *m*.
carcinoid tumor Karzinoid *nt*.
cavernous tumor kavernöses Hämangiom *nt*, Kavernom *nt*, Haemangioma tuberonodosum.
cerebellopontine angle tumor Akustikusneurinom *nt*.
chromaffin tumor Paragangliom(a) *nt*.
chromaffin-cell tumor Phäochromozytom *nt*.
Codman's tumor Chondroblastom *nt*, Codman-Tumor *m*.
collision tumor *patho*. Kollisionstumor *m*.
craniopharyngeal duct tumor Kraniopharyngiom *nt*, Erdheim-Tumor *m*.
cystic tumor zystischer Tumor *m*.
denture injury tumor Epulis fissurata.
eighth nerve tumor Akustikusneurinom *nt*.
embryonal tumor embryonaler Tumor *m*, Embryom(a) *nt*.
embryonic tumor → embryonal tumor.
epithelial tumor 1. epithelialer Tumor *m*, epitheliale Geschwulst *f*, Epitheliom *nt*, Epithelioma *nt*. **2.** Karzinom *nt*, *inf*. Krebs *m*, Carcinoma *nt*.
Erdheim tumor Erdheim-Tumor *m*, Kraniopharyngiom *nt*.
erectile tumor → cavernous tumor.
Ewing's tumor Ewing-(Knochen-)Sarkom *nt*, endotheliales Myelom *nt*.
false tumor Pseudotumor *m*.
fatty tumor → adipose tumor.
fibroid tumor Bindegewebsgeschwulst *f*, Fibrom(a) *nt*.
fibroplastic tumor *patho*. **1.** Bindegewebsgeschwulst *f*, Fibrom(a) *nt*. **2.** Fibrosarkom *nt*, Fibrosarcoma *nt*.
fibrous giant cell tumor of bone nicht-osteogenes Knochenfibrom *nt*, nicht-ossifizierendes Knochenfibrom *nt*, xanthomatöser Riesenzelltumor *m* des Knochens, fibröser Riesenzelltumor *m* des Knochens, Xanthogranuloma *nt* des Knochens.
germ cell tumor Keimzelltumor *m*, Germinom *nt*.
giant cell tumor Riesenzelltumor *m*.
giant cell tumor of bone Riesenzelltumor des Knochens, Osteoklastom *nt*.
glomus tumor Glomustumor *m*, Glomangiom(a) *nt*, Angiomyoneurom *nt*.
granular-cell tumor Abrikossoff-Geschwulst *f*, Abrikossoff-Tumor *m*, Myoblastenmyom *nt*, Myoblastom *nt*, Granularzelltumor *m*.
granulation tumor Granulationsgeschwulst *f*, Granulom *nt*, Granuloma *nt*.
Grawitz's tumor Grawitz-Tumor *m*, Hypernephrom *nt*, hypernephroides Karzinom *nt*, klarzelliges Nierenkarzinom *nt*.
gummy tumor 1. Gummiknoten *m*, Gummigeschwulst *f*, Gumma *nt*. **2.** Syphilom *nt*, Gumma (syphiliticum) *nt*. **3.** benigne Spätsyphilis *f*.
innocent tumor gutartiger/benigner Tumor *m*.
Krompecher's tumor *old* Ulcus rodens.
Küttner's tumor Küttner-Tumor *m*.
Lindau's tumor Lindau-Tumor *m*, Hämangioblastom *nt*, Angioblastom *nt*.
lymph node tumor Lymphknotengeschwulst *f*, Lymphknotentumor *m*.
lymphoepithelial tumor Lymphoepitheliom *nt*, lymphoepitheliales Karzinom *nt*, Schmincke-Tumor *m*.
malignant tumor Krebs *m*, maligner Tumor *m*, Malignom *nt*.
malignant nerve sheath tumor Malignom *nt* der Nervenscheide, malignes Neurinom *nt*, malignes Neurilemmom *nt*, malignes Schwannom *nt*.
malignant nerve tumor malignes Neurom *nt*.
malignant odontogenic tumor malignes Odontom *nt*.
mast cell tumor Mastzelltumor *m*, Mastozytom *nt*.
melanotic neuroectodermal tumor Melanoameloblastom *nt*.
mesenchymal tumor mesenchymaler Tumor *m*.
metastatic tumor Tumormetastase *f*.
mixed tumor Mischtumor *m*.
mixed tumor of salivary gland Speicheldrüsenmischtumor, pleomorphes Adenom *nt*.
muscular tumor Myom(a) *nt*.
nerve sheath tumor Nervenscheidentumor *m*.
odontogenic tumor odontogener Tumor *m*.
odontogenic adenomatoid tumor Adenoameloblastom *nt*.
oil tumor Lipogranulom *nt*, Oleogranulom *nt*.
organoid tumor *embryo*., *patho*. teratoide/teratogene Geschwulst *f*, Teratom(a) *nt*.
oxyphil cell tumor Hürthle-Tumor *m*, Hürthle-Zelladenom *nt*, Hürthle-Struma *f*, oxyphiles Schilddrüsenadenom *nt*.

papillary tumor Papillom(a) *nt.*
paraffin tumor Paraffinom *nt.*
pearl tumor Perlgeschwulst *f,* Cholesteatom *nt.*
pearly tumor → pearl tumor.
peripheral giant cell tumor Riesenzellepulis *f,* Riesenzellgranulom *nt,* Epulis gigantocellularis.
peripheral odontogenic tumor Epulis *f.*
phantom tumor *radiol.* Scheingeschwulst *f,* Phantomtumor *m.*
pituitary tumor Hypophysentumor *m.*
plasma cell tumor 1. solitärer Plasmazelltumor *f.* **2.** Kahler-Krankheit *f,* Huppert-Krankheit *f,* Morbus *m* Kahler, Plasmozytom *nt,* multiples Myelom *nt,* plasmozytisches Immunozytom/Lymphom *nt.*
pontine angle tumor Akustikusneurinom *nt.*
primary tumor Primärtumor *m,* Primärgeschwulst *f.*
Rathke's pouch tumor → Erdheim tumor.
Regaud's tumor → Schmincke tumor.
retinal anlage tumor Melanoameloblastom *nt.*
salivary gland tumor Speicheldrüsentumor *m.*
sand tumor Sandgeschwulst *f,* Psammom *nt.*
Schmincke tumor lymphoepitheliales Karzinom *nt,* Schmincke-Tumor *m,* Lymphoepitheliom *nt.*
soft mixed odontogenic tumor ameloblastisches Fibrom *nt.*
spleen tumor → splenic tumor.
splenic tumor 1. Milzgeschwulst *f,* Milztumor *m.* **2.** Milzvergrößerung *f,* Milzschwellung *f,* Milztumor *m,* Splenomegalie *f,* Splenomegalia *f.*
teratoid tumor teratoide/teratogene Geschwulst *f,* Teratom(a) *nt.*
tumor of tongue Zungentumor.
turban tumor Turbantumor *m;* Zylindrom *nt,* Cylindroma *f.*
vascular tumor Gefäßgeschwulst *f,* Gefäßtumor *m;* Angiom *nt.*
villous tumor Papillom *nt.*
Whartin's tumor Whartin-Tumor *m,* Whartin-Albrecht-Arzt-Tumor *m,* Adenolymphom *nt,* Cystadenoma lymphomatosum, Cystadenolymphoma papilliferum.
Wilms' tumor Wilms-Tumor *m,* embryonales Adeno(myo)sarkom *nt,* Nephroblastom *nt,* Adenomyorhabdosarkom *nt* der Niere.
xanthomatous giant cell tumor of bone nicht-osteogenes/nicht-ossifizierendes (Knochen-)Fibrom *nt,* xanthomatöser/fibröser Riesenzelltumor des Knochens, Xanthogranulom(a) *nt* des Knochens.
tu‧mor‧af‧fin [ˌt(j)uːmərˈæfɪn] *adj* mit besonderer Affinität zu Tumoren, tumoraffin.
tu‧mor‧i‧ci‧dal [ˌt(j)uːmərɪˈsaɪdl] *adj* krebszellenzerstörend, krebszellenabtötend, tumorizid.
tu‧mor‧i‧gen‧e‧sis [ˌt(j)uːməriˈdʒenəsɪs] *n* Tumorentstehung *f,* Tumorbildung *f,* Tumorgenese *f.*
tu‧mour [ˈt(j)uːmər] *n Brit.* Schwellung *f,* Anschwellung *f,* Tumor *m.*
tung‧sten [ˈtʌŋstən] *n* Wolfram *nt.*
tungsten carbide Wolframkarbid *nt.*
tu‧nic [ˈt(j)uːnɪk] *n anat.* Hüllschicht *f,* Hülle *f,* Haut *f,* Häutchen *nt,* Tunica *f.*
Bichat's tunic Intima *f,* Tunica intima (vasorum).
elastic tunic Elastika *f,* Tunica elastica.
mucous tunic Schleimhaut *f,* Mukosa *f,* Tunica mucosa.
muscular tunic Muskularis *f,* Tunica muscularis.
proper tunic Propria *f,* Tunica propria.
serous tunic seröse Haut *f,* Serosa *f,* Tunica serosa.
tur‧bid [ˈtɜrbɪd] *adj (Flüssigkeit)* wolkig; undurchsichtig, milchig, unklar, trüb(e).
tur‧bi‧dim‧e‧ter [ˌtɜrbɪˈdɪmətər] *n* Trübungsmesser *m,* Turbidimeter *nt.*
tur‧bi‧dim‧e‧try [ˌtɜrbɪˈdɪmətrɪ] *n* Trübungsmessung *f,* Turbidimetrie *f.*
tur‧bid‧i‧ty [tɜrˈbɪdətɪ] *n (Lösung)* Trübung *f,* Trübheit *f.*
tur‧bid‧ness [ˈtɜrbɪdnɪs] *n* → turbidity.
tur‧bi‧nec‧to‧my [ˌtɜrbɪˈnektəmɪ] *n* Nasenmuschelresektion *f,* Turbinektomie *f,* Konchektomie *f.*
tur‧bi‧not‧o‧my [tɜrbɪˈnɑtəmɪ] *n* Turbinotomie *f.*
tur‧ges‧cence [tɜrˈdʒesns] *n* (An-)Schwellung *f,* Geschwulst *f,* Turgeszenz *f.*
tur‧ges‧cent [tɜrˈdʒesnt] *adj* (an-)schwellend; (an-)geschwollen.
tur‧gid [ˈtɜrdʒɪd] *adj* (an-)geschwollen.
tur‧gor [ˈtɜrgər] *n* Spannungszustand *m,* Quellungszustand *m,* Turgor *m.*
skin turgor Hautturgor *m.*
turn [tɜrn] **I** *n* **1.** (Um-)Drehung *f.* **give sth. a turn** etw. drehen. **2.** Turnus *m,* Reihe(nfolge *f*) *f.* **in turn** der Reihe nach. **take turns** (mit-)einander/s. (gegenseitig) abwechseln *(at* in, bei). **3.** Drehen *nt;* Wendung *f.* **4.** Biegung *f,* Kurve *f; mathe.* Krümmung *f.* **5.** Wendung *f,* Richtung *f,* (Ver-)Lauf *m.* **take a turn for the better/worse** s. bessern/s. verschlimmern. **6.** Wende(punkt *m*) *f,* Wechsel *m,* Umschwung *m;* Krise *f,* Krisis *f.* **7.** *patho.* Anfall *m;* Taumel *m,* Schwindel *m.* **8.** Ausschlag(en *nt*) *m* der Waage. **II** *vt* **9.** (um eine Achse) drehen. **10.** *(Patient)* (um-, herum-)drehen, wenden. **11.** etw. umkehren, stülpen, drehen, wenden. **it turns my stomach** mir dreht s. der Magen um. **12.** richten, lenken *(against* gegen; *on* auf; *toward* auf, nach). **13.** verwandeln *(into* in). **14.** machen *(into* zu).
turn s.o. sick jdn. krank machen; jdm. Übelkeit verursachen. **III** *vi* **15.** s. drehen (lassen); s. hin- u. herbewegen (lassen); s. (im Kreis) herumdrehen; umdrehen, umwenden. **16.** s. (um-, herum-)drehen. **17.** s. krümmen, s. winden. **18.** s. umdrehen *od.* umwenden (lassen), s. umstülpen. **my stomach turns** mir dreht s. der Magen um. **19.** schwind(e)lig werden, schwindeln. **my head turns** mir dreht s. alles. **20.** s. verwandeln *(into, to* in).
turn off *vt (Hahn)* zudrehen, abdrehen; *(Gerät)* abstellen, abschalten, ausschalten.
turn on *vt (Hahn)* aufdrehen; *(Gerät)* anstellen, einschalten.
turn out *vt* **1.** umstülpen, umkehren. **2.** auswärts/nach außen drehen *od.* biegen *od.* stellen. **3.** → turn off.
turn over I *vt* umdrehen; wenden; umwerfen, umkippen. **II** *vi* **1.** s. drehen, rotieren. **2.** umkippen, umschlagen. **3.** *(Magen)* s. umdrehen.
turn round *(Kopf, Gesicht)* **I** *vt* (herum-)drehen. **II** *vi* s. (um-)-drehen.
turn of life Wechseljahre *pl,* Klimakterium *nt;* Menopause *f.*
turn‧o‧ver [ˈtɜrnəʊvər] *n* Umsatz(rate *f*) *m,* Fluktuation(srate *f*) *f.*
energy turnover Energieumsatz *m.*
turn‧sol [ˈtɜrnsəʊl] *n* Lackmus *nt.*
tur‧pen‧tine [ˈtɜrpəntaɪn] *n* Terpentin *nt.*
tur‧ri‧ceph‧a‧ly [ˌtɜrəˈsefəlɪ] *n* Spitzschädel *m,* Turmschädel *m,* Akrozephalie *f,* Oxyzephalie *f,* Hypsizephalie *f,* Turrizephalie *f.*
tus‧si‧gen‧ic [ˌtʌsəˈdʒenɪk] *adj* hustenerregend, tussigen, tussipar.
tus‧sis [ˈtʌsɪs] *n* Husten *m,* Tussis *f.*
tweez‧ers [ˈtwiːzərz] *pl (a.* **pair of tweezers)** Pinzette *f.*
twin [twɪn] **I** *n* **1.** Zwilling *m,* Geminus *m.* **2.** *fig.* Gegenstück *nt (of* zu). **II** *adj* Zwillings-; doppelt, Doppel-.
twin-bladed *adj (Messer)* doppelklingig.
twinge [twɪndʒ] *n* stechender Schmerz *m,* Stechen *nt,* Zwicken *nt,* Stich *m.* **II** *vt, vi* stechen, schmerzen; zwicken, kneifen.
twin‧ning [ˈtwɪnɪŋ] *n* Zwillingszähne *pl,* Dentes geminati, Doppelzahnbildung *f,* Zwillingsbildung *f.*
twin-wire *n* Johnston-Apparat *m,* Twinwire-Apparat *m,* Zwillingsbogenapparat *m.*
twitch [twɪtʃ] **I** *n* **1.** Zuckung *f;* Zucken *nt;* *(Schmerz)* Stich *m.* **2.** Ruck *m.* **II** *vt* **3.** zucken mit. **4.** zupfen, reißen (an). **III** *vi* **5.** zucken *(with* vor). **6.** zupfen, reißen *(at* an).
twitch‧ing [ˈtwɪtʃɪŋ] *n* Zucken *nt,* Zuckung *f.*
muscle twitching Muskelzuckung *f.*
two-edged *adj (Messer)* zweischneidig, doppelschneidig.
two-handed *adj* zweihändig; beidhändig.
two-hourly *adj* alle zwei Stunden, zweistündlich.
two-sided *adj* zweiseitig.
ty‧le [ˈtaɪliː] *n* → tyloma.
ty‧lo‧ma [taɪˈləʊmə] *n* Schwiele *f,* Tyloma *nt;* Kallus *m,* Callus *m,* Callositas *f.*
ty‧lot‧ic [taɪˈlɒtɪk] *adj* Tylosis betr., schwielig.
tym‧pa‧nal [ˈtɪmpənəl] *adj* tympanal, Trommelfell-, Paukenhöhlen-, Tympano-.
tym‧pan‧ic [tɪmˈpænɪk] *adj* **1.** tympanal, Trommelfell-, Paukenhöhlen-, Tympano-. **2.** *(Schall)* tympanitisch, tympanisch.
tym‧pan‧i‧chord [tɪmˈpænɪkɔːrd] *n* Chorda tympani.
tym‧pa‧nism [ˈtɪmpənɪzəm] *n* → tympanites.
tym‧pa‧ni‧tes [ˌtɪmpəˈnaɪtiːz] *n* Tympanie *f.*
tym‧pa‧nit‧ic [tɪmpəˈnɪtɪk] *adj* **1.** *(Schall)* tympanisch, tympanitisch. **2.** Tympanie betr., tympanitisch, tympanisch.
tym‧pa‧ni‧tis [tɪmpəˈnaɪtɪs] *n* Mittelohrentzündung *f,* Otitis media.
tym‧pa‧no‧cen‧te‧sis [ˌtɪmpənəʊsenˈtiːsɪs] *n* Myringotomie *f,* Parazentese *f.*
tym‧pan‧o‧gram [tɪmˈpænəgræm] *n* Tympanogramm *nt.*
tym‧pa‧no‧man‧dib‧u‧lar [ˌtɪmpənəʊmænˈdɪbjələr] *adj* Paukenhöhle u. Unterkiefer/Mandibula betr.
tym‧pa‧no‧mas‧toi‧di‧tis [tɪmpənəʊˌmæstɔɪˈdaɪtɪs] *n* Tympanomastoiditis *f.*
tym‧pa‧no‧me‧a‧to‧mas‧toid‧ec‧to‧my [ˌtɪmpənəʊmɪˌeɪtəʊˌmæstɔɪˈdektəmɪ] *n* radikale Mastoidektomie *f.*
tym‧pa‧nom‧e‧try [tɪmpəˈnɑmətrɪ] *n* Tympanometrie *f.*
tym‧pa‧no‧pho‧nia [ˌtɪmpənəʊˈfəʊnɪə] *n* **1.** Tympanophonie *f,* Autophonie *f.* **2.** Ohrenklingen *nt,* Ohrensausen *nt,* Ohrgeräusche *pl,* Tinnitus (aurium) *m.*

tym·pa·noph·o·ny [tɪmpə'nɑfəni] *n* → tympanophonia.
tym·pa·no·plas·ty ['tɪmpənəʊplæstɪ] *n* Paukenhöhlenplastik *f*, Tympanoplastik *f*.
tym·pa·no·scle·ro·sis [ˌtɪmpənəʊsklɪ'rəʊsɪs] *n* Pauken(höhlen)-sklerose *f*, Tympanosklerose *f*.
tym·pa·not·o·my [tɪmpə'nɑtəmɪ] *n* **1.** Pauken(höhlen)punktion *f*, Tympanotomie *f*. **2.** Myringotomie *f*, Parazentese *f*.
tym·pa·nous ['tɪmpənəs] *adj* Tympanie betr., tympanisch, tympanitisch; gebläht.
tym·pa·num ['tɪmpənəm] *n, pl* **tym·pa·nums, tym·pa·na** ['tɪmpənə] *anat.* **1.** Paukenhöhle *f*, Tympanon *nt*, Tympanum *nt*, Cavum tympani, Cavitas tympanica. **2.** *inf.* Trommelfell *nt*, Membrana tympanica.
tym·pa·ny ['tɪmpənɪ] *n* Tympanie *f*.
type [taɪp] **I** *n* Typ *m*, Typus *m*; Muster *nt*, Modell *nt*, Standard *m*; Art *f*, Sorte *f*. **II** *vt* (*Blutgruppe, Gentyp*) bestimmen.
  blood type Blutgruppe *f*.
  body type Konstitutionstyp *m*.
  concave facial type Tellergesicht *nt*, Schüsselgesicht *nt*, Dish-face *nt*.
  constitutional type Konstitutionstyp *m*.
  Déjérine-Landouzy type fazio-skapulo-humerale Muskeldystrophie *f*, Landouzy-Déjérine-Krankheit *f*, Landouzy-Déjérine-Syndrom *nt*, Landouzy-Déjérine-Typ *m*.
  Kalmuck type Down-Syndrom *nt*, Trisomie 21 *f*, Trisomie 21-Syndrom *nt*, Mongolismus *m*, Mongoloidismus *m*.
  low angle type Short-face-Syndrom *nt*, skelettaler tiefer Biß *m*.
ty·phic ['taɪfɪk] *adj* Typhus betr., Typhus-.
typh·li·tis [tɪf'laɪtɪs] *n* **1.** Blinddarmentzündung *f*, Zäkumentzündung *f*, Typhlitis *f*. **2.** Wurmfortsatzentzündung *f*, *inf.* Blinddarmentzündung *f*, Appendizitis *f*, Appendicitis *f*.
typh·lo·en·ter·i·tis [ˌtɪfləentə'raɪtɪs] *n* Blinddarmentzündung *f*, Zäkumentzündung *f*, Typhlitis *f*.
typh·lon ['tɪflɑn] *n* Blinddarm *m*, Zäkum *nt*, Zökum *nt*, Caecum *nt*, Intestinum caecum.
ty·phoi·dal [taɪ'fɔɪdl] *adj* → typhous.
ty·phous ['taɪfəs] *adj* Typhus betr., typhusartig, typhusähnlich, typhös, Typhus-.
ty·phus ['taɪfəs] *n* Fleckfieber *nt*.
  canine typhus 1. Kanikolafieber *nt*, Canicolafieber *nt*, Leptospirosis canicola. **2.** Stuttgarter-Hundeseuche *f*.
  classic typhus → epidemic typhus.
  endemic typhus endemisches/murines Fleckfieber *nt*, Ratten-, Flohfleckfieber *nt*.
  epidemic typhus epidemisches/klassisches Fleckfieber *nt*, Läusefleckfieber *nt*, Fleck-, Hunger-, Kriegstyphus *m*, Typhus exanthematicus.
  European typhus → epidemic typhus.
  exanthematous typhus → epidemic typhus.
  flea-borne typhus → endemic typhus.
  louse-borne typhus → epidemic typhus.
  Manchurian typhus → endemic typhus.
  Mexican typhus → endemic typhus.
  mite typhus → tropical typhus.
  mite-borne typhus → tropical typhus.
  Moscow typhus → endemic typhus.
  murine typhus → endemic typhus.
  scrub typhus → tropical typhus.
  tropical typhus japanisches Fleckfieber *nt*, Scrub-Typhus *m*, Milbenfleckfieber *nt*, Tsutsugamushi-Fieber *nt*.
typ·ing ['taɪpɪŋ] *n immun., hema.* (Blutgruppen-, Gentypen-)Bestimmung *f*, Typing *nt*, Typisierung *f*.
  blood typing Blutgruppenbestimmung *f*.
ty·po·dont ['taɪpədɑnt] *n* Typodont *m*.
ty·ra·mine [taɪrəmi:n] *n* Tyramin *nt*, Tyrosamin *nt*.
tyro- *pref.* Käse-, Tyr(o)-.
ty·roid ['taɪrɔɪd] *adj* käseartig, käseähnlich, käsig.
ty·ro·ma [taɪ'rəʊmə] *n* käsiger Tumor *m*, Tyrom *nt*.
ty·ro·ma·to·sis [ˌtaɪrəmə'təʊsɪs] *n patho.* Verkäsung *f*, verkäsende Degeneration *f*.
ty·ros·a·mine [taɪ'rɑsəmi:n] *n* → tyramine.
ty·ro·sine ['taɪrəsi:n, -sɪn] *n* Tyrosin *nt*.
ty·ro·sin·e·mia [ˌtaɪrəsɪ'ni:mɪə] *n* (Hyper-)Tyrosinämie *f*.
ty·ro·sis [taɪ'rəʊsɪs] *n patho.* Verkäsung *f*, Tyrosis *f*.
ty·ro·thri·cin [taɪrə'θraɪsɪn] *n pharm.* Tyrothricin *nt*.
ty·ro·tox·i·co·sis [taɪrəˌtɑksɪ'kəʊsɪs] *n* Käsevergiftung *f*, Tyrotoxikose *f*.

U

u·bi·qui·none [juːˈbɪkwɪnəʊn, ˌjuːbɪkwɪˈnəʊn] *n* Ubichinon *nt*.
u·biq·ui·tous [juːˈbɪkwɪtəs] *adj* überall vorkommend, allgegenwärtig, ubiquitär.
ul·cer [ˈʌlsər] *n patho.* Geschwür *nt*, Ulkus *nt*, Ulcus *nt*.
  Aden ulcer kutane Leishmaniose *f*, Hautleishmaniose *f*, Orientbeule *f*, Leishmaniasis cutis.
  chancroid ulcer → venereal ulcer.
  chancroidal ulcer → venereal ulcer.
  Clarke's ulcer knotiges/solides/noduläres/nodulo-ulzeröses Basaliom *nt*, Basalioma exulcerans, Ulcus rodens.
  corrosive ulcer Noma *f*, Wangenbrand *m*, Wasserkrebs *m*, infektiöse Gangrän *f* des Mundes, Cancer aquaticus, Chancrum oris, Stomatitis gangraenosa.
  decubital ulcer Wundliegen *nt*, Dekubitalulkus *nt*, Dekubitalgeschwür *nt*, Dekubitus *m*, Decubitus *m*.
  decubitus ulcer → decubital ulcer.
  denture ulcer Prothesengeschwür *nt*, Prothesendruckstelle *f*, Dekubitalulkus *nt*, Dekubitalgeschwür *nt*.
  duodenal ulcer Zwölffingerdarmgeschwür *nt*, Duodenalulkus *nt*, Ulcus duodeni.
  gastric ulcer Magengeschwür *nt*, Magenulkus *nt*, Ulcus ventriculi.
  gastric mucosal ulcer Magenschleimhautgeschwür *nt*, Ulcus ventriculi simplex.
  hard ulcer → syphilitic ulcer.
  herpetic ulcer Herpesgeschwür *nt*, Herpesulkus *nt*.
  kissing ulcer Abklatschgeschwür *nt*.
  mucosal ulcer Schleimhautgeschwür *nt*, Schleimhautulkus *nt*.
  oropharyngeal ulcer oropharyngeales Ulkus *nt*.
  peptic ulcer peptisches Ulkus *nt*, Ulcus pepticum.
  pudendal ulcer Lymphogranuloma inguinale/venereum, Lymphopathia venerea, klimatischer Bubo *m*, Morbus *m* Durand-Nicolas-Favre, vierte Geschlechtskrankheit *f*, Poradenitis inguinalis.
  rodent ulcer knotiges/solides/noduläres/nodulo-ulzeröses Basaliom *nt*, Basalioma exulcerans, Ulcus rodens.
  soft ulcer → venereal ulcer.
  sublingual ulcer Ulcus frenuli linguae.
  syphilitic ulcer harter Schanker *m*, Hunter-Schanker *m*, syphilitischer Primäraffekt *m*, Ulcus durum.
  venereal ulcer weicher Schanker *m*, Chankroid *nt*, Ulcus molle.
  ventricular ulcer → gastric ulcer.
ul·cer·ate [ˈʌlsəreɪt] **I** *vt* eitern *od.* schwären lassen. **II** *vi* geschwürig werden, schwären, eitern, eitrig werden; ulzerieren; exulzerieren.
ul·cer·at·ed [ˈʌlsəreɪtɪd] *adj* eitrig, eiternd, vereitert; ulzeriert; exulzeriert.
ul·cer·a·tion [ˌʌlsəˈreɪʃn] *n* **1.** (Ver-)Eiterung *f*, Geschwür(sbildung *f*) *nt*, Ulzeration *f*; Exulzeration *f*. **2.** *patho.* Geschwür *nt*, Ulkus *nt*, Ulcus *nt*.
  aphthous ulceration aphthöse Ulzeration *f*.
ul·cer·a·tive [ˈʌlsəreɪtɪv, -sərət-] *adj* **1.** geschwürig, ulzerativ, ulzerös, eitrig, eiternd, Eiter-, Geschwür(s)-. **2.** Geschwüre hervorrufend *od.* verursachend, ulzerogen.
ul·cer·o·car·ci·no·ma [ˌʌlsərəʊˌkɑːrsɪˈnəʊmə] *n* → ulcer *carcinoma*.
ul·cer·o·gen·ic [ʌlsərəʊˈdʒenɪk] *adj* Geschwüre hervorrufend, ulzerogen.
ul·cer·ous [ˈʌlsərəs] *adj* → ulcerative.
u·lec·to·my [juːˈlektəmɪ] *n* **1.** *ortho.* Narbenausschneidung *f*, Narbenexzision *f*. **2.** *dent.* Zahnfleischabtragung *f*, Gingivektomie *f*, Gingivoektomie *f*.
u·lem·or·rha·gia [ˌjuːleməˈreɪdʒ(ɪ)ə] *n* Zahnfleischblutung *f*.
u·li·tis [jəˈlaɪtɪs] *n* Zahnfleischentzündung *f*, Gingivitis *f*.
ul·na [ˈʌlnə] *n, pl* **ul·nas, ul·nae** [ˈʌlniː] Ulna *f*.
ulo- *pref.* **1.** Narben-, Ul(o)-. **2.** Zahnfleisch-, Ul(o)-, Gingiva-.
u·loid [ˈjuːlɔɪd] *adj* narbenartig, narbig.
u·lor·rha·gia [ˌjuːləˈreɪdʒ(ɪ)ə] *n* (massive) Zahnfleischblutung *f*.
u·lor·rhea [juːləʊˈrɪə] *n* Zahnfleisch(sicker)blutung *f*.
u·lot·o·my [juːˈlɒtəmɪ] *n* **1.** *chir.* Narbendurchtrennung *f*, Narbenrevision *f*. **2.** *dent.* Zahnfleischschnitt *m*.
u·lo·trip·sis [juːləʊˈtrɪpsɪs] *n* Zahnfleischmassage *f*.
ul·tra·cen·tri·fuge [ʌltrəˈsentrɪfjuːdʒ] *n* Ultrazentrifuge *f*.
ul·tra·fil·ter [ʌltrəˈfɪltər] *n* Ultrafilter *m*; semipermeable Membran *f*.
ul·tra·fil·tra·tion [ˌʌltrəfɪlˈtreɪʃn] *n* Ultrafiltration *f*.
ul·tra·mi·cro·a·nal·y·sis [ʌltrəˌmaɪkrəʊəˈnæləsɪs] *n* Ultramikroanalyse *f*.
ul·tra·mi·cro·scope [ʌltrəˈmaɪkrəskəʊp] *n* Ultramikroskop *nt*.
ul·tra·mi·cro·scop·ic [ʌltrəˌmaɪkrəˈskɒpɪk] *adj* **1.** Ultramikroskop betr., ultramikroskopisch. **2.** (*Größe*) ultramikroskopisch, submikroskopisch, ultravisibel.
ul·tra·mi·cros·co·py [ˌʌltrəmaɪˈkrɒskəpɪ] *n* Ultramikroskopie *f*.
ul·tra·mi·cro·tome [ʌltrəˈmaɪkrətəʊm] *n* Ultramikrotom *nt*.
ul·tra·red [ˌʌltrəˈred] **I** *n* Ultrarot *nt*, Infrarot *nt*, Ultrarotlicht *nt*, Infrarotlicht *nt*, IR-Licht *nt*, UR-Licht *nt*. **II** *adj* infrarot, ultrarot.
ul·tra·son·o·gram [ʌltrəˈsɒnəɡræm] *n* Sonogramm *nt*.
ul·tra·son·o·graph·ic [ʌltrəˌsɒnəˈɡræfɪk] *adj* Ultraschall betr., sonographisch, Ultraschall-, Ultrasono-.
ul·tra·so·nog·ra·phy [ˌʌltrəsəˈnɒɡrəfɪ] *n* Ultraschalldiagnostik *f*, Sonographie *f*.
  Doppler ultrasonography Doppler-Sonographie *f*.
ul·tra·sound [ˈʌltrəsaʊnd] *n* Ultraschall *m*, Ultraschallstrahlen *pl*, Ultraschallwellen *pl*.
ul·tra·vi·o·let [ˌʌltrəˈvaɪəlɪt] **I** *n* Ultraviolett *nt*, Ultraviolettlicht *nt*, Ultraviolettstrahlung *f*, UV-Licht *nt*, UV-Strahlung *f*. **II** *adj* ultraviolett, Ultraviolett-, UV-.
ul·tra·vis·i·ble [ʌltrəˈvɪzəbl] *adj* (*Größe*) ultramikroskopisch, submikroskopisch, ultravisibel.
um·bil·i·cal [ʌmˈbɪlɪkl] *adj* Nabel betr., umbilikal, Nabel-, Umbilikal-.
um·bil·i·cus [ʌmˈbɪlɪkəs, ˌʌmbɪˈlaɪkəs] *n anat.* Nabel *m*, Umbilikus *m*, Umbilicus *m*, Omphalos *m*, Umbo *m*.
um·bo [ˈʌmbəʊ] *n* → umbilicus.
un·a·dul·ter·at·ed [ʌnəˈdʌltəreɪtɪd] *adj chem., pharm.* rein, pur, echt, unverfälscht, unverdünnt.
un·af·fect·ed [ʌnəˈfektɪd] *adj* **1.** (*Organ*) nicht befallen, nicht affiziert, gesund (*by* von). **2.** unberührt, unbeeinflußt (*by* von).
un·aid·ed [ʌnˈeɪdɪd] *adj* alleine, ohne Hilfe (*by* von); (*Augen*) ohne Brille.
un·ap·proach·a·ble [ʌnəˈprəʊtʃəbl] *adj chir.* unzugänglich, nicht angehbar.
un·as·sist·ed [ʌnəˈsɪstɪd] *adj* ohne Hilfe, ohne Assistenz *od.* Unterstützung (*by* von).
un·at·tached [ʌnəˈtætʃt] *adj anat.* nicht festgewachsen, lose, frei.
un·at·tend·ed [ʌnəˈtendɪd] *adj* unbeaufsichtigt, ohne Aufsicht; (*Kind*) vernachlässigt; (*Wunde*) unversorgt; (*Krankheit*) unbehandelt; *techn.* ohne Wartung.
un·bear·a·ble [ʌnˈbeərəbl] *adj* unerträglich.
un·born [ʌnˈbɔːrn] *adj* ungeboren.
un·ci·na·ri·a·sis [ˌʌnsənəˈraɪəsɪs] *n* **1.** Uncinariasis *f*. **2.** Hakenwurmbefall *m*, Hakenwurminfektion *f*, Ankylostomiasis *f*, Ankylostomatosis *f*, Ankylostomatidose *f*.
un·com·mu·ni·ca·ble [ˌʌnkəˈmjuːnɪkəbl] *adj* (*Krankheit*) nicht ansteckend *od.* übertragbar.
un·com·ple·ment·ed [ʌnˈkɒmpləmentɪd] *adj immun.* nicht an Komplement gebunden, inaktiv.
un·com·pli·cat·ed [ʌnˈkɒmplɪkeɪtɪd] *adj* einfach, unkompliziert; (*Fraktur*) glatt.
un·con·di·tioned [ˌʌnkənˈdɪʃənd] *adj psycho.* angeboren, unbedingt.
un·con·scious [ʌnˈkɒnʃəs] **I** *n* **the unconscious** das Unbewußte. **II** *adj* **1.** (*a. psycho.*) unbewußt, unwillkürlich. **2.** bewußtlos, besinnungslos, ohnmächtig. **3.** (*Materie*) leblos.

un·con·scious·ness [ʌn'kɑnʃəsnɪs] *n* **1.** Unbewußtheit *f*. **2.** Bewußtlosigkeit *f*, Besinnungslosigkeit *f*, Ohnmacht *f*.
un·con·tam·i·nat·ed [ˌʌnkən'tæmɪneɪtɪd] *adj* nicht verunreinigt *od.* verseucht *od.* infiziert *od.* vergiftet.
un·con·trol·la·ble [ˌʌnkən'trəʊləbl] *adj* **1.** unkontrollierbar; (*Seuche*) nicht einzudämmen. **2.** unbeherrscht, unkontrolliert.
un·co·op·er·a·tive [ˌʌnkəʊ'ɑp(ə)rətɪv] *adj* (*Patient*) nicht kooperativ.
un·co·or·di·nat·ed [ˌʌnkəʊ'ɔːrdneɪtɪd] *adj* unkoordiniert.
un·cov·er [ʌn'kʌvər] *vt* aufdecken, bloßlegen, entblößen, freilegen.
unc·tion ['ʌŋkʃn] *n* **1.** Einreibung *f*, (Ein-)Salbung *f*, Unktion *f*. **2.** *pharm.* Salbe *f*. **3.** *fig.* Trost *m*, Balsam *m* (*to* für).
unc·tious ['ʌŋkʃəs] *adj* ölig, fettig.
unc·tu·ous ['ʌŋktʃəwəs] *adj* → unctious.
un·dam·aged [ʌn'dæmɪdʒd] *adj* heil, unversehrt, unbeschädigt.
un·der·de·vel·oped [ˌʌndərdɪ'veləpt] *adj* **1.** *radiol., phys.* unterentwickelt. **2.** (körperlich *od.* geistig) zurückgeblieben, unterentwickelt, mangelhaft entwickelt.
un·der·di·ag·nose [ʌndər'daɪəgnəʊz] *vt* **1.** (*Krankheit*) übersehen; (*Diagnose*) übersehen. **2.** eine Krankheit zu selten diagnostizieren.
un·der·dose [*n* ˌʌndərdəʊs; *v* ˌʌndər'dəʊs] **I** *n* zu geringe Dosis *f*, Unterdosierung *f*. **II** *vt* zu gering dosieren, unterdosieren; jdm. eine zu geringe Dosis verabreichen.
un·der·fed [ˌʌndər'fed] *adj* unterernährt.
un·der·feed·ing [ˌʌndər'fiːdɪŋ] *n* Unterernährung *f*, Mangelernährung *f*.
un·der·lip ['ʌndərlɪp] *n* Unterlippe *f*.
un·der·nour·ished [ˌʌndər'nɔrɪʃt] *adj* unterernährt, mangelernährt, fehlernährt.
un·der·nour·ish·ment [ˌʌndər'nɔrɪʃmənt] *n* Unterernährung *f*, Mangelernährung *f*, Fehlernährung *f*.
un·der·nu·tri·tion [ˌʌndərn(j)uː'trɪʃn] *n* → undernourishment.
un·der·per·fused [ˌʌndərpər'fjuːzd] *adj* minderdurchblutet, hypoperfundiert.
un·der·size ['ʌndərsaɪz] *adj* unterentwickelt, unter Normalgröße, zu klein.
un·der·sized ['ʌndərsaɪzd] *adj* → undersize.
un·der·ven·ti·la·tion [ˌʌndərˌventə'leɪʃn] *n* alveoläre Minderbelüftung *f*, Mangelventilation *f*, Minderventilation *f*, Hypoventilation *f*.
un·der·weight ['ʌndərweɪt] **I** *n* Untergewicht *nt*. **II** *adj* untergewichtig.
un·de·ter·mined [ˌʌndɪ'tɜrmɪnd] *adj* **1.** unbestimmt, ungewiß, vage. **2.** unentschlossen, unschlüßig; unentschieden.
un·de·vel·oped [ˌʌndɪ'veləpd] *adj* unentwickelt, schlecht entwickelt, nicht ausgebildet.
un·di·ag·nosed [ʌn'daɪəgnəʊzd] *adj* unerkannt, nicht diagnostiziert.
un·dif·fer·en·ti·at·ed [ʌnˌdɪfə'renʃɪeɪtɪd] *adj* undifferenziert, gleichartig, homogen; *patho.* entdifferenziert.
un·dif·fer·en·ti·a·tion [ʌnˌdɪfəˌrenʃɪ'eɪʃn] *n patho.* Entdifferenzierung *f*.
un·di·gest·i·ble [ˌʌndaɪ'dʒestɪbl, -dɪ-] *adj* unverdaulich.
un·dis·solved [ˌʌndɪ'zɑlvd] *adj chem.* nicht (auf-)gelöst, ungelöst.
un·du·lant ['ʌndʒələnt, 'ʌnd(j)ə-] *adj* → undulating.
un·du·lat·ed ['ʌndʒəleɪtɪd, 'ʌnd(j)ə-] *adj* wellig, wellenförmig, gewellt, Wellen-.
un·du·lat·ing ['ʌndʒəleɪtɪŋ, 'ʌnd(j)ə-] *adj* **1.** wellig, wellenförmig, gewellt, Wellen-. **2.** wellenförmig (verlaufend), undulierend; wallend, wogend.
un·du·la·tion [ʌndʒə'leɪʃn, 'ʌnd(j)ə-] *n phys.* Wellengang *m*, Wellenbewegung *f*, Wellenlinie *f*, Schwingung(sbewegung *f*) *f*, Undulation *f*.
un·du·la·to·ry ['ʌndʒələtɔːriː, -təʊ-, 'ʌnd(j)ə-] *adj* → undulating.
un·e·qual [ʌn'iːkwəl] *adj* **1.** ungleich, unterschiedlich (groß); ungleichförmig. **2.** *mathe.* ungerade. **3.** *bio., histol.* inäqual.
un·even [ʌn'iːvən] *adj* **1.** nicht glatt, uneben, höckerig. **2.** *mathe.* ungerade. **3.** *fig.* unausgeglichen. **4.** ungleich, ungleichartig.
un·fer·tile [ʌn'fɜrtl, -taɪl] *adj* unfruchtbar, infertil.
unfit [ʌn'fɪt] *adj* **1.** untauglich, unfähig (*for* zu). **unfit for life** lebensuntüchtig. **2.** unpassend, nicht geeignet.
un·fit·ness [ʌn'fɪtnɪs] *n* Untauglichkeit *f*.
un·guent ['ʌŋgwənt] *n pharm.* Salbe *f*, Unguentum *nt*.
un·guen·tum [ʌŋ'gwentəm] *n, pl* **un·guen·ta** [ʌŋ'gwentə] → unguent.
un·healthy [ʌn'helθɪ] *adj* **1.** ungesund, kränkelnd; krankhaft. **2.** ungesund, gesundheitsschädlich.
uni- *pref.* Ein-, Uni-, Mon(o)-.

u·ni·ar·tic·u·lar [ˌjuːnɪɑːr'tɪkjələr] *adj* nur ein Gelenk betr., mon(o)artikulär.
u·ni·ax·i·al [juːnɪ'æksɪəl] *adj* einachsig.
u·ni·cel·lu·lar [juːnɪ'seljələr] *adj* einzellig, unizellular, unizellulär.
u·ni·cen·tral [juːnɪ'sentrəl] *adj* monozentral, monozentrisch, unizentral, unizentrisch.
u·ni·cen·tric [juːnɪ'sentrɪk] *adj* → unicentral.
u·ni·cus·pid [ˌjuːnɪ'kʌspɪd] *adj* mit einem Höcker, einhöckerig.
u·ni·cus·pi·date [ˌjuːnɪ'kʌspɪdeɪt] *adj* mit einem Höcker, einhöckerig.
u·ni·fo·cal [juːnɪ'fəʊkl] *adj* einen Fokus betr., von einem Herd ausgehend, unifokal.
u·ni·form ['juːnɪfɔːrm] *adj* **1.** gleichförmig, uniform; gleichbleibend, konstant. **2.** einheitlich, uniform, Einheits-. **3.** eintönig, einförmig.
u·ni·form·i·ty [juːnɪ'fɔːrmətɪ] *n* **1.** Gleichförmigkeit *f*, Uniformität *f*, Konstanz *f*. **2.** Einheitlichkeit *f*, Uniformität *f*. **3.** Eintönigkeit *f*, Einförmigkeit *f*.
u·ni·lat·er·al [juːnɪ'lætərəl] *adj* nur eine Seite betr., einseitig, halbseitig, unilateral.
un·im·paired [ˌʌnɪm'peərd] *adj* **1.** unvermindert, unbeeinträchtigt. **2.** unbeschädigt, intakt, nicht befallen.
un·in·hib·it·ed [ˌʌnɪn'hɪbətɪd] *adj* ungehemmt, nicht gehemmt.
un·in·jured [ʌn'ɪndʒərd] *adj* unverletzt, unverwundet.
un·in·tend·ed [ˌʌnɪn'tendɪd] *adj* unbeabsichtigt, unabsichtlich.
un·in·ten·tion·al [ˌʌnɪn'tenʃənl] *adj* → unintended.
u·ni·nu·cle·ar [ˌjuːnɪ'n(j)uːklɪər] *adj* einkernig, mononukleär.
u·ni·nu·cle·at·ed [juːnɪ'n(j)uːklɪeɪtɪd] *adj* → uninuclear.
u·ni·oc·u·lar [juːnɪ'ɑkjələr] *adj* nur ein Auge betr., uniokulär, monokulär.
u·ni·po·lar [juːnɪ'pəʊlər] *adj* einpolig, unipolar, Einpol-, Unipolar-; monopolar.
u·nit ['juːnɪt] *n* **1.** Einheit *f*; *phys., biochem.* (Grund-, Maß-)Einheit *f*. **2.** *pharm.* Einheit *f*, Dosis *f*, Menge *f*. **3.** *techn.* (Bau-)Einheit *f*; Anlage *f*, Gerät *nt*. **4.** *mathe.* Einer *m*, Einheit *f*. **5.** (*Krankenhaus*) Station *f*, Abteilung *f*.
Angström unit Angström-Einheit *f*, Angström *nt*.
C & L unit C & L-Geschiebe *nt*.
Collip unit Collip-Einheit *f*.
combined unit Kombinationsgeschiebe *nt*, zusammengesetztes Geschiebe *nt*.
Crismani combined unit Crismani-Kombinationsgeschiebe *nt*.
critical care unit → intensive care unit.
Dalbo extracoronal unit Dalbo-Scharnier-Resilienzgelenk *nt*, Scharnier-Resilienzgelenk *nt* nach Dalla Bona.
Dalbo stud unit Dalbo-Geschiebe *nt*, Dalbo-Geschiebe-Gelenk *nt*.
Dolder bar unit Dolder-Steggeschiebe *nt*, Steggeschiebe *nt* nach Dolder, Dolder-Geschiebe *nt*.
enzyme unit Enzymeinheit *f*.
unit of heat → heat unit.
heat unit *phys.* Wärmeeinheit *f*.
Hruska unit Hruska-Verankerung *f*.
infectious unit *micro.* infektiöses Agens *nt*, infektiöse Einheit *f*.
intensive care unit Intensivstation *f*, Wachstation *f*.
international unit internationale Einheit *f*, international unit.
international unit of enzyme activity internationale Einheit *f* der Enzymaktivität, Enzymeinheit *f*.
Ipsoclip unit Ipsoclip *m*.
unit of measure Maßeinheit *f*.
motor unit motorische Einheit *f*.
Oxford unit Oxford-Einheit *f*.
Pressomatic unit Pressomatic-Attachment *nt*, Pressomatic-System *nt*.
projection unit Geschiebe *nt*.
Schubiger screw unit Schubiger-Einheit *f*.
SI unit SI-Einheit *f*.
Stern stress-breaker unit Stern-Geschiebe *nt*, Stern-Streßbrakerattachment *nt*.
taxonomic unit Taxon *nt*.
thermal unit → heat unit.
x-ray unit Röntgenanlage *f*, Röntgengerät *nt*, Röntgeneinheit *f*.
u·nite [juː'naɪt] **I** *vt* (*a. chem., techn.*) verbinden, vereinigen. **II** *vi* **1.** (*a. chem., techn.*) verbinden (*to, with* mit); s. vereinigen. **2.** (*Wundränder*) zusammenwachsen; (*Zellen*) verschmelzen.
u·ni·va·lent [juːnɪ'veɪlənt, juːˈnɪvə-] *adj* einwertig, univalent, monovalent.
un·known [ʌn'nəʊn] *adj* unbekannt (*to*). **unknown to the patient** ohne Wissen des Patienten.
un·law·ful [ʌn'lɔːfəl] *adj* **1.** ungesetzlich, rechtswidrig, illegal. **2.** unehelich.

un·law·ful·ness [ʌn'lɔːfəlnɪs] *n* Ungesetzlichkeit *f*, Rechtswidrigkeit *f*, Illegalität *f*.
un·man·age·a·ble [ʌn'mænɪdʒəbl] *adj* **1.** (*Patient*) schwierig, schwer zu führen. **2.** unkontrollierbar.
un·nat·u·ral [ʌn'nætʃ(ə)rəl] *adj* **1.** unnatürlich; krankhaft; anomal, abnorm. **2.** widernatürlich; ungeheuerlich, abscheulich.
un·pal·at·a·ble [ʌn'pælətəbl] *adj* ungenießbar.
un·pleas·ant [ʌn'plezənt] *adj* **1.** unangenehm. **2.** (*Atem*) schlecht; (*Geruch*) widerlich.
un·re·lieved [ˌʌnrɪ'liːvd] *adj* ungemildert, nicht gemildert; (*Schmerz*) nicht nachlassend, gleichbleibend, unvermindert; (*Erbrechen*) unstillbar.
un·re·spon·sive [ˌʌnrɪ'spɒnsɪv] *adj* **1.** unempfänglich (*to* für); nicht ansprechend *od.* reagierend (*to* auf). **unresponsive to treatment. 2.** teilnahmslos.
un·rest [ʌn'rest] *n* (innere) Unruhe *f*, Nervosität *f*; Ruhelosigkeit *f*.
un·rest·ful [ʌn'restfəl] *adj* unruhig, ruhelos; nervös, zappelig.
un·re·strained [ˌʌnrɪ'streɪnd] *adj* **1.** hemmungslos. **2.** uneingeschränkt; ungehemmt.
un·safe [ʌn'seɪf] *adj* unsicher, gefährlich.
un·sat·is·fac·to·ry [ʌnˌsætɪs'fækt(ə)rɪ] *adj* unbefriedigend, nicht zufriedenstellend; (*Mittel*) unwirksam; (*Leistung*) unzureichend.
un·sat·u·rat·ed [ʌn'sætʃəreɪtɪd] *adj chem., biochem.* ungesättigt.
un·sound [ʌn'saʊnd] *adj* **1.** ungesund; (*Essen*) schlecht, verdorben. **2. unsound of mind** unzurechnungsfähig, geisteskrank.
un·spe·cif·ic [ˌʌnspɪ'sɪfɪk] *adj* unspezifisch, nicht spezifisch.
un·sta·ble [ʌn'steɪbl] *adj* **1.** *chem.* instabil. **2.** schwankend, wechselnd; (*Person*) unbeständig. **3.** nicht stabil, nicht fest.
un·stained [ʌn'steɪnd] *adj* ungefärbt.
un·stead·i·ness [ʌn'stedɪnɪs] *n* Unsicherheit *f*, Wackeligkeit *f*, Schwanken *nt*, Unstetigkeit *f*; Unregelmäßigkeit *f*.
un·stead·y [ʌn'stedɪ] *adj* unsicher, wackelig, schwankend, unstet; unregelmäßig.
un·treat·a·ble [ʌn'triːtəbl] *adj* nicht behandelbar, unheilbar.
un·treat·ed [ʌn'triːtɪd] *adj* unbehandelt.
un·well [ʌn'wel] *adj* **be/feel unwell 1.** s. unwohl/unpäßlich fühlen. **2.** menstruierend.
un·wound·ed [ʌn'wuːndɪd] *adj* unverletzt, unverwundet.
up·most ['ʌpməʊst] *adj* → uppermost.
up·per ['ʌpər] **I** *n* Oberzahn *m*; **uppers** *pl* obere (Zahn-)Prothese *f*. **II** *adj* obere(r, s), höhere(r, s), Ober-; höherliegend, höherstehend, höhergelegen.
up·per·most ['ʌpərməʊst] *adj* höchste(r, s), größte(r, s), oberste(r, s).
up·set [*n* 'ʌpset; *adj, v* ʌp'set] **I** *n* **1.** (Magen-)Verstimmung *f*. **2.** (leichte) Störung *f*; Ärger *m*, Verstimmung *f*; Verwirrung *f*, Unordnung *f*. **II** *adj* **3.** (*Magen*) verstimmt. **4.** bestürzt, bedrückt, verletzt, gekränkt (*about* über); aufgeregt (*about* wegen); mitgenommen; (*Kind*) durcheinander. **III** *vt* **5.** (*Magen*) verstimmen. **6.** erschüttern, bestürzen, mitnehmen, aus der Fassung bringen; verletzen, weh tun; ärgern. **7.** durcheinanderbringen, stören.
up·take ['ʌpteɪk] *n* **1.** *physiol.* Aufname *f*, Aufnehmen *nt*; *radiol.* Uptake *nt/f*. **2.** Auffassungsvermögen *nt*. **3.** Annahme *f*, Akzeptierung *f*, Anerkennung *f*.
u·ra·nis·co·chasm [jʊərə'nɪskəkæzəm] *n* → uranoschisis.
u·ra·nis·co·chas·ma [jʊərəˌnɪskə'kæzmə] *n* → uranoschisis.
u·ra·nis·co·ni·tis [jʊərəˌnɪskə'naɪtɪs] *n* Gaumenentzündung *f*, Uranitis *f*.
u·ra·nis·co·plas·ty [jʊərə'nɪskəplæstɪ] *n* → uranoplasty.
u·ra·nis·cor·rha·phy [ˌjʊərənɪs'kɒrəfɪ] *n* Gaumennaht *f*, Uranorrhaphie *f*, Staphylorrhaphie *f*.
u·ra·nis·cus [jʊərə'nɪskəs] *n* Gaumen *m*; *anat.* Palatum *nt*.
u·ra·ni·um [jʊ'reɪnɪəm] *n* Uran *nt*.
urano- *pref.* Gaumen-, Urano(-), Palat(o)-, Staphyl(o)-.
u·ra·no·plas·ty ['jʊərənəʊplæstɪ] *n* Gaumenplastik *f*, Uranoplastik *f*, Staphyloplastik *f*.
u·ra·no·ple·gia [ˌjʊərənəʊ'pliːdʒ(ɪ)ə] *n* Gaumensegellähmung *f*.
u·ra·nor·rha·phy [ˌjʊərə'nɒrəfɪ] *n* Gaumennaht *f*, Uranorrhaphie *f*, Staphylorrhaphie *f*.
u·ra·nos·chi·sis [jʊərə'nɒkəsɪs] *n embryo.* Gaumenspalte *f*, Uranoschisis *f*, Palatoschisis *f*, Palatum fissum.
u·ran·o·schism [jʊə'rænəskɪzəm] *n* → uranoschisis.
u·ra·no·staph·y·lo·plas·ty [ˌjʊərənəʊ'stæfɪləplæstɪ] *n* Uranostaphyloplastik *f*.
u·ra·no·staph·y·lor·rha·phy [ˌjʊərənəʊˌstæfɪ'lɒrəfɪ] *n* → uranostaphyloplasty.
u·ra·no·staph·y·los·chi·sis [ˌjʊərənəʊˌstæfɪ'lɒskəsɪs] *n* Uranostaphyloschisis *f*.
u·rate ['jʊəreɪt] *n* Urat *nt*.

u·rea [jʊ'riːə, 'jʊərɪə] *n* Harnstoff *m*, Karbamid *nt*, Carbamid *nt*, Urea *f*.
u·re·ase ['jʊərɪeɪz] *n* Urease *f*.
u·re·ide ['jʊərɪaɪd] *n* Ureid *nt*.
u·re·mia [jə'riːmɪə] *n* Harnvergiftung *f*, Urämie *f*.
ureo- *pref.* Harn(stoff)-, Urea-, Ure(o)-, Uro-.
u·re·sis [jə'riːsɪs] *n* **1.** Harnen *nt*, Urese *f*. **2.** Harnlassen *nt*, Wasserlassen *nt*, Urinieren *nt*, Blasenentleerung *f*, Miktion *f*.
u·re·ter ['jʊərətər, jʊə'riːtər] *n* Harnleiter *m*, Ureter *m*.
u·re·than ['jʊərəθæn] *n* Urethan *nt*, Carbaminsäureäthylester *m*.
u·re·thane ['jʊərəθeɪn] *n* → urethan.
u·re·thra [jʊə'riːθrə] *n, pl* **u·re·thras, u·re·thrae** [jʊə'riːθriː] Harnröhre *f*, Urethra *f*.
u·re·thral [jʊə'riːθrəl] *adj* urethral, Harnröhren-, Urethra(l)-, Urethr(o)-.
u·re·thri·tis [ˌjʊərə'θraɪtɪs] *n* Harnröhrenentzündung *f*, Urethritis *f*.
u·ric·ac·i·de·mia [ˌ(j)ʊərɪkˌæsɪ'diːmɪə] *n* Hyperurikämie *f*, Hyperurikosämie *f*.
u·ri·ce·mia [ˌjʊərɪ'siːmɪə] *n* → uricacidemia.
urico- *pref.* Harnsäure-, Urik(o)-, Harn-, Urin-, Uro-, Uri-.
u·ri·co·su·ria [jʊərɪkəʊ's(j)ʊərɪə] *n* **1.** Harnsäureausscheidung *f*, Urikosurie *f*. **2.** Hyperurikosurie *f*, Hyperurikurie *f*.
u·ri·nal ['jʊərɪnl] *n* **1.** Urinflasche *f*, Harnglas *nt*, Urinal *nt*, Urodochium *nt*. **2.** Urinbecken *nt* (in Toiletten), Urinal *nt*. **3.** (Männer-)Toilette *f*, Pissoir *nt*.
u·ri·nate ['jʊərɪneɪt] *vi* die (Harn-)Blase entleeren, Harn *od.* Wasser lassen, harnen, urinieren.
u·ri·na·tion [ˌjʊərɪ'neɪʃn] *n* Harnlassen *nt*, Wasserlassen *nt*, Urinieren *nt*, Blasenentleerung *f*, Miktion *f*.
u·rine ['jʊərɪn] *n* Harn *m*, Urin *m*, Urina *f*.
u·ri·ne·mia [ˌjʊərɪ'niːmɪə] *n* → uremia.
urino- *pref.* Harn-, Urin-, Uri-, Uro-.
u·ri·no·gen·i·tal [ˌjʊərɪnəʊ'dʒenɪtl] *adj* → urogenital.
u·ro·bi·lin [jʊərəʊ'baɪlɪn, -'bɪlɪn] *n* Urobilin *nt*.
u·ro·bi·lin·o·gen [ˌjʊərəʊbɪ'lɪnədʒən] *n* Urobilinogen *nt*.
u·ro·cyst ['jʊərəʊsɪst] *n* (Harn-)Blase *f*, Vesica urinaria.
u·ro·cys·tic [jʊərəʊ'sɪstɪk] *adj* Harnblase betr., Harnblasen-, Blasen-.
u·ro·cys·ti·tis [ˌjʊərəʊsɪs'taɪtɪs] *n* (Harn-)Blasenentzündung *f*, Zystitis *f*, Cystitis *f*.
u·ro·dyn·ia [jʊərəʊ'dɪnɪə] *n* schmerzhaftes Wasserlassen *nt*, Urodynie *f*.
u·ro·gen·i·tal [jʊərəʊ'dʒenɪtl] *adj* urogenital, Urogenital-.
u·ro·lith ['jʊərəʊlɪθ] *n* Harnstein *m*, Harnkonkrement *nt*, Urolith *m*.
u·ro·li·thi·a·sis [ˌjʊərəʊlɪ'θaɪəsɪs] *n* Harnsteinleiden *nt*, Urolithiasis *f*.
u·ro·por·phyr·ia [ˌjʊərəʊpɔːr'fɪrɪə] *n* Uroporphyrie *f*, Uroporphyria *f*.
   erythropoietic uroporphyria kongenitale erythropoetische Porphyrie *f*, Günther-Krankheit *f*, Morbus *m* Günther, Porphyria erythropo(i)etica congenita, Porphyria congenita Günther.
u·ro·por·phy·rin [ˌjʊərəʊ'pɔːrfərɪn] *n* Uroporphyrin *nt*.
ur·ti·ca ['ɜːrtɪkə] *n* Quaddel *f*, Urtika *f*, Urtica *f*.
ur·ti·car·i·a [ˌɜːrtɪ'keərɪə] *n patho.* Nesselausschlag *m*, Nesselfieber *nt*, Nesselsucht *f*, Urtikaria *f*, Urticaria *f*.
   cholinergic urticaria Anstrengungsurtikaria *f*, Schwitzurtikaria *f*, cholinergische Urtikaria *f*, Urticaire par effort.
   cold urticaria Kälteurtikaria *f*, Urticaria e frigore.
   congelation urticaria → cold urticaria.
   factitious urticaria *derm.* **1.** Hautschrift *f*, Dermographie *f*, Dermographia *f*, Dermographismus *m*. **2.** dermographische Urtikaria *f*, Urticaria factitia.
   giant urticaria Quincke-Ödem *nt*, angioneurotisches Ödem *nt*.
   light urticaria → solar urticaria.
   papular urticaria Urticaria papulosa chronica, Prurigo simplex subacuta, Prurigo simplex acuta et subacuta adultorum, Strophulus adultorum, Lichen urticatus.
   pressure urticaria Druckurtikaria *f*, Urticaria mechanica.
   solar urticaria Sonnenurtikaria *f*, Sommerurtikaria *f*, Lichturtikaria *f*, photoallergische Urtikaria *f*, Urticaria solaris/photogenica.
ur·ti·car·i·al [ˌɜːrtɪ'keərɪəl] *adj* Urtikaria betr., urtikariell.
ur·ti·ca·tion [ˌɜːrtɪ'keɪʃn] *n* **1.** Nesselbildung *f*, Quaddelbildung *f*. **2.** Brennen *nt*.
use [juːz] **I** *n* **1.** Anwendung *f*, Verwendung *f*, Gebrauch *m*, Benutzung *f*. **for use** zum Gebrauch. **in use** in Gebrauch, gebräuchlich. **in common use** allgemein gebräuchlich. **out of use** außer Gebrauch, nicht mehr gebräuchlich. **with use** durch ständigen Gebrauch. **come into use** in Gebrauch kommen. **fall/go/pass out of use** ungebräuchlich werden. **make use of** benutzen, Gebrauch machen von. **make (a) bad use of** (einen) schlechten Gebrauch machen von. **2.** (*Medi-*

kamente) Einnahme *f*. **for external use (only)** (nur) zur äußerlichen Anwendung, (nur) äußerlich anzuwenden. **3.** Verwendungszweck *m;* Nutzung *f,* Verwertung *f*. **4.** Brauchbarkeit *f,* Nutzbarkeit *f,* Verwendbarkeit *f*. **5.** Zweck *m,* Sinn *m*. **of use to** nützlich für. **of no use** nutzlos, zwecklos, unbrauchbar. **6.** Gewohnheit *f,* Sitte *f,* Brauch *m,* Usus *m,* Praxis *f,* Gepflogenheit *f*. **II** *vt* **7.** gebrauchen, benutzen, benützen, anwenden, verwenden (*on* auf); Gebrauch machen von, (aus-)nutzen. **use care** Sorgfalt anwenden. **use force** Gewalt anwenden. **8.** handhaben.
use up *vt* aufbrauchen, verbrauchen, verwerten; jdn. auslaugen *od.* erschöpfen.
u·ter·us [ˈjuːtərəs] *n anat.* Gebärmutter *f,* Uterus *m,* Metra *f*.
u·tri·cle [ˈjuːtrɪkl] *n anat.* (*Ohr*) Vorhofbläschen *nt,* Utriculus *m* (vestibuli).
u·vea [ˈjuːvɪə] *n* mittlere Augenhaut *f,* Uvea *f,* Tunica vasculosa bulbis.
u·ve·o·en·ceph·a·li·tis [ˌjuːvɪəʊenˌsefəˈlaɪtɪs] *n ophthal.* Harada-Syndrom *nt*.
u·ve·o·par·o·ti·tis [ˌjuːvɪəʊpærəˈtaɪtɪs] *n* Uveoparotitis *f*.
u·vi·form [ˈjuːvɪfɔːrm] *adj* traubenförmig.
u·vi·o·re·sist·ant [ˌjuːvɪəʊrɪˈzɪstənt] *adj* widerstandsfähig gegen UV-Strahlen, UV-resistent.

u·vi·o·sen·si·tive [ˌjuːvɪəʊˈsensɪtɪv] *adj* empfindlich/sensibel gegen UV-Strahlen, UV-empfindlich.
u·vu·la [ˈjuːvjələ] *n, pl* **u·vu·las, u·vu·lae** [ˈjuːvjəliː] *anat.* **1.** Zäpfchen *nt,* zapfenförmige Struktur *f,* Uvula *f*. **2.** (Gaumen-)Zäpfchen *nt,* Uvula *f* (palatina).
bifid uvula Zäpfchenspalte *f,* Uvulaspalte *f,* Uvula bifida.
forked uvula → bifid uvula.
palatine uvula (Gaumen-)Zäpfchen *nt,* Uvula *f* (palatina).
split uvula → bifid uvula.
u·vu·lap·to·sis [ˌjuːvjəlæpˈtəʊsɪs] *n* → uvuloptosis.
u·vu·lar [ˈjuːvjələr] *adj* Zäpfchen betr., uvulär, Zäpfchen-, Uvulo-, Uvula(r)-, Staphyl(o)-.
u·vu·lec·to·my [ˌjuːvjəˈlektəmɪ] *n* Zäpfchenentfernung *f,* Uvulektomie *f*.
u·vu·li·tis [juːvjəˈlaɪtɪs] *n* (Gaumen-)Zäpfchenentzündung *f,* Uvulitis *f,* Staphylitis *f*.
u·vu·lop·to·sis [ˌjuːvjəlɑpˈtəʊsɪs] *n* Zäpfchensenkung *f,* Zäpfchentiefstand *m,* Uvuloptose *f,* Staphyloptose *f*.
u·vu·lot·o·my [ˌjuːvjəˈlɑtəmɪ] *n* Uvulotomie *f,* Staphylotomie *f*.

V

vac·ci·nal ['væksɪnl] *adj* vakzinal, Impf-, Vakzine-.
vac·ci·na·tion [ˌvæksɪ'neɪʃn] *n* (Schutz-)Impfung *f*, Vakzination *f*.
vac·ci·na·tor ['væksɪneɪtər] *n* 1. Impfarzt *m*, Impfärztin *f*. 2. Impfmesser *nt*, Impfnadel *f*.
vac·cine [væk'si:n· 'væksi:n] I *n* Impfstoff *m*, Vakzine *f*, Vakzin *nt*. II *adj* → vaccinal.
  attenuated vaccine attenuierte Vakzine *f*.
  autogenous vaccine Eigenimpfstoff *m*, Autovakzine *f*.
  BCG vaccine BCG-Impfstoff *m*, BCG-Vakzine *f*.
  HB vaccine Hepatitis B-Vakzine *f*.
  heterologous vaccine heterologer Impfstoff *m*, heterologe Vakzine *f*.
  heterotypic vaccine → heterologous vaccine.
  inactivated vaccine Totimpfstoff *m*, Totvakzine *f*, inaktivierter Impfstoff *m*.
  killed vaccine → inactivated vaccine.
  live vaccine Lebendimpfstoff *m*, Lebendvakzine *f*.
  measles vaccine → measles virus vaccine.
  measles virus vaccine Masern-Vakzine *f*.
  mixed vaccine → polyvalent vaccine.
  multivalent vaccine → polyvalent vaccine.
  mumps vaccine → mumps virus vaccine.
  mumps virus vaccine Mumpsimpfstoff *m*, Mumpsvakzine *f*.
  oral vaccine Schluckimpfstoff *m*, Oralvakzin(e *f*) *nt*.
  poliomyelitis vaccine Polio(myelitis)impfstoff *m*, Polio(myelitis)-vakzine *f*.
  polyvalent vaccine polyvalenter Impfstoff *m*.
  rabies vaccine Tollwutvakzine *f*, Rabiesvakzine *f*.
  SP vaccine → split-protein vaccine.
  split-protein vaccine Spaltimpfstoff *m*, Spaltvakzine *f*.
  split-virus vaccine → split-protein vaccine.
  subunit vaccine → split-protein vaccine.
  subvirion vaccine → split-protein vaccine.
  tetanus vaccine Tetanusvakzine *f*.
  varicella vaccine Varicella-Vakzine *f*.
  whole-virus vaccine Ganzvirusimpfstoff *m*.
  whooping-cough vaccine Pertussisvakzine *f*, Pertussisimpfstoff *m*, Keuchhustenvakzine *f*, Keuchhustenimpfstoff *m*.
vac·ci·nee [væksə'ni:] *n* Geimpfter *m*, Impfling *m*.
vac·u·o·lar ['vækjə,əʊlər, 'vækjəlɜr] *adj* vakuolenartig, vakuolär, Hohl-, Vakuolen-.
vac·u·o·late ['vækjə(wə)lɪt, -leɪt] *adj* → vacuolated.
vac·u·o·lat·ed ['vækjə(wə)leɪtɪd] *adj* mit Vakuolen durchsetzt, vakuolenhaltig, vakuolär, vakuolisiert.
vac·u·o·la·tion [ˌvækjʊə'leɪʃn, ˌvækjə-] *n* Vakuolenbildung *f*, Vakuolisierung *f*.
vac·u·ole ['vækjʊəʊl] *n* Vakuole *f*, Vakuolenhöhle *f*, Vakuolenraum *m*.
va·gal ['veɪgl] *adj* Vagusnerv betr., vagal, Vagus-, Vago-.
va·go·lyt·ic [ˌveɪgə'lɪtɪk] I *n* Vagolytikum *nt*, vagolytisches Mittel *nt*. II *adj* vagolytisch.
va·go·mi·met·ic [ˌveɪgəmaɪ'metɪk] I *n* Vagomimetikum *nt*; Parasympathomimetikum *nt*. II *adj* vagomimetisch; parasympathomimetisch.
va·go·to·nia [ˌveɪgə'təʊnɪə] *n* Vagotonie *f*, Parasympathikotonie *f*.
va·got·o·ny [veɪ'gɑtəmɪ] *n* → vagotonia.
va·go·trope ['veɪgətrəʊp] *adj* → vagotropic.
va·go·trop·ic [veɪgə'trɑpɪk, -'trəʊ-] *adj* auf den Nervus vagus einwirkend, vagotrop.
va·got·ro·pism [veɪ'gɑtrəpɪzəm] *n* Vagotropie *f*, Vagotropismus *m*.
va·lence ['veɪləns] *n* 1. *chem.*. Wertigkeit *f*, Valenz *f*. 2. Vermögen *nt*, Fähigkeit *f*, Stärke *f*, Valenz *f*.
va·len·cy ['veɪlənsɪ] *n* → valence.
val·e·tu·di·nar·i·an·ism [vælɪˌt(j)u:də'neərɪənɪzəm] *n* 1. Kränklichkeit *f*, Anfälligkeit *f*. 2. Hypochondrie *f*.
val·ine ['væli:n, 'veɪl-, -ɪn] *n* Valin *nt*, α-Aminoisovaleriansäure *f*.

val·i·ne·mia [vælɪ'ni:mɪə] *n* erhöhter Valingehalt *m* des Blutes, Hypervalinämie *f*, Valinämie *f*.
val·lec·u·la [və'lekjələ] *n*, *pl* **val·lec·u·lae** [və'lekjəli:] *anat.* 1. kleine Ritze *f*, Spalt(e *f*) *m*, Furche *f*, Vallecula *f*. 2. Vallecula epiglottica.
  epiglottic vallecula Vallecula epiglottica.
val·ue ['vælju:] I *n* 1. *allg.*, *fig.* Wert *m*. 2. Einschätzung *f*. 3. *phys.*, *chem.* Gehalt *m*, Grad *m*; *stat.* (Zahlen-)Wert *m*. II *vt* 4. (ab-)schätzen, bewerten; den Wert bestimmen *od.* festsetzen, taxieren. 5. (wert-)schätzen, Wert legen auf.
  acid value Säuregehalt *m*.
  blood glucose value → glucose value.
  caloric value Kalorienwert *m*.
  fuel value *physiol.* Brennwert *m*.
  globular value Färbeindex *m*, Hämoglobinquotient *m*.
  glucose value (Blut-)Zuckerspiegel *m*, (Blut-)Zuckerwert *m*, Glukosespiegel *m*.
  nutritive value Nährwert *m*.
val·va ['vælvə] *n*, *pl* **val·vae** ['vælvi:] *anat.* Klappe *f*, Valva *f*, Valvula *f*.
valve [vælv] *n* 1. *anat.* Klappe *f*, Valva *f*, Valvula *f*. 2. *techn.* Ventil *nt*, Klappe *f*, Hahn *m*.
  aortic valve Aortenklappe *f*, Valva aortae.
  atrioventricular valve Atrioventrikularklappe *f*, Segelklappe *f*, Vorhof-Kammerklappe *f*, Valva atrioventricularis.
  Bianchi's valve Plica lacrimalis.
  bicuspid valve → left atrioventricular valve.
  cardiac valves Herzklappen *pl*.
  Hasner's valve Hasner-Klappe *f*, Plica lacrimalis.
  heart valves → cardiac valves.
  left atrioventricular valve Mitralklappe *f*, Mitralis *f*, Bicuspidalis *f*, Valva mitralis, Valvula bicuspidalis, Valva atrioventricularis sinistra.
  lymphatic valve Lymph(gefäß)klappe *f*, Valvula lymphatica.
  mitral valve → left atrioventricular valve.
  overpressure valve → safety valve.
  pulmonary valve Pulmonal(is)klappe *f*, Valva trunci pulmonalis.
  pulmonary trunk valve → pulmonary valve.
  right atrioventricular valve Trikuspidalklappe *f*, Tricuspidalis *f*, Valva/Valvula tricuspidalis, Valva atrioventricularis dextra.
  Rosenmüller's valve → Hasner's valve.
  safety valve *techn.* Überdruckventil *nt*, Sicherheitsventil *nt*.
  semilunar valve 1. Aortenklappe *f*, Valva aortae; Pulmonal(is)-klappe *f* Valva trunci pulmonalis. 2. (halbmondförmige) Taschenklappe *f*, Semilunarklappe *f*, Valvula semilunaris.
  tricuspid valve → right atrioventricular valve.
  valve of veins → venous valve.
  venous valve Venenklappe *f*, Valvula venosa.
val·vo·plas·ty ['vælvəʊplæstɪ] *n* HTG (Herz-)Klappenplastik *f*, Valvoplastik *f*, Valvuloplastik *f*.
val·vot·o·my [væl'vɑtəmɪ] *n* HTG (Herz-)Klappenspaltung *f*, Valvotomie *f*, Valvulotomie *f*.
val·vu·la ['vælvjələ] *n*, *pl* **val·vu·lae** ['vælvjəli:] *anat.* kleine Klappe *f*, Valvula *f*.
val·vu·li·tis [ˌvælvjə'laɪtɪs] *n* 1. Klappenentzündung *f*, Valvulitis *f*. 2. Herzklappenentzündung *f*; Endokarditis *f*.
val·vu·lo·plas·ty ['vælvjələʊplæstɪ] *n* → valvoplasty.
val·vu·lot·o·my [ˌvælvjə'lɑtəmɪ] *n* → valvotomy.
va·na·di·um [və'neɪdɪəm] *n* Vanadium *nt*, Vanadin *nt*.
va·nil·lin [və'nɪlɪn, 'vænl-] *n* Vanillin *nt*.
va·por ['veɪpər] I *n*, *pl* **va·por·es** 1. Dampf *m*, Dunst *m*, Nebel *m*; Vapor *m*. 2. Gas(gemisch *nt*) *nt*. 3. *pharm.* (Inhalations-)Dampf *m*. II *vt*, *vi* → vaporize.
  water vapor Wasserdampf *m*.
va·por·i·za·tion [ˌveɪpərɪ'zeɪʃn] *n* Verdampfung *f*, Verdunstung *f*; Zerstäubung *f*; Vaporisation *f*, Vaporisierung *f*.
va·por·ize ['veɪpəraɪz] I *vt* verdampfen, eindampfen; verdunsten

vaporizer

lassen; zerstäuben, vernebeln; vaporisieren. **II** *vi* verdampfen, verdunsten.

va·por·iz·er ['veɪpəraɪzər] *n* Zerstäuber *m*; Verdampfer *m*, Verdampfungsgerät *nt*; Vaporizer *m*.

va·por·ous ['veɪpərəs] *adj* dunstig, dampfig, neblig.

var·i·ca·tion [væri'keɪʃn] *n* **1.** Varixbildung *f*. **2.** Varikosität *f*. **3.** Varix(knoten *m*) *f*, Varize *f*, Krampfader(knoten *m*) *f*.

var·i·cel·la [væri'selə] *n* Windpocken *pl*, Wasserpocken *pl*, Varizellen *pl*, Varicella *f*.

va·ric·i·form [və'rɪsɪfɔːrm] *adj* varizenähnlich, varikös.

varico- *pref.* Krampfader-, Varizen-, Varik(o)-.

var·i·coid ['værɪkɔɪd] *adj* → variciform.

var·i·co·phle·bi·tis [værɪkəʊflɪ'baɪtɪs] *n* Krampfaderentzündung *f*, Varizenentzündung *f*, Varikophlebitis *f*.

var·i·cose ['værɪkəʊs] *adj* varikös, Varizen-, Varik(o)-, Krampfader-.

var·i·co·sis [værɪ'kəʊsɪs] *n* ausgedehnte Krampfaderbildung *f*, Varikose *f*.

var·i·cos·i·ty [værɪ'kɒsətɪ] *n* **1.** Varikosität *f*. **2.** Varix(knoten *m*) *f*, Varize *f*, Krampfader(knoten *m*) *f*.

va·ri·o·la [və raɪələ] *pl* Pocken *pl*, Blattern *pl*, Variola *f*.
variola minor weiße Pocken *pl*, Alastrim *nt*, Variola minor.

var·ix ['veərɪks] *n*, *pl* **var·i·ces** ['veərəsiːz] Varix(knoten *m*) *f*, Varize *f*, Krampfader(knoten *m*) *f*.

var·nish ['vɑːrnɪʃ] **I** *n* Lack *m*; Lacküberzug *m*. **II** *vt* lackieren.
cavity varnish Kavitätenliner *m*, Liner *m*, Kavitätenlack *m*.
Copal cavity varnish Kopalkavitätenlack *m*.
copal varnish Kopallack *m*.

va·sal ['veɪzl] *adj* Gefäß betr., Gefäß-, Vas(o)-.

va·sal·gia [və'sældʒ(ɪ)ə] *n* Gefäßschmerz *m*, Vasalgie *f*, Vasodynie *f*.

vas·cu·lar ['væskjələr] *adj* (Blut-)Gefäß(e) betr., vaskulär, vaskular, Gefäß-, Vaskulo-, Vaso-.

vas·cu·lar·i·ty [væskjə'lærətɪ] *n* Gefäßreichtum *m*, Vaskularität *f*.

vas·cu·lar·i·za·tion [væskjələrɪ'zeɪʃn] *n* Gefäß(neu)bildung *f*, Vaskularisation *f*, Vaskularisierung *f*.

vas·cu·li·tis [væskjə'laɪtɪs] *n* Gefäßentzündung *f*, Angiitis *f*, Vaskulitis *f*, Vasculitis *f*.

vasculo- *pref.* Blutgefäß-, Gefäß-, Angi(o)-, Vas(o)-, Vaskulo-.

vas·cu·lo·car·di·ac [væskjələʊ'kɑːrdɪæk] *adj* kardiovaskulär, Herz-Kreislauf-.

vas·cu·lop·a·thy [væskjə'lɒpəθɪ] *n* (Blut-)Gefäßerkrankung *f*, Vaskulopathie *f*.

vaso- *pref.* Gefäß-, Vas(o)-, Vaskulo-.

vas·o·ac·tive [væsəʊ'æktɪv, veɪz-] *adj* den Gefäßtonus beeinflußend, vasoaktiv.

vas·o·con·ges·tion [væsəʊkən'dʒestʃn, veɪz-] *n* Vasokongestion *f*.

vas·o·con·stric·tion [væsəʊkən'strɪkʃn, veɪz-] *n* Vasokonstriktion *f*.

vas·o·con·stric·tive [væsəʊkən'strɪktɪv, veɪz-] *adj* vasokonstriktorisch.

vas·o·con·stric·tor [væsəʊkən'strɪktər, veɪzəʊ-] **I** *n* Vasokonstriktor *m*. **II** *adj* vasokonstriktorisch.

vas·o·den·tin [væsəʊ'dentɪn] *n* Vasodentin *nt*.

vas·o·di·la·ta·tion [væsəʊdɪlə'teɪʃn, veɪz-] *n* → vasodilation.

vas·o·di·la·tion [væsəʊdaɪ'leɪʃn, veɪz-] *n* Gefäßerweiterung *f*, Vasodilatation *f*.

vas·o·di·la·tive [væsəʊdaɪ'leɪtɪv, veɪz-] *adj* gefäßerweiternd, vasodilatatorisch.

vas·o·di·la·tor [væsəʊdaɪ'leɪtər, veɪzəʊ-] **I** *n* Vasodilatator *m*, Vasodilatans *nt*. **II** *adj* gefäßerweiternd, vasodilatatorisch.

vas·o·gan·gli·on [væsəʊ'gæŋglɪən, veɪz-] *n* Gefäßknäuel *nt*, Gefäßganglion *nt*.

va·sog·ra·phy [væ'sɒgrəfɪ, veɪ-] *n* *radiol.* Vasographie *f*; Angiographie *f*.

vas·o·mo·tor [væsəʊ'məʊtər, veɪzəʊ-] **I** *n* Vasomotor *m*. **II** *adj* vasomotorisch.

vas·o·mo·tor·y [væsəʊ'məʊtərɪ, veɪz-] *adj* vasomotorisch.

vas·o·neu·ro·sis [væsəʊnjʊə'rəʊsɪs, -nʊ-, veɪz-] *n* Gefäßneurose *f*, Angioneurose *f*, Vasoneurose *f*.

vas·o·pa·ral·y·sis [væsəʊpə'ræləsɪs, veɪz-] *n* Gefäßlähmung *f*, Vasoparalyse *f*, Angioparalyse *f*.

vas·o·pa·re·sis [væsəʊpə'riːsɪs, veɪz-] *n* vasomotorische Lähmung *f*, Angioparese *f*, Vasoparese *f*.

vas·o·pres·sin [væsəʊ'presɪn, veɪz-] *n* Vasopressin *nt*, Antidiuretin *nt*, antidiuretisches Hormon *nt*.

vas·o·pres·sor [væsəʊ'presər, veɪzəʊ-] **I** *n* vasopressorische Substanz *f*. **II** *adj* den Gefäßtonus *od.* Gefäßdruck steigernd, vasopressorisch.

vas·o·punc·ture [væsəʊ'pʌŋktʃər, veɪz-] *n* Gefäßpunktion *f*.

vas·o·re·lax·a·tion [væsəʊrɪlæk'seɪʃn, veɪz-] *n* Abnahme *f* der Gefäßspannung, Vasorelaxation *f*.

vas·o·spasm ['væsəʊspæzəm, 'veɪz-] *n* Gefäßspasmus *m*, Vasospasmus *m*, Angiospasmus *m*.

vas·o·spas·tic [væsəʊ'spæstɪk, veɪz-] *adj* Vasospasmus betr., angiospastisch, vasospastisch.

vas·o·to·nia [væzəʊ'təʊnɪə, veɪz-] *n* Gefäßtonus *m*, Angiotonus *m*, Vasotonus *m*.

vas·o·ton·ic [væsəʊ'tɒnɪk, veɪzəʊ-] **I** *n* vasotonische Substanz *f*, Vasotonikum *nt*. **II** *adj* den Gefäßtonus erhöhend, vasotonisch.

vas·o·tribe ['væsəʊtraɪb, veɪz-] *n* Gefäßquetschklemme *f*, Angiotriptor *m*.

vas·o·trip·sy ['væsəʊtrɪpsɪ, veɪz-] *n* Angiotripsie *f*, Angiothrypsie *f*.

vault [vɔːlt] **I** *n* (*a. anat.*) Gewölbe *nt*, Wölbung *f*; Dach *nt*, Kuppel *f*. **II** *vt* (über-)wölben. **III** *vi* s. wölben.
cranial vault Schädeldach *nt*, Kalotte *f*.
vault of pharynx Schlunddach *nt*, Fornix pharyngis.

vec·tor ['vektər] *n* **1.** *mathe.*, *phys.* Vektor *m*. **2.** *micro.* (Über-)Träger *m*, Vektor *m*; Carrier *m*. **3.** *genet.* Vektor *m*, Carrier *m*.

vector-borne *adj* durch einen Vektor übertragen.

vec·tor·car·di·o·gram [vektər'kɑːrdɪəgræm] *n* Vektorkardiogramm *nt*.

veg·e·ta·ble ['vedʒ(ɪ)təbl] **I** *n* (*a.* **vegetables** *pl*) Gemüse *nt*. **II** *adj* **1.** Gemüse-. **2.** pflanzlich, vegetabil(isch), Pflanzen-.

veg·e·tar·i·an [vedʒɪ'teərɪən] **I** *n* Vegetarier(in *f*) *m*. **II** *adj* vegetarisch.

veg·e·ta·tion [vedʒɪ'teɪʃn] *n* *patho.* Wucherung *f*, Gewächs *nt*.
adenoid vegetation adenoide Vegetationen *pl*, Adenoide *pl*, Rachenmandelhyperplasie *f*.

veg·e·ta·tive ['vedʒɪteɪtɪv] *adj* **1.** Vegetation betr., vegetativ, Pflanzen-, Vegetations-. **2.** *physiol.* unwillkürlich, autonom, vegetativ.

ve·hi·cle ['viːɪkl] *n* **1.** *biochem.* Vehikel *nt*, Vehiculum *nt*, Träger *m*; Transportprotein *nt*. **2.** *pharm.* Konstituens *nt*, Vehikel *nt*, Vehikulum *nt*. **3.** *micro.* Übertrager *m*, Vehikel *nt*, Vehikulum *nt*; Vektor *m*. **4.** (Hilfs-)Mittel *nt*, Vehikel *nt*, Vermittler *m*.

vein [veɪn] *n* (Blut-)Ader *f*, Blutgefäß *nt*, Vene *f*, Vena *f*.
accompanying vein of hypoglossal nerve Begleitvene *f* des Nervus hypoglossus, Vena comitans n. hypoglossi.
angular vein Augenwinkelvene *f*, Vena angularis.
anterior facial vein → facial vein.
anterior jugular vein Jugularis anterior, Vena jugularis anterior.
basal vein Rosenthal-Vene *f*, Basalis *f*, Vena basalis.
cerebral veins Großhirnvenen *pl*, Venae cerebri.
common facial vein → facial vein.
deep cervical vein tiefe Halsvene *f*, Begleitvene *f* der Arteria cervicalis profunda, Vena cervicalis profunda.
deep temporal veins tiefe Schläfenvenen *pl*, Venae temporales profundae.
dorsal lingual veins Zungenrückenvenen *pl*, Venae dorsales linguae.
emissary vein Emissarium *nt*, Vena emissaria.
external carotid vein Vena retromandibularis.
external jugular vein äußere Jugularvene *f*, Jugularis externa, Vena jugularis externa.
external nasal veins äußere Nasenvenen *pl*, Venae nasales externae.
external palatine vein → palatine vein.
facial vein Gesichtsvene *f*, Vena facialis.
hemiazygos vein → hemiazygous vein.
hemiazygous vein Hemiazygos *f*, Vena hemiazygos.
inferior labial veins Unterlippenvenen *pl*, Venae labiales inferiores.
internal jugular vein innere Jugularvene *f*, Jugularis interna, Vena jugularis interna.
jugular vein Drosselvene *f*, Jugularvene *f*, Jugularis *f*, Vena jugularis.
left azygos vein → hemiazygous vein.
lingual vein Zungenvene *f*, Vena lingualis.
masseteric veins Vena massetericae.
maxillary veins Oberkiefervenen *pl*, Venae maxillares.
middle temporal vein mittlere Schläfenvene *f*, Vena temporalis media.
nasofrontal vein Vena nasofrontalis.
palatine vein (seitliche) Gaumenvene *f*, Vena palatina (externa).
palpebral veins (Augen-)Lidvenen *pl*, Venae palpebrales.
parotid veins Parotisvenen *pl*, Venae parotideae.
portal vein Pfortader *f*, Porta *f*, Vena portae (hepatis).

posterior facial vein → retromandibular vein.
precentral vein Präzentralvene *f*, Vena praecentralis (cerebelli).
precentral vein of cerebellum → precentral vein.
retromandibular vein Vena retromandibularis.
Rosenthal's vein → basal vein.
sternocleidomastoid vein Vena sternocleidomastoidea.
stylomastoid vein Vena stylomastoidea.
sublingual vein Unterzungenvene *f*, Sublingualis *f*, Vena sublingualis.
submental vein Unterkinnvene *f*, Vena submentalis.
superficial temporal veins oberflächliche Schläfenvenen *pl*, Venae temporales superficiales.
superior labial vein Oberlippenvene *f*, Vena labialis superior.
supraorbital vein Supraorbitalvene *f*, Vena supraorbitalis.
transverse facial vein quere Gesichtsvene *f*, Begleitvene der Arteria transversa faciei, Vena transversa facialis/faciei.
vein·let ['veɪnlɪt] *n* Äderchen *nt*, kleine Vene *f*, Venula *f*.
vein·ous ['veɪnəs] *adj* 1. ad(e)rig, geädert. 2. Venen *od.* venöses System betr., venös, Adern-, Venen-, Veno-.
vein·ule ['veɪnjuːl] *n* → veinlet.
vein·u·let ['veɪnjəlɪt] *n* → veinlet.
vein·y ['veɪnɪ] *adj* ad(e)rig, geädert.
ve·la·men [vəˈleɪmən] *n*, *pl* **ve·lam·i·na** [vəˈlæmɪnə] Membran *f*, Haut *f*, Velamen *nt*.
vel·a·men·tum [ˌveləˈmentəm] *n*, *pl* **vel·a·men·ta** [ˌveləˈmentə] Hülle *f*, Velamentum *nt*.
ve·loc·i·ty [vəˈlɒsətɪ] *n*, *pl* **ve·loc·i·ties** *phys.*, *techn.* Geschwindigkeit *f*.
conduction velocity Leit(ungs)geschwindigkeit *f*.
reaction velocity Reaktionsgeschwindigkeit *f*.
ve·lo·plas·ty ['viːləʊplæstɪ] *n* Veloplastik *f*, Velumplastik *f*.
functional veloplasty funktionelle Veloplastik *f*.
ve·lum ['viːləm] *n*, *pl* **ve·la** ['viːlə] *anat.* Segel *nt*, segelähnliche Struktur *f*, Velum *nt*.
artificial velum Gaumensegelplatte *f*.
ve·na ['viːnə] *n*, *pl* **ve·nae** ['viːniː] → vein.
inferior vena cava *inf.* Kava inferior, Vena cava inferior.
vena cava Hohlvene *f*, *inf.* Kava *f*, Cava *f*, Vena cava.
superior vena cava *inf.* Kava superior, Vena cava superior.
ve·nec·ta·sia [ˌvenekˈteɪʒ(ɪ)ə] *n* Venenerweiterung *f*, Venektasie *f*, Phlebektasie *f*, Phlebectasia *f*.
ve·nec·to·my [vɪˈnektəmɪ] *n* Venenresektion *f*, Phlebektomie *f*, Venektomie *f*.
ve·neer [vəˈnɪər] *n* Furnier *nt*.
porcelain laminate veneer Porzellanschalenverblendkrone *f*.
porcelain veneer Porzellanschalenverblendkrone *f*.
ven·e·na·tion [ˌvenəˈneɪʃn] *n* Vergiftung *f*, Venenatio(n) *f*.
ven·e·nos·i·ty [ˌvenəˈnɒsətɪ] *n* Giftigkeit *f*.
ven·e·nous ['venənəs] *adj* giftig, venenös.
ve·ne·num [vəˈniːnəm] *n* Gift *nt*, Venenum *nt*.
ven·e·punc·ture [ˌvenəˈpʌŋktʃər] *n* → venipuncture.
ve·ne·re·al [vəˈnɪərɪəl] *adj* 1. geschlechtlich, sexuell, Geschlechts-, Sexual-. 2. Geschlechtskrankheit betr., venerisch, Geschlechts-; geschlechtskrank.
ven·e·sec·tion [ˌvenəˈsekʃn] *n* 1. Venenschnitt *m*, Phlebotomie *f*, Venaesectio *f*. 2. Venenpunktion *f*. 3. Veneneröffnung *f*, Venaesectio *f*.
ven·e·su·ture [venəˈsuːtʃər] *n* Venennaht *f*, Phleborrhaphie *f*.
ven·i·punc·ture [ˌvenɪˈpʌŋktʃər] *n* Venenpunktion *f*.
veno- *pref.* Venen-, Ven(o)-, Phleb(o)-.
ve·noc·ly·sis [vɪˈnɒkləsɪs] *n* intravenöse Infusion/Injektion *f*.
ve·no·gram ['viːnəgræm] *n* *radiol.* Venogramm *nt*, Phlebogramm *nt*.
ve·nog·ra·phy [vɪˈnɒgrəfɪ] *n* *radiol.* Kontrastdarstellung *f* von Venen, Venographie *f*, Phlebographie *f*.
ven·om ['venəm] *n* (tierisches) Gift *nt*.
ven·o·mous ['venəməs] *adj* Gift sezernierend; giftig.
ve·no·scle·ro·sis [ˌviːnəsklɪˈrəʊsɪs] *n* Phlebosklerose *f*.
ve·nose ['viːnəʊs] *adj* venenreich, Venen-.
ve·nos·ta·sis [vɪˈnɒstəsɪs] *n* venöse Stauung *f*, Venostase *f*.
ve·not·o·my [vɪˈnɒtəmɪ] *n* → venesection.
ve·nous ['viːnəs] *adj* venös, Adern-, Venen-, Veno-.
ven·ti·late ['ventɪleɪt] *vt* 1. (be-, ent-, durch-)lüften, ventilieren. 2. *physiol.* Sauerstoff zuführen. 3. (künstlich) beatmen. 4. *chem.* mit Sauerstoff anreichern.
ven·ti·la·tion [ˌventəˈleɪʃn] *n* 1. Belüften *nt*, Entlüften *nt*, Durchlüften *nt*, Ventilation *f*. 2. *physiol.* Ventilation *f*. 3. Beatmung *f*.
alveolar ventilation (*Lunge*) alveoläre Ventilation/Belüftung *f*.
artificial ventilation künstliche Beatmung *f*.
controlled ventilation kontrollierte Beatmung *f*.

maximum voluntary ventilation *physiol.* Atemgrenzwert *m*.
minute ventilation (*Lunge*) Atemzeitvolumen *nt*, Atemminutenvolumen *nt*.
ven·ti·la·tor ['ventleɪtər] *n* Beatmungsgerät *nt*, Ventilator *m*.
ven·tral ['ventrəl] *adj* Bauch *od.* Vorderseite betr., bauchwärts (liegend *od.* gerichtet), ventral; anterior.
ven·tri·cle ['ventrɪkl] *n* *anat.* 1. Kammer *f*, Ventrikel *m*, Ventriculus *m*. 2. (kleiner *od.* schmaler) Magen *m*, Ventriculus *m*, Gaster *m*. 3. (Hirn-)Kammer *f*, Ventrikel *m*, Ventriculus cerebri. 4. (Herz-)Kammer *f*, Ventrikel *m*, Ventriculus cordis.
aortic ventricle of heart linke Herzkammer *f*, linker Ventrikel *m*, Ventriculus sinister cordis.
ventricle of Arantius 1. Cavum septi pellucidi. 2. Rautengrube *f*, Fossa rhomboidea.
ventricle of brain Hirnventrikel *m*, Ventriculus cerebri.
ventricle of cerebrum → ventricle of brain.
fourth ventricle vierter (Hirn-)Ventrikel *m*, Ventriculus quartus (cerebri).
fourth ventricle of brain → fourth ventricle.
fourth ventricle of cerebrum → fourth ventricle.
ventricle of Galen → laryngeal ventricle.
laryngeal ventricle Morgagni-Ventrikel *m*, Morgagni-Tasche *f*, Galen-Ventrikel *m*, Galen-Tasche *f*, Kehlkopf-Tasche *f*, Kehlkopfventrikel *m*, Ventriculus laryngis.
lateral ventricle of brain Seitenventrikel *m*, Ventriculus lateralis (cerebri).
lateral ventricle of cerebrum → lateral ventricle of brain.
left ventricle of heart linke Herzkammer *f*, linker Ventrikel *m*, Ventriculus sinister cordis.
ventricle of Morgagni → laryngeal ventricle.
right ventricle of heart rechte Herzkammer *f*, rechter Ventrikel *m*, Ventriculus cordis dexter.
third ventricle of brain dritter (Hirn-)Ventrikel *m*, Ventriculus tertius (cerebri).
third ventricle of cerebrum → third ventricle of brain.
ven·tric·u·lar [venˈtrɪkjələr] *adj* Kammer/Ventrikel betr., ventrikulär, ventrikular, Kammer-, Ventrikel-, Ventrikulo-.
ventriculo- *pref.* Ventrikel-, Kammer-, Ventrikul(o)-.
ven·tric·u·lo·a·tri·al [venˌtrɪkjələʊˈeɪtrɪəl] *adj* ventrikuloatrial, ventrikuloaurikulär; atrioventrikular.
ven·tric·u·lo·gram [venˈtrɪkjələʊgræm] *n* *radiol.* Ventrikulogramm *nt*.
ven·tric·u·log·ra·phy [venˌtrɪkjəˈlɒgrəfɪ] *n* *radiol.* 1. (*Gehirn*) Ventrikeldarstellung *f*, Ventrikulographie *f*. 2. *card.* (Herz-)Kammerdarstellung *f*, Ventrikulographie *f*.
ven·tric·u·lo·nec·tor [venˌtrɪkjələʊˈnektər] *n* His-Bündel *nt*, Fasciculus atrioventricularis.
ven·tric·u·lus [venˈtrɪkjələs] *n*, *pl* **ven·tric·u·li** [venˈtrɪkjəlaɪ] 1. *anat.* (kleiner *od.* schmaler) Magen *m*, Ventriculus *m*, Gaster *m*. 2. *anat.* Kammer *f*, Ventrikel *m*, Ventriculus *m*.
ven·tro·dor·sal [ventrəʊˈdɔːrsl] *adj* *anat.* ventral u. dorsal, ventrodorsal.
ven·tro·lat·er·al [ventrəʊˈlætərəl] *adj* *anat.* ventral u. lateral, ventrolateral.
ven·ule ['venjuːl] *n* kleine *od.* kleinste Vene *f*, Venula *f*.
ver·bal ['vɜrbl] *adj* mit Worten, wörtlich, Wort-; mündlich, verbal.
ver·i·fi·ca·tion [ˌverɪfɪˈkeɪʃn] *n* 1. (Nach-, Über-)Prüfung *f*, Verifizierung *f*. 2. Beglaubigung *f*, Beurkundung *f*, Echtheitsnachweis *m*, Verifizierung *f*. 3. (eidliche) Beglaubigung *f*.
ver·i·fy ['verəfaɪ] *vt* 1. (nach-, über-)prüfen, verifizieren. 2. die Richtigkeit *od.* Echtheit nachweisen, verifizieren; beglaubigen, beurkunden, belegen, beweisen. 3. (eidlich) beglaubigen *od.* bestätigen.
ver·mi·ci·dal [ˌvɜrmɪˈsaɪdl] *adj* wurm(ab)tötend, vermizid.
ver·mi·cide ['vɜrmɪsaɪd] *n* Vermizid *nt*, Vermicidum *nt*.
ver·mic·u·lar [vɜrˈmɪkjələr] *adj* → vermitoid.
ver·mic·u·lose [vɜrˈmɪkjələs] *adj* → vermiculous.
ver·mic·u·lous [vɜrˈmɪkjələs] *adj* 1. wurmartig, wurmähnlich, wurmförmig, vermiform. 2. von Würmern befallen, Wurm-.
ver·mi·form ['vɜrmɪfɔːrm] *adj* *anat.* wurmähnlich, wurmförmig, vermiform.
ver·mif·u·gal [vɜrˈmɪfjəgəl] *adj* *pharm.* wurmabtreibend, vermifug.
ver·mi·fuge ['vɜrmɪfjuːdʒ] *n* wurmabtreibendes Mittel *nt*, Vermifugum *nt*.
ver·mi·na·tion [ˌvɜrmɪˈneɪʃn] *n* 1. Wurmbefall *m*. 2. Ektoparasitenbefall *m*.
ver·mi·no·sis [vɜrmɪˈnəʊsɪs] *n* → vermination.
ver·mis ['vɜrmɪs] *n* → vermis cerebelli.
vermis cerebelli *anat.* (Kleinhirn-)Wurm *m*, Vermis cerebelli.

ver·mi·toid ['vɜrmɪtɔɪd] *adj* wurmartig, wurmähnlich, vermiform.
ver·mix ['vɜrmɪks] *n* Wurmfortsatz *m* des Blinddarms, *inf.* Wurm *m*, *inf.* Blinddarm *m*, Appendix *f* (vermiformis).
ver·ru·ca [vəˈruːkə] *n, pl* **ver·ru·cae** [vəˈruːsiː] **1.** (virusbedingte) Warze *f*, Verruca *f*. **2.** warzenähnliche Hautveränderung *f*.
  common verruca gemeine/gewöhnliche Warze *f*, Stachelwarze *f*, Verruca vulgaris.
  seborrheic verruca seborrhoische Alterswarze/Keratose *f*, Verruca sebborrhoica/senilis.
ver·ru·ci·form [vəˈruːsəfɔːrm] *adj* warzenähnlich, warzenförmig.
ver·ru·cose ['verəkəʊs, vəˈruːkəʊs] *adj* → verrucous.
ver·ru·co·sis [ˌverəˈkəʊsɪs] *n* Verrucosis *f*.
ver·ru·cous ['verəkəs, vəˈruː-] *adj* warzenartig, warzig, verrukös.
ver·ru·ga [vəˈruːgə] *n* → verruca.
ver·te·bra ['vɜrtəbrə] *n, pl* **ver·te·bras, ver·te·brae** ['vɜrtəbriː] *anat.* Wirbel *m*, Vertebra *f*.
  cervical vertebra Halswirbel *m*, Vertebra cervicalis.
  cleft vertebra Spaltwirbel *m*, Wirbelspalt *m*, Spina bifida.
  coccygeal vertebrae Steiß(bein)wirbel *pl*, Vertebrae coccygeae.
  dorsal vertebrae → thoracic vertebrae.
  lumbar vertebrae Lendenwirbel *pl*, Lumbalwirbel *pl*, Vertebrae lumbales.
  sacral vertebrae Kreuz(bein)wirbel *pl*, Sakralwirbel *pl*, Vertebrae sacrales.
  thoracic vertebrae Thorakalwirbel *pl*, Brustwirbel *pl*, Vertebrae thoracicae.
ver·te·bral ['vɜrtəbrəl] *adj* Wirbel(säule) betr., vertebral, Wirbel-, Wirbelsäulen-, Vertebral-, Vertebro-.
vertebro- *pref.* Wirbel-, Wirbelsäulen-, Vertebral-, Vertebro-.
ver·ti·cal ['vɜrtɪkl] **I** *n* Senkrechte *f*. **II** *adj* **1.** senkrecht, vertikal. **2.** Scheitel/Vertex betr., Scheitel-.
ver·ti·ca·lis linguae [ˌvɜrtɪˈkeɪlɪs] Vertikalis *m* linguae, Musculus verticalis linguae.
ver·tig·i·nous [vərˈtɪdʒənəs] *adj* schwind(e)lig, vertiginös, Schwindel-.
ver·ti·go ['vɜrtɪgəʊ] *n* Schwindel *m*, Vertigo *f*.
  auditory vertigo Ménière-Krankheit *f*, Morbus *m* Ménière.
  aural vertigo → auditory vertigo.
  cerebral vertigo zerebraler Schwindel *m*.
  labyrinthine vertigo → auditory vertigo.
  rotary vertigo Drehschwindel *m*, Vertigo rotatoria.
  rotatory vertigo → rotary vertigo.
  systematic vertigo → rotary vertigo.
ve·si·ca [vəˈsaɪkə, -ˈsiː-, 'vesɪkə] *n, pl* **ve·si·cae** [vəˈsaɪsiː, vəˈsaɪkiː, 'vesɪkiː] *anat.* **1.** Blase *f*, Vesica *f*. **2.** Blase *f*, Sack *m*, Bulla *f*.
ves·i·cal ['vesɪkl] *adj* **1.** vesikal, Vesiko-, Blasen-. **2.** vesikulär, bläschenartig, Vesikular-, Vesikulo-.
ves·i·cant ['vesɪkənt] **I** *n* Vesikans *nt*, Vesikatorium *nt*. **II** *adj* blasenziehend, blasentreibend.
ves·i·ca·tion [ˌvesɪˈkeɪʃn] *n* **1.** Blasenbildung *f*, Vesikation *f*. **2.** Blase *f*.
ves·i·cle ['vesɪkl] *n* **1.** *anat.* kleine Blase *f*, Bläschen *nt*, Vesikel *nt*, Vesicula *f*. **2.** *patho.* kleines Hautbläschen *nt*, Vesicula cutanea.
vesico- *pref.* Blasen-, Vesik(o)-.
ve·sic·u·la [vəˈsɪkjələ] *n, pl* **ve·sic·u·lae** [vəˈsɪkjəliː, vəˈsɪkjəlaɪ] *anat.* kleine Blase *f*, Bläschen *nt*, Vesikel *nt*, Vesicula *f*.
ve·sic·u·lar [vəˈsɪkjələr] *adj* blasig, bläschenförmig, bläschenartig, vesikulär, Vesikulär-, Vesikulo-.
ve·sic·u·late [vəˈsɪkjəleɪt, -lɪt] *adj* blasig, bläschenartig; mit Bläschen bedeckt.
ve·sic·u·lat·ed [vəˈsɪkjəleɪtɪd] *adj* → vesiculate.
ve·sic·u·la·tion [vəˌsɪkjəˈleɪʃn] *n* Bläschenbildung *f*, Vesikulation *f*.
ve·sic·u·li·form [vəˈsɪkjəlɪfɔːrm] *adj* bläschenförmig.
ve·sic·u·lo·pap·u·lar [vəˌsɪkjələʊˈpæpjələr] *adj* vesikulopapulär, vesikulär-papulär.
ve·sic·u·lo·pus·tu·lar [vəˌsɪkjələʊˈpʌstʃələr] *adj* vesikulopustulär.
ves·sel ['vesl] *n anat.* Gefäß *nt*, Ader *f*.
  anastomotic vessel Vas anastomoticum.
  blood vessel Blutgefäß *nt*.
  capillary vessel Kapillargefäß *nt*, Vas capillare.
  collateral vessel Kollateralgefäß *nt*, Vas collaterale.
  lacteal vessel (*Darm*) Lymphkapillare *f*.
  lymph vessel Lymphgefäß *nt*, Vas lymphaticum.
  lymphatic vessel → lymph vessel.
  lymphocapillary vessel Lymphkapillare *f*, Vas lymphocapillare.
  vessels of vessels Vasa vasorum.

ves·tib·u·lar [vəˈstɪbjələr] *adj anat.* Vorhof/Vestibulum betr., vestibulär, Vestibular-, Vestibulo-.
ves·ti·bule ['vestɪbjuːl] *n anat.* Vorhof *m*, Eingang *m*, Vestibulum *nt*.
  buccal vestibule bukkaler Teil *m* des Vestibulum oris.
  labial vestibule labialer Teil *m* des Vestibulum oris.
  laryngeal vestibule Kehlkopfvorhof *m*, oberer Kehlkopfinnenraum *m*, Vestibulum laryngis.
  vestibule of mouth → oral vestibule.
  nasal vestibule Nasenvorhof *m*, Naseneingang *m*, Vestibulum nasi/nasale.
  vestibule of nose → nasal vestibule.
  oral vestibule Mundvorhof *m*, Cavum oris externum, Vestibulum oris.
ves·tib·u·lo·plas·ty [vəˈstɪbjələʊplæstɪ] *n* Vestibuloplastik *f*.
ves·tib·u·lot·o·my [vəˌstɪbjəˈlɑtəmɪ] *n* Vestibulotomie *f*.
ves·tib·u·lum [vəˈstɪbjələm] *n, pl* **ves·tib·u·la** [vəˈstɪbjələ] → vestibule.
  vestibulum of larynx Kehlkopfvorhof *m*, oberer Kehlkopfinnenraum *m*, Vestibulum laryngis.
  vestibulum of mouth Mundvorhof *m*, Vestibulum oris.
ves·tige ['vestɪdʒ] *n* Überbleibsel *nt*, Überrest *m*, Spur *f*; Rudiment *nt*.
ves·tig·i·al [veˈstɪdʒ(ɪ)əl] *adj* verkümmert, rudimentär.
ves·tig·i·um [veˈstɪdʒɪəm] *n, pl* **ves·tig·ia** [veˈstɪdʒɪə] *anat.* Vestigium *nt*.
vet [vet] *inf.* **I** *n* → veterinary I. **II** *vt* (*Tiere*) untersuchen *od.* behandeln.
vet·er·i·nar·y ['vetərɪnerɪ, 'vetrə-] **I** *n, pl* **vet·er·i·nar·ies** Tierarzt *m*, Tierärztin *f*, Veterinär *m*. **II** *adj* Tiermedizin betr., veterinär, veterinärmedizinisch, Veterinär-, Tier-.
vi·a·bil·i·ty [vaɪəˈbɪlətɪ] *n* Lebensfähigkeit *f*.
vi·a·ble ['vaɪəbl] *adj* lebensfähig.
vi·al ['vaɪəl] *n* (Glas-)Fläschchen *nt*, Phiole *f*.
vi·bex ['vaɪbeks] *n, pl* **vi·bi·ces** ['vaɪbəsiːz] streifenförmiger Bluterguß *m*, Striemen *m*, Strieme *f*, Vibex *f*.
vi·brate ['vaɪbreɪt] **I** *vt* zum Vibrieren/Schwingen bringen, vibrieren *od.* schwingen lassen. **II** *vi* (*a. fig.*) zittern, beben (*with* vor); vibrieren, schwingen, oszillieren, pulsieren (*with* von).
vi·bra·tile ['vaɪbrətɪl, -taɪl] *adj* schwingungsfähig, schwingend, oszillierend, vibrierend, Schwingungs-.
vi·bra·tion [vaɪˈbreɪʃn] *n* **1.** Schwingen *nt*, Vibrieren *nt*, Beben *nt*, Zittern *nt*. **2.** *phys.* Vibration *f*, Schwingung *f*, Oszillation *f*. **3.** Vibration(smassage *f*) *f*.
vi·bra·to·ry ['vaɪbrətɔːrɪ, -təʊ-] *adj* schwingend, schwingungsfähig, vibrierend, Schwing(ungs)-, Vibrations-.
Vib·rio ['vɪbrɪəʊ] *n micro.* Vibrio *m*.
  Vibrio cholerae Komma-Bazillus *m*, Vibrio cholerae/comma.
  Vibrio cholerae biotype eltor Vibrio El-tor, Vibrio cholerae biovar eltor.
  Vibrio comma → Vibrio cholerae.
  Vibrio eltor → Vibrio cholerae biotype eltor.
  Vibrio septicus Pararauschbrandbazillus *m*, Clostridium septicum.
vi·bris·sae [vaɪˈbrɪsiː] *pl* Nasenhaare *pl*, Vibrissae *pl*.
vi·car·i·ous [vaɪˈkeərɪəs] *adj* stellvertretend, ersatzweise, vikariierend.
view [vjuː] *n* **1.** Sicht *f*, Ansicht *f*. **in view** sichtbar. **out of view** außer Sicht. **come in view** sichtbar werden. **keep in view** beobachten, etw. im Auge behalten. **2.** *radiol.* Aufnahme *f*, Bild *nt*, Projektion *f*.
  lateral view *radiol.* Seitenaufnahme *f*; Seitenansicht *f*.
vig·i·lance ['vɪdʒələns] *n* **1.** Aufmerksamkeit *f*, Reaktionsbereitschaft *f*, Vigilanz *f*, Vigilität *f*. **2.** Schlaflosigkeit *f*, Wachheit *f*, Insomnie *f*.
vig·i·lant ['vɪdʒələnt] *adj* aufmerksam, wachsam, vigilant.
vig·or ['vɪgər] *n* (Körper-, Geistes-)Kraft *f*, Vitalität *f*; Aktivität *f*, Energie *f*; Lebenskraft *f*.
vig·or·ous ['vɪgərəs] *adj* kräftig, kraftvoll, vital; lebhaft, aktiv, tatkräftig; energisch, nachhaltig.
vil·lo·ma [vɪˈləʊmə] *n* Papillom(a) *nt*.
vil·lose ['vɪləʊs] *adj* → villous.
vil·lous ['vɪləs] *adj anat.* mit Zotten/Villi besetzt, zottig, villös, Zotten-.
vil·lus ['vɪləs] *n, pl* **vil·li** ['vɪlaɪ] *anat.* Zotte *f*, zottenartiges Gebilde *nt*, Villus *m*.
  intestinal villi Darmzotten *pl*, Villi intestinales.
  villi of small intestine → intestinal villi.
  synovial villi Synovialzotten *pl*, Villi synoviales/articulares.
vin·e·gar ['vɪnəgər] *n* **1.** Essig *m*, Acetum *nt*. **2.** Essig(säure)lösung *f*.
vi·nyl ['vaɪnl] *n* Vinyl-(Radikal *nt*).

vinyl chloride Vinylchlorid *nt.*
vi·o·let ['vaɪəlɪt] **I** *n* Violett *nt,* violette Farbe *f.* **II** *adj* violett.
   violet G → gentian violet.
   gentian violet Gentianaviolett *nt.*
   hexamethyl violet → gentian violet.
   methyl violet Methylviolett *nt.*
   Paris violet → gentian violet.
   pentamethyl violet → gentian violet.
vi·re·mia [vaɪ'riːmɪə] *n* Virämie *f.*
vi·ri·ci·dal [vaɪrɪ'saɪdl, vɪr-] *adj* → virucidal.
vi·ri·cide ['vaɪrɪsaɪd, vɪr-] *n* → virucide.
vir·ile ['vɪrəl] *adj* **1.** männlich, maskulin, viril. **2.** männlich, viril, zeugungskräftig, potent.
vir·i·les·cence [vɪrə'lesəns] *n* → virilization.
vir·i·lism ['vɪrəlɪzəm] *n* Virilismus *m.*
vir·il·i·za·tion [ˌvɪrələ'zeɪʃn] *n* Vermännlichung *f,* Virilisierung *f,* Maskulinisierung *f.*
vi·ri·on ['vaɪrɪˌɑn, 'vɪrɪ-] *n* Viruspartikel *m,* Virion *nt.*
vi·roid ['vaɪrɔɪd] *n micro.* nacktes Minivirus *nt,* Viroid *nt.*
vi·rol·o·gy [vaɪ'rɑlədʒɪ] *n* Virologie *f.*
vi·ro·sis [vaɪ'rəʊsɪs] *n* Viruserkrankung *f,* Virose *f.*
vi·ro·stat·ic [ˌvaɪrə'stætɪk] **I** *n* Virostatikum *nt,* Virustatikum *nt.* **II** *adj* virostatisch.
vi·ru·ci·dal [ˌvaɪrə'saɪdl] *adj* viruzid.
vi·ru·cide ['vaɪrəsaɪd] *n* Viruzid *nt.*
vir·u·lence ['vɪr(j)ələns] *n immun.* Virulenz *f.*
vir·u·lent ['vɪr(j)ələnt] *adj* Virulenz betr., infektionsfähig, virulent; giftig; ansteckend.
vir·u·ria [vaɪ'r(j)ʊərɪə] *n* Virusausscheidung *f* im Harn, Virurie *f.*
vi·rus ['vaɪrəs] *n, pl* **vi·rus·es** **1.** Virus *nt.* **2.** Viruserkrankung *f,* Viruskrankheit *f.*
   adenoidal-pharyngeal-conjunctival virus Adenovirus *nt.*
   AIDS virus human immunodeficiency virus *nt,* humanes T-Zell-Leukämie-Virus III *nt,* Lymphadenopathie-assoziiertes Virus *nt,* Aids-Virus *nt.*
   attenuated virus attenuiertes Virus *nt.*
   bacterial virus Bakteriophage *m,* Phage *m,* bakterienpathogenes Virus *nt.*
   Coe virus Coe-Virus *nt,* Coxsackievirus A21 *nt.*
   cold viruses → common cold viruses.
   common cold viruses Schnupfenviren *pl.*
   coryza virus Rhinovirus *nt.*
   EB virus → Epstein-Barr virus.
   Epstein-Barr virus Epstein-Barr-Virus *nt,* EB-Virus *nt.*
   hepatitis A virus Hepatitis-A-Virus *nt.*
   hepatitis B virus Hepatitis-B-Virus *nt.*
   hepatitis C virus Hepatitis-C-Virus *nt,* Non-A-Non-B-Hepatitis-Virus *nt,* NANB-Hepatitisvirus *nt.*
   hepatitis delta virus Deltaagens *nt,* Hepatitis-Delta-Virus *nt.*
   herpes simplex virus Herpes-simplex-Virus *nt,* Herpesvirus hominis.
   influenza virus Grippevirus *nt,* Influenzavirus *nt.*
   influenzal virus → influenza virus.
   measles virus Masernvirus *nt,* Morbillivirus *nt.*
   mumps virus Mumpsvirus *nt.*
   naked virus nacktes Virus *nt.*
   neurotropic virus neurotropes Virus *nt.*
   poliomyelitis virus Poliomyelitis-Virus *nt,* Polio-Virus *nt.*
   rabies virus Tollwutvirus *nt,* Rabiesvirus *nt,* Lyssavirus *nt.*
   respiratory syncytial virus RS-Virus *nt,* Respiratory-Syncytial-Virus *nt.*
   RS virus → respiratory syncytial virus.
   tumor viruses Tumorviren *pl,* onkogene Viren *pl.*
   vaccine virus Impfvirus *nt.*
   varicella-zoster virus Varicella-Zoster-Virus *nt.*
vi·rus·e·mia [ˌvaɪrə'siːmɪə] *n* → viremia.
virus-induced *adj* virusinduziert.
vir·u·stat·ic [ˌvɪrə'stætɪk] *adj* virostatisch.
vis [vɪs; wiːs] *n, pl* **vi·res** ['vaɪriːz, 'wiːraɪs] Kraft *f,* Energie *f,* Vis *f.*
vis·cer·a ['vɪsərə] *pl, sing* **vis·cus** ['vɪskəs] *anat.* Eingeweide *pl,* Viscera *pl.*
vis·cer·al ['vɪsərəl] *adj* Eingeweide/Viscera betr., viszeral, Eingeweide-, Viszeral-, Viszero-.
vis·cer·al·gia [vɪsə'rældʒ(ɪ)ə] *n* Eingeweideschmerz *m,* Viszeralgie *f;* Viszeralneuralgie *f.*
vis·cer·i·mo·tor [ˌvɪsərɪ'məʊtər] *adj* → visceromotor.
viscero- *pref.* Eingeweide-, Viszer(o)-, Viszeral-.
vis·cer·o·cra·ni·um [ˌvɪsərəʊ'kreɪnɪəm] *n* Eingeweideschädel *m,* Viszerocranium *nt,* Splanchnocranium *nt,* Cranium viscerale.

vis·cer·o·meg·a·ly [ˌvɪsərəʊ'megəlɪ] *n* Eingeweidevergrößerung *f,* Splanchnomegalie *f,* Visceromegalie *f.*
vis·cer·o·mo·tor [ˌvɪsərəʊ'məʊtər] *adj* viszeromotorisch.
vis·cer·op·to·sis [ˌvɪsərəp'təʊsɪs] *n* Eingeweidesenkung *f,* Splanchnoptose *f,* Enteroptose *f,* Viszeroptose *f.*
vis·cer·o·trop·ic [ˌvɪsərəʊ'trɑpɪk] *adj* splanchnotrop, viszerotrop.
vis·cid ['vɪsɪd] *adj* → viscous.
vis·ci·do·sis [vɪsə'dəʊsɪs] *n* zystische (Pankreas-)Fibrose *f,* Mukoviszidose *f,* Fibrosis pancreatica cystica.
vis·co·e·las·tic [ˌvɪskəʊɪ'læstɪk] *adj* viskoelastisch, viskös-elastisch.
vis·com·e·ter [vɪs'kɑmɪtər] *n* → viscosimeter.
vis·com·e·try [vɪs'kɑmətrɪ] *n* → viscosimetry.
vis·cose ['vɪskəʊs] **I** *n* Viskose *f;* Viskoseseide, Zellstoffseide *f.* **II** *adj* → viscous.
vis·co·sim·e·ter [ˌvɪskəʊ'sɪmɪtər] *n* Viskosimeter *nt.*
vis·co·sim·e·try [ˌvɪskəʊ'sɪmɪtrɪ] *n* Viskositätsmessung *f,* Viskosimetrie *f.*
vis·cos·i·ty [vɪs'kɑsətɪ] *n* Zähigkeit *f,* innere Reibung *f,* Viskosität *f.*
vis·cous ['vɪskəs] *adj* **1.** zäh, zähflüssig, zähfließend, viskös, viskos. **2.** klebrig, leimartig.
vis·i·ble ['vɪzəbl] *adj* **1.** sichtbar; *ophthal.* Sicht-. **2.** *fig.* offensichtlich, deutlich, merklich.
vi·sion ['vɪʒn] *n* **1.** Sehen *nt,* Vision *f;* Sehvermögen *nt,* Sehkraft *f.* **2.** Erscheinung *f,* Vision *f;* Halluzination *f.* **3.** *ophthal.* Sehschärfe *f,* Visus *m.*
   achromatic vision (totale) Farbenblindheit *f,* Achromatopsie *f,* Monochromasie *f,* Einfarbensehen *nt.*
   chromatic vision Farbensehen *nt,* Chromatop(s)ie *f,* Chromopsie *f.*
   color vision → chromatic vision.
   colored vision → chromatic vision.
   day vision Tages(licht)sehen *nt,* photopisches Sehen *nt.*
   daylight vision → day vision.
   dichromatic vision Dichromasie *f,* Bichromasie *f,* Dichromatopsie *f.*
   night vision skotopes Sehen *nt,* Dämmerungssehen *nt,* Nachtsehen *nt,* Skotop(s)ie *f.*
   photopic vision → day vision.
   rod vision → night vision.
   scotopic vision → night vision.
   stereoscopic vision stereoskopisches Sehen *nt.*
   trichromatic vision normales Farbensehen *nt,* trichromatisches Sehen *nt,* Trichromasie *f,* Euchromasie *f.*
   twilight vision → night vision.
vis·it ['vɪzɪt] **I** *n* Besuch *m;* Arztbesuch *m,* Visite *f.* **make/pay a visit** einen Besuch machen. **II** *vt* **1.** besuchen, aufsuchen. **2.** (*Krankheit*) befallen, heimsuchen.
   domiciliary visit Hausbesuch *m.*
vis·u·al ['vɪʒəwəl, -ʒəl] *adj* Sehen betr., visuell, Seh-, Gesichts-; sichtbar, Sicht-.
vis·u·al·ize ['vɪʒəlaɪz, 'vɪʒəwəlaɪz] **I** *vt* **1.** s. vorstellen, s. vergegenwärtigen, s. ein Bild machen von. **2.** *radiol.* sichtbar machen, darstellen (*by, with*). **3.** erwarten, rechnen mit. **II** *vi radiol.* sichtbar werden.
vi·tal ['vaɪtl] **I** **vitals** *pl* **1.** lebenswichtige Organe *pl;* Vitalfunktionen *pl.* **2.** *fig.* das Wesentliche. **II** *adj* **3.** vital, (lebens-)wichtig (*to* für); wesentlich, grundlegend, Lebens-, Vital-. **4.** voller Leben, lebendig; vital, kraftvoll, leistungsfähig; lebensbejahend. **5.** lebensgefährlich, lebensbedrohend, tödlich.
vi·tal·i·ty [vaɪ'tælətɪ] *n* **1.** Lebenskraft *f,* Vitalität *f.* **2.** Lebensfähigkeit *f,* Lebensdauer *f.*
   pulp vitality Pulpavitalität *f.*
vi·tal·i·za·tion [ˌvaɪtəlaɪ'zeɪʃn] *n* Belebung *f,* Kräftigung *f,* Anregung *f,* Aktivierung *f.*
vi·tal·ize ['vaɪtəlaɪz] *vt* beleben, kräftigen, anregen, vitalisieren.
vi·tals ['vaɪtlz] *pl* **1.** lebenswichtige Organe *pl;* Vitalfunktionen *pl.* **2.** *fig.* das Wesentliche.
vi·ta·min ['vaɪtəmɪn] *n* Vitamin *nt.*
   vitamin A **1.** Vitamin A *nt.* **2.** Retinol *nt,* Vitamin A_1 *nt,* Vitamin A-Alkohol *m.*
   vitamin A_1 Retinol *nt,* Vitamin A_1 *nt,* Vitamin A-Alkohol *m.*
   vitamin A_2 (3-)Dehydroretinol *nt,* Vitamin A_2 *nt.*
   vitamin B_1 Thiamin *nt,* Vitamin B_1 *nt.*
   vitamin B_2 Riboflavin *nt,* Lactoflavin *nt,* Vitamin B_2 *nt.*
   vitamin B_6 Vitamin B_6 *nt.*
   vitamin B_{12} Zyanocobalamin *nt,* Cyanocobalamin *nt,* Vitamin B_{12} *nt.*
   vitamin B_{12b} Hydroxocobalamin *nt,* Aquocobalamin *nt,* Vitamin B_{12b} *nt.*

vitamine

vitamin C Askorbinsäure f, Ascorbinsäure f, Vitamin C nt.
vitamin D Calciferol nt, Vitamin D nt.
vitamin D$_2$ Ergocalciferol nt, Vitamin D$_2$ nt.
vitamin D$_3$ Cholecalciferol nt, Vitamin D$_3$ nt.
vitamin D$_4$ Dihydrocalciferol nt, Vitamin D$_4$ nt.
vitamin E α-Tocopherol nt, Vitamin E nt.
vitamin H Biotin nt, Vitamin H nt.
vitamin K Phyllochinone pl, Vitamin K nt.
vitamin K$_1$ Phytomenadion nt, Vitamin K$_1$ nt.
vitamin K$_2$ Menachinon nt, Vitamin K$_2$ nt.
vitamin K$_3$ Menadion nt, Vitamin K$_3$ nt.
antihemorrhagic vitamin → vitamin K.
antineuritic vitamin → vitamin B$_1$.
antipellagra vitamin Niacin nt, Nikotinsäure f, Nicotinsäure f.
antiscorbutic vitamin → vitamin C.
vi·ta·mine ['vaɪtəmiːn] n → vitamin.
vit·i·lig·i·nous [vɪtə'lɪdʒənəs] adj derm. Vitiligo betr., in Art einer Vitiligo, vitiliginös.
vit·i·li·go [vɪtə'laɪgəʊ] n derm. Weißfleckenkrankheit f, Scheckhaut f, Vitiligo f.
vi·ti·um ['vɪʃɪəm] n, pl **vi·tia** ['vɪʃɪə] 1. Fehler m, Vitium nt. 2. Herzfehler m, (Herz-)Vitium nt, Vitium cordis.
vit·re·ous ['vɪtrɪəs] I n → vitreum. II adj gläsern, glasig, glasartig, hyalin, Glas-.
vit·re·um ['vɪtrɪəm] n Glaskörper m, Corpus vitreum.
vo·cal ['vəʊkl] I n Vokallaut m, Stimmlaut m. II adj 1. Stimme betr., stimmlich, mündlich, vokal, Stimm-, Sprech, Vokal-. 2. klingend, wiederhallend. 3. stimmhaft, vokalisch.
vo·ca·lis [vəʊ'keɪlɪz] n Stimmbandmuskel m, Vokalis m, Musculus vocalis.
vo·cal·i·sa·tion [,vəʊkəlaɪ'zeɪʃn] n Stimmbildung f, Vokalisation f.
voice [vɔɪs] I n 1. Stimme f; stimmhafter Laut m; Stimmton m, Stimmhaftigkeit f. 2. Stimme f, Stimmrecht nt; Stimme f, Sprachrohr nt. II vt 3. stimmhaft aussprechen. 4. äußern, Ausdruck geben.
voice·less ['vɔɪslɪs] adj 1. sprachlos. 2. stumm, ohne Stimme, stimmlos.
void [vɔɪd] I n (a. fig.) Leere f. II adj 1. leer. 2. void of ohne, frei von, arm an. III vt entleeren, ausscheiden.
vo·lar ['vəʊlər] adj anat. volar; palmar.
vol·a·tile ['vɒlətl, -tɪl] adj chem. (leicht) flüchtig, verdunstend, verdampfend, ätherisch, volatil. **make volatile** verflüchtigen.
vol·a·til·i·za·tion [,vɒlətlɪ'zeɪʃn] n Verflüchtigung f, Verdampfung f; Verdampfen nt, Verdunsten nt.
vol·a·til·iz·er ['vɒlətlaɪzər] n Verdampfer m.
volt [vəʊlt] n Volt nt.
electron volt Elektronenvolt nt.
volt·age ['vəʊltɪdʒ] n elektrische Spannung f (in Volt).
volt·am·pere [vəʊlt'æmpɪər, -æm'pɪər] n Voltampere nt.
volt·me·ter ['vəʊltmiːtər] n Spannungsmesser m, Voltmeter nt.
vol·ume ['vɒljuːm, -jəm] n 1. phys., mathe. (Raum-)Inhalt m, Gesamtmenge f, Volumen nt. 2. Umfang m, Ausmaß nt, Volumen nt. 3. phys. Lautstärke f.
blood volume Blutvolumen nt.
expiratory reserve volume exspiratorisches Reservevolumen nt.
forced expiratory volume (Ein-)Sekundenkapazität f, Atemstoßtest m, Tiffeneau-Test m.

inspiratory reserve volume inspiratorisches Reservevolumen nt.
minute volume physiol. 1. (Lunge) Atemzeitvolumen nt, Atemminutenvolumen nt. 2. Minutenvolumen nt, Herzminutenvolumen nt.
plasma volume Plasmavolumen nt.
reserve volume physiol. 1. (Herz) Reservevolumen nt, Restvolumen nt. 2. → residual volume.
residual volume physiol. (Lunge) Reservevolumen nt, Residualvolumen nt, Residualluft f.
respiratory minute volume Atemminutenvolumen nt.
respiratory volume per minute Atemminutenvolumen nt.
stroke volume card. (Herz) Schlagvolumen nt.
tidal volume (Lunge) Atem(zug)volumen nt, Atemhubvolumen nt.
unit volume Volumeneinheit f.
vol·un·tar·y ['vɒlən,teriː, -trɪ] adj 1. freiwillig, aus eigenem Antrieb, frei, spontan. 2. physiol. willkürlich, willentlich.
vol·un·teer [,vɒlən'tɪər] I n Freiwillige(r m) f. II adj freiwillig, Freiwilligen-. III vt (Arbeit) freiwillig anbieten od. leisten. IV vi s. freiwillig melden od. anbieten (for für, zu).
vol·u·tin ['vɒljətɪn] n Volutin nt.
vol·vu·lo·sis [,vɒlvjə'ləʊsɪs] n Knotenfiliarose f, Onchocerca-volvulus-Infektion f, Onchozerkose f, Onchocerciasis f.
vol·vu·lus ['vɒlvjələs] n, pl **vol·vu·lus·es** 1. Stiel-, Achsendrehung f, Verschlingung f, Volvulus m. 2. Darmverschlingung f, Volvulus intestini.
vo·mer ['vəʊmər] n anat. Flugscharbein nt, Vomer m.
vom·i·cose ['vɒmɪkəʊs] adj diffus eiternd.
vom·it ['vɒmɪt] I n 1. Erbrechen nt, Emesis f, Vomitus m, Vomitio f. 2. Erbrochene(s) nt. II vt (er-, aus-)brechen. III vi s. erbrechen, brechen, s. übergeben.
coffee-ground vomit kaffeesatzartiges Erbrechen nt, Kaffeesatzerbrechen nt.
vom·it·ing ['vɒmətɪŋ] n (Er-)Brechen nt, Vomitus m, Emesis f, Vomitio f.
bilious vomiting galliges Erbrechen nt, Galleerbrechen nt, Vomitus biliosus.
blood vomiting Bluterbrechen nt, Hämatemesis f, Vomitus cruentus.
vom·i·tive ['vɒmətɪv] I n Brechmittel nt, Vomitivum nt, Emetikum nt. II adj Erbrechen verursachend, emetisch, Brech-.
vom·i·tu·ri·tion [,vɒmɪtjʊə'rɪʃn] n Brechreiz m, Würgen nt.
vow·el ['vaʊəl] I n Selbstlaut m, Vokal m. II adj vokalisch, Vokal-.
vul·can·i·za·tion [,vʌlkənɪ'zeɪʃn] n chem. Vulkanisierung f, Vulkanisation f.
vul·can·ize ['vʌlkənaɪz] vt chem. vulkanisieren.
vul·ner·a·bil·i·ty [,vʌlnərə'bɪlətɪ] n Verwundbarkeit f, Verletzbarkeit f, Vulnerabilität f.
vul·ner·a·ble ['vʌlnərəbl] adj verwundbar, verletzbar, verletzlich, vulnerabel, anfällig (to für).
vul·ner·a·ble·ness ['vʌlnərəblnɪs] n → vulnerability.
vul·ner·ar·y ['vʌlnərerɪ] I n Wundheilmittel nt. II adj Wunde betr., heilend, heilungsfördernd, Wund-, Heil(ungs)-.
vul·nus ['vʌlnəs] n, pl **vul·ner·a** ['vʌlnərə] Wunde f, Vulnus nt.
vul·va ['vʌlvə] n, pl **vul·vas, vul·vae** ['vʌlviː] anat. (weibliche) Scham f, Schamgegend f, äußere (weibliche) Geschlechtsorgane/Genitalien pl, Vulva f.

W

wad·ding ['wɒdɪŋ] **I** *n* **1.** Einlage *f*, Füllmaterial *nt*. **2.** Watte *f*. **3.** Polsterung *f*, Wattierung *f*. **II** *adj* Wattier-.
wall [wɔːl] **I** *n* Wand *f*, Innenwand *f*, Wall *m; anat.* Paries *m*. **II** *vt* mit einer Mauer/Wand umgeben, einmauern, ummauern; befestigen.
  anterior wall of tympanic cavity vordere Paukenhöhlenwand *f*, Paries caroticus cavitatis tympanicae.
  axial wall axiale Kavitätenwand *f*.
  carotid wall of tympanic cavity → anterior wall of tympanic cavity.
  cavity wall Kavitätenwand *f*.
  jugular wall of tympanic cavity Boden *m* der Paukenhöhle, Paries jugularis (cavitatis tympanicae).
  pocket wall Taschenwand *f*, Zahnfleischtaschenwand *f*.
  pulpal wall Boden *m* der Kronenpulpa.
  tegmental wall of tympanic cavity Dach *nt* der Paukenhöhle, Tegmen tympani, Pars tegmentalis (cavitatis tympanicae).
  vestibular wall of cochlear duct Reissner-Membran *f*, Membrana vestibularis, Paries vestibularis ductus cochlearis.
wan·der·ing ['wɒndərɪŋ] **I** *n* Wandern *nt*, Wanderung *f*. **II** *adj* wandernd, Wander-.
  pathologic tooth wandering pathologische Zahnwanderung *f*.
  wandering of the teeth Zahnwanderung *f*.
wane [weɪn] **I** *n* Abnahme *f*, Nachlassen *nt*, Abnehmen *nt*, Schwinden *nt*. **II** *vi* abnehmen, nachlassen, schwinden, schwächer werden.
ward [wɔːrd] *n* (Krankenhaus-)Station *f*, Abteilung *f*; (Kranken-)Saal *m*, (-)Zimmer *nt*. **in/on the ward** auf Station.
  emergency ward Notaufnahme *f*.
  medical ward Innere Abteilung *f*.
war·fa·rin ['wɔːrfərɪn] *n pharm.* Warfarin *nt*.
wart [wɔːrt] *n* **1.** (virusbedingte) Warze *f*, Verruca *f*. **2.** warzenähnliche Hautveränderung *f*.
  acuminate wart → genital wart.
  anatomical wart Wilk-Krankheit *f*, warzige Tuberkulose *f* der Haut, Leichentuberkel *m*, Schlachtertuberkulose *f*, Tuberculosis cutis verrucosa, Verruca necrogenica, Tuberculum anatomicum.
  common wart gemeine/gewöhnliche Warze *f*, Stachelwarze *f*, Verruca vulgaris.
  flat wart → juvenile wart.
  fugitive wart → juvenile wart.
  genital wart (spitze) Feigwarze *f*, Feuchtwarze *f*, spitzes Kondylom *nt*, Condyloma acuminatum, Papilloma acuminatum/venereum.
  infectious wart → common wart.
  juvenile wart Flachwarze *f*, Verruca plana (juvenilis).
  moist wart → genital wart.
  mucous membrane wart Schleimhautwarze *f*.
  necrogenic wart → anatomical wart.
  plane wart → juvenile wart.
  pointed wart → genital wart.
  postmortem wart → anatomical wart.
  prosector's wart → anatomical wart.
  seed wart → common wart.
  senile wart seborrhoische Alterswarze/Keratose *f*, Verruca seborrhoica/senilis.
  soft wart Stielwarze *f*, Akrochordon *nt*, Acrochordom *nt*.
  soot wart Kaminkehrerkrebs *m*, Schornsteinfegerkrebs *m*.
  telangiectatic wart Blutwarze *f*, Angiokeratom(a) *nt*.
  tuberculous wart → anatomical wart.
  venereal wart → genital wart.
wart·y ['wɔːrtɪ] *adj* Warzen betr., warzig, Warzen-.
wash [wɒʃ] **I** *n* **1.** Waschen *nt*, Waschung *f*, Wäsche *f*. **give sth. a wash** etw. (ab-)waschen. **have a wash** s. waschen. **2.** (*Magen*) Spülung *f*; Ausspülen *nt*. **3.** Wäsche *f*. **4.** Waschwasser *nt*, Waschlauge *f*; Spülwasser *nt*. **5.** (Haar-)Wasser *nt*; Spülflüssigkeit *f*. **6.** *pharm.* Waschung *f*. **7.** *techn.* Bad *nt*. **II** *adj* waschbar, Wasch-. **III** *vt* **8.** waschen. **wash o.s.** s. waschen. **wash one's hands** s. die Hände waschen. **9.** (ab-, um-, weg-, aus-)spülen, reinigen, (aus-)waschen.
  wash away *vt* abwaschen, wegspülen.
  wash down *vt* (*Tablette*) hinunterspülen.
  wash off *vt* abwaschen, wegspülen.
  wash out *vt* auswaschen, (aus-)spülen.
  mouth wash Mundwasser *nt*, Zahnwasser *nt*, Collutorium *nt*.
wash·ba·sin ['wɒʃbeɪsən] *n* Waschbecken *nt*.
wash·er ['wɒʃər] *n* **1.** *lab.* Spülapparat *m*, Spülmaschine *f*. **2.** Dichtung(sring *m*, -scheibe *f*) *f*, Unterlegscheibe *f*.
wash·ing ['wɒʃɪŋ] *n* **1.** Waschen *nt*, Waschung *f*, Wäsche *f*. **2.** Wäsche *f*. **3.** *techn.* Bad *nt*.
wash·out ['wɒʃaʊt] *n* Ausspülung *f*, Auswaschung *f*.
wash·room ['wɒʃrʊm, -ruːm] *n* Waschraum *m*.
waste [weɪst] **I** *n* **1.** Verschwendung *f*, Vergeudung *f*. **2.** Abfall(stoffe *pl*) *m*, Müll *m*. **3.** Verfall *m*, Verschleiß *m*, Schwund *m*, Verlust *m*. **II** *adj* **4.** ungenutzt, überschüssig, überflüssig. **5.** Abfall-, Abfluß-, Ablauf-; *bio.* Ausscheidungs-. **III** *vt* **6.** verschwenden, vergeuden. **7.** auszehren, aufzehren, schwächen. **IV** *vi* **8.** verschwendet werden. **9.** verfallen, verkümmern, schwächer werden, schwinden.
  waste away *vi* dahinsiechen, dahinschwinden.
wast·ing ['weɪstɪŋ] **I** *n* **1.** → waste 1. u. 3. **2.** *patho.* Auszehrung *f*, Kräftezerfall *m*; Schwund *m*. **II** *adj* **3.** (aus-, ab-)zehrend, schwächend. **4.** abnehmend, schwindend.
  muscle wasting Muskelatrophie *f*, Muskelschwund *m*, Myatrophie *f*.
  tooth wasting Zahnabnutzung *f*, Abnutzung *f*.
wat·er ['wɔːtər] **I** *n* **1.** Wasser *nt*; (*a.* **waters** *pl*) Mineralquelle *f*, Mineralwasser *nt*, Heilquelle *f*, Heilwasser *nt*. **drink/take the waters** eine (Trink-)Kur machen. **2.** *chem.* Wasserlösung *f*. **3.** *physiol.* Wasser *nt*, Sekret *nt*. **II** *vt* **4.** mit Wasser versorgen. **5.** wässern, einweichen, befeuchten. **6.** verwässern, verdünnen. **III** *vi* (*Mund*) wäßrig werden (*for nach*); (*Augen*) tränen.
  water down *vt* verwässern, (mit Wasser) verdünnen, abschwächen.
  water on the brain Wasserkopf *m*, Hydrozephalus *m*, Hydrocephalus *m*.
  chlorine water Chlorwasser *nt*, Aqua chlorata.
  water of crystallization Kristallwasser *nt*.
  distilled water destilliertes Wasser *nt*, Aqua destillata.
  drinking water Trinkwasser *nt*.
  hard water hartes Wasser *nt*.
  heavy water schweres Wasser *nt*, Deuteriumoxid *nt*.
  mineral water Mineralwasser *nt*.
  potable water Trinkwasser *nt*.
  soft water weiches Wasser *nt*.
  sterile water keimfreies/sterilisiertes Wasser *nt*.
  table water Tafelwasser *nt*, Mineralwasser *nt*.
water-borne *adj* (*Krankheit*) durch (Trink-)Wasser übertragen.
water-insoluble *adj* wasserunlöslich, unlöslich in Wasser.
water-miscible *adj* mit Wasser mischbar.
water-soluble *adj* wasserlöslich, löslich in Wasser.
wa·ter·y ['wɔːtərɪ] *adj* Wasser enthaltend, wäßrig, wässerig; feucht, naß, voller Wasser; verwässert.
watt [wɒt] *n* Watt *nt*.
watt·age ['wɒtɪdʒ] *n* Wattleistung *f*.
watt-hour *n* Wattstunde *f*.
watt-second *n* Wattsekunde *f*.
wave [weɪv] **I** *n* **1.** (*a. fig.*) Welle *f*, Woge *f*. **in waves** schubweise, in Wellen. **2.** *phys.* Welle *f*. **3.** *physiol., anat.* Welle *f*, wellenförmige Struktur *f*. **4.** (Haar-)Welle *f*. **II** *vt* wellenförmig bewegen. **III** *vi* **5.** wogen, s. wellenartig bewegen. **6.** (*Haar*) s. wellen.
  alpha waves α-Wellen *pl*, alpha-Wellen *pl*.
  brain wave 1. (*meist* **brain waves** *pl*) Hirnströme *pl*. **2.** (plötzlicher) Einfall *m od.* Idee *f*, Geistesblitz *m*.
  infrasonic waves Infraschall *m*.
  microelectric wave Mikrowelle *f*.
  pulse wave Pulswelle *f*.
  P wave *physiol.* P-Welle *f*, P-Zacke *f*.

wavelength

Q wave (*EKG*) Q-Zacke *f*, Q-Welle *f*.
sonic wave *phys.* Schallwelle *f*.
sound wave → sonic wave.
transverse wave Transversalwelle *f*.
wave•length ['weɪv,leŋ(k)θ] *n phys.* Wellenlänge *f*.
wave•like ['weɪvlaɪk] *adj* wellenförmig, wellenartig, wellenähnlich.
wav•y ['weɪvɪ] *adj* wellig, gewellt, Wellen-.
wax [wæks] **I** *n* **1.** (Bienen-, Pflanzen-)Wachs *nt*, Cera *f*. **2.** Ohr(en)schmalz *nt*, Zerumen *nt*, Cerumen *nt*. **3.** *chem.* Wachs *nt*. **II** *adj* wächsern, Wachs-. **III** *vt* (ein-)wachsen.
adhesive wax Klebewachs *nt*, Klebwachs *nt*, Glaswachs *nt*.
baseplate wax Basisplattenwachs *nt*.
bite wax Bißwachs *nt*, Bißregistrierwachs *nt*.
bite registration wax → bite wax.
bleached wax → white wax.
blockout wax Ausblockwachs *nt*.
Brazil wax → carnauba wax.
burnout wax Ausschmelzwachs *nt*.
carnauba wax Carnaubawachs *nt*, Karnaubawachs *nt*.
casting wax Gußwachs *nt*.
ceresin wax Ceresin *nt*, Zeresin *nt*.
corrective wax Korrekturwachs *nt*.
corrective impression wax → corrective wax.
dental wax Dentalwachs *nt*, zahnärztliches Wachs *nt*.
dental inlay wax Inlaywachs *nt*, Inlaygußwachs *nt*.
dental inlay casting wax → dental inlay wax.
fluid wax Flüssigwachs *nt*.
fluxed wax Wachs *nt* mit Fließmittelzusatz.
fossil wax Erdwachs *nt*, Ozokerit *nt*, Mineralwachs *nt*.
impression wax Abdruckwachs *nt*.
inlay wax → dental inlay wax.
inlay casting wax → dental inlay wax.
inlay pattern wax → dental inlay wax.
Japan wax Japanwachs *nt*, Japantalg *m*.
lignite wax → montan wax.
lost wax Ausschmelzwachs *nt*.
microcrystalline wax mikrokristallines Wachs *nt*.
mineral wax Erdwachs *nt*, Ozokerit *nt*, Mineralwachs *nt*.
model denture wax Basisplattenwachs *nt*, Modellwachs *nt*.
montan wax Montanwachs *nt*, Mineralwachs *nt*.
Mosetig-Moorhof bone wax Mosetig-Moorhof-Füllung *f*, Mosetig-Moorhof-Wachs *nt*.
mouth denture wax → model denture wax.
natural wax Naturwachs *nt*.
paraffin wax Parafinwachs *nt*, Hartparaffin *nt*.
plant wax Pflanzenwachs *nt*.
set-up wax Set-up-Wachs *nt*.
sticky wax → adhesive wax.
sumac wax → Japan wax.
synthetic wax Kunstwachs *nt*, synthetisches Wachs *nt*.
try-in wax Try-in-Wachs *nt*.
vegetable wax → plant wax.
white wax weißes Bienenwachs *nt*, Cera alba.
yellow wax gelbes Bienenwachs *nt*, gelbes Wachs *nt*, Cera flava.
wax•en ['wæksən] *adj* **1.** wachshaltig. **2.** wie Wachs, wachsartig, wächsern, Wachs-; (*Gesicht*) bleich, wächsern.
wax-out *n* Ausblocken *nt*.
wax•y ['wæksɪ] *adj* → waxen.
weak•ness ['wiːknɪs] *n* **1.** Schwäche *f*. **2.** Kränklichkeit *f*, Schwächlichkeit *f*. **3.** (Charakter-)Schwäche *f*.
muscle weakness unvollständige Muskellähmung *f*, Muskelschwäche *f*, Myoparese *f*.
wear [weər] (*v* wore; worn) **I** *n* **1.** Tragen *nt*. **2.** Abnutzung *f*, Verschleiß *m*. **3.** Haltbarkeit *f*, Strapazierfähigkeit *f*. **II** *vt* **4.** tragen. **5.** abtragen, abnutzen. **III** *vi* **6.** *s.* tragen; *s.* erhalten, halten, haltbar sein. **7.** *s.* abnutzen *od.* verbrauchen.
wear away **I** *vt* **1.** abnutzen, abtragen. **2.** auswaschen, aushöhlen. **II** *vi* *s.* abnutzen, *s.* abtragen, vermindern, verwischen, verrinnen, langsam vergehen.
wear down **I** *vt* **1.** abnutzen; verbrauchen. **2.** *fig.* zermürben, mürbe *od.* weichmachen, fix u. fertig machen. **II** *vi* *s.* abnutzen, *s.* verbrauchen.
wear off *vi* nachlassen, *s.* verlieren; abgehen, *s.* abnutzen; (*Wirkung*) *s.* verlieren, nachlassen, abklingen.
wear on *vi* *s.* hinziehen, *s.* (da-)hinschleppen.
wear out **I** *vt* abnutzen, abtragen; ermüden, erschöpfen. **II** *vi* *s.* abtragen, *s.* abnutzen, verschleißen; *fig.* *s.* erschöpfen.
abnormal occlusal wear abnorme Zahnabnutzung *f*.
occlusal wear → tooth wear.
tooth wear Zahnabnutzung *f*, Abrasio dentium.

wear and tear Abnutzung *f*, Verschleiß(erscheinungen *pl*) *m*.
wea•ri•ness ['wɪərɪnɪs] *n* Müdigkeit *f*, Mattigkeit *f*, Lustlosigkeit *f*.
wea•ry ['wɪərɪ] *adj* **1.** müde, matt, lustlos (*with* von, vor). **2.** ermüdend.
wedge [wedʒ] **I** *n* Keil *m*, keilförmige Struktur *f*. **II** *vt* (ver-)keilen, mit einem Keil festklemmen; (ein-)keilen. **III** *vi* *s.* festklemmen, *s.* verkeilen.
dental wedge Bißkeil *m*, Keil *m*.
weep [wiːp] (*v* wept; wept) **I** *n* Weinen *nt*. **II** *vt* weinen. **III** *vi* **1.** weinen. **2.** triefen, tropfen, tröpfeln. **3.** (*Wunde*) nässen, Serum ausscheiden.
weight [weɪt] *n* **1.** Gewicht *nt*, Last *f*; Gewichtseinheit *f*. **2.** (Körper-)Gewicht *nt*. put on/gain weight zunehmen. lose weight abnehmen. **3.** *phys.* Schwere *f*, (Massen-)Anziehungskraft *f*. **4.** *fig.* Last *f*, Belastung *f*. **5.** Wucht *f*, Heftigkeit *f*; Druck *m*.
atomic weight Atomgewicht *nt*.
body weight Körpergewicht *nt*.
gram-atomic weight Grammatom(gewicht *nt*) *nt*, Atomgramm *nt*.
gram-molecular weight Grammolekül *nt*, Mol *nt*, Grammol *nt*, Grammolekulargewicht *nt*.
molecular weight Molekulargewicht *nt*.
normal weight Normalgewicht *nt*.
specific weight spezifisches Gewicht *nt*, Wichte *f*.
weight per volume Gewicht *nt* pro Volumeneinheit, spezifisches Gewicht *nt*.
wel•fare ['welfeər] *n* **1.** Wohl *nt*, Wohlergehen *nt*. **2.** Sozialhilfe *f*; Fürsorge *f*, Wohlfahrt *f*. be on welfare Sozialhilfe beziehen.
well-balanced *adj* im Gleichgewicht befindlich; (*Person*) ausgeglichen; (*Diät*) ausgewogen.
well-fitting *adj* (richtig/gut) passend, sitzend.
wen [wen] *n* **1.** piläre Hautzyste *f*. **2.** Epidermoid *nt*, Epidermalzyste *f*, Epidermiszyste *f*, Epidermoidzyste *f*, (echtes) Atherom *nt*, Talgretentionszyste *f*.
wet [wet] (*v* wet; wetted) **I** *n* Nässe *f*, Feuchtigkeit *f*. **II** *adj* naß, feucht, durchnäßt (*with* von); Naß-. **III** *vt* anfeuchten, naßmachen, benetzen. wet through durchnässen. **IV** *vi* nässen, naß werden.
wet•ness ['wetnɪs] *n* Nässe *f*, Feuchtigkeit *f*.
wheal [(h)wiːl] *n derm.* Quaddel *f*.
whip•lash ['(h)wɪplæʃ] *n* Schleudertrauma *nt* (der Halswirbelsäule), whiplash injury.
white [(h)waɪt] **I** *n* (*Farbe*) Weiß *nt*; (*Rasse*) Weiße(r *m*) *f*; (etw.) Weißes, weißer Teil *m*. **II** *adj* weiß, Weiß-; hell(farbig), licht; blaß, bleich.
white•head ['(h)waɪthed] *n derm.* Hautgrieß *m*, Milium *nt*, Milie *f*.
white•leg ['(h)waɪtleg] *n* Milchbein *nt*, Leukophlegmasie *f*, Phlegmasia alba dolens.
white•pox ['(h)waɪtpɒks] *n* weiße Pocken *pl*, Alastrim *nt*, Variola minor.
wick [wɪk] *n* **1.** Gazetampon *m*. **2.** Docht *m*.
gauze wick Gazestreifen *m*.
wid•ow ['wɪdəʊ] *n* Witwe *f*.
wid•owed ['wɪdəʊd] *adj* verwitwet.
wid•ow•er ['wɪdəʊər] *n* Witwer *m*.
width [wɪdθ, wɪtθ] *n* Weite *f*, Breite *f*.
anterior arch width vordere Zahnbogenbreite *f*.
arch width Zahnbogenbreite *f*.
bicanine width Eckzahnbreite *f*, Eckzahndistanz *f*.
bimolar width Molarendistanz *f*.
posterior arch width hintere Zahnbogenbreite *f*.
wind [wɪnd] *n* **1.** Wind *m*. **2.** Blähung(en *pl*) *f*, Wind *m*. break wind einen Wind abgehen lassen. suffer from wind Blähungen haben. **3.** Atem *m*, Atmen *nt*. be short of wind außer Atem sein. catch one's wind/get one's wind back wieder zu Atem kommen.
wind•ed ['wɪndɪd] *adj* außer Atem, atemlos.
win•dow ['wɪndəʊ] *n* **1.** Fenster(öffnung *f*) *nt*; *anat.* Fenestra *f*. **2.** *pharm.* therapeutische Breite *f*.
aorticopulmonary window *card.* Aortikopulmonalfenster *nt*, aortopulmonaler Septumdefekt *m*.
cochlear window rundes Fenster *nt*, Fenestra cochleae/rotunda.
oval window ovales (Vorhofs-)Fenster *nt*, Fenestra ovalis/vestibuli.
round window → cochlear window.
vestibular window → oval window.
win•dowed ['wɪndəʊd] *adj* mit Fenster(n) (versehen), gefenstert.
wind•pipe ['wɪndpaɪp] *n* Luftröhre *f*; *anat.* Trachea *f*.
wing [wɪŋ] *n allg.* Flügel *m*, flügelähnliche Struktur *f*; *anat.* Ala *f*.
great wing of sphenoid bone → greater wing of sphenoid bone.
greater wing of sphenoid bone großer Keilbeinflügel *m*, Ala major (ossis sphenoidalis).
Ingrassia's wing → small wing of sphenoid bone.
lateral wing of sphenoid bone → greater wing of sphenoid bone.

lesser wing of sphenoid bone → small wing of sphenoid bone.
major wing of sphenoid bone → greater wing of sphenoid bone.
minor wing of sphenoid bone → small wing of sphenoid bone.
nasal wing Nasenflügel *m*, Ala nasi.
wing of nose → nasal wing.
orbital wing of sphenoid bone → small wing of sphenoid bone.
small wing of sphenoid bone kleiner Keilbeinflügel *m*, Ala minor (ossis sphenoidalis).
superior wing of sphenoid bone → small wing of sphenoid bone.
temporal wing of sphenoid bone → greater wing of sphenoid bone.
wing of vomer Ala vomeris.
wire [waɪər] **I** *n* **1.** Draht *m*. **2.** Leitung(sdraht *m*) *f*. **II** *adj* Draht-. **III** *vt* mit Draht anbinden *od.* zusammenbinden *od.* befestigen.
Gilmer's wire Gilmer-Draht *m*.
guide wire Bohrdraht *m*, Führungsdraht *m*.
intraoral wire intraorale Drahtfixierung *f*.
Kirschner's wire Kirschner-Draht *m*.
labial wire Labialschlaufe *f*.
screw wire Gewindestift *m*.
silver wire Silberdraht *m*.
twin wire Johnston-Apparat *m*, Twinwire-Apparat *m*, Zwillingsbogenapparat *m*.
wir·ing ['waɪrɪŋ] *n* **1.** Befestigen *nt* mit Draht. **2.** *phys.* Verdrahtung *f*.
mandibular wiring Drahtschienung *f* des Unterkiefers.
tension band wiring *traumat.* Zuggurtung *f*, Zuggurtungsosteosynthese *f*.
with·draw [wɪð'drɔː, wɪθ'drɔː] **I** *vt* **1.** zurückziehen, zurücknehmen, herausziehen, entfernen (*from* von, aus). **2.** (*Flüssigkeit*) entziehen; absaugen, heraussaugen; (*Blut*) abnehmen, entnehmen. **3.** jdn. entziehen. **II** *vi* **4.** s. zurückziehen (*from* von, aus); s. entfernen. **5.** eine Entziehungskur machen, s. einer Entziehungskur unterziehen.
with·draw·al [wɪð'drɔːəl, wɪθ-] *n* **1.** Zurückziehen *nt*, Zurücknehmen *nt*; Zurückziehung *f*, Zurücknahme *f* (*from*); (Blut-)Entnahme *f*. **2.** Koitus/Coitus interruptus. **3.** (*Drogen*) Entzug *m*, Entziehung *f* (*from*).
with·hold [wɪð'həʊld, wɪθ-] *vt* **1.** verweigern, vorenthalten (*sth. from s.o.* jdm. etw.). **withhold one's consent** seine Zustimmung verweigern. **2.** zurückhalten, abhalten (*s.o. from sth.* jdn. von etw.).
with·stand [wɪð'stænd, wɪθ'stænd] **I** *vt* s. widersetzen, widerstehen, standhalten. **II** *vi* Widerstand leisten.
wolf·ram ['wʊlfrəm] *n* Wolfram *nt*.
wom·an ['wʊmən] *n*, *pl* **wom·en** ['wɪmɪn] Frau *f*.
wom·an·ish ['wʊmənɪʃ] *adj* fraulich, weiblich, Frauen-.
woman-like *adj* → womanish.
wom·an·ly ['wʊmənlɪ] *adj* → womanish.
womb [wuːm] *n* Gebärmutter *f*, Uterus *m*, Metra *f*.
wool [wʊl] **I** *n* **1.** Wolle *f*. **2.** Baumwolle *f*; Glaswolle *f*; Pflanzenwolle *f*. **II** *adj* wollen, Woll-.
cotton wool (Verbands-)Watte *f*.
medicated cotton wool medizinische Watte *f*.
work [wɜrk] **I** *n* Arbeit *f*, Beschäftigung *f*, Tätigkeit *f*; Aufgabe *f*; Leistung *f*; *phys.* Arbeit *f*. **do work** arbeiten. **II** *vt* **1.** arbeiten an; verarbeiten, bearbeiten; (ver-)formen, gestalten (*into* zu). **2.** jdn. bearbeiten. **3.** (*Maschine*) bedienen, betätigen. **4.** hervorbringen, herbeiführen, bewirken, verursachen, führen zu. **III** *vi* **5.** arbeiten (*at, on* an); s. beschäftigen (*at, on* mit). **6.** funktionieren, gehen, in Gang sein, arbeiten. **7.** wirken, s. auswirken (*on, upon, with* auf). **8.** (*Mund*) zucken; (*Zähne*) mahlen.
work·a·hol·ic [ˌwɜrkə'hɑlɪk] *n* Arbeitssüchtige *m/f*.
work·a·hol·ism ['wɜrkəhɑlɪzəm] *n* Arbeitssucht *f*, Arbeitsbesessenheit *f*.
worm [wɜrm] *n* **1.** *bio., micro.* Wurm *m*; Made *f*; Raupe *f*. **2.** *patho.* **orms** *pl* Wurmkrankheit *f*, Würmer *pl*, Helminthiase *f*. **3.** *anat.* wurmartige Struktur *f*, Wurm *m*, Vermis *m*.
bladder worm Blasenwurm *m*, Zystizerkus *m*, Cysticercus *m*.
worm of cerebellum Kleinhirnwurm *m*, Vermis cerebelli.
filarial worm Filarie *f*, Filaria *f*.
filariid worm → filarial worm.
flat worm Plattwurm *m*, Plathelminth *f*.
maw worm Spulwurm *m*, Askaris *f*, Ascaris *f*.
parasitic worms parasitische Würmer *pl*, Helminthen *pl*, Helminthes *pl*.
pork worm Trichine *f*, Trichina/Trichinella spiralis.
trichina worm Trichine *f*, Trichinella *f*.
worm·like ['wɜrmlaɪk] *adj* wurmähnlich, vermiform, helminthoid.
wors·en ['wɜrsn] **I** *vt* verschlechtern, schlechtern machen; etw. verschlimmern. **II** *vi* s. verschlechtern, s. verschlimmern.
wors·en·ing ['wɜrsnɪŋ] *n* Verschlechterung *f*, Verschlimmerung *f*.
wound [wuːnd] **I** *n* **1. the wounded** die Verwundeten. **2.** *patho.* Wunde *f*, Vulnus *nt*; Verletzung *f*. **3.** *chir.* (Operations-)Wunde *f*. **II** *vt* verwunden, verletzen.
aseptic wound saubere/aseptische Wunde *f*.
burn wound Brandwunde *f*, Verbrennung *f*.
clean wound → aseptic wound.
contaminated wound kontaminierte Wunde *f*.
contused wound Quetschwunde *f*.
dirty wound 1. verschmutzte Wunde *f*. **2.** → septic wound.
gunshot wound Schußwunde *f*, Schußverletzung *f*.
incised wound Schnittwunde *f*, Schnitt *m*.
open wound offene Wunde *f*.
penetrating wound penetrierende Wunde *f*.
perforating wound perforierende Wunde *f*.
septic wound infizierte/septische Wunde *f*.
stab wound Stichwunde *f*.
W-plasty *n* W-Plastik *f*.
wrin·kle ['rɪŋkl] **I** *n* (*Haut*) Fältchen *nt*, Runzel *f*, Falte *f*. **II** *vt* runzelig *od.* faltig machen; (*Stirn, Augenbrauen*) runzeln; (*Nase*) rümpfen; (*Augen*) zusammenkneifen. **III** *vi* **1.** runz(e)lig werden, Runzeln bekommen. **2.** s. falten, Falten werfen, (ver-)knittern, faltig werden.
wrin·kled ['rɪŋklt] *adj* gerunzelt; runz(e)lig, faltig.
wrin·kly ['rɪŋklɪ] *adj* → wrinkled.
wrist [rɪst] *n* **1.** Handwurzel *f*, Karpus *m*, Carpus *m*. **2.** (proximales) Handgelenk *nt*, Articulatio radiocarpalis/radiocarpea.
wrist-drop ['rɪstdrɑp] *n neuro.* Fallhand *f*, Kußhand *f*.
wry·neck ['raɪnek] *n* Schiefhals *m*, Torticollis *m*, Caput obstipum.

X

xan·chro·mat·ic [ˌzænkrəʊˈmætɪk] *adj* → xanthochromic.
xan·the·las·ma [ˌzænθeˈlæzmə] *n* **1.** Lidxanthelasma *nt*, Xanthelasma palpebrarum. **2.** Xanthom(a) *nt*.
xan·the·las·ma·to·sis [ˌzænθeˌlæzməˈtəʊsɪs] *n* → xanthomatosis.
xan·the·mia [zænˈθiːmɪə] *n* Karotinämie *f*, Carotinämie *f*.
xan·thic [ˈzænθɪk] *adj* **1.** gelb. **2.** Xanthin betr., Xanthin-.
xan·thine [ˈzænθiːn, -θɪn] *n* 2,6-Dihydroxypurin *nt*, Xanthin *nt*.
xantho- *pref.* Gelb-, Xanth(o)-.
xan·tho·chro·mat·ic [ˌzænθəʊkrəʊˈmætɪk] *adj* → xanthochromic.
xan·tho·chro·mia [zænθəʊˈkrəʊmɪə] *n* **1.** Gelbfärbung *f*, Xanthochromie *f*. **2.** *neuro.* Liquorxanthochromie *f*. **3.** *derm.* Xanthosis *f*, Xanthodermie *f*.
xan·tho·chro·mic [zænθəʊˈkrəʊmɪk] *adj* gelb, xanthochrom.
xan·tho·der·ma [zænθəʊˈdɜrmə] *n* Gelbfärbung *f* der Haut, Xanthodermie *f*, Xanthosis *f*.
xan·tho·dont [ˈzænθəʊdɑnt] *adj* Xanthodontie betr., xanthodont.
xan·tho·fi·bro·ma [zænθəʊfaɪˈbrəʊmə] *n* Xanthofibrom(a) *nt*.
xan·tho·gran·u·lo·ma [zænθəʊˌgrænjəˈləʊmə] *n* Xanthogranulom(a) *nt*.
  xanthogranuloma of bone nicht-osteogenes/nicht-ossifizierendes (Knochen-)Fibrom *nt*, xanthomatöser/fibröser Riesenzelltumor *m* des Knochens, Xanthogranuloma *nt* des Knochens.
xan·tho·ma [zænˈθəʊmə] *n* Xanthom(a) *nt*.
  tuberous xanthoma tuberöses Xanthom *nt*, Xanthoma tuberosum.
xan·tho·ma·to·sis [ˌzænθəməˈtəʊsɪs] *n* Xanthomatose *f*.
xan·thop·a·thy [zænˈθɑpəθɪ] *n* → xanthochromia.
xan·tho·phyll [ˈzænθəfɪl] *n* Xanthophyll *nt*.
xan·thop·sin [zænˈθɑpsɪn] *n* Sehgelb *nt*, Xanthopsin *nt*, all-trans Retinal *nt*.
xan·tho·sis [zænˈθəʊsɪs] *n* Gelbfärbung *f*, Xanthose *f*, Xanthosis *f*.
xan·thous [ˈzænθəs] *adj* gelb, gelblich.
X-bite *n* Kreuzbiß *m*, Mordex tortuosus, Crossbite *m*.
xen(o)- *pref.* Fremd-, Xen(o)-.
xen·o·an·ti·gen [ˌzenəˈæntɪdʒən] *n immun.* Xenoantigen *nt*.
xen·o·di·ag·no·sis [zenəˌdaɪəgˈnəʊsɪs] *n* Xenodiagnose *f*, Xenodiagnostik *f*.
xen·o·di·ag·nos·tic [zenəˌdaɪəgˈnɑstɪk] *adj* Xenodiagnose betr., xenodiagnostisch.
xen·o·ge·ne·ic [ˌzenədʒəˈniːɪk] *adj embryo.* xenogen, xenogenetisch; heterogen.
xen·o·gen·e·sis [zenəˈdʒenəsɪs] *n* Xenogenese *f*; Heterogenese *f*.
xen·o·gen·ic [zenəˈdʒenɪk] *adj* **1.** *embryo.* xenogen, xenogenetisch; heterogen. **2.** durch einen Fremdkörper hervorgerufen, von außen stammend, xenogen; exogen.

xe·nog·e·nous [zəˈnɑdʒənəs] *adj* durch einen Fremdkörper hervorgerufen, von außen stammend, xenogen; exogen.
xen·o·graft [ˈzenəgræft] *n* heterogenes/heterologes/xenogenes/xenogenetisches Transplantat *nt*, Xenotransplantat *nt*, Heterotransplantat *nt*.
xe·non [ˈziːnɑn, ˈze-] *n* Xenon *nt*.
Xen·op·syl·la [ˌzenɑpˈsɪlə, ˌzenəʊˈsɪlə] *n micro.* Xenopsylla *f*.
  Xenopsylla cheopis Pestfloh *m*, Xenopsylla cheopis.
xen·o·trans·plan·ta·tion [zenəˌtrænsplænˈteɪʃn] *n* heterogene/heterologe/xenogene/xenogenetische Transplantation *f*, Xenotransplantation *f*, Heterotransplantation *f*, Xenoplastik *f*, Heteroplastik *f*.
xero- *pref.* Trocken-, Xer(o)-.
xe·ro·chi·lia [ˌzɪərəˈkaɪlɪə] *n* Trockenheit *f* der Lippen, Xeroch(e)ilie *f*.
xe·ro·der·ma [zɪərəˈdɜrmə] *n* trockene Haut *f*, Xerodermie *f*, Xerodermia *f*, Xeroderma *nt*.
xe·ro·der·mia [zɪərəˈdɜrmɪə] *n* → xeroderma.
xe·rog·ra·phy [zɪˈrɑgrəfɪ] *n* → xeroradiography.
xe·ro·ma [zɪˈrəʊmə] *n* → xerophthalmia.
xe·ro·ra·di·og·ra·phy [ˌzɪərəˌreɪdɪˈɑgrəfɪ] *n radiol.* Xero(radio)graphie *f*, Röntgenphotographie *f*.
xe·ro·sis [zɪˈrəʊsɪs] *n patho.* Xerosis *f*, Xerose *f*.
xe·ro·sto·mia [ˌzɪərəˈstəʊmɪə] *n* pathologische Trockenheit *f* der Mundhöhle, Xerostomie *f*.
  postradiation xerostomia Strahlenxerostomie *f*.
xe·rot·ic [zɪˈrɑtɪk] *adj* Xerose betr., trocken, xerotisch.
x-radiation *n* Röntgenstrahlen *pl*, Röntgenstrahlung *f*.
x-ray [ˈeksraɪ] **I** *n* **1.** Röntgenstrahl *m*. **2.** Röntgenaufnahme *f*, Röntgenbild *nt*. **take an x-ray** ein Röntgenbild machen (*of* von). **II** *adj* Röntgen-. **III** *vt* **3.** röntgen, ein Röntgenbild machen (*of* von); durchleuchten. **4.** mit Röntgenstrahlen behandeln, bestrahlen.
  check x-ray Kontroll(röntgen)aufnahme *f*.
  plain x-ray Leeraufnahme *f*.
xy·lan [ˈzaɪlæn] *n* Holzgummi *nt/m*, Xylan *nt*.
xy·lene [ˈzaɪliːn] *n* **1.** Xylol *nt*, Dimethylbenzol *nt*. **2. xylenes** *pl* Xylole *pl*.
xy·li·tol [ˈzaɪlɪtɔl, -tɑl] *n* Xylit *nt*, Xylitol *nt*.
xy·lol [ˈzaɪlɔl, -lɑl] *n* → xylene.
xy·lose [ˈzaɪləʊs] *n* Holzzucker *m*, Xylose *f*.
xys·ter [ˈzɪstər] *n* Knochenschaber *m*, Raspatorium *nt*.

Y

yaw [jɔː] *n* Yaws-Papel *f*, Pianom *nt*.
mother yaw *derm.* Muttereffloreszenz *f*, Primärläsion *f*, Frambösiom *nt*.
yawn [jɔːn] **I** *n* Gähnen *nt*; Gähner *m*. **II** *vi* **1.** gähnen. **2.** gähnen, klaffen, s. weit auftun.
yawn•ing [ˈjɔːnɪŋ] *n* Gähnen *nt*.
yaws [jɔːz] *n* Frambösie *f*, Pian *f*, Parangi *f*, Yaws *f*, Framboesia tropica.
yeast [jiːst] *n micro.* Hefe *f*, Sproßpilz *m*.
yel•low [ˈjeləʊ] **I** *n* **1.** (*Farbe*) Gelb *nt*. **2.** Eigelb *nt*. **II** *adj* gelb; (*Rasse*) gelb(häutig). **III** *vt* gelb färben. **IV** *vi* gelb werden, s. gelb färben; vergilben.

yel•low•ish [ˈjeləʊɪʃ] *adj* gelblich.
yel•low•y [ˈjeləʊɪ] *adj* gelblich.
yer•sin•i•o•sis [jɜːsɪnɪˈəʊsɪs] *n* Yersinia-Infektion *f*, Yersiniose *f*.
yoke [jəʊk] *n anat.* Jugum *nt*.
yolk [jəʊk] *n* (Ei-)Dotter *m*, Eigelb *nt*, Vitellus *m*.
young [jʌŋ] *adj* jung, Jung-; klein; neu; jugendlich; unreif, unerfahren.
y-plate *n* Y-Platte *f*.
yt•ter•bi•um [ɪˈtɜːbɪəm] *n* Ytterbium *nt*.
yt•tri•um [ˈɪtrɪəm] *n* Yttrium *nt*.

Z

ze·ro [ˈzɪərəʊ] **I** n, pl **ze·ros, ze·roes 1.** Null f. **2.** phys. Null(punkt m) f; (Skala) Ausgangspunkt m; (Temperatur) Gefrierpunkt m; mathe. Nullpunkt m, Nullstelle f. **3.** fig. Tiefpunkt m. **at a zero** auf dem Nullpunkt (angelangt). **II** adj Null-. **III** vt auf Null einstellen, nullen.
Z-flap n Z-Plastik f.
zinc [zɪŋk] n Zink nt, chem. Zincum nt.
  zinc chloride Zinkchlorid nt.
  zinc eugenolate Zinkeugenolat nt.
  zinc oxide Zinkoxid nt.
  zinc oxide-eugenol Zinkoxid-Eugenol nt.
zir·co·ni·um [zɜrˈkəʊnɪəm] n Zirkonium nt.
zo·na [ˈzəʊnə] n, pl **zo·nae** [ˈzəʊniː, ˈzəʊnaɪ] **1.** anat. (Körper-)Gegend f, Bereich m, Zona f. **2.** Gürtelrose f, Zoster m, Zona f, Herpes zoster.
zon·al [ˈzəʊnl] adj → zonary.
zo·na·ry [ˈzəʊnərɪ] adj zonenförmig, gürtelförmig, Zonen-, Zonular-.
zone [zəʊn] n **1.** anat. (Körper-)Gegend f, Bereich m, Zona f. **2.** Zone f, Bereich m, Bezirk m, Gürtel m.
  cell-free zone → cell-poor zone.
  cell-poor zone Weil-Basalschicht f, Weil-Schicht f, Weil-Zone f, zellfreie Zone f.
  cell-rich zone zellreiche Zone f.
  dentinoblastic zone odontoblastische Zone f.
  dolorogenic zone Triggerzone f.
  epigastric zone Oberbauch(gegend f) m, Epigastrium nt, Regio epigastrica.
  Head's zones Head-Zonen pl.
  zones of hyperalgesia → Head's zones.
  hypogastric zone Unterbauch(gegend f) m, Scham(beinregion f) f, Hypogastrium nt, Regio pubica.
  mantle zone embryo. Mantelschicht f.
  occlusal zone Okklusionsfläche f.
  pellucid zone 1. Eihülle f, Oolemma nt, Zona/Membrana pellucida. **2.** bio. Area pellucida.
  predentin zone → predentinal zone.
  predentinal zone Prädentin nt, Substantia praeformativa.
  subdentinoblastic zone → subodontoblastic zone.
  subodontoblastic zone subodontoblastale Zone f.
  trigger zone Triggerzone f.

Wernicke's zone 1. Wernicke-Sprachzentrum nt, akustisches/sensorisches Sprachzentrum nt. **2.** Wernicke-Sprachregion f, temporale Sprachregion f.
zo·nes·the·sia [ˌzəʊnesˈθiːʒ(ɪ)ə] n neuro. Gürtelgefühl nt, Zonästhesie f.
zoo- pref. Tier-, Zo(o)-.
zo·o·an·thro·po·no·sis [ˌzəʊəˌænθrəpəˈnəʊsɪs] n Anthropozoonose f, Zooanthroponose f.
zo·ol·o·gy [zəʊˈalədʒɪ] n Zoologie f.
zo·o·no·sis [ˌzəʊəˈnəʊsɪs] n, pl **zo·o·no·ses** [ˌzəʊəˈnəʊsiːz] Zoonose f.
zo·o·par·a·site [zəʊəˈpærəsaɪt] n tierischer Parasit m, Zooparasit m.
zo·oph·a·gous [zəʊˈafəgəs] adj zoophag; fleischfressend, karnivor.
zo·os·te·rol [zəʊˈastərɔl, -əʊl] n Zoosterin nt.
zo·o·tox·in [ˌzəʊəˈtaksɪn] n Tiergift nt, Zootoxin nt.
zos·ter [ˈzastər] n Gürtelrose f, Zoster m, Zona f, Herpes zoster.
  ophthalmic zoster Zoster ophthalmicus, Herpes zoster ophthalmicus.
zos·ter·i·form [zasˈterɪfɔːrm] adj zosterartig, zosterähnlich.
Z-plasty n Z-Plastik f.
zyg·i·on [ˈzɪgɪan, ˈzɪdʒ-] n, pl **zyg·ia** [ˈzɪgɪə, ˈzɪdʒɪə] anat. Zygion nt.
zygo- pref. Zyg(o)-.
zy·go·ma [zaɪˈgəʊmə, zɪ-] n, pl **zy·go·mas, zy·go·ma·ta** [zaɪˈgəʊmətə, zɪ-] **1.** Jochbogen m, Arcus zygomaticus. **2.** Jochbein nt, Os zygomaticum. **3.** Jochfortsatz des Schläfenbeins, Processus zygomaticus ossis temporalis.
zy·go·mat·ic [ˌzaɪgəʊˈmætɪk] adj Jochbogen betr., zygomatisch.
zy·gote [ˈzaɪgəʊt] n befruchtete Eizelle f, Zygote f.
zy·got·ic [zaɪˈgatɪk] adj Zygote betr., zygotisch, Zygoten-.
zyme [zaɪm] n Enzym nt.
zy·min [ˈzaɪmɪn] n Enzym nt.
zy·mo·gen [ˈzaɪmədʒən] n Enzymvorstufe f, Zymogen nt, Enzymogen nt, Proenzym nt.
zy·mo·gen·ic [ˌzaɪməʊˈdʒenɪk] adj Gärung betr. od. auslösend, zymogen, Gärungs-.
zy·mog·e·nous [zaɪˈmadʒənəs] adj → zymogenic.
zy·mog·ic [zaɪˈmadʒɪk] adj → zymogenic.

Index of color anatomical plates

	page/Seite
Plate I: skull	2
Plate II: maxilla, tooth	4
Plate III: mandible	6
Plate IV: muscles of mastication and facial expression	8
Plate V: mouth, nose, and pharynx	10
Plate VI: arteries of neck and head	12
Plate VII: deep veins of the head	13
Plate VIII: facial nerve and branches	14
Plate IX: trigeminal nerve and branches	15
Plate X: sensory nerves of maxilla and maxillary sinus	16

Verzeichnis der farbigen anatomischen Tafeln

Tafel I: Schädel
Tafel II: Oberkiefer, Zahn
Tafel III: Unterkiefer
Tafel IV: Kaumuskeln und mimische Muskeln
Tafel V: Mund, Nase und Rachen
Tafel VI: Arterien des Kopfes und des Halses
Tafel VII: tiefe Kopfvenen
Tafel VIII: Nervus facialis und Äste
Tafel IX: Nervus trigeminalis und Äste
Tafel X: sensible Versorgung des Oberkiefers und der Oberkieferhöhle

2

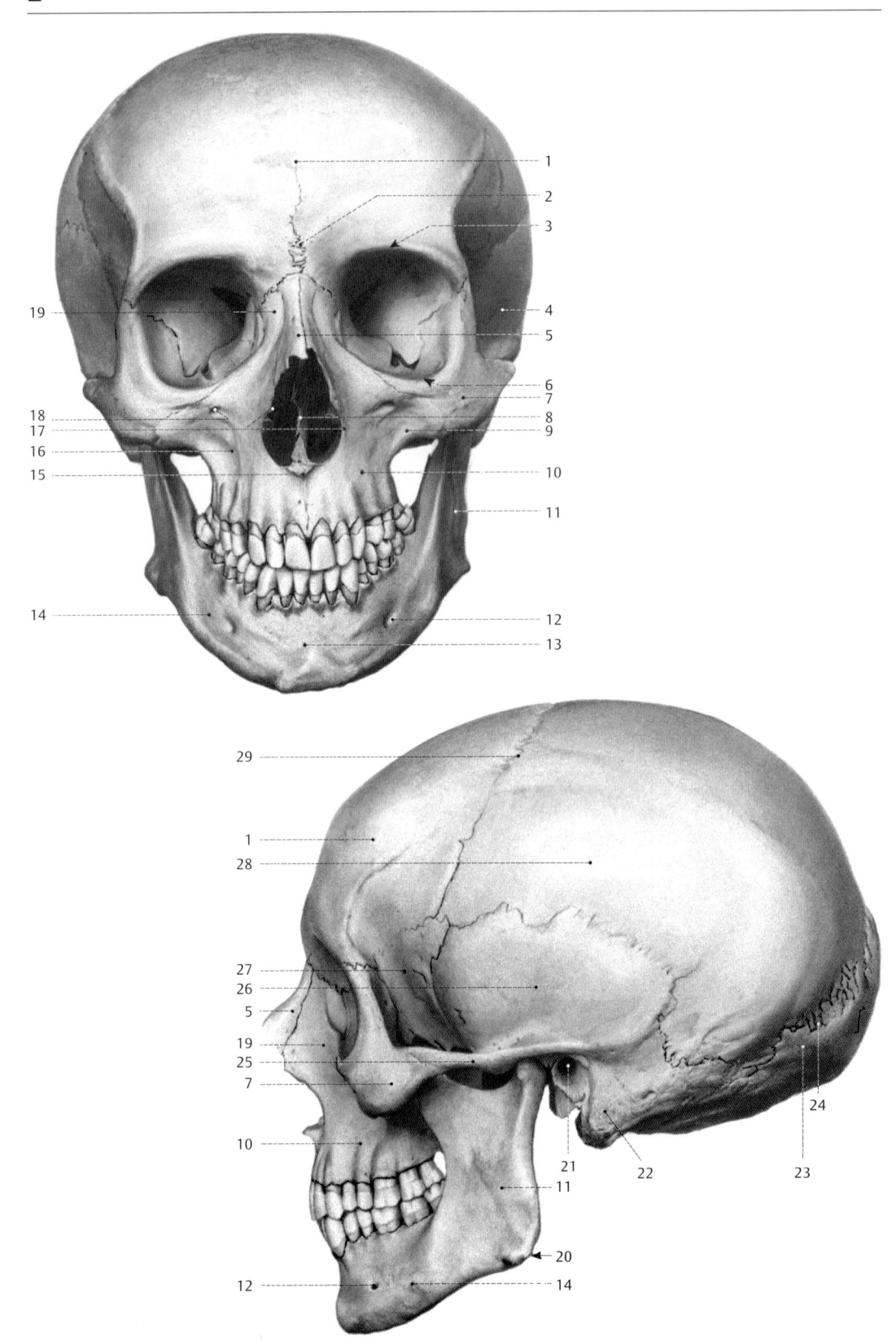

Tafel I: Schädel

1	Os frontale
2	Sutura frontalis
3	Margo supraorbitalis
4	Os temporale
5	Os nasale
6	Margo infraorbitalis
7	Os zygomaticum
8	Septum nasi
9	Processus zygomaticus maxillae
10	Maxilla
11	Ramus mandibulae
12	Foramen mentale
13	Mandibula
14	Corpus mandibulae
15	Spina nasalis anterior
16	Fossa canina
17	Apertura piriformis
18	Foramen infraorbitale
19	Processus frontalis maxillae
20	Angulus mandibulae
21	Porus acusticus externus
22	Processus mastoideus
23	Os occipitale
24	Sutura lambdoidea
25	Arcus zygomaticus
26	Squama ossis temporalis
27	Ala major ossis sphenoidalis
28	Os parietale
29	Sutura coronalis

Plate I: skull

- frontal bone
- frontal suture
- supra-orbital margin
- temporal bone
- nasal bone
- infra-orbital margin of maxilla
- zygomatic bone
- nasal septum
- zygomatic process of maxilla
- maxilla
- ramus of mandible
- mental foramen
- mandible
- body of mandible
- anterior nasal spine of maxilla
- canine fossa
- piriform aperture
- infra-orbital foramen
- frontal process of maxilla
- angle of mandible
- external acoustic pore
- mastoid process
- occipital bone
- lambdoid suture
- zygomatic arch
- squamous part of temporal bone
- greater wing of sphenoid
- parietal bone
- coronal suture

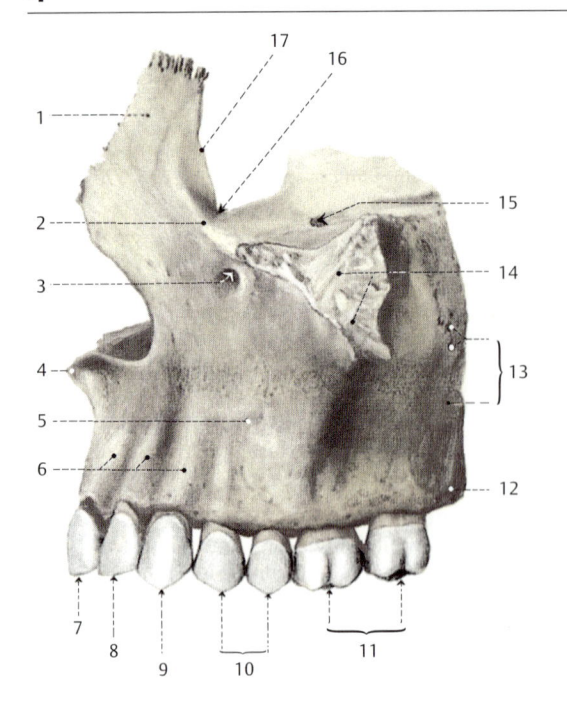

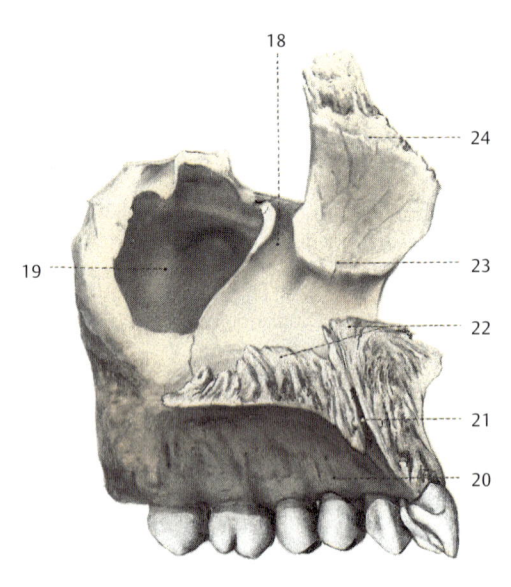

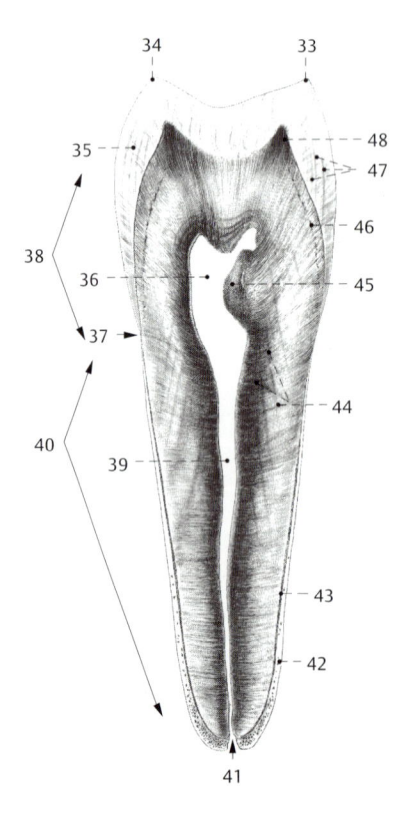

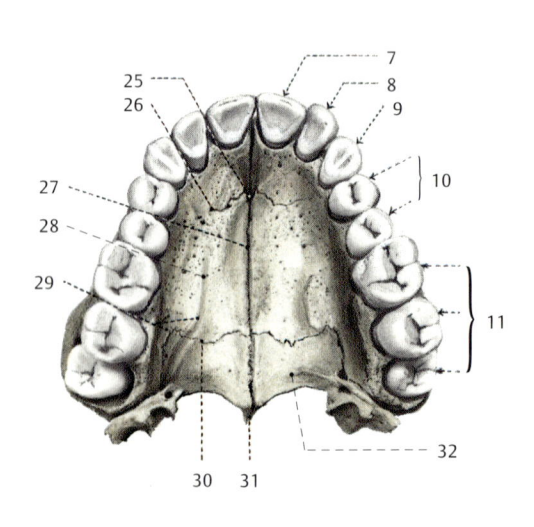

4

Tafel II: Oberkiefer, Zahn

Plate II: maxilla, tooth

1	Processus frontalis	frontal process of maxilla
2	Margo infraorbitalis	infra-orbital margin of maxilla
3	Foramen infraorbitale	infra-orbital foramen
4	Spina nasalis anterior	anterior nasal spine
5	Fossa canina	canine fossa
6	Juga alveolaria	alveolar yokes of maxilla
7	Dens incisivus I	first incisor tooth
8	Dens incisivus II	second incisor tooth
9	Dens caninus	canine tooth
10	Dentes praemolares	premolar teeth
11	Dentes molares	molar teeth
12	Tuber maxillae	maxillary tuberosity
13	Foramina alveolaria	alveolar foramina of maxilla
14	Processus zygomaticus	zygomatic process of maxilla
15	Sulcus et Canalis infraorbitalis	infra-orbital groove and canal
16	Incisura lacrimalis	lacrimal notch
17	Margo lacrimalis	lacrimal margin of maxilla
18	Sulcus lacrimalis	lacrimal groove in maxilla
19	Hiatus maxillaris	maxillary hiatus
20	Processus alveolaris	alveolar process of maxilla
21	Canalis incisivus	incisive canal
22	Crista nasalis	nasal crest of maxilla
23	Crista conchalis	conchal crest of maxilla
24	Crista ethmoidalis	ethmoidal crest of maxilla
25	Foramen incisivum	incisive foramen
26	Sutura incisiva	incisive suture
27	Sutura palatina mediana	median palatine suture
28	Processus palatinus maxillae	palatine process of maxilla
29	Sulci palatini	palatine grooves
30	Sutura palatina transversa	transverse palatine suture
31	Spina nasalis posterior	posterior nasal spine of palatine
32	Lamina horizontalis ossis palatini	horizontal plate of palatine
33	Cuspis lingualis	lingual cusp
34	Cuspis buccalis	buccal cusp
35	Enamelum, Zahnschmelz	enamel
36	Cavitas coronae, Kronenabschnitt der Pulpahöhle	pulp cavity of crown
37	Cervix dentis, Zahnhals	neck (of tooth), cervix (of tooth)
38	Corona dentis, Zahnkrone	crown (of tooth)
39	Canalis radicis dentis, Wurzelkanal	root canal, pulp canal
40	Radix dentis, Zahnwurzel	root (of tooth)
41	Foramen apicis radicis dentis	apical foramen (of tooth)
42	Cementum, Zahnzement	cement
43	Tomes-Körnerschicht	granular layer of Tomes
44	Dentinstreifen	dentin stripes
45	Dentinum, Dentin	dentin
46	Interglobulardentin	interglobular dentin
47	Retzius-Schmelzstreifen	stria of Retzius
48	Kronendentin	coronal dentin

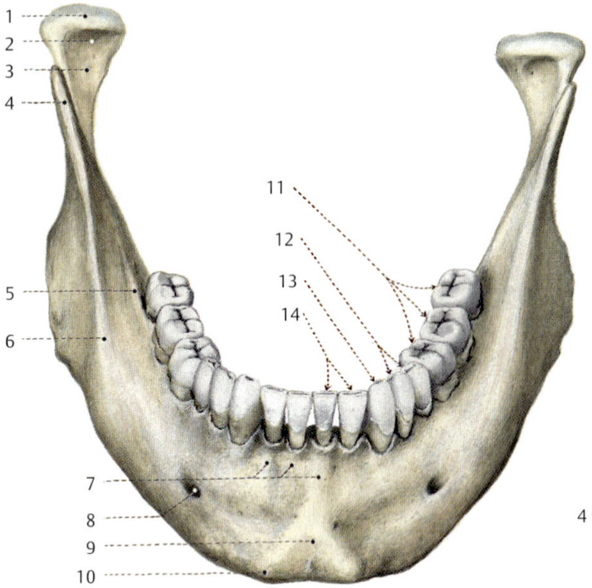
1
2
3
4
11
12
13
14
5
6
7
8
9
10

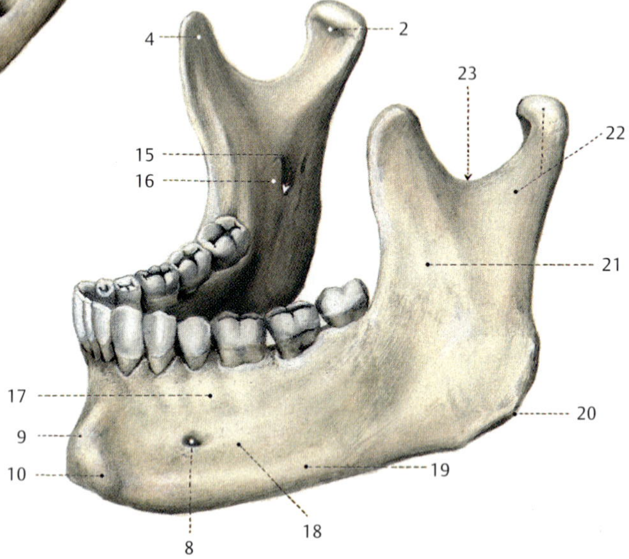
4
2
23
22
15
16
21
17
20
9
10
19
8
18

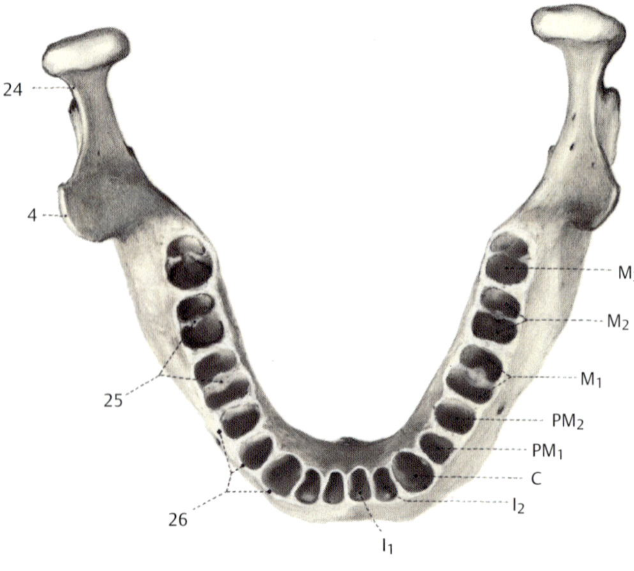
24
4
M3
M2
M1
25
PM2
PM1
C
I2
26
I1

Tafel III: Unterkiefer   Plate III: mandible

1	Caput mandibulae	head of mandible
2	Fovea pterygoidea	pterygoid fovea
3	Collum mandibulae	neck of mandible
4	Processus coronoideus	coronoid process of mandible
5	Crista buccinatoria	buccinator crest
6	Linea obliqua	oblique line of mandible
7	Juga alveolaria	alveolar yokes of mandible
8	Foramen mentale	mental foramen
9	Protuberantia mentalis	mental protuberance
10	Tuberculum mentale	mental tubercle
11	Dentes molares	molar teeth
12	Dentes praemolares	premolar teeth
13	Dens caninus	canine tooth
14	Dentes incisivi	incisive teeth
15	Foramen mandibulae	mandibular foramen
16	Lingula mandibulae	lingula of mandible
17	Pars alveolaris	alveolar part of mandible
18	Corpus mandibulae	body of mandible
19	Basis mandidulae	base of mandible
20	Angulus mandibulae	angle of mandible
21	Ramus mandibulae	ramus of mandible
22	Caput et Collum mandibulae	head and neck of mandible
23	Incisura mandibulae	mandibular notch
24	Processus condylaris	condylar process of mandible
25	Septa interradicularia	interradicular septa of mandible
26	Juga alveolaria	alveolar yokes of mandible

8

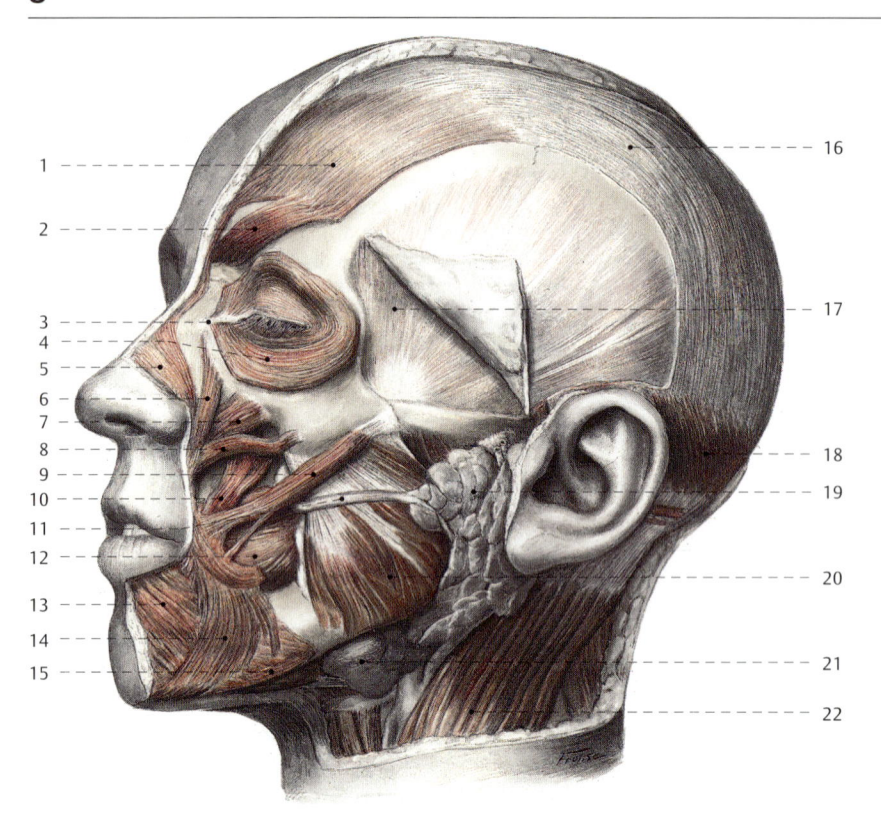

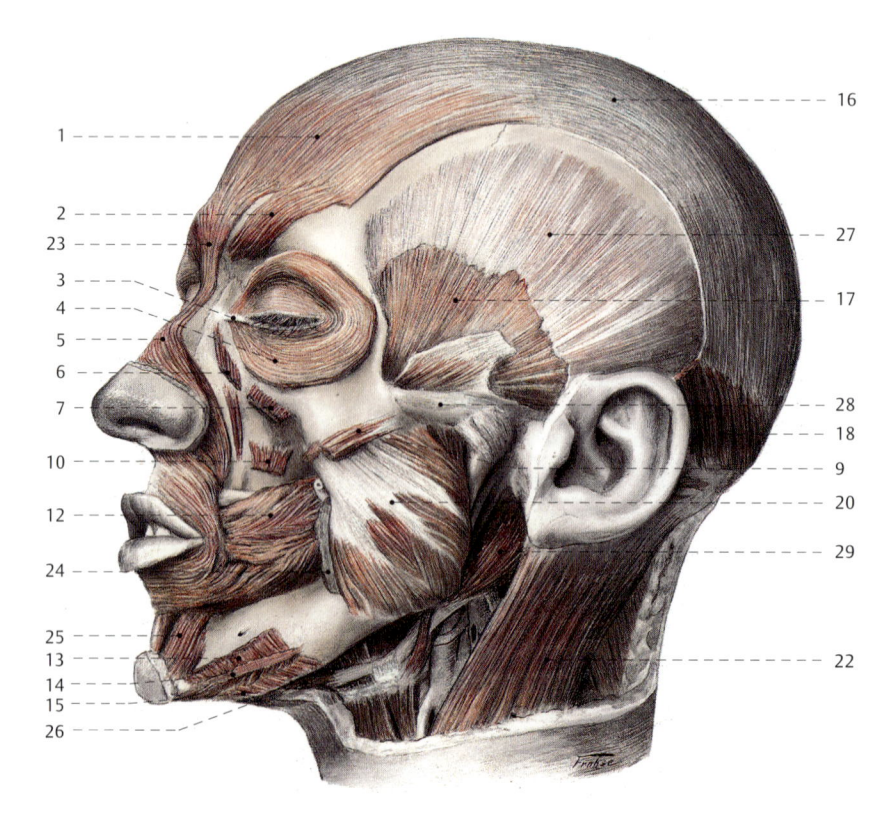

Tafel IV: Kaumuskeln und mimische Muskeln

Plate IV: muscles of mastication and facial expression

1	Venter frontalis musculi occipitofrontalis	frontal belly of occipitofrontalis
2	Musculus corrugator supercilii	corrugator supercilii
3	Ligamentum palpebrale mediale	medial palpebral ligament
4	Pars palpebralis musculi orbicularis oculi	palpebral part of orbicularis oculi
5	Musculus nasalis	nasalis
6	Musculus levator labii superioris alaeque nasi	levator labii superioris alaeque nasi
7	Musculus levator labii superioris	levator labii superioris
8	Musculus zygomaticus minor	zygomaticus minor
9	Musculus zygomaticus major	zygomaticus major
10	Musculus levator anguli oris	levator anguli oris
11	Ductus parotideus	parotid duct
12	Musculus buccinator	buccinator
13	Musculus depressor labii inferioris	depressor labii inferioris
14	Musculus depressor anguli oris	depressor anguli oris
15	Platysma	platysma
16	Galea aponeurotica, Aponeurosis epicranialis	epicranial aponeurosis
17	Musculus temporalis	temporalis
18	Venter occipitalis musculi occipitofrontalis	occipital belly of occipitofrontalis
19	Glandula parotidea	parotid gland
20	Musculus masseter	masseter
21	Glandula submandibularis	submandibular gland
22	Musculus sternocleidomastoideus	sternocleidomastoid
23	Musculus procerus	procerus
24	Corpus adiposum buccae	buccal fat pad
25	Musculus mentalis	mentalis
26	Venter anterior musculi digastrici	anterior belly of digastric
27	Fascia temporalis	temporal fascia
28	Arcus zygomaticus	zygomatic arch
29	Venter posterior musculi digastrici	posterior belly of digastric

10

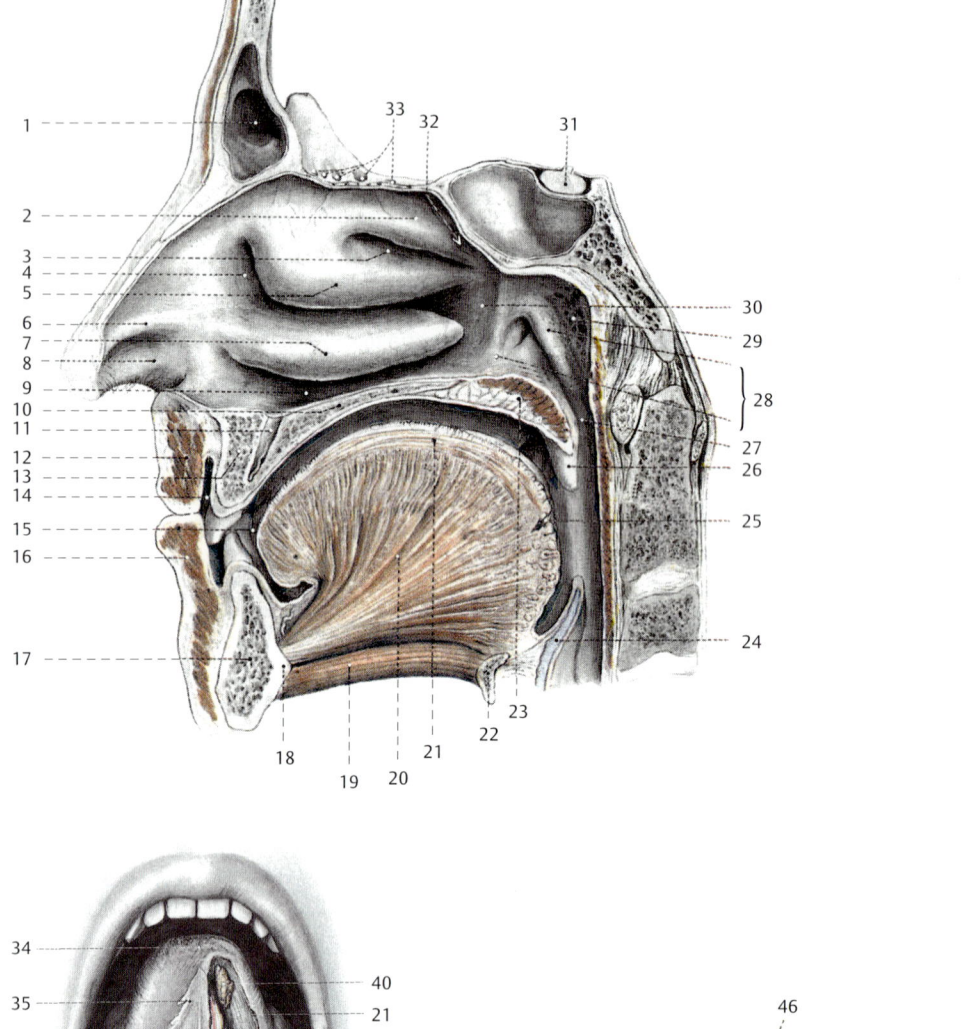

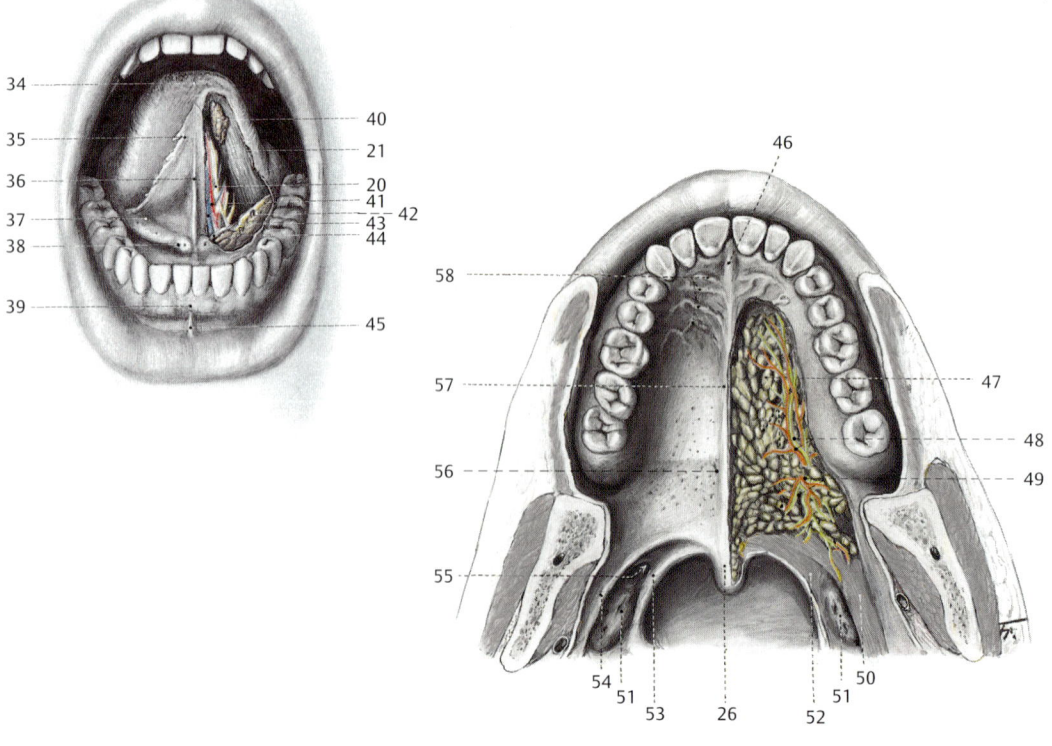

Tafel V: Mund, Nase und Rachen   Plate V: mouth, nose, and pharynx

1	Sinus frontalis	frontal sinus
2	Concha nasalis superior	superior nasal concha
3	Meatus nasi superior	superior nasal meatus
4	Atrium meatus medii	atrium of middle meatus
5	Concha nasalis media	middle nasal concha
6	Limen nasi	limen nasi
7	Concha nasalis inferior	inferior nasal concha
8	Vestibulum nasi	nasal vestibule
9	Meatus nasi inferior	inferior nasal meatus
10	Palatum durum	hard palate
11	Canalis incisivus	incisive canal
12	Labium superius	upper lip
13	Maxilla	maxilla
14	Vestibulum oris	oral vestibule
15	Cavitas oris propria	oral cavity proper
16	Labium inferius	lower lip
17	Mandibula	mandible
18	Spina mentalis inferior, Spina geni inferior	inferior mental spine, inferior genial spine
19	Musculus geniohyoideus	geniohyoid
20	Musculus genioglossus	genioglossus
21	Musculus longitudinalis superior linguae	superior longitudinal muscle of tongue
22	Os hyoideum	hyoid bone
23	Palatum molle, Velum palatinum	soft palate
24	Epiglottis	epiglottis
25	Foramen caecum linguae	foramen cecum of tongue
26	Uvula palatina	uvula of palate
27	Plica salpingopharyngea	salpingopharyngeal fold
28	Torus tubarius	torus tubarius
29	Recessus pharyngeus	pharyngeal recess
30	Meatus nasopharyngeus	nasopharyngeal meatus
31	Hypophysis, Glandula pituitaria	pituitary gland
32	Recessus sphenoethmoidalis	spheno-ethmoidal recess
33	Lamina cribrosa ossis ethmoidalis	cribriform plate
34	Apex linguae	apex of tongue
35	Plica fimbriata	fimbriated fold of tongue
36	Frenulum linguae	frenulum of tongue
37	lica sublingualis	sublingual fold
38	Caruncula sublingualis	sublingual caruncle
39	Gingiva	gingiva, gum
40	Glandula lingualis anterior	anterior lingual gland
41	Arteria und Vena profunda linguae	deep lingual artery and vein
42	Glandula sublingualis	sublingual gland
43	Nervus lingualis	lingual nerve
44	Ductus submandibularis	submandibular duct
45	Frenulum labii inferioris	frenulum of lower lip
46	Papilla incisiva	incisive papilla
47	Glandulae palatinae	palatine glands
48	Arteria palatina major und Nervus palatinus major	greater palatine artery and nerve
49	Arteriae palatinae minores und Nervi palatini minores	lesser palatine arteries and nerves
50	Musculus palatopharyngeus	palatopharyngeus
51	Tonsilla palatina	palatine tonsil
52	Musculus palatoglossus	palatoglossus
53	Arcus palatopharyngeus	palatopharyngeal arch
54	Arcus palatoglossus	palatoglossal arch
55	Fossa supratonsillaris	supratonsillar fossa
56	Fovea palatina	palatine foveola of Stieda
57	Raphe palati	palatine raphe
58	Plicae palatinae transversae	transverse palatine folds

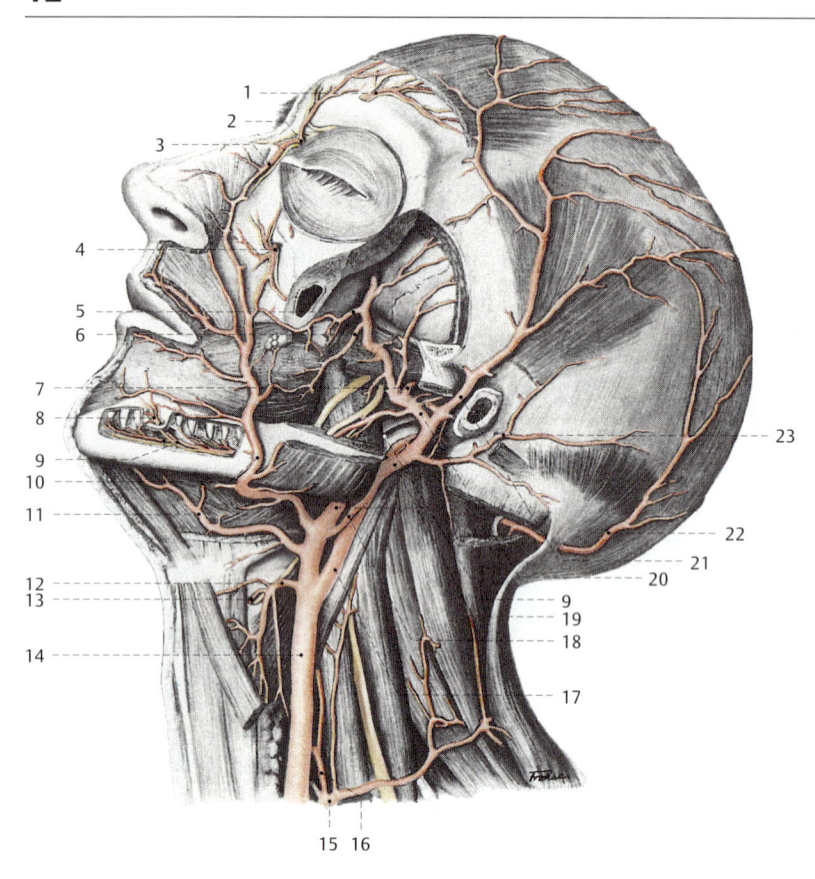

Tafel VI: Arterien des Kopfes und des Halses

1. Arteria supraorbitalis
2. Arteria supratrochlearis
3. Arteria angularis
4. Arteria infraorbitalis
5. Arteria alveolaris superior posterior
6. Arteria buccalis
7. Arteria meningea media
8. Ramus mentalis a. alveolaris inferior
9. Arteria alveolaris inferior
10. Arteria facialis
11. Arteria lingualis
12. Arteria thyroidea superior
13. Arteria laryngea superior
14. Arteria carotis communis
15. Truncus thyrocervicalis
16. Arteria thyroidea inferior
17. Arteria carotis interna
18. Arteria occipitalis
19. Arteria carotis externa
20. Arteria maxillaris
21. Arteria temporalis superficialis
22. Arteria occipitalis
23. Arteria auricularis posterior

Plate VI: arteries of neck and head

1. supra-orbital artery
2. supratrochlear artery
3. angular artery
4. infra-orbital artery
5. posterior superior alveolar artery
6. buccal artery
7. middle menigeal artery
8. mental branch of inferior alveolar artery
9. inferior alveolar artery
10. facial artery
11. lingual artery
12. superior thyroid artery
13. superior layrngeal artery
14. common carotid artery
15. thyrocervical trunk
16. inferior thyroid artery
17. internal carotid artery
18. occipital artery
19. external carotid artery
20. maxillary artery
21. superficial temporal artery
22. occipital artery
23. posterior auricular artery

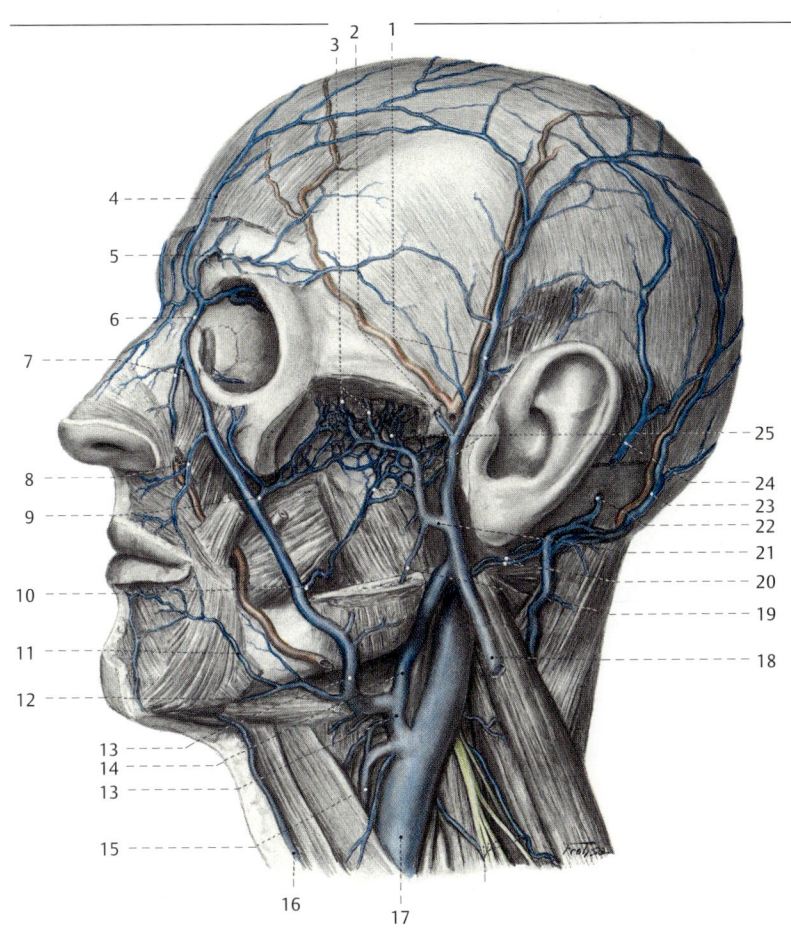

Tafel VII: tiefe Kopfvenen

Plate VII: deep veins of the head

1	Venae temporales superficiales	superficial temporal veins
2	Vena temporalis media	middle temporal vein
3	Venae temporales profundae	deep temporal veins
4	Venae supratrochleares	supratrochlear veins
5	Vena supraorbitalis	supra-orbital vein
6	Vena angularis	angular vein
7	Venae nasales externae	external nasal veins
8	Vena labialis superior	superior labial vein
9	Vena faciei profunda	deep facial vein
10	Venae parotidae, Rami parotidei	parotid veins, parotid branches
11	Venae labiales inferiores	inferior labial veins
12	Vena submentalis	submental vein
13	Vena facialis	facial vein
14	Vena retromandibularis	retromandibular vein
15	Vena thyroidea superior	superior thyroid vein
16	Vena jugularis anterior	anterior jugular vein
17	Vena jugularis interna	internal jugular vein
18	Vena jugularis externa	external jugular vein
19	Vena alveolaris inferior	inferior alveolar vein
20	Venae ocipitales	occipital veins
21	Venae maxillares	maxillary veins
22	Vena emissaria mastoidea	mastoid emissary vein
23	Vena occipitalis	occipital vein
24	Vena auricularis posterior	posterior auricular vein
25	Plexus pterygoideus	pterygoid plexus

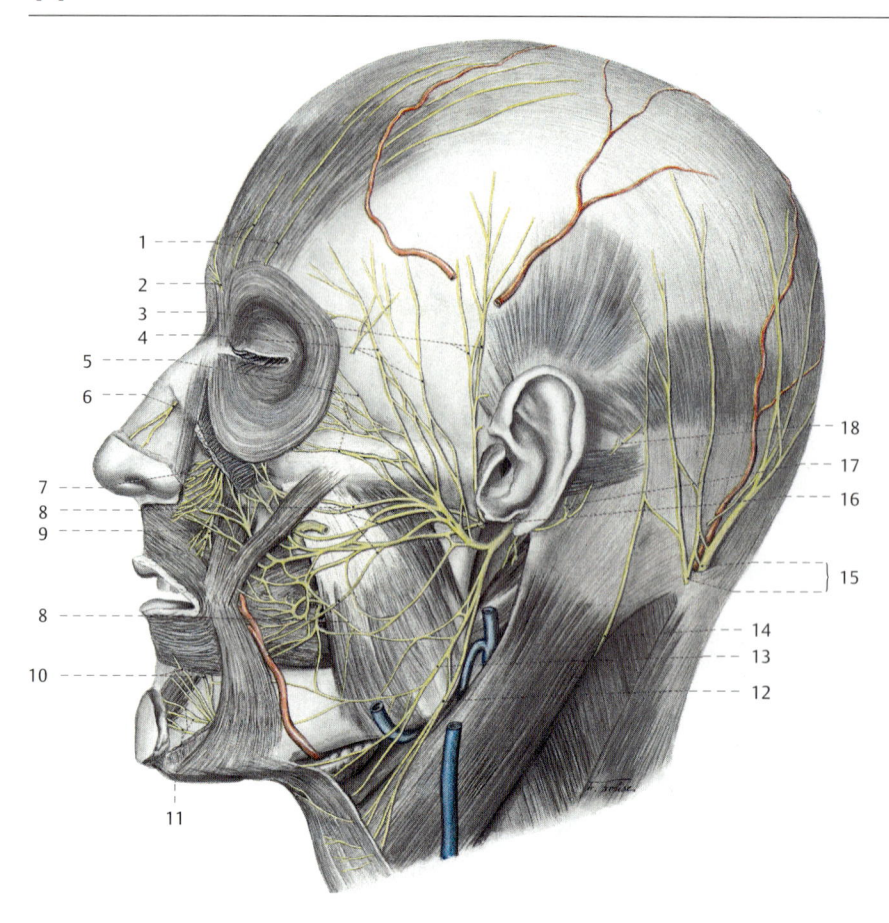

Tafel VIII: Nervus facialis und Äste

Plate VIII: facial nerve and branches

1	Nervus supraorbitalis	supra-orbital nerve
2	Nervus supratrochlearis	supratrochlear nerve
3	Nervus auriculotemporalis	auriculotemporal nerve
4	Rami temporales nervi facialis	temporal branches of facial nerve
5	Rami zygomatici nervi facialis	zygomatic branches of facial nerve
6	Rami nasales (nervi ethmoidalis anterioris)	nasal branches of anterior ethmoidal nerve
7	Ramus nasales externus (nervi ethmoidalis anterioris)	external nasal nerve
8	Rami buccales nervi facialis	buccal branches of facial nerve
9	Rami labiales superiores nervi infraorbitalis	superior labial branches of infra-orbital nerve
10	Rami labiales nervi mentalis	labial branches of mental nerve
11	Rami mentales nervi mentalis	mental branches of mental nerve
12	Ramus colli, Ramus cervicalis	cervical branch of facial nerve
13	Ramus marginalis mandibulae nervi facialis	marginal mandibular branch of facial nerve
14	Nervus occipitalis minor	lesser occipital nerve
15	Nervus occipitalis major	greater occipital nerve
16	Nervus facialis	facial nerve
17	Nervus auricularis posterior	posterior auricular nerve
18	Ramus occipitalis nervi auricularis posterioris	occipital branch of posterior auricular nerve

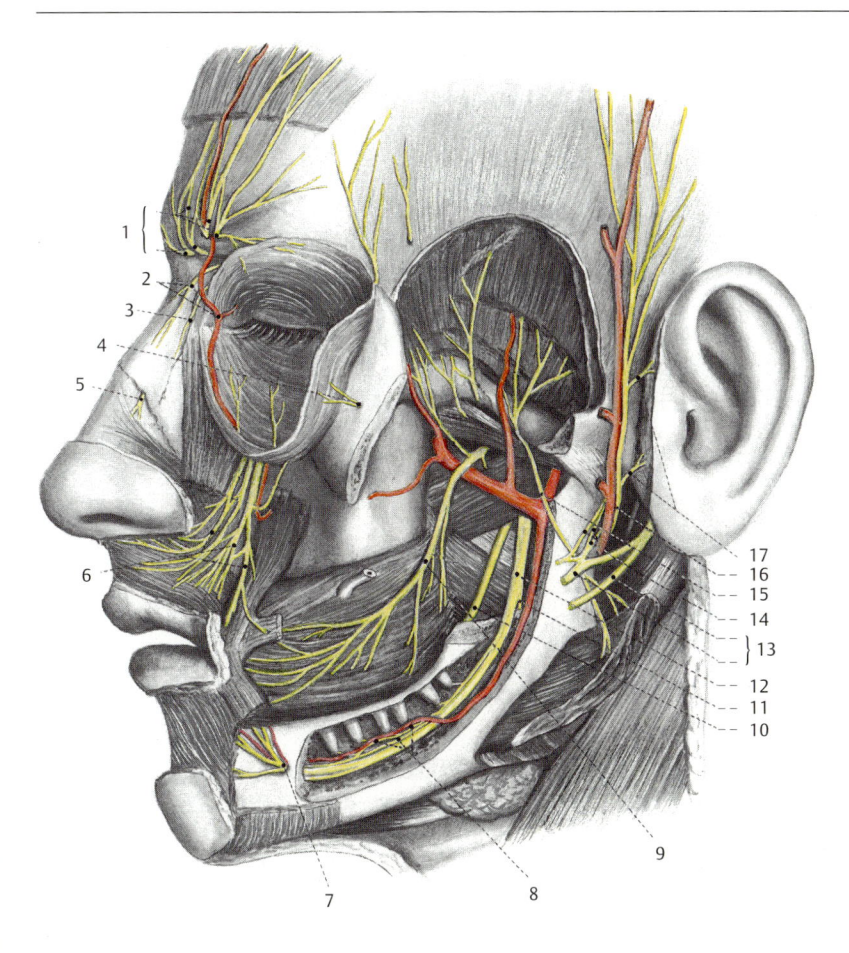

Tafel IX: Nervus trigeminalis und Äste

Plate IX: trigeminal nerve and branches

1	Nervus supraorbitalis	supra-orbital nerve
2	Nervus supratrochlearis und Arteria angularis	supratrochlear nerve and angular artery
3	Nervus infratrochlearis	infratrochlear nerve
4	Ramus zygomaticofacialis	zygomaticofacial branch
5	Ramus nasalis externus nervi ethmoidalis anterioris	external nasal nerve
6	Rami nasales externi und Rami labiales superiores nervi infraorbitalis	external nasal branches and superior labial branches of infra-orbital nerve
7	Arteria und Nervus mentalis	mental artery and mental nerve
8	Plexus dentalis inferior und Arteria alveolaris inferior	inferior dental plexus and inferior alveolar artery
9	Nervus buccalis	buccal nerve
10	Nervus lingualis	lingual nerve
11	Nervus mylohyoideus	nerve to mylohyoid
12	Nervus alveolaris inferior	inferior alveolar nerve
13	Nervus facialis	facial nerve
14	Rami communicantes cum nervi facialis	cummunicating branches with facial nerve
15	Nervus massetericus	masseteric nerve
16	Nervus auriculotemporalis	auriculotemporal nerve
17	Nervi auriculares anteriores	anterior auricular nerves

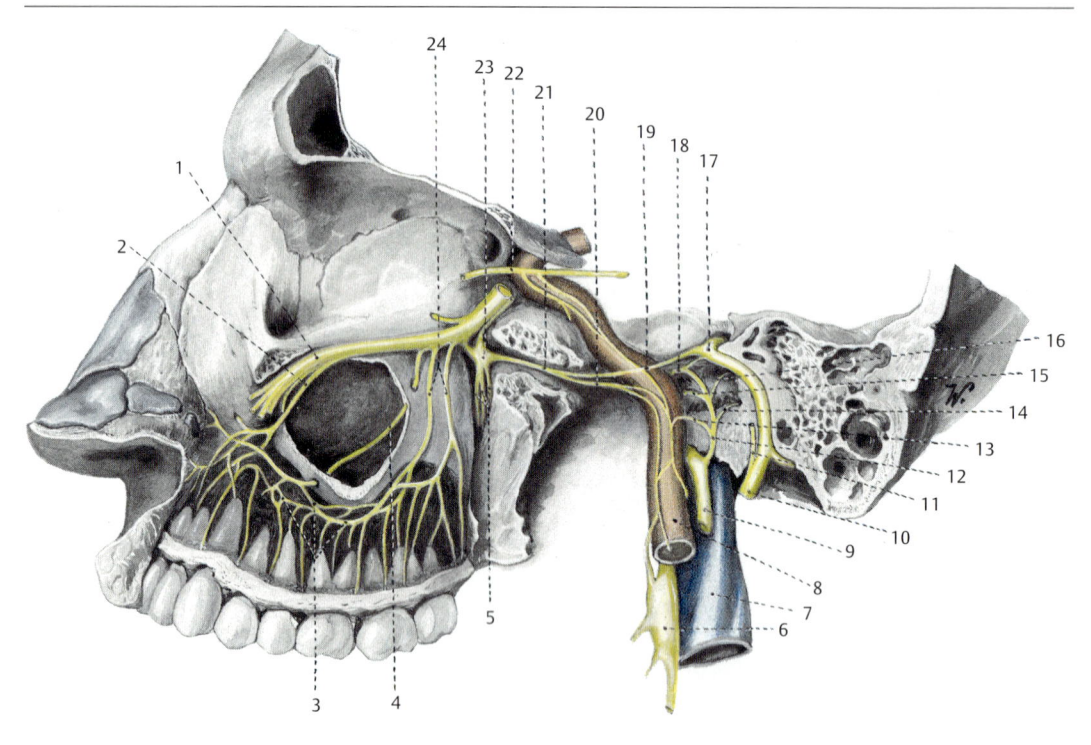

Tafel X: sensible Versorgung des Oberkiefers und der Oberkieferhöhle

Plate X: sensory nerves of maxilla and maxillary sinus

1	Nervus infraorbitalis	infra-orbital nerve
2	Rami alveolares superiores anteriores	anterior superior alveolar branches
3	Plexus dentalis superior	superior dental plexus
4	Ramus alveolaris superior medius	middle superior alveolar branch
5	Nervi palatini minores	lesser palatine nerves
6	Ganglion cervicale superius	superior cervical ganglion
7	Vena jugularis interna	internal jugular vein
8	Arteria carotis interna und Plexus caroticus internus	internal carotid artery and internal carotid plexus
9	Nervus glossopharyngeus	glossopharyngeal nerve
10	Nervus facialis	facial nerve
11	Chorda tympani, Radix parasympathica ganglii submandibularis	chorda tympani, parasympathetic root of ptyerygopalatine ganglion
12	Nervus tympanicus	tympanic nerve
13	Nervi caroticotympanici	caroticotympanic nerves
14	Ast zur Fenestra cochleae	branch to round window
15	Ramus tubarius	tubal branch of tympanic plexus
16	Ast zur Fenestra vestibuli	branch to oval window
17	Ganglion geniculi, Ganglion geniculatum	geniculate ganglion
18	Nervus petrosus minor, Radix parasympathica ganglii otici	lesser petrosal nerve, parasympathetic root of otic ganglion
19	Nervus petrosus major, Radix parasympathica ganglii pterygopalatini, Radix intermedia ganglii pterygopalatini	greater petrosal nerve, parasympathetic root of pterygopalatine ganglion
20	Nervus petrosus profundus, Radix sympathica ganglii pterygopalatini	deep petrosal nerve, sympathetic root of pterygopalatine ganglion
21	Nervus canalis pterygoidei	nerve of pterygoid canal
22	Nervus abducens	abducent nerve, abducens nerve
23	Ganglion pterygopalatinum	pterygopalatine ganglion
24	Rami alveolares superiores posteriores	posterior superior alveolar branches

A

Aarskog-Syndrom *nt embryo.* Aarskog's syndrome, Aarskog-Scott syndrome, faciodigitogenital syndrome, faciogenital dysplasia.
Aas *nt* carrion, carcass.
aa·sig *adj* carrion, carrionlike; (*Geruch*) putrid, foul.
abak·te·ri·ell *adj* free from bacteria, abacterial, nonbacterial.
ab·än·dern *vt* modify, vary, alter; change, rectify, correct, amend.
Ab·än·de·rung *f* modification, alteration, change; rectification, correction, amendment.
Ab·art *f* (*a. bio.*) variant, variety.
Ab·ar·tig·keit *f* deformity, abnormality; perversion, sexual deviance.
Aba·sie *f neuro.* inability to walk, abasia.
ab·axi·al *adj* abaxial.
Ab·bau *m* **1.** *biochem., physiol.* breakdown, degradation, decomposition, dissimilation, disassembly, abbau, disintegration. **2.** *fig.* (*Kraft*) decline, failure, waning. **3.** *techn.* (*Anlage*) taking apart, dismounting, disassembly, dismantling.
Ab·bau·en, biologisches *nt* biodegradation, biodeterioration.
Abbé-Kondensator *m* Abbé's condenser, Abbé's illuminator.
Abbé-Lappen *m* Abbé's flap.
Abbé-Estlander-Lappen *m* Abbé-Estlander flap.
ab·bil·den *vt* (*a. fig.*) picture, figure, portray, represent; copy, reproduce, model).
Ab·bil·dung *f* plate, picture, illustration, representation; graph, diagram.
Ab·bin·de·ex·pan·si·on *f* setting expansion.
  effektive Abbindeexpansion effective setting expansion.
  hygroskopische Abbindeexpansion hygroscopic setting expansion, hygroscopic expansion.
  sekundäre Abbindeexpansion delayed expansion, secondary expansion.
  verzögerte Abbindeexpansion → sekundäre Abbindeexpansion.
Ab·bin·den *nt* (*Gips*) setting.
ab·bin·den I *vt* ligature, take up, tie off, apply a tourniquet to. **II** *vi* (*Gips*) set, bind.
Ab·bin·dung *f* torcular tourniquet, Spanish tourniquet, Spanish windlass, garrot(t)e tourniquet.
ab·blät·ternd *adj* scaly, exfoliative, desquamative.
ab·bre·chen I *vt* break, break away (*von* from), break down, break off (*von* from), break up, interrupt, discontinue, chip, tear down. **II** *vi* break away (*von* from), break off (*von* from).
ab·bröckeln [k•k] *vi* chip, peel (off), crumble away/off, flake off.
ab·dämp·fen *vt phys.* (*Schwingung, Schall*) deafen, deaden, damp, dampen, muffle.
Ab·deck·blen·de *f phys.* mask.
Ab·decken [k•k] *nt* capping.
Ab·deck·tuch *nt chir.* drape.
Ab·deckung [k•k] *f* capping; cover; *pharm.* coverage, cover.
  antibiotische Abdeckung *pharm.* coverage, cover.
ab·de·stil·lie·ren *vt* distil, distill (*aus* from).
ab·dich·ten *vt techn.* tighten, seal, seal up, insulate; make gastight/watertight, make leakproof; (*geg en Zugluft*) make airtight, make airproof, make draftproof; (*gegen Lärm*) make soundproof, insulate.
Ab·dich·tung *f techn.* seal, sealing, obturator.
Ab·do·men *nt anat.* belly, abdomen, venter.
  Abdomen acutum → akutes Abdomen.
  akutes Abdomen acute abdomen, surgical abdomen.
  bretthartes Abdomen wooden belly, board-like rigidity, abdominal rigidity.
  gebähtes Abdomen → überblähtes Abdomen.
  überblähtes Abdomen distented abdomen.
Abdominal- *pref.* abdominal, abdomin(o)-, celi(o)-, laparo-.
ab·do·mi·nal *adj* pertaining to the abdomen, abdominal; ventral.
Ab·do·mi·nal·gie *f* abdominal pain, celiodynia, celialgia, abdominalgia.
Ab·do·mi·nal·schmer·zen *pl* → Abdominalgie.

ab·do·mi·nell *adj* → abdominal.
Abdomino- *pref.* abdominal, abdomin(o)-, celi(o)-, laparo-.
ab·dre·hen *vt techn.* cut off; (*Hahn, Licht*) turn off, turn out, switch off.
Ab·druck *m, pl* **Ab·drücke** [k•k] *dent.* dental impression; (*a. dent.*) cast, mold; *anat.* impressio, impression. **einen Abdruck herstellen** *od.* **formen** cast.
  Abdruck aus gummielastischen Abdruckmaterial rubber impression, rubber-based impression.
  Abdruck aus Modellierkunststoff modeling plastic impression.
  Abdruck aus Modellkunststoff modeling plastic impression.
  Abdruck aus Polyätherabformmasse polyether impression, polyether rubber impression.
  Abdruck aus Polyäther-Gummiabformmasse polyether impression, polyether rubber impression.
  Abdruck aus Silikonabformmasse silicone impression, silicone rubber impression.
  Abdruck aus Thiokolabformmasse Thiokol rubber impression.
  Abdruck bei Gaumenspalte cleft palate impression.
  Abdruck mit Hydrokolloid hydrocolloid impression.
  Abdruck mit irreversiblem Hydrokolloid irreversible hydrocolloid impression.
  Abdruck mit reversiblem Hydrokolloid reversible hydrocolloid impression.
  anatomischer Abdruck anatomic impression.
  biodynamischer Abdruck functional impression.
  direkter Abdruck direct impression, direct technique.
  elastischer Abdruck elastic impression.
  funktioneller Abdruck functional impression.
  indirekter Abdruck indirect impression, indirect technique.
  korrigierbarer Abdruck correctable impression.
  segmentierter Abdruck sectional impression, composite impression.
Ab·druck·gips *m* plaster impression material, impression plaster.
Ab·druck·mas·se *f* impression material.
  elastische Abdruckmasse elastic impression material.
  elastomere Abdruckmasse elastomeric impression material.
  hydrokolloidale Abdruckmasse hydrocolloid impression material.
  irreversible hydrokolloidale Abdruckmasse irreversible hydrocolloid impression material.
  kolloidale Abdruckmasse colloid impression material.
  nicht-elastische Abdruckmasse inelastic impression material.
  reversible hydrokolloidale Abdruckmasse reversible hydrocolloid impression material, reversible hydrocolloid impression material.
Ab·druck·ma·te·ri·al *nt* impression material.
  thermoplastisches Abdruckmaterial thermoplastic impression material.
Ab·druck·tech·nik *f* impression technique.
Ab·druck·wachs *nt* impression wax.
Ab·du·cens *m anat.* abducent nerve, abducens, sixth cranial nerve, sixth nerve.
Ab·du·cens·kern *m anat.* abducens nucleus, nucleus of abducens nerve.
Ab·duk·tion *f* abduction.
Ab·duk·tions·mus·kel *m* → Abduktor.
Ab·duk·tor *m anat.* abductor muscle, abductor.
Ab·du·zens *m* → Abducens.
ab·du·zie·ren *vt* abduct.
Aberhalden-Fanconi-Syndrom *nt patho.* Lignac-Fanconi disease, Lignac's disease, Lignac-Fanconi syndrome, Lignac's syndrome, cystine disease, cystine storage disease, cystinosis.
ab·er·rant *adj bio., patho.* aberrant, ectopic; wandering off.
Ab·er·ra·tion *f* **1.** *phys., bio.* aberration, aberratio. **2.** *patho.* aberration, aberratio.
  chromatische Aberration *phys.* Newtonian aberration, chromatic aberration, newtonian aberration, chromatism.

Abetalipoproteinämie

sphärische Aberration *phys.* dioptric aberration, spherical aberration.
Abe·ta·li·po·pro·te·in·ämie *f* → A-Beta-Lipoproteinämie.
A-Beta-Lipoproteinämie *f* abetalipoproteinemia, β-lipoproteinemia, Bassen-Kornzweig syndrome.
Ab·fal·len *nt* (*Temperatur*) fall.
ab·fal·len *vi* **1.** fall, fall off, drop off; come off. **2.** (*Leistung, Temperatur*) fall, drop, decrease; (*Fieber*) abate; (*Spannung*) drop. **3.** (*abnehmen*) go down, decline, deteriorate.
Ab·fall·pro·dukt *nt techn.* waste product, by-product; *fig.* fallout.
Ab·fall·stof·fe *pl* waste, waste materials.
ab·fan·gen *vt phys.* (*Strahlen*) break, intercept, trap, cushion, absorb.
ab·fe·dern *vt techn.* spring, cushion, absorb.
ab·fil·tern *vt* filtrate, filter off.
Ab·fin·dung *f* **1.** *forens.* indemnification, indemnity, compensation. **2.** (*Vertrag*) agreement, settlement.
Ab·fin·dungs·be·trag *m forens.* indemnity, indemnification, compensation.
Ab·flie·ßen *nt* **1.** drainage, drain, outflow. **2.** (*a. patho.*) drainage, flow, discharge, outflow; flowing off, draining off.
ab·flie·ßen *vi* drain off/away, flow off, run off, discharge.
Abfluß- *pref.* waste, drain.
Ab·fluß *m, pl* **Ab·flüs·se 1.** (*a. phys.*) flow, discharge, outflow. **2.** (*a. patho.*) drainage, flow, discharge, outflow; flowing off, draining off. **3.** drain, drain-pipe, waste-pipe.
Ab·fluß·lei·tung *f* → Abflußrohr.
Ab·fluß·rohr *nt* drain, drain-pipe, waste-pipe.
Ab·form·mas·se *f* impression material.
   elastische Abformmasse elastic impression material.
   elastomere Abformmasse elastomeric impression material.
   hydrokolloidale Abformmasse hydrocolloid impression material.
   irreversible hydrokolloidale Abformmasse irreversible hydrocolloid impression material.
   kolloidale Abformmasse colloid impression material.
   leichtflüßige Abformmasse light body impression material, light-bodied material.
   mittelflüßige Abformmasse regular body impression material, regular-bodied material.
   nicht-elastische Abformmasse inelastic impression material.
   reversible hydrokolloidale Abformmasse reversible hydrocolloid impression material, reversible hydrocolloid impression material.
   thermoplastische Abformmasse thermoplastic impression material.
   zähflüßige Abformmasse heavy body impression material, heavy-bodied material.
Ab·form·ma·te·ri·al *nt* impression material.
Abführ- *pref.* cathartic, cathartical, laxative, eccoprotic, purgative.
Ab·füh·ren *nt* (*Darm*) evacuation.
ab·füh·ren *vi* (*Darm*) open/move the bowels, evacuate (the bowels), purge, act as a laxative/evacuant/cathartic.
ab·füh·rend *adj* **1.** laxative, cathartic, evacuant, aperient, aperitive, purgative, abstergent, eccoprotic. **2.** *anat.* deferent.
Ab·führ·mit·tel *nt pharm.* evacuant, cathartic, laxative, physic, abstergent, purgative, eccoprotic, aperient, aperitive, depurant.
   mildes Abführmittel aperient, aperitive.
   starkes Abführmittel drastic.
Ab·führ·salz *nt pharm.* salts *pl.*
Ab·füh·rung *f* catharsis, purgation, evacuation.
ab·fül·len *vt* (*Flüssigkeit*) fill; (*in Flaschen*) bottle; (*in Säcke*) bag.
Ab·füll·ma·schi·ne *f* filler, filling machine; bottling machine.
Ab·ga·be *f physiol.* discharge, emission, output, release.
   Abgabe von Körperwärme thermolysis.
Ab·gang *m, pl* **Ab·gän·ge 1.** *gyn.* spontaneous abortion, abort, abortion, abortus. **2.** (*Fremdkörper*) passage; (*Eiter*) discharge, ooze.
Ab·gas *nt* waste gas, emission; (*Motor*) exhaust gas, exhaust fumes.
ab·ge·ben *vt* **1.** *physiol.* discharge, release, give off, emit; (*Hitze*) send out. **2.** (*Meinung*) give; (*Stimme*) cast.
ab·ge·kürzt *adj* (*verlaufend*) abortive.
ab·ge·lei·tet *adj pharm., chem.* derivative, derivant, derived (*von* from).
ab·ge·ma·gert *adj* emaciated, emaciate, skinny.
ab·ge·nutzt *adj* attrite, attrited, worn-out, worn-down; (*Bohrer*) blunt.
ab·ge·plat·tet *adj* depressed, flattened; flat-topped.
ab·ge·run·det *adj* round, rounded; *mathe.* round; *fig.* rounded.
ab·ge·schlos·sen *adj* complete, completed.
ab·ge·schrägt *adj* bevel.
ab·ge·schwächt *adj* mitigated, lowered, attenuate, attenuated, reduced, weakend; (*Flüssigkeit*) diluted; (*Schall*) dull.

ab·ge·stor·ben *adj* **1.** dead; (*Gefühl*) numb, dead. **2.** (*Gewebe*) dead, necrotic.
ab·ge·stuft *adj* gradational, graduated.
ab·ge·stumpft *adj* **1.** blunted, blunt, dull; *bio., mathe.* truncated. **2.** *chem.* neutralized. **3.** *fig.* dull, indifferent, numb, apathetic.
Ab·ge·stumpft·heit *f fig.* bluntness (*gegen* to), dullness, dulness, indifference, apathy.
ab·ge·zehrt *adj* emaciated, emaciate, marasmic, marantic, marasmatic, atrophied, gaunt, haggard.
Ab·glei·chen *nt phys., techn.* alignment, alinement.
ab·glei·chen *vt phys., techn.* align, aline; equalize, adjust.
Ab·gren·zen *nt* demarcation, demarkation.
ab·gren·zen *vt* **1.** (*räumlich*) delimit, delimitate, line off. **2.** *fig.* define, delimitate, delimit, line off, demarcate (*gegen, von* from).
Ab·gren·zung *f* delimitation, demarcation, demarkation; definition; *phys., mathe.* boundary.
Ab·guß *m, pl* **Ab·güs·se** (*a. dent.*) casting, cast, molding. **einen Abguß herstellen** *od.* **formen** cast.
ab·ha·ken *vt* (*Liste*) check, check off, tick off.
ab·han·deln *vt* (*Thema*) treat, deal with, discuss (at length).
Ab·hand·lung *f* treatise, dissertation, essay, paper (*über* on, upon).
Ab·hang *m, pl* **Ab·hän·ge** incline, slope, drop; *anat.* clivus.
ab·hän·gig *adj* dependent (*von* on, upon); conditional (*von* on, upon), conditioned; *psychia.* addicted (*von* to). **voneinander abhängig** interdependent.
Ab·hän·gi·ge *m/f psychia.* dependent, dependant.
Ab·hän·gig·keit *f psychia.* addiction (*von* to); dependence, dependancy, dependency (*von* on, upon).
   Abhängigkeit von psychotropen Substanzen substance dependence, psychoactive substance dependence.
   körperliche Abhängigkeit physical dependence, physiological dependence.
   psychische Abhängigkeit psychological dependence, emotional dependence, habituation dependence.
ab·här·ten I *vt fig.* harden (*gegen* against, to), indurate (*gegen* against, to), inure (*gegen* to). **II** *vr* **sich abhärten** harden o.s. (*gegen* against, to), toughen o.s. (*gegen* to), inure o.s. (*gegen* to).
Ab·här·tung *f* hardening (*gegen* against), inurement (*gegen* to), induration (*gegen* against, to).
ab·häu·ten *vt* scale, skin.
ab·hei·len *vi* heal, heal up.
Ab·hil·fe *f* relief, remedy, redress, cure.
ab·ho·beln *vt* plane.
Ab·hor·chen *nt* auscultation.
ab·hor·chen *vt* auscultate, auscult, sound.
Ab·hö·ren *nt* auscultation.
ab·hö·ren *vt* auscultate, auscult, sound.
Ab·hu·sten *nt* expectoration, emptysis.
ab·hu·sten *vt* cough, cough up, cough out; (*Schleim*) expectorate.
Abio·ge·ne·se *f bio.* abiogenesis, spontaneous generation.
Abio·ge·ne·sis *f* → Abiogenese.
Abio·se *f* absence of life, abiosis.
Abio·tro·phie *f patho.* abionergy, abiosis, abiotrophia, abiotrophy.
Ab·ir·rung *f* aberration, aberratio.
ab·iso·lie·ren *vt* (*Schall, Wärme*) insulate.
Ab·kau·ung der Zähne *f* dental abrasion.
Ab·klatsch·ge·schwür *nt patho.* kissing ulcer.
Ab·klatsch·prä·pa·rat *nt histol.* impression preparation.
ab·klem·men *vt chir.* clamp, cross-clamp. **vollständig abklemmen** cross-clamp.
Ab·klin·gen *nt* (*Krankheit*) catabasis, abatement.
ab·klin·gen *vi* (*Krankheit*) abate; (*Wirkung*) wear off; (*Fieber*) go down; (*Spannung*) ease (off), relax; (*Schmerz*) ease.
ab·klin·gend *adj* (*Krankheit*) catabatic, abating, remittent.
Ab·klop·fen *nt* percussion.
ab·klop·fen *vt* percuss; tap, sound.
Ab·knickung [k·k] *f* kink, angulation; (*Fraktur*) angulation, angulatory deformity; *anat.* genu.
ab·ko·chen *vt* boil (off/out); (*Milch*) scald.
ab·krat·zen *vt chir.* abrade, erase, scrape off/away.
ab·küh·len I *vt* cool (down/off), refrigerate, chill. **II** *vr* **sich abkühlen** cool off/down, refresh o.s.
Ab·küh·lung *f* cooling (down), refrigeration; decline in temperature, fall in temperature, drop in temperature.
Ab·la·ge·rung *f chem.* deposit(s), depot, deposition, sullage, sedimentation.
Ab·lak·ta·tion *f ped., gyn.* weaning, delactation, ablactation.
Ab·lauf *m, pl* **Ab·läu·fe 1.** flow, discharge, outflow. **2.** (*einer Krankheit*) course, process. **3.** end; (*einer Frist*) expiration, expiry; (*Zeit*) lapse. **4.** drain, drain-pipe, waste-pipe.

ab·lau·fen *vi* **1.** drain off/away, run off, flow off; drain. **2.** end, terminate, expire; (*Frist*) expire; (*Zeit*) lapse, run out.
Ab·le·ben *nt* decease, demise, death.
ab·le·ben *vi* decease, depart from (this) life, die.
Ab·le·de·rung *f* abrasion, abrasio, excoriation.
ab·le·gen *vt* **1.** (*Kleidung*) remove, take off. **2.** (*Akte*) file. **3.** (*Prüfung*) sit, pass, take. **4.** (*hinlegen*) lay down, put down. **5.** (*Gewohnheit*) give up.
Ab·lei·ten *nt* drainage, drain.
ab·lei·ten *vt* divert, deviate, bypass; (*Strom*) shunt; (*Flüssigkeit*) drain, drain off, discharge.
ab·lei·tend *adj* revulsive, revulsant, excurrent, efferent, efferential; *anat.* deferent; *physiol.* centrifugal.
Ab·lei·tung *f* **1.** deflection, derivation (*von* from); derivative, derivant. **2.** (*Wundflüssigkeit*) drainage, drain. **3.** *physiol.* (*EKG*) lead, recording.
ab·len·ken *vt* **1.** *phys.* deflect, deviate, diverge. **2.** *fig.* distract, divert.
Ab·len·kung *f* **1.** *phys.* deflection, deviation. **2.** *fig.* distraction, diversion.
Ab·le·sung *f* reading, readout.
ab·lö·sen **I** *vt* peel, peel off, detach, remove, strip off, take off. **II** *vr* **sich ablösen** scale (off), come off, come/get loose, peel, peel off.
Ab·lö·sung *f* **1.** removal, detachment; *patho.* ablation, ablatio, sublation, sublatio, solution. **2.** *chem.* displacement. **3.** (*Ersatz*) replacement, relief.
ab·ma·gern *vi* become thin, get thin, grow thin, (*extrem*) waste away.
Ab·ma·ge·rung *f* emaciation.
 extreme Abmagerung *patho.* skeletization, emaciation.
Ab·ma·ge·rungs·syn·drom, dienzephales *nt* diencephalic syndrome.
ab·mes·sen *vt* **1.** span, measure, measure off, measure out, measure up, gauge, gage. **2.** *fig.* weigh, measure, assess, estimate, calculate.
Ab·mes·sung *f* size, measurement. **Abmessungen** *pl* dimensions, size.
Ab·nah·me *f* **1.** *allg.* reduction, decrease, diminution, decline, wane, shrinkage, retrogradation. **2.** (*Symptom*) decrudescence; (*Sehkraft*) deterioration, failure; (*Kräfte; Gesundheit*) decline; (*Gewicht*) loss (of weight); (*Temperatur*) abatement, fall.
 Abnahme der Gefäßspannung vasorelaxation.
Ab·nei·gung *f* aversion (*vor* to, for, from); reluctance (*gegen* to); dislike (*gegen* of, for); distaste (*gegen* for); loathing (*gegen* for).
ab·norm *adj* unnatural, anomalous, abnormal; exceptional, unusual.
Ab·nor·mal *adj* abnormal; *psycho.* morbid.
Ab·nor·ma·li·tät *f* abnormality, abnormalcy, abnormity.
ab·nut·zen **I** *vt* outwear, wear, wear away, wear down, wear out, attrite. **II** *vr* **sich abnutzen** wear, wear away, wear down, wear off, wear out, get worn out.
Ab·nut·zung *f* (*Zahn*) tooth wasting; *allg.* wear, wear and tear, detrition, comminution, attrition.
 physiologische Abnutzung attrition.
Ab·nüt·zung *f* → Abnutzung.
Ab·nut·zungs·pig·ment *nt* lipofuscin, wear and tear pigment.
AB0-Antigen *nt hema.* AB0 antigen.
AB0-Inkompatibilität *f hema.* AB0 incompatibility.
AB0-Kompatibilität *f hema.* AB0 compatibility.
AB0-Kreuzprobe *f hema.* AB0 cross-match, cross-matching.
ab·oral *adj* away from the mouth, aboral. **Ab·ort** *m gyn.* **1.** spontaneous abortion, miscarriage, abort, abortion. **2.** abortion, abortus.
 artifizieller Abort artificial abortion, induced abortion.
 indizierter Abort justifiable abortion, induced abortion, therapeutic abortion.
 induzierter Abort → artifizieller Abort.
ab·or·tie·ren *vi* abort, miscarry.
ab·or·tiv *adj* aborted, abortive; abortive, ecbolic.
AB0-System *nt hema.* AB0 system.
AB0-Unverträglichkeit *f hema.* AB0 incompatibility.
AB0-Verträglichkeit *f hema.* AB0 compatibility.
Ab·ra·sio dentium *f* tooth wear, dental abrasion, tooth abrasion.
Ab·ra·si·on *f* tooth wear, dental abrasion, tooth abrasion.
Ab·rei·ben *nt* abrasion, abrasio; rub, frottage.
ab·rei·ben **I** *vt* rub off, abrade, scrub, scrape off. **II** *vr* **sich abreiben** **1.** abrade; (*Haut*) get chafed. **2.** wear down.
Ab·rei·bung *f* friction, attrition, detrition, rub. **2.** (*mit dem Handtuch*) rub-down, toweling, towelling.
ab·rei·ßen **I** *vt* tear off/down, pull off, rip off. **II** *vi* come off/loose, break off.
Ab·rieb *m* attrition, abrasion, wear.

Abrikossoff-Tumor *m patho.* Abrikossoff's tumor, Abrikosov's tumor, myoblastoma, myoblastomyoma, granular-cell myoblastoma, granular-cell myoblastomyoma, granular-cell schwannoma, granular-cell tumor.
Ab·riß *m traumat.* avulsion injury, avulsion trauma.
 laryngotrachealer Abriß *HNO* laryngotracheal separation.
Ab·riß·frak·tur *f traumat.* avulsion fracture, sprain fracture.
Ab·riß·ver·let·zung *f traumat.* avulsion injury.
Ab·rup·tio *f patho.* abruption, separation, detachment, abruptio.
Ab·satz *m* (*Schuh*) heel.
Ab·saug·ap·pa·rat *m* evacuator.
Ab·sau·gen *nt* aspiration.
ab·sau·gen *vt* (*Flüssigkeit, Luft*) evacuate, exhaust, drain off, siphon off, suck off, withdraw, aspirate.
Ab·saug·ge·rät *nt* evacuator.
Ab·saug·ka·the·ter *m* dental aspirator, suction aspirator.
Ab·sau·gung *f* removal by suction, suction, exhaustion.
Ab·scha·ben *nt* abrasion, abrasio.
ab·scha·ben *vt* abrade, scrape off (*von* from).
ab·schä·len **I** *vt* (*Haut*) peel, peel off, exfoliate, exuviate; scale, shell. **II** *vr* **sich abschälen** peel, peel off, come off, exfoliate.
Ab·schal·ten *vt electr.* break; (*Gerät*) turn off, turn out, switch off.
Ab·schä·lungs·frak·tur *f traumat.* cleavage fracture, flake fracture.
Ab·schei·dung *f chem., techn.* separation; precipitation, deposit, precipitate; deposition.
Ab·schei·dungs·throm·bus *m patho.* washed clot, laminated thrombus, pale thrombus, plain thrombus, conglutination-agglutination thrombus, mixed thrombus, white thrombus, white clot.
 weißer Abscheidungsthrombus platelet plug.
ab·sche·ren *vt* **1.** *techn.* shear, shear off. **2.** (*Haar*) cut (off), shave off, crop.
Ab·scher·fe·stig·keit *f phys.* shear resistance, shear strength, shearing strength.
Ab·scher·frak·tur *f traumat.* cleavage fracture, shearing fracture, flake fracture.
Ab·scher·kraft *f phys.* shear force, shearing force.
Ab·sche·rung *f phys.* shear, shearing; shear force, shearing force.
Ab·scheu *f* aversion (*vor, gegen* to, for, from); disgust (*vor, gegen* at, for), loathing (*vor, gegen* for), horror (*vor, gegen* of), fastidium (*vor, gegen* for).
ab·scheu·lich *adj* dreadful, horrible, horrid, awful, atrocious.
ab·schil·fern **I** *vi* (*Haut*) peel, peel off, scale, scale off. **II** *vr* **sich abschilfern** (*Haut*) peel, peel off, scale, scale off, desquamate.
Ab·schil·fern *nt* scaling.
ab·schil·fernd *adj* (*Haut*) scaly, desquamative, desquamatory.
Ab·schil·fe·rung *f* (*Haut*) desquamation.
ab·schir·men **I** *vt* **1.** screen off (*gegen* from). **2.** *fig.* insulate (*gegen* from); shield (*gegen, vor* from), protect (*gegen, vor* against, from), screen (*gegen, vor* from). **II** *vr* **sich abschirmen** shield o.s., protect o.s.
Ab·schnitt *m* **1.** compartment, division, section, sector, segment, stage, portion, part, partition, phase; *anat.* pars. **2.** (*Buch*) section, paragraph.
 knöcherner Abschnitt des Nasenseptums bony part of nasal septum, osseous part of nasal septum, osteoseptum.
Ab·schrä·gung *f* bevel.
ab·schrei·ben *vt genet.* transcribe.
Ab·schup·pen *nt* scaling, desquamation.
ab·schup·pen **I** *vi* (*Haut*) peel, peel off, scale, scale off. **II** *vr* **sich abschuppen** (*Haut*) peel, peel off, scale, scale off, desquamate.
Ab·schür·fung *f traumat.* abrasion, excoriation, abraded wound, abrasio.
ab·schwä·chen **I** *vt* **1.** (*Wirkung*) weaken; diminish, mitigate, impair; temper (*durch* with); (*Aufprall*) cushion, soften. **2.** (*Konzentration*) water down; *phys.* (*Strahlen*) break; *micro.* (*Virulenz*) attenuate. **II** *vr* **sich abschwächen** weaken, moderate.
ab·schwä·chend *adj* mitigative, mitigatory.
Ab·schwä·chung *f* **1.** weakening, diminution, mitigation, impairment, reduction. **2.** *phys.* extinction; *micro.* attenuation; *photo.* reduction.
 Abschwächung der Immunreaktion immunosuppression, immune system suppression, immunodepression.
ab·schwel·lend *adj pharm.* decongestant, decongestive.
ab·sei·fen *vt* soap, soap down.
Ab·sence *f neuro.* absence, absence seizure, petit mal epilepsy, petit mal attacks, minor epilepsy, sphagiasmus.
ab·set·zen **I** *vt* **1.** *chir.* amputate, take off; remove. **2.** (*Therapie*) discontinue, stop. **II** *vr* **sich absetzen** set; *chem.* clarify; deposit.
ab·sicht·lich **I** *adj* **1.** intentional, deliberate, conscious. **2.** *forens.*

Absiedelung

willful, premediated; (*Motorik*) intended. **II** *adv* intentionally, deliberately, on purpose.
Ab·sie·de·lung *f patho.* metastasis.
Ab·sie·den *nt* decoction.
ab·sie·den *vt* decoct.
Ab·sin·ken *nt patho.* lapse, lapsus; lapse; *fig.* slide.
ab·sin·ken *vi* lapse (*in* into); drop.
ab·so·lut *adj allg., mathe., phys., chem.* absolute, total, positive, implicit.
Ab·so·lut·schwel·le *f physiol.* absolute threshold, sensitivity threshold, stimulus threshold.
ab·son·dern I *vt* **1.** *physiol.* discharge, secrete, excrete. **2.** emit; *phys.* isolate (*von* from). **3.** detach; dissociate, discriminate, separate, segregate (*von* from). **4.** cut off (*von* from); isolate (*von* from). **II** *vr* **sich absondern 5.** *physiol.* be discharged, be secreted, be excreted. **6.** isolate o.s. (*von* from), cut o.s. of (*von* from), sequester (o.s.) (*von* from), detach (o.s.) (*von* from).
Ab·son·de·rung *f* **1.** *patho., physiol.* secretion, discharge, excretion. **2.** emission. **3.** separation, segregation (*von* from). **4.** disjunction, dysjunction; (*Patient*) sequestration, isolation (*von* from).
übermäßige Absonderung hypersecretion.
Ab·sor·ber *m* absorbent.
ab·sor·bier·bar *adj* absorbable.
Ab·sor·bie·ren *nt* take-up.
ab·sor·bie·ren *vt* (*Flüssigkeit*) take up, occlude, sorb, absorb; *psycho., socio.* assimilate.
ab·sor·bie·rend *adj* absorbefacient, absorbent, absorbing, bibulous, sorbefacient, absorptive.
Ab·sorp·tion *f* **1.** absorption, take-up; (*Flüssigkeit*) imbibition. **2.** *chem.* occlusion, sorption; *phys.* absorption, optical density. **3.** *psycho., socio.* assimilation.
Absorptions- *pref.* absorbing, absorption.
Ab·sorp·tions·ver·mö·gen *nt* ability to absorb, absorptivity; *phys.* opacity, opaqueness.
ab·sorp·tiv *adj* absorptive.
ab·spal·ten *vt chem., techn.* separate (*in* into), split off (*von* from).
ab·sper·ren *vt* (*a. fig.*) block, blockade; turn off, shut off.
ab·spü·len *vt* rinse (off), wash (off). **etw. abspülen** give sth. a rinse.
ab·stam·men *vi* descend (*von* from), spring (*aus* from), come (*von* of, from); *chem., fig.* derive (*von, aus* from), be derived (*von, aus* from).
Ab·stam·mung *f* parentage, lineage, descent; *chem., fig.* origin, derivation.
gemischte Abstammung mixed blood.
Ab·stand *m, pl* **Ab·stän·de 1.** (*a. anat.*) space, distance, gap. **im Abstand von 2 Zentimetern** two centimeters apart. **2.** (*zeitlich*) interval. **in (regelmäßigen) Abständen** at (regular) intervals. **in Abständen von fünf Minuten** at five-minute intervals. **3.** distance (*von* from; *zwischen* between), interval. **in gleichem Abstand** at an equal distance.
ab·stei·gend *adj physiol.* descending.
ab·stel·len *vt* **1.** (*Gerät, Licht*) switch off/out, turn off/out, stop; (*Strom*) cut. **2.** (*Gegenstand*) put down, set down. **3.** *fig.* stop, end, abolish, rectify; (*Angewohnheit*) give up.
Ab·ster·ben *nt* death.
ab·ster·ben *vi* necrose; go numb, go dead.
Ab·ster·be·pha·se *f micro.* death phase, phase of decline.
ab·stim·men *vt* **1.** tune, modulate; adjust (*auf* to). **2.** *fig.* coordinate (*mit* with); tailor (*auf* to). **aufeinander abstimmen** (*a. zeitlich*) synchronize (*mit* with); correlate. **zeitlich abstimmen** time.
Ab·stim·mung *f* **1.** tuning, modulation. **2.** *fig.* coordination (*mit* with); (*zeitlich*) synchronization (*mit* with). **3.** *physiol.* coordination.
ab·sti·nent *adj* abstinent, abstemious.
Ab·sti·nenz *f* abstemiousness, abstinence (*von* from).
Ab·sti·nenz·er·schei·nun·gen *pl* → Abstinenzsyndrom.
Ab·sti·nenz·syn·drom *nt neuro.* withdrawal syndrome, withdrawal symptoms.
ab·sto·ßen *vt* **1.** *patho.* sequester; *immun.* (*Transplantat*) reject. **2.** (*Haut*) shed.
ab·sto·ßend *adj* **1.** *fig.* disgusting, revolting. **2.** *phys.* repellent.
Ab·sto·ßung *f* **1.** *immun.* rejection, rejection response. **2.** *derm., patho.* exfoliation, exfoliatio. **3.** *phys.* repulsion.
akute Abstoßung acute rejection.
antikörpervermittelte Abstoßung antibody-mediated rejection.
beschleunigte Abstoßung accelerated rejection.
chronische Abstoßung chronic rejection.
hyperakute Abstoßung hyperacute rejection.
perakute Abstoßung → hyperakute Abstoßung.
Ab·sto·ßungs·re·ak·tion *f immun.* rejection, rejection reaction, rejection response.
akute Abstoßungsreaktion acute rejection.

beschleunigte Abstoßungsreaktion accelerated rejection.
chronische Abstoßungsreaktion chronic rejection.
ab·strah·len *vt* (*Wärme*) radiate, emit.
Ab·strah·lung *f* emission.
ab·strei·fen *vt* (*Haut*) exuviate, slough, shed, cast off.
Ab·strich *m* smear, swab, surface biopsy; *gyn.* cervical smear. **einen Abstrich machen** take a swab/smear.
Ab·strich·bi·op·sie *f* surface biopsy.
Ab·strich·kul·tur *f* smear culture.
Ab·strich·tup·fer *m* swab.
ab·stu·fen *vt* gradate, graduate.
Ab·stu·fung *f fig.* (*Farben*) gradation, graduation.
ab·stump·fen I *vt* **1.** *fig.* numb, dull, blunt (*gegen* to); indurate (*gegen* against, to); (*Gefühl*) deaden (*gegenüber* to); make s.o. insensitive. **2.** (*Messer*) blunt, dull, take the edge off. **II** *vr* **sich abstumpfen 3.** *fig.* become insensitive, dull. **4.** (*Messer*) become blunt, get dull.
Ab·stump·fung *f fig.* induration, desensitization; (*Sinne*) hebetude.
ab·stür·zen *vi* fall, plunge, crash.
Ab·stütz·bü·gel *m* abutment splint.
ab·stüt·zen I *vt* support, prop, prop up. **II** *vr* **sich abstützen** support o.s. (*von* on).
Ab·sud *m pharm.* decoction, decoctum; extract.
ab·sze·die·rend *adj* abscess-forming.
Ab·sze·die·rung *f* abscess formation, metastasis.
Ab·szeß *m, pl* **Ab·szes·se** *patho.* abscess, abscessus.
  Abszeß der Sublingualloge sublingual space abscess.
  Abszeß der Submandibularloge submandibular space abscess.
  Abszeß der Warzenfortsatzzellen mastoid abscess.
  akuter Abszeß acute abscess, hot abscess.
  chronischer Abszeß chronic abscess, cold abscess.
  embolischer Abszeß embolic abscess.
  hämatogener Abszeß hematogenous abscess.
  heißer Abszeß → akuter Abszeß.
  interradikulärer Abszeß interradicular abscess.
  kalter Abszeß → chronischer Abszeß.
  metastatischer Abszeß metastatic abscess.
  metastatisch-pyämischer Abszeß → pyogener Abszeß.
  mykotischer Abszeß mycotic abscess.
  oberflächlicher Abszeß superficial abscess.
  odontogener Abszeß odontogenic abscess.
  otogener Abszeß otic/otogenic abscess.
  parodontaler Abszeß lateral periodontal abscess, parodontal abscess, peridental abscess, periodontal abscess.
  perforierender Abszeß perforating abscess.
  perianastomotischer Abszeß perianastomotic abscess.
  perikoronaler Abszeß pericoronal abscess.
  perivertebraler Abszeß perivertebral abscess.
  pterygomandibulärer Abszeß pterygomandibular space abscess.
  pyämischer Abszeß pyemic absess, septicemic abscess.
  pyogener Abszeß pyogenic abscess.
  retropharyngealer Abszeß retropharyngeal abscess.
  retrotonsillärer Abszeß retrotonsillar abscess.
  steriler Abszeß sterile abscess.
  subfaszialer Abszeß subaponeurotic abscess, subfascial abscess.
  subkutaner Abszeß subcutaneous abscess.
  subperiostaler Abszeß subperiosteal abscess.
  sympathischer Abszeß sympathetic abscess.
  trockener Abszeß dry abscess.
  tuberkulöser Abszeß tuberculous abscess, cold abscess, scrofulous abscess, strumous abscess.
  verkäsender Abszeß caseous abscess, cheesy abscess.
ab·szeß·bil·dend *adj* abscess-forming.
Ab·szeß·bil·dung *f* abscess formation.
Ab·szeß·fi·stel *f* abscess fistula.
Ab·szeß·for·ma·tion *f* abscess formation.
Ab·szeß·höh·le *f* abscess cavity.
Ab·szeß·mem·bran *f* abscess membrane.
Ab·szeß·mes·ser *nt* abscess lancet.
Ab·szis·se *f mathe.* abscissa.
Ab·ta·sten *nt* palpation; *phys.* scanning, scansion.
ab·ta·sten *vt* palpate; *radiol.* scan.
Ab·ta·ster *m radiol.* scanner.
Ab·tast·ge·rät *nt radiol.* scanner.
Ab·ta·stung *f radiol.* scan; *phys.* scanning, scansion.
Ab·tei·lung *f* (*Krankenhaus*) unit, partition, bay, ward, compartment; (*a. bio.*) division.
Abt-Letterer-Siwe-Krankheit *f patho.* Letterer-Siwe disease, L-S disease, non-lipid histiocytosis, acute disseminated histiocytosis X, acute histiocytosis of the newborn.

ab·tö·nen *vt* (*Farben*) gradate, graduate, tone.
Ab·tö·nung *f* (*Farben*) gradation.
Ab·tö·ten *nt patho.* devitalization; *dent.* (*Zahnpulpa*) devitalization.
ab·tö·ten *vt* devitalize; (*Nerv*) deaden; extinguish; (*Keime*) kill, destroy.
ab·tra·gen *vt chir.* ablate, excise; *techn., patho.* wear, wear away, wear out.
ab·träg·lich *adj* (*Gesundheit*) injurious, detrimental, harmful.
Ab·tra·gung *f techn.* erosion; *chir.* ablation, ablatio, removal, excision.
Ab·trei·be·mit·tel *nt* aborticide, abortifacient, abortive, ecbolic.
ab·trei·bend *adj* aborted, abortive; abortive, ecbolic.
ab·trenn·bar *adj* detachable, separable.
ab·tren·nen *vt* 1. detach, take off/out, divide off, separate, partition off; divide (*von* from). 2. *chir.* separate, amputate, remove, cut off; (*Haut*) detach.
Ab·tren·nung *f* 1. dissociation; detachment (*von* from); division (*von* from); partition; isolation. 2. *chir.* separation, amputation, removal, abscission; (*Haut*) detachment; *patho.* ablation, ablatio. 3. *genet.* segregation. 4. *chem.* separation. 5. *electr.* disconnection.
ab·trock·nen *vt* towel, towel down; dry (*an* on), wipe dry; (*Tränen*) dry, dry away, wipe away.
ab·tup·fen *vt* swab, dab.
Ab·usus *m* abuse, misuse, wrong use, excessive use.
ab·wä·gen *vt* balance; *fig.* weigh up, weigh (*gegen* with, against), consider carefully.
ab·wan·deln *vt* modify, modulate, vary, alter.
ab·war·tend *adj* (*Behandlung*) expectant, cautious.
Ab·wa·schen *nt* (*Wunde*) ablution.
ab·wa·schen *vt* (*Wunde*) clean down, sponge; (*Schmutz*) wash away, wash off. **etw. abwaschen** give sth. a wash.
Ab·was·ser *nt* sullage, waste, waste water, sewage.
ab·wech·selnd *adj* 1. *physiol., patho.* intermittend. 2. alternate, in/by rotation, rotatory, alternating; *mathe.* periodic, periodical.
Ab·wehr *f* 1. resistance (*gegen* to), defense. 2. *immun.* defense, defense system.
 humorale Abwehr humoral defense (system).
 zelluläre Abwehr cellular defense (system).
Ab·wehr·ap·pa·rat *m physiol.* defense mechanism, mechanism of defense; *immun.* defense reaction, defense mechanism.
ab·wehr·ge·schwächt *adj* immunocompromised.
Ab·wehr·kraft *f* resistance (*gegen* to), power of resistance.
Ab·wehr·sy·stem *nt immun.* defense, defense system, defensive system.
 humorales Abwehrsystem humoral defense (system).
 spezifisches Abwehrsystem specific defense (system), specific defensive system.
 unspezifisches Abwehrsystem unspecific defense (system), nonspecific defensive system.
 zelluläres Abwehrsystem cellular defense (system).
Ab·wei·chen *nt* deviation (*von* from).
ab·wei·chen *vi* 1. deviate, diverge, stray (*von* from). 2. differ, vary (*von* from). 3. (*Nadel*) deviate. **von der Norm abweichen** deviate from the norm.
ab·wei·chend *adj* 1. divergent, different, diverging, variant, discrepant. 2. *immun.* heterologous, heteroplastic; *patho.* par(a)-. **von der Norm abweichend** aberrant, anomalous, abnormal, acatastatic.
Ab·wei·chung *f* 1. *allg., phys., mathe.* deviation, difference, divergence, deflection (*von* from); aberration, variation; (*Nadel*) declination. 2. *biochem.* error. 3. *stat.* (*vom Mittelwert*) deviation; error; skewness, spread, variance; *mathe.* residual. 4. *bio.* aberration, aberratio; anomaly.
 zulässige Abweichung *techn.* tolerance.
ab·wend·bar *adj* preventable, preventible, avertible, avoidable.
ab·wer·fen *vt techn.* yield; (*Federn, Haare, Haut*) molt; slough, cast, shed.
ab·wie·gen *vt* scale, measure out, weigh out.
ab·zäh·len *vt* count (up).
ab·zeh·ren *vt* atrophy, emaciate, waste, consume.
ab·zeh·rend *adj* wasting, emaciating, consuming.
ab·zie·hen *vt* 1. (*Flüssigkeit*) draw off; (*Eiter*) aspirate; (*Luft*) evacuate. 2. (*Deckel, Kappe*) cap; (*Haut*) remove, take off, strip off; (*Schale*) peel off.
Ab·zug *m* 1. *mathe.* deduction, substraction (*von* from). 2. *techn.* vent, fume hood. 3. *techn.* waste drain, drain. 4. *photo.* print, copy. 5. (*Pistole*) trigger.
Ab·zugs·ka·nal *m techn.* waste drain, drain.
Ab·zugs·öff·nung *f techn.* vent.
Ab·zwei·gung *f* fork, branch; bifurcation; ramification; *anat.* ramus; *biochem.* arm.

Acan·thia lectularia *f micro.* bedbug, common bedbug, Cimex lectularius, Acanthia lectularia.
Acanth(o)- *pref.* acanth(o)-.
Acan·tho·ma *nt derm.* acanthoma.
 Acanthoma fissuratum Sutton's disease, Sutton's nevus, halo nevus.
Aca·ri·na *pl micro.* Acarina.
Aca·rus *m micro.* acarus, Acarus.
 Acarus scabiei itch mite, Sarcoptes scabiei, Acarus scabiei.
Ac·ce·le·ra·tor·glo·bu·lin *nt hema.* factor V, accelerator factor, accelerator globulin, proaccelerin, cofactor of thromboplastin, component A of prothrombin, labile factor, plasma labile factor, plasmin prothrombin conversion factor, thrombogene.
Ac·ce·le·rin *nt hema.* accelerin, factor VI.
ACD-Lösung *f hema.* ACD solution.
ACD-Stabilisator *m hema.* ACD solution.
ACE-Hemmer *m pharm.* ACE inhibitor, angiotensin converting enzyme inhibitor.
Ace·ta·bu·lum *nt anat.* acetabulum, acetabular cavity, cotyloid cavity, socket of hip (joint).
Acet·al·de·hyd *m chem.* acetaldehyde, acetic aldehyde, aldehyde, ethaldehyde, ethanal, ethylaldehyde, ethaldehyde.
Ace·tal·phos·pha·tid *nt* plasmalogen.
Ace·tat *nt chem.* acetate, acetas.
Ace·ton *nt* dimethylketone, acetone.
Ace·ton·urie *f* acetonuria.
Ace·tyl·amei·sen·säu·re *f* pyruvic acid, α-ketopropionic acid.
Ace·tyl·chlo·rid *nt* acetyl chloride.
Ace·tyl·cho·lin *nt* acetylcholine.
Ace·tyl·cho·lin·este·ra·se *f* acetylcholinesterase, true cholinesterase, specific cholinesterase, choline acetyltransferase I, choline esterase I.
Acetyl-Cholinesterasehemmer *m* acetylcholinesterase inhibitor, anticholinesterase.
Acetyl-Cholinesteraseinhibitor *m* → Acetyl-Cholinesterasehemmer.
Ace·ty·len *nt* acetylene.
Ace·tyl·sa·li·cyl·säu·re *f pharm.* aspirin, acetosal, acetylsalicylic acid.
Acha·la·sie *f patho.* achalasia, esophageal achalasia.
Achard-Thiers-Syndrom *nt patho.* Achard-Thiers syndrome.
Achat·spa·tel *m* agate burnisher.
Achei·lie *f embryo.* acheilia, achilia.
Achi·lie *f* → Acheilie.
Achil·les·seh·ne *f anat.* heel tendon, Achilles tendon, calcaneal tendon, tendo Achillis, tendon of Hector.
Achlor·hy·drie *f patho.* gastric anacidity, achlorhydria.
Acho·lie *f patho.* acholia.
Achon·dro·pla·sie *f embryo.* achondroplasia, achondroplasty, Parrot's disease, fetal chondrodystrophia, fetal chondrodysplasia, fetal rickets.
achre·stisch *adj* achrestic.
Achro·ma·sie *f* 1. achromia, achromasia; *histol.* achromasia, achromatosis. 2. *ophthal.* color blindness, total color blindness, achromatic vision, achromatopsia, achromatopsy, achromatism, complete achromatopsy, typical achromatopsy, complete monochromasy, monochromasy, monochromasia, monochromatism, typical monochromasy, acritochromacy.
Achro·mat *m* achromat, achromatic objective.
Achro·ma·tin *nt histol.* achromatin, achromin, euchromatin.
achro·ma·tisch *adj histol.* euchromatic; *opt.* achromatic, uncolored, colorless.
achro·ma·to·phil *adj histol.* achromatophilic, achromatophil, achromophil, achromophilous.
Achro·ma·to·pie *f* → Achromatopsie.
Achro·ma·top·sie *f ophthal.* color blindness, total color blindness, achromatic vision, achromatopsia, achromatopsy, achromatism, complete achromatopsy, typical achromatopsy, complete monochromasy, monochromasy, monochromasia, monochromatism, typical monochromasy, acritochromacy.
Achro·ma·to·sis *f histol.* achromatosis.
Achro·mia *f* achromia.
Achro·mie *f* achromia; *histol.* achromasia.
Achro·mo·re·ti·ku·lo·zyt *m* → Achromozyt.
Achro·mo·zyt *m hema.* achromocyte, crescent body, Traube's corpuscle, phantom corpuscle, Ponfick's shadow, shadow, shadow cell, shadow corpuscle, selenoid body.
Ach·se *f* pivot, axis; *techn., phys., mathe.* axis, center; *fig.* center.
 dorsoventrale Achse dorsoventral axis.
 horizontale Achse horizontal axis.

Achselarterie

optische **Achse** *phys.* optic axis, visual axis, principal axis; *physiol.* optic axis (of eye), sagittal axis of eye.
vertikale **Achse** vertical axis.
Ach·sel·ar·te·rie *f* axillary artery.
Ach·sel·haa·re *pl* hairs of axilla, hirci.
Ach·sel·höh·le *f* underarm, axilla, axillary fossa, axillary space, arm pit.
Ach·sel·höh·len·gru·be *f anat.* axillary fossa, axillary space, armpit, axilla.
Ach·sel·höh·len·haa·re *pl* hairs of axilla, hirci.
Ach·sel·höh·len·tem·pe·ra·tur *f* → Achseltemperatur.
Ach·sel·lymph·kno·ten *pl anat.* axillary glands, axillary lymph nodes.
Ach·sel·schlag·ader *f anat.* axillary artery.
Ach·sel·tem·pe·ra·tur *f clin.* axillary temperature.
Ach·sel·ve·ne *f anat.* axillary vein.
Achsen- *pref.* axial, neuraxial.
Ach·sen·fehl·stel·lung *f* (*Fraktur*) angulation, angulatory deformity.
ach·sen·för·mig *adj* axial.
Ach·sen·nei·gung *f* axial inclination.
Ach·sen·win·kel *m* axial angle.
Ach·sen·zy·lin·der *m histol.* axis cylinder, axial fiber, axon, axone, neuraxon, neuraxis, neurite, nerve fibril.
Ach·ter·gang·ver·band *m* → Achterverband.
Ach·ter·ver·band *m traumat.* figure-of-eight bandage.
Achy·lia *f patho.* achylia.
  Achylia gastrica gastric achylia.
Achy·lie *f* → Achylia.
Aci·di·tät *f* acidity, acor.
aci·do·phil *adj* 1. *histol.* acidophil, acidophile, acidophilic, oxychromatic, oxyphil, oxyphile, oxyphilic, oxyphilous. 2. *bio.* acidophil, acidophile, acidophilic, aciduric.
Aci·do·se *f patho.* acidosis, oxidosis, oxyosis.
Aci·nus *m* 1. *histol., anat.* acinus. 2. (*Drüse*) alveolus.
Ackermann-Steg *m* Ackermann bar, Ackermann bar joint.
Ackermann-Steggelenk *nt* Ackermann bar, Ackermann bar joint.
Ackerman-Proffit-Einteilung der Gebißanomalien *f* Ackerman-Proffit classification for malocclusion, Ackerman-Proffitt classification of malocclusion.
Ackerman-Proffit-Einteilung der Malokklusion → Ackerman-Proffit-Einteilung der Gebißanomalien.
Ackerman-Proffit-Einteilung der Okklusionsanomalien → Ackerman-Proffit-Einteilung der Gebißanomalien.
Ackerman-Proffit-Klassifizierung *f* → Ackerman-Proffit-Einteilung der Gebißanomalien.
Ac·ne *f derm.* acne.
  Acne chlorica chloracne, chlorine acne.
  Acne picea tar acne.
  Acne vulgaris common acne, simple acne.
Aco·ni·tin *nt pharm.* aconitine.
acquired immunodeficiency syndrome (*nt*) acquired immunodeficiency syndrome, acquired immune deficiency syndrome.
Acri·din *nt* acridin, acridine.
Acro·cya·no·sis *f patho.* acrocyanosis, acroasphyxia.
Acro·ke·ra·to·sis *f derm.* acrokeratosis.
  Acrokeratosis paraneoplastica Bazex's syndrome.
Acro·le·in *nt* acrolein, acrylaldehyde, allyl aldehyde.
Acryl- *pref.* acrylic, acryl-.
Acryl·al·de·hyd *m* acrolein, acrylaldehyde, allyl aldehyde.
Acrylat- *pref.* acrylic.
Acry·lat *nt* acrylate.
Acryl·ba·sis *f* acrylic resin base.
ACTH-Test *m endo.* ACTH stimulation test, ACTH test.
Ac·tin *nt* actin.
Ac·ti·no·my·ces *m micro.* actinomycete, actinomyces, Actinomyces.
Ac·ti·no·my·cin *nt pharm.* actinomycin.
Ac·ti·no·my·co·sis *f* actinomycosis, actinophytosis.
Ac·to·myo·sin *nt* actomyosin.
Acyl- *pref.* acyl.
Acy·la·se *f* acylase.
Acyl·gly·ce·rin *nt* acylglycerol, glyceride.
Ada·man·tin *nt anat.* enamel, enamelum, dental enamel, adamantine substance of tooth, adamantine layer.
Ada·man·ti·nom *nt* enameloblastoma, ameloblastoma, adamantinoblastoma, adamantinoma, adamantoblastoma, adamantoma.
Ada·man·to·blast *m* adamantoblast, ameloblast, ganoblast, enamel cell, enameloblast.
Adams-Klammer *f* Adams clasp.

Adams·ap·fel *m* Adam's apple, thyroid eminence, laryngeal prominence, laryngeal protuberance.
Adam·sit *nt* adamsite, diphenylaminearsine chloride.
Adams-Stokes-Anfall *m card.* Adams-Stokes disease, Adams-Stokes syndrome, Morgagni-Adams-Stokes syndrome, Adams' disease, Stokes-Adams syncope, Stokes-Adams disease, Stokes-Adams syndrome, Spens' syndrome, Stokes' syndrome, Morgagni's disease, Morgagni's syndrome.
Adap·ta·ti·on *f* adaptation, adaption (*an* to).
  metabolische **Adaptation** metabolic adaptation.
Adap·ta·ti·ons·fä·hig·keit *f* adaptability, adaptableness.
Adap·ta·ti·ons·hy·per·pla·sie *f patho.* adaptation hyperplasia.
Adap·ta·ti·ons·syn·drom *nt patho.* adaptation diseases, adaptation syndrome, adaptational syndrome, general-adaptation reaction, general-adaptation syndrome, Selye syndrome.
Adap·ter *m phys., techn.* adapter.
adap·tie·ren *vt* adapt (*an* to).
Adap·ti·on *f* adaptation, adaption (*an* to).
adap·tiv *adj* adaptive, adaptative (*an* to).
Adap·to·me·ter *nt physiol.* adaptometer.
Addison-Anämie *f hema.* Addison's anemia, addisonian anemia, Addison-Biermer disease, Addison-Biermer anemia, Biermer's anemia, Biermer's disease, Biermer-Ehrlich anemia, cytogenic anemia, malignant anemia, pernicious anemia.
Addison-Krise *f patho.* acute adrenocortical insufficiency, addisonian crisis, adrenal crisis.
Ad·di·ti·on *f mathe.* addition, adding up.
Additions- *pref.* additive.
Ad·di·ti·ons·ef·fekt *m* additive effect.
ad·di·tiv *adj* additive.
Ad·duk·ti·on *f* adduction.
Ad·duk·ti·ons·mus·kel *m* → Adduktor.
Ad·duk·tor *m, pl* **Ad·duk·to·ren** *anat.* adductor, adductor muscle.
Ad·duk·to·ren·ka·nal *m anat.* canal of Henle, adductor canal, crural canal of Henle, Hunter's canal, subarterial canal, subsartorial canal.
ad·du·zie·ren *vt* adduct.
Ade·nin *nt biochem.* adenine.
Adenin-Arabinosid *nt pharm.* adenine arabinoside, vidarabine, arabinoadenosine, arabinosyladenine.
Ade·ni·tis *f patho.* inflammation of a gland, adenitis.
Adeno- *pref.* aden(o)-.
Ade·no·akan·thom *nt* adenoacanthoma.
Ade·no·ame·lo·bla·stom *nt* adenomatoid odontogenic tumor, odontogenic adenomatoid tumor.
Ade·no·dy·nie *f patho.* pain in a gland, adenalgia, adenodynia.
Ade·no·fi·brom *nt patho.* adenofibroma, fibroadenoma, fibroid adenoma.
Ade·no·gra·phie *f* adenography.
ade·no·hy·po·phy·sär *adj* pertaining to adenohypophysis, adenohypophysial, adenohypophyseal.
Ade·no·hy·po·phy·se *f anat.* adenohypophysis, anterior pituitary, anterior lobe of hypophysis, anterior lobe of pituitary (gland), glandular lobe of hypophysis, glandular lobe of pituitary (gland), glandular part of hypophysis.
Ade·no·hy·po·phy·sis *f* → Adenohypophyse.
ade·no·id *adj* adenoid, adenoidal.
Ade·no·ide *pl* adenoids, adenoid vegetation, Meyer's disease, adenoid disease.
Ade·no·id·ek·to·mie *f* adenoidectomy; *HNO* adenotomy.
Ade·noi·dis·mus *m* adenoidism.
Ade·noi·di·tis *f HNO* inflammation of the adenoids, adenoiditis.
Ade·no·kan·kro·id *nt* adenocancroid.
Ade·no·kar·zi·nom *nt patho.* adenocarcinoma, glandular cancer, glandular carcinoma.
Ade·no·ky·stom *nt patho.* adenocystoma, cystic adenoma, adenocyst, cystadenoma, cystoadenoma, cystoma.
Ade·no·li·pom *nt patho.* adenolipoma.
Ade·no·li·po·ma·to·se *f patho.* adenolipomatosis.
Ade·no·lym·phom *nt patho.* adenolymphoma, Whartin's tumor, papillary adenocystoma lymphomatosum, papillary cystadenoma lymphomatosum.
Ade·nom *nt patho.* adenoma, adenoid tumor.
  autonomes **Adenom** autonomous adenoma.
  azidophiles **Adenom** acidophilic adenoma, acidophilic pituitary adenoma.
  azidophilzelliges **Adenom** → azidophiles Adenom.
  basophiles **Adenom** basophil(ic) adenoma, basophilic pituitary adenoma.
  chromophobes **Adenom** chromophobe/chromophobic adenoma, chromophobic pituitary adenoma.

eosinophiles Adenom eosinophil(ic) adenoma, eosinophilic pituitary adenoma.
hellzelliges Adenom clear (cell) adenoma.
makrofollikuläres Adenom (*Schilddrüse*) colloid adenoma, macrofollicular adenoma.
onkozytäres Adenom oncocytic adenoma.
pleomorphes Adenom pleomorphic adenoma.
trabekuläres Adenom trabecular adenoma.
tubuläres Adenom tubular adenoma.
zystisches Adenom cystadenoma, cystic adenoma, cystoadenoma, cystoma.
Ade·no·ma *nt, pl* **Ade·no·mas, Ade·no·ma·ta** *patho.* adenoma, adenoid tumor.
Adenoma fibrosum fibroid adenoma, fibroadenoma.
Adenoma sebaceum Balzer Balzer type sebaceous adenoma, sebaceous adenoma.
Adenoma sebaceum Pringle sebaceous adenoma, Pringle's disease, Pringle's sebaceous adenoma.
Adenoma sudoriparum hidradenoma, hidroadenoma, hydradenoma, spiradenoma, spiroma.
Ade·no·ma·la·zie *f patho.* adenomalacia.
ade·no·ma·tös *adj histol., patho.* adenomatous, adenomatoid.
Ade·no·ma·to·se *f patho.* adenosis, adenomatosis.
  pluriglanduläre Adenomatose pluriglandular adenomatosis, polyendocrine adenomatosis, familial polyendocrine adenomatosis, endocrine adenomatosis, polyendocrinoma, multiple endocrine neoplasia, multiple endocrine adenomatosis, multiple endocrinomas, multiple endocrinopathy, endocrine polyglandular syndrome.
Ade·no·ma·to·sis *f patho.* adenomatosis, adenosis.
Ade·no·me·ga·lie *f patho.* adenomegaly.
Ade·no·my·om *nt patho.* adenomyoma.
Ade·no·myo·ma *nt, pl* **Ade·no·myo·mas, Ade·no·myo·ma·ta** *patho.* adenomyoma.
Ade·no·myo·sar·kom *nt patho.* adenomyosarcoma.
Ade·no·pa·thie *f patho.* adenopathy, adenosis.
  multiple endokrine Adenopathie pluriglandular adenomatosis, polyendocrine adenomatosis, familial polyendocrine adenomatosis, endocrine adenomatosis, polyendocrinoma, multiple endocrine neoplasia, multiple endocrine adenomatosis, multiple endocrinomas, multiple endocrinopathy, endocrine polyglandular syndrome.
ade·nös *adj* pertaining to a gland, adenous.
Ade·no·sar·kom *nt patho.* adenosarcoma.
Ade·no·sin *nt biochem.* adenosine.
Ade·no·sin·mo·no·phos·phat *nt biochem.* adenosine monophosphate, adenylic acid.
Ade·no·sis *f patho.* adenosis.
  sklerosierende Adenosis blunt duct adenosis, sclerosing adenosis, fibrosing adenosis, adenofibrosis.
Ade·no·skle·ro·se *f patho.* adenosclerosis.
Ade·no·tom *nt HNO* adenotome.
Ade·no·to·mie *f* adenoidectomy; *HNO* adenotomy.
Ade·no·ton·sill·ek·to·mie *f HNO* adenotonsillectomy.
Ade·no·vi·rus *nt micro.* adenovirus, adenoidal-pharyngeal-conjunctival virus, A-P-C virus.
Adeps (suillus) *m* lard.
Ader *f* **1.** *anat.* vessel; artery, vein. **zur Ader lassen** bleed. **2.** *bio.* (*Blatt*) nerve. **ohne Adern** *anat., bio.* nerveless.
Äder·chen *nt* venlet, veinule, veinulet.
Aderer-Klammer *f* Aderer No. 20 clasp.
Ader·haut *f* choroid, chorioid, chorioidea, choroidea.
Ader·haut·ent·zün·dung *f ophthal.* inflammation of the choroid, choroiditis, choroidopathy.
Ader·haut·er·kran·kung *f ophthal.* choroidosis, choroidopathy.
ade·rig *adj* veined, veinous, veiny.
äde·rig *adj* → aderig.
Ader·laß *m* bloodletting, bleeding.
  unblutiger Aderlaß phlebostasis, phlebostasia.
ad·hä·rent *adj* adherent. **nicht adhärent** nonadherent.
Ad·hä·renz *f* adherence, adhesion (*an* to); *micro.* adherence, adhesion, attachment.
Ad·hä·si·on *f micro.* adherence, attachment, adhesion; *techn., phys.* adhesion; *patho.* adhesion (*mit* to), adhesiveness, conglutination.
Adhäsions- *pref.* adhesive.
Ad·hä·si·ons·fä·hig·keit *f* adhesiveness.
Ad·hä·si·ons·pa·ste *f* denture adherent paste.
Ad·hä·si·ons·pul·ver *nt* denture adherent powder.
Adhäsiv- *pref.* adhesive.
ad·hä·siv *adj* (*a. phys., techn.*) adhesive.
Ad·hä·siv·brücke [k·k] *f* Maryland bridge.
Adi·cil·lin *nt pharm.* cephalosporin N, adicillin, penicillin N.

Adi·pin·säu·re *f* adipic acid, hexanedioic acid.
Adip(o)- *pref.* fat, adip(o)-, lip(o)-.
Adi·po·ki·ne·se *f* adipokinesis.
Adi·po·ne·cro·sis *f patho.* fat necrosis, necrosis of fat, adiponecrosis, adipose tissue necrosis.
  Adiponecrosis subcutanea neonatorum pseudosclerema.
adi·pös *adj* adipic, adipose, fat, obese, fatty.
Adi·pos·al·gie *f patho.* adiposalgia, Dercum's disease, panniculalgia.
Adi·po·si·tas *f patho.* adiposity, pimelosis, adiposis, obesity, obeseness, fatness, fat.
  Adipositas dolorosa adiposalgia, Dercum's disease, panniculalgia.
Adi·pos·urie *f patho.* adiposuria.
Adi·po·ze·le *f patho.* adipocele, liparocele, lipocele.
Adi·po·zyt *m* adipocyte, fat cell, lipocyte.
Adip·sie *f* adipsia, adipsy.
Adi·tus *m anat.* aditus, opening, aperture.
  Aditus laryngis aperture of larynx.
  Aditus orbitalis orbital opening, opening of orbital cavity, orbital aperture.
Ad·ju·vans *nt, pl* **Ad·ju·van·zi·en, Ad·ju·van·tia** *pharm., immun.* adjuvant.
ad·ju·vant *adj* adjuvant.
Ad·ne·xa *pl anat.* adnexa.
ado·les·zent *adj* pertaining to adolescence, adolescent.
Ado·les·zenz *f* adolescence.
Ad·op·ti·on *f* (*Kind*) adoption.
ad·oral *adj* adoral, toward the mouth.
ad·re·nal *adj* pertaining to the adrenal gland, adrenal, adrenic.
Ad·re·na·lin *nt* adrenaline, adrenin, adrenine, epinephrine.
Ad·re·na·lin·ämie *f* epinephrinemia, adrenalinemia.
Ad·re·na·lin·an·ta·go·nist *m* antiadrenergic.
Ad·re·na·li·tis *f patho.* inflammation of the adrenal glands, adrenalitis, adrenitis.
Ad·re·na·lon *nt pharm.* adrenalone.
ad·re·na·lo·trop *adj* adrenalotropic.
Ad·ren·ar·che *f* adrenarche.
ad·re·nerg *adj* adrenergic. **nicht adrenerg** non-adrenergic.
ad·re·ner·gisch *adj* adrenergic.
Ad·re·no·chrom *nt* adrenochrome.
ad·re·no·cor·ti·cal *adj* → adrenokortikal.
ad·re·no·gen *adj* adrenogenic, adrenogenous.
ad·re·no·kor·ti·kal *adj* adrenocortical, corticoadrenal, cortiadrenal, adrenal-cortical.
ad·re·no·kor·ti·ko·trop *adj* corticotropic, corticotrophic.
Ad·re·no·kor·ti·ko·tro·pin *nt endo.* adrenocorticotropic hormone, adrenocorticotropin, adrenocorticotropin, adrenotrophin, adrenotropin, corticotropin, corticotrophin, acortan.
Ad·re·no·ly·ti·kum *nt pharm.* adrenolytic.
ad·re·no·ly·tisch *adj pharm.* adrenolytic.
Ad·re·no·mi·me·ti·kum *nt pharm.* adrenomimetic, sympathomimetic, sympatheticomimetic, sympathicomimetic.
ad·re·no·mi·me·tisch *adj pharm.* sympathomimetic, sympatheticomimetic, sympathicomimetic, adrenomimetic.
ad·re·no·priv *adj* adrenoprival.
Ad·re·no·re·zep·to·ren·block *m clin., pharm.* adrenergic blockade, adrenergic block, adrenergic blocking.
Ad·re·no·re·zep·to·ren·blocka·de [k·k] *f clin., pharm.* adrenergic blockade, adrenergic block, adrenergic blocking.
α-Ad·re·no·re·zep·to·ren·blocker [k·k] *m pharm.* alpha-blocker, alpha-adrenergic blocking agent, alpha-adrenergic receptor blocking agent, alpha-adrenergic receptor blocking drug, alpha blocking drug, alpha blocking agent, alphalytic.
β-Ad·re·no·re·zep·to·ren·blocker [k·k] *m pharm.* beta-blocker, beta-adrenergic blocking drug, beta-adrenergic blocking agent, beta-adrenergic receptor blocking drug, beta-adrenergic receptor blocking agent, beta-blocking drug, beta-blocking agent.
Ad·re·no·sta·ti·kum *nt pharm.* adrenostatic.
ad·re·no·sta·tisch *adj pharm.* adrenostatic.
Ad·re·no·ste·ron *nt* adrenosterone, Reichstein's substance G.
ad·re·no·trop *adj* adrenotropic, adrenotrophic.
ad·rig *adj* veined, veinous, veiny.
Adson-Pinzette *f* Adson forceps.
Adson-Braun-Pinzette *f* Adson-Brown forceps.
Ad·sor·bat *nt* adsorbate.
Ad·sor·bens *nt, pl* **Ad·sor·ben·zi·en, Ad·sor·ben·tia** adsorbent.
Ad·sor·ber *m* adsorbent.
ad·sor·bie·ren *vt* adsorb, sorb.
ad·sor·bie·rend *adj* absorbent, absorptive.

Adsorption

Ad·sorp·ti·on f 1. adsorption. 2. micro. attachment.
Ad·sorp·tiv nt adsorbate.
ad·sorp·tiv adj absorptive.
Ad·strin·gens nt, pl **Ad·strin·gen·zi·en**, **Ad·strin·gen·tia** astringent, staltic.
ad·strin·gie·ren vt astringe.
ad·strin·gie·rend adj astringent, staltic.
Ad·ven·ti·tia f 1. (Gefäß) extima, adventitia, adventitial coat. 2. (Organ) extima, adventitia, adventitial coat.
ad·ven·ti·ti·ell adj pertaining to the adventitia, adventitial.
Ady·na·mia f adynamia; asthenia.
  Adynamia episodica hereditaria hyperkalemic periodic paralysis, type II periodic paralysis, Gamstorp's disease.
Ady·na·mie f adynamia; asthenia.
ady·na·misch adj pertaining to adynamia, adynamic.
Aequa·tor m anat. aequator, equator.
Aer(o)- pref. aero-, aer-.
ae·rob adj biochem., bio. aerobic, aerophilic, aerophilous.
Ae·ro·bac·ter nt micro. Aerobacter.
Ae·ro·bi·er m micro. aerobe.
Ae·ro·bi·ont m micro. aerobe.
Ae·ro·bi·ose f micro. aerobiosis, anoxydiosis.
Ae·ro·ce·le f patho. aerocele, pneumatocele, pneumocele.
Ae·ro·dont·al·gie f aerodontalgia, aero-odontalgia, aerodontodynia, aero-odontodynia.
Ae·ro·dy·na·mik f aerodynamics pl.
Ae·ro·em·bo·lis·mus m patho. aeroembolism, aeremia, ebullism.
Ae·ro·em·phy·sem nt pulmo. aeroemphysema; decompression sickness.
ae·ro·gen adj transported by air, airborne.
Ae·ro·me·di·zin f aviation medicine, aeromedicine.
Ae·ro·me·ter nt lab. aerometer.
Ae·ro·mo·nas f micro. Aeromonas.
Ae·ro·odont·al·gie f aerodontalgia, aero-odontalgia, aero-odontodynia.
Ae·ro·oti·tis f HNO aero-otitis, aerotitis, barotitis, baro-otitis, otitic barotrauma, aviation otitis.
Ae·ro·pha·gie f aerophagia, aerophagy, pneumophagia.
ae·ro·phil adj aerophilic, aerophilous.
Ae·ro·plank·ton nt aeroplankton.
Ae·ro·sol nt chem., pharm. aerosol.
Ae·ro·sol·in·ha·la·ti·on f aerosol inhalation.
Ae·ro·sol·the·ra·pie f nebulization, aerosol therapy.
Ae·ro·sta·tik f aerostatics.
Ae·ro·ti·tis f → Aerootitis.
Ae·ro·ze·le f patho. aerocele, pneumatocele, pneumocele.
afe·bril adj without fever, afebrile, apyretic, apyrexial, athermic.
Af·fekt m affection, affect, emotion, feeling, passion.
Af·fek·ti·on f affection, affliction.
af·fek·tiv adj psycho. affective, emotive, emotional.
af·fe·rent adj toward a center, afferent, eisodic, esodic, centripetal.
Af·fe·renz f, pl **Af·fe·ren·zen** physiol. afferent, afference.
Af·fi·ni·tät f chem. affinity (zu for, to).
Af·fi·ni·täts·chro·ma·to·gra·phie f affinity chromatography.
af·fi·zie·ren vt affect; afflict.
Af·flux m afflux, affluxion.
Afi·bri·no·gen·ämie f hema. factor I deficiency, deficiency of fibrinogen, afibrinogenemia.
Af·ter m anus, anal orifice. **durch den After** per anum.
agam adj agamous, agamic.
Aga·met m agamete.
Agam·ma·glo·bu·lin·ämie f immun. agammaglobulinemia.
  Bruton-Typ der Agammaglobulinämie m immun. Bruton's agammaglobulinemia, Bruton's disease, X-linked hypogammaglobulinemia, X-linked infantile agammaglobulinemia, congenital agammaglobulinemia, congenital hypogammaglobulinemia.
  erworbene Agammaglobulinämie acquired agammaglobulinemia.
  infantile X-chromosomale Agammaglobulinämie → kongenitale Agammaglobulinämie.
  kongenitale Agammaglobulinämie Bruton's agammaglobulinemia, Bruton's disease, X-linked agammaglobulinemia, X-linked hypogammaglobulinemia, X-linked infantile agammaglobulinemia, congenital agammaglobulinemia, congenital hypogammaglobulinemia.
  kongenitale geschlechtsgebundene Agammaglobulinämie → kongenitale Agammaglobulinämie.
  Schweizer-Typ der Agammaglobulinämie m immun. Swiss type agammaglobulinemia, thymic alymphoplasia, lymphopenic agammaglobulinemia, leukopenic agammaglobulinemia, severe combined immunodeficiency, severe combined immunodeficiency disease, thymic alymphoplasia.
aga·mo·gen adj bio. agamogenetic, reproducing asexually.
Aga·mo·ge·ne·se f bio. asexual reproduction, agamogenesis, agamogony.
aga·mo·ge·ne·tisch adj bio. agamogenetic, reproducing asexually.
Aga·mo·go·nie f bio. asexual reproduction, agamogenesis, agamogony.
Agar m/nt agar, gelose; micro. agar, agar medium, agar culture medium.
Agar·ab·druck m agar impression.
Agar·ab·druck·mas·se f agar impression material.
Agar-Abformmasse f agar hydrocolloid.
Agar-Agar m/nt agar-agar, gelose.
Agar-Alginatabdruck m agar-alginate impression.
Agar·al·gi·nat·ab·druck·mas·se f agar-alginate impression material.
Agar·dif·fu·si·ons·me·tho·de f immun. agar diffusion method, agar diffusion test, gel diffusion test.
Agar·dif·fu·si·ons·test m → Agardiffusionsmethode.
Agar-Hydrokolloid nt agar hydrocolloid.
Agar·hy·dro·kol·lo·id·ab·druck·mas·se f agar hydrocolloid impression material.
Agar·nähr·bo·den m micro. agar medium, agar culture medium.
Agar·plat·te f micro. agar plate, plate.
aga·strisch adj without stomach, agastric.
Age·ne·sie f embryo. agenesis, agenesia.
Agens nt, pl **Agen·zi·en** chem., pharm. agent.
  alkylierendes Agens alkylating agent, alkylator.
  chemisches Agens chemical agent.
  infektiöses Agens infectious agent/unit.
  krankheitserregendes Agens noxa, noxious substance.
  mutagenes Agens mutagen, mutagenic agent.
Ag·ger m anat. agger.
  Agger nasi ridge of nose, nasal ridge, nasoturbinal concha.
Ag·glo·me·rat nt agglomerate.
Ag·glo·me·ra·ti·on f chem., immun. agglomeration, aggregation.
ag·glo·me·rie·ren vt, vi agglomerate.
ag·glo·me·riert adj agglomerated, agglomerated.
Ag·glu·ti·na·ti·on f agglutination, clumping; immun. clump, clumping.
Ag·glu·ti·na·ti·ons·pro·be f → Agglutinationstest.
Ag·glu·ti·na·ti·ons·re·ak·ti·on f → Agglutinationstest.
Ag·glu·ti·na·ti·ons·test m immun. agglutination assay, agglutination test.
Ag·glu·ti·na·ti·ons·ti·ter m immun. agglutination titer.
ag·glu·ti·nie·ren I vt agglutinate. **II** vi agglutinate, clump.
ag·glu·ti·niert adj agglutinate, clumpy.
Ag·glu·ti·nin nt immun. agglutinin, agglutinator; immune agglutinin.
Ag·glu·ti·no·gen nt immun. agglutinogen, agglutogen.
Ag·gra·va·ti·on f aggravation.
ag·gra·vie·rend adj aggravating.
Ag·gre·gat nt 1. bio. aggregate, aggregation. 2. techn. aggregate, plant, unit, set.
Ag·gre·ga·ti·on f chem. aggregation; hema. agglutination.
Ag·gre·gat·zu·stand m phys. state of aggregation, aggregate state, state.
ag·gre·gie·ren vt aggregate.
ag·gre·giert adj aggregate.
Ag·gres·sin nt aggressin.
ag·gres·siv adj aggressive.
Agi·ta·tio f agitation.
Agi·ta·ti·on f agitation.
agi·tiert adj agitated.
Agi·tiert·heit f agitation.
AGK-Test m immun. antiglobulin consumption test.
aglan·du·lär adj without glands, eglandulous, eglandular.
Aglos·sie f embryo. aglossia.
Aglu·kon nt aglycon, aglucon, aglucone, aglycone.
Aglu·kos·ämie f patho. aglycemia.
Aglyk·ämie f aglycemia.
Agly·kon nt aglycon, aglucon, aglucone, aglycone.
Agna·thie f embryo. absence of the lower jaw, agnathia.
  akustische Agnosie sensory deaf-mutism, acoustic agnosia, auditory agnosia.
  optische Agnosie → visuelle Agnosie.
  taktile Agnosie tactile agnosia, tactile amnesia, astereognosis, astereocognosy.
  visuelle Agnosie visual agnosia, optical agnosia, optic agnosia.

ago·na·dal *adj* agonadal.
Ago·nie *f* agony.
Ago·nist *m* *physiol., pharm.* agonist.
ago·ni·stisch *adj* agonistic.
Ägo·pho·nie *f clin.* (*Auskultation*) egophony, capriloquism, tragophony, tragophonia; egobronchophony, bronchoegophony.
agra·nu·lär *adj* agranular.
Agra·nu·lo·zyt *m* agranulocyte, agranular leukocyte.
Agra·nu·lo·zy·to·se *f hema.* agranulocytosis, agranulocytic angina, Schultz's disease, Schultz's syndrome, Schultz's angina, Werner-Schultz disease, malignant leukopenia, malignant neutropenia, granulocytopenia, granulopenia, idiopathic neutropenia, idiosyncratic neutropenia, pernicious leukopenia, neutropenic angina.
A-Grippe *f epidem.* influenza A.
Ah·le *f chir.* broach.
Ahn *m* father, forefarther, ancestor.
ah·nen *vt* anticipate, foresee; guess, sense; suspect.
ähn·lich *adj* similar, like, alike; homologous, homogenous, homological; analogous (*mit* to, with).
Ähn·lich·keit *f* 1. affinity. 2. (*a. chem., bio.*) analogy, similarity (*mit* to), likeness (*mit* to), resemblance (*mit* to); *fig.* parallelism.
Ah·nung *f* premonition, foreboding; anticipation, notion, idea; (*Verdacht*) suspicion.
AIDS-dementia-Complex *m* AIDS dementia complex.
AIDS-Demenz *f* AIDS dementia complex.
AIDS-related-Complex *m patho.* AIDS-related complex.
Aids-Virus *nt micro.* human immunodeficiency virus, AIDS virus, Aids-associated virus, type III human T-cell leukemia/lymphoma/lymphotropic virus, lymphadenopathy-associated virus, AIDS-associated retrovirus.
Akanth(o)- *pref.* acanth(o)-.
Akan·tho·ame·lo·bla·stom *nt* acanthoameloblastoma, acanthomatous ameloblastoma.
Akan·tho·ly·se *f* acantholysis.
Akan·thom *nt* acanthoma.
Akan·tho·sis *f derm.* acanthosis, hyperacanthosis.
    Akanthosis circumporalis pruriens apocrine miliaria, Fox-Fordyce disease, Fordyce's disease, Fox's disease.
Akan·tho·zyt *m* acanthocyte, acanthrocyte.
Akan·tho·zy·to·se *f* acanthocytosis, acanthrocytosis.
Akap·nie *f patho.* acapnia.
akap·no·isch *adj patho.* pertaining to acapnia, acapnic, acapnial.
Akar·bie *f* acarbia.
Aka·ta·las·ämie *f patho.* acatalasia, acatalasemia, Takahara's disease.
Aka·ta·la·sie *f* → Akatalasämie.
Akers-Klammer *f* circumferential clasp.
Aki·ne·se *f* akinesia, akinesis, acinesia.
Aki·ne·sie *f* → Akinese.
aki·ne·tisch *adj* 1. pertaining to or affected with akinesis, akinetic, acinetic. 2. pertaining to or marked by amitosis, acinetic, amitotic, akinetic.
Akiyami-Fieber *nt epidem.* seven-day fever, hasamiyami, akiyami, sakushu fever.
Ak·kli·ma·ti·sa·ti·on *f* → Akklimatisierung.
Ak·kli·ma·ti·sie·rung *f* acclimation, acclimatation, acclimatization.
Ak·kom·mo·da·ti·on *f* 1. accommodation (*an* to). 2. *ophthal.* accommodation.
Ak·kom·mo·da·ti·ons·ap·pa·rat *m physiol.* accommodation apparatus.
Ak·ku·mu·la·ti·on *f* accumulation, accretion.
Aklu·si·on *f* aclusion.
Ak·me *f* acme, climax.
Ak·ne *f derm.* acne.
    Akne chlorica chloracne, chlorine acne.
    Akne picea tar acne.
    Akne rosacea rosacea.
    Akne vulgaris common acne, simple acne.
Ako·ni·tin *nt* aconitine.
akral *adj* pertaining to extremities, acral, acroteric.
Akra·nie *f* acrania.
Akri·din *nt* acridin(e).
Akro- *pref.* acroteric, acro-.
Akro·as·phy·xia *f* → Akroasphyxie.
Akro·as·phy·xie *f patho.* acrocyanosis, acroasphyxia, Raynaud's sign, dead fingers, waxy fingers.
Akro·äs·the·sie *f* acroesthesia.
Akro·ce·pha·lie *f embryo.* tower head, tower skull, steeple head, oxycephaly, oxycephalia, hypsicephaly, hypsocephaly, turricephaly, acrocephalia, acrocephaly.

Akro·dont *m* acrodont.
Akro·ke·ra·to·se *f derm.* acrokeratosis.
    Akrokeratose Bazex → paraneoplastische Akrokeratose.
    paraneoplastische Akrokeratose Bazex's syndrome, paraneoplastic acrokeratosis.
Akro·ke·ra·to·sis *f* → Akrokeratose.
    Akrokeratosis paraneoplastica → paraneoplastische *Akrokeratose.*
Akro·le·in *nt* acrolein, acrylaldehyde, allyl aldehyde.
Akro·me·ga·lie *f* acromegaly, acromegalia, Marie's disease.
Akro·me·ga·lo·gi·gan·tis·mus *m* acromegalogigantism.
akro·mi·al *adj* pertaining to the acromion, acromial.
Akro·mi·krie *f* acromicria, acromikria.
Akro·mi·on *nt anat.* acromion, acromial process, acromion process, acromial bone.
Akro·neu·ro·se *f patho.* acroneurosis.
Akro·pa·chie *f patho.* acropachy, Marie's syndrome, Marie's disease, Marie-Bamberger disease, Marie-Bamberger syndrome, Bamberger-Marie disease, Bamberger-Marie syndrome, pulmonary osteoarthropathy, hypertrophic pulmonary osteoarthropathy, hypertrophic pneumonic osteoarthropathy, hyperplastic osteoarthritis, hyperplastic pulmonary osteoarthritis, secondary hypertrophic osteoarthropathy.
Akro·som *nt* (*Spermium*) acrosome, acrosomal cap, acrosomal head cap, head cap, apical body.
akrot *adj card.* acrotic.
Akro·tie *f card.* acrotism.
Akro·tis·mus *m card.* acrotism.
akro·ze·phal *adj* acrocephalic, acrocephalous, hypsicephalic, hypsicephalous, hypsocephalous, oxycephalic, oxycephalous.
Akro·ze·pha·lie *f* acrocephalia, acrocephaly, hypsicephaly, hypsocephaly, tower head, oxycephaly, oxycephalia, turricephaly, tower skull, steeple head.
Akro·ze·pha·lo·syn·dak·ty·lie *f embryo.* Carpenter's syndrome, Apert syndrome, Apert's disease, acrocephalosyndactyly, acrocephalosyndactylia, acrocephalosyndactylism, acrosphenosyndactylia.
    Akrozephalosyndaktylie Typ Ia → Akrozephalosyndaktylie.
    Akrozephalosyndaktylie Typ III Saethre-Chotzen syndrome, Chotzen syndrome, acrocephalosyndactyly type III.
Akro·zya·no·se *f patho.* acrocyanosis, acroasphyxia, Raynaud's sign, dead fingers, waxy fingers.
Akry·lat *nt* acrylate.
Akry·lat·pro·the·se *f* acrylic denture.
Akryl·zе·ment *m* resin cement.
Akryl·harz·ba·sis *f* acrylic resin base.
Ak·te *f* file, record, dossier. **in den Akten** on record.
Ak·tin *nt* actin.
Ak·tin·fi·la·ment *nt* actin filament, thin myofilament.
ak·ti·nisch *adj* actinic.
Ak·ti·ni·um *nt* actinium.
Ak·ti·no·der·ma·ti·tis *f* inflammation of the skin caused by exposure to sunlight or x-rays, actinodermatitis.
Ak·ti·no·der·ma·to·se *f* → Aktinodermatitis.
Ak·ti·no·my·kom *nt patho.* actinomycoma.
Ak·ti·no·my·ko·se *f patho.* actinomycosis, actinophytosis.
Ak·ti·no·my·zet *m micro.* actinomyces, actinomycete.
Ak·ti·no·my·ze·tom *nt patho.* actinomycetoma, actinomycotic mycetoma.
Ak·ti·no·my·zin *nt pharm.* actinomycin.
Ak·ti·ons·po·ten·ti·al *nt physiol.* action potential.
Ak·ti·ons·ra·di·us *m* range of action, radius; *fig.* range.
Ak·ti·ons·strom *m physiol.* nerve-action current, action current.
ak·tiv *adj* 1. active, energetic, energetical, enthusiastic, vigorous, live. 2. *bio., phys.* active; *chem.* activated. **nicht aktiv** *allg., electr.* passive; inactive, silent.
Ak·ti·va·tor *m* → Aktivator nach Andresen und Häupl.
    Aktivator nach Andresen und Häupl activator, monoblock, activator appliance, functional activator, Andresen appliance, Andresen monoblock, Andresen monoblock appliance, monoblock appliance.
Ak·ti·va·tor·be·hand·lung *f* activator therapy.
ak·ti·vie·ren *vt* (*a. chem., phys., techn.*) activate.
Ak·ti·vie·rung *f* (*a. chem., phys., techn.*) activation; *chir.* vitalization.
Ak·ti·vi·tät *f* (*a. chem., phys., physiol.*) activity.
Ak·ti·vi·täts·hy·per·tro·phie *f* 1. *patho.* compensatory hypertrophy. 2. *physiol.* work hypertrophy.
Ak·to·myo·sin *nt* actomyosin.
Aku·pres·sur *f* acupressure.

akupunktieren

aku·punk·tie·ren *vt* acupuncture.
Aku·punk·tur *f* acupuncture.
Aku·stik *f phys.* acoustics *pl.*
Aku·sti·kus *m anat.* acoustic nerve, auditory nerve, vestibulocochlear nerve, eighth cranial nerve, eighth nerve.
Aku·sti·kus·neu·ri·nom *nt neuro.* acoustic neurinoma, acoustic neuroma, acoustic neurilemoma, acoustic schwannoma, eighth nerve tumor, cerebellopontine angle tumor, pontine angle tumor.
aku·stisch *adj* pertaining to hearing or sound, acoustic, acoustical.
Akut- *pref.* acute.
akut *adj* **1.** *clin.* acute; (*Krankheitsverlauf*) brachychronic. **2.** *fig.* acute, critical, pressing, urgent. **sehr akut** *patho.* peracute.
Akut·be·hand·lung *f* acute care.
Akute-Phase-Protein *nt immun.* acute-phase protein, acute-phase reactant.
Akut·sein *nt* (*Krankheit*) acuteness.
Akut·ver·sor·gung *f* acute care.
Ak·ze·le·ra·ti·on *f* acceleration.
ak·ze·le·rie·rend *adj* accelerant.
Ak·ze·le·rin *nt hema.* accelerin, factor VI.
ak·zep·tie·ren *vt* (*Patient, Hypothese*) accept.
Ak·zep·tie·rung *f* (*Hypothese*) acceptance, uptake.
ak·zes·so·risch *adj* accessory.
Ak·zes·so·ri·us *m anat.* accessory nerve, spinal accessory nerve, nerve of Willis, eleventh cranial nerve, eleventh nerve.
Ak·zes·so·ri·us·kern *m anat.* nucleus of accessory nerve, accessory nucleus of ventral column of spinal cord.
ak·zi·den·tell *adj* → akzidentiell.
ak·zi·den·ti·ell *adj* accidental, by chance, by accident; incidental.
Ala *f, pl* **Alae** *bio., anat.* wing, ala.
Ala·kri·mie *f patho.* alacrima.
Alak·ta·sie *f patho.* alactasia.
Ala·nin *nt biochem.* alanine, 2-aminopropionic acid, α-aminopropionic acid, 6-aminopurine.
Ala·nin·ami·no·trans·fe·ra·se *f biochem.* alanine aminotransferase, glutamic-pyruvic transaminase, serum glutamic pyruvate transaminase, alanine transaminase.
Ala·nin·trans·ami·na·se *f* → Alaninaminotransferase.
Alarm *m* (*a. fig.*) alarm, alert.
Alarm·be·reit·schaft *f* alert, standby. **in Alarmbereitschaft sein** be on the alert, standing by.
Ala·strim *nt epidem.* alastrim, variola minor, cottonpox, whitepox, Ribas-Torres disease, Cuban itch, milkpox, glasspox, pseudosmallpox.
Alaun *nt* alum, alumen.
Albers-Schönberg-Krankheit *f* Albers-Schönberg marble bones, Albers-Schönberg disease, chalky bones, ivory bones, marble bone disease, osteopetrosis.
Al·bi·nis·mus *m derm.* albinism, albinismus, congenital leukoderma, congenital leukopathia.
  Albinismus circumscriptus circumscribed albinism, localized albinism; piebaldism, piebaldness, partial albinism.
  Albinismus partialis → partieller Albinismus.
  partieller Albinismus localized albinism circumscribed albinism, piebaldism, piebaldness, partial albinism.
  Tyrosinase-positiver okulokutaner Albinismus complete imperfect albinism, ty-pos oculocutaneous albinism, tyrosinase-positive oculocutaneous albinism, albinism, albinismus, albinoidism.
  umschriebener Albinismus → partieller Albinismus.
Al·bi·no *m/f derm.* albino.
Albright-Syndrom *nt patho.* Albright's syndrome, Albright's disease, Albright's dystrophy, Albright-McCune-Sternberg syndrome, McCune-Albright syndrome, polyostotic fibrous dysplasia.
Al·bu·men *nt* white of the egg, egg white, egg albumin, albumen, ovalbumin.
Al·bu·min *nt* albumin, albumen.
al·bu·min·ähn·lich *adj* → albuminartig.
Al·bu·min·ämie *f patho.* albuminemia; proteinemia.
al·bu·min·ar·tig *adj* resembling albumin, albuminoid, albumoid.
Al·bu·mi·nat *nt* albuminate.
Albumin-Globulin-Quotient *m* albumin-globulin ratio, A-G ratio.
al·bu·min·hal·tig *adj* albuminous.
Al·bu·mi·no·id *nt* albuminoid.
al·bu·mi·no·id *adj* albuminoid.
Al·bu·mi·no·ly·se *f* albuminolysis.
al·bu·mi·nös *adj* albuminous.
Al·bu·min·spal·tung *f* albuminolysis.
Al·bu·min·urie *f patho.* albuminuria, serumuria, proteinuria, proteuria.

al·bu·min·urisch *adj* pertaining to or characterized by albuminuria, proteinuric, proteuric, albuminuric.
Al·co·hol *m chem.* alcohol.
Al·co·ho·lus *m chem.* alcohol.
  Alcoholus absolutus absolute alcohol, dehydrated alcohol.
Al·de·hyd *m chem.* aldehyde.
Al·do·ste·ron *nt* aldosterone.
Al·do·ste·ron·an·ta·go·nist *m* aldosterone antagonist.
Al·do·ste·ro·nis·mus *m endo.* aldosteronism, hyperaldosteronism.
Aleu·kie *f* aleukia.
Aleu·ko·zy·to·se *f hema.* aleukocytosis.
Alexander-Attachment *nt* Alexander attachment.
Al·ga *f, pl* **Al·gae** *micro.* alga.
Alg·äs·the·sie *f* (*Gefühl*) algesthesia, algesthesis.
Al·ge *f micro.* alga.
Al·gen·pil·ze *pl micro.* algal fungi, Phycomycetes, Phycomycetae.
Al·ge·sia *f* algesia; hyperalgesia.
Al·ge·sie *f* algesia; hyperalgesia.
Al·ge·si·me·ter *nt* algesimeter, algesiometer, algometer, odynometer.
Al·ge·si·me·trie *f* algesimetry, algesiometry, algometry.
al·ge·tisch *adj* painful, algesic, algetic.
Al·gi·me·trie *f* algesimetry, algesiometry, algometry.
Al·gin *nt* algin, sodium alginate.
Al·gi·nat *nt* alginate.
Al·gi·nat·ab·druck *m* alginate impression.
Al·gi·nat·ab·druck·mas·se *f* alginate impression material.
Alginat-Abformmasse *f* alginate hydrocolloid.
Alginat-Hydrokolloid *nt* alginate hydrocolloid.
Al·gin·säu·re *f* alginic acid.
Al·go·dys·tro·phie *f* algodystrophy.
Algodystrophie-Syndrom *nt* algodystrophy.
Al·go·spas·mus *m* algospasm.
Alibert-Krankheit *f derm.* Alibert's disease, mycosis fungoides.
Alibert-Bazin-Krankheit *f derm.* Alibert's disease, mycosis fungoides.
ali·men·tär *adj* pertaining to nutrition or food, alimentary.
Ali·quor·rhoe *f* aliquorrhea; hypoliquorrhea.
ali·quot *adj mathe.* aliquot.
Ali·quo·te *f mathe.* aliquot.
Al·kal·ämie *f* alkalemia.
Al·ka·les·zenz *f* slight alkalinity, alkalescence.
Alkali- *pref. chem.* alkaline, alkali.
Al·ka·li *nt, pl* **Al·ka·li·en** *chem.* alkali.
Al·ka·li·ämie *f* alkalemia.
Al·ka·li·me·tall *nt chem.* alkali metal, alkaline metal.
Al·ka·li·re·ser·ve *f physiol.* alkali reserve.
al·ka·lisch *adj chem.* alkaline, alkali, basic. **alkalisch machen** alkalify, alkalinize, alkalize.
Al·ka·li·urie *f* alkalinuria, alkaluria.
Al·ka·lo·id *nt biochem., bio.* vegetable base, alkaloid.
al·ka·lo·id *adj chem.* alkaloid.
Alkalose- *pref.* alkalotic.
Al·ka·lo·se *f patho.* alkalosis.
  atmungsbedingte Alkalose → respiratorische Alkalose.
  respiratorische Alkalose respiratory alkalosis, acapnial alkalosis, gaseous alkalosis.
  stoffwechselbedingte Alkalose metabolic alkalosis, nonrespiratory alkalosis.
al·ka·lo·tisch *adj* pertaining to alkalosis, alkalotic.
Al·kal·urie *f* alkaluria, alkalinuria.
Al·kan *nt* alkane, paraffin.
Al·kap·ton *nt* alkapton.
Al·kap·ton·kör·per *pl* alkapton bodies.
Al·kap·ton·urie *f patho.* alkaptonuria, alcaptonuria, homogentisic acid oxidase deficiency, homogentisinuria.
al·kap·ton·urisch *adj* pertaining to alkaptonuria, alkaptonuric, alcaptonuric.
Al·ken *nt* olefine, olefin, alkene.
Alkohol- *pref.* alcoholic.
Al·ko·hol *m chem.* alcohol; *inf.* ethanol, ethyl alcohol. **mit Alkohol ersetzen/sättigen** alcoholize.
  absoluter Alkohol dehydrated alcohol, absolute alcohol.
  aromatischer Alkohol aromatic alcohol.
  denaturierter Alkohol denatured alcohol, methylated alcohol.
  vergällter Alkohol → denaturierter Alkohol.
al·ko·hol·ab·hän·gig *adj* addicted to alcohol.
Al·ko·hol·ab·hän·gig·keit *f* alcoholism, alcohol addiction, alcohol dependence, chemical dependency.
Al·ko·hol·ab·usus *m* alcohol abuse, alcoholic abuse.

al·ko·hol·ar·tig *adj* alcoholic.
Al·ko·hol·de·hy·dro·ge·na·se *f* alcohol dehydrogenase, acetaldehyde reductase.
Al·ko·hol·de·lir *nt* alcoholic delirium, delirium alcoholicum, delirium tremens.
Al·ko·hol·em·bryo·pa·thie *f embryo.* fetal alcohol syndrome.
Al·ko·hol·em·bryo·pa·thie·syn·drom *nt embryo.* fetal alcohol syndrome.
al·ko·hol·frei *adj* (*Getränk*) soft, non-alcoholic.
Al·ko·hol·he·pa·ti·tis *f* → chronische Alkoholhepatitis.
 chronische Alkoholhepatitis alcoholic hepatitis, chronic alcoholic hepatitis.
Al·ko·ho·li·ker *m* alcoholic, alcoholic patient, alcohol addict, drunkard, inebriate, dipsomaniac.
Al·ko·hol·in·to·xi·ka·ti·on *f* acute alcoholism, alcoholic poisoning, alcohol intoxication, drunkenness, intoxication.
al·ko·ho·lisch *adj* pertaining to alcohol, containing alcohol, spirituous, alcoholic.
Al·ko·ho·li·sie·ren *nt* alcoholization.
Al·ko·ho·lis·mus *m psychia.* alcoholism, alcohol addiction, alcohol dependence.
 ε-**Alkoholismus** epsilon alcoholism, spree-drinking, dipsomania.
Al·ko·hol·miß·brauch *m* alcohol abuse, alcoholic abuse, alcoholic excess.
Al·ko·hol·rausch *m* alcohol intoxication, drunkenness, acute alcoholism.
 akuter Alkoholrausch intoxication.
 einfacher Alkoholrausch ebriety.
Al·ko·hol·sucht *f* chemical dependency, alcohol addiction, alcohol dependence.
al·ko·hol·süch·tig *adj* alcoholic.
Al·ko·hol·süch·ti·ge *m/f* alcohol addict.
Al·ko·hol·test *m forens.* breath test.
Al·ko·hol·test·ge·rät *nt forens.* breathalyzer.
Al·ko·hol·ver·gif·tung *f* alcoholic poisoning, alcohol intoxication.
Al·ko·hol·zir·rho·se *f* alcoholic cirrhosis.
Al·ky·lanz *nt pharm.* alkylating agent, alkylator.
All- *pref.* all(o)-, pant(o)-.
Al·lan·tia·sis *f patho.* sausage poisoning, allantiasis.
al·lein *adj* 1. alone, by o.s., on one's own; unaided, unaccompanied (*von* by); (*a. bio.*) solitary. 2. (*einsam*) lonely, lonesome. 3. (*unverheiratet*) single, unmarried, unattached. 4. in private, alone. 5. (*alleinig*) solely, exclusively.
al·lei·ne *adj* → allein.
Al·lein·er·zie·her *m* single parent.
al·lein·le·bend *adj* → alleinstehend.
al·lein·ste·hend *adj* single, unmarried, unattached, living alone.
Al·lel *nt genet.* allele, allel, allelomorph; allelic gene.
Al·le·lo·morph *nt genet.* allele, allel, allelomorph.
Allen-Raspatorium *nt* Allen periosteal elevator.
Allen-Spitz-Nävus *m derm.* Spitz-Allen nevus, Spitz nevus, benign juvenile melanoma, juvenile melanoma, epithelioid cell nevus, spindle and epithelioid cell nevus, spindle cell nevus, epithelioid cell nevus.
All·er·gen *nt immun.* allergen, sensitizer.
all·er·gen *adj immun.* inducing allergy, allergenic. **nicht allergen** anallergic.
All·er·gie *f immun.* allergy, acquired sensitivity, induced sensitivity; hyperergy, hyperergia, hypersensitivity, hypersensitiveness.
 anaphylaktische Allergie type I hypersensitivity, anaphylactic hypersensitivity, anaphylaxis, anaphylaxis, immediate allergy, immediate hypersensitivity, immediate hypersensitivity reaction.
 atopische Allergie atopic allergy, atopy, hereditary allergy, spontaneous allergy.
 polyvalente Allergie polyvalent allergy.
all·er·gisch *adj immun.* allergic, hypersensitive (*gegen* to), idiosyncratic, supersensitive. **nicht allergisch** anallergic.
all·er·gi·sie·ren *vt immun.* hypersensitize, allergize, make allergic.
All·er·gi·sie·rung *f immun.* allergization, hypersensitization, sensitization.
All·er·go·lo·gie *f* allergology, allergy.
All·er·go·se *f* allergosis, allergic disease.
Al·les·fres·ser *m bio.* omnivore.
all·ge·gen·wär·tig *adj immun.* ubiquitous.
Allgemein- *pref.* general, generic, generical.
all·ge·mein I *adj* general, common, generic; broad; public. **II** *adv* generally, in general, on the whole. **allgemein anerkannt** generally accepted. **allgemein gebräuchlich** common, in common use.
All·ge·mein·an·äs·the·sie *f anes.* general anesthesia, narcosis, narcotism.

All·ge·mein·be·fin·den *nt* general condition.
All·ge·mein·chir·ur·gie *f* general surgery.
All·ge·mein·er·kran·kung *f* systemic disease.
all·ge·mein·gül·tig *adj* universal, universally valid, general, generic, generical.
All·ge·mein·heit *f* (general) public, the community.
All·ge·mein·me·di·zin *f* general medicine.
All·ge·mein·me·di·zi·ner *m* general practitioner; family practitioner.
All·ge·mein·nar·ko·se *f anes.* narcosis, narcotism, general anesthesia.
All·ge·mein·nar·ko·ti·kum *nt anes.* general anesthetic.
All·ge·mein·sym·ptom *nt* systemic symptom, constitutional symptom.
All·ge·mein·zu·stand *m* general health, general condition, physical status.
All·heil·mit·tel *nt histor.* treacle, panacea, panchrest.
Al·li·ga·tor·zan·ge *f* alligator forceps.
Allis-Faßzange *f* Allis forceps.
Allis-Gewebefaßzange *f* Allis tissue forceps.
Allis-Klemme *f chir.* 1. Allis clamp, Allis forceps, Allis tissue forceps. 2. Allis hemostat.
Allis-Zange *f* Allis forceps.
Allis-Baby-Faßzange *f* Allis-Baby forceps.
Allis-Baby-Zange *f* Allis-Baby forceps.
all·mäh·lich *adj* slow, little by little, by degrees, in time.
Allo- *pref.* all(o)-.
Al·lo·an·ti·gen *nt immun.* alloantigen, isophile antigen, isogeneic antigen, isoantigen, allogeneic antigen.
Al·lo·an·ti·kör·per *m immun.* isoantibody, alloantibody.
Al·lo·en·do·pro·the·se *f* alloplasty.
Al·lo·ga·mie *f* allogamy, cross fertilization.
al·lo·gen *adj immun.* 1. → allogenetisch. 2. homogenous, homoplastic.
al·lo·ge·ne·tisch *adj* allogeneic, allogenic, homogenous, homologous, homological.
al·lo·ge·nisch *adj* → allogenetisch.
Al·lo·im·mu·ni·sie·rung *f* isoimmunization.
Al·lo·ki·ne·se *f* allokinesis.
Al·lo·mor·pho·se *f* allometry.
Al·lo·path *m* allopath, allopathist.
Al·lo·pa·thie *f* allopathy, heteropathy.
al·lo·pa·thisch *adj* pertaining to allopathy, allopathic.
Al·lo·phän *nt* allophane.
Al·lo·pla·sie *f* heteroplasia, heteroplasty, alloplasia.
Al·lo·plas·ma *nt* paraplasm.
Al·lo·plast *m* alloplast.
Al·lo·pla·stik *f chir.* alloplast, alloplasty; (*Operation*) alloplasty, enthesis.
al·lo·pla·stisch *adj* pertaining to alloplasty or an alloplast, alloplastic.
Al·lo·rhyth·mie *f card.* allorhythmia.
al·lo·rhyth·misch *adj card.* pertaining to or affected with allorhythmia, allorhythmic.
Al·lo·rrhyth·mie *f* → Allorhythmie.
al·lo·rrhyth·misch *adj* → allorhythmisch.
Al·lo·som *nt genet.* allosome, gonosome, heterochromosome, heterosome.
al·lo·therm *adj bio.* cold-blooded, allotherm, poikilotherm.
Al·lo·top *nt immun.* allotope.
al·lo·top *adj embryo.* allotopic, dystopic, misplaced.
al·lo·to·pisch *adj* → allotop.
Al·lo·trans·plan·tat *nt chir.* allograft, allogeneic graft, homologous graft, homoplastic graft, homologous transplant, allogeneic transplant, homograft, homoplastic graft, homotransplant.
Al·lo·trans·plan·tat·ab·sto·ßung *f immun.* allograft reaction, homograft reaction.
Al·lo·trans·plan·tat·ab·sto·ßungs·re·ak·ti·on *f immun.* allograft reaction, homograft reaction.
Al·lo·trans·plan·ta·ti·on *f chir.* homologous transplantation, allograft, allogeneic transplantation, allotransplantation, homotransplantation.
Al·lo·tro·pis·mus *m histol.* allotropism, allotropy.
all·täg·lich *adj* 1. day-to-day, everyday, daily. 2. ordinary, common, routine, customary, usual.
Al·lyl·mer·cap·to·me·thyl·pe·ni·cil·lin·säu·re *f pharm.* allylmercaptomethylpenicillin, penicillin O.
All·zweck·boh·rer *m* all purpose bur, all purpose drill.
Al·me·cil·lin *nt pharm.* allylmercaptomethylpenicillin, penicillin O.
Aloe *f bio.* Aloe; *pharm.* aloe.

Alopecia

Alo·pe·cia *f* → Alopezie.
 Alopecia atrophicans pseudopelade.
 Alopecia mucinosa follicular mucinosis.
Alo·pe·zie *f derm.* alopecia, calvities, hair loss, loss of hair, baldness, pelade, acomia.
Alp *m* → Alptraum.
Alp·drücken [k•k] *nt* → Alptraum.
Al·pha *nt* alpha.
Alpha-Adrenorezeptorenblocker *m* → Alphablocker.
alpha-Aminobenzylpenicillin *nt pharm.* ampicillin, α-aminobenzylpenicillin.
Al·pha·blocka·de [k•k] *f* alpha blockade, alpha-adrenergic blockade.
Al·pha·blocker [k•k] *m pharm.* alpha-adrenergic blocking agent, alpha-blocker, alpha-adrenergic blocking agent, alpha-adrenergic receptor blocking agent, alpha-adrenergic receptor blocking drug, alpha blocking drug, alpha blocking agent, alphalytic.
alpha₁-Fetoprotein *nt* alpha-fetoprotein, α-fetoprotein.
Alpha-Kettenkrankheit *f immun.* alpha chain disease.
Al·pha·mi·me·ti·kum *nt* alphamimetic.
al·pha·mi·me·tisch *adj* alphamimetic.
Al·pha·re·zep·tor *m* alpha receptor, α-receptor, α-adrenergic receptor.
Al·pha·re·zep·to·ren·blocka·de [k•k] *f* alpha blockade, alpha-adrenergic blockade.
Al·pha·re·zep·to·ren·blocker [k•k] *m* → Alphablocker.
Alpha-Schwerekettenkrankheit *f immun.* alpha chain disease.
Alp·traum *m* oneirodynia, incubus, nightmare.
alt *adj* **1.** old; aged. **2.** second-hand, used. **3.** experienced, old. **4.** (*Beziehung*) long-standing, old, long-time.
Al·ten·heim *nt* rest home, old people's home, home for the aged.
Al·ter *nt* **1.** age. **im Alter von 65 Jahren** at the age of 65, 65 years of age, aged 65. **in welchem Alter ?** at what age? **2.** (old) age, senium, senility.
 geistiges Alter mental age.
 hohes Alter old age.
 kalendarisches Alter chronological age.
Al·te·ra·ti·on *f* **1.** *patho.* alterative inflammation. **2.** alteration, change.
al·te·ra·tiv *adj* alterative, alterant.
al·te·rie·ren *vt* alter.
Al·tern *nt* ageing, aging, senescence, senility, insenescence.
al·tern I *vt* age, mature. **II** *vi* age, grow old.
Al·ter·nans *m* alternans, alternating; alternating pulse; alternans of heart.
al·ter·na·tiv *adj* alternative.
Al·ter·na·ti·ve *f* alternative (*zu* to), choice.
al·ternd *adj* senescent, ageing, aging.
Al·ter·nie·ren *nt* alternation.
al·ter·nie·ren *vi* alternate (*mit* with).
al·ter·nie·rend *adj* alternate, alternating, springing.
Alters- *pref.* geriatric, gerontal, geratic, senescent, senile, age, geront(o)-, ger(o)-, presby-.
Al·ters·atro·phie *f patho.* senile atrophy.
al·ters·be·dingt *adj* due to old age, caused by old age, age-related, senescent.
al·ters·be·zo·gen *adj* age-related.
Al·ters·gan·grän *f patho.* senile gangrene, Pott's gangrene.
Al·ters·haut, atrophische *f* gerodermia, geroderma.
Al·ters·heil·kun·de *f* geriatric medicine, geriatrics *pl*, presbyatrics *pl.*
Al·ters·hy·gie·ne *f* gerocomia, gerocomy, gerokomy.
Al·ters·in·vo·lu·ti·on *f patho.* age involution, senile involution.
Al·ters·ka·ri·es *f* senile dental caries, senile caries, senile decay.
Al·ters·krank·hei·ten *pl patho.* diseases of old age.
Al·ters·osteo·po·ro·se *f patho.* senile osteoporosis.
Al·ters·pem·phi·gus *m derm.* pemphigoid, bullous pemphigoid.
al·ters·schwach *adj* senile, decrepit, infirm.
Al·ters·schwä·che *f* decrepitude, senility, caducity; *fig.* decay; (*mental*) dotage, dotardness.
Al·ters·schwach·sinn *m inf.* dotage, senile dementia.
al·ters·schwach·sin·nig *adj* senile.
Al·ters·schwer·hö·rig·keit *f HNO* presbycusis, presbyacousia, presbyacusia, presbyacusis.
 physiologische Altersschwerhörigkeit physiologic presbycusis.
Al·ters·sich·tig·keit *f ophthal.* presbyopia, presbytia, presbytism, old sight.
Al·ters·war·ze, seborrhoische *f* senile wart, seborrheic verruca/keratosis.
Al·ters·zahn·heil·kun·de *f* dental geriatrics, geriatric dentistry, gerodontia, gerodontics.

 vorzeitige Alterung senilism, presenility.
Al·te·rungs·pro·zeß *m* aging process, ageing process.
Äl·ter·wer·den *nt* senility, senescence, insenescence, ageing, aging.
Alt·hirn *nt* paleencephalon, paleoencephalon, old brain.
Altmann-Gersh-Technik *f* → Altmann-Gersh-Verfahren.
Altmann-Gersh-Verfahren *nt histol.* Altmann-Gersh method.
Al·tru·is·mus *m* altruism.
Alt·tu·ber·ku·lin *nt immun.* old tuberculin, Koch's tuberculin.
Alt·wer·den *nt* senescence, insenescence, ageing, aging.
Alu *nt* → Aluminium.
Alu·fo·lie *f* aluminum foil.
Alu·men *nt* alum, alumen.
Alu·mi·ni·um *nt* aluminum, aluminium.
Alu·mi·ni·um·ace·tat *nt* aluminium acetate, eston.
Alu·mi·ni·um·chlo·rid *nt* aluminium chloride.
Alu·mi·ni·um·fil·ter *nt radiol.* aluminum filter.
Alu·mi·ni·um·fo·lie *f* aluminum foil.
Alu·mi·ni·um·hül·se *f* aluminum crown.
Alu·mi·ni·um·hy·dro·xid *nt* aluminium hydroxide, aluminium hydrate.
Alu·mi·ni·um·hy·dro·xid·gel *nt* aluminum hydroxide gel.
Alu·mi·ni·um·oxid *nt* aluminium oxide, alumina.
Alu·mi·ni·um·oxid·ke·ra·mik·im·plan·tat *nt* alumina ceramic implant.
Alu·mi·ni·um·oxid·ke·ra·mik·kro·ne *f* aluminoceramic crown, alumina-reinforced porcelain crown.
Alu·mi·ni·um·schei·be *f* aluminum oxide disk, alumina disk.
Alumium-Silikat-Poly-Akrylsäure-Zement *m* ASPA cement.
Al·veo·bron·chio·li·tis *f patho.* inflammation of the bronchioles and alveoli, alveobronchiolitis.
Alveolar- *pref.* alveolar, alveol(o)-.
Al·veo·lar *m* (*Laut*) dental.
al·veo·lär *adj* pertaining to an alveolus, alveolar, faveolate.
Al·veo·lar·ab·szeß *m* lateral periodontal abscess, parodontal abscess, peridental abscess, periodontal abscess, periodontal abscess.
 akuter Alveolarabszeß acute alveolar abscess.
Al·veo·lar·atro·phie *f* alveolar atrophy.
 diffuse Alveolaratrophie diffuse alveolar atrophy.
Al·veo·lar·bron·chio·len *pl* alveolar bronchioles, respiratory bronchioles.
Al·veo·lar·fa·sern *pl* alveolar fibers.
Al·veo·lar·fi·stel *f* alveolar fistula.
Al·veo·lar·fort·satz *m* alveolar process, alveolar ridge, alveolar body, dental process.
 Alveolarfortsatz des Oberkiefers alveolar body/ridge/process of maxilla, dental process.
 Alveolarfortsatz des Unterkiefers alveolar body/ridge/process of mandible.
Al·veo·lar·fort·satz·frak·tur *f* alveolar process fracture.
Al·veo·lar·in·dex *m* alveolar index, gnathic index.
Al·veo·lar·kamm *m* alveolar ridge, edentulous ridge.
Al·veo·lar·ka·näl·chen *pl* alveolar canals of maxilla, posterior dental canals, alveolar ductules, alveolar ducts, alveolodental canals.
Al·veo·lar·ka·nä·le *pl* → Alveolarkanälchen.
Al·veo·lar·kno·chen *m* alveolar bone, alveolar supporting bone.
Al·veo·lar·kno·chen·de·fekt *m* alveolar bone defect, bone defect, periodontal bone defect, periodontal defect, osseous defect.
Al·veo·lar·kno·chen·dich·te *f* alveolar bone density.
Al·veo·lar·kno·chen·fen·ste·rung *f* fenestration of alveolar process.
Al·veo·lar·kno·chen·kra·ter *m* alveolar process crater, bone crater, bony crater.
Al·veo·lar·kno·chen·ver·lust *m* alveolar bone defect, bone defect, periodontal bone defect, periodontal defect, osseous defect.
Al·veo·lar·laut *m* dental.
Al·veo·lar·lim·bus *m* alveolar crest.
Al·veo·lar·luft *f* alveolar air, alveolar gas.
Al·veo·lar·ma·kro·phag *m* → Alveolarphagozyt.
Al·veo·lar·ma·kro·pha·ge *m* → Alveolarphagozyt.
Al·veo·lar·mu·ko·sa *f* alveolar mucosal lining, alveolar mucosa.
Al·veo·lar·ner·ven *pl* alveolar nerves.
Al·veo·lar·pha·go·zyt *m* alveolar macrophage, coniophage, dust cell, alveolar phagocyte.
Al·veo·lar·punkt *m* alveolar point.
Al·veo·lar·py·or·rhoe *f* pyorrhea, pyorrhea alveolaris, marginal periodontitis, simple periodontitis, chronic suppurative pericementitis, Fauchard's disease, Riggs' disease.
Al·veo·lar·säck·chen *pl* air saccules, alveolar saccules, alveolar sacs, air sacs.

Al·veo·lar·schleim·haut *f* alveolar mucosal lining, alveolar mucosa.
Al·veo·lar·sep·ten *pl* alveolar septa, interalveolar septa, septal bones.
Al·veo·lar·sep·tum *nt* alveolar septum, interalveolar septum.
Al·veo·lar·zel·le *f histol.* alveolar cell, alveolar epithelial cell, granular pneumocyte, pneumonocyte, pneumocyte.
   Alveolarzelle Typ I membranous pneumocyte, membranous pneumonocyte, lining cell (of alveoli), type I alveolar cell, small alveolar cell, squamous alveolar cell, type I cell.
Al·ve·ole *f* alveolar cavity, alveolar socket, alveolus.
   linguale Alveole lingual alveolus.
Al·ve·ol·ek·to·mie *f* alveolectomy.
   partielle Alveolektomie partial alveolectomy.
Alveolen- *pref.* alveolar, alveol(o)-.
Al·veo·len·pla·stik *f* alveoloplasty.
Al·veo·len·rand *m* alveolar crest.
Al·veo·len·säck·chen *pl* alveolar sacs, air sacs, air saccules, alveolar saccules.
Al·veo·len·schmerz *m* alveolalgia.
Al·veo·len·schwund *m* alveolar atrophy.
Al·veo·len·spalt *m* alveolar cleft.
Al·veo·len·spal·te *f* alveolar cleft.
Al·veo·li·tis *f* **1.** *pulmo.* inflammation of alveoli, alveolitis. **2.** *dent.* inflammation of a tooth socket, alveolitis, odontobothritis.
Alveolo- *pref.* alveolar, alveol(o)-.
Al·veo·lo·bron·chio·li·tis *f patho.* inflammation of the bronchioles and alveoli, alveobronchiolitis.
al·veo·lo·den·tal *adj* alveolodental.
al·veo·lo·gin·gi·val *adj* alveologingival.
Al·veo·lo·la·bi·al·fur·che *f* alveolabial sulcus.
al·veo·lo·lin·gu·al *adj* alveololingual.
al·veo·lo·ma·xil·lär *adj* alveolomaxillary.
Al·veo·lus *m, pl* **Al·veo·li** alveolus.
   Alveolus dentalis alveolar cavity, dental alveolus, alveolar socket, odontobothrion, odontobothrium, tooth socket, alveolus.
Alym·pho·zy·to·se *f* alymphocytosis.
Alzheimer-Krankheit *f patho.* presenile dementia, Alzheimer's disease, Alzheimer's sclerosis.
Amal·gam *nt* amalgam, dental amalgam, mercury alloy. **ein Amalgam bilden/herstellen** amalgamate.
   binäres Amalgam binary amalgam.
   disperses Amalgam dispersion alloy, dispersion phase alloy, dispersion system alloy.
   quarternäres Amalgam quaternary amalgam.
   ternäres Amalgam ternary amalgam.
   überschüssiges Amalgam scrap amalgam.
Amalgam-Alloy *nt* amalgam alloy, dental amalgam alloy.
Amal·gam·ex·pan·si·on *f* expansion.
   merkuroskopische Amalgamexpansion mercuroscopic expansion.
   sekundäre Amalgamexpansion delayed expansion, secondary expansion.
   verzögerte Amalgamexpansion → sekundäre Amalgamexpansion.
Amal·gam·form *f* amalgam die.
Amal·gam·fül·lung *f* amalgam.
   Amalgamfüllung mit Verankerungsstiften pin amalgam, pin-retained amalgam, pin-supported amalgam, pin-supported restoration, pinned amalgam.
   retrograde Amalgamfüllung retrograde amalgam.
Amal·ga·mie·ren *nt* amalgamation.
amal·ga·mie·ren *vt* amalgamate.
Amal·gam·kon·den·sa·ti·on *f* amalgam condensation.
   manuelle Amalgamkondensation hand amalgam condensation.
   mechanische Amalgamkondensation mechanical amalgam condensation.
Amal·gam·kon·den·sie·rer *m* amalgam condenser, amalgam plugger.
Amalgam-Legierung *f* amalgam alloy, dental amalgam alloy.
Amal·gam·ma·tri·zen·hal·ter *m* amalgam matrix.
Amal·gam·mi·scher *m* amalgam mixer, triturator.
Amal·gam·mo·del·lier·in·stru·ment *nt* amalgam carver.
Amal·gam·stop·fer *m* amalgam burnisher, amalgam condenser, amalgam plugger.
Amal·gam·trä·ger *m* amalgam carrier.
Amau·ro·se *f ophthal.* blindness, amaurosis, ablepsia, ablepsy.
amau·ro·tisch *adj ophthal.* pertaining to or suffering from amaurosis, amaurotic.
Amb(i)- *pref.* ambi-, amb-.
am·big *adj* ambiguous.
Am·bi·gui·tät *f* ambiguity.

am·bi·gu·os *adj* ambiguous.
am·bly·op *adj ophthal.* pertaining to or suffering from amblyopia, amblyopic.
Am·bly·opie *f ophthal.* amblyopia, dimness of vision, impairment of vision.
   alkoholtoxische Amblyopie alcoholic amblyopia.
am·bly·opisch *adj ophthal.* pertaining to or suffering from amblyopia, amblyopic.
Am·boß *m anat.* incus, anvil.
Amboß-Steigbügel-Gelenk *nt anat.* incudostapedial joint, incudostapedial articulation.
Am·bo·zep·tor *m* amboceptor.
Ambu-Atembeutel *m* Ambu bag.
Ambu-Beutel *m* Ambu bag.
am·bu·lant *adj* ambulatory, ambulant. **als ambulante(r) Patient(in) behandelt werden** be treated on an outpatient basis.
Am·bu·lanz *f* **1.** clinic, dispensary, outpatient clinic, out-patients department. **2.** ambulance; mobile clinic.
am·bu·la·to·risch *adj* ambulant, ambulatory.
Am·bu·la·to·ri·um *nt* clinic, outpatient clinic, out-patients department.
Ameio·se *f bio.* ameiosis.
Amei·sen·säu·re·al·de·hyd *m* formaldehyde, methyl aldehyde.
Ame·lia *f* amelia.
Ame·lie *f* amelia.
Ame·lo·blast *m* ameloblast, adamantoblast, ganoblast, enamel cell, enameloblast.
Ame·lo·bla·sten·fort·sät·ze *pl* ameloblastic processes.
Ame·lo·bla·sten·schicht *f* ameloblastic layer.
Ame·lo·bla·stom *nt* enameloblastoma, adamantinoma, ameloblastoma, adamantoblastoma, adamantinoblastoma, adamantoma.
   malignes Ameloblastom malignant ameloblastoma.
   peripheres Ameloblastom peripheral ameloblastoma.
   zystisches Ameloblastom cystic ameloblastoma.
ame·lo·gen *adj* pertaining to amelogenesis, forming enamel, amelogenic.
Ame·lo·ge·ne·se *f* amelogenesis, enamelogenesis.
Ame·lo·ge·ne·sis *f* → Amelogenese.
   Amelogenesis imperfecta hereditary brown enamel, hereditary brown opalescent teeth, hereditary enamel dysplasia, amelogenesis imperfecta.
   Amelogenesis imperfecta hereditaria hereditary brown opalescent teeth.
Ame·trie *f* ametria.
Ame·tro·pie *f ophthal.* ametropia.
Ami·da·se *f* amidase.
Amido- *pref.* amido-.
Ami·mie *f* amimia.
Amin *nt* amine.
   biogenes Amin bioamine, biogenic amine.
   tertiäres Amin tertiary amine.
   vasoaktives Amin vasoactive amine.
Amino- *pref.* amino.
Ami·no·azid·ämie *f patho.* aminoacidemia.
p-Ami·no·ben·zoe·säu·re *f* p-aminobenzoic acid, para-aminobenzoic acid, sulfonamide antagonist, chromotrichial factor.
p-Ami·no·ben·zoe·sul·fon·amid *nt pharm.* sulfanilamide.
Ami·no·ben·zol *nt* aniline, amidobenzene, aminobenzene.
α-Ami·no·bern·stein·säu·re *f* aspartic acid.
γ-Amino-n-Buttersäure *f* gamma-aminobutyric acid, γ-aminobutyric acid.
ε-Ami·no·ca·pron·säu·re *f* ε-aminocaproic acid, epsilon-aminocaproic acid.
Ami·no·es·sig·säu·re *f* aminoacetic acid, glycine, glycocine, glycocoll, collagen sugar, gelatine sugar.
4-Ami·no·fol·säu·re *f pharm.* aminopterin, aminopteroylglutamic acid, 4-aminofolic acid.
Ami·no·glu·ko·se *f* glucosamine, chitosamine.
α-Ami·no·glu·tar·säu·re *f* glutamic acid.
Ami·no·gly·ko·sid *nt* **1.** *chem.* aminoglycoside. **2.** *pharm.* aminoglycoside, aminoglycoside antibiotic.
Aminoglykosid-Antibiotikum *nt pharm.* aminoglycoside, aminoglycoside antibiotic.
Ami·no·hy·dro·la·se *f* aminohydrolase, deaminase.
α-Amino-β-hydroxybuttersäure *f* threonine.
α-Ami·no·iso·ca·pron·säu·re *f* leucine.
α-Ami·no·iso·va·le·ri·an·säu·re *f* isopropyl-aminacetic acid, valine, 2-aminoisovaleric acid.
Ami·no·phe·na·zon *nt pharm.* aminopyrine, aminophenazone, amidopyrine, dimethylaminoantipyrine, dipyrine.

Aminopropionsäure

Ami·no·pro·pi·on·säu·re *f* alanine, aminopropionic acid, 6-aminopurine.
Ami·no·pte·rin *nt pharm.* aminopterin, aminopteroylglutamic acid, 4-aminofolic acid.
6-Ami·no·pu·rin *nt* adenine.
Ami·no·py·rin *nt pharm.* aminopyrine, aminophenazone, amidopyrine, dimethylaminoantipyrine, dipyrine.
Amino-Radikal *nt* amino.
p-Ami·no·sa·li·zyl·säu·re *f pharm.* para-aminosalicylic acid, *p*-aminosalicylic acid.
Ami·no·säu·re *f biochem.* amino acid.
  essentielle Aminosäure essential amino acid, nutritionally indispensable amino acid.
  nicht-essentielle Aminosäure non-essential amino acid, dispensable amino acid, nutritionally dispensable amino acid.
Ami·nos·urie *f* aminosuria, aminuria.
Ami·no·zucker [k•k] *m* glycosamine, aminosaccharide, amino sugar.
Amin·urie *f* aminosuria, aminuria.
Ami·to·se *f* direct cell division, direct nuclear division, amitosis, holoschisis.
ami·to·tisch *adj* pertaining to or marked by amitosis, acinetic, amitotic, akinetic.
Am·me *f* wet nurse, nanny, nutrix, nurse.
Am·men·phä·no·men *nt micro.* satellite phenomenon, satellitism.
Am·men·wachs·tum *nt micro.* satellite phenomenon, satellitism.
Am·men·zel·len *pl* Sertoli's cells, sustentacular cells, nurse cells, nursing cells, foot cells.
Am·men·zeu·gung *f bio.* metagenesis.
Am·mo·ni·ak *nt* ammonia, volatile alkali.
Am·mo·ni·ak·lö·sung *f* → wässrige Ammoniaklösung.
  wäßrige Ammoniaklösung ammonia solution.
Am·mo·ni·um·chlo·rid *nt* ammonium chloride, salmiac.
Am·mo·ni·um·kar·bo·nat *nt* ammonium carbonate, volatile alkali.
Amne·sia *f* → Amnesie.
Amne·sie *f neuro.* loss of memory, lack of memory, amnesia.
  anterograde Amnesie anterograde amnesia.
  generalisierte Amnesie generalized amnesia.
  posttraumatische Amnesie post-traumatic amnesia.
  psychogene Amnesie psychogenic amnesia, hysteric amnesia.
  retrograde Amnesie retrograde amnesia.
  verbale Amnesie verbal amnesia.
amne·sisch *adj* → amnestisch.
amne·stisch *adj* pertaining to or suffering from amnesia, amnesic, amnesiac, amnestic.
Am·ni·on *nt embryo.* amnion; amniotic sac.
Am·ni·on·flüs·sig·keit *f* amniotic fluid.
Am·ni·on·sack *m* amniotic sac, *inf.* bag of waters.
Amö·be *f micro.* ameba, amoeba, Amoeba.
Amöben- *pref.* amebic.
Amö·ben·ab·sześ *m* 1. amebic abscess. 2. (*Leber*) amebic hepatic abscess, amebic liver abscess, tropical abscess.
amö·ben·ab·tö·tend *adj* amebicidal.
amö·ben·ähn·lich *adj bio.* resembling an ameba, ameboid, amebiform, amoebiform, amoeboid.
Amö·ben·dys·en·te·rie *f* → Amöbenruhr.
Amö·ben·in·fek·ti·on *f patho.* amebism, amebiosis, amebiasis.
Amö·ben·ruhr *f patho.* amebic dysentery, intestinal amebiasis, amebic colitis.
Amö·bia·sis *f patho.* amebiasis, amebism, amebiosis.
  intestinale Amöbiasis → Amöbenruhr.
amö·bisch *adj* pertaining to or caused by an ameba, amebic.
Amö·bi·zid *nt pharm.* amebicide.
amö·bi·zid *adj pharm.* amebicidal, antiamebic.
amö·bo·id *adj bio.* resembling an ameba, ameboid, amebiform, amoebiform, amoeboid.
Amoe·ba *f micro.* Amoeba, ameba, amoeba.
  Amoeba buccalis → Amoeba gingivalis.
  Amoeba gingivalis Amoeba buccalis, Amoeba gingivalis, Entamoeba buccalis, Entamoeba gingivalis.
amorph *adj* 1. *histol.* amorphous, unformed, hyaline. 2. *chem.* amorphous.
Amor·phis·mus *m* amorphia, amorphism.
Amorph·sein *nt* amorphia, amorphism.
Amoxi·cil·lin *nt pharm.* amoxicillin.
Am·pere *nt phys.* ampere.
Am·pere·me·ter *nt phys.* ammeter.
amph(i)- *pref.* amph(i)-.
Am·phi·ar·thro·se *f anat.* amphiarthrodial articulation, amphiarthrodial joint, amphiarthrosis.
Am·phi·aster *m histol.* amphiaster, dyaster.
Am·phi·bia *pl bio.* Amphibia.
Am·phi·bi·en *pl bio.* Amphibia.
am·phi·bisch *adj bio.* amphibious.
am·phi·bol *adj* amphibolic, uncertain, vacillating.
am·phi·bo·lisch *adj* → amphibol.
am·phi·chro·ma·tisch *adj* amphichromatic, amphichroic, amphicroic.
Am·phi·go·nie *f bio.* amphigony, sexual reproduction.
Am·phi·ka·ry·on *nt histol.* amphikaryon.
Am·phi·mi·xie *f* amphimixis.
Am·phi·mi·xis *f* amphimixis.
am·phi·trich *adj micro.* amphitrichous, amphitrichate.
Am·phi·zyt *m histol.* amphicyte, satellite cell, capsule cell.
Am·pho·lyt *m* ampholyte, amphoteric electrolyte.
am·pho·ly·tisch *adj* ampholytic.
Am·pho·ren·at·men *nt* → Amphorophonie.
Am·pho·ren·ge·räusch *nt* → Amphorophonie.
Am·pho·ren·ras·seln *nt clin.* (*Auskultation*) amphoric rales *pl.*
am·pho·risch *adj* 1. (*Schall*) amphoric. 2. (*Atmung*) cavernous, cavitary, amphoric.
Am·pho·ro·pho·nie *f clin.* (*Auskultation*) amphoric respiration, amphoric resonance, cavernous resonance, bottle sound, amphorophony.
Am·pho·te·ri·cin B *nt pharm.* amphotericin B.
Am·pi·cil·lin *nt pharm.* ampicillin, α-aminobenzylpenicillin.
Am·pli·fi·ka·ti·on *f phys.* amplification.
am·pli·fi·zie·ren *vt* (*a. phys.*) amplify.
Am·pli·tu·de *f* 1. amplitude, largeness, extent. 2. *phys.* amplitude; amplitude of vibration.
  maximale Amplitude maximum amplitude.
Am·pli·tu·den·ab·nah·me *f phys.* decrement.
Am·pul·la *f, pl* **Am·pul·lae** 1. *pharm.* ampul, ampoule, ampule. 2. *anat.* ampulla.
am·pul·lär *adj* pertaining to an ampulla, ampullary, ampullar.
Am·pul·le *f* 1. *pharm.* ampul, ampoule, ampule. 2. *anat.* ampulla. 3. rectal ampulla, ampulla of rectum.
Am·pu·ta·ti·on *f chir.* amputation, ablative surgery, removal, ablation, ablatio, apocope.
  plastische Amputation cinematic amputation, cinematization, cineplastic amputation, cineplastics, cineplasty, kineplasty, kineplastic amputation, kineplastics.
Am·pu·ta·ti·ons·neu·rom *nt* amputation neuroma, false neuroma.
Am·pu·ta·ti·ons·täu·schung *f* pseudesthesia, pseudoesthesia, phantom limb pain.
am·pu·tie·ren *vt chir.* ablate, amputate, cut off, dismember, take off.
Am·pu·tier·te *m/f* amputee.
Am·ster·da·mer Degenerationstyp *m embryo.* Cornelia de Lange syndrome, de Lange syndrome, Brachmann-de Lange syndrome.
Amts·arzt *m* medical examiner.
Amyg·da·la *f anat.* amygdala, corpus amygdaloideum.
Amyg·da·lin *nt* amygdalin.
α-Amylase *f* alpha-amylase, endo-amylase, diastase, glycogenase, ptyalin.
β-Amylase *f* beta-amylase, exo-amylase, diastase, glycogenase, saccharogen amylase.
Amyl·ni·trit *nt* amyl nitrite, isoamyl nitrite.
Amy·lo·hy·dro·ly·se *f* amylohydrolysis, amylolysis, hydrolysis of starch.
Amy·lo·id *nt* amyloid.
amy·lo·id *adj* resembling starch, amyloid, amyloidal.
Amy·lo·id·kör·per *pl patho.* amylaceous bodies/corpuscles, amyloid bodies/corpuscles, colloid corpuscles.
Amy·lo·id·nie·re *f patho.* amyloid kidney, Rokitansky's kidney, waxy kidney.
Amy·loi·do·se *f patho.* amyloidosis, amylosis, waxy degeneration, lardaceous degeneration, Abercrombie's syndrome, Abercrombie's degeneration, hyaloid degeneration, amyloid degeneration, amyloid thesaurismosis, bacony degeneration, cellulose degeneration, chitinous degeneration, Virchow's disease, Virchow's degeneration.
  idiopathische Amyloidose idiopathic amyloidosis.
  primäre Amyloidose → idiopathische Amyloidose.
  sekundäre Amyloidose secondary amyloidosis.
Amy·lo·id·schrumpf·nie·re *f patho.* amyloid kidney, Rokitansky's kidney, waxy kidney.
Amy·lo·ly·se *f* amylohydrolysis, amylolysis, hydrolysis of starch.
Amy·lo·pek·tin *nt* amylopectin, amylin.
Amy·lo·pek·ti·no·se *f patho.* amylopectinosis, amylo-1:4,1:6-transglucosidase deficiency, Andersen's disease, brancher defi-

ciency, brancher deficiency glycogenosis, brancher glycogen storage disease, type IV glycogen storage disease.
Amy·lo·se *f* amylose, amylogen, amylocellulose, amidin.
Amy·lum *nt* amylum, starch.
Amyo·tro·phie *f patho.* amyotrophy, amyotrophia, muscular atrophy, muscular wasting.
Amy·xie *f patho.* amyxia.
an·pas·sen I *vt* 1. (*Prothese*) fit (*an* on), fit on (*an* to). 2. *allg., techn., psycho.* adapt, adjust (*an* to). 3. (*a. ophthal.*) accommodate (*an* to). II *vr* **sich anpassen** 4. *psycho.* adapt, adjust o.s. (*an* to); (*Material*) give (*an* to). 5. (*a. ophthal.*) accommodate (*an* to).
ana·ba·tisch *adj* anabatic.
Ana·bi·ose *f bio.* anabiosis.
ana·bi·otisch *adj bio.* anabiotic.
ana·bol *adj* anabolic, constructive.
Ana·bo·li·kum *nt* anabolic agent, anabolic.
ana·bo·lisch *adj* anabolic, constructive.
Ana·bo·lis·mus *m* anabolism.
Ana·bo·lit *m* anabolite.
Ana·de·nie *f* anadenia.
An·aemia *f hema.* anemia, anaemia.
 Anaemia perniciosa Addison's anemia, addisonian anemia, Addison-Biermer disease, Addison-Biermer anemia, Biermer's anemia, Biermer's disease, Biermer-Ehrlich anemia, cytogenic anemia, malignant anemia, pernicious anemia.
an·ae·rob *adj micro.* anaerobic, anaerobian, anaerobiotic.
An·ae·ro·bi·er *m micro.* anaerobe, anaerobian.
 fakultativer Anaerobier facultative anaerobe.
 obligater Anaerobier obligate anaerobe.
An·ae·ro·bi·ont *m micro.* anaerobe, anaerobian.
An·ae·ro·bi·ose *f* anaerobiosis.
ana·krot *adj card.* pertaining to anacrotism, anacrotic.
Ana·kro·tie *f n card.* anacrotism, anacrotic pulse.
An·aku·sis *f HNO* anakusis, anacusis, anacousia, total deafness.
Anal- *pref.* anal, rect(o)-, proct(o)-.
anal *adj* pertaining to the anus, anal.
An·al·bu·min·ämie *f patho.* analbuminemia.
Ana·lep·ti·kum *nt pharm.* excitant, excitant drug, analeptic.
ana·lep·tisch *adj pharm.* analeptic, strengthening, stimulating, invigorating.
An·al·gen *nt pharm.* painkiller, analgesic, analgetic.
An·al·ge·sie *f neuro.* analgesia, alganesthesia.
 halbseitige Analgesie hemianalgesia.
An·al·ge·sie·sta·di·um *nt anes.* analgesic state.
An·al·ge·ti·kum *nt, pl* **An·al·ge·ti·ka** *pharm.* painkiller, analgesic, analgetic.
an·al·ge·tisch *adj* relieving pain, analgesic, analgetic.
An·al·gie *f* absence of pain, analgia.
An·al·ge·sie·sta·di·um *nt anes.* analgesic state.
Anal·ka·nal *m anat.* anal canal.
ana·log *adj chem.* analog, analogous (*mit* to, with).
An·al·pha·li·po·pro·te·in·ämie *f patho.* analphalipoproteinemia, α-lipoproteinemia, Tangier disease, familial HDL deficiency, familial high density lipoprotein deficiency, familial high-density lipoprotein deficiency.
Ana·ly·sa·tor *m* 1. *phys.* analyzer, analysor. 2. *chem.* analyzer, analysor. 3. *physiol.* analyzer, analysor.
Ana·ly·se *f* 1. analysis, run-down (*über* on), breakdown; audit; dissection; *fig.* anatomy. 2. *phys., chem.* analysis, test, assay. **eine Analyse vornehmen/durchführen** make an analysis, carry out an analysis.
 kritische Analyse autopsy, autopsia.
 qualitative Analyse qualitative analysis, qualitive analysis, qualitative test.
 thermische Analyse thermal analysis.
ana·ly·sie·ren *vt* analyze, make an analysis, assay; test (*auf* for); *fig.* break down, anatomize.
Ana·ly·sis *f mathe.* analysis.
Ana·ly·tik *f* analytic(al) chemistry.
Ana·ly·ti·ker *m* analyst; *chem.* analytic(al) chemist.
ana·ly·tisch *adj* pertaining to analysis, analytic, analytical.
An·ämie *f hema.* anemia, anaemia.
 achrestische Anämie achrestic anemia.
 akute hämorrhagische Anämie acute posthemorrhagic anemia, hemorrhagic anemia.
 akute posthämorrhagische Anämie → akute hämorrhagische Anämie.
 alimentäre Anämie → nutritive Anämie.
 angiopathische hämolytische Anämie angiopathic hemolytic anemia.
 aplastische Anämie aplastic anemia, aregenerative anemia, panmyelophthisis, refractory anemia, Ehrlich's anemia.
 aregenerative Anämie pure red cell anemia, pure red cell aplasia.
 autoimmunhämolytische Anämie autoimmune hemolytic anemia.
 chronische kongenitale aregenerative Anämie chronic congenital aregenerative anemia, Blackfan-Diamond anemia/syndrome, congenital hypoplastic anemia, pure red cell anemia/aplasia.
 erworbene Anämie secondary anemia, acquired anemia.
 essentielle Anämie idiopathic anemia, primary anemia.
 hämolytische Anämie Abrami's disease, hemolytic anemia.
 hyperchrome Anämie hyperchromic anemia, hyperchromatic anemia.
 hypochrome Anämie hypochromic anemia, hypochromemia.
 hypoplastische Anämie hypoplastic anemia.
 idiopathische Anämie idiopathic anemia, primary anemia.
 immunhämolytische Anämie immune hemolytic anemia.
 immunotoxisch-bedingte hämolytische Anämie → immunhämolytische Anämie.
 leukoerythroblastische Anämie leukoerythroblastic anemia, leukoerythroblastosis, myelophthisic anemia, myelopathic anemia, agnogenic myeloid metaplasia, nonleukemic myelosis, aleukemic myelosis, chronic nonleukemic myelosis.
 makrozytäre Anämie megalocytic anemia, macrocytic anemia.
 megaloblastäre Anämie megaloblastic anemia.
 mikrozytäre Anämie microcytic anemia.
 nephrogene Anämie → renale Anämie.
 normochrome Anämie isochromic anemia, normochromic anemia.
 normozytäre Anämie normocytic anemia.
 nutritive Anämie deficiency anemia, nutritional anemia.
 osteosklerotische Anämie osteosclerotic anemia.
 perniziöse Anämie Addison's anemia, addisonian anemia, Addison-Biermer disease, Addison-Biermer anemia, Biermer's anemia, Biermer's disease, Biermer-Ehrlich anemia, cytogenic anemia, malignant anemia, pernicious anemia.
 physiologische Anämie physiological anemia.
 posthämorrhagische Anämie posthemorrhagic anemia.
 primäre Anämie primary anemia, idiopathic anemia.
 primär-refraktäre Anämie primary refractory anemia.
 renale Anämie renal anemia.
 sekundäre Anämie acquired anemia, secondary anemia.
 serogene hämolytische Anämie immune hemolytic anemia.
 sideroachrestische Anämie sideroachrestic anemia, sideroblastic anemia.
 sideropenische Anämie sideropenic anemia, hypoferric anemia, iron deficiency anemia.
 toxische Anämie hemotoxic anemia, toxic anemia, toxanemia.
 toxische hämolytische Anämie toxic hemolytic anemia.
an·ämisch *adj hema.* pertaining to or characterized by anemia, anemic, exsanguine, exsanguinate.
Ana·mne·se *f* anamnesis; recollection; history.
Ana·mne·se·er·he·bung *f* exploration.
Ana·mne·se·phä·no·men *nt immun.* anamnestic reaction/response.
ana·mne·stisch *adj* anamnestic, pertaining to anamnesis.
Ana·mor·pho·se *f bio.* anamorphosis.
Ana·pha·se *f* anaphase.
Ana·pho·re·se *f* anaphoresis.
ana·phy·lak·tisch *adj* pertaining to anaphylaxis, anaphylactic.
ana·phy·lak·to·id *adj* resembling anaphylaxis, anaphylactoid; pseudoanaphylactic.
Ana·phy·la·xie *f* anaphylaxis, generalized anaphylaxis, systemic anaphylaxis, allergic shock, anaphylactic shock.
 passive Anaphylaxie passive anaphylaxis, antiserum anaphylaxis.
anaphylaxie-ähnlich *adj* resembling anaphylaxis, anaphylactoid; pseudoanaphylactic.
Ana·pla·sie *f patho.* anaplasia, anaplastia, dedifferentiation.
ana·pla·stisch *adj* pertaining to anaplasia, anaplastic.
Ana·sar·ka *f* anasarca, hyposarca, hydrosarca.
Ana·stal·tik *f* anastalsis, reversed peristalsis.
Anästhesie- *pref.* anesthetic.
An·äs·the·sie *f* 1. *anes.* anesthesia, anaesthesia. 2. *neuro.* anesthesia, anaesthesia, sensory paralysis.
 extradurale Anästhesie extradural anesthesia.
 geschlossene Anästhesie closed anesthesia.
 halbgeschlossene Anästhesie semiclosed anesthesia.
 halboffene Anästhesie semiopen anesthesia.
 hyperbare Anästhesie hyperbaric anesthesia.
 intravenöse Anästhesie intravenous anesthesia, phlebanesthesia, phlebonarcosis.

anästhesieren 344

parodontale Anästhesie periodontal anesthesia, periodontal ligament anesthesia.
pernasale Anästhesie intranasal anesthesia.
perorale Anästhesie intraoral anesthesia.
terminale Anästhesie infiltration anesthesia, infiltration analgesia.
therapeutische Anästhesie therapeutic anesthesia.
zahnärztliche Anästhesie dental anesthesia.
an·äs·the·sie·ren vt anesthetize.
An·äs·the·sio·lo·gie f anesthesiology.
An·äs·the·sist m anesthesiologist; anesthetist.
An·äs·the·ti·kum nt, pl **An·äs·the·ti·ka** anesthetic agent, anesthetic.
  gasförmiges Anästhetikum gaseous anesthetic.
  topisches Anästhetikum topic anesthetic.
an·äs·the·tisch adj pertaining to or causing anesthesia, anesthetic.
an·astig·ma·tisch adj ophthal. anastigmatic, not astigmatic.
Ana·sto·mo·se f 1. anat. anastomosis, inosculation. 2. chir. anastomosis, inosculation.
  arteriovenöse Anastomose anat. arteriovenous anastomosis, arteriolovenular anastomosis, av anastomosis.
  mikrovaskuläre Anastomose microvascular anastomosis.
Anastomosen- pref. anastomotic.
Ana·sto·mo·sen·ab·szeß m chir. anastomotic abscess.
Ana·sto·mo·sen·ring, arterieller m arterial circle.
Ana·sto·mo·sis f anat. inosculation, anastomosis.
  Anastomosis arteriolovenularis arteriovenous anastomosis, arteriolovenular anastomosis, av anastomosis.
  Anastomosis arteriovenosa → Anastomosis arteriolovenularis.
  Anastomosis arteriovenosa glomeriformis glomeriform arteriovenous anastomosis, glomeriform arteriolovenular anastomosis, glomus organ, glomus body, glomus, glomiform gland, glomiform body.
ana·sto·mo·tisch adj pertaining to an anastomosis, anastomotic.
Ana·to·form·zahn m anatomical tooth.
Ana·to·form·zäh·ne pl anatomic teeth.
Ana·tom m anatomist.
Ana·to·mie f 1. anatomy. 2. anatomical institute, institute of anatomy.
  allgemeine Anatomie general anatomy.
  angewandte Anatomie applied anatomy.
  beschreibende Anatomie → systematische Anatomie.
  funktionelle Anatomie functional anatomy.
  makroskopische Anatomie macroscopic(al) anatomy, gross anatomy.
  mikroskopische Anatomie microscopic(al) anatomy, histologic anatomy, minute anatomy.
  pathologische Anatomie pathologic(al) anatomy, morbid anatomy, pathoanatomy, anatomical pathology.
  systematische Anatomie descriptive anatomy, systematic anatomy.
  topographische Anatomie topographic anatomy.
ana·to·mie·ren vt anatomize, dissect.
ana·to·misch adj pertaining to anatomy, anatomical, anatomic; structural.
Ana·to·xin nt anatoxin, toxoid.
an·azid adj anacid.
An·azi·di·tät f anacidity, inacidity.
an·boh·ren vt (Zahn, Knochen) drill (open), drill into.
an·brin·gen vt 1. fix (an, auf to); fasten, put on/up, install, position; apply (an, auf to), fit on (an to). 2. (Beschwerde) make (a complaint) (bei to); (Wissen) display; put forward.
Ancorvis-Schiebegelenk nt Ancorvis hinge.
An·cy·lo·sto·ma nt micro. ancylostome, Ankylostoma, Ancylostoma, Ancylostomum.
  Ancylostoma duodenale hookworm, Old World hookworm, European hookworm, Ancylostoma duodenale, Uncinaria duodenalis.
an·dau·ern vi continue, last, go on, endure; (Krankheit) persist.
an·dau·ernd adj continuous, continual, perpetual, constant; (Krankheit) persistent, chronic, chronical.
än·dern vt change, alter, vary; (teilweise) modify, adjust; (Richtung) turn; (Prothese) alter.
Andersen-Krankheit f patho. Andersen's disease, brancher deficiency, brancher deficiency glycogenosis, brancher glycogen storage disease, type IV glycogen storage disease, amylopectinosis, amylo-1:4,1:6-transglucosidase deficiency.
Än·de·rung f change, alteration (an in, to); (teilweise) modification, adjustment; (Kleidung) alteration. **Änderungen vornehmen** make changes/alterations to.
An·drang m (Blut) congestion.
Andrews-Brücke f Andrews bar, Andrews bridge.
Andrews-Steg m Andrews bar, Andrews bridge.

Andr(o)- pref. andr(o)-.
An·dro·ga·mon nt androgamone.
An·dro·gen nt androgen, androgenic hormone, testoid.
an·dro·gen adj pertaining to an androgen, androgenic, testoid.
An·dro·ge·ne·se f patrogenesis, androgenesis.
An·dro·ge·ni·sa·ti·on f androgenization.
an·dro·gyn adj pertaining to androgyny, androgynous.
An·dro·gy·nie f androgynism, androgyny.
An·dro·lo·gie f andrology.
An·dro·ste·ron nt androsterone.
an·eig·nen vt (Methode, Idee) adopt; (Wissen) acquire.
An·eig·nung f (Methode, Idee) adoption; (Wissen) acquisition.
an·ekeln vt nauseate, disgust, sicken. **angeekelt sein von** detest sth., loathe sth., feel disgust at/for sth.
An·elek·tro·to·nus m physiol. anelectrotonus.
An·en·zy·mie f patho. anenzymia.
an·erg adj pertaining to or characterized by anergy, anergic; inactive, lethargic.
An·er·gie f lack of energy, anergy, anergia.
an·er·gisch adj → anerg.
an·er·kannt adj recognized, acknowledged; (allgemein) accepted; (Werk) established, standard; (juristisch) lawful, legal.
An·er·ken·nung f recognition, acknowledgement, acceptance, approval; appreciation. **allgemeine Anerkennung finden** gain/achieve (wide) acceptance.
An·ery·thro·poe·se f anerythropoiesis.
An·ery·thro·po·ie·se f anerythropoiesis.
Ane·to·der·mie f derm. macular atrophy, anetoderma.
An·eu·ga·mie f aneugamy.
An·eu·ploi·die f aneuploidy.
Aneurysma- pref. aneurysm, aneurysmal, aneurysmatic.
An·eu·rys·ma nt, pl **An·eu·rys·men**, **An·eu·rys·ma·ta** blood tumor, aneurysm.
  Aneurysma arteriovenosum arteriovenous aneurysm.
  arteriosklerotisches Aneurysma arteriosclerotic aneurysm, atherosclerotic aneurysm.
  arteriovenöses Aneurysma arteriovenous aneurysm.
  dissezierendes Aneurysma dissecting aneurysm, Shekelton's aneurysm.
An·eu·rys·ma·rup·tur f patho. aneurysm rupture.
An·eu·rys·ma·schwir·ren nt card. aneurysmal thrill.
an·eu·rys·ma·tisch adj pertaining to an aneurysm, aneurysmal, aneurysmatic.
An·fall m, pl **An·fäl·le** 1. episode, seizure, attack, fit, paroxysm, turn; (leicht) bout. **einen Anfall bekommen** go into a fit, go off in a fit, have an attack. **einem Anfall vorbeugen, einen Anfall verhüten** avert an attack. **während eines Anfalls** intraictal. 2. fig. fit.
  epileptischer Anfall neuro. epileptic attack/seizure/fit, seizure.
  leichter Anfall patho. touch, bout.
an·fäl·lig adj delicate, shaky; (a. fig.) susceptible, prone (für, gegen to sth.); vulnerable (für to); fig. susceptible (für to). **nicht anfällig** immun. resistant (gegen to); insusceptible (für to).
An·fäl·lig·keit f susceptibility, predisposition, proneness (für, gegen to).
an·falls·ar·tig adj paroxysmal.
An·fang m, pl **An·fän·ge** 1. beginning, start, outset; commencement. **am Anfang** at the outset/beginning, in the beginning. **(ganz) von Anfang an** from the (very) beginning/outset/start; primordial. 2. introduction, opening. 3. (Ursprung) origin(s pl), beginning(s pl).
an·fan·gen I vt begin, start; commence, initiate. II vi begin, start; commence; open; (Schmerzen, Symptome) come on, come upon.
An·fangs·sta·di·um nt initial stage, incipience, beginnings; fig. infancy, bud. **im Anfangsstadium** infant.
an·färb·bar adj histol. tingible, tinctable; stainable.
an·fär·ben vt tinge, stain, dye.
an·fas·sen vt touch, feel, handle, finger.
an·fer·ti·gen vt make (von, aus from, of, out of); prepare; (Dokument) make out; (Liste, Rezept) make up.
An·fer·ti·gung f make, making, preparation.
An·feuch·ten nt humectation.
an·feuch·ten vt wet, damp, moisten; (Luft) moisturize.
An·gabe f 1. statement, declaration; (Anweisung) instruction, specification. 2. **Angaben** pl information, details, data. **Angaben machen** give details (über about).
an·ge·bo·ren adj hereditary, congenital; inherent; innate (in), connatal, connate, inborn, inbred; native (jdm. to s.o.); natural (to); psycho. unconditioned; instinctive.
An·ge·hö·ri·ge m/f (Familie) relative, relation; dependent, dependant; (Verein) member.

An·ge·le·gen·heit *f* cause, matter, case, concern.
Angelman-Syndrom *nt* Angelman syndrome, happy-puppet syndrome, puppet child.
An·gel·punkt *m* **1.** *phys., mathe., fig.* center, pivotal point, pivot. **2.** central issue.
an·ge·nehm *adj* comfortable; agreeable, pleasant.
an·ge·regt *adj phys.* excited, activated.
an·ge·schlos·sen *adj techn.* connected, in circuit, linked-up.
an·ge·schwol·len *adj patho.* engorged, swelled, tumid, turgescent, turgid, bunchy, bloated.
an·ge·spannt *adj* (*Nerven*) tense, strained; (*Ausmerksamkeit*) keen, intense; (*Person*) tense, tensed up.
an·ge·wandt *adj* applied, practical.
an·ge·wie·sen *adj* (**angewiesen sein**) dependent, dependant (*auf* on, upon).
An·ge·wohn·heit *f* practice, habit, habitude.
Angi- *pref.* vasculo-, angi-, angio-.
An·gi·al·gie *f* pain in a blood vessel, angialgia, angiodynia.
An·gi·as·the·nie *f* angiasthenia, angioasthenia, vascular instability.
An·gi·ec·ta·sia *f* → Angiektasie.
An·gi·ek·ta·sie *f* angiectasis, angiectasia.
an·gi·ek·ta·tisch *adj* pertaining to angiectasis, angiectatic, angioectatic.
An·gi·itis *f patho.* inflammation of a blood vessel, angiitis, angitis, vasculitis.
 nekrotisierende Angiitis necrotizing vasculitis, necrotizing angiitis.
An·gi·na *f, pl* **An·gi·nen 1.** *HNO* sore throat, angina, tonsillitis, angor, cynanche, synanche. **2.** → Angina pectoris.
 Angina abdominalis Ortner's disease, abdominal angina, intestinal angina.
 Angina catarrhalis simplex simple sore throat.
 Angina crouposa croupous sore throat, pseudomembranous sore throat.
 Angina follicularis spotted sore throat, follicular tonsillitis.
 Angina herpetica herpangina, benign croupous angina.
 Angina intestinalis → Angina abdominalis.
 Angina lacunaris caseous tonsillitis, lacunar tonsillitis, lacunar angina.
 Angina Ludovici Ludwig's angina.
 Angina pectoris *card.* angina, Heberden's angina, Heberden's disease, Heberden's asthma, Elsners asthma, Rougnon-Heberden disease, heart stroke, breast pang, angina pectoris, angor, cardiagra, coronarism, stenocardia, sternalgia, sternodynia.
 Angina pectoris vasomotoria pseudoangina, pseudangina, reflex angina, false angina, vasomotor angina.
 Angina Plaut-Vincenti Vincent's angina/disease.
 Angina simplex simple sore throat.
 Angina ulcerosa Plaut's angina, Vincent's angina, Vincent's disease, Vincent's infection, necrotizing ulcerative gingivitis/gingivostomatitis, acute necrotizing ulcerative gingivitis, acute ulcerative gingivitis, acute ulceromembranous gingivitis, fusospirillary gingivitis, fusospirillary stomatitis, fusospirillosis, fusospirochetal gingivitis, fusospirochetal stomatitis, ulcerative gingivitis, ulceromembranous gingivitis, pseudomembranous angina, trench mouth, phagedenic gingivitis.
 Angina ulcerosa/ulceromembranacea Plaut-Vincent stomatitis, putrid stomatitis.
 nekrotisierende Angina necrotic angina.
an·gi·nös *adj* pertaining to or suffering from angina, anginose, anginous.
Angio- *pref.* angi-, angio-, vasculo-.
An·gio·bla·stom *nt* angioblastoma, angioblastic meningioma, hemangioblastoma, Lindau's tumor.
An·gio·dy·nie *f patho.* pain in blood vessels, angialgia, angiodynia.
An·gio·fi·brom *nt* angiofibroma, telangiectatic fibroma.
An·gio·gramm *nt radiol.* angiogram, angiograph.
An·gio·gra·phie *f radiol.* angiography, vasography.
Angiographie- *pref.* angiographic.
An·gio·gra·phie·ka·the·ter *m radiol.* angiographic catheter.
an·gio·gra·phisch *adj* pertaining to angiography, angiographic.
An·gio·hä·mo·phi·lie *f hema.* angiohemophilia, von Willebrand's disease, Minot-von Willebrand syndrome, von Willebrand's syndrome, Willebrand's syndrome, constitutional thrombopathy, vascular hemophilia, hereditary pseudohemophilia, pseudohemophilia.
an·gio·in·va·siv *adj* angioinvasive.
An·gio·kar·dio·gra·phie *f radiol.* angiocardiography, cardioangiography, cardiovasology.
An·gio·kar·dio·pa·thie *f patho.* angiocardiopathy.

An·gio·ke·ra·to·ma *nt patho.* angiokeratoma, angiokeratosis, keratoangioma, telangiectatic wart.
 Angiokeratoma corporis diffusum Fabry's disease, hereditary dystopic lipidosis, ceramide trihexosidase deficiency, α-(D)-galactosidase A deficiency, diffuse angiokeratoma, glycolipid lipidosis, glycosphingolipidosis.
 Angiokeratoma corporis diffusum Fabry syndrome.
 Angiokeratoma universale → Angiokeratoma corporis diffusum.
An·gio·li·pom *nt patho.* angiolipoma, telangiectatic lipoma, nevoid lipoma.
An·gio·li·po·ma *nt* → Angiolipom.
An·gio·lith *m patho.* blood calculus, hemic calculus, hemolith, angiolith, hematolith.
An·gio·lo·gie *f* angiology, angiologia.
An·gio·lu·po·id *nt patho.* angiolupoid.
An·gi·om *nt* → Angioma.
An·gio·ma *nt, pl* **An·gio·mas, An·gio·ma·ta** *patho.* vascular tumor, angioma.
 Angioma serpiginosum essential telangiectasia, Hutchinson's syndrome/disease.
An·gio·ma·to·se *f patho.* angiomatosis.
 enzephalofaziale Angiomatose Sturge-Weber disease, Sturge's disease, Weber's disease, Sturge-Weber syndrome, Sturge's syndrome, Sturge-Kalischer-Weber syndrome, cephalotrigeminal angiomatosis, encephalofacial angiomatosis, encephalotrigeminal angiomatosis.
 enzephalookuläre Angiomatose Krabbe's disease, Krabbe's leukodystrophy, Krabbe's syndrome, oculoencephalic angiomatosis, galactosylceramide β-galactosidase deficiency, diffuse infantile familial sclerosis, galactosylceramide lipidosis, globoid (cell) leukodystrophy.
 okuloenzephalische Angiomatose → enzephalookuläre Angiomatose.
An·gio·ma·to·sis *f patho.* amgiomatosis.
 Angiomatosis encephalo-cutanea Krabbe's disease, Krabbe's leukodystrophy, Krabbe's syndrome, oculoencephalic angiomatosis, galactosylceramide β-galactosidase deficiency, diffuse infantile familial sclerosis, galactosylceramide lipidosis, globoid (cell) leukodystrophy.
 Angiomatosis encephalo-oculo-cutanea cephalotrigeminal angiomatosis, Sturge-Weber syndrome, Sturge's syndrome, Sturge-Kalischer-Weber syndrome, Sturge-Weber disease, Sturge's disease, Weber's disease, encephalofacial angiomatosis, encephalotrigeminal angiomatosis.
 Angiomatosis encephalotrigeminalis → Angiomatosis encephalo-oculo-cutanea.
An·gio·me·ga·lie *f patho.* angiomegaly.
An·gio·my·om *nt patho.* angiomyoma, angioleiomyoma, vascular leiomyoma.
An·gio·myo·ma *nt* → Angiomyom.
An·gio·myo·neu·rom *nt patho.* angiomyoneuroma, glomangioma, glomus tumor.
An·gio·neu·ro·pa·thie *f patho.* angioneuropathy.
An·gio·ödem *nt* angioedema, angioneurotic edema.
An·gio·pa·ra·ly·se *f patho.* angioparalysis, angioparesis, vasoparalysis.
An·gio·pa·re·se *f* → Angioparalyse.
An·gio·pa·thie *f patho.* angiopathy.
 diabetische Angiopathie diabetic angiopathy.
An·gio·pla·stik *f* angioplasty.
An·gio·re·ti·ku·lo·ma·to·se *f patho.* Kaposi's sarcoma, idiopathic multiple pigmented hemorrhagic sarcoma, multiple idiopathic hemorrhagic sarcoma, angioreticuloendothelioma, endotheliosarcoma.
An·gio·sar·kom *nt patho.* angiosarcoma.
An·gio·skle·ro·se *f patho.* angiosclerosis.
An·gio·skop *nt* angioscope.
An·gio·spas·mus *m patho.* angiospasm, vasospasm.
an·gio·spa·stisch *adj* vasospastic, angiospastic.
An·gio·ste·no·se *f patho.* angiostenosis.
An·gio·ten·sin *nt* angiotensin, angiotonin.
Angiotensin-Converting-Enzym *nt* angiotensin converting enzyme, kininase II, dipeptidyl carboxypeptidase.
Angiotensin-Converting-Enzym-Hemmer *m pharm.* angiotensin converting enzyme inhibitor, ACE inhibitor.
An·gio·ten·si·no·gen *nt* angiotensinogen, angiotensin precursor.
An·gio·to·nus *m* vasotonia, angiotonia.
Angle-Apperatur *f* Angle basic E arch appliance.
Angle-Bogen *m* Angle basic E arch appliance.

Angle-Einteilung der Gebißanomalien *f* Angle's classification, Angle classification for malocclusion, Angle classification of malocclusion.
Angle Klasse I *f* class I malocclusion.
Angle Klasse II *f* class II malocclusion.
Angle Klasse III *f* class III malocclusion.
Angle-Klassifikation *f* Angle classification of malocclusion.
Angle-Klassifizierung *f* Angle's classification, Angle classification for malocclusion.
Angle-Schiene *f* Angle splint.
Angle-Schraubenband *nt* Angle band.
an·glei·chen I *vt* **1.** adjust, adapt, conform (*an* to); assimilate (*an* to, with). **2.** *phys.* match; (*a. ophthal.*) accommodate (*an* to). **II** *vr* **sich angleichen 3.** adjust (*an* to), adapt (*an* to); grow together. **4.** *psycho.* assimilate (*an* with, into).
An·glei·chung *f* **1.** adjustment, adaptation, conformation (*an* to). **2.** (*a. ophthal.*) accommodation (*an* to); *psycho., socio.* assimilation (*an* with, into).
an·grei·fen I *vt* **1.** *chem.* corrode, attack, bite. **2.** (*Gesundheit*) affect, weaken, damage; (*Nerven*) strain; (*Augen*) try. **II** *vi* attack, go at, go for.
an·gren·zend *adj* adjacent (*an* to), adjoining, contiguous, close-by.
An·griff *m fig.* attack (*auf, gegen* on); *chem.* attack, corrosion.
an·griffs·lu·stig *adj* aggressive, belligerent.
Angst *f* **1.** fear (*vor* of; *daß* that); (*sehr starke*) dread, terror. **Angst haben** be afraid (*vor* of). **2.** *psychia.* anxiety, anxietas; (*nervöse*) trepidation, trepidatio; (*krankhafte*) phobia.
panische Angst panic.
Angst·an·fall *m* anxiety attack, panic attack.
Angst·ge·fühl *nt* anxiety, anxietas.
ängst·lich *adj* **1.** (*a. psychia.*) nervous, fearful, apprehensive; anxious (*wegen, um* for, about). **2.** timid, tremulous.
Ängst·lich·keit *f* **1.** nervousness, fearfulness, apprehension, apprehensiveness; timidness, timidity. **2.** *psychia.* anxiety, anxietas, trepidation, trepidatio.
angst·lin·dernd *adj* antianxious.
angst·lö·send *adj* antianxious, anxiolytic.
Angst·neu·ro·se *f psychia.* hysteria, anxiety hysteria, anxiety neurosis, anxiety reaction, anxiety state, anxiety disorder.
Ang·ström *nt* Angström, Angström unit, angstrom.
Angström-Einheit *f* → Angström.
An·gu·la·ris *f inf.* angular artery.
An·gu·lus *m anat.* angle, angulus.
Angulus infectiosus candidamycetica → Angulus infectiosus oris.
Angulus infectiosus oris *derm.* migrating cheilosis, migrating cheilitis, commissural cheilitis, perlèche, angular stomatitis, angular cheilitis, angular cheilosis, bridou, angulus infectiosus.
Angulus mandibulae mandibular angle, submaxillary angle, gonial angle, angle of mandible, angle of jaw.
Angulus oris angle of mouth.
An·haf·ten *nt* adherence, adhesion, adhesiveness (*an* to).
an·haf·ten *vi* adhere (*an* to).
an·haf·tend *adj* (*Wundränder*) conglutinant; (*a. phys., techn.*) adhesive, adherent (*an* to).
An·hal·ten *nt* **1.** arrest, check. **2.** (*Andauern*) continuance, persistency, persistence. **3.** encouragement.
an·hal·tend *adj* continuous, continued, incessant, permanent; persistent, chronic, chronical; sustained.
An·halts·punkt *m* index, lead, clew, clue (*für* for, to); guide, control.
An·hang *m, pl* **An·hän·ge** (*a. anat.*) appendage, appendix.
An·häng·sel *nt* (*a. anat.*) appendage, appendix.
An·hangs·ge·bil·de *pl anat.* adnexa.
An·häu·fung *f* accumulation, accretion, conglomeration, congestion, glomeration, agglomeration, aggregation, amassment, cumulation, cumulus, condensation; (*a. socio.*) mass; *bio., techn.* aggregate; cluster.
an·he·ben *vt* **1.** lift up, elevate; (*a. fig.*) raise. **2.** *electr.* (*Frequenz*) accentuate; (*Spannung*) boost.
An·he·bung *f* elevation; rise, increase (*von* in); *electr.* (*Frequenz*) accentuation.
an·hef·ten *vt* fasten, attach (*an* to); fix, fixate (*an, auf* to); (*mit Stichen*) tack (*an* to).
An·hi·dro·se *f patho.* absence of sweating, anhidrosis, anidrosis, hidroschesis, adiaphoresis, anaphoresis, ischidrosis.
thermogene Anhidrose thermogenic anhidrosis, tropical anhidrotic asthenia, sweat retention syndrome.
tropische Anhidrose → thermogene Anhidrose.
An·hi·dro·sis *f* → Anhidrose.

Anhidrosis congenita *derm.* Christ-Siemens-Touraine syndrome, Christ-Siemens syndrome, anhidrotic ectodermal dysplasia, hereditary ectodermal polydysplasia, congenital ectodermal defect.
Anhidrosis tropica → thermogene *Anhidrose*.
An·hy·drä·mie *f patho.* anhydremia, anydremia.
An·hy·drid *nt chem.* anhydride.
Ani·dro·se *f* → Anhidrose.
ani·ma·lisch *adj* (*a. fig.*) animal.
An·ion *nt* anion.
Ani·sa·kia·sis *f epidem.* herring-worm disease, eosinophilic granuloma, anisakiasis.
Anis(o)- *pref.* anis(o)-.
An·iso·chro·mie *f hema.* anisochromia.
An·iso·cy·to·se *f* anisocytosis.
an·iso·dont *adj* heterodont.
An·iso·dont *m* anisodont.
an·iso·gam *adj bio.* heterogamous, oogamous.
An·iso·ga·met *m bio.* heterogamete, anisogamete.
An·iso·ga·mie *f bio.* anisogamy, heterogamy.
an·iso·gnath *adj* anisognathous.
An·iso·ka·ry·ose *f* anisokaryosis.
An·iso·nu·kle·ose *f* anisokaryosis.
An·iso·rhyth·mie *f card.* anisorhythmia.
An·isor·rhyth·mie *f card.* anisorhythmia.
an·iso·trop *adj* anisotropic, anisotropal, anisotropous.
An·iso·tro·pie *f* anisotropy, anisotropism.
An·iso·zy·to·se *f* anisocytosis.
Anis·sa·men *m* anise.
An·ker *m phys.* armature; stator; rotor.
An·ker·bän·der *pl* anchor bands, orthodontic bands.
adjustable Ankerbänder → anpassbare Ankerbänder.
anpassbare Ankerbänder adjustable orthodontic bands.
an·ker·för·mig *adj* ancyroid, ankyroid, anchor-shaped.
An·ker·im·plan·tat *nt* → enossales Ankerimplantat.
enossales Ankerimplantat anchor endosteal implant.
An·ker·mo·lar *m* anchor molar.
An·ker·schie·ne *f* anchor splint.
An·ker·teil der Prothese *m* connecting bar, minor connector, connector bar.
An·ker·zahn *m* anchor tooth.
an·klei·den I *vt* dress, clothe. **II** *vr* **sich ankleiden** dress. **sich wieder ankleiden** redress.
an·kom·men *vi* come; arrive (*in* at, in); approach.
an·kop·peln *vt techn.* connect, couple (*an* to).
an·kreu·zen *vt* cross, mark with (a) cross; (*Liste*) check, check off, tick off.
an·kup·peln *vt techn.* connect, couple (*an* to).
An·ky·lo·ble·pha·ron *nt ophthal.* ankyloblepharon, blepharosynechia, pantankyloblepharon.
An·ky·lo·chei·lie *f* ankylocheilia.
An·ky·lo·chi·lie *f* ankylocheilia.
An·ky·lo·glos·sie *f* ankyloglossia, tongue-tie, adherent tongue.
An·ky·lo·glos·son *nt* → Ankyloglossie.
An·ky·lo·se *f ortho.* ankylosis, arthrokleisis, arthroclisis.
fibröse Ankylose false ankylosis, fibrous ankylosis, spurious ankylosis.
knöcherne Ankylose true ankylosis, bony ankylosis, osseous ankylosis.
an·ky·lo·sie·ren *vt* (*Gelenk*) ankylose.
an·ky·lo·sie·rend *adj* ankylopoietic, ankylosing.
An·ky·lo·sie·rung *f* synarthrophysis.
An·ky·lo·sis *f ortho.* ankylosis.
Ankylosis ossea true ankylosis, bony ankylosis, osseous ankylosis.
An·ky·lo·sto·ma *nt micro.* Ancylostoma, Ancylostomum, ancylostome, Ankylostoma.
An·ky·lo·sto·ma·ti·do·se *f* → Ankylostomiasis.
An·ky·lo·sto·ma·to·sis *f* → Ankylostomiasis.
An·ky·lo·sto·mia·sis *f epidem.* ancylostomiasis, ankylostomiasis, hookworm disease, miner's disease, tunnel disease, tropical hyphemia, intertropical hyphemia, uncinariasis, necatoriasis.
an·ky·lo·tisch *adj ortho.* pertaining to or characterized by ankylosis, ankylotic.
An·ky·lo·to·mie *f* **1.** *ortho.* ankylotomy. **2.** *HNO* lingual frenotomy, frenotomy.
An·la·ge *f* **1.** (*a.* **Anlagen** *pl*) talent, ability, aptitude (*zu* for). **2.** *psycho.* anlage, tendency, predisposition (*zu* to), inclination (*zu* for, to); *clin.* proneness (*zu* to). **3.** *anat., embryo.* bud, anlage; germ.
an·la·ge·be·dingt *adj* endogenous, endogenetic, endogenic, constitutional, inherent.
An·la·ge·rung *f* apposition.

An·laß *m, pl* **An·läs·se** cause (*zu* for), reason. **es besteht kein Anlaß** there is no reason. **beim geringsten Anlaß** for the slightest reason.

an·lau·fen *vi* **1.** (*Glas, Brille*) film, steam up; (*Metall*) oxidize, tarnish, sweat. **2. blau/rot anlaufen** turn blue/red. **3.** begin, start.

An·le·gen *nt* (*Verband*) application.

an·le·gen *vt* **1.** (*Pflaster, Verband*) apply. **2.** (*Säugling*) nurse a baby, give a baby the breast. **3.** (*Kleidung*) put on; (*Akte*) start, set up; *techn.* instal(l); (*Geld*) invest (*in* in).

An·lei·tung *f* guidance, direction; directions *pl*, instructions *pl*, manual.

an·locken [k•k] *vt fig., immun.* attract.

an·ma·chen *vt* **1.** *electr.* switch on, turn on, put on; (*Feuer*) light. **2.** attach (*an* to), put up. **3.** (*Arznei*) mix, prepare, make up.

an·mel·den I *vt* (*beim Arzt*) make an appointment for; (*Besuch*) announce; (*Krankheit*) certify; (*amtlich*) register (*bei* at, with). **II** *vr* **sich anmelden** (*beim Arzt*) make an appointment (*bei* at/with); (*a. fig.*) announce o.s.; (*amtlich*) register (*bei* at, with).

An·mel·dung *f* **1.** appointment desk, reception (desk). **2.** (*beim Arzt*) appointment; announcement; (*Schule*) enrol(l)ment (*an* at, *zu* for); (*amtlich*) registration; application (*für* for). **mit Anmeldung** by appointment. **nur nach vorheriger Anmeldung** by appointment only.

an·nä·hen *vt chir.* suture, sew (*an* to).

An·nä·hern *nt chir.* (*Wundränder*) approximation, coaptation.

an·nä·hern *vt chir.* (*Wundränder*) approximate, coapt; (*Frakturenden*) coapt.

an·nä·hernd *adj* approximative, approximate, approximal; *mathe.* round.

An·nä·he·rung *f* **1.** *mathe.* approximation (*an* to); *phys., mathe.* convergence, convergency (*an* towards). **2.** (*a. fig.*) approximation, convergence; approach (*an* to). **3.** *chir.* (*Wundränder*) approximation.

an·neh·men I *vt* **1.** accept, take (up/on); (*zur Behandlung*) accept, take on; (*Patient*) see, receive. **2.** (*Methode, Idee*) adopt; (*Kind*) adopt; (*Gewohnheit*) pick up. **3.** (*Gestalt*) take on, assume; (*Farbe, Geruch*) take (on). **II** *vr* **s. einer Sache annehmen** take care of sth., attend to sth., see to sth., look into a matter.

Ano- *pref.* anal, an(o)-, rect(o)-, proct(o)-.

An·ode *f* anode, positive pole, positive electrode.

Anoden- *pref.* anodic, anodal.

An·oden·öf·fnungs·zuckung [k•k] *f physiol.* anodal opening contraction.

An·oden·schlie·ßungs·zuckung [k•k] *f physiol.* anodal closure contraction.

An·oden·strah·len *pl phys.* anode rays, positive rays.

An·oden·strah·lung *f phys.* anode rays, positive rays.

an·odisch *adj* pertaining to an anode, anodic, anodal, electropositive.

An·odon·tia *f* → Anodontie.

An·odon·tie *f* agomphiasis, agomphosis, anodontia, anodontism. **vollständige Anodontie** total anodontia.

An·ody·num *nt* anodyne.

ano·kok·zy·ge·al *adj* pertaining to anus and coccyx, anococcygeal.

ano·mal *adj* aberrant, unnatural, anomalous; abnormal.

Ano·ma·lie *f* anomaly, abnormality, abnormalcy, abnormity. **dentofaziale Anomalie** dentofacial anomaly, dentofacial abnormality. **eugnathe Anomalie** eugnathic anomaly, eugnathic abnormality, eugnathic dental anomaly, eugnathic dental abnormality. **maxillofaziale Anomalie** maxillofacial abnormality, maxillofacial anomaly.

An·ony·chie *f* anonychia, anonychosis.

An·ony·cho·sis *f* anonychia, anonychosis.

an·onym *adj* anonymous; *anat.* innominate, unnamed.

An·ophe·les *f micro.* Anopheles, Cellia.

An·oph·thal·mie *f* → Anophthalmus.

An·oph·thal·mus *m ophthal.* anophthalmia, anophthalmus, anophthalmos.

an·ord·nen *vt* **1.** direct, give directions/order (to do sth.), order, rule (that); (*Medikament*) prescribe. **2.** order, arrange, group, range, organize. **tabellarisch anordnen** tabulate, tabularize.

An·ord·nung *f* direction, directive, order, instruction. **Anordnungen treffen** give orders.

An·orek·ti·kum *nt, pl* **An·orek·ti·ka** *pharm.* anorectic, anoretic, anorexic, anorexigenic, anorexiant.

an·orek·tisch *adj* anorectic, anoretic, anorexic.

An·ore·xia *f* anorexia, loss of appetite, diminished appetite. **Anorexia nervosa** anorexia nervosa.

an·or·ga·nisch *adj chem.* nonorganic, inorganic, mineral; *bio.* unorganized.

An·or·tho·pie *f ophthal.* anorthopia.

An·os·mie *f neuro.* smell blindness, anosmia, anosphrasia, anodmia, olfactory anesthesia.
  einseitige Anosmie → halbseitige Anosmie.
  halbseitige Anosmie hemianosmia.

an·os·misch *adj neuro.* pertaining to or characterized by anosmia, anosmatic, anosmic, aosmic.

An·osto·se *f patho.* anostosis.

An·ox·ämie *f* (*Blut*) anoxemia.

An·oxie *f patho.* anoxia.
  anämische Anoxie anemic anoxia, anemic hypoxia.
  histotoxische Anoxie → zytotoxische Anoxie.
  ischämische Anoxie stagnant hypoxia, stagnant anoxia, ischemic hypoxia.
  zirkulatorische Anoxie → ischämische Anoxie.
  zytotoxische Anoxie histotoxic anoxia.

an·oxisch *adj patho.* pertaining to anoxia, anoxic.

An·oxy·bi·ont *m micro.* anaerobe, anaerobian.

An·oxy·bi·ose *f micro.* anaerobiosis.

An·oxy·hä·mie *f* (*Blut*) anoxemia.

An·pas·sen *nt* adapting, matching; (*Prothese*) fitting.

An·pas·sung *f* **1.** *allg., techn., psycho.* adaptation, adjustment (*an* to), accommodation; *techn.* tuning (*an* to); (*Farbe*) matching; *socio.* assimilation. **2.** *ophthal.* accommodation (*an* to).
  hormonelle Anpassung hormonal response.
  hormongesteuerte Anpassung → hormonelle Anpassung.
  metabolische Anpassung metabolic adaptation.

an·pas·sungs·fä·hig *adj* adaptable (*an* to); adaptive (*an* to); adjustable; (*Person*) flexible, flexile. **nicht anpassungsfähig** inadaptable, unadaptable (*an* to).

An·pas·sungs·fä·hig·keit *f* adaptability (*an* to); flexibility, flexibleness.

An·pas·sungs·hy·per·pla·sie *f patho.* adaptation hyperplasia.

An·pas·sungs·syn·drom *nt* adaptation syndrome, adaptational syndrome.
  allgemeines Anpassungssyndrom general-adaptation syndrome, general-adaptation reaction, adaptation diseases.

An·pas·sungs·ver·mö·gen *nt* adaptability (*an* to).

An·prall *m* impact (*an, gegen* on, upon), collision (*an, gegen* with).

An·pro·be *f* (*Prothese*) fitting, try-on.

an·pro·bie·ren *vt, vi* (*Prothese*) fit on, try on.

an·rau·hen *vt* rough, roughen, abrade.

an·reg·bar *adj phys., physiol.* excitable.

an·re·gen *vt* **1.** (*Person*) stimulate, motivate, encourage, inspire. **2.** stimulate, activate, invigorate, vitalize, arouse, brisk up; (*Nerv*) excite; (*Appetit*) excite, whet; (*Verdauung*) move. **3.** *physiol., phys., electr., chem.* excite, activate. **4.** propose, suggest.

an·re·gend *adj* **1.** stimulating, exciting, excitant, invigorating, analeptic. **2.** suggestive. **anregend wirkend** excitatory, excitative.

An·re·gung *f* **1.** (*Person*) stimulation, motivation, encouragement, inspiration, impulse. **2.** stimulation, activation, vitalization, invigoration. **3.** *physiol.* excitement, stimulus; *electr., phys., chem.* excitement, activation; *phys.* excitation energy. **4.** proposal, suggestion, idea.

An·re·gungs·ener·gie *f phys.* excitation energy.

an·rei·chern I *vt chem.* (*Lösung*) concentrate; *micro.* enrich. **II** *vr* **sich anreichern** *chem.* concentrate.

An·reiz *m* **1.** incentive (*zu* to), inducement, impulse. **2.** *physiol.* stimulus, impulse.

an·rei·zen *vt* **1.** stimulate, excite. **2. jdn. zu etw. anreizen** encourage od. induce s.o. to do sth. **3.** *electr.* excite.

An·ruf *m* call.

an·rüh·ren *vt* **1.** touch. **2.** (*Zement*) mix, stir, beat.

An·sa *f, pl* **An·sae** *anat.* loop, ansa.
  Ansa cervicalis cervical ansa, loop of hypoglossal nerve.

An·samm·lung *f* accumulation, cumulation, amassment, aggregation, collection, concentration, accretion, cluster, pool; (*a. fig.*) buildup; (*a. socio.*) mass; *bio., techn.* aggregate.

An·satz·punkt *m anat.* attachment, attachment site, insertion, insertio.

An·satz·stel·le *f anat.* attachment, attachment site, line of attachment.

An·satz·stück *nt techn.* attachment, extension.

an·schal·ten *vt* switch on, put on, turn on.

an·schla·gen *vi* have (take) (effect).

An·schluß *m electr., techn.* connection (*an* to, with); *electr.* contact.

An·schluß·stück *nt phys., techn.* adapter.

An·schnall·gurt *m* belt, safety belt; (*Auto*) seat belt.

anschneiden

an·schnei·den *vt* cut, incise.
An·schnitt *m* cut, incision.
An·schop·pung *f patho.* engorgement.
an·schrau·ben *vt* screw on.
an·schwel·len *vi* swell (out/up) (*zu* into, to), bulb (out), belly (out); (*Gefäß*) distend; (*Gewebe*) intumesce, tumefy; (*aufblasen*) bloat (out); (*vergrößern*) enlarge.
an·schwel·lend *adj patho.* swelling, tumescent, intumescent, tumefacient, turgescent.
An·schwel·lung *f patho.* intumescence, intumescentia, turgescence, tumor, (*Brit.*) tumour, tumefaction, tumescence; thickening, engorgement, oncoides, boss.
diffuse Anschwellung tumescence, tumefaction.
an·se·hen *vt* look at, take a look at, view; (*näher*) examine, study, scrutinize. **sich etw./jdn. (genau/näher) ansehen** have/take a (good/closer) look at sth./s.o. **sich etw. ansehen** give sth. a lookover. **sich etw. nochmals ansehen** give sth. a second look. **etw. mit ansehen** watch sth., witness sth. **jdn./etw. ansehen als** regard/look upon/consider s.o./sth. as.
an·set·zen I *vt* **1.** (*Medikament*) put on/to. **2.** (*Muskel*) insert, (*Sehne*) fixed (*an* to). **3.** (*zubereiten*) prepare, mix, make. **4.** (*Termin*) fix/set a date, schedule; (*zeitlich, finanziell*) estimate. **zu gering ansetzen** undervalue. **5.** develop, produce; (*Gewicht*) take/put on weight; (*Zahnstein*) scale; (*Rost*) put on, get covered with, get rusty. **II** *vr* **sich ansetzen** *chem.* form, deposit, accumulate.
An·sied·lung *f* (*Erreger*) settlement, colony.
an·span·nen *vt* (*Nerven*) clench; (*Muskeln*) flex, tense, strain.
An·span·nung *f* tension; *fig.* tenseness, tension.
an·spit·zen *vt* point, sharpen.
An·sprech·bar·keit *f physiol.* responsiveness (*für* to).
an·spre·chen *vi physiol.* respond, react (*auf* to). **nicht ansprechen** respond poorly (*auf* to).
An·stalt *f* institute, institution, establishment; sanitarium, sanatorium; (*Nervenheilanstalt*) asylum, mental home.
An·stalts·ge·bäu·de *nt* institute, institution.
an·ste·chen *vt* tap, pierce; prick.
an·stecken [k•k] **I** *vt* **1.** infect. **jdn. anstecken** infect s.o. (*mit* with; *durch* by). **2.** put on, stick on, fasten on; pin on. **II** *vi* be infectious, be contagious; (*a. fig.*) be catching. **III** *vr* **sich mit etw. anstecken** catch/take an infection (*bei* from), be infected.
an·steckend [k•k] *adj* infectious, infective, contagious; (*Krankheit*) communicable, transmissible, transmittable; pestilential, pestiferous, pestilent; *inf.* (*a. fig.*) catching. **nicht ansteckend** uncommunicable.
An·steckung [k•k] *f micro., genet.* transmission; infection.
an·steckungs·fä·hig [k•k] *adj* infectious, infective; contagious.
An·steckungs·fä·hig·keit [k•k] *f* contagiosity, infectiosity, infectiousness, infectiveness, infectivity.
an·stei·gen *vi allg., fig., mathe.,* rise, increase, go up; (*a. fig.*) climb, ascend; (*stark*) soar.
An·stieg *m* **1.** (*Temperatur*) rise, increase (in). **im Anstieg** on the increase. **2.** *mathe., phys.* ascent. **3.** (*Aufstieg, a. fig.*) climb.
heftiger Anstieg → plötzlicher Anstieg.
plötzlicher Anstieg explosion, burst.
An·stoß *m fig., psycho.* impetus, initiative, impulse.
an·strah·len *vt radiol.* irradiate.
An·strah·lung *f radiol.* irradiation.
an·stren·gend *adj* fatiguing, exhausting, tiring, strenuous; (*geistig*) demanding.
An·stren·gung *f* effort, trouble; (*körperlich*) strain, exertion, labo(u)r. **Anstrengungen machen** make an effort.
An·stren·gungs·ur·ti·ka·ria *f* cholinergic urticaria.
Ant·ago·nis·mus *m* (*a. anat., pharm.*) antagonism (*against,* to); antergia.
bakterieller Antagonismus bacterial antagonism.
Ant·ago·nist *m* **1.** *anat.* antagonistic muscle, agonistic muscle, agonist, antagonist (*against,* to). **2.** *physiol., dent., pharm., chem.* antagonist (*against,* to).
cholinerger Antagonist parasympatholytic, parasympatholytic.
Ant·ago·ni·sten·hem·mung *f* antagonist inhibition.
ant·ago·ni·stisch *adj* antergic, antagonistic, antagonistical (*gegen* to).
Ant·ar·thri·ti·kum *nt, pl* **Ant·ar·thri·ti·ka** *pharm.* antarthritic, antiarthritic.
Ant·asth·ma·ti·kum *nt, pl* **Ant·asth·ma·ti·ka** *pharm.* antasthmatic, antiasthmatic.
ant·azid *adj* antacid.
Ant·azi·dum *nt, pl* **Ant·azi·da** *pharm.* antacid, antiacid.
Ante- *pref.* ante-.

An·te·bra·chi·um *nt anat.* antebrachium, antibrachium, forearm.
An·teil *m* **1.** share, portion, part (*an* of); percentage; (*Alkohol, etc.*) level; *anat.* portio. **2.** *fig.* (*Interesse*) interest (*an* in), concern (*an* about); (*Mitleid*) sympathy (*an* with).
an·tei·lig *adj* in proportion, proportionate, proportional (*zu* to).
an·teil·mä·ßig *adj* → anteilig.
Ant·eme·ti·kum *nt, pl* **Ant·eme·ti·ka** *pharm.* antiemetic agent, antiemetic.
ante mortem before death, ante mortem.
an·te·na·tal *adj* before birth, antenatal.
an·te·par·tal *adj* before birth, before labor, antepartal, antepartum.
an·te·ri·or *adj* anterior, ventral.
antero- *pref.* anterior, antero-.
an·te·ro·grad *adj* anterograde, antegrade.
an·te·ro·po·ste·ri·or *adj* anteroposterior.
An·te·ver·si·on *f* anteversion.
an·te·ver·tiert *adj* anteverted.
An·te·ze·dent *m* antecedent; precursor.
Ant·he·lix *f anat.* antihelix, anthelix.
Ant·he·lix·pla·stik *f HNO* anthelixplasty.
Ant·hel·min·ti·kum *nt, pl* **Ant·hel·min·ti·ka** *pharm.* helminthagogue, helminthic, anthelmintic, anthelminthic, antihelmintic.
ant·hel·min·tisch *adj pharm.* destructive to worms, anthelmintic, anthelminthic, antihelmintic, helminthic, helminthagogue.
Ant·hi·dro·ti·kum *nt, pl* **Ant·hi·dro·ti·ka** *pharm.* antiperspirant, antisudorific, antisudoral, antihidrotic, antihydriotic.
ant·hi·dro·tisch *adj pharm.* antiperspirant, antisudorific, antisudoral, antihidrotic, antihydriotic.
An·thra·ko·se *f patho.* anthracosis, melanedema.
An·thra·si·li·ko·se *f pulmo.* silicoanthracosis, anthracosilicosis.
An·thrax *m epidem.* anthrax, splenic fever, milzbrand; *micro.* charbon.
An·thrax·vak·zi·ne *f immun.* anthrax vaccine.
An·thro·po·bio·lo·gie *f* anthropobiology.
An·thro·po·ge·ne·se *f* anthropogenesis, anthropogeny.
An·thro·po·ge·nie *f* → Anthropogenese.
an·thro·po·id *adj* resembling man, anthropoid.
An·thro·po·me·trie *f* anthropometry.
an·thro·po·phil *adj* man-seaking, man-preferring, anthropophilic, androphile, androphilous.
an·thro·po·zen·trisch *adj* anthropocentric.
An·thro·po·zoo·no·se *f epidem.* zooanthroponosis, anthropozoonosis.
Anti- *pref.* anti-.
an·ti·ad·ren·erg *adj* antiadrenergic, sympatholytic, sympathicolytic, sympathoparalytic, antisympathetic.
An·ti·ad·ren·er·gi·kum *nt, pl* **An·ti·ad·ren·er·gi·ka** *pharm.* antiadrenergic, antisympathetic, sympatholytic, sympathicolytic, sympathoparalytic.
An·ti·al·ler·gi·kum *nt, pl* **An·ti·al·ler·gi·ka** *pharm.* antiallergic.
an·ti·al·ler·gisch *adj* antiallergic.
An·ti·ana·phy·la·xie *f* antianaphylaxis.
An·ti·an·dro·gen *nt* antiandrogen.
Anti-Antikörper *m* antiantibody.
An·ti·ar·rhyth·mi·kum *nt, pl* **An·ti·ar·rhyth·mi·ka** *pharm.* antiarrhythmic drug, antiarrhythmic agent, antidysrhythmic.
an·ti·ar·rhyth·misch *adj* antiarrhythmic, antidysrhythmic.
An·ti·ate·lek·ta·se·fak·tor *m* (*Lunge*) surfactant, surfactant factor.
An·ti·azi·dum *nt* antacid, antiacid.
An·ti·ba·by·pil·le *f* oral contraceptive, birth-control pill, *inf.* the pill. **die Antibabypille nehmen** be/go on the pill.
an·ti·bak·te·ri·ell *adj* antibacterial.
An·ti·bio·gramm *nt micro.* antibiogram.
An·ti·bi·ont *m* antibiont.
An·ti·bi·ose *f* antibiosis.
an·ti·bio·ti·ka·in·du·ziert *adj* antibiotic-induced.
An·ti·bio·ti·ka·pro·phy·la·xe *f* antibiotic prophylaxis, prophylactic antibiotics.
an·ti·bio·ti·ka·re·si·stent *adj* antibiotic-resistant.
An·ti·bio·ti·ka·re·si·stenz *f* antibiotic resistance.
An·ti·bio·ti·ka·sen·si·bi·li·täts·test *m* antibiotic sensitivity test.
An·ti·bio·ti·ka·the·ra·pie *f* antimicrobial chemotherapy, antibiotic therapy.
An·ti·bio·ti·kum *nt, pl* **An·ti·bio·ti·ka** *pharm.* antibiotic, antimicrobial, antimicrobial agent, microbicide.
orales Antibiotikum oral antibiotic.
zytotoxisches Antibiotikum cytotoxic antibiotic.
An·ti·bio·tin *nt* antibiotin.
an·ti·bio·tisch *adj* antibiotic.
an·ti·bla·stisch *adj* antiblastic.

an·ti·cho·lin·erg *adj* anticholinergic, parasympatholytic, parasympathoparalytic.
An·ti·cho·lin·er·gi·kum *nt, pl* **An·ti·cho·lin·er·gi·ka** *pharm.* parasympatholytic, parasympathoparalytic, anticholinergic.
an·ti·cho·lin·er·gisch *adj* → anticholinerg.
an·ti·de·pres·siv *adj* counteracting depression, antidepressant.
An·ti·de·pres·si·vum *nt, pl* **An·ti·de·pres·si·va** *pharm.* antidepressant.
  trizyklische Antidepressiva tricyclic antidepressants.
An·ti·dia·be·ti·kum *nt, pl* **An·ti·dia·be·ti·ka** *pharm.* antidiabetic, antidiabetic agent, antidiabetic drug.
an·ti·dia·be·tisch *adj* counteracting diabetes, antidiabetic.
An·ti·diar·rhoi·kum *nt, pl* **An·ti·diar·rhoi·ka** *pharm.* antidiarrheal, antidiarrheic, antidiarrheal agent, antidiarrhetic.
an·ti·diar·rho·isch *adj* counteracting diarrhea, antidiarrhetic, antidiarrheal, antidiarrheic.
An·ti·di·ure·se *f* antidiuresis.
An·ti·di·ure·ti·kum *nt, pl* **An·ti·di·ure·ti·ka** *pharm.* antidiuretic.
An·ti·di·ure·tin *nt* vasopressin; β-hypophamine, antidiuretic hormone.
an·ti·di·ure·tisch *adj* antidiuretic.
Anti-DNA-Antikörper *m immun.* anti-DNA antibody.
An·ti·dot *nt* counterpoison, antidote (*gegen* to, against); alexipharmic, alexipharmac (*gegen* for, against, to).
an·ti·drom *adj physiol.* antidromic.
An·ti·elek·tron *nt phys.* positron, positive electron.
An·ti·eme·ti·kum *nt, pl* **An·ti·eme·ti·ka** *pharm.* antiemetic agent, antiemetic.
an·ti·eme·tisch *adj* antiemetic.
An·ti·en·zym *nt biochem., pharm.* antienzyme, antizyme, enzyme antagonist, antiferment.
An·ti·epi·lep·ti·kum *nt, pl* **An·ti·epi·lep·ti·ka** *pharm.* antiepileptic.
an·ti·epi·lep·tisch *adj pharm.* antiepileptic.
an·ti·fe·bril *adj* antipyretic, antithermic, antifebrile.
An·ti·fe·bri·li·um *nt, pl* **An·ti·fe·bri·lia, An·ti·fe·bri·li·en** *pharm.* antifebrile, antipyretic, antithermic.
An·ti·fer·ment *nt* → Antienzym.
An·ti·fi·bril·lans *nt pharm.* antifibrillatory.
an·ti·fi·bril·lant *adj* antifibrillatory.
An·ti·fi·bril·lan·ti·um *nt, pl* **An·ti·fi·bril·lan·tia, An·ti·fi·bril·lan·ti·en** *pharm.* antifibrillatory.
An·ti·fi·bri·no·ly·sin *nt* antifibrinolysin.
An·ti·fi·bri·no·ly·ti·kum *nt, pl* **An·ti·fi·bri·no·ly·ti·ka** *pharm.* antifibrinolytic, antifibrinolytic agent.
an·ti·fi·bri·no·ly·tisch *adj* antifibrinolytic.
an·ti·fun·gal *adj* antifungal, antimycotic.
An·ti·gen *nt immun.* antigen; allergen; immunogen.
  Antigen B B antigen.
  carcinoembryonales Antigen carcinoembryonic antigen.
  heterogenes Antigen heterogeneic antigen, heteroantigen, xenogeneic antigen.
  heterophiles Antigen heterogenetic antigen, heterophilic antigen, heterophil antigen, heterophile antigen, heterophile, heterophil.
  homologes Antigen homologous antigen.
  komplementbindendes Antigen complement fixing antigen, CF antigen.
  komplettes Antigen complete antigen.
  kreuzreagierendes Antigen cross-reacting antigen.
  Lymphozyten-definierte Antigene LD antigens, lymphocyte-defined antigens.
  nukleäres Antigen nuclear antigen.
  onkofetales Antigen oncofetal antigen.
  onkofötales Antigen → onkofetales Antigen.
  tumorassoziiertes Antigen tumor-associated antigen.
  tumorspezifisches Antigen tumor-specific antigen.
  xenogenes Antigen → heterogenes Antigen.
an·ti·gen *adj* antigenic, immunogenic; allergenic. **nicht antigen** nonantigenic.
Antigen-Antikörper-Komplex *m immun.* antigen-antibody complex, immune complex, immunocomplex.
Antigen-Antikörper-Reaktion *f immun.* antigen-antibody-reaction.
antigen-binding capacity → Antigenbindungskapazität.
An·ti·gen·bin·dungs·ka·pa·zi·tät *f immun.* antigen-binding capacity.
An·ti·gen·re·zep·tor *m immun.* antigen receptor.
An·ti·glo·bu·lin *nt immun.* antiglobulin.
Antiglobulin-Konsumptionstest *m immun.* antiglobulin consumption test.
An·ti·glo·bu·lin·test *m immun.* Coombs test; antiglobulin test, anti-human globulin test.
an·ti·go·na·do·trop *adj* antigonadotropic.
An·ti·häm·ag·glu·ti·nin *nt immun.* antihemagglutinin.
An·ti·hä·mo·ly·sin *nt immun.* antihemolysin.
an·ti·hä·mo·ly·tisch *adj* preventing hemolysis, antihemolytic.
An·ti·hä·mo·phi·lie·fak·tor *m hema.* factor VIII, antihemophilic factor (A), antihemophilic globulin, plasma thromboplastin factor, platelet cofactor, plasmokinin, thromboplastic plasma component, thromboplastinogen.
An·ti·hä·mor·rha·gi·kum *nt, pl* **An·ti·hä·mor·rha·gi·ka** *pharm.* anthemorrhagic, antihemorrhagic.
an·ti·hä·mor·rha·gisch *adj* anthemorrhagic, antihemorrhagic, hemostatic.
An·ti·he·pa·rin *nt* antiheparin, platelet factor 4.
An·ti·hi·dro·ti·kum *nt, pl* **An·ti·hi·dro·ti·ka** *pharm.* antiperspirant, antisudorific, antisudoral, antihidrotic, anhydrotic.
an·ti·hi·dro·tisch *adj* antihidrotic, anhydriotic, antiperspirant, antisudorific, antisudoral.
An·ti·hi·sta·min *nt* → Antihistaminikum.
An·ti·hi·sta·mi·ni·kum *nt, pl* **An·ti·hi·sta·mi·ni·ka** *pharm.* antihistaminic, antihistamine, histamine blocker, histamine receptor-blocking agent.
an·ti·hi·sta·mi·nisch *adj* antihistaminic.
An·ti·hor·mon *nt* antihormone, hormone blocker.
An·ti·hya·lu·ro·ni·da·se *f* antihyaluronidase.
Antihyaluronidase-Test *m* antihyaluronidase test.
An·ti·hy·per·lip·ämi·kum *nt, pl* **An·ti·hy·per·lip·ämi·ka** *pharm.* antilipemic.
an·ti·hy·per·ten·siv *adj* antihypertensive.
An·ti·hy·per·ten·si·vum *nt, pl* **An·ti·hy·per·ten·si·va** *pharm.* antihypertensive, antihypertensive agent.
An·ti·hy·per·to·ni·kum *nt, pl* **An·ti·hy·per·to·ni·ka** *pharm.* antihypertensive agent, antihypertensive.
an·ti·hy·per·to·nisch *adj* antihypertensive.
an·ti·in·fek·ti·ös *adj pharm.* anti-infective, anti-infectious.
An·ti·in·fek·tio·sum *nt, pl* **An·ti·in·fek·tio·sa** *pharm.* anti-infectious, anti-infective.
an·ti·ka·ri·ös *adj chir., dent.* anticarious, anticariogenic.
An·ti·kar·zi·no·gen *nt* anticarcinogen.
an·ti·kar·zi·no·gen *adj* anticarcinogenic.
An·ti·ka·ta·ly·sa·tor *m* anticatalyst, anticatalyzer.
An·ti·ka·tho·de *f phys.* anticathode.
An·ti·ko·agu·lans *nt hema.* anticoagulant.
An·ti·ko·agu·lan·ti·en·the·ra·pie *f clin.* anticoagulant therapy.
An·ti·ko·agu·lan·ti·um *nt, pl* **An·ti·ko·agu·lan·tia, An·ti·ko·agu·lan·ti·en** *hema.* anticoagulant.
An·ti·ko·agu·la·ti·on *f hema.* anticoagulation.
an·ti·ko·agu·lie·rend *adj hema.* anticoagulant, anticoagulative.
an·ti·kon·vul·siv *adj* anticonvulsant, anticonvulsive.
An·ti·kon·vul·si·vum *nt, pl* **An·ti·kon·vul·si·va** *pharm.* anticonvulsant, anticonvulsive.
An·ti·kon·zep·ti·on *f gyn.* contraception.
an·ti·kon·zep·tio·nell *adj gyn.* anticonceptive, contraceptive.
An·ti·kon·zep·ti·vum *nt, pl* **An·ti·kon·zep·ti·va** *gyn.* anticoncipiens, contraceptive.
An·ti·kör·per *m, pl* **An·ti·kör·per** *immun.* antibody, sensitizer; antisubstance, immune body, immune protein.
  Antikörper gegen glatte Muskelzellen/Muskulatur smooth muscle antibody.
  agglutinierender Antikörper complete agglutinin, agglutinating antibody, complete antibody, saline antibody, saline agglutinin.
  antinukleäre Antikörper antinuclear antibodies, LE factors.
  blockierender Antikörper incomplete antibody, blocking antibody, incomplete agglutinin, non-agglutinating antibody.
  fluoreszierender Antikörper fluorescent antibody.
  hämolyseauslösender Antikörper hemolysin.
  heterogener Antikörper → heterologer Antikörper.
  heterologer Antikörper heterologous antibody, heterogenetic antibody, heterophil antibody, heterophilic antibody, heteroantibody.
  heterophiler Antikörper → heterologer Antikörper.
  humoraler Antikörper humoral antibody.
  inkompletter Antikörper incomplete antibody, blocking antibody, incomplete agglutinin, non-agglutinating antibody.
  isophiler Antikörper isophil antibody.
  komplementbindender Antikörper complement-fixing antibody, CF antibody.
  kompletter Antikörper → agglutinierender Antikörper.
  kreuzreagierender Antikörper cross-reacting antibody.
  membrangebundener Antikörper membrane-bound antibody.

mikrosomaler Antikörper (*Schilddrüse*) antimicrosomal antibody.
monoklonaler Antikörper monoclonal antibody, monoclonal protein, M protein.
natürlicher Antikörper natural antibody, normal antibody.
nicht-agglutinierender Antikörper → inkompletter Antikörper.
polyklonaler Antikörper polyclonal antibody.
protektiver Antikörper protective antibody.
regulärer Antikörper → natürlicher Antikörper.
xenogener Antikörper → heterologer Antikörper.
zellgebundener Antikörper cell-bound antibody, cell-fixed antibody.
zytotoxischer Antikörper cytotoxic antibody.
An·ti·kör·per·man·gel *m* antibody deficiency.
An·ti·kör·per·man·gel·syn·drom *nt immun.* antibody deficiency syndrome, antibody deficiency disease.
An·ti·leu·ko·to·xin *nt* antileukocidin, antileukotoxin.
An·ti·leu·ko·zi·din *nt* → Antileukotoxin.
An·ti·li·pid·ämi·kum *nt, pl* **An·ti·li·pid·ämi·ka** *pharm.* antilipemic.
an·ti·li·pid·ämisch *adj pharm.* antilipemic.
Antilymphozyten-Antikörper *m immun.* antilymphocyte antibody.
An·ti·lym·pho·zy·ten·se·rum *nt immun.* antilymphocyte serum.
An·ti·mer *nt* antimere.
An·ti·me·ta·bo·lit *m biochem.* antimetabolite, competitive antagonist.
an·ti·mi·kro·bi·ell *adj* antimicrobial, antimicrobic.
Anti-Mitochondrienantikörper *pl immun.* antimitochondrial antibodies, mitochondrial antibodies.
An·ti·mi·to·ti·kum *nt, pl* **An·ti·mi·to·ti·ka** *pharm.* antimitotic.
an·ti·mi·to·tisch *adj* antimitotic.
An·ti·mon *nt chem.* antimony, antimonium, stibium.
Anti-Monson-Kurve *f* anti-Monson curve, hereditary crowding, reverse curve, Pleasure curve.
An·ti·mon·ver·gif·tung *f patho.* antimony poisoning.
An·ti·mu·ta·gen *nt* antimutagen.
An·ti·my·ko·ti·kum *nt, pl* **An·ti·my·ko·ti·ka** *pharm.* antifungal, antimycotic agent.
an·ti·my·ko·tisch *adj pharm.* antifungal, antimycotic.
An·ti·neo·pla·sti·kum *nt, pl* **An·ti·neo·pla·sti·ka** *pharm.* anticancer agent, antineoplastic, antineoplastic agent, antineoplastic drug.
an·ti·neo·pla·stisch *adj* anticancer, antineoplastic.
An·ti·neu·ral·gi·kum *nt, pl* **An·ti·neu·ral·gi·ka** *pharm.* antineuralgic agent, antineuralgic drug.
An·ti·östro·gen *nt* antiestrogen.
an·ti·ovu·la·to·risch *adj* antiovulatory.
An·ti·pa·ra·si·ti·kum *nt, pl* **An·ti·pa·ra·si·ti·ka** *pharm.* antiparasitic.
an·ti·pa·ra·si·tisch *adj* antiparasitic.
An·ti·par·kin·so·ni·kum *nt, pl* **An·ti·par·kin·so·ni·ka** *pharm.* antiparkinsonian agent, antiparkinsonian.
An·ti·par·kin·son·mit·tel *nt* → Antiparkinsonikum.
An·ti·pe·di·ku·lo·sum *nt, pl* **An·ti·pe·di·ku·lo·sa** *pharm.* antipediculotic.
An·ti·pe·ri·stal·tik *f* antiperistalsis, reversed peristalsis.
An·ti·per·spi·rant *nt pharm.* antiperspirant, antisudorific, antisudoral, antihidrotic, antihydrotic.
An·ti·phlo·gi·sti·kum *nt, pl* **An·ti·phlo·gi·sti·ka** *pharm.* antiphlogistic, anti-inflammatory.
an·ti·phlo·gi·stisch *adj* antiphlogistic, anti-inflamnatory.
An·ti·plas·min *nt* antiplasmin, antifibrinolysin.
an·tip·pen *vt* tap.
an·ti·pru·ri·gi·nös *adj* antipruritic.
An·ti·pru·ri·gi·no·sum *nt, pl* **An·ti·pru·ri·gi·no·sa** *pharm.* antipruritic.
An·ti·pso·ri·kum *nt, pl* **An·ti·pso·ri·ka** *pharm.* antipsoriatic.
An·ti·psy·cho·ti·kum *nt, pl* **An·ti·psy·cho·ti·ka** *pharm.* major tranquilizer, neuroleptic, neuroleptic drug, neuroleptic agent, antipsychotic drug, antipsychotic agent.
an·ti·psy·cho·tisch *adj* antipsychotic.
An·ti·py·re·se *f* antipyresis.
An·ti·py·re·ti·kum *nt, pl* **An·ti·py·re·ti·ka** *pharm.* antifebrile, antipyretic, antithermic, febricide, febrifuge, defervescent.
an·ti·py·re·tisch *adj* antifebrile, antipyretic, antithermic, febricide, febrifugal, febrifuge, defervescent.
An·ti·re·zep·tor·an·ti·kör·per *m immun.* antireceptor antibody.
An·ti·rheu·ma·ti·kum *nt, pl* **An·ti·rheu·ma·ti·ka** *pharm.* antirheumatic, antirheumatic agent, antirheumatic drug.
nicht-steroidale Antirheumatika non-steroidal anti-inflammatory drugs, nonsteroidals.

an·ti·rheu·ma·tisch *adj* antirheumatic.
An·ti·sep·sis *f* antisepsis.
An·ti·sep·tik *f* → Antisepsis.
An·ti·sep·ti·kum *nt, pl* **An·ti·sep·ti·ka** *pharm.* antiseptic.
an·ti·sep·tisch *adj* antiseptic. **antiseptisch behandeln/machen** antisepticize.
An·ti·se·rum *nt immun.* antiserum, immune serum, serum.
polyvalentes Antiserum polyvalent antiserum.
An·ti·ska·bio·sum *nt pharm.* scabicide, scabieticide.
An·ti·spas·mo·di·kum *nt, pl* **An·ti·spas·mo·di·ka** *pharm.* antispasmodic agent, antispasmodic drug, spasmolysant, antispasmodic.
an·ti·spa·stisch *adj* antispastic.
Antispender-Antikörper *m immun.* antidonor antibody.
An·ti·sta·phy·lo·ly·sin *nt immun.* antistaphylolysin, antistaphylohemolysin.
An·ti·strep·to·ki·na·se *f immun.* antistreptokinase.
An·ti·strep·to·ly·sin *nt immun.* antistreptolysin.
An·ti·throm·bin *nt hema.* antithrombin.
Antithrombin III antithrombin III.
An·ti·throm·bin·zeit *f hema.* thrombin time, thrombin clotting time.
An·ti·throm·bo·ti·kum *nt, pl* **An·ti·throm·bo·ti·ka** *pharm.* antithrombotic.
an·ti·throm·bo·tisch *adj* antithrombotic.
An·ti·thy·mo·zy·ten·glo·bu·lin *nt immun.* antithymocyte globulin.
An·ti·to·xin *nt* 1. (*a. fig.*) antivenin, antivenene, antivenom, counterpoison. 2. *pharm.* antitoxin, antitoxinum, counterpoison, antitoxic serum. 3. *immun.* antitoxin, antitoxinum, counterpoison.
An·ti·to·xin·an·ti·kör·per *m* 1. *pharm.* antitoxic serum. 2. *immun.* antitoxin, antitoxinum, antiantitoxin.
an·ti·to·xisch *adj* antitoxic, antivenomous.
An·ti·tra·gus *m anat.* antitragus.
An·ti·tran·spi·rant *nt* antiperspirant, antisudorific, antisudoral, antihidrotic, antihydrotic.
Antitransplantat-Antikörper *m immun.* antigraft antibody.
an·ti·tu·ber·ku·lös *adj* antituberculotic, antituberculous.
An·ti·tu·ber·ku·lo·ti·kum *nt, pl* **An·ti·tu·ber·ku·lo·ti·ka** *pharm.* antituberculotic.
an·ti·tus·siv *adj* antibechic, antitussive.
An·ti·tus·si·vum *nt, pl* **An·ti·tus·si·va** *pharm.* antitussive, antibechic.
An·ti·ve·ne·num *nt* antivenin, antivenene, antivenom.
An·ti·ver·ti·gi·no·sum *nt, pl* **An·ti·ver·ti·gi·no·sa** *pharm.* antivertiginous drug.
an·ti·vi·ral *adj* antiviral, antivirotic.
An·ti·vit·amin *nt* antivitamin.
An·ti·zym *nt* antizyme, antienzyme.
an·trei·ben *vt techn.* power, drive.
An·trieb *m* 1. *psycho.* urge, drive, motivation; impetus; impulse, impulsion; *fig.* motive, propulsion (*zu* for), impetus, impulse; (*Anreiz*) incentive (*zu* to), stimulus. **aus eigenem Antrieb** voluntary, of one's own motion, spontaneously. **aus innerem Antrieb** by impulse. 2. *physiol.* drive. 3. *phys.* impetus; *techn.* drive, driving force, movement, propulsion.
An·triebs·kraft *f* driving force, impulsion; (*a. fig.*) propulsion.
An·triebs·me·cha·nis·mus *m techn.* movement.
An·tri·tis *f HNO* inflammation of the maxillary antrum, antritis.
An·tro·at·ti·ko·to·mie *f HNO* atticoantrotomy, antroatticotomy.
An·tro·skop *nt HNO* antroscope.
An·tro·sko·pie *f HNO* antroscopy.
Antroskopie der Kieferhöhle maxillary sinuscopy.
An·tro·sto·mie *f HNO* antrostomy.
intraorale Antrostomie intraoral antrostomy.
An·tro·to·mie *f HNO* antrotomy.
An·tro·tym·pa·ni·tis *f HNO* inflammation of the mastoid antrum and tympanic cavity, antrotympanitis.
An·tro·ze·le *f* antrocele, antracele.
An·trum *nt, pl* **An·tra** *anat.* 1. antrum. 2. gastric antrum, antrum of Willis, pyloric antrum, lesser cul-de-sac.
Antrum mastoideum mastoid antrum, tympanic antrum, mastoid cavity, Valsalva's antrum.
Antrum pyloricum gastric antrum, antrum of Willis, pyloric antrum, lesser cul-de-sac.
An·trum·ent·zün·dung *f HNO* inflammation of the maxillary antrum, antritis.
An·trum·fi·stel *f* oroantral fistula.
An·trum·ver·schluß *m* maxillary antrum closure, sinus closure.
anuk·le·är *adj bio., phys.* without nucleus, anuclear, anucleate, nonnucleated.

anu·lär *adj* annular, ring-shaped.
Anu·lus *m, pl* **Anu·li** *anat.* ring; *bio., anat.* annulus, anulus.
Anus- *pref.* anal, an(o)-, rect(o)-, proct(o)-.
Anus *m, pl* **Anus** *anat.* anus, anal orifice, fundament.
   Anus praeter preternatural anus, artificial anus.
An·wach·sen *nt* **1.** (*Transplantat etc.*) accretion, take. **2.** *fig.* build-up; increase, growth.
an·wach·sen *vi* **1.** (*Transplantat etc.*) take, grow on (*an* to). **2.** *fig.* increase, grow, augment (*auf* to).
An·wei·sung *f* **1.** instruction, directive, direction, order. **Anweisungen geben** instruct/direct/order s.o. to do. **Anweisungen erhalten** receive instructions. **2.** (*Anleitung*) instruction.
an·wend·bar *adj* applicable (*auf to*); practicable. **leicht anwendbar** easy to apply. **nicht anwendbar** unadaptable (*auf* to).
an·wen·den *vt* **1.** use (*auf* on), utilize, apply; (*Regel*) apply (*auf* to). **Gewalt anwenden** use force. **Kraft anwenden** exert all one's strength. **2.** *clin.* (*Salbe etc.*) apply (*auf* to), administer. **äußerlich anwenden** apply externally. **erneut/wieder anwenden** reapply.
An·wen·dung *f* **1.** use, usage, application, utilization. **2.** *clin.* medication, application. **(nur) zur äußerlichen Anwendung** for external/outward use (only).
   mißbräuchliche Anwendung abuse.
   örtliche Anwendung topical application.
   wiederholte Anwendung reapplication.
An·wen·dungs·ge·rät *nt* applicator.
An·xio·ly·ti·kum *nt, pl* **An·xio·ly·ti·ka** *pharm.* anxiolytic, antianxiety agent, anxiolyxtic agent.
an·xio·ly·tisch *adj* antianxious, anxiolytic.
An·zahl *f* array, variety, quantity, number (*an* of), count.
An·zei·chen *nt* **1.** sign, indication; index (*von, für* of, to); signal (*für* of). **2.** symptom (*für, von* of), manifestation, prognostic.
   erstes Anzeichen forerunner, precursor.
An·zei·ge *f* **1.** *techn.* (*von Meßwerten*) reading, indication; (*Computer*) visual display. **2.** announcement, notification, notice; information.
An·zei·ge·ge·rät *nt* indicator, recording/indicating instrument; monitor.
an·zei·gen *vt* **1.** *techn.* (*von Meßwerten*) indicate; (*auf dem Monitor*) display; register, record. **2.** announce, give notice of. **jdm. etw. anzeigen** inform/notify s.o. of sth; (*bei der Polizei*) report s.o. to the police. **3.** *fig.* (*andeuten*) point to, be indicative of, prognosticate.
an·zie·hen I *vt* **1.** (*Kleidung*) put (sth.) on. **jdn. anziehen** dress s.o. **2.** pull tight; (*Schraube*) tighten. **3.** (*Feuchtigkeit*) take up, absorb; (*Geruch*) take on; *phys.* attract. **II** *vi* (*Schraube*) grasp, take. **III** *vr* **sich anziehen** dress o.s., get dressed.
An·zie·hung *f fig.* attraction; *phys.* cohesion, attraction.
An·zie·hungs·kraft *f* **1.** *fig.* attraction, pull. **2.** *phys.* attractive force, attractive power; attraction of gravity, avidity, cohesion, weight, gravitational pull, pull.
AO/ASIF-Technik *f* AO/ASIF method.
AO-Methoden *pl* AO methods.
Aor·ta *f anat.* aorta.
   Aorta thoracica thoracic aorta, thoracic part of aorta.
aor·tal *adj anat.* pertaining to the aorta, aortic, aortal.
Aort·al·gie *f patho.* pain in the region of the aorta, aortalgia.
Aor·ten·an·eu·rys·ma *nt* aortic aneurysm.
Aor·ten·atre·sie *f card.* aortic atresia.
Aor·ten·bo·gen *m, pl* **Aor·ten·bö·gen** *anat.* aortic arch, arch of aorta.
Aor·ten·bo·gen·syn·drom *nt card.* aortic arch syndrome.
Aor·ten·di·la·ta·ti·on *f card.* aortectasis, aortectasia, dilation of the aorta.
Aor·ten·druck *m* aortic pressure.
Aor·ten·ek·ta·sie *f* aortectasis, aortectasia, dilation of the aorta.
Aor·ten·ent·zün·dung *f patho.* inflammation of the aorta, aortitis.
Aor·ten·ga·bel *f* bifurcation of aorta.
Aor·ten·ge·räusch *nt card.* aortic murmur.
Aor·ten·herz *nt card.* boat shaped heart.
Aor·ten·in·suf·fi·zienz *f card.* Corrigan's disease, aortic insufficiency, aortic incompetence, aortic regurgitation.
Aor·ten·isth·mus *m* aortic isthmus, isthmus of aorta.
Aor·ten·isth·mus·ste·no·se *f card.* isthmus stenosis, aortic coarctation, coarctation of aorta, aortic isthmus stenosis.
Aor·ten·ka·the·ter *m* aortic catheter.
Aor·ten·klap·pe *f* aortic valve, valve of aorta.
Aor·ten·klap·pen·atre·sie *f card.* aortic atresia.
Aor·ten·klap·pen·in·suf·fi·zienz *f* → Aorteninsuffizienz.
Aor·ten·klap·pen·ste·no·se *f* → Aortenstenose.
Aor·ten·kon·fi·gu·ra·ti·on *f* → Aortenherz.
Aor·ten·schmerz *m card.* pain in the aorta, aortalgia.

Aor·ten·si·nus *m* sinus of Valsalva, sinus of Morgagni, aortic sinus, Petit's sinus, Valsalva's sinus.
Aor·ten·skle·ro·se *f patho.* aortosclerosis.
Aor·ten·ste·no·se *f card.* aortarctia, aortartia, aortostenosis, aortic stenosis.
   infravalvuläre Aortenstenose → subvalvuläre Aortenstenose.
   subvalvuläre Aortenstenose subvalvular aortic stenosis, subaortic stenosis, subvalvular stenosis, aortostenosis.
   valvuläre Aortenstenose → Aortenstenose.
Aor·ten·sy·phi·lis *f patho.* luetic mesaortitis, luetic aortitis, syphilitic aortitis, syphilitic mesaortitis, Döhle's disease, Döhle-Heller disease, Heller-Döhle disease, Döhle-Heller aortitis.
Aor·ten·ver·kal·kung *f patho.* aortosclerosis.
Aor·ti·ko·pul·mo·nal·fen·ster *nt card.* aortocopulmonary window, aorticopulmonary fenestration, aorticopulmonary septal defect, aortic septal defect.
aor·tisch *adj* pertaining to the aorta, aortic, aortal.
Aor·ti·tis *f card.* inflammation of the aorta, aortitis.
   Aortitis syphilitica luetic mesaortitis, luetic aortitis, syphilitic aortitis, syphilitic mesaortitis, Döhle's disease, Döhle-Heller disease, Heller-Döhle disease, Döhle-Heller aortitis.
Aorto- *pref.* aortic, aortal, aort(o)-.
Aor·to·gramm *nt radiol.* aortogram.
Aor·to·gra·phie *f radiol.* aortography.
AO-Techniken *pl* AO methods.
Apa·ra·thy·re·ose *f* aparathyreosis, aparathyroidism, aparathyrosis.
Apa·thie *f* apathy, indifference (*gegenüber* to), insensibility; torpidness, torpidity, torpor, coma.
apa·thisch *adj* apathetic, apathetical, indifferent, torpid, torpent, comatose.
apa·tho·gen *adj* nonpathogenic, nonpathogenetic.
Apa·tit *nt* apatite.
Apa·tit·kri·stall *m* apatite crystal, hydroxyapatite crystal.
a.p.-Aufnahme *f radiol.* a.p. roentgenogram, a.p. radiograph, anteroposterior radiograph, anteroposterior roentgenogram.
ape·rio·disch *adj* aperiodic; *phys.* deadbeat.
Ape·ri·stal·tik *f* aperistalsis.
Apert-Syndrom *nt embryo.* Apert's disease, Apert's syndrome, acrocephalosyndactyly, acrocephalosyndactylia, acrocephalosyndactylism, acrosphenosyndactylia.
Aper·tur *f* **1.** *anat.* aperture, opening, orifice, apertura. **2.** *phys.* aperture; angle of aperture, angular aperture.
Aper·tu·ra *f anat.* aperture, opening, orifice, apertura.
   Apertura nasalis anterior → Apertura piriformis.
   Apertura piriformis piriform aperture, anterior nasal aperture, piriform opening.
Aper·tur·win·kel *m* angle of aperture, angular aperture.
Apex *m, pl* **Api·zes, Api·ces** *anat.* apex.
   Apex linguae tip of tongue, apex of tongue.
   Apex nasi nasal tip, tip of nose.
Ap·fel·säu·re *f* malic acid.
Apha·gie *f* aphagia.
Apha·sia *f* → Aphasie.
Apha·sie *f neuro.* aphasia, aphrasia, failure of speech; alogia, anepia, logagnosia, logamnesia, logasthenia.
   akustische Aphasie auditory aphasia, acoustic aphasia, auditory amnesia, logokophosis, kophemia, word deafness.
   amnestische Aphasie amnesic aphasia, amnestic aphasia.
   anomische Aphasie nominal aphasia, anomic aphasia.
   assoziative Aphasie associative aphasia, conduction aphasia.
   kortikale Aphasie cortical aphasia.
   motorische Aphasie motor aphasia, ataxic aphasia, Broca's aphasia, expressive aphasia, frontocortical aphasia, verbal aphasia, logaphasia.
   optische Aphasie optical aphasia; visual aphasia.
   subkortikale Aphasie subcortical aphasia.
   transkortikale Aphasie transcortical aphasia.
Aphe·mie *f* aphasia, aphemia, anandria.
aphon *adj* HNO pertaining to or suffering from aphonia, aphonic, aphonous.
Apho·nie *f* HNO loss of the voice, aphonia, anaudia.
apho·nisch *adj* → aphon.
Aph·the *f, pl* **Aph·then** *patho.* aphtha.
   chronisch rezidivierende Aphthen → habituelle Aphthen.
   habituelle Aphthen recurrent benign aphthosis, recurrent scarring aphthae, Sutton's disease, Mikulicz's aphthae.
   tropische Aphthen psilosis.
aph·then·ähn·lich *adj* → aphthoid.
aph·then·ar·tig *adj* resembling aphthae, aphthous.
aph·then·för·mig *adj* → aphthoid.

Aphthoid

Aph·tho·id *nt* aphthoid.
    Aphthoid Pospischill-Feyrter *nt* aphthoid.
    vagantes Aphthoid aphthoid.
aph·tho·id *adj* resembling aphthae, aphthoid.
Aph·thon·gie *f* aphthongia.
aph·thös *adj* pertaining to aphthae, aphthous.
Aph·tho·se *f patho.* aphthosis.
    Aphthose Behçet Behçet's syndrome, Behçet's disease, cutaneomucouveal syndrome, oculobuccogenital syndrome, uveo-encephalitic syndrome, triple symptom complex.
    Aphthose Touraine → Aphthose Behçet.
    bipolare Aphthose → Aphthose Behçet.
    große Aphthose → Aphthose Behçet.
    maligne Aphthose → Aphthose Behçet.
Aph·tho·sis *f patho.* aphthosis.
    Aphthosis epizootica *epidem.* foot-and-mouth disease, hoof-and-mouth disease, epidemic stomatitis, epizootic stomatitis, epizootic aphthae, aphthobulbous stomatitis, malignant aphthae, aphthous fever.
    rezidivierende benigne Aphthosis Sutton's disease, recurrent benign aphthosis, recurrent scarring aphthae, Mikulicz's aphthae.
Api·ci·tis *f patho.* inflammation of an apex, apicitis.
Apikal- *pref.* apical, apic(o)-.
api·kal *adj anat., bio.* pertaining to an apex, apical.
Api·kal·wur·zel·he·ber *m* apical elevator, apical pick, root pick, root apex elevator.
Apik·ek·to·mie *f HNO* apicectomy.
Api·ko·ek·to·mie *f* **1.** *dent.* apicoectomy, root resection. **2.** *HNO* apicotomy.
Api·ko·sto·mie *f* apicostomy, dental trephination.
Api·ko·to·mie *f* **1.** *dent.* apicoectomy. **2.** *HNO* apicotomy.
Api·zi·tis *f patho.* inflammation of an apex, apicitis.
Apla·sia *f* → Aplasie.
    Aplasia pilorum intermittens *derm.* beaded hair, moniliform hair, monilethrix.
Apla·sie *f embryo.* aplasia.
apla·stisch *adj* **1.** pertaining to or characterized by aplasia, aplastic. **2.** *hema.* aregenerative.
Apnoe *f patho.* cessation of breathing, apnea, respiratory arrest; asphyxia.
    blaue Apnoe blue asphyxia.
    weiße Apnoe white asphyxia.
apno·isch *adj patho.* pertaining to apnea, apneic.
Apo·chro·mat *nt* apochromat, apochromatic objective.
apo·chro·ma·tisch *adj phys.* apochromatic.
Apo·cri·ni·tis sudoripara pruriens *f derm.* Fox-Fordyce disease, Fordyce's disease, Fox's disease, apocrine miliaria.
Apo·en·zym *nt* apoenzyme.
Apo·fer·ri·tin *nt* apoferritin.
Apo·ga·mie *f bio.* apogamia, apogamy.
Apo·kam·no·se *f* apokamnosis, apocamnosis.
apo·krin *adj histol.* apocrine.
apo·lar *adj* having no poles, apolar, nonpolar.
Apo·mi·xis *f bio.* apomixia, apomixis.
Apo·neu·ro·se *f anat.* aponeurosis, aponeurotic membrane, tendinous membrane.
Apo·phy·se *f anat.* apophysis, protuberance, protuberantia.
Apo·phy·sen·ent·zün·dung *f patho.* inflammation of an apophysis, apophysitis.
Apo·phy·sen·ne·kro·se *f* apophysitis, apophyseal necrosis.
Apo·phy·seo·ne·kro·se *f* → Apophysennekrose.
Apo·phy·sis *f anat.* apophysis.
Apo·phy·si·tis *f ortho.* inflammation of an apophysis, apophysitis.
apo·plek·ti·form *adj patho.* resembling apoplexy, apoplectiform, apoplectoid.
apo·plek·tisch *adj patho.* pertaining to apoplexy, apoplectic.
Apo·ple·xia *f* → Apoplexie.
    Apoplexia cerebelli cerebellar apoplexy.
    Apoplexia cerebri cerebrovascular accident, cerebral apoplexy, encephalorrhagia, stroke syndrome, cerebral crisis, apoplexy, apoplexia, apoplectic fit, apoplectic stroke.
    Apoplexia spinalis spinal apoplexy, hematorrhachis, hemorrhachis.
Apo·ple·xie *f patho.* **1.** apoplexy, apoplexia, apoplectic fit, apoplectic stroke. **2.** cerebrovascular accident, cerebral apoplexy, encephalorrhagia, stroke syndrome, cerebral crisis, apoplexy, apoplexia, apoplectic fit, apoplectic stroke.
    embolische Apoplexie embolic apoplexy.
    thrombotische Apoplexie thrombotic apoplexy.
apo·ple·xie·ähn·lich *adj* → apoplexieartig.

apo·ple·xie·ar·tig *adj patho.* resembling apoplexy, apoplectiform, apoplectoid.
Apo·pro·te·in *nt* apoprotein.
Apo·sta·sis *f* apostasis.
Apo·the·ke *f* pharmacy, drugstore; *Brit.* chemist's (shop).
Apo·the·ker *m* pharmacist, pharmaceutist, druggist; *Brit.* dispensing chemist, chemist.
Ap·pa·rat *m* **1.** *allg.* apparatus, device, appliance, machine, gadget; *techn.* instrument. **2.** *physiol., bio., anat.* apparatus.
Ap·pa·ra·tur *f* apparatus, device, appliance, machine.
    abnehmbare Apparatur removable appliance, removable orthodontic appliance.
    extraorale Apparatur extraoral appliance, extraoral orthodontic appliance.
    herausnehmbare Apparatur removable appliance, removable orthodontic appliance.
    intraorale Apparatur intraoral appliance, intraoral orthodontic appliance.
    kieferorthopädische Apparatur braces *pl*, orthodontic appliance, regulating appliance.
    kraniofaziale Apparatur craniofacial appliance.
Ap·pa·ra·tus *m, pl* **Ap·pa·ra·tus** *bio., anat.* apparatus.
    Apparatus respiratorius respiratory apparatus, respiratory tract, respiratory system, respiratory passages.
    Apparatus urogenitalis urogenital tract, genitourinary tract, genitourinary system, urogenital system, urogenital apparatus, genitourinary apparatus.
ap·pa·rent *adj* apparent.
Ap·pen·dix *f, pl* **Ap·pen·di·zes, Ap·pen·di·ces** *anat.* **1.** appendix, appendage. **2.** → Appendix vermiformis.
    Appendix vermiformis vermiform appendage, vermiform appendix, vermiform process, cecal appendage, cecal appendix, vermix, appendix, epityphlon.
Ap·pen·di·zi·tis *f chir.* inflammation of the vermiform appendix, typhlitis, appendicitis, ecphyaditis, epityphlitis.
Ap·per·zep·ti·on *f* apperception, comprehension, conscious perception.
Ap·pe·tit *m* appetite (*auf* for); orexia. **Appetit haben/bekommen** have/get an appetite (*auf* for). **den Appetit verlieren** lose one's appetite. **den Appetit anregen** stimulate the appetite. **einen guten/gesunden Appetit haben** have a good appetite. **einen schlechten Appetit haben** have a bad appetite. **keinen Appetit haben** have no appetite (*auf* for).
ap·pe·tit·an·re·gend *adj* appetizing, stimulating the appetite; aperitive, orexigenic.
ap·pe·tit·hem·mend *adj* anorectic, anoretic, anorexic, anorexigenic, anorexiant.
Ap·pe·tit·hem·mer *m pharm.* anorectic, anoretic, anorexic, anorexigenic, anorexiant, appetite depressant/suppressant.
ap·pe·tit·los *adj* lacking in appetite, without any appetite, inappetent, anorectic, anoretic, anorexic.
Ap·pe·tit·lo·sig·keit *f* lack of appetite, loss of appetite, inappetence, inappetency, anorexia.
Ap·pe·tit·ver·lust *m* → Appetitlosigkeit.
ap·pe·tit·zü·gelnd *adj* → appetithemmend.
Ap·pe·tit·züg·ler *m* → Appetithemmer.
Ap·pli·ka·ti·on *f* application (*auf to*), administration, medication.
Ap·pli·ka·tor *m* applicator, medicator.
ap·pli·zie·ren *vt* apply, administer.
Ap·po·si·ti·on *f* apposition, juxtaposition.
Ap·proach *m* approach.
ap·pro·bie·ren *vt* license, register, grant a professional license.
ap·pro·biert *adj* (*Arzt*) registered, qualified, licensed.
ap·pro·xi·mal *adj* approximate, approximal.
Ap·pro·xi·mal·flä·che *f* **1.** approximal surface. **2.** contact area, contact, interproximal contact area, centric stop, contact point, contact surface, facies contactus dentis.
    distale Approximalfläche facies contactus distalis.
    mesiale Approximalfläche facies contactus mesialis.
Ap·pro·xi·mal·ka·vi·tät *f* approximal cavity, cavity in the approximal surface.
ap·pro·xi·ma·tiv *adj* approximate, approximal, approximative.
a.p.-Röntgenbild *nt radiol.* a.p. roentgenogram, a.p. radiograph, anteroposterior radiograph, anteroposterior roentgenogram.
Apro·ti·nin *nt pharm.* aprotinin.
Aptya·lis·mus *m* aptyalia, aptyalism, asialia; xerostomia.
A-Punkt *m* alveolar point.
apy·re·tisch *adj* without fever, afebrile, apyretic, apyrexial, athermic.
Apy·re·xie *f* apyrexia.

Aqua *nt/f* **1.** water, aqua; *chem.* hydrogen monoxide. **2.** (*a. pharm.*) aqua.
  Aqua destillata distilled water.
Aqua·co·ba·la·min *nt* → Aquocobalamin.
Aquä·dukt *m/nt anat.* **1.** aqueduct, aqueductus; conduit, canal, channel. **2.** aqueduct of mesencephalon, cerebral aqueduct, aqueduct of midbrain, aqueduct of Sylvius, ventricular aqueduct.
Äquator- *pref.* equatorial.
Äqua·tor *m* equator; *anat.* aequator.
äqua·to·ri·al *adj* pertaining to an equator, equatorial.
Äqua·to·ri·al·plat·te *f* equatorial plate, metaphase plate.
äqui·an·äs·the·tisch *adj* equianesthetic.
äqui·di·stant *adj* equidistant (*von* from).
äqui·li·brie·ren *vt* equilibrate.
Äqui·li·brie·rung *f* occlusal equlibration, occlusal adjustment.
Äqui·li·bri·um *nt phys.* equilibrium, equilibration.
Äqui·va·lent *nt* equivalent (*für* of).
  elektrochemisches Äquivalent electrochemical equivalent.
  kalorisches Äquivalent energy equivalent, caloric equivalent.
äqui·va·lent *adj* equivalent (to); *chem., mathe., phys.* equivalent.
Äqui·va·lenz *f* equivalence, equivalency.
Äqui·va·lenz·prin·zip *nt phys.* exclusion principle.
Aquo·co·bal·amin *nt* Vitamin B$_{12}$, hydroxocobalamin, hydroxocobemine, aquacobalamin, aquocobalamin.
Ara·bi·no·se *f* arabinose, arabopyranose, arapyranose, gum sugar, pectin sugar.
Ara·chi·don·säu·re *f* arachidonic acid.
Ara·chis·öl *nt* arachis oil.
Arach·no·dak·ty·lie *f patho.* arachnodactyly, arachnodactylia, acromacria, spider fingers, dolichostenomelia; Marfan's syndrome, Marfan's disease.
Arachnodaktylie-Syndrom *nt* → Arachnodaktylie.
arach·no·id *adj* arachnoid, arachnoidal, arachnoidean.
arach·no·idal *adj* → arachnoid.
Arach·no·idal·zot·ten *pl* pacchionian bodies, arachnoidal villi, arachnoid villi, arachnoidal granulations, pacchionian granulations, pacchionian corpuscles, pacchionian glands, meningeal granules.
Arach·no·idea *f anat.* arachnoid, arachnoid membrane, arachnoidea.
  Arachnoidea mater spinalis spinal arachnoid, arachnoid of spine, arachnoid of spinal cord.
  Arachnoidea spinalis → Arachnoidea mater spinalis.
Arach·no·idi·tis *f* inflammation of the arachnoidea, arachnoiditis, arachnitis.
Aran-Duchenne-Krankheit *f embryo.* Aran-Duchenne disease, Aran-Duchenne type, Aran-Duchenne muscular atrophy, Duchenne-Aran disease, Duchenne's disease, Duchenne-Aran type, Duchenne-Aran muscular atrophy.
Ar·beit *f* **1.** work; (*schwer*) labo(u)r. **2.** *phys., physiol.* work, working; *psychia.* ergasia. **3.** *techn.* (*Vorgang*) operation; (*Leistung*) output, performance. **4.** (*Beruf*) job, employment, occupation. **bei der Arbeit** at work. **5.** (*Mühe, Anstrengung*) effort, trouble. **6.** project, task; product, piece of work.
  dynamische Arbeit dynamic work.
  geistige Arbeit mental work, brainwork, ergasia.
  körperliche Arbeit → physische Arbeit.
  mechanische Arbeit mechanical work.
  mentale Arbeit → geistige Arbeit.
  physische Arbeit physical work.
  schwere Arbeit labor, labour, hard work.
  statische Arbeit static work.
  wissenschaftliche Arbeit thesis, treatise, (scientific) paper.
ar·bei·ten *vi* **1.** work (*an* on), do work; (*schwer*) work hard, labo(u)r. **für jdn. arbeiten** work for s.o., be employed with s.o. **nicht arbeiten 1.** unemployed, out of work. **2.** (*a. techn.*) idle. **2.** *phys., physiol., techn.* work, function, be functional, go, run, operate.
Arbeits- *pref.* working, operating; occupational, industrial, erg(o)-.
Ar·beits·an·zug *m* working clothes.
Ar·beits·be·din·gun·gen *pl* working conditions.
ar·beits·fä·hig *adj* fit for work, able to work.
Ar·beits·fä·hig·keit *f* fitness for work.
Ar·beits·gang *m techn.* run, working process/cycle, operation.
Ar·beits·ge·rät *nt* implement(s *pl*), tool(s *pl*).
Ar·beits·hy·per·tro·phie *f* **1.** *patho.* compensatory hypertrophy. **2.** *physiol.* work hypertrophy.
Ar·beits·kon·takt *m* working contact.
Ar·beits·lei·stung *f physiol.* output, capacity, efficiency; *techn.* (*Maschine*) performance.
Ar·beits·me·di·zin *f* industrial medicine, occupational medicine.
  zahnheilkundliche Arbeitsmedizin industrial dentistry.
Ar·beits·me·tho·de *f* method of operation, working method, method.
Ar·beits·mo·dell *nt* working cast.
Ar·beits·phy·sio·lo·gie *f* work physiology, occupational physiology.
Ar·beits·platz *m* workplace, working place/space, work station; (*Stelle*) job, situation.
Ar·beits·platz·kon·zen·tra·ti·on *f* work place concentration.
  maximale Arbeitsplatzkonzentration maximal work place concentration.
Ar·beits·schicht *f* (work) shift.
Ar·beits·süch·ti·ge *m/f* workaholic.
Ar·beits·über·la·stung *f* overwork.
Ar·beits·um·satz *m physiol.* working metabolic rate.
ar·beits·un·fä·hig *adj* unfit for work, invalid, incapacitated, disabled, unemployable.
Ar·beits·un·fä·hig·keit *f* invalidity, invalidism, incapacity for work, unfitness for work, inability to work, disability, disablement.
Ar·beits·un·fall *m* industrial accident, occupational accident, accident at work.
ar·bi·trär *adj* arbitrary.
Ar·bor *f, pl* **Ar·bo·res** *anat.* tree, arbor.
  Arbor vitae arborescent white substance of cerebellum, arbor vitae of vermis, medullary body of vermis.
Ar·bo·ri·sa·ti·on *f* arborization, ramification.
Ar·bo·vi·ren·in·fek·ti·on *f* arboviral infection.
Ar·bo·vi·ro·se *f* arboviral infection.
Ar·bo·vi·rus *nt* → ARBO-Virus.
ARBO-Virus *nt micro.* arbovirus, arbor virus, arthropod-borne virus.
Ar·chi·ko·nus *m* protocone.
Arcon-Artikulator *m* arcon articulator, arcon semiadjustable articulator, Bergström articulator.
Ar·cus *m, pl* **Ar·cus 1.** *anat.* arch; bow. **2.** *mathe.* arc.
  Arcus alveolaris mandibulae alveolar arch of mandible, alveolar limbus of mandible, alveolar surface of mandible.
  Arcus alveolaris superior alveolar arch of maxilla, alveolar limbus of maxilla, alveolar surface of maxilla.
  Arcus dentalis inferior inferior dental arch, mandibular alveolar arch, mandibular arch, mandibular dentition.
  Arcus dentalis superior superior dental arch, maxillary alveolar arch, maxillary arch, maxillary dentition.
Area *f, pl* **Are·en, Areas, Areae** *anat.* **1.** area; field, region, zone. **2.** (*ZNS*) cortical area.
Are·al *nt* area, zone, region.
  infarziertes Areal infarct.
Are·fle·xie *f neuro.* areflexia.
are·ge·ne·ra·tiv *adj* **1.** aregenerative. **2.** *hema.* anerythroregenerative, aregenerative; aplastic.
Areo·la *f, pl* **Areo·lae** *anat.* areola.
areo·lar *adj* pertaining to an areola, areolar.
ar·gen·taf·fin *adj histol.* argentaffin, argentaffine, argentophil, argentophile, argentophilic.
Ar·gen·taf·fi·nom *nt patho.* argentaffinoma, chromaffinoblastoma.
Ar·gon·la·ser *m* argon laser.
ar·gy·ro·phil *adj histol.* argyrophil, argyrophile, argyrophilic, argyrophilous.
Ar·gy·ro·phi·lie *f histol.* argyrophilia.
arhyth·misch *adj* rhythmless, arrhythmic.
Arm *m* **1.** *anat.* arm, upper extremity, brachium; *embryo.* forelimb. **Arme** *pl* thoracic limbs, upper limbs, superior limbs. **den Arm freimachen** bare one's arm. **2.** *allg., techn.* arm; (*Hebel*) lever arm.
arm *adj* **1.** *fig.* (*a. chem., techn.*) poor (*an* in), lacking (*an* in), deficient (*an* in); (*Verdünnung*) weak. **2.** poor, needy. **die Armen** *pl* the poor.
Arm·ar·te·rie *f* → Armschlagader.
Arm·ge·flecht *nt* brachial plexus.
arm·los *adj* without arm(s), armless.
Arm·ple·xus *m anat.* brachial plexus.
Arm·schlag·ader *f* brachial artery.
Ar·mut *f* **1.** *fig.* lack (*an* of), poverty (*an* in, of); (*Boden etc.*) barrenness (*an* of). **2.** poverty.
Arndt-Gottron-Syndrom *nt derm.* scleromyxedema, Arndt-Gottron syndrome.
Aro·ma *nt, pl* **Aro·men, Aro·mas** aroma, flavor.
Aro·ma·ti·kum *nt, pl* **Aro·ma·ti·ka** aromatic.
aro·ma·tisch *adj* **1.** aromatic. **2.** *chem.* aromatic.
ar·re·tie·ren *vt* arrest, stop.
Ar·rhyth·mia *f* → Arrhythmie.
Ar·rhyth·mie *f card.* irregularity of pulse, arrhythmia, arhythmia.
  atriale Arrhythmie atrial arrhythmia.

arrhythmisch

respiratorische Arrhythmie respiratory arrhythmia, phasic arrhythmia, phasic sinus arrhythmia.
supraventrikuläre Arrhythmie supraventricular arrhythmia.
ventrikuläre Arrhythmie ventricular arrhythmia.
ar·rhyth·misch *adj* arrhythmic, rhythmless.
ar·rhyth·mo·gen *adj* arrhythmogenic.
Arsen- *pref.* arsenic, arsenical, arsen(o)-.
Ar·sen *nt* → Arsenik.
Ar·se·nat *nt* arsenate.
Ar·se·nik *nt* arsenic, arsenicum, butter of arsenic.
Ar·se·ni·kum *nt* → Arsenik.
Ar·sen·sau·er·stoff·säu·re *f* → Arsensäure.
Ar·sen·säu·re *f* arsenic acid.
Ar·sen·tri·oxid *nt* → Arsenik.
Ar·sen·ver·gif·tung *f patho.* arsenical poisoning.
Art *f* **1.** category, typus; *bio.* class, species; variety. **2.** way, manner, style, mode; (*Verfahren*) procedure, method.
Ar·te·fakt *nt* artefact, artifact.
art·ei·gen *adj* specific, species-specific.
Ar·te·re·nol *nt* levarterenol, arterenol, norepinephrine, noradrenalin, noradrenaline.
Ar·te·ria *f, pl* **Ar·te·riae** *anat.* artery, arteria.
Arteriae alveolares superiores anteriores anterior superior alveolar arteries, anterior dental arteries.
Arteria alveolaris inferior inferior alveolar artery, inferior dental artery, mandibular artery.
Arteria alveolaris superior posterior posterior superior alveolar artery, superior dental artery.
Arteria angularis angular artery.
Arteria basilaris basilar artery, basal artery, basilar trunk.
Arteria buccalis buccal artery, buccinator artery.
Arteria carotis communis common carotid, common carotid artery, cephalic artery.
Arteria carotis externa external carotid, external carotid artery.
Arteria carotis interna internal carotid, internal carotid artery.
Arteria labialis inferior inferior labial artery.
Arteria labialis superior superior labial artery, superior coronary artery.
Arteria lingualis lingual artery.
Arteria masseterica masseteric artery.
Arteria maxillaris maxillary artery, internal maxillary artery, deep facial artery.
Arteria pharyngea ascendens ascending pharyngeal artery.
Arteria sublingualis sublingual artery.
Arteria submentalis submental artery.
Ar·te·ria·li·sa·ti·on *f* → Arterialisierung.
Ar·te·ria·li·sie·rung *f physiol.* hematosis, arterialization.
Ar·te·rie *f* artery; *anat.* arteria; blood vessel. **unterhalb einer Arterie liegend** hyparterial.
kleine Arterie arteriole, arteriola, precapillary artery.
Ar·te·ri·ek·ta·sie *f* → Arterienektasie.
ar·te·ri·ell *adj* pertaining to an artery, arterial, arterious.
Arterien- *pref.* arterial, arterious, arteri(o)-.
Ar·te·ri·en·blut *nt* arterial blood, oxygenated blood.
Ar·te·ri·en·druck *m* arterial pressure.
diastolischer Arteriendruck diastolic arterial pressure, diastolic pressure.
systolischer Arteriendruck systolic arterial pressure, systolic pressure.
Ar·te·ri·en·ek·ta·sie *f patho.* arterial ectasia, arteriectasis, arteriectasia.
Ar·te·ri·en·ent·zün·dung *f* inflammation of an artery, arteritis.
Ar·te·ri·en·er·kran·kung *f* arteriopathy.
Ar·te·ri·en·er·wei·te·rung *f* → Arterienektasie.
diffuse Arterienerweiterung → Arterienektasie.
Ar·te·ri·en·ge·flecht *nt* → Arterienetz.
Ar·te·ri·en·ka·the·ter *m* arterial catheter.
Ar·te·ri·en·klam·mer *f* → Arterienklemme.
Ar·te·ri·en·klem·me *f* hemostat, compressor, compressorium.
Ar·te·ri·en·krampf *m* arteriospasm, spasm of an artery.
Ar·te·ri·en·naht *f* suture of an artery, arteriorrhaphy, arterial repair.
Ar·te·ri·en·netz *nt anat.* arterial rete (mirabile), arterial network, arterial circle.
Ar·te·ri·en·puls *m* arterial pulse.
Ar·te·ri·en·riß *m* → Arterienruptur.
Ar·te·ri·en·rup·tur *f* arteriorrhexis, rupture of an artery.
Ar·te·ri·en·stein *m patho.* arteriolith.
Ar·te·ri·en·ste·no·se *f patho.* arteriostenosis, hemadostenosis.
Ar·te·ri·en·strik·tur *f* → Arterienstenose.
Ar·te·ri·en·throm·bus *m patho.* arterial thrombus.

354

Ar·te·ri·en·ver·kal·kung *f* → Arteriosklerose.
Ar·te·ri·en·ver·let·zung *f traumat.* arterial trauma, arterial injury.
Ar·te·ri·en·ver·schluß *m patho.* arterial occlusion.
Ar·te·ri·itis *f patho.* inflammation of an artery, arteritis.
Arteriitis allergica cutis leukocytoclastic vasculitis, leukocytoclastic angiitis, hypersensitivity vasculitis, allergic vasculitis, localized visceral arteritis.
Arteriitis cranialis Horton's arteritis, Horton's disease, Horton's syndrome, giant-cell arteritis, granulomatous arteritis, cranial arteritis, temporal arteritis, Horton's disease.
Arteriitis gigantocellularis → Arteriitis cranialis.
Arteriitis rheumatica rheumatic arteritis.
rheumatische Arteriitis rheumatic arteritis.
Arteriitis temporalis → Arteriitis cranialis.
Ar·te·rio·gramm *nt radiol.* arteriogram.
Ar·te·rio·gra·phie *f radiol.* arteriography.
Ar·te·rio·la *f, pl* **Ar·te·rio·lae** *anat.* arteriole, arteriola, precapillary artery.
ar·te·rio·lär *adj* pertaining to arterioles, arteriolar.
Ar·te·rio·le *f anat.* arteriole, arteriola, precapillary artery.
Ar·te·rio·len·ent·zün·dung *f* → Arteriolitis.
Ar·te·rio·len·ne·kro·se *f* arteriolonecrosis, arteriolar necrosis, necrotizing arteriolitis.
Ar·te·rio·len·wand·ent·zün·dung *f patho.* arteriolitis.
Ar·te·rio·li·tis *f patho.* inflammation of the arterioles, arteriolitis.
Ar·te·rio·lo·skle·ro·se *f patho.* arteriolosclerosis, arteriolar sclerosis.
ar·te·rio·lo·skle·ro·tisch *adj patho.* pertaining to arteriolosclerosis, arteriolosclerotic.
Ar·te·rio·ne·kro·se *f patho.* arterionecrosis.
Ar·te·rio·pa·thia *f* → Arteriopathie.
Ar·te·rio·pa·thie *f patho.* arteriopathy.
Ar·te·rio·rhe·xis *f traumat.* rupture of an artery, arteriorrhexis.
Ar·te·ri·or·rhe·xis *f* → Arteriorhexis.
ar·te·ri·ös *adj* arterial, arterious.
Ar·te·rio·scle·ro·sis *f* → Arteriosklerose.
Ar·te·rio·skle·ro·se *f patho.* arteriosclerosis, hardening of the arteries, sclerosis of the arteries, arterial sclerosis, arteriocapillary sclerosis, vascular sclerosis.
hyaline Arteriosklerose hyaline arteriosclerosis.
senile Arteriosklerose senile arteriosclerosis.
ar·te·rio·skle·ro·tisch *adj* pertaining to arteriosclerosis, arteriosclerotic.
Ar·te·rio·spas·mus *m patho.* spasm of an artery, arteriospasm.
ar·te·rio·ve·nös *adj* pertaining to an artery and a vein, arteriovenous.
art·fremd *adj immun.* heterologous, heteroplastic.
art·gleich *adj bio.* identical; *immun.* isologous, homologous, homogenous, homological.
Art·gleich·heit *f bio.* identity.
Arthr- *pref.* arthral, articular, joint, arthr(o)-.
Ar·thral·gia *f* → Arthralgie.
Ar·thral·gie *f* pain in a joint, joint pain, arthrodynia, arthralgia.
Ar·thri·ti·ker *m* arthritic.
Ar·thri·tis *f* inflammation of a joint, arthritis, articular rheumatism.
Arthritis acuta → akute Arthritis.
Arthritis chronica → chronische Arthritis.
Arthritis fungosa fungal arthritis, mycotic arthritis, fungous synovitis.
Arthritis gonorrhoica gonorrheal arthritis, blennorrhagic arthritis, gonococcal arthritis.
Arthritis psoriatica psoriatic arthritis, arthritic psoriasis, psoriatic arthropathy.
Arthritis purulenta (acute) suppurative arthritis, purulent synovitis, bacterial arthritis, septic arthritis, suppurative arthritis/synovitis.
Arthritis tuberculosa tuberculous arthritis/osteoarthritis.
akute Arthritis acute arthritis.
akut-eitrige Arthritis suppurative synovitis, purulent synovitis, bacterial arthritis, (acute) suppurative arthritis.
atrophische Arthritis atrophic arthritis.
chronische Arthritis chronic arthritis.
eitrige Arthritis → Arthritis purulenta.
gonorrhoische Arthritis → Arthritis gonorrhoica.
rheumatoide Arthritis rheumatoid arthritis, atrophic arthritis, osseous rheumatism, chronic articular rheumatism, Beauvais' disease, chronic inflammatory arthritis, proliferative arthritis, rheumarthritis, rheumatic gout.
venerische Arthritis venereal arthritis, Reiter's disease, Fiessinger-Leroy-Reiter syndrome, Reiter's syndrome.
ar·thri·tisch *adj* pertaining to arthritis, arthritic, arthritical.

Ar·thro·al·gia *f* → Arthralgie.
Ar·thro·chon·dri·tis *f* inflammation of an articular cartilage, arthrochondritis.
Ar·thro·den·to·dys·pla·sie *f* arthrodentosteodysplasia.
Ar·thro·de·se *f ortho.* arthrodesis, arthrodesia, artificial ankylosis, syndesis, arthrokleisis, arthroclisis.
Ar·thro·di·al·ge·lenk *nt anat.* arthrodial articulation, arthrodia, arthrodial joint.
Ar·thro·dy·nia *f* → Arthralgie.
Ar·thro·dy·nie *f* → Arthralgie.
ar·thro·gen *adj* arthrogenic, arthrogenous.
Ar·thro·gramm *nt radiol.* arthrogram.
Ar·thro·gra·phie *f radiol.* arthrography.
Ar·thro·lith *m ortho.* arthrolith.
Ar·thro·lo·gia *f* → Arthrologie.
Ar·thro·lo·gie *f* arthrology, arthrologia, syndesmology, syndesmologia.
Ar·thro·ly·se *f ortho.* arthroclasia, arthrolysis.
operative Arthrolyse arthroclasia.
Ar·thro·me·ter *nt ortho.* arthrometer.
Arthro-Ophthalmopathie *f patho.* arthro-ophthalmopathy.
erbliche progressive Arthro-Ophthalmopathie hereditary progressive arthro-ophthalmopathy, Stickler's syndrome.
Ar·thro·pa·thia *f* → Arthropathie.
Arthropathia psoriatica psoriatic arthritis, arthritic psoriasis, psoriatic arthropathy.
Ar·thro·pa·thie *f ortho.* arthropathy, joint disease, arthropathia, arthronosus.
nichtentzündliche Arthropathie noninflammatory arthropathy.
Ar·thro·pla·stik *f ortho.* arthroplasty.
Ar·thro·pneu·mo·gra·phie *f radiol.* arthropneumography, arthropneumoroentgenography.
Ar·thro·se *f ortho.* arthrosis, joint disease; osteoarthritis.
posttraumatische Arthrose traumatic arthritis, post-traumatic arthritis.
Ar·thro·sis *f ortho.* arthrosis, joint disease; osteoarthritis.
Ar·thro·skop *nt ortho.* arthroscope.
Ar·thro·sko·pie *f ortho.* arthroscopy, arthroendoscopy.
Ar·thro·spo·re *f micro.* arthrospore.
Ar·thro·zen·te·se *f traumat.* arthrocentesis.
Arthus-Phänomen *nt immun.* Arthus phenomenon, Arthus reaction.
Arthus-Reaktion *f* → Arthus-Phänomen.
Arthus-Typ der Überempfindlichkeitsreaktion *m immun.* Arthus-type reaction, type III hypersensitivity, immune complex hypersensitivity.
Ar·ti·cu·la·tio *f, pl* **Ar·ti·cu·la·tio·nes** *anat.* articulation, joint, articulus, articulatio.
Articulatio dentoalveolaris dentoalveolar joint, socket joint of tooth, gompholic joint, gomphosis, peg-and-socket articulation/joint.
Articulatio temporomandibularis mandibular articulation/joint, maxillary articulation/joint, temporomandibular articulation/joint, temporomaxillary articulation/joint.
ar·ti·fi·zi·ell *adj* not natural, factitious, synthetic, artificial.
ar·ti·ku·lär *adj anat.* pertaining to a joint, articular, arthral.
Ar·ti·ku·la·ti·on *f* dental articulation.
balancierte Artikulation balanced articulation.
Ar·ti·ku·la·ti·ons·ge·set·ze *pl* laws of articulation.
Ar·ti·ku·la·ti·ons·gleich·ge·wicht *nt* balanced articulation.
Ar·ti·ku·la·ti·ons·pa·pier·pin·zet·te *f* articulating paper forceps.
Ar·ti·ku·la·tor *m* articulator, dental articulator, occluding frame.
einstellbarer Artikulator adjustable articulator.
halbindividueller Artikulator semiadjustable articulator.
verstellbarer Artikulator adjustable articulator.
Ar·ti·ku·la·to·ren·ge·lenk *nt* articulator articulation.
Ar·ti·ku·lie·ren *nt* articulation.
ar·ti·ku·liert *adj* articulate, articulated.
art·spe·zi·fisch *adj* species-specific; *bio.* specific.
art·ver·wandt *adj bio.* congenerous, congeneric (to, with).
Ary·knor·pel *m anat.* arytenoid, arytenoid cartilage, guttural cartilage, pyramidal cartilage, triquetral cartilage, triquetrous cartilage.
Ary·knor·pel·ent·fer·nung *f HNO* arytenoidectomy.
Ary·knor·pel·ent·zün·dung *f* → Arytänoiditis.
Ary·knor·pel·re·sek·ti·on *f HNO* arytenoidectomy.
ary·tä·no·id *adj* arytenoid, arytenoidal.
Ary·tä·no·id·ek·to·mie *f HNO* arytenoidectomy.
Ary·tä·no·idi·tis *f HNO* inflammation of an arytenoid cartilage or muscle, arytenoiditis.
Arznei- *pref.* medicine, drug, officinal, pharmaco-.

Arz·nei *f* medicine, medicament, drug, physic, remedy, officinal, treatment, pharmaceutical, pharmacon, preparation, medicant, medication (*gegen* for, against).
Arz·nei·buch *nt* pharmacopeia, pharmacopoeia.
Arz·nei·kap·sel *f pharm.* capsule.
Arz·nei·kun·de *f* pharmaceutics *pl*, pharmacy.
arz·nei·kund·lich *adj* pharmaceutic, pharmacal, pharmaceutical, officinal.
Arz·nei·leh·re *f* → Arzneikunde.
arz·nei·lich *adj* official, officinal.
Arz·nei·lö·sung *f* liquor.
Arz·nei·mit·tel *nt* → Arznei.
arz·nei·mit·tel·ab·hän·gig *adj* drug-dependent.
Arz·nei·mit·tel·ab·hän·gig·keit *f* drug dependence.
Arz·nei·mit·tel·all·er·gie *f* drug allergy, drug hypersensitivity.
Arz·nei·mit·tel·an·wen·dung *f* medication.
Arz·nei·mit·tel·aus·ga·be *f* dispensary.
Arz·nei·mit·tel·aus·ga·be·stel·le *f* → Arzneimittelausgabe.
Arz·nei·mit·tel·der·ma·ti·tis *f* → Arzneimittelexanthem.
Arz·nei·mit·tel·ex·an·them *nt derm.* drug eruption, drug rash, medicinal eruption.
Arz·nei·mit·tel·for·schung *f* pharmacology.
Arz·nei·mit·tel·leh·re *f* pharmacology, materia medica.
Arz·nei·mit·tel·miß·brauch *m* drug abuse.
Arz·nei·mit·tel·re·si·stenz *f* drug resistance.
Arz·nei·mit·tel·sucht *f* drug addiction, pharmacomania.
arz·nei·mit·tel·süch·tig *adj* drug-addicted.
Arz·nei·mit·tel·süch·ti·ge *m/f* drug addict.
Arz·nei·mit·tel·the·ra·pie *f* drug therapy.
Arz·nei·mit·tel·über·emp·find·lich·keit *f* → Arzneimittelallergie.
Arz·nei·mit·tel·wech·sel·wir·kun·gen *pl* drug interactions.
Arz·nei·schränk·chen *nt* medicine chest.
Arz·nei·stoff *m* pharmacon.
Arz·nei·trank *m* potion.
Arzt *m* physician, (male) doctor, medic, medical, mediciner, medico.
der behandelnde Arzt the attending doctor. **der zuständige Arzt** the attending doctor.
beratender Arzt consultant.
diensthabender Arzt the doctor in attendance.
operierender Arzt operator; surgeon.
praktischer Arzt medical, medical practitioner, physician, general practitioner.
Arzt·be·such *m* visit.
Ärz·te·schaft *f* medical profession.
Ärz·te·team *nt* firm.
Ärz·te·ver·band *m* medical association.
Ärz·te·zen·trum *nt* health center.
Arzt·kit·tel *m* coat.
ärzt·lich *adj* medical, medicinal, iatric, iatrical.
Arzt-Patient-Beziehung *f* doctor-patient-relationship.
Arzt·pra·xis *f* practice, surgery.
As·best *m* asbestos.
As·best·grind *m derm.* tinea amiantacea, asbestos-like tinea.
As·best·na·deln *pl* asbestos needles.
As·be·sto·se *f pulmo.* amianthosis, asbestosis.
As·ca·ris *f micro.* Ascaris, ascaris, maw worm.
Ascaris lumbricoides eelworm, lumbricoid, common roundworm, Ascaris lumbricoides.
Asch-Pinzette *f* Asch forceps.
Asch-Schiene *f* Asch splint.
Asche *f* ash(es *pl*).
Aschel·minth *m micro.* aschelminth, nemathelminth.
Aschel·min·thes *pl micro.* Aschelminthes, Nemathelminthes.
Ascher-Syndrom *nt embryo.* Ascher's syndrome.
asch·fahl *adj* (*Gesicht*) ashen, ashen-faced.
asch·far·ben *adj* cinereal.
As·ci·tes *m patho.* ascites, dropsy of belly, abdominal dropsy, peritoneal dropsy, hydroperitoneum, hydroperitonia.
As·co·my·ce·tes *pl micro.* Ascomycetes, Ascomycetae, Ascomycotina, sac fungi.
As·co·my·co·ti·na *pl* → Ascomycetes.
As·cor·bin·säu·re *f* ascorbic acid, vitamin C, antiscorbutic factor, antiscorbutic vitamin, cevitamic acid.
Asep·sis *f* asepsis, aseptic technique.
Asep·tik *f* asepsis, asepticism.
asep·tisch *adj* **1.** pertaining to asepsis, marked by asepsis, antiseptic, aseptic, clean. **2.** *patho.* aseptic.
Ash-Kofferdamklammerzange *f* → Ash-Zange.
Ash-Zange *f* Ash forceps.

Asherson-Syndrom nt patho. cricopharyngeal achalasia syndrome, Asherson's syndrome.
Asia·lie f aptyalia, aptyalism, asialia; xerostomia.
Asi·de·ro·se f patho. asiderosis.
ASIF-Technik f ASIF method.
As·ka·ria·sis f lumbricosis, ascariasis, ascaridiasis, ascaridosis, ascariosis.
As·ka·ri·dia·sis f → Askariasis.
As·ka·ri·do·se f → Askariasis.
As·ka·ri·ose f → Askariasis.
As·ka·ris f micro. Ascaris, ascaris, maw worm.
As·ka·ri·zid nt ascaricide, lumbricide.
as·ka·ri·zid adj ascaricidal, lumbricidal.
As·ko·my·ze·ten pl micro. sac fungi, ascomycetes, Ascomycetes, Ascomycetae, Ascomycotina.
As·kor·bin·säu·re f ascorbic acid, vitamin C, antiscorbutic factor, antiscorbutic vitamin, cevitamic acid.
Äs·ku·lap·stab m caduceus, Aesculapian staff.
As·kus m micro. ascus.
ASL-Titer m antistreptolysin titer.
ASO-Titer m antistreptolysin titer.
As·par·tat nt aspartate.
ASPA-Zement m ASPA cement.
Aspekt m aspect, complexion, facet, facette.
Asper·gil·lom nt patho. aspergilloma, fungus ball.
Asper·gil·lo·se f epidem. aspergillosis, aspergillomycosis.
Asper·gil·lus m micro. aspergillus, Aspergillus, Sterigmatocystis, Sterigmocystis.
Asper·gil·lus·my·ko·se f epidem. aspergillosis, aspergillomycosis.
asperm adj pertaining to aspermatism, aspermatic, aspermic.
asper·ma·tisch adj → asperm.
Asphyg·mie f asphygmia.
asphyk·tisch adj patho. pertaining to asphyxia, asphyctic, asphyctous, asphyxial.
Asphy·xia f → Asphyxie.
  Asphyxia cyanotica blue asphyxia.
  Asphyxia livida blue asphyxia.
  Asphyxia pallida white asphyxia.
Asphy·xie f patho. asphyxia; apnea.
  blaue Asphyxie blue asphyxia.
  weiße Asphyxie white asphyxia.
Aspi·rat nt aspirate.
Aspi·ra·ta f aspirate.
Aspi·ra·ti·on f 1. aspiration. 2. patho. aspiration.
  nasotracheale Aspiration nasotracheal aspiration.
  tracheobronchiale Aspiration tracheobronchial aspiration.
  transtracheale Aspiration transtracheal aspiration.
Aspi·ra·ti·ons·bi·op·sie f aspiration biopsy.
Aspi·ra·ti·ons·ka·nü·le f aspiration cannula.
Aspi·ra·ti·ons·na·del f aspiration needle.
Aspi·ra·ti·ons·pneu·mo·nie f aspiration pneumonia, aspiration pneumonitis, deglutition pneumonia, inhalation pneumonia.
Aspi·ra·ti·ons·sprit·ze f aspiration syringe.
Aspi·ra·tor m aspirator, dental aspirator, suction aspirator.
aspi·rie·ren vt aspirate.
aspi·riert adj aspirate.
A-Splint-Schiene f A-splint.
As·say m phys., (bio)chem. assay, test, analysis, trial.
As·si·mi·lat nt assimilatory product.
As·si·mi·la·ti·ons·pro·dukt nt assimilatory product.
As·si·mi·lie·rung f biochem. assimilation.
As·si·stent m assistant, auxiliary, aid, demonstrator.
  ärztlicher Assistent paramedic.
as·si·stie·ren vi assist, aid (jdm. bei etw. s.o. in sth.).
As·so·zia·ti·ons·are·al nt association area.
As·so·zia·ti·ons·feld nt → Assoziationsareal.
As·so·zia·ti·ons·kon·stan·te f association constant, binding constant.
Ast m, pl **Äste** limb, branch, ramus; anat. ramus; bio. arm.
  kleiner Ast ramulus.
  ventraler Ast ventral branch.
  vorderer Ast → ventraler Ast.
Asta·tin nt astatine.
Ast·block m card. arborization (heart) block.
Ast·brei·te f breadth of mandibular ramus.
Astea·to·sis f patho. asteatosis, asteatodes.
  Asteatosis cutis winter eczema, winter itch, xerotic eczema, asteatosis, asteatotic eczema, asteatodes.
Aster m histol. astrosphere, aster, kinosphere, attraction sphere, paranuclear body.
Aste·ri·on nt anat. asterion.
aste·ro·id adj asteroid, starshaped.
Asthe·nie f adynamia, asthenia, weakness, lack of energy.
  neurozirkulatorische Asthenie neurocirculatory asthenia, phrenocardia, cardiophrenia, functional cardiovascular disease, irritable heart, soldier's heart, effort syndrome, DaCosta's syndrome, disordered action of the heart.
Asthe·ni·ker m leptosome, asthenic, asthenic type.
asthe·nisch adj pertaining to or characterized by asthenia, asthenic.
Asthe·no·pie f ophthal. asthenopia, eyestrain, ophthalmocopia.
Äs·the·sie f esthesia, perception, feeling, sensation, sensitivity.
Äs·the·sio·lo·gie f esthesiology.
Äs·the·sio·me·ter nt esthesiometer, tactometer.
Asthma- pref. asthmatic, asthmatical.
Asth·ma nt asthma, suffocative catarrh.
  Asthma bronchiale spasmodic asthma, bronchial asthma, bronchial allergy, inf. asthma.
  bronchitisches Asthma catarrhal asthma, bronchitic asthma.
  exogen-allergisches Asthma extrinsic asthma.
  exogen-allergisches Asthma bronchiale extrinsic asthma.
  infektallergisches Asthma infective asthma.
  ionisiertes Atom ionized atom.
  katarrhalisches Asthma → bronchitisches Asthma.
  konstitutionsallergisches Asthma allergic asthma, atopic asthma.
  staubalelergisches Asthma dust asthma.
  streßbedingtes Asthma nervous asthma.
Asth·ma·an·fall m asthmatic attack, attack of asthma.
asth·ma·aus·lö·send adj → asthmogen.
Asth·ma·bron·chi·tis f bronchitic asthma, catarrhal asthma.
Asth·ma·ti·ker m asthmatic.
asth·ma·tisch adj pertaining to or affected with asthma, asthmatic, asthmatical.
asth·ma·ver·ur·sa·chend adj → asthmogen.
asth·mo·gen adj causing asthma, asthmogenic.
Astig·ma·tis·mus m ophthal. astigmia, astigmatism.
A-Streifen m histol. A band, A disk, anisotropic disk, anisotropous disk, Q disk, transverse disk.
A-Streptokokken pl → Streptokokken der Gruppe A.
Astro·blast m astroblast.
Astro·glia f astroglia, macroglia.
Astro·sphä·re f bio., histol. astrosphere, aster, kinosphere, attraction sphere, paranuclear body.
Astro·zyt m histol. astrocyte, spider cell, macroglia cell.
  faseriger Astrozyt fibrous astrocyte, spider cell.
  protoplasmatischer Astrozyt protoplasmic astrocyte, mossy cell.
AST-Titer m antistreptolysin titer.
Asym·me·trie f 1. asymmetry; dissymmetry. 2. mathe. skew, skewness.
  maxilläre Asymmetrie maxillary asymmetry.
asym·me·trisch adj 1. asymmetrical, asymmetric, dissymmetrical, dissymmetric. 2. mathe. skew.
asym·pto·ma·tisch adj without symptoms, asymptomatic.
asyn·chron adj asynchronous, asynchronous.
Asy·sto·lie f card. cardiac standstill, asystole, asystolia, Beau's syndrome.
asy·sto·lisch adj pertaining to asystolia, asystolic; not systolic.
aszen·die·rend adj ascending.
As·zi·tes m patho. ascites, dropsy of belly, abdominal dropsy, peritoneal dropsy, hydroperitoneum, hydroperitonia.
  galliger Aszites cholepericardium, cholascos, bile ascites.
A.T. 10 (nt) pharm. dihydrotachysterol, antitetanic factor 10.
atak·tisch adj 1. atactic. 2. pertaining to ataxia, atactic, ataxic.
ata·rak·tisch adj ataractic, ataraxic.
Ata·ra·xi·kum nt, pl **Ata·ra·xi·ka** pharm. ataractic, ataraxic, tranquilizer.
Ata·vis·mus m bio., genet. atavism.
Ata·xie f neuro. ataxia, ataxy, dyssynergia, amyotaxia, amyotaxy, incoordination.
  labyrinthäre Ataxie → vestibuläre Ataxie.
  lokomotorische Ataxie gait ataxia, locomotor ataxia, ataxia of gait.
  progressive zerebelläre Ataxie ataxia-teleangiectasia (syndrome), Louis-Bar syndrome.
  vestibuläre Ataxie labyrinthine ataxia, vestibular ataxia.
  zerebrale Ataxie cerebral ataxia.
ata·xisch adj neuro. pertaining to or suffering from ataxia, atactic, ataxic.
Atel·ek·ta·se f patho. atelectasis.
atel·ek·ta·tisch adj patho. pertaining to atelectasis, atelectatic.
Atem- pref. respiratory, breath, breathing, spir(o)-, pneum(o)-, pneuma-, pneumato-, pneumono-.

Atem *m* **1.** breath, wind, halitus. **außer Atem** winded, out of breath, breathless, puffy. **Atem holen** catch one's breath, draw a breath, breathe. **tief Atem holen** take a deep breath. **den Atem anhalten** hold one's breath. **den Atem nehmend** breathtaking. **schwer Atem holen** panting, breathing hard. **nach Atem ringen** struggle for breath. **wieder zu Atem kommen** get one's breath back. **2.** (*Atmen*) breathing, respiration.
Atem·al·ko·hol·test *m forens.* breath test.
Atem·al·ko·hol·test·ge·rät *nt forens.* breathalyzer.
Atem·be·schwer·den *pl* breathing difficulties, difficulty in breathing.
Atem·de·pres·si·on *f* respiratory depression.
Atem·fil·ter *m* respirator.
Atem·fre·quenz *f* respiratory frequency, respiration rate.
Atem·ga·se *pl* respiratory gases.
Atem·ge·rät *nt* respirator, breathing apparatus; oxygen apparatus.
Atem·ge·räusch *nt clin.* respiratory sound, breath sounds *pl*.
  abgeschwächtes Atemgeräusch hypophonesis.
  bronchiales Atemgeräusch bronchial breathing, bronchial murmur, bronchial rales *pl*, bronchial breath sounds *pl*.
  pfeifendes Atemgeräusch wheeze.
  vesikuläres Atemgeräusch vesicular breathing, vesicular murmur, vesicular breath sounds *pl*.
Atem·ge·ruch *m* offensive breath, bad breath, halitosis, ozostomia, bromopnea.
Atem·grenz·wert *m physiol.* maximum voluntary ventilation, maximal breathing capacity.
Atem·gym·na·stik *f* chest physiotherapy, breathing exercise(s *pl*), pulmonary physiotherapy.
Atem·hil·fe *f* ventilatory support.
Atem·hub·vo·lu·men *nt* → Atemvolumen.
atem·los *adj* winded, breathless, out of breath, panting.
Atem·lo·sig·keit *f* breathlessness, shortness of breath.
Atem·luft *f* respiratory air, breath.
Atem·me·cha·nik *f* respiratory mechanics *pl*.
Atem·mi·nu·ten·vo·lu·men *nt physiol.* minute ventilation, respiratory volume per minute, minute volume; respiratory minute volume.
Atem·not *f* dyspnea, dyspnoea, difficult respiration, labored respiration, difficult breathing, labored breathing, breathlessness.
  anfallsweise Atemnot asthma, suffocative catarrh.
Atem·pau·se *f* breath, breather, breathing.
Atem·re·ser·ve *f physiol.* breathing reserve.
Atem·still·stand *m* respiratory arrest, apnea.
  reflektorischer Atemstillstand reflex respiratory arrest.
Atem·stoß·test *m* Tiffeneau's test, forced expiratory volume.
Atem·übun·gen *pl* breathing exercise(s *pl*).
Atem·vo·lu·men *nt* (*Lunge*) tidal air, tidal volume.
Atem·weg *m* → Atemwege.
Atem·we·ge *pl* respiratory apparatus, air passages, respiratory tract, respiratory system, respiratory passages, *anat.* airways.
Atem·wegs·er·kran·kung *f pulmo.* respiratory disease, respiratory infection.
Atem·wegs·in·fekt *m pulmo.* respiratory infection.
Atem·wegs·in·fek·ti·on *f* → Atemwegsinfekt.
Atem·wegs·kom·pres·si·on *f* airway compression.
Atem·wegs·ob·struk·ti·on *f* airway obstruction.
Atem·wegs·wi·der·stand *m physiol.* resistance, airway resistance.
Atem·zeit·vo·lu·men *nt physiol.* minute ventilation, minute volume.
Atem·zen·trum *nt* respiratory center.
Atem·zug *m* puff, breath, breathing, breather. **seinen letzten Atemzug tun** breathe one's last.
  kurzer Atemzug puff.
Atem·zug·vo·lu·men *nt* → Atemvolumen.
Äthan *nt* ethane, methylmethane.
Ätha·nal *nt* acetaldehyde, acetic aldehyde, aldehyde, ethaldehyde, ethanal, ethylaldehyde, ethaldehyde.
Ätha·nol *nt* ethanol, ethyl alcohol, spirit, *inf.* alcohol.
Ätha·nol·in·to·xi·ka·ti·on *f* → Äthanolvergiftung.
Ätha·nol·ver·gif·tung *f* ethylism.
Äthan·säu·re *f* acetic acid, ethanoic acid.
Äthen *nt* ethylene, ethene.
Äther *m* ether; ethyl ether; diethyl ether.
äther·hal·tig *adj* containing ether, ethereal, ethereous, etherial, etheric.
äthe·risch *adj* ethereal, ethereous, etherial, etheric, essential, volatile, aerial.
ather·man *adj phys.* adiathermal, athermanous.
Athe·ro·em·bo·lie *f patho.* atheroembolism, cholesterol embolism.

Athe·ro·em·bo·lus *m patho.* atheroembolus, cholesterol embolism.
athe·ro·gen *adj patho.* causing atherogenesis, atherogenic.
Athe·rom *nt* **1.** (*Gefäß*) atheroma, atheromatous degeneration. **2.** epidermoid, wen, atheromatous cyst, epidermal cyst, epidermoid cyst, epithelial cyst, sebaceous cyst.
  echtes Atherom epidermoid, wen, atheromatous cyst, epidermal cyst, epidermoid cyst, epithelial cyst, sebaceous cyst.
  falsches Atherom steatocystoma, steatoma.
athe·ro·ma·tös *adj* pertaining to atheroma, atheromatous.
Athe·ro·ma·to·se *f* atheromatosis, atherosis.
Athe·ro·sis *f patho.* atheromatosis, atherosis.
Athe·ro·skle·ro·se *f patho.* atherosclerosis, atherosis, nodular sclerosis, arterial lipoidosis.
Athe·to·se *f neuro.* athetosis, mobile spasm.
athe·to·tisch *adj neuro.* pertaining to athetosis, athetotic, athetosic.
Äthin *nt* acetylene.
Äthio·nin *nt* ethionine.
Ath·le·ten·fuß *m derm.* athlete's foot, ringworm of the feet, tinea pedis, tinea pedum, Hong Kong toe.
ath·le·tisch *adj* athletic.
Äthyl·al·ko·hol *m* ethanol, ethyl alcohol; *inf.* alcohol, spirit.
Äthyl·al·ko·hol·in·to·xi·ka·ti·on *f* → Äthanolvergiftung.
Äthyl·al·ko·hol·ver·gif·tung *f* → Äthanolvergiftung.
Äthyl·chlo·rid *nt* ethyl chloride, chloroethane, chlorethyl.
Äthy·len *nt* ethylene, ethene.
Äthy·len·oxid *nt* ethylene oxide.
Äthy·len·te·tra·chlo·rid *nt* tetrachloroethylene, perchloroethylene.
Äthy·len·tri·chlo·rid *nt* trichloroethylene.
Äthy·lis·mus *m* alcohol addiction, alcohol dependence, ethylism, alcoholism.
Äthyl-Radikal *nt* ethyl.
Äthyl·ure·than *nt pharm.* ethyl urethan.
Athy·re·ose *f endo.* athyreosis, athyrosis, athyroidosis, athyria, athyroidism.
Ätio·lo·gie *f* etiology, nosazontology, nosetiology.
ätio·lo·gisch *adj* pertaining to etiology, etiological, etiologic.
ätio·trop *adj* etiotropic.
At·lan·to·ok·zi·pi·tal·ge·lenk *nt* atlanto-occipital articulation, craniovertebral articulation, Cruveilhier's articulation, occipital articulation, occipito-atlantal articulation, atlanto-occipital joint, craniovertebral joint, Cruveilhier's joint, occipital joint, occipito-atlantal joint.
At·las *m* **1.** *anat.* atlas. **2.** (*Anatomie*) atlas.
At·las·frak·tur *f traumat.* atlas fracture, fracture of C_1, Jefferson fracture.
At·men *nt* breathing, respiration, external respiration, pulmonary respiration, wind, aspiration.
  amphorisches Atmen amphoric respiration.
  bronchiales Atmen bronchial respiration.
  bronchovesikuläres Atmen rude respiration, transitional respiration, bronchovesicular breathing, bronchovesicular respiration, harsh respiration, bronchovesicular breath sounds *pl*.
  pfeifendes Atmen wheeze.
  schweres Atmen gasp, gasping.
  vesikobronchiales Atmen → bronchovesikuläres Atmen.
  vesikuläres Atmen vesicular respiration, vesicular breathing.
at·men I *vt* breathe, respire. **II** *vi* breathe, respire; (*Material, Haut*) breathe. **schwer atmen** breathe heavily, gasp. **keuchend atmen** whoop. **pfeifend atmen** wheeze.
At·mo·me·ter *nt* atmometer.
At·mo·sphä·re *f* **1.** atmosphere. **2.** (*Druck*) atmosphere. **3.** *fig.* atmosphere, ambient, climate, clime.
At·mo·sphä·ren·druck *m* atmospheric pressure, barometric pressure.
at·mo·sphä·risch *adj* pertaining to the atmosphere, atmospheric, atmospherical.
At·mung *f* respiration, breathing, breath, external respiration, pulmonary respiration, pneusis.
  aerobe Atmung aerobic respiration.
  anaerobe Atmung anaerobic respiration.
  äußere Atmung respiration, external respiration, pulmonary respiration.
  beschleunigte Atmung tachypnea, accelerated respiration, rapid breathing.
  elektrophrenische Atmung electrophrenic respiration.
  erschwerte Atmung difficult respiration, labored respiration, dyspnea, dyspnoea, difficult breathing, labored breathing.
  flache langsame Atmung hypopnea.
  forcierte Atmung forced respiration.
  freie Atmung → normale Atmung.

innere Atmung respiration, cell respiration, internal respiration, tissue respiration.
keuchende Atmung wheezing.
kontinuierliche Atmung gegen erhöhten Druck continuous positive airway pressure (breathing), continuous positive pressure breathing, positive pressure breathing/respiration.
normale Atmung eupnea, eupnoea, easy respiration, easy breathing, eupnea, normal breathing/respiration.
paradoxe Atmung paradoxical respiration.
periodische Atmung Cheyne-Stokes respiration/sign/breathing, periodic respiration, tidal respiration.
röchelnde Atmung sonorous breathing, stertorous breathing, stertor.
schnelle Atmung tachypnea, rapid breathing.
schwere Atmung → erschwerte Atmung.
stertoröse Atmung sonorous breathing, stertorous breathing, stertor.
ungestörte Atmung → normale Atmung.
verlangsamte Atmung slow respiration, oligopnea, bradypnea.
vertiefte Atmung bathypnea, deep breathing, hyperpnea.
Atmungs- *pref.* respiratory, breath, breathing, pneum(o)-, pneuma-, pneumato-, pneumono-.
at·mungs·ab·hän·gig *adj* respiration-dependent.
at·mungs·ak·tiv *adj* (*Material*) breathable, breatheable.
At·mungs·hil·fe *f techn.* breather.
At·mungs·me·cha·nik *f* respiratory mechanics, breathing mechanics.
At·mungs·or·ga·ne *pl* respiratory system, respiratory apparatus, respiratory organs.
At·mungs·still·stand *m* cessation of breathing, apnea, asphyxia.
at·mungs·un·ab·hän·gig *adj* respiration-independent.
At·mungs·wi·der·stän·de *pl* respiratory resistances.
Atom *nt* atom.
ato·mar *adj* pertaining to an atom, atomic, atomical.
Atom·ener·gie *f phys.* atomic energy, nuclear energy.
Atom·ge·wicht *nt phys.* atomic mass, atomic weight.
Atom·git·ter *nt* crystal lattice, space lattice, Brevais lattice.
Atom·gramm *nt phys.* gram atom, gram-atomic weight.
ato·mi·sie·ren *vt* 1. atomize. 2. *chem.* atomize.
Ato·mi·sie·rung *f* atomization.
Atom·kern *m phys.* atomic core, nucleus, atomic nucleus.
Atom·kraft *f phys.* nuclear power.
Atom·mas·se *f phys.* atomic mass.
Ato·nie *f patho.* lack of tone, lack of tension, abirritation, atony, atonia, atonicity, flaccidity, relaxation.
ato·nisch *adj* without normal tone/tension, atonic, relaxed, flaccid.
Ato·ni·zi·tät *f* → Atonie.
Ato·pen *nt immun.* atopen.
Ato·pie *f immun.* atopy, atopic disorder, atopic disease.
ato·pisch *adj immun.* pertaining to atopy, atopic.
ato·xisch *adj* not toxic, nontoxic, atoxic.
Atrans·fer·rin·ämie *f hema.* atransferrinemia.
atrau·ma·tisch *adj chir.* atraumatic, noncrushing.
Atre·sia *f* → Atresie.
Atre·sie *f embryo.* clausura, atresia, imperforation.
atre·tisch *adj embryo.* pertaining to or characterized by atresia, atretic, atresic, imperforate.
atri·al *adj anat.* pertaining to an atrium, atrial, auricular.
Atri·al·ga·lopp *m* → Atrialgalopprhythmus.
Atri·al·ga·lopp·rhyth·mus *m card.* presystolic gallop, atrial gallop.
Atri·chie *f* atrichia, atrichosis.
Atrio- *pref.* atrial, auricular, atri(o)-.
Atrio·pep·tid *nt physiol.* atrial natriuretic factor, atrial natriuretic peptide, atrial natriuretic hormone, atriopeptide, atriopeptin, cardionatrin.
Atrio·pep·tin *nt* → Atriopeptid.
Atrioventrikular- *pref.* atrioventricular, AV-, av-.
atrio·ven·tri·ku·lar *adj* → atrioventrikulär.
atrio·ven·tri·ku·lär *adj* atrioventricular, ventriculoatrial.
Atrio·ven·tri·ku·lar·klap·pe *f anat.* atrioventricular valve.
Atrio·ven·tri·ku·lar·kno·ten *m anat.* av-node, AV-node, Aschoff's node, Aschoff-Tawara's node, atrioventricular node, node of Tawara, Koch's node.
Atri·um *nt, pl* **Atri·en, Atria** *anat.* atrium, chamber.
Atrium cordis atrium (of heart).
Atri·um·sep·tum·de·fekt *m card.* atrial septal defect, atrioseptal defect.
Atro·phia *f* → Atrophie.
Atrophia musculorum spinalis pseudomyopathica Kugelberg-Welander disease, Wohlfahrt-Kugelberg-Welander disease, juvenile muscular atrophy.

Atro·phie *f patho.* atrophy, atrophia.
einfache Atrophie simple atrophy.
einseitige Atrophie → halbseitige Atrophie.
halbseitige Atrophie hemiatrophy.
neurotrophe Atrophie neurotrophic atrophy.
numerische Atrophie numerical atrophy.
senile Atrophie senile atrophy, geromarasmus.
atro·phie·ren I *vt* atrophy, cause atrophy. **II** *vi* atrophy, undergo atrophy.
atro·phiert *adj* atrophied, atrophic.
atro·phisch *adj* pertaining to or characterized by atrophy, atrophic.
Atro·pho·der·mia *f derm.* atrophoderma, atrophodermia.
Atro·pin *nt pharm.* atropine, tropine tropate, d/l-hyoscyamine.
Atro·pi·ni·sie·rung *f* atropinization.
Atro·pin·ver·gif·tung *f* atropinism, atropism.
At·tach·ment *nt* attachment, epithelial attachment, epithelial attachment of Gottlieb, Gottlieb's epithelial attachment, gingival attachment, attached gingival cuff, epithelial cuff, gingival collar gingival cuff.
extrakoronales Attachment extracoronal attachment.
intrakoronales Attachment intracoronal attachment, intracoronal retainer, key-and-keyway attachment, slotted attachment, internal attachment, precision attachment, frictional attachment, friction attachment.
At·tach·ment·epi·thel *nt* attachment epithelium.
At·tacke [k•k] *f* 1. attack, episode, ictus. 2. *fig.* attack.
transitorische ischämische Attacke transient ischemic attack.
at·ten·uie·ren *vt micro.* (*Virulenz*) attenuate; weaken; dilute.
at·ten·uie·rend *adj* attenuant; weakening; diluting.
at·ten·uiert *adj* attenuate, attenuated; weakened; diluted.
At·ten·uie·rung *f micro.* attenuation; weakening; diluting.
At·test *nt* certificate, certification.
ärztliches Attest medical certificate, health certificate.
at·te·stie·ren *vt* certify, attest.
At·tik·an·tro·to·mie *f* → Attikoantrotomie.
At·ti·ko·an·tro·to·mie *f HNO* atticoantrotomy, antroatticotomy.
At·ti·ko·to·mie *f HNO* atticotomy.
At·ti·kus *m anat.* attic, attic of middle ear, epitympanum, tympanic attic, epitympanic recess, Hyrtl's recess.
At·ti·zi·tis *f HNO* inflammation of the attic, atticitis.
Aty·pie *f* (*Krankheitsverlauf*) atypia, atypism.
aty·pisch *adj* not typical, atypical (*für* of).
ät·zen *vt chir.* cauterize; *chem., techn.* corrode, bite, erode.
ät·zend *adj* 1. *chem., techn.* corrosive, caustic, mordant, erosive, erodent, pyrotic. 2. *chir.* escharotic, caustic, cauterant, cauterizing.
Ätz·ka·li *nt* caustic potash, potassium hydroxide.
Ätz·kraft *f* causticity, corrosive power.
Ätz·mit·tel *nt* caustic, etchant, cauterant, caustic substance, cautery, escharotic; *chem., techn.* corrosive, caustic substance, caustic.
Ätz·na·tron *nt* caustic soda, soda, sodium hydroxide.
Ätz·säu·re *f* acid etchant, dentin cleaner, enamel cleaner, tooth conditioner.
Ätz·tech·nik *f* etching.
Ät·zung *f* 1. *chem., techn.* corroding, corrosion, erosion. 2. *chir.* cauterization.
Au·di·mu·ti·tas *f* delayed/absent development of speech, audimutism.
Audi(o)- *pref.* audi(o)-.
au·dio·gen *adj* produced by sound, audiogenic.
Au·dio·gramm *nt* audiogram.
Au·dio·lo·gie *f* audiology.
Au·dio·me·ter *nt* audiometer.
Au·dio·me·trie *f* audiometry.
au·dio·me·trisch *adj* pertaining to audiometry, audiometric.
au·dio·vi·su·ell *adj* audiovisual, visuoauditory.
Au·di·tio *f* hearing, audition.
Auf·bau *m* 1. erection, building, construction, assembly, mounting; (*a. fig.*) building-up, buildup. 2. (*Gefüge*) system, structure, texture, arrangement, architectonics, architecture, set-up, constitution, composition, configuration, organization; *fig.* anatomy.
Auf·bau·en *nt* erection, building, construction, assembly, mounting; (*a. fig.*) building-up, buildup.
auf·bau·en I *vt* 1. erect, build, construct, assemble, mount, set up, put up; (*Kraft, Muskeln etc*) build up. 2. arrange, organize, structure. 3. *chem.* synthesize, build up. **II** *vi fig.* be based (*auf* on). **III** *vr* **sich aufbauen** build up; be based (*auf* on); be composed (*aus* of).
wieder aufbauen reconstruct.
Auf·bau·mit·tel *nt* restorative, roborans.
Auf·bau·stoff·wech·sel *m biochem.* anabolism.

auf·be·rei·ten *vt phys., chem.* purify (*von* of, from); (*Nahrung, Trinkwasser*) process, clean; *fig., stat.* process.
Auf·be·rei·tung *f* **1.** *chem., phys.* processing, purification. **2.** *stat.* processing. **3.** preparation.
auf·be·wah·ren *vt* keep, store, save, preserve. **kühl aufbewahren** keep cool. **trocken aufbewahren** keep dry, keep in a dry place.
Auf·biß·schie·ne *f* occlusal appliance.
Auf·blä·hen *nt patho.* inflation.
Auf·blä·hung *f* distension, distention, inflation; (*Lunge*) emphysema.
auf·boh·ren *vt* ream, bore open.
auf·brau·chen *vt* exhaust, use up, use, consume.
auf·bre·chen **I** *vt* break (open), force open. **II** *vi* burst (open), open, crack.
auf·decken [k•k] *vt* uncover, lay bare, expose; (*Bettdecke*) turn down.
auf·dre·hen *vt* (*Hahn*) turn on; (*Regler*) turn up; (*Schraube*) unscrew, loosen.
Auf·ein·an·der·fol·ge *f* sequel, sequence, succession, series, round, course.
auf·fä·deln *vt* thread (*auf* on).
auf·fal·len *vi* **1.** be conspicuous, be striking, be remarkable, stand out. **2.** (*Licht, Strahlen etc.*) hit, strike (*auf*), fall (*auf* onto), be incident (*auf* upon).
auf·fal·lend *adj* **1.** conspicuous, striking, remarkable, noticeable. **2.** (*Strahlen*) incident (*auf* upon).
auf·fäl·lig *adj* **1.** conspicuous, striking, remarkable, noticeable. **2.** strange; (*Verhalten*) demonstrative. **3.** (*Farbe*) loud.
auf·fan·gen *vt* **1.** (*a. fig.*) catch. **2.** (*sammeln*) collect, catch. **3.** (*puffern, dämpfen*) cushion, absorb. **4.** *phys.* intercept, receive.
Auf·fang·ge·fäß *nt lab.* receiver, basin, collecting pan.
Auf·fang·scha·le *f* → Auffanggefäß.
auf·fa·sern *vi patho.* fibrillate.
Auf·fa·se·rung *f patho.* fibrillation.
auf·fas·sungs·fä·hig *adj* apprehensive, perceptive, intelligent.
Auf·fas·sungs·ga·be *f* perception, perceptiveness, perceptivity, comprehension, apprehension, aptitude, capacity, grasp (*für* of), intelligence.
schnelle Auffassungsgabe intelligence, apprehensiveness.
Auf·fas·sungs·kraft *f* → Auffassungsgabe.
Auf·fas·sungs·ver·mö·gen *nt* → Auffassungsgabe.
auf·fin·den *vt* locate, trace, find, discover.
Auf·flackern [k•k] *nt epidem.* flare-up, flare.
auf·flackern [k•k] *vi epidem.* flare up, flare.
Auf·fri·schen *nt* (*Wundrand*) revivification.
auf·fri·schen *vt* **1.** (*Wundrand*) revivify. **2.** (*Wissen*) refresh, brush up, polish up, revive.
Auf·fri·schung *f* **1.** (*Wundrand*) revivification. **2.** *immun.* booster shot, booster.
Auf·fri·schungs·imp·fung *f immun.* booster, booster shot, hypervaccination.
auf·fül·len *vt* replenish, fill up, top up; *fig.* fill up; *dent.* fill in. **wieder auffüllen** replenish, restock.
Auf·ga·be *f* **1.** job, task; responsibility; (*Person*) function. **eine Aufgabe übernehmen** accept a task. **2.** question, problem; work; (*Übung*) exercise; (*Schule*) task, assignment. **3.** (*Plan, Gewohnheit*) giving up, abandonment; discontinuance, discontinuation. **4.** (*Rücktritt*) resignation, retirement (from).
auf·ga·beln *vr sich aufgabeln* bifurcate.
auf·ge·ben *vt* (*Plan, Hoffnung*) give up, abandon; (*Gewohnheit*) give up; (*zurücktreten*) retire, resign (from); stop, discontinue.
auf·ge·bläht *adj patho.* inflated, swelled, swollen, distended, bullate, flatulent, puffed, puffy, balloon, bloated; (*Magen*) blown, distended.
Auf·ge·bläht·sein *nt* puffiness.
auf·ge·braucht *adj* exhausted, used up.
auf·ge·dun·sen *adj* (*Gesicht*) bloated, blown, puffed, puffed-up, swollen, puffy.
auf·ge·hen *vi* **1.** *bio.* germinate, sprout. **2.** open (up), part; (*Wunde*) break, burst; (*Verband*) come undone, open, work loose; (*Naht*) come open. **3.** (*hochgehen*) rise, go up. **4.** *fig.* **jdm. geht etw. auf** s.o. realizes sth., s.o. becomes aware of sth.
auf·ge·regt *adj* excited, agitated, nervous, nerval; upset (*wegen* about).
Auf·ge·regt·heit *f* nervosity, nervousness, excitedness.
auf·ge·rich·tet *adj* erect, erectile.
auf·ge·ris·sen *adj* (*Augen*) wide; (*Haut*) lacerated, lacerate. **weit aufgerissen** wide-open.
auf·ge·run·det *adj mathe.* round.
auf·ge·schlos·sen *adj fig.* open, alert, receptive (*für* to).

auf·ge·schnit·ten *adj* cut, cut open.
auf·ge·scho·ben *adj* delayed, protracted.
auf·ge·schwemmt *adj* (*Haut*) pasty, puffed, puffed-up, puffy.
auf·ge·sprun·gen *adj* (*Haut*) chapped, fissured, cracked.
auf·ge·trie·ben *adj patho.* distended, bloated, inflated.
auf·ge·weckt *adj* (*Patient, Kind*) alert, bright, sharp, intelligent; *fig.* wide-awake.
Auf·ge·weckt·heit *f* alertness, brightness, intelligence.
Auf·gie·ßen *nt pharm.* infusion.
Auf·guß *m pharm.* infusum, infusion.
auf·hal·ten **I** *vt* arrest, stop, halt, check; (*a. bio.*) retard; (*verzögern*) delay. **II** *vr sich aufhalten* stay.
Auf·hän·gung *f* suspension.
auf·häu·fen **I** *vt* cumulate, amass, cumulate, accumulate, pile up, heap up. **II** *vr sich aufhäufen* cumulate, accumulate, pile up, heap up.
Auf·häu·fung *f* accumulation, accretion, amassment.
Auf·klä·rung *f* **1.** clarification, rectification, clearing up; (*Verbrechen*) solution. **2.** sex(ual) education. **3.** information (*über* about). **sich Aufklärung verschaffen** inform o.s. (*über* on). **Aufklärung verlangen** demand an explanation (*über* of).
Auf·klä·rungs·ma·te·ri·al *nt* informational material, information.
Auf·kle·ber *m* label, sticker.
auf·la·den *vt* (*Batterie*) charge, load; recharge.
Auf·la·ge *f* **1.** (*Buch, Zeitschrift*) issue, edition. **2.** (*Stütze*) rest, support.
intrakoronale Auflage intracoronal rest.
okklusale Auflage occlusal lug, occlusal rest.
Auf·la·ge·rung *f* superposition, apposition.
auf·lo·dern *vi* flare up.
auf·lös·bar *adj phys.* soluble, solvable.
Auf·lö·sen *nt phys.* solution, dissolution.
auf·lö·sen **I** *vt* **1.** dissolutive, melt, disperse. **2.** (*in Bestandteile*) resolve (*in* into), disintegrate, break up; (*zersetzen*) decompose; *patho.* resolve; *chem.* break down, digest; lyse, lyze. **II** *vr sich auflösen* **3.** dissolve, melt, disperse. **4.** (*in Bestandteile*) disintegrate, break up; (*s. zersetzen*) decompose (*in* into); disintegrate, decay, lyse, lyze, autolyse
Auf·lö·sung *f* **1.** dissolution, dispersion. **2.** (*in Bestandteile*) resolution (*in* into), disintegration, breaking up; (*Zersetzung*) decomposition, decay; *patho.* resolution; *chem.* digestion, dissolution; *bio., biochem., patho. chir.* lysis, breakup, breakdown. **3.** *opt., photo.* dissolution, resolution (*in* into); *phys.* optical resolution, resolution. **4.** (*Rätsel*) clearing up; solution, resolution (to, of); analysis. **5.** (*Haar, Knoten*) disentanglement **6.** (*Haushalt, Versammlung*) breakup, dispersion, dissolution; (*Vertrag*) cancellation, annulment.
Auf·lö·sungs·ver·mö·gen *nt* **1.** *opt.* resolving power, resolution. **2.** *phys.* optical resolution, resolution. **3.** *chem.* solvent power.
auf·ma·chen *vt* **1.** open; *chir. inf.* open up, cut open; (*Kleid*) undo, unbutton; (*Hahn*) turn on; (*aufschließen*) unlock. **2.** (*zurechtmachen*) get up, make up.
auf·merk·sam *adj* watchful, attentive (*auf* of), vigilant, alert; *fig.* wide-awake.
Auf·merk·sam·keit *f* attention, care, alertness, vigilance, watchfulness.
angespannte Aufmerksamkeit concentration.
Auf·merk·sam·keits·schwä·che *f* aprosexia.
Auf·nah·me *f* **1.** taking up, lifting. **2.** *fig.* reception, recipiency, recipience; (*Eindruck*) taking in, comprehension, absorption. **3.** (*a. physiol.*) absorption, resorption, reabsorption, resorbence, assimilation, uptake; (*Nahrung*) intake, ingestion. **Aufnahme ins Blut** *physiol.* insorption. **4.** (*Empfang*) reception (desk/area); (*Unterbringung*) accommodation; (*im Krankenhaus*) hospitalization; admission (*zu* to, into). **wiederholte stationäre Aufnahme** readmission. **Aufnahme ins Krankenhaus** hospitalization. **5.** *a.* **Aufnahmen** *pl* (*Patienten*) intake. **6.** inclusion (*in* into), integration (*in* into), incorporation (*in* in, into). **7.** (*Daten, Protokoll*) recording. **8.** *photo., radiol.* taking/shooting a picture/photograph; (*Tonband*) recording. **eine Aufnahme machen** take a photo/picture/shot (*von* of). **9.** *photo., radiol.* photograph, photo, picture, shot, view. **10.** start, starting, opening, beginning, commencement; (*Beziehung*) establishment; (*Arbeit*) taking up.
intraorale Aufnahme intraoral radiograph.
kephalometrische Aufnahme cephalometric radiograph.
periapikale Aufnahme periapical radiograph.
auf·nah·me·fä·hig *adj* **1.** (*geistig*) receptive (*für* to, of). **2.** *phys.* absorbent, absorptive, receptive; *physiol.* recipient, receptive, absorbent, absorptive; *chem.* absorbable. **nicht aufnahmefähig** unreceptive (*für* to).

Aufnahmefähigkeit

Auf·nah·me·fäh·ig·keit *f* **1.** (*geistig*) receptivity, receptiveness, recipiency, recipience. **2.** *phys.* capacity; *chem.* absorbing power, absorption power.

Auf·nah·me·ge·rät *nt* recorder, recording device/equipment; *photo.* camera.

auf·pfrop·fen *vt* superinduce, graft (*auf* on).

auf·plat·zen I *vt* burst. II *vi* (*Wunde*) break, break open, burst open, dehisce; (*Haut*) crack.

Auf·prall *m* impact, shock; collision.

auf·pum·pen *vt* inflate, pump up.

auf·quel·len *vt* swell, macerate.

auf·rau·hen *vt* rough, make rough, roughen.

auf·recht I *adj* erect, upright; *anat.* perpendicular. II *adv* **aufrecht sitzen** sit up. **aufrecht stehen** stand erect/upright. **aufrecht gehen** walk upright.

Auf·recht·er·hal·tung *f* maintenance, maintaining.

auf·re·gen I *vt* excite, agitate; alarm, upset. II *vr* **sich aufregen** excite o.s., get excited, get upset, be upset (*über* over), trouble (*über* about).

auf·re·gend *adj* exciting; alarming, upsetting.

Auf·re·gung *f* excitement, agitation (*über* over); fuss.

Auf·rei·ben *nt chir.* grattage.

auf·rei·ben I *vt* **1.** (*Haut*) chafe, rub (sore), sore. **2.** *fig.* outwear, wear down/out. II *vr* **sich aufreiben** wear o.s. out.

auf·rei·bend *adj* exhausting, wearing, trying, stressful.

auf·rei·hen *vt* string, thread (*auf* on); (*Personen*) line up.

auf·rei·ßen I *vt* **1.** (*Haut*) tear, tear up, lacerate. **2.** (*Packung*) tear open, rip open. II *vi* (*Haut*) chap, crack; (*Wunde*) break.

auf·richt·bar *adj* erectile.

auf·rich·ten I *vt* **1.** put up, set up, erect, raise, put/set upright; (*Oberkörper*) raise/straighten up. **2.** *jdn. aufrichten* help s.o. up. **3.** *jdn. aufrichten fig.* comfort s.o., put new/fresh heart into s.o., encourage s.o. II *vr* **sich aufrichten 4.** stand up (straight), sit up (straight), arise, straighten o.s. **5.** *physiol.* become erect; (*Haare*) bristle up.

auf·sam·meln *vt* collect, gather, pick up.

Auf·sät·ti·gungs·do·sis *f pharm.* loading dose, initial dose.

Auf·sau·gen *nt* take-up, aspiration.

auf·sau·gen *vt* (*Feuchtigkeit etc.*) absorb, aspirate, suck in, imbibe, take up, resorb, reabsorb, sponge up. **mit einem Schwamm aufsaugen** sponge up. **wieder aufsaugen** resorb, reabsorb.

auf·sau·gend *adj* absorbent, absorptive, bibulous, resorbent, reabsorbing.

Auf·sau·gung *f* resorption, resorbence, reabsorption.

auf·scheu·ern *vt* (*Haut*) abrade, chafe, rub sore.

auf·schie·ben *vt fig.* put off, postpone; (*verzögern*) delay.

auf·schlie·ßen *vt* **1.** (*Nahrung*) macerate, digest, break down, break up; *chem.* split. **2.** (*Tür*) unlock, open.

auf·schlitz·en *vt* slit open, rip open.

auf·schlüs·seln *vt* break down, subdivide; (*Kosten*) allocate.

auf·schnei·den *vt* cut open, incise, slit; lance; dissect.

auf·schrei·ben *vt* record, take down, write down, make a note of, put down.

Auf·schrift *f* (*Etikett*) label.

auf·schür·fen *vt* (*Haut*) skin, abrade, graze.

auf·schwel·len *vi* tumefy, bloat, bloat out, swell, swell up.

auf·schwem·men *vt* (*Körper*) bloat; *chem.* suspend.

auf·set·zen I *vt* **1.** (*Patient*) sit up. **2.** *techn.* attach, slip on, mount on. II *vr* **sich aufsetzen** sit up.

Auf·sicht *f* **1.** supervision (*über* of), control, supervision, inspection; charge (*für* of). **unter (ärztlicher) Aufsicht stehen** be under (medical) care/supervision. **ohne Aufsicht** unattended, unsupervised, without supervision. **2.** (*Kinder*) care, custody. **3.** supervisor, person in charge.

auf·spei·chern *vt* (*a. techn.*) accumulate, store up; (*Reserven*) store, store up, lay up.

Auf·spei·che·rung *f* accumulation, accretion.

auf·spren·gen *vt* burst; force open; blast open.

auf·sprin·gen *vi* (*Wunde*) burst, break (open), spring, dehisce; (*Haut*) fissure, chap, crack.

Auf·ste·chen *nt* opening, piercing, incision; (*Abszeß*) lancing.

auf·ste·chen *vt* prick, prick open, burst open, pierce, puncture; (*Abszeß*) lance.

auf·ste·hen *vi* **1.** (*aus dem Bett*) rise, get up, get out of bed; *sl.* turn out. **2.** (*vom Stuhl*) get up, stand up.

auf·stei·gen *vi* rise, climb (up); *fig.* (*Gefühle*) rise.

auf·stei·gend *adj* rising, ascending, anabatic, anodic; (*Infektion*) ascending; (*Tränen*) rising.

auf·stel·len *vt* **1.** put up, set up, arrange, erect, position; *techn.* install, set up. **2.** (*Liste*) make out; (*Tabelle*) prepare, make (up); draw up, itemize. **3.** *fig.* (*Theorie*) advance, put forward; (*Programm*) formulate, formulize.

Auf·stel·lung *f* **1.** setting (up), erection; positioning, arrangement; *techn.* installation. **2.** compilation, listing, preparation, itemization. **3.** schema, scheme, schedule, list, table. **4.** *fig.* (*Theorie*) advancement, putting forward; (*Programm*) formulation, formulization.

Auf·sto·ßen *nt* ructus, eructation, belch, belching, burp.

auf·sto·ßen *vi* belch, burp, eructate, eruct; (*Essen*) repeat.

auf·su·chen *vt* visit, make a call (at the hospital/on sb.), go to see, call on; (*Arzt*) see, consult; (*in einem Buch*) look up.

Auf·sum·mie·rung *f* summation.

auf·tau·chen *vi* **1.** figure, emerge, come up, surface, appear. **2.** *fig.* (*Probleme, Fragen*) arise, emerge (*aus* from), turn up.

Auf·tra·gen *nt* (*Salbe*) application.

auf·tra·gen *vt* **1.** (*Salbe*) apply, spread (on), smear; (*Make-up*) put on, lay on. **2.** (*Kurve*) plot, chart, protract. **in eine Kurve auftragen** chart, plot. **3.** *jdm. etw. auftragen* order/ask/instruct s.o. to do sth.

auf·trei·ben *vt patho.* distent, blow up, bloat, inflate.

Auf·trei·bung *f* **1.** (*a. anat.*) enlargement. **2.** *patho.* distension, distention, inflation. **bauchige Auftreibung** *anat.* ampulla.

Auf·tren·nung *f* **1.** *genet.* segregation. **2.** *chem.* fractionation.

Auf·tre·ten *nt* **1.** appearance; incidence, occurrence; (*Probleme, Fragen*) arising. **2.** behavior, manner.

auf·tre·ten *vi* **1.** (*mit den Füßen*) step, tread. **2.** *fig.* appear, come, emerge; occur, happen; (*Probleme, Fragen*) arise. **3.** *fig.* act, behave. **wieder auftreten** recur.

Auf·trieb *m* **1.** *fig.* encouragement, stimulus, impetus; *inf.* boost, lift. **2.** *fig.* upward trend, upsurge. **3.** *phys.* buoyancy (force).

Auf·wa·chen *nt* awakening. **häufiges/frühes Aufwachen** frequent/early awakenings from sleep.

auf·wa·chen *vi* awake, awaken, wake, wake up.

Auf·wach·raum *m anes.* recovery room/area.

Auf·wär·men *nt* warm, warming.

auf·wär·men *vt* warm up, heat up, reheat, give sth. a warm.

Auf·wärts·be·we·gung *f* upward movement, rise; upstroke.

Auf·wei·chen *nt* maceration.

auf·wei·chen I *vt* macerate, make soft. II *vi* macerate, become soft, grow soft, soften.

auf·wei·sen *vt* (*Spuren*) bear.

auf·wickeln [k·k] I *vt* convolute, coil, coil up, roll up; (*Verband*) unwind, unwrap. II *vr* **sich aufwickeln** convolute, coil up, roll up; unwind, unroll; (*Verband*) unwind, unwrap.

auf·wie·gen *vt* counterweigh, counterbalance.

auf·zeh·ren *vt* **1.** use up, consume. **2.** *patho.* waste.

Auf·zeh·rung *f* consumption.

auf·zeich·nen *vt* **1.** record, take down, write down. **2.** *techn.* trace (out); (*Meßung*) take, record, tape; (*Kurve*) plot. **3.** draw (*auf* on), sketch.

Auf·zeich·nung *f* **1.** (*a. techn.*) recording, tracing. **2.** record, trace, notes. **Aufzeichnungen machen** take notes. **3.** drawing, sketch.

auf·zie·hen *vt* **1.** (*Kind*) bring up, raise; nurse; (*Tier*) rear. **2.** (*a. micro.*) breed, cultivate, grow, raise. **3.** (*Spritze*) charge, fill. **4.** draw up, pull up; (*Gardinen*) draw (open/back), open; (*Uhr*) wind up; (*Schublade*) open, pull open.

Auf·zucht *f* breeding, rearing, raising, nursing, cultivation.

Auf·zug *m US* elevator; *Brit.* lift.

Auf·zwei·gung *f anat.* arborization, ramification.

Aug·ap·fel *m anat.* eyeball, globe of eye, ball of the eye, bulb of eye, ocular bulb.

Au·ge *nt* **1.** *anat.* eye; oculus. **etw. im Auge behalten** keep sth. in view, keep sth. in mind. **jdn. im Auge behalten** keep (a) watch on s.o., keep an eye on s.o. **jdn. nicht aus den Augen lassen** not to let s.o. out of one's sight. **die Augen offenhalten** (*a. fig.*) keep one's eyes open. **die Augen schließen** close one's eyes. **etw. im Auge haben** have sth. in one's eye. **mit bloßem Auge** with the naked eye. **mit geschlossenen Augen** with closed eyes, with one's eyes shut. **2.** *bio.* bud, button, eye. **3.** *techn.* optic. **4.** (*Öse*) eye.

blaues Auge black eye.

elektrisches Auge photoelectric cell.

geschwollene Augen puffed eyes.

künstliches Auge artificial eye, glass eye.

wässrige Augen dacryops.

Augen- *pref.* ocular, optic, optical, ophthalmic, ophthalm(o)-, ocul(o)-.

Au·gen·ab·stand *m ophthal.* distance between the eyes, interocular distance.

Au·gen·ach·se *f ophthal.* **1.** axis of eye, axis of bulb. **2.** optic axis (of eye), sagittal axis of eye, visual axis, line of vision, visual line.

anatomische Augenachse external axis of bulb, external axis of eye.
äußere Augenachse → anatomische Augenachse.
innere Augenachse → optische Augenachse.
optische Augenachse optic axis (of eye), sagittal axis of eye, visual axis, line of vision, visual line.
au·gen·ähn·lich *adj* ocular.
Au·gen·arzt *m* eye doctor, ophthalmologist, oculist.
Au·gen·bin·de *f* patch, eye patch.
Au·gen·bin·de·haut *f anat.* conjunctiva.
kritischer Augenblick juncture.
Au·gen·braue *f anat.* eyebrow, supercilium, brow.
zusammengewachsene Augenbrauen synophrys, synophridia.
Au·gen·brau·en·bo·gen *m anat.* superciliary arch.
Au·gen·brau·en·haa·re *pl anat.* supercilia, eyebrow, hairs of eyebrow.
Au·gen·er·kran·kung *f ophthal.* ophthalmopathy, oculopathy.
Au·gen·feld *nt physiol.* visual field, field of vision.
Au·gen·fleck *m bio.* ocellus.
Au·gen·glas *nt* (*oft* Augengläser *pl*) **1.** (*Brille*) glasses. **2.** (*Okular*) eyepiece.
Au·gen·haut, äußere *f* fibrous coat of eyeball, fibrous tunic of eye ball.
innere Augenhaut internal nervous tunic of eye.
mittlere Augenhaut uvea, vascular coat of eye (ball), vascular tunic of eye (ball), uveal coat, uveal tract.
Au·gen·heil·kun·de *f* ophthalmology.
Au·gen·hilfs·ap·pa·rat *m physiol.* appendages *pl* of eye.
Au·gen·hin·ter·grund *m ophthal.* fundus of eye, fundus, eyeground.
Au·gen·höh·le *f anat.* eyepit, eye socket, eyehole, orbit, orbita, orbital cavity.
Au·gen·höh·len·bo·den *m anat.* orbital floor.
Au·gen·höh·len·bo·den·schlag·ader *f anat.* infraorbital artery.
Au·gen·höh·len·bo·den·spal·te *f anat.* inferior orbital fissure, inferior sphenoidal fissure, sphenomaxillary fissure.
Au·gen·höh·len·rand, oberer *m* supraorbital margin, supraorbital arch, supraorbital ridge.
unterer Augenhöhlenrand infraorbital margin.
Au·gen·horn·haut *f anat.* cornea, keratoderma of eye.
Au·gen·in·nen·druck *m* intraocular pressure.
Au·gen·kam·mer *f anat.* chamber of eye.
hintere Augenkammer posterior chamber of eye.
vordere Augenkammer anterior chamber of eye.
Au·gen·klap·pe *f* eye patch, eye protector, patch.
Au·gen·lei·den *nt ophthal.* ophthalmopathy, oculopathy; *inf.* eye trouble.
Au·gen·licht *nt* sight, eyesight.
Augenlid- *pref.* blephar(o)-.
Au·gen·lid *nt* lid, cilium, eyelid; *anat.* palpebra.
oberes Augenlid upper eyelid.
Au·gen·lid·schwel·lung *f ophthal.* blepharoncus.
Au·gen·lid·talg *m* lema.
Au·gen·lid·ve·nen *pl anat.* palpebral veins.
Au·gen·lin·se *f* **1.** *anat.* lens, crystalline lens. **2.** (*Okular*) eyepiece.
Au·gen·mus·keln *pl* → äußere Augenmuskeln.
äußere Augenmuskeln eye muscles, (extrinsic) ocular muscles, oculorotatory muscles, extraocular muscles.
Au·gen·mus·kel·pa·re·se *f ophthal.* eye-muscle paralysis.
Au·gen·pro·the·se *f* artificial eye, eye prosthesis.
Au·gen·prü·fung *f* **1.** eye examination, optometry. **2.** sight test.
Au·gen·re·gi·on *f anat.* orbital area, orbital region.
Au·gen·sal·be *f pharm.* ophthalmic ointment, oculentum.
Au·gen·schär·fe *f* visual acuity, sharpness of vision.
au·gen·schein·lich *adj* manifest, evident, obvious.
Au·gen·schlag·ader *f* ophthalmic artery.
Au·gen·schutz *m* eye protector, eye shield, eye guard, goggles *pl*.
Au·gen·schüt·zer *m* → Augenschutz.
Au·gen·schutz·schild *nt* → Augenschutz.
Au·gen·spie·gel *m ophthal.* funduscope, ophthalmoscope.
Au·gen·spie·geln *nt* → Augenspiegelung.
Au·gen·spie·ge·lung *f ophthal.* ophthalmoscopy, funduscopy.
Au·gen·test *m* visual test, eye test, eyesight test.
Au·gen·trop·fen *pl* eye drops.
Au·gen·un·ter·su·chung *f ophthal.* optometry, eyesight test.
Au·gen·ver·band *m ophthal.* eye bandage.
einseitiger Augenverband monoculus.
Au·gen·was·ser *nt pharm.* eyewash, eye lotion, collyrium.
Au·gen·wim·pern *pl* eyelashes, cilia.

Au·gen·win·kel *m anat.* angle of eye, ocular angle, canthus; *inf.* corner of the eye.
äußerer Augenwinkel lateral angle of eye, outer/temporal/external/lateral canthus.
innerer Augenwinkel medial angle of eye, inner/temporal/internal/medial canthus.
seitlicher Augenwinkel → äußerer Augenwinkel.
Au·gen·win·kel·ar·te·rie *f anat.* angular artery.
Au·gen·win·kel·ve·ne *f anat.* angular vein.
Au·gen·zahn *m* maxillary canine, maxillary cuspid.
Au·gen·zwin·kern *nt* twinkle, winking.
Au·ra *f neuro.* aura.
epileptische Aura aura, epileptic aura.
Au·ran·ti·a·sis *f* → Aurantiasis cutis.
Aurantiasis cutis aurantiasis, carotenemia, carotinemia, xanthemia, carotinosis.
Au·ria·sis *f derm.* chrysiasis, auriasis.
Au·ri·cu·la *f, pl* **Au·ri·cu·lae** *anat.* **1.** auricle, auricula, pinna (of ear). **2.** atrial auricle, atrial auricula, atrial appendage (of heart), auricular appendage, auricular appendix, auricle of heart, auricle, auricula.
Au·ri·kel *f* → Auricula.
au·ri·ku·lar *adj* → aurikulär.
au·ri·ku·lär *adj* **1.** pertaining to an atrium, atrial, auricular. **2.** pertaining to an auricle or to the ear, auricular.
Au·ri·ku·lar·in·dex *m* auricular index.
Au·ri·ku·lo·pa·rie·tal·in·dex *m* auriculopareital index.
Au·ri·ku·lo·tem·po·ra·lis·neur·al·gie *f* auriculotemporal neuralgia.
Au·ri·punk·tur *f HNO* paracentesis.
Au·ris *f anat.* auris, ear.
Au·ri·skop *nt* auriscope, otoscope.
Aur(o)- *pref.* chrys(o)-.
Au·ro·chro·mo·der·mie *f derm.* aurochromoderma; chrysiasis.
Au·ro·the·ra·pie *f pharm.* aurotherapy, chrysotherapy.
Aus·at·men *nt* → Ausatmung.
aus·at·men *vt, vi* exhale, expire, breathe out.
Aus·at·mung *f* exhalation, expiration, breathing out.
aus·ba·lan·cie·ren *vt* balance (out).
aus·ba·lan·ciert *adj* (*a. fig*) balanced.
aus·bau·en *vt* **1.** remove (*aus* from). **2.** (*a. fig.*) extend (*zu* into); enlarge; develop, improve; strengthen; build up, cultivate.
aus·bes·sern *vt* patch, repair, mend, fix; (*Fehler*) correct.
aus·bil·den I *vt* **1.** educate; instruct s.o. (*in*), train s.o. (*zu* to be), school s.o. (*in* in). **2.** (*a. bio.*) develop, form. **II** *vr* **sich ausbilden** (*a. bio.*) develop, form.
Aus·bil·dung *f* **1.** training, instruction, education. **2.** (*a. bio.*) development, forming.
Aus·bil·dung·kur·sus *m* → Ausbildungskurs.
Aus·bil·dungs·kurs *m* training course, course of instruction.
Aus·bil·dungs·lehr·gang *m* → Ausbildungskurs.
aus·blei·ben *vi* fail to come, fail to appear, be absent (from); (*Puls*) fail, stop.
Aus·blei·chen *nt* bleaching, dealbation.
aus·blei·chen *vi* bleach, fade.
Aus·blocken [k·k] *nt* blockout, wax out.
Aus·block·wachs *nt* blockout wax.
aus·blu·ten *vt* exsanguinate, bleed to death.
Aus·blu·tung *f* exsanguination.
aus·boh·ren I *vt* bore; (*Zahn, Knochen*) drill, ream. **II** *vi* bore.
aus·bre·chen I *vt* erupt (*aus* from), emerge, outburst, break out. **II** *vi* burst (*in* into), burst out, burst through; (*in Tränen*) break; (*Krankheit*) break out (*in* in, with); (*Ausschlag*) appear, come out, set in. **in Schweiß ausbrechen** come out in a sweat. **in Tränen ausbrechen** burst into tears.
aus·brei·ten I *vt* open out, expand, outspread, spread; (*Krankheit*) spread. **II** *vr* **sich ausbreiten** (*a. fig.*) diffuse, spread, spread out, propagate, (*rasch*) proliferate.; open out (*zu* into); gain (*über* on, upon); invade (*über, in*).
Aus·brei·tung *f allg.* propagation; *physiol.* irradiation; *patho.* expansion, spread; (*a. fig.*) diffusion, distribution, proliferation.
Aus·bren·nen *nt chir.* cauterization, cautery.
aus·bren·nen *vt chir.* cauterize, burn out.
Aus·bruch *m* eruption, (*a. fig.*) outburst, *fig.* outgush, outpour; *derm.* (*Ausschlag*) eruption; (*Epidemie, Gefühl*) outbreak; (*Krankheit*) breakout, flare-up, flare, burst, fit, access.
Aus·brü·ten *nt micro.* incubation.
aus·brü·ten *vt* incubate; (*a. fig.*) brood, hatch out.
Aus·buch·tung *f anat.* excavatio, excavation, recess.
kleine Ausbuchtung *anat.* recess, recessus.

Ausdauer

Aus·dau·er f endurance, long-windedness, persistency, persistence; (*Stehvermögen*) stamina, staying power; (*Zähigkeit*) tenacity, persistence.
aus·dau·ernd adj (*Person*) long-winded, persistent, persevering, unremitting, tenacious; patient, enduring.
aus·dehn·bar adj dilatable, distensible, ductile, elastic, expansible, expansile, extensible.
Aus·dehn·bar·keit f extensibility, distensibility, ductility, elasticity, dilatability.
aus·deh·nen I vt **1.** (*a. phys., techn.*) stretch, extend; elongate, expand, enlarge, open out, widen; amplify. **2.** *chir.* distend, dilate. II vr **sich ausdehnen 3.** (*a. phys.*) stretch, extend; expand, enlarge, branch off/out. **4.** *patho.* distend, dilate
Aus·deh·nung f **1.** (*a. phys., techn.*) stretching, extension; elongation, expansion, enlargement, widening; amplification. **2.** *chir.* distension, distention, dilatation; *phys.* dilatation, dilation; *patho.* ectasia, ectasis, ectasy. **3.** expanse, breadth, circumference, dimension(s *pl*), wideness, spread; *fig.* extent, scope, range. **4.** *fig.* expansion, extension (*auf* to); (*zeitlich*) prolongation (*auf* to).
aus·deh·nungs·fä·hig adj dilatabel, distensible, ductile, elastic, expansible, expansile, extensible.
Aus·deh·nungs·fä·hig·keit f → Ausdehnungsvermögen.
Aus·deh·nungs·ko·ef·fi·zi·ent, linearer m linear coefficient of thermal expansion.
thermischer Ausdehnungskoeffizient coefficient of thermal expansion.
Aus·deh·nungs·ver·mö·gen nt *phys.* dilatability, distensibility, expansiveness.
Aus·druck m **1.** expression, term, word. **2.** (*Gesicht*) expression, look. **3.** (*Computer*) printout, readout.
aus·drucks·fä·hig adj expressive.
Aus·drucks·kraft f expressiveness.
aus·drucks·los adj expressionless, emotionless; (*Gesicht*) blank; (*Stimme*) flat.
aus·drucks·voll adj expressive.
Aus·drucks·wei·se f language, diction, choice of words.
Aus·dün·stung f transpiration, exhalation, halitus, effluvium; perspiration; evaporation.
aus·ein·an·der·bre·chen vt, vi disrupt.
aus·ein·an·der·ge·hen vi (*a. mathe., phys.*) diverge; (*Meinung*) be divided (*über* on).
aus·ein·an·der·klaf·fen vi dehisce, gape.
aus·ein·an·der·klaf·fend adj cleft, dehiscent, gaping.
aus·ein·an·der·neh·men vt take to pieces, take apart, disjoint; disassemble, dismantle, strip.
aus·ein·an·der·rei·ßen vt divulse, disrupt, tear apart.
Aus·ein·an·der·set·zung f **1.** discussion (*über* about, on); argument, difference, conflict, confrontation. **2.** analysis, examination (*mit* of).
aus·ein·an·der·stre·bend adj (*a. mathe., bio., phys.*) divergent.
aus·ein·an·der·wei·chen nt *patho.* diastasis; (*Wunde*) dehiscence.
Aus·fall m, pl **Aus·fäl·le 1.** deficit, deficiency, loss; *electr.* cut; *techn.* breakdown, failure. **2.** *patho.* failure, collapse; (*Haar etc.*) loss, effluvium, falling out; (*Herz*) cardiac arrest. **3.** *chem.* precipitate; (*radioaktiv*) fallout. **4.** result, outcome. **5.** cancellation
aus·fal·len vi **1.** *techn.* fail, break down; *patho.* stop, fail. **2.** (*Haare, Zähne etc.*) come out, fall out. **3.** *chem.* precipitate; (*radioaktiv*) fall out.
aus·fal·lend adj **1.** *bio., anat.* deciduous. **2.** abusive, aggressive, insulting, rude (*gegen* to).
aus·fäl·lig adj abusive, aggressive, insulting, rude (*gegen* to).
aus·flie·ßen vi effuse, flux, flow out, run out.
Aus·flucht f evasion, excuse, pretext.
Aus·fluß m (*a. patho., physiol.*) flux, discharge, outflow, outgush; *patho.* fluor, discharge; *physiol.* effluvium, emission, issue.
seröser Ausfluß hydrorrhea.
aus·führ·bar adj doable, practicable, performable, feasible, workable.
aus·füh·ren vt carry out, do, execute, effect, effectuate, go through (with), implement; (*Aufgabe*) carry through, carry out, perform, execute, accomplish; (*Operation*) perform (*bei* on); (*Untersuchung, Verfahren, Forschung, Studie*) undertake.
aus·führ·lich adj detailed, comprehensive, exhaustive, full, circumstantial.
Aus·füh·rungs·gang m, pl **Aus·füh·rungs·gän·ge** *histol.* secretory duct, excretory duct.
aus·fül·len vt (*Loch*) fill, fill in, fill up; (*Platz*) take up; (*Formular*) fill out.
Aus·gang m, pl **Aus·gän·ge 1.** opening, outlet; (*a. techn.*) mouth. **2.** (*Patient*) going out, permission to go out. **3.** result, outcome, issue. **4.** exit, way out, portal. **ohne Ausgang** dead, dead-end.

Aus·gangs·ba·sis f starting point, basis.
Aus·gangs·ge·we·be nt tissue of origin, matrix.
Aus·gangs·lei·stung f (power) output.
Aus·gangs·li·nie f baseline.
Aus·gangs·punkt m (*Diskussion*) starting point, basis, base; *phys.* (*Skala*) zero.
Aus·gangs·ver·let·zung f initial injury, initial trauma.
aus·ge·bil·det adj **1.** trained, skilled; educated. **2.** *bio., histol.* (fully) developed. **nicht ausgebildet** *histol.* undeveloped. **nicht voll ausgebildet** rudimentary. **voll ausgebildet** mature, fully developed.
aus·ge·brei·tet adj spread, outspread; (*Arme*) outstretched; *micro.* (*Kolonie*) effuse. **weit ausgebreitet** wide-spread.
aus·ge·dehnt adj extensive, wide; (*Wissen*) broad, large, extended; (*Verbreitung*) wide-spread; *patho.* distended, ectatic, enlarged.
Aus·ge·dehnt·heit f largeness, wideness.
aus·ge·franst adj (*Wundrand*) lacerated, lacerate.
aus·ge·gli·chen adj level, balanced; (*Person*) well-balanced, balanced, stable, stabile, well-poised, poised, steady. **gut ausgeglichen** well-balanced.
Aus·ge·gli·chen·heit f *fig.* stability, stableness, poise.
seelische Ausgeglichenheit stability, stableness.
aus·ge·hen vi **1.** (*weggehen*) go out. **2.** (*Vorrat*) run out, run dry, run low; (*Atem*) get out of breath; (*Licht*) go out, go off. **3.** (*Haar etc.*) fall out, come out; (*Farbe*) fade.
aus·ge·höhlt adj cupped, hollow; (*Wangen*) haggard, sunken.
aus·ge·laugt adj **1.** *chem.* emaciated, emaciate. **2.** *fig.* worn-out, worn out.
aus·ge·mer·gelt adj excessively lean, emaciated, cachectic, extremely thin, wasted, gaunt, haggard.
aus·ge·reift adj mature, matured, ripe, fully developed. **nicht ausgereift** premature.
Aus·ge·reift·heit f (*a. fig.*) maturity, matureness.
aus·ge·setzt adj exposed (to).
Aus·ge·setzt·sein nt exposure (to).
aus·ge·streckt adj extended, elongated, elongate, outstretched.
aus·ge·trock·net adj dry, dried out.
aus·ge·wach·sen adj fully developed, mature, adult, full-grown.
aus·ge·wo·gen adj (*Diät*) well-balanced; (*a. fig.*) balanced.
aus·ge·zackt adj *histol., bio.* laciniate, serrate, serrated.
aus·ge·zehrt adj excessively lean, emaciated, cachectic, wasted, gaunt, haggard, cadaverous.
aus·gie·big adj copious, extensive, ample, thorough.
aus·gie·ßen vt (*Flüssigkeit*) effuse, pour out, diffuse; (*Gefäß*) empty (*in* into).
Aus·gleich m **1.** balance (*für* of); (*Entschädigung*) compensation (*für* for); adjustment (*für* of), equalization (*für* of), neutralization. **als/zum Ausgleich für** as a compensation for, to compensate for. **2.** *chem., techn., electr.* balancing, compensation, neutralization; *phys.* correction.
aus·glei·chen vi **1.** even out, level off/out, balance, (*Unterschied*) adjust. **2.** *fig.* counterbalance, make up, balance, equalize, compensate (for; *durch* with), balance; compensate (*durch* with). **3.** *psycho.* compensate. **4.** *techn.* balance, compensate, neutralize; *chem., phys.* correct. **nach oben ausgleichen** level up. **nach unten ausgleichen** level down.
Aus·gleichs·kur·ve f compensation curvature, compensation curve.
aus·glü·hen vt *techn.* anneal; *chir.* burn out, cauterize.
aus·gra·ben vt dig up/out, unearth; *forens.* disinter, exhume.
Aus·gra·bung f *forens.* exhumation.
Aus·guß m sink; drain, outlet; (*Gefäß*) beak, lip, spout; *dent., urol.* cast.
aus·hal·ten vt (*Schmerzen*) bear, endure, stand, suffer, tolerate; (*Gewicht*) carry; (*standhalten*) withstand, resist, sustain, stand up to, bear up against.
Aus·här·ten nt curing.
Aus·här·tung f *techn.* cure.
Aus·hei·lung f healing, consolidation.
Aus·hilfs·kraft f auxiliary, aid, temporary aid.
zahnärztliche Aushilfskraft dental auxiliary.
aus·höh·len vt (*Zahn*) excavate; cavern, cavern out, hollow out, hollow, cave, excavate, concave, cavitate. **rinnenförmig aushöhlen** channel.
Aus·höh·lung f concave, concavity, hollow, cavity, cavum, excavatio, excavation; *patho., dent.* cavitation; *anat.* socket.
Aus·hu·sten nt coughing up, expectoration, emptysis.
aus·hu·sten vt cough, cough up, cough out; (*Schleim*) expectorate.
aus·ko·chen vt *hyg.* boil out, boil off; sterilize in boiling water.
aus·krat·zen vt *chir.* scratch, scrape out, erase; (*mit einer Kürette*) curette, curet.

Aus·krat·zung *f chir.* scraping (out), curettage, curetment, curettement, excochleation, evidement, erasion.
aus·ku·geln *vt traumat.* put out of joint, dislocate, luxate.
Aus·kul·ta·ti·on *f clin.* auscultation.
 direkte Auskultation immediate auscultation, direct auscultation.
 indirekte Auskultation mediate auscultation.
Aus·kul·ta·ti·ons·ge·räusch *nt clin.* auscultatory sound.
aus·kul·ta·to·risch *adj clin.* pertaining to auscultation, auscultatory.
aus·kul·tie·ren *vt clin.* auscultate, auscult.
Aus·kunft *f* 1. information, a piece of information, some information (*über* on), details *pl*, particulars *pl*. **Auskunft geben** give information. 2. information, information center, information desk, inquiry desk.
aus·ku·rie·ren *vt* cure; nurse.
Aus·laß *m* outlet.
Aus·lauf *m* outlet, drain.
aus·lau·fen *vi* leak out, leak; (*Flüssigkeit*) escape; effuse; (*aufzweigen*) branch (*in* into).
Aus·le·gung *f fig.* interpretation, reading.
Aus·le·se *f clin.* triage; *bio.* selection.
aus·leuch·ten *vt* illuminate, light.
Aus·leuch·tung *f* illumination, light; irradiation.
Aus·lö·schung *f* extinction, deletion.
aus·lö·sen *vt* 1. *techn., photo., electr.* trigger, release. 2. *fig.* set off, spark (off), trigger (off), start; (*Wirkung*) produce; (*Narkose, Schlaf*) induce; (*Krankheit*) bring on.
aus·lö·send *adj* (*Ursache*) etiogenic, eliciting, causing, causative, triggering, inducing.
Aus·lö·ser *m* (*a. physiol.*) trigger, release; *techn.* release (mechanism/lever); tripping device.
Aus·lö·sung *f* release, releasing, triggering, induction.
aus·ma·chen *vt* 1. (*Feuer*) extinguish, put out, quench; (*Licht*) switch off, turn off/out. 2. find out, determine, locate. 3. agree, settle.
Aus·maß *nt* extent, (*a. fig.*) dimension(s *pl*), proportion(s *pl*), measurements *pl*, size, measure, volume; *fig.* degree, bulk, amount.
aus·mei·ßeln *vt* chisel (out), carve (out).
aus·mer·geln *vt patho.* emaciate, macerate.
Aus·mer·ge·lung *f patho.* maceration, emaciation.
aus·mer·zen *vt* (*ausrotten*) exterminate, eradicate, extirpate, root out/up; obliterate; eliminate (*aus* from).
Aus·mer·zung *f* extermination, eradication, extirpation; obliteration; elimination.
aus·mes·sen *vt* measure, gauge, gage, take the measurements of.
Aus·mes·sung *f* measuring; measurement.
aus·nut·zen *vt* use, utilize, exploit, make use of; (*Person*) take advantage of, use, exploit.
aus·nüt·zen *vt* → ausnutzen.
Aus·nut·zung *f* utilization, use, exploitation.
Aus·nüt·zung *f* → Ausnutzung.
aus·pol·stern *vt* pad, pad out, line with padding.
Aus·pol·ste·rung *f* padding.
aus·pres·sen *vt* 1. press out, squeeze (out), crush, express (*aus* from, out of). 2. *fig.* press s.o.
aus·pro·bie·ren *vt* test, test out (*bei, an* on), try, try out.
aus·pum·pen *vt* pump out, pump dry, exhaust; (*Luft*) evacuate; (*Magen*) pump out; siphon (off).
aus·räu·chern *vt* fume, fumigate, smoke.
Aus·räu·che·rung *f* fumigation.
aus·räu·men *vt* 1. clear out (of), remove (from); *chir.* extirpate, remove, erase; *traumat., techn.* ream. 2. *fig.* (*Probleme etc.*) settle, clear up.
Aus·räu·mung *f* 1. clearing out, removal; *chir.* extirpation, removal, erasion, dissection, evidement, necrotomy. 2. *fig.* settlement, clearing up.
Aus·rech·nung *f* calculation, computation.
Aus·re·de *f* excuse, pretext, evasion.
aus·rei·chend *adj* sufficient, enough, adequate. **nicht ausreichend** insufficient; incompetent (*für* for).
aus·rei·fen *vi* mature, ripen.
Aus·rei·fung *f* (*Abszeß*) maturation.
Aus·rei·ßen *nt traumat.* avulsion, tearing out, tearing off; *chir., dent.* extraction, tearing out.
aus·rei·ßen *vt* tear out (*aus* of), tear up, pull, pull out. **mit der Wurzel ausreißen** (*a. fig.*) extirpate, root out/up.
aus·ren·ken *vt traumat.* disjoint, dislocate, luxate, put out of joint.
Aus·ren·kung *f traumat.* dislocation, dislocatio, luxation. **unvollständige Ausrenkung** incomplete dislocation, partial dislocation, subluxation, semiluxation.

Aus·rich·ten *nt* (*a. techn., traumat.*) alignment, alinement.
aus·rich·ten I *vt* (*in eine Linie*) align, line up, bring/get into line; *phys.* polarize; *phys., techn.* align, adjust. II *vr* **sich ausrichten** align (*nach* with).
Aus·rich·tung *f* lining-up, alignment; (*a. techn., traumat.*) alignment, adjustment; *phys.* directionality.
 fehlerhafte Ausrichtung der Bruchstücke *traumat.* malalignment, malalinement.
Aus·riß *m* → Ausrißverletzung.
Aus·riß·frak·tur *f traumat.* avulsion fracture, sprain fracture.
Aus·riß·ver·let·zung *f traumat.* avulsion injury, avulsion trauma.
aus·rot·ten *vt* exterminate, eradicate, extirpate, root out/up.
Aus·rot·tung *f* extermination, eradication, extirpation.
Aus·ru·hen *nt* rest, resting.
aus·ru·hen I *vt* rest. II *vr* **sich ausruhen** rest, take a rest, give o.s. a rest (*von* from).
aus·rup·fen *vt* pluck out, tear out, pull out.
Aus·rü·stung *f* equipment; *techn.* appliance(s *pl*), device(s *pl*); (*Zubehör*) accessories *pl*, fittings *pl*; *sport.* outfit, gear; (*Praxis*) armamentarium, armarium.
Aus·saat *f patho.* dissemination, spread; *micro.* seed.
 lymphogene Aussaat lymphatic spread.
 lymphohämatogene Aussaat lymphohematogenous spread.
Aus·sackung [k•k] *f anat.* sac, sacculation, bursa.
 kleine Aussackung saccule.
Aus·satz *m epidem.* leprosy, lepra, Hansen's disease.
Aus·sät·zi·ge *m/f* leper.
aus·scha·ben *vt* (*Zahn*) excavate; *chir.* erase, scrape (out); (*mit einer Kürette*) curette, curet.
Aus·scha·bung *f chir.* scraping (out), curettage, curetment, curettement, erasion, evidement.
aus·schal·ten *vt* 1. *techn.* turn off/out, switch off; cut off, disconnect, short-circuit. 2. *fig.* (*umgehen*) short-circuit, avoid; eliminate.
aus·schau·en *vi* look, look out, be on the lookout, watch (*nach* for).
Aus·schei·den *nt* 1. *physiol., patho.* (*Vorgang*) secretion, excretion, discharge, egestion, eccrisis, passage. 2. *chem.* precipitation. 3. removal, rejection, elimination. 4. retirement (*aus* from).
aus·schei·den *vt* 1. *physiol.* discharge, secrete, egest; (*Urin*) pass; (*Stuhl*) excrete, void; *patho.* (*Eiter*) discharge; (*Fremdkörper*) pass. 2. *chem.* precipitate, extract; *chem., pharm.* eliminate
aus·schei·dend *adj* excretory, excurrent. **nach außen ausscheidend** exocrine.
Aus·schei·der *m genet.* secretor; *epidem.* carrier.
Aus·schei·dung *f* 1. *physiol., patho.* (*Vorgang*) secretion, excretion, discharge, egestion, eccrisis, passage. 2. *physiol., patho.* excrement(s *pl*), excreta, egesta, discharge, diachorema, eccrisis. 3. *chem.* precipitation. 4. removal, rejection, elimination. 5. (*Beruf*) retirement (*aus* from).
 Ausscheidung von Abfallprodukten eccrisis.
Aus·schei·dungs·här·tung *f* precipitation hardening.
Aus·schei·dungs·test *m* excretion test.
Aus·schlag *m, pl* **Aus·schlä·ge** 1. (*Zeiger*) deflection, kick, excursive movements, excursion; (*Pendel*) swing; (*Magnetnadel*) deflection, deviation; (*Waagschale*) turn; *phys.* amplitude, swing. 2. *derm.* rash, eruption. **einen Ausschlag bekommen** break out in a rash, come out in a rash.
aus·schla·gen *vt* 1. (*Pendel*) swing; (*Magnetnadel*) deflect, deviate. 2. *bio.* germinate, sprout. 3. (*jdm. die Zähne*) knock out. 4. (*mit Folie etc.*) line. 5. *fig.* (*ablehnen*) turn down, refuse.
Aus·schlags·wei·te *f phys.* amplitude.
Aus·schleu·sung *f physiol.* (*Sekret*) extrusion.
aus·schlie·ßen *vt* 1. lock s.o. out. 2. *fig.* **jdn. ausschließen aus** exclude s.o. from. (*vorübergehend*) suspend. 3. (*Fehler*) rule out, exclude.
Aus·schlie·ßung *f* → Ausschluß.
Aus·schluß *m* 1. exclusion (*von* from); (*vorübergehend*) suspension. 2. (*Fehler*) ruling out, exclusion.
Aus·schluß·chro·ma·to·gra·phie *f chem.* exclusion chromatography.
 molekulare Ausschlußchromatographie gel filtration, molecular-exclusion chromatography, molecular-sieve chromatography.
Aus·schluß·dia·gno·se *f clin.* diagnosis by exclusion.
Aus·schmelz·wachs *nt* lost wax, burnout wax, burn-out wax.
aus·schnei·den *vt* cut out; *chir.* exsect, exscind, excise (*aus* from); resect.
Aus·schnitt *m* 1. section, sector; (*Kerbe*) notch, incisure. 2. (*Kleid*) neck, neck-line.
Aus·schuß *m* 1. (*Abfall*) refuse, waste, scrap. 2. *traumat.* wound of exit, exit wound. 3. committee (*für* on), board, commission, panel.

aus·schüt·ten *vt* pour out, empty out; empty; spill; diffuse; *physiol.* release.
Aus·schüt·tung *f physiol.* release.
aus·schwit·zen *vt* ooze out, ooze, exude, sweat, transpire; (*Fieber*) sweat out.
Aus·schwit·zung *f patho.* exudate, exudation; *phys.* sweat.
Aus·se·hen *nt* appearence, look(s *pl*), exterior; figure, aspect.
aus·se·hen *vi* appear, look. **aussehen wie** to have the looks of. **schlecht aussehen** look bad. **krank aussehen** look ill, look poorly.
Au·ßen·bo·gen *m* labial arch, face-bow.
aus·sen·den *vt* (*Strahlen*) irradiate, radiate; (*Licht, Wärme*) send forth, send out, emit.
Aus·sen·dung *f phys.* emission; (*Licht*) irradiation.
Au·ßen·flä·che *f* surface, outer surface, outside, face; (*Zahn*) vestibular surface of tooth, facial surface of tooth, facies vestibularis dentis, facies facialis dentis.
Au·ßen·knö·chel *m anat.* fibular malleolus, lateral malleolus, external malleolus, outer malleolus, extramalleolus.
Au·ßen·pa·ra·sit *m micro.* ectoparasite, ectosite, ecoparasite, external parasite.
Au·ßen·ro·ta·ti·on *f* external rotation, extorsion.
Au·ßen·sei·te *f* exterior, out, outside, surface, outer surface.
au·ßer *prep* beyond, out of.
au·ßer·ge·wöhn·lich *adj* out of the ordinary, unusual, uncommon; unique.
au·ßer·halb *adj* outside, out of, beyond, extra-.
äu·ßer·lich *adj* (*a. fig.*) external, outward; (*oberflächlich*) superficial; topistic; *clin.* exterior, extrinsic, ectal. **äußerlich anwenden** apply externally.
äu·ßern *vt* express, voice, utter, say, give (an opinion on), observe.
au·ßer·or·dent·lich *adj* outstanding, extraordinary, exceptional; amazing, remarkable.
Äu·ße·rung *f fig.* (*Zeichen*) expression, sign, manifestation.
Aus·set·zen *nt* 1. stopping, stoppage, cessation; failure; *clin.* intermittence, intermittency. 2. exposing, exposure. 3. (*a. fig.*) exposure (to); (*Kind*) abandonment; (*Tier*) release. 4. (*Unterbrechung*) interruption, adjournment; suspension.
aus·set·zen I *vt* 1. *fig.* expose (to), (*einer Prüfung etc.*) subject (to); (*Klima*) expose (to). 2. (*unterbrechen*) discontinue, interrupt. **II** *vi* 3. stop, fail, cut out; *clin.* intermit.
aus·set·zend *adj* intermittent, discontinuous; (*Puls*) irregular.
Aus·set·zung *f* 1. (*a. fig.*) exposure (to); (*Kind*) abandonment; (*Tier*) release. 2. interruption, adjournment; suspension.
Aus·sicht *f fig.* prospect (*auf* of), outlook (*auf* for, on), chance (*auf* of).
aus·sichts·los *adj* hopeless; (*Versuch*) futile; infaust.
aus·sie·ben *vt* sieve, screen, sift out; sort out, pick out; *phys.* filter (out), select.
Aus·span·nung *f* relaxation, rest.
Aus·spra·che *f* articulation; (*Linguistik*) pronunciation. **nasale Aussprache** nasalization.
aus·spre·chen *vt* (*deutlich*) articulate.
aus·spucken [k•k] *vt* spit out, expectorate.
Aus·spü·len *nt* → Ausspülung.
aus·spü·len *vt* 1. wash (out), rinse (out); flush (out); lavage, douche; (*Magen, Darm*) irrigate; (*Hals*) gargle. 2. *phys., chem.* elute.
Aus·spü·lung *f* 1. rinsing, rinse, irrigation, douche, washout; (*Magen*) lavage. 2. *phys., chem.* elution.
aus·stat·ten *vt* equip, fit, fit out, supply, provide (*mit* with).
Aus·stat·tung *f* equipment, supply, provision (*mit* with); fittings *pl*, accessories *pl*, provisions *pl*.
aus·ste·hen *vt* (*Schmerzen, Hunger*) stand, bear, suffer, have, endure.
aus·stel·len *vt* 1. (*Bescheinigung, Zeugnis*) certificate, make out, write (out); issue. 2. (*Kongreß*) display, exhibit, show.
Aus·stel·lung *f* 1. (*Bescheinigung, Zeugnis*) issue, certification. 2. (*Kongreß*) displaying, exhibiting; exhibition, show, exposition, fair.
Aus·stoß *m, pl* **Aus·stös·se** ejection, emission, expulsion, discharge; (*Leistung*) output.
aus·sto·ßen *vt* (*Dämpfe*) jet, fume, eject, emit, give off, exhaust; (*Rauch*) send out; (*a. techn.*) eject, extrude, emit; (*Schrei*) let out; (*Seufzer*) heave.
Aus·sto·ßung *f* (*a. fig.*) extrusion, ejection.
aus·strah·len I *vt* (*Licht, Wärme etc.*) radiate, emit, emanate, give off, send forth/out, irradiate; *radiol.* irradiate. **II** *vi* 1. *phys.* radiate, be emitted; emanate (*von* from). 2. (*Schmerzen*) radiate, irradiate.
aus·strah·lend *adj* radiant, radiatory, radiative; *histol.* actiniform.
Aus·strah·lung *f* 1. *phys., radiol.* irradiation, emission, emanation; *patho.* (*Schmerz*) radiation, irradiation. 2. *fig.* radiation, aura. 3. (*Radio*) broadcast(ing), transmission.

aus·strecken [k•k] *vt* (*Arme, Beine*) extend, stretch (out); spread; (*Hand*) outstretch, (*Zunge*) put out.
aus·strei·chen *vt micro.* (*Kultur*) smear, spread.
Aus·streu·ung *f* dissemination, scattering, spreading.
Aus·strich *m* smear.
Aus·strich·kul·tur *f micro.* streak culture, smear culture.
aus·strö·men I *vt* give off, discharge, emanate, radiate, emit, ooze, ooze out; (*Gas*) give off, give out; send out. **II** *vi* stream out, pour out, gush out, leak out, flow out (*aus* of), effuse; emanate (*von* from); (*Gas*) escape, exhale (*aus* from); (*Dampf*) exhaust.
Aus·strö·men *nt* → Ausströmung.
Aus·strö·mung *f* streaming out, discharge, escape, emission; emanation, radiation; (*Gas*) effusion, escape, outflow; outpour.
Aus·stül·pung *f* evagination, eversion, outpocketing, outpouching.
aus·su·chen *vt* choose, select, pick (out), assort, take one's choice.
Aus·tausch *m* 1. exchange, interchange; switch, swap; (*gegenseitiger*) reciprocity, mutual exchange. 2. (*Ersatz*) substitution, exchange, change; replacement (*durch* by, with). 3. *genet.* crossing-over; (*a. mathe.*) permutation.
aus·tausch·bar *adj* interchangeable, exchangeable; replaceable; compatible (*mit* with).
aus·tau·schen *vt* 1. exchange, interchange (*gegen* for); switch, swap. 2. (*ersetzen*) substitute, exchange, change; replace (*durch* by, with). 3. *genet.* interchange, cross, cross over.
Aus·tausch·quo·ti·ent, respiratorischer *m physiol.* respiratory coefficient, respiratory exchange ratio, respiratory quotient, expiratory exchange ratio.
Aus·tausch·trans·fu·si·on *f hema.* total transfusion, exsanguinotransfusion, substitution transfusion, exsanguination transfusion, exchange transfusion, replacement transfusion.
aus·tei·len *vt* distribute, hand out, deal out (*an* to; *unter* among); (*Arznei*) dispense (*an* to); divide (*unter* among, between).
Aus·tei·lung *f* distribution, deal, dealing; dispensation, administration; division (*unter* among, between).
Au·stra·lia·an·ti·gen *nt immun.* Au antigen, Australia antigen, HB_s antigen, HB surface antigen, hepatitis B surface antigen, hepatitis antigen, hepatitis-associated antigen, serum hepatitis antigen, SH antigen.
Austreibungs- *pref.* expulsive, ejective.
Aus·trei·bungs·ge·räu·sche *pl card.* ejection clicks, ejection murmurs, ejection sounds.
Aus·trei·bungs·tö·ne *pl card.* ejection clicks, ejection murmurs, ejection sounds.
aus·tre·ten *vt* 1. come out (*aus* of), leak out (*aus* of). 2. *patho., physiol.* discharge; (*Schweiß*) exude; (*Blut*) issue (*aus* from); (*Hernie*) protrude. 3. (*Gas*) escape (*aus* from), give off; (*Flüssigkeit*) flow out (*aus* of), pass out (*aus* of); (*Strahlen*) emerge (*aus* from). 4. *inf.* go to the bath/toilet.
Aus·tritt *m* 1. *patho., physiol.* discharge; (*Schweiß*) secretion, exudation; (*Blut*) issue (*aus* from); (*Hernie etc.*) protrusion. 2. (*Gas*) escape (*aus* from); (*Flüssigkeit*) outflow (*aus* of); (*Strahlen*) emergence (*aus* from). 3. *techn.* outlet.
Aus·tritts·do·sis *f radiol.* exit dose.
Aus·trocken·mit·tel [k•k] *nt* desiccant, desiccative, exsiccant, exsiccative.
Aus·trock·nen *nt* desiccation, exsiccation.
aus·trock·nen I *vt* dry, dry up, desiccate, exsiccate, bake; run dry. **II** *vi* drain, dry, dry up, become dry, desiccate, exsiccate.
aus·trock·nend *adj* xerantic, exsiccative, desiccant, desiccative.
Aus·trock·nung *f* xeransis, desiccation, exsiccation.
Aus·trock·nungs·ek·zem *nt derm.* winter eczema, winter itch, xerotic eczema, asteatosis, asteatotic eczema, asteatodes.
aus·üben *vt* (*Beruf*) practice, pursue, follow, carry on.
Aus·übung *f* (*Beruf*) practice, exercise, pursuit.
Aus·wahl *f* choice, selection; (*Bandbreite*) range, selection, choice, collection, assortment (*an* of); *stat.* sampling.
aus·wäh·len *vt* choose, select (*aus* from, from among); *stat.* sample.
aus·wärts·dre·hen *vt* turn out, evert, supinate.
Aus·wärts·dre·hung *f* supination, eversion, extroversion, extraversion.
Aus·wärts·schie·len *nt ophthal.* exotropia, external strabismus, external squint, walleye, divergent squint, divergent strabismus.
aus·wa·schen *vt* 1. (*a. clin.*) wash (out), rinse (out), flush (out), irrigate, lavage; (*Wunde*) bathe. 2. *phys., chem.* elute; (*Geologie*) wear away, erode.
Aus·wa·schung *f* washing out, washout; erosion.
aus·wech·seln *vt* switch, interchange, shift; exchange (*gegen* for); replace; (*a. techn.*) change.
Aus·wech·se·lung *f* → Auswechslung.
Aus·wechs·lung *f* interchange, exchange; replacement.

Aus·weg *m* way out (*aus* of), alternative; solution.
aus·wei·ten I *vt* dilate, expand, extend. **II** *vr* **sich ausweiten** dilate, open out, widen, stretch, extend, expand.
Aus·wei·tung *f phys.* expansion; *patho.* stretching, dilation, ectasia, ectasis, ectasy.
aus·wer·fen *vt* (*Schleim*) expectorate, bring up, cough up, throw out; (*a. techn.*) eject; (*Daten*) turn out, throw out.
aus·wer·ten *vt* evaluate, interpret, analyze.
Aus·wer·tung *f* analysis, interpretation, evaluation, analyzing.
Aus·wir·kung *f* effect (*auf* on, upon); sequel, sequence, result; bearing (*auf* on); consequences *pl* (*auf* for); impact (*auf* on); *fig.* fallout. **negative Auswirkungen** fallout.
Aus·wuchs *m patho.* excrescence, growth, outgrowth; *derm.* ecphyma.
Aus·wurf *m* ejection, expectoration, sputum, sputamentum.
aus·wurf·för·dernd *adj* expectorant.
aus·zäh·len *vt* count (out).
aus·zeh·ren *vt* waste, atrophy, macerate, emaciate, exhaust, consume.
aus·zeh·rend *adj* tabescent, hectic, wasting, consumptive, emaciating, exhausting.
Aus·zeh·rung *f patho.* wasting, consumption, attenuation, cachexia, cachexy, emaciation, maceration, phthisis; tabes.
aus·zie·hen I *vt* **1.** (*Kleidung*) take off, remove. **2.** (*herausziehen*) pull, pull out, extract. **3.** *pharm.* extract, make an extract from, educe. **4.** extend, stretch, draw (out); (*Tisch*) pull out. **II** *vr* **sich ausziehen** take one's clothes off, undress.
aut·ark *adj* closed, self-sufficient.
Au·tis·mus *m* autism, autistic thinking.
  frühkindlicher Autismus autism, Kanner's syndrome, autistic disorder, early infantile autism, infantile autism.
Au·ti·sti·ker *m* autistic.
au·ti·stisch *adj* pertaining to or characterized by autism, autistic.
Aut(o)- *pref.* self-, aut(o)-.
Au·to·ag·glu·ti·na·ti·on *f* autoagglutination.
Au·to·ag·glu·ti·nin *nt* autoagglutinin.
Au·to·ag·gres·si·ons·krank·heit *f immun.* autoimmune disease, autoaggressive disease.
Au·to·ana·ly·zer *m lab.* analyzer, analysor, autoanalyzer.
Au·to·ana·mne·se *f* autoanamnesis.
Au·to·an·ti·gen *nt immun.* autoantigen, self-antigen.
Au·to·an·ti·kör·per *m immun.* autoantibody, autologous antibody.
  hämolysierender Autoantikörper autohemolysin.
au·to·chthon *adj* autochthonous, autochthonal, autochthonic.
Au·to·de·struk·ti·on *f* autodestruction, self-destruction.
Au·to·di·ge·sti·on *f* self-digestion, self-fermentation, isophagy, autodigestion, autolysis, autoproteolysis.
au·to·di·ge·stiv *adj* pertaining to or causing autolysis, autodigestive, autolytic, autocytolytic.
Au·to·drai·na·ge *f chir.* autodrainage.
Au·to·du·pli·ka·ti·on *f genet.* replication.
Au·to·ga·mie *f micro.* autogamy, self-fertilization, automixis.
au·to·gen *adj* autogenic, autogenous, autogeneic, autologous.
Au·to·ge·ne·se *f* autogenesis.
au·to·ge·ne·tisch *adj* pertaining to autogenesis, autogenetic.
Au·to·häm·ag·glu·ti·nin *nt immun.* autohemagglutinin.
Au·to·hä·mo·ly·se *f immun.* autohemolysis.
Au·to·hä·mo·ly·sin *nt immun.* autohemolysin.
Au·to·hä·mo·the·ra·pie *f* autohemotherapy.
Au·to·hi·sto·ra·dio·gra·phie *f* autoradiography, radioautography.
Au·to·hyp·no·se *f* self-hypnosis, idiohypnotism, autohypnosis.
au·to·im·mun *adj* pertaining to autoimmunity, autoimmune, autosensitized, autoallergic.
Au·to·im·mun·er·kran·kung *f immun.* autoimmune disease, autoaggressive disease.
Au·to·im·mu·ni·sie·rung *f immun.* autoimmunization, autosensitization.
Au·to·im·mu·ni·tät *f immun.* autoimmunity, autoallergy, autoanaphylaxis.
Au·to·im·mun·krank·heit *f* → Autoimmunerkrankung.
Au·to·im·mu·no·pa·thie *f* → Autoimmunerkrankung.
Au·to·im·mun·re·ak·ti·on *f immun.* autoimmune response.
Au·to·im·mun·to·le·ranz *f immun.* self-tolerance.
Au·to·in·fek·ti·on *f* self-infection, autoinfection, autoreinfection.
Au·to·in·fu·si·on *f* autoinfusion.
Au·to·in·hi·bi·ti·on *f* autogenic inhibition, self-inhibition.
Au·to·in·oku·la·ti·on *f micro.* autoinoculation.
Au·to·in·to·xi·ka·ti·on *f* autointoxication, autotoxicosis, autotoxemia, autotoxis, autoxemia, self-poisoning, intestinal intoxication, endointoxication, enterotoxism, enterotoxication, endogenic toxicosis.

Au·to·ka·ta·ly·se *f* autocatalysis.
Au·to·ka·the·te·ri·sie·rung *f* autocatheterism.
Au·to·ki·ne·se *f* autokinesis, autocinesis.
au·to·ki·ne·tisch *adj* pertaining to autokinesis, autokinetic.
Au·to·klav *m* autoclave.
au·to·kla·vie·ren *vt* autoclave.
Au·to·la·va·ge *f chir.* autolavage.
au·to·log *adj* autogenous, autogeneic, autologous.
Au·to·ly·sat *nt* autolysate.
Au·to·ly·se *f* autolysis, autoproteolysis, autocytolysis, isophagy, self-fermentation.
Au·to·ly·sin *nt* autolysin, autocytolysin.
au·to·ly·tisch *adj* pertaining to or causing autolysis, autolytic, autocytolytic.
Au·to·mat *m* dispenser; *phys., techn.* machine, automat, automatic machine, apparatus.
au·to·ma·tisch *adj fig.* mechanical, mechanic; infrapsychic, automatic.
Au·to·ma·tis·mus *m* automatism, automatic behavior, telergy.
Au·to·mu·ti·la·ti·ons·syn·drom *nt patho.* Lesch-Nyhan syndrome, HGPRT deficiency, HPRT deficiency, hypoxanthine guanine phosphoribosyltransferase deficiency, hypoxanthine phosphoribosyltransferase deficiency.
au·to·nom *adj* autonomic, autonomical, autonomous; *physiol.* vegetative.
Au·to·no·mie *f* autonomy.
Au·to·pa·thie *f patho.* autopathy.
Au·to·pha·go·som *nt* autophagosome, autophagic vesicle, autosome, cytolysosome.
Au·to·pho·nie *f* tympanophonia, tympanophony, autophony.
Au·to·pla·stik *f chir.* autoplasty.
au·to·pla·stisch *adj* pertaining to autoplasty, autoplastic.
Au·to·po·ly·me·ri·sa·ti·on *f* autopolymerization.
Au·to·pro·throm·bin *nt* autoprothrombin.
Aut·op·sie *f forens.* autopsy, autopsia, necropsy, necroscopy, postmortem, postmortem examination, obduction, thanatopsy, thanatopsia, ptomatopsy, ptomatopsis. **eine Autopsie vornehmen an** autopsy, conduct an autopsy, carry out an autopsy.
Au·to·ra·dio·gra·phie *f histol.* autoradiography, radioautography.
Au·to·re·dup·li·ka·ti·on *f* autoreduplication, identical reduplication.
Au·to·re·in·fek·ti·on *f* self-infection, autoinfection, autoreinfection.
Au·to·re·in·fu·si·on *f* autoreinfusion.
Au·to·ri·tät *f* power, authority.
Au·to·sen·si·bi·li·sie·rung *f* autosensitization.
Au·to·sep·sis *f* autosepticemia.
Au·to·se·ro·the·ra·pie *f* autoserum therapy, autoserotherapy, autotherapy.
Au·to·sit *m patho.* autosite.
Au·to·sko·pie *f* autoscopy, direct laryngoscopy.
Au·to·som *nt genet.* euchromosome, homologous chromosome, autosome.
au·to·so·mal *adj* pertaining to an autosome, autosomal.
au·to·sug·ge·stiv *adj* autosuggestive.
Au·to·the·ra·pie *f* self-treatment, autotherapy.
Au·to·throm·bin I *nt hema.* autoprothrombin I, proconvertin, convertin, cothromboplastin, cofactor V, serum prothrombin conversion accelerator, factor VII, prothrombin conversion factor, prothrombin converting factor, stable factor, prothrombokinase.
Autothrombin II *nt hema.* plasma thromboplastin component, platelet cofactor, autoprothrombin II, factor IX, antihemophilic factor B, plasma thromboplastin factor B, Christmas factor, PTC factor.
Autothrombin III *nt hema.* autoprothrombin C, factor X, Prower factor, Stuart factor, Stuart-Prower factor.
Au·to·tox·ämie *f* → Autotoxikose.
Au·to·to·xi·ko·se *f* autointoxication, autotoxicosis, autotoxemia, autotoxis, autoxemia, self-poisoning, intestinal intoxication, endointoxication, enterotoxism, enterotoxication, endogenic toxicosis.
Au·to·to·xin *nt* autocytotoxin, autointoxicant, autotoxin.
Au·to·trans·fu·si·on *f hema.* autohemotransfusion, autoreinfusion, autotransfusion, autologous transfusion.
Au·to·trans·plan·tat *nt chir.* autograft, autoplast, autotransplant, autograft, autologous graft, autochthonous graft, autogenous graft, autoplastic graft.
Au·to·trans·plan·ta·ti·on *f chir.* autografting, autotransplantation, autologous transplantation, autochthonous transplantation.
Au·to·tro·phie *f bio.* autotrophy.
Au·to·un·fall *m* vehicular accident.
Au·to·vak·zi·ne *f immun.* autovaccine, autogenous vaccine.

Autovakzinebehandlung

Au·to·vak·zi·ne·be·hand·lung *f immun.* autovaccination, autovaccinotherapy.
Au·to·zy·to·ly·sin *nt immun.* autolysin, autocytolysin.
Au·to·zy·to·to·xin *nt immun.* autocytotoxin.
au·tum·nal *adj* autumnal, autumn.
Au·xa·no·gra·phie *f micro.* auxanography, auxanographic method, diffusion method.
Au·xin *nt* auxin.
AV-Anastomose *f anat.* arteriovenous anastomosis, arteriolovenular anastomosis, av anastomosis.
avas·ku·lär *adj* **1.** *patho.* aseptic. **2.** avascular, nonvascular, without vessels.
AV-Block *m card.* atrioventricular block, atrioventricular heart block, a-v block.
AV-Block I. Grades first degree heart block, first degree atrioventricular block, delayed conduction.
AV-Block II. Grades → partieller AV-Block.
AV-Block III. Grades → kompletter AV-Block.
kompletter AV-Block third degree heart block, complete heart block, complete atrioventricular block, third degree atrioventricular block.
partieller AV-Block second degree heart block, incomplete heart block, partial heart block, incomplete atrioventricular block, partial atrioventricular block, second degree atrioventricular block.
totaler AV-Block → kompletter AV-Block.
Avellis-Syndrom *nt neuro.* Avellis' paralysis, Avellis' syndrome, ambiguo-spinothalamic paralysis.
Avellis-Longhi-Syndrom *nt* → Avellis-Syndrom.
Aver·si·on *f* aversion (*gegen* to, *for*, from).
Avi·din *nt* antibiotin, avidin.
Avi·di·tät *f immun.* avidity.
avi·ru·lent *adj* not virulent, avirulent.
Avi·ru·lenz *f micro.* lack of virulence, avirulence.
Avit·ami·no·se *f patho.* avitaminosis, vitamin-deficiency disease.
AV-Knoten *m anat.* Aschoff-Tawara's node, Aschoff's node, atrioventricular node, node of Tawara, av-node, AV-node, Koch's node.
AV-Knoten-Tachykardie *f card.* atrioventricular nodal tachycardia, nodal tachycardia, nodal tachycardia.
AV-Rhythmus *m physiol.* AV rhythm, A-V nodal rhythm, atrioventricular rhythm, atrioventricular nodal rhythm, nodal rhythm; *card.* nodal arrhythmia.
Avul·sio *f traumat.* avulsion, tearing away, (forcible) separation.
axi·al *adj* pertaining to the axis, axial.
Axil·la *f, pl* **Axil·lae** underarm, axilla, axillary fossa, axillary space, arm pit.
axil·lar *adj* pertaining to the axilla, axillary.
axio·buk·kal *adj* axiobuccal.
axio·buk·ko·gin·gi·val *adj* axiobuccogingival.
axio·buk·ko·lin·gu·al *adj* axiobuccolingual.
axio·buk·ko·zer·vi·kal *adj* axiobuccocervical.
axio·di·stal *adj* axiodistal.
axio·di·sto·gin·gi·val *adj* distoaxiogingival, axiodistocervical, axiodistogingival.
axio·di·sto·in·zi·sal *adj* distoaxioincisal, axiodistoincisal.
axiodisto-okklusal *adj* axiodistocclusal, axiodisto-occlusal, distoaxio-occlusal.
axio·di·sto·zer·vi·kal *adj* distoaxiogingival, axiodistocervical, axiodistogingival.
axio·gin·gi·val *adj* axiogingival, axiocervical.
axio·in·zi·sal *adj* axioincisal.
axio·la·bi·al *adj* axiolabial.
axio·la·bio·gin·gi·val *adj* axiolabiogingival, labioaxiogingival.
axio·la·bio·lin·gu·al *adj* axiolabiolingual.
Axio·la·bio·lin·gu·al·ebe·ne *f* axiolabiolingual plane.
axio·lin·gu·al *adj* axiolingual.
axio·lin·guo·gin·gi·val *adj* axiolinguogingival, axiolinguocervical, linguoaxiogingival, linguoaxiocervical.
axiolinguo-okklusal *adj* axiolinguocclusal, axiolinguo-occlusal.
axio·lin·guo·zer·vi·kal *adj* axiolinguocervical, axiolinguogingival, linguoaxiogingival, linguoaxiocervical.
axio·me·si·al *adj* axiomesial, mesioaxial.
axio·me·sio·di·stal *adj* axiomesiodistal.
axio·me·sio·gin·gi·val *adj* axiomesiogingival, axiomesiocervical, mesaxiogingival.
axio·me·sio·in·zi·sal *adj* axiomesioincisal, mesaxioincisal.

axiomesio-okklusal *adj* axiomesio-occlusal.
axio·me·sio·zer·vi·kal *adj* axiomesiocervical, axiomesiogingival, mesaxiogingival.
axio-okklusal *adj* axiocclusal, axio-occlusal.
axio·pul·pal *adj* axiopulpal.
Axio·ver·si·on *f* axioversion.
axio·zer·vi·kal *adj* axiocervical.
Axis *m anat.* **1.** axis. **2.** epistropheus, axis, odontoid vertebra, toothed vertebra.
Axon *nt neuro.* axon, axone, axis cylinder, axial fiber, nerve fibril, neuraxon, neuraxis, neurite.
Axon·schei·de *f* axon sheath.
Axo·plas·ma *nt* axoplasm, axioplasm.
A-Zellen-Tumor *m patho.* (*Pankreas*) A cell tumor, alpha cell tumor, glucagonoma.
A-Zell-Tumor *m* → A-Zellen-Tumor.
aze·ta·bu·lar *adj* → azetabulär.
aze·ta·bu·lär *adj anat., bio.* pertaining to the acetabulum, acetabular, cotyloid.
Aze·ta·bu·lum *nt anat.* acetabulum, acetabular cavity, socket of hip (joint), cotyloid cavity.
Azet·al·de·hyd *m* acetaldehyde, acetic aldehyde, aldehyde, ethaldehyde, ethanal, ethylaldehyde, ethaldehyde.
Aze·tat *nt* acetate, acetas.
Azet·es·sig·säu·re *f* diacetic acid, beta-ketobutyric acid, acetoacetic acid, β-ketobutyric acid.
Aze·ton *nt* acetone, dimethylketone.
Aze·ton·ämie *f* acetonemia, ketosis.
aze·ton·ämisch *adj* pertaining to acetonemia, acetonemic.
Aze·tyl·chlo·rid *nt* acetyl chloride.
Aze·tyl·cho·lin *nt* acetylcholine.
Aze·tyl·cho·lin·an·ta·go·nist *m* acetylcholine antagonist.
aze·tyl·cho·lin·erg *adj* acetylcholinergic.
Aze·tyl·cho·lin·este·ra·se *f biochem.* acetylcholinesterase, true cholinesterase, specific cholinesterase, choline acetyltransferase I, choline esterase I.
Aze·ty·len *nt* acetylene.
Aze·tyl·sa·li·zyl·säu·re *f pharm.* aspirin, acetosal, acetylsalicylic acid.
Azid *nt* azid(e).
Azid·al·bu·min *nt* syntonin.
Azid·ämie *f* acidemia.
Azi·di·fi·ka·ti·on *f* → Azidifizierung.
Azi·di·fi·zie·rung *f* acidification.
Azi·di·me·trie *f* acidimetry.
Azi·di·tät *f* acidity, acor.
Azi·do·me·trie *f* acidimetry.
azi·do·phil *adj histol.* acidophil, acidophile, acidophilic, oxychromatic, oxyphil, oxyphile, oxyphilic, oxyphilous; *bio.* acidophil, acidophile, acidophilic, acidiuric.
Azi·do·se *f patho.* acidosis, oxidosis, oxyosis.
atmungsbedingte Azidose respiratory acidosis, hypercapnic acidosis, carbon dioxide acidosis.
dekompensierte Azidose acidemia.
kompensierte Azidose compensated acidosis.
metabolische Azidose metabolic acidosis, nonrespiratory acidosis.
respiratorische Azidose carbon dioxide acidosis, respiratory acidosis, hypercapnic acidosis.
stoffwechselbedingte Azidose → metabolische Azidose.
urämische Azidose uremic acidosis.
azi·do·tisch *adj* pertaining to or characterized by acidosis, acidotic, acidosic.
Azi·nus *m histol., anat.* acinus; alveolus.
Azo·kar·min *nt* azocarmine.
A-Zone *f histol.* A band, A disk, anisotropic disk, anisotropous disk, Q disk, transverse disk.
Azot·ämie *f patho.* azotemia, uremia, nitremia.
Azot·hä·mie *f* → Azotämie.
Azot·urie *f* azoturia.
Azu·len *nt* azulene.
Azy·gos *f anat.* azygos, azygous, azygos vein.
azy·klisch *adj chem.* not cyclic, acyclic; *physiol.* not cyclic, acyclic.
Azyl- *pref.* acyl.
Azy·mie *f* azymia, absence of an enzyme.

B

Ba·by *nt* baby, infant, newborn, child.
Ba·by·nah·rung *f* baby food.
Ba·cil·la·ceae *pl micro.* Bacillaceae *pl.*
Ba·cil·lus *m micro.* Bacillus, bacillus.
  Bacillus anthracis anthrax bacillus, Bacillus anthracis.
  Bacillus Calmette-Guérin Bacillus Calmette-Guérin, Calmette-Guérin bacillus.
  Bacillus subtilis grass bacillus, hay bacillus, Bacillus subtilis.
Back-action-Klammer *f* back-action claps.
Back-action-Kondensierer *m* back-action condenser, back-action plugger, reverse condenser, reverse plugger.
Back-action-Stopfer *m* back-action condenser, back-action plugger, reverse condenser, reverse plugger.
Backe [k•k] *f* cheek; *anat.* bucca, mala, gena.
Backen- *pref.* malar, buccal, genal.
Backen·schlag·ader [k•k] *f anat.* buccal artery, buccinator artery.
Backen·zahn [k•k] *m, pl* **Backen·zäh·ne** [k•k] molar, molar tooth, grinder, buccal tooth, multicuspid tooth, cheek tooth, dens molaris.
  großer Backenzahn molar, molar tooth, grinder, buccal tooth, multicuspid tooth, cheek tooth.
  kleiner Backenzahn → vorderer Backenzahn.
  vorderer Backenzahn premolar, premolar tooth, bicuspid tooth, bicuspid, dens premolaris, dens bicuspidus.
Backen·zäh·ne [k•k] *pl* buccal teeth, back teeth, cheek teeth, posterior teeth, dentes molares.
  bleibende Backenzähne accessional teeth.
  hintere Backenzähne molar teeth.
  künstliche Backenzähne typodont teeth.
  vordere Backenzähne premolar teeth, bicuspid teeth, dentes bicuspidi, dentes premolares.
Backen·zahn·zan·ge, untere [k•k] *f* mandibular posterior forceps.
Bac·te·ri·ci·din *nt immun.* bactericidin, bacteriocidin.
Bac·te·rio·cin *nt* bacteriocin.
Bac·te·ri·um *nt, pl* **Bac·te·ria** *micro.* Bacterium, bacterium, bacillus.
  Bacterium abortus Bang Bang's bacillus, abortus bacillus, Brucella abortus.
  Bacterium acnes acne bacillus, Propionibacterium acnes, Corynebacterium acnes.
  Bacterium coli Escherich's bacillus, colon bacillus, colibacillus, coli bacillus, Escherichia coli, Shigella alkalescens, Shigella dispar, Shigella madampensis, Bacillus coli, Bacterium coli.
  Bacterium diphtheriae diphtheria bacillus, Klebs-Löffler bacillus, Corynebacterium diphtheriae.
  Bacterium influenzae Pfeiffer's bacillus, influenza bacillus, Haemophilus influenzae.
  Bacterium pneumoniae Friedländer pneumobacillus, Friedländer's bacillus/pneumobacillus, Klebsiella pneumoniae, Bacillus pneumoniae.
Bac·te·ro·id *nt micro.* bacteroid.
Bac·te·ro·ides *f micro.* Bacteroides, bacteroides.
Bad *nt* **1.** bath, balneum; (*kurz*) dip. **2.** bath, bathroom. **ein Bad nehmen** take/have a bath, bathe, bath. **3.** (*Badeort*) spa, health resort. **4.** *clin.* (medicinal) bath. **5.** *photo., chem.* bath; *techn.* wash, washing.
  galvanisches Bad galvanic bath.
  medizinisches Bad medicated bath.
Ba·den *nt* bath, bathing.
ba·den I *vt* **1.** bathe, bath, give s.o. a bath. **2.** (*Wunde*) bathe. **II** *vi* take/have a bath, bathe, bath. **III** *vr* **sich baden** take/have a bath, bathe, bath.
Bä·der·kun·de *f clin.* balneology, balaneutics *pl.*
Ba·de·tuch *nt* bath towel, bath sheet.
Ba·de·wan·ne *f* bath, bath tub, tub.
Ba·de·was·ser *nt* bath water.
Ba·de·zim·mer *nt* bath, bathroom.
Bäfverstedt-Syndrom *nt derm.* cutaneous lymphoplasia, Bäfverstedt's syndrome, Spiegler-Fendt pseudolymphoma, Spiegler-Fendt sarcoid.
bä·hen *vt* foment.
Bahn *f* **1.** *anat.* tract, tractus, path, pathway; *physiol., biochem.* path, pathway. **2.** (*a. fig.*) channel, path, way, track. **3.** *phys., chem.* orbit, orbital; *phys., techn.* path.
  afferente Bahn afferent pathway.
Bah·nung *f physiol.* facilitation.
Bah·re *f* stretcher, litter; (*Totenbahre*) bier.
Bailyn-Einteilung *f* Bailyn's classification, Bailyn's classification for partially edentulous arches.
Bailyn-Klassen *pl* → Bailyn-Einteilung.
Ba·jo·nett·bie·gung des Wurzelkanals *f* bayonet curve, double curve.
Ba·jo·nett·form *f* bayonet root canal.
Ba·jo·nett·na·del·hal·ter *m chir.* bayonet needle holder.
Ba·jo·nett·pin·zet·te *f chir.* bayonet forceps.
Ba·jo·nett·sche·re *f chir.* bayonet scissors *pl.*
Ba·jo·nett·stop·fer *m* bayonet condenser, bayonet plugger.
Ba·jo·nett·wur·zel·zan·ge *f* bayonet root-tip forceps.
Ba·jo·nett·zan·ge *f chir.* bayonet rongeur, bayonet forceps.
Bakamijam-Lappen *m* Bakamijam flap.
Baker-Anker-System *nt* → Baker-Verankerung.
Baker-Verankerung *f* Baker anchorage.
Bak·te·ri·ämie *f patho.* bacteremia, bacteriemia.
Bak·te·rid *nt derm.* bacterid.
Bak·te·rie *f* → Bacterium.
  coliforme Bakterien coliform bacteria, coliform bacilli, coliforms.
  säurefeste Bakterien acid-fast bacteria.
  thermophile Bakterien thermophilic bacteria.
bak·te·ri·ell *adj* pertaining to or caused by bacteria, bacterial, bacteriogenic, bacteriogenous, bacteritic; germinal, germinative.
bak·te·ri·en·ähn·lich *adj* resembling a bacterium, bacteriform, bacterioid, bacteroid, bacterioidal.
Bak·te·ri·en·an·sied·lung *f micro.* settlement, colony.
Bak·te·ri·en·an·ta·go·nis·mus *m* bacterial antagonism.
Bak·te·ri·en·an·ti·gen *nt immun.* bacterial antigen.
bak·te·ri·en·auf·lö·send *adj* pertaining to bacteriolysis, bacteriolytic.
Bak·te·ri·en·chro·mo·som *nt micro.* bacterial chromosome, chromatinic body, chromosome.
Bak·te·ri·en·flo·ra *f* bacterial flora.
bak·te·ri·en·för·mig *adj* resembling a bacterium, bacterioid, bacteroid, bacteroidal, bacteriform.
Bak·te·ri·en·frei *adj* free from bacteria, abacterial.
Bak·te·ri·en·gei·ßel *f* bacterial flagellum.
Bak·te·ri·en·gift *nt* → Bakterientoxin.
Bak·te·ri·en·kul·tur *f* bacterial culture.
Bak·te·ri·en·kun·de *f* → Bakteriologie.
Bak·te·ri·en·ruhr *f epidem.* bacillary dysentery, shigellosis, Flexner's dysentery, Japanese dysentery.
bak·te·ri·en·tö·tend *adj* destructive to bacteria, bactericidal, bacteriocidal.
Bak·te·ri·en·tox·ämie *f* bacteriotoxemia.
Bak·te·ri·en·to·xin *nt* bacteriotoxin, bacterial toxin.
bak·te·rio·gen *adj* caused by bacteria, bacteritic, bacteriogenic, bacteriogenous.
bak·te·rio·id *adj* resembling a bacterium, bacterioid, bacteroid, bacteroidal.
Bak·te·rio·id *nt* bacterioid.
Bak·te·rio·lo·gie *f* bacteriology.
  medizinische Bakteriologie medical bacteriology.
Bak·te·rio·ly·se *f* bacteriolysis, bacterioclasis.
Bak·te·rio·ly·sin *nt immun.* bacteriolysin.

bak·te·rio·ly·tisch adj pertaining to bacteriolysis, bacteriolytic.
Bak·te·rio·pha·ge m bacteriophage, bacterial virus, phage, lysogenic factor.
Bak·te·rio·pha·gie f immun. bacteriophagia, bacteriophagy, Twort-d'Herelle phenomenon, d'Herelle phenomenon, Twort phenomenon.
Bak·te·rio·plas·min nt bacterioplasmin.
Bak·te·rio·prä·zi·pi·tin nt immun. bacterioprecipitin.
Bak·te·rio·se f immun. bacteriosis, bacterial disease.
Bak·te·rio·sta·se f immun. bacteriostasis.
Bak·te·rio·sta·ti·kum nt, pl **Bak·te·rio·sta·ti·ka** pharm. bacteriostat, bacteriostatic.
bak·te·rio·sta·tisch adj bacteriostatic.
Bak·te·rio·tox·ämie f patho. bacteriotoxemia.
Bak·te·rio·to·xin nt bacteriotoxin, bacterial toxin.
bak·te·rio·trop adj bacteriotropic.
Bak·te·rio·zin nt bacteriocin.
Bak·te·ri·um nt → Bacterium.
Bak·te·ri·urie f bacteriuria, bacteruria.
bak·te·ri·zid adj destructive to bacteria, bactericidal, bacteriocidal.
Bak·te·ri·zid nt bactericide.
Bak·te·ri·zi·din nt bactericidin, bacteriocidin.
Bak·te·ro·id nt bacteroid.
bak·te·ro·id adj resembling bacteria, bacterioid, bacteroid, bacteroidal.
Bak·te·ro·ide f bacteroid.
Ba·lan·ce f balance, equilibrium.
Ba·lan·ce·kon·takt m balancing contact.
Ba·lan·ti·den·ko·li·tis f → Balantidienruhr.
Ba·lan·ti·dia·sis f → Balantidienruhr.
Ba·lan·ti·di·en·ruhr f patho. balantidiasis, balantidiosis, balantidial colitis, balantidial dysentery.
Ba·lan·ti·dio·se f → Balantidienruhr.
Ba·lan·ti·dio·sis f → Balantidienruhr.
Bal·dri·an m pharm. valerian.
 echter Baldrian → gemeiner Baldrian.
 gemeiner Baldrian Valeriana officinalis.
Bal·kan·grip·pe f epidem. Q fever, nine-mile fever, query fever, Australian Q fever.
Bälk·chen nt anat. trabecula.
Balkwell-Artikulator m Balkwell articulator.
Ball m **1.** ball. **2.** (Spritze) bulb, ball.
Ballard-Streßbreaker m Ballard stress equalizer attachment.
Bal·last·stof·fe pl fiber, fibre, bulk fiber, crude fiber, dietary fiber, roughage, bulk, bulkage.
Bal·len m **1.** anat. pad, ball; (Fuß) ball of (the) foot; (Hand) thenar. **2.** bunion. **3.** (Wolle) pack, bale.
Bal·li·sto·kar·dio·gra·phie f card. ballistocardiography.
Bal·lon m balloon, bulb; lab. (für Säuren) carboy.
bal·lon·för·mig adj balloon, balloon-shaped.
bal·lo·niert adj patho. balloon.
Bal·lo·nie·rung f patho. ballooning colliquation, ballooning degeneration, ballooning.
Bal·lung f agglomerate, conglomeration, glomeration.
Bal·neo·lo·gie f balneology, balaneutics pl.
Bal·neo·the·ra·pie f balneotherapy, balneotherapeutics pl.
Bal·ne·um nt balneum, bath.
Bal·sam m (a. fig.) balm, balsam.
bal·sa·misch adj balsamic, balmy.
Bal·sa·mum nt pharm. balm, balsam.
 Balsamum canadense Canada balsam, Canada turpentine.
 Balsamum peruvianum balsam of Peru, Peruvian balsam.
Bamberger-Krankheit f neuro. Bamberger's disease, palmus, dancing spasm, saltatory tic, saltatory spasm.
Bamberger-Marie-Syndrom nt Bamberger-Marie syndrome, Bamberger-Marie disease, Marie-Bamberger disease, Marie-Bamberger syndrome, Marie's disease, Marie's syndrome, hypertrophic pulmonary osteoarthropathy, hyperplastic osteoarthritis, hyperplastic pulmonary osteoarthritis, hypertrophic pneumonic osteoarthropathy, secondary hypertrophic osteoarthropathy, pulmonary osteoarthropathy, acropachy.
Band- pref. ligamentous, funicular, funic, syndesm(o)-, desm(o)-.
Band nt, pl **Bän·der** band attachment.
 geformtes Band → konturiertes Band.
 gelbe Bänder arcuate ligaments, flaval ligaments, yellow ligaments.
 kieferorthopädische Bänder orthodontic bands, anchor bands.
 konturiertes Band contoured band.
 nahtloses Band seamless band.
 orthodontisches Band orthodontic band.
 vorgefertigte Bänder preformed bands.

Band·adap·ter m band adapter, adapter band.
Ban·da·ge f band, bandage; harness.
ban·da·gie·ren vt bandage (up), put a bandage on.
band·ar·tig adj anat. desmoid, funicular, funic, funiform, ligamentous.
Band·bo·gen m ribbon arch appliance, ribbon arch.
Band·bo·gen·bracket [k•k] nt ribbon arch bracket.
Bänd·chen nt anat. frenulum, fasciola. **Babès-Ernst-Körperchen** pl micro. metachromatic granules, Babès-Ernst bodies, metachromatic bodies, Babès-Ernst granules.
Ban·de f histol. band.
 anisotrope Bande A band, A disk, anisotropic disk, anisotropous disk, Q disk, Q band, transverse disk.
 isotrope Bande I disk, isotropic disk, J disk, I band, isotropic band.
Bän·der pl anchor bands, orthodontic bands.
Bän·der·riß m traumat. desmorrhexis.
Band·haft f anat. syndesmodial joint, syndesmotic joint, syndesmosis, synneurosis, ligamentous joint, ligamentous articulation.
bän·di·gen vt fig. control, bring under control; (Patient, Kind) keep s.o. in check.
Ban·ding nt genet. banding.
Band·maß nt tape measure, measuring tape.
Band·schei·be f anat. intervertebral ligament, intervertebral disk, intervertebral cartilage, intervertebral fibrocartilage, disk, disc.
Band·schei·ben·scha·den m ortho. intervertebral disk disease, discopathy.
Band·schei·ben·syn·drom, zervikales cervical compression syndrome, cervical disc syndrome.
Band·wurm m → Bandwürmer.
band·wurm·ähn·lich adj micro. resembling a tapeworm, cestode, cestoid.
band·wurm·ar·tig adj → bandwurmähnlich.
Band·wurm·be·fall m epidem. cestodiasis, taeniasis, teniasis.
Band·wür·mer pl micro. tapeworms, cestodes, Encestoda, Eucestoda, Cestoda.
Band·wurm·glied nt micro. proglottid, proglottis.
Band·wurm·in·fek·ti·on f epidem. cestodiasis, taeniasis, teniasis.
Band·wurm·kopf m micro. scolex.
Band·wurm·mit·tel nt pharm. taeniacide, teniacide, tenicide.
Ban·gen nt anxiety, uneasiness, apprehension, fear(s).
Bar nt phys. bar.
Bar·bi·ta·lis·mus m → chronische Barbituratvergiftung.
Bar·bi·tu·rat m pharm. barbiturate.
Bar·bi·tu·rat·ver·gif·tung f → chronische Barbituratvergiftung.
 chronische Barbituratvergiftung pharm. barbituism, barbitalism, barbiturism.
Bar·bi·tu·ris·mus m → chronische Barbituratvergiftung.
Bar·bi·tur·säu·re f barbituric acid, malonylurea.
Ba·ri·um nt chem. barium.
Ba·ri·um·kon·trast·ein·lauf m radiol. barium contrast enema, contrast enema.
Ba·ri·um·sul·fat nt barium sulfate.
Barlow-Syndrom nt card. Barlow syndrome, floppy mitral valve syndrome, mitral valve prolapse syndrome.
Barnhart-Kürette f Barnhart curette, Barnhart curet.
Ba·ro·don·tal·gie f barodontalgia.
Ba·ro·oti·tis f → Barotitis.
Ba·ro·re·zep·tor m baroreceptor, baroceptor, barosensor, pressoreceptor.
Ba·ro·sen·sor m barosensor.
Ba·ro·ti·tis f HNO barotitis, baro-otitis, aero-otitis, aerotitis, otitic barotrauma, aviation otitis.
Ba·ro·trau·ma nt HNO (Ohr) barotrauma, pressure trauma, pressure injury.
Barr-Körper m histol. sex chromatin, Barr body.
Barr-Raspatorium nt Barr periosteal elevator.
Bar·rie·re f bar, barrier (für to).
Barry-Wurzelheber m Barry's elevator.
Bart m, pl **Bär·te** beard; anat. barba.
Bart·flech·te, tiefe f derm. barber's itch, barber's rash, tinea barbae, ringworm of the beard.
bär·tig adj bearded.
bart·los adj beardless.
Bar·to·nel·la f micro. Bartonella.
Bar·to·nel·lo·se f epidem. infection with Bartonella bacilliformis, bartonelliasis, bartonellosis, Carrión's disease.
Basal- pref. basement, basilar, basilary, basal.
ba·sal adj anat. basal, basilar, basilary.
basal acid output (nt) (Magen) basal acid output.
Ba·sal·fi·bro·id nt → Basalfibrom.

Ba·sal·fi·brom *nt patho.* juvenile angiofibroma, juvenile nasopharyngeal fibroma, nasopharyngeal angiofibroma, nasopharyngeal fibroangioma.
Ba·sal·gang·li·en *pl anat.* basal ganglia, basal nuclei.
Ba·sa·li·om *nt derm.* basalioma, basal cell epithelioma, basaloma.
   knotiges Basaliom → solides Basaliom.
   nävoide Basaliome Gorlin-Goltz syndrome, Gorlin's syndrome, basal cell nevus syndrome, nevoid basal cell carcinoma syndrome, nevoid basalioma syndrome.
   noduläres Basaliom → solides Basaliom.
   nodulo-ulzeröses Basaliom → solides Basaliom.
   solides Basaliom rodent ulcer, rodent cancer.
Ba·sa·lio·ma exulcerans *nt derm.* rodent ulcer, rodent cancer.
Ba·sa·lis *f inf.* **1.** *anat.* basal vein, Rosenthal's vein. **2.** *gyn.* basal layer of endometrium.
Ba·sal·körn·chen *nt* → Basalkörperchen.
Ba·sal·kör·per·chen *nt bio.* basal corpuscle, basal granule, basal body, blepharoplast, blepharoblast; kinetosome.
Ba·sal·la·mi·na *f* → Basalmembran.
Ba·sal·mem·bran *f histol.* basal membrane, basal lamina, basement membrane, basement layer, basilar membrane, basilemma, subepithelial membrane.
basal metabolic rate *(f)* basal metabolic rate.
Ba·sal·plat·te *f* **1.** *embryo.* basal lamina, basal plate (of neural tube). **2.** (*Plazenta*) decidual plate, basal plate.
Ba·sal·schicht *f anat.* basal layer of epidermis, columnar layer, basal cell layer, palisade layer.
Ba·sal·se·kre·ti·on *f* (*Magen*) basal acid output.
Ba·sal·tem·pe·ra·tur *f physiol.* basal body temperature.
Ba·sal·um·satz *m physiol.* basal metabolic rate.
Ba·sal·zel·le *f* (*Nase*) basal cell, foot cells, basilar cell.
Ba·sal·zell·epi·the·li·om *nt* → Basaliom.
Ba·sal·zell·kar·zi·nom *nt derm.* basal cell carcinoma, basaloma, basalioma, hair-matrix carcinoma.
Basalzellkarzinom-Syndrom, nävoides *nt* → Basalzellnävus-Syndrom.
Ba·sal·zell·nä·vus *m derm.* basal cell nevus.
Basalzellnävus-Syndrom *nt derm.* Gorlin-Goltz syndrome, Gorlin's syndrome, basal cell nevus syndrome, nevoid basal cell carcinoma syndrome, nevoid basalioma syndrome.
Ba·sal·zell·schicht *f anat.* basal layer of epidermis, columnar layer, basal cell layer, palisade layer.
Ba·se *f chem.* base.
   schwache Base weak base.
   starke Base strong base.
Basedow-Krise *f patho.* thyrotoxic crisis, thyrotoxic storm, thyroid crisis, thyroid storm.
Basedow-Struma *f* Basedow's goiter.
Ba·sen·de·fi·zit *nt physiol.* base deficit.
Ba·sen·ex·zess *m* → Basenüberschuß.
Ba·sen·über·schuß *m physiol.* base excess.
   negativer Basenüberschuß base deficit.
ba·si·lar *adj* → basilär.
ba·si·lär *adj* pertaining to the base of the skull, basicranial, basilar, basilary.
Ba·si·la·ris *f inf.* **1.** *anat.* basilar artery, basal artery. **2.** *gyn.* basal layer of endometrium.
Ba·si·on *nt anat.* basion.
Ba·sis *f, pl* **Ba·sen 1.** *anat., bio.* base, basis. **2.** *mathe.* base, basis.
   gegossene Basis cheoplastic base.
   Basis mandibulae base of mandible, inferior border of mandible, mandibular base.
Ba·sis·an·äs·the·sie *f anes.* basal anesthesia.
Ba·sis·ar·te·rie des Hirnstamms *f* basal artery, basilar artery.
ba·sisch *adj chem.* basic, alkaline, alkali. **basisch machen** basify, alkalify, alkalinize, alkalize.
Ba·sis·ein·heit *f phys.* fundamental, base unit.
Ba·sis·flä·che *f* basal surface of denture, denture basal surface, denture foundation surface, denture impression surface, foundation surface of denture, impression surface of denture.
Ba·sis·nar·ko·se *f anes.* basal anesthesia.
Ba·sis·ni·veau *nt* baseline.
Ba·sis·plat·te *f* baseplate, record base, temporary base, trial base.
   verstärkte Basisplatte stabilized baseplate, stabilized base.
Ba·sis·plat·ten·wachs *nt* baseplate wax, model denture wax, mouth denture wax.
Ba·sis·werk·stoff *m* base material, baseplate material.
Ba·so·pe·nie *f hema.* basophilic leukopenia, basophil leukopenia.
ba·so·phil *adj histol.* basiphilic, basophil, basophile, basophilic, basophilous.

Ba·so·phi·len·leuk·ämie *f hema.* basophilic leukemia, basophilocytic leukemia, mast cell leukemia.
Ba·so·phi·ler *m hema. inf.* basophil, basophile, basophilic granulocyte, basophilic leukocyte, basophilocyte, polymorphonuclear basophil leukocyte.
Ba·so·phi·lie *f* **1.** → Basozytose. **2.** *histol.* basophilia.
Ba·so·zy·to·se *f hema.* basocytosis, basophilia, basophilic leukocytosis.
Bass-Technik *f* → Bass-Zahnputztechnik.
Bass-Zahnbürste *f* Bass' toothbrush, Bass' brush.
Bass-Zahnputztechnik *f* Bass' method, Bass' method of toothbrushing.
Bassen-Kornzweig-Syndrom *nt patho.* Bassen-Kornzweig syndrome, abetalipoproteinemia, β-lipoproteinemia.
Bas·sin *nt* **1.** (*Waschbasin*) basin. **2.** reservoir, tank, basin. **3.** swimming pool, pool.
Ba·stard *m* **1.** *genet.* (*Mensch*) half-breed, half-blood, half-caste. **2.** *genet., bio.* hybrid, cross-breed, cross. **3.** (*uneheliches Kind*) bastard, natural child.
Ba·ta·via·fie·ber *nt epidem.* rice-field fever, field fever.
bath·mo·trop *adj* bathmotropic.
Ba·thy·pnoe *f* deep breathing, bathypnea.
Battered-child-Syndrom *nt* battered child syndrome.
Battered-parents-Syndrom *nt* battered parents syndrome.
Bat·te·rie *f* **1.** *electr.* battery; storage battery. **2.** *techn.* battery.
Bauch- *pref. anat.* celiac, coeliac, abdominal, lapar(o)-, celi(o)-, abdomin(o)-.
Bauch *m* stomach, belly; *anat.* abdomen, venter; *inf.* tummy, gut, middle; (*Bauchansatz*) paunch, potbelly. **auf dem Bauch liegen** lie prone.
Bauch·ast *m, pl* **Bauch·äste** *anat.* ventral branch.
Bauch·at·mung *f* abdominal breathing, abdominal respiration.
Bauch·ein·ge·wei·de *pl* abdominal viscera.
Bauch·fell *nt* abdominal membrane, peritoneum.
Bauch·fell·ent·zün·dung *f patho.* inflammation of the peritoneum, peritonitis.
Bauch·fell·höh·le *f anat.* peritoneal cavity, greater peritoneal cavity, greater peritoneal sac.
Bauch·fell·ta·sche *f anat.* omental sac, omental bursa, epiploic sac, lesser sac of peritoneal cavity, lesser peritoneal cavity.
Bauch·höh·le *f anat.* abdominal cavity, abdominal region, enterocele; abdominopelvic cavity. **Bauch- und Beckenhöhle** abdominopelvic cavity.
Bauch·la·ge *f* prone position, ventral decubitus. **in Bauchlage** ventricumbent, prone.
Bauch·la·ge·rung *f* prone position.
Bauch·mus·keln *pl* → Bauchmuskulatur.
Bauch·mus·ku·la·tur *f* muscles *pl* of abdomen.
Bauch·netz *nt* epiploon, omentum.
   großes Bauchnetz colic omentum.
Bauch·punk·ti·on *f chir.* celiocentesis, abdominocentesis.
Bauch·raum *m* abdominal cavity, abdominal region.
Bauch·schmer·zen *pl patho.* abdominal pain, abdominalgia, celiodynia, celialgia; *inf.* bellyache, tummy-ache, gripe, gripes *pl.* **Bauchschmerzen haben** be griped, gripe.
Bauch·spei·chel·drü·se *f* pancreas, salivary gland of the abdomen.
Bauch·spei·chel·drü·sen·ent·zün·dung *f patho.* inflammation of the pancreas, pancreatitis.
Bauch·ty·phus *m epidem.* abdominal typhoid, typhoid fever, enteric fever, typhoid, typhia.
bauch·wärts *adj* ventral; anterior.
Bauch·was·ser·sucht *f patho.* abdominal dropsy, ascites, hydroperitoneum, hydroperitonia, peritoneal dropsy.
bau·en *vt* make, erect, build, construct.
Bauer-Probe *f physiol.* galactose tolerance test, galactose elimination test.
Bau·fett *nt histol.* structural fat.
Baum *m bio., anat.* arbor, tree.
Baumgartner-Nadelhalter *m* Baumgartner needle holder.
Baum·wol·le *f* cotton, cotton-wool.
   gereinigte Baumwolle purified cotton, gossypium depuratum.
baum·wol·len *adj* cotton.
Baum·woll·fie·ber *nt pulmo.* byssinosis, brown lung, Monday fever, mill fever, cotton-mill fever, cotton-dust asthma, stripper's asthma.
Baum·woll·pflan·ze *f* cotton.
Baum·woll·pneu·mo·ko·nio·se *f* → Baumwollfieber.
Baum·woll·staub·pneu·mo·ko·nio·se *f* → Baumwollfieber.
Baum·woll·stoff *m* cotton.

Bausch *m* **1.** ball, wad; (*Polster*) pad. **2.** dab, dabber; wad; pledget, tampon, swab.
bau·schig *adj* bunchy, baggy, bulging.
Bauschinger-Effekt *m* Bauschinger effect.
Bau·stein *m* *fig.* element, component, constituent; (*a. techn., physiol.*) building block.
Bau·stoff *m bio.* nutrient, nutritive substance.
Bau·teil *m/nt* part, element, unit, component, component part.
Bazex-Syndrom *nt derm.* Bazex's syndrome, paraneoplastic acrokeratosis.
Ba·zill·ämie *f patho.* bacillemia.
ba·zil·lär *adj micro.* pertaining to bacilli, bacillary, bacillar, bacilliform.
ba·zil·len·för·mig *adj* → bazilliform.
Ba·zil·len·sep·sis *f patho.* bacillemia.
Ba·zil·len·trä·ger *m* germ carrier.
ba·zil·li·form *adj micro.* rod-shaped, bacillary, bacillar, bacilliform.
Ba·zill·urie *f patho.* bacilluria.
Ba·zil·lus *m, pl* **Ba·zil·len** *micro.* bacillus; *inf.* bug, germ.
BCG-Impfstoff *m* → BCG-Vakzine.
BCG-Impfung *f immun.* BCG vaccination.
BCG-Vakzine *f immun.* Bacillus Calmette-Guérin vaccine, Calmette's vaccine, BCG vaccine, tuberculosis vaccine.
be·ab·sich·ti·gen *vt* think (*zu tun* of doing sth., to do sth.); plan, intend, aim (doing sth.), have sth. in view/mind.
be·ab·sich·tigt *adj* **1.** (*Plan, Wirkung*) intended, calculated, desired; (*Motorik*) intended. **2.** (*absichtlich*) deliberate, intentional.
be·ach·ten *vt* **1.** (*Gesetz*) observe, comply with. **2.** (*Ratschlag*) follow, mind, pay attention to. **3.** (*jdn. od. etw.*) notice, note, take notice/note of. **jdn./etw. nicht beachten** take no notice of. ignore s.o./sth. **4.** (*berücksichtigen*) consider, take sth. into account/consideration.
Bead-Technik *f* bead technique, bead technique filling, brush technique filling, nonpressure technique.
Beale-Modellierinstrument *nt* Beale carver.
Bean-Legierung *f* Bean's alloy.
Bean-Syndrom *nt derm.* blue rubber bleb nevus, blue rubber bleb nevus disease, Bean's syndrome, blue rubber bleb nevus syndrome.
be·ar·bei·ten *vt* **1.** work on; *chem., techn.* treat, process. **2.** deal with, treat, handle; process. **3.** (*überarbeiten*) revise, edit. **4.** *inf.* (*auf jdn. einschlagen*) beat s.o. up, work s.o. over. **5.** (*auf jdn. einreden*) work s.o., work on s.o.
Be·ar·bei·tung *f* **1.** working (on); *chem., techn.* treatment, treating, processing. **2.** dealing with, treatment, handling; processing. **3.** (*Überarbeitung*) revision, editing.
Beard-Syndrom *nt patho.* neurasthenia, nervous exhaustion, nervous prostration, neurasthenic neurosis, fatigue neurosis, Beard's disease.
Bearn-Kunkel-Syndrom *nt patho.* Bearn-Kunkel syndrome, Bearn-Kunkel-Slater syndrome, Kunkel's syndrome, lupoid hepatitis.
be·at·men *vt* (**jdn. künstlich beatmen**) ventilate.
Be·at·mung *f* artificial respiration, ventilation.
   assistierte Beatmung assisted respiration.
   elektrophrenische Beatmung electrophrenic respiration.
   intermittierende mandatorische Beatmung intermittent mandatory ventilation.
   kontinuierliche Beatmung gegen erhöhten Druck continuous positive airway pressure (breathing), CPAP breathing, continuous positive pressure breathing, continuous positive pressure breathing/respiration.
   kontrollierte Beatmung controlled respiration, controlled ventilation.
   künstliche Beatmung artificial respiration, artificial ventilation.
   mechanische Beatmung mechanical ventilation.
   synchronisierte intermittierende mandatorische Beatmung synchronized intermittent mandatory ventilation.
Be·at·mungs·ge·rät *nt* ventilator, respirator.
Be·at·mungs·hil·fe *f techn.* breather.
Be·at·mungs·pa·ti·ent *m* ventilated patient.
be·auf·sich·ti·gen *vt* control, supervise, superintend, watch over.
Be·cher *m* beaker, goblet, cup; *anat.* chalice.
Be·cher·glas *nt chem.* beaker, glass beaker.
Bechterew-Kern *m anat.* Bekhterev's nucleus, Bechterew's nucleus, rostral vestibular nucleus, superior vestibular nucleus.
Bechterew-Krankheit *f* Bekhterev's disease, Bekhterev's arthritis, Bechterew's disease, Marie's disease, Marie-Strümpell disease, Marie-Strümpell syndrome, Marie-Strümpell spondylitis, Strümpell's disease, Strümpell-Marie disease, rheumatoid spondylitis, rhizomelic spondylosis, ankylosing spondylitis, poker back.
Becken- *pref.* pelvic, pyel(o)-.

Becken [k•k] *nt* basin, bowl; (*Spüle*) sink; pool, basin; basin, reservoir, tank; *anat.* pelvis.
   echtes Becken → kleines Becken.
   großes Becken greater pelvis, false pelvis, large pelvis.
   kleines Becken lesser pelvis, true pelvis, small pelvis.
Becken·gür·tel [k•k] *m anat.* pelvic girdle, girdle of inferior member.
Becken·kamm·trans·plan·tat [k•k] *nt* iliac graft, iliac crest bone graft.
   autologes Beckenkammtransplantat autologous iliac graft, autologous iliac crest bone graft.
Becken·rand [k•k] *m anat.* pelvic brim, brim.
Becker-Muskeldystrophie *f neuro.* Becker's (muscular) dystrophy, adult pseudohypertrophic muscular dystrophy.
Beckwith-Wiedemann-Syndrom *nt embryo.* Beckwith-Wiedemann syndrome, EMG syndrome, exomphalos-macroglossia-gigantism syndrome.
Béclard-Dreieck *nt anat.* Béclard's triangle.
Be·darf *m* need, requirement(s *pl*) (*an* of, for). **bei Bedarf** if/as/when required.
be·decken [k•k] **I** *vt* **1.** cover (*mit* with). **2.** (*schützend*) protect, shield; (*abschirmen*) screen. **3.** *techn.* (*mit einer Schicht*) coat/spread (*mit* with). **II** *vr* **sich bedecken** cover o.s.
Be·deckung [k•k] *f* cover, covering; *anat.* integument, integumentum.
Be·den·ken *pl* (*Zweifel*) doubt, reservation; (*Überlegen*) consideration (of), thought, reflection (on, upon). **ohne Bedenken** without thought, without thinking.
be·denk·lich *adj* **1.** (*Lage*) grave, critical, serious, alarming, precarious, acute. **2.** dangerous. **3.** (*fragwürdig*) dubious, doubtful, questionable.
be·deu·tend *adj* **1.** important, significant, major; (*Menge etc.*) considerable, significant. **2.** (*Persönlichkeit*) prominent, outstanding, eminent, distinguished.
be·deut·sam *adj* significant, important, of great importance; significant (*für* for).
Be·deut·sam·keit *f* importance, significance.
Be·deu·tung *f* **1.** (*Wichtigkeit*) significance, importance. **ohne Bedeutung** of no consequences (*für* to), of no importance. **2.** sense, meaning.
be·die·nen *vt techn.* (*Maschine*) work, operate, handle; control.
Be·die·nung *f techn.* running, operation, attendance; control.
Be·din·gung *f* **1.** condition, requirement, postulate; (*Voraussetzung*) precondition, presupposition. **unter keiner Bedingung** on no condition. **unter der Bedingung, daß** on condition that. **2. Bedingungen** *pl* (*Verhältnisse*) (*a. physiol.*) conditions, circumstances.
Bednar-Aphthen *pl derm.* Bednar's aphthae.
Bednar-Parrot-Pseudoparalyse *f patho.* Parrot's pseudoparalysis, Parrot's disease, syphilitic pseudoparalysis.
Be·dro·hung *f* threat, menace (*für* to).
be·drücken [k•k] *vt* (*Person*) depress, afflict, distress.
be·drückt *adj* afflicted, low-spirited, depressed, heavy, gloomy.
Be·dürf·nis *nt* **1.** need, want (*nach* of, for), requirement; **Bedürfnisse** *pl* needs, necessities. **2.** desire, wish (*nach* for); (*Drang*) urge.
be·ein·flus·sen *vt* influence, affect; (*negativ*) impair. **sich gegenseitig beeinflussen** interreact, reciprocate, interact.
be·ein·träch·ti·gen *vt* impair, damage, harm, affect; deteriorate; (*a. electr., techn.*) disturb, interfere; (*Leistung*) vitiate, reduce; (*Appetit*) reduce; (*Gesundheit*) compromise; (*Sehvermögen*) impair. **jdn. beeinträchtigen** hamper s.o., handicap s.o.
Be·ein·träch·ti·gung *f* impairment (of), damage, harm (to); disturbance, interference; (*Leistung*) vitiation, reduction, (*Appetit*) reduction (of, in).
be·en·den *vt* end, terminate, finish, close, conclude; complete.
bee·ren·ähn·lich *adj* berried, berry-like.
bee·ren·för·mig *adj* berry-shaped, baccate, bacciform, berried, aciniform.
Beet, atheromatöses *nt* atheromatous plaque.
Be·fall *m bio.* infection; *epidem.* infestation (with), attack (by).
be·fal·len I *adj* **1.** affected, stricken, afflicted, seized (*von* by). **2.** (*Parasit*) infested (*von* with). **II** *vt* **3.** (*Krankheit*) visit, attack, affect, seize. **4.** (*Parasit*) infest. **5.** (*Übelkeit*) come over.
be·fe·sti·gen *vt* fasten, make fast, attach, fix, fixate (*an* to); secure, stabilize; (*verankern*) *chir., dent., fig.* anchor; (*mit Klammer/Klemme*) clamp, clip; (*mit Nägeln*) nail; (*mit Reißnägeln*) pin; (*mit Draht*) wire; (*mit Haken*) clasp.
Be·fe·sti·gung *f* fastening, fixing, fixation; securing, stabilization; *chir., dent.* anchorage; (*mit Nägeln*) pinning.
Be·fe·sti·gungs·ele·ment *nt* orthodontic attachment, orthodontic bracket, bracket.

Be·fe·sti·gungs·li·nie *f anat.* line of attachment.
Be·fe·sti·gungs·stel·le *f* → Befestigungslinie.
be·feuch·ten *vt* humidify, water, damp, moisten, bathe; (*Luft*) moisturize.
Be·fin·den *nt* condition, state of health, status.
be·fin·gern *vt inf.* finger.
be·för·dern *vt* **1.** carry, transport, convey. **2.** (*dienstlich*) promote; (*fördern*) advance, promote.
Be·för·de·rung *f* **1.** transport, transportation, carrying, carriage. **2.** (*Förderung*) promotion, advancement.
be·frei·en I *vt* free, release, loose, disengage, liberate (*von* from); (*von Schmerzen*) free/relieve s.o. from pain. **II** *vr* **sich befreien von etw./jdm** rid o.s. (*von* of), get rid (*von* of), free o.s. (*von* from).
be·freit *adj* free, freed, liberated (*von* from); (*erleichtert*) relieved. **2.** (*freigestellt*) excused, exempt (*von* from).
Be·frei·ung *f* **1.** freeing, release, liberation, disengagement (*von* from); rescue from; (*von Schmerzen*) relief from pain. **2.** (*Freistellung*) discharge, exemption (*von* from).
be·frie·di·gen I *vt* satisfy, please; (*Hunger*) assuage, satisfy; (*Erwartung*) meet. **II** *vi* be satisfactory.
Be·frie·di·gung *f* satisfaction, satiation, contentment; (*Hunger*) assuagement.
be·fri·stet *adj* temporary, limited in time, for a fixed period.
be·fruch·ten *vt* (*a. bio.*) inseminate, impregnate, fecundate; *fig.* fertilize, enrich, fructify, fecundate.
be·fruch·tet *adj* impregnate, inseminated, impregnated, fecundated; embryonated, embryonate.
Be·fruch·tung *f* (*a. bio.*) impregnation, insemination, semination, fecundation, fertilization; *gyn.* conception.
künstliche Befruchtung artificial fecundation, artificial insemination.
Be·fruch·tungs·fä·hig·keit *f* fertility.
be·füh·len *vt* finger, palpate, feel, touch, handle.
Be·fund *m* **1.** result(s *pl*), finding(s *pl*); data *pl*, facts *pl*; (*Krankheit*) clinical course. **2.** clinical sign, clinical finding. **ohne Befund** negative; normal; *Brit.* no abnormality detected.
klinischer Befund clinical sign, clinical finding.
pathologisch-anatomischer Befund → pathologischer Befund.
pathologischer Befund pathological finding, pathology.
Be·fürch·tung *f* fear, apprehension.
be·ga·sen *vt techn.* gas.
be·gei·ßelt *adj* flagellate, flagellated.
Begg-Apparatur *f* Begg appliance, Begg fixed orthodontic appliance, Begg light wire appliance, light round wire appliance, differential force appliance.
Begg-light-wire-Technik *f* → Begg-Technik.
Begg-Technik *f* Begg light wire differential force technique, Begg technique, differential force technique, light round wire technique.
Be·gier·de *f* **1.** desire, appetite (*nach* for), avidity (*nach* for, of). **2.** (*Sehnsucht*) longing (*nach* for). **3.** (*Eifer*) eagerness; ambition (*nach* of; *zu tun* to do).
be·gin·nen I *vt* begin, start, open, commence, initiate. **II** *vi* begin, start; (*Schmerzen, Symptome*) come on/upon, open, commence.
Be·gleit·be·we·gung *f* associated movement.
be·glei·tend *adj* collateral, secondary, accompanying, concomitant, conceptive, accessory, attendant.
Be·gleit·er·schei·nung *f clin.* attendant, attendant phenomenon, concomitance, concomitancy, concomitant, concomitant phenomenon, concomitant symptom, accessory sign, accessory symptom, epiphenomenon.
Be·gleit·schie·len *nt ophthal.* muscular strabismus, comitant squint, comitant strabismus, concomitant strabismus.
Be·gleit·sym·ptom *nt* → Begleiterscheinung.
Be·gleit·ve·ne *f anat.* companion vein, accompanying vein, satellite, comes *pl*.
Be·grei·fen *nt* understanding, conception, comprehension; *fig.* prehension; apprehension.
be·gren·zen *vt* **1.** *fig.* restrict, limit, confine (*auf* to); determine, define. **2.** delimit, delimitate, mark off, border; localize (*auf* to).
be·grenzt *adj* restricted, limited, confined, localized (*auf* to).
Be·gren·zung *f* **1.** *fig.* limitation, restriction. **2.** demarcation, limiting, delimitation; (*Grenze*) limit, boundary.
Be·griff *m* **1.** concept, conception, idea, notion. **2.** (*Ausdruck*) term.
Be·griffs·ver·mö·gen *nt* comprehension (*für* of).
be·gut·ach·ten *vt* expertize (*über* on), give an opinion on, give advice about; assess, examine, study, survey, inspect. **etw. begutachten lassen** obtain/get an expert opinion on sth.
Be·gut·ach·tung *f* **1.** expertise, assessment, examination, survey, inspection. **2.** surveying, give an opinion on.
be·haart *adj* haired, hairy; *bio.* pilose, villose.

Be·haa·rung *f* hair; hairiness; *bio.* pubescence.
übermäßige Behaarung polytrichia, polytrichosis.
verstärkte Behaarung hypertrichosis, hypertrichiasis.
Be·häl·ter *m* container, box, case; (*Flüssigkeit*) tank, basin, reservoir; (*Gas*) holder; *lab.* receiver, receptacle.
be·han·deln *vt* **1.** treat (*wegen* for, *mit* with); (*Wunde*) dress; (*medikamentös*) medicate; (*ärztlich*) attend to; (*Tiere*) *inf.* vet. **jdn. gut/schlecht behandeln** treat s.o. well/badly. **einen Patienten behandeln** attend (on) a patient. **antiseptisch behandeln** antisepticize. **individuell behandeln** individualize. **2.** *chem., techn.* treat, process.
Be·hand·lung *f* **1.** treatment, attention, attendance, (medical) care; management, therapy, therapia; (*medikamentöse*) medication. **in Behandlung** under treatment. **in ärztlicher Behandlung sein** be under medical attention/care, be under the care of a doctor. **in ärztliche Behandlung kommen** come under medical care. **sich in ärztliche Behandlung begeben** seek medical attention, see a doctor. **sich einer (längeren) Behandlung unterziehen** undergo a course of treatment. **2.** *chem., techn.* treatment.
Behandlung mit galvanischem Strom galvanization, galvanism, galvanotherapy, galvanotherapeutics, voltaism.
Behandlung mit Plasma plasmatherapy.
Behandlung mit Schallwellen sonication.
Behandlung mit Sonnenlicht heliotherapy, heliation, solar treatment.
Behandlung unter Hypnose *psychia.* hypnotherapy.
ambulante Behandlung ambulatory hospital dentistry, outpatient hospital dentistry; ambulatory care, ambulatory hospital care, outpatient care, outpatient hospital care, outpatient service, hospital outpatient service.
ärztliche Behandlung attendance, attention, medical attendance, medical care, medical treatment.
diätetische Behandlung dietetic treatment, alimentotherapy.
falsche Behandlung malpractice, malpraxis.
interdisziplinäre Behandlung interdisciplinary care.
kurative Behandlung curative treatment.
physikalische Behandlung physical treatment.
präventive Behandlung → prophylaktische Behandlung.
prophylaktische Behandlung synteresis, prophylactic treatment.
spezifische Behandlung specific therapy/treatment.
symptomatische Behandlung symptomatic treatment, symptomatic therapy.
systemische Behandlung systemic treatment.
umfassende zahnärztliche Behandlung comprehensive dental care.
vorbeugende Behandlung preventive treatment, prophylactic treatment, prophylaxis.
zahnärztliche Behandlung dental care.
zahnmedizinische Behandlung in einem Krankenhaus hospital dentistry.
Be·hand·lungs·feh·ler *m* malpractice, malpraxis.
ärztliche Behandlungsfehler malpractice, malpraxis.
Be·hand·lungs·ge·rät *nt* appliance, apparatus.
abnehmbares Behandlungsgerät removable appliance, removable orthodontic appliance.
festsitzendes Behandlungsgerät fixed appliance, fixed orthodontic appliance, permanent appliance.
festsitzendes kieferorthopädisches Behandlungsgerät → festsitzendes Behandlungsgerät.
funtionelles Behandlungsgerät functional appliance.
kieferorthopädisches Behandlungsgerät braces *pl*, orthodontic appliance, regulating appliance, dental apparatus.
verhaltensmodifizierendes Behandlungsgerät habit-breaking appliance.
Be·hand·lungs·stuhl *m* chair.
zahnärztlicher Behandlungsstuhl dental chair.
Be·hand·lungs·zy·klus *m* course (of treatment).
be·harr·lich *adj* **1.** insistent; persistent, persevering; constant. **2.** patient; (*stur*) stubborn.
Be·harr·lich·keit *f* **1.** insistence; persistence, perseverance. **2.** patience; (*Sturheit*) stubbornness.
be·haup·ten *vt* state, declare, assert, claim, contend, postulate.
Be·haup·tung *f* statement, declaration, assertion, claim, contention; thesis.
Behçet-Krankheit *f derm.* Behçet's disease, Behçet's syndrome, cutaneomucouveal syndrome, oculobuccogenital syndrome, uveoencephalitic syndrome, triple symptom complex.
be·heizt *adj* heated.
Behelfs- *pref.* provisional, emergency, emergent, makeshift.
be·herrscht *adj* controlled, self-controlled, restrained; *inf.* cool.

be·hin·dern *vt* hinder, handicap, obstruct, impede (*bei* in); interfere (*bei* with); (*a. electr., techn.*) disturb.
be·hin·dert *adj* incapacitated, handicapped (*durch* with); (*körperlich od. geistig*) disabled. **geistig behindert** mentally handicapped, hypophrenic. **körperlich behindert** physically handicapped. **mehrfach behindert** multihandicapped.
Be·hin·de·rung *f* **1.** (*körperliche od. geistige*) disability, disablement. **2.** hindrance, handicap, obstruction, impediment; interference (*bei* with); disturbance.
Behring-Gesetz *nt immun.* Behring's law.
be·hüllt *adj micro.* enveloped.
bei·be·hal·ten *vt* (*Zustand, Methode*) maintain, continue, retain, keep up.
Bei·be·hal·tung *f* (*Zustand, Methode*) maintenance, continuation, retention, keeping up.
beid·äu·gig *adj* pertaining to both eyes, with both eyes, binocular.
beid·hän·dig *adj* with both hands, two-handed, bimanual, ambidextrous.
beid·oh·rig *adj* pertaining to both ears, with both ears, binaural, binotic.
beid·sei·tig *adj* bilateral.
Bei·ge·ord·net *adj* associate, coordinate.
Bei·hil·fe *f* assistance, aid, support; (*staatlich*) benefit, grant.
Bei·kost *f ped.* beikost, supplementary food.
Beilby-Schicht *f* Beilby's layer.
be·imp·fen *vt micro.* inoculate.
Be·imp·fung *f micro.* inoculation.
Bein *nt* **1.** *anat.* leg, lower extremity, limb; *embryo.* hindlimb. **Beine** *pl* lower limbs *pl*, pelvic limbs *pl*. **2.** *anat.* os, bone. **3.** (*Hosenbein*) leg.
Bein-Hebel *m* Bein elevator.
bei·na·he *adv* nearly, almost.
Bei·nah·rung *f ped.* beikost, supplementary food.
be·in·hal·ten *vt* cover, comprise, include, contain.
bein·los *adj* without legs, legless.
Bei·schlaf *m* copulation, sexual intercourse, sex act, sexual act, coitus, coition, cohabitation.
Bei·spiel *nt* example (*für* of); model, pattern. **zum Beispiel** for example, for instance. **praktisches Beispiel** demonstration, illustration, concrete example. **typisches Beispiel** case history. **warnendes Beispiel** warning.
bei·spiel·los *adj* unprecedented, beyond/without example, unheard-of.
bei·ßen I *vt* **1.** bite; (*Insekt*) bite; (*nagen*) gnaw (*an* at); (*kauen*) chew. **2.** (*brennen*) tingle, bite, sting, burn; (*Kälte*) pinch; (*jucken*) itch. **II** *vi* (*Qualm*) tingle, bite, sting, burn; (*Kälte*) pinch.
bei·ßend *adj fig.* biting, cutting, piercing, caustic, cauterant; (*Kälte*) biting; (*Geruch*) pungent, sharp; (*Schmerz*) gnawing, sharp, stinging; (*Bemerkung*) bitter, biting, caustic, sarcastic, acrid.
Beiß·zan·ge *f* pincers *pl*, nippers *pl*, pliers *pl*.
Bei·stand *m* **1.** help, assistance, support, aid. **Beistand leisten** aid (*bei* in; *zu tun* to do). **2.** helper, assistant; (*Berater*) counsel; (*Rechtsbeistand*) legal adviser. **ohne Beistand** unaided.
bei·ste·hen *vi jdm. beistehen* help s.o., assist s.o., support s.o., aid s.o.; (*ärztlich*) attend to s.o.
Bei·tel *nt* chisel.
Bei·zen *nt* **1.** *chem.* bite, etch. **2.** *chir.* cauterization.
bei·zen *vt* **1.** *chem.* bite. **2.** *chir.* cauterize, burn.
be·jahrt *adj* aged, old, elderly, advanced in years.
Be·jel *f epidem.* bejel, endemic syphilis, nonvenereal syphilis.
be·kämp·fen *vt* fight, struggle, battle (against), combat, control (of), counteract.
Be·kämp·fung *f* fight, struggle, battle (against), combat, control (of), counteraction.
be·kannt·wer·den *vi* (*Fakten*) come out, come to light, become known.
be·klei·den I *vt* dress, clothe. **II** *vr* **sich bekleiden** dress o.s., clothe o.s.
be·klei·det *adj* coated, lined.
Be·klei·dung *f* clothing, clothes *pl*.
be·klop·fen *vt* percuss, sound, sound by percussion, tap.
be·kom·men *vt* **1.** acquire, get, receive, obtain, catch, contract. **einen Anfall bekommen** have a fit. **Angst bekommen** become afraid, get frightened. **Durst bekommen** get/become thirsty. **eine Erkältung bekommen** catch a cold. **Hunger bekommen** get/grow hungry. **2.** (*entwickeln*) develop, get. **einen Ausschlag bekommen** come out in a rash. **Fieber bekommen** develop a fever. **Zähne bekommen** teethe, cut one's teeth.
be·kömm·lich *adj* healthy, healthful; (*Nahrung*) digestible; (*Klima*) salubrious, salutary, beneficial.

Be·kömm·lich·keit *f* healthiness; digestibility; salubriousness.
Be·lag *m* cover, covering, coat, coating; (*fein*) film; (*Schicht*) layer; (*Verkleidung*) lining; (*Ablagerung*) deposit; (*Zunge*) coating, fur; (*Zähne*) film.
be·la·sten *vt* **1.** (*beladen*) load (*mit* with), put a weight on. **2.** *clin.* stress, strain, put a strain on. **3.** (*Material*) stress, load, put pressure on. **zu stark belasten** overstrain, overstretch. **4.** *fig.* burden, load (*mit* with); (*seelisch*) weigh s.o. down, burden s.o. **sich mit etw. belasten** burden o.s. with sth.
Be·la·stung *f* **1.** weight, load; *physiol., techn., phys.*, load. **2.** *fig.* burden, pressure, strain (on); worry, trouble. **3.** *clin.* stress, strain, exertion.
  axiale Belastung axial stress.
  dynamische Belastung dynamic load, dynamic stress.
  erbliche Belastung hereditary trait, hereditary taint.
  statische Belastung static load, static stress.
Be·la·stungs·dys·pnoe *f patho.* dyspnea of exertion, exertional dyspnea, exertional dyspnea.
Be·la·stungs·ein·schrän·kung *f* stress control.
Be·la·stungs·mi·ni·mie·rung *f* → Belastungseinschränkung.
Be·la·stungs·schmerz *m* (*Gelenk*) pain on weight bearing.
Be·la·stungs·test *f physiol.* stress test, endurance test; *card.* exercise test.
be·le·bend *adj* animating, stimulating, invigorating, exhilarant, boosting; (*Mittel*) analeptic, cordial, excitant.
Be·le·bung *f* **1.** animation (of). **2.** *fig.* animation, stimulation, boost, invigoration, vitalization.
be·le·gen *vt* **1.** occupy; (*Betten*) fill; (*Seminar*) enrol for. **2.** (*mit Beweisen b.*) verify, prove; illustrate, circumstantiate.
Be·leg·schaft *f* staff, employees *pl*, personnel.
be·legt *adj* **1.** (*Zunge*) coated, unclean, furred; (*Stimme*) thick, husky. **2.** (*Theorie*) substantiated, verified. **3.** (*Betten etc.*) occupied, taken, full.
be·leibt *adj* corpulent, stout, fat.
Be·leibt·heit *f* corpulence, corpulency, stoutness, bulkiness.
Be·leuch·tung *f* illumination, light, lighting.
Be·leuch·tungs·spie·gel *m* reflector, mirror.
be·lich·ten *vt photo.* expose.
Be·lich·tung *f photo.* exposure.
Be·lich·tungs·zeit *f photo.* exposure, period of exposure.
Bell-Lähmung *f neuro.* Bell's palsy, Bell's paralysis, Bell's sign.
Bell-Spasmus *m neuro.* facial spasm, facial tic, Bell's spasm, histrionic spasm, mimic spasm, mimetic convulsion, mimic convulsion, mimic tic, convulsive tic, palmus, prosopospasm.
Bellocq-Tamponade *f HNO* Bellocq's technique/procedure.
be·lüf·ten *vt* aerate, air, ventilate.
Be·lüf·tung *f* aeration, ventilation.
  alveoläre Belüftung (*Lunge*) alveolar ventilation.
Be·mü·hung *f* effort, endeavor (*um* for); trouble, pains *pl*.
Bence-Jones-Krankheit *f hema.* L-chain disease/myeloma, Bence-Jones myeloma.
be·net·zen *vt* wet, moisten.
Be·net·zung *f* moistening.
be·nig·ne *adj patho.* benign, benignant.
Be·nig·ni·tät *f patho.* benignancy, benignity.
Bennett-Bewegung *f* Bennett movement, Bennett shift, lateral shift of mandible, side shift of mandible.
Bennett-Kieferbewegung *f* → Bennett-Bewegung.
be·nom·men *adj* dazed, in a daze; (*schwindelig*) drowsy, dizzy, giddy; (*schwer*) heavy (*von* with); (*leicht*) light-headed; (*schläfrig*) somnolent.
Be·nom·men·heit *f* daze, dazed state/feeling; (*Schwindel*) (unnatural) drowsiness, dizziness, giddiness; (*leichte*) light-headedness; (*schläfrige*) somnolence, somnolentia.
be·nö·ti·gen *vt* need, want, require.
be·nut·zen *vt* use, make use of, utilize, employ.
be·nüt·zen *vt* → benutzen.
Be·nut·zung *f* use, usage, utilization.
Benz·al·de·hyd *m* benzaldehyde, benzoic aldehyde.
Benzathin-Benzylpenicillin *nt* penicillin G benzathine.
Benzathin-Penicillin G *nt* penicillin G benzathine.
Ben·zen *nt* → Benzol.
Ben·zin *nt* benzine, benzin, petroleum benzin.
Ben·zo·ca·in *nt pharm.* benzocaine, ethyl aminobenzoate.
Ben·zo·ca·in·gel *nt* benzocaine gel.
Ben·zoe *nt* benzoin, gum benzoin, gum benjamin.
Ben·zoe·säu·re *f* benzoic acid.
Ben·zol *nt* benzene, benzol, cyclohexatriene.
2,3-Ben·zo·pyr·rol *nt* benzpyrrole, indole.
Ben·zo·yl·per·oxid *nt* benzoyl peroxide.

Ben·zyd·amin *nt pharm.* benzydamine.
Ben·zyl·pe·ni·cil·lin *nt pharm.* penicillin G, benzyl penicillin, benzylpenicillin, penicillin II, clemizole penicillin G.
be·ob·ach·ten *vt* **1.** observe, watch, monitor; (*genau*) keep a watch on, keep an eye on, keep s.o. under observation; (*besorgt*) watch s.o. with concern. **jdn. beobachten (lassen)** keep under observation. **2.** (*bemerken*) notice, see, discover, spot.
Be·ob·ach·tung *f* monitoring, observing, observation, finding. **eine Beobachtung machen** make an observation. **unter Beobachtung halten** keep under observation. **unter Beobachtung stehen** be under observation.
Be·ob·ach·tungs·ga·be *f* observation, power of observation.
Be·ob·ach·tungs·ver·mö·gen *nt* → Beobachtungsgabe.
be·packen [k•k] *vt* pack, load (*mit* with).
be·pu·dern *vt* powder, dust.
be·ra·ten I *vt* **1. jdn. beraten** advise s.o., give s.o. advice (*bei/in etw.* on/in sth., *über* about). **2.** discuss sth. (*mit jdm.* with s.o.). **II** *vi* discuss sth. (*mit jdm.* with s.o.); consult (*über* about). **III** *vr* **s. mit jdm. über etw. beraten** discuss sth. with s.o.; consult (*über* about).
Be·ra·ter *m* consultant, counsel, guide, adviser.
Be·ra·tung *f* **1.** advice, counsel, counseling, guidance. **2.** discussion (*über* of), debate (*über* on).
ärztliche Beratung consultation, medical advice.
genetische Beratung genetic counseling.
Be·rech·nung *f* **1.** calculation, computation; (*Schätzung*) evaluation, estimation, assessment. **eine Berechnung aufstellen** make a calculation, calculate. **2.** (*Kostenaufstellung*) charge, quotation.
Be·reich *m* **1.** (*örtlich*) area, region; *anat.* area, field, region, regio, zone, zona. **2.** *fig.* range, scope; (*Gebiet*) sphere, field, sector, zone, domain; *stat., techn.* range.
be·rei·nigen *vt stat.* adjust, correct.
be·reit *adj* **1.** ready, prepared (*zu* for), in readiness, set. **etw. bereit haben** have sth. ready. **2.** (*gewillt*) ready, prepared, willing (to do).
sich bereit erklären consent (*zu tun* to do).
be·rei·ten *vt* **1.** prepare; (*Kaffee*) make; (*Arznei*) make up, prepare; (*Bett*) make. **jdm. ein Bad bereiten** prepare a bath for s.o. **2.** (*verursachen*) cause; (*Kopfschmerzen*) give; (*Freude*) make s.o. happy; (*Schmerzen*) cause pain.
Be·reit·schaft *f* preparedness, readiness; standby. **in Bereitschaft sein** be ready/in readiness (*für zu* for), be on stand-by. **in Bereitschaft halten** hold/have sth. ready/in readiness (*für* for).
erworbene Bereitschaft diathesis.
Be·reit·schafts·dienst *m* standby duty/service.
Bergendahl-Kondensierer *m* amalgam condenser, amalgam plugger.
Berger-Krankheit *f immun.* Berger's disease, IgA nephropathy, Berger's (focal) glomerulonephritis, focal glomerulonephritis, focal nephritis, IgA glomerulonephritis.
Berg·kri·stall *nt* rock crystal, pebble.
Bergström-Artikulator *m* Bergström articulator, arcon articulator, arcon semiadjustable articulator.
Be·richt *m* report (*über* on); account (*über* of); (*offiziell*) statement; survey (*über* on). **jdm. über etw. Bericht erstatten** report, give s.o. a report on sth., give s.o. an account of sth., make a statement to s.o.
be·rich·ti·gen *vt* rectify, adjust, correct.
Be·rich·ti·gung *f* adjustment, rectification, correction.
be·ringt *adj* ringed.
Berliner-Blau *nt* ferric ferrocyanide, Prussian blue, Berlin blue.
Berliner-Blau-Reaktion *f* Berlin blue reaction, Berlin blue test, Prussian blue stain, Prussian-blue reaction, Prussian blue test, Perls' test, Perls' stain.
Berloque-Dermatitis *f derm.* berloque dermatitis, berlock dermatitis, perfume dermatitis.
Bernard-Zuckerstich *m patho.* Bernard's puncture, puncture diabetes, piqûre, piqûre diabetes, diabetic puncture.
Bern·stein *m* amber.
Bern·stein·far·be *f* amber.
bern·stein·far·ben *adj* amber.
Bern·stein·säu·re *f* succinic acid, 1,4-butanedioic acid.
ber·sten *vi* burst, crack, blow, rupture, split.
Berten-Hebel *m* Berten elevator.
Be·ruf *m* occupation; (*akademisch*) profession; (*handwerklich*) trade; (*Laufbahn*) career; (*Arbeitsstelle*) job. **einen Beruf ausüben** have/follow/pursue an occupation. **einen Beruf ergreifen** take up a profession, go into a trade. **im Beruf stehen** be working. **von Berufs wegen** on account of one's job. **von Beruf Arzt** a doctor by profession.
Be·rufs·ak·ne *f derm.* occupational acne.
Be·rufs·krank·heit *f* industrial disease, occupational disease.
be·rufs·tä·tig *adj* working, employed.

be·ru·hen *vi* be based, be founded (*auf* on).
be·ru·hi·gen I *vt* calm (down), assuage, moderate; (*trösten*) comfort; (*Schmerzen*) allay, alleviate, relieve, soothe, still; (*Nerven*) soothe, settle down; (*Magen*) settle; (*medikamentös*) tranquil(l)ize. **II** *vr* **sich beruhigen** calm (down), compose o.s., moderate, become quiet; (*Schmerzen*) ease, lessen, subside; (*Magen*) settle down; (*Krise*) ease of; (*Lage*) stabilize.
be·ru·hi·gend *adj* **1.** (*tröstend*) comforting. **2.** *clin.* composing, sedative, contrastimulant, opiate, bland, emollient, malactic, anodyne, ataractic, ataraxic, calmative, tranquil(l)izing.
Be·ru·hi·gung *f* **1.** calming (down), comforting, quietening; assuagement; (*Trost*) comfort. **2.** (*Schmerzen, Nerven*) soothing; (*Lage*) stabilization; (*medikamentös*) tranquil(l)ization.
Be·ru·hi·gungs·mit·tel *nt pharm.* sedative agent, sedative, tranquil(l)izer, contrastimulant, opiate, depressant, temperantia *pl*, assuagement, ataractic, ataraxic, calmative; *inf.* downer, down.
Be·rüh·ren *nt* **1.** touching, contacting. **beim Berühren** at a touch. **2.** (*a. fig.*) touch; *fig., clin.* contact; contiguity (*mit* to).
be·rüh·ren I *vt* **1.** touch, get/come in contact with, make contact with; (*grenzen an*) border on. **2.** *fig.* touch, affect, concern. **II** *vr* **sich berühren** touch, be in contact, come into contact.
Be·rüh·rung *f* (*a. fig.*) touch; *fig., mathe.* contact; contiguity (*mit* to). **mit jdm./etw. in Berührung kommen** come into contact with s.o./sth.
Be·rüh·rungs·elek·tri·zi·tät *f* galvanism, voltaism, contact electricity.
Be·rüh·rungs·emp·find·lich·keit *f* tenderness to touch, sensitivity to touch, tenderness (*gegen* to), thigmesthesia.
Be·rüh·rungs·emp·fin·dung *f* tactile sensation, touch sensation.
Be·rüh·rungs·flä·che *f* contact area, contact, interproximal contact area, centric stop, contact point, contact surface, facies contactus dentis, courie.
distale Berührungsfläche facies contactus distalis.
mesiale Berührungsfläche facies contactus mesialis.
Be·rüh·rungs·punkt *m* point of contact, contact point.
Be·rüh·rungs·re·zep·tor *m* pressure receptor.
Be·rüh·rungs·schmerz *m* tenderness to touch.
Be·rüh·rungs·sinn *m* sense of touch, tactile sense.
Be·rüh·rungs·un·emp·find·lich·keit *f* anesthesia, anaesthesia.
Be·ryl·lio·se *f patho.* berylliosis, beryllium poisoning.
Be·ryl·li·um·ver·gif·tung *f* → Berylliose.
Be·ryl·lo·se *f* → Berylliose.
Be·sa·mung *f bio.* insemination, semination.
be·sänf·ti·gen *vt* calm down, calm, soothe, mollify.
be·schä·di·gen *vt* damage, do damage to, cause damage to; (*Person*) injure s.o.
Be·schä·di·gung *f* damage (*an* to); (*Person*) injury (of), damage (to).
Be·schaf·fen·heit *f* (*körperlich*) constitution, (*Zustand*) state, condition; (*Eigenschaft*) property, quality; structure, texture, make, composition.
ölige Beschaffenheit oiliness.
Be·schäf·ti·gungs·the·ra·peut *m* occupational therapist.
Be·schäf·ti·gungs·the·ra·pie *f* ergotherapy, occupational therapy.
be·schal·len *vt* expose to ultrasonic waves, treat with ultrasonic waves, sonicate.
Be·schal·lung *f* ultrasonic therapy, sonication.
be·schei·ni·gen *vt* certify, attest.
Be·schei·ni·gung *f* **1.** certificate (*über* of, for), bill. **2.** certification, attestation; (*Bestätigung*) confirmation, acknowledgement.
ohne Bescheinigung uncertificated, uncertified.
be·schich·ten *vt* coat (*mit* with).
be·schich·tet *adj* coated (*mit* with).
Be·schich·tung *f* coating, coat.
Be·schich·tungs·ma·te·ri·al *nt* coating material.
Be·schie·ßung *f phys., radiol.* bombardment, irradiation.
be·schir·men *vt* screen, protect, guard, shelter, shield (*vor* from).
Be·schleu·ni·gen *nt* → Beschleunigung.
be·schleu·ni·gen I *vt* accelerate, quicken, speed up; (*Puls*) accelerate, quicken. **II** *vr* **sich beschleunigen** accelerate, quicken, speed up; (*Puls*) accelerate, quicken.
Be·schleu·ni·ger *m phys., chem., techn.* accelerant, accelerator; catalyst, catalyzer.
be·schleu·nigt *adj* accelerated; (*Puls*) frequent.
Be·schleu·ni·gung *f* accelerating, speeding-up; *phys., techn.* acceleration; (*Puls*) quickening, acceleration; (*Zusammenbruch*) precipitation.
Be·schleu·ni·gungs·pha·se *f* acceleration period, acceleration phase.
be·schmut·zen *vt* soil, dirty, make dirty; stain, smudge.

Beschränken

Be·schrän·ken *nt* → Beschränkung.
be·schränkt *adj* **1.** limited, restricted, constricted, confined (*auf* to). **örtlich beschränkt** localized. **2.** (*geistig*) dull, dense, obtuse, unintelligent, imperceptive, impercipient, of limited intelligence; (*engstirnig*) narrow, narrow-minded.
Be·schrän·kung *f* **1.** limiting, confining. **2.** limitation, restriction, constriction, confinement (*auf* to); (*Wachstum*) localization.
be·schrei·ben *vt* describe, give a description of; characterize, picture, depict, portray; *mathe.* (*Bahn*) describe.
be·schrei·bend *adj* definitive, descriptive.
be·schüt·zen *vt* protect, screen, shelter, shield, guard (*gegen, vor* against, from); preserve.
be·schüt·ze·risch *adj* protective (*gegenüber* towards).
Be·schüt·zung *f* protection (*vor* from; *gegen* against).
Be·schwer·de *f* (*meist* **Beschwerden** *pl*) (*körperlich*) discomfort(s *pl*), afflictions *pl*, ailment(s *pl*), trouble. **mit etw. Beschwerden haben** have trouble with sth.
be·sei·ti·gen *vt* remove, clear (away), get rid of, do away with; (*Abfälle*) dispose of; (*vernichten*) kill, destroy, exterminate; (*jdn. umbringen*) kill, eliminate, do away with; *fig.* (*Probleme*) sort out, remove, settle, rectify.
Be·sei·ti·gung *f* removal, clearing, clearance, getting rid of, doing away with; disposal of; killing, extermination, elimination; *fig.* sorting out, settlement, rectification.
Be·sen·rei·ser *pl* → Besenreiservarizen.
Be·sen·rei·ser·va·ri·zen *pl* skyrocket capillary ectasis, spiderburst.
be·sin·nungs·los *adj* unconscious, senseless, insensible.
Be·sin·nungs·lo·sig·keit *f* unconsciousness, senselessness.
Besnier-Boeck-Schaumann-Krankheit *f patho.* Besnier-Boeck disease, Besnier-Boeck-Schaumann syndrome, Besnier-Boeck-Schaumann disease, Boeck's disease, Boeck's sarcoid, sarcoidosis, benign lymphogranulomatosis, sarcoid, Schaumann's syndrome, Schaumann's disease/sarcoid.
Be·sorg·nis *f* concern, fear, anxiety, apprehension, apprehensiveness, worry (*über, um* about for). **Besorgnis erregen** be alarming/worrying.
be·sorgt *adj* concerned, anxious, apprehensive, worried, alarmed, uneasy (*um* for; *wegen* about). **übermäßig besorgt** overanxious.
bes·ser I *adj* better (*als* than); (*Qualität*) superior (*als* to). **besser werden** change for the better, get better, take a turn for the better, improve, better, ameliorate. **II** *adv* better. **sich besser fühlen** feel better. **besser aussehen** look better.
bes·sern I *vt* better, improve, make better. **II** *vr* **sich bessern** change for the better, get better, take a turn for the better, improve, better.
Bes·se·rung *f* **1.** improvement, recuperation, recovery. **2.** improving, recovering. **auf dem Wege der Besserung** recovering. **vorübergehende Besserung** remission, remittence.
be·stän·dig *adj* **1.** *mathe.* constant; *phys.* stable; *techn.* (*widerstandfähig*) resistant (*gegen* to); (*Farbe*) fast. **2.** (*dauerhaft*) durable, lasting; (*dauernd*) constant, continual, continuous; (*gleichbleibend*) changeless. **3.** (*standhaft*) steady, constant. **4.** (*hartnäckig*) persistent, persevering.
Be·stän·dig·keit *f* **1.** *mathe.* constancy; *phys.* stableness, stability; *techn.* (*Widerstandfähigkeit*) resistance (*gegen* to); (*Farbe*) fastness. **2.** (*Dauerhaftigkeit*) durability; constancy, continuance, continuity, permanence; (*Unveränderlichkeit*) changelessness. **3.** (*Standhaftigkeit*) steadiness, constancy. **4.** (*Hartnäckigkeit*) persistence, perseverance.
Be·stand·teil *m* constituent, component, part, component, constituent part, section, element.
aktiver Bestandteil *pharm.* active principle.
feste Bestandteile (*in Flüssigkeiten*) solids.
wirksamer Bestandteil principle.
be·stä·ti·gen I *vt* **1.** confirm. **2.** (*anerkennen*) approve, acknowledge, verify. **3.** (*attestieren*) certify, attest. **II** *vr* **sich bestätigen** be confirmed, prove correct/true.
Be·steck *nt chir.* instruments *pl*, set of instruments, set, trousse; (*Drogenszene*) injection equipment.
Be·steck·kas·ten *m chir.* case.
be·stim·men *vt* **1.** (*definieren*) define, evaluate, classify, identify. **2.** (*feststellen*) determine, find out, ascertain. **3.** (*Blutgruppe, Gentyp*) type; *chem.* assay, analyze. **örtlich bestimmen** locate. **quantitativ bestimmen** quantify. **den Wert bestimmen** value. **4.** (*festlegen*) decide, determine; (*Zeitpunkt*) fix, set, assign. **5.** (*anordnen*) direct, rule, order, decide, condition (*daß* that), give orders.
be·stimmt *adj* **1.** determined, firm, resolute. **2.** (*Absicht*) particular, specific, definite; (*Datum*) set, fixed; (*Angabe*) precise.
Be·stim·mung *f* **1.** definition, evaluation, classification, identification. **2.** (*Feststellung*) determination, ascertainment. **3.** (*Blutgruppe,* *Gentyp*) typing; *phys., biochem., chem.* assay, analysis; *mathe.* determination, definition, calculation; *bio.* (*Pflanze etc.*) classification, identification. **4.** (*Festlegung*) decision, determination; (*Zeitpunkt*) fixing, setting. **5.** (*Anordnung*) direction, ruling, order. **6.** (*Vorschrift*) regulation, rule. **7.** (*Ernennung*) appointment, nomination.
Bestimmung des Blutbildes *hema.* blood count.
genaue Bestimmung definition.
mengenmäßige Bestimmung → quantitative Bestimmung.
qualitative Bestimmung qualitative/qualitive analysis, qualitative test, gravimetric analysis.
quantitative Bestimmung quantitative/quantitive analysis, quantitative assay, quantification.
best·mög·lich *adj* optimum, optimal, best possible.
be·strah·len *vt phys., radiol.* (*mit Strahlen*) bombard, irradiate, roentgenize, ray, x-ray; (*Laser*) lase.
Be·strah·lung *f* **1.** *phys., radiol.* bombardment, irradiation, radiation. **2.** → Bestrahlungsbehandlung.
postoperative Bestrahlung postoperative irradiation, postoperative radiation.
präoperative Bestrahlung preoperative irradiation, preoperative radiation.
therapeutische Bestrahlung therapeutic radiation.
Be·strah·lungs·be·hand·lung *f radiol.* radiation treatment, radiation therapy, irradiation, ray treatment, radiation, radiotherapy, radiotherapeutics *pl*, actinotherapy, actinotherapeutics *pl*.
be·stür·zen *vt* upset, dismay, stun.
be·stürzt *adj* upset (*über* about); dismayed, stunned (*über* at), shocked, confused, in (a state of) confusion.
Be·stür·zung *f* confusion, dismay, consternation.
Be·such *m* **1.** visit; (*kurz*) call; (*beim Arzt*) visit, attendance. **jdm. einen Besuch abstatten** visit s.o., call on s.o., pay s.o. a visit, make a call (at the hospital/on s.o.). **einen Besuch machen** make/pay a visit. **einen kurzen Besuch machen** look in (*bei* on). **2.** visitor(s *pl*).
be·su·chen *vt* visit, come over/round, pay s.o. a visit, make a call (at the hospital/on sb.); (*kurz*) call (in/on); (*Seminar*) attend; (*Arzt*) visit.
Be·ta *nt* beta.
Beta-Adrenorezeptorenblocker *m* → Betablocker.
Be·ta·blocka·de [k·k] *f pharm.* beta blockade, beta-adrenergic blockade.
Be·ta·blocker [k·k] *m pharm.* beta-blocker, beta-adrenergic blocking drug, beta-adrenergic blocking agent, beta-adrenergic receptor blocking agent, beta-blocking drug, beta-blocking agent.
Beta-Globulin *nt* beta globulin, β-globulin.
glycinreiches Beta-Globulin *immun.* factor B, glycine-rich β-glycoprotein.
be·tagt *adj* old, aged, elderly.
Be·ta·re·zep·to·ren·blocka·de [k·k] *f* → Betablockade.
Be·tä·ti·gung *f* **1.** activity; occupation, job. **2.** *techn.* operation, activation; control.
Be·ta·tron *nt phys.* betatron.
be·täu·ben *vt* (*a. fig.*) stun, stupefy, daze; *anes.* numb, benumb, deaden, kill, dull, drug, inebriate; anesthetize, narcotize; *inf.* put out.
jdn. örtlich betäuben give s.o. a local (anesthetic).
be·täu·bend *adj* **1.** inebriant, anesthetic, narcotic, opiate, painkilling, analgesic. **2.** (*Lärm*) deafening.
Be·täu·bung *f* **1.** (*a. fig.*) stupefaction, torpidness, torpidity, daze. **2.** (*Vorgang*) numbing, deadening, killing, drugging, anesthetization, narcotization. **3.** (*Narkose*) anesthesia, narcosis; (*Gefühllosigkeit*) numbness.
örtliche Betäubung topical/local anesthesia, toponarcosis.
Be·täu·bungs·mit·tel *nt* anesthetic, drug, opiate, narcotic, narcotic agent.
Be·täu·bungs·mit·tel·ab·hän·gi·ge *m/f* narcotic addict.
Be·täu·bungs·mit·tel·sucht *f* narcotic addiction.
be·trach·ten *vt* view, look at, regard; (*genauer*) survey, study, inspect, examine; (*einzeln*) individualize.
be·trächt·lich *adj* considerable, substantial, appreciable, heavy, extensive, wide.
Be·trach·tung *f* **1.** view; (*genauer*) survey, study, inspection, examination. **2.** *fig.* consideration, reflection, contemplation.
genaue Betrachtung survey.
Be·trag *m* amount, sum, figure.
Be·tra·gen *nt* (*a. ped.*) behavior, conduct, bearing; (*Auftreten*) demeanor.
be·tref·fen *vt* concern; (*seelisch*) touch, affect; (*s. beziehen auf*) apply to, relate to, refer to.
Be·treu·ung *f* **1.** care (of), looking after; (*Patient*) nursing; guidance. **2.** supervision.
ambulante Betreuung ambulatory care.

be·triebs·fä·hig *adj techn.* operable.
Be·triebs·stoff·wech·sel *m* functional metabolism.
Be·triebs·un·fall *m* industrial accident, industrial injury, industrial trauma, accident at work.
be·trof·fen *adj* **1.** concerned (*von* in); (*a. Krankheit etc.*) affected (*von* by). **2.** stunned, shocked, startled (*über* at).
Be·trun·ke·ne *m/f* drunk, drunkard, inebriate.
Be·trun·ken·heit *f* inebriation, inebriety, alcohol intoxication, drunkenness.
Bett *nt, pl* **Bet·ten** bed; *anat.* bed. **am Bett** at the bedside. **das Bett hüten** be confined to one's bed, be in bed, keep one's bed. **ans Bett gefesselt sein** be bedridden, be confined to one's bed. **im Bett liegen** lie in bed, be in bed; (*krank*) be laid up. **im Bett sein** be in bed. **sich (krank) ins Bett legen** take to one's bed. **jdn. ins Bett schicken** send s.o. to bed.
Bett·decke [k·k] *f* bedcover, blanket.
bet·ten *vt* bed; (*a. histol., techn.*) bed, embed, imbed.
bett·lä·ge·rig *adj* bedfast, bedridden, down, confined to bed, flat on one's back.
Bett·lä·ge·rig·keit *f* confinement to bed.
Bett·pfan·ne *f* bedpan.
Bett·ru·he *f* bed rest, rest (in bed). **einem Patienten absolute Bettruhe verordnen** place/keep a patient on complete bed rest.
Bett·wan·ze *f micro.* bedbug, cimex, Cimex.
gemeine Bettwanze common bedbug, Acanthia lectularia, Cimex lectularius.
Bett·wä·sche *f* bed linen; bedclothes, bedding.
Bett·zeug *nt* → Bettwäsche.
be·tup·fen *vt* (*Stirn*) dab; (*Wunde*) swab.
Beu·ge·mus·kel *m* flexor, flexor muscle.
beu·gen I *vt* bend, bow, flex, incline. **nach innen beugen** inflect. **nach vorne beugen** anteflect. **den Kopf beugen** bend one's head. **II** *vr* **sich beugen** bend, bow. **s. nach vorne beugen** bend forward. **s. über etw. beugen** bend over sth.
Beu·ger *m anat.* flexor, flexor muscle.
Beu·gung *f* **1.** (*Vorgang*) bending, flexing. **2.** flection, flexion, inflection; *sport.* (*Beuge*) bend. **3.** *anat.* flexure, flexura. **4.** *phys.* diffraction, (*Licht*) deflection.
Beu·le *f anat.* bump, lump, swelling, boss, bunch, protuberance, puff, knob.
be·un·ru·hi·gen I *vt* disturb, trouble, distress, alarm, worry, disquiet, agitate. **II** *vr* **sich beunruhigen** worry o.s. (*um, wegen* about), be anxious/concerned (*über, wegen* about).
Be·un·ru·hi·gen *nt* troubling, worrying, distressing, disturbing.
be·un·ru·hi·gend *adj* disturbing, troubling, distressing, disquieting, alarming (*für* to).
be·un·ru·higt *adj* disturbed (*über* at, by); concerned (*wegen* at, about, for).
Be·un·ru·hi·gung *f* **1.** uneasiness, concern, anxiety, worry, alarm. **2.** troubling, worrying, distressing, disturbing.
be·ur·tei·len *vt* **1.** view, look upon; judge, give an opinion on. **2.** (*bewerten*) assess, appraise, rate, evaluate. **neu beurteilen** (*Situation, Verlauf*) reassess.
Be·ur·tei·lung *f* **1.** judging, judgment; (*Bewertung*) assessment, assessing, rating, evaluation. **2.** criticizm.
Beu·tel *m* bag, pouch, pocket; *anat., bio.* pouch, pocket, sac, bursa, marsupium.
beu·tel·för·mig *adj* bag-shaped, pouch-shaped, pouched; saccate, utricular, marsupial.
Be·völ·ke·rung *f* population.
Be·völ·ke·rungs·schicht *f* class, social class, class of society, social stratum.
Be·völ·ke·rungs·zahl *f stat.* population, population figure.
be·wah·ren *vt* keep, maintain, preserve, conserve.
Be·wah·rung *f* conservation, preservation; protection.
be·weg·bar *adj* movable, moveable, mobile.
Be·weg·bar·keit *f* movability, movableness, moveability, moveableness, mobility.
Be·weg·grund *m* motive, reason, motivation, inducement.
be·weg·lich *adj* **1.** (*a. anat., techn.*) movable, mobile, flexible, supple; (*gehfähig*) ambulant, ambulatory. **wieder beweglich machen** mobilize. **2.** *bio.* motile. **3.** (*geistig*) active, flexible, agile, nimble. **frei beweglich** motile. **übermäßig beweglich** *patho.* flail, hypermobile.
Be·weg·lich·keit *f* (*a. anat., techn.*) movability, mobility, flexibility, suppleness.
Be·we·gung *f* **1.** movement; (*a. techn.*) motion, movement, kinesis. **in Bewegung** in motion. **2.** *physiol.* locomotion, kinesis; *sport.* exercise. **sich Bewegung verschaffen** take exercise. **3.** (*Trend*) trend, tendency, movement (*zu* towards). **4.** (*Gestik*) gesture. **5.** *fig.* emotion.

aktive Bewegung active movement.
automatische Bewegung automatic movement.
passive Bewegung passive movement.
tropistische Bewegung tropism.
unwillkürliche Bewegung jerk, automatic movement.
willkürliche Bewegung autocinesis, autokinesis.
Be·we·gungs·ab·lauf *m* motion(s *pl*).
Be·we·gungs·ap·pa·rat *m* locomotorium, musculoskeletal system, locomotor apparatus.
be·we·gungs·arm *adj* akinetic, acinetic.
Be·we·gungs·aus·schlag *m physiol.* (*aus einer Mittelstellung*) excursive movements, excursion.
Be·we·gungs·ein·schrän·kung *f traumat.* loss of motion.
Be·we·gungs·emp·fin·dung *f* kinesthesia, kinesthesis.
Be·we·gungs·ener·gie *f phys.* kinetic energy, energy of motion.
be·we·gungs·fä·hig *adj* **1.** mobile; (*gehfähig*) ambulant, ambulatory. **2.** *bio.* motile.
Be·we·gungs·fä·hig·keit *f* mobility; *bio.* motility.
Be·we·gungs·frei·heit *f* freedom of movement; *fig.* freedom of action, elbow room.
Be·we·gungs·frei·raum *m* (*Gelenk*) range of motion, range of movement.
Be·we·gungs·krank·heit *f* kinetosis, kinesia, motion sickness, riders' vertigo.
Be·we·gungs·leh·re *f* kinesiology, kinology, kinematics *pl*, mechanics *pl*, cinematics *pl*, cinology.
be·we·gungs·los *adj* motionless, immobile, quiescent, akinetic, acinetic; (*Gesicht*) impassive, unmoved.
Be·we·gungs·lo·sig·keit *f* motionlessness, immobility, akinesia, akinesis, acinesia.
Be·we·gungs·mes·ser *m* kinesimeter, kinesiometer, cinometer.
Be·we·gungs·spiel·raum *m* (*Gelenk*) range of motion, range of movement.
Be·we·gungs·the·ra·pie *f* kinesitherapy, kinesiatrics, kinesiotherapy, kinesipathy, kinetotherapy, exercise therapy, physical therapy, therapeutic training, therapeutic exercise, motion therapy, physicotherapeutics *pl*, physiotherapy, physiatry.
Be·we·gungs·ver·mö·gen *nt* motility.
Be·weis *m* proof, evidence; (*juristischer*) testimony, evidence, a piece of evidence; *mathe., techn.* demonstration.
Be·weis·mit·tel *nt forens.* evidence, piece of evidence.
Be·wer·bung *f* application (*um, für* for).
wiederholte Bewerbung reapplication.
be·wer·ten *vt* estimate, evaluate, value, appraise, grade, assess, rate.
Be·wer·tung *f* estimation, evaluation, valuation, appraisal, grading, assessment, rating.
be·wim·pert *adj bio.* ciliate, ciliated, ciliolate.
be·wir·ken *vt* effect, effectuate, cause, work, produce, bring, bring about; *fig.* generate; (*Narkose, Schlaf*) induce.
be·wußt I *adj* **1.** conscious. **sich etw. bewußt sein/werden** be/become conscious of, be/become aware of sth., realize sth. **2.** (*vorsätzlich*) deliberate, intentional. **II** *adv* consciously; (*vorsätzlich*) intentionally, deliberately.
be·wußt·los *adj* unconscious, insensible, senseless, exanimate, *inf.* cold. **bewußtlos machen** *inf.* put out.
Be·wußt·lo·sig·keit *f* unconsciousness, insensibility, senselessness, exanimation; blackout.
tiefe Bewußtlosigkeit coma.
Be·wußt·sein *nt* **1.** consciousness; *physiol.* sensorium, perceptorium. **bei Bewußtsein** (*Patient*) conscious, sensible. **das Bewußtsein verlieren** lose consciousness; *inf.* black-out. **das Bewußtsein wiedererlangen** come around, come round/to, regain consciousness. **wieder zu Bewußtsein bringen** (*Person*) bring around/round/to. **nicht bei vollem Bewußtsein** semiconscious. **2.** *fig.* awareness, consciousness (*von, um* of).
Be·wußt·seins·ein·trü·bung *f neuro.* clouding of consciousness, obnubilation, depression of consciousness, somnolence, somnolency.
Be·wußt·seins·stö·rung *f neuro.* depression of consciousness, mental blackout.
Be·wußt·seins·ver·än·de·rung *f neuro.* alteration of consciousness.
Be·wußt·seins·zu·stand *m* (state of) consciousness.
be·zeich·nen *vt* mark (*mit* with, *durch* by); (*etikettieren*) label; (*beschreiben*) describe.
Be·zeich·nung *f* **1.** marking; labeling; (*Etikett*) label. **2.** (*Beschreibung*) description, indication; (*Symbol*) sign, symbol; (*Ausdruck*) term, expression.
Be·zie·hung *f* relation (*zu* to, with); relationship; *bio., mathe., psycho.* correlation; (*Verbindung*) connection, interconnection. **in**

Beziehung bringen zu relate to. **in Beziehung stehen mit** be connected with, be related to. **zueinander in Beziehung setzen** correlate (*mit* with). **nicht in Beziehung stehen** be unrelated, be unconnected.
bukkolinguale Beziehung buccolingual relation, buccolingual relationship.
Be·zirk *m* district, ward, zone, section; (*a. anat., fig.*) field, area, region.
Be·zug *m* 1. cover, covering. 2. purchase, buying. 3. earnings, salary, wages. 4. regard, reference (*auf* to). **mit/in Bezug auf** relating to, referring to, concerning, with regard to.
Be·zugs·lö·sung *f* standard solution, standardized solution, normal solution.
Be·zugs·wert *m* reference value; *mathe.* relative value.
B-Gedächtniszelle *f immun.* B memory cell.
B-Grippe *f epidem.* influenza B.
Bhang *nt* bhang, bang.
bi- *pref.* bi-, bis-, di-.
Bi·as *nt stat.* bias.
Bi·car·bo·nat *nt* bicarbonate, supercarbonate, dicarbonate.
Bi·car·bo·nat·puf·fer *m physiol.* bicarbonate buffer.
bi·cu·spi·dal *adj* bicuspid, bicuspidate.
Bi·cu·spi·da·lis *f anat.* left atrioventricular valve, bicuspid valve, mitral valve.
bi·den·tal *adj* bidental.
Bie·ge·mo·ment *nt* bending moment.
maximales Biegemoment maximum bending moment.
Bie·gen *nt* flexure, flex, flexion, flection.
bie·gen I *vt* bend, flex, curve. **II** *vr* **sich biegen** bend, curve. **sich biegen lassen** flex.
nach außen biegen turn out. **nach innen biegen** turn in, inflect, incurvate, incurve.
Bie·ge·span·nung *f phys.* bending strain, bending stress, flexural stress.
bieg·sam *adj* (*Material*) flexible, flexile, bendy, pliable, pliant, limp; (*Glied*) bendy, supple, ductile, elastic; *fig.* flexible.
Bieg·sam·keit *f* flexibility, bendiness, pliability, pliancy, limpness, suppleness, ductility, elasticity.
Bie·gung *f* bend, turn, turning, curve, flection, inflection; *anat.* flexure, flexura. **eine Biegung machen** bend.
Biegungen dritter Ordnung third order bends.
Biegungen erster Ordnung first order bends.
Biegungen zweiter Ordnung second order bends.
sichelförmige Biegung des Wurzelkanals sickle-shaped curve, defalcated curve.
Bie·gungs·bruch *m* → Biegungsfraktur.
Bie·gungs·frak·tur *f traumat.* bending fracture.
Bie·nen·wachs *nt* beeswax, wax.
gelbes Bienenwachs yellow wax, yellow beeswax.
weißes Bienenwachs bleached wax, bleached beeswax, white wax, white beeswax.
Biermer-Anämie *f hema.* Biermer's disease, Addison-Biermer disease, Addison's anemia, Addison-Biermer anemia, addisonian anemia, Biermer's anemia, Biermer-Ehrlich anemia, cytogenic anemia, malignant anemia, pernicious anemia.
bi·fo·kal *adj* having two foci, bifocal.
Bi·fo·kal·glas *nt ophthal.* bifocal lens, bifocal, bifocal glass.
Bi·fo·kal·lin·se *f ophthal.* bifocal lens, bifocal.
Bi·fur·ka·ti·ons·be·fall *m* bifurcation involvement.
Bi·ge·mi·nie *f card.* bigeminy, bigemini, twinning, pairing.
Bi·ge·mi·nus *m card.* bigeminus, bigeminal pulse, coupled beat, paired beat, coupled pulse, coupled rhythm.
Bi·ge·mi·nus·rhyth·mus *m* → Bigeminus.
Bi·go·ni·al·di·stanz *f* bigonial breadth, breadth of mandible.
Bi·kar·bo·nat *nt* dicarbonate, bicarbonate, supercarbonate.
Bi·kar·bo·nat·ämie *f patho.* bicarbonatemia, hyperbicarbonatemia.
bi·kon·kav *adj phys.* biconcave, convavoconcave.
Bi·kon·kav·lin·se *f phys.* concavoconcave lens, biconcave lens.
Bi·kon·trast·me·tho·de *f radiol.* double-contrast radiography, double-contrast barium technique, air-contrast barium enema, mucosal relief radiography, double-contrast barium technique.
bi·kon·vex *adj phys.* lenticular, biconvex, convexoconvex.
Bi·kon·vex·lin·se *f phys.* biconvex lens.
bi·ku·spi·dal *adj* bicuspid, bicuspidate.
bi·la·te·ral *adj* pertaining to both sides, having two sides, bilateral.
Bild *nt* 1. picture; *photo.* photo, photograph, picture, image; *phys., mathe., opt.* image; *radiol.* view; *mathe.* diagram, chart; (*Buch*) illustration; (*Zeichnung*) drawing; (*Spiegelbild*) reflection. 2. *fig.* idea, notion, picture.
klinisches Bild clinical picture.

bil·den I *vt* 1. form (*zu* into), create, make (*in, zu* to, into), construct, shape, mold. 2. (*entwickeln*) develop, produce, form. 3. (*darstellen*) constitue, form, make up, compound. **II** *vr* **sich bilden** develop (*aus* from; *zu* into); form; grow.
Bild·schär·fe *f* definition, image definition, clearness.
Bil·dung *f* 1. (*geistig*) training, education. 2. formation (*zu* into), forming, creation, making (*in, zu* to, into), construction; (*a. embryo.*) development, formation, formatio.
kuppelförmige Bildung dome.
Bil·dungs·stand *m* level of education, educational level.
Bild·ver·stär·ker *m radiol.* image intensifier.
Bil·har·zia *f micro.* blood fluke, bilharzia worm, schistosome, Schistosoma, Schistosomum, Bilharzia.
Bil·har·zia·se *f* → Bilharziose.
Bil·har·zio·se *f epidem.* bilharziasis, bilharziosis, schistosomiasis, hemic distomiasis, snail fever.
Bili- *pref.* bile, bili(o)-.
bi·li·är *adj* pertaining to bile, biliary, bilious.
Bi·li·neu·rin *nt* sinkaline, choline.
bi·li·ös *adj* → biliär.
Bi·li·ru·bin *nt* bilirubin.
direktes Bilirubin conjugated/direct bilirubin.
freies Bilirubin → indirektes Bilirubin.
gepaartes Bilirubin → direktes Bilirubin.
indirektes Bilirubin free/indirect/unconjugated bilirubin.
konjugiertes Bilirubin → direktes Bilirubin.
unkonjugiertes Bilirubin → indirektes Bilirubin.
Bi·li·ru·bin·ämie *f* bilirubinemia.
Bi·li·ru·bi·nat *nt* bilirubinate, salt of bilirubin.
Bi·li·ru·bin·di·glu·ku·ro·nid *nt* bilirubin diglucuronide.
Bi·li·ru·bin·en·ce·pha·lo·pa·thie *f ped., patho.* bilirubin encephalopathy, biliary encephalopathy, nuclear jaundice, nucleus icterus, Schmorl's jaundice, kernicterus.
Bi·li·ru·bin·en·ze·pha·lo·pa·thie *f* → Bilirubinencephalopathie.
Bi·li·ru·bin·salz *nt* bilirubinate, salt of bilirubin.
Bi·li·ru·bin·urie *f patho.* bilirubinuria.
Bi·li·ver·din *nt* biliverdin, biliverdinic acid, verdine, dehydrobilirubin, choleverdin, biliverdine, uteroverdine.
bi·ma·nu·ell *adj* pertaining to both hands, with both hands, bimanual.
bi·ma·xil·lär *adj* pertaining to both jaws, bimaxillary.
Bi·me·tall *nt* bimetal.
Bimler-Gebißformer *m* Bimler appliance, Bimler stimulator, Bimler removable orthodontic appliance.
B-Immunoblast *m immun.* B immunoblast.
bi·när *adj* binary.
bi·na·risch *adj* binary.
bin·au·ral *adj* pertaining to both ears, binaural, binotic.
Binde- *pref.* cohesive, conjunctive, connecting, connective.
Bin·de *f* 1. bandage; (*Umschlag*) swathe; (*Stauungsbinde*) tourniquet; (*Stützbinde*) support. 2. *hyg.* (*Damenbinde*) napkin, sanitary napkin/pad, menstrual towel. 3. (*Armbinde der Blinden*) armband; (*Augenbinde*) bandage.
elastische Binde elastic bandage.
Bin·de·ge·we·be *nt histol.* connective tissue, tela, phoroplast.
embryonales Bindegewebe mesenchyma, mesenchyme, mesenchymal tissue, desmohemoblast.
gallertartiges Bindegewebe → gallertiges Bindegewebe.
gallertiges Bindegewebe mucous connective tissue, gelatinous connective tissue, mucous tissue.
interstitielles Bindegewebe interstitial tissue, interstitial connective tissue.
lockeres Bindegewebe areolar connective tissue, loose (fibrous) connective tissue, areolar tissue.
retikuläres Bindegewebe reticular connective tissue, reticulum, reticular tissue, reticulated tissue, retiform tissue.
straffes Bindegewebe dense (fibrous) connective tissue, fibrous tissue.
bin·de·ge·webs·ar·tig *adj* desmoid.
Bin·de·ge·webs·ge·schwulst *f patho.* 1. *patho.* connective tissue tumor, desmoneoplasm, mesocytoma, histioid tumor. 2. fibroma, fibroid tumor, fibroplastic tumor, fibroid, fibroblastoma.
Bin·de·ge·webs·knor·pel *m histol.* fibrocartilage.
Bin·de·ge·webs·mas·sa·ge *f* connective tissue massage.
Bin·de·ge·webs·mem·bran *f* connective tissue membrane.
Bin·de·ge·webs·nar·be *f patho.* connective tissue scar.
Bin·de·ge·webs·schwie·le *f patho.* connective tissue scar.
Bin·de·ge·webs·trans·plan·tat *nt* connective tissue graft.
Bin·de·ge·webs·zel·le *f histol.* connective tissue cell, phorocyte, fibrocyte.

juvenile Bindegewebszelle fibroblast, desmocyte.
Bin·de·glied *nt* interlink, link, connecting link, connection (*zu* to, with); *techn.* joint.
Bin·de·haut *f anat.* conjunctiva.
  Bindehaut des Augapfels ocular conjunctiva, bulbar conjunctiva.
Bin·de·haut·ent·zün·dung *f ophthal.* inflammation of the conjunctiva, synaphymenitis, syndesmitis, conjunctivitis, blennophthalmia.
Bin·de·kraft *f* cohesion, cohesiveness, cohesive force.
Bin·de·mit·tel *nt chem.* binder, binding, bonding agent, cohesive agent, adhesive, agglutinant, cement, bond.
Bin·den *nt* binding, tying, fastening.
bin·den I *vt* **1.** tie (up); (*festbinden*) bind; (*anbinden*) tie, attach (*an* to); (*Knoten*) knot, tie. **2.** *chem.* bind, adsorb, bond; *phys.* absorb. **II** *vi* **3.** set, harden. **4.** *chem., techn.* bind, bond.
bin·dend *adj* binding, bonding; *fig.* binding (*für* on).
Binder-Syndrom *m* Binder's syndrome, maxillonasal syndrome, maxillonasal dysostosis.
Bin·dung *f* **1.** *fig.* bond, tie (*an* with); *psycho.* fixation. **2.** commitment (*an* to). **3.** *chem., techn.* bond; linkage (*an* to).
  ionogene Bindung ionic bond, ionic linkage.
Bin·dungs·ka·pa·zi·tät *f chem.* capacity, binding capacity.
Bing-Prothese *f* Bing bridge.
Bing-Horton-Syndrom *nt neuro.* Horton's headache, Horton's disease, Horton's cephalgia, Horton's syndrome, Harris' migrainous neuralgia, erythroprosopalgia, histamine headache, histamine cephalalgia, migrainous neuralgia, cluster headache.
Bin·okel *nt* → Binokular.
Bin·oku·lar *nt* binocular, binoculars *pl.*
bin·oku·lar *adj* pertaining to both eyes, with both eyes, binocular.
Bin·oku·lar·mi·kro·skop *nt* binocular microscope, binocular, binoculars *pl.*
Bi·nom *nt mathe.* binomial.
bi·no·mi·nal *adj bio.* binomial, binominal.
bi·no·misch *adj mathe.* binomial, binominal.
bin·otisch *adj* pertaining to both ears, binaural, binotic.
bin·ovu·lär *adj* pertaining to two ova, binovular, diovular.
bio- *pref.* bi(o)-.
Bio·amin *nt* bioamine, biogenic amine.
bio·äqui·va·lent *adj* bioequivalent.
Bio·as·say *m* bioassay, biological assay.
Bio·blast *m bio.* bioblast.
Bio·che·mie *f* biochemistry, physiochemistry, chemophysiology, biological chemistry, metabolic chemistry, physiological chemistry.
Bio·dy·na·mik *f* biodynamics *pl.*
bio·dy·na·misch *adj* pertaining to biodynamics, biodynamic, biodynamical, organic.
Bio·elek·tri·zi·tät *f* bioelectricity.
Bio·ele·ment *nt* bioelement.
Bio·ener·ge·tik *f* bioenergetics *pl.*
Bio·en·gi·nee·ring *nt* bioengineering, biological engineering.
bio·gen *adj* biogenic, biogenous.
Bio·ge·ne·se *f* biogenesis, biogeny.
bio·ge·ne·tisch *adj* pertaining to biogenesis, biogenetic, biogenetical.
Bio·im·plan·tat *nt chir.* bioimplant.
Bio·ki·ne·tik *f* biokinetics *pl.*
Bio·kli·ma·to·lo·gie *f* bioclimatology, bioclimatics.
Bio·kol·lo·id *nt* biocolloid.
Bio·kom·pa·ti·bi·li·tät *f* biocompatibility.
Bio·kost *f* health food.
Bio·ky·ber·ne·tik *f* biocybernetics.
Bio·lo·gie *f* biology.
Bio·lu·mi·nes·zenz *f* bioluminescence, cold light.
Bio·ly·se *f* biolysis.
Bio·me·cha·nik *f* biomechanics *pl.*
  dentale Biomechanik dental biomechanics *pl*, dental biophysics *pl.*
Bio·mem·bran *f* biomembrane.
Bio·me·trie *f* → Biometrik.
Bio·me·trik *f* biometry, biometrics *pl.*
Bio·mo·tor *m anes.* biomotor.
Bio·nik *f* bionics *pl.*
Bio·no·mie *f* bionomy.
Bio·no·mik *f* bionomics *pl.*
Bio·phy·sik *f* biophysics *pl.*
Bio·phy·sio·lo·gie *f* biophysiology.
Bio·pro·the·se *f chir.* bioprosthesis.
Bi·op·sie *f clin.* biopsy.
  diagnostische Biopsie diagnostic biopsy.
  endoskopische Biopsie endoscopic biopsy.
  offene Biopsie open biopsy.
  perkutane Biopsie percutaneous biopsy.
Bi·op·sie·na·del *f* biopsy needle.
bi·op·sie·ren *vt* biopsy.
Bi·op·sie·zan·ge *f* biopsy forceps, biopsy specimen forceps.
bi·or·bi·tal *adj* pertaining to both orbits, biorbital.
Biörck-Thorson-Syndrom *nt patho.* carcinoid syndrome, argentaffinoma syndrome, malignant carcinoid syndrome, metastatic carcinoid syndrome.
Bio·rhyth·mus *m* biorhythm, biological rhythm, body rhythm.
Bio·sko·pie *f* bioscopy.
Bio·sphä·re *f* biosphere.
Bio·sta·tik *f* biostatics *pl.*
Bio·syn·the·se *f* biosynthesis.
Bio·ta·xis *f* biotaxis, biotaxy.
Bio·tech·nik *f* biological engineering, bioengineering.
Bio·te·le·me·trie *f* biotelemetry, radiotelemetry.
Bio·tin *nt* biotin, bios, vitamin H, anti-egg white factor, coenzyme R, factor S, factor h, factor W.
bio·tisch *adj* biotic.
Bio·top *m/nt* biotope.
Bio·trans·for·ma·ti·on *f* biotransformation, biodegradation.
Bio·typ *m* biotype, biovar.
Bio·ty·pus *m* → Biotyp.
Bio·var *m* → Biotyp.
Bio·ver·füg·bar·keit *f pharm.* bioavailability.
Bio·zid *nt* biocide; pesticide.
bio·zid *adj* biocidal.
Bio·zö·no·se *f bio.* biocenosis, biocoenosis.
Bio·zy·klus *m* biocycle.
bi·pa·rie·tal *adj* pertaining to both parietal bones, biparietal.
bi·po·lar *adj* bipolar, dipolar.
bir·nen·för·mig *adj anat.* pear-shaped, piriform, pyriform.
Bis·kuit·brand *m* biscuit-bake, biscuit firing, biscuit baking.
  dritter Biskuitbrand high biscuit, high bisque, high biscuit firing, high biscuit baking.
  erster Biskuitbrand low biscuit, low bisque, low biscuit firing, low biscuit baking.
  zweiter Biskuitbrand medium bisque, medium biscuit firing, medium biscuit baking, medium biscuit.
Bis·kuit·por·zel·lan *nt* biscuit, bisque.
  hartes Biskuitporzellan hard biscuit, hard bisque.
  weiches Biskuitporzellan soft bisque, soft biscuit.
Bis·mu·tis·mus *m* bismuthosis, bismuthism.
Bis·mu·to·se *f* → Bismutismus.
Biß- *pref. dent.* occlusal, bite.
Biß *m, pl* **Bis·se 1.** (*Tier*) bite, morsus. **2.** *dent.* bite, occlusion.
  beidseitiger hinterer offener Biß bilateral posterior open bite.
  einfacher offener Biß simple open bite.
  einseitiger hinterer offener Biß unilateral posterior open bite.
  frontal offener Biß anterior open bite.
  gerader Biß edge-to-edge bite, end-to-end bite, egde-to-edge occlusion, end-to-end occlusion.
  hinterer offener Biß posterior open bite.
  hoher Biß raised bite.
  infantiler offener Biß infantile open bite, infantile apertognathia.
  offener Biß open bite, open-bite malocclusion, nonocclusion, apertognathia.
  seitlich offener Biß compound open bite, compound apertognathia.
  skelettaler tiefer Biß short face syndrome, short face, vertical maxillary deficiency, hypodivergent face, idiopathic short face, low angle type, skeletal-type deep bite.
  skelettal offener Biß skeletal open bite.
  tiefer Biß closed bite, deep bite, deep overbite, closed-bite malocclusion, deep vertical overlap.
  tiefer Biß im anterioren Bereich anterior deep bite.
  vorderer offener Biß anterior open bite.
Biß·ab·wei·chung *f* occlusal disharmony.
Biß·ana·ly·se *f* bite analysis.
Biß·ano·ma·lie *f* occlusal disharmony.
Biß·block *m* bite block.
Biß·ebe·ne *f* bite plane, plane of occlusion, occlusal plane.
Bis·sen *m* bite, bolus, alimentary bolus.
Biß·er·hö·hung *f* raising bite.
Biß·flü·gel *m* bite-wing, bitewing.
Biß·flü·gel·auf·nah·me *f* bitewing radiograph, bite-wing technique, bitewing technique, bite-wing radiograph.
Biß·flü·gel·film *m* bitewing film, bite-wing film, interproximal film.
Biß·flü·gel·tech·nik *f* bite-wing technique, bitewing technique.

Biß·hö·hen·meß·ge·rät *nt* bite gauge.
Biß·keil *m* dental wedge.
Biß·la·ge *f* bite.
  hohe Bißlage raised bite.
Biß·plat·te *f* biteplate, bite plate.
  maxilläre Bißplatte maxillary bite plate.
Biß·re·gi·strier·ma·te·ri·al *nt* bite registration material.
Biß·re·gi·strie·rung *f* bite registration.
  extraorale Bißregistrierung extraoral tracing.
  intraorale Bißregistrierung intraoral tracing.
Biß·re·gi·strier·wachs *nt* bite wax, bite registration wax.
Biß·scha·blo·ne *f* bitelock, bite rim, record rim.
Biß·sper·re *f* locked bite.
Biß·um·stel·lung *f* → Bißverschiebung.
Biß·um·stel·lungs·plat·te *f* jumping-the-bite appliance, jumping-the-bite plate, Kingsley appliance, Kingsley plate.
Biß·ver·schie·bung *f* jumping the bite.
Biß·wachs *nt* bite wax, bite registration wax.
Biß·wall *m* bite rim, occlusion rim, record rim, biteblock, bite-block.
Biß·wun·de *f* bite, morsus.
Bi·sul·fat *nt* bisulfate, acid sulfate.
Bit *nt* bit, binary digit.
Bite·wing·film *m* bitewing film, bite-wing film, interproximal film.
bit·ter I *adj* **1.** (*Geschmack*) bitter; amaroidal. **2.** *fig.* bitter; (*Kälte*) biting. **II** *adv* **3.** (*Geschmack*) bitter. **4.** *fig.* bitterly.
Bit·ter·keit *f* (*Geschmack*) bitterness, bitter; *fig.* bitterness, acrimony.
Bit·ter·man·del·öl *nt pharm.* bitter-almond oil.
Bit·ter·salz *nt pharm.* magnesium sulfate, Epsom salt.
Bi·tu·men *nt* bitumen.
bi·va·lent *adj* **1.** *chem.* bivalent, divalent. **2.** *genet.* bivalent.
Bi·zeps *m anat.* biceps, biceps brachii (muscle), biceps muscle of arm.
  Bizeps femoris biceps femoris (muscle), biceps muscle of thigh.
Black-Exkavator *m* Black's excavator.
Black-Klassen *pl* Black's classification, cavity classification, caries classification.
Blackfan-Diamond-Anämie *f hema.* Blackfan-Diamond anemia, Blackfan-Diamond syndrome, Diamond-Blackfan syndrome, congenital hypoplastic anemia, chronic congenital aregenerative anemia, pure red cell anemia, pure red cell aplasia.
Black·out *m/nt fig.* blackout; *neuro.* blackout. **einen Blackout haben** black out.
blä·hen I *vt* swell, bulge, distend, puff, puff up. **II** *vr* **sich blähen** distend, swell, swell out, swell up, puff, puff out, puff up, balloon.
blä·hend *adj* flatulent, windy.
Bläh·sucht *f* meteorism, flatulence.
Blä·hung *f* distension, distention, gas, flatulence, flatulency, flatus, wind.
Blä·hun·gen *pl* → Blähung.
Blair-Messer *nt* Blair knife.
Blair-Schnittführung *f* Blair incision.
Blair-Skalpell *nt* Blair knife.
Blandin-Nuhn-Zyste *f* Blandin-Nuhn cyst.
Bläs·chen *nt* **1.** *anat.* vesicle, vesicula. **2.** *patho.* bladder, bleb, small blister, bubble. **3.** (*Schaum*) bead, bubble.
bläs·chen·ar·tig *adj* vesical, vesicular, vesiculate, vesiculated.
Bläs·chen·at·men *nt clin.* vesicular breath sounds *pl,* vesicular breathing, vesicular murmur, vesicular respiration.
Bläs·chen·bil·dung *f* vesiculation.
Bläs·chen·drü·se *f anat.* seminal vesicle, spermatocyst, seminal gland, vesicular gland, gonecyst, gonecystis, seminal capsule.
bläs·chen·för·mig *adj* vesical, vesicular.
Bla·se *f* **1.** bubble. **voller Blasen** bubbly. **Blasen machen** blow bubbles. **2.** *anat.* bladder, vesicle, cystis, vesica, vesication. **3.** *anat.* (*Harnblase*) urinary bladder, bladder, urocyst, urocystis. **die Blase entleeren** urinate, empty the bladder. **4.** *derm., patho.* bladder, bleb, blister, bulla. **mit Blasen bedeckt** blistered. **Blasen hervorrufen** blister. **voller Blasen** blistered. **Blasen ziehen** vesicate, blister. **5.** *chem.* still.
  kleine Blase *anat.* vesicle, vesicula.
Bla·se·balg *m* pair of bellows, bellows *pl.*
bla·sen·ähn·lich *adj* → blasenartig.
bla·sen·ar·tig *adj* bladder-like, bubbly, bladdery, cystous, cystic, physaliform; (*großblasig*) bullous; (*kleinblasig*) vesicular, vesiculate, vesiculated.
Bla·sen·band·wurm *m micro.* hydatid tapeworm, dog tapeworm, Taenia echinococcus, Echinococcus granulosus.
Bla·sen·bil·dung *f* blistering, bubble, vesication, vesiculation.

bla·sen·för·mig *adj* bladder-like, cystiform, cystomorphous, physaliform, bubbly, vesiculiform.
bla·sen·hal·tig *adj* physaliferous, physaliphorous.
Bla·sen·ka·the·ter *m* urinary catheter.
Bla·sen·läh·mung *f* cystoplegia, cystoparalysis.
bla·sen·trei·bend *adj* vesicant, vesicatory.
Bla·sen·wurm *m micro.* bladder worm, cysticercus, Cysticercus.
bla·sen·zie·hend *adj* vesicant, vesicatory, blistering.
bla·sig *adj histol.* bubbly, full of blisters, blistered, bladdery, bladder-like, physaliferous, physaliform, physaliphorous; (*großblasig*) bullous; (*kleinblasig*) vesicular, vesiculate, vesiculated.
blaß *adj* **1.** (*Gesicht*) cream-faced, pale, pallid, sickly, white, white-faced, mealy; (*Farben*) pale, dim, fade. **blaß aussehen** have little color. **blaß werden** pale, turn/become pale, change color, lose color. **2.** *fig.* colorless.
blaß·bläu·lich *adj* (*Haut*) livid.
Bläs·se *f* whiteness, pallor, paleness.
Blast *m histol., bio.* blast, blast cell.
Bla·sten·bil·dung *f hema.* blastogenesis.
Bla·sten·zel·le *f* blast cell.
Blast(o)- *pref.* blast(o)-.
bla·sto·gen *adj* pertaining to blastogenesis, blastogenic, blastogenetic.
Bla·stom *nt patho.* blastoma, blastocytoma.
bla·stom·ähn·lich *adj* → blastomatös.
bla·sto·ma·tös *adj* resembling blastomas, blastomatoid, blastomatous.
Bla·sto·ma·to·se *f patho.* blastomatosis.
bla·sto·mös *adj* → blastomatös.
Bla·sto·my·ces *m micro.* blastomycete, blastomyces, yeast fungus, yeast-like fungus, Blastomyces.
Bla·sto·my·ces·in·fek·ti·on *f* → Blastomykose.
Bla·sto·my·ko·se *f epidem.* blastomycosis.
  europäische Blastomykose cryptococcosis, Busse-Buschke disease, Buschke's disease, torulosis, European blastomycosis.
Bla·sto·my·ko·sis *f* → Blastomykose.
Bla·sto·my·zet *m* → Blastomyces.
Bla·sto·pa·thie *f patho.* blastopathy.
Bla·sto·spo·re *f micro.* blastospore, blastoconidium.
Bla·sto·zy·tom *nt patho.* blastoma, blastocytoma.
Blatt *nt, pl* **Blät·ter 1.** sheet, leaf; paper; *anat.* layer, lamina, plate; *bio.* leaf, folium. **2.** (*Buch*) leaf, page; (*Zeitung*) paper, newspaper. **3.** *techn.* (*Schneide*) blade; (*Scheibe*) plate, lamina.
  äußeres Blatt des knöchernen Schädeldaches outer plate of cranial bone, external layer of skull, external lamina of skull, outer table of skull.
  inneres Blatt der Sehnenscheide synovial sheath (of tendon), mucous sheath of tendon.
  inneres Blatt des knöchernen Schädeldaches internal lamina of skull, internal layer of skull, inner plate of cranial bone, inner table of skull.
blatt·ähn·lich *adj* → blattartig.
Blat·ta·ria *pl micro.* Blattaria.
blatt·ar·tig *adj* resembling a leaf, foliate, foliaceous, foliar.
Blätt·chen *nt* **1.** *bio.* leaflet. **2.** *anat., bio.* lamina.
blät·te·rig *adj histol.* foliate, foliaceous, foliar, laminar, laminal, laminary, laminate, laminous.
blatt·för·mig *adj* leaf-shaped, foliate, foliaceous, foliar, phyllode.
Blatt·gold *nt* gold foil.
Blatt·grün *nt* chlorophyl(l).
blätt·rig *adj* blätterig.
blau *adj* **1.** blue, cerulean. **blau anlaufen** blue, turn blue. **blaue Flecken haben** be black and blue. **blau werden** blue, turn blue. **2.** (*betrunken*) drunk.
blau·äu·gig *adj* (*a. fig.*) blue-eyed.
bläu·lich *adj* (*Haut*) blue, bluish; livid.
Blau·säu·re *f* cyanhydric acid, hydrogen cyanide, hydrocyanic acid, prussic acid.
Blau·säu·re·ver·gif·tung *f* hydrocyanism.
Blau·sucht *f patho.* cyanosis, cyanoderma, cyanose.
Blei *nt* lead.
Blei·an·ämie *f patho.* lead anemia.
blei·ar·tig *adj* leaden, leady.
Blei·aze·tat *nt* lead acetate, sugar of lead.
blei·ben *vi* **1.** (*unverändert bleiben*) keep, remain. **gesund bleiben** keep well, keep in good health. **kalt/warm bleiben** stay cold/warm. **ruhig bleiben** keep calm. **sauber bleiben** stay clean. **stehen bleiben** remain standing. **wach bleiben** stay awake. **2.** (*verweilen*) remain, stay. **zu Hause bleiben** stay at home. **im Bett bleiben** stay in bed, keep in bed.

blei·bend *adj* (*Zähne, Schaden*) permanent; (*Erinnerung*) lasting.
bleich *adj* (*Gesicht*) cream-faced, pale, pallid, white, waxen, waxy, white-faced, bloodless. **bleich werden** blanch, turn pale, pale.
Blei·chen *nt* bleach, bleaching, blanching, dealbation, decoloration, decolorization, whitening; (*der Zähne*) coronal bleaching.
blei·chen I *vt* blanch, bleach, decolorize, decolor, discolor, whiten.
II *vi* bleach.
Bleich·heit *f* pallor, pallescense, paleness.
blei·ern *adj* of lead, lead, leaden, leady; *fig.* leaden.
blei·far·ben *adj* leaden, lead-colored, livid.
blei·hal·tig *adj* lead-containing, leaden, leady, plumbic, plumbiferous.
Blei·oxid *nt* lead oxide, lead monoxide, litharge, massicot.
Blei·saum *m patho.* lead line, Burton's sign, blue line, Burton's line.
Blei·schür·ze *f* lead apron, leaded apron, leaded protective apron, protective apron.
blei·schwer *adj fig.* leaden.
Blei·ver·gif·tung *f patho.* lead poisoning, saturnine poisoning, saturnism, plumbism.
chronische Bleivergiftung chronic lead poisoning, chronic saturnine poisoning, saturnism.
Blen·de *f* mask, screen; *phys.* mask, diaphragm, screen, optical screen.
Blen·den·öff·nung *f phys.* aperture.
Blenn- *pref.* blenn(o)-.
Blenn·ade·ni·tis *f patho.* inflammation of mucous glands, blennadenitis.
Blen·nor·rha·gie *f* blennorrhagia.
Blen·nor·rhö *f* blennorrhea.
Blen·nor·rhoea *f* blennorrhea.
Blephar- *pref.* blepharal, blephar(o)-.
Ble·phar·ade·ni·tis *f ophthal.* inflammation of the meibomian glands, blepharadenitis, blepharoadenitis.
Ble·pha·ris·mus *m ophthal.* spasm of the eyelids, blepharism.
Ble·pha·ri·tis *f ophthal.* inflammation of the eyelids, blepharitis, tarsitis, palpebritis.
Blepharitis angularis Morax-Axenfeld conjunctivitis, angular blepharitis.
Blepharitis ciliaris → Blepharitis marginalis.
Blepharitis marginalis marginal blepharitis, lippitude, lippa, lippitudo, blear eye, ciliary blepharitis.
Ble·pha·ro·ade·ni·tis *f ophthal.* inflammation of the meibomian glands, blepharadenitis, blepharoadenitis.
Ble·pha·ro·klo·nus *m* blepharoclonus.
Ble·pha·ro·kon·junk·ti·vi·tis *f ophthal.* inflammation of eyelids and conjunctiva, blepharoconjunctivitis.
Ble·pha·ro·plast *m bio.* basal corpuscle, basal granule, basal body, blepharoplast, blepharoblast; kinetosome.
Ble·pha·ro·ple·gie *f ophthal.* paralysis of an eyelid, blepharoplegia.
Ble·pha·ro·spas·mus *m ophthal.* blepharospasm, blepharospasmus.
Blick *m* look, glance (*auf* at). **auf einen Blick** at a glance. **auf den ersten Blick** at first glance. **mit einem Blick** at a glance. **starrer Blick** gaze, stare.
blicken [k•k] *vi* look, glance (*auf* at). **starr blicken** gaze, stare.
Blick·feld *nt physiol.* field of gaze, visual field, field of vision.
Blick·läh·mung *f ophthal.* paralysis of gaze.
Blick·punkt *m ophthal.* point of fixation, point of regard, visual focus/point.
blind *adj* 1. (*Auge*) blind. **blind machen** darken, blind. **auf einem Auge blind** blind in one eye. **von Geburt an blind** blind from birth. 2. *fig.* blind (*gegenüber* to, with); (*ohne Kenntnisse*) blind, ignorant. **blind machen** *fig.* blind. **blind vor Haß** blind with hatred. 3. (*Spiegel, Metall*) clouded, dull. 4. (*blind endend*) blind, dead, dead-end; caecal. 5. (*Alarm*) false.
Blind·brem·se *f micro.* Chrysops.
Blind·darm *m* 1. *anat.* cecum, caecum, coecum, typhlon, blind gut, blind intestine. 2. *inf.* appendix, cecal appendix, vermix, vermiform appendage, vermiform appendix, vermiform process, epityphlon.
Blind·darm·ent·zün·dung *f* 1. typhlitis, typhloenteritis, typhloteritis, typhlenteritis, cecitis. 2. *inf.* appendicitis, typhlitis, epityphlitis, ecphyaditis.
Blind·heit *f ophthal.* blindness, typhlosis; amaurosis; ablepsia, ablepsy; *fig.* blindness (*gegenüber* to), dullness, dulness, darkness.
psychogene Blindheit blindness, hysterical blindness, functional blindness.
totale Blindheit blindness, total blindness, amaurosis.
Blind·sack *m anat.* coecum, cecum, caecum.
Blind·stu·die *f stat.* blinded study.
Blind·ver·such *m* blind test, blind trial, blind experiment.

doppelter Blindversuch double-blind trial, double-blind test, double-blind experiment.
einfacher Blindversuch single-blind test, single-blind trial, single-blind experiment.
Blind·wi·der·stand *m phys.* inductive resistance, reactance.
Blin·zel·krampf *m* nictitating spasm, winking spasm.
Blin·zel·re·flex *m physiol.* blink reflex, lid reflex, eyelid closure reflex, corneal reflex, wink reflex, opticofacial reflex.
Blitz *m* lightning, flash of lightning.
blitz·ar·tig *adj* (*Schmerz*) lancinating, fulgurant.
Blitz·ein·schlag *m patho.* fulguration.
Blitz·schlag *m* lightning stroke.
Bloch-Sulzberger-Syndrom *nt derm.* Bloch-Sulzberger syndrome, Bloch-Sulzberger disease, Bloch-Sulzberger incontinentia pigmenti, incontinentia pigmenti syndrome.
Block *m, pl* **Blöcke** [k•k] *anes.* nerve block, block anesthesia, nerve block anesthesia, peripheral nerve block, peripheral nerve block anesthesia, conduction anesthesia.
atrioventrikulärer Block *card.* atrioventricular (heart) block, a-v block.
neuromuskulärer Block *anes.* neuromuscular blockade, neuromuscular block.
paraneuraler Block *anes.* paraneural block, paraneural infiltration, paraneural anesthesia.
perineuraler Block *anes.* perineural anesthesia, perineural block.
sinuatrialer Block *card.* sinuatrial block, S-A block, sinoatrial block, sinuauricular block, sinus block, sinoauricular heart block, sinus heart block, sinoatrial heart block.
sinuauriukulärer Block → sinuatrialer Block.
Blocka·de [k•k] *f neuro., anes.* block, blockade.
Blocken [k•k] *nt* blocking.
blocken [k•k] *vt, vi* block.
Blocker [k•k] *m pharm.* blocker, blocking agent, blocking drug.
blockie·ren [k•k] *vt* (*a. fig.*) block, block up, blockade, congest, close, obstruct, arrest; *chem.* block.
blockie·rend [k•k] *adj* obstructive, obstruent, blocking.
Blockie·rung [k•k] *f* blocking; *patho.* blockage, block, obstruction; (*Gefäß*) emphraxis.
Block·po·ly·me·ri·sat *nt* acrylic block.
Bloom-Syndrom *nt derm.* Bloom's syndrome.
bloß *adj* bare, naked, uncovered. **mit dem bloßen Auge** with the naked eye. **mit bloßen Füßen** barefoot, barefooted. **mit bloßen Händen** with one's bare hands. **mit bloßem Kopf** bare-headed.
Blow-out-Fraktur *f traumat., ophthal.* blow-out fracture.
blue rubber bleb nevus syndrome (*nt*) *derm.* Bean's syndrome, blue rubber bleb nevus syndrome, blue rubber bleb nevus disease, blue rubber bleb nevus.
Blu·me *f* flower; *chem., pharm.* **Blumen** *pl* flores.
Blut *nt* blood; sanguis. **mit Blut beflecken** bloody. **mit Blut befleckt** bloody. **ins Blut abgeben** release into circulation. **Blut entnehmen** take blood. **Blut husten** cough up blood. **Blut spenden** give blood. **Blut spucken** spit blood. **Blut untersuchen** *od.* **testen** blood-test. **Blut vergießen** shed blood.
antikoaguliertes Blut anticoagulated blood.
arterielles Blut arterial blood, oxygenated blood.
defibriniertes Blut defibrinated blood.
fibrinfreies Blut → defibriniertes Blut.
gemischtes Blut mixed blood.
konserviertes Blut banked blood.
okkultes Blut occult blood.
sauerstoffarmes Blut → venöses Blut.
sauerstoffreiches Blut → arterielles Blut.
venöses Blut venous blood, deoxygenated blood.
Blut·ader *f* blood vessel; vein.
blut·ähn·lich *adj* resembling blood, hematoid.
Blut·al·ko·hol *m lab.* blood alcohol, blood alcohol concentration.
Blut·ana·ly·se *f* analysis of (the) blood, hemanalysis.
Blut·an·drang *m* congestion; afflux, affluxion.
Blut·an·samm·lung *f* blood pool, pool.
blut·arm *adj* anemic; (*blutleer*) exsanguine, exsanguinate.
Blut·ar·mut *f hema.* anemia.
Blut·aspi·ra·ti·on *f* blood aspiration.
Blut·aus·strich *m* blood smear.
Blut·aus·tausch *m* → Blutaustauschtransfusion.
Blut·aus·tausch·trans·fu·si·on *f hema.* total transfusion, substitution transfusion, exchange transfusion, exsanguination transfusion, replacement transfusion.
Blut·bank *f* blood bank.
blut·be·fleckt *adj* bloodstained, bloody.
Blut·bild *nt hema.* blood picture, blood count.

blutbildend

großes Blutbild full blood count, complete blood count.
weißes Blutbild differential white blood count, white blood count, white cell count.
blut·bil·dend *adj* hemopoietic, hemafacient, hematogenic, hematogenous, hematopoietic, hematoplastic, hemoplastic, hemogenic, sanguifacient.
Blut·bil·dung *f* blood formation, hemopoiesis, hemapoiesis, hematogenesis, hematopoiesis, hematosis, hemocytopoiesis, hemogenesis, sanguification.
  extramedulläre Blutbildung extramedullary hemopoiesis.
  medulläre Blutbildung medullary hemopoiesis, myelopoietic hemopoiesis.
  myelopoetische Blutbildung medullary hemopoiesis, myelopoietic hemopoiesis.
Blut·bla·se *f* blood blister.
Blut·brust *f patho.* hemothorax, hemathorax, hematothorax, hemopleura.
Blut·druck *m* blood pressure, hematopiesis, arteriotony, piesis.
  arterieller Blutdruck arterial blood pressure, arteriotony.
  basaler Blutdruck basal blood pressure, resting blood pressure.
  diastolischer Blutdruck diastolic blood pressure, diastolic pressure.
  diastolischer arterieller Blutdruck diastolic arterial pressure.
  intraarterieller Blutdruck → arterieller Blutdruck.
  niedriger Blutdruck low blood pressure, hypotension, arterial hypotension, hypopiesia, hypopiesis.
  normaler Blutdruck orthoarteriotony.
  statischer Blutdruck mean filling pressure, static blood pressure.
  systolischer Blutdruck systolic blood pressure, systolic pressure.
  systolischer arterieller Blutdruck systolic arterial pressure.
  venöser Blutdruck venous blood pressure, venous pressure, intravenous tension.
Blut·druck·mes·ser *m* → Blutdruckmeßgerät.
Blut·druck·meß·ge·rät *nt* sphygmomanometer, sphygmometer, hematomanometer, hemodynamometer, hemadynamometer, hemomanometer, hemopiezometer.
Blut·druck·mes·sung *f* hematometry, hemometry, hemodynamometry, hemadynamometry; sphygmomanometry.
blut·druck·sen·kend *adj* hypotensive, antihypertensive.
Blut·druck·sen·ker *m* hypotensive agent, hypotensor.
Blü·te *f* **1.** *bio.* flower. **2.** *chem., pharm.* flower; **Blüten** *pl* flores.
Blut·egel *m micro.* leech; Hirudinea *pl*, leeches.
  medizinischer Blutegel Hirudo medicinalis.
Blut·ein·dickung [k·k] *f hema.* hemoconcentration.
blu·ten *vi* hemorrhage, bleed (*aus* from). **schwach bluten** hemorrhage.
blu·tend *adj* bleeding.
Blü·ten·staub *m* pollen.
Blu·ter *m hema.* hemophiliac, bleeder.
Blut·er·bre·chen *nt patho.* hematemesis, blood vomiting, vomoting of blood.
Blut·er·guß *m* blood tumor, bruise, hematoma.
  streifenförmiger Bluterguß vibex.
Blu·ter·krank·heit *f hema.* hemophilia, hematophilia.
Blut·er·satz *m* blood substitute.
Blut·farb·stoff *m* blood pigment, hemoglobin, haematoglobin, hematocrystallin, hemachrome.
Blut·fluß *m* blood flow, hemokinesis.
blut·füh·rend *adj* conveying blood, sanguiferous.
Blut·fül·le *f* congestion.
  passive Blutfülle hypostasis.
  vermehrte Blutfülle hyperemia.
Blut·gas·ana·ly·se *f* blood gas analysis.
Blut·ga·se *pl* blood gases.
  arterielle Blutgase arterial blood gases, arterial gases.
Blutgefäß- *pref.* blood-vascular, vasculo-, angi(o)-.
Blut·ge·fäß *nt* blood vessel.
blut·ge·fäß·ähn·lich *adj* resembling a blood vessel, angioid.
Blut·ge·fäß·er·kran·kung *f* vasculopathy.
Blut·ge·fäß·er·wei·te·rung *f* hemangiectasis, hemangiectasia, angiectasia, angiectasis.
Blut·ge·fäß·klam·mer *f* → Blutgefäßklemme.
Blut·ge·fäß·klem·me *f chir.* blood vessel clamp, hemostat.
Blut·ge·fäß·neu·bil·dung *f* angioneoplasm.
Blut·ge·fäß·tu·mor *m patho.* angioneoplasm.
Blut·ge·rinn·sel *nt patho.* blood clot, clot, coagulum, coagulation, cruor, crassamentum.
Blut·ge·rin·nung *f hema.* blood coagulation, blood clotting, clotting, coagulation.
Blut·ge·rin·nungs·ano·ma·lie *f* bleeding abnormality.

Blut·ge·rin·nungs·fak·tor *m hema.* blood clotting factor, clotting factor, coagulation factor.
Blut·ge·rin·nungs·stö·rung *f hema.* coagulation defect, coagulopathy, bleeding abnormality, bleeding disorder.
Blut·ge·rin·nungs·zeit *f hema.* clotting time, coagulation time.
Blut·glu·ko·se *f* blood glucose; blood sugar.
Blut·grup·pe *f* blood group, blood type.
  Blutgruppe A blood group A.
  Blutgruppe AB blood group AB.
  Blutgruppe B blood group B.
  Blutgruppe D blood group D.
Blut·grup·pen·an·ti·ge·ne *pl* blood-group antigens.
Blut·grup·pen·an·ti·kör·per *m* blood-group antibody.
Blut·grup·pen·be·stim·mung *f immun., hema.* blood grouping, blood group typing, blood typing, typing.
Blut·grup·pen·in·kom·pa·ti·bi·li·tät *f* → Blutgruppenunverträglichkeit.
Blut·grup·pen·sy·stem *nt* blood group system.
Blut·grup·pen·un·ver·träg·lich·keit *f immun., hema.* blood group incompatibility.
blut·hal·tig *adj* containing blood, sanguiferous, bloody.
Blut·har·nen *nt patho.* hematuria, hematuresis.
Blut-Hirn-Schranke *f physiol.* blood-brain barrier, blood-cerebral barrier, hematoencephalic barrier, Held's limitting membrane.
Blut·hoch·druck *m* high-blood pressure, hypertension, arterial hypertension, vascular hypertension, high blood pressure.
Blut·hu·sten *m/nt patho.* emptysis, hemoptysis; hematorrhea, bronchial hemorrhage, hemorrhea.
blu·tig *adj* **1.** bloody, sanguiferous, sanguineous, sanguinous, sanguinolent. **2.** (*blutbefleckt*) bloodstained, bloody.
blutig-eitrig *adj* sanguinopurulent.
Blut·klum·pen *m* cruor, blood clot.
Blut·kon·ser·ve *f* banked blood, banked human blood.
Blut·kon·zen·tra·ti·on *f* blood level, blood concentration.
Blut·kör·per·chen *pl, sing* **Blut·kör·per·chen** blood cells, blood corpuscles.
  rote Blutkörperchen red blood cells, red cells, red blood corpuscles, red corpuscles, colored corpuscles, erythrocytes.
  weiße Blutkörperchen white blood cells, white cells, white blood corpuscles, white corpuscles, colorless corpuscles, leukocytes, leucocytes.
Blut·kör·per·chen·schat·ten *m hema.* red cell ghost, erythrocyte ghost, ghost, ghost cell, shadow, shadow cell.
Blut·kör·per·chen·sen·kung *f clin.* erythrocyte sedimentation reaction, erythrocyte sedimentation rate, sedimentation time, sedimentation reaction.
Blut·kör·per·chen·sen·kungs·ge·schwin·dig·keit *f* → Blutkörperchensenkung.
Blut·kreis·lauf *m physiol.* circulation, cardiovascular system, blood stream. **in den Blutkreislauf abgeben** release into circulation.
Blut·ku·chen *m patho.* cruor, crassamentum, blood clot.
Blut·kul·tur *f micro.* hemoculture, blood culture.
blut·leer *adj* bloodless, exsanguine, exsanguinate; ischemic.
Blut-Liquor-Schranke *f physiol.* blood-cerebrospinal fluid barrier, blood-CSF barrier.
blut·los *adj* bloodless.
Blut·mast·zel·le *f* blood mast cell.
Blutmastzell-Leukämie *f hema.* basophilic leukemia, basophilocytic leukemia, mast cell leukemia.
Blut·pa·ra·sit *m micro.* hemozoon, hematozoan, hematozoon; hemosite.
  vielzelliger Blutparasit hemozoon, hematozoan, hematozoon.
Blut·pfropf *m* thrombus.
Blut·pfropf·bil·dung *f* thrombosis.
Blut·plas·ma *nt* plasma, plasm, blood plasma.
Blut·plätt·chen *nt, pl* **Blut·plätt·chen** *hema.* platelet, blood platelet, blood disk, thrombocyte, thromboplastid, Bizzozero's cell, Bizzozero's corpuscle, Zimmermann's elementary particle, Zimmermann's granule, Deetjen's body, elementary body.
Blut·plätt·chen·man·gel *m* thrombocytopenia, thrombopenia, thrombopeny.
Blut·pro·be *f* blood sample, blood specimen, specimen.
blut·rot *adj* sanguine, sanguineous, sanguinous.
Blut·schan·de *f forens.* incest.
Blut·schwamm *m* simple hemangioma, arterial hemangioma, capillary hemangioma, capillary angioma, strawberry nevus, strawberry hemangioma.
Blut·schweiß *m* → Blutschwitzen.
Blut·schwit·zen *nt* hematidrosis, hemathidrosis, hematohidrosis, hemidrosis.

Blut·sen·kung *f* → Blutkörperchensenkung.
Blut·se·rum *nt* serum, blood serum.
Blut·spen·de *f* blood donation.
Blut·spen·der *m* blood donor, donor, donator.
Blut·spie·gel *m* blood level, blood concentration.
Blut·spucken [k·k] *nt* hemoptysis, emptysis; hematorrhea, bronchial hemorrhage, hemorrhea.
Blut·stamm·zel·le *f* hemocytoblast, hemopoietic stem cell, hematoblast, hematocytoblast, hemoblast, stem cell.
Blut·stau·ung *f* congestion, hemocongestion, hemostasis, hemostasia.
   hypostatische Blutstauung hypostatic congestion.
   passive Blutstauung → venöse Blutstauung.
   venöse Blutstauung venous congestion, venous hyperemia, passive congestion, passive hyperemia.
blut·stil·lend *adj* anthemorrhagic, hematostatic, hemostatic, hemostyptic, staltic, styptic, antihemorrhagic.
Blut·stil·lung *f* suppression, hemostasis, hemostasia.
Blut·stil·lungs·mit·tel *nt pharm.* hematostatic, hemostatic, hemostyptic.
Blut·stockung [k·k] *f* hemostasis, hemostasia.
Blut·strom *m* blood stream.
Blut·stuhl *m* bloody stool, bloody diarrhea, hemafecia, hematochezia.
Blut·sturz *m* hematorrhea, hemorrhea.
Bluts·ver·wan·dte *m/f* blood relation, sibship.
Bluts·ver·wandt·schaft *f* blood relationship, sibship, consanguinity.
Blut·test *m* blood test.
Blut·the·ra·pie *f* hemotherapy, hematherapy, hematotherapy, hemotherapeutics *pl*.
Blut·trans·fu·si·on *f* blood transfusion, transfusion, metachysis.
blut·über·füllt *adj patho.* injected, congested, hyperemic.
Blut·über·fül·lung *f patho.* congestion, hyperemia, injection, injectio; plethora.
Blut·über·tra·gung *f* transfusion, blood transfusion.
Blu·tung *f* bleeding, hemorrhage, haemorrhagia.
   Blutung aus dem Auge ophthalmorrhagia.
   Blutung in die Hirnhäute meningeal bleeding, meningeal hemorrhage.
   Blutung ins Großhirn cerebral bleeding, cerebral hemorrhage.
   Blutung nach einer Zahnextraktion postextraction hemorrhage, hemorrhage after tooth extraction.
   alveoläre Blutung alveolar hemorrhage.
   arterielle Blutung arterial bleeding, arterial hemorrhage.
   äußere Blutung external hemorrhage.
   epidurale Blutung → extradurale Blutung.
   extradurale Blutung extradural hemorrhage, epidural hemorrhage, extradural bleeding, epidural bleeding.
   gastrointestinale Blutung gastrointestinal bleeding, gastrointestinal hemorrhage, upper intestinal hemorrhage, upper intestinal bleeding.
   innere Blutung concealed hemorrhage.
   intermittierende Blutung recurring hemorrhage.
   intrakranielle Blutung intracranial bleeding, intracranial hemorrhage.
   leichte Blutung hyporrhea, apostaxis.
   massive Blutung massive hemorrhage, hematorrhea, hemorrhea, massive bleeding.
   okkulte Blutung occult bleeding, occult hemorrhage.
   orale Blutung oral bleeding.
   punktförmige Blutung punctate bleeding, punctate hemorrhage.
   rezidivierende Blutung recurring hemorrhage.
   venöse Blutung venous bleeding, venous hemorrhage, phleborrhagia.
   zerebrale Blutung hematencephalon.
Blu·tungs·an·ämie *f* → akute Blutungsanämie.
   akute Blutungsanämie acute posthemorrhagic anemia, hemorrhagic anemia.
Blu·tungs·nei·gung *f* bleeding diathesis, bleeding tendency, hemorrhagic diathesis.
Blu·tungs·schock *m* hemorrhagic shock.
blu·tungs·stil·lend *adj* hematostatic, hemostatic, hemostyptic, styptic, staltic, antihemorrhagic, anthemorrhagic.
Blu·tungs·stil·lung *f* hemostasis, hemostasia.
Blu·tungs·übel *pl* bleeding disorders.
Blu·tungs·zeit *f hema.* bleeding time.
Blut·un·ter·su·chung *f* hemanalysis, blood test.
Blut·ver·dün·nung *f* hemodilution.
Blut·ver·gif·tung *f patho.* blood poisoning, septicemia, septemia, septic fever, septic intoxication; sepsis; ichoremia, ichorrhemia; toxemia, toxicemia, toxicohemia, toxinemia.
Blut·ver·lust *m* blood loss.
   massiver Blutverlust exsanguination.
Blut·vo·lu·men *nt* blood volume.
   totales Blutvolumen total blood volume.
Blut·war·ze *f derm.* angiokeratoma, angiokeratosis, telangiectatic wart.
Blut·wä·sche *f* hemodialysis, hematodialysis.
Blut·zel·le *f* hemocyte, hemacyte, hematocyte, blood cell, blood corpuscle.
   rote Blutzellen red blood cells, red cells, red blood corpuscles, red corpuscles, colored corpuscles, erythrocytes.
   weiße Blutzellen white blood cells, white cells, white blood corpuscles, white corpuscles, colorless corpuscles, leukocytes, leucocytes.
Blut·zir·ku·la·ti·on *f physiol.* circulation; hemokinesis.
Blut·zucker [k·k] *m lab.* blood glucose, blood sugar.
Blut·zucker·spie·gel [k·k] *m lab.* glucose value, glucose level, blood glucose value, blood glucose level.
   normaler Blutzuckerspiegel euglycemia.
Blut·zucker·wert [k·k] *m* → Blutzuckerspiegel.
Blut·zy·ste *f patho.* hematocyst.
B-Lymphozyt *m hema.* B cell, B-lymphocyte, thymus-independent lymphocyte.
B-Mode *nt/m radiol.* (*Ultraschall*) B-scan.
Bo·den *m* **1.** ground, earth, soil; (*Fußboden*) floor. **2.** *anat.* fundus, bottom, floor, base.
   Boden der Kronenpulpa pulpal floor, pulpal wall.
   Boden der Paukenhöhle jugular wall of tympanic cavity, jugular wall of middle ear, inferior walll of tympanic cavity, floor of tympanic cavity.
Bo·den·flä·che *f techn.* sole.
Bo·den·satz *m* sediment, deposit, precipitate; (*Schlamm*) sludge, feculence.
Bo·di·ly·be·we·gung *f* bodily movement, bodily movement of tooth.
Boerhaave-Syndrom *nt* Boerhaave's syndrome, postemetic esophageal rupture, spontaneous esophageal rupture, spontaneous rupture of esophagus.
Bo·gen *m* **1.** bend, curve. **2.** (*Wölbung*) (*a. techn.*) arc, arch; *anat.* arcus, fornix. **3.** *mathe.* arc. **4.** (*Papier*) sheet.
   gotischer Bogen Gothic arch.
   starrer Bogen arch bar.
bo·gen·för·mig *adj* fornicate, arciform, arcuate, arcate, arcuated, arched, curved.
Bo·gen·fuß *m anat.* (*Wirbel*) pedicle (of arch of vertrebra).
Bo·gen·gang *m, pl* **Bo·gen·gän·ge** *anat.* (*Ohr*) semicircular duct, membranous semicircular canal.
boh·nen·ar·tig *adj* beanlike, leguminous.
boh·nen·för·mig *adj* beanlike, bean-shaped.
Bohr·draht *m* guide wire.
Boh·ren *nt* drilling, boring.
boh·ren I *vt* bore, drill, ream. **II** *vi* drill, bore, cut (*in* in, into).
boh·rend *adj* (*Schmerz*) terebrating, terebrant, lancinating, boring, gnawing, piercing; *fig.* (*Blick*) piercing.
Boh·rer *m techn.* drill, piercer; *dent.* bur, burr, drill.
   Bohrer mit Querhieb cross-cut bur, crosscut bur, dentate bur.
   abgerundeter Bohrer rounded bur, round end bur.
   abgerundeter konischer Bohrer round taper bur.
   flammenförmiger Bohrer flame bur.
   hochtouriger Bohrer high-speed bur.
   konischer Bohrer cone bur, cone shape bur, cone-shaped bur, taper bur.
   konischer Bohrer mit Rundkopf tapered dome bur, taper dome bur.
   nieder-touriger Bohrer low-speed bur.
   spitzer konischer Bohrer pointed cone bur.
   zylindrischer Bohrer cylinder bur.
Boh·rer·hals *m* bur neck.
Boh·rer·kopf *m* bur head.
Boh·rer·schaft *m* bur shank.
Bohr·fut·ter *nt* drill chuck.
Bohr·ge·rät *nt* drill.
Bohr·ma·schi·ne *f* drill, drilling machine.
Boley-Schublehre *f* Boley gauge.
   abgewandelte Boley-Schublehre *f* modified Boley gauge.
Bolk-Höcker *m* Bolk's paramolar root, accessory buccal root.
Bolton-Diskrepanz *f* Bolton discrepancy.
Bo·lus *m* **1.** *pharm.* bolus. **2.** (*a. radiol.*) bole, bolus, alimentary bolus.

Bo·lus·er·de *f* bole, bolus.
Bo·lus·in·jek·ti·on *f* bolus, bolus injection.
Bo·lus·tod *m* bolus death.
Bom·bar·de·ment *nt phys., radiol.* bombardment.
Bom·bar·die·rung *f* → Bombardement.
Bonnevie-Ullrich-Syndrom *nt embryo.* Bonnevie-Ullrich syndrome, pseudo-Turner's syndrome, pterygium colli syndrome.
Bonnier-Syndrom *nt neuro.* Bonnier's syndrome.
Bonwill-Artikulator *m* Bonwill articulator.
Bonwill-Klammer *f* Bonwill clasp, embrassure clasp, Crisp clasp.
Bonwill-Krone *f* Bonwill crown.
Böök-Syndrom *nt embryo.* Böök's syndrome, PHC syndrome [premolar aplasia, hyperhidrosis, canities].
boot·för·mig *adj* boat-shaped, scaphoid, navicular, cymbiform.
Bo·rat *nt* borate.
Bo·rax *nt* borax, sodium borate.
Borderline-Tumor *m patho.* borderline tumor.
Bor·de·tel·la *pl micro.* Bordetella.
  Bordetella pertussis Bordet-Gengou bacillus, Bordetella pertussis, Haemophilus pertussis.
Bordet-Gengou-Bakterium *nt micro.* Bordet-Gengou bacillus, Bordetella pertussis, Haemophilus pertussis.
Bordet-Gengou-Phänomen *nt immun.* Bordet-Gengou phenomenon, Bordet-Gengou reaction.
Bordet-Gengou-Reaktion *f immun.* Bordet-Gengou phenomenon, Bordet-Gengou reaction.
Bor·kar·bid *nt* boron carbide.
Bor·ke *f patho.* scab, crust, crusta; *bio.* bark.
bor·kig *adj derm.* scabby, impetiginous.
Born·hol·mer Krankheit *f patho.* Bornholm disease, Daae's disease, Sylvest's disease, epidemic pleurodynia, epidemic myalgia, epidemic benign dry pleurisy, epidemic transient diaphragmatic spasm, epidemic diaphragmatic pleurisy, benign dry pleurisy.
Bor·säu·re *f* boric acid, boracic acid.
Bor·ste *f bio.* bristle.
  harte Borsten hard bristles.
  weiche Borsten soft bristles.
bös·ar·tig *adj* malignant, vicious; *inf.* mean, nasty; *patho.* malignant, malign; pernicious.
Bös·ar·tig·keit *f* viciousness; (*a. patho.*) malignancy, malignity.
bö·se *adj* **1.** bad, nasty; (*unartig*) naughty; (*bösartig*) vicious, malicious, mean. **2.** *patho.* (*entzündet*) sore; (*Husten etc.*) bad, nasty; malignant, malign; pernicious. **3.** angry (*auf, mit* at, with), cross (*auf, mit* with).
bo·ta·nisch *adj* botanical, botanic.
Bo·te *m physiol., biochem.* carrier, messenger.
Bo·thrio·ce·pha·lo·sis *f* → Bothriozephalose.
Bo·thrio·ce·pha·lus *m micro.* Diphyllobothrium, Dibothriocephalus, Bothriocephalus.
  Bothriocephalus latus fish tapeworm, broad tapeworm, broad fish tapeworm, Swiss tapeworm, Diphyllobothrium latum, Diphyllobothrium taenioides, Taenia lata.
Bo·thrio·ze·pha·lo·se *f epidem.* diphyllobothriasis, dibothriocephaliasis, bothriocephaliasis.
Bo·tryo·my·kom *nt* → Botryomykose.
Bo·tryo·my·ko·se *f derm.* botryomycosis, actinophytosis.
Bo·tryo·my·ko·sis *f* → Botryomykose.
Bo·tu·li·nus·ba·zil·lus *m micro.* Bacillus botulinus, Clostridium botulinum.
Bo·tu·li·nus·to·xin *nt* botuline, botulin, botulinus toxin, botulismotoxin.
Bo·tu·lis·mus *m* botulism.
Bou·gie *f chir.* bougie.
Bou·gie·ren *nt* → Bougierung.
Bou·gie·rung *f chir.* bougienage, bouginage.
Bourneville-Syndrom *nt patho.* tuberous sclerosis (of brain), Bourneville's disease, epiloia.
Bourneville-Pringle-Syndrom *nt patho.* **1.** Pringle-Bourneville syndrome, Pringle-Bourneville disease, Bourneville-Pringle syndrome, Bourneville-Pringle disease. **2.** tuberous sclerosis (of brain), Bourneville's disease, epiloia.
Bou·ton·neu·se·fie·ber *nt epidem.* Indian tick typhus, Kenyan tick typhus, boutonneuse (fever), South African tick-bite fever, Marseilles fever, Mediterranean fever, Conor and Bruch's disease, fièvre boutonneuse.
Bouveret-Syndrom *nt card.* Bouveret's syndrome, Bouveret's disease, paroxysmal tachycardia.
bo·vin *adj* bovine.
Bowen-Karzinom *nt patho.* Bowen's carcinoma.

Bowles-Technik *f* Bowles technique, Bowles multiphase appliance, multiphase appliance.
Boynton-Nadelhalter *m* Boynton needle holder.
bra·chi·al *adj* pertaining to the arm, brachial.
Bra·chi·um *nt anat.* brachium, arm, upper arm.
Brachmann-de-Lange-Syndrom *nt patho.* Brachmann-de Lange syndrome, Cornelia de Lange syndrome, de Lange syndrome.
Brachy- *pref.* short, brachy-.
Bra·chy·dak·ty·lie *f patho.* brachydactyly, brachydactylia.
Bra·chy·dont *m* brachyodont.
bra·chy·gnath *adj* brachygnathous.
Bra·chy·gna·thie *f patho.* brachygnathia, bird face.
bra·chy·ke·phal *adj* pertaining to brachycephaly, brachycephalic, brachycephalous.
Bra·chy·ke·pha·lie *f* brachycephaly, brachycephalia, brachycephalism.
Bra·chy·öso·pha·gus *m patho.* brachyesophagus.
Bra·chy·the·ra·pie *f radiol.* brachytherapy, short-distance radiotherapy, short distance radiation therapy.
bra·chy·ze·phal *adj* pertaining to brachycephaly, brachycephalic, brachycephalous.
Bra·chy·ze·pha·lie *f* brachycephaly, brachycephalia, brachycephalism.
Bra·chy·ze·pha·lus *m* → Brachyzephalie.
Bracket [k·k] *nt* bracket, orthodontic bracket, orthodontic attachment.
Brady- *pref.* slow, brady-.
Bra·dy·aku·sie *f HNO* bradyacusia.
Bra·dy·aku·sis *f* → Bradyakusie.
Bra·dy·ar·rhyth·mie *f card.* bradyarrhythmia.
Bra·dy·dia·sto·lie *f card.* bradydiastole.
bra·dy·kard *adj* → bradykardisch.
Bra·dy·kar·die *f card.* bradycardia, bradyrhythmia, brachycardia, oligocardia.
  ventrikuläre Bradykardie ventricular bradychardia.
Bradykardie-Tachykardie *f card.* bradytachycardia, bradycardia-tachycardia syndrome.
Bradykardie-Tachykardie-Syndrom *nt* → Bradykardie-Tachykardie.
bra·dy·kar·disch *adj card.* pertaining to bradycardia, bradycardiac, bradycardic.
bra·dy·krot *adj* bradycrotic.
Bra·dy·pnoe *f patho.* bradypnea.
Bra·dy·sphyg·mie *f card.* slowness of the pulse, bradysphygmia.
bra·dy·troph *adj* bradytrophic.
Bra·dy·tro·phie *f* bradytrophia.
bran·chi·al *adj embryo.* pertaining to the branchia, branchial.
Bran·chie *f bio.* gill.
Bran·ching·en·zym *nt biochem.* branching enzyme, brancher enzyme, branching factor, 1,4-α-glucan branching enzyme, α-glucan-branching glycosyltransferase, amylo-1:4,1:6-transglucosidase, α-glucan glycosyl 4:6-transferase.
bran·chio·gen *adj embryo.* branchiogenic, branchiogenous, branchial, branchiogenetic.
Bran·chi·om *nt patho.* branchioma.
Bran·chio·ma *nt* → Branchiom.
Brand *m* **1.** fire, blaze. **in Brand** on fire, in flames. **2.** *patho.* gangrene, mortification. **3.** *dent.* (*Porzellan*) firing, baking.
  feuchter Brand sphacelus, sphacelation.
Brand·bla·se *f* blister.
Brand·wun·de *f* burn, burn wound; (*Verbrühung*) scald.
Brånemark-Implantat *nt* Brånemark implant.
Braue *f, pl* **Brauen** eyebrow, brow.
Braun-Schiene *f traumat.* Braun's splint.
braun *adj* brown; (*Haut*) bronzed, brown, tanned, suntanned; dark-skinned, brown-skinned. **braun färben/machen** brown, make brown. **braun werden** (*Haut*) bronze, get tanned.
bräun·lich *adj* (*Gesicht, Farbe*) brown, brownish.
Bre·chen *nt* **1.** breaking, breakage, fracture, rupture. **2.** (*Erbrechen*) emesis, emesia, vomiting. **3.** *fig.* break (*mit* with), break-up; (*Vertrag*) breach. **4.** *phys., opt.* refraction.
bre·chen I *vt* **1.** burst, break, fracture, rupture. **2.** (*erbrechen*) vomit. **3.** *phys.* (*Licht, Wellen*) refract, diffract. **II** *vi* **4.** fracture, fragment; break, crack. **5.** (*erbrechen*) vomit.
bre·chend *adj* (*Licht, Wellen*) refracting, refractive, refringent, dioptric, dioptrical.
Brech·kraft *f* → Brechungskraft.
Brech·kraft·ein·heit *f ophthal.* diopter, dioptric, dioptry.
Brech·mit·tel *nt pharm.* emetic, vomitive, vomitory, vomitorium, evacuant, nauseant. **kombiniertes Brechmittel und Abführmittel** emetocathartic.

Brech·re·flex *m physiol.* vomiting reflex.
Brech·reiz *m* vomiturition, sicchasia, retching, nausea. **einen Brechreiz hervorrufen** nauseate. **Brechreiz erregend** nauseous. **einen Brechreiz verspüren** feel sick.
Brech·stan·ge *f* lever.
Bre·chung *f* (*Licht, Wellen*) refraction.
Bre·chungs·ge·setz *nt phys.* law of refraction.
Bre·chungs·kraft *f phys., physiol.* refractivity, refringence, refractive power, refraction.
Bre·chungs·leh·re *f phys.* dioptrics.
Bre·chungs·win·kel *m phys.* angle of aberration, angle of deviation, angle of refraction; (*Prisma*) refracting angle, principal angle.
Brech·ver·mö·gen *nt* → Brechungskraft.
Breg·ma *nt anat.* bregma.
Brei *m* 1. (*Masse*) pulp, mash, mush, paste. 2. (*Haferbrei*) porridge; (*Reisbrei*) (rice) pudding; (*Kinderbrei*) pap; (*für Kranke*) semi-solid food.
dünnflüssiger Brei magma.
brei·ig *adj* pulpy, mushy, pasty, paplike, papescent.
Brei·packung [k·k] *f pharm.* cataplasm, cataplasma, poultice.
Breit- *pref.* broad, platy-, eury-.
Breit·band·an·ti·bio·ti·kum *nt, pl* **Breit·band·an·ti·bio·ti·ka** *pharm.* broad-spectrum antibiotic.
Brei·te *f* width, breadth, spread, wideness, width, extent.
therapeutische Breite *pharm.* window, therapeutic index, therapeutic ratio, curative ratio.
Brei·ten·in·dex *m* height-breadth index.
breit·ge·sich·tig *adj* broadfaced.
breit·schult·rig *adj* (*Person*) square, broad-shouldered.
Breit·spek·trum·an·ti·bio·ti·kum *nt, pl* **Breit·spek·trum·an·ti·bio·ti·ka** *pharm.* broad-spectrum antibiotic.
breit·wüch·sig *adj* (*Konstitution*) eurysomatic.
Brei·um·schlag *m pharm.* poultice, cataplasm, cataplasma.
brenn·bar *adj* burnable, combustible; (*entzündlich*) flammable, inflammable. **nicht brennbar** nonflammable, noninflammable.
Brenn·ebe·ne *f phys.* focal plane.
Brenn·ei·sen *nt chir.* cautery.
Bren·nen *nt* 1. burning. 2. *chir.* cauterization, cautery. 3. *dent.* (*Porzellan*) firing, baking.
bren·nen I *vt* burn; (*Gesicht*) glow; *chir.* cauterize; (*Stich*) sting. **II** *vi* burn, be burning; (*Licht*) be on, burn; (*Essen*) be hot, burn; (*Stich*) sting; (*Wunde, Augen*) burn.
bren·nend *adj* 1. burning, burny, blistering, ardent, inflamed; (*Schmerz*) acute, mordant; (*Essen*) acrid; (*im Magen*) pyrotic; (*ätzend*) caustic, cauterant. 2. *fig.* (*Gefühl*) glowing, ardent; (*Problem*) near, acute.
Bren·ner *m* burner.
Brenn·fleck *m radiol.* focus.
Brenn·li·nie *f phys.* caustic curve, caustic.
Brenn·ma·te·ri·al *nt* (*a. physiol.*) fuel, combustible, inflammable, burnable, flammable.
Brenn·ofen *m* furnace.
zahnärztlicher Brennofen dental furnace.
Brenn·punkt *m mathe., phys.* focus, focal point; *fig.* focus, thick.
Brenn·stoff *m* → Brennmaterial.
Brenn·ver·fah·ren *nt* firing, baking.
Brenn·wei·te *f phys.* focal distance, focal length.
Brenn·wert *m physiol.* fuel value, caloric value.
Brenz·ca·te·chin *nt* → Brenzkatechin.
Brenz·ka·te·chin *nt* pyrocatechol, pyrocatechin, catechol.
Brenz·trau·ben·säu·re *f* pyruvic acid, α-ketopropionic acid, 2-oxopropanoic acid, acetylformic acid, pyroacemic acid.
Brenz·trau·ben·säu·re·schwach·sinn *m patho.* phenylketonuria, classical phenylketonuria, phenylpyruvicaciduria, Folling's disease, type I hyperphenylalaninemia, phenylalanine hydroxylase deficiency.
Breschet-Kanäle *pl anat.* diploic canals, Breschet's canals.
Brewer-Kofferdamklammerzange *f* Brewer's forceps.
Brewer-Zange *f* Brewer's forceps.
Bright-Krankheit *f patho.* Bright's disease.
Bril·le *f* spectacles *pl*, glasses *pl*, a pair of glasses, a pair of spectacles, binoculars *pl*.
Brillen- *pref.* spectacle, spectacled.
Bril·len·bü·gel *m* earpiece, temple.
Bril·len·ge·stell *nt* spectacle frame, frame.
Bril·len·glas *nt* lens, glass.
Bril·len·steg *m* rest, nosepiece, bridge.
Brill-Symmers-Syndrom *nt hema.* nodular lymphoma, centroblastic-centrocytic malignant lymphoma, follicular lymphoma, giant follicular lymphoma, giant follicle lymphoma, nodular poorly-differentiated lymphoma, Brill-Symmers disease, Symmers' disease.
Brinell-Härte *f phys.* Brinell hardness number.
Brinell-Härteskala *f* Brinell hardness scale.
Brissaud-Syndrom *nt neuro.* Brissaud-Marie syndrome, hysterical glossolabial hemispasm.
British antilewisit *nt* dimercaprol, British anti-Lewisite, antilewisite.
Broca-Aphasie *f neuro.* ataxic aphasia, Broca's aphasia, frontocortical aphasia, expressive aphasia, motor aphasia, verbal aphasia.
Broca-Formel *f physiol.* Broca's formula.
bröcke·lig [k·k] *adj* → bröcklig.
Brocken [k·k] *m* lump, cake.
bröck·lig *adj* friable, crumbly.
Broders-Index *m* Broders' index, Broders' classification, Broders' classification for malignancy.
Brom *nt* bromine, bromum.
Brom·ak·ne *f derm.* bromide acne.
Bro·ma·the·ra·pie *f* → Bromatotherapie.
Bro·ma·to·the·ra·pie *f* bromatotherapy.
Bro·mid *nt* bromide, bromuret.
Bro·mid·ver·gif·tung *f patho.* bromide intoxication.
chronische Bromidvergiftung chronic bromide intoxication, bromism, brominism.
Bro·mis·mus *m* bromide intoxication, bromism, brominism.
Brom·ver·gif·tung, chronische *f* bromism, brominism.
Brom·was·ser·stoff *m* hydrogen bromide.
Brom·was·ser·stoff·säu·re *f* hydrobromic acid.
Bronchi- *pref.* bronchial, bronch(o)-.
bron·chi·al *adj* pertaining to the bronchi, bronchial.
Bron·chi·al·asth·ma *nt* bronchial asthma, bronchial allergy, spasmodic asthma; *inf.* asthma.
konstitutionsallergisches Bronchialasthma allergic asthma, atopic asthma.
Bron·chi·al·at·men *nt clin.* bronchial breathing, bronchial murmur, bronchial rales *pl*, bronchial respiration, bronchial breath sounds *pl*.
Bron·chi·al·blu·tung *f pulmo.* bronchorrhagia.
Bron·chi·al·er·kran·kung *f pulmo.* bronchopathy.
Bron·chi·al·fre·mi·tus *m clin.* rhonchal fremitus, bronchial fremitus.
Bron·chi·al·kar·zi·no·id *nt patho.* carcinoid tumor of bronchus, bronchial carcinoid, carcinoid adenoma of bronchus.
Bron·chi·al·kar·zi·nom *nt patho.* bronchogenic carcinoma, bronchial carcinoma, bronchiogenic carcinoma.
Bron·chi·al·ka·tarrh *m pulmo.* catarrhal bronchitis.
Bron·chi·al·krebs *m* → Bronchialkarzinom.
Bron·chi·al·spas·mus *m pulmo.* bronchospasm, bronchiospasm, bronchismus, bronchial spasm.
Bron·chi·al·stein *m pulmo.* broncholith, bronchial calculus, lung stone, lung calculus.
Bron·chi·al·stim·me *f* bronchial voice, bronchiloquy, pectoriloquy, pectorophony, bronchophony.
Bron·chi·al·toi·let·te *f clin.* pulmonary toilet.
Bron·chi·ek·ta·se *f pulmo.* bronchiectasis, bronchiectasia.
Bron·chi·ek·ta·sie *f* → Bronchiektase.
bron·chi·ek·ta·tisch *adj* pertaining to bronchiectasis, bronchiectatic, bronchiectasic.
Bron·chio·le *f histol.* bronchiole, bronchiolus.
Bron·chio·li·tis *f pulmo.* inflammation of the bronchioles, bronchiolitis, capillary bronchitis.
Bron·chio·lus *m, pl* **Bron·chio·li** *anat.* bronchiole, bronchiolus.
Bron·chi·tis *f pulmo.* inflammation of the bronchi, bronchitis.
bron·chi·tisch *adj pulmo.* pertaining to or affected with bronchitis, bronchitic, chesty.
Bron·cho·di·la·ta·tor *m pharm.* bronchodilator.
bron·cho·di·la·ta·to·risch *adj* → bronchodilatorisch.
bron·cho·di·la·to·risch *adj* bronchodilator.
Bron·cho·fi·ber·en·do·sko·pie *f pulmo.* bronchofiberscopy, bronchofibroscopy.
bron·cho·gen *adj* bronchogenic, bronchiogenic.
Bron·cho·pa·thie *f pulmo.* bronchopathy.
Bron·cho·pho·nie *f clin.* bronchophony, bronchial voice, bronchiloquy, pectoriloquy, pectorophony.
Bron·cho·pleu·ro·pneu·mo·nie *f pulmo.* bronchopleuropneumonia.
Bron·cho·pneu·mo·nie *f pulmo.* bronchopneumonia, bronchopneumonitis, bronchiolitis, vesicular bronchiolitis, focal pneumonia, lobular pneumonia, bronchial pneumonia, capillary bronchitis, catarrhal pneumonia.
Bron·cho·pneu·mo·pa·thie *f pulmo.* bronchopneumopathy.

bron·cho·pul·mo·nal *adj* pertaining to the lungs and the bronchi, bronchopulmonary.
Bron·chor·rha·gie *f* bronchorrhagia.
Bron·chor·rhoe *f pulmo.* bronchorrhea.
Bron·cho·skop *nt* bronchoscope.
Bron·cho·sko·pie *f* bronchoscopy.
Bron·cho·spas·mo·ly·ti·kum *nt, pl* **Bron·cho·spas·mo·ly·ti·ka** *pharm.* bronchodilator.
Bron·cho·spas·mus *m pulmo.* bronchospasm, bronchiospasm, bronchismus, bronchial spasm.
Bron·cho·ste·no·sis *f pulmo.* bronchial stenosis, bronchostenosis, bronchiarctia, bronchiostenosis.
bron·cho·tra·che·al *adj* pertaining to the bronchi and trachea, bronchotracheal, tracheobronchial.
Bron·chus *m, pl* **Bron·chi** *anat.* bronchus.
Bron·chus·blu·tung *f* bronchorrhagia.
Bron·chus·ste·no·se *f pulmo.* bronchostenosis, bronchiarctia, bronchiostenosis, bronchial stenosis.
Bron·chus·tu·ber·ku·lo·se *f pulmo.* bronchial tuberculosis.
Bron·ze *f* brass, bronze.
Bron·ze·dia·be·tes *m patho.* hemochromatosis, hemachromatosis, hematochromatosis, bronze diabetes, bronzed diabetes.
bron·ze·far·ben *adj* (*Haut*) bronze, bronzed.
Bron·ze·haut·krank·heit *f patho.* chronic adrenocortical insufficiency, Addison's disease, bronzed disease.
Bron·ze·krank·heit *f* → Bronzehautkrankheit.
Bron·ze·le·gie·rung *f* bronze.
bron·zen *adj* (*Haut*) bronze, bronzed.
Broussard-Bracket *nt* Broussard bracket.
Bru·cel·la *f micro.* Brucella, brucella.
  Brucella abortus Bang's bacillus, Brucella abortus, abortus bacillus.
Bru·cel·lo·se *f* brucellosis, Malta fever, Mediterranean fever, undulant fever.
Bru·cel·lo·sis *f* → Brucellose.
Bruch *m, pl* **Brü·che 1.** breaking, breakage, fracture, burst. **2.** *fig.* break, breakup (*mit* from, with), split; (*Vertrag*) breach; *forens.* violation, infringement, infraction. **3.** *traumat.* fracture, bone fracture, break, crack, fissure, rupture. **einen Bruch einrenken** manipulate, reduce. **4.** (*Riß*) crack, fissure, break, rhegma, split. **5.** *chir., patho.* hernia. **sich einen Bruch heben** rupture o.s. **6.** *mathe.* fraction.
  Bruch des Alveolarfortsatzes alveolar process fracture.
  Bruch des aufsteigenden Unterkieferasts mandibular ramus fracture, ramus fracture.
  Bruch des Unterkiefers mandibular fracture.
  Bruch des Unterkieferkörpers mandibular body fracture.
  direkter Bruch direct fracture.
  komplizierter Bruch → offener Bruch.
  offener Bruch compound fracture, open fracture.
  unvollständiger Bruch incomplete fracture.
Bruch·fe·stig·keit *f phys.* breaking strength.
Bruch·frag·ment *nt* fracture fragment.
brü·chig *adj* fragile, brittle; (*bröcklig*) friable, crumbly.
Brü·chig·keit *f* fragility, fragileness, fragilitas, brittleness.
Bruch·kal·lus *m* fracture callus.
Bruch·schie·ne *f* fracture splint.
Bruch·stel·le *f* fracture site, breakage, break.
Bruch·stück *nt* shiver, fracture fragment, fragment, splinter.
bruch·stück·haft *adj* fragmentary, fragmental.
Bruch·teil *m* (*a. fig.*) fragment, fragment; *mathe.* part.
Brücke [k•k] *f* **1.** *dent.* bridge, bridgework. **2.** *anat.* (*Nase*) bridge, bridge of nose. **3.** (*ZNS*) bridge of Varolius, pons, metencephalon, metencephal.
  abnehmbare Brücke removable bridge, removable bridgework, removable partial denture, partial denture prosthesis.
  festsitzende Brücke fixed bridge, fixed partial denture, fixed bridge prosthesis, fixed bridgework, fixed prosthesis, stationary bridge, span bridge.
  festsitzende Brücke mit starren und beweglichen Verbindungslementen fixed-movable bridge, fixed bridge with rigid and non-rigid connectors.
  festsitzende Brücke mit starren Verbindungselementen fixed-fixed bridge, fixed bridge with rigid connector.
  fixe Brücke fixed bridge, fixed partial denture, fixed bridge prosthesis, fixed bridgework, fixed prosthesis, stationary bridge, span bridge.
  gemischt gestützte Brücke compound bridge.
  geteilte Brücke sectional partial denture.
  keramisch verblendete Brücke porcelain finished bridge.
Brücken·ab·druck [k•k] *m* bridge impression.
Brücken·er·satz [k•k] *m* bridge, dental bridge.
Brücken·ker·ne [k•k] *pl anat.* nuclei of pons, pontine nuclei.
Brücken·lap·pen·pla·stik [k•k] *f* von Langenbeck palatal closure, von Langenbeck palatoplasty.
Brücken-Mittelhirn-Syndrom *nt neuro.* Gubler's syndrome, Gubler's hemiplegia, Gubler's paralysis, Millard-Gubler paralysis, Millard-Gubler syndrome.
Brücken·zahn·er·satz [k•k] *m* bridge, dental bridge.
Bru·der *m* brother, sibling, sib.
brü·der·lich *adj* fraternal, brotherly.
Brugsch-Syndrom *nt patho.* Brugsch's syndrome.
Bruhn-Schienung *f* Bruhn method.
Brush-Technik *f* bead technique, bead technique filling, brush technique filling, nonpressure technique.
Brust- *pref.* breast, mammary, thoracic, thoracal, pectoral, mamm(o)-, mast(o)-, maz(o)-, thorac(o)-, sterno-, steth(o)-.
Brust *f* **1.** breast, chest, thorax, pectus. **2.** breast(s *pl*), *anat.* mamma; bust, bosom.
Brust·at·mung *f physiol.* costal respiration, thoracic respiration.
Brust·bein *nt anat.* breast bone, xiphoid bone, breastbone, sternum.
Brust·bein·punk·tion *f clin.* sternal puncture.
Brust·bein·schmerz *m* pain in the sternum, sternodynia, sternalgia.
Brust·drü·se *f anat.* mammary gland, lactiferous gland, milk gland, mamma, breast.
  akzessorische Brustdrüsen accessory breasts, accessory mammae, supernumerary breasts, accessory mammary glands, supernumerary mammary glands.
  zusätzliche Brustdrüsen → akzessorische Brustdrüsen.
Brust·fell *nt* pleura.
brust·för·mig *adj* breast-shaped, mammiform, mammose, mastoid.
Brust·füt·te·rung *f* breast-feeding.
Brust·höh·le *f anat.* thoracic cavity, pectoral cavity.
Brust·ka·sten *m* → Brustkorb.
Brustkorb- *pref.* thoracic, thoracal, thorac(o)-, steth(o)-.
Brust·korb *m* chest, thorax, rib cage, pectus, thoracic cage, breast.
  knöcherner Brustkorb thoracic cage, thoracic skeleton, skeleton of thorax.
Brust·korb·aus·gang *m* lower thoracic aperture, inferior aperture of thorax, inferior thoracic aperture, thoracic outlet, inferior thoracic opening, lower thoracic opening.
Brust·korb·ein·gang *m* upper thoracic aperture, thoracic inlet, superior thoracic opening, upper thoracic opening, superior thoracic aperture, superior aperture of thorax.
Brust·korb·in·nen·raum *m anat.* thoracic cavity, pectoral cavity.
Brust·korb·mus·keln *pl* → Brustkorbmuskulatur.
Brust·korb·mus·ku·la·tur *f anat.* thoracic muscles *pl*.
Brust·korb·öff·nung *f* thoracic aperture.
Brust·korb·schmer·zen *pl* → Brustschmerz.
Brust·korb·trau·ma *m* → Brustkorbverletzung.
Brust·korb·ver·let·zung *f patho.* thorax injury, chest injury, chest trauma, thorax trauma.
Brust·mus·keln *pl* → Brustkorbmuskulatur.
Brust·mus·ku·la·tur *f* → Brustkorbmuskulatur.
Brust·ner·ven *pl* thoracic nerves, thoracic spinal nerves.
Brust·re·gi·on *f* bosom.
Brust·schlag·ader *f* thoracic part of aorta, thoracic aorta.
Brust·schmerz *m patho.* pain in the chest, pectoralgia, chest pain, stethalgia.
Brust·schmer·zen *pl* → Brustschmerz.
Brust·wand·ab·lei·tung *f physiol.* (*EKG*) chest lead, precordial lead.
Brust·wand·schmer·zen *pl patho.* pain in the chest wall, stethalgia.
Brust·war·ze *f* nipple, papilla of the breast, mammary papilla, mamilla, mammilla, thele, thelium.
  akzessorische Brustwarze supernumerary nipple, accessory nipple.
  überzählige Brustwarzen hyperthelia, polythelia, supernumerary nipples, accessory nipples.
brust·war·zen·för·mig *adj* mamilliform, mammilliform, mastoid.
Brust·was·ser·sucht *f patho.* hydrothorax.
Brust·wir·bel *pl anat.* thoracic vertebrae, dorsal vertebrae.
Brust·wir·bel·säu·le *f anat.* thoracic spine.
Brut *f* **1.** brooding, incubating, incubation. **2.** *bio.* breed, brood; nest.
Brut·beu·tel *m bio.* marsupial pouch, marsupium.
Brü·ten *nt* **1.** brooding, incubating, incubation. **2.** *fig.* brooding.
Brut·ka·sten *m ped.* incubator; *micro.* brooder, incubator.
Brut·kör·per *m micro.* brood body, propagulum, propagule, propagative body, gemma.
Brut·schrank *m micro.* incubator.

brut·to *adv* gross.
Bru·xis·mus *m* teeth grinding, Karolyi effect, bruxism, occlusal habit neurosis, odontoprisis, stridor dentium, parafunction.
  zentrischer Bruxismus centric bruxism, clamping habit, clenching habit.
Bru·xo·ma·nie *f* bruxomania.
Bru·zel·lo·se *f epidem.* Malta fever, Mediterranean fever, undulant fever.
B-Scan *m radiol.* (*Ultraschall*) B-scan.
Bu·bo *m patho.* bubo.
  klimatischer Bubo tropical bubo, lymphogranuloma venereum, lymphogranuloma inguinale, lymphopathia venereum, Durand-Nicolas-Favre disease, Favre-Durand-Nicolas disease, Favre-Nicolas-Durand disease, fifth venereal disease, fourth venereal disease, Frei's disease, Nicolas-Favre disease, sixth venereal disease, climatic bubo, poradenolymphitis, poradenitis nostras/venerea, donovanosis, pudendal ulcer.
Buc·ca *f anat.* bucca, cheek, mala, gena.
buc·cal *adj* → bukkal.
Buc·cal·flä·che *f* buccal surface.
Buc·ca·lis·neur·al·gie *f* buccal neuralgia.
Buc·co·pha·ryn·ge·al·mem·bran *f embryo.* buccopharyngeal membrane.
Bucht *f anat.* sinus, fossa, recess, sac.
Buck-Interdentalmesser *nt* → Buck-Messer.
Buck-Messer *nt* Buck knife.
Buckel [k•k] *m* hunch, hunchback, hump, humpback, kyphos, gibbosity, gibbus.
bucke·lig [k•k] *adj* → bucklig.
buck·lig *adj* hunchbacked, humpbacked, gibbous.
Bucky-Blende *f radiol.* Bucky's diaphragm, Bucky-Potter diaphragm, Potter-Bucky diaphragm, Potter-Bucky grid.
Bucky-Strahlen *pl radiol.* grenz rays, borderline rays, Bucky's rays.
Bud·ding *nt micro.* budding.
Bü·gel *m* clip, clamp, brace; (*Kleiderbügel*) (coat) hanger; (*Brillenbügel*) bow, side-piece, ear-piece; (*Säge*) frame.
Bu·kar·die *f card.* bovine heart, ox heart, bucardia.
buk·kal *adj* pertaining to the cheek, buccal, genal.
Buk·kal·be·we·gung *f* buccal movement.
Buk·kal·bo·gen *m* buccal bar.
Buk·kal·drü·sen *pl* buccal glands.
Buk·kal·flä·che *f* buccal surface.
Buk·kal·fur·che *f* buccal groove, buccal developmental groove.
Buk·kal·ka·ri·es *f* buccal caries.
Buk·kal·ok·klu·si·on *f* buccal occlusion.
Buk·kal·plat·te *f* buccal alveolar plate.
Buk·kal·röhr·chen *nt* buccal tube.
Buk·kal·schie·ne *f* buccal splint.
Buk·kal·schild *nt* buccal shield.
Buk·kal·sei·te *f* buccal aspect.
buk·ko·axi·al *adj* buccoaxial.
buk·ko·axio·gin·gi·val *adj* buccoaxiocervical, buccoaxiogingival.
buk·ko·axio·zer·vi·kal *adj* → bukkoaxiogingival.
buk·ko·di·stal *adj* buccodistal, distobuccal.
buk·ko·fa·zi·al *adj* buccofacial.
Buk·ko·gin·gi·val·fur·che *f* buccogingival ridge, buccal cervical ridge, buccocervical ridge.
Buk·ko·klu·si·on *f* buccoclusion.
buk·ko·lin·gu·al *adj* pertaining to cheek and tongue, buccolingual.
Buk·ko·lin·gu·al·ebe·ne *f* buccolingual plane.
buk·ko·me·si·al *adj* buccomesial, mesiobuccal.
buk·ko·na·so·pha·ryn·ge·al *adj* bucconasopharyngeal.
bukko-okklusal *adj* buccoclusal, bucco-occlusal.
buk·ko·pul·pal *adj* buccopulpal.
Buk·ko·ver·si·on *f* buccoversion.
Buk·zi·na·tor *m* buccinator muscle.
Buk·zi·na·tor·schlau·fe *f* buccinator bow.
Buk·zi·na·tor·spal·te *f* buccal space, buccinator space.
Buk·zi·na·tor·spal·ten·ab·szeß *m* buccal space abscess, buccinator space abscess.
bul·bär *adj* pertaining to a bulb, bulbar.
Bul·bär·pa·ra·ly·se *f* → progressive Bulbärparalyse.
  progressive Bulbärparalyse *neuro.* bulbar paralysis, bulbar palsy, progressive bulbar paralysis, Duchenne's disease, Duchenne's paralysis, Duchenne's syndrome, glossolabial paralysis, glossopharyngolabial paralysis, labial paralysis, labioglossolaryngeal paralysis, labioglossopharyngeal paralysis, association paralysis.
bul·bo·id *adj* bulbiform, bulboid, bulb-shaped, bulbous.
bul·bös *adj* → bulboid.
Bul·la *f derm.* bulla, bleb, blister; *anat.* vesica, bulla; *patho.* bladder, bleb, blister.
  Bulla ethmoidalis ethmoidal bulla, ethmoid antrum.
bul·lös *adj derm.* pertaining to or characterized by bullae, bullate, bullous.
Bün·del *nt* bunch, pack, bundle; *anat.* bundle, tuft, fascicle, cord; *phys., mathe.* pencil, bundle, beam, bunch.
  kleines Bündel *anat.* fasciculus.
bün·deln *vt* bundle (up), make a bundle, bunch; (*Strahlen*) focalize, focus, concentrate.
bu·no·dont *adj* bunodont.
bu·no·lo·pho·dont *adj* bunolophodont.
bu·no·se·le·no·dont *adj* bunoselenodont.
Bunsen-Löslichkeitskoeffizient *m* absorption coefficient.
Bun·sen·bren·ner *m* Bunsen burner.
bunt *adj* 1. colored, colorful, polychromatic, polychromatophil, polychromatophilic, polychromic; (*gefärbt*) stained; (*farbenfroh*) bright, brightly colored; (*vielfarbig*) multicolored; (*gefleckt*) spotted, mottle, mottled, motley. 2. *fig.* varied.
Bunt·licht·the·ra·pie *f* chromophototherapy.
Buph·thal·mus *m ophthal.* infantile glaucoma, hydrophthalmos, hydrophthalmia, hydrophthalmus, buphthalmos, buphthalmia, buphthalmus, congenital glaucoma.
Bürger-Grütz-Syndrom *nt patho.* Bürger-Grütz syndrome, Bürger-Grütz disease, familial apolipoprotein C-II deficiency, familial hypertriglyceridemia, familial lipoprotein lipase deficiency, familial LPL deficiency, type I familial hyperlipoproteinemia, familial fat-induced hyperlipemia, familial hyperchylomicronemia, idiopathic hyperlipemia.
Burkitt-Lymphom *nt hema.* Burkitt's tumor, Burkitt's lymphoma, African lymphoma.
Burnett-Syndrom *nt patho.* milk-alkali syndrome, Burnett's syndrome, hypercalcemia syndrome.
Bur·sa *f, pl* **Bur·sae 1.** *anat., bio.* bursa. **2.** mucous bursa, synovial bursa, *inf.* bursa.
  Bursa infrahyoidea infrahyoid bursa.
Bür·ste *f* brush; (*Zahnbürste*) toothbrush.
Bür·sten·ab·strich *m* brush biopsy.
Bür·sten·kon·den·sa·ti·on *f* brush condensation.
Bür·sten·schä·del *m radiol.* hair-on-end configuration, hair-on-end appearance.
Bü·schel *nt* cluster, bunch; (*Haarbüschel*) tuft; *phys., mathe.* pencil; *bio.* pencil; *bio.* cluster, bunch, tuft.
bü·schel·för·mig *adj* bunched, in tufts, bunchy, clustered, in clusters; *histol.* fasciculate, fasciculated, fascicular.
Bü·schel·haa·re *pl* tragi.
bü·sche·lig *adj* → büschelförmig.
bu·schig *adj* bushy, bunchy.
Buschke-Sklerödem *nt derm.* Buschke's scleredema, scleredema.
Bu·sen *m* bosom, bust, breast(s *pl*).
Busse-Buschke-Krankheit *f patho.* Busse-Buschke disease, Buschke's disease, European blastomycosis, cryptococcosis, torulosis.
Bu·tan·säu·re *f* butyric acid, butanoic acid.
But·ter *f* butter.
Butterfly-Schnitt *m* butterfly incision.
but·tern *vt* butter.
But·ter·säu·re *f* butyric acid, butanoic acid.
Bu·tyl·al·ko·hol *m* butyl alcohol.
By·pass *m chir., patho.* shunt, bypass; *techn.* bypass.
  arteriovenöser Bypass arteriovenous shunt, arteriovenous fistula.
  venovenöser Bypass venovenous bypass.
By·pass·ope·ra·ti·on *f chir.* bypass operation.
Bys·si·no·se *f pulmo.* byssinosis, cotton-dust asthma, Monday fever, mill fever, cotton-mill fever, brown lung, stripper's asthma.
B-Zel·len·lym·phom *nt hema.* B-cell lymphoma.
B-Zell-Immundefekt *m immun.* antibody immunodeficiency.
B-Zellym·phom [ll•l] *nt hema.* B-cell lymphoma.

C

Ca-Antagonist *m pharm.* calcium antagonist, calcium-blocking agent, calcium channel blocker, Ca antagonist.
Ca-Blocker *m* → Ca-Antagonist.
Ca·chec·tin *nt* tumor necrosis factor, cachectin.
Cad·mi·um *nt* cadmium.
Ca·du·ca *f histol.* decidual membrane, decidua, caduca.
Cae·cum *nt, pl* **Cae·ca** *anat.* **1.** blind sac, coecum, cecum, caecum. **2.** blind gut, blind intestine, coecum, cecum, caecum, typhlon.
Cae·ru·lo·plas·min *nt* ferroxidase, ceruloplasmin.
Caffey-de Toni-Syndrom *nt patho.* Caffey's disease, Caffey's syndrome, Caffey-Silverman syndrome, infantile cortical hyperostosis, hyperplastic periostosis.
Cais·son·krank·heit *f patho.* caisson sickness, decompression sickness, caisson disease, compressed-air disease, compressed-air sickness, compressed-air illness, tunnel disease, diver's palsy, diver's paralysis, aeremia, courbature.
Ca-Kanal *m* calcium channel, Ca-channel.
Cal·ca·ne·us *m* heel bone, calcaneal bone, calcaneus, calcaneum, os calcis.
Cal·ci·di·ol *nt* 25-hydroxycholecalciferol, calcidiol, calcifediol.
Cal·ci·fe·rol *nt* calciferol, vitamin D, antirachitic factor.
Cal·ci·no·sis *f patho.* calcinosis, calcium thesaurismosis, calcium gout, exudative calcifying fasciitis.
Cal·ci·to·nin *nt* thyrocalcitonin, calcitonin.
Cal·ci·tri·ol *nt* calcitriol, 1,25-dihydroxycholecalciferol.
Cal·ci·um *nt chem.* **1.** calcium. **2.** *hema.* factor IV.
Cal·ci·um·oxid *nt* lime, calciumoxide.
Cal·ci·um·py·ro·phos·phat·di·hy·drat·ab·la·ge·rung *f patho.* CPPD disease, calcium pyrophosphate dihydrate disease, calcium pyrophosphate dihydrate crystal deposition disease, CPPD crystal deposition disease, chondrocalcinosis.
Cal·ci·um·sul·fat *nt* **1.** calciumsulfate. **2.** plaster of Paris, plaster.
Cal·ci·um·sul·fat·di·hy·drat *nt* **1.** calciumsulfatdihydrat. **2.** plaster of Paris, plaster.
Cal·cu·lo·sis *f patho.* calculosis.
Cal·cu·lus *m, pl* **Cal·cu·li** *patho., urol., dent.* calculus, stone.
 Calculus dentalis dental calculus, calculus, tartar, odontolith, tophus, dental tophus.
Calculus index-simplified *m* simplified calculus index, calculus index-simplified.
Calculus-surface-Index *m* calculus surface index.
Caldwell-Luc-Inzision *f* Caldwell-Luc incision.
Caldwell-Luc-Operation *f* Luc's operation, Caldwell-Luc operation, Caldwell-Luc window procedure.
Ca·li·cu·lus *m, pl* **Ca·li·cu·li** *anat.* caliculus, calycle, calyculus.
 Caliculus gustatorius taste bud, gustatory bud, taste bulb, gustatory bulb, taste corpuscle, Schwalbe's corpuscle.
Ca·lix *m, pl* **Ca·li·ces** *anat.* calix, calyx.
Callahan-Methode *f* → Callahan-Technik.
Callahan-Technik *f* Callahan's method, Callahan's root canal filling method.
Cal·lo·si·tas *f derm.* callus, callositas, callosity, keratoma, tyloma, tyle.
Cal·lus *m, pl* **Cal·lus·se** **1.** *derm.* callus, callositas, callosity, keratoma, tyloma, tyle. **2.** *traumat.* bony callus, callus.
Ca·lor *m patho.* heat, calor.
Cal·va·ria *f, pl* **Cal·va·riae** *anat.* roof of skull, skullcap, skullpan, calvarium, calvaria, concha of cranium.
Calx *f anat.* heel, calcaneal region, calx.
Cal·zi·um *nt* → Calcium.
Camper-Ebene *f* Camper's plane.
Cam·pho·ra *f* camphor, camphora.
Cam·py·lo·gna·thie *f* campylognathia.
Camurati-Engelmann-Syndrom *nt patho.* Camurati-Engelmann disease, Engelmann's disease, diaphyseal dysplasia, diaphyseal sclerosis.

Ca·na·li·cu·lus *m, pl* **Ca·na·li·cu·li** *anat.* canaliculus, canal.
 Canaliculi dentales dentinal canals, dental canaliculi, dentinal tubules, dental tubules.
Ca·na·lis *m, pl* **Ca·na·les** *anat.* canal, channel, canalis.
 Canales alveolares alveolar canals of maxilla, posterior dental canals, alveolodental canals, dental canals.
 Canalis incisivus incisive canal, incisal canal, nasopalatine canal, anterior palatine canal, anterior palatine groove, incisor canal.
 Canalis mandibulae mandibular canal, inferior dental canal.
Canalis-incisivus-Zyste *f* incisive canal cyst, median anterior maxillary cyst, maxillary median anterior cyst, nasopalatine duct cyst, nasopalatine cyst.
Canavan-Syndrom *nt neuro.* Canavan's sclerosis, Canavan's disease, Canavan-van Bogaert-Bertrand disease, spongy degeneration (of central nervous system/ of white matter), spongiform leukodystrophy.
Can·cer *m French patho.* cancer.
 Cancer en cuirasse corset cancer, jacket cancer, cancer en cuirasse.
Can·de·la *f phys.* candela, candle, standard candle, new candle.
Can·di·da *f micro.* Candida, Monilia, Pseudomonilia.
 Candida albicans thrush fungus, Saccharomyces albicans, Saccharomyces anginae, Zymonema albicans, Candida albicans.
Can·did·ämie *f patho.* candidemia.
Candida-Mykid *nt immun.* candidid, moniliid.
Can·di·da·my·ko·se *f* → Candidose.
Can·di·dia·sis *f* → Candidose.
Can·di·did *nt immun.* moniliid, candidid.
Can·di·do·se *f* candidiasis, candidosis, moniliasis, moniliosis.
 Candidose der Mundschleimhaut candidiasis of the oral mucosa, oral candidiasis, mycotic stomatitis, oral moniliasis, thrush.
Can·did·urie *f patho.* candiduria.
cane-field fever *(nt) epidem.* cane-field fever, field fever.
Caninus-Band *nt* canine band.
Ca·ni·ti·es *f derm.* canities.
Can·na·bis *m* **1.** *bio.* cannabis (sativa). **2.** *forens.* cannabis, hashish, marijuana, marihuana, bhang.
 Cannabis sativa *bio.* cannabis sativa.
Can·na·bis·ab·usus *m* cannabism.
Can·na·bis·in·to·xi·ka·tion *f* → Cannabisabusus.
Can·na·bis·mus *m* → Cannabisabusus.
Cannon-Notfallreaktion *f patho.* Cannon's theory, emergency theory.
Can·tha·ri·des *pl bio.* cantharides.
Can·tha·ri·din *nt pharm.* cantharidin.
Can·thus *m anat.* canthus.
Capdepont-Syndrom *nt* Capdepont-Hodge syndrome, Capdepont's syndrome, Stainton syndrome, Stainton-Capdepont syndrome, Fargin-Fayelle syndrome, hereditary opalescent teeth, hereditary dark teeth, dentinogenesis hypoplastica hereditaria, dentinogenesis imperfecta, odontogenesis imperfecta.
Capdepont-Zahndysplasie *f* Capdepont-Hodge syndrome, Capdepont's syndrome, Stainton syndrome, Stainton-Capdepont syndrome, Fargin-Fayelle syndrome, hereditary opalescent teeth, hereditary dark teeth, dentinogenesis hypoplastica hereditaria, dentinogenesis imperfecta, odontogenesis imperfecta.
Capdepont-Zahnhyperplasie *f* → Capdepont-Zahndysplasie.
Capdepont-Zahnhypoplasie *f* → Capdepont-Zahndysplasie.
Ca·pil·li *pl* hairs of (the) head, scalp hairs, capilli.
Ca·pi·tu·lum *nt anat.* capitellum, capitulum.
C-II-Apoproteinmangel, familiärer *m patho.* familial apolipoprotein C-II deficiency, familial hypertriglyceridemia, familial lipoprotein lipase deficiency, familial LPL deficiency, Bürger-Grütz syndrome, Bürger-Grütz disease, type I familial hyperlipoproteinemia, familial fat-induced hyperlipemia, familial hyperchylomicronemia, idiopathic hyperlipemia.

Cap·ping *nt* **1.** capping; puilp capping. **2.** capping technique, capping, two-pour technique, double-pour technique.
  direktes Capping direct pulp capping.
  indirektes Capping indirect pulp capping.
Ca·pryl·säu·re *f* octanoic acid, caprylic acid.
Capsid-Antigen, virales *nt immun.* virus capsid antigen.
Ca·put *m, pl* **Ca·pi·ta** *anat.* head, caput.
  Caput mandibulae head of mandible, mandibular head.
Carabelli-Höcker *m* Carabelli cusp, Carabelli tubercle.
Ca·ra·te *f epidem.* carate, mal del pinto, pinta, spotted sickness.
Carb·amat *nt* carbamoate, carbamate.
Carb·ama·ze·pin *nt pharm.* carbamazepine.
Carb·amid *nt* carbamide, urea.
Carb·amid·säu·re *f* → Carbaminsäure.
Carb·amin·säu·re *f* carbamic acid.
Carb·amin·säu·re·äthyl·ester *m* urethan, urethane, ethyl carbamate.
Car·bo *m chem., pharm.* charcoal, carbo.
  Carbo activatus activated charcoal.
Car·bo·an·hy·dra·se *f* carbonic anhydrase, carbonate dehydratase.
Car·bo·an·hy·dra·se·hemm·stoff *m* → Carboanhydraseinhibitor.
Car·bo·an·hy·dra·se·in·hi·bi·tor *m pharm.* carbonic anhydrase inhibitor.
Car·bo·gen *nt* carbogen.
Car·bo·hä·mie *f physiol. (Blut)* carbohemia, carbonemia.
Car·bo·hy·dra·se *f* carbohydrase.
Car·bo·nat *nt* carbonate.
Car·bon·säu·re *f* carboxylic acid.
Car·bo·run·dum *nt* carborundum, silicon carbide.
Carb·oxy·hä·mo·glo·bin *nt* carboxyhemoglobin, carbon monoxide hemoglobin.
Carb·oxy·hä·mo·glo·bin·ämie *f patho.* carboxyhemoglobinemia.
Car·bun·cu·lus *m patho.* carbuncle.
Car·ci·no·ma *nt* carcinoma, cancer, epithelial cancer, epithelial tumor, epithelioma, malignant epithelioma.
  Carcinoma ex ulcere ulcer carcinoma, ulcerocarcinoma.
  Carcinoma in situ cancer in situ, carcinoma in situ, intraepithelial carcinoma, preinvasive carcinoma.
Car·ci·no·sar·co·ma *nt patho.* carcinosarcoma, sarcocarcinoma.
Car·dia *f anat.* cardiac part of stomach, cardia.
Cardio- *pref.* heart, cardi(o)-.
Car·dio·li·pin *nt immun.* cardiolipin, diphosphatidylglycerol, acetone-insoluble antigen, heart antigen.
Car·dio·myo·pa·thie *f card.* myocardiopathy, cardiomyopathy.
Car·dio·to·ni·cum *nt pharm.* cardiotonic.
Car·di·tis *f card.* inflammation of the heart, carditis.
  Caries acuta → Caries dentium acuta.
  Caries chronica → Caries dentium chronica.
  Caries insistens → Caries dentium insistens.
  Caries dentium caries, dental caries, tooth decay, decay.
  Caries dentium acuta acute caries, acute dental caries, rampant caries.
  Caries dentium chronica chronic caries, chronic dental caries.
  Caries dentium insistens arrested caries, arrested dental caries, healed caries, healed dental caries, stationary caries, stationary dental caries.
  Caries dentium sicca dry caries, sicca caries.
  Caries sicca → Caries dentium sicca.
Carmault-Arterienklemme *f* Carmault hemostat.
Carmichael-Krone *f* Carmichael's crown.
Car·mi·na·ti·vum *nt, pl* **Car·mi·na·ti·va** *pharm.* carminative.
Car·nau·ba·wachs *nt* carnauba wax, Brazil wax.
Car·ni·vo·ra *pl bio.* Carnivora.
Ca·ro luxurians *patho.* proud flesh.
Ca·ro·tin *nt chem.* carotene, carotin.
Ca·ro·tin·ämie *f* carotenemia, carotenosis, carotinemia, carotinosis, xanthemia.
Ca·ro·tin·gelb·sucht *f* → Carotinikterus.
Ca·ro·tin·ik·te·rus *m* aurantiasis, carotenoderma, carotenodermia.
Ca·ro·ti·no·der·mie *f* → Carotinikterus.
Ca·ro·ti·no·id *nt* carotenoid.
Ca·ro·ti·no·sis *f* → Carotinikterus.
Ca·ro·tis·puls·kur·ve *f* carotid pulse curve.
Ca·ro·tis·si·nus *m* carotid bulbus, carotid sinus.
Car·pa·lia *pl* carpal bones, bones of wrist, carpalia, carpals.
Carpenter-Syndrom *nt embryo.* Carpenter syndrome, acrocephalopolysyndactyly II.
Car·pus *m, pl* **Car·pi** *anat.* wrist, carpus.
Car·ri·er *m biochem., physiol.* carrier; *micro.* vector, carrier; *genet.* vector, carrier.

Carrión-Krankheit *f epidem.* Carrión's disease, infection with Bartonella bacilliformis, bartonellosis, bartonelliasis.
Ca·run·cu·la *f, pl* **Ca·run·cu·lae** *anat.* caruncle, caruncula.
  Caruncula sublingualis sublingual papilla, sublingual caruncle.
Case-Apparatur *f* Case appliance.
Case-Schmelzbeil *nt* Case's enamel cleaver.
Ca·se·in *nt* casein; *Brit.* paracasein.
Cä·si·um *nt* caesium, cesium.
Castroviejo-Nadelhalter *m* Castroviejo needle holder.
Ca·ta·rac·ta *f, pl* **Ca·ta·rac·ten** *ophthal.* cataract, cataracta.
Ca·te·chin *nt* catechin, catechuic acid, catechol.
Ca·te·chol *nt* → Catechin.
Cat·gut *nt chir.* catgut, gut, catgut suture.
Caulk-Legierung *f* Caulk spherical alloy.
Ca·vi·tas *f, pl* **Ca·vi·ta·tes** *anat.* cavity, cavitation, cavum, cavitas.
  Cavitas dentis dental cavity, pulp cavity, nerve cavity, pulp chamber.
  Cavitas infraglottica infraglottic cavity, infraglottic space.
  Cavitas laryngis laryngeal cavity.
  Cavitas nasalis → Cavitas nasi.
  Cavitas nasi nasal cavity, nasal chamber.
  Cavitas oris oral cavity, mouth.
  Cavitas oris propria proper oral cavity.
Ca·vi·tec *nt* Cavitec cement.
Cavitec-Zement *m* → Cavitec.
Ca·vum *nt, pl* **Ca·va** *anat.* cavity, cavitas, cavitation, cavum.
  Cavum oris oral cavity, mouth.
  Cavum oris externum external oral cavity.
  Cavum oris propria proper oral cavity.
  Cavum tympani tympanic cavity, cavity of middle ear, eardrum, tympanum, *inf.* drum.
C3b-Inaktivator *m immun.* C3b inactivator; factor I.
Ce·cum *nt, pl* **Ce·ca** *anat.* **1.** blind sac, coecum, cecum, caecum. **2.** blind gut, blind intestine, coecum, cecum, caecum, typhlon.
Ceka-Anker *m* → Ceka-Attachment.
Ceka-Attachment *nt* Ceka attachment.
Cel·lo·idin *nt* celloidin.
Cel·lo·phan *nt* cellophane.
Cel·lu·li·tis *f patho.* cellulitis.
Cel·lu·lo·se *f* cellulose, cellulin.
Ce·men·tum *nt* cement, tooth cement, cementum, crusta petrosa dentis, substantia ossea dentis.
Ce·pha·laea *f* headache, pain in the head, cephalea, cephalalgia, cephalgia, cephalodynia, cerebralgia, encephalalgia, encephalodynia.
  Cephalaea histaminica Harris' migrainous neuralgia, Horton's cephalgia, Horton's headache, Horton's syndrome, Horton's disease, histamine headache, histamine cephalalgia, migrainous neuralgia, erythroprosopalgia.
  Cephalaea nodularis nodular headache.
Ce·phal·al·gia *f* → Cephalaea.
Ce·pha·lea *f* → Cephalaea.
Ce·phal·gia *f* → Cephalaea.
Ce·pha·lin *nt* kephalin, cephalin.
Ce·pha·lo·spo·rin *nt pharm.* cephalosporin.
  Cephalosporin N cephalosporin N, adicillin, penicillin N.
Ce·ra *f, pl* **Ce·ren** *anat.* wax, cera.
  Cera alba bleached wax, bleached beeswax, white wax, white beeswax.
  Cera flava yellow wax, yellow beeswax.
Cer·amid *nt* ceramide, *N*-acylsphingosine.
Ce·rat *nt pharm.* cerate, ceratum.
Ce·ra·tum *nt* → Cerat.
Cer·ca·ria *f micro.* cercaria.
Ce·re·bel·lar *adj* pertaining to the cerebellum, cerebellar.
Ce·re·bel·li·tis *f* inflammation of the cerebellum, cerebellitis.
Ce·re·bel·lum *nt* cerebellum.
ce·re·bral *adj* pertaining to the cerebrum, cerebral.
Ce·re·bri anterior *f* anterior cerebral artery.
Ce·re·bri posterior *f* posterior cerebral artery.
Ce·re·bri·tis *f* inflammation of the cerebrum, cerebritis.
Ce·re·bro·ga·lak·to·sid *nt* cerebrogalactoside, cerebroside.
Ce·re·bro·pa·thia *f* cerebropathy, cerebropathia, encephalopathia, encephalopathy.
Ce·re·bro·sid *nt* cerebroside, cerebrogalactoside, galactocerebroside, glucocerebroside; galactolipid, galactolipin.
Ce·re·bro·si·do·se *f* cerebrosidosis.
ce·re·bro·spi·nal *adj* pertaining to the cerebrum and spinal cord, cerebrospinal, cerebromedullary, cerebrorachidian, encephalorachidian, encephalospinal.
Ce·re·brum *nt anat.* cerebrum, brain.

Ce·re·sin *nt* ceresin wax.
Ce·ru·men *nt physiol.* earwax, wax, cerumen.
  Cerumen obturans impacted cerumen, impacted earwax, ceruminal impaction.
Cer·vi·ca·lis superficialis *f* superficial cervical artery.
Cer·vix *f, pl* **Cer·vi·ces** *anat.* **1.** collum, neck, cervix. **2.** cervix, cervix of uterus, neck of uterus, uterine neck, neck of womb.
  Cervix dentis neck of tooth, dental neck.
Ce·sto·da *pl micro.* true tapeworms, tapeworms, Encestoda, Eucestoda, Cestoda.
Ce·sto·des *pl* → Cestoda.
Ce·ta·ce·um *nt pharm.* cetaceum, spermaceti.
Chagas-Krankheit *f epidem.* Chagas' disease, Chagas-Cruz disease, Cruz-Chagas disease, Cruz's trypanosomiasis, South American trypanosomiasis, American trypanosomiasis, schizotrypanosomiasis.
Cha·la·sia *f* chalasia, chalasis.
Cha·la·zi·on *nt ophthal.* meibomian cyst, tarsal cyst, chalazion, chalaza.
Cha·la·zo·der·mie *f derm.* chalazodermia, lax skin, loose skin, dermatochalasis, dermatochalazia, dermatolysis, dermatomegaly, dermolysis, generalized elastolysis, chalastodermia, pachydermatocele, cutis laxa.
Cha·li·ko·se *f patho.* flint disease, chalicosis.
Chal·ko·se *f patho.* chalcosis.
Cha·lo·der·mie *f* → Chalazodermie.
cha·mä·sta·phy·lin *adj* chamestaphyline.
Chamberlain-Linie *f radiol.* Chamberlain's line.
Cha·mo·mil·la *f pharm.* camomile, chamomile, English chamomile, Roman chamomile.
Chandler-Meißel *m* Chandler chisel.
Chank·ro·id *nt derm., patho.* chancroid ulcer, chancroid, chancroidal ulcer, soft chancre, soft sore, soft ulcer, venereal sore, venereal ulcer.
Cha·rak·ter *m* **1.** (*Wesen*) character, nature. **2.** (*Persönlichkeit*) personality, character. **3.** strength of character, strong-mindedness.
Cha·rak·te·ri·sti·kum *nt, pl* **Cha·rak·te·ri·sti·ka** characteristic, characteristic feature.
cha·rak·te·ri·stisch *adj* individual, typical, specific, differential, discriminative, discriminatory; characteristical, characteristic (*für* of).
Charcot-Syndrom *nt card.* Charcot's syndrome, intermittent claudication, intermittent claudication of the leg, angina cruris.
Charcot-Marie-Krankheit *f patho.* Charcot-Marie type, Marie-Tooth type, Tooth type, Charcot-Marie-Tooth disease, Tooth disease, Charcot-Marie atrophy, Charcot-Marie-Tooth atrophy, Tooth atrophy, progressive neuropathic muscular atrophy, peroneal muscular atrophy, progressive neural muscular atrophy, progressive neuromuscular atrophy, peroneal atrophy.
Charcot-Weiss-Baker-Syndrom *nt card.* Charcot-Weiss-Baker syndrome, carotid sinus reflex, carotid sinus syndrome, carotid sinus syncope, pressoreceptive mechanism, pressoreceptor reflex.
Charlin-Syndrom *nt neuro.* Charlin's syndrome.
Charters-Technik *f* → Charters-Zahnputztechnik.
Charters-Zahnputztechnik *f* Charters' method, Charters' method of toothbrushing.
Chauffard-Ramon-Still-Krankheit *f patho.* Still's disease, juvenile rheumatoid arthritis, Still-Chauffard syndrome, Chauffard's syndrome, Chauffard-Still syndrome.
Chauffard-Ramon-Still-Syndrom *nt* → Chauffard-Ramon-Still-Krankheit.
Chayes-Geschiebe *nt* Chayes attachment.
Check *m* → Check-up.
Check·biß *m* check-bite, check bite, checkbite.
  ekzentrischer Checkbiß eccentric check-bite.
  seitlicher Checkbiß lateral check bite, lateral check-bite, lateral interocclusal record.
  zentraler Checkbiß centric check-bite.
  zentrischer Checkbiß → zentraler Checkbiß.
checken [k•k] *vt* check, check out, check over, check up.
Check-up *m* check, check-up, check-over. **einen Check-up machen lassen** to have a check-up/to go for a check-up.
Cheil·al·gie *f* pain in the lip, chilalgia, cheilalgia.
Cheil·ek·to·mie *f HNO* cheilectomy, chilectomy.
Cheil·ek·tro·pi·on *nt HNO* cheilectropion, chilectropion.
Chei·li·on *nt anat.* cheilion.
Chei·li·tis *f* inflammation of the lip(s), cheilitis, chilitis.
  Cheilitis actinica solar cheilitis, actinic cheilitis.
  Cheilitis angularis angular stomatitis, angular cheilitis, angular cheilosis, perlèche, bridou, migrating cheilitis, migrating cheilosis.
  Cheilitis glandularis purulenta superficialis superficial suppurative type cheilitis glandularis, Baelz's disease, cheilitis glandularis.
Chei·lo·gna·tho·pa·la·to·schi·sis *f embryo.* cheilognathopalatoschisis, cheilognathoprosoposchisis, cheilognathouranoschisis, chilognathopalatoschisis, chilognathoprosoposchisis, chilognathouranoschisis.
Chei·lo·pha·gie *f* lip biting, chilophagia, cheilophagia, morsicatio labiorum.
Chei·lo·pla·stik *f chir.* cheiloplasty, chiloplasty, labioplasty.
Chei·lor·rha·phie *f chir.* cheilorrhaphy, chilorrhaphy.
Chei·lo·schi·sis *f embryo.* cheiloschisis, chiloschisis, cleft lip, cleft lip deformity, hare lip.
Chei·lo·sis *f* cheilosis, chilosis.
Chei·lo·to·mie *f chir.* cheilotomy, chilotomy.
Cheir·ag·ra *f* cheiragra, chiragra.
Cheir·is·mus *m* cheirospasm, chirospasm.
Che·lat *nt chem.* chelate.
Che·lat·bild·ner *m chem.* chelating agent, metal complexing agent.
Che·mie *f* chemistry.
  analytische Chemie analytic chemistry, analytical chemistry.
  anorganische Chemie inorganic chemistry, mineral chemistry.
  klinische Chemie clinical chemistry, physiochemistry.
  organische Chemie organic chemistry.
  pharmazeutische Chemie pharmacochemistry, pharmaceutical chemistry, medicinal chemistry.
  physikalische Chemie physical chemistry.
  physiologische Chemie biological chemistry, metabolic chemistry, physiological chemistry, biochemistry, physiochemistry, chemophysiology.
Che·mie·fa·ser *f* chemical fiber, synthetic fiber.
Che·mi·ka·lie *f* chemical.
Che·mi·ker *m* chemist.
  pharmazeutischer Chemiker pharmacist, pharmaceutist.
Che·mi·lu·mi·nes·zenz *f* chemiluminescence, chemoluminescence.
che·misch *adj* pertaining to chemistry, chemical.
Che·mis·mus *m* chemism, chemical activity.
Chemo- *pref.* chemical, chem-, chemi-, chemico-, chemic-, chemo-.
Che·mo·ab·ra·die·rung *f* → Chemoabrasion.
Che·mo·ab·ra·si·on *f chir.* chemabrasion, chemexfoliation.
Che·mo·em·bo·li·sa·ti·on *f chir.* chemoembolization.
Che·mo·kau·stik *f chir.* chemical cautery, chemocautery, chemiocautery.
Che·mo·kau·te·ri·sa·ti·on *f* → Chemokaustik.
Che·mo·ki·ne·se *f bio.* chemokinesis.
Che·mo·ko·agu·la·ti·on *f chir.* chemocoagulation.
Che·mo·lu·mi·nes·zenz *f* chemiluminescence, chemoluminescence.
Che·mo·ly·se *f* chemical decomposition, chemolysis.
Che·mo·pro·phy·la·xe *f pharm.* chemical prophylaxis, chemoprophylaxis.
Che·mo·re·si·stenz *f* chemoresistance.
Che·mo·re·zep·tor *m* chemoreceptor, chemoceptor.
Che·mo·syn·the·se *f* chemosynthesis.
Che·mo·tak·tin *nt* chemotactin, chemotaxin, chemoattractant, chemotactic factor.
Che·mo·ta·xis *f* chemiotaxis, chemotaxis.
Che·mo·the·ra·peu·ti·kum *nt, pl* **Che·mo·the·ra·peu·ti·ka** *pharm.* chemotherapeutic agent.
che·mo·the·ra·peu·tisch *adj* pertaining to chemotherapy, chemotherapeutic, chemotherapeutical.
Che·mo·the·ra·pie *f* chemotherapy, chemo, chemotherapeutics *pl*, chemiotherapy.
Che·mo·tro·pis·mus *m bio.* chemotropism.
Che·mo·zep·tor *m* chemoreceptor, chemoceptor.
Che·ru·bi·nis·mus *m patho.* familial bilateral giant cell tumor, cherubism, familial fibrous dysplasia of jaw, familial bilateral giant cell tumor, fibrous dysplasia of jaw.
Che·ru·bis·mus *m* → Cherubinismus.
Cheyne-Stokes-Atmung *f patho.* Cheyne-Stokes breathing, Cheyne-Stokes respiration, Cheyne-Stokes sign, periodic breathing, tidal respiration, periodic respiration.
Chi·as·ma *nt, pl* **Chi·as·ma·ta 1.** *anat.* chiasma, chiasm. **2.** *genet.* chiasma, chiasm.
Chi·as·ma·bil·dung *f genet.* crossing-over, crossover.
Chic·le·ro-Ulkus *nt epidem.* bush yaws, bosch yaws, forest yaws, pian bois, South American cutaneous leishmaniasis, chiclero ulcer, chicle ulcer, uta.
Chilaiditi-Syndrom *nt patho.* hepatoptosis, Chilaiditi's sign, Chilaiditi's syndrome.

Chil·al·gie *f* pain in the lip, chilalgia, cheilalgia.
Chi·na·crin *nt* chinacrine, quinacrine.
Chin·cho·nis·mus *m pharm.* quininism, cinchonism.
Chi·ni·din *nt* quinidine, betaquinine, conquinine.
Chi·nin *nt* quinine.
Chi·nin·ver·gif·tung *f pharm.* quininism, cinchonism.
Chi·nis·mus *m pharm.* quininism, cinchonism.
Chi·no·lon *nt* quinolone.
Chinolon-Antibiotikum *nt pharm.* quinolone.
Chi·non *nt* quinone.
Chip *m techn.* chip.
Chi-Quadrat-Test *m stat.* chi-square test, χ^2 test.
Chir·agra *f* cheiragra, chiragra.
Chi·ro·prak·tik *f* chiropractic.
Chi·ro·prak·ti·ker *m* chiropractor, chiropractic.
Chi·ro·prak·tor *m* → Chiropraktiker.
Chi·ro·spas·mus *m* cheirospasm, chirospasm.
Chir·urg *m* surgeon.
Chir·ur·gie *f* surgery.
    Chirurgie am offenen Herzen open cardiac surgery, open heart surgery.
    Chirurgie maligner Tumoren cancer surgery.
    kosmetische Chirurgie cosmetic surgery, esthetic surgery.
    plastische Chirurgie plastic surgery, reconstructive surgery, plastic operation.
    präprothetische Chirurgie preprosthetic surgery.
    rekonstruktive Chirurgie reconstructive surgery.
    rekonstruktive präprothetische Chirurgie reconstructive preprosthetic surgery.
chir·ur·gisch *adj* pertaining to surgery, surgical; pertaining to operation, operative.
Chi·tin *nt* chitin.
Chla·my·dia *f micro.* chlamydia, Chlamydia, Chlamydozoon, Miyagawanella, PLT group [psittacosis, lymphogranuloma venereum, trachoma].
Chla·my·dien·er·kran·kung *f* → Chlamydiose.
Chla·my·dien·in·fek·ti·on *f* → Chlamydiose.
Chla·my·di·ose *f epidem.* chlamydiosis, chlamydial disease, chlamydial infection.
Chlor *nt* chlorine, chlorum.
Chlor·ak·ne *f derm.* chloracne, chlorine acne.
Chlor·am·phe·ni·col *nt pharm.* chloramphenicol.
Chlor·an·ämie *f hema.* Faber's anemia, Faber's syndrome, achlorhydric anemia.
Chlor·aryl·ak·ne *f derm.* chloracne, chlorine acne.
Chlo·rat *nt* chlorate.
Chlor·hä·ma·tin *nt* → Chlorhämin.
Chlor·hä·min *nt* hematin chloride, hemin, hemin chloride, hemin crystals *pl*, chlorohemin, ferriheme chloride, ferriporphyrin chloride, ferriprotoporphyrin, Teichmann's crystals *pl*.
Chlor·hä·min·kri·stal·le *pl* → Chlorhämin.
Chlor·he·xi·din *nt pharm.* chlorhexidine.
Chlor·he·xi·din·glu·co·nat *nt* chlorhexidine gluconate.
Chlor·hy·drie *f patho.* chlorhydria, hyperchlorhydria.
Chlo·rid *nt* chloride.
Chlo·rid·man·gel *m patho.* chloropenia, hypochloridation.
Chlo·rid·urie *f physiol., patho.* chloriduria, chloruresis, chloruria.
Chlo·rit *nt* chlorite.
Chlor·kre·sol *nt pharm.* chlorocresol.
Chlor·me·than *nt* chlormethyl, methyl chloride, chloromethane.
Chlo·ro·cre·sol *nt pharm.* chlorocresol.
Chlo·ro·form *nt* chloroform, trichloromethane, methylene trichloride.
Chlo·ro·leuk·ämie *f patho., hema.* chloroma, chloroleukemia, chloromyeloma, granulocytic sarcoma, green cancer, chloromatous sarcoma.
Chlo·rom *nt* → Chloroleukämie.
Chlo·ro·mye·lo·bla·stom *nt patho., hema.* chloromyeloma.
Chlo·ro·mye·lom *nt patho., hema.* chloromyeloma.
Chlo·ro·mye·lo·se *f* → Chloromyelom.
Chlo·ro·pe·nie *f patho.* chloropenia.
Chlo·ro·per·cha *f* chloropercha.
Chlo·ro·phe·no·than *nt* chlorophenothane, dichlorodiphenyltrichloroethane.
Chlo·ro·plast *m bio.* chloroplast.
chlo·ro·priv *adj* chloroprivic.
Chlo·ro·sar·kom *nt* → Chloroleukämie.
Chlo·ro·se *f hema.* chloranemia, chlorosis, chloremia, chloroanemia, chlorotic anemia, asiderotic anemia, green sickness.
Chlo·ro·sis *f* → Chlorose.

Chlor·phe·nol *nt* chlorophenol.
Chlor·pro·ma·zin *nt pharm.* chlorpromazine.
Chlor·ure·se *f physiol., patho.* chloriduria, chloruresis, chloruria.
Chlor·was·ser *nt* chlorine water.
Chlor·was·ser·stoff *m* hydrogen chloride.
Chlumsky-Lösung *f* camphorated mono-parachlorophenol.
Choa·na *f anat.* **1.** choana. **2.** *pl* **Choanae** choanae, posterior nares.
Choa·nal·at·re·sie *f patho.* choanal atresia.
Choa·nal·po·lyp *m HNO* choanal polyp.
Choa·ne *f anat.* choana, posterior naris, postnaris, pharyngeal isthmus.
Chol·ago·gum *nt, pl* **Chol·ago·ga** *pharm.* cholagogue.
Chol·ämie *f patho.* cholemia, cholehemia.
Chol·an·gi·tis *f patho.* inflammation of a bile duct, cholangitis, cholangeitis, angiocholitis.
Chol·as·kos *nt* choleperitoneum, cholascos.
Chole- *pref.* bile, cholalic, choleic, chole-, chol(o)-.
Cho·le·cal·ci·fe·rol *nt* cholecalciferol, vitamin D_3, calciol.
Cho·le·cy·sti·tis *f* inflammation of the gallbladder, cholecystitis.
Cho·le·do·cho·li·thia·sis *f patho.* common duct stones, choledocholithiasis.
Cho·le·do·chus *m* choledochus, choledochal duct, choledoch, common bile duct, choledochous duct, common duct, common gall duct.
Cho·le·kal·zi·fe·rol *nt* → Cholecalciferol.
Cho·le·li·thia·sis *f patho.* cholelithiasis, gallstone disease.
Cho·le·stea·tom *nt HNO* cholesteatoma, margaritoma, keratocyst, odontogenic keratocyst, pearl tumor, pearly tumor.
Cho·le·ste·rin *nt* → Cholesterol.
Cho·le·ste·rol *nt* cholesterol, cholesterin.
Cho·le·zy·sti·tis *f patho.* inflammation of the gallbladder, cholecystitis.
Cho·le·zy·sto·ki·nin *nt* cholecystokinin, pancreozymin.
Cho·lin *nt* choline, sinkaline.
cho·lin·erg *adj* cholinergic. **nicht cholinerg** non-cholinergic.
Cho·lin·er·gi·kum *nt, pl* **Cho·lin·er·gi·ka** *pharm.* cholinergic.
cho·lin·er·gisch *adj* cholinergic.
Cho·lin·este·ra·se *f* cholinesterase, choline esterase II, benzoylcholinesterase, butyrocholinesterase, butyrylcholine esterase, pseudocholinesterase, nonspecific cholinesterase, acylcholine acylhydrolase, serum cholinesterase, unspecific cholinesterase.
    echte Cholinesterase acetylcholinesterase, true cholinesterase, specific cholinesterase, choline acetyltransferase I, choline esterase I.
Cho·lin·este·ra·se·hem·mer *m pharm.* cholinesterase inhibitor, acetylcholinesterase inhibitor, anticholinesterase.
Cho·li·neste·ra·se·in·hi·bi·tor *m* → Cholinesterasehemmer.
Cho·li·no·re·zep·tor·blocka·de [k·k] *f pharm., anes.* cholinergic blockade.
Cho·li·no·re·zep·to·ren·blocka·de [k·k] *f* → Cholinorezeptorblockade.
Cho·li·no·re·zep·to·ren·blocker [k·k] *m anes., pharm.* cholinergic blocker, cholinergic blocking agent.
Compret-Raspatorium *nt* Compret's elevator.
chon·dral *adj* pertaining to cartilage, cartilaginous, chondral, chondric.
Chon·dral·gie *f* pain in a cartilage, chondrodynia, chondralgia.
Chon·dral·lo·pla·sie *f patho.* chondralloplasia, chondrodystrophy, chondrodysplasia, chondrodystrophia.
Chon·drio·som *nt* chondriosome, chondrosome, mitochondrion, plasmosome, bioblast.
Chon·dri·tis *f patho.* inflammation of cartilage, chondritis.
Chondr(o)- *pref.* chondral, chondric, cartilaginous, chondr(o)-.
Chon·dro·al·lo·pla·sie *f patho.* chondralloplasia, chondrodystrophy, chondrodysplasia, chondrodystrophia.
Chon·dro·blast *m histol.* chondroblast, chondroplast.
Chon·dro·bla·stom *nt patho.* chondroblastoma, Codman's tumor, benign chondroblastoma.
Chon·dro·cal·ci·no·sis *f* → Chondrokalzinose.
Chon·dro·cyt *m* → Chondrozyt.
Chon·dro·der·ma·ti·tis *f patho.* inflammation of cartilage and skin, chondrodermatitis.
Chon·dro·dy·nia *f* → Chondrodynie.
Chon·dro·dy·nie *f* pain in a cartilage, chondrodynia, chondralgia.
Chon·dro·dys·pla·sia *f* → Chondrodysplasie.
    Chondrodysplasia calcificans congenita Conradi's syndrome, hypoplastic fetal chondrodystrophia, Conradi's disease, stippled epiphysis, hypoplastic fetal chondrodysplasia.
    Chondrodysplasia ectodermica → Chondroektodermaldysplasie.
    Chondrodysplasia fetalis fetal chondrodystrophia, fetal rickets, fetal chondrodysplasia, achondroplasia, achondroplasty.

Chondrodysplasie

Chon·dro·dys·pla·sie *f patho.* chondrodysplasia; chondrodystrophy, chondrodystrophia.
chon·dro·dys·troph *adj* chondrodystrophic.
Chon·dro·dys·tro·phia *f* → Chondrodysplasie.
    Chondrodystrophia calcificans congenita → *Chondrodysplasia calcificans congenita.*
Chon·dro·dys·tro·phie *f* → Chondrodysplasie.
    fetale Chondrodystrophie → *Chondrodysplasia fetalis.*
chon·dro·dys·tro·phisch *adj* chondrodystrophic.
Chon·dro·ek·to·der·mal·dys·pla·sie *f patho.* chondroectodermal dysplasia, Ellis-van Creveld syndrome.
Chon·dro·fi·brom *nt patho.* chondrofibroma, chondromyxoid fibroma.
chon·dro·gen *adj* chondrogenic, chondrogenous.
Chon·dro·ge·ne·se *f* chondrification, chondrogenesis, chondrogeny.
Chon·dro·glos·sus *m anat.* chondroglossus (muscle).
Chon·dro·id *nt* chondroid, cartilage ground substance.
chon·dro·id *adj* resembling cartilage, chondroid, chondroitic, cartilaginiform, cartilaginoid.
Chon·dro·kal·zi·no·se *f patho.* pseudogout, articular chondrocalcinosis, chondrocalcinosis, CPPD disease, CPPD crystal deposition disease, calcium pyrophosphate dihydrate disease, calcium pyrophosphate dihydrate crystal deposition disease.
Chon·dro·kar·zi·nom *nt patho.* chondrocarcinoma.
Chon·dro·klast *m* chondroclast.
Chon·dro·li·pom *nt patho.* chondrolipoma.
Chon·dro·ly·se *f patho.* chondrolysis.
Chon·drom *nt patho.* chondroma.
    echtes Chondrom enchondroma, enchondrosis, central chondroma, true chondroma.
    multiple Chondrome chondromatosis, multiple chondromas.
Chon·dro·ma *nt* → Chondrom.
Chon·dro·ma·la·zie *f patho.* chondromalacia.
    systematisierte Chondromalazie Meyenburg-Altherr-Uehlinger syndrome, von Meyenburg's disease, Meyenburg's disease, relapsing polychondritis, relapsing perichondritis, systemic chondromalacia, generalized chondromalacia, polychondropathy, polychondropathia.
Chon·dro·ma·to·se *f ortho.* chondromatosis, multiple chondromas.
Chon·dro·mu·ko·id *nt* chondromucoid, chondromucin.
Chon·dro·my·xom *nt patho.* chondromyxoma, chondromyxoid fibroma.
Chon·dro·my·xo·sar·kom *nt patho.* chondromyxosarcoma.
Chon·dron *nt* chondrone.
Chon·dro·osteo·ar·thri·tis *f patho.* chondro-osteoarthritis.
Chon·dro·osteo·dys·tro·phie *f patho.* chondro-osteodystrophy, osteochondrodystrophy.
Chon·dro·osteom *nt patho.* osteochondroma, osteocartilaginous exostosis, osteochondrophyte, osteoenchondroma.
Chon·dro·pa·thia *f* → Chondropathie.
Chon·dro·pa·thie *f patho., ortho.* chondropathy, chondropathia.
Chon·dro·phyt *m patho., ortho.* chondrophyte.
Chon·dro·plast *m histol.* chondroblast, chondroplast.
Chon·dro·sar·co·ma *nt* → Chondrosarkom.
Chon·dro·sar·kom *nt patho.* sarcoenchondroma, chondrosarcoma, malignant enchondroma.
Chon·dro·se *f patho.* chondrosis.
Chon·dro·sis *f patho.* chondrosis.
Chon·dro·tom *nt* cartilage knife, chondrotome, ecchondrotome.
Chon·dro·zyt *m histol.* chondrocyte, cartilage cell, cartilage corpuscle.
Chor·da *f, pl* **Chor·dae, Chor·den** *anat.* cord, chorda; ligament, ligamentum.
Chor·di·tis *f HNO* inflammation of a (vocal) cord, chorditis.
Cho·rea *f neuro.* chorea, saltation.
    Chorea juvenilis → Chorea minor.
    Chorea minor Sydenham's chorea, acute chorea, simple chorea, rheumatic chorea, juvenile chorea, St. Guy's dance, St. Anthony's dance, St. Vitus' dance.
    Chorea minor Sydenham → Chorea minor.
    Chorea rheumatica → Chorea minor.
    Chorea simplex → Chorea minor.
Cho·ri·on·go·na·do·tro·pin *nt* choriogonadotropin, chorionic gonadotropin, anterior pituitary-like substance.
    humanes Choriongonadotropin human chorionic gonadotropin.
Cho·ri·on·so·ma·to·tro·pin *nt* human placental lactogen, choriomammotropin, chorionic somatomammotropin, placental growth hormone, galactagogin, somatomammotropine, placenta protein, purified placental protein.

Chotzen-Syndrom *nt* Chotzen syndrome, Saethre-Chotzen syndrome, acrocephalosyndactyly type III.
Christensen-Artikulator *m* Christensen articulator.
Christmas-Faktor *m hema.* Christmas factor, factor IX, antihemophilic factor B, plasma thromboplastin factor B, PTC factor, autoprothrombin II, plasma thromboplastin component, platelet cofactor.
Christmas-Krankheit *f hema.* factor IX deficiency, Christmas disease, hemophilia B.
Christ-Siemens-Syndrom *nt derm.* Christ-Siemens syndrome, Christ-Siemens-Touraine syndrome, anhidrotic ectodermal dysplasia, congenital ectodermal defect, hereditary ectodermal polydysplasia.
Chrom *nt chem.* chromium, chrome.
chrom·af·fin *adj histol.* chromaffin, chromaffine, chromaphil, chromophil, pheochrome. **nicht chromaffin** nonchromaffin.
Chrom·af·fi·nom *nt patho.* chromaffin tumor, chromaffinoma.
chro·ma·phil *adj* → chromaffin.
Chro·mat *nt chem.* chromate.
Chro·ma·tid *nt genet.* chromatid.
Chro·ma·ti·de *f genet.* chromatid.
Chro·ma·tin *nt* chromatin, chromoplasm, karyotin.
Chromatin- *pref.* chromatinic, chromatic.
Chro·ma·tin·auf·lö·sung *f patho.* chromatolysis, chromatinolysis, chromolysis, tigrolysis; chromatinorrhexis.
chro·ma·tin·ne·ga·tiv *adj bio., genet.* chromatin-negative.
Chro·ma·ti·no·ly·se *f histol.* chromatolysis, chromatinolysis, chromolysis; tigrolysis.
chro·ma·tin·po·si·tiv *adj bio., genet.* chromatin-positive.
chro·ma·tisch *adj* chromatic.
Chromat(o)- *pref.* chromat(o)-.
Chro·ma·to·blast *m histol.* chromatoblast.
Chro·ma·to·der·ma·to·se *f derm.* chromatodermatosis, chromatosis.
chro·ma·to·gen *adj* producing color, chromatogenous.
Chro·ma·to·gra·phie *f* chromatographic analysis, chromatography, stratographic analysis.
Chro·ma·to·ly·se *f histol.* chromatolysis, chromatinolysis, chromolysis, tigrolysis.
Chro·ma·to·me·ter *nt lab.* colorimeter, chromatometer.
chro·ma·to·phil *adj histol.* chromatophilic, chromatophilous, chromatophil, chromatophile, chromophil, chromophile, chromophilic, chromophilous.
Chro·ma·to·phor *nt histol.* chromatophore, chromophore.
Chro·ma·to·pho·ren·nae·vus, familiärer *m derm.* Franceschetti-Jadassohn syndrome, chromatophore nevus of Naegeli, Naegeli's incontinentia pigmenti, Naegeli syndrome.
Chro·ma·to·pie *f* → Chromatopsie.
Chro·ma·to·plas·ma *nt histol.* chromatoplasm.
Chro·ma·top·sie *f* chromatic vision, color vision, colored vision, chromatopsia.
Chro·ma·top·to·me·ter *nt* chromatometer, chromatoptometer.
Chro·ma·to·se *f derm.* chromopathy, chromatopathy, chromatodermatosis.
Chro·ma·to·skop *nt* chromatoscope, chromoscope.
Chrom·cat·gut *nt chir.* chromic catgut, chromicized catgut.
Chrom-Cobalt-Legierung *f* chrome-cobalt alloy, chromium-cobalt alloy, stellite alloy, stellite, cobalt-chromium alloy, cobalt-chrome alloy.
Chrom-Eisen-Legierung *f* chromium-iron alloy.
Chrom·guß·le·gie·rung *f* chromium base casting alloy.
Chrom·hi·dro·sis *f derm.* chromhidrosis, chromidrosis.
Chrom·idro·sis *f* → Chromhidrosis.
chro·mie·ren *vt* chromate, chrome.
Chrom-Kobalt-Legierung *f* chrome-cobalt alloy, chromium-cobalt alloy, stellite alloy, stellite, cobalt-chromium alloy, cobalt-chrome alloy.
Chrom-Kobalt-Nickel-Legierung *f* chromium-cobalt-nickel base alloy.
Chro·mo·bac·te·ri·um *nt micro.* Chromobacterium.
Chro·mo·bla·sto·my·ko·se *f derm.* chromomycosis, chromoblastomycosis.
Chro·mo·dia·gno·stik *f* chromatoscopy, chromoscopy, chromodiagnosis.
chro·mo·gen *adj* chromatogenous, chromogenic, chromoparic.
Chro·mo·mer *nt histol.* chromomere, idiomere.
Chro·mo·me·ter *nt* chromometer, chromatometer.
Chro·mo·my·ko·se *f derm.* chromomycosis, chromoblastomycosis.
chro·mo·phil *adj histol.* chromatophilic, chromatophilous, chromatophil, chromatophile, chromophil, chromophile, chromophilic, chromophilous.

chro·mo·phob *adj histol.* chromophobe, chromophobic.
Chro·mo·phor *nt* color radical, chromophore, chromatophore.
chro·mo·phor *adj* **1.** *histol.* chromophoric, chromophorous. **2.** *bio.* chromophoric, chromophorous.
Chro·mo·pho·to·the·ra·pie *f* chromotherapy, chromophototherapy.
Chro·mo·pro·te·id *nt* → Chromoprotein.
Chro·mo·pro·te·in *nt* chromoprotein.
Chrom·op·sie *f* chromatic vision, color vision, colored vision, chromatopsia.
Chrom·op·to·me·ter *nt* chromatometer, chromatoptometer.
Chro·mo·som *nt genet.* chromosome; *bio.* chromosome, chromatinic body.
chro·mo·so·mal *adj* pertaining to chromosomes, chromosomal.
Chro·mo·so·men·ab·er·ra·ti·on *f genet.* chromosome aberration, chromosome abnormality.
Chro·mo·so·men·ano·ma·lie *f* chromosomal anomaly, chromosome anomaly, chromosome aberration, chromosome abnormality.
Chro·mo·so·men·dis·junk·ti·on *f genet.* disjunction, dysjunction.
Chro·mo·so·men·dis·lo·ka·ti·on *f genet.* dislocation, dislocatio.
Chromosomen-Einteilung *f* → Chromosomen-Klassifikation.
Chromosomen-Klassifikation *f* chromosome classification.
Chro·mo·so·men·mu·ta·ti·on *f* chromosomal mutation.
Chro·mo·so·men·paa·rung *f genet.* chromosome pairing, synapsis, syndesis, synaptic phase.
Chro·mo·so·men·ver·schmel·zung *f bio.* fusion.
chro·mo·trop *adj* chromotropic.
Chrom·säu·re *f* chromic acid, chromic anhydride.
Chrom-Stahl *m* iron-chromium alloy.
Chron·axie *f physiol.* chronaxy, chronaxia, chronaxie, chronaxis.
chro·nisch *adj clin., fig.* chronic, chronical.
Chro·ni·zi·tät *f* chronicity.
Chro·no·bio·lo·gie *f* chronobiology.
chro·no·trop *adj* chronotropic.
Chro·no·tro·pie *f* chronotropism.
Chro·no·tro·pis·mus *m* → Chronotropie.
Chrys- *pref.* chrys(o)-.
Chry·sia·sis *f* → Chrysoderma.
Chry·so·der·ma *nt derm.* chrysoderma, chrysiasis, auriasis.
Chrys·ops *f micro.* Chrysops.
Chry·so·sis *f* → Chrysoderma.
Chry·so·the·ra·pie *f pharm.* chrysotherapy, aurotherapy.
Chvostek-Zeichen *nt neuro.* face phenomenon, facialis phenomenon, facial sign, Chvostek's sign, Chvostek's symptom, Chvostek's sign, Chvostek's test, Chvostek-Weiss sign, Weiss's sign, Schultze's sign, Schultze-Chvostek sign.
Chyl·ämie *f patho.* chylemia.
Chyl·an·gi·ek·ta·sie *f patho.* chylectasia, chylangiectasia, chyle cyst.
Chyl·as·kos *m patho.* chyloperitoneum, chyliform ascites, chylous ascites.
Chyl·as·zi·tes *m patho.* chyloperitoneum, chyliform ascites, chylous ascites.
Chyl·ek·ta·sie *f patho.* chylectasia, chylangiectasia, chyle cyst.
Chyl(o)- *pref.* chylous, chyl-, chylo-.
Chy·lo·der·ma *nt patho.* chyloderma, elephantiasis.
Chy·lo·lip·urie *f patho.* chyluria, galacturia.
Chy·lo·mi·kron *nt* chylomicron, lipomicron.
Chy·lo·mi·kron·ämie *f patho.* chylomicronemia, hyperchylomicronemia.
Chy·lor·rhö *f patho.* **1.** chylorrhea. **2.** chylous diarrhea.
chy·lös *adj* resembling chyle, chyliform, chyloid, chylous.
Chy·lus *m* chyle, chylus.
chy·lus·ähn·lich *adj* resembling chyle, chyliform, chyloid, chylous.
chy·lus·ar·tig *adj* → chylusähnlich.
Chy·lus·tröpf·chen *nt* chylomicron, lipomicron.
Chy·lus·zys·te *f patho.* chylectasia, chylangiectasia, chyle cyst.
Chym·ase *f* chymase.
Chy·mo·sin *nt* chymosin, rennin, rennet, pexin.
Chy·mo·tryp·sin *nt* chymotrypsin.
Chy·mus *m* chyme, chymus.
Ci·ca·trix *f patho.* cicatrix, scar.
Ci·lia *pl* **1.** *histol.* cilia. **2.** → Cilium.
ci·li·ar *adj* ciliary.
Ci·li·ar·ap·pa·rat *m histol.* ciliary apparatus, ciliary body.
Ci·lia·ris *m* ciliaris (muscle), Bowman's muscle, ciliary muscle.
Ci·li·ar·kör·per *m* → Ciliarapparat.
Ci·li·at *m micro.* ciliate, infusorian, infusorium.

Ci·li·um *nt, pl* Ci·lia eyelash, cilium.
Ci·mex *m micro.* cimex, Cimex.
Cimex lectularius bedbug, common bedbug, Cimex lectularius, Acanthia lectularia.
Cin·cho·nis·mus *m pharm.* cinchonism, quininism.
Cine- *pref.* cine-, kine-.
Cin·gu·lum *nt, pl* Cin·gu·la **1.** *anat.* girdle, cingulum. **2.** *dent.* lingual lobe, basal ridge, linguocervical ridge, linguogingival ridge, cingulum, cingule. **3.** (*ZNS*) cingulum, cingule.
Cingulum basale → Cingulum dentis.
Cingulum basale dentis → Cingulum dentis.
Cingulum dentis cingulum of tooth.
cir·ca·di·an *adj* pertaining to a cycle of 24 hours, circadian.
Cir·rho·sis *f patho.* **1.** cirrhosis, fibroid induration, granular induration. **2.** cirrhosis of liver, cirrhosis, hepatic cirrhosis, liver cirrhosis, chronic interstitial hepatitis, hepatocirrhosis.
Cirrhosis alcoholica alcoholic cirrhosis.
Cirrhosis biliaris biliary cirrhosis, Hanot's syndrome, Hanot's cirrhosis.
Cirrhosis hepatis cirrhosis of liver, cirrhosis, hepatic cirrhosis, liver cirrhosis, chronic interstitial hepatitis, hepatocirrhosis.
Cir·so·ce·le *f* → Cirsozele.
Cirs·om·pha·lus *m patho.* Medusa's head, cirsomphalos, Cruveilhier's sign.
Cir·so·ze·le *f patho.* cirsocele, varicocele.
Ci·trat *nt* citrate.
Ci·trat·plas·ma *nt* citrated plasma.
Ci·trat·zy·klus *m biochem.* citric acid cycle, Krebs cycle, tricarboxylic acid cycle.
Citrovorum-Faktor *m* citrovorum factor, leucovorin, folinic acid.
Civatte-Krankheit *f derm.* Civatte's disease, poikiloderma of Civatte, Riehl's melanosis.
Clark I *nt* Clark I, diphenylchlorarsine.
Clark-Attachment *nt* Clark attachment.
Clau·di·ca·tio *f card.* claudication, limping, lameness.
Claudicatio intermittens *card.* Charcot's syndrome, intermittent claudication (of the leg), angina cruris.
Claudicatio intermittens abdominalis abdominal angina, intestinal angina, Ortner's disease.
Claudicatio intermittens des Rückenmarks intermittent claudication of the cauda equina/spinal cord, pseudoclaudication.
Clau·di·ka·ti·on *f* → Claudicatio.
Clau·strum *nt, pl* Clau·stra *anat.* claustrum.
Cla·vi·cu·la *f, pl* Cla·vi·cu·lae *anat.* clavicle, collar bone, clavicula.
Cla·vus *m, pl* Cla·vi *traumat., derm.* clavus, corn.
Clea·rance *f physiol.* clearance.
Clemizol-Benzylpenicillin *nt pharm.* clemizole penicillin G.
Clemizol-Penicillin G *nt pharm.* clemizole penicillin G.
C & L-Geschiebe *nt* C & L attachment, C & L unit, C & L retainer.
Clip *m chir.* clip.
Clip·zan·ge *f chir.* clip-applying forceps, clip forceps, clip-introducing forceps.
Cli·vus *m, pl* Cli·vi *anat.* clivus.
Clivus Blumenbachii clivus, Blumenbach's clivus.
Clon *m immun., genet.* clone.
Clo·nus *m, pl* Clo·ni *physiol.* clonus, clonic spasm, clonospasm.
Cloquet-Drüse *f anat.* Cloquet's node, Rosenmüller's (lymph) node.
Clo·stri·die *f* → Clostridium.
Clo·stri·di·um *nt micro.* clostridium, Clostridium.
Clostridium botulinum Clostridium botulinum, Bacillus botulinus.
Clostridium histolyticum Clostridium histolyticum.
Clostridium perfringens Welch's bacillus, gas bacillus, Bacillus aerogenes capsulatus, Bacillus welchii, Clostridium perfringens, *Brit.* Clostridium welchii.
Clostridium septicum Ghon-Sachs bacillus, Sachs' bacillus, Clostridium septicum, Vibrio septicus, vibrion septique.
Clostridium tetani Nicolaier's bacillus, tetanus bacillus, Clostridium tetani, Bacillus tetani.
Clo·tri·ma·zol *nt pharm.* clotrimazole.
Clys·ma *nt* clysma, clyster, enema.
CMV-Mononukleose *f patho.* cytomegalovirus mononucleosis.
CMV-Pneumonie *f patho.* cytomegalovirus pneumonia.
Co·ad·ap·ta·ti·on *f genet.* integration, coadaptation.
Coakley-Trokar *m* Coakley tenaculum.
Co·arc·ta·tio *f patho., card.* coarctation.
Coarctatio aortae aortic coarctation, coarctation of aorta, isthmus stenosis, aortic isthmus stenosis.
Co·bal·amin *nt* cobalamin, extrinsic factor.

Cobalt

Co·balt *nt* cobalt.
Cobalt-Chrom-Legierung *f* chrome-cobalt alloy, chromium-cobalt alloy, stellite alloy, stellite, cobalt-chromium alloy, cobalt-chrome alloy.
Co·ca *f bio.* coca.
Co·ca·in *nt* cocain, cocaine, benzoylmethylecgonine.
Co·cai·ni·sie·rung *f anes.* cocainization.
Co·cai·nis·mus *m* cocaine abusus, cocaine intoxication, cocainism.
Coc·ci·dio·ides *f micro.* Coccidioides.
Coc·ci·dio·idin *nt immun.* coccidioidin.
Coc·ci·dio·ido·my·co·se *f epidem.* Posada's mycosis, Posada's disease, Posada-Wernicke disease, California disease, coccidioidal granuloma, desert fever, coccidioidomycosis, coccidioidosis.
Coc·ci·dio·sis *f epidem.* coccidial disease, coccidiosis.
Coc·ci·di·um *nt micro.* coccidium, coccidian.
Coc·co·ba·cil·lus ducreyi *micro.* Ducrey's bacillus, Haemophilus ducreyi.
Coc·cus *m, pl* **Coc·ci** *micro.* coccus.
coc·cy·ge·al *adj* pertaining to the coccyx, coccygeal.
Coc·cyx *f anat.* coccyx, tailbone, coccygeal bone.
Coch·lea *f, pl* **Coch·leae** *anat.* cochlea; *physiol.* acoustic end-organ.
Coch·lea·ris *m* cochlear nerve.
Coch·le·itis *f* → Cochlitis.
Coch·li·tis *f HNO* inflammation of the cochlea, cochleitis, cochlitis.
Cockayne-Syndrom *nt patho.* Cockayne's disease/syndrome.
Cocktail *m* cocktail.
  Cocktail lytique lytic cocktail.
  lytischer Cocktail lytic cocktail.
Code *m techn., genet.* code.
Code·carb·oxy·la·se *f* pyridoxal phosphate, codecarboxylase.
Co·de·in *nt pharm.* codeine, methylmorphine, monomethylmorphine.
Codman-Tumor *m ortho.* Codman's tumor, chondroblastoma, benign chondroblastoma.
Coe-Virus *nt micro.* Coe virus.
Co·en·zym *nt* coferment, coenzyme; cofactor.
  Coenzym I nicotinamide-adenine dinucleotide, cozymase.
  Coenzym II nicotinamide-adenine dinucleotide phosphate, triphosphopyridine nucleotide, Warburg's coenzyme.
Coe·ru·lo·plas·min *nt* ceruloplasmin, ferroxidase.
Coeur en sabot *French card.* wooden-shoe heart, sabot heart.
Cof·fe·in *nt* methyltheobromine, trimethylxanthine, caffeine, caffein, guaranine.
Coffin-Platte *f* Coffin plate, Coffin appliance, Coffin split plate.
Coffin-Lowry-Syndrom *nt patho.* Coffin-Siris syndrome, Coffin-Lowry syndrome.
Cohen-Syndrom *nt* Cohen syndrome.
Co·hy·dra·se *f* triphosphopyridine nucleotide, nicotinamide-adenine dinucleotide phosphate, Warburg's coenzyme.
  Cohydrase I nicotinamide-adenine dinucleotide, cozymase.
CO-Intoxikation *f patho.* CO poisoning, carbon monoxide poisoning.
Co·itus *m* copulation, sexual intercourse, sex act, sexual act, coitus, coition, venery.
Co·li·bak·te·ri·en *pl micro.* coliform bacteria, coliform, coliform bacilli.
Co·li·tis *f* inflammation of the colon, colonic inflammation, colonitis, colitis.
  Antibiotika-assoziierte Colitis antibiotic-associated colitis, antibiotic-associated diarrhea, antibiotic-associated enterocolitis.
  Colitis gravis → Colitis ulcerosa.
  Colitis ulcerosa ulcerative colitis.
Collet-Syndrom *nt neuro.* Collet-Sicard syndrome, Collet's syndrome, Sicard's syndrome.
Collier-Nadelhalter *m* Collier needle holder.
Col·lo·di·um *nt* collodion, collodium.
Col·lum *nt, pl* **Col·la** *anat.* neck, collum; cervix.
  Collum dentis neck of tooth, dental neck.
  Collum mandibulae neck of mandible, neck of condyloid process of mandible.
Col·lu·na·ri·um *nt HNO* nose wash, nasal douche, collunarium.
Col·lu·to·ri·um *nt HNO* collutory, collutorium, mouth wash.
Col·ly·ri·um *nt pharm.* collyrium, eyewash, eye lotion.
Co·lon *nt* colon, segmented intestine.
Co·lo·pho·ni·um *nt* colophony, rosin.
Columbia-Kürette *f* Columbia curet, Columbia curette.
Co·ma *nt, pl* **Co·ma·ta** 1. *neuro., patho.* coma. 2. *phys., ophthal.* coma.
  Coma alcoholicum alcoholic coma.
  Coma apoplecticum apoplectic coma.
  Coma basedowicum thyrotoxic coma.
  Coma diabeticum Kussmaul's coma, diabetic coma.
  Coma hepaticum hepatic coma.
  Coma hyperglycaemicum → Coma diabeticum.
  Coma hypoglycaemicum hypoglycemic coma, hypoglycemic shock.
  Coma uraemicum uremic coma.
Co·me·do *m, pl* **Co·me·do·nes** *derm.* comedo, blackhead.
Com·ple·ment *nt immun.* complement.
Com·pli·ance *f* 1. *physiol., phys.* compliance. 2. *clin., stat.* compliance.
Com·po·site *nt* composite, composite material, composite compound, composite dental cement.
Composite-Füllung *f* composite filling.
Composite-Kern *m* composite core.
Composite-Material *nt* composite, composite material, composite compound.
Com·po·si·tum *nt pharm.* compound.
Compton-Streuung *f phys.* Compton scattering, modified scattering.
Com·pu·ter *m* computer.
Com·pu·ter·aus·druck *m* printout, readout.
Com·pu·ter·dia·gno·stik *f* computer diagnostics.
Com·pu·ter·pro·gramm *nt* program; *Brit.* progamme.
Com·pu·ter·to·mo·gra·phie *f radiol.* computed tomography, computerized axial tomography, computer-assisted tomography, computerized tomography.
Con·cha *f, pl* **Con·chae** *anat.* concha; shell.
  Concha nasalis turbinate bone, nasal concha, turbinate.
  Concha nasalis inferior inferior nasal concha, inferior concha, maxilloturbinal bone, inferior turbinate bone, inferior spongy bone.
  Concha nasalis media middle spongy bone, middle turbinate bone, inferior ethmoidal concha, ethmoid cornu, middle nasal concha, middle concha.
  Concha nasalis superior superior nasal concha, superior ethmoidal concha, superior turbinate bone, superior spongy bone, superior concha.
  Concha nasalis suprema supreme spongy bone, Santorini's concha, supreme concha, supreme ethmoidal concha, fourth concha, highest concha, highest turbinate bone, supreme turbinate bone, supraturbinate, supreme nasal concha, supreme nasal bone, fourth turbinate bone.
  Concha sphenoidalis sphenoidal concha, Bertin's bones, Bertin's ossicles, sphenoturbinal bone.
Concise-Composite *nt* Concise composite.
Con·dy·lus *m, pl* **Con·dy·li** *anat.* condyle, condylus.
Conex-Geschiebe *nt* Conex attachment.
  Conex-Geschiebe nach Spang Conex attachment.
Co·ni·di·um *nt, pl* **Co·ni·dia** *micro.* conidium.
Con·junc·ti·va *f, pl* **Con·junc·ti·vae** *histol.* conjunctiva.
Con·junc·ti·vi·tis *f ophthal.* inflammation of conjunctiva, conjunctivitis, synaphymenitis, syndesmitis, blennophthalmia.
Conn-Syndrom *nt endo.* Conn's syndrome, primary hyperaldosteronism.
Conradi-Hünermann-Syndrom *nt embryo.* Conradi's syndrome, Conradi's disease, Conradi-Hünermann syndrome, hypoplastic fetal chondrodystrophia, stippled epiphysis, hypoplastic fetal chondrodystrophy.
Con·ter·gan-Syndrom *nt embryo.* dysmelia syndrome, thalidomide embryopathy.
Contre-coup-Fraktur *f traumat.* fracture by contrecoup, contrafissure.
Co·nus *m, pl* **Co·ni** *anat.* cone, conus.
  Conus elasticus elastic cone (of larynx), cricovocal membrane, cricothyroid membrane, cricothyroarytenoid ligament.
Converting-Enzym *nt* angiotensin converting enzyme, kininase II, dipeptidyl carboxypeptidase.
Cooley-Anämie *f hema.* Cooley's anemia, Cooley's disease, thalassemia major, homozygous β-thalassemia, homozygous form of β-thalassemia, erythroblastic anemia of childhood, primary erythroblastic anemia, Mediterranean anemia.
Coombs-Test *m immun.* Coombs test, antiglobulin test, anti-human globulin test.
Co·ping *nt* coping, primary coping, cope, coping retainer, primary thimble, thimble.
Cor *nt anat.* heart, cor.
Core *nt/m* 1. *micro.* core, nucleic acid core. 2. *phys.* core.
Cori-Krankheit *f patho.* Cori's disease, Forbes' disease, limit dextrinosis, type III glycogen storage disease, amylo-1,6-glucosidase

deficiency, debrancher deficiency, debrancher glycogen storage disease.
Co·ri·um *nt anat.* corium, derma, dermis.
Cor·nea *f anat.* cornea, keratoderma of eye.
Cornelia de Lange-Syndrom *nt patho.* Brachmann-de Lange syndrome, de Lange syndrome, Cornelia de Lange syndrome.
Cor·nu *nt, pl* **Cor·nua** *anat.* horn, cornu.
   Cornu cutaneum *derm.* cutaneous horn, warty horn.
   Cornu majus greater horn of hyoid bone, lateral horn of hyoid bone, thyrohyal.
Co·ro·na *f, pl* **Co·ro·nae** *anat.* corona, crown.
   Corona anatomica → Corona dentis.
   Corona clinica clinical crown, clinical dental crown, extra-alveolar crown, extra-alveolar clinical crown.
   Corona dentis crown of tooth, anatomical crown, anatomical dental crown, dental crown, dental corona.
Cor·pus *nt, pl* **Cor·po·ra** *anat.* body, corpus.
   Corpus linguae body of tongue.
   Corpus mandibulae body of mandible, mandibular body.
   Corpus maxillae body of maxilla.
Corpus-luteum-Hormon *nt endo.* luteohormone, corpus luteum hormone, progestational hormone, progesterone.
Cor·tex *m, pl* **Cor·ti·ces, Cor·ti·zes** *anat.* 1. cortex. 2. suprarenal cortex, cortex of suprarenal gland, adrenal cortex, cortical substance of suprarenal gland, external substance of suprarenal gland, interrenal system.
   Cortex cerebellaris cerebellar cortex, cortical substance of cerebellum.
   Cortex cerebralis cerebral cortex, pallium.
Cor·ti·co·id *nt* corticoid.
Cor·ti·co·li·be·rin *nt* corticoliberin, corticotropin releasing hormone, corticotropin releasing factor, adrenocorticotropic hormone releasing factor.
Cor·ti·co·ste·ro·id *nt* corticosteroid.
Cor·ti·co·ste·ron *nt* corticosterone.
Cor·ti·co·tro·phin *nt* corticotropin, corticotrophin.
Cor·ti·sol *nt* cortisol, hydrocortisone, 17-hydroxycorticosterone.
Cor·ti·son *nt* cortisone, Kendall's compound E, compound E, Reichstein's compound Fa, Wintersteiner's F compound.
Corvisart-Gesicht *nt card.* Corvisart's facies.
Co·ry·ne·bac·te·ri·um *nt micro.* corynebacterium, Corynebacterium.
   Corynebacterium acnes acne bacillus, Propionibacterium acnes, Corynebacterium acnes.
   Corynebacterium diphtheriae diphtheria bacillus, Klebs-Löffler bacillus, Löffler's bacillus, Corynebacterium diphtheriae.
   Corynebacterium pseudotuberculosis Preisz-Nocard bacillus, Corynebacterium pseudotuberculosis.
   Corynebacterium pyogenes Corynebacterium pyogenes.
Co·ry·za *f* coryza, cold in the head, acute rhinitis, acute catarrhal rhinitis.
Costen-Syndrom *nt neuro.* Costen's syndrome, temporomandibular joint syndrome, temporomandibular dysfunction syndrome, myofacial pain dysfunction, myofacial pain dysfunction syndrome, pain dysfunction syndrome.
Co·trim·oxa·zol *nt pharm.* co-trimoxazole.
Cotunnius-Syndrom *nt neuro.* Cotunnius' disease, Cotugno's disease, sciatica, sciatic neuralgia, sciatic neuritis.
Co·ty·le·do *f* 1. *anat.* cotyledon. 2. *bio.* cotyledon.
Cou·lomb *nt phys.* coulomb.
Coupland-Wurzelheber *m* Coupland elevator.
CO-Vergiftung *f patho.* CO poisoning, carbon monoxide poisoning.
Cowden-Krankheit *f patho.* Cowden's syndrome, Cowden's disease, multiple hamartoma syndrome.
Co·xa *f, pl* **Co·xae** *anat.* 1. coxa, hip. 2. coxofemoral articulation/joint, femoral articulation/joint, articulation of hip, hip joint, thigh joint, *inf.* hip.
Cox·al·gia *f* → Coxalgie.
Cox·al·gie *f* pain in the hip, hip pain, coxalgia, coxodynia.
Cox·ar·thri·tis *f* → Coxitis.
Cox·ar·thro·sis *f* coxarthrosis, degenerative arthritis of (the) hip joint, senile coxitis, coxalgia, hip-joint disease, degenerative osteoarthritis of hip joint.
Co·xi·el·la *f micro.* Coxiella.
Co·xi·tis *f ortho.* inflammation of the hip joint, coxitis, coxarthria, coxarthritis, osphyarthrosis.
Cox·sackie·vi·rus [k•k] *nt micro.* Coxsackie virus, coxsackievirus, C virus.
   Coxsackievirus A21 Coe virus.

CPAP-Atmung *f IC* CPAP breathing, continuous positive airway pressure (breathing), continuous positive pressure breathing, positive pressure breathing/respiration.
CPAP-Beatmung *f* → CPAP-Atmung.
CPPD-Ablagerung *f patho.* chondrocalcinosis, CPPD disease, calcium pyrophosphate dihydrate disease, calcium pyrophosphate dihydrate crystal deposition disease, CPPD crystal deposition disease.
C3-Proaktivator *m immun.* factor B, C3 proactivator, cobra venom cofactor, glycine-rich β-glycoprotein.
C3-Proaktivatorkonvertase *f immun.* factor D, C3PA convertase, C3 proactivator convertase.
Crack *nt forens.* crack.
Cramer-Schiene *f traumat.* Cramer's splint.
Cra·ni·alia *pl* cranial bones.
Cra·ni·um *nt, pl* **Cra·nia** skull, cranium.
   Cranium bifidum cranioschisis, cranium bifidum.
   Cranium cerebrale cerebral cranium, calvaria.
   Cranium viscerale viscerocranium, visceral cranium, splanchnocranium.
Crau·ro·sis *f derm., patho.* kraurosis.
Crea·tin *nt* creatine, kreatin, *N*-methyl-guanidinoacetic acid.
Crea·tin·ämie *f patho.* creatinemia.
Crea·ti·nin *nt* creatinine.
Crea·ti·nin·clea·rance *f physiol.* creatinine clearance.
Crea·tin·ki·na·se *f* creatine kinase, creatine phosphokinase, creatine phosphotransferase.
Crea·tin·phos·phat *nt* creatine phosphate, phosphocreatine, phosphagen.
Crea·tin·phos·pho·ki·na·se *f* → Creatinkinase.
Crea·tin·urie *f patho.* creatinuria.
Cre·déi·sie·ren *nt ped.* Credé's method, Credé's maneuver.
Cre·me *f pharm.* cream, cremor.
Cre·mor *m* → Creme.
Cre·na *f, pl* **Cre·nae** *anat.* crena.
Creo·sol *nt* creosol.
Cre·pi·ta·tio *f* 1. *patho.* crepitation, crepitus. 2. (*Fraktur*) crepitation, crepitus, bony crepitus.
Cre·pi·tus *m* → Crepitatio.
Crescendo-Decrescendo-Geräusch *nt clin.* crescendo-decrescendo murmur, diamond-shaped murmur.
Cres·cen·do·ge·räusch *nt clin.* crescendo murmur.
Creutzfeldt-Jakob-Erkrankung *f patho.* Creutzfeldt-Jakob disease, Creutzfeldt-Jakob syndrome, C-J disease, Jakob-Creutzfeldt disease, Jakob's disease, spastic pseudoparalysis, spastic pseudosclerosis, cortico-striatal-spinal degeneration, corticostriatospinal atrophy.
Crib *f* crib.
Cri·co·ary·tä·no·ide·us *m* cricoarytenoideus (muscle), cricoarytenoid muscle.
   Cricoarytänoideus lateralis cricoarytenoideus lateralis (muscle).
   Cricoarytänoideus posterior cricoarytenoideus posterior (muscle).
cri·co·id *adj anat.* resembling a ring, cricoid, ring-shaped.
cri-du-chat-Syndrom *nt patho.* cri-du-chat syndrome, cat's cry syndrome.
Crigler-Najjar-Syndrom *nt hema.* Crigler-Najjar syndrome, Crigler-Najjar disease, Crigler-Najjar jaundice, congenital nonhemolytic jaundice.
Crile-Arterienklemme *f* Crile's clamp, Crile's hemostat.
Crile-Wood-Nadelhalter *m* Crile-Wood needle holder.
Crismani-Kombinationsgeschiebe *nt* Crismani combined attachment, Crismani combined unit.
Crismani-Schwalbenschwanzgeschiebe *nt* Crismani attachment.
Cri·sta *f, pl* **Cri·stae** *anat.* ridge, crest, crista.
   Crista buccinatoria buccinator crest, crista buccinatoria.
   Crista conchalis maxillae conchal crest of maxilla, inferior turbinal crest of maxilla.
   Crista dentalis dental crest, crista dentalis.
   Crista dentis triangularis triangular crest.
   Crista ethmoidalis maxillae ethmoid crest of maxilla, ethmoidal crest of maxilla, superior turbinal crest of maxilla.
   Crista frontalis frontal crest.
   Crista marginalis marginal crest, crista marginalis.
   Crista nasalis maxillae nasal crest of maxilla.
   Crista transversa transverse crest.
Cri·sto·ba·lit·ein·bett·mas·se *f* cristobalite investment.
Cro·mo·gli·cin·säu·re *f* → Cromoglycinsäure.
Cro·mo·gly·cin·säu·re *f pharm.* cromolyn, cromoglycic acid.
Cro·mo·gly·kat *nt pharm.* cromoglycate.

Cromolyn

Cro·mo·lyn *nt* → Cromoglycinsäure.
Cross·bite *m* crossbite, cross bite, X-bite.
Crossing-over *nt genet.* crossing-over, crossover, chiasmatypy.
Cross·mat·ching *nt immun.* cross matching.
Cross-McKusick-Breen-Syndrom *nt patho.* Cross syndrome, Cross-McKusick-Breen syndrome, oculocerebral-hypopigmentation syndrome.
Cro·ton·öl *nt* croton oil.
Croup *m ped., HNO* croup, exudative angina, laryngostasis, angina trachealis.
Crouzon-Syndrom *nt embryo.* Crouzon's syndrome, Crouzon's disease, craniofacial dysostosis, craniofacial complex.
Crozat-Gerät *nt* crozat, Crozat appliance, Crozat removable orthodontic appliance, Walker appliance.
Crozat-Klammer *f* Crozat clasp.
CRST-Syndrom *nt patho.* CRST syndrome [calcinosis cutis, Raynaud's phenomenon, sclerodactyly, and telangiectasia].
Cryer-Wurzelheber *m* Cryer elevator, Cryer root elevator.
Cryer-Zange *f* 1. Cryer forceps, No. 150 forceps, forceps No. 150. 2. Cryer forceps, No. 151 forceps, forceps No. 151.
Cryp·ta *f, pl* **Cryp·tae** *anat.* crypt, pit, crypta.
Cryp·to·coc·co·se *f epidem.* cryptococcosis, Busse-Buschke disease, Buschke's disease, European blastomycosis, torulosis.
Cryp·to·coc·cus *m micro.* Cryptococcus, Torula.
Cryptococcus-Mykose *f* → Cryptococcose.
Cu·bi·tus *m, pl* **Cu·bi·ti** *anat.* elbow, cubitus.
Cuff *m* cuff.
Cu·li·ci·dae *pl micro.* Culicidae.
Cu·ma·rin *nt* cumarin, coumarin, chromone.
Cu·mu·lus *m, pl* **Cu·mu·li** *anat.* cumulus.
Cu·ne·us *m anat.* cuneate lobe, cuneus.
Cu·ra·re *nt* curare, curari.
cu·ra·re·mi·me·tisch *adj* curaremimetic.
Cu·ret·ta·ge *f chir.* curettage, curetment, curettement.
Cu·rie *nt radiol.* curie.
Curie-Therapie *f radiol.* Curie's therapy.
Curschmann-Batten-Steinert-Syndrom *nt neuro.* Steinert's disease, myotonic atrophy, myotonic dystrophy.
Curtius-Syndrom *nt patho.* Curtius' syndrome, Steiner's syndrome, hemihypertrophy.
Cushing-ähnlich *adj clin.* cushingoid.
Cushing-Effekt *m endo.* Cushing's effect, Cushing's phenomenon, Cushing's response.
Cushing-Syndrom *nt endo.* Cushing's syndrome, Cushing's basophilism, pituitary basophilism.
  Cushing-Syndrom II *neuro.* Cushing's syndrome, cerebellopontine angle syndrome.
  medikamentöses Cushing-Syndrom *endo.* medicamentous Cushing's syndrome.
  zentrales Cushing-Syndrom *endo.* Cushing's disease.
cu·shin·go·id *adj clin.* cushingoid.
Cus·pi·da·ti *pl* canine teeth, cuspid teeth, cuspidate tooth.
Cus·pis *f, pl* **Cus·pi·des** *anat.* cusp, cuspis.
  Cuspis coronae → Cuspis dentis.
  Cuspis coronae dentis → Cuspis dentis.
  Cuspis dentis dental cusp, cusp, tubercle of crown of tooth.
Cu·ti·cu·la *f, pl* **Cu·ti·cu·lae** *anat.* cuticle, cuticula.
  Cuticula dentalis Nasmyth's membrane, Nasmyth's cuticle, dental cuticle, enamel cuticle, secondary cuticle.
  Cuticula dentis → Cuticula dentalis.
Cu·tis *f anat.* skin, cutis, derma.
  Cutis anserina goose flesh.
  Cutis marmorata marble skin.
Cutis-laxa-Syndrom *nt derm.* lax skin, loose skin, chalastodermia, chalazodermia, cutis laxa, dermatochalasis, dermatochalazia, dermatolysis, dermatomegaly, dermolysis, pachydermatocele, generalized elastolysis.
Cya·nid *nt* cyanide, cyanid, prussiate.
Cy·an·ka·li *nt* potassium cyanide.
Cy·an·met·hä·mo·glo·bin *nt* cyanide methemoglobin, cyanmethemoglobin.
Cyan(o)- *pref.* cyan(o)-.
Cya·no·co·bal·amin *nt* cyanocobalamin, vitamin B_{12}, antianemic factor, anti-pernicious anemia factor, Castle's factor, extrinsic factor, LLD factor.
Cya·no·sis *f patho.* cyanosis, cyanoderma, cyanose.
Cy·an·was·ser·stoff *m* hydrogen cyanide, hydrocyanic acid, prussic acid.
Cyclo-AMP *nt* adenosine 3',5'-cyclic phosphate, cyclic adenosine monophosphate, cyclic AMP.
Cy·clo·phosph·amid *nt pharm.* cyclophosphamide.
Cy·clo·pro·pan *nt* cyclopropane, trimethylene.
Cy·lin·dro·ma *nt patho.* cylindroma, cylindroadenoma, turban tumor.
Cyst·ade·no·car·ci·no·ma *nt patho.* cystadenocarcinoma.
Cyst·ade·no·lym·pho·ma papilliferum *nt patho.* Whartin's tumor, papillary cystadenoma lymphomatosum, papillary adenocystoma lymphomatosum, adenolymphoma.
Cyst·ade·nom *nt* → Cystadenoma.
Cyst·ade·no·ma *nt patho.* adenocystoma, adenocyst, cystadenoma, cystoadenoma, cystoma, cystic adenoma.
  Cystadenoma lymphomatosum Whartin's tumor, papillary cystadenoma lymphomatosum, papillary adenocystoma lymphomatosum, adenolymphoma.
Cy·ste·in *nt* cysteine, thioaminopropionic acid, 2-amino-3-mercaptopropionic acid.
Cy·sti·cer·co·se *f epidem.* cysticercus disease, cysticercosis.
Cy·sti·cer·cus *m micro.* bladder worm, cysticercus, Cysticercus.
Cy·sti·cus *m* cystic duct, (excretory) duct of gallbladder.
Cy·stin *nt* cystine, dicysteine.
Cy·sti·no·se *f patho.* cystinosis, Lignac-Fanconi disease, Lignac's disease, Lignac-Fanconi syndrome, Lignac's syndrome, cystine disease, cystine storage disease.
Cy·stin·urie *f patho.* cystinuria.
Cy·sti·tis *f* inflammation of the (urinary) bladder, bladder inflammation, cystitis, urocystitis.
  Cystitis catarrhalis catarrhal cystitis, desquamative catarrhal cystitis.
Cy·sto·ce·le *f* cystocele, hernia of bladder, cystic hernia, vesical hernia, vesicocele.
Cy·sto·my·xo·ma *nt patho.* cystomyxoma.
Cyt·ara·bin *nt* cytosine arabinoside, cytarabine, arabinosylcytosine, arabinocytidine.
Cy·ti·din *nt* cytidine, cytosine ribonucleoside.
Cyt(o)- *pref.* cellular, cyt(o)-, kyt(o)-.
Cy·to·bio·lo·gie *f* cytobiology, cell biology.
Cy·to·blast *m* cytoblast.
Cy·to·chrom *nt* cytochrome.
Cy·to·ge·ne·tik *f* cytogenetics.
Cy·to·ki·ne·se *f* cytokinesis, cytocinesis.
Cy·to·ki·nin *nt* cytokinin.
Cy·to·lo·gie *f* cytology.
Cy·to·me·ga·lie·vi·rus *nt micro.* cytomegalic inclusion disease virus, cytomegalovirus, salivary gland virus, visceral disease virus, human herpesvirus 5.
Cy·to·plas·ma *nt* cytoplasm.
Cy·to·sin *nt* cytosine.
Cytosin-Arabinosid *nt pharm.* arabinosylcytosine, cytosine arabinoside, cytarabine, arabinocytidine.
C-Zellen *pl* 1. (*Pankreas*) C cells. 2. (*Schilddrüse*) parafollicular cells, C cells, light cells, ultimobranchial cells.
Czermak-Räume *pl histol.* Czermak's lines/spaces, globular spaces of Czermak, interglobular spaces of Owen.
C_3-Zucker *m* triose.
C_4-Zucker *m* tetrose.
C_5-Zucker *m* pentose.

D

Dach *nt anat.* roof, vault, tectum, tegmen, fornix.
  Dach der Paukenhöhle tegmental wall of tympanic cavity, roof of tympanum.
DaCosta-Syndrom *nt card., clin.* DaCosta's syndrome, neurocirculatory asthenia, phrenocardia, cardiophrenia, disordered action of the heart, functional cardiovascular disease, irritable heart, soldier's heart, effort syndrome.
Da·kry·ago·gum *nt, pl* **Da·kry·ago·ga** *pharm.* dacryagogue.
Dakry(o)- *pref.* lacrimal, tear, dacry(o)-.
Da·kryo·ade·ni·tis *f ophthal.* inflammation of a lacrimal gland, dacryoadenitis, dacryadenitis.
Da·kryo·blen·nor·rhoe *f ophthal.* dacryoblennorrhea; dacryocystoblennorrhea.
Da·kryo·cy·sti·tis *f ophthal.* inflammation of the lacrimal sac, dacryocystitis, dacrycystitis.
Da·kryo·lith *m ophthal.* dacryolith, tear stone, lacrimal calculus, ophthalmolith.
Da·kryo·ops *m ophthal.* dacryoma, dacryops.
Da·kryo·zy·sti·tis *f ophthal.* inflammation of the lacrimal sac, dacryocystitis, dacrycystitis.
Da·kryo·zy·sto·blen·nor·rhoe *f ophthal.* dacryocystoblennorrhea; dacryoblennorrhea.
Da·kryo·zy·sto·ste·no·se *f ophthal.* dacryocystostenosis.
Da·kryo·zy·sto·ze·le *f ophthal.* dacryocystocele, dacryocele.
Daktyl(o)- *pref.* finger, toe, dactyl(o)-.
Dalbo-Geschiebe *nt* Dalbo attachment, Dalla Bona attachment, Dalbo stud attachment, Dalbo stud unit.
Dalbo-Geschiebe-Gelenk *nt* → Dalbo-Geschiebe.
Dalbo-Scharnier-Resilienzgelenk *nt* Dalbo extracoronal projection attachment, Dalbo extracoronal unit.
Damascus-Trennscheibe *f* Damascus disk, Jo Dandy disk.
Da·men·bin·de *f hyg.* napkin, sanitary napkin/pad, menstrual towel.
Damm *m, pl* **Däm·me** *anat.* perineum, perineal region.
däm·men *vt (Schall, Wärme)* insulate.
Däm·mer·licht *nt* dim light, twilight.
Däm·me·rungs·se·hen *nt physiol.* scotopic vision, night vision, twilight vision, rod vision, scotopia.
Dampf *m, pl* **Dämp·fe** steam; *(Nebel)* vapor, mist; *pharm.* vapor; *chem., techn.* fume(s), smoke.
Dampf·druck *m phys.* vapor tension, vapor pressure.
damp·fen *vi* steam; fume, smoke.
dämp·fen *vt* **1.** *(Geräusch)* damp, dampen, mute, deaden, mute; *(Schall)* deafen; *(Stoß)* cushion, absorb, soften; *phys. (Schwingung)* damp, attenuate; *(Licht)* dim, soften, subdue; *(Stimme)* lower; *(Schmerz)* soothe, assuage; *(Fieber)* reduce; *(Farbe)* mute. **2.** *fig. (Gefühl)* restrain, check; *(Wut)* calm.
Dämp·fer *m (a. fig.)* damper; *techn.* cushion, damper.
Dampf·hit·ze *f* steam heat.
damp·fig *adj* vaporous, vaporific, vapory, steamy.
Dampf·ste·ri·li·sa·ti·on *f hyg.* moist heat sterilization.
Dämp·fung *f* damping; *(Funktion)* depression; *phys. (Schwingung)* attenuation; *(Stoß)* absorption; *(Schmerz)* soothing, assuagement; *(Fieber)* reduction; *fig. (Gefühl)* restraint.
Dana-Syndrom *nt patho., neuro.* Lichtheim's syndrome, Lichtheim's disease, Putnam's disease, Putnam's type, Putnam-Dana syndrome, combined sclerosis, combined system disease, vitamin B_{12}-neuropathy, posterolateral sclerosis, funicular myelitis, funicular myelosis, subacute combined degeneration of the spinal cord.
Danbolt-Syndrom *nt ped., patho.* Danbolt-Closs syndrome.
Danbolt-Closs-Syndrom *nt ped., patho.* Danbolt-Closs syndrome.
Dandy-Fieber *nt epidem.* dengue, dengue fever, solar fever, stiffneck fever, Aden fever, bouquet fever, breakbone fever, dandy fever, date fever, polka fever.
Darby-Perry-Exkavator *m* Darby-Perry excavator.
d'Arcet-Metall *nt* d'Arcet's metal.

Darier-Grönblad-Strandberg-Syndrom *nt derm.* Grönblad-Strandberg syndrome, pseudoxanthoma elasticum.
Darm *m, pl* **Där·me** *anat.* gut(s *pl*), bowel(s *pl*), intestine(s *pl*), intestinum, enteron. **den Darm entleeren** defecate, empty the bowels.
Darm·bak·te·ri·en *pl micro.* enterics, enteric bacteria, intestinal bacteria.
Darm·bein *nt anat.* iliac bone, flank bone, ilium.
Darm·ge·räu·sche *pl* bowel sounds.
Darm·ka·nal *m anat.* intestinal canal, gut.
Darm·ver·schluß *m patho.* bowel obstruction, intestinal obstruction, enterocleisis, ileus.
dar·stel·len I *vt* **1.** show, represent, depict; *(beschreiben)* describe. **2.** *chir.* expose; *anat.* dissect, prepare; *radiol.* visualize (by, with); *chem.* prepare, produce. **II** *vr* **sich darstellen als** present itself as, appear to be. **bildlich darstellen** figure; *fig.* picture. **graphisch darstellen** chart, represent graphically. **schematisch darstellen** represent schematically.
Dar·stel·lung *vt* **1.** representation, depiction; *(Beschreibung)* description, account. **2.** *chir.* exposure; *anat.* dissection, preparation; *radiol.* visualization (by, with); *chem.* preparation, production.
  graphische Darstellung diagram, graph, graphic representation, chart, plot.
  schematische Darstellung schematic, schema, scheme.
  systematische Darstellung systematics.
Dar·wi·nis·mus *m bio.* Darwinism, darwinian theory.
Da·ten *pl* data, facts; *(Personalien)* particulars.
Da·ten·pool *m* pool.
Da·ten·ver·ar·bei·tung, elektronische *f* electronic data processing.
Da·tum *nt, pl* **Da·ten** date. **ohne Datum** undated.
Dauer- *pref.* chronic, chronical, endurance, long-term, permanent.
Dau·er *f (Fortdauern, Andauern)* duration; *(Zeitspanne)* period, period of time, term; *(Zeitdauer)* length (of time). **auf Dauer** permanently. **auf die Dauer** in the long term/run. **von Dauer** durable, long, lasting. **von einiger Dauer** of some length. **von kurzer Dauer** brief, short-lived, of short duration. **von langer Dauer** of long duration, long-standing, last a long time. **für unbestimmte Dauer** for an indefinite period (of time).
Dau·er·aus·schei·der *m micro., epidem.* chronic carrier, permanent carrier.
Dau·er·drain *m chir.* long-term drain.
Dau·er·fül·lung *f* permanent filling.
Dau·er·ge·biß *nt* permanent dentition, succedaneous dentition, succedaneous teeth *pl*, second teeth *pl*, permanent teeth *pl*, secondary dentition, dentes permanentes.
dau·er·haft *adj (Zustand, Beziehung)* permanent, stable, stabile, durable, long-lasting; *(Lebensmittel)* non-perishable; *(Material)* durable, hard-wearing, robust.
Dau·er·haf·tig·keit *f* permanence, stableness, stability, durability, lastingness; *(Lebensmittel, Material)* durability.
Dau·er·ka·the·ter *m* indwelling catheter.
dau·ern *vi* **1.** *(andauern)* run, last, go on. **2.** *(Zeit benötigen)* take. **lange dauern** take a long time.
Dau·er·pro·the·se *f* permanent prosthesis, definitive prosthesis.
Dau·er·prü·fung *f* fatigue test, endurance test.
Dau·er·schmerz *m* persistent pain.
Dau·er·trä·ger *m micro., epidem.* chronic carrier.
Dau·er·tropf *m clin.* drip, continuous drip, continuous instillation.
Dau·er·tropf·in·fu·si·on *f* → Dauertropf.
Dau·er·ver·ord·nung *f* long-term prescription.
dau·er·warm *adj bio.* homeothermic, hemathermal, hemathermous, hematothermal, homeothermal, homoiothermal, homothermal, homothermic.
Dau·er·zu·stand *m* permanent condition.
Dau·men *m* thumb, first finger, pollex. **am Daumen lutschen** suck one's thumb.

Daumenballen

Dau·men·bal·len *m anat.* thenar, ball of thumb, thenar eminence, thenar prominence.
Dau·men·kap·pe *f* thumbstall.
Dau·men·schüt·zer *m* thumbstall.
Däum·ling *m* thumbstall.
Davis-Krone *f* Davis crown, post crown.
Davis-Crow-Mundsperrer *m* Davis-Crowe mouth gag.
De·al·ler·gi·sie·rung *f* deallergization, desensitization.
De·ar·te·ria·li·sa·ti·on *f* dearterialization.
De Beurmann-Gougerot-Krankheit *f derm.* sporotrichosis, Schenck's disease.
De·bi·li·tät *f* moderate mental retardation, debility.
   leichte Debilität mild mental retardation.
Debré-de Toni-Fanconi-Syndrom *nt patho.* de Toni-Fanconi syndrome, Fanconi's syndrome.
Debré-Sémélaigne-Syndrom *nt patho.* Kocher-Debré-Sémélaigne syndrome, Debré-Sémélaigne syndrome.
Dé·bri·de·ment *nt chir.* débridement, wound toilet, wound debridement, surgical débridement, surgical toilet.
   enzymatisches Debridement enzymatic débridement.
Deca- *pref.* deca-, deka-.
Dé·canule·ment *nt* French decannulation.
De·carb·oxy·la·se *f* decarboxylase.
De·ce·re·bra·ti·on *f physiol.* decerebration.
de·ci·du·al *adj* pertaining to the decidual membrane, decidual.
Decke [k•k] *f* **1.** cover; *anat.* tegmen, tegmentum, coat, layer; (*Schicht*) coat, layer, cover; (*Oberfläche*) surface; (*Umhüllung*) envelope; (*Staub etc.*) blanket. **2.** (*aus Wolle*) blanket; (*fürs Bett*) cover, bed cover; (*Steppdecke*) quilt; (*Tagesdecke*) bedspread. **3.** (*Zimmerdecke*) ceiling.
Deckel [k•k] *m* **1.** lid, cover, cap; (*Flasche*) top; (*Buch*) cover; (*Schraubdeckel*) screw top. **2.** *bio.* operculum.
decken [k•k] **I** *vt* **1.** cover; (*schützen*) protect, shield, screen. **2.** (*Bedarf*) cover, meet, satisfy (the demand); (*Defizit*) cover, make up. **II** *vr* **sich decken 3.** (*s. schützen*) cover o.s., protect o.s., shield o.s., screen o.s. **4.** *fig.* (*übereinstimmen mit*) correspond (*mit* to), coincide (*mit* with).
Deck·epi·thel *nt histol.* covering epithelium.
Deck·ge·we·be *nt histol.* epithelial tissue, epithelium.
Deck·glas *nt* (*Mikroskop*) coverglass, coverslip, object plate, object slide.
Deck·kno·chen *m histol.* membrane bone.
Deck·pro·the·se *f* telescopic denture, overlay denture, onlay denture, overdenture, overlay, overlay prosthesis, overlay restoration, telescopic prosthesis.
Deck·schicht *f* (*a. histol.*) coating, lining.
deckungs·gleich [k•k] *adj phys., stat.* congruent, congruous, identical (*mit* with).
Deckungs·gleich·heit [k•k] *f phys., stat.* congruity, congruence, congruency (*mit* with).
Deck·zel·le *f histol.* **1.** encasing cell, covering cell, cover cell. **2.** (*Glomerulum*) podocyte. **3.** (*Lunge*) type I alveolar cell, small alveolar cell, squamous alveolar cell, membranous pneumocyte, membranous pneumonocyte, type I cell, lining cell (of alveoli).
De·coc·tio *f* → Decoctum.
De·coc·tum *nt pharm.* decoction, decoctum.
De·cre·men·tum *nt patho.* decrement.
De·cu·bi·tus *m patho.* decubital gangrene, decubitus, decubital ulcer, decubitus ulcer, pressure sore, hospital gangrene, pressure gangrene.
De·fä·ka·ti·on *f* bowel movement, bowel evacuation, defecation, dejection, diachoresis, laxation, cacation, purgation, purge, passage, movement, motion.
de·fä·kie·ren *vi* defecate, have a bowel movement.
de·fä·zie·ren *vi* → defäkieren.
De·fekt *m* fault, defect, damage, error; (*physisch, psychisch*) defect, deficiency; *biochem.* error; *techn.* failure, trouble.
   fibröser metaphysärer Defekt *patho.* fibroxanthoma of bone, fibrous cortical defect, nonosteogenic fibroma, benign fibrous histiocytoma of bone, metaphyseal fibrous cortical defect.
   keilförmiger Defekt wedge-shaped erosion, notch-shaped erosion, V-shaped erosion.
   kraterförmiger Defekt crater-shaped erosion.
   tellerförmiger Defekt dish-shaped erosion, saucer-shaped erosion.
de·fekt *adj* faulty, damaged, defective; (*physisch, psychisch*) defective, damaged.
De·fekt·im·mu·no·pa·thie *f immun.* immunodeficiency, immune deficiency, immunodeficiency disease, immunodeficiency disorder, immunodeficiency syndrome, immunological deficiency, immunological deficiency syndrome, immunity deficiency.

De·fer·ves·zenz *f patho.* defervescence.
   lytische Deferveszenz lysis.
De·fi·bril·la·ti·on *f card.* defibrillation.
De·fi·bril·la·tor *m card.* defibrillator, cardioverter.
De·fi·bri·na·ti·on *nt hema., lab.* defibrination.
De·fi·bri·nie·ren *nt hema., lab.* defibrination.
DEF-Index *m* DEF caries index, DEF rate.
de·fi·nie·ren *vt* define.
De·fi·ni·ti·on *f* definition.
de·fi·ni·tiv *adj* (*unmißverständlich*) definite, definitive; positive; (*unwiderruflich*) final; *bio.* definitive.
De·fi·zit *nt* (*a. patho.*) deficiency, deficit, shortage, shortfall (*an* of).
DEF-Zahl *f* DEF caries index, DEF rate.
De·ge·ne·ra·tio *f* → Degeneration.
   Degeneratio adiposa adipose degeneration, pimelosis, fatty change, fatty degeneration, fatty metamorphosis.
De·ge·ne·ra·ti·on *f patho., neuro.* degeneration, degeneracy, degenerateness, deterioration, retrogression.
   albuminoide Degeneration albuminoid degeneration, albuminoid-granular degeneration, albuminous degeneration, albuminous swelling, granular degeneration, isosmotic swelling, cloudy swelling, floccular degeneration, parenchymatous degeneration.
   albuminoid-körnige Degeneration → albuminoide Degeneration.
   albuminöse Degeneration → albuminoide Degeneration.
   amyloide Degeneration amyloidosis, amylosis, amyloid degeneration, amyloid thesaurismosis, waxy degeneration, lardaceous degeneration, Abercrombie's syndrome, Abercrombie's degeneration, Virchow's disease, Virchow's degeneration, hyaloid degeneration, bacony degeneration, cellulose degeneration, chitinous degeneration.
   amyloide Degeneration elastischer Fasern elastoid degeneration.
   ballonierende Degeneration ballooning colliquation, ballooning degeneration.
   fettige Degeneration adipose degeneration, pimelosis, fatty change, fatty degeneration, fatty metamorphosis.
   fettige Degeneration der Leber fatty metamorphosis of liver, fatty degeneration of liver.
   fibröse Degeneration fibrous degeneration.
   gallertige Degeneration gelatiniform degeneration.
   hyaline Degeneration hyalinosis, hyaline degeneration, glassy degeneration.
   kalkige Degeneration diffuse pulp calcification, diffuse calcification of pulp, calcific degeneration, pulp calcification, calcification of pulp, calcification of pulp chamber.
   lipoide Degeneration lipoidal degeneration.
   mukoide Degeneration mucoid degeneration.
   myxomatöse Degeneration myxomatosis, myxomatous degeneration.
   orthograde Degeneration secondary degeneration, orthograde degeneration, Türck's degeneration, wallerian degeneration.
   sekundäre Degeneration → orthograde Degeneration.
   vakuoläre Degeneration vacuolar degeneration.
   verkäsende Degeneration caseous degeneration, cheesy degeneration, tyromatosis.
de·ge·ne·ra·tiv *adj* degenerative.
De·ge·ne·rier·en *nt* degeneracy, degenerateness.
de·ge·ne·rie·ren *vi* degenerate, retrograde; degrade.
de·ge·ne·rie·rend *adj* degenerative.
de·ge·ne·riert *adj* degenerate, degenerated.
De·ge·ne·riert·heit *f* degeneracy, degenerateness.
De·glu·ti·ti·on *f* deglutition.
De·glu·ti·tions·apnoe *f patho.* deglutition apnea.
De·gra·nu·la·ti·on *f histol.* degranulation.
De·gra·nu·lie·rung *f* → Degranulation.
De·his·zenz *f* (*Wunde*) dehiscence, wound dehiscence.
dehn·bar *adj* **1.** elastic, expandable, expansible, stretchable, stretchy, flexible. **2.** *phys.* dilatable, expansive, expansible, malleable, tensible, tensile; (*Metall*) ductile. **3.** *fig.* (*Begriff*) flexible.
Dehn·bar·keit *f* **1.** elasticity, expandability, expansibility, extensibility, stretchability, flexibility. **2.** *phys.* dilatability; expansive, malleability, tensibility, tensility; *physiol., phys.* compliance; (*Metall*) ductility. **3.** *fig.* (*Begriff*) flexibility.
Deh·nen *nt* → Dehnung.
deh·nen I *vt* **1.** stretch, dilate; (*verlängern*) extend, lengthen, elongate; (*verbreitern*) widen; (*überdehnen*) distend; (*ausdehnen*) expand, extend. **2.** (*Glieder*) stretch, outstretch; (*Bänder*) sprain. **II** *vr* **sich dehnen 3.** stretch; (*verlängern*) extend, lengthen; (*verbreitern*) widen; (*überdehnen*) distend; (*ausdehnen*) expand, extend; expand; (*nachgeben*) give. **4.** (*Glieder*) stretch, have a stretch.

Dehn·fe·stig·keit *f phys.* tensile strength.
Dehn·plat·te von Schwarz *f* Schwarz appliance.
Dehn·schrau·ben·ap·pa·rat *m* jackscrew appliance.
Dehn·son·de *f chir.* bougie.
Deh·nung *f* **1.** stretching, dilating; stretch, dilation; (*Verlängerung*) extension, lengthening, elongation; (*Verbreiterung*) widening; (*Überdehnung*) distension, distention; (*Ausdehnung*) expansion, extension. **2.** (*Glieder*) stretching, outstretching; (*Bänder*) sprain.
    elastische Dehnung elastic deformation.
    plastische Dehnung plastic deformation, permanent deformation, inelastic deformation.
    übermäßige Dehnung superdistention, superextension.
De·hy·dra·ta·se *f* dehydratase, anhydrase, hydro-lyase.
De·hy·dra·ta·ti·on *f patho.* dehydration, hypohydration, anhydration.
    isotone Dehydratation isotonic dehydration.
De·hy·dra·ti·on *f* → Dehydratation.
de·hy·drie·ren I *vt* **1.** dehydrate. **2.** *chem.* anhydrate, dehydrogenate, dehydrogenize. **II** *vi* dehydrate.
De·hy·dro·epi·an·dro·ste·ron *nt* dehydroepiandrosterone, dehydroisoandrosterone, androstenolone.
De·hy·dro·ge·na·se *f* dehydrogenase.
De·hy·dro·iso·an·dro·ste·ron *nt* → Dehydroepiandrosteron.
Déjérine-Roussy-Syndrom *nt neuro.* Déjérine-Roussy syndrome, Roussy-Déjérine syndrome, thalamic hyperesthetic anesthesia, thalamic syndrome.
De·kal·zi·fi·ka·ti·on *f patho.* decalcification.
de·kal·zi·fi·zie·ren *vt* decalcify.
De·kal·zi·fi·zie·rung *f patho.* decalcification.
De·kan·ta·ti·on *f* decantation.
De·ka·nü·lie·rung *f* decannulation.
De·karb·oxy·la·se *f* decarboxylase.
De·kokt *nt pharm.* decoction, decoctum.
de·ko·lo·rie·ren *vt* decolorize, decolor, discolor.
De·kom·pen·sa·ti·on *f patho.* decompensation.
    kardiale Dekompensation decompensation, cardiac decompensation.
de·kom·pen·sie·ren *vi patho.* decompensate.
de·kom·pen·siert *adj patho.* decompensated.
De·kom·pres·sion *f (a. techn.)* decompression.
De·kom·pres·si·ons·kam·mer *f* decompression chamber, hyperbaric chamber.
de·kom·pri·mie·ren *vt techn.* decompress.
De·kon·ge·sti·ons·mit·tel *nt pharm.* decongestant.
De·kon·ta·mi·na·ti·on *f* decontamination.
de·kon·ta·mi·nie·ren *vt* decontaminate.
De·kon·ta·mi·nie·rung *f* decontamination.
De·kre·ment *nt phys.* decrement.
De·kru·des·zenz *f (Symptom)* decrudescence.
De·ku·ba·ti·on *f epidem.* decubation.
De·ku·ba·ti·ons·pe·ri·ode *f epidem.* decubation.
de·ku·bi·tal *adj* decubital.
De·ku·bi·tal·ge·schwür *nt* → Dekubitalulkus.
De·ku·bi·tal·ul·kus *nt* denture ulcer, sore spots *pl*.
De·ku·bi·tus *m patho.* decubital gangrene, decubital ulcer, decubitus ulcer, decubitus, bedsore, pressure sore, hospital gangrene, pressure gangrene.
de·le·tär *adj patho.* deleterious, harmful, hurtful, injurious, noxious.
De·le·ti·on *f genet.* deletion.
4-Deletions-Syndrom *nt embryo.* Wolf-Hirschhorn syndrome.
De·lir *nt* → Delirium.
de·li·rant *adj* delirious.
De·li·ri·um *nt, pl* **De·li·ri·en** delirium, acute brain syndrome, acute neuropsychologic disorder, acute confusional state.
    Delirium alcoholicum → Delirium tremens.
    Delirium tremens alcoholic delirium, delirium alcoholicum, delirium tremens, potomania, tromomania.
    posttraumatisches Delirium traumatic delirium, post-traumatic delirium.
de·li·rös *adj* delirious.
Dell·war·ze *f epidem.* molluscum contagiosum, molluscum.
de·lo·morph *adj histol.* delomorphous, delomorphic.
Del·ta *nt* delta.
    Delta apicale → apikales Delta.
    apikales Delta apical delta.
Del·ta·agens *nt micro.* hepatitis delta virus, delta virus/agent.
Del·ta·an·ti·gen *nt immun.* hepatitis delta antigen, delta antigen.
del·ta·för·mig *adj* deltoid, deltoidal; triangular.
Del·ta·he·pa·ti·tis *f epidem., patho.* delta hepatitis, hepatitis D.
Del·ta·mus·kel *m* → Deltoideus.

Delta-Zelle *f* **1.** (*Pankreas*) delta cell, D cell. **2.** (*HVL*) gonadotroph cell, gonadotrope, gonadotroph, delta cell, D cell.
Del·to·ide·us *m* deltoideus (muscle), deltoid muscle, deltoid.
Deltoideus-Pektoralis-Lappen *m* deltopectoral flap.
Del·to·pek·to·ral·lap·pen *m* deltopectoral flap.
De·mar·ka·ti·on *f patho.* demarcation, demarkation; sequestration.
De·mar·ka·ti·ons·li·nie *f (a. patho.)* line of demarcation.
de·mar·kie·ren *vt* demarcate (*gegen, von* from).
de·ment *adj* demented.
De·menz *f, pl* **De·men·zen** dementia.
    Demenz vom Alzheimer-Typ Alzheimer's disease, Alzheimer's dementia, Alzheimer's sclerosis, presenile dementia.
    präsenile Demenz presenile dementia.
    senile Demenz senile dementia, presbyophrenia, presbyphrenia.
Demi- *pref.* half, demi-.
De·mi·ne·ra·li·sa·ti·on *f patho.* (*Knochen*) deossification, demineralization.
De·mo·dex *f micro.* Demodex.
    Demodex folliculorum follicular mite, mange mite, hair follicle mite, face mite, follicle mite, Demodex folliculorum.
De·mo·gra·phie *f* demography.
de·mon·stra·tiv *adj* (*Protest*) demonstrative, pointed; (*Beispiel*) descriptive, graphic.
De·mul·cens *nt pharm.* demulcent.
De·mye·li·ni·sa·ti·on *f patho.* demyelination, demyelinization.
De·mye·li·ni·sie·rung *f* → Demyelinisation.
Denar-Artikulator *m* Denar articulator.
Den·drit *m histol.* dendrite, dendron, dendritic axon, neurodendrite, neurodendron, dendritic process, cytodendrite.
den·dri·tisch *adj anat., histol.* dendriform, dendroid, dendritic, dendric, dendritical, arborescent, tree-shaped, branching.
De·ner·va·ti·ons·atro·phie *f neuro.* trophoneurotic atrophy.
De·ner·vie·ren *nt chir., neuro.* denervation; enervation.
de·ner·vie·ren *vt chir., neuro.* denervate; enervate.
De·ner·vie·rung *f* denervation.
Dengue *nt epidem.* dengue, dengue fever, solar fever, stiff-neck fever, Aden fever, bouquet fever, breakbone fever, dandy fever, date fever, polka fever.
Dengue-Fieber *nt* → Dengue.
Dengue-Schocksyndrom *nt epidem.* dengue shock syndrome.
Denhardt-Mundsperrer *m* Denhardt's mouth gag.
Denholz-Apparat *m* Denholz appliance.
Den·ken *nt* thinking, intellection, thought, consciousness.
Denk·mo·dell *nt* theoretical model, model, blueprint.
Denk·pro·zeß *m* mental process, thought process.
Denk·rich·tung *f* line of thought, line of reasoning.
Denk·ver·mö·gen *nt* intellect, brain power, thinking power, faculty of thought.
Denk·wei·se *f* line of thought, line of reasoning.
Dens *m, pl* **Den·tes 1.** *anat., dent.* tooth, dens. **2.** *anat.* dens axis, dens, odontoid apophysis, odontoid bone, dentoid process of axis, odontoid process of axis.
    Dens angularis → Dens caninus.
    Dens bicuspidatus → Dens praemolaris.
    Dens caninus canine, canine tooth, cuspid, cuspid tooth, cynodont, dens angularis, dens caninus, dens cuspidatus.
    Dens coniformis conical tooth.
    Dens cuspidatus → Dens caninus.
    Dens emboliformis peg tooth, peg-shaped tooth, conical tooth.
    Dens evaginatus dens evaginatus.
    Dens incisivus incisor, incisor tooth, cutting tooth, incisive tooth, foretooth, dens incisivus, dens acutus.
    Dens incisivus major dens incisivus major.
    Dens incisivus minor dens incisivus minor.
    Dens in dente tooth within a tooth, dens in dente, dilated odontoma, gestant odontoma.
    Dens invaginatus dens invaginatus.
    Dens molaris molar tooth, molar, multicuspid tooth, cheek tooth, dens molaris.
    Dens molaris deciduus deciduous molar, deciduous molar tooth.
    Dens multicuspidatus multicuspid tooth.
    Dens praemolaris premolar, premolar tooth, bicuspid tooth, bicuspid, dens premolaris, dens bicuspidus.
    Dens sapiens wisdom tooth, third molar, third molar tooth, dens serotinus, dens sapiens.
    Dens serotinus → Dens sapiens.
Den·si·me·ter *nt lab.* densimeter, densitometer.
Den·si·me·trie *f lab.* densimetric analysis, densitometry.
Den·si·to·me·ter *nt* → Densimeter.
Den·si·to·me·trie *f* → Densimetrie.

Den·so·graph *m lab., phys.* densitometer.
Dent·ag·ra *f* → Dentalgia.
Dental- *pref.* dental, odontic, dent(o)-, denti-, odont(o)-.
Den·tal *m* → Dentallaut.
den·tal *adj* pertaining to a tooth or the teeth, dental, odontic.
Den·tal·amal·gam *nt* dental amalgam.
Den·tal·fluo·ro·se *f* dental fluorosis.
   chronisch endemische Dentalfluorose chronic endemic dental fluorosis.
Dent·al·gia *f* pain in a tooth, dentalgia, dentagra, toothache.
Dent·al·gie *f* → Dentalgia.
Den·tal·gold·le·gie·rung *f* dental gold alloy.
Den·tal·in·dex *m* dental index, Flower's dental index, Flower's index.
Den·tal·laut *m* dental.
Den·tal·le·gie·run·gen *pl* dental alloys.
Den·tal·por·zel·lan *nt* dental porcelain.
Den·tal·wachs *nt* dental wax.
Den·tal·werk·stoff *m* dental material.
Den·ta·tum *nt anat.* dentatum, dentate nucleus.
Dentatus-Artikulator *m* Dentatus articulator.
Den·tes *pl* → Dens.
   Dentes angulares → Dentes cuspidati.
   Dentes bicuspidales bicuspid teeth, dentes bicuspidi, dentes premolares.
   Dentes bicuspidati → Dentes bicuspidales.
   Dentes buccales buccal teeth, cheek teeth, posterior teeth.
   Dentes canini canine teeth, cuspid teeth, cuspidate tooth.
   Dentes cuspidati dentes angulares, dentes incisivi, dentes cuspidati.
   Dentes decidui milk teeth, first teeth, primary teeth, baby teeth, temporary teeth, deciduous dentition, deciduous teeth, first dentition, primary dentition, temporary dentition, dentes lactales, dentes decidui.
   Dentes geminati twin teeth, geminate teeth, gemination, twin formation, twinning.
   Dentes incisivi incisor teeth, dentes acuti, dentes angulares, dentes incisivi, dentes cuspidati.
   Dentes lactales → Dentes decidui.
   Dentes molares molar teeth, dentes molares.
   Dentes molares decidui deciduous molar teeth, deciduous molars.
   Dentes molares permanentes accessional teeth.
   Dentes natales natal teeth, prediciduous teeth, prediciduous dentition, milk teeth.
   Dentes neonatales neonatal teeth, neonatal dentition, milk teeth.
   Dentes permanentes permanent teeth, permanent dentition, secondary dentition, dentes permanentes.
   Dentes praemolares premolar teeth, dentes bicuspidi, dentes premolares.
   Dentes sapientiae wisdom teeth, dentes sapientiae.
   Dentes supernumerari supernumerary teeth.
Den·ti·cu·lus *m* denticle.
Den·ti·fri·ci·um *nt* dentifrice.
Den·ti·kel *m* denticle, true denticle, focal calcific regression of pulp, pulp nodule, pulp denticle, pulp stone, pulp calculus, pulp calcification, endolith.
   adhärenter Dentikel adherent denticle, attached denticle.
   echter Dentikel true denticle.
   falscher Dentikel false denticle.
   freier Dentikel free denticle.
   interstitieller Dentikel interstitial denticle, embedded denticle.
   unechter Dentikel → falscher Dentikel.
   verwachsener Dentikel → adhärenter Dentikel.
   wahrer Dentikel → echter Dentikel.
Den·ti·me·ter *nt* dentimeter.
Den·tin *nt* dentin, proper substance of tooth, intertubular substance of tooth, ivory, ivory membrane, ivory substance, membrana eboris of Kölliker, dentinum, ebur dentis, substantia dentalis propria, substantia eburnea, substantia fundamentalis dentis.
   apikales Dentin apical dentin.
   funktionelles Dentin functional dentin, secondary regular dentin.
   globuläres Dentin globular dentin.
   hereditär opaleszentes Dentin Capdepont's syndrome, Capdepont-Hodge syndrome, Stainton syndrome, Stainton-Capdepont syndrome, hereditary opalescent teeth, Fargin-Fayelle syndrome, hereditary dark teeth, odontogenesis imperfecta, dentinogenesis hypoplastica hereditaria, dentinogenesis imperfecta.
   infiziertes Dentin infected dentin.
   interglobuläres Dentin interglobular dentin.
   intermediäres Dentin intermediate dentin.
   intertubuläres Dentin intertubular dentin.
   irreguläres Dentin tertiary dentin, reparative dentin, irregular dentin, adventitious dentin, secondary irregular dentin.
   kariöses Dentin carious dentin.
   opaleszentes Dentin opalescent dentin.
   opaleszierendes Dentin → opaleszentes Dentin.
   peritubuläres Dentin peritubular dentin.
   postnatal-gebildetes Dentin postnatal dentin.
   pränatal-gebildetes Dentin prenatal dentin.
   reifes Dentin mature dentin.
   residuales kariöses Dentin residual carious dentin.
   schwarzes Dentin black dentin.
   sensibles Dentin hypersensitive dentin, sensitive dentin.
   sklerotisches Dentin transparent dentin, calcified dentin, sclerotic dentin, dentinal sclerosis.
   transparentes Dentin → sklerotisches Dentin.
   überempfindliches Dentin hypersensitive dentin, sensitive dentin.
   während der Entwicklung gebildetes Dentin developmental dentin.
   zirkumpulpales Dentin circumpulpar dentin, circumpulpar dentin.
den·tin·ähn·lich *adj* resembling dentin, dentinoid.
Den·tin·al·gie *f* dentinalgia.
Den·tin·bil·dung *f* dentinogenesis, dentification, dentinification.
Den·tin·brücke [k·k] *f* dentin bridge.
Den·tin·dys·pla·sie *f* dentin dysplasia, dentinal dysplasia.
   koronale Dentindysplasie coronal dentinal dysplasia.
Den·tin·fa·sern *pl* dentinal fibers, dentinal fibrils, Tomes' fibrils, Tomes' fibers.
Den·tin·fi·bril·len *pl* → Dentinfasern.
Den·tin·flüs·sig·keit *f* dentinal fluid.
den·tin·för·mig *adj* resembling dentin, dentinoid.
Den·tin·hy·per·sen·si·bi·li·tät *f* dentin hypersensitivity.
Den·tin·in·ner·va·ti·on *f* dentin innervation.
Den·tin·ka·näl·chen *pl* dentinal tubules.
Den·tin·ka·ri·es *f* dentinal caries.
Den·tin·knor·pel *m* dentinal cartilage.
Den·tin·kol·la·gen *nt* dentin collagen.
Den·tin·körn·chen *nt* → Dentikel.
Den·tin·kri·stall *m* dentin crystal.
Den·tin·kü·gel·chen *pl* dentin globules.
Den·tin·li·quor *m* dentinal fluid.
Den·tin·lym·phe *f* dentinal lymph.
Den·tin·ma·trix *f* dentin matrix, dentinal matrix.
Den·ti·no·blast *m* odontoblast, dentinoblastic cell, dentin-producing cell, dentin cell, dentinal cell, dentinoblast, fibrilloblast.
den·ti·no·bla·stisch *adj* dentinoblastic.
Den·ti·no·ge·ne·se *f* dentinogenesis, dentification, dentinification.
Den·ti·no·ge·ne·sis *f* → Dentinogenese.
   Dentinogenesis hypoplastica hereditaria Capdepont's syndrome, Capdepont-Hodge syndrome, Stainton syndrome, Stainton-Capdepont syndrome, hereditary opalescent teeth, Fargin-Fayelle syndrome, hereditary dark teeth, odontogenesis imperfecta, dentinogenesis hypoplastica hereditaria, dentinogenesis imperfecta.
   Dentinogenesis imperfecta → Dentinogenesis hypoplastica hereditaria.
   Dentinogenesis imperfecta hereditaria dentinal dysplasia, Capdepont's disease, hereditary opalescent dentin.
Den·ti·no·id *nt histol.* dentinoid.
den·ti·no·id *adj* resembling dentin, dentinoid.
Den·ti·nom *nt* dentinoma, dentinoblastoma, dentoma, dentinoid.
Dentin-Prädentin-Grenze *f* dentinoblastic-predentin junction.
Den·tin·schicht unter dem Manteldentin *f* submantle layer.
Dentin-Schmelzmembran *nt* dentinoenamel membrane.
Den·tin·schmerz *m* dentinalgia.
Den·tin·skle·ro·sie·rung *f* eburnation of dentin, transparent dentin, calcified dentin, sclerotic dentin, dentinal sclerosis.
Den·ti·num *nt* dentin, proper substance of tooth, intertubular substance of tooth, ivory, ivory membrane, ivory substance, membrana eboris of Kölliker, dentinum, ebur dentis, substantia dentalis propria, substantia eburnea, substantia fundamentalis dentis.
Den·tin·zahn·schmelz·gren·ze *f* amelodental junction, amelodentinal junction, dentinoenamel junction, dentoenamel junction, dentin-enamel junction, cementoenamel junction, cervical line.
Den·tin·zahn·ze·ment·gren·ze *f* → Dentinzementgrenze.
Den·tin·ze·ment·gren·ze *f* cementodentinal junction, dentinocemental junction, dentinocementum junction, dentin-cementum junction.
Den·ti·tio *f* → Dentition.
   Dentitio praecox → vorzeitige Dentition.
   Dentitio tarda → verspätete Dentition.

Dentitio tertia → tertiäre Dentition.
Den·ti·ti·on *f* tooth eruption, dentition.
  tertiäre Dentition third dentition, postpermanent dentition, postpermanent teeth.
  verspätete Dentition delayed eruption, delayed dentition, retarded dentition, dentitio tarda.
  verzögerte Dentition → verspätete Dentition.
  vorzeitige Dentition precocious dentition, premature dentention, premature teeth, premature eruption.
  zweite Dentition secondary dentition.
Den·ti·ti·ons·hä·ma·tom *nt* eruption hematoma.
Den·ti·ti·ons·zy·ste *f* eruption cyst.
den·to·al·veo·lär *adj* pertaining to the alveolus of a tooth, dentoalveolar, alveolodental.
den·to·gen *adj* dentogenic, odontogen, dental, odontogenic.
den·to·gin·gi·val *adj* dentogingival.
den·to·id *adj* dentoid, odontoid.
Den·to·idin *nt* dentoidin.
Den·to·lo·gie *f* 1. dentistry, odontology, oral medicine. 2. dentology.
den·to·trop *adj* dentotropic.
De·nu·da·ti·on *f patho.* denudation.
de·nu·kle·iert *adj* denucleated, anucleated.
De·odo·rant *nt* deodorant, deodorizer, antibromic.
de·odo·rie·ren *vt, vi* deodorize.
de·odo·rie·rend *adj* deodorant, antibromic.
de·odo·ri·sie·ren *vt, vi* deodorize.
de·odo·ri·sie·rend *adj* deodorant, antibromic.
De·pig·men·tie·rung *f derm.* depigmentation.
De·ple·ti·on *f patho.* depletion.
De·po·la·ri·sa·ti·on *f* → Depolarisierung.
De·po·la·ri·sie·rung *f phys., physiol.* depolarization.
De·po·ly·me·ra·se *f* depolymerase.
De·pot *nt physiol., pharm.* depot.
De·pot·fett *nt biochem.* depot fat, storage fat, depot lipid, storage lipid.
De·pres·si·on *f* 1. *psycho., psychia.* depression, dejection, melancholia, melancholy, down, *inf.* blues, broken heart. 2. *histol., anat.* depression, hollow, pit.
  endogene Depression *psychia.* endogenous depression, endogenomorphic depression, melancholia, melancholy.
de·pres·siv *adj psycho., psychia.* pertaining to depression, causing depression, depressive, dysthymic, melancholic.
De·pres·sor *m* 1. *anat.* depressor, depressor muscle. 2. *pharm., biochem., genet.* depressor.
  Depressor anguli oris depressor muscle of angle of mouth, triangular muscle, depressor anguli oris (muscle).
De·pres·sor·re·flex *m card., physiol.* aortic reflex, depressor reflex.
de·pri·mie·ren *vt (Person)* depress, deject, get down.
de·pri·miert *adj* depressed, dejected, downhearted, low-spirited, down, broken-hearted; *(Stimmung)* low.
De·pri·miert·heit *f* lowness, low-spiritedness.
De·pu·rans *nt, pl* **De·pu·ran·tia, De·pu·ran·zi·en** *pharm.* depurant.
De·pu·ran·ti·um *nt, pl* **De·pu·ran·tia** → Depurans.
De·qua·li·ni·um·chlo·rid *nt pharm.* dequalinium chloride.
derb *adj* 1. *fig. (Sprache, Benehmen etc.)* crude, coarse, brutal; *(Humor)* earthy, crude. 2. *(Kost)* coarse. 3. *patho.* scirrhous. 4. *(stark)* strong, robust, sturdy. 5. *(Material)* coarse, rough, coarse-grained. 6. *(strapazierfähig)* hard-wearing, tough.
Derb·heit *f* 1. *fig.* crudeness, coarseness, brutality; earthiness, crudeness. 2. *(Kost)* coarseness. 3. *patho.* scirrhosity. 4. *(Kraft)* strength, robustness, sturdiness. 5. *(Material)* coarseness, roughness. 6. *(Strapazierfähigkeit)* toughness.
Derf-Nadelhalter *m* Derf needle holder.
De·ri·van·ti·um *nt, pl* **De·ri·van·tia, De·ri·van·zi·en** *pharm.* derivative, derivant.
De·ri·vat *nt embryo., histol.* derivative, derivant; *chem.* derivative, derivant, relative.
Der·ma *nt* skin, derma, dermis, cutis.
Derm·ab·ra·si·on *f derm.* dermabrasion, planing.
der·mal *adj* dermal, dermatic, dermic, cutaneous.
Der·mat·al·gie *f* pain of the skin, dermatalgia, dermalgia, dermatodynia.
Der·ma·ti·tis *f derm.* inflammation of the skin, dermatitis, dermitis.
  Dermatitis actinica actinic dermatitis, actinocutitis.
  Dermatitis bullosa pratensis → Dermatitis pratensis.
  Dermatitis exfoliativa Wilson's disease, exfoliative dermatitis, erythroderma.
  Dermatitis exfoliativa neonatorum Ritter's disease, staphylococcal scalded skin syndrome.
  Dermatitis herpetiformis Duhring Duhring's disease, dermatitis herpetiformis.
  Dermatitis hidrotica heat spots.
  Dermatitis intertriginosa eczema intertrigo, intertrigo.
  Dermatitis medicamentosa drug eruption, drug rash, medicinal eruption.
  Dermatitis pemphigoides mucocutanea chronica ocular pemphigoid, benign mucosal pemphigoid, benign mucous membrane pemphigoid, cicatricial pemphigoid.
  Dermatitis perioralis perioral dermatitis.
  Dermatitis photoelectrica → Dermatitis solaris.
  Dermatitis pratensis grass dermatitis, meadow dermatitis, meadow-grass dermatitis, phytophototoxic dermatitis, phytophotodermatitis.
  Dermatitis seborrhoides seborrheic dermatitis, Unna's disease, seborrheic dermatosis, seborrheic eczema, seborrhea.
  Dermatitis solaris sunburn, sun burn, solar dermatitis.
  aktinische Dermatitis → Dermatitis actinica.
  atopische Dermatitis atopic dermatitis, atopic eczema, allergic dermatitis, endogenous eczema, neurodermitis, allergic eczema, disseminated neurodermatitis.
  chronische superfizielle Dermatitis chronic superficial dermatitis, Brocq's disease, parapsoriasis en plaques.
  dysseborrhoische Dermatitis → Dermatitis seborrhoides.
  periokuläre Dermatitis periocular dermatitis.
  perorale Dermatitis perioral dermatitis.
  photoallergische Dermatitis photoallergic contact dermatitis, photocontact dermatitis.
  phototoxische Dermatitis phototoxic dermatitis.
  seborrhoische Dermatitis → Dermatitis seborrhoides.
Der·ma·to·au·to·pla·stik *f chir.* dermatoautoplasty.
Der·ma·to·cha·la·sis *f derm.* lax skin, loose skin, dermatochalasis, dermatochalazia, dermatolysis, dermatomegaly, dermolysis, generalized elastolysis, chalastodermia, chalazodermia, cutis laxa, pachydermatocele.
Der·ma·to·chon·dri·tis *f patho.* chondrodermatitis.
Der·ma·to·dy·nie *f* pain of the skin, dermatalgia, dermalgia, dermatodynia.
Der·ma·to·fi·brom *nt patho.* dermatofibroma, fibrous histiocytoma.
der·ma·to·gen *adj* dermatogenic.
Der·ma·to·he·te·ro·pla·stik *f chir.* dermatoheteroplasty, dermatoxenoplasty.
Der·ma·to·ho·mo·pla·stik *f chir.* dermatoalloplasty, dermatohomoplasty.
der·ma·to·id *adj* resembling skin, dermatid, dermoid.
Der·ma·to·leio·my·om *nt* dermatomyoma.
Der·ma·to·lo·ge *m* dermatologist.
Der·ma·to·lo·gie *f* dermatology.
der·ma·to·lo·gisch *adj* pertaining to dermatology, dermatologic, dermatological.
Der·ma·to·ly·sis *f* → Dermatochalasis.
Der·ma·tom *nt embryo., neuro.* dermatome, cutis plate, dermatomic area; *chir.* dermatome.
Der·ma·to·me·ga·lie *f* → Dermatochalasis.
Der·ma·to·my·co·sis *f* dermatomycosis, superficial mycosis.
  Dermatomycosis favosa honeycomb ringworm, crusted ringworm, tinea favosa, favus.
Der·ma·to·my·ko·se *f* → Dermatomycosis.
Der·ma·to·myo·si·tis *f* dermatomyositis.
Der·ma·to·pa·thia *f* → Dermatopathie.
  Dermatopathia photoelectrica polymorphic light eruption, Hutchinson's syndrome, Hutchinson's disease, summer eruption, summer prurigo, summer prurigo of Hutchinson, light sensitive eruption.
  Dermatopathia photogenica → Dermatopathia photoelectrica.
Der·ma·to·pa·thie *f* skin disease, skin disorder, dermatopathy, dermatopathia, dermopathy.
der·ma·to·pa·thisch *adj* pertaining to dermatopathy, dermatopathic, dermopathic.
Der·ma·to·phyt *m micro.* dermatophyte, dermatomyces, dermophyte, cutaneous fungus.
Der·ma·to·phy·tid *nt immun.* dermatophytid, epidermophytid.
Der·ma·to·phy·tie *f derm.* epidermophytosis, epidermomycosis, dermatophytosis.
Der·ma·to·phy·to·se *f* → Dermatophytie.
Der·ma·to·pla·stik *f chir.* dermatoplasty, dermoplasty.
der·ma·to·pla·stisch *adj* pertaining to dermatoplasty, dermatoplastic.

Dermatose

Der·ma·to·se *f* skin disease, skin disorder, dermatopathy, dermatopathia, dermopathy, dermatosis.
   akute febrile neutrophile Dermatose Sweet's disease, Sweet's syndrome, acute neutrophilic dermatosis, acute febrile neutrophilic dermatosis.
   neurogene Dermatose atopic dermatitis, allergic dermatitis, allergic eczema, atopic eczema, neurodermatitis, disseminated neurodermatitis.
   subkorneale pustulöse Dermatose Sneddon-Wilkinson disease, subcorneal pustular dermatitis, subcorneal pustular dermatosis.
Der·ma·to·sto·ma·ti·tis *f* dermatostomatitis.
   Dermatostomatitis Baader *patho.* Stevens-Johnson syndrome, Stevens-Johnson disease.
der·ma·to·trop *adj* dermatotropic, dermotropic.
Der·ma·to·zo·on *nt micro.* dermatozoon.
Der·ma·to·zoo·no·se *f epidem.* dermatozoonosis, dermatozoiasis.
Derm·atro·phie *f* dermatrophy, dermatrophia.
Der·mis *f anat.* derma, dermis, corium.
Der·mis·lap·pen *m chir.* dermic graft, dermal graft.
Der·mo·graph *m* dermatograph.
Der·mo·gra·phie *f* → Dermographismus.
Der·mo·gra·phis·mus *m derm.* dermatographism, dermatography, dermographia, dermographism, dermography, factitious urticaria, skin writing, Ebbecke's reaction, autography, autographism.
Der·mo·id *nt patho.* dermoid cyst, dermoid tumor, dermoid, dermoid inclusion cyst.
der·mo·id *adj* → dermatoid.
Der·mo·id·zy·ste *f* → Dermoid.
der·mo·pa·thisch *adj* pertaining to dermatopathy, dermatopathic, dermopathic.
Der·mo·re·ak·ti·on *f* dermoreaction, cutaneous reaction, cutireaction.
der·mo·trop *adj* dermatotropic, dermotropic.
De·ro·ta·ti·on *f ortho.* detorsion, derotation.
Des·ami·na·se *f* deaminase, deaminating enzyme; aminohydrolase.
de·sen·si·bi·li·sie·ren *vt* **1.** *psychia.* desensitize. **2.** *immun.* desensitize, deallergize.
De·sen·si·bi·li·sie·rung *f* **1.** *psychia.* desensitization. **2.** *immun.* desensitization, deallergization, hyposensitization.
De·sik·kans *nt* desiccant, desiccator; exsiccant.
De·sik·ka·tor *m chem.* desiccator.
Des·in·fek·tans *nt, pl* **Des·in·fek·tan·zi·en, Des·in·fek·tan·tia** → Desinfektionsmittel.
Des·in·fek·ti·on *f hyg.* disinfection.
Des·in·fek·ti·ons·ap·pa·rat *m hyg.* disinfector.
Des·in·fek·ti·ons·mit·tel *nt hyg.* disinfectant; germ killer.
Des·in·fek·tor *m hyg.* disinfector.
Des·in·fe·sta·ti·on *f hyg.* disinfestation.
Des·in·fi·zi·ens *nt, pl* **Des·in·fi·zi·en·zi·en, Des·in·fi·zi·en·tia** → Desinfektionsmittel.
des·in·fi·zie·ren *vt hyg.* disinfect, degerm, degerminate.
des·in·fi·zie·rend *adj hyg.* disinfectant.
Des·in·fi·zie·rung *f hyg.* disinfection.
Des·in·sek·ti·on *f hyg.* disinsectization, disinsection.
Des·in·sek·tor *m hyg.* disinsector.
Des·in·ter·es·se *nt* indifference (*gegenüber* to, towards); lack of interest (*an* in).
Des·in·to·xi·ka·ti·on *f* detoxification, detoxication; (*Entzug*) drying-out.
des·krip·tiv *adj* descriptive.
Desm- *pref.* desm(o)-.
Des·mal·gie *f ortho.* pain in a ligament, desmalgia, desmodynia.
Des·mi·tis *f ortho.* inflammation of a ligament, desmitis.
Des·mo·dont *nt* dental periosteum, alveolodental ligament, cemental ligament, circular dental ligament, dentoalveolar ligament, gingivodental ligament, alveolar periosteum, alveolodental membrane, desmodont, peridental membrane, periodontal membrane, periosteum alveolare, periodontium.
Des·mo·don·ti·um *nt* → Desmodont.
Des·mo·dy·nie *f* → Desmalgie.
Des·mo·en·zym *nt* desmoenzyme.
des·mo·gen *adj* desmogenous.
Des·mo·id *nt patho., gyn.* desmoid, desmoma, desmoid tumor.
des·mo·id *adj* desmoid, fibrous, fibroid, ligamentous.
Des·mo·la·se *f* desmolase.
Des·mo·som *nt histol.* desmosome, macula adherens, bridge corpuscle.
Des·odo·rans *nt, pl* **Des·odo·ran·zi·en, Des·odo·ran·tia** deodorant, deodorizer, antibromic.
des·odo·rie·ren *vt, vi* → desodorisieren.

des·odo·rie·rend *adj* → desodorisierend.
des·odo·ri·sie·ren *vt, vi* deodorize.
des·odo·ri·sie·rend *adj* deodorant, antibromic.
des·ori·en·tiert *adj* disorientated; confused.
Des·ori·en·tiert·heit *f neuro.* disorientation, confusion.
De·sorp·ti·on *f* desorption.
des·oxi·die·ren *vt* deoxidize.
Desoxy- *pref.* deoxy-, desoxy-.
Des·oxy·hä·mo·glo·bin *nt* deoxyhemoglobin, reduced hemoglobin, deoxygenated hemoglobin.
Des·oxy·ri·bo·nu·kle·in·säu·re *f* deoxyribonucleic acid, deoxypentosenucleic acid, desoxyribonucleic acid, chromonucleic acid.
Des·qua·ma·ti·on *f* desquamation.
des·qua·ma·tiv *adj* pertaining to or marked by desquamation, desquamative, desquamatory.
De·stil·lat *nt chem.* spirit, distillate (*aus* from).
De·stil·la·ti·on *f chem.* distillation.
   fraktionierte Destillation fractional distillation.
   trockene Destillation dry distillation.
de·stil·lie·ren *vt* distill (*aus* from).
de·stru·ie·rend *adj* destructive.
De·struk·ti·on *f* destruction.
de·struk·tiv *adj* destructive.
Des·zen·dent *m* descendant; offspring.
de·tail·liert *adj* detailed, circumstantial.
De·ter·gens *nt, pl* **De·ter·gen·tia, De·ter·gen·zi·en 1.** *phys., chem.* detergent; surface-active agent, surfactant. **2.** *ortho.* abluent.
De·te·rio·ra·ti·on *f* deterioration.
De·te·rio·ri·sie·rung *f* deterioration.
de·ter·mi·nant *adj mathe.* determinant.
De·ter·mi·nan·te *f bio., mathe.* determinant.
   antigene Determinante *immun.* determinant, epitope, antigenic determinant.
de·ter·mi·na·tiv *adj* determinative.
de·ter·mi·nie·ren *vt* determine.
de·ter·mi·niert *adj* determinate, determined.
De·ter·mi·nie·rung *f* determination.
De·ter·mi·nis·mus *m* determinism.
De·to·na·ti·on *f* detonation, blast, explosion.
De·to·xi·ka·ti·on *f* detoxification, detoxication.
De·tri·tus *m patho.* detritus.
Deu·te·ri·um *nt phys.* heavy hydrogen, deuterium.
Deu·te·ri·um·kern *m* deuteron, deuterion, deuton, diplon.
Deu·te·ri·um·oxid *nt phys.* deuterium oxide, heavy water.
deut·lich **I** *adj* **1.** distinct, clear; (*Schrift*) clear; (*Sprache*) distinct, clear; (*Umrisse*) distinct, sharp, clean-cut. **2.** (*Beweis, Beleg*) clear, evident, manifest, definite, obvious. *etw.* **deutlich machen** make sth. clear. **jdm. etw deutlich machen** explain sth. to s.o. **3.** (*unverkennbar*) visible, clear, pronounced. **II** *adv* clearly, distinctly. **deutlich erkennbar** clearly recognizable, manifest. **deutlich hörbar** clearly audible. **deutlich sichtbar** clearly visible. **deutlich wahrnehmbar** cleary perceptible.
Deut·lich·keit *f* **1.** distinctness, clearness, clarity; (*Umrisse*) sharpness. **2.** (*Beweis, Beleg*) clearness, obviousness; (*Person*) outspokenness, bluntness, plainness.
deuto- *pref.* deuter(o)-, deut(o)-.
Deu·ton *nt* deuteron, deuterion, deuton, diplon.
Deu·to·plas·ma *nt* deutoplasm, deuteroplasm.
Deut·sche Horizontale *f radiol.* auriculo-infraorbital plane, Frankfort horizontal, Frankfort horizontal plane, Frankfort plane, ear plane.
Deu·tung *f* interpretation, reading, analysis.
De·vas·ku·la·ri·sa·ti·on *f patho., chir.* devascularization.
De·vas·ku·la·ri·sie·rung *f* → Devaskularisation.
De·via·ti·on *f stat.* deviation.
De·vi·ta·li·sa·ti·on *f* **1.** *patho.* devitalization. **2.** *dent.* (*Zahnpulpa*) devitalization.
de·vi·ta·li·sie·ren *vt* devitalize.
De·vi·ta·li·sie·rung *f* → Devitalisation.
De·xa·me·tha·son *nt pharm.* dexamethasone.
Dex·tran *nt* dextran, dextrane.
Dex·trin *nt* dextrin, starch sugar, starch gum, British gum.
Dex·tri·no·se *f* brachiose, dextrinose, isomaltose.
Dex·tro·gramm *nt card.* dextrogram.
Dex·tro·kar·dio·gra·phie *f card.* dextrocardiography.
Dex·tro·se *f* dextrose, dextroglucose, D-glucose, glucosum, grape sugar.
De·ze·le·ra·ti·ons·trau·ma *nt traumat.* deceleration injury, deceleration trauma.
De·ze·re·bra·ti·on *f* decerebration.

De·ze·re·brie·rung *f* decerebration.
De·zi·bel *nt phys.* decibel.
de·zi·du·al *adj* pertaining to the decidua, decidual.
De·zi·gramm *nt* decigram.
De·zi·li·ter *m/nt* deciliter.
De·zi·mal·punkt *m mathe.* point, decimal point.
De·zi·mal·sy·stem *nt* decimal system.
de·zi·mie·ren *vt* thin, thin down, thin off, thin out, decimate.
DF-Index *m* DF caries index, DF rate.
D-Fruc·to·se *f* fructose, fruit sugar, fructopyranose, laevulose, levulose.
DF-Zahl *f* DF caries index, DF rate.
D-Glucose *f* → Dextrose.
d'Herelle-Phänomen *nt immun.* Twort-d'Herelle phenomenon, d'Herelle phenomenon, Twort phenomenon.
di- *pref.* di-.
Dia·be·tes *m endo.* diabetes.
  Diabetes insipidus diabetes insipidus.
  Diabetes mellitus diabetes mellitus, diabetes.
  insulinabhängiger Diabetes mellitus insulin-dependent diabetes, insulin-dependent diabetes mellitus, insulinopenic diabetes, brittle diabetes, growth-onset diabetes (mellitus), juvenile diabetes, juvenile-onset diabetes, ketosis-prone diabetes.
  nicht-insulinabhängiger Diabetes mellitus non-insulin-dependent diabetes, non-insulin-dependent diabetes mellitus, adult-onset diabetes, ketosis-resistant diabetes, maturity-onset diabetes, type II diabetes.
  subklinischer Diabetes mellitus pseudodiabetes, subclinical diabetes.
Dia·be·ti·ker *m* diabetic.
dia·be·tisch *adj* pertaining to or suffering from diabetes, diabetic.
dia·be·to·gen *adj* **1.** caused by diabetes, diabetic, diabetogenous. **2.** causing diabetes, diabetogenic.
Di·ace·tyl·mor·phin *nt pharm.* diacetylmorphine, diamorphine, heroin.
Di·acyl·gly·ce·rin *nt* diacylglycerine, diacylglycerol, diglyceride.
Dia·gno·se *f* diagnosis, diacrisis, diagnostic. **eine Diagnose stellen** diagnose.
  klinische Diagnose clinical diagnosis.
Dia·gno·stik *f* diagnosis, diacrisis, diagnostics *pl*.
  zytologische Diagnostik cytologic diagnosis, cytohistologic diagnosis.
dia·gno·stisch *adj* pertaining to diagnosis, aiding in diagnosis, diacritic, diagnostic.
dia·gno·sti·zie·ren *vt* diagnose, diagnosticate.
Dia·gramm *nt* diagram, graph, plot, figure, chart, profile.
Di·al·de·hyd *m* dialdehyde.
dia·ly·sa·bel *adj* dialyzable.
Dia·ly·san·ce *f* dialysance.
Dia·ly·sat *nt* dialysate, dialyzate, diffusate.
Dia·ly·sa·tor *m* dialyzer.
Dia·ly·se *f* **1.** dialysis, diffusion. **2.** renal dialysis.
dia·ly·tisch *adj* dialytic.
Dia·mant *m* **1.** diamond. **2.** diamond, diamond rotary instrument, diamond instrument, diamond stone.
Dia·mant·boh·rer *m* diamond bur, diamond drill.
  abgerundeter konischer Diamantbohrer round end taper diamond.
  abgerundeter zylindrischer Diamantbohrer straight cylinder round end diamond.
  extrafeiner Diamantbohrer superfine diamond, selected extraction, progressive extraction.
  flacher konischer Diamantbohrer flat end taper diamond, flat end cylinder diamond, straight cylinder flat end diamond.
  flammenförmiger Diamantbohrer flame diamond, flame shape.
  konischer Diamantbohrer cone diamond.
  konischer Diamantbohrer mit runder Spitze cone round head diamond.
  konischer Diamantbohrer mit Spitze cone pointed diamond.
  kugelförmiger Diamantbohrer ball diamond.
  radförmiger Diamantbohrer wheel diamond.
  runder Diamantbohrer round diamond.
  spitz-konischer Diamantbohrer pointed taper diamond.
  umgekehrt konischer Diamantbohrer inverted cone diamond.
  zylindrischer Diamantbohrer cylinder diamond.
Dia·mant·fi·nie·rer *m* diamond finishing bur, finishing diamond.
  flammenförmiger Diamantfinierer flame finishing diamond.
Dia·mant·in·stru·ment *nt* diamond, diamond rotary instrument, diamond instrument, diamond stone.
Dia·mant·na·gel·fei·le *f* diamond-edge fingernail file.

Dia·mant·schlei·fer *m* diamond, diamond rotary instrument, diamond instrument, diamond stone.
  abgerundeter konischer Diamantschleifer round end taper diamond.
  abgerundeter zylindrischer Diamantschleifer straight cylinder round end diamond.
  extrafeiner Diamantschleifer superfine diamond, selected extraction, progressive extraction.
  flacher konischer Diamantschleifer flat end taper diamond, flat end cylinder diamond, straight cylinder flat end diamond.
  flammenförmiger Diamantschleifer flame diamond, flame shape.
  konischer Diamantschleifer cone diamond.
  konischer Diamantschleifer mit runder Spitze cone round head diamond.
  konischer Diamantschleifer mit Spitze cone pointed diamond.
  kugelförmiger Diamantschleifer ball diamond.
  runder Diamantschleifer round diamond.
  spitz-konischer Diamantschleifer pointed taper diamond.
  umgekehrt konischer Diamantschleifer inverted cone diamond.
  zylindrischer Diamantschleifer cylinder diamond.
Dia·mant·schlei·be *f* diamond disk.
Dia·mant·werk·zeug *nt* diamond, diamond rotary instrument, diamond instrument, diamond stone.
Dia·me·ter *m anat., gyn., mathe.* diameter.
Di·amid *nt* hydrazine, diamide.
Di·amin *nt* diamine.
Di·ami·no·oxi·da·se *f* diamine oxidase.
Dia·mor·phin *nt pharm.* diacetylmorphine, diamorphine, heroin.
Dia·pe·de·se *f* **1.** *histol.* diapedesis, diapiresis, emigration, migration. **2.** *immun., hema.* migration of leukocytes.
Dia·pha·nie *f radiol.* electrodiaphanoscopy, diaphaneity, diaphanoscopy, transillumination.
Dia·pha·no·skop *nt* diaphanoscope, electrodiaphane, electrodiaphanoscope, polyscope.
Dia·pha·no·sko·pie *f* → Diaphanie.
Dia·pho·re·se *f* diaphoresis, sudoresis, transpiration, perspiration.
Dia·pho·re·ti·kum *nt, pl* **Dia·pho·re·ti·ka** *pharm.* diaphoretic, hidrotic, sudorific.
dia·pho·re·tisch *adj* pertaining to or marked by diaphoresis, causing perspiration, sudorific, diaphoretic, hidrotic.
Dia·phrag·ma *nt, pl* **Dia·phrag·men, Dia·phrag·ma·ta 1.** *anat.* diaphragmatic muscle, diaphragm, diaphragma, midriff, midsection, phren, muscular diaphragm, interseptum, diazoma. **2.** *gyn.* diaphragm, diaphragm pessary, contraceptive diaphragm, vaginal diaphragm.
  Diaphragma sellae diaphragm of sella turcica.
dia·phrag·mal *adj* phrenic, diaphragm.
Dia·phrag·ma·ti·tis *f* inflammation of the diaphragm, diaphragmitis, diaphragmatitis, phrenitis.
dia·pla·zen·tar *adj* diaplacental, transplacental.
dia·pla·zen·tär *adj* → diaplazentar.
Di·ar·rhö *f patho.* diarrhea, enterorrhea.
Di·ar·rhoe *f* → Diarrhö.
di·ar·rho·isch *adj* pertaining to diarrhea, diarrheal, diarrheic.
Dia·ste·ma *nt, pl* **Dia·ste·mas, Dia·ste·ma·ta** interdental cleft, diastema, diastem.
  Diastema mediale anterior diastema.
  Diastema mediale mit Lippenbändchen frenum diastema.
Di·aster *m histol.* amphiaster, diaster, dyaster.
Dia·sto·le *f physiol., card.* diastole, cardiac diastole.
Dia·sto·li·kum *nt* diastolic murmur.
dia·sto·lisch *adj* pertaining to diastole, diastolic.
Di·ät *f* diet, special diet, regimen. **auf Diät setzen** put on a diet. **Diät halten**, be on a diet.
  balancierte Diät balanced diet.
  ballaststoffreiche Diät high fiber diet.
  energiearme Diät → kalorienarme Diät.
  kalorienarme Diät low-calorie diet, low-caloric diet, low-energy diet, low diet.
  kalorienreiche Diät high-calorie diet, high-energy diet.
Diä·te·tik *f* dietetics *pl*, bromatotherapy.
Diä·te·ti·ker *m* dietitian, dietician.
diä·te·tisch *adj* dietary, dietetic, dietetical.
dia·therm *adj clin.* pertaining to or marked by diathermy, diathermic, diathermal.
Dia·ther·mie *f clin.* diathermy, high-frequency treatment, thermopenetration, transthermia.
  chirurgische Diathermie surgical diathermy, diathermocoagulation.
Dia·ther·mie·schlin·ge *f chir.* cautery snare.

Diathese

Dia·the·se *f patho.* diathesis.
  exsudative Diathese exudative diathesis.
  hämorrhagische Diathese hemorrhagic diathesis, bleeding diathesis.
  lymphatische Diathese lymphatism.
Di·äthyl·äther *m* diethyl ether, ether, ethyl ether, anesthetic ether, sulfuric ether, ethyl oxide.
Di·ät·leh·re *f* dietetics *pl.*
Dia·to·rics *pl* pinless teeth, diatoric teeth.
Di·äto·the·ra·pie *f* dietotherapy.
Di·ät·vor·schrift *f* dietary.
Di·ät·zet·tel *m* dietary.
Di·aze·pam *nt pharm.* diazepam.
Di·car·bon·säu·re *f* dicarboxylic acid.
Di·chei·lie *f embryo.* dicheilia, dichilia.
Di·chi·lie *f* → Dicheilie.
Di·chlor·di·äthyl·sul·fid *nt* dichlorodiethyl sulfide, yellow cross, yperite.
di·cho·tom *adj* dichotomous, dichotic.
di·cho·to·misch *adj* → dichotom.
Di·chro·is·mus *m phys.* dichroism.
di·chro·i·tisch *adj phys.* pertaining to dichroism, dichroic, dichroitic.
Di·chro·ma·sie *f* **1.** *phys.* dichromatism. **2.** *ophthal.* dichromasy, dichromatism, dichromatopsia, dyschromatopsia, parachromatopsia, parachromatism, dichromatic vision.
Di·chro·mat *nt chem.* dichromate, bichromate.
di·chro·ma·tisch *adj phys.* pertaining to dichromatism, having two colors, dichromatic, dichroic.
Di·chro·ma·top·sie *f ophthal.* dichromasy, dichromatism, dichromatopsia, dyschromatopsia, parachromatopsia, parachromatism, dichromatic vision.
Di·chro·mie *f phys.* dichromatism.
dicht I *adj* **1.** dense, compact, thick, solid; (*Haar*) thick; (*Gewebe*) close, compact. **2.** (*undurchlässig*) tight; airtight, watertight. **dicht machen** seal; make watertight, make airtight. **II** *adv* densely, thickly; tight, tightly; closely. **dicht an/bei** close to. **dicht beieinander/nebeneinander** close together. **dicht darüber** right above. **dicht darunter** right below. **dicht hintereinander** (*zeitlich*) in rapid succession.
Dich·te *f* **1.** denseness, density, compactness, thickness, solidity; (*Haar*) thickness; (*Gewebe*) closeness, compactness. **2.** *photo.* (*Negativ*) intensity, denseness, strongness. **3.** *phys., chem.* density, denseness; intensity. **4.** *stat.* density.
Dich·te·be·stim·mung *f* → Dichtemessung.
Dich·te·mes·ser *m lab.* densimeter, densitometer.
Dich·te·mes·sung *f lab.* densimetric analysis, densitometry.
Dich·tung *f techn.* seal, obturator; (*Dichtungsring*) washer.
Dich·tungs·ring *m* seal, washer.
dick *adj* **1.** thick; (*Person*) fat, obese, corpulent, stout; (*Bauch*) paunchy, big, fat, large; (*schwer, massig*) thick, big, large, fat, voluminous, bulky. **dick machen(d)** (*Essen*) fattening. **dick werden** (*zunehmen*) put on weight, get fat, grow fat. **dicke Wangen** chubby cheeks, round cheeks. **2.** (*Blut*) clotted, thick, coagulate, grumous, grumose. **dick werden** coagulate, clot. **3.** (*zäh*) thick, viscous. **4.** (*Rauch, Nebel*) thick, dense, heavy. **5.** *techn.* (*in Maßangaben*) thick; deep. **2 cm dick** 2 cms thick. **6.** (*geschwollen*) swollen. **dicke Finger** swollen fingers.
dick·bäu·chig *adj* potbellied, paunchy, big-bellied.
Dick·darm *m* large bowel, large intestine, colon.
dick·flüs·sig *adj* thready, syrupy, thick, viscous.
Dick·flüs·sig·keit *f* threadiness, thickness, viscosity.
dick·häu·tig *adj* pachydermatous, pachydermic; *fig.* thick-skinned.
dick·scha·lig *adj* thick-skinned.
Di·clox·acil·lin *nt pharm.* dicloxacillin.
Di·cou·ma·rol *nt pharm., hema.* dicumarol, dicoumarin, bishydroxycoumarin.
Di·cu·ma·rol *nt* → Dicoumarol.
Di·cy·ste·in *nt* dicysteine, cystine.
Di·dy·mus *m* orchis, testis, testicle, testiculus, male gonad, didymus, genital gland.
Di·elek·tri·kum *nt, pl* **Di·elek·tri·ka** *phys.* dielectric.
di·elek·trisch *adj* dielectric.
Di·elek·tri·zi·täts·kon·stan·te *f phys.* dielectric constant, permittivity.
Di·elek·tri·zi·täts·zahl *f phys.* permittivity.
Di·en·ce·pha·lon *nt* diencephalon, betweenbrain, interbrain, 'tween brain.
dien·lich *adj* useful, helpful, instrumental; (*ratsam*) advisable. **der Gesundheit dienlich** salutary.

Dienst *m* **1.** (*Dienstleistung*) service (to); attendance, care; medical care/service. **2.** (*Bereitschaftsdienst*) duty; work. **jdn. vom Dienst befreien** exempt s.o. from his duties. **außer Dienst sein** be off Duty. **Dienst haben/im Dienst sein** be on duty, be on call, be attendant. **keinen Dienst haben** be off duty. **nach Dienst** after work. **3.** (*Dienststelle*) position, employment.
dienst·ha·bend *adj* on call, on duty.
dienst·lich *adj* official.
dienst·taug·lich *adj* (*a. militärisch*) fit for service.
dienst·tu·end *adj* on call, on duty.
Dienst·un·fä·hig·keit *f* invalidity, invalidism.
di·en·ze·phal *adj* pertaining to the diencephalon, diencephalic.
Di·en·ze·pha·lon *nt* → Diencephalon.
Di·ethyl·ether *m* diethyl ether, ether, ethyl ether.
Dif·fe·ren·ti·al *nt mathe.* differential.
Dif·fe·ren·ti·al·blut·bild *nt hema.* differential count, differential blood count, hemogram.
Dif·fe·ren·ti·al·dia·gno·se *f* differential diagnosis.
Dif·fe·renz *f* difference; *mathe.* difference.
  arteriovenöse Differenz arteriovenous difference.
Dif·fe·ren·zie·ren *nt* → Differenzierung.
dif·fe·ren·ziert *adj* differentiated.
Dif·fe·ren·zie·rung *f* (*a. mathe., bio., histol.*) differentiation; distinction.
Dif·frak·ti·on *f phys.* diffraction.
dif·fus *adj chem., phys., fig.* diffuse.
Dif·fu·si·on *f chem., phys., physiol.* diffusion.
  freie Diffusion free diffusion.
Dif·fu·si·ons·ka·pa·zi·tät *f phys.* diffusing capacity.
Dif·fu·si·ons·ko·ef·fi·zi·ent *m phys.* diffusivity, diffusion constant, diffusion coefficient.
Dif·fu·si·ons·po·ten·ti·al *nt* diffusion potential.
Di·ga·stri·kus *m anat.* digastric muscle, digastric, digastricus (muscle).
Di·ga·stri·kus·lap·pen *m* digastric muscle flap.
di·ga·strisch *adj anat.* digastric, biventral.
DiGeorge-Syndrom *nt immun.* DiGeorge syndrome, pharyngeal pouch syndrome, thymic hypoplasia, thymic-parathyroid aplasia, third and fourth pharyngeal pouch syndrome.
di·ge·stier·bar *adj* digestible.
Di·ge·sti·on *f* digestion.
Di·ge·sti·ons·mit·tel *nt* → Digestivum.
di·ge·stiv *adj* pertaining to digestion, digestive.
Di·ge·sti·vum *nt* digestant, digester, digestive.
Di·git *nt mathe.* digit.
di·gi·tal *adj mathe., techn.* digital.
Di·gi·ta·lis *f pharm., bio.* digitalis, foxglove, fairy gloves.
di·gi·ta·lis·ähn·lich *adj* resembling digitalis, digitaloid.
Di·gi·ta·lis·gly·ko·sid *nt pharm.* digitalis glycoside.
di·gi·ta·li·sie·ren *vt* **1.** *pharm.* digitalize. **2.** *techn.* digitize, digitalize.
Di·gi·ta·li·sie·rung *f pharm.* digitalis therapy, digitalization.
Di·gi·ta·lis·in·to·xi·ka·ti·on *f* → Digitalismus.
Di·gi·ta·lis·mus *m patho.* digitalism, digitalis poisoning.
Di·gi·ta·lis·the·ra·pie *f* → Digitalisierung.
Di·gi·ta·lis·ver·gif·tung *f* → Digitalismus.
Di·gi·tal·kom·pres·si·on *f* digital compression.
di·gi·ta·lo·id *adj* resembling digitalis, digitaloid.
Di·gi·to·xin *nt pharm.* digitoxin, crystalline digitalin.
Di·gly·ce·rid *nt* diacylglycerine, diacylglycerol, diglyceride.
Di·go·xin *nt pharm.* digoxin.
Di Guglielmo-Krankheit *f hema.* Di Guglielmo disease, Di Guglielmo syndrome, acute erythremia, acute erythremic myelosis.
Di·hy·bri·de *m genet.* diheterozygote, dihybrid.
Di·hy·drat *nt* **1.** dihydrate. **2.** dihydrate crystal, gypsum dihydrate.
Di·hy·drat·gips *m* dihydrate crystal, gypsum dihydrate.
Di·hy·dro·cal·ci·fe·rol *nt* vitamin D_4, dihydrocalciferol.
Di·hy·dro·co·de·in *nt pharm.* dihydrocodeine, drocode.
Di·hy·dro·cor·ti·sol *nt pharm.* dihydrocortisol.
Di·hy·dro·er·got·amin *nt pharm.* dihydroergotamine.
Di·hy·dro·kor·ti·sol *nt pharm.* dihydrocortisol.
Di·hy·dro·re·ti·nol *nt* dihydroretinol.
Di·hy·dro·strep·to·my·cin *nt pharm.* dihydrostreptomycin.
Di·hy·dro·ta·chy·ste·rin *nt* → Dihydrotachysterol.
Di·hy·dro·ta·chy·ste·rol *nt pharm.* dihydrotachysterol, antitetanic factor 10.
1,25-Di·hy·dro·xy·cho·le·cal·ci·fe·rol *nt* (1,25-)dihydroxycholecalciferol, calcitriol.
3,4-Di·hy·dro·xy·phe·nyl·ala·nin *nt* dopa, 3,4-dihydroxyphenylalanine.

2,6-Di·hy·dro·xy·pu·rin *nt* 2,6-dihydroxypurine, xanthine.
Di·kar·bon·säu·re *f* dicarboxylic acid.
Di·ka·ry·on *nt micro.* dikaryon.
di·krot *adj phys.* pertaining to dicrotism, dicrotic.
Di·kro·tie *f phys.* dicrotism; dicrotic pulse.
Di·lan·tin·gin·gi·vi·tis *f* Dilantin gingivitis, Dilantin hyperplasia, Dilantin enlargement, Dilantin gingival hyperplasia.
Di·lan·tin·hy·per·pla·sie *f* Dilantin gingival hyperplasia.
di·la·ta·bel *adj* dilatable.
Di·la·tans *nt, pl* **Di·la·tan·zi·en, Di·la·tan·tia** *pharm.* dilatator, dilator.
Di·la·tanz *f phys.* dilatancy, rheopexy.
Di·la·ta·ti·on *f* dilatation, dilation.
  Dilatation des linken Ventrikels → linksventrikuläre Dilatation.
  Dilatation des rechten Ventrikels → rechtsventrikuläre Dilatation.
  linksventrikuläre Dilatation *card.* left heart dilatation, left-ventricular dilatation, dilatation of the left ventricle.
  pneumatische Dilatation *chir.* pneumatic dilatation.
  rechtsventrikuläre Dilatation *card.* dilatation of right ventricle, right heart dilatation, right-ventricular dilatation.
Di·la·ta·tor *m* **1.** *anat.* dilatator, dilator, dilater, dilatator muscle, dilator muscle. **2.** *chir.* dilatator, dilator, dilater.
  Dilatator pupillae dilator muscle of pupil, dilatator pupillae (muscle).
di·la·tier·bar *adj* dilatable.
di·la·tie·ren I *vt* dilate, widen. **II** *vi* dilate.
di·lu·ie·ren *vt* water down, thin down, weaken, dilute.
Di·lu·ti·on *f* dilution.
Di·men·si·on *f* **1.** *phys., mathe.* dimension. **2. Dimensionen** *pl* (*a. fig.*) proportions, dimensions.
di·men·si·ons·los *adj phys.* dimensionless.
Di·mer·cap·rol *nt* dimercaprol, dimercaptopropanol, antilewisite, British anti-Lewisite.
2,3-Di·mer·cap·to·pro·pa·nol *nt* → Dimercaprol.
Dimethakrylat-Zement *m* dimethacrylate cement.
Di·me·thyl·ben·zol *nt* xylene, xylol, dimethylbenzene.
Di·me·thyl·ke·ton *nt* dimethylketone, acetone.
di·morph *adj* dimorphous, dimorphic.
Di·mor·phie *f* dimorphism.
Di·mor·phis·mus *m* dimorphism.
Di·ni·tro·zel·lu·lo·se *f* dinitrocellulose, pyroxylin.
Di·op·trie *f ophthal.* diopter, dioptric, dioptry.
Di·op·trik *f phys.* dioptrics *pl.*
di·op·trisch *adj* dioptric, dioptrical.
Di·ose *f* diose, glycolic aldehyde, glycolaldehyde.
Di·oxid *nt* dioxide.
di·özisch *adj bio.* diecious, dioecious.
Dip *m gyn., card.* dip.
Di·pep·tid *nt* dipeptide.
Di·pep·ti·da·se *f* dipeptidase.
Di·phe·nyl·ar·sin·chlo·rid *nt* diphenylchlorarsine, Clark I.
Di·phe·nyl·hy·dan·to·in *nt pharm.* diphenylhydantoin, phenytoin.
Di·phos·pha·ti·dyl·gly·ce·rin *nt* diphosphatidylglycerol, cardiolipin.
Di·phos·pho·py·ri·din·nu·cleo·tid *nt* nicotinamide-adenine dinucleotide, cozymase.
Diph·the·ria *f* → Diphtherie.
Diph·the·rie *f* diphtheria, diphtheritis, Bretonneau's angina, Bretonneau's disease.
diph·the·rie·ähn·lich *adj* → diphtheroid.
Diph·the·rie·an·ti·to·xin *nt* diphtheria antitoxin.
Diph·the·rie·bak·te·ri·um *nt* → Diphtheriebazillus.
Diph·the·rie·ba·zil·lus *m micro.* diphtheria bacillus, Klebs-Löffler bacillus, Löffler's bacillus, Corynebacterium diphtheriae.
Diph·the·rie·for·mol·to·xo·id *nt* → Diphtherietoxoid.
Diph·the·rie·to·xin *nt* diphtheria toxin, diphtherotoxin.
Diph·the·rie·to·xo·id *nt* diphtheria anatoxin, diphtheria toxoid.
diph·the·risch *adj* pertaining to diphtheria, diphtheric, diphtherial, diphtheritic.
Diph·the·ro·id *nt* **1.** *micro.* coryneform bacterium, corynebacterium, diphtheroid. **2.** *patho.* diphtheroid, false diphtheria, Epstein's disease, pseudodiphtheria.
diph·the·ro·id *adj* diphtheria-like, diphtheroid.
Di·phthong *m* diphthong.
Di·phthon·gie *f HNO* diphthongia, diplophonia.
Di·phyl·lo·bo·thria·sis *f* → Diphyllobothriose.
Di·phyl·lo·bo·thrio·se *f epidem.* diphyllobothriasis, dibothriocephaliasis, dibothriocephaliasis.
Di·phyl·lo·bo·thri·um *nt micro.* Diphyllobothrium, Dibothriocephalus, Bothriocephalus.
Diphyllobothrium latum fish tapeworm, broad tapeworm, broad fish tapeworm, Swiss tapeworm, Diphyllobothrium latum, Diphyllobothrium taenioides, Taenia lata.
di·phy·odont *adj* diphyodont.
Di·phy·odon·tie *f* diphyodontia.
Dipl·aku·sis *f HNO* diplacusis, diplacusia, double disharmonic hearing.
Di·ple·gia *f* → Diplegie.
  Diplegia masticatoria masticatory diplegia.
  Diplegia spastica infantilis Little's disease, spastic diplegia.
Di·ple·gie *f neuro.* diplegia, double hemiplegia, bilateral paralysis.
di·ple·gisch *adj* pertaining to or characterized by diplegia, diplegic.
Di·plo·ba·zil·len·kon·junk·ti·vi·tis *f ophthal.* angular conjunctivitis, Morax-Axenfeld conjunctivitis, diplobacillary conjunctivitis.
Di·plo·coc·cus *m micro.* diplococcus, Diplococcus.
  Diplococcus pneumoniae pneumococcus, pneumonococcus, Diplococcus pneumoniae, Diplococcus lanceolatus, Streptococcus pneumoniae.
Di·ploë *f anat.* diploe.
di·plo·id *adj* diploid.
Di·ploi·die *f genet.* diploidy.
di·plo·isch *adj* pertaining to the diploe, diploetic, diploic.
Di·plo·kok·kus *m micro.* diplococcus.
Di·plo·pha·se *f bio.* diplophase.
Di·plo·pho·nie *f* diphthongia, diplophonia.
Di·plo·pie *f ophthal.* diplopia, double vision, binocular polyopia, ambiopia.
  binokuläre Diplopie binocular diplopia.
  monokuläre Diplopie monodiplopia, monocular diplopia.
Di·plo·som *nt histol.* diplosome, paired allosome.
Di·plo·tän *nt histol.* diplotene.
Di·pol *m phys.* dipole.
di·po·lar *adj* dipolar.
Dip·so·ma·nie *f* dipsomania, epsilon alcoholism, spree-drinking.
Di·py·li·di·um *nt micro.* Dipylidium.
  Dipylidium caninum double-pored dog tapeworm, dog tapeworm, Dipylidium caninum.
di·rekt I *adj* **1.** direct; (*unmittelbar*) direct, immediate. **2.** (*offen*) direct, outspoken, blunt, clear. **II** *adv* **3.** direct, straight. **direkt von/nach** (*örtlich*) straight from/to. **4.** (*unmittelbar*) directly, immediately. **5.** (*offen*) direct, bluntly.
Di·rekt·kon·takt, unmittelbarer *m epidem.* immediate direct contact.
Di·sac·cha·rid *nt* disaccharide, disaccharose, biose, bioside.
Di·sac·cha·ri·da·se·man·gel *m* disaccharidase deficiency.
Di·sac·cha·ri·din·to·le·ranz *f patho.* intestinal disaccharidase deficiency, disaccharide intolerance, small-intestinal disaccharidase deficiency.
Discoid-Lupus erythematosus *m* discoid lupus erythematosus, chronic discoid lupus erythematosus.
Dis·cus *m, pl* **Dis·ci** *anat.* disk, disc, discus.
  Discus articularis articular disk, articular discus, intra-articular cartilage, intra-articular disk, interarticular disk, fibroplate, articular discus, interarticular cartilage, interarticular fibrocartilage.
  Discus articularis temporomandibularis interarticular disc of temporomandibular joint, interarticular disk of temporomandibular joint.
Dis·har·mo·nie *f dent., fig.* disharmony.
Dish-face *nt* dish face, dished face, dished-in face, concave facial type, concave face, facies scaphoidea.
Dis·in·sek·tor *m hyg.* disinsector.
dis·ko·id *adj* discoid, discoidal.
dis·koi·dal *adj* → diskoid.
dis·kon·ti·nu·ier·lich *adj* (*a. mathe., phys.*) discontinuous, intermittent, interrupted.
dis·kret *adj* discreet, tactful; *phys.* discrete, continuous; *mathe.* discrete, digital.
Dis·kri·mi·na·ti·on *f physiol.* discrimination.
dis·kri·mi·nie·ren *vt* discriminate against.
dis·kri·mi·nie·rend *adj* discriminative, discriminatory.
Dis·kus *m* → Discus.
Dis·lo·ka·ti·on *f* **1.** *traumat.* dislocation, dislocatio, luxation, luxatio, displacement. **2.** *genet.* dislocation, dislocatio.
dis·pen·sie·ren *vt pharm.* dispense.
Dis·per·ga·tor *m phys.* dispersant.
Dis·per·gens *nt, pl* **Dis·per·gen·zi·en, Dis·per·gen·tia** *phys.* dispersion medium, external medium, disperse medium, dispersive medium, external phase, continous phase, dispersion phase, dispersant.
di·sper·gie·ren *vt phys.* disperse; dissipate, scatter, dilute.

Di·sper·si·on *f phys., pharm.* dispersion, dispersion system, disperse system.
Di·sper·si·ons·kol·lo·id *nt phys.* dispersion colloid, dispersoid, molecular dispersed solution.
Di·sper·si·ons·me·di·um *nt* → Dispergens.
Di·sper·si·ons·mit·tel *nt* → Dispergens.
Di·sper·sum *nt phys.* disperse phase, dispersed phase, discontinuous phase, internal phase.
Di·spi·rem *nt histol.* dispirem, dispireme, dispira.
Dis·po·si·ti·on *f* disposition, predisposition, inclination, proneness (*zu* to); diathesis.
dis·pro·por·tio·niert *adj* disproportionate.
Dis·sek·ti·on *f* **1.** tooth hemisection. **2.** *chir.* dissection, necrotomy.
Dis·sek·tor *m anat., patho.* dissector.
Dis·se·mi·na·ti·on *f patho., micro.* dissemination.
dis·se·mi·niert *adj* disseminated.
Dis·sol·vens *nt, pl* **Dis·sol·ven·tia, Dis·sol·ven·zi·en** dissolvent, solvent, solvent medium.
dis·so·zi·iert *adj* dissociated.
di·stal *adj* distal.
Di·stal·be·we·gung *f* distal movement.
Di·stal·biß *m* distocclusion, disto-occlusion, posterior occlusion, retrusive occlusion, posterocclusion, disclusion.
   beidseitiger Distalbiß → bilateraler Distalbiß.
   bilateraler Distalbiß bilateral distoclusion.
   einseitiger Distalbiß → unilateraler Distalbiß.
   unilateraler Distalbiß unilateral distoclusion.
Di·stal·flä·che *f* distal surface.
distal-occlusal *adj* distal-occlusal.
Di·stal·ver·schie·bung *f* distoplacement.
Di·stick·stoff·mon·oxid *nt* nitrous oxide, nitrogen monoxide, dinitrogen monoxide, laughing gas, gas.
Di·stick·stoff·oxid *nt* → Distickstoffmonoxid.
di·sto·an·gu·lär *adj* distoangular.
di·sto·axio·gin·gi·val *adj* distoaxiogingival, axiodistocervical, axiodistogingival.
di·sto·axio·in·zi·sal *adj* distoaxioincisal, axiodistoincisal.
di·sto·axio·oc·clu·sal *adj* distoaxio-occlusal, axiodistocclusal, axiodisto-occlusal.
distoaxio-okklusal *adj* distoaxio-occlusal.
di·sto·buk·kal *adj* buccodistal, distobuccal.
distobukko-okklusal *adj* distobucco-occlusal.
di·sto·buk·ko·pul·pal *adj* distobuccopulpal.
di·sto·gin·gi·val *adj* distogingival, distocervical.
di·sto·in·zi·sal *adj* distoincisal.
Di·sto·kli·na·ti·on *f* distoclination.
di·sto·la·bi·al *adj* distolabial.
di·sto·la·bio·in·zi·sal *adj* distolabioincisal.
di·sto·la·bio·pul·pal *adj* distolabiopulpal.
di·sto·lin·gu·al *adj* distolingual, linguodistal.
di·sto·lin·guo·in·zi·sal *adj* distolinguoincisal.
distolinguo-okklusal *adj* distolinguo-occlusal.
di·sto·lin·guo·pul·pal *adj* distolinguopulpal.
Di·sto·mo·lar *m* fourth molar, distomolar, retromolar.
di·sto·mo·lar *adj* distomolar, retromolar.
disto-okklusal *adj* distoclusal, disto-occlusal.
di·sto·pul·pal *adj* distopulpal, pulpodistal.
di·sto·pul·po·la·bi·al *adj* distopulpolabial.
di·sto·pul·po·lin·gu·al *adj* distopulpolingual.
Di·stor·si·on *f* **1.** *traumat.* distortion. **2.** *phys.* distortion.
Di·sto·ver·si·on *f* distoversion.
di·sto·zer·vi·kal *adj* distocervical.
dis·zi·form *adj* disk-shaped, disciform, diskiform, discoid, discoidal.
Dis·zi·tis *f ortho.* inflammation of a (an interarticular) disk, discitis, diskitis.
Di·ure·se *f* excretion of urine, diuresis.
di·ure·se·an·re·gend *adj* → diureseförderdnd.
di·ure·se·för·dernd *adj* diuretic, urinative.
Di·ure·ti·kum *nt, pl* **Di·ure·ti·ka** *pharm.* diuretic, evacuant, urinative, water pill.
   kaliumsparendes Diuretikum potassium-sparing diuretic.
di·ure·tisch *adj* diuretic, urinative.
di·ur·nal *adj* diurnal.
di·ver·gent *adj* (*a. mathe., bio., phys.*) divergent; radiating.
Di·ver·genz *f bio., mathe., ophthal., phys.* divergence, divergency.
di·ver·gie·ren *vi* (*a. mathe., phys.*) diverge; radiate.
di·ver·gie·rend *adj* → divergent.
Di·ver·ti·cu·lum *nt, pl* **Di·ver·ti·cu·la** → Divertikel.
Di·ver·ti·kel *nt anat., patho.* diverticulum.

pharyngoösophageales Divertikel hypopharyngeal diverticulum, Zenker's diverticulum, Zenker's pouch, pharyngoesophageal diverticulum.
di·ver·ti·kel·ähn·lich *adj* diverticular.
Di·ver·ti·ku·lo·se *f* diverticulosis.
di·vi·die·ren *vt mathe.* divide (*durch* by).
Di·vi·si·on *f mathe.* division.
di·zy·got *adj embryo.* dizygotic, dizygous, hetero-ovular, binovular.
DMF-Index *m* DMF caries index, DMF rate.
DMFS-Index *m* DMFS caries index, DMFS rate.
DMFS-Zahl *f* → DMFS-Index.
DMF-Zahl *f* → DMF-Index.
DNA-Viren *pl micro.* DNA viruses, DNA-containing viruses, deoxyvirus.
DNS-Viren *pl* → DNA-Viren.
Dog·ma *nt, pl* **Dog·men** dogma.
Dok·tor *m* **1.** doctor (*der...* of...). **2.** physician, doctor, *inf.* doc.
Dolder-Geschiebe *nt* Dolder bar, Dolder bar joint, Dolder bar joint attachment, Dolder bar unit attachment, Dolder bar unit.
Dolder-Steggeschiebe *nt* → Dolder-Geschiebe.
dolicho- *pref.* long, dolicho-.
Do·li·cho·ste·no·me·lie *f patho.* arachnodactyly, arachnodactylia, acromacria, spider fingers *pl*, dolichostenomelia.
Do·lor *m patho.* dolor, pain.
do·mi·nant *adj* (*a. genet.*) dominant.
Do·mi·nan·te *f genet.* dominant.
Do·mi·nanz *f bio., genet., physiol.* dominance.
do·mi·nie·rend *adj* (*a. genet.*) dominant, predominant, dominating.
Donders-Raum *m physiol.* Donders' space.
Do·pa *nt* dopa, 3,4-dihydroxyphenylalanine.
Dop·amin *nt* dopamine, 3-hydroxytyramine, decarboxylated dopa.
dop·amin·erg *adj* dopaminergic.
Doppel- *pref.* twin, double, dual, duplex, duplicate, didymous, geminate, geminous, bi-, amph(i)-, dipl(o)-.
Dop·pel·ab·druck *m* dual impression.
Dop·pel·ab·druck·ver·fah·ren *nt* dual impression technique, capping technique, capping, two-pour technique, double-pour technique.
Dop·pel·ab·for·mung *f* → Doppelabdruckverfahren.
Dop·pel·ab·form·ver·fah·ren *nt* → Doppelabdruckverfahren.
Dop·pel·bil·dung *f anat.* duplicature.
Dop·pel·biß *m* dual bite.
Dop·pel·blind·ex·pe·ri·ment *nt* → Doppelblindversuch.
Dop·pel·blind·stu·die *f* → Doppelblindversuch.
Dop·pel·blind·ver·such *m pharm., psycho.* double-blind test, double-blind trial, double-blind experiment.
dop·pel·bre·chend *adj phys.* anisotropic, anisotropal, anisotropous, birefringent, birefractive.
Dop·pel·bre·chung *f phys.* birefringence, anisotropy, anisotropism.
dop·pel·chro·mo·so·mig *adj genet.* bivalent.
Dop·pel·hö·ren *nt HNO* double disharmonic hearing, diplacusis, diplacusia.
Dop·pel·kinn *nt* double chin, buccula.
Dop·pel·klam·mer *f* multiple clasp.
dop·pel·klin·gig *adj* (*Messer*) twin-bladed.
Dop·pel·knäu·el *nt histol.* dispireme, dispira, dispirem.
Dop·pel·kon·trast·ar·thro·gra·phie *f radiol.* double-contrast arthrography.
Dop·pel·kon·trast·me·tho·de *f radiol.* double-contrast radiography, double-contrast barium technique, mucosal relief radiography, air-contrast barium enema.
Dop·pel·kro·ne *f* thimble crown, telescopic crown.
Dop·pel·laut *m* diphthong.
Dop·pel·miß·bil·dung *f embryo.* double malformation, double monster, twin monster, conjoined twins, duplicitas.
dop·pel·re·frak·tär *adj* **1.** *phys.* birefringent. **2.** *histol.* anisotropic, anisotropal, anisotropous.
dop·pel·schnei·dig *adj* (*Messer*) two-edged.
Dop·pel·se·hen *nt ophthal.* double vision, diplopia, binocular polyopia, ambiopia.
dop·pel·sei·tig *adj* double, double-sided, bilateral.
Dop·pel·sinn *m* double-meaning, ambiguity.
Dop·pel·sin·nig *adj* double-meaning, equivocal, amphibolic, ambiguous.
Dop·pel·sin·nig·keit *f* ambiguity, equivocality.
dop·pelt **I** *adj* double, twice, double; dual, twofold, duplicate, twofold; (*doppelt u. identisch*) twin. **II** *adv* double, twice. **doppelt so alt/groß wie** twice as old/large as.
Dop·pelt·se·hen *nt* → Doppelsehen.

Dop·pel·zahn·bil·dung *f* twin teeth, geminate teeth, gemination, twin formation, twinning.
Doppler-Effekt *m phys.* Doppler effect, Doppler phenomenon, Dopplerprinciple.
Doppler-Sonographie *f radiol.* Doppler ultrasonography.
Doppler-Verschiebung *f phys.* Doppler shift.
dor·mant *adj micro.* dormant.
Dorn *m, pl* **Dor·nen 1.** *allg.* thorn. **2.** *bio.* thorn; prick, prickle; spinule. **3.** *bio.* spine, spina, acantha, prick, prickle, spur, spicule, spiculum. **4.** *patho.* spur.
dorn·ar·tig *adj* spinate, acanthoid; spine-like, spinous, spiny, thorny.
dor·nen·ar·tig *adj* → dornartig.
dorn·för·mig *adj* spine-shaped, spinate, spinous, spinose, acanthous, thorny.
dor·nig *adj* prickly, spinate, spinous, spinose, spiny, thorny, acanthaceous.
dor·sal *adj* pertaining to the back, dorsal; notal; thoracic.
Dorsch·le·ber·tran *m pharm.* cod-liver oil.
Dors(o)- *pref.* dors(o)-, dorsi-.
dor·so·ven·tral *adj* dorsiventral, dorsoventral.
Dor·sum *nt, pl* **Dor·sa** *anat.* dorsum, back.
  Dorsum nasi dorsum of nose.
do·sie·ren *vt pharm.* dose, measure out. **zu gering dosieren** underdose. **zu stark dosieren** overdose.
Do·sie·rung *f* **1.** *pharm., radiol.* dosage, dose. **2.** dosing, measuring out.
Do·si·me·ter *nt radiol.* dosimeter, dosage-meter.
Do·si·me·trie *f radiol.* dosimetry.
Do·sis *f* **1.** *pharm.* dosage, dose, dosis, unit; *radiol.* dose. **2.** *fig.* dose, dosage.
  Dosis curativa curative dose.
  Dosis effectiva effective dose.
  Dosis effectiva media median effective dose.
  Dosis efficax → Dosis effectiva.
  Dosis infectiosa *micro.* infective dose.
  Dosis letalis lethal dose, fatal dose.
  Dosis letalis media median lethal dose.
  Dosis letalis minima minimal lethal dose.
  Dosis maximalis *pharm.* maximum dose.
  Dosis refracta refractive dose, broken dose, divided dose, fractional dose.
  Dosis therapeutica therapeutic dose.
  Dosis tolerata *radiol.* tolerance dose.
  Dosis toxica toxic dose.
  fraktionierte Dosis → Dosis refracta.
  genetisch signifikante Dosis *radiol.* genetically significant dose.
  infektiöse Dosis → Dosis infectiosa.
  kumulierte Dosis *radiol.* cumulative (radiation) dose.
  letale Dosis → Dosis letalis.
  maximal zulässige Dosis maximum permissible dose.
  minimale letale Dosis → Dosis letalis minima.
  mittlere Dosis curativa median curative dose.
  mittlere effektive Dosis → Dosis effectiva media.
  mittlere letale Dosis → Dosis letalis media.
  mittlere wirksame Dosis → Dosis effectiva media.
  therapeutische Dosis therapeutic dose.
  tödliche Dosis → Dosis letalis.
  toxische Dosis toxic dose.
do·sis·ab·hän·gig *adj* dose-dependent.
Do·sis·mes·ser *m radiol.* dosimeter, dosage-meter.
Do·wel·kro·ne *f* Davis crown, post crown, dowel crown.
Down-Syndrom *nt embryo.* Down's syndrome, Down's disease, trisomy 21 syndrome, Kalmuk type, Kalmuck type.
Do·xy·cy·clin *nt pharm.* doxycycline.
Dra·cun·cu·lus *m micro.* Dracunculus.
  Dracunculus medinensis Medina worm, Guinea worm, dragon worm, serpent worm, Filaria dracunculus, Filaria medinensis, Dracunculus medinensis.
Dra·gée *nt pharm.* sugar-coated tablet, dragée, coated tablet, coated pill.
dra·giert *adj pharm.* coated, sugar-coated, candied.
Draht *m, pl* **Dräh·te** wire.
Draht·bür·ste *f* wire brush.
Draht·fi·xie·rung *f traumat.* pinning.
  intraorale Drahtfixierung intraoral wire.
Draht·klam·mer *f* wire clasp.
Draht·öse *f* wire loop.
Draht·osteo·syn·the·se *f traumat.* wire fixation.
Draht·schie·ne *f* wire splint.
Draht·schie·nung des Unterkiefers *f* mandibular wiring.

Draht·schlei·fe *f* → Drahtschlinge.
Draht·schlin·ge *f* wire snare, snare, wire loop.
Draht·schnei·der *m* wire cutter, wire shears *pl*, pliers *pl*.
Draht·schnei·de·zan·ge *f* wire cutter.
  perkutane Drahtspickung percutaneous pinning.
Draht·zan·ge *f* → Drahtschneider.
Drain *m chir.* drain, drain tube, drainage tube.
Drai·na·ge *f chir.* drain, drainage.
  interne Drainage autodrainage.
Drai·na·ge·rohr *nt chir.* drain tube, drainage tube.
Drai·nie·ren *nt* drain, drainage, draining.
drai·nie·ren *vt* drain.
Drän *m* → Drain.
Drä·na·ge *f* → Drainage.
Drä·nie·ren *nt* → Drainieren.
drä·nie·ren *vt* → drainieren.
Dra·sti·kum *nt, pl* **Dra·sti·ka** *pharm.* drastic.
dra·stisch *adj* **1.** drastic, radical, rigorous; (*Abführmittel*) drastic. **2.** *fig.* (*offen*) outspoken, blunt, drastic; (*Beispiel*) drastic, graphic.
Dreck *m* dirt; (*stark*) filth, muck.
Dreh- *pref.* torsional, rotary, rotatory, rotational.
Dreh·ach·se *f* rotational axis.
Dreh·bank *f* lathe.
  zahntechnische Drehbank dental laboratory lathe.
Dreh·be·schleu·ni·gung *f phys.* rotational acceleration, angular acceleration.
Dreh·be·we·gung *f phys.* rotation, rotational movement, rotatory movement, gyration, rotary motion, rotary movement.
dre·hen **I** *vt* turn; (*Kopf, Gesicht*) turn round; (*um eine Achse*) turn, rotate, revolve; (*Pillen*) roll. **etw. drehen** give sth. a turn, turn. **etw. nach oben/unten drehen** turn sth. up/down. **II** *vi* turn; (*herumdrehen*) turn around. **III** *vr* **sich drehen** turn, turn over; (*Kopf, Gesicht*) turn round; (*um eine Achse*) rotate, revolve. **s. um etw. drehen** revolve/rotate around sth. **s. auf den Rücken drehen** turn onto one's back. **s. schnell drehen** spin round. **nach außen drehen** turn out. **nach innen drehen** turn in.
Dreh·ge·lenk *nt anat.* trochoidal articulation/joint, pivot articulation/joint, rotary articulation/joint, rotatory articulation/joint, trochoid articulation/joint, trochoid, trochoides.
Dreh·im·puls *m phys.* torque impulse, spin.
Dreh·krampf *m neuro.* rotatory spasm, rotatory tic.
  Drehkrampf des Kopfes gyrospasm.
Dreh·ma·schi·ne *f* lathe.
  zahntechnische Drehmaschine dental laboratory lathe.
Dreh·mo·ment *nt phys.* torsional moment, torque, moment, moment of force, momentum of torsion.
Dreh·mus·kel *m anat.* rotator, rotator muscle.
Dreh·punkt *m phys., mathe., fig.* pivotal point, center, center of gyration, center of motion; (*Hebel*) fulcrum.
Dreh·schwin·del *m neuro.* rotary vertigo, rotatory vertigo, systematic vertigo.
Dreh·strom *m electr.* rotary current, three-phase current.
Dre·hung *f* rotation, turning, torsion, gyration; *techn.* torsion, revolution; *gyn.* version.
Dreh·zap·fen *m* pivot, pin, fulcrum.
Drei- *pref.* tri-, triple-.
drei·di·men·sio·nal *adj* three-dimensional.
Drei·eck *nt* triangle; *anat.* trigone, trigon, trigonum, delta.
  retromolares Dreieck retromandibular triangle, retromolar triangle, retromolar trigone.
drei·eckig [k·k] *adj* triangular, trigonal, triagonal, triquetrous; *anat.* deltoidal, deltoid.
Drei·eck·schä·del *m ortho.* trigonocephaly, trigonocephalia.
Drei·ecks·lei·ste *f* triangular crest.
Drei·ecks·tuch *nt traumat.* triangular bandage, scarf bandage.
Drei·er·grup·pe *f* triad, triplet.
drei·fach *adj* triple, triplex, three-fold, treble; *chem.* ternary; *anat.* trifacial, trigeminal. **das Dreifache** triple.
Drei·fach·zucker [k·k] *m* trisaccharide.
drei·höcke·rig [k·k] *adj* tricuspal, tricuspidal, tricuspidate.
Drei·kant·la·mel·len·na·gel *m traumat.* triflanged nail.
drei·köp·fig *adj anat.* tricipital.
Drei·la·mel·len·na·gel *m traumat.* triflanged nail.
drei·ma·lig *adj* triple.
Drei-Monats-Anämie *f ped.* physiological anemia.
drei·sei·tig *adj* three-sided, triangular, trilateral.
Drei·ta·ge·ex·an·them *nt ped.* exanthema subitum, roseola infantum, Zahorsky's disease, roseola, pseudorubella, sixth disease.
Drei·ta·ge·fie·ber *nt* **1.** → Dreitageexanthem. **2.** *epidem.* phlebotomus fever, pappataci fever, Pym's fever, sandfly fever, three-day

fever. **3.** *epidem.* tertian fever, tertian malaria, vivax fever, vivax malaria, benign tertian malaria.
Drei·tei·lung *f* trifurcation, tripartition.
Drei·vier·tel·kro·ne *f* three-quarter crown, partial veneer crown.
drei·win·ke·lig *adj* triangular, triagonal.
Drei-X-Syndrom *nt genet.* triple-X, metafemale.
drei·zäh·nig *adj* tridentate.
drei·zip·fe·lig *adj anat.* tricuspid.
Dre·pa·no·zyt *m hema.* sickle cell, crescent cell, drepanocyte, meniscocyte.
Dre·pa·no·zy·to·se *f hema.* sickle cell anemia, crescent cell anemia, drepanocytosis.
Dresbach-Syndrom *nt hema.* Dresbach's syndrome, Dresbach's anemia, elliptocytary anemia, elliptocytic anemia, elliptocytosis, elliptocytotic anemia, ovalocytic anemia, ovalocytosis.
Dressler-Myokarditis *f card.* Dressler's syndrome, postmyocardial infarction syndrome.
dritt·gra·dig *adj* tertiary, ternary.
Dro·ge *f* **1.** *pharm.* drug, therapeutic agent. **jdn. unter Drogen setzen** drug s.o. **2.** *forens.* drug, narcotic, addiction-producing drug, addiction-forming drug. **Drogen nehmen** take drugs.
bewußtseinsverändernde Drogen chemicals.
dro·gen·ab·hän·gig *adj* drug-dependent, drug-addicted. **nicht mehr drogenabhängig** *sl.* clean.
Dro·gen·ab·hän·gi·ge *m/f* drug addict.
Dro·gen·ab·hän·gig·keit *f* drug dependence, chemical dependency, drug addiction.
Dro·gen·in·jek·ti·on *f sl.* fix.
Dro·gen·kun·de *f* pharmacognosy, pharmacognostics.
Dro·gen·miß·brauch *m* drug abuse.
Dro·gen·sucht *f* → Drogenabhängigkeit.
dro·gen·süch·tig *adj* → drogenabhängig.
Dro·gen·süch·ti·ge *m/f* → Drogenabhängige.
Dro·gist *m* druggist; *Brit.* chemist.
Dro·hung *f* threat (*mit* of; *gegen* to).
dro·mo·trop *adj physiol.* dromotropic.
Dros·sel·gru·be *f anat.* jugular fossa.
dros·seln *vt* reduce, turn down, slow down; cut down (*um* by; *auf* to); *electr.* choke, choke off.
Dros·se·lung *f* reduction, slowing down, cutting down; *electr.* choking.
Dros·sel·ve·ne *f anat.* **1.** jugular, jugular vein. **2.** contractile vein.
Druck *m, pl* **Drücke** [k•k] **1.** *allg.* pressure; *phys., techn.* pressure, compression; (*Dampf, Gas*) head. **unter Druck setzen** *chem., techn.* pressurize, pressure. **2.** (*Blutdruck*) blood pressure, hematopiesis, arteriotony, piesis. **3.** *fig.* pressure, force; (*Last*) tension, burden, strain, stress, weight. **unter Druck sein** be under pressure, be under compulsion. **jdn. unter Druck setzen** pressurize s.o., pressure s.o., put pressure (up)on s.o., place pressure (up)on s.o.
arterieller Druck arterial pressure, arterial blood pressure.
atmosphärischer Druck atmospheric pressure, barometric pressure.
diastolischer Druck diastolic blood pressure.
diastolischer arterieller Druck diastolic arterial pressure, diastolic pressure.
hydraulischer Druck fluid pressure.
hydrostatischer Druck hydrostatic pressure.
intraokulärer Druck intraocular pressure, intraocular tension.
intraoraler Druck intraoral pressure.
kolloidosmotischer Druck oncotic pressure, colloid osmotic pressure, colloid osmotic pressure.
onkotischer Druck → kolloidosmotischer Druck.
osmotischer Druck osmotic pressure.
subglottischer Druck subglottal pressure.
systolischer Druck systolic pressure.
systolischer arterieller Druck systolic arterial pressure.
transmuraler Druck transmural pressure.
venöser Druck venous blood pressure.
zentralvenöser Druck central venous pressure.
Druck·ab·fall *m techn.* decompression.
Druck·atro·phie *f patho.* compression atrophy, pressure atrophy.
Druck·be·at·mung *f anes., IC* pressure breathing, pressure ventilation, pressure respiration.
intermittierende positive Druckbeatmung intermittend positive pressure breathing, intermittent positive pressure ventilation, intermittent positive pressure respiration.
positive-endexspiratorische Druckbeatmung positive end-expiratory pressure.
positive-negative Druckbeatmung positive-negative pressure breathing, positive-negative pressure ventilation.

Druck·brand *m* pressure firing.
Druck·brenn·ver·fah·ren *nt* pressure firing.
druck·elek·trisch *adj phys.* piezoelectric.
Druck·emp·find·lich *adj* tender to pressure, pressure-sensitive, touchy.
Druck·emp·find·lich·keit *f* pressure sensibility, tenderness to pressure, piesesthesia, piezesthesia.
drückend [k•k] *adj* (*Last*) heavy; (*Sorgen*) serious; (*Hitze*) close, oppressive; (*Stimmung*) gloomy, oppressive.
Druck·ent·la·stung *f* decompression.
Druck·er·nied·ri·gung *f physiol., card.* hypotension, hypotonia, hypotonicity, hypotonus, hypotony.
Druck·fe·stig·keit *f phys.* compressive strength.
Druck·fül·lung *f* pressure technique filling, pressure technique, bulk technique, bulk pack technique.
Druck·ge·fäl·le *nt* pressure gradient.
Druck·ge·schwür *nt patho.* decubital gangrene, decubital ulcer, decubitus ulcer, decubitus, bedsore, pressure sore, hospital gangrene, pressure gangrene.
Druck·gra·di·ent *m* pressure gradient.
Druck·guß *m* compression molding, pressure casting.
Druck·guß·ver·fah·ren *nt* compression molding.
Druck·kam·mer *f physiol.* pressure chamber; *techn.* caisson.
Druck·knopf *m techn.* key, push-button, button.
Druck·kon·den·sie·ren *nt* pressure condensation.
Druck·kraft *f* compression, compressive stress, compressive force.
Druck·läh·mung *f neuro.* pressure paralysis, compression paralysis.
Druck·luft *f* compressed air.
Druck·luft·krank·heit *f patho.* compressed-air disease, compressed-air illness, compressed-air sickness, courbature, caisson disease, caisson sickness, decompression sickness, diver's palsy, diver's paralysis, aeremia, tunnel disease.
Druck·mes·ser *m* tonometer, tenonometer, manometer, pressometer, air-pressure gauge.
Druck·mes·sung *f* tonometry, manometry.
Druck·ne·kro·se *f patho.* pressure necrosis.
Druck·po·ly·me·ri·sa·ti·ons·fül·lung *f* pressure technique filling, pressure technique, bulk technique, bulk pack technique.
Druck·puls *m physiol.* pressure pulse.
Druck·punkt *m physiol.* pressure point, pressure spot.
Druck·re·zep·tor *m physiol.* pressure receptor.
Druck·schmerz *m* tenderness to pressure, pain on palpation.
Druck·span·nung *f* compressive stress.
Druck·ta·ste *f* → Druckknopf.
Druck·ul·ze·ra·ti·on *f patho.* pressure ulceration.
Druck·ur·ti·ka·ria *f patho.* pressure urticaria.
Druck·ver·band *m traumat.* pressure bandage, pressure dressing, pressure pack, compression bandage.
Druck·ver·let·zung *f* barotrauma, pressure injury, pressure trauma.
Druck·wel·le *f phys.* pressure wave; shock wave, blast.
Drü·se *f anat., histol.* gland, glandule, glandula.
Drüse mit äußerer Sekretion → exokrine Drüse.
alveoläre Drüse alveolar gland.
apokrine Drüse apocrine gland.
azinöse Drüse acinous gland, acinar gland.
beerenförmige Drüse → azinöse Drüse.
ekkrine Drüse eccrine gland, coil gland.
endoepitheliale Drüse endoepithelial gland, intraepithelial gland.
exoepitheliale Drüse exoepithelial gland.
exokrine Drüse exokrine gland, exocrine.
gemischte Drüse mixed gland, seromucous gland, heterocrine gland.
gemischt endokrin-exokrine Drüse mixed gland.
holokrine Drüse holocrine gland.
intraepitheliale Drüse → endoepitheliale Drüse.
kleine Drüse glandule.
merokrine Drüse merocrine gland.
mukoide Drüse mucoid gland.
muköse Drüse mucous gland, muciparous gland.
muzinöse Drüse → muköse Drüse.
säckchenförmige Drüse alveolar gland.
schleimbildende Drüse → muköse Drüse.
seromuköse Drüse mixed gland, seromucous gland, heterocrine gland.
seröse Drüse serous gland.
Drüsen- *pref.* glandular, adenic, aden(o)-.
drü·sen·ähn·lich *adj* adeniform, adenomatoid, adenoid, adenoidal.
Drü·sen·ent·zün·dung *f* inflammation of a gland, adenitis.
Drü·sen·epi·thel *nt histol.* glandular epithelium.
Drü·sen·er·wei·chung *f patho.* adenomalacia.

drü·sen·för·mig *adj* adeniform.
Drü·sen·ge·we·be *nt histol.* glandular tissue.
Drü·sen·kap·sel *f histol.* gland capsule, glandilemma.
Drü·sen·läpp·chen *nt anat.* lobule, lobulus.
drü·sen·los *adj* without glands, eglandulous, eglandular.
Drü·sen·schmerz *m* pain in a gland, adenalgia, adenodynia.
Drü·sen·schmer·zen *pl* → Drüsenschmerz.
Drü·sen·schwel·lung *f* → Drüsenvergrößerung.
Drü·sen·skle·ro·se *f patho.* adenosclerosis.
Drü·sen·ver·grö·ße·rung *f patho.* hyperadenosis, adenoncus, adenomegaly, adenopathy.
Drü·sen·zel·le *f histol.* secretory cell.
drü·sig *adj* adenous.
Dry-field-Technik *f* dry field dentistry, dry field technique.
D₁-Trisomiesyndrom *nt embryo.* trisomy D syndrome, trisomy 13 syndrome, Patau's syndrome.
du·al *adj* dual; *mathe.* binary.
dua·li·sie·ren *vt* dualize.
Dua·lis·mus *m* dualism.
Dua·li·tät *f* duality.
Duane-Syndrom *nt ophthal.* Duane's syndrome, Stilling-Türk-Duane syndrome, Stilling's syndrome, retraction syndrome.
Dü·bel *m traumat., dent., techn.* dowel, peg.
Dü·bel·kro·ne *f* Davis crown, post crown, dowel crown.
Dubini-Syndrom *nt neuro.* Dubini's disease, Dubini's chorea, electric chorea, electrolepsy.
Du·blier·mas·se *f* duplicating compound, duplicating material.
Dubowitz-Syndrom *nt* Dubowitz syndrome.
Dubreuilh-Krankheit *f derm.* circumscribed precancerous melanosis of Dubreuilh, Hutchinson's freckle, lentigo maligna, circumscribed precancerous melanosis of Dubreuilh, precancerous melanosis of Dubreuilh, malignant lentigo, melanotic freckle (of Hutchinson).
Dubreuilh-Hutchinson-Krankheit *f* → Dubreuilh-Krankheit.
Duchenne-Muskeldystrophie *f neuro.* Duchenne atrophy, Duchenne's disease, Duchenne's type, Duchenne muscular dystrophy, Duchenne type muscular dystrophy, Duchenne's paralysis, pseudohypertrophic muscular paralysis, pseudohypertrophic muscular atrophy, pseudomuscular hypertrophy, childhood muscular dystrophy, pseudohypertrophic muscular dystrophy.
Duchenne-Syndrom *nt neuro.* bulbar paralysis, progressive bulbar paralysis, Duchenne's paralysis, Duchenne's syndrome, Duchenne's disease, glossolabial paralysis, glossopharyngolabial paralysis, labial paralysis, labioglossolaryngeal paralysis, labioglossopharyngeal paralysis, bulbar palsy, tabes, tabes dorsalis, tabetic neurosyphilis, posterior sclerosis, association paralysis, posterior spinal sclerosis.
Duchenne-Aran-Syndrom *nt neuro.* Duchenne-Aran disease, Duchenne's disease, Aran-Duchenne disease, Aran-Duchenne type, Duchenne-Aran type, Aran-Duchenne muscular atrophy, Duchenne-Aran muscular atrophy.
Duc·tus *m, pl* **Duc·tus** *anat., histol.* duct, canal, ductus.
  Ductus incisivus incisive duct, incisor duct, incisor canaliculus.
  Ductus lingualis lingual duct.
  Ductus parotideus canal of Stenon, Stensen's canal, parotid duct, Blasius' duct, duct of Stenon, Stensen's duct.
  Ductus sublinguales minores lesser sublingual ducts, minor sublingual ducts, Walther's ducts, Revinus' ducts, canals of Rivinus, Walther's canals.
  Ductus sublingualis major major sublingual duct, greater sublingual duct, Bartholin's duct.
  Ductus submandibularis submandibular duct, submaxillar duct, Wharton's duct, submaxillary duct of Wharton.
Duft *m, pl* **Düf·te** scent, smell, fragrance, aroma, odor, odorousness.
duf·ten *vi* smell (*nach* of), have a scent, be fragrant.
Duft·stoff *m* odor substance, odorant substance, odorant.
duk·tal *adj* pertaining to a duct, ductal, ductular.
duk·til *adj* ductile.
Duk·ti·li·tät *f* ductility.
Duk·tus·zy·ste *f* 1. incisive canal cyst, median anterior maxillary cyst, maxillary median anterior cyst, nasopalatine duct cyst, nasopalatine cyst. 2. thyroglossal cyst, thyroglossal duct cyst, thyroglossal tract cyst, thyrolingual cyst.
duld·sam *adj* tolerant (*gegen jdn.* of s.o.); (*geduldig*) patient (with).
Duld·sam·keit *f* tolerance; patience.
dumm *adj* 1. dumb, stupid, dense, dull, unintelligent; *inf.* thick. 2. (*töricht*) silly, foolish. 3. (*unerfreulich, peinlich*) awkward, annoying; (*eigenartig*) funny.
Dumm·heit *f* 1. dumbness, stupidity, denseness, dul(l)ness, idiocy, idiotism; *inf.* thickness. 2. silliness, foolishness. 3. (*Handlung*) folly, foolish action, blunder, mistake.

dumpf *adj* 1. (*Geräusch*) muffled, flat, dead, dull; (*Stimme*) hollow. 2. *fig.* (*Schmerz*) dull, obtuse; (*Atmosphäre*) stifling, gloomy; (*Gefühl*) vague; (*Geruch*) musty, moldy; (*stickig*) stuffy.
Dumpf·heit *f* 1. (*Geräusch*) flatness, deadness, dul(l)ness; (*Stimme*) hollowness. 2. *fig.* (*Schmerz*) dul(l)ness, obtuseness; (*Atmosphäre*) gloominess; (*Gefühl*) vagueness; (*Geruch*) mustiness, moldiness; (*Stickigkeit*) stuffiness.
Duncan-Syndrom *nt patho.* Duncan's syndrome, Duncan's disease, X-linked lymphoproliferative syndrome.
dun·kel *adj* 1. dark, aphotic, opaque, black; (*Farbe, Stimme*) deep, dark; (*Haar, Hautfarbe*) dark; (*Licht*) dim, faint. **(sich) dunkel färben** darken. **dunkel machen** darken. **dunkel werden** darken, get dark, blacken. 2. *fig.* (*Stimmung*) gloomy, dark, black; (*vage*) vague, dim, faint, uncertain, doubtful, opaque, indistinct.
Dun·kel·ad·ap·ta·ti·on *f physiol.* dark adaptation, scotopic adaptation.
Dun·kel·an·pas·sung *f* → Dunkeladaptation.
dun·kel·äu·gig *adj* dark-eyed.
dun·kel·blau *adj* dark-blue, deep-blue; (*Hämatom*) black-and-blue.
Dun·kel·feld·mi·kro·sko·pie *f* dark-field microscopy.
dun·kel·haa·rig *adj* dark, dark-haired, melanotrichous.
dun·kel·häu·tig *adj* dark-skinned, colored, black.
Dun·kel·heit *f* dark, darkness.
dünn *adj* thin, fine, filmy, tenuous; (*Gewebe*) fine, delicate; (*Schichten*) tabular, tabulate; (*Person*) thin, meager, lean; (*Lösung, Stimme*) weak, thin; (*Puls*) thready; (*Haar*) sparse, thin; (*Luft*) thin, tenuous; (*zerbrechlich*) delicate, eggshell.
Dünn·darm *m anat.* small bowel, small intestine, enteron.
dünn·flüs·sig *adj* thin, (highly) liquid.
Dunning-Leach-Index *m* Dunning-Leach index, gingival-bone count, gingival-bone index, gingival-bone count index.
Dunst *m, pl* **Dün·ste** 1. (*Dampf*) steam, vapor; (*feuchter*) damp, moisture; (*Nebel*) mist, haze; (*feiner Nebel*) spray, mist; (*Rauch*) smoke, fume(s *pl*). 2. (*Geruch*) smell, reek; (*Ausdunstung*) exhalation, vapor.
dun·stig *adj* steamy, vaporous, vaporific, vapory; (*rauchig*) smoky, fumy; (*neblig*) misty, hazy.
duo·de·nal *adj* pertaining to the duodenum, duodenal.
Duo·de·nal·ul·kus *nt patho.* duodenal ulcer.
Duo·de·ni·tis *f* inflammation of the duodenum, duodenitis, dodecadactylitis.
Duodeno- *pref.* duodenal, duoden(o)-.
Duo·de·num *nt* duodenum, dodecadactylon.
Du·pli·kat *nt* duplicate denture.
Du·pli·ka·ti·on *f genet.* duplication.
Du·pli·ka·tur *f anat.* reflection, reflexion, duplicitas, duplication, duplicature.
du·pli·zie·ren *vt* duplicate.
Du·pli·zi·tät *f* duplicity.
Du·ra *f* → Dura mater.
  Dura mater *f anat.* dura mater, dura, scleromeninx, pachymeninx.
  Dura mater cranialis → Dura mater encephali.
  Dura mater encephali dura mater of brain, endocranium, entocranium.
  Dura mater spinalis dura mater of spinal cord.
Dura-Entzündung *f* inflammation of the dura mater, pachymeningitis, perimeningitis.
du·ral *adj* pertaining to the dura mater, dural, duramatral.
Du·ra·si·nus *pl anat.* sinuses of dura mater, cranial sinuses, cerebral sinuses, dural sinuses, venous sinuses of dura mater.
Durch·blu·tung *f* 1. circulation, blood supply, blood flow, perfusion. 2. *physiol.* perfusion weight, perfusion rate.
durch·bre·chen I *vt* break (in two), break through. **II** *vi* 1. break (in two). 2. burst through, break through; (*Zahn*) come through, cut, erupt; (*Blinddarm*) burst, perforate; (*Abszeß*) erupt, come to a head.
Durch·bruch *m, pl* **Durch·brü·che** 1. breakthrough, rupture, bursting; (*Zähne*) cutting, eruption; (*Blinddarm*) perforation; (*Abszeß*) eruption; *patho.* complete fracture. **zum Durchbruch kommen** (*Abszeß*) erupt, come to a head. 2. (*Öffnung*) gap, opening, outlet.
durch·drin·gend *adj* penetrating, piercing, permeant, pervasive, penetrative; (*Kälte*) biting; (*Geräusch*) penetrating, intense; (*Schrei*) sharp, earpiercing, earsplitting; (*Geruch*) sharp, pungent.
Durch·fall *m patho.* diarrhea, enterorrhea.
  blutiger Durchfall bloody diarrhea.
  chylöser Durchfall chylous diarrhea, chylorrhea.
Durch·fall·er·kran·kung *f patho.* diarrheal illness.
Durch·fluß·mes·ser *m phys.* flowmeter.
durch·führ·bar *adj* operable, practicable, performable, workable, feasible.
durch·füh·ren *vt* 1. carry out/through, go through with, (*Operation*)

Durchführung

perform (*bei* on); (*Aufgabe*) execute; (*Untersuchung, Verfahren, Forschung, Studie*) undertake; (*Experiment*) run; (*fertigstellen*) complete. **mit Hilfe eines Computers durchführen** computerize. **eine Untersuchung durchführen** make an examination. **2.** (*Leitung, Draht etc.*) lead through, pass through.
Durch·füh·rung *f* carrying out/through; (*Operation*) performance (*bei* on); (*Aufgabe*) execution; (*Untersuchung, Verfahren, Forschung, Studie*) undertaking; (*Experiment*) running; (*Fertigstellung*) completion, realization.
Durch·gang *m* **1.** passing through, passage. **2.** passage, passageway, way, transit; (*enger*) gate.
durch·gän·gig *adj* (*Gang*) open, free, permeable, patent. **nicht durchgängig** (*Gang*) impatient.
Durch·laß *m, pl* **Durch·läs·se** (*a. techn.*) passage, passageway; duct, conduit; opening, outlet.
durch·las·sen *vt* pass, pass through; (*Flüssigkeit*) let through; (*eindringen lassen*) let in; *phys., techn.* transmit.
durch·läs·sig *adj* **1.** permeable (to); (*porös*) porous; (*undicht*) leaky. **2.** *phys., techn.* permeable, pervious (*für* to), transparent, translucent, transmittent.
Durch·läs·sig·keit *f* **1.** permeability (to); porousness, porosity; leakiness. **2.** *phys., techn.* permeability, perviousness (*für* to); transparency, tanslucency, transmissibility, transmission, transmittance.
Durch·leuch·ten *nt radiol.* diaphanoscopy, electrodiaphanoscopy, transillumination.
durch·leuch·ten *vt* roentgenize, x-ray, screen, transilluminate.
Durch·leuch·tung *f radiol.* fluoroscopy, x-ray fluoroscopy, diascopy, screening, photoscopy, cryptoscopy.
durch·lö·chert *adj* perforate, perforated.
Durch·mes·ser *m* diameter; caliber. **im Durchmesser** in diameter.
 anteroposteriorer Durchmesser anteroposterior diameter.
 bukkolingualer Durchmesser buccolingual diameter, buccolingual dimension.
 labiolingualer Durchmesser labiolingual diameter.
 mesiodistaler Durchmesser mesiodistal diameter.
 querer Durchmesser → transverser Durchmesser.
 sagittaler Durchmesser sagittal diameter.
 transverser Durchmesser transverse diameter.
durch·schei·nend *adj* translucent, hyaline, pellucid, transparent, diaphanous.
durch·scheu·ern *vt* (*Haut*) chafe.
durch·schim·mern *vi* gleam through, glimmer through, shine through; (*Licht*) filter through.
durch·schnei·den *vt* cut through, cut in two, intersect, transect; (*kreuzen*) cross; *fig.* (*Luft, Wasser*) cleave.
Durch·schnitt *m* average, mean, medium, normal; (*Querschnitt*) section, profile. **einen Durchschnitt erzielen** average. **im Durchschnitt** on (an/the) average. **den Durchschnitt schätzen/ermitteln** average out, average (*auf* at). **über dem Durchschnitt** above (the) average, above-average. **unter dem Durchschnitt** below (the) average. **älter als der Durchschnitt** overage.
durch·schnitt·lich I *adj* average, mean, ordinary, common. II *adv* on (an/the) average.
Durch·schnitts·do·sis *f* average dose.
durch·sich·tig *adj* lucent, limpid, liquid, translucent, transparent, pellucid; (*Flüssigkeit*) clear.
Durch·sich·tig·keit *f* lucency, limpidity, limpidness, translucence, translucency, transparency; clearness.
durch·sickern [k•k] *vi* ooze, percolate, permeate, filter, trickle (*durch* through).
Durch·spü·lung *f* perfusion, irrigation.
durch·ste·chen *vt* penetrate, needle, pierce, puncture, prick, stab, transfix.
durch·trän·ken *vt* infiltrate, impregnate, saturate, soak, steep (*mit* with).
Durch·trän·kung *f* saturation, impregnation, soaking, imbibition (*mit* with).
Durch·tren·nung *f* hemisection.
Durch·tritt *m* passage, transit.
Du·re·lon·ze·ment *m* Durelon cement.
Duroziez-Erkrankung *f card.* Duroziez's disease, congenital mitral stenosis, congenital stenosis of mitral valve.
Durst *m* thirst, thirstiness, dipsesis, dipsia. **Durst bekommen** become thirsty. **Durst haben** be thirsty, thirst. **den Durst stillen** quench one's thirst.
dür·sten *vi* thirst, be thirsty.
dur·stig *adj* thirsty.
Du·sche *f* **1.** shower, showerbath. **eine Dusche nehmen** have a shower. **2.** *clin., gyn.* douche.
Dü·se *f techn.* tip, jet.
Dü·sen·ver·ne·be·lung *f* jet atomisation, jet nebulisation.
Dü·wel·kro·ne *f* Davis crown, post crown, dowel crown.
Dyn *nt phys. old* dyne.
Dy·na·mik *f* drive, dynamics *pl.*
dy·na·misch *adj* dynamic, dynamical; *fig.* aggressive.
Dy·na·mo·me·ter *nt* dynamometer, auxiometer.
Dynatrak-Winkelstück *nt* Dynatrak handpiece.
Dy·ne *f phys. old* dyne.
Dys- *pref.* dys-.
Dys·aku·sis *f HNO* **1.** acoustic dysesthesia, auditory dysesthesia, dysacusis, dysacousia, dysacousis, dysacousma, dysecoia. **2.** dysacusis, dysacousia, dysacousis, dysacousma.
Dys·ämie *f hema.* dysemia.
Dys·äqui·li·bri·um *nt* dysequilibrium.
Dys·äqui·li·bri·um·syn·drom *nt patho.* dialysis disequilibrium syndrome.
Dys·ar·thro·se *f ortho.* dysarthrosis.
Dys·ar·thro·sis *f ortho.* dysarthrosis.
Dys·äs·the·sie *f neuro.* dysesthesia, disesthesia.
 akustische Dysästhesie → auditorische Dysästhesie.
 auditorische Dysästhesie acoustic dysesthesia, auditory dysesthesia, dysacusis, dysacousia, dysacousma, dysecoia.
Dys·ba·sia *f neuro.* dysbasia.
 Dysbasia angiospastica → Dysbasia intermittens.
 Dysbasia intermittens *card.* Charcot's syndrome, angina cruris, intermittent claudication (of the leg).
 Dysbasia lordotica Ziehen-Oppenheim disease, torsion dystonia, torsion neurosis, progressive torsion spasm of childhood.
Dys·chro·mie *f derm.* dyschromia.
Dys·chy·lie *f patho.* dyschylia.
Dys·en·ce·pha·lia *f embryo.* dysencephalia.
 Dysencephalia splanchnocystica Gruber's syndrome, Meckel's syndrome, Meckel-Gruber syndrome.
Dys·en·te·rie *f* **1.** dysentery. **2.** *epidem.* bacillary dysentery, Japanese dysentery, Flexner's dysentery.
dys·en·te·risch *adj* pertaining to dysentery, dysenteric.
Dys·fi·bri·no·gen·ämie *f hema.* dysfibrinogenemia.
Dys·funk·ti·on *f* abnormal function, malfunction, dysfunction, parafunction.
Dys·ge·ne·sie *f patho., embryo.* dysgenesis, dysgenesia.
Dys·ge·ne·sis iridodentalis *f* iridodental dysplasia, Weyers' syndrome, dysgenesis iridodentalis.
Dys·gna·thie *f* dysgnathia.
Dys·hi·drie *f* → Dyshidrose.
Dys·hi·dro·se *f derm.* dyshidrosis, dyshidria, dyshydrosis, dysidria, dysidrosis; pompholyx.
Dyshidrose-Syndrom *nt* → Dyshidrose.
Dys·hi·dro·sis *f* → Dyshidrose.
Dys·idro·se *f* → Dyshidrose.
Dys·idro·sis *f* → Dyshidrose.
Dys·ka·ryo·se *f patho.* dyskaryosis.
Dys·ke·pha·lie·syn·drom von Francois *nt neuro.* Hallermann-Streiff-Francois syndrome, Hallermann-Streiff syndrome, Francois' syndrome, mandibulo-oculofacial dyscephaly, mandibulo-oculofacial dysmorphia, mandibulo-oculofacial syndrome, progeria with cataract, progeria with microphtalmia, congenital sutural alopecia.
Dys·ke·ra·to·se *f derm.* dyskeratosis.
 hereditäre benigne intraepitheliale Dyskeratose Witkop-von Sallmann syndrome.
 intraepitheliale Dyskeratose intraepithelial dyskeratosis.
 kongenitale Dyskeratose Zinsser-Cole-Engman syndrome, congenital dyskeratosis.
Dys·ke·ra·to·sis *f derm.* dyskeratosis.
 Dyskeratosis congenita Zinsser-Cole-Engman syndrome, congenital dyskeratosis.
 Dyskeratosis follicularis vegetans Darier's disease, Darier-White disease.
 Dyskeratosis maligna Bowen's disease, Bowen's precancerous dermatosis, precancerous dermatitis.
dys·ke·ra·to·tisch *adj* pertaining to or characterized by dyskeratosis, dyskeratotic.
Dys·ki·ne·sie *f neuro.* dyskinesia, dyscinesia.
Dys·kra·sie *f patho.* dyscrasia.
Dys·kri·nie *f endo.* dyscrinia, dyscrinism.
Dys·la·lie *f HNO, neuro.* dyslalia, stammer, stammering.
 audiogene Dyslalie → otogene Dyslalie.
 otogene Dyslalie otogenic dyslalia.
Dys·le·xie *f neuro.* dyslexia.
dys·ma·tur *adj patho.* dysmature.
Dys·ma·tu·ri·tät *f* **1.** *patho.* dysmaturity. **2.** *ped.* dysmaturity.

Dysmelie-Syndrom *nt embryo., patho.* dysmelia syndrome.
Dys·me·ta·bo·lis·mus *m patho.* defective metabolism, dysmetabolism.
Dys·mi·mie *f neuro.* dysmimia.
Dys·mor·phia *f embryo.* dysmorphism, dysmorphia.
  Dysmorphia mandibulo-oculo-facialis *patho.* Francois' syndrome, Hallermann-Streiff-Francois syndrome, Hallermann-Streiff syndrome, progeria with microphtalmia, progeria with cataract, mandibulo-oculofacial syndrome, congenital sutural alopecia, oculomandibulodyscephaly, mandibulo-oculofacial dyscephaly, mandibulo-oculofacial dysmorphia, oculomandibulofacial syndrome.
Dys·odon·tie *f* dysodontiasis.
Dys·ok·klu·si·on *f* malocclusion.
Dys·opie *f* → Dysopsie.
Dys·op·sie *f ophthal.* defective vision, dysopia, dysopsia.
Dys·osteo·ge·ne·se *f* → Dysostosis.
Dys·osto·se *f* → Dysostosis.
  orodigitofaziale Dysostose Papillon-Léage and Psaume syndrome, orodigitofacial dysostosis, orodigitofacial syndrome.
  otomandibuläre Dysostose otomandibular dysostosis.
Dys·osto·sis *f embryo.* defective bone formation, dysosteogenesis, dysostosis.
  Dysostosis acrofacialis acrofacial dysostosis, acrofacial syndrome.
  Dysostosis cleidocranialis cleidocranial dysostosis, cleidocranial dysplasia, clidocranial dysostosis, craniocleidodysostosis.
  Dysostosis cranio-facialis Crouzon's disease, Crouzon's syndrome, craniofacial dysostosis, craniofacial complex.
  Dysostosis enchondralis metaphysaria Jansen's disease, metaphyseal dysostosis, metaphyseal chondrodysplasia.
  Dysostosis mandibularis Nager's acrofacial dysostosis.
  Dysostosis mandibulo-facialis mandibulofacial dysostosis, mandibulofacial dysplasia, mandibulofacial syndrome; Franceschetti syndrome; Treacher-Collins syndrome, Treacher-Collins-Franceschetti syndrome.
  Dysostosis maxillo-facialis maxillofacial dysostosis, maxillofacial syndrome.
  Dysostosis maxillonasalis Binder's syndrome, maxillonasal syndrome, maxillonasal dysostosis.
  Dysostosis multiplex Hurler's disease, Hurler's syndrome, Pfaundler-Hurler syndrome, Hurler's type, α-L-iduronidase deficiency, (autosomal recessive type) gargoylism, lipochondrodystrophy, mucopolysaccharidosis I H.
  Dysostosis otomandibularis otomandibular dysostosis.
Dys·pep·sia *f* → Dyspepsie.
Dys·pep·sie *f patho.* dyspepsia, gastric indigestion.
  nervöse Dyspepsie nervous dyspepsia, nervous indigestion.
dys·pep·tisch *adj* pertaining to or suffering from dyspepsia, dyspeptic.
Dys·pha·gie *f neuro.* dysphagia, dysphagy.
  sideropenische Dysphagie Vinson's syndrome, Plummer-Vinson syndrome, Paterson's syndrome, Paterson-Brown-Kelly syndrome, Paterson-Kelly syndrome, sideropenic dysphagia.
Dys·pho·nia *f* → Dysphonie.
Dys·pho·nie *f HNO* dysphonia.
Dys·pla·sia *f patho.* dysplasia.
  Dysplasia cleidocranialis cleidocranial dysplasia, cleidocranial dysostosis, clidocranial dysostosis, craniocleidodysostosis.
  Dysplasia cranio-carpo-tarsalis Freeman-Sheldon syndrome, whistling face syndrome, craniocarpotarsal dysplasia, craniocarpotarsal dystrophy.
  Dysplasia dentofacialis dentofacial deformity, dentofacial complex, dentofacial dysplasia, Weyers-Fülling syndrome.
  Dysplasia encephalo-ophthalmica Krause's syndrome, encephaloophthalmic dysplasia.
  Dysplasia linguofacialis oral-facial-digital syndrome, OFD syndrome, orofaciodigital syndrome.
  Dysplasia oculo-auricularis OAV dysplasia, OAV syndrome, Goldenhar's syndrome, oculoauriculovertebral dysplasia, oculoauricular dysplasia, mandibulofacial dysostosis with epibulbar dermoids.
  Dysplasia oculo-auriculo-vertebralis → Dysplasia oculo-auricularis.
  Dysplasia renofacialis renofacial dysplasia, Potter's disease, Potter's facies.
  Dysplasia spondyloepiphysaria spondyloepiphyseal dysplasia.
Dys·pla·sie *f patho.* dysplasia.
  anhidrotisch ektodermale Dysplasie congenital ectodermal defect, Christ-Siemens-Touraine syndrome, Christ-Siemens syndrome, hereditary ectodermal polydysplasia, anhidrotic ectodermal dysplasia, congenital ectodermal dysplasia, hypohidrotic ectodermal dysplasia.
  bronchopulmonale Dysplasie Wilson-Mikity syndrome, pulmonary dysmaturity, pulmonary dysmaturity syndrome, bronchopulmonary dysplasia.
  chondroektodermale Dysplasie Ellis-van Creveld syndrome, chondroectodermal dysplasia.
  dentoalveoläre Dysplasie dental dysplasia, dentoalveolar dysplasia.
  dentolabiale Dysplasie dentolabial dysplasia.
  ektodermale Dysplasie → anhidrotisch ektodermale Dysplasie.
  ektodermale kongenitale Dysplasie → anhidrotisch ektodermale Dysplasie.
  familiäre metaphysäre Dysplasie Pyle's disease, familial metaphyseal dysplasia, metaphyseal dysplasia.
  fibröse Dysplasie Jaffé-Lichtenstein disease, Jaffé-Lichtenstein syndrome, cystic osteofibromatosis, fibrodysplasia, fibrous dysplasia (of bone).
  iridodentale Dysplasie iridodental dysplasia, Weyers' syndrome, dysgenesis iridodentalis.
  kraniofaziale Dysplasie craniofacial deformity.
  kraniometaphysäre Dysplasie craniometaphyseal dysplasia.
  linguofaziale Dysplasie oral-facial-digital syndrome, OFD syndrome, orofaciodigital syndrome.
  maxillomandibuläre Dysplasie maxillomandibular dysplasia.
  maxillonasale Dysplasie maxillonasal dysplasia.
  okulo-aurikulo-vertebrale Dysplasie OAV dysplasia, OAV syndrome, Goldenhar's syndrome, oculoauriculovertebral dysplasia, oculoauricular dysplasia, mandibulofacial dysostosis with epibulbar dermoids.
  osteofibröse Dysplasie ossifying fibroma (of bone), osteofibrous dysplasia.
  otodentale Dysplasie otodental dysplasia, otodental syndrome.
  periapikale fibröse Dysplasie periapical cemental dysplasia, periapical dysplasia, fibrous dysplasia, cementoma, cementoblastoma.
  polyostotische fibröse Dysplasie McCune-Albright syndrome, Albright's disease, Albright's syndrome, polyostotic fibrous dysplasia.
  renofaziale Dysplasie renofacial dysplasia, Potter's disease, Potter's facies.
  spondyloepiphysäre Dysplasie 1. spondyloepiphyseal dysplasia. **2.** Morquio's disease, Morquio's syndrome, Morquio-Ullrich disease, Morquio-Ullrich syndrome, Brailsford-Morquio disease, Morquio-Brailsford disease, mucopolysaccharidosis IV, osteochondrodysplasia, osteochondrodystrophy, keratansulfaturia, eccentrochondroplasia, eccentro-osteochondrodysplasia, familial osseous dystrophy, familial osteochondrodystrophy.
Dysplasie-Syndrom, kranio-karpo-tarsales *nt patho.* Freeman-Sheldon syndrome, craniocarpotarsal dysplasia, craniocarpotarsal dystrophy, whistling face syndrome.
dys·pla·stisch *adj* pertaining to or characterized by dysplasia, dysplastic.
Dys·pnoe *f pulmo.* dyspnea, dyspnoea, shortness of breath, difficult breathing, labored breathing, breathlessness, difficult respiration, labored respiration.
  funktionelle Dyspnoe functional dyspnea.
  kardiale Dyspnoe cardiac dyspnea.
  orthostatische Dyspnoe orthostatic dyspnea.
  paroxysmale Dyspnoe pseudoasthma.
dys·pno·isch *adj* pertaining to or suffering from dyspnea, dyspneic, short of breath, breathless.
Dys·pro·te·in·ämie *f patho.* dysproteinemia.
Dys·se·ba·cea *f derm.* dyssebacia, dyssebacea.
Dys·stea·to·sis *f derm.* dyssebacia, dyssebacea.
Dys·syn·er·gia *f neuro.* dyssynergia.
  Dyssynergia cerebellaris myoclonica Hunt's syndrome, Ramsey Hunt syndrome, Hunt's disease.
Dys·to·nie *f patho.* dystonia.
dys·top *adj* pertaining to or characterized by dystopia, dystopic, heterotopic, allotopic.
dys·to·pisch *adj* → dystop.
dys·troph *adj* pertaining to dystrophy, dystrophic.
Dys·tro·phia *f patho.* dystrophy, dystrophia.
  Dystrophia adiposogenitalis Fröhlich's syndrome, Launois-Cléret syndrome, Babinski-Fröhlich syndrome, adiposogenital degeneration, adiposogenital dystrophy, adiposogenital syndrome.
  Dystrophia adiposogenitalis Fröhlich → Dystrophia adiposogenitalis.
  Dystrophia musculorum progressiva progressive muscular dystrophy, idiopathic muscular atrophy.
  Dystrophia musculorum progressiva Duchenne Duchenne atrophy, Duchenne's disease, Duchenne's type, Duchenne muscular dystrophy, Duchenne type muscular dystrophy, Duchenne's paralysis,

Dystrophie

pseudohypertrophic muscular paralysis, pseudohypertrophic muscular atrophy, pseudomuscular hypertrophy, childhood muscular dystrophy, pseudohypertrophic muscular dystrophy.
Dystrophia myotonica Steinert's disease, myotonic dystrophy, myotonic atrophy.
Dys·tro·phie *f patho.* dystrophy, dystrophia.
einseitige Dystrophie hemidystrophy.
frühinfantile spongiöse Dystrophie Canavan's disease, Canavan's sclerosis, Canavan-van Bogaert-Bertrand disease, spongy degeneration (of central nervous system/ of white matter), spongiform leukodystrophy.
halbseitige Dystrophie hemidystrophy.
myotonische Dystrophie Steinert's disease, myotonic dystrophy, myotonic atrophy.
pränatale Dystrophie dysmaturity.
dys·tro·phisch *adj* pertaining to dystrophy, dystrophic. **nicht dystrophisch** nondystrophic.
dys·urisch *adj* pertaining to or suffering from dysuria, dysuric.
Dys·vit·ami·no·se *f patho.* dysvitaminosis.
Dys·ze·pha·lo·syn·dak·ty·lie *f patho.* Waardenburg's syndrome.
D-Zelle *f* **1.** (*Pankreas*) delta cell, D cell. **2.** (*HVL*) gonadotroph cell, gonadotrope, gonadotroph, delta cell, D cell.

E

EAC-Rosettentest *m immun.* EAC rosette assay, erythrocyte antibody complement rosette assay.
Eagle-Syndrom *nt* Eagle's syndrome, hyoid syndrome, stylohyoid syndrome, styloid syndrome, styloid process syndrome.
EAHF-Komplex *m immun., derm.* EAHF complex.
Eaton-agent *nt micro.* Eaton agent, Mycoplasma pneumoniae.
EBA-Zement *m* EBA cement.
eben *adj (flach)* flat, plane, planar, equal, even, level; *(glatt)* smooth, even; *mathe.* plane; *(Schnitt)* clean; *(Fläche)* equal; *(Gesichtszüge)* even.
Ebe·ne *f* 1. *anat.* plane, planum; *mathe., phys., techn.* plane. 2. *fig.* level, plane.
    axiolabiolinguale Ebene axiolabiolingual plane.
    mesiodistale Ebene mesiodistal plane.
    schiefe Ebene inclined plane; *mathe., phys.* incline.
eb·nen *vt* level, make even, even (up), plane, smooth.
Ebul·lis·mus *m patho.* ebullism.
Ebur·nea·ti·on *f ortho.* bone sclerosis, eburnation, osteosclerosis.
Ebur·ni·fi·ka·ti·on *f* → Eburneation.
Ebur·ni·sa·ti·on *f* → Eburneation.
Ebur·ni·sie·rung *f* → Eburneation.
Ec·ce·ma *nt derm.* eczema, tetter.
    Eccema endogenicum atopic dermatitis, atopic eczema, allergic dermatitis, endogenous eczema, neurodermatitis, allergic eczema, disseminated neurodermatitis.
    Eccema herpeticatum → Eccema herpetiformis.
    Eccema herpetiformis Kaposi's varicelliform eruption, eczema herpeticum.
    Eccema infantum milk crust, milk scall, milk tetter, milky tetter.
    Eccema solare Hutchinson's disease, Hutchinson's syndrome, summer eruption, summer prurigo, summer prurigo of Hutchinson, light sensitive eruption, polymorphic light eruption.
Ec·chon·dro·sis ossificans *f* hereditary multiple exostoses, hereditary deforming chondrodystrophy, diaphyseal aclasis, osteochondromatosis.
Ec·chy·mo·sis *f patho.* ecchymosis.
Echi·no·coc·cus *m micro.* caseworm, Echinococcus.
    Echinococcus granulosus hydatid tapeworm, dog tapeworm, Echinococcus granulosus, Taenia echinococcus.
Echi·no·kok·ken·bla·se *f* → Echinokokkenzyste.
Echi·no·kok·ken·in·fek·ti·on *f* → Echinokokkose.
Echi·no·kok·ken·krank·heit *f* → Echinokokkose.
Echi·no·kok·ken·zy·ste *f patho., epidem.* hydatid cyst, echinococcus cyst, hydatid.
Echi·no·kok·ko·se *f patho., epidem.* echinococcosis, echinococciasis, hydatid disease, echinococcal cystic disease, echinococcus disease, hydatidosis.
Echi·no·kok·kus *m* → Echinococcus.
Echi·no·zyt *m hema.* echinocyte, burr cell, crenated erythrocyte, crenation, crenocyte, burr erythrocyte.
Echo *nt* echo.
Echo·aku·sis *f HNO* echoacousia, echo diplacusis.
Echo·en·ze·pha·lo·gramm *nt radiol.* echoencephalogram.
Echo·en·ze·pha·lo·gra·phie *f radiol.* echoencephalography.
echo·gen *adj radiol.* echogenic.
Echo·gramm *nt radiol.* echogram.
Echo·gra·phie *f* 1. *neuro.* echographia. 2. *radiol.* echography.
Echo·hö·ren *nt HNO* echoacousia, echo diplacusis.
Echo·kar·dio·gramm *nt card.* echocardiogram.
Echo·kar·dio·gra·phie *f card.* echocardiography, ultrasonic cardiography, ultrasound cardiography.
echo·kar·dio·gra·phisch *adj card.* pertaining to echocardiography, echocardiographic.
Echo·pho·no·kar·dio·gra·phie *f card.* echophonocardiography.
echt *adj* 1. real, genuine; *(Unterschrift)* authentic; *(Zähne)* real; *(Haarfarbe)* natural; *(Farben)* fast. 2. *bio.* true; *mathe. (Bruch)* proper; *chem., pharm.* unadulterated. 3. *fig. (Freude, Schmerz etc.)* sincere, genuine, true, real; *(typisch)* typical.
Echte Ka·mil·le *f pharm.* camomile, chamomile, English chamomile, Roman chamomile.
eckig [k•k] *adj (a. mathe.)* square.
Eck·zahn *m* canine, canine tooth, cuspid, cuspid tooth, cynodont, dens angularis, dens caninus, dens cuspidatus.
    mandibulärer Eckzahn mandibular cuspid.
    maxillärer Eckzahn maxillary canine, maxillary cuspid.
    oberer Eckzahn maxillary canine, maxillary cuspid.
    unterer Eckzahn mandibular cuspid.
Eck·zahn·brei·te *f* → Eckzahndistanz.
Eck·zahn·di·stanz *f* bicanine breadth, bicanine width.
Eck·zäh·ne *pl* cuspid teeth, cuspidate tooth, dentes angulares, dentes incisivi, dentes cuspidati.
Ec·thy·ma *nt derm.* ecthyma.
    Ecthyma cachectoricum → Ecthyma gangraenosum.
    Ecthyma contagiosum contagious ecthyma, contagious pustular dermatitis, sore mouth, orf.
    Ecthyma gangraenosum ecthyma gangrenosum, disseminated cutaneous gangrene.
    Ecthyma gangraenosum terebrans → Ecthyma gangraenosum.
    Ecthyma infectiosum → Ecthyma contagiosum.
    Ecthyma terebrans infantum → Ecthyma gangraenosum.
Ec·ze·ma *nt* → Eccema.
Edel·gas *nt chem.* inert gas, noble gas, rare gas.
Edel·me·tall *nt* noble metal, precious metal.
Edel·stahl·band *nt* stainless steel band.
Edel·stahl·kro·ne *f* steel crown, stainless steel crown.
Edel·stahl·li·ga·tur *f* steel ligature.
Edgewise-Apparatur *f* edgewise appliance, edgewise attachment, edgewise fixed orthodontic appliance.
Edgewise-Bracket *nt* edgewise bracket, edgewise attachment, twin edgewise bracket.
Edgewise-Bukkalröhrchen *nt* edgewise buccal tube.
Edgewise-Technik *f* edgewise technique.
Edlan-Mejchar-Vestibulumplastik *f* Edlan-Mejchar procedure.
Edwards-Syndrom *nt genet.* Edwards' syndrome, trisomy E syndrome, trisomy 18 syndrome.
EEC-Syndrom *nt embryo., patho.* EEC syndrome, ectodactyly-ectodermal dysplasia-clefting syndrome.
Ef·fekt *m* effect; *(Wirksamkeit)* efficiency, effectiveness, effectivity; *(Ergebnis)* result.
    isodynamischer Effekt isodynamic effect.
    zytopathischer Effekt *immun., micro.* cytopathic effect.
ef·fek·tiv *adj* effective, effectual, efficacious.
Ef·fek·tiv·do·sis *f* effective dose.
Ef·fek·ti·vi·tät *f* effectiveness, effectivity, effectuality, effectualness, efficaciousness, efficacy.
ef·fe·rent *adj physiol.* efferent, efferential, centrifugal, excurrent.
Ef·fe·renz *f physiol.* efference, efferent.
ef·fi·zi·ent *adj* efficient.
Ef·fi·zi·enz *f (a. phys.)* efficiency.
Ef·flo·res·zenz *f derm.* efflorescence; rash eruption.
Ef·flu·vi·um *nt, pl* **Ef·flu·via** *derm.* effluvium.
    Effluvium capillorum effluvium.
Effort-Syndrom *nt patho., card.* effort syndrome, DaCosta's syndrome, functional cardiovascular disease, irritable heart, soldier's heart, neurocirculatory asthenia, phrenocardia, cardiophrenia, disordered action of the heart.
Egel *m micro.* fluke.
egoi·stisch *adj* egoistic, egoistical, selfish.
Egres·si·on *f* extrusion of a tooth, tooth elongation, extrusion, tooth elevation.
Ehe *f* marriage, matrimony, married state, married life.
Ehe·be·ra·tung *f* marital counseling.

Ehe·le·ben *nt* married life.
ehe·lich *adj* marital, matrimonial, conjugal, connubial.
Ehe·paar *nt* couple, pair.
Ehlers-Danlos-Syndrom *nt derm.* Ehlers-Danlos disease, Ehlers-Danlos syndrome, Danlos' disease, Danlos' syndrome, elastic skin.
ehr·lich *adj* honest, sincere, truthful; (*Antwort*) direct, honest; (*Gefühle etc.*) sincere, genuine, true, real; (*rechtschaffen*) respectable, honorable; (*Spiel*) fair.
Ei *nt, pl* **Ei·er** *bio., embryo.* egg, ovum.
  kleines Ei ovule, ovulum.
Ei·be·fruch·tung *f* oogamy.
Ei·chen *nt* calibration.
ei·chen *vt* calibrate, standardize, gauge, gage; adjust (to a standard).
Eich·maß *nt lab.* **1.** standard, standard measure, calibrating standard. **2.** gauge, gage.
Eich·ma·te·ri·al *nt lab.* calibrater, calibrator.
Eichstedt-Krankheit *f derm.* pityriasis versicolor, tinea versicolor, tinea furfuracea.
Ei·chung *f lab.* standardization; *techn.* adjustment.
Eid *m* oath.
  Eid des Hippokrates Hippocratic Oath.
  hippokratischer Eid → Eid des Hippokrates.
Ei·de·ti·ker *m* eidetic.
ei·de·tisch *adj* eidetic.
Ei·er·scha·le *f bio.* eggshell.
Ei·er·stock *m, pl* **Ei·er·stöcke** [k•k] ovary, ovarium, oophoron, female gonad, ootheca, oarium, genital gland.
ei·för·mig *adj* ovoid, oviform, egg-shaped, oval.
Ei·gelb *nt* yolk, egg-yolk, yellow.
Ei·ge·lenk *nt anat.* ellipsoidal articulation/joint, condylar articulation/joint, condyloid articulation/joint, spiral joint, condylarthrosis.
Eigen- *pref.* private; self-, idi(o)-, aut(o)-.
Ei·gen·art *f* characteristic; peculiarity.
Ei·gen·be·hand·lung *f* self-treatment, autotherapy.
Ei·gen·blut·be·hand·lung *f* autohemotherapy.
Ei·gen·blut·trans·fu·si·on *f* autohemotransfusion, autotransfusion, autologous transfusion.
Ei·gen·impf·stoff *m immun.* autovaccine, autogenous vaccine.
Ei·gen·re·flex *m* proprioceptive reflex, idioreflex; (*Muskel*) intrinsic reflex, monosynaptic stretch reflex.
Ei·gen·schaft *f* quality; *chem., phys.* property; (*Merkmal*) trait, attribute, characteristic, feature; (*Funktion*) capacity.
  chemische Eigenschaften chemistry.
Ei·gen·se·rum·be·hand·lung *f* autoserum therapy, autoserotherapy, autotherapy.
Eig·nung *f* **1.** (*Person*) suitability (*für, zu* for), qualification (*für, zu* for), aptitude (*für, zu* for). **2.** (*Sache*) fitness, suitability, applicability, applicableness (*für to*).
Eig·nungs·prü·fung *f* → Eignungstest.
Eig·nungs·test *m* test, ability test, aptitude test.
Ei·klar *nt* egg white, white of egg, albumen, ovalbumin.
ein·ach·sig *adj anat.* uniaxial, monaxial.
Ein·äsche·rung *f* **1.** (*Leichnam*) cremation. **2.** *chem.* incineration.
Ein·atem·zen·trum *nt physiol.* inspiratory center.
Ein·at·men *nt* inhalation, aspiration, inhaling, breathing in.
ein·at·men I *vi* inhale, inspire, respire, breathe in. II *vi* inhale, inspire, respire, breathe in.
Ein·at·mung *f* inhalation, inspiration.
ein·äu·gig *adj* one-eyed; *opt.* monocular; single-lens.
ein·bei·nig *adj* one-legged.
Ein·be·schrei·bung *f mathe.* inscription, inscriptio.
Ein·bet·ten *nt histol.* embedding.
ein·bet·ten *vt histol.* bed, embed, imbed.
Ein·bett·mas·se *f* cast investment, investment.
  feuerbeständige Einbettmasse refractory investment.
  zahntechnische Einbettmasse dental investment.
Ein·bet·tung *f histol.* embedding.
Ein·bet·tungs·mas·se *f* cast investment, investment.
  feuerbeständige Einbettungsmasse refractory investment.
Ein·bil·dungs·kraft *f* imagination, power of imagination, fantasy, phantasy.
Ein·blu·tung *f patho.* bleeding, hemorrhage, haemorrhagia.
Ein·buch·tung *f anat.* notch, incisure, incisura.
ein·däm·men *vt fig.* check, control, get under control; (*unterdrücken*) repress; (*in Schach halten*) contain.
Ein·däm·mung *f fig.* check, control; repression; containment, containing.
ein·damp·fen *vt* vaporize, vapor, evaporate, boil down.
ein·deu·tig *adj* clear, plain, clean-cut, positive, definite, direct, clear-cut, unequivocal; *mathe.* single-valued.

Ein·drin·gen *nt* (*Gegenstand*) penetration (*in* into, in); (*a. patho.*) infiltration (*in* into); (*Flüssigkeit*) seepage (*in* in), leakage (*in* in), ooze (*in* in), permeation (*in* into); (*Bakterien*) invasion; (*Sonde etc.*) engage, passage.
ein·drin·gen *vt* **1.** penetrate (*in* into, in); (*a. patho.*) infiltrate (*in* into); (*Kugel etc.*) penetrate, pierce (*in* into); (*Flüssigkeit*) seep in, leak in, ooze in, permeate into; (*Erreger*) invade; (*Sonde etc.*) engage. **2.** (*gewaltsam*) enter by force, force one's way in. **auf jdn. eindringen** attack s.o. **3.** *fig.* **auf jdn. eindringen** press s.o., urge s.o.; attack s.o. (*mit* with). **in etw. eindringen** study/examine sth. closely.
Ein·dring·kör·per *m* hardness indenter point, indenter, indenter point.
Ein·druck *m, pl* **Ein·drücke** [k•k] **1.** *fig.* impression (*von* of); feeling, sensation. **einen guten Eindruck machen auf jdm.** make an impression on s.o., impress s.o. **einen schlechten Eindruck machen** look bad, make a poor impression. **2.** *anat.* impressio, impression; *forens.* (*Spur*) impression, imprint.
Ein·drücken [k•k] *nt* intrusion, tooth depression.
Ein·druck·här·te *f* identation hardness.
ein·drucks·voll *adj* (*wirkungsvoll*) impressive, forceful, forcible; (*bemerkenswert*) imposing, striking.
ein·ei·ig *adj embryo.* monovular, monozygotic, monozygous, enzygotic.
ein·en·gen *vt* confine, restrict; (*Lumen*) narrow, constrict.
Ein·en·gung *f* (*a. patho.*) constriction, limitation, confinement, arctation.
  Einengung der Luftröhre tracheostenosis.
ein·fach I *adj* (*leicht*) simple, easy, uncomplicated; (*schlicht*) simple, plain; (*Person*) ordinary, simple, simple-minded; (*Nahrung*) low, simple, frugal; (*Bruch*) simple, uncomplicated. II *adv* simply, easily; (*schlicht*) plainly.
ein·fach·bre·chend *adj phys.* isotropic, isotropous.
Ein·fach·se·hen *nt ophthal.* haplopia, single vision.
ein·fä·deln *vt* (*Faden*) thread.
Ein·fall *m* idea, inspiration, brainstorm, brain wave, thought; *phys.* incidence.
ein·falls·reich *adj* inventive, imaginative, resourceful.
Ein·falls·reich·tum *m* imaginativeness, invention, inventiveness, resourcefulness.
ein·fäl·tig *adj* (*Person*) simple-minded, simple, blear-eyed; innocent, naive.
Ein·fär·ben *nt* coloring, dyeing.
ein·fär·ben *vt* tone, dye.
ein·far·big *adj phys.* one-colored, unicolored, homochromatic, homochrome, monochromatic, monochroic.
ein·fas·sen *vt* line, rim, border, edge; (*umfassen*) enclose, surround; (*Brillengläser*) frame.
Ein·fas·sung *f* lining, rim, border, edge, fringe; enclosure; (*Brille*) rim; (*Gestell*) frame.
ein·fet·ten *vt* cream, oil; *techn.* grease, lubricate, oil.
ein·flö·ßen *vt* **1.** *fig.* instill sth. into s.o.; inspire s.o. with sth. **2.** (*Flüssigkeit, Nahrung*) feed s.o. with sth., administer sth. to s.o., give s.o. sth.
Ein·flö·ßung *f* **1.** *fig.* instillation, instillment, inspiration. **2.** (*Flüssigkeit, Nahrung*) feeding, administering.
Ein·fluß *m, pl* **Ein·flüs·se 1.** *fig.* influence, effect, impact, bearing (*auf* on). **unter dem Einfluß von jdm./etw.** under the influence of sth./s.o. **2.** *techn.* influx, inflow.
ein·för·mig *adj* **1.** uniform, unvarying. **2.** repetitious, uniform, monotonous, dull, tedious, dumdrum.
Ein·för·mig·keit *f* **1.** uniformity. **2.** uniformity, monotony, dul(l)ness, tediousness, humdrum.
Ein·frie·ren *nt* freezing, deep-freezing, gelation.
Ein·füh·lungs·ver·mö·gen *nt* understanding (*in* of), empathy (*in* with), sensitivity.
ein·füh·ren *vt* **1.** (*Neuheit*) introduce; (*Vorschrift*) impose. **2.** (*jdn. mit etw. vertraut machen*) introduce s.o. to, familiarize s.o. with. **3.** (*hineinschieben*) introduce, insert (*in* into); (*Kanüle, Sonde*) insert; (*Instrument*) pass; (*Penis*) penetrate. **schrittweise einführen** phase in.
Ein·füh·rung *vt* **1.** *allg.* (*Neuheit*) introduction; (*Vorschrift*) imposition. **2.** (*vertraut machen*) introduction (*in* to), familiarization (*in* with). **3.** (*Instrument*) introduction, insertion (*in* into); (*Sonde*) passage; (*Penis*) penetration.
  vorbereitende Einführung propedeutics.
ein·fül·len *vt* (*Flüssigkeit*) fill in, pour in.
Ein·ga·be *f* **1.** (*Antrag*) application. **2.** (*Verabreichung*) application. **3.** (*Computer*) feed (*in* into), input.
Ein·gang *m, pl* **Ein·gän·ge 1.** entrance, entry, way in; portal; (*a.*

fig.) gateway (*zu* to). **2.** *anat.* inlet, introitus, ostium, opening, vestibule, vestibulum, aditus, aperture; (*a. techn.*) mouth.

ein·ge·ben *vt* **1.** (*Medizin*) jdm. etw. eingeben administer sth. to s.o., give s.o. sth. **2. Daten in den Computer eingeben** feed data into the computer, key (in) data. **3.** (*Antrag etc. einreichen*) hand in, file.

ein·ge·bo·gen *adj* incurvate, incurve.

ein·ge·bo·ren *adj* native, indigenous, aboriginal, autochthonal, autochthonic, autochthonous.

Ein·ge·bo·re·ne *m/f* native, indigene; aboriginal.

ein·ge·dickt *adj* spissated, inspissated.

ein·ge·fal·len *adj* (*Wangen*) cavernous, cavitary, (*Wangen, Augen*) hollow, sunken; (*Person*) emaciated.

ein·ge·faßt *adj* edged, framed.

ein·ge·hend *adj* thorough, profound, in-depth, close; (*Forschung*) deep; (*Untersuchung*) thorough, close; (*umfangreich*) comprehensive; (*sorgfältig*) careful. **eingehende Untersuchung** close investigation.

ein·gei·ße·lig *adj micro.* uniflagellate.

ein·ge·kap·selt *adj micro., anat.* encapsulated, encapsuled, capsulate, capsulated, capsular.

ein·ge·keilt *adj* intercalary, intercalated, impacted.

ein·ge·kerbt *adj* (*a. bot.*) cut.

ein·ge·pö·kelt *adj* salt, salted.

ein·ge·ris·sen *adj* lacerated, lacerate, fissured.

ein·ge·rollt *adj* involute, convoluted.

ein·ge·sal·zen *adj* salt, salted.

ein·ge·schla·fen *adj* (*Fuß, Hand*) numb, fallen asleep.

ein·ge·scho·ben *adj* intercalary, intercalated, interpolated, interposed.

ein·ge·schränkt *adj* limited, confined, restricted; (*a. fig.*) constricted; bound.

ein·ge·schrumpft *adj patho.* contracted.

ein·ge·ste·hen *vt* confess, admit, own up to.

ein·ge·tra·gen *adj* registered.

ein·ge·wach·sen *adj* ingrowing, ingrown.

Eingeweide- *pref.* intestinal, splanchnic, splanchn(o)-, visceral, viscer(o)-, enter(o)-.

Ein·ge·wei·de *pl anat.* viscera; (*Gedärme*) bowels, intestines, guts.

Ein·ge·wei·de·abs·zeß *m patho.* visceral abscess.

Ein·ge·wei·de·er·kran·kung *f patho.* splanchnopathy.

Ein·ge·wei·de·me·ta·sta·se *f patho.* visceral metastasis.

Ein·ge·wei·de·mus·kel *m anat.* visceral muscle, organic muscle.

Ein·ge·wei·de·nerv *m anat.* autonomic nerve, splanchnic nerve.

Ein·ge·wei·de·schmerz *m patho.* pain in any viscera, visceralgia, visceral pain.

Ein·ge·wei·de·ver·grö·ße·rung *f patho.* splanchnomegaly, organomegaly, visceromegaly, splanchnomegalia.

Ein·ge·wei·de·vor·fall *m patho.* visceral herniation, eventration, evisceration.

Ein·ge·wöh·nung *f* acclimation, acclimatation, acclimatization.

ein·gip·sen *vt traumat.* put in plaster.

Ein·griff *m* **1.** intervention (in), interference (in); **2.** *chir.* operation, surgical procedure, surgery.

ein·hal·ten *vt* (*Termin*) keep; (*Anordnung*) observe, abide by, comply with, adhere to; (*Diät*) keep to.

Ein·hal·tung *f* (*Versprechen*) keeping; (*Anordnung*) observance of, compliance with, adherence to; (*Diät*) keeping to.

ein·hän·dig *adj* one-handed; single-handed, with one hand, one-handed.

ein·hei·misch *adj* indigenous, native, local, resident.

Ein·hei·mi·sche *m/f* native, local, resident.

Ein·heit *f* **1.** *allg.* unit; *biochem., chem., mathe., pharm., techn., phys.* unit; *lab.* unit, standard. **2.** (*Einheitlichkeit*) unity, oneness, whole.
  infektiöse Einheit *micro.* infectious agent/unit.
  internationale Einheit *biochem.* international unit.
  motorische Einheit *physiol.* motor unit.

ein·heit·lich *adj* uniform, standard, standardized, homogeneous, integrated; *bio.* homogenous; *mathe.* homogeneous, unitary.

Ein·heit·lich·keit *f* uniformity, standardization, homogeneousness, homogenicity, integrity.

ein·höcke·rig [k·k] *adj* unicuspid, unicuspidate.

Ein·hül·lung *f* (*a. anat., histol.*) envelopment; encasement, sheath, sheathing.

Ei·nig·keit *f* (*Meinungen*) accord, agreement, consensus, unanimity.

ein·imp·fen *vt* **1.** inoculate; vaccinate. **2.** *fig.* instill, instil.

Ein·imp·fung *f* **1.** inoculation; vaccination. **2.** *fig.* instillation, instillment, instilment.

Ein·kap·seln *nt* encystment, encystation, encapsulation.

ein·kap·seln I *vt* capsule, capsulize, incapsulate, encyst, encapsulate, encapsul. **II** *vr* **sich einkapseln** become encapsulated, encyst.

ein·kei·len *vt traumat.* impact, wedge.

Ein·kei·lung *f* **1.** impaction. **2.** *anat.* gomphosis, peg-and-socket articulation, gompholic joint.

ein·ker·ben *vt* trench, notch, groove, indent.

ein·ker·nig *adj* uninuclear, uninucleated.

ein·klem·men *vt patho., chir.* incarcerate; impact.

Ein·ko·ten *nt patho.* encopresis.

Ein·la·ge *f ortho.* insole support, arch support.

Ein·la·ge·fül·lung *f* inlay.
  direkte Einlagefüllung direct filling.
  indirekte Einlagefüllung indirect filling.

ein·la·gern *vt* (*a. chem., clin.*) deposit, store; (*a. histol.*) embed, imbed, intercalate.

Ein·la·ge·rung *f* storing, depositing, embedding, imbedding; (*a. chem., clin.*) deposit, storage; *patho., biochem.* pexis, pexia.

Ein·la·ge·span *m chir.* inlay.

ein·la·gig *adj* monolayer.

Ein·laß *m* **1.** entrance, admission, admittance (*zu* to). **2.** (*a. techn.*) (*Öffnung*) opening, inlet.

Ein·lauf *m, pl* **Ein·läu·fe** clysma, clyster, enema. **jdm. einen Einlauf geben/machen** clyster, clysterize, give s.o. an enema.
  hoher Einlauf small bowel enema, enteroclysis, high enema.

ein·lei·ten *vt* **1.** start, open, beginn, commence; (*Maßnahmen*) take measures; (*Schritte*) take steps; (*in die Wege leiten*) initiate; (*Phase*) usher in. **2.** (*Geburt*) induce; (*Narkose*) induce, introduce.

Ein·lei·tung *f* **1.** start, opening, beginning, commencement. **2.** introduction (of), initiation, induction. **3.** (*Geburt*) induction; *anes.* introduction; *anes.* (*Einleitungsphase*) inductive phase, induction.

Ein·lei·tungs·pha·se *f* **1.** *anes.* inductive phase, induction. **2.** *biochem.* initiation phase.

ein·lie·fern *vt* (*ins Krankenhaus*) hospitalize, admit to the hospital, take to the hospital; (*Zwangseinlieferung*) commit.

Ein·lie·fe·rung *f* (*Anstalt*) commitment (*in* to), committal (*in* to); (*ins Krankenhaus*) hospitalization, admission to hospital.

Ein·mal·hand·schu·he *pl* disposable gloves.

Einmal-OP-Handschuhe *pl* surgeon's gloves.

ein·mas·sie·ren *vt* (*Salbe*) work in.

Ein·mün·dung *f* débouchment, opening, confluence; *anat.* inosculation (*in* with).

Ein·nah·me *f* **1.** (*Medikamente*) taking; (*Drogen*) use, usage. **2.** (*Einkommen*) earnings *pl*, income, proceeds *pl*.

Ein·näs·sen *nt* enuresis.
  nächtliches Einnässen bedwetting, nocturnal enuresis.

ein·neh·men *vt* (*Mahlzeit, Medikament*) take; (*Lage*) assume; (*a. fig.*) (*Platz*) take, take up, occupy.

Ein·ni·sten *nt micro.* colonization; *patho.* innidiation, indenization.

Ein·ölen *vt* oil; *techn.* oil, lubricate.

Ein·ord·nung *f* categorization, grouping; classification; *bio.* classification; *socio.* integration, adjustment; (*Akten*) filing.

ein·pflan·zen *vt chir.* implant (in, into). **wieder einpflanzen** reimplant.

ein·po·lig *adj* unipolar, single-pole.

Ein·rei·be·mit·tel *nt* embrocation, ointment.

Ein·rei·ben *nt* → Einreibung.

ein·rei·ben I *vt* rub sth. into; (*Creme*) cream, put cream on; (*Salbe*) apply ointment to, embrocate, work in; (*Haut*) rub, smear (*mit* with), embalm. **II** *vr* **sich einreiben** rub o.s. (*mit etw.* with sth.); (*Creme*) put on cream; (*Salbe*) rub o.s. with ointment. **mit Creme einreiben** cream, put cream on. **mit Fett einreiben** grease.

Ein·rei·bung *f pharm.* (*Salbe, Öl*) rubbing in, application; embrocation, illinition, infriction, inunction, unction, entripsis.

ein·rei·ßen *vt traumat.* lacerate, tear.

ein·renk·bar *adj chir.* reducible.

Ein·ren·kung *f chir.* reduction, setting.

ein·richt·bar *adj chir.* reducible.

Ein·rich·ten *nt chir.* setting, coaptation.

ein·rich·ten *vt* **1.** (*Maschine*) set up; (*einstellen*) adjust. **2.** (*Frakturenden*) reduce, set, coapt.

Ein·rich·tung *f* **1.** setting up, opening, installation, fitting-out; establishment. **2.** *chir., traumat.* reduction, adjustment. **3.** (*a. techn., lab.*) (*Ausstattung*) equipment, facilities *pl*; fittings *pl*, device; (*Praxis*) armamentarium. **4.** (*techn. Anlage*) plant, installation. **5.** (*Amt*) institution.

Ein·sal·bung *f* inunction, unction, entripsis.

ein·sau·gen *vt* suck in, suck up, absorb; (*aufnehmen*) take up.

ein·schal·ten *vt* **1.** (*Maschine*) switch on, turn on, start. **2. jdn. einschalten** call s.o. in.

ein·schät·zen *vt* estimate (*auf* at), assess, appraise, evaluate; (*a. mathe.*) calculate; (*bewerten*) rate; (*beurteilen*) judge. **etw. zu hoch/niedrig einschätzen** overestimate/underestimate sth. **jdn. zu hoch/niedrig einschätzen** overrate/underrate s.o. **falsch einschätzen** misjudge; *mathe.* miscalculate.

Ein·schät·zung *f* estimate; (*Verfassung, Lage*) assessment, appraisal, evaluation; (*a. mathe.*) calculation, estimation; (*Bewertung*) rating; (*Beurteilung*) judgement.

ein·schich·tig *adj* single-layered, monolayer, monostratal, monostratified; (*Epithel*) simple.

ein·schie·ben *vt* (*Sonde*) insert, put in, push in.

ein·schla·fen *vi* **1.** fall asleep, get to sleep, go to sleep, go out, go off, get off, get off to sleep. **2.** (*Glieder*) become numb. **meine Hand ist eingeschlafen** I've got pins and needles in my hand. **3.** (*entschlafen*) pass away, die away.

ein·schlä·fern *vt* **1.** send to sleep, make sleepy, make drowsy. **2.** (*narkotisieren*) narcotize, put to sleep. **3.** (*Tier töten*) put to sleep, put down.

ein·schlä·fernd *adj* sleepy, drowsy, somniferous, somnific, soporific, somnolent, soporiferous; (*Mittel*) narcotic, sedative, opiate, hypnotic, hypnagogic; (*eintönig*) monotonous.

Ein·schlä·fe·rung *f* (*Tier*) putting-down, destruction.

ein·schlep·pen *vt* (*Krankheit*) introduce (*in* into), bring in (*in* to), import.

Ein·schlep·pung *f* (*Krankheit*) introduction.

Ein·schluß *m* (*a. patho.*) inclusion (*in* in).

Ein·schluß·kon·junk·ti·vi·tis *f ophthal.* inclusion conjunctivitis, swimming pool conjunctivitis, swimming pool blennorrhea. **trachomatöse Einschlußkonjunktivitis** granular ophthalmia, Arlt's trachoma, granular conjunctivitis, granular lids, trachoma, trachomatous conjunctivitis, Egyptian conjunctivitis, Egyptian ophthalmia.

Ein·schluß·kör·per·chen *nt* inclusion body, intranuclear inclusion, elementary body.

Ein·schluß·zy·ste *f patho.* inclusion cyst, developmental cyst.

Ein·schmel·zung *f histol., patho.* colliquation.

Ein·schnei·den *nt chir.* cut, section, incision.

ein·schnei·den I *vt* cut in, incise, make a cut in, make an incision in; (*Rille*) groove, notch. **II** *vi* cut (*in die Haut* into the skin), make a cut in.

Ein·schnitt *m* **1.** (*a. chir.*) cut, incision, section. **2.** (*Vertiefung*) indent, indentation; (*Spalte*) cleft; (*Rille*) notch, groove; *anat.* incisure, groove, notch, incisura. **3.** *fig.* turning-point.

ein·schnü·ren *vt patho.* constrict, tie up; (*Kehle*) strangle, choke.

ein·schrump·fen *vi patho.* shrink, contract, atrophy.

Ein·schuß *m, pl* **Ein·schüs·se** *forens.* (*Gewehr*) wound of entry.

ein·sei·fen *vt* soap, soap down.

ein·sei·tig *adj* (*a. fig.*) one-sided, hemilateral, unilateral, monolateral.

Ein·se·kun·den·ka·pa·zi·tät *f pulmo.* Tiffeneau's test, forced expiratory volume.

ein·set·zen I *vt* **1.** fit, fit in, put in, set in, insert, position. **2.** (*Mittel*) use, employ. **II** *vi* start, begin, set in, commence; (*Schmerz, Symptom*) come on, come upon. **wieder einsetzen** replace.

Ein·sicht *f* **1.** (*Inspektion*) examination, inspection. **Einsicht nehmen in** examine, inspect, take a look at, look at. **2.** *fig.* understanding, insight.

ein·sickern [k·k] *vi* seep in, ooze in; ooze, infiltrate, trickle (*in* into).

ein·sprit·zen *vt* inject, syringe (*in* into). **jdm./sich etw. einspritzen** inject s.o./o.s. with sth., give s.o./o.s. an injection of sth.

ein·ste·chen *vt* prick, pierce, puncture; (*Kanüle*) insert.

ein·stell·bar *adj techn.* adjustable; variable.

ein·stel·len I *vt* **1.** *techn.* (*Maschine*) adjust, adapt, tune (*auf* to); align, aline, position; *photo.* focus (*auf* on); *lab.* standardize; (*auf ein Medikament*) stabilize. **2.** (*Personal*) recruit, engage, take on. **3.** (*aufhören*) discontinue, stop, cease. **II** *vr* **sich einstellen** (*Folgen*) appear, come. **s. auf etw./jdn. einstellen** adapt o.s. to sth./s.o., accommodate to sth./s.o.

Ein·stel·lung *f* **1.** *techn.* (*Maschine*) adjustment, adaptation, tuning (*auf* to); *phys., techn.* alignment, alinement, positioning; *photo.* focus(s)ing (*auf* on); *lab.* standardization. **2.** (*a. physiol.*) regulation, (*auf ein Medikament*) stabilization; *ophthal.* fixation, accommodation. **3.** *gyn.* presentation. **4.** (*Personal*) recruitment, engagement. **5.** discontinuation, discontinuance, cessation, termination. **6.** attitude (*zu* towards), views (*zu* of), opinion (*zu* of).

Ein·stich *m chir.* piqûre, puncture; insertion, insertio.

ein·stu·fen *vt* classify, class, scale, grade, rate (*in* into; *als* as).

Ein·stül·pen *nt* invagination.

Ein·stül·pung *f histol., patho.* invagination.

Ein·sturz *m* fall; (*a. fig.*) collapse.

Ein·tags·fie·ber *nt epidem.* ephemeral fever, ephemera.

Ein·tags·flie·ge *f bio.* ephemera.

Ein·tau·chen *nt* submergence, submersion, dip, immersion.

ein·tau·chen I *vt* dip, immerse (*in* in). **II** *vi* dip into.

Ein·tei·lung *f* **1.** (*Aufteilung*) division, classification (*in* into); (*Planung*) organization, arrangement, planning; (*Geld*) budgeting, management; *techn.* (*in Grade*) graduation, gradation. **2.** (*Plan*) plan, schedule.

Einteilung von Lückengebissen nach Kennedy Kennedy classification, Kennedy classification for partially edentulous arches.

Einteilung von Lückengebissen nach Skinner Skinner's classification, Skinner's classification for partially edentulous arches.

ein·träu·feln *vt* instil(l) (into).

Ein·träu·fe·lung *f* instillation, instil(l)ment.

ein·trocknen [k·k] **I** *vt* dry; dehydrate. **II** *vi* dry up.

Ein·ver·ständ·nis *nt* agreement (*zu* to), consent (*zu* to), approval (*zu* of). **Einverständnis einholen** obtain consent. **in gegenseitigem Einverständnis** by mutual agreement.

Ein·ver·ständ·nis·er·klä·rung *f* consent (*zu* to), declaration of consent.

Einverständniserklärung der Eltern parental consent.
Einverständniserklärung zur Operation operative permit.
mündliche Einverständniserklärung verbal consent.
schriftliche Einverständniserklärung written consent.

Ein·wach·sen *nt patho.* ingrowth, incarnatio; (*Tumor*) penetration.

ein·wach·sen *vt* grow in/into.

ein·wärts·bie·gen *vt* inflect, bend inward(s).

Ein·wärts·bie·gung *f* inflection, inflexion.

ein·wärts·dre·hen *vt* invert, turn inward(s).

Ein·wärts·dre·hung *f* inversion.

Einwärtsdrehung um die Längsachse pronation.

Ein·wärts·krüm·mung *f* inflection, inflexion, incurvation, incurve.

Ein·wärts·schie·len *nt ophthal.* internal strabismus, convergent strabismus, esotropia, esodeviation, cross-eye, crossed eyes *pl*.

Ein·weg·hand·schuh *m* surgical glove.

ein·wei·sen *vt* (*ins Krankenhaus*) refer to a hospital, send to a hospital, hospitalize; (*in eine Heilanstalt*) put (in), send (to), commit (to).

Ein·wei·sung *f* (*ins Krankenhaus*) hospitalization; (*in eine Heilanstalt*) commitment, committal (*in* to).

ein·wer·tig *adj chem.* univalent, monovalent, monohydric; *mathe.* single-valued.

ein·wil·li·gen *vi* give one's consent, consent, assent, agree, accede (*in* to), approve (*in* of).

Ein·wil·li·gung *f* agreement, consent (*zu* to), approval (*zu* of).
Einwilligung zur Operation operative permit.
mündliche Einwilligung verbal consent.
schriftliche Einwilligung written consent.

ein·wir·ken *vi* **1. auf etw./jdn. einwirken** have an effect/influence on sth./s.o., influence sth./s.o.; *techn., chem.* act on sth./s.o. **2.** *chem., clin.* **etw. einwirken lassen** let sth. react, allow sth. to react.

Ein·wir·kung *f* effect, impact, influence, impression (*auf* on); *techn., chem.* action, effect (*auf* on). **unter der Einwirkung von** under the influence of.

gegenseitige Einwirkung interaction.

Ein·woh·ner·zahl *f stat.* population.

Ein·wuchs *m patho.* ingrowth.

ein·zah·nig *adj* monodont, single-toothed.

Ein·zap·fung *f anat.* gomphosis, gompholic joint, peg-and-socket articulation.

Ein·zel·bee·re *f bio.* acinus.

Ein·zel·ler *pl bio.* Protista.
tierische Einzeller Protozoa.

ein·zel·lig *adj bio.* monocellular, monocelled, unicellular.

Ein·zel·miß·bil·dung *f embryo.* single malformation.

Ein·zel·naht *f chir.* interrupted suture.

Ein·zel·pra·xis *f* solo dentistry.

Ein·zel·sym·ptom *nt* monosymptom.

Ein·zel·teil *nt* section, piece, part, component, single part, individual part.

Ein·zel·we·sen *nt bio.* individual, individual being, individuality.

Ein·zel·zahn·arzt·pra·xis *f* solo dentistry.

Ein·zel·zahn·im·plan·tat *nt* single-tooth implant, single-tooth subperiosteal implant.

ein·ze·men·tiert *adj* cemented.

ein·zieh·bar *adj physiol., bio.* retractable, retractible, retractile.

Ein·zie·hung *f anat., patho.* retraction, retractation.

ein·zig *adj* only, single, sole, unique.

ei·rund *adj* oval.

Eis·beu·tel *m* ice bag.

Eisen- *pref.* siderous, iron, ferruginous, sider(o)-.

Ei·sen *nt* iron.
Ei·sen·bin·dungs·ka·pa·zi·tät *f hema.* iron-binding capacity.
Eisen-Chrom-Legierung *f* iron-chromium alloy.
ei·sen·far·big *adj* iron.
ei·sen·hal·tig *adj* ferruginous, siderous, martial, chalybeate.
Eisen-III-hydroxid *nt* ferric hydroxide, iron hydroxide, ferric hydrate, iron hydrate, iron oxide.
Eisen-Kohlenstoff-Legierung *f* iron-carbon alloy.
Ei·sen·man·gel *m patho.* sideropenia, hypoferrism, iron deficiency, asiderosis.
Ei·sen·man·gel·an·ämie *f hema.* hypoferric anemia, iron deficiency anemia, sideropenic anemia.
Ei·sen·prä·pa·rat *nt pharm.* iron.
Ei·sen·spei·cher·krank·heit *f patho.* iron storage disease, hemochromatosis, hemachromatosis, hematochromatosis, bronzed diabetes, bronze diabetes.
Ei·sen·the·ra·pie *f* ferrotherapy.
Ei·sen·ver·bin·dung *f* iron compound.
ei·sern *adj* 1. iron, of iron. 2. *fig.* (*Gesundheit*) iron, robust; (*Disziplin*) strict; (*Wille*) iron.
Eis·packung [k·k] *f* ice pack.
Ei·sprung *m embryo.* ovulation, follicular rupture.
Eiter- *pref.* puric, pyic, py(o)-.
Ei·ter *m patho.* pus; matter.
ei·ter·ähn·lich *adj* → eiterartig.
ei·ter·ar·tig *adj* puriform, puruloid, pyoid.
Ei·ter·aus·fluß *m patho.* pyorrhea.
Ei·ter·aus·schlag *m derm.* pyoderma, pyodermatitis, pyodermatosis, pyodermia.
Ei·ter·beu·le *f patho.* boil, furuncle, furunculus.
ei·ter·bil·dend *adj* pus-forming, purulent, suppurative, pyopoietic, pyogenic.
Ei·ter·bil·dung *f* pus formation, pyopoiesis, pyogenesis, pyosis, suppuration; purulence, purulency.
Ei·ter·bläs·chen *nt derm.* pustule, pustula.
Ei·ter·er·bre·chen *nt* pyemesis.
Ei·ter·flech·te *f derm.* crusted tetter, impetigo, streptococcal impetigo, streptococcal pyoderma.
Ei·ter·fluß *m patho.* pyorrhea.
Ei·ter·herd *m patho.* pus focus.
Ei·ter·kör·per·chen *pl patho.* pus corpuscles, pus cells, pyocytes.
Ei·tern *nt* festering, suppuration, discharge (of pus).
ei·tern *vi patho.* suppurate, fester, run, matter, discharge (pus *or* matter); (*Abszeß*) run, come to a head.
ei·ternd *adj* (*Wunde*) running, suppurative, purulent, festering. **diffus eiternd** vomicose.
Ei·ter·pfropf *m* core, head.
Ei·ter·spucken [k·k] *nt patho.* purulent expectoration, pyoptysis.
Ei·te·rung *f patho.* pyesis, pyopoiesis, pyosis, suppuration, diapyesis, purulence, purulency.
Ei·ter·zel·len *pl* → Eiterkörperchen.
Ei·ter·zy·ste *f patho.* pyocyst.
eit·rig *adj* puriform, purulent, puruloid, pyic, suppurative.
Eit·rig·keit *f* purulence, purulency.
eitrig-serös *adj* seropurulent, ichoroid, ichorous.
Ei·weiß *nt* 1. *chem., biochem.* protein, proteid, protide. 2. (*Eiklar*) egg white, white of egg, albumen, ovalbumin.
ei·weiß·ähn·lich *adj* → eiweißartig.
ei·weiß·ar·tig *adj* albuminoid, proteid, protide.
Ei·weiß·drü·se *f histol.* serous gland.
ei·weiß·hal·tig *adj* containig protein, protein, proteid, protide, albuminous.
Ei·weiß·me·ta·bo·lis·mus *m biochem.* proteometabolism, protein metabolism.
Ei·weiß·quo·ti·ent *m lab.* A-G ratio, albumin-globulin ratio.
Ei·weiß·spal·tung *f biochem.* proteolysis, albuminolysis.
Ei·weiß·stoff·wech·sel *m* → Eiweißmetabolismus.
Ei·zel·le *f embryo.* egg cell, oocyte, ovocyte, ovum, egg.
befruchtete Eizelle zygote, archicyte.
Eja·ku·la·ti·on *f* ejaculation, elaculatio, emission.
Ejek·ti·on *f* ejection.
Ek·chon·drom *nt ortho.* peripheral chondroma, ecchondroma, ecchondrosis.
Ek·chon·dro·sis ossificans *f ortho.* multiple exostoses, multiple cartilaginous exostoses, multiple osteocartilaginous exostoses.
Ek·chy·mo·se *f derm.* ecchymosis.
ek·de·misch *adj epidem.* ecdemic.
Ekel *m* disgust (*vor* toward(s), at); aversion (*vor* to, for); (*Abscheu*) loathing (*vor* for); (*Übelkeit*) nausea (*vor* at). **einen Ekel vor jdm./etw. haben** feel disgust at sth./towards s.o., loathe s.o./sth.

EKF-Index *m* DMF caries index, DMF rate.
ek·krin *adj* eccrine, exocrine.
E-Klammer *f* circumferential clasp.
Ek·lip·se *f micro.* eclipse, eclipse phase, eclipse period.
Ek·phy·ma *nt derm.* ecphyma.
Ekt- *pref.* ecto-, ect-, exo-.
Ek·ta·sie *f patho.* ectasia, ectasis, ectasy.
ek·ta·tisch *adj* pertaining to or marked by ectasis, ectatic.
Ek·thym *nt* → Ekthyma.
Ek·thy·ma *nt derm.* ecthyma.
  Ekthyma gangraenosum ecthyma gangrenosum.
  Ekthyma terebrans infantum → Ekthyma gangraenosum.
Ek·to·an·ti·gen *nt immun.* ectoantigen, exoantigen.
Ek·to·bio·lo·gie *f* ectobiology, exobiology.
Ek·to·blast *nt* → Ektoderm.
Ek·to·derm *nt embryo.* ectoderm, ectoblast, epiblast, ectodermal germ layer.
ek·to·der·mal *adj* pertaining to the ectoderm, ectodermic, epiblastic.
ek·top *adj patho., embryo.* ectopic, heterotopic, atopic, aberrant.
Ek·to·pa·ra·sit *m micro.* ectoparasite, ectosite, ecoparasite.
Ek·to·pa·ra·si·ten·be·fall *m epidem.* ectoparasitism, infestation; vermination, verminosis.
Ek·to·pie *f embryo.* ectopia, ectopy, heterotopia, heterotopy.
ek·to·pisch *adj* → ektop.
Ek·to·plas·ma *nt histol.* ectoplasm, exoplasm.
Ek·to·sit *m* → Ektoparasit.
Ek·to·spo·re *f micro.* ectospore, exospore.
Ek·to·thrix *nt derm.* ectothrix.
Ek·to·to·xin *nt* ectotoxin, exotoxin, extracellular toxin.
Ek·tro·pi·on *nt ophthal.* ectropion, ectropium.
ek·tro·pio·nie·ren *vt ophthal.* (*Lid*) ectropionize.
Ek·zem *nt derm.* eczema, tetter.
  asteatotisches Ekzem winter eczema, winter itch, xerotic eczema, asteatosis, asteatotic eczema, asteatodes.
  atopisches Ekzem → endogenes Ekzem.
  dyshidrotisches Ekzem dyshidrosis, dyshidria, dyshydrosis, dysidria, dysidrosis, dyshidrotic eczema, pompholyx.
  endogenes Ekzem neurodermatitis, allergic eczema, atopic eczema, disseminated neurodermatitis, atopic dermatitis, allergic dermatitis, endogenous eczema.
  exsudatives Ekzem → endogenes Ekzem.
  konstitutionelles Ekzem → endogenes Ekzem.
  lichenifiziertes Ekzem lichenoid eczema, chronic eczema.
  neuropathisches Ekzem → endogenes Ekzem.
  photoallergisches Ekzem photoallergic contact dermatitis, photocontact dermatitis.
  phototoxisches Ekzem phototoxic dermatitis.
  seborrhoisches Ekzem seborrheic dermatitis, Unna's disease, seborrhea, seborrheic dermatosis, seborrheic eczema.
  xerotisches Ekzem → asteatotisches Ekzem.
Ek·ze·ma *nt* → Ekzem.
  Ekzema herpeticatum → Ekzema herpetiformis.
  Ekzema herpetiformis Kaposi's varicelliform eruption, eczema herpeticum.
Ekzem-Asthma-Heufieber-Komplex *m immun., derm.* EAHF complex.
Ek·ze·ma·ti·sa·ti·on *f derm.* eczematization.
Ekzematoid, frühexsudatives *nt* milk crust, milk scall, milk tetter, milky letter.
ek·ze·ma·tös *adj* resembling eczema, eczematoid.
Ek·zem·krank·heit *f derm.* endogenous eczema, atopic dermatitis, allergic eczema, allergic eczema, atopic eczema, disseminated neurodermatitis.
Elai·om *nt patho.* eleoma, oleoma, elaioma, lipogranuloma.
Ela·sti·ka *f histol.* elastica, elastic tunic.
Ela·stin *nt* elastin, elasticin.
ela·stisch *adj* elastic, resilient; (*Material*) flexible, flexile; *fig.* resilient.
Ela·sti·zi·tät *f* (*a. phys.*) resiliency, resilience, elasticity; (*Material*) flexibility, flexibleness.
Ela·sti·zi·täts·gren·ze *f* elastic limit.
Ela·sti·zi·täts·ko·ef·fi·zi·ent *m phys.* elastic modulus; coefficient of elasticity.
Ela·sti·zi·täts·kur·ve *f* elastic curve, stress-strain diagram.
Ela·sti·zi·täts·mo·dul *m phys.* elastic modulus, modulus of elasticity.
Ela·sto·ido·se *f derm.* elastoidosis.
Ela·sto·ido·sis *f* → Elastoidose.
Ela·sto·ly·se *f derm., patho.* elastolysis.

generalisierte Elastolyse generalized elastolysis, dermatochalasis, dermatochalazia, dermatolysis, dermatomegaly, dermolysis, chalastodermia, chalazodermia, cutis laxa, pachydermatocele.

Ela·sto·ly·sis f → Elastolyse.
Ela·sto·me·trie f elastometry.
Ela·stor·rhe·xis f patho., derm. elastorrhexis.
  systematische Elastorrhexis Grönblad-Strandberg syndrome, pseudoxanthoma elasticum.
Ela·sto·se f 1. patho. elastose. 2. derm. elastoid degeneration, elastosis.
  aktinische Elastose solar elastosis, senile elastosis, actinic elastosis.
  senile Elastose → aktinische Elastose.
Ela·sto·sis f derm. elastosis, elastoid degeneration.
  Elastosis actinica solar elastosis, senile elastosis, actinic elastosis.
  Elastosis senilis → Elastosis actinica.
  Elastosis solaris → Elastosis actinica.
Elbrecht-Schiene f Elbrecht splint.
Elec·tua·ri·um nt pharm. electuary, confection, confectio.
Elei·din·körn·chen nt keratohyalin granules, keratohyalin, keratohyaline.
elek·tiv adj elective.
Elek·tiv·ein·griff m chir. elective (surgical) procedure.
Elek·tiv·ope·ra·ti·on f → Elektiveingriff.
elek·trisch adj electric, electrical.
Elek·tri·sie·ren nt heilgymn. electrification.
elek·tri·sie·ren vt heilgymn. electrify, galvanize.
Elek·tri·sie·rung f 1. techn. electrification. 2. heilgymn. (Behandlung) electrification.
Elek·tri·zi·tät f electricity; (Strom) electric current, electricity.
Elek·tri·zi·täts·leh·re f electricity.
Elektro- pref. electric, electrical, electronic, electro-.
Elek·tro·aero·sol nt electroaerosol.
Elek·tro·af·fi·ni·tät f electroaffinity.
Elek·tro·aku·punk·tur f electroacupuncture.
Elek·tro·an·al·ge·sie f anes. electroanalgesia.
Elek·tro·an·äs·the·sie f anes. electric anesthesia, electroanesthesia.
  zahnärztliche Elektroanästhesie electronic dental anesthesia.
Elek·tro·che·mie f electrochemistry.
Elek·tro·chir·ur·gie f electrosurgery.
elek·tro·chir·ur·gisch adj pertaining to electrosurgery, electrosurgical.
Elek·tro·de f electrode.
Elek·tro·de·sik·ka·ti·on f electrodesiccation; chir. fulguration.
Elek·tro·dia·gno·stik f electrodiagnosis, electrodiagnostics pl, electrodiagnostic studies pl.
Elek·tro·dia·ly·se f electrodialysis.
Elek·tro·dy·na·mik f phys. electrodynamics.
Elek·tro·en·ze·pha·lo·gramm nt neuro. electroencephalogram.
  isoelektrisches Elektroenzephalogramm isoelectric electroencephalogram, isoelectric EEG, isoelectroencephalogram, flat EEG, flat electroencephalogram, electrocerebral silence.
Elek·tro·en·ze·pha·lo·gra·phie f neuro. electroencephalography.
Elek·tro·ex·zi·si·on f chir. electroexcision.
Elek·tro·gramm nt electrogram, electrograph.
Elek·tro·graph m electrograph.
Elek·tro·kar·dio·gramm nt physiol. electrocardiogram, EKG.
Elek·tro·kar·dio·graph m physiol. electrocardiograph.
Elek·tro·kar·dio·gra·phie f physiol. electrocardiography.
elek·tro·kar·dio·gra·phisch adj physiol. pertaining to electrocardiography, electrocardiographic.
Elek·tro·kar·dio·pho·no·gramm nt card. electrocardiophonogram.
Elek·tro·kar·dio·sko·pie f card. electrocardioscopy.
Elek·tro·kau·stik f chir. electrocauterization, electrocautery, electric cautery, galvanocautery, galvanic cautery, thermocautery.
Elek·tro·kau·stik·na·del f chir. electrocautery, electric cautery, galvanocautery, galvanic cautery.
Elek·tro·kau·ter m chir. electrocautery, electric cautery, galvanocautery, galvanic cautery.
Elek·tro·kau·te·ri·sa·ti·on f → Elektrokaustik.
Elek·tro·ko·agu·la·ti·on f chir. electrocoagulation, electric coagulation, diathermocoagulation, surgical diathermy.
Elek·tro·kon·ver·si·on f card. electroversion.
Elek·tro·ky·mo·gra·phie f card., radiol. electrokymography.
Elek·tro·ly·se f chem., phys. electrolysis; derm. electrolysis, galvanolysis.
elek·tro·ly·sie·ren vt electrolyze.
Elek·tro·lyt m electrolyte.
Elek·tro·lyt·de·fi·zit nt physiol. electrolyte deficit.
Elek·tro·lyt·gold nt electrolytic gold.
Elek·tro·lyt·man·gel m electrolyte deficit.
Elek·tro·mag·net m electromagnet.
Elek·tro·mag·ne·tis·mus m electromagnetism, electromagnetics pl.
Elek·tro·ma·no·me·ter nt electromanometer.
Elek·tro·mas·sa·ge f electromassage.
Elek·tro·me·ter nt electrometer.
Elek·tro·me·ter·dia·gramm nt electrogram, electrograph.
Elek·tro·myo·gra·phie f neuro. electromyography.
Elek·tron nt electron.
Elek·tro·nar·ko·se f anes. electronarcosis.
Elek·tro·nen·af·fi·ni·tät f electroaffinity.
Elek·tro·nen·dich·te f phys. electron density.
Elek·tro·nen·mi·kro·skop nt electron microscope.
Elek·tro·nen·mi·kro·sko·pie f electron microscopy.
Elek·tro·nen·ra·ster·mi·kro·skop nt scanning electron microscope, scanning microscope.
Elek·tro·nen·scha·le f phys. electron shell.
Elek·tro·nen·schwarm m phys. cloud of electrons.
Elek·tro·nen·strahl m phys. electron beam.
Elek·tro·nen·volt nt phys. electron volt.
Elek·tro·nen·wol·ke f phys. cloud of electrons.
Elek·tro·neu·ro·gra·phie f neuro. electroneuronography, electroneurography.
Elek·tro·neu·ro·myo·gra·phie f neuro. electroneuromyography.
Elek·tro·neu·ro·no·gra·phie f neuro. electroneuronography, electroneurography.
Elek·tro·ny·stag·mo·gra·phie f physiol. electronystagmography.
Elek·tro·op·tik f electro-optics pl.
Elek·tro·os·mo·se f electro-osmosis, electro-osmose, electrosmosis.
Elek·tro·phe·ro·gramm nt lab. electropherogram, electrophoregram, electrophoretogram, ionogram.
Elek·tro·phor m phys. electrophorus.
Elek·tro·pho·re·se f lab. electrophoresis, electrochromatography, ionophoresis, ionization, phoresis.
Elek·tro·pho·to·the·ra·pie f electrophototherapy.
Elek·tro·phy·sio·lo·gie f electrophysiology.
Elek·tro·plat·tie·ren nt histol. electroplating.
elek·tro·plat·tie·ren vt histol. electroplate.
Elek·tro·punk·tur f 1. derm. electrolysis. 2. anes. electropuncture.
Elek·tro·re·duk·ti·on f card. electroversion.
Elek·tro·re·sek·ti·on f chir. electroresection.
Elek·tro·schock m 1. card., physiol. electroplexy, electroshock, electric shock. 2. neuro., psychia. electroshock, electroshock therapy, electric convulsive therapy, electric shock therapy, electroconvulsive therapy, electroconvulsive treatment, electroconvulsive shock, electric shock treatment.
Elek·tro·skop nt phys., physiol. electroscope.
Elek·tro·sta·tik f phys. electrostatics.
Elek·tro·sti·mu·la·ti·on f neuro. electrostimulation.
Elek·tro·sti·xis f derm. electrolysis.
Elek·tro·ta·xis f bio. electrotaxis, galvanotaxis.
Elek·tro·the·ra·pie f neuro., heilgymn. electrotherapeutics pl, electrotherapy.
Elek·tro·tom nt chir. electrotome.
Elek·tro·to·mie f chir. electrotomy.
Elek·tro·to·nus m physiol. electrotonus, galvanotonus.
Elek·tro·ver·si·on f card. electroversion.
Ele·ment nt 1. element, component, factor; (Ersatzteil, Bauteil) module, component, element. 2. chem., mathe. element; electr. element, cell, battery.
  galvanisches Element der Mundhöhle dental galvanism.
ele·men·tar adj (wesentlich) elementary, basic, fundamental, primary; chem., mathe., phys. elementary; (Trieb, Gewalt) elemental; (Haß) strong, violent; (primitiv) rudimentary, primary, rudimental.
Ele·men·tar·kör·per·chen nt histol. inclusion body, elementary body; intranuclear inclusion.
Ele·phan·tia·sis f patho. elephantiasis, chyloderma.
  Elephantiasis gingivae gingival fibromatosis, keloid of gums, gingival elephantiasis, diffuse fibroma of gingiva, fibrous hyperplasia of gingiva, , idiopathic gingivitis, idiopathic gingivostomatitis, plasma-cell gingivitis, elephantiasis gingivae, fibromatosis gingivae, gingivitis hypertrophica, macrogingivae pl.
  Elephantiasis tropica Malabar leprosy, Barbardos leg, mal de Cayenne, mal de San Lazaro, elephant leg, elephantiasis.
Ele·va·ti·on f elevation.
Ele·va·to·ri·um nt chir. elevator, levator.
El·fen·bein nt ebur.
Eli·mi·na·ti·on f chem., pharm. elimination, expulsion; mathe. elimination.

eli·mi·nie·ren *vt chem., pharm.* eliminate, expulse (*aus* from).
Eli·mi·nie·rung *f* → Elimination.
Elite-Zement *m* Elite cement.
Eli·xier *nt pharm.* elixir.
Ell·bo·gen *m* elbow; *anat.* cubitus.
Ell·bo·gen·ge·lenk *nt anat.* elbow, cubital articulation, cubital joint, articulation of elbow, elbow joint, cubitus.
El·len·bo·gen *m* → Ellbogen.
El·len·bo·gen·ge·lenk *nt* → Ellbogengelenk.
el·lip·sen·för·mig *adj* ellipsoidal, ellipsoid, elliptical, elliptic, oval.
El·lip·so·id *nt* 1. *mathe., phys.* ellipsoid. 2. (*Milz*) Schweigger-Seidel sheath, ellipsoid, sheathed artery, sheathed arteriole, ellipsoid arteriole.
el·lip·so·id *adj* ellipsoidal, ellipsoid, oval.
El·lip·so·id·ge·lenk *nt anat.* ellipsoidal articulation/joint, cochlear articulation/joint, condylar articulation/joint, condyloid articulation/joint, spiral joint, condylarthrosis.
El·lip·to·zyt *m hema.* elliptocyte, ovalocyte, cameloid cell.
El·lip·to·zy·ten·an·ämie *f hema.* Dresbach's anemia, Dresbach's syndrome, elliptocytosis, elliptocytotic anemia, elliptocytic anemia, elliptocytary anemia, ovalocytic anemia, ovalocytosis, hereditary elliptocytosis, cameloid anemia.
El·lip·to·zy·to·se, hereditäre *f* → Elliptozytenanämie.
Ellis-van Creveld-Syndrom *nt patho.* Ellis-van Creveld syndrome, chondroectodermal dysplasia.
Elon·ga·ti·on *f* tooth elongation, extrusion of a tooth, extrusion, tooth elevation.
el·ter·lich *adj* parental.
El·tern *pl* parents.
  leibliche Eltern biological parents.
El·tern·ge·ne·ra·ti·on *f genet.* parental generation.
El·tern·teil *m bio.* parent.
El·tern·zy·ste *f patho.* mother cyst, parent cyst.
Ema·cia·tio *f patho.* emaciation, wasting.
Email·le *f* enamel.
email·lie·ren *vt* enamel.
Ema·na·ti·on *f phys.* emanation.
Ema·na·to·ri·um *nt* emanatorium.
Em·bol·ek·to·mie *f chir.* embolectomy.
Em·bo·lia *f patho.* embolic disease, embolism.
Em·bo·lie *f* 1. *patho.* embolism, embolic disease. 2. *embryo.* emboly, embole, embolia.
  blande Embolie bland embolism.
  gekreuzte Embolie → paradoxe Embolie.
  infektiöse Embolie → septische Embolie.
  paradoxe Embolie crossed embolism, paradoxical embolism.
  retrograde Embolie retrograde embolism.
  septische Embolie infective embolism, pyemic embolism.
  venöse Embolie venous embolism.
  zerebrale Embolie cerebral embolism.
em·bo·li·form *adj anat.* emboliform.
Em·bo·li·sa·ti·on *f chir.* embolic therapy, therapeutic embolization, embolization.
em·bo·lisch *adj* pertaining to embolism or an embolus, embolic.
em·bo·li·sie·ren *vt chir.* embolize.
Em·bo·lus *m, pl* Em·bo·li *patho.* embolus.
  arterieller Embolus arterial embolus.
  blander Embolus bland embolus.
  septischer Embolus septic embolus.
em·bo·lus·ähn·lich *adj anat.* emboliform.
Em·bo·lus·bil·dung *f patho.* embolization.
Em·bro·ca·tio *f pharm.* embrocation, liniment.
Em·bryo *m, pl* Em·bryos, Em·bryo·nen embryo.
Em·bryo·blast *m* embryoblast, inner cell mass.
em·bryo·gen *adj* embryogenetic, embryogenic.
Em·bryo·ge·ne·se *f* embryogenesis, embryogeny.
Em·bryo·ge·nie *f* → Embryogenese.
Em·bryo·lo·gie *f* embryology, physiogenesis.
Em·bry·om *nt patho.* embryonal tumor, embryonic tumor, embryoma.
em·bryo·nal *adj* pertaining to an embryo, embryonic, embryonal, embryonary, embryous.
Em·bryo·nal·pe·ri·ode *f* embryonic period, embryonal period.
em·bryo·nisch *adj* → embryonal.
Em·bryo·pa·thia *f* embryopathy, embryopathia, fetopathy.
  Embryopathia rubeolosa rubella embryopathy.
Em·bryo·pa·thie *f* → Embryopathia.
em·bryo·pla·stisch *adj* embryoplastic.
em·bryo·to·xisch *adj* embryotoxic.
Emeio·zy·to·se *f histol.* emiocytosis, emeiocytosis; exocytosis.
Emeo·zy·to·se *f* → Emeiozytose.
Emer·gence *f pharm., anes.* emergence.
Eme·sis *f* emesis, vomiting, emesia, vomit, vomition, vomitus.
Eme·ti·kum *nt, pl* Eme·ti·ka *pharm.* emetic, vomitive, vomitory, vomitorium, evacuant.
eme·tisch *adj* pertaining to or causing vomiting, emetic, vomitive, vomitory, vomitous.
eme·to·gen *adj* emetogenic.
Eme·to·ka·thar·ti·kum *nt, pl* Eme·to·ka·thar·ti·ka *pharm.* emetocathartic.
EMG-Syndrom *nt patho.* Beckwith-Wiedemann syndrome, exomphalos-macroglossia-gigantism syndrome, EMG syndrome.
Emi·gra·ti·on *f histol., hema.* emigration, diapedesis, diapiresis.
Emis·sa·ri·um *nt anat.* emissarium, emissary, emissary vein.
Emis·si·on *f* 1. *phys.* emission. 2. *physiol.* emission, discharge.
emit·tie·ren *vt phys.* emit.
Emol·li·ens *nt pharm.* emollient, malactic.
Emol·li·en·ti·um *nt, pl* Emol·li·en·tia → Emolliens.
Emo·ti·on *f* emotion, feeling, affect, mood.
emo·tio·nal *adj* pertaining to or marked by emotion(s), emotional; *psycho.* affective.
Emo·tio·na·li·tät *f* emotionality.
emo·tio·nell *adj* → emotional.
emo·tiv *adj* emotive.
Em·pa·thie *f* empathy.
Emp·fän·ger *m* 1. (*a. immun.*) receiver, recipient. 2. (*von Blut*) donee.
Emp·fän·ger·an·ti·gen *nt immun.* recipient antigen.
Emp·fän·ger·blut *nt* recipient blood.
Emp·fän·ger·se·rum *nt immun.* recipient serum.
Emp·fän·ger·zel·le *f* recipient cell.
emp·fäng·lich *adj* 1. (*aufnahmefähig*) susceptible, impressible, impressionable, receptive, responsive, recipient, sensitive, sensible (*für* to). 2. (*anfällig*) predisposed, prone, susceptible, liable (*für* to).
  nicht empfänglich irresponsive (*für* to).
Emp·fäng·lich·keit *f* 1. (*Aufnahmefähigkeit*) susceptibility, impressibility, receptiveness, receptivity, responsiveness, recipiency, recipience, sensitiveness, sensibility (*für* to). 2. (*Anfälligkeit*) predisposition, proneness, susceptibility, liability (*für* to).
Emp·fäng·nis *f gyn.* conception.
emp·fäng·nis·ver·hü·tend *adj gyn.* contraceptive, anticonceptive.
Emp·fäng·nis·ver·hü·tung *f gyn.* birth control, contraception.
emp·find·lich *adj* 1. sensitive (*gegen* to), susceptible (*gegen* to); (*Haut etc.*) tender, delicate, irritable; (*Schmerz*) sharp, acute; (*Magen*) queasy. 2. considerable; (*Verlust, Kälte*) severe. 3. *chem., phys., photo., techn.* sensitive.
Emp·find·lich·keit *f* 1. sensitivity, sensitiveness (*gegen* to), susceptibility (*gegen* to), esthesia; (*Haut etc.*) tenderness, delicateness, irritableness; (*Schmerz*) sharpness, acuteness; (*Magen*) queasiness. 2. (*Verlust, Kälte*) severity. 3. *chem., phys., photo., techn.* sensitivity, sensitiveness (to).
emp·find·sam *adj* sensitive, sentient; soft, apprehensive.
Emp·find·sam·keit *f* sensitivity, sensitiveness.
Emp·fin·dung *f* 1. sensation, sentiency, sentience, feeling; *physiol.* reception. 2. (*Wahrnehmung*) perception, esthesia, sense. 3. *fig.* feeling, impression.
Emp·fin·dungs·fä·hig·keit *f* sensibility, susceptibility, sense.
emp·fin·dungs·los *adj* 1. insensitive, insensible, insentient, insensate (*gegen* to). 2. (*taub*) dead, numb. 3. *fig.* insensitive, insentient, insensate.
Emp·fin·dungs·lo·sig·keit *f* 1. insensitiveness, insensibleness, insensibility, insensateness (*gegen* to). 2. (*Taubheit*) deadness, numbness. 3. *fig.* insensitiveness, insensateness.
Emp·fin·dungs·ver·mö·gen *nt* sensation, sensibility, sensualism, sentiency, sentience, passibility.
Em·phy·sem *nt patho.* emphysema.
  subkutanes Emphysem *patho.* aerodermectasia, pneumoderma, pneumohypoderma.
Em·phy·se·ma *nt patho.* emphysema.
  Emphysema intestini interstitial emphysema.
  Emphysema subcutaneum subcutaneous emphysema, cutaneous emphysema.
em·phy·sem·ar·tig *adj* → emphysematös.
em·phy·se·ma·tös *adj* emphysematous.
Em·pi·rie *f* empiricism.
Em·pi·ri·ker *m* empiric.
em·pi·risch *adj* empiric, empirical.
Em·pla·strum *nt pharm.* emplastrum, plaster.
Em·py·em *nt patho.* empyema.
Emul·gie·ren *nt* emulsification.

emul·gie·ren *vt, vi* emulsify.
Emul·gie·rung *f* emulsification.
Emul·sio *f pharm.* emulsion, emulsum.
Ena·me·lom *nt* enameloma, enamel drop, enamel pearl.
Ena·me·lum *nt* enamel, enamelum, dental enamel, adamantine substance of tooth, adamantine layer.
En·an·them *nt patho.* enanthema, enanthem.
en·an·the·ma·tös *adj* pertaining to an enanthema, enanthematous.
En·ar·thron *nt ortho.* joint body.
En·ar·thro·se *f anat.* cotyloid articulation/joint, ball-and-socket articulation/joint, enarthrodial articulation/joint, multiaxial articulation/joint, spheroidal articulation/joint, polyaxial articulation/joint, socket joint, enarthrosis.
En·ar·thro·sis sphaeroidea *f* → Enarthrose.
En·ar·thrum *nt ortho.* joint body.
En·ce·pha·li·tis *f neuro.* inflammation of the brain, encephalitis, cephalitis.
Encephal(o)- *pref.* encephalic, brain, encephal(o)-.
En·ce·pha·lo·mye·li·tis *f neuro.* inflammation of brain and spinal cord, encephalomyelitis, myeloencephalitis, myelencephalitis.
Encephalomyelitis postvaccinalis acute disseminated encephalitis, postinfectious encephalitis, postvaccinal encephalitis, acute disseminated encephalomyelitis, postinfectious encephalomyelitis, postvaccinal encephalomyelitis.
En·ce·pha·lo·myo·car·di·tis *f neuro., patho.* encephalomyocarditis, EMC syndrome.
En·ce·pha·lon *nt anat.* brain, encephalon.
En·ce·pha·lo·pa·thia *f neuro.* encephalopathy, encephalopathia, cephalopathy, cerebropathy, cerebropathia.
Encephalopathia hepatica hepatic encephalopathy, portal-systemic encephalopathy, portasystemic encephalopathy.
Encephalopathia traumatica traumatic encephalopathy, boxer's encephalopathy, punch-drunk encephalopathy, boxer's encephalopathy, punch-drunk syndrome, dementia pugilista, punch-drunk.
en·chon·dral *adj* → endochondral.
En·chon·drom *nt patho.* enchondroma, enchondrosis, central chondroma, true chondroma.
multiple kongenitale Enchondrome → Enchondromatose.
En·chon·dro·ma·to·se *f patho.* enchondromatosis, Ollier's disease, hereditary deforming chondrodysplasia, multiple enchondromatosis, multiple congenital enchondroma, skeletal enchondromatosis, asymmetrical chondrodystrophy, dyschondroplasia.
En·chon·dro·se *f patho.* enchondrosis.
En·chon·dro·sis *f* → Enchondrose.
End·an·äs·the·sie *f* infiltration anesthesia, infiltration analgesia.
End·an·gi·itis *f patho.* inflammation of the endangium, endangiitis, endangeitis, endoangiitis, endovasculitis.
End·an·gi·tis *f* → Endangiitis.
End·an·gi·um *nt histol.* endangium, intima.
End·aor·ti·tis *f patho.* endaortitis, endo-aortitis.
End·ar·te·rie *f anat.* terminal branch, end artery, terminal artery, Cohnheim's artery.
end·ar·te·ri·ell *adj* endarterial.
End·ar·te·ri·itis *f* → Endarteritis.
End·ar·te·rio·le *f* precapillary.
End·ar·te·ri·tis *f patho.* endarteritis, endoarteritis.
End·ast *m, pl* **End·äste** *anat.* terminal division, terminal branch; twig.
end·au·ral *adj* endaural.
End·bäum·chen 1. *nt histol.* end-brush, dendraxon, telodendron, telodendrion, teledendrite, teledendron. **2.** *pl* (*Milz*) penicillar arteries, penicilli of spleen.
End·darm *m anat.* rectum, straight intestine; *embryo.* hindgut.
end·dia·sto·lisch *adj physiol.* end-diastolic, telediastolic.
En·de·mie *f epidem.* endemic disease, endemia, endemic, endemicity, endemism.
en·de·misch *adj epidem.* endemial, endemic, endemical.
En·de·mis·mus *m bio.* endemicity, endemism.
En·de·mo·epi·de·mie *f epidem.* endemoepidemic.
en·de·mo·epi·de·misch *adj epidem.* endemoepidemic.
en·den *vi* **1.** (*zeitlich*) end, finish, come to an end, be over, terminate; (*räumlich*) terminate (*in* in). **2.** (*aufhören*) cease, stop; (*abschließen*) conclude (*mit* with). **3.** (*ergeben*) result, turn out. **4.** (*sterben*) die, end. **5.** (*ablaufen*) expire, run out.
en·der·mal *adj* in the skin, through the skin, endermic, endermatic.
end·ex·spi·ra·to·risch *adj* (*Lunge*) end-tidal.
End·glied *nt anat.* distal phalanx, terminal phalanx.
end·gül·tig *adj* final; (*Beweis*) final, conclusive; (*Antwort*) definitive, definite, decisive; (*unwiderruflich*) irrevocable.
End·hirn *nt anat.* endbrain, telencephalon, telencephal.

End·hirn·hälf·te *f anat.* hemispherium, telencephalic hemisphere, cerebral hemisphere.
End·hirn·he·mi·sphä·re *f* → Endhirnhälfte.
En·di·gung *f histol.* ending; nerve ending; termination.
Endo- *pref.* inner, end(o)-, ent(o)-.
en·do·ab·do·mi·nal *adj* endoabdominal.
En·do·an·gi·itis *f* → Endangiitis.
En·do·an·gi·tis *f* → Endangiitis.
En·do·ar·te·ri·itis *f* → Endarteritis.
En·do·ar·te·ri·tis *f* → Endarteritis.
En·do·aus·kul·ta·ti·on *f card.* endoauscultation.
en·do·bron·chi·al *adj* intrabronchial, endobronchial.
En·do·car·di·tis *f card.* inflammation of the endocardium, endocarditis, encarditis.
Endocarditis lenta bacterial endocarditis, infectious endocarditis, subacute bacterial endocarditis.
Endocarditis thrombotica Libman-Sacks endocarditis, Libman-Sacks syndrome, Libman-Sacks disease, atypical verrucous endocarditis, marantic endocarditis, nonbacterial thrombotic endocarditis, nonbacterial verrucous endocarditis.
Endocarditis thromboulcerosa thromboulcerative endocarditis.
Endocarditis ulcerosa ulcerative endocarditis.
Endocarditis verrucosa verrucous endocarditis, vegetative endocarditis, verrucous carditis.
Endocarditis verrucosa simplex simple verrucous endocarditis.
en·do·chon·dral *adj* intracartilaginous, intrachondral, intrachondrial, endochondral, enchondral, endchondral.
En·do·don·tie *f* endodontia, endodontics *pl*, endodontology.
chirurgische Endodontie surgical endodontics.
en·do·don·tisch *adj* endodontic.
En·do·don·to·lo·ge *m* endodontist, endodontologist.
En·do·don·to·lo·gie *f* endodontia, endodontics *pl*, endodontology.
En·do·don·to·ma *nt* internal tooth resorption, pink spot disease, central resorption, intracanalicular resorption, chronic perforating pulp hyperplasia, endodontoma, internal pulp granuloma, Mummery's pink tooth, pink tooth, pink tooth of Mummery, pulpoma.
En·do·en·zym *nt* endoenzyme, intracellular enzyme.
en·do·gen *adj* endogenous, endogenetic, endogenic; autogenous, autogeneic, autologous; (*a. psycho.*) intrinsic, intrinsical.
En·do·in·to·xi·ka·ti·on *f patho.* endointoxication.
En·do·kard *nt anat.* endocardium.
en·do·kar·di·al *adj* endocardiac, endocardial, intracardiac, intracordal, intracordial.
En·do·kar·di·tis *f card.* inflammation of the endocardium, endocarditis, encarditis.
Endokarditis Libman-Sacks Libman-Sacks disease, Libman-Sacks endocarditis, Libman-Sacks syndrome, atypical verrucous endocarditis, marantic endocarditis, nonbacterial verrucous endocarditis, nonbacterial thrombotic endocarditis.
atypische verruköse Endokarditis → Endokarditis Libman-Sacks.
infektiöse Endokarditis infective endocarditis, infectious endocarditis, infectious endocarditis, infective endocarditis.
rheumatische Endokarditis Bouillaud's disease, rheumatic endocarditis, rheumatic valvulitis.
septische Endokarditis septic endocarditis, malignant endocarditis, acute bacterial endocarditis.
subakute-bakterielle Endokarditis bacterial endocarditis, subacute infectious endocarditis, subacute bacterial endocarditis.
thromboulzeröse Endokarditis thromboulcerative endocarditis.
ulzeröse Endokarditis ulcerative endocarditis.
verruköse Endokarditis verrucous endocarditis, vegetative endocarditis, verrucous carditis.
en·do·kra·ni·al *adj* endocranial, entocranial, encranial.
En·do·kra·ni·um *nt anat.* endocranium, entocranium.
en·do·krin *adj* endocrinal, endocrine, endocrinic, endocrinous, endosecretory, incretory.
En·do·kri·no·lo·gie *f* endocrinology.
en·do·kri·no·lo·gisch *adj* pertaining to endocrinology, endocrinologic.
En·do·kri·no·pa·thie *f* endocrinopathy.
En·do·kri·no·the·ra·pie *f* endocrinotherapy.
En·do·kri·num *nt* endocrinium, endocrine system.
en·do·la·ryn·ge·al *adj* intralaryngeal, endolaryngeal.
En·do·lym·phe *f histol.* endolymph, endolympha, liquor of Scarpa, Scarpa's fluid.
En·do·ly·sin *nt* endolysin.
en·do·na·sal *adj* endonasal.
En·do·pa·ra·sit *m bio., micro.* endoparasite, endosite, entoparasite, internal parasite, entorganism.
En·do·phle·bi·tis *f patho.* endophlebitis, endovenitis.

en·do·phy·tisch *adj* **1.** *bio.* endophytic. **2.** *patho.* endophytic.
En·do·plas·ma *nt histol.* endoplasm, entoplasm.
en·do·plas·ma·tisch *adj histol.* pertaining to endoplasm, endoplasmic, endoplastic.
En·do·pro·the·se *f ortho., chir.* endoprosthesis.
En·do·ra·dio·gra·phie *f radiol.* endoradiography.
End·or·phin *nt* endorphin.
en·do·se·kre·to·risch *adj* endosecretory; endocrine.
En·do·sep·sis *f patho.* endosepsis; autosepticemia.
En·do·skop *nt clin.* endoscope.
En·do·sko·pie *f clin.* endoscopy.
   perorale Endoskopie peroral endoscopy.
End·ost *nt* → Endosteum.
end·ostal *adj* pertaining to the endosteum, intraosseous, intraosteal, endosteal.
End·oste·um *nt anat.* endosteum, inner periosteum, medullary membrane, perimyelis.
End·osti·tis *f* inflammation of the endosteum, endosteitis, endostitis, central osteitis, perimyelitis.
En·do·thel *nt histol.* endothelial tissue, endothelium.
en·do·the·li·al *adj* pertaining to the endothelium, endothelial.
En·do·the·li·al·zel·le *f histol.* endothelial cell.
En·do·the·li·om *nt patho.* endothelial cancer, endothelioma.
En·do·the·lio·se *f patho.* endotheliosis.
En·do·the·li·um *nt histol.* endothelial tissue, endothelium.
En·do·thel·zel·le *f histol.* endothelial cell.
en·do·tho·ra·kal *adj* endothoracic, intrathoracic.
En·do·tox·ämie *f patho.* endotoxemia.
En·do·to·xi·ko·se *f patho.* endotoxicosis.
En·do·to·xin *nt* endotoxin, intracellular toxin, autointoxicant.
En·do·to·xin·in·to·xi·ka·ti·on *f patho.* endointoxication.
En·do·to·xin·schock *m patho.* endotoxic shock, endotoxin shock.
en·do·tra·che·al *adj* endotracheal, intratracheal.
En·do·tra·che·al·a·näs·the·sie *f anes.* endotracheal anesthesia.
En·do·tra·che·al·ka·the·ter *m* endotracheal catheter.
En·do·tra·che·al·nar·ko·se *f anes.* endotracheal anesthesia.
En·do·tra·che·al·tu·bus *m* endotracheal tube.
En·do·vak·zi·na·ti·on *f hyg.* endovaccination.
En·do·zy·to·plas·ma *nt histol.* endoplasm, entoplasm.
En·do·zy·to·se *f histol.* endocytosis.
End·plat·te *f histol.* end-plate, end plate, end-flake; *micro.* end plate.
   motorische Endplatte motor end-plate, myoceptor, neuromuscular end-plate, end-organ, end organ.
End·plat·ten·po·ten·ti·al *nt physiol.* end-plate potential.
End·stück *nt* terminal, endpiece, end, extremity, tip.
end·sy·sto·lisch *adj physiol., card.* telesystolic, end-systolic.
End·wirt *m bio., micro.* definitive host, final host, primary host.
Ener·gie *f* **1.** *electr., chem., phys., techn.* energy. **2.** *fig.* energy, power, drive, vitality, vigor, vis.
   chemische Energie chemical energy.
   elektrische Energie electric energy.
   kinetische Energie kinetic energy, energy of motion.
   potentielle Energie potential energy, latent energy, energy of position.
   thermische Energie thermal energy.
Ener·gie·äqui·va·lent *nt phys.* energy equivalent, caloric equivalent.
Ener·gie·bi·lanz *f physiol.* energy balance.
Ener·gie·do·sis *f radiol.* absorbed dose.
ener·gie·ge·la·den *adj (a. fig.)* energetic, energetical, energized.
Ener·gie·haus·halt *m physiol.* energy balance.
ener·gie·los *adj* lacking energy; *(Person)* anergic, weak, slack, nerveless.
Ener·gie·lo·sig·keit *f (Person)* lack of energy, lack of drive, anergy, anergia, asthenia.
Ener·gie·man·gel *m* → Energielosigkeit.
Ener·gie·stoff·wech·sel *m biochem.* energy metabolism.
Ener·gie·um·satz *m physiol., biochem.* energy turnover.
Ener·gie·ver·brauch *m* energy consumption, power consumption.
ener·gisch *adj (Person)* energetic, energetical, vigorous, dynamic; forceful, forcible.
Ener·go·me·ter *nt* energometer.
En·flu·ran *nt anes.* enflurane.
eng *adj* **1.** narrow; *(Becken)* narrow; *(beengt)* confined, crouded, cramped; *(Prothese, Kleidungsstück)* tight, close-fitting. **2.** *(beschränkt)* limited, restricted. **3.** *fig. (vertraut)* close, intimate.
Engelmann-Syndrom *nt* Camurati-Engelmann disease, Engelmann's disease, diaphyseal dysplasia, diaphyseal sclerosis.
Engel-Recklinghausen-Syndrom *nt* Recklinghausen's disease of bone, Engel-Recklinghausen disease, von Recklinghausen's disease of bone.
Engpaß-Syndrom *nt patho.* outlet syndrome, thoracic outlet syndrome, brachial syndrome.
En·gramm *nt physiol.* engram, memory trace, memory pattern.
Eng·stand *m* crowding, crowding of teeth.
   Engstand der Molaren molar crowding.
   Engstand der Prämolaren premolar crowding.
   Engstand der Zähne crowding, crowding of teeth.
   echter Engstand true crowding.
   primärer Engstand primary crowding.
   sekundärer Engstand secondary crowding.
   symptomatischer Engstand → unechter Engstand.
   unechter Engstand false crowding, symptomatic crowding.
En·kel·zy·ste *f patho.* granddaughter cyst.
En·ke·pha·lin *nt* encephalin, enkephalin.
en·ke·pha·lin·erg *adj* enkephalinergic.
en·ke·pha·lin·er·gisch *adj* → enkephalinerg.
En·ko·pre·sis *f patho.* encopresis.
En·osto·se *f* entostosis, enostosis.
Ent- *pref.* ent(o)-, ex-.
Ent·amö·bo·se *f epidem.* entamebiasis.
Ent·amoe·ba *f micro.* Entamoeba, Paramoeba.
   Entamoeba buccalis Amoeba buccalis, Amoeba gingivalis, Entamoeba buccalis, Entamoeba gingivalis.
   Entamoeba gingivalis → Entamoeba buccalis.
Ent·amoe·ba·in·fek·ti·on *f epidem.* entamebiasis.
ent·ar·ten *vi bio., patho.* degenerate, degrade *(zu* into); retrograde, bastardize.
ent·ar·tet *adj bio., patho.* degenerate, degenerated.
Ent·ar·tung *f bio., patho.* degeneration, degeneracy, degenerateness, degradation.
Ent·bin·dung *f* **1.** birth, childbirth, delivery, partus, parturition, tocus; lying-in, confinement, accouchement. **2.** *ophthal. (Linse)* delivery.
ent·blö·ßen **I** *vt* uncover, expose, bare. **II** *vr* sich entblößen undress, take one's clothes off.
ent·dif·fe·ren·ziert *adj* not differentiated, undifferentiated.
Ent·dif·fe·ren·zie·rung *f patho.* undifferentiation, dedifferentiation.
En·ten·form *f card., radiol.* boat shaped heart.
en·te·ral *adj* enteral.
en·te·risch *adj* pertaining to the (small) intestine, enteric, intestinal.
En·te·ri·tis *f* inflammation of the (small) intestine, enteritis, enteronitis.
   Enteritis regionalis Crohn's disease, terminal enteritis, terminal ileitis, transmural granulomatous enteritis, transmural granulomatous ileocolitis, segmental enteritis, regional enteritis, regional enterocolitis, regional ileitis, granulomatous ileocolitis, granulomatous enteritis, chronic cicatrizing enteritis, distal ileitis.
En·te·ro·bak·te·ri·en *pl micro.* enterics, enteric bacteria, intestinal bacteria.
En·te·ro·bia·sis *f epidem.* oxyuriasis, oxyuria, oxyuriosis, enterobiasis.
En·te·ro·bio·se *f* → Enterobiasis.
En·te·ro·bi·us *m micro.* Enterobius.
   Enterobius vermicularis pinworm, threadworm, seatworm, Ascaris vermicularis, Oxyuris vermicularis, Enterobius vermicularis.
En·te·ro·bi·us·in·fek·ti·on *f* → Enterobiasis.
En·te·ro·coc·cus *m micro.* enterococcus.
en·te·ro·gen *adj* enterogenous.
En·te·ro·glu·ka·gon *nt* enteroglucagon, intestinal glucagon, gut glucagon, glicentin, glycentin.
En·te·ro·in·to·xi·ka·ti·on *f patho.* enterotoxism, enterotoxication, autointoxication.
En·te·ro·kok·kus *m micro.* enterococcus.
en·te·ro·ko·lisch *adj* pertaining to the small intestine and colon, enterocolic.
En·te·ro·ko·li·tis *f patho.* inflammation of the small intestine and the colon, enterocolitis, coloenteritis.
   postantibiotische Enterokolitis antibiotic-associated colitis, antibiotic-associated diarrhea/enterocolitis.
En·te·ron *nt anat.* enteron, gut, alimentary canal; small bowel, small intestine.
En·te·ro·pa·ra·ly·se *f* → Enteroparese.
En·te·ro·pa·re·se *f patho.* enteroparesis.
En·te·ro·pa·thie *f patho.* enteropathy.
   glutenbedingte Enteropathie celiac disease, celiac syndrome, gluten enteropathy, Gee-Herter-Heubner disease, Gee's disease, Gee-Herter disease, Herter's disease, Gee-Herter-Heubner disease, Heubner disease, Gee-Herter-Heubner syndrome, Herter's infantilism, Heubner-Herter disease.
   gluteninduzierte Enteropathie → glutenbedingte Enteropathie.

Enterotoxin

En·te·ro·to·xin *nt* enterotoxin, intestinotoxin.
Ent·fal·tungs·kni·stern *nt* → Entfaltungsrasseln.
Ent·fal·tungs·ras·seln *nt clin., pulmo.* atelectatic rales *pl*.
ent·fär·ben *vt derm., patho.* decolorize, decolor, discolor.
Ent·fär·bung *f derm., patho.* decoloration, discoloration.
ent·fer·nen *vt* remove, take away, clear away, eliminate (*aus* from); *chir.* excise (*aus* from), remove, ablate, abscise, exsect, exscind; (*Organ*) take out; (*Fremdkörper*) extract; withdraw (*von, aus* from); (*Fleck*) take out (*aus* of, from); (*Säure*) disacidify.
Ent·fer·nung *f* **1.** removal, elimination (*aus* from); *chir.* ectomy, excision, exeresis, extirpation, removal, amputation, ablation, ablatio, abscission, exsection; (*Fremdkörper*) extraction; withdrawal (*von, aus* from). **2.** distance (*von* from).
Ent·fie·be·rung *f* defervescence.
ent·flamm·bar *adj* combustible, inflammable, flammable, ignitable.
  nicht entflammbar nonflammable, noninflammable.
ent·ga·sen *vt* decontaminate, degas.
Ent·ga·sung *f* decontamination, degassing.
ent·gif·ten *vt* decontaminate, detoxify, detoxicate.
Ent·gif·tung *f* decontamination, detoxification, detoxication.
ent·gleist *adj* (*Stoffwechsel*) decompensated.
ent·haa·ren *vt* depilate, epilate; unhair.
Ent·haa·rung *f* depilation, epilation.
Ent·haa·rungs·mit·tel *nt* depilatory, depilatory agent, epilatory.
ent·halt·sam *adj* abstemious, abstinent (*von* from); (*sexuell*) continent, abstinent.
Ent·halt·sam·keit *f* abstinence, abstemiousness, continence, continency.
Ent·hal·tung *f* abstention, abstinence (*von* from).
Ent·kal·ken *nt* → Entkalkung.
ent·kal·ken *vt* decalcify, delime, descale.
Ent·kal·kung *f* decalcification, deliming, descaling.
ent·kei·men *vt* disinfect; sterilize.
Ent·kei·mung *f hyg.* disinfection; sterilization.
ent·kernt *adj histol.* denucleated, anucleated.
Ent·ker·nung *f genet.* enucleation.
ent·kräf·ten *vt* debilitate, weaken; (*erschöpfen*) exhaust, tire.
ent·kräf·tet *adj* (*körperlich, geistig*) exhausted, tired, weakened; enervated, enervate.
Ent·la·dung *f* (*a. electr.*) discharge.
ent·las·sen *vt* (*Patient*) discharge (*aus* from); (*Personal*) dismiss, remove.
Ent·las·sung *f* (*Patient*) discharge; (*Personal*) dismissal, removal.
Ent·la·stungs·schnitt *m* relief incision, relieving incision.
Ent·lau·sung *f* delousing.
ent·lee·ren I *vt* empty, exhaust, clear; (*Luft ablassen*) deflate; (*abfließen lassen*) drain; (*Magen*) empty; (*Darm*) purge, clear, evacuate; (*Blase*) void. II *vr* **sich entleeren** empty, exhause; (*Blase, Darm*) empty, evacuate.
Ent·lee·rung *f* emptying, exhaustion, clearing, depletion, drainage; (*Luft etc. ablassen*) deflation; (*Darm*) purgation, evacuation.
ent·lüf·ten *vt* ventilate, air.
Ent·lüf·ter *m* vent, ventilator.
Ent·mar·kung *f* (*Nerv*) demyelination, demyelinization.
Ent·nah·me *f* **1.** *chir.* removal (*aus* from); (*Transplantat*) harvest. **2.** (*Blut*) withdrawal; (*Probe*) sampling, taking of a sample.
ent·neh·men *vt* **1.** take (from, out of), remove (*aus* from). **2.** *chir.* remove; (*Transplantat*) harvest; (*Blut*) withdraw; (*Probe*) take (a sample from). **3.** *fig.* (*erfahren*) learn from, gather from, understand (*aus* from).
Ento- *pref.* ent(o)-, end(o)-.
En·to·mo·lo·gie *f bio.* entomology, insectology.
En·to·pa·ra·sit *m bio., micro.* endoparasite, endosite, entoparasite, internal parasite, entorganism.
En·to·plas·ma *nt histol.* endoplasm, entoplasm.
ent·otisch *adj* entotic.
En·to·zo·on *nt micro.* entozoon.
En·tro·pie *f phys., mathe.* entropy.
ent·schla·fen *vi* pass away, die, die away.
ent·seu·chen *vt* decontaminate; *hyg.* disinfect.
Ent·seu·chung *f* decontamination; *hyg.* disinfection.
Ent·span·nung *f* relaxation, relief.
Ent·ste·hung *f* come into being; (*Bildung*) formation, generation, development, evolution, emergence; (*Ursprung*) origin, origination; (*Werden*) genesis; (*Erschaffung*) creation, production.
ent·wäs·sern *vt chem., patho.* dehydrate; *techn.* dry.
Ent·wäs·se·rung *f patho.* dehydration; *techn.* drain.
ent·wei·chen *vi* (*Gas, Dampf*) leak (out), escape, exhaust.
ent·we·sen *vt hyg.* disinfest.
Ent·we·sung *f hyg.* disinfestation.

ent·wickeln [k•k] I *vt* develop, build up; *photo.* develop; (*Appetit*) develop; (*Film*) process; (*Verfahren*) evolve. II *vr* **sich entwickeln** develop, (*zu* into, *aus* from), form (*zu* to, *aus* out of); shape, graduate (*zu* into).
Ent·wick·ler *m* **1.** *chem.* generator. **2.** *photo.* film developer, developing solution, developer.
Ent·wick·ler·flüs·sig·keit *f photo.* film developer, developing solution, developer.
Ent·wick·ler·lö·sung *f radiol.* film developer, developing solution, developer solution.
Ent·wick·lung *f* **1.** development, evolution, evolvement, build-up, growth, formation, (*Interesse*) show, display; (*Ideen*) formation; (*Appetit*) development. **2.** (*Tendenz*) trend, movement (*zu* towards). **3.** *phys., chem.* production, development, generation, evolution; *photo.* development; (*Film*) processing; (*Verfahren*) evolution. **4.** *gyn.* evolution. **5.** *bio.* evolution, genesis.
  dentofaziale Entwicklung dentofacial development.
Ent·wick·lungs·ano·ma·lie *f embryo.* developmental anomaly.
Ent·wick·lungs·be·schleu·ni·gung *f bio.* acceleration.
Ent·wick·lungs·ge·schich·te *f* ontogeny, ontogenesis, henogenesis.
Ent·wick·lungs·ge·schicht·lich *adj* pertaining to ontogeny, ontogenic, ontogenetic, ontogenetical.
Ent·wick·lungs·hem·mung *f patho.* arrest of development, retardation.
Ent·wick·lungs·stö·rung *f embryo.* developmental anomaly.
Ent·wick·lungs·stu·fe *f* stage of development, phase.
Ent·wick·lungs·zeit *f radiol.* developing time.
ent·wöh·nen *vt ped.* wean (off, from); (*Sucht*) cure.
Ent·wöh·nung *f ped.* weaning, ablactation; (*Sucht*) weaning, withdrawal.
ent·zie·hen *vt* withdraw (from); (*Flüssigkeit*) draw, extract. **1.** take sth. away from s.o. **2.** (*Alkohol, Drogen*) withdraw (alcohol/drugs) from s.o.
Ent·zie·hung *f* → Entzug.
Ent·zie·hungs·kur *f* withdrawal cure, withdrawal treatment, detoxication treatment. **eine Entziehungskur machen** withdraw. **sich einer Entziehungskur unterziehen** withdraw.
Ent·zie·hungs·syn·drom *nt* withdrawal symptoms/syndrome.
Ent·zug *m* **1.** withdrawal, withdrawing; (*Drogen*) withdrawal (from); (*Alkohol*) *inf.* drying-out; (*Beraubung*) deprivation. **2.** *chem.* extraction.
Ent·zugs·de·lir *nt patho., psychia.* abstinence syndrome, withdrawal syndrome, withdrawal symptoms, tromomania, delirium tremens.
Ent·zugs·er·schei·nun·gen *pl* withdrawal symptoms, withdrawal syndrome *sing*, abstinence symptoms.
Ent·zugs·sym·pto·ma·tik *f* → Entzugserscheinungen.
Ent·zugs·sym·pto·me *pl* → Entzugserscheinungen.
Ent·zugs·syn·drom *nt* **1.** → Entzugsdelir. **2.** *card.* steal phenomenon, steal.
ent·zünden *vr* **sich entzünden 1.** *patho.* inflame, become inflamed. **2.** (*a. chem.*) ignite; catch fire.
ent·zün·det *adj patho.* inflamed.
ent·zünd·lich *adj* **1.** *patho.* inflammatory, phlogistic, phlogotic. **2.** *chem., techn.* inflammable, flammable, ignitable; (*leicht*) combustible, highly inflammable, highly flammable.
entzündlich-fibrinös *adj* croupous.
Ent·zün·dung *f* **1.** *patho.* inflammation. **2.** *techn., chem.* ignition.
  Entzündung der Zahnfleischpapille papillary gingivitis.
  Entzündung der Zungengrundmandel lingual tonsillitis.
  adhäsive Entzündung adhesive inflammation.
  akute Entzündung acute inflammation.
  allergische Entzündung allergic inflammation.
  alterative Entzündung alterative inflammation, degenerative inflammation.
  atrophische Entzündung cirrhotic inflammation, atrophic inflammation, fibroid inflammation.
  chronische Entzündung chronic inflammation.
  degenerative Entzündung → alterative Entzündung.
  diffuse Entzündung diffuse inflammation.
  diphtherische Entzündung diphtheric inflammation, diphtheritic inflammation, pseudomembranous-necrotizing inflammation.
  disseminierte Entzündung disseminated inflammation.
  exsudative Entzündung exudative inflammation.
  fibrinöse Entzündung fibrinous inflammation.
  fibroide Entzündung cirrhotic inflammation, fibroid inflammation, atrophic inflammation.
  hämorrhagische Entzündung hemorrhagic inflammation.
  interstitielle Entzündung interstitial inflammation.

katarrhalische Entzündung catarrhal inflammation, catarrh.
kruppöse Entzündung croupy inflammation, croupous inflammation.
lokale Entzündung local inflammation.
metastatische Entzündung metastatic inflammation.
nekrotisierende Entzündung necrotic inflammation, necrotizing inflammation.
parodontale Entzündung periodontal inflammation.
phlegmonöse Entzündung phlegmon, phlegmonous cellulitis.
produktive Entzündung hyperplastic inflammation, proliferative inflammation, proliferous inflammation, plastic inflammation, productive inflammation.
proliferative Entzündung → produktive Entzündung.
pseudomembranöse Entzündung pseudomembranous inflammation.
pseudomembranös-nekrotisierende Entzündung → diphtherische Entzündung.
serofibrinöse Entzündung serofibrinous inflammation.
seröse Entzündung serous inflammation.
sklerosierende Entzündung sclerosing inflammation.
spezifische Entzündung specific inflammation.
subakute Entzündung subacute inflammation.
ulzerative Entzündung → ulzerierende Entzündung.
ulzerierende Entzündung ulcerative inflammation.
verklebende Entzündung adhesive inflammation.
ent·zün·dungs·hem·mend *adj* anti-inflammatory, antiphlogistic.
Ent·zün·dungs·hem·mer *m pharm.* anti-inflammatory, antiphlogistic.
En·ure·sis *f patho.* enuresis; urorrhea.
   Enuresis nocturna bedwetting, nocturnal enuresis.
En·ve·lope *nt/m micro.* envelope, envelop.
en·ze·phal *adj* pertaining to the encephalon or brain, encephalic.
En·ze·pha·li·tis *f neuro.* inflammation of the brain, encephalitis, cephalitis.
   eitrige Enzephalitis purulent encephalitis, pyogenic encephalitis, suppurative encephalitis.
Enzephal(o)- *pref.* encephalic, brain, encephal(o)-.
En·ze·pha·lo·ar·te·rio·gra·phie *f radiol.* encephalo-arteriography.
En·ze·pha·lo·gramm *nt radiol.* encephalogram.
En·ze·pha·lo·gra·phie *f radiol.* encephalography.
en·ze·pha·lo·id *adj histol.* encephaloid.
En·ze·pha·lo·lith *m patho.* brain calculus, cerebral calculus, encephalolith.
En·ze·pha·lom *nt patho.* encephaloma, cerebroma.
En·ze·pha·lo·ma·la·zie *f patho., neuro.* softening of the brain, encephalomalacia, cerebromalacia.
En·ze·pha·lo·me·ga·lie *f patho.* megalencephaly, megaloencephaly.
En·ze·pha·lo·me·nin·gi·tis *f neuro.* inflammation of brain and meninges, meningoencephalitis, meningocephalitis, meningocerebritis, encephalomeningitis, cerebromeningitis.
En·ze·pha·lo·me·nin·go·pa·thie *f neuro.* meningoencephalopathy, encephalomeningopathy.
En·ze·pha·lo·mye·li·tis *f neuro.* inflammation of brain and spinal cord, encephalomyelitis, myeloencephalitis, myelencephalitis.
En·ze·pha·lo·mye·lo·me·nin·gi·tis *f neuro.* encephalomyelomeningitis.
En·ze·pha·lo·mye·lo·pa·thie *f neuro.* encephalomyelopathy.
En·ze·pha·lon *nt anat.* encephalon, brain.
En·ze·pha·lo·pa·thie *f neuro.* encephalopathy, encephalopathia, cerebropathy, cerebropathia, brain damage.
   chronisch-progressive dialysebedingte Enzephalopathie progressive dialysis encephalopathy, dialysis encephalopathy, dialysis encephalopathy syndrome.
   hepatische Enzephalopathie hepatic encephalopathy, portal-systemic encephalopathy, portasystemic encephalopathy.
   hypoglykämische Enzephalopathie hypoglycemic encephalopathy.
   portosystemische Enzephalopathie → hepatische Enzephalopathie.
   spongiforme Enzephalopathie spongiform encephalopathy.
   subakute spongiforme Enzephalopathie subacute spongiform encephalopathy, subacute spongiform virus encephalopathy, transmissible spongiform encephalopathy, transmissible spongiform virus encephalopathy.
en·ze·pha·lo·spi·nal *adj* pertaining to brain and spinal column, encephalorachidian, encephalospinal.
En·zym *nt biochem.* enzyme; biocatalyst, biocatalyzer, zyme, zymin.
   extrazelluläres Enzym extracellular enzyme, exoenzyme.
   intrazelluläres Enzym endoenzyme, intracellular enzyme.
   proteolytisches Enzym proteolytic enzyme, proteolytic.
En·zym·an·ta·go·nist *m* enzyme antagonist.
en·zy·ma·tisch *adj* pertaining to an enzyme, enzymatic, enzymic, fermentative, fermentive.
En·zym·hemm·stoff *m* enzyme inhibitor, antienzyme.
En·zym·hem·mung *f* enzyme inhibition.
En·zym·im·mu·no·as·say *m lab.* enzyme immunoassay.
En·zym·in·hi·bi·tor *m* enzyme inhibitor, antienzyme.
En·zy·mo·gen *nt* zymogen.
En·zy·mo·pa·thie *f patho.* enzymopathy.
En·zym·vor·stufe *f* zymogen, proenzyme, proferment.
en·zy·stiert *adj* encysted.
Eo·sin *nt* eosin, tetrabromofluorescein.
Eo·si·no·pe·nie *f hema.* eosinopenia, eosinophilic leukopenia, hypoeosinophilia.
eo·si·no·phil *adj histol., hema.* eosinophilic, eosinophil, eosinophile, eosinophilous.
Eo·si·no·phil·ämie *f histol.* eosinophilia, acidophilia, eosinophilosis.
Eo·si·no·phi·len·leuk·ämie *f hema.* eosinophilic leukemia, eosinophilocytic leukemia.
Eo·si·no·phi·ler *m hema. inf.* eosinophilic leukocyte, eosinophil, eosinophile, eosinophilic granulocyte, eosinocyte, polymorphonuclear eosinophilic leukocyte.
Eo·si·no·phi·lie *f histol.* eosinophilia, eosinophilia, eosinophilosis, acidophilia.
Ep·en·dym *nt anat., histol.* ependyma, endyma.
Ep·en·dy·mo·zyt *m histol.* ependymocyte, ependymal cell.
Ep·en·dym·zel·le *f* → Ependymozyt.
Ephe·drin *nt pharm.* ephedrine.
Ephe·li·den *pl derm.* freckles, ephelides.
Eph·eme·ra *f patho.* ephemera, ephemeral fever.
Epi·an·dro·ste·ron *nt* epiandrosterone, isoandrosterone.
Epi·de·mie *f* epidemic, epidemic disease.
Epi·de·mio·lo·ge *m* epidemiologist.
Epi·de·mio·lo·gie *f* epidemiology.
epi·de·misch *adj* epidemic.
epi·der·mal *adj* pertaining to the epidermis, epidermal, epidermatic, epidermic.
Epi·der·mal·zy·ste *f* → Epidermoid.
Epi·der·mis *f histol.* epidermis, epiderm, epiderma, outer skin, cuticle, cuticula, ecderon.
Epi·der·mis·läpp·chen *nt* → Epidermislappen.
Epi·der·mis·lap·pen *m chir.* epidermic graft.
Epi·der·mis·trans·plan·ta·ti·on *f chir.* epidermization, skin grafting.
Epi·der·mis·zy·ste *f* → Epidermoid.
Epi·der·mo·id *nt patho.* epidermoid, implantation dermoid, keratocyst, odontogenic keratocyst, sequestration dermoid, atheromatous cyst, epidermal cyst, epidermoid cyst, epithelial cyst, sebaceous cyst, wen.
epi·der·mo·id *adj* epidermal, epidermoid.
Epi·der·mo·id·zy·ste *f* → Epidermoid.
Epi·der·mo·ly·sis *f derm.* epidermolysis.
   Epidermolysis acuta toxica Lyell's syndrome, Lyell's disease, Ritter's disease, scalded skin syndrome, non-staphylococcal scalded skin syndrome, toxic epidermal necrolysis, toxic bullous epidermolysis.
   Epidermolysis bullosa atrophicans generalisata gravis Herlitz → Epidermolysis bullosa hereditaria letalis.
   Epidermolysis bullosa hereditaria letalis Herlitz's disease, junctional epidermolysis bullosa.
   Epidermolysis bullosa hereditaria simplex Goldscheider's disease.
   Epidermolysis bullosa letalis → Epidermolysis bullosa hereditaria letalis.
   Epidermolysis bullosa simplex Köbner Goldscheider's disease.
   Epidermolysis necroticans combustiformis → Epidermolysis acuta toxica.
   Epidermolysis toxica acuta Ritter's disease, staphylococcal scalded skin syndrome.
Epi·der·mo·my·ko·se *f derm.* epidermophytosis, epidermomycosis, dermatophytosis.
Epi·der·mo·phyt *m derm.* epiphyte.
Epi·der·mo·phy·tid *nt derm.* epidermophytid, dermatophytid.
Epi·der·mo·phy·tie *f derm.* epidermophytosis, tinea.
Epi·der·mo·phy·ton *nt micro.* Epidermophyton.
epi·du·ral *adj* peridural, epidural.
Epi·du·ral·an·al·ge·sie *f anes., neuro.* epidural analgesia.

Epiduralanästhesie

Epi·du·ral·an·äs·the·sie *f anes.* epidural anesthesia, epidural, epidural block, peridural anesthesia.
Epi·du·ra·le *f* → Epiduralanästhesie.
Epi·du·ral·hä·ma·tom *nt neuro., patho.* epidural hematoma, extradural hemorrhage, epidural hemorrhage, extradural hematoma.
Epi·du·ral·raum *m anat.* epidural cavity, epidural space, extradural space.
Epi·du·ral·spalt *m* → Epiduralraum.
Epi·ga·stral·gie *f* pain in the epigastrium, epigastralgia, epigastric pain.
Epi·ga·stri·um *nt anat.* epigastrium, epigastric region, epigastric zone, antecardium, anticardium.
Epi·glott·ek·to·mie *f HNO* epiglottidectomy, epiglottectomy.
Epi·glot·tid·ek·to·mie *f* → Epiglottektomie.
Epi·glot·ti·di·tis *f* → Epiglottitis.
Epi·glot·tis *f anat.* epiglottis, epiglottic cartilage.
Epi·glot·tis·ent·zün·dung *f* → Epiglottitis.
Epi·glot·tis·re·sek·ti·on *f HNO* epiglottidectomy, epiglottectomy.
Epi·glot·tis·stiel *m anat.* epiglottic petiole.
Epi·glot·ti·tis *f HNO* inflammation of the epiglottis, epiglottiditis, epiglottitis.
Epi·kan·thus *m* epicanthus, palpebronasal fold, epicanthal fold, mongolian fold.
Epi·kard *nt anat.* epicardium, visceral layer of pericardium, visceral pericardium, cardiac pericardium.
epi·kar·di·al *adj* pertaining to the epicardium or epicardia, epicardial, epicardiac.
Epi·kon·dy·le *f anat.* epicondyle, epicondylus.
Epi·kra·ni·um *nt anat.* epicranium.
Epi·kri·se *f* **1.** *patho.* epicrisis, secondary crisis. **2.** *clin.* epicrisis.
epi·kri·tisch *adj* epicritic.
Epi·lep·sie *f neuro.* epilepsy, epilepsia, convulsive state, falling sickness, seizure, fit.
 fokale Epilepsie focal epilepsy, localized epilepsy, partial epilepsy.
 generalisierte Epilepsie generalized epilepsy, major epilepsy, primary generalized epilepsy.
 posttraumatische Epilepsie → traumatische Epilepsie.
 traumatische Epilepsie post-traumatic epilepsy, traumatic epilepsy.
epi·lep·sie·ar·tig *adj* → epileptiform.
epi·lep·ti·form *adj neuro.* resembling epilepsy, epileptiform, epileptoid.
Epi·lep·ti·ker *m neuro.* epileptic.
Epi·lep·ti·ker·gin·gi·vi·tis *f* Dilantin gingivitis, Dilantin hyperplasia, Dilantin enlargement.
epi·lep·tisch *adj neuro.* pertaining to or suffering from epilepsy, epileptic.
epi·lep·to·gen *adj neuro.* causing epilepsy, epileptogenic, epileptogenous.
epi·lep·to·id *adj* → epileptiform.
Epi·my·si·um *nt anat.* epimysium, external perimysium.
Epi·ne·phrin *nt* adrenaline, adrenin, adrenine, epinephrine.
Epi·neu·ri·um *nt anat.* epineurium.
Epi·phä·no·men *nt patho.* epiphenomenon.
epi·pha·ryn·ge·al *adj* pertaining to the epipharynx/nasopharynx, epipharyngeal, nasopharyngeal.
Epi·pha·ryn·gi·tis *f HNO* inflammation of the epipharynx/nasopharynx, epipharyngitis, nasopharyngitis.
Epi·pha·ryn·go·sko·pie *f HNO* posterior rhinoscopy.
Epi·pha·rynx *m anat.* nasal part of pharynx, nasal pharynx, rhinopharynx, nasopharyngeal space, epipharynx, pharyngonasal cavity, nasopharynx.
Epi·pha·rynx·ent·zün·dung *f* → Epipharyngitis.
epi·phy·sär *adj* pertaining to an epiphysis, epiphyseal, epiphysial.
Epi·phy·se *f anat.* **1.** epiphysis. **2.** epiphysis, pineal body, pineal gland, cerebral apophysis, pineal, pinus.
Epi·phy·sen·fuge *f histol.* epiphysial disk, cartilage plate, epiphysial plate, growth plate, growth disk.
Epi·phy·sen·fu·gen·knor·pel *m* → Epiphysenknorpel.
Epi·phy·sen·fu·gen·nar·be *f anat., radiol.* epiphyseal line, epiphysial line.
Epi·phy·sen·knor·pel *m histol.* epiphysial disk, epiphyseal cartilage, epiphysial plate.
Epi·phy·sen·li·nie *f anat., radiol.* epiphyseal line, epiphysial line.
Epi·phy·sen·stiel *m anat.* habenula, habena, pineal peduncle.
Epi·phyt *m* **1.** *bio.* epiphyte. **2.** *derm.* epiphyte.
Epi·so·de *f* episode, incident; *psychia.* episode; (*Anfall*) bout, fit.
Epi·sta·xis *f HNO* nasal bleeding, bleeding of the nose, nosebleed, nasal hemorrhage, rhinorrhagia, epistaxis.
Epi·thel *nt histol.* epithelial tissue, epithelium.

Epithel der Mundschleimhaut oral epithelium.
Epithel der Wangenschleimhaut buccal epithelium.
Epithel der Zahnfleischfurche crevicular epithelium.
Epithel des Epithelansatzes attachment epithelium.
Epithel des Mundvorhofs vestibular epithelium.
einschichtiges Epithel simple epithelium.
hochprismatisches Epithel columnar epithelium, cylindrical epithelium.
mehrschichtiges Epithel stratified epithelium, laminated epithelium.
oberflächenbildendes Epithel covering epithelium.
unverhorntes mehrschichtiges Epithel noncornified epithelium, nonhornified epithelium, nonkeratinized epithelium.
unvollständig verhorntes Epithel parakeratinized epithelium.
verhorntes mehrschichtiges Epithel cornified epithelium, hornified epithelium, keratinized epithelium.
epi·thel·ähn·lich *adj* epithelioid.
Epi·thel·an·satz *m* epithelial attachment, epithelial attachment of Gottlieb, Gottlieb's epithelial attachment, gingival attachment, attached gingival cuff, epithelial cuff, gingival collar, gingival cuff.
Epi·thel·ent·fer·nung *f* epithelial debridement, de-epithelization.
epi·the·li·al *adj* pertaining to epithelium, epithelial.
Epi·the·lia·li·sie·rung *f patho.* epithelialization, epithelization.
Epi·the·li·om *nt* → Epithelioma.
Epi·the·lio·ma *nt derm., patho.* epithelial tumor, epithelioma.
 Epithelioma calcificans Malherbe calcifying epithelioma of Malherbe, calcified epithelioma, benign calcified epithelioma, pilomatrixoma, pilomatricoma.
Epi·the·li·sie·rung *f* → Epithelialisierung.
Epi·thel·kör·per·chen *nt anat.* epithelial body, parathyroid, parathyroid gland, Gley's gland, Sandström's body, Sandström's gland.
epi·the·lo·id *adj* epithelioid, myoepithelioid.
Epi·the·lo·id·zell·nä·vus *m derm.* Spitz nevus, Spitz-Allen nevus, epithelioid cell nevus, spindle and epithelioid cell nevus, spindle cell nevus, benign juvenile melanoma, juvenile melanoma.
Epi·the·lo·id·zell·tu·ber·kel *nt patho.* epithelioid cell tubercle.
Epi·thel·pro·li·fe·ra·ti·on *f* epithelial proliferation.
Epi·thel·schei·de *f* epithelial cuff, gum cuff.
Epi·thel·wu·che·rung *f* epithelial proliferation.
Epi·thel·zel·le *f histol.* epithelial cell.
Epi·thel·zy·ste, verhornende *f* keratocyst, keratinizing epithelial odontogenic cyst, odontogenic keratocyst.
Epi·the·se *f* epithesis.
Epi·tym·pa·non *nt* → Epitympanum.
Epi·tym·pa·num *nt anat.* attic, attic of middle ear, epitympanum, tympanic attic, epitympanic recess, Hyrtl's recess.
Epo·ny·chi·um *nt histol.* eponychium, cuticle, quick, epionychium.
Epo·nym *nt* eponym, eponymic.
Ep·oxid·harz·form *f* epoxy die.
Epsilon-Aminocapronsäure *f* epsilon-aminocaproic acid, ε-aminocaproic acid.
Ep·ulis *f, pl* **Ep·uli·den** peripheral odontogenic fibroma, peripheral odontogenic tumor, epulis.
 Epulis congenita congenital epulis, congenital epulis of newborn, epulis of newborn.
 Epulis connata → Epulis congenita.
 Epulis fibromatosa epulofibroma, epulis fibromatosa.
 Epulis fibrosa → Epulis fibromatosa.
 Epulis fissurata denture injury tumor, redundant tissue, fibrous inflammatory hyperplasia, epulis fissuratum, epulis fissurata.
 Epulis gigantocellularis giant cell epulis, peripheral giant-cell reparative granuloma, giant cell granuloma, peripheral giant cell epulis, peripheral giant cell granuloma.
 Epulis granulomatosa granulomatous epulis, epulis granulomatosa.
 angeborene Epulis → Epulis congenita.
 granulomatöse Epulis → Epulis granulomatosa.
Ep·ulo·fi·brom *nt HNO* epulofibroma.
Equa·tor *m anat.* equator, aequator.
Equi·li·bri·um *nt* equilibrium, equilibration.
Erb·ana·ly·se *f* genetic analysis.
Erb·än·de·rung *f bio.* mutation.
erb·be·dingt *adj* hereditary, inherited, innate.
Erb·bild *nt* genotype.
erb·bio·lo·gisch *adj* genetic, genetical.
Erb-Charcot-Syndrom *nt neuro.* Erb-Charcot disease, Erb's sclerosis, primary lateral spinal sclerosis, spastic diplegia, spastic spinal paralysis.
Erb-Duchenne-Lähmung *f neuro.* Duchenne-Erb paralysis, Duchenne's paralysis, Erb-Duchenne paralysis, Erb's palsy, Erb's

paralysis, Duchenne-Erb syndrome, upper brachial paralysis, upper arm type of brachial paralysis.
Erb·ein·heit *f* gene.
Erb·fak·tor *m* factor, gene.
Erb·gang *m* hereditary transmission, heredity.
Erb·gleich·heit *f* homozygosis, homozygosity.
Erb-Goldflam-Syndrom *nt neuro.* myasthenia gravis, myasthenia gravis syndrome, Erb's syndrome, Erb-Goldflam disease, Goldflam's disease, Goldflam-Erb disease, Hoppe-Goldflam disease, asthenobulbospinal paralysis, bulbospinal paralysis.
Erb·grind *m derm.* tinea favosa, favus, crusted ringworm, honeycomb ringworm.
Erb·gut *nt* inheritance, genotype.
Erb·in·for·ma·ti·on *f* genetic information, genome, genom.
Erb·krank·heit *f* hereditary disease, hereditary disorder, heredopathia.
Erb·leh·re *f* genetics *pl.*
Erb·lei·den *nt* → Erbkrankheit.
erb·lich I *adj* heritable, hereditable, inheritable, hereditary. **II** *adv* by inheritance.
Erb·lich·keit *f* hereditary transmission, hereditability, heredity, heritability.
Erb·lich·keits·grad *m* heritability.
er·blin·den *vi* go blind, become blind, lose one's sight.
Er·blin·dung *f ophthal.* loss of eyesight, blindness, ablepsia, ablepsy, typhlosis, amaurosis.
Erb-Oppenheim-Goldflam-Syndrom *nt* → Erb-Goldflam-Syndrom.
Erb·plas·ma *nt* idioplasm, germ plasma.
Er·bre·chen *nt patho.* vomiting, bringing up, vomit, vomition, vomitus, emesis, emesia, sickness.
  fäkulentes Erbrechen feculent vomiting.
  galliges Erbrechen bilious vomiting.
  kaffeesatzartiges Erbrechen coffee-ground vomit.
  periodisches Erbrechen cyclic vomiting, periodic vomiting, recurrent vomiting.
  psychogenes Erbrechen hysterical vomiting.
  rekurrierendes Erbrechen → periodisches Erbrechen.
  übermäßiges Erbrechen hyperemesis.
  zyklisches Erbrechen → periodisches Erbrechen.
er·bre·chen I *vt* vomit, bring up, throw up, regurgitate. **II** *vi, vr* **sich erbrechen** vomit, bring up, be sick.
erb·sen·för·mig *adj anat.* pisiform.
Erb·sen·pflücker·krank·heit [k·k] *f epidem.* seven-day fever, mud fever, marsh fever, autumn fever, field fever, swamp fever, slime fever.
Erb·sub·stanz *f* genetic information, idioplasm.
ERCM-Gerät *nt* electronic root canal measuring device.
Erd·beer·zun·ge *f patho.* strawberry tongue.
Er·de *f* soil, earth; *chem., phys.* earth. **durch Erde übertragen** *micro., epidem.* soil-borne.
  seltene Erden rare earth metals.
Erdheim-Tumor *m patho.* Erdheim tumor, Rathke's pouch tumor, Rathke's tumor, craniopharyngioma, craniopharyngeal duct tumor, pituitary adamantinoma, pituitary ameloblastoma, suprasellar cyst.
Erd·nuß·öl *nt* peanut oil, arachis oil.
Er·dung *f phys.* grounding; ground (connection).
Erd·wachs *nt* fossil wax, mineral wax.
Er·eig·nis *nt* event, incident, occurrence.
  außergewöhnliches Ereignis phenomenon.
  zufälliges Ereignis accident.
erek·til *adj physiol.* erectile.
Erek·ti·on *f physiol.* erection.
erek·ti·ons·fä·hig *adj physiol.* erectile.
er·erbt *adj* inherited, hereditary (*von* from).
er·fahren *adj* experienced; practised (*in* in).
Er·fah·rung *f* experience, practice. **aus Erfahrung** from experience.
Er·fah·rungs·me·tho·de *f* empiricism.
Er·fas·sung *f* **1.** grasping, gripping, seizing. **2.** *fig.* understanding, comprehension, apprehension. **3.** *stat.* registration, recording. **4.** inclusion. **5.** *stat.* registration, recording, coverage, cover.
er·fin·den *vt* invent; (*Geschichte*) make up.
er·fin·de·risch *adj* inventive, ingenious; creative; (*voller Phantasie*) imaginative.
Er·fin·dung *f* invention.
Er·folgs·ge·webe *nt physiol.* target tissue.
Er·folgs·or·gan *nt physiol.* effector organ, target organ.
er·for·schen *vt* explore, investigate, research, examine, study, inquire (into), find out.
Er·for·schung *f* exploring, researching; exploration; investigation, research (into), examination, study, inquiry (into).

Er·frie·rung *f patho.* frostbite, freezing, congelation, pagoplexia, perfrigeration.
Er·frie·rungs·er·schei·nung *f patho.* congelation.
er·fro·ren *adj patho.* frozen, frostbitten.
er·gän·zen *vt* complement, make up, replenish; (*Fehlendes*) fill in.
Er·ga·sto·plas·ma *nt histol.* rough endoplasmic reticulum, granular endoplasmic reticulum, ergastoplasm, ergoplasm.
Er·geb·nis *nt* result; outcome, consequence; (*Ertrag*) yield; (*Wirkung*) effect; *mathe.* result.
Erg(o)- *pref.* erg(o)-.
Er·go·cal·ci·fe·rol *nt* ergocalciferol, irradiated ergosterol, vitamin D_2, viosterol, activated ergosterol, calciferol.
Er·go·graph *m physiol.* ergograph.
Er·go·gra·phie *f physiol.* ergography.
Er·go·kar·dio·gra·phie *f physiol.* ergocardiography.
Er·go·me·ter *nt physiol.* ergometer.
Er·go·me·trie *f physiol.* ergometry.
er·go·me·trisch *adj physiol.* pertaining to the ergometer, ergometric.
Er·go·no·mie *f* → Ergonomik.
Er·go·no·mik *f* ergonomics *pl.*
Er·go·som *nt histol.* ergosome, polyribosome, polysome.
Er·go·stat *m physiol.* ergostat.
Er·go·ste·rin *nt* → Ergosterol.
Er·go·ste·rol *nt* ergosterol, ergosterin.
Er·got·a·min *nt pharm.* ergotamine.
Er·go·the·ra·pie *f heilgymn.* ergotherapy.
Er·go·tis·mus *m patho.* ergotism, ergot poisoning, epidemic gangrene, St. Anthony's fire.
er·go·trop *adj physiol.* ergotropic.
Er·guß *m, pl* **Er·güs·se 1.** *patho.* effusion, effluvium, discharge. **2.** (*Samen*) emission, ejaculation. **3.** *fig.* outpour, outpouring.
  eitriger Erguß purulent effusion.
Er·hal·tung *f* (*a. techn.*) maintenance, upkeep; (*der Art*) preservation.
Er·hal·tungs·be·hand·lung, zahnärztliche *f* maintenance dental care.
Er·hal·tungs·do·sis *f pharm.* maintenance dose.
er·hit·zen *vt* heat, heat up.
er·hitzt *adj* (*a. fig.*) hot, warm.
er·hö·hen I *vt* **1.** *fig.* increase, augment, raise (*auf* to, *um* by); (*verstärken*) intensify; boost; (*Dosis*) build up; (*Wirkung*) enhance, heighten, increase, intensify; (*Preis*) put up. **II** *vr* **sich erhöhen** increase, rise, go up, be increased (*auf* to); *fig.* (*Wirkung*) heighten, intensify.
er·höht *adj* **1.** elevated, raised. **2.** increased, intensified, enhanced, heightened; *inf.* boosted.
Er·hö·hung *f* **1.** raising, increasing. **2.** elevation, eminence. **3.** *fig.* increase, intensification, enhancement, heightening; *inf.* boost.
er·ho·len *vr* **sich erholen** recover (*von* from, of), do well, get well, recuperate, improve, get better, make a recovery (*von* from).
Er·ho·lung *f* recovery, recuperation, convalescence, improvement; rest, relaxation.
  komplette Erholung full recovery, complete recovery.
eri·gi·bel *adj physiol.* erectile.
eri·giert *adj* (*Penis*) erect.
Er·in·ne·rung *f* (*Gedächtnis*) recollection, reminiscence, memory (*an* of); mneme. **sich etw. in Erinnerung rufen** call sth. to mind, recollect/recall sth.
Er·in·ne·rungs·lücke [k·k] *f* a blank in one's memory.
Er·in·ne·rungs·ver·mö·gen *nt* memory, recollection.
  übersteigertes Erinnerungsvermögen hypermnesia.
Er·käl·tung *f* cold, common cold; *Brit.* chill.
Er·käl·tungs·krank·heit *f* → Erkältung.
er·ken·nen *vt* recognize (*an* by); (*wahrnehmen*) perceive, cognize, recognize, make out, see, discern, observe; realize; (*feststellen*) identify; (*Krankheit*) diagnoze.
Er·kennt·nis·ver·mö·gen *nt* intellect, intellectual capacity.
er·kran·ken *vi* get sick, come down, fall ill (*an* with); sicken, be taken ill, get ill.
er·krankt *adj* diseased, morbid, disordered, ill.
Er·kran·kung *f patho.* disease, complaint, illness, ill, sickness, ailment, affection, disorder.
  Erkrankungen des Alters diseases of old age.
  Erkrankungen des Kindesalters diseases of childhood.
  Erkrankung im Endstadium terminal disease.
  allergische Erkrankung allergic disease, allergosis.
  allgemeinchirurgische Erkrankung general surgical disease.
  anlagebedingte Erkrankung → konstitutionelle Erkrankung.
  anzeigepflichtige Erkrankung notifiable disease, reportable disease.

bakterielle Erkrankung bacterial disease, bacteriosis.
bösartige Erkrankung malignant disease.
chirurgische Erkrankung surgical disease, surgical disorder.
diphtheroide Erkrankung Epstein's disease, pseudodiphtheria.
epidemische Erkrankung epidemic, epidemic disease.
erbliche Erkrankung hereditary disorder, hereditary disease.
fieberhafte Erkrankung fever, febris, fire, pyrexia, pyrexy.
funktionelle Erkrankung functional disorder, functional disease.
hereditäre Erkrankung hereditary disorder, hereditary disease.
idiopathische Erkrankung idiopathic disease, idiopathy; autopathy.
konstitutionelle Erkrankung constitutional disease.
körperliche Erkrankung somatopathy, bodily illness.
maligne Erkrankung malignant disease.
meldepflichtige Erkrankung notifiable disease, reportable disease.
myeloproliferative Erkrankung myeloproliferative disease, myeloproliferative syndrome.
organische Erkrankung organic disease, somatopathy, organopathy.
psychische Erkrankung folie.
rheumatische Erkrankung rheumatic disease, rheumatism.
rheumatoide Erkrankung rheumatoid disease.
somatische Erkrankung → körperliche Erkrankung.
spezifische Erkrankung specific disease.
systemische Erkrankung systemic disease.
venerische Erkrankung venereal disease.
Er·kran·kungs·ra·te *f epidem.* sickness rate, morbidity, morbility, morbidity rate.
er·le·ben *vt* experience, undergo, go through, live through, see.
Er·leb·nis *nt* experience; event, episode.
er·leich·tern *vt* (*a. fig.*) lighten, make easy/easier, ease; (*Schmerz*) relieve, alleviate, assuage.
Er·leich·te·rung *f* relief, ease; (*Linderung*) relief, alleviation, assuagement. **jdm. Erleichterung verschaffen** give s.o. ease/relief.
er·lei·den *vt* suffer; (*Verletzung, Verlust*) sustain; (*ertragen*) endure, suffer, go through.
Erlenmeyer-Kolben *m chem.* Erlenmeyer flask.
er·mat·tet *adj* (*körperlich, geistig*) exhausted, tired, weary, fatigued, weak.
Er·mat·tung *f* (*a. techn.*) fatigue, exhaustion.
er·mü·den I *vt* (*a. techn.*) fatigue, tire, wear out. **II** *vi* tire (*durch* by, with); (*a. techn.*) fatigue.
er·mü·dend *adj* exhausting, weary, fatiguing, tiring, tedious. **nicht ermüdend** non-fatiguing.
er·mü·det *adj* (*körperlich, geistig*) exhausted.
Er·mü·dung *f* exhaustion, tiredness, weariness; (*a. techn.*) fatigue.
  körperliche Ermüdung muscular fatigue, physical fatigue.
  physische Ermüdung → körperliche Ermüdung.
  psychische Ermüdung mental fatigue, cerebral fatigue, psychological fatique.
  seelische Erregung emotional disturbance, disturbance, commotion.
  zentrale Ermüdung → psychische Ermüdung.
Er·mü·dungs·bruch *m traumat.* fatigue fracture, stress fracture.
Er·mü·dungs·frak·tur *f* → Ermüdungsbruch.
Er·mü·dungs·pro·be *f physiol.* fatigue test.
er·näh·ren I *vt* **1.** feed, nourish. **2.** *fig.* (*Familie*) keep, support, maintain. **II** *vr* **sich ernähren** live (*von* on, durch, von by); feed (*von* on, upon). **künstlich ernähren** feed artificially, drip-feed.
  parenteral ernähren drip-feed.
er·näh·rend *adj* nutritive, nutrient.
Er·näh·rung *f* **1.** (*Ernähren*) feeding. **2.** feeding, nutrition, alimentation; (*Nahrung*) food, diet, nutrition, nourishment. **3.** (*Unterhalt*) maintenance, support.
  Ernährung mittels Magensonde gastrostogavage, gastrogavage.
  balancierte Ernährung balanced diet.
  enterale Ernährung enteral alimentation, enteral feeding, enteral nutrition, enteric alimentation.
  gute Ernährung eutrophy, eutrophia.
  hochkalorische Ernährung superalimentation, suralimentation, hyperalimentation.
  intravenöse Ernährung intravenous feeding.
  künstliche Ernährung dripfeeding, dripfeed, artificial alimentation.
  orale Ernährung oral alimentation, nasogastric feeding.
  parenterale Ernährung parenteral alimentation, parenteral feeding, parenteral nutrition, dripfeeding, dripfeed.
  totale parenterale Ernährung → vollständige parenterale Ernährung.
  vollständige parenterale Ernährung total parenteral alimentation, parenteral hyperalimentation, total parenteral nutrition, total parenteral alimentation.
  zentralvenöse Ernährung central venous feeding, central venous nutrition, central venous alimentation.
Er·näh·rungs·ka·the·ter *m* feeding catheter.
Er·näh·rungs·leh·re *f* alimentology, trophology, dietetics *pl.*
Er·näh·rungs·man·gel *m* trophopathy, trophopathia.
Er·näh·rungs·stö·rung *f* nutritional disorder.
Er·näh·rungs·the·ra·pie *f* dietotherapy.
Er·näh·rungs·zu·stand *m* nutritional condition.
  guter Ernährungszustand *physiol., ped.* eutrophy, eutrophia.
Ern·te *f chir.* (*Transplantat*) harvest.
Ern·te·fie·ber *nt epidem.* mud fever, marsh fever, autumn fever, field fever, swamp fever, slime fever, seven-day fever.
Ern·te·krät·ze *f epidem., derm.* trombiculiasis, trombidiiasis, trombidiosis.
E-Rosettentest *m immun.* E rosette assay, erythrocyte rosette assay.
Ero·si·on *f patho.* erosion.
ero·siv *adj patho.* erosive, erodent.
er·probt *adj* tested, tried, well-tried, well-tested, approved.
Er·pro·bung *f* trial, test, try-out.
er·ra·tisch *adj* (*Schmerzen*) erratic.
Er·reg·bar·keit *f* **1.** *physiol.* excitability, excitableness, irritability; *neuro.* erethism. **2.** (*Person*) irritability, excitability, excitableness.
er·re·gen I *vt* **1.** *physiol.* excite; *phys.* excite, energize. **2.** excite, upset, irritate; (*sexuell*) excite, arouse; (*wütend machen*) infuriate, annoy. **II** *vr* **sich erregen** get excited (*über* about); (*negativ*) get annoyed (*über* about).
er·re·gend *adj* **1.** *pharm.* excitant, stimulant, mimetic, mimic, irritant, irritative. **2.** exciting, thrilling, dramatic. **erregend wirkend** excitatory, excitative.
Er·re·ger *m patho.* germ, pathogen, virus; *inf.* bug.
  opportunistisch-pathogener Erreger opportunistic pathogen.
er·regt *adj* excited, furious, agitated, heated; (*a. sexuell*) excited, aroused; *neuro.* erethistic, erethismic, erethitic. **übertrieben erregt** hysteric, hysterical.
Er·regt·heit *f* excitement, agitation; (*Wut*) furiosity, heat; *psychia.* hysteria.
Er·re·gung *f* **1.** excitement (*über* over), thrill, state of excitement, agitation, emotion; (*sexuelle*) excitement, arousal; *psycho., psychia.* excitation, affect, agitation. **2.** *physiol.* excitement, excitation, stimulation; *chem., electr.* excitation.
Er·re·gungs·lei·tung *f physiol.* conduction.
  saltatorische Erregungsleitung saltation, saltatory conduction.
Er·re·gungs·lei·tungs·sy·stem *nt physiol.* conducting system, conduction system.
Ersatz- *pref.* compensational, substitute, substituted, standby, alternative, auxiliary.
Er·satz *m* replacement, reserve, maintainer, substitution, substitute, surrogate (*für* of, for); *pharm.* succedaneum.
Er·satz·kno·chen *m anat., histol.* cartilage bone, endochondral bone, replacement bone, substitution bone.
Er·satz·kro·ne *f* cap, restoration crown.
Er·satz·mann *m* substitute.
Er·satz·mit·tel *nt* substitute, surrogate.
Er·satz·stoff *m* substitute, surrogate (*für* of, for).
Er·satz·teil *nt* part, spare part, replacement part.
Er·satz·the·ra·pie *f* replacement therapy, substitution therapy.
Er·satz·zahn *m* replaced tooth, supplied tooth.
Er·satz·zäh·ne *pl* succedaneous teeth.
Er·satz·zahn·lei·ste *f* successional lamina.
Er·satz·zel·le *f histol.* (*Nase*) basal cell, foot cell, basilar cell.
er·schlaf·fen *vi* (*Muskel*) relax, slacken, become slack.
Er·schlaf·fung *f* (*Muskel*) relaxation, atony, atonia, atonicity.
er·schöp·fen I *vt* tire out, wear out, exhaust; (*Geduld*) exhaust; (*Kraft*) drain. **II** *vr* **sich erschöpfen** tire o.s. out, wear o.s. out, exhaust; (*Kraft*) be drained.
er·schöp·fend *adj* exhausting, exhaustive, fatiguing.
er·schöpft *adj* (*körperlich, geistig*) run-down, worn-out, exhausted, overwrought.
Er·schöp·fung *f* exhaustion, defatigation, lassitude, weariness; (*a. techn.*) fatigue.
  extreme Erschöpfung prostration.
Er·schöp·fungs·zu·stand *m* exhaustion, state of exhaustion.
Erst·ab·druck *m* primary impression, preliminary impression, snap impression.
Er·ste Hilfe *f* first aid.
Er·sticken [k·k] *nt* suffocation, asphyxiation, asphyxia, choke; death by asphyxia.

er·sticken [k•k] **I** vt choke, suffocate, asphyxiate; (*Stimme*) choke up; (*Flamme*) extinguish, smother, quench, put out. **II** vi choke, suffocate, asphyxiate.
Er·stickung [k•k] f asphyxiation, asphyxia, suffocation.
Er·stickungs·tod [k•k] m forens. death by asphyxia.
Er·stickungs·zu·stand [k•k] m asphyxiation, suffocation.
Erst·in·fek·ti·on f epidem. primary infection.
Erst·jah·res·sterb·lich·keit f patho. infant mortality, infant mortality rate.
Erst·ver·let·zung f traumat. initial injury, initial trauma.
Erst·ver·sor·gung, zahnärztliche f emergency dental care.
Er·tau·ben nt deafening.
Er·tau·bung f deafening, deafness.
   akute Ertaubung apoplectiform deafness, sudden deafness.
er·tra·gen vt (*Schmerz, Last*) endure, tolerate, bear, suffer, put up with.
Er·trin·ken nt forens. drowning, death from drowning.
er·trin·ken vi forens. drown, be drowned.
E-Ruhrbakterium nt micro. Shigella sonnei, Shigella ceylonsis, Sonne bacillus, Sonne-Duval bacillus, Bacterium sonnei.
Eruk·ta·ti·on f belch, eructation, belching, ructus.
erup·tie·ren vi erupt.
Erup·tio f derm. eruption.
Erup·ti·on f eruption; derm. eruption.
   varizelliforme Eruption Kaposi Kaposi's varicelliform eruption, eczema herpeticum.
Erup·ti·ons·gin·gi·vi·tis f eruptive gingivitis.
Erup·ti·ons·hä·ma·tom nt eruption hematoma.
Erup·ti·ons·zy·ste f eruption cyst.
erup·tiv adj eruptive; derm. eruptive.
er·wach·sen adj adult, grown-up.
Er·wach·se·ne m/f adult, grown-up.
Er·wach·se·nen·hä·mo·glo·bin nt hemoglobin A.
er·wär·men I vt heat, warm, heat up, warm up. **II** vr **sich erwärmen** warm up, heat up, grow warm.
Er·wei·chen nt patho. maceration, softening.
er·wei·chen patho. **I** vt soften, macerate. **II** vi soften.
Er·wei·chung f patho. softening, mollities, malacia, malacosis.
   krankhafte Erweichung malacia, malacosis.
Er·wei·chungs·mit·tel nt pharm. softener.
er·werbs·un·fä·hig adj disabled, incapacitated, invalid.
Er·werbs·un·fä·hi·ge m/f invalid.
Er·werbs·un·fä·hig·keit f invalidity, invalidism, incapacity for work, disablement, disability.
er·wor·ben adj acquired.
Ery·si·pel nt → Erysipelas.
ery·si·pel·ähn·lich adj erysipelatous, erysipeloid.
Ery·si·pe·las nt derm. fire, rose, erysipelas, rose disease, St. Anthony's fire.
   Erysipelas gangraenosum necrotizing fasciitis, necrotizing cellulitis, necrotizing erysipelas, streptococcal gangrene, gangrenous cellulitis, gangrenous erysipelas.
   Erysipelas migrans wandering erysipelas, ambulant erysipelas.
   Erysipelas phlegmonosum phlegmonous erysipelas.
Ery·si·pe·lo·id nt derm. crab hand, erysipeloid, rose disease, Rosenbach's disease, rotlauf, swine rotlauf, swine erysipelas.
ery·si·pe·lo·id adj erysipelas-like, erysipelatous, erysipeloid.
Ery·si·pe·lo·to·xin nt erysipelotoxin.
Ery·them nt → Erythema.
Ery·the·ma nt derm. erythema.
   Erythema autumnale trombiculiasis, trombidiiasis, trombidiosis.
   Erythema bullosum vegetans Neumann's disease.
   Erythema chronicum migrans erythema chronicum migrans.
   Erythema exsudativum multiforme Hebra's disease, Hebra's prurigo.
   Erythema exsudativum multiforme majus Johnson-Stevens disease, Stevens-Johnson syndrome.
   Erythema infectiosum erythema infectiosum, Sticker's disease, fifth disease.
   Erythema migrans Rosenbach's disease, rose disease, erysipeloid, rotlauf, swine rotlauf, swine erysipelas, pseudoerysipelas, crab hand.
   Erythema multiforme Hebra's disease, Hebra's prurigo.
   Erythema nodosum nodal fever, nodular tuberculid, erythema nodosum.
   Erythema pernio chilblain.
   Erythema solaris solar dermatitis, sunburn.
Ery·the·ma·to·des m derm. lupus erythematosus.
ery·the·ma·tös adj derm. pertaining to or marked by erythema, erythematous.
Ery·them·do·sis f radiol. erythema dose, erythema exposure.

Ery·therm·al·gie f → Erythralgie.
Ery·thral·gie f derm. erythralgia, erythromelalgia, erythremomelalgia, Gerhardt's disease, Mitchell's disease, Weir-Mitchell's disease, rodonalgia, red neuralgia, acromelalgia.
Erythr·ämie f hema. Osler-Vaquez disease, Osler's disease, Vaquez's disease, Vaquez-Osler disease, erythremia, erythrocythemia, myelopathic polycythemia, leukemic erythrocytosis, primary polycythemia, splenomegalic polycythemia.
   akute Erythrämie Di Guglielmo syndrome, Di Guglielmo disease, acute erythremia, acute erythremic myelosis.
Ery·thras·ma nt derm. erythrasma, Baerensprung's erythrasma.
   Erythrasma intertriginosum erythrasma, Baerensprung's erythrasma.
Ery·thris·mus m derm. erythrism.
Erythr(o)- pref. erythrocytic, erythr(o)-.
Ery·thro·blast m hema. chloroblast, erythroblast, erythrocytoblast, hemonormoblast.
Ery·thro·blast·ämie f hema. erythroblastemia, erythroblastosis.
Ery·thro·bla·sten·an·ämie f → familiäre Erythroblastenanämie.
   familiäre Erythroblastenanämie hema. familial erythroblastic anemia.
Ery·thro·bla·stom nt hema. erythroblastoma.
Ery·thro·bla·sto·se f hema. erythroblastemia, erythroblastosis.
   Erythroblastose des Erwachsenen Di Guglielmo syndrome, Di Guglielmo disease, acute erythremia, acute erythremic myelosis.
   fetale Erythroblastose hemolytic anemia of the newborn, hemolytic disease of the newborn, fetal erythroblastosis, congenital anemia of the newborn.
Ery·thro·bla·sto·sis f → Erythroblastose.
   Erythroblastosis fetalis hemolytic anemia of the newborn, hemolytic disease of the newborn, fetal erythroblastosis, congenital anemia of the newborn.
Ery·thro·der·ma nt → Erythrodermia.
Ery·thro·der·ma·ti·tis f → Erythrodermia.
Ery·thro·der·mia f derm. erythroderma, erythrodermatitis, erythrodermia.
   Erythrodermia congenitalis ichthyosiformis bullosa bullous congenital ichthyosiform erythroderma, congenital ichthyosiform erythroderma, porcupine skin, ichthyosiform erythroderma, epidermolytic hyperkeratosis.
Ery·thro·der·mie f → Erythrodermia.
Ery·thro·don·tie f erythrodontia.
ery·thro·gen adj hema. pertaining to erythrogenesis, erythrogenic, erythrocytopoietic.
Ery·thro·ge·ne·se f hema. erythrogenesis, erythropoiesis, erythrocytopoiesis.
Ery·thro·leuk·ämie f hema. erythrocytic leukemia, erythroleukemia, Blumenthal's disease.
Ery·thro·leu·ko·se f hema. erythroleukosis.
Ery·thro·ly·se f hema. erythrocytolysis, erythrolysis.
Ery·thro·ly·sin nt hema. erythrocytolysin, erythrolysin.
Ery·thro·mel·al·gie f → Erythralgie.
Ery·thro·my·cin nt pharm. erythromycin.
Ery·thro·mye·lo·se f hema. erythremic myelosis.
   akute Erythromyelose acute erythremia, acute erythremic myelosis, Di Guglielmo syndrome, Di Guglielmo disease.
Ery·thro·pa·thie f hema. erythropathy.
Ery·thro·pe·nie f hema. erythropenia, erythrocytopenia.
Ery·thro·pha·ge m hema. erythrophage.
ery·thro·phil adj histol. erythrophilic, erythrophil, erythrophilous.
Ery·thro·pla·kia f → Erythroplakie.
Ery·thro·pla·kie f derm. erythroplakie.
Ery·thro·pla·sie f derm. erythroplasia.
Ery·thro·poe·se f hema. erythropoiesis, erythrocytopoiesis.
Ery·thro·poe·tin nt biochem. hemopoietin, hematopoietin, erythropoietin, erythropoietic stimulating factor.
ery·thro·poe·tisch adj hema. pertaining to erythropoiesis, erythropoietic.
Ery·thro·po·ie·se f → Erythropoese.
Ery·thro·po·ie·tin nt → Erythropoetin.
ery·thro·po·ie·tisch adj → erythropoetisch.
Ery·thro·sis f derm. erythrosis.
Ery·thro·zyt m hema. erythrocyte, normocyte, normoerythrocyte, colored corpuscle, red blood cell, red blood corpuscle.
   reifer Erythrozyt normocyte, normoerythrocyte.
   stechapfelförmiger Erythrozyt acanthocyte, acanthrocyte.
ery·thro·zy·tär adj pertaining to erythrocyte(s), erythrocytic.
Ery·thro·zy·ten·ab·bau m hema. erythrokatalysis, erythrocatalysis, hemolysis, hematocytolysis, hematolysis, hemocytolysis, cythemolysis.

Erythrozytenaggregation

Ery·thro·zy·ten·ag·gre·ga·ti·on *f hema.* erythrocyte aggregation.
Ery·thro·zy·ten·an·ti·gen *nt immun.* erythrocyte antigen.
Ery·thro·zy·ten·auf·lö·sung *f hema.* erythrocytolysis, erythrolysis, hemolysis, hematocytolysis, hematolysis, hemocytolysis, cythemolysis.
Ery·thro·zy·ten·au·to·sen·si·bi·li·sie·rung *f patho.* Gardner-Diamond syndrome, autoerythrocyte sensitization syndrome, erythrocyte autosensitization syndrome, painful bruising syndrome.
ery·thro·zy·ten·bil·dend *adj hema.* erythrogenic, erythropoietic.
Ery·thro·zy·ten·bil·dung *f hema.* erythrogenesis, erythropoiesis, erythrocytopoiesis.
Ery·thro·zy·ten·ein·zel·vo·lu·men, mittleres *nt hema.* mean corpuscular volume.
Ery·thro·zy·ten·fär·be·in·dex *m hema.* erythrocyte color index.
Ery·thro·zy·ten·fär·be·ko·ef·fi·zi·ent *m hema.* erythrocyte color coefficient.
Ery·thro·zy·ten·ghost *m hema.* erythrocyte ghost, red cell ghost, ghost, ghost cell, shadow, shadow cell.
Ery·thro·zy·ten·kon·ser·ve *f hema.* packed blood cells, packed red cells, packed human blood cells, packed human red cells.
Ery·thro·zy·ten·kon·zen·trat *nt* → Erythrozytenkonserve.
Ery·thro·zy·ten·man·gel *m hema.* erythropenia, erythrocytopenia.
Ery·thro·zy·ten·re·si·stenz *f physiol.* erythrocyte fragility, erythrocyte resistance, fragility of blood.
Ery·thro·zy·ten·re·si·stenz·test *m hema.* erythrocyte fragility test.
Ery·thro·zy·ten·schwel·lung *f hema.* hyperplasmia.
Ery·thro·zy·ten·ver·grö·ße·rung *f hema.* hyperplasmia.
Ery·thro·zy·ten·vo·lu·men, mittleres *nt hema.* mean corpuscular volume.
    totales Erythrozytenvolumen red cell volume.
Ery·thro·zy·ten·zahl *f hema.* red blood count, erythrocyte count, red cell count, erythrocyte number.
Ery·thro·zy·ten·zer·stö·rung *f hema.* hemolysis, hematocytolysis, hematolysis, hemocytolysis, cythemolysis.
Ery·thro·zyt·hä·mie *f hema.* erythrocythemia, erythrocytosis, hypercythemia, hypererythrocythemia.
Ery·thro·zy·to·blast *m hema.* erythroblast, erythrocytoblast, chloroblast.
ery·thro·zy·to·gen *adj* → erythrogen.
Ery·thro·zy·to·ge·ne·se *f hema.* erythropoiesis, erythrocytopoiesis.
Ery·thro·zy·to·ly·se *f hema.* erythrocytolysis, erythrolysis.
Ery·thro·zy·to·ly·sin *nt immun.* erythrocytolysin, erythrolysin.
Ery·thro·zy·to·pa·thie *f hema.* erythropathy.
Ery·thro·zy·to·pe·nie *f hema.* erythropenia, erythrocytopenia.
Ery·thro·zy·to·pha·ge *m hema.* erythrophage.
Ery·thro·zy·to·se *f* → Erythrozythämie.
Eschar *f patho.* eschar.
Escha·ro·ti·kum *nt* escharotic.
Escha·ro·to·mie *f chir.* escharotomy.
Esche *f bio.* ash.
Esche·ri·chia *nt micro.* Escherichia.
    Escherichia coli colon bacillus, colibacillus, coli bacillus, Escherich's bacillus, Bacillus coli, Bacterium coli, Escherichia coli, Shigella alkalescens, Shigella dispar, Shigella madampensis.
    enterohämorrhagisches Escherichia coli enterohemorrhagic Escherichia coli.
    enteroinvasives Escherichia coli enteroinvasive Escherichia coli.
    enteropathogenes Escherichia coli enteropathogenic Escherichia coli.
    enterotoxisches Escherichia coli enterotoxicogenic Escherichia coli.
Esmarch-Handgriff *m anes.* Heiberg-Esmarch maneuver.
Esmarch-Heiberg-Handgriff *m anes.* Heiberg-Esmarch maneuver.
eß·bar *adj* comestible, esculent, eatable, edible, fit to eat. **nicht eßbar** inedible.
Es·sen *nt* 1. eating. 2. (*Nahrung*) food; (*Portion*) portion; (*Mahlzeit*) meal.
es·sen I *vt* eat II *vi* eat.
Es·sen·tia *f pharm.* essence, essentia.
es·sen·ti·ell *adj patho.* essential, idiopathic, idiopathetic, autopathic, protopathic.
Es·senz *f pharm.* essentia, essence; *fig.* substance.
Esser-Plastik *f HNO* Esser's operation.
Esser-Technik *f* Esser operation, epithelial inlay.
Es·sig *m chem.* vinegar, acetum.
Es·sig·lö·sung *f pharm.* acetum, vinegar.
Es·sig·säu·re *f chem.* acetic acid, ethanoic acid.
Es·sig·säu·re·lö·sung *f pharm.* vinegar, acetum.

Eß·löf·fel *m* tablespoon.
Eß·lust *f* appetite.
Ester *m chem.* ester.
Estlander-Lappen *m* Estlander flap.
Estlander-Plastik *f HNO* Estlander's operation, Estlander flap.
Estra·di·ol *nt* estradiol, agofollin, dihydrofolliculin, dihydrotheelin.
Estri·ol *nt* estriol, trihydroxyesterin.
Estro·gen *nt* estrogen, estrin.
Estro·gen·er·satz·the·ra·pie *f* estrogen (replacement) therapy.
Estro·gen·re·zep·tor·ana·ly·se *f lab.* estrogen-receptor analysis.
Estro·gen·re·zep·tor·be·stim·mung *f* → Estrogenrezeptoranalyse.
Estron *nt* estrone, oestrone, ketohydroxyestrin.
Eta·gen·naht *f chir.* closure in (anatomic) layers.
Ethan *nt* ethane, methylmethane.
Etha·nal *nt* acetaldehyde, acetic aldehyde, ethaldehyde, ethanal, ethylaldehyde, *inf.* aldehyde.
Etha·nol *nt* ethyl alcohol, ethanol, *inf.* alcohol, spirit.
Ethan·säu·re *f* acetic acid, ethanoic acid.
Ethen *nt* ethylene, ethene.
Ether *m* ether; diethyl ether.
Ethik *f* ethics *pl.*
Ethin *nt* acetylene, ethene.
Ethio·nin *nt* ethionine.
ethisch *adj* pertaining to ethics, ethical.
eth·moi·dal *adj* pertaining to the ethmoid bone, ethmoidal, ethmoid.
Eth·mo·id·ek·to·mie *f HNO* ethmoidectomy.
Eth·moi·di·tis *f* inflammation of the ethmoid bone or ethmoid sinuses, ethmoidal sinusitis, ethmoiditis.
Eth·moi·do·to·mie *f HNO* ethmoidotomy.
Eth·no·gra·phie *f* ethnography.
Etho·lo·gie *f* ethology.
etho·lo·gisch *adj* pertaining to ethology, ethological.
Eth·ra·ne *nt anes.* enflurane.
Ethyl- *pref.* ethyl.
Ethyl·chlo·rid *nt* ethyl chloride, chloroethane, chlorethyl.
Ethy·len *nt* ethylene, ethene.
Ethy·len·oxid *nt* ethylene oxide.
Ethyl-Radikal *nt* ethyl.
Ethyl·ure·than *nt pharm.* ethyl urethan.
Eti·kett *nt* tag, label.
eti·ket·tie·ren *vt* label, tag.
Eu·bio·tik *f* eubiotics *pl.*
Eu·chro·ma·tin *nt histol.* euchromatin, achromatin, achromin.
eu·chro·ma·tisch *adj* pertaining to euchromatin, euchromatic.
Eu·ge·nin·säu·re *f pharm.* eugenol, eugenic acid.
Eu·ge·nol *nt* eugenol, allylguaiacol, caryophyllic acid, eugenic acid.
Eu·ge·no·lat *nt* eugenolate.
Eu·gen·säu·re *f* eugenol, allylguaiacol, caryophyllic acid, eugenic acid.
Eu·glyk·ämie *f physiol.* euglycemia, normoglycemia.
eu·glyk·ämisch *adj physiol.* euglycemic, normoglycemic.
eu·gnath *adj* eugnathic.
Eu·gna·thie *f* eugnathia.
eu·go·nisch *adj micro.* eugonic.
Eu·ka·lyp·tus·öl *nt pharm.* eucalyptus oil.
Eu·kap·nie *f physiol.* eucapnia.
Eu·ka·ry·on *nt histol.* eukaryon, eucaryon.
Eu·ki·ne·sie *f physiol.* eukinesia, eukinesis.
Eu·kra·sie *f physiol.* eucrasia.
Eu·my·ce·tes *pl micro.* true fungi, proper fungi, Eumycetes, Eumycophyta.
Eu·my·co·phy·ta *pl* → Eumycetes.
Eu·my·ze·ten *pl* → Eumycetes.
Eu·nu·chis·mus *m* eunuchism.
Eu·pep·sie *f physiol.* good digestion, eupepsia, eupepsy.
Eu·pho·ri·kum *nt, pl* **Eu·pho·ri·ka** *pharm.* euphoriant, euphoretic.
eu·pho·ri·sie·rend *adj* euphoriant, euphoretic, euphoristic.
Eu·ploi·die *f genet.* euploidy.
Eu·pnoe *f* eupnea, eupnoea, normal breathing, normal respiration, easy breathing, easy respiration.
eu·pno·isch *adj* pertaining to or marked by eupnea, eupneic.
Eu·pro·te·in·ämie *f physiol.* euproteinemia.
Eu·rhyth·mie *f* 1. *physiol.* eurhythmia. 2. *card.* eurhythmia.
eu·ry·gnath *adj* eurygnathous.
Eu·ry·gna·this·mus *m* eurygnathism.
eu·ry·som *adj* (*Konstitution*) eurysomatic.
eu·ry·therm *adj micro.* eurythermal, eurythermic.
Eu·sy·sto·le *f card.* eusystole.
Eu·tek·ti·kum *nt, pl* **Eu·tek·ti·ka** *chem.* eutectic.

eu·tek·tisch *adj chem.* eutectic.
Eu·ter *nt/m bio.* udder.
Eu·tha·na·sie *f* euthanasia, painless death, mercy killing, easy death.
Eu·thy·reo·se *f endo.* euthyroidism.
eu·ton *adj physiol.* eutonic, normotonic.
Eu·to·nie *f physiol.* (*Muskel*) eutonia.
Eu·to·pie *f* (*Organ*) eutopia.
eu·troph *adj* pertaining to or promoting eutrophy, eutrophic.
Eu·tro·phie *f physiol., ped.* eutrophy, eutrophia.
Eva·can·ti·um *nt pharm.* evacuant.
Eva·gi·na·ti·on *f patho.* evagination, outpocketing, outpouching.
eva·lu·ie·ren *vt* evaluate.
Evans-Artikulator *m* Evans articulator.
Eva·po·ra·ti·on *f phys.* evaporation.
Eva·po·ra·tor *m phys.* evaporator.
eva·po·rie·ren *vt, vi phys.* evaporate.
Ever·si·on *f* eversion, ectopia, ectopy.
Ewing-Knochensarkom *nt patho.* Ewing's sarcoma, Ewing's tumor, endothelial myeloma, reticular sarcoma of bone.
ex·akt *adj* exact, precise, proper, accurate, definite, scientific.
Ex·amen *nt* examination, exam.
ex·ami·niert *adj* (*Krankenschwester*) registered.
Ex·an·them *nt* → Exanthema.
Ex·an·the·ma *nt derm.* exanthema, exanthem, skin eruption, skin rash, rash.
  Exanthema subitum pseudorubella, roseola infantum, roseola, exanthema subitum, sixth disease, Zahorsky's disease.
ex·an·them·ar·tig *adj* → exanthematös.
ex·an·the·ma·tisch *adj* → exanthematös.
ex·an·the·ma·tös *adj* pertaining to or marked by an exanthema, exanthematous.
Ex·ar·ti·ku·la·ti·on *f* exarticulation, disarticulation.
ex·ar·ti·ku·lie·ren *vt* disarticulate, disjoint.
Ex·azer·ba·ti·on *f* (*Krankheit, Schmerzen*) exacerbation.
ex·azer·bie·ren *vt* (*Krankheit, Schmerzen*) exacerbate.
Ex·cre·ta *pl* excretion products, excreta.
Ex·fo·lia·tio *f derm., patho., dent.* exfoliation, exfoliatio.
  Exfoliatio areata dolorosa benign migratory glossitis, geographic tongue, mappy tongue, wandering rash.
  Exfoliatio areata linguae benign migratory glossitis, geographic tongue, mappy tongue, wandering rash.
Ex·fo·lia·ti·on *f* → Exfoliatio.
ex·fo·lia·tiv *adj derm., patho.* exfoliative.
Ex·fo·lia·tiv·to·xin *nt* exfoliative toxin.
Ex·fo·lia·tiv·zy·to·lo·gie *f* exfoliative cytodiagnosis, exfoliative cytology.
Ex·ha·la·ti·on *f physiol.* exhalation, expiration, breathing out.
ex·ha·lie·ren *vt, vi* exhale, expire, breathe out.
ex·hu·mie·ren *vt forens.* exhume, disinter.
Ex·hu·mie·rung *f forens.* exhumation, disinterment.
Exit·do·sis *f radiol.* exit dose.
Ex·ka·va·ti·on *f anat.* pouch, recess, excavation; *dent.* dental excavation, excavation, cavity.
Ex·ka·va·tor *m* excavator, dental excavator.
  beilförmiger Exkavator hatchet excavator, hatchet.
  hauenförmiger Exkavator hoe excavator.
  löffelförmiger Exkavator spoon excavator, spoon.
ex·ka·vie·ren *vt chir., dent.* excavate.
Ex·ko·ria·ti·on *f patho.* excoriation.
Ex·kre·ment *nt* fecal matter, excrement, eccrisis, diachorema, ordure.
Ex·kres·zenz *f patho.* excrescence, outgrowth.
Ex·kret *nt* excretion.
Ex·kre·ti·on *f* excretion.
Ex·kre·ti·ons·test *m physiol.* excretion test.
ex·kre·to·risch *adj* pertaining to excretion, excretory, excurrent.
Exo- *pref.* exo-, ecto-, ect-.
Exo·amy·la·se *f* beta-amylase, exo-amylase, diastase, glycogenase, saccharogen amylase.
Exo·an·ti·gen *nt immun.* ectoantigen, exoantigen.
Exo·don·tie *f* exodontia, exodontics *pl*.
Exo·don·tist *m* exodontist.
Exo·don·to·lo·gie *f* exodontolgy.
Exo·en·zym *nt* exoenzyme, ectoenzyme, extracellular enzyme.
exo·gen *adj* exogenous, exogenetic, exogenic, exoteric, extrinsic, ectogenic, ectogenous; *epidem.* exanthropic.
exo·krin *adj histol.* exocrine.
Exomphalos-Makroglossie-Gigantismus-Syndrom *nt patho.* Beckwith-Wiedemann syndrome, exomphalos-macroglossia-gigantism syndrome, EMG syndrome.

Exon *nt genet.* exon.
Exo·pa·thie *f patho.* exopathy, exogenous disease.
Exo·pep·ti·da·se *f* exopeptidase.
Ex·oph·thal·mie *f* → Exophthalmus.
ex·oph·thal·misch *adj* pertaining to or marked by exophthalmos, exophthalmic.
Ex·oph·thal·mos *m* → Exophthalmus.
Ex·oph·thal·mus *m ophthal.* exophthalmos, exophthalmus, exorbitism, protrusion of the bulb, protrusion of the eyeball, ophthalmoptosis, ophthalmocele, proptosis.
exo·phy·tisch *adj patho.* exophytic.
Exo·pig·ment *nt* exogenous pigment.
Exo·plas·ma *nt histol.* exoplasm, ectoplasm.
Exo·sep·sis *f patho.* exosepsis.
Ex·os·mo·se *f* exosmosis.
Exo·spo·re *f micro.* exospore, ectospore.
Ex·os·to·se *f patho.* exostosis, hyperostosis, poroma.
Exo·to·xin *nt* exotoxin, ectotoxin, extracellular toxin.
Ex·pan·si·on *f* **1.** *patho.* expansion. **2.** *phys.* expansion, dilatation, dilation.
  effektive Expansion effective setting expansion.
  hygroskopische Expansion hygroscopic setting expansion, hygroscopic expansion.
  thermische Expansion thermal expansion.
Ex·pan·si·ons·plat·ten·ap·pa·ra·tur *f* expansion plate apparatus, split plate appliance.
ex·pan·siv *adj* expansive; *patho.* (*Wachstum*) expansive.
Ex·pek·to·rans *nt, pl* **Ex·pek·to·ran·zi·en, Ex·pek·to·ran·tia** *pharm.* expectorant.
Ex·pek·to·rat *nt* expectoration; sputum.
Ex·pek·to·ra·ti·on *f* expectoration.
Ex·pek·to·rie·ren *nt* expectoration.
ex·pek·to·rie·ren *vt* expectorate, spit.
Ex·pe·ri·ment *nt* experiment, test, try-out, trial.
Ex·pe·ri·men·tal·me·di·zin *f* experimental medicine.
ex·pe·ri·men·tell **I** *adj* experimental. **II** *adv* experimentally, by experiment.
Ex·pe·ri·men·tie·ren *nt* experimentation.
ex·pe·ri·men·tie·ren *vi* experimentalize, experiment (*an* on; *mit* with).
Ex·per·te *m* expert (*in* at, in; *auf dem Gebiet* on).
Ex·per·ti·se *f* expertise.
Ex·plan·tat *nt chir.* explant.
Ex·plan·ta·ti·on *f chir.* explantation.
ex·plan·tie·ren *vt chir.* explant.
Ex·plo·ra·ti·on *f chir., clin.* exploration.
  operative Exploration exploratory operation.
ex·plo·ra·tiv *adj* explorative, exploratory.
ex·plo·si·bel *adj* explosive.
Ex·plo·si·ons·trau·ma *nt patho.* blast injury, explosion injury, blast trauma, explosion trauma.
ex·plo·siv *adj* explosive.
Ex·plo·siv·laut *m* explosive.
Ex·po·nent *m mathe.* exponent.
ex·po·niert *adj* (*Lage, Stellung*) exposed.
Ex·po·si·ti·on *f phys., radiol.* exposure (*durch* to).
Ex·po·si·ti·ons·do·sis *f radiol.* exposure dose, air dose, air exposure.
ex·pres·siv *adj* expressive.
Ex·pres·si·vi·tät *f genet.* expressivity.
ex·pri·mie·ren *vt genet.* express.
ex·pul·siv *adj* expulsive.
Ex·san·gui·na·ti·on *f* exsanguination.
Ex·san·gui·na·ti·ons·trans·fu·si·on *f* exsanguinotransfusion, exsanguination transfusion.
Ex·sik·kans *nt, pl* **Ex·sik·kan·zi·en, Ex·sik·kan·tia** *pharm.* desiccant, desiccative, exsiccant, exsiccative.
Ex·sik·ka·ti·on *f* exsiccation, desiccation.
Ex·sik·ka·ti·ons·der·ma·ti·tis *f* → Exsikkationsekzem.
Ex·sik·ka·ti·ons·ek·zem *nt derm.* winter eczema, winter itch, xerotic eczema, asteatotic eczema, asteatosis, asteatodes.
Ex·sik·ka·ti·ons·ek·ze·ma·tid *nt* → Exsikkationsekzem.
ex·sik·ka·tiv *adj* desiccant, desiccative.
Ex·sik·ka·tor *m chem.* desiccator; exsiccator.
Ex·sik·ka·tor·kri·stall *m* desiccating crystal.
Ex·sik·ko·se *f* exsiccation, desiccation.
ex·spek·ta·tiv *adj* (*Behandlung*) expectant.
Ex·spi·rat *nt* expirate, expired air, expired gas.
Ex·spi·ra·ti·on *f* expiration, breathing out, exhalation.
ex·spi·ra·to·risch *adj* pertaining to expiration, expiratory.

ex·spi·rie·ren *vt, vi* expire, breathe out, exhale.
Ex·stir·pa·ti·on *f chir.* extirpation.
Ex·stir·pa·ti·ons·na·del *f* endodontic broach, root canal broach, barbed broach.
ex·stir·pie·ren *vt chir.* extirpate.
Ex·su·dat *nt patho.* exudate, exudation, effusion.
   eitriges Exsudat purulent exudate, suppurative exudate, purulent exudation, suppurative exudation.
   entzündliches Exsudat inflammatory exudate.
   fibrinöses Exsudat fibrinous exudate, fibrinous exudation.
   hämorrhagisches Exsudat hemorrhagic exudate, sanguineous exudate, hemorrhagic exudation, sanguineous exudation.
   seröses Exsudat serous exudate, serous exudation.
Ex·su·da·ti·on *f patho.* exudation.
Ex·su·da·ti·ons·zy·ste *f* extravasation cyst, exudation cyst.
ex·su·da·tiv *adj* exudative.
Ex·ten·si·on *f chir., traumat.* extension; *traumat.* traction.
   maxillomandibuläre Extension maxillomandibular traction.
Ex·ten·si·ons·brücke [k·k] *f* extension bridge, cantilever bridge, cantilever fixed partial denture, fixed cantilever partial denture.
Ex·ten·si·ons·form *f* extension form.
Ex·ten·si·ons·pro·the·se *f* extension base.
Ex·ten·si·ons·ver·band *m traumat.* extension bandage.
Ex·ten·sor *m anat.* extensor, extensor muscle.
ex·tern *adj* external, exterior, outside.
Ex·te·ro·re·zep·ti·on *f physiol.* exteroception.
Ex·te·ro·re·zep·tor *m physiol.* exteroceptor.
Ex·te·ro·zep·ti·on *f* → Exterorezeption.
Ex·te·ro·zep·tor *m* → Exterorezeptor.
Ex·tink·ti·on *f* **1.** *phys.* extinction, absorbance, absorbency. **2.** *psycho.* extinction.
Ex·tink·ti·ons·ko·ef·fi·zi·ent *m phys.* absorptivity, absorption constant, absorption coefficient, absorbency index, extinction coefficient.
ex·tra·ar·ti·ku·lär *adj* extra-articular, abarticular.
ex·tra·buk·kal *adj* extrabuccal.
ex·tra·chro·mo·so·mal *adj* extrachromosomal.
ex·tra·den·tal *adj* extradental.
ex·tra·du·ral *adj* extradural, epidural.
ex·tra·ge·ni·tal *adj* extragenital.
ex·tra·gin·gi·val *adj* extragingival.
Ex·tra·hie·ren *nt* **1.** (*Zahn*) extraction; *chir.* extraction. **2.** *mathe.* extraction; *chem., phys.* extraction, eduction.
ex·tra·hie·ren *vt* **1.** (*Zahn*) extract, take out, pull. **2.** *chem.* extract, educe; *mathe.* extract.
ex·tra·in·te·sti·nal *adj* extraintestinal.
ex·tra·kap·su·lär *adj* extracapsular.
ex·tra·ko·ro·nal *adj* extracoronal.
ex·tra·kor·po·ral *adj* extracorporeal, extracorporal, extrasomatic.
ex·tra·kor·pus·ku·lär *adj* extracorpuscular.
ex·tra·kra·ni·al *adj* extracranial.
ex·tra·kra·ni·ell *adj* extracranial.
Ex·trakt *m pharm.* extract, extraction, extractive (*aus* from); distillation.
   flüssiger Extrakt liquid extract, fluidextract, fluidextractum.
Ex·trak·ti·on *f* **1.** (*Zahn*) extraction, tooth extraction; *gyn. chir.* extraction. **2.** *mathe.* extraction; *chem., phys.* extraction.
Ex·trak·ti·ons·the·ra·pie *f* serial extraction.
Ex·trak·ti·ons·zan·ge *f* dental forceps, extracting forceps, extraction forceps, extractor.
ex·trak·tiv *adj* extractive.
Ex·trak·tor *m chir., dent.* extractor.
ex·tra·me·dul·lär *adj* extramedullary.
ex·tra·mu·ral *adj* extramural.
ex·tra·nu·kle·är *adj* extranuclear.
ex·tra·oral *adj* extraoral.
ex·tra·pe·ri·to·ne·al *adj* extraperitoneal.
ex·tra·py·ra·mi·dal *adj* extrapyramidal, non-pyramidal.
ex·tra·re·nal *adj* extrarenal.
ex·tra·so·ma·tisch *adj* extrasomatic.
Ex·tra·sy·sto·le *f card.* extrasystole, extra systole, premature contraction, premature beat, premature systole.
   Extrasystole mit Ursprung im AV-Knoten → nodale Extrasystole.
   atriale Extrasystole premature atrial systole, premature atrial beat, premature atrial contraction, atrial premature contraction, atrial extrasystole, auricular extrasystole.
   nodale Extrasystole nodal extrasystole, atrioventricular extrasystole, auriculoventricular extrasystole.
   supraventrikuläre Extrasystole supraventricular extrasystole.
   ventrikuläre Extrasystole premature ventricular beat, premature ventricular systole, premature ventricular contraction, ventricular extrasystole, infranodal extrasystole.
ex·tra·va·sal *adj* extravascular.
Ex·tra·va·sat *nt* extravasate, extravasation.
Ex·tra·va·sa·ti·on *f* extravasation.
Ex·tra·va·sa·ti·ons·zy·ste, hämorrhagische *f* solitary bone cyst, traumatic bone cyst, unicameral bone cyst, idiopathic bone cavity, hemorrhagic bone cyst.
Ex·tra·va·sat·zy·ste *f* extravasation cyst, exudation cyst.
ex·tra·ven·tri·ku·lär *adj* extraventricular.
ex·tra·zel·lu·lär *adj* extracellular.
Ex·tra·zel·lu·lar·flüs·sig·keit *f physiol.* extracellular fluid.
Ex·tra·zel·lu·lar·raum *m physiol.* extracellular space.
Ex·tre·mi·tät *f anat.* extremity, limb.
   obere Extremität upper limb, thoracic limb, superior limb, upper extremity.
   untere Extremität pelvic limb, lower limb, inferior limb, lower extremity.
Ex·tre·mi·tä·ten·pa·re·se *f neuro.* extremity paralysis.
Ex·tre·mi·tä·ten·ver·let·zung *f traumat.* extremity injury, extremity trauma.
ex·trin·sic *adj* → extrinsisch.
Extrinsic-Asthma *nt pulmo., patho.* extrinsic asthma.
Extrinsic-System *nt hema.* extrinsic system, extrinsic pathway.
ex·trin·sisch *adj* extrinsic.
Ex·tru·si·on *f* **1.** *dent.* extrusion, extrusion of a tooth, tooth elongation, tooth elevation. **2.** *histol.* (*Sekret*) extrusion.
Ex·tu·ba·ti·on *f* detubation, extubation.
Ex·tu·bie·ren *nt* extubation.
ex·tu·bie·ren *vt* extubate.
Ex·ul·ze·ra·ti·on *f patho.* ulceration.
ex·ul·ze·rie·ren *vi patho.* ulcerate.
ex·ul·ze·rie·rend *adj patho.* (*Ulcus*) rodent.
ex·ul·ze·riert *adj patho.* ulcerated.
Ex·ze·men·to·se *f* excementosis.
ex·zen·trisch *adj* **1.** *fig.* eccentric, excentric, eccentrical. **2.** *mathe., techn., bio.* eccentric, excentric, eccentrical.
ex·zi·die·ren *vt chir.* exsect, exscind, excise (*aus* from).
Ex·zi·si·on *f chir.* excision, exsection; exeresis.
   elektrochirurgische Exzision electroexcision.
   partielle Exzision partial excision.
Ex·zi·si·ons·bi·op·sie *f* excisional biopsy.
ex·zi·ta·bel *adj* excitable.
Ex·zi·ta·bi·li·tät *f physiol.* excitability, excitableness.
Ex·zi·tans *nt, pl* **Ex·zi·tan·zi·en, Ex·zi·tan·tia** *pharm.* excitant, excitant drug, stimulant.
Ex·zi·ta·ti·ons·sta·di·um *nt anes.* excitative stage, excitative phase.
ex·zi·ta·tiv *adj* excitatory, excitative.
ex·zi·ta·to·risch *adj* → exzitativ.

F

Fab-Fragment *nt immun.* Fab fragment, antigen-binding fragment.
Fabry-Erkrankung *f* Fabry syndrome.
Fabry-Syndrom *nt patho.* Fabry's disease, Fabry's syndrome, diffuse angiokeratoma, hereditary dystopic lipidosis, ceramide trihexosidase deficiency, glycolipid lipidosis, glycosphingolipidosis, α-(D)-galactosidase A deficiency.
Fabry-Anderson-Syndrom *nt* Fabry syndrome.
Face·bow *nt* face-bow.
Fa·cet·te *f* **1.** *anat.* facet, facette. **2.** *bio.* ocellus.
Fach·arzt *m* medical specialist, specialist, consultant.
Fach·aus·druck *m* technical term, technical expression, term, terminus.
Fach·be·griff *m* → Fachausdruck.
Fach·be·zeich·nung *f* → Fachausdruck.
Fä·cher·ver·band *m traumat.* figure-of-eight bandage.
Fach·kennt·nis *f* experience, expertise, expert knowledge, specialized knowledge.
fach·kun·dig *adj* expert, competent; experienced. **nicht fachkundig** incompetent.
fach·lich *adj* technical, technic, specialist, specialized, professional.
Fach·mann *m* specialist, expert (*in* at, in; *auf dem Gebiet* on).
Fa·ci·es *f, pl* **Fa·ci·es** *anat.* **1.** face, facies. **2.** (*Oberfläche*) surface, facies. **3.** (*Gesichtsaudruck*) expression, facial expression, facies.
Facies adenoidea *HNO* adenoid facies, adenoid face.
Facies anterior maxillae anterior surface of maxilla, facial surface of maxilla.
Facies contactus contact area, contact, interproximal contact area, centric stop, contact point, contact surface, facies contactus dentis, courie, contact surface of tooth.
Facies contactus dentis → Facies contactus.
Facies contactus distalis facies contactus distalis.
Facies contactus mesialis facies contactus mesialis.
Facies distalis distal surface of tooth, facies distalis dentis.
Facies facialis facial surface, vestibular surface, vestibular surface of tooth, vestibular surface of tooth, facial surface of tooth, facies vestibularis dentis, facies facialis dentis.
Facies hippocratica *patho.* hippocratic facies, hippocratic face.
Facies infratemporalis posterior surface of maxilla.
Facies labialis labial surface of tooth, facies labialis dentis.
Facies leontina *patho.* leontiasis, leontine facies.
Facies lingualis lingual surface, lingual surface of tooth, oral surface of tooth, facies lingualis dentis.
Facies lunata *patho.* moon-shaped face, moon face, moon facies.
Facies masticatoria masticatory surface, occlusal surface, facies occlusalis dentis, facies masticatoria dentis.
Facies mesialis mesial surface of tooth, facies mesialis dentis.
Facies mitralis *card.* mitral facies, mitrotricuspid facies.
Facies nasalis maxillae medial surface of maxilla.
Facies occlusalis masticatory surface, occlusal surface, facies occlusalis dentis, facies masticatoria dentis.
Facies oralis lingual surface of tooth, oral surface of tooth, facies lingualis dentis.
Facies vestibularis vestibular surface of tooth, facial surface of tooth, facies vestibularis dentis, facies facialis dentis.
Fa·ci·li·ta·ti·on *f physiol.* facilitation; promotion.
Fa·den *m* **1.** (*a. fig.*) thread, string. **2.** *anat.* thread, strand, fiber, filum, filament.
Fa·den·ab·szeß *m chir.* suture abscess, stitch abscess.
fa·den·ar·tig *adj* → fadenförmig.
fa·den·för·mig *adj histol.* threadlike, filiform, filamentous, filariform.
Fa·den·wurm *m micro.* nematode, nema, threadworm, roundworm; Strongyloides.
Fa·den·wür·mer *pl micro.* Nematoda.
Fae·ces *pl* fecal matter *sing*, feces, bowel movement *sing*, excrement *sing*, ordure, diachorema *sing*, eccrisis *sing*; *Brit.* faeces.

fä·hig *adj* **1. fähig sein, etw. zu tun** be able to do sth., be capable of doing sth. **2.** (*begabt, geschickt*) capable, able, talented, skilled, gifted; competent, efficient.
Fä·hig·keit *f* **1.** ability, capability, faculty, property; (*geistige*) capacity, intellect. **2.** (*Begabung, Geschicklichkeit*) capability, ability, talent, skill, aptitude; competence, competency, efficiency.
fahl *adj* (*Haut*) blue, pale, pallid, livid; (*Gesicht*) pale, ashen; (*Farbe*) pale, faded, washed-out.
Fah·ren·heit *phys.* Fahrenheit.
fä·kal *adj* fecal, excrementitious, excremental, stercoral, stercoraceous, stercorous.
Fä·ka·li·en *pl* fecal matter *sing*, feces, bowel movement *sing*, excrement *sing*, ordure *sing*, diachorema *sing*, eccrisis *sing*; *Brit.* faeces.
Fä·ka·lom *nt patho.* fecal tumor, fecaloma, scatoma, coproma, stercoroma.
Fa·ktor *m* (*a. fig., mathe.*) factor; coefficient.
Faktor B *immun.* factor B, C3 proactivator, cobra venom cofactor, glycine-rich β-glycoprotein.
Faktor D *immun.* factor D, C3 proactivator convertase, C3PA convertase.
Faktor H *immun.* factor h.
Faktor I 1. *hema.* fibrinogen, factor I. **2.** *immun.* C3b inactivator.
Faktor II factor II, prothrombin, thrombogen, serozyme, plasmozyme.
Faktor IIa thrombin, thrombase, thrombinogen, thrombosin, fibrinogenase.
Faktor III factor III, tissue factor, tissue thromboplastin.
Faktor IV factor IV.
Faktor V 1. *hema.* factor V, proaccelerin, accelerator factor, accelerator globulin, cofactor of thromboplastin, component A of prothrombin, labile factor, plasma labile factor, thrombogene, plasmin prothrombin conversion factor. **2.** *micro.* growth factor V, factor V.
Faktor VI accelerin, factor VI.
Faktor VII autoprothrombin I, proconvertin, convertin, cothromboplastin, cofactor V, serum prothrombin conversion accelerator, factor VII, prothrombin conversion factor, prothrombin converting factor, stable factor, prothrombokinase.
Faktor VIII factor VIII, antihemophilic factor (A), plasma thromboplastin factor, thromboplastic plasma component, thromboplastinogen, platelet cofactor (I), plasmokinin, antihemophilic globulin.
Faktor IX factor IX, Christmas factor, antihemophilic factor B, plasma thromboplastin factor B, autoprothrombin II, plasma thromboplastin component, PTC factor, platelet cofactor (II).
Faktor X 1. *hema.* factor X, Prower factor, Stuart factor, Stuart-Prower factor, autoprothrombin C. **2.** *micro.* growth factor X, factor X.
Faktor XI factor XI, plasma thromboplastin antecedent, antihemophilic factor C, PTA factor.
Faktor XII factor XII, Hageman factor, activation factor, glass factor, contact factor.
Faktor XIII factor XIII, fibrin stabilizing factor, Laki-Lorand factor, fibrinase.
Faktor XIIIa transglutaminase, glutaminyl-peptide γ-glutamyltransferase, protein-glutamine γ-glutamyltransferase.
antihämophiler Faktor C → Faktor IX.
antinukleärer Faktor antinuclear factor.
atrialer natriuretischer Faktor atrial natriuretic factor, atrial natriuretic peptide, atrial natriuretic hormone, atriopeptin, cardionatrin.
ausschlaggebender Faktor determinant.
chemotaktischer Faktor chemotactin, chemotaxin, chemotactic factor, chemoattractant.
Eosinophilen-chemotaktischer Faktor eosinophil chemotactic factor.
Eosinophilen-chemotaktischer Faktor der Anaphylaxie eosinophil chemotactic factor of anaphylaxis, eosinophil chemotactic factor.

erythropoetischer Faktor hemopoietin, hematopoietin, erythropoietin, erythropoietic stimulating factor.
fibrinstabilisierender Faktor → Faktor XIII.
labiler Faktor → Faktor V.
Plättchen-aktivierender Faktor platelet activating factor, platelet aggregating factor.
stabiler Faktor → Faktor VII.
Fak·to·ren·aus·tausch *m genet.* crossing-over, crossover.
Faktor-II-Mangel *m hema.* factor II deficiency, hypoprothrombinemia, prothrombinopenia.
Faktor-V-Mangel *m hema.* factor V deficiency, Owren's disease, hypoproaccelerinemia, parahemophilia.
Faktor-VII-Mangel *m hema.* factor VII deficiency, hypoproconvertinemia.
Faktor-VIII-Mangel *m hema.* classical hemophilia, hemophilia A.
Faktor-IX-Mangel *m hema.* factor IX deficiency, Christmas disease, hemophilia B.
Faktor-IX-Mangelkrankheit *f* → Faktor-IX-Mangel.
Fa·kul·tät *f mathe.* factorial; (*Universität*) faculty, school.
fa·kul·ta·tiv *adj* facultative, optional.
fal·ci·form *adj anat.* sickle-shaped, falciform, falcate, falcular.
Fall·do·ku·men·ta·ti·on *f* dental chart, dental record.
fäl·len *vt* **1.** *chem.* precipitate. **2. eine Entscheidung fällen** make/reach/come to/take a decision (*über* on).
Fall·ge·schich·te *f* case history, case study.
Fall·haut *f derm.* lax skin, loose skin, chalazodermia, cutis laxa, dermatochalasis, dermatochalazia, dermatolysis, dermatomegaly, dermolysis, pachydermatocele, generalized elastolysis.
Fall·kon·troll·stu·die *f stat.* case-control study.
Fall·out *m phys.* fallout.
Fall·stu·die *f* case study.
Falsch- *pref.* false, pseud(o)-, artificial.
falsch *adj* **1.** wrong; false, incorrect, inaccurate, perverse. **2.** (*unwahr*) untrue; (*fiktiv*) phantom. **3.** (*unecht*) false, spurious, phoney, bogus; (*künstlich*) (*Haare, Auge*) artificial, false; (*gefälscht*) false, forged, bogus, faked.
Falsch·ge·lenk *nt* false joint, false articulation, pseudarthrosis, pseudoarthrosis.
Fält·chen *nt* (*Haut*) wrinkle.
Fal·te *f* (*Haut*) wrinkle, crease, line; *anat.* ruga, rugosity, frenum, plication, plicature, plica, fold.
fal·ten I *vt* fold, fold up, infold, enfold; (*Hände*) fold; (*Gesicht*) wrinkle. **II** *vr* **sich falten** (*allg., Haut, Gesicht*) wrinkle, crinkle, crease.
Fal·ten·zun·ge *f patho.* fissured tongue, cerebriform tongue, crocodile tongue, furrowed tongue, grooved tongue, plicated tongue, scrotal tongue, sulcated tongue, wrinkled tongue.
fal·tig *adj* wrinkled, creased, with folds; (*Gesicht, Haut*) lined, wrinkled, wrinkly; *anat.* sulcated, sulcate, rugate, rugose, rugous, plicate, plicated.
Falx *f anat.* falx.
  Falx cerebelli falx of cerebellum, falciform process of cerebellum, falcula.
  Falx cerebri falciform process of cerebrum, falx of cerebrum.
Falz *m bio.* furrow, fold.
fa·mi·li·är *adj* **1.** (occurring) within the family, familial; genetic, hereditary. **2.** (*vertraut*) familiar, intimate.
Fa·mi·lie *f* family; *bio.* family, systematic family.
Fa·mi·li·en·an·ge·hö·ri·ge *m/f* dependent, dependant, member of the family, family member.
Fa·mi·li·en·pla·nung *f* family planning.
Fa·mi·li·en·stand *m* personal status, marital status.
Fa·mi·li·en·the·ra·pie *f* family therapy.
Fanconi-Anämie *f hema.* Fanconi's anemia, Fanconi's pancytopenia, Fanconi's syndrome, congenital aplastic anemia, congenital pancytopenia, constitutional infantile panmyelopathy, pancytopenia-dysmelia syndrome, congenital hypoplastic anemia.
Fanconi-Syndrom *nt* **1.** → Fanconi-Anämie. **2.** Fanconi's syndrome, renal glycosuric rickets.
Fan·go *m* fango, volcanic mud.
Fa·rad *nt* farad.
Fa·ra·di·sa·ti·on *f* faradism, faradic electricity; faradization, faradotherapy.
Fa·ra·do·the·ra·pie *f* → Faradisation.
färb·bar *adj histol.* stainable, colorable, tinctable, tingible.
Far·be *f* **1.** color; (*Schattierung*) hue, (*helle*) tint, (*dunkle*) shade. **2.** (*Färbemittel*) paint, stain, dye, dye-stuff, color, colorant; (*Farbstoff*) pigment. **3.** (*Gesichtsfarbe*) complexion. **Farbe bekommen** get a bit of color. **die Farbe wechseln** change color. **die Farbe verlieren** turn pale.

Farb·echt·heit *f* (*a. histol.*) color-fastness, fastness. color stability.
Fär·be·in·dex *m hema.* color index, globular value, blood quotient, erythrocyte color index.
Fär·be·ko·ef·fi·zi·ent *m hema.* mean cell hemoglobin, mean corpuscular hemoglobin, erythrocyte color coefficient.
Fär·be·mit·tel *nt* (*a. histol.*) colorant, coloring agent, dye, dyer, dyestuff, stain.
Fär·ben *nt* coloring, dyeing, tinction, staining; coloration.
fär·ben I *vt* color, dye, tinge, tint, stain. **II** *vi* stain, dye. **III** *vr* **sich färben** pigment, color, tinge, stain.
far·ben·blind *adj ophthal.* color-blind.
Far·ben·blind·heit, totale *f* achromatic vision, total color blindness, achromatism, achromatopsia, achromatopsy, acritochromacy, complete achromatopsy, complete monochromasy, typical achromatopsy, typical monochromasy, daltonism, monochromasy, monochromasia, monochromatism.
Far·ben·fehl·sich·tig·keit *f ophthal.* color anomaly, color blindness, dyschromatopsia, dyschromasia.
Far·ben·mes·ser *m lab.* colorimeter.
Far·ben·se·hen *nt physiol., ophthal.* color vision, colored vision, chromatic vision, chromatopsia.
  normales Farbensehen trichromatic vision, euchromatopsy, trichromasy, trichromatism, trichromatopsia.
Fär·be·tech·nik *f* → Färbeverfahren.
Fär·be·ver·fah·ren *nt histol.* staining method, staining technique.
Farb·fleck *m* stain, mottle.
far·big *adj* **1.** (*Person*) colored. **2.** *allg., photo.* colored, color, in color, chromatic.
farb·los *adj* **1.** colorless, uncolored, achromatous. **2.** (*Gesicht*) pale, colorless.
Farb·mes·sung *f lab.* colorimetric analysis, colorimetry.
Farb·mi·schung *f phys.* color mixture.
Farb·stoff *m* color, colorant, coloring, dye, dyer, dyestuff, stain; pigment.
farb·stoff·bil·dend *adj histol.* chromatogenous, chromogenic, chromoparic.
Farb·ton *m* cast, hue, tint, tone, shade.
farb·ton·rich·tig *adj phys.* of uniform color, isochromatic, isochroous.
Fär·bung *f* **1.** color, coloring, coloration; cast; (*leichte*) hue, tint, tone, shade. **2.** stain, staining, pigmentation. **3.** (*Technik*) staining method, staining technique, stain.
  Färbung von außen → extrinsischer Färbung.
  Färbung von innen → intrinsische Färbung.
  extrinsischer Färbung extrinsic color, extrinsic coloring.
  intrinsische Färbung intrinsic color, intrinsic coloring.
  panoptische Färbung nach Pappenheim *histol.* Pappenheim's stain.
Farb·ver·gleich *m lab.* colorimetric analysis, colorimetry.
Farb·ver·lust *m* discoloration.
Far·mer·haut *f derm.* farmer's skin, sailor's skin.
Fas·cia *f, pl* **Fas·ciae** *anat.* fascia.
  Fascia buccopharyngea buccopharyngeal fascia, buccinator fascia.
  Fascia buccopharyngealis → Fascia buccopharyngea.
  Fascia cervicalis cervical fascia, fascia of neck.
  Fascia colli media pretracheal fascia, pretracheal layer of fascia, pretracheal lamina of fascia.
  Fascia colli profunda prevertebral lamina of fascia, prevertebral layer of fascia, prevertebral fascia.
  Fascia masseterica masseteric fascia.
  Fascia parotidea parotid fascia.
  Fascia pharyngobasilaris pharyngobasilar fascia, buccopharyngeal membrane, oral membrane, pharyngeal membrane, pharyngobasilar coat, pharyngobasilar membrane, pharyngeal aponeurosis, pharyngobasilar aponeurosis.
  Fascia superficialis superficial fascia, subcutaneous fascia.
  Fascia temporalis temporal fascia, temporal aponeurosis.
Fas·ci·itis *f* inflammation of fascia, fasciitis, fascitis.
Fas·ci·o·la *f* **1.** *micro.* Fasciola. **2.** *anat.* fasciola.
Fa·ser *f anat., techn., bio.* fiber, fibre, hair, thread, filament; (*Gewebe*) strand; *anat.* fibra.
  elastische Faser elastic fiber, yellow fiber.
  gingivodentale Fasern gingivodental fibers.
  kortikospinale Fasern corticospinal fibers.
  marklose Fasern nonmedullated fibers, nonmyelinated fibers, nonmyelinated nerve fibers, unmyelinated nerve fibers, Remak's fibers, unmyelinated fibers, gray fibers.
  motorische Faser motor fiber, motor nerve fiber.
  odontogene Fasern odontogenic fibers.
  viszeromotorische Faser visceromotor fiber.

fa·ser·ähn·lich *adj* → faserartig.
fa·ser·ar·tig *adj* thread-like, fibrilliform, filiform, filamentous, filariform, filar, filaceous.
Fa·ser·bil·dung *f histol.* fibrogenesis.
Fa·ser·bün·del *nt histol.* fiber cable, fiber bundle, fascicle, fasciculus.
Fa·ser·en·do·skop *nt* fiberscope, fiberoptic endoscope.
fa·se·rig *adj histol.* fibrillar, fibrillary, fibrillate, fibrillated, fibrilled, filar, fibrilliform, fibrous, fibrose, fuzzy, thready, filiform, filamentous, filariform.
Fa·ser·kno·chen *m histol.* membranous bone.
Fa·ser·knor·pel *m histol.* fibrous cartilage, stratified cartilage, fibrocartilage.
fa·ser·knor·pe·lig *adj* pertaining to a fibrocartilage, fibrocartilaginous.
Fa·ser·krebs *m patho.* hard cancer, scirrhous carcinoma, scirrhous cancer, fibrocarcinoma, scirrhus, scirrhoma.
Fa·ser·op·tik *f* fiberoptics *pl.*
Fa·ser·pro·te·in *nt* fibrillar protein, fibrous protein.
Fa·ser·ring *m anat.* fibrous annulus, fibrous ring, annulus fibrosus.
Faß *nt, pl* **Fäs·ser** barrel, cask.
faß·bar *adj* **1.** (*begreifbar*) comprehensible, conceivable, concrete. **2.** (*anfaßbar*) tangible.
Faß·boh·rer *m* barrel bur.
Fas·sung *f* **1.** composure, self-possession; calmness, coolness. **2.** *photo.* mount; (*Brille*) rim, frame; (*Lampe*) socket.
Fas·sungs·kraft *f* grasp, capacity, mental capacity, comprehension.
Fas·sungs·ver·mö·gen *nt* capacity; (*Volumen*) cubic capacity, content.
fa·sten *vi* go without food, abstain from food, fast.
Fa·sten·hy·po·glyk·ämie *f patho.* fasting hypoglycemia.
Fa·sti·gi·um *nt* **1.** (*ZNS*) fastigium. **2.** *patho.* (*Fieber, Krankheitsverlauf*) fastigium, highest point, acme.
Fas·zie *f* → Fascia.
Fas·zi·ek·to·mie *f* fasciectomy.
Fas·zi·en·ent·zün·dung *f* → Fasziitis.
Fas·zi·en·ex·zi·si·on *f* fasciectomy.
Fas·zi·en·naht *f chir.* fascial closure, fasciorrhaphy.
Fas·zi·en·pla·stik *f chir.* fascioplasty, fasciaplasty.
Fas·zi·en·re·sek·ti·on *f* fasciectomy.
Fas·zi·en·schnitt *m* → Faszienspaltung.
Fas·zi·en·spal·tung *f* incision of fascia, transection of fascia, fasciotomy.
Fas·zi·en·ver·schluß *m chir.* fascial closure.
Fas·zi·itis *f* inflammation in/of fascia, fasciitis, fascitis.
Fas·zi·kel *m anat., histol.* fascicle, fasciculus.
Fas·zi·kel·bil·dung *f histol.* fasciculation.
fas·zi·ku·lär *adj anat.* pertaining to a fasciculus, fascicular, fasciculate, fasciculated.
Fas·zio·de·se *f traumat.* fasciodesis.
Fas·zior·rha·phie *f traumat.* fasciorrhaphy.
Fas·zio·to·mie *f* → Faszienspaltung.
Fau·ces *f anat.* fauces; throat.
Fau·ci·tis *f HNO* inflammation of the fauces, faucitis.
Fäu·le *f* → Fäulnis.
Faul·ecken [k·k] *pl derm.* angular stomatitis, angular cheilitis, angular cheilosis, migrating cheilitis, migrating cheilosis, perlèche, bridou.
Fau·len *nt* putrefaction, putrescence, putrescency; decay, decomposition.
fau·len *vi dent.* decay, rot; (*a. patho.*) putrefy, decompose, decay, rot.
Fäul·nis *f* (*a. patho.*) decay, decomposition, rot, putrefaction, putrescence, putrescency; *dent.* decay, caries.
Fäul·nis·be·woh·ner *m bio.* saprobiont, saprobe.
Fäul·nis·pflan·ze *f bio.* saprophytic organism, saprophyte.
Faust *f, pl* **Fäu·ste** fist.
Fäu·stel *m* mallet.
Fa·vid *nt derm.* favid.
Fa·vus *m derm.* crusted ringworm, honeycomb ringworm, favus, tinea favosa.
Fa·vus·schild·chen *nt* → Favusskutulum.
Fa·vus·sku·tu·lum *nt derm.* scutulum.
Fä·zes *pl* feces, fecal matter *sing*, excrement *sing*, bowel movement *sing*, ordure *sing*, diachorema *sing*, eccrisis *sing*; *Brit.* faeces.
fa·zi·al *adj* pertaining to the face, facial.
Fa·zia·lis *m* facial nerve, seventh cranial nerve, seventh nerve, intermediofacial nerve.
Fa·zia·lis·äste *pl* facial nerve branches.
Fa·zia·lis·de·kom·pres·si·on *f* facial nerve decompression.
Fa·zia·lis·hü·gel *m anat.* facial colliculus, facial eminence, facial hillock.

Fa·zia·lis·ka·nal *m anat.* fallopian aqueduct, aqueduct of Fallopius, fallopian arch, fallopian canal, facial canal, canal for facial nerve, spiroid canal.
Fa·zia·lis·kern, motorischer *m anat.* nucleus of facial nerve, facial motor nerve.
Fa·zia·lis·knie, inneres *m* internal genu of facial nerve, genu of facial nerve.
Fa·zia·lis·krampf *m neuro.* facial spasm, Bell's spasm, mimetic convulsion, mimic convulsion, mimic tic, histrionic spasm, mimic spasm, facial tic, convulsive tic, palmus, prosopospasm.
Fa·zia·lis·läh·mung *f neuro.* facial palsy, facial paralysis, facial nerve paralysis, facial nerve palsy, fallopian neuritis, facioplegia, prosopoplegia.
  beidseitige Fazialislähmung prosopodiplegia.
  einseitige Fazialislähmung Bell's palsy, Bell's paralysis, unilateral facial paralysis.
  periphere Fazialislähmung peripheral facial paralysis.
  traumatische Fazialislähmung traumatic facial paralysis.
  zentrale Fazialislähmung central facial paralysis.
Fa·zia·lis·la·tenz·zeit *f* facial nerve latency.
Fa·zia·lis·neu·ri·nom *nt neuro.* facial nerve neuroma, facial neuroma.
Fa·zia·lis·pa·re·se *f* → Fazialislähmung.
Fazialis-Tic *m* → Fazialiskrampf.
Fazialis-Tick *m* → Fazialiskrampf.
Fa·zia·lis·wur·zel *f anat.* facial root, root of facial nerve.
Fa·zio·ple·gie *f* → Fazialislähmung.
FDH-Syndrom *nt derm., patho.* Goltz' syndrome, Goltz-Gorlin syndrome, focal dermal hypoplasia.
Fe·bri·cu·la *f patho.* febricula, ephemera.
fe·bril *adj* pertaining to fever, febrile, feverish, pyretic.
Fe·bris *f patho.* fever, febris; fire.
  Febris aphthosa foot-and-mouth disease, hoof-and-mouth disease, epidemic stomatitis, epizootic stomatitis, epizootic aphthae, aphthous fever, malignant aphthae, aphthobulbous stomatitis, contagious aphtha.
  Febris aseptica aseptic fever.
  Febris continua continued fever, continuous fever.
  Febris ephemera ephemeral fever, ephemera.
  Febris herpetica herpetic fever.
  Febris intermittens intermittent malaria, intermittent fever, intermittent malarial fever.
  Febris mediterranea Malta fever, Mediterranean fever, brucellosis.
  Febris melitensis → Febris mediterranea.
  Febris puerperalis puerperal fever, childbed fever, puerperal sepsis, puerperal septicemia, lechopyra, lochiopyra.
  Febris quartana quartan fever.
  Febris quintana trench fever, shin-bone fever, Wolhynia fever, Meuse fever, quintan fever, five-day fever, His' disease, His-Werner disease, Werner-His disease.
  Febris recurrens recurrent fever, relapsing fever, spirillum fever, famine fever.
  Febris remittens remittent fever.
  Febris rheumatica rheumatic fever, inflammatory rheumatism, acute rheumatic polyarthritis, acute articular rheumatism, rheumapyra, rheumatopyra.
  Febris septica septic fever.
  Febris tertiana tertian fever.
  Febris traumatica traumatic fever, symptomatic fever, wound fever, traumatopyra.
  Febris typhoides typhoid fever, enteric fever, abdominal typhoid, typhoid, typhia.
  Febris undulans undulant fever.
  Febris urethralis urinary fever, urethral fever, catheter fever.
  Febris uveoparotidea uveoparotid fever, Heerfordt's syndrome, Heerfordt's disease.
fe·der·ar·tig *adj histol.* plumose, penniform, pennate.
fe·der·för·mig *adj* → federartig.
Fede-Riga-Geschwür *nt ped.* Riga-Fede disease.
Fe·der·kraft *f phys.* elasticity, resilience.
Fe·der·waa·ge *f techn.* spring balance.
Feed·back *nt* feedback.
Fehl·bil·dung *f embryo.* malformation, dysmorphism, dysmorphia, abnormity, dysplasia; (*Organ*) abortion.
Fehl·dia·gno·se *f* misdiagnosis, wrong diagnosis. **eine Fehldiagnose stellen** misdiagnose.
feh·len *vi* be missing, be lacking; be absent (from). **krankheitsbedingt fehlen** be on sick leave.
Fehl·ent·wick·lung *f embryo., patho.* malformation, dysplasia, dysgenesis, dysgenesia.

Fehler

Feh·ler *m* **1.** mistake, error, inaccuracy; fault; (*Versehen*) lapse; (*Schönheitsfehler*) blemish; (*Schwäche*) failing. **2.** (*a. techn., electr.*) defect, fault; *mathe., stat., biochem.* error; (*Defizit*) shortcoming. **3.** *patho.* abnormality, defect, disability.
feh·ler·frei *adj* without mistakes, correct, faultless, flawless, perfect; *techn.* trouble-free.
Feh·ler·gren·ze *f* tolerance; margin of error.
feh·ler·haft *adj* full of mistakes, incorrect faulty, imperfect; *techn.* defect; *patho.* abnormal, defect, unsound, imperfect.
fehl·er·nährt *adj* malnourished, undernourished.
Fehl·er·näh·rung *f* malnutrition, undernourishment, undernutrition, anomalotrophy, cacotrophy.
Fehl·funk·ti·on *f* defective function, abnormal function, malfunction, parafunction.
Fehl·ge·burt *f gyn.* spontaneous abortion, miscarriage, abort, abortion, abortus.
Fehl·schlag *m fig.* failure.
Fehl·stel·lung *f* malposition; (*Fraktur*) malalignment, malalinement.
Fei·le *f* file, rasp.
  doppelendige Feile double-ended file.
Fei·len *nt* filing.
Fei·lung *f* filing, cut alloy, cut amalgam alloy, lathe-cut amalgam.
fein *adj* **1.** fine; (*dünn*) thin, tenuous; (*schwach*) faint, slight, subtle, subtile; (*geringgradig*) subtle, fine; (*präzise*) accurate, precise. **2.** (*Mensch*) nice; (*Stimme*) delicate, tiny; (*Haare*) fine; (*Haut, Geschmack*) delicate; (*Empfinden*) delicate, sensitive; (*Gefühl*) acute; (*Gehör*) acute, sharp, quick, sensitive. **3.** (*Sand*) fine; (*Qualität*) fine, excellent, top, high-grade. **sehr fein** (*Pulver*) impalpable. **fein verteilen** *phys.* disperse.
Fein·be·ar·bei·tung *f* finish.
fein·füh·lig *adj* sensitive; tactful.
Fein·gold *nt* 24 carat gold, 1000 fine gold, pure gold.
Fein·gold·fo·lie *f* gold foil.
Fein·heit *f* **1.** fineness; delicacy, thinness, tenuousness; faintness, slightness, subtleness, subtlety; (*Präzision*) accurateness, precision. **2.** (*Stimme, Haut, Empfinden*) delicateness; (*Gefühl, Gehör*) acuteness, sharpness, sensitiveness.
Fein·na·del·bi·op·sie *f* fine-needle biopsy, fine-needle aspiration biopsy.
Fein·schleif·schei·be *f* finishing disk.
Fein·struk·tur *f histol.* small-scale structure, ultrastructure, microscopic structure, microstructure, infrastructure.
Fein·waa·ge *f techn.* precision balance.
Fel *nt histol.* bile, gall, fel.
Feld *nt, pl* **Fel·der** (*a. anat., fig., electr., mathe., phys., psycho.*) field; (*Arbeitsgebiet*) field, area, sphere, domain, department.
  elektromagnetisches Feld electromagnetic field.
  magnetisches Feld magnetic field, magnetizing field.
Feld·block *m anes.* field block, field block anesthesia, field blocking.
Feld·fie·ber *nt epidem.* mud fever, marsh fever, autumn fever, field fever, swamp fever, slime fever, seven-day fever.
Feld·la·za·rett *nt* field hospital, ambulance.
Feldman-Bohrer *m* Feldman bur, Feldman drill, Feldman bibeveled drill.
Feldman-Speerbohrer *m* → Feldman-Bohrer.
Fel·sen·bein *nt anat.* petrosal bone, petrous pyramid, petrous part of temporal bone, petrous bone.
Fel·sen·bein·ent·zün·dung *f HNO* inflammation of the petrous part of the temporal bone, petrositis, petrousitis.
Fel·sen·bein·ka·nal *m anat.* Cotunnius' aqueduct, Cotunnius' canal, vestibular aqueduct, aqueduct of Cotunnius, aqueduct of vestibule.
Fel·sen·bein·py·ra·mi·de *f* → Felsenbein.
Fel·sen·ge·birgs·fleck·fie·ber *nt epidem.* Rocky Mountain spotted fever, tick fever, Tobia fever, blue fever, Brazilian spotted fever, Choix fever, Colombian tick fever, Mexican spotted fever, mountain fever, pinta fever, São Paulo fever, black fever.
Felty-Syndrom *nt ortho.* Felty's syndrome.
fe·mi·nin *adj* feminine.
Fe·mi·nis·mus *m* feminism.
fe·mo·ral *adj* pertaining to femur or thigh, femoral.
Fe·mur *nt* **1.** femur, thigh bone, femoral bone. **2.** thigh, femur, femoral region.
Femurhypoplasie-Gesichtsdysmorphie-Syndrom *nt* femoral hypoplasia-unusual facies syndrome.
Fe·ne·stra *f, pl* **Fe·ne·strae** *anat., chir.* window, fenestra.
  Fenestra cochleae cochlear window, round window, fenestra of cochlea.
  Fenestra ovalis oval window, vestibular window.
  Fenestra rotunda → Fenestra cochleae.
  Fenestra vestibuli → Fenestra ovalis.
Fe·ne·stra·ti·on *f chir.* fenestration, fenestration operation.
Fen·ster *nt* window; *anat., chir.* fenestra, window.
  ovales Fenster oval window, vestibular window.
  rundes Fenster cochlear window, round window, fenestra of cochlea.
Fen·ster·kro·ne *f* window crown.
Fen·ster·schie·ne *f* fenestrated splint.
Fen·ste·rung *f chir.* fenestration, fenestration operation.
Fen·ste·rungs·ope·ra·ti·on *f* → Fensterung.
Fergusson-Operation *f HNO* Fergusson's incision.
Fergusson-Schnitt *m* → Fergusson-Operation.
Fergusson-Schnittführung *f* Fergusson's incision, Fergusson's operation, Weber-Fergusson operation.
Fer·ment *nt* ferment, enzyme.
Fer·men·ta·ti·on *f biochem.* fermentation.
  alkoholische Fermentation alcoholic fermentation.
fern *adj* (*a. zeitl.*) distant (*von* from).
Fern·dia·gno·se *f* telediagnosis.
Fern·glas *nt* binocular, binoculars *pl.*
Fern·me·ta·sta·se *f patho.* distant metastasis.
Fern·pla·stik *f chir.* distant flap, Italian flap.
Fer·ri·fer·ro·cya·nid *nt* ferric ferrocyanide, Prussian blue.
Fer·ri·tin *nt* ferritin.
Fer·ro·che·la·ta·se *f* ferrochelatase, heme synthetase.
Fer·se *f* **1.** *anat.* heel, calx, calcaneal region. **2.** (*Strumpf*) heel.
Fer·sen·bein *nt anat.* heel bone, calcaneal bone, calcaneus, calcaneum, os calcis.
fer·til *adj* fertile, fecund, fruitful.
Fer·ti·li·sa·ti·on *f* fertilization; fecundation.
Fer·ti·li·tät *f* fertility, fecundity.
Fes·sel *f anat.* **1.** vinculum. **2.** ankle.
fest *adj* **1.** solid, firm; (*Nahrung*) solid; (*Gewebe*) tough; *phys.* (*Körper*) solid; (*Struktur*) close, compact. **fest werden** solidify, become solid, harden, set, congeal. **fest werden lassen** solidify. **2.** (*Schlaf, Gesundheit*) sound; (*Blick*) firm; (*Stimme*) steady; (*Handgriff*) firm; (*Knoten*) tight; (*Schlag*) heavy, hard. **fest anziehen** (*Schraube*) screw tight. **3.** (*a. bio.*) (*festsitzend*) immobile, sessile. **fest eingebaut** fixed, fitted.
Fe·stig·keit *f* **1.** firmness; hardness; tightness; solidity; (*Haltbarkeit*) durability, stability, sturdiness; (*Farbe*) fastness; *techn.* resistance. **2.** *fig.* (*Bestimmtheit*) strength, firmness, steadiness; (*Stabilität*) stability, stableness.
Fest·kör·per *m phys.* solid, solid body.
fest·le·gen *vt* (*festsetzen*) fix, set, determine (*auf* at), appoint; (*Termin*) schedule; (*definieren*) define, determine; (*Plan*) set up, lay down. **2. jdn. auf etw. festlegen** pin/nail s.o. down to sth.
fest·ma·chen *vt* fasten, fix, fixate, attach (*an* to); (*mit Nadeln*) pin (*an* to, on).
Fest·punkt *m mathe.* fixed point.
fest·schrau·ben *vt* bolt, screw on, screw down.
fest·set·zen I *vt* fix, set, determine (*auf* at); settle; (*Zeitpunkt*) assign, schedule. **den Wert von etw. festsetzen** value sth. II *vr* **sich festsetzen 1.** (*Krankheit, Erreger*) settle (*auf* in, *in* on), localize (*in* in). **2.** (*Schmutz*) collect, gather (*in* in).
fest·sit·zend *adj* **1.** (*Kleidung*) close, tight, close-fitting. **2.** *histol., bio.* sessile, attached.
fest·stell·bar *adj* **1.** (*auffallend*) noticeable; *lab.* ascertainable, identifiable, detectible, detectable. **2.** lockable.
fest·stel·len *vt* **1.** find out, ascertain, identify, detect, determine, notice; (*lokalisieren*) locate; *chem.* determine; (*Personalien*) establish; (*Schaden*) assess. **2.** (*Arzt*) diagnose. **den Tod feststellen** pronouce s.o. dead. **die Blutgruppe feststellen** type. **3.** (*einsehen*) realize, come at, see. **4.** (*ruhigstellen*) arrest, immobilize, clamp/lock fast.
Fest·stel·lung *f* **1.** ascertainment, identification, detection, determination; location; *chem.* determination; (*Personalien*) establishment; (*Schaden*) assessment. **2.** (*Erklärung*) statement, comment, remark. **3.** (*Arzt*) diagnosis; (*Befund*) findings *pl.* **4.** (*Einsicht*) realization, conclusion. **5.** (*Ruhigstellung*) arrest, immobilization, locking, clamping, securing.
Fest·wer·den *nt* solidification, setting, hardening, congealment, congelation.
fest·zie·hen *vt* (*Schraube*) tighten.
Fet *m embryo.* fetus, foetus.
fe·tal *adj embryo.* pertaining to a fetus, fetal, foetal.
Fe·tal·pe·ri·ode *f embryo.* fetal life, fetal period.
fe·tid *adj* foul-smelling, fetid.
Fe·ti·zid *m embryo.* feticide.

Fe·to·ge·ne·se *f embryo.* fetogenesis.
Fe·to·pa·thie *f embryo.* fetopathy.
fe·to·pla·zen·tar *adj* pertaining to fetus and placenta, fetoplacental.
α_1-**Fe·to·pro·te·in** *nt* α-fetoprotein, alpha-fetoprotein.
Fett *nt, pl* **Fet·te 1.** *chem.* fat; lipid; grease. **2.** *anat., histol.* fat, adipose tissue, fat tissue, fatty tissue.
  tierisches Fett animal fat.
fett *adj* fat; *(dick)* fat, big, corpulent, obese, adipose, adipic; *(Nahrung)* fat, fatty, rich; *(schmierig, ölig)* greasy; *chem., techn.* rich, fatty.
Fett·ab·bau *m biochem.* fat breakdown, lipolysis, lipoclasis, lipodieresis, adipolysis.
fett·bil·dend *adj physiol., patho.* lipogenic, lipogenetic, adipogenic, adipogenous, steatogenous.
Fett·bil·dung *f* adipogenesis, lipogenesis.
Fett·di·ge·sti·on *f* lipid digestion, fat digestion.
Fett·durch·fall *m patho.* fatty diarrhea, pimelorrhea, steatorrhea, stearrhea.
Fett·ein·la·ge·rung *f* fat deposition, lipopexia.
Fett·em·bo·lie *f patho.* fat embolism, oil embolism.
Fett·ge·schwulst *f patho.* adipose tumor, fatty tumor, pimeloma, lipoma, steatoma.
Fett·ge·we·be *nt anat., histol.* fat, adipose tissue, fat tissue, fatty tissue.
  braunes Fettgewebe brown adipose tissue, brown fat, fetal fat, moruloid fat, mulberry fat.
  weißes Fettgewebe white fat, white adipose tissue, yellow adipose tissue.
Fett·ge·webs·atro·phie *f patho.* lipoatrophic diabetes, lipoatrophy.
Fett·ge·webs·ent·zün·dung *f* inflammation of the adipose tissue, pimelitis, steatitis.
Fett·ge·webs·ge·schwulst *f →* Fettgeschwulst.
Fett·ge·webs·ne·kro·se *f patho.* adipose tissue necrosis, fat necrosis, fat tissue necrosis, adiponecrosis, steatonecrosis.
Fett·ge·webs·schwund *m →* Fettgewebsatrophie.
Fett·ge·webs·trans·plan·tat *nt* fat graft.
Fett·ge·webs·tu·mor *m →* Fettgeschwulst.
Fett·ge·webs·zel·le *f histol.* adipose cell, fat cell, adipocyte, lipocyte.
fett·hal·tig *adj (Nahrung, Gewebe)* fatty, fat, adipose, adipic.
fet·tig *adj (schmierig)* oily, greasy, unctious, unctuous; *(fetthaltig)* fat, fatty, adipose, adipic.
Fet·tig·keit *f (Öligkeit)* oiliness, greasiness, unctiousness, unctuosity; *(Fetthaltigkeit)* fatness, fattiness, adiposity.
Fett·kap·sel *f anat.* adipose capsule.
Fett·kör·per *m anat.* fatty body, fat body.
Fett·le·ber *f patho.* fatty liver.
fett·lei·big *adj* obese, fat, adipose, corpulent.
Fett·lei·big·keit *f* adiposity, pimelosis, adiposis, fatness, obesity, obeseness, corpulence, corpulency.
Fett·mark *nt histol.* yellow bone marrow, fatty bone marrow, fat marrow, fatty marrow, yellow marrow.
Fett·mo·bi·li·sa·ti·on *f physiol.* adipokinesis.
Fett·ne·kro·se *f →* Fettgewebsnekrose.
Fett·pfropf *m anat.* fat pad.
Fett·pol·ster *nt →* Fettkörper.
Fett·säu·re *f* fatty acid.
  freie Fettsäure free fatty acid, unesterified fatty acid, nonesterified fatty acid.
  gesättigte Fettsäure saturated fatty acid.
  nichtveresterte Fettsäure *→* freie Fettsäure.
  ungesättigte Fettsäure unsaturated fatty acid.
  unveresterte Fettsäure *→* freie Fettsäure.
Fett·skle·rem der Neugeborenen *nt ped.* Underwood's disease, sclerema, subcutaneous fat necrosis of the newborn.
Fett·spal·tung *f biochem.* lipolysis, lipoclasis, lipodieresis, adipolysis.
Fett·spei·che·rung *f histol.* fat deposition, lipopexia.
Fett·spei·cher·zel·le *f (Leber)* fat-storing cell, adipose cell, lipocyte, adipocyte.
Fett·stoff·wech·sel *m biochem.* fat metabolism, lipid metabolism, lipometabolism.
Fett·stoff·wech·sel·stö·rung *f patho.* lipopathy, dyslipidosis, dyslipoidosis.
Fett·stuhl *m* fatty stool.
Fett·sucht *f* adiposity, pimelosis, adiposis, fatness, fat, obesity, obeseness, corpulence, corpulency, steatosis.
Fett·syn·the·se *f biochem.* lipogenesis, adipogenesis.
Fett·ver·dau·ung *f biochem.* lipid digestion, fat digestion.

Fett·zel·le *f histol.* adipose cell, fat cell, adipocyte, lipocyte.
Fett·zir·rho·se *f patho.* fatty cirrhosis.
Fe·tus *m, pl* **Fe·ten** *embryo.* fetus, foetus.
Fe·tus·ent·wick·lung *f embryo.* fetation, foetation.
fe·tus·schä·di·gend *adj* feticide.
Fe·tus·schä·di·gung *f embryo.* feticide, embryoctony.
Fe·tus·wachs·tum *nt embryo.* fetation, foetation.
feucht *adj* damp, moist, wet *(von* with); *(Wohnung, Tuch)* damp; *(Hände)* sweaty; *(Augen)* moist, watery; *(Klima)* humid. **etwas feucht** wettish, dampish.
Feuch·te *f →* Feuchtigkeit.
Feuch·tig·keit *f* damp, dampness, moistness, wetness; *(Wohnung)* damp, dampness; *(Hände)* sweatiness; *(Augen)* moistness; *(Klima)* moisture, humidity; *phys.* sweat.
  absolute Feuchtigkeit *phys.* absolute humidity.
feucht·kalt *adj (Haut)* clammy; *(Umgebung)* damp and cold.
Feu·er *nt* fire.
Feu·er·be·stat·tung *f (Leichnam)* cremation.
feu·er·ge·fähr·lich *adj* inflammable, flammable.
Feu·er·mal *nt derm.* salmon patch, flammeous nevus, port-wine nevus, port-wine stain, port-wine mark.
Fèvre-Languepin-Syndrom *nt embryo.* Fèvre-Languepin syndrome, popliteal pterygium syndrome.
F_1-**Generation** *f* first filial generation, filial generation 1.
Fi·ber *f techn., bio.* thread, fiber, fibre.
Fi·ber·en·do·skop *nt clin.* fiberscope, fiberoptic endoscope.
Fi·ber·glas·ver·band *m traumat.* fiberglass cast.
Fi·ber·op·tik *f techn.* fiberoptics *pl.*
Fi·bra *f, pl* **Fi·brae** *anat.* fiber, fibra, fibre.
fi·bril·lär *adj* pertaining to fibril(s), fibrillar, fibrillary, fibrillate, fibrillated, fibrilled, filar.
Fi·bril·le *f histol.* fibril, fiber, fibrilla.
Fi·bril·len·ze·ment *nt* fibrillar cementum.
Fi·bril·lie·ren *nt patho.* fibrillation.
Fi·brin *nt* fibrin, antithrombin I.
fi·brin·ähn·lich *adj* resembling fibrin, fibrinoid, fibrinous.
Fi·brin·ämie *f hema.* fibrinemia, fibremia, inosemia.
fi·brin·ar·tig *adj →* fibrinähnlich.
fi·brin·bil·dend *adj* fibrinogenic, fibrinogenous.
Fi·brin·de·gra·da·ti·ons·pro·duk·te *pl hema.* fibrinolytic split products, fibrin degradation products, fibrinogen degradation products.
Fi·brin·ge·rinn·sel *nt hema.* fibrin clot, fibrin coagulum.
fi·brin·hal·tig *adj* containing fibrin, fibrinous.
Fi·bri·no·gen *adj* fibrinogenic, fibrinogenous.
Fi·bri·no·gen *nt* fibrinogen, factor I.
Fi·bri·no·gen·ämie *f hema.* fibrinogenemia, hyperfibrinogenemia.
Fi·bri·no·gen·de·gra·da·ti·ons·pro·duk·te *pl →* Fibrindegradationsprodukte.
Fi·bri·no·gen·man·gel *m hema.* fibrinogen deficiency, fibrinogenopenia, fibrinopenia, hypofibrinogenemia, factor I deficiency.
Fi·bri·no·ge·no·pe·nie *f →* Fibrinogenmangel.
Fi·bri·no·gen·spalt·pro·duk·te *pl →* Fibrindegradationsprodukte.
Fi·bri·no·id *nt hema.* fibrinoid.
fi·bri·no·id *adj* resembling fibrin, fibrinoid.
Fi·bri·no·ki·na·se *f hema.* fibrinokinase.
Fi·bri·no·ly·se *f hema.* fibrinolysis.
Fi·bri·no·ly·sin *nt hema.* fibrinolysin, fibrinase, plasmin.
Fi·bri·no·ly·ti·kum *nt, pl* **Fi·bri·no·ly·ti·ka** *hema.* fibrinolytic agent.
Fi·bri·no·pe·nie *f →* Fibrinogenmangel.
Fi·bri·no·pep·tid *nt hema.* fibrinopeptide.
fi·bri·nös *adj patho.* fibrinous.
fi·brin·reich *adj patho.* fibrinous.
Fi·brin·spalt·pro·duk·te *pl →* Fibrindegradationsprodukte.
Fi·brin·spal·tung *f hema.* fibrinolysis.
Fi·brin·throm·bus *m hema.* fibrin thrombus.
Fi·bro·ade·nom *nt patho.* fibroadenoma, adenofibroma, fibroid adenoma.
Fi·bro·an·gi·om *nt patho.* fibroangioma.
Fi·bro·blast *m histol.* fibroblast, desmocyte, phoroblast.
Fi·bro·bla·sten·fort·satz *m* fibroblast process.
fi·bro·chon·dral *adj histol.* pertaining to fibrocartilage, made up of fibrocartilage, fibrocartilaginous.
Fi·bro·chon·drom *nt patho.* fibrochondroma.
Fi·bro·dys·pla·sia *f patho.* fibrous dysplasia, fibrodysplasia.
Fi·bro·ela·sto·se *f patho.* fibroelastosis.
fi·bro·epi·the·li·al *adj* fibroepithelial.
Fi·bro·epi·the·li·om *nt patho.* fibroepithelioma.

fi·bro·gen *adj histol.* fibrogenic.
Fi·bro·häm·an·gi·om *nt* telangiectatic fibroma.
Fi·bro·hi·stio·zy·tom *nt patho.* fibrous histiocytoma.
fi·bro·id *adj histol.* fibroid, desmoid.
fi·bro·kar·ti·la·gi·när *adj histol.* pertaining to fibrocartilage, made up of fibrocartilage, fibrocartilaginous.
Fi·bro·li·pom *nt patho.* fibrolipoma.
Fi·brom *nt patho.* fibroma, fibroid tumor, fibroid, fibroblastoma, fibroplastic tumor, desmocytoma.
  ameloblastisches Fibrom soft mixed odontogenic tumor, soft mixed odontoma.
  chondromyxoides Fibrom chondrofibroma, chondromyxoid fibroma.
  desmoplastisches Fibrom desmoplastic fibroma, central fibroma of bone.
  hartes Fibrom hard fibroma.
  nasopharyngeales Fibrom nasopharyngeal fibromatosis.
  nicht-osteogenes Fibrom nonosteogenic fibroma, xanthogranuloma of bone, metaphyseal fibrous cortical defect, xanthomatous giant cell tumor of bone, fibrous giant cell tumor of bone, nonosteogenic fibroma, fibroxanthoma of bone, fibrous cortical defect.
  odontogenes Fibrom odontogenic fibroma.
  peripheres verknöcherndes Fibrom epulis, peripheral fibroma.
  teleangiektatisches Fibrom telangiectatic fibroma, angiofibroma.
  weiches Fibrom soft fibroma.
  zementbildendes Fibrom periapical dysplasia, periapical cemental dysplasia, fibrous dysplasia, cementoma, cementoblastoma.
  zentrales odontogenes Fibrom central odontogenic fibroma.
  zystisches Fibrom cystic fibroma, fibrocyst, fibrocystoma.
Fi·bro·ma·to·se *f patho.* fibromatosis.
Fi·bro·ma·to·sis *f* → Fibromatose.
  Fibromatosis gingivae gingival fibromatosis, keloid of gums, gingival elephantiasis, diffuse fibroma of gingiva, fibrous gingival hyperplasia, gingiva fibromatosis, idiopathic gingival fibromatosis, hereditary gingival fibromatosis, idiopathic gingivitis, idiopathic gingivostomatitis, plasma-cell gingivitis, fibrous hyperplasia of gingiva, elephantiasis gingivae, fibromatosis gingivae, gingivitis hypertrophica, macrogingivae *pl*.
fi·bro·mus·ku·lär *adj histol.* fibromuscular.
Fi·bro·my·om *nt patho.* fibromyoma, myofibroma.
Fi·bro·myo·si·tis *f patho.* inflammation of (fibro-)muscular tissue, fibromyositis, inomyositis.
Fi·bro·my·xom *nt patho.* fibromyxoma, myxofibroma, myxoinoma.
  odontogenes Fibromyxom odontogenic fibromyxoma, odontogenic myxofibroma, odontogenic myxoma.
Fi·bro·my·xo·sar·kom *nt patho.* fibromyxosarcoma.
Fi·bro·neu·rom *nt patho.* fibroneuroma, neurofibroma.
Fi·bro·odon·tom, ameloblastisches *nt* ameloblastic odontoma, osteo-odontoma, odontoameloblastoma.
Fi·bro·oste·om *nt patho.* fibro-osteoma.
  lokales Fibroosteom cementoma, cementoblastoma, periapical dysplasia, periapical cemental dysplasia, fibrous dysplasia.
Fi·bro·pa·pil·lom *nt patho.* fibroepithelial papilloma, fibropapilloma.
Fi·bro·pla·sia *f* → Fibroplasie.
Fi·bro·pla·sie *f histol., patho.* fibroplasia.
fi·brös *adj histol.* fibrous, fibrose, desmoid.
Fi·bro·sar·kom *nt patho.* fibrosarcoma, fibroblastoma, fibroplastic tumor.
  odontogenes Fibrosarkom odontogenic fibrosarcoma.
Fi·bro·se *f patho.* fibrosis, fibrous degeneration, fibroid degeneration.
  zystische Fibrose cystic fibrosis (of the pancreas), fibrocystic disease of the pancreas, Clarke-Hadefield syndrome, Hadefield-Clarke syndrome, viscidosis, mucoviscidosis.
fi·bro·sie·ren *vt histol.* fibrose.
Fibrositis-Syndrom *nt patho.* muscular rheumatism, fibrositis, fibrofascitis.
Fi·bro·skop *nt clin.* fiberscope, fiberoptic endoscope.
fi·bro·tisch *adj patho.* pertaining to or marked by fibrosis, fibrotic.
Fi·bro·xan·thom *nt patho.* fibroxanthoma, lipoid histiocytoma.
Fi·bro·zy·stom *nt patho.* fibrocyst, fibrocystoma.
Fi·bro·zyt *m histol.* fibrocyte, phorocyte.
Fi·bu·la *f anat.* calf bone, fibular bone, peroneal bone, splint bone, fibula.
fi·bu·lar *adj* pertaining to the fibula, fibular.
Fie·ber *nt patho.* fever, febris, temperature, fire, pyrexia, pyrexy; phlegmasia, phlegmonosis.
  aseptisches Fieber aseptic fever.
  hämorrhagisches Fieber viral hemorrhagic fever, hemorrhagic fever.
  hohes Fieber hyperpyrexia.
  idiopathisches Fieber essential fever.
  kontinuierliches Fieber continued fever, continuous fever; synocha, synochus.
  leichtes Fieber febricula, low-grade fever.
  remittierendes Fieber remittent fever.
  rheumatisches Fieber rheumatic fever, acute rheumatic arthritis, acute rheumatic polyarthritis, acute articular rheumatism, inflammatory rheumatism, rheumapyra, rheumatopyra.
  septisches Fieber septic fever.
  undulierendes Fieber undulant fever.
fie·ber·aus·lö·send *adj patho.* causing fever, pyretogenic, pyretogenetic, pyretogenous, pyrexiogenic, pyrogenetic, pyrogenic, pyrogenous, febrifacient, febricant, febrific.
Fie·ber·bläs·chen *nt* **1.** *patho.* cold sore, herpes febrilis, herpes labialis, fever blister, oral herpes. **2.** *pl* cold sores *pl*, fever blisters *pl*.
Fie·ber·de·lir *nt patho.* febrile delirium, pyretotyphosis.
fie·ber·er·re·gend *adj patho.* causing fever, febrifacient, febricant, febrific.
fie·ber·er·zeu·gend *adj* producing fever, febrifacient, febricant, febrific, feverish, pyretic, pyrectic.
fie·ber·frei *adj* → fieberlos.
fie·ber·haft *adj* → fieberig.
fie·be·rig *adj* febrile, feverish, pyretic.
Fie·ber·kopf·schmerz *m patho.* pyrexial headache.
Fie·ber·kur·ve *f clin.* chart, temperature curve.
fie·ber·los *adj* without fever, afebrile, apyretic, apyrexial, nonfebrile, cool, athermic.
Fie·ber·lo·sig·keit *f* absence of fever, apyrexia.
fie·ber·mil·dernd *adj* reducing fever, febrifugal, febrifuge, antipyretic, alexipyretic, antithermic, antifebrile febricide, defervescent.
Fie·ber·mücke [k·k] *f micro.* Anopheles, Cellia.
fie·bern *vi* be feverish, be febrile, fever, have a temperature, run a temperature.
fie·ber·re·du·zie·rend *adj* → fiebermildernd.
fie·ber·sen·kend *adj* → fiebermildernd.
Fie·ber·the·ra·pie *f* pyretotherapy, pyretherapy, therapeutic fever.
Fie·ber·ther·mo·me·ter *nt* clinical thermometer.
fie·ber·ver·ur·sa·chend *adj* → fieberauslösend.
fie·brig *adj* → fieberig.
Fiessinger-Leroy-Reiter-Syndrom *nt* Reiter's disease, Fiessinger-Leroy-Reiter syndrome, Reiter's syndrome, venereal arthritis.
Fiessinger-Rendue-Syndrom *nt patho.* Stevens-Johnson syndrome, Johnson-Stevens disease.
Fièvre boutonneuse *French epidem.* Indian tick typhus, Kenyan tick typhus, South African tick-bite fever, Marseilles fever, Mediterranean fever, Conor and Bruch's disease, boutonneuse, boutonneuse fever, fièvre boutonneuse.
Fi·gur *f* figure; (*Statur*) build, stature, physique; (*Form*) shape, frame; *mathe.* figure, configuration.
  exzentrische Figur *mathe.* eccentric, excentric.
  gleichseitige Figur *mathe.* equilateral.
fi·gu·riert *adj histol.* figured.
Fi·la·ment *nt histol.* filament, filamentum, fibril, fibrilla.
fi·la·men·tös *adj histol.* thread-like, filaceous, filamentous, filar, filiform, filariform, thready.
Fi·la·ria *f micro.* filaria, filarial worm, filariid worm, Filaria.
  Filaria medinensis Medina worm, Guinea worm, dragon worm, serpent worm, Filaria medinensis, Filaria dracunculus, Dracunculus medinensis.
Fi·la·ria·sis *f epidem.* filariasis.
Fi·la·rie *f* → Filaria.
fi·la·ri·en·ähn·lich *adj micro.* filariform.
Fi·la·ri·en·in·fek·ti·on *f* → Filariasis.
fi·la·ri·form *adj micro.* filariform.
Fi·la·rio·se *f* → Filariasis.
Filatow-Dukes-Krankheit *f epidem.* Dukes' disease, Filatov-Dukes disease, fourth disease, scarlatinella, scarlatinoid.
Fi·lia·li·sie·rung *f patho.* metastatic disease, metastasis.
fi·li·form *adj* → filamentös.
Fil·ler *m* filler.
Film *m* **1.** (*Häutchen*) pellicle, film, layer. **2.** *photo.* film.
  Film für extraorale Röntgenaufnahmen extraoral film.
  Film für intraorale Röntgenaufnahmen intraoral film.
  Film für Schichtaufnahmen laminagraphic film.
  Film für Schnellaufnahmen fast film.
  Film mit doppelseitiger Emulsionsschicht double emulsion film, double-emulsion film.
  Film mit einseitiger Emulsionsschicht single emulsion film, single-emulsion film.

belichteter Film exposed film.
belichteter intraoraler Film exposed intraoral film.
direkt belichtbarer Film direct exposure film.
extraoraler Film extraoral film.
folienloser Film nonscreen film, non-screen film.
intraoraler Film intraoral film.
unbelichteter intraoraler Film unexposed intraoral film, unexposed film.
Film·ent·wick·ler *m radiol.* film developer, developing solution.
Film·ent·wick·lung *f radiol.* film development.
Film·hal·ter *m* film mount, film mounting, x-ray mount.
Film·ka·me·ra *f* camera.
Film·kas·set·te *f* exposure holder, film holder; cassette, cartridge, magazine
Film·kon·trast *m radiol.* film contrast.
Fil·ter *nt/m phys.* optical screen; *chem., phys., photo., electr.* filter; *phys.* screen.
fil·tern *vt* filtrate, filter, percolate.
Fil·trat *nt* percolate, filtrate.
Fil·tra·ti·on *f* filtration, percolation.
Fil·trie·ren *nt* filtering, filtration.
fil·trie·ren *vt* filtrate, filter, drain, percolate.
Filz·ke·gel *m* felt cone.
Filz·laus *f micro.* morpio, morpion; crab louse, pubic louse, Phthirus pubis.
Filz·laus·be·fall *m epidem.* phthiriasis, pediculosis pubis.
Fin·ger *m anat.* finger, digit, digitus manus, dactyl, dactylus.
Fin·ger·ab·druck *m* fingerprint, dactylogram.
fin·ger·ähn·lich *adj* digital, digitate, digitated, digitiform.
Fin·ger·bee·re *f* finger pulp.
Fin·ger·bee·ren·ab·szeß *m patho.* pulp abscess, pulpal abscess.
Finger-Finger-Perkussion *f clin.* bimanual percussion.
fin·ger·för·mig *adj* digitate, digitated, digitiform.
Fin·ger·glied *nt anat.* phalanx.
Fin·ger·grund·ge·lenk *nt anat.* knuckle, knuckle joint, metacarpophalangeal joint, MCP joint, metacarpophalangeal articulation.
Fin·ger·hut *m pharm., bio.* foxglove, digitalis.
Fin·ger·knö·chel *m* knuckle.
Fin·ger·kno·chen *pl* phalangeal bones of hand.
Fin·ger·kup·pe *f* finger pulp.
Fin·ger·ling *m (Handschuh)* finger.
Fin·ger·na·gel *m* fingernail, nail.
Fin·ger·na·gel·fei·le *f* fingernail file.
Fin·ger·pa·na·ri·ti·um, tiefes *nt patho.* felon, finger cellulitis, whitlow.
Fin·ger·spit·ze *f* tip of finger, fingertip.
Fi·nie·rer *m* finishing bur, fine finishing bur, plug-finishing bur.
 birnenförmiger Finierer pear-shaped bur, pear bur, pear finishing bur.
 flammenförmiger Finierer fine finishing needle long bur.
 interdental Finierer fine finishing straight dome bur.
 konischer Finierer tapered finishing bur, taper finishing bur.
 ovaler Finierer oval finishing bur, oval bur.
 runder Finierer fine finishing ball bur.
 umgekehrter birnenförmiger Finierer inverted pear finishing bur, inverted pear bur.
 zylindrischer Finierer straight finishing bur.
Fi·nier·fei·le *f* finishing file.
Fi·nier·mes·ser *nt* finishing knife.
Fi·nish *nt* finish.
Fin·nen·aus·schlag *m derm.* acne.
Fisch·band·wurm *m* → breiter Fischbandwurm.
 breiter Fischbandwurm *micro.* fish tapeworm, broad tapeworm, broad fish tapeworm, Swiss tapeworm, Diphyllobothrium latum, Diphyllobothrium taenioides, Taenia lata.
Fisch·band·wurm·in·fek·ti·on *f epidem.* diphyllobothriasis, dibothriocephaliasis, bothriocephaliasis.
Fisch·gift *nt patho.* ichthyotoxin, ichthyotoxicon.
Fisch·maul·ste·no·se *f (Mitralis)* buttonhole mitral stenosis, buttonhole deformity, mitral buttonhole, fishmouth mitral stenosis.
Fisch·schup·pen·krank·heit *f derm.* ichthyosis, alligator skin, crocodile skin, fish skin, vulgar ichthyosis, simple ichthyosis, sauriderma, sauriasis, sauriosis, sauroderma.
Fisch·ver·gif·tung *f patho.* ichthyotoxism, ichthyism, ichthyismus.
Fis·sur *f* 1. *(Zahn)* fissure, enamel fissure. 2. *anat., patho.* fissure, notch, cleft, slit, furrow. 3. *(Knochen)* infraction, infracture.
Fis·sur·ek·to·mie *f chir.* fissurectomy.
Fis·su·ren·boh·rer *m* fissure bur.
 Fissurenbohrer mit einfachem Hieb plain fissure bur.
 Fissurenbohrer mit Querhieb cross-cut straight fissure bur, dentate straight fissure bur.
 Fissurenbohrer ohne Querhieb plain fissure bur.
 abgerundeter Fissurenbohrer round end fissure bur.
 flacher Fissurenbohrer flat end fissure bur.
 konischer Fissurenbohrer tapered fissure bur, taper fissure bur.
 konischer Fissurenbohrer mit einfachem Hieb plain tapered fissure bur, plain taper fissure bur.
 konischer Fissurenbohrer mit Querhieb taper fissure cross-cut bur, dentate tapered fissure bur, cross-cut tapered fissure bur, cross-cut taper fissure bur.
 konischer Fissurenbohrer ohne Querhieb plain tapered fissure bur, plain taper fissure bur.
 zylindrischer Fissurenbohrer straight fissure bur.
 zylindrischer Fissurenbohrer mit einfachem Hieb plain straight fissure bure.
 zylindrischer Fissurenbohrer mit Querhieb cross-cut straight fissure bur, dentate straight fissure bur.
 zylindrischer Fissurenbohrer ohne Querhieb plain straight fissure bure.
Fis·su·ren·ka·ri·es *f* fissure caries, pit caries, pit and fissure caries.
Fis·su·ren·ka·vi·tät *f* fissure cavity, pit cavity, pit and fissure cavity.
Fis·su·ren·ver·sie·ge·lung *f* fissure sealing.
Fis·su·ren·zy·ste, globulomaxilläre *f* globulomaxillary cyst, premaxillary-maxillary cyst.
Fistel- *pref.* fistulous, fistulated, fistular, fistulose, syring(o)-.
Fi·stel *f* 1. *patho.* fistula, burrow. 2. *chir.* fistula, anastomosis, inosculation, burrow.
 antrobukkale Fistel antrobuccal fistula.
 arteriovenöse Fistel arteriovenous fistula.
 äußere Fistel external fistula.
 blinde Fistel → inkomplette Fistel.
 branchiogene Fistel *embryo.* branchial fistula, cervical fistula.
 bukkomaxilläre Fistel buccomaxillary fistula.
 extraorale Fistel extraoral fistula.
 inkomplette Fistel blind fistula, incomplete fistula.
 innere Fistel internal fistula.
 intraorale Fistel intraoral fistula.
 komplette Fistel complete fistula.
 kongenitale arteriovenöse Fistel congenital arteriovenous fistula.
 kongenitale präaurikuläre Fistel congenital preauricular fistula.
 orofaziale Fistel orofacial fistula.
 orokutane Fistel orocutaneous fistula.
 posttraumatische arteriovenöse Fistel → traumatische arteriovenöse Fistel.
 submentale Fistel submental fistula.
 traumatische arteriovenöse Fistel traumatic arteriovenous fistula.
fi·stel·ar·tig *adj* fistulous, fistulated, fistular, fistulose.
Fi·stel·bil·dung *f patho.* fistulization, fistulation.
Fi·stel·gang *m patho.* fistulous tract, sinus.
Fi·stel·gangs·ex·zi·si·on *f chir.* fistulectomy, syringectomy.
Fi·stel·mes·ser *nt chir.* fistulatome, syringotome, fistula knife.
Fi·stel·spal·tung *f chir.* syringotomy, fistulotomy.
Fi·stel·ta·sche *f patho.* sinus.
Fi·stul·ek·to·mie *f chir.* fistulectomy, syringectomy.
Fi·stu·lo·to·mie *f chir.* syringotomy, fistulotomy.
fit *adj* fit, in good condition/shape.
Fit·neß *f* fitness.
Fit·neß·test *m* fitness test.
Fix *m sl.* fix.
Fi·xa·ti·on *f* 1. *chir.* fixation. 2. *histol. (Präparat)* mounting. 3. *psychia.* fixation.
 intermaxilläre Fixation intermaxillary fixation.
 mandibulomaxilläre Fixation mandidulomaxillary fixation, maxillomandibular fixation.
 transossäre Fixation transmandibular implant, transosseous implant, transosteal implant.
fi·xen *vi sl.* mainline, fix, shoot.
Fi·xie·ren *nt chem., histol., radiol.* fixation, fixing; *(Präparat)* mounting.
fi·xie·ren *vt* 1. fix, affix *(an* to); *photo., histol.* fix; *(Präparat)* mount; *(Färbung)* set. 2. *(festsetzen)* fix, determine, define, set; *(schriftlich)* record. 3. *(anstarren)* stare at, glare at, fix one's gaze on. 4. *psychia.* fixate *(auf* on). 5. *(jdn. immobilisieren)* immobilize.
fi·xiert *adj histol., photo.* fixed; *(Färbung)* set.
Fi·xie·rung *f* 1. *chem., histol., photo.* fixation; *(Präparat)* mounting. 2. *(Festsetzung)* determination, definition, setting; *(schriftliche)* recording. 3. *(starrer Blick)* stare (at), glare (at). 4. *psycho.* fixation. 5. *ophthal.* fixation. 6. *chir., dent.* anchorage; *chir.* pexis, pexia. 7. *patho., biochem.* pexis, pexia. 8. immobilization.

Fixpunkt

kraniomandibuläre Fixierung craniomandibular fixation.
kraniomaxilläre Fixierung craniomaxillary fixation.
mandibulomaxilläre Fixierung mandibulomaxillary fixation.
maxillomandibuläre Fixierung maxillomandibular fixation.
Fix·punkt *m mathe.* fixed point.
Flä·che *f* **1.** area, aspect, flat, tract, plane; *anat.* planum. **2.** *mathe.* area, face.
   achsenparallele Fläche axial surface.
   Prothesen-tragende Fläche denture-bearing area.
Flä·chen·maß *nt* square measure, superficial measure.
flach·köp·fig *adj* chamecephalic, chamaecephalic.
Flach·köp·fig·keit *f* chamecephaly, chamaecephaly.
Flach·war·ze *f derm.* flat wart, juvenile wart, plane wart, flat verruca, fugitive verruca, juvenile verruca, plane verruca, fugitive wart.
flach·zel·lig *adj histol.* planocellular.
Fla·gel·lat *m micro.* flagellate, mastigophoran, mastigote.
Fla·gel·la·tum *nt micro.* flagellate.
Fla·gel·le *f histol., micro.* flagellum.
Fla·gel·lum *nt* → Flagelle.
flake fracture *(f) traumat.* flake fracture, cleavage fracture.
Flam·me *f* flame; blaze; fire.
Flam·men·boh·rer *m* flame bur.
Flan·ke *f anat.* flank.
Fläsch·chen *nt* **1.** *ped.* nursing bottle, feeding bottle, feeder, bottle. **2.** *pharm.* vial, phial.
Fla·sche *f* **1.** bottle; flask. **2.** *techn.* cylinder, bottle. **3.** *ped.* nursing bottle, feeding bottle, feeder, bottle.
fla·schen·för·mig *adj anat.* bottle-shared, utriform, ampullate, flask-shaped, lageniform.
Fla·schen·hals *m* neck (of the bottle).
Flat·ter·flim·mern *nt card.* flutter-fibrillation.
Flat·tern *nt card., neuro.* flutter, flicker; *neuro.* flap.
flat·tern *vi card., neuro.* flutter; *(Licht)* flicker.
Fla·tu·lenz *f patho.* flatulence, flatulency.
Fla·tus *m* flatus, gas, air.
flau·mig *adj* fuzzy, downy, woolly.
Fla·ve·do *f derm.* flavedo.
Fla·vin *nt* flavin, riboflavin, lyochrome.
Fla·vo·no·id *nt* flavonoid, flavanoid.
Flech·te *f* **1.** *derm.* lichen, tetter, tinea. **2.** *bio.* lichen.
   tropische Flechte tropical lichen, summer rash, prickly heat, heat rash, wildfire rash.
flech·ten·ähn·lich *adj* resembling lichen, lichenoid.
Flech·ten·grind *m derm.* crusted ringworm, honeycomb ringworm, favus, tinea favosa.
Fleck *m, pl* **Flecken** [k•k] **1.** mark, spot, stain. **2.** *derm.* spot, macula, maculation, macule, mark, discoloration, freckle, mottle, tache, fleck, blur, patch. **3.** *anat., patho.* plaque. **4.** *(Stelle)* patch, spot.
   blauer Fleck black-and-blue mark, bruise.
   blinder Fleck *(Auge)* blind spot, Mariotte's spot.
   gelber Fleck *(Auge)* Soemmering's spot, yellow spot, macula lutea, macula.
Fleck·chen *nt* freckle, speck, speckle.
Flecken [k•k] *m* **1.** mark, spot, stain. **2.** *derm.* spot, macula, maculation, macule, mark, discoloration, freckle, mottle, tache, fleck, blur, patch.
Fleck·fie·ber *nt epidem.* **1.** typhus, typhus fever; spotted fever. **2.** → epidemisches Fleckfieber.
   epidemisches Fleckfieber epidemic typhus, classic typhus, exanthematous typhus, louse-borne typhus, fleckfieber, war fever, jail fever, camp fever, hospital fever, prison fever, ship fever, European typhus.
   japanisches Fleckfieber mite typhus, mite-borne typhus, scrub typhus, tsutsugamushi disease, tsutsugamushi fever, tropical typhus, flood fever, inundation fever, island fever, Japanese river fever, Japanese flood fever, Kedani fever, Mossman fever, akamushi disease, island disease, shimamushi disease.
   klassisches Fleckfieber → epidemisches Fleckfieber.
fleck·för·mig *adj (Blutung)* petechial.
fleckig [k•k] *adj (Haut)* spotted, speckled, spotty, patchy, blotchy, macular, maculate.
Flecks-Zement *m* Flecks cement.
Fleck·ty·phus *m* → epidemisches *Fleckfieber*.
Fleisch *nt* **1.** *anat.* flesh. **2.** *(Nahrungsmittel)* meat.
   wildes Fleisch *patho.* proud flesh.
fleisch·ar·tig *adj histol.* sarcoid.
fleisch·fres·send *adj bio.* sarcophagous, zoophagous, carnivorous.
Fleisch·fres·ser *bio.* **I** *m* carnivore. **II** *pl* Carnivora.

flei·schig *adj histol.* sarcous, pulpy, carneous.
Fleisch·ver·gif·tung *f patho.* meat poisoning, creatotoxism.
fle·xi·bel *adj* flexible, flexile, versatile.
Fle·xi·bi·li·tät *f (a. fig.)* flexibility, flexibleness.
Fle·xi·ons·hal·tung *f* flexion, flection.
Flexner-Bazillus *m micro.* Flexner's bacillus, paradysentery bacillus, Strong's bacillus, Shigella flexneri, Shigella paradysenteriae.
Fle·xor *m anat.* flexor, flexor muscle.
Fle·xur *f anat.* flexure, bend, bending, flexura.
Flieh·kraft *f phys.* centrifugal force.
Flie·ßen *nt (a. phys., electr.)* flux, flow.
flie·ßen *vi* flow, run, flux; *(in Strömen)* gush, pour, stream; *(Blut)* run; *electr.* flow.
Fließ·leh·re *f phys.* rheology.
Fließ·ver·fe·sti·gung *f phys.* dilatancy.
Flim·mer·epi·thel *nt histol.* ciliated epithelium.
Flim·mer·flat·tern *nt card.* flutter-fibrillation.
Flim·mer·haar *nt histol.* kinocilium; cilium.
Flim·mern *nt card.* fibrillation.
flim·mern *vi* **1.** *patho.* fibrillate. **2.** *phys.* scintillate, flicker.
Floc·cu·lus *m anat.* floccule, flocculus.
Flöck·chen *nt anat.* floccule, flocculus.
flockig [k•k] *adj* **1.** *micro.* floccose, floccular, flocculent. **2.** *chem.* flocculent.
Flockungs·test [k•k] *m lab.* flocculation test.
Floh *m, pl* **Flö·he** *micro.* flea, pulex.
Floh·fleck·fie·ber *nt epidem.* flea-borne typhus, murine typhus, endemic typhus, Congolian red fever, Congo red fever, tabardillo, tarbadillo, Manchurian typhus, Mexican typhus, Moscow typhus, red fever (of the Congo).
Floppy-infant-Syndrom *nt ped.* floppy infant syndrome.
Floppy-valve-Syndrom *nt card.* mitral valve prolapse syndrome, Barlow syndrome, floppy mitral valve syndrome.
Flo·ra *f bio.* flora.
   Flora der Mundhöhle mouth flora, oral flora.
Flo·res *pl* **1.** *bio.* flores, flowers. **2.** *pharm.* flores, flowers.
flo·rid *adj patho.* florid.
flo·ri·de *adj* → florid.
Flo·ta·ti·on *f lab.* flotation, floatation; *phys.* flotation rate.
flot·tie·ren *vi* float.
Flow *m phys.* flow.
Flower-Index *m* dental index, Flower's dental index, Flower's index.
Flow-Füllung *f* flow technique filling.
Flow·me·ter *nt techn.* flowmeter.
Flow-Technik *f* flow technique filling.
Flucht *f* flight, escape *(aus, vor)* from.
flüch·tig *adj* **1.** *(geflüchtet)* escaped, fugitive. **2.** *(fliehend)* fleeing, fugitive. **3.** *(oberflächlich)* cursory, superficial; *(Blick)* running; hasty, hurried; *(nachlässig)* careless, sloppy. **4.** *(kurzlebig)* transient, passive, short-lived, ephemeral, evanescent; *chem.* volatile, ethereal; *phys. (Gas)* tenuous. **leicht flüchtig** *chem.* volatile.
Flucht·re·flex *m physiol.* escape reflex, withdrawal reflex.
Flu·clo·xa·cil·lin *nt pharm.* flucloxacillin.
Flü·gel *m bio., anat.* wing, ala.
Flü·gel·bein *nt anat.* sphenoid, alar bone, sphenoid bone, suprapharyngeal bone.
Flü·gel·brücke [k•k] *f* Maryland bridge.
Flü·gel·fell·syn·drom, popliteales *nt patho.* popliteal web syndrome, popliteal pterygium syndrome.
Flü·gel·gau·men·gru·be *f anat.* pterygopalatine fossa, Bichat's fossa, pterygomaxillary fossa.
Flü·gel·mus·kel *pl* pterygoid muscles, pterygoideus muscles.
Flug·haut *f bio.* pterygium.
Flug·schar·bein *nt anat.* vomer.
flu·id *adj phys.* fluid, liquid, flowing.
Flu·id·ex·trakt *m pharm.* liquid extract, fluidextract, fluidextractum.
Flui·di·tät *f phys.* fluidity, fluidness.
Fluk·tua·ti·on *f* turnover, fluctuation.
Fluk·tua·ti·ons·ra·te *f* turnover.
Flu·or *nt* **1.** *chem.* fluorine. **2.** *patho.* fluor, discharge.
Flu·or·apa·tit *nt* fluoroapatite.
Fluo·res·zenz *f* fluorescence.
Fluoreszenz-Antikörper-Reaktion *f immun.* fluorescent antibody reaction, FA reaction, fluorescent antibody test, FA test.
Fluo·res·zenz·mi·kro·skop *nt histol.* fluorescent microscope, fluorescence microscope.
Fluo·res·zenz·mi·kro·sko·pie *f histol.* fluorescence microscopy.
Fluo·res·zenz·pho·to·me·trie *f lab.* fluorometry, fluorimetry.

Fluoreszenz-Treponemen-Antikörper *m immun.* fluorescent treponemal antigen, fluorescent treponemal antibody.
Fluoreszenz-Treponemen-Antikörper-Absorptionstest *m immun.* fluorescent treponemal antibody absorption test, FTA-Abs test.
Fluo·rid *nt chem.* fluoride.
Fluo·rid·gel *nt* fluoride gel.
  thixotropes Fluoridgel thixotropic fluoride gel.
Fluo·rid·ge·lee *nt* fluoride gel.
Fluo·ri·die·rung *f* fluoridation.
Fluo·rid·zahn·gel *nt* fluoride gel.
Fluorid-Zahnpaste *f* fluoride dentifrice.
Fluo·rie·rung *f* fluoridation.
Fluo·ri·me·trie *f lab.* fluorometry, fluorimetry.
Fluo·ro·chrom *nt histol.* fluorochrome, fluorescent dye.
Fluo·ro·kar·dio·gra·phie *f radiol.* electrokymography.
Fluo·ro·me·trie *f lab.* fluorometry, fluorimetry.
Fluo·ro·se *f patho.* fluorosis, chronic endemic fluorosis, chronic fluoride poisoning, chronic fluorine poisoning.
  Fluorose der Zähne fluorosis, mottled enamel, mottled teeth, Spira's disease, dentes de Chiaie.
  endemische dentale Fluorose endemic fluorosis.
Fluo·ro·skop *nt radiol.* fluoroscope, cryptoscope, photoscope, roentgenoscope.
Fluo·ro·sko·pie *f radiol.* fluoroscopy, skiascopy, scotoscopy, roentgenoscopy, x-ray fluoroscopy, cryptoscopy, photoscopy.
Fluoro-Thin-Zement *m* Fluoro Thin cement.
Flu·or·ver·gif·tung *f patho.* fluoride poisoning, fluorine poisoning.
  chronische Fluorvergiftung chronic fluoride poisoning, chronic fluorine poisoning, chronic endemic fluorosis, fluorosis.
Flu·or·was·ser·stoff *m* hydrogen fluoride, anhydrous fluoric acid, hydrofluoric acid gas.
Fluo·than *nt anes.* bromochlorotrifluoroethane, halothane.
Flush *m* flush.
Flu·shing *nt* flush.
Flush·syn·drom *nt patho.* carcinoid syndrome, argentaffinoma syndrome, malignant carcinoid syndrome, metastatic carcinoid syndrome.
Fluß *m, pl* **Flüs·se** *phys., electr.* rate of flow, flux; (*a. fig.*) flow.
Fluß·dich·te *f phys.* flux density, flux.
flüs·sig **I** *adj* (*a. phys.*) liquid, fluid; running, runny; (*geschmolzen*) molten. **flüssig machen** liquefy; melt. **flüssig werden** liquefy, become liquid, melt. **II** *adv* in liquid form.
Flüs·sig·keit *f* **1.** liquid, fluid; *physiol.* fluid, humor, liquor. **2.** (*flüssiger Zustand*) fluidity, fluidness, liquidity. **3.** *fig.* (*Sprache*) fluency.
  interstitielle Flüssigkeit interstitial fluid, tissue fluid.
  transzelluläre Flüssigkeit transcellular fluid, intracellular fluid.
Flüs·sig·keits·ab·ga·be *f physiol.* fluid output.
Flüs·sig·keits·auf·nah·me *f physiol.* fluid intake, fluid uptake; resorption, resorbence, reabsorption.
Flüs·sig·keits·aus·schei·dung *f physiol.* fluid elimination, fluid output.
Flüs·sig·keits·be·schrän·kung *f clin.* fluid restriction.
Flüs·sig·keits·bi·lanz *f clin.* fluid balance, fluid equilibrium.
Flüs·sig·keits·de·fi·zit *nt patho.* fluid deficit.
Flüs·sig·keits·er·satz *m clin.* fluid replacement.
Flüs·sig·keits·haus·halt *m physiol.* fluid balance, fluid equilibrium.
Flüs·sig·keits·lun·ge *f pulmo.* fluid lung.
Flüs·sig·keits·man·gel *m patho.* fluid deficit.
Flüs·sig·keits·ma·no·me·ter *nt techn.* fluid manometer.
Flüs·sig·keits·re·ser·voir *nt anat.* cistern, cisterna.
Flüs·sig·keits·re·ten·ti·on *f patho.* fluid retention.
Flüs·sig·keits·spie·gel *m radiol.* air-fluid level.
Flüs·sig·keits·sta·tus *m clin.* fluid status.
Flüs·sig·keits·the·ra·pie *f clin.* fluid therapy.
Flüs·sig·keits·ther·mo·me·ter *nt phys.* liquid-in-glass thermometer.
Flüs·sig·keits·über·be·la·stung *f patho.* fluid overload.
Flüs·sig·keits·über·la·dung *f patho.* fluid overload.
Flüs·sig·keits·ver·brauch *m* fluid consumption.
Flüs·sig·keits·ver·lust *m* fluid loss.
Flüs·sig·keits·waa·ge *f phys.* areometer.
Flüs·sig·keits·zu·fuhr *f* fluid intake, fluid supply.
Flüs·sig·wachs *nt* fluid wax.
Fluß·mes·ser *m phys.* flowmeter, fluxmeter.
Fluß·mit·tel *nt chem., techn.* flux.
  Flußmittel für kreamische Massen ceramic flux.
  Flußmittel für Metallguß casting flux.
  inertes Flußmittel neutral flux.
  oxidierendes Flußmittel oxidizing flux.
  reduzierendes Flußmittel reducing flux.
Fluß·säu·re·an·hy·drid *nt* hydrogen fluoride, anhydrous fluoric acid, hydrofluoric acid gas.
Fluß·säu·re·ätz·gel *nt* hydrofluoric acid etching gel.
Flü·stern *nt* whisper; whispering.
flü·stern *vt, vi* whisper.
Flü·ster·spra·che *f* whispered speech.
fo·cal *adj mathe., phys.* focal.
Foet *m embryo.* fetus, foetus.
Foe·ti·zid *m embryo.* feticide.
Foe·tor *m* fetor.
  Foetor ex ore offensive breath, bad breath, halitosis, ozostomia, bromopnea.
Foe·tus *m embryo.* fetus, foetus.
fo·kal *adj* **1.** *mathe., phys.* focal. **2.** *patho.* focal.
Fo·kal·in·fek·ti·on *f patho.* focal infection.
Fo·kal·pneu·mo·nie *f pulmo.* focal pneumonia, bronchopneumonia, bronchopneumonitis, capillary bronchitis, catarrhal pneumonia, lobular pneumonia.
Fo·kus *m, pl* **Fo·kus·se 1.** *mathe., phys., radiol.* focus, focal point. **2.** *patho.* focus, source of infection; nidus.
Fokus-Film-Abstand *m radiol.* anode-film distance, target-film distance, focal-film distance, source-film distance.
Fokus-Haut-Abstand *m radiol.* source-surface distance, target-skin distance.
Fokus-Objekt-Abstand *m radiol.* cone distance, cone-surface distance.
fo·kus·sie·ren *vt* focalize, focus (*auf* on).
Fo·la·cin *nt* → Folsäure.
Fo·lat *nt* folate.
Fol·ge *f* **1.** (*Resultat*) result, outcome, consequence. **als Folge von** in consequence of, as a result of. **ohne Folgen bleiben** have no consequences. **unerwünschte Folgen** undesirable effects. **2.** (*Auswirkung*) effect; (*Nachwirkung*) after-effect; *patho.* sequela. **etw. zur Folge haben** result in sth., lead to sth. **3.** (*Reihenfolge*) order; (*Reihe*) series; (*Aufeinanderfolge*) sequence, succession; *mathe.* sequence.
Fol·ge·er·schei·nung *f patho.* after-effect, sequel, sequela, consecutive symptom; consequence, effect, result.
Fol·ge·zu·stand *m patho.* sequela, result, resulting condition, outcome.
Fo·lie *f* foil, sheet, film, leaf.
  gewellte Folie corrugated gold foil.
  laminierte Folie laminated gold foil.
  nonkohäsive Folie noncohesive gold foil.
  selbstklebende Folie adhesive foil.
  semikohäsive Folie semicohesive gold foil.
Fo·li·en·film *m* screen film.
Fo·li·en·hal·ter *m* foil holder, foil assistant.
Fo·li·en·trä·ger *m* foil carrier, foil passer.
Fo·lin·säu·re *f* folinic acid, leucovorin, citrovorum factor.
Fol·li·cu·li·tis *f* **1.** *patho.* inflammation of a follicle, folliculitis. **2.** *derm.* inflammation of a hair follicle, folliculitis.
  Folliculitis barbae barber's itch, barber's rash.
  Folliculitis picea tar acne.
Fol·li·cu·lus *m, pl* **Fol·li·cu·li** *anat., histol.* follicle, folliculus; gland, sac.
Fol·li·kel *m anat., histol.* follicle, folliculus; gland, sac.
Fol·li·kel·ab·szeß *m patho.* follicular abscess.
fol·li·kel·ähn·lich *adj* follicular, folliculate, folliculated.
Fol·li·kel·ent·zün·dung *f* → Follikulitis.
Fol·li·kel·zy·ste *f gyn.* follicular cyst.
  zahnlose Follikelzyste primordial cyst.
fol·li·ku·lar *adj* pertaining to follicle(s), follicular, folliculate, folliculated.
fol·li·ku·lär *adj* → follikular.
Fol·li·ku·lar·zy·ste *f* follicular cyst, dentigerous cyst, follicular odontogenic cyst.
Fol·li·ku·li·tis *f* **1.** *patho.* inflammation of a follicle, folliculitis. **2.** *derm.* inflammation of a hair follicle, folliculitis.
Föl·ling-Krank·heit *f patho.* phenylketonuria, Folling's disease, phenylpyruvicaciduria, classical phenylketonuria, phenylalanine hydroxylase deficiency, type I hyperphenylalaninemia.
Fol·säu·re *f* folic acid, folacin, pteroylglutamic acid, pteropterin, Day's factor, Lactobacillus casei factor, liver Lactobacillus casei factor, Wills' factor.
Fol·säu·re·an·ta·go·nist *m* folic acid antagonist, antifol, antifolate.

Folsäuremangel

Fol·säu·re·man·gel *m patho.* folate deficiency, folic acid deficiency.
Fol·säu·re·man·gel·an·ämie *f hema.* folic acid deficiency anemia, nutritional macrocytic anemia.
Fones-Technik *f* Fones' method, Fones' method of toothbrushing.
Fones-Zahnputztechnik *f* → Fones-Technik.
Fon·ta·nel·le *f anat.* fontanelle, fontanel, fonticulus.
  große Fontanelle → vordere Fontanelle.
  hintere Fontanelle posterior fontanelle, occipital fontanelle, triangular fontanelle.
  kleine Fontanelle → hintere Fontanelle.
  vordere Fontanelle anterior fontanelle, bregmatic fontanelle, frontal fontanelle, quadrangular fontanelle.
Fo·ra·men *nt, pl* **Fo·ra·mi·na** *anat.* foramen, trema, meatus, aperture.
Forbes-Syndrom *nt patho.* Cori's disease, Forbes' disease, amylo-1,6-glucosidase deficiency, debrancher deficiency, debrancher glycogen storage disease, type III glycogen storage disease, limit dextrinosis.
For·ceps *f* **1.** *anat.* forceps. **2.** *chir., gyn.* forceps.
for·ciert *adj (Diurese)* brisk, forced.
för·der·lich *adj* beneficial to, favorable to, promotive to; *(wirksam)* effective.
för·dern *vt* **1.** promote, advance, further; *(beistehen)* help, support, assist, encourage; *(finanziell)* sponsor. **2.** *(nützlich sein)* be beneficial to, be favorable to, promote. **3.** *(verbessern)* improve, promote; *(ankurbeln, steigern) (Entwicklung etc.)* accelerate, boost, speed up; *(Appetit)* stimulate. **4.** *(a. techn.)* transport, deliver, feed, supply.
För·de·rung *f* **1.** promotion, advancement; *(Beistand)* help, support, assistance, encouragement; *(finanzielle)* sponsoring, sponsorship. **2.** *(Verbesserung)* improvement, promotion; *(Ankurbelung, Steigerung) (Entwicklung etc.)* acceleration, boost; *(Appetit)* stimulation. **3.** *(a. techn.)* transport, delivery, feed, supply.
Fordyce-Drüsen *pl patho.* Fordyce's granules/spots, Fordyce's disease.
Fordyce-Krankheit *f* **1.** *patho.* angiokeratoma of Fordyce, angiokeratoma of scrotum. **2.** → Fordyce-Drüsen.
fo·ren·sisch *adj* forensic, legal.
Form *f, pl* **For·men 1.** *(Gestalt)* form, shape, build, morphology; *chem.* form. **in Form von** shaped like, in the shape of; *(a. fig.)* in the form of. **seine Form behalten/verlieren** keep/lose its shape. **2.** *(Körperbau)* figure, form, shape, build. **3.** *(körperliche Verfassung)* form, shape, condition. **4.** *techn. (Gußform)* mold, cast, die. **5.** *techn.* design, styling, style.
  anatomische Form anatomic form.
  anatomisch korrekte Form anatomic form.
  äußere Form outline form.
  galvanoplastische Form metal-plated die, electroplated die, electroformed die, plated die.
  natürliche Form anatomic form.
Form·al·de·hyd *m* formaldehyde, formic aldehyde, methyl aldehyde.
Form·al·de·hyd·lö·sung, wäßrige *f* → Formalin.
For·ma·lin *nt* formaldehyde solution, formol, formalin.
For·ma·lin·pig·ment *nt* formalin pigment.
For·ma·ti·on *f* formation; *anat., chem.* formatio, formation, arrangement.
form·bar *adj (a. fig.)* malleable; *(Masse)* workable, plastic, moldable; *(Metall)* ductile.
Form·bar·keit *f (a. fig.)* malleability; *(Masse)* workability, plasticity, moldability; *(Metall)* ductility.
For·mel *f chem., mathe., fig.* formula.
  chemische Formel chemical formula.
  empirische Formel empirical formula.
for·men I *vt* form, shape, work, mold *(zu* into); put into shape; make *(in, zu* to, into); *techn.* model, design, style. **zu einer kompakten Masse formen** concrete. **II** *vr* **sich formen** form, shape; *fig.* mature, develop.
For·men·leh·re *f* morphology.
form·los *adj (a. histol.)* unformed, shapeless, formless, amorphous, pantamorphic.
Form·lo·sig·keit *f (a. histol.)* formlessness, shapelessness, amorphia, amorphism.
For·mu·lar *nt* form; schedule. **ein Formular ausfüllen** fill in/out a form.
Forney-Robinson-Pascoe-Syndrom *nt patho.* Forney's syndrome.
for·schen *vi* research, do research, carry out research; search, investigate, explore; inquire (into sth.).
For·scher *m* scientist, researcher, research worker.

438

For·schung *f* research, research work; investigation (into, of).
For·schungs·ar·beit *f* research, research work *(über* into, on).
fort·lei·ten *vt physiol. (Reflexe)* transmit; *(Schall, Licht)* propagate, conduct; *(Schmerz)* radiate.
fort·pflan·zen I *vt* **1.** *phys. (Schall)* transmit, propagate. **2.** *bio.* reproduce, propagate. **II** *vr* **sich fortpflanzen 3.** *phys.* travel, be propagated, be transmitted. **4.** *bio.* reproduce, propagate o.s., multiply. **5.** *fig. (Krankheit)* spread, be transmitted.
Fort·pflan·zung *f* **1.** *bio.* reproduction, generation, breeding, propagation. **2.** *phys., physiol.* transmission, propagation.
Fort·satz *m, pl* **Fort·sät·ze** *anat., bio.* appendix, appendage, projection, process, spine, spina.
For·zeps *m* → Forceps.
Fos·sa *f, pl* **Fos·sae** *anat.* fossa, fovea, pit, space, hollow, depression.
Fos·su·la *f, pl* **Fos·su·lae** *anat.* little fossa, fosette, fossula.
fö·tal *adj* pertaining to a fetus, fetal, foetal.
Fö·tal·pe·ri·ode *f embryo.* fetal life, fetal period.
fö·tid *adj* foul-smelling, fetid.
Fo·to·ap·pa·rat *m* camera.
Fö·to·ge·ne·se *f embryo.* fetogenesis.
Fo·to·graf *m* photographer.
Fo·to·gra·fie *f* **1.** photography. **2.** photo, photograph, picture, shot.
fo·to·gra·fie·ren *vt, vi* photograph, take a photograph *(von* of), take a picture *(von* of).
Fö·tor *m* fetor.
Fö·tus *m embryo.* fetus, foetus.
fou·droy·ant *adj patho.* foudroyant, fulminant.
Fournier-Molaren *pl* → Fournier-Zähne.
Fournier-Zähne *pl* Fournier teeth, Moon's teeth, Moon's molars, Fournier's molars.
Fo·vea *f, pl* **Fo·veae** *anat.* fovea, depression, pit, fossa.
  Fovea centralis central fossa.
  Fovea distalis distal fossa.
  Fovea mesialis mesial fossa.
  Fovea pterygoidea fovea of condyloid process, pterygoid depression, pterygoid fovea (of mandible).
  Fovea sublingualis sublingual fovea, sublingual fossa, mylohyoid fossa of mandible.
  Fovea submandibularis submandibular fovea, submandibular fossa, submaxillary fossa, submaxillary fovea.
  Fovea triangularis triangular fossa, triangular fovea of arytenoid cartilage, triangular pit of arytenoid cartilage.
  Fovea triangularis distalis distal triangular fossa.
  Fovea triangularis mesialis mesial triangular fossa.
Foville-Syndrom *nt neuro.* Foville's syndrome.
Fox-Parodontometer *nt* Fox probe.
Fox-Pinzette *f* Fox forceps.
Fox-Fordyce-Krankheit *f derm.* apocrine miliaria, Fox-Fordyce disease, Fordyce's disease, Fox's disease.
Fox-Williams-Parodontometer *nt* Fox-Williams probe.
Frac·tu·ra *f traumat.* bone fracture, fracture, break; crack, fissure.
fra·gil *adj* fragile, brittle, frail; delicate.
fragile-X-Syndrom *nt* fragile X syndrome.
Fra·gi·li·tät *f* fragility, fragileness, fragilitas.
Fra·gi·lo·zyt *m hema.* fragilocyte.
Fra·gi·lo·zy·to·se *f hema.* fragilocytosis.
Frag·ment *nt* fragment.
  antigenbindendes Fragment Fab fragment, antigen-binding fragment.
frag·men·tär *adj* fragmentary, fragmental.
frag·men·ta·risch *adj* → fragmentär.
Frag·men·ta·ti·on *f* fragmentation.
Frag·men·tie·rung *f* fragmentation.
Frag·ment·ver·schie·bung *f (Fraktur)* displacement, dislocation.
Frahm-Modellierinstrument *nt* Frahm carvers.
Frak·ti·on *f chem.* fraction.
frak·tio·nie·ren *vt chem.* fractionate.
Frak·tur *f traumat.* bone fracture, fracture, break; crack, fissure.
  Fraktur des aufsteigenden Unterkieferasts mandibular ramus fracture, ramus fracture.
  Fraktur des Gesichtsschädels craniofacial fracture, facial fracture.
  Fraktur des Unterkiefers mandibular fracture.
  Fraktur des Unterkieferkörpers mandibular body fracture.
  Fraktur der Unterkiefersymphyse mandibular symphysis fracure.
  Fraktur mit Weichteilverletzung complicated fracture.
  abgeknickte Fraktur angulated fracture.
  dentoalveoläre Fraktur dentoalveolar injury.
  direkte Fraktur direct fracture.

einfache Fraktur closed fracture, simple fracture, subcutaneous fracture.
geschlossene Fraktur → einfache Fraktur.
indirekte Fraktur indirekt fracture.
komplizierte Fraktur → offene Fraktur.
kraniofaziale Fraktur craniofacial fracture, facial fracture.
längsverlaufende Fraktur linear fracture.
mesiodistale Fraktur mesiodistal fracture.
multiple Frakturen multiple fractures.
offene Fraktur compound fracture, open fracture.
pathologische Fraktur pathologic fracture, secondary fracture, spontaneous fracture.
traumatische Fraktur traumatic fracture.
unkomplizierte Fraktur → einfache Fraktur.
unvollständige Fraktur incomplete fracture.
vollständige Fraktur complete fracture.
Frak·tur·be·hand·lung *f traumat.* fracture treatment.
  operative Frakturbehandlung internal fixation, intraosseous fixation.
Frak·tur·be·hand·lungs·ge·rät *nt* fracture appliance.
Frak·tur·hei·lung *f traumat.* fracture healing.
frak·tu·rie·ren *vt, vi* fracture, break, crack.
frak·tu·riert *adj traumat.* fractured, broken, cracked.
Frak·tur·kal·lus *m traumat.* fracture callus.
Frak·tur·schie·ne *f* fracture splint.
Frak·tur·schie·nung *f* fracture appliance.
  extraorale Frakturschienung extraoral fracture apliance.
  intraorale Frakturschienung intraoral fracture appliance.
Fram·boe·sia tropica → Frambösie.
Fram·bö·sie *f epidem.* yaws, frambesia, framboesia, parangi, pian, bouba, tonga, thymiosis, Breda's disease, Charlouis' disease, zymotic papilloma, granula tropicum, polypapilloma tropicum.
Frambösie-Spirochäte *f micro.* Treponema pertenue, Treponema pallidum subspecies pertenue.
Fram·bö·si·om *nt patho.* frambesioma, framboesioma, mother yaw.
Franceschetti-Syndrom *nt patho.* Franceschetti syndrome, Treacher-Collins syndrome, Treacher-Collins-Franceschetti syndrome, mandibulofacial syndrome, mandibulofacial dysostosis, mandibulofacial dysplasia.
Franceschetti-Jadassohn-Syndrom *nt derm.* chromatophore nevus of Naegeli, Franceschetti-Jadassohn syndrome, Naegeli's incontinentia pigmenti, Naegeli syndrome.
Francis-Krankheit *f epidem.* Francis disease, tularemia, deer-fly fever, deer-fly disease, Ohara's disease, Pahvant Valley fever, Pahvant Valley plague, rabbit fever.
Fränkel-Funktionsregler *m* Fränkel appliance, Frankel appliance, Fränkel removable orthodontic appliance, function corrector.
Fränkel-Pneumokokkus *m micro.* pneumococcus, pneumonococcus, Diplococcus pneumoniae, Diplococcus lanceolatus, Streptococcus pneumoniae.
Frank·fur·ter Horizontale *f radiol.* auriculo-infraorbital plane, ear plane, Frankfort horizontal, Frankfort horizontal plane, Frankfort plane.
Franklin-Syndrom *nt immun.* heavy-chain disease, Franklin's disease.
Frä·se *f* fraise, reamer.
Fraser-Syndrom *nt embryo.* Fraser syndrome, cryptophthalmus syndrome.
Frat·zen·ge·sich·tig·keit *f patho.* gargoylism.
Frau *f, pl* **Frau·en** woman; *(a. stat.)* female.
Frau·en·heil·kun·de *f* gynecology.
frau·lich *adj* womanish, woman, woman-like, womanly, feminine.
Frazier-Absaugkatheter *m* Frazier aspirator, Frazier suction tip aspirator.
Freeman-Sheldon-Syndrom *nt embryo., patho.* Freeman-Sheldon syndrome, whistling face syndrome, craniocarpotarsal dysplasia, craniocarpotarsal dystrophy.
Freer-Elevatorium *nt* Freer's elevator.
Freeway space *m* interocclusal distance, interarch distance, freeway, interocclusal clearance, interocclusal gap, interocclusal space, interocclusal rest space.
frei *adj* **1.** free. **frei Wahl** free choice. **freier Zutritt zu** unrestricted access to, free access to; *(unabhängig)* independent, free; *(freiwillig)* voluntary. **frei Wille** free will. **2.** *(unbehindert, ungezwungen)* unrestrained, free. **3.** *(leer)* vacant, empty, free, unoccupied; *(Lunge)* clear; *(Arbeitsstelle)* vacant. **frei von** *(Zugang)* clear of; *(Schmerzen)* free from pain, without pain. **4.** *chem. phys.* free, released. **5.** *(lose)* (*a. anat.*) loose, free, unattached. **6.** *(bloß)* uncovered, bare. **den Arm frei machen** bare one's arm. **sich frei machen** take one's clothes off.

Frei·end·brücke [k·k] *f* cantilever bridge, cantilever fixed partial denture, fixed cantilever partial denture, extension bridge.
Frei·end·pro·the·se *f* distal extension denture, distal extension partial denture, extension partial denture, distal extension restoration, free-end base, cantilever bridge, cantilever fixed partial denture, fixed cantilever partial denture, extension bridge.
Frei·end·sat·tel *m* cantilever beam.
frei·le·gen *vt chir.* expose, lay open, uncover.
frei·ma·chen **I** *vt (befreien)* detach, disengage *(von* from); clear, free *(von* from). **die Luftwege freimachen** clear the airways. **II** *vr* **sich freimachen** take one's clothes off, strip.
Frei·na·me *m pharm.* generic name, nonproprietary name, public name.
Frei·raum *m* **1.** *(Gelenk)* range. **3.** *dent.* clearance. **3.** *psycho.* free area.
  okklusaler Freiraum occlusal clearance.
frei·set·zen *vt physiol., biochem.* release, liberate, set free.
Frei·set·zung *f* release, liberation; discharge.
Frei·tod *m* suicide, voluntary death.
frei·wil·lig *adj* voluntary, volunteer.
Frei·wil·li·ge *m/f* volunteer.
Frei·zeit·um·satz *m physiol.* leisure metabolic rate.
fremd *adj* **1.** *(andersartig, unvertraut)* strange, unfamiliar, unknown, different. **2.** *(Hilfe)* outside, extraneous. **3.** *(seltsam)* strange, odd, queer, funny. **4.** *(ausländisch)* foreign, alien.
Fremd·an·ti·gen *nt immun.* foreign antigen.
Fremd·be·fruch·tung *f bio.* allogamy, cross fertilization.
Fremd·kör·per *m patho.* foreign body, foreign substance, foreign matter.
Fremd·kör·per·aspi·ra·ti·on *f pulmo.* foreign-body aspiration.
Fremd·kör·per·gra·nu·lom *nt patho.* foreign-body granuloma.
Fremd·kör·per·re·ak·ti·on *f patho.* foreign-body reaction.
Fremd·re·flex *m physiol.* extrinsic reflex, polysynaptic reflex.
Fremd·se·rum *nt immun.* foreign serum.
Fremd·stoff·ein·at·mung *f patho.* aspiration.
Fremd·sub·stanz *f immun.* foreign substance.
Fre·mi·tus *m clin., pulmo.* fremitus.
  Fremitus pectoralis pectoral fremitus, pectoriloquy.
Fren·ek·to·mie *f* frenectomy.
Fre·no·pla·stik *f* frenoplasty.
Fre·no·to·mie *f* lingual frenotomy, frenotomy.
Fre·nul·ek·to·mie *f* frenectomy.
Fre·nu·lo·pla·stik *f* frenoplasty.
Fre·nu·lo·to·mie *f* → Frenotomie.
Fre·nu·lum *nt, pl* **Fre·nu·la** *anat.* frenulum, small bridle, small frenum.
  Frenulum buccale buccal frenum.
  Frenulum labii inferioris inferior labial frenulum, frenulum of lower lip.
  Frenulum labii superioris superior labial frenulum, frenulum of upper lip.
  Frenulum linguae lingual frenum/frenulum, frenum/frenulum of tongue, sublingual ridge.
Fre·nu·lum·an·satz, hoher *m* abnormal frenulum attachment, abnormal frenum attachment, high frenum attachment.
Fre·nu·lum·durch·tren·nung *f* frenotomy.
Fre·num *nt* frenum, bridle.
fre·quent *adj (Puls)* frequent.
Fre·quenz *f* **1.** *electr., phys., stat.* frequency. **2.** *phys.* channel. **3.** *(Puls)* frequency, pulse rate.
Fre·quenz·mes·ser *m electr.* frequency meter.
Fresh-frozen-Plasma *nt hema.* fresh frozen plasma.
Freß·zel·le *f histol.* carrier cell, phagocyte.
Frey-Baillarger-Syndrom *nt neuro.* Frey's syndrome, auriculotemporal syndrome, auriculotemporal nerve syndrome, gustatory sweating syndrome.
Friedländer-Bazillus *m micro.* Friedländer's bacillus, Friedländer's pneumobacillus, pneumobacillus, Bacillus pneumoniae, Klebsiella pneumoniae.
Friedländer-Pneumonie *f pulmo.* Friedländer's pneumonia, Friedländer's bacillus pneumonia, Klebsiella pneumonia.
Friedman-Exkavator *m* Friedman excavator.
frie·ren *vi* be freezing, feel cold, be cold.
Frik·ti·on *f phys.* friction, rubbing.
Frik·ti·ons·stift *m* friction pin, friction-retained pin.
frisch *adj* **1.** *(Nahrung)* fresh, untainted. **2.** *(Wunde)* fresh, green. **3.** *(sauber)* clean. **sich frisch machen** freshen up. **4.** *(munter)* fresh; *(aufgeweckt)* alert, lively, bright. **5.** *(erfrischend)* cool, fresh, refreshing; *(zu kalt)* chilly, cool, fresh.
Frisch·blut *nt hema.* fresh blood.

Froin-Symptom *nt neuro.* Froin's syndrome, loculation syndrome, massive coagulation.
Frons *f anat.* forehead, brow, frons.
fron·tal *adj anat.* frontal, metopic.
Fron·tal·bo·gen *m* labial arch.
Fron·tal·ebe·ne *f anat.* coronal plane, frontal plane.
Fron·tal·hirn *nt anat.* frontal brain.
Fron·ta·lis *m* 1. frontalis muscle, frontal muscle. 2. frontal nerve.
Fron·ta·lis·läh·mung *f* frontalis muscle paralysis.
Fron·tal·lap·pen *m anat.* frontal lobe.
Fron·tal·lap·pen·ab·szeß *m patho.* frontal-lobe abscess.
Fron·tal·re·gi·on *f anat.* frontal region.
fronto- *pref.* fronto-.
fron·to·ok·zi·pi·tal *adj* pertaining to forehead and occiput, frontooccipital, occipitofrontal.
Front·zahn *m* anterior tooth.
  maxilläre Frontzähne maxillary anterior teeth.
Front·zahn·biß, umgekehrter *m* anterior crossbite.
Front·zahn·zan·ge, obere *f* maxillary incisor forceps.
  untere Frontzahnzange lower anterior forceps, mandibular anterior teeth forceps.
Frost·beu·le *f patho.* chilblain, pernio.
frucht·bar *adj* fertile, generative, productive, prolific.
Frucht·be·häl·ter *m micro.* sporangium, spore case.
Frucht·fleisch *nt bio.* fruit pulp, flesh, pulp, pulpa.
Frucht·zucker [k·k] *m* → D-Fructose.
β-Fruc·to·fu·ra·no·si·da·se *f* invertase, invertin, saccharase, fructosidase, β-fructofuranosidase.
Fruc·tos·ämie *f patho.* fructosemia, levulosemia.
Fruc·to·se·bis·phos·phat·al·do·la·se *f* fructose diphosphate aldolase, fructose bisphosphate aldolase, phosphofructoaldolase, aldolase.
Fruc·to·se·di·phos·phat·al·do·la·se *f* → Fructosebisphosphataldolase.
Fruc·tos·urie *f patho.* fructosuria, levulosuria.
früh I *adj* early; *patho.* early, premature, precocious. II *adv* early.
Früh·chen *nt* → Frühgeborene.
Früh·dia·gno·se *f* early diagnosis.
Früh·ge·bo·re·ne *nt ped.* premature, immature infant, premature child, premature infant, preterm infant.
Früh·ge·burt *f* 1. premature, premature birth, immature labor, premature labor, premature delivery. 2. → Frühgeborene.
Früh·ge·ne·ra·li·sa·ti·on *f patho.* early systemic dissemination.
Früh·jahrs·ka·tarrh *m* → Frühjahrskonjunktivitis.
Früh·jahrs·kon·junk·ti·vi·tis *f* spring conjunctivitis, spring ophthalmia, vernal catarrh, vernal conjunctivitis.
Frühjahr-Sommer-Enzephalitis, russische *f* → russische *Frühsommer-Enzephalitis.*
Früh·kon·takt *m* premature contact, prematurity.
Früh·ope·ra·ti·on *f chir.* early operation.
früh·reif *adj* precocious, premature.
Frühsommer-Enzephalitis *f epidem.* Central European encephalitis, diphasic meningoencephalitis, diphasic milk fever, Far East Russian encephalitis, Central European tick-borne fever.
  russische Frühsommer-Enzephalitis Russian spring-summer encephalitis, forest-spring encephalitis, Russian endemic encephalitis, Russian forest-spring encephalitis, Russian tick-borne encephalitis, Russian vernal encephalitis, vernal encephalitis, vernoestival encephalitis, woodcutter's encephalitis, woodcutter's encephalitis.
Früh·stück *nt* breakfast.
früh·stücken [k·k] *vi* have breakfast, breakfast.
Früh·sym·ptom *nt* precursory symptom, premonitory symptom, early symptom, prodrome, prodroma, prodromus.
früh·zei·tig I *adj* early, precocious, premature. II *adv* early.
Früh·zei·tig·keit *f* (*a. patho.*) precocity, precociousness, prematurity, prematureness.
β-Fruk·to·fu·ra·no·si·da·se *f* invertase, invertin, saccharase, fructosidase, β-fructofuranosidase.
Fruk·tos·ämie *f patho.* fructosemia, levulosemia.
Fruk·to·se·in·to·le·ranz *f patho.* fructose intolerance.
Fruk·to·se·in·to·le·ranz·syn·drom *nt* → Fruktoseintoleranz.
Fruk·tos·urie *f patho.* fructosuria, levulosuria.
FTA-Abs-Test *m immun.* fluorescent treponemal antibody absorption test, FTA-Abs test.
Fuch·sin *nt histol.* rubin, fuchsin.
füh·len I *vt* feel, sense; (*erahnen*) sense, feel, have a feeling of; (*befühlen*) feel; (*Puls*) take. II *vi* feel; (*betasten*) feel. III *vr* s. **krank/schlecht/unpäßlich/wohl fühlen** feel ill/bad/unwell/well.
Füh·ler *m* 1. *techn.* sensor, detector. 2. *bio.* antenna, feeler; *bio.* (*Insekt*) horn.

füh·ren I *vt* 1. lead; (*weisen*) direct, guide, lead, conduct. 2. (*leiten*) manage, run, control; (*Gespräch*) have, hold; (*Prozeß*) conduct. 3. (*handhaben*) wield. **zum Mund führen** raise sth. to one's mouth. **einen Draht/Schlauch in etw. führen** pass/introduce a wire/tube into sth. II *vi* lead; open (*nach, zu* into).
Füh·rungs·arm *m* bracing arm.
Füh·rungs·band *nt anat.* gubernaculum.
Füh·rungs·draht *m* guide wire.
Füh·rungs·ele·ment *nt* bracket, orthodontic attachment, orthodontic bracket.
Ful·gu·ra·ti·ons·elek·tro·de *f* fulgurating electrode.
fül·len I *vt* fill; *dent.* fill, stop; *techn.* charge; (*in Flaschen*) bottle; (*vollstopfen*) stuff; (*mit Luft*) inflate, fill. II *vr* **sich füllen** fill.
Füll·in·stru·ment *nt* filler.
Füll·ka·nal *m* filling canal.
Füll·mas·se *f* filling, filler.
Füll·ma·te·ri·al *nt* 1. filling, filling material, stuffing, wadding, packing. 2. filling, filler.
Füll·stoff *m* → Füllmaterial.
Füll·stoff·kon·den·sie·rung *f* filling material condensation.
Fül·lung *f* 1. filling, fill, packing. 2. *dent.* filling, stopping, filling material.
  Füllung mit Randspalten ditched filling.
  direkte Füllung direct filling.
  endgültige Füllung permanent filling.
  indirekte Füllung indirect filling.
  komplexe Füllung complex filling, compound filling.
  permanente Füllung permanent filling.
  provisorische Füllung temporary filling.
  provisorische Füllung während der Behandlung treatment filling.
  retrograde Füllung retrograde root canal filling method, retrograde filling method, retrofilling method, root-end filling method, reverse filling, retrofilling.
  retrograde Füllung mit Amalgam retrograde amalgam.
  vorübergehende Füllung temporary filling.
Fül·lungs·de·fekt *m radiol.* filling defect.
Fül·lungs·gold *nt* direct gold, direct filling gold.
Fül·lungs·ma·te·ri·al *nt* filling material.
Fül·lungs·por·zel·lan *nt* silicate cement, porcelain cement, synthetic porcelain.
Fül·lungs·tech·nik *f* filling technique.
Fül·lungs·über·schuß *m* marginal excess.
Fül·lungs·werk·stoff *m* filling material.
ful·mi·nant *adj patho.* fulminant, foudroyant, fulminating.
Fu·mi·ga·ti·on *f* fumigation.
Fun·dus *m, pl* **Fun·di** *anat.* 1. fundus, base, bottom. 2. fundus of eye, fundus, eyeground.
Fun·du·sko·pie *f ophthal.* funduscopy, ophthalmoscopy.
Fun·dus·re·flex *m ophthal.* eye reflex, fundus reflex, red reflex.
fünf·höcke·rig [k·k] *adj* quinquecuspid.
Fünf·jah·res·über·le·bens·ra·te *f patho.* five-year survival rate.
Fünf·ta·ge·fie·ber *nt epidem.* quintan fever, five-day fever, trench fever, shin-bone fever, Wolhynia fever, Meuse fever, His' disease, His-Werner disease, Werner-His disease.
fun·gal *adj* pertaining to a fungus, fungal, funguous.
Fung·ämie *f patho.* fungemia, mycethemia.
Fun·gi *pl micro.* fungi, mycetes, mycota, Mycophyta, Fungi.
  Fungi imperfecti imperfect fungi, Deuteromycetes, Deuteromyces, Deuteromycetae, Deuteromycotina.
fun·gi·form *adj histol.* mushroom-shaped, fungus-shaped, fungiform, fungilliform.
Fun·gi·sta·se *f micro.* fungistasis.
Fun·gi·sta·ti·kum *nt, pl* **Fun·gi·sta·ti·ka** *pharm.* fungistat, mycostat.
fun·gi·sta·tisch *adj micro.* mycostatic, fungistatic.
Fun·gi·zid *nt pharm.* fungicide, mycocide.
fun·gi·zid *adj* fungicidal.
fun·go·id *adj histol.* fungoid, fungous.
fun·gös *adj derm.* fungoid, fungous.
Fun·go·si·tät *f patho.* fungosity.
fu·ni·ku·lär *adj anat.* funicular, funic.
Fun·ke *m* spark; *fig.* spark (*von* of).
Fun·ken·in·duk·tor *m phys.* spark coil.
Funk·ti·on *f* 1. *allg., mathe,* function; office, position, work, duty. 2. *physiol.* function, functio, competence, competency, working, action; capacity.
Funk·ti·ons·ab·druck *m* functional impression.
Funk·ti·ons·ana·ly·se *f* functional analysis.
Funk·ti·ons·aus·fall *m patho.* lesion.

Funk·ti·ons·be·ein·träch·ti·gung *f* → Funktionseinschränkung.
Funk·ti·ons·ein·schrän·kung *f* functional impairment, loss of function.
Funk·ti·ons·reg·ler *m* Fränkel appliance, Frankel appliance, Fränkel removable orthodontic appliance, function corrector.
Funk·ti·ons·schwä·che *f patho.* insufficiency.
Funk·ti·ons·stoff·wech·sel *m physiol.* functional metabolism.
Funk·ti·ons·stö·rung *f patho.* lesion, dysfunction, malfunction, parafunction.
Funk·ti·ons·ver·lust *m patho.* loss of function.
Fur·che *f* **1.** (*im Gesicht*) furrow, line; wrinkle. **2.** *anat.* groove, fissure, furrow, rima, sulcus, crena, cleft, vallecula. **3.** *bio.* groove; furrow, crena. **4.** *techn.* groove, channel, trench, trough.
fur·chen *vt* (*Gesicht*) furrow, line.
fur·chig *adj* rimose, rimous, furrowed, furrowy, grooved.
Furcht *f* fear (*vor* of; *daß* that); (*Besorgnis*) apprehension, apprehensiveness, alarm, anxiety; (*starke Angst*) dread, fright, terror; (*krankhafte/pathologische Furcht*) morbid fear, irrational fear, phobia. **aus Furcht vor** for fear of. **Furcht haben vor** fear, dread, be afraid of. **ohne Furcht** fearless, without fear.
Fur·chung *f* **1.** *anat.* segmentation, crenation, crenature. **2.** *embryo.* segmentation, cleavage, cleavage division.
Fur·ka·ti·on *f* furca, furcation, root furcation.
befallene Furkation invaded furca, invaded furcation.
Fur·ka·ti·ons·be·fall *m* denuded furca, denuded furcation, furca invasion, furca involvement.
Für·sor·ge *f* **1.** (*a. medizinische*) care, attention, service. **2.** (*staatliche*) welfare, welfare service(s *pl*), social services *pl*. **von der Fürsorge leben** live on social security.
Für·sor·ge·ar·beit *f* welfare work, social work.
Für·sor·ger *m* welfare worker, social worker.
Fu·run·cu·lo·sis *f* → Furunkulose.
Fu·run·cu·lus *m* → Furunkel.
Fu·run·kel *m/nt patho., derm.* furuncle, furunculus, boil.
Fu·run·ku·lo·se *f patho., derm.* furunculosis.
Fus·cin *nt* fuscin.
fu·si·form *adj histol.* spindle-shaped, fusiform.
Fu·so·bac·te·ri·um *nt micro.* fusiform bacillus, Fusobacterium.
Fusobacterium fusiforme → Fusobacterium Plaut-Vincenti.
Fusobacterium nucleatum → Fusobacterium Plaut-Vincenti.
Fusobacterium Plaut-Vincenti Bacillus fusiformis, Leptotrichia buccalis, Fusibacterium nucleatum, Fusobacterium fusiforme, Fusobacterium plauti-vincenti.

Fu·so·bor·re·lio·se *f epidem.* fusospirochetosis, fusospirochetal disease.
Fu·so·spi·ril·lo·se *f patho., HNO* Vincent's disease, Vincent's angina, Vincent's stomatitis, Vincent's infection, Plaut's angina, fusospirillary gingivitis, fusospirillary stomatitis, fusospirillosis, fusospirochetal gingivitis, fusospirochetal stomatitis, ulcerative gingivitis, ulceromembranous gingivitis, necrotizing ulcerative gingivitis, necrotizing ulcerative gingivostomatitis, pseudomembranous angina, acute necrotizing ulcerative gingivitis, acute ulcerative gingivitis, acute ulceromembranous gingivitis, trench mouth, phagedenic gingivitis.
Fu·so·spi·ro·chä·to·se *f* → Fusospirillose.
Fuß *m, pl* **Fü·ße** **1.** foot; *anat.* pes. **zu Fuß** on foot. **2.** (*Basis*) foot, base, stem. **3.** (*Längenmaß*) foot.
Fuß·bad *nt* footbath, pediluvium.
Fuß·ba·de·wan·ne *f* footbath.
Fuß·bal·len *m anat.* ball of (the) foot, pad.
Fuß·be·klei·dung *f* footgear, footwear.
Füß·chen *nt bio., histol.* foot process, pedicle.
Füß·chen·zel·le *f histol.* podocyte.
Fuß·knö·chel *m anat.* ankle, malleolus.
Fuß·längs·ge·wöl·be *nt anat.* longitudinal arch of foot.
Fuß·my·ko·se *f* → Fußpilz.
Fuß·pfle·ge *f* chiropody, podiatry, podology, pedicure.
Fuß·pfle·ger *m* chiropodist, podiatrist, podologist, pedicure.
Fuß·pilz *m derm.* athlete's foot, Hong Kong toe, ringworm of the feet, tinea pedis, tinea pedum.
Fuß·pilz·er·kran·kung *f* → Fußpilz.
Fuß·quer·ge·wöl·be *nt anat.* transverse arch of foot.
Fuß·rücken [k·k] *m anat.* back of (the) foot, dorsum of foot.
Fuß·rücken·sei·te [k·k] *f* → Fußrücken.
Fuß·soh·le *f anat.* sole (of foot), planta pedis.
Fuß·stüt·ze *f* footrest.
fuß·wärts *adj anat.* caudal.
Fuß·wur·zel *f anat.* root of foot, tarsus.
Fuß·wur·zel·kno·chen *pl anat.* tarsal bones, tarsalia.
Fuß·zel·len *pl histol.* Sertoli's cells, sustentacular cells, nurse cells, nursing cells, foot cells.
Fus·zin *nt* fuscin.
fu·til *adj* futile.
Füt·tern *nt* (*Säugling*) feeding.

G

Ga·be *f pharm.* dose, dosis.
Ga·bel *f* fork; *techn.* fork; *anat.* fork, bifurcation.
ga·bel·för·mig *adj anat.* fork-shaped, forked, bifurcate, bifurcated, furcal, furcate.
Ga·bel·mücke [k•k] *f micro.* Anopheles, Cellia.
Ga·be·lung *f anat.* fork, bifurcation, furcation.
Gaerny-Geschiebe *nt* Gaerny bar.
Gäh·nen *nt* yawn, yawning, oscitation.
gäh·nen *vi* yawn, oscitate.
Gäh·ner *m* yawn.
Gaisböck-Syndrom *nt hema.* Gaisböck's disease, Gaisböck's syndrome, benign polycythemia.
Ga·lakt·ämie *f patho.* galactemia.
Ga·lak·to·ki·na·se·man·gel *m patho.* galactokinase deficiency, galactose diabetes.
Ga·lak·tos·ämie *f patho.* classic galactosemia, galactose diabetes, galactosemia.
   hereditäre Galaktosämie → Galaktosämie.
   kongenitale Galaktosämie → Galaktosämie.
Ga·lak·to·se *f biochem.* galactose.
Ga·lak·to·se·dia·be·tes *m patho.* galactose diabetes; galactosemia.
Ga·lak·to·se·in·to·le·ranz *f* → Galaktosämie.
Ga·lak·to·se·to·le·ranz·test *m clin.* galactose tolerance test, galactose elimination test.
Ga·lak·to·se·un·ver·träg·lich·keit *f* → Galaktosämie.
Ga·lak·tos·urie *f patho.* galactosuria.
Ga·lak·to·ze·re·bro·sid·li·pi·do·se *f* → Galaktozerebrosidose.
Ga·lak·to·ze·re·bro·si·do·se *f patho.* Krabbe's disease, Krabbe's leukodystrophy, globoid cell leukodystrophy, globoid leukodystrophy, galactosylceramide lipidosis, diffuse infantile familial sclerosis, galactosylceramide β-galactosidase deficiency.
Ga·lakt·urie *f patho.* chyluria, galacturia.
Ga·lea *f*, *pl* **Ga·leae** *anat.* galea.
Galen-Ventrikel *m anat.* ventricle of Galen, Morgagni's ventricle, sinus of Morgagni, laryngeal ventricle.
Ga·le·ni·ca *pl* → Galenika.
Ga·le·ni·ka *pl*, *sing* **Ga·le·ni·kum** galenicals, galenica, galenics.
ga·le·nisch *adj* galenic.
Gall·ap·fel *m pharm.* Smyrna gall, nutgall, gall, gallnut, Aleppo gall.
Gal·le *f* **1.** bile, gall, bilis, fel. **2.** *anat.* gall bladder, gallbladder, bile cystcholecyst, cholecystis.
Gal·le·er·bre·chen *nt patho.* bilious vomiting, bile vomiting, cholemesis.
gal·le·hal·tig *adj histol.* choledochous.
Gallen- *pref.* cholalic, choleic, bilious, biliary, bile, chol(o)-, bili-.
Gal·len·be·schwer·den *pl patho.* biliousness; cholecystopathy, gallbladder disease.
Gal·len·bla·se *f anat.* gall bladder, gallbladder, bile cystcholecyst, cholecystis.
Gal·len·ko·lik *f patho.* biliary colic, bilious attack, hepatic colic, gallstone colic.
Gal·len·lei·den *nt* bilious complaint, biliousness; cholecystopathy, gallbladder disease.
Gal·len·säu·ren *pl biochem.* bile acids.
Gal·len·stein *m patho.* biliary calculus, biliary stone, cholelith, chololith, gallstone.
Gal·len·stein·lei·den *nt patho.* gallstone disease, cholelithiasis, chololithiasis.
gal·lert·ar·tig *adj histol.* gelatinous, gelatinoid.
Gal·ler·te *f* gelatin, gelatine; gel, colloid, jelly.
Gal·lert·kern *m anat.* gelatinous nucleus, vertebral pulp.
Gal·lert·mark *nt histol.* gelatinous bone marrow.
gal·lig *adj* (*a. fig.*) biliary, bilious.
Gal·li·um·le·gie·rung *f* gallium alloy.
Ga·lopp *m card.* gallop, gallop rhythm, Traube's bruit, Traube's murmur, cantering rhythm.
   diastolischer Galopp protodiastolic gallop.
   präsystolischer Galopp presystolic gallop, atrial gallop.
   protodiastolischer Galopp protodiastolic gallop.
   systolischer Galopp systolic gallop.
Gal·va·ni·sie·ren *nt* galvanization, galvanism; *techn.* electroplating.
gal·va·ni·sie·ren *vt* galvanize; *techn.* electroplate.
Gal·va·ni·sie·rung *f* galvanization, galvanism.
Gal·va·no·chir·ur·gie *f chir.* galvanosurgery.
Gal·va·no·kau·stik *f clin.* galvanocautery, galvanic cautery.
Gal·va·no·kau·ter *m* → Galvanokaustik.
Gal·va·no·me·ter *nt phys.* galvanometer, rheometer.
Gal·va·no·punk·tur *f derm.* electrolysis.
Gal·va·no·the·ra·pie *f clin.* galvanization, galvanism, galvanotherapy, galvanotherapeutics *pl*, voltaism.
Gal·va·no·to·nus *m physiol.* galvanotonus; electrotonus.
Ga·met *m bio.*, *embryo.* gamete, generative cell, mature germ cell.
Gam·ma *nt* gamma.
Gam·ma·ami·no·but·ter·säu·re *f* γ-aminobutyric acid, gamma-aminobutyric acid.
Gam·ma·glo·bu·lin *nt immun.* gamma globulin, γ globulin.
Gam·ma·glo·bu·lin·man·gel *m immun.* hypogammaglobulinemia, hypogammaglobinemia.
gamma-hämolytisch *adj micro.* γ-hemolytic, gamma-hemolytic, nonhemolytic.
Gam·ma·ka·me·ra *f radiol.* gamma camera.
Gam·ma·strah·len *pl* gamma rays, γ rays.
Gam·ma·strah·lung *f phys.* gamma radiation, γ radiation.
Gam·ma·zis·mus *m HNO* gammacism.
Gam·mo·pa·thie *f immun.* gammaglobulinopathy, gammopathy, immunoglobulinopathy.
   biklonale Gammopathie biclonal gammopathy.
   monoklonale Gammopathie monoclonal gammopathy.
Ga·mo·ge·ne·se *f bio.* sexual reproduction, gamogenesis, gametogony, gametogonia, gamogony.
Ga·mo·go·nie *f micro.* gametogony, gametogonia, gamogony.
Ga·mont *m micro.* gamont, gamete, gametocyte.
Gamstorp-Syndrom *nt neuro.* Gamstorp's disease, hyperkalemic periodic paralysis, type II periodic paralysis.
Gang *m*, *pl* **Gän·ge 1.** (*a. neuro.*) walk, gait, motion, pace; (*Spaziergang*) walk. **2.** *fig.* (*Ablauf*) way, course, development. **3.** *techn.* operation, action; running, working.
   ataktischer Gang ataxic gait, tabetic gait.
   spastischer Gang spastic gait.
   unsicherer Gang unsteady gait, toddle.
   wackeliger Gang unsteady gait, toddle.
Gan·gli·en·blocka·de [k•k] *f anes.*, *pharm.* ganglionic blockade.
gan·gli·en·blockend [k•k] *adj anes.*, *pharm.* ganglioplegic, gangliolytic, ganglionoplegic.
Gan·gli·en·blocker [k•k] *m anes.*, *pharm.* ganglion-blocking agent, ganglionic blocking agent, ganglioplegic, gangliolytic, ganglionoplegic.
Gan·gli·en·zel·le *f histol.* ganglion cell, gangliocyte.
   pseudounipolare Ganglienzelle pseudounipolar cell, pseudounipolar neuron.
Gan·glio·ly·se *f patho.* gangliolysis.
Gan·gli·on *nt*, *pl* **Gan·glia, Gan·gli·en 1.** *anat.* neural ganglion, ganglion, neuroganglion, nerve ganglion. **2.** *ortho.*, *patho.* ganglion, myxoid cyst, synovial cyst.
Gan·gli·on·ex·zi·si·on *f ortho.* ganglionectomy, gangliectomy.
Gan·glio·ple·gi·kum *nt* → Ganglienblocker.
gan·glio·ple·gisch *adj pharm.* ganglioplegic, gangliolytic, ganglionoplegic.
Gan·glio·si·do·se *f patho.* gangliosidosis, ganglioside lipidosis.
Gan·glio·zyt *m histol.* ganglion cell, gangliocyte.
Gan·grae·na *f* → Gangrän.

Gangraena emphysematosa gas gangrene, gaseous gangrene, gangrenous emphysema, emphysematous gangrene, progressive emphysematous necrosis, mephitic gangrene.
Gan·grän *f patho.* gangrene, mortification, thanatosis, sphacelus, sphacelation.
   Gangrän der Pulpa pulp gangrene, gangrenous pulp necrosis.
   feuchte Gangrän moist gangrene, wet gangrene, humid gangrene.
   infektiöse Gangrän des Mundes gangrenous stomatitis, water canker, noma, corrosive ulcer.
   senile Gangrän Pott's gangrene, senile gangrene.
   trockene Gangrän dry gangrene, mummification, mummification necrosis.
Gan·grän·bil·dung *f patho.* sphacelation.
gan·grä·nös *adj patho.* sphacelated, sphacelous, mortified, gangrenous.
Gan·grän·schorf *m patho.* eschar, sphacelus.
Ga·no·blast *m* ganoblast, adamantoblast, ameloblast, enamel cell, enameloblast.
Gän·se·haut *f derm.* goose flesh.
Ganz·kör·per·be·strah·lung *f radiol.* total body radiation, whole-body radiation, total body irradiation, whole-body irradiation.
Ganz·kör·per·szin·ti·gra·phie *f radiol.* total body scintigraphy.
Ganz·kör·per·zäh·ler *m radiol.* whole-body counter.
Ganz·vi·rus·impf·stoff *m immun.* whole-virus vaccine, WV vaccine.
ganz·zah·lig *adj mathe.* integral.
gap junction *(f) histol.* nexus.
Gardner-Nadelhalter *m* Gardner's needle holder.
Gardner-Syndrom *nt patho.* Gardner's syndrome.
Gard·ner·beiß *m derm., epidem.* trombiculiasis, trombidiiasis, trombidiosis.
Gar·go·yl·frat·ze *f patho.* gargoylism, hurloid facies.
Gar·goy·lis·mus *m patho.* gargoylism.
Gariot-Artikulator *m* Gariot articulator.
Gärtner-Bazillus *m micro.* Gärtner's bacillus, Bacillus enteritidis, Salmonella enteritidis.
Gä·rung *f biochem.* fermentation.
   alkoholische Gärung alcoholic fermentation.
Gas- *pref.* gas, aer(o)-, physo-, pneum(o)-, pneuma-, pneumato-, pneumono-.
Gas *nt chem.* gas; *physiol.* gas, air; vapor.
Gas·ab·szeß *m patho.* tympanitic abscess, Welch's abscess, gas abscess.
Gas·aus·tausch *m physiol.* gas exchange.
Gas·bläs·chen *nt* bubble.
Gas·bla·se *f* bubble.
Gas·brand *m* → Gasgangrän.
Gas·brust *f patho.* pneumothorax, pneumatothorax.
Gas·druck *m phys.* gas pressure.
Gas·durch·läs·sig·keit *f* porosity, porousness.
Gas·em·bo·lie *f patho.* gas embolism, aeroembolism, aeremia, ebullism.
gas·för·mig *adj phys.* gaseous, gasiform, aeriform.
Gas·gan·grän *f patho.* gas gangrene, gaseous gangrene, gangrenous emphysema, emphysematous gangrene, progressive emphysematous necrosis, mephitic gangrene, clostridial myonecrosis.
Gas·ge·misch *nt physiol., techn.* gas mixture, vapor.
Gas·hahn *m techn.* gas cock, cock, gas tap.
Gas·hül·le *f phys.* atmosphere.
Gas·kon·stan·te *f phys.* gas constant.
Gas·mas·ke *f techn.* gas mask, mask.
Gas·ödem *nt* → Gasgangrän.
Gas·ödem·er·kran·kung *f* → Gasgangrän.
Gas·phleg·mo·ne *f* → Gasgangrän.
Gasser-Syndrom *nt patho.* Gasser's syndrome, hemolytic-uremic syndrome.
Ga·ster *m anat.* stomach, ventricle, ventriculus, gaster.
ga·stral *adj* pertaining to the stomach, gastric.
Ga·stral·gie *f* pain in the stomach, stomach ache, gastralgia, gasteralgia, gastrodynia.
Ga·strek·ta·sie *f patho.* gastrectasia, gastrectasis.
Ga·strin *nt physiol.* gastrin.
ga·strisch *adj* → gastral.
Ga·stri·tis *f patho.* (mucosal) inflammation of the stomach, gastritis, endogastritis.
   katarrhalische Gastritis catarrhal gastritis.
ga·stro·en·te·ral *adj* → gastrointestinal.
Ga·stro·en·te·ri·tis *f patho.* inflammation of the mucosa of both stomach and intestines, gastroenteritis, enterogastritis.
Ga·stro·en·te·ro·pa·thie *f patho.* gastroenteropathy.

ga·stro·in·te·sti·nal *adj* pertaining to stomach and intestines, gastrointestinal, gastroenteric.
Ga·stro·in·te·sti·nal·trakt *m anat.* gastrointestinal canal, gastrointestinal tract.
Ga·stror·rha·gie *f patho.* hemorrhage from the stomach, gastrorrhagia.
Ga·stro·sko·pie *f clin.* gastroscopy.
Gas·zy·ste *f patho.* gas cyst.
Gates-Bohrer *m* → Gates-Glidden-Bohrer.
Gates-Glidden-Bohrer *m* Gates-Glidden bur, Gates-Glidden drill, G-type reamer.
Gat·tung *f bio.* genus, species, art; race.
gat·tungs·ver·wandt *adj bio.* congenerous, congeneric (to, with).
Gau·men *m* palate, roof of mouth; *anat.* palatum, uraniscus.
   gotischer Gaumen → hoher Gaumen.
   harter Gaumen hard palate.
   hoher Gaumen gothic palate, high palate, high-arched palate.
   knöcherner Gaumen bony palate, bony hard palate, osseous palate.
   weicher Gaumen soft palate.
Gau·men·ab·szeß *m HNO* palatal abscess.
Gau·men·apo·neu·ro·se *f anat.* palatine aponeurosis.
Gau·men·band *nt* palatal connector, palatal major connector.
Gau·men·bein *nt anat.* palate bone, palatine bone.
Gau·men·bo·gen *m anat.* palatine arch, oral arch, palatomaxillary arch, pillar of fauces.
   hinterer Gaumenbogen posterior column of fauces, palatopharyngeal arch, posterior palatine arch, pharyngoepiglottic arch, pharyngopalatine arch.
   vorderer Gaumenbogen anterior column of fauces, palatoglossal arch, glossopalatine arch, anterior palatine arch.
Gau·men·brei·te *f* breadth of palate.
Gau·men·bü·gel *m* palatal bar.
   hinterer Gaumenbügel posterior palatal bar, posterior major palatal connector.
   vorderer Gaumenbügel anterior palatal bar, anterior major palatal connector.
Gau·men·dehn·plat·te *f* palatal expansion appliance.
Gau·men·drei·eck *nt* palatal triangle.
Gau·men·drü·sen *pl anat.* palatine glands.
Gau·men·ent·zün·dung *f HNO* inflammation of the palate, uranisconitis, palatitis.
Gau·men·fal·ten *pl* palatine rugae.
Gau·men·fi·stel *f* palatal fistula.
   laterale Gaumenfisteln lateral palatal fistulas.
Gau·men·fur·che *f* palatine groove.
Gau·men·hö·he *f* height of palate.
Gau·men·hö·hen·in·dex *m* palatal height index.
Gau·men·in·dex *m* palatal index, palatinal index, palatomaxillary index.
Gau·men·län·ge *f* length of palate.
Gau·men·lap·pen *m* palatal flap.
Gau·men·lei·ste *f anat.* raphe of palate, palatine raphe, palatine crest, crista palatina, longitudinal ridge of hard palate.
Gau·men·man·del *f anat.* tonsil, faucial tonsil, palatine tonsil.
Gau·men·man·del·kryp·ten *pl anat.* tonsillar crypts of palatine tonsil.
Gau·men·man·del·ni·sche *f anat.* amygdaloid fossa, tonsillar fossa, tonsillar sinus.
Gau·men·mus·keln *pl* palatine muscles, palatal muscles.
Gau·men·mus·ku·la·tur *f* → Gaumenmuskeln.
Gau·men·naht *f HNO* palatine suture, uranisorrhaphy, uranorrhaphy, palatorrhaphy, staphylorrhaphy.
   mediane Gaumennaht longitudinal suture of palate, middle palatine suture.
Gau·men·naht·er·wei·te·rung *f* expansion of the arch, maxillary expansion, palatal expansion.
   langsame Gaumennahterweiterung slow palatal expansion, slow maxillary expansion.
   schnelle Gaumennahterweiterung rapid maxillary expansion, rapid palatal expansion.
Gau·men·naht·spren·gung *f* expansion of the arch, maxillary expansion, palatal expansion.
Gau·men·ner·ven *pl* palatine nerves.
Gau·men·ober·flä·che *f* palatal surface, palatine surface.
Gau·men·ob·tu·ra·tor *m* artificial palate, palatal obturator appliance.
Gau·men·pa·pil·lo·ma·to·se *f* palatal papillomatosis.
Gau·men·pha·rynx·pla·stik *f* palatopharyngoplasty.
Gau·men·pla·stik *f HNO* uranoplasty, uraniscoplasty, palatoplasty, staphyloplasty.

Gaumenplatte

Gau·men·plat·te f palatal plate, palate plate, plate, major palatal connector, obturator.
Gau·men·re·flex m HNO palatal reflex, palatine reflex.
Gau·men·re·kon·struk·ti·on f palate reconstruction.
Gau·men·rück·ver·la·ge·rung f push-back technique, push-back procedure.
Gau·men·schlag·ader f anat. palatine artery.
  absteigende Gaumenschlagader descending palatine artery.
  aufsteigende Gaumenschlagader ascending palatine artery.
  große Gaumenschlagader greater palatine artery, major palatine artery.
  kleine Gaumenschlagadern lesser palatine arteries, minor palatine arteries.
Gau·men·schleim·haut f palatal mucosa.
Gau·men·se·gel nt anat. soft palate.
Gau·men·se·gel·in·suf·fi·zi·enz f velar insufficiency, palatal incompetence, palatal incompetency, palatal insufficiency.
Gau·men·se·gel·läh·mung f palatal paralysis, soft palate paralysis, palatoplegia, uranoplegia, staphyloplegia.
Gau·men·se·gel·ny·stag·mus m palatal myoclonus, palatal nystagmus.
Gau·men·se·gel·plat·te f artificial velum.
Gau·men·spal·te f embryo. cleft palate, uranoschisis, uraniscochasm, uraniscochasma, uranoschism, palatoschisis.
  Gaumenspalte des weichen Gaumens soft palate cleft.
  doppelseitige Gaumenspalte bilateral cleft palate.
  einseitige Gaumenspalte unilateral cleft palate.
  okkulte Gaumenspalte occult cleft palate.
  partielle Gaumenspalte partial cleft palate.
  submuköse Gaumenspalte submucous cleft palate.
  subtotale Gaumenspalte subtotal cleft palate.
  unvollständige Gaumenspalte incomplete cleft palate.
  vollständige Gaumenspalte complete cleft palate, total cleft palate.
Gau·men·spal·ten·ab·druck m cleft palate impression.
Gau·men·spal·ten·ein·tei·lung f → Gaumenspaltenklassifizierung.
Gau·men·spal·ten·klas·si·fi·zie·rung f cleft palate classification.
Gau·men·spal·ten·pro·the·se f cleft palate prosthesis.
Gau·men·spei·chel·drü·sen pl anat. palatine glands.
Gau·men·trans·ver·sal·band nt palatal connector, palatal major connector.
Gau·men·ve·ne f anat. external palatine vein, palatine vein.
Gau·men·ver·län·ge·rung f palatal lengthening procedure.
Gau·men·ver·schluß m palatal closure.
Gau·men·ver·schluß·plat·te f artificial palate.
Gau·men·wulst m palatal torus, palatine torus.
Gau·men·zäpf·chen nt anat. uvula, palatine uvula, pendulous palate, plectrum.
Gau·men·zäpf·chen·ent·zün·dung f HNO inflammation of the uvula, staphylitis, uvulitis.
Gau·men·zy·ste f palatal cyst.
  mediane Gaumenzyste median palatal cyst.
Gauß-Kurve f stat. normal curve (of distribution), bell curve, bell-shaped curve, gaussian curve.
Gauthier-Kallmann-Syndrom nt patho. Kallmann's syndrome, olfactogenital dysplasia, hypogonadotropic eunuchoidism, hypogonadism with anosmia.
Ga·ze f gauze.
Ga·ze·strei·fen m → Gazetampon.
Ga·ze·tam·pon m gauze wick.
Ga·ze·ver·band m gauze dressing.
G-Banding nt genet. G-banding.
ge·ädert adj (Haut) veined, veinous, veiny.
Ge·bär·mut·ter f gyn. womb, uterus, metra.
ge·beugt adj anat. bent, flexed. **nach hinten gebeugt** recurvate, retroflected, retroflex, retroflexed. **nach vorne gebeugt** anteflexed, antexed.
Ge·biet nt **1.** (a. anat.) zone, area, region, field; anat. tract, region, regio. **2.** fig. field, range, sphere, branch; domain, department; (Thema) subject.
Ge·bil·de nt structure, formation; (Werk) product, creation.
Ge·birgs·zecken·fie·ber, amerikanisches [k·k] nt epidem. Colorado tick fever, mountain tick fever, tick fever.
Ge·biß nt **1.** → natürliches Gebiß. **2.** artificial dentition, dental plate, dental prosthesis, false teeth, denture.
  Gebiß mit gleichartigen Zähnen → homodontes Gebiß.
  Gebiß mit verschiedenen Zahnformen → heterodontes Gebiß.
  bleibendes Gebiß permanent teeth, permanent dentition, secondary dentition, dentes permanentes.
  diphyodontes Gebiß diphyodont dentition.
  heterodontes Gebiß heterodont dentition.
  homodontes Gebiß homodont dentition.
  künstliches Gebiß artificial dentition, dental plate, dental prosthesis, false teeth, denture.
  monophyodontes Gebiß monophyodont dentition.
  natürliches Gebiß dentition, natural teeth, natural dentition, set of teeth.
  polyphydontes Gebiß polyphyodont dentition.
Ge·biß·ab·druck m dental impression.
Ge·biß·ana·ly·se f bite analysis.
Ge·biß·ano·ma·lie f abnormal occlusion, malfunctional occlusion, malocclusion.
Ge·biß·ein·tei·lung f denture classification.
Ge·biß·for·mel f dental formula.
Ge·biß·for·mer m Bimler appliance, Bimler stimulator, Bimler removable orthodontic appliance.
Ge·biß·mo·dell nt cast, dental cast, model.
Ge·biß·plat·te f plate.
Ge·biß·rand m denture edge, denture border, denture periphery.
Ge·biß·rei·ni·ger m denture cleaner, denture cleanser.
Ge·biß·rei·ni·gungs·pul·ver nt abrasive denture cleaner.
Ge·biß·sche·ma nt dental chart.
Ge·biß·zäh·ne pl denture teeth.
ge·bläht adj (Magen) blown, tympanous, distended, flatulent.
Ge·bläht·sein nt patho. flatulence, flatulency.
Ge·blä·se nt blower, fan.
Ge·brauch m use, usage; (Anwendung) application. **von etw. Gebrauch machen** make use of sth. **vor Gebrauch (gut) schütteln** shake (well) before use. **(nur) zum äußeren/inneren Gebrauch** for external/internal use (only).
Ge·bre·chen nt ailment, complaint, affliction, maladie, malady; (Behinderung) disablement, disability, defect, invalidism; (Schwäche) infirmity, infirmness.
ge·brech·lich adj fragile, weak, shaky, frail; invalid, infirm.
Ge·brech·lich·keit f fragility, weakness, frailty, frailness; infirmity, infirmness, caducity.
ge·bro·chen adj (körperlich, seelisch) broken; (Knochen) broken, fractured, cracked.
ge·büh·ren·frei adj free, free of charge.
ge·bün·delt adj (a. phys.) bundled, penciled, pencilled.
Ge·burt f **1.** birth. **2.** gyn. (Niederkunft) childbirth, labor, birth, partus, parturition, accouchement, tocus. **3.** gyn. (Vorgang) delivery, birth, childbirth, partus. **vor der Geburt (auftretend/entstehend)** antenatal, antepartal, antepartum, prenatal. **von Geburt an** from/since (one's) birth. **bei/unter der Geburt** at birth, in labor. **bei der Geburt vorhanden** connatal, connate.
Ge·bur·ten·be·schrän·kung f → Geburtenregelung.
Ge·bur·ten·kon·trol·le f → Geburtenregelung.
Ge·bur·ten·re·ge·lung f birthcontrol, family planning.
Ge·burts·feh·ler m embryo. congenital defect.
ge·burts·hilf·lich adj pertaining to obstetrics, obstetric, obstetrical.
Ge·burts·läh·mung f neuro., ped. birth paralysis, birth palsy, obstetrical paralysis, obstetric paralysis, infantile diplegia.
Ge·burts·ort m birthplace, place of birth.
Ge·burts·tag m birthday; date of birth.
Ge·burts·ur·kun·de f birth certificate.
Ge·dächt·nis nt **1.** (Vermögen) memory, mneme. **2.** (Erinnerung) memory, recollection, remembrance. **aus dem Gedächtnis** from/by memory. **etw. im Gedächtnis behalten** keep sth. in mind. **immunologisches Gedächtnis** immun. immunological memory, anamnesis, booster response.
Ge·dächt·nis·lücke [k·k] f memory lapse, blank, a blank in one's memory.
Ge·dächt·nis·spur f physiol. memory trace, memory pattern, engram.
Ge·dächt·nis·stö·rung m neuro. memory defect, disturbance of memory, hypomnesia, amnesia, dysmnesia.
Ge·dächt·nis·zel·le f immun. memory cell.
ge·dämpft adj **1.** fig. (Stimmung) subdued. **2.** (a. phys.) damped; (Stimme) hushed, subdued; (Geräusch) dull, muffled; (Licht, Farbe) soft, subdued.
Ge·dan·ke m thought (über on, about); idea, intellection, reflection.
Ge·dan·ken·le·sen nt telepathy, thought reading, thought transference.
Ge·därm nt → Gedärme.
Ge·där·me pl guts, bowels, intestines.
ge·dehnt adj patho. ectatic, distended, extended.
ge·dei·hen vi (Kind) thrive, prosper, do well.
Ge·deih·stö·rung f ped. failure to thrive.

ge·dun·sen *adj* (*Haut*) pasty, puffed; (*Gesicht*) puffy, bloated; (*Glied*) bloated, swollen, turgid.
Gee-Herter-Heubner-Syndrom *nt patho., ped.* Gee-Herter-Heubner disease, Gee-Herter-Heubner syndrome, Gee-Herter disease, Gee's disease, Herter's infantilism, Herter's disease, Heubner-Herter disease, Herter-Heubner disease, Heubner disease, infantile form of celiac disease.
Ge·fahr *f* 1. danger, hazard, risk. **außer Gefahr** (*Patient*) out of danger. **sich in Gefahr bringen** expose o.s. to danger. **in Gefahr bringen** expose s.o./sth. to danger. **in Gefahr kommen** run into danger. **in Gefahr sein** be in danger, be endangered. **ohne Gefahr** without danger, safely. 2. (*Bedrohung*) threat, risk, danger (*für* to).
ge·fähr·den *vt* expose sth./s.o. to danger; endanger, jeopardize, threaten.
ge·fähr·lich *adj* dangerous (*für* to); (*lebensgefährlich*) perilous; (*gewagt*) risky, hazardous; (*ernst*) serious, grave, critical, precarious; (*unsicher*) unsafe; *patho.* pernicious.
Ge·fahr·lo·sig·keit *f* safety, security; harmlessness.
Ge·fäl·le *nt* dip, fall, descent, inclination, incline, slope; *phys., mathe.* gradient.
Ge·fäß *nt* 1. *anat.* vessel, vas. 2. vessel, container, receiver, receptacle; flask, bottle; pot, jar, bowl, basin.
  abführende Gefäße efferent vessels, efferent trunks, efferentia.
  afferente Gefäße → **zuführende Gefäße**.
  bauchiges Gefäß *pharm.* ampul, ampoule, ampule.
  efferente Gefäße → **abführende Gefäße**.
  zuführende Gefäße afferent vessels, afferent trunks, afferentia.
ge·fäß·ähn·lich *adj histol.* resembling a (blood) vessel, angioid, vasiform.
Ge·fäß·bün·del *nt histol.* tuft.
Ge·fäß·dar·stel·lung *f radiol.* angiography.
Ge·fäß·ent·zün·dung *f patho.* inflammation of a vessel, angiitis, angitis, vasculitis.
Ge·fäß·er·kran·kung *f patho.* vasculopathy, angiopathy.
ge·fäß·er·wei·ternd *adj* vasodilative, vasodilator, vasohypotonic.
Ge·fäß·er·wei·te·rung *f patho.* vasodilation, vasodilatation, angiomegaly, angiectasia, angiectasis.
Ge·fäß·gan·gli·on *nt histol.* vasoganglion.
Ge·fäß·ge·flecht *nt histol.* vascular plexus.
Ge·fäß·ge·räusch *nt card.* vascular murmur.
Ge·fäß·ge·schwulst *nt patho.* vascular tumor.
ge·fäß·in·va·siv *adj patho.* angioinvasive.
Ge·fäß·klam·mer *f* → **Gefäßklemme**.
Ge·fäß·klem·me *f chir.* vas clamp, vascular clamp, vessel clamp, blood vessel clamp, compressor, compressorium, hemostat.
Ge·fäß·knäu·el *nt histol.* vasoganglion; *anat.* glomus.
Ge·fäß·krampf *m patho.* angiospasm, vasospasm.
Ge·fäß·läh·mung *f patho.* vasoparalysis, angioparalysis, angioparese, vasoparese.
Ge·fäß·leh·re *f* angiology, angiologia.
ge·fäß·los *adj* avascular, nonvascular.
Ge·fäß·mal *nt derm.* salmon patch, flammeous nevus, port-wine nevus, port-wine stain, port-wine mark.
Ge·fäß·naht *f chir.* vascular suture, angiorrhaphy.
Ge·fäß·ner·ven·bün·del *nt anat.* neurovascular bundle.
Ge·fäß·ner·ven·stamm *m anat.* neurovascular trunk.
Ge·fäß·neu·bil·dung *f patho.* (*Tumor*) neovascularization, vascularization.
Ge·fäß·neu·ro·se *f patho.* vasoneurosis, angioneurosis.
Ge·fäß·pin·zet·te *f chir.* vascular forceps.
Ge·fäß·pla·stik *f* angioplasty.
Ge·fäß·ple·xus *m anat.* vascular plexus.
Ge·fäß·pro·the·se *f* vascular prosthesis.
  nahtlose Gefäßprothese seamless prosthesis.
Ge·fäß·punk·ti·on *f* vasopuncture.
Ge·fäß·quetsch·klem·me *f chir.* vasotribe, angiotribe.
Ge·fäß·reich·tum *m histol.* vascularity.
Ge·fäß·sche·re *f* vascular scissors.
Ge·fäß·schmerz *m* pain in a (blood) vessel, angialgia, angiodynia, vasalgia.
Ge·fäß·schmer·zen *pl* → **Gefäßschmerz**.
Ge·fäß·skle·ro·se *f patho.* angiosclerosis.
Ge·fäß·span·nung *f* → **Gefäßtonus**.
Ge·fäß·spas·mus *m patho.* vasospasm, angiospasm.
Ge·fäß·stamm *m anat.* truncus, trunk.
Ge·fäß·stein *m patho.* blood calculus, angiolith, hemic calculus, hematolith, hemolith.
Ge·fäß·ste·no·se *f patho.* angiostenosis.
Ge·fäß·strang *m anat.* trunk, truncus.

Ge·fäß·sy·stem *nt anat.* vascular system, vasculature.
Ge·fäß·to·nus *m physiol.* vascular tone, vasotonia, angiotonia.
Ge·fäß·trans·plan·tat *nt* vascular graft.
Ge·fäß·trau·ma *nt* → **Gefäßverletzung**.
Ge·fäß·tu·mor *nt patho.* vascular tumor, angioma, angioneoplasm.
Ge·fäß·ver·grö·ße·rung *f patho.* angiomegaly.
Ge·fäß·ver·let·zung *f traumat.* vascular injury, vessel injury, vascular trauma, vessel trauma.
Ge·fäß·ver·schluß *m patho.* vascular occlusion.
Ge·fäß·ver·sor·gung *f histol.* vascular supply, vasculature.
Ge·fäß·wand·skle·ro·se *f patho.* angiosclerosis.
Ge·fäß·wur·zel *f anat.* radicle, radicula, root.
ge·feit *adj immun., fig.* immune (*gegen* against, to).
ge·fen·stert *adj chir., histol.* windowed, fenestrate, fenestrated.
ge·fie·dert *adj histol.* penniform, pennate.
ge·fin·gert *adj bio.* digitate, digitated.
Ge·flecht *nt anat., histol.* network, net, rete, plexus, reticulum.
ge·flecht·ar·tig *adj anat.* plexiform, netlike, reticular, reticulated.
Ge·flecht·kno·chen *m histol.* woven bone, primitive bone.
Ge·flecht·schicht *f histol.* reticular layer of dermis, reticular layer of corium, proper coat of corium, proper coat of dermis.
ge·fleckt *adj* spotted, spotty, speckled; blotchy, freckled; tigroid, macular, maculate, mottled.
Ge·frier·ätz·me·tho·de *f histol., patho.* freeze-etching, freeze-cleaving, freeze-etch method.
Ge·frier·ät·zung *f* → **Gefrierätzmethode**.
Ge·frie·ren *nt* freeze, freezing, congealment, congelation.
ge·frie·ren *vi* freeze, ice, congeal; (*Blut*) freeze.
Ge·frier·punkt *m phys.* point of congelation, freezing point; (*Temperatur*) zero.
Ge·frier·punkt·er·nie·dri·gung *f phys.* freezing-point depression.
Ge·frier·schnitt *m histol.* frozen section.
ge·frier·trock·nen *vt* freeze-dry, lyophilize.
Ge·frier·trock·nung *f* freeze-drying, lyophilization.
Ge·frier·ver·fah·ren *nt histol.* quick freezing, quick-freeze.
ge·fro·ren *adj* frozen.
Ge·fühl *nt* 1. (*Wahrnehmung*) feeling, sensation, sense, sense of feeling, sensation of feeling, esthesia. 2. (*Instinkt*) instinct, feeling (*für* for); (*Gespür*) sense, impression, understanding (*für* of). 3. **Gefühle** *pl* feeling, emotion.
ge·fühl·los *adj* 1. insensible (*gegen* to), numb, dead, anesthetic. 2. *fig.* insensible, insensitive (*gegen* to); heartless; cold (*gegen* to); callous (*gegenüber* to); hard, unfeeling, emotionless, cold-blooded.
  gefühllos machen benumb, anesthetize.
Ge·fühl·lo·sig·keit *f* 1. insensibility (*gegen* to), numbness, deadness, anesthesia. 2. *fig.* insensibility, insensitiveness (*gegen* to); heartlessness; coldness (*gegen* to); callousness, callosity (*gegenüber* to); hardness, cold-bloodedness.
ge·fühls·be·dingt *adj* emotive.
ge·fühls·be·tont *adj* emotive, emotional.
Ge·fühls·re·gung *f* emotion.
ge·furcht *adj histol.* sulcated, sulcate, forrowed, forrowy, grooved, crenated, crenate.
ge·ga·belt *adj anat.* forked, furcal, furcate, bifurcate, bifurcated.
Ge·gen·an·zei·ge *f pharm.* contraindication.
Ge·gend *f* area, district, region, part; *anat.* region, regio, zona, zone.
Ge·gen·ex·ten·si·on *f traumat.* countertraction, counterextension.
Ge·gen·far·be *f phys., physiol.* complement, complementary color (*zu* to).
Ge·gen·ge·wicht *nt* (*a. fig., techn.*) counterbalance, counterweight, balance (*gegen, zu* to).
Ge·gen·gift *nt* antidote (*gegen* to, against); antitoxin, antitoxinum (*gegen* to, against); (*tierisches Gift*) antivenin, antivenene, antivenom (*gegen* to, against); counterpoison (*gegen* to, against); alexipharmic, alexipharmac (*gegen* for, against, to); *immun.* antitoxic serum, antiserum.
Ge·gen·in·di·ka·ti·on *f pharm.* contraindication.
Ge·gen·in·zi·si·on *f chir.* counterincision.
Ge·gen·kon·trol·le *f clin.* countercheck.
ge·gen·läu·fig *adj physiol.* antidromic.
Ge·gen·maß·nah·me *f* counteraction, countermeasure.
Ge·gen·mit·tel *nt* 1. corrective, antidote (*gegen* for, to, against), remedy (*gegen* for). 2. antidote (*gegen* to, against); antitoxin, antitoxinum (*gegen* to, against); (*tierisches Gift*) antivenin, antivenene, antivenom (*gegen* to, against); counterpoison (*gegen* to, against); alexipharmic, alexipharmac (*gegen* for, against, to); *immun.* antitoxic serum, antiserum.
Ge·gen·mus·kel *m anat.* antagonist, antagonistic muscle, agonistic muscle (against, to).

Ge·gen·öff·nung *f chir.* counteropening, counterpuncture, contraincision.
Ge·gen·rei·zung *f* counter irritation.
Ge·gen·schnitt *m chir.* counterincision.
ge·gen·sei·tig *adj* reciprocal, mutual, contralateral, bilateral.
Ge·gen·spiel *nt anat., physiol.* antagonism (against, to).
Ge·gen·spie·ler *m* **1.** *anat., physiol.* antagonist, opponent (against, to). **2.** *anat.* antagonist, antagonistic muscle, agonistic muscle (against, to).
Ge·gen·wir·kung *f* reaction, countercheck, counteraction, countereffect (*auf* on); *pharm., physiol.* antagonism (against, to).
Ge·gen·zug *m traumat.* countertraction, counterextension.
ge·glie·dert *adj anat.* articulate, articulated, jointed, membered.
Geg·ner *m* antagonist (against, to); opponent; rival, enemy.
geg·ne·risch *adj* opposing, adverse; antagonistic.
ge·halt·voll *adj* **1.** (*voller Nährwert*) nourishing, nutritious, rich (in). **2.** *fig.* full of substance, profound.
ge·han·di·kapt *adj* handicapped (*durch* with).
Ge·häu·se *nt techn.* box, case, casing.
ge·hen I *vt* go, walk. **II** *vi* **1.** go (*nach* to; *bis* to; *in* into, in; *mit* with), walk. **auf u. ab gehen** pace, go up and down. **zu Fuß gehen** go on foot. **2.** (*weggehen*) leave, go away. **3.** (*funktionieren*) work, go, run, function, operate. **4.** (*gesundheitlich*) be, feel. **es geht ihr gut/schlecht** she is (feeling) well/not (feeling) well. **Wie geht es Ihnen?** How are you (feeling)?
geh·fä·hig *adj* (*Patient*) walking, ambulant, ambulatory, able to walk.
Geh·gips *m traumat.* walking cast/plaster.
Geh·hil·fe *f* walking aid.
Ge·hil·fe *m* helper, assistant, aid.
Ge·hirn *nt anat.* brain, encephalon.
  Gehirn u. Rückenmark central nervous system, neural axis, neuraxis, cerebrospinal axis, encephalomyelonic axis, encephalospinal axis.
ge·hirn·ähn·lich *adj histol.* encephaloid.
Ge·hirn·durch·blu·tung *f* cerebral circulation.
Ge·hirn·ent·zün·dung *f neuro.* inflammation of the brain, encephalitis, cephalitis.
Ge·hirn·er·schüt·te·rung *f neuro.* commotion, cerebral concussion, brain concussion, concussion of/on the brain.
Ge·hirn·kreis·lauf *m physiol.* cerebral circulation.
Ge·hirn·schä·del *m anat.* braincase, brainpan, cranium.
Ge·hirn·sub·stanz·äh·nelnd *adj histol.* encephaloid.
Ge·hirn·win·dung *f anat.* convolution, gyrus.
Gehör- *pref.* acoustic, acoustical, auditory, auditive, aural, ot(o)-, audi(o)-.
Ge·hör *nt physiol.* audition, ear, hearing.
Ge·hör·ab·nah·me *f HNO* dysacusis, dysacousia, dysacousis, dysacousma, dysecoia.
Ge·hör·gang *m anat.* auditory canal, acoustic meatus.
  äußerer Gehörgang external acoustic meatus, external auditory meatus, external auditory canal, acoustic duct, external auditory foramen.
  innerer Gehörgang internal acoustic meatus, internal auditory meatus, internal auditory canal, internal auditory foramen.
Ge·hör·gangs·atre·sie *f patho.* meatal atresia.
Ge·hör·gangs·cho·le·stea·tom *nt HNO* meatal cholesteatoma.
Ge·hör·gangs·fu·run·kel *nt/m HNO* furuncular otitis, meatal furuncle, circumscribed otitis externa.
Ge·hör·gangs·knor·pel *m anat.* cartilage of acoustic meatus, meatal cartilage.
Ge·hör·gangs·my·ko·se *f HNO* otomycosis.
Ge·hör·gangs·schnecke [k·k] *f anat.* cochlea.
Ge·hör·gangs·tem·pe·ra·tur *f clin.* meatus temperature.
Ge·hör·gangs·toi·let·te *f* meatal toilet.
Ge·hör·knö·chel·chen *pl anat.* auditory ossicles, ear ossicles, middle ear bones, ear bones.
Ge·hör·knö·chel·chen·ket·te *f anat.* ossicular chain.
ge·hör·los *adj* unable to hear, deaf.
Ge·hör·lo·sig·keit *f HNO* deafness.
ge·hörnt *adj anat.* corniculate, horned, horny.
Ge·hör·or·gan *nt physiol.* organ of hearing.
Ge·hör·sinn *m physiol.* hearing, audition.
Ge·hör·ver·lust *m HNO* hearing loss, hearing difficulty.
  pankochleärer Gehörverlust pancochlear hearing loss, pancochlear deafness.
Geh·stock *m* cane.
Geh·stö·rung *f neuro.* difficulty in walking, dysbasia.
Geh·un·fä·hig·keit *f neuro.* inability to walk, abasia.
Geiger-Zähler *m phys.* Geiger-Müller counter, Geiger-Müller cotube, Geiger counter.

Gei·ßel *f micro.* flagellum.
Gei·ßel·an·ti·gen *nt immun.* flagellar antigen, H antigen.
gei·ßel·för·mig *adj micro., histol.* flagellate, flagellated, flagelliform.
Gei·ßel·tier·chen *micro.* **I** *nt* flagellate, mastigophoran, mastigote. **II** *pl* Mastigophora, Flagellata.
gei·ßel·tra·gend *adj micro.* flagellate, flagellated.
Gei·ster·zäh·ne *pl* odontogenic dysplasia, odontodysplasia, ghost teeth.
geis·tes·ge·stört *adj* of unsound mind, mentally-disturbed, mentally-deranged, insane, lunatic, mentally-deficient, mental.
Gei·stes·ge·stör·te *m/f* mental patient, mentally-disturbed person, mentally-deranged person, mental case, mental defective, lunatic.
Gei·stes·kraft *f* brainpower, vigor, mental vigor.
gei·stes·krank *adj* insane, mental, mentally-ill, unsound of mind, brain-sick. **für geisteskrank erklären** *forens.* certify. **für geisteskrank erklärt** *forens.* certified.
Gei·stes·schwä·che *f* mental deficiency, mental retardation, mental subnormality, infirmity, infirmness, mental derangement.
Gei·stes·stö·rung *f →* Geistesschwäche.
gei·stes·ver·wandt *adj* congenial, kindred (*mit* with).
Gei·stes·zu·stand *m* mental condition, mental state, mental status.
gei·stig I *adj* **1.** (*a. psycho.*) mental. **2.** intellectual. **3.** (*seelisch*) spiritual. **II** *adv* mentally; intellectually. **geistig behindert** mentally handicapped, hypophrenic. **geistig gestört** disturbed. **geistig gesund** sane, of sound mind. **geistig rege** mentally active. **geistig zurückgeblieben** retarded, mentally retarded; underdeveloped.
ge·kam·mert *adj histol.* locular, loculate.
ge·knäu·elt *adj histol.* conglomerate, glomerate, glomerular, glomerulate.
ge·kocht *adj* boiled.
ge·kop·pelt *adj* (*a. techn.*) connected, coupled.
ge·körnt *adj histol.* granular, granulose, granulated.
ge·kreuzt *adj* crossed; *bio.* crossbred; *neuro., physiol.* contralateral, decussate, crossed.
Ge·krö·se *nt anat.* mesentery, mesenterium; mesostenium.
ge·krümmt *adj* bent, crooked, curved, tortuous; (*Linie*) curved; (*Nase*) crooked; (*Schultern*) hunched; (*a. bio.*) (*hakenförmig*) hooked, hook-shaped, uncinate; *anat.* uncinate, uncinal, unciform; (*Blutgefäß, Nerv*) circumflex; *patho.* kyphotic. **nach außen gekrümmt** varus. **nach innen gekrümmt** incurvate, incurved.
ge·kup·pelt *adj techn.* coupled.
Gel *nt chem., pharm.* gel; jelly.
Ge·läch·ter *nt* laugh, laughing, laughter.
ge·lähmt *adj neuro.* paralyzed, palsied, paralytic, paretic, lame, crippled.
Ge·lähm·te *m/f* paralytic.
ge·lappt *adj anat.* lobate, lobose, lobous, lobed, lobulated, lobulose, lobulous.
gel·ar·tig *adj chem.* jelly-like, tremelloid, tremellose, gelatinous, gelatinoid.
Ge·la·ti·na *f →* Gelatine.
Ge·la·ti·ne *f* gelatin, gelatine.
ge·la·ti·ne·ar·tig *adj* gelatinous, gelatinoid.
ge·la·ti·nie·ren *vi* gelatinize, gelatinate.
Ge·la·ti·nie·rung *f* gelatification, gelatinization.
ge·la·ti·nös *adj* gelatinous, gelatinoid.
gelb *adj* yellow; *anat., histol.* flavescent, xanthochromic, xanchromatic, xanthochromatic, xanthic, xanthous.
Gelb·fär·bung der Haut *f derm.* yellow skin, xanthoderma, xanthochromia, xanthopathy, xanthosis.
Gelb·fie·ber *nt epidem.* yellow fever, yellow jack.
Gelb·fie·ber·vi·rus *nt micro.* yellow fever virus.
Gelb·gold *nt* yellow gold.
Gelb·kreuz *nt* yellow cross, yperite, dichlorodiethyl sulfide, mustard gas.
gelb·lich *adj histol.* yellowish, yellowy, xanthous, flavescent.
Gelb·sucht *f patho.* icterus, jaundice.
gelb·süch·tig *adj patho.* jaundiced, icteric, icteritious, icteroid.
Gel·dif·fu·si·ons·test *m immun., lab.* gel diffusion test.
Geld·rol·len·ag·glu·ti·na·ti·on *f* Geldrollenbildung.
Geld·rol·len·bil·dung *f hema.* impilation, sludging (of blood), rouleaux formation, pseudoagglutination, pseudohemagglutination.
Ge·lee *m/nt* gelatin, gelatine, jelly.
Gel·elek·tro·pho·re·se *f immun., lab.* gel electrophoresis.
Gelenk- *pref.* arthral, articular, articulate, joint, arthr(o)-.
Ge·lenk *nt* **1.** *anat.* articulation, joint, articulus, articulatio, aparthrosis, arthrosis, juncture, junctura. **2.** *techn.* joint; articulation; hinge.
  biaxiales Gelenk biaxial joint.
  echtes Gelenk diarthrosis, diarthrodial articulation, diarthrodial

joint, freely movable joint, synovial joint, synovial articulation, movable joint, through joint, perarticulation.
einfaches Gelenk simple joint.
künstliches Gelenk joint replacement, nearthrosis, neoarthrosis.
straffes Gelenk amphiarthrodial joint, amphiarthrosis, amphiarthrodial articulation.
uniaxiales Gelenk uniaxial joint.
Ge·lenk·ach·se *f anat.* axis (of joint).
Ge·lenk·af·fek·ti·on *f ortho.* joint disease.
Ge·lenk·ar·thro·se *f ortho.* osteoarthritis, degenerative arthritis, degenerative joint disease, hypertrophic arthritis, ostarthritis, osteoarthrosis, ostearthritis, arthroxerosis.
Ge·lenk·bahn *f* condyle path.
ge·lenk·be·dingt *adj* arthrogenic, arthrogenous.
Ge·lenk·de·for·mi·tät *f* joint deformity; dysarthria, dysarthrosis.
Ge·lenk·ei·te·rung *f* suppurative synovitis, suppuration in/within a joint, bacterial arthritis, septic arthritis, suppurative arthritis, acute suppurative arthritis, purulent synovitis, arthropyosis, arthrempyesis, arthroempyesis, pyarthrosis, pyoarthrosis.
Ge·lenk·em·py·em *nt* → Gelenkeiterung.
Ge·lenk·ent·fer·nung *f* excision of a joint, arthrectomy.
Ge·lenk·ent·zün·dung *f* inflammation of a joint, arthritis, articular rheumatism.
akut-eitrige Gelenkentzündung → eitrige Gelenkentzündung.
chronische Gelenkentzündung chronic arthritis.
degenerative Gelenkentzündung osteoarthritis, degenerative arthritis, degenerative joint disease, hypertrophic arthritis, ostarthritis, osteoarthrosis, ostearthritis, arthroxerosis.
eitrige Gelenkentzündung suppurative synovitis, suppuration in/within a joint, bacterial arthritis, septic arthritis, suppurative arthritis, acute suppurative arthritis, purulent synovitis, arthropyosis, arthrempyesis, arthroempyesis, pyarthrosis, pyoarthrosis.
Ge·lenk·er·guß *m* joint effusion.
blutiger Gelenkerguß sanguineous joint effusion, hemarthrosis, hemarthron, hemarthros.
seröser Gelenkerguß serous joint effusion, articular dropsy, hydrarthrosis, hydrarthron, hydrarthrus.
Ge·lenk·er·kran·kung *f* joint disease, arthropathy, arthropathia, arthronosus.
degenerative Gelenkerkrankung osteoarthritis, degenerative arthritis, degenerative joint disease, hypertrophic arthritis, ostarthritis, osteoarthrosis, ostearthritis, arthroxerosis.
entzündliche Gelenkerkrankung inflammatory joint disease, inflammatory arthropathy.
Ge·lenk·er·öff·nung *f* arthrotomy, synosteotomy.
Ge·lenk·er·satz *m ortho.* joint replacement, nearthrosis, neoarthrosis.
Ge·lenk·fa·cet·te *f anat.* facet, facette.
Ge·lenk·fehl·bil·dung *f ortho.* joint deformity; dysarthria, dysarthrosis.
Ge·lenk·flä·chen·knor·pel *m anat.* articular cartilage, arthrodial cartilage, diarthrodial cartilage, joint cartilage.
Ge·lenk·fort·satz *m anat.* articular process.
Ge·lenk·fremd·kör·per *m* joint body.
Ge·lenk·fun·gus *m* fungous synovitis, fungal arthritis, mycotic arthritis.
Ge·lenk·höcker [k·k] *m anat.* epicondyle, epicondylus.
Ge·lenk·höh·le *f anat.* articular cavity, joint cavity, joint space.
ge·len·kig *adj anat.* jointed, articulate, articulated.
Ge·lenk·kap·sel *f anat.* joint capsule, articular capsule, capsular membrane, synovial capsule.
Ge·lenk·knor·pel *m anat.* joint cartilage, articular cartilage, arthrodial cartilage, diarthrodial cartilage, investing cartilage, obducent cartilage.
Ge·lenk·knor·pel·ent·zün·dung *f* inflammation of an articular cartilage, arthrochondritis.
Ge·lenk·kon·kre·ment *nt* articular calculus, calculous concrement, joint calculus, arthrolith.
Ge·lenk·kopf *m anat.* condyle, articular condyle.
Gelenkkopf des Unterkiefers articular condyle of mandible, head of mandible, head of condyloid process of mandible.
Ge·lenk·kör·per *m* joint body; arthrolith.
freier Gelenkkörper loose body, joint mouse; arthrolith.
Ge·lenk·leh·re *f anat.* arthrology, arthrologia, syndesmology, syndesmologia.
Ge·lenk·lei·den *nt* joint disease, arthropathy, arthropathia, arthronosus.
Ge·lenk·lip·pe *f anat.* articular lip.
Ge·lenk·maus *f* joint mouse, loose body; arthrolith.
Ge·lenk·mo·bi·li·sie·rung *f* joint mobilization.

operative Gelenkmobilisierung brisement, arthrolysis.
Ge·lenk·mus·kel *m anat.* articular muscle.
ge·lenk·nah *adj* near a joint, juxta-articular.
Ge·lenk·neu·bil·dung *f* nearthrosis, neoarthrosis.
Ge·lenk·neur·al·gie *f* pain in or around a joint, arthroneuralgia.
Ge·lenk·öse *f (a. techn.)* knuckle.
Ge·lenk·pfan·ne *f anat.* socket, joint cavity.
Gelenkpfanne der Skapula glenoid cavity, glenoid fossa (of scapula).
Ge·lenk·pla·stik *f ortho.* arthroplasty.
Ge·lenk·pro·the·se *f ortho.* arthroplasty, nearthrosis, neoarthrosis.
Ge·lenk·punkt *m phys.* fulcrum.
Ge·lenk·punk·ti·on *f* aspiration (into a joint), arthrocentesis.
Ge·lenk·raum *m* → Gelenkhöhle.
Ge·lenk·rei·ben *nt ortho.* articular crepitus, joint crepitus, false crepitus.
Ge·lenk·re·sek·ti·on *f ortho.* excision of a joint, joint resection, arthrectomy.
Ge·lenk·rheu·ma·tis·mus *m ortho.* articular rheumatism, rheumatic arthritis.
akuter Gelenkrheumatismus rheumatic fever, acute rheumatic polyarthritis, acute articular rheumatism, inflammatory rheumatism, rheumapyra, acute rheumatic polyarthritis, rheumatopyra, acute rheumatic arthritis.
Ge·lenks·ar·thro·se *f ortho.* osteoarthritis, degenerative arthritis, degenerative joint disease, hypertrophic arthritis, ostarthritis, osteoarthrosis, ostearthritis, arthroxerosis.
Ge·lenk·schei·be *f anat.* articular disk, articular discus, interarticular disk, fibroplate, intraarticular disk, interarticular cartilage, interarticular fibrocartilage.
halbmondförmige Gelenkscheibe joint meniscus, articular meniscus, meniscus, articular crescent.
sichelförmige Gelenkscheibe → halbmondförmige Gelenkscheibe.
Ge·lenk·schmerz *m* pain in a joint, joint pain, arthralgia, arthrodynia.
Ge·lenk·schmer·zen *pl* → Gelenkschmerz.
Ge·lenk·schmie·re *f anat.* synovia, synovial fluid, articular serum.
Ge·lenk·si·mu·la·tor *m* articulator, dental articulator, occluding frame.
Ge·lenk·spalt *m anat.* articular cavity, joint cavity, joint space.
Ge·lenk·spalt·er·wei·te·rung *f radiol.* joint space widening.
Ge·lenk·spalt·ver·schmä·le·rung *f radiol.* joint space narrowing.
Ge·lenk·sta·bi·li·tät *f* joint stability.
Ge·lenk·stei·fe *f* joint stiffness.
Ge·lenk·stein *m* arthrolith, joint calculus, articular calculus, calculous concrement.
Ge·lenk·szin·ti·gramm *nt radiol.* arthroscintigram.
Ge·lenk·szin·ti·gra·phie *f radiol.* arthroscintigraphy.
Ge·lenk·tu·ber·ku·lo·se *f patho.* tuberculous arthritis, joint tuberculosis, tuberculous osteoarthritis.
Ge·lenk·ver·stei·fung *f ortho.* joint stiffness, ankylosis, arthrokleisis, arthroclisis, synarthrophysis.
knöcherne Gelenkversteifung true ankylosis, bony ankylosis, osseous ankylosis.
operative Gelenkversteifung arthrodesis, arthrodesia, artificial ankylosis, arthrokleisis, arthroclisis, syndesis.
Ge·lenk·win·kel *m* condylar angle of mandible.
Ge·lenk·zwi·schen·schei·be *f* → Gelenkscheibe.
ge·lie·ren *vi* gel, gelate, jell, jelly.
Ge·lo·se *f patho.* gelosis.
ge·mä·ßigt *adj (Klima)* moderate, temperate.
Ge·mein·de·pfle·ge *f* community care.
Ge·mein·de·schwe·ster *f* community nurse, district nurse.
Ge·mein·de·zahn·heil·kun·de *f* community dentistry.
Ge·mein·de·zahn·pfle·ge *f* community dentistry.
Ge·mein·de·zen·trum *nt* community center.
Ge·mein·schafts·pra·xis *f* clinic, group medicine, group practice.
Ge·mel·lus *m anat.* gemellus, gemellus muscle.
ge·mil·dert *adj patho. (Verlauf)* mitigated, abortive.
Ge·misch *nt* 1. *(a. chem.)* mixture *(aus ... und* of ... and), mix, intermixture, conglomerate; *(Metall)* alloy. 2. *fig.* mixture, jumble.
ge·mischt *adj* mixed; *(verschiedenartig)* assorted; *histol.* mixed, composite; *chem.* impure, mixed.
Gem·ma *f anat.* gemma, bud, bulb.
Gemma gustatoria taste bud, gustatory bud, taste bulb, gustatory bulb, taste corpuscle, Schwalbe's corpuscle, gemma.
Gem·me *f bio.* gemma.
Ge·mü·se *nt* vegetable, vegetal, vegetables *pl.*
Ge·müts·be·we·gung *f* emotion, affection.

Gemütslage

Ge·müts·la·ge f → Gemütsverfassung.
Ge·müts·ver·fas·sung f frame of mind, state of mind, humor, temper, temperament.
Ge·müts·zu·stand m → Gemütsverfassung.
Gen nt genet. gene; factor.
   holandrisches Gen → Y-gebundenes Gen.
   X-gebundenes Gen X-linked gene.
   Y-gebundenes Gen holandric gene, Y-linked gene.
Ge·nau·ig·keit f exactness, accuracy, preciseness, precision; (Sorgfältigkeit) thoroughness, carefulness, closeness, scrupulousness, minuteness.
Ge·ne·ra·li·sa·ti·on f patho. generalization.
ge·ne·ra·li·siert adj patho. systemic, generalized.
Ge·ne·ra·li·sie·rung f psycho. generalization; patho. generalization.
Ge·ne·ral·la·mel·le f histol. (Knochen) basic lamella, circumferential lamella.
Ge·ne·ra·ti·on f generation.
Ge·ne·ra·ti·ons·wech·sel m bio. alternation of generations, alternate generation, digenesis.
Ge·ne·ra·ti·ons·zeit f bio. generation time.
ge·ne·ra·tiv adj pertaining to generation, generative.
Ge·ne·ra·tor m electr. generator, electric generator.
ge·ne·rell adj general, generic, generical, universal.
Ge·ne·ri·ca pl pharm. generic drugs, generics, nonproprietary drugs.
generic name (m) pharm. generic name, nonproprietary name, public name.
Ge·ne·ri·ka pl → Generica.
ge·ne·risch adj bio. generic, generical, genesic, genesial.
Ge·ne·se f bio. genesis.
ge·ne·sen vi recover, get well, convalesce, heal, heal up, heal over.
Ge·ne·sen·de m/f convalescent.
Ge·ne·sis f bio. genesis.
Ge·ne·sung f healing, recovery, recuperation, restoration of health, restoration from sickness, convalescence.
Ge·ne·tic en·gi·nee·ring nt genet. genetic engineering, biogenetics pl.
Ge·ne·tik f genetics pl.
   molekulare Genetik molecular genetics.
ge·ne·tisch adj pertaining to genetics, genetic, genetical.
Gen·fre·quenz f genet. gene frequency.
Gengou-Phänomen nt immun. Gengou phenomenon.
Gen·häu·fig·keit f genet. gene frequency.
Ge·ni·cu·lum nt, pl **Ge·ni·cu·la** anat. knee, genu, geniculum.
Ge·nie nt genius.
ge·nieß·bar adj fit to eat, eatable, edible, comestible, esculent; drinkable; (schmackhaft) tasty, palatable.
Ge·ni·ku·la·tum·neur·al·gie f neuro. Hunt's neuralgia, Hunt's syndrome, Hunt's disease, Ramsey Hunt disease, Ramsey Hunt syndrome, herpes zoster auricularis, herpes zoster oticus, geniculate neuralgia, otic neuralgia, opsialgia.
Genio- pref. genial, genian, geni(o)-, ment(o)-.
Ge·nio·glos·sus m anat. genioglossus (muscle), geniohyoglossus (muscle).
Ge·nio·hyo·ide·us m anat. geniohyoid muscle, geniohyoideus (muscle).
ge·ni·tal adj pertaining to the genitals, genital, genitalic.
Ge·ni·ta·le pl → Genitalien.
Ge·ni·ta·li·en pl anat. genitalia, genitals, genital organs, generative organs, reproductive organs; sex organs.
   äußere Genitalien externalia, external genitalia.
   äußere männliche Genitalien external male genitalia, external masculine genital organs.
   äußere weibliche Genitalien external female genitalia, external feminine genital organs, female pudendum, pudendum, vulva, trema.
   innere Genitalien internal genitalia, internalia.
   innere männliche Genitalien internal male genitalia, internal masculine genital organs.
   innere weibliche Genitalien internal female genitalia, internal feminine genital organs.
   männliche Genitalien male genitalia, masculine genital organs.
   weibliche Genitalien female genitalia, feminine genital organs.
Ge·ni·tal·or·ga·ne pl → Genitalien.
Ge·ni·tal·zy·klus m gyn. menstrual cycle, genital cycle, sexual cycle, sexual cycle.
Ge·ni·us m genius.
Gen·kar·te f genet. genetic map, gene map.
Gen·lo·cus m genet. locus.

Gen·ma·ni·pu·la·ti·on f genet. genetic engineering, biogenetics pl.
Gen·mu·ta·ti·on f genet. gene mutation.
Ge·no·der·ma·to·se f derm. genodermatosis.
Ge·no·der·mie f → Genodermatose.
Ge·nom nt genet. genome, genom.
Ge·nom·mu·ta·ti·on f genet. genomic mutation.
Gen·ort m genet. locus.
Ge·no·som nt genet. sex chromosome, heterologous chromosome, heterochromosome, heterosome.
Ge·no·typ m genet. genotype.
ge·no·ty·pisch adj genet. pertaining to genotype, genotypic, genotypical.
Ge·no·ty·pus m → Genotyp.
Gen·pool m genet. gene pool.
Gen·re·pres·si·on f genet. gene repression, repression.
Gen·son·de f genet. probe.
Gen·ta·mi·cin nt pharm. gentamicin, gentamycin.
Gen·tia·na·vio·lett nt histol. gentian violet, gentiavern, hexamethyl violet, viocid, violet G, Paris violet, pentamethyl violet.
Gen·trans·fer m genet. gene transfer.
Gen·ty·pen·be·stim·mung f genet., hema. typing.
Gen·über·tra·gung f → Gentransfer.
ge·nu·in adj patho. idiopathic, idiopathetic, protopathic, autopathic, essential.
Ge·nus nt, pl **Ge·ne·ra** bio. genus.
Geo- pref. ge(o)-.
Geo·bio·lo·gie f geobiology.
Geo·me·di·zin f geomedicine, nosogeography, nosochthonography.
Geo·tri·cho·se f epidem. geotrichosis.
ge·plant adj (Motorik) intended.
ge·quält adj (Gesichtsausdruck) pained.
ge·rad·li·nig adj mathe., phys. straight-line, linear.
Ge·rät nt 1. apparatus, device, gadget, appliance, instrument; (Radio, Telefon) set; (Haushaltsgerät) appliance(s pl), utensil(s pl). 2. (Ausstattung) equipment, outfit, gear; unit; (Werkzeug) tool(s pl), implement, utensil; (Zubehör) accessory, accessories pl.
   Gerät zur Gaumennahterweiterung palate-splitting appliance.
   Gerät zur Stützstiftregistrierung central-bearing tracing device.
Ge·ra·to·lo·gie f gerontology, geratology.
Ge·räusch nt sound, noise; patho., card. bruit, rhonchus, murmur.
   akzidentelles Geräusch accidental murmur, incidental murmur.
   diastolisches Geräusch diastolic murmur.
   frühdiastolisches Geräusch early diastolic murmur.
   holosystolisches Geräusch holosystolic murmur, pansystolic murmur.
   kardiorespiratorisches Geräusch cardiopulmonary murmur, cardiorespiratory murmur.
   pansystolisches Geräusch → holosystolisches Geräusch.
   prädiastolisches Geräusch prediastolic murmur.
   präsystolisches Geräusch presystolic murmur, late diastolic murmur, atriosystolic murmur.
   respiratorisches Geräusch respiratory sound.
   spät-diastolisches Geräusch atriosystolic murmur, late diastolic murmur, presystolic murmur.
   systolisches Geräusch systolic murmur, systolic bruit.
Gerber-Lückenhalter m Gerber space maintainer.
Gerber-Zylinder m Gerber hinge.
Ger·ber·zy·lin·der m Gerber attachment.
ge·rei·nigt adj chem. purified.
Gerhardt-Syndrom nt derm. Gerhardt's disease, Mitchell's disease, Weir-Mitchell's disease, acromelalgia, rodonalgia, erythromelalgia, erythremomelalgia, red neuralgia.
Ger·ia·trie f geriatric medicine, geriatrics pl, presbyatrics pl.
Ger·ia·tri·kum nt, pl **Ger·ia·tri·ka** pharm. geriatric agent.
ger·ia·trisch adj pertaining to geriatric medicine or old age, geriatric.
ge·richt·lich adj forensic, legal.
Ge·richts·me·di·zin f forens. medical jurisprudence, forensic medicine, legal medicine.
ge·richts·me·di·zi·nisch adj forens. pertaining to law and medicine, medicolegal.
ge·rillt adj histol. cannelated, cannellated, grooved; ribbed.
ge·ring·gra·dig adj (Fieber) low-grade.
ge·rinn·bar adj hema. coagulable, clottable, congealable. **leicht gerinnbar** hypercoagulable. **nicht gerinnbar** incoagulable.
Ge·rinn·bar·keit f hema. coagulability.
   verminderte Gerinnbarkeit hypocoagulability.
ge·rin·nen vi (Blut) clot, coagulate; (durch Kälte) congeal, freeze; (Milch) curd, set; chem. clot, coagulate.
Ge·rinn·sel nt (a. hema.) clot, coagulum, crassamentum, coagulation.

Ge·rin·nung *f* **1.** *hema.* clotting, coagulation. **2.** *chem.* clotting, coagulation. **3.** *(durch Kälte)* congelation, freezing.
    disseminierte intravasale Gerinnung diffuse intravascular coagulation, disseminated intravascular coagulation syndrome, disseminated intravascular coagulation, consumption coagulopathy.
ge·rin·nungs·fä·hig *adj hema.* clottable, coagulable, congealable.
Ge·rin·nungs·fak·to·ren *pl hema.* blood clotting factors, clotting factors, coagulation factors.
ge·rin·nungs·hem·mend *adj hema.* anticoagulative, anticoagulant.
Ge·rin·nungs·sta·tus *m hema., lab.* coagulation status.
Ge·rin·nungs·stö·rung *f hema.* coagulation defect, coagulopathy.
Ge·rin·nungs·test *m hema., lab.* coagulation test.
Ge·rin·nungs·throm·bus *m hema.* red thrombus, coagulation thrombus.
Ge·rin·nungs·zeit *f hema., lab.* clotting time, coagulation time.
ger·mi·nal *adj* pertaining to germ (cell), germinal.
ger·mi·na·tiv *adj* pertaining to germination, germinative.
Ger·mi·no·blast *m hema.* germinoblast, noncleaved follicular center cell, centroblast.
Ger·mi·nom *nt patho.* germ cell tumor, germinoma.
Ger·mi·no·zyt *m hema.* germinocyte, centrocyte, cleaved follicular center cell.
Ger·mi·zid *nt* germicide.
ger·mi·zid *adj* germicidal, germicide.
Gero- *pref.* gerontal, geratic, geront(o)-, ger(o)-.
Ge·ro·der·ma *nt* → Gerodermie.
Ge·ro·der·mie *f derm.* gerodermia, geroderma.
Ge·ro·don·tie *f* gerodontia, gerodontics *pl*.
ge·ro·don·tisch *adj* gerodontic.
Ge·ro·don·tist *m* gerodontist.
Ge·ro·don·to·lo·gie *f* dental geriatrics, geriatric dentistry, gerodontia, gerodontics, gerodontology.
Ge·ro·hy·gie·ne *f* gerocomia, gerocomy, gerokomy.
Ge·röll *nt patho.* debris, detritus.
ge·rollt *adj anat.* convolute, convoluted.
Ge·ron·to·ko·mie *f* gerocomia, gerocomy, gerokomy.
Ge·ron·to·lo·gie *f* gerontology, geratology.
Ge·ro·sto·ma·to·lo·gie *f* dental geriatrics, geriatric dentistry, gerodontia, gerodontics.
ge·rö·tet *adj (Augen)* red, reddened, inflamed.
Ger·sten·korn *nt ophthal.* hordeolum.
Ge·ruch *m* smell, odor, scent.
Geruchs- *pref.* olfactory, osphretic, osmatic, osm(o)-, osphresi(o)-.
Ge·ruchs·re·zep·tor *m physiol.* osmoreceptive sensor, osmoreceptor, osmoceptor.
Ge·ruchs·sinn *m physiol.* sense of smell, scent, smell, olfaction, rhinesthesia, osphresis.
    gesteigertes Geruchsvermögen olfactory hyperesthesia, oxyosmia, oxyosphresia, hyperosmia, hyperosphresia, hyperosphresis.
    vermindertes Geruchsvermögen olfactory hypoesthesia, olfactory hypesthesia, hyposmia, hyposphresia.
ge·run·det *adj* round, rounded.
ge·run·zelt *adj (Haut)* rugate, wrinkled, wrinkly; *(Stirn)* contracted.
Ge·rüst *nt (a. techn., histol., bio.)* frame, framework, cage, shell.
ge·sägt *adj anat., bio.* serrated, serrate.
ge·sal·zen *adj* salt, salted; *(salzig)* salty.
Ge·samt·do·sis *f pharm., radiol.* total dose.
Ge·samt·kör·per·ober·flä·che *f physiol.* total body surface area.
Ge·samt·kör·per·vo·lu·men *nt physiol.* total body volume.
Ge·samt·kör·per·was·ser *nt physiol.* total body water.
Ge·samt·men·ge *f* total; *phys., mathe.* volume.
Ge·samt·sum·me *f* total, aggregate, sum total.
Ge·samt·zahl *f* total number; *stat.* population.
Ge·säß *nt* bottom, behind; *anat.* posterior, breech, buttocks *pl*, nates *pl*, clunes *pl*.
Ge·säß·backe [k·k] *f* → Gesäßbacken.
Ge·säß·backen [k·k] *pl anat.* buttocks, nates, clunes.
Ge·säß·mus·ku·la·tur *f anat.* muscles of buttock.
ge·sät·tigt *adj (Hunger)* satiate, full; *chem.* saturated, saturate.
Ge·schich·te *f (Anamnese)* history, story.
ge·schich·tet *adj histol.* lamellate, lamellar, lamellated, lamellose.
Ge·schie·be *nt* attachment, projection attachment, projection unit.
    Geschiebe mit Stiftverankerung dowel rest attachment.
    Geschiebe mit Streßbreaker stress-breaker attachment.
    extrakoronales Geschiebe extracoronal attachment.
    intrakoronales Geschiebe intracoronal attachment, intracoronal retainer, key-and-keyway attachment, slotted attachment, internal attachment, precision attachment, frictional attachment, friction attachment.
    zusammengesetztes Geschiebe combined attachment, combined unit.
ge·schlän·gelt *adj histol.* flexuose, flexuous, gyrate, tortuous.
Ge·schlecht *nt* **1.** sex. **2.** *anat.* sex, gender. **3.** *bio., mathe.* genus. **4.** *(Gattung)* genus, species, race.
    anatomisches Geschlecht gender.
    chromosomales Geschlecht chromosomal sex, genetic sex.
    genetisches Geschlecht → chromosomales Geschlecht.
ge·schlecht·lich *adj* pertaining to sex, sexual, sex.
Ge·schlechts·akt *m* → Geschlechtsverkehr.
Ge·schlechts·be·stim·mung *f* sex determination, sexual determination, sex test.
Ge·schlechts·chro·ma·tin *nt histol.* sex chromatin, Barr body.
Ge·schlechts·chro·mo·som *nt genet.* idiochromosome, sex chromosome, gonosome; heterologous chromosome, heterochromosome, heterosome.
Ge·schlechts·drü·se *f anat.* gonad, genital gland.
    männliche Geschlechtsdrüse testis, testicle, testiculus, male gonad.
    weibliche Geschlechtsdrüse ovary, ovarium, oophoron, ootheca, oarium, female gonad.
Ge·schlechts·hor·mon *nt* sex hormone.
ge·schlechts·krank *adj* suffering from venereal disease.
Ge·schlechts·krank·heit *f derm.* sexually transmitted disease, venereal disease.
    vierte Geschlechtskrankheit Durand-Nicolas-Favre disease, Favre-Durand-Nicolas disease, Favre-Nicolas-Durand disease, fifth venereal disease, fourth venereal disease, Frei's disease, Nicolas-Favre disease, sixth venereal disease, tropical bubo, lymphogranuloma venereum, lymphogranuloma inguinale, lymphopathia venereum, pudendal ulcer, poradenolymphitis, poradenitis nostras, poradenitis venerea, climatic bubo, donovanosis.
ge·schlechts·los *adj* **1.** *bio.* agamous, agamic, agamogenetic, asexual, sexless. **2.** not sexual, asexual, sexless.
Ge·schlechts·or·ga·ne *pl anat.* genitalia, genitals, genital organs, generative organs, reproductive organs; sex organs.
Ge·schlechts·rei·fe *f* sexual maturity, puberty, pubertas, pubescence.
ge·schlechts·spe·zi·fisch *adj* sex-specific.
Ge·schlechts·trieb *m* libido, sex, sexual instinct; sex drive, life instinct.
Ge·schlechts·ver·kehr *m* sexual intercourse, sex act, sexual act, sex, intercourse, cohabitation, coitus, coition, copulation, venery, connection.
Ge·schlechts·zel·le *f bio., embryo.* gamete, generative cell, mature germ cell.
Ge·schmack *m physiol.* taste, sense of taste, reception of taste, gustation.
ge·schmack·los *adj (a. fig.)* tasteless, having no taste.
Geschmacks- *pref.* gustatory, gustative, taste.
Ge·schmacks·emp·fin·dung *f physiol.* taste, sense of taste, reception of taste, gustation.
Ge·schmacks·knos·pe *f anat.* gemma, taste bud, gustatory bud, taste bulb, gustatory bulb, taste corpuscle, Schwalbe's corpuscle.
Ge·schmacks·kor·ri·gens *nt pharm.* corrective, corrigent, flavor.
Ge·schmacks·läh·mung *f neuro.* taste blindness, ageusia, ageustia.
Ge·schmacks·or·gan *f physiol.* gustatory organ.
Ge·schmacks·po·re *f physiol.* gustatory pore, taste pore.
Ge·schmacks·prü·fung *f physiol., HNO* taste testing.
Ge·schmacks·re·zep·tor *m physiol.* gustatory receptor, taste receptor.
Ge·schmacks·sinn *m physiol.* taste, sense of taste, reception of taste, gustation.
Ge·schmacks·stoff *m physiol.* tastant.
Ge·schmacks·ver·bes·se·rer *m pharm.* corrective, corrigent, flavor.
Ge·schmacks·ver·lust *m neuro.* taste blindness, ageusia, ageustia.
ge·schrumpft *adj patho.* atrophied; contracted.
ge·schuppt *adj histol.* imbricate, imbricated, scaly, scaled, squamous.
ge·schwänzt *adj bio.* having a tail, tailed, caudated, caudate.
Ge·schwi·ster *pl* siblings, brothers and sisters.
ge·schwol·len *adj* swollen, swelled, bloated, puffed up, puffy, distended, tumid, turgid; *(Bauch)* blown; *(aufgeblasen)* inflated.
Ge·schwulst *f patho.* **1.** *(Schwellung)* tumor, swell, swelling, lump, tumescence, tumefaction. **2.** *(Neubildung)* tumor, new growth, growth, neoplasm, swelling, oncoma.
    bösartige Geschwulst → maligne Geschwulst.
    epitheliale Geschwulst epithelial tumor, epithelioma.
    falsche Geschwulst pseudotumor.

maligne Geschwulst malignancy, malignity, malignant neoplasm, malignant disease, malignant tumor.
Ge·schwulst·auf·lö·sung *f patho.* oncolysis.
ge·schwulst·er·zeu·gend *adj patho.* oncogenic, oncogenous.
Ge·schwulst·leh·re *f* oncology, cancerology.
ge·schwun·gen *adj* curved.
Ge·schwür *nt patho.* ulcer, ulceration, ulcus, fester.
ge·schwü·rig *adj patho.* ulcerative, ulcerous.
Ge·schwürs·bil·dung *f patho.* ulcer formation, ulceration.
Ge·sell·schaft *f* **1.** *socio.* society; the community. **2.** (*Verband*) institution, institute, association.
ge·sell·schafts·feind·lich *adj* antisocial.
Ge·sell·schafts·klas·se *f socio.* class.
Ge·setz *nt* **1.** (*juristisch*) law; (*einzelnes G.*) law, act, statute. **2.** *phys., bio.* law, principle.
ge·set·zes·wid·rig *adj forens.* contrary to law, against the law, illegal.
ge·setz·wid·rig *adj* → gesetzeswidrig.
Ge·sicht *nt* **1.** face; *anat.* facies. **2.** look, expression, face, facial expression.
kosmetische Gesichts- und Kieferchirurgie maxillofacial cosmetic surgery.
Ge·sichts·atro·phie *f neuro., patho.* facial atrophy.
halbseitige Gesichtsatrophie hemifacial atrophy.
progressive halbseitige Gesichtsatrophie Romberg's syndrome, Romberg's disease, Romberg's trophoneurosis, Parry-Romberg syndrome, progressive unilateral facial atrophy, prosopodysmorphia, facial hemiatrophy, facial trophoneurosis.
Ge·sichts·aus·druck *m* look, expression, face, facial expression.
Ge·sichts·bo·gen *m* face-bow.
arbiträrer Gesichtsbogen arbitrary face-bow.
kinematischer Gesichtsbogen kinematic face-bow, adjustable face-bow, hinge-bow.
Ge·sichts·far·be *f* color, coloring, complexion.
Ge·sichts·feld *nt physiol.* visual field, field of vision, range of vision.
Ge·sichts·feld·win·kel *m physiol.* optic angle, visible angle, visual angle.
Ge·sichts·fi·stel *f* orofacial fistula.
Ge·sichts·flä·che *f* facial surface, facial surface of teeth, vestibular surface, vestibular surface of teeth.
Ge·sichts·form *f* face form.
Ge·sichts·haut·straf·fung *f chir.* face-lift, face lifting.
Ge·sichts·hö·he *f* facial height.
hintere Gesichtshöhe posterior facial height.
obere Gesichtshöhe upper facial height.
untere Gesichtshöhe lower facial height, mental height, symphyseal height of mandible.
vordere Gesichtshöhe anterior facial height.
Ge·sichts·in·dex *m* face index.
morphologischer Gesichtsindex morphological face index.
Ge·sichts·kno·chen *pl anat.* facial bones.
Ge·sichts·krampf, mimischer *m neuro.* prosopospasm, Bell's spasm, palmus, facial tic, convulsive tic, mimetic convulsion, mimic spasm, mimic convulsion, mimic tic, histrionic spasm.
Ge·sichts·läh·mung *f neuro.* facial paralysis, facial nerve paralysis, fallopian neuritis, facial nerve palsy, facial palsy, facioplegia.
beidseitige Gesichtslähmung prosopodiplegia.
Ge·sichts·li·nie *f physiol.* visual axis.
Ge·sichts·lymph·kno·ten *pl anat.* facial lymph nodes.
Ge·sichts·mas·ke *f* mask, face pack, facial pack.
Ge·sichts·mus·ku·la·tur *f anat.* facial muscles *pl*, muscles *pl* of facial expression, muscles *pl* of expression.
Ge·sichts·neur·al·gie *f neuro.* faciocephalalgia, prosopalgia, prosoponeuralgia.
Ge·sichts·ödem *nt patho.* facial edema.
Ge·sichts·pro·fil *nt* facial profile.
Ge·sichts·schä·del·frak·tur *f* craniofacial fracture, facial fracture.
Ge·sichts·schlag·ader *f anat.* facial artery.
quere Gesichtsschlagader transverse facial artery, transverse artery of face.
Ge·sichts·schmerz *m neuro.* faceache, facial pain.
Ge·sichts·sinn *m physiol.* sense of sight, eyesight, sight, view, vision.
Ge·sichts·spal·te *f embryo.* facial cleft, prosoposchisis, schistoprosopia, schizoprosopia.
schräge Gesichtsspalte oblique facial cleft.
Ge·sichts·spal·ten·zy·ste *f* Klestadt's cyst, nasoalveolar cyst, nasolabial cyst.
Ge·sichts·straf·fung *f chir.* face-lift, face lifting.
Gesichts- und Kieferchirurgie *f* dentofacial surgery, maxillofacial surgery, oral surgery.
Gesichts- und Kiefertrauma *nt* maxillofacial trauma.
Ge·sichts·ve·ne *f anat.* facial vein, anterior facial vein, common facial vein.
quere Gesichtsvene transverse facial vein.
Ge·sichts·ver·bren·nung *f traumat.* facial burn.
Ge·sichts·ver·let·zung *f traumat.* facial injury, facial trauma.
Ge·sichts·win·kel *m physiol.* optic angle.
Ge·sichts·zucken [k•k] *nt neuro.* prosopospasm, Bell's spasm, palmus, facial spasm, facial tic, convulsive tic, mimetic convulsion, mimic spasm, mimic convulsion, mimic tic, histrionic spasm.
Ge·sichts·zü·ge *pl* lineaments, features, outlines.
ge·spannt *adj* **1.** (*a. Muskel*) tense, tight. **2.** *fig.* strain, tense.
Ge·spannt·heit *f* **1.** (*a. Muskel*) tightness, tension. **2.** *fig.* tension, tenseness.
Ge·spinst *nt histol., patho.* web, tissue.
ge·spren·kelt *adj histol.* mottled, mottle, speckled, spotted.
ge·staf·felt *adj* (*Anordnung*) staggered; (*abgestuft*) graduated.
Ge·sta·gen *nt physiol.* gestagen, gestagenic hormone.
ge·sta·gen *adj physiol.* gestagenic.
Ge·stalt *f* **1.** shape, form, appearance, morphology. **2.** (*Statur*) figure, build, stature, physique, frame, stature. **3.** *psycho.* gestalt, configuration. **4.** character, person, personality, figure.
ge·stal·tet *adj* figured.
Ge·stalt·los *adj histol.* shapeless, amorphous.
Ge·stalt·lo·sig·keit *f histol.* shapelessness, amorphia, amorphism.
Ge·stank *m* smell, stench, stink.
Ge·sta·ti·on *f bio., gyn.* gestation, pregnancy.
ge·staut *adj* (*Gefäß*) congested.
ge·stielt *adj* stemmed, stalked; *histol.* stalked, pedicellate, pedicellated, pedicled, pediculate, pedunded, peduncular, petiolate, petiolated, petioled, pedunculated.
ge·streift *adj histol.* striped, striated.
ge·sund *adj* healthy, in good health; (*psychisch*) sane, sound; (*arbeitsfähig*) fit, fit to work; (*heilsam*) salutary, salubrious, healthy, healthful, wholesome; (*Organ*) unaffected (*von* by); (*Einstellung*) common-sense. **gesund aussehen** look well, have color. **gesund bleiben** keep in good health. **gesund machen** cure s.o., restore s.o. to health. **jdn. gesund pflegen** nurse s.o. back to health. **gesund sein** do well. **gesund werden** recover, recuperate, convalesce, get well/better; (*Wunde*) heal up/over.
ge·sun·den *vi* recover, recuperate, convalesce, get well/better; (*Wunde*) heal up/over.
Ge·sund·heit *f* health; (*Wohlbefinden*) well-being; (*psychische*) saneness, sanity, soundness; (*Arbeitsfähigkeit*) fitness; (*Heilsamkeit*) healthiness, healthfulness, wholesomeness. **bei guter Gesundheit sein** be in good health. **bei schlechter Gesundheit sein** to be low in health.
ge·sund·heit·lich *adj* **1.** healthy, physical; sanitary, hygienic. **2.** (*heilsam*) wholesome, healthful, healthy, salutary, salubrious. **aus gesundheitlichen Gründen** on medical grounds, for health reasons.
Ge·sund·heits·be·hör·de *f* medical board, board of health, health authority.
Ge·sund·heits·er·zie·hung *f* health education.
ge·sund·heits·för·dernd *adj* wholesome, healthful, healthy, salutary, salubrious, constitutional, conducive to health.
Ge·sund·heits·für·sor·ge *f* public health service, medical welfare.
Ge·sund·heits·ri·si·ko *nt* health hazard.
ge·sund·heits·schäd·lich *adj* bad for one's health, deleterious, damaging/destructive/injurious to (one's) health, unhealthy, insanitary, harmful, peccant; unwholesome; (*giftig*) noxious.
Ge·sund·heits·we·sen, öffentliches zahnheilkundliches *nt* public health dentistry, dental public health.
Ge·sund·heits·zen·trum *nt* health center.
Ge·sund·heits·zeug·nis *nt* bill of health, health certificate.
Ge·sund·heits·zu·stand *m* health, state of health, physical condition.
Ge·sun·dung *f* healing, recovery, recuperation, convalescence.
Ge·tränk *nt* beverage, drink.
Ge·trei·de *nt* cereal(s *pl*), grain.
Ge·trei·de·pflan·ze *f* cereal, cereal plant.
ge·trübt *adj* (*Flüssigkeit*) thick, clouded; *fig.* (*Verstand*) clouded.
ge·tüp·felt *adj* punctate, punctated, spotted, speckled, dotted.
Ge·wächs *nt* **1.** *bio.* plant. **2.** *patho.* vegetation, growth, tumor.
Ge·walt *f* violence, force; (*Macht*) power (*über* over, of); (*Kraft*) strength; *fig.* grip. **mit Gewalt** by force, forcibly. **Gewalt anwenden** use force.

Ge·walt·an·wen·dung *f forens.* force, violence, use of force/violence.
ge·walt·sam *adj* violent, by force, forcible.
Ge·walt·tat *f forens.* violence, act of violence.
ge·walt·tä·tig *adj forens.* violent, brutal.
Ge·walt·tä·tig·keit *f forens.* **1.** violence, brutality, violent behavior. **2.** violence, act of violence.
Ge·we·be *nt* **1.** *bio., anat.* tissue; tela. **2.** fabric, cloth, textile, tissue.
  Gewebe der Mundhöhle oral tissue.
  blutbildendes Gewebe hemopoietic tissue, hematopoietic tissue.
  drüsenbildendes Gewebe glandular tissue.
  hämopoetisches Gewebe → blutbildendes Gewebe.
  lymphatisches Gewebe lymphoid tissue, adenoid tissue, lymphatic tissue.
  paraorales Gewebe paraoral tissue.
  parodontales Gewebe periodontal tissue.
  transplantiertes Gewebe graft.
Ge·we·be·ano·xie *f patho.* histanoxia, tissue anoxia.
Ge·we·be·an·ti·kör·per *m immun.* tissue antibody.
ge·we·be·ar·tig *adj histol.* histoid, histioid, textiform.
Ge·we·be·atro·phie *f patho.* tissue atrophy.
Ge·we·be·auf·lö·sung *f patho.* histolysis, histodialysis.
Ge·we·be·dia·gno·se *f* histodiagnosis.
Ge·we·be·do·sis *f pharm., radiol.* tissue dose.
Ge·we·be·durch·blu·tung *f physiol.* tissue perfusion.
Ge·we·be·ent·ste·hung *f* histogenesis, histogeny.
Ge·we·be·hyp·oxie *f patho.* histohypoxia, tissue hypoxia.
Ge·we·be·im·mu·ni·tät *f immun.* tissue immunity.
Ge·we·be·kle·ber *m chir.* tissue adhesive, tissue glue.
Ge·we·be·kom·pres·si·on *f* tissue compression.
Ge·we·be·kul·tur *f histol.* tissue culture.
Ge·we·be·lap·pen *m* flap, surgical flap, patch, bar.
  freier Gewebelappen free flap.
Ge·we·be·leh·re *f* microscopic anatomy, microscopical anatomy, histologic anatomy, minute anatomy, micronatomy, histology.
Ge·we·be·neu·bil·dung *f patho.* neoplasia.
Ge·we·be·pa·tho·lo·gie *f patho.* pathologic histology, histopathology.
Ge·we·be·per·fu·si·on *f patho.* tissue perfusion.
Ge·we·be·phy·sio·lo·gie *f* histophysiology.
Ge·we·be·saft *m bio.* sap.
ge·we·be·spe·zi·fisch *adj* tissue-specific.
Ge·we·be·trans·plan·ta·ti·on *f chir.* transplantation.
Ge·we·be·über·tra·gung *f chir.* transplantation.
Ge·we·be·un·ver·träg·lich·keit *f immun.* histoincompatibility.
Ge·we·be·ver·la·ge·rung *f chir., anat.* transposition.
Ge·we·be·ver·schieb·bar·keit *f* tissue displaceability.
Ge·we·be·ver·träg·lich·keit *f immun.* tissue tolerance, histocompatibility.
Ge·we·be·zel·le *f histol.* tissue cell.
Ge·we·be·züch·tung *f histol.* tissue culture.
ge·we·bs·ar·tig *adj* → gewebeartig.
Ge·webs·dia·gno·stik *f* tissue diagnosis.
Ge·webs·fak·tor *m hema.* tissue thromboplastin.
Ge·webs·fis·sur *f histol.* areola.
Ge·webs·flüs·sig·keit *f histol.* tissue fluid.
Ge·webs·hor·mon *nt physiol.* tissue hormone.
Ge·webs·im·mu·ni·tät *f immun.* cell immunity.
Ge·webs·ma·kro·phag *m histol.* tissue macrophage, histiocyte, histocyte.
Ge·webs·mast·zel·le *f histol.* tissue mast cell.
Ge·webs·per·fu·si·on *f physiol.* tissue perfusion.
Ge·webs·spal·te *f histol.* areola.
Ge·webs·throm·bo·pla·stin *nt hema.* factor III, tissue factor, tissue thromboplastin.
Ge·webs·trüm·mer *pl patho.* débris *sing*, detritus *sing*.
Ge·webs·ver·här·tung *f patho.* induration.
Ge·webs·zel·le *f histol.* tissue cell.
Ge·webs·zwi·schen·raum *m histol.* interstitium, interstice, interstitial space.
ge·wellt *adj histol., bio.* wavy, undulate, undulated, undulating, undulant, undulatory, gyrose, gyrous.
Ge·wicht *nt* weight; (*Last, Belastung*) weight, load.
  spezifisches Gewicht weight per volume, weight density, specific gravity, specific weight.
Ge·wichts·ab·nah·me *f* weight reduction, loss of weight.
ge·wichts·be·wußt *adj* diet-conscious, weight-conscious.
Ge·wichts·ein·heit *f* weight, unit of weight, unitary weight, standard weight.
Ge·wichts·re·duk·ti·on *f* weight reduction, loss of weight.

Ge·wichts·ver·lust *m* weight loss, loss of weight.
Ge·win·de *nt* thread.
Ge·win·de·boh·rer *m* tap, screw tap, tap drill.
Ge·win·de·stift *m* screw wire, screw pin, threaded nail, threaded pin.
Ge·wis·sens·fra·ge *f* case of conscience, question of conscience, matter of conscience.
Ge·wohn·heits·trin·ker *m* inebriate, habitual drunkard, alcoholic.
Ge·wöh·nung *f* habituation (*an* to); *physiol., psycho., pharm.* habituation; adaptation, adaption (*an* to).
Ge·wöl·be *nt* (*a. anat.*) vault, dome, roof, arch; *anat.* fornix.
ge·wölbt *adj* (*a. anat.*) dome-shaped, domed, vaulted, gibbous, arcuated, arciform, arcuate, arcate, curved.
ge·wun·den *adj* twisted, coiled, twisting, winding, meandring; (*Weg*) turtuous, meandrous, sinuous; *anat.* convolute, convoluted, pampiniform; *histol., bio.* gyrose, gyrous, gyrate; (*schneckenförmig*) volute, voluted; torsive, turbinate, turbinal, turbinated, spiral.
ge·zackt *adj bio., histol.* serrated, serrate, denticulate, denticulated, toothed.
ge·zahnt *adj* → gezähnt.
ge·zähnt *adj* **1.** *histol.* perforate, perforated. **2.** *bio.* toothed, dentiparous, dentate, dentated, denticulate, denticulated.
Ghost *m* **1.** *micro.* ghost. **2.** *histol.* ghost, ghost cell, shadow, shadow cell. **3.** *hema.* red cell ghost, shadow, shadow cell.
Gianotti-Crosti-Syndrom *nt derm.* Gianotti-Crosti syndrome, infantile acrodermatitis, infantile papular acrodermatitis, papular acrodermatitis of childhood.
Gib·bus *m ortho.* gibbus.
Gicht *f patho.* gout, urate thesaurismosis.
gicht·ar·tig *adj* pertaining to or showing the characteristics of gout, gouty.
Gicht·kno·ten *m patho.* tophus, gouty tophus, uratoma, arthritic calculus.
Gicht·to·phus *m* → Gichtknoten.
Gie·bel·kan·te *f anat.* (*ZNS*) fastigium.
Gie·men *nt pulmo.* sibilant rhonchi *pl*.
Giemsa-Banding *nt genet.* G-banding, Giemsa banding.
Giemsa-Färbung *f histol.* Giemsa stain.
Gierke-Krankheit *f patho.* Gierke's disease, von Gierke's disease, glucose-6-phosphatase deficiency, type I glycogen storage disease, hepatorenal glycogen storage disease, hepatorenal glycogenosis.
Gie·sin·ger Beiß *m epidem.* trombiculiasis, trombidiiasis, trombidiosis.
Gieß·becken·knor·pel [k·k] *m anat.* arytenoid cartilage, arytenoid, guttural cartilage, pyramidal cartilage, triquetral cartilage, triquetrous cartilage.
Gieß·kan·nen·schim·mel *m micro.* aspergillus, Aspergillus.
Gift *nt, pl* **Gif·te** (*a. fig.*) poison; *bio., chem.* toxicant, toxin; *bio.* venenum, venom.
gift·ähn·lich *adj* toxicoid.
gift·ar·tig *adj* toxicoid.
gift·frei *adj* free from poison, non-toxic, non-poisonous, poisonless.
Gift·gas *nt* poison gas, gas.
gif·tig *adj* **1.** poisonous; *chem.* toxic, toxicant; *bio.* venomous, venenous; (*Luft*) mephitic; (*gesundheitsschädlich*) deleterious, noxious. **2.** *fig.* poisonous, vicious, spiteful. **nicht giftig** atoxic, non-toxic, non-poisonous, poisonless.
Gif·tig·keit *f* **1.** poisonousness; *chem.* toxicity; *bio.* venenosity, toxicity; noxiousness. **2.** *fig.* poisonousness, viciousness, spitefulness.
Gift·kun·de *f* toxicology.
Gift·mord *m forens.* poisoning.
Gift·stoff *m* poisonous substance, toxic agent, toxin.
Gigant- *pref.* gigant(o)-.
Gi·gan·tis·mus *m patho.* somatomegaly, gigantism, giantism, gigantosoma, hypersomia.
Gi·gan·to·blast *m hema.* gigantoblast.
Gi·gan·to·so·mie *f* → Gigantismus.
Gilbert-Syndrom *nt patho.* Behçet's syndrome, cutaneomucouveal syndrome, oculobuccogenital syndrome, uveo-encephalitic syndrome, triple symptom complex.
Gilles-de-la-Tourette-Syndrom *nt neuro.* Gilles de la Tourette's syndrome, Tourette's disease, Tourette's disorder, tic de Guinon, Gilles de la Tourette's disease, Guinon's disease, jumping disease, maladie des tics.
Gilmer-Draht *m* Gilmer's splint, Gilmer's wire.
Gilmore-Nadel *f* Gilmore's probe.
Gingiva- *pref.* gingival, gingiv(o)-, ulo-, ule-.
Gin·gi·va *f, pl* **Gin·gi·vae** gum, gingiva, attached gingiva.
  Gingiva alveolaris alveolar gingiva.
  Gingiva hyperplastica gingival hyperplasia, gingival enlargement, hyperplastic gingivitis.

Gingivaatrophie

Gingiva der Lippenseite → labiale Gingiva.
Gingiva marginalis → marginale Gingiva.
Gingiva papillaris interdental gingiva, interproximal gingiva, papillary gingiva, septal gingiva.
Gingiva der Wangenseite → bukkale Gingiva.
Gingiva der Zungenseite → linguale Gingiva.
alveoläre Gingiva alveolar gingiva.
am Alveolarknochen befestigte Gingiva → attached Gingiva.
angewachsene Gingiva → attached Gingiva.
attached Gingiva attached gingiva.
bukkale Gingiva buccal gingiva.
freie Gingiva free gingiva, unattached gingiva, free gum.
interdental-papilläre Gingiva interdental gingiva, interproximal gingiva, papillary gingiva, septal gingiva.
labiale Gingiva labial gingiva.
linguale Gingiva lingual gingiva.
marginale Gingiva marginal gingiva, free gingival margin, free gum margin, gingival margin.
am Zahnzement befestigte Gingiva cemental gingiva, cemented gingiva.
Gin·gi·va·atro·phie *f* gingival atrophy.
Gin·gi·va·blu·tung *f* gingival bleeding, gingival hemorrhage.
Gin·gi·va·fis·sur *f* gingival fissure.
Gin·gi·va·fur·che *f* free gingival groove, gingival groove.
freie Gingivafurche free gingival groove, gingival groove.
Gin·gi·va·hy·per·pla·sie *f* gingival hyperplasia, gingival enlargement, hyperplastic gingivitis.
entzündliche Gingivahyperplasie inflammatory hyperplasia.
fibröse Gingivahyperplasie gingival fibromatosis, keloid of gums, gingival elephantiasis, diffuse fibroma of gingiva, fibrous hyperplasia of gingiva, elephantiasis gingivae, fibromatosis gingivae, gingivitis hypertrophica, macrogingivae *pl.*
idiopathisch fibröse Gingivahyperplasie idiopathic gingival fibromatosis, hereditary gingival fibromatosis, idiopathic gingivitis, idiopathic gingivostomatitis, plasma-cell gingivitis.
medikamentös-verursachte Gingivahyperplasie drug-induced gingival hyperplasia, idiopathic gingival hyperplasia.
nichtentzündliche Gingivahyperplasie noninflammatory hyperplasia.
Gin·gi·va·in·dex *m* gingival index.
Gingivaindex nach Dunning-Leach Dunning-Leach index, gingival-bone count, gingival-bone index, gingival-bone count index.
Gingiva-Knochenindex *m* → Gingivaindex nach Dunning-Leach.
gin·gi·val *adj* pertaining to the gums, gingival.
Gin·gi·va·lap·pen *m* gingival flap.
Gin·gi·val·fis·sur *f* gingival fissure.
Gin·gi·val·flu·id *nt* crevicular fluid, gingival fluid.
Gin·gi·val·gie *f* gingivalgia.
Gin·gi·val·in·dex *m* gingival index.
Gin·gi·val·mes·ser *nt* gingival lancet, gum lancet.
Gin·gi·val·mu·ko·sa *f* gingival mucosa.
Gingival-Parodontalindex *m* gingival periodontal index, gingival-periodontal index.
Gin·gi·val·po·lyp *m* gum polyp.
Gin·gi·val·rand *m* gum margin.
Gin·gi·val·rand·ab·schnei·der *m* gingival margin trimmer.
Gin·gi·val·rand·schrä·ger *m* hatchet excavator, hatchet.
Gin·gi·val·saum *m* marginal gingiva, gingival margin.
Gin·gi·val·schleim·haut *f* gingival mucosa.
Gin·gi·val·zy·ste *f* gingival cyst.
Gingivalzyste des Erwachsenen gingival cyst of the adult.
Gingivalzyste des Neugeborenen gingival cyst of the newborn.
Gingivaplastik-Gingivektomiemesser *nt* periodontal knife.
Gin·gi·va·rand *m* free gingival margin, free gum margin.
Gin·gi·va·re·sorp·ti·on *f* gingival resorption.
Gin·gi·va·re·trak·ti·on *f* → Gingivarezession.
Gin·gi·va·re·trak·ti·ons·in·dex *m* → Gingivarezessionsindex.
Gin·gi·va·re·zes·si·on *f* gingival recession, gingival retraction.
Gin·gi·va·re·zes·si·ons·in·dex *m* gingival recession index.
Gin·gi·va·trans·plan·tat *nt* gingival graft.
freies Gingivatransplantat free gingival graft.
Gin·giv·ek·to·mie *f* gum resection, gingivectomy, ulectomy.
interdentale Gingivektomie interdental denudation, interdental excision, interdental resection.
Gin·gi·vek·to·mie·mes·ser *nt* gingivectomy knife, gingival lancet, gum lancet.
Gin·gi·vi·tis *f* inflammation of the gingivae, gingival inflammation, gingivitis; ulitis.
Gingivitis acuta acute gingivitis.
Gingivitis allergica allergic gingivitis.
Gingivitis catarrhalis catarrhal gingivitis.
Gingivitis chronica chronic gingivitis.
Gingivitis desquamativa desquamative gingivitis.
Gingivitis desquamativa chronica chronic desquamative gingivitis, gingivosis.
Gingivitis eruptiva eruptive gingivitis.
Gingivitis gravidarum pregnancy gingivitis, gingival fibrohemangioma.
Gingivitis hyperplastica gingival enlargement, gingival hyperplasia, hyperplastic gingivitis.
Gingivitis hypertrophicans hyperplastic gingivitis, gingival hypertrophy.
Gingivitis necroticans acuta acute infectious gingivostomatitis, acute necrotizing gingivitis.
Gingivitis simplex → Gingivitis catarrhalis.
Gingivitis suppurativa suppurative gingivitis.
Gingivitis ulcerosa acuta acute ulcerating gingivitis.
Gingivitis bei Wismutvergiftung bismuth gingivitis.
akute nekrotisierende Gingivitis → Gingivitis necroticans acuta.
diffuse Gingivitis diffuse gingivitis.
hyperplastische Gingivitis → Gingivitis hyperplastica.
hypertrophische Gingivitis → Gingivitis hypertrophicans.
nekrotisierende Gingivitis necrotizing gingivitis.
proliferative Gingivitis proliferative gingivitis.
pseudomembranöse Gingivitis pseudomembranous gingivitis.
rezidivierende Gingivitis recurrent gingivitis.
senile atrophische Gingivitis senile atrophic gingivitis.
unspezifische Gingivitis nonspecific gingivitis.
Gin·gi·vi·tis·in·dex *m* gingival index.
gin·gi·vo·axi·al *adj* gingivoaxial.
gin·gi·vo·buk·ko·axi·al *adj* gingivobuccoaxial.
Gin·gi·vo·den·tal·fa·sern *pl* gingivodental fibers.
gin·gi·vo·lin·guo·axi·al *adj* gingivolinguoaxial.
Gin·gi·vo·pla·stik *f* gingivoplasty.
Gin·gi·vo·sis *f* chronic desquamative gingivitis, gingivosis.
Gin·gi·vo·sto·ma·ti·tis *f dent.*, *HNO* inflammation of gingiva and oral mucosa, gingivostomatitis.
Gingivostomatitis herpetica vesicular stomatitis, herpetic gingivostomatitis, herpetic stomatitis, aphthous stomatitis.
idiopathische Gingivostomatitis idiopathic plasma-cell gingivostomatitis, atypical gingivostomatitis, allergic gingivostomatitis, plasma cell gingivostomatitis.
membranöse Gingivostomatitis membranous gingivostomatitis.
urämische Gingivostomatitis uremic gingivitis, nephritic gingivitis.
Gin·gly·mus *m anat.* ginglymoid articulation, ginglymoid joint, hinge articulation, hinge joint, ginglymus.
Gip·fel *m* 1. top, peak, summit. 2. *fig.* height, climax, peak, summit, apex, crest; (*Fieber, Krankheitsverlauf*) fastigium; *mathe.* peak.
Gips *m* 1. *chem.* gypsum, plaster, plaster of Paris. 2. *traumat.* plaster cast, cast, plaster of Paris, plaster bandage. 3. *dent.* dental plaster.
dentalmedizinischer Gips dental plaster.
Gips·ab·druck *m* plaster cast, plaster impression.
Gips·ab·guß *m* plaster cast.
Gips·bett *nt traumat.* plaster bed.
Gips·bin·de *f traumat.* plaster bandage.
gip·sen *vt traumat.* put in a cast, put in plaster.
Gips·form *f* gypsum die.
Gips·här·ter *m* gypsum hardener.
Gips·kopf·kap·pe *f* plaster headcap.
Gips·kri·stall *m* gypsum crystal.
Gips·mes·ser *nt* plaster knife.
Gips·mie·der *nt traumat.* plaster jacket, plaster-of-Paris jacket.
Gips·scha·le *f traumat.* brace, plaster shell.
Gips·schie·ne *f traumat.* plaster splint.
Gips·tech·nik *f* plaster technique.
Gips·ver·band *m traumat.* plaster cast, cast, plaster of Paris, plaster bandage.
Giro-Feile *f* Giro file.
Giromatic-Winkelstück *nt* Giromatic handpiece.
Git·ter *nt* lattice, grate, grating, grid, crib.
hexagonales Gitter hexagonal lattice.
kubisches Gitter cubic lattice.
rhombisches Gitter orthorhombic lattice.
Git·ter·ab·leit·wi·der·stand *m phys.* bias.
git·ter·ähn·lich *adj histol.* lattice-shaped, lattice, cancellate, cancellated.
Git·ter·blen·de *f radiol.* grid.
Git·ter·fa·ser *f histol.* reticular fiber, lattice fiber, argentaffin fiber, argentophilic fiber, argentophil fiber, argyrophil fiber.

Globulin

git·ter·för·mig *adj* → gitterähnlich.
Git·ter·kon·stan·te *f phys.* lattice constant.
Git·ter·netz *nt mathe.* grid.
Git·ter·spek·trum *nt phys.* grating spectrum.
Git·ter·trans·plan·tat *nt chir.* mesh graft, accordion graft.
Git·ter·vor·span·nung *f phys.* bias.
Git·ter·wi·der·stand *m phys.* bias.
Git·ter·zel·le *f histol.* compound granular cell, gitterzelle.
Glan·di·lem·ma *nt histol.* glandilemma.
glan·do·trop *adj* glandotropic.
Glan·du·la *f, pl* Glan·du·lae *anat.* gland, glandula.
glan·du·lär *adj* pertaining to a gland, glandular, glandulous.
Glanz·haut *f derm., patho.* glossy skin, leiodermia.
Glanzmann-Naegeli-Syndrom *nt hema.* Glanzmann's disease, Glanzmann's thrombasthenia, thrombasthenia, thromboasthenia, hereditary hemorrhagic thrombasthenia, constitutional thrombopathy.
Glas *nt, pl* Glä·ser 1. glass. 2. *ophthal.* glass, lens.
glas·ähn·lich *adj* → glasartig.
glas·ar·tig *adj* glass-like, glassy, vitreous; *anat.* hyaloid, hyaline, vitreous.
Glas·au·ge *nt ophthal.* artificial eye, glass eye.
Glas·bal·lon *m lab.* carboy, demijohn, ballon, balloon flask.
Glas·bild·ner *m* glass former.
Glas-Cermet-Zement *m* glass cermet cement.
Glas·elek·tro·de *f* glass electrode.
glä·sern *adj* glassy; *histol.* glassy, vitreous, hyaline.
Glas·fa·ser *f techn.* glass fiber, light guide, optical fiber.
Glas·fa·ser·op·tik *f techn.* fiberoptics *pl.*
Glas·fi·ber *f* → Glasfaser.
Glas·fläsch·chen *nt* flask; *pharm.* vial.
Glas·haut *f* membrane of Slaviansky, glassy membrane.
gla·sig *adj* 1. (*Augen*) glassy, glazed. 2. glass-like, glassy, vitreous; *anat.* hyaloid, hyaline, vitreous.
Glasionomer-Zement *m* glass ionomer cement.
Glas·ke·ra·mik·kro·ne *f* glass ceramic crown.
Glas·kör·per *m anat.* vitreous body, vitreous humor, hyaloid body, cristalline humor, vitreous, vitreum.
Glas·kör·per·fa·ser·werk *nt histol.* vitreous stroma.
Glas·kör·per·mem·bran *f anat.* vitreous membrane, hyaloid membrane, hydatoid.
Glas·kör·per·mul·de *f anat.* hyaloid fossa, lenticular fossa (of vitreous body), patellar fossa.
Glas·kör·per·raum *m anat.* vitreous chamber.
Glas·plätt·chen *nt derm.* diascope.
Glas·spa·tel *m derm.* diascope, pleximeter, plexometer.
Glas·wachs *nt* adhesive wax, sticky wax.
Glas·zäh·ne *pl* Capdepont's disease, hereditary opalescent dentin, dentinal dysplasia.
glatt *adj* 1. (*Gesicht*) unwrinkled, smooth; (*Haut*) smooth; (*Haare*) smooth, straight; (*glattrasiert*) clean-shaven, smooth. 2. (*Material*) smooth; (*Oberfläche*) soft, even, smooth; *bio.* (*Oberfläche*) levigate, glabrous; (*glitschig*) slippery; (*schmierig*) lubricous, lubricious, slippery. 3. (*Fraktur*) clean, simple, uncomplicated; (*Schnitt*) clean; *mathe.* (*Zahl*) even, round.
Glät·ten *nt* burnishing.
Glatt·flä·chen·ka·ri·es *f* smooth surface caries.
Glatt·flä·chen·ka·vi·tät *f* smooth surface cavity.
Glatz·kopf *m* bald head.
glatz·köp·fig *adj* bald, baldheaded, calvous.
Glau·ber·salz *nt pharm.* Glauber's salt, sodium sulfate.
Glau·co·ma *nt* → Glaukom.
Glau·kom *nt ophthal.* glaucoma.
   Glaukom der Kinder → angeborenes Glaukom.
   angeborenes Glaukom congenital glaucoma, hydrophthalmos, infantile glaucoma, hydrophthalmia, hydrophthalmus, buphthalmos, buphthalmia, buphthalmus.
glau·ko·ma·tös *adj* pertaining to glaucoma, glaucomatous.
gleich·ar·tig *adj* of the same kind, congenerous, congeneric; *bio.* homogeneous, homogenous, homonymous (with), analogous; (*gleichförmig*) uniform; (*ähnlich*) similar (*mit* to), analogous (*mit* to, with).
Gleich·ar·tig·keit *f bio.* homogeneity, homogeneousness, homogenicity, homogeny; analogy; (*Gleichförmigkeit*) uniformity; (*Ähnlichkeit*) similarity, analogy.
gleich·blei·bend *adj* constant, steady, invariable, unchanging; (*stabil*) stable, stabile; (*Schmerz*) unrelieved; (*Temperatur*) level.
gleich·er·big *adj genet.* homozygous, homogenic, homozygotic.
Gleich·er·big·keit *f genet.* homozygosis, homozygosity.
gleich·far·big *adj phys.* isochromatic, isochrous.
gleich·ge·rich·tet *adj phys., mathe.* parallel.

gleich·ge·stal·tet *adj* → gleichgestaltig.
gleich·ge·stal·tig *adj histol.* monomorphous, monomorphic; isomorphous, isomorphic, homomorphic, homomorphous.
Gleich·ge·wicht *nt* (*a. chem., physiol.*) equilibrium, balance. aus dem Gleichgewicht off balance. jdn. aus dem Gleichgewicht bringen throw s.o. off balance. das Gleichgewicht (be-)halten (*a. fig.*) keep one's balance, keep one's equilibrium, maintain one's equilibrium. etw. im Gleichgewicht halten balance sth. im Gleichgewicht in equilibrium (*mit* with), well-balanced; (*a. fig*) balanced. das Gleichgewicht verlieren lose one's balance, lose one's equilibrium. das Gleichgewicht wiederherstellen restore the balance.
   biologisches Gleichgewicht biological balance.
Gleich·ge·wichts·nerv *m anat.* vestibular nerve.
Gleich·ge·wichts·or·gan *nt anat.* vestibular apparatus, organ of balance, organ of equilibrium.
Gleich·ge·wichts·sinn *m physiol.* sense of balance, sense of equilibrium, labyrinthine sense, static sense.
gleich·mä·ßig *adj* even, regular, level, constant, steady, uniform; (*Puls*) steady; (*Atmung*) regular; (*Gesichtszüge*) even; rhythmical, rhythmic; symmetrical; (*ausgeglichen*) balanced, well-balanced.
gleich·na·mig *adj* homonymous.
gleich·rich·ten *vt phys.* rectify.
Gleich·rich·ter *m phys.* rectifier.
Gleich·rich·tung *f phys.* rectification.
gleich·schal·ten *vt physiol., techn.* coordinate, phase, synchronize.
gleich·sei·tig *adj mathe.* regular, equilateral.
Gleich·sei·tig·keit *f mathe.* regularity.
gleich·set·zen *vt* (*a. mathe.*) equate, compare (*mit* to).
gleich·sin·nig *adj physiol.* equidirectional.
Gleich·strom *m electr.* direct current.
   konstanter Gleichstrom constant current, continuous current, galvanic current, galvanic electricity, galvanism.
Gleit·be·we·gung *f* gliding movement.
   Gleitbewegung des Unterkiefers mandibular gliding movement.
Gleit·mit·tel *nt* lubricating agent, lubricant, lubricator.
gle·noi·dal *adj anat.* glenoid.
Glia *f anat., histol.* glia, neuroglia.
Glia·zel·le *f histol.* neuroglia cell, gliacyte, gliocyte, spongiocyte.
Glickman-Parodontometer *nt* Glickman's periodontal probe.
Glied *nt, pl* Glie·der 1. *anat.* limb, extremity; member, part, membrum. 2. penis, priapus, member, virile member, phallus, thyrsus. 3. (*Kette*) link; *techn.* ring, link.
   erigiertes männliches Glied phallus.
   männliches Glied penis, priapus, member, virile member, phallus, thyrsus.
   proximales Glied proximal phalanx.
Glie·der·er·satz·kun·de *f ortho.* prosthetics *pl.*
Glie·der·pup·pe *f anat.* manikin.
Glie·der·satz *m ortho.* artificial limb, prosthesis.
Glie·de·rung *f* arrangement, order, structure, organization; division, classification (*in* into).
Glied·ma·ße *f anat.* extremity, limb; member, membrum.
   obere Gliedmaßen superior limbs, upper limbs, thoracic limbs.
   untere Gliedmaßen pelvic limbs, lower limbs.
Glio·blast *m histol.* glioblast, gliablast.
Glio·bla·stom *m neuro., patho.* glioblastoma, malignant glioma.
   buntes Glioblastom anaplastic astrocytoma, glioblastoma multiforme.
Gli·om *nt* → Glioma.
Glio·ma *nt* neuroglioma, neurogliocytoma, neurospongioma, glioma, gliocytoma.
Glio·zyt *m histol.* neuroglia cell, gliacyte, gliocyte, spongiocyte.
glo·bal *adj* global, universal; overall, total.
Glo·bo·id *nt bio.* globoid.
glo·bo·id *adj histol.* globe-shaped, globose, globoid, globous, globular, spheroid, spherical.
Globoidzellen-Leukodystrophie *f patho.* Krabbe's disease, Krabbe's leukodystrophy, globoid leukodystrophy, globoid cell leukodystrophy, diffuse infantile familial sclerosis, galactosylceramide β-galactosidase deficiency, galactosylceramide lipidosis.
glo·bu·lär *adj* → globoid.
Glo·bu·lar·den·tin *nt* globular dentin.
Glo·bu·lin *nt biochem., hema.* globulin.
   γ-Globulin gamma globulin, γ globulin.
   antihämophiles Globulin antihemophilic globulin, factor VIII, thromboplastic plasma component, thromboplastinogen, antihemophilic factor (A), plasma thromboplastin factor, platelet cofactor, plasmokinin.
   Cortisol-bindendes Globulin cortisol-binding globulin, corticosteroid-binding globulin, corticosteroid-binding protein, transcortin.

Globulus

Glo·bu·lus *m, pl* **Glo·bu·li 1.** *anat.* globule. **2.** *pharm.* globulus.
Glocke [k•k] *f* bell; *techn.* bell.
Glocken·kro·ne [k•k] *f* bell crown, bell-shaped crown.
Glocken·kur·ve [k•k] *f stat.* normal curve (of distribution), bell curve, bell-shaped curve, gaussian curve.
Glom·an·gi·om *nt patho.* glomangioma, glomus tumor.
glo·me·ru·lär *adj* pertaining to a (renal) glomerulus, glomerular, glomerulose.
Glo·me·ru·lo·ne·phri·tis *f* glomerulonephritis, glomerular nephritis, Bright's disease, Klebs' disease.
Glo·me·ru·lum *nt, pl* **Glo·me·ru·la 1.** → Glomerulus. **2.** renal glomerulus, renal tuft, malpighian tuft, malpighian glomerulus, glomerulus, glomerule.
Glo·me·ru·lus *m, pl* **Glo·me·ru·li** *anat., histol.* glomerulus, glomerule.
Glo·mus *nt anat.* glomus, glome; glomus body.
Glo·mus·or·gan *nt histol.* glomus organ, glomiform body, glomiform gland, glomus body, glomus.
Glo·mus·tu·mor *m patho.* glomangioma, glomus tumor.
Gloss- *pref.* glossal, glottic, gloss(o)-, lingu(o)-.
Glos·sa *f anat.* tongue, lingua, glossa.
Gloss·al·gie *f* → Glossodynie.
Gloss·an·thrax *m HNO* glossanthrax.
Gloss·ek·to·mie *f chir., HNO* glossectomy, glossosteresis, elinguation, linguelectomy.
Glos·si·na *f micro.* tsetse, tsetse fly, tzetze, tzetze fly, Glossina.
Glos·si·tis *f HNO* inflammation of the tongue, glossitis.
  Glossitis areata exsudativa benign migratory glossitis, wandering rash, geographic tongue, mappy tongue.
  Glossitis exfoliativa marginata → Glossitis areata exsudativa.
  atrophische Glossitis atrophic glossitis, Hunter's glossitis.
Glos·so·dy·nia *f* → Glossodynie.
  Glossodynia exfoliativa bald tongue, Moeller's glossitis.
Glos·so·dy·nie *f* pain in the tongue, glossalgia, glossodynia.
Glos·so·pa·thie *f HNO* glossopathy.
Glos·so·pha·ryn·ge·us *m anat.* glossopharyngeal nerve, ninth cranial nerve, ninth nerve.
Glos·so·pha·ryn·ge·us·neur·al·gie *f HNO, neuro.* glossopharyngeal neuralgia.
Glos·so·phy·tie *f HNO, patho.* glossophytia, black hairy tongue, black tongue, melanoglossia.
Glos·so·pla·stik *f chir., HNO* glossoplasty.
Glos·so·ple·gie *f neuro., HNO* glossoplegia, glossolysis.
Glos·so·pto·se *f HNO* glossoptosis, glossoptosia.
Glos·so·py·rie *f HNO* glossopyrosis, burning tongue, psychogenic glossitis.
Glos·so·py·ro·sis *f* → Glossopyrie.
Glos·sor·rha·phie *f chir., HNO* glossorrhaphy.
Glos·so·spas·mus *m neuro.* glossospasm.
Glos·so·to·mie *f chir., HNO* glossotomy.
Glos·so·tri·chie *f HNO* hairy tongue, glossotrichia, trichoglossia.
Glos·so·ze·le *f HNO, patho.* glossocele.
Glot·tis *f anat.* glottis.
glot·tisch *adj* pertaining to glottis, glottal, glottic.
Glot·tis·ent·zün·dung *f* → Glottitis.
Glot·ti·tis *f* glottitis.
Glu·ca·gon *nt biochem.* glucagon, HG factor, hyperglycemic-glycogenolytic factor.
Glu·ca·go·nom *nt endo.* glucagonoma, A cell tumor, alpha cell tumor.
Gluco- *pref.* glucose, gluc(o)-.
Glu·co·ce·re·bro·sid *nt* → Glukozerebrosid.
Glu·co·cor·ti·co·id *nt* → Glukokortikoid.
Glu·co·ge·ne·se *f biochem.* glucogenesis.
Glu·co·neo·ge·ne·se *f* → Glukoneogenese.
Glu·co·pro·te·in *nt* → Glukoprotein.
Glu·co·se *f* → Glukose.
Glu·cos·urie *f* → Glukosurie.
Glu·cu·re·se *f* → Glukosurie.
glü·hen *vi* glow; *fig.* (*brennen*) glow (*vor* with).
glü·hend *adj* glowing, live, incandescent; burning, ardent; *fig.* ardent, burning.
Glu·ka·gon *nt biochem.* HG factor, hyperglycemic-glycogenolytic factor, glucagon.
  intestinales Glukagon intestinal glucagon, enteroglucagon, gut glucagon, glicentin, glycentin.
Glu·ka·go·nom *nt endo.* (*Pankreas*) A cell tumor, alpha cell tumor, glucagonoma.
Glu·ko·kor·ti·ko·id *nt* glucocorticoid, glucocorticoid hormone.
glu·ko·kor·ti·ko·id·ähn·lich *adj* glucocorticoid.

Glu·ko·neo·ge·ne·se *f biochem.* gluconeogenesis, glyconeogenesis, neoglycogenesis.
Glu·ko·pe·nie *f endo., patho.* hypoglycemia, glucopenia.
Glu·ko·pro·te·in *nt biochem.* glucoprotein.
Glu·kos·ämie *f endo., patho.* hyperglycemia, hyperglycosemia, hyperglykemia.
Glu·kos·amin *nt biochem., pharm.* glucosamine, chitosamine.
Glu·ko·san *nt biochem.* glucan.
Glu·ko·se *f biochem.* glucose, D-glucose, grape sugar, blood sugar, dextrose, dextroglucose, glucosum.
Glu·ko·se·bil·dung *f biochem.* **1.** glucogenesis. **2.** gluconeogenesis, glyconeogenesis, neoglycogenesis.
Glu·ko·se·in·to·le·ranz *f endo., patho.* glucose intolerance.
Glu·ko·se·schwel·le *f physiol.* (*Niere*) glucose threshold, leak point.
Glu·ko·se·spie·gel *m lab.* glucose level, glucose value, blood glucose level, blood glucose value.
Glu·ko·se·stoff·wech·sel *m biochem.* glucose metabolism.
Glu·ko·se·to·le·ranz *f endo.* glucose tolerance.
  pathologische Glukosetoleranz impaired glucose tolerance, *old* chemical diabetes.
Glu·ko·se·to·le·ranz·test *m endo.* glucose tolerance test.
  oraler Glukosetoleranztest oral glucose tolerance test.
Glu·ko·ste·ro·id *nt* glucocorticoid, glucocorticoid hormone.
Glu·kos·urie *f endo., patho.* glucosuria, glycosuria, glycuresis, saccharorrhea, saccharuria.
  hyperglykämische Glukosurie hyperglycemic glycosuria.
  renale Glukosurie orthoglycemic glycosuria, benign glycosuria, renal glycosuria, nondiabetic glycosuria, normoglycemic glycosuria, nonhyperglycemic glycosuria.
Glu·ko·ze·re·bro·sid *nt biochem.* glucocerebroside, ceramide glucoside, glucosylceramide.
Glu·ko·ze·re·bro·si·do·se *f patho.* Gaucher's splenomegaly, Gaucher's disease, glucosylceramide lipidosis, cerebrosidosis, cerebroside lipidosis, cerebroside lipoidosis, glycosylceramide lipidosis, kerasin histiocytosis, familial splenic anemia.
Glu·ku·re·se *f* → Glukosurie.
Glut·amat·oxal·ace·tat·trans·ami·na·se *f biochem.* aspartate aminotransferase, glutamic-oxaloacetic transaminase, aspartate transaminase.
Glut·amat·py·ru·vat·trans·ami·na·se *f biochem.* alanine aminotransferase, glutamic-pyruvic transaminase, alanine transaminase.
Glut·amin *nt biochem.* glutamine.
γ-Glut·amyl·trans·fe·ra·se *f biochem.* γ-glutamyltransferase, (γ-)glutamyl transpeptidase.
γ-Glut·amyl·trans·pep·ti·da·se *f* → γ-Glutamyltransferase.
Glu·ten *nt biochem.* gluten, wheat gum.
Gly·ce·rid *nt biochem.* acylglycerol, glyceride.
Gly·ce·rin *nt biochem.* glycerol, glycerin, glycerinum.
Gly·ce·rol *nt* → Glycerin.
Gly·ce·rol·tri·ni·trat *nt pharm.* glyceryl trinitrate, trinitroglycerin, trinitrin, trinitroglycerol, nitroglycerin.
gly·cin·erg *adj* glycinergic.
Gly·co·ka·lix *f histol.* glycocalix, glycocalyx.
Gly·co·pro·te·in *nt biochem.* glycoprotein, glucoprotein.
Gly·co·sid *nt biochem.* glycoside.
Glyk·ämie *f endo., patho.* glycemia, glucemia, glucohemia, glycohemia, glycosemia, glykemia.
Gly·kan *nt biochem.* glycan, polysaccharide.
Gly·ko·gen *nt biochem.* glycogen, hepatin, tissue dextrin, animal starch.
Gly·ko·gen·bil·dung *f* → Glykogenese.
Gly·ko·ge·ne·se *f biochem.* glycogenesis, glucogenesis.
Gly·ko·ge·no·ly·se *f biochem.* glycogenolysis.
gly·ko·ge·no·ly·tisch *adj* pertaining to glycogenolysis, glycogenolytic.
Gly·ko·ge·no·se *f patho.* glycogenosis, glycogen storage disease, dextrinosis.
  Glykogenose Typ I type I glycogen storage disease, Gierke's disease, von Gierke's disease, hepatorenal glycogen storage disease, glucose-6-phosphatase deficiency, hepatorenal glycogenosis.
  Glykogenose Typ II type II glycogen storage disease, Pompe's disease, generalized glycogenosis, α-1,4-glucosidase deficiency, acid-maltase deficiency.
  Glykogenose Typ III type III glycogen storage disease, Cori's disease, Forbes' disease, debrancher deficiency, debrancher glycogen storage disease, amylo-1,6-glucosidase deficiency, limit dextrinosis.
  Glykogenose Typ IV type IV glycogen storage disease, Andersen's disease, amylo-1:4,1:6-transglucosidase deficiency, brancher defi-

ciency, brancher deficiency glycogenosis, brancher glycogen storage disease, amylopectinosis.
Glykogenose Typ V type V glycogen storage disease, McArdle's disease, McArdle's syndrome, McArdle-Schmid-Pearson disease, myophosphorylase deficiency (glycogenosis), muscle phosphorylase deficiency (glycogenosis).
Glykogenose Typ VI type VI glycogen storage disease, Hers' disease, hepatic phosphorylase deficiency.
Glykogenose Typ VII type VII glycogen storage disease, Tarui disease, muscle phosphofructokinase deficiency.
Glykogenose Typ VIII type VIII glycogen storage disease, hepatic phosphorylase kinase deficiency.
generalisierte maligne **Glykogenose** → Glykogenose Typ II.
hepatische **Glykogenose** → Glykogenose Typ VIII.
hepatomuskuläre benigne **Glykogenose** → Glykogenose Typ III.
hepatorenale **Glykogenose** → Glykogenose Typ I.
muskuläre **Glykogenose** → Glykogenose Typ V.
Gly·ko·gen·spei·cher·krank·heit f → Glykogenose.
Gly·ko·gen·the·sau·ris·mo·se f → Glykogenose.
Gly·ko·ka·lix f histol. glycocalix, glycocalyx.
Gly·ko·ly·se f biochem. glycolysis, glucolysis.
gly·ko·ly·tisch adj pertaining to glycolysis, glycolytic, glucolytic, glycoclastic.
Gly·ko·neo·ge·ne·se f biochem. gluconeogenesis, glyconeogenesis, neoglycogenesis.
Gly·ko·pro·te·id nt → Glykoprotein.
Gly·ko·pro·te·in nt glycoprotein, glucoprotein.
Gly·kos·amin nt biochem. glycosamine.
Gly·ko·se f → Glukose.
Gly·ko·sphin·go·li·pid nt biochem. glycosphingolipid.
saures **Glykosphingolipid** acidic glycosphingolipid.
Gly·kos·urie f patho. glucosuria, glycosuria, glycuresis, saccharorrhea, saccharuria.
alimentäre **Glykosurie** alimentary diabetes, digestive glycosuria, alimentary glycosuria.
Gly·ko·syl·zer·amid·li·pi·do·se f patho. Gaucher's splenomegaly, Gaucher's disease, glucosylceramide lipidosis, cerebrosidosis, cerebroside lipidosis, cerebroside lipoidosis, glycosylceramide lipidosis, kerasin histiocytosis, familial splenic anemia.
Glyk·urie f → Glykosurie.
Gly·ze·rid nt biochem. acylglycerol, glyceride.
Gly·ze·rin nt biochem. glycerol, glycerin, glycerinum.
Gnath- pref. jaw, gnathic, gnath(o)-.
Gnath·al·gie f pain in the jaw, gnathalgia, gnatodynia.
Gnath·an·ky·lo·se f gnathankylosis.
Gna·thi·on nt anat. gnathion.
Gna·thi·tis f inflammation of the jaw, gnathitis.
Gna·tho·dy·na·mik f gnathodynamics pl.
Gna·tho·dy·na·mo·me·ter nt occlusometer, gnathodynamometer.
Gna·tho·dy·nie f → Gnathalgie.
Gna·tho·gra·phie f gnathography.
Gna·tho·lo·gie f gnathology.
gna·tho·lo·gisch adj gnathologic.
Gna·tho·pa·la·to·schi·sis f embryo. gnathopalatoschisis.
Gna·tho·pla·stik f gnathoplasty.
Gna·tho·schi·sis f embryo. cleft jaw, gnathoschisis.
Gna·tho·stat m gnathostat.
Gna·tho·sta·tik f gnathostatics pl.
Gna·tho·ze·pha·lus m embryo. gnathocephalus.
Gold nt gold; chem. aurum.
1000er **Gold** → 24karätiges Gold.
24karätiges **Gold** 24 carat gold, 1000 fine gold, pure gold.
Gold für Direktfüllung direct filling gold.
kohäsives **Gold** cohesive gold.
kolloides **Gold** colloidal gold.
kristallines **Gold** crystal gold, crystalline gold.
nonkohäsives **Gold** noncohesive gold.
reines **Gold** → 24karätiges Gold.
vergütetes **Gold** annealed gold.
Gold·amal·gam nt gold amalgam.
Goldberg-Maxwell-Morris-Syndrom nt patho. Goldberg-Maxwell syndrome, Morris's syndrome, feminizing testis syndrome, testicular feminization (syndrome).
Gold·bro·mid nt gold bromide, aurous bromide.
Gold·ein·la·ge·fül·lung f cast inlay, gold cast inlay, gold inlay.
Goldenhar-Syndrom nt patho. Goldenhar's syndrome, oculoauriculovertebral dysplasia, oculoauricular dysplasia, mandibulofacial dysostosis with epibulbar dermoids, OAV dysplasia, OAV syndrome.
Gold·fei·le f gold file.

Gold·fo·lie f gold foil.
gewellte **Goldfolie** corrugated gold foil.
kohäsive **Goldfolie** cohesive gold foil, cohesive gold.
laminierte **Goldfolie** laminated gold foil.
nonkohäsive **Goldfolie** noncohesive gold, noncohesive gold foil.
semikohäsive **Goldfolie** semicohesive gold foil.
Gold·fo·li·en·kon·den·sie·rung f gold foil condensation.
Gold·fo·li·en·trä·ger m foil carrier, foil passer.
Gold·fo·li·en·zy·lin·der m gold cylinder, gold foil cylinder, foil cylinder.
Gold·fül·lung f gold filling.
gegossene **Goldfüllung** cast inlay, gold cast inlay, gold inlay.
gehämmerte **Goldfüllung** gold foil compaction.
gestopfte **Goldfüllung** direct filling gold compaction.
Gold·guß m gold casting.
Gold·guß·fül·lung f cast inlay, gold cast inlay, gold inlay.
Gold·guß·le·gie·rung f casting gold alloy, dental casting gold alloy.
Gold·guß·re·stau·ra·ti·on f cast gold onlay.
Gold·häm·mer·fül·lung f gold foil compaction, direct filling gold compaction.
Gold·in·lay nt cast inlay, gold cast inlay, gold inlay.
gegossenes **Goldinlay** cast gold inlay.
Gold-Kalzium-Pulver nt powdered gold-calcium alloy.
Gold·kap·pen·kro·ne f gold shell crown.
Gold·klopf·fül·lung f direct filling gold compaction, direct filling gold compaction.
Gold·kon·den·sie·rer m gold condenser, gold plugger, foil condenser, foil plugger.
Gold·kro·ne f gold crown.
Gold-Kupfer-Legierung f gold-copper alloy, gold-copper system.
Gold·le·gie·rung f gold-based alloy, gold alloy.
Gold·lot nt gold solder.
Goldman-Fox-Kürette f Goldman curet, Goldman curette, Goldman-Fox curet, Goldman-Fox curette.
Goldman-Fox-Messer nt Goldman-Fox knife.
Goldman-Fox-Raspatorium nt Goldman-Fox periosteal elevator.
Goldman-Fox-Williams-Zahnfleischtaschensonde f Goldman-Fox probe.
Gold·mes·ser nt gold knife.
Gold-Palladium-Legierung f gold-palladium alloy.
Gold·pel·lets pl gold foil pellets, powdered gold.
Gold·plat·ten·tech·nik f gold plate technique.
Gold·sä·ge f gold saw.
Gold·schrump·fung f gold shrinkage.
Gold·schwämm·chen nt mat gold, sponge gold.
Gold·stop·fer m gold condenser, gold plugger, foil condenser, foil plugger.
mechnischer **Goldstopfer** mechanical gold condenser.
Gold·stopf·fül·lung f direct filling gold compaction.
Gold·the·ra·pie f pharm. chrysotherapy, aurotherapy.
Gold·ver·gü·ten nt gold tempering.
Gold·zy·lin·der m gold cylinder, gold foil cylinder, foil cylinder.
Golgi-Apparat m histol. Golgi complex, Golgi body, Golgi apparatus.
Goltz-Peterson-Gorlin-Ravits-Syndrom nt derm. Goltz' syndrome, Goltz-Gorlin syndrome, focal dermal hypoplasia.
Gom·pho·sis f anat. gompholic joint, gomphosis, dentoalveolar joint, socket joint of tooth, dentoalveolar articulation, peg-and-socket joint, peg-and-socket articulation.
Gon- pref. knee, gony-, gon(o)-.
Go·na·de f anat. gonad.
Go·na·den·do·sis f radiol. gonadal dose.
Go·na·den·schutz m radiol. gonadal shield.
Go·na·do·li·be·rin nt endo. gonadoliberin, gonadotropin releasing hormone, gonadotropin releasing factor, follicle stimulating hormone releasing hormone, follicle stimulating hormone releasing factor.
go·na·do·trop adj endo. gonadotropic, gonadotrophic.
Go·na·do·tro·pin nt endo. gonadotropin, gonadotrophin, gonadotropic hormone.
Gonadotropin-releasing-Faktor m → Gonadoliberin.
Gonadotropin-releasing-Hormon nt → Gonadoliberin.
Gon·ar·thri·tis f inflammation of the knee joint, gonarthritis, gonitis, goneitis.
Go·ne·cy·stis f anat. seminal capsule, seminal gland, vesicular gland, seminal vesicle, gonecyst, gonecystis.
Go·ne·zy·stis f → Gonecystis.
Goni(o)- pref. angle, goni(o)-.
Go·ni·om nt patho. gonioma.

Gonion

Go·ni·on *nt anat.* gonion.
Go·ni·tis *f* inflammation of the knee joint, gonitis, goneitis, gonarthritis.
Go·no·blen·nor·rhö *f ophthal.* blennorrheal conjunctivitis, gonococcal conjunctivitis, gonorrheal conjunctivitis, gonoblennorrhea, blennophthalmia.
Go·no·blen·nor·rhoe *f* → Gonoblennorrhö.
Go·no·coc·cus *m* → Gonokokkus.
Go·no·kokk·ämie *f patho.* gonococcemia, gonohemia.
Go·no·kok·ken·ar·thri·tis *f* gonorrheal arthritis, blennorrhagic arthritis, gonococcal arthritis.
Go·no·kok·ken·sep·sis *f* → Gonokokkämie.
Go·no·kok·kus *m, pl* **Go·no·kok·ken** *micro.* gonococcus, diplococcus of Neisser, Neisser's coccus, Neisseria gonorrhoeae, Diplococcus gonorrhoeae.
Go·nor·rhö *f* → Gonorrhoe.
Go·nor·rhoe *f epidem., derm.* gonorrhea; *inf.* the clap.
Go·nor·rhoea *f* → Gonorrhoe.
go·nor·rho·isch *adj* pertaining to gonorrhea, gonorrheal.
Go·no·som *nt genet.* idiochromosome, sex chromosome, gonosome; heterologous chromosome, heterochromosome, heterosome.
Gorlin-Zyste *f* Gorlin's cyst.
Gorlin-Chaudhry-Moss-Syndrom *nt embryo.* Gorlin-Chaudhry-Moss syndrome, Gorlin's syndrome.
Gorlin-Goltz-Syndrom *nt derm.* Gorlin-Goltz syndrome, Gorlin's syndrome, basal cell nevus syndrome, nevoid basal cell carcinoma syndrome, nevoid basalioma syndrome.
Gos·sy·pi·um depuratum *nt* purified cotton, gossypium depuratum.
Gracey-Küretten *pl* Gracey curets, Gracey curettes.
Gracilis-Lappen *m* gracilis muscle flap.
Gra·da·ti·on *f radiol.* gradation.
Grad·ein·tei·lung *f phys., techn.* graduation; *mathe., techn.* scale.
Gradenigo-Syndrom *nt* Gradenigo's triad, Gradenigo's syndrome, temporal syndrome.
Gra·di·ent *m mathe., phys.* gradient.
Gra·ding *nt patho.* grading.
Grad·strich *m phys., techn.* graduation.
gra·du·iert *adj* graduated, graduate.
Gra·du·ie·rung *f* graduation; *phys., techn.* graduation.
Gram-Färbung *f micro.* Gram's method, Gram's stain.
Gramm *nt* gram, gramme.
Gramm-Kalorie *f phys.* gram calorie, small calorie, standard calorie, calory, calorie.
Gram-negativ *adj micro.* gram-negative, Gram-negative.
gram·ne·ga·tiv *adj* → Gram-negativ.
Gram-positiv *adj micro.* gram-positive, Gram-positive.
gram·po·si·tiv *adj micro.* → Gram-positiv.
Gran *nt pharm.* grain, granum.
Gra·nat·schei·be *f garnet* disk.
Grand-mal *nt neuro.* grand mal epilepsy, major epilepsy, grand mal, haut mal, haut mal epilepsy.
Grand-mal-Epilepsie *f* → Grand-mal.
Granger-Artikulator *m* Granger articulator.
Gran·nen *pl bio.* beard.
gra·nu·lär *adj* granular, granulose.
Gra·nu·lar·zell·tu·mor *m patho.* Abrikosov's tumor, Abrikossoff's tumor, granular-cell tumor, granular-cell schwannoma, granular-cell myoblastomyoma, granular-cell myoblastoma, myoblastoma, myoblastomyoma.
Gra·nu·lat *nt pharm.* granular powder.
Gra·nu·la·tio *f, pl* **Gra·nu·la·tio·nes** *anat.* granulatio, granulation.
Granulationes arachnoideae meningeal granules, pacchionian bodies, arachnoidal granulations, pacchionian granulations.
Gra·nu·la·ti·on *f* 1. *anat.* granulatio, granulation. 2. *patho.* granulation, granulation tissue.
Gra·nu·la·ti·ons·ge·schwulst *f patho.* granulation tumor, granuloma.
Gra·nu·la·ti·ons·ge·we·be *nt patho.* granulation, granulation tissue.
Gra·nu·lie·ren *vi* 1. *techn., chem.* granulation. 2. *anat.* granulation. 3. *patho.* granulation.
gra·nu·liert *adj histol., techn.* granulated, granular, granulose.
Gra·nu·lie·rung *f* 1. *patho.* granulation. 2. *anat.* granulation. 3. *techn., chem.* granulation.
Gra·nu·lom *nt histol., patho.* granulation tumor, granuloma.
eosinophiles Granulom Langerhans' cell granulomatosis, eosinophilic granuloma.
lipophages Granulom lipophagic granuloma.

teleangiektatisches Granulom pyogenic granuloma, hemangiomatous epulis.
Gra·nu·lo·ma *nt* → Granulom.
Granuloma coccioides Posada's mycosis, Posada-Wernicke disease, Posada's disease, desert fever, coccidioidal granuloma, coccidioidomycosis, coccidioidosis, California disease.
Granuloma fissuratum Sutton's disease.
Granuloma pediculatum 1. *derm.* botryomycosis, actinophytosis. 2. *dent., patho.* hemangiomatous epulis, pyogenic granuloma.
Granuloma pyogenicum hemangiomatous epulis, pyogenic granuloma.
Granuloma teleangiectaticum → Granuloma pyogenicum.
gra·nu·lo·ma·tös *adj histol., patho.* granulomatous.
Gra·nu·lo·ma·to·se *f patho.* granulomatosis.
Gra·nu·lo·ma·to·sis *f patho.* granulomatosis.
Gra·nu·lo·mer *nt hema.* chromomere, granulomere.
Gra·nu·lo·pe·nie *f* → Granulozytopenie.
Gra·nu·lo·poe·se *f* → Granulozytopoese.
gra·nu·lo·poe·tisch *adj* → granulozytopoetisch.
gra·nu·lös *adj histol.* granular, granulose.
Gra·nu·lo·sa *f histol.* granular layer of follicle, granulosa.
Gra·nu·lo·se *f patho.* granulosis, granulosity.
Gra·nu·lo·sis *f* → Granulose.
Gra·nu·lo·zyt *m hema.* granulocyte, granular leukocyte, polynuclear leukocyte.
basophiler Granulozyt basophil, basophile, basophilic granulocyte, basophilic leukocyte, basophilocyte, polymorphonuclear basophil leukocyte, blood mast cell.
eosinophiler Granulozyt eosinophil, eosinophile, eosinophilic granulocyte, eosinophilic leukocyte, eosinocyte, polymorphonuclear eosinophil leukocyte.
neutrophiler Granulozyt neutrocyte, neutrophil, neutrophile, neutrophilic leukocyte, neutrophilic granulocyte, neutrophilic cell, polynuclear neutrophilic leukocyte, polymorphonuclear neutrophil leukocyte.
polymorphkerniger Granulozyt polymorph, polymorphonuclear, polymorphonuclear leukocyte, polymorphonuclear granulocyte, polynuclear leukocyte.
polymorphkerniger neutrophiler Granulozyt 1. neutrocyte, neutrophil, neutrophile, neutrophilic leukocyte, neutrophilic granulocyte, neutrophilic cell, polynuclear neutrophilic leukocyte, polymorphonuclear neutrophil leukocyte. 2. polymorph, polymorphonuclear, polymorphonuclear leukocyte, polymorphonuclear granulocyte, polynuclear leukocyte.
stabkerniger Granulozyt Schilling's band cell, stab cell, staff cell, band cell, band form, band granulocyte, stab neutrophil, rod nuclear cell.
gra·nu·lo·zy·tär *adj hema.* pertaining to or characterized by granulocytes, granulocytic.
Gra·nu·lo·zy·ten·bil·dung *f* → Granulozytopoese.
Gra·nu·lo·zy·ten·ver·min·de·rung *f* → Granulozytopenie.
Gra·nu·lo·zy·ten·zahl *f hema.* granulocyte count.
Gra·nu·lo·zy·ten·zäh·lung *f* → Granulozytenzahl.
Gra·nu·lo·zy·to·pe·nie *f hema.* granulocytopenia, granulopenia, hypogranulocytosis.
Gra·nu·lo·zy·to·poe·se *f hema.* granulopoiesis, granulocytopoiesis.
Gra·nu·lo·zy·to·poe·tisch *adj hema.* pertaining to granulo(cyto)poiesis, granulopoietic, granulocytopoietic.
Gra·nu·lo·zy·to·poi·e·se *f* → Granulozytopoese.
Gra·nu·lo·zy·to·se *f hema.* granulocytosis, pure leukocystosis.
Gra·nu·lum *nt, pl* **Gra·nu·la** *histol.* granule, grain, granulation.
metachromatische Granula Babès-Ernst granules, Babès-Ernst bodies, metachromatic granula, metachromatic granules, metachromatic bodies.
Graph *m mathe., phys.* graph.
gra·phisch *adj* graphic, graphical.
Gra·phit *m chem.* graphite, plumbago, black lead.
Grat *m anat.* crest, ridge, crista.
Grä·te *f bio.* bone, fishbone.
Gratiolet-Sehstrahlung *f physiol., anat.* Gratiolet's radiating fibers, Gratiolet's fibers, radiation of Gratiolet, optic radiation, occipitothalamic radiation, visual radiation, geniculocalcarine radiation, geniculocalcarine tract, thalamooccipital tract.
grau *adj* gray; *Brit.* grey.
Grau·haa·rig·keit *f derm.* grayness, canities.
gräu·lich *adj* grayish.
Gra·vi·di·tät *f gyn.* pregnancy, gravidity, gravidism, graviditas, cyesis, cyophoria, gestation, fetation, foetation.
Gra·vi·ta·ti·on *f phys.* gravitation.
Gra·vi·ta·ti·ons·kraft *f phys.* attraction of gravity, gravitational force, gravity.

Grawitz-Tumor *m patho.* **1.** → benigner Grawitz-Tumor. **2.** → maligner Grawitz-Tumor.
benigner Grawitz-Tumor Grawitz's tumor, hypernephroma.
maligner Grawitz-Tumor Grawitz's tumor, adenocarcinoma of kidney, clear cell carcinoma of kidney, clear cell adenocarcinoma, renal adenocarcinoma, renal cell carcinoma, hypernephroma, hypernephroid renal carcinoma, hypernephroid carcinoma.
Gray *nt radiol.* gray.
Greene-Vermillion-Index *m* Greene-Vermillion index, simplified oral hygiene index, oral hygiene index-simplified.
Greif·re·flex *m physiol., ped.* grasp reflex, grasping reflex.
Greig-Syndrom *nt ophthal.* Greig's syndrome, ocular hypertelorism, orbital hypertelorism, hypertelorism.
Grei·sen·al·ter *nt* old age, senium, senility.
grei·sen·haft *adj* senile.
Grei·sen·haut *f derm.* gerodermia, geroderma.
Grei·sen·heil·kun·de *f* geriatric medicine, geriatrics *pl*, presbyatrics *pl.*
Grenz·do·sis *f radiol.* threshold dose.
Gren·ze *f* **1.** boundary, border, borderline; edge, margin. **2.** *fig.* border, borderline, line, limit, verge; *phys., physiol., psycho.* threshold; *anat., physiol., psycho.* limen. **in (gewissen) Grenzen** within limits.
ohne Grenzen boundless, inlimited, infinite.
gren·zen·los *adj* boundless, infinite, unlimited, without limit(s), limitless.
Grenz·li·nie *f* **1.** (*a. fig.*) border line; *anat.* boundary, boundary line, line. **2.** *histol., patho.* line of demarcation. **3.** *physiol.* limit.
Grenz·mem·bran *f histol.* limiting membrane, boundary membrane.
Grenz·reiz *m physiol.* liminal stimulus, threshold stimulus.
Grenz·schicht *f histol.* border zone, marginal zone, limiting membrane.
Grenz·strah·len *pl radiol.* grenz rays, borderline rays, Bucky's rays.
Grenz·strang *m anat.* sympathetic chain, sympathetic nerve, sympathetic trunk, gangliated cord, ganglionated cord.
Grenz·strang·blocka·de [k•k] *f anes.* sympathetic block.
Grenz·strang·gang·li·en *pl anat.* ganglia of sympathetic trunk, sympathetic trunk ganglia.
autonome Grenzstrangganglien autonomic ganglia, visceral ganglia.
vegetative Grenzstrangganglien → autonome Grenzstrangganglien.
Grenz·wert *m* **1.** *mathe.* limit, limes. **2.** *physiol.* threshold.
grif·fel·för·mig *adj anat.* peg-shaped, styloid, styliform; belonoid, needle-shaped.
Grif·fel·zahn *m* peg tooth, peg-shaped tooth, conical tooth.
Griffin-Apparat *m* Griffin appliance.
Gri·mas·se *f* grimace, face.
Grind *m* **1.** *derm., traumat.* scab, crust, crusta. **2.** *derm.* scall, scurf, incrustation, crust, crusta.
feuchter Grind crusted tetter, impetigo, streptococcal impetigo, streptococcal pyoderma.
Grind·aus·schlag *m derm.* pyoderma, pyodermatitis, pyodermatosis, pyodermia.
Grind·flech·te *f derm.* crusted tetter, impetigo, streptococcal impetigo, streptococcal pyoderma.
grin·dig *adj derm.* scabby, scurfy, crusted.
Grip-Zement *m* Grip cement.
grip·pal *adj* pertaining to influenza, influenzal, influenza-like, grippal.
Grip·pe *f epidem.* influenza, grippe, grip, flu.
grip·pe·ähn·lich *adj* → grippal.
Grip·pe·en·ze·pha·li·tis *f neuro.* influenzal encephalitis.
Grip·pe·pneu·mo·nie *f pulmo.* influenzal pneumonia, influenza pneumonia, influenza virus pneumonia.
Grip·pe·vi·rus *nt micro.* influenza virus, influenzal virus.
Gritmann-Modellierinstrument *nt* Gritmann carver.
grob *adj* **1.** coarse, rough; (*Faser*) thick, coarse; (*Hände*) rough; (*Oberfläche*) rough, uneven. **2.** (*roh*) raw, unfinished, crude; (*grobkörnig*) coarse-grained.
Grob·fa·se·rig *adj techn.* coarse-grained.
Grob·fa·se·rig·keit *f techn.* coarseness.
Grob·fei·le *f* rasp.
Grob·heit *f fig., histol., techn.* coarseness, roughness.
Grob·kör·nig *adj* (*a. histol.*) coarse-grained, coarse, gross.
Grob·kör·nig·keit *f* (*a. histol.*) coarseness.
Grönblad-Strandberg-Syndrom *nt derm.* Grönblad-Strandberg syndrome, pseudoxanthoma elasticum.
groß·bla·sig *adj patho.* characterized by bullae, bullous.

Grö·ße *f* size, largeness, bigness; (*Körpergröße*) height, tallness; *mathe., phys.* quantity; (*Bedeutung*) importance, significance; (*Ausdehnung*) dimension(*s pl*); (*Ausmaß*) extent; (*Rauminhalt*) volume.
von mittlerer Größe middle-sized.
variable Größe *mathe.* variable.
Groß·glied·rig·keit *f* macromelia, megalomelia.
Groß·hirn *nt anat.* cerebrum, upper brain.
Groß·hirn·hälf·te *f anat.* cerebral hemisphere, hemisphere, hemispherium, telencephalic hemisphere, hemicerebrum.
Groß·hirn·he·mi·sphä·re *f* → Großhirnhälfte.
Groß·hirn·man·tel *m* → Großhirnrinde.
Groß·hirn·me·ta·sta·se *f patho.* cerebral metastasis.
Groß·hirn·rin·de *f anat.* cerebral cortex, cortex, pallium.
Groß·hirn·si·chel *f anat.* falx of cerebrum, falciform process of cerebrum, falx cerebri, falcula.
Groß·hirn·ve·nen *pl anat.* cerebral veins.
Groß·hirn·win·dun·gen *pl anat.* convolutions of cerebrum, gyri of cerebrum.
groß·kno·tig *adj patho.* macronodular.
Groß·wuchs *m* macrosomatia, macrosomia, megasomia.
Groß·ze·he *f anat.* hallux, hallex, big toe, great toe.
groß·zel·lig *adj histol.* macrocellular, magnocellular, magnicellular.
growth hormone release inhibiting hormone (*nt*) growth hormone release inhibiting hormone, growth hormone release inhibiting factor, growth hormone inhibiting hormone, somatotropin release inhibiting hormone, growth hormone release inhibiting factor, growth hormone inhibiting factor, somatotropin inhibiting factor, somatotropin release inhibiting factor, somatostatin.
growth hormone releasing hormone (*nt*) growth hormone releasing hormone, growth hormone releasing factor, somatotropin releasing hormone, somatotropin releasing factor.
Grüb·chen *nt anat.* dimple, fossette, fossula, foveola, foveolus, lacunule.
distales Grübchen distal fossa.
mesiales Grübchen mesial fossa.
zentrales Grübchen central fossa.
Gru·be *f* pit, hole, cavity; *anat.* fossa, lacuna, lacune, pit; (*klein*) fossette, fovea, fossula, lacunule; (*seicht*) crypt, crypta.
distale Grube distal pit.
Gru·ben·kopf·band·wurm *m micro.* fish tapeworm, broad tapeworm, broad fish tapeworm, Swiss tapeworm, Diphyllobothrium latum, Diphyllobothrium taenioides, Taenia lata.
Gru·ben·wurm *m micro.* Old World hookworm, hookworm, Uncinaria duodenalis, Ancylostoma duodenale.
Gruber-Widal-Reaktion *f immun.* Gruber's test, Gruber's reaction, Gruber-Widal test, Grünbaum-Widal test, Gruber-Widal reaction, Widal's serum test, Widal's test, Widal's reaction.
grün *adj* green; *fig.* green.
Grund *m*, *pl* **Grün·de 1.** ground, soil; bottom, basis; *anat.* fundus, floor, basis, bottom; (*Ulcus*) floor. **2.** *fig.* basis, foundation; (*Ursache*) reason, cause, ground(*s pl*). **auf Grund von** on the basis of. **aus gesundheitlichen/medizinischen Gründen** on medical grounds, for medical/health reasons. **aus persönlichen Gründen** for personal reasons. **ohne Grund** for no reason.
Grund·be·stand·teil *m* primary ingredient, primary component, principle, element; *pharm.* base.
Grund·be·we·gung *f mathe.* trend.
Grund·far·be *f phys.* primary color.
Grund·ge·rüst *nt* (*a. techn., histol., bio.*) backbone, framework.
Grund·ge·we·be *nt* (*a. anat., physiol.*) matrix.
Grund·glied *nt anat.* proximal phalanx.
Grund·la·ge *f* **1.** base, foundation, fundament. **2.** *fig.* foundation, basis, groundwork. **auf der Grundlage von** on the basis of. **die Grundlage für etw. bilden** provide/form/lay the basis for/of sth. **3. Grundlagen** *pl* basics, rudiments, elements.
grund·le·gend *adj* fundamental, essential (*für* to), basic, cardinal, vital; (*wesentlich*) rudimentary, elemental, elementary; (*Werk*) standard, classic.
Grund·leh·re *f* basic principle, fundamental principle, fundamental doctrine.
gründ·lich I *adj* thorough, painstaking; (*sorgfältig*) careful; (*Untersuchung*) thorough, close; (*Forschung*) deep. **II** *adv* thoroughly, carefully, properly. **gründliche Untersuchung** close investigation.
Gründ·lich·keit *f* carefulness, closeness, care, thoroughness.
Grund·li·nie *f mathe.* ground line, baseline.
Grund·pha·lanx *f anat.* proximal phalanx.
Grund·re·gel *f* basic rule, ground rule, principle.
Grund·satz *m* law, dogma, principle.
grund·sätz·lich *adj* fundamental, basic.

Grund·stoff *m techn.* raw material, basic material; *chem.* element; *pharm.* base.
Grund·stoff·wech·sel *m physiol.* basal metabolism.
Grund·sub·stanz *f* **1.** *anat., histol.* matrix, ground substance, intercellular substance, interstitial substance. **2.** *techn.* basic material, basic substance; raw material.
   amorphe Grundsubstanz *histol.* amorphous ground substance.
Grund·um·satz *m physiol.* basal metabolic rate, basal metabolism.
Grund·zahl *f mathe.* cardinal number, cardinal, cardinal numeral; base, radix.
Grund·zy·to·plas·ma *nt histol.* interfibrillar substance of Flemming, interfilar substance, cytohyaloplasm, cytolymph, hyaloplasm, hyalomitome, hyaloplasma, hyalotome, paramitome, paraplasm.
Grün·holz·bruch *m* → Grünholzfraktur.
Grün·holz·frak·tur *f traumat.* greenstick fracture, hickory-stick fracture, willow fracture.
Grup·pe *f* group; (*von Personen*) group, team; *chem.* group, radical; (*a. bio.*) class; category, division, group.
   prosthetische Gruppe prosthetic group.
   toxophore Gruppe toxophore.
Grup·pen·an·ti·gen *nt immun.* group antigen.
Grup·pen·pra·xis *f* group dentistry.
grup·pen·re·ak·tiv *adj immun.* group-reactive.
Grütz·beu·tel *m patho.* epidermoid, wen, atheromatous cyst, epidermal cyst, epidermoid cyst, epithelial cyst, sebaceous cyst.
Gry·po·sis *f patho.* grypposis, gryphosis.
Gua·nin *nt* guanine, 2-amino-6-oxypurine.
Gu·ber·na·cu·lum *nt anat.* gubernaculum.
Gubler-Lähmung *f neuro.* Gubler's paralysis, Gubler's syndrome, Gubler's hemiplegia, Millard-Gubler paralysis, Millard-Gubler syndrome.
Guérin-Fraktur *f* Guérin's fracture, horizontal maxillary fracture, transverse maxillary fracture, LeFort I fracture.
Guérin-Stern-Syndrom *nt patho.* congenital multiple arthrogryposis.
Guilford-Syndrom *nt derm.* Christ-Siemens-Touraine syndrome, Christ-Siemens syndrome, hereditary ectodermal polydysplasia, anhidrotic ectodermal dysplasia, congenital ectodermal defect.
Guillain-Barré-Syndrom *nt neuro.* Guillain-Barré syndrome, Guillain-Barré polyneuritis, Barré-Guillain syndrome, acute postinfectious polyneuropathy, acute ascending spinal paralysis, acute febrile polyneuritis, polyradiculoneuropathy, postinfectious polyneuritis, infective polyneuritis, encephalomyeloradiculoneuritis, radiculoneuritis, neuronitis, idiopathic polyneuritis.
Gui·nea·wurm *m micro.* Medina worm, Guinea worm, dragon worm, serpent worm, Dracunculus medinensis, Filaria medinensis, Filaria dracunculus.
Gül·tig·keit *f stat.* validity.
Gum·ma *nt patho.* gumma, gummatous syphilid, luetic granuloma, tuberculous syphilid, nodular syphilid, syphiloma, gummy tumor.
   Gumma syphiliticum gumma, gummatous syphilid, luetic granuloma, tuberculous syphilid, nodular syphilid, syphiloma, gummy tumor.
   tuberkulöses Gumma tuberculous gumma, scrofuloderma, metastatic tuberculous abscess.
gum·ma·tös *adj patho.* pertaining to gumma, having the characteristics of gumma, gummatous, gummy.
Gum·mi I *m, nt* gum, rubber. **II** *m* elastic, rubber, rubber band.
   Gummi arabicum gum arabic, acacia.
Gum·mi·ab·form·mas·se *f* rubber impression material, rubber base impression material.
gum·mi·ar·tig *adj* rubber-like, gummous, gummy, rubbery, viscous.
Gum·mi·band *nt* elastic, elastic band, rubber, rubber band.
gum·mie·ren *vt techn.* rubberize, rubber.
Gum·mi·ge·schwulst *f* → Gumma.
Gum·mi·hand·schuh *m* rubber glove, surgical glove.
Gum·mi·harz *nt bio.* gum, gum resin.
Gum·mi·keil *m* rubber block.
Gum·mi·kno·ten *m* → Gumma.
Gum·mi·ring *m* rubber, elastic, rubber band.
Gum·mi·schleim *m pharm.* mucilago, mucilage.
Gum·mi·strumpf *m* elastic stocking.
Gum·mi·zug *m* elastic band, elastic.
   Gummizug aus Kofferdamgummi rubber dam elastic.
   intermaxillärer Gummizug intermaxillary elastic, maxillomandibular elastic, interarch elastic.
   intramaxillärer Gummizug intramaxillary elastic.
   vertikaler Gummizug vertical elastic.
Gum·mi·zug·fi·xa·ti·on *f* elastic band fixation.
gum·mös *adj* resembling a gum or a gumma, gummatous, gummy.
Gunn-Zeichen *nt patho.* **1.** Gunn's sign, Marcus Gunn's sign, Marcus Gunn phenomenon, Marcus Gunn syndrome, Marcus Gunn sign, jaw-winking phenomenon, jaw-winking syndrome, jaw-working reflex. **2.** Gunn's sign, Gunn's syndrome, Marcus Gunn's sign, Gunn's crossing sign.
Gunning-Schiene *f* Gunning's splint.
Günther-Krankheit *f patho.* Günther's disease, congenital erythropoietic porphyria, congenital photosensitive porphyria, erythropoietic uroporphyria, hematoporphyria.
Gur·gel *f* gullet, throat.
Gur·gel·mit·tel *nt pharm.* gargle.
Gur·geln *nt* gargle.
gur·geln *vi* gargle.
Gur·gel·was·ser *nt pharm.* gargle.
Gur·ken·kern·band·wurm *m micro.* double-pored dog tapeworm, dog tapeworm, Dipylidium caninum.
Gurt *m, pl* **Gur·te 1.** belt, safety belt, strap. **2.** *traumat.* harness, belt. **3.** *anat.* belt.
Gür·tel *m* belt; *anat.* belt, girdle, cingulum, cingule, zone.
gür·tel·för·mig *adj* belt-like, zonary, zonal, zonular.
Gür·tel·ro·se *f neuro.* acute posterior ganglionitis, shingles *pl*, zona, zoster, herpes zoster.
Guß·ap·pa·rat *m* casting machine.
   elektrische Gußapparat electric casting machine.
Guß·brücke [k·k] *f* cast metal bridge.
Guß·ein·bett·mas·se *f* cast investment, investment.
   feuerbeständige Gußeinbettmasse refractory investment.
Guß·form *f* cast, die, casting mold, mold, shape.
Guß·form·werk·stoff *m* cast material.
Guß·gold *nt* dental casting gold.
Guß·gold·in·lay *nt* cast gold inlay.
Guß·Hülsenkrone *f* cast crown.
Guß·klam·mer *f* cast clasp.
Guß·kro·ne *f* cast crown.
Guß·kü·vet·te *f* flask, casting flask, refractory flask, casting ring.
Guß·le·gie·run·gen *pl* casting alloys.
   Gußlegierung auf Chrombasis chromium base casting alloy.
Guß·ma·schi·ne *f* casting machine.
   elektrische Gußmachine electric casting machine.
Guß·me·tall *nt* cast metal.
Guß·me·tall·kern *m* cast core.
Guß·stift *m* sprue former, crucible former, sprue base, sprue pin.
Guß·stück *nt dent., techn.* casting.
Guß·wachs *nt* casting wax.
Guß·wachs·ex·pan·si·on *f* wax expansion.
gu·sta·tiv *adj* → gustatorisch.
gu·sta·to·risch *adj* pertaining to gustation/sense of taste, gustatory, gustative.
Gu·sto·me·trie *f physiol.* gustometry.
Gut·ach·ten *nt* expert opinion (*über* on), report, survey; (*juristisch*) evidence; (*Bescheinigung*) certificate, testimonial. **ein Gutachten einholen** procure an opinion.
Gut·ach·ter *m* consultant; expert (*in* at, in; *auf dem Gebiet* on).
gut·ar·tig *adj* (*Tumor*) benign, benignant, non-malignant.
Gut·ar·tig·keit *f patho.* benign nature, benignancy, benignity.
Gut·ta *f pharm.* gutta, drop.
Gut·ta·per·cha *f* gutta-percha.
   in Chloroform gelöste Guttapercha chloropercha.
Gut·ta·per·cha·stift *m* gutta-percha cone, gutta-percha point.
gut·tu·ral *adj* guttural; (*Stimme*) guttural, throaty.
Gy·nä·ko·lo·gie *f* gynecology.
gy·nä·ko·lo·gisch *adj* pertaining to gynecology, gynecologic, gynecological.
Gyn·an·dro·mor·phis·mus *m bio.* gynandromorphism, gynandria, gynandry, gynandrism.
Gy·nä·zi·um *nt bio.* gynecium.
Gy·ra·se·hem·mer *m pharm.* gyrase inhibitor.
Gy·rus *m, pl* **Gy·ri** *anat.* gyrus, convolution.
Gysi-Artikulator *m* Gysi articulator.

H

Haab-Reflex *m physiol., ophthal.* Haab's reflex, cerebral cortex reflex, cerebropupillary reflex, corticopupillary reflex.
Haar- *pref.* hairy, pilar, pilary, pil(o)-, trich(o)-, trichi-.
Haar *nt, pl* **Haa·re** hair; *anat.* pilus.
   Haare des äußeren Gehörganges hairs of external acoustic meatus, tragi.
haar·ähn·lich *adj* → haarartig.
Haar·an·satz *m* hairline.
haar·ar·tig *adj histol.* hairlike, hairy, trichoid, piliform, piloid.
Haar·auf·rich·ter *pl anat.* arrector muscles of hair.
Haar·aus·fall *m derm.* loss of hair, hair loss, alopecia, baldness, effluvium, calvities.
   kreisrunder Haarausfall pelade, Cazenave's vitiligo, Celsus' alopecia, Celsus' area, Celsus' vitiligo, Jonston's alopecia, Jonston's arc, Jonston's area.
Haar·balg *m anat.* hair follicle.
Haar·balg·mil·be *f micro.* hair follicle mite, face mite, follicle mite, Demodex folliculorum.
Haar·bruch *m traumat.* hair-line fracture, capillary fracture, crack, infraction, infracture, fissure fracture, fissured fracture.
Haar·bü·schel *nt* tuft (of hair).
Haar·ent·fer·nung *f* epilation, depilation.
Haar·er·kran·kung *f derm.* trichopathy, trichonosis, trichonosus, trichosis.
haar·fein *adj* hairline, capillary.
Haar·fol·li·kel *m anat.* hair follicle.
haar·för·mig *adj histol.* hairlike, hairy, trichoid, piliform, piloid, capillary.
Haar·ge·fäß *nt anat.* capillary.
haa·rig *adj histol.* pilar, pilary, pilose, hairy, hirsute.
Haar·knöt·chen·krank·heit *f derm.* piedra, knotted hair, trichoclasia, trichoclasis, trichonodosis, trichosporosis, tinea nodosa, trichorrhexis nodosa.
Haar·ku·ti·ku·la *f anat.* hair cuticle.
haar·los *adj* **1.** hairless, atrichous; (*kahl*) bald. **2.** *derm., patho.* glabrous, glabrate; *bio.* glabrous.
Haar·lo·sig·keit *f derm.* hairlessness, baldness, alopecia, atrichia, atrichosis, calvities.
Haar·mal *nt derm.* hairy mole, hairy nevus.
Haar·mark *nt anat.* hair medulla.
Haar·nä·vus *m derm.* hairy mole, hairy nevus.
Haar·pa·pil·le *f anat.* hair papilla.
Haar·schaft *m anat.* hair shaft.
Haar·schnitt *m* haircut, cut.
Haar·wur·zel *f anat.* hair root.
Haar·wur·zel·schei·de *f anat.* hair sheath.
Haar·zel·le *f* **1.** *hema.* hairy cell, tricholeukocyte. **2.** *histol.* hair cell.
Haar·zel·len·leuk·ämie *f hema.* leukemic reticuloendotheliosis, hairy cell leukemia.
Haar·zun·ge *f HNO, patho.* hairy tongue, trichoglossia, glossotrichia.
   schwarze Haarzunge black hairy tongue, black tongue, melanoglossia, glossophytia.
Haar·zwie·bel *f anat.* hair bulb.
Ha·be·nu·la *f anat.* habenula, habena; pineal peduncle.
ha·bi·tu·al *adj* → habituell.
ha·bi·tu·ell *adj* habitual; recurrent.
Habsburger-Lippe *f genet.* Hapsburg lip.
Ha·dern·krank·heit *f pulmo.* ragsorter's disease, ragpicker's disease, woolsorter's pneumonia, woolsorter's disease, inhalational anthrax, pulmonary anthrax, anthrax pneumonia.
Haem·ago·gum *nt, pl* **Haem·ago·ga** *hema., pharm.* hemagogue.
Haem·an·gi·ec·ta·sia *f patho.* hemangiectasis, hemangiectasia.
   Haemangiectasia hypertrophicans Klippel-Trénaunay syndrome, Klippel-Trénaunay-Weber syndrome, angio-osteohypertrophy syndrome.

Haem·an·gio·ma *nt patho., derm.* hemangioma, hemartoma.
   Haemangioma capillare arterial hemangioma, capillary hemangioma, capillary angioma, simple hemangioma.
   Haemangioma planotuberosum strawberry nevus, strawberry hemangioma, simple hemangioma, capillary hemangioma, capillary angioma, arterial hemangioma.
   Haemangioma simplex 1. → Haemangioma capillare. **2.** → Haemangioma planotuberosum.
   Haemangioma tuberonodosum cavernoma, cavernous angioma, cavernous tumor, cavernous hemangioma, erectile tumor, strawberry nevus.
Haem·an·gio·ma·to·sis *f patho., derm.* hemangiomatosis.
Hae·ma·to·ce·le *f patho.* hematocele.
Hae·ma·to·ce·pha·lus *m patho., ped.* hematocephalus.
Hae·ma·to·che·zia *f patho.* hematochezia.
Hae·ma·to·ma *nt patho.* blood tumor, hematoma.
Hae·mo·ce·pha·lus *m patho., ped.* hematocephalus.
Hae·mo·phi·lia *f* → Hämophilie.
Hae·mo·phi·lus *m micro.* Haemophilus, Hemophilus.
   Haemophilus aegypticus Koch-Week's bacillus, Weeks' bacillus, Haemophilus aegyptius.
   Haemophilus conjunctivitidis → Haemophilus aegypticus.
   Haemophilus ducreyi Ducrey's bacillus, Haemophilus ducreyi.
   Haemophilus influenzae Pfeiffer's bacillus, influenza bacillus, Haemophilus influenzae.
Haemophilus-influenzae-Meningitis *f neuro.* Haemophilus influenzae meningitis.
Haemophilus-influenza-Pneumonie *f pulmo.* influenza pneumonia, influenzal pneumonia.
Hae·mor·rha·gia *f patho.* hemorrhage, bleeding, bleed, haemorrhagia.
haf·tend *adj* (*a. phys., techn.*) adherent, adhesive (*an* to); (*Wundränder*) conglutinant.
Haft·mit·tel *nt techn.* adhesive.
Haft·plat·te *f histol.* desmosome, macula adherens, bridge corpuscle.
Haft·pul·ver *nt* denture adherent powder.
Haft·ver·mö·gen *nt* adhesiveness, adhesive power.
Ha·gel·korn *nt ophthal.* meibomian cyst, tarsal cyst, chalaza, chalazion.
Hageman-Faktor *m hema.* factor XII, activation factor, glass factor, contact factor, Hageman factor.
Hageman-Syndrom *nt hema.* Hageman factor deficiency, Hageman syndrome, factor XII deficiency.
Hah·nen·kamm *m anat.* cock's comb, crista galli.
Hajdu-Cheney-Syndrom *nt* Hajdu-Cheney syndrome, Cheney syndrome.
Häk·chen *nt anat.* hooklet, uncus; (*auf Listen*) check, check mark, tick.
Ha·ken *m* **1.** hook; *techn.* hook, claw, clasp. **2.** *anat.* hamulus, uncus. **3.** *chir.* hook; retractor, écarteur.
   scharfer Haken *chir.* sharp hook.
   stumpfer Haken *chir.* blunt hook.
Ha·ken·bün·del *nt anat.* uncinate fasciculus, unciform fasciculus.
ha·ken·för·mig *adj anat., histol.* hamate, hamular, unciform, uncinate, uncinal, ancistroid, ancyroid, ankyroid.
Ha·ken·wurm *m micro.* **1.** hookworm, ancylostome, Ancylostoma. **2.** → europäischer Hakenwurm.
   europäischer Hakenwurm Old World hookworm, hookworm, Ancylostoma duodenale, Uncinaria duodenalis.
Ha·ken·wurm·be·fall *m epidem.* hookworm disease, miner's disease, tunnel disease, tropical hyphemia, intertropical hyphemia, ancylostomiasis, ankylostomiasis, uncinariasis, necatoriasis.
Ha·ken·wurm·in·fek·ti·on *f* → Hakenwurmbefall.
Ha·ken·zan·ge *f chir.* hook forceps.
Halb- *pref.* hemi-, demi-, semi-.

Halbantigen

Halb·an·ti·gen *nt immun.* half-antigen, hapten, haptene.
Halb·bru·der *m* half brother.
Halb·des·mo·som *nt histol.* half desmosome, hemidesmosome.
halb·durch·läs·sig *adj* semipermeable.
Halb·hy·drat *nt* hemihydrate, hemihydrate crystal, gypsum hemihydrate, dried gypsum.
Halb·hy·drat·gips *m* hemihydrate crystal, gypsum hemihydrate, dried gypsum.
hal·bie·ren *vt* bisect, halve, divide in two, cut in halves.
Halb·ka·nal *m anat.* semicanal, semicanalis.
halb·kreis·för·mig *adj* semiorbicular, semicircular.
Halb·kro·ne *f* half crown, half-crown.
Halb·ku·gel *f* hemisphere, hemispherium.
Halb·lei·ter *m phys.* semiconductor.
Halb·me·tall *nt* metalloid, semimetal.
Halb·mond *m histol.* demilune, crescent.
    seröser Halbmond Giannuzzi's body, Giannuzzi's cell, Giannuzzi's demilune, crescent of Giannuzzi, demilune of Giannuzzi, demilune of Heidenhain, serous crescent, marginal cell, crescent cell, demilune body, crescent body, demilune cell, semilunar body, semilunar cell.
halb·mond·för·mig *adj histol.* crescent, crescentic, crescent-shaped, demilune, semilunar, lunular, lunulate, lunulated, lunate, lunated.
Halb·mond·kör·per *m hema.* achromocyte, crescent body, Traube's corpuscle, Ponfick's shadow, shadow, shadow cell, shadow corpuscle, phantom corpuscle, selenoid body.
Halb·pa·ra·sit *m bio., micro.* semiparasite, hemiparasite.
Halb·ring·klam·mer *f* half-and-half clasp.
Halb·schma·rot·zer *m* → Halbparasit.
Halb·schwe·ster *f* half sister.
Halb·sei·ten·kon·trak·ti·on *f card.* hemisystole.
Halb·sei·ten·kopf·schmerz *m neuro.* unilateral headache, brow pang, hemicephalalgia, hemicrania.
Halb·sei·ten·krampf *m neuro.* hemispasm.
Halb·sei·ten·läh·mung *f neuro.* hemiplegia, hemiparalysis, semiplegia, semisideratio.
    Halbseitenlähmung des Gesichts facial hemiplegia.
    leichte Halbseitenlähmung hemiparesis, hemiamyosthenia.
    unvollständige Halbseitenlähmung → leichte Halbseitenlähmung.
    vollständige Halbseitenlähmung hemiplegia, hemiparalysis, semiplegia, semisideratio.
Halb·sei·ten·schmerz *m neuro.* hemialgia.
Halb·sei·ten·syn·drom *nt patho.* hemisyndrome.
halb·sei·tig *adj* hemilateral, one-sided, unilateral.
Halb·werts·zeit *f* → Halbwertzeit.
Halb·wert·zeit *f pharm., chem.* half-time; *phys.* mean life, half-life period, half-live.
    biologische Halbwertzeit biological half-live, biological half-live period.
    effektive Halbwertzeit effective half-live, effective half-live period.
Ha·li·ste·re·se *f patho.* halisteresis, halosteresis, osteohalisteresis.
Ha·li·ste·re·sis *f* → Halisterese.
Ha·li·to·se *f* halitosis, ozostomia, cacostomia, offensive breath, bad breath, bromopnea.
Ha·li·to·sis *f* → Halitose.
Ha·li·tus *m* halitus.
Hallermann-Streiff-Syndrom *nt patho.* Hallermann-Streiff-Francois syndrome, Hallermann-Streiff syndrome, Francois' syndrome, oculomandibulodyscephaly, mandibulo-oculofacial dyscephaly, mandibulo-oculofacial dysmorphia, mandibulo-oculofacial syndrome, oculomandibulofacial syndrome, progeria with cataract, progeria with microphthalmia, congenital sutural alopecia.
Hal·lux *m, pl* **Hal·lu·ces** *anat.* big toe, great toe, hallux, hallex.
    Hallux valgus hallux valgus.
Hal·lu·zi·na·ti·on *f neuro., psychia.* hallucination, vision.
    akustische Halluzination acoustic hallucination, auditory hallucination.
    visuelle Halluzination visual hallucination, pseudopsia, pseudoblepsia, pseudoblepsis.
hal·lu·zi·na·to·risch *adj* hallucinatory, phantasmal, phantasmatic, phantasmic.
Hal·lu·zi·no·gen *nt pharm.* hallucinogen, hallucinogenic; psychotomimetic, psychosomimetic, psychodysleptic.
hal·lu·zi·no·gen *adj pharm.* producing hallucinations, hallucinogenetic, hallucinogenic, psychodysleptic.
Ha·lo *m, pl* **Ha·los, Ha·lo·nen** *phys., patho.* halo.
Ha·lo·than *nt anes.* bromochlorotrifluoroethane, halothane.
Ha·lo·than·he·pa·ti·tis *f patho.* halothane hepatitis.

Hals- *pref.* trachelian, throat, neck, cervical, trachelo-, trachel-, cervico-.
Hals *m* **1.** *anat.* neck, cervix, collum; (*Kehle*) throat. **2.** *allg.* (*Flasche*) neck.
Hals·ab·schnitt *m anat.* cervical part.
    Halsabschnitt der Luftröhre cervical part of trachea.
    Halsabschnitt des Rückenmarks cervical cord, cervical segments *pl* of spinal cord, cervical part of spinal cord.
    Halsabschnitt der Speiseröhre cervical esophagus, cervical part of esophagus.
Hals·ar·te·rie *f anat.* carotid, common carotid artery, cephalic artery.
    aufsteigende Halsarterie ascending cervical artery.
    oberflächliche Halsarterie superficial cervical artery.
    quere Halsarterie transverse cervical artery, transverse artery of neck.
    tiefe Halsarterie deep cervical artery.
Hals·aus·räu·mung *f HNO* neck dissection.
Hals·band *nt* collar; necklet, necklace.
Hals·dis·sek·ti·on *f HNO* neck dissection.
Hals·drei·eck, hinteres *nt* lateral cervical region, lateral region of neck.
    seitliches Halsdreieck lateral neck region, occipital triangle, posterior cervical triangle, occipital trigone, posterior triangle of neck.
    vorderes Halsdreieck anterior triangle, anterior cervical region, anterior region of neck, anterior cervical triangle.
Hals·ent·zün·dung *f HNO* sore throat, angor, angina, synanche, cynanche.
Hals·fas·zie *f anat.* cervical fascia, fascia of neck.
    mittlere Halsfaszie pretracheal fascia, pretracheal layer of fascia, pretracheal lamina of fascia.
    tiefe Halsfaszie prevertebral layer of fascia, prevertebral lamina of fascia, prevertebral fascia.
Hals·fi·stel *f embryo., patho.* cervical fistula.
    mediane Halsfistel median cervical fistula.
Hals·ge·flecht *nt anat.* cervical plexus.
Hals·haut·lap·pen *m* cervical flap.
Hals·kra·wat·te *f traumat.* cervical collar.
Hals·lymph·kno·ten *m anat.* cervical lymph node.
    oberflächliche Halslymphknoten superficial cervical lymph nodes.
    oberster tiefer Halslymphknoten jugulodigastric lymph node, Küttner's ganglion.
    tiefe Halslymphknoten deep cervical lymph nodes.
Hals·mark *nt anat.* cervical cord, cervical segments *pl* of spinal cord, cervical part of spinal cord.
Hals·mus·kel·kon·trak·ti·on *f* cervical muscle contraction.
Hals·mus·keln *pl anat.* neck muscles *pl*, cervical muscles *pl*.
Hals·mus·ku·la·tur *f* → Halsmuskeln.
Hals-Nasen-Ohrenheilkunde *f* ear, nose and throat, otorhinolaryngology.
Hals·ner·ven *pl anat.* cervical nerves, cervical spinal nerves.
Hals·phleg·mo·ne, tiefe *f patho.* Ludwig's angina.
Hals·ple·xus *m anat.* cervical plexus.
Hals·re·gio·nen *pl anat.* cervical regions, areas of throat.
Hals·rip·pe *f anat.* cervical rib.
Hals·schlag·ader *f anat.* carotid, common carotid artery, cephalic artery.
    aufsteigende Halsschlagader ascending cervical artery.
    quere Halsschlagader transverse cervical artery, transverse artery of neck.
    tiefe Halsschlagader deep cervical artery.
Hals·schmerz *m* pain in the neck, neck pain, trachelodynia, cervicodynia.
Hals·schmer·zen *pl* **1.** → Halsschmerz. **2.** *HNO* sore throat, angor, angina, synanche, cynanche.
Halsted-Moskito-Arterienklemme *f* Halsted's mosquito hemostat.
Hals·trau·ma *nt traumat.* neck injury, neck trauma.
Hals·ve·ne, tiefe *f anat.* deep cervical vein.
Hals·ver·let·zung *f traumat.* neck injury, neck trauma.
Hals·wir·bel *m anat.* cervical vertebra.
    I. Halswirbel atlas.
    II. Halswirbel axis, epistropheus.
    VII. Halswirbel prominent vertebra.
Hals·wir·bel·säu·le *f anat.* cervical spine.
Hals·wir·bel·säu·len·syn·drom, posttraumatisches *nt traumat.* post-traumatic neck syndrome, cervical tension syndrome.
Hals·wir·bel·säu·len·ver·let·zung *f traumat.* cervical spine injury, cervical spine trauma.

Hals·zy·ste *f embryo., patho.* cervical cyst.
  laterale Halszyste lymphoepithelial cyst.
  mediane Halszyste thyroglossal cyst, thyroglossal duct cyst, thyroglossal tract cyst, thyrolingual cyst.
  seitliche Halszyste lateral cervical cyst.
Hal·te·band *nt anat.* retinaculum, retaining band, retaining ligament, suspensory ligament.
Hal·ter *m* holder; (*Griff*) handle; clip, clamp; *chir.* carrier; support, bracket.
Hal·te·re·flex *m physiol.* postural reflex.
Hal·te·rung *f* holding appliance.
halt·los *adj* (*Mensch*) weak, unstable, unsteady; (*These*) untenable.
Hal·tung *f* 1. (*Körperhaltung*) posture, bearing; (*Körperstellung*) position, posture, stance; *chir.* position. 2. *fig.* (*Verhalten*) behavior, conduct, demeanor; (*Fassung*) composure, self-control; (*Einstellung*) attitude (*zu, gegenüber* to, towards). **Haltung bewahren** keep one's composure.
  aufrechte Haltung erect position, standing position, upright position, perpendicular.
Hal·tungs·re·flex *m physiol.* postural reflex.
Häm *nt biochem., hema.* reduced hematin, heme, haem, ferroprotoporphyrin, protoheme.
Häma- *pref.* blood, hemal, hematal, hematic, hemic, hemat(o)-, haemat(o)-, hem(o)-, hema-, haem-, haema-, haemo-, sangui-.
Häm·ag·glu·ti·na·ti·on *f hema., immun.* hemagglutination, hemoagglutination.
  indirekte Hämagglutination → passive Hämagglutination.
  passive Hämagglutination indirect hemagglutination, passive hemagglutination.
Häm·ag·glu·ti·na·ti·ons·hemm·test *m immun.* hemagglutination-inhibition assay, hemagglutination-inhibition reaction, hemagglutination-inhibition test.
Häm·ag·glu·ti·na·ti·ons·hem·mung *f immun.* hemagglutination inhibition.
Häm·ag·glu·ti·na·ti·ons·hem·mungs·re·ak·ti·on *f* → Hämagglutinationshemmtest.
Häm·ag·glu·ti·nin *nt* 1. *immun.* hemagglutinin, hemoagglutinin. 2. *micro.* hemagglutinin, hemoagglutinin.
  heterophiles Hämagglutinin heterohemagglutinin.
Häm·alaun *nt histol.* hemalum, alum hematoxylin.
Hämalaun-Eosin-Färbung *f histol.* hemalum-eosin stain.
Häm·ana·ly·se *f hema.* analysis of blood, examination of blood, hemanalyis.
Häman·gi·ek·ta·sie *f patho.* hemangiectasis, hemangiectasia.
Häm·an·gio·bla·stom *nt patho.* Lindau's tumor, hemangioblastoma, angioblastoma, angioblastic meningioma.
Häm·an·gio·en·do·the·li·om *nt patho.* hemangioendothelioma, hemendothelioma, hypertrophic angioma, angioendothelioma, gemmangioma.
Häm·an·gio·fi·brom *nt patho.* hemangiofibroma.
Häm·an·gi·om *nt patho., derm.* hemangioma, hemartoma.
  blastomatöses Hämangiom simple hemangioma, arterial hemangioma, capillary hemangioma, capillary angioma, strawberry nevus, strawberry hemangioma.
  kavernöses Hämangiom erectile tumor, cavernous tumor, cavernous hemangioma, strawberry nevus, cavernoma, cavernous angioma.
Häm·an·gio·ma·to·se *f patho., derm.* hemangiomatosis.
Häm·an·gio·pe·ri·zy·tom *nt patho.* hemangiopericytoma; perithelial endothelioma.
Häm·an·gio·sar·kom *nt patho.* hemangiosarcoma, hemangioendotheliosarcoma, malignant hemangioendothelioma.
Häm·ar·thros *m traumat.* hemarthrosis, hemarthron, hemarthros.
Häm·ar·thro·se *f* → Hämarthros.
Ha·mar·to·bla·stom *nt patho.* hamartoblastoma.
Ha·mar·tom *nt patho.* hamartoma.
  malignes Hamartom hamartoblastoma.
Hamartome-Syndrom, multiple *nt patho.* Cowden's syndrome, Cowden's disease, multiple hamartoma syndrome.
Hä·mat·eme·sis *f patho.* hematemesis, blood vomiting.
Hä·mat·hi·dro·sis *f derm.* hematidrosis, hemathidrosis, hematohidrosis, hemidrosis.
Hä·mat·idro·sis *f* → Hämathidrosis.
Hä·ma·ti·kum *nt, pl* **Hä·ma·ti·ka** *pharm.* hematic, hematinic, hematonic.
Hä·ma·to·che·zie *f patho.* hematochezia.
hä·ma·to·gen *adj patho., micro.* blood-borne, hematogenous, hematogenic, hemogenic.
hä·ma·to·id *adj* resembling blood, hematoid.

Hä·ma·toi·din *nt hema.* hematoidin, hematoidin crystals *pl*, blood crystals *pl*.
Hä·ma·toi·din·kri·stal·le *pl* → Hämatoidin.
Hä·ma·to·ke·pha·lus *m patho., ped.* hematocephalus.
Hä·ma·to·krit *m hema., lab.* hematocrit.
  venöser Hämatokrit packed-cell volume, volume of packed red cells, venous hematocrit.
Hä·ma·to·krit·be·stim·mung *f lab.* hematometry, hemometry.
Hä·ma·to·krit·röhr·chen *nt hema., lab.* hematocrit.
Hä·ma·to·lo·gie *f* hematology, hemology.
Hä·ma·to·lymph·an·gi·om *nt patho.* hematolymphangioma, hemolymphangioma.
Hä·ma·tom *nt patho.* hematoma, blood tumor; (*Haut*) black-and-blue mark.
  epidurales Hämatom epidural hematoma, extradural hematoma.
  extradurales Hämatom → epidurales Hämatom.
  intrakranielles Hämatom intracranial hematoma.
  subperiostales Hämatom bei Rachitis Moeller-Barlow disease.
Hä·ma·to·me·trie *f hema., lab.* hematometry, hemometry.
Hä·ma·to·mye·lo·gramm *nt hema.* myelogram.
Hä·ma·tom·zy·ste *f* solitary bone cyst, traumatic bone cyst, unicameral bone cyst, idiopathic bone cavity, hemorrhagic bone cyst.
hä·ma·to·phag *adj bio., micro.* hematophagous.
hä·ma·to·pla·stisch *adj hema.* hematoplastic, hemoplastic.
Hä·ma·to·poe·se *f hema.* blood formation, hemopoiesis, hemapoiesis, hematogenesis, hematopoiesis, hematosis, hemocytopoiesis, hemogenesis, sanguification.
Hä·ma·to·poe·tin *nt* → Hämatopoietin.
Hä·ma·to·po·ie·se *f* → Hämatopoese.
Hä·ma·to·po·ie·tin *nt* hemopoietin, hematopoietin, erythropoietin, erythropoietic stimulating factor.
Hä·ma·to·por·phy·rie *f patho.* hematoporphyria.
Hä·ma·tor·rhö *f patho.* hematorrhea, hemorrhea.
Hä·ma·to·sep·sis *f patho.* blood poisoning, septicemia, hematosepsis.
hä·ma·to·sta·tisch *adj hema., pharm.* hematostatic, hemostatic.
Hä·ma·to·the·ra·pie *f clin.* hemotherapy, hematherapy, hematotherapy, hemotherapeutics *pl*.
Hä·ma·to·tho·rax *m patho.* hemothorax, hematothorax, hematothorax, hemopleura.
Hä·ma·to·tym·pa·non *nt HNO* hemotympanum, hematotympanum.
Hä·ma·to·xy·lin *nt histol.* hematoxylin.
Hämatoxylin-Eosin *nt histol.* hematoxylin-eosin.
Hämatoxylin-Eosin-Färbung *f histol.* hematoxylin-eosin stain, HE stain.
Hä·ma·to·ze·pha·lus *m patho., ped.* hematocephalus.
Hä·ma·to·zy·to·ly·se *f hema.* cythemolysis, hematocytolysis, hemocytolysis, hemolysis, hematolysis.
Hä·ma·to·zyt·urie *f* hematocyturia.
  echte Hämaturie hematocyturia.
  initiale Hämaturie initial hematuria.
  makroskopische Hämaturie macroscopic hematuria, gross hematuria.
  mikroskopische Hämaturie microscopic hematuria.
  terminale Hämaturie terminal hematuria.
Häm·hi·dro·se *f derm.* hematidrosis, hemathidrois, hematohidrosis, hemidrosis.
Häm·hi·dro·sis *f* → Hämhidrose.
Häm·idro·sis *f* → Hämhidrose.
Hä·mi·glo·bin *nt hema., patho.* methemoglobin, metahemoglobin, ferrihemoglobin.
Hä·min *nt* → salzsaures Hämin.
  salzsaures Hämin *hema.* chlorohemin, ferriheme chloride, ferriporphyrin chloride, ferriprotoporphyrin, hemin, hemin chloride, hemin crystals, hematin chloride, Teichmann's crystals.
Hä·min·kri·stal·le *pl* → salzsaures *Hämin*.
Hamman-Syndrom *nt patho.* Hamman's syndrome, Hamman's disease, pneumomediastinum, mediastinal emphysema.
Ham·mer *m* hammer, dental hammer; (*Holzhammer*) mallet.
  zahnärztlicher Hammer hammer, dental hammer.
Ham·mer·griff *m anat.* manubrium of malleus.
häm·mern *vi* (*Herz*) pound, throb, hammer.
häm·mernd *adj* (*Schmerz*) throbbing, hammering, pounding.
Ham·mer·ze·he *f ortho.* hammer toe, mallet toe.
Hammond-Schiene *f* Hammond's splint.
Hä·mo·ana·ly·se *f hema.* analysis of blood, examination of blood, hemanalyis.
Hä·mo·bla·sto·se *f hema.* hemoblastosis.
Hä·mo·chro·ma·to·se *f patho.* iron storage disease, bronze dia-

Hämodiagnostik

betes, bronzed diabetes, hemochromatosis, hemachromatosis, hematochromatosis.
Hä·mo·dia·gno·stik f hema., clin. hemodiagnosis.
Hä·mo·dia·ly·sa·tor m clin. hemodialyzer, artificial kidney.
Hä·mo·dia·ly·se f clin. hemodialysis, hematodialysis, extracorporeal dialysis.
Hä·mo·di·lu·ti·on f hema. hemodilution.
Hä·mo·dy·na·mik f physiol. hemodynamics pl.
hä·mo·dy·na·misch adj physiol. pertaining to hemodynamics, hemodynamic.
Hä·mo·fil·ter m/nt clin. hemofilter.
Hä·mo·fil·tra·ti·on f clin. hemofiltration.
Hä·mo·fus·cin nt hema., patho. hemofuscin.
Hä·mo·fus·zin nt hema., patho. hemofuscin.
Hä·mo·glo·bin nt blood pigment, hemoglobin, hematoglobin, hematoglobulin, hematocrystallin.
   Hämoglobin A hemoglobin A.
   Hämoglobin M hemoglobin M.
   Hämoglobin S hemoglobin S, sickle-cell hemoglobin.
   desoxygeniertes Hämoglobin deoxyhemoglobin, reduced hemoglobin, deoxygenated hemoglobin.
   oxygeniertes Hämoglobin oxyhemoglobin, oxidized hemoglobin, oxygenated hemoglobin.
   reduziertes Hämoglobin → desoxygeniertes Hämoglobin.
Hä·mo·glo·bin·ämie f hema. hemoglobinemia, hematospherinemia.
Hämoglobin-C-Thalassämie f hema. hemoglobin C-thalassemia, hemoglobin C-thalassemia disease.
Hämoglobin-E-Thalassämie f hema. hemoglobin E-thalassemia, hemoglobin E-thalassemia disease.
Hä·mo·glo·bin·kon·zen·tra·ti·on, mittlere der Erythrozyten f hema. mean corpuscular hemoglobin concentration.
Hä·mo·glo·bi·no·me·ter nt lab. hemoglobinometer, hematinometer, hemometer.
Hä·mo·glo·bi·no·me·trie f lab. hemoglobinometry.
Hä·mo·glo·bi·no·pa·thie f hema. hemoglobinopathy, hemoglobin disease.
Hä·mo·glo·bin·quo·ti·ent m hema. globular value, color index, blood quotient.
Hä·mo·glo·bin·urie f patho., urol. hemoglobinuria, hematoglobinuria.
Hä·mo·glo·bin·zy·lin·der m urol. hemoglobin precipitate, hemoglobin cast.
Hä·mo·gramm nt hema. hemogram.
hä·mo·ki·ne·tisch adj physiol. pertaining to or promoting hemokinesis, hemokinetic.
Hä·mo·kon·zen·tra·ti·on f hema. hemoconcentration.
Hä·mo·lith m patho. hemolith, hematolith, hemic calculus.
Hä·mo·lo·gie f hematology, hemology.
Hä·mo·lymph·an·gi·om nt patho. hematolymphangioma, hemolymphangioma.
Hä·mo·ly·sat nt physiol., clin. hemolysate.
Hä·mo·ly·se f hema. hemolysis, hematocytolysis, hematolysis, hemocytolysis, erythrocytolysis, erythrolysis, cythemolysis.
   intravaskuläre Hämolyse intravascular hemolysis.
   postoperative Hämolyse postoperative hemolysis.
Hä·mo·ly·se·gift nt → Hämolysin.
hä·mo·ly·sie·ren vt, vi hemolyze.
Hä·mo·ly·sin nt hema. hemolysin, erythrocytolysin, erythrolysin.
hä·mo·ly·tisch adj hemolytic, hematolytic.
   γ-hämolytisch micro. anhemolytic, nonhemolytic, gamma-hemolytic, γ-hemolytic.
Hä·mo·pa·thie f hema. hemopathy, hematopathy.
hä·mo·phil adj **1.** micro. pertaining to bacteria which grow well in culture media containung blood, hemophil, hemophile, hemophilic. **2.** hema. pertaining to hemophilia, hemophilic.
Hä·mo·phi·le m/f bleeder, hemophiliac.
Hä·mo·phi·lie f hema. hemophilia, hematophilia.
   Hämophilie A classical hemophilia, hemophilia A.
   Hämophilie B Christmas disease, hemophilia B, factor IX deficiency.
   klassische Hämophilie → Hämophilie A.
Hä·mo·phi·li·o·id nt hema. hemophilioid.
Hä·mo·poe·se f hema. blood formation, hemopoiesis, hemapoiesis, hematogenesis, hematopoiesis, hematosis, hemocytopoiesis, hemogenesis, sanguification.
Hä·mo·poe·tin nt → Hämopoietin.
hä·mo·poe·tisch adj hema. pertaining to blood formation/hemopoiesis, hematogenic, hemogenic, hemopoietic, hemafacient, hemapoietic, hematopoietic, hemopoiesic, sanguinopoietic, sanguifacient.

Hä·mo·po·ie·se f → Hämopoese.
Hä·mo·po·ie·tin nt biochem., hema. hemopoietin, hematopoietin, erythropoietic stimulating factor, erythropoietin.
Hä·mo·ptoe f pulmo., patho. hemoptysis, hematorrhea, bronchial hemorrhage, hemorrhea, emptysis.
Hä·mo·pty·se f → Hämoptoe.
Hä·mo·pty·sis f → Hämoptoe.
Hä·mor·rha·gie f patho. hemorrhage, bleeding, bleed, haemorrhagia.
hä·mor·rha·gisch adj pertaining to or characterized by hemorrhage, hemorrhagic.
hä·mor·rhoi·dal adj pertaining to hemorrhoids, hemorrhoidal.
Hä·mor·rhoi·den pl patho. hemorrhoids, piles, pile.
hä·mor·rhoi·den·ähn·lich adj hemorrhoidal.
Hä·mo·si·de·ro·se f hemosiderosis.
Hä·mo·sta·se f hema. hemostasis, hemostasia.
Hä·mo·sta·ti·kum nt, pl **Hä·mo·sta·ti·ka** hema., pharm. hematostatic, hemostatic, hemostyptic, antihemorrhagic, anthemorrhagic.
   topisches Hämostatikum hemostat.
hä·mo·sta·tisch adj hema., pharm. arresting hemorrhage, hematostatic, hemostatic, hemostyptic, antihemorrhagic, anthemorrhagic.
Hä·mo·styp·ti·kum nt, pl **Hä·mo·styp·ti·ka** → Hämostatikum.
hä·mo·styp·tisch adj → hämostatisch.
Hä·mo·the·ra·pie f clin. hemotherapy, hematherapy, hematotherapy, hemotherapeutics pl.
Hä·mo·tho·rax m hemothorax, hemathorax, hematothorax, hemopleura.
Hä·mo·to·xin nt hema., immun. hemotoxin, hematotoxin, hematoxin.
hä·mo·to·xisch adj hema., immun. hemotoxic, hematotoxic, hematoxic.
hä·mo·trop adj hemotropic, hematotropic.
Hä·mo·tym·pa·non nt HNO hemotympanum, hematotympanum.
Hä·mo·zo·on nt micro. hemozoon, hematozoan, hematozoon.
Hä·mo·zyt m hema. hemocyte, hemacyte, hematocyte.
Hä·mo·zy·to·me·ter nt lab. hemocytometer, hematocytometer, hematimeter, hemacytometer.
Hä·mo·zy·to·me·trie f lab. hemocytometry, hematimetry, hemacytometry.
Ha·mu·lus m, pl **Ha·mu·li** anat., bio. hamulus.
Hanau-Artikulationsgesetze pl Hanau's laws of articulation.
Hanau-Artikulator m Hanau articulator.
Hand f, pl **Hän·de** hand; anat. manus.
Hand·buch nt manual, handbook, textbook.
Hand·ek·zem nt derm. hand eczema.
Hand·flä·che f flat of the hand, palm; anat. palma.
Hand·form·in·stru·men·te pl hand instruments, handcutting instruments, handcutting dental instruments.
Hand-Fuß-Mund-Exanthem nt derm. hand-foot-and-mouth syndrome, hand-foot-and-mouth disease.
Hand-Fuß-Mund-Krankheit f → Hand-Fuß-Mund-Exanthem.
Hand·ge·lenk nt anat. **1.** wrist, carpus. **2. Handgelenke** pl joints of hands.
Hand·in·nen·flä·che f → Handfläche.
Hand·in·stru·ment nt hand instrument.
Hand·lung f act, action, deed; (juristisch) act.
   automatische Handlung → unwillkürliche Handlung.
   unwillkürliche Handlung automatism, automatic behavior, telergy.
Hand·rücken [k·k] m anat. back, dorsum of hand, back of (the) hand, opisthenar.
Hand·rücken·sei·te [k·k] f → Handrücken.
Hand·schneid·in·stru·ment nt hand cutting instrument.
Hand·schuh m glove.
Hand·schuh·ver·band m traumat. gauntlet bandage.
Hand-Schüller-Christian-Krankheit f patho. Hand-Schüller-Christian disease, Hand-Schüller-Christian syndrome, Hand's disease, Hand's syndrome, Schüller's disease, Schüller's syndrome, Schüller-Christian syndrome, Schüller-Christian disease, Christian's disease, Christian's syndrome, cholesterol lipoidosis, cholesterol thesaurismosis, chronic idiopathic xanthomatosis.
Hand·spie·gel m hand glass, hand mirror.
Hand·stop·fer m hand condenser.
Hand·stück nt handpiece.
   Handstück für hohe Umdrehungszahlen high-speed handpiece.
   Handstück für luftgetragene Turbinen air-bearing turbine handpiece.
   Handstück für Luftturbinen air turbine handpiece.
   Handstück für niedrige Umdrehungszahlen low-speed handpiece.

Handstück für wassergetriebene Turbinen water-turbine handpiece.
  abgewinkeltes Handstück contra-angle handpiece.
  gerades Handstück straight handpiece.
  rechtwinkliges Handstück right-angle handpiece.
Hand·tel·ler *m* → Handfläche.
Hand·tuch *nt* towel.
Hand·wur·zel *f anat.* wrist, carpus.
Hand·wur·zel·ge·lenk *nt anat.* wrist, carpus.
Hand·wur·zel·kno·chen *pl anat.* carpal bones, bones of the wrist, carpals, carpalia.
Hand·wur·zel·ver·let·zung *f traumat.* wrist trauma, wrist injury.
Hang *m, pl* **Hän·ge 1.** *fig.* inclination, aptitude (*zu* for), tendency (*zu* towards); proneness (*zu* to). **2.** slope, incline.
Hanhart-Syndrom *nt embryo.* Hanhart's syndrome.
Hanot-Zirrhose *f patho.* Hanot's cirrhosis, Hanot's syndrome, biliary cirrhosis, Hanot's disease.
Hansen-Bazillus *m micro.* Hansen's bacillus, leprosy bacillus, lepra bacillus, Bacillus leprae, Mycobacterium leprae.
Hansen-Krankheit *f epidem.* Hansen's disease, leprosy, lepra.
Han·se·no·sis *f* → Hansen-Krankheit.
Hanson-Bracket *nt* Hanson speed bracket.
H-Antigen *nt immun.* flagellar antigen, H antigen.
ha·plo·dont *adj* haplodont.
ha·plo·id *adj genet.* haploid.
Ha·ploi·die *f genet.* haploidy.
Ha·plont *m genet.* haplont.
Hap·ten *nt immun.* half-antigen, partial antigen, hapten, haptene.
Hap·tik *f physiol.* haptics *pl.*
hap·tisch *adj* haptic, tactile.
Harada-Syndrom *nt ophthal.* Harada's disease, Harada's syndrome, uveomeningitis syndrome, uveoencephalitis, acute diffuse serous choroiditis.
Hardy-Weinberg-Gesetz *nt genet.* Hardy-Weinberg law, Hardy-Weinberg rule, Hardy-Weinberg equilibrium, random mating equilibrium.
Harlekin-Farbwechsel *m ped.* harlequin reaction, harlequin sign, harlequin color change syndrome, harlequin fetus.
Har·le·kin·fe·tus *m* **1.** *ped., derm.* harlequin fetus. **2.** → Harlekin-Farbwechsel.
Har·mo·nia *f anat.* harmonic suture, harmonia.
Harn *m* urine; urina.
Harn·aus·schei·dung *f physiol.* excretion of urine, diuresis; urinary output.
Harn·bla·se *f anat.* bladder, urinary bladder, urocyst, urocystis.
Har·nen *nt* passing of urin, urinating, urination, uresis, miction, micturition, enuresis.
har·nen *vi* pass urine, pass water, micturate, urinate.
Harn·glas *nt lab.* urinal, urodochium.
Harn·kul·tur *f micro.* urine culture.
Harn·las·sen *nt* → Harnen.
Harn·lei·ter *m anat.* ureter.
Harn·or·ga·ne *pl anat., physiol.* urinary tract *sing*, urinary system *sing*, uropoietic system *sing*, urinary organs.
Harn·röh·re *f anat.* urethra.
Harn·säu·re *f biochem.* triketopurine, trioxypurine, lithic acid, uric acid.
Harn·säu·re·aus·schei·dung *f physiol., patho.* uricosuria, uricaciduria.
Harn·stoff *m biochem.* urea, carbamide, carbonyldiamide.
Harn·stoff·stick·stoff *m physiol.* urea nitrogen.
harn·trei·bend *adj physiol., pharm.* urinative, diuretic.
Harn·ver·fär·bung *f patho.* chromaturia.
Harn·ver·gif·tung *f patho.* uremia, urinemia, urinaemia, toxuria.
Harn·vo·lu·men *nt physiol.* urinary output.
Harn·we·ge, ableitende *pl* lower urinary tract, *inf.* waterworks.
hart *adj* **1.** hard; (*fest*) solid, compact; (*steinhart*) petrous; (*Wasser*) hard; (*Schlag*) hard; (*Haut*) (*lederartig*) sclerotic, scleroid, sclerosal, sclerous. **etw. hart machen** harden sth., indurate sth. **hart werden** indurate, bake, congeal, solidify, harden, grow hard, become hard; set. **2.** *fig.* harden. **3.** (*Person*) hardened, tough, hard, hard-feeling. **hart werden** *fig.* harden. **3.** (*Droge, Getränk*) hard; (*Strafe*) severe; (*Kritik*) brutal; (*Arbeit*) hard, tough; (*Worte, Schicksal*) bitter; (*Maßnahmen*) tough; (*Klima*) severe; *phys.* (*Strahlen*) hard.
Hart-Dunn-Geschiebe *nt* Hart-Dunn attachment.
Här·te *f* **1.** hardness, firmness; (*Festigkeit*) solidity, solidness, compactness; (*Wasser*) hardness; (*Härtegrad von Wasser*) degree/grade of hardness; (*Härtegrad von Metall*) temper. **2.** *fig.* (*Person*) toughness, hardness. **3.** (*Droge, Getränk*) hardness; (*Strafe*) severity; (*Kritik*) brutality; (*Arbeit*) hardness, toughness; (*Worte, Schicksal*) bitterness; (*Maßnahmen*) toughness; (*Klima*) severity; *phys.* (*Strahlen*) hardness, degree of penetration.
  transitorische Härte temporary hardness.
Här·te·grad *m* (*Wasser*) degree/grade of hardness; (*Metall*) temper.
Här·te·mes·sung *f* → Härteprüfung.
här·ten I *vt* harden, indurate, bake; (*Metall*) temper. **II** *vi, vr* harden, grow hard, become hard, indurate, bake, congeal, solidify; set; (*Haut etc.*) sclerose.
Här·te·prü·fung *f* hardness test.
  Härteprüfung nach Brinell Brinell hardness test.
  Härteprüfung nach Knoop Knoop hardness test.
  Härteprüfung nach Mohs Mohs hardness test.
  Härteprüfung nach Rockwell Rockwell hardness test.
  Härteprüfung nach Vickers Vickers hardness test.
Hart·ko·pal *m* hard copal.
Hart·me·tall·boh·rer *m* carbide bur.
Hart·me·tall·fi·nie·rer *m* carbide finishing bur.
hart·näckig [k·k] *adj* (*stur*) stubborn, obstinate; (*ausdauernd*) tenacious, persistent; (*entschlossen*) stubborn, determined; (*langwierig*) (*Krankheit*) stubborn, refractory, intractable, inveterate.
Hart·näckig·keit [k·k] *f* (*Sturheit*) stubbornness, obstinacy; tenacity, tenaciousness, persistence, persistency; (*Entschlossenheit*) stubbornness, determination; (*Krankheit*) refractoriness, inveteracy.
Hart·pa·raf·fin *nt* paraffin wax, hard paraffin.
Här·tung *f* (*a. chem.*) hardening; (*Metall*) tempering.
  Härtung durch Kaltverformung strain hardening, work hardening.
Harz *nt chem., bio.* resin.
Hasamiyami-Fieber *nt epidem.* sakushu fever, hasamiyami, akiyami, seven-day fever.
Ha·schisch *nt forens., pharm.* hashish, hasheesh.
Ha·schisch·sucht *f patho.* cannabism.
Ha·sen·schar·te *f* cleft lip, harelip, hare lip, cleft lip deformity, cheiloschisis, chiloschisis.
Hatch-Klammer *f* Hatch clamp, Hatch gingival clamp.
Haue *f* hoe.
Hau·fen *m* pile, heap; (*Ansammlung*) clump, cluster, accumulation; (*von Zellen*) cumulus; (*große Anzahl*) load, heap, mass.
häu·fen I *vt* heap up, pile up; accumulate; cumulate. **II** *vr* **sich häufen** accumulate, mount up, pile up, cumulate, aggregate.
Häu·fig·keit *f* (*a. mathe., stat.*) frequency, incidence.
Häu·fig·keits·kur·ve *f bio., stat.* frequency curve.
Häu·fung *f* accumulation, amassment, cumulation, aggregation; *mathe.* conglomeration.
  familiäre Häufung *epidem.* familial aggregation, familial clustering.
Haupt- *pref.* chief, main, major, great, lead, leading, principal, central, cardinal, essential, primary.
Haupt·be·stand·teil *m* major component, body, primary ingredient, primary component; *pharm.* base.
Haupt·lei·tung *f techn.* mains *pl.*
Haupt·lymph·ge·fä·ße *pl* lymphatic trunks.
Haupt·mas·se *f* bulk, main body.
Haupt·stück *nt* (*Niere*) proximal tubule; (*a. anat.*) body.
Haupt·sym·ptom *nt clin.* cardinal symptom, chief complaint.
Haupt·teil *m/nt* main part, bulk; (*a. anat.*) body, trunk.
Haupt·win·kel *m phys.* (*Prisma*) refracting angle, principal angle, angle of deviation.
Haupt·zel·le *f histol.* **1.** central cell, chief cell, principal cell. **2. Hauptzellen** *pl* (*Magen*) zymogenic cells, peptic cells.
Haus·apo·the·ke *f* medicine chest.
Haus·be·hand·lung *f* domiciliary treatment.
Haus·be·such *m* domiciliary visit, home visit.
Haus·halt *m* **1.** household, home. **2.** *physiol.* balance.
häus·lich *adj* domestic, household.
Haus·me·di·zin *f* folk medicine.
Hau·stren·bil·dung *f* → Haustrierung.
Hau·strie·rung *f anat.* haustration.
Hau·strum *nt, pl* **Hau·stra** *anat.* haustration, haustrum.
Haut- *pref.* skin, dermal, dermatic, dermic, integumental, integumentary, cutaneous, derma-, derm(o)-.
Haut *f, pl* **Häu·te 1.** *anat.* skin, cutis, derma. **2.** *histol.* coat, tunic, tunica, membrane, membrana, velamen. **3.** *bio.* skin, peel, peeling. **4.** (*Belag*) film, skin, coat, layer.
  äußere Haut skin, integument, integumentum, common integument.
  seröse Haut *histol.* serous tunic, serosa, serous coat, serous membrane.
  trockene Haut *derm.* xeroderma, xerodermia.
Haut·ab·schür·fung *f derm.* excoriation, abrasion, abrasio.

hautähnlich

haut·ähn·lich *adj* resembling skin, dermatoid, dermoid.
haut·ar·tig *adj* → hautähnlich.
Haut·arzt *m* dermatologist.
Haut·at·mung *f physiol.* perspiration.
Haut·atro·phie *f derm.* atrophy of the skin, atrophoderma, atrophodermia, dermatrophy, dermatrophia.
Haut·aus·schlag *m derm.* skin eruption, skin rash, rash, exanthem, exanthema.
Haut·au·to·pla·stik *f chir., derm.* dermatoautoplasty.
Haut·au·to·trans·plan·ta·ti·on *f chir., derm.* dermatoautoplasty.
Haut·bank *f chir., derm.* skin bank.
Haut·bi·op·sie *f derm.* skin biopsy.
Haut·bläs·chen *nt* blister, bleb, vesicle.
Haut·bla·se *f* bleb, blister.
Haut·blü·te *f derm.* efflorescence.
Haut·blu·tung *f derm., patho.* dermatorrhagia.
  kleinflächige Hautblutung ecchymosis.
Häut·chen *nt anat., histol.* cuticle, cuticula, film, pellicle, membrane, membrana, tunic, tunica.
häut·chen·ar·tig *adj histol.* filmy.
Häut·chen·bil·dung *f lab.* (*Urin*) epistasis, epistasy.
Haut·deckung [k·k] *f chir.* skin graft, skin grafting.
  aufgeschobene Hautdeckung delayed graft, delayed grafting.
  verzögerte Hautdeckung → aufgeschobene Hautdeckung.
Haut·de·fekt *m derm., traumat.* skin defect.
  oberflächlicher Hautdefekt erosion.
Haut·do·sis *f radiol.* skin dose.
Haut·drü·sen *pl anat.* cutaneous glands.
Haut·durch·blu·tung *f physiol.* skin perfusion.
Haut·ein·blu·tung *f derm., patho.* dermatorrhagia.
Haut·ela·sto·se *f derm.* elastosis.
Haut·em·phy·sem *nt derm., patho.* subcutaneous emphysema, cutaneous emphysema, aerodermectasia, pneumoderma, pneumohypoderma.
häu·ten *vr* **sich häuten** (*Haut*) desquamate, peel, exuviate; *bio.* molt, slough.
Haut·ent·zün·dung *f derm.* inflammation of the skin, dermatitis, dermitis.
Haut·er·kran·kung *f derm.* skin disease, dermatopathy, dermatopathia, dermopathy, dermatosis.
  tuberkulöse Hauterkrankung tuberculoderma.
Haut·ery·them·do·sis *f radiol.* erythema dose, erythema exposure.
Haut·ex·ten·si·on *f traumat.* skin traction.
Haut·fal·te *f* fold, crease, plica; wrinkle.
Haut·far·be *f* skin color, color, coloring; (*Gesicht*) complexion.
Haut·fär·bung *f* → Hautfarbe.
Haut·fett·lap·pen *m chir.* adipodermal graft, dermal-fat graft.
Haut·fi·brom *nt derm.* dermatofibroma.
Haut·fis·su·ren *pl* rhagades.
Haut·fur·chen *pl anat.* sulci of skin, skin furrows.
Haut·gang *m derm.* burrow.
Haut·ge·schwür *nt derm.* ulcer, skin ulcer.
  primäres Hautgeschwür (*bei Geschlechtskrankheiten*) chancre.
Haut·grieß *m derm.* pearly tubercle, sebaceous tubercle, whitehead, milium.
Haut·ha·ken *m chir.* skin hook.
Haut·horn *nt derm.* cutaneous horn, warty horn.
häu·tig *adj anat., histol., bio.* skinned, membranous, membranaceous, membranous, hymenoid.
Haut·in·seln *pl chir.* Reverdin graft, pinch graft.
Haut·in·zi·si·on *f chir.* skin incision.
Haut·klam·mer *f chir.* skin staple.
Haut·krank·heit *f derm.* skin disease, dermatopathy, dermatopathia, dermopathy, dermatosis.
Haut·lap·pen *m chir.* skin flap, surgical flap, flap, skin graft, bar.
  gestielter Hautlappen gauntlet flap, pedicle skin graft.
  kombinierter Hautlappen composite flap, compound flap.
  zervikaler Hautlappen cervical flap.
  zusammengesetzter Hautlappen → kombinierter Hautlappen.
  zweigestielter Hautlappen bipedicle flap, double pedicle flap, double-end flap.
Haut·lap·pen·pla·stik *f chir.* dermatoplasty, dermoplasty, skin grafting.
  autologe Hautlappenplastik dermatoautoplasty.
  heterologe Hautlappenplastik dermatoheteroplasty.
  homologe Hautlappenplastik dermatoalloplasty, dermatohomoplasty.
Haut·lei·den *nt* → Hautkrankheit.
Haut·leish·ma·nia·se *f* → Hautleishmaniose.
Haut·leish·ma·nid *nt epidem.* leishmanid.

Haut·leish·ma·nio·se *f epidem.* cutaneous leishmaniasis, Delhi sore, Old World leishmaniasis, Lahore sore, Kandahar sore, Natal sore, Oriental boil, Oriental button, Oriental sore, Bagdad button, Bagdad boil, Jericho boil, Penjedeh sore, Aden ulcer, Aleppo boil, Biskra boil, juccuya.
Haut·leish·ma·no·id *nt epidem.* leishmanid.
Haut·lei·sten *pl anat.* epidermal ridges, skin ridges, dermal ridges.
Haut·milz·brand *m derm., epidem.* cutaneous anthrax.
Haut·mus·kel *m anat.* cutaneous muscle.
  Hautmuskel des Halses platysma, tetragonus.
Haut·mus·kel·lap·pen *m chir.* musculocutaneous flap, myocutaneous flap.
  gestielter Hautmuskellappen myocutaneous pedicled flap.
Haut·naht *f chir.* skin suture, skin closure.
Haut·nerv *m anat.* cutaneous nerve.
Haut·pa·pil·len *pl anat.* dermal papillae, skin papillae.
Haut·pa·ra·sit *m* → Hautschmarotzer.
Haut·per·fu·si·on *f physiol.* skin perfusion.
Haut·pfle·ge *f* skin care, care.
Haut·pla·stik *f chir.* dermatoplasty, dermoplasty, skin grafting.
  autologe Hautplastik dermatoautoplasty.
  heterologe Hautplastik dermatoheteroplasty.
  homologe Hautplastik dermatoalloplasty, dermatohomoplasty.
Haut·re·ak·ti·on *f* **1.** *derm., immun.* skin reaction, cutireaction, cutaneous reaction, dermoreaction. **2.** *physiol.* skin reflex, skin-muscle reflex, skin response.
Haut·re·flex *m physiol.* skin reflex, skin-muscle reflex, skin response.
Haut·re·zep·tor *m physiol.* cutaneous receptor, skin receptor.
Haut·rit·zung *f immun.* scarification.
Haut·rö·tung *f derm.* erythema.
  entzündliche Hautrötung erythema.
Haut·schma·rot·zer *m derm.* (*tierischer*) epizoon, dermatozoon; (*pflanzlicher*) epiphyte.
Haut·schnitt *m chir.* skin incision.
Haut·schrift *f derm.* skin writing, Ebbecke's reaction, dermatographism, dermatography, dermographia, dermographism, dermography, factitious urticaria, autography, autographism.
Haut·schrun·den *pl* rhagades.
Haut·schup·pe *f* skin scale, epidermal scale, furfur.
Haut·schutz *m* skin protection, dermatophylaxis.
Haut·schwie·le *f derm.* callus, callosity, tyle, tyloma, keratoma, poroma.
Haut·sen·si·bi·li·tät *f physiol.* skin sensation.
Haut·talg *m histol.* cutaneous sebum, sebum.
Haut·tem·pe·ra·tur *f clin.* skin temperature.
Haut·test *m derm.* skin test, cutaneous test, skin reaction.
Haut·trans·plan·tat *nt chir.* skin graft.
  autologes Hauttransplantat autodermic graft, autoepidermic graft.
  freies Hauttransplantat free skin graft.
  heterologes Hauttransplantat heterodermic graft.
Haut·trans·plan·ta·ti·on *f chir.* skin grafting; epidermization.
Haut·tu·ber·ku·lo·se *f derm., patho.* tuberculosis of the skin, tuberculoderma, cutaneous tuberculosis, dermal tuberculosis.
Haut·tur·gor *m physiol.* skin turgor.
Haut·über·tra·gung *f* → Hauttransplantation.
Haut·ver·hor·nung *f derm.* keratoderma, keratodermia.
Haut·ver·schluß *m chir.* skin closure.
Haut·wolf *m derm.* intertrigo, eczema intertrigo.
Haut·wun·de *f* skin wound, wound, sore.
Haut·zug *m traumat.* skin traction.
Haut·zy·ste *f derm.* cutaneous cyst, dermal cyst, dermatocyst.
  piläre Hautzyste pilar cyst, hair follicle cyst, sebaceous cyst, wen.
Hawley-Retainer *m* Hawley retainer, Hawley appliance, Hawley retaining orthodontic appliance.
H-Bande *f anat.* Hensen's line, Hensen's disk, H band, H disk, H zone, Engelmann's disk.
HbC-Thalassämie *f hema.* hemoglobin C-thalassemia, hemoglobin C-thalassemia disease.
HbE-Thalassämie *f hema.* hemoglobin E-thalassemia, hemoglobin E-thalassemia disease.
HB$_s$-Antigen *nt* → Hepatitis B surface-Antigen.
HbS-Thalassämie *f hema.* sickle cell-thalassemia disease, microdrepanocytic disease, thalassemia-sickle cell disease, microdrepanocytic anemia, microdrepanocytosis.
HB-Vakzine *f immun.* hepatitis B vaccine, HB vaccine.
Head·gear *m/nt* face-bow, headcap, headgear.
  horizontaler Headgear horizontal pull headgear.
  okzipitaler Headgear occipital anchorage.
  orthodontischer Headgear orthodontic headgear.

zervikaler Headgear cervical headgear, cervical anchorage.
heavy-body-Abformmasse *f* heavy body impression material, heavy-bodied material.
He·bel *m* elevator, dental elevator, tooth elevator, exolever.
  abgewinkelter Hebel angled elevator, angular elevator.
He·bel·arm *m phys.* lever arm.
He·bel·kraft *f phys.* leverage.
He·bel·punkt *m phys.* fulcrum.
He·bel·wir·kung *f phys.* leverage.
He·ber *m* elevator, dental elevator, tooth elevator, exolever.
Hedström-Feile *f* Hedström file, H-type file, H-type root canal file.
Heerfordt-Syndrom *nt patho.* Heerfordt's disease, Heerfordt's syndrome, uveoparotid fever.
HE-Färbung *f histol.* hematoxylin-eosin stain, HE stain.
He·fe *f micro.* yeast.
He·fe·pilz *m micro.* yeast fungus, yeast-like fungus, blastomycete, blastomyces.
hef·tig I *adj* (*Schmerz*) severe, acute, sharp, bad, intense; (*Kopfschmerz*) splitting; (*Fieber*) intense; (*Atmen*) heavy; (*Schlag*) heavy, violent; (*Verlangen*) intense, ardent, burning; (*Widerstand*) vehement. **II** *adv* violently, fiercely; vehemently, with vehemence.
Hef·tig·keit *f* (*Kampf*) fierceness, violence; (*Schlag*) heaviness, violence; (*Mensch*) impetuousness, vehemence, violent temper; (*Zorn*) violence; (*Verlangen*) intenseness, ardence, ardor; (*Widerstand*) vehemence; (*Schmerz*) severity, severeness, acuteness, sharpness, intensity, intenseness; (*Atmen*) heaviness; (*Weinen*) bitterness.
Heft·pfla·ster *nt* band-aid, plaster, patch, adhesive tape, adhesive plaster, tape.
Heft·pfla·ster·ver·band *m* strapping, taping.
Hegar-Baumgartner-Nadelhalter *m* Hegar-Baumgartner needle holder.
Heiberg-Handgriff *m* Heiberg-Esmarch maneuver.
Heidbrink-Wurzelhebel *m* Heidbrink root pick, Heidbrink root-tip pick.
Heidebrink-Wurzelhebel *m* Heidebrink's elevator.
Heil·an·stalt *f* mental hospital, mental institution.
Heil·bad *nt* 1. medicated bath. 2. (*Kurort*) health spa.
Heil·bä·der·be·hand·lung *f* balneotherapy, balneotherapeutics *pl.*
heil·bar *adj* curable, medicable, treatable, reversible.
Heil·bar·keit *f* curability.
hei·len I *vt* (*Wunde*) heal; (*Krankheit*) cure; (*Kranke*) heal, cure. **II** *vi* (*Krankheit*) clear up; (*Wunde*) close, close up, heal up/over.
Hei·len *nt* curing, healing.
Heil·gym·na·stik *f* physical therapy, physicotherapeutics *pl*, physicotherapy, physiotherapy, physiatry.
Heil·gym·na·sti·ker *m* physical therapist, physiotherapeutist, physiotherapist.
Heil·kraut *nt pharm.* herb, medicinal herb, officinal.
Heil·kun·de *f* medical science, medicine.
Heil·kunst *f* medical science, medicine; medical art, art of healing.
Heil·mit·tel *nt* 1. treatment, cure, remedy (*gegen* for). 2. medicament, medicant, medication, medicine, remedy, corrective, curative, juvantia *pl* (*gegen* for, against).
Heil·pflan·ze *f* → Heilkraut.
Heil·pro·zeß *m* healing; curing.
Heil·quel·le *f* medicinal spring, well, water.
Heil·quel·len·kun·de *f* balneology, balaneutics *pl.*
heil·sam *adj* healthful, healthy; wholesome, salutary, salubrious, sanative, sanatory; beneficial (*für* to); (*Medikament*) effective, curative; (*Klima*) salutary; (*Wirkung*) healing.
Hei·lung *f* (*Wunde*) healing, closure; (*Fraktur*) healing, union; (*Krankheit*) cure, curing; (*Prozeß*) healing process, recovery; (*Verfahren*) treatment, therapy.
  Heilung per primam intentionem healing by first intention, primary healing, primary adhesion.
  Heilung per secundam intentionem healing by second intention, healing by granulation, secondary adhesion.
  komplette Heilung complete recovery, full recovery.
hei·lungs·för·dernd *adj* curative, vulnerary, sanative, sanatory.
Heil·ver·band *m* periodontal dressing, periodontal pack, periodontal cement.
Heil·ver·fah·ren *nt* therapy, treatment, therapia, cure.
hei·misch *adj bio., genet.* native, indigenous.
Heine-Medin-Krankheit *f neuro., ped.* Heine-Medin disease, infantile paralysis, anterior spinal paralysis, acute anterior poliomyelitis, acute atrophic paralysis, atrophic spinal paralysis, spodiomyelitis, myogenic paralysis.
hei·ser *adj* hoarse, husky, thick, throaty, raucous.
Hei·ser·heit *f* hoarseness, huskiness, raucousness, trachyphonia.

heiß *adj* hot; (*glühend heiß*) burning hot, scorching, boiling hot. **heiß machen** heat up.
Heiß·plast *m* thermoplastic material.
Hek·to·gramm *nt* hectogram.
Hek·to·li·ter *m/nt* hectoliter.
hel·fen *vi* 1. assist, aid, be of assistance (to sb.), help (*bei* in; *zu tun* to do). 2. help, be helpful, be useful, be of use, be active against, be of assistance (to sb.).
Hel·fer *m* helper, second, aid, auxiliary.
Heli- *pref.* heli(o)-.
He·li·an·thin *nt histol.* helianthine, helianthin, methyl orange, Poirier's orange.
he·li·kal *adj* pertaining to a helix, helical, helicine.
He·li·koi·dal·schrau·be *f* → Helikoidalschraubenimplantat.
He·li·koi·dal·schrau·ben·im·plan·tat *nt* helicoid endosseous implant.
He·lio·pa·thie *f patho.* heliopathy.
He·lio·sis *f patho.* heliosis, sunstroke, sun stroke, siriasis, solar fever.
He·lio·the·ra·pie *f* heliotherapy, heliation, solar treatment.
he·lio·trop *adj bio.* phototropic.
he·lio·tro·pisch *adj* → heliotrop.
He·li·um *nt chem.* helium, helion.
He·lix *f anat., biochem., allg.* helix.
he·lix·för·mig *adj* helical, helicoid.
Hel·ko·sis *f patho.* helcosis, elcosis, elkosis.
hell I *adj* 1. bright, light; (*klar*) clear, bright; (*leuchtend*) luminous, brilliant, shining; (*Licht*) bright, intense, clear; (*Farbe*) light, pale; (*Haar*) light, fair; (*Augen*) clear; (*Hautfarbe*) fair, pale. 2. (*Geräusch*) bright; (*Klang, Stimme*) clear, high, high-pitched; (*Kopf*) clear; (*Gedanke*) lucid. **II** *adv* brightly, clear, clearly.
Hel·lig·keit *f* 1. brightness, lightness; (*Klarheit*) clearness; luminosity; *phys.* luminosity, luminousness; (*Licht*) brightness, intensity, clearness; (*Zimmer*) brightness; (*Farbe*) paleness; (*Haar*) fairness; (*Augen*) clarity, clearness; (*Hautfarbe*) paleness. 2. *fig.* (*Geräusch*) brightness; (*Klang, Stimme*) clearness, clarity; (*Intelligenz*) brightness, cleverness, intelligence.
hell·wach *adj* wide awake, wide-awake.
Hel·min·the *f micro.* helminth.
Hel·min·then *pl micro.* parasitic worms, helminths.
Hel·min·then·ab·szeß *m patho.* helminthic abscess.
Hel·min·then·be·fall *m* → Helminthiasis.
Hel·min·thes *pl* → Helminthen.
Hel·min·thia·se *f* → Helminthiasis.
Hel·min·thia·sis *f patho.* helminthic disease, helminthiasis, helminthism.
hel·min·tho·id *adj* helminthoid, wormlike.
Hel·min·tho·se *f* → Helminthiasis.
He·lo·ma *nt derm.* heloma, clavus, corn.
He·lo·se *f derm.* corns *pl*, helosis.
Hemi- *pref.* half, hemi-, semi-, demi-.
He·mi·ana·ku·sis *f* HNO hemianacusia.
He·mi·an·äs·the·sie *f neuro.* unilateral anesthesia, hemianesthesia.
He·mi·an·opie *f ophthal., neuro.* hemianopia, hemiamblyopia, hemianopsia, hemiopia, hemiscotosis.
  gekreuzte Hemianopie → heteronyme Hemianopie.
  gleichseitige Hemianopie → homonyme Hemianopie.
  heteronyme Hemianopie heteronymous hemianopia, heteronymous hemianopsia, crossed hemianopia, crossed hemianopsia.
  homonyme Hemianopie lateral hemianopia, lateral hemianopsia, homonymous hemianopia, homonymous hemianopsia.
He·mi·atro·phia *f patho.* hemiatrophy.
  Hemiatrophia linguae lingual trophoneurosis, progressive lingual hemiatrophy.
  Hemiatrophia progressiva facialis Romberg's syndrome, Romberg's trophoneurosis, Parry-Romberg syndrome, Romberg's disease, facial hemiatrophy, facial trophoneurosis.
  Hemiatrophia progressiva faciei → Hemiatrophia progressiva facialis.
He·mi·atro·phie *f* → Hemiatrophia.
He·mi·azy·gos *f anat.* hemiazygos vein, hemiazygous vein, left azygos vein.
He·mi·chon·dro·dys·tro·phie *f* Ollier's disease, enchondromatosis, multiple enchondromatosis, multiple congenital enchondroma, skeletal enchondromatosis, asymmetrical chondrodystrophy, hereditary deforming chondrodysplasia, dyschondroplasia.
He·mi·cra·nia *f neuro.* unilateral headache, hemicephalalgia, hemicrania, brow pang.
He·mi·des·mo·som *nt histol.* half desmosome, hemidesmosome.
He·mi·dys·tro·phie *f patho.* hemidystrophy.

hemifazial

he·mi·fa·zi·al *adj* hemifacial.
He·mi·gi·gan·tis·mus *m patho.* hemigigantism.
He·mi·gloss·ek·to·mie *f chir., HNO* hemiglossectomy.
He·mi·glos·si·tis *f HNO* hemiglossitis.
He·mi·gna·thie *f* hemignathia.
He·mi·hy·drat *nt* hemihydrate, hemihydrate crystal, gypsum hemihydrate, dried gypsum.
 α-Hemihydrat α-hemihydrate, α-calcium sulfate hemihydrate.
 β-Hemihydrat β-hemihydrate, β-calcium sulfate hemihydrate.
He·mi·hy·per·tro·phie *f* hemihypertrophy, Curtius' syndrome, Steiner's syndrome.
He·mi·kra·nie *f* → Hemicrania.
He·mi·kra·nio·se *f* hemicraniosis.
He·mi·la·ryng·ek·to·mie *f HNO* hemilaryngectomy.
he·mi·la·te·ral *adj* hemilateral.
He·mi·ma·kro·glos·sie *f* unilateral macroglossia, hemimacroglossia.
He·mi·pa·ra·sit *m bio., micro.* hemiparasite, semiparasite.
He·mi·pa·re·se *f neuro.* hemiparesis, hemiamyosthenia.
He·mi·pa·re·ti·ker *m* hemiparetic.
he·mi·pa·re·tisch *adj* pertaining to hemiparesis, hemiparetic.
He·mi·ple·gia *f* → Hemiplegie.
 Hemiplegia alternans alternate paralysis, alternate hemiplegia, alternating hemiplegia, cruciate paralysis, crossed paralysis.
 Hemiplegia alternans inferior Gubler's syndrome, Gubler's hemiplegia, Gubler's paralysis, Millard-Gubler paralysis, Millard-Gubler syndrome.
 Hemiplegia alternans oculomotorica Weber's symptom, Weber's paralysis, Weber's syndrome, Weber's sign, alternating oculomotor hemiplegia.
He·mi·ple·gie *f neuro.* hemiplegia, hemiparalysis, semiplegia, semisideratio.
 faziale Hemiplegie facial hemiplegia.
 gekreuzte Hemiplegie alternate paralysis, alternate hemiplegia, alternating hemiplegia, cruciate paralysis, crossed paralysis.
He·mi·ple·gi·ker *m* hemiplegic.
he·mi·ple·gisch *adj* pertaining to hemiplegia, hemiplegic.
He·mi·sec·tio *f* → Hemisektion.
He·mi·sek·ti·on *f* hemisection, tooth hemisection.
He·mi·sphae·ri·um *nt anat.* hemisphere, hemispherium.
 Hemisphaerium cerebelli cerebellar hemisphere, hemispherium.
 Hemisphaerium cerebralis cerebral hemisphere, telencephalic hemisphere, hemicerebrum, hemispherium.
He·mi·sphä·re *f* → Hemisphaerium.
He·mi·sphe·ri·um *nt* → Hemisphaerium.
He·mi·spo·ro·se *f epidem.* hemisporosis.
He·mi·syn·drom *nt patho.* hemisyndrome.
He·mi·sy·sto·lie *f card.* hemisystole.
He·mi·zel·lu·lo·se *f biochem.* hemicellulose, cellulosan.
he·mi·zy·got *adj genet.* having one gene, hemizygous.
hem·men *vt (a. fig.)* check, arrest, stop, hold up, obstruct, hamper, hinder, impede; *(verlangsamen)* retard, delay, slow, slow up/down; *(a. bio., phys., physiol.)* retard; *(Entwicklung)* retard, hinder, arrest; *(Durchfluß)* obstruct; *(Blut)* staunch; *(Funktion)* inhibit; *biochem., physiol., psycho.* inhibit.
hem·mend *adj* impeding, inhibitive, hampering, kolytic; *(verlangsamend)* retardative, retardatory; *(hindernd)* obstructive; *(dämpfend)* repressive, depressant; *(unterdrückend)* suppressant, suppressive; *(zurückhaltend)* inhibitory, restricting, restraining, catastaltic; *biochem., physiol., psycho.* inhibitory.
Hem·mer *m chem., biochem.* inhibitor, suppressant, suppressor, catastaltic; paralyzer, paralysor.
Hemm·kon·zen·tra·ti·on, minimale *f micro., pharm.* minimal inhibitory concentration.
Hemm·re·flex *m physiol.* inhibitory reflex.
Hemm·stoff *m* → Hemmer.
 Hemmstoff der Zahnsteinbildung calculus inhibitor.
Hem·mung *f (a. fig.)* check, arrest, obstruction, hindrance, impediment; *(Funktion)* inhibition; *biochem., physiol., psycho.* inhibition; *(Verlangsamung)* retardation, delay; *(Unterdrückung)* repression; *(a. bio., phys., physiol.)* retardation; *(a. Gefühle)* suppression; *(Entwicklung)* retardation, hindrance, arrest; *(Durchfluß)* obstruction.
 autogene Hemmung autogenic inhibition, self-inhibition.
 kompetitive Hemmung selective inhibition, competitive inhibition.
Henahan-Raspatorium *nt* Henahan periosteal elevator.
Hen·kel *m* lug.
Hen·ry *nt phys.* henry.
He·par *nt anat.* hepar, liver.
 Hepar adiposum fatty liver.
 Hepar migrans wandering liver, floating liver, hepatoptosis.
 Hepar mobile → Hepar migrans.
He·pa·rin *nt hema.* heparin, heparinic acid.
he·pa·ri·ni·sie·ren *vt hema.* heparinize.
He·pa·ri·ni·sie·rung *f hema.* heparinization.
he·pa·tisch *adj* pertaining to the liver, hepatic.
He·pa·ti·tis *f* inflammation of the liver, hepatitis.
 Hepatitis A hepatitis A, epidemic hepatitis, MS-1 hepatitis, short-incubation hepatitis, type A viral hepatitis, infectious jaundice, infectious hepatitis, infective jaundice, catarrhal jaundice, epidemic jaundice.
 Hepatitis B hepatitis B, inocculation hepatitis, long incubation hepatitis, MS-2 hepatitis, serum hepatitis, transfusion hepatitis, type B viral hepatitis, homologenous hepatitis, homologous serum jaundice, human serum jaundice.
 Hepatitis C hepatitis C.
 Hepatitis D delta hepatitis, hepatitis D.
 Hepatitis epidemica → Hepatitis A.
 akute Hepatitis acute hepatitis.
 alkohol-toxische Hepatitis alcoholic hepatitis, chronic alcoholic hepatitis.
 anästhetika-induzierte Hepatitis anesthesia-induced hepatitis.
 chronische Hepatitis chronic hepatitis.
 epidemische Hepatitis → Hepatitis A.
 lupoide Hepatitis lupoid hepatitis, Bearn-Kunkel syndrome, Bearn-Kunkel-Slater syndrome, Kunkel's syndrome.
 narkose-induzierte Hepatitis → anästhetika-induzierte Hepatitis.
 reaktive Hepatitis minimal hepatitis, reactive hepatitis.
Hepatitis-A-Virus *nt micro.* hepatitis A virus, enterovirus 72.
Hepatitis B core-Antigen *nt immun.* hepatitis B core antigen.
Hepatitis B e-Antigen *nt immun.* hepatitis B e antigen.
Hepatitis B surface-Antigen *nt immun.* hepatitis B surface antigen, HB_s antigen, HB surface antigen, hepatitis antigen, hepatitis-associated antigen, Au antigen, Australia antigen, serum hepatitis antigen, SH antigen.
Hepatitis-B-Vakzine *f epidem., immun.* hepatitis B vaccine, HB vaccine.
Hepatitis-B-Virus *nt micro.* Dane particle, hepatitis B virus.
he·pa·ti·tisch *adj* pertaining to hepatitis, hepatitic.
Hepatitis-C-Virus *nt micro.* 1. hepatitis C virus. 2. non-A,non-B hepatitis virus.
Hepatitis-Delta-Virus *nt micro.* hepatitis delta virus, delta virus, delta agent.
Hepato- *pref.* liver, hepatic, hepat(o)-, hepat-.
He·pa·to·lo·gie *f* hepatology.
He·pa·tom *nt patho.* hepatoma, liver tumor.
 malignes Hepatom hepatocarcinoma, hepatocellular carcinoma, malignant hepatoma, liver cell carcinoma, primary carcinoma of liver cells.
He·pa·to·me·ga·lie *f patho.* hepatomegaly, hepatomegalia, megalohepatia.
He·pa·to·pa·thie *f patho.* hepatopathy, liver disease, liver complaint.
he·pa·to·por·tal *adj* pertaining to the portal system of the liver, hepatoportal.
He·pa·to·pto·se *f patho.* wandering liver, floating liver, hepatoptosis.
He·pa·to·sple·no·me·ga·lie *f patho.* hepatosplenomegaly, hepatolienomegaly, splenohepatomegaly, splenohepatomegalia.
He·pa·to·to·xin *nt patho.* hepatotoxin.
he·pa·to·to·xisch *adj patho.* hepatotoxic, hepatoxic.
He·pa·to·zyt *m histol.* liver cell, hepatic cell, hepatocyte.
hept(a)- *pref.* seven, hept(a)-.
Hep·tyl·pe·ni·cil·lin *nt pharm.* heptylpenicillin, penicillin K, penicillin IV.
her·ab·set·zen *vt fig.* reduce *(um* by; *auf* to), lower, level down, diminish, decrease; *(kürzen)* cut down *(um* by; *auf* to), cut back, reduce; *(Geschwindigkeit)* decelerate; *(Leistungsfähigkeit)* depress; *phys.* attenuate.
her·an·rei·fen *vi (Abszeß)* mature, ripen; *fig.* mature *(zu* into).
her·aus·drü·cken [k·k] *vt* squeeze out *(aus* of), force, force out; express *(aus* from, out of).
her·aus·lau·fen *vi (Flüssigkeit)* run out, leak out.
her·aus·pres·sen *vt* press out *(aus* of), squeeze out *(aus* of), force out *(aus* of); extrude.
her·aus·rei·ßen *vt* tear out, pull out, rip out.
her·aus·schnei·den *vt chir.* cut out, excise, exsect, exscind, resect.
her·aus·schwit·zen *vt (Fieber)* sweat out.
her·aus·strecken [k·k] *vt (Zunge)* put out, stick out.
her·aus·strö·men *vi (Wasser)* flow out, stream out, pour out *(aus* of); *(Gas)* escape *(aus* from), stream out *(aus* of).

her·aus·zie·hen *vt* pull out, extract (*aus* from), withdraw (*von, aus* from); (*Splitter*) get out; (*Zahn*) take out, extract, pull out.
her·bei·füh·ren *vt fig.* bring about/on, cause, produce, effect, precipitate; (*Narkose, Schlaf*) induce; (*Krankheit*) bring on.
Herbst *m* fall, autumn.
Herbst-Okklusionsscharnier *nt* Herbst appliance.
Herbst-Scharnierapparatur *f* → Herbst-Okklusionsscharnier.
Herbst·bei·ße *f epidem.* trombiculiasis, trombidiiasis, trombidiosis.
Herbst·fie·ber, japanisches *nt epidem.* nanukayami, nanukayami disease, nanukayami fever, autumn fever, seven-day fever, gi-kiyami.
Herbst·krät·ze *f* → Herbstbeiße.
herbst·lich *adj* autumnal, autumn.
Herd *m, pl* **Her·de** *patho.* focus; source of infection.
Herd·do·sis *f oncol.* focal dose.
Herd·in·fek·ti·on *f patho.* focal infection.
Herd·pneu·mo·nie *f pulmo.* bronchopneumonia, bronchopneumonitis, focal pneumonia, capillary bronchitis, catarrhal pneumonia, lobular pneumonia.
he·re·di·tär *adj genet., patho.* hereditary; innate; heritable, hereditable.
He·re·di·tät *f genet.* hereditary transmission, heredity.
He·re·do·ata·xie *f neuro.* heredoataxia, hereditary ataxia.
   zerebellare Heredoataxie Marie's ataxia, Marie's disease, Nonne's syndrome, Marie's sclerosis, hereditary cerebellar ataxia, heredodegeneration.
He·re·do·pa·thia *f patho.* heredopathia.
   Heredopathia atactica polyneuritiformis Refsum disease, Refsum syndrome, phytanic acid storage disease.
He·re·do·pa·thie *f patho.* heredopathia.
He·rings·wurm·krank·heit *f epidem.* anisakiasis, eosinophilic granuloma, herring-worm disease.
He·ri·ta·bi·li·tät *f genet.* heritability.
Her·kunft *f* origin, derivation; *socio.* background; (*Person*) birth, descent, parentage.
Herlitz-Syndrom *nt derm.* Herlitz's disease, junctional epidermolysis bullosa.
Hermansky-Pudlak-Syndrom *nt patho.* Hermansky-Pudlak syndrome.
Herm·aphro·dit *m patho.* hermaphrodite, gynander, gynandroid; *bio.* intersex.
   echter Hermaphrodit true hermaphrodite, true intersex.
herm·aphro·di·tisch *adj* pertaining to hermaphroditism, hermaphroditic, hermaphrodite.
Herm·aphro·di·tis·mus *m patho.* hermaphroditism, hermaphrodism, hermaphroditismus, gynandria, gynandry, gynandrism.
   Hermaphroditismus spurius false hermaphroditism, spurious hermaphroditism, pseudohermaphroditism, pseudohermaphodism.
   falscher Hermaphroditismus → Hermaphroditismus spurius.
Her·nie *f patho., chir.* hernia; rupture.
He·ro·in *nt pharm.* diacetylmorphine, diamorphine, heroin.
he·ro·in·ab·hän·gig *adj* addicted to heroin, heroin-addicted.
Herp·an·gi·na *f* herpangina, Zahorsky's disease.
Her·pes *m derm., epidem.* herpes.
   Herpes febrilis cold sore, fever blister, cold sores *pl*, fever blisters *pl*, herpes febrilis.
   Herpes genitalis genital herpes, herpes genitalis, herpes progenitalis.
   Herpes labialis herpes labialis, cold sore, fever blister, cold sores *pl*, fever blisters *pl*, herpes febrilis.
   Herpes simplex oral herpes, herpes simplex, herpes.
   Herpes simplex der Lippen → Herpes labialis.
   Herpes zoster shingles *pl*, herpes zoster, zona, zoster, acute posterior ganglionitis.
   Herpes zoster ophthalmicus gasserian ganglionitis, ophthalmic zoster, herpes zoster ophthalmicus, herpes ophthalmicus.
   Herpes zoster oticus herpes auricularis, herpes zoster oticus, Ramsey Hunt syndrome, Ramsey Hunt disease, Hunt's disease, Hunt's neuralgia, Hunt's syndrome, opsialgia, otic neuralgia, geniculate otalgia, geniculate neuralgia.
her·pes·ähn·lich *adj* → herpetiform.
Her·pes·ge·schwür *nt derm.* herpetic ulcer.
Her·pes·gin·gi·vi·tis *f HNO* herpetic gingivitis.
Her·pes·sep·sis *f patho.* herpes sepsis, herpes septicemia.
Herpes-simplex-Virus *nt micro.* herpes simplex virus.
Her·pes·sto·ma·ti·tis *f* herpes stomatitis.
   rezidivierende Herpesstomatitis recurrent herpetic stomatitis.
Her·pes·ul·kus *nt derm.* herpetic ulcer.
Her·pes·vi·rus *nt micro.* herpesvirus, Herpesvirus.
   Herpesvirus hominis herpes simplex virus.

her·pe·ti·form *adj* resembling herpes, herpetiform.
her·pe·tisch *adj* pertaining to or marked by herpes, pertaining to or casued by herpesviruses, herpetic.
Herrick-Syndrom *nt hema.* Herrick's anemia, sickle cell anemia, crescent cell anemia, drepanocytic anemia, sicklemia, drepanocytemia, meniscocytosis, African anemia.
Hers-Glykogenose *f patho.* Hers' disease, hepatic phosphorylase deficiency, type VI glycogen storage disease.
Herter-Heubner-Syndrom *nt patho., ped.* infantile form of celiac disease, Gee-Herter-Heubner disease, Gee-Herter-Heubner syndrome, Gee's disease, Gee-Herter disease, Herter's disease, Herter-Heubner disease, Heubner disease, Herter's infantilism, Heubner-Herter disease.
Hertwig-Epithelscheide *f* Hertwig's epithelial root sheath, Hertwig's sheath, sheath of Hertwig, root sheath.
Hertz *nt phys.* hertz.
her·un·ter·be·kom·men *vt* (*Fieber*) get down.
her·un·ter·bren·nen *vi* burn away.
her·un·ter·fal·len *vi* fall down, drop (*von* from; *aus* out of).
her·un·ter·ge·hen *vi* go down, descend; *fig.* (*Temperatur*) come down, drop.
her·un·ter·las·sen *vt* (*Augen, Stimme, Temperatur*) lower.
her·vor·bre·chen *vi* break out, burst out, erupt (*aus* from); (*Flüssigkeit*) gush out.
her·vor·ru·fen *vt fig.* cause, produce, bring about, evoke; (*Angst, Eindruck*) create; (*Krankheit*) cause; (*Verdacht*) arouse; (*Widerspruch*) provoke.
Herz *nt* 1. *anat.* heart, cor. 2. *fig.* heart, center, core.
   künstliches Herz artificial heart, mechanical heart.
Herz·ak·ti·on *f physiol.* heartbeat, cardiac beat.
Herz·an·fall *m card.* heart attack.
Herz·asth·ma *nt card., pulmo.* cardiac asthma, Rostan's asthma, Cheyne-Stokes asthma, cardiasthma.
Herz·atro·phie *f card.* cardiac atrophy, heart atrophy.
Herz·at·tacke [k·k] *f card.* heart attack.
Herz·ba·sis *f anat.* base of heart.
Herz·beu·tel *m anat.* pericardial sac, heart sac, capsule of heart, pericardium.
Herz·beu·tel·ent·zün·dung *f card.* inflammation of the pericardium, pericarditis.
Herz·beu·tel·tam·po·na·de *f card.* pericardial tamponade, cardiac tamponade.
Herz·block *m card.* heart block.
Herz·chir·ur·gie *f* cardiac surgery, heart surgery.
   offene Herzchirurgie open heart surgery, open cardiac surgery, openheart surgery.
Herz·de·kom·pen·sa·ti·on *f card.* decompensation, cardiac decompensation.
Herz·di·la·ta·ti·on *f card.* dilation of heart, cardiectasis.
Herz·ent·zün·dung *f card.* inflammation of the heart, carditis.
Herz·er·kran·kung *f card.* cardiac disease, heart disease, cardiopathy, cardiopathia.
   koronare Herzerkrankung coronary heart disease, coronary artery disease.
Herz·er·wei·te·rung *f card.* dilation of heart, cardiectasis.
Herz·feh·ler *m card.* heart defect, organic heart defect, vitium.
   angeborener Herzfehler congenital heart defect.
   kongenitaler Herzfehler → angeborener Herzfehler.
Herz·feh·ler·zel·le *f histol.* siderophage, siderophore.
Herz·fre·quenz *f physiol.* heart rate.
Herz·ge·räusch *nt card.* cardiac murmur, heart murmur, abnormal heart sound, murmur, bruit.
   akzidentelles Herzgeräusch incidental murmur, accidental murmur.
   diastolisches Herzgeräusch diastolic murmur.
   frühdiastolisches Herzgeräusch early diastolic murmur.
   holosystolisches Herzgeräusch pansystolic murmur.
   pansystolisches Herzgeräusch pansystolic murmur.
   prädiastolisches Herzgeräusch prediastolic murmur.
   präsystolisches Herzgeräusch → spät-diastolisches Herzgeräusch.
   spät-diastolisches Herzgeräusch presystolic murmur, atriosystolic murmur, late diastolic murmur.
   systolisches Herzgeräusch systolic murmur, systolic bruit.
Herz·gly·ko·sid *nt pharm.* digitalis glycoside, cardiac glycoside.
Herz·hy·per·tro·phie *f card.* cardiac hypertrophy, heart hypertrophy, hypercardia.
Herz·in·farkt *m card.* heart attack, myocardial infarct, myocardial infarction, coronary infarction.
Herz·in·suf·fi·zi·enz *f card.* heart failure, cardiac failure, myocardial insufficiency, cardiac insufficiency, Beau's disease, heart insufficiency.

Herzjagen

akute Herzinsuffizienz acute heart failure.
chronische Herzinsuffizienz chronic heart failure.
dekompensierte Herzinsuffizienz congestive heart failure, congestive cardiac insufficiency.
Herz·ja·gen *nt card.* tachycardia, polycardia.
Herz·kam·mer *f anat.* chamber of (the) heart, ventricle.
linke Herzkammer left ventricle of heart, aortic ventricle of heart, left heart.
rechte Herzkammer right ventricle of heart, right heart.
Herz·ka·the·ter *m card.* cardiac catheter, intracardiac catheter.
Herz·ka·the·te·ri·sie·rung *f card.* cardiac catheterization.
Herz·ka·the·te·ris·mus *m* → Herzkatheterisierung.
Herz·klap·pe *f anat.* heart valve, cardiac valve.
künstliche Herzklappe prosthetic heart valve, prosthetic valve.
Herz·klap·pen·ent·zün·dung *f card.* inflammation of the heart valves, cardiovalvulitis, valvulitis.
Herz·klap·pen·feh·ler *m card.* valvular defect, vitium.
Herz·klap·pen·in·suf·fi·zi·enz *f card.* valvular incompetence, valvular regurgitation, regurgitant disease, valvular insufficiency, incompetence of the cardiac valves.
Herz·klap·pen·ste·no·se *f card.* stenotic valvular disease, valvular stenosis.
Herz·klop·fen *nt* beating of the heart; *card.* palpitation (of the heart).
Herz·krank·heit *f card.* heart disease, cardiac disease, cardiopathy, cardiopathia.
koronare Herzkrankheit coronary heart disease, coronary artery disease.
Herz·kranz·ar·te·rie *f anat.* coronary artery, coronary, coronaria, coronary artery of heart.
Herz·kranz·ge·fäß *nt* → Herzkranzarterie.
Herz-Kreislauf-Kollaps *m card.* cardiovascular collapse.
Herz-Kreislauf-System *nt physiol.* cardiovascular system.
Herz-Kreislaufzentrum *nt physiol.* cardiovascular center.
Herz·lei·den *nt* → Herzkrankheit.
Herz-Lungen-Maschine *f* heart-lung machine, pump-oxygenator.
Herz·mas·sa·ge *f clin.* cardiac massage.
Herz·mi·nu·ten·vo·lu·men *nt card.* minute output, minute volume, cardiac output.
Herz·mit·tel *nt pharm.* cardiac.
Herz·mus·kel *m anat.* cardiac muscle, myocardium.
Herz·mus·kel·ent·zün·dung *f card.* inflammation of the myocardium, myocardial inflammation, myocarditis.
Herz·mus·kel·fa·ser *f histol.* myocardial fiber, cardiac muscle fiber.
Herz·mus·kel·ge·we·be *nt histol.* cardiac muscle.
Herz·mus·kel·hy·per·tro·phie *f card.* heart hypertrophy, myocardial hypertrophy.
Herz·mus·kel·hyp·oxie *f histol.* myocardial hypoxia.
Herz·mus·kel·in·farkt *m* → Herzinfarkt.
Herz·mus·kel·ne·kro·se *f card., patho.* cardiac muscle necrosis, myocardial necrosis, cardionecrosis.
Herz·mus·kel·schwä·che *f card.* heart failure, cardiac failure, heart insufficiency, cardiac insufficiency, myocardial insufficiency.
Herz·mus·kel·ver·fet·tung *f patho.* fat heart, fatty heart, fatty degeneration of myocardium.
Herz·mus·ku·la·tur *f anat.* cardiac muscle, myocardium.
Herz·ne·kro·se *f* → Herzmuskelnekrose.
Herz·ohr *nt anat.* auricle of heart, auricula, atrial auricle, atrial auricula, atrial appendage (of heart), auricular appendage, auricular appendix.
linkes Herzohr left auricle (of heart), left auricula (of heart), left auricular appendage.
rechtes Herzohr right auricle (of heart), right auricula (of heart), right auricular appendage.
Herz·rhyth·mus·stö·rung *f card.* irregularity of pulse, arrhythmia, arhythmia.
Herz·schat·ten *m radiol.* heart shadow.
Herz·schlag *m physiol., card.* heartbeat, heart throb, cardiac beat, palmus.
Herz·schmerz *m* pain in the heart, cardiodynia, cardialgia.
Herz·schritt·ma·cher *m card., physiol.* pacemaker of heart, cardiac pacemaker.
implantierter Herzschrittmacher → interner Herzschrittmacher.
interner Herzschrittmacher implanted pacemaker, internal pacemaker.
künstlicher Herzschrittmacher artificial pacemaker, cardiac pacemaker, artificial cardiac pacemaker, pacemaker of heart.
Herz·schwä·che *f card.* cardiasthenia.
Herz·spit·zen·stoß *m physiol., card.* apex impulse, apex beat, apical impulse.

herz·stär·kend *adj pharm.* cardiotonic.
Herz·still·stand *m card.* cardiac arrest, cardiac standstill, heart arrest, Beau's syndrome, cardioplegia, asystole, asystolia.
künstlich induzierter Herzstillstand cardioplegia.
Herz·syn·drom, hyperkinetisches *nt card.* hyperkinetic heart syndrome.
Herz·tam·po·na·de *f card.* pericardial tamponade, cardiac tamponade.
Herz·throm·bus *m patho.* cardiohemothrombus, cardiothrombus.
Herz·tod *m card., clin.* cardiac death.
Herz·ton *m physiol., card.* heart sound, heart tone, cardiac sound.
I. Herzton first heart sound, first cardiac sound, first sound.
II. Herzton second heart sound, second cardiac sound, second sound.
III. Herzton third heart sound, third cardiac sound, third sound.
IV. Herzton fourth heart sound, fourth cardiac sound, fourth sound, atrial sound.
Herz·ver·grö·ße·rung *f card.* cardiomegalia, cardiomegaly, megacardia, megalocardia.
Herz·ver·sa·gen *nt* → Herzinsuffizienz.
Herz·vi·ti·um *nt card.* heart defect, organic heart defect, vitium.
Herz·vor·hof *m anat.* atrium (of heart).
Herz·wand·rup·tur *f card.* rupture of the myocardial wall, cardiorrhexis.
Herz·zeit·vo·lu·men *nt card.* cardiac output, kinemia.
Herz·zy·klus *m physiol.* cardiac cycle, heartbeat, cardiac beat.
Heter(o)- *pref.* hetero-.
He·te·ro·ag·glu·ti·na·ti·on *f immun.* heteroagglutination.
He·te·ro·an·ti·gen *nt immun.* heteroantigen, xenogeneic antigen, heterogeneic antigen.
He·te·ro·an·ti·kör·per *m immun.* heteroantibody.
he·te·ro·chrom *adj bio.* heterochromous.
He·te·ro·chro·ma·tin *nt histol.* heterochromatin, chromatin, chromoplasm.
He·te·ro·chro·ma·to·se *f patho.* heterochromia, heterochromatosis.
He·te·ro·chro·mie *f* 1. *patho.* heterochromia, heterochromatosis. 2. *derm.* heterotrichosis.
He·te·ro·chro·mo·som *nt genet.* sex chromosome, heterologous chromosome, heterochromosome, heterosome, gonosome.
he·te·ro·dont *adj* heterodont.
he·te·ro·drom *adj physiol.* heterodromous.
He·te·ro·ga·met *m* heterogamete, anisogamete.
He·te·ro·ga·mie *f bio.* heterogamy, anisogamy.
he·te·ro·gen *adj genet.* heterogenic, heterogeneic, heterogeneous, heterogenous.
He·te·ro·ge·ne·se *f* 1. *genet.* heterogenesis, heterogony. 2. *bio.* alternation of generations, heterogenesis, heterogony, xenogenesis.
he·te·ro·ge·ne·tisch *adj genet.* heterogenetic, heterogenic, heterogeneic, heterogenous.
He·te·ro·ge·nie *f genet.* heterogeny.
He·te·ro·ge·ni·tät *f* heterogeneity, heterogenicity.
He·te·ro·go·nie *f bio.* alternation of generations, heterogenesis, heterogony, xenogenesis.
He·te·ro·im·mu·ni·tät *f immun.* heteroimmunity.
He·te·ro·in·fek·ti·on *f epidem.* heteroinfection.
He·te·ro·in·to·xi·ka·ti·on *f patho.* heterointoxication.
he·te·ro·la·te·ral *adj* heterolateral, contralateral.
he·te·ro·log *adj* heterologous, heteroplastic.
He·te·ro·lo·gie *f* heterology.
He·te·ro·ly·se *f immun.* heterolysis.
He·te·ro·ly·sin *nt immun.* heterolysin.
he·te·ro·mer *adj physiol.* heteromerous, heteromeral, heteromeric.
He·te·ro·me·ta·pla·sie *f patho.* heterometaplasia.
he·te·ro·morph *adj* heteromorphic, heteromorphous.
He·te·ro·mor·pho·se *f* heteromorphosis.
he·te·ro·nom *adj* 1. *histol., patho.* heteronomous, abnormal. 2. *bio.* heteronomous.
He·te·ro·no·mie *f bio.* heteronomy.
he·te·ro·nym *adj* heteronymous.
he·te·ro·ovu·lär *adj embryo.* hetero-ovular, binovular, dizygotic.
He·te·ro·pa·thie *f neuro.* heteropathy.
he·te·ro·phil *adj immun.* heterophil, heterophile, heterophilic.
He·te·ro·pho·nie *f* heterophonia, heterophthongia.
He·te·ro·pla·sie *f patho.* heteroplasia, heteroplasty, alloplasia.
He·te·ro·pla·stik *f chir.* heteroplasty, heterotransplantation, xenotransplantation, heterologous transplantation, heteroplastic transplantation, xenogeneic transplantation.
he·te·ro·pla·stisch *adj chir.* pertaining to heteroplasty, heteroplastic.

He·te·ro·ploi·die *f genet.* heteroploidy.
He·te·ro·som *nt genet.* heterochromosome, heterosome, sex chromosome, heterologous chromosome, idiochromosome, gonosome.
he·te·ro·therm *adj bio.* cold-blooded, heterothermic.
He·te·ro·to·nie *f* heterotonia.
he·te·ro·top *adj* → heterotopisch.
He·te·ro·to·pie *f embryo., patho.* dystopia, dystopy, heterotopia, heterotopy, ectopia, ectopy.
he·te·ro·to·pisch *adj embryo., patho.* ectopic, heterotopic, dystopic, atopic.
He·te·ro·trans·plan·tat *nt chir.* heterotransplant, heterograft, heteroplastid, xenograft, heterologous graft, heteroplastic graft, heterogenous graft, heterospecific graft, xenogeneic graft, xenograft.
He·te·ro·trans·plan·ta·ti·on *f chir.* heterologous transplantation, heterotransplantation, heteroplasty, xenotransplantation, heteroplastic transplantation, xenogeneic transplantation.
He·te·ro·tri·cho·sis *f derm.* heterotrichosis.
he·te·ro·troph *adj micro.* heterotrophic.
He·te·ro·tro·phie *f micro.* heterotrophy, heterotrophia.
he·te·ro·typ *adj* heterotypic, heterotypical.
He·te·ro·ty·pisch *adj* → heterotyp.
He·te·ro·vak·zi·ne *f immun.* heterovaccine.
he·te·ro·xen *adj micro.* heteroxenous.
He·te·ro·zy·got *m genet.* heterozygote.
he·te·ro·zy·got *adj genet.* pertaining to heterozygosity, heterozygous.
He·te·ro·zy·go·te *f genet.* heterozygote.
He·te·ro·zy·go·tie *f genet.* heterozygosity, heterozygosis.
He·te·ro·zy·to·ly·sin *nt immun.* heterolysin.
Heu·ba·zil·lus *m micro.* grass bacillus, hay bacillus, Bacillus subtilis.
Heubner-Herter-Krankheit *f patho., ped.* Gee-Herter-Heubner disease, Gee's disease, Gee-Herter disease, Herter's disease, Herter-Heubner disease, Heubner disease, Herter's infantilism, Heubner-Herter disease, Gee-Herter-Heubner syndrome, infantile form of celiac disease.
Heu·fie·ber *nt patho.* hay fever, pollen allergy, pollen asthma, pollinosis, pollenosis, June cold, Bostock's catarrh, Bostock's disease, atopic conjunctivitis, autumnal catarrh, allergic cold, allergic coryza, allergic conjunctivitis, seasonal allergic rhinitis, anaphylactic conjunctivitis, corasthma.
Heu·krät·ze *f derm., epidem.* trombiculiasis, trombidiiasis, trombidiosis.
Heu·schnup·fen *m* → Heufieber.
He·xa·chlo·ro·phen *nt pharm.* hexachlorophene.
he·xa·go·nal *adj mathe.* hexagonal.
He·xa·po·da *pl bio., micro.* Hexapoda, Insecta.
He·xe·ti·din *nt pharm.* hexetidine.
He·xo·ki·na·se *f biochem.* hexokinase.
HHL-Hormon *nt endo., physiol.* posterior pituitary hormone, neurohypophysial hormone.
Hia·tus *m, pl* **Hia·tus** *anat.* hiatus; aperture, opening, fissure; foramen; gap, cleft.
   Hiatus maxillaris hiatus of maxillary sinus, maxillary hiatus, maxillary foramen.
Hi·ber·na·ti·on *f bio.* winter sleep, hibernation.
   artifizielle Hibernation *anes.* artificial hibernation.
Hi·dra·de·ni·tis *f derm.* inflammation of a sweat gland or the sweat glands, hidradenitis, hidrosadenitis, hydradenitis.
   Hidradenitis suppurativa spiradenitis, apocrinitis.
Hi·dra·de·nom *nt* → Hidradenoma.
Hi·dra·de·no·ma *nt derm.* hidradenoma, hidroadenoma, hydradenoma, syringoadenoma, syringadenoma, syringocystadenoma.
   Hidradenoma eruptivum Fox-Fordyce disease, Fordyce's disease, Fox's disease, apocrine miliaria.
Hi·droa *f derm.* hydroa, hidroa.
   Hidroa aestivalis summer prurigo of Hutchinson.
   Hidroa vesiculosa Hebra's disease, Hebra's prurigo.
Hi·dro·cy·sto·ma *nt derm.* hidrocystoma, syringocystoma.
Hi·dro·ky·stom *nt* → Hidrocystoma.
Hi·dro·poe·se *f physiol.* hidropoiesis.
Hi·dros·ade·ni·tis *f* → Hidradenitis.
Hi·dro·se *f physiol.* hidrosis.
Hi·dro·sis *f* → Hidrose.
Hi·dro·ti·cum *nt* → Hidrotikum.
Hi·dro·ti·kum *nt, pl* **Hi·dro·ti·ka** *pharm.* hidrotic.
hi·dro·tisch *adj physiol.* pertaining to or causing hidrosis, hidrotic.
Hi·dro·zy·stom *nt derm.* hidrocystoma, syringocystoma.
High-pull-Headgear *m/nt* high pull face-bow, high-pull headgear.
Hil·fe *f* **1.** help; (*Unterstützung*) support, assistance; (*a. Hilfsmittel,* *finanzielle*) aid. **mit Hilfe von a)** by means of, by/with aid of, via, by. **b)** with s.o.'s help. **jdn. um Hilfe bitten** aks for s.o.'s help. **Hilfe holen** bring help. **jdm. zu Hilfe kommen** come to sb.'s assistance. **Hilfe leisten** help s.o., assist (*bei* in). **bei jdm. Hilfe leisten** afford/render/give assistance to sb. **jdm. Erste Hilfe leisten** render first aid to s.o. **um Hilfe rufen** call for help, call out for help. **Hilfe suchen** seek help. **2.** (*Hilfskraft*) assistant, helper, help. **3.** (*staatliche*) relief, public assistance. **ohne Hilfe** unsupported, unhelped, unaided, unassisted (*von* by).
Hil·fe·lei·stung *f* aid, help, assistance.
hilf·los *adj* helpless; (*unfähig*) unable, incapable.
hilfs·be·dürf·tig *adj* in need of assistance/help.
Hilfs·ge·rät *nt* aid.
Hilfs·kraft *f* auxiliary, supernumerary.
   zahnärztliche Hilfskraft dental auxiliary.
Hilfs·mit·tel *I nt fig.* aid, vehicle, medium, instrument, tool; *techn.* device, appliance, aid, auxiliary; *pharm.* adjuvant, adjunct. **II** *pl* resources, means; (*Maßnahme*) measure; (*finanzielle*) financial aid, financial assistance.
   therapeutisches Hilfsmittel therapeutic appliance, therapeutic prosthesis.
Hilfs·wirt *m micro.* transport host, transfer host, paratenic host.
Hilger-Fazialisstimulator *m* Hilger facial nerve stimulator.
Hi·lum *nt, pl* **Hi·li** *anat.* hilum, hilus; porta.
Hi·lus *m* → Hilum.
Him·beer·zun·ge *f epidem., ped.* raspberry tongue, red strawberry tongue.
hin·dern *vt* **1.** (*jdn. behindern*) hinder (*bei* in); (*Fortschritt*) impede, hamper, clog; interfere (*bei* with); *biochem., physiol.* inhibit. **2.** (*fernhalten*) prevent, keep, bar (*an* from).
Hin·der·nis *nt* **1.** obstacle, hindrance, blockade, blockage. **2.** *fig.* obstacle, hindrance, handicap, difficulty, stumbling-block, impediment, barrier (*für* to).
hin·deu·ten *vi* **1.** point (*auf* to, at). **2.** *fig.* indicate, suggest.
Hin·ken *nt neuro., traumat.* limping, walking lame, claudication; limp.
   intermittierendes Hinken *card.* Charcot's syndrome, intermittent claudication (of the leg), angina cruris.
hin·ken *vi* limp, walk lame, go lame.
Hin·ter·grund *m* (*a. fig.*) background; *anat.* fundus.
Hin·ter·haupt *nt anat.* back of (the) head, occiput.
Hin·ter·haupts·bein *nt anat.* occipital (bone).
Hin·ter·haupts·fon·ta·nel·le *f anat.* posterior fontanella, occipital fontanella, triangular fontanella.
Hin·ter·haupts·kon·dy·le *f anat.* occipital condyle.
Hin·ter·haupts·lap·pen *m anat.* occipital lobe.
Hin·ter·haupts·loch, großes *nt anat.* foramen magnum, great foramen, great occipital foramen.
Hin·ter·haupts·schlag·ader *f anat.* occipital artery.
Hin·ter·haupts·schup·pe *f anat.* squama occipitalis.
Hin·ter·horn des Rückenmarks *nt* dorsal horn of spinal cord, posterior horn of spinal cord.
   Hinterhorn des Seitenventrikels inferior horn of lateral ventricle, temporal horn of lateral ventricle, occipital horn of lateral ventricle, posterior horn of lateral ventricle, postcornu.
Hin·ter·horn·zel·le *f histol., physiol.* posterior horn cell.
Hin·ter·kopf *m anat.* back of (the) head, occiput.
Hin·ter·lap·pen·hor·mon *nt endo., physiol.* posterior pituitary hormone, neurohypophysial hormone.
Hin·ter·sei·te *f* back, back side.
Hin·ter·strang·sy·stem *nt anat., physiol.* dorsal-column system, lemniscal system.
Hin·ter·teil *nt* **1.** back, back part, rear. **2.** *inf.* backside, bottom, bum, behind, butt, posterior.
Hin·ter·wand·in·farkt *m card.* posterior myocardial infarction.
hin·un·ter·schlucken [k·k] *vt* (*Essen, Arznei*) take down, swallow, swallow down.
hin·un·ter·spü·len *vt* (*Tablette*) wash down.
Hin·weis *m* **1.** (*Tip*) advice, piece of advice, hint, tip (*auf*). **2.** (*Verweis*) reference (*auf* to). **3.** (*Anzeichen*) clue (*auf* for, to), lead (*auf* to); indication. **4.** (*Anleitung*) instruction, direction (*auf* for); information (*auf* on/about).
hin·wei·sen I *vt* **jdn. auf etw. hinweisen** point sth. out to s.o., draw s.o.'s attention to sth. **jdn. auf die Risiken hinweisen** make s.o. aware of the risks. **II** *vi* **auf etw./jdn. hinweisen** point to sth./s.o., refer to sth./s.o.
Hin·zu·fü·gung *f* adding, addition (*zu* to).
Hiob-Syndrom *nt patho.* Job syndrome.
Hippokrates-Gesicht *nt patho.* hippocratic facies.
Hir·ci *pl anat.* hirci, hairs of axilla.

Hirn

Hirn *nt* brain, encephalon; cerebrum.
Hirn·an·gio·gra·phie *f radiol.* encephalo-arteriography.
Hirn·an·hangs·drü·se *f* → Hypophyse.
Hirn·ba·sis *f anat.* base of brain.
Hirn·blu·tung *f neuro.* brain hemorrhage, cerebral hemorrhage, brain bleeding, cerebral bleeding, cerebral apoplexy, encephalorrhagia, hematencephalon.
Hirn·druck *m physiol.* intracranial pressure.
Hirn·ein·blu·tung *f* → Hirnblutung.
Hirn·er·kran·kung *f neuro.* encephalopathy, encephalopathia, cerebropathy, cerebropathia.
 degenerative Hirnerkrankung encephalosis, cerebrosis.
 organische Hirnerkrankung → degenerative Hirnerkrankung.
Hirn·flüs·sig·keit *f anat.* cerebrospinal fluid.
Hirn·ge·schwulst *f patho.* encephroma, encephaloma.
Hirn·ge·wöl·be *nt anat.* fornix, fornix of cerebrum.
Hirn·haut *f anat.* meninx.
 harte Hirnhaut dura mater of brain, endocranium, entocranium.
Hirn·haut·ar·te·rie *f anat.* meningeal artery.
 hintere Hirnhautarterie posterior meningeal artery.
 mittlere Hirnhautarterie middle meningeal artery.
 vordere Hirnhautarterie anterior meningeal artery.
Hirn·haut·ast *m anat.* meningeal branch.
Hirn·haut·ent·zün·dung *f neuro.* meningitis, cerebral meningitis, cephalomeningitis.
Hirn·haut·ner·ven *pl* meningeal nerves.
Hirn·haut·rei·zung *f neuro.* meningeal irritation; meningism, pseudomeningitis.
Hirn·in·farkt *m neuro.* cerebral infarction.
 embolischer Hirninfarkt embolic apoplexy.
 thrombotischer Hirninfarkt thrombotic apoplexy.
Hirn·kam·mer *f* → Hirnventrikel.
Hirn·lap·pen *pl anat.* cerebral lobes, lobes of cerebrum.
Hirn·man·tel *m anat.* cerebral cortex, pallium.
Hirn·nerv *m* cerebral nerve, cranial nerve, encephalic nerve.
 I. Hirnnerv olfactory nerves, first nerves, first cranial nerves, nerves of smell.
 II. Hirnnerv optic nerve, second cranial nerve, second nerve.
 III. Hirnnerv oculomotor nerve, oculomotorius, third cranial nerve, third nerve.
 IV. Hirnnerv trochlear nerve, fourth cranial nerve, fourth nerve.
 V. Hirnnerv trigeminal, trigeminal nerve, fifth cranial nerve, fifth nerve.
 VI. Hirnnerv abducent nerve, abducens, sixth cranial nerve, sixth nerve.
 VII. Hirnnerv facial nerve, seventh cranial nerve, intermediofacial nerve, seventh nerve.
 VIII. Hirnnerv vestibulocochlear nerve, acoustic nerve, auditory nerve, eighth cranial nerve, eighth nerve.
 IX. Hirnnerv glossopharyngeal nerve, ninth cranial nerve, ninth nerve.
 X. Hirnnerv vagus nerve, vagus, tenth cranial nerve, tenth nerve.
 XI. Hirnnerv accessory nerve, spinal accessory nerve, eleventh cranial nerve, eleventh nerve, nerve of Willis.
 XII. Hirnnerv hypoglossal nerve, hypoglossal, hypoglossus, twelfth cranial nerve, motor nerve of tongue, twelfth nerve.
Hirn·ner·ven·ker·ne *pl anat.* cranial nerve nuclei, nuclei of cranial nerves.
Hirn·ödem *nt neuro.* brain edema, cerebral edema.
Hirn·rin·de *f anat.* cerebral cortex, pallium.
Hirn·schä·del *m anat.* braincase, brainpan, neurocranium, cerebral cranium.
Hirn·schä·di·gung *f neuro.* brain damage.
Hirn·scha·le *f anat.* skull, cranium.
Hirn·schen·kel *m anat.* base of cerebral peduncle, cerebral peduncle.
Hirn·schlag *m neuro.* cerebrovascular accident, cerebral apoplexy, encephalorrhagia, stroke syndrome, cerebral crisis, apoplexy, apoplexia, apoplectic fit, apoplectic stroke.
Hirn·si·chel *f anat.* falx cerebri, falx of cerebrum, falciform process of cerebrum, falcula.
Hirn·si·nus *pl anat.* sinuses of dura mater, cranial sinuses, venous sinuses of dura mater.
Hirn·skle·ro·se *f neuro., patho.* encephalosclerosis, cerebrosclerosis.
 tuberöse Hirnsklerose Bourneville's disease, tuberous sclerosis (of brain), epiloia.
Hirn·stamm *m anat.* encephalic trunk, brain stem, brain axis.
Hirn·stiel *m anat.* cerebral peduncle, peduncle of cerebrum.
Hirn·strö·me *pl physiol.* brain wave *sing*, brain waves.
Hirn·tod *m neuro., clin.* irreversible coma, brain death, cerebral death.
hirn·tod *adj neuro., clin.* brain-dead.
Hirn·tu·mor *m neuro.* brain tumor, cerebroma, encephaloma.
Hirn·ven·tri·kel *m anat.* ventricle of brain, ventricle of cerebrum.
Hirn·win·dung *f anat.* **1.** gyrus, gyre. **2. Hirnwindungen** *pl* gyri of cerebrum, convolutions of cerebrum.
Hirschfeld-Feile *f* Hirschfeld file, Hirschfeld-Dunlop file.
Hirschfeld-Kanälchen *nt* Hirschfeld's canal, interdental canal.
Hirschfeld-Dunlop-Feile *f* → Hirschfeld-Feile.
Hir·se·korn *nt* millet seed.
hir·se·korn·groß *adj histol.* miliary.
Hir·su·ties *f* → Hirsutismus.
Hir·su·tis·mus *m* hirsutism, hirsuties, pilosis.
Hi·ru·din *nt pharm.* hirudin.
Hi·ru·di·nea *f bio., micro.* leeches, Hirudinea.
Hi·ru·do *f bio., micro.* Hirudo.
 Hirudo medicinalis speckled leech, German leech, Swedish leech, Hirudo medicinalis.
Hist·amin *nt biochem., endo.* histamine; imidazolylethylamine.
Hist·amin·blocker [k·k] *m pharm.* histamine blocker, histamine receptor-blocking agent.
hist·amin·erg *adj biochem.* histaminergic.
Hist·amin·flush *m patho.* histamine flush.
Hist·amin·ke·phal·gie *f* → Histaminkopfschmerz.
Hist·amin·kopf·schmerz *m neuro.* histamine headache, histamine cephalalgia, migrainous neuralgia, Horton's headache, Horton's cephalgia, Harris' migrainous neuralgia, Horton's disease, Horton's syndrome, erythroprosopalgia, cluster headache.
Hist·amin·re·zep·tor *m physiol.* histamin receptor, H receptor.
Hist·amin·schock *m endo., patho.* histamine shock.
Hi·sti·din *nt biochem.* histidine.
Histio- *pref.* tissue, histionic, histic, histi(o)-, histo-.
Hi·stio·cy·to·ma *nt patho.* histiocytoma, sclerosing hemangioma of Wolbach.
Hi·stio·cy·to·sis *f patho.* histiocytosis, histocytosis.
Hi·stio·ge·ne·se *f* histogenesis, histogeny.
Hi·stio·zyt *m* histiocyte, histocyte, tissue macrophage, resting wandering cell.
Hi·stio·zy·tom *nt patho.* histiocytoma, sclerosing hemangioma of Wolbach.
Hi·stio·zy·to·se *f patho.* histiocytosis, histocytosis.
 maligne generalisierte Histiozytose acute disseminated histiocytosis X, acute histiocytosis of the newborn, non-lipid histiocytosis, Letterer-Siwe disease, L-S disease.
Histo- *pref.* tissue, histionic, histic, histi(o)-, histo-.
Hi·sto·che·mie *f histol.* histochemistry.
Hi·sto·dia·gno·se *f histol., patho.* histodiagnosis.
hi·sto·gen *adj* histogenous, histiogenic.
hi·sto·id *adj histol., patho.* histoid, histioid.
hi·sto·in·kom·pa·ti·bel *adj immun.* histoincompatible.
Hi·sto·in·kom·pa·ti·bi·li·tät *f immun.* histoincompatibility.
Hi·sto·in·kom·pa·ti·bi·li·täts·gen *nt immun.* histoincompatibility gene.
hi·sto·kom·pa·ti·bel *adj immun.* histocompatible.
Hi·sto·kom·pa·ti·bi·li·tät *f immun.* histocompatibility.
Hi·sto·kom·pa·ti·bi·li·täts·an·ti·ge·ne *pl immun.* HLA complex *sing*, human leukocyte antigens, histocompatibility antigens, transplantation antigens, histocompatibility complex *sing*.
Hi·sto·kom·pa·ti·bi·li·täts·gen *nt immun.* histocompatibility locus, HLA gene, H gene, histocompatibility gene.
Hi·sto·lo·gie *f* histology, microanatomy, micranatomy, microscopic anatomy, microscopical anatomy, histologic anatomy, minute anatomy.
hi·sto·lo·gisch *adj* pertaining to histology, histological, histologic.
Hi·sto·ly·se *f patho.* histolysis.
Hi·sto·mor·pho·lo·gie *f* histomorphology.
Hi·sto·pa·tho·lo·gie *f patho.* histopathology, pathological histology.
hi·sto·pa·tho·lo·gisch *adj patho.* pertaining to histopathology, histopathologic.
Hi·sto·phy·sio·lo·gie *f* histophysiology.
Hi·sto·plas·min *nt micro., derm.* histoplasmin.
Histoplasmin-Hauttest *m derm., immun.* histoplasmin test, histoplasmin skin test.
Histoplasmin-Test *m* → Histoplasmin-Hauttest.
Hi·sto·plas·mo·se *f epidem.* histoplasmosis, Darling's disease.
Hi·sto·po·che·mie *f histol.* histochemistry, cytochemistry.
hi·sto·to·xisch *adj patho.* histotoxic.
hi·sto·trop *adj micro., histol.* histotropic.

Hit·ze *f* **1.** (*a. fig., phys., bio.*) heat. **2.** (*Fieber*) febrile heat.
 feuchte Hitze steam heat.
 trockene Hitze dry heat.
Hit·ze·be·la·stung *f physiol.* heat stress.
hit·ze·be·stän·dig *adj* heatproof, heat-resistant, heat-resisting, heat-stable; *chem., techn.* refractory; *chem., micro.* thermoduric, thermoresistant, thermostable.
Hit·ze·be·stän·dig·keit *f* heat resistance, resistance to heat; *chem., techn.* refractoriness; *chem., micro.* thermoresistance, thermostability.
hit·ze·emp·find·lich *adj* heat-sensitive.
Hit·ze·er·schöp·fung *f* → Hitzekollaps.
Hit·ze·kol·laps *m patho.* heat exhaustion, heat collapse, heat prostration, heat syncope.
Hit·ze·krampf *m patho.* heat cramp, Edsall's disease.
Hit·ze·schock *m patho.* heat shock.
Hit·ze·ste·ri·li·sa·ti·on *f* heat sterilization.
Hit·ze·te·ta·nie *f patho.* heat cramp, Edsall's disease.
hit·ze·un·be·stän·dig *adj biochem., techn.* thermolabile.
Hitz·schlag *m patho.* heat apoplexy, heat stroke, heatstroke, heat hyperpyrexia, thermoplegia, thermic fever.
HIV-Enzephalopathie *f* AIDS dementia complex.
HIV-Infektion *f epidem.* HIV infection.
H-Krankheit *f immun.* heavy-chain disease, Franklin's disease.
HLA-Antigene *pl immun.* human leukocyte antigens, HLA complex, transplantation antigens, major histocompatibility antigens, MHC antigens, histocompatibility complex, major histocompatibility complex.
HLA-Gen *nt immun.* histocompatibility locus, HLA gene, H gene, histocompatibility gene.
HLA-identisch *adj immun.* HLA-identical.
HLA-System *nt immun.* HLA system.
HLA-Typing *nt immun.* tissue typing, HLA typing.
HLA-Typisierung *f immun.* tissue typing, HLA typing.
Ho·bel·span·ver·band *m traumat.* spiral bandage.
hoch *adj* **1.** high; (*Wuchs*) tall; (*Stirn*) high; (*Schuhabsätze*) high; (*Geschwindigkeit*) high, great; (*Verlust*) big, severe, high; (*Strafe*) heave, severe; (*Lebensstandard*) high; (*Stimme, Ton*) high-pitched. (*Alter*) advanced, old; (*Blutdruck, Temperatur, Fieber*) high; *chem., techn.* (*Gehalt*) high. **2.** (*hoch gelegen*) elevated.
Hoch·druck *m phys., techn.* high pressure.
Hoch·druck·krank·heit *f card.* high-blood pressure, hypertension, arterial hypertension, vascular hypertension.
Hoch·druck·pa·ti·ent *m* hypertensive, hypertensive patient.
Hoch·ener·gie·strah·len·the·ra·pie *f radiol.* megavoltage therapy.
hoch·fre·quent *adj phys., techn.* high-frequency, altofrequent.
Hoch·fre·quenz·dia·ther·mie *f clin.* short-wave diathermy.
Hoch·fre·quenz·strom *m phys.* d'Arsonval current, high-frequency current, Tesla current.
Hoch·fre·quenz·wär·me·the·ra·pie *f clin.* short-wave diathermy.
Hoch·ge·schwin·dig·keits·hand·stück *nt* ultra-high-speed handpiece.
hoch·he·ben *vt* (*Arm, Bein*) lift, raise, put up, hold up.
Hochleistungs- *pref.* high-duty, high-performance, high-powered.
hoch·mo·le·ku·lar *adj chem.* high-molecular, high-molecular-weight, macromolecular.
hoch·rech·nen *vt stat.* project.
Hoch·rech·nung *f stat.* projection, computer forecast, computer prediction.
Hoch·span·nung *f electr.* high voltage, high tension, supervoltage.
Höchst- *pref.* maximal, maximum, ultimate, capacity, chief.
Höchst·be·la·stung *f techn.* maximum load.
Höchst·lei·stung *f* **1.** *physiol.* maximum performance. **2.** (*Herz*) maximum output.
Höchst·lei·stungs·fä·hig·keit *f physiol.* maximal performance capacity.
Höchst·maß *nt* maximum, optimum.
Höchst·wert *m* maximum, maximum value, peak value, crest.
Hoch·volt·the·ra·pie *f radiol.* supervoltage radiotherapy.
Hoch·wuchs *m* macrosomatia, macrosomia, megasomia.
Hoch·zahl *f mathe.* exponent.
Höcker [k•k] *m ortho.* hump, hunch; *anat.* knob, lump, tuber, tubercle, eminence, hillock, boss, bump, protuberance; *derm.* ecphyma.
 bukkaler Höcker buccal cusp.
 bukkodistal Höcker distobuccal cusp.
 distaler Höcker distal cusp.
 distobukkaler Höcker distobuccal cusp.
 distolingualer Höcker distolingual cusp.
 mesiobukkaler Höcker mesiobuccal cusp.
 mesiolingualer Höcker mesiolingual cusp.
 nicht-tragender Höcker noncentric cusp, nonsupporting cusp, shearing cusp.
 nicht-zentrischer Höcker noncentric cusp.
 tragender Höcker supporting cusp.
 zentrischer Höcker centric cusp.
Höcker·ebe·ne [k•k] *f* cusp plane.
Höcker·ebe·nen·nei·gung [k•k] *f* → Höckerebenenwinkel.
Höcker·ebe·nen·win·kel [k•k] *m* cusp plane angle.
Höcker-Fossa-Beziehung *f* cusp-fossa relation.
Höcker·füh·rung [k•k] *f* cuspid guidance.
Höcker·fur·chen [k•k] *pl* developmental grooves, developmental lines, segmental lines.
 bukkale Höckerfurche buccal groove, buccal developmental groove.
 distobukkale Höckerfurche distobuccal groove, distobuccal developmental groove.
 distolinguale Höckerfurche distolingual groove, distolingual developmental groove.
 linguale Höckerfurche lingual developmental groove, lingual groove.
 mesiobukkale Höckerfurche mesiobuccal developmental groove, mesiobuccal groove.
 mesiolinguale Höckerfurche mesiolingual developmental groove, mesiolingual groove.
 zentrale Höckerfurche central developmental groove, central groove.
Höcker·hö·he [k•k] *f* cusp height.
Höcker·in·ter·fe·renz [k•k] *f* cuspal interference, deflective contact, deflective occlusal contact.
Höcker·kamm [k•k] *m* cusp ridge.
 distaler Höckerkamm distal cusp ridge.
 distolingualer Höckerkamm distolingual cusp ridge.
Höcker-Kauflächengruben-Beziehung *f* cusp-fossa relation.
Höcker·lei·ste [k•k] *f* dental ridge.
Höcker·na·se [k•k] *f HNO* hump nose.
Höcker·nei·gung [k•k] *f* cusp angle.
Höcker·re·stau·ra·ti·on [k•k] *f* cusp restoration, shoeing cusp, capping, tipping, tipping of cusp.
Höcker·schutz [k•k] *m* cusp restoration, shoeing cusp, capping, tipping, tipping of cusp.
Höcker·win·kel [k•k] *m* cusp angle.
Ho·de *m* → Hoden.
Ho·den *m anat.* orchis, testis, testicle, testiculus, didymus, male gonad.
Ho·den·sack *m anat.* scrotum, testicular bag, marsupium, marsupial pouch.
Hodgkin-Lymphom *nt hema.* Hodgkin's lymphoma, Hodgkin's disease, Hodgkin's granuloma, malignant lymphoma, Reed-Hodgkin disease, Sternberg's disease, malignant granulomatosis, malignant lymphogranulomatosis, lymphogranulomatosis, lymphogranuloma, lymphoma, lymphadenoma, granulomatous lymphoma, retethelioma, reticuloendothelioma, Murchison-Sanderson syndrome.
Hodgkin-Paragranulom *nt hema.* paragranuloma.
Hof *m, pl* **Hö·fe** *phys.* halo; *anat.* areola, halo.
Hoffmann-Habermann-Pigmentanomalie *f derm.* tar melanosis.
Höhen-Breitenindex *m* height-length index, height-breadth index, height index.
Hö·he·punkt *m* **1.** highest point. **2.** *fig.* height, head, culmination, peak, climax, acme; (*Fieber, Krankheitsverlauf*) fastigium. **den Höhepunkt erreichen** reach a climax, culminate (*in* in); come to a crisis, reach a critical point. **den Höhepunkt überschreiten** pass the peak, be on the decline. **3.** (*Orgasmus*) climax, orgasm.
hohl·äu·gig *adj* hollow-eyed.
Hohl·bei·tel *m* gouge.
Höh·le *f anat.* cave, cavity, cavitation, cavern; (*Hohlraum*) bulla, antrum; (*Aushöhlung*) socket, fossa, hollow, pit, excavation; *patho.* cavern, caverna.
 kariöse Höhle cavity, carious cavity.
Höh·len·bil·dung *f patho., dent.* cavitation; porosis.
Hohl·maß *nt* measure of capacity.
Hohl·mei·ßel *m* hollow chisel, gouge.
Hohl·mei·ßel·zan·ge *f* spur crusher, spur crushing clamp.
Hohl·na·del *f clin.* cannula, canula.
Hohl·or·gan *nt anat.* hollow viscus.
Hohl·raum *m anat.* hollow, antrum, cavern, caverna, cavity, cavum, hollow, (*Gefäß*) lumen; *dent., patho.* cavern, caverna, cavity, cavum.
Hohl·raum·bil·dung *f patho., dent.* cavitation.
Hohl·schrau·ben·im·plan·tat *nt* vent implant, endosseous vent plant.

enossales Hohlschraubenimplantat vent implant, endosseous vent plant.
Hohl·son·de *f chir.* conductor.
Höh·lung *f anat.* hollow, pit, cavity, cavum, cavitation; *(flach)* concave, concavity, depression; *(kleine)* recess, recessus.
  kariöse Höhlung cavity, carious cavity.
Hohl·ve·ne *f anat.* vena cava.
  obere Hohlvene precava, superior vena cava.
  untere Hohlvene postcava, inferior vena cava.
hohl·wan·gig *adj* hollow-cheeked.
Hol·ar·thri·tis *f patho.* holarthritis, hamarthritis.
Hollenback-Kondensierer *m* → Hollenback-Stopfer.
Hollenback-Modellierinstrument *nt* Hollenback carver.
Hollenback-Stopfer *m* Hollenback condenser, pneumatic condenser.
Holo- *pref.* holo-.
Ho·lo·an·ti·gen *nt immun.* complete antigen, holoantigen.
ho·lo·dia·sto·lisch *adj card.* holodiastolic.
Ho·lo·don·to·gra·phie *f* holodontography.
Ho·lo·gramm *nt radiol., techn.* hologram.
Ho·lo·gra·phie *f radiol., techn.* holography.
ho·lo·gyn *adj genet.* hologynic.
ho·lo·krin *adj histol.* holocrine.
Ho·lo·pa·ra·sit *m bio., micro.* holoparasite.
Ho·lo·to·pie *f anat.* holotopy.
Holz·keil *m* wood block.
Holzknecht-Raum *m anat.* Holzknecht's space, H space, prevertebral space, retrocardiac space.
Holz·schuh·form *f card.* *(Herz)* wooden-shoe heart, sabot heart, coeur en sabot.
Ho·mi·nid *m bio.* hominid.
ho·mi·nid *adj bio.* hominid.
Ho·mi·ni·de *m bio.* hominid.
Ho·mi·ni·sa·ti·on *f bio.* hominization.
Homo- *pref.* hom(o)-; *chem.* homo(o)-.
Homö- *pref.* home(o)-, homoe(o)-, homoi(o)-.
ho·mo·chron *adj genet.* homochronous.
ho·mo·dont *adj* homodont, isodont.
ho·mo·ero·tisch *adj* homoerotic; homosexual, homophile.
ho·mo·gam *adj genet.* homogamous.
ho·mo·ga·me·tisch *adj genet.* homogametic, monogametic.
ho·mo·gen *adj* homogeneous; homogenous, undifferentiated, indiscrete.
Ho·mo·ge·ni·sa·ti·on *f* → Homogenisierung.
ho·mo·ge·ni·sie·ren *vt* homogenize.
Ho·mo·ge·ni·sie·rung *f* homogenization, homogeneization.
Ho·mo·ge·ni·tät *f* homogeneity, homogeneousness, homogenicity.
Ho·mo·ge·ni·täts·grad *m radiol.* homogeneity coefficient.
Ho·mo·gen·ti·sin·säu·re·oxi·ge·na·se·man·gel *m patho.* homogentisic acid oxidase deficiency.
Ho·moio·sta·se *f physiol.* homeostasis, homoiostasis.
ho·moio·therm *adj bio.* warm-blooded, homeothermic, heathermal, hemathermous, hematothermal, homeothermal, homoiothermal, homothermal, homothermic.
ho·mo·la·te·ral *adj* on the same side, homolateral, ipsilateral.
ho·mo·log *adj* **1.** homologous. **2.** *immun.* homogenous, homologous, homological; isologous, allogeneic, allogenic. **3.** *chem.* homogenous, homologous, homological.
Ho·mo·lo·gie *f immun.* homology.
Ho·mo·ly·se *f immun.* homolysis.
ho·mo·morph *adj histol.* homomorphic, homomorphous.
ho·mo·nom *adj anat.* homonomous.
ho·mo·nym *adj* homonymous.
ho·mo·ny·misch *adj* homonymous.
ho·möo·morph *adj histol.* homeomorphous.
Ho·möo·path *m* homeopathist, homeopath.
Ho·möo·pa·thie *f* homeopathy, hahnemannism.
ho·möo·pa·thisch *adj* pertaining to homeopathy, homeopathic, homeotherapeutic.
Ho·möo·pla·sie *f histol.* homeoplasia, homoioplasia.
Ho·möo·pla·stik *f chir.* homoplasty.
Ho·möo·sta·se *f physiol.* homeostasis, homoiostasis.
Ho·möo·sta·sie *f* → Homöostase.
Ho·möo·sta·sis *f* → Homöostase.
ho·möo·sta·tisch *adj physiol.* pertaining to homeostasis, homeostatic.
ho·möo·therm *adj* → homoiotherm.
ho·möo·typ *adj anat.* homotypic, homotypal, homotypical.
ho·möo·ty·pisch *adj* **1.** → homöotyp. **2.** *histol.* homeotypical, homeotypic.

ho·mo·phil *adj* homosexual, homophile; homoerotic.
Ho·mo·pla·sie *f bio.* homoplasy, homoplasty.
Ho·mo·pla·stik *f chir.* homoplasty.
ho·mo·pla·stisch *adj* **1.** *immun.* homogenous, homoplastic. **2.** *chir.* homoplastic. **3.** *bio.* homogenous, homoplastic.
ho·mo·top *adj andro.* homotopic.
Ho·mo·trans·plan·tat *nt chir.* homograft, homologous transplant, homoplastic graft, homotransplant, allograft, allogeneic graft, allogeneic transplant, homologous graft, homoplastic graft.
Ho·mo·trans·plan·ta·ti·on *f chir.* homotransplantation, allograft, allogeneic transplantation, allotransplantation, homologous transplantation.
ho·mo·typ *adj anat.* of the same form or type, pertaining to a homotype, homotypic, homotypal, homotypical.
ho·mo·ty·pisch *adj* **1.** → homotyp. **2.** *histol.* homeotypical, homeotypic.
ho·mo·zel·lu·lär *adj histol.* homocellular.
ho·mo·zen·trisch *adj phys.* homocentric.
ho·mo·zy·got *adj genet.* homozygous, homogenic, homozygotic.
Ho·mo·zy·go·te *f genet.* homozygote.
Ho·mo·zy·go·tie *f genet.* homozygosis, homozygosity.
Ho·mun·cu·lus *m, pl* **Ho·mun·cu·li** → Homunkulus.
Ho·mun·ku·lus *m, pl* **Ho·mun·ku·li, Ho·mun·ku·lus·se** homunculus.
Ho·nig *m* honey; *pharm.* mel.
Hooke-Gesetz *nt* Hooke's law.
Hoppe-Goldflam-Syndrom *nt neuro.* Erb's syndrome, Erb-Goldflam disease, Goldflam's disease, Goldflam-Erb disease, Hoppe-Goldflam disease, myasthenia gravis, myasthenia gravis syndrome, asthenobulbospinal paralysis, bulbospinal paralysis.
Hör- *pref.* hearing, acoustic, acoustical, auditory, auditive, aural, audi(o)-.
Hör·ap·pa·rat *m HNO* hearing aid, deaf aid.
Hör·bahn *f anat., physiol.* auditory pathway.
hör·bar *adj* hearable, audible *(für* to).
Hör·bar·keits·schwel·le *f HNO* threshold of audibility, auditory threshold.
Hor·deo·lum *nt ophthal.* hordeolum, sty, stye.
  Hordeolum internum internal hordeolum, meibomian sty, meibomian stye, acute chalazion.
Hö·ren *nt physiol.* hearing, audition, acusis.
  beidohriges Hören → binaurales Hören.
  binaurales Hören binaural hearing.
hö·ren *vt, vi* hear.
Hör·er·mü·dung *f HNO* auditory fatique, acoustic fatigue.
Hör·ge·rät *nt HNO* hearing aid, deaf aid.
Hör·hil·fe *f* → Hörgerät.
Ho·ri·zo·kar·die *f card.* horizontal heart, horizocardia.
ho·ri·zon·tal *adj* horizontal, level.
Ho·ri·zon·tal·ach·se *f* horizontal axis.
Ho·ri·zon·ta·le *f anat.* level, horizontal, horizontal plane.
Ho·ri·zon·tal·ebe·ne *f anat.* horizontal plane, ground plane.
Horizontal-pull-Headgear *m/nt* horizontal-pull headgear.
Ho·ri·zon·tal·typ *m physiol., card.* horizontal heart.
Hor·mon *nt biochem., endo.* hormone.
  antidiuretisches Hormon antidiuretic hormone, β-hypophamine, vasopressin.
  follikelstimulierendes Hormon follicle-stimulating principle, follitropin, follicle stimulating hormone.
  gestagenes Hormon gestagenic hormone, gestagen.
  glandotropes Hormon glandotropic hormone.
  gonadotropes Hormon gonadotropic hormone, gonadotropin, gonadotrophin.
  laktogenes Hormon lactotrophin, lactotropin, lactogen, lactation hormone, lactogenic factor, lactogenic hormone, luteotropic lactogenic hormone, galactopoietic factor, galactopoietic hormone, prolactin.
  luteinisierendes Hormon luteinizing hormone, Aschheim-Zondek hormone, interstitial cell stimulating hormone, luteinizing principle.
  luteotropes Hormon *bio.* luteotropic hormone, luteotropin, luteotrophin.
  melanotropes Hormon → melanozytenstimulierendes Hormon.
  melanozytenstimulierendes Hormon melanocyte stimulating hormone, melanophore stimulating hormone, intermedin.
  östrogene Hormone estrogenic hormones.
  somatotropes Hormon growth hormone, chondrotropic hormone, human growth hormone, somatotrophic hormone, somatotropic hormone, somatotropin, somatotrophin, somatropin.
  thyreotropes Hormon thyrotropin, thyrotrophin, thyroid-stimulating hormone TSH, thyrotropic hormone.

hor·mon·ab·hän·gig *adj biochem., physiol.* hormone-dependent, hormonally-dependent.
hor·mo·nal *adj* → hormonell.
Hor·mon·ant·ago·nist *m pharm.* antihormone, hormone blocker.
Hor·mon·blocker [k·k] *m* → Hormonantagonist.
hor·mo·nell *adj* pertaining to hormones, hormonal, hormonic.
Hor·mon·re·zep·tor *m endo.* hormone receptor.
hor·mon·sen·si·tiv *adj* hormone-sensitive.
Hor·mon·the·ra·pie *f clin., pharm.* hormonal therapy, hormone therapy, hormonotherapy, endocrinotherapy; hormone replacement therapy.
Horn *nt* **1.** *anat.* horn, cornu; *bio.* horn. **2.** *histol., derm.* horn, keratin. **3.** *chem.* horn.
horn·ar·tig *adj histol.* horny, cornoid, corneous, keratic, keratoid, keroid.
Horn·bil·dung *f histol.* keratogenesis; keratinization, cornification, hornification.
Horner-Symptomenkomplex *m endo., neuro.* Horner's ptosis, Bernard-Horner syndrome, Bernard's syndrome, Horner's syndrome, Horner-Bernard syndrome, Claude Bernard-Horner syndrome.
Horner-Zähne *pl* Horner's teeth.
Hör·nerv *m anat.* cochlear nerve.
horn·för·mig *adj anat.* horn-shaped, corniculate, cornoid.
Horn·haut *f anat.* **1.** (*Auge*) cornea, keratoderma of eye. **2.** horny skin, horny layer (of epidermis).
Horn·haut·ent·zün·dung *f ophthal.* inflammation of the cornea, keratitis, keratoiditis, corneitis.
Horn·haut·ge·schwür *nt ophthal.* corneal ulcer, helcoma.
Horn·haut·re·flex *m ophthal.* corneal reflex.
Horn·haut·ul·kus *nt ophthal.* corneal ulcer, helcoma.
Horn·schicht *f* cornified layer.
Horn·schwie·le *f derm.* poroma, keratoma, callus, callositas, callosity.
Hör·or·gan *nt physiol.* organ of hearing.
Hör·prü·fung *f HNO* hearing test.
Hör·rohr *nt HNO* ear trumpet.
Hör·schwä·che *f HNO* hearing impairment, impaired hearing, acoustic hypoesthesia, acoustic hypesthesia, auditory hypesthesia, auditory hypoesthesia, hypoacusis, hypacusis, hypacusia.
Hör·schwel·le *f physiol., HNO* threshold of audibility, hearing threshold, auditory threshold.
Hör·stö·rung *f HNO* auditory defect, hearing loss, deafness, hearing difficulty, hearing disorder, paracusis, paracousis, paracusia.
Hör·stumm·heit *f* → motorische Hörstummheit.
  motorische Hörstummheit *HNO* delayed development of speech, absent development of speech, audimutism.
  psychogene Hörstummheit → sensorische Hörstummheit.
  sensorische Hörstummheit sensory deaf-mutism.
Hör·sturz *m HNO* apoplectiform deafness, sudden deafness.
Hortega-Glia *f histol.* Hortega glia, mesoglia, microglia, microgliacyte, microgliocyte, mesoglial cells, microglial cells, microglia cells.
Horton-Neuralgie *f neuro.* Horton's headache, Horton's cephalgia, Horton's syndrome, Horton's disease, Harris' migrainous neuralgia, erythroprosopalgia, histamine headache, histamine cephalalgia, migrainous neuralgia, cluster headache.
Horton-Riesenzellarteriitis *f patho.* Horton's arteritis, Horton's syndrome, Horton's disease, temporal arteritis, giant-cell arteritis, granulomatous arteritis, cranial arteritis.
Horton-Syndrom *nt* **1.** → Horton-Neuralgie. **2.** → Horton-Riesenzellarteriitis.
Hör·ver·lust *m HNO* hearing loss, hearing difficulty, deafness.
Hör·ver·mö·gen *nt physiol.* hearing, faculty of hearing, audition.
Hör·zen·trum *nt physiol.* hearing center, auditory center, acoustic center.
Hos·pi·tal *nt* hospital.
hos·pi·ta·li·sie·ren *vt* place in a hospital, refer to a hospital, send to a hospital, hospitalize.
Hos·pi·ta·li·sie·rung *f* hospitalization.
Hos·pi·ta·lis·mus *m* **1.** *psycho., psychia.* hospitalism. **2.** *patho.* hospitalism.
Host-versus-Graft-Reaktion *f immun.* host-versus-graft reaction, HVG reaction.
Howarth-Raspatorium *nt* Howarth periosteal elevator.
Howe-Wurzelbehandlungsverfahren *nt* Howe's silver precipitation method.
Ho-YAG-Laser *m* Ho:YAG laser, holmium:YAG laser, holmium:-yttrium-aluminum-garnet laser.
Hoyer-Grosser-Organ *nt histol.* glomiform body, glomiform gland, glomus organ, glomus body, glomus.

H-Rezeptor *m physiol.* histamin receptor, H receptor.
  H_1-Rezeptor histamine 1 receptor, H_1 receptor.
  H_2-Rezeptor histamine 2 receptor, H_2 receptor.
Hruska-Verankerung *f* Hruska unit, Hruska attachment.
H-Streifen *m anat.* Hensen's line, Hensen's disk, H band, H disk, H zone, Engelmann's disk.
Huchard-Krankheit *f patho.* Huchard's disease, continued arterial hypertension.
Huf·ei·sen·ab·szeß *m patho.* horseshoe abscess.
Huf·ei·sen·fi·stel *f patho.* horseshoe fistula.
Huf·ei·sen·plat·te *f* horseshoe bar.
Hu-Friedy-Absaugkatheter *m* Hu-Friedy suction tip aspirator.
Hu-Friedy-Pinzette *f* Hu-Friedy forceps.
Hu-Friedy-Raspatorium *nt* Hu-Friedy elevator.
Hüft·bein *nt anat.* hipbone, hip bone, coxal bone, innominate bone, pelvic bone.
Hüf·te *f anat.* **1.** hip, coxa. **2.** → Hüftgelenk.
Hüft·ge·lenk *nt anat.* hip joint, hip joint, femoral articulation, femoral joint, coxofemoral articulation, coxofemoral joint, thigh joint, articulation of the hip.
Hüft·ge·lenk·ent·zün·dung *f* inflammation of the hip joint, coxitis, coxalgia, coxarthria, coxarthritis, osphyarthrosis.
Hüft·ge·lenk·er·kran·kung *f* hip-joint disease, coxarthropathy.
Hüft·ge·lenk·schmerz *m* → Hüftschmerz.
Hüft·ge·lenk·er·kran·kung *f* → Hüftgelenkerkrankung.
Hüft·ge·lenks·pfan·ne *f* → Hüftpfanne.
Hüft·kno·chen *m anat.* hipbone, hip bone, coxal bone, innominate bone, pelvic bone.
Hüft·pfan·ne *f anat.* socket of hip, socket of hip joint, acetabulum, acetabular cavity, cotyloid cavity.
Hüft·schmerz *m* pain in the hip, coxalgia, coxodynia, ischialgia, ischiodynia, hip pain.
Hü·gel *m anat.* hill, hillock, colliculus, cumulus, mons.
Hül·le *f* **1.** cover, covering; (*Etui*) case; folder; envelope. **2.** *anat., histol.* (*Überzug*) membrane, coat, tunic, integument, velamentum; (*Scheide*) sheath, vagina, casing, theca, involucrum; (*Kapsel*) theca, capsule; (*Umhüllung*) envelope, envelop, envelopment; *histol.* micro. envelope, envelop. **3.** *bio.* (*Samenhülle*) hull, husk, casing; capsule; *techn., phys.* jacket. **ohne Hülle** naked, uncovered.
Hüll·zel·le *f histol.* covering cell, sheath cell, cover cell, encasing cell; satellite cell.
Hül·se *f* case, shell; *bio.* hull, husk, putamen, involucre; (*Kapsel*) capsule; *phys.* jacket.
Hül·sen·frucht *f bio.* cod, pod, legume.
Hül·sen·frücht·ler *pl bio.* leguminous plants, legumes.
hu·man *adj* **1.** *anat.* human. **2.** (*menschlich*) human, humane.
Hu·man·me·di·zin *f* human medicine.
Hu·man·se·rum *nt hema.* human serum.
Humby-Messer *nt* Humby knife.
hu·me·ral *adj* pertaining to the humerus, humeral.
Hu·me·rus *m anat.* humerus.
Hu·mor *m, pl* **Hu·mo·res** *anat., physiol.* humor; fluid.
hu·mo·ral *adj* pertaining to a humor, humoral.
Hu·mo·ral·pa·tho·lo·gie *f* humoral doctrine, humoralism, humorism, fluidism.
hum·peln *vi* hobble, limp, walk with a limp.
Hun·de·band·wurm *m micro.* dog tapeworm, hydatid tapeworm, Echinococcus granulosus, Taenia echinococcus.
Hun·ger *m* **1.** hunger. **Hunger bekommen** get hungry. **Hunger haben** be hungry, feel, hungry. **Hunger leiden** starve, go hungry. **2.** *fig.* hunger, craving, thirst, appetite (*nach* for).
Hun·ger·ge·fühl *nt* hunger, sensation of hunger.
Hun·ger·kur *f* fasting cure.
hun·gern *vi* **1.** go hungry, starve, be starving. **2.** (*auf Diät sein*) diet, fast. **sich zu Tode hungern** starve o.s. to death. **3.** *fig.* hunger, crave, thirst (*nach* for).
Hun·ger·ödem *nt patho.* alimentary edema, hunger edema, nutritional edema, nutritional dropsy, famine edema, famine dropsy, war edema, war dropsy.
Hun·ger·ty·phus *m epidem.* classic typhus, epidemic typhus, European typhus, exanthematous typhus, louse-borne typhus, ship fever, hospital fever, prison fever, camp fever, fleckfieber, jail fever, war fever.
hung·rig *adj* (*a. fig.*) hungry (*nach* for); (*stärker*) starved, famished.
Hunt-Syndrom *nt* **1.** Hunt's syndrome, Hunt's disease, Hunt's neuralgia, Ramsey Hunt syndrome, Ramsey Hunt disease, herpes zoster auricularis, herpes zoster oticus, opsialgia, otic neuralgia, geniculate otalgia, geniculate neuralgia. **2.** juvenile paralysis agitans of Hunt, Ramsey Hunt paralysis, Hunt's syndrome, pallidal atrophy.

Hunter-Schanker *m epidem.* hunterian chancre, true chancre, hard ulcer, syphilitic ulcer, hard chancre, hard sore, chancre.
Hunter-Syndrom *nt patho.* Hunter-Hurler syndrome, Hunter's syndrome, mucopolysaccharidosis II.
Huppert-Krankheit *f hema.* Kahler's disease, multiple myeloma, plasma cell myeloma, plasmacytic immunocytoma, plasmacytoma, plasmocytoma, plasmoma, plasma cell tumor, multiple plasmacytoma of bone, myelomatosis, myelosarcomatosis.
Hurler-Syndrom *nt patho.* Hurler's disease, Hurler's type, Hurler's syndrome, Pfaundler-Hurler syndrome, mucopolysaccharidosis I H, autosomal recessive type gargoylism, gargoylism, lipochondrodystrophy, α-L-iduronidase deficiency.
Hürthle-Tumor *m patho.* Hürthle cell adenoma, Hürthle cell tumor, oncocytoma, oxyphil cell tumor, pyknocytoma.
Hürthle-Zell-Karzinom *nt onko.* malignant Hürthle cell tumor, Hürthle cell carcinoma, oncocytoma.
Hu·sten I *m* cough, tussis. **II** *nt* cough, coughing.
   Husten mit Auswurf productive cough, wet cough.
   leichter Husten tussicula.
   nichtproduktiver Husten nonproductive cough.
   produktiver Husten productive cough, wet cough.
   trockener Husten dry cough.
   unproduktiver Husten nonproductive cough.
hu·sten I *vt* cough, cough out, cough up. **II** *vi* cough, have a cough.
hu·sten·lin·dernd *adj pharm.* relieving cough, antitussive, antibechic.
Hu·sten·mit·tel *nt pharm.* cough medicine, antibechic, antitussive.
Hu·sten·re·flex *m physiol.* cough reflex, coughing reflex.
Hu·sten·saft *m pharm.* cough syrup.
Hu·sten·schmerz *m* pain on coughing.
Hu·sten·si·rup *m pharm.* cough syrup.
hu·sten·stil·lend *adj pharm.* antibechic, antitussive.
Hutchinson-Gesicht *nt patho.* Hutchinson's facies.
Hutchinson-Zähne *pl* Hutchinson's teeth, Hutchinson's incisors, hutchinsonian teeth, screw driver teeth.
Hutchinson-Gilford-Syndrom *nt patho.* Hutchinson-Gilford syndrome, Hutchinson-Gilford disease, progeria, progeria syndrome, premature senility syndrome.
HVL- *pref.* adenohypophysial, adenohypophyseal, anterior pituitary.
HVL-Hormon *nt physiol., endo.* anterior pituitary hormone, adenohypophysial hormone.
HVL-Insuffizienz *f endo.* Simmonds' disease, hypopituitarism, Simmonds' syndrome, apituitarism.
Hya·lin *nt histol., patho.* hyalin.
   hämatogenes Hyalin hematohyaloid, hematogenous hyalin.
hya·lin *adj histol.* glassy, vitreous, hyaline, hyaloid.
Hya·li·ni·sa·ti·on *f patho.* **1.** hyalinization. **2.** glassy degeneration, hyaline degeneration, hyalinosis.
Hya·li·ni·sie·rung *f* → Hyalinisation.
Hya·lin·knor·pel *m histol.* hyaline cartilage, glasslike cartilage.
Hya·li·no·se *f patho.* glassy degeneration, hyaline degeneration, hyalinosis.
hya·lo·id *adj* → hyalin.
Hya·lo·mer *nt hema.* hyalomere.
Hya·lo·plas·ma *nt histol.* hyaloplasm, hyalomitome, hyaloplasma, hyalotome, cytohyaloplasm, cytolymph, interfibrillar substance of Flemming, interfilar substance, paraplasm, paramitome.
Hy·al·uro·ni·da·se *f micro.* diffusion factor, spreading factor, hyaluronidase, Duran-Reynals factor, Duran-Reynals permeability factor, Duran-Reynals spreading factor, invasion factor, invasin.
Hy·al·uro·ni·da·se·ant·ago·nist *m pharm.* antihyaluronidase.
Hy·al·uro·ni·da·se·hem·mer *m* → Hyaluronidaseantagonist.
Hy·bri·de *m/f bio., genet.* crossbred, crossbreed, hybrid, half-breed, half-blood, half-caste, bastard.
Hy·brid·im·plan·tat *nt* hybrid implant, hybrid type implant.
hybri·di·sie·ren *vt bio., genet.* hybridize, crossbreed, bastardize.
Hy·brid·kom·po·sit *nt* hybrid-based composite, hybrid.
Hy·brid·pro·the·se *f* hybrid prosthesis.
Hy·dan·to·in *nt biochem., pharm.* hydantoin.
Hy·dan·to·in·gin·gi·vi·tis *f* Dilantin gingivitis, Dilantin hyperplasia, Dilantin enlargement.
Hydantoin-Syndrom, embryopathisches *nt embryo.* fetal hydantoin syndrome.
Hyd·ar·thros *m* → Hydarthrose.
Hyd·ar·thro·se *f* → Hydarthrose.
Hy·da·ti·de *f* **1.** *epidem.* hydatid, hydatid cyst, echinococcus cyst. **2.** *histol., anat.* hydatid.
Hy·da·ti·do·se *f epidem.* hydatidosis, hydatid disease, echinococcal cystic disease, echinococcus disease, echinococcosis, echinococciasis.

Hy·dra·go·gum *nt, pl* **Hy·dra·go·ga** *pharm.* hydragogue.
Hydr·ämie *f hema.* dilution anemia, hydremia, polyplasmia.
Hy·drar·gy·rie *f patho.* mercury poisoning, mercurial poisoning, hydrargyria, hydrargyrism, hydrargyrosis, mercurialism.
Hy·drar·gy·ro·se *f* → Hydrargyrie.
Hy·drar·thros *m* → Hydrarthrose.
Hy·drar·thro·se *f* articular dropsy, hydrarthrosis, hydrarthron, hydrarthrus.
Hy·drau·lik *f* hydraulics *pl.*
Hy·dria·trie *f clin.* water cure, hydrotherapy, hydrotherapeutics *pl*, hydriatrics *pl.*
hy·dria·trisch *adj clin.* hydiatric, hydriatic, hydrotherapeutic, hydropathic.
Hy·droa *f derm.* hydroa, hidroa.
   Hydroa aestivale summer prurigo of Hutchinson.
Hy·dro·ce·le *f patho., urol.* hydrocele.
Hy·dro·ce·pha·lus *m neuro., ped.* water on the brain, dropsy of brain, dropsy of head, hydrocephalus, hydrocephaly, hydrencephalus, hydrencephaly.
   Hydrocephalus externus external hydrocephalus.
   Hydrocephalus internus Whytt's disease, internal hydrocephalus.
Hy·dro·chi·non *nt pharm.* hydroquinone, 1,4-benzenediol.
Hy·dro·cor·ti·son *nt biochem., endo.* compound F, hydrocortisone, cortisol, Kendall's compound F, 17-hydroxycorticosterone, Reichstein's substance M.
Hy·dro·di·ure·se *f physiol.* hydrodiuresis.
Hy·dro·dy·na·mik *f phys.* hydrodynamics *pl.*
Hy·dro·kar·die *f card.* cardiac dropsy, hydropericardium, hydrocardia.
Hy·dro·kol·lo·id *nt chem.* hydrocolloid.
   irreversibles Hydrokolloid irreversible hydrocolloid.
   reversibles Hydrokolloid reversible hydrocolloid.
Hy·dro·kol·lo·id·ab·druck *m* hydrocolloid impression.
Hy·dro·ky·stom *nt patho.* hydrocystoma.
Hy·dro·me·ter *nt lab.* hydrometer.
hy·dro·pa·thisch *adj clin.* pertaining to hydropathy, hydropathic.
hy·dro·pek·tisch *adj physiol.* pertaining to hydropexis, hydropexic.
Hy·dro·pe·ri·kard *nt card.* cardiac dropsy, hydropericardium, hydrocardia.
hy·dro·phil *adj biochem., physiol.* hydrophilic, hydrophil, hydrophile, hydrophilous.
Hy·dro·phi·lie *f biochem., physiol.* hydrophilia, hydrophilism.
hy·dro·phob *adj* **1.** *biochem.* hydrophobic, hydrophobous. **2.** *epidem., patho.* hydrophobic, hydrophobous.
Hy·dro·pho·bie *f* **1.** *biochem.* hydrophobia, hydrophobism. **2.** *epidem., patho.* rabies, lyssa, lytta, hydrophobia, hydrophobism, hydrophobicity.
hy·dro·pisch *adj patho.* pertaining to or suffering from hydrops/dropsy, hydropic, dropsical.
Hy·dro·plas·mie *f* → Hydrämie.
Hy·drops *m patho.* hydrops, dropsy.
hy·drop·tisch *adj* → hydropisch.
Hy·dror·rhoe *f* → Hydrorrhoea.
Hy·dror·rhoea *f patho.* watery discharge, hydrorrhea.
Hy·dro·sta·tik *f phys.* hydrostatics *pl.*
hy·dro·sta·tisch *adj phys.* pertaining to hydrostatics, pertaining to a liquid in equilibrium or at rest, hydrostatic.
hy·dro·the·ra·peu·tisch *adj heilgymn.* pertaining to water cure/hydrotherapy, hydiatric, hydriatic, hydrotherapeutic, hydropathic.
Hy·dro·the·ra·pie *f heilgymn.* water cure, hydriatrics *pl*, hydrotherapy, hydrotherapeutics *pl.*
Hy·dro·thi·on·ämie *f patho.* hydrothionemia.
Hy·dro·tho·rax *m pulmo.* dropsy of the chest, hydrothorax, serothorax, pleurorrhea.
Hy·dro·tro·pis·mus *m bio.* hydrotropism.
Hy·dro·xi·apa·tit *nt* hydroxyapatite, hydroxylapatite.
Hy·dro·xo·co·bal·amin *nt biochem.* hydroxocobalamin, hydroxcobalamin, hydroxocobemine, Vitamin B_{12b}.
Hy·dro·xy·apa·tit *nt* hydroxyapatite, hydroxylapatite.
Hy·dro·xy·apa·tit·kri·stall *m* hydroxyapatite crystal.
o-Hy·dro·xy·ben·zoe·säu·re *f pharm.* salicylic acid, hydroxybenzoic acid.
Hy·dro·xy·ben·zyl·pe·ni·cil·lin *nt pharm.* penicillin X, penicillin III.
25-Hy·dro·xy·cho·le·cal·ci·fe·rol *nt biochem.* calcidiol, calcifediol, 25-hydroxycholecalciferol.
25-Hy·dro·xy·er·go·cal·ci·fe·rol *nt biochem.* 25-hydroxyergocalciferol.
Hy·dro·xyl·apa·tit *nt* hydroxyapatite, hydroxylapatite.

nichtresorbierbares Hydroxylapatit nonresorbable hydroxyapatite.
Hy·dro·xyl·apa·tit·im·plan·tat, poröses *nt* porous hydroxyapatite implant.
Hydroxylapatit-Knochenimplantat *nt* hydroxyapatite-bone implants.
Hy·dro·xyl·apa·tit·kri·stall *m* apatite crystal, hydroxyapatite crystal.
5-Hy·dro·xy·trypt·amin *nt biochem.* 5-hydroxytryptamine, thrombocytin, thrombotonin, serotonin, enteramine.
Hy·dro·ze·le *f* **1.** *patho.* hydrocele. **2.** *urol.* hydrocele, oscheohydrocele.
eitrige Hydrozele pyocele.
hy·dro·ze·phal *adj* pertaining to or suffering from hydrocephalus, hydrocephalic.
Hy·dro·ze·pha·lus *m neuro., ped.* water on the brain, dropsy of brain, dropsy of head, hydrocephalus, hydrocephaly, hydrencephalus, hydrencephaly.
Hy·dro·zy·ste *f patho.* hydrocyst.
Hy·dro·zy·stom *nt patho.* hydrocystoma.
Hy·gie·ne *f* **1.** hygiene, hygienics *pl.* **2.** (*Sauberkeit*) hygiene.
Hy·gie·ni·ker *m* hygienist, hygieist.
hy·gie·nisch *adj* pertaining to hygiene, health-ful, hygienic, sanitary, diasostic.
Hygro- *pref.* hygric, hygr(o)-.
Hy·grom *nt patho.* hygroma, hydroma.
Hygrom des Halses cervical hygroma, cystic hygroma of the neck.
Hy·gro·ma *nt* → Hygrom.
Hygroma cysticum cystic hygroma, cystic lymphangioma, cavernous lymphangioma.
Hygroma cysticum colli → *Hygrom* des Halses.
Hy·gro·me·ter *nt phys.* hygrometer.
Hylin-Raspatorium *nt* Hylin periosteal elevator.
Hyo·glos·sus *m anat.* hyoglossal muscle, hyoglossus (muscle).
Hyo·id·bo·gen *m embryo.* hyoid arch.
Hyp·adre·na·lis·mus *m endo.* adrenal insufficiency, adrenocortical insufficiency, hypoadrenalism, hyposuprarenalism.
Hyp·al·bu·mi·no·se *f patho.* hypoalbuminosis, hypalbuminosis.
Hyp·ali·men·ta·ti·on *f patho.* insufficient nourishment, hypoalimentation, subalimentation.
Hyp·äs·the·sie *f neuro.* hypoesthesia, hypesthesia.
einseitige Hypästhesie hemihypesthesia, hemihypoesthesia.
gustatorische Hypästhesie gustatory hypesthesia, gustatory hypoesthesia, hypogeusia, hypogeusesthesia.
halbseitige Hypästhesie → einseitige Hypästhesie.
olfaktorische Hypästhesie olfactory hypoesthesia, olfactory hypesthesia, hyposmia, hyposphresia.
taktile Hypästhesie hypopselaphesia, tactile hypesthesia, tactile hypoesthesia.
Hyp·azi·di·tät *f patho.* hypoacidity.
Hyper- *pref.* super-, hyper-.
Hy·per·adre·na·lin·ämie *f endo.* hyperepinephrinemia, epinephrinemia.
Hy·per·adre·na·lis·mus *m endo.* hyperadrenalism, hypersuprarenalism.
Hy·per·adre·nie *f endo.* hyperadrenalism, hypersuprarenalism.
hy·per·ak·tiv *adj* **1.** *patho.* hyperactive, overactive. **2.** *psychia., ped.* hyperactive, overactive.
Hy·per·ak·ti·vi·tät *f* **1.** *patho.* hyperactivity, overactivity, superactivity. **2.** *psychia., ped.* hyperactivity, overactivity.
hy·per·akut *adj* (*Verlauf, Reaktion*) hyperacute, extremely acute, peracute.
Hy·per·al·bu·mi·no·se *f patho.* hyperalbuminosis.
Hy·per·al·do·ste·ro·nis·mus *m endo.* hyperaldosteronism, aldosteronism.
primärer Hyperaldosteronismus primary hyperaldosteronism, Conn's syndrome.
Hy·per·al·ge·sie *f neuro.* hyperalgesia, hyperalgia, algesia.
hy·per·al·ge·tisch *adj neuro.* pertaining to hyperalgesia, hyperalgesic, hyperalgetic.
Hy·per·al·gie *f* → Hyperalgesie.
Hy·per·ali·men·ta·ti·on *f clin.* hyperalimentation, superalimentation, suralimentation, supernutrition.
Hy·per·ämie *f patho.* hyperemia, congestion; engorgment; injection.
aktive Hyperämie → arterielle Hyperämie.
arterielle Hyperämie active hyperemia, active congestion, arterial hyperemia.
hypostatische Hyperämie hypostatic congestion.
kollaterale Hyperämie collateral hyperemia.
passive Hyperämie → venöse Hyperämie.
periapikale Hyperämie periapical hyperemia.
peristatische Hyperämie peristasis, peristatic hyperemia.
reaktive Hyperämie reactive hyperemia.
venöse Hyperämie venous congestion, venous hyperemia.
Hy·per·ami·no·azid·ämie *f patho.* hyperaminoacidemia, aminoacidemia.
Hy·per·ami·no·azid·urie *f patho.* hyperaminoaciduria, hyperacidaminuria.
hy·per·ämisch *adj patho.* marked by hyperemia, hyperemic.
Hy·per·ämi·sie·ren *nt clin., pharm.* hyperemization.
hy·per·ämi·sie·rend *adj clin., pharm.* rubefacient.
Hy·per·ämi·sie·rung *f clin., pharm.* hyperemization.
Hy·per·amy·las·ämie *f patho.* hyperamylasemia.
Hy·per·äs·the·sie *f neuro.* hyperesthesia, hypersensibility, oxyesthesia.
einseitige Hyperästhesie → halbseitige Hyperästhesie.
gustatorische Hyperästhesie gustatory hyperesthesia, oxygeusia, hypergeusia, hypergeusesthesia.
halbseitige Hyperästhesie hemihyperesthesia.
olfaktorische Hyperästhesie olfactory hyperesthesia, hyperosmia, hyperosphresia, hyperosphresis, oxyosmia, oxyosphresia.
hy·per·äs·the·tisch *adj neuro.* pertaining to or marked by hyperesthesia, hyperesthetic.
hy·per·azid *adj patho.* hyperacid, superacid.
Hy·per·azi·di·tät *f patho.* superacidity, hyperacidity; (*Magen*) gastric hyperacidity, acid indigestion, hyperchlorhydria, hyperhydrochloria, hyperhydrochloridia.
hy·per·bar *adj phys., physiol.* hyperbaric.
Hy·per·bi·li·ru·bin·ämie *f patho.* hyperbilirubinemia.
idiopathische Hyperbilirubinämie Crigler-Najjar syndrome, Crigler-Najjar disease, Crigler-Najjar jaundice, congenital nonhemolytic jaundice.
intermittierende Hyperbilirubinämie Meulengracht familial nonhemolytic jaundice, Gilbert's disease, Gilbert's syndrome, Gilbert's cholemia, constitutional hepatic dysfunction, constitutional hyperbilirubinemia, familial cholemia.
Hy·per·ce·men·to·se *f* hypercementosis.
Hy·per·chlor·ämie *f patho.* hyperchloremia, chloremia.
Hy·per·chlor·hy·drie *f patho.* (*Magen*) gastric hyperacidity, superacidity, acid indigestion, hyperchlorhydria, hyperhydrochloria, hyperhydrochloridia; chlorhydria.
Hy·per·cho·le·ste·rin·ämie *f patho.* hypercholesterolemia, hypercholesteremia, hypercholesterinemia, cholesteremia, cholesterinemia, cholesterolemia.
hy·per·chrom *adj hema.* hyperchromic.
Hy·per·chro·ma·sie *f hema.* hyperchromemia.
hy·per·chro·ma·tisch *adj histol.* hyperchromatic, hyperchromic.
Hy·per·chro·mie *f hema.* hyperchromemia.
Hy·per·chy·lo·mi·kron·ämie *f patho.* hyperchylomicronemia, chylomicronemia, Bürger-Grütz syndrome, Bürger-Grütz disease, type I familial hyperlipoproteinemia, familial fat-induced hyperlipemia, familial hyperchylomicronemia, idiopathic hyperlipemia, familial apolipoprotein C-II deficiency, familial hypertriglyceridemia, familial lipoprotein lipase deficiency, familial LPL deficiency.
Hy·per·cor·ti·so·lis·mus *m endo.* hypercortisolism.
hy·per·dens *adj radiol.* hyperdense.
Hy·per·elek·tro·lyt·ämie *f patho.* hyperelectrolytemia.
hy·per·erg *adj immun.* hyperergic, hypergic.
Hy·per·er·gie *f immun.* hyperergy, hyperergia.
Hy·per·ery·thro·zyt·hä·mie *f hema.* hypercythemia, hypererythrocythemia.
Hy·per·ex·ten·si·on *f* (*Gelenk*) hyperextension, overextension, superextension.
Hy·per·fi·bri·no·gen·ämie *f hema.* fibrinogenemia, hyperfibrinogenemia.
Hy·per·funk·ti·on *f patho.* superfunction, hyperfunction, hyperfunctioning.
hyp·erg *adj immun.* hypergic, hypoergic, hyposensitive.
Hy·per·gam·ma·glo·bu·lin·ämie *f immun.* hypergammaglobulinemia.
Hyp·er·ga·sie *f immun.* hypoergasia, hypergasia, hypergia, hypoergia.
Hyp·er·gie *f patho.* hypoergia, hypoergy, hyposensitivity, hypergia.
hyp·er·gisch *adj hypoergic; immun.* hyposensitive.
Hy·per·glo·bu·lie *f hema.* hyperglobulia, hyperglobulism.
Hy·per·glo·bu·lin·ämie *f hema., patho.* hyperglobulinemia.
Hy·per·gly·ce·rid·ämie *f patho.* hyperglyceridemia.
Hy·per·glyk·ämie *f endo., patho.* hyperglycemia, hyperglycosemia, hyperglykemia.

Hyperglykosurie

streßbedingte Hyperglykämie stress diabetes, hyperglycemia of injury.
Hy·per·gly·kos·urie *f patho.* hyperglycosuria.
Hy·per·he·pa·rin·ämie *f patho.* hyperheparinemia.
Hy·per·hi·dro·se *f derm., patho.* excessive sweating, hyperhidrosis, hyperidrosis, hyperephidrosis, sudorrhea, polyhidrosis, polyidrosis.
Hy·per·hy·dra·ta·ti·on *f patho.* overhydration, hyperhydration.
  hypertone Hyperhydratation hypertonic hyperhydration.
  hypotone Hyperhydratation hypotonic hyperhydration.
  isotone Hyperhydratation isotonic hyperhydration.
hy·per·im·mun *adj immun.* hyperimmune.
Hy·per·im·mu·ni·sie·rung *f immun.* hyperimmunization, hypervaccination.
Hy·per·im·mun·se·rum *nt immun.* hyperimmune serum.
Hy·per·in·su·lin·ämie *f endo.* hyperinsulinemia, hyperinsulinism, insulinemia.
Hy·per·in·su·li·nis·mus *m endo.* hyperinsulinism, insulism.
Hy·per·in·vo·lu·ti·on *f patho.* hyperinvolution, superinvolution.
Hy·per·kal·ämie *f patho.* hyperkalemia, hyperkaliemia, hyperpotassemia, potassemia.
Hy·per·ka·li·ämie *f* → Hyperkalämie.
Hy·per·kalz·ämie *f patho.* hypercalcemia, hypercalcinemia, calcemia.
  alimentäre Hyperkalzämie hypercalcemia syndrome.
Hy·per·kalz·ämie·syn·drom *nt patho.* hypercalcemia syndrome.
Hy·per·kal·zi·ämie *f* → Hyperkalzämie.
Hy·per·kal·zi·urie *f patho.* calcinuric diabetes, hypercalciuria, hypercalcinuria, hypercalcuria.
Hy·per·kalz·urie *f* → Hyperkalziurie.
Hy·per·kap·nie *f patho.* hypercapnia, hypercarbia.
Hy·per·kar·bie *f* → Hyperkapnie.
Hy·per·ke·ra·to·se *f* → Hyperkeratosis.
Hy·per·ke·ra·to·sis *f derm.* hyperkeratinization, hyperkeratosis.
  Hyperkeratosis concentrica porokeratosis, porokeratosis of Mibelli, Mibelli's disease, keratoatrophoderma.
  Hyperkeratosis congenita congenital ichthyosis.
  Hyperkeratosis congenitalis → Hyperkeratosis congenita.
  Hyperkeratosis figurata centrifugata atrophicans → Hyperkeratosis concentrica.
  Hyperkeratosis follicularis follicular hyperkeratosis, phrynoderma, toadskin, toad skin.
  Hyperkeratosis monstruosa epidermolytic hyperkeratosis.
  Hyperkeratosis universalis congenita harlequin fetus.
Hy·per·ke·ton·ämie *f patho.* hyperketonemia.
hy·per·ki·ne·tisch *adj* pertaining to or marked by hyperkinesia, hyperkinetic, hyperactive.
Hy·per·koa·gu·la·bi·li·tät *f hema.* hypercoagulability.
Hy·per·kor·ti·so·lis·mus *m endo.* hypercortisolism.
Hy·per·kor·ti·zis·mus *m endo.* hyperadrenocorticism, hyperadrenalcorticism, hyperadrenocorticalism, hypercorticalism, hypercortisolism.
Hy·per·kri·nie *f patho.* hypercrinia, hypercrinism.
Hy·per·lakt·azid·ämie *f patho.* hyperlactacidemia, lactacidemia, lacticacidemia.
Hy·per·leu·ko·zy·to·se *f hema.* hyperleukocytosis.
Hy·per·lip·ämie *f patho.* hyperlipemia, lipemia, lipohemia, lipoidemia, pionemia.
  exogene Hyperlipämie → fettinduzierte Hyperlipämie.
  fettinduzierte Hyperlipämie Bürger-Grütz disease, Bürger-Grütz syndrome, type I familial hyperlipoproteinemia, familial fat-induced hyperlipemia, familial hyperchylomicronemia, idiopathic hyperlipemia, familial apolipoprotein C-II deficiency, familial hypertriglyceridemia, familial lipoprotein lipase deficiency, familial LPL deficiency.
hy·per·lip·ämisch *adj patho.* pertaining to or marked by hyperlipemia, hyperlipemic.
Hy·per·li·pid·ämie *f patho.* lipidemia, hyperlipidemia, hyperlipoidemia.
  endogene Hyperlipidämie familial hypertriglyceridemia, type IV familial hyperlipoproteinemia, familial combined hyperlipidemia, carbohydrate-induced hyperlipemia, multiple lipoprotein-type hyperlipidemia.
  kohlenhydratinduzierte Hyperlipidämie → endogene Hyperlipidämie.
Hy·per·li·po·pro·te·in·ämie *f patho.* hyperlipoproteinemia.
  Hyperlipoproteinämie Typ I → primäre Hyperlipoproteinämie Typ I.
  Hyperlipoproteinämie Typ V → primäre Hyperlipoproteinämie Typ V.
  essentielle Hyperlipoproteinämie Typ I → primäre Hyperlipoproteinämie Typ I.
  essentielle Hyperlipoproteinämie Typ IV type IV familial hyperlipoproteinemia, carbohydrate-induced hyperlipemia, familial hypertriglyceridemia, familial combined hyperlipidemia, multiple lipoprotein-type hyperlipidemia.
  essentielle Hyperlipoproteinämie Typ V → primäre Hyperlipoproteinämie Typ V.
  exogen-endogene Hyperlipoproteinämie → primäre Hyperlipoproteinämie Typ V.
  kalorisch-induzierte Hyperlipoproteinämie → primäre Hyperlipoproteinämie Typ V.
  primäre Hyperlipoproteinämie Typ I Bürger-Grütz disease, Bürger-Grütz syndrome, type I familial hyperlipoproteinemia, familial fat-induced hyperlipemia, familial hyperchylomicronemia, idiopathic hyperlipemia, familial apolipoprotein C-II deficiency, familial hypertriglyceridemia, familial lipoprotein lipase deficiency, familial LPL deficiency.
  primäre Hyperlipoproteinämie Typ V type V familial hyperlipoproteinemia, mixed hyperlipemia, mixed hyperlipoproteinemia, familial hyperchylomicronemia and hyperprebetalipoproteinemia, familial lipoprotein lipase deficiency, familial LPL deficiency, apolipoprotein C-II deficiency, combined fat-induced and carbohydrate-induced hyperlipemia.
Hy·per·mag·ne·si·ämie *f patho.* hypermagnesemia.
Hy·per·me·ta·bo·lis·mus *m patho.* hypermetabolism, increased metabolism.
Hy·per·mi·ne·ra·li·sa·ti·on *f radiol.* hypermineralization.
Hy·per·mo·ti·li·tät *f patho.* hypermotility; hyperkinesia, hypercinesia, hypercinesis, hyperkinesis.
Hy·per·na·tri·ämie *f patho.* hypernatremia, hypernatronemia, natremia, natriemia.
hy·per·nor·mal *adj patho.* hypernormal.
Hy·per·odon·tie *f* hyperodontia.
Hy·per·odon·to·ge·ne·se *f* hyperodontogeny.
Hy·per·osto·sis *f* hyperostosis.
  Hyperostosis corticalis generalisata van Buchem's syndrome, generalized cortical hyperostosis.
  Hyperostosis corticalis infantilis Caffey's disease, Caffey's syndrome, Caffey-Silverman syndrome, infantile cortical hyperostosis, hyperplastic periostosis.
  Hyperostosis frontalis interna Stewart-Morel syndrome, Morel's syndrome, Morgagni's hyperostosis, Morgagni's disease, Morgagni's syndrome, Morgagni-Stewart-Morel syndrome.
  Hyperostosis generalisata mit Pachydermie idiopathic hypertrophic osteoarthropathy, Touraine-Solente-Gole syndrome, acropachyderma with pachyperiostitis, pachydermoperiostosis, pachydermoperiostosis syndrome, primary hypertrophic osteoarthropathy.
Hy·per·ox·ämie *f patho.* hyperoxemia, hyperoxia.
Hy·per·oxid *nt chem.* hyperoxide, superoxide.
Hy·per·oxie *f patho.* hyperoxia, hyperoxemia.
Hy·per·pa·ra·thy·reo·idis·mus *m endo.* hyperparathyroidism.
Hy·per·phos·phat·ämie *f patho.* hyperphosphatemia.
Hy·per·phos·phat·urie *f patho.* hyperphosphaturia.
Hy·per·pi·tui·ta·ris·mus *m endo.* hyperpituitarism, pituitary hyperfunction.
Hy·per·pla·sie *f patho.* hyperplasia, quantitative hypertrophy, numerical hypertrophy.
  Hyperplasie des Processus coronoideus coronoid hyerplasia.
  Hyperplasie des Zahnfleischrands marginal gingival enlargement.
  entzündliche Hyperplasie inflammatory hyperplasia.
  entzündlich fibröse Hyperplasie inflammatory fibrous hyperplasia.
  fokale epitheliale Hyperplasie Heck's disease, focal epithelial hyperplasia.
Hy·per·plas·mie *f hema.* hyperplasmia.
hy·per·plo·id *adj genet.* hyperploid.
Hy·per·prä·be·ta·li·po·pro·te·in·ämie *f patho.* hyperprebetalipoproteinemia, prebetalipoproteinemia.
Hy·per·pro·te·in·ämie *f patho.* hyperproteinemia.
hy·per·py·re·tisch *adj patho.* pertaining to or causing hyperpyrexia, hyperpyretic, hyperpyrexial.
Hy·per·pyr·exie *f patho.* extremely high fever, hyperpyrexia.
  maligne Hyperpyrexie hyperpyrexia of anesthesia, hyperthermia of anesthesia, malignant hyperpyrexia, malignant hyperthermia, fulminant hyperpyrexia.
Hy·per·re·so·nanz *f phys.* hyperresonance.
Hy·per·sa·lie *f patho.* hypersalemia.
Hy·per·sa·li·va·ti·on *f HNO, patho.* hyperptyalism, hypersalivation, hygrostomia, salivation, sialism, sialismus, sialorrhea, sialosis, ptyalism, ptyalorrhea.

Hy·per·se·kre·ti·on *f patho.* hypersecretion, supersecretion.
hy·per·sen·si·bel *adj* hypersensitive.
Hy·per·sen·si·bi·li·tät *f* (*Zahn*) tooth sensitivity, sensitivity of tooth, odontohyperesthesia; *neuro.* hypersensibility, hypersensitivity, hypersensitiveness, idiosyncrasy.
Hy·per·sen·si·ti·vi·tät *f immun.* hypersensitivity, hypersensitiveness, supersensitivity.
Hy·per·tau·ro·don·tie *f* hypertaurodontism.
Hy·per·tau·ro·don·tis·mus *m* → Hypertaurodontie.
Hy·per·ten·si·on *f card., patho.* high blood pressure, high-blood pressure, hypertension, arterial hypertension, vascular hypertension.
hy·per·ten·siv *adj* pertaining to or marked by high blood pressure/hypertension, hypertensive.
Hy·per·ther·mie *f patho.* hyperthermia, hyperthermy.
  maligne Hyperthermie fulminant hyperpyrexia, hyperpyrexia of anesthesia, malignant hyperpyrexia, malignant hyperthermia, hyperthermia of anesthesia.
Hy·per·thy·reo·idie *f* → Hyperthyreose.
Hy·per·thy·reo·idis·mus *m* → Hyperthyreose.
Hy·per·thy·reo·se *f endo.* hyperthyroidism, hyperthyrea, hyperthyreosis, hyperthyroidosis, thyroid overactivity, thyrotoxicosis, thyrointoxication, thyrotoxemia.
hy·per·thy·re·ot *adj endo.* pertaining to or marked by hyperthyroidism, hyperthyroid.
hy·per·ton *adj* **1.** *physiol.* hypertonic, hyperisotonic. **2.** *neuro.* hypertonic, spastic.
Hy·per·to·nie *f* **1.** *neuro.* hypertonicity, hypertonia. **2.** *card.* high blood pressure, high-blood pressure, hypertonus, hypertension, arterial hypertension, vascular hypertension.
  arterielle Hypertonie high blood pressure, high-blood pressure, hypertonus, hypertension, arterial hypertension, vascular hypertension.
  benigne Hypertonie benign hypertension, red hypertension.
  endokrine Hypertonie endocrine hypertension.
  essentielle Hypertonie essential hypertension, idiopathic hypertension, primary hypertension, hyperpiesis, hyperpiesia.
  idiopathische Hypertonie → essentielle Hypertonie.
  labile Hypertonie borderline hypertension, labile hypertension.
  maligne Hypertonie malignant hypertension, pale hypertension.
  primäre Hypertonie → essentielle Hypertonie.
  pulmonale Hypertonie pulmonary hypertension.
  renale Hypertonie renal hypertension.
  renoparenchymale Hypertonie renoparenchymal hypertension.
  renovaskuläre Hypertonie renovascular hypertension.
  sekundäre Hypertonie secondary hypertension, symptomatic hypertension.
  splenoportale Hypertonie splenoportal hypertension.
  symptomatische Hypertonie → sekundäre Hypertonie.
  venöse Hypertonie venous hypertension.
Hy·per·to·ni·ker *m* hypertensive patient.
hy·per·to·nisch *adj* **1.** *physiol.* hypertonic, hyperisotonic. **2.** *neuro.* hypertonic, spastic.
Hy·per·to·nus *m card., patho.* high blood pressure, high-blood pressure, hypertonus, hypertension, arterial hypertension, vascular hypertension.
Hy·per·tri·gly·ze·rid·ämie *f patho.* hypertriglyceridemia.
hy·per·troph *adj patho.* pertaining to or marked by hypertrophy, hypertrophic.
Hy·per·tro·phie *f patho.* hypertrophy, hypertrophia.
  einseitige Hypertrophie hemihypertrophy, unilateral hypertrophy.
  halbseitige Hypertrophie → einseitige Hypertrophie.
  linksventrikuläre Hypertrophie *card.* left heart hypertrophy, left-ventricular hypertrophy.
  numerische Hypertrophie hyperplasia, quantitative hypertrophy, numerical hypertrophy.
  rechtsventrikuläre Hypertrophie *card.* right heart hypertrophy, right-ventricular hypertrophy.
hy·per·tro·phie·ren *vi patho.* hypertrophy.
hy·per·tro·phisch *adj* → hypertroph.
Hy·per·vak·zi·na·ti·on *f immun.* hypervaccination.
Hy·per·ven·ti·la·ti·on *f patho.* hyperventilation, overventilation.
  willkürliche Hyperventilation forced respiration.
Hy·per·ven·ti·la·ti·ons·te·ta·nie *f patho.* hyperventilation tetany.
Hy·per·vit·ami·no·se *f patho.* hypervitaminosis, supervitaminosis.
Hy·per·vol·ämie *f hema.* hypervolemia, plethora.
Hy·per·ze·men·to·se *f* hyperplastic cementum, hypertrophic cementum, hypercemented root, cementum hyperplasia, hypercementosis, cementosis, cementum hypertrophy.
  aberrante Hyperzementose aberrant cementum, aberrant cementosis.
Hy·per·zyt·hä·mie *f hema.* hypercythemia, hypererythrocythemia.
Hy·per·zy·to·se *f hema.* hypercytosis.
Hy·phe *f micro.* hypha, fungal filament.
Hyp·na·go·gum *nt, pl* **Hyp·na·go·ga** *pharm.* hypnotic, hypnagogue.
Hypno- *pref.* sleep, hypnic, hypn(o)-.
Hyp·no·an·äs·the·sie *f anes.* hypnosis anesthesia, hypnoanesthesia.
Hyp·no·don·tie *f* hypnodontics *pl.*
Hyp·no·nar·ko·se *f anes.* hypnosis anesthesia, hypnoanesthesia.
Hyp·no·se *f neuro., psychia.* hypnosis; hypnotism.
Hyp·no·the·ra·pie *f clin.* hypnotherapy; *psychia.* hypnotherapy.
Hyp·no·ti·kum *nt, pl* **Hyp·no·ti·ka** *pharm.* hypnagogue, hypnotic, somnifacient, soporific.
hyp·no·tisch *adj pharm.* somnific, somniferous, hypnotic.
Hypo- *pref.* hyp-, hypo-.
Hy·po·ad·re·na·lis·mus *m* → Hypoadrenokortizismus.
Hy·po·ad·re·no·kor·ti·zis·mus *m endo.* adrenocortical insufficiency, adrenal insufficiency, adrenal cortical insufficiency, hypoadrenocorticism, hypoadrenalism, hypocorticalism, hypocorticism.
Hy·po·al·bu·mi·no·se *f patho.* hypoalbuminosis.
Hy·po·ali·men·ta·ti·on *f patho.* insufficient nourishment, hypoalimentation, subalimentation.
Hypo-Alpha-Lipoproteinämie *f patho.* Tangier disease, familial HDL deficiency, familial high density lipoprotein deficiency, α-lipoproteinemia, analphalipoproteinemia.
Hy·po·äs·the·sie *f neuro.* hypoesthesia, hypesthesia.
  einseitige Hypoästhesie → halbseitige Hypoästhesie.
  halbseitige Hypoästhesie hemihypesthesia, hemihypoesthesia.
Hy·po·azi·di·tät *f patho.* hypoacidity.
Hy·po·chlor·ämie *f patho.* hypochloremia, hypochloridemia, chloropenia.
Hy·po·cho·le·ste·rin·ämie *f patho.* hypocholesterolemia, hypocholesteremia, hypocholesterinemia.
hy·po·chrom *adj hema.* hypochromic.
Hy·po·chro·ma·sie *f hema.* hypochromia, hypochromatism, hypochrosis, hypochromasia, oligochromasia.
hy·po·chro·ma·tisch *adj histol.* hypochromatic, hypochromic.
Hy·po·chro·ma·to·se *f histol.* hypochromatosis, hypochromia.
Hy·po·chro·mie *f* **1.** *histol.* hypochromia, hypochromatism, hypochromy, hypochrosis. **2.** *hema.* hypochromia, hypochromatism, hypochrosis, hypochromasia, oligochromasia.
hy·po·dens *adj radiol.* hypodense.
hy·po·der·mal *adj* pertaining to the region beneath the skin, hypodermal, hypodermatic, hypodermic; subcutaneous.
Hy·po·der·mis *f histol., derm.* hypoderm, hypoderma, hypodermis.
Hy·po·don·tia *f* → Hypodontie.
Hy·po·don·tie *f* partial anodontia, hypodontia, oligodontia.
hy·po·dy·nam *adj patho.* hypodynamic.
Hy·po·dy·na·mie *f patho.* hypodynamia.
hy·po·dy·na·misch *adj patho.* hypodynamic.
Hy·po·ferr·ämie *f patho.* hypoferremia.
Hy·po·fi·bri·no·gen·ämie *f hema.* fibrinogen deficiency, hypofibrinogenemia, factor I deficiency, fibrinogenopenia, fibrinopenia.
Hy·po·funk·ti·on *f patho.* hypofunction.
Hy·po·gam·ma·glo·bu·lin·ämie *f immun.* hypogammaglobulinemia, hypogammaglobinemia, panhypogammaglobulinemia.
Hy·po·glos·sus *m anat.* hypoglossal nerve, hypoglossal, hypoglossus, twelfth nerve, twelfth cranial nerve, motor nerve of tongue.
Hy·po·glos·sus·läh·mung *f* twelfth nerve paralysis.
Hy·po·glos·sus·pa·re·se *f* → Hypoglossuslähmung.
Hy·po·glos·sus·schlin·ge *f anat.* cervical ansa, loop of hypoglossal nerve.
Hy·po·glyk·ämie *f endo., patho.* hypoglycemia, glucopenia.
  reaktive Hypoglykämie late postprandial dumping, late postprandial dumping syndrome, reactive hypoglycemia.
Hy·po·glyk·ämi·kum *nt, pl* **Hy·po·glyk·ämi·ka** *pharm.* hypoglycemic.
hy·po·glyk·ämisch *adj endo., patho.* pertaining to or marked by hypoglycemia, hypoglycemic.
Hy·po·gna·thie *f embryo.* hypognathia.
Hy·po·hy·dra·ta·ti·on *f patho.* hypohydration, dehydration; anhydration.
Hy·po·kal·ämie *f patho.* hypokalemia, hypokaliemia, hypopotassemia, kaliopenia.
Hy·po·ka·li·ämie *f* → Hypokalämie.
Hy·po·kalz·ämie *f patho.* hypocalcemia.
Hy·po·kal·zi·ämie *f* → Hypokalzämie.
Hy·po·kal·zi·urie *f patho.* hypocalciuria.
Hy·po·kap·nie *f patho.* hypocapnia, hypocarbia.

hypokapnisch

hy·po·kap·nisch *adj patho.* pertaining to or marked by hypocapnia, hypocapnic.
Hy·po·kar·bie *f patho.* hypocapnia, hypocarbia.
hy·po·koa·gu·la·bel *adj hema.* hypocoagulable.
Hy·po·koa·gu·la·bi·li·tät *f hema.* hypocoagulability.
Hy·po·ko·nid *m* hypoconid.
Hy·po·ko·nus *m* hypocone.
Hy·po·kor·ti·ka·lis·mus *m* → Hypokortizismus.
Hy·po·kor·ti·zis·mus *m endo.* adrenocortical insufficiency, adrenal insufficiency, adrenal cortical insufficiency, hypoadrenocorticism, hypoadrenalism, hypocorticalism, hypocorticism.
Hy·po·lip·ämie *f patho.* hypolipemia.
hy·po·lip·ämisch *adj patho.* hypolipidemic.
Hy·po·li·pid·ämie *f patho.* hypolipemia.
hy·po·li·pid·ämisch *adj* → hypolipämisch.
Hy·po·li·po·pro·te·in·ämie *f patho.* hypolipoproteinemia.
Hy·po·mag·ne·si·ämie *f patho.* hypomagnesemia.
Hy·po·me·ta·bo·lis·mus *m patho.* reduced metabolism, hypometabolism.
Hy·po·mi·ne·ra·li·sa·ti·on *f radiol.* hypomineralization.
Hy·po·na·tri·ämie *f patho.* hyponatremia.
Hy·po·pa·ra·thy·reo·idis·mus *m endo.* hypoparathyroidism, parathyroid insufficiency.
hy·po·per·fun·diert *adj patho.* underperfused, hypoperfused.
Hy·po·per·fu·si·on *f patho.* decreased blood flow, hypoperfusion.
Hy·po·pha·ryn·go·sko·pie *f HNO* hypopharyngoscopy.
Hy·po·pha·rynx *m anat.* laryngopharyngeal cavity, pharyngolaryngeal cavity, hypopharynx, laryngopharynx.
Hy·po·pha·rynx·un·ter·su·chung *f HNO* hypopharyngoscopy.
Hy·po·phos·phat·ämie *f patho.* hypophosphatemia, hypophosphoremia.
familiäre Hypophosphatämie pseudodeficiency rickets, refractory rickets, vitamin D resistant rickets, vitamin D refractory rickets, familial hypophosphatemia.
Hy·po·phos·pha·ta·sie *f patho.* hypophosphatasia, hypophosphatasemia.
Hy·po·phos·phat·urie *f patho.* hypophosphaturia.
hy·po·phy·sär *adj anat.* pertaining to hypophysis (cerebri), hypophysial, hypophyseal, pituitary.
Hy·po·phy·se *f anat.* pituitary body, pituitary gland, pituitary, pituitarium, hypophysis.
Hy·po·phy·sen·dys·funk·ti·on *f endo.* pituitarism, pituitary dysfunction.
Hy·po·phy·sen·fehl·funk·ti·on *f* → Hypophysendysfunktion.
Hy·po·phy·sen·hin·ter·lap·pen *m anat.* posterior pituitary, posterior lobe of hypophysis, neural lobe of hypophysis, neural lobe of pituitary, posterior lobe of pituitary (gland), neurohypophysis, cerebral part of hypophysis, infundibular body.
Hy·po·phy·sen·hin·ter·lap·pen·hor·mon *nt endo.* posterior pituitary hormone, neurohypophysial hormone.
Hy·po·phy·sen·mit·tel·lap·pen *m anat.* intermediate part of adenohypophysis, intermediate lobe (of hypophysis).
Hy·po·phy·sen·stiel *m anat.* hypophysial stalk, hypophyseal stalk, neural stalk, infundibular stalk, infundibular stem, pituitary stalk.
Hy·po·phy·sen·über·funk·ti·on *f endo.* pituitary hyperfunction, hyperpituitarism.
Hy·po·phy·sen·vor·der·lap·pen *m anat.* adenohypophysis, anterior pituitary, anterior lobe of hypophysis, anterior lobe of pituitary (gland), glandular lobe of hypophysis, glandular lobe of pituitary (gland), glandular part of hypophysis.
Hy·po·phy·sen·vor·der·lap·pen·hor·mon *nt endo.* anterior pituitary hormone, adenohypophysial hormone.
Hy·po·phy·sen·vor·der·lap·pen·in·suf·fi·zi·enz *f endo.* Simmonds' syndrome, Simmonds' disease, hypopituitarism, apituitarism.
Hy·po·phy·sen·zwi·schen·lap·pen *m anat.* intermediate part of adenohypophysis, intermediate lobe (of hypophysis).
Hy·po·pig·men·tie·rung *f derm., patho.* hypopigmentation.
Hy·po·pi·tui·ta·ris·mus *m endo.* Simmonds' disease, Simmonds' syndrome, hypopituitarism, apituitarism.
Hy·po·pla·sie *f embryo., patho.* hypoplasia, hypoplasty.
fokale dermale Hypoplasie *derm.* focal dermal hypoplasia, Goltz' syndrome, Goltz-Gorlin syndrome.
hy·po·pla·stisch *adj* 1. *embryo., patho.* hypoplastic. 2. *ped.* dysmature.
Hy·po·pnoe *f patho.* hypopnea.
Hy·po·pro·ak·ze·le·rin·ämie *f hema.* Owren's disease, hypoproaccelerinemia, factor V deficiency, parahemophilia.
Hy·po·pro·kon·ver·tin·ämie *f hema.* hypoproconvertinemia, factor VII deficiency.
Hy·po·pro·te·in·ämie *f patho.* hypoproteinemia.
Hy·po·pro·throm·bin·ämie *f hema.* hypoprothrombinemia, factor II deficiency, prothrombinopenia.
Hy·po·ptya·lis·mus *m HNO* hypoptyalism, hyposalivation, hyposialosis.
Hy·po·rhi·no·la·lie *f HNO* closed rhinolalia, rhinolalia clausa.
Hy·po·sa·li·va·ti·on *f HNO* hypoptyalism, hyposalivation, hyposialosis.
Hy·po·se·kre·ti·on *f patho.* hyposecretion.
hy·po·sen·si·bel *adj immun.* hyposensitive.
hy·po·sen·si·bi·li·sie·ren *vt immun.* desensitize.
Hy·po·sen·si·bi·li·sie·rung *f immun.* desensitization, hyposensitization.
Hy·po·sta·se *f* 1. *phys.* hypostasis. 2. *patho.* hypostasis, hypostatic congestion. 3. *genet.* hypostasis.
Hy·po·sta·sis *f* 1. *patho.* hypostasis, hypostatic congestion. 2. *genet.* hypostasis.
hy·po·sta·tisch *adj* 1. *phys.* sedimentary, hypostatic. 2. *patho.* pertaining to hypostasis, hypostatic.
Hy·po·sthe·nie *f patho.* weakness, hyposthenia.
hy·po·sthe·nisch *adj patho.* weak, hyposthenic.
Hy·po·sy·sto·le *f card.* hyposystole.
Hy·po·ten·si·on *f* 1. *card., patho.* hypotension, arterial hypotension, hypopiesia, hypopiesis, low blood pressure. 2. *neuro., patho.* reduced tension, hypotension.
Hy·po·ten·si·ons·an·äs·the·sie *f anes.* hypotensive anesthesia.
hy·po·ten·siv *adj card., patho.* pertaining to or marked by or causing low blood pressure/hypotension, hypotensive.
Hy·po·tha·la·mus *m anat.* hypothalamus.
Hy·po·thy·reo·idis·mus *m* → Hypothyreose.
Hy·po·thy·reo·se *f endo.* hypothyroidism, hypothyrea, hypothyreosis, hypothyroidea, hypothyrosis, thyroprivia, athyrea, athyria, athyroidism, athyroidation.
hy·po·thy·re·ot *adj endo.* marked by hypothroidism, hypothyroid.
Hy·po·thy·ro·idis·mus *m* → Hypothyreose.
hy·po·ton *adj* 1. *physiol.* hypotonic, hypoisotonic, hypisotonic. 2. *neuro., patho.* hypotonic.
Hy·po·to·nie *f* 1. *card., patho.* hypotension, arterial hypotension, hypopiesia, hypopiesis, low blood pressure. 2. → Hypotonizität.
essentielle Hypotonie essential hypotension, primary hypotension.
konstitutionelle Hypotonie → essentielle Hypotonie.
orthostatische Hypotonie orthostatic hypotension, postural hypotension.
primäre Hypotonie → essentielle Hypotonie.
sekundäre Hypotonie secondary hypotension, symptomatic hypotension.
symptomatische Hypotonie → sekundäre Hypotonie.
hy·po·to·nisch *adj physiol.* hypotonic, hypoisotonic, hypisotonic.
Hy·po·to·ni·zi·tät *f neuro., patho.* reduced tension, hypotension; reduced tonus, hypotonia, hypotonicity, hypotonus, hypotony.
Hy·po·to·nus *m* → Hypotonie.
Hy·po·trep·sie *f patho.* malnutrition, hypothrepsia.
hy·po·troph *adj ped.* dysmature.
Hy·po·tro·phie *f patho.* hypotrophy.
Hy·po·ven·ti·la·ti·on *f pulmo.* hypoventilation, underventilation.
Hy·po·vit·ami·no·se *f patho.* vitamin-deficiency disease, hypovitaminosis.
Hy·po·vol·ämie *f hema.* hypovolemia, oligemia, oligohemia.
Hyp·ox·ämie *f patho.* hypoxemia.
hyp·ox·ämisch *adj patho.* pertaining to or marked by hypoxemia, hypoxemic.
Hyp·oxie *f patho.* hypoxia, hypoxemia, oxygen deficiency.
anämische Hypoxie anemic hypoxia.
arterielle Hypoxie arterial hypoxia, hypoxemia.
histotoxische Hypoxie histotoxic hypoxia.
ischämische Hypoxie ischemic hypoxia, stagnant hypoxia.
venöse Hypoxie venous hypoxia.
zirkulatorische Hypoxie → ischämische Hypoxie.
zytotoxische Hypoxie → histotoxische Hypoxie.
hyp·oxisch *adj patho.* pertaining to or marked by hypoxia, hypoxic.
Hy·po·zyt·hä·mie *f hema.* hypocythemia.
Hy·po·zy·to·se *f hema.* hypocytosis.
hyp·si·ze·phal *adj* hypsicephalic, hypsicephalous, hypsocephalous, acrocephalic, acrocephalous.
Hyp·si·ze·pha·lie *f* steeple head, tower head, tower skull, acrocephalia, acrocephaly, hypsicephaly, hypsocephaly, oxycephaly, oxycephalia, turricephaly.
hyp·so·dont *adj* hypsodont.
H-Zone *f anat.* Hensen's line, Hensen's disk, H band, H disk, H zone, Engelmann's disk.

I

ia·tro·gen *adj clin., patho.* iatrogenic.
Ia·tro·me·cha·nik *f histor.* iatrophysics *pl.*
Ia·tro·phy·sik *f histor.* iatrophysics *pl.*
I-Bande *f anat.* I disk, I band, isotropic band, isotropic disk, J disk.
ich·be·zo·gen *adj* egocentric, self-centered, selfish.
Ichthy- *pref.* fish, ichthy(o)-.
Ich·thy·is·mus *m patho.* ichthyotoxism, ichthyism, ichthyismus.
Ich·thy·o·se *f* → Ichthyosis.
Ich·thy·o·sis *f derm.* ichthyosis, alligator skin, crocodile skin, fish skin, sauriderma, sauriasis, sauroderma.
   Ichthyosis congenita congenital ichthyosis.
   Ichthyosis congenita gravis *ped., derm.* harlequin fetus.
   Ichthyosis congenitalis → Ichthyosis congenita.
   Ichthyosis congenita universalis → Ichthyosis congenita gravis.
   Ichthyosis hystrix epidermolytic hyperkeratosis.
   Ichthyosis simplex → Ichthyosis vulgaris.
   Ichthyosis vulgaris simple ichthyosis, vulgar ichthyosis.
Ich·thy·o·to·xin *nt patho.* ichthyotoxin, ichthyotoxicon.
Ich·thy·o·to·xis·mus *m patho.* poisoning by fish, ichthyotoxism, ichthyism, ichthyismus.
Ich·thys·mus *m* → Ichthyotoxismus.
Ic·te·rus *m patho.* icterus, jaundice.
   Icterus juvenilis intermittens Meulengracht familial nonhemolytic jaundice, Gilbert's syndrome, Gilbert's cholemia, Gilbert's disease, constitutional hepatic dysfunction, constitutional hyperbilirubinemia, familial cholemia.
   Icterus neonatorum jaundice of the newborn.
   Icterus neonatorum gravis erythroleukoblastosis.
Ic·tus *m* → Iktus.
Ide·al·ge·wicht *nt* ideal weight.
Idee *f, pl* **Ide·en** idea, intellection, brainstorm, brain wave; (*Vorstellung*) idea, conception (*von* of).
iden·tisch *adj* identical (*mit* with).
Idio·blast *m bio.* idioblast.
Idio·glos·sie *f ped.* idioglossia.
Idio·gramm *nt genet.* idiogram, karyogram.
Idio·lekt *m* idiolect.
Idio·mer *nt bio.* idiomere.
idio·pa·thisch *adj patho.* idiopathic, idiopathetic, agnogenic, protopathic, autopathic; essential, primary.
Idio·top *nt genet.* idiotope, idiotypic determinant.
Idio·to·pie *f anat.* idiotopy.
Idio·typ *m genet.* idiotype, idiotypic antigenic determinant.
Idio·ty·pie *f genet.* idiotypy.
idio·ty·pisch *adj genet.* pertaining to idiotypes, idiotypic.
Idio·ty·pus *m genet.* idiotype, idiotypic antigenic determinant.
Idio·va·ria·ti·on *f genet.* idiovariation.
Id-Reaktion *f immun.* id, id reaction.
Id-Typ *m* → Id-Reaktion.
IgA-Mangel *m immun.* IgA deficiency.
   selektiver IgA-Mangel isolated IgA deficiency, selective IgA deficiency.
IgE-Antikörper *m immun.* IgE class antibody, reaginic antibody, reagin, atopic reagin.
iko·nisch *adj* iconic, iconical.
ik·te·risch *adj patho.* pertaining to or marked by jaundice, icteric, icteritious, jaundiced; resembling jaundice, icteroid.
Ik·te·rus *m patho.* icterus, jaundice.
   familiärer hämolytischer Ikterus Minkowski-Chauffard syndrome, congenital familial icterus, congenital hemolytic icterus, constitutional hemolytic anemia, chronic acholuric jaundice, acholuric jaundice, acholuric familial jaundice, congenital hemolytic jaundice, familial acholuric jaundice, chronic familial icterus, chronic familial jaundice, congenital hyperbilirubinemia, spherocytic anemia, hereditary spherocytosis, globe cell anemia.
   hämolytischer Ikterus hemolytic icterus, hemolytic jaundice, hematogenous jaundice.
Ik·tus *m patho.* ictus, seizure, stroke, attack; beat.
ile·al *adj* pertaining to the ileum, ileac, ileal.
Ilei·tis *f patho.* inflammation of the ileum, ileitis.
   Ileitis regionalis → Ileitis terminalis.
   Ileitis terminalis Crohn's disease, regional enteritis, regional enterocolitis, regional ileitis, terminal enteritis, terminal ileitis, chronic cicatrizing enteritis, distal ileitis, granulomatous ileocolitis, granulomatous enteritis, segmental enteritis, transmural granulomatous enteritis, transmural granulomatous ileocolitis.
Ileo·co·li·tis *f patho.* inflammation of ileum and colon, ileocolitis.
   Ileocolitis regionalis → *Ileitis* terminalis.
   Ileocolitis terminalis → *Ileitis* terminalis.
Ile·um *nt anat.* ileum, twisted intestine.
Ile·us *m chir.* ileus, intestinal obstruction, bowel obstruction.
   spastischer Ileus dynamic ileus, hyperdynamic ileus, spastic ileus.
ile·us·ar·tig *adj patho.* ileac.
Ili·um *nt, pl* **Ilia** *anat.* ilium, iliac bone, flank bone.
Il·lu·stra·ti·on *f* illustration, figure, picture, drawing; diagram.
Im·me·di·at·pro·the·se *f* immediate denture, immediate insertion denture, immediate replacement denture, intermediary base.
Im·mer·si·on *f phys.* immersion.
im·mo·bil *adj* immobile, immovable.
Im·mo·bi·li·sa·ti·on *f immun.* immobilization, tooth immobilization.
   Immobilisation im Gipsverband cast immobilization.
   intermaxilläre Immobilisation intermaxillary fixation.
Im·mo·bi·li·sa·ti·ons·ver·band *m traumat.* immobilizing bandage.
im·mo·bi·li·sie·ren *vt* immobilize.
Im·mo·bi·li·sie·rung *f* immobilization, tooth immobilization.
im·mun *adj epidem., immun., fig.* immune (*vor, gegen* against, to), insusceptible, resistant (*gegen* to).
Im·mun·ad·hä·renz *f immun.* immune adherence, adhesion phenomenon.
Im·mun·ad·sor·bens *nt immun.* immunoadsorbent, immunosorbent.
Im·mun·ad·sorp·ti·on *f immun.* immune adsorption, immunoadsorption.
Im·mun·ag·glu·ti·nin *nt immun.* immune agglutinin, agglutinin, agglutinator.
Im·mun·an·ti·kör·per *m immun.* immune antibody.
Im·mun·ant·wort *f immun.* immune reaction, immune response, immunological reaction, immunological response, immunoreaction.
   humorale Immunantwort humoral immune response.
   zelluläre Immunantwort cellular immune response.
Im·mun·bio·lo·gie *f immun.* immunobiology.
Im·mun·che·mie *f immun.* immunochemistry, chemoimmunology.
Im·mun·de·fekt *m immun.* immunodeficiency, immune deficiency, immunodeficiency disorder, immunodeficiency disease, immunodeficiency syndrome, immunological deficiency, immunological deficiency syndrome, immunity deficiency.
   Immundefekt mit mangelhafter Antikörperbildung antibody immunodeficiency.
   kombinierter Immundefekt combined inmmunodeficiency, combined inmmunodeficiency syndrome.
   schwerer kombinierter Immundefekt severe combined immunodeficiency, lymphopenic agammaglobulinemia, severe combined immunodeficiency disease, thymic alymphoplasia, leukopenic agammaglobulinemia.
   zellulärer Immundefekt cellular immunodeficiency.
Im·mun·de·fekt·syn·drom *nt* → Immundefekt.
   Immundefektsyndrom mit IGM-Überproduktion immunodeficiency with elevated IGM, immunodeficiency with hyper-IGM, immunodeficiency with increased IGM.

Immundepression

erworbenes Immundefektsyndrom acquired immune deficiency syndrome.
Im·mun·de·pres·si·on *f immun.* immunosuppression, immune system suppression, immunodepression.
im·mun·de·pres·siv *adj immun.* pertaining to or inducing immunosuppression, immunosuppressive, immunodepressive.
Im·mun·de·pres·si·vum *nt, pl* **Im·mun·de·pres·si·va** *immun., pharm.* immunodepressant, immunodepressive, immunodepressor, immunosuppressant, immunosuppressive, immunosuppressive drug, immunosuppressive agent.
Im·mun·de·vi·a·ti·on *f immun.* immunodeviation, immune deviation, split tolerance.
Im·mun·dif·fu·si·on *f* → Immunodiffusion.
Im·mun·elek·tro·pho·re·se *f immun.* immunoelectrophoresis.
Im·mun·fluo·res·zenz *f immun., micro.* immunofluorescence, fluorescent antibody test, fluorescent antibody reaction, fluorescent antibody technique, FA reaction, FA test.
Im·mun·fluo·res·zenz·test *m* → Immunfluoreszenz.
Im·mun·ge·ne·tik *f immun., genet.* immunogenetics *pl.*
Im·mun·glo·bu·lin *nt immun.* immunoglobulin, immune globulin, γ-globulin, gamma globulin.
   membrangebundenes Immunglobulin membrane-bound immunoglobulin.
   monoklonales Immunglobulin monoclonal immunoglobulin.
Im·mun·hä·mo·ly·se *f immun.* immunohemolysis, immune hemolysis, conditioned hemolysis.
im·mun·in·kom·pe·tent *adj immun.* immunoincompetent, immunologically incompetent.
Im·mun·in·kom·pe·tenz *f immun.* immunoincompetence, immunologic incompetence.
Im·mu·ni·sa·ti·on *f* → Immunisierung.
im·mu·ni·sie·ren *vt immun., fig.* immunize (*gegen* to), render immune, make immune (*gegen* to, against).
Im·mu·ni·sie·rung *f immun.* immunization.
   aktive Immunisierung active immunization.
   passive Immunisierung passive immunization.
Im·mu·ni·tät *f immun., fig.* immunity (*gegen* from, against, to); insusceptibility.
   aktive Immunität active immunity.
   angeborene Immunität familial immunity, genetic immunity, innate immunity, inherited immunity, inherent immunity, native immunity, natural immunity, natural resistance.
   antibakterielle Immunität antibacterial immunity.
   antitoxische Immunität antitoxic immunity.
   antivirale Immunität antiviral immunity.
   begleitende Immunität relative immunity, concomitant immunity, premunition.
   erworbene Immunität acquired immunity, adaptive immunity.
   humorale Immunität humoral immunity.
   natürliche Immunität → angeborene Immunität.
   passive Immunität passive immunity.
   spezifische Immunität specific immunity.
   zelluläre Immunität cellular immunity, cell-mediated immunity, T cell-mediated immunity.
   zellvermittelte Immunität → zelluläre Immunität.
Im·mu·ni·täts·for·schung *f immun.* immunology.
Im·mu·ni·täts·leh·re *f immun.* immunology.
im·mun·kom·pe·tent *adj immun.* immunocompetent, immunologically competent.
Im·mun·kom·pe·tenz *f immun.* immunocompetence, immunologic competence, competence, competency.
Im·mun·kom·plex *m immun.* immunocomplex, immune complex, antigen-antibody complex.
Im·mun·kom·plex·pur·pu·ra *f* → Immunkomplexvaskulitis.
Im·mun·kom·plex·vas·ku·li·tis *f patho., immun.* Henoch's purpura, Henoch's disease, Henoch-Schönlein purpura, Henoch-Schönlein syndrome, Schönlein-Henoch syndrome, Schönlein-Henoch disease, Schönlein's disease, Schönlein's purpura, localized visceral arteritis, acute vascular purpura, allergic purpura, allergic vascular purpura, allergic vasculitis, hemorrhagic exudative erythema, leukocytoclastic vasculitis, leukocytoclastic angiitis, rheumatocelis, hypersensitivity vasculitis.
Im·mun·man·gel·krank·heit *f* → Immundefekt.
Im·mun·me·cha·nis·mus *m immun.* immune mechanism.
Im·mun·mo·du·la·ti·on *f immun.* immunomodulation.
Im·mu·no·as·say *m immun., lab.* immune assay, immunoassay.
Im·mu·no·blast *m immun., hema.* immunoblast.
Im·mu·no·che·mie *f immun.* immunochemistry, chemoimmunology.
Im·mu·no·de·pres·si·on *f immun., pharm.* immunosuppression, immune system suppression, immunodepression.
im·mu·no·de·pres·siv *adj immun., pharm.* pertaining to or inducing immunosuppression, immunosuppressive, immunodepressive.
Im·mu·no·de·pres·si·vum *nt, pl* **Im·mu·no·de·pres·si·va** *immun., pharm.* immunodepressant, immunodepressive, immunodepressor, immunosuppressant, immunosuppressive, immunosuppressive agent, immunosuppressive drug.
Im·mu·no·dif·fu·si·on *f immun.* diffusion, immunodiffusion.
Im·mu·no·elek·tro·pho·re·se *f immun., lab.* immunoelectrophoresis.
Im·mu·no·fluo·res·zenz *f immun., micro.* immunofluorescence, fluorescent antibody test, fluorescent antibody reaction, fluorescent antibody technique, FA reaction, FA test.
Im·mu·no·gen *nt immun.* immunogen; antigen.
im·mu·no·gen *adj immun.* producing immunity, immunogenic; antigenic.
Im·mu·no·ge·ni·tät *f immun.* immunogenicity; antigenicity.
Im·mu·no·hä·mo·ly·se *f immun., hema.* immunohemolysis.
Im·mu·no·lo·gie *f* immunology.
im·mu·no·lo·gisch *adj* pertaining to immunology, immunological, immunologic.
Im·mu·no·pa·tho·lo·gie *f immun., patho.* immunopathology.
im·mu·no·re·ak·tiv *adj immun.* immunoreactive.
Im·mu·no·sor·bens *nt immun.* immunosorbent.
Im·mu·no·sup·pres·si·on *f immun.* immunosuppression.
im·mu·no·sup·pres·siv *adj immun.* pertaining to or inducing immunosuppression, immunosuppressive, immunodepressive.
Im·mu·no·sup·pres·si·vum *nt, pl* **Im·mu·no·sup·pres·si·va** *immun., pharm.* immunosuppressive agent, immunosuppressive drug, immunosuppressant, immunosuppressive.
im·mu·no·sup·pri·miert *adj immun., pharm.* immunosuppressed.
Im·mu·no·to·xin *nt immun.* immunotoxin.
Im·mu·no·trans·fu·si·on *f immun., hema.* immunotransfusion.
Im·mu·no·zyt *m immun., hema.* immunocyte.
Im·mu·no·zy·tom *nt hema.* plasmacytoid lymphocytic lymphoma, immunocytoma.
   plasmozytisches Immunozytom plasma cell myeloma, plasmacytic immunocytoma, plasma cell tumor, plasmacytoma, plasmocytoma, plasmoma, myelomatosis, myelosarcomatosis, multiple myeloma.
Im·mun·pa·ra·ly·se *f immun.* immunologic tolerance, immunological tolerance, immune tolerance, immunotolerance, immune paralysis, immunologic paralysis, tolerance.
Im·mun·pa·tho·lo·gie *f immun., patho.* immunopathology.
Im·mun·pro·phy·la·xe *f immun., clin.* immunoprophylaxis.
Im·mun·re·ak·ti·on *f immun.* immune reaction, immune response, immunological reaction, immunological response, immunoreaction.
   spezifische Immunreaktion specific reaction.
im·mun·re·ak·tiv *adj* immunoreactive.
Im·mun·re·si·stenz *f immun.* immunologic resistance.
Im·mun·se·rum *nt immun., clin.* serum, immune serum, antiserum.
Im·mun·sti·mu·lans *nt clin., immun.* immunostimulant, immunostimulatory agent.
Im·mun·sti·mu·la·ti·on *f immun.* immunostimulation.
Im·mun·sup·pres·si·on *f immun., pharm.* immunosuppression, immunosuppressive therapy.
im·mun·sup·pres·siv *adj immun.* pertaining to or inducing immunosuppression, immunosuppressive, immunodepressive.
Im·mun·sup·pres·si·vum *nt, pl* **Im·mun·sup·pres·si·va** *immun., pharm.* immunosuppressive agent, immunosuppressive drug, immunosuppressant, immunosuppressive.
Im·mun·sur·veil·lan·ce *f immun., clin.* immunosurveillance, immune surveillance, immunological surveillance.
Im·mun·sy·stem *nt immun.* immune system.
Im·mun·szin·ti·gra·phie *f radiol.* immunoscintigraphy.
Im·mun·the·ra·pie *f immun., clin.* immunotherapy.
Im·mun·to·le·ranz *f immun.* immunologic tolerance, immunological tolerance, immunotolerance, immune tolerance, tolerance.
Im·mun·to·xin *nt immun.* immunotoxin.
Im·mun·trans·fu·si·on *f immun., hema.* immunotransfusion.
Im·mun·über·wa·chung *f immun., clin.* immunosurveillance, immune surveillance, immunological surveillance.
Im·pak·tie·rung *f* impaction.
Im·pak·ti·on *f* impaction, dental impaction.
   Impaktion von Speiseresten food impaction.
   distale Impaktion distal impaction.
   distoanguläre Impaktion distoangular impaction.
   horizontale Impaktion horizontal impaction.
   mesiale Impaktion mesial impaction.
   mesioanguläre Impaktion mesioangular impaction.

vertikale Impaktion vertical impaction.
Im·pe·danz *f* **1.** *electr.* impedance. **2.** *physiol.* impedance, acoustic impedance, acoustic resistance.
im·per·mea·bel *adj* impermeable, not permeable, impervious (*für* to).
Im·per·mea·bi·li·tät *f* impermeability, imperviousness.
im·per·zep·ti·bel *adj physiol.* not perceptible, imperceptible.
Im·pe·ti·ge·ni·sa·ti·on *f derm.* impetiginization.
Im·pe·ti·ge·ni·sie·rung *f →* Impetigenisation.
im·pe·ti·gi·no·id *adj →* impetiginös.
im·pe·ti·gi·nös *adj derm.* impetigo-like, impetiginous.
Im·pe·ti·go *f derm.* crusted tetter, impetigo.
  Impetigo bullosa bullous impetigo of the newborn, staphylococcal impetigo, impetigo, pemphigus neonatorum.
  Impetigo contagiosa → Impetigo vulgaris.
  Impetigo scapida tinea amiantacea, asbestos-like tinea.
  Impetigo vulgaris crusted tetter, impetigo.
im·pe·ti·go-ähn·lich *adj →* impetiginös.
im·pe·ti·go·ar·tig *adj →* impetiginös.
Impf·arzt *m* vaccinator, vaccinist.
impf·bar *adj epidem.* inoculable.
Impf·en *nt epidem.* inoculation, vaccination; *inf.* jab.
imp·fen *vt epidem.* inoculate, vaccinate (*gegen* against).
Impf·fie·ber *nt epidem.* vaccinal fever.
Impf·ling *m epidem.* vaccinee.
Impf·mes·ser *nt epidem.* vaccinator.
Impf·na·del *f epidem.* vaccinator.
Impf·stoff *m epidem.* vaccine, vaccinum.
  heteroleger Impfstoff heterologous vaccine, heterotypic vaccine.
  inaktivierter Impfstoff inactivated vaccine, killed vaccine.
  polyvalenter Impfstoff mixed vaccine, multivalent vaccine, polyvalent vaccine.
Imp·fung *f epidem.* inoculation, vaccination; *inf.* jab.
Impf·vi·rus *nt epidem., micro.* vaccine virus.
Implacare-Kürette *f* Implacare curet, Implacare curette.
Im·plan·tat *nt* implant.
  alloplastisches Implantat alloplastic implant.
  arthroplastisches Implantat arthroplastic implant.
  dentales Implantat dental implant, implant.
  endodontisches Implantat endodontic implant.
  endodontisch enossales Implantat endodontic endosseous implant, endodontic endosteal implant, endodontic pin.
  enossales Implantat endosseous implant, endosteal implant, endoosseous implant.
  Hydroxylapatit-beschichtetes Implantat hydroxyapatite-coated implant.
  intramuköses Implantat mucosal implant, intramucosal insert, implant button.
  intraossäres Implantat intraosseous implant.
  intraperiostales Implantat intraperiosteal implant.
  kosmetisches Implantat cosmetic implant.
  orales Implantat oral implant.
  osseointegriertes Implantat osseointegrated implant.
  selbstschneidendes Implantat self-taping implant.
  speziell angepaßtes Implantat fabricated implant.
  subdermales Implantat subdermal implant.
  submuköses Implantat submucosal implant.
  subperiostales Implantat subperiosteal implant.
  supraperiostales Implantat supraperiosteal implant.
  synthetisches Implantat synthetic implant.
  transossäres Implantat transmandibular implant, transosseous implant, transosteal implant.
  unilaterales subperiostales Implantat unilateral subperiosteal implant.
  universelles subperiostales Implantat universal subperiosteal implant.
  vollständiges subperiostales Implantat complete subperiosteal implant.
  vorderes subperiostales Implantat anterior subperiosteal implant.
  zweiteiliges Implantat two-piece implant.
Im·plan·tat·ge·rüst *nt* implant frame, implant framework.
Im·plan·tat·hals *m* implant neck.
Im·plan·ta·ti·on *f* **1.** *chir., ortho.* implantation, grafting. **2.** *dent.* implantation.
Im·plan·ta·ti·ons·me·ta·sta·se *f patho.* implantation metastasis.
Im·plan·ta·ti·ons·zy·ste *f patho.* implantation cyst.
Im·plan·tat·klin·ge *f* implant blade.
  enossale Implantatklinge endosteal implant blade.
Im·plan·tat·me·tall *nt* implant metal.
Im·plan·tat·mo·dell *nt* implant cast, implant model.
Im·plan·tat·schrau·be *f* implant screw.
Im·plan·tat·struk·tur *f* implant structure.
Im·plan·tat·stu·di·en·mo·dell *nt* diagnostic implant model, study implant model.
Im·plan·tat·su·per·struk·tur *f* implant superstructure, superstructure.
  temporäre Implantatsuperstruktur implant surgical splint, temporary implant superstructure, implant surgical splint superstructure.
Im·plan·tat·sy·stem *nt* implant system.
  enossales Implantatsystem endosteal implant system.
Im·plan·tat·ver·an·ke·rung *f* implant anchor.
  enossale Implantatverankerung endosteal implant anchor.
  intramuköse Implantatverankerung intramucosal insert, mucosal insert, implant button.
  submuköse Implantatverankerung mucosal insert, intramucosal insert, implant button.
im·plan·tie·ren *vt* implant.
Im·plan·to·lo·gie *f* implantology.
  dentale Implantologie implantodontics *pl*, implantodontology.
im·pli·zit *adj mathe.* implicit.
im·präg·nie·ren *vt* **1.** *chem.* impregnate (*mit* with). **2.** *pharm.* medicate.
Im·präg·nie·rung *f* **1.** *chem., phys.* impregnation. **2.** *pharm.* medication.
Impression-Compound *nt* impression compound, modeling compound, modeling composition, modeling plastic.
  Impression-Compound Typ I true impression compound, type I impression compound.
  Impression-Compound Typ II tray impression compound, type II impression compound.
Im·pres·si·ons·frak·tur *f* (*Schädel*) depressed fracture (of the skull), enthlasis.
Im·puls *m* **1.** *fig., psycho.* impetus, impulse, momentum, stimulus. **2.** *phys.* impulse, momentum, pulse, burst; *electr.* kick.
im·pul·siv *adj* impulsive.
in·ad·äquat *adj* inadequate.
in·ak·tiv *adj* inactive, anergic; *chem., phys.* inactive; *histol.* inactive, vegetative, resting; *patho.* inactive, resting, healed; *immun.* inactive, uncomplemented.
In·ak·ti·vi·täts·atro·phie *f patho.* disuse atrophy.
In·ani·ti·on *f patho.* inanition.
in·ap·pa·rent *adj patho.* not apparent, inapparent, latent.
in·äqual *adj bio., histol.* unequal.
In·car·na·tio *f patho.* incarnatio, ingrowth.
In·ci·si·vus *m* incisor tooth, incisive tooth, incisor, foretooth.
In·cli·na·tio *f, pl* **In·cli·na·tio·nes** inclination, inclinatio.
In·con·ti·nen·tia *f patho.* incontinence, incontinency, incontinentia.
  Incontinentia pigmenti Typ Bloch-Sulzberger Bloch-Sulzberger disease, Bloch-Sulzberger syndrome, Bloch-Sulzberger incontinentia pigmenti.
  Incontinentia pigmenti Typ Franceschetti-Jadassohn chromatophore nevus of Naegeli, Franceschetti-Jadassohn syndrome, Naegeli's incontinentia pigmenti, Naegeli syndrome.
Incontinentia pigmenti-Syndrom *nt* incontinentia pigmenti syndrome.
In·cu·bus *m* nightmare, incubus.
In·cus *m anat.* anvil, ambos, incus.
In·dan·dion *nt pharm.* indanedione.
In·dex *m, pl* **In·de·xes, In·di·ces 1.** *anat.* index, index finger, second finger, forefinger. **2.** *stat., mathe.* index, indicator. **3.** (*Verzeichnis*) index, register.
  therapeutischer Index *pharm.* therapeutic index, chemotherapeutic index, curative ratio.
In·di·ca·tio *f clin.* indication, indicant.
In·dif·fe·renz·tem·pe·ra·tur *f physiol.* thermoneutral zone.
In·dif·fe·renz·typ *m physiol., card.* intermediate heart.
In·di·ge·sti·on *f patho.* indigestion, cacochylia.
In·di·go *nt/m* indigo, indigo blue, indigotin.
in·di·go·blau *adj* indigo, indigo-blue.
In·di·ka·ti·on *f clin.* indication, indicant.
In·di·ka·tor *m chem.* indicator; *phys.* tracer; *stat.* indicator.
in·di·rekt *adj* indirect, mediate; collateral.
In·di·vi·dua·li·sa·ti·on *f* individualization.
In·di·vi·dua·li·sie·ren *vt* individualize.
In·di·vi·dua·li·sie·rung *f* individualization.
In·di·vi·dua·lis·mus *m* individualism.
In·di·vi·du·al·spra·che *f* idiolect.
in·di·vi·du·ell *adj* individual.
In·di·vi·du·um *nt, pl* **In·di·vi·du·en** individual.

In·diz *nt, pl* **In·di·zes, In·di·zi·en** indication, sign; (*juristisch*) circumstantial evidence.
in·di·zie·ren *vt* (*Therapie*) indicate.
in·di·ziert *adj* (*Therapie*) indicated.
In·do·lent *adj* painless, indolent; inactive, sluggish.
In·do·lenz *f* indolence, painlessness.
In·do·me·ta·cin *nt pharm.* indomethacin.
In·du·cer *m genet.* inducer.
In·duk·ti·ons·pha·se *f* **1.** *anes.* induction, inductive phase. **2.** *bio.* induction period.
In·duk·ti·ons·strom *m electr.* induced current, induction current.
in·duk·tiv *adj phys., electr.* inductive.
In·du·ra·ti·on *f patho.* induration, hardening; (*Lunge*) consolidation.
in·du·ra·tiv *adj patho.* pertaining to or characterized by induration, indurative.
in·du·rie·ren *vt patho.* indurate; harden, make hard.
in·du·riert *adj patho.* indurate, indurated; hardened.
in·fan·til *adj* pertaining to infant or infancy, infantile, childlike, immature; *psychia.* pertaining to childish behavior, infantile.
In·fan·ti·lis·mus *m* **1.** *patho.* infantilism, infantile dwarfism. **2.** *psychia.* infantilism, childishness.
    körperlicher Infantilismus → somatischer Infantilismus.
    physischer Infantilismus → somatischer Infantilismus.
    psychischer Infantilismus infantilism, childishness.
    somatischer Infantilismus infantilism, infantile dwarfism.
In·fan·ti·li·tät *f ped.* infantility.
In·farkt *m* **1.** *patho.* infarct, infarction. **2.** *card.* heart attack, myocardial infarct, myocardial infarction, cardiac infarction.
    anämischer Infarkt anemic infarct, pale infarct, white infarct, ischemic infarct.
    blander Infarkt bland infarct.
    blasser Infarkt → anämischer Infarkt.
    embolischer Infarkt embolic infarct.
    hämorrhagischer Infarkt hemorrhagic infarct, red infarct.
    ischämischer Infarkt → anämischer Infarkt.
    rezidivierender Infarkt recurrent infarction, recurrent myocardial infarction.
    roter Infarkt → hämorrhagischer Infarkt.
    septischer Infarkt septic infarct.
    stummer Infarkt silent myocardial infarction.
    thrombotischer Infarkt thrombotic infarct.
    transmuraler Infarkt transmural myocardial infarction, through-and-through myocardial infarction.
    weißer Infarkt → anämischer Infarkt.
In·farkt·bil·dung *f patho., card.* infarction.
In·farkt·re·zi·div *nt card.* recurrent infarction, recurrent myocardial infarction.
In·far·zie·rung *f patho., card.* infarction.
    hämorrhagische Infarzierung hemorrhagic infarction.
in·faust *adj* infaust, unfavorable.
In·fekt *m epidem., patho.* **1.** infection. **2.** infection, infectious disease, infective disease.
    nosokomialer Infekt hospital-acquired infection, nosocomial infection.
In·fekt·ar·thri·tis *f* infectious arthritis.
In·fekt·im·mu·ni·tät *f immun.* infection-immunity, concomitant immunity, premunition.
In·fek·ti·on *f epidem., patho.* infectious disease, infective disease, infection.
    Infektion im Bereich der Mundhöhle oral infection.
    aerogene Infektion airborne infection.
    apparente Infektion apparent infection.
    bakterielle Infektion bacterial infection.
    endogene Infektion endogenous infection.
    exogene Infektion ectogenous infection, exogenous infection.
    granulomatöse Infektion granulomatous infection.
    hämatogene Infektion blood-borne infection.
    iatrogene Infektion iatrogenic infection.
    inapparente Infektion inapparent infection, subclinical infection.
    klinisch-manifeste Infektion → apparente Infektion.
    kryptogene Infektion cryptogenic infection.
    latente Infektion latent infection.
    nekrotisierende Infektion necrotizing infection.
    nosokomiale Infektion hospital-acquired infection, nosocomial infection.
    odontogene Infektion odontogenic infection.
    opportunistische Infektion opportunistic infection.
    periapikale Infektion periapical infection.
    perinatale Infektion perinatal infection.
    persistierende Infektion persistent infection.
    pyogene Infektion pyogenic infection.
    spezifische Infektion specific disease.
In·fek·ti·ons·do·sis *f micro.* infective dose.
In·fek·ti·ons·fä·hig *adj* → infektiös.
In·fek·ti·ons·im·mu·ni·tät *f* → Infektimmunität.
In·fek·ti·ons·ket·te *f epidem.* chain of infection.
In·fek·ti·ons·krank·heit *f epidem.* infectious disease, infective disease, infection.
In·fek·ti·ons·quel·le *f epidem.* source of infection.
In·fek·ti·ons·trä·ger *m epidem., micro.* carrier.
In·fek·ti·ons·über·tra·gung *f epidem.* transmission of infection.
    horizontale Infektionsübertragung horizontal transmission.
    vertikale Infektionsübertragung vertical transmission.
in·fek·ti·ons·ver·hin·dernd *adj pharm.* anti-infective, anti-infectious.
in·fek·ti·ös *adj epidem.* infectious, infective, virulent, contagious.
In·fek·tio·si·tät *f epidem.* infectiosity, infectiousness, infectiveness, infectivity.
in·fe·ri·or *adj anat.* inferior.
In·fe·sta·ti·on *f epidem., derm.* infestation; ectoparasitism.
In·fil·trat *nt patho.* infiltrate, infiltration.
    entzündliches Infiltrat inflammatory infiltrate, inflammatory infiltration.
    leukämisches Infiltrat leukemic infiltration.
In·fil·tra·ti·on *f patho.* **1.** infiltration; invasion. **2.** (*Prozeß, Methode*) infiltration.
    leukämische Infiltration leukemic infiltration.
    lokale Infiltration local infiltration.
In·fil·tra·ti·ons·an·äs·the·sie *f anes.* infiltration anesthesia, infiltration analgesia.
in·fil·trie·ren *vt, vi patho.* infiltrate.
in·fil·trie·rend *adj patho.* infiltrating.
In·fil·trie·rung *f patho.* infiltration.
in·fi·zie·ren **I** *vt* **1.** *epidem.* infect. **2.** *patho., hyg.* contaminate, poison. **II** *vr* **sich infizieren** get infected, be infected, catch an infection.
in·fi·ziert *adj epidem.* infected (*mit* with); (*Parasit*) infested; (*Wunde*) contaminated, dirty; *hyg., occup.* contaminated, poisoned.
In·flam·ma·ti·on *f patho.* inflammation.
In·flek·ti·on *f* inflection, inflexion.
In·flu·en·za *f epidem.* influenza, grip, grippe; *inf.* flu.
    Influenza A influenza A.
    Influenza B influenza B.
in·flu·en·za·ähn·lich *adj* influenza-like, flu-like, influenzal.
In·flu·en·za·pneu·mo·nie *f pulmo.* influenza pneumonia, influenzal pneumonia, influenza virus pneumonia.
In·flu·en·za·vi·rus *nt micro.* influenza virus, influenzal virus, Influenzavirus.
In·for·ma·ti·on *f* a piece of information, information (*über* on).
Infra- *pref.* below, infra-, sub-.
In·fra·den·ta·le *nt* infradentale.
in·fra·dia·phrag·mal *adj anat.* infradiaphragmatic, subdiaphragmatic.
in·fra·dia·phrag·ma·tisch *adj* → infradiaphragmal.
in·fra·kla·vi·ku·lär *adj anat.* infraclavicular, subclavian.
In·fra·klu·si·on *f* infraclusion.
in·fra·kor·ti·kal *adj anat.* infracortical.
In·frak·ti·on *f traumat.* infraction, infracture.
In·frak·tur *f traumat.* infraction, infracture.
in·fra·man·di·bu·lar *adj* → inframandibulär.
in·fra·man·di·bu·lär *adj anat.* inframandibular, submandibular.
in·fra·mar·gi·nal *adj* inframarginal.
in·fra·ma·xil·lar *adj* → inframaxillär.
in·fra·ma·xil·lär *adj anat.* inframaxillary; mandibular.
in·fra·nu·kle·ar *adj* → infranukleär.
in·fra·nu·kle·är *adj* infranuclear.
In·fra·ok·klu·si·on *f* infraocclusion.
    laterale Infraokklusion compound open bite, compound apertognathia.
in·fra·or·bi·tal *adj anat.* infraorbital, suborbital.
In·fra·or·bi·tal·an·äs·the·sie *f* infraorbital block.
In·fra·or·bi·tal·fur·che *f anat.* infraorbital sulcus of maxilla, infraorbital groove of maxilla.
In·fra·or·bi·ta·lis *anat.* **I** *f* infraorbital artery. **II** *m* infraorbital nerve.
In·fra·or·bi·tal·ka·nal *m anat.* infraorbital canal.
In·fra·or·bi·tal·re·gi·on *f anat.* infraorbital region.
in·fra·pa·tel·lar *adj anat.* infrapatellar, subpatellar.
in·fra·pa·tel·lär *adj* → infrapatellar.
In·fra·rot *nt phys.* infrared, infrared light, ultrared, ultrared light.

in·fra·rot *adj phys.* ultrared, infrared.
In·fra·rot·licht *nt* **1.** infrared, infrared light, ultrared, ultrared light. **2.** heat lamp, infrared lamp.
In·fra·rot·strah·len *pl phys.* infrared rays, heat rays.
In·fra·schall *m phys.* infrasonic sound, infrasonic waves.
in·fra·ster·nal *adj anat.* infrasternal, substernal.
In·fra·struk·tur *f (a. histol., bio.)* infrastructure.
in·fra·tem·po·ral *adj anat.* infratemporal.
In·fra·tem·po·ral·raum *m* infratemporal space.
in·fun·di·bu·lär *adj anat.* pertaining to an infundibulum, infundibular.
In·fun·di·bu·lum *nt, pl* **In·fun·di·bu·la 1.** *anat.* infundibulum. **2.** pulmonary cone, arterial cone, infundibulum of heart, infundibulum.
in·fun·die·ren *vt clin.* infuse.
In·fus *nt* → Infusum.
In·fu·si·on *f* **1.** infusion. **2.** infusion, infusum; clysis.
  intravenöse Infusion intravenous infusion, venoclysis, intravenous, phleboclysis.
In·fu·si·ons·che·mo·the·ra·pie *f clin.* infusion chemotherapy.
In·fu·si·ons·fla·sche *f clin.* infusion bottle.
In·fu·si·ons·flüs·sig·keit *f pharm.* infusion fluid, clysis.
In·fu·si·ons·ge·rät *nt clin.* infusion apparatus.
In·fu·si·ons·ka·nü·le *f clin.* infusion cannula.
In·fu·si·ons·lö·sung *f pharm.* infusion solution, infusion, infusum, clysis.
In·fu·si·ons·the·ra·pie *f clin.* infusion therapy.
In·fu·sum *nt, pl* **In·fu·sa** *pharm.* infusion, infusum.
In·ge·sta *pl* ingesta.
In·ge·sti·on *f* ingestion.
In·guen *nt anat.* groin, inguinal region, inguen.
in·gui·nal *adj* pertaining to the groin/inguinal region, inguinal.
In·gui·nal·lymph·kno·ten *pl anat.* inguinal lymph nodes.
In·ha·lat *nt* **1.** *physiol.* inhalant, inspirate, inspired air. **2.** *clin., pharm.* inhalant.
In·ha·la·ti·on *f* **1.** *physiol.* inhalation, inspiration. **2.** *clin., pharm.* inhalation.
In·ha·la·ti·ons·al·ler·gie *f pulmo.* inhalation allergy.
In·ha·la·ti·ons·ap·pa·rat *m* → Inhalator.
In·ha·la·ti·ons·dampf *m pharm.* vapor.
In·ha·la·ti·ons·mit·tel *nt pharm.* inhalant.
In·ha·la·ti·ons·nar·ko·se *f anes.* inhalation anesthesia.
In·ha·la·ti·ons·nar·ko·ti·kum *nt, pl* **In·ha·la·ti·ons·nar·ko·ti·ka** *anes.* inhalation anesthetic.
In·ha·la·ti·ons·prä·pa·rat *nt pharm.* inhalant.
In·ha·la·ti·ons·the·ra·pie *f clin., pharm.* inhalation therapy, anapnotherapy.
in·ha·la·tiv *adj* inhalational.
In·ha·la·tor *m clin., pharm.* inhalator, inhaler, inspirator.
In·ha·lie·ren *nt* inhalation.
in·ha·lie·ren *vt, vi physiol.* inhale, inspire.
In·halt *m* contents *pl*, gage, gauge; *phys. mathe.* (*Flächeninhalt*) area; (*Rauminhalt*) capacity, volume.
In·halts·an·ga·be *f* statement of contents; summary, outline, synopsis.
In·hi·bi·ti·on *f biochem., physiol.* inhibition; depression, restraint, arrest; *psycho., psychia.* inhibition, restraining.
In·hi·bi·tor *m chem. , biochem.* inhibitor; paralyzer, paralysor.
in·hi·bi·to·risch *adj biochem., physiol.* inhibitory, inhibitive, restraining, arresting, catastaltic, kolytic.
in·ho·mo·gen *adj* inhomogeneous.
In·ho·mo·ge·ni·tät *f* inhomogeneity.
Ini·on *nt anat.* inion.
In·iti·al·do·sis *f pharm.* initial dose, loading dose.
In·iti·al·herd *m patho.* initial focus.
In·iti·al·kon·takt *m* initial contact, initial occlusal contakt.
In·iti·al·wär·me *f physiol.* initial heat.
In·itia·ti·on *f patho.* initiation.
In·jek·ti·on *f* **1.** *clin.* injection, injectio; *inf.* jab. **2.** *pharm.* injection, injectio. **3.** *patho.* injection; congestion, hyperemia.
  intramuskuläre Injektion intramuscular injection.
  intraossale Injektion → intraossäre Injektion.
  intraossäre Injektion intraosseous injection.
  intraseptale Injektion intraseptal injection.
  intravenöse Injektion intravenous injection, intravenous, venoclysis.
  subkutane Injektion hypodermic injection, hypodermic, hypodermic inoculation, hypo, subcutaneous injection.
In·jek·ti·ons·mit·tel *nt* → Injektionspräparat.
In·jek·ti·ons·prä·pa·rat *nt pharm.* injection, injectio, injectable.
In·jek·ti·ons·sprit·ze *f clin.* injection syringe, syringe.
in·ji·zier·bar *adj pharm.* injectable.
in·ji·zie·ren *vt clin.* inject.
in·ji·ziert *adj clin.* injected; *patho.* injected; congested.
In·kar·na·ti·on *f patho.* incarnatio.
In·kar·ze·ra·ti·on *f chir., patho.* incarceration.
in·kar·ze·rie·ren *vt patho., chir.* incarcerate, trapp, confine.
in·kar·ze·riert *adj patho., chir.* incarcerated, trapped, confined.
In·kli·na·ti·on *f* inclination, inclination of tooth; angle of inclination.
In·klu·si·on *f patho., mathe.* inclusion.
in·kom·pa·ti·bel *adj (a. immun.)* incompatible (*mit* with).
In·kom·pa·ti·bi·li·tät *f (a. immun.)* incompatibility, incompatibleness.
in·kom·pe·tent *adj* **1.** incompetent. **2.** *patho.* incompetent, insufficient.
In·kom·pe·tenz *f* **1.** incompetence, incompetency. **2.** *patho.* incompetence, incompetency, insufficiency.
in·kom·plett *adj* incomplete.
in·kom·pres·si·bel *adj phys.* incompressible.
in·kon·gru·ent *adj mathe.* incongruent, incongruous.
In·kon·gru·enz *f mathe.* incongruity, incongruousness, incongruence.
in·kon·stant *adj* inconstant, changeful, variable, irregular.
In·kon·stanz *f* inconstancy.
in·kon·ti·nent *adj patho., urol.* incontinent.
In·kon·ti·nenz *f patho., urol.* incontinence, incontinency, incontinentia.
In·kre·ment *nt (a. mathe., phys.)* increment.
In·kret *nt histol.* incretion.
In·kre·ti·on *f histol.* incretion, internal secretion.
in·kre·to·risch *adj histol.* incretory.
In·kru·sta·ti·on *f patho.* incrustation.
In·ku·bat *nt micro.* incubate.
In·ku·ba·ti·on *f* **1.** *micro.* incubation. **2.** *ped.* incubation.
In·ku·ba·ti·ons·pe·ri·ode *f* → Inkubationszeit.
In·ku·ba·ti·ons·zeit *f* **1.** *patho.* incubative stage, incubation period, delitescence. **2.** *micro.* incubative stage, incubation period, latency period, latent period, latency phase.
  Inkubationszeit im Vektor *micro.* extrinsic incubation period, incubation period, incubative stage.
  äußere Inkubationszeit → Inkubationszeit im Vektor.
In·ku·ba·tor *m* **1.** *micro.* incubator. **2.** *ped.* incubator.
in·ku·bie·ren *vt micro.* incubate.
In·ku·bus *m* incubus, nightmare.
in·ku·ra·bel *adj (Krankheit)* not curable, incurable, immedicable.
In·ku·ra·bi·li·tät *f (Krankheit)* incurability.
In·lay *nt* inlay.
In·lay·an·fer·ti·gung, direkte *f* direct method for making inlays.
  indirekte Inlayanfertigung indirect method for making inlays.
Inlay-Brennofen *m* inlay furnace.
In·lay·gold *nt* inlay gold.
In·lay·guß·form *f* inlay mold, inlay casting mold.
In·lay·guß·wachs *nt* → Inlaywachs.
In·lay·schie·ne *f* inlay splint.
In·lay·wachs *nt* inlay wax, dental inlay wax, dental inlay casting wax, inlay pattern wax, inlay casting wax.
In·nen·bo·gen *m* lingual arch.
Innenbogen-Außenbogen-Apparat *m* → Innenbogen-Außenbogen-Technik.
Innenbogen-Außenbogen-Technik *f* labiolingual appliance, labiolingual fixed orthodontic appliance, labiolingual technique, labial and lingual arches.
In·nen·durch·mes·ser *m* inside diameter, caliber, bore.
In·nen·flä·che *f* **1.** (*Hand*) palm, inner surface. **2.** inner surface, inside.
In·nen·kern *m micro.* (*Virus*) core.
In·nen·knö·chel *m anat.* medial malleolus, tibial malleolus, inner malleolus, internal malleolus.
In·nen·ohr *nt anat.* inner ear, internal ear, labyrinth, labyrinthus.
In·nen·ohr·ent·zün·dung *f HNO* inflammation of the labyrinth, labyrinthitis.
In·nen·ohr·la·by·rinth *nt anat.* labyrinth, labyrinthus.
In·nen·ohr·schä·di·gung *f HNO* inner ear lesion.
In·nen·ohr·schne·cke [k·k] *f anat.* cochlea.
In·nen·ohr·taub·heit *f HNO* inner ear deafness, inner ear hearing loss, labyrinthine hearing loss, labyrinthine deafness.
In·nen·ohr·ver·let·zung *f HNO* inner ear trauma, inner ear injury.
In·nen·pa·ra·sit *m bio., micro.* internal parasite, endoparasite, endosite, entoparasite, entorganism.

Innenraum

In·nen·raum *m* (*a. anat.*) interior.
In·nen·ro·ta·ti·on *f* internal rotation.
In·nen·schma·rot·zer *m* → Innenparasit.
In·nen·sei·te *f* interior, inner side, inner surface, inside.
In·nen·wand *f* (*a. anat.*) wall, inner wall, interior wall.
In·nen·zo·ne der Pulpa *f* pulp core, pulpa proper.
Innere Medizin *f* internal medicine, medicine.
in·ner·se·kre·to·risch *adj histol.* incretory.
In·ner·va·ti·on *f anat., physiol.* innervation.
   direkte Innervation direct innervation.
   motorische Innervation motor innervation.
   reziproke Innervation reciprocal innervation.
in·ner·vie·ren *vt anat., physiol.* innervate.
In·ni·da·ti·on *f patho.* innidiation, indenization; colonization.
In·oku·la·ti·on *f epidem., micro.* inoculation.
In·oku·la·ti·ons·lym·pho·re·ti·ku·lo·se, benigne *f epidem.* cat-scratch disease, cat-scratch fever, benign inoculation reticulosis, nonbacterial regional lymphadenitis, benign lymphoreticulosis, regional lymphadenitis.
in·oku·lier·bar *adj epidem., micro.* inoculable.
in·oku·lie·ren *vt epidem., micro.* inoculate.
In·oku·lum *nt, pl* **In·oku·la** *epidem., micro.* inoculum.
in·ope·ra·bel *adj chir., patho.* inoperable.
ino·trop *adj physiol.* inotropic.
In·sa·li·va·ti·on *f physiol.* (*Nahrung*) insalivation.
In·schrift *m* inscription, legend.
In·scrip·tio *f pharm.* inscription, inscriptio.
In·sec·ta *pl bio., micro.* Insecta, Hexapoda.
In·sec·ti·vo·ra *pl bio.* Insectivora.
In·sekt *nt* **1.** *bio., micro.* insect; *inf.* bug. **2. Insekten** *pl bio., micro.* Insecta, Hexapoda.
In·sek·ten·biß *m derm.* insect bite, bite; insect sting.
In·sek·ten·fres·ser *bio.* **I** *m* insectivore. **II** *pl* → Insectivora.
In·sek·ten·kun·de *f bio.* insectology, entomology.
In·sek·ten·schutz·mit·tel *nt derm.* insect-repellent, insectifuge.
In·sek·ten·stich *m* insect bite, bite, prick, insect sting.
In·sek·ti·vo·re *m bio.* insectivore.
In·sek·ti·vo·ren *pl* → Insectivora.
In·sek·ti·zid *nt chem.* insecticide.
in·sek·ti·zid *adj chem.* insecticidal.
In·sel *f* **1.** *anat., histol.* island, islet. **2.** → Inselrinde.
In·sel·chen *nt anat., histol.* islet.
In·sel·lap·pen *m chir.* island flap.
In·sel·or·gan *nt endo., histol.* islands of Langerhans, islets of Langerhans, endocrine part of pancreas, pancreatic islets, pancreatic islands, islet tissue.
In·sel·rin·de *f anat.* island of Reil, insular area, insular lobe, insular cortex.
In·sel·zel·le *f histol.* (*Pankreas*) islet cell, nesidioblast.
In·se·mi·na·ti·on *f bio., embryo.* insemination; insemination, semination.
   artifizielle Insemination artificial insemination, artificial fecundation.
in·se·rie·ren *vt anat.* (*Muskel*) insert.
In·ser·ti·on *f* **1.** *anat.* (*Muskel*) insertion, insertio. **2.** *genet.* insertion.
In·so·la·tio *f* → Insolation.
In·so·la·ti·on *f derm.* insolation.
In·som·nia *f* → Insomnie.
In·som·nie *f* sleeplessness, insomnia, vigilance, wakefulness, agrypnia, ahypnia.
In·spek·ti·on *f* inspection.
In·spi·rat *nt physiol.* inspirate, inspired air, inhalant, inhaled air, inhaled gas.
In·spi·ra·ti·ons·ka·pa·zi·tät *f physiol.* inspiratory capacity.
in·spi·ra·to·risch *adj* pertaining to inspiration, inspiratory.
In·stil·la·ti·on *f clin.* instillation, instillment, instilment.
In·stil·la·tor *m clin., pharm.* instillator, dropper.
in·stil·lie·ren *vt* instill, instil (*in* into).
In·stru·ment *nt* (*a. fig.*) instrument; implement, tool.
   doppelendiges Instrument double-ended instrument.
   doppelseitiges Instrument double-sided instrument.
   endodontisches Instrument endodontic instrument.
   orthodontisches Instrument orthodontic instrument.
   rotierendes Instrument rotary instrument.
   zahnärztliches Instrument dental instrument.
   zahnheilkundliche Instrumente dental instruments.
In·stru·men·ta·ri·um *nt chir.* instrumentarium, instruments *pl*; (*Praxis*) armamentarium, armarium.
in·stru·men·tell *adj* instrumental.

In·stru·men·ten·be·steck *nt* set.
in·stru·men·tie·ren *vt* instrument.
In·stru·men·tier·schwe·ster *f chir.* scrub nurse.
In·su·dat *nt patho.* insudation.
In·su·da·ti·on *f patho.* insudation.
in·suf·fi·zi·ent *adj patho.* insufficient; incompetent.
In·suf·fi·zi·enz *f patho.* insufficiency; incompetence, incompetency; failure.
   akute respiratorische Insuffizienz respiratory failure.
   respiratorische Insuffizienz pulmonary insufficiency, respiratory insufficiency.
   zerebrovaskuläre Insuffizienz cerebrovascular insufficiency.
In·suf·fla·ti·on *f* **1.** *clin., pharm.* insufflation. **2.** *gyn.* pertubation.
In·suf·fla·ti·ons·an·äs·the·sie *f anes.* insufflation anesthesia.
In·suf·fla·ti·ons·nar·ko·se *f* → Insufflationsanästhesie.
In·su·la *f* → Inselrinde.
In·su·lin *nt biochem., endo.* insulin. **mit Insulin behandeln** insulinize.
In·su·lin·ämie *f endo.* insulinemia, hyperinsulinemia, hyperinsulinism.
In·su·lin·ant·ago·nist *m endo., pharm.* insulin antagonist.
In·su·lin·an·ti·kör·per *m endo., immun.* anti-insulin antibody, insulin antibody.
In·su·lin·ein·heit *f endo., clin.* insulin unit.
In·su·lin·man·gel *m endo.* hypoinsulinemia.
In·su·lin·man·gel·dia·be·tes *m endo., patho.* insulin-dependent diabetes, insulin-dependent diabetes mellitus, insulinopenic diabetes, brittle diabetes, growth-onset diabetes (mellitus), juvenile diabetes, juvenile-onset diabetes, ketosis-prone diabetes.
In·su·li·nom *nt endo., patho.* insulinoma, insuloma; (*Pankreas*) beta cell tumor, B cell tumor.
In·su·lin·re·zep·tor *m biochem., endo.* insulin receptor.
In·su·lin·schock *m endo., patho.* insulin shock, hyperinsulinism, wet shock.
In·su·lin·schock·the·ra·pie *f clin.* insulin coma treatment, insulin shock treatment, insulin shock therapy, insulin coma therapy.
In·sult, apoplektischer *m neuro., patho.* apoplexy, apoplexia, cerebral apoplexy, stroke syndrome, apoplectic stroke, cerebrovascular accident, encephalorrhagia, apoplectic fit, cerebral crisis.
In·te·gral *nt mathe.* integral.
In·te·gral·do·sis *f radiol.* integral dose, integral absorbed dose, volume dose.
in·te·grie·ren *vt* integrate (*in* into); *mathe.* integrate.
In·te·gu·ment *nt anat.* integument, integumentum, capsule, rind.
In·tel·lekt *m* intellect, brains.
in·tel·lek·tu·ell *adj* intellectual, mental.
in·tel·li·gent *adj* intelligent, intellective, intellectual; *fig.* bright, apt, brainy.
In·tel·li·genz *f* intelligence, understanding, aptitude, brains, brainpower, brightness.
In·ten·si·tät *f* intensity, intenseness; (*Schmerz*) acuteness.
in·ten·siv *adj* intensive, intense.
in·ten·si·vie·ren *vt* intensify.
In·ten·si·vie·rung *f* intensification.
In·ten·siv·pfle·ge *f clin.* intensive care.
In·ten·siv·sta·ti·on *f clin.* intensive care unit, critical care unit.
   kardiologische Intensivstation coronary care unit.
In·ten·ti·on *f* intention; view.
Inter- *pref.* between, among, inter-.
in·ter·al·veo·lar *adj* interalveolar.
in·ter·al·veo·lär *adj* → interalveolar.
In·ter·al·veo·lar·sep·ten *pl* alveolar septa, interalveolar septa.
in·ter·den·tal *adj* interdental.
In·ter·den·tal·ar·te·ri·en *pl* interdental arteries, interdental branches, interradicular arteries, interradicular branches.
In·ter·den·ta·le *nt* interdentale, point Id.
   Interdentale inferius interdentale inferius, point IdI.
   Interdentale superius interdentale superius, point IdS.
In·ter·den·tal·fur·che *f* interdental groove.
In·ter·den·tal·ge·we·be *f* interdental tissue.
In·ter·den·tal·gin·gi·va *f* interdental gingiva, interproximal gingiva, papillary gingiva, septal gingiva.
In·ter·den·tal·ka·näl·chen *nt* Hirschfeld's canal, interdental canal.
In·ter·den·tal·ka·ri·es *f* interdental caries.
In·ter·den·tal·li·ga·tur *f* interdental ligation.
In·ter·den·tal·mes·ser *nt* interdental knife, interdent.
In·ter·den·tal·pa·pil·le *f* interdental papilla, gingival papilla.
In·ter·den·tal·raum *m* interdental space, interdentium.
In·ter·den·tal·schie·ne *f* interdental splint.
In·ter·den·tal·sep·tum *nt* interdental septum.

In·ter·den·tal·spit·ze *f* interdental tip.
In·ter·den·tal·sti·mu·la·tor *m* interdental stimulator.
In·ter·den·tal·sul·kus *m* interdental groove.
In·ter·den·ti·um *nt* interdentium.
in·ter·di·gi·tal *adj anat.* interdigital.
In·ter·di·gi·tal·raum *m anat.* interdigit, web space.
In·ter·es·se *nt* interest (*an, für* in). **aus Interesse** out of interest. **Interesse an etw./jdm.** *od.* **für etw./jdn. haben** be interested in sth./s.o. **das Interesse verlieren** lose interest.
In·ter·fe·renz *f bio., micro., phys.* interference.
in·ter·fe·rie·ren *vi phys.* interfere.
In·ter·fe·ron *nt immun.* interferon.
α-**Interferon** interferon-α, leukocyte interferon.
In·ter·glo·bu·lar·den·tin *nt* interglobular dentin.
In·ter·glo·bu·lar·räu·me *pl histol.* globular spaces of Czermak, interglobular spaces of Owen, Czermak's lines, Czermak's spaces.
in·ter·glu·tä·al *adj* → intergluteal.
in·ter·glu·te·al *adj anat.* intergluteal, internatal.
In·te·rims·pro·the·se *f* interim denture, provisional denture.
In·te·rims·ze·ment *m* temporary cement.
in·ter·ka·lar *adj* intercalary, intercalated.
in·ter·ka·liert *adj* → interkalar.
In·ter·ki·ne·se *f bio.* interkinesis.
in·ter·ko·stal *adj anat.* intercostal.
In·ter·ko·stal·ner·ven *pl anat.* intercostal nerves, anterior branches of thoracic nerves, ventral branches of thoracic nerves.
In·ter·ko·stal·raum *m anat.* intercostal space.
in·ter·kri·tisch *adj patho.* intercritical.
in·ter·kur·rent *adj patho.* intercurrent, intervening.
in·ter·kur·rie·rend *adj* → interkurrent.
in·ter·kus·pi·dal *adj* intercuspal.
In·ter·kus·pi·da·ti·on *f* intercuspation.
habituelle Interkuspidation habitual occlusion.
maximale Interkuspidation maximum intercuspation, maximum intercuspation, centric occlusion, intercuspal position, acquired centric, habitual centric, tooth-to-tooth position.
in·ter·la·bi·al *adj anat.* interlabial.
In·ter·leu·kin *nt immun.* interleukin.
in·ter·lo·bär *adj anat.* interlobar.
in·ter·lo·bu·lär *adj anat.* interlobular.
in·ter·ma·xil·lar *adj anat.* intermaxillary.
in·ter·ma·xil·lär *adj* → intermaxillar.
in·ter·me·di·är *adj* intermediary, intermediate, interposed, intervening.
In·ter·me·di·är·den·tin *nt* intermediate dentin.
In·ter·me·di·är·pha·se *f patho.* intercritical gout, intermediate stage.
In·ter·me·di·är·ze·ment *nt* intermediary cementum.
In·ter·me·di·us *m anat.* intermediate nerve, intermediary nerve, Wrisberg's nerve.
in·ter·men·stru·al *adj* → intermenstruell.
in·ter·men·stru·ell *adj gyn.* intermenstrual.
In·ter·mis·si·on *f clin., patho.* intermission, intermittence, intermittency.
in·ter·mit·tie·rend *adj* intermittent.
in·tern *adj* interior, internal; implanted.
in·ter·na·tal *adj anat.* internatal, intergluteal.
In·ter·na·tio·nal Nonproprietary Names *pl pharm.* International Nonproprietary Names.
International Unit international unit.
In·ter·neu·ron *nt histol.* integrator cell, interneuron, internuncial neuron, intermediate neuron, intercalary neuron.
In·ter·nist *m* internist, physician.
in·ter·ni·stisch *adj* medical, medicinal.
in·ter·ok·klu·sal *adj* interocclusal.
In·ter·ok·klu·sal·ab·stand *m* interocclusal distance, interarch distance, interocclusal space, freeway, freeway space, interocclusal clearance, interocclusal gap, interocclusal space, interocclusal rest space.
großer Interokklusalabstand large interarch distance.
kleiner Interokklusalabstand small interarch distance.
verkleinerter Interokklusalabstand reduced interarch distance.
In·ter·ok·klu·sal·raum *m* → Interokklusalabstand.
In·ter·ok·klu·sal·schie·ne *f* interocclusal splint.
In·ter·ok·klu·sal·spalt *m* → Interokklusalabstand.
in·te·ro·re·zep·tiv *adj physiol.* interoceptive.
In·te·ro·re·zep·tor *m physiol.* interoceptor.
in·te·ros·sär *adj anat.* interosseous, interosseal.
in·te·ro·zep·tiv *adj physiol.* interoceptive.
In·te·ro·zep·tor *m physiol.* interoceptor.

In·ter·pha·lan·ge·al·ge·len·ke *pl* interphalangeal articulations, phalangeal articulations, interphalangeal joints, digital joints, phalangeal joints.
In·ter·pha·se *f bio.* interphase, karyostasis.
In·ter·po·la·ti·on *f mathe.* interpolation.
in·ter·po·liert *adj mathe.* interpolated.
In·ter·po·nat *nt chir.* interposition, interposition graft.
in·ter·po·niert *adj chir.* interpolated, interposed.
In·ter·po·si·ti·ons·shunt *m chir.* interposition graft.
portokavaler Interpositionsshunt interposition H graft, H graft.
In·ter·po·si·ti·ons·trans·plan·tat *nt* → Interpositionsshunt.
In·ter·pre·ta·ti·on *f* interpretation.
In·ter·pro·xi·mal·bür·ste *f* interproximal brush, interproximal toothbrush.
In·ter·pro·xi·mal·flä·che *f* interproximal surface.
In·ter·pro·xi·mal·ka·ri·es *f* interproximal caries.
In·ter·pro·xi·mal·kon·takt *m* interproximal contact.
fehlerhafter Interproximalkontakt faulty contact, faulty interproximal contact.
In·ter·pro·xi·mal·raum *m* interproximal space.
in·ter·ra·di·ku·lär *adj* interradicular.
In·ter·ra·di·ku·lar·raum *m* interradicular space.
In·ter·ra·di·ku·lar·sep·tum *nt* interradicular septum.
Interstitial- *pref.* interstice, interstitial.
interstitial cell stimulating hormone (*nt*) interstitial cell stimulating hormone, luteinizing hormone, Aschheim-Zondek hormone, luteinizing principle.
In·ter·sti·ti·al·ge·we·be *nt histol.* interstitial tissue, interstitium.
in·ter·sti·ti·ell *adj histol., physiol.* pertaining to interstic(es), interstitial.
In·ter·sti·ti·um *nt histol., physiol.* interstice, interstitium, interstitial space.
in·ter·tri·gi·nös *adj derm.* intertriginous.
In·ter·tri·go *f derm.* intertrigo, eczema intertrigo.
In·ter·tu·bu·lar·den·tin *nt* intertubular dentin.
In·ter·vall *nt* interval; *mathe.* interval; *card.* interval, period; conduction time. **in gleichmäßigen Intervallen** at regular intervals.
in·ter·ve·nie·ren *vi* intervene, interfere.
In·ter·ven·ti·on *f* intervention, interference, interfering.
in·ter·ven·tri·ku·lär *adj anat.* interventricular.
In·ter·ven·tri·ku·lar·sep·tum *nt anat.* interventricular septum (of heart), ventricular septum.
in·ter·ver·te·bral *adj anat.* intervertebral.
In·ter·ver·te·bral·schei·be *f anat.* intervertebral disk, intervertebral cartilage, intervertebral fibrocartilage, disk, disc.
in·ter·zel·lu·lar *adj histol.* intercellular.
in·ter·zel·lu·lär *adj* → interzellular.
In·ter·zel·lu·lar·raum *m histol.* intercellular space.
In·ter·zel·lu·lar·schicht *f* intercellular layer.
In·ter·zel·lu·lar·sub·stanz *f histol.* ground substance, intercellular substance, interstitial substance, amorphous ground substance.
in·ter·ze·re·bral *adj anat.* intercerebral.
in·te·sti·nal *adj* pertaining to the intestine, enteral, intestinal.
In·te·sti·nal·tu·ber·ku·lo·se *f epidem., patho.* intestinal tuberculosis, tuberculosis of the intestines.
In·te·sti·num *nt, pl* **In·te·sti·na** *anat.* intestine(s), gut, bowel, intestinum.
Intestinum caecum blind gut, blind intestine, coecum, cecum, caecum, typhlon.
Intestinum crassum large intestine, large bowel.
Intestinum duodenum duodenum, dodecadactylon.
Intestinum ileum twisted intestine, ileum.
Intestinum jejunum empty intestine, jejunum.
Intestinum rectum straight intestine, rectum.
Intestinum tenue small bowel, small intestine.
in·tim *adj* intimate, close; (*sexuell*) intimate.
In·ti·ma *f histol., anat.* intima, endangium, Bichat's tunic.
In·ti·ma·ein·riß *m* → Intimariß.
In·ti·ma·ödem *nt patho.* intimal edema.
In·ti·ma·riß *m patho.* intimal tear.
in·to·le·rant *adj* (*a. patho., bio.*) intolerant (*gegen, gegenüber* of); impatient.
In·to·le·ranz *f* (*a. patho., bio.*) intolerance (*gegen* of).
In·to·xi·ka·ti·on *f patho.* poisoning, intoxication.
intra- *pref.* end(o)-, intra-.
in·tra·ab·do·mi·nal *adj* → intraabdominell.
in·tra·ab·do·mi·nell *adj anat.* endoabdominal, intra-abdominal.
in·tra·ar·te·ri·ell *adj anat.* intra-arterial, endarterial.
in·tra·der·mal *adj histol., derm.* intracutaneous, intradermal, intradermic.

Intradermaltest

In·tra·der·mal·test *m derm.* intracutaneous test, intradermal test.
in·tra·du·ral *adj anat.* intradural.
in·tra·epi·der·mal *adj histol., derm.* intraepidermal.
in·tra·epi·the·li·al *adj histol., derm.* intraepithelial.
in·tra·in·te·sti·nal *adj anat.* intraintestinal.
in·tra·ka·na·li·ku·lär *adj histol.* intracanalicular.
in·tra·kap·su·lär *adj anat.* intracapsular.
in·tra·kar·di·al *adj anat.* intracardiac, intracordial, intracordial, endocardiac, endocardial.
in·tra·kar·ti·la·gi·när *adj histol.* intracartilaginous, intrachondral, intrachondral, endochondral, enchondral, endchondral.
in·tra·ka·vi·tär *adj* intracavitary.
in·tra·ko·ro·nal *adj* intracoronal.
in·tra·kor·po·ral *adj anat.* intracorporeal, intracorporal.
in·tra·kra·ni·al *adj anat.* intracranial, endocranial, entocranial, encranial.
in·tra·kra·ni·ell *adj* → intrakranial.
in·tra·ku·tan *adj histol., derm.* intracutaneous, intradermal, intradermic, endermic, endermatic.
in·tra·ku·tan·naht *f chir.* subcuticular suture.
In·tra·ku·tan·pro·be *f derm.* intracutaneous test, intradermal test.
In·tra·ku·tan·test *m derm.* intracutaneous test, intradermal test.
in·tra·ma·xil·lär *adj* intramaxillary.
in·tra·me·dul·lär *adj histol.* intramedullary.
in·tra·mu·ral *adj histol.* intramural, mural.
in·tra·mus·ku·lär *adj histol.* intramuscular.
in·tra·na·sal *adj anat.* intranasal, endonasal.
In·tra·na·sal·an·äs·the·sie *f anes.* intranasal block, intranasal anesthesia.
in·tra·neu·ral *adj histol.* intraneural.
in·tra·nu·kle·är *adj histol.* endonuclear, intranuclear.
in·tra·oku·lar *adj histol.* intraocular.
in·tra·oku·lär *adj* → intraokular.
in·tra·ope·ra·tiv *adj chir.* intraoperative.
in·tra·oral *adj anat.* intraoral.
in·tra·or·bi·tal *adj anat.* intraorbital.
in·tra·os·sal *adj histol.* intraosseous, intraosteal.
in·tra·os·sär *adj histol.* intraosseous, intraosteal.
in·tra·pul·mo·nal *adj anat.* intrapulmonary.
in·tra·pul·pal *adj* intrapulpal.
in·tra·tho·ra·kal *adj anat.* intrathoracic, endothoracic.
in·tra·ton·sil·lar *adj histol.* intratonsillar.
in·tra·ton·sil·lär *adj* → intratonsillar.
in·tra·tra·che·al *adj anat.* intratracheal, endotracheal.
in·tra·va·sal *adj histol.* intravascular.
in·tra·vas·ku·lär *adj histol.* intravascular.
in·tra·ve·nös *adj histol.* intravenous, endovenous.
in·tra·ven·tri·ku·lar *adj* → intraventrikulär.
in·tra·ven·tri·ku·lär *adj anat.* intraventricular.
in·tra·vi·tal *adj (a. histol.)* intra vitam, intravital, in vivo, during life.
In·tra·vi·tal·fär·bung *f histol.* intravital staining, vital staining, vital stain.
intra vitam → intravital.
in·tra·zel·lu·lar *adj* → intrazellulär.
in·tra·zel·lu·lär *adj histol.* intracellular, endocellular.
In·tra·zel·lu·lar·flüs·sig·keit *f histol., physiol.* intracellular fluid.
In·tra·zel·lu·lar·raum *m histol., physiol.* intracellular space.
in·tra·ze·re·bral *adj anat.* intracerebral.
Intrinsic-Asthma *nt pulmo.* intrinsic asthma.
Intrinsic-Faktor *m biochem.* intrinsic factor, gastric intrinsic factor, gastric anti-pernicious anemia factor, Castle's factor.
Intrinsic-System *nt hema.* intrinsic system, intrinsic pathway.
in·trin·sisch *adj (a. psycho.)* intrinsic, intrinsical, inherent; endogenous.
Intro- *pref.* intro-.
In·tro·gres·si·on *f genet.* introgression.
In·troi·tus *m anat.* introitus, entrance.
In·tro·mis·si·on *f* intromission.
In·tron *nt genet.* intron, intervening sequence.
In·tru·si·on *f* intrusion, tooth depression.
   Intrusion der Schneidezähne incisor intrusion.
In·tu·ba·ti·on *f clin., anes.* intubation.
   endotracheale Intubation endotracheal intubation, intratracheal intubation.
   nasale ntubation nasal intubation.
   nasopharyngeale Intubation nasopharyngeal intubation.
   nasotracheale Intubation nasotracheal intubation, nasal-tracheal intubation.
   orale Intubation oral intubation.
   oropharyngeale Intubation oropharyngeal intubation.
   orotracheale Intubation orotracheal intubation.
In·tu·ba·tor *m anes.* introducer, intubator.
In·tu·bie·ren *nt anes.* intubation.
in·tu·bie·ren *vt anes.* intubate.
In·tui·ti·on *f* intuition, crypthesthesia.
in·tu·mes·zent *adj* intumescent, swelling, enlarging.
In·tu·mes·zenz *f anat.* intumescence, swelling, enlargement, prominence, intumescentia.
In·unc·tio *f* → Inunktion.
In·unk·ti·on *f pharm.* inunction, entripsis.
In·va·gi·na·ti·on *f* **1.** *patho., chir.* intussusception, indigitation, introsusception, invagination. **2.** *embryo.* invagination.
In·vak·zi·na·ti·on *f epidem.* invaccination.
in·va·lid *adj* → invalide.
In·va·li·de *m/f* invalid, disabled person.
in·va·li·de *adj* invalid, disabled.
In·va·li·di·tät *f* invalidity, invalidism, disability, disablement.
In·va·si·on *f patho., epidem.* invasion; *patho.* (*Tumor*) invasion; *micro.* invasion; *pharm.* invasion.
in·va·siv *adj patho.* invasive; *chir.* invasive.
In·va·si·vi·tät *f patho., chir.* invasiveness.
in·vers *adj mathe.* inverse.
In·ver·sio *f patho.* inversion.
in·ve·te·riert *adj patho.* (*Krankheit*) inveterate, chronic, long seated, firmly established.
in·vi·si·bel *adj* not visible, invisible.
in vivo within the living body, in vivo.
In·vo·lu·te *f mathe.* involute.
In·vo·lu·ti·on *f bio., histol.* involution, catagenesis; atresia; *mathe.* involution; *psychia.* involution.
   übermäßige Involution superinvolution, hyperinvolution.
In·vo·lu·ti·ons·osteo·po·ro·se *f* involutional osteoporosis.
In·zest *m forens.* incest.
In·zi·denz *f* **1.** *phys.* incidence. **2.** *stat.* incidence.
in·zi·die·ren *vt chir.* incise, cut.
In·zi·sal·füh·rung *f* incisal guidance.
In·zi·sal·ha·ken *m* incisal hook, embrasure hook.
In·zi·sal·punkt *m* incisal point, incisor point.
In·zi·sal·win·kel *m* incisal angle.
In·zi·si·on *f chir.* incision, cut.
   intraorale Inzision intraoral incision.
   sublabiale Inzision sublabial incision.
In·zi·si·ons·bi·op·sie *f chir., clin.* incisional biopsy.
In·zi·si·ons·fo·lie *f chir.* incise drape.
in·zi·so·la·bi·al *adj* incisolabial.
in·zi·so·lin·gu·al *adj* incisolingual.
in·zi·so·pro·xi·mal *adj* incisoproximal.
In·zi·sur *f* **1.** *physiol.* incisura. **2.** *anat.* incisure, notch, incision, cut, incision, incisura, sulcus, cleft, notch.
In·zucht *f bio., genet.* inbreeding.
Iod *nt chem.* iodine, iodum.
Io·did *nt chem.* iodide.
Ion *nt chem., phys.* ion, ionized atom.
Io·nen·do·sis *f radiol.* exposure dose.
Io·nen·the·ra·pie *f clin.* iontophoresis, ionotherapy, iontherapy, iontotherapy.
Io·ni·sa·ti·on *f chem., phys.* ionization.
Io·ni·sa·ti·ons·kam·mer *f phys.* ionization chamber.
Io·ni·sie·rung *f* → Ionisation.
Ion-Krone *f* Ion crown.
Io·no·me·ter *nt phys.* ionometer, iontoquantimeter, iontoradiometer.
Io·no·me·trie *f radiol.* ionometry.
Io·no·pho·re·se *f lab., phys.* ionophoresis, ionization.
Ion·to·pho·re·se *f clin.* iontophoresis, ionotherapy, iontherapy, iontotherapy.
IP-Gelenke *pl anat.* interphalangeal articulations, phalangeal articulations, interphalangeal joints, digital joints, phalangeal joints.
ip·si·la·te·ral *adj* on the same side, homolateral, ipsilateral.
Ip·so·clip *m* Ipsoclip, Ipsoclip unit, Ipsoclip attachment.
Iri·do·kor·ne·al·win·kel *m anat.* iridocorneal angle, angle of chamber, iridal angle, angle of iris, filtration angle.
Iris *f, pl* **Iri·des** *anat.* iris.
Iris·rand *m histol.* margin of iris.
   äußerer Irisrand → ziliarer Irisrand.
   ziliarer Irisrand ciliary margin of iris, outer margin of iris.
Iris·wur·zel *f histol.* root of iris.
Iri·tis *f ophthal.* inflammation of the iris, iritis.
IR-Licht *nt* infrared, infrared light, ultrared, ultrared light.
irr *adj* → irre.

Ir·ra·dia·ti·on *f* (*Schmerz*) irradiation; *physiol.* irradiation; *radiol.* irradiation; *psycho.* irradiation.
ir·ra·tio·nal *adj* not rational, irrational, unreasonable, unreasoning.
ir·re *adj* **1.** lunatic, mad, insane, crazy, maniac, phrenetic; *inf.* nuts. **2.** (*konfus*) confused, mixed up.
ir·re·gu·lär *adj card., patho.* not regular, irregular.
Ir·re·gu·lär·den·tin *nt* tertiary dentin, reparative dentin, irregular dentin, adventitious dentin, secondary irregular dentin.
ir·re·pa·ra·bel *adj* irreparable.
ir·re·po·ni·bel *adj chir., traumat.* not reducible, irreducible.
ir·re·spi·ra·bel *adj clin., pharm.* irrespirable.
ir·re·ver·si·bel *adj chem., phys., mathe.* irreversible; permanent.
Ir·ri·gans *nt clin.* irrigation.
Ir·ri·ga·ti·on *f clin.* irrigation, lavage, washing out.
Ir·ri·ga·tor *m clin.* irrigator; douche.
ir·ri·ta·bel *adj physiol.* irritable.
Ir·ri·ta·bi·li·tät *f physiol.* irritability.
Ir·ri·tans *nt physiol., patho.* irritant, irritant agent.
Ir·ri·ta·ti·on *f physiol., patho.* irritation.
Ir·ri·ta·ti·ons·fi·brom *nt patho.* irritation fibroma, lobular fibroma.
ir·ri·ta·tiv *adj physiol., patho.* causing irritation, irritative.
irr·sin·nig *adj* lunatic, insane, mad, crazy, maniac, phrenetic.
Irr·tum *m* mistake, error; (*Ungenauigkeit*) inaccuracy.
Isch·ämie *f patho.* ischemia, ischaemia, hypoemia.
   warme Ischämie warm ischemia.
Isch·ämie·re·ak·ti·on *f* → Ischämiereflex.
Isch·ämie·re·flex *f patho.* ischemic reflex.
Isch·ämie·to·le·ranz *f patho.* ischemic tolerance.
isch·ämisch *adj patho.* pertaining to or affected with ischemia, ischemic.
Is·chi·um *nt anat.* ischium, ischial bone.
Iso- *pref.* is(o)-.
Iso·ag·glu·ti·nin *nt immun.* isoagglutinin, isohemagglutinin.
Iso·an·dro·ste·ron *nt endo.* isoandrosterone, epiandrosterone.
Iso·an·ti·gen *nt immun.* isoantigen; alloantigen, homologous antigen, isophile antigen, isogeneic antigen, allogeneic antigen.
Iso·an·ti·kör·per *m immun.* alloantibody; isoantibody.
Iso·ba·re *f phys.* isobar.
iso·chrom *adj phys.* isochromatic, isochroous.
Iso·chro·ma·tisch *adj phys.* isochromatic, isochroous.
Iso·chro·mo·som *nt genet.* isochromosome.
iso·chron *adj* isochronous, isochronal, isochronic.
iso·dont *adj* isodontic, isodont.
iso·don·tisch *adj* → isodont.
Iso·do·se *f radiol.* isodose.
Iso·do·sen·kur·ve *f radiol.* isodose curve.
Iso·dy·na·mie *f physiol.* isodynamic effect.
iso·dy·na·misch *adj physiol.* isodynamic.
iso·elek·trisch *adj phys., chem.* isoelectric, isopotential.
Iso·en·zym *nt biochem.* isoenzyme, isozyme.
iso·gam *adj bio.* pertaining to isogamy, isogamous.
Iso·ga·mie *f bio.* isogamy, isogame.
iso·gen *adj* → isogenetisch.
iso·ge·ne·tisch *adj genet.* isogeneic, isogenic.
iso·gnath *adj* isognathous.
Iso·häm·ag·glu·ti·nin *nt immun.* isohemagglutinin.
Iso·hy·drie *f physiol.* isohydria.
Iso·im·mu·ni·sie·rung *f immun.* isoimmunization.
Iso·im·mun·se·rum·be·hand·lung *f immun., clin.* isoserum treatment.
Iso·kor·tex *m histol.* isocortex, homotypical cortex, neocortex, neopallium.
Iso·lat *nt bio., micro.* isolate.
Iso·la·ti·on *f* **1.** *epidem.* isolation, sequestration. **2.** *techn., phys., electr.* insulation.
Iso·la·tor *m electr.* insulator, insulating layer.
Iso·lier·ab·tei·lung *f* → Isolierstation.

iso·lie·ren *vt* **1.** *epidem.* isolate, quarantine, cut off, separate. **2.** *techn., phys., electr.* insulate.
Iso·lier·ma·te·ri·al *nt phys., electr.* insulant, insulation, isolator.
Iso·lier·schicht *f* insulating layer.
Iso·lier·sta·ti·on *f epidem.* isolation ward, quarantine, lazaret, lazaretto.
iso·liert *adj* **1.** *epidem.* isolated; separated. **2.** *techn., phys., electr.* insulated.
iso·log *adj immun.* syngeneic, syngenetic, isologous.
Iso·ly·se *f immun.* isolysis.
Iso·ly·sin *nt immun.* isolysin.
Iso·mer *nt chem.* isomer, isomeride.
iso·mer *adj chem.* isomeric, isomerous.
Iso·me·rie *f chem.* isomerism.
   optische Isomerie optical isomerism, enantiomerism, enantiomorphism.
iso·me·trisch *adj physiol.* isometric.
iso·morph *adj histol.* isomorphous, isomorphic.
Iso·mor·phie *f* → Isomorphismus.
Iso·mor·phis·mus *m histol.* isomorphism.
Iso·nia·zid *nt pharm.* isoniazid, isonicotinic acid hydrazide, isonicotinoylhydrazine, isonicotinylhydrazine, 4-pyridine carboxylic acid hydrazide.
Iso·ni·co·tin·säu·re·hy·dra·zid *nt* → Isoniazid.
Iso·os·mie *f physiol.* isosmoticity.
iso·os·mo·tisch *adj physiol.* iso-osmotic, isosmotic.
Iso·pro·pa·nol *nt chem.* isopropanol, isopropyl alcohol, isopropylcarbinol, avantin, dimethylcarbinol.
Iso·pro·pyl·al·ko·hol *m* → Isopropanol.
Iso·se·rum·be·hand·lung *f clin., immun.* isoserum treatment.
Is·os·mie *f physiol.* isosmoticity.
is·os·mo·tisch *adj physiol.* iso-osmotic, isosmotic.
Iso·therm *adj* isothermal, isothermic.
Iso·ther·me *f phys.* isotherm, isothermal line.
iso·ton *adj physiol.* isotonic; (*Blut*) hemisotonic.
Iso·to·nie *f physiol.* isotonia, isotonicity.
iso·to·nisch *adj* → isoton.
Iso·to·ni·zi·tät *f physiol.* isotonicity.
Iso·top *nt phys., chem.* isotope.
   radioaktives Isotop radioisotope, radioactive isotope.
iso·top *adj phys.* isotopic.
Iso·trans·plan·tat *nt chir.* isograft, isotransplant, isogeneic homograft, isogeneic graft, isologous graft, isoplastic graft, syngeneic graft, syngraft, syngeneic homograft.
Iso·trans·plan·ta·ti·on *f chir.* isotransplantation, syngeneic transplantation, isogeneic transplantation, isologous transplantation.
Iso·tron *nt phys.* isotron.
Iso·ty·pie *f immun.* isotypy.
Iso·vol·ämie *f physiol.* isovolumia.
Iso·zy·to·se *f hema.* isocytosis.
Isth·mi·tis *f HNO* inflammation of the oropharyngeal isthmus, isthmitis.
Isth·mo·ple·gie *f HNO* isthmoplegia, isthmoparalysis, faucial paralysis.
Isth·mus *m, pl* **Isth·mi** *anat.* isthmus.
I-Streifen *m anat.* I disk, I band, isotropic band, isotropic disk, J disk.
Ist·wert *m techn.* current state.
i.v.-Infusion *f* intravenous infusion.
Ivory-Klammer *f* Ivory clamp.
Ivory-Kofferdamklammerzange *f* Ivory forceps, Ivory rubber dam clamp forceps.
Ix·odia·sis *f epidem., derm.* ixodiasis, ixodism.
Ix·odi·des *pl micro.* Ixodides.
I-Zellen *pl histol.* I cells, inclusion cells.
I-Zone *f anat.* I disk, I band, isotropic band, isotropic disk, J disk.

J

Jacket·kro·ne [k•k] *f* jacket crown, jacket appliance, porcelain jacket.
    schulterlose Jacketkrone shoulderless jacket crown.
Jackson-Apparat *m* → Jackson-Klammer.
Jackson-Epilepsie *f neuro.* jacksonian epilepsy, Bravais-jacksonian epilepsy.
Jackson-Klammer *f* Jackson appliance, Jackson crib.
Jackson-Lähmung *f neuro.* ambiguo-accessorius-hypoglossal paralysis, Jackson's syndrome.
Jackson-Syndrom *nt* Jackson-MacKenzie syndrome, MacKenzie's syndrome.
Jacod-Syndrom *nt neuro.* Jacod's syndrome.
Jacod-Trias *f* → Jacod-Syndrom.
Jacod-Negri-Syndrom *nt* → Jacod-Syndrom.
Jadassohn-Lewandowsky-Syndrom *nt derm.* Jadassohn-Lewandowsky syndrome.
Jadassohn-Tièche-Nävus *m derm.* blue nevus, Jadassohn-Tièche nevus.
Jaffé-Lichtenstein-Krankheit *f* Jaffé-Lichtenstein disease, Jaffé-Lichtenstein syndrome, cystic osteofibromatosis, fibrous dysplasia of bone.
Jakob-Creutzfeldt-Erkrankung *f neuro.* Creutzfeldt-Jakob syndrome, Creutzfeldt-Jakob disease, C-J disease, Jakob's disease, Jakob-Creutzfeldt disease, cortico-striatal-spinal degeneration, corticostriatospinal atrophy, spastic pseudoparalysis, spastic pseudosclerosis.
Jansen-Syndrom *nt* Jansen's disease, metaphyseal dysostosis, metaphyseal chondrodysplasia.
Ja·pan·talg *m* Japan wax, Japan tallow, sumac wax.
Ja·pan·wachs *nt* Japan wax, Japan tallow, sumac wax.
Je·ju·ni·tis *f patho.* inflammation of the jejunum, jejunitis.
Je·ju·num *nt anat.* empty intestine, jejunum.
Jeltrate-Abdruck *m* Jeltrate alginate impressin.
Jennings-Mundsperrer *m* Jennings' mouth gag.
Jessner-Cole-Syndrom *nt derm.* Goltz' syndrome, Goltz-Gorlin syndrome, focal dermal hypoplasia.
Joch·bein *nt anat.* cheekbone, cheek bone, zygomatic bone, jugal bone, malar bone, orbital bone, mala, zygoma.
Joch·bein·bo·gen *m* → Jochbogen.
Joch·bein·ge·gend *f anat.* zygomatic region.
Joch·bein·ha·ken *m* malar elevator.
Joch·bein·re·gi·on *f anat.* zygomatic region.
Joch·bo·gen *m anat.* zygomatic arch, malar arch, zygoma.
Joch·bo·gen·brei·te *f* zygomatic breadth, bizygomatic breadth.
Joch·bo·gen·di·stanz *f* → Jochbogenbreite.
Joch·fort·satz *m anat.* zygomatic process.
    Jochfortsatz des Oberkiefers zygomatic process of maxilla, malar process.
    Jochfortsatz des Schläfenbeins zygomatic process of temporal bone, zygoma.
    Jochfortsatz des Stirnbeins zygomatic process of frontal bone.
Jod *nt chem.* iodine, iodum.
Jod·aus·schlag *m derm.* iododerma.
Jo·did *nt chem.* iodide.
Jod·in·to·xi·ka·ti·on, chronische → Jodismus.
Jo·dis·mus *m patho.* iodine poisoning, iodism.
Jo·do·der·ma *nt derm.* iododerma.
Jo·do·form *nt chem.* triiodomethane, iodoform, iodoformum.
Jod·ver·gif·tung, chronische *f* → Jodismus.
Johnson-Technik *f* Johnson's root canal filling method, Johnson's method, diffusion root canal filling method, diffusion method.
Johnston-Apparat *m* Johnston twin wire appliance, twin wire, twin wire appliance.
Jones-Schiene *f* Jones' nasal splint, Jones' splint.
Joseph-Klammer *f* Joseph's clamp.
Joseph-Raspatorium *nt* Joseph periosteal elevator.
Joule *nt phys.* joule.
Juck·blat·ter·sucht *f derm.* prurigo.
Jucken [k•k] *nt* itchiness, itch, itching.
Juck·reiz *m physiol.* pruritus, itch, itchiness, itching.
Jugend- *pref.* juvenile.
Ju·gend·al·ter *nt* adolescence, youth.
ju·gend·lich *adj* young, adolescent, juvenile; *fig.* green, beardless.
Ju·gend·li·che **I** *m/f* juvenile, adolescent, youth. **II** *m hema. inf.* juvenile form, young form, juvenile cell, metamyelocyte.
ju·gu·lar *adj anat.* pertaining to jugular vein, jugular.
Ju·gu·la·ris *anat.* **I** *f* jugular, jugular vein. **II** *m* jugular nerve.
    Jugularis anterior anterior jugular vein.
    Jugularis externa external jugular vein.
    Jugularis interna internal jugular vein.
Ju·gu·la·ris·puls *m physiol.* jugular pulse.
Ju·gu·lar·ve·ne *f anat.* jugular, jugular vein.
Ju·gu·lar·ve·nen·er·wei·te·rung *f patho.* jugular venous distension.
Ju·gu·lar·ve·nen·stau·ung *f patho.* jugular venous distension.
Ju·gum *nt, pl* **Ju·ga** jugum, yoke.
    Juga alveolaria alveolar juga.
    Juga alveolaria mandibulae alveolar yokes of mandible.
    Juga alveolaria maxillae alveolar yokes of maxilla.
Jumping-the-bite-Platte *f* jumping-the-bite appliance, jumping-the-bite plate, Kingsley appliance, Kingsley plate.
Junc·tu·ra *f, pl* **Junc·tu·rae** *anat.* junctura, junction, union; joint, articulation.
jung *adj, adv* young, juvenile, infant.
Jun·ge *m* boy, male child.
    kleiner Junge baby boy.
Jung·fern·zeu·gung *f bio., genet.* virgin generation, parthenogenesis, parthenogeny, apogamia, apogamy, apomixia.
Jüngling-Krankheit *f* Jüngling's disease.
Junk·ti·on *f histol.* junction, cell contact, cell attachment.
ju·stie·ren *vt phys., techn.* align, aline, adjust, calibrate, gauge, gage.
Ju·stie·rung *f phys., techn.* alignment, alinement, adjustment, calibration.
Ju·van·tia *pl clin., pharm.* juvantia.
ju·ve·nil *adj* juvenile, young, immature.
jux·ta·ar·ti·ku·lär *adj anat.* near a joint, juxta-articular.
Jux·ta·po·si·ti·on *f* juxtaposition; apposition.
juxt·ar·ti·ku·lär *adj* → juxtaartikulär.

K

kach·ek·tisch *adj clin., patho.* pertaining to cachexia, cachectic; resembling a cadaver, cadaverous.
Kach·exie *f clin., patho.* cachexia, cachexy.
Ka·da·ver *m* dead body, corpse, cadaver; (*Tier*) cadaver, carrion, carcase, carcass.
Ka·da·ver·trans·plan·tat *nt chir.* cadaveric transplant.
Ka·denz *f* (*Stimme*) cadence, cadency.
Kaf·fee·satz·er·bre·chen *nt patho.* coffee-ground vomit.
kahl *adj derm.* bald, baldheaded, hairless, calvous; glabrous, glabrate.
Kahler-Krankheit *f hema., patho.* Kahler's disease, multiple myeloma, multiple plasmacytoma of bone, myelomatosis, myelosarcomatosis, plasma cell myeloma, plasmacytic immunocytoma, plasma cell tumor, plasmacytoma, plasmocytoma, plasmoma.
Kahl·heit *f derm.* baldness, baldheadedness, hairlessness, alopecia, calvities, psilosis.
Kahl·kopf *m derm.* baldhead, bald head.
kahl·köp·fig *adj derm.* bald, baldheaded, calvous.
Kahn·bein *nt anat.* **1.** (*Hand*) scaphoid bone (of hand), radial carpal bone, navicular, scaphoid. **2.** (*Fuß*) navicular bone, scaphoid bone of foot, navicular, scaphoid.
kahn·för·mig *adj anat.* boat-shaped, navicular, scaphoid.
Kahn·schä·del *m* sagittal synostosis, scaphocephaly, scaphocephalia, scaphocephalism, cymbocephaly, cymbocephalia, tectocephaly.
Ka·ker·lak *m* → Kakerlake.
Ka·ker·la·ke *f bio., hyg.* cockroach, Blatta orientalis.
Ka·lo·chy·lie *f patho.* cacochylia, cacochymia.
Ka·ko·sto·mie *f HNO* bad breath, offensive breath, halitosis, ozostomia, bromopnea.
Ka·ku·mi·nal *m* → Kakuminallaut.
Ka·ku·mi·nal·laut *m HNO* cacuminal.
Kala-Azar *f epidem.* kala-azar, cachectic fever, cachexial fever, visceral leishmaniasis, Burdwan fever, black fever, Assam fever, Dumdum fever.
Ka·li·ämie *f physiol.* kalemia, kaliemia.
Ka·li·ber *nt techn.* caliber, diameter, bore.
Ka·li·brie·ren *nt lab., techn.* calibration.
ka·li·brie·ren *vt lab., techn.* calibrate, gauge, gage.
Ka·li·brie·rung *f lab., techn.* calibration.
Ka·lio·pe·nie *f patho.* kaliopenia.
Ka·li·sal·pe·ter *m* → Kaliumnitrat.
Ka·li·um *nt chem.* potassium, kalium.
Ka·li·um·chlo·rid *nt chem.* potassium chloride.
Ka·li·um·cya·nid *nt chem.* potassium cyanide.
Ka·li·um·di·chro·mat *nt chem.* potassium dichromate, chrome.
Ka·li·um·haus·halt *m physiol.* potassium balance.
Ka·li·um·hy·dro·xid *nt chem.* potassium hydroxide, caustic potash.
Ka·li·um·io·did *m* → Kaliumjodid.
Ka·li·um·jo·did *nt pharm.* potassium iodide.
Ka·li·um·kar·bo·nat *nt chem.* potash, potassium carbonate, kali.
Ka·li·um·man·gel *m patho.* kaliopenia, potassium depletion.
Ka·li·um·ni·trat *nt chem.* potassium nitrate, niter, nitre, saltpeter.
Ka·li·um·per·man·ga·nat *nt chem.* potassium permanganate.
Ka·li·ure·se *f patho., physiol.* kaliuresis, kaluresis.
ka·li·ure·tisch *adj physiol., patho.* pertaining to or characterized by kaliuresis, kaliuretic, kaluretic.
Kalk- *pref.* calcareous, chalky, calcic, lime, calcium, limy.
Kalk *m chem.* lime, calx.
kal·ka·ne·al *adj anat.* pertaining to the calcaneus, calcaneal, calcanean.
Kal·ka·ne·us *m anat.* heel bone, calcaneal bone, calcaneus, calcaneum, os calcis.
Kal·ka·ri·urie *f physiol.* calcariuria.
kalk·ar·tig *adj* calcareous; (*Wasser, Boden*) limy, chalky.
kalk·bil·dend *adj* forming lime, calcific.
Kalk·bil·dung *f patho.* calcification.

Kalk·ein·la·ge·rung *f patho.* calcification.
Kalk·gicht *f patho.* calcium gout, Profichet's disease, Profichet's syndrome.
kalk·hal·tig *adj* containing lime, calciferous; (*Wasser, Boden*) chalky, limy.
kalk·ig *adj* → kalkartig.
Kalk·in·fil·tra·ti·on *f patho.* calcareous infiltration.
Kal·ku·la·ti·on *f mathe.* calculation, computation; *fig.* calculation.
kal·ku·lös *adj* pertaining to a calculus, calculary, calculous, lithous.
Kal·ku·lus *m patho.* calculus, stone, concretion.
Kal·ku·lus·bil·dung *f patho.* calculogenesis.
Kallmann-Syndrom *nt embryo., patho.* Kallmann's syndrome, olfactogenital dysplasia, hypogonadotropic eunuchoidism, hypogonadism with anosmia.
kal·lös *adj derm., patho.* pertaining to a callous, like a callus, hard, callous.
Kal·lus *m, pl* **Kal·lus·se** **1.** *derm.* callus, callositas, callosity, keratoma, tyloma, tyle. **2.** *traumat.* bony callus, callus, fracture callus.
  bindegewebiger Kallus *traumat.* connective tissue callus.
Kal·lus·bil·dung *f traumat.* callus formation, porosis.
Ka·lo·rie *f phys., physiol.* calorie, calory.
  große Kalorie large calorie, kilogram calorie, kilocalorie.
  kleine Kalorie gram calorie, small calorie, standard calorie.
Ka·lo·ri·en·be·darf *m physiol.* caloric requirement.
ka·lo·ri·en·reich *adj* (*Nahrung, Diät*) caloric, rich in calories, high-calorie.
Ka·lo·ri·en·wert *m phys., physiol.* caloric value.
ka·lo·ri·gen *adj physiol.* calorigenic, calorigenetic.
ka·lo·risch *adj phys., physiol.* pertaining to heat or to calories, caloric.
Ka·lot·te *f anat.* calvarium, calvaria, cranial vault, roof of skull, skull pan, skull cap, skullcap, concha of cranium.
kalt *adj* **1.** cold; (*kühl*) chilly, frosty; (*eisig*) icy. **kalt machen** chill, cool. **kalt werden** get/turn cold, cool down. **2.** *patho.* (*Abszeß, Knoten*) cold.
Kalt·be·ar·bei·tung *f* cold work.
kalt·blü·tig *adj* **1.** *bio.* cold-blooded, poikilothermic, poikilothermal, poikilothermous. **2.** *fig.* cool, cold, cold-blooded.
Käl·te *f* **1.** cold, coldness, chill. **2.** *fig.* coldness, coolness, frigidity, frigidness.
Käl·te·ag·glu·ti·na·ti·on *f hema., immun.* cold agglutination.
Käl·te·ag·glu·ti·nin *nt hema., immun.* cold agglutinin.
Käl·te·al·ler·gie *f* cold allergy.
Käl·te·an·äs·the·sie *f anes.* regional hypothermia, cryogenic block, refrigeration anesthesia, crymoanesthesia, cryoanesthesia.
Käl·te·an·ti·kör·per *m hema., immun.* cold antibody, cold-reactive antibody.
Käl·te·chir·ur·gie *f chir.* cryosurgery.
käl·te·emp·find·lich *adj* sensitive to cold; frigolabile.
Käl·te·emp·find·lich·keit *f physiol., neuro.* sensitiveness to cold, cryesthesia.
  erhöhte Kälteempfindlichkeit hypercryesthesia, hypercryalgesia.
Käl·te·emp·fin·dung *f physiol.* cold sensation, cryesthesia.
käl·te·er·zeu·gend *adj* cryogenic, refrigeratory, refrigerative, frigorific.
Käl·te·ge·fühl *nt* sensation of coldness, chill.
Käl·te·glo·bu·lin *nt hema., immun.* cryoglobulin, cryogammaglobulin.
Käl·te·häm·ag·glu·ti·nin *nt hema., immun.* cold hemagglutinin.
Käl·te·mit·tel *nt phys.* cryogen; *techn.* refrigerant.
Käl·te·schmerz *m neuro.* cryalgesia, crymodynia.
Käl·te·schock *m patho.* cold shock.
Käl·te·son·de *f* cryoprobe, cryode.
Käl·te·über·emp·find·lich·keit *f neuro.* cryesthesia, cold allergy.
Käl·te·ur·ti·ka·ria *f derm.* cold urticaria, congelation urticaria.
Käl·te·vi·ta·li·täts·prü·fung *f* cold pulp vitality test.

Kalthärtung

Kalt·här·tung *f* strain hardening, work hardening.
Kalt·kau·stik *f chir.* electrocoagulation, electric coagulation.
Kalt·licht *nt techn.* cold light.
Kal·zi·fi·ka·ti·on *f patho., histol., dent.* calcification, calcareous infiltration.
kal·zi·fi·zie·ren *vt, vi patho.* calcify.
Kal·zi·fi·zie·rung *nt patho., histol., dent.* calcification, calcareous infiltration.
   amorphe Kalzifizierung amorphous calcification.
Kal·zi·no·se *f patho.* calcium thesaurismosis, calcium gout, calcinosis, exudative calcifying fasciitis.
Kal·zi·pe·nie *f patho.* calcipenia.
Kal·zi·phy·la·xie *f patho.* calciphylaxis.
kal·zi·priv *adj patho.* pertaining to or characterized by calciprivia, calciprivic.
Kal·zi·to·nin *nt biochem.* calcitonin, thyrocalcitonin.
Kal·zi·um *nt* **1.** *chem.* calcium. **2.** *hema.* factor IV.
Kal·zi·um·ant·ago·nist *m pharm.* calcium antagonist, calcium-blocking agent, calcium channel blocker, Ca antagonist.
Kal·zi·um·blocker [k·k] *m pharm.* calcium antagonist, calcium-blocking agent, calcium channel blocker, Ca antagonist.
Kal·zi·um·chlo·rid *nt pharm.* calcium chloride.
Kal·zi·um·ein·la·ge·rung *f biochem., histol.* calcipexy, calcipexis.
   mangelhafte Kalziumeinlagerung hypocalcipexy.
   übermäßige Kalziumeinlagerung hypercalcipexy.
   verminderte Kalziumeinlagerung → mangelhafte Kalziumeinlagerung.
Kal·zi·um·fluo·rid *nt chem.* calcium fluoride.
Kal·zi·um·hy·dro·xid·ze·ment *m* calcium hydroxide cement.
Kal·zi·um·ka·nal *m physiol.* calcium channel, Ca-channel.
Kal·zi·um·kar·bo·nat *nt* calcium carbonate, chalk.
Kal·zi·um·man·gel *m patho.* calcium deficiency, calcipenia, calciprivia, hypocalcia.
Kal·zi·um·oxid *nt chem.* calcium oxide, calx, lime, quicklime.
Kal·zi·um·phos·phat *nt chem.* calcium phosphate.
Kal·zi·um·sul·fat *nt chem.* calcium sulfate.
Kal·zi·um·wolf·ra·mat *m* → Kalziumwolframatkristall.
Kal·zi·um·wolf·ra·mat·kri·stall *m* calcium tungstate crystal.
Kal·zi·urie *f physiol.* calciuria.
Kam·bi·um·schicht *f histol.* (*Periost*) cambium layer, cambium.
Ka·me·lo·zy·to·se *f hema.* Dresbach's syndrome, Dresbach's anemia, elliptocytary anemia, elliptocytic anemia, elliptocytosis, elliptocytotic anemia, ovalocytic anemia, ovalocytosis, hereditary elliptocytosis, cameloid anemia.
Ka·me·ra *f photo.* camera.
   intraorale Kamera intraoral camera.
Ka·min·keh·rer·krebs *m patho.* chimney sweeps' cancer, chimney sweep's cancer, soot cancer, soot wart.
Kamm *m, pl* **Käm·me 1.** *anat.* pecten, crest, ridge. **2.** comb.
kamm·ar·tig *adj anat.* crest-like, pectinate, pectinated, pectineal, pectinal, pectiniform.
Kam·mer *f* **1.** *anat.* chamber, cavity, ventricle, camera; cell. **2.** (*Herz*) chamber of (the) heart, ventricle. **3.** *allg.* chamber, (small) room, cabinet; (*Abstellkammer*) closet.
Kam·mer·ar·rest *m card.* ventricular standstill.
Kam·mer·bra·dy·kar·die *f card.* ventricular bradycardia.
Kam·mer·dar·stel·lung *f radiol., card.* ventriculography.
Kam·mer·dia·sto·le *f card.* ventricular diastole.
Kam·mer·di·la·ta·ti·on *f card.* ventricular dilatation.
Kam·mer·druck *m card.* intraventricular pressure, ventricular pressure.
Kam·mer·ex·tra·sy·sto·le *f card.* ventricular extrasystole, premature ventricular beat, premature ventricular systole, premature ventricular contraction.
Kam·mer·flat·tern *nt card.* ventricular flutter.
Kam·mer·flim·mern *nt card.* ventricular fibrillation.
Kam·mer·myo·kard *nt anat.* (*Herz*) ventricular myocardium.
Kam·mer·rhyth·mus *m card.* ventricular rhythm.
Kam·mer·sep·tum *nt anat.* interventricular septum (of heart), ventricular septum.
Kam·mer·still·stand *m card.* ventricular standstill.
Kam·mer·sy·sto·le *f card., physiol.* ventricular beat, ventricular systole, ventricular contraction.
Kam·mer·vor·hof *m anat.* atrium (of heart).
Kam·mer·win·kel *m anat.* iridocorneal angle, angle of chamber, iridal angle, angle of iris, filtration angle.
kamm·för·mig *adj anat.* comb-shaped, combed, pectinate, pectinated, pectineal, pectinal, pectiniform.
Kamp·fer *m pharm.* camphor, camphora.
Kamp·fer·öl *nt pharm.* camphor oil.

Ka·na·da·bal·sam *nt histol.* Canada balsam.
Ka·nal *m, pl* **Ka·nä·le 1.** *anat.* canal, channel, duct, tube, meatus. **2.** *phys.* channel. **3.** *allg., fig.* channel.
Ka·näl·chen *nt anat.* canaliculus, ductule, tubulus, tubule.
ka·na·li·sie·ren *vt physiol.* canal, canalize; *fig.* channel.
Ka·na·my·cin *nt pharm.* kanamycin.
Kan·di·dat *m* candidate (*für* for).
Ka·ni·ko·la·fie·ber *nt epidem.* canine typhus, canine leptospirosis, canicola fever.
Kan·kro·id *nt patho.* cancroid.
kan·kro·id *adj patho.* resembling cancer, cancriform, cancroid.
Kan·te *f* (*a. anat.*) edge, border, rim, margin, ridge.
   abgeschrägte Kante bevel edge.
   inzisale Kante incisal surface.
Kan·ten·biß *m* end-to-end occlusion, end-to-end bite, egde-to-edge occlusion, edge-to-edge bite.
Kan·tha·ri·den *pl pharm., histor.* blister bugs, Spanish fly, Russian fly, cantharides.
Kan·tha·ri·din *nt pharm.* cantharidin.
Kan·thus *m anat.* angle of the eye, canthus.
K-Antigen *nt* capsular antigen, K antigen.
Ka·nü·le *f clin.* cannula, canula, tube.
Ka·nü·len·ein·füh·rung *f* → Kanülenlegen.
Ka·nü·len·ent·fer·nung *f clin.* decannulation.
Ka·nü·len·le·gen *nt clin.* cannulation, cannulization.
ka·nü·lie·ren *vt clin.* cannulate.
Ka·nü·lie·rung *f* → Kanülenlegen.
Kanzanjian-Zange *f* Kanzanjian forceps.
Kan·zer·ämie *f patho.* canceremia.
kan·ze·ro·gen *adj patho.* cancer-causing, cancerigenic, cancerogenic, carcinogenic.
Kan·ze·ro·ge·ne·se *f patho.* carcinogenesis.
kan·ze·rös *adj patho.* pertaining to cancer, cancerous.
Kao·lin *nt chem.* kaoline, kaolin, argilla, bolus alba, China clay.
Ka·pa·zi·tät *f* **1.** capacity. **2.** *phys., electr.* capacitance, capacity, electrical capacitance.
ka·pil·lar *adj* pertaining to a capillary vessel, capillary.
Ka·pil·lar·bett *nt physiol.* capillary bed, capillary system.
Ka·pil·lar·blu·tung *f patho.* capillary hemorrhage.
Ka·pil·lar·druck *m physiol.* capillary pressure.
   pulmonaler Kapillardruck pulmonary artery wedge pressure, pulmonary capillary wedge pressure.
Ka·pil·lar·durch·läs·sig·keit *f physiol.* capillary permeability.
Ka·pil·la·re *f histol.* capillary, capillary vessel.
Ka·pil·lar·ein·spros·sung *f patho.* neovascularization, revascularization.
Ka·pil·lar·ek·ta·sie *f patho.* capillarectasia.
Ka·pil·lar·em·bo·lie *f patho.* capillary embolism.
Ka·pil·lar·em·bo·lus *m patho.* capillary embolus.
Ka·pil·lar·ent·zün·dung *f* → Kapillaritis.
Ka·pil·lar·ge·fäß *nt histol., phys.* capillary tube, capillary vessel, capillary.
Ka·pil·lar·häm·an·gi·om *nt patho.* capillary hemangioma, capillary angioma, arterial hemangioma, simple hemangioma.
Ka·pil·la·ri·tät *f phys.* capillarity, capillary action, capillary attraction.
Ka·pil·la·ri·tis *f patho.* inflammation of a capillary or capillaries, capillaritis.
Ka·pil·lar·kreis·lauf *m physiol.* capillary circulation.
Ka·pil·lar·mi·kro·skop *nt* angioscope.
Ka·pil·lar·mi·kro·sko·pie *f* microangioscopy, capillaroscopy, capillarioscopy.
Ka·pil·lar·netz *nt physiol.* capillary bed.
Ka·pil·la·ro·sko·pie *f* microangioscopy, capillaroscopy, capillarioscopy.
Ka·pil·lar·per·mea·bi·li·tät *f physiol.* capillary permeability.
Ka·pil·lar·puls *m physiol.* Quincke's sign, Quincke's pulse, capillary pulse.
Ka·pil·lar·punk·ti·on *f clin.* micropuncture.
Ka·pil·lar·re·si·stenz·prü·fung *f clin., hema.* tourniquet test, capillary fragility test, capillary resistance test.
Ka·pil·lar·röh·re *f phys.* capillary tube, capillary.
Ka·pil·lar·strom·ge·biet *nt physiol.* capillary bed.
Ka·pil·lar·wir·kung *f phys.* capillarity, capillary action, capillary attraction.
Ka·pil·lar·zir·ku·la·ti·on *f physiol.* capillary circulation.
Ka·pi·tu·lum *nt anat.* capitulum.
kap·no·isch *adj physiol.* capneic.
Kaposi-Dermatitis *f derm.* Kaposi's varicelliform eruption, eczema herpeticum.

Kaposi-Sarkom *nt derm., patho.* Kaposi's sarcoma, angioreticuloendothelioma, endotheliosarcoma, idiopathic multiple pigmented hemorrhagic sarcoma, multiple idiopathic hemorrhagic sarcoma.
Kap·pen·kro·ne *f* cap crown, shell crown.
Kap·pen·schie·ne *f* cap splint.
Kap·sel *f anat.* capsule, capsula, theca; *bio.* capsule; *micro.* capsule; *pharm.* cachet, capsule.
    Kapsel des Temporomandibulargelenks capsule of temporomandibular joint.
    äußere Kapsel *anat.* external capsule.
    innere Kapsel *anat.* internal capsule.
Kap·sel·an·ti·gen *nt immun.* capsular antigen, K antigen.
kap·sel·ar·tig *adj histol.* capsular.
Kap·sel·ent·zün·dung *f patho.* inflammation of a capsule, capsulitis.
kap·sel·för·mig *adj histol.* capsular.
Kap·sel·span·ner *m anat.* articular muscle.
Kap·sid *nt micro.* capsid.
Kap·so·mer *nt micro.* capsomer, capsomere.
kap·su·lär *adj* capsular.
Kap·su·li·tis *f* capsulitis.
Kar·bo·hä·mie *f physiol., patho.* carbohemia, carbonemia.
Kar·bo·lis·mus *m patho.* phenol poisoning, carbolism.
Kar·bol·säu·re *f chem.* carbolic acid, phenic acid, phenylic acid, hydroxybenzene, oxybenzene, phenylic alcohol, phenol.
Kar·bo·rund *nt* carborundum, silicon carbide.
Kar·bo·rund·schei·be *f* carborundum disk, silicon carbide disk.
Kar·bun·kel *m patho.* carbuncle.
Kar·dia *f anat.* cardiac part of stomach, cardia.
Kar·dia·acha·la·sie *f patho.* cardiospasm.
Kar·dia·krampf *m patho.* esophageal achalasia, achalasia, cardiospasm.
Kar·dia·kum *nt, pl* **Kar·dia·ka** *pharm.* cardiac.
kar·di·al *adj anat.* 1. pertaining to the heart, cardiac. 2. pertaining to the cardia, cardiac.
Kar·di·al·gie *f* 1. *card.* pain in the heart, cardialgia, cardiodynia. 2. *patho.* heartburn, cardialgia.
Kar·dia·ste·no·se *f patho.* cardiostenosis.
Kar·di·ek·ta·sie *f patho.* cardiectasis.
Kar·di·ek·to·pie *f card.* cardiectopy, cardiectopia.
Kardio- *pref.* heart, cardiac, cardiac(o)-, cardi(o)-; cardia, cardi(o)-.
Kar·dio·dy·nie *f card.* pain in the heart, cardiodynia, cardialgia.
Kar·dio·ek·to·pie *f card.* cardiectopy.
Kar·dio·gramm *nt physiol., card.* cardiogram.
Kar·dio·gra·phie *f card., physiol.* cardiography.
kar·dio·gra·phisch *adj card., physiol.* pertaining to cardiography, cardiographic.
Kar·dio·ki·ne·ti·kum *nt, pl* **Kar·dio·ki·ne·ti·ka** *card., pharm.* cardiokinetic, cardiocinetic.
kar·dio·ki·ne·tisch *adj card.* cardiokinetic, cardiocinetic.
Kar·dio·lo·ge *m* cardiologist.
Kar·dio·lo·gie *f* cardiology.
kar·dio·lo·gisch *adj* cardiologic, cardiological.
Kar·dio·me·ga·lie *f card., patho.* cardiomegalia, cardiomegaly, megacardia, megalocardia.
Kar·dio·myo·pa·thie *f* myocardiopathy, cardiomyopathy.
Kar·dio·pa·thie *f card.* heart disease, heart disorder, cardiopathy, cardiopathia.
    hypertensive Kardiopathie hypertensive cardiopathy.
    valvuläre Kardiopathie valvular cardiopathy.
kar·dio·se·lek·tiv *adj card., pharm.* cardioselective.
Kar·dio·sko·pie *f card.* electrocardioscopy.
Kar·dio·spas·mus *m patho.* esophageal achalasia, achalasia, cardiospasm.
Kar·dio·to·ni·kum *nt, pl* **Kar·dio·to·ni·ka** *card., pharm.* cardiotonic.
kar·dio·to·nisch *adj card., pharm.* cardiotonic.
kar·dio·to·xisch *adj card., patho.* cardiotoxic.
kar·dio·vas·ku·lär *adj* pertaining to heart and circulation or blood vessels, vasculocardiac, cardiovascular.
Kar·dio·ver·si·on *f card.* cardioversion, electroversion.
Kar·di·tis *f card.* inflammation of the heart, carditis.
Ka·ri·es *f* 1. *ortho., patho.* caries. 2. *dent.* caries, decay, dental caries, tooth decay.
    Karies der Bukkalfläche buccal caries.
    Karies der Zahnfurchen fissure caries, pit caries, pit and fissure aries.
    aktive Karies active caries.
    akut-verlaufende Karies acute caries, acute dental caries, rampant caries.
    arretierte Karies arrested caries, arrested dental caries, healed caries, healed dental caries, stationary caries, stationary dental caries.
    beginnende Karies incipient caries, incipient dental caries.
    chronische Karies chronic caries, chronic dental caries.
    distale Karies distal caries.
    innere Karies backward caries, internal caries.
    mesiale Karies mesial caries.
    proximale Karies proximal caries.
    residuale Karies residual dental caries.
    rückläufige Karies → innere Karies.
    senile Karies senile caries, senile decay, senile dental caries.
    stationäre Karies → arretierte Karies.
    trockene Karies dry caries, sicca caries.
    zentrale Karies central caries.
ka·ri·es·ähn·lich *adj* carious.
Ka·ri·es·in·dex *m* caries index.
Ka·ri·es·re·zi·div *nt* recurrent caries, recurrent dental caries.
Ka·ri·na *f anat.* 1. carina. 2. carina of trachea.
ka·rio·gen *adj* producing caries, cariogenic.
ka·ri·ös *adj* carious, decayed.
Kar·min *nt histol.* coccinellin, carmine, carminum.
kar·mi·na·tiv *adj pharm.* carminative.
Kar·mi·na·ti·vum *nt, pl* **Kar·mi·na·ti·va** *pharm.* carminative.
Kar·nau·ba·wachs *nt* carnauba wax, Brazil wax.
Kar·ni·fi·ka·ti·on *f patho.* carnification.
Kar·ni·vor *m bio.* carnivore.
kar·ni·vor *adj bio.* carnivorous, zoophagous.
Kar·ni·vo·re *m bio.* carnivore.
Kar·ni·vo·ren *pl bio.* Carnivora.
Karolyi-Effekt *m* Karolyi effect, bruxism, occlusal habit neurosis, odontoprisis, stridor dentium, parafunction.
Ka·ro·ti·do·dy·nie *f card.* carotodynia, carotidynia.
Ka·ro·tin *nt biochem.* carotene, carotin.
Ka·ro·tin·ämie *f derm., patho.* carotenemia, carotenosis, carotinemia, carotinosis, xanthemia.
Ka·ro·tin·gelb·sucht *f derm., patho.* aurantiasis, carotenoderma, carotenodermia.
Ka·ro·tin·ik·te·rus *m* → Karotingelbsucht.
Ka·ro·tin·o·der·mie *f* → Karotingelbsucht.
Ka·ro·tis *f anat.* carotid, carotid artery.
    Karotis communis common carotid artery, cephalic artery.
    Karotis externa external carotid artery.
    Karotis interna internal carotid artery.
Ka·ro·tis·an·gio·gra·phie *f card., radiol.* carotid angiography.
Karotis-Anzapfsyndrom *nt card.* external carotid steal syndrome.
Ka·ro·tis·drei·eck *nt anat.* carotid triangle, carotid trigone, Gerdy's hyoid fossa, Malgaigne's fossa, Malgaigne's triangle.
Ka·ro·tis·drü·se *f anat.* intercarotid body, carotid glomus, carotid body, carotid gland.
Ka·ro·tis·ga·bel *f* → Karotisgabelung.
Ka·ro·tis·ga·be·lung *f anat.* carotid bifurcation.
Ka·ro·tis·ka·nal *m anat.* carotid canal.
Karotis-Kavernosus-Aneurysma *nt patho.* cavernous-carotid aneurysm.
Karotis-Kavernosus-Fistel *f* → Karotis-Kavernosus-Aneurysma.
Ka·ro·tis·puls *m physiol.* carotid pulse.
Ka·ro·tis·puls·kur·ve *f physiol.* carotid pulse curve.
Ka·ro·tis·schei·de *f anat.* carotid sheath.
Ka·ro·tis·si·nus *m anat.* carotid bulbus, carotid sinus.
Ka·ro·tis·si·nus·druck·ver·such *m physiol.* carotid sinus test.
Ka·ro·tis·si·nus·nerv *m anat.* Hering's nerve, Hering's sinus nerve, carotid sinus nerve, carotid sinus branch of glossopharyngeal nerve.
Ka·ro·tis·si·nus·syn·drom *nt card.* Charcot-Weiss-Baker syndrome, carotid sinus reflex, carotid sinus syncope, carotid sinus syndrome, pressoreceptor reflex, pressoreceptor mechanism.
Karotis-Steal-Syndrom *nt card.* external carotid steal syndrome.
Ka·ro·tis·ste·no·se *f card.* carotid occlusive disease, carotid stenosis.
Ka·ro·tis·syn·drom *nt card.* external carotid steal syndrome.
kar·pal *adj anat.* pertaining to the carpus, carpal.
Kar·pal·kno·chen *pl anat.* carpal bones, bones of wrist, carpals, carpalia.
Kar·pus *m anat.* wrist, carpus.
Kartagener-Syndrom *nt patho.* Kartagener's syndrome, Kartagener's triad.
Kar·tei *f* index, card index, index file.
kar·ti·la·gi·när *adj histol.* resembling cartilage, chondral, chondric, cartilaginiform, cartilagineous.

Kartoffelnase

Kar·tof·fel·na·se *f HNO* rhinophyma, rum nose, toper's nose, rumblossom, copper nose, hum nose, bulbous nose, potato nose, hammer nose.
Ka·run·kel *f anat.* caruncle, caruncula.
Kary(o)- *pref.* nucleus, kary(o)-, cary(o)-.
Ka·ryo·gramm *nt genet.* karyogram, karyotype, idiogram.
Ka·ryo·ki·ne·se *f histol.* karyokinesis, mitosis, mitoschisis.
Ka·ryo·kla·sie *f patho.* karyoklasis, karyoclasis.
Ka·ryo·lym·phe *f histol.* karyolymph, karyochylema, karyenchyma, nucleochyme, nucleochylema, nucleolymph, nuclear hyaloplasma, paralinin.
Ka·ryo·ly·se *f patho.* karyolysis.
Ka·ryo·mi·to·se *f histol.* karyomitosis.
Ka·ry·on *nt histol.* nucleus, karyon, karyoplast.
Ka·ryo·plas·ma *nt histol.* karyoplasm, nucleoplasm.
Ka·ryo·pyk·no·se *f histol.* karyopyknosis, pyknosis, pycnosis.
Ka·ryo·rhe·xis *f patho.* karyorrhexis.
Ka·ryor·rhe·xis *f* → Karyorhexis.
Ka·ryo·thek *f histol.* nuclear envelope, nuclear membrane, karyotheca.
Ka·ryo·typ *m genet.* karyotype.
Ka·ryo·zyt *m hema.* karyocyte.
Kar·zi·no·gen *nt patho.* cancer-causing substance, carcinogen.
kar·zi·no·gen *adj patho.* cancer-causing, cancerigenic, cancerogenic, carcinogenic.
Kar·zi·no·ge·ne·se *f patho.* carcinogenesis.
Kar·zi·no·id *nt patho.* carcinoid, argentaffinoma, carcinoid tumor.
Kar·zi·no·id·flush *nt patho.* carcinoid flush.
Kar·zi·no·id·syn·drom *nt patho.* carcinoid syndrome, argentaffinoma syndrome, malignant carcinoid syndrome, metastatic carcinoid syndrome.
Kar·zi·nom *nt patho.* carcinoma, cancer; malignant epithelioma, epithelial cancer, epithelial tumor, epithelioma.
  adenoid-zystisches Karzinom adenoid cystic carcinoma, adenomyoepithelioma, cylindroma, cylindroadenoma, cylindromatous carcinoma, adenocystic carcinoma.
  familiär gehäuft auftretendes Karzinom familial cancer, familial carcinoma.
  follikuläres Karzinom (*Schilddrüse*) follicular carcinoma.
  infiltrierendes Karzinom invasive carcinoma.
  intraepitheliales Karzinom cancer in situ, carcinoma in situ, intraepithelial carcinoma, preinvasive carcinoma.
  invasives Karzinom invasive carcinoma.
  latentes Karzinom latent carcinoma, latent cancer.
  lymphoepitheliales Karzinom Schmincke tumor, lymphoepithelial carcinoma, lymphoepithelial tumor, Regaud's tumor, lymphoepithelioma, lymphepithelioma.
  medulläres Karzinom medullary cancer, medullary carcinoma, cellular cancer, cerebroma, cerebriform cancer, cerebriform carcinoma, encephaloid, encephaloid carcinoma, encephaloid cancer, encephaloma, soft cancer, myelomycis.
  metastatisches Karzinom → sekundäres Karzinom.
  mikroinvasives Karzinom microinvasive carcinoma.
  nasopharyngeales Karzinom nasopharyngeal carcinoma.
  oberflächliches Karzinom superficial carcinoma.
  okkultes Karzinom occult carcinoma, occult cancer.
  papilläres Karzinom papillary carcinoma, papillocarcinoma, dendritic cancer.
  pharyngoösophageales Karzinom pharyngoesophageal carcinoma.
  präinvasives Karzinom → intraepitheliales Karzinom.
  rezidivierendes Karzinom recurrent carcinoma.
  sekundäres Karzinom secondary carcinoma, metastatic carcinoma, metastatic cancer, secondary cancer.
  solides Karzinom solid carcinoma.
  spindelzelliges Karzinom spindle cell carcinoma, sarcomatoid carcinoma.
Kar·zi·nom·ab·sied·lung *f* → Karzinommetastase.
kar·zi·nom·ähn·lich *adj* → karzinomatös.
kar·zi·nom·ar·tig *adj* → karzinomatös.
Kar·zi·no·ma·tös *adj patho.* cancerous, carcinomatoid, carcinomatous, carcinous.
Kar·zi·no·ma·to·se *f patho.* carcinomatosis, carcinosis.
Kar·zi·nom·me·ta·sta·se *f patho.* metastatic carcinoma, carcinomatous metastasis, metastatic cancer, secondary carcinoma, secondary cancer.
Kar·zi·nom·re·zi·div *nt patho.* recurrent carcinoma.
Kar·zi·no·sar·kom *nt patho.* carcinosarcoma.
Kar·zi·no·se *f patho.* carcinomatosis, carcinosis.
kar·zi·no·sta·tisch *adj pharm.* carcinostatic.

Kasabach-Merritt-Syndrom *nt hema.* Kasabach-Merritt syndrome, hemangioma-thrombocytopenia syndrome.
Kä·se *m* cheese.
kä·se·ähn·lich *adj* → käseartig.
kä·se·ar·tig *adj patho.* caseous, tyroid, cheesy.
kä·se·bleich *adj* → käseweiß.
kä·se·för·mig *adj* → käseartig.
Kä·se·ver·gif·tung *f patho.* cheese poisoning, tyrotoxicosis, tyrotoxism.
kä·se·weiß *adj* wheyfaced, pasty-faced.
kä·sig *adj* **1.** *patho.* caseous, tyroid, cheesy. **2.** → käseweiß.
Ka·sui·stik *f clin.* casuistry.
Ka·ta·bio·se *f histol.* catabiosis.
ka·ta·bol *adj biochem.* pertaining to catabolism, catabolic, catastatic.
ka·ta·bo·lisch *adj* → katabol.
Ka·ta·bo·lis·mus *m biochem.* catabolism; dissimilation, disassimilation.
Ka·ta·bo·lit *m biochem.* catabolite, catabolin, catastate.
Ka·ta·di·kro·tie *f card.* (*Pulswelle*) catadicrotism, catadicrotic pulse.
Ka·ta·gen *nt histol., derm.* catagen.
Ka·ta·kro·tie *f card.* (*Pulswelle*) catacrotism, catacrotic pulse.
Ka·ta·ly·sa·tor *m chem.* catalyst, catalyzator, catalyzer, accelerator.
Ka·ta·ly·se *f chem.* catalysis.
  elektrische Katalyse electrocatalysis.
  heterogene Katalyse heterogeneous catalysis, contact catalysis.
ka·ta·ly·tisch *adj chem.* catalytic.
Ka·tam·ne·se *f clin.* catamnesis; follow-up history.
ka·tam·ne·stisch *adj clin.* pertaining to catamnesis, catamnestic.
Ka·ta·pho·re·se *f lab.* cataphoresis.
Ka·ta·phy·la·xie *f immun.* cataphylaxis.
Ka·ta·pla·sie *f histol., patho.* cataplasia, cataplasis, retrogression.
Ka·ta·plas·ma *nt pharm.* cataplasm, cataplasma, poultice.
Ka·ta·rakt *f ophthal.* cataract, cataracta.
Ka·tarrh *m patho.* catarrh, catarrhal inflammation.
  eitriger Katarrh purulent catarrh.
ka·tar·rha·lisch *adj patho.* pertaining to or affected with catarrh, catarrhal; rheumy, rheumic.
ka·te·chol·amin·erg *adj biochem., physiol.* catecholaminergic.
Ka·te·go·rie *f* category, class, division, type.
ka·te·go·ri·sie·ren *vt* categorize, arrange in categories, classify.
Kat·gut *nt chir.* catgut, catgut suture.
Ka·thar·ti·kum *nt pharm.* cathartic, evacuant, eccoprotic.
Ka·the·te *f mathe.* cathetus, leg.
Ka·the·ter *m clin.* catheter.
  doppelläufiger Katheter double-lumen catheter, double-channel catheter, double-current catheter.
  großlumiger Katheter large-bore catheter.
  intraarterieller Katheter intra-arterial line.
Ka·the·ter·aspi·ra·ti·on *f clin.* catheter aspiration.
Ka·the·ter·blocka·de [k·k] *f clin.* catheter blockade.
Ka·the·ter·em·bo·li·sa·ti·on *f clin.* catheter embolization, embolic therapy, therapeutic embolization, embolization.
Ka·the·ter·fie·ber *nt patho.* urinary fever, urethral fever, catheter fever.
ka·the·te·ri·sie·ren *vt* catheterize.
Ka·the·te·ri·sie·rung *f clin.* catheterism, catheterization.
Ka·the·te·ris·mus *m clin.* → Katheterisierung.
ka·the·tern *vt* → katheterisieren.
Ka·tho·de *f electr., phys.* cathode, negative electrode.
Ka·tho·den·strah·len *pl* → Kathodenstrahlung.
Ka·tho·den·strahl·röh·re *f phys., radiol.* Leonard tube, cathode-ray tube.
Ka·tho·den·strah·lung *f phys., radiol.* cathode rays.
ka·tho·disch *adj electr., phys.* pertaining to or emanating from a cathode, cathodal, cathodic.
Kat·ion *nt phys.* cation, kation.
Kat·op·trik *f phys.* catoptrics *pl.*
Kat·zen·au·gen·syn·drom *nt* cat-eye syndrome.
Kat·zen·kratz·krank·heit *f epidem.* cat-scratch disease, cat-scratch fever, nonbacterial regional lymphadenitis, benign inoculation reticulosis, regional lymphadenitis, benign lymphoreticulosis.
Kat·zen·schrei·syn·drom *nt embryo.* cri-du-chat syndrome, cat's cry syndrome.
Kau- *pref.* masticatory, chewing.
Kau·ap·pa·rat *m physiol.* masticatory system, masticatory apparatus.
Kau·be·la·stung *f* occlusal load.
Kau·be·we·gun·gen *pl* masticatory movements.
  Kaubewegungen des Unterkiefers masticatory mandibular movements.

Kau·da *f anat.* cauda, cauda equina.
Kau·da·ka·nal *m anat.* caudal canal.
kau·dal *adj anat.* caudal.
Kau·dal·an·äs·the·sie *f anes.* caudal block, caudal analgesia, caudal anesthesia.
Kau·dal·ka·nal *m anat.* caudal canal.
Kau·druck *m* occlusal pressure.
Kau·druck·mes·ser *m* occlusometer, gnathodynamometer.
Kau·en *nt* chew, chewing, mastication.
kau·en *vt, vi* chew, masticate.
Kau·flä·che *f* (*Zahn*) occlusal surface, chewing surface (of tooth), grinding surface (of tooth), masticatory surface, working occlusal surface, facies occlusalis dentis, facies masticatoria dentis.
  Kaufläche der Prothese denture occlusal surface.
Kau·flä·chen·kon·takt *m* occlusal contact.
  anomaler Kauflächenkontakt interceptive occlusal contact.
Kau·kraft *f* bite force, biting force, masticatory force, chewing force.
  maximale Kaukraft maximal biting force.
Kau·krämp·fe *pl* Karolyi effect, bruxism, occlusal habit neurosis, odontoprisis, stridor dentium, parafunction.
Kau·mus·kel *m anat.* masseter, masseter muscle.
Kau·mus·kel·krampf *m neuro.* masticatory spasm.
Kau·mus·keln *pl anat., physiol.* muscles of mastication, masticatory muscles.
Kau·mus·ku·la·tur *f* → Kaumuskeln.
Kau·ri·ko·pal *m* Kaurie copal.
kau·sal *adj* (*Ursache*) causal, etiogenic, causative (of); (*Therapie*) causal, etiotropic.
Kau·sal·be·hand·lung *f clin.* causal treatment.
Kaus·al·gie *f neuro.* causalgia.
Kau·stik *f chir.* cauterization, cautery.
Kau·sti·kum *nt, pl* **Kau·sti·ka** *chir., pharm.* caustic, cauterant, caustic substance, cautery, escharotic.
kau·stisch *adj chir., chem.* caustic, cauterant, cauterizing.
Kau·ter *m chir.* cautery.
Kau·te·ri·sie·ren *nt chir.* cauterization, cautery.
kau·te·ri·sie·ren *vt chir.* cauterize.
Kau·ter·mes·ser *nt* cautery knife.
Kau·tschuk *m chem., techn.* caoutchouc, gum, rubber, elastica, gum elastic.
Kau·vor·gang *m physiol.* masticatory cycle, masticating cycle, chewing cycle, chewing, mastication.
Kau·zy·klus *m* masticatory cycle, masticating cycle, chewing cycle.
Ka·va *f anat.* cava, vena cava.
  Kava inferior inferior vena cava, postcava.
  Kava superior superior vena cava, precava.
Ka·ver·ne *f anat., patho.* cavern, caverna, cavity.
Ka·ver·nen·at·men *nt clin., pulmo.* cavernous respiration, Austin Flint respiration.
Ka·ver·nen·bil·dung *f patho.* cavern formation.
Ka·ver·nen·ge·räusch *nt clin., pulmo.* cavernous resonance, amphoric resonance.
Ka·ver·nen·jauch·zen *nt clin., pulmo.* cavernous rhonchi, cavernous rales.
Ka·ver·nen·juch·zen *nt clin., pulmo.* cavernous rhonchi, cavernous rales.
Ka·ver·nom *nt derm.* cavernous angioma, cavernous tumor, cavernous hemangioma, erectile tumor, strawberry nevus, cavernoma.
ka·ver·nös *adj anat., patho.* cavernous, cavitary.
Ka·ver·no·skop *nt clin.* cavascope, celoscope, cavernoscope.
Ka·ver·no·sko·pie *f clin.* celoscopy, cavernoscopy.
Ka·vi·tät *f* cavity, prepared cavity; cavity, carious cavity.
  Kavität einer achsenparallelen Fläche axial surface cavity.
  Kavität der Approximalfläche approximal cavity, cavity in the approximal surface.
  Kavität der Approximalfläche von Eckzähnen cavity in the approximal surface of cuspids.
  Kavität der Approximalfläche von Molaren cavity in the approximal surface of molars.
  Kavität der Approximalfläche von Prämolaren cavity in the approximal surface of biscuspids.
  Kavität der Approximalfläche von Schneidezähnen cavity in the approximal surface of incisors.
  Kavität an der bukkalen Zahnfläche buccal cavity.
  Kavität an einer distalen Zahnfläche distal cavity.
  Kavität an der distal-okklusalen Zahnfläche distal-occlusal cavity, DO cavity.
  Kavität der Glattflächen smooth surface cavity.
  Kavität des gingivalen Drittels einer Zahnfläche gingival cavity, gingival third cavity, cavity in the gingival third of the surface of a tooth, cavity in the cervical third of the surface of a tooth.
  Kavität an der labialen Zahnfläche labial cavity.
  Kavität an der lingualen Zahnfläche lingual cavity.
  Kavität an der mesialen Zahnfläche mesial cavity.
  Kavität an der mesio-okklusalen Zahnfläche mesio-occlusal cavity, MO cavity.
  Kavität an der mesio-okklusal-distalen Zahnfläche mesio-occlusodistal cavity, MOD cavity.
  Kavität an der oklusalen Zahnfläche occlusal cavity.
  Kavität an einer proximalen Zahnfläche proximal cavity.
  Kavität an einer Zahnfläche simple cavity.
  Kavität an zwei oder mehreren Zahnflächen → komplizierte Kavität.
  approximale Kavität approximal cavity, cavity in the approximal surface.
  approximale Kavität an Eckzähnen cavity in the approximal surface of cuspids.
  approximale Kavität an Molaren cavity in the approximal surface of molars.
  approximale Kavität an Prämolaren cavity in the approximal surface of biscuspids.
  approximale Kavität an Schneidezähnen cavity in the approximal surface of incisors.
  einfache Kavität simple cavity.
  gemischte Kavität → komplizierte Kavität.
  komplizierte Kavität complex cavity, compound cavity.
  offene Kavität open cavity.
  präparierte Kavität cavity, prepared cavity.
  proximo-okklusale Kavität proximo-occlusal cavity.
  vorbereitete Kavität → präparierte Kavität.
Ka·vi·tä·ten·ab·druck *m* prepared cavity impression.
Ka·vi·tä·ten·ba·sis *f* cavity base, cavity floor.
Ka·vi·tä·ten·bo·den *m* cavity base, cavity floor.
Ka·vi·tä·ten·klas·sen *pl* → Kavitätenklassen nach Black.
  Kavitätenklassen nach Black Black's classification, Black's cavity classification, cavity classification, caries classification.
Ka·vi·tä·ten·lack *m* cavity liner, cavity lining agent, cavity varnish.
Ka·vi·tä·ten·li·ner *m* cavity liner, cavity lining agent, cavity varnish.
Ka·vi·tä·ten·li·ning *nt* cavity lining.
Ka·vi·tä·ten·prä·pa·ra·ti·on *f* cavity preparation, cavity toilet, cavity debridement.
Ka·vi·tä·ten·pri·mer *m* cavity primer.
Ka·vi·tä·ten·rand *m* cavity margin.
Ka·vi·tä·ten·rei·ni·ger *m* cavity cleaner.
Ka·vi·tä·ten·toi·let·te *f* toilet of cavity.
Ka·vi·tä·ten·ver·sieg·ler *m* cavity seal.
Ka·vi·tä·ten·wand *f* cavity wall.
  axiale Kavitätenwand axial wall.
Ka·vi·tä·ten·win·kel *pl* cavity angles.
Ka·vo·gra·phie *f radiol.* cavography, venacavography.
Kawasaki-Syndrom *nt patho.* Kawasaki disease, Kawasaki syndrome, mucocutaneous lymph node syndrome.
Ke·gel *m mathe.* cone.
Ke·gel·boh·rer *m* cone bur, cone shape bur, cone-shaped bur, taper bur.
  umgekehrter Kegelbohrer inverted taper bur, inverted cone bur.
ke·gel·för·mig *adj* cone-shaped, coniform, conical, conic, coned, conoid, conoidal.
Kehl·deckel [k·k] *m anat.* epiglottis, epiglottic cartilage.
Kehl·deckel·ent·zün·dung [k·k] *f HNO* inflammation of the epiglottis, epiglottiditis, epiglottitis.
Kehl·deckel·re·sek·ti·on [k·k] *f HNO* epiglottidectomy, epiglottectomy.
Kehl·deckel·stiel [k·k] *m anat.* epiglottic petiole.
Keh·le *f anat.* throat, gullet, guttur.
keh·lig *adj* (*Stimme*) throaty, guttural, deep-voiced.
Kehl·kopf *m anat.* larynx, voice box.
Kehl·kopf·atre·sie *f HNO* laryngeal atresia.
Kehl·kopf·blind·sack *m anat.* laryngeal sacculus, Hilton's sac.
Kehl·kopf·blu·tung *f HNO* laryngorrhagia.
Kehl·kopf·diph·the·rie *f HNO, epidem.* laryngeal diphtheria, laryngotracheal diphtheria, membranous croup, pseudomembranous croup, diphtheritic laryngitis.
Kehl·kopf·di·ver·ti·kel *nt HNO* laryngeal diverticulum.
Kehl·kopf·drü·sen *pl anat.* laryngeal glands.
Kehl·kopf·ein·gang *m anat.* aperture of larynx.
Kehl·kopf·ent·fer·nung *f HNO* laryngectomy.

Kehlkopfentzündung

Kehl·kopf·ent·zün·dung *f HNO* inflammation of the (mucous membrane of the) larnyx, laryngitis.
Kehl·kopf·er·kran·kung *f HNO* laryngopathy.
Kehl·kopf·er·öff·nung *f HNO* laryngotomy.
Kehl·kopf·ex·stir·pa·ti·on *f HNO* laryngectomy.
Kehl·kopf·fi·stel *f HNO* laryngostomy.
Kehl·kopf·in·nen·raum *m anat.* laryngeal cavity.
  oberer Kehlkopfinnenraum laryngeal vestibule, vestibulum of larynx, atrium of glottis, atrium of larynx.
Kehl·kopf·knor·pel *pl anat.* laryngeal cartilages.
Kehl·kopf·krampf *m HNO* laryngismus.
Kehl·kopf·krebs *m HNO* laryngeal carcinoma.
Kehl·kopf·läh·mung *f HNO, neuro.* laryngoparalysis, laryngoplegia.
Kehl·kopf·mem·bran, viereckige *f* quadrangular membrane.
Kehl·kopf·mus·ku·la·tur *f anat.* muscles of larynx, musculature of larynx, laryngeal musculature.
  äußere Kehlkopfmuskulatur extrinsic musculature of larynx, extrinsic muscles of larynx.
  innere Kehlkopfmuskulatur intrinsic muscles of larynx, intrinsic musculature of larynx.
  intrinsische Kehlkopfmuskulatur → innere Kehlkopfmuskulatur.
Kehl·kopf·ner·ven *pl* laryngeal nerves.
Kehl·kopf·ödem *nt HNO* laryngeal edema.
Kehl·kopf·pla·stik *f HNO* laryngoplasty.
Kehl·kopf·ske·lett *nt anat.* laryngeal skeleton.
Kehl·kopf·spal·tung *f HNO* laryngotomy.
Kehl·kopf·spie·ge·lung *f HNO* laryngoscopy.
  direkte Kehlkopfspiegelung direct laryngoscopy.
  indirekte Kehlkopfspiegelung mirror laryngoscopy, indirect laryngoscopy.
Kehl·kopf·ta·sche *f anat.* Morgagni's ventricle, sinus of Morgagni, ventricle of Galen, laryngeal sinus, laryngeal ventricle.
Kehl·kopf·tu·ber·ku·lo·se *f HNO, epidem.* laryngeal tuberculosis, tuberculosis of the larynx, tuberculous laryngitis.
Kehl·kopf·ven·tri·kel *m* → Kehlkopftasche.
Kehl·kopf·vor·hof *m anat.* laryngeal vestibule, vestibulum of larynx, atrium of glottis, atrium of larynx.
Kehr·wert *m mathe.* reciprocal, reciprocal value.
Keil *m, pl* **Kei·le** wedge, dental wedge.
Keil·bein *nt anat.* **1.** (*Schädel*) sphenoid, sphenoid bone, alar bone, suprapharyngeal bone, cavilla. **2.** (*Fuß*) cuneiform bone, cuneiform.
Keil·bein·flü·gel *m anat.* wing of sphenoid bone, ala of sphenoid bone.
  großer Keilbeinflügel great wing of sphenoid bone, greater wing of sphenoid bone, lateral wing of sphenoid bone, major wing of sphenoid bone, temporal wing of sphenoid bone, alisphenoid bone.
  kleiner Keilbeinflügel Ingrassia's wing, Ingrassia's process, Ingrassia's apophysis, lesser wing of sphenoid bone, minor wing of sphenoid bone, orbital wing of sphenoid bone, small wing of sphenoid bone, superior wing of sphenoid bone, orbitosphenoidal bone, sphenoidal concha.
Keil·bein·fon·ta·nel·le *f anat.* anterolateral fontanella, sphenoidal fontanella.
Keil·bein·höh·le *f anat.* sphenoidal sinus.
Keil·bein·höh·len·ent·zün·dung *f HNO* inflammation of the sphenoid sinus, sphenoidal sinusitis, sphenoiditis.
Keil·bi·op·sie *f clin.* wedge biopsy.
Keil·ef·fekt *m* wedging effect.
Keil·ex·zi·si·on *f clin.* wedge biopsy.
keil·för·mig *adj anat.* wedge-shaped, cuneate, cuneiform, sphenoid, sphenoidal.
Keil·re·sek·ti·on *f chir., ortho.* wedge resection.
Keim *m, pl* **Kei·me 1.** *bio.* bud, germ, embryo. **2.** *epidem.* germ, bug, bacillus. **3.** *fig.* germ, bud, seed.
keim·ab·tö·tend *adj hyg.* disinfectant.
Keim·bläs·chen *nt embryo.* germinal vesicle, Purkinje's vesicle, blastocyst.
Keim·bla·se *f embryo.* blastula, blastosphere.
Keim·blatt *nt* **1.** *embryo.* germ layer. **2.** *bio.* cotyledon.
Keim·drü·se *f gyn., andro.* gonad, genital gland.
  männliche Keimdrüse male gonad, testis, testicle, testiculus.
  weibliche Keimdrüse female gonad, ovary, oarium, ovarium, oophoron, ootheca.
Kei·men *nt* germination, pullulation.
kei·men *vi bio., micro.* germinate, germ, pullulate, sprout, bud.
keim·frei *adj hyg.* aseptic, germ-free; sterile, sterilized; (*Wunde*) clean.
Keim·frei·heit *f hyg.* asepsis; sterility.
Keim·plas·ma *nt bio.* idioplasm, germ plasma.

Keim·schei·be *f embryo.* embryonic area, embryonic disk, germ disk, germinal disk, embryonic shield, blastodisk, blastodisc, blastoderm.
Keim·schicht *f embryo.* germinal layer, embryonic layer.
Keim·schild *m* → Keimscheibe.
keim·si·cher *adj hyg.* germproof.
keim·tö·tend *adj hyg.* germicidal, germicide; disinfectant.
Keim·trä·ger *m micro., hyg.* carrier, germ carrier.
Keim·zel·le *f embryo.* germ cell, germinocyte.
  männliche Keimzelle spermatozoon, sperm cell, sperm, seed, spermatosome, spermatozoid, spermium, zoosperm, androcyte.
  reife Keimzelle generative cell, mature germ cell, gamete.
  weibliche Keimzelle ovum, egg, egg cell.
Keim·zell·tu·mor *m patho.* germinoma, germ cell tumor.
Keim·zen·trum *nt hema., immun.* germinal center, Flemming center, reaction center.
Keim·zo·ne *f embryo.* germinal layer.
Keith-Flack-Bündel *nt anat.* Keith-Flack's bundle, Keith's bundle, sinoatrial bundle.
Kelch *m, pl* **Kel·che 1.** cup, chalice, goblet. **2.** *bio., anat.* calix, calyx, chalice, cup.
  kleiner Kelch *anat.* caliculus, calycle, calyculus.
kelch·ähn·lich *adj* → kelchförmig.
kelch·för·mig *adj anat.* cup-shaped, cupular, cupulate, cupuliform, scyphiform, scyphoid, caliceal, calyceal, calicine, calycine.
Kelly-Arterienklemme *f* Kelly hemostat.
  gebogene Kelly-Arterienklemme curved Kelly hemostat.
Kelly-Arytänoidopexie *f HNO* Kelly's operation, King's operation, arytenoidopexy.
Kelly-Paterson-Syndrom *nt patho.* Vinson's syndrome, Plummer-Vinson syndrome, Paterson's syndrome, Paterson-Kelly syndrome, Paterson-Brown-Kelly syndrome, sideropenic dysphagia.
Ke·lo·id *nt derm., chir.* keloid, cheloid, cheloma.
Ke·lo·ido·se *f derm.* keloidosis, multiple keloids.
Kel·vin *nt phys.* kelvin.
Kennedy-Bügel *m* Kennedy bar, lingual bar, continuous lingual clasp, continuous retainer, continuous bar retainer, continuous bar rest, continuous clasp, double lingual bar.
Kennedy-Klassen *pl* Kennedy classification, Kennedy classification for partially edentulous arches.
Kennt·nis *f* **1.** knowledge. **2. Kenntnisse** *pl* (*Wissen*) knowledge (*in* of); experience (*in* in); understanding, awareness (*in* of).
Kenn·zei·chen *nt* **1.** sign, mark, feature, characteristic. **2.** (*Indiz*) indication, sign, symptom.
kenn·zeich·nen *vt* mark; (*etikettieren*) label; *fig.* characterize, signalize, be typical of.
kenn·zeich·nend *adj* characteristic, typical, symptomatic, symptomatical, endeictic (*für* of).
Kenn·zeit *f physiol.* chronaxy, chronaxia, chronaxie, chronaxis.
ke·pha·lisch *adj anat.* pertaining to the head, cephalic; pertaining to the cranium, cranial.
Ke·pha·lo·me·ga·lie *f* cephalomegaly.
Ke·pha·lo·me·trie *f radiol.* cephalometry.
Ke·pha·lo·spo·rin *nt pharm.* cephalosporin.
Ke·ra·mik·bracket [k•k] *nt* ceramic bracket.
Ke·ra·mik·im·plan·tat *nt* ceramic implant.
  enossales Keramikimplantat ceramic endosteal implant, ceramic endosseous implant.
Ke·ra·mik·in·lay *nt* ceramic inlay.
Ke·ra·mik·ver·blend·kro·ne *f* ceramic enamel.
ke·ra·misch *adj* ceramic.
Ke·ra·ti·tis *f ophthal.* inflammation of the cornea, keratitis, keratoiditis, corneitis.
Ke·ra·to·akan·thom *nt derm.* keratoacanthoma, multiple self-healing squamous epithelioma.
Ke·ra·to·atro·pho·der·mie *f derm.* porokeratosis, porokeratosis of Mibelli, Mibelli's disease, keratoatrophoderma.
Ke·ra·to·con·junc·ti·vi·tis *f ophthal.* inflammation of cornea and conjunctiva, keratoconjunctivitis.
Ke·ra·to·der·ma·ti·tis *f derm.* keratodermatitis.
Ke·ra·to·der·mia *f derm.* keratodermia.
  Keratodermia excentrica porokeratosis, porokeratosis of Mibelli, keratoatrophoderma, Mibelli's disease.
Ke·ra·to·iri·tis *f ophthal.* inflammation of cornea and iris, keratoiritis, iridokeratitis.
Ke·ra·to·kon·junk·ti·vi·tis *f* → Keratoconjunctivitis.
Ke·ra·to·ly·se *f derm.* keratolysis.
Ke·ra·to·ly·ti·kum *nt, pl* **Ke·ra·to·ly·ti·ka** *derm., pharm.* keratolytic.
ke·ra·to·ly·tisch *adj derm.* pertaining to keratolysis, keratolytic.

Ke·ra·to·ma *nt derm.* keratoma; keratoderma; callosity, callus.
Ke·ra·to·se *f derm.* keratosis, keratiasis.
Ke·ra·to·zy·ste *f* keratocyst, keratinizing epithelial odontogenic cyst, odontogenic keratocyst.
 orthokeratotische Keratozyste orthokeratinized cyst, orthokeratinized odontogenic cyst.
 parakeratotische Keratozyste parakeratinized cyst, parakeratinized odontogenic cyst.
Ke·ra·to·zyt *m histol.* keratocyte.
Kerb·tier *nt bio., micro.* insect.
Kerb·tie·re *pl bio., micro.* Insecta, Hexapoda.
Ker·ek·ta·sie *f ophthal.* keratectasia, keratoectasia, kerectasis.
Ker·fe *pl, sing* **Kerf** *bio., micro.* Hexapoda, Insecta.
Ke·ri·on *nt derm.* kerion.
 Kerion Celsi tinea kerion, Celsus' kerion.
Kern- *pref.* nucleonic, nuclear, nucle(o)-, cary(o)-, kary(o)-.
Kern *m, pl* **Ker·ne 1.** *bio., histol.* nucleus, karyon. **2.** *anat.* nucleus; nidus. **3.** *micro.* core. **4.** *bio.* (*Obst*) pip, seed; stone; (*Getreide*) grain. **5.** *phys.* nucleus; *electr.* core. **6.** *fig.* core, substance, root, heart, essence, body.
 Nukleinsäure-haltiger Kern *micro.* nucleic acid core.
Kern·an·ti·gen *nt immun.* nuclear antigen.
Kern·auf·lö·sung *f patho.* karyoklasis, karyoclasis, karyolysis.
Kern·ener·gie *f phys.* nuclear energy, nuclear power, atomic energy.
Kern·ge·biet *nt anat.* (*ZNS*) nucleus, nuclear zone.
Kern·ge·häu·se *nt bio.* core.
Kern·hül·le *f histol.* nuclear envelope, nuclear membrane, karyotheca.
Kern·ik·te·rus *m ped., patho.* bilirubin encephalopathy, biliary encephalopathy, kernicterus, nucleus icterus, nuclear icterus, nuclear jaundice, nucleus jaundice, Schmorl's jaundice.
Kern·kör·per·chen *nt* **1.** *histol.* nucleolus; micronucleus . **2.** *micro.* nucleolus, plasmosome.
kern·los *adj histol., phys.* non-nucleated, anuclear, anucleate; denucleated.
Kern·mem·bran *f histol.* nuclear envelope, nuclear membrane, karyotheca.
Kern·phy·sik *f phys.* nucleonics *pl*, nuclear physics *pl*.
Kern·po·ly·mor·phie *f histol.* nuclear polymorphism.
Kern·pro·to·plas·ma *nt histol.* nucleoplasm, karyoplasm.
Kern·pyk·no·se *f histol.* karyopyknosis, pyknosis, pycnosis.
Kern·re·ak·ti·on *f phys.* nuclear reaction.
Kern·re·ak·tor *m phys.* reactor, nuclear reactor, pile.
Kern·re·so·nanz·spek·tro·sko·pie *f phys.* nuclear magnetic resonance spectroscopy, NMR spectroscopy.
Kern·ru·he *f histol.* karyostasis; interphase.
Kern·saft *m histol.* karyolymph, karyochylema, karyenchyma, nuclear hyaloplasma, nucleochylema, nucleochyme, nucleolymph, paralinin.
Kern·schrump·fung *f histol., patho.* karyopyknosis, pyknosis, pycnosis.
Kern·spal·tung *f phys.* fission, nuclear fission.
Kern·spin·del *f histol.* Bütschli's nuclear spindle, spindle, mitotic spindle, nuclear spindle.
Kern·spin·re·so·nanz·spek·tro·sko·pie *f phys.* nuclear magnetic resonance spectroscopy, NMR spectroscopy.
Kern·spin·re·so·nanz·to·mo·gra·phie *f radiol.* nuclear resonance scanning, magnet resonance imaging.
Kern·strah·lung *f phys.* nuclear radiation.
Kern·tei·lung *f histol.* nuclear division.
 indirekte Kernteilung → mitotische Kernteilung.
 mitotische Kernteilung karyomitosis, karyokinesis, mitosis, mitoschisis.
Kern·ver·dich·tung *f histol.* karyopyknosis.
Kern·wand *f histol.* nuclear envelope, nuclear membrane.
Kern·zer·brech·lich·keit *f patho.* karyoklasis, karyoclasis.
Kern·zer·fall *m* **1.** *patho.* karyorrhexis. **2.** *phys.* nuclear decay, nuclear disintegration.
Kerr-Feile *f* Kerr file, K-type file, K-type root canal file.
Ker·ze *f* candle.
Kesling-Apparat *m* Kesling appliance.
Kes·sel·stein *m techn.* scale.
Ket·amin *nt pharm., anes.* ketamine.
Ke·to·aci·do·se *f* → Ketoazidose.
Ke·to·azid·ämie *f patho.* ketoacidemia.
Ke·to·azi·do·se *f patho.* ketoacidosis; ketosis.
ke·to·azi·do·tisch *adj patho.* ketoacidotic.
Ke·to·azi·dur·ie *f patho.* ketoaciduria.
Ke·to·kör·per *pl* → Ketonkörper.
Ke·to·kör·per·bil·dung *f* → Ketonkörperbildung.

Ke·ton *nt chem.* ketone.
Ke·ton·ämie *f biochem., patho.* ketonemia, acetonemia; hyperketonemia; ketosis.
Ke·ton·kör·per *pl patho.* ketone bodies, acetone bodies.
Ke·ton·kör·per·bil·dung *f biochem.* ketogenesis, ketoplasia.
Ke·ton·urie *f biochem., patho.* ketonuria, acetonuria.
Ke·to·sis *f patho.* ketosis.
Ke·tos·urie *f patho.* ketosuria.
Ket·te *f* (*a. techn., biochem., micro., fig.*) chain.
ket·ten·ähn·lich *adj micro.* catenoid, catenulate.
ket·ten·för·mig *adj* → kettenähnlich.
Ket·ten·glied *nt* chain link, link.
α-**Ket·ten·krank·heit** *f immun.* alpha chain disease.
γ-**Kettenkrankheit** *immun.* gamma chain disease.
μ-**Kettenkrankheit** *immun.* mu chain disease.
Ket·ten·re·ak·ti·on *f phys., fig.* chain reaction.
Keu·chen *nt* gasping, puffing, panting, pant, gasp, wheeze, heavy breathing.
keu·chen *vi* pant, puff, gasp, breathe heavily, wheeze, heave, whoop.
Keuch·hu·sten *m epidem., ped.* whooping cough, pertussis.
Keuch·hu·sten·bak·te·ri·um *nt micro.* Bordet-Gengou bacillus, Haemophilus pertussis, Bordetella pertussis.
Keuchhusten-Immunglobulin *nt immun.* pertussis immune globulin.
Keuch·hu·sten·impf·stoff *m* → Keuchhustenvakzine.
Keuch·hu·sten·vak·zi·ne *f epidem.* whooping-cough vaccine, pertussis vaccine.
keu·len·för·mig *adj* (*a. histol.*) club-shaped, clubbed; *bio.* clavate, claviform; *micro.* coryneform.
K-Feile *f* Kerr file, K-type file, K-type root canal file.
Ki·cher·erb·sen·ver·gif·tung *f patho.* lathyrism, neurolathyrism.
Kiefer- *pref.* gnathic, gnath(o)-, maxillary, dentofacial.
Kie·fer *m anat.* jaw, jawbone.
 Habsburger Kiefer *m* Hapsburg jaw.
Kie·fer·auf·nah·me *f* jaw radiograph.
 seitliche Kieferaufnahme lateral jaw film, lateral jaw projection.
Kie·fer·be·we·gung *f* jaw movement, mandibular movement.
 freie Kieferbewegung free mandibular movement.
 funktionelle Kieferbewegung functional mandibular movement.
Kie·fer·di·la·ta·tor *m* jaw brace, mouth prop.
Kie·fer·ge·lenk·schei·be *f* interarticular disc of temporomandibular joint, interarticular disk of temporomandibular joint.
Kie·fer·ent·zün·dung *f* inflammation of the jaw, gnathitis.
Kie·fer·epi·der·mo·id *nt* keratocyst, keratinizing epithelial odontogenic cyst, odontogenic keratocyst.
Kie·fer·fehl·ent·wick·lung *f* dysgnathia.
Kie·fer·fehl·stel·lung *f* jaw malposition.
Kie·fer·fi·xa·ti·on *f* jaw fixation.
Kiefer-Gaumen-Spalte *f embryo.* gnathopalatoschisis.
Kie·fer·ge·lenk *nt anat.* mandibular articulation, mandibular joint, maxillary articulation, maxillary joint, temporomandibular articulation, temporomandibular joint, temporomaxillary articulation, temporomaxillary joint.
Kie·fer·ge·lenk·ar·thro·se *f* temporomandibular arthrosis.
Kie·fer·ge·lenk·ar·thro·sko·pie *f* temporomandibular joint arthroscopy.
Kie·fer·ge·lenk·auf·nah·me, transpharyngeale *f* transpharyngeal temporomandibular joint radiograph.
Kiefergelenk-Dysfunktionssyndrom *nt* temporomandibular disorder, temporomandibular dysfunction, temporomandibular dysfunction syndrome, TMJ dysfunction.
Kie·fer·ge·lenk·ent·zün·dung *f* temporomandibular arthritis.
 posttraumatische Kiefergelenkentzündung → traumatogene Kiefergelenkzündung.
 traumatogene Kiefergelenkentzündung traumatic arthritis of temporomandibular joint.
Kie·fer·ge·lenk·fort·satz *m* condylar process.
 Kie·fer·ge·lenk·fort·satz·frak·tur *f* → Kiefergelenkfraktur.
 mittlere Kiefergelenkfortsatzfraktur → mittlere *Kiefergelenkfraktur*.
 obere Kiefergelenkfortsatzfraktur → obere *Kiefergelenkfraktur*.
 untere Kiefergelenkfortsatzfraktur → untere *Kiefergelenkfraktur*.
Kie·fer·ge·lenk·frak·tur *f* condylar process fracture, mandibular condyle fracture.
 mittlere Kiefergelenkfraktur middle condylar process fracture.
 obere Kiefergelenkfraktur high condylar process fracture.
 untere Kiefergelenkfraktur low condylar process fracture.
Kie·fer·ge·lenk·kap·sel *f* temporomandibular joint capsule.
Kie·fer·ge·lenk·knacken [k·k] *nt* crackling jaw, temporomandibular joint click.

Kie·fer·ge·lenk·lu·xa·ti·on *f* temporomandibular luxation, mandibular dislocation, temporomandibular joint dislocation.
   beidseitige Kiefergelenkluxation bilateral temporomandibular joint dislocation.
   einseitige Kiefergelenkluxation unilateral temporomandibular joint dislocation.
   habituelle Kiefergelenkluxation → rezidivierende Kiefergelenkluxation.
   rezidivierende Kiefergelenkluxation recurrent temporomandibular joint dislocation.
Kie·fer·ge·lenk·lu·xa·ti·ons·frak·tur *f* mandibular fracture-dislocation.
Kie·fer·ge·lenk·neur·al·gie *f* mandibular joint neuralgia.
Kie·fer·ge·lenk·rei·ben *nt* crackling jaw.
Kie·fer·ge·lenks·dys·funk·ti·ons·syn·drom *nt* temporomandibular disorder, temporomandibular dysfunction, temporomandibular dysfunction syndrome, TMJ dysfunction.
Kie·fer·höh·le *f anat.* antrum of Highmore, maxillary antrum, maxillary sinus.
Kie·fer·höh·len·auf·nah·me *f* maxillary sinus roentgenogram.
Kie·fer·höh·len·ent·zün·dung *f HNO* inflammation of the maxillary sinus, siagonantritis, maxillary sinusitis.
   akute Kieferhöhlenentzündung acute maxillary sinusitis.
   chronische Kieferhöhlenentzündung chronic maxillary sinusitis.
Kie·fer·höh·len·fen·ste·rung *f HNO* antrostomy.
   transnasale Kieferhöhlenfensterung nasoantrostomy.
Kie·fer·höh·len·fi·stel *f* oroantral fistula.
   intraorale Kieferhöhlenfistel oroantral fistula.
Kie·fer·höh·len·kar·zi·nom *nt* maxillary sinus carcinoma.
Kie·fer·höh·len·la·va·ge *f HNO* lavage of the maxillary sinus, antral lavage.
Kie·fer·höh·len·spü·lung *f* → Kieferhöhlenlavage.
Kie·fer·höh·len·zy·ste *f* maxillary sinus cyst.
Kie·fer·in·dex *m* alveolar index, gnathic index.
Kie·fer·klem·me *f neuro., patho.* trismus, lockjaw.
Kie·fer·kno·chen *m anat.* jawbone, jaw.
Kie·fer·län·ge *f* length of mandible.
Kiefer-Lid-Phänomen *nt neuro.* Marcus Gunn phenomenon, Marcus Gunn sign, Marcus Gunn syndrome, Gunn's sign, Gunn's syndrome, Gunn's crossing sign, jaw-winking phenomenon, jaw-winking syndrome, jaw-working reflex.
Kie·fer·lu·xa·ti·on *f* mandibular dislocation, temporomandibular joint dislocation.
   beidseitige Kieferluxation bilateral temporomandibular joint dislocation.
   einseitige Kieferluxation unilateral temporomandibular joint dislocation.
   habituelle Kieferluxation → rezidivierende Kieferluxation.
   rezidivierende Kieferluxation recurrent temporomandibular joint dislocation.
Kie·fer·or·tho·pä·die *f* orthodontics *pl*, dental orthopedics *pl*, orthodontia, orthodontology, dentofacial orthopedics *pl*.
   chirurgische Kieferorthopädie surgical orthodontia, surgical orthodontics *pl*.
   korrigierende Kieferorthopädie corrective orthodontics.
   präventive Kieferorthopädie preventive orthodontics *pl*, prophylactic orthodontics *pl*.
Kie·fer·pla·stik *f* gnathoplasty.
Kie·fer·re·la·ti·on *f* jaw relation, jaw-to-jaw relation.
   dynamische Kieferrelation dynamic relation.
   ekzentrische Kieferrelation eccentric relation, eccentric position, eccentric jaw relation, eccentric jaw position.
   mediane Kieferrelation median jaw relation, median relation.
Kie·fer·schmerz *m* → Kieferschmerzen.
Kie·fer·schmer·zen *pl* gnathalgia, gnatodynia.
Kie·fer·spal·te *f embryo.* cleft jaw, gnathoschisis, schizognathism.
Kie·fer·sper·re *f neuro., patho.* trismus, lockjaw.
Kiel *m anat., bio.* keel, carina.
Kie·men·bo·gen *m embryo.* pharyngeal arch, branchial arch.
Kie·men·spal·te *f embryo.* pharyngeal cleft, branchial cleft, branchial groove, branchial fissure, pharyngeal groove, gill cleft.
Kil·ler·zel·len *pl histol., immun.* killer cells.
Ki·lo·gramm *nt* kilogram.
Ki·lo·hertz *nt* kilohertz.
Ki·lo·ka·lo·rie *f* kilocalorie, large calorie.
Ki·lo·li·ter *m/nt* kiloliter.
Ki·lo·volt *nt phys.* kilovolt.
Ki·lo·watt *nt phys.* kilowatt.
Ki·lo·watt·stun·de *f phys.* kilowatt-hour.
Kin- *pref.* cine-, kin(o)-, kine-.

Kin·äs·the·sie *f physiol.* kinesthesia, kinesthesis.
Kind *nt, pl* **Kin·der** child; small child, infant, baby.
   kleines Kind infant, baby, small child.
   leibliches Kind biological child.
Kinder- *pref.* infant, child, pediatric, ped(o)-, paed(o)-.
Kin·der·arzt *m ped.* pediatrician, pediatrist.
Kin·der·gärt·ne·rin *f* nursery nurse, nursery school teacher.
Kin·der·geld *nt* child benefit, children's allowance.
Kin·der·heil·kun·de *f* pediatrics *pl*, pediatry.
Kin·der·läh·mung *f* → epidemische Kinderlähmung.
   epidemische Kinderlähmung *neuro., ped.* acute anterior poliomyelitis, anterior spinal paralysis, Heine-Medin disease, spodiomyelitis, myogenic paralysis, acute atrophic paralysis, infantile paralysis, atrophic spinal paralysis, acute lateral poliomyelitis, spinal paralytic poliomyelitis.
   spinale Kinderlähmung → epidemische Kinderlähmung.
   zerebrale Kinderlähmung infantile spastic paralysis, infantile cerebral palsy.
kin·der·los *adj* childless; (*aus freier Entscheidung*) childfree.
Kin·der·schwe·ster *f* nurse, children's nurse.
Kin·der·zahn·arzt *m* pedodontist.
Kin·der·zahn·heil·kun·de *f* dentistry for children, pediatric dentistry, pedodontics *pl*, pedodontia.
kin·der·zahn·heil·kund·lich *adj* pedodontic.
Kin·der·zahn·me·di·zin *f* → Kinderzahnheilkunde.
Kin·des·al·ter *nt* childhood.
   frühes Kindesalter infancy.
Kin·des·aus·set·zung *f forens.* exposure.
Kin·des·miß·hand·lung *f forens.* child abuse, maltreatment.
Kind·heit *f* childhood, infancy; boyhood; girlhood. **von Kindheit an** from a child. **von frühester Kindheit an** from a baby.
   frühe Kindheit infancy, babyhood.
   späte Kindheit preadolescence.
kind·lich *adj* childlike, childish, puerile, infantile.
Kinds·be·we·gun·gen *pl gyn.* fetal movements.
   erste Kindsbewegungen quickening.
Kinds·tod, plötzlicher *m ped.* cot death, crib death, sudden infant death syndrome.
Kine- *pref.* cine-, kin(o)-, kine-.
Ki·ne·an·gio·gra·phie *f radiol., card.* cineangiography.
Ki·ne·ma·tik *f physiol.* kinematics *pl*, cinematics *pl*.
ki·ne·ma·tisch *adj physiol.* kinematic.
Ki·ne·ma·to·gra·phie *f radiol.* cineradiography, cinefluorography, cinematography, cinematoradiography, cineroentgenofluorography, cineroentgenography.
Ki·ne·ra·dio·gra·phie *f* → Kinematographie.
Ki·ne·sie *f physiol.* kinesis, motion.
Ki·ne·si·me·ter *nt* → Kinesiometer.
Ki·ne·sio·lo·gie *f physiol.* kinesiology, kinology, cinology.
Ki·ne·sio·me·ter *nt physiol.* cinometer, kinesimeter, kinesiometer.
Ki·ne·sio·the·ra·pie *f clin.* kinesitherapy, kinesiatrics *pl*, kinesiotherapy, kinesipathy, kinetotherapy.
Ki·ne·sis *f physiol.* kinesis, motion.
Ki·ne·si·the·ra·pie *f* → Kinesiotherapie.
Ki·ne·tik *f* kinetics *pl*.
Ki·ne·tin *nt bio.* kinetin.
ki·ne·tisch *adj* pertaining to or producing movement or motion, kinetic.
Ki·ne·to·chor *nt histol.* kinetochore, centromere, primary constriction.
Ki·ne·to·nu·kle·us *m micro.* kinetoplast, kinetonucleus.
Ki·ne·to·plast *m micro.* kinetoplast, kinetonucleus.
Ki·ne·to·som *nt bio., histol.* kinetosome, basal body, basal corpuscle.
Kingsley-Platte *f* Kingsley plate, Kingsley appliance, jumping-the-bite plate, jumping-the-bite appliance.
Kingsley-Schiene *f* Kingsley splint.
Kinn- *pref.* chin, mental, genial, genian, ment(o)-, geni(o)-.
Kinn *nt* chin; *anat.* mentum, mental protuberance.
Kinn·auf·bau *m* augmentation genioplasty.
Kinn·ge·gend *f anat.* mental region, chin region, chin area.
Kinn·hö·he *f* lower facial height, mental height, symphyseal height of mandible.
Kinn·kap·pe *f* chincap, chin cap.
Kinn-Kopf-Kappe *f* chin cup extraoral orthodontic appliance.
Kinn·la·de *f* jaw, jawbone; lower jaw, mandible.
Kinn·lymph·kno·ten *pl anat.* submental lymph nodes.
Kinn·mus·kel *m anat.* chin muscle, mentalis (muscle).
Kinn·pla·stik *f chir., HNO* mentoplasty, genioplasty.
Kinn·re·gi·on *f anat.* mental region, chin region, chin area.

Kinn·schlag·ader *f anat.* mental artery.
Kinn-Verschiebeplastik *f* advancement genioplasty.
Kinn·vor·sprung *m* chin, mental protuberance.
Kino- *pref.* kin(o)-, kine-.
Ki·no·zen·trum *nt histol.* cell center, central body, cinocentrum, kinocentrum, centrosome.
Ki·no·zi·lie *f histol.* kinocilium, cilium.
Kio·ni·tis *f HNO* inflammation of the uvula, cionitis, uvulitis.
Kipp·be·we·gung *f* tilting movement, tipping movement, tilting motion.
Kip·pen *nt* tipping movement, tipping movement of tooth.
Kirkland-Gingivektomiemesser *nt* → Kirkland-Messer.
Kirkland-Instrumentarium *nt* Kirkland instruments.
Kirkland-Kürette *f* Kirkland curet, Kirkland curette.
Kirkland-Meißel *m* Kirkland chisel.
Kirkland-Messer *nt* Kirkland gingivectomy knife, Kirkland knife.
Kirkland-Periodontalpack *m* Kirkland periodontal pack.
Kirkland-Zahnfleischverband *m* → Kirkland-Periodontalpack.
Kirkland-Zement *m* Kirkland cement.
Kirschner-Draht *m traumat.* Kirschner's wire, Kirschner's wire splint, Kirschner's apparatus.
Kis·sen *nt* (*Kopfkissen*) pillow; (*a. techn.*) cushion; (*Polster*) pad, bolster.
Ki·ste *f* box, case, chest.
Kitt *m chir., dent.* cement; *allg., techn.* filling compound.
Kit·tel *m* (*Arzt*) coat; (*Chirurg*) gown; (*Arbeitskittel*) overall.
Kit·ten *nt chir., dent.* cementation.
kit·ten *vt chir., dent.* cement; (*zustopfen*) fill, stop; stick together, glue together.
Kitt·li·nie *f histol.* cement line.
Kitt·sub·stanz *f histol.* ground substance, interstitial substance, cement substance, cementing substance, intercellular substance, amorphous ground substance.
Kit·zeln *nt* tickle, tickling, titillation.
Klaf·fen *nt* (*Wunde*) dehiscence, gapping.
klaf·fen *vi* (*Wunde*) dehisce, gape.
klaf·fend *adj* (*Wunde*) dehiscent, gaping, yawning.
Kla·ge *f* 1. complaint (*über* about). 2. *forens.* suit, lawsuit, action.
kla·gen *vi* 1. complain (*über* about, of); mourn (*über* at, over). 2. *forens.* sue, take legal action, go to court.
klamm *adj* (*Haut*) clammy.
Klam·mer *f chir., techn.* clamp, clip; *dent.* brace, clasp.
   Klammer mit beweglichem Arm movable clasp, movable-arm clasp.
   fortlaufende Klammer Kennedy bar, lingual bar, continuous clasp, continuous lingual clasp, continuous bar rest, continuous bar retainer, continuous retainer.
   gegossene Klammer cast clasp.
   geteilte Klammer Roach clasp, bar clasp.
Klam·mer·arm *m* clasp arm.
klam·mern *vt* clamp, clip, clasp; *dent.* brace.
Klam·mer·pro·the·se *f* clasp denture.
Klap·pe *f anat.* valve, valva; *techn.* valve.
   kleine Klappe *anat.* valvule, valvula.
Klap·pen·ent·zün·dung *f card., patho.* inflammation of a (heart) valve, valvulitis.
Klap·pen·feh·ler *m card.* valvular defect.
Klap·pen·in·suf·fi·zi·enz *f card.* valvular regurgitation, valvular insufficiency, incompetence of the cardiac valves.
Klap·pen·se·gel *nt anat.* cusp, cuspis.
Klap·pen·ste·no·se *f card.* stenotic valvular disease, valvular stenosis.
Klap·pen·ta·sche *f anat.* valve cusp.
klar I *adj* 1. clear, translucent, lucent, limpid, colorless, white; (*Augen, Stimme*) clear; (*Licht, Farbe*) clear; (*Haut*) clear; (*Flüssigkeit*) clear, pellucid, limpid. **klar machen** clear; clarify. **klar werden** clear. 2. *fig.* apparent, obvious, clear; (*Kopf*) clear, clearheaded; (*Gedanke*) lucid; (*bei Bewußtsein*) conscious; (*Hinweis*) broad, evident. **II** *adv* clearly, distinctly.
Klä·ren *nt chem.* clarification, purification, filtration.
Klar·heit *f* 1. clearness, clarity, translucency, translucence, lucency, limpidness, limpidity, colorlessness, whiteness, pellucidity, pellucidness. 2. *fig.* clearness, clarity; (*Gedanke*) lucidness, lucidity; (*Kopf*) clear-headedness; (*Bewußtsein*) consciousness; (*Aussprache*) distinctness.
klar·stel·len *vt fig.* clarify, clear up, straighten out, get straight, make sth. clear.
Klä·rung *nt* 1. *chem.* clarification, purification; refinement; filtration. 2. *fig.* clarification.

Klas·se *f* class, category, division; *bio., socio.* class; (*Schule*) grade; *mathe.* class.
Klasse-I-Gummizug *m* class I elastic.
Klasse-II-Gummizug *m* class II elastic.
Klasse-III-Gummizug *m* class III elastic.
Klasse-IV-Gummizug *m* class IV elastic.
klas·sie·ren *vt* → klassifizieren.
Klas·si·fi·ka·ti·on *f* classification.
Klas·si·fi·zie·ren *nt* classification.
klas·si·fi·zie·ren *vt* classify (*in* into, *nach* by); categorize, grade, group, range, assort.
Klas·si·fi·zie·rung *f* classification; categorization.
Klas·si·ker *m* (*Werk*) classic.
klas·sisch *adj* classical, classic; standard.
Klaue *f, pl* **Klau·en** *bio.* claw; *techn.* jaw, claw.
Kla·vi·kel *f* → Klavikula.
Kla·vi·ku·la *f anat.* clavicle, clavicula, collar bone.
kla·vi·ku·lar *adj anat.* pertaining to the clavicle, cleidal, clidal, clavicular.
Kla·vus *m, pl* **Kla·vi** *derm.* clavus, corn.
Kle·be·band *nt* adhesive tape, adhesive plaster, tape.
Kle·be·brücke [k·k] *f* Maryland bridge.
Kle·be·mit·tel *nt* → Kleber.
Kle·ben *nt* adherence, adhesion (*an* to).
kle·ben I *vt* paste, stick, glue (*an* to). **II** *vi* adhere, stick, cling (*an* to).
kle·bend *adj* adherent (*an* to); (*a. phys., techn.*) adhesive, agglutinant.
Kle·ber *m* glue, adhesive.
Kle·ber·mehl *nt* bread flour, gluten flour.
Kle·be·strei·fen *m* tape, adhesive strip, adhesive tape, adhesive plaster.
Kle·be·ver·band *m* adhesive dressing.
Kle·be·wachs *nt* adhesive wax, sticky wax.
kleb·rig *adj* 1. sticky; (*Finger*) sticky; (*viskös*) viscous, viscid, viscose, syrupy; (*klebend*) adhesive, sticky, gluey, gummy, mucilaginous. 2. (*klamm*) (*Haut, Hände*) clammy.
Kleb·rig·keit *f* stickiness; (*Viskosität*) viscousness, viscidity, viscosity; adhesiveness, stickiness, glueyness, gumminess; (*wie Lehm*) clayiness, clayeyness; (*Haut, Hände*) clamminess.
Kleb·si·el·la *f micro.* Klebsiella.
   Klebsiella pneumoniae Friedländer's bacillus, Friedländer's pneumobacillus, pneumobacillus, Bacillus pneumoniae, Klebsiella friedländeri, Klebsiella pneumoniae.
Kleb·si·el·len·pneu·mo·nie *f pulmo.* Friedländer's pneumonia, Friedländer's pneumonia, Klebsiella pneumonia.
Klebs-Löffler-Bazillus *m micro.* Klebs-Löffler bacillus, diphtheria bacillus, Corynebacterium diphtheriae.
Kleb·stoff *m* adhesive, gum, glue; (*Kleister*) paste; (*Kitt*) cement.
Kleb·wachs *nt* adhesive wax, sticky wax.
Klei·der *pl* clothes, clothing *sing.*
Klei·der·laus *f micro.* clothes louse, body louse, Pediculus humanus corporis.
Klei·der·laus·be·fall *m epidem., derm.* pediculosis corporis, pediculosis vestimentorum.
Klei·dung *f* clothing, clothes *pl*, garments *pl.*
Kleie *f* bran.
kleie·ar·tig *adj* → kleieförmig.
Kleie·flech·te *f derm.* pityriasis.
kleie·för·mig *adj histol.* pityroid, branny, furfuraceous.
kleie·hal·tig *adj* (*Nahrungsmittel*) branny.
klei·en·ar·tig *adj* → kleieförmig.
Klei·en·pilz·flech·te *f derm.* pityriasis versicolor, tinea versicolor, tinea furfuracea.
klei·ig *adj* → kleieförmig.
klein *adj* small, little; (*Gestalt*) short, small; (*Finger*) little; (*Kind*) small, young, little, infant; (*gering*) slight, little, small; (*unbedeutend*) insignificant, trivial, petty; (*bescheiden*) modest, humble. **verschwindend klein** imperceptible. **winzig klein** minute, tiny, diminutive; atomic; microscopic, microscopical. **zu klein** undersize, undersized.
Klein·fin·ger *m* little finger, fifth finger.
Klein·fin·ger·bal·len *m anat.* hypothenar eminence, antithenar eminence, hypothenar.
Klein·heit *f* smallness, littleness; (*Gestalt*) shortness; (*Bedeutungslosigkeit*) insignificance, triviality, pettiness.
   kongenitale Kleinheit des Oberkiefers maxillary micrognathia, micromandible.
   kongenitale Kleinheit des Unterkiefers mandibular micrognathia, micromandible.
Klein·hirn *nt anat.* cerebellum.

Klein·hirn·apo·ple·xie f neuro., patho. cerebellar apoplexy.
Kleinhirn-Brücken-Winkel m anat. cerebellopontile angle, pontocerebellar trigone, pontine angle.
Klein·hirn·hälf·te f anat. cerebellar hemisphere, hemispherium.
Klein·hirn·he·mi·sphä·re f anat. cerebellar hemisphere, hemispherium.
Klein·hirn·ker·ne pl anat. nuclei of cerebellum, intracerebellar nuclei, roof nuclei.
Klein·hirn·rin·de f histol. cortical substance of cerebellum, cerebellar cortex.
Klein·hirn·si·chel f anat. falx of cerebellum, falciform process of cerebellum.
Klein·hirn·stiel m anat. cerebellar peduncle, peduncle of cerebellum.
Klein·hirn·win·dun·gen pl anat. gyri of cerebellum, cerebellar folia, convolutions of cerebellum.
Klein·hirn·wurm m anat. worm of cerebellum, vermis cerebelli, vermis.
Klein·hirn·zelt nt anat. tentorium of cerebellum.
klein·kno·tig adj patho. micronodular.
Klein-Waardenburg-Syndrom nt embryo. Klein-Waardenburg syndrome, Waardenburg's syndrome, acrocephalosyndactyly type IV.
Klein·wuchs m patho. nanocormia, microsoma, microsomia.
pathologischer Kleinwuchs hyposomia.
Klein·zot·te f histol. microvillus.
Klei·ster m paste.
klei·stern vt paste (auf on).
Klem·me f chir., techn. clamp, clip, forceps, clasp, tongs pl.
atraumatische Klemme chir. atraumatic clamp, noncrushing clamp.
Klestadt-Zyste f Klestadt's cyst, nasoalveolar cyst, nasolabial cyst.
Klick-Syndrom nt card. Barlow syndrome, mitral valve prolapse syndrome, floppy mitral valve syndrome, click syndrome.
Kli·ma nt (a. fig.) climate, clime.
kli·mak·te·risch adj physiol., gyn. climacterial, climacteric, climacter.
Kli·mak·te·ri·um nt physiol., gyn. change of life, turn of life, climacteric, climacterium.
Klinefelter-Syndrom nt genet. Klinefelter's syndrome, XXY syndrome, seminiferous tubule dysgenesis.
Klin·ge f blade, knife blade.
Klin·gen·hal·ter m chir. blade holder.
Klin·gen·im·plan·tat nt blade endosteal implant, blade implant, endosseous blade implant.
enossales Klingenimplantat blade endosteal implant, blade implant, endosseous blade implant.
Klin·gen·rücken [k•k] m chir. (Skalpell) blunt.
Kli·nik f 1. hospital, clinic, infirmary. 2. clinical picture, clinical signs pl, symptoms pl.
kli·nisch adj clinic, clinical.
Kli·no·ke·pha·lie f saddle head, clinocephaly, clinocephalism.
Kli·no·ze·pha·lie f → Klinokephalie.
Klippel-Feil-Syndrom nt patho. Klippel-Feil syndrome, Klippel-Feil deformity, cervical fusion syndrome, hemiangiectatic hypertrophy.
Klippel-Trénaunay-Syndrom nt patho. Klippel-Trénaunay-Weber syndrome, Klippel-Trénaunay syndrome, angio-osteohypertrophy syndrome.
Klippel-Trénaunay-Weber-Syndrom nt → Klippel-Trénaunay-Syndrom.
Kli·stier nt clin. clysma, clyster, enema.
Kli·vus m anat. clivus.
Klon m histol., immun. clone.
klo·nal adj histol., immun. pertaining to a clone, clonal.
Klon·bil·dung f → Klonierung.
klo·nen vt histol., immun. clone.
Klo·nie·rung f histol., immun. cloning.
klo·nisch adj physiol. pertaining to a clonus, clonic.
klonisch-tonisch adj physiol. clonicotonic.
Klo·nus m, pl **Klo·ni** physiol. clonus, clonic spasm, clonospasm.
Klopf·blätt·chen nt clin. plessimeter, pleximeter, plexometer.
klop·fen vi knock (auf, an at on); (Puls, Herz) beat; (stärker) pound, throb, palpitate.
klop·fend adj (Puls, Herz) beating; (stärker) throbbing, palmic, pounding, palpitating.
Klopf·mas·sa·ge f percussion, tapotement, tapping.
Klopf·schall m clin. resonance.
gedämpfter Klopfschall hypophonesis.
hypersonorer Klopfschall bandbox resonance, vesiculotympanic resonance, vesiculotympanitic resonance, wooden resonance, boxnote hyperresonance.
tympanischer Klopfschall tympanic resonance, tympanitic resonance.
tympanitischer Klopfschall → tympanischer Klopfschall.
Klopf·schmerz m clin. pain on percussion.
Klo·sett nt lavatory, toilet, closet, water closet.
Klo·stri·die f micro. clostridium.
Kluft f gap, crack, cleft; anat. chasma, chasmus; fig. rift, gap.
klug adj intelligent, clever, bright, brainy; (vernünftig) sensible.
Klug·heit f intelligence, cleverness, brightness.
Klümp·chen nt histol. clot.
Klum·pen m clot, clump, lump, ball, bolus, cake; (Knoten) node; (a. anat.) globus.
klum·pen vi, vr form lumps; patho. cake; hema. clot.
Klum·pen·bil·dung f hema. clotting.
Klump·fuß m ortho. clubfoot, reel foot, clump foot, cyllosis, talipes, equinovarus, talipes equinovarus.
angeborener Klumpfuß congenital clubfoot, clump foot, reel foot, clubfoot, cyllosis.
klump·füßig adj ortho. clubbed, clubfooted, taliped, talipedic.
klum·pig adj (a. patho.) cakey, caky, lumpy, grumous, grumose; (Blut) clotty, clotted, grumous, grumose.
Klys·ma nt, pl **Klys·men** clysma, clyster, enema.
Knall·trauma nt HNO (Ohr) blast trauma, blast injury, explosion injury, explosion trauma, gunshot trauma, gunshot injury.
knar·ren vi creak; patho., traumat. crepitate, grate.
Knäu·el m/nt clew, clue, ball, tuft, tangle, glomeration; anat. tuft, glomerulus, glomerule, glomeration, convolution.
Knäu·el·ana·sto·mo·se f histol. glomus, glomiform body, glomiform gland, glomus organ, glomus body.
knäu·el·för·mig adj → knäuelig.
knäue·lig adj tangled; histol. glomerate, glomerular, glomerulate, convoluted.
Knei·fen nt pinch.
Kneif·zan·ge f pincers pl, pliers pl.
knet·bar adj kneadable; plastic, ductile.
Knet·bar·keit f plasticity, ductility.
Knet·mas·sa·ge f (Muskel) kneading, pétrissage, malaxation, massage.
Knet·mas·se f plasticine, mass.
Knick m (a. anat.) kink, elbow, knee, bend.
Knie nt 1. anat. knee, genu. **die Knie beugen/anziehen** bend/pull up one's knees. 2. anat. knee joint, articulation of knee. 3. fig. (a. techn.) elbow, knee, bend, curve.
knie·för·mig adj anat. bent like a knee, geniculate, geniculated, genual.
Knie·ge·lenk nt anat. knee joint, articulation of knee, knee. **oberhalb des Kniegelenks (liegend)** above-knee. **unterhalb des Kniegelenks (liegend)** below-knee.
Knie·höcker, lateraler [k•k] m lateral geniculate body.
medialer Kniehöcker medial geniculate body.
Knie·keh·le f anat. popliteal cavity, popliteal fossa, popliteal space, poples.
Knie·schei·be f anat. knee cap, kneecap, knee pan, cap, patella.
Knie·schüt·zer m knee cap, knee pad, pad.
Kniest-Syndrom nt Kniest's syndrome, Kniest's disease, Kniest's dysplasia.
Knie·stück nt (a. techn.) knee, elbow, elbow-piece.
Knir·schen nt traumat. grating, crepitation, crepitus; dent. grinding, grind, eccentric bruxism, gnashing habit, grinding habit, habitual grinding, nonfunctional grinding.
knir·schen vi traumat. grate, crepitate; (Zähne) grind, brux, gnash.
Knir·scher·schie·ne f occlusal appliance.
kni·stern vi crackle, creak, crepitate.
kni·sternd adj crackling, creaking, crepitant; (Lunge) crepitant.
Kni·ster·ras·seln nt pulmo. crepitation, crepitus, crackling, crackling rales.
feinblasiges Knisterrasseln crepitant rales, vesicular rales; subcrepitant rales.
Knö·chel m (Fuß) ankle, malleolus; (Hand) knuckle.
Knö·chel·chen nt anat. bonelet, ossicle, ossiculum.
Knochen- pref. bone, bony, osseous, osteal, oste(o)-, ost(e)-.
Kno·chen m bone; anat. os.
Knochen mit lufthaltigen Zellen pneumatic bone.
kleiner Knochen bonelet, ossicle, ossiculum.
kurzer Knochen short bone.
lamellärer Knochen lamellated bone, lamellar bone.
langer Knochen long bone.
platter Knochen flat bone.

Kno·chen·ab·bau *m* bone loss.
   Knochenabbau zahnloser Kieferteile edentulous bone loss.
   horizontaler Knochenabbau horizontal bone loss.
   vertikaler Knochenabbau vertical bone loss.
Kno·chen·ab·druck, direkter *m* direct bone impression.
Kno·chen·ab·szeß *m traumat.* bone abscess.
kno·chen·ähn·lich *adj histol.* osteoid, ossiform, bony.
Kno·chen·al·ter *nt ortho., ped.* bone age.
Kno·chen·an·eu·rys·ma *nt patho.* osteoaneurysm.
   benignes Knochenaneurysma aneurysmal giant cell tumor, aneurysmal bone cyst, hemangiomatous bone cyst, hemorrhagic bone cyst.
kno·chen·ar·tig *adj histol.* osteoid, ossiform.
Kno·chen·atro·phie *f* bone atrophy.
Kno·chen·auf·lö·sung *f* osteolysis.
Kno·chen·bälk·chen *pl histol.* bone trabeculae.
Kno·chen·bank *f* bone bank.
kno·chen·bil·dend *adj histol.* bone-forming, ossiferous, ossific, osteogenetic, osteogenic, osteogenous, osteoplastic.
Kno·chen·bil·dung *f histol.* bone formation, osteogenesis, osteogeny, ostosis, ossification.
   enchondrale Knochenbildung → endochondrale Knochenbildung.
   endochondrale Knochenbildung endochondral ossification.
   fehlerhafte Knochenbildung dysostosis, anosteoplasia.
   gestörte Knochenbildung → fehlerhafte Knochenbildung.
   perichondrale Knochenbildung perichondral ossification.
Kno·chen·boh·rer *m* bone drill, bone bur, surgical bur, surgical drill.
Kno·chen·bruch *m traumat.* bone fracture, fracture, break; crack, fissure.
   einfacher Knochenbruch closed fracture, simple fracture, subcutaneous fracture.
   geschlossener Knochenbruch → einfacher Knochenbruch.
   komplizierter Knochenbruch → offener Knochenbruch.
   offener Knochenbruch compound fracture, open fracture.
   pathologischer Knochenbruch pathologic fracture, secondary fracture, spontaneous fracture.
   traumatischer Knochenbruch traumatic fracture.
   unkomplizierter Knochenbruch → einfacher Knochenbruch.
Kno·chen·chip *m traumat.* bone chip, chip.
Kno·chen·de·fekt, zweiwandiger *m* alveolar process crater, bone crater, bony crater.
Kno·chen·de·his·zenz *f* alveolar dehiscence, root dehiscence.
Kno·chen·dich·te *f radiol.* bone density.
Kno·chen·durch·bruch *m traumat.* complete fracture.
Kno·chen·durch·tren·nung *f chir.* osteotomy.
Kno·chen·dys·pla·sie *f ortho.* bone dysplasia, dysplasia of bone.
   fibröse Knochendysplasie fibrous dysplasia of bone, Jaffé-Lichtenstein disease, Jaffé-Lichtenstein syndrome, cystic osteofibromatosis.
Kno·chen·dys·tro·phie *f ortho.* osteodystrophy, osteodystrophia.
Kno·chen·ent·wick·lung *f histol.* osteogenesis, osteogeny, ostosis, ossification.
Kno·chen·ent·zün·dung *f* inflammation of bone, bone inflammation, osteitis, ostitis.
Kno·chen·epi·phy·se *f anat.* osteoepiphysis, epiphysis.
Kno·chen·er·kran·kung *f* osteopathology, osteopathy, osteopathia, osteonosus.
Kno·chen·er·wei·chung *f* osteomalacia, osteomalacosis, malacosteon, Miller's disease, adult rickets.
Kno·chen·ex·zi·si·on *f* osteoectomy, ostectomy, osteectomy.
Kno·chen·faß·zan·ge *f* bone holder, bone-holding forceps, bone-holding clamp, bone rongeur.
Kno·chen·fei·le *f* bone file, bone rasp.
Kno·chen·fi·brom *nt* fibroma of bone, osteofibroma.
   nicht-ossifizierendes Knochenfibrom xanthogranuloma of bone, fibrous giant cell tumor of bone, xanthomatous giant cell tumor of bone, fibrous giant cell tumor of bone, non-ossifying fibroma of bone.
   nicht-osteogenes Knochenfibrom → nicht-ossifizierendes Knochenfibrom.
Kno·chen·fi·bro·se *f* fibrosis of bone, osteofibrosis.
Kno·chen·fis·sur *f traumat.* infraction, infracture, fissure fracture, fissured fracture, hair-line fracture, capillary fracture, crack.
Kno·chen·frag·ment *nt traumat.* bone fragment, fracture fragment.
Kno·chen·frak·tur *f* → Knochenbruch.
Kno·chen·fraß *m patho.* caries.
   trockener Knochenfraß dry caries.
Kno·chen·freß·zel·le *f histol.* osteoclast.
Kno·chen·fu·ge *f anat.* synchondrodial joint, synarthrosis, synarthrodia, synarthrodial joint.

Kno·chen·ge·rüst *nt anat.* skeleton, bony skeleton, cage.
Kno·chen·ge·schwulst *f* osteoma, bone tumor.
Kno·chen·ge·we·be *nt histol.* bone tissue.
Kno·chen·gra·nu·lom, eosinophiles *nt* Langerhans' cell granulomatosis, eosinophilic granuloma.
Kno·chen·ha·ken *m* bone hook.
Kno·chen·hal·te·zan·ge *f* bone holder, bone-holding clamp, bone-holding forceps, bone rongeur.
Kno·chen·haut *f anat.* bone skin, periosteum, periost.
   äußere Knochenhaut periosteum, periost.
   innere Knochenhaut perimyelis, medullary membrane, endosteum, inner periosteum.
Kno·chen·haut·ent·zün·dung *f* inflammation of the periosteum, cortical osteitis, periostitis, periosteitis.
Kno·chen·haut·ödem *nt* periosteoedema, periosteodema.
Kno·chen·herd *m patho.* (*Entzündung*) bony focus.
Kno·chen·höh·le *f histol., patho.* sinus.
   latente Knochenhöhle des Unterkiefers Stafne's lateral bone cyst, Stafne's mandibular defect, Stafne's cyst, latent bone cyst, static bone cyst, lingual mandibular bone cavity, static bone cavity.
   Stafne idiopathische Knochenhöhle → latente Knochenhöhle des Unterkiefers.
   stationäre Knochenhöhle → latente Knochenhöhle des Unterkiefers.
Kno·chen·in·farkt *m* bone infarct.
Kno·chen·kal·lus *m traumat.* bony callus, callus.
   bindegewebiger Knochenkallus connective tissue callus.
Kno·chen·kamm *m anat.* bony ridge, bone crest, crest, crista.
Kno·chen·ka·ri·es *f* → Knochenfraß.
Kno·chen·kern *m* ossification nucleus, ossification point, ossification center.
Knochen-Knorpel-Entzündung *f* inflammation of bone and cartilage, osteochondritis.
Knochen-Knorpel-Erkrankung *f* osteochondropathy, osteochondropathia.
   degenerative Knochen-Knorpel-Erkrankung osteochondrosis.
Kno·chen·kopf *m anat.* caput.
Kno·chen·köpf·chen *nt anat.* capitulum.
Kno·chen·kra·ter *m* alveolar process crater, bone crater, bony crater.
   interalveolärer Knochenkrater interalveolar bone crater.
Kno·chen·la·mel·le *f histol.* osseous lamina, osseous lamella.
Kno·chen·lä·si·on *f traumat.* bony lesion.
Kno·chen·leh·re *f* osteology, osteologia.
Kno·chen·lei·ste *f anat.* bone crest, bony ridge, crest, crista.
Kno·chen·lei·tung *f physiol.* bone conduction, cranial conduction, tissue conduction, cranial bone conduction, osteal conduction, osteotympanic bone conduction, craniotympanic bone conduction, osteotympanic conduction, osteophony, osteoacusis.
Kno·chen·mark *nt anat.* bone marrow, medulla, medulla of bone, medullary substance of bone, marrow, pith.
   rotes Knochenmark red bone marrow, red marrow, red medullary substance of bone, myeloid tissue.
   weißes Knochenmark gelatinous bone marrow.
Kno·chen·mark·ab·szeß *m patho.* bone marrow abscess, marrow abscess.
kno·chen·mark·ähn·lich *adj histol.* myeloid.
Kno·chen·mark·apla·sie *f patho., hema.* bone marrow aplasia.
Kno·chen·mark·aus·strich *m hema.* bone marrow smear.
Kno·chen·mark·bi·op·sie *f hema.* bone marrow biopsy.
Kno·chen·mark·de·pres·si·on *f hema.* myelosuppression.
Kno·chen·mark·ent·zün·dung *f* inflammation of the bone marrow, medullitis, myelitis; osteomyelitis, necrotic osteitis, acute osteitis, carious osteitis, central osteitis.
Kno·chen·mark·er·kran·kung *f hema.* myelopathy.
Kno·chen·mark·fi·bro·se *f hema.* osteomyelofibrosis, osteomyelosclerosis, myelofibrosis, myelosclerosis, osteomyelofibrotic syndrome, myofibrosis-osteosclerosis syndrome.
kno·chen·mark·hem·mend *adj hema., pharm.* myelosuppressive.
Kno·chen·mark·hem·mung *f hema., pharm.* myelosuppression.
Kno·chen·mark·ne·kro·se *f hema., patho.* marrow necrosis, bone marrow necrosis.
Kno·chen·mark·punk·ti·on *f hema.* bone marrow puncture.
Kno·chen·marks·ab·szeß *m* bone marrow abscess, marrow abscess.
kno·chen·mark·schä·di·gend *adj hema., patho.* myelotoxic.
Kno·chen·mark·schwund *m hema.* myelophthisis, panmyelophthisis.
Kno·chen·marks·de·pres·si·on *f hema.* myelosuppression.
Kno·chen·marks·er·kran·kung *f hema.* myelopathy.
Kno·chen·marks·hem·mung *f hema., pharm.* myelosuppression.

Kno·chen·marks·kul·tur *f hema.* bone marrow culture.
Kno·chen·marks·ne·kro·se *f hema., patho.* marrow necrosis, bone marrow necrosis.
Kno·chen·marks·rie·sen·zel·le *f hema.* giant cell of bone marrow, bone marrow giant cell, myeloplaque, myeloplax; megakaryocyte, megacaryocyte, megalocaryocyte, megalokaryocyte, thromboblast.
Kno·chen·marks·schwund *m hema.* myelophthisis, panmyelophthisis.
kno·chen·marks·to·xisch *adj* → knochenmarktoxisch.
kno·chen·mark·to·xisch *adj hema., patho.* myelotoxic.
Kno·chen·mark·trans·plan·ta·ti·on *f hema.* bone marrow transplantation.
Kno·chen·mark·zel·le *f hema.* marrow cell, myeloid cell.
Kno·chen·ma·trix *f histol.* bone matrix.
Kno·chen·me·ta·sta·se *f patho.* bone metastasis, bony metastasis, osseous metastasis.
Kno·chen·mit·tel·stück *nt anat.* shaft, diaphysis.
Kno·chen·naht *f* **1.** *anat.* bony suture, suture, sutura. **2.** *traumat.* bone suture, osteorrhaphy, osteosuture.
Kno·chen·ne·kro·se *f* bone necrosis, osteonecrosis, necrosteon, necrosteosis.
  aseptische Knochennekrose spontaneous osteonecrosis, aseptic necrosis of bone, avascular necrosis of bone, aseptic bone necrosis.
  spontane Knochennekrose → aseptische Knochennekrose.
Kno·chen·neur·al·gie *f* osteoneuralgia.
Knochen-Paget *m* Paget's disease of bone, Paget's disease.
Knochen-Periost-Entzündung *f* inflammation of a bone and its periosteum, osteoperiostitis, periostosteitis.
Kno·chen·pla·stik *f ortho.* osteoplasty; bone grafting.
Kno·chen·plat·te *f* bone plate.
Kno·chen·re·ge·ne·ra·ti·on *f histol.* osteoanagenesis, osteanagenesis, osteanaphysis.
Kno·chen·rei·ben *nt traumat.* bony crepitus, crepitus, crepitation.
Kno·chen·re·sek·ti·on *f* osteoectomy, ostectomy, osteectomy.
  parodontale Knochenresektion periodontal ostectomy.
Kno·chen·riß *m traumat.* fissure.
Kno·chen·sar·kom *nt traumat.* osteogenic sarcoma, osteosarcoma, osteoblastic sarcoma, osteolytic sarcoma, osteoid sarcoma.
Kno·chen·scan *m radiol.* bone scan, bone scanning.
Kno·chen·schä·di·gung *f traumat.* bony lesion.
Kno·chen·schaft *m anat.* shaft, diaphysis.
Kno·chen·schmerz *m* pain in a bone, bone pain, ostealgia, ostalgia, osteodynia.
Kno·chen·schmer·zen *pl* → Knochenschmerz.
Kno·chen·schnei·der *m* bone cutter; rongeur.
Kno·chen·schrau·be *f* bone screw.
Kno·chen·schwund *m* → Knochenfraß.
  parodontaler Knochenschwund periodontal bony defect.
Kno·chen·se·que·ster *nt* sequestrum, bony sequestrum.
Kno·chen·skle·ro·se *f* bone sclerosis, osteosclerosis.
Kno·chen·span *m chir., ortho.* bone chip, chip; inlay.
  Kieler Knochenspan Kiel graft.
Kno·chen·sporn *m* bone spur, bony spur.
Kno·chen·syn·the·se *f histol.* osteogenesis, osteogeny, ostosis.
Kno·chen·szin·ti·gramm *nt radiol.* bone scan.
Kno·chen·szin·ti·gra·phie *f radiol.* bone scan, bone scanning.
Kno·chen·ta·sche *f* infrabony pocket.
  kombinierte Knochentasche compound pocket.
Kno·chen·tra·be·kel *pl histol.* bone trabeculae.
Kno·chen·trans·plan·tat *nt* bone graft, osseous graft.
Kno·chen·trans·plan·ta·ti·on *f* bone grafting, osteoplasty, bone graft, osseous graft.
Kno·chen·tu·ber·ku·lo·se *f* bone tuberculosis, osseous tuberculosis.
Kno·chen·tu·mor *m* bone tumor.
Kno·chen·vor·sprung *m patho.* bony excrescence, bony outgrowth, osseous excrescence, osseous outgrowth.
Kno·chen·wachs·tum *nt histol.* bone growth.
Kno·chen·wachs·tums·zo·ne *f histol.* growth zone, metaphysis.
Kno·chen·zan·ge *f* bone forceps, rongeur forceps, bone nippers.
Kno·chen·zel·le *f histol.* bone cell, bone corpuscle, osseous cell, osteocyt.
Kno·chen·ze·ment *m ortho.* bone cement.
Kno·chen·zy·ste *f ortho.* bone cyst, osteocystoma.
  aneurysmatische Knochenzyste aneurysmal bone cyst, hemangiomatous bone cyst, hemorrhagic bone cyst, aneurysmal giant cell tumor, benign aneurysm of bone.
  einfache Knochenzyste solitary bone cyst, traumatic bone cyst, unicameral bone cyst, idiopathic bone cavity, hemorrhagic bone cyst.
  hämangiomatöse Knochenzyste → aneurysmatische Knochenzyste.
  hämorrhagische Knochenzyste → solitäre Knochenzyste.
  juvenile Knochenzyste juvenile bone cyst.
  latente Knochenzyste Stafne's lateral bone cyst, Stafne's mandibular defect, Stafne's cyst, latent bone cyst, static bone cyst, lingual mandibular bone cavity, static bone cavity.
  latente hämorrhagische Knochenzyste → latente Knochenzyste.
  progressive Knochenzyste → solitäre Knochenzyste.
  solitäre Knochenzyste solitary bone cyst, traumatic bone cyst, unicameral bone cyst, idiopathic bone cavity, hemorrhagic bone cyst.
  statische Knochenzyste → latente Knochenzyste.
  traumatische Knochenzyste → solitäre Knochenzyste.
knö·chern *adj histol.* osseous, osteal, bony, angular.
kno·chig *adj* bony, skinny; osseous, angular, angulose, angulous.
Knol·le *f* **1.** *bio.* bulb. **2.** *HNO* rhinophyma, copper nose, bulbous nose, hum nose, potato nose, hammer nose, rum nose, toper's nose, rum-blossom.
knol·len·för·mig *adj histol., anat.* bulb-shaped, bulbed, bulbar, bulbiform, bulboid, bulbous.
Knol·len·na·se *f HNO* rhinophyma, copper nose, bulbous nose, hum nose, potato nose, hammer nose, rum nose, toper's nose, rum-blossom.
knol·lig *adj* lumpy, knoddy; *histol., anat.* bulb-shaped, bulbed, bulbar, bulbiform, bulboid, bulbous, tuberous.
Knoop-Eindringkörper *m* Knoop hardness indenter point, Knoop indenter, Knoop indenter point.
Knoop-Härte *f phys.* Knoop hardness number.
Knoop-Härteskala *f* Knoop hardness scale.
Knopf *m, pl* **Knöp·fe** (*a. techn.*) button.
Knopf·an·ker, intramuköser *m* mucosal implant, intramucosal insert, implant button.
Knopf·loch *m* buttonhole.
Knopf·loch·ste·no·se *f card.* (*Mitralis*) buttonhole mitral stenosis, buttonhole deformity, mitral buttonhole, fishmouth mitral stenosis.
Knopf·naht *f chir.* over-and-over suture.
Knor·pel *m histol., anat.* cartilaginous tissue, cartilage, cartilago, gristle, chondrus.
  elastischer Knorpel elastic cartilage, reticular cartilage, yellow cartilage.
  fibröser Knorpel fibrous cartilage, stratified cartilage, fibrocartilage.
  hyaliner Knorpel hyaline cartilage, glasslike cartilage.
knor·pel·ähn·lich *adj histol.* resembling cartilage, cartilaginiform, cartilaginoid, chondroid, chondroitic.
Knor·pel·auf·lö·sung *f patho.* chondrolysis.
knor·pel·bil·dend *adj histol.* chondrogenic, chondrogenous.
Knor·pel·bil·dung *f histol.* chondrogenesis, chondrogeny; (*Verknorpelung*) chondrification, cartilaginification.
Knor·pel·bil·dungs·stö·rung *f patho.* chondrodysplasia, chondrodystrophia, chondrodystrophy.
Knor·pel·chip *m ortho.* cartilage chip, chip.
Knor·pel·durch·tren·nung *f ortho.* chondrotomy.
Knor·pel·ein·schnitt *m ortho.* chondrotomy.
Knor·pel·ent·zün·dung *f ortho.* inflammation of cartilage, chondritis.
Knor·pel·er·kran·kung *f patho.* chondropathy, chondropathia.
Knor·pel·er·wei·chung *f patho.* chondromalacia.
knor·pel·för·mig *adj histol.* chondroitic, chondroid, cartilaginiform, cartilaginoid.
Knor·pel·freß·zel·le *f histol.* chondroclast.
Knor·pel·fu·ge *f anat.* synchondrosis, symphysis.
Knor·pel·ge·schwulst *f patho.* chondroma, cartilage neoplasia.
Knor·pel·ge·we·be *nt histol.* cartilage, cartilaginous tissue.
Knor·pel·grund·sub·stanz *f histol.* cartilage ground substance, cartilage matrix, chondroid.
Knor·pel·haft *f anat.* synchondrosis.
Knor·pel·haut *f histol.* perichondrium.
knor·pe·lig *adj histol.* cartilaginiform, cartilaginous, chondral, chondric, chondroitic.
Knor·pel·ma·trix *f histol.* cartilage matrix.
Knor·pel·mes·ser *nt* cartilage knife, chondrotome, ecchondrotome.
Knor·pel·neo·pla·sie *f patho.* cartilage neoplasia.
Knor·pel·pla·stik *f chir.* chondroplasty.
Knor·pel·re·sek·ti·on *f* chondrectomy.
Knor·pel·sar·kom *nt patho.* chondrosarcoma, malignant enchondroma.
Knor·pel·schä·del *m embryo.* cartilaginous neurocranium, chondrocranium.

Knor·pel·schmerz *m patho.* pain in a cartilage, chondrodynia, chondralgia.
Knor·pel·span *m* cartilage chip, chip.
Knor·pel·ter·ri·to·ri·um *nt histol.* chondrone.
Knor·pel·trans·plan·tat *nt* cartilage graft.
Knor·pel·tu·mor *m patho.* chondroma, cartilage neoplasia.
Knor·pel·zel·le *f histol.* chondrocyte, cartilage corpuscle, cartilage cell.
Knos·pe *f bio.* bud, eye, button, gem, gemma; *anat.* bud, gemma; *embryo.* bud.
knos·pen *vi bio.* pullulate, germinate, sprout, bud.
Knos·pen·bil·dung *f bio.* budding, gemmation.
Knos·pung *f bio.* gemmation, budding, germination; *micro.* budding.
Knöt·chen *nt anat., patho., bio.* nodosity, nodule, nodulus, nodus, knobble, tubercle, tuberculum, node; *derm.* papule.
knöt·chen·för·mig *adj histol.* nodular, tuberous; *bio.* nodulous.
Kno·ten *m* 1. (*a. chir., techn.*) knot. 2. *anat.* node, nodosity, nodus, nodule, tubercle; *patho.* lump, nodosity, nodus, node, nodule, tophus, concretion.
chirurgischer Knoten *chir.* surgeon's knot, surgical knot.
doppelter Knoten *chir.* double knot, friction knot.
falscher Knoten *chir.* false knot, granny knot.
heißer Knoten *patho.* (*Schilddrüse*) hot nodule, hot thyroid nodule.
kalter Knoten *patho.* (*Schilddrüse*) cold nodule, cold thyroid nodule.
richtiger Knoten *chir.* square knot, reef knot.
kno·ten *vt* knot, tie in a knot, make a knot.
kno·ten·för·mig *adj histol.* nodular.
Kno·ten·kropf *m* → Knotenstruma.
Kno·ten·punkt *m mathe., phys.* nodal point.
Kno·ten·rhyth·mus *m physiol.* atrioventricular nodal rhythm, A-V nodal rhythm, atrioventricular rhythm, AV rhythm, nodal rhythm, nodal arrhythmia.
Kno·ten·ro·se *f derm.* nodal fever, nodular tuberculid, erythema nodosum.
Kno·ten·stru·ma *f endo., patho.* nodular goiter.
kno·tig *adj* knotty, knotted; knobby, knobbed, knobbly, tuberous, nodulated, nodose, nodous, nodulous, nodular.
knüp·fen *vt* knot, tie in a knot, make a knot.
Knüpf·pin·zet·te *f chir.* suture forceps, suture-tying forceps, suture-and-tying forceps.
Ko·agel *nt chem., hema.* clot, curd, coagulum, coagulation.
ko·agu·la·bel *adj* coagulable.
Ko·agu·la·bi·li·tät *f* coagulability.
Ko·agu·lans *nt, pl* **Ko·agu·lan·tia, Ko·agu·lan·zi·en** *hema., pharm.* coagulant.
Ko·agu·la·ti·on *f hema.* blood clotting, clotting, coagulation.
disseminierte intravasale Koagulation disseminated intravascular coagulation syndrome, diffuse intravascular coagulation, consumption coagulopathy, disseminated intravascular coagulation.
Ko·agu·la·ti·ons·elek·tro·de *f* coagulation eletrode.
Ko·agu·la·ti·ons·fak·tor *m hema.* blood clotting factor.
ko·agu·la·ti·ons·för·dernd *adj hema.* coagulant, coagulative.
Ko·agu·la·ti·ons·ne·kro·se *f patho.* coagulation necrosis.
Ko·agu·la·tor *m chir.* coagulator.
ko·agu·lier·bar *adj* coagulable.
Ko·agu·lier·bar·keit *f* coagulability.
ko·agu·lie·ren *vi* (*Blut*) clot, coagulate, curdle.
Ko·agu·lo·pa·thie *f hema.* coagulopathy.
Ko·agu·lum *nt, pl* **Ko·agu·la** → Koagel.
Ko·ark·ta·ti·on *f patho.* coarctation, constriction, stricture, stenosis.
Kobalt-Chrom-Legierung *f* chrome-cobalt alloy, chromium-cobalt alloy, stellite alloy, stellite, cobalt-chromium alloy, cobalt-chrome alloy.
Kobalt-Chrom-Nickel-Legierung *f* cobalt-chromium-nickel alloy.
Ko·balt·le·gie·rung *f* cobalt base alloy.
Kocher-Klemme *f chir.* Kocher's clamp, Kocher's forceps.
koch·le·ar *adj anat.* pertaining to the cochlea, cochlear.
Koch·le·itis *f HNO* inflammation of the cochlea, cochleitis, cochlitis.
Koch·salz *nt* salt, common salt, table salt, *chem.* sodium chloride.
Koch·salz·lö·sung *f* salt solution, sodium chloride irrigation, sodium chloride solution, NaCl solution.
isotone Kochsalzlösung isotonic saline solution, isotonic saline, isotonic sodium chloride solution.
physiologische Kochsalzlösung normal saline, saline, normal salt solution, normal saline solution, physiologic saline, physiologic salt solution, physiologic saline solution, physiologic sodium chloride solution.

Koch-Weeks-Bazillus *m micro.* Weeks' bacillus, Koch-Week's bacillus Haemophilus aegyptius.
Koch-Weeks-Konjunktivitis *f ophthal.* Koch-Week conjunctivitis, pinkeye, acute contagious conjunctivitis, acute epidemic conjunctivitis.
Kode *m techn., genet.* code.
Ko·de·in *nt pharm.* codeine, methylmorphine, monomethylmorphine.
ko·die·ren *vt* code, encode.
Ko·do·mi·nanz *f genet.* codominance.
Koebner-Phänomen *nt derm.* Koebner's phenomenon, isomorphic response, isomorphic effect.
Ko·ef·fi·zi·ent *m mathe., phys.* coefficient.
Ko·en·zym *nt biochem.* coenzyme, coferment.
ko·er·zi·tiv *adj phys.* coercive.
Ko·fak·tor *m biochem.* cofactor.
Kof·fe·in *nt biochem., pharm.* caffeine, caffein, methyltheobromine, trimethylxanthine, guaranine.
Kof·fer·dam·hal·ter *m* rubber dam holder.
Kof·fer·dam·klam·mer *f* rubber dam clamp.
Kof·fer·dam·klam·mer·hal·ter *m* rubber dam clamp holder.
Kof·fer·dam·klam·mer·zan·ge *f* rubber dam forceps, rubber dam clamp forceps, clamp forceps.
Kof·fer·dam·rah·men *m* rubber dam frame.
radioluzenter Kofferdamrahmen → strahlendurchlässiger Kofferdamrahmen.
strahlendurchlässiger Kofferdamrahmen radiolucent frame.
kog·ni·tiv *adj* pertaining to or marked by cognition, cognitive.
kon·gru·ent *adj phys., stat.* congruent, congruous; *fig.* congruent, concurring.
Ko·ha·bi·ta·ti·on *f* sexual intercourse, sex act, sexual act, coitus, coition, venery, copulation, cohabitation.
ko·hä·rent *adj phys.* coherent.
Ko·hä·renz *f phys.* coherence, coherency.
Ko·hä·si·on *f phys.* cohesion.
ko·hä·siv *adj* cohesive.
Koh·le *f* coal; *chem.* carbo. **Kohle enthaltend** *chem.* carbonaceous.
Koh·len·di·oxid *nt* carbonic anhydride, carbon dioxide, chokedamp.
Koh·len·di·oxid·über·schuß *m physiol.* (*Blut*) carbohemia, carbonemia.
Koh·len·hy·drat *nt chem.* carbohydrate, saccharide.
Koh·len·hy·drat·mal·ab·sorp·ti·on *f patho.* carbohydrate malabsorption.
Koh·len·hy·drat·stoff·wech·sel *m biochem.* carbohydrate metabolism.
Koh·len·mon·oxid *nt chem.* carbon monoxide, sweet gas.
Koh·len·mon·oxid·hä·mo·glo·bin *nt patho.* carbon monoxide hemoglobin, carboxyhemoglobin.
Koh·len·mon·oxid·ver·gif·tung *f patho.* CO poisoning, carbon monoxide poisoning.
Koh·len·oxid *nt* → Kohlenmonoxid.
Koh·len·säu·re *f chem.* carbonic acid.
Koh·len·säu·re·an·hy·drid *nt* → Kohlendioxid.
Koh·len·stoff *m chem.* carbon. **Kohlenstoff enthaltend** *chem.* carbonaceous.
Koh·len·was·ser·stoff *m chem.* hydrocarbon.
Koh·hor·ten·stu·die *f stat.* cohort study.
ko·ital *adj* pertaining to coitus, coital.
Ko·itus *m* coitus, coition, cohabitation, venery, intercourse, sex, sexual intercourse, sex act, sexual act, copulation.
Koitus interruptus coitus interruptus, withdrawal.
Ko·ka *f bio.* coca.
Ko·ka·blät·ter *pl bio., pharm.* coca.
Ko·ka·in *nt pharm.* cocaine.
Ko·ka·in·ab·hän·gig·keit *f pharm.* cocaine dependence.
Ko·ka·in·abu·sus *m forens.* cocaine abusus, cocainism.
Ko·kai·ni·sie·rung *f* (*a. anes.*) cocainization.
Ko·kai·nis·mus *m forens.* cocaine abusus, cocaine intoxication, cocainism.
Ko·ka·in·miß·brauch *m forens.* cocaine abusus, cocainism.
Ko·kar·zi·no·gen *nt patho.* cocarcinogen.
Ko·kar·zi·no·ge·ne·se *f patho.* cocarcinogenesis.
Kok·ke *f micro.* coccus.
kok·ken·ähn·lich *adj micro.* resembling a coccus, coccal, coccoid.
kok·ken·för·mig *adj micro.* coccal.
kok·ko·id *adj micro.* coccoid.
Kok·kus *m micro.* coccus.
Kok·zi·die *f micro.* coccidium, coccidian.
Kok·zi·di·en·be·fall *m* → Kokzidiose.

Kokzidienerkrankung

Kok·zi·di·en·er·kran·kung *f* → Kokzidiose.
Kok·zi·dio·ides·pilz *m micro.* Coccidioides.
Kok·zi·dio·idin *nt micro., immun.* coccidioidin.
Kok·zi·dio·ido·my·ko·se *f epidem.* coccidioidomycosis, coccidioidosis, Posada-Wernicke disease, Posada's disease, Posada's mycosis, desert fever, California disease, coccidioidal granuloma.
  progressive **Kokzidioidomykose** → sekundäre Kokzidioidomykose.
  sekundäre **Kokzidioidomykose** progressive coccidioimycosis, secondary coccidioidomycosis.
Kok·zi·dio·se *f epidem.* coccidiosis, coccidial disease.
kok·zy·ge·al *adj anat.* pertaining to the coccyx, coccygeal.
Kol·ben *m pharm.* ampul, ampoule, ampule; flask; (*Thermometer*) bulb; *chem.* flask, retort; *electr.* bulb; (*Gewehr*) butt, butt end; *inf.* (*Nase*) conk; *techn.* piston; *bio.* spadix, (*Mais*) cob.
Kol·ben·schim·mel *m micro.* aspergillus, Aspergillus.
Ko·li·bak·te·ri·ämie *f patho.* colibacillemia.
Ko·li·bak·te·ri·en *pl micro.* coliform bacteria, coliforms.
Ko·li·ba·zill·ämie *f patho.* colibacillemia.
Ko·li·ba·zill·urie *f patho.* colibacilluria, coliuria.
Ko·li·ba·zil·lus *m micro.* Escherich's bacillus, colon bacillus, colibacillus, coli bacillus, Shigella alkalescens, Shigella dispar, Shigella madampensis, Escherichia coli.
Ko·lik *f patho.* colic; gripe, gripes *pl.*
ko·lik·ar·tig *adj* colicky, colic.
ko·lisch *adj anat.* pertaining to the colon, colic.
Ko·li·tis *f patho.* inflammation of the colon, colonic inflammation, colonitis, colitis.
  Antibiotika-assoziierte Kolitis antibiotic-associated colitis, antibiotic-associated diarrhea, antibiotic-associated enterocolitis.
Ko·li·urie *f patho.* colibacilluria, coliuria.
kol·la·bie·ren *vi* (*psychisch od. physisch*) collapse, break down, (*Organ*) collapse.
Kol·la·gen *nt biochem.* collagen, ossein, osseine, ostein, osteine.
Kol·la·gen·fa·ser *f histol.* collagen fiber, collagenic fiber, collagenous fiber, white fiber.
Kollagen-Hydroxylapatit-Implantat *nt* collagen-hydoxyapatite implant.
Kol·la·gen·im·plan·tat *nt* collagen implant.
Kol·la·gen·krank·heit *f* → Kollagenose.
Kol·la·ge·no·pa·thie *f* → Kollagenose.
Kol·la·ge·no·se *f patho.* collagen disease, collagen-vascular disease, collagenosis.
Kol·laps *m patho., psychia.* collapse, breakdown.
  kardiovaskulärer Kollaps cardiovascular collapse.
kol·la·te·ral *adj* collateral; side by side, parallel.
Kol·la·te·ra·le *f anat.* collateral.
Kol·la·te·ral·ge·fäß *nt anat.* collateral vessel.
Kol·la·te·ral·kreis·lauf *m physiol., card.* collateral circulation, compensatory circulation.
Kol·li·ma·tor *m phys., radiol.* collimator.
Kol·li·nea·tor *m phys., radiol.* collimator.
Kol·li·qua·ti·on *f histol., patho.* colliquation, softening.
Kol·li·qua·ti·ons·ne·kro·se *f patho.* colliquative necrosis, liquefaction necrosis, liquefaction degeneration, colliquative degeneration.
kol·li·qua·tiv *adj histol., patho.* colliquative.
Kol·li·si·ons·tu·mor *m patho.* collision tumor.
Kol·lo·di·um *nt pharm.* collodion, collodium.
Kol·lo·id *nt chem.* colloid; *histol., patho.* colloid.
  hydrophiles Kolloid hydrophilic colloid, hydrophil colloid, lyotropic colloid, lyophilic colloid, emulsion colloid, emulsoid.
  lyophiles Kolloid → hydrophiles Kolloid.
  lyophobes Kolloid lyophobic colloid.
  stabiles Kolloid reversible colloid, stable colloid.
kol·lo·id *adj chem.* colloidal, colloid.
Kol·lo·id·ade·nom *nt patho.* (*Schilddrüse*) colloid adenoma, macrofollicular adenoma.
kol·loi·dal *adj chem., histol., patho.* colloidal, colloid.
Kol·lo·id·kar·zi·nom *nt patho.* mucinous carcinoma, mucinous cancer, mucinous adenocarcinoma, gelatinous cancer, gelatiniform cancer, mucous cancer, colloid cancer, colloid carcinoma, gelatiniform carcinoma, gelatinous carcinoma, mucous carcinoma.
Kol·lo·id·krebs *m* → Kolloidkarzinom.
Kol·lo·id·stru·ma *f patho.* colloid goiter.
Kol·lum *nt anat.* neck, collum; cervix.
Kol·ly·ri·um *nt pharm.* collyrium, eyewash, eye lotion.
Ko·lo·bom *nt ophthal.* coloboma.
Ko·lon *nt anat.* colon, segmented intestine.
Ko·lo·nie *f bio., micro.* colony.
Ko·lo·ni·sie·rung *f micro.* colonization, innidation.
Ko·lo·pho·ni·um *nt pharm.* rosin, resin, colophony.
Ko·lo·rek·tum *nt anat.* colorectum.
Ko·lo·ri·me·ter *nt phys.* chromatometer, chromometer, colorimeter.
Ko·lu·mel·la *f micro.* columella.
Ko·ma *nt, pl* **Ko·ma·ta 1.** *neuro., patho.* coma. **2.** *phys., ophthal.* coma.
  Koma bei Alkoholintoxikation alcoholic coma.
  diabetisches Koma Kussmaul's coma, diabetic coma.
  drohendes Koma precoma.
  hepatisches Koma hepatic coma.
  hyperglykämisches Koma → diabetisches Koma.
  hyperosmolares Koma hyperosmolar nonketotic coma.
  hypoglykämisches Koma hypoglycemic coma, hypoglycemic shock.
  thyreotoxisches Koma thyrotoxic coma.
  urämisches Koma uremic coma.
ko·ma·tös *adj patho.* pertaining to or in a state of coma, comatose; exanimate.
Kom·bi·na·ti·ons·an·äs·the·sie *f anes.* mixed anesthesia.
Kom·bi·na·ti·ons·be·hand·lung *f clin.* combination therapy.
  Kombinationsbehandlung mit Kortikoiden und Antibiotika corticosteroid-antibiotic combination.
Kom·bi·na·ti·ons·ge·schie·be *nt* combined attachment, combined unit.
Kom·bi·na·ti·ons·head·gear *m* horizontal-pull headgear.
Kom·bi·na·ti·ons·im·plan·tat *nt* composite implant.
  allogenes-alloplastisches Kombinationsimplantat composite allogeneic bone/alloplastic implant.
Kom·bi·na·ti·ons·klam·mer *f* combination clasp.
Kom·bi·na·ti·ons·le·gie·rung *f* mixed-type alloy.
Kom·bi·na·ti·ons·nar·ko·se *f anes.* mixed anesthesia.
Kom·bi·na·ti·ons·prä·pa·rat *nt* **1.** *pharm.* compound. **2.** *gyn.* combination oral contraceptive.
Kom·bi·na·ti·ons·pro·the·se *f* tooth and mucosa-borne denture, class II partial denture.
Kom·bi·na·ti·ons·the·ra·pie *f clin.* combination therapy.
kom·bi·nie·ren *vt pharm.* combine.
kom·bi·niert *adj pharm.* combined, compound.
Ko·me·do *m, pl* **Ko·me·dos, Ko·me·do·nen** *derm.* comedo, blackhead.
Kom·ma *nt* comma; *mathe.* point.
Komma-Bazillus *m micro.* Koch's bacillus, cholera bacillus, comma bacillus, cholera vibrio, Vibrio cholerae, Vibrio comma.
kom·men·sal *adj micro.* commensal.
Kom·men·sa·le *m micro.* commensal.
Kom·men·sa·lis·mus *m micro.* commensalism.
kom·men·su·ra·bel *adj* (*a. mathe., phys.*) commensurable, commensurate (*mit* with).
Kom·mis·sur *f anat.* commissure, commissura.
kom·mis·su·ral *adj anat.* pertaining to a commissure, commissural.
Kom·mo·ti·on *f neuro.* concussion, commotio.
Kom·mo·ti·ons·syn·drom *nt neuro.* cerebral concussion, brain concussion, concussion of/on the brain, concussion syndrome, commotion.
Kom·mu·ni·ka·ti·on *f* communication.
kom·mu·ni·ka·tiv *adj* communicative.
kom·mu·ni·zie·ren *vi* (*a. phys., fig.*) communicate.
kom·pakt *adj* (*a. histol.*) compact, solid, concrete, dense, indiscrete.
Kom·pak·ta *f histol.* compacta, compact substance of bone, compact layer of endometrium, compact bone, solid bone, compact tissue.
Kom·pakt·heit *f* (*a. histol.*) compactness, compactedness.
kom·pa·ti·bel *adj* (*a. immun.*) compatible (*mit* with).
Kom·pa·ti·bi·li·tät *f* (*a. immun.*) compatibility, compatibleness (*mit* with).
Kom·pen·sa·ti·on *f* (*a. chem., bio., techn.*) compensation; *psycho.* compensation.
Kom·pen·sa·ti·ons·kur·ve *f* compensation curvature, compensation curve.
  sagittale Kompensationskurve curvature of Spee, curve of Spee.
kom·pen·sie·ren *vt* (*a. psycho., techn.*) compensate (for); counteract, counterbalance, offset.
Kom·ple·ment *nt immun.* complement.
kom·ple·men·tär *adj* complementary, complemental, completing.
Kom·ple·ment·bin·dung *f immun.* complement fixation, fixation reaction, Gengou phenomenon.
Kom·ple·ment·bin·dungs·re·ak·ti·on *f immun.* complement binding reaction, complement fixation reaction, complement fixation test.

Komplementbindungsreaktion nach Wassermann Wassermann test, Wassermann reaction, compluetic reaction.
Kom·ple·ment·sy·stem *nt immun.* complement system.
kom·plett *adj* (*vollständig*) complete, entire, whole; (*abgeschlossen*) complete, finished, concluded.
kom·plett·tie·ren *vt* complete, make whole; finish, bring to an end.
Kom·plex *m* 1. complex, group. 2. *psycho.* complex, fixed idea, fixation; *biochem.* complex.
   abnormaler Komplex (*EKG*) anomalous complex.
   pathologischer Komplex (*EKG*) anomalous complex.
kom·plex *adj* complex, complicated.
Kom·plex·bild·ner *m chem.* chelating agent, complexing agent.
Kom·pli·ka·ti·on *f* (*a. patho.*) complication, complicacy.
kom·pli·ziert *adj* complicate, complicated, complex, involute; (*Fraktur*) compound.
Kom·pli·ziert·heit *f* complexity, complication, complicacy.
Kom·po·nen·te *f chem., mathe., phys.* component, constituent, constituent part; *fig.* element, factor.
Kom·po·sit *nt* composite, composite material, composite compound; composite dental cement.
Kom·po·sit·fül·lung *f* composite filling.
Kom·po·si·tum *nt, pl* **Kom·po·si·ta** composite; *pharm.* compound.
Kom·po·sit·ze·ment *m* composite dental cement.
Kom·pres·se *f* compress; pad; splenium.
Kom·pres·si·on *f phys., techn.* compression.
   digitale Kompression digital compression.
   instrumentelle Kompression instrumental compression.
Kom·pres·si·ons·at·men *nt pulmo.* (*Auskultation*) egophony, tragophony, tragophonia, capriloquism.
Kom·pres·si·ons·bruch *m* → Kompressionsfraktur.
Kom·pres·si·ons·frak·tur *f traumat.* compression fracture, crush fracture.
Kom·pres·si·ons·läh·mung *f neuro.* compression paralysis, pressure paralysis.
Kom·pres·si·ons·schie·ne *f* compressive splint.
Kom·pres·si·ons·ver·band *m clin.* pressure bandage, pressure dressing, pressure pack, compression bandage.
Kom·pres·sor *m* 1. *anat.* compressor, compressor muscle. 2. *techn.* compressor.
Kom·pres·so·ri·um *nt chir.* compressor, compressorium.
kom·pri·mier·bar *adj phys., techn.* compressible.
kom·pri·mie·ren *vt chem., phys., techn.* compress, condense.
Konch·ek·to·mie *f HNO* turbinectomy.
Kon·cho·tom *nt HNO* conchotome.
Kon·cho·to·mie *f HNO* conchotomy.
Kon·den·sat *nt phys.* condensate, condensation.
Kon·den·sa·ti·on *f phys., chem.* condensation.
Kon·den·sa·ti·ons·pro·dukt *nt phys., chem.* condensation, condensate.
Kon·den·sa·ti·ons·tech·nik *f* condensation method, condensation root canal filling method.
   laterale Kondensationstechnik lateral condensation method, lateral condensation root canal filling method, multiple cone root canal filling method, multiple cone method.
   vertikale Kondensationstechnik vertical condensation root canal filling method, vertical condensation method.
Kon·den·sa·tor *m phys.* condenser; *electr.* capacitor.
Kon·den·sie·ren *nt* condensation.
kon·den·sie·ren *vt, vi* condense.
Kon·den·sie·rer *m* condenser, plugger.
   fußförmiger Kondensierer foot condenser, foot plugger.
   kugelförmiger Kondensierer round condenser.
   mechanischer Kondensierer mechanical condenser, automatic condenser, automatic mallet, automatic plugger.
   pneumatischer Kondensierer Hollenback condenser, pneumatic condenser.
Kon·den·sie·rer·spit·ze *f* condenser point, nib.
kon·den·siert *adj* condensed.
Kon·den·sor *m* → Kondensorlinse.
Kon·den·sor·lin·se *f phys.* condenser, condensing lens.
Kon·di·ti·on *f sport.* condition, fitness, shape, trim.
kon·di·tio·nie·ren *vt* (*a. psycho.*) condition (*auf* to, for).
Kon·dom *m/nt* condom, sheath, prophylactic.
Kon·duk·ti·on *f phys.* conduction.
Kon·duk·ti·vi·tät *f phys., physiol.* conductivity, conductibility.
Kon·dy·le *f anat.* condyle, condylus.
Kon·dyl·ek·to·mie *f traumat.* condylectomy.
Kon·dy·len·ach·se *f* condylar axis, condyle axis, condylar cord.
Kon·dy·len·bahn *f* condyle path.
Kon·dy·len·bahn·nei·gung *f* condylar guidance inclination, condylar guide inclination.
Kon·dy·len·brei·te *f* condylar breadth of mandible.
Kon·dy·len·bruch *m* → Kondylenfraktur.
   mittlere Kondylenbruch → mittlere *Kondylenfraktur.*
   oberer Kondylenbruch → obere *Kondylenfraktur.*
   unterer Kondylenbruch → untere *Kondylenfraktur.*
Kon·dy·len·frak·tur *f traumat.* condylar fracture, condylar process fracture, mandibular condyle fracture.
   mittlere Kondylenfraktur middle condylar process fracture.
   obere Kondylenfraktur high condylar process fracture.
   untere Kondylenfraktur low condylar process fracture.
Kon·dy·len·hy·per·pla·sie *f* condylar hyperplasia.
Kon·dy·len·hy·po·pla·sie *f* condylar hypoplasia.
Kon·dy·len·im·plan·tat *nt* condylar implant.
Kon·dy·len·pro·the·se *f* condylar prosthesis.
Kon·dy·len·re·sek·ti·on *f* condylectomy.
Kon·dy·len·spal·tung *f* condylotomy.
Kon·dy·len·ver·schie·bung *f* condylar displacement.
Kon·dy·len·win·kel *m* condylar angle of mandible.
Kon·dy·lom *nt derm.* condyloma.
   breites Kondylom flat condyloma, broad condyloma, condyloma, syphilitic condyloma, moist papule, mucous papule.
   spitzes Kondylom fig wart, genital wart, condyloma, moist papule, acuminate wart, moist wart, venereal wart, pointed condyloma, pointed wart, acuminate condyloma, mucous papule.
kon·dy·lo·ma·tös *adj derm.* condylomatous.
Kon·dy·lo·ma·to·se *f derm.* condylomatosis.
Kon·dy·lo·to·mie *f* condylotomy.
Kon·fi·gu·ra·ti·on *f* 1. *chem.* form, configuration. 2. *clin., patho.* configuration.
Kon·flu·enz *f* 1. *anat.* confluence. 2. *patho.* confluence.
Kon·flu·ie·ren *nt patho.* confluence.
kon·flu·ie·rend *adj patho.* confluent.
Kon·flux *m anat.* confluence.
kon·fo·kal *adj phys.* confocal.
kon·fus *adj* (*Person, Gedanken*) confused, mixed-up, muddled; (*Verstand*) clouded; dizzy.
Kon·ge·la·ti·on *f patho.* congelation, frostbite.
kon·ge·ni·al *adj* congenial (*mit* with).
kon·ge·ni·tal *adj* congenital, innate.
Kon·ge·sti·on *f patho.* congestion.
Kon·glo·ba·ti·on *f* conglobation.
kon·glo·bie·ren *vt, vi* conglobate, conglobe (*zu* into).
kon·glo·biert *adj* conglobate.
Kon·glo·me·rat *nt* conglomerate.
Kon·glu·ti·na·ti·on *f hema., immun.* conglutination.
Kon·glu·ti·na·ti·ons·throm·bus *m hema., patho.* conglutination-agglutination thrombus, pale thrombus, white clot, white thrombus.
Kon·glu·ti·nin *nt immun.* conglutinin.
Kon·go·rot *nt histol.* Congo red.
Kon·gru·enz *f phys., stat.* congruence, congruency (*mit* with); *fig.* congruence, concurrence.
Ko·ni·die *f micro.* conidium.
Ko·ni·ko·to·mie *f chir., HNO* coniotomy, cricothyrotomy.
Ko·nio·se *f patho.* coniosis.
ko·nisch *adj anat.* cone-shaped, conical, conic, piniform.
Kon·ju·ga·ti·on *f* 1. *genet., micro.* conjugation. 2. *chem.* conjugation.
kon·junk·tiv *adj mathe.* conjunctive.
Kon·junk·ti·va *f anat.* conjunctiva.
kon·junk·ti·val *adj anat.* pertaining to the conjunctiva, conjunctival.
Kon·junk·ti·val·pro·be *f derm., immun.* ophthalmic test, conjunctival test, ophthalmic reaction, conjunctival reaction, ophthalmoreaction.
Kon·junk·ti·val·test *m* → Konjunktivalprobe.
Kon·junk·ti·vi·tis *f ophthal.* conjunctivitis, syndesmitis, synaphymenitis, blennophthalmia.
   akute kontagiöse Konjunktivitis Koch-Week conjunctivitis, acute contagious conjunctivitis, acute epidemic conjunctivitis, pinkeye, epidemic conjunctivitis.
   allergische Konjunktivitis allergic conjunctivitis, anaphylactic conjunctivitis, atopic conjunctivitis.
   atopische Konjunktivitis → allergische Konjunktivitis.
   eitrige Konjunktivitis purulent conjunctivitis, purulent ophthalmia.
   kruppöse Konjunktivitis croupous conjunctivitis, pseudomembranous conjunctivitis.
   pseudomembranöse Konjunktivitis → kruppöse Konjunktivitis.
kon·kav *adj* concave.

Konkavität

Kon·ka·vi·tät *f* concavity.
Kon·kav·lin·se *f phys.* concave lens, diverging lens, minus lens.
kon·kor·dant *adj* concordant (*mit* to, with).
Kon·kre·ment *nt patho.* concrement, calculus, concretion.
kon·na·tal *adj* connatal, connate.
Ko·no·id *nt bio.* conoid.
Kon·san·gui·ni·tät *f bio., genet.* blood relationship, consanguinity.
kon·sen·su·ell *adj* consensual; reflex.
kon·ser·va·tiv *adj* conservative; (*Therapie*) conservative.
kon·ser·vie·ren *vt* preserve; (*Blut, Gewebe*) bank.
kon·ser·vie·rend *adj* preservative, conservative.
Kon·ser·vie·rung *f* preservation.
Kon·ser·vie·rungs·mit·tel *nt* preservative.
Kon·ser·vie·rungs·stoff *m* → Konservierungsmittel.
Kon·si·li·ar·arzt *m* consultant.
Kon·si·lia·ri·us *m* consultant.
Kon·si·li·um *nt* consultation, council.
Kon·so·li·die·rung *f patho.* consolidation; (*Fraktur*) bony union.
kon·stant *adj* constant, changeless, consistent, steady, stabile, stable; *mathe., phys.* constant.
Kon·stan·te *f mathe., phys., fig.* constant.
Kon·stanz *f* constancy, consistency, steadiness, stability, stableness; *mathe., phys.* constancy.
Kon·sti·pa·ti·on *f* constipation, costiveness, obstipation.
kon·sti·pie·ren *vt* constipate, make costive.
kon·sti·piert *adj* constipated, costive.
Kon·sti·tu·ti·on *f* (*Körperbau*) physique, build, frame, habitus; *clin., psycho.* constitution; *chem.* constitution, structure.
kon·sti·tu·tio·nell *adj* constitutional.
Kon·strik·ti·on *f patho.* constriction.
kon·strik·tiv *adj patho.* constrictive.
Kon·strik·tor *m anat.* constrictor, constrictor muscle.
kon·struk·tiv *adj* constructional, constructive.
Kon·sul·ta·ti·on *f* consultation.
kon·sul·tie·ren *vt* consult, call in.
Kon·sump·ti·on *f patho.* consumption.
kon·sump·tiv *adj patho.* pertaining to or affected with consumption, consumptive.
Kon·ta·gi·on *nt, pl* **Kon·ta·gi·en** *epidem.* contagion, contagium.
kon·ta·gi·ös *adj epidem.* contagious, communicable.
Kon·ta·gio·si·tät *f epidem.* contagiosity, communicableness.
Kon·ta·gi·um *nt, pl* **Kon·ta·gi·en** *epidem.* contagion, contagium.
Kon·takt *m* touch, contact; *electr.* contact.
    indirekter Kontakt *epidem.* indirect contact, mediate contact.
    kompletter Kontakt complete contact.
    proximaler Kontakt proximal contact, proximate contact.
    zentrischer Kontakt centric contact.
Kon·takt·al·ler·gen *nt immun.* contact allergen, contact, contactant.
Kon·takt·al·ler·gie *f derm., immun.* contact allergy, contact hypersensitivity.
Kon·takt·der·ma·ti·tis *nt derm.* contact dermatitis, contact eczema.
    allergische Kontaktdermatitis allergic contact dermatitis, allergic dermatitis, contact dermatitis.
    berufsbedingte Kontaktdermatitis industrial dermatitis, industrial dermatosis, occupational dermatitis.
    nicht-allergische Kontaktdermatitis irritant dermatitis, primary irritant dermatitis.
    photoallergische Kontaktdermatitis photoallergic contact dermatitis, photocontact dermatitis.
    toxische Kontaktdermatitis irritant dermatitis, primary irritant dermatitis.
Kon·takt·ek·zem *nt* → Kontaktdermatitis.
Kon·takt·flä·che *f* **1.** contact area, contact. **2.** contact area, contact, approximal surface, interproximal contact area, centric stop, contact point, contact surface, facies contactus dentis, courie.
    distale Kontaktfläche facies contactus distalis.
    mesiale Kontaktfläche mesial contact area, facies contactus mesialis.
    proximale Kontaktfläche proximal subcontact area.
Kon·takt·glas *nt* → Kontaktlinse.
Kon·takt·hem·mung *f histol.* contact inhibition, density inhibition.
Kon·takt·in·fek·ti·on *f epidem.* contact infection.
Kon·takt·ka·ri·es *f* contact caries.
Kon·takt·lin·se *f ophthal.* contact lens, adherent lens, contact glasses.
Kon·takt·me·ta·sta·se *f patho.* contact metastasis.
Kon·takt·per·son *f epidem.* contact.
Kon·takt·po·si·ti·on *f* contact position.
    retrale Kontaktposition → retrudierte Kontaktposition.
    retrudierte Kontaktposition retruded contact position, retruded position.

Kon·takt·punkt *m* contact point.
Kon·takt·scha·le *f* → Kontaktlinse.
Kon·takt·sto·ma·ti·tis *f* contact allergic stomatitis, contact stomatitis.
Kon·ta·mi·na·ti·on *f patho., psycho.* contamination.
kon·ta·mi·nie·ren *vt* contaminate.
kon·ta·mi·niert *adj* contaminated.
Kon·ti·gui·tät *f* contiguity.
kon·ti·nent *adj physiol.* continent.
Kon·ti·nenz *f physiol.* continence, continency.
Kon·ti·nua *f patho.* continued fever, continuous fever.
kon·ti·nu·ier·lich *adj* continued, continuous, uninterrupted, steady.
Kon·ti·nui·tät *f* continuity.
Kontra- *pref.* against, contra-.
kon·tra·hie·ren *vt* (*Muskel*) contract, shorten.
kon·tra·hiert *adj* contracted, shortened.
Kon·tra·in·di·ka·ti·on *f clin., pharm.* contraindication.
kon·tra·in·di·ziert *adj clin., pharm.* contraindicated.
Kon·tra·in·zi·si·on *f chir.* contraincision.
kon·trak·til *adj physiol.* contractile, contractible.
Kon·trak·ti·li·tät *f physiol.* contractility, contractibility.
Kon·trak·ti·on *f* **1.** *physiol.* contraction *abbr.* C. **2.** *neuro., patho.* contraction. **3.** *gyn.* contraction.
    auxotonische Kontraktion auxotonic contraction.
    isotonische Kontraktion isotonic contraction.
    tetanische Kontraktion tetanic contraction.
    tonische Kontraktion tonic contraction.
kon·trak·ti·ons·fä·hig *adj physiol.* contractile, contractible.
Kon·trak·tur *f patho., neuro.* contracture, contraction.
    muskuläre Kontraktur muscular contracture, myogenic contracture.
    myogene Kontraktur → muskuläre Kontraktur.
    tetanische Kontraktur tonic contraction.
kon·tra·la·te·ral *adj neuro.* contralateral, heterolateral.
Kon·trast *m* (*a. radiol.*) contrast (*zwischen* between; *zu* to, with).
    objektiver Kontrast objective contrast.
kon·trast·arm *adj radiol., photo.* flat, thin.
Kon·trast·auf·nah·me *f* contrast radiograph.
Kon·trast·far·be *f phys.* contrast color, contrasting color.
Kon·trast·fär·be·mit·tel *nt histol.* contrast stain, contrast dye.
kon·tra·stie·ren *vi* contrast (*mit, zu* with), form a contrast (*zu* with).
Kon·trast·mit·tel *nt radiol.* contrast medium, contrast agent, contrast dye.
Kon·tra·zep·ti·on *f gyn.* contraception.
kon·tra·zep·tiv *adj gyn.* anticonceptive, contraceptive.
Kon·tra·zep·ti·vum *nt, pl* **Kon·tra·zep·ti·va** *gyn.* anticoncipiens, contraceptive device, contraceptive.
    orales Kontrazeptivum oral contraceptive.
Kon·troll·auf·nah·me *f clin., radiol.* check x-ray.
Kon·trol·le *f* **1.** (*Prüfung*) control, check, checkup, check-over, test. **2.** (*Überwachung*) control, monitoring, supervision; *techn.* inspection; (*Regelung*) control. **außer Kontrolle (sein)** (be) out of control. **außer Kontrolle geraten** get out of control. **bei jdm./etw. eine Kontrolle durchführen** make a check on s.o./sth. **die Kontrolle haben über** have control over. **die Kontrolle verlieren über** lose control of. **unter ärztlicher Kontrolle** under medical supervision.
Kon·troll·ge·rät *nt* monitor.
Kon·troll·grup·pe *f stat.* control, control group.
kon·trol·lie·ren *vt* **1.** (*prüfen*) control, check, check up, check over, test. **2.** (*überwachen*) control, supervise, monitor; *techn.* inspect; (*regeln*) control. **etw. kontrollieren** keep a check (up)on sth.
Kon·troll·rönt·gen·auf·nah·me *f clin., radiol.* check x-ray.
Kon·troll·uhr *f* clock.
Kon·troll·ver·such *m* control, control experiment.
Kon·troll·wert *m techn., physiol.* control.
Kon·troll·zei·chen *nt* (*auf Listen*) check, check mark.
Kon·tur *f* contour, outline, outline form, profile.
Kon·tur·band *nt* contoured band.
Kon·tu·rie·ren *nt* (*Zahn, Knochen*) contouring.
kon·tu·rie·ren *vt* contour, outline.
Kon·tur·schlei·fer *m* contouring diamond.
Kon·tu·si·on *f neuro., patho.* contusion, bruise.
Ko·nus *m techn.* cone; *anat.* cone, conus.
ko·nus·för·mig *adj* cone-shaped, conular, piniform.
Ko·nus·kro·ne *f* tapered crown.
Kon·vek·ti·on *f phys.* convection.
kon·ven·tio·nell *adj* conventional, classical, classic.
kon·ver·gent *adj phys., mathe.* convergent, converging.
Kon·ver·genz *f* (*a. phys., mathe.*) convergence, convergency (*an* to, towards).

kon·ver·gie·ren *vi phys., mathe.* converge, be convergent (*in* at).
kon·ver·gie·rend *adj phys., mathe.* convergent, converging.
Kon·ver·si·on *f* conversion, change, transmutation; *psycho.* conversion.
   lysogene Konversion *micro.* lysogenic conversion, conversion.
kon·ver·tie·ren *vt* (*a. chem., physiol., mathe.*) convert (*in* into).
kon·vex *adj phys.* convex; gibbous.
Kon·ve·xi·tät *f* convexity.
Kon·vex·lin·se *f phys.* convex lens, converging lens, plus lens, positive lens.
Kon·vex·spie·gel *m* convex mirror.
Kon·vo·lut *nt histol.* convolution; (*Niere*) convoluted renal tubules; *techn.* convolution.
Kon·vul·si·on *f neuro.* convulsion; spasm, spasmus.
kon·vul·siv *adj neuro.* pertaining to or characterized by convulsions, convulsive.
kon·vul·si·visch *adj* → konvulsiv.
Kon·zen·trat *nt chem.* concentrate.
Kon·zen·tra·ti·on *f* **1.** concentration. **2.** *chem., physiol.* concentration; (*Alkohol, etc.*) level.
   maximal zulässige Konzentration maximal allowance concentration.
   minimale bakterizide Konzentration minimal bactericidal concentration, minimal lethal concentration.
   molare Konzentration molar concentration, substance concentration, substance concentration.
kon·zen·trie·ren I *vt* **1.** concentrate, focus, center (*auf* on). **2.** *chem.* (*Lösung*) concentrate. **3.** *phys.* concentrate, center, focus, condense. **II** *vr* **sich konzentrieren** concentrate, focus (*auf* on), center (*auf* in, on).
kon·zen·triert *adj* (*a. chem.*) concentrate, concentrated, condensed.
kon·zen·trisch *adj mathe.* concentric, concentrical.
Kon·zep·ti·ons·ver·hü·tung *f gyn.* contraception.
kon·zer·tiert *adj* concerted.
Ko·ope·ra·ti·on *f* cooperation.
ko·ope·ra·tiv *adj* (*a. physiol.*) cooperative. **nicht kooperativ** (*Patient*) uncooperative.
ko·ope·rie·ren *vi* cooperate (*mit jdm.* with s.o.; *bei etw.* in sth.).
Ko·or·di·na·te *f mathe.* coordinate.
Ko·or·di·na·ti·on *f* (*a. physiol.*) coordination.
ko·or·di·nie·ren *vt* coordinate.
ko·or·di·niert *adj* coordinate, coordinated, in phase.
Ko·or·di·nie·rung *f* (*a. physiol.*) coordination.
Ko·pal *m* copal, gum copal, resin copal, animé.
Ko·pal·ka·vi·tä·ten·lack *m* copal cavity varnish.
Ko·pal·lack *m* copal varnish.
Kopf *m, pl* **Köp·fe** head; *anat.* caput.
Kopf·band *nt* headband.
Kopf·biß *m* edge-to-edge bite, end-to-end bite, egde-to-edge occlusion, end-to-end occlusion.
Köpf·chen·schim·mel *m micro.* Mucor.
Kopf·ge·lenk, oberes *nt anat.* atlanto-occipital articulation/joint, craniovertebral articulation/joint, Cruveilhier's articulation/joint, occipital articulation/joint, occipito-atlantal articulation/joint.
   unteres Kopfgelenk lateral atlantoaxial articulation/joint.
Kopf·grind *m derm.* favus, scall, crusted ringworm, honeycomb ringworm, tinea favosa.
Kopf·haa·re *pl derm.* scalp hairs, hair(s) of the head.
Kopf·haut *f* scalp.
Kopf·kap·pe *f* headcap, headgear.
Kopf·laus *f micro.* head louse, Pediculus humanus capitis.
Kopf·laus·be·fall *m epidem.* head lice infestation, pediculosis capitis.
Kopf·mus·keln *pl anat.* muscles of head.
Kopf·mus·ku·la·tur *f anat.* muscles of head.
Kopf·müt·ze *f traumat.* capline bandage.
Kopf·müt·zen·ver·band *m traumat.* capline bandage.
Kopf·ner·ven *pl anat.* cerebral nerves, cranial nerves, encephalic nerves.
Kopf·re·gio·nen *pl anat.* head regions, regions of the head.
Kopf·schlag·ader *f anat.* carotid artery, carotid.
   äußere Kopfschlagader external carotid artery.
   gemeinsame Kopfschlagader common carotid artery, cephalic artery.
   innere Kopfschlagader internal carotid artery.
Kopf·schmerz *m* → Kopfschmerzen.
Kopf·schmer·zen *pl* pain in the head, headache, cerebralgia, encephalalgia, encephalodynia, cephalalgia, cephalgia, cephalodynia.
   frontale Kopfschmerzen metopodynia.
   odontogener Kopfschmerz dental headache.

Kopf·schwar·te *f anat.* galea, galea aponeurotica.
Kopf·stüt·ze *f* headrest, head restraint.
Kopf·te·ta·nus *m epidem.* cephalic tetanus, cerebral tetanus, cephalotetanus.
Kopf·trau·ma *nt traumat.* head injury, head trauma.
Kopf·ver·grö·ße·rung *f* enlargement of the head, cephalomegaly.
Kopf·ver·let·zung *f traumat.* head trauma, head injury.
kopf·wärts *adj anat.* rostral, cephalic, cephalad, cranial.
Kopf·weh *nt* → Kopfschmerzen.
Ko·pho·sis *f HNO* deafness.
Ko·pie *f* copy, duplicate; replication, reproduction; *genet.* transcript.
ko·pi·ös *adj* copious, abundant.
kop·peln *vt techn.* couple, link, connect (*an* to; *mit* with), combine (*mit* with).
Kopp·lung *f techn., biochem., physiol.* coupling; *bio.* linkage.
Kopr·eme·sis *f patho.* copremesis, fecal vomiting.
Ko·pro·lith *m patho.* coprolith, fecalith, stercolith, stercorolith.
Ko·prom *nt patho.* fecal tumor, fecaloma, scatoma, coproma, stercoroma.
Ko·pu·la·ti·on *f* **1.** copulation, sexual intercourse, sex act, sexual act, coitus, coition, venery. **2.** *micro., bio.* copulation.
Korbhenkel-Aufnahme *f radiol.* bucket-handle effect.
Korb·zel·le *f histol.* basket cell, inner stellate cell.
Korb·zel·len·hy·per·pla·sie *f derm.* sclerosing adenosis, blunt duct adenosis, adenosis.
Ko·ri·um *nt anat.* corium, dermis, derma.
Korn *nt, pl* **Kör·ner** corn; grain, granum.
Korn·äh·ren·ver·band *m traumat.* spica, spica bandage.
Körn·chen *nt histol.* granule.
Körn·chen·bil·dung *f anat.* granulation; *patho.* granulation.
Körn·chen·krank·heit *f patho.* granulosis, granulosity.
Körn·chen·zel·le *f histol.* dust cell, alveolar phagocyte.
Kor·nea *f anat.* cornea, keratoderma of eye.
Kor·ne·al·re·flex *m physiol.* blink reflex, corneal reflex; eyelid closure reflex, lid reflex.
kör·nen *vt techn.* granulate.
Kor·neo·skle·ri·tis *f ophthal.* inflammation of cornea and sclera, sclerokeratitis, sclerokeratosis.
Kör·ner·krank·heit *f patho.* granulosis, granulosity.
Kör·ner·schicht, äußere *f histol.* (*Auge*) external nuclear layer, outer nuclear layer.
   äußere Körnerschicht der Großhirnrinde external granular layer of cerebral cortex.
   innere Körnerschicht (*Auge*) inner nuclear layer, internal nuclear layer.
   innere Körnerschicht der Großhirnrinde internal granular layer of cerebral cortex.
   innere Körnerschicht der Kleinhirnrinde granular layer of cerebellum, granule layer, nuclear layer of cerebellum.
kör·nig *adj histol.* grainy, granulated, granular, granulose, sandy.
ko·ro·nal *adj* pertaining to any corona, coronal.
ko·ro·nar *adj anat.* pertaining to crown or coronary artery, coronary; encircling.
Ko·ro·nar·an·gio·gra·phie *f card., radiol.* coronary angiography, coronary arteriography.
Ko·ro·nar·ar·te·rie *f anat.* coronary, coronary artery of heart, coronaria, coronary artery.
Ko·ro·nar·ar·te·ri·en·skle·ro·se *f card.* coronary arteriosclerosis, coronary artery sclerosis, coronary sclerosis.
Ko·ro·nar·ar·te·ri·en·throm·bo·se *f card.* coronary thrombosis.
Ko·ro·nar·ar·te·ri·en·ver·schluß *m card.* coronary occlusion, coronary.
Ko·ro·nar·di·la·ta·tor *m pharm.* coronary dilatator, coronary dilator, coronary vasodilatator, coronary vasodilator.
Ko·ro·nar·er·kran·kung, degenerative *f card.* coronary heart disease, coronary artery disease.
Ko·ro·na·rie *f anat.* coronary, coronary artery of heart, coronaria, coronary artery.
Ko·ro·nar·in·suf·fi·zi·enz *f card.* coronarism, coronary insufficiency.
   akute Koronarinsuffizienz acute coronary insufficiency, coronary failure.
Ko·ro·na·ro·gra·phie *f card., radiol.* coronary angiography, coronary arteriography.
Ko·ro·nar·skle·ro·se *f card.* coronary arteriosclerosis, coronary artery sclerosis, coronary sclerosis.
Ko·ro·nar·throm·bo·se *f card.* coronary thrombosis.
Ko·ro·nar·ver·schluß *m card.* coronary occlusion.
Kör·per *m* **1.** *allg.* body; *mathe.* body, solid; *phys.* body; *techn.* part, element. **2.** *anat.* body, corpus; trunk; soma; *histol.* corpuscle.

Körperachse

Kör·per·ach·se *f anat.* axis (of the body), body axis.
Kör·per·an·ti·gen *nt micro.* somatic antigen, O antigen.
Kör·per·bau *m* anatomy, bodily structure; frame, physique, build, mold, habitus, make-up, make.
Kör·per·be·hin·de·rung *f* physical handicap, disability, disablement.
Kör·per·be·reich *m anat.* region, zone.
Kör·per·be·we·gung *f* movement, body movement, motion.
Kör·per·chen *nt anat.* corpuscle, (small) body; (*a. phys.*) particle.
Kör·per·flüs·sig·keit *f anat., physiol.* body fluid, humor.
Kör·per·fül·le *f* fullness, corpulence.
Kör·per·ge·gend *f anat.* region, zone.
Kör·per·ge·wicht *nt physiol.* body weight, weight.
Kör·per·grö·ße *f* height, size.
Kör·per·haa·re *pl* hair.
Kör·per·hal·tung *f* posture, habitus, setup, control, bearing.
    aufrechte Körperhaltung erect position, standing position, upright position, orthostatism.
Kör·per·höh·le *f anat.* body cavity.
Kör·per·kraft *f* physical strength, bodily strength, vigor.
Kör·per·kreis·lauf *m physiol.* systemic circulation, greater circulation, major circulation.
Kör·per·laus *f micro.* clothes louse, body louse, Pediculus humanus corporis.
Kör·per·leh·re *f* somatology.
kör·per·lich I *adj* 1. physical, bodily, somatic; (*Erkrankung*) somatopathic. 2. *phys.* material, corporeal, physical. II *adv* physically. körperlich gesund in good physical condition. körperlich zurückgeblieben underdeveloped, retarded.
Kör·per·maß *nt mathe.* cubic measure.
Kör·per·mas·se·in·dex *m physiol.* Quetelet index, body mass index.
Kör·per·ober·flä·che *f physiol.* body surface, body surface area.
Kör·per·öff·nung *f* body orifice; *anat.* os.
Kör·per·pfle·ge *f* personal hygiene, toilet.
Kör·per·schlag·ader, gro·ße *f anat.* aorta.
Kör·per·schmerz *m* pain in the body, somatalgia.
Kör·per·schwä·che *f* physical weakness, debility.
    allgemeine Körperschwäche hyposthenia.
Kör·per·sei·te *f* side.
Kör·per·teil *m* part (of the body).
Kör·per·tem·pe·ra·tur *f physiol.* body heat, temperature, body temperature.
    basale Körpertemperatur basal body temperature.
Kör·per·ver·let·zung *f forens.* bodily injury, bodily harm, personal injury, personal damage.
Kör·per·wär·me *f physiol.* temperature, body heat.
    Abgabe von Körperwärme thermolysis.
Kör·per·zel·le *f histol.* body cell, somatic cell.
kor·pu·lent *adj* corpulent, obese, fat, thick; (*Gestalt*) stout; bulky; (*Person*) large.
Kor·pu·lenz *f* obesity, obeseness, corpulence, corpulency; (*Person*) stoutness, bulkiness.
Kor·pus·kel *nt* 1. *anat., histol.* corpuscle, corpusculum, body. 2. *chem., phys.* corpuscle.
Kor·rek·ti·on *f* correction.
Kor·rek·ti·ons·ko·ef·fi·zi·ent *m mathe., phys.* correction.
Korrektur *f* correction; *techn.* readjustment; rectification.
    Korrektur von Okklusionsanomalien occlusal contouring.
    Korrektur von Okklusionsanomalien oder Okklusionstörungen occlusal correction.
Kor·rek·tur·ab·druck *m* corrective impression.
Kor·rek·tur·wachs *nt* corrective impression wax, corrective wax.
Kor·re·la·ti·on *f stat.* correlation.
kor·re·la·tiv *adj stat.* correlate, correlated, correlative.
Kor·ri·gens *nt, pl* **Kor·ri·gen·tia, Kor·ri·gen·zi·en** *pharm.* corrigent, corrective.
Kor·ro·si·on *f chem., techn.* corrosion.
Kor·sett *nt traumat.* corset, brace.
Kor·tex *m anat.* 1. cortex. 2. (*Großhirn*) cerebral cortex.
    agranulärer Kortex agranular isocortex.
    visueller Kortex visual cortex, visual area.
kor·ti·kal *adj anat.* pertaining to a cortex, cortical.
Kor·ti·ka·lis *f histol.* cortical bone, cortical substance of bone.
Kor·ti·ka·lis·de·fekt *m* cortical defect.
    fibröser Kortikalisdefekt nonosteogenic fibroma, benign fibrous histiocytoma of bone, metaphyseal fibrous cortical defect, fibroxanthoma of bone, fibrous cortical defect.
Kor·ti·ka·lis·kno·chen·span *m* cortical bone graft.
Kortikalis-Spongiosa-Transplantat *nt* corticocancellous graft.
Kortikalis-Spongiosa-Span *m* corticocancellous graft.
Kor·ti·ka·lis·trans·plan·tat *nt* cortical bone graft.
Kortiko- *pref.* cortex, cortical, cortic(o)-; corticocerebral; corticomedullary.
kor·ti·ko·ef·fe·rent *adj physiol.* corticoefferent.
kor·ti·ko·fu·gal *adj physiol.* corticoefferent, corticofugal, corticifugal.
Kor·ti·ko·id *nt biochem., endo.* corticoid.
Kortikoid-Antibiotika-Kombinationstherapie *f* corticosteroid-antibiotic combination.
kor·ti·ko·spi·nal *adj anat.* pertaining to cerebral cortex and spinal cord, corticospinal, spinocortical.
Kor·ti·ko·ste·ro·id *nt biochem., endo.* corticosteroid.
kor·ti·ko·trop *adj endo.* corticotropic, corticotrophic.
Kor·ti·sol *nt biochem., endo.* 17-hydroxycorticosterone, hydrocortisone, cortisol, Kendall's compound F, Reichstein's substance M, compound F.
Kor·ti·son *nt biochem., endo.* cortisone, Kendall's compound E, compound E, Reichstein's substance Fa, Wintersteiner's F compound.
Ko·rund *m chem.* corundum.
Ko·rund·schei·be *f* aluminum oxide disk, alumina disk.
ko·rym·bi·form *adj derm.* corymbiform, corymbose.
Ko·ry·ne·bak·te·ri·um *nt micro.* corynebacterium.
ko·ry·ne·form *adj micro.* coryneform.
Ko·ry·za *f HNO* coryza, rhinitis, acute rhinitis, acute catarrhal rhinitis.
Kos·me·ti·kum *nt, pl* **Kos·me·ti·ka** cosmetic.
kos·me·tisch *adj* cosmetic; *chir.* esthetic.
Kost *f* food, diet.
    balancierte Kost balanced diet.
    ballaststoffreiche Kost high fiber diet.
    energiearme Kost → kalorienarme Kost.
    kalorienarme Kost low-calorie diet, low-caloric diet, low-energy diet, low diet.
ko·stal *adj anat.* pertaining to a rib, costal.
ko·sten·los *adj* free (of charge), gratis, gratuitous.
Ko·sto·chon·dri·tis *f* inflammation of costal cartilage(s), costal chondritis, costochondritis.
Ko·sto·kla·vi·ku·lar·syn·drom *nt* costoclavicular syndrome.
Kot *m* bowel movement, feces, fecal matter, excrement, stool, dejection, eccrisis, ordure, diachorema, stercus; *Brit.* faeces.
Kot·er·bre·chen *nt* fecal vomiting, copremesis.
Kot·ge·schwulst *f patho.* fecal tumor, coproma, scatoma, fecaloma, stercoroma.
ko·tig *adj* 1. fecal, fecaloid, feculent, excrementitious, excremental, stercoraceous, stercoral, stercorous. 2. *fig.* dirty, filthy.
Kot·stein *m patho.* coprolith, fecalith, stercolith, stercorolith.
Kox·al·gie *f* pain in the hip, coxalgia, coxodynia, hip pain.
Kox·ar·thri·tis *f* → Koxitis.
Kox·ar·thro·pa·thie *f* coxarthopathy, hip-joint disease, coxalgia.
Kox·ar·thro·se *f* senile coxitis, degenerative arthritis of hip joint, coxarthrosis, coxalgia, degenerative osteoarthritis of hip joint.
Ko·xi·tis *f* inflammation of the hip joint, coxitis, coxarthria, coxarthritis; coxalgia, osphyarthrosis.
Krabbe-Syndrom *nt patho.* Krabbe's disease, Krabbe's syndrome, Krabbe's leukodystrophy, globoid cell leukodystrophy, globoid leukodystrophy, galactosylceramide β-galactosidase deficiency, diffuse infantile familial sclerosis, oculoencephalic angiomatosis, galactosylceramide lipidosis.
Kraft *f, pl* **Kräf·te** (*a. fig.*) strength, force, power, vigor; (*Energie*) energy; *phys., electr., techn.* power, energy, vis; (*Wirksamkeit*) energy, potence, potency; (*Geschicklichkeit*) faculty; (*Widerstandskraft*) resistance.
    differenzierte kieferorthopädische Kraft differential force, differential orthodontic force.
    elektromotorische Kraft electromotive force, electric tension.
    extraorale Kraft extraoral force.
    extraoral wirkende Kraft extraoral force.
    intermittierende Kraft intermittent force.
    intraorale Kraft intraoral force.
    intraoral wirkende Kraft intraoral force.
    kieferorthopädisch wirksame Kraft orthodontic force, tooth-moving force.
    konstante Kraft constant force.
    kontinuierliche Kraft constant force.
    optimal wirksame Kraft optimal force.
    optimale wirksame kieferorthopädische Kraft optimum orthodontic force.
    reziproke Kraft reciprocal force, anchorage force.

zahnangepaßte Kraft differential force, differential orthodontic force.
Kräf·te·schwund *m* loss of strength, marasmus, wasting.
Kräf·te·zer·fall *m* → Kräfteschwund.
kräf·tig *adj* **1.** strong, robust, sturdy; (*Körperbau*) husky, stalwart, solid, masculine, muscular; (*gesund*) healthy; (*stramm*) strapping. **2.** (*aktiv*) vigorous, energetic; (*wirkungsvoll*) powerful; (*Händedruck*) firm; (*Schlag*) heavy, hard, hefty. **3.** (*Nahrung*) nourishing, rich, solid. **4.** *fig.* (*Farbe*) rich; (*Stimme*) full, powerful; (*Ausdrucksweise*) forceful, powerful, strong.
kräf·ti·gen I *vt* strengthen; (*beleben*) invigorate, vitalize, tonicize; (*erfrischen*) refresh; (*Muskeln*) tone up. **II** *vr* **sich kräftigen** strengthen, gain strength, grow stronger; recuperate, recover.
kräf·ti·gend *adj* strengthening, invigorating, invigorative, vitalizing, tonic; refreshing; recuperative.
Kräf·ti·gung *f* strengthening, invigoration, vitalization.
Kräf·ti·gungs·mit·tel *nt pharm.* tonic, invigorant, roborant; reconstituent.
Kraft·leh·re *f* dynamics *pl*.
kraft·los *adj* weak, feeble, hypodynamic, adynamic, asthenic, atonic.
Kraft·lo·sig·keit *f* weakness, feebleness, adynamia, asthenia.
Kraft·mes·ser *m* dynamometer.
Kraft·sinn *m physiol.* sense of force.
kraft·voll *adj* (*Person*) strong, powerful, forceful, forcible, vigorous, vital.
Kra·gen *m* collar.
Krampf *m, pl* **Krämp·fe** *neuro.* cramp; (painful) spasm, spasmus, convulsion, gripe, gripes *pl*; paroxysm.
   lokalisierter Krampf idiospasm.
   paroxysmaler Krampf paroxysm.
   tonischer Krampf tonic spasm, entasia, entasis.
   tonisch-klonischer Krampf tonoclonic spasm, tetanic seizure.
Krampf·ader *f patho.* varicose vein, varix, varication, varicosity.
Krampf·ader·bil·dung *f patho.* varicose condition, varication; varicosis.
   ausgedehnte Krampfaderbildung varicosis.
Krampf·ader·ent·zün·dung *f patho.* inflammation of varicose veins, varicophlebitis.
Krampf·ader·kno·ten *m patho.* varix, varication, varicosity.
Krampf·an·fall *m neuro.* seizure, convulsions *pl*.
   epileptiformer Krampfanfall epileptiform convulsions *pl*.
krampf·ar·tig *adj neuro.* spastic, spasmodic, convulsive, cramping.
krampf·aus·lö·send *adj neuro.* convulsant, convulsivant, spasmogenic.
krampf·er·zeu·gend *adj* → krampfauslösend.
krampf·lö·send *adj neuro., pharm.* spasmolysant, spasmolytic, anticonvulsant, anticonvulsive, antispasmodic, antispastic.
Krampf·lö·sung *f neuro.* spasmolysis.
krampf·mil·dernd *adj neuro., pharm.* spasmolysant.
kra·ni·al *adj anat.* pertaining to the head or cranium, cranial, cephalic.
kra·nio·fa·zi·al *adj anat.* pertaining to skull and face, craniofacial.
Kra·nio·lo·gie *f* craniology.
kra·nio·man·di·bu·lär *adj* craniomandibular.
Kra·nio·me·ter *nt* craniometer.
Kra·nio·me·trie *f* craniometry.
Kra·nio·pha·ryn·ge·om *nt patho.* craniopharyngioma, craniopharyngeal duct tumor, Erdheim tumor, pituitary adamantinoma, pituitary ameloblastoma, Rathke's pouch tumor, Rathke's tumor, suprasellar cyst.
Kra·nio·pha·ryn·gi·om *nt* → Kraniopharyngeom.
Kra·nio·skle·ro·se *f* cranioclerosis.
Kra·nio·sko·pie *f* cranioscopy.
Kra·nio·ste·no·se *f* craniostenosis.
Kra·ni·osto·se *f* craniostosis.
Kra·nio·syn·osto·se *f* craniosynostosis.
Kra·nio·ta·bes *f* craniotabes.
Kra·ni·um *nt anat.* skull, cranium.
krank *adj* sick, ill, not well, ailing, invalid; sick (*an* with, of), ill (*an* with, of), afflicted (*an* with), suffering (*an* from); (*befallen*) diseased, bad, defective. **krank aussehen** to look ill. **sich krank fühlen** feel ill. **jdn. krank machen** turn s.o. sick/ill. **sich krank melden** request sick leave, report o.s. sick. **jdn. krank schreiben** certify s.o. as sick. **krank werden** come down (*an* with), fall sick, fall ill, become ill.
Kran·ke *m/f* **1.** sick person, patient, defective, invalid; (*Fall*) case. **2. die Kranken** *pl* the sick.
krän·keln *vi* ail, be ill/poorly, be unwell, be in poor health.
krän·kelnd *adj* ill, sick, unwell, ailing, poorly, valetudinarian, valetudinary.
Kranken- *pref.* medical, medicinal, sick, invalid, nursing.
Kran·ken·ak·te *f* dental chart, dental record; medical record(s *pl*), dossier.
Kran·ken·bett *nt* sick bed.
Kran·ken·ge·schich·te *f* case history, case study, medical history, history; (*Patient*) anamnesis.
Kran·ken·haus *nt* hospital; (*kleinere Einheit*) infirmary; (*spezialisierte Einheit*) clinic.
   allgemeines Krankenhaus general hospital.
Kran·ken·haus·apo·the·ke *f* dispensary.
Kran·ken·haus·auf·ent·halt *m* hospitalization, stay in (a) hospital.
Kran·ken·haus·be·hand·lung *f* hospital dentistry.
Kran·ken·haus·schwe·ster *f* hospital nurse.
Kran·ken·kost *f* diet.
Kran·ken·la·ger *nt* sick bed.
Kran·ken·pfle·ge *f* sick-nursing, care, nursing, nursing care.
Kran·ken·pfle·ger *m* nurse, orderly, male nurse, medical attendant.
Kran·ken·pfle·ge·rin *f* nurse, medical attendant.
Kran·ken·saal *m* ward.
Kran·ken·schwe·ster *f* nurse, hospital nurse.
   examinierte Krankenschwester registered nurse.
   geprüfte Krankenschwester trained nurse, graduate nurse.
Kran·ken·tra·ge *f* stretcher.
Kran·ken·trans·por·ter *m* ambulance.
Kran·ken·ver·si·che·rung *f* sick insurance, health insurance.
Kran·ken·wa·gen *m* ambulance.
Kran·ken·wa·gen·fah·rer *m* ambulance driver.
Kran·ken·zim·mer *nt* sick-room.
krank·haft *adj* pathological, pathologic, sickly, diseased, morbid, unnatural; (*krankmachend*) unhealthy, peccant, morbid, unnatural.
Krank·heit *f* illness, sickness, ill, disorder, disease, morbus, evil, malum, mal; (*Leiden*) maladie, malady, ailment, ill, complaint, trouble.
   anlagebedingte Krankheit → konstitutionelle Krankheit.
   ansteckende Krankheit communicable disease, contagious disease, contagion.
   anzeigepflichtige Krankheit notifiable disease, reportable disease.
   endemische Krankheit endemia, endemic disease.
   epidemische Krankheit epidemy, epidemic disease.
   exogene Krankheit exopathy, exogenous disease.
   fünfte Krankheit Sticker's disease, fifth disease, erythema infectiosum.
   funktionelle Krankheit functional disorder, functional disease.
   konstitutionelle Krankheit constitutional disease.
   meldepflichtige Krankheit notifiable disease, reportable disease.
   molekulare Krankheit molecular disease.
   sechste Krankheit sixth disease, Zahorsky's disease, exanthema subitum, roseola infantum, roseola, pseudorubella.
   sexuell übertragene Krankheit → venerisch übertragene Krankheit.
   spezifische Krankheit specific disease.
   übertragbare Krankheit → ansteckende Krankheit.
   venerische Krankheit venereal disease.
   venerisch übertragene Krankheit sexually transmitted disease.
   vierte Krankheit Dukes' disease, Filatov-Dukes disease, fourth disease, scarlatinella, scarlatinoid, parascarlatina, parascarlet.
Krankheits- *pref.* sick, nos(o)-, path(o)-.
Krank·heits·at·test *nt* sick certificate.
Krank·heits·be·hand·lung *f* therapy, therapia.
Krank·heits·bild *nt* clinical picture.
   klinisches Krankheitsbild clinical picture.
Krank·heits·ent·ste·hung *f* pathogenesis, pathogenesy, pathogeny, etiopathology.
Krank·heits·ent·wick·lung *f* → Krankheitsentstehung.
krank·heits·er·re·gend *adj* pathogenetic, pathogenic, morbigenous, morbific.
Krank·heits·er·re·ger *m patho.* agent, pathogen, pathogenic agent, pathogenic microorganism, germ.
Krank·heits·fall *m* case, clinical case.
Krank·heits·häu·fig·keit *f stat.* morbidity rate, morbidity, morbility, sickness rate.
krank·heits·kenn·zeich·nend *adj* pathognomonic, pathognostic.
Krank·heits·leh·re *f* pathology; nosology, nosonomy, nosotaxy.
Krank·heits·mil·de·rung *f* palliation.
Krank·heits·pro·zeß *m* disease process.
Krank·heits·re·zi·div *nt* palindromia, relapse, recurrence.
Krank·heits·ver·lauf *m* course of (a) disease, disease process.
Krank·heits·zei·chen *nt* symptom (*für, von* of).
kränk·lich *adj* invalid, sickish, sickly, morbid, in poor health, ailing, poorly, weak, weakly, valetudinarian, valetudinary.

Kränklichkeit

Kränk·lich·keit *f* sickliness, weakness, infirmity, malaise, valetudinarianism.
Krank·mel·dung *f* sick certificate.
Krank·schrei·bung *f* sick certificate.
Kranz *m, pl* **Krän·ze** *anat.* corona; ring; circle.
Kranz·ar·te·rie *f anat.* **1.** coronary artery, circumflex artery. **2.** (*Herz*) coronary, coronary artery of heart, coronaria, coronary artery.
Kranz·ge·fäß *nt* → Kranzarterie.
Kranz·naht *f anat.* arcuate suture, coronal suture.
Kra·ter *m patho.* (*Ulkus*) crater.
kra·ter·för·mig *adj anat.* crateriform.
Krät·ze *f derm., epidem.* scabies; *inf.* the itch.
krat·zen I *vt* scratch, scrape; (*jucken*) make sth. itch. **II** *vi* scratch, scrape; (*reiben, jucken*) scratch, itch; (*im Hals*) tickle. **III** *vr* **sich kratzen** scratch o.s.
krät·zig *adj derm.* scabietic, scabetic, scabious, itchy.
Krätz·mil·be *f micro.* itch mite, Acarus scabiei, Sarcoptes scabiei.
Kratz·test *m derm.* scratch test, scarification test.
Kratz·ver·let·zung *f* → Kratzwunde.
Kratz·wun·de *f derm.* scratch, scratch mark, excoriation; laceration.
Krau·ro·se *f derm., patho.* kraurosis.
Krau·ro·sis *f derm., patho.* kraurosis.
Krause-Drüsen *pl anat.* Krause's glands, Terson's glands, conjunctival glands.
Kräu·ter·packung [k•k] *f clin.* poultice.
Krea·tin *nt biochem.* creatine, kreatin, *N*-methyl-guanidinoacetic acid.
Krea·tin·ämie *f patho.* creatinemia; hypercreatinemia.
Krea·ti·nin *nt biochem.* creatinine.
Krea·ti·nin·clea·ran·ce *f physiol.* creatinine clearance.
Krea·tin·urie *f patho.* creatinuria.
Krebs *m patho.* cancer, carcinoma, malignant epithelioma, malignant tumor, epithelioma, epithelial cancer, epithelial tumor, epithelioma.
krebs·ähn·lich *adj* → krebsartig.
krebs·ar·tig *adj patho.* resembling cancer, cancriform, cancroid, cancerous.
krebs·aus·lö·send *adj* → krebserregend.
krebs·be·fal·len *adj patho.* cancerous.
Krebs·chir·ur·gie *f chir.* cancer surgery.
Krebs·ent·ste·hung *f patho.* carcinogenesis.
krebs·er·re·gend *adj patho.* cancer-causing, cancerigenic, cancerogenic, carcinogenic.
krebs·er·zeu·gend *adj* → krebserregend.
krebs·för·mig *adj* → krebsartig.
kreb·sig *adj patho.* of the nature of cancer, cancerous, carcinomatous, carcinous.
Krebs·me·ta·sta·se *f patho.* carcinomatous metastasis, metastasis.
Krebs·pa·ti·ent *m* cancer patient.
Krebs·re·zi·div *nt* recurrent carcinoma.
Krebs·ri·si·ko *nt* cancer risk.
Krebs·zel·le *f patho.* cancer cell.
krei·de·bleich *adj* ashen, ashen-faced.
Kreis- *pref.* rotary, rotatory, circular, circulatoy, circulative, cycl(o)-.
Kreis *m, pl* **Krei·se 1.** circle, ring, halo; *anat.* gyrus, gyre; *mathe.* circle; (*Kreislauf*) cycle, circulation; *electr., phys.* circuit. **2.** *fig.* (*Bereich*) sphere, field; (*Personenkreis*) circle.
  magnetischer Kreis *phys.* circuit.
Kreis·be·we·gung *f* circular motion, gyration, circuit, circumduction, wheel.
Kreis·bo·gen *m mathe.* arc (of the circle), circular arc.
Krei·sel·ge·räusch *nt card.* jugular bruit, humming-top murmur, nun's murmur, venous hum; bruit de diable.
krei·sen *vi* rotate, revolve, gyrate.
Kreis·flä·che *f* circle, circular area.
kreis·för·mig *adj* circinate, circular, round, orbicular.
Kreis·lauf *m* (*a. fig.*) circle, cycle, round; *techn.* circuit, circulation; *physiol.* circulation, circulatory system. **den Kreislauf anregen** stimulate the circulation.
  extrakorporaler Kreislauf extracorporeal circulation.
  großer Kreislauf systemic circulation, greater circulation, major circulation.
  kleiner Kreislauf pulmonary circulation, lesser circulation, minor circulation.
Kreis·lauf·kol·laps *m card.* circulatory collapse.
Kreis·lauf·schock *m card.* cardiac shock, cardiogenic shock, cardiovascular shock, circulatory shock.
Kreis·lauf·still·stand *m card.* circulatory arrest, acyclia.
Kreis·lauf·stö·rung *f card.* circulatory disturbance, disturbance of circulation.
Kreis·lauf·zen·trum *nt physiol.* cardiovascular center, circulatory center.
kreis·rund *adj* circular, round.
Kreis·um·fang *m* circle, circumference.
Krem *f pharm.* cream, cremor.
Kre·ma·ti·on *f* cremation.
Kreo·pha·ge *m bio.* carnivore.
Kre·pi·ta·ti·on *f patho., pulmo.* crepitation, crepitus, crackling; (*Fraktur*) crepitation, (bony) crepitus.
Kreuz *nt allg.* cross.
Kreuz·ag·glu·ti·na·ti·on *f hema., immun.* cross agglutination.
Kreuz·ag·glu·ti·na·ti·ons·re·ak·ti·on *f hema., immun.* cross agglutination.
Kreuz·be·fruch·tung *f bio.* cross-fertilization.
Kreuz·bein *nt anat.* sacrum, sacral bone, os sacrum.
Kreuz·bein·flü·gel *m anat.* sacral ala.
Kreuz·bein·ka·nal *m anat.* sacral canal.
Kreuz·biß *m* crossbite, cross bite, X-bite.
  Kreuzbiß in der Front anterior crossbite.
  beidseitiger Kreuzbiß bilateral crossbite.
  bilateraler Kreuzbiß bilateral crossbite.
  bukkaler Kreuzbiß buccal crossbite.
  einseitiger Kreuzbiß unilateral crossbite.
  frontaler Kreuzbiß anterior crossbite.
  lingualer Kreuzbiß lingual crossbite.
  seitlicher Kreuzbiß posterior crossbite.
  unilateraler Kreuzbiß unilateral crossbite.
Kreuz·biß·ok·klu·si·on *f* crossbite occlusion.
Kreuz·biß·zäh·ne *pl* cross-bite teeth.
Kreu·zen *nt bio., genet.* crossing, hybridization, crossbreeding, bastardization.
kreu·zen I *vt* **1.** *anat.* cross, decussate, intersect. **2.** *genet.* hybridize, cross, crossbreed, intercross, interbreed. **3.** *hema.* cross-match. **II** *vr* **sich kreuzen 4.** cross, decussate, intersect, interlace. **5.** *genet.* cross, mix, interbreed, intercross, crossbreed, hybridize.
kreuz·för·mig *adj anat.* cruciate, cruciform; chiasmatic, chiasmal, chiasmic, crosswise.
Kreuz·im·mu·ni·tät *f immun.* cross-immunity.
Kreuz·in·fek·ti·on *f epidem.* cross infection.
Kreuz·ner·ven *pl anat.* sacral spinal nerves.
Kreuz·pro·be *f hema., immun.* crossmatch, cross matching. **eine Kreuzprobe machen/durchführen** cross-match.
kreuz·rea·gie·ren *vt immun.* cross-react.
Kreuz·re·ak·ti·on *f immun.* cross-reaction, cross reaction.
kreuz·re·ak·tiv *adj immun.* cross-reactive.
Kreuz·re·si·stenz *f pharm.* cross-resistance.
Kreuz·schmer·zen *pl* low back pain, lower back pain.
Kreuz·schnitt *m* crucial incision, cross-shaped incision, criciate incision.
Kreuz·sen·si·bi·li·sie·rung *f immun.* cross-sensitization.
Kreuz·sen·si·bi·li·tät *f immun.* cross-sensitivity.
Kreu·zung *f* **1.** *anat.* junction, crossing, crossway, intersection, intercross, decussation, crossing, chiasma, chiasm. **2.** *bio., genet.* crossbred, crossbreed, hybrid, cross, intercross, mixture.
Kreu·zungs·punkt *m* (*a. mathe.*) point of intersection, intersection, cross.
Kreuz·wir·bel *pl anat.* sacral vertebrae.
krib·beln *vi* prickle, tingle; (*jucken*) itch, tickle.
kri·bri·form *adj anat.* sievelike, cribriform, cribrate, polyporous, ethmoid.
Krie·bel·mücke [k•k] *f micro.* **1.** gnat, midge, sandfly. **2.** Kriebelmücken *pl* Simuliidae.
Kriegs·me·la·no·se *f derm.* Riehl's melanosis.
Kriegs·ty·phus *m epidem.* classic typhus, fleckfieber, louse-borne typhus, camp fever, hospital fever, prison fever, ship fever, jail fever, war fever, epidemic typhus, European typhus, exanthematous typhus.
kri·ko·id *adj anat.* ring-shaped, cricoid.
Kri·ko·id·ek·to·mie *f HNO* cricoidectomy.
Kri·ko·id·knor·pel *m anat.* cricoid, cricoid cartilage, annular cartilage, innominate cartilage.
kri·ko·thy·reo·id *adj anat.* pertaining to cricoid and thyroid cartilages, cricothyroid.
Kri·ko·thy·reo·to·mie *f HNO* cricothyrotomy, intercricothyrotomy, inferior laryngotomy, cricothyreotomy, coniotomy.
kri·ko·thy·ro·id *adj* → krikothyreoid.
kri·ko·thy·ro·idal *adj* → krikothyreoid.
Kri·ko·thy·ro·ido·to·mie *f HNO* cricothyroidotomy, cricothyrotomy.
Kri·ko·to·mie *f HNO* cricotomy.

kri·ko·tra·che·al *adj anat.* pertaining to cricoid cartilage and trachea, cricotracheal.
Kri·no·zy·to·se *f* eccrine extrusion.
Kri·se *f (a. allg.)* crisis; *patho.* critical stage, turning point, turn, climacteric, head.
   aplastische Krise *hema.* aplastic crisis.
   hämolytische Krise *hema.* hemolytic crisis.
   hyperkalzämische Krise *endo.* hypercalcemic crisis, hyperparathyroid crisis.
   hyperparathyreoide Krise → hyperkalzämische Krise.
   hyperthyreote Krise *endo.* thyrotoxic crisis, thyrotoxic storm, thyroid crisis, thyroid storm.
   thyreotoxische Krise → hyperthyreote Krise.
Kri·sis *f* → Krise.
Kri·stall *m* crystal.
   nadelförmiger Kristall needle shape crystal.
   rautenförmiger Kristall rhomboidal crystal.
   rhomboider Kristall rhomboidal crystal.
kri·stall·ähn·lich *adj* → kristallartig.
kri·stall·ar·tig *adj* crystal-like, crystal, crystalline, crystal.
kri·stal·len *adj (a. fig.)* crystalline, crystal.
Kri·stall·git·ter *nt* crystal lattice, space lattice, Brevais lattice.
kri·stal·lin *adj chem.* crystalline, crystal.
kri·stal·li·nisch *adj chem.* crystalline, crystal.
Kri·stal·li·sa·ti·on *f chem.* crystallization.
kri·stal·li·sie·ren **I** *vt* crystal,crystallize. **II** *vi* crystallize.
Kri·te·ri·um *nt, pl* **Kri·te·ri·en** criterion (*für* of).
Kro·ko·dil·haut *f derm.* alligator skin, crocodile skin, fish skin, sauriderma, sauriasis, sauriosis, sauroderma.
Kro·ne *f* **1.** *anat.* crown. **2.** *dent.* dental crown, dental corona. **3.** *dent.* (*künstliche Krone*) artificial crown, crown, cap.
   anatomische Krone anatomical dental crown, anatomical crown.
   gefärbte Krone stained crown.
   glockenförmige Krone bell crown, bell-shaped crown.
   klinische Krone clinical dental crown, clinical crown.
   konfektionierte Krone preformed crown.
   künstliche Krone artificial crown.
   physiologische Krone physiological crown.
   provisorische Krone temporary crown.
Kronen- *pref.* crown, coronal.
kro·nen·ähn·lich *adj anat.* coronary.
Kronen-Brücken-Implantat *nt* crown and bridge type implant.
Kro·nen·den·tin *nt* coronal dentin, crown dentin.
Kro·nen·durch·mes·ser *m* diameter of crown.
   bukkolingualer Kronendurchmesser bucculingual diameter of crown.
   labiolingualer Kronendurchmesser labiolingual diameter of crown.
   mesiodistaler Kronendurchmesser mesiodistal diameter of crown.
Kro·nen·form, anatomic *f* anatomic form.
Kro·nen·frak·tur *f* crown fracture.
Kro·nen·kon·tur, anatomische *f* anatomic form.
Kro·nen·kon·tur·tech·nik *f* crown-contouring method.
Kro·nen·kü·vet·te *f* crown flask, denture flask.
Kro·nen·län·ge *f* length of crown.
   bukkale Kronenlänge buccal length of crown.
   labiale Kronenlänge labial length of crown.
Kro·nen·längs·frak·tur *f* crown-root fracture, vertical tooth fracture, split tooth.
Kro·nen·odon·tom *nt* coronal odontoma, coronary odontoma.
Kro·nen·sca·ling *nt* coronal scaling.
Kronen-Wurzelfraktur *f* crown-root fracture, vertical tooth fracture, split tooth.
Kro·nen·ze·ment *nt* coronal cementum.
Kropf *m patho., endo.* goiter, goitre, struma, thyrocele.
kropf·ar·tig *adj patho., endo.* goitrous.
Krö·ten·haut *f derm.* toadskin, toad skin, follicular hyperkeratosis, phrynoderma.
Kro·ton·öl *nt pharm.* croton oil.
Krug·at·men *nt pulmo.* amphoric respiration.
krü·me·lig *adj* crumbly, friable.
krumm *adj* crooked, bent; hooked; curved; *anat.* hamate, hamular, valgus; (*Beine*) bandy.
krumm·bei·nig *adj* bandy-legged, bow-legged.
Krüm·mung *f* **1.** (*Krümmen*) bending; (*Biegen*) flexion, flection. **2.** curve, bend, turn; *mathe., phys., techn.* curvature; (*Linse*) curve, curvature; *anat.* flexure, elbow; (*nach innen*) incurvation, incurve, inflection, inflexion; (*Biegung*) flexion, flection; (*Windung*) tortuosity.
   abnorme Krümmung *patho.* gryposis, gryphosis.
Kru·or *m hema.* blood clot, coagulated blood, cruor.

Kru·or·ge·rinn·sel *nt hema., patho.* currant jelly clot, currant jelly thrombus, quickly formed clot.
Krupp *m patho., ped.* croup, exudative angina, angina trachealis, laryngostasis.
   diphtherischer Krupp → echter Krupp.
   echter Krupp croup, diphtheritic croup.
   echter Krupp bei Diphtherie membranous croup, pseudomembranous croup.
   falscher Krupp pseudocroup, crowing convulsion, false croup, spasmodic croup, laryngismus stridulus, croup.
krupp·ar·tig *adj patho., ped.* croupy, croupous.
Krüp·pel *m* cripple, defective. **zum Krüppel machen** maim, cripple.
krup·pös *adj patho., ped.* croupy, croupous.
kru·ral *adj anat.* pertaining to thigh or leg, crural.
Kruse-Sonne-Ruhrbakterium *nt micro.* Sonne bacillus, Sonne-Duval bacillus, Bacterium sonnei, Shigella ceylonsis, Shigella sonnei.
Kru·ste *f (a. techn.)* cake, incrustation; *derm., patho.* scab, crust, crusta.
Kru·sten·flech·te *f derm.* crusted tetter, impetigo, streptococcal impetigo, streptococcal pyoderma.
kru·stig *adj* crusted, crust; *derm., patho.* scurfy, scabby.
Kry·äs·the·sie *f physiol., neuro.* sensitiveness to cold, cryesthesia.
Kryo·an·äs·the·sie *f anes.* refrigeration anesthesia, crymoanesthesia, cryogenic block, regional hypothermia.
Kryo·bank *f* cryobank.
Kryo·bio·lo·gie *f bio.* cryobiology.
Kryo·chir·ur·gie *f chir.* cryosurgery.
kryo·chir·ur·gisch *adj chir.* pertaining to cryosurgery, cryosurgical.
Kryo·glo·bu·lin *nt immun.* cryoglobulin, cryogammaglobulin.
Kryo·glo·bu·lin·ämie *f immun.* cryoglobulinemia.
Kryo·kau·ter *m clin., chir.* cryocautery, cold cautery.
Kryo·pa·thie *f patho.* cryopathy.
Kryo·prä·zi·pi·tat *nt hema., immun.* cryoprecipitate.
Kryo·skop *nt phys.* cryoscope.
Kryo·sko·pie *f phys.* cryoscopy.
Kryo·son·de *f chir., clin.* cryoprobe, cryode.
Kryo·stat *nt lab.* cryostat.
Kryo·the·ra·pie *f clin.* cryotherapy, crymotherapeutics *pl*, crymotherapy, frigotherapy, psychrotherapy.
Kryp·te *f anat.* crypt, crypta.
Kryp·ten·stein *m patho.* cryptolith.
Kryp·ten·ton·sil·li·tis *f HNO* spotted sore throat, follicular tonsillitis.
kryp·tisch *adj clin., patho.* cryptic, hidden, occult, larvate.
kryp·to·gen *adj clin., patho.* cryptogenic, cryptogenetic.
kryp·to·ge·ne·tisch *adj clin., patho.* cryptogenic, cryptogenetic.
Kryp·to·kok·ko·se *f epidem.* Busse-Buschke disease, Buschke's disease, European blastomycosis, torulosis, cryptococcosis.
   Kryptokokkose der Mundhöhle oral cryptococcosis.
Kryp·to·kok·kus *m, pl* **Kryp·to·kok·ken** *micro.* Cryptococcus, Torula.
kryp·to·kri·stal·lin *adj* cryptocrystalline.
Kryp·to·lith *m patho.* cryptolith.
Kryp·to·me·rie *f genet.* cryptomerism.
Krypt·or·chis·mus *m* cryptorchidism, cryptorchidy, cryptorchism, undescended testicle, undescended testis, retained testicle, retained testis.
Ku·bik·in·halt *m* cubic content.
Ku·bik·maß *nt* cubic measure.
ku·bisch *adj* cubic, cubical.
ku·bi·tal *adj anat.* pertaining to the elbow, cubital.
Kü·chen·scha·be *f micro., hyg.* cockroach, beetle, Blatta orientalis.
Ku·gel *f* **1.** ball; (*Kügelchen*) pellet; (*Gewehr*) bullet; (*Luftgewehr*) pellet. **2.** *mathe.* sphere; (*Globus*) globe; (*Thermometer*) bulb. **3.** *anat.* globe, globus; (*Gelenk*) head.
Ku·gel·amal·gam *nt* spherical alloy, spherical amalgam alloy.
Kugelberg-Welander-Krankheit *f neuro.* Kugelberg-Welander disease, Wohlfahrt-Kugelberg-Welander disease, juvenile muscular atrophy.
ku·gel·för·mig *adj* ball-shaped, globular, spheric, spherical, spheroidal, spheroidic, orbicular, globose, globoid, globous, conglobate, conglobe.
Ku·gel·frä·se *f* ball reamer, ball-tip reamer.
Ku·gel·ge·lenk *nt anat.* ball-and-socket articulation, ball-and-socket joint, multiaxial articulation, multiaxial joint, spheroidal articulation, spheroidal joint, polyaxial articulation, polyaxial joint.
Ku·gel·ge·schie·be *nt* ball-and-socket attachment, stud attachment.

kugelig

ku·ge·lig *adj* → kugelförmig.
Ku·gel·in·stru·ment *nt* ball burnisher.
Ku·gel·kern *m anat.* spherical nucleus, globose nucleus, globulus.
Ku·gel·klam·mer *f* ball clasp.
ku·gel·rund *adj* round, spheric, spherical.
Ku·gel·zell·an·ämie, konstitutionelle hämolytische *f hema.* Minkowski-Chauffard syndrome, spherocytic anemia, hereditary spherocytosis, chronic familial icterus, chronic familial jaundice, congenital hyperbilirubinemia, congenital familial icterus, chronic acholuric jaundice, acholuric jaundice, acholuric familial jaundice, congenital hemolytic jaundice, familial acholuric jaundice, congenital hemolytic icterus, globe cell anemia, congenital hemolytic icterus, constitutional hemolytic anemia.
Ku·gel·zel·le *f hema.* microspherocyte, spherocyte.
Ku·gel·zel·len·an·ämie *f* → Kugelzellanämie, konstitutionelle hämolytische.
Ku·gel·zell·ik·te·rus *m* → Kugelzellanämie, konstitutionelle hämolytische.
Kuh·horn *nt* cowhorn explorer.
Kuh·horn·son·de *f* cowhorn explorer.
Kuh·horn·zan·ge *f* cow horn forceps, horn beak forceps, cowhorn forceps, No. 16 forceps, forceps No. 16.
kühl I *adj* cool, cold, fresh, chilly, algid; (*erfrischend*) refreshing, cool. **II** *adv* **kühl aufbewahren** store in a cool/cold place, keep cool.
Küh·le *f* coolness, cool, freshness, chilliness, algidness; (*a. fig.*) coolness, frigidity, frigidness.
küh·lend *adj* cool, cooling, algefacient, refrigerant, refrigeratory, refrigerative.
Kühl·mit·tel *nt techn.* refrigerant.
Küh·lung *f* cooling, refrigeration; (*Therapie*) refrigeration.
Kuh·milch·an·ämie *f* milk anemia; *hema., ped.* cow's milk anemia.
Kul·ti·vie·rung *f bio., micro.* cultivation; growth.
Kultschitzky-Zellen *pl histol.* Kulchitsky cells, argentaffine cells, enteroendocrine cells, enterochromaffin cells.
Kul·tur *f psycho., socio., micro.* culture.
  Kultur im hängenden Tropfen hanging-drop culture.
  Kultur mit Erregerwachstum positive culture.
  Kultur ohne Erregerwachstum negative culture.
  aerobe Kultur aerobic culture, acrylic resin denture.
  anaerobe Kultur anaerobic culture.
  attenuierte Kultur attenuated culture.
  bakterielle Kultur bacterial culture.
  direkte Kultur direct culture.
  endodontische Kultur enododontic culture.
  gemischte Kultur mixed culture.
Kul·tur·flüs·sig·keit *f micro.* culture fluid.
Kul·tur·plat·te *f micro.* culture plate.
Kul·tur·sub·strat *nt micro.* medium, culture medium.
Ku·ma·rin *nt pharm.* cumarin, coumarin, chromone.
Ku·ma·rin·de·ri·vat *nt pharm.* cumarin, coumarin, chromone.
Ku·mu·la·ti·on *f* cumulation, accumulation.
ku·mu·la·tiv *adj* cumulative.
ku·mu·lie·ren I *vt* cumulate, accumulate. **II** *vi* cumulate, accumulate.
ku·mu·liert *adj* cumulate.
Kunst- *pref.* artificial, synthetic.
Kunst·af·ter *m chir.* preternatural anus, artificial anus.
Kunst·feh·ler *m forens.* malpractice, malpraxis.
Kunst·glied *nt ortho.* artificial limb, prosthesis.
Kunst·harz *nt chem.* synthetic resin.
  zahnärztliches Kunstharz dental resin.
Kunst·harz·ma·trix *f* resin matrix.
Kunst·harz·zahn *m* acrylic resin tooth.
künst·lich I *adj* artifical, factitious; (*Zähne, Haare*) false; man-made, synthetic. **II** *adv* artificially. **jdn. künstlich ernähren** feed s.o. artificially. **künstlich herbeigeführt/erzeugt** factitial, factitious.
Kunst·pro·dukt *nt histol.* artefact, artifact.
Kunst·stoff *m* plastic material, plastic, synthetic, synthetic material, plastics *pl.*
Kunst·stoff·ba·sis *f* plastic base.
Kunst·stoff·bracket [k·k] *nt* plastic bracket.
  Kunststoffbracket mit Stahlschlitz steel slotted plastic bracket.
  verstärktes Kunststoffbracket metal frame reinforced plastic bracket.
Kunst·stoff·gips *m traumat.* fiberglass cast.
Kunst·stoff·keil *m* plastic block.
Kunst·stoff·kro·ne *f* acrylic crown.
  provisorische Kunststoffkrone temporary acrylic crown.
Kunst·stoff·ma·tri·ze *f* plastic matrix.
Kunst·stoff·pro·the·se *f ortho.* plastic prosthesis.
Kunst·stoff·scha·le *f ortho.* brace.
Kunst·stoff·schie·ne *f* plastic splint.
Kunst·stoff·ve·neer·kro·ne *f* acrylic veneer crown.
Kunst·stoff·ver·blend·kro·ne *f* acrylic veneer crown.
Kunst·stoff·zahn *m* polymer tooth, polymer tooth replica, plastic tooth.
Kunst·stoff·zahn·im·plan·tat *nt* polymer tooth implant, polymer tooth replica implant.
Kunst·stoff·ze·ment *m* organic cement, organic dental cement.
Kunst·wachs *nt* synthetic wax.
Kunst·zahn *m* artificial tooth.
  anatomische geformte Kunstzähne anatomic teeth.
  nicht-anatomische Kunstzähne nonanatomic teeth.
Kup·fer *nt* copper.
Kup·fer·amal·gam *nt* copper amalgam.
kup·fer·ar·tig *adj* coppery.
Kup·fer·bad *nt* copper band.
Kup·fer·draht·kunst·stoff·schie·ne *f* acrylic resin and copper band appliance.
Kup·fer·far·big *adj* copper-colored, coppery.
Kup·fer·fin·ne *f derm.* rosacea.
kup·fer·hal·tig *adj* containing copper, coppery.
Kup·fern *adj* copper, of copper, coppery.
Kup·fer·ring·ab·druck·me·tho·de *f* copper tube technique.
kup·fer·rot *adj* copper, copper-red.
Kup·fer·ze·ment *m* copper cement, copper dental cement.
  roter Kupferzement red copper cement, pseudocopper cement.
  schwarzer Kupferzement black copper cement.
ku·pie·ren *vt* (*Krankheitsverlauf*) check, suppress, jugulate, stop.
Kup·pel *f anat.* fornix, vault, dome, cupula, cupola.
kup·pel·för·mig *adj* dome-shaped, domed, cupular, cupulate, cupuliform, vaulted.
Kup·pel·raum *m anat.* epitympanum, attic (of middle ear), tympanic attic, epitympanic recess, Hyrtl's recess.
Kup·pel·raum·ent·zün·dung *f HNO* inflammation of the attic, atticitis.
Kupr·ämie *f patho.* cupremia, hypercupremia.
Kup·ri·urie *f physiol.* cupriuria, cupruresis.
Ku·pru·re·se *f patho.* cupruresis; hypercupriuria.
Ku·pu·lo·li·thia·sis *f physiol., HNO* cupulolithiasis.
Kur *f clin.* cure, remedy (*gegen* for, against); course, course of treatment, treatment.
ku·ra·bel *adj clin.* curable; treatable.
Ku·ra·bi·li·tät *f clin.* curability.
Ku·ra·re *nt pharm., anes.* curare, curari.
ku·ra·ri·sie·ren *vt anes.* curarize.
ku·ra·tiv *adj clin.* curative, remediable, remedial, therapeutic, therapeutical, sanative, sanatory.
Kurer-Anker *m* Kurer anchor.
Kurer-Anker-System *nt* Kurer anchor.
Kü·ret·ta·ge *f chir.* curettage, curettement, curetment.
  Kürettage der Zahnfleischtasche curettage, gingival curettage.
  Kürettage der Zahnwurzel apical curettage, periapical curettage.
  periapikale Kürettage apical curettage, periapical curettage.
  subgingival Kürettage curettage, gingival curettage.
Kü·ret·te *f chir.* curet, curette.
  doppelendige Kürette double-ended curet, double-ended curette.
  einendige Kürette single-ended curet, single-ended curette.
  scharfe Kürette sharp curet.
  stumpfe Kürette blunt curet.
kü·ret·tie·ren *vt chir.* curette, curet.
ku·rie·ren *vt* cure, heal, remedy (*von* of).
Kur·ort *m* spa, health resort, sanatorium.
Kur·va·tur *f anat.* curvature, bend, bending, flexure, curvatura.
  große Kurvatur (*Magen*) greater gastric curvature, greater curvature of stomach.
  kleine Kurvatur (*Magen*) lesser gastric curvature, lesser curvature of stomach.
Kur·ve *f* curve, bend, turn; *mathe.* graph, curve; *clin.* chart, profile.
  Kurve der Wahrscheinlichkeitsverteilung *stat.* probability curve.
Kur·ven·bild *nt* diagram, graph, curve.
Kur·ven·blatt *nt* graph, chart, curve.
Kur·ven·schrei·ber *m* recorder, curve plotter.
Kur·ven·zacke [k·k] *f physiol.* (*EKG*) spike.
Kurz- *pref.* short, brachy-, brevi-.
kurz I *adj* (*räumlich*) short; (*Gestalt*) short; (*zeitlich*) short, brief, transient. **seit kurzem** for some time. **bis vor kurzem** until recently,

until a short while ago. **II** *adv* (*räumlich*) short; (*zeitlich*) short, shortly, brief, briefly, for a short time; quickly.
kurz·at·mig *adj* short-winded, short of breath, puffy.
Kurz·at·mig·keit *f* shortness of breath, puffiness, breathlessness; dyspnea, dyspnoea.
Kur·zer *m inf. electr.* short, short circuit.
Kurz·fin·grig·keit *f patho.* brachydactyly.
Kurz·hals *m patho.* shortness of the neck, brevicollis.
Kurz·ko·nus *m radiol.* short cone, short cone distance.
Kurz·ko·nus·tech·nik *f radiol.* short-cone technique.
Kurz·kopf *m patho.* brachycephaly, brachycephalia, brachycephalism.
kurz·köp·fig *adj patho.* brachycephalic, brachycephalous, brachycranic, brachycranial, eurycranial.
Kurz·köp·fig·keit *f patho.* brachycephaly, brachycephalia, brachycephalism.
kurz·le·big *adj* short-lived, ephemeral, fugitive, microbiotic.
kurz·schlie·ßen *vt electr.* short-circuit.
Kurz·schluß *m electr.* short circuit, short.
Kurz·wel·len·be·hand·lung *f clin.* radiothermy, short wave therapy.
Kurz·wel·len·dia·ther·mie *f clin.* neodiathermy, radiathermy, short-wave diathermy.
Kurz·wel·len·the·ra·pie *f clin.* radiothermy, short wave therapy.
kurz·wel·lig *adj phys.* short-wave.
kurz·wir·kend *adj pharm.* short-acting.
Kurz·ze·hig·keit *f patho.* brachydactyly.
Kurz·zeit·ge·dächt·nis *nt neuro.* short-term memory.
Kussmaul-Atmung *f patho.* Kussmaul breathing, Kussmaul-Kien breathing, Kussmaul's respiration, Kussmaul-Kien respiration, air hunger.
Kussmaul-Koma *nt patho.* Kussmaul's coma, diabetic coma.
Kussmaul-Kien-Atmung *f* → Kussmaul-Atmung.
ku·tan *adj anat., derm.* pertaining to the skin, dermal, dermatic, dermic, cutaneous.
Ku·ti·ku·la *f anat.* cuticle, cuticula.
Ku·ti·re·ak·ti·on *f immun.* cutireaction, cutaneous reaction.
Ku·tis *f anat.* skin, cutis.
Ku·tis·lap·pen *m chir.* cutis graft.
Küttner-Tumor *m patho.* Küttner's tumor.
Kü·vet·te *f* (*Guß*) flask; *lab.* cuvette, cuvet.
Ky·ber·n·etik *f* cybernetics *pl.*
Ky·mo·gramm *nt physiol.* kymogram.
Ky·mo·graph *m physiol.* kymograph, cymograph.
Ky·mo·gra·phie *f physiol.* kymography.
Ky·mo·skop *nt physiol.* kymoscope.
Ky·pho·se *f ortho.* kyphosis, cyphosis, gibbosity, rachiocyphosis, rachiokyphosis, cyrtosis, hunchback, hump back, anterior curvature.
 anguläre Kyphose gibbus.
Ky·pho·sko·lio·se *f ortho.* kyphoscoliosis.
ky·pho·tisch *adj ortho.* pertaining to or affected with kyphosis, kyphotic, cyphotic, gibbous.
Kyst·ade·nom *nt patho.* adenocystoma, adenocyst, cystadenoma, cystoadenoma, cystic adenoma.
Ky·ste *f patho.* cyst.
Ky·stom *nt patho.* cystoma, cystic tumor, cyst.
 unilokuläres Kystom unilocular cystoma.

L

la·bi·al *adj anat.* pertaining to lip or labium, labial.
La·bi·al·be·we·gung *f* labial movement.
La·bi·al·bo·gen *m* labial arch.
   hoher **Labialbogen** high labial arch.
La·bi·al·bü·gel *m* labial bar.
La·bi·al·flä·che *f* labial surface.
La·bi·al·fur·che *f* labial groove.
La·bi·al·laut *m* labial sound, labial.
La·bi·al·li·nie *f* labial line.
La·bi·al·schie·ne *f* labial splint.
La·bi·al·schlau·fe *f* labial bow, labial wire.
La·bi·al·schlin·ge *f* labial bar.
La·bi·al·win·kel *pl* labial angles.
la·bil *adj allg.* labile, unstable, unsteady, not fixed; *phys.* labile; *psycho.* labile, unstable, weak.
la·bio·axio·gin·gi·val *adj* labioaxiogingival, axiolabiogingival.
La·bio·den·tal *m* → Labiodentallaut.
la·bio·den·tal *adj* pertaining to lips and teeth, labiodental.
La·bio·den·tal·laut *m* labiodental, labiodental sound.
La·bio·den·tal·sul·kus *m embryo.* labiodental sulcus.
la·bio·gin·gi·val *adj* labiogingival, labiocervical.
la·bio·glos·so·la·ryn·ge·al *adj* labioglossolaryngeal.
la·bio·glos·so·pha·ryn·ge·al *adj* labioglossopharyngeal.
la·bio·in·zi·sal *adj* labioincisal.
La·bio·kli·na·ti·on *f* labioclination.
La·bio·lin·gu·al·ebe·ne *f* labiolingual plane.
La·bio·lin·gu·al·schie·ne *f* labiolingual splint.
La·bio·lin·gu·al·tech·nik *f* labiolingual appliance, labiolingual fixed orthodontic appliance, labiolingual technique, labial and lingual arches.
la·bio·pa·la·tal *adj* palatolabial.
La·bio·pla·stik *f HNO* labioplasty.
la·bio·pro·xi·mal *adj* labioproximal, proximolabial.
la·bio·ve·lar *m* labiovelar, labiovelar sound.
la·bio·ve·lar *adj anat.* pertaining to lip(s) and palate, labiovelar, labiopalatine.
La·bio·ve·lar·laut *m* labiovelar, labiovelar sound.
La·bio·ver·si·on *f* labioversion.
la·bio·zer·vi·kal *adj* labiocervical.
La·bi·um *nt, pl* **La·bia** *anat.* labium, lip.
   Labium inferius oris inferior lip, lower lip.
   Labium superius oris superior lip, upper lip.
La·bor *nt* laboratory, *inf.* lab.
La·bo·ra·to·ri·um *nt* laboratory, *inf.* lab.
Laborde-Zungenfaßange *f* Laborde's forceps.
La·bor·wert *m* laboratory value.
La·brum *nt, pl* **La·bra, La·bren** *anat.* labrum, lip, edge, brim; *bio.* (*Insekt*) labrum.
La·by·rinth *nt* **1.** *allg.* labyrinth, maze. **2.** labyrinth, labyrinthus. **3.** inner ear, internal ear, labyrinth.
La·by·rinth·prü·fung *f HNO* labyrinthine testing.
   kalorische Labyrinthprüfung caloric labyrinthine testing.
   thermische Labyrinthprüfung → kalorische Labyrinthprüfung.
La·cer·tus *m anat.* lacertus.
Lach·gas *nt chem., anes.* gas, laughing gas, nitrous oxide.
β-Lactam-Antibiotikum *nt pharm.* β-lactam antibiotic, β-lactam drug.
Lac·ta·se *f biochem.* lactosyl ceramidase II, lactase, β-galactosidase.
Lac·ta·se·man·gel *m patho.* alactasia, congenital lactose malabsorption.
Lac·tat *nt biochem.* lactate.
Lact·azid·ämie *f physiol., patho.* lactacidemia, lacticacidemia.
Lacto- *pref. biochem., physiol.* milk, lactic, lacteal, lacteous, galactic, galact(o)-, lact(o)-.
Lac·to·ba·cil·lus *m micro.* Lactobacillus.
Lac·to·fla·vin *nt biochem.* lactoflavin, riboflavin, riboflavine, flavin, vitamin B_2, vitamin G.
Lac·to·se *f biochem.* lactose, milk sugar, lactin, lactosum, galactosylglucose.
La·cu·na *f, pl* **La·cu·nae 1.** *anat.* lacuna, lacune, pit, cavity, lake. **2.** *patho.* gap, defect, lacuna.
la·den I *vt* load (*mit* with); *phys.* energize; (*Batterie*) charge. II *vi* load.
La·dung *f allg., physiol.* load; *electr.* charge.
   elektrische Ladung electrical charge.
   negative Ladung negative charge.
   positive Ladung positive charge.
Lage- *pref.* postural, positional, situational.
La·ge *f* **1.** (*Schicht*) layer, stratum; (*Farbe*) coat. **2.** position; *anat.* situs; *chir., gyn.* position; (*geografisch*) location, situation, position. **3.** (*Situation*) position, situation, circumstances *pl*; condition.
   regelrechte Lage (*Organ*) eutopia.
La·ge·ano·ma·lie *f patho.* dystopia, malposition, dislocation.
La·ge·aty·pie *f* → Lageanomalie.
la·gern I *vt* **1.** lay, place; superpose (*über, auf* on, upon); lay down; (*Kopf*) rest (*auf* on); (*a. histol.*) embed, imbed. **2.** (*aufbewahren*) store. II *vi* **3.** rest, lie. **4.** be stored, be in store. III *vr* **sich lagern** settle down, lie down, rest.
La·ge·rung *f* **1.** (*a. chir.*) position, lay; bedding. **2.** storage; (*Lagern*) storing.
La·ge·ver·än·de·rung *f* change of position.
Lag·oph·thal·mus *m ophthal.* lagophthalmos, lagophthalmia, lagophthalmus.
lag-Phase *f micro.* lag period, lag phase.
lahm *adj traumat.* lame; crippled, disabled; *fig.* slow, dull, weak, lame, clumsy.
läh·men *vt* **1.** *neuro.* palsy, paralyze; *patho.* lame, cripple. **2.** *fig.* paralyze, daze, benumb, numb.
läh·mend *adj neuro.* paralyzing, paralytic, paralytogenic, paralyzant, paretic.
Läh·mung *f neuro.* palsy, paralysis, paralyzation.
   Lähmung des ganzen Körpers panplegia.
   diphtherische Lähmung diphtheric paralysis, diphtheritic paralysis, postdiphtheric paralysis, postdiphtheritic paralysis.
   doppelseitige Lähmung diplegia, double hemiplegia.
   familiäre paroxysmale hypokalämische Lähmung familial periodic paralysis, hypokalemic periodic paralysis, type I periodic paralysis.
   funktionelle Lähmung functional paralysis.
   geburtstraumatische Lähmung birth palsy, birth paralysis, infantile diplegia, obstetrical paralysis, obstetric paralysis.
   ischämische Lähmung ischemic palsy, ischemic paralysis.
   motorische Lähmung motor paralysis.
   myogene Lähmung myopathic paralysis, myogenic paralysis.
   myopathische Lähmung myopathic paralysis, myogenic paralysis.
   neurogene Lähmung organic paralysis, neuroparalysis.
   normokalämische periodische Lähmung normokalemic periodic paralysis, type III periodic paralysis, sodium-responsive periodic paralysis.
   organische Lähmung → neurogene Lähmung.
   periphere Lähmung peripheral paralysis.
   postdiphtherische Lähmung → diphtherische Lähmung.
   psychogene Lähmung hysterical paralysis.
   reflektorische Lähmung reflex paralysis.
   schlaffe Lähmung flaccid paralysis.
   sensorische Lähmung sensory paralysis.
   supranukleäre Lähmung supranuclear paralysis.
   vasomotorische Lähmung vasomotor paralysis, angioparalysis, angioparesis, vasoparesis.
   vollständige Lähmung palsy, pamplegia, paralysis, paralyzation.
   zentrale Lähmung central paralysis.

Läh·mungs·schie·len *nt ophthal.* paralytic strabismus, muscular strabismus, incomitant strabismus, nonconcomitant strabismus, noncomitant strabismus.
Lai·en·me·di·zin *f* folk medicine.
Laki-Lorand-Faktor *m hema.* factor XIII, fibrin stabilizing factor, Laki-Lorand factor, fibrinase.
la·kri·mal *adj anat.* pertaining to the tears, lacrimal, lachrymal.
Lak·ta·se *f biochem.* lactosyl ceramidase II, lactase, β-galactosidase.
Lak·tat *nt biochem.* lactate.
Lak·tat·azi·do·se *f patho.* lactic acidosis.
Lakt·azid·ämie *f physiol., patho.* lactacidemia, lacticacidemia.
Lakt·azi·do·se *f patho.* lactic acidosis.
Lakto- *pref. biochem., physiol.* milk, lactic, lacteal, lacteous, galactic, galact(o)-, lact(o)-.
Lak·to·ba·cil·lus *m micro.* Lactobacillus.
Lak·to·fla·vin *nt biochem.* lactoflavin, riboflavin, riboflavine, flavin, vitamin B$_2$, vitamin G.
Lak·to·se *f biochem.* lactose, milk sugar, lactin, lactosum, galactosylglucose.
Lak·to·se·in·to·le·ranz *f patho.* lactose intolerance.
Lak·to·se·mal·ab·sorp·ti·on *f patho.* lactose intolerance.
Lak·tos·urie *f patho.* lactosuria.
La·ku·ne *f anat.* **1.** lacuna, lacune, pit, cavity, lake. **2.** *patho.* gap, defect, lacuna.
La·lo·pa·thie *f HNO* speech pathology, lalopathy.
Lamb·da·naht *f anat.* lambdoid suture.
Lamb·da·zis·mus *m HNO* lambdacism, lambdacismus.
Lam·bli·a·sis *f epidem.* lambliasis, lambliosis, giardiasis.
la·mel·lar *adj* → lamellär.
la·mel·lär *adj histol.* lamellar, lamellate, lamellated, lamellose, laminated, laminate, laminous, scaly.
La·mel·le *f histol.* leaf, lamella, plate; *bio.* (*Pilz*) gill, lamella.
La·mel·len·kno·chen *m anat., histol.* lamellated bone, lamellar bone.
La·mel·len·ze·ment *nt* lamellar cementum.
la·mel·lös *adj histol.* laminated, laminate, laminous.
La·mi·na *f, pl* **La·mi·nae** *anat.* lamina, layer, plate, stratum.
la·mi·nal *adj* → laminar.
la·mi·nar *adj histol.* laminar, laminal, laminary, laminate, laminous.
La·mi·nar·strö·mung *f phys.* laminar flow.
Land·kar·ten·schä·del *m radiol.* map-like skull.
Land·kar·ten·zun·ge *f HNO* geographic tongue, mappy tongue, wandering rash, benign migratory glossitis.
Land·manns·haut *f derm.* farmer's skin, sailor's skin.
Landouzy-Sepsis *f epidem., pulmo.* septic tuberculosis, fulminating tuberculous sepsis.
Landouzy-Déjérine-Syndrom *nt neuro.* Landouzy atrophy, Landouzy's dystrophy, Landouzy's type, Landouzy-Déjérine atrophy, Landouzy-Déjérine dystrophy, Landouzy-Déjérine dystype, Déjérine-Landouzy atrophy, Déjérine-Landouzy dystrophy, Déjérine-Landouzy type, facioscapulohumeral (muscular) atrophy, facioscapulohumeral (muscular) dystrophy.
Landry-Paralyse *f neuro.* Landry's palsy, Landry's paralysis, Landry's syndrome, Landry's disease, acute febrile polyneuritis, radiculoneuritis, acute ascending (spinal) paralysis.
Lane-Mundsperrer *m* Lane's mouth gag.
lang *adj* (*zeitlich*) long, extended, for a long time; (*räumlich*) long; (*Person*) tall.
Lang-Krone *f* Lang crown.
Lang-Prothese *f* Lang bridge.
lang·an·hal·tend *adj clin., pharm.* long-acting, long-lasting.
lang·dau·ernd *adj* long-lasting.
Län·ge *f* (*zeitlich, räumlich*) length; (*Ausdehnung*) extent; (*Person*) height, long. **in die Länge ziehen** stretch, protract, drag out. **in voller Länge** full length. **der Länge nach** lengthways, lengthwise.
Län·gen·brei·ten·in·dex *m* height-breadth index.
Län·gen·kon·stanz *f physiol.* isometry.
Län·gen·maß *nt* long measure, measure of length, linear measure, lineal measure.
Län·gen·wachs·tum *nt patho.* longitudinal growth.
Lange-Syndrom *nt patho.* Brachmann-de Lange syndrome, Cornelia de Lange syndrome, de Lange syndrome.
Langer-Giedion-Syndrom *nt* Langer-Giedion syndrome, Giedion-Langer syndrome, trichorhinophalangeal dysplasia, trichorhinophalangeal syndrome, trichorhinophalangeal multiple exostoses dysplasia.
lang·jäh·rig *adj* long-standing, long-time.
Langkone-Technik *f radiol.* long cone technique, parallel technique, right-angle technique.
Lang·ko·nus *m radiol.* long cone, long cone distance.
Lang·ko·nus·tech·nik *f radiol.* long cone technique, parallel technique, right-angle technique.
lang·köp·fig *adj ortho.* long-headed, dolichocephalic, dolichocephalous, dolichocranial.
Lang·köp·fig·keit *f ortho.* long-headedness, dolichocephaly, dolichocephalia, dolichocephalism.
Lang·le·big·keit *f* longevity, macrobiosis; *fig.* long life.
läng·lich *adj* long, longish, elongated, elongate, oblong; (*Gesicht*) oval.
Längs- *pref.* longitudinal, lengthways, lengthwise.
Längs·ach·se *f* long axis, longitudinal axis.
Lang·sam·keit *f* slowness; (*geistige*) slowness, slow-wittedness, inertia; (*Trägheit*) sluggishness, torpor, torpidity, inertia.
langsam-progredient *adj patho.* ingravescent, insidious, stealthy, treacherous.
Längs·bruch *m traumat.* longitudinal fracture.
Längs·bün·del *nt anat.* longitudinal fasciculus.
  oberes Längsbündel superior longitudinal fasciculus of cerebrum.
  unteres Längsbündel inferior longitudinal fasciculus of cerebrum.
Lang·schä·del *m ortho.* long-headedness, dolichocephaly, dolichocephalia, dolichocephalism.
lang·schä·de·lig *adj ortho.* long-headed, dolichocephalic, dolichocephalous, dolichocranial.
Längs·frak·tur *f traumat.* longitudinal fracture.
Längs·mus·kel *m* longitudinal muscle.
Längs·schnitt *m* (*a. stat.*) longitudinal section, lengthways cut, profile.
lang·wie·rig *adj clin., patho.* lengthy, long-lasting, long, protracted; chronic, chronical.
lang·wir·kend *adj clin., pharm.* long-acting, long-lasting.
Lang·zeit·be·hand·lung *f* long term care.
Lang·zeit·ge·dächt·nis *nt neuro.* long-term memory.
lan·zen·för·mig *adj* lance-shaped, lanceolate.
Lan·zet·te *f chir., traumat.* lancet, lance.
lan·zi·nie·rend *adj* (*Schmerz*) lancinating.
Läpp·chen *nt* **1.** *anat.* lobule, lobulus. **2.** *chir.* patch. **3.** (*Ohr*) lobe, lap.
läpp·chen·för·mig *adj anat.* lobular.
Lap·pen *m* **1.** *anat.* lobe, lobus. **2.** *chir.* patch, surgical flap, flap; (*Haut*) flap, tag. **3.** *allg.* cloth, rag.
  freier Lappen *chir.* free flap.
  gestielter Lappen *chir.* gauntlet flap, pedicle graft, pedicle flap.
  kombinierter Lappen *chir.* composite flap, compound flap.
  myokutaner Lappen myocutaneous flap, musculocutaneous flap.
  zusammengesetzter Lappen → kombinierter Lappen.
  zweigestielter Lappen *chir.* bipedicle flap, double pedicle flap, double-end flap.
Lap·pen·ele·phan·tia·sis *f derm.* pachydermatocele.
Lap·pen·fi·brom *nt derm.* lobular fibroma, irritation fibroma.
Lap·pen·pneu·mo·nie *f pulmo.* croupous pneumonia, lobar pneumonia.
Lap·pen·re·sek·ti·on *f chir.* lobectomy.
Lap·pen·zun·ge *f HNO* lobulated tongue.
lap·pig *adj anat.* lobed, lobulated, lobulose, lobulous, lobate, lobated, lobose, lobous.
Lap·sus *m* slip, lapse.
Lärm *m* noise, loudness, loud noise; (*Krach*) din, row.
Lärm·schwer·hö·rig·keit *f HNO* loud noise deafness, noise deafness.
  chronische Lärmschwerhörigkeit noise deafness, occupational deafness, occupational hearing loss, noise-induced hearing loss, acoustic trauma hearing loss, industrial hearing loss, industrial deafness.
Larsen-Syndrom *nt patho.* Larsen's syndrome.
Lar·va *f, pl* **Lar·vae** *bio., micro.* larva.
Lar·ve *f bio., micro.* larva.
lar·viert *adj* (*Krankheit, Symptom*) larvate, larvaceous, larval, larvated, masked, concealed.
La·ryng·al·gie *f HNO* pain in the larynx, laryngalgia.
la·ryn·ge·al *adj anat.* pertaining to the larynx, laryngeal.
La·ryng·ek·to·mie *f HNO* laryngectomy.
La·ryn·gis·mus stridulus *m* Kopp's asthma, Millar's asthma, Wichmann's asthma.
La·ryn·gi·tis *f HNO* inflammation of the larynx, laryngitis.
  Laryngitis diphtherica diphtheritic laryngitis.
  Laryngitis subglottica spasmodic croup, laryngismus stridulus, false croup, pseudocroup, crowing convulsion.
  kruppöse Laryngitis croupous laryngitis.
  subglottische Laryngitis → Laryngitis subglottica.
Laryng(o)- *pref.* laryngeal, laryng(o)-.

Laryngocele

La·ryn·go·ce·le *f HNO* laryngocele.
La·ryn·go·fis·sur *f HNO* laryngofissure, thyrofissure, thyrotomy, thyroidotomy.
La·ryn·go·gra·phie *f radiol., HNO* laryngography.
La·ryn·go·lo·gie *f* laryngology.
La·ryn·go·pa·ra·ly·se *f HNO, neuro.* laryngoparalysis, laryngoplegia.
La·ryn·go·pa·thie *f HNO* laryngopathy.
La·ryn·go·pha·ryng·ek·to·mie *f HNO* laryngopharyngectomy.
La·ryn·go·pha·ryn·gi·tis *f HNO* inflammation of larynx and pharynx, laryngopharyngitis.
La·ryn·go·pha·rynx *m anat.* laryngopharynx, laryngopharyngeal cavity, pharyngolaryngeal cavity, hypopharynx.
La·ryn·go·phthi·se *f HNO, epidem.* tuberculosis of the larynx, laryngophthisis, laryngeal tuberculosis.
La·ryn·go·ple·gie *f HNO, neuro.* laryngoparalysis, laryngoplegia.
La·ryn·go·rhi·no·lo·gie *f* laryngorhinology.
La·ryn·gor·rha·gie *f HNO* laryngorrhagia.
La·ryn·go·skop *nt HNO* laryngoscope.
La·ryn·go·sko·pie *f HNO* laryngoscopy.
  direkte Laryngoskopie direct laryngoscopy.
  indirekte Laryngoskopie mirror laryngoscopy, indirect laryngoscopy.
La·ryn·go·spas·mus *m HNO* laryngeal spasm, laryngospastic reflex, laryngospasm, glottic spasm, laryngismus stridulus.
La·ryn·go·ste·no·se *f HNO* laryngostenosis.
La·ryn·go·sto·ma *nt HNO* laryngostomy.
La·ryn·go·sto·mie *f HNO* laryngostomy.
La·ryn·go·to·mie *f HNO* laryngotomy.
La·ryn·go·tra·che·itis *f HNO* inflammation of larynx and trachea, laryngotracheitis.
La·ryn·go·tra·cheo·bron·chi·tis *f HNO, pulmo.* inflammation of larynx, trachea and bronchi, laryngotracheobronchitis.
La·ryn·go·tra·cheo·bron·cho·sko·pie *f HNO, pulmo.* laryngotracheobronchoscopy.
La·ryn·go·tra·cheo·sko·pie *f HNO, pulmo.* laryngotracheoscopy.
La·ryn·go·tra·cheo·to·mie *f HNO* laryngotracheotomy.
La·ryn·go·ze·le *f HNO* laryngocele.
La·rynx *m anat.* larynx, voice box.
La·rynx·atre·sie *f embryo., HNO* laryngeal atresia.
La·rynx·blu·tung *f HNO* laryngorrhagia.
La·rynx·diph·the·rie *f HNO, epidem.* laryngeal diphtheria, laryngotracheal diphtheria.
La·rynx·ent·zün·dung *f* → Laryngitis.
La·rynx·ex·stir·pa·ti·on *f HNO* laryngectomy.
La·rynx·kar·zi·nom *nt HNO* laryngeal carcinoma.
La·rynx·krampf *m* → Laryngospasmus.
La·rynx·läh·mung *f HNO, neuro.* laryngoparalysis, laryngoplegia.
La·rynx·mus·ku·la·tur, äußere *f* extrinsic musculature of larynx.
  innere Larynxmuskulatur intrinsic musculature of larynx
  intrinsische Larynxmuskulatur intrinsic muscles of larynx.
La·rynx·ner·ven *pl* laryngeal nerves.
La·rynx·ödem *nt HNO* laryngeal edema.
La·rynx·pla·stik *f HNO* laryngoplasty.
La·rynx·po·lyp *m HNO* laryngeal polyp.
La·rynx·schmerz *m* → Laryngalgie.
La·rynx·ste·no·se *f HNO* laryngostenosis.
La·rynx·tu·ber·ku·lo·se *f HNO, epidem.* tuberculosis of the larynx, laryngophthisis, laryngeal tuberculosis.
La·rynx·ver·en·gung *f HNO* laryngostenosis.
la·sen *vi* lase.
La·ser *m phys.* laser, optical maser. **mit Laser bestrahlen** lase.
La·ser·chir·ur·gie *f chir.* laser surgery.
Lä·si·on *f patho.* lesion; *traumat.* wound, injury, lesion.
  kariöse Läsion incipient caries, incipient dental caries.
  makroskopische Läsion gross lesion.
  mikroskopische Läsion histologic lesion.
  prämaligne Läsion precancerous lesion, precancerous condition, precancer, precancerosis.
  strahlendurchlässige Läsion radiolucent lesion.
  strahlenundurchlässige Läsion radiopaque lesion.
Last *f (a. techn., phys.)* load; *physiol.* load; *(Gewicht)* weight; *fig.* load, burden, weight, trouble; preload.
la·tent *adj patho. (Krankheit)* silent, latent, dormant, quiescent; *psycho.* latent; *phys.* latent, potential.
La·tenz *f patho.* latency.
La·tenz·pe·ri·ode *f micro.* **1.** incubation period, latency stage, incubative stage. **2.** lag period, lag phase.
La·tenz·pha·se *f* **1.** incubation period, latency stage, incubative stage. **2.** lag period, lag phase. **3.** *psycho.* latency period, latency phase.
La·tenz·zeit *f physiol.* latency, latent period.
la·te·ral *adj anat.* lateral.
La·te·ral·be·we·gung *f* lateral movement.
  Lateralbewegung des Unterkiefers lateral excursion.
La·te·ral·in·farkt *m card.* lateral myocardial infarction.
La·te·ra·lis *m anat. inf.* cricoarytenoideus lateralis muscle.
La·te·ral·ok·klu·si·on *f* lateral occlusion.
La·te·ral·skle·ro·se *f neuro.* lateral sclerosis, lateral spinal sclerosis.
  amyotrophe Lateralsklerose Charcot's disease, Déjérine's type, Charcot's sclerosis, Charcot's syndrome, amyotrophic lateral sclerosis.
  amyotrophische Lateralsklerose → amyotrophe Lateralsklerose.
  myatrophische Lateralsklerose → amyotrophe Lateralsklerose.
Latero- *pref.* lateral, latero-.
La·te·ro·gna·thie *f* laterognathism.
La·ter·ok·klu·si·on *f* lateral occlusion.
La·te·ro·po·si·ti·on *f anat.* lateroposition.
la·te·ro·ter·mi·nal *adj anat., chir.* lateroterminal, side-to-end.
La·tex *m biochem., techn.* latex.
La·tex·ag·glu·ti·na·ti·ons·test *m immun., lab.* latex agglutination test, latex fixation test, latex fixation assay, latex agglutination assay.
La·tex·hand·schu·he *pl* latex gloves.
La·tex·test *m* → Latexagglutinationstest.
La·thy·ris·mus *m patho.* neurolathyrism, lathyrism.
Lathyrismus-Syndrom *nt patho.* neurolathyrism, lathyrism.
Latissimus-dorsi-Lappen *m* latissimus dorsi muscle flap.
Latissimus-Scapularis-Lappen *m* latissimus/scapular muscle flap.
Latissimus-Serratus-Lappen *m* latissimus/serratus muscle flap.
La·tus *nt, pl* **La·te·ra** *anat.* flank, side, latus.
Lat·wer·ge *f pharm.* electuary, confection.
Lauf *m, pl* **Läu·fe 1.** course, trend. **im Laufe der Zeit** in (the) course of time. **2.** *techn.* running, operation; *(Bewegung)* movement, motion; *(Kreisbewegung)* rotation. **3.** *(Weg)* path, track, course.
lau·fen I *vt* run, go for/take a run; *(gehen)* walk. **II** *vi* **1.** run; *(gehen)* walk. **unsicher laufen** be unsteady on one's feet. **2.** *techn.* go, run, move, travel; *(funktionieren)* function, operate, work; *(s. drehen)* rotate, spin. **3.** *(auslaufen)* leak, drip; *(fließen)* run, flow; *(Wunde)* fester. **III** *vr* **sich heiß laufen** overheat.
Lau·ge *f chem.* lye, lixivium, alkaline solution, caustic, caustic solution.
  schwache Lauge weak base.
  starke Lauge strong base.
Lau·gen·ver·ät·zung *f traumat.* base injury, base trauma.
Lau·ne *f* humor, temper, mood.
lau·nen·haft *adj* moody, temperamental; erratic, uncertain, fitful.
Laus *f, pl* **Läu·se** *micro.* louse, pediculus.
läu·se·ab·tö·tend *adj pharm.* pediculicide, lousicide.
Läu·se·be·fall *m epidem., hyg.* lousiness, pediculation, pediculosis.
Läu·se·fleck·fie·ber *nt epidem.* louse-borne typhus, fleckfieber, classic typhus, epidemic typhus, ship fever, prison fever, camp fever, hospital fever, European typhus, exanthematous typhus, jail fever, war fever.
Läu·se·mit·tel *nt pharm.* antipediculotic, pediculicide.
Laut·bil·dung *f HNO* voice production, phonation.
Laut·bil·dungs·leh·re *f HNO* phonetics *pl*.
Laut·heit *f* loudness, noisiness.
Laut·leh·re *f* phonetics *pl*.
Laut·lo·sig·keit *f* soundlessness; noiselessness; silence, muteness.
Laut·stär·ke *f* loudness; *phys.* sound volume, volume; *physiol.* loudness.
La·va·ge *f clin., chir.* lavage, irrigation, washing out.
La·ve·ment *nt* → Lavage.
Lävo- *pref.* left, lev(o)-, laev(o)-.
Lä·vu·lo·se *f biochem.* fructose, fruit sugar, fructopyranose, laevulose, levulose.
Lawrence-Syndrom *nt patho.* Lawrence-Seip syndrome, progressive congenital lipodystrophy, congenital progressive lipodystrophy, generalized lipodystrophy, total lipodystrophy, lipoatrophic diabetes.
lax *adj* lax, loose, slack; *(Gelenk, Band)* lax, loose.
La·xans *nt, pl* **La·xan·zi·en, La·xan·tia** *pharm.* laxative, fecal softener, cathartic, eccoprotic, physic.
La·xa·ti·vum *nt, pl* **La·xa·ti·va** → Laxans.
Lax·heit *f* laxity, slackness; *(Gelenk, Band)* laxity, laxness.

la·xie·rend *adj* laxative.
La·za·rett *nt* hospital.
La·ze·ra·ti·on *f derm.* laceration.
la·ze·rie·ren *vt* lacerate.
la·ze·riert *adj* lacerated, lacerate; torn, mangled.
LD-Antigene *pl immun.* LD antigens, lymphocyte-defined antigens.
Le·ben *nt* life; (*Spanne*) lifetime, life span, life; (*Weise*) way of life; (*Kraft*) vitality. **am Leben** alive. **am Leben bleiben** survive. **am Leben erhalten** keep alive. **am Leben sein** be alive. **fürs (ganze) Leben** for life. **sich das Leben nehmen** commit suicide, kill o.s. **ums Leben kommen** be killed, lose one's life. **voller Leben** full of life, lifeful, vital. **tägliches Leben** daily life, everyday live.
le·ben I *vt* live. **II** *vi* live, be alive; live, exist (*von* on, upon); (*wohnen*) live, dwell (*bei* with).
Le·bend·fär·bung von Zähnen *f* vital staining of teeth.
le·ben·dig *adj* living, live, alive; *fig.* (*Person*) lively, full of life, lifeful, alert, active, vital; organic.
Le·bend·impf·stoff *m immun.* live vaccine.
Le·bend·vak·zi·ne *f immun.* live vaccine.
Le·bens·al·ter *nt* age, period of life.
le·bens·be·dro·hend *adj* life-threatening, menacing; vital.
le·bens·be·droh·lich *adj* → lebensbedrohend.
Le·bens·be·schrei·bung *f* life, history, biography.
Le·bens·dau·er *f* (*a. techn.*) lifetime, life span.
le·bens·ge·fähr·lich *adj* dangerous to life, perilous; (*Zustand, Verletzung*) life-threatening, critical, serious, grave.
Le·bens·kraft *f* vital energy, vital power, vitality, vigor; libido.
Le·bens·lauf *m* **1.** course of life, life. **2.** (*Bewerbung*) personal history, personal record, curriculum vitae.
Le·bens·li·nie *f* (*Hand*) life line.
Le·bens·mit·te *f* midlife.
Le·bens·mit·tel *nt* (*meist pl*) food, comestibles *pl*, foodstuff, eatables *pl*, edibles *pl*.
Le·bens·mit·tel·ad·di·tiv *nt* food additive.
Le·bens·mit·tel·farb·stoff *m* food coloring.
Le·bens·mit·tel·ver·gif·tung *f patho.* food poisoning, bromatoxism.
Le·bens·mit·tel·zu·satz *m* food additive.
le·bens·not·wen·dig *adj* indispensable to life, vital, essential, teleorganic.
Le·bens·qua·li·tät *f* quality of life.
Le·bens·raum *m* life space, living space; *bio.* habitat, biotope.
le·bens·ret·tend *adj clin.* life-saving.
Le·bens·ret·tung *f clin.* life-saving.
Le·bens·un·ter·halt *m* living, livelihood.
Le·bens·ver·hält·nis·se *pl* circumstances, living conditions.
Le·bens·ver·si·che·rung *f* life insurance.
Le·bens·wei·se *f* (*a. bio.*) life, mode/way of life.
le·bens·wich·tig *adj* vital, essential (*für* to).
Le·bens·wil·le *m* will to live.
Le·bens·zeit *f* life, lifetime, life span.
Le·bens·zy·klus *m* life cycle.
Leber- *pref.* liver, hepatic, hepat(o)-, hepatico-.
Le·ber *f* liver; *anat.* hepar.
le·ber·ähn·lich *adj* like the liver, liverish, livery, hepatoid.
Le·ber·atro·phie *f patho.* liver atrophy, hepatatrophia, hepatatrophy; hepatic dystrophy.
  akute gelbe Leberatrophie acute yellow dystrophy of the liver, yellow atrophy, acute yellow atrophy, acute yellow liver atrophy, acute parenchymatous hepatitis.
Le·ber·dys·tro·phie *f patho.* hepatic dystrophy.
  akute gelbe Leberdystrophie acute yellow dystrophy of the liver, yellow atrophy, acute yellow atrophy, acute yellow liver atrophy, acute parenchymatous hepatitis.
Le·ber·ent·zün·dung *f patho.* inflammation of the liver, hepatitis.
Le·ber·epi·thel·ver·fet·tung *f patho.* fatty metamorphosis of liver, fatty degeneration of liver.
Le·ber·epi·thel·zel·le *f histol.* parenchymal liver cell, hepatocyte.
Le·ber·er·kran·kung *f patho.* liver disease, liver complaint, hepatopathy.
Le·ber·fleck *m derm.* lentigo; mole, spot; liver spot.
Le·ber·funk·ti·ons·test *m clin.* hepatic function test, liver function test.
Le·ber·gift *nt patho.* hepatotoxin.
Le·ber·in·suf·fi·zi·enz *f patho.* hepatic insufficiency, liver insufficiency, liver failure, hepatic failure.
Le·ber·ko·ma *nt* hepatic coma.
Le·ber·lei·den *nt patho.* hepatopathy, liver disease, liver complaint.
Le·ber·me·ta·sta·se *f patho.* hepatic metastasis, liver metastasis.

Le·ber·par·en·chym·zel·le *f histol.* parenchymal liver cell, hepatocyte.
Le·ber·phos·pho·ry·la·se·in·suf·fi·zi·enz *f patho.* Hers' disease, hepatic phosphorylase deficiency, type VI glycogen storage disease.
le·ber·schä·di·gend *adj patho.* hepatopathic, hepatotoxic, hepatoxic.
Le·ber·schwel·lung *f patho.* hepatomegaly, hepatomegalia, megalohepatia.
Le·ber·sen·kung *f patho.* wandering liver, floating liver, hepatoptosis.
Le·ber·tief·stand *m* → Lebersenkung.
Le·ber·tran *m* cod-liver oil.
Le·ber·ver·fet·tung *f patho.* fatty metamorphosis of liver, fatty degeneration of liver.
Le·ber·ver·grö·ße·rung *f patho.* hepatomegaly, hepatomegalia, megalohepatia.
Le·ber·ver·sa·gen *nt patho.* hepatic insufficiency, liver insufficiency, liver failure, hepatic failure.
Le·ber·zel·le *f histol.* parenchymal liver cell, hepatocyte.
Le·ber·zir·rho·se *f patho.* cirrhosis of liver, hepatic cirrhosis, liver cirrhosis, chronic interstitial hepatitis, hepatocirrhosis, cirrhosis.
  biliäre Leberzirrhose Hanot's cirrhosis, Hanot's disease, Hanot's syndrome, biliary cirrhosis.
  primär biliäre Leberzirrhose primary biliary cirrhosis, hypertrophic hepatic cirrhosis, hypertrophic cirrhosis, Hanot's disease, Todd's cirrhosis.
leb·los *adj* lifeless, dead, cold, bloodless, exanimate; *bio.* inanimate; (*Bewußtsein*) unconscious.
Leb·lo·sig·keit *f* lifelessness, deadness, exanimation; inanimateness, inanimation.
Le·ci·thin *nt biochem.* lecithin, choline phosphatidyl, choline phosphoglyceride, phosphatidylcholine.
Leck *nt* leak, leakage.
Lecluse-Hebel *m* Lecluse elevator.
Lecluse-Wurzelheber *m* Lecluse elevator.
Le Cron-Modellierinstrument *nt* LeCron carver.
Lederer-Raspatorium *nt* Lederer periosteal elevator.
Le·der·haut *f* **1.** *anat.* corium, derma, dermis. **2.** *anat., ophthal.* (*Auge*) sclera, sclerotic coat, sclerotica.
le·dig *adj* single, unmarried, unattached.
Lee-Prothese *f* Lee denture.
leer *adj* **1.** empty; (*Magen*) empty. **fast leer** (*Vorräte*) low. **leer machen** empty. **leer werden** empty; *fig.* run dry; (*Batterie*) run down. **2.** (*Gesichtsausdruck*) blank, vacant, empty. **3.** (*Batterie*) flat, rundown, dead.
Leer·auf·nah·me *f radiol.* plain film, plain x-ray, plain radiograph, plain roentgenogram.
Leer·biß·ma·sti·ka·ti·on *f* parafunction, bruxism, Karolyi effect, occlusal habit neurosis, odontoprisis, stridor dentium.
lee·ren I *vt* **1.** empty, drain, clear. **2.** (*Darm*) evacuate. **II** *vr* **sich leeren** empty, become empty.
LeFort I-Fraktur *f* transverse maxillary fracture.
LeFort II-Fraktur *f* pyramidal fracture of maxilla.
Leg·asthe·nie *f neuro.* dyslexia.
le·gen I *vt* put, lay (down), place. **jdn. ins Bett legen** put s.o. to bed. **II** *vr* **1. sich legen** lie down (*auf* on). **sich ins Bett legen** go to bed. **sich legen auf** (*Krankheit*) take to, settle on/upon. **2.** *fig.* (*Fieber*) drop, go down; (*Schmerz*) abate, ease up, pass.
Le·gie·ren *nt techn., dent.* alloyage, alloying.
le·gie·ren *vt techn., dent.* alloy; (*mit Quecksilber*) amalgamate.
Le·gie·rung *f techn., dent.* alloy.
  Legierung aus drei Metallen ternary alloy, ternary system.
  Legierung mit erhöhtem Palladiumgehalt high-palladium alloy.
  Legierung aus fünf Metallen quinary alloy, quinary system.
  Legierung mit hohem Goldgehalt high-gold alloy.
  Legierung mit niedrigem Kupfergehalt low-copper alloy.
  Legierung aus vier Metallen quaternary alloy, quaternary system.
  binäre Legierung binary alloy.
  disperse Legierung dispersion alloy, dispersion phase alloy, dispersion system alloy.
  eutektische Legierung eutectic alloy, eutectic mixture alloy.
  goldreiche Legierung high-gold alloy.
  hypereutektische Legierung hypereutectic alloy.
  hypoeutektische Legierung hypoeutectic alloy.
  kupferarme Legierung low-copper alloy.
  leichtflüssige Legierung fusible metal.
  leichtschmelzende Legierung fusible metal.
  palladiumreiche Legierung high-palladium alloy.
  peritektische Legierung peritectic alloy.

Legionärskrankheit 516

präamalgamierte Legierung preamalgamated alloy.
quaternäre Legierung quaternary alloy, quaternary system.
ternäre Legierung ternary alloy, ternary system.
zahnärztliche Legierung dental alloy.
zinkfreie Legierung zinc-free alloy.
Le·gio·närs·krank·heit *f epidem.* legionnaires' disease, legionellosis.
Le·gio·nel·la *f micro.* legionella, Legionella.
Le·gio·nel·le *f micro.* legionella.
Le·gio·nel·len·in·fek·ti·on *f epidem.* legionellosis.
Le·gio·nel·lo·se *f epidem.* legionellosis.
Le·gu·men *nt bio.* legume.
Le·gu·mi·no·se *f bio.* 1. legume. 2. **Leguminosen** *pl* leguminous plants.
Lehm *m* clay, clay soil.
leh·mig *adj* clayey, loamy.
Leh·re *f* 1. theory, doctrine, principle; science. 2. warning; *(Rat)* advice, piece of advice. 3. *(Berufsausbildung)* apprenticeship.
Lehr·plan *m* schedule, syllabus, curriculum.
Leib *m, pl* **Lei·ber** body; *(Stamm)* truncus, trunk; *(Bauch)* belly, abdomen.
leib·lich *adj anat.* corporeal, corporal, bodily, physical, somatic.
Leib·schmer·zen *pl* abdominal pain, abdominalgia, celiodynia, celialgia, enteralgia, enterodynia.
Leich·dorn *m derm.* clavus, corn.
Lei·che *f* dead body, body, cold body, corpse, cadaver; *(Tier)* carcase, carcass.
Lei·chen·al·ka·lo·id *nt patho.* cadaveric alkaloid, animal alkaloid, ptomaine, ptomatine, putrefactive alkaloid.
Lei·chen·be·schau·er, ärztlicher *m forens.* medical examiner.
lei·chen·blaß *adj* resembling a cadaver, deadly pale, cadaverous.
Lei·chen·er·öff·nung *f patho.* autopsy, autopsia, postmortem, postmortem examination, dissection.
Lei·chen·flecke [k·k] *pl patho.* cadaveric ecchymoses, suggillation.
Lei·chen·ge·rinn·sel *nt patho.* postmortem clot.
Lei·chen·gift *nt patho.* animal alkaloid, ptomaine, ptomatine, putrefactive alkaloid, cadaveric alkaloid.
lei·chen·haft I *adj* resembling a cadaver, cadaveric, cadaverous, deathly, deathlike. II *adv* deathly, deadly.
Lei·chen·hal·le *f* deadhouse, mortuary.
Lei·chen·schau·haus *nt* deadhouse, morgue.
Lei·chen·spen·der *m chir.* cadaver donor.
Lei·chen·star·re *f patho.* death rigor, cadaveric rigidity, rigor mortis.
Lei·chen·trans·plan·tat *nt chir.* cadaveric transplant.
Leich·nam *m* → Leiche.
leicht *adj* 1. *(Gewicht)* light, lightweight. 2. *(Schlaf)* light, hypohypnotic; *(Atmen)* light; *(Kost)* bland, light; *(Krankheit)* slight, mild; *(Fieber)* low-grade; *(Berührung)* light. 3. *(einfach)* easy, simple, with ease; *(Aufgabe, Arbeit)* easy, light. 4. *(Strafe)* mild, light, lenient; *(geringfügig)* petty. **leicht brennbar** *(Brennstoff)* highly inflammable. **leicht entzündlich** *(Brennstoff)* highly inflammable. **leicht löslich** easy soluble.
Leichte-Kettenkrankheit *f immun.* L-chain disease, L-chain myeloma, Bence-Jones myeloma.
Leicht·me·tall *nt* light metal.
Lei·den *nt* complaint, ailment, condition, illness, ill, trouble, disease, sickness; disability, disablement.
organisches Leiden organic disease, organopathy.
lei·den I *vt* suffer, endure, bear. II *vi* suffer *(an* from, *unter* from).
lei·dend *adj* suffering *(an* from); ailing, ill.
Leim *m* glue.
leim·ar·tig *adj* gluey, glutinous, viscous, viscid, viscose.
lei·men *vt* glue (together), cement.
Lei·ne *f* line, cord, rope.
Lein·öl *nt pharm.* linseed oil.
Leio·my·om *nt patho.* leiomyoma.
Leio·myo·ma *nt patho.* leiomyoma.
Leio·myo·sar·co·ma *nt patho.* leiomyosarcoma.
Leio·myo·sar·kom *nt patho.* leiomyosarcoma.
lei·se *adj (Geräusch)* soft, low, gentle, faint; *(Stimme)* low, soft; *(Herztöne)* low; *(ruhig)* quiet; *fig. (Verdacht)* faint, vague, slight.
Leish·ma·nia *f micro.* leishmania, Leishmania.
Leish·ma·nia·se *f epidem.* leishmaniasis, leishmaniosis.
kutane Leishmaniase cutaneous leishmaniasis, Aden ulcer, Aleppo boil, Penjedeh sore, Biskra boil, Delhi sore, Oriental boil, Oriental button, Oriental sore, Old World leishmaniasis, Lahore sore, Natal sore, Jericho boil, juccuya, Kandahar sore, Bagdad boil, Bagdad button.
kutane Leishmaniase Südamerikas South American cutaneous leishmaniasis, chiclero ulcer, chicle ulcer, forest yaws, pian bois, bush yaws, bosch yaws, uta.
viszerale Leishmaniase visceral leishmaniasis, kala-azar, cachectic fever, cachexial fever, Assam fever, Burdwan fever, black fever, Dumdum fever.
Leish·ma·nia·sis *f epidem.* leishmaniasis, leishmaniosis.
Leishmaniasis cutis cutaneous leishmaniasis, Aden ulcer, Aleppo boil, Penjedeh sore, Biskra boil, Delhi sore, Oriental boil, Oriental button, Oriental sore, Old World leishmaniasis, Lahore sore, Natal sore, Jericho boil, juccuya, Kandahar sore, Bagdad boil, Bagdad button.
Leish·ma·nid *nt immun.* leishmanid.
Leish·ma·nie *f micro.* leishmania.
Leish·ma·ni·en·in·fek·ti·on *f epidem.* leishmaniasis, leishmaniosis.
Leishmanin-Test *m immun.* leishmanin test, Montenegro test, Montenegro reaction.
Leish·ma·nio·se *f* → Leishmaniase.
Leish·ma·nio·sis *f* → Leishmaniase.
Lei·ste *f anat.* 1. inguinal region, groin, inguen. 2. ridge, crest, crista, border.
lei·sten *vt* work, do; *(erreichen)* achieve, accomplish, perform. **Arbeit leisten** do work. **Hilfe leisten** render/administer help.
lei·sten·för·mig *adj* crest-like.
Lei·sten·ge·gend *f anat.* groin, inguen, inguinal region.
Lei·sten·ka·nal *m anat.* inguinal canal, abdominal canal, Galen's pore, Velpeau's canal.
Lei·sten·lymph·kno·ten *anat.* I *m* inguinal lymph node. II *pl* inguinal lymph nodes.
Lei·stung *f* 1. performance; *psycho., ped.* achievement; *(Bemühungen)* effort(s *pl*); *(Ergebnis)* result(s *pl*); *(geleistete Arbeit)* work; *physiol., techn.* output, performance. 2. *(Sozialleistung)* benefit; *(finanzieller Beitrag)* payment, contribution.
Lei·stungs·dia·gramm *nt physiol.* performance chart, profile.
lei·stungs·fä·hig *adj* 1. *(Person)* efficient, capable, able; fit, in good condition. 2. *techn.* powerful, high-performance; *(produktiv)* efficient, productive.
Lei·stungs·fä·hig·keit *f* 1. *(Person)* efficiency, capability, ability; fitness 2. *techn.* power, efficiency, performance, output, productivity, output capacity, performance capacity.
Lei·stungs·prü·fung *f* → Leistungstest.
lei·stungs·stark *adj* efficient; powerful, high-powered.
lei·stungs·stei·gernd *adj physiol.* ergotropic.
Lei·stungs·test *m (a. physiol.)* test, performance test; *(Schüler)* achievement test.
Lei·stungs·ver·mö·gen *nt* → Leistungsfähigkeit.
Leit·band *nt anat.* gubernaculum.
lei·ten I *vt* 1. *(lenken)* guide, conduct, lead. 2. *(Gruppe)* lead, head, supervise; *(Gespräch)* lead. 3. *(Schall)* carry *(zu* to); *(Strom, Wärme, Licht)* conduct. II *vi phys.* conduct.
Leit·fä·hig·keit *f phys., physiol.* conductivity, conductibility.
Leit·strahl *m phys.* beam, ray.
Leit·sym·ptom *nt clin.* cardinal symptom, chief complaint.
Lei·tung *f* 1. *anat., physiol.* path, pathway, duct; *phys., physiol. (Wärme etc.)* conduction. 2. *techn.* pipe, pipeline; main(s *pl*); *(Strom)* line, electric line, wire, cable line; *(Schnur)* lead, flex, cord. 3. management, administration, head office, direction. 4. *(Aufsicht)* supervision, control. **die Leitung übernehmen** take charge.
Lei·tungs·an·äs·the·sie *f anes.* conduction anesthesia, block anesthesia, nerve block, nerve block anesthesia, regional anesthesia, block.
paraneurale Leitungsanästhesie paraneural anesthesia, paraneural block, paraneural infiltration.
perineurale Leitungsanästhesie perineural block, perineural anesthesia.
Lei·tungs·bahn *f physiol.* path of conduction, path, pathway.
Lei·tungs·block *m* 1. *card.* conduction block. 2. *anes.* conduction anesthesia, block anesthesia.
Lei·tungs·blocka·de [k·k] *f* nerve block, block anesthesia, nerve block anesthesia, peripheral nerve block, peripheral nerve block anesthesia, conduction anesthesia.
Lei·tungs·draht *m* wire, lead wire.
Lei·tungs·sy·stem *nt physiol., card.* conducting system, conduction system.
Leit·ver·mö·gen *nt phys., physiol.* conduction, conductivity, conductibility.
Leit·wert *m phys.* conductance.
magnetischer Leitwert permeance.
Lemming-Fieber *nt epidem.* tularemia, Francis disease, Ohara's disease, deer-fly fever, deer-fly disease, rabbit fever, Pahvant Valley plague, Pahvant Valley fever.

Len·de *f anat.* lumbar region, loin, lumbus; flank.
Len·den·ge·gend *f anat.* lumbar region.
Len·den·lor·do·se *f anat.* lumbar lordosis.
Len·den·ner·ven *pl anat.* lumbar nerves, lumbar spinal nerves.
Len·den·wir·bel *pl anat.* lumbar vertebrae, abdominal vertebrae.
Len·den·wir·bel·säu·le *f anat.* lumbar spine.
Le·ni·en·ti·um *nt, pl* **Le·ni·en·tia** *derm., pharm.* lenitive, demulcent.
Lens *f anat.* lens, crystalline lens, lens of the eye.
len·ti·gi·nös *adj derm.* pertaining to a lentigo, lentiginous.
Len·ti·gi·no·se *f derm.* lentiginosis, multiple lentigines.
Lentiginosis-Syndrom *nt derm.* multiple lentigines syndrome, leopard syndrome.
Len·ti·go *f, pl* **Len·ti·gi·nes** *derm.* lentigo, lenticula.
Lentigo maligna lentigo maligna, circumscribed precancerous melanosis of Dubreuilh, precancerous melanosis of Dubreuilh, malignant lentigo, melanotic freckle, melanotic freckle of Hutchinson, Hutchinson's freckle.
Lentigo-maligna-Melanom *nt derm.* lentigo maligna melanoma, malignant lentigo melanoma.
len·ti·ku·lar *adj* → lentikulär.
len·ti·ku·lär *adj anat.* lens-shaped, lenticular.
Len·tu·lo *m* lentulo, lentula, lentula carrier, lentulo paste carrier, paste carrier.
Lentulo-Pastenstopfer *m* lentulo, lentula, lentula carrier, lentulo paste carrier, paste carrier.
Lentulo-Spiralbohrer *m* Lentulo spiral drill.
Lentulo-Spirale *f* lentulo, lentula, lentula carrier, lentulo paste carrier, paste carrier.
Lentulo-Wurzelfüller *m* lentulo, lentula, lentula carrier, lentulo paste carrier, paste carrier.
Lenz-Syndrom *nt* Lenz-Majewski hyperostosis syndrome, Lenz's syndrome.
Le·on·tia·sis *f patho.* leonine facies, leontiasis.
Leontiasis cranii craniosclerosis.
LEOPARD-Syndrom *nt derm.* multiple lentigines syndrome, leopard syndrome.
Le·pra *f epidem.* leprosy, lepra, Hansen's disease.
Lepra lepromatosa → lepromatöse Lepra.
lepromatöse Lepra lepromatous leprosy.
Le·pra·bak·te·ri·um *nt* → Leprabazillus.
Le·pra·ba·zil·lus *m micro.* Hansen's bacillus, Bacillus leprae, Mycobacterium leprae.
Le·pra·kno·ten *m patho.* leproma.
Le·pra·kran·ke *m/f epidem.* leper.
Le·pra·sta·ti·on *f epidem.* lazaret, lazaretto, leprosarium, leprosary, leprosery.
Leprechaunismus-Syndrom *nt* leprechaunism syndrome.
Le·prid *nt patho.* leprid, lepride.
Le·prom *nt patho.* leproma.
Le·pro·min *nt immun.* lepromin, Mitsuda antigen.
le·prös *adj epidem.* pertaining to or affected with leprosy, leprous, leprose, leprotic.
Le·pro·sta·ti·kum *nt, pl* **Le·pro·sta·ti·ka** *pharm.* leprostatic.
le·pro·sta·tisch *adj pharm.* leprostatic.
Lepto- *pref.* lept(o)-.
lep·to·ke·phal *adj ortho.* leptocephalic, leptocephalous.
Lep·to·ke·pha·lie *f ortho.* leptocephaly.
Lep·to·ke·pha·lus *m ortho.* leptocephalus.
Lep·to·me·ninx *f, pl* **Lep·to·me·nin·ges** *anat.* leptomeninx, piaarachnoid, piarachnoid.
lep·to·pro·sop *adj ortho.* leptoprosopic.
Lep·to·pro·so·pie *f ortho.* leptoprosopia.
Lep·to·spi·ra *f micro.* leptospira, leptospire, Leptospira.
Lep·to·spi·re *f micro.* leptospira, leptospire.
Lep·to·spi·ren·er·kran·kung *f* → Leptospirose.
Lep·to·spi·ro·se *f epidem.* leptospiral disease, leptospirosis.
anikterische Leptospirose benign leptospirosis, seven-day fever.
benigne Leptospirose → anikterische Leptospirose.
Lep·to·spi·ro·sis *f epidem.* leptospiral disease, leptospirosis.
Leptospirosis bataviae rice-field fever, field fever.
Leptospirosis grippotyphosa seven-day fever, mud fever, marsh fever, autumn fever, field fever, swamp fever, slime fever.
Leptospirosis icterohaemorrhagica Weil's disease, Weil's syndrome, Larrey-Weil disease, Lancereaux-Mathieu disease, Landouzy's disease, Fiedler's disease, infectious spirochetal jaundice, leptospiral jaundice, spirochetal jaundice, icterogenic spirochetosis, infectious jaundice, infectious icterus, infective jaundice.
Leptothrix-Infektion *f epidem.* leptotrichosis, leptothricosis.
Lep·to·tri·chia *f micro.* Leptotrichia.

Leptotrichia buccalis Leptothrix buccalis, Leptotrichia buccalis.
Lep·to·tri·cho·se *f epidem.* leptotrichosis, leptothricosis.
Lep·to·tri·cho·sis *f* leptotrichosis, leptothricosis.
lep·to·ze·phal *adj ortho.* leptocephalic, leptocephalous.
Lep·to·ze·pha·lie *f ortho.* leptocephaly.
Lep·to·ze·pha·lus *m ortho.* leptocephalus.
Lep·to·zyt *m hema.* leptocyte, planocyte; target cell, Mexican hat cell.
Leroy-Syndrom *nt* Leroy syndrome.
Lesch-Nyhan-Syndrom *nt patho.* Lesch-Nyhan syndrome, HGPRT deficiency, HPRT deficiency, hypoxanthine phosphoribosyltransferase deficiency, hypoxanthine guanine phosphoribosyltransferase deficiency.
le·tal *adj* lethal, deadly, thanatophoric, fatal.
Le·tal·do·sis *f pharm.* lethal dose.
Le·tal·fak·tor *m genet.* lethal gene, lethal, lethal mutation, lethal factor.
Le·tal·gen *nt* → Letalfaktor.
Le·ta·li·tät *f* lethality.
Le·thar·gia *f patho.* lethargy.
Letterer-Siwe-Krankheit *f patho.* Letterer-Siwe disease, L-S disease, non-lipid histiocytosis.
Leucht- *pref.* luminous, photogenic.
Leucht·kraft *f* luminous energy, luminosity, luminousness.
Leucht·schirm *m radiol.* fluorescent screen.
Leuc(o)- *pref.* leuk(o)-, leuc(o)-.
Leu·co·der·ma *nt derm.* leukoderma, leukodermia, leukopathia, leukopathy, hypomelanosis.
Leucoderma centrifugum acquisitum Sutton's disease, Sutton's nevus, halo nevus.
Leuk- *pref.* leuk(o)-, leuc(o)-.
Leuk·ämid *nt derm., hema.* leukemid.
Leuk·ämie *f hema.* leukemia, leucemia, leukocythemia, leukosis, Bennett's disease, leukocytic sarcoma.
  akute Leukämie acute leukemia.
  akute lymphoblastische Leukämie lymphoblastic leukemia.
  akute myeloische Leukämie acute myelocytic leukemia, acute nonlymphocytic leukemia.
  akute myelomonozytäre Leukämie myelomonocytic leukemia, Naegeli leukemia.
  akute nicht-lymphatische Leukämie → akute myeloische Leukämie.
  akute promyelozytäre Leukämie promyelocytic leukemia, acute promyelocytic leukemia.
  akute undifferenzierte Leukämie stem cell leukemia, blast cell leukemia, undifferentiated cell leukemia, embryonal leukemia.
  aleukämische Leukämie aleukemic leukemia, aleukocythemic leukemia, leukopenic leukemia, aleukemia.
  chronische Leukämie chronic leukemia.
  chronische granulozytäre Leukämie chronic myelocytic leukemia, chronic granulocytic leukemia, mature cell leukemia.
  chronische lymphatische Leukämie chronic lymphocytic leukemia.
  chronische lymphozytische Leukämie → chronische lymphatische Leukämie.
  chronische myeloische Leukämie chronic myelocytic leukemia, chronic granulocytic leukemia, mature cell leukemia.
  granulozytäre Leukämie → myeloische Leukämie.
  lymphatische Leukämie lymphocytic leukemia, lymphatic leukemia, lymphogenous leukemia, lymphoid leukemia.
  lymphozytische Leukämie → lymphatische Leukämie.
  myeloische Leukämie myelocytic leukemia, granulocytic leukemia, myelogenic leukemia, myelogenous leukemia, myeloid leukemia, myeloid granulocytic leukemia.
  myelomonozytäre Leukämie myelomonocytic leukemia, Naegeli leukemia.
  promyelozytäre Leukämie promyelocytic leukemia, acute promyelocytic leukemia.
  reifzellige Leukämie → chronische Leukämie.
  subleukämische Leukämie subleukemic leukemia, leukopenic leukemia, hypoleukemia.
  unreifzellige Leukämie → akute Leukämie.
leuk·ämie·ähn·lich *adj hema.* leukemoid.
leuk·ämie·ar·tig *adj hema.* leukemoid.
leuk·ämie·aus·lö·send *adj hema.* causing leukemia, leukemogenic.
leuk·ämisch *adj hema.* pertaining to or suffering from leukemia, leukemic.
Leuk·ämo·id *nt hema.* leukemoid, leukemoid reaction, leukemic reaction.

leuk·ämo·id *adj hema.* leukemoid.
Leu·kin *nt biochem.* leukin, leucin.
Leuko- *pref.* leuk(o)-, leuc(o)-.
Leu·ko·ag·glu·ti·nin *nt immun.* leukoagglutinin, leukocyte agglutinin.
Leu·ko·blast *m hema.* leukoblast, leukocytoblast.
Leu·ko·bla·sto·se *f hema.* leukoblastosis.
Leu·ko·cy·to·ma *nt hema.* leukocytoma.
Leu·ko·derm *nt derm.* leukoderma, leukodermia, leukopathia, leukopathy, hypomelanosis.
Leu·ko·dia·pe·de·se *f hema.* leukocytic diapedesis, leukopedesis.
Leu·ko·dys·tro·phia *f neuro., patho.* sclerosis of the white matter, leukodystrophy, leukodystrophia.
   Leukodystrophia cerebri progressiva hereditaria Krabbe's disease, Krabbe's leukodystrophy, diffuse infantile familial sclerosis, galactosylceramide β-galactosidase deficiency, galactosylceramide lipidosis, globoid leukodystrophy, globoid cell leukodystrophy.
Leu·ko·dys·tro·phie *f neuro., patho.* sclerosis of the white matter, leukodystrophy, eukodystrophia.
   metachromatische Leukodystrophie sulfatidosis, sulfatide lipidosis, metachromatic leukodystrophy, metachromatic leukoencephalopathy, metachromatic leukoencephaly.
   sudanophile Leukodystrophie sudanophilic leukodystrophy.
Leu·ko·en·ze·pha·li·tis *f neuro.* leukoencephalitis, leukencephalitis.
Leu·ko·en·ze·pha·lo·pa·thie *f neuro., patho.* leukoencephalopathy, leukoencephaly; leukodystrophy.
   metachromatische Leukoenzephalopathie metachromatic leukodystrophy, metachromatic leukoencephalopathy, metachromatic leukoencephaly, sulfatidosis, sulfatide lipidosis.
Leu·ko·ery·thro·bla·sto·se *f hema.* leukoerythroblastosis, leukoerythroblastic anemia, myelopathic anemia, myelophthisic anemia, chronic nonleukemic myelosis, agnogenic myeloid metaplasia, aleukemic myelosis, nonleukemic myelosis.
Leu·ko·gramm *nt hema.* leukogram.
Leu·ko·ke·ra·to·sis *f* oral leukoplakia, leukokeratosis, hyperkeratosis complex, focal keratosis, focal oral keratosis, hyperkeratosis simplex, nonspecific keratosis, nonspecific oral keratosis, oral hyperkeratosis, pachyderma oralis.
Leu·ko·ki·nin *nt immun.* leukokinin.
Leu·ko·lym·pho·sar·kom *nt hema.* leukosarcoma, leukolymphosarcoma, leukocytic sarcoma.
Leu·ko·ly·se *f hema.* leukocytolysis, leukolysis.
Leu·ko·ly·sin *nt immun.* leukocytolysin, leukolysin.
Leu·ko·ma *nt ophthal.* leukoma, albugo.
   Leukoma corneae walleye.
Leu·kon *nt hema.* leukon.
Leu·ko·pa·thia *f* → Leukoderm.
Leu·ko·pa·thie *f* → Leukoderm.
Leu·ko·pe·de·se *f hema.* leukopedesis, leukocytic diapedesis.
Leu·ko·pe·nie *f hema.* leukopenia, leukocytopenia; granulocytopenia, granulopenia, aleukia, aleukocytosis.
Leu·ko·phleg·ma·sie *f* milkleg, milk leg, whiteleg, white leg, leukophlegmasia, thrombotic phlegmasia.
Leu·ko·pla·kia *f* → Leukoplakie der Mundschleimhaut.
   Leukoplakia oris → Leukoplakie der Mundschleimhaut.
Leu·ko·pla·kie der Mundschleimhaut *f* oral leukoplakia, leukokeratosis, hyperkeratosis complex, focal keratosis, focal oral keratosis, hyperkeratosis simplex, nonspecific keratosis, nonspecific oral keratosis, oral hyperkeratosis, pachyderma oralis.
   orale/prämaligne Leukoplakie → Leukoplakie der Mundschleimhaut.
Leu·ko·poe·se *f hema.* leukopoiesis, leukocytopoiesis.
leu·ko·poe·tisch *adj hema.* pertaining to leukopoiesis, producing leukocytes, leukopoietic.
Leu·ko·sar·kom *nt hema.* leukocytic sarcoma, leukosarcoma, leukolymphosarcoma.
Leu·ko·se *f hema.* leukosis.
Leu·ko·ta·xis *f histol.* leukotaxis, leukocytaxia, leukocytaxis, leukocytotaxia, leukocytotaxis, leukotaxia.
Leu·ko·to·xin *nt immun.* leukotoxin, leukocytotoxin.
leu·ko·to·xisch *adj hema.* leukotoxic.
Leu·ko·tri·chia *f derm.* leukotrichia.
Leu·ko·tri·cho·sis *f derm.* whiteness of the hair, leukotrichia.
Leu·ko·zyt *m hema.* leukocyte, leucocyte, colorless corpuscle, white blood cell, white blood corpuscle.
   agranulärer Leukozyt agranular leukocyte, nongranular leukocyte, lymphoid leukocyte, agranulocyte.
   basophiler Leukozyt basophil, basophile, basophilic granulocyte, basophilic leukocyte, basophilocyte, polymorphonuclear basophil leukocyte, blood mast cell.
   eosinophiler Leukozyt eosinophilic leukocyte, eosinophil, eosinophile, eosinophilic granulocyte, eosinocyte, polymorphonuclear eosinophil leukocyte.
   granulärer Leukozyt granulocyte, granular leukocyte, polynuclear leukocyte.
   heterophiler Leukozyt *bio.* heterophil, heterophile.
   lymphoider Leukozyt → agranulärer Leukozyt.
   neutrophiler Leukozyt neutrocyte, neutrophil, neutrophile, neutrophilic leukocyte, neutrophilic granulocyte, neutrophilic cell, polynuclear neutrophilic leukocyte, polymorphonuclear neutrophil leukocyte.
leu·ko·zy·tär *adj hema.* pertaining to leukocytes, leukocytic, leukocytal.
Leu·ko·zy·ten·ag·glu·ti·nin *nt immun.* leukoagglutinin, leukocyte agglutinin, isoleukoagglutinin.
   natürliches Leukozytenagglutinin isoleukoagglutinin.
   humane Leukozytenantigene human leukocyte antigens, major histocompatibility antigens, major histocompatibility complex, HLA complex.
Leu·ko·zy·ten·an·ti·ge·ne *pl immun.* leukocyte antigens.
Leu·ko·zy·ten·auf·lö·sung *f hema.* leukocytolysis, leukolysis.
Leu·ko·zy·ten·bil·dung *f hema.* leukocytogenesis, leukopoiesis, leukocytopoiesis.
Leu·ko·zy·ten·dia·pe·de·se *f hema., histol.* leukocyte diapedesis, leukocytic diapedesis, leukopedesis, migration of leukocytes, migration.
Leu·ko·zy·ten·mi·gra·ti·on *f histol.* migration of leukocytes, migration.
leu·ko·zy·ten·schä·di·gend *adj hema.* leukotoxic.
Leu·ko·zy·ten·zahl *f hema., lab.* leukocyte number, leukocyte count, white blood count, leukocyte count, white cell count.
Leu·ko·zy·ten·zäh·lung *f hema., lab.* leukocyte count.
Leu·ko·zy·to·ge·ne·se *f hema.* leukocytogenesis, leukopoiesis, leukocytopoiesis.
Leu·ko·zy·to·ly·se *f hema.* leukocytolysis, leukolysis.
Leu·ko·zy·to·lysin *nt immun.* leukocytolysin, leukolysin.
Leu·ko·zy·tom *nt hema.* leukocytoma.
Leu·ko·zy·to·pe·nie *f hema.* leukopenia, leukocytopenia, aleukemia.
   periodische Leukozytopenie periodic neutropenia, cyclic neutropenia.
   zyklische Leukozytopenie → periodische Leukozytopenie.
Leu·ko·zy·to·poe·se *f hema.* leukopoiesis, leukocytopoiesis.
leu·ko·zy·to·poe·tisch *adj hema.* pertaining to leukopoiesis, producing leukocytes, leukopoietic.
Leu·ko·zy·to·se *f hema.* leukocytosis, leucocytosis, hypercytosis.
   extreme Leukozytose hyperleukocytosis.
Leu·ko·zy·to·ta·xis *f hema.* leukotaxis, leukocytaxia, leukocytaxis, leukocytotaxia, leukocytotaxis, leukotaxia.
Leu·ko·zy·to·to·xin *nt hema.* leukocytotoxin, leukotoxin.
leu·ko·zy·to·to·xisch *adj hema.* leukotoxic.
Leu·ko·zyt·urie *f patho.* leukocyturia.
Leu·zis·mus *m derm.* leucism.
Le·va·tor *m anat.* levator muscle, levator.
   Levator anguli oris canine muscle, levator muscle of angle of mouth, levator anguli oris (muscle).
Le·va·tor·wulst *m anat.* torus levatorius.
Levo- *pref.* left, lev(o)-, laev(o)-.
Le·vo·do·pa *nt pharm.* levodopa, L-dopa.
Le·vu·lo·se *f biochem.* fructose, fruit sugar, fructopyranose, laevulose, levulose.
Lewis-Bracket *nt* Lewis bracket.
Lewis-Bracket mit gekrümmter Basis curved base Lewis bracket.
Lewis-Bracket mit Vertikalschlitz vertical slot Lewis bracket.
Le·zi·thin *nt biochem.* lecithin, choline phosphatidyl, choline phosphoglyceride, phosphatidylcholine.
LH-releasing-Faktor *m* → LH-releasing-Hormon.
LH-releasing-Hormon *nt endo.* luteinizing hormone releasing hormone, luteinizing hormone releasing factor, luliberin, lutiliberin.
Libman-Sacks-Syndrom *nt card.* Libman-Sacks syndrome, Libman-Sacks disease, Libman-Sacks endocarditis, atypical verrucous endocarditis, marantic endocarditis, nonbacterial verrucous endocarditis, nonbacterial thrombotic endocarditis.
Li·chen *m* **1.** *derm.* lichen. **2.** *bio.* lichen.
   Lichen albus → Lichen sclerosus et atrophicus.
   Lichen myxoedematosus papular mucinosis, papular myxedema, scleromyxedema.
   Lichen sclerosus et atrophicus white-spot disease, Csillag's disease.

Lichen simplex chronicus Vidal's disease, localized neurodermatitis, neurodermatitis, circumscribed neurodermatitis.
Lichen urticatus papular urticaria.
Lichen variegatus retiform parapsoriasis, poikilodermic parapsoriasis, poikilodermatous parapsoriasis.
Lichen Vidal → Lichen simplex chronicus.
li·chen·ar·tig *adj derm.* resembling lichen, lichenoid.
Li·che·ni·fi·ka·ti·on *f derm.* lichenification, lichenization.
Li·che·ni·sa·ti·on *f derm.* lichenification, lichenization.
Li·che·no·id *nt derm.* lichenoid.
li·che·no·id *adj derm.* resembling lichen, lichenoid.
Licht *nt (a. phys.)* light.
  monochromatisches Licht monochromatic radiation, monochromatic light.
  polarisiertes Licht polarized light.
Licht·al·ler·gie *f derm.* photoallergy.
Licht·aus·schlag, polymorpher *m derm.* polymorphic light eruption, light sensitive eruption, Hutchinson's syndrome, Hutchinson's disease, summer prurigo of Hutchinson, summer eruption, summer prurigo.
Licht·bo·gen *m phys.* arc, electric arc.
licht·bre·chend *adj phys.* refracting, refractive, dioptric, dioptrical.
Licht·der·ma·to·se *f derm.* photodermatosis.
  polymorphe Lichtdermatose Haxthausen *derm.* Hutchinson's syndrome, Hutchinson's disease, polymorphic light eruption.
licht·durch·läs·sig *adj* translucent, transparent; diaphanous.
Licht·durch·läs·sig·keit *f* transparency, translucence, translucency; *phys.* transmittance.
licht·echt *adj (a. histol.)* resistant to light, lightfast, fast to light.
Licht·echtheit *f (a. histol.)* fastness, lightfastness.
Licht·ek·zem *nt derm.* polymorphic light eruption, light sensitive eruption, summer eruption, summer prurigo, summer prurigo of Hutchinson, Hutchinson's syndrome, Hutchinson's disease.
licht·emp·find·lich *adj derm.* sensitive to light, light-sensitive, photoesthetic, photosensitive; *photo.* sensitive, photosensitive.
Licht·emp·find·lich·keit *f (a. photo.)* light sensitivity, photosensitivity, sensitivity, sensitiveness.
Lichtheim-Syndrom *nt neuro., patho.* Lichtheim's disease, Lichtheim's syndrome, Putnam's type, Putnam's disease, Putnam-Dana syndrome, combined sclerosis, combined system disease, subacute combined degeneration of the spinal cord, posterolateral sclerosis, vitamin B_{12}-neuropathy.
Licht·ko·agu·la·ti·on *f clin.* photocoagulation.
Licht·mi·kro·skop *nt histol.* optical microscope, light microscope.
Licht·pha·se *f bio.* light reactions.
Licht·quant *nt phys.* light quantum, quantum; photon.
Licht·quel·le *f* light, light source, source of light.
Licht·re·ak·ti·on *f* **1.** *physiol., ophthal.* light reflex, pupillary reflex, light response, iris contraction reflex. **2. Lichtreaktionen** *pl bio.* light reactions.
  direkte Lichtreaktion direct light response.
  konsensuelle Lichtreaktion consensual light response, consensual light reaction.
Licht·re·flex *m* **1.** *physiol., ophthal.* light reflex, pupillary reflex, light response, iris contraction reflex. **2.** *HNO* light reflex, Politzer's cone, Politzer's luminous cone.
licht·stark *adj (Linse)* fast.
Licht·stär·ke *f phys.* luminosity, luminousness, intensity, intenseness.
Licht·strahl *m* shaft of light, ray of light, bar of light, beam of light.
Licht·streu·ung *f phys.* light scattering.
Licht·the·ra·pie *f clin.* light therapy, light treatment, phototherapy, solarization.
licht·un·durch·läs·sig *adj* lightproof, lighttight; opaque.
Licht·un·durch·läs·sig·keit *f phys.* opacity, opaqueness.
licht·un·emp·find·lich *adj* insensitive to light, light-insensitive.
Licht·ur·ti·ka·ria *f derm.* light urticaria, solar urticaria.
Lid- *pref.* lid, eyelid, blepharal, blephar(o)-, palpebral.
Lid *nt, pl* **Li·der** lid, eyelid; *anat.* palpebra, blepharon.
Lid·ent·zün·dung *f ophthal.* inflammation of the eyelid(s), blepharitis, palpebritis.
Lid·knor·pel *m anat.* tarsus, tarsal cartilage, ciliary cartilage, palpebral cartilage, tarsal plate.
Lid·krampf *m ophthal.* blepharospasm, blepharism.
Lid·läh·mung *f ophthal.* blepharoplegia.
Li·do·ca·in *nt pharm., anes.* lidocaine, lignocaine.
Lid·ödem *nt ophthal.* lid edema, blepharedema, hydroblepharon.
Lid·plat·te *f* → Lidknorpel.
Lid-Pupillen-Reflex *m* Westphal's phenomenon, Westphal's pupillary reflex, Westphal-Piltz phenomenon, Westphal-Piltz pupil, Westphal-Piltz reflex, Westphal-Piltz sign, Galassi's pupillary phenomenon, Gifford's reflex, Gifford-Galassi reflex, Piltz-Westphal phenomenon, orbicularis phenomenon, orbicularis phenomenon reaction, orbicularis phenomenon reflex, orbicularis pupillary reflex, tonic pupil.
Lid·re·flex *m* **1.** *ophthal.* lid reflex, corneal reflex, Wilde's triangle. **2.** *physiol.* blink reflex, corneal reflex, eyelid closure reflex, lid reflex.
Lid·schwel·lung *f ophthal.* eyelid swelling, lid swelling, blepharoncus.
Lid·spal·te *f anat.* palpebral fissure.
Lid·ve·nen *pl anat.* palpebral veins.
Liebermann-Cole-Syndrom *nt derm.* Goltz' syndrome, Goltz-Gorlin syndrome, focal dermal hypoplasia.
Lie·ge·kur *f* rest cure.
Lien *m anat.* spleen, lien.
lie·nal *adj anat.* pertaining to the spleen, lienal, splenic, splenetic, splenical.
Lie·na·lis *f anat.* **1.** splenic artery, lienal artery. **2.** splenic vein, lienal vein.
Lie·ni·tis *f patho.* inflammation of the spleen, lienitis, splenitis.
Lift *m* elevator.
lif·ten *vt chir.* face-lift.
Li·ga·ment *nt anat.* ligament, band, ligamentum.
li·ga·men·tär *adj anat.* pertaining to a ligament, ligamentous.
Li·ga·ment·ent·zün·dung *f* inflammation of a ligament, syndesmitis.
Li·ga·men·tum *nt, pl* **Li·ga·men·ta** *anat.* ligament, band, ligamentum.
  Ligamentum alveolodentale dental periosteum, periodontal membrane, alveolodental ligament, cemental ligament, circular dental ligament, dentoalveolar ligament, gingivodental ligament, alveolar periosteum, alveolodental membrane, desmodont, peridental membrane, periosteum alveolare, periodontium.
  Ligamentum apicis dentis apical dental ligament, apical odontoid ligament, suspensory ligament of axis.
  Ligamentum dentoalveolare → Ligamentum alveolodentale.
Li·ga·tur *f* tooth ligation; surgical ligation, ligation; ligature.
  elastische Ligatur elastic ligature.
  kieferorthopädische Ligatur orthodontic ligature.
Li·ga·tu·ren·draht *m* steel ligature.
Li·ga·tur·schnei·der *m* ligature cutter.
Li·ga·tur·schnei·de·zan·ge *f* ligature cutter.
light-body-Abformmasse *f* light body impression material, light-bodied material.
Light-wire-Apparatur *f* light wire appliance.
Light-wire-torque-Kraft *f* light wire torque force.
Lightwood-Albright-Syndrom *nt patho.* Lightwood's syndrome, Lightwood-Albright syndrome.
li·gie·ren *vt chir.* ligate, ligature, apply a ligature.
Lignac-Fanconi-Krankheit *f patho.* Lignac-Fanconi syndrome, Lignac-Fanconi disease, Lignac's disease, Lignac's syndrome, cystine disease, cystine storage disease, cystinosis.
Li·la·krank·heit *f derm.* dermatomyositis.
lim·bisch *adj anat.* pertaining to a limbus, limbic, limbal.
Lim·bus *m, pl* **Lim·bi** *anat.* limbus, edge, border, fringe, hem.
Li·mit *nt* limit, boundary.
Li·mi·ta·ti·on *f* limitation.
li·mi·ta·tiv *adj* limitative.
li·mi·tie·ren *vt* limit.
Li·mi·tie·rung *f* limitation.
Lin·co·my·cin *nt pharm.* lincomycin.
Linc·tus *m pharm.* lincture, linctus, electuary.
Lindau-Tumor *m patho.* Lindau's tumor, angioblastoma, angioblastic meningioma, hemangioblastoma.
Lindemann-Fräse *f* Lindemann bur.
Lindemann-Knochenfräse *f* Lindemann bur.
lin·dern *vt (Schmerzen, Beschwerden)* relieve, allay, alleviate, soothe, palliate, abate, assuage, ease, reduce, mitigate.
lin·dernd *adj (Schmerzen, Beschwerden)* soothing, palliative, alleviative, alleviatory, balsamic, balmy, lenitive, malactic, emollient, demulcent, mitigative, mitigatory.
Lin·de·rung *f (Schmerzen, Beschwerden)* soothing, assuagement, alleviation, palliation, abatement, mitigation, reduction.
li·ne·ar *adj (a. mathe., phys.)* linear, straight-line. **nicht linear** nonlinear.
Li·ner *m* cavity lining agent, cavity varnish, liner, lining agent.
Lin·gua *f, pl* **Lin·guae** *anat.* tongue, lingua, glossa.
  Lingua bifida bifid tongue, cleft tongue, double tongue, split tongue, diglossia.

Lingua geographica benign migratory glossitis, wandering rash, geographic tongue, mappy tongue.
Lingua lobata lobulated tongue.
Lingua pilosa nigra black hairy tongue, black tongue, hairy tongue, trichoglossia, glossotrichia, glossophytia, melanoglossia.
Lingua plicata → Lingua scrotalis.
Lingua scrotalis fissured tongue, cerebriform tongue, crocodile tongue, furrowed tongue, grooved tongue, plicated tongue, scrotal tongue, sulcated tongue, wrinkled tongue.
Lingua villosa nigra → Lingua pilosa nigra.
lin·gu·al *adj anat.* pertaining to tongue, glossal, glottic, lingual.
Lin·gu·al·auf·la·ge *f* lingual rest.
Lin·gu·al·bo·gen *m* lingual arch.
  fixierter Lingualbogen fixed lingual arch, stationary lingual arch.
  fixiert-herausnehmbarer Lingualbogen fixed-removable lingual arch.
  herausnehmbarer Lingualbogen removable lingual arch.
  passiver Lingualbogen passive lingual arch.
Lin·gu·al·bo·gen·bie·ge·zan·ge *f* lingual arch-forming pliers.
Lin·gu·al·bo·gen·schie·ne *f* lingual arch wire splint.
Lin·gu·al·bü·gel *m* lingual bar, Kennedy bar, double lingual bar, continuous retainer, continuous lingual clasp, continuous clasp, continuous bar retainer, continuous bar rest.
Lin·gu·al·knöpf·chen *nt* lingual button.
Lin·gu·al·ok·klu·si·on *f* lingual occlusion, linguoclusion.
Lin·gu·al·re·tai·ner *m* lingual retainer.
Lin·gu·al·schie·ne *f* lingual splint.
Lin·gu·al·win·kel *pl* lingual angles.
Lin·gu·la *f anat.* lingula.
  Lingula mandibulae lingula of lower jaw, lingula of mandible, mandibular tongue.
Linguo- *pref.* tongue, gloss(o)-, lingu(o)-.
lin·guo·axi·al *adj* linguoaxial.
lin·guo·axio·gin·gi·val *adj* linguoaxiogingival, linguoaxiocervical, axiolinguocervical, axiolinguogingival.
lin·guo·di·stal *adj* distolingual, linguodistal.
lin·guo·gin·gi·val *adj* linguogingival.
lin·guo·in·zi·sal *adj* linguoincisal.
Lin·gu·ok·klu·si·on *f* lingual occlusion, linguoclusion.
lin·guo·me·si·al *adj* linguomesial.
lin·guo·ok·klu·sal *adj* linguocclusal, linguo-occlusal.
lin·guo·pro·xi·mal *adj* linguoproximal, proximolingual.
lin·guo·pul·pal *adj* linguopulpal.
Lin·guo·ver·si·on *f* linguoversion.
lin·guo·zer·vi·kal *adj* linguocervical.
Li·nie *f (a. mathe.)* line; *(Konturen)* outline, contour; *(Gesicht)* line, furrow; *(Reihe)* line; *anat.* line, linea.
li·ni·en·för·mig *adj* linear.
Li·ni·ment *nt pharm.* liniment, linimentum.
Li·ni·men·tum *nt, pl* **Li·ni·men·ta** → Liniment.
Li·ning *nt* cavity lining.
links·fü·ßig *adj* left-footed, sinistropedal.
Links·hän·der *m* left-handed person, left-hander, sinistral, southpaw.
links·hän·dig *adj* left-handed, sinistromanual, sinistral.
Links·hän·dig·keit *f* left-handedness, sinistrality.
Links·herz *nt physiol., card.* left heart, systemic heart.
Links·herz·di·la·ta·ti·on *f card.* left heart dilatation, left-ventricular dilatation, dilatation of the left ventricle.
Links·herz·er·wei·te·rung *f* → Linksherzdilatation.
Links·herz·hy·per·tro·phie *f card.* left heart hypertrophy, left-ventricular hypertrophy.
Links·herz·in·suf·fi·zi·enz *f card.* left-sided heart failure, left-ventricular heart failure, left-ventricular heart failure.
Links·in·suf·fi·zi·enz *f* → Linksherzinsuffizienz.
Links-Rechts-Shunt *m physiol., card.* left-to-right shunt.
Links·schen·kel·block *m card.* left bundle-branch (heart) block.
links·ven·tri·ku·lär *adj (Herz)* left-ventricular.
Links·ver·sa·gen *nt card.* left-sided heart failure, left-ventricular heart failure, left-ventricular failure.
Links·ver·schie·bung *f hema., physiol.* deviation to the left, leftward shift, shift to the left, skeocytosis.
Lin·se *f* **1.** *photo., phys.* lens, glass. **2.** *anat.* lens, crystalline lens. **3.** *bio.* lentil.
  bikonkave Linse → konkavokonkave Linse.
  bikonvexe Linse biconvex lens, convexoconvex lense, double convex lense.
  intraokulare Linse intraocular lense; lenticulus.
  konkave Linse concave lens, diverging lens, minus lens.
  konkavokonkave Linse concavoconcave lens, biconcave lens, double concave lense.
  konvexe Linse convex lens, converging lens.
Lin·sen·fleck *m derm.* lentigo.
lin·sen·för·mig *adj histol.* lens-shaped, lenticular, lentiform, phacoid.
Lin·sen·kap·sel *f anat.* lens capsule, crystalline capsule, capsule of lens, lenticular capsule, phacocyst.
Lin·sen·kern *m anat.* **1.** *(Auge)* nucleus of lens. **2.** *(ZNS)* lenticular nucleus, lenticula, lentiform nucleus.
Lin·sen·kern·schlin·ge *f anat.* lenticular loop.
Lin·sen·mal *nt derm.* lentigo.
Lin·sen·rand *m anat.* equator of lens.
Lin·sen·rin·de *f anat.* cortex of lens, cortical substance of lens.
Lio·thy·ro·nin *nt pharm.* liothyronine.
Lip·ae·mia *f* → Lipämie.
Lip·al·gie *f patho.* adiposalgia, Dercum's disease, panniculalgia.
Lip·ämie *f patho.* lipemia, lipohemia, lipoidemia, hyperlipemia, pionemia.
  alimentäre Lipämie postprandial lipemia, alimentary lipemia.
Li·pa·ro·ze·le *f patho.* lipocele, liparocele.
Lip·atro·phia *f patho.* Lawrence-Seip syndrome, progressive congenital lipodystrophy, congenital progressive lipodystrophy, generalized lipodystrophy, total lipodystrophy, lipoatrophic diabetes.
Lip·atro·phie *f* → Lipatrophia.
Li·pid *nt biochem.* lipid, lipide; lipin, lipoid, fat.
  Lipid aus gesättigten Fettsäuren saturated lipid.
  Lipid mit mehrfach ungesättigten Fettsäuren polyunsaturated lipid.
  Lipid mit ungesättigten Fettsäuren unsaturated lipid.
  einfaches Lipid nonsaponifiable lipid.
  kompliziertes Lipid complex lipid, saponifiable lipid.
  nicht-verseifbares Lipid nonsaponifiable lipid.
  verseifbares Lipid complex lipid, saponifiable lipid.
Li·pid·ämie *f patho.* lipidemia, hyperlipidemia, hyperlipoidemia.
Li·pi·do·se *f patho.* lipid storage disease, lipidosis, lipoidosis, lipoid thesaurismosis.
Li·pid·sen·ker *m pharm.* antilipemic.
Li·pid·spei·cher·krank·heit *f* → Lipidose.
Li·pid·stoff·wech·sel *m biochem.* lipid metabolism.
Li·pid·urie *f patho.* lipiduria, lipoiduria; lipuria, adiposuria, pimeluriua.
Lipo- *pref.* fat, lipid, fatty, lipidic, lip(o)-, leip(o)-, adip(o)-, pimel(o), pi(o)-.
Li·po·ade·nom *nt patho.* adenolipoma, lipadenoma.
Li·po·atro·phia *f* → Lipatrophia.
Li·po·atro·phie *f* → Lipatrophia.
Li·po·blast *m* lipoblast.
Li·po·bla·sto·ma *nt patho.* lipoblastoma.
Li·po·chon·dro·dys·tro·phie *f patho.* lipochondrodystrophy, Hurler's type, Hurler's disease, Hurler's syndrome, Pfaundler-Hurler syndrome, α-L-iduronidase deficiency, gargoylism (autosomal recessive type), mucopolysaccharidosis I H.
Li·po·chrom *nt* **1.** *histol.* lipochrome, lipofuscin, lipochrome pigment, chromolipoid. **2.** **Lipochrome** *pl* wear and tear pigments.
Lip·ödem *nt patho.* lipedema.
Li·po·dys·tro·phia *f patho.* lipodystrophy, lipodystrophia, lipoatrophy.
Li·po·dys·tro·phie *f patho.* lipodystrophy, lipoatrophy, lipodystrophia.
Li·po·fi·brom *nt patho.* lipofibroma.
Li·po·fus·zin *nt histol.* lipofuscin, wear and tear pigment.
Li·po·gra·nu·lom *nt patho.* lipophagic granuloma, oil tumor, oleogranuloma, lipogranuloma.
Li·po·id·gra·nu·lom *nt patho.* lipoid granuloma.
Li·po·id·hi·stio·zy·to·se vom Kerasintyp *f patho.* Gaucher's splenomegaly, Gaucher's disease, glucosylceramide lipidosis, cerebrosidosis, cerebroside lipidosis, cerebroside lipoidosis, glycosylceramide lipidosis, kerasin histiocytosis, familial splenic anemia.
Li·po·ido·se *f patho.* lipid storage disease, lipidosis, lipoidosis, lipoid thesaurismosis.
Li·po·id·pig·ment *nt histol.* lipochrome, lipofuscin, chromolipoid, lipochrome pigment.
Li·po·id·pro·tei·no·se *f* → Lipoidproteinose Urbach-Wiethe.
  Lipoidproteinose Urbach-Wiethe *patho.* Urbach-Wiethe disease, lipoproteinosis, lipid proteinosis, lipoid proteinosis, lipoidproteinosis.
Li·po·kal·zi·no·gra·nu·lo·ma·to·se *f patho.* lipocalcigranulomatosis.
Li·po·ly·se *f biochem.* lipolysis, lipoclasis, lipodieresis, adipolysis.
li·po·ly·tisch *adj biochem.* pertaining to or causing lipolysis, adipolytic, lipolytic, lipodieretic, lipoclastic, lipasic.

Li·pom *nt patho.* lipoma, fatty tumor, adipose tumor, pimeloma, steatoma.
Li·po·ma *nt* → Lipom.
Li·po·ma·to·se *f patho.* lipomatosis, liposis, adiposis.
Li·po·ma·to·sis *f* → Lipomatose.
  Lipomatosis dolorosa adiposalgia, Dercum's disease, panniculalgia.
Li·po·mi·kron *nt biochem.* lipomicron, chylomicron.
Li·po·mu·ko·po·ly·sac·cha·ri·do·se *f patho.* lipomucopolysaccharidosis, mucolipidosis I.
Li·po·my·xom *nt patho.* lipomyxoma.
Li·po·pa·thie *f patho.* lipopathy.
Li·po·po·ly·sac·cha·rid *nt biochem., micro.* lipopolysaccharide.
Li·po·pro·te·in *nt biochem.* lipoprotein.
  Lipoprotein mit geringer Dichte β-lipoprotein, beta-lipoprotein, low-density .
  Lipoprotein mit hoher Dichte α-lipoprotein, alpha-lipoprotein, high-density lipoprotein.
  Lipoprotein mit sehr geringer Dichte prebeta-lipoprotein, very low-density lipoprotein.
  β-Lipoprotein β-lipoprotein, beta-lipoprotein, low-density lipoprotein.
Li·po·pro·te·in·ämie *f patho.* lipoproteinemia.
Li·po·sar·co·ma *nt* → Liposarkom.
Li·po·sar·kom *nt patho.* adipose sarcoma, liposarcoma, lipoblastic lipoma, lipoblastoma, infiltrating lipoma.
Li·po·zyt *m histol.* lipocyte, fat cell, adipocyte.
Lip·pe *f* 1. *lip, anat.* labium (oris). **sich auf die Lippen beißen** bite one's lips. 2. *anat.* lip, labium, labrum. 3. *bio.* labrum.
Lippen- *pref.* lip, labial, labio-, cheil(o)-, chil(o)-.
Lip·pen·bänd·chen *nt anat.* labial frenulum.
  oberes Lippenbändchen frenulum of upper lip, superior labial frenulum.
  unteres Lippenbändchen frenulum of lower lip, inferior labial frenulum.
Lip·pen·bei·ßen *nt* lip biting, chilophagia, cheilophagia, morsicatio labiorum.
Lip·pen·drü·sen *pl anat.* labial glands.
Lip·pen·ent·zün·dung *f HNO* inflammation of the lip(s), cheilitis, chilitis.
Lip·pen·ex·zi·si·on *f HNO* cheilectomy, chilectomy.
Lip·pen·flä·che der Eck- und Schneidezähne *f* labial surface of tooth, facies labialis dentis.
Lip·pen·gau·men·laut *m HNO* labiovelar.
Lip·pen·hal·ter *m* labiotenaculum.
Lip·pen·im·pe·ti·go *f HNO* impetiginous cheilitis.
Lip·pen·in·zi·si·on *f chir.* cheilotomy, chilotomy.
Lip·pen·kar·zi·nom *nt HNO* carcinoma of the lip, cheilocarcinoma.
Lippen-Kiefer-Gaumen-Spalte *f embryo.* cheilognathopalatoschisis, cheilognathoprosoposchisis, cheilognathouranoschisis, chilognathopalatoschisis, chilognathoprosoposchisis, chilognathouranoschisis.
Lippen-Kiefer-Spalte *f embryo.* cheilognathoschisis, chilognathoschisis.
Lip·pen·kinn·fur·che *f anat.* mentolabial sulcus, labiomental groove, mentolabial furrow.
Lip·pen·krebs *m* → Lippenkarzinom.
Lip·pen·laut *m HNO* labial sound, labial.
Lip·pen·naht *f chir., HNO* cheilorrhaphy, chilorrhaphy.
Lip·pen·pla·stik *f HNO* cheiloplasty, chiloplasty, labioplasty.
Lip·pen·rand *m* (*Prothese*) labial flange.
Lip·pen·re·flex *m physiol., ped.* lip reflex.
Lip·pen·rha·ga·den *pl HNO* cheilosis, chilosis.
Lip·pen·schmer·zen *pl* pain in the lip, chilalgia, cheilalgia.
Lip·pen·spal·te *f embryo.* cleft lip, cleft lip deformity, harelip, hare lip, cheiloschisis, chiloschisis.
Lip·pen·spei·chel·drü·sen *pl anat.* labial glands.
Lip·pen·zahn·laut *m HNO* labiodental, labiodental sound.
Lip·urie *f patho.* adiposuria, lipiduria, lipoiduria, lipuria.
li·quid *adj* liquid, flowing, fluid.
Li·qui·da *f* liquid, liquid sound.
Li·quid·laut *m* liquid, liquid sound.
Li·qui·dus·kur·ve *f* liquidus, liquidus curve, liquidus line.
Li·quor *m, pl* **Li·quo·res** 1. *anat.* liquor. 2. fluid, liquid; *pharm.* liquor.
  Liquor cerebrospinalis cerebrospinal fluid, neurolymph.
  Liquor cotunnii labyrinthine fluid, Cotunnius's liquid, perilymph, erilympha.
Li·quor·rhoe *f patho.* liquorrhea.
  nasale Liquorrhoe CSF rhinorrhea, cerebrospinal rhinorrhea.

Lis·peln *nt* lisping, lisp, sigmatism, sigmasism, parasigmatism.
lis·peln *vi* lisp, have a lisp.
Lis·sen·ze·pha·lie *f patho.* lissencephalia, lissencephaly.
Li·ste·ri·en·in·fek·ti·on *f epidem.* listeriosis.
Li·ste·rio·se *f epidem.* circling disease, listeriosis.
Liston-Knochenzange *f* Liston's forceps.
Liston-Zange *f* Liston's forceps.
Li·ter *nt/m* liter.
li·te·ral *adj* literal.
Lith·a·go·gum *nt, pl* **Lith·a·go·ga** *pharm.* lithagogue.
Lith·ar·gy·rum *nt clin.* lead monoxide, litharge.
Li·thia·sis *f patho.* lithiasis, calculosis.
Li·thi·um *nt chem.* lithium.
Lith(o)- *pref.* stone, calculus, lith(o)-.
li·tho·gen *adj patho.* calculus-forming, lithogenic, lithogenous.
Li·tho·ge·ne·se *f patho.* lithogenesis, lithogeny.
Li·tho·ly·ti·kum *nt, pl* **Li·tho·ly·ti·ka** *pharm.* litholytic.
Li·ve·do *f patho., derm.* livedo, suggillation.
  Livedo reticularis marble skin.
li·vid *adj patho.* livid.
li·vi·de *adj patho.* livid.
Li·vi·di·tät *f patho.* lividity, livor.
Li·vor *m, pl* **Li·vo·res** *patho., forens.* 1. lividity, livor. 2. → Livor mortis.
  Livor mortis postmortem lividity, postmortem hypostasis, postmortem livedo, postmortem suggillation, livor mortis, livor.
L-Ket·ten·krank·heit *f immun.* L-chain disease, L-chain myeloma, Bence-Jones myeloma.
lo·bär *adj anat.* pertaining to a lobe, lobar.
Lo·bär·pneu·mo·nie *f pulmo.* lobar pneumonia, croupous pneumonia.
Lobstein-Syndrom *nt* Lobstein's disease, Lobstein's syndrome, osteogenesis imperfecta tarda, early form osteogenesis imperfecta, type I osteogenesis imperfecta, osteogenesis imperfecta with blue sclerae.
lo·bu·lär *adj anat.* pertaining to a lobule, lobular.
Lo·bu·lus *m, pl* **Lo·bu·li** *anat.* lobule, lobulus.
Lo·bus *m, pl* **Lo·bi** *anat.* lobe, lobus.
Loch *nt, pl* **Lö·cher** hole; (*Zahn*) cavity, carious cavity; *anat.* foramen, cavity, trema, pit; (*Öffnung*) aperture, opening; (*Lücke*) hole, gap; (*kleines Loch, Einstich*) puncture; (*undichte Stelle*) leak.
Loch·zäh·ne *pl* pinless teeth, diatoric teeth.
locker [k•k] *adj* (*Zahn*) loose; (*Gewebe*) loose; (*Gelenk, Band*) lax, loose.
Locker·heit [k•k] *f* (*Gelenk, Band*) laxity, laxness.
Lo·cus *m, pl* **Lo·ci** *anat.* locus, place.
  Locus Kiesselbachi Kiesselbach's area, Little's area.
Löf·fel *m* spoon; *chir.* spoon, scoop.
  scharfer Löffel surgical curet, surgical curette.
Löf·fel·ex·ka·va·tor *m* spoon excavator, spoon.
Löffler-Bazillus *m micro.* Klebs-Löffler bacillus, Löffler's bacillus, diphtheria bacillus, Corynebacterium diphtheriae.
Log(o)- *pref.* speech, log(o)-.
Lo·go·pä·de *m* speech therapist, logopedist.
Lo·go·pä·die *f* speech therapy, logopedics *pl*, logopedia.
log-Phase *f micro.* (*Wachstum*) exponential period, logarithmic period, log period, exponential phase, log phase, logarithmic phase.
lo·kal *adj* local, topical, regional.
Lo·kal·an·äs·the·sie *f anes.* local anesthesia, toponarcosis.
  direkte Lokalanästhesie toponarcosis.
  intranasale Lokalanästhesie intranasal block, intranasal anesthesia.
  intraorale Lokalanästhesie intraoral anesthesia.
Lo·kal·an·äs·the·ti·kum *nt, pl* **Lo·kal·an·äs·the·ti·ka** *anes.* topic anesthetic, local anesthetic.
Lo·kal·be·hand·lung *f clin.* local treatment.
Lo·ka·li·sa·ti·on *f* (*a. patho.*) localization.
Lo·ka·li·sa·tor *m radiol.* localizer.
lo·ka·li·sie·ren *vt* (*begrenzen*) limit, localize (*auf* to); locate, localize.
lo·ka·li·siert *adj* (*begrenzt*) limited, localized; (*a. anat.*) situated.
Lo·ka·li·sie·rung *f* location, localization; *patho.* localization.
Lo·kal·re·zi·div *nt patho.* local recurrence, local relapse.
Lo·kal·sym·ptom *nt clin.* local symptom.
Lo·ko·mo·ti·on *f physiol.* locomotion, movement.
lo·ko·mo·to·risch *adj physiol.* pertaining to locomotion, locomotive, locomotor, locomotory.
Longhi-Avellis-Syndrom *nt neuro.* Avellis' paralysis, Avellis' syndrome, ambiguo-spinothalamic paralysis.
Lon·gis·si·mus *m anat.* longissimus, longissimus muscle.

longitudinal

lon·gi·tu·di·nal *adj* longitudinal, lengthwise.
Lon·gus capitis *m anat.* long muscle of head, longus capitis (muscle).
  Longus colli *anat.* long muscle of neck, longus colli (muscle).
Looser-Syndrom *nt patho.* Milkman's syndrome, Looser-Milkman syndrome.
Looser-Milkman-Syndrom *nt patho.* Milkman's syndrome, Looser-Milkman syndrome.
lo·pho·dont *adj* lophodont.
lo·pho·trich *adj micro.* lophotrichous, lophotrichate.
Lorain-Syndrom *nt patho.* Lorain's disease, Lorain's syndrome, Lorain's infantilism, Lorain-Lévi syndrome, Lorain-Lévi dwarfism, Lorain-Lévi infantilism, Lévi-Lorain dwarfism, Lévi-Lorain infantilism, pituitary infantilism, pituitary dwarfism, hypophysial dwarfism, hypophysial infantilism.
Lor·do·se *f* **1.** *anat.* backward curvature, lordosis. **2.** *ortho.* hollow back, saddle back, lordosis.
Lor·do·sis *f* → Lordose.
Lor·do·sko·lio·se *f ortho.* lordoscoliosis.
lös·bar *adj (Frage)* solvable; *chem.* soluble, solvable.
lo·se *adj (Zahn)* loose; *(Gelenk, Band)* loose, lax.
lö·sen I *vt* **1.** *(Griff)* loosen; *(Muskeln, Körper)* loosen up; *(Krampf)* relax; *(Schleim)* loosen; *(Husten)* ease. **2.** *(Knoten etc.)* open, undo, untie. **3.** free *(aus, von* from*)*; *chir. (entfernen)* remove, separate, detach *(von* from*),* take off/out; *(herauslösen)* get out *(aus* of*).* **4.** *chem.* dissolve. **II** *vr* **sich lösen 5.** *(Knoten etc.)* come undone, come loose, get loose. **6.** *(s. ablösen)* detach itself *(von* from*),* come off; *(Haut)* peel, peel off. **7.** *(Husten)* ease, loosen; *(Schleim)* loosen; *(Muskeln)* loosen up; *(Spannung)* ease, relax. **8.** *chem.* dissolve *(itself) (in* in*).*
Lö·sung *f* **1.** *allg.* solution (of); key, answer (to); *(Klärung)* settlement (of). **2.** *pharm.* aqueous solution, aqua; *pharm., derm.* paint; *chem., pharm.* solution, irrigation. **3.** *patho.* detachment *(von* from*)*; solution, resolution, lysis. **4.** *chir.* lysis, removal, mobilization. **5.** *(Vertrag)* cancellation, termination, dissolution.
  feste Lösung solid solution alloy.
  hypertone Lösung hypertonic solution.
  hypotone Lösung hypotonic solution.
  kolloidale Lösung colloidal solution, colloid, colloid solution.
  verdünnte Lösung dilution.
  wäßrige Lösung 1. *phys.* aqueous solution. **2.** *pharm.* aqueous solution, aqua.
Lö·sungs·mit·tel *nt chem.* solvent, resolvent, dissolvent, menstruum.
Lot *nt chir., techn.* solder.
lö·ten *vt, vi* solder.
Lo·tio *f pharm.* lotion, lotio.
Lo·ti·on *f pharm.* lotion, lotio.
Löt·me·tall *nt chir., techn.* solder.
Löt·mit·tel *nt* soldering flux.
Louis-Bar-Syndrom *nt neuro.* Louis-Bar syndrome, ataxia-teleangiectasia, ataxia-teleangiectasia syndrome.
low-density lipoprotein *nt biochem.* β-lipoprotein, beta-lipoprotein, low-density lipoprotein.
Lowe-Syndrom *nt patho.* Lowe's disease, Lowe's syndrome, Lowe-Terrey-MacLachlan syndrome, oculocerebrorenal syndrome, oculocerebrorenal dystrophy.
Löwenberg-Zange *f* Löwenberg's forceps.
Lö·wen·ge·sicht *nt patho.* leonine facies, leontiasis.
Lo·xia *f ortho.* loxia, torticollis, wry neck.
Lu·bri·kans *nt, pl* **Lu·bri·kan·tia, Lu·bri·kan·zi·en** lubricant, lubricating agent, lubricator.
Lucas-Kürette *f* Lucas curet, Lucas curette.
Lücke [k•k] *f* break, gap, interstice; *(a. anat.)* space, opening; *anat.* hiatus, lacuna, lacune, diastema, diastem; *(Spalte)* crack, gap, fissure; *(Zahn)* gap.
Lücken·ge·biß [k•k] *nt* edentulous dental arch, edentulous arch, partially edentulous dental arch.
lücken·haft [k•k] *adj* incomplete, fragmentary, fragmental, lacunar, lacunal, lacunary; *(Gebiß)* open, full of gaps.
Lücken·hal·ter [k•k] *m* space retainer, space maintainer, space retaining appliance.
  Lückenhalter nach Gerber Gerber space maintainer.
  Lückenhalter nach Mayne Mayne space maintainer.
  abnehmbarer Lückenhalter removable space maintainer.
  festsitzender Lückenhalter fixed space maintainer.
lücken·los [k•k] *adj (Gebiß)* without a gap, gapless, close.
Ludwig-Angina *f HNO* Ludwig's angina.
Luebke-Ochsenbein-Lappen *m* Luebke-Ochsenbein flap, Ochsenbein-Luebke flap.

Luer-Knochenzange *f* Luer bone rongeur, Luer forceps, Luer rongeur.
Lu·es *f epidem.* syphilis, lues, treponemiasis.
  Lues II secondary syphilis, mesosyphilis.
  Lues III late syphilis, tertiary syphilis.
  Lues IV quaternary syphilis, parasyphilis.
  Lues venerea syphilis, lues, treponemiasis.
lue·tisch *adj epidem.* pertaining to or affected with syphilis, luetic, syphilitic, syphilous.
Luft- *pref.* air, atmospheric, atmospherical, aerial, physo-, pneum(o)-, pneuma-, pneumato-, pneumono-, aero-, aer-.
Luft *f* air; atmosphere; *physiol. (Atem)* breath. **die Luft anhalten** hold one's breath. **wieder Luft bekommen** get one's breath back. **tief Luft holen** take a deep breath. **durch die Luft übertragen/verbreitet** *epidem.* airborne.
  ausgeatmete Luft expirate.
  ausgehustete Luft blast.
  eingeatmete Luft inspirate, inspired air.
  freie Luft im Bauchraum *radiol.* extraintestinal air.
Luft·bläs·chen *nt* air bubble, bleb.
Luft·bla·se *f* air bubble, bubble.
Luft·brand *m* air firing.
Luft·brenn·ver·fah·ren *nt* air firing.
luft·dicht *adj* airproof, air-sealed, airtight, hermetic.
Luft·druck *m* air pressure, atmospheric pressure, barometric pressure.
luft·durch·läs·sig *adj (Material)* breatheable, porous, breathable.
Luft·durch·läs·sig·keit *f* porosity, porousness.
Luft·ein·schluß *m radiol.* air trapping.
Luft·em·bo·lie *f patho.* air embolism, gas embolism, aeremia, aeroembolism, pneumatohemia, pneumathemia, pneumohemia.
lüf·ten *vt* air, ventilate; *techn.* aerate.
Luft·fahrt·me·di·zin *f* aeromedicine, aviation medicine.
Luft·feuch·tig·keits·mes·ser *m phys.* hygrometer.
Luft·ge·schwulst *f* **1.** *HNO* laryngocele. **2.** *patho.* pneumatocele, pneumocele.
luft·hal·tig *adj histol.* pneumatized, pneumatic; *chem., physiol.* aerated.
luft·ho·len *vi* breathe.
Luft·hül·le *f* atmosphere.
Luft·hun·ger *m patho.* Kussmaul breathing, Kussmaul-Kien breathing, Kussmaul's respiration, Kussmaul-Kien respiration, air hunger.
Luft·kis·sen·la·ge·rung *f IC (Verbrennung)* levitation.
Luft·lei·tung *f* **1.** *physiol. (Schall)* air conduction. **2.** *HNO* aerial conduction, air conduction.
Luft·plank·ton *nt bio.* aeroplankton.
Luft·röh·re *f anat.* windpipe, trachea.
Luft·röh·ren·ast *m anat.* bronchus.
Luft·röh·ren·blu·tung *f patho.* tracheorrhagia.
Luft·röh·ren·di·ver·ti·kel *pl pulmo.* tracheal diverticula.
Luft·röh·ren·drü·sen *pl anat.* tracheal glands.
Luft·röh·ren·ent·zün·dung *f pulmo.* inflammation of the trachea, tracheal catarrh, tracheitis, trachitis.
Luft·röh·ren·er·wei·chung *f pulmo.* tracheomalacia.
Luft·röh·ren·ga·be·lung *f anat.* bifurcation of trachea.
Luft·röh·ren·kom·pres·si·on *f pulmo.* compression of the trachea.
Luft·röh·ren·mus·ku·la·tur *f anat.* tracheal musculature.
Luft·röh·ren·naht *f HNO* tracheorrhaphy.
Luft·röh·ren·ob·struk·ti·on *f pulmo.* tracheal obstruction.
Luft·röh·ren·pla·stik *f HNO* tracheoplasty.
Luft·röh·ren·schmerz *m* pain in the trachea, trachealgia.
Luft·röh·ren·schnitt *m chir., HNO* tracheotomy.
  unterer Luftröhrenschnitt inferior tracheotomy.
Luft·röh·ren·spie·ge·lung *f pulmo.* tracheoscopy.
Luft·röh·ren·ver·let·zung *f* tracheal injury, tracheal trauma.
Luft·sack *m HNO* laryngocele.
Luft·säu·le *f* air column.
Luft·schleu·se *f techn.* air lock.
Luft·ther·mo·me·ter *nt* air thermometer.
Luft·tur·bi·nen·hand·stück *nt* air turbine handpiece.
Lüf·tung *f* aeration, ventilation.
Luft·we·ge *pl anat., physiol.* air passages, airways, respiratory tract, respiratory passages. **die Luftwege freimachen** clear the airways.
  obere Luftwege upper respiratory tract, upper airways, upper respiratory passages.
  untere Luftwege lower respiratory tract/passages.
Luft·zy·ste *f patho.* aerocele.
Lu·li·be·rin *nt endo.* luliberin, lutliberin, luteinizing hormone releasing hormone, luteinizing hormone releasing factor.

Lum·ba·go *f* lumbago, lumbar pain, lumbar rheumatism, lumbodynia.
lum·bal *adj anat.* pertaining to the loins, lumbar.
Lum·bal·an·äs·the·sie *f anes.* lumbar anesthesia, lumbar epidural anesthesia.
Lumb·al·gie *f* lumbago, lumbar pain, lumbar rheumatism, lumbodynia.
Lum·bal·ner·ven *pl anat.* lumbar nerves, lumbar spinal nerves.
Lum·bal·punk·ti·on *f clin., neuro.* lumbar puncture, spinal puncture, Quincke's puncture, rachiocentesis, rachicentesis.
Lum·bal·wir·bel *pl anat.* lumbar vertebrae, abdominal vertebrae.
Lum·bus *m anat.* loin, lumbus.
Lu·men *nt, pl* **Lu·mens, Lu·mi·na 1.** *anat.* lumen. **2.** *phys.* lumen.
Lu·mi·nes·zenz *f phys.* luminescence.
Lum·pen·sor·tie·rer·krank·heit *f epidem., pulmo.* anthrax pneumonia, pulmonary anthrax, inhalational anthrax, woolsorter's pneumonia, ragsorter's disease, ragpicker's disease, woolsorter's disease.
Lun·ge *f* lung, *anat.* pulmo; *inf.* pair of bellows, bellows.
   eiserne Lunge iron lung.
   künstliche Lunge artificial lung.
   linke Lunge left lung.
   rechte Lunge right lung.
Lun·gen·al·ve·olen *pl anat.* Malpighi's vesicles, air vesicles, bronchic cells, pulmonary alveoli, pulmonary vesicles, alveoli.
Lun·gen·atel·ek·ta·se *f pulmo.* atelectasis.
Lun·gen·at·mung *f physiol.* respiration, external respiration, pulmonary respiration.
Lun·gen·aus·kul·ta·ti·on *f clin.* pulmonary auscultation.
Lun·gen·blä·hung *f* → Lungenemphysem.
Lun·gen·bläs·chen *pl anat.* air vesicles, pulmonary alveoli, pulmonary vesicles, Malpighi's vesicles, alveoli.
Lun·gen·blu·tung *f pulmo.* pulmonary bleeding, pulmonary hemorrhage, pneumorrhagia, pneumonorrhagia.
Lun·gen·ein·blu·tung *f* → Lungenblutung.
Lun·gen·em·bo·lie *f pulmo., patho.* pulmonary embolism.
Lun·gen·em·bo·lus *m patho.* pulmonary embolus.
Lun·gen·em·phy·sem *nt pulmo.* pulmonary emphysema, emphysema, emphysema of lung, pneumonectasis, pneumonectasia.
Lun·gen·ent·zün·dung *f pulmo.* inflammation of the lungs, pneumonia, pulmonitis, pneumonitis, peripneumonia, peripneumonitis.
Lun·gen·er·kran·kung *f pulmo.* pulmonary disease, lung disease, pneumonopathy, pneumopathy.
Lun·gen·fell *nt anat.* pulmonary pleura, visceral pleura.
Lun·gen·fell·ent·zün·dung *f patho.* pulmonary pleurisy, visceral pleurisy.
Lun·gen·flü·gel *m anat.* lung.
   linker Lungenflügel left lung.
   rechter Lungenflügel right lung.
Lun·gen·funk·ti·ons·prü·fung *f pulmo.* pulmonary function study, pulmonary function test.
Lun·gen·in·farkt *m pulmo.* pulmonary infarction.
Lun·gen·kar·zi·nom *nt pulmo.* lung cancer, bronchogenic carcinoma, bronchial carcinoma, bronchiogenic carcinoma, pulmonary carcinoma, lung carcinoma.
Lun·gen·kol·laps *m pulmo.* pulmonary collapse, atelectasis.
Lun·gen·krebs *m* → Lungenkarzinom.
Lun·gen·kreis·lauf *m physiol.* pulmonary circulation, lesser circulation, minor circulation.
Lun·gen·lap·pen *m anat.* lobe of lung, pulmonary lobe.
Lun·gen·lymph·kno·ten *pl anat.* pulmonary lymph nodes.
Lun·gen·me·ta·sta·se *f pulmo.* pulmonary metastasis.
Lun·gen·ödem *nt patho., pulmo.* edema of lung, wet lung, pulmonary edema, pneumonedema.
Lungen-Tb *f* → Lungentuberkulose.
Lun·gen·tu·ber·ku·lo·se *f epidem., pulmo.* tuberculosis of the lung, pulmonary tuberculosis, pulmonary phthisis, phthisis, pneumonophthisis.
Lun·gen·tu·mor *m pulmo.* lung tumor.
Lun·gen·über·blä·hung *f* → Lungenemphysem.
Lun·gen·wur·zel *f anat.* root of lung.
Lu·pe *f* loupe, lens, magnifier, magnifying glass, magnifying loupe; hand lens, hand glass; reading glass.
lu·po·id *adj derm.* resembling lupus, lupoid, lupiform, lupous.
Lu·pom *nt derm.* lupoma.
lu·pös *adj derm.* resembling lupus, lupoid, lupiform, lupous.
Lu·pus *m derm.* lupus.
   Lupus erythematodes erythematosus, lupus erythematodes.
   Lupus erythematodes chronicus cutaneous lupus erythematosus.
   Lupus erythematodes chronicus discoides discoid lupus erythematosus, chronic discoid lupus erythematosus.
   Lupus erythematodes hypertrophicus hypertrophic lupus erythematosus.
   Lupus erythematodes integumentalis cutaneous lupus erythematosus.
   Lupus erythematodes integumentalis et visceralis → systemischer Lupus erythematodes.
   Lupus erythematodes profundus lupus panniculitis, LE panniculitis.
   Lupus erythematodes visceralis → systemischer Lupus erythematodes.
   Lupus erythematosus → Lupus erythematodes.
   Lupus pernio chilblain lupus, chilblain lupus erythematosus.
   systemischer Lupus erythematodes systemic lupus erythematosus, disseminated lupus erythematosus, SLE-like syndrome.
lu·pus·ähn·lich *adj derm.* resembling lupus, lupoid, lupiform, lupous.
Lupus-erythematodes-Zellen *pl patho.* LE cells, lupus erythematosus cells.
Lu·pus·knöt·chen *nt derm.* lupoma.
Luschka-Knorpel *m anat.* laryngeal cartilage of Luschka, Luschka's cartilage, sesamoid cartilage of vocal ligament.
Lu·te·in *nt histol.* lutein.
Lu·teo·tro·pin *nt bio.* luteotropin, luteotrophin.
lut·schen I *vt suck.* II *vi suck (an etw. sth.).* **am Daumen lutschen** suck one's thumb.
Lux *nt phys.* lux, meter-candle, candle-meter.
Lu·xa·tio *f* **1.** *traumat.* luxation, dislocation, luxatio. **2.** *dent.* luxation, luxatio.
Lu·xa·ti·on *f traumat.* luxation, luxatio, dislocation.
   angeborene Luxation congenital dislocation.
   einfache Luxation closed dislocation, simple dislocation.
   geschlossene Luxation → einfache Luxation.
   gewohnheitsmäßige Luxation habitual dislocation, recurrent dislocation.
   habituelle Luxation habitual dislocation, recurrent dislocation.
   komplette Luxation complete dislocation.
   konnatale Luxation → angeborene Luxation.
   offene Luxation compound dislocation, open dislocation.
   pathologische Luxation pathologic dislocation.
   rezidivierende Luxation habitual dislocation, recurrent dislocation.
   traumatische Luxation traumatic dislocation.
Lu·xa·ti·ons·be·we·gun·gen *pl* pendulum movements.
Lu·xa·ti·ons·frak·tur *f traumat.* fracture-dislocation, fractured dislocation, dislocation fracture.
lu·xie·ren *vt traumat.* put out of joint, luxate, dislocate.
Lyell-Syndrom *nt derm.* Lyell's disease, Lyell's syndrome, Ritter's disease, scalded skin syndrome, non-staphylococcal scalded skin syndrome, toxic epidermal necrolysis, toxic bullous epidermolysis.
   medikamentöses Lyell-Syndrom *nt derm.* Lyell's disease, Lyell's syndrome, Ritter's disease, scalded skin syndrome, non-staphylococcal scalded skin syndrome, toxic epidermal necrolysis, toxic bullous epidermolysis.
   staphylogenes Lyell-Syndrom *nt derm.* staphylococcal scalded skin syndrome, Ritter's disease.
Lymph- *pref.* lymphoid, lymphatic, lymphous, lymph(o)-.
Lym·pha *f anat.* lymph, lympha.
Lymph·ab·fluß *m* lymphatic drainage.
Lymph·aden·ek·ta·sie *f patho.* lymphadenectasis, lymphadenectasia.
Lymph·ade·ni·tis *f patho.* inflammation of a lymph node or lymph nodes, lymphadenitis, lymphnoditis, adenitis, adenolymphitis.
   Lymphadenitis tuberculosa lymph node tuberculosis, tuberculous lymphadenitis, tuberculous lymphadenopathy.
   akute unspezifische Lymphadenitis acute nonspecific lymphadenitis, sinus catarrh, sinus histiocytosis.
Lymph·ade·no·gramm *nt radiol.* lymphadenogram.
Lymph·ade·no·gra·phie *f radiol.* lymphadenography.
lymph·ade·no·id *adj histol.* lymphadenoid.
Lymph·ade·nom *nt patho.* lymphadenoma.
Lymph·ade·no·ma *nt patho.* lymphadenoma.
Lymph·ade·no·pa·thie *f patho.* lymphadenopathy, lymphadenia, adenopathy.
Lymph·ade·no·pa·thie·syn·drom *nt patho.* lymphadenopathy syndrome.
   akutes febriles mukokutanes Lymphadenopathiesyndrom Kawasaki disease, Kawasaki syndrome, mucocutaneous lymph node syndrome.

Lymph·ade·no·se *f patho.* lymphadenosis.
  chronische Lymphadenose chronic lymphocytic leukemia.
Lymph·ade·no·sis *f patho.* lymphadenosis.
  Lymphadenosis benigna cutis Bäfverstedt's syndrome, cutaneous lymphoplasia, Spiegler-Fendt pseudolymphoma, Spiegler-Fendt sarcoid.
Lymph·ade·no·ze·le *f patho.* lymphadenocele, adenolymphocele.
Lymph·an·gi·ek·ta·sie *f patho.* lymphangiectasis, lymphangiectasia.
Lymph·an·gi·ek·to·mie *f chir.* lymphangiectomy.
Lymph·an·gi·itis *f patho.* inflammation of the lymphatic vessels, lymphangitis, lymphangeitis, lymphangiitis, lymphatitis, angioleucitis, angioleukitis, angiolymphitis.
Lymph·an·gio·en·do·the·li·om *nt patho.* lymphangioendothelioma, lymphangioendothelioblastoma.
Lymph·an·gio·gramm *nt radiol.* lymphogram, lymphangiogram.
Lymph·an·gio·gra·phie *f radiol.* lymphography, lymphangioadenography, lymphangiography.
Lymph·an·gi·om *nt patho.* lymphangioma.
  einfaches Lymphangiom → kapilläres Lymphangiom.
  kapilläres Lymphangiom capillary lymphangioma, simple lymphangioma.
  kavernöses Lymphangiom cavernous lymphangioma, cystic hygroma, cystic lymphangioma.
Lymph·an·gio·ma *nt patho.* lymphangioma.
  Lymphangioma capillare → Lymphangioma simplex.
  Lymphangioma cysticum cavernous lymphangioma, cystic hygroma, cystic lymphangioma.
  Lymphangioma cysticum colli cystic hygroma of the neck, cervical hygroma.
  Lymphangioma simplex simple lymphangioma, capillary lymphangioma.
Lymph·an·gio·sar·kom *nt patho.* lymphangiosarcoma.
Lymph·an·gio·sis *f patho.* lymphangiosis.
  Lymphangiosis carcinomatosa lymphangitis carcinomatosa, carcinomatous lymphangiosis.
Lymph·an·gi·tis *f* → Lymphangiitis.
lymph·ar·tig *adj histol.* resembling lymph, lymphoid.
lym·pha·tisch *adj* pertaining to a lymph vessel or lymph, lymphatic, lymphoid.
Lym·pha·tis·mus *m patho.* lymphatism.
Lymph·drai·na·ge *f* lymphatic drainage.
Lymph·drü·se *f* → Lymphknoten.
Lym·phe *f anat.* lymph, lympha.
  serumartige Lymphe serous fluid.
  zellfreie Lymphe plasma, plasm.
Lymph·flüs·sig·keit *f histol.* lymph, lympha.
Lymph·fol·li·kel *m anat.* lymph follicle, lymphatic follicle, lymphoid follicle, lymphonodulus.
Lymph·ge·fäß *nt histol.* lymphoduct, lymphangion, lymphatic, lymph vessel, lymphatic vessel.
  afferentes Lymphgefäß afferent lymph vessel.
  efferentes Lymphgefäß efferent lymph vessel.
  oberflächliches Lymphgefäß superficial lymph vessel.
  tiefes Lymphgefäß deep lymph vessel.
Lymph·ge·fäß·er·wei·te·rung *f patho.* lymphangiectasis, lymphangiectasia.
Lymph·ge·fäß·klap·pe *f anat.* lymphatic valve.
Lymph·ge·fäß·netz *nt anat.* lymphatic plexus.
Lymph·ge·fäß·re·sek·ti·on *f chir.* lymphangiectomy.
Lymph·ge·fäß·sy·stem *nt anat.* lymph-vascular system.
lymph·hal·tig *adj histol.* containing lymph, lymphous.
Lymph·ka·pil·la·re *f anat.* lymph vessel, lymphatic vessel, lymphocapillary vessel, capillary, lymph capillary, lymphatic capillary; (*Darm*) lacteal, lacteal vessel, chyliferous vessel.
Lymph·klap·pe *f histol.* lymphatic valve.
Lymph·knöt·chen *nt histol.* lymph follicle, lymphatic follicle, lymphoid follicle, lymphonodulus.
Lymph·kno·ten *m anat.* lymph node, lymph gland, lymphatic gland, lymphonodus, lymphaden, lymphoglandula.
  okzipitale Lymphknoten occipital lymph nodes.
  paratracheale Lymphknoten paratracheal lymph nodes, tracheal lymph nodes.
  prälaryngeale Lymphknoten prelaryngeal lymph nodes, prelaryngeal cervical lymph nodes.
  prätracheale Lymphknoten pretracheal lymph nodes.
  prävertebrale Lymphknoten prevertebral lymph nodes.
  regionale Lymphknoten regional lymph nodes.
  retroaortale Lymphknoten postaortic lymph nodes, retroaortic lymph nodes.
  retroaurikuläre Lymphknoten mastoid lymph nodes, retroauricular lymph nodes.
  retropharyngeale Lymphknoten retropharyngeal lymph nodes.
  submandibuläre Lymphknoten submandibular lymph nodes, submaxillary lymph nodes.
  supraklavikuläre Lymphknoten supraclavicular lymph nodes.
Lymph·kno·ten·ent·fer·nung *f chir.* node dissection, nodal dissection, lymphadenectomy, lymph node dissection.
Lymph·kno·ten·ent·zün·dung *f patho.* inflammation of a lymph node or lymph nodes, lymphadenitis, lymphnoditis, adenitis, adenolymphitis.
Lymph·kno·ten·er·kran·kung *f patho.* lymphadenopathy, lymphadenia.
Lymph·kno·ten·ge·schwulst *f* lymph node tumor.
Lymph·kno·ten·hy·per·tro·phie *f patho.* lymphadenhypertrophy, lymphadenia.
Lymph·kno·ten·me·ta·sta·se *f patho.* lymph node disease, nodal disease.
Lymph·kno·ten·schwel·lung *f patho.* lymphadenosis, lymphoma, lymphadenoma, adenopathy, Billroth's disease.
Lymph·kno·ten·syn·drom, mukokutanes *nt patho.* Kawasaki disease, Kawasaki syndrome, mucocutaneous lymph node syndrome.
Lymph·kno·ten·tu·ber·ku·los·e *f epidem.* lymph node tuberculosis, tuberculous lymphadenitis, tuberculous lymphadenopathy.
Lymph·kno·ten·tu·mor *m hema.* lymph node tumor, lymphoma, lymphadenoma, Billroth's disease.
Lymph·kno·ten·ver·grö·ße·rung *f patho.* lymphadenectasis, adenitis, adenopathy.
Lymph·kno·ten·zy·ste *f patho.* lymphadenocele, adenolymphocele.
Lymph·kreis·lauf *m physiol.* lymph circulation.
Lympho- *pref.* lymph, lymphatic, lympho-.
Lym·pho·blast *m hema.* lymphoblast, lymphocytoblast.
Lym·pho·bla·sten·leuk·ämie *f hema.* lymphoblastic leukemia.
Lym·pho·bla·stom *nt hema.* lymphoblastoma.
  großfolliculäres Lymphoblastom Brill-Symmers disease, Symmers' disease, giant follicular lymphoma, giant follicle lymphoma, nodular lymphoma, centroblastic-centrocytic malignant lymphoma, follicular lymphoma, nodular poorly-differentiated lymphoma.
Lym·pho·bla·sto·ma *nt hema.* lymphoblastoma.
Lym·pho·bla·sto·se *f hema.* lymphoblastosis.
Lym·pho·bla·sto·sis *f hema.* lymphoblastosis.
Lym·pho·ce·le *f patho.* lymphocele.
Lym·pho·cyt *m* → Lymphozyt.
Lym·pho·cy·to·ma *nt patho.* lymphocytoma.
  Lymphocytoma cutis Spiegler-Fendt pseudolymphoma, Spiegler-Fendt sarcoid, cutaneous lymphoplasia.
Lym·pho·cy·to·sis *f hema.* lymphocytosis, lymphocythemia, lymphocytic leukocytosis.
Lymph·ödem *nt patho.* lymphedema, lymphatic edema.
Lym·pho·ede·ma *nt* → Lymphödem.
Lym·pho·en·do·the·li·om *nt patho.* lymphangioendothelioma, lymphangioendothelioblastoma.
Lym·pho·epi·the·li·om *nt patho.* Regaud's tumor, Schmincke tumor, lymphoepithelioma, lymphepithelioma, lymphoepithelial tumor, lymphoepithelial carcinoma.
lym·pho·gen *adj hema.* lymphogenous, lymphogenic.
Lym·pho·gramm *nt radiol.* lymphogram, lymphangiogram.
Lym·pho·gra·nu·lom *nt patho.* lymphogranuloma.
Lym·pho·gra·nu·lo·ma *nt patho.* lymphogranuloma.
  Lymphogranuloma inguinale → Lymphogranuloma venereum.
  Lymphogranuloma venereum Durand-Nicolas-Favre disease, Favre-Durand-Nicolas disease, Favre-Nicolas-Durand disease, fifth venereal disease, fourth venereal disease, Frei's disease, Nicolas-Favre disease, sixth venereal disease, lymphogranuloma venereum, lymphogranuloma inguinale, lymphopathia venereum, tropical bubo, climatic bubo, donovanosis, poradenolymphitis, poradenitis nostras, poradenitis venerea, pudendal ulcer.
Lym·pho·gra·nu·lo·ma·to·sa be·nig·na *f patho.* sarcoidosis, sarcoid, Boeck's disease, Boeck's sarcoid, Schaumann's syndrome, Schaumann's disease, Schaumann's sarcoid, Besnier-Boeck disease, Besnier-Boeck-Schaumann disease, Besnier-Boeck-Schaumann syndrome, benign lymphogranulomatosis.
Lym·pho·gra·nu·lo·ma·to·se *f hema.* lymphogranulomatosis.
  maligne Lymphogranulomatose Hodgkin's disease, Hodgkin's lymphoma, Hodgkin's granuloma, Reed-Hodgkin disease, Sternberg's disease, Murchison-Sanderson syndrome, malignant granulomatosis, malignant lymphogranulomatosis, lymphogranulomatosis, lymphogranuloma, lymphogranulomatosis, lymphoma, lymph-

adenoma, malignant lymphoma, granulomatous lymphoma, retethelioma, reticuloendothelioma.
Lym·pho·gra·nu·lo·ma·to·sis *f hema.* lymphogranulomatosis.
Lymphogranulomatosis maligna → maligne *Lymphogranulomatose.*
Lym·pho·gra·phie *f radiol.* lymphography, lymphangioadenography, lymphangiography.
lym·pho·id *adj histol.* lymphoid.
Lym·pho·kin *nt immun.* lymphokine.
Lym·pho·ly·se *f hema.* lympholysis.
Lym·pho·ly·sis *f hema.* lympholysis.
lym·pho·ly·tisch *adj hema.* lympholytic.
Lym·phom *nt hema.* lymphoma, lymphadenoma, Billroth's disease.
   B-lymphoblastisches Lymphom → epidemisches Lymphom.
   epidemisches Lymphom Burkitt's lymphoma, African lymphoma, Burkitt's tumor.
   großfollikuläres Lymphom Brill-Symmers disease, Symmers' disease, giant follicular lymphoma, giant follicle lymphoma, nodular lymphoma, centroblastic-centrocytic malignant lymphoma, follicular lymphoma, nodular poorly-differentiated lymphoma.
   immunoblastisches Lymphom immunoblastic (malignant) lymphoma, histiocytic lymphoma, immunoblastic sarcoma.
   immunoblastisches malignes Lymphom immunoblastic (malignant) lymphoma, histiocytic lymphoma, immunoblastic sarcoma.
   lymphoblastisches Lymphom lymphoblastic lymphoma.
   lympho-plasmozytoides Lymphom immunocytoma, plasmacytoid lymphocytic lymphoma.
   lymphoplastozytisches Lymphom immunocytoma, plasmacytoid lymphocytic lymphoma.
   plasmozytisches Lymphom Kahler's disease, multiple myeloma, multiple plasmacytoma of bone, myelomatosis, myelosarcomatosis, plasmacytic immunocytoma, plasma cell myeloma, plasma cell tumor, plasmacytoma, plasmocytoma, plasmoma.
   zentroblastisches Lymphom centroblastic malignant lymphoma, diffuse histiocytic lymphoma.
   zentroblastisch-zentrozytisches Lymphom → großfollikuläres Lymphom.
   zentroblastisch-zentrozytisches malignes Lymphom → großfollikuläres Lymphom.
   zentrozytisches Lymphom centrocytic malignant lymphoma, diffuse histiocytic lymphoma, diffuse well-differentiated lymphoma, lymphocytic lymphosarcoma.
   zentrozytisches malignes Lymphom centrocytic malignant lymphoma, diffuse histiocytic lymphoma, diffuse well-differentiated lymphoma, lymphocytic lymphosarcoma.
Lym·pho·ma *nt* → Lymphom.
Lym·pho·ma·to·se *f hema.* lymphomatosis.
Lym·pho·ma·to·sis *f hema.* lymphomatosis.
Lym·pho·no·du·lus *m, pl* **Lym·pho·no·du·li** *anat.* lymph follicle, lymphonodulus, lymphatic follicle, lymphoid follicle.
Lym·pho·no·dus *m* → Lymphknoten.
Lym·pho·pa·thia *f patho.* lymphopathy, lymphopathia.
   Lymphopathia venerea lymphogranuloma venereum, lymphogranuloma inguinale, lymphopathia venereum, tropical bubo, Durand-Nicolas-Favre disease, Favre-Durand-Nicolas disease, Favre-Nicolas-Durand disease, fifth venereal disease, fourth venereal disease, Frei's disease, Nicolas-Favre disease, sixth venereal disease, poradenolymphitis, poradenitis nostras, poradenitis venerea, climatic bubo, donovanosis, pudendal ulcer.
Lym·pho·pa·thie *f patho.* lymphopathy, lymphopathia.
Lym·pho·pe·nie *f hema.* lymphopenia, lymphocytic leukopenia, lymphocytopenia, hypolymphemia, sublymphemia.
Lym·pho·pla·sie *f patho.* lymphoplasia.
   benigne Lymphoplasie der Haut Bäfverstedt's syndrome, cutaneous lymphoplasia, Spiegler-Fendt pseudolymphoma, Spiegler-Fendt sarcoid.
Lym·pho·poe·se *f hema.* lymphocytopoiesis, lymphopoiesis.
lym·pho·poe·tisch *adj hema.* pertaining to or characterized by lymphopoiesis, lymphopoietic, lymphocytopoietic.
Lym·pho·po·ie·se *f hema.* lymphopoiesis, lymphocytopoiesis.
Lym·pho·re·ti·ku·lo·se *f* lymphoreticulosis.
Lym·phor·rha·gie *f patho.* lymphorrhea, lymphorrhagia.
Lym·phor·rhö *f patho.* lymphorrhea, lymphorrhagia.
Lym·pho·sar·kom *nt patho.* lymphosarcoma, diffuse lymphoma, lymphatic sarcoma.
   lymphoblastisches Lymphosarkom lymphoblastoma, lymphoblastic lymphosarcoma.
   lymphozytisches Lymphosarkom centrocytic malignant lymphoma, diffuse histiocytic lymphoma, diffuse well-differentiated lymphoma, lymphocytic lymphosarcoma.
Lym·pho·sar·ko·ma·to·se *f patho.* lymphosarcomatosis.
Lym·pho·sta·se *f patho.* lymphostasis.
Lym·pho·ze·le *f patho.* lymphocele.
Lym·pho·zyt *m hema.* lymph cell, lymphoid cell, lymphocyte, lympholeukocyte.
   antigen-reaktiver Lymphozyt antigen-reactive cell, antigen-responsive cell, antigen-sensitive cell.
   thymusabhängiger Lymphozyt thymus-dependent lymphocyte, T lymphocyte, T cell.
lym·pho·zy·tär *adj hema.* pertaining to or characterized by lymphocytes, lymphocytic.
lym·pho·zy·ten·ähn·lich *adj* lymphoid.
Lym·pho·zy·ten·auf·lö·sung *f hema.* lympholysis.
Lym·pho·zy·ten·bil·dung *f hema.* lymphocytopoiesis, lymphopoiesis.
Lym·pho·zy·ten·kul·tur *f hema.* lymphocyte culture.
   gemischte Lymphozytenkultur → Lymphozytenmischkultur.
Lym·pho·zy·ten·man·gel *m* → Lymphopenie.
Lym·pho·zy·ten·misch·kul·tur *f hema., lab.* mixed lymphocyte culture test, lymphocyte proliferation test, mixed lymphocyte culture, mixed lymphocyte culture assay, lymphocyte proliferation assay, blastogenesis assay, mixed lymphocyte reaction, MLC test.
Lym·pho·zy·ten·mi·to·gen *nt immun.* lymphocyte mitogenic factor, blastogenic factor, lymphocyte blastogenic factor, lymphocyte transforming factor, mitogenic factor.
Lym·pho·zy·ten·trans·for·ma·ti·on *f immun.* lymphocyte transformation.
Lym·pho·zy·ten·trans·for·ma·ti·ons·fak·tor *m* → Lymphozytenmitogen.
Lym·pho·zyt·hä·mie *f hema.* lymphocytosis, lymphocythemia, lymphocytic leukocytosis.
Lym·pho·zy·to·blast *m hema.* lymphoblast, lymphocytoblast.
Lym·pho·zy·to·ly·se *f hema.* lympholysis.
lym·pho·zy·to·ly·tisch *adj hema.* lympholytic.
Lym·pho·zy·tom *nt patho.* Bäfverstedt's syndrome, lymphocytoma, cutaneous lymphoplasia, Spiegler-Fendt pseudolymphoma, Spiegler-Fendt sarcoid.
Lym·pho·zy·to·ma cutis *nt* → Lymphozytom.
Lym·pho·zy·to·pe·nie *f* → Lymphopenie.
Lym·pho·zy·to·poe·se *f hema.* lymphopoiesis, lymphocytopoiesis.
lym·pho·zy·to·poe·tisch *adj hema.* lymphopoietic, lymphocytopoietic.
Lym·pho·zy·to·po·ie·se *f hema.* lymphocytopoiesis, lymphopoiesis.
Lym·pho·zy·to·se *f hema.* lymphocytosis, lymphocythemia, lymphocytic leukocytosis.
Lymph·si·nus *m histol.* lymph sinus, lymphatic sinus.
Lymph·stäm·me *pl anat.* lymphatic trunks.
Lymph·stau·ung *f patho.* lymphostasis.
Lymph·sy·stem *nt anat.* lymphatics, lymphatic system, absorbent system.
Lymph·zel·le *f* → Lymphozyt.
Lymph·zir·ku·la·ti·on *f physiol.* lymphokinesis, lymphocinesia, lymph circulation.
Lyo·phi·li·sa·ti·on *f* freeze-drying, lyophilization.
Lyo·phi·li·sie·rung *f* freeze-drying, lyophilization.
Ly·se *f* 1. *patho.* (*Fieber*) lysis. 2. *bio., biochem.* lysis. 3. *chir.* lysis, mobilization.
Lys·er·gid *nt* → Lysergsäurediäthylamid.
Lys·erg·säu·re·di·äthyl·amid *nt forens., pharm.* lysergic acid diethylamide, lysergide; *sl.* acid.
ly·sin·bil·dend *adj immun.* lysogenic.
Ly·sis *f patho.* (*Fieber*) lysis.
Lys(o)- *pref.* lys(o)-.
ly·so·gen *adj immun.* lysogenic; *micro.* lysogenic.
Ly·so·ge·nie *f micro.* lysogeny; lysogenicity.
Ly·so·ge·ni·sa·ti·on *f micro.* lysogenization.
Ly·so·som *nt histol.* lysosome.
Ly·so·typ *m micro.* lysotype, phagovar, phagotype, phage type.
Lys·sa *f epidem.* lyssa, lytta, rabies.
Lys·sa·vi·rus *nt micro.* Lyssavirus; rabies virus.
ly·tisch *adj biochem., patho.* lytic.

M

Macr(o)- *pref.* → Makro-.
Ma·da·ro·sis *f derm.* madarosis.
Mäd·chen *nt* young girl, girl; female.
   kleines Mädchen baby girl.
Ma·de *f bio.* maggot, grub, larva.
Ma·den·wurm *m micro.* **1.** threadworm, seatworm, pinworm, Enterobius vermicularis, Oxyuris vermicularis, Ascaris vermicularis. **2. Madenwürmer** *pl* Oxyuridae.
Ma·den·wurm·be·fall *m epidem.* enterobiasis.
Ma·den·wurm·in·fek·ti·on *f epidem.* enterobiasis.
Magen- *pref.* stomach, belly, tummy, gastric, gastr(o)-, ventricul(o)-.
Ma·gen *m* stomach, belly, *inf.* tummy; *anat.* gaster, ventricle, ventriculus. **auf nüchternen Magen** on an empty stomach. **mit vollem Magen** on a full stomach. **sich den Magen verderben** upset one's stomach.
Ma·gen·an·azi·di·tät *f* → Magensäuremangel.
Ma·gen·blä·hung *f patho.* bloating.
Ma·gen·blu·tung *f patho.* gastric hemorrhage, gastrorrhagia.
Magen-Darm-Blutung *f patho.* gastrointestinal bleeding, gastrointestinal hemorrhage, upper intestinal bleeding, upper intestinal hemorrhage.
Magen-Darm-Erkrankung *f patho.* gastroenteropathy.
Magen-Darm-Kanal *m anat.* gastrointestinal canal, gastrointestinal tract.
Magen-Darm-Trakt *m anat.* gastrointestinal tract; digestive tract.
Ma·gen·ein·gang *m anat.* cardia.
Ma·gen·er·kran·kung *f patho.* gastropathy.
Ma·gen·er·wei·te·rung *f patho.* gastrectasia, gastrectasis.
Ma·gen·fun·dus *m anat.* fundus of stomach, fundus, gastric fundus, greater cul-de-sac.
Ma·gen·ge·schwür *nt patho.* gastric ulcer, ventricular ulcer.
Ma·gen·gru·be *f anat.* pit of stomach, epigastric fossa, epigastric region, antecardium, anticardium.
Ma·gen·kar·zi·nom *nt* gastric cancer, carcinoma of the stomach, gastric carcinoma.
Ma·gen·krebs *m patho.* gastric cancer, carcinoma of the stomach, gastric carcinoma.
Ma·gen·kup·pel *f anat.* gastric fornix, fornix of stomach.
Ma·gen·kur·va·tur *f anat.* curvature (of stomach), curvatura, gastric curvature.
   große Magenkurvatur greater gastric curvature, greater curvature of stomach.
   kleine Magenkurvatur lesser gastric curvature, lesser curvature of stomach.
Ma·gen·lei·den *nt patho.* gastropathy.
Ma·gen·mund *m anat.* cardiac part of stomach, cardia.
Ma·gen·pfört·ner *m anat.* pylorus.
Ma·gen·pum·pe *f* stomach pump.
Ma·gen·saft *m physiol.* gastric juice, stomach secrete.
Ma·gen·saft·man·gel *m patho.* gastric achylia; oligochylia, hypochylia.
Ma·gen·säu·re·man·gel *m patho.* gastric anacidity, achlorhydria.
Ma·gen·schleim·haut·ent·zün·dung *f patho.* inflammation of the mucous membrane of the stomach, endogastritis, gastritis.
Ma·gen·schleim·haut·ge·schwür *nt patho.* gastric mucosal ulcer, gastric mucosal ulceration.
Ma·gen·schmerz *m patho.* pain in the stomach, gastralgia, gasteralgia, gastrodynia.
Ma·gen·son·de *f clin.* stomach tube.
Ma·gen·spei·chel *m* gastric juice.
Ma·gen·spie·ge·lung *f clin.* gastroscopy.
Ma·gen·ul·kus *m patho.* gastric ulcer, ventricular ulcer.
Ma·gen·ver·stim·mung *f* upset stomach, indigestion.
ma·ger *adj* **1.** (*Person*) thin, skinny, lean, haggard; (*abgemagert*) emaciated. **2.** (*Milch*) skimmed; (*Kost*) low-fat, low in fat; (*fettarm*) lean, fatless.

Ma·ger·kost *f* low-energy diet, low diet, low-calorie diet, low-caloric diet.
ma·gi·stral *adj pharm.* magistral.
Mag·ma *nt pharm., phys.* magma.
Mag·nes·ämie *f patho.* magnesemia; hypermagnesemia.
Mag·ne·sia *nt chem., pharm.* magnesia, magnesia calcinata, magnesium oxide.
Mag·ne·si·um *nt chem.* magnesium.
Magnesium-Ammonium-Phosphat *nt* magnesium ammonium phosphate.
Mag·ne·si·um·chlo·rid *nt chem., pharm.* magnesium chloride.
Mag·ne·si·um·hy·dro·xid *nt pharm.* magnesium hydroxide.
Mag·ne·si·um·oxid *nt* → Magnesia.
Mag·ne·si·um·per·hy·drol *nt pharm.* magnesium peroxide.
Mag·ne·si·um·per·oxid *nt pharm.* magnesium peroxide.
Mag·ne·si·um·phos·phat *nt chem.* magnesium phosphate.
Mag·ne·si·um·sul·fat *nt pharm.* magnesium sulfate, Epsom salt.
Mag·ne·si·um·su·per·oxid *nt pharm.* magnesium peroxide.
Mag·net *m phys.* magnet.
Mag·net·band *nt* magnet tape, tape.
Mag·net·feld *nt phys.* magnetic field.
Mag·net·im·plan·tat *nt* magnet implant, denture magnet, magnetic implant.
Mag·ne·tis·mus *m phys.* magnetism.
Mag·ne·tron *nt phys.* magnetron.
mag·no·zel·lu·lar *adj* → magnozellulär.
ma·gno·zel·lu·lär *adj histol.* magnocellular, magnicellular.
Mahl·be·we·gung *f* grinding movement.
Mah·len *nt* eccentric bruxism, gnashing habit, grinding habit, habitual grinding, nonfunctional grinding.
mah·len I *vt* grind, mill. **II** *vi* grind, mill; (*Zähne*) work.
Mahl·flä·che *f* (*Zahn*) occlusal surface, chewing surface (of tooth), grinding surface (of tooth), masticatory surface.
Mahl·zahn *m* **1.** *dent.* molar tooth, molar, multicuspid tooth, cheek tooth, dens molaris. **2.** *bio.* grinder, molar.
Mahl·zäh·ne *pl* molar teeth, molars, cheek teeth, multicuspid teeth, dentes molares.
Mahl·zeit *f* meal; *ped.* (*Säugling*) feed, feeding.
Ma·jor·pro·be *f immun.* major test.
Ma·jor·test *m immun.* major test.
Make-up *nt* make-up.
Makro- *pref.* large, long, macr(o)-; megal(o)-, mega-.
Ma·kro·ag·glu·ti·na·ti·on *f hema., immun.* macroscopic agglutination.
Ma·kro·bio·se *f* macrobiosis, longevity.
Ma·kro·blast *m hema.* macroblast, macroerythroblast, macronormoblast.
Ma·kro·chei·lie *f HNO* macrocheilia, macrochilia, macrolabia.
Ma·kro·chi·lie *f* → Makrocheilie.
Ma·kro·dac·ty·lia *f* → Makrodaktylie.
Ma·kro·dak·ty·lie *f* macrodactyly, macrodactylia, macrodactylism, dactylomegaly, megalodactyly, megalodactylia, megalodactylism, megadactylia, megadactylism, megadactyly.
Ma·kro·den·tie *f* macrodontia, macrodontism, megalodontia.
ma·kro·dont *adj* macrodont, megalodont, macrodontic.
Ma·kro·don·tie *f* → Makrodentie.
   echte generalisierte Makrodontie true generalized macrodontia.
   relative generalisierte Makrodontie relative generalized macrodontia.
   solitäre Makrodontie single-tooth macrodontia.
Ma·kro·fi·bril·le *f histol.* macrofibril.
Ma·kro·ge·ni·ta·lis·mus *f patho.* macrogenitosomia.
Ma·kro·ge·ni·to·so·mie *f patho.* macrogenitosomia.
Ma·kro·gin·gi·va, kongenitale *f* idiopathic gingival fibromatosis, hereditary gingival fibromatosis, idiopathic gingivitis, idiopathic gingivostomatitis, plasma-cell gingivitis.

Ma·kro·glia f histol. macroglia, astroglia.
Ma·kro·glia·zel·le f histol. macroglia cell.
α_2-**Makroglobulin** nt alpha$_2$-macroglobulin, α_2-macroglobulin.
Ma·kro·glo·bu·lin·ämie f patho. macroglobulinemia.
  Makroglobulinämie Waldenström Waldenström's macroglobulinemia, Waldenström's purpura, Waldenström's syndrome, lymphoplasmacytic immunocytoma.
Ma·kro·glos·sie f HNO macroglossia, megaloglossia, pachyglossia.
ma·kro·gnath adj macrognathic, megagnathous.
Ma·kro·gna·thie f HNO, dent. macrognathia, megagnathia.
  mandibuläre Makrognathie mandibular macrognathia.
  maxilläre Makrognathie maxillary macrognathia.
Ma·kro·hä·mat·urie f patho. macroscopic hematuria, gross hematuria.
Ma·kro·man·di·bu·lie f mandibular macrognathia.
Ma·kro·ma·xil·lie f maxillary macrognathia.
Ma·kro·me·lie f macromelia, megalomelia.
Ma·kro·me·re f bio. macromere.
ma·kro·no·du·lär adj histol., patho. macronodular.
Ma·kro·nor·mo·blast m hema. macronormoblast.
Ma·kro·nu·kle·us m 1. histol. macronucleus, meganucleus. 2. micro. trophonucleus, trophic nucleus.
Ma·kro·phag m → Makrophage.
Ma·kro·pha·ge m histol. macrophage, macrophagocyte, macrophagus, mononuclear phagocyte, clasmatocyte.
Ma·kro·pla·sie f patho. macroplasia, macroplastia.
Ma·kro·po·die f macropodia, megalopodia.
Ma·kro·pro·so·pie f macroprosopia, megaprosopia.
ma·kro·sko·pisch adj pertaining to macroscopy, visible with the naked eye, macroscopic, macroscopical, gross.
Ma·kro·so·mie f macrosomatia, macrosomia, megasomia.
Ma·kro·sto·mie f HNO macrostomia.
Ma·kro·throm·bo·zyt m hema. macrothrombocyte.
Ma·kro·tie f HNO macrotia.
ma·kro·zel·lu·lär adj histol. macrocellular.
Ma·kro·zyt m hema. macrocyte, macroerythrocyte.
Ma·ku·la f 1. anat. (Auge) yellow spot, Soemmering's spot, macula lutea, macula. 2. derm. macule, macula, spot, patch; stain.
ma·ku·lär adj derm. pertaining to or marked by macules, macular.
ma·ku·lo·pa·pu·lös adj derm. maculopapular.
ma·ku·lös adj derm. macular.
ma·ku·lo·ve·si·ku·lär adj derm. maculovesicular.
Mal nt patho. disease, disorder, sickness, illness.
  Mal del Pinto mal del pinto, carate, pinta, spotted sickness.
Ma·la f anat. cheek, mala, bucca.
Mal·ab·sorp·ti·on f patho. malabsorption.
Mal·ab·sorp·ti·ons·syn·drom nt patho. malabsorption syndrome.
Ma·la·die f French patho. disease, illness, sickness, malady, maladie.
  Maladie des tics Gilles de la Tourette's disease, Guinon's disease, Tourette's disease, Tourette's disorder, Gilles de la Tourette's syndrome, tic de Guinon, maladie des tics, jumping disease.
Ma·la·ria f epidem. malaria, malarial fever, jungle fever, marsh fever, swamp fever, paludal fever, ague fever, ague.
  Malaria cerebralis cerebral malaria.
  Malaria quartana malariae malaria, quartan fever, quartan malaria.
  Malaria tertiana tertian fever, tertian malaria, vivax malaria, benign tertian malaria, vivax fever.
  zerebrale Malaria cerebral malaria.
Malariae-Malaria f epidem. malariae malaria, quartan fever, quartan malaria.
Ma·la·ria·er·re·ger m micro. malaria parasite, malarial parasite.
Ma·la·ria·mücke [k·k] f micro. Anopheles, Cellia.
Ma·la·ria·plas·mo·di·um nt micro. malaria parasite, malarial parasite.
Malassez-Epithelnester pl Malassez' rests, epihelial rests of Malassez, debris of Malassez, Malassez' debris.
Malassez-Epithelreste pl Malassez' rests, epihelial rests of Malassez, debris of Malassez, Malassez' debris.
Mal·as·si·mi·la·ti·on f patho. malassimilation.
Ma·la·zie f patho. softening, malacia, malacosis, mollities.
Mal·di·ges·ti·on f patho. maldigestion.
Mal·for·ma·ti·on f embryo. malformation.
Ma·li·as·mus m micro. glanders, malleus, malleus.
ma·lig·ne adj patho. malignant, malign. **nicht maligne** (Tumor) benignant, benign.
Ma·lig·ni·tät f patho. malignancy, malignity.
Ma·lig·nom nt patho. malignancy, malignant neoplasm, malignant disease, malignant tumor, malignity, cancer.
  Malignom der Nervenscheide malignant nerve sheath tumor.

Mal·eo·ido·se f epidem. Whitmore's disease, Whitmore's fever, melioidosis, pseudoglanders.
mal·leo·lar adj anat. pertaining to a malleolus, malleolar.
Mal·leo·lus m, pl **Mal·leo·li** anat. malleolus; ankle.
Mal·le·us m 1. anat. (Ohr) hammer, malleus, plectrum. 2. micro. glanders, malleus, maliasmus.
Mal·nu·tri·ti·on f patho. faulty nutrition, malnutrition.
Mal·ok·klu·si·on f teeth malocclusion, malfunctional occlusion, malocclusion, abnormal occlusion.
  Malokklusion mit funktioneller Abweichung deflective malocclusion.
Ma·lo·nyl·harn·stoff m pharm. malonylurea, barbituric acid.
Malpighi-Zelle f histol. malpighian cell, keratinocyte.
Mal·ta·fie·ber nt epidem. Malta fever, Mediterranean fever, brucellosis.
Maltafieber-Bakterium nt micro. Brucella melitensis.
Mal·to·se f biochem. malt sugar, maltobiose, maltose, ptyalose.
Malz nt malt.
Malz·ex·trakt m malt extract.
Malz·zucker [k·k] m → Maltose.
Ma·mil·lar·li·nie f anat. mammary ridge, mamillary line, nipple line, papillary line.
Mandel- pref. anat., HNO amygdaline, amygdaloid, amygdaloidal, almond, tonsillar, tonsillary, tonsill(o)-.
Man·del f 1. bio. almond. 2. anat., HNO tonsil, tonsilla.
man·del·ähn·lich adj anat. amygdaline.
Man·del·ent·zün·dung f HNO inflammation of the (palatine) tonsil, tonsillitis.
Man·del·far·be f almond.
man·del·för·mig adj histol. tonsillar, tonsillary, amygdaline, amygdaloid, amygdaloidal.
Man·del·kern m anat. amygdala, amygdaloid body, amygdaloid complex, amygdaloid nucleus.
Man·del·kör·per m → Mandelkern.
Man·del·kryp·ten pl anat. tonsillar pits, tonsillar crypts.
Man·del·öl nt pharm. almond oil, sweet almond oil.
Man·di·bel f → Mandibula.
Man·di·bu·la f anat. mandible, mandibula, submaxilla, lower jaw, jaw bone, lower jaw bone.
Man·di·bu·la·de·fekt, embryonaler m Stafne's lateral bone cyst, Stafne's mandibular defect, Stafne's cyst, latent bone cyst, static bone cyst, lingual mandibular bone cavity, static bone cavity.
man·di·bu·lar adj anat. pertaining to the lower jaw/mandibula, mandibular, inframaxillary, submaxillary.
Man·di·bu·lar·ach·se f mandibular axis.
Man·di·bu·lar·bo·gen m embryo. mandibular arch.
Man·di·bu·lar·ebe·ne f mandibular plane.
Man·di·bu·lar·ge·lenk·ar·thro·se f temporomandibular arthrosis.
Man·di·bu·lar·ge·lenk·neur·al·gie f temporomandibular arthralgia, temporomandibular joint dysfunction, temporomandibular syndrome, temporomandibular joint pain dysfunction syndrome, temporomandibular neuralgia.
Man·di·bu·la·ris m anat. mandibular nerve.
Man·di·bul·ek·to·mie f HNO, chir. mandibulectomy.
  segmentale Mandibulektomie segmental mandibulectomy.
Man·drel nt/m mandrel, mandril.
Man·drin m clin. mandrin, mandrel.
Man·gel m 1. (Fehlen) absence, lack (an of); (Knappheit) shortage, shortness (an of); (Bedürfnis) need (an of, for). **Mangels an** due to a lack of, for lack of. 2. patho. deficiency (an of), poverty (an of, in), deficit (an in); psychia. deprivation, deprival. **an etw. Mangel leiden** be in need of sth., lack sth., have a lack of sth. be short of sth.
Man·gel·an·ämie f hema. deficiency anemia, nutritional anemia.
Man·gel·durch·blu·tung f patho. hypoperfusion.
Man·gel·er·näh·rung f patho. malnutrition, hypothrepsia, underfeeding, undernourishment, undernutrition, cacotrophy, cacotrophy, subnutrition.
Man·gel·er·schei·nung f patho. deficiency symptom.
Man·gel·krank·heit f patho. insufficiency disease, deficiency disease, deprivation disease.
ma·ni·fest adj manifest, apparent.
Ma·ni·fes·ta·ti·on f patho. manifestation; genet. manifestation.
Ma·ni·pu·la·ti·on f techn., fig. manipulation.
  genetische Manipulation genetic engineering, biogenetics pl.
Ma·ni·pu·la·ti·ons·the·ra·pie f traumat. chiropractic; manipulation.
Mann m, pl **Män·ner** man, male; bio. masculine; (Ehemann) husband.
Man·na nt pharm. manna.
Männer- pref. male, masculine, andr(o)-.

Männerheilkunde

Män·ner·heil·kun·de f andrology.
männ·lich adj andro. male, masculine, manly, virile.
Männ·lich·keit f andro. manliness, masculinity; virility.
Ma·no·me·ter nt manometer, pressometer, pressure gage/gauge.
Ma·nö·ver nt clin., traumat. maneuver.
Man·schet·te f techn., clin. tourniquet, cuff.
   pneumatische Manschette pneumatic cuff, pneumatic tourniquet, cuff.
Man·tel·den·tin nt mantle dentin, cover dentin.
Man·tel·feld·be·strah·lung f radiol. mantle field technique.
Man·tel·kro·ne f jacket crown.
   schulterlose Mantelkrone shoulderless jacket crown.
Man·tel·zel·le f histol. covering cell, encasing cell, cover cell; (Neurolemm) satellite cell, amphicyte, capsule cell, lemnocyte.
ma·nu·ell adj, adv manual.
MAO-Hemmer m pharm. monoamine oxidase inhibitor.
ma·ran·tisch adj patho. pertaining to or affected with marasmus, marasmic, marantic, marasmatic.
Ma·ras·mus m patho. marasmus, Parrot's disease, marantic atrophy, athrepsia, athrepsy, atrepsy; ped. infantile atrophy, pedatrophia, pedatrophy, Parrot's atrophy of newborn.
ma·ra·stisch adj → marantisch.
Marchesani-Syndrom nt patho. Weill-Marchesani syndrome, Marchesani's syndrome, spherophakia-brachymorphia syndrome.
Marfan-Syndrom nt patho. Marfan's disease, Marfan's syndrome, arachnodactyly, acromacria, arachnodactylia.
mar·gi·nal adj anat. pertaining to a margin, marginal, limbic, limbal.
Mar·gi·na·ti·on f patho. margination.
Mar·go m, pl **Mar·gi·nes** anat. margin, border, edge, boundary, margo.
   Margo gingivalis gingival margin, marginal gingiva, gum line.
Marie-Krankheit f **1.** neuro. Marie's disease, Marie's sclerosis, Nonne's syndrome, Marie's ataxia, hereditary cerebellar ataxia, heredodegeneration. **2.** ortho. Marie's disease, acromegaly, acromegalia.
Marie-Syndrom nt ortho. Marie's disease, acromegaly, acromegalia.
Marie-Bamberger-Syndrom nt patho. Marie-Bamberger disease, Bamberger-Marie disease, Marie's disease, Bamberger-Marie syndrome, Marie-Bamberger syndrome, Marie's syndrome, hypertrophic pulmonary osteoarthropathy, hyperplastic osteoarthritis, hyperplastic pulmonary osteoarthritis, hypertrophic pneumonic osteoarthropathy, secondary hypertrophic osteoarthropathy, acropachy, pulmonary osteoarthropathy.
Marie-Strümpell-Krankheit f ortho. Bekhterev's disease, Bekhterev's arthritis, Bechterew's disease, Marie's disease, Marie-Strümpell disease, Marie-Strümpell syndrome, Marie-Strümpell spondylitis, Strümpell's disease, Strümpell-Marie disease, rheumatoid spondylitis, rhizomelic spondylosis, ankylosing spondylitis, poker back.
Ma·ri·hua·na nt pharm., forens. marihuana, mariahuana, mariajuana, mariguana, marijuana; sl. pot.
Mark- pref. marrow, medulla, medullary, myel(o)-, medullo-; pulpal.
Mark nt anat., histol. marrow, medulla, (Organ) pulp, pulpa; bio. pith, pulp; fig. core.
   verlängertes Mark medulla oblongata, medulla, myelencephalon, bulbus.
mark·ähn·lich adj anat., histol. medullary, medullar, pulpy, myeloid.
mar·kant adj prominent.
mark·ar·tig adj → markähnlich.
Mar·ken·ar·ti·kel m pharm. proprietary article, branded article.
Mar·ken·na·me m pharm. proprietary name, trade name, trade mark.
Mar·ker m (a. phys.) marker.
   radioaktiver Marker radioactive tracer.
Mar·ker·sub·stanz f phys. marker.
Marker-X-Syndrom nt genet. fragile X syndrome.
mark·hal·tig adj histol. myelinated; anat. medullary, medullated.
Mark·höh·le f anat. (Knochen) bone marrow cavity, marrow cavity, marrow canal, medullary canal, medullary cavity, medullary space, sinus.
mar·kie·ren vt (a. phys.) mark, tag, label.
mar·kiert adj labeled.
Mar·kie·rung f (a. phys.) mark, marker; marking, labeling, labelling.
Mar·kie·rungs·gen nt genet. marker.
mar·kig adj anat., histol. medullary, medullar, marrowy, pulpy, myeloid.
Mark·ka·nal m accessory canal, accessory root canal, branching canal, secondary canal.

Mark·kör·per m anat. (Kleinhirn) medullary body of vermis, arbor vitae of vermis, arborescent white substance of cerebellum.
Mark·la·mel·le f anat. (ZNS) obex.
Mark·raum m → Markhöhle.
Mark·rei·fung f histol. myelogeny, myelogenesis, myelination, myelinization, myelinogenesis, myelinogeny, medullation.
Mark·schei·de f histol. myelin sheath, medullary sheath.
Mark·schei·den·bil·dung f histol. myelogeny, myelogenesis, myelination, myelinization, myelinogenesis, myelinogeny, medullation.
Mark·schei·den·fär·bung f histol. myelin stain.
Mark·si·nus m histol. medullary sinus.
Mar·mor m marble.
mar·mo·rie·ren vt marble, marbleize, marblize.
mar·mo·riert adj marbled, marble, veined; (Haut) marmorated.
Mar·mo·rie·rung f (Haut) marmoration, marbleization.
Mar·mor·kno·chen·krank·heit f ortho. Albers-Schönberg disease, Albers-Schöneberg marble bones, marble bone disease, osteopetrosis, marble bones, chalky bones, ivory bones.
Maroteaux-Lamy-Syndrom nt patho. Maroteaux-Lamy syndrome, N-acetylgalactosamine-4-sulfatase deficiency, arylsulfatase B deficiency, ARSB deficiency, mucopolysaccharidosis VI.
Marshall-Syndrom nt Marshall-Smith syndrome, Marshall syndrome.
Mar·su·pi·um nt bio. marsupial pouch, marsupium.
Martin-Modellierinstrument nt Martin carver.
Martin-Albright-Syndrom nt ortho. Albright's syndrome, Albright's dystrophy, Albright-McCune-Sternberg syndrome, Albright's hereditary osteodystrophy.
Martin-Bell-Syndrom nt genet. fragile X syndrome.
Martorell-Syndrom nt patho. Martorell's syndrome, Takayasu's arteritis, Takayasu's syndrome, Takayasu's disease, pulseless disease, reversed coarctation, brachiocephalic arteritis.
Maryland-Brücke f Maryland bridge.
Ma·schen·trans·plan·tat nt chir. mesh graft, accordion graft.
Ma·schen·werk nt (a. techn.) network, net.
Ma·schi·ne f phys., techn. machine; (Motor) engine.
ma·schi·nell I adj mechanical, mechanic. **II** adv mechanically, by machine.
Ma·ser m phys. maser.
Ma·sern pl epidem. measles, morbilli, rubeola.
ma·sern·ähn·lich adj epidem. morbilliform.
Ma·sern·ex·an·them nt epidem. measles exanthema, measles rash.
Ma·sern·le·bend·vak·zi·ne f epidem. measles virus live vaccine, live measles virus vaccine.
Ma·sern·oti·tis f HNO measles otitis.
Masern-Vakzine f epidem. measles vaccine.
Ma·sern·vi·rus nt micro. measles virus.
Ma·sern·vi·rus·le·bend·vak·zi·ne f epidem. measles virus live vaccine, live measles virus vaccine.
Mas·ke f **1.** mask. **eine Maske tragen** wear a mask. **eine Maske aufsetzen** put on a mask. **die Maske abnehmen** take off one's mask. **2.** fig. (maskenhaftes Gesicht) mask. **ihr Gesicht erstarrte zur Maske** her face froze into a mask. **3.** (Gesichtsmaske) face mask, mask.
Mas·ken·ge·sicht nt neuro., patho. Parkinson's facies, parkinsonian facies, masklike face.
mas·kie·ren vt (a. patho., phys.) mask.
mas·kiert adj (a. fig.) masked; (Krankheit, Symptom) masked, larvate, larvaceous, larval, larvated.
mas·ku·lin adj andro. masculine, male; virile.
Mas·ku·li·nie·rung f andro. masculinization.
Mas·ku·li·ni·sie·rung f andro. masculinization; patho. virilization, virilescence.
Maß nt, pl **Ma·ße 1.** (a. mathe., phys.) (Maßeinheit) measure (für of). **2.** (Maßband) tape measure, measuring tape. **3.** (Meßgröße) measurement; (Abmessung) dimension, size. **an/bei jdm. Maß nehmen** measure s.o., take s.o.'s measurements. **nach Maß gemacht** made-to-measure. **4.** fig. (Ausmaß) extent, degree. **5.** (Mäßigung) moderation. **mit/in Maßen** in moderation.
Mas·sa f, pl **Mas·sae** anat. mass, massa.
Mas·sa·ge f massage.
Maß·band nt measuring tape, tape measure.
Mas·se f **1.** mass, substance; (breiige) paste, pulp; techn. material, mass; anat. substantia, massa, body; bio., techn. aggregate. **2.** socio. mass, crowd, population. **3.** phys. mass; electr. ground, earth.
   dentalkeramische Masse ceramic alloy, dental ceramic.
   keramische Masse → dentalkeramische Masse.
   zahnkeramische Masse → dentalkeramische Masse.
Maß·ein·heit f (a. phys., mathe.) unit of measure, unit, standard measure.

Maß·ein·tei·lung f mathe., techn. scale.
Mas·sen·an·zie·hung f phys. gravitation, mass attraction, gravitational attraction.
Mas·sen·an·zie·hungs·kraft f→ Massenanziehung.
Mas·sen·blu·tung f patho. massive hemorrhage, massive bleeding, hematorrhea, hemorrhea.
Mas·sen·spek·tro·me·ter nt phys. mass spectrometer, mass spectrograph.
Masseran-Trepan m Masseran trepan bur.
Mas·se·ter m anat. masseter, masseter muscle.
Mas·se·ter·hy·per·tro·phie f masseteric hypertrophy.
Masseter-Lappen m masseter muscle flap.
Mas·se·ter·re·flex m physiol. chin jerk, chin reflex, jaw jerk, masseter reflex, mandibular reflex, jaw reflex.
Mas·se·ter·trans·fer m masseter muscle transfer.
mas·sig adj massive, bulky, huge, big, voluminuos, thick.
mas·siv adj massive, compact, solid; fig. massive, severe, heavy.
maß·los adj immoderate, extreme, intemperate.
Masson-Glomus nt histol. glomus, glomiform body, glomiform gland, glomus organ, glomus body.
Mast·darm m anat. straight intestine, rectum.
Ma·sti·ka·ti·on f physiol. chewing, mastication.
ma·sti·ka·to·risch adj physiol. pertaining to mastication, masticatory.
Ma·sti·ka·to·ri·um nt pharm. masticatory.
Ma·sto·id nt anat. mastoid, mastoid process, mamillary process of temporal bone, mastoidea, mastoideum, temporal apophysis.
ma·sto·id adj anat. pertaining to the mastoid process, mastoid, mastoidal.
Ma·sto·id·ab·szeß m HNO mastoid abscess.
Ma·sto·id·al·gie f HNO pain in the mastoid region, mastoidalgia.
Ma·sto·id·ek·to·mie f HNO mastoid operation, mastoidectomy.
  radikale Mastoidektomie radical mastoidectomy, tympanomeatomastoidectomy.
Ma·sto·idi·tis f HNO inflammation of the mastoid process or mastoid air cells, mastoiditis, mastoid empyema.
Ma·sto·ido·to·mie f HNO mastoidotomy.
Ma·sto·zyt m histol. mastocyte, mast cell, labrocyte.
Ma·sto·zy·tom nt mast cell tumor, mastocytoma.
Ma·sto·zy·to·se f derm., patho. mastocytosis.
  kutane Mastozytose Nettleship's disease, mastocytosis syndrome.
Mastozytose-Syndrom nt derm. Nettleship's disease, mastocytosis syndrome.
Mast·zel·le f histol. mastocyte, mast cell, labrocyte.
Mast·zell·tu·mor m patho. mast cell tumor, mastocytoma.
Mat·ching nt genet., immun. matching.
Ma·te·ri·al nt material, materials pl, substance; matter.
  dehnbares Material ductile material.
  thermoplastisches Material thermoplastic material.
  verformbares Material ductile material.
Ma·te·ri·al·här·te f material hardness.
Ma·te·rie f phys. matter; anat. substance, matter, substantia; (Eiter) pus, matter.
ma·te·ri·ell adj material.
ma·ter·nal adj gyn. pertaining to the mother, maternal.
Ma·ter·ni·tät f gyn. maternity, motherhood.
Mathieu-Nadelhalter m Mathieu needle holder.
Ma·trat·zen·naht f chir. mattress suture, quilted suture.
ma·tri·mo·ni·ell adj matrimonial.
Ma·trix f, pl **Ma·tri·zen**, **Ma·tri·zes** (a. anat., physiol.) matrix.
  funktionelle Matrix functional matrix.
  zytoplasmatische Matrix hyaloplasm, hyalomitome, hyaloplasma, hyalotome, paramitome, paraplasm, cytohyaloplasm, cytolymph, interfilar substance, interfibrillar substance of Flemming.
Ma·tri·ze f 1. dent. female element, female component, female section, female portion, female part. 2. biochem. matrix, template, templet, template system.
Ma·tri·zen·band nt matrix, marix band.
Ma·tri·zen·hal·ter m matrix, matrix holder, matrix retainer.
Ma·tri·zen·span·ner m matrix, matrix holder, matrix retainer.
Ma·tri·zen·zan·ge f matrix pliers.
ma·tro·klin adj genet. matroclinous, matriclinous.
matt adj 1. (schwach) weary (vor with); tired, exhausted, weak; (Bewegungen) limp, feeble; (Stimme) feeble, weak, faint; (Ton) faint; (Lächeln) faint. 2. (glanzlos) matt, dull; (Augen) dull, dim; (Farbe) pale, flat, matt, dull. 3. (Licht) dull, subdued, dim; (Glas) frosted, opaque.
Matt·heit f 1. (Schwäche) weariness (vor with); tiredness, lack of energy, lassitude, exhaustion, weakness; (Bewegungen) limpness, feebleness; (Stimme) feebleness, weakness. 2. (Glanzlosigkeit) mattness, dullness; (Augen) dimness; (Farbe) paleness, flatness. 3. (Licht) dullness, dimness; (Glas) opacity.
Mat·tig·keit f (Schwäche) weariness (vor with); tiredness, lack of energy, lassitude, exhaustion, weakness; (Bewegungen) limpness, feebleness; (Stimme) feebleness, weakness.
Ma·tu·ra·ti·on f histol. maturation, ripening; micro. maturation.
Ma·tu·ri·tät f (a. fig.) ripeness, maturity, maturateness.
Maul nt, pl **Mäu·ler** bio. mouth, jaws pl, snout, muzzle.
Maul·beer·mo·lar m mulberry molar, mulberry tooth.
Maul- und Klauenseuche f→ echte Maul- und Klauenseuche.
  echte Maul- und Klauenseuche micro. foot-and-mouth disease, hoof-and-mouth disease, malignant aphthae, aphthous fever, contagious aphtha, aphthobulbous stomatitis, epidemic stomatitis, epizootic stomatitis, epizootic aphthae.
Mauriac-Syndrom nt patho. Mauriac syndrome.
Maus f, pl **Mäu·se** bio. mouse, Mus.
Ma·xil·la f, pl **Ma·xil·lae** anat. maxilla, supramaxilla, maxillary bone, upper jaw bone, upper jaw, upper jawbone.
ma·xil·lar adj anat. pertaining to the upper jaw/maxilla, maxillary.
ma·xil·lär adj → maxillar.
Ma·xill·ek·to·mie f HNO, dent. maxillectomy.
Ma·xil·li·tis f HNO, dent. inflammation of the maxilla, maxillitis.
Ma·xil·lo·al·veo·lär adj maxilloalveolar.
Ma·xil·lo·al·veo·lar·brei·te f maxilloalveolar breadth.
Ma·xil·lo·al·veo·lar·in·dex m maxilloalveolar index.
Ma·xil·lo·al·veo·lar·län·ge f maxilloalveolar length.
ma·xil·lo·den·tal adj maxillodental.
Ma·xil·lo·to·mie f HNO, dent. maxillotomy.
ma·xi·mal adj maximal, maximum.
Ma·xi·mal·be·la·stung f maximum load, maximal stress.
Ma·xi·mal·do·sis f 1. pharm. maximum dose. 2. radiol. maximal permissible dose.
ma·xi·ma·li·sie·ren vt maximize.
Ma·xi·mal·wert m maximum, maximum value.
ma·xi·mie·ren vt maximize.
Ma·xi·mum nt, pl **Ma·xi·mums**, **Ma·xi·ma** maximum; mathe. peak.
Mayne-Apparat m Mayne muscle control appliance.
Mayne-Lückenhalter m Mayne space maintainer.
Mayo-Hegar-Nadelhalter m Mayo-Hegar needle holder.
Ma·ze·ra·ti·on nt maceration.
ma·ze·rie·ren vt macerate.
McArdle-Krankheit f patho. McArdle's disease, McArdle's syndrome, McArdle-Schmid-Pearson disease, muscle phosphorylase deficiency, muscle phosphorylase deficiency glycogenosis, myophosphorylase deficiency, myophosphorylase deficiency glycogenosis, type V glycogen storage disease.
McCall-Girlande f McCall's festoon.
McCall-Kürette f McCall curet, McCall curette.
McCollum-Geschiebe nt McCollum attachment.
McCune-Albright-Syndrom nt patho. McCune-Albright syndrome, Albright's dystrophy, Albright's disease, Albright's syndrome, Albright-McCune-Sternberg syndrome, polyostotic fibrous dysplasia.
McIvor-Mundsperrer m McIvor's mouth gag.
McKenty-Elevatorium m McKenty's elevator.
McShirley-Elektrohammer m McShirley electromallet, McShirley electromallet condenser, electromallet condenser.
McShirley-Elektrokondensierer m McShirley electromallet, McShirley electromallet condenser, electromallet condenser.
McSpadden-Technik f McSpadden method.
Mead-Kürette f Mead curet, Mead curette.
Mead-Raspatorium nt Mead periosteal elevator.
Mead 3-Zange f Mead 3 forceps, forceps Mead 3, forceps MD 3.
Mead 4-Zange f Mead 4 forceps, forceps Mead 4, forceps MD 4.
mean corpuscular volume (nt) hema. mean corpuscular volume.
Mea·to·ma·sto·id·ek·to·mie f HNO meatomastoidectomy.
Mea·tus m, pl **Mea·tus** anat. meatus, opening, passage, channel.
MEA-Typ III m patho. multiple endocrine neoplasia III, mucosal neuroma syndrome.
Me·cha·nik f 1. mechanics pl. 2. mechanism.
me·cha·nisch adj (a. fig.) mechanical, mechanic.
Me·cha·no·re·zep·tor m mechanoreceptor, mechanicoreceptor.
Meckel-Syndrom nt ped. Gruber's syndrome, Meckel's syndrome, Meckel-Gruber syndrome.
me·di·al adj pertaining to the middle, medial, middle; central.
me·di·an adj lying in the middle, median, central, middle.
Me·di·an·ebe·ne f anat. median plane, midsagittal plane.
Me·di·an·sa·git·ta·le f anat. median plane, midsagittal plane.

Me·di·an·sa·git·tal·ebe·ne *f anat.* median plane, midsagittal plane.

Me·di·an·schnitt *m anat.* epigastric incision, midline incision.

me·dia·sti·nal *adj anat.* pertaining to the mediastinum, mediastinal.

Me·dia·sti·nal·raum *m* → Mediastinum.

Me·dia·sti·ni·tis *f pulmo.* inflammation of the mediastinum, mediastinitis.

Me·dia·sti·num *nt, pl* **Me·dia·sti·na** *anat.* **1.** median septum, mediastinum. **2.** (*Thorax*) mediastinal cavity, mediastinal space, mediastinum, interpulmonary septum.

Me·di·ka·ment *nt* medicament, medicine, remedy, medicant, medication, drug, physic.
  nicht-steroidale antiinflammatorisch-wirkende Medikamente non-steroidal anti-inflammatory drugs, nonsteroidals.
  rezeptpflichtiges Medikament prescription drug; *Brit.* prescription only medicine.

me·di·ka·men·ten·ab·hän·gig *adj pharm.* drug-dependent.
Me·di·ka·men·ten·ab·hän·gig·keit *f pharm.* drug dependence.
Me·di·ka·men·ten·miß·brauch *m pharm., forens.* drug abuse.
Me·di·ka·men·ten·schrank *m* medicine chest, cabinet.
Me·di·ka·men·ten·sucht *f pharm.* drug addiction.
me·di·ka·men·ten·süch·tig *adj pharm.* drug-addicted.
me·di·ka·men·tös *adj pharm.* medicinal, medical, medicamentous; *derm.* medicamentous.

Me·di·ka·ti·on *f pharm.* **1.** medication, medicating. **2.** medication, medicament, remedy, drug.

me·di·ko·chir·ur·gisch *adj* pertaining to medicine and surgery, medicochirurgical.

me·di·ko·le·gal *adj* pertaining to law and (forensic) medicine, medicolegal; forensic.

Me·di·na·wurm *m micro.* Medina worm, Guinea worm, dragon worm, serpent worm, Filaria medinensis, Filaria dracunculus, Dracunculus medinensis.

Me·dio·ne·cro·sis *f patho.* medial necrosis, medionecrosis.

me·di·tie·ren *vi* meditate (*über* on, upon).

Me·di·um *nt, pl* **Me·dia** *allg., chem., bio., phys.* medium; *micro.* culture medium, medium; (*Hypnose*) medium.
  röntgendichtes Medium *radiol.* radiopaque medium.
  strahlendichtes Medium *radiol.* radiopaque medium.
  strahlendurchlässiges Medium *radiol.* radiolucent medium.

Me·di·zin *f* **1.** medicine, medical science. **2.** medicament, medicine, remedy, medicant, medication, drug, physic.
  biologische Medizin naturopathy.
  experimentelle Medizin experimental medicine.
  forensische Medizin forensic medicine, legal medicine, medical jurisprudence.
  gerichtliche Medizin → forensische Medizin.
  klinische Medizin clinical medicine.
  psychosomatische Medizin psychosomatic medicine.

me·di·zi·nal *adj pharm.* pertaining to medicine or healing, medicative, medicinal, medicated, curative.

Me·di·zi·ner *m* doctor, physician, medic, mediciner, medico; medical student.

Me·di·zin·glas *nt* medicine glass, vial, phial.

me·di·zi·nisch *adj* **1.** pertaining to medicine or the (nonsurgical) treatment of diseases, medical, iatric, iatrical, medicinal, medico-, iatr(o)-. **2.** *pharm.* pertaining to medicine or healing, medicative, medicinal, medicated, curative.

medizinisch-chirurgisch *adj* pertaining to medicine and surgery, medicochirurgical.

Medizinische Fakultät *f* (the) medical faculty.

Me·di·zin·stu·dent *m* medical student, medic, medico.

Me·dul·la *f anat.* **1.** medulla, marrow. **2.** adrenal medulla, adrenal marrow, suprarenal marrow, suprarenal medulla, medulla of suprarenal gland.

me·dul·lar *adj* → medullär.

me·dul·lär *adj anat.* pertaining to medulla or marrow, medullary, medullar.

Me·du·sen·haupt *nt patho.* Medusa's head, Cruveilhier's sign, cirsomphalos, arachnogastria.

Mega- *pref.* **1.** meg(a)-. **2.** large, megal(o)-, meg(a)-; macr(o)-.

Me·ga·don·tie *f* macrodontia.

Me·ga·hertz *nt phys.* megahertz.

Me·ga·ka·ryo·blast *m hema.* megakaryoblast, megacaryoblast.

Me·ga·ka·ryo·zyt *m hema.* megakaryocyte, megacaryocyte, bone marrow giant cell, megalocaryocyte, megalokaryocyte, thromboblast.

Me·ga·ka·ryo·zy·ten·leuk·ämie *f hema.* megakaryocytic leukemia, hemorrhagic thrombocythemia, idiopathic thrombocythemia, primary thrombocythemia, essential thrombocythemia.

Me·ga·ka·ryo·zy·to·se *f hema.* megakaryocytosis.

Me·gal·ery·them *nt* → Megalerythema.

Me·gal·ery·the·ma *nt derm.* megaloerythema, megalerythema.
  Megalerythema epidemicum/infectiosum *ped., derm.* Sticker's disease, fifth disease, erythema infectiosum.

Megalo- *pref.* large, mega-, megal(o)-; macr(o)-.

Me·ga·lo·blast *m hema.* megaloblast.

Me·ga·lo·dak·ty·lie *f* megalodactyly, megalodactylia, megalodactylism, megadactylia, megadactylism, megadactyly, dactylomegaly.

me·ga·lo·dont *adj* macrodont, megalodont.

Me·ga·lo·don·tie *f* macrodontia.

me·ga·lo·ke·phal *adj* → megalozephal.

Me·ga·lo·ke·pha·lie *f* → Megalozephalie.

me·ga·lo·ze·phal *adj patho.* megalocephalic, megacephalic, megacephalous; macrocephalic, macrocephalous.

Me·ga·lo·ze·pha·lie *f patho.* megalocephaly, megalocephalia, megacephaly; macrocephaly, macrocephalia, macrocephalus.

Me·ga·lo·zyt *m hema.* megalocyte.

Me·ga·nu·kle·us *m histol.* macronucleus, meganucleus, trophonucleus, trophic nucleus.

Me·ga·volt·strah·lung *f radiol.* megavoltage radiation.

Me·ga·volt·the·ra·pie *f radiol.* megavoltage therapy, supervoltage radiotherapy.

Mehl *nt* flour, meal; (*Pulver*) powder, dust.

mehl·ar·tig *adj* → mehlig.

mehl·hal·tig *adj* → mehlig.

meh·lig *adj* farinaceous, floury, mealy.

Mehl·nähr·scha·den *m* mehlnährschaden.

Mehr- *pref.* multi-, poly-, pleo-, pleio-, pluri-.

mehr·deu·tig *adj* equivocal, amphibolic, ambiguous, uncertain.

Mehr·deu·tig·keit *f* ambiguity, equivocality.

Mehr·eta·gen·frak·tur *f traumat.* multiple fracture.

mehr·fach *adj* multiple, multifold, multiplex; (*wiederholt*) repeated.
  mehrfach behindert multihandicapped.

Mehr·fach·lei·den *nt patho.* polypathia.

Mehr·fach·se·hen *nt ophthal.* multiple vision, polyopia, polyopsia, polyopy.

mehr·far·big *adj* multicolored, multicolor, polychrome, polychromatic.

mehr·ge·stal·tig *adj histol.* pleomorphic, pleomorphous.

Mehr·ge·stal·tig·keit *f histol.* pleomorphism.

mehr·höcke·rig [k·k] *adj* multicuspid, multicuspidate.

mehr·jäh·rig *adj bio.* perennial.

mehr·ker·nig *adj histol.* plurinuclear, plurinucleated, multinuclear, multinucleate, multinucleated.

Mehr·kom·po·nen·ten·kom·plex *m* composite complex, composite material.

Mehr·kom·po·nen·ten·ma·te·ri·al *nt* composite complex, composite material.

Mehr·kom·po·nen·ten·werk·stoff *m* composite, composite material, composite compound.

Mehr·kom·po·nen·ten·ze·ment *m* composite dental cement.

mehr·po·lig *adj phys.* multipolar.

mehr·rei·hig *adj histol.* multilayered, multilayer.

mehr·schich·tig *adj histol.* multilayered, multilayer, stratified.

mehr·sei·tig *adj mathe.* polygonal.

mehr·wir·tig *adj micro.* heteroxenous.

Mehr·zel·ler *bio.* **I** *m* metazoon, metazoan. **II** *pl* Metazoa.

Mei·ler *m phys.* atomic pile, pile, nuclear reactor.

Meinicke-Klärungsreaktion *f immun.* Meinicke reaction.

Meio·se *f bio., histol.* meiotic cell division, meiosis, meiotic division, miosis, maturation division, reduction, reduction division, reduction cell division.

meio·tisch *adj bio., histol.* pertaining to meiosis, meiotic, miotic.

Mei·ßel *m* chisel.
  abgebogener Meißel curved chisel.
  gebogener Meißel curved chisel.
  gerader Meißel strtaight chisel.
  scharfer Meißel sharp chisel.
  stumpfer Meißel blunt chisel.

mei·ßeln *vt, vi* chisel.

Mei·ster·mo·dell *nt* master cast.

Me·ko·nis·mus *m patho., pharm.* opium poisoning, meconism.

Me·ko·ni·um·as·pi·ra·ti·on *f ped.* meconium aspiration.

Mel *nt pharm.* honey, mel.

Me·lae·na *f patho.* melena, tarry stool, melanorrhagia, melanorrhea.
  Melaena neonatorum vera hemorrhagic disease of the newborn.

Me·lä·na *f* → Melaena.

Me·lan·ämie *f hema.* melanemia.

Me·lan·idro·sis *f derm.* melanidrosis, melanephidrosis.

me·la·nin·hal·tig *adj histol.* melaniferous, melanotic.
Melan(o)- *pref.* black, dark, melan(o)-.
Me·la·no·ame·lo·bla·stom *nt patho.* melanoameloblastoma, melanotic progonoma, melanotic ameloblastoma, melanotic neuroectodermal tumor, retinal anlage tumor, pigmented ameloblastoma, pigmented epulis.
Me·la·no·bla·stom *nt derm.* melanoblastoma, melanocarcinoma, melanoma, malignant melanoma, melanotic cancer, melanotic carcinoma, melanotic sarcoma, black cancer.
Me·la·no·bla·sto·se·syn·drom, neurokutanes *nt derm.* neurocutaneous melanosis.
Me·la·no·bla·sto·sis *f derm.* melanoblastosis.
  Melanoblastosis Bloch-Sulzberger Bloch-Sulzberger syndrome, Bloch-Sulzberger disease, Bloch-Sulzberger incontinentia pigmenti.
Me·la·no·cy·to·sis *f patho.* melanocytosis.
Me·la·no·derm *nt derm.* melanoderma.
Me·la·no·der·mie *f derm.* melanoderma.
Me·la·no·don·tie *f* melanodontia.
  infantile Melanodontie infantile melanodontia.
Me·la·no·glos·sie *f HNO* melanoglossia, black hairy tongue, black tongue, glossophytia.
Me·la·no·kar·zi·nom *nt derm.* melanoblastoma, melanocarcinoma, melanoma, malignant melanoma, melanotic cancer, melanotic carcinoma, melanotic sarcoma, black cancer.
Me·la·nom *nt derm.* melanoma.
  amelanotisches Melanom amelanotic (malignant) melanoma.
  amelanotisches malignes Melanom → amelanotisches Melanom.
  benignes juveniles Melanom Spitz nevus, Spitz-Allen nevus, benign juvenile melanoma, juvenile melanoma, epithelioid cell nevus, spindle and epithelioid cell nevus, spindle cell nevus, compound melanocytoma.
  malignes Melanom malignant melanoma, melanoblastoma, melanocarcinoma, melanoma, melanotic cancer, melanotic carcinoma, melanotic sarcoma, black cancer, melanoma.
Me·la·no·ma·lig·nom *nt* → malignes *Melanom.*
Me·la·no·pho·ren·nae·vus *m derm.* chromatophore nevus of Naegeli, Naegeli's incontinentia pigmenti, Naegeli syndrome, Franceschetti-Jadassohn syndrome.
Me·la·no·pla·kia *f HNO* melanoplakia.
Me·la·no·pla·kie *f HNO* melanoplakia.
Me·la·no·se *f derm., patho.* melanism, melanosis.
  angeborene Melanose melanism.
  neurokutane Melanose neurocutaneous melanosis.
  prämaligne Melanose Hutchinson's freckle, precancerous melanosis of Dubreuilh, circumscribed precancerous melanosis of Dubreuilh, melanotic freckle (of Hutchinson), lentigo maligna, malignant lentigo.
Me·la·no·sis *f derm., patho.* melanosis, melanism.
  Melanosis circumscripta praeblastomatosa Hutchinson's freckle, precancerous melanosis of Dubreuilh, circumscribed precancerous melanosis of Dubreuilh, melanotic freckle (of Hutchinson), lentigo maligna, malignant lentigo.
  Melanosis circumscripta praeblastomatosa Dubreuilh → Melanosis circumscripta praeblastomatosa.
  Melanosis circumscripta praecancerosa → Melanosis circumscripta praeblastomatosa.
  Melanosis circumscripta praecancerosa Dubreuilh → Melanosis circumscripta praeblastomatosa.
  Melanosis neurocutanea neurocutaneous melanosis.
  Melanosis toxica lichenoides Riehl's melanosis.
me·la·no·tisch *adj histol., derm.* melanotic.
Me·la·no·tro·pin *nt endo.* intermedin, melanocyte stimulating hormone, melanophore stimulating hormone.
Me·la·no·zyt *m derm., histol.* pigmented cell of the skin, melanocyte, melanodendrocyte.
Me·la·no·zy·to·bla·stom *nt* → malignes *Melanom.*
Me·la·no·zy·to·se *f derm., histol.* melanocytosis.
  deltoido-akromiale Melanozytose Ito's nevus.
  okulodermale Melanozytose Ota's nevus, oculocutaneous melanosis, oculodermal melanocytosis.
Me·la·to·nin *nt endo.* melatonin.
mel·den *vt (Krankheit)* report, notify, give notice.
mel·de·pflich·tig *adj (Krankheit)* notifiable, reportable.
Me·lio·ido·se *f epidem.* Whitmore's disease, Whitmore's fever, melioidosis, pseudoglanders.
Me·lio·ido·sis *f* → Melioidose.
Me·lit·urie *f patho.* melituria, mellituria.
Mel·ker·kno·ten *m derm.* pseudocowpox, milker's node, paravaccinia.
Mel·ker·pocken [k·k] *pl* → Melkerknoten.
Melkersson-Rosenthal-Syndrom *nt patho.* Melkersson's syndrome, Melkersson-Rosenthal syndrome.
Mel·lit·urie *f patho.* melituria, mellituria.
Melnick-Needles-Syndrom *nt* Melnick-Needles syndrome.
Me·lo·no·pla·stik *f HNO* meloplasty, melonoplasty.
Me·lo·pla·stik *f HNO* meloplasty, melonoplasty.
Me·lo·schi·sis *f embryo.* oblique facial cleft, prosopoanoschisis, meloschisis.
Melotte-Metall *nt* Melotte's metal.
Mem·bran *f* **1.** *anat.* membrane, membrana, layer, lamina, velamen, velum. **2.** *phys., chem.* membrane, diaphragm, film.
  elastische Membran elastic membrane.
  semipermeable Membran semipermeable membrane, ultrafilter.
mem·bran·ar·tig *adj histol.* hymenoid, membranate, membraniform, membranoid, membranous, membraneous, membranaceous.
Mem·bra·ne *f* → Membran.
mem·bra·nös *adj histol.* pertaining to a membrane, membranate, membranous, membraneous, membranaceous, hymenoid.
Mem·bran·po·ten·ti·al *nt physiol.* membrane potential.
Mem·bran·pro·te·in *nt biochem.* membrane protein.
Mem·brum *nt, pl* **Mem·brums, Mem·bra** *anat.* membrum, member, limb.
  Membrum inferius lower extremity, lower limb, pelvic limb, inferior limb.
  Membrum superius upper extremity, upper limb, thoracic limb, superior limb.
Me·na·chi·non *nt biochem.* menaquinone, vitamin K_2, farnoquinone.
Me·na·di·ol *nt biochem.* menadiol, vitamin K_4.
Me·na·di·on *nt biochem.* menadione, menaphthone, vitamin K_3.
Men·ge *f* **1.** amount, quantity, number, array *(an of).* **2.** *lab.* run; *techn.* batch; *mathe.* aggregate; *phys.* amount. **3.** *pharm., lab. (Einheit)* dose, dosage, unit. **4.** *(Menschenmenge)* crowd, mass. **5.** *inf.* **jede Menge/eine Menge** *(viel)* lots of, a lot of, plenty of, loads of.
Ménière-Anfall *m HNO, neuro.* Ménière's attack.
me·nin·ge·al *adj anat.* pertaining to the meninges, meningeal.
Me·nin·ge·al·ast *m anat.* meningeal branch.
Me·nin·gen *pl, sing* **Me·ninx** meninges.
Me·nin·ge·om *nt* → Meningiom.
Me·nin·ges *pl, sing* **Me·ninx** *anat.* meninges.
Me·nin·gi·om *nt neuro.* meningioma, meningeoma, meningofibroblastoma, meningoma, meningothelioma, dural endothelioma, exothelioma.
Me·nin·gis·mus *m neuro.* meningism, Dupré's disease, Dupré's syndrome, pseudomeningitis.
Me·nin·gi·tis *f neuro.* inflammation of the meninges, meningitis, pachyleptomeningitis.
  Meningitis carcinomatosa carcinomatous meningitis, meningitis carcinomatosa.
  Meningitis cerebralis cerebral meningitis, cephalomeningitis.
  Meningitis cerebrospinalis cerebrospinal meningitis, tetanoid fever.
  Meningitis cerebrospinalis epidemica meningococcal meningitis, epidemic cerebrospinal meningitis, cerebrospinal fever, malignant purpura, stiff-neck fever.
  Meningitis leucaemica leukemic meningitis, meningeal leukemia.
  Meningitis spinalis spinal meningitis, perimyelitis.
  lymphozytäre Meningitis lymphocytic meningitis, acute aseptic meningitis, aseptic meningitis, benign lymphocytic meningitis.
  otogene Meningitis otitic meningitis, otogenic meningitis.
  virale Meningitis viral meningitis.
me·nin·gi·tisch *adj neuro.* pertaining to meningitis, meningitic.
Me·nin·go·coc·cus *m micro.* meningococcus, Weichselbaum's coccus, Weichselbaum's diplococcus, Diplococcus intracellularis, Neisseria meningitidis.
Me·nin·go·en·ce·pha·li·tis *f neuro.* inflammation of brain and meninges, meningoencephalitis, meningocephalitis, meningocerebritis, encephalomeningitis, cerebromeningitis.
Me·nin·go·en·ze·pha·li·tis *f* → Meningoencephalitis.
Me·nin·go·en·ze·pha·lo·mye·li·tis *f neuro.* inflammation of meninges, brain and spinal cord, meningoencephalomyelitis, meningomyeloencephalitis.
Me·nin·go·en·ze·pha·lo·pat·hie *f neuro.* meningoencephalopathy, encephalomeningopathy.
Me·nin·go·kokk·ämie *f* meningococcemia.
Me·nin·go·kok·kus *f* → Meningokokkus.
Me·nin·go·kok·ken·me·nin·gi·tis *f neuro.* malignant purpura, epidemic cerebrospinal meningitis, meningococcal meningitis, cerebrospinal fever, stiff-neck fever.

Meningokokkensepsis

Me·nin·go·kok·ken·sep·sis *f epidem., patho.* meningococcemia.
Me·nin·go·kok·kus *m micro.* meningococcus, Weichselbaum's coccus, Weichselbaum's diplococcus, Diplococcus intracellularis, Neisseria meningitidis.
Me·nin·go·mye·li·tis *f neuro.* inflammation of the spinal cord and its membranes, meningomyelitis, myelomeningitis.
Me·nin·go·mye·lo·ze·le *f neuro., embryo.* meningomyelocele, myelomeningocele, hydromyelomeningocele.
Me·nin·go·pa·thie *f neuro.* meningopathy.
Me·nin·go·ra·di·ku·li·tis *f neuro.* meningoradiculitis.
Me·nin·go·se *f anat.* meningosis.
Me·nin·go·ze·le *f neuro., embryo.* meningocele.
  traumatische Meningozele spurious meningocele, traumatic meningocele, Billroth's disease.
me·nin·go·ze·re·bral *adj anat.* pertaining to the brain and its membranes, cerebromeningeal.
Me·nis·kus *m, pl* **Me·nis·ken 1.** *anat.* meniscus. **2.** *anat.* meniscus, articular meniscus, joint meniscus, articular crescent. **3.** *phys.* (*Flüssigkeit*) meniscus; *ophthal.* meniscus lens, meniscus.
Me·no·pau·se *f gyn.* menopause, change of life, turn of life.
Me·no·pau·sen·gin·gi·vi·tis *f neuro.* menopausal gingivostomatitis.
Me·nor·rha·gie *f gyn.* menorrhagia, hypermenorrhagia, flooding.
Mensch *m, pl* **Men·schen** man, homo, Homo; (*einzelner Mensch*) man, human being, human; (*Person*) person, individual.
men·schen·ähn·lich *adj bio.* man-like, anthropoid, hominid.
Men·schen·al·ter *nt* age, lifetime; generation.
men·schen·ar·tig *adj* → menschenähnlich.
Men·schen·floh *m micro.* human flea, common flea, Pulex irritans, Pulex dugesi.
men·schen·freund·lich *adj* humane, humanitarian, philantropic.
Men·schen·kun·de *f* anthropology.
Men·schen·laus *micro.* **1.** *f* human louse, Pediculus humanus. **2.** **Menschenläuse** *pl* Pediculidae.
men·schen·scheu *adj* unsociable.
Men·schen·wür·de *f* human dignity, dignity of man.
men·schen·wür·dig *adj* humane.
mensch·lich *adj* human; (*human*) humane, humanitarian. **der menschliche Geist** the human mind. **der menschliche Körper** the human body.
Men·ses *pl* → Menstruation.
men·stru·al *adj gyn.* pertaining to the menses, menstrual, emmenic, catamenial.
Men·stru·al·zy·klus *m* → Menstruationszyklus.
Men·strua·ti·on *f gyn.* period, flow, course, menses, menstrual flow, menstrual phase, menstrual stage, menstruation, emmenia, catamenia.
Men·strua·ti·ons·gin·gi·vi·tis *f* menogingivitis, menstruation gingivitis.
Men·strua·ti·ons·zy·klus *m gyn.* menstrual cycle, genital cycle, sex cycle, sexual cycle, rhythm.
men·stru·ie·ren *vi* menstruate, flow, undergo menstruation.
Men·sur *f lab.* measuring glass, graduated cylinder.
men·tal *adj* **1.** *psycho.* pertaining to the mind, mental, psychic. **2.** *anat.* pertaining to the chin, mental, chin, genial, genian.
Men·thol *nt pharm.* peppermint camphor, menthol.
Ment(o)- *pref.* chin, genial, genian, geni(o)-, ment(o)-.
men·to·la·bi·al *adj anat.* pertaining to chin and lip, mentolabial.
Men·to·pla·stik *f chir., HNO* mentoplasty.
Men·tum *nt anat.* chin, mentum.
MEN-Typ III *m* multiple endocrine neoplasia III, mucosal neuroma syndrome.
me·phi·tisch *adj* (*Luft*) mephitic, foul, poisonous, noxious.
me·ri·dio·nal *adj* pertaining to a meridian, meridional.
Me·ri·stom *nt bio.* meristoma.
Merk·fä·hig·keit *f* memory.
Merk·mal *nt* **1.** sign, mark; feature, characteristic, trait; *bio.* character, distinctive mark. **2.** *patho.* symptom, sign. **3.** (*Eigenschaft*) property. **charakteristisches Merkmal** diagnostic. **typisches Merkmal** typical feature/sign.
Merkuri- *pref.* mercuric.
Mer·ku·ria·lis·mus *m patho.* mercury poisoning, mercurial poisoning, mercurialism, hydrargyria, hydrargyrism, hydrargyrosis.
Merkuro- *pref.* mercurous.
Me·ro·ga·mie *f bio.* merogamy.
me·ro·krin *adj histol.* merocrine.
me·ro·sy·sto·lisch *adj card.* merosystolic, partially systolic.
Merrifield-Gingivektomiemesser *nt* Merrifield gingivectomy knife, Merrifield knife.
Merrifield-Messer *nt* Merrifield gingivectomy knife, Merrifield knife.

Mer·se·bur·ger Tri·as *f endo.* Merseburg triad, Basedow's triad, Basedow's trias.
Mershon-Bogen *m* Mershon arch.
Mes·an·gi·al·zel·le *f histol.* mesangial cell, intercapillary cell.
Mes·an·gi·um *nt histol.* mesangium.
Mes·an·gi·um·zel·le *f histol.* mesangial cell, intercapillary cell.
Mes·aor·ti·tis *f patho.* inflammation of the muscular coat of the aorta, mesaortitis, meso-aortitis.
  Mesaortitis luetica Döhle's disease, Döhle-Heller disease, Heller-Döhle disease, Döhle-Heller aortitis, luetic mesaortitis, luetic aortitis, syphilitic aortitis, syphilitic mesaortitis.
Mes·ar·te·ri·tis *f patho.* inflammation of the muscular coat of an artery, mesarteritis.
mes·axio·gin·gi·val *adj* mesaxiogingival, axiomesiocervical, axiomesiogingival.
Mes·en·ce·pha·lon *nt anat.* mesencephalon, mesencephal, mesocephalon, midbrain.
Mes·en·chym *nt embryo.* mesenchymal tissue, mesenchyma, mesenchyme, desmohemoblast.
Mes·en·chy·mom *nt patho.* mesenchymoma.
Mes·en·te·ri·um *nt anat.* mesentery, mesenterium, mesostenium.
Mes·en·ze·pha·lon *nt anat.* mesencephalon, mesencephal, mesocephalon, midbrain.
Mesh-Graft *f/nt chir.* mesh graft, accordion graft.
Mesh-Transplantat *nt* → Mesh-Graft.
me·si·al *adj* mesial, mesal, proximal.
Me·si·al·biß *m* mesioclusion, mesio-occlusion, anterocclusion, anterior occlusion, protrusive occlusion, anteroclusion.
  beidseitiger Mesialbiß bilateral mesioclusion, bimaxillary protrusive occlusion.
  einseitiger Mesialbiß unilateral mesioclusion.
Me·si·al·drift *m* mesial drift, mesial movement, physiologic mesial migration.
Me·si·al·flä·che *f* mesial surface, mesial surface of tooth.
  Mesialfläche von Prämolaren und Molaren mesial surface of premolar and molar teeth, anterior surface of premolar and molar teeth.
Me·si·al·ver·schie·bung *f* mesial displacement.
Me·si·al·wan·de·rung *f* mesial drift, mesial movement, physiologic mesial migration.
  physiologische Mesialwanderung physiologic mesial migration.
Me·si·al·win·kel *pl* mesial angles.
me·sio·an·gu·lär *adj* mesioangular.
me·sio·axi·al *adj* mesioaxial, axiomesial.
me·sio·axio·gin·gi·val *adj* mesioaxiogingival.
me·sio·buk·kal *adj* buccomesial, mesiobuccal.
mesio-bukko-okklusal *adj* mesiobucco-occlusal.
me·sio·buk·ko·pul·pal *adj* mesiobuccopulpal.
Me·sio·dens *m* mesiodens, mesodens.
me·sio·di·stal *adj* mesiodistal.
Me·sio·di·stal·ebe·ne *f* mesiodistal plane.
Me·sio·di·stal·klam·mer *f* mesiodistal clasp.
mesio-disto-okklusal *adj* mesiodisto-occlusal, mesio-occlusiodistal.
Me·sio·dons *m* mesodens, mesiodens.
me·sio·gin·gi·val *adj* mesiogingival, mesiocervical.
me·sio·gnath *adj* mesiognathic.
me·sio·in·zi·sal *adj* mesio-incisal.
me·sio·in·zi·so·di·stal *adj* mesioincisodistal.
mesio-inziso-distal *adj* mesioincisodistal.
me·si·ok·klu·sal *adj* mesiocclusal.
Me·si·ok·klu·si·on *f* mesioclusion, mesio-occlusion, anterocclusion, anterior occlusion, protrusive occlusion, anteroclusion.
  bilaterale Mesiokklusion bilateral mesioclusion.
  unilaterale Mesiokklusion unilateral mesioclusion.
Me·sio·kli·na·ti·on *f* mesioclination.
me·sio·la·bi·al *adj* mesiolabial.
me·sio·la·bio·in·zi·sal *adj* mesiolabioincisal.
mesio-labio-inzisal *adj* mesiolabioincisal.
me·sio·la·bio·pul·pal *adj* mesiolabiopulpal.
me·sio·lin·gu·al *adj* mesiolingual.
me·sio·lin·guo·in·zi·sal *adj* mesiolinguoincisal.
mesio-linguo-inzisal *adj* mesiolinguoincisal.
mesio-linguo-okklusal *adj* mesiolinguo-occlusal.
me·sio·lin·guo·pul·pal *adj* mesiolinguopulpal.
mesio-okklusal *adj* mesio-occlusal.
mesio-okkluso-distal *adj* mesiocclusodistal, mesio-occlusodistal, mesiodistocclusal.
me·sio·pa·la·ti·nal *adj* mesiopalatal.
me·sio·pul·pal *adj* mesiopulpal.
me·sio·pul·po·la·bi·al *adj* mesiopulpolabial.

mesio-pulpo-labial *adj* mesiopulpolabial.
me·sio·pul·po·lin·gu·al *adj* mesiopulpolingual.
mesio-pulpo-lingual *adj* mesiopulpolingual.
Me·sio·struk·tur *f* mesostructure.
Me·sio·ver·si·on *f* mesioversion.
me·sio·zer·vi·kal *adj* mesiocervical.
Me·so·dens *m* mesodens, mesiodens.
Me·so·derm *nt embryo.* mesoblast, mesoderm; mesodermal germ layer.
me·so·der·mal *adj embryo.* pertaining to the mesoderm, mesoblastic, mesodermal, mesodermic.
me·so·dont *adj* mesodont, mesodontic.
Me·so·don·tie *f* mesodontia, mesodontism.
Me·so·glia *f* mesoglial cells, mesoglia.
me·so·gnath *adj* mesognathic, mesognathous.
me·so·ke·phal *adj* mesocephalic, mesocephalous, mesaticephalic.
Mesopharyngeal- *pref.* oropharyngeal.
Me·so·pha·rynx *m anat.* pharyngo-oral cavity, oral pharynx, oropharynx.
me·so·phil *adj bio., micro.* mesophilic, mesophile, mesophilous.
Me·so·phle·bi·tis *f patho.* inflammation of the middle coat of a vein, mesophlebitis.
me·so·pro·sop *adj* mesoprosopic.
me·so·sta·phy·lin *adj* mesostaphyline.
Me·so·struk·tur *f* mesostructure.
Me·so·tau·ro·den·tis·mus *m* mesotaurodontism.
Me·so·tau·ro·don·tie *f* mesotaurodontism.
Me·so·thel *nt histol.* mesothelium, mesepithelium, celarium, celothel, celothelium, coelothel.
Me·so·the·li·om *nt patho.* mesothelioma, mesohyloma, celothelioma.
me·so·ze·phal *adj* mesocephalic, mesocephalous, mesaticephalic.
Meß·band *nt* measuring tape, tape measure, tape.
Meß·be·reich *m fig., techn.* range, measuring range, measuring scale.
Meß·da·ten *pl phys., techn.* data, measured data.
Mes·sen *nt* measuring, measure, measurement.
mes·sen I *vt* measure; *techn.* gage, gauge, meter; *lab.* assay; (*Zeit*) time. **jdn. messen** measure s.o., take s.o.'s measurements. **jds. Fieber messen** take s.o.'s temperature. **jds. Blutdruck messen** take s.o.'s blood pressure; (*Gerät*) measure s.o.'s blood pressure. II *vi* measure.
Mes·ser¹ *nt* knife; *chir.* knife, scalpel.
chirurgisches Messer scalpel, surgical knife.
Mes·ser² *m* (*Gerät*) meter, measuring instrument; (*Person*) gager, measurer.
Mes·ser·griff *m* knife handle.
Mes·ser·klin·ge *f* knife blade.
Mes·ser·schnei·de *f* knife-edge, edge.
Mes·ser·spit·ze *f* knife point, point.
Mes·ser·stich *m* stab, thrust; (*Wunde*) stab wound, knife wound.
Meß·füh·ler *m techn.* sensor.
Meß·ge·rät *nt* measuring instrument, instrument, measure; (*Meter*) meter; gauge, gage.
Meß·glas *nt lab.* measuring glass.
Meß·griff *m* test handle.
Mes·sing *nt* brass.
Meß·in·stru·ment *nt* → Meßgerät.
Meß·me·tho·de *f* measurement method, method of measuring, measurement technique, measuring technique/method.
Meß·pi·pet·te *f lab.* graduated pipette.
Meß·strei·fen *m* tape.
Meß·tech·nik *f* → Meßmethode.
Mes·sung *f* 1. (*Messen*) measuring; (*Ablesen*) reading; (*Temperatur, Blutdruck*) taking; test, testing. 2. (*Ergebnis*) measurement; reading.
Meß·zahl *f stat.* index.
Meß·zif·fer *f stat.* index.
mes·ura·nisch *adj* mesuranic.
me·ta·bo·lisch *adj physiol.* pertaining to metabolism, metabolic.
me·ta·bo·li·sier·bar *adj physiol.* metabolizable.
me·ta·bo·li·sie·ren *vt, vi physiol.* metabolize.
Me·ta·bo·lis·mus *m physiol.* metabolism, metabolic activity, tissue change.
Me·ta·bo·lit *m physiol.* metabolite, metabolin.
Me·ta·chro·ma·sie *f histol.* metachromasia, metachromatism, metachromia.
me·ta·chro·ma·tisch *adj histol.* metachromatic, metachromic, metachromophil, metachromophile.
me·ta·chron *adj* metachronous.

me·ta·in·fek·ti·ös *adj patho.* metainfective.
Me·ta·ko·nid *m* metaconid.
Me·ta·ko·nus *m* metacone.
Me·tall *nt* (*a. chem.*) metal.
basenbildendes Metall base metal, basic metal.
basisches Metall base metal, basic metal.
geschmiedetes Metall wrought metal.
legierfähiges Metall alloy-forming metal.
unedles Metall base metal, basic metal.
me·tall·ähn·lich *adj* metalloid, metalloidal.
Me·tall·ba·sis *f* metal base.
Me·tall·bracket [k·k] *nt* metal bracket.
Me·talle·gie·rung [ll·l] *f* alloy.
me·tal·len *adj* made of metal, metal, metallic.
Me·tall·fei·le *f* metal file.
Me·tall·fo·lie *f* foil, metal foil.
Me·tall·guß·brücke [k·k] *f* cast metal bridge.
Me·tall·im·plan·tat *nt* metallic implant.
me·tal·lisch *adj* pertaining to or resembling metal, metallic; (*Klang*) metallic. **nicht metallisch** nonmetallic.
Me·tall·kar·bid *nt* metallic carbide.
Me·tall·keil *m* metal block, metal wedge.
Metallkeil mit Gummiüberzug metal and rubber block.
gummiüberzogener Metallkeil metal and rubber block.
Me·tall·ke·ra·mik *f* metal-ceramics *pl.*
Me·tall·ke·ra·mik·kro·ne *f* metal-ceramic crown, ceramic-metal crown, ceramed crown.
Me·tall·kern *m* cast core.
Me·tall·klang *m* (*Auskultation*) metallic tinkles.
Me·tall·kro·ne *f* metal crown.
Me·tall·lo·id *nt chem.* metalloid.
me·tall·lo·id *adj* metalloid, metalloidal.
Me·tall·plat·te *f* metal plate, plate.
Me·tall·pro·the·se *f ortho.* metal prosthesis.
Me·ta·lu·es *f epidem., patho.* metasyphilis, metalues.
me·ta·morph *adj* pertaining to or marked by metamorphosis, metamorphotic.
me·ta·mor·phisch *adj* → metamorph.
Me·ta·mor·pho·se *f histol., patho.* metamorphosis, transformation, allaxis.
fettige Metamorphose fatty change, fatty metamorphosis.
visköse Metamorphose viscous metamorphosis, platelet metamorphosis.
Me·ta·mye·lo·zyt *m hema.* metamyelocyte, juvenile cell, juvenile form, young form, rhabdocyte.
Me·ta·pha·se *f bio., histol.* metaphase.
Me·ta·phos·phor·säu·re *f chem.* metaphosphoric acid, glacial phosphoric acid.
Me·ta·phy·se *f anat.* metaphysis.
Me·ta·phy·sis *f anat.* metaphysis.
Me·ta·pla·sie *f patho.* metaplasia, metaplasis.
Metaplasie der Zahnpulpa metaplasia of pulp.
direkte Metaplasie direct metaplasia.
indirekte Metaplasie indirect metaplasia, regenerative metaplasia.
retrograde Metaplasie retrograde metaplasia, retroplasia.
Me·ta·plas·ma *nt histol.* metaplasm.
Me·ta·sta·se *f patho., epidem.* metastasis.
gekreuzte Metastase crossed metastasis.
ossäre Metastase bone metastasis, bony metastasis, osseous metastasis.
osteolytische Metastase osteolytic metastasis.
osteoplastische Metastase osteoblastic metastasis.
osteoplastische-osteolytische Metastase osteoblastic-osteolytic metastasis.
paradoxe Metastase → retrograde Metastase.
retrograde Metastase retrograde metastasis, paradoxical metastasis.
me·ta·sta·sie·ren *vi* metastasize.
Me·ta·sta·sie·rung *f patho.* metastasis, metastatic disease, generalization.
me·ta·sta·tisch *adj patho.* pertaining to metastasis, metastatic.
Me·ta·sy·phi·lis *f epidem., patho.* metasyphilis, metalues.
me·teo·ro·trop *adj clin.* meteorotropic.
Me·teo·ro·tro·pie *f clin.* meteorotropism.
Me·teo·ro·tro·pis·mus *m clin.* meteorotropism.
Me·ter I *nt* meter. II *nt, m* meter.
Meth·acry·lat *nt chem.* methacrylate.
Meth·acryl·säu·re *f chem.* methacrylic acid.
Meth·akryl·säu·re·me·thyl·ester *m* methyl methacrylate.
Met·hä·mo·glo·bin *nt hema.* methemoglobin, metahemoglobin, ferrihemoglobin.

Methämoglobinämie

Met·hä·mo·glo·bin·ämie *f hema.* methemoglobinemia.
Met·hä·mo·glo·bin·zya·nid *nt hema.* cyanide methemoglobin, cyanmethemoglobin.
Me·than *nt chem.* methane, marsh gas, methyl hydride.
Me·tha·nol *nt chem.* methanol, methyl alcohol, carbinol.
Me·tho·de *f* method, system, technique, technic, maneuver, way, line.
me·tho·disch *adj* methodic, methodical, systematic.
Me·tho·he·xi·tal *nt pharm.* methohexital.
Meth·oxi·flu·ran *nt anes.* methoxyflurane.
Meth·oxy·flu·ran *nt anes.* methoxyflurane.
Me·thyl·al·ko·hol *m chem.* methanol, methyl alcohol, carbinol.
Me·thyl·chlo·rid *nt anes.* chlormethyl, methyl chloride, chloromethane.
Me·thyl·do·pa *nt pharm.* methyldopa.
Me·thy·len·blau *nt histol.* methylene blue, methylthionine chloride.
me·thy·le·no·phil *adj histol.* methylenophil, methylenophile, methylenophilic, methylenophilous.
Me·thyl·meth·acry·lat *nt →* Methylmethakrylat.
Me·thyl·meth·akry·lat *nt chem.* methyl methacrylate.
Me·thyl·mor·phin *nt pharm.* methylmorphine, codeine, monomethylmorphine.
Me·thyl·theo·bro·min *nt* methyltheobromine, trimethylxanthine, caffeine, caffein, guaranine.
5-Me·thyl·ura·cil *nt biochem.* 5-methyluracil.
Me·to·pi·on *nt anat.* metopion, metopic point.
me·trisch *adj* pertaining to measurement, metric.
Meulengracht-Krankheit *f patho.* Gilbert's disease, Gilbert's syndrome, Gilbert's cholemia, familial nonhemolytic jaundice, constitutional hepatic dysfunction, constitutional hyperbilirubinemia, familial cholemia.
Meulengracht-Gilbert-Krankheit *f →* Meulengracht-Krankheit.
Meu·te *f bio.* pack.
Meyenburg-Altherr-Uehlinger-Syndrom *nt patho.* Meyenburg's disease, von Meyenburg's disease, Meyenburg-Altherr-Uehlinger syndrome, generalized chondromalacia, systemic chondromalacia, relapsing polychondritis, relapsing perichondritis, polychondropathy, polychondropathia.
Meyer-Schwickerath-Weyers-Syndrom *nt patho.* Meyer-Schwickerath and Weyers syndrome, oculodentodigital syndrome, oculodentodigital dysplasia, ODD syndrome, ODD dysplasia, oculodentoosseous dysplasia, oculodentoosseous syndrome, dysplasia oculodentodigitalis syndrome.
MHC-Antigene *pl immun.* major histocompatibility antigens.
Mi·con·azol *nt pharm.* miconazole.
Micro- *pref.* micr(o)-.
Mi·cro·bo·dy *nt histol.* microbody, peroxisome.
Mi·cro·coc·cus *m micro.* micrococcus, Micrococcus.
Mi·cro·fi·la·ria *f micro.* Microfilaria.
Mic·tio *f* passing of urin, urinating, urination, uresis, miction, micturition, emiction.
Mietens-Syndrom *nt* Mietens syndrome.
Mi·grai·ne *f neuro.* sick headache, vascular headache, bilious headache, blind headache, migraine, migraine headache, megrim, hemicrania.
Mi·grä·ne *f →* Migraine.
Mi·gra·ti·on *f bio., histol., immun.* migration.
mi·gra·to·risch *adj* pertaining to migration, migratory.
mi·grie·ren *vi* migrate, wander.
Mikro- *pref.* micr(o)-.
Mi·kro·ab·zeß *m patho.* microabscess.
Mi·kro·ade·nom *nt patho.* microadenoma.
mi·kro·ae·ro·phil *adj bio.* microaerophil, microaerophile, microaerophilic, microaerophilous.
Mi·kro·am·pere *nt phys.* microampere.
Mi·kro·ana·sto·mo·se *f patho., chir.* microvascular anastomosis, microanastomosis.
Mi·kro·ana·to·mie *f* microanatomy, micranatomy, microscopic anatomy, microscopical anatomy, histologic anatomy, minute anatomy.
Mi·kro·an·gio·pa·thie *f patho.* microangiopathy, micrangiopathy.
   diabetische Mikroangiopathie diabetic microangiopathy.
   thrombotische Mikroangiopathie Moszkowicz's disease, Moschcowitz disease, thrombotic thrombocytopenic purpura, thrombotic microangiopathy, microangiopathic hemolytic anemia, microangiopathic anemia.
Mi·kro·be *f bio.* microbe.
mi·kro·ben·ab·tö·tend *adj pharm.* microbicidal, microbicide.
mi·kro·bi·ell *adj micro.* pertaining to a microbe or microbes, microbial, microbian, microbic, microbiotic.
Mi·kro·bio·lo·gie *f* microbiology.
   medizinische Mikrobiologie medical microbiology.
Mi·kro·bi·on *nt micro.* microbe.
mi·kro·bisch *adj →* mikrobiell.
Mi·kro·bi·zid *nt pharm.* microbicide.
mi·kro·bi·zid *adj pharm.* microbicidal, microbicide.
Mi·kro·blast *m hema.* microblast, microerythroblast.
Mi·kro·blu·tung *f patho.* microhemorrhage.
Mi·kro·chei·lie *f embryo.* microcheilia, microchilia.
Mi·kro·chi·lie *f →* Mikrocheilie.
Mi·kro·chip *m techn.* microchip, chip.
Mi·kro·chir·ur·gie *f chir.* microsurgery.
mi·kro·chir·ur·gisch *adj chir.* pertaining to microsurgery, microsurgical.
Mi·kro·den·tis·mus *m* microdentism.
Mi·kro·der·ma·tom *nt chir.* microdermatome.
mi·kro·dont *adj* microdont, microdontic.
Mi·kro·don·tie *f embryo., dent.* microdontia, microdontism.
   echte generalisierte Mikrodontie true generalized microdontia.
   relative generalisierte Mikrodontie relative generalized microdontia.
   solitäre Mikrodontie single-tooth microdontia.
Mi·kro·dra·gée *nt pharm.* pellet.
Mi·kro·dre·pa·no·zy·ten·krank·heit *f hema.* microdrepanocytic anemia, microdrepanocytic disease, microdrepanocytosis, sickle cell-thalassemia disease, thalassemia-sickle cell disease, sickle-cell thalassemia.
Mi·kro·elek·tro·de *f* microelectrode.
Mi·kro·elek·tro·pho·re·se *f lab.* microelectrophoresis.
Mi·kro·ele·men·te *pl* trace elements.
Mi·kro·en·ze·pha·lie *f embryo.* microencephaly, microencephalon, micrencephalia, micrencephalon, micrencephaly.
Mi·kro·fi·la·ment *nt histol.* microfilament.
Mi·kro·fi·lar·ämie *f epidem.* microfilaremia.
Mi·kro·fi·la·rie *f micro.* microfilaria.
Mi·kro·fi·la·ri·en·sep·sis *f epidem.* microfilaremia.
Mi·kro·film *m* microfilm, bibliofilm.
Mi·kro·flo·ra *f bio., micro.* microflora.
Mi·kro·fo·to *nt* microphotograph.
Mi·kro·fo·to·gra·fie *f* microphotograph.
Mi·kro·frak·tur *f traumat.* microfracture.
Mi·kro·fül·ler *m* microfilled composite, fine particle composite.
Mi·kro·fül·ler·kom·po·sit *nt* microfilled composite, fine particle composite.
Mi·kro·glia *f histol.* microglial cells, microglia cells, microglia.
Mi·kro·glia·zel·le *f histol.* microglial cell, microglia cell, mossy cell, microgliacyte, microgliocyte.
Mi·kro·glos·sie *f HNO* microglossia.
mi·kro·gnath *adj* micrognathic.
Mi·kro·gna·thie *f HNO, dent.* micrognathia.
   mandibuläre Mikrognathie mandibular micrognathia, micromandible.
   maxilläre Mikrognathie maxillary micrognathia, micromandible.
Mi·kro·gramm *nt* microgram.
Mi·kro·in·farkt *m patho.* microinfarct.
Mi·kro·ka·lix *m patho.* microcalix, microcalyx.
Mi·kro·kal·lus *m traumat.* microcallus.
Mi·kro·kal·zi·fi·ka·ti·on *f patho.* microcalcification.
Mi·kro·kar·zi·nom *nt patho.* microcarcinoma.
Mi·kro·kok·ke *f micro.* micrococcus.
Mi·kro·kok·kus *m micro.* micrococcus, Micrococcus.
Mi·kro·ko·pie *f* microcopy, *(Buchseite)* bibliofilm.
Mi·kro·kul·tur *f micro.* microculture.
Mi·kro·lä·si·on *f patho.* microlesion.
Mi·kro·li·ter *m* microliter.
Mi·kro·lith *m patho.* microlith.
Mi·kro·li·thia·sis *f patho.* microlithiasis.
Mi·kro·man·di·bu·lie *f* mandibular micrognathia, micromandible.
Mi·kro·ma·ni·pu·la·tor *m chir.* micromanipulator.
Mi·kro·ma·xil·lie *f* maxillary micrognathia, micromandible.
Mi·kro·me·ta·sta·se *f patho.* micrometastasis.
Mi·kro·me·ter I *m/nt* micrometer. **II** *nt (Gerät)* micrometer.
Mi·kro·me·tho·de *f* micromethod.
Mi·kro·mye·lo·blast *m hema.* micromyeloblast, micromyelolymphocyte.
mi·kro·no·du·lär *adj patho.* micronodular.
Mi·kro·nu·kle·us *m bio.* micronucleus.
Mi·kro·or·ga·nis·mus *m micro.* microorganism.
   gram-negativer Mikroorganismus gram-negative microorganism.
   gram-positiver Mikroorganismus gram-positive microorganism.
   pathogener Mikroorganismus pathogen, pathogenic agent, pathogenic microorganism.

Mi·kro·per·fu·si·on *f physiol.* microperfusion.
Mi·kro·pha·ge *m histol.* microphage, microphagocyte.
Mi·kro·pho·to *nt* microphotograph.
Mi·kro·pho·to·gra·phie *f* microphotograph, photomicrograph; photomicrography.
Mi·kro·phy·sik *f phys.* microphysics *pl.*
Mi·kro·pi·no·zy·to·se *f histol.* micropinocytosis.
Mi·kro·punk·ti·on *f clin.* micropuncture.
Mi·kro·ra·dio·gra·phie *f radiol., histol.* microradiography.
Mi·kro·se·kun·de *f* microsecond.
Mi·kro·skop *nt* microscope.
Mi·kro·sko·pie *f* microscopy.
mi·kro·sko·pisch *adj* pertaining to microscopy or a microscope, of very small size, microscopic, microscopical.
Mi·kro·som *nt histol.* microsome.
mi·kro·so·mal *adj histol.* pertaining to microsomes, microsomal.
Mi·kro·so·mie *f patho.* microsoma, microsomia, nanocormia.
Mi·kro·spek·tro·pho·to·me·trie *f lab.* microspectrophotometry, microfluorometry, cytophotometry.
Mi·kro·sto·mie *f embryo.* microstomia.
Mi·kro·throm·bo·se *f patho.* microthrombosis.
Mi·kro·throm·bus *m patho.* microthrombus.
Mi·kro·tom *nt histol.* microtome, histotome.
Mi·kro·trau·ma *nt patho.* microtrauma.
Mi·kro·tu·bu·lus *m histol.* microtubule.
Mi·kro·ver·kal·kung *f patho.* microcalcification.
Mi·kro·vil·lus *m histol.* microvillus.
Mi·kro·volt *nt* microvolt.
Mi·kro·wel·le *f phys.* microelectric wave, microwave.
Mi·kro·zen·trum *nt histol.* microcentrum, centrosome, microsphere.
Mi·kro·zir·ku·la·ti·on *f physiol.* microcirculation.
Mi·kro·zyt *m hema.* microcyte, microerythrocyte.
Mi·kro·zy·to·se *f hema.* microcytosis, microcythemia.
Mik·ti·on *f* passing of urin, urinating, urination, uresis, miction, micturition, emiction.
Mikulicz-Aphthen *pl patho.* Mikulicz's aphthae, Sutton's disease, recurrent benign aphthosis, recurrent scarring aphthae.
Mikulicz-Zellen *pl patho.* Mikulicz's cells, foam cell.
Mil·be *f micro.* mite, acarus; acarid, acaridan.
mil·ben·ab·tö·tend *adj pharm.* acarotoxic, miticidal.
Mil·ben·der·ma·ti·tis *f derm.* acarodermatitis.
Mil·ben·fleck·fie·ber *nt epidem.* mite typhus, mite-borne typhus, scrub typhus, tsutsugamushi disease, akamushi disease, island disease, shimamushi disease, tropical typhus, tsutsugamushi fever, flood fever, inundation fever, island fever, Japanese river fever, Japanese flood fever, Kedani fever, Mossman fever.
Milch- *pref.* milk, milky, galactic, lactic, lacteal, lacteous, galact(o)-, lact(o)-, lakt(o)-.
Milch *f* 1. milk, lac; *anat., gyn.* milk. 2. *pharm., chem.* milk; *bio.* milk, juice.
  dicke Milch → geronnene Milch.
  geronnene Milch curd.
Milch-Alkali-Syndrom *nt patho.* milk-alkali syndrome, Burnett's syndrome, hypercalcemia syndrome.
milch·ar·tig *adj* lactescent, milky.
Milch·bein *nt derm.* whiteleg, milk leg, milkleg, white leg, thrombotic phlegmasia, leukophlegmasia.
Milch·gän·ge *pl anat.* canalicular ducts, mammary ducts, mamillary ducts, milk ducts, galactophorous canals, galactophorous ducts, galactophorous tubules, lactiferous tubules, lactiferous ducts, galactophores.
Milch·ge·biß *nt* milk teeth, first teeth, primary teeth, baby teeth, temporary teeth, deciduous dentition, deciduous teeth, first dentition, primary dentition, temporary dentition, dentes lactales, dentes decidui.
mil·chig *adj (Flüssigkeit)* milky, turbid, translucent, lacteal, lacteous, lactescent.
Milch·mahl·zahn *m* → Milchmolar.
Milch·mo·lar *m* deciduous molar, deciduous molar tooth.
Milch·mo·la·ren *pl* deciduous molar teeth, deciduous molars.
Milch·pocken [k•k] *pl epidem.* alastrim, variola minor, cottonpox, whitepox, Ribas-Torres disease, Cuban itch, milkpox, glasspox, pseudosmallpox.
Milch·säu·re *f biochem.* lactic acid.
Milch·säu·re·stäb·chen *nt micro.* Lactobacillus.
Milch·schorf *m derm., ped.* milk crust, milk scall, milk tetter, milky tetter.
Milch·waa·ge *f lab.* lactometer, lactodensimeter.
milch·weiß *adj* milk-white, milky.
Milch·zahn *m* deciduous tooth, baby tooth, milk tooth.

Milch·zäh·ne *pl* milk teeth, first teeth, primary teeth, baby teeth, temporary teeth, deciduous dentition, deciduous teeth, first dentition, primary dentition, temporary dentition, dentes lactales, dentes decidui.
Milch·zahn·ka·ri·es *f* milk tooth caries.
Milch·zucker [k•k] *m* milk sugar, lactose, lactin, lactosum, galactosylglucose.
mil·dern I *vt* 1. *(Schmerz)* ease, relieve, alleviate, allay, palliate, assuage, soothe; *(Aufschlag)* soften; *(Wirkung)* tone down. **II** *vr* **sich mildern** *(Schmerz)* ease, ease off.
mil·dernd *adj (Schmerzen)* mitigant, mitigative, mitigatory, palliative, alleviative, alleviatory, assuaging, soothing, lenitive.
Mil·de·rung *f (Schmerz)* relief, mitigation, palliation, alleviation, assuagement.
mi·li·ar *adj histol., patho.* miliary.
Mi·li·ar·ab·szeß *m patho.* miliary abscess.
Mi·lia·ria *pl derm.* miliaria, miliary fever; heat spots.
  Miliaria rubra tropical lichen, prickly heat, heat rash, wildfire rash, summer rash.
  apokrine Miliaria apocrine miliaria, Fox-Fordyce disease, Fordyce's disease, Fox's disease.
Mi·li·ar·tu·ber·kel *m patho.* miliary tubercle.
Mi·li·ar·tu·ber·ku·lo·se *f epidem., patho.* disseminated tuberculosis, miliary tuberculosis, general tuberculosis.
Mi·lie *f derm.* whitehead, pearly tubercle, sebaceous tubercle, milium.
Mi·li·eu *nt (a. micro., physiol.)* environment, milieu, medium; ambient.
  Milieu der Mundhöhle oral environment.
Mi·li·um *nt, pl* **Mi·li·en** → Milie.
Milkman-Syndrom *nt patho.* Milkman's syndrome, Looser-Milkman syndrome.
Millard-Lippenplastik *f* Millard's procedure.
Millard-Gubler-Syndrom *nt neuro.* Millard-Gubler paralysis, Millard-Gubler syndrome, Gubler's syndrome, Gubler's hemiplegia, Gubler's paralysis.
Miller-Feile *f* Miller file.
Miller-Hebel *m* Miller elevator.
Miller-Knochenfeile *f* Miller file.
Miller-Kürette *f* Miller curet, Miller curette.
Miller-Colburn-Feile *f* Miller-Colburn file.
Miller-Colburn-Knochenfeile *f* Miller-Colburn file.
Miller-Colburn-Kürette *f* Miller-Colburn curet, Miller-Colburn curette.
Milli- *pref.* milli-.
Mil·li·am·pere *nt* milliampere.
Mil·li·am·pere·me·ter *nt phys.* milliammeter, milammeter.
Mil·li·äqui·va·lent *nt* milliequivalent.
Mil·li·bar *nt* millibar.
Mil·li·li·ter *nt/m* milliliter.
Mil·li·me·ter *nt/m* millimeter.
Mil·li·se·kun·de *f* millisecond.
Mil·li·volt *nt* millivolt.
Milz- *pref.* splenic, splenetic, splenical, lienal, lien(o)-, splen(o)-.
Milz *f anat.* spleen, lien.
Milz·ar·te·rie *f anat.* splenic artery, lienal artery.
Milz·brand *m epidem.* anthrax, milzbrand, splenic fever, charbon.
Milz·brand·ba·zil·lus *m micro.* anthrax bacillus, Bacillus anthracis.
Milz·brand·kar·bun·kel *m patho.* malignant carbuncle.
  Milzbrandkarbunkel der Zunge glossanthrax.
Milz·brand·sep·sis *f patho.* anthrax sepsis.
Milz·brand·se·rum *nt immun.* anthrax antiserum.
Milz·brand·spo·re *f micro.* anthrax spore.
Milz·brand·to·xin *nt epidem.* anthrax toxin, bacillus anthracis toxin.
Milz·er·kran·kung *f patho.* splenopathy, lienopathy.
Milz·ge·schwulst *f patho.* spleen tumor, splenic tumor.
Milz·knöt·chen *pl anat.* splenic corpuscles, splenic follicles, splenic nodules, malpighian bodies (of spleen), malpighian corpuscles (of spleen).
Milz·schwel·lung *f patho.* enlarged spleen, splenic enlargement, spleen tumor, splenic tumor, megalosplenia, splenomegaly, splenauxe, splenectasis, splenomegalia, splenoncus.
Milz·tu·mor *m patho.* 1. spleen tumor, splenic tumor. 2. enlarged spleen, splenic enlargement, spleen tumor, splenic tumor, megalosplenia, splenomegaly, splenauxe, splenectasis, splenomegalia, splenoncus.
Milz·über·funk·ti·on *f patho.* hypersplenism, hypersplenia.
Milz·ve·ne *f anat.* splenic vein, lienal vein.
Milz·ver·grö·ße·rung *f* → Milzschwellung.

mi·me·tisch *adj physiol., patho.* pertaining to or marked by mimesis, mimetic, mimic.
Min·der·be·lüf·tung *f pulmo.* hypoventilation, underventilation.
 alveoläre Minderbelüftung alveolar hypoventilation.
min·der·durch·blu·tet *adj patho.* underperfused, hypoperfused.
Min·der·durch·blu·tung *f patho.* hypoperfusion.
min·der·jäh·rig *adj forens.* under age, minor, infant.
Min·der·jäh·rig·keit *f forens.* infancy, nonage, minority.
Min·der·ven·ti·la·ti·on *f pulmo.* underventilation, hypoventilation.
Min·der·wuchs *m patho.* microplasia, nanism, nanosoma, nanosomia.
 hypophysärer Minderwuchs pituitary infantilism, pituitary dwarfism, hypophysial dwarfism, hypophysial infantilism, Lorain's disease, Lorain's syndrome, Lorain-Lévi syndrome, Lévi-Lorain dwarfism, Lévi-Lorain infantilism, Lorain's infantilism, Lorain-Lévi dwarfism, Lorain-Lévi infantilism.
Mindest- *pref.* minimal, minimum.
Min·dest·al·ter *nt* minimum age.
Min·dest·wert *m* minimum, minimum value.
Mi·ne·ral *nt chem.* mineral, mineral salt.
Mi·ne·ral·bil·dung *f bio.* mineralization.
Mi·ne·ra·li·sa·ti·on *f chem.* mineralization; *bio.* mineralization.
mi·ne·ra·lisch *adj chem.* mineral.
Mi·ne·ra·lo·cor·ti·co·id *nt* → Mineralokortikoid.
Mi·ne·ra·lo·kor·ti·ko·id *nt endo.* mineralocorticoid, mineralocoid.
Mi·ne·ral·quel·le *f* mineral well, mineral spring.
Mi·ne·ral·salz *nt* mineral salt.
Mi·ne·ral·säu·re *f chem.* inorganic acid, mineral acid.
Mi·ne·ral·wachs *nt* fossil wax, mineral wax; montan wax, lignite wax.
Mi·ne·ral·was·ser *nt* mineral water, table water, water.
Mi·nia·tur·trä·ger *m* miniature carrier.
mi·ni·mal *adj* minimal, minimum; *fig.* fractional.
Mi·ni·mal·be·hand·lung, zahnärztliche *f* minimal dental care.
Mi·ni·mal·do·sis *f pharm.* minimal dose, minimum dose.
Mi·ni·mal·he·pa·ti·tis *f patho.* minimal hepatitis, reactive hepatitis.
Mi·ni·mal·ver·sor·gung, zahnärztliche *f* minimal dental care.
Mi·ni·mum *nt, pl* **Mi·ni·mums, Mi·ni·ma** (*a. mathe.*) minimum.
Mi·ni·plat·te *f* miniplate.
 mandibuläre Miniplatte mandibular miniplate.
Mi·ni·plat·ten·osteo·syn·the·se *f* miniplate fixation.
Mi·ni·vi·rus, nacktes *nt micro.* viroid.
Minkowski-Chauffard-Gänsslen-Syndrom *nt hema.* Minkowski-Chauffard syndrome, hereditary spherocytosis, chronic acholuric jaundice, acholuric jaundice, acholuric familial jaundice, congenital hemolytic jaundice, familial acholuric jaundice, congenital hemolytic icterus, constitutional hemolytic anemia, chronic familial icterus, chronic familial jaundice, congenital hyperbilirubinemia, congenital familial icterus, spherocytic anemia.
mi·nor *adj anat.* minor, smaller, lesser.
Mi·nor·ag·glu·ti·nin *nt immun.* minor agglutinin, partial agglutinin.
Mi·nor·pro·be *f immun.* minor test.
Mi·nor·test *nt immun.* minor test.
mi·nus *adv mathe.* minus, less.
Mi·nus·zei·chen *nt mathe.* minus, minus sign, negative sign, negative.
Mi·nu·te *f* minute; *fig.* minute, moment. **alle fünf Minuten** at five-minutes intervals. **eine Minute (lang)** for a minute. **auf die Minute** to the minute.
Mi·nu·ten·vo·lu·men *nt* **1.** *card.* minute output, minute volume. **2.** *physiol., pulmo.* minute ventilation, minute volume.
Mi·nu·ten·vo·lu·men·hoch·druck *m card.* cardiac-output hypertension.
Mio·ti·cum *nt, pl* **Mio·ti·ca** → Miotikum.
Mio·ti·kum *nt, pl* **Mio·ti·ka** *pharm.* miotic.
Mis·an·thro·pie *f* misanthropy, misanthropia.
Misch·er·big·keit *f genet.* heterozygosis, heterozygosity.
Misch·in·fek·ti·on *f epidem.* mixed infection.
Misch·kul·tur *f micro.* mixed culture.
Misch·le·gie·rung *f* mixed-type alloy.
Misch·ling *m* mixed blood, half-breed, half-blood, half-caste; *bio.* crossbreed, crossbred, bastard, hybrid.
Misch·plas·ma *nt hema.* pool.
Misch·se·rum *nt hema.* pool.
Misch·tu·mor *m patho.* mixed tumor.
Mi·schung *f* mixture, mix (*aus* of); *chem.* mixture, compound; (*Metall*) alloy; *Med.*
Miß·bil·dung *f embryo.* malformation, deformity, anomaly; monster, monstrosity, monstrum, teras.

Miß·brauch *m forens.* abuse; (sexuell) assault; (*falsche Anwendung*) misuse, improper use. **mit etw. Mißbrauch treiben** misuse sth.; abuse sth.
 sexueller Mißbrauch abuse, sex abuse, sexual abuse, assault.
miß·brau·chen *vt* **1.** *forens.* abuse. **sexuell mißbrauchen** abuse, assault. **2.** (*falsch anwenden*) misuse.
miß·han·deln *vt forens.* (*Person*) abuse, batter, manhandle, maltreat, ill-treat.
Miß·hand·lung *f forens.* abuse, battering, maltreatment, ill-treatment.
Miß·ver·hält·nis *nt* disproportion, incongruity.
mit·ar·bei·ten *vi* assist (*bei* in); collaborate (*bei* on; *mit jdm.* with s.o.).
Mit·ar·bei·ter *m* assistant, collaborator, associate.
Mit·ar·bei·ter·stab *m* staff, team.
Mit·be·we·gung *f physiol.* synkinesis, synkinesia, syncinesis.
Mitchell-Gerhardt-Syndrom *nt derm.* Gerhardt's disease, Mitchell's disease, Weir-Mitchell's disease, red neuralgia, acromelalgia, rodonalgia, erythromelalgia, erythromelalgia.
Mit·es·ser *m derm., inf.* comedo, blackhead.
Mit·es·ser·tum *nt bio., micro.* commensalism.
mit·hel·fen *vi* assist (*bei* in); help (*bei* with).
mi·ti·gie·ren *vt* mitigate, palliate, moderate.
mi·ti·giert *adj* mitigated.
Mi·ti·zid *nt pharm.* miticide.
mi·ti·zid *adj pharm.* miticidal, acarotoxic.
Mi·to·chon·drie *f histol.* mitochondrion, chondriosome, chondrosome, plasmosome, bioblast.
Mi·to·chon·dri·en·an·ti·kör·per *pl immun.* antimitochondrial antibodies, mitochondrial antibodies.
Mi·to·chon·dri·on *nt* → Mitochondrie.
Mi·to·chon·dri·um *nt* → Mitochondrie.
mi·to·gen *adj bio.* inducing or causing mitosis, mitogenic.
mi·to·ge·ne·tisch *adj histol.* pertaining to or inducing mitogenesis, mitogenetic.
Mi·to·se *f* mitosis, mitoschisis, mitotic cell division, mitotic nuclear division, karyokinesis, karyomitosis.
Mi·to·se·aus·lö·send *adj histol.* mitogenic.
Mi·to·se·gift *nt patho.* mitotic poison.
Mi·to·se·hem·mend *adj patho.* karyoklastic, karyoclastic, antimitotic.
Mi·to·se·hem·mer *m patho.* antimitotic.
Mi·to·se·in·dex *m histol.* mitotic index.
Mi·to·se·spin·del *f histol.* spindle, mitotic spindle, nuclear spindle, Bütschli's nuclear spindle.
mi·to·se·sti·mu·lie·rend *adj histol.* mitogenic.
mi·tral *adj anat.* pertaining to the mitral valve, mitral.
Mi·tral·atre·sie *f card.* mitral atresia.
mi·tral·för·mig *adj anat.* mitral.
Mi·tral·ge·räusch *nt card.* mitral murmur.
Mi·tral·ge·sicht *nt card.* mitral facies, mitrotricuspid facies.
Mi·tral·in·suf·fi·zi·enz *f card.* mitral insufficiency, mitral incompetence, mitral regurgitation.
Mi·tra·lis *f* → Mitralklappe.
Mi·tral·klap·pe *f anat.* left atrioventricular valve, bicuspid valve, mitral valve.
Mi·tral·klap·pen·atre·sie *f card.* mitral atresia.
Mi·tral·klap·pen·ge·räusch *nt card.* mitral murmur.
Mi·tral·klap·pen·in·suf·fi·zi·enz *f card.* mitral insufficiency, mitral incompetence, mitral regurgitation.
Mi·tral·klap·pen·pro·laps·syn·drom *nt card.* mitral valve prolapse syndrome, floppy mitral valve syndrome, Barlow syndrome.
Mi·tral·klap·pen·ste·no·se *f card.* mitral stenosis.
 angeborene Mitralklappenstenose Duroziez's disease, congenital mitral stenosis, congenital stenosis of mitral valve.
Mi·tral·ste·no·se *f* → Mitralklappenstenose.
Mitsuda-Antigen *nt immun.* lepromin, Mitsuda antigen.
Mit·tel *nt* **1.** (*Hilfsmittel*) means. **als letztes Mittel** as a last resort. **2.** (*Heilmittel*) medicine, drug; cure, remedy (*gegen* for); *pharm.* preparation; *chem., pharm.* agent; *phys.* medium, agent. **3.** (*Methode, Maßnahme*) method, way, measure. **4.** *fig.* tool, instrument, medium, appliance, device; (*Geldmittel*) funds *pl*, means *pl*, resources *pl*; (*Gegenmittel*) remedy (*gegen* for). **5.** *mathe.* (*Durchschnitt*) average, mean.
 arithmetisches Mittel *mathe.* arithmetic mean.
mit·tel·bar *adj* indirect, mediate.
Mit·tel·druck *m physiol.* mean pressure.
 arterieller Mitteldruck mean arterial pressure, arterial mean blood pressure, mean blood pressure.
Mit·tel·fell *nt anat.* (*Thorax*) mediastinal cavity, mediastinal space, mediastinum, interpulmonary septum.

Mit·tel·fell·raum *m* → Mittelfell.
Mit·tel·fin·ger *m* middle finger, third finger; *anat.* medius.
Mit·tel·fuß *m anat.* metatarsus, midfoot.
Mit·tel·fuß·kno·chen *pl anat.* metatarsals, metatarsal bones.
mit·tel·ge·sich·tig *adj* mesoprosopic.
Mit·tel·ge·sichts·brei·te *f* midfacial breadth.
Mit·tel·ge·sichts·frak·tur *f* maxillofacial fracture, maxillary fracture, midface fracture.
mit·tel·groß *adj* (*Person*) of medium height; (*Gegenstand*) medium-sized.
Mit·tel·hand *f anat.* metacarpus.
Mit·tel·hirn·dach *nt anat.* tectum of mesencephalon, tectum.
Mit·tel·hirn·hau·be *f anat.* mesencephalic tegmentum, midbrain tegmentum.
mit·tel·mä·ßig *adj* medium, moderate, average.
Mit·tel·meer·an·ämie *f hema.* thalassemia, thalassanemia.
Mit·tel·meer·fie·ber *nt epidem., patho.* Malta fever, Mediterranean fever, brucellosis.
 familiäres Mittelmeerfieber familial Mediterranean fever, Mediterranean fever, periodic polyserositis, periodic peritonitis, benign paroxysmal peritonitis, familial recurrent polyserositis, recurrent polyserositis, familial paroxysmal polyserositis.
Mit·tel·ohr *nt* middle ear.
Mit·tel·ohr·cho·le·stea·tom *nt HNO* middle ear cholesteatoma.
Mit·tel·ohr·ei·te·rung *f HNO* purulent otitis media.
Mit·tel·ohr·ent·zün·dung *f HNO* inflammation of the middle ear, otitis media, tympanitis.
 chronische Mittelohrentzündung chronic otitis media.
Mit·tel·ohr·ka·tarrh, akuter *m HNO* acute otitis media.
Mit·tel·ohr·kno·chen *pl anat.* middle ear bones, ear bones.
Mit·tel·ohr·schä·di·gung *f HNO* middle ear lesion.
Mit·tel·ohr·schwer·hö·rig·keit *f HNO* middle ear deafness, middle ear hearing loss, conduction hearing loss, conductive hearing loss, transmission hearing loss, transmission deafness, conduction deafness, conductive deafness.
Mit·tel·ohr·taub·heit *f* → Mittelohrschwerhörigkeit.
Mit·tel·punkt *m* (*a. phys., mathe.*) center, central point; *fig.* center, focus, focal point, navel, heart. **in den Mittelpunkt stellen** (*a. fig.*) center. **auf den Mittelpunkt ausrichten/einstellen** *techn.* center.
Mit·tel·strei·fen *n histol.* mesophragma, M band, M disk.
Mit·tel·stück *nt* middle, middle part, middle section, midpiece, midsection, waist; (*a. anat.*) body; (*Knochen*) shaft.
Mit·tel·teil *nt* → Mittelstück.
Mit·tel·wert *m mathe.* mean, average, median.
mixed lymphocyte culture (*f*) *patho.* mixed lymphocyte culture, mixed lymphocyte culture assay, mixed lymphocyte culture test, lymphocyte proliferation assay, mixed lymphocyte reaction, MLC test, lymphocyte proliferation test, blastogenesis assay.
Mix·tur *f pharm.* mixture.
Mix·tu·ra *f pharm.* mixture.
Mi·ya·ga·wa·nel·lo·se *f epidem.* nonbacterial regional lymphadenitis, regional lymphadenitis, cat-scratch disease, cat-scratch fever.
MLC-Assay *m* → mixed lymphocyte culture.
MLC-Test *m* → mixed lymphocyte culture.
M-Linie *f histol.* mesophragma, M band, M disk.
MMN-Syndrom *nt patho.* mucosal neuroma syndrome, multiple endocrine neoplasia III.
M-Mode *m radiol.* time-motion, TM-mode, M-mode.
Mne·me *f* mneme; memory.
mne·misch *adj* mnemic, mnemenic, mnemonic.
Mne·mo·nik *f* mnemonics *pl.*
mne·mo·nisch *adj* mnemonic.
Mne·mo·tech·nik *f* mnemonics *pl.*
mne·mo·tech·nisch *adj* mnemonic.
mne·stisch *adj* mnemic, mnemenic, mnemonic.
mo·bil *adj socio.* mobile; *physiol.* mobile; *fig.* active.
Mo·bi·li·sa·ti·on *f chir.* mobilization.
mo·bi·li·sie·ren *vt chir.* mobilize.
Mo·bi·li·tät *f physiol., ortho.* mobility; *socio.* mobility.
Mo·dell *nt* model (*für of*); (*Vorlage*) model, pattern, matrix; *anat.* phantom; *dent.* cast, dental cast, model.
 gnathostatisches Modell gnathostatic cast, gnathostatic model.
Mo·del·lie·ren *nt* modeling.
mo·del·lie·ren *vt* model, mold, form, shape.
Mo·del·lier·in·stru·ment *nt* carver, carving knife, carving blade, carving instrument.
Mo·dell·wachs *nt* model denture wax, mouth denture wax.
Mo·dell·wachs·pro·the·se *f* model wax denture, trial denture.
mo·dern *vi* mold, rot, decompose, decay.
Mo·der·pflan·ze *f bio.* saprophytic organism, saprophyte.
Mo·di·fi·ka·ti·on *f* (*a. genet.*) modification.
Mo·du·la·ti·on *f physiol.* modulation; (*Stimme*) cadence, cadency.
mo·du·la·ti·ons·fä·hig *adj* (*Stimme*) flexible, flexile.
Mo·du·la·ti·ons·fä·hig·keit *f* (*Stimme*) flexibility, flexibleness.
mo·du·lie·ren *vt* modulate.
Mo·dus *m* method, way, modus; mode; *stat.* mode.
Moeller-Barlow-Krankheit *f patho.* Barlow's disease, Cheadle's disease, scurvy rickets, infantile scurvy, hemorrhagic rickets, hemorrhagic scurvy, acute rickets.
Mo·gi·la·lie *f HNO* stuttering, stammering, mogilalia, molilalia.
Mo·gi·pho·nie *f HNO* mogiphonia.
Mohs-Härteskala *f* Mohs hardness scale, Mohs scale.
Moie·ty *f socio.* moiety.
Mol *nt chem.* mole, gram-molecular weight, gram molecule, grammole.
Mo·lar *m, pl* **Mo·la·ren** molar tooth, molar, multicuspid tooth, cheek tooth, dens molaris; grinder.
 Molar des Oberkiefers maxillary molar.
 Molar des Unterkiefers mandibular molar.
 akzessorischer Molar paramolar, accessory buccal cusp, accessory cusp, paramolar tubercle, supernumerary molar.
 dritter Molar wisdom tooth, third molar, third molar tooth, dens serotinus, dens sapiens.
 erster Molar first molar, first molar tooth, sixth-year molar.
 erster bleibender Molar first molar, first molar tooth, sixth-year molar.
 impaktierter Molar impacted molar.
 mandibulärer Molar mandibular molar.
 maxillärer Molar maxillary molar.
 oberer Molar maxillary molar.
 überzähliger Molar supernumerary molar, paramolar.
 unterer Molar mandibular molar.
 vierter Molar fourth molar, distomolar, retromolar.
 zweiter Molar second molar, second molar tooth, twelfth-year molar.
 zweiter bleibender Molar second molar, second molar tooth, twelfth-year molar.
mo·lar *adj* 1. *dent., anat.* pertaining to a molar tooth, molar. 2. *chem.* molar.
Mo·la·ren *pl, sing* **Mo·lar** molar teeth, molars, dentes molares.
 bleibende Molaren accessional teeth.
 dritte Molaren wisdom teeth, dentes sapientiae.
Mo·la·ren·band *nt* molar band.
Mo·la·ren·di·stanz *f* bimolar width, bimolar breadth.
Mo·la·ren·ha·ken *m* molar hook, elastic hook.
Mo·la·ren·klam·mer *f* molar bracket, molar clasp.
Mo·la·ren·zan·ge *f* molar forceps.
 obere Molarenzange maxillary molar forceps.
 untere Molarenzange mandibular molar forceps.
Mo·la·ri·tät *f chem.* molarity.
Mo·le·kül *nt chem.* molecule.
 dipolares Molekül dipole.
mo·le·ku·lar *adj chem.* pertaining to molecules, molecular.
Mo·le·ku·lar·bio·lo·gie *f* molecular biology.
Mo·le·ku·lar·ge·ne·tik *f genet.* molecular genetics.
Mo·le·ku·lar·ge·wicht *nt chem.* molecular weight.
Mo·le·ku·lar·krank·heit *f patho.* molecular disease.
Mo·le·ku·lar·pa·tho·lo·gie *f patho.* molecular pathology.
Mo·le·ku·lar·schicht *f histol.* molecular layer of cerebral cortex, plexiform layer of cerebral cortex, zonal layer of cerebral cortex.
Mol·ke *f* whey.
Mol·lus·cum *nt derm.* molluscum.
 Molluscum contagiosum molluscum contagiosum, molluscum.
 Molluscum pseudocarcinomatosum keratoacanthoma, multiple self-healing squamous epithelioma.
 Molluscum sebaceum keratoacanthoma, multiple self-healing squamous epithelioma.
Molt-Kürette *f* Molt curet, Molt curette.
Molt-Mundsperrer *m* Molt mouth gag.
Molt-Raspatorium *nt* Molt elevator.
Mon- *pref.* single, mon(o)-, uni-.
Monahan-Lewis-Messer *nt* Monahan-Lewis knife.
Mon·ar·thri·tis *f ortho.* inflammation of a single joint, monarthritis.
mon·ar·ti·ku·lär *adj ortho.* pertaining to a single joint, monarthritic, monarticular, monoarticular, uniarticular.
Mo·nats·bin·de *f hyg.* menstrual napkin/towel/pad, towel, sanitary napkin/towel.
Mo·nats·blu·tung *f gyn.* period, flow, course, menses, menstrual flow, menstrual phase, menstrual stage, menstruation, emmenia, catamenia.

Mo·nats·zy·klus *m gyn.* rhythm, menstrual cycle, genital cycle, sex cycle, sexual cycle.
mon·au·ral *adj HNO* monaural, monotic, uniaural.
mon·axi·al *adj anat.* monaxial.
Mond·bein *nt anat.* lunare, lunate, lunate bone, intermediate carpal bone, intermediate bone, semilunar bone.
mond·för·mig *adj histol.* moon-shaped, lunated, lunate, luniform.
Mond·ge·sicht *nt clin.* moon facies, moon-shaped face, moon face, broadish face.
mond·ge·sich·tig *adj clin.* broadfaced.
Mond·si·chel *f* crescent (of the moon); *histol.* demilune.
mond·si·chel·för·mig *adj histol.* crescent-shaped, demilune, crescent, crescentic.
Mon·go·len·fal·te *f embryo., anat.* palpebronasal fold, epicanthal fold, mongolian fold, epicanthus.
Mon·go·len·fleck *m derm.* mongolian spot, mongolian macula, sacral spot, blue spot.
Mon·go·lis·mus *m genet.* Down's disease, Down's syndrome, trisomy 21 syndrome, Kalmuk type, Kalmuck type.
mon·go·lo·id *adj genet.* pertaining to or resembling the Mongols, mongoloid, mongolian.
Mon·go·loi·de *m/f andro., genet.* Mongol, Mongoloid.
Mon·go·loi·dis·mus *m* → Mongolismus.
Mo·ni·le·thri·chie *f derm.* beaded hair, moniliform hair, monilethrix.
Mo·ni·le·thrix *f* → Monilethrichie.
Mo·ni·lia *f micro.* Monilia, Candida, Pseudomonilia.
Mo·ni·lia·sis *f epidem.* moniliasis, moniliosis, candidiasis, candidosis.
Mo·ni·li·for·mis *m micro.* Moniliformis.
Mo·ni·lio·se *f epidem.* moniliasis, moniliosis, candidiasis, candidosis.
Mo·ni·tor *m* monitor; screen.
Mo·ni·to·ring *nt clin.* monitoring.
Mo·no·ami·no·oxi·da·se *f biochem.* monoamine oxidase, tyramine oxidase, amine oxidase (flavin-containing).
Monoaminooxidase-Hemmer *m pharm.* monoamine oxidase inhibitor.
Mo·no·amin·oxi·da·se *f* → Monoaminooxidase.
Monoaminoxidase-Hemmer *m* → Monoaminooxidase-Hemmer.
mo·no·ar·ti·ku·lär *adj* → monartikulär.
mo·no·au·ral *adj* → monaural.
Mo·no·blast *m hema.* monoblast.
mo·no·chrom *adj phys.* monochromatic, monochroic, monochromic.
mo·no·dont *adj* monodont, single-toothed.
Monofluorophosphat-Zahnpaste *f* monofluorophosphate dentifrice.
mo·no·gen *adj genet.* monogenic.
Mo·no·ge·ne·se *f genet.* monogenesis.
Mo·no·ge·nie *f genet.* monogenesis.
mo·no·hy·brid *adj genet.* monohybrid.
Mo·no·hy·bri·de *m genet.* monohybrid.
Mo·no·in·fek·ti·on *f epidem.* monoinfection.
mo·no·klo·nal *adj immun.* monoclonal.
mo·no·krot *adj card.* monocrotic.
mon·oku·lar *adj ophthal.* pertaining to or affecting one eye, monocular, uniocular; (*Mikroskop*) monocular.
mon·oku·lär *adj* → monokular.
mo·no·ma·xil·lär *adj* monomaxillary.
Mo·no·mer *nt chem.* monomer.
mo·no·mer *adj chem.* monomeric.
mo·no·morph *adj histol.* monomorphous, monomorphic.
Mo·no·mor·phie *f histol.* monomorphism.
Mo·no·mor·phis·mus *m histol.* monomorphism.
Mo·no·neu·ri·tis *f neuro.* inflammation of a single nerve, mononeuritis.
Mo·no·nu·cleo·sis *f epidem.* **1.** mononuclear leukocytosis, mononucleosis. **2.** → Mononucleosis infectiosa.
Mononucleosis infectiosa glandular fever, Pfeiffer's glandular fever, mononucleosis, Pfeiffer's disease, Filatov's disease, kissing disease, infectious mononucleosis.
mo·no·nu·kle·är *adj histol.* mononuclear, mononucleate, uninuclear, uninucleated.
Mo·no·nu·kleo·se *f epidem.* **1.** mononuclear leukocytosis, mononucleosis. **2.** → *Mononucleosis* infectiosa.
infektiöse Mononukleose → *Mononucleosis* infectiosa.
Paul-Bunnel-negative infektiöse Mononukleose cytomegalovirus mononucleosis.
Mono-para-chlorphenol mit Kampferzusatz camphorated monoparachlorophenol.

Mo·no·phag *adj bio.* monophagous.
Mo·no·pha·gie *f bio.* monophagia, monophagism.
mo·no·phy·dont *adj* monophyodont.
mo·no·phy·le·tisch *adj hema.* monophyletic.
mo·no·phyo·dont *adj* monophyodont.
mo·no·po·lar *adj* unipolar.
mo·no·ptych *adj histol.* monoptychial.
Mo·no·sac·cha·rid *nt chem.* simple sugar, monosaccharide, monosaccharose, monose.
Mo·no·som *nt genet.* monosome, unpaired allosome, unpaired chromosome, accessory chromosome, odd chromosome, heterotropic chromosome.
mo·no·som *adj* **1.** *genet.* pertaining to or marked by monosomy, monosomic. **2.** *embryo.* pertaining to monosomia, monosomous.
Mo·no·so·mie *f* **1.** *genet.* monosomy. **2.** *embryo.* monosomia.
mon·osto·tisch *adj ortho.* pertaining to or involving a single bone, monostotic.
Mo·no·sym·ptom *nt clin.* monosymptom.
mo·no·sym·pto·ma·tisch *adj clin.* monosymptomatic.
mo·no·ton *adj* (*Arbeit*) monotonous, repetitious.
mo·no·trich *adj bio., micro.* monotrichous, monotrichate, monotrichic, uniflagellate.
mo·no·va·lent *adj* **1.** *chem.* monovalent, univalent. **2.** *immun.* monovalent, univalent.
mon·ovu·lär *adj embryo.* monovular, uniovular, unioval.
mo·no·zel·lu·lär *adj bio.* monocellular, monocelled, unicellular.
mo·no·zen·tral *adj* unicentral, unicentric.
mo·no·zy·got *adj embryo.* monozygotic, monozygous, enzygotic.
Mo·no·zyt *m hema.* monocyte, blood macrophage.
mo·no·zy·tär *adj hema.* pertaining to monocytes, monocytic.
Mo·no·zy·ten·an·gi·na *f epidem.* glandular fever, Pfeiffer's glandular fever, Pfeiffer's disease, Filatov's disease, kissing disease, infectious mononucleosis, lymphatic angina, monocytic angina, mononucleosis.
Mo·no·zy·ten·leuk·ämie *f* → akute Monozytenleukämie.
akute Monozytenleukämie *hema.* medium-cell histiocytosis, monocytic leukemia, histiocytic leukemia, leukemic reticulosis.
Mo·no·zy·ten·ver·meh·rung *f* → Monozytose.
Mo·no·zy·ten·ver·min·de·rung *f* → Monozytopenie.
Mo·no·zy·to·pe·nie *f hema.* monocytic leukopenia, monocytopenia, monopenia.
Mo·no·zy·to·se *f hema.* monocytosis, monocytic leukocytosis.
Monson-Kurve *f* Monson curve.
Mon·tan·wachs *nt* montan wax, lignite wax.
Montenegro-Test *m immun.* Montenegro reaction, Montenegro test, leishmanin test.
mor·bid *adj patho.* morbid, diseased, pathologic; *psycho.* morbid, abnormal, deviant.
Mor·bi·di·tät *f epidem., stat.* morbidity, morbility, morbidity rate, sickness rate.
Mor·bil·li *pl epidem.* rubeola, morbilli, measles.
Mor·bil·li·form *adj epidem.* morbilliform.
Mor·bil·li·vi·rus *nt micro.* Morbillivirus; measles virus.
Mor·bus *m* morbus, disease, illness, sickness.
   Morbus Addison Addison's disease, bronzed disease, chronic adrenocortical insufficiency.
   Morbus Basedow Graves' disease, Basedow's disease, Flajani's disease, March's disease, Marsh's disease, diffuse goiter, exophthalmic goiter.
   Morbus Bechterew Bekhterev's arthritis, ankylosing spondylitis, Bekhterev's disease, Bechterew's disease, Marie's disease, Marie-Strümpell disease, Strümpell's disease, Strümpell-Marie disease, Marie-Strümpell spondylitis, Marie-Strümpell syndrome, rheumatoid spondylitis, rhizomelic spondylosis, poker back.
   Morbus Besnier neurodermatitis, allergic eczema, atopic eczema, disseminated neurodermatitis, atopic dermatitis, allergic dermatitis.
   Morbus Biermer Biermer's disease, Biermer's anemia, Biermer-Ehrlich anemia, Addison-Biermer disease, Addison's anemia, Addison-Biermer anemia, addisonian anemia, cytogenic anemia, malignant anemia, pernicious anemia.
   Morbus Boeck Boeck's disease, Boeck's sarcoid, Besnier-Boeck disease, Besnier-Boeck-Schaumann disease, Besnier-Boeck-Schaumann syndrome, Schaumann's disease, Schaumann's syndrome, Schaumann's sarcoid, sarcoidosis, sarcoid, benign lymphogranulomatosis.
   Morbus Bourneville Bourneville's disease, tuberous sclerosis (of brain), epiloia.
   Morbus Bowen Bowen's disease, Bowen's precancerous dermatitis, precancerous dermatitis.

Morbus Brill-Symmers Brill-Symmers disease, Symmers' disease, nodular lymphoma, centroblastic-centrocytic malignant lymphoma, follicular lymphoma, giant follicular lymphoma, giant follicle lymphoma, nodular poorly-differentiated lymphoma.
Morbus Crohn Crohn's disease, regional enteritis, regional enterocolitis, regional ileitis, granulomatous ileocolitis, granulomatous enteritis, transmural granulomatous enteritis, transmural granulomatous ileocolitis, segmental enteritis, chronic cicatrizing enteritis, distal ileitis, terminal enteritis, terminal ileitis.
Morbus Cushing Cushing's disease, Cushing's syndrome, Cushing's basophilism, pituitary basophilism.
Morbus Duhring-Brocq Duhring's disease, dermatitis herpetiformis.
Morbus Durand-Nicolas-Favre Durand-Nicolas-Favre disease, Favre-Durand-Nicolas disease, Favre-Nicolas-Durand disease, fifth venereal disease, fourth venereal disease, Frei's disease, Nicolas-Favre disease, sixth venereal disease, tropical bubo, lymphogranuloma venereum, lymphogranuloma inguinale, lymphopathia venereum, poradenolymphitis, poradenitis nostras, poradenitis venerea, climatic bubo, donovanosis, pudendal ulcer.
Morbus Fabry Fabry's disease, hereditary dystopic lipidosis, ceramide trihexosidase deficiency, α-(D)-galactosidase A deficiency, diffuse angiokeratoma, glycolipid lipidosis, glycosphingolipidosis.
Morbus Fölling Folling's disease, classical phenylketonuria, phenylalanine hydroxylase deficiency, phenylketonuria, phenylpyruvicaciduria, type I hyperphenylalaninemia.
Morbus Fröhlich Babinski-Fröhlich syndrome, Fröhlich's syndrome, Launois-Cléret syndrome, adiposogenital degeneration, adiposogenital dystrophy, adiposogenital syndrome.
Morbus Gaucher Gaucher's disease, Gaucher's splenomegaly, glucosylceramide lipidosis, cerebrosidosis, cerebroside lipidosis, cerebroside lipoidosis, familial splenic anemia, kerasin histiocytosis, glycosylceramide lipidosis.
Morbus Günther Günther's disease, erythropoietic uroporphyria, congenital erythropoietic porphyria.
Morbus haemolyticus neonatorum fetal erythroblastosis, hemolytic anemia of the newborn, hemolytic disease of the newborn.
Morbus haemorrhagicus neonatorum hemorrhagic disease of the newborn.
Morbus Hansen Hansen's disease, leprosy, lepra.
Morbus Heck Heck's disease, focal epithelial hyperplasia.
Morbus Hodgkin Hodgkin's disease, Hodgkin's granuloma, Hodgkin's lymphoma, Reed-Hodgkin disease, Sternberg's disease, Murchison-Sanderson syndrome, malignant granulomatosis, malignant lymphogranulomatosis, lymphogranuloma, lymphogranulomatosis, lymphoma, lymphadenoma, granulomatous lymphoma, malignant lymphoma, retethelioma, reticuloendothelioma.
Morbus Hunter Hunter-Hurler syndrome, Hunter's syndrome, mucopolysaccharidosis II.
Morbus Kahler Kahler's disease, multiple myeloma, multiple plasmacytoma of bone, myelomatosis, myelosarcomatosis, plasma cell myeloma, plasma cell tumor, plasmacytic immunocytoma, plasmacytoma, plasmocytoma, plasmoma.
Morbus Kaposi Kaposi's sarcoma, angioreticuloendothelioma, endotheliosarcoma, idiopathic multiple pigmented hemorrhagic sarcoma, multiple idiopathic hemorrhagic sarcoma.
Morbus Kawasaki Kawasaki disease, Kawasaki syndrome, mucocutaneous lymph node syndrome.
Morbus Maroteaux-Lamy Maroteaux-Lamy syndrome, arylsulfatase B deficiency, ARSB deficiency, mucopolysaccharidosis VI, N-acetylgalactosamine-4-sulfatase deficiency.
Morbus Ménière Ménière's disease, Ménière's syndrome, endolymphatic hydrops, labyrinthine vertigo, labyrinthine hydrops, auditory vertigo, aural vertigo.
Morbus Minkowski-Chauffard Minkowski-Chauffard syndrome, chronic familial icterus, chronic familial jaundice, congenital hyperbilirubinemia, congenital familial icterus, spherocytic anemia, hereditary spherocytosis, chronic acholuric jaundice, acholuric jaundice, acholuric familial jaundice, congenital hemolytic jaundice, congenital hemolytic icterus, familial acholuric jaundice, globe cell anemia, constitutional hemolytic anemia, constitutional hemolytic anemia.
Morbus Ortner Ortner's disease, abdominal angina, intestinal angina.
Morbus Osler Osler-Weber-Rendu disease, Osler's disease, Goldstein's disease, Rendu-Osler-Weber disease, Rendu-Osler-Weber syndrome, hereditary hemorrhagic telangiectasia.
Morbus Osler-Vaquez Osler-Vaquez disease, Osler's disease, Vaquez's disease, Vaquez-Osler disease, erythremia, erythrocythemia, myelopathic polycythemia, leukemic erythrocytosis, splenomegalic polycythemia.

Morbus Paget 1. Paget's disease (of bone). **2.** Paget's disease of the breast, Paget's disease of the nipple.
Morbus Parkinson Parkinson's disease, shaking palsy, trembling palsy, parkinsonism.
Morbus quintus Sticker's disease, fifth disease, erythema infectiosum.
Morbus Ritter von Rittershain Ritter's disease, staphylococcal scalded skin syndrome.
Morbus Sanfilippo Sanfilippo's syndrome, mucopolysaccharidosis III, polydystrophic oligophrenia.
Morbus Schaudinn syphilis, lues, treponemiasis.
Morbus Scheuermann Scheuermann's disease, Scheuermann's kyphosis, vertebral epiphysitis, juvenile kyphosis.
Morbus Still Still-Chauffard syndrome, Still's disease, juvenile rheumatoid arthritis.
Morbus Unna Unna's disease, seborrhea, seborrheic dermatosis, seborrheic eczema, lymphogranuloma, seborrheic dermatitis.
Morbus Vaquez-Osler → Morbus Osler-Vaquez.
Morbus Waldenström Waldenström's macroglobulinemia, Waldenström's purpura, Waldenström's syndrome, lymphoplasmacytic immunocytoma.
Morbus Werlhof Werlhof's disease, idiopathic thrombocytopenic purpura, land scurvy, thrombocytopenic purpura, thrombopenic purpura, essential thrombocytopenia.
Morbus Wilson Wilson's disease, Wilson's degeneration, Wilson's syndrome, Kayser's disease, hepatolenticular degeneration, hepatolenticular disease, lenticular progressive degeneration, amyostatic syndrome, familial hepatitis.
Morbus Winiwarter-Buerger Winiwarter-Buerger disease, Buerger's disease, thromboangiitis obliterans.
Mordex tortuosus crossbite, cross bite, X-bite.
Morgagni-Syndrom *nt* Morgagni's hyperostosis, Morgagni's disease, Morgagni's syndrome, Morel's syndrome, Stewart-Morel syndrome, Morgagni-Stewart-Morel syndrome.
Morgagni-Ventrikel *m* sinus of Morgagni, Morgagni's ventricle, ventricle of Morgagni, ventricle of Galen, laryngeal ventricle, laryngeal sinus.
Morgagni-Morel-Stewart-Syndrom *nt* → Morgagni-Syndrom.
Mor·ga·nel·la *f micro.* Morganella.
    Morganella morganii Morgan's bacillus, Morganella morganii, Salmonella morganii, Proteus morganii.
mor·gend·lich *adj* matutinal, morning, in the morning.
mo·ri·bund *adj* moribund, dying, at the point of death.
Moro-Probe *f immun.* Moro's test.
Moro-Test *m immun.* Moro's test.
Mor·phaea *f derm.* morphea, localized scleroderma, circumscribed scleroderma.
    Morphaea guttata white-spot disease, guttate morphea.
Mor·phin *nt pharm.* morphine, morphia, morphinium, morphium.
Mor·phi·ne·um *nt* → Morphin.
Mor·phi·nis·mus *m pharm.* morphinism, morphine addiction.
Mor·phin·re·zep·tor *m physiol.* morphine receptor.
Mor·phin·sucht *f pharm.* morphinism, morphine addiction.
Mor·phin·ver·gif·tung *f pharm.* morphinism.
    chronische Morphinvergiftung *pharm.* morphinism.
Mor·phi·um *nt* → Morphin.
Mor·phi·um·sucht *f pharm.* morphinism, morphine addiction.
Mor·phoea *f* → Morphaea.
Mor·pho·ge·ne·se *f embryo.* morphogenesis, morphogenesia, morphogeny.
mor·pho·ge·ne·tisch *adj embryo.* pertaining to morphogenesis, morphogenetic, formative.
Mor·pho·lo·gie *f* morphology.
mor·pho·lo·gisch *adj* pertaining to morphology, morphological, morphologic.
Morquio-Syndrom *nt patho.* Morquio's disease, Morquio's syndrome, Morquio-Ullrich disease, Morquio-Ullrich syndrome, Brailsford-Morquio disease, Morquio-Brailsford disease, mucopolysaccharidosis IV, keratansulfaturia, eccentrochondroplasia, eccentroosteochondrodysplasia, familial osseous dystrophy, familial osteochondrodystrophy, osteochondrodysplasia, osteochondrodystrophy.
Morquio-Syndrom Typ B *nt* type B Morquio's syndrome, β-galactosidase deficiency.
Mors *f* mors, death.
    Mors subita infantum *ped.* cot death, crib death, sudden infant death syndrome.
Mör·ser *m* mortar.
Mor·si·ca·tio *f* morsicatio.
    Morsicatio buccarum cheek biting, morsicatio buccarum, pathomimia mucosae oris.

Morsicatio labiorum lip biting, chilophagia, cheilophagia, morsicatio labiorum.
Mor·sus *m patho.* morsus, bite, sting.
Mor·ta·li·tät *f clin., stat.* mortality, death rate, fatality rate, mortality rate.
   chirurgische Mortalität surgical mortality.
   operative Mortalität operative mortality.
   postoperative Mortalität postoperative mortality.
Mor·ta·li·täts·ra·te *f* → Mortalität.
Mor·ta·li·täts·zif·fer *f* → Mortalität.
Mo·ru·la·zel·le *f hema.* morula cell, berry cell.
Morvan-Syndrom *nt patho.* Morvan's syndrome, Morvan's disease, analgesic panaris.
Moschcowitz-Syndrom *nt derm.* Moschcowitz disease, Moszkowicz's disease, microangiopathic anemia, microangiopathic hemolytic anemia, thrombotic thrombocytopenic purpura, thrombotic microangiopathy.
Moschcowitz-Singer-Symmers-Syndrom *nt* → Moschcowitz-Syndrom.
Mosetig-Moorhof-Füllung *f* Mosetig-Moorhof filling, Mosetig-Moorhof bone wax.
Mosetig-Moorhof-Wachs *nt* → Mosetig-Moorhof-Füllung.
Mos·ki·to *m micro.* 1. mosquito. 2. **Moskitos** *pl micro.* Culicidae.
Mos·ki·to·fie·ber *nt epidem.* phlebotomus fever, pappataci fever, Pym's fever, sandfly fever, three-day fever.
Mos·ki·to·klem·me *f chir.* mosquito clamp, mosquito forceps, mosquito hemostat.
   gebogene Moskitoklemme curved mosquito hemostat.
   gerade Moskitoklemme straight mosquito hemostat.
Mo·ti·li·tät *f physiol.* motility.
   gesteigerte Motilität hypermotility.
   verringerte Motilität hypomotility.
Mo·ti·va·ti·on *f* motivation.
Mo·to·kor·tex *m anat.* motor cortex, motor area, motor region, rolandic area, Rolando's area, Betz's cell area, excitable area, excitomotor area, psychomotor area.
Mo·to·neu·ron *nt histol.* motoneuron, motor neuron, somatomotor root cell, motor cell.
Mo·tor *m techn.* engine; *fig.* driving force, motor.
Mo·to·rik *f physiol.* motoricity, motor system, power of movement.
mo·to·risch *adj physiol.* pertaining to or involving muscular movement, motor, motorial, motoric.
M-Protein *nt micro.* M protein.
MR-Tomographie *f radiol.* nuclear resonance scanning, magnet resonance imaging.
M-Scan *m radiol.* time-motion, TM-mode.
M-Streifen *m histol.* M disk, M band, mesophragma.
Mucha-Habermann-Syndrom *nt derm.* Mucha-Habermann disease, Habermann's disease, Mucha's disease, acute lichenoid pityriasis, acute parapsoriasis.
Muci- *pref.* mucus, mucous, myx(o)-, muci-, muc(o)-.
Mu·ci·la·gi·no·sum *nt pharm.* mucilago, mucilage.
Mu·ci·la·go *f pharm.* mucilago, mucilage.
Mu·ci·no·sis *f derm., patho.* mucinosis.
   Mucinosis lichenoides → Mucinosis papulosa.
   Mucinosis papulosa papular mucinosis, papular myxedema, scleromyxedema.
mu·ci·pa·rus *adj histol.* producing mucus, muciparous, muciferous, mucigenous, mucilaginous.
Mücke [k•k] *f* gnat, mosquito, midge.
Muco- *pref.* mucus, mucous, myx(o)-, muci-, muc(o)-.
Mu·co·id *nt biochem.* mucoid, mucinoid.
Mu·co·li·pid *nt biochem.* mucolipid.
Mu·co·li·pi·do·sis *f* → Mukolipidose.
Mu·co·ly·ti·cum *nt pharm.* mucolytic, mucolytic agent.
Mu·co·pep·tid *nt biochem.* mucopeptide.
Mu·co·po·ly·sac·cha·rid *nt biochem.* mucopolysaccharide.
Mu·co·po·ly·sac·cha·ri·do·se *f* → Mukopolysaccharidose.
Mu·co·pro·te·in *nt biochem.* mucoprotein.
Mu·cor *m micro.* Mucor.
Mu·cor·my·ko·se *f epidem.* mucormycosis.
Mu·co·sa *f* → Mukosa.
   Mucosa alveolaris alveolar mucosa, alveolar mucosal lining.
Mu·cus *m histol.* mucus.
mü·de *adj* tired; (*schläfrig*) sleepy, drowsy; (*erschöpft*) exhausted, worn out, fatigued; (*ermattet*) weary (*von, vor* with). **müde werden** get tired, get sleepy.
Mü·dig·keit *f* tiredness; (*Schläfrigkeit*) sleepiness, drowsiness; (*Erschöpfung*) exhaustion, weariness.
Muf·fel·ofen *m* muffle furnace.

Mühlemann-Propulsor *m* Mühlemann appliance, propulsor.
Muko- *pref.* mucus, mucous, muci-, muc(o)-, myx(o)-.
mu·ko·gin·gi·val *adj* mucogingival.
Mu·ko·gin·gi·val·gren·ze *f* mucogingival junction, mucogingival line.
Mu·ko·gin·gi·val·li·nie *f* mucogingival junction, mucogingival line.
Mu·ko·id *nt biochem.* mucoid, mucinoid.
mu·ko·id *adj histol.* mucous, muciform, mucinoid, mucinous, mucoid, blennoid.
Mu·ko·kla·se *f patho.* mucoclasis.
mu·ko·ku·tan *adj* pertaining to mucous membrane and skin, mucocutaneous, mucosocutaneous.
Mu·ko·li·pid *nt biochem.* mucolipid.
Mu·ko·li·pi·do·se *f patho.* mucolipidosis.
Mu·ko·ly·se *f histol., patho.* mucolysis.
Mu·ko·ly·ti·kum *nt, pl* **Mu·ko·ly·ti·ka** *pharm.* mucolytic, mucolytic agent.
mu·ko·ly·tisch *adj histol., pharm.* mucolytic.
Mu·ko·pep·tid *nt biochem.* mucopeptide, murein, peptidoglycan.
Mu·ko·pe·ri·ost *nt histol.* mucoperiosteum.
Mu·ko·pe·ri·ostal·lap·pen *m* mucoperiosteal flap.
Mu·ko·po·ly·sac·cha·rid *nt biochem.* mucopolysaccharide.
Mu·ko·po·ly·sac·cha·ri·da·se *f biochem.* mucinase, mucopolysaccharidase.
Mu·ko·po·ly·sac·cha·ri·do·se *f patho.* mucopolysaccharidosis.
   Mukopolysaccharidose I-H Hurler's disease, Hurler's type, Hurler's syndrome, Pfaundler-Hurler syndrome, mucopolysaccharidosis I H, α-L-iduronidase deficiency, gargoylism (autosomal recessive type), lipochondrodystrophy.
   Mukopolysaccharidose II Hunter-Hurler syndrome, Hunter's syndrome, mucopolysaccharidosis II.
   Mukopolysaccharidose III Sanfilippo's syndrome, mucopolysaccharidosis III, polydystrophic oligophrenia.
   Mukopolysaccharidose VI Maroteaux-Lamy syndrome, mucopolysaccharidosis VI, *N*-acetylgalactosamine-4-sulfatase deficiency.
Mukopolysaccharid-Speicherkrankheit *f* → Mukopolysaccharidose.
Mu·ko·pro·te·in *nt biochem.* mucoprotein.
mu·ko·pu·ru·lent *adj patho.* mucopurulent, purumucous.
Mu·kor·my·ko·se *f epidem.* mucormycosis.
mu·kös *adj histol.* mucinous, mucoid, mucous, muciform, mucinoid.
Mu·ko·sa *f histol.* mucous coat, mucous tunic, mucosa.
Mu·ko·sa·ent·zün·dung *f* → Mukositis.
Mu·ko·sa·pro·laps *m patho.* mucosal prolapse, mucous membrane prolapse.
Mu·ko·sa·vor·fall *m* → Mukosaprolaps.
mu·ko·se·rös *adj histol., patho.* mucoserous, seromucous, seromucoid.
Mu·ko·si·tis *f patho.* inflammation of a mucous membrane, mucosal inflammation, mucositis, mucitis.
mukös-serös *adj* → mukoserös.
Mu·ko·sul·fa·ti·do·se *f patho.* multiple sulfatase deficiency, mucosulfatidosis.
Mu·ko·vis·zi·do·se *f patho.* cystic fibrosis (of the pancreas), fibrocystic disease of the pancreas, mucoviscidosis, viscidosis, Clarke-Hadefield syndrome, Hadefield-Clarke syndrome.
Mu·ko·ze·le *f patho.* mucocele, mucous cyst.
   Mukozele der Kieferhöhle antral mucosal cyst, maxillary sinus retention cyst, secretory cyst of maxillary antrum, maxillary sinus mucocele.
Mu·kus *m histol.* mucus.
Mul·de *f anat.* depression, hollow, trough, fossa.
Mull·bin·de *f* gauze bandage, mull bandage.
Multi- *pref.* multi-, pluri-, poly-.
mul·ti·ar·ti·ku·lär *adj* pertaining to many joints, multiarticular, polyarticular, polyarthric.
Mul·ti·band·ap·pa·ra·tur *f* multibanded appliance.
   Multibandapparatur nach Bowles Bowles attachment, Bowles multiphase attachment, Bowles bracket, multiphase bracket, multiphase attachment.
Mul·ti·band·be·hand·lung *f* multibanded mechanotherapy.
Mul·ti·ceps *m micro.* Multiceps.
Mul·ti·fi·dus *m anat.* multifidus muscle.
mul·ti·fo·kal *adj (a. patho.)* pertaining to or arising from many locations, multifocal.
mul·ti·form *adj* multiform, polymorphic.
mul·ti·glan·du·lär *adj* pertaining to or affecting several glands, pluriglandular, multiglandular.
mul·ti·la·te·ral *adj* multilateral.

mul·ti·lo·bu·lär *adj anat.* multilobular.
mul·ti·lo·ku·lär *adj patho.* multilocular, plurilocular.
Mul·ti·mor·bi·di·tät *f patho.* polypathia.
mul·ti·morph *adj histol.* polymorphic, polymorphous.
mul·ti·nu·kle·ar *adj* → multinukleär.
mul·ti·nu·kle·är *adj histol.* multinuclear, multinucleate, plurinuclear, polynucleated.
mul·ti·pel *adj* multiple, multiplex, manifold.
mul·ti·plex *adj* → multipel.
Mul·ti·pli·er *m phys.* multiplier.
Mul·ti·pli·ka·ti·on *f mathe.* multiplication.
Mul·ti·pli·ka·tor *m mathe.* multiplier.
Mul·ti·pli·zie·ren *nt mathe.* multiplication.
mul·ti·po·lar *adj* multipolar, pluripolar; (*Nervenzelle*) multipolar.
Mul·ti·punk·tur·test *m immun.* tine test, tine tuberculin test.
mul·ti·va·lent *adj chem.* polyvalent, multivalent; *immun.* polyvalent, multivalent.
mul·ti·zel·l·u·lär *adj histol.* polycellular, multicellular.
Mu·mi·fi·ka·ti·on *f* pulp mummification.
mu·mi·fi·zie·ren *patho.* I *vt* mummify. II *vi* mummify, become mummified.
mu·mi·fi·ziert *adj patho.* mummified.
Mu·mi·fi·zie·rung *f patho.* mummification necrosis, mummification.
Mumps *m/f epidem.* mumps, epidemic parotiditis, epidemic parotitis.
Mumps-Meningitis *f neuro.* mumps meningitis.
Mumps-Meningoenzephalitis *f neuro.* mumps meningoencephalitis.
Mumps·vak·zi·ne *f immun.* mumps virus vaccine.
Mumps·vi·rus *nt micro.* mumps virus.
Münchmeyer-Syndrom *nt patho.* Münchmeyer's disease.
Mund- *pref.* mouth, oral, stomal, stomatal, stomatic, stomat(o)-, stom(o)-, oro-.
Mund *m, pl* **Mün·der** mouth; *anat.* os; orifice, opening, os; (*a. techn.*) mouth, opening, vent, aperture.
Mund·an·trum·fi·stel *f* oroantral fistula.
Mund·at·mung *f* mouth respiration, mouth breathing, oral respiration.
Mund·atre·sie *f* oral atresia.
Mund·bat·te·rie *f* dental galvanism.
Mund·bo·den·phleg·mo·ne *f* phlegmon of the floor of the mouth.
Mund·bucht *f embryo.* oral sinus, oral membrane, oral plate, stomodeum, stomadeum, stomatodeum.
Mund·du·sche *f* oral irrigator.
Mund·er·kran·kung *f HNO* stomatopathy.
Mund·fäu·le *f HNO* aphthous stomatitis.
Mund·feld *nt bio.* peristome, peristoma.
mund·fern *adj* aboral.
Mund·fi·stel, äußere *f* orocutaneous fistula.
Mund·flo·ra *f* mouth flora, oral flora.
Mund·ge·gend *f anat.* oral region.
Mund·ge·ruch *m* offensive breath, bad breath, cacostomia, bromopnea, ozostomia, halitosis, stomatodysodia.
Mund·höh·le *f anat.* oral cavity, proper oral cavity.
Mund·höh·len·kar·zi·nom *nt* oral cancer.
Mund·höh·len·krebs *m* oral cancer.
Mund·höh·len·tem·pe·ra·tur *f clin.* oral temperature, sublingual temperature.
Mund·hy·gie·ne *f* oral hygiene, dental hygiene, mouth hygiene.
Mund-Kiefer-Gesichtschirurgie *f* oral and maxillofacial surgery.
  rekonstruktive Mund-Kiefer-Gesichtschirurgie reconstructive dentistry, reconstructive surgery.
Mund·leuch·te *f* mouth lamp.
Mund-Magensonde *f clin.* orogastric tube.
Mund·ni·sche *f embryo.* oral sinus, oral membrane, oral plate, stomodeum, stomadeum, stomatodeum.
Mund·öff·ner *m HNO* mouth gag.
Mund·pfle·ge *f HNO, dent.* dental care, dental hygiene, oral hygiene.
Mund·pla·stik *f HNO* stomatoplasty.
Mundrachen- *pref.* oropharyngeal.
Mund·ra·chen *m* oral pharynx.
Mund·re·gi·on *f anat.* oral region.
Mund·schei·be *f bio.* peristome, peristoma.
Mund·schleim·haut *f anat.* mucosa of mouth, oral mucosa, mucous membrane of mouth.
  hypermobile Mundschleimhaut hypermobile mucosa.
Mund·schleim·haut·ent·zün·dung *f HNO* stomatitis.
Mund·schutz *m* mouth guard.
Mund·soor *m HNO* candidiasis of the oral mucosa, oral candidiasis, oral moniliasis, mycotic stomatitis, thrush.

Mund·spal·te *f anat.* oral fissure, orifice of mouth, stomatoschisis, stomoschisis.
Mund·spa·tel *m clin.* tongue depressor.
Mund·sper·rer *m HNO* mouth gag, mouth prop, jaw brace, gag.
Mund·spie·gel *m HNO, dent.* mouth mirror, dental mirror.
Mund·sprei·zer *m HNO* mouth gag, mouth prop, jaw brace, gag.
Mund·spü·lung *f* oral rinse.
  antibakterielle Mundspülung antibacterial mouthwash.
  therapeutische Mundspülung therapeutic mouthwash.
Mund·stück *nt techn.* mouth piece.
Mün·dung *f anat.* mouth, opening, os, orifice, aperture; outlet.
Mund·ver·en·gung *f* stenostomia.
Mund·vor·hof *m anat.* external oral cavity, oral vestibule, vestibulum of mouth.
Mund·vor·hof·lei·ste *f* lip furrow band, labial lamina, vestibular lamina, buccogingival lamina, buccal lamina.
Mund·vor·hof·plat·te *f* oral screen, vestibular screen, oral shield.
Mund·was·ser *nt pharm.* mouth wash, collutory, collutorium, gargle.
Mund·win·kel *m anat.* angle of mouth.
Mund·win·kel·chei·li·tis *f HNO* angular stomatitis, angular cheilitis, angular cheilosis, perlèche, bridou, migrating cheilitis, migrating cheilosis.
Mund·win·kel·punkt *m anat.* cheilion.
Mund·win·kel·rha·ga·den *pl* → Mundwinkelcheilitis.
Mund-zu-Mund-Beatmung *f* mouth-to-mouth resuscitation, transanimation, mouth-to-mouth respiration.
mün·zen·för·mig *adj derm., histol.* nummular.
mu·ral *adj histol.* mural.
Mu·schel *f* concha.
mu·schel·för·mig *adj anat.* scalloped, turbinate, turbinal, turbinated, conchal.
Mu·schel·re·sek·ti·on *f HNO* conchotomy.
Mu·schel·zäh·ne *pl* shell teeth.
Musculus-digastricus-Lappen *m* digastric muscle flap.
Musculus-gracilis-Lappen *m* gracilis muscle flap.
Musculus-rectus-abdominis-Lappen *m* rectus abdominis muscle flap.
Musculus-serratus-anterior-Lappen *m* serratus anterior muscle flap.
Musculus-sternothyroideus-Lappen *m* sternothyroid muscle flap.
Musculus-temporalis-Lappen *m* temporalis muscle flap.
Mus·ka·rin *nt biochem.* oxycholine, muscarine.
Muskel- *pref.* muscular, sarcous, musculo-, my(o)-.
Mus·kel *m anat.* muscle, musculus.
  glatte Muskeln nonstriated muscles.
  hypertoner Muskel hypertonic muscle.
  hypotoner Muskel hypotonic muscle.
  ischiokrurale Muskeln hamstrings, hamstring muscles.
  an Knochen ansetzende Muskeln skeletal muscles, somatic muscles.
  oberflächliche Muskeln superficial muscles.
  quergestreifte Muskeln striated muscles, striped muscles, voluntary muscles.
  tiefe Muskeln deep muscles.
  unwillkürliche Muskeln nonstriated muscles.
  willkürliche Muskeln striated muscles, striped muscles, voluntary muscles.
mus·kel·ähn·lich *adj* myoid.
Mus·kel·an·satz *m anat.* muscle insertion, enthesis.
Mus·kel·an·span·nung *f* muscle tension.
Mus·kel·ap·pa·rat *m physiol.* musculature.
Mus·kel·ast *m anat.* muscular branch.
Mus·kel·atro·phie *f neuro.* muscular atrophy, muscle wasting, amyotrophy, amyotrophia, myatrophy, myoatrophy.
  myelopathische Muskelatrophie myelopathic muscular atrophy.
  myogene Muskelatrophie myopathic atrophy.
  myopathische Muskelatrophie myopathic atrophy.
  neurogene Muskelatrophie neuropathic atrophy, neural atrophy, neuritic muscular atrophy, neurotic atrophy.
  spinale Muskelatrophie spinal muscular atrophy, progressive muscular atrophy, wasting paralysis, muscular trophoneurosis.
  spinale progressive Muskelatrophie Cruveilhier's atrophy, Cruveilhier's disease, Cruveilhier's paralysis, Duchenne-Aran disease, Duchenne-Aran type, Duchenne-Aran muscular atrophy, Duchenne's disease, Aran-Duchenne disease, Aran-Duchenne type, Aran-Duchenne muscular atrophy, progressive spinal muscular atrophy.
Mus·kel·auf·lö·sung *f patho.* myolysis.

Mus·kel·bauch *m anat.* belly, muscle belly.
Mus·kel·bün·del *nt anat.* fasciculus, muscle bundle.
Mus·kel·de·ge·ne·ra·ti·on *f patho.* myolysis, myodegeneration.
Mus·kel·deh·nungs·re·flex *m physiol.* muscular reflex, myotatic reflex, stretch reflex, Liddel and Sherrington reflex.
Mus·kel·durch·blu·tung *f physiol.* muscle perfusion.
Mus·kel·durch·tren·nung *f* myotomy.
Mus·kel·dys·tro·phie *f neuro.* muscular dystrophy, myodystrophia, myodystrophy.
   fazio-skapulo-humerale Muskeldystrophie Déjérine-Landouzy atrophy, Déjérine-Landouzy dystrophy, Déjérine-Landouzy type, Landouzy atrophy, Landouzy's dystrophy, Landouzy's type, Landouzy-Déjérine dystrophy, Landouzy-Déjérine type, Landouzy-Déjérine atrophy, facioscapulohumeral atrophy, facioscapulohumeral muscular atrophy, facioscapulohumeral dystrophy, facioscapulohumeral muscular dystrophy.
   progressive Muskeldystrophie progressive muscular dystrophy, idiopathic muscular atrophy.
Mus·kel·ent·span·nung *f* muscle relaxation.
Mus·kel·ent·zün·dung *f neuro.* inflammation of a muscle, myositis, myitis, initis.
Mus·kel·er·kran·kung *f neuro.* myopathy, myonosus, myopathia.
Mus·kel·er·mü·dung *f patho.* muscular fatigue.
Mus·kel·er·schlaf·fung *f* muscle relaxation.
Mus·kel·er·wei·chung *f patho.* myomalacia.
Mus·kel·fa·ser *f histol.* muscle fibril, muscular fibril, muscle cell, muscle fiber, myofibril, myofibrilla.
   einzelne Muskelfaser muscle fiber, muscle cell.
   quergestreifte Muskelfaser striated muscle fiber.
   rote Muskelfaser red muscle fiber, red muscle.
   weiße Muskelfaser white muscle fiber, white muscle.
Mus·kel·fa·ser·auf·lö·sung *f patho.* myolysis, myocytolysis.
Mus·kel·fa·ser·bün·del *nt histol.* muscle fascicle.
Mus·kel·fa·ser·de·ge·ne·ra·ti·on *f patho.* myolysis.
Mus·kel·fa·ser·ne·kro·se *f patho.* myolysis.
Mus·kel·ge·we·be *nt histol.* muscle tissue, muscular tissue, muscle.
   rotes Muskelgewebe red muscle.
   weißes Muskelgewebe white muscle.
Mus·kel·hüll·ge·we·be *nt histol.* perimysium, exomysium.
   Muskelhüllgewebe des Primärbündels internal perimysium.
   Muskelhüllgewebe des Sekundärbündels external perimysium, epimysium.
Mus·kel·hy·per·tro·phie *f patho.* myohypertrophia, myopachynsis, hypermyotrophy.
Mus·kel·in·ser·ti·on *f anat.* enthesis.
Muskel-Knochen-Transplantat *nt* musculoskeletal graft.
Mus·kel·kon·trak·ti·on *f physiol.* muscle contraction, contraction.
   tetanische Muskelkontraktion tetanic contraction.
Mus·kel·kopf *m anat.* head of muscle.
Mus·kel·kraft *f* muscular force, muscular strength.
Mus·kel·krampf *m neuro.* muscular spasm, muscle spasm, myospasm, myospasmus, spasmus, cramp.
   tonischer Muskelkrampf myotonus, myotone.
Mus·kel·läh·mung *f neuro.* muscular paralysis, myoparalysis.
   unvollständige Muskellähmung myoparesis, muscle weakness.
   freier Muskellappen free muscle transfer, free muscle graft.
Mus·kel·me·ta·bo·lis·mus *m* muscle metabolism.
Mus·kel·ne·kro·se *f patho.* myolysis, myonecrosis.
Mus·kel·neur·al·gie *f neuro.* muscular pain, myoneuralgia, myalgia, myodynia, myosalgia.
Mus·kel·per·fu·si·on *f physiol.* muscle perfusion.
Muskel-Periost-Lappen *m* muscle-periosteal flap.
Mus·kel·phos·pho·fruk·to·ki·na·se·in·suf·fi·zi·enz *f patho.* Tarui disease, muscle phosphofructokinase deficiency, type VII glycogen storage disease.
Mus·kel·phos·pho·ry·la·se·man·gel *m patho.* McArdle's disease, McArdle-Schmid-Pearson disease, McArdle's syndrome, muscle phosphorylase deficiency, muscle phosphorylase deficiency glycogenosis, myophosphorylase deficiency, myophosphorylase deficiency glycogenosis, type V glycogen storage disease.
Mus·kel·phy·sio·lo·gie *f physiol.* muscle physiology.
Mus·kel·re·la·xans *nt, pl* **Mus·kel·re·la·xan·tia, Mus·kel·re·la·xan·zi·en** *pharm., anes.* muscle relaxant, neuromuscular blocking agent.
   depolarisierendes Muskelrelaxans depolarizing muscle relaxant, depolarizer.
   nicht-depolarisierendes Muskelrelaxans → nicht-polarisierendes Muskelrelaxans.
   nicht-polarisierendes Muskelrelaxans nondepolarizing muscle relaxant, nondepolarizer.
   stabilisierendes Muskelrelaxans → nicht-polarisierendes Muskelrelaxans.
Mus·kel·re·la·xa·ti·on *f* muscle relaxation.
Mus·kel·rheu·ma·tis·mus *m patho.* muscular rheumatism, fibrositis, fibrofascitis.
Mus·kel·riß *m traumat.* myorrhexis.
Mus·kel·rup·tur *f traumat.* myorrhexis.
Mus·kel·schei·de *f histol.* epimysium, perimysium.
Mus·kel·schmerz *m* → Muskelschmerzen.
Mus·kel·schmer·zen *pl neuro.* muscular pain, myoneuralgia, myalgia, myodynia, myosalgia.
Mus·kel·schwä·che *f neuro.* muscle weakness, myoasthenia, myoparesis, amyosthenia, adynamia.
Mus·kel·schwund *m patho.* muscle wasting, muscular atrophy, myatrophy, myoatrophy, amyotrophy, amyotrophia.
Mus·kel·seh·ne *f anat.* muscle tendon, sinew.
Mus·kel·sinn *m physiol.* muscle sense, muscular sense, muscle sensibility, kinesthetic sense, kinesthesia, kinesthesis, myesthesia, myesthesis.
Mus·kel·span·nung *f* muscular tension, muscular tone, tone of muscle, myotony, myotonia.
Mus·kel·spin·del *f histol.* neuromuscular spindle, muscle spindle, Kühne's spindle, spindle.
Mus·kel·stär·ke *f* muscular strength.
Mus·kel·steif·heit *f patho.* muscle stiffness.
Mus·kel·stoff·wech·sel *m physiol.* muscle metabolism.
Mus·kel·to·nus *m* muscular tension, muscular tone, muscle tone, myotony, myotonia.
   reduzierter Muskeltonus → verminderter Muskeltonus.
   verminderter Muskeltonus hypotonia, hypotonicity, hypotonus, hypotony, hypomyotonia.
Mus·kel·trans·plan·tat *nt* muscle transfer, muscle graft.
   freies Muskeltransplantat free muscle transfer, free muscle graft.
Mus·kel·tri·chi·no·se *f epidem.* muscular trichinosis.
Mus·kel·ver·här·tung *f patho.* myosclerosis.
Mus·kel·zel·le *f histol.* muscle cell, myocyte; muscle fiber.
mus·kel·zel·len·ähn·lich *adj histol.* myoid.
Mus·kel·zuckung [k·k] *f* muscle twitching, twitch contraction, myopalmus.
mus·ku·lär *adj anat., histol.* pertaining to muscle(s), muscular.
Mus·ku·la·ris *f histol.* muscularis, muscular coat, muscular tunic.
Mus·ku·la·tur *f anat., physiol.* muscular system, muscles *pl*, musculature.
   von außen einstrahlende Muskulatur extrinsic muscles.
   glatte Muskulatur smooth musculature, nonstriated muscles *pl.*
   infrahyoidale Muskulatur infrahyoid muscles *pl.*
   ischiokrurale Muskulatur hamstrings *pl*, hamstring muscles *pl.*
   mimische Muskulatur facial muscles *pl*, muscles *pl* of (facial) expression.
   oberflächliche Muskulatur superficial muscles *pl.*
   quergestreifte Muskulatur skeletal muscles *pl*, striated muscles *pl*, striped muscles *pl*, voluntary muscles *pl.*
   tiefe Muskulatur deep muscles *pl.*
   unwillkürliche Muskulatur involuntary muscles *pl.*
   willkürliche Muskulatur → quergestreifte Muskulatur.
mus·ku·lös *adj* muscular; *inf.* beefy, brawny.
Mu·ster *nt* **1.** pattern, model; (*Schablone*) template, templet; design; (*Probe*) sample, specimen. **2.** *fig.* model, example (*an of; für of*), type, typus; *stat.* sampling; *psycho.* (*Verhaltensmuster*) pattern. **als Muster dienen** serve as a model.
Mu·ster·bei·spiel *nt* model, example (*für of*).
mu·ta·bel *adj bio.* mutable.
Mu·ta·bi·li·tät *f bio.* mutability.
Mu·ta·gen *nt genet.* mutagen, mutagenic agent.
mu·ta·gen *adj* mutagenic.
Mu·ta·ge·ne·se *f* mutagenesis.
Mu·ta·ge·ni·tät *f* mutagenicity.
mu·tant *adj genet.* mutant.
Mu·tan·te *f genet.* mutant.
Mu·ta·tio *f HNO* change of voice, breaking of the voice, puberty vocal change, heterophonia, heterophthongia.
Mu·ta·ti·on *f* **1.** *bio., genet.* mutation; *bio.* idiovariation, saltation. **2.** → Mutatio.
   somatische Mutation somatic mutation.
mu·ta·ti·ons·fä·hig *adj bio.* mutable.
Mu·ta·ti·ons·fä·hig·keit *f bio.* mutability; mutagenicity.
Mu·ta·ti·ons·ra·te *f bio., genet.* mutation rate.
mu·tie·ren *vi* **1.** *bio.* mutate (*zu* to). **2.** *HNO* (*Stimme*) break.
mu·tiert *adj* mutant.
Mu·ti·sur·di·tas *f HNO* deaf-muteness, deaf-mutism.

Mu·ton *nt genet.* Muton.
müt·ter·lich *adj* motherly, maternal.
Müt·ter·li·cher·seits *adj* maternal.
Müt·ter·lich·keit *f* maternity, motherliness.
Mut·ter·zy·ste *f* parent cyst.
Mu·tua·lis·mus *m bio.* mutualism.
mu·tu·ell *adj* mutual.
Müt·ze *f* cap.
Muzi- *pref.* mucus, mucous, myx(o)-, muci-, muc(o)-.
mu·zi·la·gi·nös *adj histol.* mucilaginous, mucid.
Mu·zin *nt biochem.* mucin.
mu·zin·ähn·lich *adj* → muzinartig.
mu·zin·ar·tig *adj histol.* mucinoid, mucinous.
mu·zi·no·gen *adj histol.* blennogenic, blennogenous, muciparous, muciferous, mucigenous, mucilaginous.
mu·zi·nös *adj histol.* mucinous, mucoid.
Mu·zi·no·se *f derm., patho.* mucinosis.
My·al·gie *f neuro.* muscular pain, myoneuralgia, myalgia, myodynia, myosalgia.
My·as·the·nia *f* → Myasthenie.
  Myasthenia gravis pseudoparalytica Erb-Goldflam disease, Goldflam's disease, Goldflam-Erb disease, Hoppe-Goldflam disease, Erb's syndrome, myasthenia gravis, myasthenia gravis syndrome, asthenic bulbar paralysis, bulbospinal paralysis, asthenobulbospinal paralysis.
My·as·the·nie *f neuro.* muscular weakness, myasthenia, myoasthenia, amyosthenia.
My·ce·tes *pl micro.* mycetes, mycota, fungi, Mycophyta, Fungi.
My·ce·to·ma *nt derm.* mycetoma, maduromycosis.
My·co·bac·te·ri·um *nt micro.* mycobacterium, Mycobacterium.
  Mycobacterium leprae lepra bacillus, leprosy bacillus, Hansen's bacillus, Bacillus leprae, Mycobacterium leprae.
  Mycobacterium tuberculosis tubercle bacillus, Koch's bacillus, Mycobacterium tuberculosis, Mycobacterium tuberculosis var. hominis.
  Mycobacterium tuberculosis var. hominis → Mycobacterium tuberculosis.
My·co·bac·tin *nt micro.* mycobactin.
My·co·phy·ta *pl micro.* mycetes, mycota, fungi, Mycophyta, Fungi.
My·co·plas·ma *nt micro.* mycoplasma, Mycoplasma.
  Mycoplasma pneumoniae Eaton agent, Mycoplasma pneumoniae.
Mycoplasma-pneumoniae-Pneumonie *f pulmo.* Mycoplasma pneumoniae pneumonia, Eaton agent pneumonia.
My·co·sis *f epidem.* mycosis, fungal infection, mycotic infection, nosomycosis.
  Mycosis fungoides Alibert's disease, mycosis fungoides.
  Mycosis fungoides Alibert-Bazin-Form → Mycosis fungoides.
My·co·ta *pl micro.* mycetes, mycota, fungi, Fungi, Mycophyta.
My·dria·sis *f physiol., ophthal.* dilation of the pupil, mydriasis, corediastasis, corodiastasis.
  Mydriasis paralytica paralytic mydriasis.
  paralytische Mydriasis paralytic mydriasis.
My·dria·ti·kum *nt, pl* **My·dria·ti·ka** *pharm.* mydriatic.
my·dria·tisch *adj physiol., pharm.* causing mydriasis, mydriatic.
Mye·lin *nt biochem., histol.* myelin.
Mye·lin·auf·lö·sung *f patho.* myelinolysis, myelolysis; myelinoclasis.
Mye·lin·fär·bung *f histol.* myelin stain.
Mye·li·ni·sa·ti·on *f histol.* myelination, myelinization, myelinogenesis, myelinogeny, myelogenesis, myelogeny, medullation.
mye·li·ni·siert *adj histol.* medullated, myelinated.
Mye·li·no·ge·ne·se *f histol.* myelination, myelinization, myelinogenesis, myelinogeny, myelogenesis, myelogeny, medullation.
Mye·li·no·ly·se *f patho.* myelinolysis, myelolysis; myelinoclasis.
Mye·li·no·pa·thie *f patho.* myelinopathy.
Mye·lin·schei·de *f histol.* myelin sheath, medullary sheath.
Mye·lin·ver·lust *m patho.* demyelination, dehypermyelination.
Myelo- *pref.* marrow, myel(o)-, medullo-; bone marrow.
Mye·lo·blast *m hema.* microleukoblast, myeloblast, granuloblast.
Mye·lo·blast·ämie *f hema.* myeloblastemia.
Mye·lo·bla·sten·leuk·ämie *f hema.* myeloblastic leukemia.
Mye·lo·bla·stom *nt hema.* myeloblastoma.
Mye·lo·bla·sto·ma·to·se *f hema.* myeloblastomatosis.
mye·lo·de·pres·siv *adj hema., pharm.* myelosuppressive.
Mye·lo·en·ze·pha·li·tis *f neuro.* inflammation of brain and spinal cord, encephalomyelitis, myeloencephalitis, myelencephalitis.
Mye·lo·fi·bro·se *f hema.* myelofibrosis, myelosclerosis, osteomyelofibrotic syndrome, myofibrosis-osteosclerosis syndrome, osteomyelofibrosis, osteomyelosclerosis.
mye·lo·gen *adj histol.* myelogenous, myelogenic.
Mye·lo·ge·ne·se *f histol.* myelogenesis, myelogeny, myelinogenesis, myelinization, myelinogeny, myelination, medullation.
Mye·lo·gramm *nt* 1. *radiol.* myelogram. 2. *hema.* myelogram.
Mye·lo·gra·phie *f radiol.* myelography.
mye·lo·id *adj* 1. *anat.* pertaining to or resembling bone marrow, myeloid. 2. *hema.* resembling myelocytes, myeloid.
mye·lo·isch *adj hema.* resembling myelocytes, myeloid.
Mye·lom *nt hema.* myeloma.
  endotheliales Myelom Ewing's sarcoma, Ewing's tumor, reticular sarcoma of bone, endothelial myeloma.
  lokalisiertes Myelom solitary myeloma, localized myeloma.
  multiples Myelom Kahler's disease, multiple myeloma, multiple plasmacytoma of bone, myelomatosis, myelosarcomatosis, plasma cell myeloma, plasma cell tumor, plasmacytic immunocytoma, plasmacytoma, plasmocytoma, plasmoma.
  solitäres Myelom localized myeloma, solitary myeloma.
Mye·lo·ma *nt* → Myelom.
Mye·lo·ma·la·zie *f patho.* myelomalacia.
Mye·lo·me·nin·gi·tis *f neuro.* inflammation of the spinal cord and its membranes, myelomeningitis.
Mye·lo·mo·no·zy·ten·leuk·ämie *f* → akute Myelomonozytenleukämie.
  akute Myelomonozytenleukämie *hema.* myelomonocytic leukemia, Naegeli leukemia.
Mye·lo·pa·thie *f* 1. *neuro.* myelopathy. 2. *hema.* myelopathy.
mye·lo·pe·tal *adj* myelopetal.
Mye·lo·phthi·se *f neuro.* myelophthisis.
Mye·lo·poe·se *f hema.* myelopoiesis.
Mye·lo·se *f* 1. *neuro.* myelosis. 2. *hema.* myelosis, myelocytosis, myelemia.
  akute erythrämische Myelose *hema.* Di Guglielmo syndrome, Di Guglielmo disease, acute erythremia, acute erythremic myelosis.
  chronische Myelose *hema.* chronic myelocytic leukemia, chronic granulocytic leukemia, mature cell leukemia.
  megakaryozytäre Myelose *hema.* primary thrombocythemia, essential thrombocythemia, hemorrhagic thrombocythemia, idiopathic thrombocythemia, megakaryocytic leukemia.
Mye·lo·skle·ro·se *f hema.* osteomyelofibrotic syndrome, myofibrosis-osteosclerosis syndrome, myelofibrosis, myelosclerosis, osteomyelofibrosis, osteomyelosclerosis.
Mye·lo·szin·ti·gramm *nt radiol.* myeloscintigram.
Mye·lo·szin·ti·gra·phie *f radiol.* myeloscintigraphy.
mye·lo·to·xisch *adj hema.* myelotoxic.
Mye·lo·zyt *m hema.* myelocyte, myelomonocyte.
Mye·lo·zyt·ämie *f hema.* myelocythemia.
mye·lo·zy·ten·ähn·lich *adj hema.* myeloid.
Mye·lo·zyt·hä·mie *f hema.* myelocythemia.
Mye·lo·zy·tom *nt hema.* myelocytoma.
Mye·lo·zy·to·se *f hema.* myelocytosis, myelemia, myelosis.
Myia·sis *f patho.* myiasis, myiosis, myasis.
Myk·ämie *f patho.* mycethemia, fungemia.
My·kid *nt immun.* mycid.
Myko- *pref.* fungus, fungal, myc(o)-, mycet(o)-, myk(o)-.
My·ko·bak·te·rio·se *f epidem.* mycobacteriosis, atypical tuberculosis.
My·ko·bak·te·ri·um *nt* → Mycobacterium.
  atypische Mykobakterien mycobacteria other than tubercle bacilli, anonymous mycobacteria, atypical mycobacteria.
  nicht-tuberkulöse Mykobakterien → atypische Mykobakterien.
My·ko·bak·tin *nt micro.* mycobactin.
My·ko·plas·ma *nt micro.* mycoplasma.
My·ko·plas·ma·pneu·mo·nie *f pulmo.* mycoplasmal pneumonia, Mycoplasma pneumoniae pneumonia, Eaton agent pneumonia.
My·ko·se *f* 1. *epidem.* mycotic infection, fungal infection, mycosis, nosomycosis. 2. *biochem.* mycose, trehalose.
  oberflächliche Mykose superficial mycosis.
  tiefe Mykose deep mycosis, systemic mycosis.
my·ko·tisch *adj epidem.* pertaining to a mycosis, caused by fungi, mycotic.
My·ko·to·xi·ko·se *f patho.* mycotoxicosis.
My·ko·to·xin *nt micro.* mycotoxin.
My·lo·hyo·ide·us *m anat.* 1. mylohyoideus (muscle), mylohyoid muscle. 2. mylohyoid nerve.
Myo- *pref.* muscle, muscular, my(o)-.
Myo·bla·sten·my·om *nt* → Myoblastom.
Myo·bla·stom *nt patho.* Abrikosov's tumor, Abrikossoff's tumor, granular-cell myoblastoma, granular-cell myoblastomyoma, granular-cell schwannoma, granular-cell tumor, myoblastoma, myoblastomyoma.
Myo·car·di·tis *f* → Myokarditis.

Myo·car·di·um *nt anat.* myocardium; cardiac muscle.
Myo·chrom *nt histol.* myochrome.
Myo·dy·nie *f neuro.* muscular pain, myodynia, myalgia, myoneuralgia, myosalgia.
Myo·dys·tro·phie *f neuro.* muscular dystrophy, myodystrophia, myodystrophy.
Myo·epi·the·li·om *nt patho.* myoepithelioma.
myo·epi·the·lo·id *adj histol.* myoepithelioid.
Myo·epi·thel·zel·le *f histol.* myoepithelial cell, basket cell.
Myo·fi·bril·le *f histol.* muscle fibril, muscular fibril, myofibril, myofibrilla.
Myo·fi·brom *nt patho.* myofibroma.
Myo·fi·la·ment *nt histol.* myofilament.
Myo·ge·lo·se *f patho.* myogelosis, gelosis.
myo·gen *adj neuro.* myogenic, myogenous.
Myo·glo·bin *nt biochem.* myoglobin, myohematin, myohemoglobin, muscle hemoglobin.
Myo·glo·bin·urie *f patho.* myoglobinuria.
Myo·gramm *nt physiol.* myogram, muscle curve.
Myo·graph *m physiol.* myograph.
Myo·gra·phie *f physiol.* myography; *radiol.* myography.
myo·id *adj histol.* myoid.
Myo·kard *nt anat.* myocardium; cardiac muscle.
Myo·kard·ent·zün·dung *f* → Myokarditis.
Myo·kard·hy·per·tro·phie *f card.* myocardial hypertrophy.
Myo·kard·hyp·oxie *f card.* myocardial hypoxia.
myo·kar·di·al *adj anat.* pertaining to the myocardium, myocardial, myocardiac.
Myo·kard·in·farkt *m card.* myocardial infarction, cardiac infarction.
  rezidivierender Myokardinfarkt recurrent (myocardial) infarction.
  stummer Myokardinfarkt silent myocardial infarction.
Myo·kard·in·suf·fi·zi·enz *f card.* heart failure, cardiac failure, cardiac insufficiency, myocardial insufficiency, heart insufficiency.
Myo·kar·di·tis *f card.* inflammation of the myocardium, myocardial inflammation, myocarditis.
Myo·klo·nus *m neuro.* myoclonus.
Myo·ku·tan·lap·pen *m* myocutaneous flap, musculocutaneous flap.
  gestielter Myokutanlappen myocutaneous pedicled flap.
Myo·lemm *nt histol.* myolemma; sarcolemma.
Myo·ly·se *f patho.* myolysis.
My·om *nt patho.* muscular tumor, myoma.
Myo·ma·la·zie *f patho.* myomalacia.
My·on *nt histol.* myon.
Myo·ne·kro·se *f patho.* myonecrosis.
myo·neu·ral *adj anat.* pertaining to muscle and nerve, myoneural.
myo·neu·ro·nal *adj* → myoneural.
my·op *adj ophthal.* pertaining to or affected with myopia, myopic, shortsighted, nearsighted.
Myo·pe *m/f ophthal.* myope.
Myo·phos·pho·ry·la·se·in·suf·fi·zi·enz *f patho.* McArdle's disease, McArdle's syndrome, McArdle-Schmid-Pearson disease, type V glycogen storage disease, muscle phosphorylase deficiency, muscle phosphorylase deficiency glycogenosis, myophosphorylase deficiency, myophosphorylase deficiency glycogenosis.
Myo·pie *f ophthal.* myopia, shortsightedness, short sight, nearsightedness, near sight.
Myo·plas·ma *nt histol.* myoplasm.
Myo·sar·co·ma *nt patho.* myosarcoma.
Myo·sar·kom *nt patho.* myosarcoma.
Myo·sin *nt biochem.* myosin.
Myo·sin·fi·la·ment *nt histol.* thick myofilament, myosin filament.
Myo·si·tis *f neuro., patho.* inflammation of a muscle, myositis, myitis, initis.
  Myositis ossificans progressiva → progressive Myositis ossificans.
  generalisierte Myositis ossificans → progressive Myositis ossificans.
  interstitielle Myositis interstitial myositis.
  progressive Myositis ossificans progressive ossifying myositis.
Myo·skle·ro·se *f patho.* myosclerosis.
Myo·to·mie *f* myotomy.
myo·trop *adj histol.* myotropic.
Myo·ze·le *f* myocele.
Myo·zyt *m histol.* myocyte, muscle cell.
Myo·zy·to·ly·se *f patho.* myocytolysis.
My·rin·gi·tis *f HNO* inflammation of the tympanic membrane, myringitis, tympanitis.
Myring(o)- *pref.* eardrum, myring(o)-.
My·rin·go·my·ko·se *f HNO* myringomycosis, mycomyringitis.
My·rin·go·pla·stik *f HNO* myringoplasty.
Myx·ade·ni·tis *f patho.* inflammation of a mucous gland, myxadenitis.
  Myxadenitis labialis *HNO* Baelz's disease, superficial suppurative type cheilitis glandularis.
Myx·ade·nom *nt patho.* myxadenoma, myxoadenoma.
Myx(o)- *pref.* mucus, mucous, myx(o)-, muci-, muc(o)-.
My·xo·chon·drom *nt patho.* myxochondroma.
Myx·ödem *nt patho.* solid edema, mucous edema, myxedema.
myx·öde·ma·tös *adj patho.* myxedematous.
My·xo·der·mie *f derm., patho.* myxedema; mucinosis.
Myx·oede·ma *nt derm., patho.* myxedema, solid edema, mucous edema.
My·xo·fi·brom *nt patho.* myxofibroma, myxoinoma.
  odontogenes Myxofibrom odontogenic fibromyxoma, odontogenic myxofibroma, odontogenic myxoma.
My·xo·li·pom *nt patho.* myxolipoma.
My·xom *nt* → Myxoma.
  odontogenes Myxom odontogenic fibromyxoma, odontogenic myxofibroma, odontogenic myxoma.
My·xo·ma *nt patho.* myxoma, myxoblastoma, mucous tumor, colloid tumor, gelatinous polyp.
  Myxoma lipomatosum lipomatous myxoma, myxolipoma.
my·xom·ar·tig *adj* → myxomatös.
my·xo·ma·tös *adj patho.* pertaining to or resembling a myxoma, myxomatous.
My·xo·ma·to·se *f patho.* multiple myxomas, myxomatosis.
My·xo·ma·to·sis *f* → Myxomatose.
My·xo·my·ce·tes *pl* → Myxomyzeten.
My·xo·my·ze·ten *pl micro.* slime fungi, slime molds, Myxomycetes.
My·xo·phy·ta *pl* → Myxomyzeten.
My·xo·sar·co·ma *nt* → Myxosarkom.
My·xo·sar·kom *nt patho.* myxosarcoma.
  Myxosarkom der Nervenscheide myxosarcoma of nerve sheath.
My·xo·vi·rus *nt micro.* myxovirus.
My·zel *nt, pl* **My·zels, My·ze·li·en** *micro.* mycelium.
My·ze·li·um *nt, pl* **My·ze·li·en** → Myzel.
My·zet·ämie *f patho.* mycethemia, fungemia.
My·ze·ten *pl micro.* mycetes, mycota, fungi, Mycophyta, Fungi.
My·zet·hä·mie *f patho.* mycethemia, fungemia.
My·ze·tis·mus *m patho.* mycetismus, mycetism, mushroom poisoning.
My·ze·tom *nt epidem.* mycetoma, maduromycosis.

N

Na·bel *m* bellybutton, navel; *anat.* omphalos, omphalus, umbilicus; (*Trommelfell*) umbo; *fig.* navel.
na·bel·för·mig *adj* umbilicate, umbilicated.
Na·bel·schnur *f anat.* umbilical cord, cord, navel string, umbilical, funis.
Na·bel·schnur·kno·ten *m gyn., ped.* knot of umbilical cord.
  echter Nabelschnurknoten true knot.
  falscher Nabelschnurknoten false knot.
Na·bel·strang *m* → Nabelschnur.
Nach·bar·wur·zel *f* adjacent root.
Nach·be·hand·lung *f clin.* aftercare, aftertreatment, follow-up.
Nach·be·la·stung *f physiol.* afterload.
Nach·be·strah·lung *f radiol.* postoperative radiation, postoperative irradiation.
Nach·be·treu·ung *f clin.* follow-up, aftercare.
Nach·blu·tung *f* secondary hemorrhage, secondary bleeding.
nach·dun·keln *vi* (*a. histol.*) deepen, darken, become darker, get darker.
nach·ge·burt·lich *adj* postnatal.
Nach·hall *m phys.* reverberation, resonance.
nach·hal·len *vi phys.* reverberate, resound.
Nach·in·nen·schla·gen *nt patho.* (*Ausschlag*) retrocession, retrocedence.
Nach·kom·me *m* **1.** child, descendant, offspring. **2. Nachkommen** *pl* offspring (*sing, pl*), progeny.
Nach·kom·men·schaft *f* progeny, descendants *pl*, offspring (*sing, pl*).
Nach·kon·trol·le *f lab.* countercheck.
nach·las·sen *vi* decrease, diminish, deteriorate; (*Gesundheit*) become weaker, fail, break; (*Schmerz*) ease, go off; (*Wirkung*) wear off; (*Fieber*) go down; (*Leistungskraft*) slow up, drop off, fall off; (*Funktion*) fail; (*Sehvermögen, Gehör, Gedächtnis*) deteriorate; (*Nasenbluten*) ease up, ease off; (*Reaktionsvermögen*) slow down, get slower; (*Kraft*) decline, go, degrade, weaken; (*Anspannung*) ease off, slacken off; (*Gefühl*) cool, die down; (*Interesse*) wane, flag; (*Krach*) die down, abate; (*Geschwindigkeit*) slow down, decrease; (*Regen*) abate.
nach·las·send *adj* decreasing, waning, diminishing, deteriorating, failing; (*Krankheit*) catabatic, abating; (*Funktion*) failing; remittent. **nicht nachlassend** (*Schmerz*) unrelieved. **vorübergehend nachlassend** remittent.
Nach·last *f physiol.* afterload.
Nach·po·ten·ti·al *nt physiol.* afterpotential.
nach·prü·fen *vt* check, check out, check over, verify; double-check, countercheck, re-examine.
Nach·prü·fung *f* check, verification, re-examination; double-check.
Nach·sor·ge *f clin.* aftercare, aftertreatment, follow-up.
nach·spü·len *vt* rinse.
nach·stel·len *vt techn.* adjust, readjust, reset.
Nach·stel·lung *f techn.* adjustment, readjustment.
Näch·sten·lie·be *f* altruism; charity.
Nacht- *pref.* nightly, nocturnal, nyct(o)-, overnight, somni-.
Nacht *f, pl* **Näch·te** night; night-time; *fig.* darkness, night. **bei Nacht** at night/by night. **diese Nacht** this night. **die ganze Nacht (dauernd)** all night (long), nightlong. **heute/letzte nacht** last night. **in der Nacht** in/during the night, (late) at night, in the night-time, by night; nocturnal. **jede Nacht** night after night, nightly. **letzte Nacht** last night. **Nacht für Nacht** night after night. **schlaflose Nacht** white night. **Tag und Nacht** night and day. **über Nacht** overnight, over night. **während der Nacht**.
Nacht·angst *f ped.* sleep terror disorder, night terror(s *pl*), pavor nocturnus.
Nacht·ar·beit *f* night work.
nacht·blind *adj ophthal.* night-blind.
Nacht·blind·heit *f ophthal.* night blindness, nocturnal amblyopia, day sight, nyctalopia, nyctanopia.

Nacht·dienst *m* night duty. **Nachtdienst haben** be on nights, be on night duty.
Nacht·kli·nik *f* night hospital.
nächt·lich *adj* nocturnal, night, nightly, nycterin.
Nacht·per·so·nal *nt* (*Klinik*) night staff.
nachts *adv* at night-time, in the night-time, at night, by night, nycterin.
Nacht·schicht *f* night shift. **Nachtschicht haben/arbeiten** be/work on night shift, be/work on nights.
Nacht·schie·ne *f* bite guard, occlusal appliance.
Nacht·schwe·ster *f* night nurse.
Nacht·stuhl *m* night chair, nightstool.
Nacht·tisch *m* night table, nightstand, bedstand, bedside table.
Nacht·tisch·lam·pe *f* bedlamp.
Nacht·zeit *f* night-time. **zur Nachtzeit** at night-time.
nach·un·ter·su·chen *vt clin.* reexamine.
Nach·un·ter·su·chung *f clin.* follow-up examination; reexamination.
Nach·weis *m* proof (*für, über* of); evidence; (*Zeugnis*) certificate; *chem., lab.* test; identity. **den Nachweis für etw. erbringen** proof sth., show sth., furnish proof/evidence of sth.
nach·wei·sen *vt* prove, show, furnish proof/evidence, detect, identify, verify, ascertain.
Nach·wir·kung *f* after-effect, result.
Nacken [k·k] *m* nape, back of the neck, neck; *anat.* nucha.
Nacken·band [k·k] *nt anat.* ligament of nape, nuchal ligament, neck ligament, posterior cervical ligament.
Nacken·ge·gend [k·k] *f anat.* region of nape, neck region, nuchal region, posterior cervical region.
Nacken·mus·ku·la·tur [k·k] *f anat.* neck muscles, muscles of neck.
Nacken·re·gi·on [k·k] *f anat.* region of nape, neck region, nuchal region, posterior cervical region.
Nacken·schmerz [k·k] *m* → Nackenschmerzen.
Nacken·schmer·zen [k·k] *pl* pain in the neck, neck pain, cervicodynia, trachelodynia.
Nacken·stei·fig·keit [k·k] *f* neck stiffness.
nackt *adj* **1.** naked, nude; (*bloß*) bare. **mit nacktem Oberkörper** bare to the waist. **sich nackt ausziehen** take off one's clothes. **2.** *fig.* bare, naked; (*Wahrheit*) plain; (*Tatsachen*) bare.
Na·del *f* needle; (*Spritze*) needle; (*Stecknadel*) pin.
  Nadel zur subkutanen Injektion hypodermic needle.
  atraumatische Nadel *chir.* swaged needle, atraumatic needle.
Na·del·aspi·ra·ti·on *f clin.* needle aspiration.
Na·del·bi·op·sie *f clin.* needle biopsy.
Na·del·boh·rer *m* needle bur.
Na·del·elek·tro·de *f* needle electrode.
na·del·för·mig *adj histol.* needle-shaped, spicular, acicular, belonoid, styloid.
Na·del·hal·ter *m chir.* needle holder, acutenaculum.
Na·del·im·plan·tat *nt* → enossales Nadelimplantat.
  enossales Nadelimplantat needle endosseous implant, needle endosteal implant, pin endosseous implant, pin endosteal implant, pin implant.
Na·del·öhr *nt* eye (of a needle).
Na·del·spit·ze *f* point, pinpoint.
Na·del·stich *m* prick, pinprick; *chir.* stitch.
Na·did *nt pharm.* nadide.
Naegeli-Syndrom *nt derm.* chromatophore nevus of Naegeli, Naegeli's incontinentia pigmenti, Naegeli syndrome, Franceschetti-Jadassohn syndrome.
Naegeli-Bloch-Sulzberger-Syndrom *nt* → Naegeli-Syndrom.
Nae·vo·ba·sa·lio·ma·to·se *f derm.* Gorlin-Goltz syndrome, Gorlin's syndrome, basal cell nevus syndrome, nevoid basal cell carcinoma syndrome, nevoid basalioma syndrome.
Nae·vo·ba·sa·lio·me *pl* → Naevobasaliomatose.
Nae·vus *m, pl* **Nae·vi** mole, nevus.

Naffziger-Syndrom

Naff·zi·ger-Syn·drom *nt neuro.* Naffziger's syndrome, scalenus anticus syndrome, scalenus syndrome, cervical rib syndrome, cervicobrachial syndrome.
Na·gel *m, pl* **Nä·gel 1.** *anat.* nail, nail plate, unguis; onyx. **an den Nägeln kauen** bite one's nails. **2.** nail; (*Stift*) pin; (*Holznagel*) peg.
Na·gel·fei·le *f* nail file, fingernail file.
Nä·gel·kau·en *nt* nailbiting, onychophagy, onychophagia.
Na·geln *nt chir.* nailing.
na·geln *vt* nail (*an to*); *chir.* nail, pin.
Na·gel·sche·re *f* nail scissors *pl.*
Na·ge·lung *f chir.* nailing, pinning.
Na·ger *m bio.* **1.** rodent. **2.** *pl* Rodentia.
Nager-Reynier-Syndrom *nt patho.* Nager's acrofacial dysostosis.
Na·ge·tier *nt bio.* **1.** rodent. **2.** Nagetiere *pl* Rodentia.
Nah·ein·stel·lungs·re·ak·ti·on *f physiol., ophthal.* near-point reaction, near-vision response, near reaction, near reflex, convergence response, accommodation reflex, pupillary accommodation reflex.
nä·hen *vt chir.* suture, stitch (up), sew (up).
Nä·he·rungs·wert *m* approximation, approximate, approximate value.
Nähr- *pref.* nursing, nutritive, nutrient, nutritional.
Nähr·agar *m/nt micro.* nutrient agar.
Nähr·bo·den *m micro.* medium, nutrient medium, nutritive medium, culture medium; *bio.* substratum, substrate; *fig.* breeding ground.
künstlicher Nährboden *bio., micro.* culture medium, medium.
näh·ren I *vt* nourish, nurture, feed; (*Kind*) nurse, feed; (*Säugling*) breast-feed. **II** *vi* be nutritous, be rich, be nourishing. **III** *vr* **sich nähren von** live on, feed on.
nahr·haft *adj* nutrient-dense, nutrient, nutritious, nutrimental, nutritive, rich, alimentary, alimental, nourishing.
Nähr·lö·sung *f* **1.** *clin.* clysis, nutrient solution. **2.** *micro.* culture solution.
Nähr·me·di·um *nt micro.* nutrient medium, nutritive medium, medium.
Nähr·plas·ma *nt bio.* trophoplasm, nutritive plasma.
Nähr·stoff *m* **1.** nutrient, nutriment, nutrition, nutritive substance. **2.** Nährstoffe *pl* foodstuff, food.
Nähr·stoff·auf·nah·me *f* ingestion, food intake.
Nähr·stoff·be·darf *m* nutrient needs *pl*, nutritive needs *pl*, nutrient requirement(s *pl*), nutritive requirement(s *pl*).
Nähr·stoff·ge·halt *m* nutrient content.
Nähr·stoff·man·gel *m patho.* nutrient deficiency, nutritional deficiency, nutritional deficit, nutritive deficiency.
nähr·stoff·reich *adj* nutrient-dense, rich, nutritious.
Nähr·sub·strat *nt bio.* nutritive substrate, nutrient base.
Nah·rung *f* food, nutriment, nutrition, nourishment, pabulum, aliment; (*Kost*) diet; *fig.* fuel. **Nahrung zu sich nehmen** eat, take food. **ohne Nahrung** unfed. **die Nahrung verweigern** refuse food.
ballaststoffreiche Nahrung crude fiber, dietary fiber, bulk.
feste Nahrung solids.
Nahrungs- *pref.* food, alimentary, alimental, sit(o)-, troph(o)-.
Nah·rungs·auf·nah·me *f* food ingestion, food intake, food consumption, ingestion, nutrition.
Nah·rungs·ka·the·ter *m* feeding catheter.
Nah·rungs·man·gel *m* lack of food, food shortage, innutrition, abrosia.
Nah·rungs·mit·tel *nt* food, foodstuff, aliment, esculent, nutriment, nutrition, edibles *pl*, eatables *pl*, comestibles *pl.*
Nah·rungs·mit·tel·al·ler·gie *f* food allergy, gastrointestinal allergy.
Nah·rungs·mit·tel·re·ste *pl* food debris.
Nah·rungs·mit·tel·zu·satz *m* food additive.
Nah·rungs·ver·brauch *m* food consumption.
Nähr·wert *m* nutritive value, nutrtional value.
Naht *f, pl* **Näh·te 1.** *anat.* suture, sutura; raphe, rhaphe; commissure; joint, juncture, bony suture. **2.** *chir.* suture, stitch; suture, stitching (up), suture repair, repair; (*Nahtmaterial*) suture, suture material.
absorbierbare Naht *chir.* absorbable suture.
atraumatische Naht *chir.* atraumatic suture.
falsche Naht *anat.* harmonic suture, harmonia.
fortlaufende Naht *chir.* continuous suture, uninterrupted suture.
kontinuierliche Naht → fortlaufende Naht.
perkutane Naht *chir.* percutaneous suture.
primäre Naht *chir.* primary suture.
resorbierbare Naht *chir.* absorbable suture.
sekundäre Naht *chir.* secondary suture.
Naht·ab·sze߷ *m chir.* suture abscess, stitch abscess.
Naht·in·suf·fi·zi·enz *f chir.* breakdown of suture.
Naht·kno·chen *pl anat.* sutural bones, epactal bones, wormian bones, epactals.

Naht·ma·te·ri·al *nt chir.* suture, suture material.
absorbierbares Nahtmaterial absorbable suture.
atraumatisches Nahtmaterial atraumatic suture.
monofiles Nahtmaterial monofilament suture.
nicht-absorbierbares Nahtmaterial non-absorbable suture.
nicht-geflochtenes Nahtmaterial monofilament suture.
resorbierbares Nahtmaterial absorbable suture.
synthetisches Nahtmaterial synthetic suture.
Naht·ver·schluß *m chir.* suture, stitching (up), suture repair, repair.
vorzeitiger Nahtverschluß *ortho.* craniosynostosis, craniostosis.
na·iv *adj* naive, naïve; innocent.
Nal·oxon *nt pharm.* naloxone.
NANB-Hepatitisvirus *nt micro.* non-A,non-B hepatitis virus.
Na·nis·mus *m* → Nanosomie.
Nan·nis·mus *m* → Nanosomie.
Nan·no·so·mie *f* → Nanosomie.
Na·no·gramm *nt* nanogram.
Na·no·so·mie *f* nanism, nanosoma, nanosomia, dwarfism, dwarfishness.
Na·nu·ka·ya·mi *nt* → Nanukayami-Krankheit.
Nanukayami-Krankheit *f epidem.* nanukayami disease, nanukayami fever, nanukayami, autumn fever, seven-day fever, gikiyami.
Na·nus *m* dwarf, nanus.
Nar·be *f patho.* scar, cicatrix; mark, pit; *fig., psycho.* scar. **voller Narben** scarred, full of scars.
Narben- *pref.* scar, cicatricial, ulo-, ule-.
nar·ben·ar·tig *adj* scarlike, uloid.
Nar·ben·aus·schnei·dung *f chir.* cicatrectomy.
Nar·ben·bil·dung *f patho.* scar formation, scarring, cicatrization, epulosis, synulosis.
Nar·ben·ex·zi·si·on *f chir.* cicatrectomy; keloplasty.
Nar·ben·ge·we·be *nt patho.* scar tissue, cicatrix.
Nar·ben·kar·zi·nom *nt patho.* scar carcinoma.
Nar·ben·ke·lo·id *nt patho.* cicatricial keloid, keloid, cheloid.
Nar·ben·kon·trak·tur *f traumat.* cicatricial contracture.
Nar·ben·re·vi·si·on *f chir.* cicatricotomy, cicatrisotomy.
Nar·ben·strik·tur *f* scar stricture, cicatricial stricture.
nar·big *adj* cicatricial, uloid, scarred, epulotic; (*Pocken*) pitted, pockmarked.
Narkose- *pref.* anesthetic, narcotic, narco-.
Nar·ko·se *f anes.* anesthesia, general anesthesia, narcosis, narcotism.
geschlossene Narkose closed anesthesia.
halbgeschlossene Narkose semiclosed anesthesia.
halboffene Narkose semiopen anesthesia.
offene Narkose open anesthesia.
Nar·ko·se·arzt *m anes.* anesthesiologist, anesthetist.
Nar·ko·se·gas *nt anes.* gaseous anesthetic.
Nar·ko·se·mit·tel *nt anes.* anesthetic, anesthetic agent, general anesthetic.
Nar·ko·ti·kum *nt, pl* **Nar·ko·ti·ka 1.** *pharm.* opiate, narcotic, narcotic agent. **2.** *anes.* anesthetic, anesthetic agent, general anesthetic.
nar·ko·tisch *adj anes.* anesthetic, narcotic.
nar·ko·ti·sie·ren *vt anes.* anesthetize, narcotize.
Na·sal *m* → Nasallaut.
na·sal *adj anat.* pertaining to the nose, nasal, rhinal.
na·sa·lie·ren *vt* nasalize.
Na·sa·lie·rung *f* nasalization.
Na·sa·lis *m anat.* nasalis (muscle), nasal muscle, nasalis.
Na·sa·li·tät *f* nasality.
Na·sal·laut *m* nasal, nasal sound.
Na·se *f* **1.** nose, *anat.* nasus. **2.** *techn.* nose.
äußere Nase external nose, nasus.
Nä·seln *nt HNO* nasalization, rhinolalia, rhinophonia.
geschlossenes Näseln closed rhinolalia; rhinolalia clausa.
offenes Näseln open rhinolalia, rhinolalia aperta, rhinophonia.
nä·seln *vi* nasalize, speak through one's nose, twang.
Nasen- *pref.* nasal, rhinal, nas(o)-, rhin(o)-.
Na·sen·ab·strich *m HNO* nasal swab.
Na·sen·at·mung *f* nasal breathing, nasal respiration.
Na·sen·aus·fluß *m HNO* nasal hydrorrhea, rhinorrhea.
Na·sen·bein *nt anat.* nasal bone.
Na·sen·blu·ten *nt HNO* nasal bleeding, bleeding of the nose, nosebleed, nasal hemorrhage, epistaxis, rhinorrhagia.
Na·sen·blu·tung *f* → Nasenbluten.
Na·sen·brücke [k·k] *f anat.* bridge of nose, nasal bridge, bridge.
Na·sen·diph·the·rie *f HNO* nasal diphtheria.
Na·sen·drü·sen *pl anat.* nasal glands.
Na·sen·du·sche *f HNO* nasal douche, rhinenchysis, collunarium.
Na·sen·ein·gang *m anat.* nasal vestibule, vestibule of nose.

Na·sen·ein·gangs·zy·ste *f* Klestadt's cyst, nasoalveolar cyst, nasolabial cyst.
Na·sen·er·kran·kung *f HNO* rhinopathy, rhinopathia.
Na·sen·flü·gel *m* nasal wing, wing of nose.
Na·sen·flü·gel·knor·pel *m anat.* alar cartilage (of nose).
 großer Nasenflügelknorpel greater alar cartilage.
 kleiner Nasenflügelknorpel lesser alar cartilage.
Na·sen·fluß *m HNO* nasal hydrorrhea, rhinorrhea.
Na·sen·fu·run·kel *m/nt HNO* nasal furuncle.
Na·sen·gang *m anat.* nasal meatus, meatus of nose.
 mittlerer Nasengang middle nasal meatus.
 oberer Nasengang superior nasal meatus.
 unterer Nasengang inferior nasal meatus.
Na·sen·ge·gend *f anat.* nasal region.
Na·sen·haa·re *pl anat.* hairs of nose, hairs of vestibule of nose, vibrissae.
Na·sen·heil·kun·de *f HNO* rhinology.
Na·sen·hö·he *f* nasal height.
Na·sen·höh·le *f anat.* nasal chamber, nasal cavity.
Na·sen·höh·len·spie·ge·lung *f HNO* rhinoscopy.
Na·sen·ka·tarrh *m HNO* inflammation of the nasal mucous membrane, nasal catarrh, acute rhinitis, rhinitis.
 akuter Nasenkatarrh cold in the head, acute catarrhal rhinitis, coryza.
Na·sen·knor·pel *pl anat.* nasal cartilages.
Na·sen·loch *nt anat.* nostril, naris.
Nasen-Magen-Sonde *f clin.* NG tube, nasogastric tube.
Na·sen·mu·schel *f anat.* nasal concha, turbinate bone, turbinate.
 mittlere Nasenmuschel middle spongy bone, middle turbinate bone, inferior ethmoidal concha, ethmoid cornu, middle nasal concha, middle concha.
 obere Nasenmuschel superior nasal concha, superior ethmoidal concha, superior turbinate bone, superior spongy bone, superior concha.
 oberste Nasenmuschel supreme spongy bone, Santorini's concha, supreme concha, supreme ethmoidal concha, fourth concha, highest concha, highest turbinate bone, supreme turbinate bone, supraturbinate, supreme nasal concha, supreme nasal bone, fourth turbinate bone.
 untere Nasenmuschel inferior nasal concha, inferior concha, maxilloturbinal bone, inferior turbinate bone, inferior spongy bone.
Na·sen·mu·schel·re·sek·ti·on *f HNO* turbinectomy.
Na·sen·mus·kel *m anat.* nasalis (muscle), nasal muscle, nasalis.
Na·sen·ne·ben·höh·len *pl anat.* paranasal sinuses, accessory sinuses of nose, nasal sinuses, air sinuses.
Na·sen·ne·ben·höh·len·ent·zün·dung *f HNO* inflammation of the mural epithelium of the paranasal sinuses, paranasal sinusitis, sinusitis.
Nasen-Ohren-Heilkunde *f HNO* otorhinology.
Na·sen·pla·stik *f HNO* rhinoplasty.
Na·sen·po·lyp *m HNO* rhinopolypus, nasal polyp.
Nasenrachen- *pref.* epipharyngeal, nasopharyngeal.
Na·sen·ra·chen *m anat.* nasal part of pharynx, nasal pharynx, rhinopharynx, nasopharyngeal space, epipharynx, pharyngonasal cavity, nasopharynx.
Na·sen·ra·chen·fi·brom *nt* → juveniles Nasenrachenfibrom.
 juveniles Nasenrachenfibrom *HNO* nasopharyngeal angiofibroma, nasopharyngeal fibroangioma, juvenile angiofibroma, juvenile nasopharyngeal fibroma.
Nasen-Rachen-Katarrh *m HNO* rhinolaryngitis.
Na·sen·ra·chen·raum *m* → Nasenrachen.
Na·sen·ra·chen·raum·ver·schluß *m* palatopharyngeal closure.
Na·sen·re·gi·on *f anat.* nasal region.
Na·sen·rücken [k·k] *m anat.* dorsum of nose.
Na·sen·rücken·ar·te·rie [k·k] *f anat.* dorsal nasal artery, external nasal artery, dorsal artery of nose.
Na·sen·sal·be *f HNO* nasal ointment.
Na·sen·schei·de·wand *f anat.* nasal septum, septum of nose.
Na·sen·schleim·haut *f histol.* nasal mucosa, pituitary membrane (of nose), schneiderian membrane.
Na·sen·schleim·haut·drü·sen *pl anat.* nasal glands.
Na·sen·schleim·haut·ent·zün·dung *f HNO* inflammation of the nasal mucosa, rhinitis.
Na·sen·schmer·zen *pl HNO* pain in the nose, rhinodynia, rhinalgia.
Na·sen·sep·tum *nt* → Nasenscheidewand.
Na·sen·sep·tum·knor·pel *m anat.* cartilage of nasal septum, quadrangular cartilage.
Na·sen·son·de *f clin.* NG tube, nasogastric tube, nasal probe.
Na·sen·spe·ku·lum *nt* → Nasenspiegel.
Na·sen·spie·gel *m HNO* nasal speculum, rhinoscope, nasoscope.

Na·sen·spie·ge·lung *f HNO* rhinoscopy.
Na·sen·spit·ze *f* nasal tip, tip of nose.
Na·sen·spray *m/nt pharm.* nasal spray, nose spray.
Na·sen·spü·lung *f HNO* nasal douche, rhinenchysis, collunarium.
Na·sen·stein *m HNO* nasal calculus, nasal concrement, nasal stone, rhinolith, rhinolite.
Na·sen·trop·fen *pl pharm.* nose drops, nasal drops.
 abschwellende Nasentropfen decongestant nose drops.
Na·sen·tu·ber·ku·lo·se *f epidem., HNO* nasal tuberculosis.
Na·sen·ve·nen, äußere *pl anat.* external nasal veins.
Na·sen·vor·hof *m anat.* nasal vestibule, vestibule of nose.
Na·sen·vor·hof·zy·ste *f* Klestadt's cyst, nasoalveolar cyst, nasolabial cyst.
Na·sen·wall *m anat.* ridge of nose.
Na·sen·wur·zel *f anat.* nasal root, root of nose, summit of nose.
Na·si·on *nt anat.* nasion.
Nasmyth-Membran *f* dental cuticle, Nasmyth's membrane, cuticula dentis.
Naso- *pref.* nasal, rhinal, nas(o)-, rhin(o)-.
Na·so·au·ri·ku·lar·ebe·ne *f anat.* Camper's plane.
na·so·la·bi·al *adj anat.* pertaining to nose and upper lip, nasolabial.
Na·so·la·bi·al·fur·che *f anat.* nasolabial sulcus.
na·so·pha·ryn·ge·al *adj anat.* pertaining to the nasopharynx, rhinopharyngeal, epipharyngeal, nasopharyngeal, pharyngonasal.
Na·so·pha·ryn·ge·al·kar·zi·nom *nt HNO* nasopharyngeal carcinoma.
Na·so·pha·ryn·ge·al·ka·the·ter *m clin.* nasopharyngeal airway, nasopharyngeal tubus.
Na·so·pha·ryn·ge·al·tu·bus *m* → Nasopharyngealkatheter.
Na·so·pha·ryn·gi·tis *f HNO* inflammation of the nasopharynx, nasopharyngitis, epipharyngitis, rhinopharyngitis.
Na·so·pha·rynx *m anat.* nasal part of pharynx, nasal pharynx, rhinopharynx, nasopharyngeal space, epipharynx, pharyngonasal cavity, nasopharynx.
Na·so·pha·rynx·ent·zün·dung *f* → Nasopharyngitis.
Na·so·tra·che·al·ka·the·ter *m clin.* nasotracheal airway, nasotracheal tubus.
Na·so·tra·che·al·tu·bus *m* → Nasotrachealkatheter.
Na·so·zi·lia·ris *m anat.* nasociliary nerve.
Na·so·zi·lia·ris·neur·al·gie *f neuro.* nasociliary neuralgia.
naß *adj* wet (*von* with); (*feucht*) damp, moist, humid; (*durchnäßt*) soaking, soaked, drenched.
Näs·se *f* wet, wetness; (*Feuchtigkeit*) dampness, moisture, humidity.
näs·sen I *vt* wet. **II** *vi* (*Wunde*) discharge, ooze, weep.
Naß·feld·tech·nik *f* washed-field dentistry, washed-field technique.
Na·tes *pl anat.* breech *sing*, buttocks, nates, clunes.
na·tiv *adj* natural; *chem.* native.
Na·tri·um *nt chem.* sodium, natrium, natrum.
Na·tri·um·bi·kar·bo·nat *nt chem.* sodium bicarbonate, bicarbonate soda.
Na·tri·um·chlo·rid *nt chem.* sodium chloride, salt, table salt, common salt.
Na·tri·um·fluo·rid *nt pharm.* sodium fluoride.
Natriumfluorid-Phosphorsäuregel *nt* sodium fluoride-orthophosphoric acid gel.
Natriumfluorid-Zahnpaste *f* sodium fluoride dentifrice.
Na·tri·um·glut·amat *nt pharm.* monosodium glutamate, sodium glutamate.
Na·tri·um·hy·dro·gen·car·bo·nat *nt* → Natriumbikarbonat.
Na·tri·um·hy·dro·xid *nt chem.* sodium hydroxide, sodium hydrate, soda, caustic soda.
Na·tri·um·kar·bo·nat *nt chem.* sodium carbonate, soda, washing soda, natron, carbonate of soda.
Na·tri·um·sul·fat *nt pharm.* sodium sulfate, Glauber's salt.
Na·tri·um·te·tra·bo·rat *nt pharm.* sodium borate, borax.
Na·tri·um·thio·sul·fat *nt pharm.* sodium thiosulfate.
Na·tri·ure·ti·kum *nt, pl* **Na·tri·ure·ti·ka** *pharm.* natriuretic, natruretic.
na·tri·ure·tisch *adj physiol.* pertaining to or marked by natriuresis, natriuretic, natruretic.
Na·tur *f* **1.** nature. **2.** nature, character; (*Wesensart*) nature, make, disposition, character, idiosyncrasy. **von Natur aus** by nature. **gegen/wider die Natur** against nature.
Na·tur·bor·sten *pl* natural bristles.
Na·tu·rell *nt* temper, temperament, nature, disposition.
na·tur·ge·ge·ben *adj* natural, constitutional.
Na·tur·gum·mi *nt* → Naturkautschuk.
Na·tur·hei·ler *m* naturopath.
Na·tur·heil·kun·de *f* naturopathy, physical medicine, physiatry, physiatrics *pl*.

Na·tur·heil·kun·di·ge m/f naturopath, physiatrist, physiatrician.
Na·tur·heil·ver·fah·ren nt nature cure, naturopathy.
Na·tur·kau·tschuk m natural rubber, rubber, caoutchouc, Indian rubber.
na·tür·lich adj **1.** pertaining to nature, natural. **2.** (*tatsächlich*) real, natural, actual. **3.** (*physiologisch*) normal, natural, physiologic, physiological. **eines natürlichen Todes sterben** die of a natural cause, die a natural death. **4.** (*kongenital*) inborn, congenital, natural, innate. **5.** (*juristisch*) (*Person*) natural; *mathe.* natural; *chem.* native.
Na·tur·trieb m congenital instinct, instinct, natural urge.
Na·tur·wachs nt natural wax.
Na·tur·wis·sen·schaft f (*meist* **Naturwissenschaften** *pl*) science, natural science, physical science.
Na·tur·wis·sen·schaft·ler m natural scientist, scientist, naturalist, physical scientist.
na·tur·wis·sen·schaft·lich adj scientific.
Nau·sea f *patho.* sickness (in the stomach), nausea, sicchasia.
  Nausea gravidarum morning sickness (of pregnancy).
  Nausea marina sea sickness, seasickness, mal de mer, naupathia.
na·vi·ku·lar adj *anat.* boat-shaped, scaphoid, navicular.
Nä·vo·bla·stom, malignes nt → Nävokarzinom.
Nä·vo·kar·zi·nom nt *derm.* malignant melanoma, black cancer, melanoma, melanoblastoma, melanocarcinoma, melanotic cancer, melanotic carcinoma, melanotic sarcoma.
Nä·vo·li·pom nt *derm.* lipomatous nevus, fatty nevus, nevolipoma.
Nä·vus m, pl **Nä·vi** *derm.* nevus, mole.
  Nävus Ito Ito's nevus.
  Nävus Ota Ota's nevus, oculodermal melanocytosis, oculocutaneous melanosis.
  Nävus Spitz Spitz nevus, Spitz-Allen nevus, benign juvenile melanoma, juvenile melanoma, epithelioid cell nevus, spindle and epithelioid cell nevus, spindle cell nevus, compound melanocytoma.
  amelanotischer Nävus amelanotic nevus.
  blauer Nävus blue nevus, Jadassohn-Tièche nevus.
  epidermaler Nävus epidermal nevus, epithelial nevus.
  harter Nävus verrucous nevus.
  harter epidermaler Nävus → harter Nävus.
  hyperkeratotischer Nävus → harter Nävus.
  hypomelanotischer Nävus achromic nevus.
  vaskulärer Nävus vascular nevus, strawberry nevus, capillary angioma, superficial angioma.
Nä·vus·zel·len·nä·vus m → Nävuszellnävus.
Nä·vus·zell·nä·vus m *derm.* nevus cell nevus, nevus, cellular nevus, nevocellular nevus, nevocytic nevus.
Nd-YAG-Laser m neodymium:yttrium-aluminum-garnet laser, neodymium:YAG laser, Nd:YAG laser.
Ne·ar·thro·se f *traumat.* new joint, nearthrosis, neoarthrosis.
Ne·bel m fog, mist.
Ne·ben·ag·glu·ti·nin nt *immun.* minor agglutinin, partial agglutinin.
Ne·ben·ho·den m *anat.* epididymis, parorchis.
Ne·ben·höh·len pl *anat.* (*Nase*) paranasal sinuses, accessory sinuses of nose, nasal sinuses, air sinuses, sinuses.
Ne·ben·höh·len·blocka·de [k•k] f *HNO* sinus block.
Ne·ben·höh·len·ent·zün·dung f *HNO* inflammation of the paranasal sinuses, nasosinusitis, sinusitis, paranasal sinusitis.
Ne·ben·höh·len·la·va·ge f *HNO* lavage of the sinuses, sinus lavage.
Ne·ben·höh·len·spü·lung f → Nebenhöhlenlavage.
Ne·ben·lei·tung f *techn.* bypass.
Ne·ben·nie·re f *anat.* adrenal, adrenal gland, adrenal body, adrenal capsule, suprarenal, suprarenal gland, suprarenal capsule, suprarene, renicapsule, epinephros, paranephros.
Ne·ben·nie·ren·in·suf·fi·zi·enz f *endo.* hypoadrenalism, hyposuprarenalism, adrenal insufficiency.
  akute Nebenniereninsuffizienz addisonian crisis, adrenal crisis, acute adrenocortical insufficiency.
  primäre chronische Nebenniereninsuffizienz Addison's disease, chronic adrenocortical insufficiency, bronzed disease.
Ne·ben·nie·ren·rin·den·in·suf·fi·zi·enz f *endo.* adrenocortical insufficiency, adrenal insufficiency, adrenal cortical insufficiency, hypoadrenocorticism, hypoadrenalism, hypocorticalism, hypocorticism.
  primäre chronische Nebennierenrindeninsuffizienz → primäre chronische Nebenniereninsuffizienz.
Ne·ben·nie·ren·mark nt *anat.* adrenal medulla, adrenal marrow, suprarenal marrow, suprarenal medulla, medulla of suprarenal gland, medullary substance of suprarenal gland, suprarenal paraganglion.

Ne·ben·nie·ren·mark·hor·mon nt *endo.* adrenomedullary hormone, AM hormone.
Ne·ben·nie·ren·rin·de f *anat.* adrenal cortex, suprarenal cortex, cortex of suprarenal gland, interrenal system, cortical substance of suprarenal gland, external substance of suprarenal gland.
Ne·ben·nie·ren·rin·den·ade·nom nt *patho.* adrenocortical adenoma, adrenal cortical adenoma.
Ne·ben·nie·ren·rin·den·atro·phie f *patho.* adrenocortical atrophy.
Ne·ben·nie·ren·rin·den·hor·mon nt *endo.* adrenocortical hormone, cortical hormone.
Ne·ben·nie·ren·rin·den·in·suf·fi·zi·enz f *endo.* adrenocortical insufficiency, adrenal insufficiency, adrenal cortical insufficiency, hypoadrenocorticism, hypoadrenalism, hypocorticalism, hypocorticism.
Ne·ben·pocken [k•k] pl *epidem.* pseudocowpox, paravaccinia, milker's node, milker's nodule.
Ne·ben·pro·dukt nt *chem., techn.* residual product, by-product; *fig.* fallout, spin-off.
Ne·ben·schild·drü·se f *anat.* parathyroid, parathyroid gland, epithelial body, Gley's gland, Sandström's body, Sandström's gland.
Ne·ben·schild·drü·sen·ade·nom nt *patho.* parathyroid adenoma, parathyroidoma.
Ne·ben·schild·drü·sen·in·suf·fi·zi·enz f *endo.* hypoparathyroidism.
Ne·ben·schild·drü·sen·über·funk·ti·on f *endo.* hyperparathyroidism.
ne·ben·schlie·ßen vt *phys., physiol., techn.* shunt, bypass.
Ne·ben·schluß m *physiol., chir., patho.* shunt, bypass.
Ne·ben·schluß·ge·fäß nt *physiol., patho.* shunt vessel.
Ne·ben·sym·ptom nt *clin.* concomitant symptom, accessory sign, accessory symptom, asident sign, asident symptom.
Ne·ben·trä·nen·drü·sen pl *anat.* accessory lacrimal glands, Ciaccio's glands.
Ne·ben·wir·kung f (*Therapie, Medikament*) side effect, side-effect, by-effect; (*negativ*) untoward effect, undesirable effect.
Necator-Befall m *epidem.* necatoriasis.
Necator-Infektion f *epidem.* necatoriasis.
Ne·cro·bio·sis f *derm., patho.* necrobiosis, bionecrosis.
Ne·cro·ly·sis f *patho.* necrolysis.
Ne·cro·sis f *patho.* necrosis, sphacelation.
Ne·en·ze·pha·lon nt *physiol.* neencephalon, neoencephalon.
Ne·ga·tiv nt *photo., radiol.* negative.
ne·ga·tiv adj **1.** *clin.* negative, without results, not affirmative, refutative. **2.** *allg., electr.* negativ; minus; unfavorable. **dreifach negativ** *chem.* trinegative. **zweifach negativ** *chem.* binegative.
Ne·ga·tiv·fak·tor m negative.
Ne·ga·ti·vum nt, pl **Ne·ga·ti·va** negative.
Neid m envy, enviousness, jealousy; jaundice.
nei·gen I vt (*Körper*) incline, bend; (*verbeugen*) bow; (*kippen*) tip, tilt. **II** vi **neigen zu** *fig.* (*tendieren zu*) tend to, have a tendency towards, be inclined to, be apt to, run to; (*anfällig*) be prone to, be susceptible to. **III** vr **sich neigen** (*Person*) bend; bend down (*zu jdm.* towards s.o.). **s. nach vorne/hinten neigen** lean/bend forward/backwards. **s. über jdn. neigen** bend over s.o.
Nei·gung f **1.** (*Körper*) inclination, bow; (*Gefälle*) inclination, incline, gradient, slant, slope; (*Magnetnadel*) dip; *anat.* inclination, inclinatio; (*a. ophthal.*) declination; *phys.* (*Winkel*) angle of inclination. **2.** (*Schräglage*) tilt. **3.** *fig.* tendency (*zu* to), inclination (*zu* to), aptitude (*zu* to), habitude (*zu* to); *chem.* affinity (*zu* for, to). **4.** *fig.* (*Anfälligkeit*) proneness (*zu* to), susceptibility (*zu* to), predisposition (*zu* to). **5.** *fig.* (*Zuneigung*) affection (*zu* for), liking (*zu* for), fondness (*zu* for); (*Vorliebe*) preference (*zu* for), liking (*zu* for), taste (*für* for). **erworbene Neigung** diathesis.
Nei·gungs·win·kel m (*a. phys.*) angle of inclination, inclinatio, inclination.
Neis·se·ria f *micro.* neisseria, Neisseria.
  Neisseria gonorrhoeae Neisser's coccus, diplococcus of Neisser, gonococcus, Neisseria gonorrhoeae, Diplococcus gonorrhoeae.
  Neisseria meningitidis meningococcus, Weichselbaum's coccus, Weichselbaum's diplococcus, Neisseria meningitidis, Diplococcus intracellularis.
Nekro- *pref.* necrotic, necr(o)-, nekr(o).
Ne·kro·bio·se f *derm., patho.* necrobiosis, bionecrosis.
ne·kro·bio·tisch adj *derm., patho.* pertaining to or characterized by necrobiosis, necrobiotic.
Ne·kro·lo·gie f necrology.
Ne·kro·ly·se f *patho.* necrolysis.
Ne·krop·sie f *forens.* postmortem, postmortem examination, necropsy, necroscopy, autopsy, autopsia, obduction; thanatopsy, thanatopsia, ptomatopsy, ptomatopsia.

Ne·kro·se *f patho.* necrosis, sphacelation.
  aseptische Nekrose aseptic necrosis, avascular necrosis.
  avaskuläre Nekrose avascular necrosis.
  gangräne Nekrose mortification, gangrene.
  ischämische Nekrose ischemic necrosis.
  spontane Nekrose avascular necrosis.
  verkäsende Nekrose caseous degeneration, caseation necrosis, caseous necrosis, cheesy necrosis, cheesy degeneration.
Ne·kro·se·ent·fer·nung *f chir.* necrectomy, necronectomy.
ne·kro·tisch *adj patho.* pertaining to or characterized by necrosis, necrotic, sphacelated, dead.
ne·kro·ti·sie·ren *patho. vt, vi* necrose, necrotize.
ne·kro·ti·sie·rend *adj patho.* necrotic, necrotizing.
Ne·kro·to·mie *f chir.* necrotomy.
Nel·ken·säu·re *f* eugenol, allylguaiacol, caryophyllic acid, eugenic acid.
Nelson-Test *m immun.* TPI test, Treponema pallidum immobilization reaction, Treponema pallidum immobilization test.
Ne·ma·thel·minth *m micro.* nemathelminth, aschelminth.
Ne·ma·thel·min·then·in·fek·ti·on *f epidem.* nemathelminthiasis.
Ne·ma·thel·min·thes *pl micro.* Nemathelminthes, Aschelminthes.
Ne·ma·to·de *f micro.* **1.** nematode, nema, roundworm. **2.** Nematoden *pl* roundworms, Nematoda.
Ne·ma·to·des *pl micro.* roundworms, Nematoda.
Neo- *pref.* new, ne(o)-.
Neo·an·ti·gen *nt immun.* neoantigen.
Neo·cor·tex *m histol.* neocortex, nonolfactory cortex, isocortex, homogenetic cortex, neopallium.
Neo·dym *nt* neodymium.
Neo·ge·ne·se *f histol., patho.* neogenesis, new formation, regeneration.
Neo·kor·tex *m* → Neocortex.
Neo·my·cin *nt pharm.* neomycin, neomin, nivemycin, nyacyne.
neo·na·tal *adj ped.* neonatal, newborn.
Neo·na·to·lo·gie *f* neonatology.
Neo·pal·li·um *nt* → Neocortex.
Neo·pla·sie *f patho.* neoplasia, neoformation.
  multiple endokrine Neoplasie multiple endocrine neoplasia, multiple endocrine adenomatosis, pluriglandular adenomatosis, polyendocrine adenomatosis, polyendocrinoma, multiple endocrinomas, multiple endocrinopathy, endocrine polyglandular syndrome.
Neo·plas·ma *nt patho.* neoplasm, new growth, tumor, neoformation, blastoma, growth.
  malignes Neoplasma malignant neoplasm, cancer.
neo·pla·stisch *adj patho.* pertaining to neoplasm, neoplastic.
Neo·pren·hand·schu·he *pl* neoprene gloves.
Neo·stig·min *nt pharm., anes.* neostigmine.
Neo·stria·tum *nt anat.* neostriatum.
Neo·zy·to·se *f hema.* neocytosis.
Nephr- *pref.* renal, kidney, nephr(o)-, ren(o)-.
Ne·phral·gie *f patho.* pain in the kidney, nephralgia.
Ne·phri·tis *f urol.* inflammation of the kidneys, nephritis.
  chronische Nephritis Bright's disease.
  eitrige Nephritis suppurative nephritis.
  interstitielle Nephritis interstitial nephritis, fibrous nephritis.
ne·phri·tisch *adj urol.* pertaining to or affected with nephritis, nephritic.
Ne·phro·bla·stom *nt patho.* Wilms' tumor, nephroblastoma, renal carcinosarcoma, embryoma of kidney, embryonal adenomyosarcoma, embryonal adenosarcoma, embryonal carcinosarcoma, adenomyosarcoma of kidney, embryonal sarcoma, embryonal nephroma.
ne·phro·id *adj* kidney-shaped, reniform, nephroid.
Ne·phro·kal·zi·no·se *f patho.* nephrocalcinosis.
Ne·phro·lo·ge *m* nephrologist.
Ne·phro·lo·gie *f* nephrology.
Ne·phron *nt physiol.* nephron, nephrone.
Ne·phros *m anat.* kidney, ren.
Ne·phro·to·xin *nt patho.* nephrotoxin.
Nerv *m, pl* **Ner·ven** *anat.* nerve, nervus.
  afferenter Nerv afferent nerve, centripetal nerve.
  depressorischer Nerv depressor nerve, depressor.
  efferenter Nerv efferent nerve, centrifugal nerve.
  gemischter Nerv mixed nerve.
  markloser Nerv nonmyelinated nerve.
  motorischer Nerv motor nerve.
  parasympathischer Nerv parasympathetic nerve.
  peripherer Nerv peripheral nerve.
  postganglionärer Nerv postganglionic nerve.
  sekretorischer Nerv secretory nerve.
  sensibler Nerv sensory nerve.
  somatischer Nerv somatic nerve.
  sympathischer Nerv sympathetic nerve.
  toter Nerv dead nerve.
  vasomotorischer Nerv vasomotor nerve.
ner·val *adj anat.* pertaining to nerve(s), neural, nervous.
Ner·ven·ab·riß *m* nerve avulsion, nerve evulsion.
Ner·ven·ak·ti·ons·po·ten·ti·al *nt* nerve action potential.
Ner·ven·ak·ti·ons·strom *m physiol.* nerve-action current.
Ner·ven·ana·sto·mo·se *f* nerve anastomosis.
Ner·ven·be·la·stung *f* nervous strain, trial (*für jdn.* to).
Ner·ven·block *m* → Nervenblockade.
Ner·ven·blocka·de [k·k] *f anes.* nerve block, neural blockade, nerve block anesthesia.
Ner·ven·bün·del *nt* **1.** *anat.* nerve bundle, nerve fascicle, fasciculus. **2.** *fig. inf.* bundle, nervous wreck, basket case.
Ner·ven·deh·nung *f neuro.* neuragmia.
Ner·ven·durch·tren·nung *f neurochir.* neurotomy.
Ner·ven·en·di·gung *f histol.* nerve ending, teleneuron.
  freie Nervenendigung free nerve ending, non-corpuscular nerve ending.
  synaptische Nervenendigung synaptic terminal.
Ner·ven·end·kör·per·chen *pl histol.* encapsulated nerve endings, terminal nerve corpuscles, nerve end corpuscles, end-organs.
Ner·ven·ent·zün·dung *f* → Neuritis.
Ner·ven·fa·ser *f anat.* neurofiber, neurofibra, nerve fiber.
  afferente Nervenfasern afferent fibers, afferent neurofibers, afferent nerve fibers.
  efferente Nervenfasern efferent fibers, efferent neurofibers, efferent nerve fibers.
  markhaltige Nervenfaser myelinated fiber, medullated fiber, medullated nerve fiber, myelinated nerve fiber.
  marklose Nervenfasern nonmedullated nerve fibers, nonmedullated fibers, nonmyelinated fibers, nonmyelinated nerve fibers, nonmyelinated nerves, unmyelinated fibers, unmyelinated nerve fibers, Remak's fibers, gray fibers.
  motorische Nervenfasern motor fibers, motor nerve fibers.
  prädentinale Nervenfaser predentinal nerve fiber, predentinal nerve.
  somatische Nervenfasern somatic nerve fibers, somatic fibers, somatic neurofibers.
  viszerale Nervenfasern visceral nerve fibers, visceral fibers, visceral neurofibers.
Ner·ven·fa·ser·bün·del *nt anat.* nerve fiber bundle, nerve fascicle, fasciculus.
  sensibles Nervenfaserbündel sensory nerve fiber bundle.
Ner·ven·fa·ser·strang *m anat.* nerve fascicle, fasciculus.
Ner·ven·ge·flecht *nt anat.* nerve plexus, neuroplexus.
  autonomes Nervengeflecht autonomic plexus, visceral plexuses.
  vegetatives Nervengeflecht → autonomes Nervengeflecht.
Ner·ven·ge·we·be *nt histol.* nerve tissue, nervous tissue.
Ner·ven·im·puls *m physiol.* impulse, nerve impulse, neural impulse.
Ner·ven·knäu·el *nt anat.* glomus.
Ner·ven·kno·ten *nt anat.* ganglion, nerve ganglion, neural ganglion, neuroganglion.
Ner·ven·kom·pres·si·on *f* nerve compression.
Ner·ven·lei·den *nt neuro.* neuropathy.
ner·ven·los *adj anat.* nerveless.
Ner·ven·map·ping *nt* nerve mapping.
Ner·ven·naht *f neurochir.* nerve suture, neurorrhaphy, neurosuture.
Ner·ven·ple·xus *m anat.* neuroplexus, nerve plexus.
  autonomer Nervenplexus autonomic plexus, visceral plexus.
  subepithelialer Nervenplexus subepithelial nerve plexus.
  vegetativer Nervenplexus → autonomer Nervenplexus.
Ner·ven·re·ge·ne·ra·ti·on *f neuro.* nerve regeneration, neuranagenesis.
Ner·ven·re·sek·ti·on *f neurochir.* neurectomy, neuroectomy.
Ner·ven·scha·den *m* → Nervenschädigung.
Ner·ven·schä·di·gung *f neuro.* nerve damage, nerve injury, nerve trauma, nerve lesion.
Ner·ven·schei·de *f* nerve sheath.
Ner·ven·schei·den·tu·mor *m* nerve sheath tumor.
Ner·ven·schnitt *m neurochir.* neurotomy.
Ner·ven·schwä·che *f neuro.* neurasthenia, nervous exhaustion, nervous prostration, neurasthenic neurosis, fatigue neurosis, Beard's disease.
Ner·ven·stamm *m anat.* nerve trunk, trunk, truncus.
Ner·ven·sti·mu·la·ti·on *f neuro.* nerve stimulation.
  transkutane elektrische Nervenstimulation transcutaneous electrical nerve stimulation.

Ner·ven·sti·mu·la·tor *m* nerve stimulator.
  elektrischer Nervenstimulator electric nerve stimulator.
Ner·ven·strang *m anat.* nerve cord; nerve trunk, trunk.
Ner·ven·stumpf *m* nerve stump.
Ner·ven·sy·stem *nt anat.* nervous system, systema nervosum.
  autonomes Nervensystem autonomic nervous system, vegetative nervous system, visceral nervous system, involuntary nervous system.
  parasympathisches Nervensystem parasympathetic nervous system, craniosacral system, parasympathetic part of autonomic nervous system.
  peripheres Nervensystem peripheral nervous system.
  somatisches Nervensystem *bio.* somatic (nervous) system.
  sympathisches Nervensystem sympathetic nervous system, thoracolumbar system, thoracicolumbar division of autonomic nervous system, thoracolumbar division of autonomic nervous system.
  vegetatives Nervensystem → autonomes Nervensystem.
  zentrales Nervensystem central nervous system.
Ner·ven·trans·plan·tat *nt neurochir.* nerve graft.
Ner·ven·trans·plan·ta·ti·on *f neurochir.* nerve graft, nerve grafting.
Ner·ven·trau·ma *nt neuro.* nerve damage, nerve injury, nerve trauma, nerve lesion, neurotrauma, neurotrosis.
Ner·ven·ver·let·zung *f* → Nerventrauma.
Ner·ven·ver·sor·gung *f physiol.* nerve supply.
Ner·ven·wur·zel *f anat.* nerve root, radix; radicle, radicula.
Ner·ven·zel·le *f histol.* neurocyte, neuron, neurone, nerve cell; brain cell.
  apolare Nervenzelle apolar cell, apolar neuron.
  bipolare Nervenzelle bipolar neuron, bipolar, bipolar cell.
  motorische Nervenzelle motor cell, motoneuron, motor neuron, somatomotor root cell.
  pseudounipolare Nervenzelle pseudounipolar neuron, pseudounipolar nerve cell, pseudounipolar cell.
  unipolare Nervenzelle unipolar neuron, unipolar cell.
Ner·ven·zen·trum *nt physiol.* nerve center.
Ner·ven·zu·sam·men·bruch *m psycho., neuro.* nervous breakdown, nervous collapse, mental breakdown.
nerv·lich *adj* nervous, neural.
ner·vös *adj* **1.** *anat.* nervous, neural. **2.** *allg., psycho.* nervous, tense; unrestful, restless; irritable, excitable.
Ner·vo·si·tät *f* nervosity, nervousness, nerves, unrest, restlessness, irritability, excitability, excitableness, tenseness.
Nes·sel *f bio.* nettle.
Nes·sel·aus·schlag *m* → Nesselsucht.
Nes·sel·bil·dung *f derm.* → Nesselsucht.
Nes·sel·fie·ber *nt* → Nesselsucht.
Nes·sel·sucht *f patho.* nettle rash, urticaria, urticatio, uredo, hives *(pl, sing)*.
Nest *nt, pl* **Ne·ster** *patho.* nest, nidus.
net·to *adj* net.
Netz *nt, pl* **Net·ze 1.** *anat.* epiploon, omentum; network, net, rete, reticulation, web, plexus. **2.** *allg.* net; *techn.* network, net, netting.
  großes Netz greater epiploon, greater omentum, epiploon, gastrocolic omentum, colic omentum.
  kleines Netz lesser epiploon, lesser omentum, gastrohepatic omentum, Willis' pouch.
netz·ar·tig *adj anat., techn.* netlike, reticular, reticulate, reticulated, retiform, areolar, netted, textiform.
Netz·beu·tel *m anat.* omental bursa, omental sac, epiploic sac, lesser sac of peritoneal cavity, lesser peritoneal cavity.
netz·för·mig *adj* → netzartig.
Netz·haut *f anat.* retina, nervous tunic of eyeball, optomeninx.
Netz·haut·ab·lö·sung *f ophthal.* detached retina, detachment of retina, retinal detachment.
Netz·haut·ent·zün·dung *f ophthal.* inflammation of the retina, retinitis.
Netz·haut·er·kran·kung *f ophthal.* retinopathy, retinosis.
Netz·lap·pen *m chir.* omental graft.
Netz·mit·tel *nt chem.* wetting agent; detergent.
Netz·werk *nt* **1.** *anat.* network, net, rete, reticulation. **2.** (*a. techn.*) network, net, netting, meshwork.
neu *adj* new; fresh; (*Wunde*) green.
Neu·bil·dung *f* **1.** formation; (*a. bio., physiol.*) regeneration. **2.** *patho.* neoplasm, new growth, tumor, neoformation, blastoma, growth.
Neu·ein·stel·lung *f techn.* readjustment.
neu·ge·bo·ren *adj* newborn, neonate.
Neu·ge·bo·re·ne *nt* newborn, newly born baby, newborn infant, neonate.
Neugeborenen- *pref.* neonatal.
Neu·ge·bo·re·nen·ik·te·rus *m ped.* jaundice of the newborn.
Neu·ge·bo·re·nen·sterb·lich·keit *f ped., stat.* neonatal mortality.
Neu·ge·bo·re·nen·tod *m ped.* neonatal death.
neu·ral *adj* **1.** *anat., neuro.* nervous, neural. **2.** *embryo., anat.* neural.
Neur·al·gia *f* → Neuralgie.
  Neuralgia geniculata geniculate neuralgia, geniculate otalgia, Ramsey Hunt syndrome, Ramsey Hunt disease, Hunt's disease, Hunt's neuralgia, Hunt's syndrome, herpes zoster auricularis, herpes zoster oticus, otic neuralgia, opsialgia.
  Neuralgia glossopharyngealis glossopharyngeal neuralgia, glossopharyngeal tic.
  Neuralgia sphenopalatina Sluder's neuralgia, Sluder's syndrome, sphenopalatine neuralgia, neuralgia of the sphenopalatine ganglion.
Neur·al·gie *f neuro.* nerve pain, neuralgia, neurodynia.
  Neuralgie der Gesichtsnerven faciocephalalgia.
  periphere Neuralgie peripheral neuralgia.
neur·al·gisch *adj neuro.* pertaining to neuralgia, neuralgic.
Neu·ral·lei·ste *f embryo.* neural crest, ganglionic crest.
Neu·ral·plat·te *f embryo.* neural plate.
Neu·ral·rin·ne *f embryo.* neural groove.
Neu·ral·rohr *nt embryo.* neural tube, cerebromedullary tube, medullary tube.
Neur·asthe·nia *f* → Neurasthenie.
Neur·asthe·nie *f neuro., psycho.* neurasthenia, nervous exhaustion, nervous prostration, neurasthenic neurosis, fatigue neurosis, Beard's disease.
neur·asthe·nisch *adj neuro.* pertaining to or suffering from neurasthenia, neurasthenic.
Neur·axon *nt histol.* nerve fibril, neurite, axon, axone, axis cylinder, axial fiber, neuraxon, neuraxis.
Neur·ek·to·mie *f neurochir.* neurectomy, neuroectomy.
Neu·ri·lemm *nt histol.* Schwann's sheath, Schwann's membrane, neurilemma, neurolemma, neurolemmoma, neurilemmal sheath, endoneural membrane.
Neu·ri·lem·mom *nt* → Neurinom.
  malignes Neurilemmom malignant nerve sheath tumor.
Neu·ri·le·mom *nt* → Neurinom.
Neu·ri·nom *nt neuro.* Schwann-cell tumor, schwannoma, schwannoglioma, neurilemoma, neurilemmoma, neurinoma, neuroschwannoma, myoschwannoma, peripheral glioma.
  malignes Neurinom malignant nerve sheath tumor.
Neu·rit *m* → Neuraxon.
Neu·ri·tis *f neuro.* inflammation of a nerve, neuritis.
  Neuritis cochleovestibularis cochleovestibular neuritis.
neu·ri·tisch *adj neuro.* pertaining to neuritis, neuritic.
Neuro- *pref.* neuronic, nerve, neur(o)-.
Neu·ro·ana·to·mie *f anat.* neuroanatomy.
Neu·ro·an·gio·ma·to·sis encephalofacialis *f patho.* Sturge-Weber disease, Sturge's disease, Weber's disease, Sturge-Weber syndrome, Sturge's syndrome, Sturge-Kalischer-Weber syndrome, encephalofacial angiomatosis, encephalotrigeminal angiomatosis, cephalotrigeminal angiomatosis.
Neu·ro·bio·lo·gie *f* neurobiology.
Neu·ro·blast *m embryo.* neuroblast, primitive nerve cell; medulloblast.
Neu·ro·bla·stom *nt patho.* neuroblastoma.
Neu·ro·chir·urg *m* neurosurgeon.
Neu·ro·chir·ur·gie *f* neurosurgery.
neu·ro·chir·ur·gisch *adj* pertaining to neurosurgery, neurosurgical.
Neu·ro·derm *nt embryo.* neural ectoderm, neuroderm.
Neu·ro·der·ma·to·se *f derm.* neurodermatitis, neurodermatosis.
Neu·ro·der·mi·tis *f derm.* neurodermatitis, neurodermatosis.
  Neurodermitis atopica → Neurodermitis disseminata.
  Neurodermitis circumscripta Vidal's disease, localized neurodermatitis, circumscribed neurodermatitis, neurodermatitis.
  Neurodermitis constitutionalis → Neurodermitis disseminata.
  Neurodermitis diffusa → Neurodermitis disseminata.
  Neurodermitis disseminata atopic dermatitis, atopic eczema, allergic dermatitis, endogenous eczema, allergic eczema, disseminated neurodermatitis, neurodermatitis.
Neu·ro·epi·thel *nt histol.* neuroepithelial cells, neuroepithelium, neurepithelium.
Neu·ro·fi·bra *f, pl* **Neu·ro·fi·brae** *anat.* neurofiber, neurofibra, nerve fiber.
Neu·ro·fi·bril·le *f histol.* neurofibril.
neu·ro·gen *adj neuro.* neurogenic, neurogenous.
Neu·ro·glia *f histol.* neuroglia, nerve cement, glia.
Neu·ro·glia·zel·le *f histol.* neuroglia cell, neuroglial cell, neuroepithelial cell, gliacyte, gliocyte, neurogliocyte.

Neu·ro·glio·zyt *m* → Neurogliazelle.
Neurohr-Federgeschiebe *nt* Neurohr spring-lock attachment.
Neu·ro·hy·po·phy·se *f anat.* neurohypophysis, posterior pituitary, cerebral part of hypophysis, posterior lobe of hypophysis, neural lobe of hypophysis, neural lobe of pituitary, posterior lobe of pituitary (gland), infundibular body.
Neu·ro·im·mu·no·lo·gie *f immun.* neuroimmunology.
Neu·ro·ke·ra·tin *nt histol.* neurokeratin, neuroceratin, neurochitin.
Neu·ro·kra·ni·um *nt anat.* neurocranium, braincase, brainpan, cerebral cranium.
neu·ro·ku·tan *adj anat.* pertaining to nerves and skin, neurocutaneous.
Neu·ro·lemm *nt* → Neurilemm.
Neu·ro·lept·an·al·ge·sie *f anes.* neuroleptanalgesia.
Neu·ro·lep·ti·kum *nt, pl* **Neu·ro·lep·ti·ka** *neuro., pharm.* neuroleptic, neuroleptic agent, neuroleptic drug, major tranquilizer, antipsychotic agent, antipsychotic drug.
Neu·ro·lo·ge *m* neurologist.
Neu·ro·lo·gie *f* neurology.
neu·ro·lo·gisch *adj* pertaining to neurology, pertaining to the nervous system, neurological, neurologic.
Neu·ro·ly·se *f* 1. *neurochir.* neurolysis. 2. *neuro., patho.* neurolysis.
Neu·rom *nt neuro.* neuroma.
   malignes Neurom malignant nerve tumor.
neu·ro·mus·ku·lär *adj* pertaining to nerves and muscles, neuromuscular, neuromyal, neuromyic, myoneural.
Neu·ron *nt, pl* **Neu·ro·ne, Neu·ro·nen, Neu·ren** *histol.* neuron, neurone, nerve cell, neurocyte; brain cell.
   afferentes Neuron afferent neuron.
   bipolares Neuron bipolar neuron, bipolar, bipolar cell.
   efferentes Neuron efferent neuron.
   multipolares Neuron multipolar neuron, multiform neuron, polymorphic neuron, multipolar cell.
   multirezeptives Neuron multireceptive neuron.
   postganglionäres Neuron postganglionic neuron.
   präganglionäres Neuron preganglionic neuron.
   pseudounipolares Neuron pseudounipolar neuron, pseudounipolar cell.
   sensibles Neuron sensory neuron.
   sympathisches Neuron sympathetic neuron.
   unipolares Neuron unipolar neuron, unipolar cell.
Neu·ro·nen·ent·zün·dung *f* neuronitis, celluloneuritis.
Neu·ro·pa·thie *f neuro.* neuropathy.
neu·ro·pa·thisch *adj neuro.* pertaining to neuropathy, neuropathic.
Neu·ro·pa·tho·lo·gie *f* neuropathology.
Neu·ro·phy·sio·lo·gie *f* neurophysiology.
Neu·ro·plas·ma *nt histol.* neuroplasm.
Neu·ro·pla·stik *f neurochir.* neuroplasty.
Neu·ro·ra·dio·lo·gie *f* neuroradiology, neuroroentgenography.
Neu·ror·rha·phie *f neurochir.* nerve suture, neurorrhaphy, neurosuture.
Neu·ro·sar·kom *nt* nerve sheath sarcoma.
Neu·ro·se *f psycho.* neurosis, psychoneurosis.
   depressive Neurose depressive neurosis, neurotic depression, dysthymia.
   hysterische Neurose conversion disorder, hysterical neurosis, conversion hysteria, conversion hysteric neurosis, conversion type, hysteria.
Neu·ro·se·kret *nt histol.* neurosecretion.
Neu·ro·se·kre·ti·on *f histol.* neurosecretion.
neu·ro·tisch *adj psycho.* neurotic.
Neu·ro·to·mie *f neurochir.* neurotomy.
Neu·ro·to·xin *nt patho.* neurotoxin.
Neu·ro·trans·mit·ter *m biochem., physiol.* neurotransmitter.
neu·ro·trop *adj* neurotropic, neurophilic.
Neu·ro·tro·pie *f* neurotropism, neurotropy, neutropism.
Neu·ro·vak·zi·ne *f immun.* neurovaccine, neurovariola.
neu·ro·vas·ku·lär *adj* neurovascular.
neu·ro·ve·ge·ta·tiv *adj physiol.* neurovegetative.
neu·ro·vi·ru·lent *adj micro.* neurovirulent.
Neu·ro·vi·ru·lenz *f micro.* neurovirulence.
neu·ro·zir·ku·la·to·risch *adj physiol.* neurocirculatory.
Neu·ro·zyt *m histol.* neuron, neurone, nerve cell, neurocyte.
neu·tral *adj* neutral; *chem., phys.* neutral, indifferent; *fig.* colorless; *techn.* gray.
Neu·tral·biß *m* normal bite, neutroclusion, neutrocclusion.
Neu·tra·li·sa·ti·on *f chem., immun.* neutralization.
Neu·tra·li·sa·ti·ons·test *m micro.* neutralization test, protection test, serum neutralization test.
neu·tra·li·sie·ren *vt chem.* neutralize, render neutral; (*Säure*) deacidify, disacidify, block, counteract, correct; (*Wirkung*) kill, neutralize, negative.
Neu·tral·tem·pe·ra·tur *f physiol.* thermoneutral zone.
Neu·tral·zo·ne, thermische *f physiol.* thermoneutral zone.
Neu·tro·ge·nie *f* neutroclusion, neutrocclusion.
Neu·tron *nt phys.* neutron.
Neu·tro·nen·strahl·be·hand·lung *f* neutron beam therapy.
Neu·tro·pe·nie *f hema.* neutropenia, neutrocytopenia, neutrophilic leukopenia, granulocytopenia, granulopenia.
   maligne Neutropenie agranulocytosis, agranulocytic angina, Schultz's disease, Schultz's syndrome, Schultz's angina, Werner-Schultz disease, malignant leukopenia, malignant neutropenia, granulocytopenia, granulopenia, idiopathic neutropenia, idiosyncratic neutropenia, pernicious leukopenia, neutropenic angina.
   perniziöse Neutropenie → maligne Neutropenie.
   zyklische Neutropenie periodic neutropenia, cyclic neutropenia.
neu·tro·phil *adj histol.* neutrophil, neutrophile, neutrophilic.
Neu·tro·phi·lie *f* 1. *hema.* neutrophilic leukocytosis, neutrophilia, neutrocytosis. 2. *histol.* neutrophilia.
Neu·tro·zy·to·pe·nie *f* → Neutropenie.
Neu·tro·zy·to·se *f hema.* neutrophilic leukocytosis, neutrophilia, neutrocytosis.
New·ton *nt phys.* newton.
Newton-Aberration *f phys.* chromatic aberration, chromatism, Newtonian aberration.
Ne·xus *m histol.* nexus, gap junction, electrotonic junction.
Ney-Artikulator *m* Ney articulator.
Ney-System *nt* Ney dental surveyor.
Nia·cin *nt biochem.* nicotinic acid, niacin, P.-P. factor, pellagramin, anti-black-tongue factor, antipellagra, antipellagra factor, antipellagra vitamin, pellagra-preventing factor.
Nia·cin·man·gel·syn·drom *nt patho.* pellagra, maidism, Alpine scurvy.
nicht-adhärent *adj* nonadherent.
nicht-adrenerg *adj* non-adrenergic.
nicht-allergen *adj* → nicht-allergisch.
nicht-allergisch *adj* anallergic, nonallergic.
Nicht-A-Nicht-B-Hepatitis *f patho., epidem.* non-A,non-B hepatitis.
nicht-ansteckungsfähig *adj epidem.* avirulent.
nicht-antigen *adj immun.* nonantigenic.
nicht-ärzt·lich *adj* (*Personal*) paramedical.
Nicht-edel·me·tall *nt* base metal, basic metal.
Nichtedelmetall-Legierung *f* base metal alloy, nonprecious alloy.
   Nichtedelmetall-Legierung für Kronen und Brücken base metal crown and bridge alloy.
nicht-einrenkbar *adj traumat.* irreducible.
nicht-gewebeschädigend *adj chir.* atraumatic.
nicht-giftig *adj* atoxic, nontoxic.
nicht-hämolysierend *adj* → nicht-hämolytisch.
nicht-hämolytisch *adj micro.* γ-hemolytic, gamma-hemolytic, anhemolytic, nonhemolytic.
nicht-ho·mo·gen *adj* inhomogeneous.
nicht-infektiös *adj patho.* noninfectious.
nicht-invasiv *adj patho.* noninvasive.
nicht-keimfrei *adj patho.* septic.
nicht-komprimierbar *adj phys.* incompressible.
nicht-lei·tend *adj electr.* nonconducting; dielectric.
Nicht-lei·ter *m electr.* nonconductor; insulator.
nicht-linear *adj* nonlinear.
Nicht-me·tall *nt chem.* nonmetal; metalloid.
nicht-onkogen *adj patho.* nononcogenic.
nicht-palpierbar *adj clin.* non-palpable, hidden, concealed.
nicht-perforiert *adj patho.* imperforate.
nicht-reduzierbar *adj chir.* irreducible.
nicht-reponierbar *adj chir.* irreducible.
nicht-selbst *adj immun.* nonself.
nicht-selektiv *adj patho.* nonselective.
nicht-septiert *adj histol.* nonseptate.
Nicht-über·ein·stim·mung *f* discrepancy, disharmony.
nicht-virulent *adj micro.* avirulent.
Nicht-vor·han·den·sein *nt* nonexistence, absence, lack, failure.
nicht-zellulär *adj histol.* noncellular.
nicht-zytopathogen *adj micro.* noncytopathogenic.
Nickel [k•k] *nt chem.* nickel.
Nickel-Chrom-Kobalt-Legierung *f* nickel-chromium.cobalt alloy.
Nickel-Chrom-Legierung *f* nickel-chromium alloy.
Nickel·le·gie·rung [k•k] *f* nickel alloy.
nicken [k•k] *vi* (*mit dem Kopf*) nod; (*schlafen*) nod, doze, snooze.
Ni·co·tin *nt biochem.* nicotine.

Nicotinamid

Ni·co·tin·amid *nt biochem.* nicotinamide, niacinamide.
Nicotinamid-adenin-dinucleotid *nt biochem.* nicotinamide-adenine dinucleotide, cozymase, nadide.
Nicotinamid-adenin-dinucleotid-phosphat *nt biochem.* Warburg's coenzyme, nicotinamide-adenine dinucleotide phosphate, triphosphopyridine nucleotide.
Ni·co·tin·säure *f biochem.* niacin, nicotinic acid, pellagramin, antiblack-tongue factor, antipellagra, antipellagra factor, antipellagra vitamin, pellagra-preventing factor, P.-P. factor.
Ni·co·tin·säu·re·amid *nt biochem.* nicotinamide, niacinamide.
Ni·dus *m patho.* nidus, nest.
nie·der·drücken [k•k] *vt* (*Taste*) depress, press down, push down; *fig.* (*Person*) depress, weigh down.
nie·der·ge·schla·gen *adj* down, downhearted, heavy, heavyhearted, depressed, low, low-spirited.
Nie·der·ge·schla·gen·heit *f* depression, lowness, low-spiritedness, affliction, dejection.
Nie·der·schlag *m chem.* sediment, deposit, precipitate.
   radioaktiver Niederschlag *phys.* fallout.
nie·der·schrei·ben *vt* write down, put down, take notes, record.
Nie·der·span·nung *f electr.* low voltage, low tension.
nie·drig *adj* (*a. fig.*) low; (*Puls*) low; (*tiefliegend*) low-lying; *fig.* (*minderwertig*) inferior, low; *socio.* low.
Niemann-Pick-Krankheit *f patho.* Niemann-Pick disease, Niemann disease, Niemann splenomegaly, Pick's disease, sphingomyelinase deficiency, sphingolipidosis, sphingolipodystrophy, sphingomyelin lipidosis, sphingomyelinosis.
Nie·re *f* kidney; *anat.* ren.
   künstliche Niere artificial kidney, kidney machine, hemodialyzer.
Nieren- *pref.* kidney, renal, nephric, nephritic, nephr(o)-, ren(o)-.
Nie·ren·ar·te·rie *f anat.* 1. renal artery, emulgent artery. 2. **Niere arterien** *pl* renal arteries.
Nie·ren·becken [k•k] *nt anat.* renal pelvis.
Nierenbecken- *pref.* renipelvic, pyelic, pyel(o)-.
Nie·ren·becken·ent·zün·dung [k•k] *f urol.* inflammation of the renal pelvis, pyelonephritis, pyelitis, nephropyelitis.
Nie·ren·becken·er·kran·kung [k•k] *f urol.* pyelopathy.
Nie·ren·dia·ly·se *f clin.* renal dialysis.
Nie·ren·ent·zün·dung *f* → Nephritis.
Nie·ren·fett·kap·sel *f anat.* perinephric fat, perirenal fat, adipose capsule of kidney, fatty capsule of kidney.
nie·ren·för·mig *adj* kidney-shaped, nephroid, reniform.
Nie·ren·funk·ti·ons·prü·fung *f clin.* renal function test, kidney function test.
Nie·ren·gift *nt patho.* nephrotoxin.
Nie·ren·ka·näl·chen *pl anat.* renal tubules, uriniferous tubules, uriniparous tubules.
Nie·ren·kap·sel *f anat.* renicapsule, capsule of kidney, tunic of kidney.
Nie·ren·ko·lik *f urol.* nephric colic, renal colic, nephrocolic.
Nie·ren·kon·vo·lut *nt histol.* convoluted renal tubules.
Nie·ren·schlag·ader *f anat.* renal artery, emulgent artery.
Nie·ren·stein *m urol.* renal calculus, nephritic calculus, renal stone, kidney stone, nephrolith.
Nie·ren·stein·lei·den *nt urol.* nephrolithiasis.
Nie·ren·ver·sa·gen *nt urol.* kidney failure, renal failure.
   akutes Nierenversagen acute renal failure, acute kidney failure.
Nie·sen *nt* sneeze, sneezing.
nie·sen *vi* sneeze.
Nies·krampf *m HNO* spasmodic sneezing, ptarmus.
Nies·reflex *m physiol.* sneezing reflex.
Ni·gri·ties *f derm., patho.* black pigmentation, nigrities.
Nikolski-Phänomen *nt derm.* Nikolsky's sign.
Ni·ko·tin *nt* nicotine.
Ni·ko·tin·säure *f biochem.* niacin, nicotinic acid, pellagramin, antiblack-tongue factor, antipellagra, antipellagra factor, antipellagra vitamin, pellagra-preventing factor, P.-P. factor.
Ni·ko·tin·sto·ma·ti·tis *f* nicotine stomatitis, nicotinic stomatitis.
Ni·sche *f* (*a. radiol.*) niche, crater; *anat.* fossa, recess.
Nis·se *f micro.* nit.
Nitinol-Bogen *m* Nitinol arch.
Ni·trat *nt chem.* nitrate.
Ni·tra·ze·pam *nt pharm.* nitrazepam.
Ni·trit *nt chem.* nitrite.
Ni·tro·gly·ze·rin *nt pharm.* nitroglycerin, glyceryl trinitrate, trinitroglycerin, trinitrin, trinitroglycerol.
NMR-Spektroskopie *f phys.* nuclear magnetic resonance spectroscopy, NMR spectroscopy.
NMR-Tomographie *f radiol.* nuclear resonance scanning, magnet resonance imaging.

NNM-Hormon *nt endo.* adrenomedullary hormone, AM hormone.
NNR- *pref.* adrenal-cortical, adrenocortical, adrenal cortical, corticoadrenal, cortiadrenal.
NNR-Adenom *nt patho.* adrenocortical adenoma, adrenal cortical adenoma.
NNR-Atrophie *f patho.* adrenocortical atrophy.
NNR-Hormon *nt endo.* adrenocortical hormone, cortical hormone.
NNR-Insuffizienz *f endo.* hypoadrenocorticism, hypoadrenalism, hypocorticalism, hypocorticism, adrenocortical insufficiency, adrenal insufficiency, adrenal cortical insufficiency.
Noack-Syndrom *nt* acrocephalopolysyndactyly I, Noack's syndrome, acrocephalosyndactyly type V, Pfeiffer type acrocephalosyndactyly.
No·car·dio·sis *f epidem.* nocardiosis, nocardiasis, actinophytosis.
no·dal *adj anat., physiol.* pertaining to a node, nodal.
No·do·si·tas *f histol., patho.* nodosity, node, nodositas.
   Nodositas crinium *derm.* knotted hair, trichonodosis, trichorrhexis nodosa, trichoclasia, trichoclasis.
no·du·lär *adj histol., patho.* nodular, nodulate, nodulated, nodulous, nodous, nodose.
No·du·lus *m, pl* **No·du·li** *anat.* 1. node, nodus, nodule, nodulus. 2. nodule of cerebellum, nodule of vermis, nodulus.
   Nodulus vocalis vocal nodule, singer's nodule, singer's node.
No·dus *m, pl* **No·di** 1. *anat.* node, nodus. 2. *histol., patho.* node, nodosity, knot.
No·kar·di·en·in·fek·ti·on *f* → Nokardiose.
No·kar·dio·se *f epidem.* nocardiosis, nocardiasis, actinophytosis.
No·ma *f HNO, derm.* gangrenous stomatitis, corrosive ulcer, water canker, noma.
No·men·kla·tur *f* terminology, nomenclature.
   anatomische Nomenklatur Nomina Anatomica.
No·mi·na Ana·to·mi·ca *f* Nomina Anatomica.
No·mo·gramm *nt mathe.* nomogram, nomograph, alignment chart.
no·mo·top *adj* nomotopic.
Non-A-Non-B-Hepatitis *f epidem.* non-A,non-B hepatitis.
Non-A-Non-B-Hepatitis-Virus *nt micro.* non-A,non-B hepatitis virus.
Nonarcon-Artikulator *m* nonacron articulator.
non-Hodgkin-Lymphom *nt hema.* non-Hodgkin's lymphoma, malignant lymphoma, lymphoma, lymphadenoma, retethelioma, reticuloendothelioma.
Nonne-Marie-Krankheit *f neuro.* Marie's sclerosis, Marie's disease, Nonne's syndrome, Marie's ataxia, hereditary cerebellar ataxia, heredodegeneration.
Non·nen·ge·räusch *nt* → Nonnensausen.
Non·nen·sau·sen *nt card.* jugular bruit, venous hum, humming-top murmur, nun's murmur, bruit de diable.
Non·ok·klu·si·on *f* nonocclusion.
   vertikale Nonokklusion open bite, open-bite malocclusion, non-occlusion, apertognathia.
non-REM-Schlaf *m physiol.* non-REM sleep, non-rapid eye movement sleep, NREM sleep, orthodox sleep, quiet sleep, S sleep, slow wave sleep, SW sleep, synchronized sleep.
non·self *adj immun.* nonself.
non·ver·bal *adj neuro.* nonverbal.
Noonan-Syndrom *nt genet.* Noonan's syndrome, male Turner syndrome, Ullrich-Turner syndrome.
Nor·adre·na·lin *nt endo.* norepinephrine, noradrenalin, noradrenaline, levarterenol, arterenol.
nor·adren·erg *adj physiol.* noradrenergic.
Nord-Dehnplatte *f* Nord appliance, Nord plate, Nord expansion plate.
Nord-Dehnungsplatte *f* → Nord-Dehnplatte.
Nord-Platte *f* → Nord-Dehnplatte.
Nor·epi·ne·phrin *nt* → Noradrenalin.
Norm *f, pl* **Nor·men** (*a. lab., techn.*) standard, rule, norm.
Nor·ma *f, pl* **Nor·mae** *anat.* norma.
nor·mal *adj* 1. *chem.* normal. 2. *physiol.* normal, physiologic, physiological. 3. (*a. mathe.*) normal, standard; common, ordinary, regular; (*geistig*) sane, sound.
Nor·mal·be·reich *m lab., stat.* normal range, range of normal.
Nor·mal·biß·la·ge *f* normal bite.
Nor·mal·druck *m physiol.* normotension.
Nor·ma·le *f mathe.* normal, normal line.
Nor·mal·ge·wicht *nt* standard weight, normal weight.
nor·ma·li·sie·ren I *vt* normalize. **II** *vr* **sich normalisieren** return to normal.
Nor·ma·li·tät *f* (*a. chem., mathe.*) normality, normalcy, normalness.
Nor·mal·kost *f* full diet.

Nor·mal·lö·sung *f* normal solution, standard solution, standardized solution.
Nor·mal·maß *nt* standard measure; standard, gage, gauge.
nor·mal·sich·tig *adj ophthal.* orthoscopic; emmetropic; *(Farbensehen)* trichromic, trichromatic.
Nor·mal·sich·tig·keit *f ophthal.* orthoscopy; emmetropia.
Nor·mal·span·nung *f physiol.* normotension.
Nor·mal·to·nus *m physiol.* normotension, normotonia.
Nor·mal·typ *m physiol., card.* intermediate heart.
Nor·mal·wert *m* **1.** *physiol.* normal value, normal. **2.** *lab.* standard, standard value.
Nor·mal·zahn·film *m* dental film.
Nor·mal·zu·stand *m* normalcy, normality, normal condition, normal state.
nor·men *vt techn.* standardize.
Norm·er·gie *f physiol.* normergia.
Nor·mo·blast *m hema.* normoblast; karyocyte.
nor·mo·chrom *adj histol.* normochromic; *hema.* normochromic; isochromic.
Nor·mo·glyk·ämie *f physiol.* normoglycemia.
nor·mo·glyk·ämisch *adj physiol.* pertaining to normoglycemia, normoglycemic, orthoglycemic, euglycemic.
nor·mo·kal·ämisch *adj physiol.* pertaining to normokalemia, normokalemic.
nor·mo·ka·li·ämisch *adj* → normokalämisch.
nor·mo·ke·phal *adj anat.* mesaticephalic, mesocephalic, mesocephalous.
nor·mo·ten·siv *adj physiol.* normotensive, normotonic.
nor·mo·ton *adj physiol.* **1.** normotonic, eutonic. **2.** normotensive, normotonic.
Nor·mo·to·nie *f physiol.* normotonia, orthoarteriotony; *(Muskel)* eutonia.
Nor·mo·to·nus *m physiol.* normotonia, orthoarteriotony.
Nor·mo·vol·ämie *f physiol.* normovolemia.
nor·mo·vol·ämisch *adj physiol.* pertaining to or characterized by normovolemia, normovolemic.
nor·mo·ze·phal *adj anat.* mesaticephalic, mesocephalic, mesocephalous.
Nor·mo·ze·pha·lie *f anat.* normocephalia.
Nor·mo·zyt *m hema.* normocyte, normoerythrocyte.
Nor·mung *f* standardization.
Norm·wert *m* norm, normal value.
Nos(o)- *pref.* disease, nos(o)-.
No·so·gra·phie *f* nosography.
No·so·ko·mi·al·in·fek·ti·on *f epidem.* hospital-acquired infection, nosocomial infection.
No·so·lo·gie *f* nosology, nosonomy, nosotaxy.
No·so·psyl·lus *m micro.* Nosopsyllus.
Nosopsyllus fasciatus Nothern rat flea, Nosopsyllus fasciatus.
No·so·to·xi·ko·se *f patho.* nosotoxicosis.
Not- *pref.* emergency, emergent; makeshift.
Not·auf·nah·me *f clin.* **1.** emergency ward, emergency room. **2.** emergency admission.
Not·be·hand·lung *f* emergency care.
Not·fall *m* emergency, emergency case. **im Notfall** in case of emergency.
Not·fall·me·di·zin *f* emergency medicine.
Not·fall·ope·ra·ti·on *f* emergency operation.
Not·fall·wa·gen *m* resuscitation cart, crash cart.
Not-OP *f* emergency operation.
Not·ope·ra·ti·on *f* emergency operation.
Not·ruf *m* emergency call, distress call.
Not·ver·sor·gung *f* emergency care.
Not·zucht *f forens.* rape, violation.
No·xe *f, pl* **No·xen** *patho.* noxious substance, noxa.
no·zi·re·zep·tiv *adj* → nozizeptiv.
No·zi·re·zep·tor *m* → Nozizeptor.
no·zi·zep·tiv *adj physiol.* nociceptive.
No·zi·zep·tor *m physiol.* nociceptor, nocireceptor, nocisensor.
NREM-Schlaf *m physiol.* non-REM sleep, non-rapid eye movement sleep, NREM sleep, orthodox sleep, quiet sleep, S sleep, slow wave sleep, SW sleep, synchronized sleep.
N-Streptokokken *pl micro.* lactic streptococci, group N streptococci.
Nu·cha *f anat.* nape, back of the neck, nucha.

nüch·tern *adj* **1.** *(Magen)* empty; *(Patient)* with an empty stomach. **etw. auf nüchtern Magen einnehmen** take sth. on an empty stomach. **2.** *(nicht betrunken)* sober, dry. **nüchtern werden** sober up. **jdn. nüchtern machen** sober s.o. up. **3.** *fig.* dispassionate, matter-of-fact, plain, clinical; *(Person)* unimaginative, dull, dry.
Nu·cle·in·säu·re *f* → Nukleinsäure.
Nucleo- *pref.* nucleus, nuclear, nucle(o)-, kary(o)-, cary(o)-.
Nu·cleo·id *nt histol.* nucleoid.
Nu·cleo·lus *m, pl* **Nu·cleo·li** *histol.* nucleolus, micronucleus, plasmosome.
Nu·cleo·pro·te·in *nt biochem.* nucleoprotein.
Nu·cleo·sid *nt biochem.* nucleoside.
Nu·cleo·tid *nt biochem.* nucleotide, mononucleotide.
Nu·cle·us *m, pl* **Nu·clei** **1.** *anat.* nucleus. **2.** *bio., histol.* nucleus, cell nucleus, karyon, karyoplast.
nu·kle·ar *adj phys.* pertaining to a (atomic) nucleus, nuclear.
nu·kle·är *adj histol.* pertaining to a (cellular) nucleus, nuclear.
Nu·kle·ar·me·di·zin *f* nuclear medicine.
Nu·kle·id *nt biochem.* nucleide.
Nu·kle·in *nt biochem.* nuclein.
Nu·kle·in·säu·re *f biochem.* nucleic acid, nucleinic acid.
Nu·kleo·id *adj histol.* nucleoid, nucleiform.
Nu·kleo·kap·sid *nt micro.* nucleocapsid.
Nu·kleo·lus *m, pl* **Nu·kleo·len, Nu·kleo·li** *histol.* nucleolus, micronucleus; plasmosome.
Nu·kle·on *nt phys.* nucleon.
Nu·kleo·plas·ma *nt histol.* nucleoplasm, karyoplasm.
Nu·kleo·pro·te·in *nt biochem.* nucleoprotein.
Nu·kleo·sid *nt biochem.* nucleoside.
Nu·kleo·tid *nt biochem.* nucleotide, mononucleotide.
Nu·kle·us *m, pl* **Nu·klei** *anat., bio.* nucleus; cell nucleus, karyon, karyoplast.
Nu·klid *nt chem.* nuclide.
radioaktives Nuklid radionuclide, radioactive nuclide.
Null- *pref.* zero.
Null-Linien-EEG *nt neuro.* isoelectroencephalogram, isoelectric electroencephalogram, isoelectric EEG, flat EEG, flat electroencephalogram, electrocerebral silence.
Null·punkt *m phys., mathe.* zero, zero point; *(Gefrierpunkt)* freezing point.
Null·stel·le *f mathe.* zero.
nu·me·rie·ren *vt* number.
nu·me·risch *adj* numerical.
Num·mer *f* number; *(Buch, Zeitschrift)* issue.
num·mu·lär *adj histol.* nummular, nummiform, discoid, coin-shaped.
Nuß *f, pl* **Nüs·se** nut; *pharm.* nux.
Nuß·ge·lenk *nt anat.* cotyloid articulation, cotyloid joint, ball-and-socket articulation, ball-and-socket joint, enarthrodial articulation, enarthrodial joint, multiaxial articulation, multiaxial joint, spheroidal articulation, spheroidal joint, polyaxial articulation, polyaxial joint, socket joint, enarthrosis.
Nu·ta·ti·on *f physiol.* nodding, nutation.
Nu·tri·ment *nt* food, nutritious material, nourishment, nutriment, nutrition.
Nu·tri·ti·on *f* nutrition, alimentation.
nu·tri·tiv *adj* pertaining to nutrition, nutritive, nutritious, nutrimental.
Nutz·lei·stung *f phys.* efficiency, useful efficiency, net efficiency.
Nux *f pharm.* nux, nut.
Nygaard-Otsby-Rahmen *m* Nygaard-Otsby frame, N-O frame, Otsby frame.
Nykt- *pref.* night, nocturnal, nyct(o)-.
Nykt·al·gie *f patho.* night pain, nyctalgia.
Nykt·al·opie *f ophthal.* night sight, day blindness, hemeralopia, hemeranopia.
Nyk·ter·al·opie *f ophthal.* night sight, day blindness, hemeralopia, hemeranopia.
Ny·lon·bor·sten *pl* nylon bristles.
Ny·stag·mus *m physiol., neuro.* nystagmus, nystaxis, ocular ataxia, talantropia.
Nystagmus veli palatini palatal nystagmus.
ny·stag·tisch *adj physiol., neuro.* pertaining to or affected with nystagmus, nystagmic.
Ny·sta·tin *nt pharm.* nystatin, fungicidin.

O

O-Antigen *nt immun.* somatic antigen, O antigen.
Ob·duk·ti·on *f forens.* postmortem, postmortem examination, obduction, dissection; thanatopsy, thanatopsia, autopsy, autopsia, necropsy, necroscopy, ptomatopsy, ptomatopsia.
O-Bein *nt ortho.* bowleg, bow leg, out knee, bandy-leg, genu varum, gonyectyposis.
O-beinig *adj* bandy, bandy-legged, bowlegged.
Obe·li·on *nt anat.* obelion.
Ober·arm *m* upper arm, upper part of arm, arm; *anat.* brachium.
Ober·arm·ar·te·rie *f anat.* brachial artery.
Ober·arm·kno·chen *m anat.* humerus.
Ober·arm·lymph·kno·ten *pl anat.* brachial lymph nodes, brachial axillary lymph nodes, lateral axillary lymph nodes.
Ober·arm·schlag·ader *f anat.* brachial artery.
Ober·bauch *m* → Oberbauchgegend.
Ober·bauch·ge·gend *f anat.* epigastric region, epigastric zone, epigastrium.
Ober·bauch·schmerz *m* → Oberbauchschmerzen.
Ober·bauch·schmer·zen *pl clin.* pain in the epigastric region, epigastralgia, epigastric pain, upper abdominal pain.
Ober·flä·che *f* surface; outer surface; (*Fläche*) area, surface.
   Implantat-tragende Oberfläche implant-bearing surface.
Oberflächen- *pref.* surface, superficial.
Ober·flä·chen·ab·druck *m* surface impressiom.
Ober·flä·chen·an·äs·the·sie *f anes.* surface analgesia, surface anesthesia, permeation analgesia, permeation anesthesia.
Ober·flä·chen·ana·to·mie *f anat.* surface anatomy.
Ober·flä·chen·an·ti·gen *nt immun.* cell-surface antigen, surface antigen.
Ober·flä·chen·an·ti·kör·per *m immun.* cell-surface antibody.
Ober·flä·chen·bi·op·sie *f clin.* surface biopsy.
Ober·flä·chen·des·in·fek·ti·on *f* surface disinfection.
Ober·flä·chen·des·in·fek·ti·ons·mit·tel *nt* surface disinfectant.
Ober·flä·chen·do·sis *f radiol.* entrance dose, entrance exposure, surface exposue.
Ober·flä·chen·kar·zi·nom *nt patho.* carcinoma in situ, cancer in situ, superficial carcinoma, intraepithelial carcinoma, preinvasive carcinoma.
Ober·flä·chen·schmerz *m clin.* superficial pain.
Ober·flä·chen·sen·si·bi·li·tät *f physiol.* superficial sensation.
Ober·flä·chen·span·nung *f phys.* surface tension.
ober·fläch·lich *adj* superficial, external, ectal, surface; (*Prozeß*) acrotic; *fig.* superficial, shallow; hasty, quick.
Ober·haut *f derm., histol.* outer skin, epidermis, epiderma, ecderon.
Oberkiefer- *pref.* maxillary.
Ober·kie·fer *m anat.* upper jaw, maxilla, maxillary, maxillary bone, supramaxilla, upper jawbone.
Ober·kie·fer·ab·druck *m* maxillary impression, upper impression.
Ober·kie·fer·ar·te·rie *f anat.* maxillary artery, internal maxillary artery, deep facial artery.
   hintere Oberkieferarterie posterior superior alveolar artery.
   vordere Oberkieferarterien anterior superior alveolar arteries, anterior dental arteries.
Ober·kie·fer·auf·nah·me *f* maxilla radiograph.
Ober·kie·fer·biß·plat·te *f* maxillary bite plate.
Ober·kie·fer·bruch *m* maxillofacial fracture, maxillary fracture, midface fracture.
Ober·kie·fer·eck·zahn *m* maxillary canine, maxillary cuspid.
Ober·kie·fer·ent·zün·dung *f HNO* inflammation of the maxilla, maxillitis.
Ober·kie·fer·frak·tur *f* maxillofacial fracture, maxillary fracture, midface fracture.
Ober·kie·fer·front·zäh·ne *pl* maxillary anterior teeth.
Oberkiefer-Frontzahnzange *f* maxillary incisor forceps.
Ober·kie·fer·höh·le *f anat.* maxillary sinus.
Ober·kie·fer·hy·per·pla·sie *f* maxillary hyperplasia.
Ober·kie·fer·hy·po·pla·sie *f* maxillary hypoplasia.
Ober·kie·fer·in·dex *m* maxilloalveolar index.
Ober·kie·fer·kno·chen *m* → Oberkiefer.
Ober·kie·fer·län·ge *f* maxillary depth.
Ober·kie·fer·mahl·zahn *m* maxillary molar.
Ober·kie·fer·mo·lar *m* maxillary molar.
Oberkiefer-Molarenzange *f* maxillary molar forceps.
Ober·kie·fer·osteo·to·mie *f* maxillary osteotomy.
Oberkiefer-Prämolarenzange *f* maxillary bicuspid forceps, maxillary premolar forceps.
Ober·kie·fer·pro·the·se *f* maxillary prosthesis.
Ober·kie·fer·pro·the·sen·plat·te *f* tissue-borne partial denture, spoon denture.
Ober·kie·fer·re·sek·ti·on *f* maxillary resection, maxillectomy.
Ober·kie·fer·schlag·ader *f* → Oberkieferarterie.
Ober·kie·fer·schnei·de·zahn *m* maxillary incisor.
Ober·kie·fer·spal·tung *f* maxillary osteotomy.
Ober·kie·fer·tie·fe *f* maxillary depth.
Ober·kie·fer·über·greif·klam·mer *f* Jackson appliance, Jackson crib.
Ober·kie·fer·ve·nen *pl anat.* maxillary veins.
Ober·kie·fer·zäh·ne *pl* superior teeth, maxillary dentition, maxillary teeth.
   hintere Oberkieferzähne maxillary posterior teeth.
   vordere Oberkieferzähne maxillary anterior teeth.
Ober·kie·fer·zahn·ex·trak·ti·ons·zan·ge *f* maxillary forceps.
Ober·kie·fer·zahn·rei·he *f* superior dental arch, maxillary alveolar arch, maxillary arch.
Ober·kie·fer·zahn·zan·ge *f* maxillary forceps.
Ober·kie·fer·zy·ste *f* maxillary cyst.
Ober·kör·per *m* upper part of the body; chest. **mit nacktem Oberkörper** bare to the waist.
Ober·lid *nt anat.* upper eyelid, upper palpebra.
Ober·lid·plat·te *f anat.* superior tarsus.
Ober·lid·pto·se *f ophthal.* ptosis (of the upper eyelid).
Ober·lip·pe *f* **1.** *anat.* upper lip, superior lip. **2.** *bio.* (*Insekt*) labrum.
Ober·lip·pen·ar·te·rie *f anat.* superior labial artery.
Ober·lip·pen·bänd·chen *nt anat.* superior labial frenulum, frenulum of upper lip.
Ober·lip·pen·rin·ne *f anat.* philtrum.
Ober·lip·pen·schlag·ader *f anat.* superior labial artery.
Ober·lip·pen·ve·ne *f anat.* superior labial vein.
Oberschenkel- *pref.* thigh, femoral, femoro-.
Ober·schen·kel *m anat.* thigh, upper leg, femur.
Ober·schen·kel·ar·te·rie *f anat.* femoral artery.
Ober·schen·kel·kno·chen *m anat.* femur, thigh bone, femoral bone.
Ober·schen·kel·schlag·ader *f* → Oberschenkelarterie.
Ober·schen·kel·ve·ne *f anat.* femoral vein.
Ober·ton *m phys.* harmonic, harmonic tone, overtone.
Ober·wel·le *f phys.* harmonic.
Obe·si·tas *f patho.* obesity, obeseness, fatness, fat, adiposity, adiposis, pimelosis.
Obe·si·tät *f* → Obesitas.
Ob·jekt *nt* object, thing; *psycho.* object.
Objekt-Film-Abstand *m radiol.* object-film distance.
Ob·jekt·glas *nt* (*Mikroskop*) object slide.
Ob·jek·tiv *nt opt.* object glass, objective lens, object lens, objective, lens, optic.
   achromatisches Objektiv achromat, achromatic objective.
   apochromatisches Objektiv apochromat, apochromatic objective.
ob·jek·tiv *adj* objective; factual, clinic; actual.
ob·jek·ti·vie·ren *vt* objectivize, objectify; *psycho.* exteriorize, externalize.
Ob·jek·ti·vi·tät *f* objectivity, objectiveness; detachment, impartiality.

Ob·jek·tiv·lin·se *f opt.* object glass, objective lens, object lens, objective.
Ob·jekt·tisch *m* (*Mikroskop*) microscope stage, stage.
Ob·jekt·trä·ger *m* (*Mikroskop*) slide, object slide, mount, microslide, microscopic slide, object plate.
Ob·la·ten·kap·sel *f pharm.* cachet.
ob·li·gat *adj* obligate, indispensable.
ob·li·ga·to·risch *adj* obligatory (*für* on, upon); mandatory, compulsory (*für* for).
Ob·li·te·ra·ti·on *f patho., clin.* obliteration.
ob·li·te·rie·ren *vt patho.* obliterate.
Ob·lon·ga·ta *f anat.,* inf. oblongata, medulla oblongata, bulbus, myelencephalon.
O'Brien-Pinzette *f* O'Brien fixation forceps, O'Brien tissue forceps.
ob·skur *adj* (*unbekannt*) obscure, unknown; (*zweifelhaft*) dubious, doubtful, suspicious; (*unklar*) dark, obscure.
ob·so·let *adj* obsolete, gone out of use.
Obst *nt* fruit.
Ob·sti·pa·ti·on *f clin.* obstipation, severe constipation, constipation, costiveness.
ob·sti·pie·ren *vt* constipate, make costive.
ob·sti·piert *adj* constipated, costive.
Ob·struc·tio *f* → Obstruktion.
Obstructio alvi obstipation, severe constipation, constipation, costiveness.
Ob·struk·ti·on *f patho.* obstruction, blockage, clogging.
Obstruktion der Nasenwege rhinostenosis, rhinocleisis.
ob·struk·tiv *adj patho.* obstructive, obstructing, blocking, clogging, obstruent.
Ob·tu·ra·tio *f* → Obturation.
Ob·tu·ra·ti·on *f patho.* obturation, occlusion, obstruction.
Ob·tu·ra·tor *m* obturator, obturator appliance.
Ob·tu·ra·tor·ap·pa·rat *m* obturator, obturator appliance.
Ob·tu·ra·tor·pro·the·se *f* obturator prosthesis.
Oc·ci·put *nt anat.* back of the head, occiput.
Ochro·no·se *f derm.* ochronosis, ochronosus.
Ochsenbein-Meißel *m* Ochsenbein chisel.
Ochsenbein-Luebke-Lappen *m* Luebke-Ochsenbein flap, Ochsenbein-Luebke flap.
Och·sen·herz *nt card.* ox heart, bovine heart, bucardia.
Ocker·far·ben·krank·heit [k·k] *f* → Ochronose.
Ocu·len·tum *nt pharm.* ophthalmic ointment, oculentum.
Ocu·lus *nt, pl* **Ocu·li** *anat.* eye, oculus.
Ödem *nt patho.* edema, water thesaurismosis; (*Haut*) cutaneous dropsy.
angioneurotisches Ödem angioneurotic edema, Quincke's disease, Quincke's edema, atrophedema, circumscribed edema, periodic edema, Bannister's disease, Milton's disease, giant edema, giant urticaria, angioedema, Milton's edema.
entzündliches Ödem inflammatory edema.
interstitielles Ödem interstitial edema.
kachektisches Ödem cachectic edema.
kardiales Ödem cardiac edema.
malignes Ödem malignant edema, emphysematous gangrene, progressive emphysematous necrosis, clostridial myonecrosis, gas gangrene, gaseous gangrene, gangrenous emphysema, mephitic gangrene.
marantisches Ödem marantic edema.
periorbitales Ödem periorbital edema.
renales Ödem renal edema.
toxisches Ödem toxic edema.
vasogenes Ödem vasogenic edema.
Öde·ma·ti·sie·rung *f patho.* edematization.
öde·ma·tös *adj patho.* edematous, tumid.
Odont- *pref.* tooth, teeth, dental, odontic, dent(o)-, denti-, odont(o)-.
Odont·agra *f* → Odontalgie.
Odont·al·gie *f* toothache, odontalgia, odontodynia.
Odont·ek·to·mie *f* odontectomy.
partielle Odontektomie partial odontectomy.
odon·ti·no·id *adj* odontinoid.
Odon·to·ada·man·ti·nom *nt* odontoameloblastoma, osteo-odontoma, ameloblastic odontoma.
Odon·to·ame·lo·bla·stom *nt* → Odontoadamantinom.
Odon·to·ame·lo·sar·kom *nt* odontoamelosarcoma.
Odon·to·blast *m dent., histol.* odontoblast, dentinoblast, dentinoblastic cell, dentin-producing cell, fibrillblast, dentin cell, denture cell.
Odon·to·bla·sten·fort·sät·ze *pl* odontoblast processes, processes of odontoblasts, odontoblastic processes.

Odon·to·bla·sten·schicht *f* odontoblastic layer, dentinoblastic layer.
odon·to·bla·stisch *adj* dentinoblastic.
Odon·to·bla·stom *nt* odontoblastoma.
Odon·to·clast *m dent., histol.* cementoclast, odontoclast.
Odon·to·dys·pla·sia *f* → Odontodysplasie.
Odon·to·dys·pla·sie *f* odontogenic dysplasia, odontodysplasia, ghost teeth.
odon·to·gen *adj* odontogenic, odontogenous, dentogenic, odontogen.
Odon·to·ge·ne·se *f* odontogenesis, odontogeny, odontosis.
Odon·to·ge·ne·sis *f* → Odontogenese.
Odontogenesis hypoplastica hereditaria Capdepont's syndrome, Capdepont-Hodge syndrome, Stainton syndrome, Stainton-Capdepont syndrome, hereditary opalescent teeth, Fargin-Fayelle syndrome, hereditary dark teeth, odontogenesis imperfecta, dentinogenesis hypoplastica hereditaria, dentinogenesis imperfecta.
Odon·to·gramm *nt* odontogram, odontograph.
Odon·to·gra·phie *f* dentography, odontography.
Odon·to·hy·per·äs·the·sie *f* sensitivity of tooth, odontohyperesthesia.
Odon·to·hy·po·phos·pha·ta·sie *f* odontohypophosphatasia.
Odon·to·id *nt* predentin.
odon·to·id *adj* toothlike, tooth-shaped, odontoid, dentoid.
Odon·to·kla·sie *f* odontoclasis.
Odon·to·klast *m* dentinoclast, cementoclast, odontoclast.
Odon·to·lith *m* dental calculus, calculus, tartar, odontolith, tophus.
Odon·to·li·thia·sis *f* odontolithiasis.
Odon·to·lo·gie *f* dentistry, odontology, oral medicine.
forensische Odontologie forensic odontology.
Odon·to·ly·se *f* tooth resorption, odontolysis.
Odon·tom *nt* odontoma.
ameloblastisches Odontom ameloblastic odontoma, osteo-odontoma, odontoameloblastoma.
embryoplastisches Odontom embryoplastic odontoma.
fibröses Odontom fibrous odontoma, fibro-odontoma.
invaginiertes Odontom invaginated odontoma.
koronales Odontom coronal odontoma, coronary odontoma.
malignes Odontom malignant odontoma, malignant odontogenic tumor.
radikuläres Odontom radicular odontoma.
verkalktes Odontom calcified odontoma.
zusammengesetztes Odontom complex composite odontoma, complex odontoma, composite odontoma, mixed odontoma.
zystisches Odontom cystic odontoma.
zystisches zusammengesetztes Odontom cystic complex odontoma.
Odon·to·ne·kro·se *f* odontonecrosis.
Odon·to·pa·thie *f* odontopathy.
Odon·to·pho·bie *f* odontophobia.
Odon·to·pla·stik *f* odontoplasty.
Odon·to·pri·sis *f* odontoprisis.
Odon·tor·rha·gie *f* odontorrhagia.
Odon·to·schi·sis *f* odontoschisis.
Odon·to·skop *nt* odontoscope.
Odon·to·sko·pie *f* odontoscopy.
Odon·to·to·mie *f* odontotomy.
Odor *m, pl* **Odo·res** odor, scent, smell.
Ody·no·pha·gie *f patho.* odynophagia, odynphagia, dysphagia.
Oede·ma *nt* → Ödem.
oeso·pha·ge·al *adj* → ösophageal.
Oeso·pha·gi·tis *f* → Ösophagitis.
Oeso·pha·gus *m* → Ösophagus.
OFD-Syndrom *nt patho.* Papillon-Léage and Psaume syndrome, orodigitofacial syndrome, orodigitofacial dysostosis.
of·fen *adj* **1.** *allg., fig.* open; (*unverschlossen*) open, unclosed; (*Zugang*) clear (*von* of); (*Tuberkulose*) open; (*Wunde*) open, raw. **2.** (*unbesetzt*) open, vacant. **3.** *fig.* (*ehrlich*) open, sincere, plain, outspoken, candid; broad-minded; *psychia.* extrovert, extravert; (*Frage*) open.
of·fi·zi·ell *adj* official.
of·fi·zi·nal *adj pharm.* officinal; official.
of·fi·zi·nell *adj* → offizinal.
öff·nen I *vt allg., chir.* open, open up; (*Knoten*) undo, untie; (*aufknöpfen*) unbotton. II *vr* **sich öffnen** open, open out, unfold.
Öff·nung *f* **1.** (*Öffnen*) opening. **2.** (*Lücke*) gap, slit; (*Austritt*) outlet; (*Eingang*) inlet; (*Durchgang*) passage, passageway; *techn.* vent. **3.** *anat.* opening, orifice, mouth, meatus, os, foramen, trema, pore; (*Spalte*) gap, aperture, hiatus. **4.** *forens.* postmortem, postmortem examination, obduction, dissection; thanatopsy, thanatopsia, autopsy, autopsia, necropsy, necroscopy, ptomatopsy, ptomatopsia.

Öffnungsbewegung

Öff·nungs·be·we·gung *f* opening movement.
  Öffnungsbewegung des Unterkiefers opening mandibular movement.
Öff·nungs·win·kel *m phys.* aperture angle, angle of aperture, angular aperture.
O-förmig *adj* o-shaped, oval.
O-Gen *nt genet.* operator locus, operator gene, O-locus, operator.
Ohara-Krankheit *f epidem.* Ohara's disease, tularemia, Francis disease, deer-fly disease, deer-fly fever, Pahvant Valley fever, rabbit fever, Pahvant Valley plague.
Ohl-Raspatorium *nt* Ohl elevator.
Ohn·macht *f neuro.* unconsciousness, faint, swoon; (*kurze*) blackout. **in Ohnmacht fallen** faint; pass out.
ohn·mäch·tig *adj* unconscious, fainting, swooning; *fig.* impotent.
  ohnmächtig werden faint (*vor* with, from), go out, go off, lose consciousness, become unconscious.
Ohn·machts·an·fall *m* faint, swoon, syncope.
Ohr- *pref.* aural, auricular, otologic, otic, ot(o)-.
Ohr *nt, pl* **Oh·ren** ear; *anat.* auris.
  äußeres Ohr external ear, outer ear; earlap.
Öhr *nt* eye, eyelet, lug.
Ohr-Augen-Ebene *f radiol.* auriculo-infraorbital plane, Frankfort horizontal, Frankfort horizontal plane, Frankfort plane, ear plane.
Ohr·blu·tung *f HNO* otorrhagia.
Oh·ren·arzt *m* otologist.
Oh·ren·aus·fluß *m HNO* aural discharge, otorrhea.
  eitriger Ohrenausfluß otopyorrhea.
  muköser Ohrenausfluß otoblennorrhea.
Oh·ren·er·kran·kung *f* → Ohrenleiden.
Oh·ren·fluß *m HNO* aural discharge, otorrhea.
Oh·ren·klap·pe *f* earpiece, earflap.
Oh·ren·lei·den *nt HNO* ear complaint, ear diease, otopathy.
Oh·ren·sau·sen *nt HNO* ringing/buzzing/whistling in the ears, tinnitus (aurium), tympanophonie, tympanophony, syrigmus.
Oh·ren·schmalz *m* → Ohrschmalz.
Oh·ren·schmalz·pfropf *m HNO* impacted cerumen, impacted earwax, ceruminal impaction, ceruminal plug.
Oh·ren·schmerz *m* → Ohrenschmerzen.
Oh·ren·schmer·zen *pl* pain in the ear, earache, otalgia, otagra, otodynia.
Oh·ren·spe·ku·lum *nt HNO* ear speculum, otoscope.
Oh·ren·trop·fen *pl HNO* ear drops.
Ohr·ent·zün·dung *f* → Otitis.
Ohr·fi·stel *f HNO* aural fistula.
Ohr·fluß *m HNO* aural discharge, otorrhea.
ohr·för·mig *adj* ear-shaped, auricular, auriform.
Ohr·fu·run·kel *nt/m HNO* circumscribed otitis externa, meatal furuncle, furuncular otitis.
Ohr·ge·räu·sche *pl* → Ohrensausen.
Ohr·kri·stal·le *pl histol.* ear crystals, otoconia, otoconites, otolites, otoliths.
Ohr·läpp·chen *nt anat.* ear lobe, earlobe, lobe, lobule of auricle, lobule, ear lobule, tip of ear, earlap.
Ohr·mu·schel *f* ear concha, flap of the ear, auricle, pinna (of ear); *anat.* auricula.
Ohr·mu·schel·knor·pel *m anat.* auricular cartilage, cartilage of auricle, conchal cartilage.
Ohr·mu·schel·mus·keln *pl anat.* auricular muscles.
Ohr·mu·schel·rand, äußerer *m anat.* helix.
Ohr·mus·keln *pl anat.* ear muscles, auricular muscles.
Ohr·my·ko·se *f HNO* otomycosis.
Ohr·schmalz *nt histol.* earwax, wax, cerumen.
Ohr·schmalz·drü·sen *pl histol.* ceruminous glands.
Ohr·schmalz·pfropf *m HNO* impacted cerumen, impacted earwax, ceruminal impaction, ceruminal plug.
Ohr·schmer·zen *pl* → Ohrenschmerzen.
Ohr·schüt·zer *m* earlap, ear protector, ear flap(*s pl*).
Ohr·spei·chel·drü·se *f anat.* parotic, parotid, parotid gland.
Ohr·spe·ku·lum *nt HNO* ear speculum, otoscope.
Ohr·stück *nt* (*Stethoskop*) earpiece.
Ohr·trich·ter *m HNO* ear speculum, otoscope.
Ohr·trom·pe·te *f anat.* auditory tube, eustachian tube, eustachian canal, eustachium, otopharyngeal tube, guttural duct, otosalpinx, pharyngotympanic tube, salpinx, syrinx.
Ohr·trom·pe·ten·knor·pel *m anat.* cartilage of auditory tube, eustachian cartilage, tubal cartilage, cartilage of pharyngotympanic tube.
Oi·di·um *nt bio., micro.* oidium.
Ok·klu·da·tor *m* occluder.
ok·klu·sal *adj* occlusal.

Ok·klu·sal·film *m* occlusal film; occlusal film radiography, occlusal radiograph.
  intraoraler Okklusalfilm intraoral occlusal film.
Ok·klu·sal·ka·ri·es *f* occlusal caries.
Ok·klu·sal·kon·takt *m* occlusal contact.
Ok·klu·si·on *f patho.* occlusion; *dent.* dental occlusion, occlusion; *chem.* occlusion.
  adjustierte Okklusion adjusted occlusion.
  afunktionelle Okklusion afunctional occlusion.
  anatomische Okklusion anatomic occlusion.
  azentrische Okklusion acentric occlusion, eccentric occlusion.
  balancierte Okklusion balanced bite, balanced occlusion, occlusal balance.
  beidseitig balancierte Okklusion bilateral balanced occlusion.
  bilateral balancierte Okklusion bilateral balanced occlusion.
  bukkale Okklusion buccal occlusion.
  distale Okklusion distal occlusion, postnormal occlusion.
  dynamische Okklusion dynamic occlusion.
  ekzentrische Okklusion acentric occlusion, eccentric occlusion.
  fehlerhafte Okklusion occlusal disturbance.
  funktionelle Okklusion functional occlusion.
  funktionelle harmonische Okklusion functional occlusal harmony.
  gleitende Okklusion gliding occlusion.
  habituelle Okklusion habitual occlusion.
  handgeführte zentrische Okklusion handheld centric occlusion.
  harmonische Okklusion occlusal harmony.
  ideale Okklusion ideal occlusion, normal bite.
  labiale Okklusion labial occlusion.
  linguale Okklusion lingual occlusion, linguoclusion.
  mechanisch balancierte Okklusion mechanically balanced occlusion.
  mesiale Okklusion mesial occlusion, prenormal occlusion.
  neutrale Okklusion → normale Okklusion.
  normale Okklusion neutral occlusion, normal occlusion.
  pathogene Okklusion pathogenic occlusion, patho-occlusion.
  physiologische Okklusion physiologic occlusion.
  physiologisch balancierte Okklusion physiologically balanced occlusion.
  primär traumatische Okklusion primary occlusal traumatism, primary traumatic occlusion.
  protrusive Okklusion protrusive occlusal position.
  retrudierte Okklusion occlusal retrusive position, backward position.
  sekundär traumatische Okklusion secondary traumatic occlusion, secondary occlusal traumatism.
  stabile Okklusion centric occlusion, intercuspal position, acquired centric, habitual centric, tooth-to-tooth position.
  terminale Okklusion terminal occlusion.
  traumatische Okklusion traumatic occlusion, traumatogenic occlusion, trauma from occlusion, hyperfunctional occlusion.
  traumatogene Okklusion → traumatische Okklusion.
  zentrale Okklusion central occlusion.
  zentrische Okklusion centric occlusion, intercuspal position, acquired centric, habitual centric, tooth-to-tooth position.
  zentrisch balancierte Okklusion centrically balanced occlusion.
Ok·klu·si·ons·ab·wei·chung *f* occlusal disharmony.
Ok·klu·si·ons·ana·ly·se *f* occlusal analysis, occlusion analysis.
Ok·klu·si·ons·ano·ma·lie *f* occlusal disharmony, malfunctional occlusion, malocclusion, abnormal occlusion.
Ok·klu·si·ons·druck *m* occlusal pressure.
Ok·klu·si·ons·ebe·ne *f* occlusal plane, plane of occlusion, bite plane.
Ok·klu·si·ons·fa·cet·te *f* occlusion facet, occlusion facette.
Ok·klu·si·ons·flä·che *f* occlusal zone.
Ok·klu·si·ons·form *f* occlusal form.
Ok·klu·si·ons·gleich·ge·wicht *nt* occlusion balance.
Ok·klu·si·ons·in·ter·fe·renz *f* occlusal interference.
Ok·klu·si·ons·in·ter·fe·ren·zen *pl* occlusal interferences.
Ok·klu·si·ons·ju·stie·rung *f* occlusal equilibration, occlusal adjustment.
Ok·klu·si·ons·kon·takt *m* occlusal contact, occlusive contact.
  initialer Okklusionskontakt initial occlusal contact, initial occlusive contact.
Ok·klu·si·ons·kor·rek·tur *f* occlusal contouring.
Ok·klu·si·ons·kraft *f* occlusal force.
Ok·klu·si·ons·kur·ve *f* occlusal curvature, occlusal curve, curve of occlusion.
Ok·klu·si·ons·li·nie *f* line of occlusion.
Ok·klu·si·ons·mu·ster *nt* occlusal pattern.

Ok·klu·si·ons·pa·pier *nt* occluding paper.
Ok·klu·si·ons·schie·ne *f* occlusal appliance.
Ok·klu·si·ons·stel·lung *f* occlusal relation, occlusal relationship, occlusal position.
Ok·klu·si·ons·stö·rung *f* occlusal disturbance.
Ok·klu·si·ons·trau·ma *nt* occlusal trauma.
Ok·klu·si·ons·un·gleich·ge·wicht *nt* occlusal imbalance.
Ok·klu·si·ons·ver·band *m* occlusive dressing.
Ok·klu·si·ons·weg *m* occlusal path.
Ok·klu·si·ons·win·kel *m* occlusal angle.
ok·klu·siv *adj* occlusive.
ok·klu·so·gin·gi·val *adj* occlusogingival.
ok·klu·so·zer·vi·kal *adj* occlusocervical.
ok·kult *adj clin.* occult, hiden, concealed; silent.
Öko·ge·ne·tik *f* ecogenetics *pl.*
Öko·lo·gie *f* ecology, bioecology, bionomics *pl.*
öko·lo·gisch *adj* pertaining to ecology, ecologic, ecological.
Öko·sy·stem *nt* ecological system, ecosystem.
Öko·typ *m bio.* ecotype.
Öko·ty·pus *m bio.* ecotype.
Oku·lar *nt phys.* ocular, eyepiece, eyeglass, ocular lens, eye lens.
oku·lar *adj* → okulär.
oku·lär *adj* pertaining to the eye, ocular, ophthalmic; optical, optic.
Oku·lar·lin·se *f* → Okular.
Okulo- *pref.* eye, ocular, ophthalmic, ocul(o)-, ophthalm(o)-.
oku·lo·au·ri·ku·lär *adj* pertaining to eyes and ears, oculoauricular.
Oku·lo·mo·to·ri·us *m anat.* oculomotorius, oculomotor nerve, third cranial nerve, third nerve.
Oku·lo·mo·to·ri·us·läh·mung *f neuro., ophthal.* oculomotor paralysis.
Oku·lo·ure·thro·syn·ovi·tis *f patho.* Reiter's disease, Reiter's syndrome, Fiessinger-Leroy-Reiter syndrome, venereal arthritis.
ok·zi·pi·tal *adj anat.* pertaining to the occiput, occipital.
Ok·zi·pi·tal·lap·pen *m anat.* occipital lobe.
Ok·zi·pi·tal·re·gi·on *f anat.* occipital region.
ok·zi·pi·to·fron·tal *adj* pertaining to occiput and forehead, occipitofrontal, frontooccipital.
Ok·zi·pi·to·fron·ta·lis *m anat.* occipitofrontalis, occipitofrontalis muscle, occipitofrontal muscle.
ok·zi·pi·to·men·tal *adj* pertaining to occiput and chin, occipitomental, mento-occipital.
ok·zi·pi·to·tem·po·ral *adj* occipitotemporal.
Ok·zi·put *nt anat.* back of the head, occiput.
Öl- *pref.* oil, oily, oleaginous, ole(o)-, ele(o)-.
Öl *nt* oil; *chem., pharm.* oleum.
ätherisches Öl distilled oil, essential oil, ethereal oil, volatile oil.
Ole·cra·non *nt* → Olekranon.
Ole·kra·non *nt anat.* olecranon process of ulna, olecranon, point of elbow, anconeal process of ulna.
Oleo·gra·nu·lom *nt patho.* oil tumor, lipogranuloma, eleoma, elaioma, oleogranuloma, oleoma.
Oleo·skle·rom *nt* → Oleogranulom.
Olfakto- *pref.* osphresi(o)-, olfacto-.
Ol·fak·to·me·trie *f physiol.* olfactometry.
ol·fak·to·risch *adj physiol.* pertaining to the sense of smell/olfaction, osmatic, olfactory, osphretic.
öl·hal·tig *adj* → ölig.
ölig *adj* oleaginous, oily, unctious, unctuous.
Olig·ämie *f hema.* oligemia, oligohemia, olighemia; hypovolemia, hyphemia.
Ölig·keit *f* oiliness, greasiness.
Oligo- *pref.* few, little, olig(o)-.
Oli·go·den·dro·glia *f histol.* oligoglia, oligodendroglia, oligodendria.
Oli·go·dip·sie *f patho.* oligodipsia.
Oli·go·don·tie *f* oligodontia.
Oli·go·dy·na·mie *f micro.* oligodynamia.
Oli·go·mer *nt* oligomer.
oli·go·mer *adj* oligomeric.
oli·go·phren *adj* hypophrenic.
Oli·go·phre·nia *f* → Oligophrenie.
Oligophrenia phenylpyruvica Folling's disease, phenylketonuria, phenylpyruvicaciduria, classical phenylketonuria, phenylalanine hydroxylase deficiency, type I hyperphenylalaninemia.
Oli·go·phre·nie *f old* mental retardation, hypophrenia.
polydystrophische Oligophrenie Sanfilippo's syndrome, mucopolysaccharidosis III, polydystrophic oligophrenia.
Oli·go·pnoe *f patho.* oligopnea; hypoventilation.
Oli·go·sac·cha·rid *nt chem.* oligosaccharide.
Oli·go·sia·lie *f HNO* oligosialia, oligoptyalism.

oli·go·sym·pto·ma·tisch *adj* having few symptoms, oligosymptomatic.
Oli·go·zyt·hä·mie *f hema.* oligocythemia, oligocytosis.
Öl·im·mer·si·on *f* oil immersion.
Oli·va *f anat.* (*ZNS*) olive, olivary body, olivary nucleus, basal nucleus, oliva, dentoliva.
Oli·ve *f* 1. *bio.* olive. 2. *anat.* (*ZNS*) olive, olivary body, olivary nucleus, basal nucleus, oliva, dentoliva.
oli·ven·ar·tig *adj histol.* olivary, olive.
Oli·ven·kern *m anat.* olivary nucleus, basal nucleus.
Oli·ven·öl *nt* olive oil.
Olsen-Hegar-Nadelhalter *m* Olsen-Hegar needle holder.
Öl·zy·ste *f patho.* oil cyst.
Ome·ga *nt* omega.
om·ni·po·tent *adj* omnipotent, totipotential, totipotent, pluripotent, pluripotential.
om·ni·vor *adj bio.* omnivorous.
Om·ni·vo·re *m bio.* omnivore.
Omo·hyo·ide·us *m anat.* omohyoideus, omohyoid, omohyoideus muscle, omohyoid muscle.
Om·pha·los *m anat.* omphalos, omphalus, umbilicus, umbo.
Onchocerca-volvulus-Infektion *f* → Onchozerkose.
On·cho·cer·cia·sis *f* → Onchozerkose.
On·cho·cer·co·se *f* → Onchozerkose.
On·cho·zer·ko·se *f* blinding filarial disease, coast erysipelas, onchocerciasis, onchocercosis, volvulosis, river blindness, Robles' disease.
onei·ro·gen *adj physiol.* oneirogenic.
onei·ro·id *adj* oneiroid.
Onko- *pref.* tumor, swelling, onc(o)-, onk(o)-.
On·ko·gen *nt micro., genet.* oncogene, transforming gene.
virales Onkogen viral oncogene.
zelluläres Onkogen cellular oncogene.
on·ko·gen *adj patho.* oncogenous, oncogenic; cancer-causing, cancerigenic, cancerogenic, carcinogenic. **nicht onkogen** non-oncogenic.
On·ko·ge·ne·se *f patho.* oncogenesis.
virale Onkogenese viral oncogenesis.
virusinduzierte Onkogenese viral oncogenesis.
On·ko·ge·ni·tät *f patho.* oncogenicity.
On·ko·lo·ge *m* oncologist.
On·ko·lo·gie *f* oncology.
On·ko·ly·se *f chir., pharm.* oncolysis.
on·ko·ly·tisch *adj* pertaining to or causing oncolysis, oncolytic.
On·ko·the·ra·pie *f clin.* oncotherapy.
on·ko·tisch *adj* oncotic.
on·ko·trop *adj clin.* oncotropic, tumoraffin.
On·ko·zyt *m* oncocyte.
on·ko·zy·tär *adj* oncocytic.
On·ko·zy·tom *nt patho.* Hürthle cell adenoma, Hürthle cell tumor, oncocytoma, oxyphil cell tumor, pyknocytoma.
malignes Onkozytom malignant Hürthle cell tumor, Hürthle cell carcinoma, oncocytoma.
On·lay·schie·ne *f* onlay splint.
On·lay·tech·nik *f* onlay technique.
On·to·ge·ne·se *f* ontogeny, ontogenesis, henogenesis.
on·to·ge·ne·tisch *adj* pertaining to ontogeny, ontogenic, ontogenetic, ontogenetical.
Ony·cho·my·ko·se *f derm.* onychomycosis, ringworm of the nail, dermatophytic onychomycosis, tinea unguium.
Oo·ge·ne·se *f embryo.* maturation of ovum, oogenesis, ovigenesis, ovogenesis.
Oo·ge·nie *f* → Oogenese.
Oo·pho·ron *nt, pl* **Oo·pho·ren** ovary, oarium, ovarium, oophoron, ootheca, female gonad.
Oo·zy·ste *f micro.* oocyst.
Oo·zyt *m* → Oozyte.
Oo·zy·te *f embryo.* oocyte, ovocyte, egg cell, egg.
OP 1. *f* → Operation. **2.** *m* → Operationssaal.
opak *adj* impervious to light, opaque.
opa·les·zent *adj* opalescent.
Opa·les·zenz *f* opalescence.
opa·les·zie·ren *vi* opalesce.
opa·les·zie·rend *adj* opalescent.
opa·li·sie·ren *vi* opalesce.
O_2-Partialdruck *m physiol.* oxygen partial pressure, O_2 partial pressure.
Opa·zi·tät *f* (*a. phys.*) opacity, opaqueness.
ope·ra·bel *adj chir.* appropriate for surgical removal, operable.
Ope·ra·bi·li·tät *f chir.* (*Tumor*) operability; (*Patient*) operability.

Operateur

Ope·ra·teur *m chir.* operator, operating surgeon.
Ope·ra·ti·on *f chir.* operation, surgery; surgical procedure, operation, technique, technic; (*operativer Verschluß*) repair. **eine Operation vornehmen** perform/carry out an operation. **sich einer Operation unterziehen** undergo an operation.
   kosmetische Operation cosmetic operation.
Operations- *pref.* operative, operating, surgical.
Ope·ra·ti·ons·as·si·stent *m* surgical assistant, assisting surgeon.
Ope·ra·ti·ons·fä·hig·keit *f chir.* (*Tumor*) operability; (*Patient*) operability.
Ope·ra·ti·ons·me·tho·de *f chir.* surgical procedure, operation, technique, technic.
Ope·ra·ti·ons·mi·kro·skop *nt* operating microscope.
Ope·ra·ti·ons·raum *m* → Operationssaal.
Ope·ra·ti·ons·ri·si·ko *nt* operative risk.
Ope·ra·ti·ons·saal *m* operating room, *Brit.* operating theatre, *inf.* theatre, theater, surgery.
Ope·ra·ti·ons·schwe·ster *m* theater nurse.
Ope·ra·ti·ons·team *nt* operating team.
Ope·ra·ti·ons·tech·nik *f chir.* surgical procedure, operation, technique, technic.
Ope·ra·ti·ons·tisch *m* operating table, table.
Ope·ra·ti·ons·trakt *m* operating suite.
Ope·ra·ti·ons·wun·de *f chir.* wound.
ope·ra·tiv *adj* surgical, operative.
Ope·ra·tor *m* 1. *techn., mathe.* operator. 2. → Operatorgen.
Ope·ra·tor·gen *nt genet.* operator locus, operator gene, O-locus, operator.
ope·rier·bar *adj chir.* operable; (*Tumor*) appropriate for surgical removal. **nicht operierbar** inoperable.
ope·rie·ren *vt chir.* operate, perform an operation (*jdn.* upon/on s.o.).
Ope·ron *nt genet.* operon.
Op·fer *nt forens.* victim; (*Todesopfer*) casualty, fatality.
OP-Handschuh *m* surgical glove.
Oph·ry·on *nt anat.* ophryon, supranasal point, supraorbital point.
Ophthal- *pref.* eye, ophthalmic, ophthalm(o)-, ocul(o)-.
Oph·thal·mi·ka *f anat.* 1. ophthalmic artery. 2. ophthalmic vein.
Oph·thal·mi·kus *m anat.* ophthalmic nerve.
oph·thal·misch *adj anat.* pertaining to the eye, ophthalmic, ocular.
Oph·thal·mo·lo·ge *f* ophthalmologist, oculist, eye doctor.
Oph·thal·mo·lo·gie *f* ophthalmology.
oph·thal·mo·lo·gisch *adj* pertaining to ophthalmology, ophthalmologic, ophthalmological.
Oph·thal·mo·pa·thie *f ophthal.* ophthalmopathy, oculopathy.
Oph·thal·mo·ple·gia *f ophthal., neuro.* ophthalmoplegia.
   Ophthalmoplegia chronica progressiva Graefe's disease.
   Ophthalmoplegia interna internal ophthalmoplegia.
   Ophthalmoplegia externa Ballet's disease, external ophthalmoplegia.
   Ophthalmoplegia partialis incomplete ophthalmoplegia, partial ophthalmoplegia.
   Ophthalmoplegia totalis total ophthalmoplegia.
Oph·thal·mo·re·ak·ti·on *f derm., immun.* ophthalmic test, conjunctival test, ophthalmic reaction, conjunctival reaction, ophthalmoreaction.
Oph·thal·mo·sko·pie *f ophthal.* ophthalmoscopy, funduscopy.
Oph·thal·mo·test *m* → Ophthalmoreaktion.
Opi·at *nt pharm.* opiate.
Opi·at·an·al·ge·sie *f anes.* opiate analgesia.
Opi·at·an·al·ge·ti·ka *pl pharm.* opiate analgesics, opiate analgetics.
Opi·at·ver·gif·tung *f patho.* opium poisoning, meconism.
Opio·id *nt pharm.* opioid.
Opioid-Peptid *nt pharm.* opioid.
Opi·sthi·on *nt anat.* opisthion.
Opi·stho·ge·nie *f* opisthogenia.
Opi·stho·gna·thie *f* opisthognathism.
Opi·um *nt pharm.* opium, laudanum, meconium.
opi·um·hal·tig *adj pharm.* containing opium, opiate, opiated.
Opi·um·prä·pa·rat *nt pharm.* opiate.
Opi·um·ver·gif·tung *f patho.* opium poisoning, meconism.
Op-Mikroskop *nt* operating microscope.
Oppenheim-Syndrom *nt ped.* Oppenheim's syndrome, Oppenheim's disease, congenital atonic pseudoparalysis.
OP-Schwester *f* theater nurse.
Op·so·nin *nt immun., histol.* opsonin, tropin.
Op·so·ni·sie·rung *f immun.* opsonization.
Op-Team *nt* operating team.
Op·tik *f* optics *pl.*

Op·ti·kus *m anat.* optic nerve, second cranial nerve, second nerve.
Op·ti·kus·atro·phie *f ophthal.* Behr's disease, optic atrophy.
Op·ti·kus·ka·nal *m anat.* optic canal.
Op·ti·kus·neu·ri·tis *f ophthal.* optic neuritis, neuropapillitis, papillitis.
op·ti·mal *adj* optimum, optimal, best.
Op·ti·mal·do·sis *f pharm., radiol.* optimal dose, optimum dose.
Op·ti·mum *nt, pl* **Op·ti·ma** optimum.
op·tisch *adj* pertaining to optics or vision, optical, optic.
oral *adj* pertaining to the mouth, oral.
Oral-debris-Index *m* debris index.
   vereinfachter Oral-debris-Index simplified debris index.
Oral-debris-Zahl *f* debris index.
Oral·hy·gie·ne·in·dex *m* oral hygiene index, oral hygiene score.
   vereinfachter Oralhygieneindex Greene-Vermillion index, simplified oral hygiene index, oral hygiene index-simplified.
Oral·pe·ni·cil·lin *nt pharm.* oral penicillin.
Oral·vak·zi·ne *f immun.* oral vaccine.
Orban-Feile *f* Orban file.
Orban-Gingivektomiemesser *nt* Orban gingivectomy knife, Orban knife.
Orban-Messer *nt* Orban gingivectomy knife, Orban knife.
Orbicularis-oris-Reflex *m physiol.* snout reflex, orbicularis oris reflex.
Or·bi·cu·lus *m anat.* orbiculus, circle ring, disk.
   Orbiculus ciliaris ciliary ring, ciliary disk.
Or·bi·ku·la·ris *m anat.* orbicular muscle.
   Orbikularis oris orbicularis oris muscle, orbicular muscle of mouth.
Or·bi·ta *f, pl* **Or·bi·tae** *anat.* orbital cavity, eye socket, eyehole, eyepit, orbit, orbita.
Or·bi·ta·ab·szeß *m patho.* orbital abscess.
Or·bi·ta·bo·den *m anat.* orbital floor.
Or·bi·ta·dach *nt anat.* roof of orbit.
Or·bi·ta·ein·gang *m anat.* orbital aperture.
or·bi·tal *adj anat.* pertaining to the orbits, orbital.
Or·bi·tal·ab·szeß *m patho.* orbital abscess.
Or·bi·ta·le *f anat.* orbitale.
Or·bi·ta·lis *m anat.* Müller's muscle, orbitalis, orbitalis muscle, orbital muscle.
Or·bi·tal·phleg·mo·ne *f patho.* orbital phlegmone.
Or·bi·tal·re·gi·on *f anat.* orbital area, orbital region, ocular region.
Or·bi·ta·pe·ri·ost *nt histol.* periorbital membrane, periorbita, periorbit.
Or·bi·ta·phleg·mo·ne *f* → Orbitalphlegmone.
Or·bi·ta·re·gi·on *f* → Orbitalregion.
Or·bi·ta·spal·te *f anat.* orbital fissure.
   obere Orbitaspalte superior orbital fissure, sphenoidal fissure, superior sphenoidal fissure, anterior lacerate foramen.
   untere Orbitaspalte inferior orbital fissure, inferior sphenoidal fissure.
Or·bi·ta·ver·let·zung *f ophthal.* orbital injury, orbital trauma.
Or·bi·ta·wand·frak·tur *f ophthal.* orbital wall fracture.
Or·bi·to·gra·phie *f radiol.* orbitography.
Or·bi·to·ma·xill·ek·to·mie *f* orbitomaxillectomy.
Or·chis *m, pl* **Or·ches** *andro.* testis, testicle, orchis, testiculus, male gonad.
Or·di·nal·zahl *f mathe.* ordinal, ordinal number.
Or·di·na·te *f mathe.* ordinate.
Ord·nung *f* 1. (*Ordnen*) ordering, putting/setting in order, tidying up, organization. 2. order, orderliness; (*Sauberkeit*) cleanliness, tidiness, orderliness. **in Ordnung bringen** put in order, keep up, put right; tidy up. **in Ordnung halten** keep in order. **in Ordnung kommen** come all right. 3. (*Vorschrift*) regulations *pl*, rules *pl.* 4. (*Reihenfolge*) succession, order; (*Anordnung*) arrangement. 5. class, category, order; *bio.* order; *phys.* system.
Ord·nungs·grad *m phys.* orderliness.
Or·do *m bio.* order.
Orf *f derm.* orf, contagious ecthyma, contagious pustular dermatitis, sore mouth.
Or·gan *nt* 1. organ; *anat.* organum, organon. 2. (*Stimme*) organ, voice.
   analoges Organ analogue, analog.
   homologes Organ *bio.* homologue.
   innere Organe internals, internal organs; viscera.
   lebenswichtige Organe vitals.
   synergistisches Organ synergist.
Or·gan·ach·se *f anat.* axis.
or·gan·ähn·lich *adj anat.* organoid.
Or·gan·blu·tung *f patho.* apoplexy, apoplexia.

Or·gan·ein·blu·tung *f patho.* apoplexy, apoplexia.
Or·gan·emp·fän·ger *m chir.* organ recipient.
Or·gan·ent·fer·nung *f chir.* exenteration.
Or·gan·ent·wick·lung *f embryo.* organogenesis, organogeny.
or·ga·nisch *adj* **1.** (*a. fig.*) organic, structural; *anat., patho.* organic; (*Erkrankung*) somatopathic. **2.** *chem.* organic.
or·ga·ni·sie·ren *vt* organize.
Or·ga·nis·mus *m bio.* organism; organization.
   chemotropher Organismus chemotroph.
   chromogener Organismus chromogen.
   homozygoter Organismus homozygote.
   mikroaerophiler Organismus microaerobion, microaerophile.
   pathogener Organismus pathogen, pathogenic agent, pathogenic microorganism.
Or·gan·kap·sel *f anat.* capsule, organ capsule.
Or·gan·kon·ser·vie·rung *f chir.* organ preservation.
Or·gan·läpp·chen *nt anat.* lobule, lobulus.
Or·gan·lap·pen *m anat.* lobe, lobus.
or·ga·no·trop *adj* organotropic, organophilic.
Or·ga·no·tro·pie *f* organotropism, organophilism, organotropy.
Or·gan·per·fu·si·on *f physiol.* organ perfusion.
Or·gan·schä·di·gung *f patho.* organ trauma, organ injury.
Or·gan·spen·de *f chir.* organ donation.
Or·gan·spen·der *m* organ donor, donor, donator.
Or·gan·spen·der·aus·weis *m* donor card.
or·gan·spe·zi·fisch *adj* tissue-specific, organ-specific.
Or·gan·to·le·ranz·do·sis *f radiol.* organ tolerance dose.
Or·gan·trans·plan·ta·ti·on *f chir.* organ transplantation, transplantation, transplant.
Or·gan·über·tra·gung *f* → Organtransplantation.
Or·gan·ver·fet·tung *f patho.* adiposis.
Or·gan·ver·la·ge·rung *f embryo., patho.* ectopia, ectopy; heterotaxia, heterotaxis, heterotaxy; *chir., anat.* transposition.
Or·gan·ver·let·zung *f patho.* organ trauma, organ injury.
Or·gan·ver·pflan·zung *f* → Organtransplantation.
Or·gas·mus *m physiol.* climax, orgasm, acme.
Ori·en·tie·rungs·sinn *m physiol.* sense of direction.
Ori·fi·ci·um *nt anat.* ostium, opening, orifice, orificium.
ori·gi·nell *adj* original, inventive, ingenious.
Ori·go *f anat.* origin.
Or·ni·tho·se *f epidem.* parrot fever, parrot disease, ornithosis, psittacosis.
Oro- *pref.* mouth, oral, oro-.
oro·an·tral *adj* oroantral.
oro·fa·zi·al *adj* pertaining to mouth and face, orofacial.
oro·ma·xil·lär *adj* oromaxillary.
oro·pha·ryn·ge·al *adj* pertaining to the oropharynx, oropharyngeal, pharyngooral.
Oro·pha·ryn·ge·al·ka·the·ter *m* → Oropharyngealtubus.
Oro·pha·ryn·ge·al·tu·bus *m clin.* oropharyngeal tube, oropharyngeal airway.
Oro·pha·rynx *m anat.* oral pharynx, oral part of pharynx, oropharynx, pharyngo-oral cavity.
oro·tra·che·al *adj* pertaining to mouth and trachea, orotracheal.
Oro·ya·fie·ber *nt epidem.* Oroya fever.
Or·the·se *f ortho.* orthesis, orthosis, brace.
or·tho·chro·ma·tisch *adj histol.* orthochromatic, orthochromophil, orthochromophile, ametachromophil, ametaneutrophil.
Or·tho·chro·mie *f hema.* orthochromia.
or·tho·chro·mo·phil *adj* → orthochromatisch.
Or·tho·den·tin *nt* orthodentin.
or·tho·don·tisch *adj* orthodontic.
or·tho·drom *adj physiol.* orthodromic.
Or·tho·ge·ne·se *f* orthogenesis.
or·tho·gnath *adj* orthognathic, orthognathous.
Or·tho·gna·thie *f* orthognathia, orthognathism.
or·tho·grad *adj* standing erect, walking erect, orthograde.
or·tho·ke·phal *adj* orthocephalic, orthocephalous.
Or·tho·pä·de *m* orthopedist, orthopaedist, orthopod, orthopedic surgeon.
Or·tho·pä·die *f* orthopedic surgery, orthopedics *pl*, orthopaedics *pl*.
or·tho·pä·disch *adj* pertaining to orthopedics, orthopedic, orthopaedic.
Or·tho·pan·to·mo·graph *m radiol.* orthopantograph.
Or·tho·pan·to·mo·gra·phie *f radiol.* orthopantography.
Or·tho·phos·phat *nt chem.* orthophosphate.
Or·tho·phos·phor·säu·re *f chem.* orthophosphoric acid, phosphoric acid.
Or·tho·pnoe *f card.* orthopnea.
Or·tho·pro·the·se *f* orthoprosthesis.

Or·tho·skop *nt* orthoscope, orthoptoscope.
Or·tho·sko·pie *f ophthal.* orthoscopy.
Or·tho·sta·se *f* orthostatism, erect position, standing position, upright position.
or·tho·sta·tisch *adj* pertaining to an erect position/orthostatism, orthostatic.
Or·tho·sym·pa·thi·kus *m physiol.* sympathicus, sympathetic nervous system, thoracolumbar system, thoracicolumbar division of autonomic nervous system, thoracolumbar division of autonomic nervous system.
or·tho·top *adj* orthotopic, homotopic.
Or·tho·volt·the·ra·pie *f radiol.* orthovoltage therapy.
or·tho·ze·phal *adj* orthocephalic, orthocephalous.
ört·lich *adj* local, topical, topistic, regional, topic.
Orton-Schmelzbeil *nt* Orton's enamel cleaver.
Öse *f* (*a. techn.*) ear, eye, eyelet, loop, ring. **mit Ösen versehen** eared, eyed.
Osler-Krankheit *f hema.* Osler-Vaquez disease, Osler's disease, Vaquez's disease, Vaquez-Osler disease, erythremia, erythrocythemia, myelopathic polycythemia, leukemic erythrocytosis, splenomegalic polycythemia, primary polycythemia.
Osler-Rendu-Weber-Krankheit *f patho.* Rendu-Osler-Weber syndrome, Osler-Weber-Rendu disease, Osler's disease, Goldstein's disease, Rendu-Osler-Weber disease, hereditary hemorrhagic telangiectasia.
Osler-Vaquez-Krankheit *f* → Osler-Krankheit.
Osmo- *pref. physiol.* **1.** osmosis, osmotic, osm(o)-. **2.** smell, osmotic, osm(o)-; osphresi(o)-.
Os·mol *nt* osmole, osmol.
Os·mo·la·li·tät *f phys.* osmolality.
Os·mo·la·ri·tät *f phys., physiol.* osmolarity.
Os·mo·lo·gie *f physiol.* **1.** osmology. **2.** osphresiology, osmology.
os·mo·phil *adj histol.* osmophilic.
Os·mo·re·gu·la·ti·on *f physiol.* osmoregulation.
Os·mo·re·zep·tor *m physiol.* **1.** (*Geruch*) osmoreceptor, osmoceptor, osmoreceptive sensor. **2.** (*Druck*) osmoreceptor, osmoceptor, osmoreceptive sensor.
Os·mo·se *f phys., physiol.* osmosis.
Os·mo·the·ra·pie *f clin.* osmotherapy.
os·mo·tisch *adj phys.* pertaining to osmosis, osmotic.
öso·pha·ge·al *adj anat.* pertaining to the esophagus, esophageal.
Öso·pha·ge·al·ab·lei·tung *f* → Ösophagealkardiogramm.
Öso·pha·ge·al·kar·dio·gramm *nt card.* esophageal cardiogram.
öso·pha·gisch *adj* → ösophageal.
Öso·pha·gi·tis *f patho.* inflammation of the esophagus, esophagitis.
   chronisch peptische Ösophagitis reflux esophagitis, chronic peptic esophagitis.
Ösophago- *pref.* esophagus, esophageal, esophag(o)-.
Öso·pha·go·dy·nie *f patho.* pain in the esophagus, esophagodynia, esophagalgia.
Öso·pha·go·ga·stro·sko·pie *f clin.* esophagogastroscopy.
Öso·pha·go·gra·phie *f radiol.* esophagography.
Öso·pha·go·sko·pie *f clin.* esophagoscopy.
Öso·pha·go·spas·mus *m patho.* esophagospasm, esophagism, esophagismus, esophageal spasm.
Öso·pha·go·ste·no·se *f patho.* esophageal stenosis, esophagus stenosis, esophagostenosis.
Öso·pha·gus *m anat.* esophagus, gullet.
Öso·pha·gus·acha·la·sie *f patho.* achalasia, esophageal achalasia, cardiospasm.
Öso·pha·gus·di·ver·ti·kel *nt patho.* esophageal diverticulum.
Öso·pha·gus·druck·mes·sung *f clin.* esophageal manometry.
Öso·pha·gus·ein·mün·dung *f anat.* cardiac opening, cardia, esophagogastric orifice, cardiac orifice.
Öso·pha·gus·ek·ta·sie *f patho.* esophagectasia, esophagectasis.
Öso·pha·gus·er·satz·stim·me *f HNO* alaryngeal speech, esophageal speech.
Öso·pha·gus·kar·dio·gramm *nt card.* esophageal cardiogram.
Öso·pha·gus·kar·zi·nom *nt patho.* esophageal carcinoma, esophageal cancer.
Öso·pha·gus·ma·no·me·trie *f clin.* esophageal manometry.
Öso·pha·gus·mund *m anat.* upper esophageal sphincter.
Öso·pha·gus·mün·dung *f anat.* cardiac opening, cardia, esophagogastric orifice, cardiac orifice.
Öso·pha·gus·rup·tur *f* esophageal rupture.
   emetogene Ösophagusruptur → spontane Ösophagusruptur.
   postemetische Ösophagusruptur → spontane Ösophagusruptur.
   spontane Ösophagusruptur Boerhaave's syndrome, postemetic esophageal rupture, spontaneous esophageal rupture, spontaneous rupture of esophagus.

Ösophagusschleimhaut

Öso·pha·gus·schleim·haut *f anat.* esophageal mucosa, mucosa of esophagus, mucous membrane of esophagus.
Öso·pha·gus·schmerz *m* → Ösophagodynie.
Öso·pha·gus·son·de *f clin.* esophageal sound.
Öso·pha·gus·spas·mus *m patho.* esophageal spasm.
Öso·pha·gus·sphink·ter *m physiol.* esophageal sphincter.
   oberer Ösophagussphinkter upper esophageal sphincter.
   unterer Ösophagussphinkter lower esophageal sphincter, esophagogastric sphincter.
Öso·pha·gus·spra·che *f HNO* esophageal speech, alaryngeal speech.
Öso·pha·gus·ste·no·se *f patho.* lemostenosis, esophageal stenosis, esophagus stenosis, esophagostenosis.
Öso·pha·gus·stim·me *f HNO* alaryngeal speech, esophageal speech.
Öso·pha·gus·strik·tur *f patho.* esophageal stricture.
Osphresio- *pref.* odor, smell, osm(o)-, osphresi(o)-.
Os·phre·sio·lo·gie *f* osphresiology, osmology.
os·sal *adj* → ossär.
os·sär *adj* bone-like, osseous, osteal, bony.
Os·si·cu·lum *nt, pl* **Os·si·cu·la** *anat.* ossicle, bonelet, ossiculum.
Os·si·fi·ka·ti·on *f* **1.** *histol., anat.* bone formation, ossification. **2.** *patho.* ossification.
   enchondrale Ossifikation → endochondrale Ossifikation.
   endochondrale Ossifikation endochondral ossification.
   perichondrale Ossifikation perichondral ossification.
os·si·fi·zie·ren *vt, vi histol., patho.* ossify.
os·si·fi·zie·rend *adj histol., patho.* ossifying.
Os·si·kul·ek·to·mie *f HNO* ossiculectomy.
Os·si·ku·lo·to·mie *f HNO* ossiculotomy.
Oste·al·gie *f* pain in a bone, bone pain, ostealgia, ostalgia, osteodynia.
Oste·itis *f* → Ostitis.
Osteo- *pref.* bone, oste(o)-, ost(e)-.
Osteo·aku·sis *f physiol.* osteoacusis, osseotympanic conduction, bone conduction, osteophony, osteotympanic conduction, tissue conduction.
Osteoangiohypertrophie-Syndrom *nt patho.* Klippel-Trénaunay syndrome, Klippel-Trénaunay-Weber syndrome, angio-osteohypertrophy syndrome.
Osteo·ar·thro·pa·thie *f patho.* osteoarthropathy.
   hypertrophische pulmonale Osteoarthropathie Marie-Bamberger disease, Marie-Bamberger syndrome, Marie's syndrome, Marie's disease, Bamberger-Marie disease, Bamberger-Marie syndrome, hypertrophic pulmonary osteoarthropathy, hyperplastic osteoarthritis, hyperplastic pulmonary osteoarthritis, hypertrophic pneumonic osteoarthropathy, secondary hypertrophic osteoarthropathy, pulmonary osteoarthropathy, acropachy.
   idiopathische hypertrophische Osteoarthropathie Touraine-Solente-Gole syndrome, idiopathic hypertrophic osteoarthropathy, pachydermoperiostosis, pachydermoperiostosis syndrome, primary hypertrophic osteoarthropathy, acropachyderma with pachyperiostitis.
Osteo·ar·thro·se *f* osteoarthritis, degenerative joint disease, degenerative arthritis, hypertrophic arthritis, ostarthritis, osteoarthrosis, ostearthritis, arthroxerosis.
osteo·ar·ti·ku·lär *adj* pertaining to bones and joints, osteoarticular.
Osteo·blast *m histol.* Gegenbaur's cell, osteoblast, osteoplast, skeletogenous cell, bone cell.
osteo·bla·stisch *adj histol.* pertaining to osteoblasts, osteoblastic.
Osteo·bla·stom *nt patho.* osteoblastoma, osteogenic fibroma, giant osteoid osteoma.
Osteo·chon·dri·tis *f ortho.* inflammation of bone and cartilage, osteochondritis.
   Osteochondritis deformans juveniles Scheuermann's kyphosis, Scheuermann's disease, juvenile kyphosis, vertebral epiphysitis.
Osteo·chon·dro·dys·tro·phie *f ortho.* chondro-osteodystrophy, osteochondrodystrophy.
Osteo·chon·drom *nt patho., ortho.* osteocartilaginous exostosis, osteochondroma, osteochondrophyte, osteoenchondroma, chondroosteoma, chondrosteoma.
   echtes Osteochondrom enchondroma, enchondrosis.
   multiple Osteochondrome diaphyseal aclasis, hereditary multiple exostoses, hereditary deforming chondrodysplasy, multiple exostoses, multiple cartilaginous exostoses, multiple osteocartilaginous exostoses, osteochondromatosis.
   zentrales Osteochondrom → echtes Osteochondrom.
Osteo·chon·dro·sar·kom *nt patho.* osteochondrosarcoma.
Osteo·chon·dro·sis *f ortho.* osteochondrosis.

   Osteochondrosis deformans juveniles Scheuermann's kyphosis, Scheuermann's disease, juvenile kyphosis, vertebral epiphysitis.
Osteo·cla·sto·cy·tus *m histol.* osteoclast.
Osteo·cy·tus *m histol.* osteocyte, osseous cell, bone cell, bone corpuscle.
Osteo·den·tin *nt* osteodentin.
Osteo·den·ti·nom *nt* osteodentinoma.
Osteo·dy·nie *f ortho.* pain in a bone, bone pain, ostealgia, ostalgia, osteodynia.
Osteo·dys·tro·phia *f ortho.* osteodystrophy, osteodystrophia.
   Osteodystrophia deformans Paget's disease of bone, Paget's disease.
   Osteodystrophia fibrosa cystica generalisata Recklinghausen's disease of bone, Engel-Recklinghausen disease, von Recklinghausen's disease of bone.
   Osteodystrophia fibrosa unilateralis Jaffé-Lichtenstein disease, Jaffé-Lichtenstein syndrome, fibrous dysplasia of bone, cystic osteofibromatosis.
Osteo·dys·tro·phie *f* → Osteodystrophia.
Osteo·fi·brom *nt ortho., patho.* osteofibroma.
   nicht-ossifizierendes juveniles Osteofibrom Jaffé-Lichtenstein syndrome, Jaffé-Lichtenstein disease, fibrous dysplasia of bone, cystic osteofibromatosis.
   periapikales Osteofibrom periapical cemental dysplasia, cementoma, cementoblastoma, periapical dysplasia, fibrous dysplasia.
Osteo·fi·bro·se *f patho.* osteofibrosis.
   periapikale Osteofibrose cementoma, cementoblastoma, periapical dysplasia, fibrous dysplasia.
osteo·gen *adj* → osteogenetisch.
Osteo·ge·ne·se *f anat.* osteogenesis, osteogeny, ostosis, osteosis, ossification.
   enchondrale Osteogenese → endochondrale Osteogenese.
   endochondrale Osteogenese endochondral ossification.
Osteo·ge·ne·sis *f* → Osteogenese.
   Osteogenesis imperfecta brittle bones, brittle bone syndrome, hereditary fragility of bone, osteogenesis imperfecta, osteopsathyrosis.
   Osteogenesis imperfecta congenita osteogenesis imperfecta congenita, Vrolik's disease, lethal perinatal osteogenesis imperfecta, type II osteogenesis imperfecta.
   Osteogenesis imperfecta tarda osteogenesis imperfecta tarda, Lobstein's disease, Lobstein's syndrome, early form osteogenesis imperfecta, type I osteogenesis imperfecta, osteogenesis imperfecta with blue sclerae.
   Osteogenesis imperfecta Typ Lobstein → Osteogenesis imperfecta tarda.
   Osteogenesis imperfecta Typ Vrolik → Osteogenesis imperfecta congenita.
   Lobstein-Typ der Osteogenesis imperfecta → Osteogenesis imperfecta tarda.
   Vrolik-Typ der Osteogenesis imperfecta → Osteogenesis imperfecta congenita.
osteo·ge·ne·tisch *adj anat.* pertaining to osteogenesis, osteogenetic, osteogenic, osteogenous, osteoplastic.
Osteo·id *nt histol.* osteoid, osteoid tissue, bone matrix.
osteo·id *adj histol.* resembling bone, osteoid, ossiform.
Osteo·kla·se *f* **1.** *ortho.* osteoclasis, osteoclasia, osteoclasty, diaclasia, diaclasis. **2.** *patho.* osteoclasis, osteoclasia, osteoclasty, diaclasia, diaclasis.
Osteo·kla·sie *f* → Osteoklase.
Osteo·klast *m* **1.** *histol.* osteoclast, osteophage. **2.** *ortho.* osteoclast.
Osteo·kla·stom *nt patho.* giant cell myeloma, osteoclastoma, giant cell tumor of bone.
Osteo·kra·ni·um *nt embryo.* osteocranium.
Osteo·lo·gia *f* → Osteologie.
Osteo·lo·gie *f* osteology, osteologia.
Osteo·ly·se *f patho.* osteolysis.
osteo·ly·tisch *adj patho.* pertaining to or causing osteolysis, osteolytic.
Oste·om *nt patho.* osteoma.
   dentales Osteom dental osteoma.
Osteo·ma *nt patho.* osteoma.
   Osteoma spongiosum cancellous osteoma.
Osteo·ma·la·zie *f patho.* Miller's disease, adult rickets, osteomalacia, osteomalacosis, malacosteon.
Osteo·mye·li·tis *f ortho., patho.* osteomyelitis, myelitis, medullitis, acute osteitis, necrotic osteitis, central osteitis, carious osteitis, bone abscess.
Osteo·mye·lo·fi·bro·se *f hema., patho.* osteomyelofibrosis, osteomyelosclerosis, myelofibrosis, myelosclerosis, osteomyelofibrotic syndrome, myofibrosis-osteosclerosis syndrome.

osteo·mye·lo·gen *adj* myelogenous, myelogenic.
Osteo·mye·lo·gra·phie *f radiol.* osteomyelography.
Osteo·mye·lo·skle·ro·se *f* → Osteomyelofibrose.
Oste·on *nt histol.* osteon, osteone, haversian system.
Osteo·ne·kro·se *f ortho., patho.* bone necrosis, osteonecrosis, necrosteon, necrosteosis.
Osteo·neur·al·gie *f ortho.* osteoneuralgia.
Osteo·pa·thia *f ortho.* osteonosus, osteopathology, osteopathy, osteopathia.
  Osteopathia hyperostotica multiplex infantilis Camurati-Engelmann disease, Engelmann's disease, diaphyseal dysplasia, diaphyseal sclerosis.
Osteo·pa·thie *f* **1.** *ortho.* osteonosus, osteopathology, osteopathy, osteopathia. **2.** (*Therapie*) osteopathy.
Osteo·pe·ri·osti·tis *f ortho.* inflammation of a bone and its periosteum, osteoperiostitis, periostosteitis.
Osteo·pe·tro·se *f* → Osteopetrosis.
Osteo·pe·tro·sis *f ortho.* osteopetrosis, Albers-Schönberg disease, Albers-Schöneberg marble bones *pl*, marble bone disease, marble bones *pl*, chalky bones *pl*, ivory bones *pl*.
Osteo·pha·ge *m histol.* osteophage, osteoclast.
Osteo·pho·nie *f physiol.* bone conduction, osteophony, osteotympanic conduction, tissue conduction, osteoacusis, osseotympanic conduction.
Osteo·phyt *m ortho.* osteophyte, osteophyma.
Osteo·plast *m histol.* Gegenbaur's cell, osteoblast, osteoplast.
Osteo·pla·stik *f ortho.* osteoplasty.
osteo·pla·stisch *adj ortho.* osteoplastic; *histol.* osteoblastic.
Osteo·poi·ki·lie *f* → Osteopoikilose.
Osteo·poi·ki·lo·se *f ortho.* disseminated condensing osteopathy, osteopoikilosis, osteopecilia.
Osteo·po·ro·se *f ortho.* osteoporosis, brittle bones *pl*, brittle bone syndrome.
  präsenile Osteoporose presenile osteoporosis.
  senile Osteoporose senile osteoporosis.
Osteo·po·ro·sis *f* → Osteoporose.
osteo·po·ro·tisch *adj ortho.* pertaining to or marked by osteoporosis, osteoporotic.
Osteo·psa·thy·ro·sis *f* osteogenesis imperfecta, osteopsathyrosis, hereditary fragility of bone, brittle bones *pl*, brittle bone syndrome.
Osteo·ra·dio·ne·kro·se *f ortho.* osteoradionecrosis, radiation osteonecrosis, radiation bone necrosis.
Osteo·sar·co·ma *nt* → Osteosarkom.
Osteo·sar·kom *nt ortho., patho.* osteogenic sarcoma, osteoid sarcoma, osteosarcoma.
  chondroblastisches Osteosarkom → chondrosarkomatöses Osteosarkom.
  chondrosarkomatöses Osteosarkom chondrosarcomatous osteosarcoma.
  fibroblastisches Osteosarkom fibroblastic osteosarcoma.
  osteoblastisches Osteosarkom osteoblastic osteosarcoma.
  osteoplastisches Osteosarkom osteoblastic osteosarcoma.
  teleangiektatisches Osteosarkom osteotelangiectasia, telangiectatic osteosarcoma.
Osteo·skle·ro·se *f ortho.* bone sclerosis, osteosclerosis, eburnation.
Osteo·syn·the·se *f ortho.* osteosynthesis; intraosseous fixation, osseous fixation, internal fixation.
Osteo·tom *nt ortho.* osteotome.
Osteo·to·mie *f ortho.* osteotomy.
Osteo·zyt *m histol.* osseous cell, bone cell, bone corpuscle, osteocyte.
Ostio·fol·li·cu·li·tis Bockhart *f derm.* Bockhart's impetigo, follicular impetigo, superficial pustular perifolliculitis.
Osti·tis *f* inflammation of a bone, bone inflammation, osteitis, ostitis.
  Ostitis deformans Paget's disease of bone, Paget's disease.
  Ostitis fibrosa cystica generalisata Recklinghausen's disease of bone, Engel-Recklinghausen disease, von Recklinghausen's disease of bone, parathyroid osteitis.
  Ostitis multiplex cystoides Jüngling's disease.
Os·ti·um *nt, pl* **Os·tia** *anat.* ostium, opening, mouth, orifice.
Östra·di·ol *nt endo.* estradiol, agofollin, dihydrofolliculin, dihydrotheelin.
Östri·ol *nt* estriol, trihydroxyesterin.
Östro·gen *nt endo.* estrogen, estrin.
östro·gen *adj* estrogenic, estrogenous.
Östro·gen·ant·ago·nist *m pharm.* antiestrogen.
Östro·gen·er·satz·the·ra·pie *f pharm.* estrogen (replacement) therapy.

Östro·gen·hem·mer *m pharm.* antiestrogen.
Östro·gen·re·zep·tor·ana·ly·se *f lab.* estrogen-receptor analysis.
Östro·gen·the·ra·pie *f pharm.* estrogen (replacement) therapy.
Östron *nt endo.* estrone, oestrone, ketohydroxyestrin.
Os·zil·la·ti·on *f phys.* oscillation, vibration.
Os·zil·la·tor *m electr.* oscillator.
os·zil·lie·ren *vi phys.* oscillate; vibrate (*von* with).
os·zil·lie·rend *adj* oscillating, oscillatory, vibratile.
Os·zil·lo·gramm *nt phys.* oscillogram.
Os·zil·lo·graph *m phys.* oscillograph.
Os·zil·lo·kar·dio·sko·pie *f card.* electrocardioscopy.
Os·zil·lo·me·trie *f phys.* oscillometry.
Os·zil·lo·skop *nt phys.* oscilloscope.
Ota·gra *f* → Otalgie.
Ot·al·gia *f* → Otalgie.
Ot·al·gie *f HNO* pain in the ear, earache, otalgia, otagra, otodynia.
Ot·hä·ma·tom *nt HNO* auricular hematoma, othematoma.
Oti·tis *f HNO* inflammation of the ear, otitis.
  Otitis barotraumatica otitic barotrauma, aviation otitis, barotitis, aero-otitis, baro-otitis.
  Otitis externa inflammation of the external auditory canal, otitis externa, swimmer's ear.
  Otitis interna inflammation of the internal ear, otitis interna, labyrinthitis.
  Otitis media inflammation of the middle ear, otitis media, tympanitis.
Oto- *pref.* ear, aural, auri-, ot(o)-.
Oto·blen·nor·rhoe *f HNO* otoblennorrhea.
Oto·co·nia *pl* → Otolithen.
Oto·dy·nie *f* → Otalgie.
oto·gen *adj* of otic origin, otogenic, otogenous.
Oto·klei·sis *f HNO* otocleisis.
Oto·kli·sis *f HNO* otocleisis.
Oto·ko·ni·en *pl* → Otolithen.
Oto·li·then *pl physiol.* ear crystals, otoliths, otolites, otoconia, otoconites.
Oto·li·then·ap·pa·rat *m physiol.* otolith apparatus, otolith organ.
Oto·li·thia·sis *f HNO* otolithiasis.
Oto·lo·ge *m* otologist.
Oto·ma·sto·idi·tis *f HNO* combined otitis and mastoiditis, otomastoiditis.
Oto·my·ko·se *f HNO* otomycosis.
Oto·pa·thie *f HNO* otopathy.
Oto·pyor·rhoe *f HNO* otopyorrhea.
Oto·rhi·no·la·ryn·go·lo·gie *f HNO* ear, nose, and throat, otorhinolaryngology.
Oto·rhi·no·lo·gie *f HNO* otorhinology.
Otor·rha·gie *f HNO* otorrhagia.
Otor·rhoe *f HNO* aural discharge, otorrhea.
Oto·skle·ro·se *f HNO* otosclerosis.
Oto·skop *nt HNO* ear speculum, otoscope, auriscope.
Oto·sko·pie *f HNO* otoscopy.
oto·to·xisch *adj patho.* ototoxic.
Otsby-Rahmen *m* Nygaard-Otsby frame, N-O frame, Otsby frame.
Out·put *m physiol.* output.
oval *adj* oval, egg-shaped.
Ova·lär·schnitt *m chir.* oblique incision, oval incision.
Ova·lo·zyt *m hema.* ovalocyte, elliptocyte, cameloid cell.
Ova·lo·zy·to·se *f hema.* Dresbach's anemia, Dresbach's syndrome, elliptocytosis, elliptocytotic anemia, elliptocytic anemia, elliptocytary anemia, ovalocytic anemia, ovalocytosis, hereditary elliptocytosis, cameloid anemia.
Over·bite *m* overbite, over bite, vertical overlay.
Over·jet *m* overjet, overjut, horizontal overlap, horizontal overbite.
Over·lay *nt* overlay crown.
Overlay-Krone *f* overlay crown.
overwhelming post-splenectomy infection (*f*) *patho.* overwhelming post-splenectomy sepsis, overwhelming post-splenectomy sepsis syndrome, overwhelming post-splenectomy infection.
overwhelming post-splenectomy sepsis (*f*) → overwhelming post-splenectomy infection.
Ovi·dukt *m anat.* tube, uterine tube, fallopian tube, ovarian canal, oviduct.
Ovi·zid *nt patho.* ovicide.
Ovo·ge·ne·se *f embryo.* maturation of ovum, oogenesis, ovigenesis, ovogenesis.
ovo·id *adj* egg-shaped, oviform, ovoid.
Ovo·zyt *m embryo.* egg cell, oocyte, ovocyte, egg.
ovu·lär *adj bio.* pertaining to an ovule, ovular, ovulary.
ovu·la·ti·ons·hem·mend *adj pharm.* antiovulatory.

Ovu·lum *nt, pl* **Ovu·la** *anat., bio.* ovule, ovulum.
Ov·um *nt, pl* **Ova** *bio., embryo.* ovum, female sex cell, egg, egg cell.
Owren-Syndrom *nt hema.* Owren's disease, factor V deficiency, parahemophilia, hypoproaccelerinemia.
Oxal·ämie *f patho.* oxalemia.
Oxa·lat *nt chem.* oxalate.
Oxa·lat·plas·ma *nt hema., lab.* oxalate plasma.
Oxal·es·sig·säu·re *f* oxaloacetic acid, ketosuccinic acid.
Oxa·lo·se *f patho.* oxalosis, primary hyperoxaluria.
Oxal·säu·re *f biochem.* oxalic acid, ethanedioic acid.
Oxal·urie *f patho.* oxaluria, hyperoxaluria.
Oxi·bio·se *f micro.* aerobiosis, anoxydiosis.
Oxid *nt chem.* oxide, oxid.
Oxi·da·ti·on *f chem.* oxidation, oxidization; combustion.
Oxidation-Reduktion *f chem.* redox, oxidation-reduction, oxidoreduction.
Oxidations-Reduktionsreaktion *f chem.* redox reaction, oxidation-reduction reaction, oxidoreduction, oxidation-reduction.
Oxi·die·ren *nt chem.* oxidation.
oxi·die·ren *vt, vi chem.* oxidize, oxidate.
Oxid·schicht *f* oxide layer.
Oxy- *pref.* sharp, acid; oxygen, keto-, oxo-, oxy-.
Oxy·bi·ont *m micro.* aerobe.
Oxy·ge·na·ti·on *f chem., physiol.* oxygenation.
   hyperbare Oxygenation hyperbaric oxygen therapy, high-pressure oxygen, hyperbaric oxygen, hybaroxia.
Oxy·ge·na·tor *m clin., IC* oxygenator, artificial lung.
Oxy·hä·min *nt hema.* oxyheme, oxyhemochromogen, phenodin.
Oxy·hä·mo·glo·bin *nt hema., physiol.* oxyhemoglobin, oxidized hemoglobin, oxygenated hemoglobin.
oxy·phil *adj histol.* oxyphil, oxyphile, oxyphilic, oxyphilous, acidophil, acidophile, acidophilic, aciduric.
Oxy·te·tra·cy·clin *nt pharm.* oxytetracycline.
Oxy·to·cin *nt endo.* oxytocin, ocytocin, α-hypophamine.
Oxy·to·zin *nt* → Oxytocin.
Oxy·uria·sis *f epidem.* oxyuriasis, oxyuria, oxyuriosis, enterobiasis.
Oxy·uris *f micro.* Oxyuris.
   Oxyuris vermicularis pinworm, threadworm, seatworm, Ascaris vermicularis, Oxyuris vermicularis, Enterobius vermicularis.
oxy·ze·phal *adj embryo.* oxycephalic, oxycephalous, hypsicephalic, hypsicephalous, hypsocephalous, acrocephalic, acrocephalous.
Oxy·ze·pha·lie *f embryo.* tower skull, steeple head, oxycephaly, oxycephalia, tower head, hypsicephaly, hypsocephaly, turricephaly, acrocephalia, acrocephaly.
Ozä·na *f, pl* **Ozä·nen** *HNO* ozena.
Ozo·ke·rit *nt* fossil wax, mineral wax.
Ozon *nt* ozone.
Ozo·nid *nt* ozonide.

P

Paar *nt* pair; pair, couple, match; *bio.* pair.
Paa·rung *f bio.* pairing, coupling, mating; copulation.
Pacchioni-Granulationen *pl anat.* pacchionian bodies, meningeal granules, pacchionian granulations, arachnoidal granulations.
Pace·ma·ker *m physiol.* pacemaker; *card.* pacemaker of heart, (artificial) cardiac pacemaker.
Pachy- *pref.* thick, pachy-.
Pa·chy·chei·lie *f patho.* pachycheilia, pachychilia.
Pa·chy·chi·lie *f* → Pachycheilie.
pa·chy·derm *adj derm.* pertaining to pachyderma, thick-skinned, pachydermatous, pachydermic.
Pa·chy·der·mia *f derm.* abnormally thick skin, pachyderma, pachydermatosis, pachydermia, pachymenia, pachyhymenia.
Pa·chy·der·mo·pe·ri·osto·se *f* → familiäre Pachydermoperiostose.
 familiäre Pachydermoperiostose *patho.* Touraine-Solente-Golé syndrome, pachydermoperiostosis, pachydermoperiostosis syndrome, primary hypertrophic osteoarthropathy, idiopathic hypertrophic osteoarthropathy, acropachyderma with pachyperiostitis.
Pa·chy·me·nie *f derm., patho.* pachymenia, pachyhymenia.
Pa·chy·me·nin·gi·tis *f neuro.* inflammation of the dura mater, pachymeningitis, perimeningitis.
Pa·chy·me·ninx *f anat.* dura mater, dura, scleromeninx, pachymeninx.
Pachyonychie-Syndrom *nt derm.* Jadassohn-Lewandowsky syndrome.
Pa·chy·ze·pha·lie *f embryo.* pachycephaly, pachycephalia.
Packing [k·k] *nt radiol.* packing.
Packung [k·k] *f* **1.** pack, package, packet. **2.** *clin., pharm.* (*Umschlag*) pack, packing.
 feuchte Packung wet pack, wet sheet pack.
 heiße Packung hot pack.
 trockene Packung dry pack.
Päd·ia·ter *m* pediatrician, pediatrist.
Päd·ia·trie *f* pediatrics *pl*, pediatry, pedonosology.
Pä·do·don·tie *f* dentistry for children, pediatric dentistry, pedodontics *pl*, pedodontia.
Pä·do·l·ogie *f* pedology, paidology.
Paget-Krankheit *f ortho.* Paget's disease of bone, Paget's disease.
Paget-Syndrom *nt ortho.* Paget's disease of bone, Paget's disease.
painful bruising syndrome (*nt*) *immun.* Gardner-Diamond syndrome, painful bruising syndrome, autoerythrocyte sensitization syndrome, erythrocyte autosensitization syndrome.
Palade-Granula *pl histol.* Palade's granules, ribosomes.
Pa·lae·en·ce·pha·lon *nt physiol.* paleencephalon, paleoencephalon, old brain.
Pa·läo·stria·tum *nt physiol.* pallidum, paleostriatum.
pa·la·tal *adj anat.* pertaining to the palate (bone), palatal, palatine.
Pa·la·tal·lap·pen *m* palatal flap.
Palatinus-major-Block *m* greater palatine nerve block.
Pa·la·to·gramm *nt* palatogram.
Pa·la·to·graph *m* palatograph.
Pa·la·to·gra·phie *f* palatography.
pa·la·to·la·bi·al *adj* palatolabial.
Pa·la·to·myo·graph *m* palatomyograph.
Pa·la·to·myo·gra·phie *f* palatomyography.
Pa·la·to·pla·stik *f HNO* palatoplasty, staphyloplasty, uranoplasty.
pa·la·to·pro·xi·mal *adj* palatoproximal.
Pa·la·tor·rha·phie *f* palatorrhaphy.
Pa·la·to·schi·sis *f embryo., HNO, dent.* cleft palate, palatoschisis, uranoschisis, uraniscochasm, uraniscochasma, uranoschism.
Pa·la·tum *nt, pl* **Pa·la·ta** *anat.* roof of mouth, palate, palatum, uraniscus.
pa·lin·dro·misch *adj* palindromic, recurring, relapsing.
Pa·li·sa·den·saum *m histol., patho.* palisade layer.
Pa·li·sa·den·wurm *m micro.* palisade worm, strongylid, strongylus, Strongylus, Strongylus equinus.

Pal·la·di·um *nt chem.* palladium.
Palladium-Kupfer-Legierung *f* palladium-copper alloy.
Palladium-Silber-Legierung *f* palladium-siver alloy.
Pall·äs·the·sie *f physiol.* vibratory sensibility, bone sensibility, pallesthetic sensibility, palmesthetic sensibility, pallesthesia, palmesthesia.
Pal·lia·ti·on *f clin.* palliation.
Pal·lia·tiv *nt pharm.* palliative, alleviation medicine.
pal·lia·tiv *adj clin., pharm.* palliative, alleviative, alleviatory, mitigating.
Pal·lia·tiv·be·hand·lung *f* → Palliativtherapie.
Pal·lia·tiv·the·ra·pie *f clin.* palliative therapy, palliative treatment.
Pal·lia·ti·vum *nt, pl* **Pal·lia·ti·va** *pharm.* palliative, alleviation medicine.
Pal·li·dum *nt anat.* pallidum, paleostriatum, globus pallidus.
Pal·li·dum·atro·phie *f neuro.* pallidal degeneration.
 progressive Pallidumatrophie Hunt Ramsey Hunt paralysis, juvenile paralysis agitans of Hunt, Hunt's syndrome, paleostriatal syndrome, pallidal syndrome, pallidal atrophy.
Pal·li·um *nt, pl* **Pal·li·en** *anat.* brain mantle, mantle, pallium, cerebral cortex.
Pal·lor *m* (*a. derm.*) paleness, pallor, pallescence.
Pal·ma *f anat.* palm, flat of hand, hollow of hand, palma (manus), vola manus.
pal·mar *adj anat.* pertaining to the flat of hande/palm, palmar, volar.
Pal·mo·men·tal·re·flex *m physiol.* palmomental reflex, palm-chin reflex.
pal·mo·plan·tar *adj* palmoplantar.
pal·pa·bel *adj* perceptible by/to touch; palpable; evident, plain.
Pal·pa·ti·on *f clin.* palpation; touching, feeling.
pal·pa·to·risch *adj clin.* pertaining to palpation, palpatory.
Pal·pe·bra *f, pl* **Pal·pe·brae** *anat.* eyelid, lid, palpebra, blepharon.
 Palpebra inferior lower lid, lower eyelid, lower palpebra.
 Palpebra superior upper lid, upper eyelid, upper palpebra.
pal·pe·bral *adj anat.* pertaining to an eyelid, palpebral.
pal·pier·bar *adj* → palpabel.
Pal·pie·ren *nt clin.* palpation.
pal·pie·ren *vt clin.* palpate.
Pal·pi·ta·ti·on *f card.* palpitation; palmus.
Paltauf-Steinberg-Krankheit *f hema.* Hodgkin's lymphoma, Hodgkin's disease, Hodgkin's granuloma, malignant lymphoma, Reed-Hodgkin disease, Sternberg's disease, Murchison-Sanderson syndrome, malignant granulomatosis, malignant lymphogranulomatosis, lymphoma, lymphadenoma, lymphogranuloma, lymphogranulomatosis, granulomatous lymphoma, retethelioma, reticuloendothelioma.
Pan- *pref.* all, pan-, holo-.
Pan·ag·glu·ti·na·ti·on *f immun.* panagglutination.
Pan·ag·glu·ti·nin *nt immun.* panagglutinin.
Pan·an·gi·itis *f patho.* panangiitis.
Pan·an·gi·tis *f* → Panangiitis.
Pa·na·ri·ti·um *nt derm.* panaris.
 Panaritium analgicum Morvan's syndrome, analgesic panaris, Morvan's disease.
Pan·ar·te·ri·itis *f patho.* diffuse arterial disease, panarteritis, polyarteritis.
 Panarteriitis nodosa Kussmaul-Meier disease, Kussmaul's disease, arteritis nodosa.
Pan·ar·thri·tis *f ortho.* panarthritis.
pan·azi·när *adj histol.* panacinar.
Pan·car·di·tis *f card.* pancarditis.
pan·chro·ma·tisch *adj phys.* panchromatic.
Pancoast-Syndrom *nt patho.* Pancoast's syndrome, Hare's syndrome, superior sulcus tumor syndrome.
Pancoast-Tumor *m patho.* Pancoast's tumor, superior sulcus tumor, superior pulmonary sulcus tumor, pulmonary sulcus tumor.

Pancreas

Pan·cre·as *nt* → Pankreas.
Pan·crea·ti·tis *f* → Pankreatitis.
Pan·de·mie *f epidem.* pandemia, pandemic, pandemic disease.
pan·de·misch *adj epidem.* pandemic.
pan·dia·sto·lisch *adj card.* holodiastolic.
Pan·en·ce·pha·li·tis *f* → Panenzephalitis.
Pan·en·ze·pha·li·tis *f neuro.* panencephalitis.
Pan·ge·rie *f patho.* Werner syndrome.
Pa·nik *f* panic; scare. **in Panik geraten** panic, get into a panic.
pa·nisch *adj* panic.
Pan·kar·di·tis *f card.* pancarditis, perimyoendocarditis, endoperimyocarditis.
Pan·kre·as *nt, pl* **Pan·krea·ten** *anat.* pancreas, salivary gland of the abdomen.
  endokrines Pankreas *histol.* endocrine part of pancreas, islets *pl* of Langerhans, islands *pl* of Langerhans, islet tissue, pancreatic islands *pl*, pancreatic islets *pl*.
  exokrines Pankreas *histol.* exocrine part of pancreas.
Pan·kre·as·ent·zün·dung *f* → Pankreatitis.
Pan·kre·as·fi·bro·se *f patho.* pancreatic fibrosis, pancreatic cirrhosis.
  zystische Pankreasfibrose cystic fibrosis (of the pancreas), mucoviscidosis, fibrocystic disease of the pancreas, Clarke-Hadefield syndrome, Hadefield-Clarke syndrome, viscidosis.
Pan·kre·as·in·seln *pl histol., endo.* endocrine part of pancreas, islets *pl* of Langerhans, islands *pl* of Langerhans, islet tissue, pancreatic islands *pl*, pancreatic islets *pl*.
Pan·kre·as·phleg·mo·ne *f patho.* phlegmonous cellulitis, pancreatic phlegmon, phlegmon.
Pan·krea·ti·tis *f patho.* inflammation of the pancreas, pancreatitis.
  akute Pankreatitis acute pancreatitis.
  alkoholische Pankreatitis alcoholic pancreatitis.
  chronische Pankreatitis chronic pancreatitis.
  chronisch-rezidivierende Pankreatitis chronic recurrent pancreatitis.
Pan·mye·lo·pa·thie *f hema.* panmyelopathy, panmyelopathia.
  konstitutionelle infantile Panmyelopathie Fanconi's pancytopenia, Fanconi's syndrome, Fanconi's anemia, constitutional infantile panmyelopathy, pancytopenia-dysmelia syndrome, congenital hypoplastic anemia, congenital pancytopenia, congenital aplastic anemia.
Pan·mye·lo·phthi·se *f hema.* panmyelophthisis, myelophthisis.
Pan·mye·lo·se *f hema.* panmyelosis.
Pan·ni·cu·li·tis *f patho.* panniculitis; pimelitis.
  Panniculitis nodularis nonsuppurativa febrilis et recidivans Weber-Christian panniculitis, Weber-Christian disease, Weber-Christian syndrome, Christian-Weber disease, Christian's disease, Christian's syndrome, nodular nonsuppurative panniculitis, relapsing febrile nodular nonsuppurative panniculitis.
Pan·ni·cu·lus *m, pl* **Pan·ni·cu·li** *anat.* panniculus.
  Panniculus adiposus *anat.* subcutaneous fat, pannus.
Pan·ni·ku·li·tis *f patho.* panniculitis; pimelitis.
  rezidivierende fieberhafte nicht-eitrige Pannikulitis Weber-Christian panniculitis, Weber-Christian disease, Weber-Christian syndrome, Christian-Weber disease, Christian's disease, Christian's syndrome, nodular nonsuppurative panniculitis, relapsing febrile nodular nonsuppurative panniculitis.
Pan·nus *m, pl* **Pan·ni** *anat., ortho.* pannus.
Pan·ora·ma·auf·nah·me *f radiol.* panoramic radiograph, pantomogram.
Pan·ora·ma·auf·nah·me·tech·nik *f radiol.* pantomography, panoramic radiography.
Pa·no·ra·ma·film *m radiol.* panoramic film, panoramic x-ray film.
Pa·no·ra·ma·rönt·gen·film *m radiol.* panoramic film, panoramic x-ray film.
Pan·ora·ma·tech·nik *f radiol.* pantomography, panoramic radiography.
Pan·oste·itis *f* → Panostitis.
Pan·osti·tis *f ortho.* panostitis, panosteitis, periosteomyelitis, periosteomedullitis, periostemedullitis.
Pan·oti·tis *f HNO* panotitis.
Pan·ple·gie *f neuro.* panplegia, pamplegia.
Pan·sen *m bio.* paunch, rumen.
Pan·si·nu·si·tis *f HNO* pansinusitis, pansinuitis.
Pant(o)- *pref.* all, pant(o)-.
Pan·to·mo·gramm *nt radiol.* panoramic radiograph, pantomogram.
Pan·to·mo·graph *m radiol.* pantomograph, panoramic radiograph.
Pan·to·mo·gra·phie *f radiol.* pantomography, panoramic radiography.
pan·to·phag *adj bio.* omnivorous.
Pan·to·pha·ge *m bio.* omnivore.
pan·to·trop *adj* pantropic, pantotropic.
pan·trop *adj* → pantotrop.
Pan·zer·herz *nt card.* panzerherz, armored heart, armour heart.
Pan·zer·krebs *m patho.* carcinoma en cuirasse, cancer en cuirasse, corset cancer, jacket cancer.
Pan·zy·to·pe·nie *f hema.* pancytopenia, panhematopenia, hematocytopenia.
Pa·pa·gei·en·krank·heit *f epidem.* parrot disease, parrot fever, psittacosis, ornithosis.
Pa·pa·ve·rin *nt pharm.* papaverine.
Pa·pa·ve·ri·ne·um *nt pharm.* papaverine.
Pa·pel *f derm.* papule, papula.
Pa·pier *nt* paper; (*Ausweis*) papers *pl*; (*Dokument*) documents *pl*.
pa·pier·ähn·lich *adj* → papierartig.
pa·pier·ar·tig *adj histol.* papyraceous, paper.
Pa·pier·hand·tuch *nt* paper towel, tissue.
Pa·pier·tuch *nt* tissue.
Pa·pil·la *f, pl* **Pa·pil·lae** *anat.* papilla.
Papilla palatina-Zyste *f* palatine papilla cyst.
pa·pil·lar *adj* → papillär.
pa·pil·lär *adj anat.* pertaining to or resembling papillae, papillary, papillar, papillate, papillated, papillose, papilliform.
Pa·pil·le *f anat.* **1.** papilla. **2.** optic nerve papilla, optic papilla, optic disk, optic nerve head, optic nerve disk.
  blattförmige Papillen foliate papillae.
  fadenförmige Papillen filiform papillae, arcuate papillae of tongue, villous papillae, lingual villi.
  pilzförmige Papillen fungiform papillae, clavate papillae.
Pa·pill·ek·to·mie *f chir.* papillectomy.
pa·pil·len·ähn·lich *adj* → papillenförmig.
Pa·pil·len·ent·zün·dung *f* → Papillitis.
Pa·pil·len·ex·zi·si·on *f chir.* papillectomy.
pa·pil·len·för·mig *adj* papillary, papillar, papillate, papillated, papillose, papilliform.
pa·pil·li·form *adj* → papillenförmig.
Pa·pil·li·tis *f* **1.** *patho.* (*Niere*) inflammation of the renal papilla, papillitis. **2.** *ophthal.* inflammation of the optic papilla, papillitis.
Pa·pil·lom *nt patho.* papilloma, papillary tumor, villoma, villous papilloma, villous tumor.
  fibroepitheliales Papillom fibroepithelial papilloma, fibropapilloma, skin tag.
Pa·pil·lo·ma·to·se *f* papillomatosis, inflammatory papillary hyperplasia, multiple papillomas of the palate, papillary hyperplasia.
Pa·pil·lo·ma·to·sis *f* → Papillomatose.
Papillon-Léage-Psaume-Syndrom *nt* Papillon-Léage and Psaume syndrome, orodigitofacial dysostosis, orodigitofacial syndrome.
Papillon-Lefèvre-Syndrom *nt* Papillon-Lefèvre syndrome.
Pa·po·va·vi·ren *pl micro.* Papoviridae.
Pa·po·va·vi·ri·dae *pl micro.* Papoviridae.
Pa·po·va·vi·rus *nt micro.* papovavirus.
Pap·pa·ta·ci·fie·ber *nt epidem.* phlebotomus fever, pappataci fever, Pym's fever, sandfly fever, three-day fever.
Pappenheim-Färbung *f histol.* Pappenheim's stain.
Pa·pu·la *f, pl* **Pa·pu·lae** *derm.* papule, papula.
pa·pu·lo·id *adj derm.* resembling a papule, papuloid; papular.
pa·pu·lo·ne·kro·tisch *adj derm.* papulonecrotic.
pa·pu·lös *adj derm.* pertaining to papules, papular; papuloid.
Pa·pu·lo·se *f derm.* papulosis.
Pa·pu·lo·sis *f* → Papulose.
Para- *pref.* **1.** *chem.* para-. **2.** par(a)-.
Pa·ra·ami·no·ben·zoe·säu·re *f biochem.* p-aminobenzoic acid, para-aminobenzoic acid, sulfonamide antagonist, chromotrichial factor.
para-Aminobenzoesäure *f* → Paraaminobenzoesäure.
Pa·ra·ami·no·sa·li·zyl·säu·re *f pharm.* p-aminosalicylic acid, para-aminosalicylic acid.
Pa·ra·amy·lo·ido·se *f patho.* paramyloidosis, primary amyloidosis.
Par·acet·amol *nt pharm.* paracetamol, acetaminophen.
pa·ra·den·tal *adj* paradental.
Pa·ra·don·to·se *f* adult paradentitis, adult periodontitis, paradentosis, periodontosis.
Pa·raf·fin *nt* **1.** *chem.* alkane, paraffin, paraffine. **2.** paraffin, paraffine.
pa·raf·fi·nie·ren *vt* paraffin.
Pa·raf·fin·krebs *m patho.* paraffin cancer.
Pa·raf·fi·nom *nt derm., patho.* paraffin tumor, paraffinoma.
Pa·raf·fi·num *nt* paraffin, paraffine.
Pa·ra·fin·wachs *nt* paraffin wax, hard paraffin.

Pa·ra·form *nt* → Paraformaldehyd.
Pa·ra·form·al·de·hyd *m* paraformaldehyde.
Pa·ra·funk·ti·on *f* Karolyi effect, bruxism, occlusal habit neurosis, odontoprisis, stridor dentium, parafunction.
Pa·ra·gam·ma·zis·mus *m HNO* paragammacism.
Pa·ra·gan·gli·om *nt patho.* paraganglioma, chromaffin tumor.
Pa·ra·gan·gli·on *nt histol.* paraganglion, chromaffin body, pheochrome body.
    Paraganglion caroticum carotid body, carotid glomus, intercarotid body, carotid gland.
    Paraganglion der Karotisgabel intercarotid body, carotid body/glomus, carotid gland.
    sympathische Paraganglien sympathetic paraganglia, chromaffine paraganglia.
Pa·ra·gra·nu·lom *nt hema.* paragranuloma.
Pa·ra·hä·mo·phi·lie *f hema.* Owren's disease, parahemophilia, hypoproaccelerinemia, factor V deficiency.
    Parahämophilie A Owren's disease, parahemophilia, hypoproaccelerinemia, factor V deficiency.
    Parahämophilie B hypoproconvertinemia, factor VII deficiency.
Pa·ra·hi·dro·sis *f derm.* parahidrosis, paridrosis.
Pa·ra·in·flu·en·za·vi·rus *nt micro.* parainfluenza virus.
pa·ra·kar·di·al *adj anat.* paracardiac.
Pa·ra·ke·ra·to·sis *f derm.* parakeratosis.
    Parakeratosis anularis → Parakeratosis Mibelli.
    Parakeratosis Mibelli porokeratosis, Mibelli's disease, porokeratosis of Mibelli, keratoatrophoderma.
    Parakeratosis variegata poikilodermic parapsoriasis, poikilodermatous parapsoriasis, retiform parapsoriasis.
pa·ra·kli·nisch *adj clin.* paraclinical.
Pa·ra·kok·zi·di·o·idin *nt immun.* paracoccidioidin.
Pa·ra·ko·nid *m* paraconid.
Pa·ra·ko·nus *m* paracone.
Par·aku·sis *f HNO* impaired hearing, paracusis, paracousis, paracusia.
Pa·ra·lamb·da·zis·mus *m HNO* paralambdacism.
par·al·lak·tisch *adj phys.* pertaining to parallax, parallactic.
Par·al·la·xe *f phys.* parallax.
Par·al·lel·pas·sung *f* parallel attachment, paralleling coping.
Par·al·lel·tech·nik *f radiol.* long cone technique, parallel technique, right-angle technique.
Par·al·ler·gie *f immun.* parallergy.
Pa·ra·ly·se *f neuro.* paralysis, paralyzation, palsy, pamplegia.
    ischämische Paralyse ischemic palsy, ischemic paralysis.
    neurogene Paralyse neuroparalysis.
    postanästhetische Paralyse anesthesia paralysis.
    progressive Paralyse general paresis, general paralysis of the insane, general paralysis, paralytic dementia, paretic neurosyphilis, Bayle's disease, syphilitic meningoencephalitis.
    unvollständige Paralyse incomplete paralysis, paresis.
pa·ra·ly·sie·ren *vt (a. fig.)* paralyze, palsy.
Pa·ra·ly·sis *f* → Paralyse.
    Paralysis agitans shaking palsy, trembling palsy, parkinsonism, Parkinson's disease.
    Paralysis agitans juvenilis Ramsey Hunt paralysis, Hunt's syndrome, juvenile paralysis agitans of Hunt, paleostriatal syndrome, pallidal syndrome, pallidal atrophy.
    Paralysis progressiva general paresis, general paralysis of the insane, general paralysis, paralytic dementia, paretic neurosyphilis, Bayle's disease, syphilitic meningoencephalitis.
Pa·ra·ly·ti·ker *m neuro.* paralytic.
pa·ra·ly·tisch *adj neuro.* pertaining to or suffering from paralysis, paralytic, paralyzed.
pa·ra·me·di·an *adj anat.* paramedian, paramesial.
Pa·ra·me·ter *m stat., mathe.* parameter.
Pa·ra·mo·lar *m* paramolar, accessory buccal cusp, accessory cusp, paramolar tubercle, supernumerary molar.
Pa·ra·mye·lo·blast *m hema.* paramyeloblast.
Par·amy·lo·ido·se *f patho.* paramyloidosis, primary amyloidosis, idiopathic amyloidosis.
Pa·ra·my·xo·vi·rus *nt micro.* paramyxovirus.
pa·ra·na·sal *adj anat.* paranasal.
pa·ra·neo·pla·stisch *adj patho.* paraneoplastic, paracarcinomatous.
Pa·ran·gi *f epidem.* parangi, frambesia, framboesia, pian, polypapilloma tropicum, Breda's disease, Charlouis' disease, yaws, zymotic papilloma, granula tropicum, thymiosis, bouba, tonga.
Pa·ra·pa·re·se *f neuro.* paraparesis.
Pa·ra·pem·phi·gus *m derm.* pemphigoid, bullous pemphigoid.
Pa·ra·pha·ge *m micro.* commensal.

pa·ra·pha·ryn·ge·al *adj anat.* parapharyngeal.
Pa·ra·pho·nia *f* → Paraphonie.
Pa·ra·pho·nie *f HNO* paraphonia.
Pa·ra·phre·ni·tis *f patho.* paraphrenitis.
Pa·ra·plas·ma *nt patho.* paraplasm.
Pa·ra·ple·gie *f neuro.* paraplegia.
Pa·ra·ple·gi·ker *m neuro.* paraplegic, paraplectic.
pa·ra·ple·gisch *adj neuro.* pertaining to or affected with paraplegia, paraplegic, paraplectic.
Pa·ra·pro·te·in·ämie *f immun., patho.* paraproteinemia.
Pa·ra·pso·ria·sis *f derm.* parapsoriasis.
    Parapsoriasis en plaques Brocq's disease, chronic superficial dermatitis, parapsoriasis en plaques.
    Parapsoriasis en plaques simples poikilodermic parapsoriasis, poikilodermatous parapsoriasis, large plaque parapsoriasis, atrophic parapsoriasis.
    Parapsoriasis lichenoides retiform parapsoriasis, poikilodermic parapsoriasis, poikilodermatous parapsoriasis.
Pa·ra·rausch·brand·ba·zil·lus *m micro.* Ghon-Sachs bacillus, Sachs' bacillus, vibrion septique, Clostridium septicum, Vibrio septicus.
Pa·ra·sa·git·tal·ebe·ne *f anat.* parasagittal plane.
Pa·ra·scar·la·ti·na *f epidem.* Dukes' disease, Filatov-Dukes disease, parascarlatina, parascarlet, fourth disease, scarlatinella, scarlatinoid.
Pa·ra·sig·ma·tis·mus *m neuro., HNO* parasigmatism, lisp, lisping.
Pa·ra·sit *m* **1.** *bio., micro., patho.* parasite. **2.** *embryo.* parasite.
    fakultativer Parasit facultative parasite.
    obligater Parasit obligatory parasite.
    pflanzlicher Parasit phytoparasite, plant parasite.
    tierischer Parasit zooparasite, parazoon, animal parasite.
Pa·ra·sit·ämie *f epidem., patho.* parasitemia.
pa·ra·si·tär *adj bio., micro.* parasitic, parasital, parasitary, parasitical.
Pa·ra·si·ten·be·fall *m epidem.* parasitization, parasitism, (parasitic) infestation, parasitosis.
Pa·ra·si·ten·er·kran·kung *f epidem.* parasitism, parasitosis, parasitic disease.
Pa·ra·si·ten·in·fek·ti·on *f* → Parasitenerkrankung.
Pa·ra·si·ten·re·ser·voir *nt micro.* reservoir, reservoir host, host reservoir.
Pa·ra·si·ten·zy·ste *f patho.* parasitic cyst.
Pa·ra·si·tie *f (a. fig.)* parasitism.
pa·ra·si·tisch *adj* pertaining to or caused by a parasite, parasitic, parasital, parasitary, parasitical.
Pa·ra·si·tis·mus *m (a. fig.)* parasitism.
Pa·ra·si·to·lo·gie *f* parasitology.
Pa·ra·si·to·se *f epidem.* parasitosis, parasitism, parasitic disease.
pa·ra·si·to·trop *adj pharm.* parasitotropic, parasitotrope.
Pa·ra·si·to·tro·pie *f pharm.* parasitotropy, parasitotropism.
pa·ra·ster·nal *adj anat.* parasternal.
Pa·ra·ster·nal·li·nie *f anat.* parasternal line, costoclavicular line.
Pa·ra·sym·pa·thi·ko·mi·me·ti·kum *nt, pl* **Pa·ra·sym·pa·thi·ko·mi·me·ti·ka** → Parasympathomimetikum.
pa·ra·sym·pa·thi·ko·mi·me·tisch *adj* → parasympathomimetisch.
Pa·ra·sym·pa·thi·kus *m anat.* parasympathetic nervous system, craniosacral system, parasympathetic part of autonomic nervous system.
Pa·ra·sym·pa·thi·kus·gan·gli·on *nt anat.* parasympathetic ganglion.
pa·ra·sym·pa·thisch *adj anat.* pertaining to the parasympathetic nervous system, parasympathetic.
Pa·ra·sym·pa·tho·ly·ti·kum *nt, pl* **Pa·ra·sym·pa·tho·ly·ti·ka** *pharm.* parasympatholytic, parasympathoparalytic, anticholinergic.
pa·ra·sym·pa·tho·ly·tisch *adj pharm.* parasympatholytic, parasympathoparalytic, anticholinergic.
Pa·ra·sym·pa·tho·mi·me·ti·kum *nt, pl* **Pa·ra·sym·pa·tho·mi·me·ti·ka** *pharm.* parasympathomimetic, vagomimetic, cholinergic.
pa·ra·sym·pa·tho·mi·me·tisch *adj pharm.* vagomimetic, parasympathomimetic, cholinomimetic.
Pa·rat·hor·mon *nt endo.* parathyrin, parathormone, parathyroid hormone.
pa·ra·thy·reo·idal *adj* → parathyroidal.
Pa·ra·thy·reo·idea *f* → Parathyroidea.
Pa·ra·thy·reo·idom *nt patho.* parathyroid adenoma, parathyroidoma.
pa·ra·thy·reo·priv *adj endo.* parathyprival, parathyroprivic, parathyroprivous.
Pa·ra·thy·rin *nt* → Parathormon.

pa·ra·thy·ro·idal *adj* pertaining to the parathyroid gland(s), parathyroid, parathyroidal.
Pa·ra·thy·ro·idea *f anat.* parathyroid, parathyroid gland, epithelial body, Gley's gland, Sandström's body, Sandström's gland.
Pa·ra·top *nt immun.* paratope.
Pa·ra·typ *m micro.* paratype.
Pa·ra·ty·phli·tis *f patho.* paratyphlitis, epityphlitis.
Pa·ra·ty·phus *m epidem., patho.* Schottmüller's disease, Schottmüller's fever, Brion-Kayser disease, paratyphoid, paratyphoid fever.
Pa·ra·ty·pus *m micro.* paratype.
Pa·ra·vac·ci·nia *f epidem.* paravaccinia, pseudocowpox, milker's node, milker's nodule.
Pa·ra·vak·zi·ne·kno·ten *m* → Paravaccinia.
pa·ra·ve·nös *adj anat.* paravenous.
pa·ra·ver·te·bral *adj anat.* paravertebral.
Pa·ra·ver·te·bral·an·äs·the·sie *f anes.* paravertebral block, paravertebral anesthesia.
Pa·ra·ver·te·bral·block *m anes.* paravertebral anesthesia, paravertebral block.
par·axi·al *adj anat.* paraxial.
Pa·ra·zen·te·se *f* **1.** *clin.* paracentesis, tapping, nyxis. **2.** *HNO* paracentesis, tympanocentesis, tympanotomy, myringotomy.
Pa·ra·zo·on *nt bio.* animal parasite, parazoon.
Pär·chen *nt (a. zoo.)* pair, couple.
Pär·chen·egel *m micro.* bilharzia worm, blood fluke, schistosome, Schistosoma, Schistosomum, Bilharzia.
Par·en·chym *nt anat., histol.* parenchymatous tissue, parenchyma; pulp, pulpa.
par·en·chy·ma·tös *adj anat., histol.* pertaining to the parenchyma, parenchymal, parenchymatous.
Par·en·chym·scha·den *m patho.* parenchymal damage, parenchymal injury.
Par·en·chym·schä·di·gung *f* → Parenchymschaden.
Par·en·chym·schwund *m patho.* phthisis.
Par·en·chym·zel·le *f histol.* (ZNS) parenchymal cell.
par·en·te·ral *adj clin.* parenteral.
Pa·re·se *f neuro.* incomplete paralysis, partial paralysis, paresis.
 psychogene Parese pseudoparesis.
Pa·re·ti·ker *m neuro.* paretic.
pa·re·tisch *adj neuro.* pertaining to or affected with paresis, paretic.
Par·idro·sis *f derm.* parahidrosis, paridrosis.
pa·rie·tal *adj anat.* parietal.
Pa·rie·tal·lap·pen *m anat.* parietal lobe.
Pa·rie·tal·throm·bus *m patho.* mural thrombus, parietal thrombus.
Parinaud-Syndrom *nt ophthal.* **1.** Parinaud's syndrome. **2.** Parinaud's ophthalmoplegia.
Parkinson-Syndrom *nt neuro.* postencephalitic parkinsonism, parkinsonian syndrome.
Par·kin·so·no·id *nt neuro.* parkinsonism.
Par·odont *nt* alveolar periosteum, parodontium, paradentium, peridentium, periodontium, odontoperiosteum.
par·odon·tal *adj* parodontal.
Par·odon·tal·be·hand·lung, apikale *f* periapical tooth repair.
Par·odon·tal·be·steck *nt* → Parodontalinstrumentarium.
Par·odon·tal·chir·ur·gie *f* periodontal surgery.
Par·odon·tal·fa·sern *pl* periodontal fibers, periodontal ligament fibers.
Par·odon·tal·fei·le *f* periodontal file.
Par·odon·tal·in·dex *m* Ramfjord index, periodontal score, periodontal index.
 Parodontalindex nach Schour und Massler Schour-Massler index, PMA index, interdental papilla, marginal gingiva, and attached gingiva index, papilla, marginal gingiva, and attached gingiva index.
Par·odon·tal·in·stru·men·ta·ri·um *nt* periodontal instruments, periodontal armamentarium, periodontal instrumentarium.
Par·odon·tal·kü·ret·te *f* periodontal curet, periodontal curette.
Par·odon·tal·lap·pen *m* periodontal flap.
Par·odon·tal·lä·si·on *f* periodontal lesion.
Par·odon·tal·mes·ser *nt* periodontal knife.
Par·odon·tal·spalt *m* periodontal space.
Par·odon·tal·sta·tus *m* periodontal chart, periodontal portrait.
Par·odon·tal·ta·sche *f* periodontal pocket.
Par·odon·tal·ta·schen·mes·ser *m* periodontal pocket marker.
Par·odon·tal·the·ra·pie *f* periodontal therapy.
Par·odon·tal·zy·ste *f* periodontal cyst.
 laterale Parodontalzyste lateral cyst, lateral periodontal cyst.
Par·odon·ti·tis *f* periodontal inflammation, juvenile paradentitis, juvenile periodontitis, alveolodental periostitis, alveolodental osteoperiostitis, periodontitis, parodontitis, paradentitis, cementoperiostitis.
 Parodontitis acuta acute periodontitis.
 Parodontitis apicalis apical periodontitis.
 Parodontitis apicalis acuta purulenta suppurative apical periodontitis.
 Parodontitis marginalis primary periodontitis, Fauchard's disease, Riggs' disease, chronic suppurative pericementitis, pyorrhea, pyorrhea alveolaris, marginal periodontitis, simple periodontitis.
 akute Parodontitis acute periodontitis.
 chronische Parodontitis chronic periodontitis.
 HIV-assoziierte Parodontitis HIV periodontitis, HIV-associated periodontitis, human immunodeficiency virus-associated periodontitis.
 präpuberale Parodontitis prepubertal periodontitis *pl.*
Par·odon·ti·um *nt, pl* **Par·odon·tia** → Parodont.
Par·odon·ti·um·atro·phie, senile *f* periodontal atrophy.
Par·odon·to·lo·ge *m* periodontist.
Par·odon·to·lo·gie *f* periodontology, periodontia, periodontics *pl.*
 präventive Parodontologie preventive periodontics.
Par·odon·to·ly·se *f* periodontolysis.
Par·odon·to·me·ter *nt* periodontal pocket marker, pocket measuring probe, pocket probe, periodontal probe.
Par·odon·to·pa·thie *f* periodontal disease, periodontitis complex, parodontopathy, periodontopathy, parodontosis, dentoalveolitis.
Par·odon·to·se *f* paradentosis, periodontosis, periodontal disease, periodontitis complex, parodontosis, dentoalveolitis.
 atrophische Parodontose periodontal atrophy.
Par·omo·my·cin *nt pharm.* paromomycin.
Par·ony·chie *f derm.* paronychia, perionychia, perionyxis.
Par·or·chis *m anat.* epididymis, parorchis.
par·oste·al *adj anat.* parosteal.
Par·osti·tis *f ortho.* parosteitis, parostitis.
Par·osto·sis *f ortho.* parosteosis, parostosis.
Par·otid·ek·to·mie *f HNO* parotidectomy.
 Parotidektomie mit Fazialiserhaltung → Fazialis-erhaltende Parotidektomie.
 Fazialis-erhaltende Parotidektomie facial nerve-preserving parotidectomy.
Parotis- *pref.* parotid, parotidean.
Par·otis *f, pl* **Par·oti·den** *anat.* parotid gland, parotic, parotid.
Par·otis·ab·szeß *m HNO* parotid abscess.
Par·otis·ent·fer·nung *f HNO* parotidectomy.
Par·otis·ent·zün·dung *f* → Parotitis.
Par·otis·gang *m anat.* Blasius' duct, duct of Stenon, Stensen's duct, canal of Stenon, Stensen's canal, parotid duct.
Par·otis·lo·ge *f anat.* parotid space.
Par·otis·spei·chel *m physiol.* parotid saliva.
Par·otis·ve·nen *pl anat.* parotid veins.
Par·oti·tis *f HNO* inflammation of the parotid gland, parotitis, parotiditis.
 Parotitis epidemica mumps, epidemic parotiditis, epidemic parotitis.
 akute eitrige Parotitis acute suppurative parotitis.
 chronisch rezidivierende Parotitis chronic recurrent parotitis.
 eitrige Parotitis suppurative parotitis.
 rezidivierende Parotitis recurrent parotitis.
par·oxys·mal *adj patho.* pertaining to or recurring in paroxysms, paroxysmal.
Par·oxys·mus *m patho.* paroxysm.
Parrot-Krankheit *f patho.* Parrot's disease, achondroplasia, achondroplasty.
Parrot-Kauffmann-Syndrom *nt* → Parrot-Krankheit.
Pars *f, pl* **Par·tes** *anat.* pars, part, portion, portio.
Par·the·no·ge·ne·se *f bio., genet.* virgin generation, parthenogenesis, parthogenesis, apogamia, apogamy, apomixia.
Partial- *pref.* partial.
Par·ti·al·an·ti·gen *nt immun.* partial antigen.
Par·ti·al·druck *m physiol.* partial pressure, tension.
par·ti·ell *adj* partial.
Par·ti·kel *nt (a. phys.)* particle.
 kontagiöses Partikel contagion, contagium.
Par·ulis *f* gumboil, parulis, gingival abscess.
Pas·cal *nt phys.* pascal.
p.a.-Schädelaufnahme *f* posteroanterior skull radiograph.
Pas·sa·ge *f anat.* passage, passageway, channel; *micro.* passage.
pas·siv *adj* passive, not active, submissive; *electr., chem.* passive; *psycho.* passive.
Pas·si·vi·tät *f psycho., chem.* passiveness, passivity.
Pa·sta *f, pl* **Pa·sten** *pharm.* pasta, paste.
Pa·ste *f, pl* **Pa·sten** *pharm.* pasta, paste.
Pa·sten·stop·fer *m* paste filler.

pa·steu·ri·sie·ren *vt* pasteurize.
Pa·steu·ri·sie·rung *f* pasteurization.
Pa·stil·le *f pharm.* pastille, pastil, lozenge, troche, trochiscus.
pa·stös *adj* (*Haut*) pasty, puffed, puffy, swollen.
Patau-Syndrom *nt genet.* Patau's syndrome, trisomy D syndrome, trisomy 13 syndrome.
Patch·graft *f/nt chir.* patch graft.
Patch-Test *m derm.* patch test.
Pa·tel·la *f, pl* Pa·tel·lae, Pa·tel·len *anat.* knee cap, knee pan, cap, patella.
Pa·tel·lar·seh·nen·re·flex *m physiol.* patellar tendon reflex, patellar reflex, knee jerk, knee-jerk reflex, knee phenomenon, knee reflex, quadriceps reflex, quadriceps jerk.
Paterson-Brown-Syndrom *nt patho.* Vinson's syndrome, Plummer-Vinson syndrome, Paterson-Brown-Kelly syndrome, Paterson-Kelly syndrome, Paterson's syndrome, sideropenic dysphagia.
Path·er·gie *f patho.* pathergy, pathergia.
Patho- *pref.* disease, path(o)-.
pa·tho·gen *adj patho.* causing disease, pathogenic, peccant, pathogenetic, nosopoietic, nosogenic, morbigenous, morbific.
Pa·tho·ge·ne·se *f patho.* pathogenesis, pathogenesy, pathogeny, nosogeny, nosogenesis, etiopathology.
pa·tho·ge·ne·tisch *adj patho.* pertaining to pathogenesis, pathogenetic.
Pa·tho·ge·ni·tät *f patho.* pathogenicity.
pa·tho·gno·mo·nisch *adj* characteristic, indicative, pathognomonic, pathognostic.
pa·tho·gno·stisch *adj* → pathognomonisch.
Pa·tho·lo·ge *m* pathologist.
Pa·tho·lo·gie *f* pathology.
    Pathologie der Mundhöhle oral pathology.
    chirurgische Pathologie surgical pathology.
    dentale Pathologie dental pathology.
    funktionelle Pathologie functional pathology.
    klinische Pathologie clinical pathology, clinicopathology.
    vergleichende Pathologie comparative pathology.
pa·tho·lo·gisch *adj* pathological, pathologic, morbid, diseased; hypernormal.
Pa·tho·phy·sio·lo·gie *f* pathologic physiology, pathophysiology.
Pa·ti·ent *m* patient; *stat.* case.
    ambulanter Patient outpatient.
    bettlägriger Patient bedcase.
    chirurgischer Patient surgical patient.
    gehfähiger Patient ambulatory patient.
    stationärer Patient inpatient.
    traumatisierter Patient → unfallverletzter Patient.
    unfallverletzter Patient traumatized patient, trauma patient.
Pa·ti·en·ten·un·ter·la·gen *pl* dental chart, dental record.
Pa·ti·en·ten·ver·sor·gung *f* patient management.
Pa·tri·ze *f* male element, male component, male section, male portion, male part.
Pat·tern *nt genet.* pattern.
Pau·ken·höh·le *f anat.* tympanic cavity, cavity of middle ear, eardrum, drum, tympanum.
Pau·ken·höh·len·dach *nt anat.* tegmental wall of tympanic cavity, superior wall of tympanic cavity, roof of tympanic cavity, roof of tympanum.
Pau·ken·höh·len·pla·stik *f HNO* tympanoplasty.
Pau·ken·höh·len·punk·ti·on *f HNO* paracentesis, myringotomy, tympanotomy.
Pau·ken·höh·len·schlag·ader *f anat.* tympanic artery.
Pau·ken·höh·len·skle·ro·se *f HNO* tympanosclerosis.
Pau·ken·höh·len·wand, hintere *f* posterior wall of tympanic cavity, mastoid wall of tympanic cavity.
    mediale Paukenhöhlenwand labyrinthine wall of tympanic cavity, medial wall of tympanic cavity.
    obere Paukenhöhlenwand tegmental wall of tympanic cavity, superior wall of tympanic cavity, roof of tympanic cavity, roof of tympanum.
    seitliche Paukenhöhlenwand membranous wall oftympanic cavity, lateral wall of tympanic cavity.
    untere Paukenhöhlenwand inferior wall of tympanic cavity, jugular wall of tympanic cavity, floor of tympanic cavity.
    vordere Paukenhöhlenwand anterior wall of tympanic cavity, carotid wall of tympanic cavity.
Pau·ken·punk·ti·on *f HNO* paracentesis, myringotomy, tympanotomy.
Pau·ken·röhr·chen *nt HNO* grommet, grommet tube, grommet drain tube, myringotomy tube, myringotomy drain tube.
Pau·ken·skle·ro·se *f HNO* tympanosclerosis.
Pau·se *f* break, pause, intermission, interval; (*Arbeitspause*) recess, break; (*Ruhepause*) rest. eine Pause machen pause, take/have/make a break; (*ausruhen*) take/have a rest.
    postextrasystolische Pause *card.* postextrasystolic pause.
pau·sie·ren *vi* pause, take/have/make a break; (*ausruhen*) take/have a rest.
Pav·or *m neuro., psychia.* pavor, fear, terror.
    Pavor nocturnus *ped.* sleep terror disorder, pavor nocturnus, night terror(s *pl*).
Peak *m mathe.* peak.
Péan-Klemme *f chir.* Péan's clamp, Péan's forceps.
Pec·ten *m anat.* pecten.
Pectoralis-major-Lappen *m chir.* pectoralis major flap.
Pec·tus *nt anat.* breast, chest, pectus, thorax.
Pe·di·cu·lo·sis *f epidem.* lice infestation, pediculation, pediculosis, lousiness.
    Pediculosis capitis head lice, head lice infestation, pediculosis capitis.
    Pediculosis corporis body lice infestation, clothes lice infestation, pediculosis corporis, pediculosis vestimentorum.
    Pediculosis pubis crab lice infestation, pubic lice infestation, pediculosis pubis, phthiriasis.
    Pediculosis vestimentorum → Pediculosis corporis.
Pe·di·cu·lus *m micro.* pediculus, Pediculus.
    Pediculus capitis head louse, Pediculus humanus capitis.
    Pediculus corporis body louse, clothes louse, Pediculus humanus corporis.
    Pediculus humanus human louse, Pediculus humanus.
    Pediculus humanus capitis → Pediculus capitis.
    Pediculus humanus corporis → Pediculus corporis.
    Pediculus humanus vestimentorum → Pediculus corporis.
    Pediculus pubis crab louse, pubic louse, Pediculus pubis, Phthirus pubis.
    Pediculus vestimenti → Pediculus corporis.
Pe·di·ku·li·zid *nt pharm.* pediculicide, lousicide.
pe·di·ku·li·zid *adj pharm.* pediculicide, lousicide.
Pe·di·ku·lo·se *f* → Pediculosis.
Pe·di·kü·re *f* 1. (*Fußpflegerin*) chiropodist. 2. (*Fußpflege*) chiropody, pedicure.
Peeso-Bohrer *m* Peeso drill, P-type reamer.
Peeso-Wurzelkanalerweiterer *m* Peeso drill, P-type reamer.
pei·ni·gen *vt* torment, distress, tantalize, afflict.
Peit·schen·wurm *m micro.* whipworm, Trichuris trichiura.
Peit·schen·wurm·be·fall *m epidem.* trichuriasis, trichocephaliasis, trichocephalosis.
Peit·schen·wurm·in·fek·ti·on *f* → Peitschenwurmbefall.
pek·ti·ne·al *adj anat.* pertaining to the os pubis, pectineal, pectinal.
pek·to·ral *adj anat.* pertaining to breast or chest, pectoral.
Pe·la·de *f derm.* pelade, Celsus' alopecia, Celsus' area, Celsus' vitiligo, Cazenave's vitiligo, Jonston's arc, Jonston's area, Jonston's alopecia.
Pe·lio·ma *nt derm.* pelidnoma, pelioma.
Pell·agra *f patho.* Alpine scurvy, maidism, pellagra.
Pel·let *nt pharm.* pellet, pilule, minute pill.
Pel·li·cu·la *f, pl* Pel·li·cu·lae *bio.* pellicle.
Pel·li·ku·la *f, pl* Pel·li·ku·lae *bio.* pellicle.
pel·vin *adj anat.* pertaining to the pelvis, pelvic.
Pem·phi·go·id *nt derm.* pemphigoid.
    Pemphigoid der Neugeborenen pemphigus neonatorum, impetigo, staphylococcal impetigo.
    bullöses Pemphigoid bullous pemphigoid, pemphigoid.
    vernarbendes Pemphigoid ocular pemphigoid, benign mucosal pemphigoid, benign mucous membrane pemphigoid, cicatricial pemphigoid.
pem·phi·go·id *adj derm.* pemphigoid.
Pem·phi·gus *m derm.* pemphigus.
    Pemphigus acutus neonatorum impetigo, pemphigus neonatorum, staphylococcal impetigo.
    Pemphigus héréditaire traumatique *French* Goldscheider's disease.
    Pemphigus neonatorum pemphigus neonatorum, impetigo.
    Pemphigus vegetans Neumann's disease.
    Pemphigus vulgaris pemphigus, pemphigus vulgaris.
    kongenitaler nicht-syphilitischer Pemphigus Herlitz's disease, junctional epidermolysis bullosa.
    okulärer Pemphigus ocular pemphigoid, benign mucosal pemphigoid, benign mucous membrane pemphigoid, cicatricial pemphigoid.
pem·phi·gus·ar·tig *adj derm.* pemphigoid.
Pen·del·be·we·gung *f* pendular movement.
pen·deln *vi phys.* swing, oscillate.

pen·delnd *adj* swinging, oscillating, oscillatory.
pe·ne·trant *adj* **1.** (*Geruch*) penetrating, penetrative; (*Geräusch*) piercing. **2.** *fig.* obtrusive, importunate, insistent.
Pe·ne·tranz *f* **1.** penetration, piercing power; *genet.* penetrance. **2.** *fig.* obtrusiveness, importunateness, insistence.
Pe·ne·tra·ti·on *f* penetration, permeation, permeance; *patho.* (*Tumor*) penetration; *micro.* penetration, (*Virus*) engulfment.
pe·ne·trie·ren I *vt* penetrate; permeate. **II** *vi* perforate.
pe·ne·trie·rend *adj* penetrating, penetrative.
Pe·ni·cill·amin *nt pharm.* penicillamine, β,β-dimethylcysteine.
Pe·ni·cil·lin *nt pharm.* penicillin.
  Penicillin AT → Penicillin O.
  Penicillin F penicillin F, penicillin I, 2-pentenylpenicillin.
  Penicillin G penicillin G, benzylpenicillin, benzyl penicillin, penicillin II.
  Penicillin K penicillin K, penicillin IV, heptylpenicillin.
  Penicillin N penicillin N, cephalosporin N, adicillin.
  Penicillin O allylmercaptomethylpenicillin, penicillin O.
  Penicillin V penicillin V, phenoxymethyl penicillin.
  Penicillin X penicillin X, penicillin III, *p*-hydroxybenzylpenicillin.
  Penicillin I → Penicillin F.
  Penicillin IV → Penicillin K.
  β-Lactamase-festes Penicillin β-lactamase-resistant penicillin.
  oralverabreichbares Penicillin oral penicillin.
Pe·ni·cil·li·na·se *f micro.* penicillinase, penicillin amide-β-lactamhydrolase.
pe·ni·cil·li·na·se·fest *adj pharm.* penicillinase-resistent.
Penicillin-Beta-Lactamase *f* → Penicillinase.
pe·ni·cil·lin·fest *adj pharm.* penicillin-fast.
pe·ni·cil·lin·re·si·stent *adj pharm.* penicillin-resistant.
Pe·ni·cil·lin·säu·re *f pharm.* penicillic acid.
Pe·ni·cil·li·um *nt micro.* Penicillium.
Penicilloyl-Polylysin-Test *m immun., pharm.* penicilloyl-polylysine test, PPL test.
Pe·nis *m, pl* **Pe·nes, Pe·nis·se** penis, virile member, priapus, member, thyrsus; (*erigiert*) phallus.
Pe·ni·zill·amin *nt* → Penicillamin.
Pe·ni·zil·lin *nt* → Penicillin.
Pe·ni·zil·li·na·se *f* → Penicillinase.
Pe·ni·zil·lin·säu·re *f* → Penicillinsäure.
Penta-X-Syndrom *nt* XXXXX syndrome.
Pen·ta·zo·cin *nt pharm., anes.* pentazocine.
2-Pen·te·nyl·pe·ni·cil·lin *nt pharm.* penicillin F, penicillin I, 2-pentenylpenicillin.
Pen·ti·ci·dum *nt pharm.* chlorophenothane.
Pep·sin *nt biochem.* pepsin, pepsase.
Pep·tid *nt biochem.* peptide, peptid.
Pep·ti·da·se *f biochem.* peptidase, peptide hydrolase, polypeptidase.
Pep·tid·hor·mon *nt endo.* peptide hormone.
Pep·tid·hy·dro·la·se *f* → Peptidase.
pep·tisch *adj biochem.* pertaining to pepsin or to digestion, peptic, pepsic.
Pep·to·strep·to·coc·cus *m micro.* Peptostreptococcus.
per·akut *adj* (*Verlauf, Reaktion*) peracute, superacute, hyperacute, fulminant, fulminating.
per·en·ni·al *adj* perennial.
Per·fo·ra·ti·on *f patho., chir.* perforation; *gyn.* perforation.
  apikale Perforation alveolar plate fenestration, apical fenestration.
per·fo·rie·ren *vt* perforate.
per·fo·rie·rend *adj* perforating, perforative, piercing; (*Geschwür*) penetrating, penetrative.
per·fo·riert *adj* perforate, perforated, pierced.
Per·fu·si·on *f physiol.* perfusion; flow, blood flow.
Per·fu·si·ons·che·mo·the·ra·pie *f clin.* perfusion chemotherapy.
Per·fu·si·ons·flüs·sig·keit *f physiol.* perfusion, perfusate.
Per·fu·si·ons·ka·nü·le *f* perfusion cannula.
per·ga·ment·ar·tig *adj* parchmentlike; *histol.* papyraceous.
Peri- *pref.* around, about, peri-.
Pe·ri·ade·ni·tis *f patho.* periadenitis.
  Periadenitis mucosa necrotica recurrens Mikulicz's aphthae, Sutton's disease, recurrent benign aphthosis, recurrent scarring aphthae.
Pe·ri·an·gi·itis *f* → Periangitis.
Pe·ri·an·gi·tis *f patho.* periangiitis, periangitis, perivasculitis.
pe·ri·api·kal *adj* periapical.
Pe·ri·api·kal·film *m radiol.* periapical film.
Pe·ri·ar·te·ri·itis *f patho.* periarteritis, exarteritis.
  Periarteriitis nodosa Kussmaul-Meier disease, Kussmaul's disease, arteritis nodosa.
Pe·ri·ar·thri·tis *f ortho.* periarthritis, exarthritis.

pe·ri·ar·ti·ku·lär *adj ortho.* periarticular, periarthric, circumarticular.
Pe·ri·car·di·tis *f card.* inflammation of the pericardium, pericarditis.
Pe·ri·car·di·um *nt anat.* pericardium, pericardial sac, heart sac, capsule of heart; *bio.* pericardium.
pe·ri·chon·dral *adj histol.* perichondral, perichondrial.
pe·ri·den·tal *adj* peridental, periodontal.
pe·ri·du·ral *adj* peridural, epidural.
Pe·ri·du·ral·an·äs·the·sie *f anes.* epidural block, epidural anesthesia, peridural anesthesia, epidural.
Pe·ri·du·ra·le *f* → Periduralanästhesie.
pe·ri·glan·du·lär *adj histol.* periglandular.
Pe·ri·glot·tis *f histol.* periglottis.
Pe·ri·kard *nt anat.* pericardium, pericardial sac, heart sac, capsule of heart.
Pe·ri·kard·ent·zün·dung *f* → Perikarditis.
Pe·ri·kard·er·guß *m card.* pericardial effusion.
Pe·ri·kard·höh·le *f anat.* pericardial cavity.
pe·ri·kar·di·al *adj anat.* pertaining to the pericardium, pericardial, pericardiac.
Pe·ri·kar·di·tis *f card.* inflammation of the pericardium, pericarditis.
Pe·ri·kard·rei·ben *nt card.* pericardial fremitus, pericardial rub, pericardial friction sound, pericardial murmur.
Pe·ri·kard·tam·po·na·de *f card.* pericardial tamponade, cardiac tamponade.
Pe·ri·ka·ry·on *nt histol.* cell body, perikaryon, pericaryon.
Pe·ri·ko·ro·ni·tis *f* pericoronitis.
Pe·ri·kra·ni·um *nt anat.* pericranium, periosteum of skull.
pe·ri·lo·bar *adj* → perilobär.
pe·ri·lo·bär *adj anat.* perilobar.
Pe·ri·lymph·ade·ni·tis *f patho.* perilymphadenitis.
Pe·ri·lymph·an·gi·tis *f patho.* perilymphangitis.
pe·ri·na·tal *adj ped.* perinatal.
Pe·ri·na·tal·pe·ri·ode *f ped.* perinatal period.
pe·ri·neu·ral *adj histol.* perineural.
pe·ri·nu·kle·är *adj histol.* perinuclear, circumnuclear.
Pe·ri·odik *f* periodicity.
pe·ri·odisch I *adj* periodic, periodical, cyclic, cyclical, circular, intermittent, recurrent. **II** *adv* periodically, at regular intervals, in cycles.
Pe·ri·odi·zi·tät *f* periodicity.
pe·ri·odon·tal *adj* peridental, periodontal, paradental, pericemental.
Pe·ri·odon·tal·gie *f* periodontalgia.
Pe·ri·odon·ti·tis *f* periodontitis, alveolodental osteoperiostitis, parodontitis, paradentitis, juvenile paradentitis, juvenile periodontitis, cementoperiostitis, alveolodental periostitis.
Pe·ri·odon·ti·um *nt, pl* **Pe·ri·odon·tia, Pe·ri·odon·ti·en** alveolodental membrane, peridental membrane, desmodontium, periodontal ligament, periodontal membrane, pericementum, periodontium, paradentium, periosteal lining of alveolar socket, alveolodental ligament, gingivodental ligament.
  Periodontium insertionis free gingiva, free gum, unattached gum, unattached gingiva.
  Periodontium protectoris gingiva, attached gingiva.
Pe·ri·ony·chi·um *nt derm.* eponychium, perionychium, quick.
Pe·ri·onyx *f* → Perionychium.
pe·ri·oral *adj anat.* perioral, peristomal, peristomatous, circumoral.
Pe·ri·or·bi·ta *f anat.* periorbit, periorbital membrane, orbital fascia, periorbita, periosteum of orbit.
Pe·ri·ost *nt anat.* bone skin, periosteum, periost.
  Periost der Zahnwurzel dental periosteum, periodontal membrane, alveolodental ligament, cemental ligament, circular dental ligament, dentoalveolar ligament, gingivodental ligament, alveolar periosteum, alveolodental membrane, desmodont, peridental membrane, periosteum alveolare, periodontium.
pe·ri·ostal *adj anat.* periosteal, periosteous, parosteal.
Pe·ri·ost·ele·va·to·ri·um *nt chir., ortho.* periosteal elevator, periosteum elevator.
Pe·ri·ost·ent·zün·dung *f* → Periostitis.
Pe·ri·osteo·tom *nt ortho.* periosteotome, periostotome.
Pe·ri·osti·tis *f ortho.* inflammation of the periosteum, periostitis, periosteitis, cortical osteitis.
Pe·ri·ost·ödem *nt ortho.* periosteoedema, periosteodema.
Pe·ri·osto·se *f ortho.* periostosis, periosteosis.
Pe·ri·ost·trans·plan·tat *nt* periosteal graft.
pe·ri·pher *adj* (*a. anat., phys., techn.*) peripheral, peripheric; circumferential; *fig.* secondary, minor, irrelevant.
Pe·ri·phe·rie *f* circumference, periphery.
pe·ri·phe·risch *adj* → peripher.

Pe·ri·phle·bi·tis *f patho.* periphlebitis.
pe·ri·ra·di·ku·lär *adj* periradicular.
pe·ri·si·nu·ös *adj histol.* perisinuous.
Pe·ri·stal·tik *f physiol.* peristaltic movement, peristalsis, enterocinesia, enterokinesia, vermicular movement.
  retrograde Peristaltik reversed peristalsis, retrograde peristalsis, antiperistalsis.
  rückläufige Peristaltik → retrograde Peristaltik.
Pe·ri·stal·tik·schwä·che *f patho.* aperistalsis.
Pe·ri·ten·di·ne·um *nt anat.* peritendineum, peritenon.
Pe·ri·the·li·om *nt patho.* perithelioma.
Pe·ri·the·li·um *nt histol.* perithelium.
pe·ri·to·ne·al *adj anat.* pertaining to the peritoneum, peritoneal.
Pe·ri·to·ne·al·dia·ly·se *f clin.* peritoneal dialysis.
Pe·ri·to·ne·al·höh·le *f anat.* peritoneal cavity, greater peritoneal cavity.
Pe·ri·to·ne·al·la·va·ge *f clin.* peritoneal lavage.
Pe·ri·to·ne·um *nt anat.* peritoneum, abdominal membrane.
Pe·ri·to·nis·mus *m patho.* pseudoperitonitis, peritonism.
Pe·ri·to·ni·tis *f patho.* inflammation of the peritoneum, peritonitis.
Pe·ri·ton·sil·lar·ab·szeß *m HNO* circumtonsillar abscess, peritonsillar abscess, quinsy.
Pe·ri·ton·sil·li·tis *f HNO* peritonsillitis, peritonsillar cellulitis.
pe·ri·trich *adj micro., bio.* peritrichous, peritrichal, peritrichate, peritrichic.
pe·ri·tu·bu·lär *adj histol.* peritubular.
Pe·ri·tu·bu·lar·den·tin *nt* peritubular dentin.
pe·ri·va·sal *adj histol.* perivascular, circumvascular.
Pe·ri·vas·cu·li·tis *f* → Perivaskulitis.
pe·ri·vas·ku·lär *adj histol.* perivascular, circumvascular.
Pe·ri·vas·ku·li·tis *f patho.* perivasculitis, periangiitis, periangitis.
pe·ri·ve·si·kal *adj histol.* perivesical, pericystic.
Pe·ri·zyt *m histol.* hemangiopericyte, pericapillary cell, pericyte.
Per·kus·si·on *f clin.* percussion.
  auskultatorische Perkussion auscultatory percussion.
  direkte Perkussion direct percussion, immediate percussion.
  indirekte Perkussion mediate percussion.
  palpatorische Perkussion palpatory percussion, plessesthesia.
Per·kus·si·ons·ge·räusch *nt clin.* percussion sound.
Per·kus·si·ons·ham·mer *m clin.* plexor, plessor, percussor.
per·ku·tan *adj* through the skin, percutaneous, transcutaneous, transdermal, transdermic, diadermic.
Per·le *f (Tropfen)* bead, drop; *(Schweiß)* bead.
Per·lèche *f derm.* perlèche, bridou, angular stomatitis, angular cheilitis, angular cheilosis, migrating cheilitis, migrating cheilosis.
Perl·ge·schwulst *f HNO* cholesteatoma, margaritoma, pearly tumor, pearl tumor.
per·ma·nent *adj* permanent, perpetual, constant.
Per·ma·nent·mag·net *m phys.* permanent magnet.
Per·ma·nenz *f* permanence, permanency.
per·mea·bel *adj (a. techn., phys.)* permeable, pervious *(für* to).
Per·mea·bi·li·tät *f phys.* permeability.
Per·me·at *nt phys.* permeate.
Per·mea·ti·on *f phys., patho.* permeation, permeance.
Per·mu·ta·ti·on *f* permutation.
per·mu·tie·ren *vt* permute.
per·na·sal *adj* through the nose, pernasal.
Per·ni·cio·sa *f* → Perniziosa.
Per·nio *m, pl* **Per·nio·nen, Per·nio·nes** *patho.* pernio, chilblain, perniosis.
Per·nio·nen *pl* → Pernio.
Per·nio·nes *pl* → Pernio.
Per·nio·sis *f* → Pernio.
per·ni·zi·ös *adj patho.* pernicious; destructive.
Per·ni·zio·sa *f hema.* Addison's anemia, Addison-Biermer anemia, Addison-Biermer disease, addisonian anemia, Biermer's anemia, Biermer's disease, Biermer-Ehrlich anemia, cytogenic anemia, malignant anemia, pernicious anemia.
pe·ro·nä·al *adj anat.* pertaining to the fibula, peroneal.
per·oral *adj* through the mouth, peroral, per os.
Per·oxid *nt chem.* peroxide; superoxide, hyperoxide.
Per·oxi·som *nt bio.* peroxisome, microbody.
per·pen·di·ku·lar *adj (a. mathe.)* perpendicular *(zu* to).
per·pen·di·ku·lär *adj* → perpendikular.
per·pe·tu·ell *adj* perpetual, continuous, permanent, uninterrupted.
Per·si·stenz *f* persistency, persistence.
Per·si·ster *m pharm., micro.* persister.
per·si·stie·ren *vi* persist.
per·si·stie·rend *adj* persistent.
Per·son *f* person, individual; personality, identity.

Per·so·nal *nt* personnel, staff, employees *pl.*
Per·so·na·li·en *pl* personal data, particulars.
Per·so·nen·stand *m* personal status.
Per·sön·lich·keit *f* personality, identity, character; *psycho., psychia.* personality, personality disorder, character.
  zyklothyme Persönlichkeit cyclothymic personality, cyclothymic disorder, cyclothymic personality disorder, cyclothymia, affective personality, affective personality disorder, cycloid personality, cycloid disorder, cycloid personality disorder.
Per·sön·lich·keits·stö·rung *f psycho., psychia.* character disorder, personality disorder, personality.
Per·spi·ra·tio *f* → Perspiration.
  Perspiratio insensibilis insensible perspiration, extraglandular water loss, insensible water loss, extraglandular perspiration.
  Perspiratio sensibilis sensible perspiration, sensible water loss, glandular perspiration, glandular water loss.
Per·spi·ra·ti·on *f* sudation, perspiration, sweating; sweat, sudor.
per·spi·rie·ren *vi* perspire, sweat.
Perthes-Versuch *m clin.* tourniquet test, Perthes' test.
Perthes-Jüngling-Krankheit *f ortho.* Jüngling's disease.
Per·tus·sis *f epidem., ped.* pertussis, whooping cough.
Per·tus·sis·impf·stoff *m* → Pertussisvakzine.
Per·tus·sis·to·xin *nt micro., epidem.* whooping cough toxin, histamine-sensitizing factor, late-appearing factor, lymphocytosis promoting factor, pertussis toxin.
Per·tus·sis·vak·zi·ne *f immun.* pertussis vaccine, whooping-cough vaccine.
Pe·ru·bal·sam *m pharm.* Peruvian balsam, balsam of Peru.
per·zep·ti·bel *adj physiol.* perceptible.
Per·zep·ti·bi·li·tät *f physiol.* perceptibility, perception, perceptiveness, perceptivity, percipience.
Per·zep·ti·on *f physiol.* perception, percipience, esthesia.
per·zep·tiv *adj physiol.* perceptive, perceivable, percipient.
Per·zep·ti·vi·tät *f* → Perzeptibilität.
per·zep·to·risch *adj physiol.* perceptive, perceivable, percipient.
per·zi·pie·ren *vt physiol.* perceive.
Pest *f epidem.* plague, pest, pestilence, pestis; *histor.* black death.
Pest·bak·te·ri·um *nt micro.* plague bacillus, Kitasato's bacillus, Bacterium pestis, Pasteurella pestis, Yersinia pestis.
pe·te·chi·al *adj derm.* pertaining to or characterized by petechiae, petechial.
Pe·te·chie *f derm.* petechial bleeding, petechial hemorrhage, petechia.
pe·te·chi·en·ar·tig *adj derm.* petechial.
Peters-Hövels-Syndrom *nt* maxillofacial dysostosis, maxillofacial syndrome.
Pe·tio·lus *m anat.* petiole, petiolus, stem, pedicle.
Petit-mal *nt neuro.* petit mal, petit mal epilepsy, petit mal attacks, petit mal seizures, absence, absence seizure, minor epilepsy, sphagiasmus, pyknoepilepsy.
Petit-mal-Epilepsie *f* → Petit-mal.
Pe·tri·fi·ka·ti·on *f patho.* petrifaction.
Pé·tris·sa·ge *f clin.* pétrissage.
Pe·tro·si·tis *f HNO* inflammation of the petrosa, petrositis, petrousitis.
Peutz-Jeghers-Syndrom *nt patho.* Peutz' syndrome, Peutz-Jeghers intestinal polyposis, Peutz-Jeghers syndrome.
PE-Zange *f clin.* biopsy forceps, biopsy specimen forceps.
Pfan·ne *f anat.* socket, pan.
Pfan·nen·lip·pe *f anat.* acetabular labrum, acetabular lip, fibrocartilaginous lip of acetabulum.
Pfaundler-Hurler-Syndrom *nt patho.* Hurler's disease, Hurler's type, Hurler's syndrome, Pfaundler-Hurler syndrome, mucopolysaccharidosis I H, autosomal recessive type gargoylism, gargoylism, lipochondrodystrophy, α-L-iduronidase deficiency.
Pfef·fer·min·ze *f pharm.* peppermint, Mentha piperita.
Pfef·fer·minz·kamp·fer *m pharm.* peppermint camphor, menthol.
Pfef·fer·minz·öl *nt pharm.* peppermint oil, mint oil, peppermint.
Pfeiffer-Syndrom *nt patho.* Pfeiffer's syndrome, acrocephalosyndactyly type V.
Pfeiffer-Weber-Christian-Syndrom *nt patho.* Weber-Christian disease, Weber-Christian panniculitis, Christian-Weber disease, Weber-Christian syndrome, Christian's disease, Christian's syndrome, nodular nonsuppurative panniculitis, relapsing febrile nodular nonsuppurative panniculitis.
pfeil·ar·tig *adj anat.* sagittal.
Pfei·ler *m (a. anat.)* pillar, column.
Pfei·ler·im·plan·tat *nt* post implant.
Pfei·ler·zahn *m* abutment tooth, abutment support, tooth support.
Pfei·ler·zel·len *pl histol. (Ohr)* Corti's pillars, pillar cells of Corti, Corti's fibers, Corti's rods, pillars of Corti's organ, pillar cells, tunnel cells.

Pfeil·klam·mer *f* arrow clasp, arrowhead clasp.
Pfeil·naht *f anat.* sagittal suture, jugal suture, biparietal suture, longitudinal suture.
Pfeil·win·kel *m* Gothic arch.
Pfer·de·stär·ke *f phys.* horsepower.
Pflan·ze *f bio.* plant.
Pflan·zen·haar *nt bio.* trichome.
Pflan·zen·heil·mit·tel *nt pharm.* botanical.
Pflan·zen·milch *f bio.* milk, sap.
Pflan·zen·saft *m bio.* sap.
Pflan·zen·wachs *nt* plant wax, vegetable wax.
Pflan·zen·wachs·tum *nt bio.* vegetation.
Pflan·zen·welt *f bio.* vegetation, flora.
pflanz·lich *adj bio.* vegetable, vegetal, plant.
Pfla·ster *nt* tape, plaster, Band-Aid, adhesive tape, adhesive plaster, patch; *pharm.* emplastrum, splenium.
Pfla·ster·kä·fer *pl bio.* cantharides.
Pfla·ster·pro·be *f derm.* patch test.
Pfla·ster·ver·band *m* strapping.
Pfle·ge *f* care; (*Körperpflege*) toilet; (*Krankenpflege*) nursing, care, nursing treatment; (*Obhut*) charge, care; (*Wartung*) maintenance, service. **jdn. in Pflege nehmen** look after s.o.
Pfle·ge·be·handl·ung *f* nursing treatment.
Pfle·ge·heim *nt* nursing home; rest home.
Pfle·ge·kind *nt* nurse child, nursling, nurseling, foster child.
pfle·gen I *vt* care for, attend to, look after, tend; (*Patient*) nurse; (*Kind*) nurse, dry-nurse; *techn.* (*warten*) maintain, service. **II** *vr* **sich pflegen** look after o.s.
Pfle·ge·per·so·nal *nt* nursing personal, nursing staff.
Pflug·schar·bein *nt anat.* vomer bone, vomer.
Pfort·ader *f anat.* portal vein (of liver), portal.
Pfort·ader·druck *m clin.* portal pressure, portal vein pressure.
Pfort·ader·sy·stem *nt physiol.* portal circulation, portal system.
hypophysäres Pfortadersystem hypophysioportal system, hypophyseoportal system, pituitary portal system, hypophyseoportal circulation, hypophysioportal circulation.
Pfriem *m chir., dent.* awl, broach.
Pfund·na·se *f HNO* hum nose, hammer nose, rum nose, toper's nose, rum-blossom, potato nose, copper nose, rhinophyma.
Pha·ge *m micro.* bacteriophage, bacterial virus, phage, lysogenic factor.
Pha·ge·dae·na *f patho., derm.* phagedena.
Pha·gen·kon·ver·si·on *f micro.* lysogenic conversion, conversion.
Pha·gen·loch *nt micro.* plaque.
Pha·go·cyt *m histol.* phagocyte, carrier cell.
Pha·go·cy·to·se *f histol.* phagocytosis.
Pha·go·ly·se *f histol.* phagocytolysis, phagolysis.
Pha·go·som *nt histol.* phagosome, phagocytotic vesicle.
Pha·go·var *m micro.* phagovar, phagotype; lysotype, phage type.
Pha·go·zyt *m histol.* phagocyte, carrier cell.
mononukleärer Phagozyt blood macrophage, monocyte.
pha·go·zy·tär *adj histol.* pertaining to phagocytes or phagocytosis, phagocytic.
Pha·go·zy·ten·sy·stem, mononukleäres *nt histol.* mononuclear phagocytic system.
pha·go·zy·tisch *adj histol.* phagocytic, phagocytotic.
Pha·go·zy·to·ly·se *f histol.* phagocytolysis, phagolysis.
Pha·go·zy·to·se *f histol.* phagocytosis.
pha·ko·id *adj histol.* lentil-shaped, phacoid.
Pha·ko·ma·to·se *f derm., patho.* phakomatosis, phacomatosis, neurocutaneous syndrome.
Pha·lanx *f, pl* **Pha·lan·ges** *anat.* phalanx, phalange; toe bone; finger bone.
Phal·los *m* → Phallus.
Phal·lus *m andro.* penis, virile member, priapus, member, thyrsus, phallus.
Pha·ne·ro·sko·pie *f derm.* phaneroscopy.
Phä·no·ge·ne·tik *f genet.* phenogenetics *pl.*
Phä·no·ko·pie *f genet.* phenocopy.
Phä·no·men *nt clin.* phenomenon; (*Krankheitsverlauf*) pattern.
Phä·no·me·no·lo·gie *f clin.* phenomenology.
Phä·no·typ *m genet.* phenotype.
phä·no·ty·pisch *adj genet.* pertaining to phenotype, phenotypic, endocrinologic.
Phä·no·ty·pus *m* → Phänotyp.
Phan·tom *nt* 1. (*a. psychia.*) fantasm, phantasm, phantom, illusion. 2. *anat.* phantom, manikin, model.
Phan·tom·emp·fin·den *nt neuro.* 1. autosomatognosis. 2. pseudesthesia, pseudoesthesia, phantom limb pain.
Phan·tom·glied *nt neuro.* pseudomelia, phantom limb.

Phan·tom·schmerz *m* ghost pain, phantom odontalgia.
Phan·tom·tu·mor *m radiol.* phantom tumor.
phäo·chrom *adj histol.* pheochrome; chromaffin, chromaffine, chromaphil.
Phäo·chro·mo·zy·tom *nt patho.* pheochromocytoma, pheochromoblastoma, medullary paraganglioma, medullary chromaffinoma, medullosuprarenoma, chromaffin-cell tumor.
Pharmako- *pref.* pharmaco-.
Phar·ma·ko·dy·na·mik *f pharm.* pharmacodynamics *pl*; drug action.
Phar·ma·ko·ge·ne·tik *f pharm., genet.* pharmacogenetics *pl.*
Phar·ma·ko·gno·sie *f pharm.* pharmacognosy, pharmacognostics *pl.*
Phar·ma·ko·gno·sis *f* → Pharmakognosie.
Phar·ma·ko·ki·ne·tik *f pharm.* pharmacokinetics *pl.*
Phar·ma·ko·lo·ge *m* pharmacologist.
Phar·ma·ko·lo·gie *f* pharmacology.
phar·ma·ko·lo·gisch *adj* pertaining to pharmacology, pharmacological, pharmacologic.
Phar·ma·kon *nt, pl* **Phar·ma·ka** *pharm.* pharmacon, drug.
Phar·ma·ko·the·ra·pie *f pharm.* pharmacotherapy.
Phar·ma·zeut *m* pharmacist, pharmaceutist, drugist, apothecary.
Phar·ma·zeu·tik *f* pharmaceutics *pl*; pharmacy.
Phar·ma·zeu·ti·kum *nt, pl* **Phar·ma·zeu·ti·ka** pharmaceutical, pharmaceutic, drug.
phar·ma·zeu·tisch *adj* pertaining to pharmaceutics or pharmacy, pharmaceutic, pharmacal, pharmaceutical.
Phar·ma·zie *f* pharmaceutics *pl*, pharmacy.
Pharyng- *pref.* throat, pharyngeal, pharyngal, pharyng(o)-.
Pha·ryng·al·gie *f* → Pharyngodynie.
pha·ryn·ge·al *adj anat.* pertaining to the pharynx, pharyngeal; faucial.
Pha·ryng·ek·to·mie *f HNO* pharyngectomy.
Pha·ryn·gi·al·bo·gen *m embryo.* pharyngeal arch, branchial arch.
Pha·ryn·gis·mus *m HNO* pharyngismus, pharyngism, pharyngospasm.
Pha·ryn·gi·tis *f HNO* inflammation of the pharynx, pharyngitis.
Pharyngitis chronica chronic pharyngitis.
Pharyngitis gangraenosa gangrenous pharyngitis.
Pharyngitis herpetica benign croupous angina.
akute lymphonoduläre Pharyngitis acute lymphonodular pharyngitis.
gangränöse Pharyngitis gangrenous pharyngitis.
kruppöse Pharyngitis → pseudomembranöse Pharyngitis.
lymphonoduläre Pharyngitis lymphonodular pharyngitis.
pseudomembranöse Pharyngitis membranous pharyngitis, croupous pharyngitis.
rezidivierende Pharyngitis recurrent pharyngitis.
virale Pharyngitis viral pharyngitis.
Pha·ryn·go·dy·nie *f HNO* pain in the pharynx, pharyngalgia, pharyngodynia.
Pha·ryn·go·kon·junk·ti·val·fie·ber *nt* pharyngoconjunctival fever.
Pha·ryn·go·la·ryn·gi·tis *f HNO* inflammation of the pharynx and larynx, pharyngolaryngitis.
Pha·ryn·go·lith *m HNO* pharyngeal calculus, pharyngolith.
pha·ryn·go·na·sal *adj anat.* pertaining to pharynx and nose, pharyngonasal.
pharyngo-oral *adj anat.* pertaining to pharynx and mouth, pharyngo-oral.
Pha·ryn·go·pla·stik *f HNO* pharyngoplasty.
Pha·ryn·go·ple·gie *f HNO, neuro.* pharyngoparalysis, pharyngoplegia.
Pha·ryn·go·rhi·no·sko·pie *f HNO* pharyngorhinoscopy.
Pha·ryn·gor·rha·gie *f HNO* pharyngorrhagia.
Pha·ryn·go·skop *nt HNO* pharyngoscope.
Pha·ryn·go·sko·pie *f HNO* pharyngoscopy.
Pha·ryn·go·spas·mus *m HNO* pharyngismus, pharyngism, pharyngospasm.
Pha·ryn·go·sto·mie *f chir., HNO* pharyngostomy.
Pha·ryn·go·to·mie *f HNO* pharyngotomy.
Pha·ryn·go·ton·sil·li·tis *f HNO* inflammation of pharynx and tonsil, pharyngotonsillitis.
Pha·rynx *m, pl* **Pha·ryn·gen** *anat.* pharynx, throat.
Pha·rynx·blu·tung *f HNO* pharyngorrhagia.
Pha·rynx·diph·the·rie *f epidem.* pharyngeal diphtheria.
Pha·rynx·di·ver·ti·kel *nt HNO* pharyngocele, pharyngectasia.
Pha·rynx·kup·pel *f anat.* fornix of pharynx.
Pha·rynx·mus·ku·la·tur *f anat.* pharyngeal muscles *pl*, pharyngeal musculature.

Pha·rynx·ner·ven *pl* pharyngeal nerves.
Pha·rynx·phleg·mo·ne *f HNO* phlegmonous pharyngitis.
Pha·rynx·pla·stik *f HNO* pharyngoplasty.
Pha·rynx·schleim·haut *f histol.* mucous membrane of pharynx.
Pha·rynx·schmerz *m* → Pharyngodynie.
Pha·se *f* phase, stadium, stage; phase, period; *phys.* phase; *electr.* phase. **in Phase** *electr.* in phase.
  anaerobe Phase *micro.* anaerobic phase, anaerobic stage.
  äußere Phase *phys.* external phase, continous phase, dispersion phase, dispersion medium, external medium.
  diploide Phase *bio.* diplophase.
  exponentielle Phase *micro.* (*Wachstum*) exponential phase, log phase, logarithmic phase, exponential period, logarithmic period, log period.
  präeruptive Phase *patho.* preeruptive phase.
  stationäre Phase *phys.* stationary phase, stationary period.
  symptomfreie Phase im Krankheitsverlauf *clin.* intermission, intermittence, intermittency.
pha·sen·gleich *adj electr.* in phase.
pha·sen·haft *adj* (*Verlauf*) periodic, periodical.
Pha·sen·kon·trast·bild *nt histol.* phase-constrast microscopy, phase microscopy.
Pha·sen·kon·trast·mi·kro·sko·pie *f histol.* phase-constrast microscopy, phase microscopy.
Pha·sen·kon·trast·ver·fah·ren *nt histol.* phase-constrast microscopy, phase microscopy.
Pha·sen·ver·schie·bung *f techn.* phase shift, phase shifting.
  negative Phasenverschiebung lag.
pha·sen·ver·scho·ben *adj electr.* out of phase.
PHC-Syndrom *nt patho.* PHC syndrome, Böök's syndrome.
Phen·ace·tin *nt* → Phenazetin.
Phen·aze·tin *nt pharm.* phenacetin, acetophenetidin, acetphenetidin.
Phe·no·bar·bi·tal *nt pharm.* phenobarbital, phenobarbitone, phenylethylbarbituric acid.
Phe·nol *nt* **1.** *chem., pharm.* phenol, phenylic acid, phenylic alcohol, phenic acid, oxybenzene, hydroxybenzene, carbolic acid. **2.** *chem.* phenol, aromatic alcohol.
Phe·nol·in·to·xi·ka·ti·on *f patho.* carbolism, phenol poisoning.
Phe·nol·phtha·le·in *nt chem.* phenolphthalein.
Phe·nol·ver·gif·tung *f* → Phenolintoxikation.
Phe·no·thia·zin *nt pharm.* phenothiazine, thiodiphenylamine, dibenzothiazine.
Phe·no·thia·zin·de·ri·vat *nt pharm.* thiodiphenylamine, phenothiazine.
Phen·oxy·me·thyl·pe·ni·cil·lin *nt pharm.* penicillin V, phenoxymethylpenicillin.
Phen·oxy·pro·pyl·pe·ni·cil·lin *nt pharm.* propicillin.
Phe·nyl·ala·nin *nt* phenylalanine.
Phe·nyl·bu·ta·zon *nt pharm.* phenylbutazone, diphebuzol.
Phe·nyl·ke·ton·urie *f patho.* phenylketonuria, Folling's disease, phenylalanine hydroxylase deficiency, phenylpyruvicaciduria, type I hyperphenylalaninemia.
Phe·ny·to·in *nt pharm.* phenytoin, diphenylhydantoin.
Phe·ro·gramm *nt lab.* electropherogram, electrophoregram, electrophoretogram.
Phil·trum *nt, pl* **Phil·tra, Phil·tren** *anat.* infranasal depression, philtrum.
Phio·le *f pharm.* vial, phial.
Phleb- *pref.* vein, venous, phleb(o)-, ven(o)-, veni-.
Phleb·al·gie *f patho.* pain in venules or varices, phlebalgia.
Phleb·ec·ta·sia *f* → Phlebektasie.
Phleb·ek·ta·sie *f patho.* phlebectasia, phlebectasis, venectasia.
Phle·bi·tis *f patho.* inflammation of a vein, phlebitis.
  Phlebitis nodularis nodular vasculitis.
phle·bo·gen *adj patho.* phlebogenic.
Phle·bo·gramm *nt radiol.* phlebogram, venogram; *card., physiol.* phlebogram, venogram.
Phle·bo·gra·phie *f radiol.* phlebography, venography; *card., physiol.* phlebography, venography.
Phle·bo·lith *m patho.* vein stone, phlebolith, phlebolite, calcified thrombus.
Phle·bor·rhe·xis *f patho.* phleborrhexis.
Phle·bo·skle·ro·se *f patho.* phlebosclerosis, proliferative endophlebitis, productive phlebitis, venosclerosis.
Phle·bo·throm·bo·se *f patho.* venous thrombosis, phlebothrombosis.
Phle·bo·to·mus·fie·ber *nt epidem.* phlebotomus fever, pappataci fever, Pym's fever, sandfly fever, three-day fever.
Phleg·ma·sia *f patho.* phlegmasia, phlegmonosis, inflammation, fever.
  Phlegmasia alba dolens milkleg, white leg, whiteleg, milk leg, thrombotic phlegmasia, galactophlebitis, leukophlegmasia.
Phleg·ma·sie *f* → Phlegmasia.
Phleg·mo·ne *f patho.* phlegmon, phlegmonous cellulitis, diffuse abscess, phlegmonous abscess.
phleg·mo·nös *adj patho.* phlegmonous.
phlo·gi·stisch *adj patho.* phlogistic, phlogotic, inflammatory.
phlo·go·gen *adj patho.* causing inflammation, phlogenic, phlogogenic.
Pho·bia *f psychia.* phobia, phobic neurosis, irrational fear, morbid fear, morbid dread.
Pho·bie *f* → Phobia.
pho·bisch *adj psychia.* pertaining to a phobia, phobic.
Phon- *pref.* sound, phonal, phonic, phon(o)-.
Phon *nt phys.* phon.
Phon·as·the·nie *f HNO* weakness of the voice, vocal fatigue, phonasthenia, hypophonia.
Pho·na·ti·on *f* phonation, voice production.
Phon·en·do·skop *nt clin.* phonendoscope.
Pho·ne·tik *f* phonetics *pl*, phonology.
pho·ne·tisch *adj* phonetical, phonetic.
Phon·ia·trie *f* phoniatrics *pl*.
pho·nie·ren *vt* phonate.
pho·nisch *adj* pertaining to voice or to sound, phonic.
Pho·no·kar·dio·gramm *nt card.* phonocardiogram.
Pho·no·kar·dio·gra·phie *f card.* phonocardiography.
Pho·no·ka·the·ter *m card.* phonocatheter.
Pho·no·lo·gie *f* phonology; phonetics *pl*.
Pho·no·skop *nt card.* phonoscope.
Pho·re·sie *f bio.* phoresis, phoresy.
Phos·phat *nt chem.* phosphate; orthophosphate.
Phos·phat·ämie *f patho.* phosphatemia.
Phos·pha·ta·se *f biochem.* phosphatase.
  alkalische Phosphatase phosphomonoesterase, alkaline phosphatase.
  saure Phosphatase phosphomonoesterase, acid phosphatase, acid phosphomonoesterase.
Phos·phat·dia·be·tes *m patho.* phosphate diabetes.
Phos·phat·urie *f patho.* phosphaturia, phosphoruria, phosphuria.
Phos·pho·ätha·nol·amin *nt* phosphoethanolamine.
Phos·pho·li·pid *nt biochem.* glycerol phosphatide; phosphoglyceride, phospholipid, phospholipin, phosphatide.
Phos·phor *m chem.* phosphorus.
  radioaktiver Phosphor labeled phosphorus.
Phos·pho·res·zenz *f chem., phys.* phosphorescence.
Phos·phor·säu·re *f chem.* orthophosphoric acid, phosphoric acid.
Phos·phor·säu·re·ätz·gel *nt* acid etching gel, orthophosphoric acid etching gel.
Phos·phor·ver·gif·tung *f patho.* phosphorus poisoning.
Phot *nt phys.* phot abbr. ph.
phot·äs·the·tisch *adj physiol.* photoesthetic.
Pho·to *nt* photo, photograph.
pho·to·ak·ti·nisch *adj* photoactinic.
Pho·to·al·ler·gie *f immun.* photoallergy.
pho·to·äs·the·tisch *adj physiol.* photoesthetic.
Pho·to·bio·lo·gie *f bio.* photobiology.
Pho·to·che·mo·the·ra·pie *f clin.* photochemotherapy.
Pho·to·der·ma·ti·tis *f derm.* photodermatitis.
Pho·to·der·ma·to·se *f derm.* photodermatosis.
Pho·to·elek·tron *nt phys.* photoelectron.
Pho·to·ele·ment *nt phys.* photoelement.
Pho·to·graph *m* photographer.
Pho·to·gra·phie *f* photo, photograph, picture; photography.
pho·to·gra·phie·ren *vt, vi* photograph, take a photograph/picture (*von* of).
Pho·to·ki·ne·se *f bio.* photokinesis.
Pho·to·koa·gu·la·ti·on *f clin.* photocoagulation.
Pho·to·kon·takt·al·ler·gie *f derm.* photoallergic contact dermatitis, photocontact dermatitis.
Pho·to·me·ter *nt phys.* photometer.
Pho·to·me·trie *f phys.* photometry.
Pho·ton *nt, pl* **Pho·tons, Pho·to·nen** *phys.* photon, quantum, light quantum.
pho·to·phil *adj bio.* photophilic.
Pho·to·re·zep·tor *m physiol.* photoreceptor, photoceptor.
Pho·to·sen·si·bi·li·sie·rung *f derm.* photosensitization.
Pho·to·syn·the·se *f bio.* photosynthesis.
Pho·to·the·ra·pie *f clin.* phototherapy, light therapy, light treatment.
pho·to·trop *adj bio.* phototropic.
pho·to·tro·pisch *adj bio.* phototropic.

Pho·to·zel·le *f phys.* photocell, photoelectric cell, electrical eye.
Phren *f* **1.** *anat.* diaphragm, diaphragma, phren. **2.** mind.
Phre·ni·kus *m, pl* **Phre·ni·zi** *anat.* phrenic nerve, diaphragmatic nerve.
Phre·ni·kus·kern *m anat.* nucleus of phrenic nerve, phrenic nucleus, phrenic nucleus of ventral column of spinal cord.
Phry·no·derm *nt derm.* toad skin, toadskin, follicular hyperkeratosis, phrynoderma.
pH-Skala *f chem.* pH scale, Sörensen scale.
Phthi·ri·a·se *f* → Phthiriasis.
Phthi·ri·a·sis *f epidem.* crab lice infestation, pubic lice infestation, phthiriasis, pediculosis pubis.
Phthi·rus *m micro.* Phthirus, Pthirus.
   Phthirus pubis crab louse, pubic louse, Phthirus pubis.
Phthi·se *f* → Phthisis.
Phthi·sis *f patho.* **1.** phthisis, wasting atrophy. **2.** phthisis, pulmonary phthisis, consumption. **3.** tuberculosis.
Phy·co·my·ce·tes *pl* → Phykomyzeten.
Phy·ko·my·ko·se *f epidem.* phycomycosis.
Phy·ko·my·ze·ten *pl bio., micro.* algal fungi, Phycomycetes, Phycomycetae.
Phy·ko·my·ze·tes *pl* → Phykomyzeten.
Phy·la·xis *f physiol.* phylaxis.
phy·le·tisch *adj bio.* phyletic.
Phy·lo·ge·ne·se *f bio.* phylogeny, phylogenesis.
phy·lo·ge·ne·tisch *adj bio.* pertaining to phylogeny, phylogenic, phylogenetic.
Phy·lo·ge·nie *f* → Phylogenese.
Phy·lum *nt, pl* **Phy·la** *bio.* phylum.
Phy·ma *nt derm.* phyma.
Phys·ia·ter *m* physiatrist, physiatrician.
Phys·ia·trie *f* physiatrics *pl*, naturopathy, physical medicine, physiatry.
Phy·sik *f* physics *pl.*
phy·si·ka·lisch *adj* pertaining to the physical sciences or physics, physical.
Physio- *pref.* physical, physio-.
Phy·sio·gno·mie *f* physiognomy.
Phy·sio·gno·mik *f* physiognosis, physiognomy.
Phy·sio·lo·gie *f* physiology.
phy·sio·lo·gisch *adj* **1.** pertaining to physiology, physiologic, physiological. **2.** not pathologic, physiologic, physiological, normal.
Phy·sio·the·ra·peut *m* physical therapist, physiotherapeutist, physiotherapist.
Phy·sio·the·ra·pie *f* physicotherapy, iatrophysics *pl*, physical therapy, physiatry.
phy·sisch *adj* pertaining to the body, physical, bodily, body, corporeal, material, natural.
Phy·to·me·na·di·on *nt biochem.* phytonadione, phytomenadione, phylloquinone, vitamin K$_1$.
Phy·to·na·di·on *nt biochem.* phytonadione, phytomenadione, phylloquinone, vitamin K$_1$.
Phy·to·no·se *f patho.* phytonosis.
Phy·to·pa·ra·sit *m micro.* phytoparasite, plant parasite.
Phy·to·the·ra·pie *f clin.* phytotherapy.
Pia *f* → Pia mater.
   Pia mater *anat.* pia, pia mater.
   Pia mater cranialis cranial pia mater.
   Pia mater encephali → Pia mater cranialis.
   Pia mater spinalis spinal pia mater.
Pian *f epidem.* pian, frambesia, framboesia, parangi, polypapilloma tropicum, Breda's disease, Charlouis' disease, yaws, zymotic papilloma, granula tropicum, thymiosis, tonga, bouba.
Pickel [k·k] *m derm.* spot, pimple, pustule.
picke·lig [k·k] *adj derm.* spotty, pimpled, pimply.
pick·lig *adj* → pickelig.
Pi·cor·na·vi·ren *pl micro.* Picornaviridae.
Pi·cor·na·vi·ri·dae *pl micro.* Picornaviridae.
Pie·dra *f derm.* piedra, Beigel's disease, tinea nodosa.
Pierre Marie-Krankheit *f neuro.* Marie's ataxia, Marie's sclerosis, Marie's disease, Nonne's syndrome, hereditary cerebellar ataxia, heredodegeneration.
Pierre Robin-Syndrom *nt patho.* Pierre Robin syndrome, Pierre Robin anomalad, Robin's syndrome, Robin's anomalad.
Pie·zo·ef·fekt *m phys.* piezoelectricity, piezoelectric effect.
pie·zo·elek·trisch *adj phys.* pertaining to piezoelectricity, piezoelectric.
Pie·zo·elek·tri·zi·tät *f phys.* piezoelectricity, piezoelectric effect.
Pig·ment *nt bio., histol.* pigment.
   endogenes Pigment endogenous pigment.
   exogenes Pigment exogenous pigment.
   hämoglobinogenes Pigment blood pigment, hematogenous pigment.
Pig·ment·ano·ma·lie *f derm.* chromopathy, chromatopathy, chromatodermatosis.
Pig·men·ta·ti·on *f histol.* pigmentation, coloration, chromatosis.
Pig·ment·de·ge·ne·ra·ti·on *f patho.* pigmentary degeneration, pigmental degeneration.
Pig·ment·der·ma·to·se Siemens-Bloch *f derm.* Bloch-Sulzberger disease, Bloch-Sulzberger incontinentia pigmenti, Bloch-Sulzberger syndrome.
   retikuläre Pigmentdermatose chromatophore nevus of Naegeli, Naegeli's incontinentia pigmenti, Naegeli syndrome, Franceschetti-Jadassohn syndrome.
Pig·ment·fleck *m derm.* mole.
pig·ment·hal·tig *adj histol.* pigmented.
pig·men·tie·ren I *vt* pigment; color. **II** *vr* **sich pigmentieren** become pigmented.
pig·men·tiert *adj bio., histol.* pigmented; colored.
Pig·men·tie·rung *f bio., histol.* pigmentation, chromatosis, coloration.
Pig·ment·man·gel *m patho.* achromia, achromasia, achromatosis, depigmentation.
Pig·ment·me·ta·sta·se *f patho.* pigment metastasis.
Pig·ment·schwund *m patho.* depigmentation.
Pig·ment·ver·lust *m patho.* depigmentation.
   Pigmentverlust der Haut leukopathia, leukopathy.
pi·lar *adj* → pilär.
pi·lär *adj* pertaining to the hair, pilar, pilary, hairy.
Pi·li *pl* → Pilus.
Pil·le *f pharm.* **1.** pill, pilula; sugar-coated tablet. **2.** *inf.* oral contraceptive, birth-control pill, pill. **die Pille nehmen** be/go on the pill.
Pil·len·schach·tel *f* pillbox.
Pilo- *pref.* hairy, pilar, pilary, pil(o)-.
Pi·lo·ar·rek·ti·on *f physiol.* piloerection.
Pi·lo·erek·ti·on *f physiol.* piloerection.
Pi·lo·mo·to·ren·re·ak·ti·on *f physiol.* pilomotor reflex, trichographism, piloerection.
Pi·lo·re·ak·ti·on *f physiol.* piloerection.
Pi·lu·la *f pharm.* pill, pilula.
Pi·lus *m, pl* **Pi·li** **1.** *anat.* hair, pilus, crinis. **2.** *micro.* pilus, fimbria.
Pilz- *pref.* mycotic, fungal, funguous, myc(o)-, mycet(o)-, myk(o)-, fungi-.
Pilz *m* **1.** *bio., micro.* fungus. **Pilze** *pl* fungi, mycetes, mycota, Fungi, Mycophyta. **2.** (*eßbar*) mushroom.
   echte Pilze true fungi, proper fungi, Eumycetes, Eumycophyta.
   niedere Pilze algal fungi, Phycomycetes, Phycomycetae.
   unvollständige Pilze imperfect fungi, deuteromycetes, Deuteromycetes, Deuteromyces, Deuteromycetae, Deuteromycotina.
pilz·ab·tö·tend *adj pharm.* fungicidal.
pilz·ar·tig *adj patho.* fungoid, fungous.
Pilz·er·kran·kung *f epidem., patho.* fungal infection, mycotic infection, mycosis, nosomycosis.
Pilz·fa·den *m micro.* hypha, fungal filament.
Pilz·ge·flecht *nt micro.* mycelium.
Pilz·grind *m derm., ped.* honeycomb ringworm, crusted ringworm, favus, tinea favosa.
Pilz·in·fek·ti·on *f* → Pilzerkrankung.
Pilz·sep·sis *f patho.* mycethemia, fungemia.
Pilz·to·xin *nt patho.* mycotoxin.
Pilz·ver·gif·tung *f patho.* mushroom poisoning, mycetismus, mycetism.
Pilz·zel·le *f micro.* fungus cell.
Pi·me·li·tis *f patho.* inflammation of the adipose tissue, pimelitis.
Pimelo- *pref.* fat, fatty, pimel(o)-.
Pindborg-Tumor *m* calcifying epithelial odontogenic tumor.
Pi·nea *f anat.* pineal body, cerebral apophysis, pineal, pinus.
Pi·ne·al·drü·se *f* → Pinea.
Pi·nea·lo·zyt *m histol.* pinealocyte, chief cell, chief cell of pineal, epithelioid cell, pineal cell.
Pin-Fixation *f* pin fixation, external pin fixation.
   zweistufige Pin-Fixation biphase pin fixation, biphase external pin fixation.
Pink puffer *m pulmo., patho.* pink puffer.
Pinkus Alopezie *f* follicular mucinosis.
Pin·lay *nt* pinlay.
Pin·ledge *nt* pinledge attachment, pinledge, pinledge crown.
Pinledge-Halbkrone *f* pinledge crown.
Pinledge-Krone *f* pinledge crown.
Pinledge-Verankerung *f* pinledge attachment.

Pi·no·zy·to·se *f histol.* pinocytosis.
Pin·sel *m* brush.
pin·seln *vt* brush; *derm.* paint.
Pin·sel·schim·mel *m micro.* Penicillium.
Pin·ta *f epidem.* pinta, mal del pinto, carate, spotted sickness.
Pin·zet·te *f* pincers *pl*, forceps, tissue forceps, tweezers *pl*, pair *pl* of tweezers, thumb forceps.
   Pinzette für Artikulationspapier articulating paper forceps.
   mikrochirurgische Pinzette microsurgical forceps.
Pi·pet·te *f lab.* pipette, pipet.
pi·pet·tie·ren *vt lab.* pipette, pipet.
pi·ri·form *adj anat.* pear-shaped, piriform, pyriform.
Pirogoff-Dreieck *nt anat.* Pinaud's triangle, Pirogoff's triangle, hypoglossohyoid triangle.
pi·si·form *adj anat.* pea-shaped, pea-sized, pisiform.
Pi·still *nt* **1.** *chem., pharm.* pestle, pistil. **2.** *bio.* pistil, gynecium.
Pi·stil·lum *nt bio.* pistil, gynecium.
Pi·tui·ta *f patho.* glairy mucus, pituita.
pi·tui·tär *adj anat.* pertaining to the pituitary body, pituitary, hypophysial, hypophyseal.
Pi·tui·ta·ria *f anat.* pituitary body, pituitary gland, pituitary, pituitarium, hypophysis.
Pi·tui·ta·ris·mus *m endo.* pituitarism, pituitary dysfunction.
pi·tui·tös *adj patho.* pertaining to pituita, pituitous.
Pi·tui·zyt *m histol.* pituicyte.
Pi·ty·ri·a·sis *f derm.* pityriasis.
   Pityriasis amiantacea asbestos-like tinea, tinea amiantacea.
   Pityriasis rubra Hebra Wilson's disease, exfoliative dermatitis, erythroderma.
   Pityriasis rubra Hebra-Jadassohn → Pityriasis rubra Hebra.
   Pityriasis simplex capitis dandruff, dandriff, seborrhoic dermatitis of the scalp, scurf, branny tetter.
   Pityriasis versicolor tinea versicolor, tinea furfuracea, pityriasis versicolor.
Pla·ce·bo *nt clin., pharm.* placebo, dummy.
Pla·ni·gra·phie *f radiol.* planigraphy, planography, tomography.
plan·kon·kav *adj* → planokonkav.
plan·kon·vex *adj* → planokonvex.
pla·no·kon·kav *adj* planoconcave.
pla·no·kon·vex *adj* planoconvex.
Pla·no·zyt *m histol.* planocyte.
Plan·spie·gel *m* plane mirror.
plan·tar *adj anat.* pertaining to the sole (of the foot), plantar.
Plan·ta·ris *m anat.* plantaris (muscle), plantar muscle.
Pla·que *f* **1.** *dent.* plaque, dental plaque, mucous plaque, mucinous plaque, bacterial plaque. **2.** *derm., patho.* plaque. **3.** *micro., immun.* plaque, bacteriophage plaque.
Pla·que·be·kämp·fung *f* plaque control.
Pla·que·hem·mer *m* plaque inhibitor.
Pla·que·in·dex *m* plaque index.
Pla·que·kon·trol·le *f* plaque control.
Plasm- *pref.* plasmatic, plasmic, plasm(o)-, plasma-.
Plas·ma *nt, pl* **Plas·mas, Plas·men 1.** *histol.* plasma, plasm; protoplasm. **2.** blood plasma, plasma. **3.** *phys.* plasma, plasm.
Plas·ma·al·bu·min *nt* plasma albumin.
Plas·ma·aus·tausch *m hema.* plasma exchange.
Plas·ma·brücke [k·k] *f bio.* plasmodesm, plasmodesma.
Plas·ma·er·satz *m hema.* plasma substitute, blood substitute.
Plas·ma·ex·pan·der *m hema.* plasma expander, plasma volume expander; blood substitute, plasma substitute.
Plas·ma·fak·tor *m genet.* plasmagene, cytogene.
Plas·ma·gen *nt genet.* plasmagene, cytogene.
Plas·ma·lemm *nt histol.* cell membrane, plasma membrane, cytoplasmic membrane, plasmalemma, plasmolemma, cytomembrane, ectoplast.
Plas·ma·oro·so·mu·ko·id *nt* orosomucoid, plasma orosomucoid.
Plas·ma·os·mo·la·li·tät *f* plasma osmolality.
Plas·ma·pro·te·in *nt* plasma protein.
Plas·ma·the·ra·pie *f hema.* plasmatherapy.
Plas·ma·throm·bin·zeit *f hema.* thrombin time, thrombin clotting time.
plas·ma·tisch *adj histol., phys.* pertaining to plasma, plasmatic, plasmic.
Plas·ma·ver·schmel·zung *f histol.* plasmogamy, plasmatogamy, plastogamy.
Plas·ma·vo·lu·men *nt physiol.* plasma volume.
   vermehrtes Plasmavolumen hypervolemia.
Plas·ma·zel·le *f hema.* plasma cell, plasmocyte, plasmacyte.
Plas·ma·zel·len·leuk·ämie *f hema.* plasma cell leukemia, plasmacytic leukemia.

Plas·ma·zell·pneu·mo·nie, interstitielle *f pulmo.* interstitial plasma cell pneumonia, plasma cell pneumonia, pneumocystosis, Pneumocystis pneumonia, pneumocystis carinii pneumonitis.
Plas·ma·zell·tu·mor, solitärer *m hema.* plasma cell tumor, plasmacytoma, plasmocytoma, plasmoma.
Plas·ma·zell·ver·meh·rung *f hema.* plasmacytosis, plasmocytosis.
Plas·mid *nt genet.* plasmid; extrachromosomal element.
Plas·min *nt hema.* plasmin, fibrinolysin, fibrinase.
Plas·mi·no·gen *nt hema.* plasminogen, proplasmin, profibrinolysin.
Plas·mo·des·ma *nt bio.* plasmodesm, plasmodesma.
Plas·mo·ga·mie *f histol.* plasmogamy, plasmatogamy, plastogamy.
Plas·mo·ly·se *f patho.* plasmolysis, protoplasmolysis.
Plas·mo·som *nt bio.* plasmosome.
Plas·mo·zyt *m hema.* plasmocyte, plasmacyte, plasma cell.
Plas·mo·zy·tom *nt hema.* Kahler's disease, plasma cell tumor, plasmacytoma, multiple myeloma, plasma cell myeloma, plasmacytic immunocytoma, plasmocytoma, plasmoma, multiple plasmacytoma of bone, myelomatosis, myelosarcomatosis.
   lokalisiertes Plasmozytom localized myeloma, solitary myeloma.
   solitäres Plasmozytom → lokalisiertes Plasmozytom.
Plas·mo·zy·to·se *f hema.* plasmacytosis.
Pla·stid *nt bio.* plastid, trophoplast.
pla·stisch *adj chir.* plastic; *chem.* plastic; *histol., bio.* plastic; *fig.* plastic, graphic, graphical, vivid.
Pla·sti·zi·tät *f* plasticity.
Pla·teau *nt physiol., bio.* plateau.
Pla·teau·pha·se *f physiol., bio.* plateau, plateau phase.
Pla·thel·minth *m micro.* **1.** flat worm, platyhelminth. **2.** **Plathelminthes** *pl* flatworms, Platyhelminthes.
Pla·tin *nt chem.* platinum.
Pla·tin·fo·lie *f* platinum foil.
Pla·tin·gold·blech *nt* platinized foil, platinized gold.
Pla·tin·gold·fo·lie *f* platinized foil, platinized gold.
Pla·tin·ma·trix *f* platinum matrix, platinum foil matrix.
Platin-Silber-Legierung *f* platinum-silver alloy, platinum-silver system.
Plätt·chen *nt* **1.** *hema.* platelet, blood platelet, blood disk, thrombocyte, thromboplastid, Zimmermann's granule, Deetjen's body, elementary body, Zimmermann's elementary particle, Bizzozero's cell, Bizzozero's corpuscle. **2.** *histol., bio.* platelet, lamella, lamina.
   dünnes Plättchen lamella.
Plätt·chen·ad·hä·si·on *f hema.* platelet adhesion.
Plätt·chen·ag·glu·ti·na·ti·on *f hema.* platelet agglutination.
Plätt·chen·ag·gre·gat *m hema.* platelet aggregate.
Plätt·chen·ag·gre·ga·ti·ons·hem·mer *m pharm.* platelet inhibitor.
Plätt·chen·ag·gre·ga·ti·ons·test *m hema.* platelet aggregation test.
plätt·chen·ähn·lich *adj histol.* lamellate, lamellar, lamellated, lamellose.
Plätt·chen·an·ti·kör·per *m immun.* antiplatelet antibody.
Plätt·chen·auf·lö·sung *f immun.* thrombocytolysis.
Plätt·chen·fak·tor *m hema.* platelet factor.
   Plättchenfaktor 2 platelet factor 2.
   Plättchenfaktor 3 platelet factor 3.
   Plättchenfaktor 4 platelet factor 4, antiheparin.
Plätt·chen·man·gel *m hema.* thrombocytopenia, thrombopenia, thrombopeny.
Plätt·chen·sturz *m hema.* platelet drop.
Plätt·chen·throm·bus *m hema., patho.* blood platelet thrombus, plate thrombus, platelet thrombus.
Plätt·chen·wachs·tums·fak·tor *m hema.* platelet-derived growth factor.
Plat·te *f* plate; *anat.* plate; *dent.* dental plate, plate; *traumat.* bone plate; (*Glas, Plastik, Metall*) sheet; (*Fliese*) tile; *photo.* plate; sheet.
   aktive Platte active plate, active plate appliance.
Plat·ten·epi·thel *nt histol.* squamous epithelium.
   einschichtiges Plattenepithel simple squamous epithelium, pavement epithelium.
   mehrschichtiges Plattenepithel stratified squamous epithelium.
   unverhorntes Plattenepithel nonkeratinized squamous epithelium, noncornified epithelium, nonhornified epithelium, nonkeratinized epithelium.
   verhorntes Plattenepithel keratinized squamous epithelium, cornified epithelium, hornified epithelium, keratinized epithelium.
Plat·ten·epi·thel·kar·zi·nom *nt patho.* squamous cell carcinoma, squamous carcinoma, squamous epithelial carcinoma, epidermoid carcinoma, prickle cell carcinoma, epidermoid cancer.

plattenförmig

Plattenepithelkarzinom der Mundhöhle oral squamous cell carcinoma.
plat·ten·för·mig *adj hema.* tabular, tabulate.
Plat·ten·kul·tur *f micro.* plate culture.
Plat·ten·osteo·syn·the·se *f* plate fixation.
Platt·kopf *m* platycephaly, platycrania.
Platt·köp·fig·keit *f* platycephaly, platycrania.
Platt·wurm *m micro.* **1.** flatworm, platyhelminth. **2. Plattwürmer** *pl* flatworms, Platyhelminthes.
Platy- *pref.* flat, platy-.
pla·ty·ke·phal *adj* platycephalic, platycephalous.
Pla·ty·ke·pha·lie *f* platycephaly, platycrania.
pla·ty·kra·ni·al *adj* → platykephal.
Pla·ty·kra·nie *f* platycephaly, platycrania.
Pla·tys·ma *nt anat.* platysma, tetragonus.
pla·ty·ze·phal *adj* → platykephal.
Pla·ty·ze·pha·lie *f* platycephaly, platycrania.
plat·zen *vi* burst; (*Appendix*) rupture; (*explodieren*) explode; (*aufspringen*) split, crack, break; *fig.* burst/explode (*vor* with).
Platz·hal·te·ap·pa·ra·tur *f* space retainer, space retaining appliance.
Platz·hal·ter *m* maintainer.
Platz·wun·de *f traumat.* laceration.
Plaut-Vincent-Angina *f HNO* Vincent's angina, Vincent's infection, Vincent's disease, Plaut's angina, acute necrotizing ulcerative gingivitis, necrotizing ulcerative gingivitis/gingivostomatitis, ulcerative gingivitis, ulceromembranous gingivitis, fusospirillary gingivitis, fusospirillary stomatitis, fusospirillosis, fusospirochetal gingivitis, fusospirochetal stomatitis, trench mouth, phagedenic gingivitis, acute ulcerative gingivitis, acute ulceromembranous gingivitis, pseudomembranous angina.
Pla·ze·bo *nt clin., pharm.* placebo, dummy.
Pla·ze·bo·ef·fekt *m* placebo effect.
Pla·zen·ta *f, pl* **Pla·zen·tas, Pla·zen·ten** placenta.
Pleasure-Kurve *f* anti-Monson curve, hereditary crowding, reverse curve, Pleasure curve.
Plec·tri·di·um *nt micro.* plectridium.
    Plectridium tetani Nicolaier's bacillus, tetanus bacillus, Bacillus tetani, Clostridium tetani.
Ple·gie *f neuro.* paralysis, paralyzation, palsy, paresis.
pleio·trop *adj genet.* pleiotropic, polyphenic.
Pleio·tro·pie *f genet.* pleiotropy, pleiotropia, pleiotropism.
Pleo·chro·is·mus *m phys.* pleochromatism, pleochroism.
Pleo·ka·ryo·zyt *m patho.* pleokaryocyte, pleocaryocyte.
pleo·morph *adj histol., chem.* pleomorphic, pleomorphous, polymorphic, polymorphous.
Pleo·mor·phis·mus *m histol., chem.* pleomorphism, polymorphism.
Pleo·zy·to·se *f hema.* pleocytosis.
Ple·tho·ra *f derm., patho.* plethora; repletion, hypervolemia.
Ple·thys·mo·graph *m physiol.* plethysmograph.
Pleu·ra *f, pl* **Pleu·rae, Pleu·ren** *anat.* pleura.
Pleu·ra·em·py·em *nt patho., pulmo.* pleural empyema, empyema of the chest, thoracic empyema.
Pleu·ra·er·guß *m pulmo.* pleural effusion, pleurorrhea, hydrothorax.
Pleu·ra·höh·le *f anat.* pleural sac, pleural cavity, pleural space.
Pleu·ra·kup·pel *f anat.* cupula of pleura, dome of pleura, cervical pleura.
pleu·ral *adj anat.* pertaining to the pleura, pleural.
Pleur·al·gie *f* → Pleurodynie.
Pleu·ra·raum *m* → Pleurahöhle.
Pleu·ra·rei·be·ge·räu·sche *pl clin.* pleural rales, pleural rub, pleuritic rub, Beatty-Bright friction sound.
Pleu·ra·rei·ben *nt* → Pleurareibegeräusche.
Pleu·ra·schmerz *m* → Pleurodynie.
Pleu·ra·spalt *m anat.* pleural sac, pleural cavity, pleural space.
Pleu·ri·tis *f patho., pulmo.* inflammation of the pleura, pleurisy, pleuritis.
    Pleuritis sicca dry pleurisy, leuritis.
Pleu·ro·dont *m* pleurodont.
Pleu·ro·dy·nie *f patho., pulmo.* pain in the pleura, pleuralgia, pleurodynia.
Pleu·ro·pneu·mo·nie *f pulmo.* pleuropneumonia, peripneumonia, peripneumonitis, pneumopleuritis, pneumonopleuritis, pleuritic pneumonia.
ple·xi·form *adj anat.* plexiform, web-like.
Ple·xus *m, pl* **Ple·xus** *anat.* plexus; network, net.
    subodontoblastaler Plexus subdentinoblastic capillary plexus, subodontoblastic plexus.
    venöser Plexus venous plexus, veniplex.

Ple·xus·an·äs·the·sie *f anes.* plexus anesthesia.
ple·xus·ar·tig *adj anat.* plexiform.
Pli·ci·den·tin *nt* → Plizidentin.
Pli·zi·den·tin *nt* plicadentin, plicidentin.
Plom·be *f* filling, stopping.
Plom·bie·ren *nt* filling, restoration, stopping.
plom·bie·ren *vt* fill.
Plo·siv *m* plosive, plosive sound.
Plo·siv·laut *m* plosive, plosive sound.
PLT-Gruppe *f micro.* PLT group, Chlamydia, chlamydia, Chlamydozoon, Miyagawanella, Bedsonia.
Plummer-Vinson-Syndrom *nt patho.* Plummer-Vinson syndrome, Vinson's syndrome, Paterson's syndrome, Paterson-Brown-Kelly syndrome, Paterson-Kelly syndrome, sideropenic dysphagia.
Pluri- *pref.* pluri-, multi-, poly-.
plu·ri·glan·du·lär *adj* pertaining to several glands, pluriglandular, polyglandular, multiglandular, multivacuolar.
plu·ri·kau·sal *adj patho.* having two or more causes, pluricausal.
plu·ri·po·lar *adj histol.* (*Nervenzelle*) pluripolar, multipolar.
plu·ri·po·tent *adj* pertaining to or characterized by pluripotentiality, pluripotent, pluripotential.
Plu·ri·po·tenz *f* pluripotentiality.
Plus·pol *m electr.* positive pole.
PMA-Index *m* Schour-Massler index, PMA index, interdental papilla, marginal gingiva, and attached gingiva index, papilla, marginal gingiva, and attached gingiva index.
P mitrale *nt card.* P mitrale, P sinistroatriale, P sinistrocardiale.
PMMA-Basis *f* acrylic resin base.
PMMA-Prothese *f* acrylic denture.
PMMA-Zement *m* polymethyl methacrylate cement, PMMA cement.
Pneu *m* → Pneumothorax.
Pneum- *pref.* air, gas, pneum(o)-, pneuma-, pneumato-, pneumono-.
Pneum·ar·thro·gra·phie *f radiol.* air arthrography, arthropneumography, arthropneumoroentgenography, pneumarthrography, pneumoarthrography.
Pneum·ar·thro·se *f ortho.* pneumarthrosis.
Pneum·ar·thro·sis *f* → Pneumarthrose.
Pneu·ma·tik *f phys.* pneumatics *pl.*
Pneu·ma·ti·sa·ti·on *f histol.* (*Knochen*) pneumatization.
pneu·ma·tisch *adj* **1.** *phys.* pertaining to air, pneumatic, air. **2.** *physiol.* pertaining to respiration, pneumatic, respiratory.
Pneu·ma·to·hä·mie *f patho.* pneumatohemia, pneumathemia, pneumohemia.
Pneu·ma·to·se *f* → Pneumatosis.
Pneu·ma·to·sis *f patho.* pneumatosis.
    Pneumatosis cystoides intestini interstitial emphysema, intestinal emphysema, intestinal pneumatosis.
Pneu·ma·to·ze·le *f pulmo., patho.* pneumatocele, pneumocele, pneumonocele, pleurocele.
Pneum·en·ze·pha·lo·gramm *nt radiol.* pneumoencephalogram.
Pneum·en·ze·pha·lo·gra·phie *f radiol.* pneumoencephalography, pneumencephalography.
Pneu·mo·ar·thro·gra·phie *f* → Pneumarthrographie.
Pneu·mo·coc·cus *m* pneumococcus, pneumonococcus, Diplococcus pneumoniae, Diplococcus lanceolatus, Streptococcus pneumoniae.
Pneumocystis-Pneumonie *f epidem., pulmo.* interstitial plasma cell pneumonia, pneumocystis carinii pneumonitis, pneumocystosis, plasma cell pneumonia, Pneumocystis pneumonia, white lung.
Pneu·mo·cy·sto·se *f* → Pneumocystis-Pneumonie.
Pneu·mo·en·ze·pha·lo·gramm *nt radiol.* pneumoencephalogram.
Pneu·mo·en·ze·pha·lo·gra·phie *f radiol.* pneumoencephalography, pneumencephalography.
Pneu·mo·gramm *nt radiol.* pneumogram, aerogram.
Pneu·mo·gra·phie *f radiol.* pneumography, pneumonography, pneumoradiography, pneumoroentgenography.
Pneu·mo·hä·mie *f patho.* pneumatohemia, pneumathemia, pneumohemia.
Pneu·mo·kok·kä·mie *f patho.* pneumococcemia.
Pneu·mo·kok·ken·an·gi·na *f HNO* pneumococcal angina.
Pneu·mo·kok·ken·in·fek·ti·on *f epidem.* pneumococcosis, pneumococcal infection.
Pneu·mo·kok·ken·me·nin·gi·tis *f neuro.* pneumococcal meningitis.
Pneu·mo·kok·ken·sep·sis *f patho.* pneumococcemia.
Pneu·mo·kok·ken·vak·zi·ne *f immun.* pneumococcal vaccine.
Pneu·mo·kok·ko·se *f* → Pneumokokkeninfektion.
Pneu·mo·kok·kus *m, pl* **Pneu·mo·kok·ken** *micro.* pneumococcus, pneumonococcus, Diplococcus pneumoniae, Diplococcus lanceolatus, Streptococcus pneumoniae.

Pneu·mo·ko·nio·se *f pulmo.* anthracotic tuberculosis, pneumoconiosis, pneumokoniosis, pneumonoconiosis, pneumonokoniosis.
Pneu·mo·lith *m pulmo.* pulmonary calculus, lung stone, pneumolith, pulmolith.
Pneu·mo·lo·gie *f* pneumology, pulmonology.
Pneu·mo·me·dia·sti·num *nt pulmo., patho.* pneumomediastinum, Hamman's disease, Hamman's syndrome, mediastinal emphysema.
Pneu·mo·nia *f* → Pneumonie.
Pneu·mo·nie *f pulmo.* pneumonia; pulmonitis, pneumonitis; peripneumonia, peripneumonitis.
  atypische Pneumonie atypical pneumonia, primary atypical pneumonia, atypical bronchopneumonia, acute interstitial pneumonitis.
  interstitielle Pneumonie interstitial pneumonia, pneumonitis, pulmonitis.
  lobuläre Pneumonie lobular pneumonia, bronchial pneumonia, catarrhal pneumonia, bronchopneumonia, bronchopneumonitis, bronchiolitis, vesicular bronchiolitis, capillary bronchitis.
  primär-atypische Pneumonie primary atypical pneumonia, atypical pneumonia, atypical bronchopneumonia, acute interstitial pneumonitis.
pneu·mo·nisch *adj pulmo.* pertaining to pneumonia, pneumonic.
Pneu·mo·ni·tis *f pulmo.* interstitial pneumonia, pneumonitis, pulmonitis.
Pneu·mo·no·lo·gie *f* pneumology, pulmonology.
Pneu·mo·pa·thie *f pulmo.* pneumonopathy, pneumopathy.
Pneu·mo·pleu·ri·tis *f pulmo.* pleuritic pneumonia, pneumopleuritis, pneumonopleuritis.
Pneu·mo·ra·dio·gra·phie *f radiol.* pneumoradiography, pneumoroentgenography, pneumography, pneumonography.
Pneu·mo·rönt·gen·gra·phie *f* → Pneumoradiographie.
Pneu·mor·rha·gie *f pulmo.* severe hemoptysis, pneumorrhagia, pneumonorrhagia.
Pneu·mo·tho·rax *m patho.* pneumothorax, pneumatothorax.
pneu·mo·trop *adj* pneumotropic.
Pneu·mo·ze·le *f pulmo., patho.* pneumonocele, pleurocele, pneumatocele, pneumocele.
Pneu·mo·ze·pha·lus *m neuro.* pneumocephalus, pneumatocephalus, pneumocrania, pneumocranium, intracranial pneumatocele.
Pneu·mo·zyt *m histol.* pneumonocyte, pneumocyte, alveolar cell, alveolar epithelial cell.
  Pneumozyt Typ I type I cell, type I alveolar cell, membranous pneumocyte, membranous pneumonocyte, small alveolar cell, squamous alveolar cell, lining cell (of alveoli).
  Pneumozyt Typ II type II cell, type II alveolar cell, great alveolar cell, large alveolar cell, niche cell, granular pneumocyte, granular pneumonocyte.
Po *m inf.* behind, bottom.
po·chen *vi* knock, tap (*gegen, an* on, at); (*Herz*) beat; (*Blut, Schmerz*) throb; (*heftig*) thumb, bang, pound; (*rhythmisch*) pulsate, pulse. **leicht pochen an/auf/gegen** tap.
po·chend *adj* pulsatile, pulsative, pulsatory, pulsating, throbbing, beating.
Pocke [k•k] *f* **1.** *derm.* pock. **2. Pocken** *pl epidem.* smallpox, variola.
  weiße Pocken alastrim, variola minor, cottonpox, whitepox, Ribas-Torres disease, Cuban itch, milkpox, glasspox, pseudosmallpox.
Pocken·nar·be [k•k] *f derm.* pit, pockmark.
pocken·nar·big [k•k] *adj* pockmarked.
Pocken·schutz·imp·fung [k•k] *f histor.* vaccination.
Pod·agra *f patho.* podagra; gout.
Po·do·lo·ge *m* podiatrist, podologist, pedicure, chiropodist.
Po·do·zyt *m histol.* podocyte; epicyte.
Poikil(o)- *pref.* poikil(o)-, pecil(o)-.
Poi·ki·lo·blast *m hema.* poikiloblast.
poi·ki·lo·therm *adj bio.* cold-blooded, poikilothermic, poikilothermal, hematocryal.
Poi·ki·lo·ther·mie *f bio.* poikilothermy, poikilothermism.
Poi·ki·lo·zyt *m hema.* poikilocyte.
Poi·ki·lo·zyt·hä·mie *f* → Poikilozytose.
Poi·ki·lo·zy·to·se *f hema.* poikilocytosis, poikilocythemia.
Poi·se *nt phys.* poise.
Pol *m allg., embryo., phys.* pole; *anat.* pole, polus, extremity.
  negativer Pol negative pole, cathode.
  positiver Pol positive pole, anode.
po·lar *adj* pertaining to a pole, having poles, polar. **nicht polar** nonpolar.
Po·la·ri·me·ter *nt phys.* polarimeter.
Po·la·ri·sa·ti·on *f phys., physiol., fig.* polarization.
Po·la·ri·sa·ti·ons·mi·kro·skop *nt histol.* polarizing microscope.
Po·la·ri·sa·tor *m phys.* polarizer.
Po·la·ri·sie·ren *nt phys., physiol., fig.* polarization; *embryo.* polarization.

Po·lier·bür·ste *f* polishing brush.
  Polierbürste mit Borstenbesatz bristle brush.
Po·lier·schei·be *f* polishing disk.
Po·li·kli·nik *f* clinic, policlinic, dispensary, polyclinic, city hospital, city infirmary, city clinic; outpatient clinic, out-patients department.
Po·lio *f* → Poliomyelitis.
Po·lio·en·ce·pha·li·tis *f neuro.* polioencephalitis, poliencephalitis, cerebral poliomyelitis.
  Polioencephalitis haemorrhagica superior (Wernicke) Wernicke's syndrome, Wernicke's encephalopathy, Wernicke's disease, superior hemorrhagic polioencephalitis, acute superior hemorrhagic polioencephalitis.
Po·lio·en·ze·pha·li·tis *f* → Polioencephalitis.
Po·lio·en·ze·pha·lo·mye·li·tis *f neuro.* polioencephalomyelitis, poliencephalomyelitis.
Po·lio·en·ze·pha·lo·pa·thie *f neuro.* polioencephalopathy.
Po·lio·impf·stoff *m* → Poliovakzine.
Po·lio·mye·li·tis *f neuro.* inflammation of the gray matter of the spinal cord, poliomyelitis, polio.
  Poliomyelitis anterior acuta Heine-Medin disease, acute atrophic paralysis, anterior spinal paralysis, atrophic spinal paralysis, acute anterior poliomyelitis, infantile paralysis, spodiomyelitis, myogenic paralysis.
  Poliomyelitis epidemica anterior acuta → Poliomyelitis anterior acuta.
  epidemische Poliomyelitis acute infectious paralysis, epidemic infantile paralysis, epidemic poliomyelitis.
Po·lio·mye·li·tis·impf·stoff *m* → Poliovakzine.
Po·lio·mye·li·tis·vak·zi·ne *f* → Poliovakzine.
Poliomyelitis-Virus *nt micro.* poliovirus, poliomyelitis virus.
Po·lio·mye·lo·pa·thie *f neuro.* poliomyelopathy.
Po·lio·se *f derm.* poliosis.
Po·lio·sis *f* → Poliose.
Po·lio·vak·zi·ne *f immun.* poliomyelitis vaccine, poliovirus vaccine.
  trivalente orale Poliovakzine trivalent oral poliovirus vaccine.
Po·li·tur *f* finish.
Politzer-Luftdusche *f HNO* politzerization, Politzer's method.
Pol·len *m bio., pharm.* pollen.
Pol·len·al·ler·gen *nt immun.* pollen allergen, pollen antigen.
Pol·len·al·ler·gie *f immun.* pollinosis, pollenosis.
Pol·len·an·ti·gen *nt* → Pollenallergen.
Pol·li·no·se *f* → Pollenallergie.
Pol·ster *nt* (*a. fig.*) cushion; (*Polsterung*) pad, padding; *techn.* cushion.
pol·stern *vt* (*a. techn., ortho.*) pad, pad out, cushion, wad.
Pol·ste·rung *f* (*a. techn., ortho.*) padding, wadding.
Poly- *pref.* poly-, pleo-, pleio-, pluri-, multi-.
Po·ly·acryl·amid *nt chem.* polyacrylamide.
Po·ly·acryl·amid·gel·elek·tro·pho·re·se *f* polyacrylamide gel electrophoresis.
Po·ly·ade·nia *f* → Polyadenie.
Po·ly·ade·nie *f patho.* polyadenia.
Po·ly·ade·ni·tis *f patho.* polyadenitis.
Po·ly·ade·no·ma·to·se *f patho.* polyadenomatosis.
Po·ly·ade·no·ma·to·sis *f* → Polyadenomatose.
Po·ly·akry·lat·ze·ment *m* acrylic resin cement, acrylic resin dental cement.
Po·ly·akryl·säu·re·ze·ment *m* acrylic resin cement, acrylic resin dental cement.
Po·ly·amid *nt chem.* polyamide.
Po·ly·ar·te·ri·itis *f patho.* polyarteritis.
  Polyarteriitis nodosa Kussmaul-Meier disease, Kussmaul's disease, arteritis nodosa.
Po·ly·ar·thri·tis *f ortho.* inflammation of several joints, polyarthritis; amarthritis, holarthritis.
  Polyarthritis rheumatica acuta rheumatic fever, acute rheumatic polyarthritis, acute articular rheumatism, acute rheumatic arthritis, rheumapyra, rheumatopyra, inflammatory rheumatism.
  primär chronische Polyarthritis rheumatoid arthritis, chronic articular rheumatism, atrophic arthritis, Beauvais' disease, chronic inflammatory arthritis, proliferative arthritis, osseous rheumatism, rheumarthritis, rheumatic gout.
  progrediente Polyarthritis → primär chronische Polyarthritis.
po·ly·ar·ti·ku·lär *adj* affecting many joints, multiarticular, polyarticular, polyarthric.
Po·ly·äther *m* polyether.
Po·ly·äther·ab·form·mas·se *f* polyether impression material, polyether rubber impression material.
Po·ly·äther·gum·mi *nt* polyether rubber.

Polyäther-Gummiabformmasse

Polyäther-Gummiabformmasse *f* polyether impression material, polyether rubber impression material.
Polyäther-Gummi-Basis *f* polyether rubber base.
Po·ly·äthy·len *nt chem.* polyethylene, polythene.
Po·ly·äthy·len·gly·kol *nt pharm.* polyethylene glycol.
Po·ly·avit·ami·no·se *f patho.* polyavitaminosis.
Po·ly·che·mo·the·ra·pie *f clin.* polychemotherapy.
Po·ly·chon·dri·tis *f ortho., patho.* polychondritis.
   rezidivierende Polychondritis Meyenburg's disease, von Meyenburg's disease, Meyenburg-Altherr-Uehlinger syndrome, polychondropathy, polychondropathia, generalized chondromalacia, systemic chondromalacia, relapsing polychondritis, relapsing perichondritis.
po·ly·chrom *adj* polychromic, polychromatic.
Po·ly·chro·ma·sie *f* **1.** *hema.* polychromasia. **2.** *histol.* polychromasia, polychromatia, polychromatocytosis, polychromatophilia, polychromatosis, polychromophilia.
po·ly·chro·ma·tisch *adj histol., phys.* polychromatic, polychromatophil, polychromatophilic, polychromic.
Po·ly·chro·ma·to·phi·lie *f histol.* polychromasia, polychromatia, polychromatocytosis, polychromatophilia, polychromatosis, polychromophilia.
Po·ly·cyt·hae·mia *f hema.* polycythemia, erythrocythemia.
   Polycythaemia rubra hypertonica Gaisböck's syndrome, Gaisböck's disease, benign polycythemia.
   Polycythaemia rubra vera → Polycythaemia vera.
   Polycythaemia vera Osler-Vaquez disease, Osler's disease, Vaquez's disease, Vaquez-Osler disease, erythremia, erythrocythemia, myelopathic polycythemia, primary polycythemia, leukemic erythrocytosis, splenomegalic polycythemia.
po·ly·dent *adj* polydentate.
Po·ly·dip·sie *f patho.* polydipsia.
Po·ly·don·tie *f* polyodontia.
Po·ly·dys·pla·sia *f patho.* polydysplasia.
   Polydysplasia ectodermica Typ Cole-Rauschkolb-Toomey dyskeratosis congenita, Zinsser-Cole-Engman syndrome, congenital dyskeratosis.
Po·ly·dys·tro·phie *f patho.* polydystrophy, polydystrophia.
Po·ly·en *nt chem.* polyene.
Po·ly·en·do·kri·no·pa·thie *f endo., patho.* polyendocrinopathy.
Po·ly·ester *m chem.* polyester.
Po·ly·ether *m* polyether.
po·ly·gen *adj genet.* polygenic.
Po·ly·ge·nie *f genet.* polygenia, polygeny.
po·ly·ge·nisch *adj* → polygen.
po·ly·glan·du·lär *adj* polyadenous, polyglandular, pluriglandular.
Po·ly·glo·bu·lie *f hema.* hyperglobulia, hyperglobulism.
   relative Polyglobulie pseudopolycythemia.
Po·ly·hi·dro·se *f derm.* polyhidrosis, polyidrosis, hyperhidrosis, hyperidrosis, hyperephidrosis, sudorrhea.
Po·ly·hi·dro·sis *f* → Polyhidrose.
Po·ly·idro·sis *f* → Polyhidrose.
Po·ly·kar·bo·nat·kro·ne *f* polycarbonate crown.
Po·ly·karb·oxy·lat·ze·ment *m* polycarboxylate cement, zinc polycarboxylate cement, zinc polyacrylate cement.
Po·ly·ka·ryo·zyt *m histol.* polykaryocyte, pleokaryocyte, pleocaryocyte.
po·ly·klo·nal *adj immun., histol.* polyclonal.
Po·ly·mer *nt chem.* polymer, polymerid.
   thermoplastisches Polymer thermoplastic polymer.
po·ly·mer *adj chem.* polymeric.
Po·ly·me·ri·sa·ti·on *f chem.* polymerization.
Po·ly·me·thyl·meth·acry·lat *nt* → Polymethylmethacrylat.
Po·ly·me·thyl·meth·akry·lat *nt chem.* acrylic resin, polymethyl methacrylate.
Po·ly·me·thyl·meth·akry·lat·ze·ment *m* polymethyl methacrylate cement, PMMA cement.
po·ly·morph *adj histol., bio.* polymorphic, polymorphous, pleomorphic, pleomorphous, multiform.
po·ly·morph·ker·nig *adj histol.* polymorphonuclear.
Po·ly·my·xin *nt pharm.* polymyxin.
Po·ly·my·xin·an·ti·bio·ti·kum *nt pharm.* polymyxin.
Po·ly·neu·ri·tis *f neuro.* multiple neuritis, polyneuritis, disseminated neuritis.
po·ly·nu·kle·är *adj histol.* multinuclear, multinucleate, plurinuclear, polynuclear, polynucleate, polynucleated.
Po·ly·odon·tie *f* polyodontia.
po·ly·os·to·tisch *adj ortho.* pertaining to or affecting many bones, polyostotic.
Po·lyp *m patho.* polyp, polypus.
   adenomatöser Polyp adenomatous polyp, cellular polyp, polypoid adenoma.

   muköser Polyp mucous polyp, mucocele.
   schleimbildender Polyp → muköser Polyp.
Po·ly·pa·thie *f patho.* polypathia.
Po·lyp·ek·to·mie *f chir.* polypectomy.
   endoskopische Polypektomie endoscopic polypectomy.
Po·ly·pen·ab·tra·gung *f chir.* polypectomy.
   endoskopische Polypenabtragung endoscopic polypectomy.
po·ly·pen·ähn·lich *adj* polypoid, polypiform.
Po·ly·pen·faß·zan·ge *f chir.* polyp forceps, polyp grasper.
Po·ly·pep·tid *nt biochem.* polypeptide.
Po·ly·pep·tid·hor·mon *nt endo.* polypeptide hormone, proteohormone.
po·ly·phän *adj genet.* pertaining to or characterized by pleiotropy, pleiotropic, polyphenic.
Po·ly·phä·nie *f genet.* pleiotropy, pleiotropia, pleiotropism.
po·ly·phy·le·tisch *adj bio.* polyphyletic.
po·ly·phyo·dont *adj* polyphyodont.
Po·ly·ploi·die *f genet.* polyploidy.
po·ly·pös *adj* polypoid, polypous, polypiform.
Po·ly·po·se *f* → Polyposis.
   familiäre Polypose → Polyposis familiaris.
Po·ly·po·sis *f patho.* polyposis.
   Polyposis familiaris adenomatosis of the colon, adenomatous polyposis coli, multiple familial polyposis, familial polyposis syndrome, familial intestinal polyposis, familial polyposis.
   Polyposis intestini Peutz-Jeghers Peutz' syndrome, Peutz-Jeghers intestinal polyposis, Peutz-Jeghers syndrome.
Po·ly·prag·ma·sie *f clin., pharm.* polypharmacy, polypragmasy.
Po·ly·pus *m patho.* polyp, polypus.
Po·ly·ra·di·ku·li·tis *f neuro.* inflammation of the nerve roots, polyradiculitis.
Po·ly·sac·cha·rid *nt chem.* polysaccharide, polysaccharose, glycan.
Po·ly·se·ro·si·tis *f patho.* polyserositis, multiple serositis.
   familiäre rekurrente Polyserositis familial recurrent polyserositis, benign paroxysmal peritonitis, familial Mediterranean fever, Mediterranean fever, recurrent polyserositis, familial paroxysmal polyserositis, periodic polyserositis, periodic peritonitis.
Po·ly·sia·lie *f HNO* ptyalism, ptyalorrhea, polysialia, sialism, sialismus, sialorrhea, sialosis, hygrostomia, hyperptyalism, hypersalivation.
Po·ly·si·lo·xan·ab·druck·mas·se *f* → Polysiloxanabformmasse.
Po·ly·si·lo·xan·ab·form·mas·se *f* vinyl polysiloxane impression material.
Po·ly·skle·ro·se *f patho.* multiple sclerosis, disseminated sclerosis, focal sclerosis, insular sclerosis.
Po·ly·so·mie *f genet.* polysomy.
Po·ly·sty·rol *nt chem.* polystyrene, polyvinyl benzene.
Po·ly·sul·fid·ab·druck *m* polysulfide impression, mercaptane impression, polysulfide rubber base impression, polysulfide impression material, polysulfide rubber impression material.
Polysulfid-Gummi-Basis *f* polysulfide rubber base.
Po·ly·sul·fon·im·plan·ta·te *pl* polysulfone implants.
Po·ly·tri·chie *f derm.* excessive hairness, polytrichia, polytrichosis.
po·ly·trop *adj* polytropic.
po·ly·va·lent *adj chem., immun.* polyvalent, multivalent.
Po·ly·vi·nyl·al·ko·hol *m chem.* polyvinyl alcohol.
Po·ly·vi·nyl·aze·tat *nt chem.* polyvinyl acetate.
Po·ly·vi·nyl·chlo·rid *nt chem.* polyvinyl chloride.
po·ly·zel·lu·lär *adj histol.* polycellular.
po·ly·zen·trisch *adj* polycentric, multicentric.
po·ly·zy·klisch *adj chem.* polycyclic.
po·ly·zy·stisch *adj patho.* polycystic, multicystic.
Po·ly·zyt·hä·mie *f* → Polycythaemia.
Pompe-Krankheit *f patho.* Pompe's disease, generalized glycogenosis, α-1,4-glucosidase deficiency, acid-maltase deficiency, type II glycogen storage disease.
Pom·pho·lyx *f derm.* dyshidrosis, dyshidria, dyshydrosis, dysidria, dysidrosis, pompholyx.
Pons *m, pl* **Pon·tes** *anat.* pons, bridge of Varolius.
Pont-Index *m* Pont index.
Pool *m bio., biochem., hema.* pool; (*Daten etc.*) pool.
Poots-Wurzelhebel *m* Potts root pick.
Po·pu·la·ti·on *f stat.* population.
Por·ade·ni·tis *f patho.* poradenitis, poradenia.
   Poradenitis inguinalis lymphogranuloma venereum, lymphogranuloma inguinale, lymphopathia venereum, Durand-Nicolas-Favre disease, Favre-Durand-Nicolas disease, Favre-Nicolas-Durand disease, Frei's disease, Nicolas-Favre disease, poradenolymphitis, poradenitis nostras, poradenitis venerea, fifth venereal disease, fourth venereal disease, sixth venereal disease, tropical bubo, pudendal ulcer, climatic bubo, donovanosis.

Po·re *f anat., histol.* pore, porosity, porousness, hole, foramen, perforation; *anat.* porus.
Po·ro·ke·ra·to·sis Mi·bel·li *f derm.* porokeratosis, Mibelli's disease , porokeratosis of Mibelli, keratoatrophoderma.
Po·rom *nt derm.* 1. poroma. 2. poroma, callus, callosity.
Po·ro·ma *nt* → Porom.
po·rös *adj histol.* porous; spongy, sponge-like, spongioid, spongiose; *patho.* cavernous, cavitary; (*Materie*) rare.
Po·ro·se *f patho.* porosis, porosity.
Po·ro·sis *f* → Porose.
Po·ro·si·tät *f histol.* porosity, porousness, sponginess.
Por·phy·ria *f patho.* porphyria, porphyrism, hematoporphyria.
 Porphyria acuta intermittens pyrroloporphyria, Swedish genetic porphyria, acute intermittent porphyria, acute porphyria.
 Porphyria erythropoetica erythropoietic porphyria.
 Porphyria erythropoietica erythropoietic porphyria.
Por·phy·rie *f patho.* porphyria, porphyrism, hematoporphyria.
 erythropoetische Porphyrie erythropoietic porphyria.
 kongenitale erythropoetische Porphyrie Günther's disease, erythropoietic uroporphyria, congenital erythropoietic porphyria, congenital photosensitive porphyria, hematoporphyria.
Por·ri·go *m derm.* porrigo.
Por·ta *f, pl* **Por·tae** *anat.* 1. portal, entrance, porta. 2. *inf.* portal vein (of liver).
por·tal *adj anat.* pertaining to a porta or the porta hepatis, portal.
Por·tio *f* 1. *anat.* portio, part, portion. 2. *inf.* vaginal part of cervix uteri, vaginal part of uterus, exocervix, ectocervix.
Port·wein·fleck *m derm.* port-wine mark, port-wine nevus, port-wine stain, flammeous nevus, salmon patch.
Por·zel·lan *nt* dental porcelain, silicate cement, porcelain cement, synthetic porcelain.
 Porzellan auf Gold-Legierung porcelain-fused-to-gold alloy.
 Porzellan auf Metall-Pontik porcelain-fused-to-metal pontics.
 Porzellan auf Metall-Restauration porcelain-fused-to-metal restoration.
Por·zel·lan·brand *m* firing, baking.
Por·zel·lan·bren·nen *nt* firing, baking.
Por·zel·lan·brenn·ofen *m* porcelain furnace.
Por·zel·lan·frak·tur *f* porcelain fracture.
Por·zel·lan·in·lay *nt* porcelain inlay.
Por·zel·lan·kro·ne *f* porcelain crown.
Por·zel·lan·man·tel·kro·ne *f* porcelain jacket.
Por·zel·lan·mas·siv·kro·ne *f* porcelain crown.
Por·zel·lan·mo·del·lier·in·stru·ment *nt* porcelain carver.
Por·zel·lan·pro·the·se *f* porcelain denture.
Por·zel·lan·scha·len·gold·kro·ne *f* porcelain veneer gold crown.
Por·zel·lan·scha·len·ver·blend·kro·ne *f* porcelain laminate veneer, porcelain enamel, porcelain veneer, porcelain veneer crown, porcelain-faced crown, porcelain-fused-to-metal crown, PFM crown.
Por·zel·lan·ze·ment *m* silicate cement, porcelain cement, synthetic porcelain.
Posada-Mykose *f epidem.* Posada's mycosis, Posada-Wernicke disease, Posada's disease, California disease, coccidioidomycosis, coccidioidosis, coccidioidal granuloma, desert fever.
Po·se *f* pose, posture, attitude.
po·sie·ren *vi* pose, posture.
Po·si·ti·on *f* 1. position, posture; *fig.* position, attitude (*zu, gegenüber* to, towards). 2. *chir.* position, posture. 3. *gyn.* position.
 zentrische Position centric position.
Po·si·tio·ner *m* tooth positioner, positioner.
po·si·ti·ons·ab·hän·gig *adj* position-dependent.
po·si·tiv *adj* positive; (*Befund*) positive; (*Antwort*) positive, favorable, affirmative. **dreifach positiv** *chem.* tripositive. **zweifach positiv** *chem.* bipositive.
positive-negative pressure breathing *IC* positive-negative pressure ventilation, positive-negative pressure breathing.
Po·si·tron *nt phys.* positive electron, positron.
Po·si·tur *f* pose, posture, position, attitude.
Post- *pref.* after, behind, posterior, post-.
Post·ado·les·zenz *f psycho.* postadolescence.
post·an·äs·the·tisch *adj anes.* postanesthetic.
post·apo·plek·tisch *adj patho., neuro.* postapoplectic.
post·buk·kal *adj* postbuccal.
post·dia·sto·lisch *adj physiol.* postdiastolic.
post·diph·the·risch *adj epidem.* postdiphtheric, postdiphtheritic.
post·em·bry·o·nal *adj embryo.* postembryonic.
post·epi·lep·tisch *adj neuro.* postepileptic.
po·ste·ri·or *adj* 1. *anat.* posterior, dorsal. 2. posterior, after.
posterior-anterior *adj* posteroanterior.

posterior-lateral *adj* posterolateral, posteroexternal.
po·ste·ro·an·te·ri·or *adj* posteroanterior.
po·ste·ro·la·te·ral *adj* posterolateral, posteroexternal.
Post·ex·po·si·ti·ons·pro·phy·la·xe *f epidem.* postexposure prophylaxis.
post·gan·glio·när *adj physiol.* postganglionic.
post·hä·mor·rha·gisch *adj patho.* posthemorrhagic.
Po·sti·kus *m HNO inf.* posticus, cricoarytenoideus posterior (muscle).
Po·sti·kus·läh·mung *f HNO* posticus palsy, posticus paralysis.
post·in·fek·ti·ös *adj epidem., patho.* postinfectious, postinfective.
post·mor·tal *adj* postmortem, after death, postmortal.
post mortem → postmortal.
Post·myo·kard·in·farkt·syn·drom *nt card.* postmyocardial infarction syndrome, Dressler's syndrome.
post·na·tal *adj ped.* postnatal.
Post·na·tal·pe·ri·ode *f ped.* postnatal life.
post·ope·ra·tiv *adj chir.* postoperative, postsurgical.
Post·per·fu·si·ons·syn·drom *nt epidem., hema.* post-transfusion mononucleosis, postperfusion syndrome, post-transfusion syndrome.
post·pran·di·al *adj physiol.* postprandial, postcibal.
post·pu·be·ral *adj* → postpubertär.
post·pu·ber·tal *adj* → postpubertär.
post·pu·ber·tär *adj psycho.* postpubertal, postpuberal, postpubescent.
Post·pu·ber·tät *f psycho.* postadolescence, postpuberty, postpubescence.
Post·rhi·no·sko·pie *f HNO* posterior rhinoscopy.
Post·trans·fu·si·ons·he·pa·ti·tis *f patho., epidem.* post-transfusion hepatitis, transfusion hepatitis.
Post·trans·fu·si·ons·syn·drom *nt epidem., hema.* post-transfusion mononucleosis, postperfusion syndrome, post-transfusion syndrome.
post·trau·ma·tisch *adj traumat., patho.* post-traumatic, traumatic.
Po·stu·lat *nt* postulate, assertion, assumption, thesis.
po·stu·lie·ren *vt* postulate, assume, claim.
po·stu·ral *adj* pertaining to posture, postural.
po·tent *adj physiol.* potent; virile; *fig.* potent, powerful.
Po·ten·ti·al *nt physiol., phys., chem.* potential; *allg.* potential, capabilities *pl.*
 bioelektrisches Potential bioelectric potential.
 evoziertes Potential evoked potential.
Po·ten·ti·al·dif·fe·renz *f phys.* potential difference.
Po·ten·tia·li·tät *f* potentiality, potential.
po·ten·ti·ell *adj* (*a. phys.*) potential.
Po·ten·tio·me·ter *nt phys.* potentiometer.
Po·tenz *f* 1. *physiol.* potence, potency; sexual potency, virile power, virility. 2. *mathe.* power.
po·ten·zie·ren *vt* 1. *pharm.* potentiate, potentialize. 2. strengthen, intensify.
Po·ten·zie·rung *f pharm., phys.* potentiation, potentialization.
Potter-Syndrom *nt patho.* Potter's disease, Potter's facies.
Potts-Wurzelheber *m* Potts' elevator, Potts' cross bar elevator.
PPD-Tuberkulin *nt immun.* purified protein derivate tuberculin, P.P.D. tuberculin.
p.p.-Heilung *f traumat.* primary healing, primary adhesion, healing by first intention.
PPL-Test *m immun.* PPL test, penicilloyl-polylysine test.
PP-Typ *m patho., pulmo.* pink puffer.
Prä- *pref.* before, anterior, pre-, prae-.
prä·au·ri·ku·lär *adj anat.* preauricular.
Prä·den·tin *nt* predentin, predentinal zone, predentin zone, dentinoid.
Prä·den·tin·ma·trix *f* predentin matrix.
Prader-Labhart-Willi-Syndrom *nt* → Prader-Willi-Syndrom.
Prader-Willi-Syndrom *nt patho.* Prader-Willi syndrome.
Prä·dia·be·tes *m patho.* prediabetes, preclinical diabetes.
Prä·dia·sto·le *f physiol.* prediastole, peridiastole, late systole.
Prä·dis·po·si·ti·on *f* predisposition.
 erblich-bedingte Prädisposition → hereditäre Prädisposition.
 hereditäre Prädisposition heredodiathesis.
prä·erup·tiv *adj patho.* preeruptive.
Prä·ex·po·si·ti·ons·pro·phy·la·xe *f epidem.* preexposure prophylaxis.
prä·fron·tal *adj anat.* prefrontal.
prä·gan·glio·när *adj physiol.* preganglionic.
Prä·gung *f physiol.* imprinting.
Prä·im·mu·ni·tät *f immun.* premunition, concomitant immunity, relative immunity.

Präinfarkt

Prä·in·farkt *m card.* preinfarction syndrome.
prä·kan·ze·rös *adj patho.* precancerous, precarcinomatous, premalignant.
Prä·kan·ze·ro·se *f patho.* precancer, precancerosis, precancerous lesion, precancerous condition.
  melanotische Präkanzerose Hutchinson's freckle, circumscribed precancerous melanosis of Dubreuilh, melanotic freckle (of Hutchinson), malignant lentigo, lentigo maligna.
prä·ka·pil·lär *adj physiol.* precapillary.
Prä·ka·pil·la·re *f histol.* precapillary, metarteriole.
prä·kar·di·al *adj anat.* precardiac, precordial.
prä·kar·zi·no·ma·tös *adj* → präkanzerös.
prä·kli·nisch *adj* preclinical.
Prä·ko·ma *nt neuro.* precoma.
prä·kor·di·al *adj anat.* precardiac, precordial.
Prä·kor·di·al·schmerz *m card.* precordialgia.
prak·tisch *adj* 1. practical; (*nutzbringend*) practical, handy, useful; (*angewandt*) applied. 2. (*geschickt*) practiced, practical, practical-minded, rational.
prak·ti·zie·ren I *vt* practice, put into practice, apply, use, exercise. II *vi* (*Arzt*) practice, be in practice.
Prä·kur·sor *m bio., chem.* precursor.
Prä·leuk·ämie *f hema.* preleukemia.
prä·leuk·ämisch *adj hema.* pertaining to or suffering from preleukemia, preleukemic.
prä-β-Lipoprotein *nt biochem.* very low-density lipoprotein, pre-beta-lipoprotein.
prall *adj* bursting, bulging, hard, full; (*geschwollen*) swollen; (*straff*) tight.
prä·ma·lig·ne *adj patho.* precancerous, precarcinomatous, premalignant.
prä·ma·tur *adj psycho., patho.* premature.
Prä·ma·tu·ri·tät *f psycho., patho.* prematurity, prematureness.
Prä·ma·xil·la *f embryo.* premaxilla, premaxillary bone.
prä·ma·xil·lär *adj anat.* premaxillary.
Prä·me·di·ka·ti·on *f anes.* premedication, preanesthetic medication.
  zahnärztliche Prämedikation dental premedication.
Prä·mo·lar *m* premolar, premolar tooth, bicuspid tooth, bicuspid, dens premolaris, dens bicuspidus.
  erster Prämolar first premolar, first premolar tooth.
  mandibulärer Prämolar mandibular bicuspid, mandibular premolar.
  maxillärer Prämolar maxillary bicuspid.
  oberer Prämolar → maxillärer Prämolar.
  unterer Prämolar → mandibulärer Prämolar.
  zweiter Prämolar second premolar.
prä·mo·lar *adj* premolar.
Prä·mo·la·ren *pl* premolar teeth, premolars, dentes bicuspidi, dentes premolares.
Prä·mo·la·ren·band *nt* premolar band.
Prä·mo·la·ren·zan·ge *f* premolar forceps.
  obere Prämolarenzange maxillary bicuspid forceps, maxillary premolar forceps.
Prä·mo·lar·zahn *m* → Prämolar.
prä·mo·ni·to·risch *adj clin.* premonitory.
prä·mor·bid *adj patho.* premorbid.
prä·mor·tal *adj* premortal, before death.
Prä·mu·ni·tät *f* → Prämunition.
Prä·mu·ni·ti·on *f immun.* premunition, concomitant immunity, relative immunity.
Prä·nar·ko·se *f anes.* prenarcosis.
prä·nar·ko·tisch *adj anes.* prenarcotic.
prä·na·tal *adj embryo.* prenatal, antenatal.
Prä·na·tal·pe·ri·ode *f embryo.* prenatal life.
Prä·odon·to·blast *m* preodontoblast.
prä·ope·ra·tiv *adj chir.* preoperative, presurgical.
Prä·pa·rat *nt pharm.* preparation; *bio., chir., patho.* preparation, specimen.
Prä·pa·rie·ren *nt chir., anat.* preparation, dissection.
  stumpfes Präparieren blunt dissection.
prä·pa·rie·ren *vt* prepare; *anat., patho., chir.* dissect, prepare; (*mikroskopisch*) mount; (*haltbar machen*) preserve.
Prä·pa·rier·sche·re *f chir.* dissecting scissors.
prä·pran·di·al *adj physiol.* preprandial.
prä·pro·the·tisch *adj chir.* preprosthetic.
prä·pu·be·ral *adj* → präpubertär.
prä·pu·ber·tal *adj* → präpubertär.
prä·pu·ber·tär *adj psycho.* prepubertal, prepuberal, prepubescent.
Prä·pu·ber·tät *f psycho.* prepuberty, prepubescence.
prä·se·nil *adj* presenile.

Prä·se·ni·li·tät *f neuro.* premature old age, presenility.
Prä·se·ni·um *nt* presenium.
Prä·sen·ta·ti·on *f immun.* presentation.
Prä·ser·va·tiv *nt* condom, sheath.
Prä·skle·ro·se *f patho.* Huchard's disease, continued arterial hypertension.
Prä·sum·ti·on *f* presumption.
prä·sum·tiv *adj* presumptive.
prä·sy·sto·lisch *adj physiol.* pertaining to the beginning of the systole, presystolic, perisystolic, late diastolic.
Prausnitz-Küstner-Antikörper *pl immun.* P.-K antibodies, Prausnitz-Küstner antibodies, atopic reagin.
Prausnitz-Küstner-Reaktion *f immun.* Prausnitz-Küstner reaction, Prausnitz-Küstner test, P-K test, P-K reaction, passive transfer test.
Prä·va·lenz *f epidem.* prevalence.
Prä·ven·ti·on *f clin.* prevention.
prä·ven·tiv *adj clin.* preventive, preventative, prophylactic.
Prä·ven·tiv·be·hand·lung *f clin.* preventive treatment; prophylaxis.
Prä·ven·tiv·mit·tel *nt clin.* preventive, preventative, prophylactic.
Pra·xis *f* 1. (*Ausübung*) practice; (*Erfahrung*) practice, experience; (*Praktik*) use, custom. **in der Praxis** in practice. **in die Praxis umsetzen** put into practice. 2. (*Sprechstunde*) surgery. 3. (*Sprechzimmer*) office, practice, consulting room, surgery.
prä·zen·tral *adj* precentral.
Prä·zen·tral·ve·ne *f anat.* precentral vein (of cerebellum).
Prä·zi·pi·tat *nt chem., immun.* precipitate.
Prä·zi·pi·ta·ti·on *f chem., immun.* precipitation.
Prä·zi·pi·ta·ti·ons·test *m immun.* precipitin test.
Prä·zi·pi·tin *nt immun.* precipitin, precipitating antibody.
prä·zi·se *adj* precise, exact, definite; (*Test, Diagnose*) accurate.
Prä·zi·si·on *f* precision, preciseness, exactness; (*Test, Diagnose*) accuracy.
Prä·zi·si·ons·an·ker *m* precision anchorage, precision attachment.
Prä·zi·si·ons·ge·schie·be *nt* precision attachment, friction attachment, frictional attachment, intracoronal attachment, internal attachment, key-and-keyway attachment, slotted attachment, intracoronal retainer, precision attachment.
Prä·zi·si·ons·waa·ge *f* precision balance.
Pred·ni·so·lon *nt pharm.* prednisolone, metacortandralone.
Pred·ni·son *nt pharm.* prednisone, metacortandracin, deltacortisone.
Pre·gnan *nt endo.* pregnane.
Pre·gnan·di·ol *nt endo.* pregnanediol.
Preisz-Nocard-Bazillus *m micro.* Preisz-Nocard bacillus, Corynebacterium pseudotuberculosis.
pre·kär *adj* precarious, critical, delicate.
Prel·lung *f patho.* contusion, bruise.
Pres·by·aku·sis *f HNO* (physiologic) presbycusis, presbyacousia, presbyacusia, presbyacusis.
Pres·by·atrie *f* presbyatrics *pl*, geriatrics *pl*, geriatric medicine.
Pres·by·opie *f ophthal.* old sight, presbyopia, presbytia, presbytism.
Pres·sen *nt* centric bruxism, clamping habit, clenching habit.
Preß·kraft *f* condensing force.
Preß·luft *f* compressed air.
Pressomatic-Attachment *nt* Pressomatic unit, Pressomatic attachment.
Pressomatic-System *nt* → Pressomatic-Attachment.
Pres·so·re·zep·tor *m physiol.* pressoreceptor, pressosensor.
Pres·so·sen·sor *m* → Pressorezeptor.
Pres·so·zep·tor *m* → Pressorezeptor.
Price-Jones-Kurve *f hema.* Price-Jones method, Price-Jones curve.
Prichard-Kürette *f* Prichard curet, Prichard curette.
Prichard-Raspatorium *nt* Prichard periosteal elevator.
prickeln [k•k] *vi* tingle; (*kitzeln*) tickle; (*jucken*) itch.
Prick·test *m derm.* prick test.
Pri·lo·ca·in *nt anes.* prilocaine.
pri·mär *adj* primary, first; main, principal; *clin.* primary, protopathic, essential, idiopathic, idiopathetic, autopathic.
Pri·mär·ab·druck *m* primary impression, preliminary impression, snap impression.
Pri·mär·af·fekt *m patho.* primary lesion.
  syphilitischer Primäraffekt chancre, hard chancre, hard sore, hard ulcer, syphilitic ulcer, hunterian chancre, true chancre.
Pri·mär·an·ker *m* coping, primary coping, cope, coping retainer, primary thimble, thimble.
Pri·mär·ant·wort *f immun.* primary reaction, primary immune response, primary response.
Pri·mär·be·hand·lung *f* primary care.
  interdisziplinäre Primärbehandlung interdisciplinary primary care.

zahnärztliche Primärbehandlung primary dental care, primary care dentistry, initial dental care.
Pri·mär·den·tin *nt* primary dentin.
Pri·mär·far·be *f phys.* primary color.
Pri·mär·ge·schwulst *f patho.* primary tumor.
Pri·mär·hei·lung *f traumat.* primary healing, primary adhesion, healing by first intention.
Pri·mär·ka·ri·es *f* primary caries, primary dental caries, initial dental caries.
Pri·mär·kon·takt *m immun.* primary contact.
Pri·mär·kro·ne *f* coping, primary coping, cope, coping retainer, primary thimble, thimble.
Pri·mär·lä·si·on *f epidem.* mother yaw, framb(o)esioma, primary lesion.
Pri·mär·naht *f chir.* primary suture.
Pri·mär·re·ak·ti·on *f* → Primärantwort.
Pri·mär·sym·ptom *nt clin.* cardinal symptom, chief complaint.
Pri·mär·the·ra·pie *f clin.* primary therapy.
Pri·mär·tu·ber·ku·lo·se *f epidem.* childhood tuberculosis, childhood type tuberculosis, primary tuberculosis.
Pri·mär·tu·mor *m patho.* primary tumor.
Pri·mär·ver·sor·gung *f* primary care.
  aufgeschobene Primärversorgung delayed primary wound closure.
  interdisziplinäre Primärversorgung interdisciplinary primary care.
  zahnärztliche Primärversorgung primary dental care, primary care dentistry, initial dental care.
Pri·mer *m chem., biochem.* primer.
Pri·mi·don *nt pharm.* primidone, desoxyphenobarbital.
pri·mi·tiv *adj allg., bio., embryo.* primitive, low.
Pri·mi·tiv·kno·ten *m embryo.* primitive node, primitive knot, Hensen's node, Hensen's knot, Hubrecht's protochordal knot, protochordal knot.
Pri·mi·tiv·strei·fen *m embryo.* primitive line, axial plate, primitive streak.
pri·mor·di·al *adj (a. bio., embryo.)* pertaining to a primordium, primordial; primitive, primal.
Pri·mor·di·al·zy·ste *f* primordial cyst.
Pri·mor·di·um *nt embryo.* primordium, anlage.
Primum-Defekt *m card.* ostium primum defect.
Pringle-Bourneville-Syndrom *nt* Pringle-Bourneville disease, Pringle-Bourneville syndrome, Bourneville-Pringle disease, Bourneville-Pringle syndrome.
PR-Intervall *nt card.* P-R interval.
Prin·zip *nt (a. pharm.)* principle; law.
  aktives Prinzip *pharm.* active principle.
Pri·on *nt micro.* prion.
Pris·ma *nt, pl* **Pris·men** *phys., opt.* prism.
pri·vat *adj* private; *(vertraulich)* confidential.
Pri·vat·kli·nik *f* private clinic, private hospital.
Pro·ac·ce·le·rin *nt hema.* proaccelerin, factor V, labile factor, accelerator globulin, plasma labile factor, plasmin prothrombin conversion factor, thrombogene, accelerator factor, cofactor of thromboplastin, component A of prothrombin.
Pro·ak·ze·le·rin *nt* → Proaccelerin.
Pro·band *m* candidate, proband, propositus.
Pro·be *f* **1.** experiment; trial, test, try-out. **2.** *histol., lab.* specimen, sample, assay sample; pattern, example; taste; *stat.* sampling, sample. **3.** *lab.* test, assay.
Pro·be·bi·op·sie *f clin.* diagnostic biopsy.
Pro·be·er·he·bung *f stat.* sample.
Pro·be·ex·zi·si·on *f clin.* excisional biopsy.
Pro·be·in·zi·si·on *f clin.* incisional biopsy.
Pro·be·ma·te·ri·al *nt* assay sample, sample, specimen.
Pro·be·packung [k•k] *f* trial package.
Pro·be·pro·the·se *f ortho.* trial prosthesis.
  Probeprothese aus Modellwachs model wax denture, trial denture.
Pro·be·stück *nt* specimen, sample.
Pro·ca·in *nt pharm., anes.* procaine.
Procain-Benzylpenicillin *nt pharm.* penicillin G procaine.
Procain-Penicillin G *nt* → Procain-Benzylpenicillin.
Pro·ca·ryo·tae *pl bio.* Procaryotae, Prokaryotae.
Pro·chei·lie *f* procheilia, prochilia.
Pro·con·ver·tin *nt hema.* proconvertin, factor VII, prothrombin conversion factor, prothrombin converting factor, stable factor, serum prothrombin conversion accelerator, prothrombokinase, cofactor V, convertin, cothromboplastin, autoprothrombin I.
Proc·ti·tis *f patho.* inflammation of the rectum, proctitis, rectitis.
Pro·drom *nt clin.* early symptom, premonitory symptom, prodrome, prodroma, prodromus, precursor, antecedent sign.
pro·dro·mal *adj clin.* pertaining to a prodrome, premonitory, prodromal, prodromic, prodromous, proemial.
Pro·dro·mal·er·schei·nung *f* → Prodrom.
Pro·dro·mal·pha·se *f clin.* prodromal period, prodromal phase, prodromal stage.
Pro·dro·mal·sta·di·um *nt* → Prodromalphase.
Pro·dro·mal·sym·ptom *nt* → Prodrom.
Pro·dukt *nt (a. chem., mathe.)* product, make, making; *(Ergebnis)* product, result, outcome.
pro·duk·tiv *adj* productive; *patho.* productive.
Pro·en·zym *nt biochem.* proenzyme, proferment, zymogen.
Pro·ery·thro·blast *m hema.* proerythroblast, pronormoblast, lymphoid hemoblast of Pappenheim, rubriblast.
Pro·fi·bri·no·ly·sin *nt hema.* plasminogen, proplasmin, profibrinolysin.
Profichet-Krankheit *f patho.* Profichet's disease, Profichet's syndrome, calcium gout.
Pro·fil *nt* profile, side face.
  prognathes Profil prognathic profile.
  retrognathes Profil retrognathic profile.
Pro·ge·ne·se *f* progenesis.
Pro·ge·nie *f* mandibular prognathism, mandibular protraction, mandibular protraction of the jaws, mandibular protrusion, protruding mandible, jaw protrusion.
  unechte Progenie pseudoprognathism.
Pro·ge·ni·tur *f* progeny, offspring, descendents *pl*.
Pro·ge·ria *f patho.* **1.** progeria. **2.** → Progeria infantilis.
  Progeria adultorum Werner syndrome.
  Progeria Hutchinson-Gilford → Progeria infantilis.
  Progeria infantilis Hutchinson-Gilford syndrome, Hutchinson-Gilford disease, progeria syndrome, premature senility syndrome, progeria.
Pro·ge·rie *f* → Progeria.
Pro·glot·tid *m, pl* **Pro·glot·ti·den** *micro.* proglottid, proglottis.
Pro·gna·thie *f* jaw protrusion, prognathism, progenia, prognathia, exognathia.
  maxilläre Prognathie maxillary prognathism, maxillary protrusion.
Pro·gna·tho·me·ter *nt* prognathometer.
Pro·gno·se *f* prognosis, prognostication, forecast.
  zahnärztliche Prognose dental prognosis.
Pro·gno·sti·kum *nt, pl* **Pro·gno·sti·ken, Pro·gno·sti·ka** *clin.* prognostic.
pro·gno·stisch *adj clin.* pertaining to prognosis, prognostic.
pro·gno·sti·zie·ren *clin. vt, vi* prognosticate, prognose.
Pro·go·nom *nt* progonoma.
Pro·gramm *nt* program, plan, scheme, schedule, timetable.
pro·gres·siv *adj* progressive, advancing.
Pro·hor·mon *nt biochem.* prohormone, hormonogen, hormone preprotein.
Pro·jek·ti·on *f mathe., phys., psycho.* projection; *photo., radiol.* view.
  axiale Projektion axial projection.
  extradentale Projektion *radiol.* extradental projection.
Pro·jek·ti·ons·bahn *f physiol.* projection tract.
Pro·ka·ry·ont *m bio.* **1.** prokaryote, procaryote, prokaryotic protist, lower protist. **2. Prokaryonten** *pl* Procaryotae, Prokaryotae.
Pro·ka·ry·ot *m bio.* **1.** prokaryote, procaryote, prokaryotic protist, lower protist. **2. Prokaryoten** *pl* Procaryotae, Prokaryotae.
Pro·kon·ver·tin *nt hema.* proconvertin, factor VII, prothrombin conversion factor, prothrombin converting factor, stable factor, serum prothrombin conversion accelerator, prothrombokinase, cofactor V, convertin, cothromboplastin, autoprothrombin I.
Prok·ti·tis *f patho.* inflammation of the rectum, proctitis, rectitis.
Prok·to·skop *nt clin.* rectal speculum, rectoscope, proctoscope.
Prok·to·sko·pie *f clin.* rectoscopy, proctoscopy.
pro·la·bie·ren *vi patho.* prolapse, fall down, slip down, slip out of place.
Pro·lac·tin *nt endo., gyn.* prolactin, galactopoietic factor, galactopoietic hormone, lactation hormone, lactogenic factor, lactogenic hormone, luteotropic lactogenic hormone, lactogen, lactotrophin, lactotropin.
Pro·lac·ti·no·ma *nt* → Prolaktinom.
Pro·lak·tin *nt* → Prolactin.
Pro·lak·ti·nom *nt endo.* prolactin-producing tumor, prolactinoma.
Pro·laps *m* → Prolapsus.
Pro·lap·sus *m patho.* prolapse, prolapsus, falling down, sinking.
Pro·li·fe·ra·ti·on *f histol., patho.* proliferation.
  lymphoepitheliale Proliferation lymphoepithelial proliferation.
pro·li·fe·ra·tiv *adj histol., patho.* proliferative, proliferous; reproductive.
pro·li·fe·rie·ren *vi* proliferate.

pro·li·fe·rie·rend *adj* → proliferativ.
Pro·lym·pho·zyt *m hema.* prolymphocyte.
Pro·me·ga·ka·ryo·zyt *m hema.* promegakaryocyte.
Pro·me·ga·lo·blast *m hema.* promegaloblast, erythrogone, erythrogonium.
Pro·mo·no·zyt *m hema.* promonocyte, premonocyte.
Pro·mon·to·ri·um *nt, pl* **Pro·mon·to·ria** *anat.* promontory, promontorium.
Pro·mye·lo·zyt *m hema.* promyelocyte, progranulocyte, premyelocyte, granular leukoblast.
Pro·mye·lo·zy·ten·leuk·ämie, akute *f hema.* promyelocytic leukemia, acute promyelocytic leukemia.
Pro·na·ti·on *f* pronation.
Pro·na·tor *m anat.* pronator, pronator muscle.
pro·niert *adj* prone; lying face downward.
Pro·nor·mo·blast *m hema.* proerythroblast, pronormoblast.
Pro·pä·deu·tik *f* propedeutics *pl.*
Pro·pan *nt chem.* propane.
Pro·per·din *nt immun.* properdin, factor P.
Pro·pha·ge *m micro.* prophage, probacteriophage.
Pro·phy·lak·ti·kum *nt, pl* **Pro·phy·lak·ti·ka** *clin., pharm.* prophylactic.
pro·phy·lak·tisch *adj clin.* pertaining to prophylaxis, prophylactic, preventive, preventative, synteretic.
Pro·phy·la·xe *f clin., epidem.* prophylaxis, prevention, preventive treatment, synteresis.
   orale antimikrobielle Prophylaxe oral antimicrobial prophylaxis.
   postexpositionelle Prophylaxe postexposure prophylaxis.
   präexpositionelle Prophylaxe preexposure prophylaxis.
Pro·pi·cil·lin *nt pharm.* propicillin.
Pro·pio·ni·bac·te·ri·um *nt micro.* Propionibacterium.
   Propionibacterium acnes acne bacillus, Propionibacterium acnes, Corynebacterium acnes.
pro·por·tio·niert *adj* proportionate, proportioned.
Pro·prio·re·zep·ti·on *f* → Propriozeption.
Pro·prio·re·zep·tor *m* → Propriozeptor.
Pro·prio·zep·ti·on *f physiol.* proprioception, proprioceptive sensibility, deep sensibility, kinesthetic sensibility, proprioceptive sense, somesthetic sensibility.
Pro·prio·zep·tor *m physiol.* proprioceptor.
pro·pul·siv *adj* (*a fig.*) propulsive.
Pro·pul·sor *m* Mühlemann appliance, propulsor.
Prosop- *pref.* face, facio-, prosop(o)-.
Pro·sop·agno·sie *f neuro.* prosopagnosia, prosophenosia.
Pro·so·al·gie *f neuro.* facial neuralgia, prosopalgia, prosoponeuralgia.
Pro·so·po·di·ple·gie *f neuro.* prosopodiplegia.
Pro·so·po·ple·gie *f neuro.* facial paralysis, facial nerve paralysis, facial nerve palsy, facial palsy, fallopian neuritis, facioplegia, prosopoplegia.
Pro·so·po·schi·sis *f embryo.* facial cleft, prosoposchisis.
Pro·sta·cy·clin *nt physiol.* prostacyclin, prostaglandin I$_2$, epoprostenol.
Pro·sta·glan·din *nt physiol.* prostaglandin, epoprostenol.
   Prostaglandin I$_2$ prostacyclin, prostaglandin I$_2$, epoprostenol.
Pro·sta·ta *f anat.* prostata, prostate, prostate gland.
Pro·sta·ta·drü·se *f* → Prostata.
Pro·sta·zy·klin *nt biochem.* prostacyclin, prostaglandin I$_2$, epoprostenol.
Pro·stra·ti·on *f* prostration, extreme exhaustion.
Pro·te·in *nt biochem.* protein, proteid, protide.
   C-reaktives Protein C-reactive protein.
Pro·te·in·ämie *f patho.* proteinemia.
pro·te·in·ar·tig *adj biochem.* protein, proteinaceous.
Pro·tei·na·se *f biochem.* proteinase, endopeptidase.
Pro·tei·nat·puf·fer *m* → Proteinpuffer.
Pro·tei·nat·puf·fer·sy·stem *nt* → Proteinpuffer.
Pro·tei·no·se *f patho.* proteinosis.
Pro·te·in·puf·fer *m physiol.* proteinate buffer, proteinate buffer system, protein buffer, protein buffer system.
Pro·te·in·puf·fer·sy·stem *nt* → Proteinpuffer.
Pro·te·in·spal·tung *f* → Proteolyse.
Pro·te·in·stoff·wech·sel *m biochem.* proteometabolism, protein metabolism.
Pro·te·in·urie *f patho.* proteinuria, albuminuria, serumuria.
pro·te·in·urisch *adj patho.* pertaining to or marked by proteinuria, proteinuric, albuminuric.
Pro·teo·gly·kan *nt biochem.* proteoglycan.
Pro·teo·ly·se *f biochem.* protein hydrolysis, proteolysis, albuminolysis.
pro·teo·ly·tisch *adj biochem.* pertaining to pr promoting proteolysis, proteolytic.
Pro·te·us *m micro.* proteus, Proteus.
   Proteus morganii Morgan's bacillus, Morganella morganii, Salmonella morganii, Proteus morganii.
Pro·the·se *f* **1.** *dent.* prosthetic appliance, prosthesis, denture, dentures *pl*, artificial teeth *pl*, false teeth *pl.* **2.** *ortho., chir.* replacement, prosthesis, artificial limb.
   Prothese mit gingivaler Lagerung class I partial denture.
   Prothese mit Implantatbefestigung implant denture.
   Prothese mit Metallbasis metal base denture.
   Prothese mit Präzisionsgeschiebe precision denture, precision retained denture.
   Prothese mit Scharniergelenk hing denture.
   Prothese mit Steggeschiebe bar joint denture.
   abnehmbare Prothese removable bridge, removable bridgework, removable partial denture, partial denture prosthesis.
   definitive Prothese definitive prosthesis, permanent prosthesis.
   dental abgestützte Prothese tooth-borne denture.
   dental-gingival abgestützte Prothese tooth and mucosa-borne denture.
   einzementierte Prothese cement-retained prosthesis.
   festsitzende Prothese fixed bridge, fixed partial denture, fixed bridge prosthesis, fixed bridgework, fixed prosthesis, stationary bridge, span bridge.
   freiendende partielle Prothese distal extension denture, distal extension partial denture, extension partial denture, distal extension restoration.
   geteilte Prothese sectional partial denture.
   gingivalgetragene Prothese tissue-borne denture.
   herausnehmbare Prothese removable denture.
   Implantat-gestützte Prothese implant-supported prosthesis.
   implantierte Prothese prosthetic implant.
   klammerverankerte Prothese clasp denture.
   kosmetische Prothese esthetic denture.
   maxillofaziale Prothese maxillofacial prosthesis.
   paradontal abgestützte Prothese tooth-borne base.
   paradontal abgestützte partielle Prothese tissue-tissue-supported base.
   partielle Prothese partial denture.
   provisorische Prothese provisional prosthesis, temporary prosthesis.
   schleimhautgestützte Prothese tissue-supported base.
   schleimhautgetragene Prothese mucosa-borne denture.
   totale Prothese complete dental prosthesis, complete denture prosthesis, complete denture, full denture.
   vorläufige Prothese interim denture, provisional denture.
Pro·the·sen·ab·nut·zung *f* denture abrasion.
Pro·the·sen·ad·hä·siv *nt* denture adhesive.
Pro·the·sen·an·ker *m* connecting bar, minor connector, connector bar.
Pro·the·sen·äs·the·tik *f* denture esthetics.
Pro·the·sen·ba·sis *f* denture base.
   Prothesenbasis aus Kunststoff plastic base.
   Prothesenbasis aus Metall metal base.
   Prothesenbasis aus Polyäther-Gummimasse polyether rubber base.
   Prothesenbasis aus Polymethylmethacrylat acrylic resin base.
   Prothesenbasis aus Polysulfid-Gummimasse polysulfide rubber base.
   eingefärbte Prothesenbasis tinted denture base.
   gefärbte Prothesenbasis tinted denture base.
   gegossene Prothesenbasis cheoplastic base.
   nachbearbeitete Prothesenbasis processed denture base.
Pro·the·sen·ba·sis·harz *nt* denture base resin.
Pro·the·sen·bol·zen *m* denture bolt.
Pro·the·sen·bür·ste *f* denture brush.
Pro·the·sen·druck·stel·le *f* denture ulcer, sore spots *pl.*
Pro·the·sen·du·pli·kat *nt* duplicate denture.
Pro·the·sen·en·de, distales *nt* distal end of denture, heel of denture.
Pro·the·sen·flä·che, polierte *f* polished surface, polished surface of denture, denture polished surface.
Pro·the·sen·ge·rüst *nt* denture frame.
Pro·the·sen·ge·schwür *nt* denture ulcer, sore spots *pl.*
Pro·the·sen·haft·mit·tel *nt* denture adhesive.
Pro·the·sen·haft·pa·ste *f* denture adherent paste.
Pro·the·sen·haft·pul·ver *nt* denture adherent powder.
Pro·the·sen·haf·tung *f* denture retention.
Pro·the·sen·halt *m* denture retention.
Pro·the·sen·kau·flä·che *f* denture occlusal surface.

Pro·the·sen·la·ger *nt* denture coverage, denture foundation, denture-bearing area, denture foundation area, denture-supporting area, basal seat area, stress-bearing area, stress-supporting area.
Pro·the·sen·po·li·tur *f* denture finish.
Pro·the·sen·pro·gno·se *f* denture prognosis.
Pro·the·sen·rand *m* flange, dental flange.
   bukkaler Prothesenrand buccal flange.
   labialer Prothesenrand labial flange.
   lingualer Prothesenrand lingual flange, mandibuar lingual flange.
Pro·the·sen·rei·ni·ger *m* denture paste.
Pro·the·sen·rei·ni·gungs·pa·sta *m* denture paste.
Pro·the·sen·sat·tel *m* denture base saddle, saddle connector, major connector.
Pro·the·sen·sta·bi·li·tät *f* denture stability.
Pro·the·sen·sto·ma·ti·tis *f* denture sore mouth, denture stomatitis.
Pro·the·sen·sto·ma·to·pa·thie *f* denture injury, denture sore mouth, denture stomatitis.
Pro·the·sen·un·ter·füt·te·rung *f* denture relining.
Pro·the·tik *f* → zahnärztliche Prothetik.
   Prothetik von Totalprothesen complete denture prosthetics, complete prosthodontics.
   zahnärztliche Prothetik dental prosthetics *pl*, denture prosthetics *pl*, prosthodontics *pl*, prosthetic dentistry, prosthodontia.
Pro·throm·bin *nt hema.* prothrombin, plasmozyme, factor II, thrombogen, serozyme.
Pro·throm·bin·ak·ti·va·tor *m hema.* thrombokinase, thromboplastin, thrombozyme, platelet tissue factor.
Prothrombin-Konsumptionstest *m hema.* prothrombin-consumption test.
Pro·throm·bin·zeit *f hema.* prothrombin test, prothrombin time, thromboplastin time, Quick's time, Quick test, Quick's method, Quick's value.
Pro·tist *m bio.* 1. protist; single-celled organism. 2. **Protisten** *pl* Protista.
   höherer Protist higher protist, eukaryotic protist.
   niederer Protist lower protist, prokaryotic protist.
Pro·to·fi·bril·le *f histol.* protofibril.
Pro·to·gen *nt* protogene.
Pro·to·ko·nid *m* protoconid.
Pro·to·ko·nus *m* protocone.
Pro·to·mer *m* protomer.
Pro·ton *nt phys.* proton.
Pro·to·nen·strahl·the·ra·pie *f radiol.* proton beam radiotherapy.
pro·to·pa·thisch *adj physiol.* protopathic.
Pro·to·plas·ma *nt histol., bio.* plasma, protoplasm, plasmogen, bioplasm, cytoplasm.
Pro·to·por·phy·ria *f patho., derm.* protoporphyria.
   Protoporphyria erythropoetica erythrohepatic protoporphyria, erythropoietic protoporphyria.
Pro·to·por·phy·rie *f patho., derm.* protoporphyria.
   erythrohepatische Protoporphyrie erythrohepatic protoporphyria, erythropoietic protoporphyria.
   erythropoetische Protoporphyrie erythrohepatic protoporphyria, erythropoietic protoporphyria.
Pro·to·typ *m bio., allg.* prototype.
Pro·to·zoa *pl micro.* Protozoa.
Pro·to·zo·en *pl micro.* Protozoa.
Pro·to·zo·en·in·fek·ti·on *f epidem.* protozoiasis, protozoosis.
Pro·to·zo·on *nt bio.* protozoon, protozoa, protozoan.
pro·tra·hiert *adj* protracted, prolonged.
Pro·tra·hie·rung *f* protraction.
Pro·trak·ti·on *f* (*a. dent.*) protraction.
Pro·tru·si·on *f anat., patho.* protrusion, projection, protrusio; *dent.* protrusion.
   alveoläre maxilläre Protrusion maxillary alveolar protrusion.
   bimaxilläre Protrusion bimaxillary protrusion.
   bimaxilläre dentoalveoläre Protrusion bimaxillary dentoalveolar protrusion.
   maxilläre Protrusion maxillary prognathism, maxillary protrusion.
Pro·tru·si·ons·be·we·gung *f* protrusive movement.
   Protrusionsbewegung des Unterkiefers protrusive excursion.
Pro·tu·be·ranz *f anat., patho.* protuberance, prominence, eminence, projection, outgrowth, swelling.
Pro·vit·amin *nt biochem.* provitamin.
Pro·vo·ka·ti·on *f physiol., endo.* provocative test.
Pro·vo·ka·ti·ons·pro·be *f* → Provokationstest.
Pro·vo·ka·ti·ons·test *m endo.* provocative test.
pro·xi·mal *adj* proximal.
Pro·xi·mal·flä·che *f* proximal surface.

Pro·xi·mal·flä·chen·ka·ri·es *f* proximal dental caries.
Pro·xi·mal·raum *m* proximal space.
pro·xi·mo·buk·kal *adj* proximobuccal.
pro·xi·mo·in·zi·sal *adj* proximo-incisal.
pro·xi·mo·la·bi·al *adj* proximolabial, labioproximal.
pro·xi·mo·lin·gu·al *adj* proximolingual, linguoproximal.
proximo-okklusal *adj* proximo-occlusal.
Pro·ze·dur *f* procedure, process, maneuver.
Pro·zent·ge·halt *m* percentage.
Pro·zent·satz *m* percentage.
Pro·ze·rus *m anat.* procerus (muscle).
Pro·zeß *m* process; *chem., techn., phys.* process; action.
prü·fen *vt* 1. (*überprüfen*) test, check (*auf* for); check out/over, check up on, verify, look at, look over, give sth. a look-over; (*untersuchen*) examine (*auf* for), inquire into, investigate, look into; (*im Detail*) scrutinize. 2. (*erproben*) test, assay, control; *phys., biochem., chem.* assay.
Prü·fung *f* 1. (*Überprüfung*) test, check (*auf* for); check-over, check-up on, verification, look-over; (*Untersuchung*) examination (*auf* for); inquiry into, investigation, analysis; (*im Detail*) scrutiny. 2. (*Erprobung*) test, trial, assay, control; *phys., biochem., chem.* assay.
pru·ri·gi·nös *adj derm.* pertaining to or suffering from prurigo, pruriginous.
Pru·ri·go *f derm.* prurigo.
   Prurigo aestivalis Hutchinson's syndrome, summer prurigo of Hutchinson, Hutchinson's disease, light sensitive eruption, polymorphic light eruption, summer eruption, summer prurigo.
   Prurigo Besnier *derm.* Besnier's prurigo, allergic eczema, atopic eczema, neurodermatitis, disseminated neurodermatitis.
   Prurigo simplex acuta et subacuta adultorum papular urticaria.
   Prurigo simplex subacuta papular urticaria.
pru·ri·go·ar·tig *adj derm.* resembling prurigo, pruriginous.
Pru·ri·tus *m neuro., patho.* pruritus, itch, itchiness, itching.
   Pruritus hiemalis winter itch, frost itch.
   Pruritus senilis senile pruritus.
Psa·li·do·don·tie *f* scissors-bite, scissors bite.
Psam·mom *nt patho.* psammoma, sand tumor, Virchow's psammoma.
Psam·mom·kör·per·chen *pl patho.* psammoma bodies.
Psel·aphe·sie *f physiol.* pselaphesia, pselaphesis.
Psel·lis·mus *m HNO* psellism.
Pseud- *pref.* false, spurious, pseud(o)-.
Pseud·ar·thro·se *f ortho.* false joint, false articulation, pseudarthrosis, pseudoarthrosis, nonunion, nearthrosis, neoarthrosis; fracture non-union.
Pseud·ar·thro·sen·bil·dung *f ortho.* fracture non-union, nonunion.
Pseu·do·ag·glu·ti·na·ti·on *f hema.* pseudoagglutination, pseudohemagglutination, rouleaux formation.
pseu·do·al·lel *adj genet.* pertaining to pseudoallelism, pseudoallelic.
Pseu·do·al·ler·gie *f immun.* pseudoallergic reaction.
Pseu·do·an·odon·tie *f* pseudoanodontia.
Pseu·do·ar·thro·se *f ortho.* false joint, false articulation, pseudarthrosis, pseudoarthrosis, nearthrosis, neoarthrosis; fracture non-union, nonunion.
Pseu·do·ar·thro·sen·bil·dung *f ortho.* fracture non-union, nonunion.
Pseu·do·cho·le·stea·tom *nt* pseudocholesteatoma, keratocyst, odontogenic keratocyst.
Pseu·do·cho·lin·este·ra·se *f biochem.* pseudocholinesterase, nonspecific cholinesterase, cholinesterase, choline esterase II, unspecific cholinesterase, serum cholinesterase, benzoylcholinesterase, butyrocholinesterase, butyrylcholine esterase, acylcholine acylhydrolase.
Pseu·do·diph·the·rie *f epidem.* diphtheroid.
Pseu·do·ery·si·pel *nt derm., epidem.* pseudoerysipelas, erysipeloid, rose disease, Rosenbach's disease, swine rotlauf, swine erysipelas, rotlauf, crab hand.
Pseu·do·fol·li·ku·li·tis *f derm.* pseudofolliculitis, barber's itch, barber's rash, ingrown hairs.
Pseu·do·frak·tur *f radiol.* pseudofracture.
Pseu·do·ge·lenk *nt* → Pseudoarthrose.
Pseu·do·gicht *f patho.* pseudogout, articular chondrocalcinosis, chondrocalcinosis, CPPD disease, calcium pyrophosphate dihydrate (crystal deposition) disease, CPPD crystal deposition disease.
Pseu·do·häm·ag·glu·ti·na·ti·on *f hema.* pseudoagglutination, pseudohemagglutination.
Pseu·do·hä·mo·phi·lie *f hema.* false hemophilia, pseudohemophilia, hemophilioid.
   hereditäre Pseudohämophilie von Willebrand's disease, von

Willebrand's syndrome, Willebrand's syndrome, Minot-von Willebrand syndrome, vascular hemophilia, constitutional thrombopathy, pseudohemophilia, angiohemophilia, hereditary pseudohemophilia.
  vaskuläre Pseudohämophilie → hereditäre Pseudohämophilie.
Pseu·do·herm·aphro·dit *m patho.* pseudohermaphrodite.
Pseu·do·herm·aphro·di·tis·mus *m patho.* false hermaphroditism, spurious hermaphroditism, pseudohermaphroditism, pseudohermaphrodism.
  Pseudohermaphroditismus masculinus male pseudohermaphroditism, androgynism, androgyny.
Pseu·do·hy·per·pa·ra·thy·reo·idis·mus *m endo.* ectopic hyperparathyroidism, paraneoplastic hyperparathyroidism, pseudohyperparathyroidism.
Pseu·do·hy·per·pa·ra·thy·ro·idis·mus *m* → Pseudohyperparathyreoidismus.
Pseu·do·hy·per·tro·phie *f patho.* false hypertrophy, pseudohypertrophy.
Pseu·do·hy·po·pa·ra·thy·reo·idis·mus *m endo.* pseudohypoparathyroidism, Seabright bantam syndrome.
Pseu·do·kap·sel *f anat.* pseudocapsule.
Pseu·do·krupp *m patho.* pseudocroup, false croup, laryngismus stridulus, spasmodic croup, crowing convulsion, croup.
Pseu·do·leuk·ämie *f hema.* pseudoleukemia, hyperleukocytosis.
Pseu·do·lym·phom *nt hema.* pseudolymphoma, lymphocytoma.
Pseu·do·lys·sa *f epidem.* pseudorabies, Aujeszky's disease, Aujeszky's itch, mad itch, infectious bulbar paralysis.
Pseu·do·mal·le·us *m epidem.* Whitmore's fever, Whitmore's disease, melioidosis, pseudoglanders.
Pseu·do·mem·bran *f patho.* false membrane, croupous membrane, accidental membrane, pseudomembrane, neomembrane.
  diphtherische Pseudomembran diphtheritic membrane.
pseu·do·mem·bra·nös *adj patho.* pertaining to or marked by a false membrane, pseudomembranous, croupous.
Pseu·do·mo·nas *f micro.* Pseudomonas.
  Pseudomonas aeruginosa blue pus bacillus, Pseudomonas aeruginosa, Pseudomonas polycolor, Pseudomonas pyocyanea, Bacillus pyocyaneus, Bacterium aeruginosum.
Pseudomonas-aeruginosa-Infektion *f epidem.* infection with Pseudomonas aeruginosa, pyocyanosis.
Pseu·do·mu·cin *nt patho.* pseudomucin, metalbumin.
Pseu·do·mu·zin *nt* → Pseudomucin.
Pseu·do·my·zel *nt micro.* pseudomycelium.
Pseu·do·ob·struk·ti·on *f chir.* pseudo-obstruction.
Pseu·do·ok·klu·si·on *f chir.* pseudo-obstruction.
Pseu·do·pa·ra·ly·se *f neuro.* false paralysis, pseudoparalysis, pseudoparesis, pseudoplegia.
Pseu·do·pa·re·se *f* → Pseudoparalyse.
Pseu·do·pe·la·de *f derm.* pseudopelade.
  Pseudopelade Brocq pseudopelade.
Pseu·do·pe·ri·to·ni·tis *f patho.* pseudoperitonitis, peritonism.
Pseu·do·po·ly·glo·bu·lie *f hema.* pseudopolycythemia.
Pseu·do·pro·ge·nie *f* pseudoprognathism.
Pseud·op·sie *f ophthal.* pseudopsia, pseudoblepsia, pseudoblepsis.
Pseu·do·ra·bi·es *f epidem.* pseudorabies, Aujeszky's disease, Aujeszky's itch, mad itch, infectious bulbar paralysis.
Pseu·do·re·ak·ti·on *f derm.* pseudoreaction, false reaction.
Pseu·do·rotz *m epidem.* pseudoglanders, Whitmore's disease, Whitmore's fever, melioidosis.
Pseu·do·ru·bel·la *f epidem.* pseudorubella, roseola infantum, roseola, exanthema subitum, sixth disease, Zahorsky's disease.
Pseu·do·stra·bis·mus *m ophthal.* pseudostrabismus.
Pseu·do·ta·sche *f* pseudopocket, false pocket, false periodontal pocket.
Pseudothalidomid-Syndrom *nt* Roberts syndrome, Roberts-SC phocomelia syndrome, SC syndrome, pseudothalidomide syndrome.
Pseu·do·tu·ber·ku·lo·se *f epidem.* pseudotuberculosis, paratuberculosis, paratuberculous lymphadenitis, perituberculosis, caseous lymphadenitis.
Pseu·do·tu·mor *m patho.* pseudotumor, false tumor.
Pseudo-Ullrich-Turner-Syndrom *nt genet.* Noonan's syndrome, male Turner syndrome, Ullrich-Turner syndrome.
Pseu·do·wut *f epidem.* pseudorabies, infectious bulbar paralysis, Aujeszky's itch, Aujeszky's disease, mad itch.
Pseu·do·xan·tho·ma ela·sti·cum *nt derm.* Grönblad-Strandberg syndrome, pseudoxanthoma elasticum.
Pseu·do·zy·lin·der *m patho.* (*Harn*) false cast, mucous cast, spurious cast, spurious tube cast, pseudocylindroid, pseudocast, cylindroid.
Pseu·do·zy·ste *f patho.* pseudocyst, adventitious cyst, false cyst, cystoid.

p.s.-Heilung *f traumat.* healing by second intention, healing by granulation, secondary adhesion, second intention.
Psi·lo·sis *f* psilosis, alopecia, calvities, hair loss, loss of hair, baldness, pelade, acomia.
Psit·ta·ko·se *f epidem.* parrot disease, parrot fever, psittacosis, ornithosis.
pso·ria·si·form *adj derm.* resembling psoriasis, psoriasiform.
Pso·ria·sis *f derm.* psoriasis, psora, alphos.
  Psoriasis anularis annular psoriasis, circinate psoriasis.
Psoriasis-artig *adj derm.* psoriasiform, psoriatic.
P-Staging *nt patho.* pathologic staging.
Psy·che *f* psyche, psychology, mind, soul.
Psych·ia·ter *m* psychiatrist.
Psych·ia·trie *f* psychiatry, psychiatrics *pl*, psychiatric medicine.
psy·chisch *adj* pertaining to the mind or to the psyche, psychic, psychical, psychogenic, psychogenetic, mental.
Psy·cho·ana·lep·ti·kum *nt, pl* **Psy·cho·ana·lep·ti·ka** *pharm.* psychoanaleptic.
Psy·cho·dys·lep·ti·kum *nt, pl* **Psy·cho·dys·lep·ti·ka** *pharm.* psychodysleptic, psychotomimetic, psychosomimetic.
psy·cho·gen *adj* psychic, psychical, psychogenic, psychogenetic, mental, thymogenic.
Psy·cho·lo·ge *m psycho.* psychologist.
Psy·cho·lo·gie *f psycho.* psychology.
Psy·cho·mi·me·ti·kum *nt, pl* **Psy·cho·mi·me·ti·ka** *pharm.* psychodysleptic, psychotomimetic, psychosomimetic.
Psy·cho·mo·to·rik *f* ideomotion.
psy·cho·mo·to·risch *adj* ideomotor, ideokinetic, ideomuscular, psychomotor.
Psy·cho·pa·thie *f psychia.* psychopathy, personality, personality disorder.
Psy·cho·pa·tho·lo·gie *f* psychopathology.
Psy·cho·phar·ma·ka *pl, sing* **Psy·cho·phar·ma·kon** *pharm.* psychoactive drugs, psychotropic drugs, psychoactive substances.
Psy·cho·phar·ma·ko·lo·gie *f pharm.* psychopharmacology, neuropsychopharmacology.
Psy·cho·phy·sio·lo·gie *f* physiologic psychology, physiological psychology, psychophysiology.
Psy·cho·ple·gi·kum *nt, pl* **Psy·cho·ple·gi·ka** *pharm.* psychoplegic.
Psy·cho·se *f psychia.* psychosis; folie.
Psy·cho·se·da·ti·vum *nt, pl* **Psy·cho·se·da·ti·va** *pharm.* psychosedative.
psy·cho·so·ma·tisch *adj* pertaining to the body-mind relationship, psychosomatic, psychophysiologic, psychophysical, somatopsychic.
Psy·cho·sti·mu·lans *nt, pl* **Psy·cho·sti·mu·lan·tia, Psy·cho·sti·mu·lan·zi·en** *pharm.* psychostimulant.
Psy·cho·syn·drom *nt psychia.* neuropsychologic disorder, mental syndrome, brain syndrome.
  chronisch-organisches Psychosyndrom chronic neuropsychologic disorder, chronic brain syndrome, chronic organic brain syndrome.
  hirnorganisches Psychosyndrom organic brain syndrome, organic mental syndrome.
  organisches Psychosyndrom → hirnorganisches Psychosyndrom.
Psy·cho·the·ra·peut *m psychia.* psychotherapist.
Psy·cho·the·ra·peu·tik *f* → Psychotherapie.
psy·cho·the·ra·peu·tisch *adj psychia.* psychotherapeutic.
Psy·cho·the·ra·pie *f psychia.* psychotherapy, psychotherapeutics *pl*.
Psy·cho·ti·ker *m psychia.* psychotic.
psy·cho·tisch *adj psychia.* pertaining to or suffering from psychosis, psychotic.
Psy·cho·to·mi·me·ti·kum *nt, pl* **Psy·cho·to·mi·me·ti·ka** *pharm.* psychodysleptic, psychotomimetic, psychosomimetic.
Psy·cho·to·ni·kum *nt, pl* **Psy·cho·to·ni·ka** *pharm.* psychostimulant.
4p-Syndrom 4p-syndrome.
5p-Syndrom 5p-syndrome.
9p-Syndrom 9p-syndrome.
18p-Syndrom 18p-syndrome.
PTA-Mangel *m hema.* hemophilia C, factor XI deficiency, PTA deficiency.
Pte·ry·gi·um *nt, pl* **Pte·ry·gia** *ophthal.* pterygium, web eye; *bio.* pterygium.
  Pterygium colli webbed neck, cervical pterygium.
Pterygium-Syndrom *nt genet.* Bonnevie-Ullrich syndrome, pseudo-Turner's syndrome, pterygium colli syndrome.
Pto·ma·in *nt patho.* ptomaine, ptomatine, putrefactive alkaloid, cadaveric alkaloid, animal alkaloid.
Pto·se *f* **1.** *patho.* ptosis, sinking down, prolapse, lapse, lapsus. **2.** Hutchinson-Gilford syndrome, Hutchinson-Gilford disease, proge-

ria syndrome, premature senility syndrome, progeria.
pto·tisch *adj* pertaining to or marked by ptosis, ptosed, ptotic.
Ptyal- *pref.* sialic, sial(o)-, ptyal(o)-.
Ptya·lis·mus *m patho.* ptyalism, ptyalorrhea, polysialia, sialism, sialismus, sialorrhea, sialosis, hygrostomia, hyperptyalism, hypersalivation.
pu·be·ral *adj* → pubertär.
pu·ber·tär *adj* pertaining to puberty, puberal, pubertal, hebetic.
Pu·ber·tas *f psycho., physiol.* puberty, pubertas.
  Pubertas praecox precocious puberty.
Pu·ber·tät *f psycho., physiol.* puberty, pubertas.
Pu·ber·täts·gin·gi·vi·tis *f* puberty gingivitis, gingival enlargement in puberty.
pu·ber·tie·rend *adj* puberal, pubertal.
Pu·bes *f anat.* 1. pubic hair(s *pl*), pubes. 2. pubic region, pubes.
pu·bes·zent *adj psycho., physiol.* pertaining to pubescence, pubescent.
Pu·bis *f anat.* pubic bone, pubis, os pubis.
pu·bisch *adj anat.* pubic, pudendal, pudic, pectineal, pectinal.
Pu·der *m powder; pharm.* pulvis; epipastic.
pu·dern *vt* powder.
Puff *m genet.* puff, chromosome puff.
Puf·fer *m chem., fig.* buffer; *techn.* cushion.
Puf·fer·ba·se *f chem.* buffer base.
Puf·fer·ka·pa·zi·tät *f chem.* buffer capacity, buffering capacity, buffering power.
Puf·fer·lö·sung *f chem.* buffer, buffer solution.
puf·fern *vt chem.* buffer; *allg.* buffer, cushion.
Puf·fer·sy·stem *nt chem.* buffer system.
Puf·fer·ver·mö·gen *nt* → Pufferkapazität.
Pu·lex *m micro.* flea, pulex, Pulex.
  Pulex irritans human flea, common flea, Pulex irritans, Pulex dugesi.
Pul·mo *m, pl* **Pul·mo·nes** *anat.* lung, pulmo.
Pul·mo·lith *m pulmo.* pulmonary calculus, lung stone, pneumolith, pulmolith.
Pul·mo·lo·gie *f* pneumology, pulmonology.
pul·mo·nal *adj* pertaining to the lungs, pulmonary, pulmonal, pulmonic, pneumal, pneumonic.
Pul·mo·nal·ar·te·ri·en·druck *m clin.* pulmonary artery pressure, pulmonary pressure.
Pul·mo·nal·ar·te·ri·en·ka·the·ter *m clin.* pulmonary artery catheter.
Pul·mo·nal·atre·sie *f pulmo.* pulmonary atresia.
Pul·mo·nal·ge·räusch *nt clin.* pulmonary murmur, pulmonic murmur.
Pul·mo·nal·in·suf·fi·zi·enz *f* → Pulmonalisinsuffizienz.
Pul·mo·na·lis *f anat.* pulmonary artery.
  Pulmonalis dextra right pulmonary artery.
  Pulmonalis sinistra left pulmonary artery.
Pul·mo·na·lis·druck *m card., clin.* pulmonary artery pressure, pulmonary pressure.
Pul·mo·na·lis·in·suf·fi·zi·enz *f card.* pulmonary regurgitation, pulmonic incompetence, pulmonic regurgitation, pulmonary incompetence, pulmonary insufficiency.
Pul·mo·na·lis·klap·pe *f* → Pulmonalklappe.
Pul·mo·na·lis·ste·no·se *f* → Pulmonalstenose.
Pul·mo·nal·klap·pe *f anat.* pulmonary valve, pulmonary trunk valve.
Pul·mo·nal·klap·pen·ge·räusch *nt card.* pulmonary murmur, pulmonic murmur.
Pul·mo·nal·klap·pen·in·suf·fi·zi·enz *f* → Pulmonalisinsuffizienz.
Pul·mo·nal·klap·pen·ste·no·se *f* → Pulmonalstenose.
Pul·mo·nal·ste·no·se *f card.* pulmonary stenosis.
Pul·mo·no·lo·gie *f* pneumology, pulmonology.
Pul·pa *f, pl* **Pul·pae 1.** *anat., histol.* (*Organ*) pulp, pulpa. **2.** *dent.* dental pulp, dentinal pulp, tooth pulp, pulp, endodontium.
  Pulpa dentis dental pulp, dentinal pulp, tooth pulp, pulp, endodontium.
  Pulpa radicularis root part of pulp, radicular pulp.
  devitalisierte Pulpa dead pulp, devitalized pulp, nonvital pulp.
  eröffnete Pulpa exposed pulp.
  freigelegte Pulpa exposed pulp.
  mumifizierte Pulpa mummified pulp.
  nekrotische Pulpa necrotic pulp.
  normale Pulpa normal pulp.
  tote Pulpa dead pulp, devitalized pulp, nonvital pulp.
  vitale Pulpa vital pulp.
Pul·pa·ab·szeß *m* pulp abscess, pulpal abscess.
Pul·pa·am·pu·ta·ti·on *f* complete pulpotomy, pulp amputation, total pulpotomy.

Pul·pa·an·äs·the·sie *f* intrapulpal anesthesia.
Pul·pa·atro·phie *f* atrophic pulp degeneration, pulp atrophy, atrophic pulposis, atrophic pulp.
Pul·pa·be·fall *m* pulp involvement.
Pul·pa·dar·stel·lung *f* surgical pulp exposure.
Pul·pa·de·ge·ne·ra·ti·on *f* pulp degeneration.
  atrophische Pulpadegeneration atrophic pulp degeneration, pulp atrophy.
  dystrophe Pulpadegeneration dystrophic pulp degeneration.
  kalkige Pulpadegeneration calcific pulp degeneration, calcific degeneration, diffuse calcific pulp degeneration, diffuse pulp calcification, diffuse calcification of pulp.
Pulpa-Dentinmembran *f* pulpodentinal membrane.
Pul·pa·de·vi·ta·li·sa·ti·on *f* pulp devitalization.
Pul·pa·dys·tro·phie *f* dystrophic pulp degeneration.
  fibröse Pulpadystrophie pulp fibrosis, fibrous pulp dystrophy.
Pul·pa·ent·fer·nung *f* pulpectomy.
Pul·pa·ent·zün·dung *f* → Pulpitis.
  akute Pulpaentzündung acute pulpitis.
Pul·pa·er·kran·kung *f* pulpal pathosis, pulposis
  degenerative Pulpaerkrankung pulposis.
Pul·pa·er·öff·nung *f* pulp exposure.
  akzidentelle Pulpaeröffnung accidental pulp exposure.
  chirurgische Pulpaeröffnung surgical pulp exposure.
  kariöse Pulpaeröffnung carious pulp exposure.
  mechanische Pulpaeröffnung mechanical pulp exposure.
Pul·pa·ex·po·si·ti·on *f* pulp exposure.
Pul·pa·ex·stir·pa·ti·on *f* dental pulp extirpation, pulp extirpation, complete pulpectomy, extirpation of dental pulp, extirpation of pulp, pulpectomy.
Pul·pa·ex·stir·pa·ti·ons·na·del *f* → Pulpaexstirpator.
Pul·pa·ex·stir·pa·tor *m* root canal broach, endodontic broach, barbed broach.
Pul·pa·ex·trak·tor *m* → Pulpaexstirpator.
Pul·pa·fi·bro·se *f* pulp fibrosis, fibrous pulp dystrophy.
Pul·pa·frei·le·gung *f* pulp exposure.
  akzidentelle Pulpafreilegung accidental pulp exposure.
  chirurgische Pulpafreilegung surgical pulp exposure.
  kariöse Pulpafreilegung carious pulp exposure.
  mechanische Pulpafreilegung mechanical pulp exposure.
Pul·pa·gan·grän *f* pulp gangrene, gangrenous pulp necrosis.
Pul·pa·gra·nu·lom *nt* pulpal granuloma, endodontoma.
  internes Pulpagranulom internal tooth resorption, pink spot disease, central resorption, intracanalicular resorption, chronic perforating pulp hyperplasia, endodontoma, internal pulp granuloma, Mummery's pink tooth, pink tooth, pink tooth of Mummery, pulpoma.
Pul·pa·höh·le *f* dental cavity, pulp cavity, nerve cavity.
Pul·pa·höh·len·boh·rer *m* endodontic bur.
Pul·pa·höh·len·frä·se *f* endodontic bur.
Pul·pa·horn *nt* horn of pulp, pulp horn.
Pul·pa·hy·per·ämie *f* dental pulp hyperemia, pulp hyperemia.
Pul·pa·hy·per·sen·si·bi·li·tät *f* hypersensitive pulp, pulp hypersensitivity, hyperactive pulp, hyperactive pulpalgia, hypersensitive pulpalgia.
Pul·pa·in·jek·ti·on *f* intrapulpal injection.
Pul·pa·ka·nal·be·hand·lung *f* pulp canal therapy.
Pul·pa·kern *m* pulp core, pulpa proper.
Pul·pa·kno·ten *m* denticle, pulp denticle, true denticle, focal calcific regression of pulp, pulp nodule, pulp stone.
Pul·pa·kol·la·gen *nt* pulp collagen, pulpal collagen.
Pul·pa·kul·tur *f* endodontic culture, endodontic medium culture.
Pul·pal·gie *f* pulp pain.
  akute Pulpalgie acute pulpalgia.
  chronische Pulpalgie chronic pulpalgia.
  hyperreaktive Pulpalgie hyperreactive pulpalgia.
pul·pa·los *adj* pulpless.
Pul·pa·ma·kro·phag *m* pulpal macrophage.
Pul·pa·ma·kro·pha·ge *m* pulpal macrophage.
Pul·pa·me·ta·pla·sie *f* metaplasia of pulp.
Pul·pa·mi·kro·zir·ku·la·ti·on *f* pulp microcirculation.
Pul·pa·ne·kro·se *f* pulp necrosis, pulpal necrosis.
  gangränöse Pulpanekrose pulp gangrene, gangrenous pulp necrosis.
Pul·pa·ober·flä·che *f* pulpal surface.
Pul·pa·po·lyp *m* pulp polyp, chronic hyperplastic pulpitis, hyperplastic pulpitis, hyperplastic pulposis, hypertrophic pulpitis, pulp hyperplasia.
Pul·pa·rand *m* pulp border.
Pul·pa·schä·di·gung *f* pulp injury.

Pul·pa·schmerz *m* pulpal pain.
Pul·pa·stein *m* pulp calculus, pulp stone.
  echter Pulpastein denticle, true denticle, focal calcific regression of pulp, pulp nodule, pulp denticle, pulp stone.
  falscher Pulpastein false denticle.
Pul·pa·tod *m* pulp death.
Pul·pa·über·kap·pung *f* pulp capping.
Pul·pa·ver·kal·kung, diffuse *f* diffuse pulp calcification, diffuse calcification of pulp, calcific degeneration, pulp calcification, calcification of pulp, calcification of pulp chamber, calcific pulp degeneration, diffuse calcific pulp degeneration.
Pul·pa·ver·let·zung *f* pulp injury.
Pul·pa·vi·ta·li·tät *f* pulp vitality.
Pul·pek·to·mie *f* pulpectomy, dental pulp extirpation, pulp extirpation, extirpation of dental pulp, extirpation of pulp, pulpectomy.
  partielle Pulpektomie partial pulpectomy.
Pul·pen·ex·stir·pa·ti·on *f* complete pulpectomy, dental pulp extirpation, pulp extirpation, extirpation of dental pulp, extirpation of pulp, pulpectomy.
Pul·pen·gra·nu·lom *nt* pulpal granuloma.
  internes Pulpengranulom internal tooth resorption, pink spot disease, central resorption, intracanalicular resorption, chronic perforating pulp hyperplasia, endodontoma, internal pulp granuloma, Mummery's pink tooth, pink tooth, pink tooth of Mummery, pulpoma.
Pul·pen·mu·mi·fi·ka·ti·on *f* pulp mummification.
Pul·pen·po·lyp *m* pulp polyp, chronic hyperplastic pulpitis, hyperplastic pulpitis, hyperplastic pulposis, hypertrophic pulpitis, pulp hyperplasia.
Pul·pen·tod *m* pulp death.
Pul·pi·tis *f* inflammation of the tooth pulp, pulpitis, odontitis.
  Pulpitis acuta acute pulpitis.
  Pulpitis aperta open pulpitis, apertognathia, apertognathism.
  Pulpitis chronica chronic pulpitis.
  Pulpitis chronica aperta granulomatosa pulp polyp, chronic hyperplastic pulpitis, hyperplastic pulpitis, hyperplastic pulposis, hypertrophic pulpitis, pulp hyperplasia.
  Pulpitis chronica ulcerosa chronic ulcerative pulpitis.
  Pulpitis clausa closed pulpitis.
  Pulpitis partialis partial pulpitis.
  Pulpitis subacuta subacute pulpitis.
  Pulpitis suppurativa suppurative pulpitis.
  Pulpitis ulcerosa ulcerative pulpitis.
  chronische Pulpitis chronic pulpitis.
  chronisch ulzerierende Pulpitis chronic ulcerative pulpitis.
  eitrige Pulpitis suppurative pulpitis.
  generalisierte Pulpitis generalized pulpitis.
  geschlossene Pulpitis closed pulpitis.
  irreversible Pulpitis irreversible pulpitis.
  offene Pulpitis open pulpitis, apertognathia, apertognathism.
  partielle Pulpitis partial pulpitis.
  reversible Pulpitis reversible pulpitis.
  schmerzarme Pulpitis nonpainful pulpitis.
  schmerzhafte Pulpitis painful pulpitis.
  subakute Pulpitis subacute pulpitis.
  totale Pulpitis total pulpitis.
  ulzerative Pulpitis ulcerative pulpitis.
pul·po·axi·al *adj* pulpoaxial.
pul·po·buk·ko·axi·al *adj* pulpobuccoaxial.
pul·po·la·bi·al *adj* pulpolabial.
pul·po·lin·gu·al *adj* pulpolingual.
pul·po·lin·guo·axi·al *adj* pulpolinguoaxial.
pul·po·me·si·al *adj* pulpomesial.
pul·po·me·sio·axi·al *adj* pulpomesioaxial.
pul·pös *adj histol.* pulpy.
Pul·po·se *f* pulposis.
  verkalkende Pulpose calcific pulposis, calcific regression of pulp.
Pul·po·to·mie *f* pulpotomy.
  komplette Pulpotomie complete pulpotomy, pulp amputation, total pulpotomy.
  partielle Pulpotomie partial pulpotomy.
Puls *m physiol., card.* pulse, pulsus; *phys., electr.* pulse, impulse.
  anakroter Puls anacrotic pulse.
  dikroter Puls dicrotic pulse.
  dünner Puls → fadenförmiger Puls.
  fadenförmiger Puls filiform pulse, thready pulse.
  gespannter Puls tense pulse.
  harter Puls hard pulse.
  intermittierender Puls intermittent pulse, dropped-beat pulse.
  katakroter Puls catacrotic pulse.
  kleiner Puls weak pulse, microsphygmia, microsphygmy, microsphyxia.
  kurzer Puls quick pulse, short pulse.
  langsamer Puls infrequent pulse, rare pulse, slow pulse.
  polykroter Puls polycrotic pulse.
  regelmäßiger Puls regular pulse, eurhythmia.
  schleichender Puls long pulse.
  schneller Puls frequent pulse, quick pulse.
  unregelmäßiger Puls irregular pulse.
  weicher Puls soft pulse.
Puls·ader *f* artery; *anat.* arteria.
Pul·sa·ti·on *f* pulsation, throb, throbbing, rhythmical beating.
Puls·de·fi·zit *nt card.* pulse deficit.
Puls·druck *m card.* pulse pressure.
pul·sen *vi* → pulsieren.
Puls·fre·quenz *f card.* pulse rate.
pul·sie·ren *vi* pulsate, pulse, throb, beat; *fig.* vibrate (*von* with).
Pul·si·ons·di·ver·ti·kel *nt patho.* pulsion diverticulum, pressure diverticulum.
Puls·kur·ve *f physiol.* pulse curve, sphygmogram.
Puls·lo·sig·keit *f card.* pulselessness, acrotism.
Pulslos-Krankheit *f card.* Takayasu's disease, Takayasu's syndrome, Takayasu's arteritis, reversed coarctation, pulseless disease, Martorell's syndrome, brachiocephalic arteritis.
Puls·mes·ser *m physiol.* energometer, pulsimeter, pulsometer.
Puls·pal·pa·ti·on *f clin.* sphygmopalpation.
Puls·schlag *m physiol.* pulse, pulse beat, pulsation, rhythm, heartbeat.
Puls·schrei·ber *m card.* sphygmograph.
Puls·schrei·bung *f card.* sphygmography.
Puls·ver·lang·sa·mung *f card.* bradysphygmia.
Puls·wel·le *f physiol.* pulse wave.
Puls·wel·len·ge·schwin·dig·keit *f physiol.* pulse wave velocity.
Pul·ver *nt* powder; *pharm.* pulvis; (*Staub, Mehl*) meal, dust.
pul·ve·ri·sie·ren *vt techn., pharm.* reduce to powder, pulverize, powder, comminute, levigate, triturate.
Pul·ve·ri·sie·rung *f techn., pharm.* pulverization, comminution, porphyrization, trituration.
Pul·vis *m pharm.* pulvis, powder.
Punkt *m* **1.** (*Fleck*) (*a. histol.*) dot, speck, spot. **2.** *mathe.* point. **3.** (*Stelle*) point, spot, place; *anat.* punctum. **4.** (*Thema*) subject, topic, point.
  eutektischer Punkt *chem.* eutectic point.
Punk·tat *nt clin.* aspirate.
Punkt·au·ge *nt bio.* ocellus.
Punkt·blu·tung *f derm., patho.* punctate bleeding, punctate hemorrhage, petechial bleeding, petechial hemorrhage, petechia.
punkt·för·mig *adj* point-like, dot-like, punctate, punctated; (*Blutung*) petechial.
punk·tie·ren *vt* puncture, tap; (*Gelenk*) aspirate; needle, prick.
Punk·tie·rung *f* → Punktion.
Punk·ti·on *f clin.* puncture, tap, piqûre, nyxis; (*Gelenk*) aspiration.
Punk·ti·ons·bi·op·sie *f clin.* puncture biopsy.
Punk·ti·ons·ka·nü·le *f clin.* aspiration cannula.
Punk·ti·ons·na·del *f clin.* aspiration needle.
Punk·ti·ons·sprit·ze *f clin.* aspiration syringe.
Punkt·mu·ta·ti·on *f genet.* single-point mutation, point mutation.
Punkt·schmerz *m patho.* point tenderness.
Punkt·schmerz·haf·tig·keit *f patho.* point tenderness.
Punk·tur *f* → Punktion.
Punkt·zen·trik *f* point centric.
Pu·pil·le *f anat.* pupil (of the eye), pupilla.
pu·pil·len·er·wei·ternd *adj physiol.* mydriatic, iridodilator.
Pu·pil·len·öff·ner *m anat.* dilator muscle of pupil, dilatator pupillae (muscle).
Pu·pil·len·re·ak·ti·on *f* → Pupillenreflex.
Pu·pil·len·re·flex *m physiol.* **1.** iris contraction reflex, light reflex, pupillary reflex, pupillary reaction, pupillary phenomenon. **2.** pupillary reflex.
  paradoxer Pupillenreflex paradoxical pupillary phenomenon, paradoxical pupillary reflex, reversed pupillary reflex, Bekhterev's sign, Bekhterev's reflex, Bechterew's reflex, tarsophalangeal reflex.
Pu·pil·len·schlie·ßer *m anat.* sphincter muscle of pupil, sphincter pupillae (muscle).
Pu·pil·len·star·re *f ophthal.* fixed pupil.
pu·pil·lo·mo·to·risch *adj physiol.* pupillomotor.
Pu·pil·lo·to·nie *f ophthal.* pupilloplegia, pupillatonia, pupillotonia, tonic pupil, Adie's pupil.
pur *adj* pure; *radiol., biochem.* (*Radioisotop*) carrier-free; *chem., pharm.* fine, unadulterated, unblended, undiluted, unmixed.
Pur·gans *nt, pl* **Pur·gan·tia, Pur·gan·zi·en** → Purgativum.

Pur·ga·ti·vum *nt, pl* **Pur·ga·ti·va** *pharm.* purgative, cathartic, eccoprotic.
pu·ri·form *adj patho.* resembling pus, puriform, puruloid.
Pu·rin *nt biochem.* purine.
Pu·rin·ämie *f* purinemia.
Pu·rin·ba·se *f biochem.* purine base, purine body, alloxuric base, nucleic base, nuclein base, xanthine base, xanthine body.
Pur·pu·ra *f derm.* purpura, peliosis.
Purpura allergica allergic purpura, anaphylactoid purpura.
Purpura anaphylactoides → anaphylaktoide Purpura Schoenlein-Henoch.
Purpura anaphylactoides Schoenlein-Henoch → anaphylaktoide Purpura Schoenlein-Henoch.
Purpura hyperglobinaemica Waldenström *hema.* Waldenström's purpura.
Purpura Moschcowitz Moschcowitz disease, Moszkowicz's disease, microangiopathic hemolytic anemia, microangiopathic anemia, thrombotic thrombocytopenic purpura, thrombotic microangiopathy.
Purpura rheumatica → anaphylaktoide Purpura Schoenlein-Henoch.
Purpura rheumatica Schoenlein-Henoch → anaphylaktoide Purpura Schoenlein-Henoch.
Purpura Schoenlein-Henoch → anaphylaktoide Purpura Schoenlein-Henoch.
Purpura thrombotica → Purpura Moschcowitz.
Purpura thrombotica thrombocytopenica → Purpura Moschcowitz.
allergische Purpura → Purpura allergica.
anaphylaktoide Purpura Schoenlein-Henoch *immun.* Schönlein-Henoch disease, Schönlein-Henoch syndrome, Henoch-Schönlein syndrome, Henoch-Schönlein purpura, Henoch's disease, Henoch's purpura, Schönlein's disease, Schönlein's purpura, acute vascular purpura, allergic purpura, allergic vascular purpura, rheumatocelis, anaphylactoid purpura, hemorrhagic exudative erythema.
athrombopenische Purpura → anaphylaktoide Purpura Schoenlein-Henoch.
idiopathische thrombozytopenische Purpura idiopathic thrombocytopenic purpura, Werlhof's disease, thrombocytopenic purpura, thrombopenic purpura, land scurvy, essential thrombocytopenia.
rheumatoide Purpura → anaphylaktoide Purpura Schoenlein-Henoch.
thrombotisch-thrombozytopenische Purpura → Purpura Moschcowitz.
thrombozytopenische Purpura thrombocytopenic purpura, thrombopenic purpura.
pur·pu·risch *adj derm.* pertaining to or suffering from purpura, purpuric.
pu·ru·lent *adj patho.* purulent, suppurative, ichorous.
Push-back-Operation *f HNO* push-back technique, push-back procedure.
Pu·stel *f derm.* pustule, pustula.
Pu·stel·flech·te *f derm.* crusted tetter, impetigo, streptococcal impetigo, streptococcal pyoderma.
pu·ste·lig *adj derm.* pustular; pimpled, pimply.
pu·sten *vi* pant, puff, blow. **ins Röhrchen pusten (lassen)** *forens.* breathalyze.
Pu·stu·la *f derm.* pustule, pustula.
Pustula maligna malignant pustule, cutaneous anthrax.
pu·stu·lös *adj derm.* pertaining to pustules, pustular.
Pu·stu·lo·se *f derm.* pustulosis.
subkorneale Pustulose Sneddon-Wilkinson disease, subcorneal pustular dermatitis, subcorneal pustular dermatosis.
Pu·stu·lo·sis *f derm.* pustulosis.
Pustulosis acuta varicelliformis eczema herpeticum, Kaposi's varicelliform eruption.
Pu·ta·men *nt anat.* putamen.
Put·re·fak·ti·on *f patho.* putrefaction, decay.
Pu·tres·cin *nt* → Putreszin.
Pu·tres·zenz *f patho.* putrescence, putrescency.
Pu·tres·zin *nt patho.* putrescine, tetramethylenediamine.
pu·trid *adj patho.* putrid, rotten.
P-Welle *f physiol.* (*EKG*) P wave, atrial complex, auricular complex.
Py- *pref.* pus, py(o)-.
Py·ämie *f patho.* pyemia, pyohemia, pyogenic fever, metastatic infection.
Py·arthro·se *f ortho.* purulent synovitis, (acute) suppurative arthritis, bacterial arthritis, suppurative synovitis, pyarthrosis, pyoarthrosis.
Pye·li·tis *f urol.* inflammation of the renal pelvis, pyelitis.
Pye·lon *nt anat.* renal pelvis, pelvis of ureter.
Pye·lo·ne·phri·tis *f urol.* inflammation of the kidney and its pelvis, pyelonephritis, nephropyelitis.
Pye·lo·pa·thie *f urol.* pyelopathy.
Pyk·ni·ker *m* pyknic.
pyk·nisch *adj* pyknic.
Pyk·no·me·ter *nt phys.* pyknometer.
Pyk·no·se *f histol.* pyknosis, pycnosis, karyopyknosis, condensation, thickening.
pyk·no·tisch *adj histol.* pertaining to pyknosis, pyknotic, pycnotic, condensed.
Pyk·no·zyt *m hema.* pyknocyte.
py·lo·risch *adj anat.* pertaining to the pylorus, pyloric.
Py·lo·ro·spas·mus *m patho.* pylorospasm.
Py·lo·rus *m anat.* pylorus.
Py·lo·rus·ka·nal *m anat.* pylorus, pyloric canal.
Py·lo·rus·ste·no·se *f patho.* pyloric stenosis, pyloristenosis, pylorostenosis.
Pyo·der·mia *f derm.* pyoderma, pyodermatitis, pyodermatosis, pyodermia.
Pyo·der·mie *f* → Pyodermia.
Pyo·der·mi·tis *f* → Pyodermia.
pyo·gen *adj patho.* pertaining to pus formation, pus-forming, pyogenic, pyogenous, pyopoietic.
Pyo·ge·ne·se *f patho.* pus formation, pyogenesis, pyopoiesis, suppuration.
pyo·ge·ne·tisch *adj* → pyogen.
Pyo·hä·mie *f patho.* pyemia, pyohemia, pyogenic fever, metastatic infection.
pyo·id *adj patho.* resembling pus, pyoid.
Pyo·pneu·mo·tho·rax *m pulmo.* pyopneumothorax, pneumoempyema.
Pyo·pty·se *f patho.* purulent expectoration, pyoptysis, spitting of pus.
Py·or·rhoe *f patho.* pyorrhea.
Pyo·sis *f patho.* pyosis, suppuration.
Pyo·sto·ma·ti·tis *f HNO* pyostomatitis.
Pyostomatitis vegetans Neumann's disease.
Pyo·tho·rax *m pulmo.* pyothorax, thoracic empyema, empyema of the chest.
Pyo·zya·ne·us *m micro.* blue pus bacillus, Pseudomonas aeruginosa, Pseudomonas polycolor, Pseudomonas pyocyanea, Bacillus pyocyaneus, Bacterium aeruginosum.
Pyozyaneus-Infektion *f epidem.* infection with Pseudomonas aeruginosa, pyocyanosis.
Pyo·zy·ste *f patho.* pyocyst.
py·ra·mi·dal *adj anat.* shaped like a pyramid, pyramidal.
Py·ra·mi·de *f* → Pyramis.
py·ra·mi·den·ar·tig *adj* pyramidal.
Py·ra·mi·den·bahn *f anat.* corticospinal tract, pyramidal tract.
 direkte Pyramidenbahn Türck's column, anterior corticospinal tract, direct corticospinal tract, ventral corticospinal tract, anterior pyramidal tract, direct pyramidal tract.
 gekreuzte Pyramidenbahn crossed corticospinal tract, lateral corticospinal tract, crossed pyramidal tract, lateral pyramidal tract.
 seitliche Pyramidenbahn → gekreuzte Pyramidenbahn.
 vordere Pyramidenbahn → direkte Pyramidenbahn.
Py·ra·mi·den·bahn·fa·sern *pl anat.* corticospinal fibers.
Py·ra·mi·den·bahn·kreu·zung *f anat.* pyramidal decussation, motor decussation, decussation of pyramids.
Py·ra·mi·den·här·te *f* diamond pyramid hardness, Vickers hardness number.
Py·ra·mi·den·kreu·zung *f* → Pyramidenbahnkreuzung.
Py·ra·mi·den·vor·der·strang·bahn *f anat.* Türck's column, anterior corticospinal tract, direct corticospinal tract, ventral corticospinal tract, anterior pyramidal tract, direct pyramidal tract.
Py·ra·mis *f, pl* **Py·ra·mi·des** *anat.* 1. pyramid, pyramis. 2. pyramid of medulla oblongata, anterior column of medulla oblongata.
Py·re·ti·cum *nt* → Pyretikum.
Py·re·ti·kum *nt, pl* **Py·re·ti·ka** *pharm.* pyretic, pyrectic, pyretogen, febrifacient, febricant.
py·re·tisch *adj pharm.* pertaining to fever, pyretic, pyrectic, febrifacient, febricant, febrific.
py·re·to·gen *adj patho.* causing fever, pyretogenic, pyretogenetic, pyretogenous, pyrexiogenic, pyrogenetic, pyrogenic, pyrogenous.
Pyr·exie *f patho.* fever, pyrexia, pyrexy, fire, febris.
Py·ri·din *nt biochem.* pyridine.
Pyridin-4-carbonsäurehydrazid *nt pharm.* isoniazid, isonicotinic acid hydrazide, isonicotinylhydrazine, isonicotinylhydrazine, 4-pyridine carboxylic acid hydrazide.
Py·rid·oxal·phos·phat *nt biochem.* pyridoxal phosphate, codecarboxylase.

Py·ri·do·xin *nt biochem.* pyridoxine, yeast eluate factor, eluate factor, antiacrodynia factor, adermine.
Py·ri·mi·din *nt biochem.* pyrimidine.
Py·ro·gen *nt patho.* pyrogen, febrifacient, febricant.
py·ro·gen *adj patho.* causing fever, febrifacient, febricant, febrific, pyretogenic, pyretogenetic, pyretogenous, pyrexiogenic, pyrogenetic, pyrogenic, pyrogenous.
Py·ro·glo·bu·lin *nt immun.* pyroglobulin.
Py·ro·sis *f patho.* pyrosis, heartburn, brash, water brash.
Py·ro·to·xin *nt* pyrotoxin.
Py·ru·vat *nt biochem.* pyruvate.
Py·ru·vat·ki·na·se *f biochem.* pyruvate kinase.
Py·ru·vat·ki·na·se·man·gel *m patho.* pyruvate kinase deficiency, PK deficiency, erythrocyte pyruvate kinase deficiency.
P-Zacke *f physiol.* (*EKG*) P wave, atrial complex, auricular complex.

Q

Q-Fieber *nt epidem.* Q fever, nine-mile fever, query fever, Australian Q fever.
QR-Intervall *nt physiol.* Q-R interval.
QRS-Intervall *nt physiol.* QRS interval.
QRS-Komplex *m physiol.* QRS complex.
13q-Syndrom *nt* 13q-syndrome.
18q-Syndrom *nt* 18q-syndrome.
QT-Intervall *nt physiol.* QRST interval, Q-T interval.
Quad·del *f derm.* nettle, wheal, welt, hive, urtica.
Quad·del·bil·dung *f derm.* urtication.
Qua·drant *m* quadrant.
Qua·drat *nt mathe.* square. **im Quadrat** (*a. mathe.*) square, in the square.
qua·dra·tisch *adj* (*a. mathe.*) square, quadrate, quadratic.
Qua·drat·zahl *f mathe.* square, square number.
Quadri- *pref.* four, tetra-, quadri-.
qua·drie·ren *vt mathe.* square.
Qua·dri·ge·mi·nus *m card.* quadrigeminy, quadrigeminal rhythm, quadrigeminal pulse.
Qua·dri·ge·mi·nus·puls *m card.* quadrigeminal pulse.
Qua·dri·ge·mi·nus·rhyth·mus *m* → Quadrigeminus.
Qua·dri·ple·gie *f neuro.* tetraplegia, quadriplegia.
qua·dri·ple·gisch *adj neuro.* pertaining to or suffering from quadriplegia, quadriplegic, tetraplegic.
Qua·dri·zeps *m anat.* quadriceps, quadriceps of thigh, quadriceps muscle (of thigh), quadriceps femoris muscle.
Qua·dri·zeps·seh·nen·re·flex *m physiol.* knee-jerk reflex, knee phenomenon, knee reflex, knee jerk, patellar reflex, patellar tendon reflex, quadriceps reflex, quadriceps jerk.
Qual *f, pl* **Qua·len** pain, agony, torture, discomfort; (*seelisch*) anguish, agony, distress, worry. **unter Qualen** in great pain, in agony. **Qualen erdulden** suffer agony/great pain.
quä·len I *vt* torment, torture; (*seelisch*) distress, agonize, tantalize. **von Hunger/Durst gequält** pinched with hunger/thirst. **von Schmerzen gequält** tormented by pain. **jdn. zu Tode quälen** torture s.o. to death. **II** *vr* **sich quälen 1.** be in agony, suffer; (*seelisch*) worry (*mit* about); torment o.s., torture o.s. **2.** (*s. abmühen*) struggle (*mit* with).
Qua·li·tät *f* quality.
qua·li·ta·tiv I *adj* qualitative, qualitive. **II** *adv* qualitatively, in quality.
Qua·li·täts·kon·trol·le *f* quality control, quality evaluation.
Quant *nt phys.* light quantum, quantum, photon.
Quan·ten·streu·ung *f phys.* Compton scattering, modified scattering.
Quan·ten·theo·rie *f phys.* quantum theory.
Quan·ten·zahl *f phys.* quantum number.
quan·ti·fi·zie·ren *vt* quantify.
Quan·ti·tät *f* quantity.
quan·ti·ta·tiv I *adj* quantitative, quantitive. **II** *adv* quantitatively, in quantity.
Quan·tum *nt, pl* **Quan·tums, Quan·ten** quantity, quantum, portion, amount, share.
Qua·ran·tä·ne *f epidem.* quarantine. **unter Quarantäne (sein/stehen)** (be) in quarantine. **unter Quarantäne stellen** quarantine, put in quarantine.
Qua·ran·tä·ne·sta·ti·on *f epidem.* quarantine, lazaret, lazaretto.
Quar·tal·sau·fen *nt inf.* spree-drinking, dipsomania, epsilon alcoholism.
Quarz *m chem.* quartz.
Quarz·sand·ein·bett·mas·se *f* quartz investment.
Queck·sil·ber *nt* quicksilver, mercury; *chem.* hydrargyrum. **zahnärztliches Quecksilber** dental mercury.
Queck·sil·ber·dampf·lam·pe *f* mercury lamp, mercury vapor lamp.
Quecksilber-I-chlorid *nt* mercurous chloride, calomel.
Quecksilber-II-chlorid *nt* mercury bichloride, mercuric chloride, mercury perchloride.
Queck·sil·ber·le·gie·rung *f* amalgam, mercury alloy.
Queck·sil·ber·li·nie *f patho.* mercurial line.
Queck·sil·ber·ma·no·me·ter *nt* mercury manometer, mercury pressure gauge.
Queck·sil·ber·prä·pa·rat *nt pharm.* mercurial, mercury.
Queck·sil·ber·salz *nt chem.* mercurate, mercuriate.
Queck·sil·ber·säu·le *f phys.* mercury column, column of mercury.
Queck·sil·ber·saum *m patho.* mercurial line.
Queck·sil·ber·ther·mo·me·ter *nt phys.* mercurial thermometer.
Queck·sil·ber·ver·gif·tung *f patho.* mercury poisoning, mercurial poisoning, mercurialism, hydrargyria, hydrargyrism, hydrargyrosis. **chronische Quecksilbervergiftung** mercurial cachexia.
Queck·sil·ber·zu·be·rei·tung *f pharm.* mercurial, mercury.
Quelle-Konus-Abstand *m radiol.* source-cone distance.
quel·len *vi* **1.** (*anschwellen*) swell, swell up. **2.** flow, pour, stream, well (*aus* from); (*hervorschießen*) gush out/forth.
Quer·bruch *m traumat.* transverse fracture.
Quer·durch·mes·ser *m* transverse diameter.
Quer·frak·tur *f traumat.* transverse fracture.
Quer·la·ge des Herzens *f card.* horizontal heart, horizocardia.
Quer·lei·ste *f* transverse crest.
Quer·schnitt *m mathe.* transverse section, transection, transsection; (*a. fig.*) cross section (*durch* of).
Querschnitts- *pref.* cross-section, cross-sectional, cross.
quer·schnitts·ge·lähmt *adj neuro.* paraplegic, paraplectic.
Quer·schnitts·läh·mung *f neuro.* paraplegia. **hohe Querschnittslähmung** tetraplegia, quadriplegia. **tiefe Querschnittslähmung** paraplegia.
Quer·strei·fung *f histol.* transverse striation, cross-striation.
Quetelet-Index *m physiol.* Quetelet index, body mass index.
Quetsch·biß *m* mushbite, mush bite.
Quetsch·biß·ab·druck *m* mushbite, mush bite.
Quet·schung *f traumat., patho.* bruise, crush injury, crush trauma, contusion.
Quet·schungs·ver·let·zung *f traumat.* crush injury, crush trauma.
Quetsch·wun·de *f traumat.* contused wound, bruise, contusion.
Queyrat-Syndrom *nt patho.* erythroplasia of Queyrat.
Quick *m* → Quickwert.
Quick·wert *m hema.* Quick's method, Quick's value, Quick's time, Quick test, prothrombin test, prothrombin time, thromboplastin time.
Quick·zeit *f* → Quickwert.
Qui·na·crin *nt pharm.* quinacrine, chinacrine.
Quincke-Ödem *nt immun.* Quincke's disease, Quincke's edema, Bannister's disease, Milton's disease, Milton's edema, angioedema, angioneurotic edema, atrophedema, circumscribed edema, periodic edema, giant edema, giant urticaria.
Qui·ni·di·ne *nt pharm.* quinidine, betaquinine, conquinine.
Qui·ni·ne *nt pharm.* quinine.
Qui·no·lon *nt pharm.* quinolone.
Quo·ti·ent *m* quotient, ratio. **kalorischer Quotient** caloric quotient. **respiratorischer Quotient** respiratory quotient, expiratory exchange ratio, respiratory coefficient, respiratory exchange ratio.
Q-Welle *f physiol.* (*EKG*) Q wave.
Q-Zacke *f physiol.* (*EKG*) Q wave.

R

Ra·bi·es·vak·zi·ne *f immun.* rabies vaccine.
Ra·bi·es·vi·rus *nt micro.* rabies virus.
Racer-Winkelstück *nt* Racer handpiece.
Rachen- *pref.* throat, faucial, pharyngeal, pharyngal, pharyng(o)-.
Ra·chen *m anat.* throat, pharynx.
Ra·chen·ab·strich *m HNO* throat swab.
Ra·chen·blu·tung *f HNO* pharyngorrhagia.
Ra·chen·diph·the·rie *f HNO* pharyngeal diphtheria, diphtheritic pharyngitis, faucial diphtheria.
Ra·chen·en·ge *f anat.* isthmus of fauces, oropharyngeal isthmus, pharyngo-oral isthmus.
Ra·chen·höh·le *f anat.* pharyngeal cavity, faucial cavity.
Ra·chen·man·del *f anat.* pharyngeal tonsil, adenoid tonsil, Luschka's tonsil, third tonsil.
Ra·chen·man·del·hy·per·pla·sie *f HNO* adenoid disease, adenoid vegetation.
Ra·chen·man·del·kryp·ten *pl anat.* tonsillar crypts of pharyngeal tonsil.
Ra·chen·mem·bran *f embryo.* buccopharyngeal membrane.
Ra·chen·ner·ven *pl* pharyngeal nerves.
Ra·chen·öff·nung der Ohrtrompete *f* pharyngeal orifice of auditory tube.
Ra·chen·pla·stik *f HNO* pharyngoplasty.
Ra·chen·ring, lymphatischer *m anat.* Waldeyer's ring, Waldeyer's tonsillar ring, Bickel's ring, tonsillar ring, lymphoid ring.
Ra·chen·schleim·haut·ent·zün·dung *f HNO* inflammation of the pharynx, pharyngitis.
Ra·chen·schmerz *m HNO* pain in the pharynx, pharyngalgia, pharyngodynia.
Ra·chi·schi·sis *f embryo.* rachischisis, schistorachis.
  Rachischisis posterior spondyloschisis, cleft spine.
Ra·chi·tis *f patho.* rickets *pl*, English disease, Glisson's disease, rachitis.
  refraktäre Rachitis refractory rickets, familial hypophosphatemia, vitamin D resistant rickets, vitamin D refractory rickets, pseudodeficiency rickets.
  renale glykosurische Rachitis renal glycosuric rickets, Fanconi's syndrome.
  Vitamin D-refraktäre Rachitis → refraktäre Rachitis.
ra·chi·tisch *adj patho.* pertaining to or suffering from rickets, rickety, rachitic.
Rad·boh·rer *m* wheel bur.
Rad·ge·lenk *nt anat.* trochoidal articulation, trochoidal joint, pivot articulation, pivot joint, rotary articulation, rotary joint, rotatory articulation, rotatory joint, trochoid articulation, trochoid joint, trochoid, trochoides.
ra·di·al *adj* 1. *anat.* pertaining to the radius, radial. 2. *mathe.* pertaining to a radius, radial. 3. (*Strahlen*) radial, radiate, radiating.
Ra·di·al·be·schleu·ni·gung *f phys.* angular acceleration.
Ra·dia·lis·läh·mung *f neuro.* radial palsy, radial paralysis.
Ra·dia·lis·pa·re·se *f* → Radialislähmung.
Ra·dia·lis·puls *m physiol.* radial pulse.
Ra·di·ant *m mathe.* radian.
ra·di·är *adj bio.* radial.
Ra·di·kal *nt chem.* radical.
ra·di·kal *adj* radical, fundamental, complete; *clin., chir.* radical, drastic, root-and-branch.
Ra·di·kal·kur *f clin.* radical cure, drastic cure.
Ra·di·kal·ope·ra·ti·on *f chir.* radical operation.
ra·di·ku·lär *adj* pertaining to a root, radicular.
Ra·di·ku·li·tis *f neuro.* radiculitis, radicular neuritis, radiculoneuritis.
Radikulo- *pref.* radicular, radicul(o)-.
Ra·di·ku·lo·neu·ri·tis *f neuro.* Guillain-Barré syndrome, Guillain-Barré polyneuritis, Barré-Guillain syndrome, radiculoneuritis, infective polyneuritis, neuronitis, idiopathic polyneuritis, acute ascending spinal paralysis, encephalomyeloradiculoneuritis, polyradiculoneuropathy, postinfectious polyneuritis, acute postinfectious polyneuropathy, acute febrile polyneuritis.
Ra·di·ku·lo·pa·thie *f neuro.* radiculopathy.
Radio- *pref. anat.* radius, radio-; *chem., phys., radiol.* radio-.
ra·dio·ak·tiv *adj phys.* radioactive; (*künstlich*) labeled.
Ra·dio·ak·ti·vi·tät *f* radioactivity, radioaction, nuclear radiation.
Radio-Allergen-Sorbent-Test *m immun.* radioallergosorbent test.
Ra·dio·bio·lo·gie *f bio.* radiobiology, radiation biology.
Ra·dio·che·mie *f chem.* radiochemistry.
Ra·dio·der·ma·ti·tis *f derm., radiol.* radiodermatitis, radiation dermatitis, x-ray dermatitis, roentgen-ray dermatitis, radioepidermitis, radioepithelitis.
Ra·dio·dia·gno·se *f clin.* radiodiagnosis.
Ra·dio·dia·gno·stik *f clin.* radiodiagnostics *pl*.
Ra·dio·ele·ment *nt chem.* radioelement.
Ra·dio·gold *nt radiol.* radiogold.
Ra·dio·gramm *nt radiol.* radiogram, radiograph.
Ra·dio·gra·phie *f radiol.* radiography.
ra·dio·gra·phisch *adj radiol.* pertaining to radiography, radiographic, roentgenographic.
Ra·dio·im·mu·no·as·say *m immun.* radioimmunoassay.
Ra·dio·im·mu·no·sor·bent·test *m immun.* radioimmunosorbent test.
Ra·dio·in·di·ka·tor *m chem.* tracer.
Ra·dio·iod *nt* → Radiojod.
Ra·dio·iso·top *nt chem.* radioisotope, radioactive isotope.
Ra·dio·jod *nt radiol.* radioiodine, radioactive iodine.
Ra·dio·lo·ge *m* radiologist.
Ra·dio·lo·gie *f* radiology.
  dentale/zahnärztliche Radiologie dental radiology, radiodontia, radiodontics *pl*.
ra·dio·lo·gisch *adj* pertaining to radiology, radiologic, radiological.
Ra·dio·lu·mi·nes·zenz *f phys.* radioluminescence.
Ra·dio·me·ter *nt phys., radiol.* radiometer, roentgenometer.
Ra·dio·mi·me·ti·kum *nt, pl* **Ra·dio·mi·me·ti·ka** radiomimetic.
ra·dio·mi·me·tisch *adj* radiomimetic.
Ra·dio·ne·kro·se *f radiol., patho.* radionecrosis.
Ra·dio·nu·klid *nt biochem., radiol.* radionuclide, radioactive nuclide.
Radionuklid-Scan *m radiol.* radionuclide scan, isotopic scan.
Ra·dio·osteo·ne·kro·se *f radiol., patho.* radiation osteonecrosis, osteoradionecrosis.
Ra·dio·phos·phor *m radiol.* radiophosphorus, radioactive phosphorus, labeled phosphorus.
Ra·dio·sko·pie *f phys.* radioscopy.
Ra·dio·te·le·me·trie *f radiol.* radiotelemetry.
Ra·dio·the·ra·pie *f radiol.* radiotherapy, radiotherapeutics *pl*, ray treatment, radiation therapy, radiation treatment.
Ra·dio·tra·cer *m radiol.* radiotracer.
Ra·di·um *nt chem.* radium.
Ra·di·um·der·ma·ti·tis *f* → Radiodermatitis.
Ra·di·us·pe·ri·ost·re·flex *m physiol.* radial reflex, radioperiostal reflex, brachioradial reflex, spinator reflex, styloradial reflex.
Ra·di·us·re·flex *m* → Radiusperiostreflex.
Ra·dix *f, pl* **Ra·di·ces, Ra·di·zes** *anat., dent.* root, radix.
  Radix anatomica → Radix dentis.
  Radix dentis dental root, anatomical root (of tooth).
  Radix relicta retained root, radicular retention.
  akzessorische Radix accessory root.
  akzessorische bukkale Radix Bolk's paramolar root, accessory buccal root.
  bukkale Radix buccal root.
  distale Radix distal root.
  distobukkale Radix distobuccal root.
  linguale Radix lingual root.
  mesiale Radix mesial root.

mesiobukkale Radix mesiobuccal root.
überzählige Radix supernumerary root.
Radix-Anker *m* Radix anchor.
Radix-Anker-System *nt* → Radix-Anker.
Ra·don *nt chem.* radon, niton.
Raeder-Syndrom *nt* Raeder's syndrome, paratrigeminal syndrome.
Rahm *m* (*Milch*) cream.
Ramfjord-Parodontalindex *m* Ramfjord index, periodontal score, periodontal index.
Ramsey Hunt-Syndrom *nt epidem., neuro.* Ramsey Hunt syndrome, Ramsey Hunt disease, Hunt's neuralgia, Hunt's syndrome, Hunt's disease, herpes zoster auricularis, herpes zoster oticus, otic neuralgia, geniculate otalgia, geniculate neuralgia, opsialgia.
Ra·mu·lus *m, pl* **Ra·mu·li** *anat.* ramulus, twig, small branch.
Ra·mus *m, pl* **Ra·mi** *anat.* ramus, branch; division, twig.
 Ramus mandibulae ramus of mandible, mandibular ramus.
Ra·mus·frak·tur *f* mandibular ramus fracture, ramus fracture.
Ra·mus·hö·he *f* height of mandibular ramus.
Ra·mus·osteo·to·mie *f* mandibular ramus osteotomy.
 vertikale Ramusosteotomie vertical osteotomy of ramus of mandible.
Rand *m, pl* **Rän·der** edge, border, margin, side; (*Brille*) rim; (*um die Augen*) ring, circle; *anat.* margin, edge, fringe, rim, brim, lip, labrum; (*Umkreis*) periphery, outskirts, verge; *phys., mathe.* boundary.
Rand·fa·den *m micro.* costa.
Rand·lei·ste *f* marginal ridge, marginal crest, marginal crest, crista marginalis.
 Randleiste von Schneide- u. Eckzähnen marginal crest of tooth, marginal ridge of tooth.
Ran·do·mi·sie·ren *nt stat.* randomization.
ran·do·mi·sie·ren *vt stat.* randomize.
Ran·do·mi·sie·rung *f stat.* randomization.
Rand·über·schuß *m* marginal excess.
Rand·zo·ne *f histol.* marginal zone, periphery.
Rang *m stat.* rank.
ran·ken·för·mig *adj anat.* tendril-shaped, pampiniform.
Ra·nu·la *f HNO* ranula, sublingual ptyalocele, sublingual cyst.
Ra·phe *f anat.* raphe, rhaphe, seam.
ra·pi·de *adj* rapid, fast.
Ra·pid·ent·wick·ler *m radiol.* rapid developing solution, rapid developer.
Ra·re·fi·ca·tio *f patho.* rarefaction.
Ra·re·fi·zie·rung *f patho.* rarefaction.
Ra·se·rei *f* frenzy, madness; frenzied rage.
Rash *nt derm.* rash.
Ras·pa·to·ri·um *nt* elevator, subperiosteal elevator, periosteotome.
Ras·pel *f* reamer, rasp.
Ras·se *f bio.* race, breed; strain; *micro., genet.* variety; *micro.* strain.
Ras·sel·ge·räu·sche *pl clin., pulmo.* rales, rhonchi.
 amphorische Rasselgeräusche amphoric rales.
 feuchte Rasselgeräusche moist rales.
 metallische Rasselgeräusche consonating rales, metallic rales.
 trockene Rasselgeräusche dry rales.
Ras·seln *nt* → Rasselgeräusche.
ras·sisch *adj* pertaining to or characteristic of a race, racial.
Ra·ster·blen·de *f radiol.* grid.
Ra·ster·elek·tro·nen·mi·kro·skop *nt histol.* scanning electron microscope, scanning microscope.
ra·tio·nal *adj* based upon reason, rational; *mathe.* rational.
ra·tio·nell *adj* efficient, economical.
Rat·ten·fleck·fie·ber *nt epidem.* endemic typhus, flea-borne typhus, murine typhus, Manchurian typhus, Mexican typhus, Moscow typhus, tabardillo, tarbadillo, red fever (of the Congo), Congolian red fever, Congo red fever.
Rat·ten·floh *m micro.* rat flea, Nosopsyllus fasciatus.
Rat·ten·schwanz·fei·le *f* rat-tail file, R-type rasp.
Rauch *m* smoke; *chem., techn.* fume.
Rau·chen *nt* smoking.
rau·chen I *vt* smoke. **II** *vi* smoke; *chem., techn.* fume.
Rau·cher·gau·men *m* smoker's palate.
Rau·cher·leu·ko·ke·ra·to·se *f* smoker's palate, nicotine stomatitis, nicotinic stomatitis.
räu·chern *vt hyg.* fumigate.
R-auf-T-Phänomen *nt card.* R-on-T phenomenon.
rauh *adj* **1.** rough; (*grob*) coarse; (*uneben*) uneven; (*Hände*) chapped; (*Haut*) rough, coarse, scabrous; (*Stimme*) rough, coarse, husky, guttural, hoarse, rasping, throaty; (*Hals*) sore; (*Klima*) rough, harsh, intemperate, severe; (*Wind*) biting. **2.** *fig.* rough, rude, tough, blunt. **rauh machen/werden** coarsen.

Rau·heit *f* **1.** roughness; (*Grobheit*) coarseness; (*Unebenheit*) unevenness; (*Haut*) roughness, coarseness, scabrities; (*Hals*) soreness; (*Klima*) roughness, harshness, intemperance. **2.** *fig.* roughness, rudeness, toughness, bluntness.
Raum *m, pl* **Räu·me 1.** room; area, zone, region; *anat.* space, cavity, cavum, cavitation, chamber, compartment. **2.** (*Zimmer*) room; (*Kammer*) chamber. **3.** *fig.* space, room; sphere; scope; *phys., mathe.* space; (*Rauminhalt*) capacity, volume.
 extrazellulärer Raum *physiol.* extracellular space.
 infraglottischer Raum *anat.* infraglottic space, infraglottic cavity.
 interokklusaler Raum interocclusal distance, interarch distance, freeway, interocclusal clearance, interocclusal gap, interocclusal space, interocclusal rest space.
 interradikulärer Raum interradicular space.
 intrazellulärer Raum *physiol.* intracellular space.
 luftleerer Raum *phys.* vacuum.
 parapharyngealer Raum *anat.* parapharyngeal space.
 periodontoblastischer Raum peridentinoblastic space.
 peripharyngealer Raum *anat.* peripharyngeal space.
 pterygomandibulärer Raum pterygomandibular space.
 retropharyngealer Raum *anat.* retropharyngeal space.
Raum·auf·tei·ler *m* room divider, divider.
Raum·git·ter *nt phys.* crystal lattice, space lattice, Brevais lattice.
Raum·in·halt *m phys., mathe.* volume, capacity, content, cubic content(s *pl*).
räum·lich *adj* (*a. mathe.*) spatial, three-dimensional; *mathe.* cubic.
Raum·luft *f* room air.
Raum·maß *nt* cubic measure.
Raum·sinn *m physiol.* space sense.
Raum·tem·pe·ra·tur *f* room temperature.
Rau·pe *f bio.* caterpillar.
Rausch *m patho.* intoxication, drunkenness, inebriation.
Rau·schen *nt clin.* murmur; *techn.* noise.
Rausch·gift *nt* narcotic, drug, intoxicant; *sl.* dope.
rausch·gift·ab·hän·gig *adj* drug-dependent, drug-addicted.
Rausch·gift·ab·hän·gi·ge *m/f* narcotic addict, drug addict; *sl.* junkie.
Rausch·gift·ab·hän·gig·keit *f* drug dependence, narcotic addiction, drug addiction.
Rausch·gift·sucht *f* → Rauschgiftabhängigkeit.
rausch·gift·süch·tig *adj* → rauschgiftabhängig.
Rausch·mit·tel *nt* → Rauschgift.
Rau·te *f* rhombus, rhomb, diamond.
rau·ten·för·mig *adj* diamond-shaped, lozenge-shaped, rhomboid, rhombic, rhomboidal.
Rau·ten·gru·be *f anat.* rhomboid fossa, ventricle of Arantius.
Rau·ten·hirn *nt anat.* hindbrain vesicle, rhombencephalon vesicle, hindbrain, rhombencephalon.
Raymond-Cestan-Syndrom *nt neuro.* Raymond-Cestan syndrome, Cestan-Raymond syndrome.
re·ab·sor·bie·ren *vt* resorb, reabsorb.
Re·ab·sorp·ti·on *f* resorption, resorbence, reabsorption.
Rea·gens *nt, pl* **Rea·gen·zi·en** → Reagenz.
Rea·genz *nt, pl* **Rea·gen·zi·en** reagent; agent.
Rea·genz·glas *nt* test tube.
Rea·genz·röhr·chen *nt* test tube.
rea·gie·ren *vi* (*a. physiol.*) respond, react, answer (*auf* to); *chem.* react (*mit* with; *auf* on).
Re·ak·tanz *f phys., electr.* reactance, inductive resistance.
Re·ak·ti·on *f* **1.** *physiol., psycho., immun.* response, reaction, answer (*auf* to; *gegen* against). **2.** *chem., lab.* reaction, test.
 Reaktion vom Serumkrankheittyp *immun.* serum sickness-like reaction, serum sickness-like syndrome.
 allergische Reaktion *immun.* allergic reaction, allergic inflammation.
 anamnestische Reaktion *immun.* anamnestic reaction, anamnestic response.
 anaphylaktoide Reaktion *immun.* anaphylactoid reaction, anaphylactoid crisis, anaphylactoid shock, pseudoanaphylaxis.
 chemische Reaktion *chem.* chemical reaction.
 hormonelle Reaktion *physiol.* hormonal response.
 hormongesteuerte Reaktion → hormonelle Reaktion.
 immunologische Reaktion *immun.* immunoreaction, immune reaction, immune response, immunological reaction, immunological response.
 konsensuelle Reaktion *physiol.* consensual reaction.
 leukämische Reaktion → leukämoide Reaktion.
 leukämoide Reaktion leukemoid, leukemoid reaction, leukemic reaction, hyperleukocytosis.

parallergische Reaktion *immun.* parallergy.
pseudoallergische Reaktion *immun.* pseudoallergic reaction.
symptomatische Reaktion symptomatic reaction.
verstärkte Reaktion *immun.* hyperergy, hyperergia.
Re·ak·ti·ons·den·tin *nt* irritation dentin, secondary dentin.
Re·ak·ti·ons·mit·tel *nt* reactor.
Re·ak·ti·ons·zeit *f physiol.* reaction time.
Re·ak·ti·ons·zen·trum *nt histol., immun.* germinal center, Flemming center, reaction center.
re·ak·tiv *adj chem., physiol.* reactive.
re·ak·ti·vie·ren *vt chem., immun.* reactivate, make active again.
Re·ak·ti·vie·rung *f chem., immun.* reactivation.
Re·ak·ti·vi·tät *f chem., immun.* reactivity.
Re·ak·tor *m phys.* reactor, pile.
Re·ak·tor·kern *m phys.* core.
Re·ani·ma·ti·on *f clin.* resuscitation, restoration to life.
  kardiopulmonale Reanimation cardiopulmonary resuscitation.
Re·ani·ma·ti·ons·the·ra·pie *f* resuscitation.
Re·ani·ma·ti·ons·wa·gen *m clin.* resuscitation cart, crash cart.
Re·ani·ma·tor *m clin.* resuscitator.
re·ani·mie·ren *vt clin.* resuscitate, revive.
re·ani·mie·rend *adj* resuscitative.
Re·at·tach·ment *nt* reattachment, new attachment.
Réaumur-Skala *f phys.* Réaumur scale.
Re·cher·che *f* investigation, inquiry, enquiry, check-up, research.
re·cher·chie·ren *vi* investigate, inquire (into), check (up), check upon, do research; (*Polizei*) make an investigation.
rech·nen I *vt* **1.** calculate, compute, work out; (*zählen*) calculate. **2.** (*veranschlagen*) estimate, reckon. **3.** (*berücksichtigen*) count, take into account. **II** *vi* **4.** calculate, compute, make a calculation/calculations, do sums; (*zählen*) count. **im Kopf rechnen** calculate in one's head. **5.** (*schätzen*) estimate, calculate, estimate.
Rech·ner *m* calculator, computer.
Rech·nung *f* **1.** (*Rechnen*) calculation, computation. **2.** check, bill, invoice.
recht *adj* right, right-hand, dexter, dextral.
Recht·eck *nt mathe.* rectangle, oblong; quadrate.
recht·eckig [k·k] *adj mathe.* oblong, rectangular; quadrate.
rechts·gül·tig *adj* valid, lawful.
Rechts·hän·der *m* right-handed person, right-hander, dextral.
rechts·hän·dig *adj* right-handed, dextral, dextromanual, dexterous, dextrous.
Rechts·hän·dig·keit *f* right-handedness, dextrality, dexterity.
Rechts·herz *nt physiol.* pulmonary heart, right heart, right ventricle.
Rechts·herz·di·la·ta·ti·on *f card.* right heart dilatation, right ventricular dilatation, dilatation of right ventricle.
Rechts·herz·er·wei·te·rung *f* → Rechtsherzdilatation.
Rechts·herz·hy·per·tro·phie *f card.* right heart hypertrophy, right ventricular hypertrophy.
Rechts·herz·in·suf·fi·zi·enz *f card.* right-sided heart failure, right-ventricular failure, right-ventricular heart failure.
Rechts·hy·per·tro·phie *f* → Rechtsherzhypertrophie.
Rechts·in·suf·fi·zi·enz *f* → Rechtsherzinsuffizienz.
rechts·läu·fig *adj* clockwise.
Rechts-Links-Shunt *m card.* reversed shunt, right-to-left shunt.
Rechts·me·di·zin *f* forensic medicine, medical jurisprudence, legal medicine.
rechts·me·di·zi·nisch *adj* medicolegal, forensic.
Rechts·schen·kel·block *m* right bundle-branch heart block, right bundle-branch block.
Rechts·ver·la·ge·rung *f embryo., patho.* dextroposition.
  Rechtsverlagerung der Aorta dextroposition of aorta.
Rechts·ver·schie·bung *f physiol., hema.* deviation to the right, rightward shift, shift to the right.
recht·win·ke·lig *adj* right, right-angled, rectangular; perpendicular (*zu* to).
Recht·win·kel·tech·nik *f radiol.* long cone technique, parallel technique, right-angle technique.
recht·wink·lig *adj* → rechtwinkelig.
Recklinghausen-Krankheit *f* **1.** *derm.* Recklinghausen's disease, von Recklinghausen's disease, multiple neurofibroma, neurofibromatosis, neuromatosis. **2.** *ortho.* Recklinghausen's disease of bone, Engel-Recklinghausen disease, von Recklinghausen's disease of bone.
Rec·tum *nt anat.* straight intestine, rectum.
Rectus-abdominis-Lappen *m* rectus abdominis muscle flap.
Red·ox·po·ten·ti·al *nt chem.* redox potential, oxidation-reduction potential.
Red·ox·re·ak·ti·on *f chem.* redox, redox reaction, oxidation-reduction reaction, oxidation-reduction, oxidoreduction.

Red·ox·sy·stem *nt chem.* redox system, oxidation-reduction system, O-R system.
Re·dres·se·ment *nt traumat.* redressement.
Re·dres·si·on *f traumat.* redressement.
Re·duk·ti·on *f* **1.** *chem.* reduction; *mathe.* reduction. **2.** *chir., traumat.* reduction, repositioning. **3.** *bio.* reduction, reduction division, reduction cell division, meiotic cell division, meiotic division, maturation division, meiosis, miosis. **4.** *allg.* reduction (*in* to); (*Leistung*) vitiation, diminution.
Re·duk·ti·ons·mit·tel *nt chem.* reductant, reducing agent, reductive.
re·duk·tiv *adj chem.* reductive.
Re·duk·tor *m* → Reduktionsmittel.
Red·un·danz *f phys., genet.* redundancy, redundance.
Re·du·pli·ka·ti·on *f bio.* reduplication, redoubling; *patho.* duplication, doubling.
re·du·zie·ren I *vt* reduce, lower, cut, cut down, scale down (*um* by; *auf* to). **II** *vr* **sich reduzieren** decrease, diminish, go down.
Re·en·try *nt* → Reentry-Mechanismus.
Reentry-Mechanismus *m card.* reentry, reentry phenomenon, re-entrant mechanism.
Reese-Syndrom *nt* Reese's syndrome, Reese's dysplasia, Reese-Blodi syndrome.
Re·fe·renz *f lab., stat.* reference.
Re·fe·renz·wert *m* reference value.
re·flek·tie·ren *vt* (*Strahlen, Licht*) reflect, reverberate, cast back, throw back, mirror.
re·flek·tiert *adj (Licht)* reflex; *anat.* reflex; reverberatory.
Re·flek·tie·rung *f phys., opt.* reflection, reflexion, reflex.
Re·flek·tor *m phys., techn.* reflector; mirror.
re·flek·to·risch *adj physiol.* reflex.
Re·flek·tor·spie·gel *m phys.* reflector; mirror.
Re·flex *m* **1.** *physiol., neuro.* reflex, jerk, response. **2.** *opt.* reflex, reflection, reflexion.
  antagonistischer Reflex antagonistic reflex.
  bedingter Reflex → erworbener Reflex.
  diagonaler Reflex → gekreuzter Reflex.
  erlernter Reflex → erworbener Reflex.
  erworbener Reflex conditioned reflex, acquired reflex, behavior reflex, trained reflex, learned reflex.
  gekreuzter Reflex indirect reflex, consensual reflex, consensual reaction, crossed reflex, crossed jerk.
  hemmender Reflex inhibitory reflex.
  homolateraler Reflex ipsilateral reflex.
  homonymer Reflex ipsilateral reflex.
  inhibitorischer Reflex inhibitory reflex.
  konsensueller Reflex → gekreuzter Reflex.
  koordinierter Reflex coordinated reflex.
  motorischer Reflex motor reflex.
  okulopharyngealer Reflex oculopharyngeal reflex.
  paradoxer Reflex inverted reflex, paradoxical reflex.
  pathologischer Reflex pathologic reflex.
  polysynaptischer Reflex multisynaptic reflex, polysynaptic reflex.
  propriozeptiver Reflex proprioceptive reflex.
  vasomotorischer Reflex vasomotor reflex.
  vegetativer Reflex autonomic reflex.
  verzögerter Reflex delayed reflex.
  viszeraler Reflex visceral reflex.
Re·flex·ab·schwä·chung *f neuro.* hyporeflexia.
Re·flex·be·we·gung *f physiol.* reflex movement.
Re·flex·bo·gen *m physiol.* reflex arc, reflex circuit, reflex arch.
Re·flex·hand·lung *f physiol.* reflex act, reflex action.
re·fle·xo·gen *adj physiol.* reflexogenic, reflexogenous.
Re·flex·stei·ge·rung *f neuro.* hyperreflexia.
Re·flex·stö·rung *f neuro.* dysreflexia, parareflexia.
Re·flex·to·nus *m physiol.* reflex tonus.
Re·flex·zeit *f physiol.* reflex time.
Re·flex·zen·trum *nt neuro.* reflex center.
Re·flux *m phys., patho.* reflux, backward flow, return flow; *card.* regurgitation.
  gastroösophagealer Reflux *patho.* gastroesophageal reflux, chalasia, chalasis, esophageal reflux.
  hepatojugulärer Reflux *card.* hepatojugular reflux, abdominojugular reflux, hepatojugular reflux.
Re·flux·öso·pha·gi·tis *f patho.* reflux esophagitis, chronic peptic esophagitis.
Re·form·kost *f* health food.
re·frak·tär *adj clin., patho.* refractory, resistant to treatment, intractable, obstinate; *physiol., neuro.* refractory.
Re·frak·tä·ri·tät *f physiol.* refractory state, refractoriness.

Re·frak·tär·pe·ri·ode *f physiol.* refractory period, refractory state.
Re·frak·tär·pha·se *f* → Refraktärperiode.
Re·frak·tär·sta·di·um *nt* → Refraktärperiode.
Re·frak·ti·on *f phys.* (*Licht, Wellen*) refraction.
Re·frak·ti·ons·kraft *f phys., physiol.* refringence, refractive power, refractivity.
Re·frak·ti·ons·leh·re *f phys.* dioptrics *pl.*
Re·frak·ti·ons·oph·thal·mo·skop *nt* refractometer.
Re·frak·ti·ons·ver·mö·gen *nt* → Refraktionskraft.
Re·frak·ti·ons·win·kel *m phys.* angle of refraction.
re·frak·tiv *adj phys.* pertaining to refraction, refractive, refringent.
Re·frak·tu·ie·rung *f traumat.* refracture.
Re·frak·tur *f traumat.* refracture.
Re·fri·ge·rans *nt, pl* **Re·fri·ge·ran·tia, Re·fri·ge·ran·zi·en** *pharm.* refrigerant.
Re·fri·ge·ra·ti·on *f* (*Therapie*) refrigeration.
Refsum-Syndrom *nt patho.* Refsum syndrome, Refsum disease, phytanic acid storage disease.
Re·gel *f* **1.** rule, norm, principle, law, code; habit. **in der Regel** usually, as a rule. **gegen die Regel** unorthodox, against the rules. **2.** *gyn.* period, flow, course, menses, menstrual flow, menstrual phase, menstrual stage, menstruation, emmenia, catamenia.
Re·gel·biß *m* normal bite, neutroclusion, neutrocclusion.
Re·gel·blu·tung *f gyn.* period, flow, course, menses, menstrual flow, menstrual phase, menstrual stage, menstruation, emmenia, catamenia.
re·gel·mä·ßig *adj* regular, at regular intervals; (*häufig*) frequent; rhythmic, rhythmical; (*wiederkehrend*) periodical, periodic; (*Zähne*) regular; (*Gesichtszüge*) regular; (*Atmung, Puls*) regular.
re·geln *vt physiol., techn.* (*steuern*) regulate, control, adjust, vary.
Re·ge·lung *f* regulation; settlement; *physiol.* regulation; *techn.* (*Steuerung*) control, adjustment.
re·gel·wi·drig *adj* against the rule, irregular.
Re·gen·bo·gen·haut *f anat.* iris.
Re·ge·ne·ra·ti·on *f* (*a. bio., patho.*) regeneration, reconstitution, reproduction; neogenesis.
Re·ge·ne·ra·ti·ons·schicht *f histol., derm.* malpighian rete, regenerative layer of epidermis, germinative layer of epidermis, malpighian layer, mucous layer.
Re·ge·ne·ra·tor *m* regenerator.
re·ge·ne·rie·ren I *vt* (*a. patho.*) regenerate. **II** *vr* **sich regenerieren** regenerate; (*gesundheitlich*) recover, revitalize o.s.
re·ge·ne·riert *adj* regenerate.
Re·ge·ne·rie·rung *f* (*a. techn.*) regeneration.
Re·gi·on *f* **1.** *anat.* region, regio, area, zone, field, space. **2.** region, area, district.
re·gio·nal *adj* pertaining to a region, regional; local.
Re·gio·nal·an·äs·the·sie *f anes.* conduction anesthesia, block anesthesia, nerve block, nerve block anesthesia, regional anesthesia, block, local nerve block, local anesthesia.
  intravenöse Regionalanästhesie intravenous regional anesthesia, vein anesthesia, Bier's block, Bier's method.
re·gio·när *adj* → regional.
Re·gi·strat *nt* record, registration.
  laterales interokklusales Registrat lateral check bite, lateral check-bite, lateral interocclusal record.
Re·gi·strie·rung *f* record, registration.
  laterale interokklusale Registrierung lateral interocclusal record, lateral check-bite, lateral check bite.
  maxillomandibuläre Registrierung maxillomandibular registration.
Reg·ler *m techn.* regulator, control, controller.
Re·gres·si·on *f* **1.** *patho., bio.* regress, regression; retrogression, cataplasia. **2.** *histol.* regression, catagenesis, involution. **3.** *psycho.* regression.
re·gres·siv *adj patho., bio., psycho.* pertaining to or characterized by regression, regressive; retrogressive.
Reg·sam·keit *f* alertness, agility, activity, quickness.
regular-body-Abformmasse *f* regular body impression material, regular-bodied material.
re·gu·la·tiv *adj* regulative, regulating.
re·gu·lier·bar *adj techn.* variable, controllable, adjustable.
re·gu·lie·ren *vt* (*a. physiol.*) control, regulate, modulate; *techn.* adjust, set, regulate, control.
Re·gu·lie·rung *f* (*a. physiol.*) regulation, control, modulation; *techn.* adjustment, regulation, control.
re·gungs·los *adj* motionless, still, stockstill.
Re·gur·gi·ta·ti·on *f card.* backward flow, regurgitation; *chir.* regurgitation.
Re·ha·bi·li·ta·ti·on *f* rehabilitation, restoration.

okklusale Rehabilitation occlusorehabilitation, occlusal rehabilitation.
  orale Rehabilitation oral rehabilitation.
Re·ha·bi·li·ta·ti·ons·zen·trum *nt* halfway house, rehabilitation center.
re·ha·bi·li·tie·ren *vt* rehabilitate, restore.
Re·ha·bi·li·tie·rung *f* rehabilitation, restoration.
Re·hy·dra·ta·ti·on *f* → Rehydrierung.
Re·hy·drie·rung *f* rehydration.
Reib·ah·le *f* reamer.
Reibe- *pref.* friction, fricative.
Rei·be·ge·räusch *nt* **1.** *traumat.* (*Fraktur*) crepitation, crepitus. **2.** *card., pulmo.* friction murmur, friction sound, friction rub, rub.
Rei·be·laut *m* fricative.
Rei·ben *nt* → Reibegeräusch.
Rei·bung *f phys.* friction; friction, rubbing, attrition.
  innere Reibung *phys.* viscosity.
Rei·bungs·elek·tri·zi·tät *f phys.* frictional electricity.
Rei·bungs·kraft *f phys.* frictional force.
rei·bungs·los *adj techn.* frictionless; *fig.* trouble-free, troubleproof, smooth.
Rei·bungs·wi·der·stand *m phys.* frictional force, frictional resistance.
Reichert-Knorpel *m embryo.* Reichert's cartilage.
Reich·wei·te *f* reach; (*Gehör, Sicht*) range.
reif *adj allg., fig.* mature, matured, ripe; fully developed; *epidem.* (*voll ausgeprägt*) full-blown. **reif werden** mature.
Rei·fe *f allg., fig.* maturity, matureness, ripeness.
Reif·ei *nt* ootid.
rei·fen *vi allg., fig.* mature, ripen; (*Abzeß*) point, maturate; develop (*zu* into).
Rei·fe·stö·rung *f patho.* dysmaturity.
Rei·fe·tei·lung *f bio., histol.* meiotic cell division, meiosis, meiotic division, miosis, maturation division, reduction, reduction division, reduction cell division.
Rei·fe·zei·chen *pl ped.* signs of maturity.
Rei·fung *f embryo., bio., physiol.* maturation; (*Abszeß*) maturation.
Rei·he *f* **1.** line, row. **2.** (*Reihenfolge*) turn. **der Reihe nach** in turns. **3.** (*Anzahl*) number, series, array, battery. **eine Reihe von Jahren** a number of years. **eine Reihe von Tests** a battery of tests. **4.** *mathe.* progression, series; *hema.* series. **5.** *bio.* order.
Rei·hen·un·ter·su·chung *f* serial examination, mass examination; *stat.* survey.
Rei·hen·ver·dün·nungs·test *m micro.* broth-dilution test, serial dilution test.
Re·im·plan·tat *nt chir.* reimplant, replant.
Re·im·plan·ta·ti·on *f chir.* reimplantation, replantation.
Re·im·plan·tie·ren *vt* reimplant, replant.
rein *adj* **1.** clean; (*Haut*) clean; (*Wunde*) clean; (*Flüssigkeit*) clear. **rein halten** keep clean. **2.** *chem., pharm.* (*unverdünnt*) undiluted; (*unvermischt*) pure, unadulterated, unblended, unmixed; *radiol., biochem.* (*Radioisotop*) carrier-free. **3.** (*Ton*) clear.
rein·er·big *adj genet.* homozygous, homogenic, homozygotic.
Rein·er·big·keit *f genet.* homozygosis, homozygosity.
Rein·fekt *m epidem., patho.* reinfection.
  apikaler Reinfekt (*Tuberkulose*) apical reinfection.
Re·in·fek·ti·on *f epidem., patho.* reinfection.
  autogene Reinfektion autoreinfection.
Rein·heit *f* **1.** (*a. Wunde*) cleanness, cleanliness; (*Haut, Flüssigkeit*) clearness. **2.** *chem., pharm.* purity. **3.** (*Ton*) clearness, clarity.
rei·ni·gen *vt* clean; wash; (*abspülen*) rinse; (*Haut*) cleanse (*von* of, from; *mit* with); (*Darm*) purge, cleanse; (*Wunde*) deterge, débride; *chem.* purify (*von* of, from), clarify, depurate; *chem., techn.* refine.
Rei·ni·gung *f* cleaning; rinse; ablution; (*Haut*) cleansing; (*Darm*) purge, purgation; (*Wunde*) detergency, débridement; *chem.* purification, depuration; *chem., techn.* refinement.
  Reinigung des Interdentalraums interdental cleansing.
Rei·ni·gungs·bad *nt* immersion cleanser, immersion denture cleanser.
Rein·kul·tur *f micro.* pure culture, axenic culture.
rein·ras·sig *adj bio.* true, purebred.
Re·in·tu·ba·ti·on *f clin.* reintubation.
Reis·feld·fie·ber *nt epidem.* rice-field fever, field fever.
rei·ßen I *vt* (*zerreißen*) tear, tear up, rip up. **II** *vi* break, come apart, snap, split, crack; (*platzen*) burst, rupture; (*Haut*) chap; (*Wunde*) break.
Reiß·fe·stig·keit *f phys.* tensile strength, breaking strength, tenacity, tenaciousness.
Reiß·zahn *m* eyetooth, eye tooth, canine, canine tooth, cuspid tooth, cuspidate tooth, cuspid, cynodont.

Reiz- *pref.* stimulating, stimulant, stimulative.
Reiz *m, pl* **Rei·ze 1.** *physiol., psycho.* stimulation, stimulus. **2.** *(Reizung)* irritation. **3.** *(Anreiz)* stimulus, incentive.
   chemischer Reiz chemical stimulus.
   heterologer Reiz heterologous stimulus.
   heterotoper Reiz heterotopic stimulus.
   thermischer Reiz thermal stimulus.
   unterschwelliger Reiz subthreshold stimulus, subliminal stimulus, inadequate stimulus.
Reiz·ant·wort *f physiol., psycho.* response *(auf* to).
   hormonelle Reizantwort hormonal response.
   hormongesteuerte Reizantwort → hormonelle Reizantwort.
   kardiovaskuläre Reizantwort cardiovascular response.
   metabolische Reizantwort metabolic response.
   thermische Reizantwort caloric response.
Reiz·auf·nah·me *f physiol.* reception.
Reiz·bil·dungs·zen·trum *nt physiol.* pacemaker.
Reiz·den·tin *nt* irritation dentin, secondary dentin.
Reiz·ef·fekt, isomorpher *m derm.* Koebner's phenomenon, isomorphic effect, isomorphic response.
Reiz·emp·find·lich·keit *f physiol.* susceptibility, sensitivity, sensitiveness *(für* to).
   abgeschwächte Reizempfindlichkeit diminished sensitivity, hypoergia, hypoergy, hyposensitiveness.
   abnormale Reizempfindlichkeit abnormal sensitivity, heteropathy.
   abnorme Reizempfindlichkeit → abnormale Reizempfindlichkeit.
   extreme Reizempfindlichkeit des Nervensystems hypertarachia.
   verminderte Reizempfindlichkeit → abgeschwächte Reizempfindlichkeit.
Reiz·emp·fin·dung *f physiol.* reception.
rei·zen *vt* **1.** *(Nerv)* stimulate, excite; *(Haut)* irritate. **2.** *(anregen)* attract, tempt, fascinate. **3.** *(verärgern)* irritate, annoy, anger.
Reiz·li·men *nt physiol.* absolute threshold, sensitivity threshold, stimulus limen, stimulus threshold.
reiz·lin·dernd *adj pharm.* soothing, demulcent, abirritant, abirritative.
Reiz·mit·tel *nt pharm.* stimulant, stimulator, excitor, excitant, excitant drug; irritant, irritant agent.
Reiz·schwel·le *f physiol.* absolute threshold, sensitivity threshold, stimulus threshold, stimulus limen.
Reiz·stoff *m pharm.* irritant, irritant agent.
Reiz·the·ra·pie *f clin.* irritation therapy, stimulation therapy.
Reiz·über·emp·find·lich·keit *f patho.* hypersensibility, hypersensitivity, hypersensitiveness.
Reiz·un·emp·find·lich·keit *f physiol.* refractoriness.
Rei·zung *f physiol.* stimulation, irritation; *patho.* irritation; *fig.* irritation, excitement, excitation, stimulus.
   elektrische Reizung electrostimulation.
   thermische Reizung thermal irritation.
Reiz·wahr·neh·mung *f physiol.* perception.
Reiz·zu·stand *m patho.* irritation.
Re·kal·zi·fi·ka·ti·on *f* → Rekalzifizierung.
Re·kal·zi·fi·zie·rung *f histol., hema.* recalcification.
Re·kal·zi·fi·zie·rungs·zeit *f hema.* recalcification time.
Re·ka·na·li·sa·ti·on *f* → Rekanalisierung.
Re·ka·na·li·sie·rung *f patho., chir.* recanalization.
re·kon·sti·tu·ie·ren *vt* reconstitute.
Re·kon·sti·tu·ti·on *f* reconstitution, restitution.
re·kon·stru·ie·ren *vt (a. chir., traumat.)* reconstruct, reconstitute, restore.
Re·kon·struk·ti·on *f* restoration, reconstruction; *chir., traumat.* reconstructive surgery.
Re·kon·struk·ti·ons·pha·se *f physiol.* reconstruction phase.
re·kon·struk·tiv *adj* reconstructive.
Re·kon·va·les·zent *m* convalescent.
re·kon·va·les·zent *adj* convalescent.
Re·kon·va·les·zen·ten·se·rum *nt hema.* convalescent serum, convalescent human serum, convalescence serum, convalescents' serum.
Re·kon·va·les·zenz *f* recovery, convalescence.
re·kru·des·zent *adj patho.* pertaining to a recrudescence, recrudescent.
Re·kru·des·zenz *f patho.* recrudescence.
rek·tal *adj anat.* pertaining to the rectum, rectal.
Rek·tal·tem·pe·ra·tur *f clin.* rectal temperature.
Rek·ti·tis *f patho.* inflammation of the rectum, rectitis, proctitis.
Rek·to·sig·ma *nt anat.* rectosigmoid.
rek·to·sig·moi·dal *adj* rectosigmoid.
Rek·to·skop *nt clin.* proctoscope, rectoscope.
Rek·to·sko·pie *f clin.* proctoscopy, rectoscopy.

Rek·tum *nt, pl* **Rek·tums, Rek·ta** *anat.* rectum, straight intestine.
Rek·tum·am·pul·le *f anat.* rectal ampulla.
Rek·tus *m anat.* rectus, rectus muscle.
   Rektus abdominis straight abdominal muscle, rectus, rectus abdominis (muscle).
Rektus-Lappen *m* rectus abdominis muscle flap.
Re·kur·rens *m anat.* recurrent laryngeal nerve, recurrent nerve.
Re·kur·rens·läh·mung *f* → Rekurrensparese.
Re·kur·rens·pa·ra·ly·se *f* → Rekurrensparese.
Re·kur·rens·pa·re·se *f neuro.* recurrent laryngeal paralysis, recurrent laryngeal nerve palsy, recurrent nerve palsy.
re·kur·rent *adj* recurrent.
Re·kur·si·on *f mathe.* recurrence.
Re·lais·neu·ron *nt physiol.* relay neuron.
Re·laps *m patho.* relapse, recurrence.
Re·la·ti·on *f (a. mathe.)* relation; *(Verhältnis)* ratio.
   Relation in Ruhelage rest jaw relation, rest position, rest relation.
   bukkolinguale Relation buccolingual relation, buccolingual relationship.
   dynamische Relation dynamic relation.
   ekzentrische Relation eccentric relation, eccentric position, eccentric jaw relation, eccentric jaw position.
   erworbene ekzentrische Relation acquired eccentric relation, acquired eccentric jaw relation.
   erworbene zentrale Relation acquired centric relation.
   laterale Relation lateral relation.
   maxillomandibuläre Relation maxillomandibular relation.
   statische Relation static relation.
   vertikale Relation vertical position, vertical relation.
   zentrale Relation centric relation, retruded centric, centric jaw relation, mandibular centric relation, median retruded relation, jaw-to-jaw position, ligamentous position, most retruded position, muscular position, true centric, retruded contact position, retruded position.
   zentrische Relation centric relation, mandibular centric relation.
re·la·tiv *adj* relative *(zu* to); *(im Vergleich)* comparative *(zu* to).
Re·la·xans *nt, pl* **Re·la·xan·tia, Re·la·xan·ti·en** *pharm.* relaxant.
Re·la·xa·ti·on *f* relaxation, loosening, lessening of tension.
re·la·xie·rend *adj* relaxant, relaxing, causing relaxation, reducing tension.
Re·lea·sing·fak·tor *m biochem., endo.* releasing factor.
Re·lea·sing·hor·mon *nt biochem., endo.* releasing hormone.
Re·lia·bi·li·tät *f stat.* reliability.
Re·luk·tanz *f phys.* reluctance.
Remak-Fasern *pl histol.* Remak's fibers, nonmedullated fibers, nonmyelinated fibers, nonmyelinated nerve fibers, unmyelinated nerve fibers, unmyelinated fibers, gray fibers.
Remak-Symptom *nt neuro.* Remak's symptom.
re·ma·nent *adj phys.* remanent.
Re·ma·nenz *f phys.* residual magnetism, remanence.
Re·me·di·um *nt, pl* **Re·me·di·en, Re·me·dia** *clin., pharm.* remedy *(gegen* for, against).
Re·mi·ne·ra·li·sa·ti·on *f traumat., clin.* remineralization.
Re·mis·si·on *f clin., patho., oncol.* remission.
   komplette Remission complete remission.
   partielle Remission partial remission.
re·mo·del·lie·ren *vt (Zahn, Knochen)* remodel, reconstruct, contour.
Ren *m, pl* **Re·nes** *anat.* kidney, ren, nephros.
re·nal *adj* pertaining to the kidney, renal, renogenic, nephric, nephritic, nephrogenous, nephrogenic.
Re·na·lis *f anat.* renal artery, emulgent artery.
Rendu-Osler-Weber-Krankheit *f patho.* Rendu-Osler-Weber syndrome, Rendu-Osler-Weber disease, Osler-Weber-Rendu disease, Osler's disease, Goldstein's disease, hereditary hemorrhagic telangiectasia.
Re·no·gra·phie *f radiol.* renography.
Re·ope·ra·ti·on *f chir.* reoperation.
Re·pa·ra·tur *f* **1.** repair(s *pl).* **2.** *(Reparieren)* repair, repairing, mending, fixing.
re·pa·rie·ren *vt* repair, mend, fix.
Re·pel·lent *m pharm.* repellent, insect-repellent, repellent substance, insectifuge.
re·pe·ti·tiv *adj genet.* repetitive. **nicht repetitiv** nonrepetitive.
Re·plan·tat *nt chir.* replant, reimplantat.
Re·plan·ta·ti·on *f chir.* replantation, reimplantation.
re·plan·tie·ren *vt chir.* replant, reimplant.
Re·pli·ka·ti·on *f biochem., genet.* replication; reproduction.
Re·po·la·ri·sa·ti·on *f physiol.* repolarization.

re·po·ni·bel *adj chir.* reducible.
re·po·nier·bar *adj* → reponibel.
re·po·nie·ren *vt chir.* reduce; (*Bruch*) set.
Re·po·si·ti·on *f chir.*. reduction, repositioning; *chir.* taxis.
  geschlossene Reposition closed reduction.
Re·pres·si·on *f biochem.* repression, inhibition, suppression; *genet.* repression, gene repression; *psychia.* repression.
re·pres·siv *adj biochem.*, *genet.* repressive; suppressive.
Re·pro·duk·ti·on *f* 1. *bio.*, *embryo.* reproduction, procreation, generation. 2. *psycho.*, *neuro.* reproduction.
re·pro·du·zie·ren *vt physiol.*, *photo.* reproduce.
Rep·ti·la·se·zeit *f hema.* reptilase clotting time.
Re·sek·ti·on *f chir.* resection, partial excision, excision, exeresis.
  koronarradikuläre Resektion tooth hemisection.
  kurative Resektion curative resection.
  transorale Resektion transoral resection.
Re·ser·pin *nt pharm.* reserpine.
Re·ser·ve *f (a. physiol.)* reserve(s *pl*), bank (*an* of). **etw. in Reserve haben** have sth. in reserve.
Re·ser·ve·luft *f physiol.* reserve air.
Re·ser·ve·vo·lu·men *nt physiol.* 1. (*Herz*) reserve volume. 2. (*Lunge*) reserve volume, residual volume, residual air.
  exspiratorisches Reservevolumen expiratory reserve volume.
  inspiratorisches Reservevolumen inspiratory reserve volume.
Re·ser·voir *nt techn.*, *fig.* reservoir; *micro.*, *epidem.* reservoir (of infection), reservoir host.
re·se·zier·bar *adj chir.* resectable.
re·se·zie·ren *vt chir.* resect, remove, excise, cut off.
Re·si·du·al·ab·szeß *m patho.* residual abscess.
Re·si·du·al·ka·pa·zi·tät, funktionelle *f physiol.* functional residual capacity.
Re·si·du·al·luft *f* → Residualvolumen.
Re·si·du·al·vo·lu·men *nt physiol.* (*Lunge*) reserve volume, residual volume, residual air.
Re·si·du·al·zy·ste *f* residual cyst.
Re·si·du·um *nt, pl* **Re·si·du·en** *chem.*, *techn.*, *mathe.* residue, residuum, remnant.
Re·sin *nt chem.* resin, ion-exchange resin.
Re·si·na *f bio.*, *pharm.* resin.
Re·sin·ma·trix *f* resin matrix.
Re·sin·ze·ment *m* resin cement.
Re·si·stance *f physiol.* resistance, airway resistance.
re·si·stent *adj immun.*, *pharm.* resistant (*gegen* to).
Re·si·stenz *f immun.* resistance; *micro.*, *pharm.* resistance; *chem.* stability, stableness.
Re·si·stenz·fak·tor *m* → Resistenzplasmid.
Re·si·stenz·plas·mid *nt micro.* resistance factor, R factor, resistance plasmid, R plasmid.
Re·so·lu·ti·on *f opt.*, *phys.* optical resolution, resolution; *patho.* resolution.
Re·sol·vens *nt, pl* **Re·sol·ven·tia, Re·sol·ven·zi·en** *pharm.* resolvent.
Re·sol·ven·ti·um *nt, pl* **Re·sol·ven·tia** *pharm.* resolvent.
re·so·nant *adj* pertaining to or producing resonance, resonant, echoing, resounding; *clin.* sonorous.
Re·so·nanz *f* 1. *phys.*, *clin.* resonance. 2. *fig.* response (*auf* to).
Re·so·nanz·ka·sten *m electr.* resonator.
Re·so·na·tor *m electr.* resonator.
re·sor·bier·bar *adj (a. chir.)* absorbable.
re·sor·bie·ren *vt physiol.* resorb, reabsorb, absorb.
re·sor·bie·rend *adj physiol.*, *chir.* resorbent, reabsorbing, absorbefacient, absorbent, absorbing.
Re·sorp·ti·on *f physiol.* resorption, resorbence, reabsorption, absorption.
  innere Resorption internal tooth resorption, pink spot disease, central resorption, intracanalicular resorption, chronic perforating pulp hyperplasia, endodontoma, internal pulp granuloma, Mummery's pink tooth, pink tooth, pink tooth of Mummery, pulpoma.
Re·sorp·ti·ons·de·fekt *m* resorption defect.
Re·spi·ra·ti·on *f physiol.* respiration, breathing, external respiration, pulmonary respiration.
Re·spi·ra·ti·ons·sy·stem *nt* → Respirationstrakt.
Re·spi·ra·ti·ons·trakt *m anat.*, *physiol.* respiratory tract, respiratory system, respiratory apparatus, respiratory passages.
Re·spi·ra·tor *m anes.*, *IC* respirator.
re·spi·ra·to·risch *adj* pertaining to respiration, respiratory; ventilatory.
Respiratory-Syncytial-Virus *nt micro.* respiratory syncytial virus, CCA virus, RS virus.
re·spi·rie·ren *vt, vi* respire, breathe.

Re·stau·ra·ti·on *f* restoration.
  bukkale Restauration buccal restoration.
  provisorische Restauration provisional restoration.
Re·stau·ra·ti·ons·werk·stoff *m* restorative material, restorative dental material.
Rest·den·tin, kariöses *nt* residual carious dentin.
Re·sti·tu·tio *f* → Restitution.
  Restitutio ad integrum full recovery, complete recovery.
Re·sti·tu·ti·on *f (a. patho.)* restitution, restitutio, restoration.
rest·lich *adj* remaining; *chem.*, *phys.* residual.
Rest·mag·ne·tis·mus *m phys.* residual magnetism, remanence.
Rest-N *m/nt* → Reststickstoff.
Re·strik·ti·on *f* restriction; *patho.*, *pulmo.* restriction; *genet.*, *biochem.* restriction.
re·strik·tiv *adj (a. patho.*, *biochem.)* restrictive.
Rest·stick·stoff *m lab.* rest nitrogen, nonprotein nitrogen.
Rest·vo·lu·men *nt physiol.* (*Herz*) reserve volume.
Rest·wert *m mathe.* residual, residual amount.
Rest·zy·ste *f* residual cyst.
Re·sul·tan·te *f mathe.*, *phys.* resultant.
Re·sul·tat *nt* result, outcome, product, effect.
Re·tai·ner *m* retainer, retaining orthodontic appliance, retaining appliance.
re·tar·die·ren *vt (a. bio.*, *phys.*, *physiol.)* retard.
re·tar·diert *adj* retarded.
Re·ten·ti·on *f* retention.
  distoanguläre Retention distoangular position.
Re·ten·ti·ons·arm *m* retention arm, retentive arm, retention terminal.
Re·ten·ti·ons·flä·che *f* retention area of tooth, retention area.
Re·ten·ti·ons·form *f* retention form.
Re·ten·ti·ons·nu·te *f* retention groove.
Re·ten·ti·ons·plat·te *f* retention plate.
Re·ten·ti·ons·pro·the·se *f* retention denture.
Re·ten·ti·ons·stel·le *f* retention point, retention area.
Re·ten·ti·ons·stift *m* retention pin.
Re·ten·ti·ons·zy·ste *f patho.* distention cyst, retention cyst, secretory cyst.
  Retentionszyste der Kieferhöhlenschleimhaut antral mucosal cyst, maxillary sinus retention cyst, secretory cyst of maxillary antrum, maxillary sinus mucocele.
  Retentionszyste der Speicheldrüse salivary gland cyst.
  Retentionszyste der Zungenspitzendrüse Blandin-Nuhn cyst.
  seröse Retentionszyste hydrocyst.
Re·ti·cu·lin *nt histol.* reticulin.
re·ti·ku·lar *adj* → retikulär.
re·ti·ku·lär *adj anat.*, *histol.* pertaining to a reticulum, reticular, reticulate, reticulated.
Re·ti·ku·lin *nt histol.* reticulin.
Re·ti·ku·lin·fa·ser *f histol.* reticular fiber, lattice fiber, argentaffin fiber, argentophil fiber, argentophilic fiber, argyrophil fiber.
Re·ti·ku·lo·an·gio·ma·to·se *f derm.*, *patho.* Kaposi's sarcoma, idiopathic multiple pigmented hemorrhagic sarcoma, multiple idiopathic hemorrhagic sarcoma, angioreticuloendothelioma, endotheliosarcoma.
Re·ti·ku·lo·en·do·the·lio·se *f patho.* reticuloendotheliosis, endotheliosis, hemohistioblastic syndrome.
  leukämische Retikuloendotheliose *hema.* hairy cell leukemia, leukemic reticuloendotheliosis.
Re·ti·ku·lo·hi·stio·zy·to·se *f patho.* reticulohistiocytosis.
Re·ti·ku·lo·sar·kom *nt patho.* reticulum cell sarcoma, reticulocytic sarcoma, reticuloendothelial sarcoma, retothelial sarcoma, clasmocytoma.
Re·ti·ku·lo·se *f patho.*, *hema.* reticulosis.
Re·ti·ku·lo·zyt *m hema.* reticulocyte, skein cell.
Re·ti·ku·lo·zy·to·se *f hema.* reticulocytosis.
Re·ti·ku·lum *nt, pl* **Re·ti·ku·la** *anat.*, *histol.* reticulum, network; reticular tissue.
  agranuläres endoplasmatisches Retikulum → glattes endoplasmatisches Retikulum.
  endoplasmatisches Retikulum endoplasmic reticulum.
  glattes endoplasmatisches Retikulum smooth endoplasmic reticulum, agranular reticulum, agranular endoplasmic reticulum, smooth reticulum.
  granuläres endoplasmatisches Retikulum → rauhes endoplasmatisches Retikulum.
  rauhes endoplasmatisches Retikulum rough endoplasmic reticulum, granular endoplasmic reticulum, ergastoplasm, ergoplasm, chromidial substance.
Re·ti·ku·lum·fa·ser *f histol.* reticular fiber, lattice fiber, argentaffin fiber, argentophil fiber, argentophilic fiber, argyrophil fiber.

Re·ti·ku·lum·zel·le *f histol.* reticular cell, reticulum cell.
Re·ti·ku·lum·zel·len·sar·kom *nt hema.* immunoblastic sarcoma, reticulum cell sarcoma, reticulocytic sarcoma, reticuloendothelial sarcoma, retothelial sarcoma, immunoblastic lymphoma, immunoblastic malignant lymphoma, histiocytic lymphoma, clasmocytoma.
Re·ti·ku·lum·zell·sar·kom *nt* → Retikulumzellensarkom.
Re·ti·na *f, pl* **Re·ti·nae** *anat.* retina, nervous tunic of eyeball, optomeninx.
Re·ti·nal *nt* retinal, retinal$_1$, retinene.
  all-trans Retinal visual yellow.
Re·ti·nol *nt* retinol, retinol$_1$, vitamin A$_1$, vitamin A.
  Retinol$_2$ dihydroretinol.
Re·ti·no·pa·thie *f ophthal.* retinopathy, retinosis.
Re·to·thel *nt histol.* reticulothelium, retothelium.
Re·to·thel·sar·kom *nt patho.* reticulum cell sarcoma, reticuloendothelial sarcoma, retothelial sarcoma, clasmocytoma.
re·trak·til *adj histol., hema.* retractable, retractible, retractile.
Re·trak·ti·on *f hema., patho., dent.* retraction, retractation.
re·trak·ti·ons·fä·hig *adj histol., hema.* retractable, retractible, retractile.
Re·trak·ti·ons·mus·kel *m anat.* retractor, retractile muscle.
Re·trans·plan·ta·ti·on *f chir.* retransplantation.
Retro- *pref.* backward, behind, retro-.
re·tro·ak·tiv *adj* retroactive.
re·tro·au·ri·ku·lär *adj* behind the auricle, retroauricular.
re·tro·flek·tiert *adj* bent backward, retroflected, retroflex, retroflexed.
Re·tro·ge·nie *f* mandibular retrognathia, mandibular retrognathism, mandibular retroposition, mandibular retrusion, retrognathic mandible, retruded mandible.
Re·tro·gna·thie *f* retrognathia, retrognathism.
  maxilläre Retrognathie maxillary retrognathia, maxillary retroposition, maxillary retrusion.
re·tro·grad *adj* moving backward, retrograde; *patho.* degenerating.
Re·tro·gres·si·on *f histol., patho.* retrogression, catagenesis, involution; cataplasia, cataplasy.
re·tro·gres·siv *adj histol., patho.* retrogressive.
re·tro·ma·xil·lär *adj* retromaxillary.
Re·tro·mo·lar *m* fourth molar, distomolar, retromolar.
re·tro·mo·lar *adj* distomolar, retromolar.
re·tro·pha·ryn·ge·al *adj HNO* retropharyngeal.
Re·tro·pha·ryn·ge·al·ab·szeß *m HNO* hippocratic angina, retropharyngeal abscess.
Re·tro·pla·sie *f patho.* retrograde metaplasia, retroplasia.
Re·tro·po·si·tio *f* → Retroposition.
Re·tro·po·si·ti·on *f anat., patho.* retroposition.
re·tro·ster·nal *adj* behind the sternum, retrosternal, substernal.
re·tro·ton·sil·lär *adj HNO* retrotonsillar.
Re·tro·ton·sil·lar·ab·szeß *m HNO* retrotonsillar abscess.
Re·tro·zes·si·on *f epidem.* retrocession, retrocedence.
re·tru·diert *adj* retruded.
Re·tru·si·on *f* retrusion, retrusion of the teeth.
  maxilläre Retrusion maxillary retrognathia, maxillary retroposition, maxillary retrusion.
Re·tru·si·ons·be·we·gung *f* retrusive movement.
  Retrusionsbewegung des Unterkiefers retrusive excursion.
re·tru·siv *adj* retrusive.
Ret·tungs·dienst *m* ambulance service.
Ret·tungs·wa·gen *m* ambulance.
Ret·tungs·we·sen *nt* ambulance service.
Re·vak·zi·na·ti·on *f immun.* revaccination.
Re·vas·ku·la·ri·sie·rung *f patho.* revascularization; *chir.* revascularization.
Reverdin-Läppchen *nt chir.* Reverdin graft, pinch graft, epidermic graft.
Reverse-action-Klammer *f* reverse-action clasp, hairpin clasp.
reverse-bevel-Schnitt *m* inner bevel incision, internal bevel incision, inverse bevel incision, reverse bevel incision, inverted bevel incision.
Reverse-pull-Headgear *m/nt* reverse-pull headgear.
re·ver·si·bel *adj* reversible.
Re·ver·si·bi·li·tät *f* reversibility.
Re·ver·si·on *f genet., bio., immun.* reversion.
Re·vol·ver *m* (*Mikroskop*) nosepiece.
re·vul·siv *adj clin.* revulsive, revulsant.
Reynier-Nager-Syndrom *nt patho.* Nager's acrofacial dysostosis.
Re·zept *nt* 1. *clin., pharm.* prescription. **ein Rezept ausstellen** write out a prescription, prescribe. 2. *chem., pharm.* recipe, formula. 3. *fig.* recipe, cure (*gegen* against); remedy (*gegen* for).

re·zept·frei *adj* available without prescription, over-the-counter.
re·zep·tiv *adj* responsive to stimulus, receptive.
Re·zep·ti·vi·tät *f physiol.* receptivity, receptiveness.
Re·zep·tor *m biochem.* receptor; *physiol.* receptor; sensor.
  α-Rezeptor *physiol.* alpha receptor, α receptor, α-adrenergic receptor.
  β-Rezeptor *physiol.* β receptor, β-adrenergic receptor, beta-adrenergic receptor.
  alphaadrenerger Rezeptor → α-Rezeptor.
  sensorischer Rezeptor sensory receptor, sensory-physiological receptor, sensor.
Re·zep·tor·block *m pharm.* receptor blockade.
Re·zep·tor·blocka·de [k·k] *f pharm.* receptor blockade.
Rezeptoren- *pref.* receptor, receptive.
Re·zep·to·ren·block *m pharm.* receptor blockade.
Re·zep·to·ren·blocka·de [k·k] *f pharm.* receptor blockade.
re·zept·pflich·tig *adj pharm.* available on prescription only; prescription, prescription-only-medicine, ethical.
Re·zep·tur *f pharm.* recipe, formula.
re·zes·siv *adj genet.* recessive.
Re·zes·si·vi·tät *f genet.* recessiveness.
Re·zi·div *nt patho.* relapse, recidivation; recrudescence, recurrence, palindromia.
re·zi·di·vie·ren *vi patho.* relapse, recur.
re·zi·di·vie·rend *adj patho.* relapsing, recrudescent, recurrent, palindromic.
Re·zi·pi·ent *m phys., immun.* receiver.
re·zi·prok *adj mathe.* reciprocal, inverse.
Re·zi·pro·zi·tät *f mathe.* reciprocity.
R-Faktor *m micro., genet.* R plasmid, resistance plasmid, resistance factor, R factor.
RFSE-Virus *nt micro.* RSSE virus, Russian spring-summer encephalitis virus.
Rhabd(o)- *pref.* rhabd(o)-.
Rhab·do·my·om *nt patho.* rhabdomyoma.
Rhab·do·myo·sar·kom *nt patho.* rhabdomyoblastoma, rhabdomyosarcoma, rhabdosarcoma.
Rhab·do·sar·kom *nt patho.* rhabdomyosarcoma, rhabdosarcoma, rhabdomyoblastoma.
Rhachi- *pref.* spinal, rachidial, rachial, rachidian, rachi(o)-, spino-.
Rha·chi·schi·sis *f embryo.* rachischisis, schistorachis.
  Rhachischisis posterior spondyloschisis, cleft spine.
Rha·ga·de *f* (*Haut*) fissure, chap, crack, fissure.
Rh-Antigen *nt immun.* Rh antigen, rhesus antigen.
Rh-Antikörper *pl hema., immun.* Rh antibodies, rhesus antibodies.
Rheo- *pref.* flow, current, rheo-.
Rheo·ba·se *f phys., physiol.* rheobase, galvanic threshold.
Rheo·gra·phie *f phys.* rheography.
Rheo·lo·gie *f phys.* rheology.
Rheo·me·ter *nt phys.* rheometer.
Rheo·stat *m electr.* rheocord, rheostat.
Rhesus-Antigen *nt immun.* Rh antigen, rhesus antigen.
Rhesus-Antikörper *pl hema., immun.* Rh antibodies, rhesus antibodies.
Rhesus-Blutgruppenunverträglichkeit *f hema.* Rh incompatibility.
Rhe·sus·fak·tor *m hema.* rhesus factor, Rh factor.
Rhesus-Inkompatibilität *f hema.* Rh incompatibility.
Rheu·ma *nt* → Rheumatismus.
rheu·ma·ähn·lich *adj patho.* resembling rheumatism, rheumatoid.
Rheu·ma·fak·to·ren *pl immun.* rheumatoid factors.
Rheu·ma·knöt·chen *nt patho.* rheumatic nodule, rheumatoid nodule.
Rheu·ma·mit·tel *nt pharm.* antirheumatic, antirheumatic agent, antirheumatic drug.
Rheu·ma·schmerz *m* → Rheumaschmerzen.
Rheu·ma·schmer·zen *pl patho.* rheumatic pain, rheumatalgia.
Rheu·ma·ti·ker *m* rheumatic.
rheuma·tisch *adj patho.* pertaining to or suffering from rheumatism, rheumatic, rheumatismal, rheumatoid.
Rheu·ma·tis·mus *m patho.* rheumatic disease, rheumatism.
  degenerativer Rheumatismus degenerative rheumatism.
Rheu·ma·to·id *nt patho.* rheumatoid disease.
rheu·ma·to·id *adj patho.* resembling rheumatism, rheumatoid.
Rheu·ma·to·lo·gie *f* rheumatology.
Rhe·xis *f patho.* rhexis, bursting, rupture.
Rhin- *pref.* nose, nasal, rhinal, rhin(o)-, nas(o)-.
Rhin·al·gie *f* → Rhinodynie.
Rhin·en·ce·pha·lon *nt anat., physiol.* rhinencephalon, olfactory brain, smell brain, olfactory cortex.

Rhin·en·ze·pha·lon *nt* → Rhinencephalon.
Rhi·ni·tis *f HNO* inflammation of the nasal mucous membrane, rhinitis, nasal catarrh.
  Rhinitis acuta cold in the head, coryza, acute rhinitis, acute catarrhal rhinitis.
  Rhinitis allergica rhinallergosis, pollen coryza, allergic rhinitis, allergic rhinopathy, allergic vasomotor rhinitis, anaphylactic rhinitis.
  Rhinitis atrophicans atrophic rhinitis.
  Rhinitis atrophicans cum foetore ozena.
  Rhinitis pseudomembranacea pseudomembranous rhinitis, croupous rhinitis, membranous rhinitis.
  Rhinitis vasomotorica vasomotor rhinitis.
  akute Rhinitis → Rhinitis acuta.
  allergische Rhinitis → Rhinitis allergica.
  allergische saisongebundene Rhinitis seasonal allergic rhinitis.
  atrophische Rhinitis atrophic rhinitis.
  chronische Rhinitis chronic rhinitis.
  fibrinöse Rhinitis → Rhinitis pseudomembranacea.
  pseudomembranöse Rhinitis → Rhinitis pseudomembranacea.
  vasomotorische Rhinitis → Rhinitis vasomotorica.
Rh-Inkompatibilität *f hema.* Rh incompatibility.
Rhi·no·da·kryo·lith *m HNO* rhinodacryolith.
Rhi·no·dy·nie *f HNO* pain in the nose, rhinalgia, rhinodynia.
rhi·no·gen *adj HNO* rhinogenous, rhinogenic.
Rhi·no·la·lia *f HNO* nasalized speech, rhinolalia, rhinophonia.
  Rhinolalia aperta open rhinolalia, rhinolalia aperta, rhinophonia.
  Rhinolalia clausa closed rhinolalia, rhinolalia clausa.
Rhi·no·la·ryn·gi·tis *f HNO* inflammation of the nasal mucous membrane and larynx, rhinolaryngitis.
Rhi·no·la·ryn·go·lo·gie *f HNO* rhinolaryngology.
Rhi·no·lith *m HNO* nasal calculus, nasal concrement, nasal stone, rhinolith, rhinolite.
Rhi·no·lo·gie *f HNO* rhinology.
Rhi·no·my·ko·se *f HNO* rhinomycosis.
Rhi·no·pa·thie *f HNO* rhinopathy, rhinopathia.
  chronische Rhinopathie chronic rhinitis.
Rhi·no·pha·ryn·gi·tis *f HNO* inflammation of the nasopharynx, rhinopharyngitis, nasopharyngitis.
Rhi·no·pha·rynx *m anat.* rhinopharynx, nasopharyngeal space, pharyngonasal cavity, epipharynx, nasopharynx.
Rhi·no·pha·sie *f HNO* open rhinolalia, rhinolalia aperta, rhinophonia.
Rhi·no·phym *nt HNO* rhinophyma, hammer nose, rum nose, toper's nose, rum-blossom, hum nose, bulbous nose, copper nose, potato nose.
Rhi·no·phy·ma *nt* → Rhinophym.
Rhi·no·pla·stik *f HNO* rhinoplasty.
Rhi·nor·rha·gie *f HNO* nosebleed, epistaxis, rhinorrhagia.
Rhi·nor·rhoe *f HNO* rhinorrhea, nasal hydrorrhea.
Rhi·no·sal·pin·gi·tis *f HNO* inflammation of the nasal mucous membrane and eustachian tube, rhinosalpingitis.
Rhi·no·sco·pia *f HNO* rhinoscopy.
  Rhinoscopia posterior posterior rhinoscopy.
Rhi·no·skle·rom *nt epidem., HNO* rhinoscleroma.
Rhinosklerom-Bakterium *nt micro.* Klebsiella pneumoniae rhinoscleromatis, Klebsiella rhinoscleromatis.
Rhi·no·skop *nt HNO* nasal speculum, rhinoscope, nasoscope.
Rhi·no·sko·pie *f HNO* rhinoscopy.
Rhi·no·ste·no·se *f HNO* nasal obstruction, rhinostenosis, rhinocleisis.
Rhi·no·tra·chei·tis *f HNO* inflammation of the nasal mucous membrane and trachea, rhinotracheitis.
Rhi·no·vi·rus *nt micro.* coryza virus, rhinovirus; Rhinovirus.
rhi·zo·id *adj histol., micro.* root-like, rhizoid, rhizoidal.
rhom·ben·för·mig *adj* rhombic, rhomboid, rhomboidal.
rhom·bisch *adj anat.* rhombic, rhomboid, rhomboidal.
Rhom·bo·id *nt mathe.* rhomboid.
Rhom·bus *m, pl* **Rhom·ben** *mathe.* rhomb, rhombus, diamond, lozenge.
Rhon·chus *m, pl* **Rhon·chi** *clin., pulmo.* rhonchus, rale.
Rho·ta·zis·mus *m, pl* **Rho·ta·zis·men** *HNO* rhotacism.
Rh-System *nt hema.* rhesus system, Rh system.
rhyth·misch *adj physiol.* rhythmic, rhythmical, regular.
Rhyth·mus *m, pl* **Rhyth·men** *physiol.* rhythm.
  biologischer Rhythmus biorhythm, biological rhythm, body rhythm.
  tagesperiodischer Rhythmus → tageszyklischer Rhythmus.
  tageszyklischer Rhythmus diurnal rhythm.
  zirkadianer Rhythmus circadian rhythm.

Ribbon-arch-Bracket *nt* ribbon arch attachment, ribbon arch bracket.
Ri·bo·fla·vin *nt biochem.* riboflavin, lactochrome, lactoflavin, vitamin B_2, vitamin G.
Ri·bo·nu·kle·in·säu·re *f biochem.* ribonucleic acid, ribose nucleic acid, plasmonucleic acid, pentose nucleic acid.
Ri·bo·se *f biochem.* ribose.
Ri·bo·som *nt, pl* **Ri·bo·so·men** *histol., biochem.* ribosome, Palade's granule.
Richmond-Krone *f* Richmond crown, porcelain-faced dowel crown.
Richner-Hanhart-Syndrom *nt patho.* Richner-Hanhart syndrome, tyrosine aminotransferase deficiency, type II tyrosinemia.
Richt·li·nie *f* baseline, guideline(s *pl*), guide, line, standard, rule.
Richt·maß *nt* standard.
Richt·schnur *f* → Richtlinie.
Richt·strahl *m phys.* beam.
Rickett·sia [k·k] *f micro.* rickettsia, Rickettsia.
Rickett·sie [k·k] *f micro.* rickettsia.
Rickett·si·en·er·kran·kung [k·k] *f* → Rickettsiose.
Rickett·si·en·in·fek·ti·on [k·k] *f* → Rickettsiose.
Rickett·si·en·sep·sis [k·k] *f patho.* rickettsemia.
Rickett·sio·se [k·k] *f epidem.* rickettsiosis, rickettsial infection, rickettsial disease.
Riech- *pref.* smell, olfactory, osphretic, osmatic, osphresi(o)-, olfacto-.
Riech·bahn *f physiol.* olfactory tract.
Rie·chen *nt physiol.* smell, olfaction, osmesis.
rie·chen I *vt* smell. **II** *vi* **1.** smell, take a small (*an* at). **2.** smell, have a smell, have a scent (*nach* of). **aus dem Mund riechen** have a bad breath. **schlecht riechen** smell bad, have a bad smell; (*stärker*) reek. **stark riechen** smell strong, have a strong smell.
Riech·epi·thel *nt histol.* olfactory epithelium.
Riech·fä·den *pl anat.* olfactory fibers, olfactory nerves, first nerves, first cranial nerves, nerves of smell.
Riech·feld *nt* (*Nase*) olfactory region, olfactory field.
Riech·gei·ßeln *pl histol.* olfactory hairs, olfactory cilia.
Riech·hirn *nt anat., physiol.* rhinencephalon, olfactory brain, smell brain, olfactory cortex.
Riech·ke·gel *m* → Riechkolben.
Riech·kol·ben *m anat.* olfactory knob, olfactory vesicle, olfactory bulb, Morgagni's tubercle.
Riech·or·gan *nt physiol.* olfactory organ.
Riech·schleim·haut *f anat.* olfactory mucosa.
Riech·zel·len *pl histol.* olfactory cells, Schultze's cells.
Riehl-Melanose *f derm.* Riehl's melanosis.
Riehl-Syndrom *nt derm.* Riehl's melanosis.
Rie·se *m* giant.
Riesen- *pref.* giant, gigant(o)-, megal(o), macr(o)-.
Rie·sen·mo·le·kül *nt* macromolecule.
Rie·sen·throm·bo·zyt *m hema.* macrothrombocyte.
Rie·sen·wuchs *m patho.* gigantism, giantism, gigantosoma, somatomegaly, hypersomia.
  akromegaler Riesenwuchs acromegalic gigantism.
Rie·sen·zell·ar·te·ri·itis *f* → senile Riesenzellarteriitis.
  senile Riesenzellarteriitis *patho.* Horton's arteritis, Horton's syndrome, Horton's disease, temporal arteritis, cranial arteritis, granulomatous arteritis, giant-cell arteritis.
Rie·sen·zell·epu·lis *f* giant cell epulis, peripheral giant cell granuloma, peripheral giant-cell reparative granuloma, giant cell granuloma, peripheral giant cell epulis, epulis gigantocellularis, peripheral giant cell tumor, peripheral reparative granuloma.
Rie·sen·zell·gra·nu·lom *nt* → Riesenzellepulis.
Rie·sen·zell·sar·kom *nt patho.* giant cell sarcoma.
Rie·sen·zell·tu·mor *m patho.* giant cell tumor.
  Riesenzelltumor der Sehnenscheide giant cell tumor of tendon sheath, nodular tenosynovitis, tendinous xanthoma, xanthosarcoma, benign synovialoma, benign synovioma, chronic hemorrhagic villous synovitis, pigmented villonodular arthritis, pigmented villonodular synovitis.
  Riesenzelltumor des Knochens giant cell tumor of bone, giant cell myeloma, osteoclastoma.
  aneurysmatischer Riesenzelltumor aneurysmal bone cyst, hemangiomatous bone cyst, hemorrhagic bone cyst, aneurysmal giant cell tumor.
  brauner Riesenzelltumor (*Knochen*) brown tumor, brown giant cell tumor.
  fibröser Riesenzelltumor des Knochens → xanthomatöser Riesenzelltumor des Knochens.
  xanthomatöser Riesenzelltumor des Knochens non-ossifying fibroma of bone, xanthogranuloma of bone, xanthomatous giant cell tumor of bone, fibrous giant cell tumor of bone.

rie·sig *adj* (*a. fig.*) giant, enormous, huge.
Rif·am·pi·cin *nt pharm.* rifampicin, rifampin.
Riga-Geschwür *nt patho.* Riga-Fede disease.
ri·gid *adj* (*a. fig.*) rigid, stiff, inflexible.
ri·gi·de *adj* → rigid.
Ri·gi·di·tas *f* → Rigor.
Ri·gi·di·tät *f* **1.** → Rigor. **2.** *psychia., psycho.* rigidity, inflexibility.
Ri·gor *m patho., neuro.* rigidity, stiffness, rigor.
 Rigor mortis postmortem rigidity, cadaveric rigidity, death rigor.
Riley-Day-Syndrom *nt neuro., patho.* Riley-Day syndrome, dysautonomia, familial autonomic dysfunction, familial dysautonomia.
Ril·le *f techn.* furrow, groove.
Ril·len·frä·se *f* wheel bur.
Rillen-Schulter-Stift *m* channel shoulder pin.
Rillen-Schulter-Stift-Attachment *nt* channel shoulder pin attachment, channel shoulder pin technique, channel shoulder pin system, CSP attachment, CSP system, CSP technique.
Rillen-Schulter-Stift-Geschiebe *nt* → Rillen-Schulter-Stift-Attachment.
 Rillen-Schulter-Stift-Geschiebe nach Gaerny Gaerny bar.
Rin·de *f* **1.** *anat.* cortex. **2.** skin, shell, rind, crust, peel, peeling, cortex. **3.** *bio., pharm.* bark.
 agranuläre Rinde agranular cortex, agranular isocortex.
 motorische Rinde Betz's cell area, excitable area, excitomotor area, motor cortex, psychomotor area, motor area, motor region, rolandic area, Rolando's area.
Rin·den·feld *nt physiol.* (*ZNS*) cortical area, cortical field.
Rinder- *pref.* cattle, beef, bovine.
Rin·der·band·wurm *m micro.* beef tapeworm, African tapeworm, unarmed tapeworm, hookless tapeworm, Taenia saginata, Taenia africana, Taenia inermis, Taenia mediocanellata, Taenia philippina, Taeniarhynchus saginata.
Rin·der·bru·cel·lo·se *f micro., epidem.* Bang's disease, bovine brucellosis.
Rin·der·fin·nen·band·wurm *m* → Rinderbandwurm.
Ring- *pref.* ring, annular, ringed, cyclic, cyclical, orbicular, orbital.
Ring *m, pl* **Rin·ge** ring, circle; *chem., techn.* ring; *anat.* ring, circle, circlet, halo, annulus, anulus.
Ring·blu·tung *f patho.* ring bleeding, ring hemorrhage.
Ring·deckel·kro·ne [k•k] *f* basket crown.
Rin·gel·rö·teln *pl ped., derm.* Sticker's disease, fifth disease, erythema infectiosum.
Ringer-Lösung *f* Ringer's mixture, Ringer's solution, Ringer's irrigation.
Ring·faß·zan·ge *f chir.* ring forceps.
Ring·fin·ger *m* ring finger, fourth finger.
Ring·flä·che *f mathe.* ring.
ring·för·mig *adj anat.* ringlike, annular, round, circinate, circular, orbicular; *chem.* cyclic, cyclical.
Ring·klam·mer *f* ring clasp.
Ring·knor·pel *m anat.* cricoid cartilage, cricoid, annular cartilage, innominate cartilage.
Ring·knor·pel·ex·zi·si·on *f HNO* cricoidectomy.
Ring·knor·pel·spal·tung *f HNO* cricotomy.
Ring·mus·kel *m anat.* orbicular muscle.
 Ringmuskel des Mundes orbicular muscle of mouth, orbicularis oris (muscle).
Rin·ne *f anat.* furrow, groove, sulcus, canal, crena, fissure; *techn.* run.
Rip·pe *f* rib; *anat.* costa.
 echte Rippen true ribs, sternal ribs, vertebrosternal ribs.
 falsche Rippen false ribs, abdominal ribs, asternal ribs, spurious ribs.
Rip·pen·fell *nt anat.* costal pleura.
Rip·pen·fell·ent·zün·dung *f patho., pulmo.* inflammation of the pleura, costal pleurisy, pleurisy, pleuritis.
 trockene Rippenfellentzündung dry pleurisy, dry pleuritis.
Rip·pen·frak·tur *f traumat.* rib fracture, fractured rib.
Rip·pen·knor·pel *m anat.* rib cartilage, costal cartilage, costicartilage.
Rip·pen·knor·pel·trans·plan·tat *nt* costochondral graft.
Rip·pen·schmerz *m pulmo.* pain in the ribs, costalgia.
Risdon-Schnittführung *f* Risdon incision.
Risdon-Technik *f* Risdon approach.
Ri·si·ko *nt, pl* **Ri·si·kos, Ri·si·ken** risk; danger.
 perioperatives Risiko perioperative risk.
Ri·si·ko·fak·tor *m* risk factor.
Ri·si·ko·pa·ti·ent *m* high-risk patient.
Ri·so·ri·us *m anat.* risorius (muscle), Santorini's muscle.

Riß *m, pl* **Ris·se** tear, crack, cleft, fissure, crevice; (*Haut*) chap, scratch; (*Knochen*) crack, fracture, break, rhegma; (*Gefäß*) rupture, rhexis, rhegma; (*a. fig.*) rift, split; *anat.* chasma, chasmus.
ris·sig *adj* fissured, chapped, chappy, cracked, chracky, rimose, rimous.
Riß·ver·let·zung *f traumat.* laceration.
Riß·wun·de *f traumat.* laceration.
Rist *m anat.* (*Fuß*) instep.
Ritter-Dermatitis *f derm.* Ritter's disease, staphylococcal scalded skin syndrome.
Rit·ze *f* slit; *anat.* rima, hiatus, fissure; (*Spalte*) gap, cleft; (*Sprung*) crack, crevice, fissure; (*Schramme*) scratch.
rit·zen *vt* (*Haut*) scratch, excoriate; *immun.* (*Haut*) scarify.
RNA-Virus *nt micro.* RNA virus, RNA-containing virus, ribovirus.
Roach-Geschiebe *nt* Roach attachment.
Roach-Klammer *f* Roach clasp, bar clasp.
Roach-Modellierinstrument *nt* Roach carver.
Roberts-Syndrom *nt* Roberts syndrome, Roberts-SC phocomelia syndrome, SC syndrome, pseudothalidomide syndrome.
Robin-Syndrom *nt patho.* Pierre Robin anomalad, Pierre Robin syndrome, Robin's anomalad, Robin's syndrome.
Ro·bo·rans *nt, pl* **Ro·bo·ran·tia, Ro·bo·ran·zi·en** *pharm.* roborant, reconstituent.
Ro·bo·ran·ti·um *nt, pl* **Ro·bo·ran·tia** *pharm.* roborant, reconstituent.
Rockwell-Härteskala *f* Rockwell hardness scale.
Rocky Mountain spotted fever (*nt*) *epidem.* Rocky Mountain spotted fever, tick fever, Tobia fever, blue fever, Brazilian spotted fever, Choix fever, Colombian tick fever, Mexican spotted fever, mountain fever, pinta fever, São Paulo fever, black fever, blue disease.
Ro·den·tia *pl bio.* rodents, Rodentia.
Roger-Anderson-Apparat *m* Roger-Anderson pin fixation appliance.
Roh·ko·rund·schei·be *f* emery disk.
Rohr *nt* pipe; duct, canal; *anat., chir.* tube, duct, canal, conduit, channel.
Röhr·chen *nt* tubule, small tube; *anat.* tube, tubule, tubulus; *forens.* breathalyzer.
Röh·re *f techn.* tube, pipe.
röh·ren·för·mig *adj* tube-shaped, tubular, tubuliform, cannular, cannulate, canular.
Röh·ren·kno·chen *m anat.* tubular bone.
Röh·ren·sy·stem, transversales *nt histol.* transverse system, T system, triad system, system of transverse tubules.
Röh·ren·zäh·ne *pl* tube teeth.
Rohrzucker [k•k] *m chem.* cane sugar, sucrose, saccharose, saccharum.
Roh·stoff *m* raw material, material.
Ro·li·te·tra·cy·clin *nt pharm.* rolitetracycline.
Rol·le *f* role, part; *psycho.* role.
rol·len·för·mig *adj anat.* roll-shaped, cylindrical, trochlear, trochleariform, trochleiform.
Romberg-Syndrom *nt neuro.* Parry-Romberg syndrome, Romberg's disease, Romberg's syndrome, Romberg's trophoneurosis, facial hemiatrophy, facial trophoneurosis, progressive unilateral facial atrophy, facial atrophy, prosopodysmorphia.
Romberg-Versuch *m clin.* Romberg's test, station test.
Romberg-Parry-Syndrom *nt* → Romberg-Syndrom.
Rönt·gen *nt radiol.* **1.** roentgen. **2.** roentgenography, radiography.
rönt·gen *vt radiol.* radiograph, take an x-ray, x-ray; *inf.* ray.
Rönt·gen·an·la·ge *f radiol.* x-ray unit.
Rönt·gen·ap·pa·rat *m* x-ray apparatus.
Rönt·gen·auf·nah·me *f radiol.* roentgenogram, roentgenograph, radiogram, radiograph, x-ray, x-ray picture, x-ray photograph, roentgenographic film, x-ray film.
 Röntgenaufnahme der Zähne odontoradiograph.
 extraorale Röntgenaufnahme extraoral radiograph.
 intraorale Röntgenaufnahme intraoral radiograph.
 intraorale okklusale Röntgenaufnahme intraoral occlusal film.
 kephalometrische Röntgenaufnahme cephalometric radiograph.
 okklusale Röntgenaufnahme occlusal film radiography, occlusal radiograph.
Rönt·gen·be·hand·lung *f radiol.* x-ray therapy, roentgenotherapy.
Rönt·gen·bild *nt* → Röntgenaufnahme.
rönt·gen·dicht *adj radiol.* radiopaque, roentgenopaque.
Rönt·gen·durch·leuch·tung *f radiol.* fluoroscopy, radioscopy, roentgenoscopy, x-ray fluoroscopy, cryptoscopy, photoscopy.
Rönt·gen·ein·heit *f* x-ray generator, x-ray machine, x-ray unit.
Rönt·gen·film *m radiol.* roentgenographic film, x-ray film.

Röntgenfilm mit doppelseitiger Emulsionsschicht double emulsion film, double-emulsion film.
Röntgenfilm mit einseitiger Emulsionsschicht single emulsion film, single-emulsion film.
Röntgenfilm für extraorale Röntgenaufnahmen extraoral film.
Röntgenfilm für intraorale Röntgenaufnahmen intraoral film.
Röntgenfilm für Schichtaufnahmen laminagraphic film.
Röntgenfilm für Schnellaufnahmen fast film.
belichteter Röntgenfilm exposed film.
belichteter intraoraler Röntgenfilm exposed intraoral film.
dentaler Röntgenfilm dental film.
direkt belichtbarer Röntgenfilm direct exposure film.
extraoraler Röntgenfilm extraoral film.
folienloser Röntgenfilm nonscreen film, non-screen film.
intraoraler Röntgenfilm intraoral film.
unbelichteter intraoraler Röntgenfilm unexposed intraoral film, unexposed film.
Rönt·gen·film·hal·ter *m* film mount, film mounting, x-ray mount.
Rönt·gen·ge·rät *nt* x-ray generator, x-ray machine, x-ray unit.
Rönt·gen·ki·ne·ma·to·gra·phie *f radiol.* cineradiography, cinefluorography, cinematography, cinematoradiography, cineroentgenofluorography, cineroentgenography, roentgenocinematography.
Rönt·gen·kon·trast·dar·stel·lung *f radiol.* contrast radiography, contrast roentgenography.
Rönt·gen·kon·trast·mit·tel *nt radiol.* contrast medium.
Rönt·gen·ky·mo·gra·phie *f card.* roentgenkymography, radiokymography, röntgenography.
Rönt·ge·no·gramm *nt radiol.* radiogram, radiograph, roentgenogram.
Rönt·ge·no·gra·phie *f radiol.* radiography, roentgenography.
Rönt·ge·no·lo·gie *f* roentgenology.
Rönt·ge·no·sko·pie *f radiol.* fluoroscopy, roentgenoscopy, radioscopy, x-ray fluoroscopy, cryptoscopy, photoscopy.
Rönt·gen·röh·re *f radiol.* x-ray tube.
Rönt·gen·schirm·bild·ver·fah·ren *nt radiol.* photofluorography, fluororoentgenography, fluorography.
Rönt·gen·ste·reo·gra·phie *f radiol.* stereoradiography, stereoroentgenography, stereoskiagraphy.
Rönt·gen·strahl *m radiol.* x-ray, roentgen ray, x-ray beam.
Rönt·gen·strah·lung *f radiol.* roentgen rays *pl*, x-rays *pl*, x-radiation.
energiearme Röntgenstrahlung → weiche Röntgenstrahlung.
weiche Röntgenstrahlung soft rays.
Rönt·gen·the·ra·pie *f radiol.* x-ray therapy, roentgenotherapy, roentgen therapy.
Rönt·gen·un·ter·su·chung *f radiol.* roentgenography, radiography, x-ray examination.
Root-planing-Kürette *f* root planing curet, root planing curette.
Ro·sa·cea *f* → Rosazea.
Rosa-Flecken-Krankheit *f* internal tooth resorption, pink spot disease, central resorption, intracanalicular resorption, chronic perforating pulp hyperplasia, endodontoma, internal pulp granuloma, Mummery's pink tooth, pink tooth, pink tooth of Mummery, pulpoma.
Ro·sa·krank·heit *f derm.* Feer's disease, Bilderbeck's disease, Selter's disease, Swift's disease, Swift-Feer disease, trophodermatoneurosis, acrodynia, acrodynic erythema, epidemic erythema, erythredema, erythredema polyneuropathy, dermatopolyneuritis.
Ro·sa·zea *f derm.* rosacea, acne rosacea.
Ro·se *f derm.* fire, rose, erysipelas, rose disease, St. Anthony's fire.
Rosenbach-Krankheit *f derm.* Rosenbach's disease, erysipeloid, crab hand, pseudoerysipelas, rose disease, swine rotlauf, swine erysipelas, rotlauf.
Ro·sen·boh·rer *m* bud bur.
Ro·sen·kranz, rachitischer *m patho.* rachitic beads, rachitic rosary.
Rosenmüller-Drüse *f anat.* **1.** Rosenmüller's node, Rosenmüller's lymph node, Cloquet's node. **2.** palpebral part of lacrimal gland.
Rosenmüller-Cloquet-Drüse *f anat.* Rosenmüller's node, Rosenmüller's lymph node, Cloquet's node.
Rosenthal-Faktor *m hema.* factor XI, antihemophilic factor C, PTA factor, plasma thromboplastin antecedent.
Ro·seo·la *f derm.* macular erythema, roseola.
Roseola infantum exanthema subitum, sixth disease, Zahorsky's disease, pseudorubella, roseola infantum, roseola.
Roseola syphilitica erythematous syphilid, macular syphilid, syphilitic roseola.
Roser-Mundsperrer *m* Roser's mouth gag.
Ro·set·ten·test *m immun., hema.* rosette assay.
Rose-Waaler-Test *m immun.* Rose-Waaler test, Waaler-Rose test.

Roß·kur *f* radical cure, drastic cure.
Rossolimo-Reflex *m neuro.* Rossolimo's sign, Rossolimo's reflex, plantar muscle reflex.
Rost *m chem., techn.* rust; *bio.* rust.
rost·far·ben *adj* rusty, ferruginous, rust-brown; (*Sputum*) rubiginous, rubiginose.
ro·stral *adj anat.* rostral.
Ro·strum *nt anat.* rostrum.
Rot- *pref.* red, rhod(o)-, erythr(o)-.
rot *adj* red. **rot werden** turn/go/become red, redden.
Ro·ta·ti·on *f physiol.* rotation.
Rotations- *pref.* rotational, rotary, rotatory.
Ro·ta·ti·ons·ach·se *f* rotational axis.
Ro·ta·ti·ons·be·we·gung *f physiol.* rotary movement, rotational movement, rotatory movement, rotary motion.
Ro·ta·ti·ons·lap·pen *m chir.* rotation flap.
Ro·ta·tor *m anat.* rotator, rotator muscle.
Ro·ta·vi·rus *nt micro.* duovirus, Rotavirus.
rot·braun *adj histol.* reddish-brown, liver, liverish, livery, hepatic.
Rö·te *f* red, red color, redness; (*Gesicht*) blush; (*Wangen*) ruddiness.
Rö·teln *pl epidem., ped.* German measles, three-day measles, rubella, roeteln, röteln, third disease.
kongenitale Röteln congenital rubella syndrome, rubella syndrome.
Rö·teln·em·bryo·pa·thie *f embryo., ped.* rubella embryopathy.
Rö·teln·imp·fung *f immun.* rubella vaccination.
Röteln-Lebendimpfstoff *m immun.* rubella vaccine, rubella virus vaccine live, rubella virus live vaccine.
Rö·teln·schutz·imp·fung *f immun.* rubella vaccination.
Rö·teln·vi·rus *nt micro.* rubella virus, German measles virus.
Rötelnsyndrom, kongenitales *nt embryo., ped.* congenital rubella syndrome, rubella syndrome.
Rötelnvirus-Lebendimpfstoff *m* → Röteln-Lebendimpfstoff.
rö·ten I *vt* redden, color red, make red. **II** *vr* **sich röten** redden, turn/go/become red.
Roter Hund *m derm.* tropical lichen, prickly heat, heat rash, wildfire rash, summer rash.
rot·ge·sich·tig *adj* red-faced.
rot·glü·hend *adj* red-hot, red.
rot·haa·rig *adj* red, red-haired, erythristic.
Rot·haa·rig·keit *f derm.* erythrism.
Rothermann-Geschiebe *nt* Rothermann attachment.
ro·tie·ren *vi* rotate, turn around, turn over, revolve.
ro·tie·rend *adj* rotary, rotatory; revolving.
Rot·lauf *m derm.* rotlauf, erysipeloid, rose disease, Rosenbach's disease, crab hand.
röt·lich *adj* reddish.
röt·lich·braun *adj* → rotbraun.
Ro·tor *m phys.* armature.
Rö·tung *f derm., patho.* reddening, redness, rubeosis.
Rotz *m epidem., micro.* glanders, malleus, maliasmus.
Rouget-Zellen *pl histol.* Rouget's cells, capillary pericytes, spider cells.
Rouleau-Bildung *f hema.* impilation, rouleaux formation.
R-Plasmid *nt micro., genet.* R plasmid, resistance plasmid, resistance factor, R factor.
RSSE-Virus *nt micro.* RSSE virus, Russian spring-summer encephalitis virus.
RS-Virus *nt micro.* respiratory syncytial virus, RS virus, CCA virus.
Ru·be·fa·ci·ens *nt pharm.* rubefacient.
Ru·bel·la *f* → Rubeola.
Rü·ben·zucker [k·k] *m chem.* saccharose, saccharum, sucrose, beet sugar.
Ru·beo·la *f epidem., ped.* rubella, German measles, roeteln, röteln, three-day measles, third disease.
Rubeola scarlatinosa Dukes' disease, Filatov-Dukes disease, parascarlatina, parascarlet, scarlatinella, scarlatinoid, fourth disease.
Ru·beo·la·em·bryo·pa·thie *f embryo., ped.* rubella embryopathy.
Ru·beo·se *f derm.* redness, reddening, rubeosis.
ru·bi·gi·nös *adj* (*Sputum*) rusty, rubiginous, rubiginose.
ruck·ar·tig *adj* jerky, jolting, saccadic.
Rück·bil·dung *f physiol., psycho.* involution, catagenesis; *patho.* retrogrossion, catagenesis, involution; cataplasia, cataplasis; degeneration; atresia, atrophy.
Rück·biß *m* distoclusion, disto-occlusion, posterior occlusion, retrusive occlusion, posteroclusion, disclusion.
Rücken [k·k] *m* **1.** *anat.* back, dorsum. **2.** back; (*Skalpell*) blunt; (*Messer*) back.
Rücken·la·ge [k·k] *f clin., chir.* dorsal decubitus, supine position, dorsal position. **in der Rückenlage** lying on one's back.

Rückenmark

Rücken·mark [k•k] *nt anat.* spinal marrow, spinal medulla, spinal cord, pith.
Rücken·marks·ast [k•k] *m anat.* spinal branch.
Rücken·marks·er·wei·chung [k•k] *f patho.* myelomalacia.
Rücken·marks·haut [k•k] *f anat.* spinal meninx.
  harte Rückenmarkshaut dura mater of spinal cord, pachymeninx.
  weiche Rückenmarkshaut pia mater of spinal cord, leptomeninx.
Rücken·mus·keln [k•k] *pl* → Rückenmuskulatur.
Rücken·mus·ku·la·tur [k•k] *f anat.* back muscles *pl.*
Rücken·schmer·zen [k•k] *pl* dorsalgia, dorsodynia, backalgia, backache, back pain.
Rück·ent·wick·lung *f physiol., psycho.* involution, catagenesis; *patho., psychia.* regress, regression.
Rückfall- *pref.* recurrent, relapsing.
Rück·fall *m clin., patho.* recurrence, relapse, recrudescence, recidivism, palindromia; *forens.* recidivism.
Rück·fall·fie·ber *nt epidem.* recurrent fever, relapsing fever, spirillum fever, famine fever.
  endemisches Rückfallfieber endemic relapsing fever, tick fever, tick-borne relapsing fever.
Rück·fäl·lig·keit *f forens.* recidivism.
Rück·flie·ßen *nt* backflow.
Rück·fluß *m patho.* backflow, backward flow, reflux.
Rück·grat *nt anat.* spinal column, spine, vertebral column, backbone, back bone, vertebrarium, dorsal spine, back.
rück·läu·fig *adj* declining, receding, retrogressive, dropping; *physiol.* reverse, retrograde, regressive.
Rück·mu·ta·ti·on *f bio., genet.* reversion.
Rück·prall *m* rebound.
Rück·schritt *m* change for the worse, regression, retrogression.
Rück·sei·te *f (a. anat.)* back, reverse, backside; *anat.* dorsum.
Rück·stand *m chem., techn., mathe.* residue, residuum; *(Bodensatz)* sediment.
Rück·stoß *m phys.* repulse, repulsion, rebound.
Rück·strah·ler *m phys., techn.* reflector, mirror.
Rück·strö·men *nt card.* regurgitation.
Rück·ver·la·ge·rung der Zähne *f* retrusion of the teeth.
rück·wärts *adv* backwards, backward, rearwards, rearward; *(Bewegung)* reverse.
Rück·wärts·beu·gung *f* backward bending, retroflexion, retroflection.
Rück·wärts·be·we·gung *f* backward movement, backward motion; *patho.* regression.
Rück·wärts·bie·gung *f* → Rückwärtsbeugung.
Rück·wärts·nei·gung *f anat.* retroversion.
Rück·wärts·ver·la·ge·rung *f anat., patho.* retroposition.
Rück·wir·kung *f* reaction *(auf* on); retroaction.
Ruc·tus *m* ructus, eructation, belch, belching, burp.
Ru·del *nt bio.* pack.
Ru·di·ment *nt embryo., anat.* rudiment, vestige.
ru·di·men·tär *adj embryo., anat.* vestigial, elementary, rudimentary, rudimental.
Ru·ga *f, pl* **Ru·gae** *anat.* ruga, rugosity, fold, ridge, crease, wrinkle.
Ru·he *f* **1.** rest; *(Bettruhe)* rest, bed rest; *(Muße)* leisure; *phys.* rest, inaction. **in Ruhe** at rest. **etw. in Ruhe lassen** let sth. alone. **zur Ruhe bringen** put at rest. **zur Ruhe kommen** come to rest. **2.** calm, calmness, tranquility, quiet, stillness; *(Gelassenheit)* serenity, composure, composedness, calmness, ataraxia, ataraxy. **Ruhe bewahren** keep cool, keep calm.
Ru·he·at·mung, normale *f physiol.* eupnea, eupnoea, normal breathing, normal respiration, easy breathing, easy respiration.
Ru·he·biß *m* rest bite, restbite.
Ru·he·blut·druck *m physiol.* basal blood pressure, resting blood pressure.
Ru·he·kur *f* rest cure.
Ru·he·la·ge *f* recumbency, rest, resting position, reclining position.
  sich in Ruhelage befinden be at rest.
  physiologische Ruhelage physiologic rest position.
ru·hend *adj* resting, at rest, asleep; recumbent *(auf* on); *patho.* inactive, resting.
Ru·he·po·ten·ti·al *nt physiol.* resting potential.
Ru·he·stel·lung *f* → Ruhelage.
Ru·he·to·nus *m physiol.* resting tone.
Ru·he·tre·mor *m neuro.* rest tremor, passive tremor.
Ru·he·um·satz *m physiol.* metabolic rate at rest.
ru·hig·stel·len *vt (Glied)* immobilize, fix.
Ru·hig·stel·lung *f (Glied)* immobilization, fixation.
Ruhr *f patho., epidem.* dysentery.
  bakterielle Ruhr bacillary dysentery, Flexner's dysentery, Japanese dysentery.
Ruiter-Pompen-Weyers-Syndrom *nt patho.* glycolipid lipidosis, glycosphingolipidosis, Fabry's disease, hereditary dystopic lipidosis, ceramide trihexosidase deficiency, α-(D)-galactosidase A deficiency, diffuse angiokeratoma.
Ruk·ta·ti·on *f* eructation, ructus, belch, belching, burp.
Ruk·tus *m* → Ruktation.
Rül·pser *m* belch, burp.
Rumpel-Leede-Phänomen *nt clin., hema.* Rumpel-Leede phenomenon, Rumpel-Leede sign, bandage sign, Hecht phenomenon, Leede-Rumpel phenomenon.
Rumpf *m, pl* **Rümp·fe** *(a. anat.)* body, truncus, trunk.
Rumpf·mus·ku·la·tur *f anat.* trunk musculature.
Rund·boh·rer *m* round bur.
  Rundbohrer mit einfachem Hieb plain round bur.
  Rundbohrer ohne Querhieb plain round bur.
rund·köp·fig *adj embryo.* brachycephalic, brachycephalous.
Rund·köp·fig·keit *f embryo.* brachycephaly, brachycephalia, brachycephalism.
Rund·lap·pen *m* circular flap.
rund·lich *adj* rounded, rounding, roundish, circinate; *(Person)* plump, podgy, stout.
Rund·stiel·lap·pen *m chir.* rope flap, roped flap, tubed flap, tubed pedicle flap, tube flap, tunnel flap, tube graft, tunnel graft, Filatov flap, Filatov-Gillies flap, Gillies' flap.
Rund·wurm *m* **1.** *micro.* roundworm, nemathelminth, nematode, aschelminth. **2. Rundwürmer** *pl micro.* Nemathelminthes, Nematoda, Aschelminthes.
Rund·zel·len *pl histol., patho.* round cells.
Rund·zel·len·sar·kom *nt patho.* round cell sarcoma.
Run·zel *f anat.* ruga, rugosity, fold, ridge, crease; *(Haut)* wrinkle.
run·ze·lig *adj anat.* wrinkled, wrinkly, furrowed, furrowy, rugose, rugous, rugate; *(Haut)* wrinkled, wrinkly.
Run·ze·lig·keit *f patho.* rugosity.
runz·lig *adj* → runzelig.
Runz·lig·keit *f* → Runzeligkeit.
Ru·pia *f derm.* rupia.
Rup·tur *f, pl* **Rup·tu·ren** *patho., traumat.* rupture, tear, break.
rup·tu·rie·ren *vi* rupture, tear, break, burst.
Russell-Parodontalindex *m* Russell's periodontal index, Russell's index, periodontal disease rate, periodontal disease score, periodontal disease index.
Russell-Silver-Syndrom *nt patho.* Silver dwarf, Silver's syndrome, Russell's dwarf, Russell's syndrome.
Ruß·zel·le *f histol.* dust cell, alveolar phagocyte.
Rust-Krankheit *f* → Rust-Syndrom.
Rust-Syndrom *nt* Rust's syndome, Rust's disease, suboccipital vertebral disease.
Ru·ti·lis·mus *m derm.* erythrism.
Ryder-Nadelhalter *m* Ryder needle holder.
R-Zacke *f physiol. (EKG)* R wave.

S

Sabin-Vakzine *f immun.* Sabin's vaccine, live oral poliovirus vaccine, live trivalent oral poliovirus vaccine.
Sabin-Feldman-Test *m immun.* Sabin-Feldman dye test.
SA-Block *m card.* sinuatrial block, sinuauricular block, sinus block, S-A block, sinoatrial block, sinoatrial heart block, sinoauricular heart block, sinus heart block.
Sac·cha·rid *nt chem.* saccharide, carbohydrate.
Sac·cha·rin *nt chem.* saccharin, saccharinol, saccharinum.
Sac·cha·ro·my·ces *m micro.* saccharomyces, Saccharomyces.
Sac·cha·ro·my·ce·te *f micro.* saccharomyces.
Sac·cha·ro·se *f chem.* sucrose, cane sugar, saccharose, saccharum.
Sac·cha·ros·urie *f patho.* sucrosuria, saccharosuria.
Sac·cha·rum *nt pharm.* saccharum.
Sac·cu·lus *m, pl* **Sac·cu·li** *anat.* **1.** saccule, sacculus, sac, pouch. **2.** saccule (of the vestibule), sacculus.
   Sacculi alveolares alveolar sacs, air sacs, air saccules, alveolar saccules.
   Sacculus laryngis laryngeal pouch, Hilton's sac, laryngeal sacculus.
Sack *m, pl* **Säcke** [k•k] *anat., bio.* sac, bag, pouch, pocket, saccus; vesica.
Säck·chen *nt anat.* sacculus, saccule.
Sack·gas·se *f (a. fig., anat.)* dead end, cul-de-sac.
Sa·cro·coc·cyx *f anat.* sacrococcyx.
Sa·crum *nt anat.* sacrum, os sacrum.
Saft *m, pl* **Säf·te** juice; *histol.* succus, juice; *bio.* sap.
Sä·ge *f* saw.
   oszillierende Säge oscillating saw, oscillatory saw.
sä·gen *vt, vi* saw.
sa·git·tal *adj anat.* sagittal.
Sa·git·tal·ach·se *f* sagittal axis.
Sa·git·ta·le *f anat.* sagittal plane.
Sa·git·tal·ebe·ne *f anat.* sagittal plane.
Sah·ne *f (Milch)* cream.
sak·ka·diert *adj physiol.* saccadic.
sak·ka·disch *adj physiol.* saccadic.
Sak·ku·lus *m (Ohr)* saccule (of the vestibule), sacculus.
SA-Knoten *m anat., physiol.* sinoatrial node, sinuatrial node, sinus node, Flack's node, Keith-Flack's node, Keith's node.
sa·kral *adj anat.* pertaining to the sacrum, sacral.
Sa·kral·an·äs·the·sie *f* → Sakralblockade.
Sa·kral·blocka·de [k•k] *f anes.* sacral block, sacral anesthesia.
Sa·kral·ner·ven *pl anat.* sacral nerves, sacral spinal nerves.
Sa·kral·wir·bel *pl anat.* sacral vertebrae.
Sa·krum *nt, pl* **Sa·kren** *anat.* sacrum, os sacrum.
Sakushu-Fieber *nt epidem.* sakushu fever, hasamiyami, akiyami, seven-day fever.
Sal *nt pharm.* salt, sal.
Sal·be *f pharm.* ointment, salve, unction, unguent, unguentum; paste.
Sa·li·cy·lat *nt pharm.* salicylate.
Sa·li·cy·lis·mus *m patho.* salicylism.
Sa·li·cyl·säu·re *f pharm.* salicylic acid, 2-hydroxybenzoic acid.
Sa·li·cyl·säu·re·ver·gif·tung *f patho.* salicylism.
Sa·li·cyl·ver·gif·tung *f patho.* salicylism.
Sa·li·di·ure·se *f physiol.* saluresis.
sa·li·nisch *adj* salt-containing, saline, salty.
Sa·li·va *f anat.* saliva, spittle.
Sa·li·va·ti·on *f* **1.** *physiol.* salivation. **2.** *patho.* ptyalism, ptyalorrhea, polysialia, sialism, sialismus, sialorrhea, sialosis, hygrostomia, hyperptyalism, hypersalivation.
Salk-Vakzine *f immun.* Salk vaccine, poliovirus vaccine inactivated.
Sal·mi·ak *nt chem.* salmiac, ammonium chloride.
Sal·mi·ak·geist *m chem.* ammonia solution.
Sal·mo·nel·la *f micro.* salmonella, Salmonella.
   Salmonella enteritidis Gärtner's bacillus, Salmonella enteritidis, Bacillus enteritidis.
   Salmonella typhi Eberth's bacillus, typhoid bacillus, typhoid bacterium, Salmonella typhi, Salmonella typhosa, Bacillus typhi, Bacillus typhosus.
Sal·mo·nel·le *f micro.* salmonella.
Sal·mo·nel·len·en·te·ri·tis *f epidem.* enteric fever, paratyphoid.
Sal·mo·nel·len·in·fek·ti·on *f epidem.* salmonellal infection.
Sal·mo·nel·lo·se *f epidem.* salmonellosis; salmonellal infection.
Sal·pe·ter *m chem.* saltpeter, potassium nitrate.
Sal·pe·ter·säu·re *f chem.* nitric acid.
Sal·pinx *f, pl* **Sal·pin·gen 1.** *anat., gyn.* salpinx, tube, fallopian tube, uterine tube, oviduct, ovarian canal. **2.** *anat., HNO* eustachian canal, eustachian tube, eustachium, otosalpinx, auditory tube, pharyngotympanic tube, otopharyngeal tube, guttural duct.
sal·ta·to·risch *adj physiol.* saltatory, saltatorial, saltatoric.
sa·lu·ber *adj* salubrious, healthful.
Sa·lu·bri·tät *f* salubrity, healthfulness.
Sal·ure·se *f physiol.* saluresis.
Sal·ure·ti·kum *nt, pl* **Sal·ure·ti·ka** *pharm.* saluretic.
sal·ure·tisch *adj physiol.* pertaining to or promoting saluresis, saluretic.
Salz- *pref.* saline, salt, hal(o)-.
Salz *nt chem., fig.* salt; *pharm.* sal.
salz·ähn·lich *adj chem.* halide, haloid.
sal·zen *vt* salt.
salz·hal·tig *adj* salt containing, saline, salty, saliferous, briny.
sal·zig *adj* salt, saline, salty, briny.
Salz·lö·sung *f clin., pharm.* salt solution, saline, saline solution.
   isotone Salzlösung isotonic saline, isotonic saline solution.
Salz·man·gel *m patho.* salt depletion.
Salz·man·gel·syn·drom *nt patho.* salt-depletion syndrome, low salt syndrome, low sodium syndrome, salt-depletion crisis.
Salz·säu·re *f patho.* hydrochloric acid.
Salz·ver·lust *m patho.* salt depletion, salt loss, salt wasting.
Salz·ver·lust·syn·drom *nt patho.* salt-losing defect, salt-losing syndrome, salt-losing crisis.
Salz·was·ser *nt* sea water, salt water, brine.
Sa·men *m* **1.** *andro.* semen, seminal fluid, sperm. **2.** *bio.* seed.
Sa·men·bil·dung *f andro.* spermatogenesis, spermatocytogenesis, spermatogeny.
Sa·men·bläs·chen *nt anat.* seminal vesicle, seminal capsule, seminal gland, vesicular gland, gonecyst, gonecystis, spermatocyst.
Sa·men·bla·se *f* → Samenbläschen.
Sa·men·er·guß *m physiol.* ejaculation.
Sa·men·fa·den *m andro.* sperm, spermatozoon, zoosperm, spermatosome, spermatozoid, spermium, spermatic filament, sperm cell.
Sa·men·flüs·sig·keit *f* sperm, semen, sperma, spermatic fluid, seminal fluid.
Sa·men·korn *nt bio.* corn.
Sa·men·lei·ter *m anat.* deferent duct, deferens canal, excretory duct of testis, spermatic duct, testicular duct, vas deferens.
Sa·men·zell·bil·dung *f andro.* spermatogenesis, spermatocytogenesis, spermatogeny.
Sam·mel·lin·se *f phys.* focusing lens, collecting lens, condensing lens, convex lens, converging lens, plus lens, positive lens, condenser.
Sample *nt stat.* sample.
Sanarelli-Shwartzman-Phänomen *nt immun.* Sanarelli's phenomenon, Sanarelli-Shwartzman phenomenon, Shwartzman phenomenon, generalized Shwartzman phenomenon.
Sa·na·to·ri·um *nt, pl* **Sa·na·to·ri·en** sanitarium, health resort, sanatorium.
Sand *m* sand.
sand·far·ben *adj* sand-colored, sandy.
Sand·ge·schwulst *f patho.* Virchow's psammoma, sand tumor, psammoma.
Sand·kör·per·chen *pl patho.* psammoma bodies.

Sanfilippo-Syndrom *nt patho.* Sanfilippo's syndrome, polydystrophic oligophrenia, mucopolysaccharidosis III.
Sän·ger·knöt·chen *nt HNO* singer's node, vocal nodule.
Sangui- *pref.* blood, hema-, hemat(o)-, memo-, sangui-.
san·gui·no·lent *adj* tinged with blood, sanguinolent, bloody.
San·guis *m* blood, sanguis.
sa·ni·tär *adj* conductive to health, sanitary, hygienic, healthful.
Sa·ni·ta·ti·on *f hyg.* sanitization.
Sa·ni·täts·dienst *m* ambulance service.
Sa·ni·ti·zing *nt hyg.* sanitization.
Santorini-Knorpel *m anat.* Santorini's cartilage, corniculum, corniculate cartilage.
Sa·po *m pharm.* soap, sapo.
Sa·pro·bie *f bio.* saprobiont, saprobe.
Sa·pro·bi·ont *m bio.* saprobiont, saprobe.
sa·pro·gen *adj bio.* saprogenic, saprogenous.
Sa·pro·phyt *m bio.* saprophytic organism, saprophyte.
sa·pro·phy·tär *adj* → saprophytisch.
sa·pro·phy·tisch *adj bio.* saprophytic, saprophilous.
Sar·ci·na *f micro.* sarcina, Sarcina.
Sar·ci·ne *f micro.* sarcina.
Sarco- *pref.* muscle, flesh, sarc(o)-.
Sar·co·ly·sis *f patho.* sarcolysis.
Sar·co·ma *nt patho.* sarcoma.
    Sarcoma idiopathicum multiplex haemorrhagicum Kaposi's sarcoma, angioreticuloendothelioma, endotheliosarcoma, idiopathic multiple pigmented hemorrhagic sarcoma, multiple idiopathic hemorrhagic sarcoma.
Sar·co·ma·to·sis *f patho.* sarcomatosis.
Sarc·op·tes *f micro.* Sarcoptes.
    Sarcoptes scabiei itch mite, Acarus scabiei, Sarcoptes scabiei.
Sargenti-Technik *f* Sargent method.
Sarko- *pref.* muscle, flesh, sarc(o)-.
Sar·ko·id *nt patho.* sarcoid.
    multiples Sarkoid Spiegler-Fendt pseudolymphoma, Spiegler-Fendt sarcoid, Bäfverstedt's syndrome, cutaneous lymphoplasia.
sar·ko·id *adj patho.* sarcoma-like, sarcoid.
Sar·koi·do·se *f patho.* sarcoidosis, Boeck's disease, Boeck's sarcoid, sarcoid, Besnier-Boeck disease, Besnier-Boeck-Schaumann disease, Besnier-Boeck-Schaumann syndrome, Schaumann's disease, Schaumann's sarcoid, Schaumann's syndrome, benign lymphogranulomatosis.
Sar·ko·lemm *nt histol.* sarcolemma, myolemma.
Sar·ko·ly·se *f patho.* sarcolysis.
Sar·kom *nt patho.* sarcoma.
    osteogenes Sarkom osteoblastic sarcoma, osteolytic sarcoma, osteoid sarcoma, osteogenic sarcoma, osteosarcoma.
    osteoplastisches Sarkom → osteogenes Sarkom.
    polymorphzelliges Sarkom polymorphous cell sarcoma.
    rundzelliges Sarkom round cell sarcoma.
    spindelzelliges Sarkom spindle cell sarcoma, fascicular sarcoma.
sar·kom·ar·tig *adj* → sarkomatös.
sar·ko·ma·tös *adj patho.* sarcomatoid, sarcoma-like, sarcomatous.
Sar·ko·ma·to·se *f patho.* sarcomatosis.
sar·ko·phag *adj bio.* sarcophagous.
Sar·ko·plas·ma *nt histol.* sarcoplasm.
Sar·ko·plast *m histol.* sarcoplast, satellite cell.
Sar·ko·som *nt histol.* sarcosome.
Sa·tel·lit *m anat., genet., patho.* satellite.
Sa·tel·li·ten·phä·no·men *nt micro.* satellite phenomenon, satellitism.
Sa·tel·li·ten·wachs·tum *nt* → Satellitenphänomen.
Sa·tel·li·ten·zel·le *f histol.* (*Muskel*) satellite cell, sarcoplast.
Sat·tel·ba·sis *f* denture base saddle, saddle denture base.
Sat·tel·em·bo·lus *m patho.* saddle embolus, pantaloon embolus, riding embolus, straddling embolus.
Sat·tel·ge·lenk *nt anat.* saddle articulation, saddle joint, ovoid articulation, ovoid joint, sellar articulation, sellar joint.
Sat·tel·na·se *f HNO* swayback nose, saddle-back nose, saddle nose.
Sat·tel·pro·the·sen·ba·sis *f* denture base saddle, saddle denture base.
Sat·tel·teil der Prothese *m* saddle connector, major connector.
sät·ti·gen I *vt* 1. (*a. fig.*) satisfy, satiate; (*Essen*) be filling. 2. *chem.* saturate, impregnate. II *vr* **sich sättigen** *chem.* become/get saturated.
Sät·ti·gung *f* repletion, satiety, fullness; *chem.* saturation, impregnation.
Sät·ti·gungs·defi·zit *nt* saturation deficit.
Sät·ti·gungs·grad *m chem.* degree of saturation.
Sät·ti·gungs·in·dex *m hema.* mean corpuscular hemoglobin concentration.

Sa·tur·nia·lis·mus *m* → Saturnismus.
Sa·tur·nis·mus *m patho.* lead poisoning, saturnine poisoning, saturnism.
Satz *m, pl* **Sät·ze** 1. principle, thesis, principle; (*Gesetz*) law; (*Lehrsatz*) theorem. 2. sediment, deposit, grounds *pl*, marc; *chem.* precipitate. 3. *techn.* set, batch, battery. 4. (*Preis*) rate.
sau·ber *adj* cleanly, clean; hygienic, diasostic; (*Wunde*) clean; (*Wasser, Luft*) clean, pure.
Sau·ber·keit *f* cleanliness, cleanness; (*Wasser, Luft*) cleanness, purity.
säu·bern *vt* (*Wunde*) clean, cleanse (*von* of, from; *mit* with); (*befreien*) clear, purge (*von* of, from).
Säu·be·rung *f* cleaning, cleansing; clearing, purge.
sau·er *adj chem.* acid, acidic; (*Geschmack*) sour, acid, acetic; (*Milch*) sour.
säu·ern I *vt* sour, make sour; *chem.* acetify, acidify. II *vi* turn sour.
Sau·er·stoff *m chem.* oxygen. **mit Sauerstoff anreichern/beladen** aerate. **mit Sauerstoff angereichert/beladen** aerated, oxygen-enriched.
    molekularer Sauerstoff molecular oxygen, diatomic oxygen, dioxygen.
Sau·er·stoff·bad *nt clin.* oxygen bath.
Sau·er·stoff·bin·dungs·ka·pa·zi·tät *f physiol.* oxygen capacity.
Sau·er·stoff·de·fi·zit *nt physiol.* oxygen deficit.
Sau·er·stoff·ent·fer·nung *f* → Sauerstoffentzug.
Sau·er·stoff·ent·zug *m chem.* deoxidation, disoxidation, deoxygenation.
Sau·er·stoff·ge·rät *nt* breathing apparatus, oxygen apparatus.
sau·er·stoff·hal·tig *adj* oxygen-containing, oxygenic.
Sau·er·stoff·man·gel *m* lack of oxygen, oxygen deficit, oxygen deficiency.
    Sauerstoffmangel des Blutes anoxemia, hypoxemia.
Sau·er·stoff·mas·ke *f* oxygen mask.
Sau·er·stoff·not *f* → Sauerstoffmangel.
Sau·er·stoff·par·ti·al·druck *m physiol.* O_2 partial pressure, oxygen partial pressure.
Sau·er·stoff·sät·ti·gung *f physiol.* oxygen saturation.
Sau·er·stoff·schuld *f physiol.* oxygen debt.
Sau·er·stoff·span·nung *f physiol.* oxygen tension.
    erhöhte Sauerstoffspannung hyperoxia.
Sau·er·stoff·the·ra·pie *f clin.* oxygen therapy.
    hyperbare Sauerstofftherapie hyperbaric oxygen therapy, high-pressure oxygen, hyperbaric oxygen, hybaroxia.
Sau·er·stoff·über·druck·the·ra·pie *f clin.* hyperbaric oxygen therapy, high-pressure oxygen, hyperbaric oxygen, hybaroxia.
Sau·er·stoff·ver·brauch *m physiol.* oxygen consumption.
    Sauerstoffverbrauch in Ruhe basal oxygen consumption, resting oxygen consumption.
Sau·er·stoff·ver·gif·tung *f patho.* oxygen poisoning.
Sau·er·stoff·zelt *nt* oxygen tent.
Sau·er·stoff·zu·fuhr *f* oxygen supply; aeration.
Säue·rung *f chem.* acidification, acidulation.
Säu·fer·na·se *f HNO* hammer nose, rum nose, toper's nose, rum-blossom, bottle nose, hum nose, bulbous nose, copper nose, potato nose, rhinophyma.
Saug·bi·op·sie *f clin.* aspiration biopsy.
Saug·drai·na·ge *f chir.* suction drainage.
Sau·gen *nt* suck, sucking; *techn.* suction.
sau·gen I *vt* suck (*an* from, out of); suck up. II *vi* suck (*an* at); (*an der Brust*) suck.
säu·gen *vt* (*Säugling*) suckle, nurse, breast-feed; (*als Amme*) wet-nurse.
sau·gend *adj* sucking.
Sau·ger *m* sucker; suction apparatus; dental aspirator, suction aspirator.
saug·fä·hig *adj* absorbent.
Saug·fä·hig·keit *f* absorbency; *phys.* suction.
Saug·ka·the·ter *m* suction catheter.
Saug·kraft *f* → Saugfähigkeit.
Saug·lei·stung *f techn.* suction.
Säug·ling *m ped.* suckling, newborn, nursling, nurseling, baby, child, infant.
Säug·lings·al·ter *nt* infancy, babyhood.
Säug·lings·dys·tro·phie *f ped.* infantile atrophy, marantic atrophy, pedatrophia, pedatrophy, athrepsia, athrepsy, atrepsy.
Säug·lings·ek·zem, konstitutionelles *nt ped.* milk crust, milk scall, milk tetter, milky tetter.
Säug·lings·nah·rung *f ped.* baby food.
    künstliche Säuglingsnahrung formula, commercial formula.
Säug·lings·pfle·ge *f ped.* baby care, infant care.

Säug·lings·schwe·ster *f* baby nurse, dry nurse, nurse.
Säug·lings·sterb·lich·keit *f ped.* infant mortality, infant mortality rate.
Säug·lings·tod *m ped.* infant death.
Saug·re·flex *m physiol.* sucking reflex.
Saug·wir·kung *f phys.* suction, suction effect.
Saug·wurm *m micro.* **1.** trematode, trematoid. **2. Saugwürmer** *pl* Trematoda.
Saug·wurm·be·fall *m* trematodiasis.
Säu·le *f anat.* column, pillar; *phys.* pile.
säu·len·ar·tig *adj* → säulenförmig.
säu·len·för·mig *adj anat.* column-shaped, pillar-shaped, columnar, columnal.
Säu·len·knor·pel *m histol.* columnar cartilage.
Saum *m* seam, edge, margin, border, fringe; *anat.* border, edge, margin, limbus; (*a. fig.*) verge.
Saum·epi·thel *nt* dental epithelium.
  äußeres Saumepithel external dental epithelium.
  inneres Saumepithel inner dental epithelium.
Säure- *pref. chem.* acid, acidic.
Säu·re *f* **1.** *chem.* acid, acidum. **2.** sourness, acidity, acidness, acor.
  anorganische Säure inorganic acid, mineral acid.
  arsenige Säure arsenic acid, arsenous acid.
  organische Säure organic acid.
  phosphorige Säure phosphorous acid.
  salpetrige Säure nitrous acid.
  schweflige Säure sulfurous acid.
Säu·re·ät·zen *nt* acid etching, etching.
Säu·re·ätz·tech·nik *f* acid etching, etching.
Säure-Basen-Haushalt *m physiol.* acid-base balance.
Säure-Basen-Status *m physiol.* acid-base status.
säu·re·bil·dend *adj* acid-forming, acidogenic, acidic.
Säu·re·ge·halt *m chem., physiol.* acid value, acidity, acor.
  verminderter Säuregehalt *chem., patho.* subacidity.
Säu·re·grad *m chem., physiol.* acidity, acor.
säu·re·hal·tig *adj chem.* containing acid, acid, acidic.
Säu·re·man·gel *m patho.* hypoacidity.
säu·re·neu·tra·li·sie·rend *adj pharm.* antacid.
Säu·re·schä·di·gung *f* → Säureverätzung.
Säu·re·se·kre·ti·on *f physiol.* (*Magen*) acid secretion, acid output.
  basale Säuresekretion basal acid output.
  maximale Säuresekretion maximal acid output.
Säu·re·stär·ke *f chem.* acid strength, avidity, strength.
Säu·re·ver·ät·zung *f patho.* acid injury, acid-induced injury, acid trauma, acid-induced trauma.
Säu·re·ver·let·zung *f* → Säureverätzung.
Sca·bi·es *f epidem., derm.* scabies, itch.
Sca·bri·ti·es *f derm.* (*Haut*) scabrities.
Sca·ler *m* scaling curet, scaling curette.
Scaler-Feile *f* scaler file.
Scal·ing *nt* scaling.
  elektrochirurgisches Scaling electrosurgical scaling.
  manuelles Scaling hand scaling.
  subgingivales Scaling root scaling, deep scaling, subgingival scaling.
  supragingivales Scaling supragingival scaling.
Scaling-Kürette *f* scaling curet, scaling curette.
Scan *m radiol.* scan, scintiscan, scintigram; gammagram, photoscan.
scan·nen *vt radiol.* scan.
Scan·ner *m radiol.* scanner, scintiscanner.
Scan·ning *nt radiol.* scan, scintiscanning, scintillation scanning, scanning, scansion.
Sca·pha *f anat.* scapha, scaphoid fossa, fossa of the helix.
Sca·pu·la *f anat.* scapula, shoulder blade, blade bone.
Sca·pus *m, pl* **Sca·pi** *anat.* stem, shaft, scapus.
  Scapus pili hair shaft.
Scar·la·ti·na *f epidem.* scarlatina, scarlet fever.
  Scarlatina anginosa Fothergill's disease, Fothergill's sore throat, anginose scarlatina.
Sca·t·ula *f pharm.* scatula.
Scha·be *f bio.* **1.** cockroach. **2. Schaben** *pl* Blattaria.
Scha·blo·ne *f* (*a. techn., biochem.*) form, template, templet, pattern, stencil.
Schach·tel *f* box, case, carton, pack; *pharm.* scatula.
Schädel- *pref.* skull, cranial, cephalic, cephal(o)-, crani(o)-.
Schä·del *m anat.* cranium, skull.
Schä·del·auf·nah·me *f* skull radiograph.
Schä·del·ba·sis *f anat.* base of skull, base of cranium, cranial base.
Schä·del·ba·sis·bruch *m* basal skull fracture, basilar skull fracture.
Schä·del·ba·sis·frak·tur *f* → Schädelbasisbruch.

Schä·del·dach *nt* → knöchernes Schädeldach.
  knöchernes Schädeldach *anat.* roof of skull, skullcap, skullpan, calvarium, calvaria, concha of cranium.
Schä·del·dach·frak·tur *f traumat.* skull fracture, fractured skull.
Schä·del·frak·tur *f traumat.* skull fracture, fractured skull.
Schä·del·gru·be *f anat.* cranial fossa.
  hintere Schädelgrube posterior cranial fossa.
  mittlere Schädelgrube middle cranial fossa.
  vordere Schädelgrube anterior cranial fossa.
Schä·del·höh·le *f anat.* intracranial cavity, cranial cavity.
Schä·del·im·pres·si·ons·frak·tur *f traumat.* depressed skull fracture, depressed fracture.
Schä·del·in·dex *m* cranial index.
Schä·del·kno·chen *pl anat.* cranial bones, cranialia.
Schä·del·kno·chen·ver·dickung [k·k] *f* craniosclerosis.
Schä·del·leh·re *f* craniology.
Schä·del·mes·ser *m anat.* craniometer, cephalostat, cephalometer.
Schä·del·mes·sung *f anat.* cephalometry, craniometry.
Schä·del·näh·te *pl anat.* cranial sutures, skull sutures.
Schä·del·rönt·gen·auf·nah·me *f* skull radiograph.
Schä·del·trau·ma *nt traumat.* head injury, skull injury, head trauma, skull trauma.
  geschlossenes Schädeltrauma closed skull injury, closed skull trauma.
  offenes Schädeltrauma open skull injury, open head injury, open skull trauma, open head trauma.
Schä·del·tre·pa·na·ti·on *f neurochir.* craniotrypesis.
  osteoklastische Schädeltrepanation detached craniotomy.
Schä·del·ver·let·zung *f* → Schädeltrauma.
Scha·den *m patho., traumat.* damage, injury, traumatic injury (*an* to); (*Gebrechen*) defect; *techn.* trouble, defect.
scha·den *vi* damage, do damage (to), cause damage (to), injure, hurt, harm, do harm (to).
schad·haft *adj* injured, damaged, faulty; (*mangelhaft*) defective; (*Zahn*) decayed, carious.
schä·di·gen *vt* injure, damage, do damage (to), cause damage (to), injure, hurt, harm; (*Gesundheit*) impair, damage; (*a. psycho.*) traumatize.
Schä·di·gung *f* damage, harm; traumatic injury, injury, trauma, lesion (*an* to); (*Gesundheit*) impairment, injury.
  Schädigung eines peripheren Nerven peripheral nerve trauma, peripheral nerve injury.
  anoxie-bedingte Schädigung anoxic injury, anoxic trauma.
  anoxische Schädigung anoxic injury, anoxic trauma.
  iatrogene Schädigung iatrogenic trauma, iatrogenic injury.
  mikroskopische Schädigung histologic lesion.
  okkulte Schädigung occult injury, occult trauma.
  strahlendurchlässige Schädigung radiolucent lesion.
  strahlenundurchlässige Schädigung radiopaque lesion.
  strukturelle Schädigung organic lesion, structural lesion.
  systemische Schädigung systemic lesion.
schäd·lich *adj* harmful, damaging (*für* to); (*gesundheitsschädlich*) noxious, injurious, damaging, destructive, malignant, malign, peccant; (*nachteilig*) deleterious, detrimental (*für* to); bad (*für* for).
Schäd·lings·be·kämp·fungs·mit·tel *nt chem.* pesticide, biocide.
Schad·stoff *m patho.* noxious substance, noxa; *chem.* pollutant.
Schaf·pocken [k·k] *pl epidem., micro.* ovinia, sheep-pox.
  atypische Schafpocken sore mouth, orf, contagious ecthyma, contagious pustular dermatitis.
Schaft *m, pl* **Schäf·te** shaft; *anat.* shaft, scapus; (*Knochen*) diaphysis; *techn., ortho.* shank; (*Griff*) handle.
Schäl·bla·sen·aus·schlag *m derm.* impetigo, pemphigus neonatorum, staphylococcal impetigo.
schä·len **I** *vt chir.* (*Haut*) excuviate, peel, skin, scale. **II** *vr* **sich schälen** (*Haut*) exuviate, scale, peel, peel off, come off.
Scha·len·zäh·ne *pl* shell teeth.
Schall *m* resonance, reverberation, echo; *phys.* sound.
Schall·dämp·fung *f* sound absorption; *clin.* hypophonesis.
Schall·druck *m phys.* sound pressure.
schall·durch·läs·sig *adj phys.* transaudient; *radiol.* sonolucent, echolucent.
Schallei·tungs·ap·pa·rat [ll·l] *m physiol.* sound conducting apparatus.
Schallei·tungs·schwer·hö·rig·keit [ll·l] *f HNO* transmission deafness, transmission hearing loss, conduction deafness, conductive deafness, conduction hearing loss, conductive hearing loss, middle ear hearing loss, middle ear deafness.
Schallei·tungs·stö·rung [ll·l] *f HNO* **1.** disorder of sound conduction, disturbance of sound conduction. **2.** → Schalleitungsschwerhörigkeit.

schal·len *vi clin.* sound; reverberate, resound.
Schall·im·pe·danz *f physiol.* impedance, acoustic impedance, acoustic resistance.
Schall·in·ten·si·tät *f physiol.* sound intensity.
Schall·trich·ter *m* (*Stethoskop*) bell.
Schall·wel·le *f phys.* sonic wave, sound wave.
Schal·ter *m phys., techn.* switch; control.
Schalt·kno·chen *pl anat.* sutural bones, epactal bones, wormian bones.
Schalt·kreis *m physiol., techn.* circuit.
   elektrischer Schaltkreis electric circuit.
Schalt·la·mel·len *pl histol.* (*Knochen*) intermediate lamellae, interstitial lamellae, interstitial system, ground lamellae.
Schalt·neu·ron *nt physiol.* interneuron, relay neuron, synaptic neuron, integrator cell, internuncial neuron, intermediate neuron, intercalary neuron.
Schalt·pro·the·se *f* class III partial denture.
Schalt·stück *nt histol.* acinar duct.
Schalt·zel·le *f techn.* cell.
Scham *f* 1. *anat.* external genitalia *pl*, pudendum. 2. shame.
Scham·bein *nt anat.* pubic bone, pubis, os pubis.
Scham·bein·ast *m anat.* pubic ramus, ramus of pubis.
Scham·ge·gend *f anat.* pubic region, hypogastric zone, hypogastric region, hypogastrium, pubes.
Scham·haa·re *pl* pubic hair(s *pl*), pubes.
Schan·ker *m epidem., patho.* chancre, primary lesion.
   harter Schanker hard chancre, hard sore, chancre, hunterian chancre, treponemiasis, lues, syphilis, hard ulcer, syphilitic ulcer.
   weicher Schanker soft chancre, soft sore, soft ulcer, chancroidal ulcer, venereal sore, venereal ulcer, chancroid.
Schar·bock *m patho.* true scurvy, scurvy, sea scurvy.
scharf *adj* (*Messer*) sharp; (*Kante*) sharp; (*Zähne*) sharp; (*Augen, Gehör*) sharp, quick; (*Verstand*) keen, sharp; (*Winkel*) sharp, acute; (*Kälte*) sharp, biting; (*Schmerz*) acute; shooting; (*Ton*) strident; (*Licht*) glaring; *radiol., photo.* (*Kontraste*) sharp, sharply defined; (*Gesichtszüge*) sharp-cut, clear-cut; (*Geschmack, Geruch*) sharp, acrid, pungent; (*Essen*) hot; *chem.* (*Lösung*) caustic, mordant.
   scharf machen sharpen, put an edge to, edge.
Schär·fe *f* sharpness; acuteness; (*Schmerz*) acuteness; (*Geschmack, Geruch*) sharpness, pungency; acridity, acridness; (*Essen*) hotness; *chem.* (*Lösung*) causticity; *phys.* penetration.
schär·fen *vt anat.* sharpen, edge, put an edge to.
Schär·fen·tie·fe *f photo.* depth of focus, depth of field, focal depth.
scharf·ge·schnit·ten *adj* (*Gesichtszüge*) clean-cut, sharp-cut, chiseled; clear-cut.
Schar·lach *m* 1. *epidem., ped.* scarlatina, scarlet fever. 2. transmission deafness, transmission hearing loss, conduction deafness, conductive deafness, conduction hearing loss, conductive hearing loss, middle ear hearing loss, middle ear deafness.
Schar·lach·ex·an·them *nt epidem., derm.* scarlet fever rash.
Schar·lach·fie·ber *nt epidem., ped.* scarlet fever, scarlatina.
Schar·lach·to·xin *nt micro., epidem.* erythrogenic toxin, Dick toxin, Dick test toxin, streptococcal erythrogenic toxin.
Schar·nier *nt* hinge.
Schar·nier·ach·se *f* hinge axis.
Schar·nier·ach·sen·ar·ti·ku·la·tor *m* hinge articulator, plain-line articulator.
Schar·nier·ach·sen·po·si·ti·on *f* hinge position.
   retrale Scharnierachsenposition centric relation, retruded centric, centric jaw relation, median retruded relation, jaw-to-jaw position, ligamentous position, most retruded position, muscular position, true centric, retruded contact position, retruded position, terminal hinge position.
   terminale Scharnierachsenposition terminal hinge position, centric relation, retruded centric, centric jaw relation, median retruded relation, jaw-to-jaw position, ligamentous position, most retruded position, muscular position, true centric, retruded contact position, retruded position.
Schar·nier·ach·sen·re·fe·renz·punkt *m* hinge-axis point.
Schar·nier·ar·ti·ku·la·tor *m* → Scharnierachsenartikulator.
Schar·nier·be·we·gung *f* hinge movement, hinge action.
Schar·nier·druck·bre·cher *m* hinge stress-breaker, hinge stress breaker, hinge denture.
Schar·nier·ge·lenk *nt anat.* ginglymus, ginglymoid articulation, ginglymoid joint, hinge articulation, hinge joint.
Schar·nier·ok·klu·da·tor *m* hinge articulator, plain-line articulator.
Scharnier-Resilienzgelenk nach Dalla Bona *nt* Dalbo extracoronal projection attachment, Dalbo extracoronal unit.
Scharnier-Stressbreaker *m* hinge stress-breaker, hinge stress breaker, hinge denture.

Schat·ten *m* (*a. radiol.*) shadow; shade.
Schat·ten·zel·le *f hema.* shadow, shadow cell, ghost, ghost cell, red cell ghost.
Schat·tie·rung *f* shading; nuance, tint, tone.
schät·zen *vt* estimate, calculate, compute (*auf* at); (*einschätzen*) assess, evaluate; (*bewerten*) value; (*vermuten*) guess, figure.
Schatzmann-Geschiebe *nt* Schatzmann attachment.
Schät·zung *f* estimate, calculation, computation (*auf* at); (*Einschätzung*) assessment, evaluation; (*Bewertung*) valuation. **erneute Schätzung** (*Situation, Verlauf*) reassessment.
Schau·bild *nt* diagram, graph, chart, curve.
Schaudinn-Krankheit *f epidem., patho.* treponemiasis, lues, syphilis.
Schau·fel·zahn *m* shovel-shaped incisor.
Schaum *m* foam; (*Seife*) lather; (*Getränk*) froth.
schäu·men *vi* foam, bubble, effervesce, scum; (*Seife*) lather.
Schaum·schwimm·auf·be·rei·tung *f lab.* flotation, floatation.
Schaum·zel·le *f* foam cell.
Scheck·haut *f derm.* vitiligo, piebald skin.
Schei·be *f allg., anat., bio.* disk, disc, discus.
schei·ben·för·mig *adj* disc-shaped, disciform, diskiform, discoid, discoidal.
Schei·ben·trä·ger *m* disc mandrel, disk mandrel, disc mandril, disk mandril.
Schei·de *f* 1. *anat.* vagina, sheath, involucrum, involucre. 2. *gyn.* vagina.
Schei·der *m lab.* separator.
Schei·de·wand *f anat.* septum, diaphragm, diaphragma; *phys.* diaphragm; *allg.* partition.
Schein- *pref.* false, spurious, pseud(o)-.
Schein·frak·tur *f radiol., traumat.* pseudofracture.
Schein·ge·lenk *nt ortho.* pseudarthrosis, pseudoarthrosis, false articulation, false joint.
Schein·ge·schwulst *f radiol.* phantom tumor, pseudotumor.
Schein·läh·mung *f neuro.* pseudoparalysis, pseudoparesis, pseudoplegia.
Schein·pro·ge·nie *f* pseudoprognathism.
Schein·schie·len *nt ophthal.* pseudostrabismus.
Schein·tod *m patho.* suspended animation, apparent death.
schein·tod *adj patho.* apparently dead, seemingly dead, in a state of suspended animation; *bio.* anabiotic.
Schein·wi·der·stand *m electr.* impedance.
Schein·zwit·ter *m* pseudohermaphrodite.
Schein·zwit·ter·tum *nt patho.* false hermaphroditism, spurious hermaphroditism, pseudohermaphroditism, pseudohermaphrodism.
Schei·tel *m anat.* vertex, crown of the head; (*Haar*) parting; *mathe., fig.* vertex, apex.
Schei·tel·bein *nt anat.* parietal bone, parietal, bregmatic bone.
Schei·tel·lap·pen *m anat.* parietal lobe.
Schei·tel·punkt *m fig.* summit, peak; *mathe.* vertex, apex, summit.
Schei·tel·wert *m mathe.* crest.
Schel·lack *m dent., pharm.* shellac.
Schel·lack·plat·te *f* shellac base.
Schen·kel *m anat.* limb, leg, crus; (*Oberschenkel*) thigh, femur; (*Unterschenkel*) lower leg, leg; (*Zirkel*) leg.
Schen·kel·block *m card.* bundle-branch block, bundle-branch heart block, interventricular block, interventricular heart block.
Schen·kel·ka·nal *m anat.* adductor canal, crural canal of Henle, Hunter's canal, subarterial canal, canal of Henle.
schen·ken *vt* (*Organ*) donate.
Schen·kung *f* (*Organ*) donation.
Sche·re *f* (*a. chir.*) scissors *pl*, a pair of scissors, shears *pl*; *bio.* (*Krebs*) claw.
   gebogene Schere *chir.* curved scissors.
   gerade Schere *chir.* straight scissors.
   stumpfe Schere *chir.* blunt scissors.
Sche·ren·biß *m* scissors-bite, scissors bite, buccal crossbite.
   seitlicher Scherenbiß scissors-bite crossbite, telescoping crossbite.
Scher·fe·stig·keit *f phys.* shear resistance, shearing strength.
Scher·höcker [k·k] *pl* noncentric cusps, nonsupporting cusps, shearing cusps.
Scher·kraft *f phys.* shear force, shearing force.
Scheuthauer-Marie-Syndrom *nt embryo.* craniocleidodysostosis, cleidocranial dysostosis, cleidocranial dysplasia, clidocranial dysostosis.
Schicht *f, pl* **Schich·ten** 1. *anat., histol.* layer, lamina, coat, stratum; (*dünn*) membrane, film. 2. *layer; techn.* skin, coat, coating, film; *socio.* class, stratum. 3. (*Arbeit*) shift.
   monomolekulare Schicht *biochem.* monofilm, monolayer.
Schicht·ar·beit *f* shift work, shift.

Schicht·ar·bei·ter *m* shift worker.
Schicht·auf·nah·me *f radiol.* tomogram, laminagram, laminogram, planigram, planogram.
Schicht·auf·nah·me·tech·nik *f radiol.* sectional roentgenography, tomography, laminography, laminagraphy, planigraphy, planography, stratigraphy.
Schicht·auf·nah·me·ver·fah·ren *nt* → Schichtaufnahmetechnik.
Schich·ten·strö·mung *f phys.* laminar flow.
Schicht·rönt·gen *nt* → Schichtaufnahmetechnik.
schief *adj* inclined; (*a. mathe.*) oblique; (*einseitig*) lopsided, tilted; (*Mund*) wry.
Schief·hals *m ortho.* wryneck, wry neck, stiff neck, stiffneck, torticollis, trachelocyllosis, loxia, rhaebocrania, fixed torticollis, fixed wryneck.
Schief·köp·fig·keit *f ortho.* plagiocephaly, plagiocephalism.
Schief·na·se *f HNO* scoliotic nose.
Schie·len *nt ophthal.* cast, squint, squinting, strabismus, deviation, manifest deviation, heterotropia, heterotropy, anorthopia.
  einseitiges Schielen monocular strabismus, monolateral strabismus, unilateral strabismus, uniocular strabismus.
  leichtes Schielen cast.
  unilaterales Schielen → einseitiges Schielen.
schie·len *vi ophthal.* squint, have a squint, be cross-eyed, have a cast (in one eye), skew.
Schien·bein *nt anat.* shin, shinbone, shin bone, shank bone, tibia, cnemis, anticnemion.
Schie·ne *f* dental splint, splint; brace.
  abnehmbare definitive Schiene → abnehmbare permanente Schiene.
  abnehmbare permanente Schiene removable permanent splint.
  abnehmbare temporäre Schiene removable temporary splint.
  definitive Schiene permanent splint.
  extrakoronale Schiene extracoronal splint.
  feste Schiene fixed splint.
  feste definitive Schiene fixed permanent splint.
  festsitzende Schiene fixed splint.
  funktionelle Schiene functional splint.
  permanente Schiene permanent splint.
  permanente festsitzende Schiene fixed permanent splint.
  provisorische Schiene provisional splint.
  temporäre Schiene temporary splint.
Schie·nen *nt* splinting.
schie·nen *vt* splint, put on/in a splint.
Schie·nen·ap·pa·rat *m ortho.* brace.
Schie·nung *f ortho.* splinting.
  extrakoronale Schienung extracoronal splinting.
  intrakoronale Schienung intracoronal splinting.
  provisorische Schienung provisional splinting.
Schie·nungs·klam·mer *f* Kennedy bar, lingual bar, continuous clasp, continuous lingual clasp, continuous bar rest, continuous bar retainer, continuous retainer.
Schieß·baum·wol·le *f chem.* nitrocellulose, dinitrocellulose, guncotton, pyroxylin, colloxylin.
Schieß·schei·ben·zel·le *f hema.* target erythrocyte, target cell, Mexican hat cell.
Schif·fer·kno·ten *m chir.* square knot, reef knot.
Schild *m, pl* **Schil·der** *anat.* shield, plate; *anat., bio.* scute, scutum; *phys., radiol.* shield, screen.
Schild·drü·se *f anat.* thyroidea, thyroid, thyroid gland.
Schild·drü·sen·ad·e·nom *nt endo., patho.* thyroid adenoma.
Schild·drü·sen·bi·op·sie *f clin.* thyrotomy, thyroidotomy.
Schild·drü·sen·ent·zün·dung *f endo., patho.* inflammation of the thyroid gland, thyroiditis, thyroadenitis, strumitis.
Schild·drü·sen·er·kran·kung *f patho., endo.* thyroid disease, thyropathy.
Schild·drü·sen·hor·mon *nt endo.* thyroid hormone.
Schild·drü·sen·kno·ten *m endo., patho.* thyroid nodule.
  heißer Schilddrüsenknoten hot thyroid nodule.
  kalter Schilddrüsenknoten cold thyroid nodule.
Schild·drü·sen·szin·ti·gramm *nt radiol.* thyroid scan.
Schild·drü·sen·szin·ti·gra·phie *f radiol.* thyroid scan.
Schild·drü·sen·tu·mor *m patho.* thyrocele, thyroid tumor.
Schild·drü·sen·über·funk·ti·on *f endo.* thyroid overactivity, thyrotoxicosis, thyrointoxication, thyrotoxemia, hyperthyroidism, hyperthyrea, hyperthyreosis, hyperthyroidosis.
Schild·drü·sen·un·ter·funk·ti·on *f endo.* hypothyroidism, hypothyrea, hypothyreosis, hypothyroidea, hypothyrosis; athyrea, athyria, athyroidism, athyroidation.
Schild·drü·sen·ver·grö·ße·rung *f patho.* thyrocele, thyroid enlargement, thyromegaly.

schild·för·mig *adj anat.* shield-shaped, peltate, scutiform, scutate, thyroid.
Schild·knor·pel *m anat.* thyroid cartilage, scutiform cartilage.
Schilling-Test *m lab.* Schilling test.
Schirm *m radiol., techn.* screen; shield.
Schirm·bild·ver·fah·ren *nt radiol.* photofluorography, fluororoentgenography, fluorography.
Schirmer-Syndrom *nt patho.* Schirmer's syndrome.
Schisto- *pref.* split, cleft, schist(o)-, schiz(o)-.
Schi·sto·glos·sia *f embryo.* schistoglossia.
Schi·sto·pros·opie *f embryo.* schistoprosopia, schizoprosopia.
Schi·sto·so·ma *nt, pl* **Schi·sto·so·ma·ta** *micro.* blood fluke, schistosome, bilharzia worm, Schistosoma, Schistosomum, Bilharzia.
Schi·sto·so·mia·sis *f, pl* **Schi·sto·so·mia·ses** *epidem.* snail fever, hemic distomiasis, bilharziasis, bilharziosis, schistosomiasis.
Schi·sto·zyt *m hema.* helmet cell, schistocyte, schizocyte.
Schiz·aku·sis *f HNO* schizacusis.
Schizo- *pref.* split, cleft, schist(o)-, schiz(o)-.
Schi·zo·don·tie *f* schizodontia, schizodontism.
schi·zo·gen *adj bio.* schizogenous.
Schi·zo·gna·thie *f* schizognathism.
Schi·zo·go·nie *f bio., micro.* schizogony, agamocytogeny.
Schi·zo·my·ce·tes *pl micro.* fission fungi, Schizomycetes.
Schi·zo·my·zet *m micro.* **1.** schizomycete. **2. Schizomyzeten** *pl* fission fungi, Schizomycetes.
schi·zo·phren *adj psychia.* pertaining to or characterized by schizophrenia, schizophrenic.
Schi·zo·phre·nie *f psychia.* schizophrenia, parergasia.
  hebephrene Schizophrenie disorganized schizophrenia, hebephrenic schizophrenia, hebephrenia.
  katatone Schizophrenie catatonic schizophrenia, catatonia.
Schi·zo·pros·opie *f embryo.* schistoprosopia, schizoprosopia.
Schi·zo·tri·chia *f* → Schizotrichie.
Schi·zo·tri·chie *f derm.* schizotrichia.
Schlaf- *pref.* sleep, sleeping, hypnic, hypn(o)-.
Schlaf *m* (*a. physiol.*) sleep. **einen leichten/festen Schlaf haben** be a light/heavy sleeper. **im Schlaf** in one's sleep. **im tiefsten Schlaf** dead asleep.
  leichter Schlaf light sleep.
  orthodoxer Schlaf non-REM sleep, non-rapid eye movement sleep, NREM sleep, orthodox sleep, quiet sleep, S sleep, slow wave sleep, SW sleep, synchronized sleep.
  paradoxer Schlaf REM sleep, active sleep, desynchronized sleep, dreaming sleep, fast wave sleep, FW sleep, paradoxical sleep, rapid eye movement sleep, rapid eye movement state.
  tiefer Schlaf deep sleep, fast sleep.
schlaf·ähn·lich *adj* hypnoid, hypnoidal.
Schlä·fe *f anat.* temple.
schla·fen *vi* sleep, be asleep. **fest/tief schlafen** be fast/sound asleep. **gut schlafen** have a good night('s sleep). **schlecht schlafen** have a bad night('s sleep). **sich gesund schlafen** sleep off, sleep o.s. back to health. **sich schlafen legen** go to bed. **ein wenig schlafen** get some sleep.
Schlä·fen·bein *nt anat.* temporal bone, temporal.
Schlä·fen·bein·schup·pe *f anat.* temporal squama, squamous bone.
Schlä·fen·gru·be *f anat.* temporal fossa.
Schlä·fen·hirn *nt anat.* temporal brain.
Schlä·fen·lap·pen *m anat.* temporal lobe.
Schlä·fen·mus·kel *m anat.* temporalis (muscle), temporal muscle.
Schlä·fen·re·gi·on *f anat.* temple, temporal region.
Schlä·fen·schlag·ader *f anat.* temporal artery.
  hintere tiefe Schläfenschlagader posterior deep temporal artery.
  mittlere Schläfenschlagader middle temporal artery.
  oberflächliche Schläfenschlagader superficial temporal artery.
  tiefe Schläfenschlagadern *pl* deep temporal arteries.
  vordere tiefe Schläfenschlagader anterior deep temporal artery.
Schla·fens·zeit *f* bedtime.
Schlä·fen·ve·ne, mittlere *f* middle temporal vein.
  oberflächliche Schläfenvenen superficial temporal veins.
  tiefe Schläfenvenen deep temporal veins.
Schlä·fen·win·dung *f anat.* temporal gyrus, temporal convolution.
  mittlere Schläfenwindung middle temporal gyrus, middle temporal convolution, second temporal convolution.
  obere Schläfenwindung superior temporal gyrus, first temporal convolution, superior temporal convolution.
  untere Schläfenwindung inferior temporal gyrus, inferior temporal convolution, third temporal convolution.
schlaff *adj* (*Haut*) loose, flabby; (*Muskel*) flabby; (*kraftlos*) limp; (*erschöpft*) exhausted, worn out, tired; (*energielos*) listless.

Schlaffhaut

Schlaff·haut *f derm.* lax skin, loose skin, pachydermatocele, chalastodermia, chalazodermia, cutis laxa, dermatochalasis, dermatochalazia, dermatolysis, dermatomegaly, dermolysis, generalized elastolysis.
Schlaf·krank·heit *f epidem., patho.* sleeping sickness.
  afrikanische Schlafkrankheit African trypanosomiasis, African sleeping sickness, maladie du sommeil.
schlaf·los *adj* sleepless, restless, wakeful, unsleeping, insomniac.
Schlaf·lo·sig·keit *f* sleeplessness, wakefulness, insomnia, vigilance, restlessness, pervigilium, agrypnia, ahypnia.
  leichte Schlaflosigkeit mild insomnia, hyposomnia.
Schlaf·mit·tel *nt* hypnagogue, hypnotic, somnifacient, soporific, *inf.* sleeping medicine, sleeping pill.
Schlaf·mohn *m bio.* Papaver somniferum.
schläf·rig *adj* full of sleep, sleepy, drowsy, somnolent, somnolescent, heavy.
Schläf·rig·keit *f* sleepiness, drowsiness, somnolence, somnolentia, heaviness.
  krankhafte Schläfrigkeit somnolence, somnolentia, sleep drunkenness, unnatural drowsiness.
Schlaf·ta·blet·te *f pharm.* sleeping pill, sleeping tablet.
Schlaf·the·ra·pie *f clin.* hypnotherapy.
schlaf·wan·deln *vi* walk in one's sleep, sleepwalk, somnambulate.
schlaf·wand·le·risch *adj* somnambulistic.
Schlaf·zim·mer *nt* sleeping room, bedroom.
Schlag *m, pl* **Schlä·ge 1.** blow, knock; (*mit der Hand*) smack, slap; (*mit dem Fuß*) kick; (*mit der Faust*) punch, blow; (*leichter*) tap. **2.** *neuro.* cerebrovascular accident, ictus, apoplexy, apoplexia, cerebral apoplexy, stroke, stroke syndrome, apoplectic fit, apoplectic stroke, cerebral crisis. **3.** (*Puls, Herz*) beat. **4.** shock, electric shock. **5.** (*Rhythmus*) cadence, cadency; *techn.* percussion; *phys.* (*Aufprall*) impact.
  elektrischer Schlag shock, electric shock.
Schlag·ader *f anat.* artery, arteria.
Schlag·an·fall *m neuro.* cerebrovascular accident, ictus, apoplexy, apoplexia, cerebral apoplexy, stroke syndrome, apoplectic fit, apoplectic stroke, cerebral crisis.
schlag·ar·tig *adj* sudden; *patho.* foudroyant, fulminant.
Schla·gen *nt* (*Puls, Herz*) beat, beating, throb, pulsation.
schla·gen I *vt* knock, hit, strike, batter, pound, beat; (*mit der Hand*) smack, slap. **II** *vi* **1.** knock, hit, strike, beat. **2.** (*Puls, Herz*) beat; (*fest*) pound, throb; (*rhythmisch*) pulse, pulsate, palpitate.
Schlag·vo·lu·men *nt card.* (*Herz*) stroke volume, systolic discharge.
Schlamm·fie·ber *nt micro.* mud fever, marsh fever, autumn fever, field fever, swamp fever, slime fever, seven-day fever.
Schlan·ge *f bio.* snake, serpent.
Schlan·gen·biß *m patho.* snakebite.
Schlauch *m* tube, hose; *anat., bio.* utricle, tube, utriculus.
  zuführender Schlauch delivery hose.
schlauch·för·mig *adj* tubuliform, tubular, utricular.
Schlauch·pil·ze *pl micro.* ascomycetes, sac fungi, Ascomycetes, Ascomycetae, Ascomycotina.
Schlauch·wurm *m micro.* **1.** nemathelminth, aschelminth. **2.** **Schlauchwürmer** *pl* Nemathelminthes, Aschelminthes.
schle·gel·för·mig *adj* (*Finger*) clubbed.
schlei·chend *adj* (*Wirkung*) slow, slow-acting; *patho.* insidious.
Schlei·er *m* (*vor den Augen*) blur, haze, film.
Schlei·fe *f anat.* loop, ansa, fillet, lemniscus; *techn., electr.* loop.
schlei·fen·för·mig *adj anat.* sling-shaped, loop-shaped, looped, fundiform, ansiform.
Schleif·ma·schi·ne *f* grinder, grinding machine.
Schleif·mit·tel *nt* abrasive, abradant.
Schleif·pa·pier·schei·be *f* sandpaper disk.
Schleif·schei·be *f* dental disk, abrasive disk.
  extrafeine Schleifscheibe superfine disk.
  feine Schleifscheibe fine disk.
  grobe Schleifscheibe coarse disk.
  mittelfeine Schleifscheibe medium disk.
  zahnärztliche Schleifscheibe dental disc.
Schleim- *pref.* mucus, mucous, myx(o)-, muci-, muc(o)-, blenn(o)-.
Schleim *m histol.* mucus, phlegm.
schleim·ab·son·dernd *adj histol.* mucous, mucigenous, muciparous.
schleim·ähn·lich *adj histol.* resembling mucus, muciform, mucinoid, mucinous, mucoid, mucous, blennoid, slimy.
Schleim·ar·mut *f patho.* amyxia.
schleim·ar·tig *adj* → schleimähnlich.
Schleim·auf·lö·sung *f histol.* mucolysis.
schleim·be·deckt *adj histol.* mucous.

Schleim·beu·tel *m anat.* bursa, mucous bursa, synovial bursa.
  submuskulärer Schleimbeutel submuscular bursa, submuscular synovial bursa.
Schleim·beu·tel·ent·fer·nung *f ortho.* bursectomy.
Schleim·beu·tel·ent·zün·dung *f ortho.* inflammation of a bursa, bursitis, bursal synovitis.
Schleim·beu·tel·er·kran·kung *f ortho.* bursopathy.
Schleim·beu·tel·er·öff·nung *f ortho.* bursotomy.
Schleim·beu·tel·re·sek·ti·on *f ortho.* bursectomy.
schleim·bil·dend *adj histol.* mucous-producing, blennogenic, blennogenous, mucous, myxomatous, muciparous, muciferous, mucigenous.
Schleim·drü·se *f histol.* mucous gland, muciparous gland.
schleim·för·mig *adj* → schleimähnlich.
schleim·hal·tig *adj histol.* containing mucus, mucous.
Schleim·haut *f anat.* mucous membrane, mucous tunic, mucous coat, mucosa.
  Schleimhaut der Alveolarfortsätze alveolar mucosal lining, alveolar mucosa.
  Schleimhaut des Mundvorhofs vestibular mucosa.
  Schleimhaut der Sublingualregion sublingual mucosa.
  Schleimhaut des Zahnfleischs gingival mucosa.
Schleim·haut·atro·phie *f patho.* mucosal atrophy.
Schleim·haut·aus·klei·dung *f* mucosal lining.
  Schleimhautauskleidung der Mundhöhle oral mucosal lining.
Schleim·haut·aus·schlag *m patho.* enanthema, enanthem.
Schleim·haut·bar·rie·re *f histol., physiol.* mucous membrane barrier, mucosal barrier.
Schleim·haut·can·di·do·se *f patho.* mucocutaneous candidiasis.
Schleim·haut·de·fekt *m patho.* mucous membrane defect.
  intraoraler Schleimhautdefekt intraoral mucosal defect.
  oberflächlicher Schleimhautdefekt erosion.
Schleim·haut·ein·riß *m patho.* mucosal tear.
Schleim·haut·ent·fer·nung *f chir.* demucosation.
Schleim·haut·ent·zün·dung *f patho.* inflammation of a mucous membrane, mucositis, mucitis, mucosal inflammation.
Schleim·haut·ery·them *nt patho.* mucosal erythema.
Schleim·haut·ex·zi·si·on *f chir.* demucosation.
Schleim·haut·fal·te *f anat.* mucosal fold, mucous fold.
Schleim·haut·fi·stel *f patho.* mucosal fistula.
Schleim·haut·ge·schwür *nt patho.* mucosal ulcer.
Schleim·haut·isch·ämie *f patho.* mucosal ischemia.
Schleim·haut·kar·zi·nom *nt patho.* mucous membrane carcinoma.
Schleim·haut·ka·tarrh *m patho.* mucosal catarrh.
Schleim·haut·krebs *m patho.* mucous membrane carcinoma.
Schleim·haut·lap·pen *m patho.* mucosal flap.
Schleim·haut·nä·vus, weißer *m derm.* white sponge nevus, white folded gingivostomatitis, congenital leukokeratosis, oral epithelial nevus, familial white folded (mucosal) dysplasia.
Schleim·haut·ödem *nt patho.* mucosal edema.
Schleim·haut·pem·phi·go·id, benignes *nt patho.* cicatricial pemphigoid, benign mucosal pemphigoid, benign mucous membrane pemphigoid, ocular pemphigoid.
Schleimhaut-Periost-Lappen *m* mucoperiosteal flap.
  gestielter Schleimhaut-Periost-Lappen nach Langenbeck *m* Langenbeck's pedicle mucoperiosteal flap, von Langenbeck's pedicle mucoperiosteal flap.
  parodontaler Schleimhaut-Periost-Lappen full thickness periodontal flap, mucoperiosteal periodontal flap.
Schleimhaut-Periost-Transplantat *nt* mucoperiosteal graft, mucoperiosteal flap.
  parodontales Schleimhaut-Periost-Transplantat full-thickness periodontal graft, mucoperiosteal periodontal graft.
Schleim·haut·pro·laps *m patho.* mucosal prolapse, mucous membrane prolapse.
Schleim·haut·riß *m patho.* mucosal tear.
Schleim·haut·rö·tung *f patho.* mucosal erythema.
Schleim·haut·trans·plan·tat *nt* mucosal graft.
  parodontales Schleimhauttransplantat mucosal periodontal graft, partial-thickness periodontal graft, split-thickness periodontal graft.
Schleim·haut·ul·kus *nt patho.* mucosal ulcer.
Schleim·haut·ver·dickung [k·k] *f patho.* pachymenia, pachyhymenia.
Schleim·haut·vo·rfall *m patho.* mucosal prolapse, mucous membrane prolapse.
Schleim·haut·war·ze *f patho.* mucous membrane wart.
schlei·mig *adj histol.* mucid, mucinoid, mucinous, mucoid, mucous, muciform, mucilaginous, myxomatous, pituitous, slimy.
schleimig-eitrig *adj patho.* purumucous, mucopurulent.
Schleim·kap·sel *f micro.* capsule.

Schleim·kar·zi·nom *nt patho.* mucinous cancer, mucous cancer, mucinous carcinoma, mucous carcinoma, mucinous adenocarcinoma, gelatiniform cancer, gelatinous cancer, gelatiniform carcinoma, gelatinous carcinoma, colloid cancer, colloid carcinoma.
Schleim·krebs *m* → Schleimkarzinom.
schleim·lö·send *adj pharm.* mucolytic, expectorant.
Schleim·pil·ze *pl micro.* slime fungi, slime molds, Myxomycetes.
schleim·pro·du·zie·rend *adj histol.* producing mucus, muciparous, muciferous, mucigenous, blennogenic, blennogenous.
Schleim·re·ten·ti·ons·zy·ste *f patho.* mucous cyst, mucous retention cyst.
schleim·se·zer·nie·rend *adj histol.* secreting mucus, muciparous, muciferous, mucigenous.
Schleim·ver·flüs·si·gung *f pharm.* mucolysis.
Schleim·zy·ste *f patho.* mucocele, mucous cyst.
Schleu·der *f techn., lab.* centrifuge.
schleu·dern *vt techn., lab.* centrifuge, centrifugate, centrifugalize.
Schleu·der·trau·ma *nt traumat.* whiplash, whiplash trauma, whiplash injury.
Schließ·mus·kel *m anat., physiol.* sphincter, sphincter muscle.
schlimm *adj* bad, severe; *(entzündet)* bad, sore; *(Schmerz)* severe; *(Wunde)* nasty; *(Krankheit)* serious, severe; *(Kind)* naughty; *(Person)* wicked, evil.
Schlin·ge *f* loop; *(a. chir.)* snare; *traumat.* sling; *anat.* loop, ansa.
schlin·gen·för·mig *adj anat.* looped, sling-shaped, fundiform, ansiform.
Schlin·gen·li·ga·tur *f* sling ligation.
Schlitz *m* slit, chink, aperture, rift, cleft; *(Riß)* crack, fissure.
Schlitz·bracket [k•k] *nt* slot bracket.
Schlot·ter·ge·lenk *nt ortho.* flail joint.
schlot·te·rig *adj* shaky, wobbly; *(Gelenk)* floppy.
Schlot·tern *nt (Gelenk)* wobble.
schlot·tern *vi* shake, tremble; *(Gelenk)* wobble.
schlot·ternd *adj* shaking, trembling; *(Gelenk)* flail.
Schluck·auf *m* hiccup, hic-cough, singultus, singultation.
Schlucken [k•k] *nt* deglutition, swallow, swallowing.
  schmerzhaftes Schlucken odynophagia, odynphagia.
schlucken [k•k] **I** *vt* swallow, swallow down; *(Arznei)* take down. **II** *vi* swallow.
Schluck·imp·fung *f immun.* oral vaccination, endovaccination.
Schluck·re·flex *m* pharyngeal reflex, swallowing reflex, deglutition reflex.
Schluck·stö·rung *f HNO* dysphagia, dysphagy.
Schluck·un·fä·hig·keit *f HNO* aglutition.
Schluck·zen·trum *nt physiol.* deglutition center, swallowing center.
Schluger-Feile *f* Schluger file.
Schlund *m anat.* pharynx, throat, gullet.
Schlund·bo·gen *m embryo.* pharyngeal arch, branchial arch.
Schlund·en·ge *f anat.* isthmus of fauces, oropharyngeal isthmus, pharyngo-oral isthmus.
Schlund·fur·che *f embryo.* gill cleft, branchial groove, pharyngeal groove, pharyngeal cleft, branchial cleft.
Schlund·höh·le *f anat.* pharyngeal cavity, faucial cavity.
Schlund·läh·mung *f HNO* faucial paralysis, pharyngoparalysis, pharmoplegia, isthmoplegia, isthmoparalysis.
Schlund·mus·kel·läh·mung *f* → Schlundlähmung.
Schlund·mus·ku·la·tur *f anat.* pharyngeal musculature, pharyngeal muscles *pl.*
Schlund·schnü·rer *m* pharyngeal constrictor muscle.
Schlund·ta·sche *f embryo.* pharyngeal pouch, branchial pouch.
Schlund·ta·schen·syn·drom *nt immun.* DiGeorge syndrome, pharyngeal pouch syndrome, thymic hypoplasia, thymic-parathyroid aplasia, third and fourth pharyngeal pouch syndrome.
Schluß·be·ur·tei·lung *f clin.* epicrisis.
Schluß·biß·la·ge *f* intercuspation.
Schluß·biß·stel·lung *f* occlusal relation, occlusal relationship, occlusal position.
  fehlerhafte Schlußbißstellung malocclusion, teeth malocclusion.
Schlüs·sel *m (a. fig.)* key *(zu, für* to).
Schlüs·sel·bein *nt anat.* collar bone, clavicle, clavicula.
schlüs·sig *adj* conclusive, logical.
Schluß·lei·ste *f histol.* terminal bar.
Schluß·lei·sten·netz *nt histol.* terminal bar, network of terminal bars.
schmäch·tig *adj (Körper)* thin, small; frail.
schmal *adj* narrow; *(Person)* thin, slender; *(Becken)* narrow; *(Lippen)* thin.
schmal·ge·sich·tig *adj* leptoprosopic.
Schmal·ge·sich·tig·keit *f* leptoprosopia.

schmal·köp·fig *adj* leptocephalic, leptocephalous.
Schmal·köp·fig·keit *f* leptocephaly.
schmal·schä·de·lig *adj* leptocephalic, leptocephalous.
Schmal·schä·de·lig·keit *f* leptocephaly.
schmal·wüch·sig *adj* leptosomatic, leptosomic.
Schma·rot·zer *m bio., micro.* parasite.
schma·rot·zer·haft *adj bio., micro.* parasitic, parasital, parasitary, parasitical.
Schma·rot·ze·rtum *nt (a. fig.)* parasitism.
Schmecken [k•k] *nt* taste, degustation, gustation.
schmecken [k•k] **I** *vt* taste. **II** *vi* taste *(nach* of).
Schmeck·stoff *m physiol.* tastant, taste substance.
Schmelz *m* enamel, enamelum, dental enamel, adamantine substance of tooth, adamantine layer.
  Schmelz des Zahnhalses cervical enamel.
  dunkel-trüber Schmelz opaque enamel.
  entkalkter Schmelz decalcified enamel.
  menschlicher Schmelz human enamel.
  wellenförmiger Schmelz curled enamel, gnarled enamel.
Schmelz·age·ne·sie *f* enamel agenesis.
Schmelz·apla·sie *f* enamel aplasia.
Schmelz·dorn *m* enamel spike, enamel spur.
Schmelz·dys·pla·sie *f* enamel dysplasia.
Schmel·ze *f* meltage, melt.
Schmel·zen *nt* meltage, melt; *phys. techn.* fusion.
schmel·zen **I** *vt techn.* melt; fuse; *(verflüssigen)* liquefy, liquesce; dissolve. **II** *vi* melt; *(verflüssigen)* liquefy, liquesce.
Schmelz·epi·thel *nt* enamel epithelium.
  äußeres Schmelzepithel external enamel epithelium, outer enamel epithelium.
  inneres Schmelzepithel inner enamel epithelium.
Schmelz·ero·si·on *f* dental erosion, erosion.
  keilförmige Schmelzerosion wedge-shaped erosion, notch-shaped erosion, V-shaped erosion.
  kraterförmige Schmelzerosion crater-shaped erosion.
  tellerförmige Schmelzerosion dish-shaped erosion, saucer-shaped erosion.
Schmelz·fa·ser *f* enamel fiber.
Schmelz·fis·sur *f* fissure, enamel fissure.
Schmelz·fluß·elek·tro·ly·se *f electr.* fusion electrolysis.
Schmelz·frak·tur *f* enamel fracture.
Schmelz·glas *nt* enamel.
Schmelz·häut·chen *nt* Nasmyth's membrane, dental cuticle, cuticula dentis.
  primäres Schmelzhäutchen primary cuticle, enamel cuticle, primary enamel cuticle, enamel membrane, enamel organ remnant, Nasmyth's membrane.
  sekundäres Schmelzhäutchen secondary cuticle, dental cuticle, attachment cuticle, transposed crevicular cuticle.
Schmelz·hy·po·mi·ne·ra·li·sa·ti·on *f* enamel hypocalcification, enamel hypomaturation, enamel hypomineralisation, hereditary enamel hypocalcification.
Schmelz·hy·po·pla·sie *f* enamel hypoplasia, hypoplastic enamel, enamel agenesia.
Schmelz·kap·pe *f* enamel cap, germinal cap.
Schmelz·ka·ri·es *f* enamel caries.
Schmelz·keim *m* enamel germ.
Schmelz·kno·ten *m* enamel nodule, enamel knot, Ahern's knot.
Schmelz·la·mel·len *pl* enamel lamellae.
Schmelz·lei·ste *f* enamel niche.
Schmelz·ma·trix *f* enamel matrix.
Schmelz·mei·ßel *m* enamel chisel.
Schmelz·mem·bran *f* enamel membrane, Hannover's intermediate membrane.
Schmelz·mes·ser *nt* enamel chisel, enamel hatchet.
  gingivales Schmelzmesser hatchet excavator, hatchet.
Schmelz·mit·tel *nt techn.* flux.
Schmelz·mul·de *f* enamel crypt.
Schmelz·na·bel *m* enamel navel.
Schmelz·ni·sche *f* enamel niche.
Schmelz·ober·häut·chen *nt* dental cuticle, Nasmyth's membrane, cuticula dentis; dental pellicle, secondary cuticle.
  erworbenes Schmelzoberhäutchen → tertiäres Schmelzoberhäutchen.
  posteruptives Schmelzoberhäutchen → tertiäres Schmelzoberhäutchen.
  primäres Schmelzoberhäutchen primary cuticle, enamel cuticle, enamel membrane, enamel organ remnant, Nasmyth's membrane.
  sekundäres Schmelzoberhäutchen secondary cuticle, dental cuticle, attachment cuticle, transposed crevicular cuticle.

tertiäres Schmelzoberhäutchen acquired cuticle, acquired enamel cuticle, posteruption cuticle.
Schmelz·ofen *m* furnace.
Schmelz·or·gan *nt* enamel organ.
Schmelz·per·le *f* enameloma, enamel drop, enamel pearl.
Schmelz·per·len *pl* enamel pearls.
Schmelz·pris·men *pl* enamel columns, enamel prisms, enamel rods.
Schmelz·pro·te·in *nt* enamel protein.
Schmelz·pul·pa *f* enamel pulp.
Schmelz·punkt *m phys.* melting point, fusion point.
Schmelz·rei·fung *f* enamel maturation.
Schmelz·rei·ni·ger *m* enamel cleaner, dentin cleaner, acid etchant, tooth conditioner.
Schmelz·schicht *f* enamel layer.
  äußere Schmelzschicht outer enamel layer.
  innere Schmelzschicht inner enamel layer.
  prismenfreie Schmelzschicht aprismatic enamel.
  prismenlose Schmelzschicht → prismenfreie Schmelzschicht.
  zu dünne Schmelzschicht dwarfed enamel, nanoid enamel.
Schmelz·sep·tum *nt* enamel septum, enamel cord.
Schmelz·si·che·rung *f phys., techn.* fuse, safety fuse.
Schmelz·spin·deln *pl* enamel spindles.
Schmelz·sporn *m* enamel projection, enamel ridge.
Schmelz·strang *m* enamel cord.
Schmelz·tie·gel *m* crucible, melting-pot.
Schmelz·trop·fen *m* enamel droplet.
Schmelz- und Dentinaplasie enamel and dentin aplasia.
Schmer·bauch *m* potbelly, paunch.
Schmerz *m, pl* **Schmer·zen 1.** *neuro., patho.* pain, ache, dolor; (*leichter*) tenderness. **2.** (*psychischer*) distress, grief, pain, anguish.
  Schmerzen haben be in pain. unter großen Schmerzen in great pain.
  Schmerzen beim Husten pain on coughing.
  Schmerz mit Vernichtungsgefühl excruciating pain.
  akuter Schmerz acute pain.
  anhaltender Schmerz persistent pain, ache.
  bohrender Schmerz boring pain, terebrant pain, terebrating pain.
  brennender Schmerz burning pain, thermalgia, sting.
  chronischer Schmerz chronic pain.
  dumpfer Schmerz dull pain, obtuse pain.
  episodenartiger Schmerz → episodischer Schmerz.
  episodischer Schmerz episodic pain.
  gürtelförmiger Schmerz girdle pain.
  heftiger Schmerz severe pain, throe.
  heftiger unerträglicher Schmerz agony.
  heller Schmerz bright pain.
  heller stechender Schmerz sharp pain.
  intermittierender Schmerz intermittent pain.
  klopfender Schmerz pounding pain, throbbing pain, thumping pain.
  kolikartiger Schmerz colicky pain, gripe(s *pl*).
  konversionsneurotischer Schmerz conversion-neurotic pain.
  krampfartiger Schmerz → krampfender Schmerz.
  krampfender Schmerz cramping pain.
  lanzinierender Schmerz → stechender Schmerz.
  nächtlicher Schmerz night pain, nyctalgia.
  neuralgischer Schmerz neuralgic pain; neuralgia.
  paraumbilikaler Schmerz periumbilical pain.
  phlebogener Schmerz phlebalgia.
  pochender Schmerz → klopfender Schmerz.
  postprandialer Schmerz postprandial pain.
  projizierter Schmerz projected pain.
  psychogener Schmerz psychic pain, psychogenic pain, psychalgia, psychalgia.
  pulsierender Schmerz pulsating pain.
  qualvolle Schmerzen agonizing pain.
  radikulärer Schmerz (*Nerv*) radicular pain.
  retrosternaler Schmerz substernal pain.
  schießender Schmerz shooting pain, fulgurant pain, lightning pain.
  schneidender Schmerz incisional pain.
  somatischer Schmerz somatalgia, somatic pain.
  starker Schmerz severe pain; throe; megalgia.
  stechender Schmerz lancinating pain, piercing pain, stabbing pain, terebrant pain, terebrating pain, twinge, prick, stab, pang.
  subakuter Schmerz subacute pain.
  übertragener Schmerz referred pain.
  unerträglich starker Schmerz excruciating pain, agony.
  verzögerter Schmerz → zweiter Schmerz.
  viszeraler Schmerz visceral pain.
  wiederkehrender Schmerz recurrent pain.
  zentraler Schmerz central pain.
  ziehender Schmerz drawing pain, tearing pain.
  zweiter Schmerz delayed pain.
Schmerz·emp·find·lich·keit *f physiol.* sensitivity to pain, pain sensitivity, algesia, algesthesia.
  gesteigerte Schmerzempfindlichkeit hyperalgesia, hyperalgia.
Schmerz·emp·find·sam·keit *f* → Schmerzempfindlichkeit.
Schmerz·emp·fin·dung *f* (*Gefühl*) pain sensation, sense of pain, pain, algesthesis, algesthesia.
Schmer·zen *pl* → Schmerz.
schmer·zen I *vt* hurt, pain, ache, ail. **II** *vi* hurt, cause pain, give pain, pain, ache; twinge, sting.
schmerz·frei *adj* free from pain, pain-free, without pain.
Schmerz·ge·fühl *nt* sense of pain, sensation of pain, feeling of pain.
Schmerz·gren·ze *f* threshold of pain, pain threshold.
schmerz·haft *adj* painful, algesic, algetic, sore, tender.
Schmerz·haf·tig·keit *f* painfulness, algesia, soreness, tenderness.
Schmerz·in·ten·si·tät *f* pain intensity.
schmerz·lin·dernd *adj* relieving pain, alleviating pain, antalgic, antalgesic, anodyne, acesodyne.
Schmerz·lin·de·rung *f* pain relief, relief from pain.
schmerz·los *adj* painless, indolent.
Schmerz·lo·sig·keit *f* painlessness, analgesia, analgia, alganesthesia, indolence.
Schmerz·mit·tel *nt pharm.* painkiller, antalgic, antalgesic, analgesic, analgetic.
Schmerz·punkt *m physiol.* pain point, pain spot.
Schmerz·reiz *m* pain stimulus.
Schmerz·re·zep·tor *m physiol.* pain receptor.
Schmerz·schwel·le *f physiol.* threshold of pain, pain threshold.
Schmerz·sinn *m physiol.* pain sense.
schmerz·stil·lend *adj* pain-relieving, painkilling, analgesic, analgetic, anodyne, acesodyne.
Schmerz·stil·lung *f* pain relief, relief from pain.
Schmerz·syn·drom, myofaziales *nt* myofacial disorder, myofacial pain dysfunction, myofacial pain-dysfunction syndrome.
Schmerz·the·ra·pie *f clin.* pain therapy.
Schmerz·to·le·ranz·schwel·le *f* pain-tolerance threshold.
Schmerz·über·emp·find·sam·keit *f* hyperalgesia, hyperalgia.
schmerz·un·emp·find·lich *adj* insensible to pain, indolent, analgesic, analgetic, analgic.
Schmerz·un·emp·find·lich·keit *f* insensibility to pain, indolence, anaesthesia, analgesia, alganesthesia, anesthesia.
Schmerz·zen·trum *nt physiol.* pain center.
Schmet·ter·lings·schnitt *m* butterfly incision.
Schmidt-Syndrom *nt* **1.** *neuro., HNO* ambiguo-accessorius paralysis, vagoaccessory syndrome, Schmidt's syndrome. **2.** *endo.* Schmidt's syndrome.
Schmier·mit·tel *nt* lubricant, lubricator; grease.
Schmincke-Tumor *m patho.* Schmincke tumor, Regaud's tumor, lymphoepithelial tumor, lymphoepithelial carcinoma, lymphoepithelioma, lymphepithelioma.
Schmir·gel·pa·pier·schei·be *f* sandpaper disk.
Schmutz *m* dirt; (*starker*) filth, muck; (*Verunreinigung*) impurity, impureness.
schmut·zig *adj* (*a. fig.*) dirty; (*stark*) filthy, mucky; (*verunreinigt*) impure.
Schmutz·stoff *m* pollutant.
Schna·bel *m bio.* beak, bill; *anat.* beak, rostrum; *techn.* nose; (*Gefäß*) lip, spout, nozzle.
schna·bel·för·mig *adj anat.* beak-shaped, beaked, rostriform, rostral.
Schna·bel·tas·se *f* feeding cup, spout cup.
Schnapp·at·mung *f patho.* gasp, gasping.
Schnau·fen *nt* pant, puff, gasping, gasp.
schnau·fen *vi* pant, puff, gasp, breathe heavily, wheeze.
Schnau·ze *f bio.* snout, mouth; *techn.* nose; snout, nozzle, spout.
Schnau·zen·re·flex *m* snout reflex.
Schnecken·fen·ster [k·k] *nt anat.* cochlear window, round window, fenestra of cochlea.
schnecken·för·mig [k·k] *adj* (*a. anat.*) spiral, cochleate, cochlear, volute, voluted, turbinate, turbinal, turbinated, helical, helicine, helicoid.
Schnecken·gang [k·k] *m anat.* cochlear canal, cochlear duct, membranous cochlea, scala of Löwenberg, spiral canal of cochlea, spiral duct.
Schnecken·la·by·rinth [k·k] *nt anat.* labyrinth of cochlea, cochlear labyrinth.

Schnei·de *f* (*Messer*) edge, cutting edge; (*Schere*) bill; *techn.* lip, cutter.
Schnei·de·be·we·gung *f* cutting movement.
Schnei·de·in·stru·ment *nt* cutting instrument.
Schnei·de·kan·te *f* (*Zahn*) cutting edge, incisal edge, shearing edge, incisive margin, incisal margin (of tooth), incisal surface.
  hintere Schneidekante linguoincisal edge.
  labiale Schneidekante labioincisal edge.
  linguale Schneidekante linguoincisal edge.
  vordere Schneidekante labioincisal edge.
Schnei·de·kan·ten·ka·vi·tät *f* incisal cavity.
schneiden I *vt* cut; (*mit der Schere*) scissor; *techn.* cut, shear; (*operieren*) operate on. **jdn. schneiden** cut s.o. open; (*verletzen*) cut s.o. **in zwei Teile schneiden** bisect. **II** *vi* cut, operate. **III** *vr* **sich schneiden 1.** cut o.s. **2.** intersect, decussate, cross.
schnei·dend *adj* sharp, cutting, edged; *dent.* incisive, incisal; *fig.* (*Schmerz*) cutting, sharp; *mathe.* intersecting, concurrent; (*Kälte*) bitter, piercing, biting.
Schnei·de·zahn *m* incisor, incisor tooth, incisive tooth, foretooth, cutting tooth, dens incisivus, dens acutus.
  äußerer Schneidezahn → zweiter Schneidezahn.
  bleibender Schneidezahn permanent incisor.
  erster Schneidezahn central incisor, medial incisor.
  großer Schneidezahn dens incisivus major.
  kleiner Schneidezahn dens incisivus minor.
  lateraler Schneidezahn → zweiter Schneidezahn.
  mandibulärer Schneidezahn mandibular incisor.
  maxillärer Schneidezahn maxillary incisor.
  oberer Schneidezahn → maxillärer Schneidezahn.
  zentraler Schneidezahn → erster Schneidezahn.
  zweiter Schneidezahn lateral incisor tooth, second incisor tooth, lateral incisor, second incisor.
Schnei·de·zäh·ne *pl* incisor teeth, dentes acuti, dentes incisivi.
Schnei·de·zahn·füh·rung *f* incisal guidance.
Schnei·de·zahn·füh·rungs·bahn *f* incisal path, incisor path.
Schnei·de·zahn·füh·rungs·stift *m* anterior guidance, incisal guide, incisal guide pin, incisal pin.
Schnei·de·zahn·füh·rungs·win·kel *m* incisal guidance angle, incisal guide angle.
  lateraler Schneidezahnführungswinkel lateral incisal guide angle.
  sagittaler Schneidezahnführungswinkel protrusive incisal guide angle.
  seitlicher Schneidezahnführungswinkel lateral incisal guide angle.
Schneid·in·stru·ment *nt* cutter, cutting instrument.
  rotierendes Schneidinstrument rotary cutting instrument.
Schnell·ent·wick·ler *m radiol.* rapid developing solution, rapid developer.
Schnell·er·wei·te·rung *f* rapid maxillary expansion, rapid palatal expansion.
Schnell·kraft *f* springiness, elasticity, resilience.
Schnitt *m* **1.** *chir.* cut, incision, section. **2.** *traumat.* cut, incision, incised wound, laceration; (*tiefe*) gash. **3.** (*a. mathe.*) intersection; section.
  horizontaler Schnitt horizontal incision.
  kreuzförmiger Schnitt crucial incision, cross-shaped incision.
  mikroskopischer Schnitt section.
  präaurikulärer Schnitt preauricular incision.
  trapezförmiger Schnitt trapezoid incision.
  U-förmiger Schnitt U-shaped incision.
Schnitt·flä·che *f* cut surface; (*a. techn.*) cut; *mathe.* surface of intersection.
Schnitt·füh·rung *f* incision.
  horizontale Schnittführung horizontal incision.
  marginale Schnittführung marginal incision.
  präaurikuläre Schnittführung preauricular incision.
  U-förmige Schnittführung U-shaped incision.
  Z-förmige Schnittführung Z-type incision.
Schnitt·punkt *m phys., mathe.* point of intersection, intersection.
Schnitt·stel·le *f electr., techn.* interface.
Schnitt·ver·let·zung *f* → Schnittwunde.
Schnitt·wun·de *f traumat.* cut, incision, incised wound, laceration; (*tiefe*) gash.
Schnup·fen *m* common cold, cold, coryza, cold in the head, acute rhinitis, acute catarrhal rhinitis. **(einen) Schnupfen haben** have a cold.
Schnup·fen·vi·ren *pl micro.* cold viruses, common cold viruses.
Schnur *f*, *pl* **Schnü·re** string, line, cord.
Schnur·ren *nt card.* (*Auskultation*) purr.

Schock *m patho., psycho.* shock; trauma, traumatism, traumatosis.
  unter Schock stehen be in (a state of) shock, be shocked.
  allergischer Schock → anaphylaktischer Schock.
  anaphylaktischer Schock allergic shock, anaphylactic shock, anaphylaxis, systemic anaphylaxis, generalized anaphylaxis.
  elektrischer Schock electric shock, electroplexy, electroshock.
  hämorrhagischer Schock hemorrhagic shock.
  hypoglykämischer Schock hypoglycemic shock; insulin shock.
  hypovolämischer Schock hematogenic shock, hypovolemic shock, oliguric shock, oligemic shock.
  irreversibler Schock → refraktärer Schock.
  kalter Schock cold shock.
  kardialer Schock → kardiogener Schock.
  kardiogener Schock cardiac shock, cardiogenic shock, cardiovascular shock.
  kardiovaskulärer Schock → kardiogener Schock.
  neurogener Schock neurogenic shock.
  paralytischer Schock irreversible shock.
  refraktärer Schock irreversible shock, refractory shock.
  roter Schock red shock, warm shock.
  septischer Schock septic shock.
  spinaler Schock spinal shock.
  traumatischer Schock traumatic shock.
  vasogener Schock vasogenic shock.
  verzögerter Schock delayed shock, deferred shock.
  warmer Schock red shock, warm shock.
Schock·be·hand·lung *f clin.* shock therapy, shock treatment.
schocken [k•k] *vt clin.* shock, give s.o. shock treatment.
Schock·lun·ge *f patho., pulmo.* shock lung, wet lung, adult respiratory distress syndrome, post-traumatic respiratory insufficiency syndrome, pulmonary fat embolism syndrome.
Schock·re·ak·ti·on *f patho., psycho.* shock.
Schock·syn·drom, toxisches *nt patho.* toxic shock syndrome.
Schock·the·ra·pie *f clin.* shock therapy, shock treatment.
Schock·zu·stand *m patho., psycho.* shock, state of shock.
Scholz-Syndrom *nt neuro.* Scholz's disease, juvenile form of metachromatic leukodystrophy.
Scholz-Bielschowsky-Henneberg-Sklerosetyp *m* → Scholz-Syndrom.
scho·nen I *vt* nurse, take care of, look after, be gentle on. **II** *vr* **sich schonen** take care of o.s., look after o.s.; (*s. ausruhen*) rest, take a rest, relax, save one's energy.
Schön·heits·chir·ur·gie *f* esthetic surgery, cosmetic surgery.
Schon·kost *f* diet, bland diet, light diet.
Schorf *m patho.* scab, slough, crust, incrustation, scall; (*Verbrennung*) eschar.
schor·fig *adj* scabby, scurfy.
schräg *adj* bevel.
Schräg·agar *m/nt micro.* agar slant.
Schräg·frak·tur *f traumat.* oblique fracture.
Schräg·heit *f mathe.* obliquity, obliqueness.
Schräg·kul·tur *f micro.* slant culture, slope culture, agar slant culture, slant.
Schram·me *f* scratch; abrasion.
Schrau·be *f traumat., techn.* screw; (*mit Mutter*) bolt.
  orthodontische Schraube orthodontic screw.
  selbstschneidende Schraube self-taping screw.
schrau·ben *vt* screw.
Schrau·ben·band *nt* clamp band.
schrau·ben·för·mig *adj* screw-shaped, helical.
Schrau·ben·ge·win·de *nt traumat., techn.* screw thread, thread.
Schrau·ben·im·plan·ta·te *pl* srew-type implants.
Schrau·ben·osteo·syn·the·se *f ortho.* screw fixation.
  perkutane Schraubenosteosynthese pin fixation, external pin fixation.
  zweistufige perkutane Schraubenosteosynthese biphase pin fixation, biphase external pin fixation.
Schrau·ben·zie·her *m* screw driver.
Schrei *m* cry (*nach* for); scream, yell; shout.
Schritt *m* step, pace; *fig.* move, measure; act.
Schritt·ma·cher *m physiol., card.* pacemaker.
  künstlicher Schrittmacher artificial pacemaker.
  ventrikulärer Schrittmacher ventricular pacemaker.
Schröpf·kopf *m* cup, cupping glass.
Schrump·fen *nt patho.* shrinking, shrinkage, contraction.
schrump·fen *vi patho.* shrink, contract; atrophy.
Schrump·fung *f patho.* shrinkage, atrophy; retraction, retractation, phthisis.
  thermische Schrumpfung thermal shrinkage.
Schrun·de *f* (*Haut*) fissure, crack, chap.

Schubiger-Geschiebe *nt* Schubiger system, Schubiger screw unit, Schubiger attachment.
schub·wei·se *adv* in batches, batchwise; in waves, periodic, periodical; *clin.* polyleptic.
Schuh·form *f radiol., card.* boat shaped heart.
Schuh·werk *nt* footgear, footwear.
Schüller-Hand-Christian-Krankheit *f patho.* Schüller's disease, Schüller's syndrome, Schüller-Christian disease, Schüller-Christian syndrome, Hand-Schüller-Christian disease, Hand-Schüller-Christian syndrome, Hand's disease, Hand's syndrome, Christian's disease, Christian's syndrome, cholesterol lipoidosis, cholesterol thesaurismosis, chronic idiopathic xanthomatosis.
Schul·ter *f* 1. *anat.* shoulder. 2. *dent.* crown ledge, dental ledge, shoulder.
Schul·ter·blatt *nt anat.* scapula, shoulder blade, blade bone.
Schul·ter·ge·lenk *nt anat.* shoulder, shoulder joint, glenohumeral articulation, glenohumeral joint, articulation (of the head) of humerus.
Schul·ter·gür·tel *m anat.* girdle of superior member, thoracic girdle, shoulder girdle, pectoral girdle.
Schup·pe *f* 1. *derm.* dandruff, dandriff; scale, squama, squame. 2. *anat., bio.* squama, squame, scale.
Schuppen- *pref.* lepidic, lepid(o)-, scaly.
Schup·pen I *pl* (*Kopf*) scurf, branny tetter, dandruff, dandriff. **II** *nt* (*Haut*) scaling, peeling.
schup·pen *vr sich schuppen* (*Haut*) scale, desquamate, peel, peel off.
schup·pen·ähn·lich *adj anat., derm.* scale-like, scaly, squamous, squamosal, squamose.
schup·pen·ar·tig *adj* → schuppenähnlich.
Schup·pen·bil·dung *f derm.* lepidosis.
Schup·pen·flech·te *f derm.* psoriasis, psora, alphos.
schup·pen·för·mig *adj* → schuppenähnlich.
Schup·pen·naht *f anat.* squamosal suture, squamous suture.
schup·pig *adj derm., bio.* squamous, squamosal, squamose, squamate, scaly, lepidic.
Schup·pung *f* (*Haut*) peeling, scaling, desquamation.
Schüs·sel·ge·sicht *nt* dish face, dished face, dished-in face, concave facial type, concave face, facies scaphoidea.
Schuß·ver·let·zung *f traumat.* gunshot, gunshot wound, bullet wound.
Schuß·wun·de *f* → Schußverletzung.
Schutt *m patho.* detritus, debris.
Schüt·tel·frost *m* chill, chills *pl*, chills and fever, shaking chill(s *pl*), shakes *pl*.
Schüt·tel·kul·tur *f micro.* shake culture.
schüt·teln *vt* agitate, shake.
Schutz- *pref.* covering, protecting, defensive, tectorial, preservative, preventive, preventative, protective, prophylactic.
Schutz *m* protection (*vor* from; *gegen* against); (*Bewahrung*) preservation (*vor* from); (*Obhut*) care; (*Schutzvorrichtung*) cover, protector; (*Abwehr*) defense; (*Abschirmung*) screen, shield; (*Zuflucht*) shelter.
Schutz·bril·le *f* protective goggles *pl*, protective spectacles *pl*, protective eyewear, protective eyeglasses, safety lens, industrial spectacles *pl*, goggles *pl*, safety glasses *pl*, safety spectacles *pl*.
schüt·zen I *vt* protect (*vor* from); (*bewahren*) preserve, keep (*vor* from); (*behüten*) guard, secure; (*abschirmen*) screen, shield; (*abdecken*) cover; (*abwehren*) defend; (*Zuflucht gewähren*) shelter from. **II** *vi* give protection (*vor* against); give shelter (*vor* from). **III** *vr sich schützen vor* protect o.s. from/against.
Schutz·hül·le *f* protective cover.
Schutz·imp·fung *f immun.* vaccination.
Schutz·klei·dung *f* protective clothing.
Schutz·man·tel *m techn.* cover.
Schutz·mas·ke *f* mask, protecting mask, face mask.
Schutz·maß·nah·me *f* protective measure, safety measure, preventive, precaution.
Schutz·mit·tel *nt* preventive, prevention, protector, prophylactic.
Schutz·re·flex *m physiol.* protective reflex.
Schutz·schild *m* → Schutzschirm.
Schutz·schirm *m techn., radiol.* protective shield, shield, screen.
Schutz·ver·band *m* protective dressing, periodontal dressing, periodontal pack, periodontal cement.
schwach *adj* 1. weak, feeble; (*gebrechlich*) infirm, frail; (*matt*) faint, weary, adynamic, hypodynamic, hyposthenic; (*Gesundheit*) weak, frail, delicate; (*Stimme*) faint, feeble, thin; (*Nerven*) weak; (*Augen, Gehör*) poor; (*Leistung*) poor; (*Gedächtnis*) weak; (*Puls*) thready, low. 2. (*Getränk*) weak; (*Ton, Farbe*) faint; (*Hitze*) slow; (*Unterschied*) faint, dim, tenuous; *lab.* (*Verdünnung*) thin, (*Lösung*) weak.

Schwä·che *f* weakness, feebleness; (*Gebrechlichkeit*) infirmity, infirmness, frailty, debility; (*Mattheit*) faintness, weariness, adynamia, asthenia, atony, atonicity, hypodynamia, hyposthenia; (*Nerven*) weakness; (*Augen, Gehör*) poorness; (*Leistung*) poorness; (*Getränk, Lösung*) weakness.
motorische Schwäche incomplete paralysis, paresis.
schwä·chen *vt* weaken, debilitate; (*abschwächen*) reduce, tone down, soften, degrade, depress; (*beeinträchtigen*) impair; (*vermindern*) lessen, diminish, devitalize; *bact., immun., electr.* attenuate.
Schwä·che·zu·stand *m* weak condition, feeble condition, weakness, asthenia, adynamia.
schwäch·lich *adj* weakly, feebly, puny; (*kränklich*) sickly, infirm, ailing.
Schwäch·lich·keit *f* weakness, weakliness, frailty; sickliness, infirmity.
schwach·sin·nig *adj* retarded, imbecile, weak-minded, hypophrenic, defective. **hochgradig schwachsinnig** idiotic. **mittelgradig schwachsinnig** imbecile.
Schwä·chung *f* weakening, debilitation; (*Beeinträchtigung*) impairment; (*Abschwächung*) reduction, degradation, depression.
Schwal·ben·schwanz·ge·schie·be *nt* dove tail attachment.
Schwal·ben·schwanz·prä·pa·ra·ti·on *f* dovetail.
  Schwalbenschwanzpräparation mit lingualem Zugang lingual dovetail.
  Schwalbenschwanzpräparation mit okklusalem Zugang occlusal dovetail.
Schwamm *m, pl* **Schwäm·me** sponge; *bio.* fungus.
schwamm·ar·tig *adj histol.* spongiform, spongy, sponge-like, spongioid, spongiose, porous; cancellate, cancellated, cancellous; fungoid, fungous.
Schwamm·fo·lie *f* mat foil.
schwamm·för·mig *adj* → schwammartig.
schwam·mig *adj* 1. *histol.* spongiform, spongy, sponge-like, spongioid, spongiose, porous; cancellate, cancellated, cancellous; fungoid, fungous. 2. (*aufgedunsen*) puffy, bloated.
Schwam·mig·keit *f* 1. *histol.* sponginess, porousness. 2. puffiness, bloatedness.
schwan·ger *adj gyn.* pregnant, with child, expectant, expecting, gravid, quick, enceinte, impregnate.
Schwan·ge·re *f gyn.* gravida, pregnant woman.
Schwangeren- *pref.* pregnancy, maternity, gravidic.
schwän·gern *vt* impregnate, make pregnant.
Schwan·ger·schaft *f gyn.* pregnancy, fetation, foetation, gestation, gravidity, gravidism, graviditas, cyesis, cyophoria, encyesis.
Schwan·ger·schafts·gin·gi·vi·tis *f* pregnancy gingivitis, gingival fibrohemangioma.
Schwän·ge·rung *f bio.* impregnation.
Schwan·kung *f* 1. *lab.* variation, fluctuation; *phys.* oscillation; deviation; *mathe.* difference variation. 2. (*Person*) staggering, tottering, swaying; *patho.* titubation. 3. *fig.* change, variation, fluctuation.
Schwann-Zelle *f histol.* Schwann cell, neurilemma cell, neurolemma cell.
Schwan·nom *nt neuro.* Schwann-cell tumor, schwannoma, schwannoglioma, peripheral glioma, neurilemoma, neurilemmoma, neurinoma, neuroschwannoma, myoschwannoma.
malignes Schwannom malignant nerve sheath tumor.
Schwanz *m anat.* tail, cauda.
schwanz·för·mig *adj bio.* caudated, caudate.
Schwanz·lar·ve *f micro.* cercaria.
Schwanz·throm·bus *m patho.* coagulation thrombus, red thrombus.
schwanz·wärts *adj anat.* caudal.
Schwar·te *f* (*a. bio.*) skin, thick skin; *patho.* thickening.
schwar·tig *adj* thick-skinned; *patho.* thickened.
Schwartz-Bartter-Syndrom *nt endo.* syndrome of inappropriate antidiuretic hormone.
Schwartz-Jampel-Syndrom *nt* Schwartz-Jampel syndrome.
schwarz *adj* black.
Schwarz-Einteilung *f* Schwarz classification, Schwarz's classification of orthodontic systems.
Schwarz-Platte *f* Schwarz appliance.
schwär·zen *vt* blacken, black, make black, darken.
Schwarz·fär·bung *f derm.* black pigmentation, nigrities.
schwärz·lich *adj* darkish, blackish, blackish, nigricans.
Schwär·zung *f* blackening; *photo.* (*Negativ*) density, denseness.
schwe·ben *vi* (*in einer Flüssigkeit*) float.
Schwe·fel *m chem.* sulfur.
Schwefel- *pref. chem.* sulfur, thi(o)-; sulf(o)-, sulph(o)-.
Schwe·fel·di·oxid *nt chem.* sulfur dioxide, sulfurous anhydride, sulfurous oxide.

Schwe·fel·säu·re *f chem.* sulfuric acid, oil of vitriol.
Schweif·kern *m anat.* caudate nucleus.
Schwei·ne·band·wurm *m micro.* armed tapeworm, pork tapeworm, measly tapeworm, solitary tapeworm, Taenia solium, Taenia armata, Taenia cucurbitina, Taenia dentata.
Schwei·ne·bor·sten *pl* hog bristles.
Schwei·ne·fett *nt* lard.
Schwei·ne·fin·nen·band·wurm *m* → Schweinebandwurm.
Schwei·ne·rot·lauf *m derm.* erysipeloid, swine rotlauf, swine erysipelas, rose disease, Rosenbach's disease, rotlauf, crab hand, pseudoerysipelas.
Schweiß *m* sweat, perspiration, sudor, transpiration. **in Schweiß ausbrechen** come out in a sweat.
Schweiß·ab·son·de·rung *f* sweat secretion, hidrosis, sweating.
Schweiß·aus·bruch *m* sweat, fit of perspiration.
Schweiß·bil·dung *f* hidropoiesis.
Schweiß·bläs·chen *pl derm.* heat spots, miliaria, sudamina.
Schweiß·drü·sen *pl anat.* Boerhaave's glands, sweat glands, sudoriferous glands, sudoriparous glands.
Schweiß·drü·sen·ab·szeß *m derm.* sudoriparous abscess, sweat gland abscess, spiradenitis, apocrinitis.
Schweiß·drü·sen·ade·nom *nt derm.* sweat gland adenoma, spiradenoma, spiroma, syringoma, hidradenoma, hidroadenoma, hydradenoma.
Schweiß·drü·sen·ent·zün·dung *f derm.* inflammation of a sweat gland, hidradenitis, hidrosadenitis, hydradenitis.
Schweiß·drü·sen·ge·schwulst *f derm.* sweat gland tumor.
Schweiß·drü·sen·po·re *f histol.* sweat pore, sudoriferous pore, pore of sweat duct.
Schweiß·drü·sen·tu·mor *m derm.* sweat gland tumor.
Schweiß·drü·sen·zy·ste *f derm.* hidrocystoma, syringocystoma.
Schweiß·frie·seln *pl* → Schweißbläschen.
schweiß·hem·mend *adj* antiperspirant, antisudorific, antisudoral, antihidrotic, antihydriotic.
schwei·ßig *adj* sweaty.
Schweiß·pro·be *f derm.* sweat test.
Schweiß·re·ten·ti·ons·syn·drom *nt derm.* sweat retention syndrome.
Schweiß·se·kre·ti·on *f derm.* secretion of sweat, sweating, hidrosis, idrosis; sudation, sudoresis, diaphoresis.
funktionelle Schweißsekretion perspiration.
schweiß·trei·bend *adj* diaphoretic, hidrotic, sudorific, sweaty.
Schwel·le *f phys., physiol.* threshold; limen.
Schwel·len·do·sis *f radiol.* threshold dose.
Schwel·lenreiz *m physiol.* threshold stimulus, liminal stimulus.
schwell·fä·hig *adj histol.* erectile.
Schwel·lung *f patho.* swelling, lump, tumor, enlargement; turgescence, tumefaction, tumescence.
diffuse Schwellung tumescence, tumefaction.
Schwenk·lap·pen *m chir.* interpolated flap, Indian flap.
Schwenk·lap·pen·pla·stik *f chir.* interpolated flap, Indian flap.
Schwe·re *f* weight, heaviness; *phys.* weight, gravity.
Schwe·re·ket·ten·krank·heit *f immun.* heavy-chain disease, Franklin's disease.
schwer·hö·rig *adj HNO* hard of hearing, deaf.
Schwer·hö·rig·keit *f HNO* hearing loss, hearing difficulty, deafness.
beidseitige Schwerhörigkeit bilateral deafness, bilateral hearing loss.
bilaterale Schwerhörigkeit → beidseitige Schwerhörigkeit.
einseitige Schwerhörigkeit unilateral hearing loss, unilateral deafness.
kochleoneurale Schwerhörigkeit cochleoneural hearing loss, cochleoneural deafness.
Schwer·kraft *f phys.* gravitational force, gravity, attraction of gravity.
Schwer·me·tall *nt chem.* heavy metal.
schwert·för·mig *adj anat.* sword-shaped, ensiform, xiphoid, xyphoid, gladiate.
Schwert·griff *m anat.* manubrium, manubrium of sternum, manubrium sterni.
schwer·ver·dau·lich *adj* (*Essen*) indigestible, heavy.
Schwe·ster *f* 1. sister. 2. (*Krankenhaus*) nurse; (*Oberschwester*) sister.
Schwe·stern·hau·be *f* cap.
Schwe·stern·hel·fer *m* nurse's aid.
Schwe·stern·schü·ler *m* student nurse.
Schwie·le *f derm.* callus, callositas, callosity, keratoma, tyloma, tyle.
schwie·lig *adj derm.* horny, callous, tylotic, thickened.
Schwimm·bad·gra·nu·lom *nt derm.* swimming pool granuloma.
Schwimm·haut *f bio.* web, pterygium.
Schwin·del *m neuro.* 1. vertigo, giddiness, dizziness. 2. attack of vertigo, dizzy spell, giddiness, dizziness.
subjektiver Schwindel dizziness, giddiness.
zerebraler Schwindel cerebral vertigo.
Schwin·del·an·fall *m neuro.* attack of vertigo, dizzy spell, giddiness, dizziness.
schwin·de·lig *adj* dizzy, vertiginous, giddy (*von* with).
schwin·den *vi* decline, decrease, go down, run low; (*Kräft*) dwindle; (*Wirkung*) wear off; *patho.* atrophy, waste, wane, decay, shrink.
schwind·lig *adj* → schwindelig.
Schwind·sucht *f old* consumption, phthisis, tabes.
schwind·süch·tig *adj old* consumptive.
Schwin·gung *f phys.* oscillation, vibration, undulation.
Schwin·gungs·be·we·gung *f phys.* undulation.
schwin·gungs·fä·hig *adj* vibratile, vibratory.
Schwin·gungs·wei·te *f phys.* amplitude, amplitude of vibration, amplitude of oscillation.
Schwir·ren *nt* buzzing, buzz, whirr, whirring; *clin., card.* thrill, fremitus.
diastolisches Schwirren diastolic thrill.
präsystolisches Schwirren presystolic thrill.
systolisches Schwirren systolic thrill.
Schwitz·bad *nt* sweat bath, sudarium.
Schwitz·bläs·chen *pl derm.* heat spots, miliaria, sudamina.
Schwit·zen *nt* sweating, sensible perspiration, sensible water loss, glandular water loss, perspiration, sudation, sudoresis, diaphoresis.
übermäßiges Schwitzen hyperhidrosis, hyperidrosis, hyperephidrosis, sudorrhea, polyhidrosis, polyidrosis.
schwit·zen I *vt* sweat, sweat out; *phys.* ooze out, ooze. **II** *vi* sweat, perspire; *phys.* sweat.
Schwitz·kur *f* sweat cure, sweating cure.
Schwitz·ur·ti·ka·ria *f derm.* cholinergic urticaria.
Schwund *m* decrease, drop, loss; *patho.* atrophy, wasting, shrinkage, phthisis.
Scis·su·ra *f anat., histol.* scissura, scissure, cleft, fissure.
Scle·ra *f, pl* **Scle·rae** *anat.* (*Auge*) sclera, sclerotica, sclerotic coat, white of the eye.
Scle·re·ma *nt patho.* sclerema.
Sclerema adiposum neonatorum Underwood's disease, subcutaneous fat necrosis of the newborn, sclerema.
Scle·ro·der·mia *f derm.* scleroderma, dermatosclerosis, hidebound disease, skinbound disease.
Sclerodermia circumscripta localized scleroderma, circumscribed scleroderma, morphea.
Scler·oede·ma adul·to·rum (Buschke) *nt derm.* scleredema, Buschke's scleredema.
Scle·ro·ma *nt derm., patho.* scleroma.
Scle·ro·sis *f patho.* sclerosis; induratuin, hardening.
Sclerosis multiplex multiple sclerosis, disseminated sclerosis, focal sclerosis, insular sclerosis.
Sco·lex *m, pl* **Sco·li·ces** *micro.* scolex.
Sco·li·o·sis *f patho.* scoliosis.
Sco·to·ma *nt ophthal.* scotoma.
Scotoma auris *HNO* aural scotoma.
Scotoma scintillans scintillating scotoma, flittering scotoma.
Scott-Geschiebe *nt* Scott attachment.
Scratch·test *n derm., immun.* scratch test.
Screen *nt radiol., techn.* screen.
Scree·ning *nt* screening.
Scree·ning·test *m* screening, screening test.
Scro·fu·lo·sis *f patho.* scrofula.
Scro·tum *nt anat.* scrotum, testicular bag, marsupial pouch, marsupium.
SC-Syndrom *nt* Roberts syndrome, Roberts-SC phocomelia syndrome, SC syndrome, pseudothalidomide syndrome.
Scu·tu·lum *nt derm.* scutulum.
Scu·tum *nt micro.* scutum.
Seabright-bantam-Syndrom *nt endo.* pseudohypoparathyroidism, Seabright bantam syndrome.
Sebileau-Elevatorium *nt* Sebileau's elevator.
Sebo- *pref.* sebum, sebaceous, seb(o)-, sebi-.
Se·bo·lith *m patho.* sebolith.
Se·bor·rhö *f* → Seborrhoe.
Se·bor·rhoe *f derm.* seborrhea; hypersteatosis.
Se·bor·rhoea *f* → Seborrhoe.
Se·bo·zy·stom *nt derm.* steatocystoma, steatoma.
Se·bum *nt histol.* sebum; smegma.
Sebum cutaneum cutaneous sebum.
Sebum palpebrale lema.

sechs·eckig [k·k] *adj* hexagonal, sexangular.
sechs·fach *adj* sixfold, sextuple.
Sechs·füß·ler *pl bio.* hexapods, Hexapoda.
Sechs·jahr·mo·lar *m* first molar, first molar tooth, sixth-year molar.
Se·cre·tum *nt histol.* secretion.
Secundum-Defekt *m card.* ostium secundum defect.
Se·da·tiv *nt* → Sedativum.
se·da·tiv *adj pharm.* sedative, calming, quieting, tranquilizing, calmative, depressant.
Se·da·ti·vum *nt, pl* **Se·da·ti·va** *pharm.* sedative agent, sedative, tranqilizer, contrastimulant, opiate, depressant, temperantia *pl*, assuagement, ataractic, ataraxic, calmative; *inf.* downer, down.
se·die·ren *vt pharm., clin.* sedate; tranquilize.
Se·die·rung *f pharm., clin.* sedation; tranquilization.
Se·di·ment *nt chem.* sediment, deposit.
se·di·men·tär *adj chem.* sedimentary, sedimental.
Se·di·men·ta·ti·on *f chem.* sedimentation.
se·di·men·tie·ren *vi* sediment, settle.
Seed *nt radiol.* seed.
See·kli·ma *nt* maritime climate.
See·krank·heit *f patho.* mal de mer, seasickness, sea sickness, naupathia.
See·le *f (a. fig.)* soul; (*Geist*) mind.
See·len·le·ben *nt* inner life, emotional life.
see·lisch *adj* mental, emotional, psychic, psychical, psychogenic, psychogenetic, inner.
seelisch-körperlich *adj* pertaining to the body-mind relationship, psychosomatic, psychophysiologic, psychophysical, somatopsychic.
seelisch-leiblich *adj* → seelisch-körperlich.
See·manns·haut *f derm.* farmer's skin, sailor's skin.
Se·gel *nt anat.* velum.
Se·gel·klap·pe *f card., anat.* atrioventricular valve.
Seg·ment *nt anat., bio.* segment, segmentum, section, part, portion.
seg·men·tal *adj* → segmentär.
seg·men·tar *adj* → segmentär.
seg·men·tär *adj anat.* pertaining to a segment, segmental, segmentary.
seg·men·tie·ren *vt anat.* segment.
Seg·men·tie·rung *f anat.* segmentation.
Se·gre·ga·ti·on *f genet.* segregation.
Seh- *pref.* visual, visile, optic, optical.
Seh·bahn *f physiol., anat.* optic tract, optic pathway, visual pathway.
Se·hen *nt physiol.* sense of sight, sight, vision; eyesight.
  direktes Sehen central vision, direct vision.
  indirektes Sehen indirect vision, eccentric vision, peripheral vision.
  peripheres Sehen → indirektes Sehen.
  photopisches Sehen day vision, daylight vision, photopic vision, cone vision, photopia.
  skotopes Sehen scotopic vision, night vision, twilight vision, scotopia, rod vision.
  stereoskopisches Sehen stereoscopic vision, stereopsis.
  trichromatisches Sehen trichromasy, trichromatism, trichromatopsia, trichromatic vision.
se·hen I *vt* see; (*anschauen*) look at, have a look at; (*merken*) see, realize, notice; (*observieren*) observe, watch; (*ausmachen*) distinguish, make out. **II** *vi* see. **gut sehen** have good sight/eyes, see well.
  schlecht sehen have bad/poor sight/eyes, see badly.
Seh·gru·be *f anat.* Soemmering's foramen, central pit, central fovea of retina.
Seh·hü·gel *m anat.* optic thalamus.
Seh·kraft *f ophthal.* sight, eyesight, faculty of sight, vision.
Seh·ne *f anat.* muscle tendon, tendon, tendo, sinew.
  flächenhafte Sehne aponeurosis, tendinous membrane, aponeurotic membrane.
seh·nen·ar·tig *adj* tendinous.
Seh·nen·ent·zün·dung *f patho.* inflammation of a tendon, tendinitis, tendonitis, tenonitis, tenontitis, tenositis.
seh·nen·för·mig *adj* tendinous.
Seh·nen·gleit·ge·we·be *nt histol.* peritendineum, peritenon.
Seh·nen·haut *f anat.* aponeurosis, tendinous membrane, aponeurotic membrane.
Seh·nen·in·ser·ti·on *f anat.* insertion, insertio.
Seh·nen·pla·stik *f ortho.* tendon graft, tendon grafting, tendoplasty, tendinoplasty, tenoplasty, tenontoplasty.
Seh·nen·plat·te *f anat.* aponeurosis, tendinous membrane, aponeurotic membrane.
Seh·nen·re·flex *m physiol.* tendon reflex, tendon jerk, tendon reaction, T-reflex, deep reflex.
Seh·nen·re·zep·tor *m physiol.* tendon receptor, tenoreceptor.
Seh·nen·rup·tur *f traumat.* tendon rupture.
Seh·nen·schei·de *f anat.* synovial sheath (of tendon), mucous sheath of tendon, tendon sheath.
Seh·nen·schei·den·ent·zün·dung *f ortho.* vaginal synovitis, tendinous synovitis, tenosynovitis, tendosynovitis, tendovaginitis, tenontolemmitis, tenontothecitis, tenosynitis, tenovaginitis, thecitis; peritendinitis, peritenonitis, peritenontitis.
Seh·nen·trans·plan·tat *nt ortho.* tendon graft.
Seh·nen·trans·plan·ta·ti·on *f ortho.* tendon graft, tendon grafting.
  freie Sehnentransplantation free tendon graft.
Seh·nerv *m anat.* optic nerve, second cranial nerve, second nerve.
Seh·ner·ven·kreu·zung *f anat.* optic chiasma, optic chiasm, optic decussation, decussation of optic nerve.
Seh·ner·ven·pa·pil·le *f anat., ophthal.* optic nerve papilla, optic papilla, optic disk, optic nerve head, optic nerve disk.
seh·nig *adj* tendinous.
Seh·or·gan *nt physiol., anat.* organ of vision, organ of sight, visual organ.
Seh·rin·de *f physiol.* optic cortex, visual area, visual cortex.
Seh·schär·fe *f ophthal.* visual acuity, vision, acuteness of sight, acuity.
Seh·zen·trum *nt physiol.* visual center.
Sei·den·fi·nish *nt* satin finish.
Sei·den·glanz *m* satin finish.
Sei·fe *f chem.* soap; *pharm.* sapo.
seil·ar·tig *adj* → seilförmig.
seil·för·mig *adj histol.* ropelike, rope-shaped, restiform, funiform.
Sei·te *f* side; *fig.* side, aspect, feature; facet, facette; (*Körper*) side; *mathe.* side; (*Buch*) page, leaf. **auf der Seite liegen** lie on one's side.
Seiten- *pref.* lateral, side, collateral, latero-.
Sei·ten·an·sicht *f (a. radiol.)* lateral view, side view; profile.
Sei·ten·auf·nah·me *f radiol.* lateral view, side view.
  Seitenaufnahme des Kiefers lateral jaw radiograph.
  Seitenaufnahme des Schädels lateral skull radiograph.
Sei·ten·be·we·gung *f* lateral movement.
Sei·ten·flä·che *f* approximal surface.
Sei·ten·ka·nal *m* lateral canal.
Sei·ten·kan·te *f* marginal crest, crista marginalis.
Sei·ten·la·ge *f* lateral decubitus, side position.
Sei·ten·strang *m anat.* lateral funiculus.
  Seitenstrang des Rückenmarks lateral funiculus (of spinal cord), lateral white commissure of spinal cord, anterolateral column of spinal cord.
Sei·ten·ven·tri·kel *m anat.* lateral ventricle (of brain/cerebrum), tricorn.
sei·ten·ver·kehrt *adj* laterally inverted; *opt.* reverse.
Sei·ten·wand·in·farkt *m card.* lateral myocardial infarction.
seit·lich I *adj* lateral, side, collateral; *anat.* parietal. **II** *adv* laterally, at the side, to the side.
seit·wärts *adv* laterally, at the side(s), to the side, sideward(s).
Seit·wärts·ver·la·ge·rung *f anat., patho.* laterodeviation, lateroposition.
se·ko·dont *adj* secodont.
Se·kret *nt physiol., histol.* secretion; *patho., physiol.* discharge.
Se·kre·ti·on *f histol., physiol.* secretion.
  übermäßige Sekretion hypersecretion, supersecretion.
  verminderte Sekretion hyposecretion.
Se·kre·tor *m genet.* secretor.
se·kre·to·risch *adj* pertaining to secretion, secretive, secretory.
Sek·ti·on *f forens.* postmortem, postmortem examination, obduction, dissection; thanatopsy, thanatopsia, autopsy, autopsia, necropsy, necroscopy, ptomatopsy, ptomatopsia.
Sek·tor *m* sector, partition.
se·kun·där *adj patho., clin.* (*Krankheit, Symptom*) secondary, acquired, deuteropathic; *phys.* secondary, induced; *pharm.* derivative, derivant.
Se·kun·där·ab·druck *m* secondary impression, final impression.
Se·kun·där·an·ker *m* secondary coping, telescopic coping, secondary thimble, telescopic thimble.
Se·kun·där·ant·wort *f immun.* secondary reaction, secondary immune response, secondary response.
Se·kun·där·be·hand·lung *f* secondary care.
Se·kun·där·den·tin *nt* irritation dentin, secondary dentin.
  reguläres Sekundärdentin functional dentin, secondary regular dentin.
Se·kun·där·elek·tron *nt phys.* secondary electron.
Se·kun·där·er·kran·kung *f patho., clin.* secondary disease, deuteropathy.

Se·kun·där·hei·lung *f patho.* healing by second intention, healing by granulation, secondary adhesion, second intention.
Se·kun·där·in·fekt *m epidem.* secondary infection.
Se·kun·där·in·fek·ti·on *f epidem.* secondary infection.
Se·kun·där·ka·ri·es *f* secondary caries, secondary dental caries.
Se·kun·där·kon·takt *m immun.* secondary contact.
Se·kun·där·krank·heit *f hema.* secondary disease.
Se·kun·där·kro·ne *f* secondary coping, telescopic coping, secondary thimble, telescopic thimble.
Se·kun·där·lei·den *nt* → Sekundärerkrankung.
Se·kun·där·naht *f chir.* secondary suture.
Se·kun·där·re·ak·ti·on *f immun.* secondary reaction, secondary immune response, secondary response.
Se·kun·där·ver·schluß *m chir., traumat.* secondary repair.
Se·kun·där·ver·sor·gung *f* secondary repair, secondary care.
Se·kun·de *f* second.
Se·kun·den·ka·pa·zi·tät *f physiol., pulmo.* Tiffeneau's test, forced expiratory volume.
Selbst- *pref.* automatic, idi(o)-, aut(o)-, self-.
selbst *adj* in person, personally; (*allein*) without help, without assistance, oneself; *immun.* self. **von selbst** automatically. **nicht selbst** *immun.* nonself.
Selbst·an·steckung [k•k] *f epidem.* self-infection.
selbst·auf·lö·send *adj patho.* autolytic, autocytolytic.
Selbst·auf·lö·sung *f patho.* autolysis, isophagy.
Selbst·be·fruch·tung *f micro.* self-fertilization, autogamy, automixis.
Selbst·be·hand·lung *f* self-treatment.
Selbst·be·herr·schung *f* self-control, self-possession, self-restraint, control.
selbst·be·wußt *adj* self-assured, self-confident, confident. **übertrieben selbstbewußt** overconfident.
Selbst·ent·ste·hung *f bio.* autogenesis.
selbst·ge·steu·ert *adj physiol., techn.* automatic, autonomic, autonomical, autonomous.
Selbst·hei·lung *f* autotherapy.
Selbst·hem·mung *f physiol.* autogenic inhibition, self-inhibition.
Selbst·hyp·no·se *f* idiohypnotism, autohypnosis, self-hypnosis.
Selbst·in·fi·zie·rung *f epidem.* self-infection, autoinfection, autoreinfection.
Selbst·laut *m* vowel.
Selbst·lo·sig·keit *f* altruism, unselfishness, selflessness.
Selbst·mord *m* self-destruction, suicide, voluntary death.
selbst·schnei·dend *adj* self-taping.
selbst·süch·tig *adj* egoistic, egoistical, selfish, self-centered.
selbst·tä·tig *adj physiol., techn.* self-acting, spontaneous, automatic.
selbst·ver·dau·end *adj patho.* autodigestive, autolytic, autocytolytic.
Selbst·ver·dau·ung *f patho.* autodigestion, autolysis, autoproteolysis, self-digestion, self-fermentation, isophagy.
Selbst·ver·gif·tung *f patho.* self-poisoning, intestinal intoxication, autointoxication, endogenic toxicosis.
Selbst·ver·stüm·me·lung *f patho.* self-mutilation, autotomy.
Seldin-Raspartotium *nt* Seldin elevator, Seldin periosteal elevator.
Seldin-Wurzelheber *m* Seldin root elevator, Seldin elevator.
Se·lek·ti·on *f bio.* selection.
se·lek·tiv *adj bio., physiol., clin.* selective. **nicht selektiv** nonselective.
se·le·no·dont *adj* selenodont.
Sel·la *f anat.* saddle, sella.
Sella turcica Turkish saddle, sella turcica.
sel·ten *adj* (*a. bio., chem.*) infrequent, rare.
Selye-Syndrom *nt* Selye syndrome, general-adaptation syndrome, general-adaptation reaction, adaptation diseases.
se·man·tisch *adj* semantic.
Se·men *m andro.* semen, seminal fluid, sperm, sperma.
Semi- *pref.* half, semi-, demi-.
Se·mi·ko·ma *nt neuro.* semicoma, semisomnus, semisopor.
se·mi·ko·ma·tös *adj neuro.* in a state of semicoma, semicomatose.
se·mi·lu·nar *adj histol.* crescent-shaped, semilunar.
Se·mi·lu·nar·klap·pe *f anat.* semilunar cusp.
se·mi·ma·lig·ne *adj patho.* semimalignant.
se·mi·mem·bra·nös *adj anat.* semimembranous.
Se·mi·mem·bra·no·sus *m anat.* semimembranosus (muscle), semimembranous muscle.
Se·mi·nom *nt patho.* seminoma; spermatocytoma, spermocytoma.
Se·mio·lo·gie *f* semeiology, semeiotics *pl*, symptomatology, semiology.
se·mi·per·mea·bel *adj phys.* semipermeable.

Se·mi·per·mea·bi·li·tät *f phys.* semipermeability.
Se·mi·prä·zi·si·ons·at·tach·ment *nt* semiprecesion attachment.
Semken-Taylor-Pinzette *f* Semken-Taylor forceps.
Se·nes·zenz *f* senescence, growing old, aging.
se·nil *adj physiol., patho.* senile.
Se·ni·lis·mus *m patho.* premature senility, senilism.
Se·ni·li·tas *f* → Senilität.
Se·ni·li·tät *f* **1.** *physiol.* senility, old age, senium. **2.** (*geistige*) senility, dotage, dotardness. **3.** *patho.* premature senility, senilism.
Se·ni·um *nt* old age, senium, senility.
Sen·ke *f anat.* hollow, depression, pit.
sen·ken I *vt* lower, reduce; cut down (*um* by; *auf* to); (*Arme*) drop; (*Stimme*) drop, lower, deepen; (*Augen*) lower, cast down; (*Kopf*) bow; (*Temperatur, Druck*) lower, bring down, reduce. **II** *vr* **sich senken** go down, sink, drop, fall; (*Stimme*) drop.
senk·recht *adj* (*a. mathe.*) vertical, perpendicular (*zu* to). **nicht senkrecht** out of (the) perpendicular.
Senk·rech·te *f mathe.* perpendicular, vertical, normal.
Sen·kung *f* **1.** *allg.* reduction, lowering, cut; (*Temperatur, Druck*) reduction; (*Organ*) ptosis, descent; (*Symptome*) abatement, decline; (*Kurve*) dip. **2.** *hema., inf.* erythrocyte sedimentation reaction, erythrocyte sedimentation rate, sedimentation time, sedimentation reaction.
Sen·kungs·ab·szeß *m patho.* hypostatic abscess, gravidation abscess, gravity abscess, migrating abscess, wandering abscess.
Sen·kungs·blut·fül·le *f patho.* hypostasis.
Senk·waa·ge *f phys.* areometer, hydrometer.
Sen·sa·ti·on *f physiol.* sensation, feeling.
sen·si·bel *adj physiol.* sensitive; (*Nerv*) sensory.
Sen·si·bi·li·sie·ren *nt* → Sensibilisierung.
sen·si·bi·li·sie·ren *vt immun.* sensitize.
Sen·si·bi·li·sie·rung *f immun.* sensitization, sensibilization, immunization.
Sen·si·bi·li·tät *f* **1.** *physiol.* sensibility, sensitivity, sensitiveness, susceptibility. **2.** *physiol., neuro.* sensitivity, sensitiveness, esthesia; tenderness. **3.** *photo.* sensitivity, sensitiveness.
kinästhetische Sensibilität proprioceptive sensibility, deep sensibility, kinesthetic sensibility, somesthetic sensibility, proprioceptive sense, proprioception.
propriorezeptive Sensibilität → kinästhetische Sensibilität.
propriozeptive Sensibilität → kinästhetische Sensibilität.
Sen·si·ti·vie·rung *f* sensitization.
Sen·si·ti·vi·tät *f* (*a. stat.*) sensitivity, sensitiveness.
Sen·so·mo·bi·li·tät *f bio.* sensomobility.
Sen·sor *m, pl* **Sen·so·ren** *physiol.* sensor, sensory receptor, sensory-physiological receptor, receptor; *techn.* sensor.
sen·so·risch *adj physiol.* pertaining to or connected with the senses or sensation, sensitive, sensory, sensorial, receptive; impressive.
sen·su·al *adj* → sensuell.
Sen·sua·lis·mus *m* sensualism, sensuality.
Sen·sua·li·tät *f* → Sensualismus.
sen·su·ell *adj physiol.* sensual, sensible, sensory.
se·pa·ra·bel *adj physiol., stat.* separable.
se·pa·rat *adj* separate, detached, disconnected; (*unterschiedlich*) distinct.
Se·pa·ra·ti·on *f* separation,tooth separation.
Se·pa·ra·tor *m* separator, space maintainer.
Se·pa·rie·ren *nt* tooth separation.
graduelles Separieren gradual tooth separation, slow tooth separation.
mechanisches Separieren immediate tooth separation, mechanical tooth separation.
Sep·sis *f patho.* sepsis, septicemia, septemia, septic intoxication, blood poisoning, septic fever, hematosepsis, ichoremia, ichorrhemia.
Sept·ek·to·mie *f chir., HNO* septectomy.
sep·tiert *adj histol.* divided by septa, septate. **nicht septiert** nonseptate.
Sep·tik·ämie *f* → Sepsis.
sep·tik·ämisch *adj* → septisch.
Sep·tik·hä·mie *f* → Sepsis.
Sep·ti·ko·py·ämie *f patho.* septicopyemia.
sep·tisch *adj patho.* pertaining to or caused by sepsis, septic, septicemic; (*Wunde*) infected, dirty; putrefactive, infective.
Sep·to·to·mie *f HNO* septotomy.
Sep·tu·lum *nt, pl* **Sep·tu·la** *anat.* septulum.
Sep·tum *nt, pl* **Sep·ta, Sep·ten 1.** *anat.* septum, partition. **2.** *micro.* septum.
interradikuläres Septum interradicular septum.
Sep·tum·de·via·ti·on *f HNO* (*Nase*) septal deviation.

Sep·tum·ex·zi·si·on *f HNO* septectomy.
Sep·tum·in·farkt *m card.* septal myocardial infarction.
Sep·tum·knor·pel *m anat.* cartilage of nasal septum, septal cartilage of nose.
Sep·tum·pla·stik *f HNO* (*Nase*) septoplasty.
Sep·tum·re·sek·ti·on *f HNO* septectomy.
se·quen·ti·ell *adj* ocurring in sequence, sequential.
Se·quenz *f, pl* **Se·quen·zen** (*a. biochem.*) sequence; *patho.* sequence.
Se·quenz·ana·ly·se *f biochem.* sequence analysis, sequential analysis.
Se·que·ster *nt patho., ortho.* sequestrum.
Se·que·ster·bil·dung *f patho.* sequestration.
Se·que·stra·ti·on *f patho.* sequestration.
se·que·strie·ren *vt patho.* sequester.
Se·que·strie·rung *f* 1. *ortho.* (*Knochen*) sequestration. 2. *patho., physiol.* sequestration.
Se·rie *f* series, sequence, succession; *bio.* successional series, sere; *techn.* (*Schub*) batch, lot, battery, set.
Se·ri·en·schnitt *m histol.* serial section.
Sero- *pref.* serum, serous, sero-.
Se·ro·dia·gno·stik *f clin., lab.* serodiagnosis, serum diagnosis, immunodiagnosis, diagnostic serology.
Se·ro·dia·gno·stisch *adj clin., lab.* pertaining to serodiagnosis, serodiagnostic.
se·ro·fi·bri·nös *adj histol.* serofibrinous, seroplastic.
Se·ro·grup·pe *f micro.* serogroup.
Se·ro·kon·ver·si·on *f immun.* seroconversion.
Se·ro·lo·gie *f* serology.
Se·rom *nt patho.* seroma.
se·ro·mu·kös *adj histol.* seromucous, seromucoid.
Se·ro·mu·ko·tym·pa·non *nt HNO* glue ear, chronic seromucinous otitis media.
Se·ro·mu·ko·tym·pa·num *nt* → Seromukotympanon.
se·ro·ne·ga·tiv *adj immun.* serologically negative, seronegative.
se·ro·phil *adj micro.* serophilic.
se·ro·po·si·tiv *adj immun.* serologically positive, seropositive.
se·ro·pu·ru·lent *adj patho.* seropurulent.
Se·ro·re·ak·ti·on *f immun.* seroreaction, serological reaction, serum reaction.
se·rös *adj histol., patho.* pertaining to or resembling serum, serous.
Se·ro·sa *f anat.* serous tunic, serous coat, serous membrane, serosa.
Se·ro·sa·ent·zün·dung *f* → Serositis.
serös-fibrinös *adj patho.* serofibrinous, seroplastic.
Se·ro·si·tis *f patho.* inflammation of a serous membrane, serositis, oromeningitis, orrhomeningitis.
Se·ro·the·ra·pie *f clin.* serum therapy, serotherapy.
Se·ro·tho·rax *m patho., pulmo.* serothorax, hydrothorax.
se·ro·ton·erg *adj* → serotoninerg.
Se·ro·to·nin *nt biochem., endo.* serotonin, 5-hydroxytryptamine, thrombotonin, thrombocytin, enteramine.
Se·ro·to·nin·ant·ago·nist *m pharm.* serotonin antagonist.
se·ro·to·nin·erg *adj physiol.* serotoninergic, serotonergic.
Se·ro·tym·pa·num *nt HNO* acute tubal occlusion.
Se·ro·vak·zi·na·ti·on *f immun.* serovaccination.
ser·pi·gi·nös *adj derm., patho.* serpiginous; serpent-like; creeping.
Serratus-anterior-Lappen *m* serratus anterior muscle flap.
Serum- *pref.* serum, serous, serumal, sero-.
Se·rum *nt, pl* **Se·ren, Se·ra** 1. *histol.* serum, serous fluid, serosity. 2. *hema.* blood serum, serum. 3. *immun.* immune serum, serum; antiserum; antitoxin.
  homologes Serum homologous serum.
  monovalentes Serum monovalent serum, specific serum.
  polyvalentes Serum polyvalent serum.
  spezifisches Serum → monovalentes Serum.
Se·rum·al·bu·min *nt* albumin, albumen, blood albumin, serum albumin, seralbumin.
Se·rum·dia·gno·stik *f immun., clin.* immunodiagnosis, serum diagnosis, serodiagnosis, diagnostic serology.
se·rum·hal·tig *adj* containing serum, serous.
Se·rum·he·pa·ti·tis *f epidem.* hepatitis B, serum hepatitis, homologenous hepatitis, homologenous serum hepatitis, inocculation hepatitis, long incubation hepatitis, MS-2 hepatitis, transfusion hepatitis, type B viral hepatitis, homologous serum jaundice, human serum jaundice.
Se·rum·krank·heit *f immun.* serum sickness, serum disease.
Se·rum·kul·tur *f micro.* seroculture.
Se·rum·kun·de *f* serology.
Serum-Prothrombin-Conversion-Accelerator *m hema.* serum prothrombin conversion accelerator, factor VII, prothrombokinase, cofactor V, convertin, cothromboplastin, proconvertin, autoprothrombin I, prothrombin conversion factor, prothrombin converting factor, stable factor.
Se·rum·the·ra·pie *f clin.* serum therapy, serotherapy.
ses·sil *adj histol., bio.* sessile.
Set *m/nt* set.
Set-up-Wachs *nt* set-up wax.
Seu·che *f* (*a. fig.*) epidemic; pest, pestilence, pestis, plague.
Sex·chro·ma·tin *nt histol.* sex chromatin, Barr body.
Sex·chro·mo·som *nt genet.* gonosome, sex chromosome, heterologous chromosome, heterochromosome, heterosome, idiochromosome.
Sex·test *m* sex test.
se·xu·al *adj* → sexuell.
Se·xua·li·tät *f bio., psycho.* sexuality, sex.
se·xu·ell *adj* pertaining to sex, sexual, venereal.
Sézary-Syndrom *nt hema., derm.* Sézary erythroderma, Sézary syndrome.
Se·zer·nie·ren *nt histol.* secretion.
se·zer·nie·ren *vt histol.* secrete; excrete.
se·zer·nie·rend *adj histol.* secretory; excretory, excurrent.
Se·zie·ren *nt forens.* autopsy, autopsia, necropsy, necroscopy, postmortem, postmortem examination, obduction, thanatopsy, thanatopsia, ptomatopsy, ptomatopsia.
se·zie·ren *vt anat., patho., chir.* dissect, cut apart.
S-Feile *f* S file, S-file.
s-förmig *adj anat.* sigmoid, S-shaped.
Shannon-Bohrer *m* Shannon drill, Shannon bur.
Sharpey-Fasern *pl histol.* Sharpey's fibers, tooth attachment fiber, perforating fibers, bone fibers, claviculus *sing.*
Sherer-Geschiebe *nt* Sherer attachment.
Shi·gel·la *f micro.* shigella, Shigella.
  Shigella dysenteriae Shigella dysenteriae, Bacillus dysenteriae, Bacterium dysenteriae.
  Shigella flexneri Flexner's bacillus, Strong's bacillus, paradysentery bacillus, Shigella flexneri, Shigella paradysenteriae.
  Shigella sonnei Sonne bacillus, Sonne-Duval bacillus, Shigella sonnei, Shigella ceylonsis, Bacterium sonnei.
Shi·gel·la·in·fek·ti·on *f epidem.* shigellosis.
Shi·gel·le *f micro.* shigella.
Shi·gel·lo·se *f epidem.* shigellosis.
Shooshan-Modellierinstrument *nt* Shooshan carver.
Short-face-Syndrom *nt* short face syndrome, short face, vertical maxillary deficiency, hypodivergergent face, idiopathic short face, low angle type, skeletal-type deep bite.
Shunt *m chir.* shunt, anastomosis, inosculation, fistula, bypass; *patho.* shunt, anastomosis, fistula; *techn., phys.* shunt, bypass.
  arteriovenöser Shunt arteriovenous shunt, arteriovenous fistula, A-V shunt.
shun·ten *vt chir.* shunt, bypass; *phys.* shunt.
Shwachman-Probe *f* sweat test.
Shwartzman-Sanarelli-Phänomen *nt immun.* Shwartzman phenomenon, generalized Shwartzman phenomenon, Shwartzman reaction.
Sial- *pref.* sialic, salivary, sialine, ptyal(o)-, sial(o)-.
Si·al·ade·ni·tis *f HNO* inflammation of a salivary gland, sialadenitis, sialadenosis, sialoadenitis.
Si·al·ade·no·gra·phie *f HNO, radiol.* sialadenography.
Si·al·ade·no·se *f HNO* sialadenosis.
si·al·agog *adj* sialagogic, sialagogue, sialogogue, sialogogic, ptyalagogue.
Si·al·ago·gum *nt, pl* **Si·al·ago·ga** *pharm.* ptyalagogue, sialagogue, sialogogue.
Si·al·an·gi·ek·ta·sie *f HNO* sialoangiectasis.
Sia·lo·ade·ni·tis *f* → Sialadenitis.
Sia·lo·ade·no·gra·phie *f HNO, radiol.* sialadenography.
Sia·lo·an·gi·ek·ta·sie *f HNO* sialoangiectasis.
sia·lo·gen *adj* producing saliva, sialogenous.
Sia·lo·gramm *nt HNO, radiol.* sialogram, sialograph.
Sia·lo·gra·phie *f HNO, radiol.* sialography, ptyalography.
Sia·lo·lith *m HNO* salivary calculus, salivary stone, sialolith, ptyalolith.
Sia·lo·li·thia·sis *f HNO* ptyalolithiasis, sialolithiasis, salivolithiasis.
Sia·lom *nt HNO* salivary tumor, sialoma.
Sia·lo·mu·cin *nt* → Sialomuzin.
Sia·lo·mu·zin *nt histol.* sialomucin.
Sia·lo·pha·gie *f* sialophagia.
Sia·lor·rhoe *f HNO* sialism, sialismus, sialorrhea, sialosis, salivation, hygrostomia, hyperptyalism, hypersalivation, ptyalorrhea.
Sia·lo·ste·no·se *f HNO* sialostenosis.

Sia·lo·ze·le f *HNO* sialocele, ranula.
Sicard-Syndrom nt *neuro.* Collet-Sicard syndrome, Collet's syndrome, Sicard's syndrome.
Sicca-Syndrom nt *HNO, patho.* sicca syndrome, Sjögren's disease, Gougerot-Sjögren disease, Sjögren's syndrome, Gougerot-Nulock-Houwer syndrome.
Si·chel f sickle; *anat.* falx.
si·chel·för·mig adj *anat., histol.* crescent-shaped, sickle-shaped, falciform, falcate, falcular, demilune, crescent, crescentic.
Si·chel·kei·me pl *micro.* (*Malaria*) flagellated bodies, sickle forms, malarial crescents.
Si·chel·zahn m sickle tooth, dilacerated tooth, kinked tooth.
Si·chel·zell·an·ämie f *hema.* sickle cell anemia, crescent cell anemia, drepanocytic anemia, drepanocytemia, Herrick's anemia, sicklemia, African anemia, meniscocytosis.
Si·chel·zel·le f *hema.* sickle cell, crescent cell, meniscocyte, drepanocyte.
Si·chel·zel·len·an·ämie f → Sichelzellanämie.
Si·chel·zel·len·tha·lass·ämie f *hema.* sickle-cell thalassemia, sickle cell-thalassemia disease, microdrepanocytic anemia, microdrepanocytic disease, thalassemia-sickle cell disease, microdrepanocytosis.
Si·chel·zell·hä·mo·glo·bin nt *hema.* hemoglobin S, sickle-cell hemoglobin.
Si·chel·zell·tha·lass·ämie f → Sichelzellenthalassämie.
Sicherheits- *pref.* safety, security, precautionary.
Si·cher·heits·gurt m safety belt, belt.
Si·cher·heits·maß·nah·me f safety measure, precaution.
Si·cher·heits·ven·til nt overpressure valve, safety valve.
Si·che·rung f *phys., techn.* fuse; *techn.* safety device.
Sicht·an·zei·ge f (*Computer*) visual display.
sicht·bar adj visible.
Sicker·blu·tung [k·k] f *patho.* hemorrhagic oozing, hyporrhea, apostaxis, staxis.
sickern [k·k] vi trickle, drip, leak, permeate; (*Blut*) ooze; hemorrhage, bleed.
Sick-Sinus-Syndrom nt *card.* sick sinus syndrome.
Sidero- *pref.* iron, sider(o)-.
Si·de·ro·blast m *hema.* sideroblast.
Si·de·ro·der·mie f *derm.* sideroderma.
Si·de·ro·fi·bro·se f *patho.* siderofibrosis.
Si·de·ro·pe·nie f *patho.* sideropenia.
si·de·ro·phil adj siderophil, siderophilous.
Si·de·ro·phi·lie f *patho.* hemochromatosis, hemachromatosis, hematochromatosis, bronze diabetes, bronzed diabetes.
Si·de·ro·phi·lin nt siderophilin, transferrin.
Si·de·ro·se f *patho.* siderosis.
Si·de·ro·sis f → Siderose.
Si·de·ro·zyt m *hema.* siderocyte.
sieb·ähn·lich adj *anat.* sieve-like, ethmoid, polyporous, cribriform.
sieb·ar·tig adj → siebähnlich.
Sieb·bein nt *anat.* ethmoid, ethmoid bone, cribriform bone.
Sieb·bein·ar·te·rie f *anat.* ethmoidal artery.
 hintere Siebbeinarterie posterior ethmoidal artery.
 vordere Siebbeinarterie anterior ethmoidal artery.
Sieb·bein·aus·räu·mung f *HNO* ethmoidectomy.
Sieb·bein·plat·te f *anat.* cribriform lamina of ethmoid bone, cribriform plate of ethmoid bone, sieve bone, sieve plate, cribrum.
Sieb·bein·zel·len pl *anat.* ethmoidal sinuses, ethmoidal cells, ethmoidal aircells.
sie·ben vt sieve, pass through a sieve.
Sie·ben·ta·ge·fie·ber nt *epidem.* nanukayami fever, nanukayami disease, nanukayami, seven-day fever, autumn fever, gikiyami.
sieb·för·mig adj → siebähnlich.
Sieb·plat·te f *anat.* (*Sklera*) cribrous lamina (of sclera), perforated layer of sclera.
Sieb·test m screening, screening test.
Sie·den nt coction, boil, boiling.
sie·den I vt boil, simmer. **II** vi boil, boil away, simmer.
sie·dend adj boiling.
Sie·de·punkt m *phys.* boiling point.
Sie·gel nt seal.
sie·geln vt seal.
Sie·gel·ring·zel·le f *histol.* signet-ring cell.
SI-Einheit f SI unit.
Sie·vert nt *phys.* sievert.
Sig·ma nt → Sigmoid.
sig·ma·för·mig adj sigmoid, S-shaped, C-shaped.
Sig·ma·tis·mus m *HNO* sigmatism, sigmasism, lisp, lisping.

Sig·mo·id nt *anat.* sigmoid colon, pelvic colon, sigmoid flexure, sigmoid.
sig·mo·id adj *anat.* sigmoid, S-shaped, C-shaped.
Sig·nal nt signal.
Sig·na·tur f *pharm.* signature.
Sig·na·tu·ra f → Signatur.
sig·nie·ren vt sign; (*mit Anfangsbuchstaben*) initial.
sig·ni·fi·kant adj *stat.* significant.
Sig·ni·fi·kanz f *stat.* significance.
Sil·ber nt silver.
Sil·ber·amal·gam nt silver amalgam.
 Silberamalgam mit erhöhtem Kupfergehalt → kupferreiches Silberamalgam.
 kupferreiches Silberamalgam copper-rich alloy, high-copper alloy, low-silver alloy.
Sil·ber·amal·gam·re·stau·ra·ti·on f silver amalgam restoration.
Sil·ber·bad nt *photo.* silver bath.
Silber-Cermet-Zement m silver cermet cement.
Sil·ber·draht m silver wire.
Sil·ber·fär·bung f → Silberimprägnierung.
Sil·ber·fluo·rid nt silver fluoride.
sil·ber·hal·tig adj containing silver; argyric, argentic.
Sil·ber·im·präg·nie·rung f *histol.* silver impregnation, silver stain, argentation.
Sil·ber·in·to·xi·ka·ti·on f *patho.* silver poisoning, argyria, argyriasis, argyrism, argyrosis.
Silber-Kupfer-Legierung f silver-copper alloy, silver-copper system.
Sil·ber·le·gie·rung f silver alloy.
Sil·ber·lot nt silver solder.
sil·bern adj silver, argyric, argentic.
Sil·ber·ni·trat nt silver nitrate, Credé's antiseptic.
Sil·ber·oxid nt silver oxide.
Silber-Palladium-Legierung f silver-palladium alloy.
Sil·ber·stift m silver cone, silver point.
Sil·ber·stift·zan·ge f silver point forceps.
Silber-Zinn-Legierung f silver-tin alloy, silver-tin system.
Sil·hou·et·te f silhouette.
Si·li·co·sis f → Silikose.
Si·li·kat nt *chem.* silicate.
Si·li·ka·to·se f *pulmo.* silicatosis.
Si·li·kat·ze·ment m silicate cement, porcelain cement, synthetic porcelain.
Si·li·ko·an·thra·ko·se f *pulmo.* silicoanthracosis.
Si·li·kon nt silicone.
Si·li·kon·ab·druck m silicone impression, silicone rubber impression.
Si·li·kon·ab·form·mas·se f silicone impression material.
Si·li·kon·gleit·mit·tel nt silicone lubricant.
Si·li·kon·kau·tschuk·ab·form·mas·se f silicone rubber impression material.
Silikon-Kautschuk-Implantat nt silicone rubber implants.
Si·li·kon·lu·bri·kans nt silicone lubricant.
Si·li·ko·phos·phat·ze·ment m silicophosphate cement, combination cement, silicate zinc cement, zinc silicophosphate cement.
Si·li·ko·se f *pulmo.* silicosis, grinder's disease, pneumosilicosis.
Si·li·zi·um nt *chem.* silicon.
Si·li·zi·um·di·oxid nt *chem.* silica, silicic anhydride, silicon dioxide.
Si·li·zi·um·kar·bid nt carborundum, silicon carbide.
Si·li·zi·um·kar·bid·schei·be f carborundum disk, silicon carbide disk.
Silver-Syndrom nt *patho.* Silver dwarf, Silver's syndrome, Russell's dwarf, Russell's syndrome.
Simmonds-Syndrom nt *endo.* Simmonds' syndrome, Simmonds' disease, apituitarism, hypopituitarism.
Sim·plex·ar·ti·ku·la·tor m Gysi articulator.
Sim·plex·glau·kom nt *ophthal.* simple glaucoma, open-angle glaucoma, wide-angle glaucoma, chronic glaucoma, noncongestive glaucoma, compensated glaucoma, Donders' glaucoma.
Si·mu·lant m simulator, malingerer.
Si·mu·la·ti·on f → Simulieren.
Si·mu·la·tor m simulator.
Si·mu·lie·ren nt *psychia., patho.* simulation, pretending, feigning, malingering, pathomimesis, pathomimia, pathomimicry.
si·mu·lie·ren vt simulate, malinger, pretend, feign.
Si·mul·tan·imp·fung f *immun.* serovaccination.
Sin·gul·tus m hiccup, hic-cough, singultus, singultation.
Sinn m 1. *physiol.* sense; feeling, sensation. 2. *meist* **Sinne** pl mind, consciousness. 3. (*Gefühl*) sense, feeling (*für* of); (*Bedeutung*) meaning, significance, sense; (*Zweck*) purpose, point, sense.

Sinnes- *pref.* sensitive, sensational, sensory, sensual, aesthesi(o)-, esthesi(o)-.
Sin·nes·epi·thel *nt histol., neuro.* sensory epithelium, sense epithelium, neuroepithelium, neurepithelium.
Sin·nes·haa·re *pl histol.* sensory hairs.
Sin·nes·or·ga·ne *pl anat., physiol.* sense organs, sensory organs, senses.
Sin·nes·phy·sio·lo·gie *f* sensory physiology.
Sin·nes·täu·schung *f* false perception, illusion, hallucination.
Sin·nes·wahr·neh·mung *f* sensation, sense perception, sensory perception.
Sin·nes·zel·le *f histol.* sensory cell, sense cell.
Sin·nes·zen·trum *nt* sense center, sensory center.
sinn·lich *adj physiol.* pertaining to the senses or sensation, sensational, sensate, sensual, sensory, sensorial.
Si·no·bron·chi·tis *f* → Sinubronchitis.
Si·no·gramm *nt HNO, radiol.* sinogram; *radiol.* sinogram.
Si·no·gra·phie *f HNO, radiol.* sinography; *radiol.* sinography.
Si·nu·atri·al·bün·del *nt physiol.* Keith-Flack's bundle, Keith's bundle, sinoatrial bundle.
Si·nu·atri·al·kno·ten *m* → Sinusknoten.
Si·nu·bron·chi·tis *f pulmo.* sinobronchial syndrome, sinopulmonary syndrome, bronchosinusitis, sinobronchitis.
Si·nui·tis *f* → Sinusitis.
Si·nus *m, pl* **Si·nus 1.** *anat.* sinus, cavity, canal. **2.** *patho.* sinus, fistula, tract. **3.** *mathe.* sinus.
Si·nus·ar·rest *m card.* sinus arrest, sinus standstill.
Si·nus·ar·rhyth·mie *f card.* sinus arrhythmia.
Sinus-cavernosus-Fistel *f neuro.* cavernous sinus fistula.
Sinus-cavernosus-Syndrom *nt neuro.* cavernous sinus syndrome.
Sinus-cavernosus-Thrombose *f neuro.* cavernous sinus thrombosis.
Si·nus·hi·stio·zy·to·se *f hema.* acute nonspecific lymphadenitis, sinus catarrh, sinus histiocytosis.
Si·nu·si·tis *f HNO* inflammation of a sinus, nasosinusitis, paranasal sinusitis, sinusitis.
  Sinusitis ethmoidalis ethmoidal sinusitis, ethmoiditis.
  Sinusitis frontalis frontal sinusitis.
  Sinusitis maxillaris maxillary sinusitis.
  Sinusitis maxillaris acuta acute maxillary sinusitis.
  Sinusitis maxillaris chronica chronic maxillary sinusitis.
  Sinusitis sphenoidalis sphenoidal sinusitis, sphenoiditis.
  eitrige Sinusitis purulent sinusitis.
Si·nus·ka·tarrh *m* → Sinushistiozytose.
Si·nus·kno·ten *m anat., physiol.* sinus node, sinoatrial node, sinuatrial node, Flack's node, Keith-Flack's node, Keith's node, atrionector.
Si·nus·kno·ten·syn·drom *nt card.* sick sinus syndrome.
Si·nu·sko·pie *f HNO* sinoscopy.
Si·nus·la·va·ge *f HNO* sinus lavage.
Si·nus·rhyth·mus *m physiol.* SA rhythm, sinus rhythm.
Sinus sagittalis superior-Rinne *f anat.* sagittal sulcus.
Si·nus·spü·lung *f HNO* sinus lavage.
Si·nus·throm·bo·se *f neuro.* sinus thrombosis.
Si·rup *m pharm.* sirup, treacle, syrup, syrupus.
Si·ru·pus *m* → Sirup.
SI-System *nt* International System of Units, SI system.
Si·tio·lo·gie *f* sitiology, sitology.
Si·to·lo·gie *f* sitiology, sitology.
Si·tua·ti·on *f* → Sitiologie.
Si·tua·ti·ons·ab·druck *m* anatomic impression.
Si·tus *m anat.* situs, site, place, location, seat, situation, position, locus.
  Situs inversus visceral inversion, situs inversus, situs transversus.
Sitz·bein *nt anat.* ischial bone, ischium.
Sitz·bein·ast *m anat.* ischial ramus, ramus of ischium.
Sjögren-Syndrom *nt patho.* Sjögren's disease, Gougerot-Sjögren syndrome, Gougerot-Sjögren disease, Sjögren's syndrome, Gougerot-Nulock-Houwer syndrome, sicca syndrome.
Sjögren-Larsson-Syndrom *nt patho.* Sjögren-Larsson syndrome.
Ska·bi·es *f derm.* scabies, itch.
Ska·la *f, pl* **Ska·len, Ska·las** *mathe., techn.* scale, graduation; *fig.* scale, spectrum, chart.
Ska·le·nus *m anat.* scalenus muscle.
Skalp *m anat.* scalp.
Skal·pell *nt chir.* scalpel, surgical knife, knife.
Skalpell-Klinge *f* scalpel blade.
skal·pie·ren *vt* scalp s.o.
Ska·pu·la *f anat.* scapula, shoulder blade, blade bone.
Ska·ri·fi·ka·ti·on *f immun.* scarification.
Ska·ri·fi·ka·ti·ons·test *m derm., immun.* scratch test, scarification test.
ska·ri·fi·zie·ren *vt immun.* (*Haut*) scarify.
Skelett- *pref.* skeleton, skeletal.
Ske·lett *nt* **1.** *anat.* skeleton, bony skeleton. **2.** *bio.* skeleton. **3.** *allg.* skeleton, frame, framework.
Ske·let·tie·ren *nt chir.* skeletization.
Ske·let·tie·rung *f chir.* skeletization; *patho.* skeletization.
Ske·lett·mus·kel·zel·le *f histol.* skeletal muscle cell.
Ske·lett·szin·ti·gra·phie *f radiol.* bone scan, bone scanning.
Skinner-Klassen *pl* Skinner's classification, Skinner's classification for partially edentulous arches.
Skir·rhus *m patho.* scirrhus, scirrhoma, scirrhous cancer, scirrhous carcinoma, hard cancer, fibrocarcinoma.
Sklera- *pref.* scleral, sclerotic, scler(o)-.
Skle·ra *f, pl* **Skle·ren** *anat.* (*Auge*) sclera, sclerotica, sclerotic coat, white of the eye.
Skler·ade·ni·tis *f patho.* scleradenitis.
Skle·ra·ent·zün·dung *f* → Skleritis.
skle·ral *adj anat.* pertaining to the sclera, scleral, sclerotic.
Skle·rem *nt* → Sklerema.
Skle·re·ma *nt patho., derm.* sclerema.
Skle·ri·tis *f ophthal.* inflammation of the sclera, scleritis, scleratitis, sclerotitis, leucitis.
Skle·ro·dak·ty·lie *f derm.* sclerodactyly, sclerodactylia; acrosclerosis.
Skle·ro·derm *nt* → Sklerodermie.
Skle·ro·der·mie *f derm.* dermatosclerosis, hidebound disease, skin-bound disease.
  lokalisierte Sklerodermie → zirkumskripte Sklerodermie.
  zirkumskripte Sklerodermie morphea, localized scleroderma, circumscribed scleroderma.
Skle·ro·ke·ra·ti·tis *f ophthal.* sclerosing keratitis, sclerokeratitis, sclerokeratosis.
Skle·ro·kon·junk·ti·vi·tis *f ophthal.* inflammation of sclera and conjunctiva, scleroconjunctivitis.
Skle·rom *nt patho., derm.* scleroma.
Skle·ro·myx·ödem *nt derm.* scleromyxedema, Arndt-Gottron syndrome.
Skle·ro·se *f patho.* sclerosis, induration, hardening.
  multiple Sklerose multiple sclerosis, disseminated sclerosis, focal sclerosis, insular sclerosis.
skle·ro·sie·ren *vt, vi patho.* sclerose, harden.
skle·ro·sie·rend *adj patho.* sclerosing, hardening, indurating.
Skle·ro·sie·rung *f* → Sklerotherapie.
Skle·ro·the·ra·pie *f clin.* sclerotherapy, sclerosing therapy.
skle·ro·tisch *adj patho.* pertaining to or affected with sclerosis, sclerotic, scleroid, sclerosal, sclerous, sclerosed.
Sko·lex *m, pl* **Sko·li·zes** *micro.* scolex.
Sko·lio·ky·pho·se *f ortho.* scoliokyphosis.
Sko·lio·se *f ortho.* scoliosis, lateral curvature, rachioscoliosis.
sko·lio·tisch *adj ortho.* pertaining to or characterized by scoliosis, scoliotic.
Skor·but *m patho.* true scurvy, scurvy, sea scurvy.
sko·to·chro·mo·gen *adj micro.* scotochromogenic.
Sko·tom *nt ophthal.* scotoma.
  absolutes Skotom absolute scotoma.
  relatives Skotom relative scotoma.
Skot·opie *f* → Skotopsie.
Skot·op·sie *f physiol.* scotopic vision, night vision, twilight vision, scotopia, rod vision.
skro·fu·lös *adj patho.* pertaining to or affected with scrofula, scrofulous, scrofular.
Skro·fu·lo·se *f patho.* scrofula.
Skro·phu·lo·derm *nt patho.* scrofuloderma.
Skro·tum *nt, pl* **Skro·ta, Skro·tums** *anat.* scrotum, testicular bag, marsupial pouch, marsupium.
Sku·tu·lum *nt derm.* scutulum.
Slow-Virus-Infektion *f epidem.* slow virus disease, slow virus infection.
Sluder-Neuralgie *f neuro.* Sluder's neuralgia, Sluder's syndrome, neuralgia of the sphenopalatine ganglion, sphenopalatine neuralgia.
Sluder-Jansen-Mundsperrer *m* Sluder-Jansen mouth gag.
Sludge-Phänomen *nt* → Sludging.
Slud·ging *nt hema.* sludging (of blood).
Smeg·ma *nt, pl* **Smeg·mas** *histol.* smegma.
Smith-Lemli-Opitz-Syndrom *nt patho.* Smith-Lemli-Opitz syndrome.
Smog *m* smog.

Snap-Attachment nach Schatzmann *nt* Schatzmann attachment.
Snedden-Wilkinson-Syndrom *nt derm.* Sneddon-Wilkinson disease, subcorneal pustular dermatosis, subcorneal pustular dermatitis.
Sod·bren·nen *nt patho.* heartburn, water brash, brash, pyrosis, cardialgia.
So·fort·pro·the·se *f* immediate replacement denture, immediate denture, immediate insertion denture, intermediary base.
Sog *m* suck, suction.
Soh·le *f* sole; *techn.* sole.
Sohn *m, pl* **Söh·ne** son; (*Neugeborenes*) baby boy, boy.
So·ja·boh·ne *f* soybean, soja bean, soya.
So·la·nin *nt pharm.* solanine.
so·lar *adj* pertaining to the sun, solar.
So·lar·zel·le *f phys.* photoelement.
Sol·da·ten·herz *nt card.* DaCosta's syndrome, effort syndrome, cardiophrenia, functional cardiovascular disease, phrenocardia, disordered action of the heart, irritable heart, soldier's heart, neurocirculatory asthenia.
So·le *f* salt water, brine.
so·le·hal·tig *adj* briny.
So·li·dus·kur·ve *f* solidus, solidus curve, solidus line.
so·li·tär *adj (a. bio.)* solitary.
So·li·tär·kno·ten *m patho.* (*Schilddrüse*) solitary thyroid nodule, solitary nodule.
So·li·tär·lä·si·on *f patho.* solitary lesion.
So·li·tär·me·ta·sta·se *f patho.* solitary metastasis.
So·li·tär·zy·ste *f* solitary bone cyst, traumatic bone cyst, unicameral bone cyst, idiopathic bone cavity, hemorrhagic bone cyst.
Soll·wert *m* nominal value, desired value, rated value; *physiol., techn.* set point, reference signal.
Sol·vens *nt, pl* **Sol·ven·tia, Sol·ven·zi·en** *chem., pharm.* solvent, menstruum.
Sol·ven·ti·um *nt, pl* **Sol·ven·tia** → Solvens.
So·ma *nt, pl* **So·ma·ta, So·mas** *anat.* body, soma; *histol.* cell body, soma.
Somat- *pref.* body, bodily, somatic, somal, somat(o)-.
So·mat·al·gie *f neuro.* bodily pain, somatalgia.
So·ma·ti·sa·ti·on *f psychia.* somatization.
so·ma·tisch *adj anat.* pertaining to the body, somatic, somal, physical, bodily; (*Erkrankung*) somatopathic, organic.
so·ma·to·gen *adj histol., patho.* somatogenic, somatogenetic.
So·ma·to·li·be·rin *nt endo.* somatoliberin, somatotropin releasing factor, somatotropin releasing hormone, growth hormone releasing factor, growth hormone releasing hormone.
So·ma·to·lo·gie *f* somatology.
So·ma·to·me·ga·lie *f ortho.* somatomegaly, gigantism.
So·ma·to·me·trie *f* somatometry.
So·ma·to·sen·so·rik *f physiol.* somatosensory system.
So·ma·to·sko·pie *f clin.* somatoscopy.
So·ma·to·sta·tin *nt endo.* somatostatin, somatotropin inhibiting factor, somatotropin release inhibiting factor, somatotropin release inhibiting hormone, growth hormone release inhibiting hormone, growth hormone inhibiting hormone, growth hormone release inhibiting factor, growth hormone inhibiting factor.
So·ma·to·to·pie *f physiol.* somatotopy.
so·ma·to·to·pisch *adj physiol.* pertaining to somatotopy, somatotopic, somatotopical.
So·ma·to·tro·pin *nt endo.* somatotropin, somatotrophin, somatotropin, somatotrophic hormone, somatotropic hormone, growth hormone, chondrotropic hormone, human growth hormone.
Somatotropin-releasing-Faktor *m* → Somatoliberin.
So·ma·zel·le *f histol.* body cell.
So·mit *m embryo.* somite, mesoblastic segment, mesodermal segment.
Sommer- *pref.* summer, estival, estivo-.
Som·mer·grip·pe *f* summer minor illness.
Som·mer·pru·ri·go *f derm.* summer eruption, summer prurigo, summer prurigo of Hutchinson, Hutchinson's disease, polymorphic light eruption, light sensitive eruption.
  Sommerprurigo Hutchinson summer prurigo of Hutchinson.
Som·mer·spros·sen *pl derm.* freckles, ephelides.
som·mer·spros·sig *adj* freckled, freckly.
Som·mer·ur·ti·ka·ria *f derm.* light urticaria, solar urticaria.
Som·ni·fe·rum *nt pharm.* soporific, somnifacient.
som·no·lent *adj neuro.* somnolent, sleepy, drowsy, sleep-drunken; semicomatose.
Som·no·lenz *f neuro.* unnatural drowsiness, somnolence, somnolentia, sleepiness, sleep drunkenness.

Son·de *f* explorer, dental explorer; sound, probe, searcher; tube; (*kleine Sonde*) style, stylet, stylette, stylus, stilet, stilette.
  doppelendige Sonde double end explorer.
  einendige Sonde single end explorer.
  zahnärztliche Sonde dental explorer.
Son·den·füh·rer *m* style, stylet, stylette, stylus, stilet, stilette.
son·die·ren *vt* explore, probe, sound.
So·ni·fi·ka·ti·on *f* → Sonikation.
So·ni·ka·ti·on *f clin.* sonication.
So·ni·tus *m HNO* sonitus.
Son·nen·brand *m derm.* sunburn, sun burn, solar dermatitis.
Son·nen·bräu·ne *f* suntan, tan.
son·nen·ge·bräunt *adj* bronzed, suntanned.
Son·nen·ge·flecht *nt anat.* celiac plexus, epigastric plexus, solar plexus.
Son·nen·licht *nt* sunlight.
Son·nen·stich *m patho.* sunstroke, sun stroke, heat stroke, solar fever, siriasis, insolation, heliosis.
Son·nen·ur·ti·ka·ria *f derm.* solar urticaria, light urticaria.
So·no·gramm *nt radiol.* sonogram, echogram, ultrasonogram.
So·no·graph *m radiol.* echograph, sonograph.
So·no·gra·phie *f radiol.* sonography, echography, ultrasonography.
so·no·gra·phisch *adj radiol.* pertaining to sonography, ultrasonographic, sonographic.
so·nor *adj clin.* sonorous.
Soor·my·ko·se *f epidem., derm.* moniliasis, moniliosis, candidiasis, candidosis.
So·por *m neuro.* sopor, unnaturally deep sleep.
Sor·bens *nt, pl* **Sor·ben·tia, Sor·ben·zi·en** sorbent.
Sor·bin·säu·re *f pharm.* sorbic acid, 2,4-hexadienoic acid.
Sorensen-Knochenmeißel *m* Sorensen chisel.
Sorensen-Meißel *m* Sorensen chisel.
Sorp·ti·ons·mit·tel *nt* sorbent.
Sotos-Syndrom *nt patho.* Sotos' syndrome (of cerebral gigantism), cerebral gigantism.
so·zi·al *adj* social.
So·zi·al·ar·beit *f* welfare work, social work.
So·zi·al·ar·bei·ter *m* welfare worker, caseworker, social worker.
So·zi·al·fall *m* welfare case.
So·zi·al·für·sor·ge *f* social welfare.
So·zi·al·hil·fe *f* welfare.
So·zi·al·hil·fe·emp·fän·ger *m* welfare recipient.
So·zio·lo·gie *f* sociology.
Space-Retainer *m* space retainer, space retaining appliance.
Spalt *m, pl* **Spal·ten** *(a. anat., histol.)* crack; (*Lücke*) gap, opening, hiatus; (*Schlitz*) slit; (*Riß*) rift, split; (*Öffnung*) opening, space, lacune; (*Spalte*) cleft, crevice, fissure, rima.
spalt·bar *adj phys.* fissionable, fissile. **nicht spaltbar** nonfissionable.
Spalt·bil·dung *f patho.* cleft formation.
  beidseitige Spaltbildung bilateral cleft.
Spal·te *f* → Spalt.
  beidseitige Spalte bilateral cleft.
spal·ten I *vt* split, cleave, crack; (*aufteilen*) divide, partition, separate (*in* into); *phys.* fission; *techn.* separate (*in* into); *chem.* break down, decompose. **II** *vr* **sich spalten** split; *chem.* break down, decompose.
Spal·ten·bil·dung *f* cleft deformity, cleft.
Spalt·haut·lap·pen *m chir.* split-skin graft, split-thickness graft, split thickness flap.
Spalt·haut·trans·plan·tat *nt* → Spalthautlappen.
Spalt·impf·stoff *m* → Spaltvakzine.
Spalt·li·ni·en *pl anat.* (*Haut*) cleavage lines.
Spalt·pil·ze *pl micro.* schizomycetes, fission fungi, Schizomycetes.
Spal·tung *f* split, splitting, cleavage; *genet.* segregation; *chem., techn.* separation; *chem.* decomposition; breakup, cleavage; *anat.* division, dichotomy, dichotomization; *embryo.* cleavage.
Spalt·vak·zi·ne *f immun.* SP vaccine, split-protein vaccine, split-virus vaccine, subvirion vaccine, subunit vaccine.
Spalt·wir·bel *m ortho.* cleft vertebra.
Span *m (a. ortho.)* splinter, chip.
Span·ge *f* clip, clasp; brace, dental brace.
Spann *m anat.* (*Fuß*) instep.
Spann·fut·ter *nt* drill chuck.
Spann·kraft *f phys.* resiliency, resilience, elasticity.
Spann·mus·kel *m anat.* tensor, tensor muscle.
Span·nung *f (a. fig.)* tension, tenseness, strain; *phys.* tension, (*Gas*) tension; *physiol.* tone; *electr.* potential, voltage.
  elektrische Spannung tension, voltage.
  erhöhte Spannung hypertonia, hypertonus.

Spannungsblase

Span·nungs·bla·se *f* 1. *traumat.* fracture blister. 2. *patho.* (*Lunge*) tension cavity.
Spannungs-Dehnungsdiagramm *nt* elastic curve, stress-strain diagram.
Span·nungs·er·nie·dri·gung *f* hypotension, hypotonia, hypotonicity, hypotonus, hypotony.
Span·nungs·kopf·schmerz *m* muscle tension headache.
Span·nungs·li·ni·en *pl* lines of tension.
Span·nungs·mes·ser *m electr.* voltmeter.
Span·nungs·mes·sung *f physiol.* tonometry.
Span·nungs·pneu *m* → Spannungspneumothorax.
Span·nungs·pneu·mo·tho·rax *m patho., pulmo.* pressure pneumothorax, tension pneumothorax.
spas·misch *adj* → spasmodisch.
spas·mo·disch *adj neuro.* pertaining to spasm, spasmodic.
spas·mo·gen *adj* spasmogenic.
Spas·mo·ly·se *f neuro., clin.* spasmolysis.
Spas·mo·ly·ti·kum *nt, pl* **Spas·mo·ly·ti·ka** *pharm.* antispasmodic agent, antispasmodic drug, spasmolysant, antispasmodic.
spas·mo·ly·tisch *adj pharm.* checking spasms, antispasmodic, spasmolytic.
spas·mo·phil *adj neuro.* spasmophilic, spasmophile.
Spas·mo·phi·lie *f neuro.* spasmophilia, spasmophilic diathesis.
Spas·mus *m, pl* **Spas·men** *neuro.* spasm, spasmus, cramp; muscle cramp.
  Spasmus nictitans nictitating spasm, winking spasm.
  Spasmus nutans nodding spasm, salaam attack, salaam convulsion, salaam spasm.
  Spasmus respiratorius respiratory spasm.
Spa·stik *f neuro.* spasticity.
spa·stisch *adj neuro.* pertaining to spasticity, spastic.
Spa·sti·zi·tät *f* → Spastik.
Spät- *pref.* late, tardive, delayed; retarded,.
Spät·blu·tung *f* secondary bleeding, secondary hemorrhage.
Spa·tel *m chir.* spatula.
spa·tel·för·mig *adj* spatulate, spatular.
spa·te·lig *adj* → spatelförmig.
Spät·ent·wick·ler *m ped.* late developer, developer, late starter.
Spa·ti·um *nt, pl* **Spa·tia, Spa·ti·en** *anat.* spatium, space.
  Spatium interdentale interdental space.
  Spatium sublinguale sublingual space.
  Spatium submandibulare submandibular space.
Spät·kom·pli·ka·ti·on *f clin.* late complication, delayed complication.
Spät·mor·bi·di·tät *f clin.* late morbidity.
Spät·re·ak·ti·on *f immun.* late reaction.
Spät·scha·den *m patho.* late injury, late trauma.
Spät·sy·phi·lis *f epidem., patho.* late syphilis, tertiary syphilis.
  benigne Spätsyphilis gumma, gummy tumor.
Spät·zah·nung *f* delayed eruption, delayed dentition, retarded dentition, dentitio tarda.
Spe·ci·es *f bio.* species.
Speck·nie·re *f patho.* amyloid kidney, Rokitansky's kidney, waxy kidney.
Spe·cu·lum *nt clin.* speculum.
Spee-Kompensationskurve *f* → Spee-Kurve.
Spee-Kurve *f* curvature of Spee, curve of Spee.
Speer·boh·rer *m* bibeveled drill, bibeveled bur.
Spei·che *f* 1. (*Rad*) spoke. 2. *anat., old* radius, radial bone.
Speichel- *pref.* salivary, sialine, sialic, sial(o)-, ptyal(o)-.
Spei·chel *m* saliva, spittle.
Spei·chel·ab·son·de·rung *f physiol.* secretion of saliva, salivation, salivary secretion.
spei·chel·bil·dend *adj histol.* producing saliva, sialogenous.
Spei·chel·bil·dung *f histol.* production of saliva, salivation.
Spei·chel·drü·se *f anat., histol.* sialaden, salivary gland.
Spei·chel·drü·sen·ent·zün·dung *f HNO* inflammation of the salivary gland, sialadenitis, sialadenosis, sialoadenitis.
  akute Speicheldrüsenentzündung acute sialadenitis.
  akute eitrige Speicheldrüsenentzündung acute suppurative sialadenitis.
  allergische Speicheldrüsenentzündung allergic sialadenitis.
  bakterielle Speicheldrüsenentzündung bacterial sialadenitis.
  chronische Speicheldrüsenentzündung chronic sialadenitis.
  eitrige Speicheldrüsenentzündung suppurative sialadenitis.
  granulomatöse Speicheldrüsenentzündung granulomatous sialadenitis.
  obstruktive Speicheldrüsenentzündung obstructive sialadenitis.
  virale Speicheldrüsenentzündung viral sialadenitis.
Spei·chel·drü·sen·er·kran·kung *f HNO* sialadenosis.

Spei·chel·drü·sen·ex·zi·si·on *f HNO* sialoadenectomy, sialadenectomy.
Spei·chel·drü·sen·ge·schwulst *f HNO* salivary tumor, sialoma.
Spei·chel·drü·sen·misch·tu·mor *m HNO* salivary gland mixed tumor, pleomorphic adenoma, enclavoma.
Spei·chel·drü·sen·re·ten·ti·ons·zy·ste *f* salivary gland cyst.
Spei·chel·drü·sen·tu·mor *m HNO* salivary gland tumor, sialoma.
Spei·chel·en·zy·me *pl* salivary enzymes.
Spei·chel·fi·stel *f HNO* sialosyrinx, salivary fistula.
  submentale Speichelfistel submental fistula.
Spei·chel·fluß *m* salivary flow, sialism, sialismus, sialorrhea, sialosis, salivation, hyperptyalism, hypersalivation, hygrostomia, ptyalism, ptyalorrhea.
Spei·chel·kör·per·chen *nt* salivary corpuscle.
Spei·chel·sau·ger *m* saliva ejector.
Spei·chel·se·kre·ti·on *f* secretion of saliva, salivation.
  fehlende Speichelsekretion aptyalia, aptyalism, asialia.
  mangelnde Speichelsekretion → Speichelfluß.
  übermäßige Speichelsekretion → Speichelfluß.
  verminderte Speichelsekretion hypoptyalism, hyposalivation, hyposialosis, oligosialia, oligoptyalism.
Spei·chel·stein *m HNO* salivary calculus, salivary stone, sialolith, ptyalolith.
Spei·chel·ver·schlucken [k·k] *nt HNO* sialophagia.
Spei·chel·zie·her *m* saliva ejector.
Spei·cher *m physiol.* depot, storage, store, reservoir; (*Computer*) memory.
Spei·cher·fett *nt biochem.* depot lipid, storage lipid, depot fat, storage fat.
Spei·cher·körn·chen *nt histol.* storage granule, granule.
Spei·cher·krank·heit *f patho.* storage disease, accumulation disease, thesaurismosis, thesaurosis.
spei·chern *vt* (*a. techn.*) store, store up, accumulate; (*Computer*) store.
Spei·che·rung *f* (*a. techn.*) storage, accumulation.
  pathologische Speicherung → Speicherkrankheit.
Spei·cher·zel·le *f histol.* storage cell; *phys.* cell.
Spei·se·brei *m physiol.* chyme, chymus.
Spei·se·re·ste *pl* food debris.
Spei·se·röh·re *f anat.* esophagus, gullet.
Speiseröhren- *pref.* esophageal, esophag(o)-.
Spei·se·röh·ren·atre·sie *f patho.* esophagus atresia.
Spei·se·röh·ren·di·ver·ti·kel *nt patho.* esophageal diverticulum.
Spei·se·röh·ren·ek·ta·sie *f patho.* dilation of the esophagus, esophagectasia, esophagectasis.
Spei·se·röh·ren·ent·zün·dung *f patho.* inflammation of the esophagus, esophagitis.
Spei·se·röh·ren·kar·zi·nom *nt patho.* esophageal cancer, esophageal carcinoma.
  hohes Speiseröhrenkarzinom pharyngoesophageal carcinoma.
Spei·se·röh·ren·krampf *m patho.* esophagospasm, esophagism, esophagismus, esophageal spasm.
Spei·se·röh·ren·krebs *m* → Speiseröhrenkarzinom.
Spei·se·röh·ren·schleim·haut *f anat.* esophageal mucosa, mucosa of esophagus, mucous membrane of esophagus.
Spei·se·röh·ren·schmerz *m patho.* pain in the esophagus, esophagodynia, esophagalgia.
Spei·se·röh·ren·spie·ge·lung *f clin.* esophagoscopy.
Spei·se·röh·ren·ste·no·se *f patho.* esophageal stenosis, esophagus stenosis, esophagostenosis, lemostenosis.
Spei·se·röh·ren·strik·tur *f patho.* esophageal stricture.
Spei·se·röh·ren·ver·en·gung *f* → Speiseröhrenstenose.
Spek·tral·ana·ly·se *f phys.* spectral analysis, spectroscopic analysis, spectrum analysis.
Spek·tral·ap·pa·rat *m phys.* spectrometer.
Spek·tral·li·nie *f phys.* spectral line.
Spek·tro·gramm *nt phys.* spectrogram.
Spek·tro·graph *m phys.* spectrograph.
Spek·tro·me·ter *nt phys.* spectrometer.
Spek·tro·me·trie *f phys.* spectrometry.
Spek·tro·skop *nt phys.* spectrometer, spectroscope.
Spek·tro·sko·pie *f phys.* spectroscopy.
Spek·trum *nt, pl* **Spek·tren, Spek·tra** *phys., fig.* spectrum.
  elektromagnetisches Spektrum electromagnetic spectrum.
Spe·ku·lum *nt, pl* **Spe·ku·la, Spe·ku·lums** speculum.
Spen·de *f* (*Blut, Organ*) donation.
spen·den *vt* (*Blut, Organ*) donate.
Spen·der·an·ti·gen *nt immun.* donor antigen.
Spen·der·blut *nt hema.* donor blood.

Spender-Empfänger-Matching *nt immun.* donor-recipient matching.
Spen·der·or·gan *nt* donor organ.
Spen·der·se·rum *nt* donor serum.
Sper·ma *nt, pl* **Sper·men, Sper·ma·ta** sperm, sperma, semen, seminal fluid.
Sper·ma·to·ge·ne·se *f andro.* spermatogenesis, spermatogeny.
Sper·ma·to·zo·on *nt, pl* **Sper·ma·to·zo·en** *andro.* sperm cell, spermatozoon, sperm, seed, spermatosome, spermatozoid, spermium, zoosperm.
Sper·ma·to·zy·stis *f anat.* spermatocyst, seminal gland, vesicular gland, seminal vesicle, seminal capsule, gonecyst, gonecystis.
Sper·mie *f* → Spermatozoon.
sper·mi·en·ab·tö·tend *adj* spermicidal, spermatocidal.
Sper·mi·um *nt* → Spermatozoon.
Sper·re *f allg., physiol., patho.* barrier, block, blockade, blockage, blocking; *psycho.* block, blockage, mental block; thought blocking; *electr.* cut.
Spe·zia·li·sie·rung *f (a. histol.)* specialization.
Spe·zia·list *m* expert, specialist (*auf einem Gebiet* in a field).
spe·zi·ell *adj* special; specific, individual, particular.
Spe·zi·es *f bio.* species.
Spe·zi·fi·kum *nt, pl* **Spe·zi·fi·ka** *pharm.* specific.
spe·zi·fisch *adj immun., chem.* specific; *phys.* specific; (*Krankheit*) specific, phanerogenic, phanerogenetic.
Spe·zi·fi·tät *f bio., chem.* specificity, specificness; *stat.* specificity.
Sphä·re *f bio., histol.* sphere, globe, ball, orb.
sphä·risch *adj* sphere-shaped, spheric, spherical, globose, globoid, globous, globular.
Sphä·ro·id *nt histol.* spheroid.
sphä·ro·i·disch *adj histol.* spheroidal, spheroidic.
Sphä·ro·me·ter *nt* spherometer.
Sphä·ro·plast *m micro.* spheroplast.
Sphä·ro·zyt *m hema.* spherocyte, microspherocyte.
Sphä·ro·zy·to·se *f hema.* spherocytosis, microspherocytosis.
  hereditäre Sphärozytose Minkowski-Chauffard syndrome, congenital hemolytic icterus, congenital hemolytic jaundice, congenital hyperbilirubinemia, congenital familial icterus, constitutional hemolytic anemia, chronic acholuric jaundice, acholuric jaundice, acholuric familial jaundice, familial acholuric jaundice, globe cell anemia, hereditary spherocytosis, spherocytic anemia, chronic familial icterus, chronic familial jaundice.
S-Phase *f bio.* synthesis period, S period.
Spheno- *pref.* sphenoid, sphenoid bone, sphen(o)-.
sphe·no·id *adj* pertaining to the sphenoid bone, sphenoid, sphenoidal; wedge-shaped.
Sphe·no·i·di·tis *f* inflammation of the sphenoid sinus, sphenoidal sinusitis, sphenoiditis.
Sphe·no·ido·sto·mie *f HNO* sphenoidostomy.
Sphe·no·ido·to·mie *f HNO* sphenoidotomy.
4-Sphin·ge·nin *nt* → Sphingosin.
Sphin·go·li·pid *nt biochem.* sphingolipid.
Sphin·go·li·pi·do·se *f patho.* sphingolipidosis, sphingolipodystrophy.
Sphin·go·li·pid·spei·cher·krank·heit *f* → Sphingolipidose.
Sphin·go·mye·lin *nt biochem.* sphingomyelin.
Sphin·go·mye·lin·li·pi·do·se *f* → Sphingomyelinose.
Sphin·go·mye·li·no·se *f patho.* Niemann-Pick disease, Niemann disease, Pick's disease, Niemann splenomegaly, sphingomyelinase deficiency, sphingomyelin lipidosis, sphingomyelinosis, sphingolipidosis, sphingolipodystrophy.
Sphin·go·sin *nt* sphingosine, 4-sphingenine.
Sphink·ter *m* sphincter, sphincter muscle.
Sphygmo- *pref.* pulse, sphygmic, sphygm(o)-.
Sphyg·mo·gramm *nt card.* sphygmogram, pulse curve.
Sphyg·mo·graph *m card.* sphygmograph.
Sphyg·mo·gra·phie *f card.* sphygmography.
Sphyg·mo·ma·no·me·ter *nt card.* sphygmomanometer, sphygmometer, hematomanometer, hemodynamometer, hemadynamometer, hemomanometer.
Sphyg·mo·me·ter *nt card.* sphygmometer.
Spi·ca *f traumat.* spica, spica bandage.
Spick·draht *m traumat.* pin.
Spickung [k•k] *f traumat.* pinning.
  perkutane Spickung percutaneous pinning.
Spi·cu·la *f radiol., histol.* spicule, spiculum.
Spi·cu·lum *nt histol.* spicule, spiculum.
Spie·gel *m* 1. mirror, glass, looking glass; *clin.* speculum, reflector. 2. *radiol.* air-fluid level. 3. *lab., physiol.* (*Alkohol, etc.*) level.
  therapeutischer Spiegel *pharm.* therapeutic level.

Spie·gel·bild *nt* mirror image; reflection, reflexion, reflex.
Spie·ge·lung *f* 1. *opt.* reflection, reflexion, reflex. 2. *clin.* endoscopy.
Spiegler-Tumor *m patho.* cylindroma, cylindroadenoma.
Spiel·art *f micro., genet.* variety.
Spike *m/nt* 1. *physiol.* spike. 2. **Spikes** *pl micro.* (*Virus*) spikes.
Spi·ku·la *f radiol., histol.* spicule, spiculum.
Spi·ku·lae·bil·dung *f radiol.* spiculation, sunray pattern.
Spin *m phys.* spin, torque impulse.
Spina *f, pl* **Spi·nae** 1. *anat.* spine, spina, process, projection. 2. *anat.* spine, spinal column, spina, backbone, back bone, vertebral column, dorsal spine, vertebrarium, rachis.
  Spina mandibulae mandibular spine.
Spinal- *pref.* rachidial, rachial, rachidian, rachi-, spinal, rachi(o)-, spino-.
spi·nal *adj anat.* pertaining to a spine or spinous process, pertaining to the vertebral column, spinal.
Spi·nal·an·äs·the·sie *f anes.* spinal anesthesia, *inf.* spinal, Corning's method, spinal block, intraspinal block, subarachnoid block, Corning's anesthesia, intraspinal anesthesia, subarachnoid anesthesia, rachianalgesia, rachianesthesia.
  hohe Spinalanästhesie high spinal anesthesia.
  tiefe Spinalanästhesie low spinal anesthesia.
Spi·na·le *f* → Spinalanästhesie.
Spi·nal·gan·gli·on *nt anat.* spinal ganglion, dorsal root ganglion, sensory ganglia.
Spi·nal·ka·nal *m anat.* neurocanal, vertebral canal, neural canal, spinal canal.
Spi·nal·ner·ven *pl anat.* spinal nerves.
  lumbale Spinalnerven lumbar nerves, lumbar spinal nerves.
  sakrale Spinalnerven sacral nerves, sacral spinal nerves.
  thorakale Spinalnerven thoracic nerves, thoracic spinal nerves.
  zervikale Spinalnerven cervical spinal nerves.
Spi·nal·ner·ven·wur·zel *f anat.* root of spinal nerve.
  hintere Spinalnervenwurzel dorsal root (of spinal nerves), posterior root (of spinal nerves), sensory root (of spinal nerves).
  motorische Spinalnervenwurzel → vordere Spinalnervenwurzel.
  vordere Spinalnervenwurzel anterior root (of spinal nerves), motor root (of spinal nerves), ventral root (of spinal nerves).
Spi·nal·ner·ven·wur·zel·neur·al·gie *f neuro.* radiculalgia.
Spi·nal·pa·ra·ly·se *f neuro.* spinal paralysis, rachioplegia, myeloplegia.
  spastische Spinalparalyse spastic spinal paralysis, spastic diplegia, Erb-Charcot disease, Erb's sclerosis, primary lateral spinal sclerosis.
Spi·nal·wur·zel·fa·sern *pl anat.* root filaments of spinal nerves.
Spin·del *f* 1. mandrel, mandril. 2. *physiol.* spindle. 3. *histol.* spindle, achromatic spindle, nuclear spindle, mitotic spindle, spindle apparatus.
Spin·del·ap·pa·rat *m bio., histol.* spindle, achromatic spindle, nuclear spindle, mitotic spindle, spindle apparatus.
Spin·del·form *f physiol.* spindle.
spin·del·för·mig *adj physiol., histol.* spindle-shaped, fusiform.
Spin·del·haa·re *pl derm.* moniliform hair *sing*, beaded hair *sing*, monilethrix.
Spin·del·zel·le *f histol.* spindle cell, fusiform cell.
Spin·del·zell·kar·zi·nom *nt patho.* spindle cell carcinoma, sarcomatoid carcinoma.
Spin·del·zell·nä·vus *m derm.* Spitz nevus, Spitz-Allen nevus, spindle cell nevus, epithelioid cell nevus, spindle and epithelioid cell nevus, benign juvenile melanoma, juvenile melanoma.
Spin·del·zell·sar·kom *nt patho.* spindle cell sarcoma, fascicular sarcoma.
Spin·ne *f bio.* spider.
spin·nen·ar·tig *adj bio.* spidery, arachnid, arachnidan, arachnoid, arachnoidal, arachnoidean.
Spin·nen·fin·grig·keit *f* spider fingers *pl*, dolichostenomelia, arachnodactyly, acromacria, arachnodactylia.
spin·nen·netz·ähn·lich *adj histol.* resembling a cobweb, spidery, arachnoid, arachnoidal, arachnoidean, araneous.
Spin·nen·zel·le *f histol.* fibrous astrocyte, spider cell.
spinn·web·ar·tig *adj* → spinnennetzähnlich.
Spinn·we·ben·haut *f anat.* arachnoid, arachnoidea, arachnoid membrane.
  spinale Spinnwebenhaut spinal arachnoid, arachnoid of spine.
spi·no·ze·re·bral *adj* pertaining to spinal cord and brain, medulloencephalic, myeloencephalic.
Spir·ade·nom *nt derm.* spiradenoma, spiroma.
spi·ral·ar·tig *adj* → spiralförmig.
Spi·ral·boh·rer *m* spiral drill, twist drill, spiral bur.

Spiralbruch

Spi·ral·bruch *m traumat.* spiral fracture, helical fracture, torsion fracture.
spi·ral·för·mig *adj (a. histol.)* spiral, coiled, convoluted, helical, helicine, helicoid, eiloid, volute, voluted, spiral, spiroid.
Spi·ral·frak·tur *f* → Spiralbruch.
spi·ra·lig *adj* → spiralförmig.
Spi·ral·schrau·ben·im·plan·tat *nt* spiral endosseous implant, spiral endosteal implant.
    enossales Spiralschraubenimplantat spiral endosseous implant, spiral endosteal implant.
Spi·rem *nt histol.* spirem, spireme, skein.
Spi·ril·len·krank·heit *f epidem.* spirillosis.
Spi·ril·li·zid *nt pharm.* spirillicide.
spi·ril·li·zid *adj pharm.* spirillicidal, spirillicide.
Spi·ril·lo·se *f epidem.* spirillosis.
Spi·ril·lum *nt micro.* spirillum, Spirillum.
Spi·ri·tus *m chem.* spirit, spiritus.
Spi·ro·chä·te *f micro.* spirochete.
Spi·ro·chä·ten·in·fek·ti·on *f epidem.* spirochetosis.
Spi·ro·chä·to·se *f epidem.* spirochetosis.
Spi·ro·gramm *nt physiol.* spirogram, pneumatogram, pneogram, pneumogram.
Spi·ro·me·ter *nt physiol.* spirometer, pneumatometer, pneometer, pneumometer.
Spi·ro·me·trie *f physiol.* spirometry, pneumatometry.
Spitz-Nävus *m* Spitz nevus, Spitz-Allen nevus, spindle cell nevus, benign juvenile melanoma, juvenile melanoma, epithelioid cell nevus, spindle and epithelioid cell nevus, compound melanocytoma.
Spitz·buckel [k·k] *m ortho.* gibbus.
Spit·ze *f* **1.** *allg.* point, tip; (*Finger*) tip; (*Katheter*) beak, tip; *mathe.* peak, summit, vertex; *anat.* top, apex, extremity, cacumen; *physiol.* spike. **2. Spitzen** *pl micro.* (*Virus*) spikes.
Spitzen- *pref.* apex, apical, cacuminal.
Spit·zen·ab·szeß *m pulmo.* (*Lunge*) periapical abscess, apical abscess.
Spit·zen·den·tin *nt* apical dentin.
Spit·zen·ent·zün·dung *f patho.* inflammation of an apex, apicitis.
Spit·zen·lei·stung *f physiol.* maximum performance, maximum output.
Spitz·fuß *m ortho.* equinus, pes equinus, talipes equinus, strephopodia.
Spitz·schä·del *m embryo.* steeple skull, steeple head, tower head, tower skull, acrocephalia, acrocephaly, turricephaly, oxycephaly, oxycephalia, hypsicephaly, hypsocephaly.
spitz·schä·de·lig *adj embryo.* acrocephalic, acrocephalous, hypsicephalic, hypsicephalous, hypsocephalous, oxycephalic, oxycephalous.
Splanch·ni·kus *m anat.* splanchnic nerve.
Splanch·ni·kus·an·äs·the·sie *f anes.* splanchnic anesthesia.
Splanch·ni·kus·block *m anes.* splanchnic block.
Splanch·no·cra·ni·um *nt anat.* visceral cranium, splanchnocranium, viscerocranium.
Splanch·no·kra·ni·um *nt* → Splanchnocranium.
Splanch·no·lo·gie *f* splanchnologia, splanchnology.
Splanch·no·me·ga·lie *f patho., embryo.* splanchnomegaly, splanchnomegalia, visceromegaly, organomegaly.
Splanch·no·pa·thie *f patho.* splanchnopathy.
Splanch·no·pto·se *f patho.* splanchnoptosis, splanchnoptosia, visceroptosis, visceroptosia, enteroptosis, enteroptosia.
splanch·no·trop *adj* viscerotropic.
Splanch·no·ze·le *f patho.* splanchnocele.
Splen- *pref.* splenic, splenetic, splenical, lienal, splen(o)-, lien(o)-.
Splen *m anat.* spleen, lien, splen.
sple·nisch *adj anat.* pertaining to the spleen, splenic, splenetic, splenical, lienal.
Sple·ni·tis *f patho.* inflammation of the spleen, lienitis, splenitis.
Sple·ni·um *nt anat.* splenium; *clin.* splenium, compress, bandage.
Sple·ni·us *m anat.* splenius, splenius muscle.
Sple·no·he·pa·to·me·ga·lie *f patho.* splenohepatomegaly, splenohepatomegalia.
Sple·nom *nt patho.* splenoma, splenocele, splenoncus, lienocele.
Sple·no·me·ga·lia *f* → Splenomegalie.
    Splenomegalia tropica visceral leishmaniasis, kala-azar, Dumdum fever, Assam fever, Burdwan fever, black fever, cachectic fever, cachexial fever.
Sple·no·me·ga·lie *f patho.* splenic enlargement, enlarged spleen, spleen tumor, splenic tumor, splenomegaly, splenauxe, splenectasis, splenomegalia, splenoncus, megalosplenia.
Sple·no·pa·thie *f patho.* lienopathy, splenopathy.

Split·ter *m* splinter, sliver, chip; *traumat.* fragment.
Split·ter·pin·zet·te *f* splinter forceps, apical fragment forceps.
Split·ter·ran·ge *f* splinter forceps.
Split·ting *nt card.* splitting.
spo·do·gen *adj patho.* spodogenous.
Spon·dyl·ar·thri·tis *f patho.* inflammation of the intervertebral articulations, spondylarthritis.
    Spondylarthritis ankylopoetica → Spondylarthritis ankylosans.
    Spondylarthritis ankylosans Bechterew's disease, Bekhterev's disease, Bekhterev's arthritis, Marie's disease, Marie-Strümpell spondylitis, Marie-Strümpell syndrome, Marie-Strümpell disease, Strümpell's disease, Strümpell-Marie disease, rheumatoid spondylitis, rhizomelic spondylosis, poker back.
Spon·dyl·ar·thro·se *f ortho.* degenerative spondylarthritis, spondylarthritis.
Spon·dy·li·tis *f ortho.* inflammation of the vertebrae, spondylitis.
    Spondylitis ankylopoetica → Spondylarthritis ankylosans.
    Spondylitis ankylosans → *Spondylarthritis* ankylosans.
Spon·dy·lo·pa·thie *f ortho.* rachiopathy, spondylopathy.
    degenerative Spondylopathie spondylosis.
Spon·dy·lo·se *f ortho.* spondylosis.
Spon·dy·lo·sis *f* → Spondylose.
spon·gi·form *adj histol.* sponge-like, spongiform, spongioid, spongy.
spon·gi·ös *adj histol.* (*Knochen*) sponge-like, spongy, spongioid, spongiose, cancellate, cancellated, cancellous.
Spon·gio·sa *f anat.* **1.** spongy bone, spongiosa, spongy bone substance, spongy substance of bone, cancellated bone, cancellous bone, trabecular substance of bone, cancellous tissue. **2.** spongy layer of endometrium, spongiosa.
    Spongiosa des Schädeldaches diploë.
Spon·gio·sa·pla·stik *f ortho.* spongiosaplasty.
Spon·gio·sa·schrau·be *f ortho.* cancellous screw.
Spon·gio·sa·trans·plan·tat *nt* cancellous bone graft.
Spon·gio·zyt *m* (*ZNS*) spongiocyte, neuroglial cell; (*NNR*) spongiocyte.
spon·tan *adj* spontaneous; *physiol.* voluntary, impulsive, automatic.
Spon·tan·at·mung *f physiol.* spontaneous breathing, spontaneous respiration.
    assistierte Spontanatmung assist-control ventilation, assisted spontaneous breathing.
Spon·tan·be·we·gung *f physiol.* spontaneous movement.
Spon·tan·blu·tung *f patho.* spontaneous hemorrhage.
Spon·tan·frak·tur *f traumat.* pathologic fracture, secondary fracture, spontaneous fracture.
    Spontanfraktur bei Knochenatrophie atrophic fracture.
Spon·tan·hei·lung *f clin.* autotherapy.
Spon·tan·pneu *m* → Spontanpneumothorax.
Spon·tan·pneu·mo·tho·rax *m pulmo.* spontaneous pneumothorax.
Spo·ra *f micro.* spore.
spo·ra·disch *adj epidem.* sporadic.
Spo·ran·gi·en·spo·re *f* → Sporangiospore.
Spo·ran·gio·spo·re *f micro.* sporangiospore, sporangium spore.
Spo·ran·gi·um *nt, pl* **Spo·ran·gi·en** *micro.* sporangium, spore case.
Spo·re *f micro.* spore.
Spo·ren·be·häl·ter *m* → Sporangium.
Spo·ren·bil·dung *f micro.* **1.** spore formation, sporogenesis, sporogeny. **2.** multiple fissions, sporulation, sporation, spore formation.
Spo·ren·schlauch *m micro.* ascus.
Sporn *m anat.* spur, calcar; *ortho.* spur, bone spur; *bio.* spur.
Spo·ro·ge·ne·se *f micro.* spore formation, sporogenesis, sporogeny.
Spo·ro·ge·nie *f* → Sporogenese.
Spo·ro·go·nie *f micro.* sporogony.
Spo·ro·tri·chon *nt micro.* Sporotrichum.
Spo·ro·tri·cho·se *f epidem.* sporotrichosis, Schenck's disease.
Spo·ro·tri·chum *nt micro.* Sporotrichum.
Spo·ro·zoa *pl micro.* Sporozoa, Sporozoea, Telosporea, Telosporidia, Apicocomplexa.
Spo·ro·zo·en *pl* → Sporozoa.
Spo·ro·zo·it *m micro.* sporozoite, zygotoblast.
Spo·ro·zo·on *nt, pl* **Spo·ro·zo·en** *micro.* sporozoon, sporozoa, sporozoan.
Spo·ro·zy·ste *f micro.* sporocyst.
Sport·ler·fuß *m derm.* ringworm of the feet, athlete's foot, Hong Kong toe, tinea pedis, tinea pedum.
Sport·ler·herz *nt card.* athletic heart.
Spo·ru·la·ti·on *f micro.* multiple fissions, sporulation, sporation, spore formation.

Sprach- *pref.* speech, lalo-, log(o)-.
Spra·che *f* speech; language, tongue.
   näselnde Sprache rhinolalia, rhinophonia.
   verlangsamte Sprache bradyphemia, bradyphasia.
   verwaschene Sprache slurred speech, clipped speech.
Sprach·feh·ler *m HNO* speech defect, speech impediment.
Sprach·kli·nik *f* speech clinic.
Sprach·läh·mung *f HNO* laloplegia.
Sprach·re·gi·on *f* → Sprachzentrum.
Sprach·stö·rung *f HNO* speech impediment, speech disorder, speech disturbance, disturbance of speech, lalopathy, logopathy, mogilalia, molilalia, paralalia.
Sprach·test *m HNO* speech test.
Sprach·ver·mö·gen *nt* speech, faculty of speech.
Sprach·ver·ständ·nis *nt* speech comprehension, lalognosis, understanding of speech.
Sprach·zen·trum *nt physiol.* speech center, speech area, speech field.
   motorisches Sprachzentrum Broca's area, Broca's center, Broca's motor speech center, Broca's motor speech region, Broca's speech region, Broca's motor speech area, Broca's speech field, frontal speech area, motor speech area, frontal speech field, speech center, frontal speech region, motor speech center.
Spray *m/nt pharm.* spray.
Spray·do·se *f pharm.* spray; spray can; aerosol.
spray·en *vt, vi* spray.
Spray·küh·lung *f* tooth coolant.
Sprech- *pref.* speech, lalo-, vocal.
Sprech·angst *f* irrational fear of speaking, lalophobia.
Sprech·ap·pa·rat *m physiol., anat.* speech apparatus.
Spre·chen *nt* speech, speaking, talk.
spre·chen I *vt* speak, say sth. II *vi* speak, talk (*über, von* about, of).
   leise sprechen speak in a low voice.
Sprech·rhyth·mus *m* cadence, cadency.
Sprech·stun·de *f* surgery, surgery hours, consultation hour.
Sprech·zim·mer *nt* surgery, consulting room.
sprei·zen *vt* spread, spread out, open wide, straddle.
Sprei·zer *m chir.* spreader.
Spreiz·fuß *m ortho.* splay foot, spread foot, broad foot, pes metatarsus.
Sprit·ze *f* syringe, injection syringe; (*Injektion*) injection, injectio; *inf.* jab, shot.
   Spritze zur subkutanen Injektion hypodermic syringe, hypo, hypodermic.
   zahnärztliche Spritze dental syringe.
sprit·zen *vt clin.* inject, syringe.
Spritz·guß *m* injection molding.
Spritz·guß·form *f* injection flask, injection molding flask.
Spritz·guß·ver·fah·ren *nt* injection molding.
sprö·de *adj* (*Knochen, Haar*) brittle; (*Gefäß*) fragile.
Sproß·ko·ni·die *f micro.* blastospore, blastoconidium.
Sproß·pilz *m micro.* yeast, yeast fungus, yeast-like fungus, blastomycete, blastomyces.
Spros·sung *f micro.* budding.
Sprue *f patho.* psilosis, sprue, sprew, catarrhal dysentery.
   tropische Sprue Cochin China diarrhea, tropical diarrhea, tropical sprue.
Sprüh·do·se *f* spray, spray can; aerosol.
Sprung *m, pl* **Sprün·ge** *traumat., patho.* split, crack, fissure, crevice.
   einen Sprung bekommen crack.
Sprung·bein *nt anat.* ankle bone, ankle, talus, astragaloid bone, astragalus.
Sprung·ge·lenk, oberes *nt anat.* ankle joint, ankle, articulation of ankle, mortise joint, talocrural articulation, talocrural joint, talotibiofibular articulation, talotibiofibular joint, crurotalar articulation, crurotalar joint.
   unteres Sprunggelenk, hintere Abteilung subtalar joint, subtalar articulation, talocalcaneal joint.
   unteres Sprunggelenk, vordere Abteilung talocalcaneonavicular joint, talocalcaneonavicular articulation.
sprung·haft *adj* erratic, volatile; *physiol.* saltatory, saltatorial, saltatoric; *psychia.* (*Gedanken*) tangential, erratic, fitful.
Spu·le *f phys., techn.* coil.
Spü·len *nt clin., chir.* irrigation, lavage, rinsing.
spü·len I *vt* (*Wunde*) wash, wash out, flush out, lavage, irrigate, rinse. II *vi* rinse, irrigate.
Spül·kan·ne *f clin.* irrigator.
Spül·ka·nü·le *f clin.* lavage cannula.
Spül·ma·schi·ne *f lab.* washer.
Spü·lung *f* irrigation, lavage, rinse, rinsing; (*Magen*) wash; (*Scheide*) douche, wash.

Spul·wurm *m micro.* ascaris, maw worm, umbricoid, common roundworm, eelworm, Ascaris lumbricoides.
Spul·wurm·in·fek·ti·on *f epidem.* lumbricosis, ascariasis, ascaridiasis, ascaridosis, ascariosis.
Spur *f, pl* **Spu·ren** *lab., chem., mathe.* trace.
spür·bar *adj* noticeable, perceptible; (*viel*) considerable; *physiol.* sensible, appreciable, perceptible.
spü·ren *vt physiol.* sense, feel; (*wahrnehmen*) perceive, notice; (*bemerken*) be conscious of.
Spu·ren·ele·ment *nt chem.* trace element.
Spu·ren·stoff *m* → Spurenelement.
Spu·tum *nt, pl* **Spu·ta, Spu·tums** sputum, sputamentum, expectoration.
   Sputum globosum globular sputum.
   Sputum rubiginosum rusty sputum.
   rostfarbenes Sputum → Sputum rubiginosum.
   rubiginöses Sputum → Sputum rubiginosum.
Spu·tum·pro·be *f clin.* sputum sample.
Spu·tum·zy·to·lo·gie *f clin.* sputum cytology.
Squa·ma *f, pl* **Squa·mae** 1. *anat.* squama, squame, scale plate. 2. *derm., histol.* epidermic scale, scale, squama, squame.
   Squama frontalis squama of frontal bone, frontal squama.
   Squama occipitalis occipital squama, squama occipitalis.
   Squama ossis temporalis temporal squama, squamous bone, squamous portion of temporal bone.
squa·mös *adj histol.* squamous, squamosal, squamose, scaly, squarrous, squarrose.
S.S.W.-Kofferdamklammer *f* S.S. White clamp, S.S.W. clamp.
Stab *m, pl* **Stä·be** staff, rod, bar, stick.
stäb·chen·ähn·lich *adj micro.* rod-shaped, bacillary, bacillar, bacilliform; *histol.* rod-shaped.
stäb·chen·för·mig *adj* → stäbchenähnlich.
Stäb·chen·zel·len *pl histol.* (*Auge*) retinal rods, rod cells, rods.
sta·bil *adj physiol., chem.* stable, stabile, solid; (*konstant*) steady; (*solide*) sturdy, robust, solid.
Sta·bi·lex·ge·schie·be *nt* Stabilex attachment.
Sta·bi·li·sa·tor *m chem., hema.* stabilizer.
sta·bi·li·sie·ren I *vt* stabilize. II *vr* **sich stabilisieren** stabilized, become stabilized, become stable.
Sta·bi·li·sie·rung *f* stabilization.
   Stabilisierung mit einer Platte plating.
Sta·bi·li·sie·rungs·arm *m* stabilizing arm.
Sta·bi·li·sie·rungs·ele·ment *nt* connector.
Sta·bi·li·tät *f* stability, stableness.
Stab·kranz *m anat.* (*ZNS*) corona radiata.
Stab·kul·tur *f micro.* needle culture, stab culture.
Sta·chel *m bio.* spine, prick, acantha, spur, (*Dorn*) thorn; (*Insekt*) sting; *anat.* spine, spina.
sta·chel·för·mig *adj histol.* spine-shaped, spinelike, spinous, spinose, spiny, acanthoid, calcarine.
sta·che·lig *adj bio., histol.* having spines, spinous, spinose, spiny, prickly, echinulate, echinate, acanthaceous.
Sta·chel·war·ze *f derm.* common verruca, common wart, infectious wart, seed wart.
Sta·chel·zel·le *f histol.* (*Haut*) spine cell, prickle cell, heckle cell.
   selbstheilender Stachelzellkrebs *derm.* multiple self-healing squamous epithelioma, keratoacanthoma.
Sta·chel·zell·schicht *f histol.* (*Haut*) spinous layer of epidermis, prickle cell layer.
stach·lig *adj* → stachelig.
Sta·di·um *nt, pl* **Sta·di·en** phase, stage, period, state, stadium.
   Stadium decrementi → Stadium defervescentiale.
   Stadium defervescentiale defervescent stage, decrement.
   Stadium des Fieberabfalls → Stadium defervescentiale.
   Stadium des Fieberanstiegs → Stadium incrementi.
   Stadium incrementi pyrogenetic stage, pyretogenic stage, stage of fervescence.
   akutes Stadium acute stage, acuteness.
   analgetisches Stadium (*Narkose*) analgesic state.
   kritisches Stadium critical stage.
Staf·fe·lung *f* graduation, gradation; *mathe., techn.* scale.
Stafne-Höhle *f* Stafne's cavity, Stafne's idiopathic bone cavity.
Stafne-Zyste *f* Stafne's lateral bone cyst, Stafne's mandibular defect, Stafne's cyst, latent bone cyst, static bone cyst, lingual mandibular bone cavity, static bone cavity.
Sta·ging *nt patho., bio., physiol.* staging.
   klinisches Staging clinical staging.
   pathologisches Staging pathologic staging.
Stag·na·ti·on *f patho.* stagnation, stagnancy.
Stag·na·ti·ons·an·oxie *f patho.* stagnant anoxia, ischemic anoxia.

Stagnationshypoxie

Stag·na·ti·ons·hyp·oxie *f patho.* stagnant hypoxia, ischemic hypoxia.
stag·nie·ren *vi patho.* stagnate, be stagnant, be at a standstill.
stag·nie·rend *adj patho.* stagnant, stationary.
Stahl·kro·ne *f* steel crown, stainless steel crown.
Stahl·li·ga·tur *f* steel ligature.
Stainton-Syndrom *nt* Capdepont-Hodge syndrome, Capdepont's syndrome, Stainton syndrome, Stainton-Capdepont syndrome, Fargin-Fayelle syndrome, hereditary opalescent teeth, hereditary dark teeth, dentinogenesis hypoplastica hereditaria, dentinogenesis imperfecta, odontogenesis imperfecta.
Stainton-Zahnhyperplasie *f* → Stainton-Syndrom.
Sta·lag·mo·me·ter *nt phys., pharm.* stalagmometer, stactometer.
Stamm *m, pl* **Stäm·me 1.** *anat.* body, trunk, truncus; *(Stiel)* stem, stalk, scapus, peduncle, pedunculus; *(Schaft)* shaft, scapus. **2.** *bio.* stem, stalk, peduncle, pedunculus. **3.** *socio.* tribe; *bio.* phylum, strain; *micro., genet.* variety.
Stamm·baum *m genet.* pedigree.
stam·meln *vt, vi* stammer; stutter.
stam·melnd *adj* stammering; stuttering.
Stammus·ku·la·tur [mm·m] *f anat.* trunk musculature.
stamm·ver·wandt *adj bio.* congenerous, congeneric (to, with).
Stamm·zel·le *f hema.* hemopoietic stem cell, stem cell, hemocytoblast, hematoblast, hematocytoblast, hemoblast.
Stamm·zel·len·leuk·ämie *f hema.* stem cell leukemia, blast cell leukemia, undifferentiated cell leukemia, embryonal leukemia, hemoblastic leukemia, hemocytoblastic leukemia.
Stan·dard *m* standard; level; *micro.* type, typus; *lab.* calibrater, calibrator.
Stan·dard·ab·wei·chung *f stat.* standard deviation.
stan·dar·di·sie·ren *vt physiol., chem., pharm.* standardize; *lab.* calibrate.
Stan·dard·ka·lo·rie *f phys.* gram calorie, small calorie, standard calorie, calorie, calory.
Stan·dard·lö·sung *f lab., chem.* standard, standard solution, standardized solution, normal solution, calibrater, calibrator.
Stan·dard·me·tho·de *f* standard procedure, conventional method.
Stan·dard·tech·nik *f chir., clin.* standard procedure.
Stan·dard·tem·pe·ra·tur *f physiol.* standard temperature.
Stan·dard·werk *nt* classic.
Stan·dard·wert *m phys., chem.* standard.
Stän·der *m* stand.
stän·dig *adj* constant, continuous, permanent, perpetual.
Stan·ni·ol *nt* tin foil.
Stanz·bi·op·sie *f clin.* punch biopsy, trephine biopsy.
Stanz·läpp·chen *nt chir.* punch graft.
Sta·pe·dio·ly·se *f HNO* stapediolysis.
Sta·pes *m anat.* stirrup bone, stirrup, stapes.
Sta·pes·an·ky·lo·se *f HNO* stapedial ankylosis.
Sta·pes·er·satz *m HNO* stapes prosthesis.
Sta·pes·mem·bran *f anat.* stapedial membrane.
Sta·pes·pla·stik *f HNO* stapedioplasty.
Sta·pes·pro·the·se *f HNO* stapes prosthesis.
Sta·pes·re·sek·ti·on *f HNO* stapedectomy.
Sta·phy·li·tis *f HNO* inflammation of the uvula, staphylitis, uvulitis.
Staphylo- *pref.* staphyline, uvular, staphyl-, staphylo-, uran(o)-, uranisc(o)-.
Sta·phy·lo·coc·cus *m micro.* staphylococcus, Staphylococcus.
Sta·phy·lo·der·ma *nt derm.* staphyloderma.
   Staphyloderma follicularis Bockhart's impetigo, follicular impetigo, superficial pustular perifolliculitis.
Sta·phy·lo·der·mia *f derm.* staphyloderma.
   Staphylodermia Bockhart Bockhart's impetigo, follicular impetigo, superficial pustular perifolliculitis.
Sta·phy·lo·kokk·ämie *f* → Staphylokokkensepsis.
Sta·phy·lo·kok·ken·hä·mo·ly·sin *nt* → Staphylolysin.
Sta·phy·lo·kok·ken·in·fek·ti·on *f* → Staphylokokkose.
Sta·phy·lo·kok·ken·sep·sis *f epidem., patho.* staphylococcal sepsis, staphylococcemia, staphylohemia.
Sta·phy·lo·kok·ken·to·xin *nt micro., patho.* staphylococcal toxin.
Sta·phy·lo·kok·ko·se *f epidem.* staphylococcosis, staphylococcal infection.
Sta·phy·lo·kok·kus *m* → Staphylococcus.
Sta·phy·lo·ly·sin *nt immun.* staphylolysin, staphylococcolysin.
Sta·phy·lo·pla·stik *f HNO* staphyloplasty, uranoplasty, uraniscoplasty, palatoplasty.
Sta·phy·lo·pto·se *f HNO* staphylodialysis, staphyloptosia, staphyloptosis, uvuloptosis, uvulaptosis.
Sta·phy·lor·rha·phie *f HNO* staphylorrhaphy, uraniscorrhaphy, uranorrhaphy, cionorrhaphy, palatorrhaphy.

Sta·phy·lo·schi·sis *f embryo., HNO* staphyloschisis.
Sta·phy·lo·to·xin *nt micro.* staphylotoxin.
Star *m ophthal.* cataract, cataracta.
   grauer Star cataract, cataracta.
   grüner Star glaucoma.
Star-Feile *f* Star root canal file.
stark *adj* (*a. fig.*) strong, potent, powerful; *(kräftig)* muscular, high-powered, masculine, massive; *(dick)* fat, stout, corpulent; *(Fieber)* high; *(Blutung)* profuse, heavy; *(Schmerz, Verlangen)* intense, intensive, severe; *(Interesse)* deep; *(Wunsch)* strong, urgent, keen; *(Kälte, Hitze)* intense, great; *(Aroma)* rich; *(Geruch)* penetrating; *(Raucher, Trinker)* heavy; *(Alkohol)* heavy; *(Kaffee)* strong; *(Lösung)* concentrated, strong; *(Diurese)* brisk; *(Abführmittel)* drastic; *(Licht)* intense; *techn.* (*Maschine*) high-powered; strong, robust.
Stark-Einteilung der Gaumenspalten *f* Stark classification, Stark classification for cleft palate.
Stär·ke¹ *f* strength, power; *(a. fig.)* potence, potency, power, force; *(Männlichkeit)* muscularity, masculinity; *(Korpulenz)* fatness, stoutness, corpulency; *(Dicke)* thickness; *(Schmerz, Verlangen)* intensity, severity, intenseness; *(Interesse)* depth, urgency; *(Aroma)* richness; *phys.* strength; *chem.* (*Säure, Lösung*) strength, concentration, valence, valency; *phys., electr.* intensity, intenseness.
Stär·ke² *f chem.* starch, amylum, fecula.
   animalische Stärke → tierische Stärke.
   tierische Stärke animal starch, hepatin, tissue dextrin, glycogen.
stär·ke·ähn·lich *adj chem.* amylaceous, amyloid, amyloidal, starchy, farinaceous.
Stär·ke·grad *m phys., electr.* intensity, intenseness.
stär·ke·hal·tig *adj* containing starch, farinaceous, amylaceous, starchy.
stär·ken *vt* strengthen; *physiol.* tone, invigorate, tonicize.
stär·kend *adj* reconstituent, strengthening, invigorating, invigorative, bracing, tonic, recuperative, restorative, roborant; *pharm.* tonic, cordial.
Stär·kung *f* strengthening, invigoration.
Stär·kungs·mit·tel *nt pharm.* strengthener, restorative, roborant, invigorant, tonic, reconstituent, cordial.
starr *adj* stiff, rigid; motionless; *(Augen)* glassy; *(Gesicht)* frozen; *phys.* stable, solid.
Starr·e *f* → Starrheit.
Starr·heit *f* stiffness, rigidity; *(Augen)* glassiness, stare.
Start *m* start.
Star·ter *m chem., biochem.* primer.
Sta·se *f* → Stasis.
Sta·sis *f, pl* **Sta·sen** *patho.* stasis, stagnation, stoppage.
Sta·tik *f* statics *pl.*
Sta·tin *nt endo.* chalone.
Sta·ti·on *f* ward; unit. **auf Station** in/on the ward.
sta·tisch *adj* static.
Sta·ti·stik *f* statistics.
Sta·ti·sti·ker *m stat.* statistician; analyst.
Sta·tiv *nt* stand, support; *photo.* tripod.
Sta·to·co·nia *pl* → Statokonien.
Sta·to·ko·ni·en *pl anat.* ear crystals, otoconia, otoconites, otolites, otoliths, statoconia, statoliths.
Sta·to·li·then *pl* → Statokonien.
Sta·tur *f* figure, build, stature, physique.
Sta·tus *m* state, condition, status; *clin., patho.* status, physical status, clinical status.
   Status anginosus preinfarction angina, status anginosus.
   Status quo status quo.
   Status raptus ecstasy.
   klinischer Status clinical status.
Staub *m* dust; *pharm.* powder.
Staub·ab·la·ge·rungs·krank·heit *f* → Staubkrankheit.
stau·big *adj* dusty; *pharm.* powdery, pulverulent.
Staub·krank·heit *f patho.* coniosis.
Staub·lun·ge *f pulmo.* pneumoconiosis, pneumokoniosis, pneumonoconiosis, pneumonokoniosis, anthracotic tuberculosis.
Staub·lun·gen·er·kran·kung *f* → Staublunge.
Staub·zel·le *f histol.* dust cell, alveolar phagocyte.
Stau·chungs·frak·tur *f traumat.* compression fracture.
stau·en I *vt* stop; *(Wasser)* keep back, dam up; *(Arterie)* compress; *(a. psycho.)* accumulate. **II** *vr* **sich stauen** accumulate, collect, pile up; *patho.* congest.
Stau·ung *f (a. psycho.)* accumulation, accretion; *patho.* congestion, stasis, stagnation, stagnancy, stoppage.
Stauungs- *pref.* stagnant, congested, congestive.
Stau·ungs·blu·tung *f patho.* congestive hemorrhage.
Stau·ungs·lun·ge *f pulmo.* congested lung.

Stau·ungs·ödem *nt derm.* stasis edema.
Stau·ungs·pa·pil·le *f ophthal.* choked disk, edema of optic disk, papilledema.
Sta·xis *f patho.* hemorrhage, bleeding, staxis.
Stear·rhoe *f* → Steatorrhö.
Stea·ti·tis *f patho.* inflammation of the adipose tissue, steatitis.
Stea·to·cy·sto·ma *nt patho.* steatocystoma, steatoma.
Stea·tom *nt patho.* steatocystoma, steatoma.
Stea·tor·rhö *f* fatty diarrhea, pimelorrhea, steatorrhea, stearrhea.
Stea·tor·rhoe *f* → Steatorrhö.
Stea·tor·rhoea *f* → Steatorrhö.
Stea·to·sis *f patho.* fatty degeneration, steatosis.
Stech·ap·fel·form *f hema.* burr cell, crenated erythrocyte, crenation, crenocyte, burr erythrocyte, echinocyte; (*Harnsediment*) thorn apple crystal.
Stech·bei·tel *m* chisel.
Stech·ei·sen *nt chir.* broach.
Ste·chen *nt* pricking; (*Schmerz*) stabbing, shooting; (*Geruch*) pungency; (*Seitenstechen*) stitches *pl*.
ste·chen I *vt* stick; (*Insekt*) bite, sting; (*durchstechen*) pierce; (*einstechen*) prick; (*aufstechen*) lance. **II** *vi* sting, prick; (*Insekt*) bite, sting; (*Schmerz*) shoot, stab. **III** *vr* **sich stechen** prick o.s.
ste·chend *adj* (*Schmerz*) sharp, penetrating, penetrative, shooting, stabbing, piercing, acute, lancinating, terebrating, terebrant; (*Geruch*) pungent, acrid, sharp.
Stech·mücken [k·k] *pl* Culicidae.
Steck·do·se *f electr.* socket, wall socket.
Stecker [k·k] *m electr.* plug.
Steck·na·del *f* pin.
Steck·na·del·pu·pil·le *f ophthal.* pinhole pupil.
Steele-Zahn *m* Steele's tooth, Steele's interchangeable tooth, interchangeable tooth of Steele.
Steg·ge·lenk *nt* bar joint.
Steg·ge·schie·be *nt* bar attachment.
 Steggeschiebe nach Dolder Dolder bar, Dolder bar joint, Dolder bar joint attachment, Dolder bar unit attachment, Dolder bar unit.
ste·hen *vi* stand.
steif *adj* stiff, rigid; (*Gelenk*) stiff, unmoveable.
Steif·heit *f* rigidity, stiffness.
Steig·bü·gel *m anat.* stirrup bone, stirrup, stapes.
Steiger-Boitel-Geschiebe *nt* Steiger-Boitel attachment, Steiger-Boitel bar.
Steiger-Gelenk *nt* Steiger's attachment, Steiger's connector, Steiger's joint.
Steiger-Gelenkverbindung *f* Steiger's attachment, Steiger's connector, Steiger's joint.
Steiger-Geschiebe *nt* Steiger's attachment, Steiger's connector, Steiger's joint.
Steil·typ *m physiol.* vertical heart.
Stein- *pref. patho.* stone, lithic, lithous, calculary, calculous, lith(o)-.
Stein *m* stone; *patho.* stone, calculus, concrement, concretion.
stein·ar·tig *adj patho.* lithoid, lithous, calculous.
Stein·auf·lö·sung *f clin.* lithodialysis, litholysis.
Stein·bil·dung *f patho.* calculus formation, lithogenesis, calculogenesis.
Steiner-Bracket *nt* Steiner bracket.
stein·hart *adj* hard as stone, stony, petrous.
Stein·koh·le *f* coal.
Stein·lei·den *nt patho.* lithiasis, calculosis.
Steinmann-Nagel *m traumat.* Steinmann's pin.
Stein·pocken [k·k] *pl epidem.* sore mouth, orf, contagious ecthyma, contagious pustular dermatitis.
Stein·ze·ment *m* silicophosphate cement, combination cement, silicate zinc cement, zinc silicophosphate cement.
Steiß·bein *nt anat.* coccygeal bone, tailbone, coccyx.
Steiß·bein·wir·bel *pl anat.* coccygeal vertebrae, caudal vertebrae, caudate vertebrae.
Steiß·wir·bel *pl* → Steißbeinwirbel.
Stel·la·tum·blocka·de [k·k] *f anes.* stellate block.
Stell·knor·pel *m anat.* arytenoid, arytenoid cartilage, guttural cartilage, pyramidal cartilage, triquetral cartilage, triquetrous cartilage.
Stell·re·flex *m physiol.* righting reflex, statotonic reflex, attitudinal reflex.
Stel·lung *f* position; (*Haltung*) posture, pose, attitude; *gyn.* position, engagement, presentation; *chir.* position; *techn.* position.
 anatomische Stellung anatomical position.
 liegende Stellung recumbency, recumbent position, horizontal position.
 zentrische Stellung centric position.
Stellwag-Phänomen *nt clin.* Stellwag's sign, Stellwag's symptom.

Stem·pel *m bio.* pistil.
Sten·gel *m bio.* stalk, stem.
Ste·no·kar·die *f card.* stenocardia, angina, angina pectoris, angor, sternalgia, sternodynia, Rougnon-Heberden disease, Heberden's disease, Heberden's asthma, Heberden's angina, heart stroke, Elsners asthma, breast pang, cardiagra, coronarism.
Ste·no·kro·ta·phie *f* stenocrotaphia, stenocrotaphy.
ste·no·pä·isch *adj* stenopeic.
Ste·no·se *f patho.* stenosis, narrowing, stricture, stenochoria.
 narbige Stenose cicatricial stenosis.
 subglottische Stenose subglottic stenosis.
Ste·no·se·ge·räusch *nt card.* stenosal murmur.
ste·no·sie·rend *adj patho.* stenosing.
Ste·no·sis *f* → Stenose.
ste·no·therm *adj bio.* stenothermal, stenothermic.
ste·no·tisch *adj patho.* pertaining to or affected with stenosis, stenotic, stenosal, narrowed.
Stent-Abdruckmasse *f* Stent's mass.
Stent-Masse *f* Stent's mass.
Sterbe- *pref.* death, mortal, terminal.
Ster·be·hil·fe *f forens.* euthanasia, mercy killing.
Ster·ben *nt* dying; (*Tod*) death. **im Sterben (liegend)** terminal, moribund, be on one's deathbed.
ster·ben *vi* die, decease, expire, pass away, go, breathe one's last; be killed.
ster·bend *adj* dying, moribund.
Ster·be·ort *m* deathplace; place of death.
Ster·be·ra·te *f* → Sterbeziffer.
Ster·be·ur·kun·de *f* death certificate.
Ster·be·zif·fer *f clin., stat.* mortality, death rate, fatality rate, mortality rate.
sterb·lich *adj* mortal.
Sterb·lich·keit *f* **1.** mortality. **2.** *clin., stat.* mortality, death rate, fatality rate, mortality rate.
Sterb·lich·keits·ra·te *f* → Sterbeziffer.
Sterb·lich·keits·ta·bel·le *f* mortality table, life table.
Sterb·lich·keits·zif·fer *f* → Sterbeziffer.
Ste·reo·auf·nah·me *f radiol.* stereoscopic view, stereogram, stereograph.
Ste·reo·aus·kul·ta·ti·on *f clin.* stereoauscultation.
Ste·reo·gramm *nt radiol.* stereoscopic view, stereogram, stereograph.
Ste·reo·me·trie *f lab.* stereometry.
Ste·reo·mi·kro·skop *nt* stereoscopic microscope.
Ste·reo·ra·dio·gra·phie *f radiol.* stereoradiography, stereoroentgenography, stereoskiagraphy.
Ste·reo·rönt·ge·no·gra·phie *f* stereoscopic radiography.
Ste·reo·skop *nt physiol., ophthal.* stereoscope.
Ste·reo·sko·pie *f* stereoscopy.
ste·reo·sko·pisch *adj physiol., ophthal.* pertaining to a stereoscope, stereoscopic.
Ste·reo·ta·xis *f bio.* stereotaxis, thigmotaxis.
ste·ril *adj* **1.** *hyg.* sterile, aseptic, free from germs. **2.** *andro., gyn.* sterile, infecund, infertile, barren.
Ste·ri·li·sa·ti·on *f* **1.** *hyg.* sterilization, asepsis. **2.** *gyn.* sterilization.
Ste·ri·li·sa·tor *m hyg.* sterilizer.
Ste·ri·li·sier·ap·pa·rat *m hyg.* sterilizer.
Ste·ri·li·sie·rung *f* **1.** *hyg.* sterilization, asepsis. **2.** *gyn.* sterilization. **3.** sterilizing.
Ster·ko·rom *nt patho.* fecal tumor, fecaloma, scatoma, coproma, stercoroma.
Stern *m allg., histol.* star.
Stern-Geschiebe *nt* Stern attachment, Stern stress-breaker attachment, Stern stress-breaker unit.
 Stern-Geschiebe mit Gingivalklinke Stern gingival latch attachment, Stern G/L attachment, gingival latch attachment.
Stern-Streßbreakerattachment *nt* Stern attachment, Stern stress-breaker attachment, Stern stress-breaker unit.
Stern-T-Geschiebe *nt* Stern G/A attachment.
ster·nal *adj anat.* pertaining to the sternum, sternal.
Ster·nal·gie *f* pain in the sternum, sternodynia, sternalgia.
Ster·na·lis *m anat.* sternalis (muscle), sternal muscle.
Ster·nal·li·nie *f anat.* sternal line.
Sternberg-Riesenzelle *f hema.* Dorothy Reed cell, Sternberg's giant cell, Sternberg-Reed cell, Reed's cell, Reed-Sternberg cell, lymphadenoma cells.
Sternberg-Reed-Riesenzelle *f* → Sternberg-Riesenzelle.
ster·nen·för·mig *adj* → sternförmig.
stern·för·mig *adj* (*a. histol.*) star-shapped, stellate, stellated; asteroid, radiate, radial.

Sternnävus

Stern·nä·vus *m derm.* vascular spider, spider nevus, stellar nevus, spider angioma, spider, spider mole, spider telangiectasia.
Ster·no·clei·do·ma·sto·ide·us *m* → Sternokleidomastoideus.
Sternocleidomastoideus-Lappen *m* sternocleidomastoid flap.
Ster·no·dy·nie *f* → Sternalgie.
Ster·no·hyo·ide·us *m anat.* sternohyoideus (muscle), sternohyoid muscle.
Ster·no·klei·do·ma·sto·ide·us *m anat.* sternocleidomastoideus (muscle), sternocleidomastoid muscle, sternomastoid muscle.
Ster·no·thy·ro·ide·us *m anat.* sternothyreoideus (muscle), sternothyroid muscle.
Sternothyroideus-Lappen *m* sternothyroid muscle flap.
Ster·num *nt, pl* **Ster·na, Ster·nums** *anat.* breast bone, xiphoid bone, breastbone, sternum.
Ster·num·punk·ti·on *f clin.* sternal puncture.
Ster·nu·ta·tio *f* sneezing, sternutation, sternutatio.
Stern·zel·le *f* 1. *patho.* star cell. 2. **Sternzellen** *pl histol.* stellate cells.
Ste·ro·id *nt* 1. *biochem., endo.* steroid. 2. *pharm.* steroid.
Ste·ro·id·dia·be·tes *m endo.* steroid diabetes, steroidogenic diabetes.
Ste·ro·id·ent·zugs·syn·drom *nt patho.* steroid withdrawal syndrome.
Ste·ro·id·er·satz·the·ra·pie *f clin., pharm.* replacement steroid therapy.
Ste·ro·id·hor·mon *nt endo.* steroid, steroid hormone.
Ste·ro·id·osteo·po·ro·se *f* steroid-induced osteoporosis, steroid osteoporosis.
Ste·ro·id·pur·pu·ra *f derm.* steroid purpura.
Ste·ro·id·re·zep·tor *m* steroid receptor.
Ster·tor *m* stertorous breathing, sonorous breathing, stertor.
ster·to·rös *adj* pertaining to or characterized by stertor, stertorous.
Ste·tho·gra·phie *f* stethography.
Ste·tho·skop *nt clin.* stethoscope.
ste·tho·sko·pisch *adj clin.* pertaining to the stethoscope, stethoscopic.
steu·ern *vt (a. physiol.,techn.)* control, regulate.
Steue·rung *f (a. physiol., techn.)* regulation, control.
Stevens-Johnson-Syndrom *nt derm.* Johnson-Stevens disease, Stevens-Johnson syndrome.
Stevens-Johnson-Fuchs-Syndrom *nt* → Stevens-Johnson-Syndrom.
Stewardessen-Krankheit *f derm.* perioral dermatitis.
Sthe·nie *f physiol.* sthenia.
sthe·nisch *adj physiol.* sthenic, strong, active.
Sti·bia·lis·mus *m patho.* chronic antimonial poisoning, stibialism.
Sti·bis·mus *m* → Stibialismus.
Stich *m* prick, puncture; *(Insekt)* bite, sting; *(mit dem Messer)* stab; *(Schmerz)* twitch, sting, stitch, stab, twinge; *chir.* stitch.
Stich·kul·tur *f micro.* stab culture.
Stich·pro·be *f clin., allg.* test, spot test, spot check; *stat.* random check, random sample, sample.
Stich·pro·ben·er·he·bung *f stat.* sampling, random sampling.
Stich·test *m derm.* prick test.
Stich·wun·de *f* stab, stab wound.
Sticker-Krankheit *f epidem., ped.* Sticker's disease, fifth disease, erythema infectiosum.
Stickler-Syndrom *nt patho.* Stickler's syndrome, hereditary progressive arthro-ophthalmopathy.
Stick·oxid *nt* → Stickstoffmonoxid.
Stick·stoff *m chem.* azote, nitrogen.
   nicht-proteingebundener Stickstoff rest nitrogen, nonprotein nitrogen.
Stick·stoff·bi·lanz *f physiol.* nitrogen balance, nitrogen equilibrium, nitrogenous equilibrium.
stick·stoff·hal·tig *adj chem.* containing nitrogen, nitrogenous.
   nicht stickstoffhaltig anitrogenous.
Stick·stoff·mon·oxid *nt chem.* nitrogen monoxide, nitric oxide.
Stief·bru·der *m* stepbrother.
Stief·el·tern *pl* stepparents.
Stief·kind *nt* step child.
Stief·toch·ter *f* stepdaughter.
Stieglitz-Splitterzange *f* Stieglitz fragment and root forceps.
Stiel *m anat., bio.* stalk, stem, peduncle, pedunculus, pedicle, pediculus; petiole, petiolus; *(Hammer, etc.)* handle, shaft, shank.
Stiel·dre·hung *f chir.* volvulus.
Stiel·klem·me *f* pedicle clamp, clamp forceps.
Stiel·lap·pen *m chir.* gauntlet flap, pedicle graft, pedicle flap.
Stiel·war·ze *f derm.* skin tag, cutaneous tag, soft tag, soft wart, senile fibroma, acrochordon, cutaneous papilloma.

stif·ten *vt (Blut, Organ)* donate, give.
Stift·im·plan·tat *nt* needle endosseous implant, needle endosteal implant, pin endosseous implant, pin endosteal implant, pin implant.
Stift·kro·ne *f* collar crown.
Stift-Röhrchen-Apparat *m* pin and tube appliance, pin and tube fixed orthodontic appliance.
Stif·tung *f (Blut, Organ)* donation.
Stift·ver·an·ke·rung *f* pin retention.
Stift·zahn *m* pivot tooth.
Stift·zan·ge *f* insertion forceps, point forceps, lock forceps.
Sti·lett *nt chir.* style, stylet, stylette, stylus, stilet, stilette, stiletto.
Stilling-Türk-Duane-Syndrom *nt ophthal.* Stilling-Türk-Duane syndrome, Stilling's syndrome, retraction syndrome.
Stillman-Spalte *f* Stillman's cleft.
Stillman-Technik *f* → Stillman-Zahnputztechnik.
   modifizierte Stillman-Technik → modifizierte *Stillman-Zahnputztechnik.*
Stillman-Zahnputztechnik *f* Stillman's method, Stillman's method of toothbrushing.
   modifizierte Stillman-Zahnputztechnik modified Stillman's method, modified Stillman's method of toothbrushing.
Still·stand *m* standstill, stop; *(Herz)* standstill, arrest; *(Entwicklung)* standstill, arrest, stagnation, stagnancy, cessation, stop, stoppage.
still·stehen *vt (Herz)* stand still, come to a standstill, stall, stop; *(Entwicklung)* stagnate, be/come to a standstill.
Still-Syndrom *nt* Still's disease, Still-Chauffard syndrome, Chauffard's syndrome, Chauffard-Still syndrome, juvenile rheumatoid arthritis.
   Erwachsenenform des Still-Syndroms Felty's syndrome.
Stimm·band *nt anat.* vocal ligament; *clin.* vocal cord, true vocal cord, vocal fold.
Stimm·band·aus·schnei·dung *f HNO* chordectomy.
Stimm·band·ent·zün·dung *f HNO* chorditis.
Stimm·band·fi·xie·rung *f HNO* chordopexy.
Stimm·band·läh·mung *f HNO* cord paralysis, vocal cord paralysis, vocal cord paresis.
Stimm·band·mus·kel *m anat.* vocalis (muscle), vocal muscle.
Stimm·band·po·lyp *m HNO* vocal cord polyp.
Stimm·band·re·sek·ti·on *f HNO* chordectomy.
Stimm·band·teil·re·sek·ti·on *f HNO* chordectomy.
Stimm·bil·dung *f* vocalisation, voice production, phonation.
Stimm·bil·dungs·stö·rung *f HNO* dysphonia.
Stimm·bruch *m HNO* change of voice, breaking of the voice, puberty vocal change, heterophonia, heterophthongia.
Stim·me *f* voice; vox.
Stimm·fal·te *f* → Stimmlippe.
Stimm·fre·mi·tus *m clin.* pectoral fremitus, vocal fremitus.
Stimm·ga·bel·prü·fung *f HNO* tuning fork test.
Stimm·laut *m* vocal.
stimm·lich *adj* vocal.
Stimm·lip·pe *f anat.* vocal cord, true vocal cord, vocal fold.
stimm·los *adj HNO* voiceless, aphonic, aphonous.
Stimm·lo·sig·keit *f HNO* aphonia.
Stimm·rit·ze *f anat.* true glottis, aperture of glottis, fissure of glottis.
Stimm·rit·zen·krampf *m HNO, patho.* glottic spasm, laryngeal spasm, laryngospastic reflex, laryngospasm, laryngismus stridulus, Millar's asthma, Wichmann's asthma, Kopp's asthma.
Stimm·schwä·che *f HNO* phonasthenia, hypophonia.
Stimm·stö·rung *f HNO* voice disorder, dysphonia.
Stimm·ver·än·de·rung *f HNO* heterophonia, heterophthongia.
Stimm·ver·lust *m HNO* aphonia.
Sti·mu·lans *nt, pl* **Sti·mu·lan·tia, Sti·mu·lan·zi·en** *pharm.* stimulant, stimulating drug, stimulator, stimulus, excitant, excitant drug, excitor.
Sti·mu·la·ti·on *f physiol.* stimulation, stimulating.
Sti·mu·la·tor *m* stimulator.
   elektrischer Stimulator electric nerve stimulator.
sti·mu·lie·ren *vt* stimulate; excite.
sti·mu·lie·rend *adj* stimulating, stimulant, stimulative, excitant, exciting.
Sti·mu·lus *m, pl* **Sti·mu·li** *physiol.* stimulus.
stin·ken *vi* smell, stink, stench, reek.
Stink·na·se *f HNO* ozena.
Stipp·chen·zun·ge *f patho.* stippled tongue, dotted tongue.
Stipp·ling *nt* gingival stippling, stippling gingiva.
Stirn- *pref.* metopic, frontal, metop(o)-, fronto-.
Stirn *f* brow, forehead; *anat.* frons.
Stirn·au·ge *nt bio.* ocellus.
Stirn·bein *nt anat.* frontal bone, coronale.

Stirn·bein·schup·pe *f anat.* frontal squama, squama of frontal bone.
Stirn·fon·ta·nel·le *f anat.* anterior fontanella, bregmatic fontanella, frontal fontanella, quadrangular fontanella.
Stirn·ge·gend *f anat.* frontal region.
Stirn·hirn *nt anat.* frontal brain.
Stirn·höcker [k•k] *m anat.* frontal tuber, frontal eminence.
Stirn·höh·le *f anat.* frontal sinus, frontal antrum.
Stirn·höh·len·ent·zün·dung *f HNO* inflammation of one or both frontal sinuses, frontal sinusitis.
Stirn·höh·len·mün·dung *f anat.* aperture of frontal sinus.
Stirn·höh·len·spü·lung *f HNO* frontal sinus lavage.
Stirn·lap·pen *m anat.* frontal lobe.
Stirn·spie·gel *m clin.* frontal mirror, head mirror.
sto·cha·stisch *adj stat.* stochastic.
Stoff *m chem., phys.* substance, matter, body, mass; *allg.* material, stuff; (*Wirkstoff*) agent.
Stoff·auf·nah·me *f physiol.* ingestion.
Stoff·wech·sel *m physiol.* metabolism, metabolic activity, tissue change.
stoff·wech·sel·be·dingt *adj biochem.* metabolic.
Stoff·wech·sel·er·kran·kung *f* → Stoffwechselstörung.
Stoff·wech·sel·pro·dukt *nt biochem.* metabolic product, metabolite.
Stoff·wech·sel·stö·rung *f patho.* metabolic disorder, metabolic disease, dysmetabolism.
Stoff·wech·sel·um·satz *m physiol., biochem.* metabolic turnover, metabolic rate, level of metabolic activity, level of metabolism.
Stoff·wech·sel·zwi·schen·pro·dukt *nt biochem.* metabolite.
Stoma- *pref.* stomal, stomatal.
Sto·ma *nt, pl* **Sto·mas, Sto·ma·ta 1.** *anat.* stoma, opening, pore, orifice. **2.** *chir.* stoma, ostomy; preternatural anus, artificial anus. **3.** *patho.* stoma.
Sto·ma·chi·kum *nt, pl* **Sto·ma·chi·ka** *pharm.* stomachic.
Sto·ma·de·um *nt embryo.* oral sinus, oral membrane, oral plate, stomodeum, stomadeum, stomatodeum.
Sto·ma·ka·ke *f HNO* ulcerative stomatitis, stomatocace, stomacace.
Sto·mat·al·gie *f HNO* pain in the mouth, stomatalgia, stomalgia, stomatodynia.
Sto·ma·ti·tis *f HNO* inflammation of the oral mucosa, stomatitis.
   Stomatitis angularis angular stomatitis, angular cheilitis, angular cheilosis, bridou, migrating cheilitis, migrating cheilosis, perlèche.
   Stomatitis bismutica bismuth stomatitis, bismuth gingivitis, bismuth gingivostomatitis.
   Stomatitis epidemica foot-and-mouth disease, hoof-and-mouth disease, epidemic stomatitis, epizootic stomatitis, epizootic aphthae, malignant aphthae, aphthous fever, aphthobulbous stomatitis.
   Stomatitis gangraenosa gangrenous stomatitis, water canker, corrosive ulcer, noma, stomatonecrosis, stomatonoma.
   Stomatitis herpetica aphthous stomatitis, herpetic gingivostomatitis, herpetic stomatitis, vesicular stomatitis.
   Stomatitis mercurialis mercurial stomatitis.
   Stomatitis mycotica stomatomycosis.
   Stomatitis nicotina nicotine stomatitis, nicotinic stomatitis.
   Stomatitis purulenta pyostomatitis.
   Stomatitis pustulosa contagiosa sore mouth, orf, contagious ecthyma, contagious pustular dermatitis.
   Stomatitis bei Quecksilbervergiftung → Stomatitis mercurialis.
   Stomatitis ulceromembranacea ulceromembranous stomatitis.
   Stomatitis ulcerosa ulcerative stomatitis, stomatocace, stomacace.
   akute ulzerierende Stomatitis acute ulcerative stomatitis.
   aphthöse Stomatitis → Stomatitis herpetica.
   eitrige Stomatitis → Stomatitis purulenta.
   kontaktallergische Stomatitis contact allergic stomatitis, contact stomatitis.
   pilzbedingte Stomatitis → Stomatitis mycotica.
   purulente Stomatitis → Stomatitis purulenta.
   rezidivierende aphthöse Stomatitis recurrent aphthous stomatitis, aphthae, aphthous stomatitis.
   ulzerative Stomatitis → Stomatitis ulcerosa.
   unspezifische Stomatitis nonspecific stomatitis.
   urämische Stomatitis nephritic gingivitis, uremic gingivitis.
Sto·ma·to·de·um *nt* → Stomadeum.
Sto·ma·to·dy·nie *f* → Stomatalgie.
Sto·ma·to·gin·gi·vi·tis *f* stomatogingivitis.
   urämische Stomatogingivitis uremic gingivitis, nephritic gingivitis.
sto·ma·to·gnath *adj* stomatognathic.
Sto·ma·to·gra·phie *f* stomatography.
Sto·ma·to·la·lie *f* stomatolalia.
Sto·ma·to·lo·gie *f* stomatology.

Sto·ma·to·me·nie *f* stomatomenia.
Sto·ma·to·my·co·sis *f* → Stomatomykose.
Sto·ma·to·my·ko·se *f HNO* stomatomycosis.
Sto·ma·to·pa·thie *f HNO* stomatopathy.
Sto·ma·to·pla·stik *f HNO* stomatoplasty.
Sto·ma·tor·rha·gie *f HNO* stomatorrhagia.
Sto·ma·to·schi·sis *f embryo.* stomatoschisis, stomoschisis.
Sto·ma·to·skop *nt clin.* stomatoscope.
Sto·ma·to·zyt *m hema.* stomatocyte.
Sto·ma·to·zy·to·se *f hema.* stomatocytosis.
Sto·mi·on *nt* stomion.
Stop·fer *m* condenser, plugger.
   fußförmiger Stopfer foot condenser, foot plugger.
   kugelförmiger Stopfer round condenser, ball burnisher.
   mechanischer Stopfer mechanical condenser, automatic condenser, automatic mallet, automatic plugger.
   pneumatischer Stopfer Hollenback condenser, pneumatic condenser.
Stop·fer·spit·ze *f* condenser point, nib.
Stö·rung *f patho.* failure, disturbance, disorder, impairment; *techn.* trouble, failure, breakdown, fault, defect; *allg.* disturbance; interference; (*Ärger*) trouble.
   Störung der Gehörempfindung *HNO* dysacusis, dysacousia, dysacousis, dysacousma, dysecoia.
   Störung der geistigen Leistungsfähigkeit dysgnosia.
   Störung des Geruchssinns *neuro.* dysosmia.
   Störung des Geschmackempfindens *neuro.* dysgeusia.
   Störung des Tastsinns pseudaphia, pseudesthesia, pseudoesthesia, paraphia, parapsis, parapsia.
   funktionelle Störung functional disorder, functional disease.
   krankhafte Störung disorder.
   psychogene Störung psychogenic disorder.
stö·rungs·frei *adj techn.* trouble-free, trouble-proof.
Stö·ßel *m* (*Mörser*) pounder, pestle.
Stö·ßer *m* → Stößel.
Stoß·kraft *f phys.* impact force, impetus.
Stot·tern *nt* stutter, stuttering, lingual titubation, psellism, stammer, stammering.
stot·tern *vt, vi* stutter, stammer.
stot·ternd *adj* stuttering, stammering.
Stra·bis·mus *m ophthal.* strabismus, squint, cast, deviation, manifest deviation, heterotropia, heterotropy, anorthopia.
Strahl *m opt.* (*Licht*) ray, beam, shaft; *phys.* ray, beam; (*Wasser*) stream, jet.
   γ**-Strahlen** *phys.* gamma rays, γ rays.
strah·len *vi phys.* ray, emit rays, radiate, irradiate.
Strah·len·an·ämie *f hema.* radiation anemia.
Strah·len·ap·pa·rat *m anat.* ciliary body; ciliary apparatus.
Strah·len·be·hand·lung *f radiol.* ray treatment, radiation therapy, radiation treatment, radiation, irradiation; radiotherapy, radiotherapeutics *pl.*
Strah·len·be·la·stung *f radiol.* radiation load; *phys.* exposure to radiation.
   berufsbedingte Strahlenbelastung occupational exposure.
Strah·len·bio·lo·gie *f bio.* radiobiology, radiation biology.
Strah·len·bün·del *nt phys.* bundle of rays, beam of rays, bunch, brush; *phys., mathe.* pencil.
Strah·len·der·ma·ti·tis *f derm.* radiation dermatitis, x-ray dermatitis, roentgen-ray dermatitis, radiodermatitis, radioepidermitis, radioepithelitis.
Strah·len·der·ma·to·se *f derm.* radiation dermatosis.
strah·len·dicht *adj radiol.* radiopaque, roentgenopaque, radiodense, opaque.
Strah·len·dich·te *f radiol.* radiodensity, radiopacity, radio-opacity, opacity, opaqueness.
Strah·len·do·sis *f radiol.* radiation dose, dose.
   kumulierte Strahlendosis cumulative dose, cumulative radiation dose.
Strah·len·do·sis·mes·sung *f radiol.* dosimetry.
strah·len·durch·läs·sig *adj radiol.* radiable, radioparent, roentgenoparent, radiolucent, radiotransparent, roentgenolucent, radiopenetrable.
strah·len·emp·find·lich *adj* radiosensitive.
Strah·len·ex·po·si·ti·on *f radiol.* exposure to radiation, radiation load.
strah·len·för·mig *adj histol.* radial, radiate, actiniform.
Strah·len·heil·kun·de *f* → Strahlenkunde.
Strah·len·ka·ri·es *f* radiation caries, postirradiation dental caries.
Strah·len·ke·gel *m radiol.* cone.
Strah·len·kör·per *m anat.* ciliary body, ciliary apparatus.

Strahlenkrankheit

Strah·len·krank·heit *f radiol., patho.* radiation sickness, radiation illness, radiation syndrome, roentgen intoxication, x-ray sickness.
Strah·len·kun·de *f radiol.* radiology, radiotherapeutics *pl.*
Strah·len·ne·kro·se *f patho.* radiation necrosis.
Strah·len·neu·ri·tis *f neuro.* radioneuritis, radiation neuritis, actinoneuritis.
Strah·len·osteo·ne·kro·se *f* → Strahlungsosteonekrose.
Strah·len·phy·sik *f phys.* radiophysics *pl.*
Strah·len·pilz *m micro.* Actinomyces israelii.
Strah·len·pilz·krank·heit *f epidem.* actinomycosis, actinophytosis.
Strah·len·quel·le *f phys., radiol.* radiation source.
strah·len·re·si·stent *adj patho.* radioresistant.
Strah·len·scha·den *m radiol., patho.* radiation trauma, radiation injury, radiation damage.
Strah·len·schä·di·gung *f* → Strahlenschaden.
Strah·len·schutz *m radiol., phys.* radiation protection.
Strah·len·schutz·pla·ket·te *f radiol.* film badge.
Strah·len·schutz·schür·ze *f* lead apron, leaded apron, leaded protective apron, protective apron.
Strah·len·syn·drom, akutes *nt radiol.* acute radiation syndrome.
Strah·len·the·ra·pie *f radiol.* radiation therapy, radiation treatment, roentgen therapy, ray treatment, radiotherapy, radiation, therapeutic radiation, irradiation, radiotherapeutics *pl*, roentgenotherapy. **durch Strahlentherapie heilbar** radiocurable. **adjuvante Strahlentherapie** adjuvant radiotherapy. **interstitielle Strahlentherapie** interstitial radiation therapy.
strah·len·un·durch·läs·sig *adj radiol.* radiopaque, roentgenopaque, opaque.
Strah·len·un·durch·läs·sig·keit *f radiol.* radiodensity, radiopacity, radio-opacity, opacity, opaqueness.
strah·len·un·emp·find·lich *adj patho.* radioresistant, insensitive to radiation.
Strah·len·ver·bren·nung *f radiol.* radiation burn.
strah·len·ver·seucht *adj phys., radiol.* contaminated with radiation.
Strah·len·ver·seu·chung *f radiol., phys.* radioactive pollution.
strah·lig *adj* → strahlenförmig.
Strah·lung *f anat.* radiation, radiatio; *phys.* radiation, rays *pl.*
γ-**Strahlung** gamma radiation, γ radiation.
elektromagnetische Strahlung electromagnetic radiation.
ionisierende Strahlung ionizing irradiation, ionizing radiation.
Strah·lungs·bio·lo·gie *f bio.* radiobiology, radiation biology.
Strah·lungs·ener·gie *f phys.* radiant energy, radiation energy, -luminous energy.
spezifische Strahlungsenergie irradiation, irradiance, irradiancy.
Strah·lungs·in·ten·si·tät *f phys.* radiant intensity, intensity of radiation, irradiance, irradiancy, irradiation.
Strah·lungs·mes·ser *m phys.* radiometer, roentgenometer.
Strah·lungs·osteo·ne·kro·se *f* post-traumatic bone necrosis, radiation osteonecrosis, osteoradionecrosis.
Strah·lungs·quant *nt phys.* light quantum, quantum, photon.
Straight-wire-Apparat *m* straight-wire appliance, straight-wire fixed orthodontic appliance.
Strang *m, pl* **Strän·ge** *anat.* cord, chord, band, bundle, fascicle, tract, strand, fillet.
Stran·gu·la·ti·ons·ile·us *m chir.* strangulation ileus, strangulated bowel obstruction.
stran·gu·lie·ren *vt patho., forens.* strangle, strangulate.
Stran·gu·lie·rung *f forens.* strangulation.
Stra·pa·ze *f* strain, exertion; trial (*für jdn.* to).
stra·pa·zi·ös *adj* strenuous, exhausting, fatiguing.
streck·bar *adj phys., techn.* stretchable, ductile, extensible, malleable, tensile.
Streck·bar·keit *f phys., techn.* stretchability, ductility, extensibility, malleability.
strecken [k·k] **I** *vt* stretch, stretch out, extend; (*verlängern*) elongate, lengthen; (*verdünnen*) dilute, water down. **II** *vr* **sich strecken** stretch o.s. out, have a stretch.
Strecker [k·k] *m* → Streckmuskel.
Streck·mus·kel *m anat.* extensor, extensor muscle.
Streck·re·flex *m physiol.* extensor reflex.
Streckung [k·k] *f chir., traumat.* extension; traction; *allg.* stretching; (*Verdünnung*) dilution.
Streck·ver·band *m traumat.* extension bandage.
Strei·fen *m* stripe, streak; (*Pflaster*) strip; *anat., histol.* stripe, streak, ribbon, stria, striation, fillet.
Strei·fen·bil·dung *f histol., patho.* striation.
strei·fen·för·mig *adj* striated, striate, striped, streaky.
strei·fig *adj* → streifenförmig.
Strei·fung *f histol.* (*Muskel*) striation.

Strep·to·ba·zil·lus *m micro.* streptobacillus, Streptobacillus.
Streptobazillus des weichen Schankers Ducrey's bacillus, Haemophilus ducreyi.
Strep·to·coc·cus *m micro.* streptococcus, Streptococcus.
Streptococcus erysipelatis → Streptococcus haemolyticus.
Streptococcus haemolyticus Streptococcus pyogenes, Streptococcus erysipelatis, Streptococcus hemolyticus, Streptococcus scarlatinae; group A streptococci.
Streptococcus pneumoniae pneumococcus, pneumonococcus, Diplococcus pneumoniae, Diplococcus lanceolatus, Streptococcus pneumoniae.
Streptococcus pyogenes → Streptococcus haemolyticus.
Streptococcus viridans Streptococcus viridans, Aerococcus viridans; viridans streptococci.
Strep·to·der·mia *f derm.* streptoderma.
Streptodermia cutanea lymphatica erysipelas, St. Anthony's fire, fire, rose, rose disease.
Strep·to·dor·na·se *f micro.* streptococcal deoxyribonuclease, streptodornase.
Strep·to·ki·na·se *f micro., clin.* streptokinase, streptococcal fibrinolysin.
Strep·to·kokk·ämie *f* → Streptokokkensepsis.
Streptokokken der Gruppe A group A streptococci, Streptococcus pyogenes, Streptococcus erysipelatis, Streptococcus hemolyticus, Streptococcus scarlatinae.
Streptokokken der Gruppe N lactic streptococci, group N streptococci.
β-**hämolytische Streptokokken** → beta-hämolytische Streptokokken.
beta-hämolytische Streptokokken beta streptococci, beta-hemolytic streptococci, β-hemolytic streptococci.
gamma-hämolytische Streptokokken → nicht-hämolysierende Streptokokken.
hämolytische Streptokokken hemolytic streptococci.
nicht-hämolysierende Streptokokken anhemolytic streptococci, gamma streptococci, gamma-hemolytic streptococci, indifferent streptococci, nonhemolytic streptococci.
vergrünende Streptokokken → viridans Streptokokken.
viridans Streptokokken viridans streptococci, Streptococcus viridans, Aerococcus viridans.
Strep·to·kok·ken·an·gi·na *f HNO* epidemic streptococcal sore throat, septic sore throat, streptococcal sore throat, streptococcal tonsillitis.
Streptokokken-Desoxyribonuclease *f* → Streptodornase.
Strep·to·kok·ken·gan·grän *f patho.* streptococcal gangrene.
Strep·to·kok·ken·gin·gi·vi·tis *f* streptococcal gingivitis.
Strep·to·kok·ken·gin·gi·vo·sto·ma·ti·tis *f* streptococcal gingivostomatitis.
Strep·to·kok·ken·in·fek·ti·on *f epidem.* streptococcal infection, streptococcosis.
Strep·to·kok·ken·pha·ryn·gi·tis *f* → Streptokokkenangina.
Strep·to·kok·ken·sep·sis *f patho.* streptosepticemia, streptococcemia, strepticemia.
Strep·to·kok·ken·sto·ma·ti·tis, akute *f* acute streptococcal stomatitis.
Strep·to·kok·ko·se *f* → Streptokokkeninfektion.
Strep·to·kok·kus *m* → Streptococcus.
Strep·to·ly·sin *nt micro., immun.* streptolysin, streptococcolysin, streptohemolysin.
Strep·to·my·ces *m micro.* streptomycete, streptomyces, Streptomyces.
Streptomyces-Infektion *f* → Streptomykose.
Strep·to·my·cin *nt pharm.* streptomycin.
Strep·to·my·ko·se *f epidem.* streptomycosis.
Strep·to·my·zet *m* → Streptomyces.
Streß *m patho., psycho.* stress; (*a. fig.*) strain, tension, pressure.
Stress *m* → Streß.
Streß·brea·ker *m* stress breaker, stress-breaker.
Streß·bruch *m traumat.* fatigue fracture, stress fracture.
Streß·dia·be·tes *m endo.* hyperglycemia of injury, stress diabetes.
stres·sen *vt* stress, put under stress, strain.
Streß·fak·tor *m patho.* stressor.
Streß·frak·tur *f traumat.* fatigue fracture, stress fracture.
Streß·leu·ko·zy·to·se *f hema.* emotional leukocytosis.
Stres·sor *m patho.* stressor.
Streß·re·ak·ti·on *f physiol., patho.* stress reaction.
akute Streßreaktion acute situational reaction, acute stress reaction, transient situational disturbance.
Streß·ul·kus *nt patho.* stress ulcer, stress ulceration.

streu·en *vt* spread; *phys.* (*Licht*) scatter, disperse; *patho.* spread, disseminate.
Streu·licht *nt* diffuse light, stray light, scattered light.
Streu·pul·ver *nt pharm.* dusting powder, epipastic.
Streu·strah·len·blen·de *f radiol.* grid.
Streu·strah·len·ra·ster *nt radiol.* Bucky's diaphragm, Bucky-Potter diaphragm, Potter-Bucky diaphragm, Potter-Bucky grid.
Streu·strah·lung *f phys., radiol.* scattered rays, scattered radiation.
Streu·ung *f mathe., stat.* spread, dispersion; *patho.* dissemination, spread; *phys.* scattering, scatter, (*Licht*) diffusion.
Streu·ungs·brei·te *f stat.* range.
Streu·ungs·lin·se *f opt.* concave lens, diverging lens, minus lens.
Stria *f, pl* **Striae** *anat.* stria, striation, stripe, band, streak, line.
stri·är *adj histol.* striated, striate, striped.
Stria·tum *nt anat.* striatum, striate body.
stri·cheln *vt micro.* (*Kultur*) streak.
Strich·kul·tur *f micro.* streak culture.
Stri·dor *m HNO, patho.* stridor.
   Stridor laryngealis laryngeal stridor.
   exspiratorischer Stridor expiratory stridor.
   inspiratorischer Stridor inspiratory stridor.
stri·do·rös *adj HNO, patho.* stridulous.
stri·du·lös *adj HNO, patho.* stridulous.
Strie·me *f* mark, streak, vibex, stripe; *derm.* welt, wale, wheal.
Strie·men *m* → Strieme.
Strik·tur *f patho.* stricture, narrowing, stenosis, coarctation, constriction.
   funktionelle Striktur → spastische Striktur.
   narbige Striktur scar stricture.
   spastische Striktur functional stricture, temporary stricture, spastic stricture, spasmodic stricture.
Strip *m* (*Pflaster*) adhesive strip, strip.
Strip·pen *nt* tooth stripping.
Strip·ping *nt* tooth stripping.
Stro·bo·skop *nt phys.* stroboscope, zoescope.
Stro·bo·sko·pie *f* stroboscopy.
Strom- *pref.* electric, electrical; current, flow.
Strom *m, pl* **Strö·me** (*a. fig.*) flow, current, stream; *electr.* current, electric current, electricity, power.
   elektrischer Strom electric current.
   faradischer Strom induced current, faradic current, faradism.
   galvanischer Strom galvanic current, galvanic electricity, galvanism.
Stro·ma *nt, pl* **Stro·ma·ta, Stro·mas** *anat.* stroma, framework.
Strom·dich·te *f electr.* flux density, current density, flux.
strö·men *vi* flow, stream, run.
Strom·er·zeu·ger *m* electric generator.
Strom·fluß *m electr.* flow.
Strom·mes·ser *m phys.* fluxmeter; *electr.* ammeter.
Strom·schlag *m patho.* electric shock.
Strom·stär·ke *f electr.* amperage; *phys.* intensity, intenseness, strength, current intensity.
Strom·stär·ke·mes·ser *m phys.* fluxmeter; *electr.* ammeter.
Strom·stoß *m phys., electr.* impulse, current pulse, burst; *patho.* electric shock.
Strö·mung *f phys.* current, stream, flow; *electr.* flux.
   laminare Strömung *phys.* laminar flow.
Strom·wech·sel *m electr.* alternation (of current).
Stron·gy·loi·des *m micro.* threadworm, Strongyloides.
Stron·gy·lo·sis *f epidem.* strongylosis, strongyliasis.
Stron·gy·lus *m micro.* palisade worm, strongylid, strongylus, Strongylus.
Strongylus-Infektion *f* → Strongylosis.
Stro·pho·ze·pha·lus *m embryo.* strophocephalus.
stru·del·ar·tig *adj anat.* vorticose, vortical.
Struktur- *pref.* structural, textural, constitutional.
Struk·tur *f* structure, texture, framework, frame, make, make-up; *anat., histol.* structure, histology, make, make-up, constitution, architecture, architectonics *pl*; *chem.* structure, configuration, conformation; composition; (*Krankheitsverlauf*) pattern.
   Prothesen-tragende Struktur denture-supporting structure.
Struk·tur·ano·ma·lie *f genet.* structural chromosome abnormality, structural abnormality.
struk·tu·rell *adj* structural.
Struk·tur·fett *nt histol.* structural fat.
Struk·tur·gen *nt genet.* structural gene.
struk·tu·rie·ren *vt* structure.
struk·tur·los *adj histol.* without structure, amorphous, unorganized, structureless.

Stru·ma *f, pl* **Stru·men, Stru·mae** *endo.* goiter, goitre, thyrocele, struma.
stru·mi·gen *adj endo.* goitrogenic, goitrogenous.
Stru·mi·tis *f endo.* strumitis; thyroiditis.
Strümpell-Krankheit *f neuro.* Strümpell's disease, acute primary hemorrhagic meningoencephalitis, acute epidemic leukoencephalitis.
ST-Segment *nt physiol.* (*EKG*) ST segment.
ST-Strecke *f physiol.* (*EKG*) ST segment.
Stuart-Artikulator *m* Stuart articulator.
Stuart-Prower-Faktor *m hema.* Stuart-Prower factor, Prower factor, Stuart factor, autoprothrombin C, factor X.
Stück *nt* piece, portion, part; fragment.
Stuck·gips *m* hemihydrate crystal, gypsum hemihydrate, dried gypsum.
Stu·die *f* study (*über* of, in); trial.
   klinische Studie clinical study, clinical trial.
Stu·di·en·ab·schnitt, klinischer *m* clinical medicine.
   vorklinischer Studienabschnitt preclinical medicine.
Stu·di·en·fach *nt* subject, study.
Stu·die·ren *nt* study, studying.
Stu·dier·mo·dell *nt* diagnostic cast, study model, study cast, preextraction cast, preoperative cast.
Stu·di·um *nt* study, studies *pl*.
Stu·fen·ver·senk·boh·rer *m* end-cutting bur, end-cutting fissure bur.
Stuhl *m* 1. bowel movement, bowel evacuation, ordure, eccrisis, diachorema, dejection, evacuation, motion, movement; feces, stool, fecal matter, excrement. 2. chair.
Stuhl·er·wei·chungs·mit·tel *nt pharm.* fecal softener.
Stuhl·fre·quenz *f clin.* bowel habits *pl*.
Stuhl·gang *m* bowel movement, bowel evacuation, ordure, eccrisis, diachorema, dejection, evacuation, motion, movement; stool, feces, fecal matter, excrement.
Stuhl·ge·wohn·hei·ten *pl clin.* bowel habits.
stumm *adj* dumb, mute; (*sprachlos*) voiceless, silent, speechless.
Stum·me *m/f* mute, mute person, dumb person.
Stum·mel *m* end, stump, stub.
Stumm·heit *f* dumbness, muteness.
Stumpf *m, pl* **Stümp·fe** *traumat., dent.* stump; stub.
stumpf *adj* (*Messer*) dull, blunt; (*Farbe*) dull; (*Augen, Farbe*) dead; *psycho., neuro.* torpid, torpent, impassive, dull, aphathetic, lethargical, lethargic, obtuse; insensitive, insensible.
Stun·de *f* hour. **alle zwei Stunden** two-hourly, every two hours, every other hour. **alle vier Stunden** at four-hourly intervals.
24-Stunden-Rhythmus *m physiol., bio.* circadian rhythm.
Sturge-Weber-Krankheit *f patho.* Sturge-Weber syndrome, Sturge-Weber disease, Sturge's syndrome, Sturge's disease, Sturge-Kalischer-Weber syndrome, Weber's disease, encephalofacial angiomatosis, encephalotrigeminal angiomatosis.
Sturz *m, pl* **Stür·ze** (*a. traumat.*) fall; (*Fieber*) fall, drop.
stür·zen *vi* fall, fall over, have a fall.
Stütz·band *nt anat.* suspensory ligament.
Stüt·ze *f,* (*für Stüt·zen* support; (*für Kopf etc.*) rest; aid, help (*für* to).
Stütz·ele·ment *nt* occlusal rest bar.
Stütz·ge·we·be *nt histol.* supporting tissue.
Stütz·höcker [k·k] *pl* supporting cusps.
Stütz·kno·chen·bil·dung *f* buttressing bone formation.
   periphere Stützknochenbildung peripheral buttressing bone formation.
   zentrale Stützknochenbildung central buttressing bone formation.
Stütz·kor·sett *nt traumat.* corset, support corset.
Stütz·punkt *m phys.* fulcrum.
Stütz·stift *m* bearing device.
   zentraler Stützstift central-bearing device.
Stütz·strumpf *m clin.* elastic stocking.
Stütz·ver·band *m traumat.* cast.
Stütz·werk *nt* (*a. techn., histol., bio.*) framework.
Stütz·zel·len *pl histol.* 1. supporting cells, sustentacular cells. 2. Sertoli's cells, nurse cells, nursing cells, foot cells.
Sty·lo·glos·sus *m anat.* styloglossus muscle.
sty·lo·hyo·id *adj anat.* pertaining to styloid process and hyoid bone, stylohyal, stylohyoid.
Sty·lo·hyo·ide·us *m anat.* stylohyoideus (muscle), stylohyoid muscle.
sty·lo·id *adj anat.* peg-shaped, styloid, styliform.
Sty·lo·idi·tis *f patho.* inflammation of a styloid process, styloiditis.
Sty·lo·id·syn·drom *nt* Eagle's syndrome, hyoid syndrome, stylohyoid syndrome, styloid syndrome, styloid process syndrome.
Sty·lus *m, pl* **Sty·li** *pharm.* stylus.
Styp·sis *f* stypsis, hemostasis, hemostasia.

Styp·ti·kum nt, pl **Styp·ti·ka** styptic, staltic, hematostatic, hemostatic, hemostyptic, antihemorrhagic, anthemorrhagic.
styp·tisch adj arresting hemorrhage, styptic, staltic, hematostatic, hemostatic, hemostyptic, antihemorrhagic, anthemorrhagic.
Sub- pref. sub-, infra-.
sub·akut adj clin., patho. subacute.
Sub·arach·noi·dal·blu·tung f neuro. subarachnoid hemorrhage, subarachnoid bleeding.
sub·chon·dral adj anat. subcartilaginous, subchondral.
sub·chro·nisch adj clin., patho. subchronic.
Subclavian-Steal-Syndrom nt card. subclavian steal, subclavian steal syndrome.
sub·den·tal adj beneath the teeth, subdental.
sub·du·ral adj anat. subdural.
Sub·du·ral·blu·tung f neuro. subdural hemorrhage, subdural bleeding.
Sub·du·ral·hä·ma·tom nt neuro. subdural hematoma.
Sub·du·ral·raum m anat. subdural cavity, subdural space.
Sub·du·ral·spalt m → Subduralraum.
sub·epi·the·li·al adj histol. beneath the epithelium, subepithelial.
sub·fe·bril adj clin. subfebrile.
sub·gin·gi·val adj beneath the gingiva, subgingival.
Su·bi·cu·lum nt, pl **Su·bi·cu·la** anat. subiculum.
sub·ik·te·risch adj clin., patho. subicteric, slightly jaundiced.
Sub·im·plan·tat·mem·bran f subimplant membrane.
Sub·in·fek·ti·on f clin., epidem. subinfection.
sub·in·ti·mal adj histol. beneath the intima, subintimal.
sub·kap·su·lär adj anat. below a capsule, subcapsular.
sub·kar·ti·la·gi·när adj anat. beneath a cartilage, subcartilaginous.
Subklavia-Anzapfsyndrom nt card. subclavian steal, subclavian steal syndrome.
sub·kla·vi·ku·lär adj anat. subclavian, subclavicular, infraclavicular.
sub·kli·nisch adj clin. without clinical manifestations, subclinical.
sub·kor·ti·kal adj histol. beneath a cortex, subcortical, infracortical.
sub·kra·ni·al adj anat. below the cranium, subcranial.
Sub·kul·tur f **1.** micro. subculture. **2.** socio. subculture.
sub·ku·tan adj histol. beneath the skin, subcutaneous, hypodermal, hypodermatic, hypodermic.
Sub·ku·tan·ge·we·be nt histol. subcutaneous tissue.
Sub·ku·tan·naht f chir. subcutaneous suture.
Sub·ku·tis f anat. subcutis, hypoderm, hypoderma, hypodermis, superficial fascia, subcutaneous fascia.
sub·la·bi·al adj sublabial.
Sub·la·tio f patho. sublation, detachment, elevation.
sub·le·thal adj patho. sublethal.
Sub·li·mat nt chem. **1.** sublimate. **2.** sublimate, mercury bichloride, mercuric chloride, mercury perchloride.
Sub·li·mat·ne·phro·se f patho. mercury bichloride nephrosis.
sub·li·mi·nal adj physiol. below the limen, subliminal.
sub·lin·gu·al adj anat. beneath the tongue, sublingual, subglossal, hypoglossal.
Sub·lin·gu·al·bü·gel m sublingual bar.
Sub·lin·gua·lis·spei·chel m histol. sublingual saliva.
Sub·lin·gu·al·lo·ge f sublingual space.
Sub·lin·gu·al·tem·pe·ra·tur f clin. oral temperature, sublingual temperature.
Sub·lu·xa·tio f → Subluxation.
Sub·lu·xa·ti·on f traumat. partial dislocation, incomplete dislocation, subluxation, semiluxation.
Subluxation des Kiefergelenks temporomandibular joint subluxation.
sub·lu·xie·ren vt traumat. subluxate.
sub·man·di·bu·lär adj anat. below the mandible, inframandibular, submandibular.
Sub·man·di·bu·la·ris·spei·chel m histol. submandibular saliva, submaxillary saliva.
Sub·man·di·bu·lar·lo·ge f submandibular space.
sub·mar·gi·nal adj anat. submarginal, inframarginal.
sub·ma·xil·lär adj anat. beneath the maxilla, inframaxillary, submaxillary.
sub·me·di·al adj submedial, submedian.
sub·men·tal adj anat. below the chin, submental.
Sub·men·tal·fi·stel f submental fistula.
Sub·mer·si·on f submergence, submersion.
sub·mi·kro·sko·pisch adj submicroscopic, submicroscopical, ultramicroscopic, ultravisible, amicroscopic.
sub·mu·kös adj anat. beneath a mucous membrane, submucosal, submucous.

Sub·mu·ko·sa f anat. submucous layer, submucosa, submucosal coat, submucous coat, submucous membrane.
sub·nar·ko·tisch adj anes., pharm. subnarcotic, slightly narcotic.
sub·neu·ral adj histol. beneath a nerve, subneural.
sub·nu·kle·ar adj phys. infranuclear.
sub·nu·kle·är adj → subnuklear.
sub·odon·to·bla·stal adj subdentinoblastic.
sub·ok·klu·sal adj subocclusal.
sub·ok·zi·pi·tal adj anat. below the occiput, suboccipital.
Sub·ok·zi·pi·tal·punk·ti·on f neuro. cranial puncture, cisternal puncture, suboccipital puncture, intracisternal puncture.
sub·or·bi·tal adj anat. below the orbit, suborbital, infraorbital.
sub·pa·tel·lar adj anat. below the patella, subpatellar, infrapatellar.
sub·pe·ri·ostal adj histol. beneath the periosteum, subperiosteal.
sub·phre·nisch adj beneath the diaphragm, subphrenic, hypodiaphragmatic, hypophrenic, infradiaphragmatic, subdiaphragmatic.
Sub·scrip·tio f pharm. subscription.
sub·se·rös adj histol. beneath a serous membrane, subserous, subserosal.
Sub·se·ro·sa f subserosa, subserous coat, subserous layer.
sub·skle·ral adj histol. beneath the sclera, subscleral, subsclerotic, hyposcleral.
Sub·spe·zia·li·tät f subspecialty.
Sub·spe·zi·es f bio. subspecies; variety, race.
Sub·stan·tia f, pl **Sub·stan·tiae** anat. substance, substantia, matter, stuff, material.
Substantia adamantina enamel, enamelum, dental enamel, adamantine substance of tooth, adamantine layer.
Substantia eburnea dentin, proper substance of tooth, intertubular substance of tooth, ivory, ivory membrane, ivory substance, membrana eboris of Kölliker, dentinum, ebur dentis, substantia dentalis propria, substantia eburnea, substantia fundamentalis dentis.
Substantia praeformativa predentin, predential zone, predentin zone.
Sub·stanz f (a. anat., histol.) substance, mass, material, matter; chem., phys. substance, body.
graue Substanz anat. gray, gray matter, gray substance, nonmyelinated matter, nonmyelinated substance, cinerea.
grenzflächenaktive Substanz → oberflächenaktive Substanz.
oberflächenaktive Substanz phys., chem. surface-active agent, surfactant.
psychotrope Substanzen pharm. psychoactive drugs, psychotropic drugs, psychoactive substances.
Sub·stanz·ab·hän·gig·keit f psychia. dependence, dependance, substance dependence, psychoactive substance dependence.
sub·ster·nal adj beneath the sternum, substernal, infrasternal.
Sub·sti·tu·ie·rung f → Substitution.
Sub·sti·tu·ti·on f clin., endo. substitution; chem. substitution; psycho. substitution.
Sub·strat nt biochem. substrate.
sub·tem·po·ral adj anat. beneath the temple, subtemporal.
sub·te·ta·nisch adj physiol. subtetanic.
sub·til adj subtle, subtile.
sub·to·tal adj chir. subtotal.
Suc·ce·da·ne·um nt pharm. succedaneum, substitute.
Suc·ci·nyl·cho·lin nt pharm., anes. succinylcholine, suxamethonium.
Sucht f, pl **Süch·te** psycho. craving (nach for), obsession (nach with); pharm., psychia. addiction (nach to), dependence, dependance, habit.
Sucht·ab·hän·gi·ge m/f addict, dependent, dependant.
sucht·er·zeu·gend adj habit-forming, addictive.
Sucht·test m clin. screening, screening test.
süch·tig adj addicted (von to).
Süch·ti·ge m/f addict, dependent, dependant.
Süch·tig·keit f → Sucht.
Su·cros·uria f patho. sucrosuria, saccharosuria.
Su·da·men nt derm. **1.** sudamen. **2. Sudamina** pl sudamina, crystal rash, miliaria crystallina.
Su·dan nt histol. Sudan.
Su·dan·farb·stoff m histol. Sudan.
Su·da·ri·um nt clin. sweat bath, sudarium.
sudden infant death syndrome (nt) ped. cot death, crib death, sudden infant death syndrome.
su·do·mo·to·risch adj physiol. sudomotor.
Su·dor m physiol. sweat, sudor, perspiration.
su·do·ri·fer adj causing sweat, sudoriferous.
Su·do·ri·fe·rum nt, pl **Su·do·ri·fe·ra** pharm. sudorific, diaphoretic.
Suf·fo·ca·tio f → Suffokation.

Suf·fo·ka·ti·on *f forens.* suffocation.
Suf·fu·sio *f* → Suffusion.
Suf·fu·si·on *f patho.* suffusion.
Sug·gil·la·tio *f* → Suggillation.
Sug·gil·la·ti·on *f patho.* **1.** suggillation, ecchymosis, bruise. **2.** postmortem lividity, postmortem hypostasis, postmortem livedo, postmortem suggillation, livor mortis, livor.
Sui·zid *m/nt forens.* suicide, voluntary death.
sui·zi·dal *adj forens.* suicidal, self-destructive.
suk·ze·dan *adj* succedaneous.
suk·zes·siv *adj* successive; consecutive.
Sul·cus *m, pl* **Sul·ci** *anat.* sulcus, groove, furrow, trench, depression.
Sulf·anil·amid *nt pharm.* sulfanilamide.
Sul·fat *nt chem.* sulfate.
Sul·fin·säu·re *f* sulfinic acid.
Sul·fon·amid *nt pharm.* sulfonamide.
Sul·kus *m* → Sulcus.
Sul·kus·epi·thel *nt* sulcal epithelium, sulcular epithelium.
Sul·kus·tu·mor, apikaler *m pulmo.* Pancoast's tumor, superior sulcus tumor, superior pulmonary sulcus tumor, pulmonary sulcus tumor.
Sum·ma·ti·on *f physiol.* summation.
Sum·ma·ti·ons·ef·fekt *m physiol.* summation effect, additive effect.
Sum·mie·rung *f physiol.* summation.
Sumpf·fie·ber *nt epidem.* **1.** malaria, malarial fever, jungle fever, paludal fever, swamp fever, marsh fever. **2.** marsh fever, ague fever, swamp fever, mud fever, autumn fever, field fever, slime fever, seven-day fever, ague.
Super- *pref.* super-, hyper-.
Su·per·ci·li·um *nt anat.* **I** supercilium, eyebrow. **II Supercilia** *pl* hairs of eyebrow, eyebrow.
su·per·fi·zi·ell *adj* superficial.
Su·per·in·fek·ti·on *f epidem.* superinfection.
su·per·in·fi·ziert *adj epidem.* superinfected.
su·pe·ri·or *adj anat.* superior.
Su·per·nu·me·rar *m genet.* supernumerary.
Su·per·oxid *nt chem.* superoxide, hyperoxide.
su·per·po·nie·ren *vt mathe., phys.* superpose.
Su·per·po·si·ti·on *f mathe., phys.* superposition.
Su·per·se·kre·ti·on *f patho.* supersecretion, hypersecretion.
Su·per·volt·the·ra·pie *f radiol.* supervoltage radiotherapy.
Su·pi·na·ti·on *f* supination.
Su·pi·na·tor *m anat.* supinator, supinator muscle.
su·pi·nie·ren *vt* supinate.
su·pi·niert *adj* supine.
Sup·ple·men·tär·zäh·ne *pl* supernumerary teeth.
Sup·po·si·to·ri·um *nt, pl* **Sup·po·si·to·ri·en** *pharm.* suppository.
Sup·pres·si·on *f* (*a. Gefühle*) suppression.
Sup·pres·si·ons·mu·ta·ti·on *f genet.* suppression mutation, suppression.
Sup·pres·sor *m biochem., pharm.* suppressant, suppressor.
Sup·pres·sor·mu·ta·ti·on *f genet.* suppression mutation, suppression.
Sup·pu·ra·tio *f* → Suppuration.
Sup·pu·ra·ti·on *f patho.* pus formation, suppuration, pyopoiesis, pyesis, pyogenesis, pyosis.
sup·pu·ra·tiv *adj patho.* pus-forming, purulent, suppurative.
Supra- *pref.* above, over, supra-.
su·pra·buk·kal *adj* suprabuccal.
Su·pra·duk·ti·on *f physiol.* (*Auge*) supraduction, sursumduction.
su·pra·du·ral *adj anat.* epidural.
su·pra·gin·gi·val *adj* supragingival.
su·pra·kla·vi·ku·lär *adj* above the clavicle, supraclavicular.
su·pra·kon·dy·lär *adj* above a condyle, supracondylar, supracondyloid.
su·pra·la·bi·al *adj* supralabial.
su·pra·ma·xil·lär *adj* supramaxillary.
su·pra·nu·kle·är *adj* supranuclear.
Su·pra·ok·klu·si·on *f* supraocclusion, supraclusion, overeruption.
su·pra·or·bi·tal *adj* above the orbit, supraorbital.
Su·pra·or·bi·tal·ar·te·rie *f anat.* supraorbital artery.
Su·pra·or·bi·ta·lis *m anat.* supraorbital nerve.
Su·pra·or·bi·tal·ve·ne *f anat.* supraorbital vein.
su·pra·re·nal *adj* above the kidney, suprarenal.
su·pra·ster·nal *adj* above the sternum, suprasternal, episternal.
Su·pra·struk·tur·ge·rüst *nt* superstructure frame, implant superstructure frame.
su·pra·ten·to·ri·al *adj* above the tentorium, supratentorial.
Su·pra·troch·lea·ris *m anat.* supratrochlear nerve.
su·pra·val·vu·lär *adj* above a valve, supravalvular, supravalva.
Su·ra *f anat.* calf, sural region, sura.
Su·ra·lis *m anat.* sural nerve.
Suralis-Transplantat *nt* sural nerve graft.
Sur·di·tas *f* deafness, surdity, surditas.
Sur·do·mu·ti·tas *f* deaf-muteness, deaf-mutism, surdimutism, surdimutitis.
Sur·fac·tant *nt* → Surfactant-Faktor.
Surfactant-Faktor *m* (*Lunge*) surfactant, surfactant factor.
Sur·ro·gat *nt* substitute, surrogate (*für* of, for).
Sus·pen·si·on *f chem.* suspension, coarse dispersion; *ortho.* suspension.
Sus·pen·si·ons·kol·lo·id *nt* → Suspensoid.
Sus·pen·so·id *nt chem.* suspension colloid, suspensoid.
Sus·pen·so·ri·um *nt anat., clin.* suspensory.
 Suspensorium scroti suspensory bandage.
süß *adj* sweet, sugary, sugared, saccharine.
Sü·ße *f* sweetness, sweet taste.
sü·ßen *vt* sweeten, sugar, saccharify, edulcorate.
süß·lich *adj* sweet, sweetish.
Süß·stoff *m* sweetener, sweetening.
sus·zep·ti·bel *adj* susceptible (*für* to).
Sus·zep·ti·bi·li·tät *f* susceptibility (*für* to).
Sutton-Nävus *m derm.* Sutton's nevus, Sutton's disease, halo nevus.
Su·tu·ra *f, pl* **Su·tu·rae** *anat.* suture, sutura, bony suture, suture joint.
Su·xa·me·tho·ni·um *nt pharm., anes.* suxamethonium, succinylcholine.
Sweet-Syndrom *nt derm.* Sweet's disease, Sweet's syndrome, acute neutrophilic dermatosis, acute febrile neutrophilic dermatosis.
Swift-Syndrom *nt derm.* Swift's disease, Swift-Feer disease, Feer's disease, Bilderbeck's disease, Selter's disease, acrodynia, acrodynic erythema, dermatopolyneuritis, epidemic erythema, erythredema, erythredema polyneuropathy, pinkdisease, erythrodermatoneurosis.
Sy·co·sis *f derm.* sycosis, ficosis, mentagra.
Sydenham-Chorea *f neuro.* Sydenham's chorea, acute chorea, rheumatic chorea, simple chorea, juvenile chorea, St. Anthony's dance, St. Guy's dance, St. John's dance, St. Vitus' dance.
Sy·ko·se *f derm.* ficosis, sycosis, mentagra.
Sym·bi·ont *m bio., micro.* symbiont, symbion, symbiote.
Sym·bol *nt* symbol, sign.
Sym·me·lie *f embryo.* symmelia.
 monopodale Symmelie monopodia.
Sym·me·trie *f* symmetry.
Sympathiko- *pref.* sympathetic, sympathic, orthosympathetic, sympath(o)-, sympathetico-, sympathic(o)-.
Sym·pa·thi·ko·bla·stom *nt* → Sympathoblastom.
Sym·pa·thi·ko·go·ni·om *nt* → Sympathoblastom.
Sym·pa·thi·ko·mi·me·ti·kum *nt, pl* **Sym·pa·thi·ko·mi·me·ti·ka** *pharm.* sympathomimetic, sympatheticomimetic, sympathicomimetic, adrenergic, adrenomimetic.
sym·pa·thi·ko·mi·me·tisch *adj physiol., pharm.* sympathomimetic, sympatheticomimetic, sympathicomimetic, adrenergic, adrenomimetic.
Sym·pa·thi·kus *m anat.* sympathetic nervous system, sympathicus, thoracolumbar system, thoracicolumbar division of autonomic nervous system, thoracolumbar division of autonomic nervous system.
Sym·pa·thi·kus·blocka·de [k·k] *f anes.* sympathetic block.
Sym·pa·thi·kus·gan·gli·on *nt anat.* sympathetic ganglion.
Sym·pa·thi·kus·to·nus *m physiol.* sympathetic tone.
sym·pa·thisch *adj* **1.** *physiol.* pertaining to the sympathetic nervous system, sympathetic, sympathic, orthosympathetic. **2.** *allg.* likeable, nice.
Sym·pa·tho·bla·stom *nt patho.* sympathoblastoma, sympathetoblastoma, sympathicoblastoma, sympathicogonioma, sympathogonioma.
Sym·pa·tho·go·ni·om *nt* → Sympathoblastom.
Sym·pa·tho·ly·ti·kum *nt, pl* **Sym·pa·tho·ly·ti·ka** *pharm.* sympatholytic, sympathicolytic, sympathoparalytic, adrenolytic, antiadrenergic, antisympathetic.
sym·pa·tho·ly·tisch *adj physiol., pharm.* sympatholytic, sympathicolytic, sympathoparalytic, antisympathetic, adrenolytic, antiadrenergic.
Sym·pa·tho·mi·me·ti·kum *nt, pl* **Sym·pa·tho·mi·me·ti·ka** → Sympathikomimetikum.
Sym·phy·se *f anat.* symphysis, fibrocartilaginous articulation, fibrocartilaginous joint.
Sym·phy·sen·frak·tur *f* mandibular symphysis fracture.

Sym·plas·ma *nt histol.* symplasm, symplast.
Sym·ptom *nt clin.* symptom, sign (*für, von* of); complaint, diagnostic, manifestation, phenomenon, stigma.
   führendes Symptom chief complaint.
   objektives Symptom objective symptom, phenomenon.
   sekundäres Symptom deuteropathy.
   subjektives Symptom subjective symptom.
   transientes Symptom transient.
   zusätzliches Symptom deuteropathy.
sym·ptom·arm *adj clin.* without symptoms, asymptomatic, inapparent.
Sym·pto·ma·tik *f* **1.** *clin.* symptomatology. **2..** → Symptomatologie.
sym·pto·ma·tisch *adj* symptomatic, symptomatical, endeictic, characteristic (*für* of).
Sym·pto·ma·to·lo·gie *f* symptomatology, semiology, semeiology, semeiotics *pl.*
Sym·pto·men·kom·plex *m clin., patho.* symptom complex; syndrome.
   postthrombotischer Symptomenkomplex postphlebitic syndrome, post-thrombotic syndrome.
sym·ptom·los *adj clin.* without symptoms, asymptomatic, inapparent.
Sym·ptom·mil·de·rung *f clin.* palliation.
Sym·ptom·tri·as *f clin.* triad of symptoms.
Syn·ap·se *f physiol., histol.* synapse.
   bioelektrische Synapse electrical synapse, bioelectrical synapse.
   chemische Synapse chemical synapse.
   elektrische Synapse electrical synapse, bioelectrical synapse.
   inhibitorische Synapse inhibitory synapse.
Syn·chon·dro·se *f anat.* synchondrosis, synchondrodial joint.
syn·chron *adj* synchronous, homochronous (*mit* with).
Syn·chron·de·fi·bril·la·ti·on *f card.* electroversion.
Syn·chro·ni·sa·ti·on *f* synchronism, synchronia, synchrony.
syn·chro·ni·sie·ren *vt* synchronize (*mit* with).
Syn·chro·nis·mus *m* synchronism, synchronia, synchrony.
Syn·cy·ti·um *nt histol.* syncytium.
Syn·des·mo·sis *f anat.* syndesmosis, synneurosis, syndesmodial joint, syndesmotic joint.
Syn·drom *nt clin., patho.* syndrome, symptom complex.
   Syndrom der geschlagenen Eltern battered parents syndrome.
   Syndrom des geschlagenen Kindes battered child syndrome.
   Syndrom der inadäquaten ADH-Sekretion syndrome of inappropriate antidiuretic hormone.
   Syndrom der leeren Sella *radiol.* empty sella syndrome.
   Syndrom des toxischen Schocks toxic shock syndrome.
   Syndrom der verbrühten Haut Lyell's disease, Lyell's syndrome, toxic epidermal necrolysis, toxic bullous epidermolysis, nonstaphylococcal scalded skin syndrome, scalded skin syndrome.
   adrenogenitales Syndrom adrenogenital syndrome, congenital adrenal hyperplasia, congenital virilizing adrenal hyperplasia.
   amnestisches Syndrom amnestic syndrome, amnesic syndrome, amnestic-confabulatory syndrome, amnestic psychosis, dysmnesic psychosis, dysmnesic syndrome.
   anankastisches Syndrom compulsion neurosis, compulsive neurosis, obsessive-compulsive neurosis, obsessional neurosis.
   angio-osteo-hypertrophisches Syndrom Klippel-Trénaunay syndrome, Klippel-Trénaunay-Weber syndrome, angio-osteohypertrophy syndrome.
   aurikulotemporales Syndrom Frey's syndrome, auriculotemporal syndrome, auriculotemporal nerve syndrome, gustatory sweating syndrome.
   chronisches psychoorganisches Syndrom chronic brain syndrome, chronic organic brain syndrome, chronic neuropsychologic disorder.
   dentobronchiales Syndrom Veeneklaas' syndrome, dentopulmonary syndrome.
   dentofaziales Syndrom dentofacial deformity, dentofacial complex, dentofacial dysplasia, Weyers-Fülling syndrome.
   dienzephales Syndrom diencephalic syndrome.
   hämolytisch-urämisches Syndrom Gasser's syndrome, hemolytic-uremic syndrome.
   hepatozerebrales Syndrom hepatic encephalopathy, portal-systemic encephalopathy, portasystemic encephalopathy.
   hyperkinetisches Syndrom des Kindesalters hyperactive child syndrome, minimal brain dysfunction, hyperkinetic syndrome, hyperkinetic reaction, attention-deficit hyperactivity disorder.
   kostochondrales Syndrom costochondral syndrome.
   maxillofaziales Syndrom maxillofacial dysostosis, maxillofacial syndrome.
   maxillonasales Syndrom Binder's syndrome, maxillonasal syndrome, maxillonasal dysostosis.
   meningeales Syndrom meningeal syndrome.
   myeloproliferatives Syndrom myeloproliferative syndrome, myeloproliferative disease.
   nephritisches Syndrom nephritic syndrome.
   nephrotisches Syndrom nephrosis, nephrotic syndrome, Epstein's nephrosis, Epstein's syndrome, dropsical nephritis, hydremic nephritis, hydropigenous nephritis.
   neurokutanes Syndrom phakomatosis, phacomatosis, neurocutaneous syndrome.
   okuloaurikuläres Syndrom → okulo-aurikulo-vertebrales Syndrom.
   okulo-aurikulo-vertebrales Syndrom oculoauriculovertebral dysplasia, oculoauricular dysplasia, mandibulofacial dysostosis with epibulbar dermoids, OAV dysplasia, OAV syndrome, Goldenhar's syndrome.
   okulodentodigitales Syndrom Meyer-Schwickerath and Weyers syndrome, dysplasia oculodentodigitalis syndrome, oculodentodigital dysplasia, oculodentodigital syndrome, oculodentoosseous dysplasia, oculodentoosseous syndrome, ODD dysplasia, ODD syndrome.
   okulokutanes Syndrom Vogt-Koyanagi syndrome, oculocutaneous syndrome, uveocutaneous syndrome.
   okulosaliväres Syndrom oculoglandular syndrome.
   okulovertebrales Syndrom oculovertebral syndrome, Weyers-Thier syndrome, oculovertebral dysplasia.
   okulo-zerebro-renales Syndrom oculocerebrorenal dystrophy, oculocerebrorenal syndrome, Lowe's disease, Lowe's syndrome, Lowe-Terrey-MacLachlan syndrome.
   olfakto-genitales Syndrom Kallmann's syndrome, olfactogenital dysplasia, hypogonadotropic eunuchoidism, hypogonadism with anosmia.
   orofaziodigitales Syndrom Papillon-Léage and Psaume syndrome, orodigitofacial syndrome, orofaciodigital syndrome, oral-facial-digital syndrome, OFD syndrome, orodigitofacial dysostosis.
   otodentales Syndrom otodental dysplasia, otodental syndrome.
   otopalatodigitales Syndrom Taybi's syndrome, otopalatodigital syndrome.
   paraneoplastisches Syndrom paraneoplastic syndrome.
   paranoide Syndrome delusional disorders, delusional paranoid disorders.
   petrosphenoidales Syndrom Jacod's syndrome, petrosphenoidal syndrome.
   postkommotionelles Syndrom post-traumatic brain syndrome, postconcussion syndrome, postconcussional syndrome.
   postthrombotisches Syndrom postphlebitic syndrome, post-thrombotic syndrome.
   posttraumatisches Syndrom post-traumatic syndrome.
   präleukämisches Syndrom *hema.* preleukemia.
   prämenstruelles Syndrom premenstrual tension, premenstrual syndrome, premenstrual tension syndrome.
   psychoorganisches Syndrom organic brain syndrome, organic mental syndrome.
   sinubronchiales Syndrom sinobronchial syndrome, sinopulmonary syndrome, bronchosinusitis, sinobronchitis.
   sinupulmonales Syndrom → sinubronchiales Syndrom.
   stylo-kerato-hyoidales Syndrom Eagle's syndrome, hyoid syndrome, stylohyoid syndrome, styloid syndrome, styloid process syndrome.
   temporomandibuläres Syndrom temporomandibular arthralgia, temporomandibular joint dysfunction, pain dysfunction syndrome, temporomandibular syndrome, temporomandibular joint pain dysfunction syndrome, temporomandibular neuralgia, Costen's syndrome.
   thyreosuprarenales Syndrom Schmidt's syndrome, vagoaccessory syndrome.
   tricho-dento-ossäres Syndrom TDO syndrome, trichodento-osseous syndrome, tricho-dento-osseus syndrome.
   trichorhinophalangeales Syndrom Typ I trichorhinophalangeal dysplasia, trichorhinophalangeal syndrome.
   trichorhinophalangeales Syndrom Typ II Langer-Giedion syndrome, Giedion-Langer syndrome, trichorhinophalangeal dysplasia, trichorhinophalangeal syndrome, trichorhinophalangeal multiple exostoses dysplasia.
   urethro-okulo-synoviales Syndrom Reiter's disease, Reiter's syndrome, Fiessinger-Leroy-Reiter syndrome.
   zerebrohepatorenales Syndrom Zellweger syndrome, cerebrohepatorenal syndrome.
Syn·echie *f patho.* synechia, adhesion.

syn·er·ge·tisch *adj physiol.* working or acting together, synergetic, synergic.
Syn·er·gie *f physiol.* synergy, synergia.
Syn·er·gis·mus *m pharm.* synergism, synergy, synergia.
Syn·er·gist *m physiol., pharm.* synergist.
syn·er·gi·stisch *adj pharm.* pertaining to synergism, acting together, synergistic.
syn·gen *adj immun.* syngeneic, syngenetic; isologous, isogeneic, isogenic.
syn·ge·ne·tisch *adj* → syngen.
Syn·gna·thie *f embryo.* syngnathia.
Syn·ki·ne·se *f physiol.* synkinesis, synkinesia, syncinesis.
Syn·ko·pe *f* syncope, swoon, faint, fainting, swooning, deliquium, ictus.
  vasovagale Synkope vasovagal syncope, vasovagal syndrome, vasovagal attack, Gowers' syndrome, pressure syncope, vagal attack, vasodepressor syncope.
syn·ko·pisch *adj* pertaining to syncope, syncopal, syncopic.
Syn·osto·se *f ortho.* bony ankylosis, true ankylosis, synostosis, synosteosis.
Syn·ov·ek·to·mie *f ortho.* synovectomy, villusectomy.
Syn·ovia *f anat.* synovia, synovial fluid, articular serum, joint oil.
Syn·ovi·al·ek·to·mie *f* → Synovektomie.
Syn·ovi·al·fal·te *f anat.* synovial fold.
Syn·ovia·lis *f anat.* synovium, synovial layer of articular capsule, synovial membrane (of articular capsule).
Syn·ovia·lis·ex·zi·si·on *f* → Synovektomie.
Syn·ovia·lis·re·sek·ti·on *f* → Synovektomie.
Syn·ovia·lis·zel·le *f histol.* synovial cell.
Syn·ovia·li·tis *f* → Synovitis.
Syn·ovia·lom *nt* → Synoviom.
Syn·ovi·al·sar·kom *nt ortho.* synoviosarcoma, synovial sarcoma, synovial cell sarcoma, malignant synovialoma, malignant synoviorna.
Syn·ovi·al·zel·le *f histol.* synovial cell.
Syn·ovi·al·zot·ten *pl histol.* synovial villi, haversian glands, synovial glands, synovial fringes.
Syn·ovi·al·zy·ste *f ortho.* myxoid cyst, synovial cyst.
Syn·ovi·itis *f* → Synovitis.
Syn·ovi·om *nt ortho.* synovioma, synovialoma.
  malignes Synoviom malignant synovialoma, malignant synovioma, synovial sarcoma, synovial cell sarcoma, synoviosarcoma.
Syn·ovio·zyt *m histol.* synoviocyte.
Syn·ovi·tis *f ortho.* inflammation of a synovial membrane, synovitis, arthrosynovitis, arthromeningitis.
Syn·the·se *f chem., bio., chir.* synthesis.
syn·the·tisch *adj* pertaining to synthesis, made by synthesis, synthetic, artificial.
syn·the·ti·sie·ren *vt chem.* synthesize.
Syn·tro·pie *f patho.* syntropy.
Syn·ulo·sis *f* synulosis, cicatrization.
Syn·zy·ti·um *nt, pl* **Syn·zy·ti·en** *histol.* syncytium.
Sy·phi·lid *nt epidem., derm.* syphilid, syphilide, syphiloderm, syphiloderma.
  makulöses Syphilid syphilitic roseola, erythrematous syphilid, macular syphilid.
Sy·phi·lis *f epidem., patho.* syphilis, lues, treponemiasis.
sy·phi·lis·ähn·lich *adj patho.* syphiloid.
sy·phi·lis·ar·tig *adj patho.* syphiloid.
Sy·phi·lis·diag·no·stik *f immun.* tests *pl* for syphilis.
  serologische Syphilisdiagnostik serologic tests for syphilis.
Sy·phi·lis·spi·ro·chä·te *f micro.* Treponema pallidum.
sy·phi·li·tisch *adj patho.* pertaining to or affected with syphilis, luetic, syphilitic, syphilous.
sy·phi·lo·id *adj patho.* syphiloid.
Sy·phi·lom *nt patho.* gumma, gummatous syphilid, luetic granuloma, tuberculous syphilid, nodular syphilid, syphiloma, gummy tumor.
Sy·ring·ade·nom *nt* → Syringoadenom.
Sy·ring·ek·to·mie *f chir.* fistulectomy, syringectomy.
Sy·rin·gi·tis *f HNO* inflammation of the auditory tube, eustachian salpingitis, syringitis, eustachitis.
Syringo- *pref. HNO* salpingian, syring(o)-, salping(o)-; *anat.* syring(o)-.
Sy·rin·go·ade·nom *nt derm., patho.* syringoadenoma, syringadenoma, syringocystadenoma.
Sy·rin·go·cy·sto·ma *nt derm.* syringocystoma, hidrocystoma.
Sy·rin·gom *nt derm.* syringoma, hidradenoma, hidroadenoma, hydradenoma, sweat gland adenoma.
Sy·rin·go·tom *nt chir.* syringotome, fistula knife, fistulatome.
Sy·rin·go·to·mie *f chir.* fistulotomy, syringotomy.
Sy·rin·go·zyst·ade·nom *nt derm.* syringoadenoma, syringadenoma, syringocystadenoma.
Sy·rin·go·zy·stom *nt derm.* syringocystoma, hidrocystoma.
Sy·rinx *f, pl* **Sy·rin·gen 1.** *anat.* syrinx, tube. **2.** *patho.* fistula.
Sy·stem *nt allg., anat., physiol., chem., phys.* system; *anat., physiol.* systema; *techn.* system, network.
  System der transversalen Tubuli system of transverse tubules, transverse system, T system, triad system.
  endokrines System endocrine system, endocrinium.
  extrapyramidal-motorisches System extrapyramidal system, extrapyramidal motor system, extrapyramidal tract, extracorticospinal system, non-pyramidal system, extracorticospinal tract.
  hämopoetisches System hematopoetic system.
  heterogenes System heterogenous system.
  lymphatisches System absorbent system, lymphatic system.
  metrisches System metric system.
  motorisches System motor system.
  muskuläres System muscular system.
  neuroendokrines System neuroendocrine system.
  ökologisches System ecological system, ecosystem.
  parasympathisches System parasympathetic nervous system, craniosacral system, parasympathetic part of autonomic nervous system.
  pyramidal-motorisches System pyramidal system.
  retikuloendotheliales System reticuloendothelial system, reticulohistiocytic system, system of macrophages.
  retikulohistiozytäres System → retikuloendotheliales System.
  selbstschneidendes System self-tapping system.
  somatosensorisches System somatosensory system.
  stomatognathes System stomatognathic system.
  sympathisches System sympathetic nervous system, sympathicus, thoracolumbar system, thoracolumbar division of autonomic nervous system, thoracolumbar division of autonomic nervous system.
  uropoetisches System urinary system, uropoietic system, urinary tract, urinary organs.
Sy·ste·ma·tik *f* systematics *pl.*
sy·ste·ma·tisch *adj* systematic, methodic, methodical; scientific.
Sy·stem·er·kran·kung *f patho.* systemic disease.
Sy·stem·ery·the·ma·to·des *m derm., patho.* systemic lupus erythematosus, disseminated lupus erythematosus, SLE-like syndrome.
sy·ste·misch *adj physiol., patho.* pertaining to a system, pertaining to the body as a whole, systemic.
Sy·stem·my·ko·se *f patho.* deep mycosis, systemic mycosis.
Sy·sto·le *f physiol.* systole, miocardia.
Sy·sto·li·kum *nt, pl* **Sy·sto·li·ka** *card.* systolic bruit, systolic murmur.
sy·sto·lisch *adj physiol.* pertaining to the systole, systolic.
S-Zacke *f physiol. (EKG)* S wave.
Szin·ti·gramm *nt radiol.* scan, scintiscan, scintigram, gammagram.
Szin·ti·gra·phie *f radiol.* scintiscanning, scintillation scanning, scanning, scansion, radioisotope scanning, radionuclide imaging.
szin·ti·gra·phisch *adj radiol.* pertaining to scintigraphy, scintigraphic.
Szin·ti·scan·ner *m radiol.* scintiscanner, scanner, scintillation scanner.
szir·rhös *adj patho.* pertaining to a scirrhus, scirrhous, hard.

T

Ta·bak *m* tobacco.
Ta·bak·pflan·ze *f bio.* tobacco (plant).
Ta·bel·la *f pharm.* tabella.
Ta·bel·le *f* table, chart, schedule, schema, scheme, tabulation. **in eine Tabelle eintragen** table, chart. **in einer Tabelle zusammenstellen** table, tabulate.
Ta·bes *f patho.* tabes, wasting, emaciation.
  Tabes dorsalis posterior sclerosis, posterior spinal sclerosis, tabes, tabes dorsalis, tabetic neurosyphilis, Duchenne's disease.
Ta·bes·zenz *f patho.* tabescence.
Tab·let·te *f pharm.* tablet, tabule; tabella.
Ta·bu·la *f anat.* table, tabula.
Ta·bun *nt chem.* tabun.
Tache *f French derm.* tache, spot, blemish.
Ta·cho·graph *m phys.* tachograph.
Ta·cho·me·ter *nt phys.* tachometer.
Tachy- *pref.* rapid, swift, tachy-.
Ta·chy·ar·rhyth·mie *f card.* cardiac tachyarrhythmia, tachyarrhythmia.
Ta·chy·kar·die *f card.* heart hurry, tachycardia, tachysystole, polycardia.
  atriale Tachykardie atrial tachycardia, auricular tachycardia.
  paroxysmale Tachykardie paroxysmal tachycardia, Bouveret's syndrome, Bouveret's disease.
  supraventrikuläre Tachykardie supraventricular tachycardia.
  ventrikuläre Tachykardie ventricular tachycardia.
Ta·chy·me·ta·bo·lis·mus *m patho.* rapid metabolism, tachymetabolism, tachytrophism.
Ta·chy·pha·gie *f patho.* rapid eating, hasty eating, tachyphagia.
Ta·chy·phy·la·xie *f physiol., pharm.* tachyphylaxis.
Ta·chy·pnoe *f* rapid breathing, tachypnea, polypnea.
Ta·chy·rhyth·mie *f card.* tachyrhythmia.
Tac·tus *m* → Tastsinn.
Tae·nia *f micro.* taenia, tenia, Taenia, Hydatigena.
  Taenia echinococcus hydatid tapeworm, Taenia echinococcus, Echinococcus granulosus.
  Taenia saginata beef tapeworm, hookless tapeworm, African tapeworm, unarmed tapeworm, Taenia saginata, Taenia africana, Taenia inermis, Taenia mediocanellata, Taenia philippina, Taeniarhynchus saginata.
  Taenia solium armed tapeworm, measly tapeworm, pork tapeworm, solitary tapeworm, Taenia solium, Taeniia armata, Taenia cucurbitina, Taenia dentata.
Tae·nia·rhyn·chus sa·gi·na·tus → Taenia saginata.
Tae·nia·sis *f epidem.* taeniasis, teniasis.
Tae·ni·ci·dum *nt pharm.* taeniacide, teniacide, tenicide.
Tae·ni·en·be·fall *m* → Taeniasis.
Tae·ni·zid *nt pharm.* taeniacide, teniacide, tenicide.
tae·ni·zid *adj pharm.* taeniacide, teniacide, tenicide.
ta·fel·för·mig *adj anat.* table-like, tabular, tabulate.
Ta·fel·salz *nt* salt, common salt, table salt.
Tag *m* 1. day. **am nächsten Tag** the day after. **der vorhergehende Tag** the day before. **von Tag zu Tag** from day to day. **jeden zweiten Tag** on alternate days, every other day. 2. (*Tageszeit*) day, daytime. **während des Tages** in the daytime. **Tag und Nacht** night and day. **den ganzen Tag** all day (long). 3. daylight, light.
Tag·blind·heit *f ophthal.* night sight, day blindness, hemeralopia, hemeranopia.
Tages- *pref.* daily, diurnal, daytime.
Ta·ges·do·sis *f pharm.* daily dose.
Ta·ges·kli·nik *f clin.* day hospital.
Ta·ges·lei·stung *f physiol., techn.* daily output.
Ta·ges·licht *nt* daylight, light.
Ta·ges·licht·lam·pe *f* daylamp.
Ta·ges·licht·se·hen *nt physiol., ophthal.* day vision, daylight vision, photopic vision, photopia.

Ta·ges·men·ge *f* (*Urin*) daily output, daily quantity.
ta·ges·rhyth·misch *adj physiol.* circadian, diurnal.
Ta·ges·ryth·mus *m physiol.* diurnal rhythm, circadian rhythm.
Ta·ges·se·hen *nt* → Tageslichtsehen.
ta·ges·zy·klisch *adj physiol.* circadian, diurnal.
täg·lich *adj* day-to-day, daily, diurnal, quotidian. **zweimal täglich** *pharm.* twice a day, bis in die.
tags·über *adv* in the daytime, during the day, diurnal.
Tail·le *f* waist, middle.
Takahara-Krankheit *f patho.* Takahara's disease, acatalasia, acatalasemia.
Takayasu-Syndrom *nt card.* Takayasu's arteritis, Takayasu's disease, Takayasu's syndrome, Martorell's syndrome, pulseless disease, brachiocephalic arteritis, reversed coarctation.
Takt *m* rhythm, beat, measure; cadence, cadency.
tak·til *adj physiol.* pertaining to touch, tactile, tactual, tactilogical, haptic.
Tal·fie·ber *nt epidem.* primary coccidioidomycosis, desert fever, desert rheumatism, San Joaquin Valley fever, valley fever.
Talg- *pref.* sebaceous, seb(o)-, sebi-.
Talg *m histol.* sebum, smegma; *chem., pharm.* tallow, suet.
talg·ar·tig *adj histol.* sebaceous, suety, oily, fatty.
talg·bil·dend *adj histol.* sebiparous, sebiagogic, sebiferous.
Talg·drü·sen *pl histol.* sebaceous glands, oil glands.
  ektopische Talgdrüsen → freie Talgdrüsen.
  freie Talgdrüsen Fordyce's granules, Fordyce's disease, Fordyce's spots.
Talg·drü·sen·nä·vus Jadassohn *m derm.* sebaceous nevus, nevus sebaceus of Jadassohn.
tal·gig *adj* → talgartig.
Talg·re·ten·ti·ons·zy·ste *f derm., patho.* atheromatous cyst, epidermal cyst, epidermoid cyst, epithelial cyst, sebaceous cyst, steatocystoma, steatoma, epidermoid, wen.
Tal·ko·se *f pulmo.* talcosis, talc pneumoconiosis, pulmonary talcosis.
Tal·kum *nt chem., pharm.* talc, talcum, French chalk.
Tal·kum·pneu·mo·ko·nio·se *f* → Talkose.
Talma-Syndrom *nt neuro.* Talma's disease, acquired myotonia.
Ta·lo·kru·ral·ge·lenk *nt anat.* ankle, ankle joint, articulation of ankle, crurotalar articulation, crurotalar joint, mortise joint, talocrural joint, talotibiofibular joint, talocrural articulation, talotibiofibular articulation.
Ta·lus *m anat.* talus, ankle, ankle bone, astragaloid bone, astragalus.
Tam·pon *m* tampon, stype; tent, pack, plug.
Tam·po·na·de *f* tamponade, tamponage.
Tam·po·nie·ren *nt* tamponade, tamponage, tamponing, tamponment.
tam·po·nie·ren *vt* tampon, pack, plug.
tan·gen·ti·al *adj* tangential.
Tangier-Krankheit *f patho.* Tangier disease, familial HDL deficiency, familial high density lipoprotein deficiency, α-lipoproteinemia, analphalipoproteinemia.
Tä·nie *f anat.* taenia, tenia, band.
Tank·re·spi·ra·tor *m anes., IC* iron lung.
Tan·tal·schrau·be *f* → Tantalschraubenimplantat.
Tan·tal·schrau·ben·im·plan·tat *nt* helicoid endosseous implant.
T-Antigen *nt* 1. *immun.* tumor antigen, T antigen 2. *micro.* T antigen.
Tapia-Syndrom *nt neuro.* Tapia's syndrome, ambiguo-hypoglossal paralysis.
Ta·pir·lip·pe *f* → Tapirschnauze.
Ta·pir·mund *m* → Tapirschnauze.
Ta·pir·schnau·ze *f patho.* tapir mouth, bouche de tapir.
Tar·get·zel·le *f hema.* Mexican hat cell, Mexican hat erythrocyte, target cell, target erythrocyte.
tar·sal *adj anat.* pertaining to a tarsus, tarsal.

Tar·sal·plat·te f tarsus, tarsal plate, tarsal cartilage, ciliary cartilage, palpebral cartilage.
Tar·sus m, pl **Tar·sen** anat. **1.** root of the foot, tarsus, bony tarsus, instep. **2.** tarsus, tarsal plate, tarsal cartilage, ciliary cartilage, palpebral cartilage.
Tarui-Krankheit f patho. Tarui disease, muscle phosphofructokinase deficiency, type VII glycogen storage disease.
Ta·sche f anat. pouch, pocket, sinus; anat., bio. bursa, bag.
   absolute Tasche absolute pocket.
   blutende Tasche bleeding pocket.
   echte Tasche true pocket.
   einfache Tasche simple pocket.
   gingivale Tasche gingival pocket.
   infraalveoläre Tasche infrabony pocket.
   komplexe Tasche complex pocket.
   relative Tasche relative pocket.
   supraalveoläre Tasche suprabony pocket, supracrestal pocket.
Ta·schen·ab·szeß m lateral periodontal abscess, parodontal abscess, peridental abscess, periodontal abscess.
Ta·schen·band nt anat. vestibular ligament, ventricular ligament (of larynx).
Ta·schen·epi·thel nt pocket epithelium.
Ta·schen·fal·te f anat. ventricular fold, vestibular fold, false vocal fold, false vocal cord.
Ta·schen·klap·pe f anat. (Herz) semilunar cusp, semilunar valve, flap valve.
Ta·schen·meß·son·de f pocket measuring probe, pocket probe, periodontal probe.
Ta·schen·wand f pocket wall.
Tas·se f cup. **eine Tasse (voll)** a cupful.
tas·sen·för·mig adj anat. cup-shaped, scyphiform, scyphoid.
tast·bar adj touchable, palpable, tactile, tangible.
Tast·emp·fin·dung f physiol. tactile sensation, touch sensation.
ta·sten vt touch, feel, pat, tap, palpate.
Tast·ge·fühl nt → Tastsinn.
Tast·ha·ken m chir. examining hook.
Tast·per·kus·si·on f clin. palpatory percussion, plessesthesia.
Tast·sinn m physiol. tactile sense, sense of touch, taction, tactus, touch, pselaphesia, pselaphesis.
Tä·tig·keit f activity; (Arbeit) occupation, job, work.
TAT-Mangel m patho. tyrosine aminotransferase deficiency, Richner-Hanhart syndrome, type II tyrosinemia.
tä·to·wie·ren vt tattoo.
Tä·to·wie·rung f tattoo.
tat·säch·lich adj real, factual, virtual, actual, effective, effectual.
taub adj **1.** deaf. **taub machen** deafen, make deaf. **taub werden** grow deaf. **2.** (Fuß, Hand) numb, benumbed, dead, asleep. **3.** fig. deaf (gegen, für to).
Taub·heit f **1.** HNO hearing loss, deafness, anakusis, anacusis, anacousia, surdity, surditas. **2.** (Fuß, Hand) numbness.
   einseitige Taubheit hemianacusia.
   pankochleäre Taubheit pancochlear deafness, pancochlear hearing loss.
   völlige Taubheit total deafness, anakusis, anacusis, anacousia.
taub·stumm adj HNO surdimute, deaf-mute, deaf-and-dumb.
Taub·stum·me m/f HNO deaf-mute, surdimute.
Taub·stumm·heit f HNO deaf-muteness, deaf-mutism, surdimutism, surdimutitis.
Tauch·bad nt dipping.
Tauch·waa·ge f phys. areometer, hydrometer.
Taug·lich·keit f fitness, aptness, aptitude; suitability, usefulness.
Tau·mel m giddiness, dizziness, grogginess.
tau·melnd adj staggering, reeling, swaying.
Tau·ro·don·tie f → Taurodontismus.
Tau·ro·don·tis·mus m taurodontism.
Täu·schung f delusion, deception; (Sinnestäuschung) illusion.
   optische Täuschung optical illusion.
Ta·xon nt bio. taxon, taxonomic unit.
Ta·xo·no·mie f bio. taxonomy, taxology, biotaxy.
Taybi-Syndrom nt Taybi's syndrome, otopalatodigital syndrome.
T-Bandmatrize f T-band matrix.
TB-Bazillus m micro. Koch's bacillus, tubercle bacillus, Mycobacterium tuberculosis, Mycobacterium tuberculosis var. hominis.
TB-Erreger m → TB-Bazillus.
Team·pra·xis f team dentistry.
Tech·nik f **1.** techn. technique, technic, procedure; chir. (Verfahren) technique, technic, operation, procedure, practice, method; (Handgriff) maneuver; (Eingriff) operation, surgical procedure, process. **2.** technology, technics pl.
   winkelhalbierende Technik radiol. angle bisection technique, bisecting angle technique, bisecting-the-angle technique, bisection of angle technique.
Tech·ni·ker m technician, engineer; technologist.
tech·nisch adj technical, technological; chem. commercial.
Tech·no·lo·gie f technology, technics pl.
Tec·tum nt anat. tectum.
Tee m (Teebätter) tea; (Aufguß) tea, thea; pharm. infusion, decoction.
Tee·löf·fel m teaspoon. **ein Teelöffel voll** a teaspoonful.
Teer m tar; chem. pitch, pix.
Teer·ak·ne f derm. tar acne.
Teer·krebs m patho. tar cancer.
Teer·stuhl m patho. tarry stool, melanorrhagia, melanorrhea, melena.
Teg·men nt, pl **Teg·mi·na** anat. tegmen.
Teichmann-Kristalle pl hema. Teichmann's crystals, hemin crystals, hematin chloride sing, hemin sing, hemin chloride sing, chlorohemin sing, ferriheme chloride sing, ferriporphyrin chloride sing, ferriprotoporphyrin sing.
tei·gig adj (Haut) pasty.
Teil m/nt **1.** part, portion; anat. part, portion, division, segment. **2.** (Bestandteil) component, component part, constituent, constituent part, element; (Anteil) part, share, percentage. **3.** (Teilmenge) moiety, portion, part.
Teil·ab·druck m partial denture impressen.
Teil·an·ti·gen nt immun. partial antigen, hapten.
Teil·chen nt (a. phys.) particle; corpuscle.
Teil·ent·fer·nung f chir. partial excision, resection, excision, exeresis.
Teil·ge·biß nt dental prosthesis, denture, partial denture, artificial dentition, dental plate.
Teil·kro·ne f partial crown.
teil·nahms·los adj passive, indifferent; apathetic, apathetical, impassive, listless, lethargical, lethargic; unresponsive, lifeless.
Teil·nahms·lo·sig·keit f passivity, passiveness, indifference, apathy, impassivity, listlessness, lethargy.
Teil·pro·the·se f → Teilgebiß.
   abnehmbare Teilprothese removable bridge, removable bridgework, removable partial denture, partial denture prosthesis.
   Teilprothese mit Schwenkriegel swing-lock denture, swing-lock prosthesis.
   beidseitige Teilprothese bilateral partial denture.
   dental abgestützte Teilprothese tooth-borne partial denture.
   festsitzende Teilprothese fixed bridge, fixed partial denture, fixed bridge prosthesis, fixed bridgework, fixed prosthesis, stationary bridge, span bridge.
   freiendende Teilprothese distal extension denture, distal extension partial denture, extension partial denture, distal extension restoration.
   provisorische Teilprothese temporary denture, temporary partial denture.
   unilaterale Teilprothese unilateral partial denture.
Teil·re·mis·si·on f clin., oncol. partial remission, incomplete remission.
Teil·strich m phys., techn. graduation, graduation mark.
Teil·sum·me f subtotal.
Tei·lung f (a. phys., bio.) division, fission, segmentation, splitting, cleavage; embryo. cleavage, cleavage division.
Teint m complexion; color, coloring.
Tel·an·gi·ek·ta·sie f patho. telangiectasia, telangiectasis.
te·le·an·gi·ek·ta·tisch adj patho. pertaining to telangiectasia, telangiectatic.
Te·le·cu·rie·the·ra·pie f radiol. telecurietherapy.
Te·le·elek·tro·kar·dio·gra·phie f card. telecardiography, telelectrocardiography.
Te·le·gam·ma·the·ra·pie f radiol. telecurietherapy.
Te·le·kar·dio·gra·phie f → Teleelektrokardiographie.
Te·le·ko·balt nt radiol. telecobalt.
Te·le·me·trie f clin. telemetry.
   intraorale Telemetrie intraoral telemetry.
Te·le·me·trie·kap·sel f clin. telemetering capsule, radiotelemetering capsule, radiopill.
Te·le·me·trie·son·de f → Telemetriekapsel.
Te·leo·lo·gie f teleology.
te·leo·lo·gisch adj pertaining to teleology, teleological.
Te·le·pa·thie f telepathy, thought reading, thought transference.
Te·le·ra·di·um nt radiol. teleradium.
Te·le·rönt·gen·gra·phie f radiol. teleroentgenography, teleroentgenography, teleradiography.
Te·le·rönt·gen·the·ra·pie f radiol. teleroentgentherapy.
Te·le·skop·kro·ne f telescopic crown.

Te·le·sthe·to·skop *nt clin.* telesthetoscope.
Te·le·strah·len·the·ra·pie *f radiol.* teletherapy.
Te·le·the·ra·pie *f clin., radiol.* teletherapy.
Tel·ler *m* plate; *techn.* disk, disc.
Tel·ler·ge·sicht *nt* dish face, dished face, dished-in face, concave facial type, concave face, facies scaphoidea.
Te·lo·den·dron *nt histol.* end-brush, telodendron, telodendrion, teledendrite, teledendron, dendraxon.
Te·lo·pha·se *f bio., histol.* telophase, telocinesia, telocinesis, telokinesia, telokinesis.
Te·lo·phrag·ma *nt histol.* telophragma, Z disk, Z line, Z band, intermediate disk, thin disk, Amici's disk, line of Amici, stria of Amici, Krause's line, Krause's membrane, Dobie's line, Dobie's layer.
Tem·pe·ra·ment *nt* temperament, temper, disposition.
Tem·pe·ran·tia *pl pharm.* sedatives, temperantia.
Tem·pe·ra·tur *f* temperature. **(erhöhte) Temperatur haben** have/run a temperature.
   absolute Temperatur *phys.* absolute temperature.
Tem·pe·ra·tur·ab·fall *m* drop in temperature, fall in temperature, slide in temperature.
Tem·pe·ra·tur·emp·fin·dung *f physiol.* temperature sensation.
Tem·pe·ra·tur·kur·ve *f* temperature curve.
Tem·pe·ra·tur·mes·sung *f* measurement of temperature, thermometry.
Tem·pe·ra·tur·op·ti·mum *nt* optimum temperature.
Tem·pe·ra·tur·schrei·ber *m phys.* thermograph.
Tem·pe·ra·tur·sinn *m physiol.* sense of temperature, temperature sense, thermal sense, thermic sense, thermesthesia, thermoaesthesia, thermoesthesia, thermoreception.
Tem·pe·ra·tur·ska·la *f* temperature scale.
Tem·pe·ra·tur·ta·bel·le *f* temperature curve.
Tem·pe·ra·tur·un·emp·find·lich·keit *f neuro.* insensibility to heat, thermic anesthesia, thermal anesthesia, temperature anesthesia, thermanesthesia, thermoanesthesia, ardanesthesia.
tem·pe·rent *adj micro.* temperate.
Tem·pern *nt* curing.
   Tempern von Kunststoffprothesen denture curing.
tem·po·ral *adj anat.* pertaining to the temple, temporal.
Tem·po·ral·hirn *nt anat.* temporal brain.
Tem·po·ra·lis *anat.* **I** *m* temporalis muscle, temporal muscle. **II** *f* temporal artery.
Temporalis-Lappen *m* temporalis muscle flap.
Tem·po·ral·lap·pen *m anat.* temporal lobe.
Tem·po·ral·re·gi·on *f anat.* temporal region.
tem·po·rär I *adj* temporal, temporary. **II** *adv* temporarily, for the time being.
Tem·po·rär·ze·ment *m* temporary cement.
Tem·po·ro·man·di·bu·lar·ge·lenk *nt anat.* mandibular articulation, mandibular joint, maxillary articulation, maxillary joint, temporomandibular articulation, temporomandibular joint, temporomaxillary articulation, temporomaxillary joint.
Tem·po·ro·pa·rie·ta·lis *m anat.* temporoparietalis (muscle), temporoparietal muscle.
Ten·denz *f* trend, tendency; (*Neigung*) tendency, inclination (*zu* towards).
Ten·di·ni·tis *f ortho.* inflammation of a tendon, tendinitis, tendonitis, tenonitis, tenontitis, tenositis.
Ten·do·ni·tis *f* tendinitis, tendonitis, tenonitis, tenontitis, tenositis.
Te·nes·mus *m, pl* **Te·nes·men** *patho.* tenesmus.
Ten·si·on *f physiol.* tension.
Ten·sor *m anat.* tensor, tensor muscle.
   Tensor tympani tensor ligament, tensor tympani (muscle).
ten·ta·tiv *adj* tentative, experimental.
Te·ra·to·bla·stom *nt patho.* teratoblastoma.
Te·ra·to·bla·sto·ma *nt* → Teratoblastom.
Te·ra·to·car·ci·no·ma *nt patho.* teratocarcinoma.
te·ra·to·gen *adj embryo.* teratogenic.
Te·ra·to·ge·ne·se *f embryo.* teratogenesis, teratogeny.
te·ra·to·ge·ne·tisch *adj embryo.* pertaining to teratogenesis, teratogenetic.
Te·ra·to·kar·zi·nom *nt patho.* teratocarcinoma.
Te·ra·tom *nt* **1.** → Teratoma. **2.** *gyn.* benign cyst of ovary, dermoid cyst, cystic teratoma, dermoid tumor, dermoid.
   adultes Teratom → zystisches Teratom.
   reifes Teratom → zystisches Teratom.
   zystisches Teratom mature teratoma, benign cystic teratoma, cystic teratoma.
Te·ra·to·ma *nt embryo., patho.* teratoma, organoid tumor, teratoid tumor.

Teratoma coaetaneum mature teratoma, benign cystic teratoma, cystic teratoma.
Te·re·bin·the *f bio.* terebinth.
Te·re·bin·thi·na *f pharm.* terebinthina, terebinth, turpentine.
Ter·min *m* appointment, fixed date, set date.
ter·mi·nal *adj* pertaining to the end, terminal, final; *anat.* pertaining to an end or ending, terminal.
Ter·mi·nal·kör·per·chen *nt histol.* terminal nerve corpuscle, encapsulated nerve ending, end organ, end-organ.
Ter·mi·nal·sul·kus *m anat.* terminal sulcus of tongue, V-shaped line (of tongue).
Ter·mi·na·tio *f anat.* end, ending, termination, terminatio.
ter·mi·no·la·te·ral *adj chir.* terminolateral, end-to-side.
Ter·mi·no·lo·gie *f* technical terminology, terminology.
ter·mi·no·ter·mi·nal *adj chir.* terminoterminal, end-to-end.
Ter·mi·nus *m, pl* **Ter·mi·ni** term, expression, terminus.
Ter·pen·tin *nt pharm.* terebinthina, terebinth, turpentine.
Ter·pen·tin·öl *nt pharm.* turpentine oil, spirit of turpentine, terebenthene.
ter·ti·an *adj patho.* tertian.
Ter·ti·a·na *f epidem.* tertian malaria, vivax malaria, benign tertian malaria, tertian fever, vivax fever.
ter·ti·är *adj* tertiary, ternary.
Ter·ti·är·be·hand·lung *f* tertiary care.
Ter·ti·är·den·tin *nt* tertiary dentin, reparative dentin, irregular dentin, adventitious dentin, secondary irregular dentin.
Ter·ti·är·sta·di·um *nt epidem., patho.* tertiary syphilis, late syphilis.
Ter·ti·är·ver·sor·gung *f* tertiary care.
Tes·la *nt phys.* tesla.
Tesla-Strom *m phys.* Tesla current, d'Arsonval current, high-frequency current.
Test *m* test, testing, examination, trial; *chem., lab.* test, assay, reaction.
   klinischer Test clinical test.
te·sten *vt* test; (*probieren*) try, try out; *chem., lab.* test (*auf* for), assay.
Te·sti·kel *m* → Testis.
Te·stis *m, pl* **Te·stes** *anat.* testis, testicle, testiculus, orchis, male gonad, didymus.
Te·sto·ste·ron *nt endo.* testicular hormone, testis hormone, testosterone.
Te·ta·nia *f* → Tetanie.
   Tetania parathyreopriva → parathyreoprive *Tetanie*.
Te·ta·nie *f patho., neuro.* tetany, tetania, apyretic tetanus, benign tetanus, intermittent cramp, intermittent tetanus, tetanilla, tetanic spasm.
   parathyreoprive Tetanie parathyroid tetany, parathyroprival tetany, hypoparathyroid tetany.
te·ta·nie·ar·tig *adj* → tetaniform.
te·ta·ni·form *adj neuro.* resembling tetany, tetaniform, tetanoid.
te·ta·nisch *adj* **1.** *physiol.* pertaining to tetanus, tetanic. **2.** *epidem., patho.* pertaining to tetanus, tetanic.
te·ta·no·id *adj* → tetaniform.
Te·ta·no·spas·min *nt micro.* tetanospasmin.
Te·ta·nus *m* **1.** *physiol.* tetanus, tonic spasm, tetany. **2.** *epidem., patho., micro.* tetanus.
   Tetanus capitis cephalotetanus, cephalic tetanus, cerebral tetanus.
te·ta·nus·ar·tig *adj physiol.* resembling tetanus, tetaniform, tetanoid.
Te·ta·nus·ba·zil·lus *m micro.* tetanus bacillus, Nicolaier's bacillus, Bacillus tetani, Clostridium tetani.
Te·ta·nus·er·re·ger *m* → Tetanusbazillus.
Te·ta·nus·im·mun·glo·bu·lin *nt immun.* tetanus immunoglobulin, tetanus immune globulin.
Te·ta·nus·pro·phy·la·xe *f immun.* tetanus prophylaxis, antitetanic prophylaxis.
Te·ta·nus·se·rum *nt immun.* antitetanic serum.
Te·ta·nus·to·xin *nt micro.* tetanus toxin.
Te·ta·nus·to·xo·id *nt immun.* tetanus toxoid.
Te·ta·nus·vak·zi·ne *f immun.* tetanus vaccine.
Tetra- *pref.* four, tetra-, quadri-.
Te·tra·chlor·äthan *nt chem.* tetrachlorethane, acetylene tetrachloride.
Te·tra·chlor·äthy·len *nt pharm.* tetrachloroethylene, perchloroethylene.
Te·tra·chlor·ethan *nt* → Tetrachloräthan.
Te·tra·chlor·ethy·len *nt* → Tetrachloräthylen.
Te·tra·cy·clin *nt pharm.* tetracycline.
Te·tra·de *f genet.* tetrad; *patho.* tetralogy, tetrad.

Te·tra·go·num *nt anat.* tetragonum, tetragon.
Te·tra·hy·dro·fo·lat *nt biochem.* tetrahydrofolate.
Te·tra·hy·dro·fol·säu·re *f biochem.* tetrahydrofolic acid.
te·tra·krot *adj card.* tetracrotic.
Te·tra·lo·gie *f patho.* tetralogy, tetrad.
Te·tra·mer *nt chem.* tetramer.
te·tra·mer *adj chem.* tetrameric.
Te·tra·me·thyl·thio·nin·chlo·rid *nt histol.* methylene blue, methylthionine chloride.
Te·tra·pa·re·se *f neuro.* tetraparesis.
Tetraphokomelie-Oberkieferspaltensyndrom *nt* Roberts syndrome, Roberts-SC phocomelia syndrome, SC syndrome, pseudothalidomide syndrome.
Te·tra·ple·gie *f neuro.* tetraplegia, quadriplegia.
Te·tra·ple·gi·ker *m* tetraplegic, quadriplegic.
te·tra·ple·gisch *adj neuro.* pertaining to tetraplegia, tetraplegic, quadriplegic.
te·tra·plo·id *adj genet.* tetraploid.
Te·tra·sac·cha·rid *nt chem.* tetrasaccharide.
te·tra·va·lent *adj chem.* tetravalent, quadrivalent.
Tetra-X-Syndrom *nt* XXXX syndrome.
Te·tra·zy·klin *nt pharm.* tetracycline.
Teu·fels·kreis *m* vicious circle.
T-Gedächtniszelle *f immun.* T memory cell.
T-Geschiebe nach Stern *nt* Stern G/A attachment.
Tha·la·mus *m, pl* **Tha·la·mi** *anat.* thalamus, optic thalamus.
Tha·lass·aemia *f hema.* thalassemia, thalassaemia.
    Thalassaemia major thalassemia major, Cooley's disease, Cooley's anemia, erythroblastic anemia of childhood, primary erythroblastic anemia, Mediterranean anemia, homozygous β-thalassemia, homozygous form of β-thalassemia.
    Thalassaemia minor familial erythroblastic anemia, thalassemia minor, heterozygous form of β-thalassemia, heterozygous β-thalassemia.
Tha·lass·ämie *f* → Thalassaemia.
    β-**Thalassämie** β-thalassemia.
    heterozygote β-**Thalassämie** → *Thalassaemia* minor.
    homozygote β-**Thalassämie** → *Thalassaemia* major.
Tha·li·do·mid·em·bryo·pa·thie *f embryo.* thalidomide embryopathy, dysmelia syndrome.
Thal·li·um·ver·gif·tung *f patho.* thallium poisoning, thallitoxicosis, thallotoxicosis.
tha·na·to·gno·mo·nisch *adj* thanatognomonic.
tha·na·to·gno·stisch *adj* thanatognomonic.
Tha·na·to·lo·gie *f* thanatology.
tha·na·to·phor *adj* leading to death, lethal, deadly, thanatophoric.
The·ca *f, pl* **The·cae** *histol.* theca, sheath, coat, case, capsule.
the·ko·dont *adj* thecodont.
The·nar *nt anat.* thenar eminence, thenar prominence, thenar, ball of thumb.
Theo·bro·min *nt pharm.* theobromine.
Theo·rem *nt* theorem.
theo·re·tisch **I** *adj* theoretical, theoretic; abstract. **II** *adv* theoretically, in theory.
Theo·rie *f* theory.
The·ra·peut *m* therapist, therapeutist.
The·ra·peu·tik *f* therapeutics *pl*, therapeusis.
the·ra·peu·tisch *adj* pertaining to therapy or therapeutics, therapeutic, therapeutical; curative.
The·ra·pia *f* → Therapie.
The·ra·pie *f* therapy, treatment, cure, therapia, therapeutics *pl*, therapeusis.
    Therapie von Bißanomalien occlusal therapy.
    antibiotische Therapie antibiotic therapy.
    hyperbare Therapie hyperbaric oxygen, hybaroxia, hyperbaric oxygen therapy.
    medikamentöse Therapie drug therapy.
    orthodontische Therapie orthodontic therapy.
    physikalische Therapie physical treatment, physical therapy, physicotherapeutics *pl*, physicotherapy.
    unspezifische Therapie paraspecific therapy, nonspecific therapy.
The·ra·pie·leh·re *f* therapeutics *pl*, therapeusis.
the·ra·pie·re·frak·tär *adj* (*Krankheit*) resistant to treatment, refractory, intractable.
ther·mal *adj* pertaining to or caused by heat, thermic, thermal.
Therm·al·ge·sie *f neuro.* thermalgesia, thermoalgesia.
Therm·al·gie *f neuro.* burning pain, thermalgia, causalgia.
Therm·an·äs·the·sie *f* → Thermoanästhesie.
Therm·äs·the·sie *f* → Thermoästhesie.

Ther·mi·lu·mi·nes·zenz·do·si·me·trie *f* thermoluminescent dosimetry.
ther·misch *adj* pertaining to heat or temperature, thermal, thermic.
Thermo- *pref.* heat, thermic, thermal, therm(o)-.
Ther·mo·an·äs·the·sie *f neuro.* insensibility to heat, thermic anesthesia, thermal anesthesia, temperature anesthesia, thermanesthesia, thermoanesthesia, ardanesthesia.
Ther·mo·äs·the·sie *f physiol.* thermal sense, thermic sense, temperature sense, thermesthesia, thermoaesthesia, thermoesthesia.
Ther·mo·de *f* thermode.
Ther·mo·dif·fu·si·on *f* thermal diffusion, thermodiffusion.
Ther·mo·dy·na·mik *f phys.* thermodynamics *pl*.
ther·mo·elek·trisch *adj phys.* pertaining to thermoelectricity, thermoelectric.
Ther·mo·elek·tri·zi·tät *f phys.* thermoelectricity.
Ther·mo·ele·ment *nt phys.* thermocouple, thermojunction, thermocouple thermometer.
ther·mo·gen *adj* caused by heat, thermogenic.
Ther·mo·ge·ne·se *f phys., physiol.* thermogenesis.
Ther·mo·gramm *nt radiol.* thermogram, thermograph; *phys.* thermogram.
Ther·mo·graph *m radiol.* thermograph; *phys.* thermograph.
Ther·mo·gra·phie *f radiol., phys.* thermography.
Ther·mo·hy·per·äs·the·sie *f neuro.* thermohyperesthesia, thermhyperesthesia.
Ther·mo·kau·te·ri·sa·ti·on *f chir.* thermocautery.
Ther·mo·koa·gu·la·ti·on *f chir.* thermocoagulation.
ther·mo·la·bil *adj chem.* thermolabile.
Ther·mo·lu·mi·nes·zenz *f phys.* thermoluminescence.
Ther·mo·me·ter *nt* thermometer.
Ther·mo·me·ter·ska·la *f* thermometer scale.
Ther·mo·me·trie *f* measurement of temperature, thermometry.
ther·mo·nu·kle·ar *adj phys.* thermonuclear.
Ther·mo·pe·ne·tra·ti·on *f clin.* thermopenetration, transthermia, medical diathermy.
Ther·mo·phor *m* thermophore.
Ther·mo·plast *m chem.* thermoplastic, thermoplastic material.
ther·mo·pla·stisch *adj chem.* thermoplastic.
Ther·mo·ple·gie *f patho.* thermoplegia, thermic fever, heatstroke, heat stroke, heat hyperpyrexia, heat apoplexy.
Ther·mo·ra·dio·the·ra·pie *f radiol.* thermoradiotherapy.
ther·mo·re·si·stent *adj bio.* thermoresistant.
Ther·mo·re·zep·ti·on *f* → Thermoästhesie.
Ther·mo·re·zep·tor *m physiol.* thermoreceptor.
ther·mo·sta·bil *adj chem.* heatproof, heat-resistant, heat-resisting, heat-stable, thermostable, thermostabile.
Ther·mo·stat *nt techn.* thermoregulator, thermostat.
Ther·mo·the·ra·pie *f clin.* thermotherapy.
The·sau·ris·mo·se *f patho.* thesaurismosis, thesaurosis, accumulation disease, storage disease.
    hereditäre Thesaurismose Ruiter-Pompen-Weyers → *Thesaurismosis* hereditaria lipoidica.
The·sau·ris·mo·sis *f* → Thesaurismose.
    Thesaurismosis hereditaria lipoidica Fabry's disease, glycolipid lipidosis, glycosphingolipidosis, hereditary dystopic lipidosis, ceramide trihexosidase deficiency, α-(D)-galactosidase A deficiency, diffuse angiokeratoma.
The·sau·ro·se *f patho.* thesaurosis.
The·se *f* thesis.
Thi·amin *nt biochem.* thiamine, thiamin, vitamin B_1, aneurin, aneurine, antiberiberi, antiberiberi factor, antiberiberi substance, antineuritic factor, antineuritic vitamin, torulin.
Thi·azid *nt pharm.* thiazide, thiadiazide, thiadiazine.
Thi·azid·di·ure·ti·kum *nt pharm.* thiazide, thiadiazide, thiadiazine.
Thibierge-Weissenbach-Syndrom *nt derm.* Thibierge-Weissenbach syndrome.
Thiersch-Lappen *m chir.* Thiersch's graft, Ollier graft, Ollier-Thiersch graft, thin-split graft.
thig·mo·tak·tisch *adj bio.* pertaining to thigmotaxis, thigmotactic, stereotactic, stereotaxic.
Thio·kol·ab·druck *m* Thiokol rubber impression.
Thio·kol·ab·form·mas·se *f* Thiokol rubber impression material.
Thompson-Dübel *m* Thompson's dowel.
Thomson-Syndrom *nt derm.* Thomson's disease, Thomson's syndrome.
Thoracic-outlet-Syndrom *nt patho.* thoracic outlet syndrome, outlet syndrome, brachial syndrome.
tho·ra·kal *adj anat.* pertaining to the thorax, thoracic, thoracal, pectoral.
Tho·ra·kal·ner·ven *pl anat.* thoracic nerves, thoracic spinal nerves.

Tho·ra·kal·syn·drom *nt patho.* thoracic syndrome.
Tho·ra·kal·wir·bel *pl anat.* thoracic vertebrae, dorsal vertebrae.
Tho·rax *m anat.* thorax, chest.
　knöcherner Thorax skeleton of thorax, rib cage, thoracic skeleton, thoracic cage.
Tho·rax·aper·tur *f anat.* thoracic aperture, aperture of thorax.
　obere Thoraxapertur superior aperture of thorax, superior thoracic aperture, upper thoracic aperture, thoracic inlet, superior thoracic opening, upper thoracic opening.
　untere Thoraxapertur inferior aperture of thorax, inferior thoracic aperture, lower thoracic aperture, thoracic outlet, inferior thoracic opening, lower thoracic opening.
Tho·rax·auf·nah·me *f* chest x-ray, chest film.
Tho·rax·em·py·em *nt pulmo.* thoracic empyema, suppurative pleurisy, purulent pleurisy, pyothorax.
Tho·rax·höh·le *f anat.* thoracic cavity, pectoral cavity.
Tho·rax·rönt·gen·auf·nah·me *f radiol.* chest x-ray, chest film.
Tho·rax·ske·lett *nt anat.* skeleton of thorax, thoracic cage, thoracic skeleton, rib cage.
Tho·rax·trau·ma *nt traumat.* thorax injury, chest injury, chest trauma, thorax trauma.
　stumpfes Thoraxtrauma blunt thorax injury, blunt chest injury, blunt thorax trauma, blunt chest trauma.
Tho·rax·ver·let·zung *f* → Thoraxtrauma.
Thromb·an·gi·itis *f patho.* thromboangitis.
　Thrombangiitis obliterans Winiwarter-Buerger disease, Buerger's disease, thromboangiitis obliterans.
Thromb·ar·te·ri·itis *f patho.* thromboarteritis.
Thromb·as·the·nie *f hema.* thrombasthenia, thromboasthenia, Glanzmann's thrombasthenia, Glanzmann's disease, hereditary hemorrhagic thrombasthenia, constitutional thrombopathy.
Thromb·ela·sto·gramm *nt hema.* thromboelastogram, thrombelastogram.
Thromb·ela·sto·graph *m hema.* thromboelastograph, thrombelastograph.
Thromb·ela·sto·gra·phie *f hema.* thromboelastography, thrombelastography.
Thromb·em·bo·lie *f patho.* thromboembolism, thrombembolia, thromboembolia.
Thromb·end·an·gi·itis *f* → Thrombangiitis.
　Thrombendangiitis obliterans → *Thrombangiitis* obliterans.
Throm·bin *nt hema.* thrombin, thrombase, thrombosin, fibrinogenase.
Throm·bin·zeit *f hema.* thrombin time, thrombin clotting time.
Thrombo- *pref.* clot, thrombus, thromb(o)-.
Throm·bo·an·gi·itis *f* → Thrombangiitis.
Throm·bo·ar·te·ri·itis *f patho.* thromboarteritis.
Throm·bo·cyt *m* → Thrombozyt.
Throm·bo·em·bo·lie *f patho.* thromboembolism, thrombembolia, thromboembolia.
throm·bo·gen *adj patho.* causing thrombosis, thrombogenic.
Throm·bo·ge·ne·se *f patho.* formation of blood clots, thrombogenesis, thrombopoiesis.
Throm·bo·ki·na·se *f* → Thromboplastin.
Throm·bo·ly·se *f patho., pharm.* thrombolysis, thromboclasis.
Throm·bo·ly·ti·kum *nt, pl* **Throm·bo·ly·ti·ka** *pharm.* thrombolytic, thromboclastic.
throm·bo·ly·tisch *adj patho., pharm.* thrombolytic, thromboclastic.
Throm·bo·pa·thie *f hema.* thrombopathia, thrombopathy, thrombocytopathia, thrombocytopathy.
　konstitutionelle Thrombopathie von Willebrand's disease, von Willebrand's syndrome, Minot-von Willebrand syndrome, Willebrand's syndrome, pseudohemophilia, constitutional thrombopathy, vascular hemophilia, angiohemophilia, hereditary pseudohemophilia.
Throm·bo·pe·nie *f hema.* thrombocytopenia, thrombopenia, thrombopeny.
Thrombopenie-Hämangiom-Syndrom *nt hema.* Kasabach-Merritt syndrome, hemangioma-thrombocytopenia syndrome.
Throm·bo·phi·lie *f hema.* thrombophilia, thrombotic tendency.
Throm·bo·phle·bi·tis *f patho.* thrombophlebitis.
Throm·bo·pla·stin *nt hema.* thrombokinase, thromboplastin, platelet tissue factor, thrombozyme, prothrombin activator, prothrombinase.
Throm·bo·pla·stin·zeit *f hema.* prothrombin time, Quick's time, Quick's method, Quick value, Quick test, thromboplastin time, prothrombin test.
　partielle Thromboplastinzeit partial thromboplastin time.
Throm·bo·poe·se *f hema.* thrombocytopoiesis, thrombopoiesis.
Throm·bo·se *f patho.* thrombosis.

Thrombose von Unterkiefergefäßen inferior dental vessel thrombosis.
Throm·bo·se·nei·gung *f patho.* thrombotic tendency, thrombophilia.
Throm·bo·zyt *m hema.* blood platelet, platelet, blood plate, blood disk, thrombocyte, thromboplastid, Bizzozero's corpuscle, Deetjen's body, elementary body, Zimmermann's elementary particle, Zimmermann's granule.
throm·bo·zy·tär *adj hema.* pertaining to blood platelets, thrombocytic.
Throm·bo·zy·ten·ad·hä·si·on *f hema.* thrombocyte adhesion, platelet adhesion.
Throm·bo·zy·ten·ag·glu·ti·na·ti·on *f hema.* platelet agglutination.
Throm·bo·zy·ten·ag·gre·gat *nt hema.* platelet aggregate.
Throm·bo·zy·ten·ag·gre·ga·ti·on *f hema.* platelet aggregation, thrombocyte aggregation.
Throm·bo·zy·ten·ag·gre·ga·ti·ons·test *m hema.* platelet aggregation test.
Throm·bo·zy·ten·an·ti·kör·per *m immun.* antiplatelet antibody, anti-platelet antibody.
Throm·bo·zy·ten·auf·lö·sung *f hema.* thrombocytolysis.
Throm·bo·zy·ten·bil·dung *f hema.* thrombocytopoiesis, thrombopoiesis.
Throm·bo·zy·ten·pfropf *m patho.* platelet plug.
Throm·bo·zy·ten·throm·bus *m patho.* plate thrombus, platelet thrombus, blood platelet thrombus.
Throm·bo·zy·ten·wachs·tums·fak·tor *m hema.* platelet-derived growth factor.
Throm·bo·zy·ten·zahl *f hema.* platelet count.
Throm·bo·zy·ten·zäh·lung *f hema.* platelet count.
Throm·bo·zyt·hä·mie *f hema.* thrombocythemia.
　essentielle Thrombozythämie primary thrombocythemia, essential thrombocythemia, megakaryocytic leukemia, idiopathic thrombocythemia, hemorrhagic thrombocythemia.
　hämorrhagische Thrombozythämie → essentielle Thrombozythämie.
Throm·bo·zy·to·ly·se *f hema.* thrombocytolysis.
Throm·bo·zy·to·pa·thie *f hema.* thrombocytopathia, thrombocytopathy, thrombopathia, thrombopathy.
Throm·bo·zy·to·pe·nie *f hema.* thrombocytopenia, thrombopenia, thrombopeny.
　essentielle Thrombozytopenie idiopathic thrombocytopenic purpura, Werlhof's disease, thrombocytopenic purpura, thrombopenic purpura, land scurvy, essential thrombocytopenia.
　idiopathische Thrombozytopenie idiopathic thrombocytopenic purpura, Werlhof's disease, thrombocytopenic purpura, thrombopenic purpura, land scurvy, essential thrombocytopenia.
Thrombozytopenie-Hämangiom-Syndrom *nt hema.* Kasabach-Merritt syndrome, hemangioma-thrombocytopenia syndrome.
Throm·bo·zy·to·poe·se *f hema.* thrombocytopoiesis, thrombopoiesis.
Throm·bo·zy·to·se *f hema.* thrombocytosis.
Thrombus- *pref.* clot, thrombus, thromb(o)-.
Throm·bus *m, pl* **Throm·ben** *patho.* thrombus, clot, blood clot.
　arterieller Thrombus arterial thrombus.
　grauer Thrombus → weißer Thrombus.
　hyaliner Thrombus hyaline thrombus.
　infektiöser Thrombus infective thrombus.
　parietaler Thrombus parietal thrombus.
　roter Thrombus red thrombus, coagulation thrombus.
　wandständiger Thrombus parietal thrombus.
　weißer Thrombus pale thrombus, conglutination-agglutination thrombus, plain thrombus, washed clot, white thrombus, white clot.
Throm·bus·auf·lö·sung *f patho., pharm.* thrombolysis, thromboclasis.
Throm·bus·bil·dung *f patho.* thrombosis, thrombogenesis, thrombopoiesis.
Thy·mi·an *m bio., pharm.* thyme, thymian, thymus.
Thy·min *nt* **1.** *biochem.* thymine, 5-methyluracil. **2.** *immun.* thymopoietin, thymin, thymic lymphopoietic factor, nucleosin.
Thy·mol *nt pharm.* thymol.
Thy·mo·lep·ti·kum *nt pharm.* thymoleptic.
thy·mo·lep·tisch *adj pharm.* thymoleptic.
Thy·mom *nt patho.* thymoma.
Thy·mo·ma *nt* → Thymom.
Thy·mo·pa·thie *f patho.* thymopathy.
Thy·mo·poe·tin *nt* → Thymopoietin.
Thy·mo·po·ie·tin *nt immun.* thymopoietin, thymin, thymic lymphopoietic factor, nucleosin.

Thy·mo·sin *nt immun.* thymosin.
Thy·mo·zyt *m immun.* thymocyte.
Thy·mus *m, pl* **Thy·mi** *anat.* thymus, thymus gland.
Thy·mus·apla·sie *f immun.* thymic aplasia, DiGeorge syndrome, pharyngeal pouch syndrome, thymic hypoplasia, thymic-parathyroid aplasia, third and fourth pharyngeal pouch syndrome.
Thy·mus·er·kran·kung *f patho.* thymopathy.
Thy·mus·ge·schwulst *f patho.* thymoma.
Thy·mus·hy·per·pla·sie *f patho.* thymus hyperplasia.
Thy·mus·tu·mor *m patho.* thymoma.
Thyr- *pref.* thyroid, thyr(o)-, thyre(o)-.
Thy·reo·cal·ci·to·nin *nt endo.* thyrocalcitonin, calcitonin.
thy·reo·gen *adj* of thyroid origin, thyrogenous, thyrogenic.
Thy·reo·glo·bu·lin *nt biochem.* thyroglobulin, thyroprotein, iodothyroglobulin.
Thy·reo·glos·sus·zy·ste *f* thyroglossal cyst, thyroglossal duct cyst, thyroglossal tract cyst, thyrolingual cyst.
thy·reo·hy·o·id *adj anat.* pertaining to thyroid cartilage and hyoid bone, hyothyroid, thyrohyoid, thyrohyal.
Thy·reo·hyo·ide·us *m anat.* thyreohyoideus (muscle), thyrohyoid muscle.
Thy·reo·idea *f* → Thyroidea.
Thy·reo·idi·tis *f patho.* inflammation of the thyroid gland, thyroiditis, thyroadenitis, strumitis.
Thy·reo·kar·dio·pa·thie *f card., endo.* thyroid cardiomyopathy, thyrocardiac disease, thyrotoxic heart disease, cardiothyrotoxicosis.
Thy·reo·pa·thie *f patho.* thyropathy.
thy·reo·priv *adj patho.* thyroprival, thyroprivic, thyroprivous.
Thy·reo·to·xi·ko·se *f endo., patho.* thyroid toxicosis, thyrotoxicosis, thyrointoxication, thyrotoxemia, triiodothyronine toxicosis, t_3 toxicosis.
thy·reo·to·xisch *adj endo., patho.* thyrotoxic.
thy·reo·trop *adj physiol.* thyrotropic, thyrotrophic.
Thy·reo·tro·pin *nt endo.* thyrotropin, thyrotrophin, thyroid-stimulating hormone, thyrotropic hormone.
Thyreotropin-releasing-Faktor *m* → Thyroliberin.
Thyreotropin-releasing-Hormon *nt* → Thyroliberin.
Thy·ro·glos·sus·fi·stel *f patho.* thyroglossal fistula.
thy·ro·hy·o·id *adj anat.* pertaining to thyroid cartilage and hyoid bone, thyrohyoid, thyrohyal, hyothyroid.
Thy·ro·hyo·ide·us *m anat.* thyreohyoideus (muscle), thyrohyoid muscle.
Thy·ro·idea *f anat.* thyroid gland, thyroid body, thyroidea.
Thy·ro·idi·tis *f* → Thyreoiditis.
Thy·ro·li·be·rin *nt endo.* thyroliberin, thyrotropin releasing factor, thyrotropin releasing hormone, thyroid-stimulating hormone releasing factor.
thy·ro·trop *adj physiol.* thyrotropic, thyrotrophic.
Thy·ro·tro·pin *nt* → Thyreotropin.
Thyr·oxin *nt* thyroxine, thyro-oxyindole, thyroxin, tetraiodothyronine.
Thy·ro·ze·le *f patho.* thyrocele.
Ti·bia *f, pl* **Ti·biae** *anat.* tibia, shinbone, shin bone, shank bone, cnemis.
Tic *m neuro.* tic, habit spasm, twitching.
Tic convulsif convulsive tic, facial spasm, facial tic, Bell's spasm, palmus, prosopospasm, mimetic convulsion, mimic convulsion, mimic tic, mimic spasm, histrionic spasm.
Tick *m* → Tic.
Ti·co·ni·um·pro·the·se *f* ticonium denture.
tief *adj* (*Wasser*) deep; (*Wunde*) deep; (*Schlaf*) deep, heavy, sound; (*Atemzug*) deep; (*Temperatur*) low; (*Stirn*) low; (*Stimme, Ton*) deep, low, low-pitched; (*Farbe*) intense, deep, strong; (*Wissen*) deep, profound.
Tief·biß *m* closed bite, deep bite, deep overbite, closed-bite malocclusion, deep vertical overlap.
frontaler Tiefbiß anterior deep bite.
skelettaler Tiefbiß skeletal deep bite.
vorderer Tiefbiß anterior deep bite.
Tie·fe *f* depth, deepness; (*Gefühle*) depth; (*Ton, Stimme*) deepness, lowness; (*Farbe*) depth, intensity, intenseness; (*Wissen*) depth, profoundness, profundity.
Tie·fen·do·sis *f radiol.* depth dose.
Tie·fen·schär·fe *f photo.* depth of focus, depth of field, focal depth.
Tie·fen·sen·si·bi·li·tät *f physiol.* deep sensation, deep sensibility, kinesthetic sensibility, proprioceptive sense, somesthetic sensibility, proprioception; bathesthesia, bathyesthesia.
tief·küh·len *vt* quick-freeze, freeze, deep-freeze.
Tief·küh·lung *f* deepfreeze, deepfreezing, quick freezing, quick-freeze, freezing process.

Tief·schlaf *m* deep sleep, dead sleep.
tief·sit·zend *adj* (*Husten*) chesty; (*a. fig.*) deep-seated, deep-rooted.
Tie·gel *m chem.* crucible, pot, melting pot.
Tier- *pref.* animal, veterinary, zo(o)-.
Tier *nt* (*a. fig.*) animal.
Tier·arzt *m* veterinarian; *inf.* vet.
Tier·gift *nt patho.* zootoxin.
Tier·heil·kun·de *f* veterinary medicine.
Tier·ka·da·ver *m* carcase, carcass.
Tier·me·di·zin *f* veterinary medicine.
Tiffeneau-Test *m physiol.* Tiffeneau's test, forced expiratory volume.
ti·gro·id *adj histol.* tigroid.
Ti·gro·ly·se *f histol.* tigrolysis, chromatolysis, chromatinolysis, chromolysis.
Ti·li·din *nt pharm.* tilidine.
Tim·bre *nt* timbre, tone color.
Time-motion-Verfahren *nt radiol.* time-motion, TM-mode.
Tinc·tu·ra *f pharm.* tincture, tinctura.
Tine-Test *m immun.* tine test, tine tuberculin test.
Ti·nea *f derm.* ringworm, tinea, serpigo, tetter.
Tinea barbae ringworm of the beard, barber's itch, barber's rash, tinea barbae.
Tinea capillitii → Tinea capitis.
Tinea capitis ringworm of the scalp, tinea capitis, tinea tondens, tinea tonsurans.
Tinea capitis favosa honeycomb ringworm, crusted ringworm, tinea favosa, favus.
Tinea capitis profunda Celsus' kerion, tinea kerion.
Tinea faciei ringworm of the face, tinea faciale, tinea faciei.
Tinea favosa → Tinea capitis favosa.
tin·gi·bel *adj histol.* tinctable, tingible.
tin·gie·ren *vt histol.* tinge, stain.
Tink·ti·on *f histol.* tinction, stain; staining.
Tink·tur *f pharm.* tincture, tinctura.
Tisch *m* table.
Ti·tan *nt chem.* titanium.
Ti·ter *m chem., micro.* titer.
Ti·til·la·tus *m physiol.* tickle.
T-Killerzelle *f immun.* T killer cell, cytotoxic T-cell, cytotoxic T-lymphocyte.
T-Lymphocyt *m* → T-Lymphozyt.
T-Lymphozyt *m immun.* T-lymphocyte, T-cell, thymus-dependent lymphocyte, thymic lymphocyte.
zytotoxischer T-Lymphozyt cytotoxic T-cell, cytotoxic T-lymphocyte, T killer cell.
TM-mode *m radiol.* M-mode.
TM-Scan *m radiol.* time-motion, TM-mode.
TNM-Staging *nt patho.* TNM staging.
TNM-System *nt patho.* TNM system, TNM staging system.
Tob·sucht *f* frenzy, maniacal rage, raving madness.
tob·süch·tig *adj* mad, frantic, raving mad.
Toch·ter *f, pl* **Töch·ter** (*a. fig.*) daughter; baby girl, baby daughter.
Toch·ter·chro·mo·som *nt genet.* daughter chromosome.
Toch·ter·ge·ne·ra·ti·on *f genet.* first filial generation, filial generation 1.
Toch·ter·ge·schwulst *f patho.* metastasis.
Toch·ter·zy·ste *f patho.* daughter cyst, secondary cyst.
α-Tocopherol *nt* vitamin E, alpha-tocopherol, α-tocopherol.
Tod *m* death, exitus, ending, end, decease, mors, dissolution, expiration. **nach dem Tode** postmortem, postmortal. **vor dem Tod** premortal. **eines natürlichen Todes sterben** die in one's bed, die a natural death.
Tod durch elektrischen Strom electrocution, electrothanasia.
Tod im ersten Lebensjahr infant death.
Tod in der Neugeborenenperiode neonatal death.
Tod in der Perinatalperiode perinatal death.
biologischer Tod cerebral death, irreversible coma.
klinischer Tod clinical death.
leichter Tod painless death, easy death, euthanasia.
natürlicher Tod natural death.
perinataler Tod perinatal death.
schmerzloser Tod → leichter Tod.
schwarzer Tod *histor.* black death, plague, pest, pestilence, pestis.
To·des·fall *m* death, case of death.
To·des·kampf *m* death agony, agony.
töd·lich *adj* leading to death, deadly, fatal, lethal, mortal, thanatophoric.
Toi·let·te *f* 1. bathroom, toilet, lavatory. 2. (*Hygiene*) toilet.
To·ko·phe·rol *nt* → α-Tocopherol.

Tolbutamid

Tol·but·amid *nt pharm.* tolbutamide.
to·le·rant *adj* (*a. immun., pharm., physiol.*) tolerant (*gegen* of); *fig.* broad, broad-minded.
To·le·ranz *f* tolerance, toleration (*gegen* to); *pharm., physiol.* tolerance; *techn.* tolerance; *immun.* immunologic tolerance, immunological tolerance, immunotolerance, immune tolerance, tolerance.
To·le·ranz·brei·te *f stat.* range.
To·le·ranz·do·sis *f radiol.* tolerance dose.
To·le·rie·rung *f* toleration.
Toll·heit *f* madness, insanity, insaneness.
Toll·wut *f epidem.* rabies, lyssa, lytta, hydrophobia.
toll·wü·tig *adj epidem.* pertaining to or suffering from rabies, rabid, mad, hydrophobic, hydrophobous.
Tollwut-Immunglobulin *nt immun.* rabies immune globulin.
Toll·wut·vak·zi·ne *f immun.* rabies vaccine.
Toll·wut·vi·rus *nt micro.* rabies virus.
To·mo·gramm *nt radiol.* laminagram, laminogram, tomogram, planigram, planogram, stratigram.
To·mo·graph *m radiol.* tomograph.
To·mo·gra·phie *f radiol.* laminagraphy, laminography, tomography, planigraphy, planography, stratigraphy.
Ton·er·de *f chem.* clay, clay soil, bole, bolus.
Ton·hö·he *f phys.* tone pitch, pitch.
To·ni·kum *nt, pl* **To·ni·ka** *pharm.* tonic.
to·nisch *adj physiol.* pertaining to tone, tonic.
to·ni·sie·ren *vt physiol., pharm.* tonicize.
ton·los *adj HNO* toneless, aphonic, aphonous.
To·no·fi·bril·le *f histol.* tonofibril, tenofibril, epitheliofibril.
To·no·gra·phie *f ophthal.* tonography.
To·no·me·ter *nt* **1.** *physiol., phys.* tonometer, tenonometer. **2.** *ophthal.* ophthalmotonometer, tonometer, tenonometer.
To·no·me·trie *f* **1.** *physiol., phys.* tonometry. **2.** *ophthal.* ophthalmotonometry, tonometry.
To·no·plast *m histol.* tonoplast.
Ton·sil·la *f, pl* **Ton·sil·lae** *anat.* tonsil, tonsilla, amygdala.
ton·sil·lar *adj* → tonsillär.
ton·sil·lär *adj anat.* pertaining to a tonsil, tonsillar, tonsillary, amygdaline.
Ton·sil·le *f* → Tonsilla.
Ton·sill·ek·to·mie *f HNO* tonsillectomy.
Ton·sil·len·ent·fer·nung *f HNO* tonsillectomy.
Ton·sil·len·faß·zan·ge *f HNO* tonsillar forceps, tonsil-holding forceps, tonsil-seizing forceps.
Ton·sil·len·kon·kre·ment *nt* → Tonsillolith.
Ton·sil·len·kryp·ten *pl anat.* tonsillar pits, tonsillar crypts.
Ton·sil·len·ni·sche *f anat.* tonsillar sinus, tonsillar fossa, amygdaloid fossa.
Ton·sil·len·stein *m* → Tonsillolith.
Ton·sil·li·tis *f HNO* inflammation of a tonsil, tonsillitis.
  Tonsillitis lacunaris caseous tonsillitis, lacunar tonsillitis, lacunar angina.
  ulzerierende Tonsillitis ulcerative tonsillitis.
Ton·sil·lo·ade·no·id·ek·to·mie *f HNO* tonsilloadenoidectomy.
Ton·sil·lo·lith *m HNO* tonsillar calculus, tonsillolith, tonsillith, tonsolith.
Ton·sil·lo·to·mie *f HNO* tonsillotomy.
Ton·taub·heit *f HNO* tone deafness, sensory amusia.
Tö·nung *f* tone, tinge, tint, dye, hue, nuance.
To·nus *m, pl* **To·ni** *physiol.* tone, tension, tonicity, tonus.
To·nus·er·nied·ri·gung *f* → Tonusverminderung.
To·nus·man·gel *m patho.* lack of tone, atony, atonia, atonicity, abirritation.
To·nus·ver·min·de·rung *f patho.* hypotension, hypotonia, hypotonicity, hypotonus, hypotony.
Top·äs·the·sie *f* → Topognosie.
To·phus *m, pl* **To·phi** *patho.* tophus; (*Gicht*) gouty tophus, arthritic tophus, uratoma.
To·pik *f anat.* topistics *pl.*
to·pisch *adj anat.* topic, topistic, topical.
To·po·dia·gno·se *f clin.* topographical diagnosis.
To·po·gno·sie *f physiol.* topesthesia, topognosia, topognosis.
To·po·gra·phie *f anat.* topography.
Tor·cu·lar *nt* torcular.
to·risch *adj anat., opt.* toric.
Torque-Schlitzbracket *nt* torque slot bracket.
Torr *nt phys.* torr.
Tor·si·on *f* torsion, twisting, turning, rotating; *mathe., techn.* torsion.
Tor·so *m, pl* **Tor·si, Tor·sos** torso, truncus, trunk.
Tor·ti·col·lis *m neuro., ortho.* stiff neck, stiffneck, wryneck, wry neck, torticollis, trachelocyllosis, loxia, rhaebocrania.

To·ru·lo·se *f epidem.* torulosis, cryptococcosis, Busse-Buschke disease, Buschke's disease, European blastomycosis.
To·ru·lus *m, pl* **To·ru·li** *anat.* torulus.
To·rus *m, pl* **To·ri** *anat.* torus.
tot *adj* dead, deceased; lifeless.
Total- *pref.* total, global, complete.
To·tal·am·ne·sie *f neuro.* generalized amnesis.
To·tal·en·do·pro·the·se *f chir., ortho.* total endoprosthesis, total joint replacement, total prosthesis.
To·tal·ent·fer·nung *f chir.* total excision, total extirpation, ectomy.
To·tal·ka·pa·zi·tät *f physiol.* (*Lunge*) total capacity, total lung capacity.
To·tal·pro·the·se *f* complete dental prosthesis, complete denture prosthesis, complete denture, full denture.
  teleskopierende Totalprothese telescopic denture, overlay denture, onlay denture, overdenture, overlay, overlay prosthesis, overlay restoration, telescopic prosthesis.
To·tal·pro·the·tik *f* complete denture prosthetics, complete prosthodontics.
To·te *m/f* **1.** dead person, dead man, dead woman. **2.** (*Leichnam*) corpse, body, dead body.
tö·ten *vt* kill; (*Tiere*) destroy, kill, extinguish; (*Nerv*) deaden; (*Gefühle*) kill.
to·ten·ähn·lich *adj* dead, deathlike, deathly.
To·ten·bah·re *f* bier.
To·ten·flecke [k·k] *pl forens.* postmortem lividity, postmortem hypostasis, postmortem livedo, postmortem suggillation, livor mortis, livor, suggillation.
To·ten·schein *m* death certificate.
To·ten·star·re *f forens.* death rigor, postmortem rigidity, cadaveric rigidity.
To·ten·wa·che *f* deathwatch, wake.
tot·ge·bo·ren *adj* stillborn, born dead.
Tot·impf·stoff *m immun.* inactivated vaccine, killed vaccine.
to·ti·po·tent *adj* totipotential, totipotent.
Tot·raum *m physiol.* dead space.
  anatomischer Totraum anatomical dead space.
Tot·schlag *m forens.* manslaughter, homicide.
Tö·tung *f forens.* homicide, killing.
Tot·vak·zi·ne *f immun.* inactivated vaccine, killed vaccine.
Touraine-Solente-Golé-Syndrom *nt patho.* Touraine-Solente-Golé syndrome, acropachyderma with pachyperiostitis, pachydermoperiostosis, pachydermoperiostosis syndrome, primary hypertrophic osteoarthropathy, idiopathic hypertrophic osteoarthropathy.
Tourette-Syndrom *nt neuro.* Gilles de la Tourette's syndrome, Gilles de la Tourette's disease, Tourette's disorder, Tourette's disease, Guinon's disease, jumping disease, maladie des tics, tic de Guinon.
Tour·ni·quet *nt clin.* tourniquet.
Tox·ämie *f* → Toxikämie.
To·xi·co·sis *f* → Toxikose.
to·xi·gen *adj micro.* producing a toxin, toxigenic, toxicogenic, toxinogenic.
Toxik- *pref.* poison, toxin, toxic(o)-, toxi-, tox(o)-.
To·xik·ämie *f patho.* toxemia, toxicemia, toxicohemia, toxinemia.
To·xi·ko·lo·gie *f* toxicology.
to·xi·ko·lo·gisch *adj* pertaining to toxicology, toxicologic, toxicological.
To·xi·kon *nt patho.* toxic, toxicant.
To·xi·ko·pa·thie *f patho.* toxicopathy, toxipathy.
To·xi·ko·se *f patho.* toxicosis, toxonosis, nosotoxicosis; intoxication.
To·xi·kum *nt, pl* **To·xi·ka** *patho.* toxic, toxicant.
To·xin *nt patho.* toxin, poison, bane.
  erythrogenes Toxin *micro.* erythrogenic toxin, Dick toxin, Dick test toxin, streptococcal erythrogenic toxin.
To·xin·ämie *f patho.* toxinemia, toxemia, toxicemia, toxicohemia.
To·xin·an·ti·kör·per *m immun.* antitoxin, antitoxinum, antitoxic serum.
to·xin·bil·dend *adj micro.* producing a toxin, toxigenic, toxicogenic, toxinogenic. **nicht toxinbildend** atoxigenic.
to·xisch *adj patho.* toxic, toxicant, poisonous.
To·xi·zi·tät *f patho.* toxicity.
to·xo·gen *adj* → toxigen.
To·xo·id *nt immun.* toxoid, anatoxin.
To·xo·id *adj* toxicoid.
To·xon *nt micro.* toxon, toxone.
To·xo·phor *adj* toxophorous.
To·xo·plas·ma *nt micro.* Toxoplasma.
To·xo·plas·ma·in·fek·ti·on *f* → Toxoplasmose.

To·xo·plas·mo·se *f epidem.* toxoplasmosis.
   postnatale Toxoplasmose postnatal toxoplasmosis.
TPHA-Test *m immun.* Treponema pallidum hemagglutination test, TPHA test.
TPI-Test *m immun.* Treponema pallidum immobilization test, TPI test, Treponema pallidum immobilization reaction.
T-Platte *f ortho.* T-plate.
Tra·be·cu·la *f, pl* **Tra·be·cu·lae** → Trabekel.
Tra·be·kel *f anat.* trabecula.
tra·be·ku·lär *adj histol.* trabecular, trabeculate, trabeculated.
Tra·be·ku·lar·den·tin *nt* plicadentin, plicidentin.
Tra·cer *m chem.* tracer; *phys.* radioactive tracer, radiotracer.
Tra·chea *f, pl* **Tra·che·en** *anat.* windpipe, trachea.
Tra·chea·blu·tung *f pulmo.* tracheorrhagia.
Tra·chea·di·ver·ti·kel *pl pulmo.* tracheal diverticula.
Tra·chea·ent·zün·dung *f* → Tracheitis.
Tra·chea·fi·stel *f patho.* tracheal fistula.
Tra·chea·kom·pres·si·on *f pulmo.* compression of the trachea.
tra·che·al *adj anat.* pertaining to the trachea, tracheal.
Tra·che·al·drü·sen *pl anat.* tracheal glands.
Tra·che·al·fi·stel *f patho.* tracheal fistula.
Tra·che·al·gie *f pulmo.* pain in the trachea, trachealgia.
Tra·che·al·ka·nü·le *f clin.* tracheal cannula.
Tra·che·al·knor·pel *pl anat.* tracheal cartilages.
Tra·che·al·kom·pres·si·on *f pulmo.* compression of the trachea.
Tra·che·al·ste·no·se *f pulmo.* tracheostenosis.
Tra·chea·mus·ku·la·tur *f anat.* tracheal musculature.
Tra·chea·ob·struk·ti·on *f pulmo.* tracheal obstruction.
Tra·chea·schmerz *m* → Trachealgie.
Tra·chea·ver·let·zung *f patho.* tracheal injury, tracheal trauma.
Tra·chei·tis *f pulmo.* inflammation of the trachea, tracheal catarrh, tracheitis, trachitis.
   pseudomembranöse Tracheitis pseudomembranous tracheitis.
tra·cheo·bron·chi·al *adj anat.* pertaining to trachea and bronchi, tracheobronchial, bronchotracheal.
Tra·cheo·bron·chi·al·baum *m* tracheobronchial tree.
Tra·cheo·bron·chi·tis *f pulmo.* inflammation of trachea and bronchi, tracheobronchitis.
Tra·cheo·bron·cho·sko·pie *f clin.* tracheobronchoscopy.
Tra·cheo·dy·nie *f* → Trachealgie.
Tra·cheo·le *f bio.* trachea, tracheole.
Tra·cheo·ma·la·cia *f* → Tracheomalazie.
Tra·cheo·ma·la·zie *f patho.* tracheomalacia.
Tra·cheo·öso·pha·ge·al·fi·stel *f patho.* esophagotracheal fistula, esophageal fistula, tracheoesophageal fistula.
Tra·cheo·pho·nie *f clin.* tracheophony.
Tra·che·or·rha·gie *f patho.* tracheorrhagia.
Tra·cheo·skop *nt clin.* tracheoscope.
Tra·cheo·sko·pie *f clin.* tracheoscopy.
   perorale Tracheoskopie peroral tracheoscopy.
Tra·cheo·ste·no·se *f pulmo.* tracheostenosis.
Tra·cheo·sto·ma *nt chir., HNO* tracheostoma, tracheostomy.
Tra·cheo·sto·mie *f chir., HNO* tracheostomy.
Tra·cheo·to·mia *f* → Tracheotomie.
Tra·cheo·to·mie *f chir., HNO* tracheotomy.
   untere Tracheotomie inferior tracheotomy.
Tra·che·ze·le *f patho.* tracheal hernia, tracheocele, trachelocele.
Tra·chom *nt ophthal., epidem.* trachoma, trachomatous conjunctivitis, Arlt's trachoma, granular conjunctivitis, granular lids, granular ophthalmia, Egyptian conjunctivitis, Egyptian ophthalmia.
Tra·cho·ma *nt* → Trachom.
Trächt·tig·keit *f bio.* gestation.
Tra·chy·pho·nie *f HNO* roughness of the voice, hoarseness, trachyphonia.
Tra·gant *m pharm.* tragacanth, tragacantha, gum tragacanth.
Trag·bah·re *f* stretcher, litter.
Tra·ge *f* stretcher, litter.
Trä·ger *m micro.* vector, carrier; *epidem.* carrier, carrier state; *chem., biochem.* vehicle, carrier, support; *chem., phys.* medium; *physiol., genet.* carrier; *pharm.* medium, vehicle, excipient.
Trä·ger·sub·stanz *f chem.* vehicle, carrier, support.
Träg·heits·ge·setz *nt physiol.* law of inertia.
Träg·heits·kraft *f phys.* inertial force, force of inertia.
Träg·heits·mo·ment *nt phys.* momentum of inertia.
Tra·gi *pl anat.* tragi, hairs of external acoustic meatus.
Tra·gi·on *nt anat.* tragion.
Tra·gus *m, pl* **Tra·gi** *anat.* 1. tragus, antilobium, hircus. 2. → Tragi.
Trai·ning *nt physiol., psycho.* training.
   autogenes Training autogenic training.
Trakt *m anat.* tract, tractus, passage.

Trak·ti·on *f* traction; *traumat.* traction.
Trak·ti·ons·di·ver·ti·kel *nt patho.* traction diverticulum.
Trä·ne *f* teardrop, tear, lacrima.
Tränen- *pref.* tear, lacrimal, lachrymal, dacry(o)-.
trä·nen *vi (Augen)* water, stream, run.
Trä·nen·ap·pa·rat *m physiol.* lacrimal apparatus.
Trä·nen·bein *nt anat.* lacrimal bone.
trä·nend *adj (Augen)* running, watery, streaming.
Trä·nen·drü·se *f anat.* lacrimal gland.
Trä·nen·drü·sen·ar·te·rie *f anat.* lacrimal artery.
Trä·nen·flüs·sig·keit *f physiol.* tear fluid, lacrimal fluid, lacrimal secretion.
Trä·nen·gang *m* → Tränenröhrchen.
Trä·nen·ka·nal *m anat.* Ferrein's canal.
Trä·nen·pa·pil·le *f anat.* lacrimal papilla.
Trä·nen·pünkt·chen *nt anat.* lacrimal point.
Trä·nen·re·flex *m physiol.* lacrimal reflex.
Trä·nen·röhr·chen *nt anat.* lacrimal canaliculus, lacrimal duct, dacryagogue, dacryosyrinx.
Trä·nen·sack *m anat.* lacrimal sac, tear sac, dacryocyst, dacryocystis.
Trä·nen·sack·kup·pel *f anat.* fornix of lacrimal sac.
Trä·nen·see *m anat.* lacus lacrimalis, lacrimal bay, lacrimal lake.
Trä·nen·se·kre·ti·on *f physiol.* secretion of tears, lacrimation.
trä·nen·trei·bend *adj pharm.* dacryagogue.
Trä·nen·wärz·chen *nt anat.* lacrimal caruncle.
Tran·exam·säu·re *f pharm.* tranexamic acid.
trän·ken *vt* soak, drench, saturate; *chem.* impregnate *(mit* with).
Tran·qui·li·zer *m pharm.* tranquilizer, ataractic, ataraxic, psychosedative, tranquilizing agent.
Tran·quil·lan·ti·um *nt* → Tranquilizer.
trans- *pref.* through, across, beyond, trans-; *chem., genet.* trans-.
Trans·ami·na·se *f biochem.* transaminase, aminotransferase, aminopherase.
trans·aor·tal *adj* through the aorta, transaortic.
Trans·co·bal·amin *nt biochem.* transcobalamin, vitamin B_{12}-binding globulin.
Trans·cor·tin *nt biochem.* transcortin, cortisol-binding globulin, corticosteroid-binding globulin, corticosteroid-binding protein.
trans·der·mal *adj* through the skin, percutaneous, transcutaneous, transdermal, transdermic.
Trans·du·cer *m phys.* transducer.
Trans·duk·ti·on *f genet.* transduction.
trans·du·ral *adj* through the dura, transdural.
Trans·fer *m* 1. transfer, transference *(auf* to). 2. *genet.* transformation.
Trans·fe·ra·se *f biochem.* transferase.
Trans·fer·co·ping *nt* transfer coping.
trans·fe·rie·ren *vt* transfer *(auf* to).
Trans·fer·kap·pe *f* transfer coping.
Trans·fer·rin *nt biochem.* transferrin, siderophilin.
Trans·fer·rin·man·gel *m patho.* atransferrinemia.
Trans·for·ma·ti·on *f* 1. *(a. electr., mathe.)* transformation. 2. *physiol.* transduction. 3. *genet.* transformation.
Trans·for·ma·tor *m phys.* transducer.
trans·fun·die·ren *vt hema.* transfuse.
Trans·fu·si·on *f hema.* transfusion.
   direkte Transfusion immediate transfusion, direct transfusion.
   fetofetale Transfusion placental transfusion syndrome, intrauterine parabiotic syndrome, transfusion syndrome.
   indirekte Transfusion mediate transfusion, indirect transfusion.
   spenderspezifische Transfusion donor-specific transfusion.
Trans·fu·si·ons·im·mu·no·lo·gie *f immun.* transfusion immunology.
Trans·fu·si·ons·the·ra·pie *f hema.* hemotherapy, hematherapy, hematotherapy, hemotherapeutics *pl.*
Trans·fu·si·ons·zwi·schen·fall *m immun.* transfusion reaction, incompatible blood transfusion reaction.
   hämolytischer Transfusionszwischenfall hemolytic transfusion reaction.
tran·si·ent *adj* transient, transitory, ephemeral.
Trans·il·lu·mi·na·ti·on *f radiol.* transillumination, diaphanoscopy, electrodiaphanoscopy, diascopy.
Tran·si·ti·on *f patho.* transition, transitional mutation.
Tran·si·tio·nal·zell·kar·zi·nom *nt patho.* transitional cell carcinoma.
tran·si·to·risch *adj* transitory, transient.
trans·kon·dy·lär *adj* through the condyles, transcondylar, transcondyloid, diacondylar.
trans·kor·ti·kal *adj* transcortical.

Transkortin

Trans·kor·tin *nt* → Transcortin.
trans·ku·tan *adj* → transdermal.
Trans·la·ti·on *f* translation, bodily movement.
Trans·lo·ka·ti·on *f* **1.** *genet.* translocation, transposition, interchange. **2.** *chir.* translocation, transposition.
trans·lu·zent *adj* translucent, partially transparent.
Trans·lu·zenz *f* translucence, translucency.
trans·lu·zid *adj* → transluzent.
trans·ma·xil·lär *adj* transmaxillary.
Trans·mis·si·on *f* **1.** *micro., epidem., genet.* transmission, transfer, passage. **2.** *phys.* transmission, transmittance. **3.** *physiol.* transmission.
  vertikale Transmission *epidem.* vertical transmission.
Trans·mit·ter *m physiol.* transmitter.
trans·mu·ral *adj* through the wall of an organ, transmural.
trans·mu·tie·ren *vt* transmute (*in* into).
trans·na·sal *adj* through the nose, transnasal.
trans·oku·lär *adj* across the eye, transocular.
trans·oral *adj* transoral.
trans·or·bi·tal *adj* through the orbita, transorbital.
trans·pa·rent *adj* transparent, clear, pellucid, limpid.
Trans·pa·renz *f* transparency, transparence.
Trans·pi·ra·ti·on *f physiol.* transpiration, sensible perspiration, glandular water loss, sensible water loss.
trans·pi·rie·ren *vi physiol.* transpire, perspire.
trans·plan·ta·bel *adj chir.* transplantable.
Trans·plan·tat *nt chir.* transplant, graft.
  allogenes Transplantat → homologes Transplantat.
  allogenetisches Transplantat → homologes Transplantat.
  autogenes Transplantat → autologes Transplantat.
  autologes Transplantat autograft, autoplast, autotransplant, autologous graft, autochthonous graft, autogenous graft, autoplastic graft.
  freies Transplantat free graft.
  gemischtes Transplantat composite graft, composite transplant.
  heterogenes Transplantat heterogenous graft, heterograft, heterologous graft, heteroplastic graft, heterospecific graft, heteroplastid, heterotransplant, xenogeneic graft, xenograft.
  heterologes Transplantat → heterogenes Transplantat.
  homologes Transplantat homograft, homologous transplant, homologous graft, homoplastic graft, homotransplant, allograft, allogeneic transplant, allogeneic graft.
  isogenes Transplantat → syngenes Transplantat.
  isogenetisches Transplantat → syngenes Transplantat.
  isologes Transplantat → syngenes Transplantat.
  syngenes Transplantat isotransplant, isograft, isogeneic graft, isologous graft, isoplastic graft, isogeneic homograft, syngraft, syngeneic homograft, syngeneic graft.
  syngenetisches Transplantat → syngenes Transplantat.
  xenogenes Transplantat → heterogenes Transplantat.
  xenogenetisches Transplantat → heterogenes Transplantat.
Trans·plan·tat·ab·sto·ßung *f immun.* transplant rejection, graft rejection.
Trans·plan·tat·emp·fän·ger *m chir.* transplant recipient.
Trans·plan·ta·ti·on *f chir.* transplantation, transplant, graft, grafting.
  allogene Transplantation → homologe Transplantation.
  allogenetische Transplantation → homologe Transplantation.
  aufgeschobene Transplantation delayed graft, delayed grafting.
  autogene Transplantation → autologe Transplantation.
  autologe Transplantation autografting, autotransplantation, autologous transplantation, autochthonous transplantation.
  heterogene Transplantation → heterologe Transplantation.
  heterologe Transplantation heterotransplantation, heteroplasty, xenotransplantation, heterologous transplantation, heteroplastic transplantation, xenogeneic transplantation.
  heterotope Transplantation heterotopic transplantation.
  homologe Transplantation allograft, allotransplantation, allogeneic transplantation, homologous transplantation, homotransplantation.
  isogenetische Transplantation → syngene Transplantation.
  isogene Transplantation → syngene Transplantation.
  isologe Transplantation → syngene Transplantation.
  orthotope Transplantation homotopic transplantation, orthotopic transplantation.
  syngenetische Transplantation → syngene Transplantation.
  syngene Transplantation isotransplantation, isogeneic transplantation, isologous transplantation, syngeneic transplantation.
  verzögerte Transplantation → aufgeschobene Transplantation.
  xenogenetische Transplantation → heterologe Transplantation.
  xenogene Transplantation → heterologe Transplantation.
Trans·plan·ta·ti·ons·an·ti·ge·ne *pl immun.* transplantation antigens, histocompatibility complex, HLA complex, human leukocyte antigens, histocompatibility antigens.
  tumorspezifisches Transplantationsantigen tumor-specific transplantation antigen.
Trans·plan·ta·ti·ons·im·mu·no·bio·lo·gie *f immun.* transplantation immunobiology.
Trans·plan·ta·ti·ons·me·ta·sta·se *f patho.* transplantation metastasis.
Trans·plan·tat·zer·stö·rung *f immun.* graft destruction.
Trans·plan·tat·zwi·schen·schal·tung *f chir.* interposition.
trans·plan·tier·bar *adj chir.* transplantable.
trans·plan·tie·ren *vt chir.* transplant, graft.
trans·pla·zen·tar *adj embryo.* through or across the placenta, transplacental.
Trans·port *m physiol.* transport, transportation, carrying.
trans·port·fä·hig *adj clin.* fit for transport, transportable.
Trans·port·fä·hig·keit *f clin.* transportability.
Trans·po·si·ti·on *f* **1.** *genet.* transposition, translocation. **2.** *chem.* transposition. **3.** *chir., anat.* transposition.
  Transposition der großen Arterien *card., ped.* transposition of great vessels, transposition of great arteries, complete transposition of great vessels, complete transposition of great arteries.
  Transposition der großen Gefäße → Transposition der großen Arterien.
trans·sep·tal *adj* through or across a septum, transseptal.
Trans·su·dat *nt patho.* transudate, transudation.
Trans·su·da·ti·on *f patho.* transudation.
trans·tho·ra·kal *adj* transthoracic.
trans·va·gi·nal *adj* through the vagina, transvaginal.
Trans·ver·sa col·li *f anat.* transverse cervical artery, transverse artery of neck.
trans·ver·sal *adj* transverse, crosswise.
Trans·ver·sal·bü·gel *m* transpalatal bar.
Trans·ver·sal·ebe·ne *f anat.* transverse plane.
Trans·ver·sal·schnitt *m chir.* transverse incision.
Trans·ver·sal·wel·le *f* transverse wave.
Trans·ver·si·on *f genet.* transversion, transversional mutation.
trans·zel·lu·lär *adj* through or across the cell, transcellular.
Tra·pez *nt mathe.* trapezoid.
tra·pez·för·mig *adj anat.* trapeziform, trapezoid, trapezoidal.
Tra·pe·zi·us *m anat.* trapezius muscle.
trau·ben·för·mig *adj histol.* shaped like a cluster of grapes, clustered, staphyline, uviform; (*beerenförmig*) grape-shaped, aciniform, acinous, acinose.
Trau·ben·kok·kus *m micro.* staphylococcus.
Trau·ben·zel·le *f hema.* berry cell, morula cell.
Trau·ben·zucker [k·k] *m chem.* grape sugar, glucose, dextrose, dextroglucose, glucosum.
Trau·er *f* grief, sorrow (*über* over, for), mourning (*über* over).
trau·ern *vi* grieve, mourn (*um jdn.* over, for).
Trauma- *pref.* traumatized, traumatic, wound, traumat(o)-.
Trau·ma *nt, pl* **Trau·men, Trau·ma·ta** trauma, traumatism, traumatosis, wound, traumatic injury, injury, insult.
  maxillofaziales Trauma maxillofacial trauma.
  okklusales Trauma occlusal trauma.
  stumpfes Trauma blunt trauma.
Trau·ma·pa·ti·ent *m* traumatized patient, trauma patient.
Trau·ma·the·ra·pie *f* traumatherapy, traumatotherapy.
trau·ma·tisch *adj* pertaining to *or* caused by trauma, traumatic, post-traumatic.
trau·ma·ti·sie·ren *vt* traumatize, injure, wound.
Trau·ma·tis·mus *m* traumatosis, traumatism.
trau·ma·to·gen *adj* **1.** causing trauma, traumatogenic. **2.** pertaining to *or* caused by trauma, traumatic, post-traumatic.
Trau·ma·to·lo·gie *f* traumatology.
träu·me·risch *adj* dreaming, dreamy.
Treacher-Collins-Syndrom *nt patho.* Treacher-Collins-Franceschetti syndrome, Treacher-Collins syndrome, Franceschetti syndrome, mandibulofacial syndrome, mandibulofacial dysostosis, mandibulofacial dysplasia.
Treib·stoff *m* (*a. physiol.*) fuel.
Trélat-Raspatorium *nt* Trélat's elevator.
Tre·ma *nt* **Tre·mas, Tre·ma·ta** anterior diastema.
Tre·ma·to·da *pl micro.* Trematoda.
Tre·ma·to·de *f micro.* **1.** trematode, trematoid, fluke. **2.** **Trematoden** *pl* Trematoda.
Tre·ma·to·des *pl* → Trematoda.
Tre·ma·to·dia·sis *f epidem.* trematodiasis.

Tre·mor *m, pl* **Tre·mors, Tre·mo·res** *neuro.* tremor, involuntary trembling, quivering.
 essentieller Tremor benign essential tremor, essential tremor, familial tremor, hereditary essential tremor, heredofamilial tremor.
 grobschlägiger Tremor coarse tremor.
 hereditärer Tremor → essentieller Tremor.
tren·nen *vt* (*a. chem., phys.*) separate (*von* from); detach, disconnect, take apart, split up; (*Rassen*) segregate.
Trenn·iso·lier·mit·tel *nt* seperating medium, seperating agent.
Trenn·schei·be *f* cutting disk.
Trenn·schleu·der *f lab.* centrifugal, centrifuge.
Tren·nung *f* (*a. chem., phys.*) separation; division, cut, disconnection; (*Rassen*) segregation.
Tren·nungs·flä·che *f phys.* interface.
Trenn·wand *f allg.* division, partition, divider; *anat.* septum.
Tre·pan *m* trepan, trephine.
Tre·pa·na·ti·on *f* **1.** *chir.* trepanation, craniotomy, trephination. **2.** *dent.* dental trepanation, dental trephination. **3.** *ophthal.* corneoscleral trephination, Elliot's operation.
Tre·pa·nie·ren *nt* trephination, trepanation.
tre·pa·nie·ren *vt* trepan, trephine.
Tre·phi·na·ti·on *f* → Trepanation.
Tre·phi·ne *f* → Trepan.
Tre·phi·nie·ren *nt* → Trepanieren.
Tre·po·ne·ma *nt micro.* treponeme, treponema, Treponema.
 Treponema denticola Treponema denticola, Spirillum buccale.
 Treponema microdentium Treponema denticola, Spirillum buccale.
 Treponema pallidum Treponema pallidum.
 Treponema pallidum subspecies pertenue → Treponema pertenue.
 Treponema pertenue Treponema pertenue, Treponema pallidum subspecies pertenue.
Tre·po·ne·ma·in·fek·ti·on *f epidem.* treponematosis, treponemiasis.
Treponema-Pallidum-Hämagglutinationstest *m immun.* Treponema pallidum hemagglutination assay, Treponema pallidum hemagglutination test, TPHA test.
Treponema-Pallidum-Immobilisationstest *m immun.* Treponema pallidum immobilization test, TPI test, Treponema pallidum immobilization reaction.
Tre·po·ne·ma·to·se *f epidem.* treponematosis, treponemiasis.
tre·po·ne·ma·zid *adj pharm.* antitreponemal, treponemicidal.
Tre·po·ne·me *f micro.* treponema, treponeme.
tre·po·ne·men·ab·tö·tend *adj* → treponemazid.
tre·po·ne·mi·zid *adj* → treponemazid.
Tri·acyl·gly·ce·rin *nt chem.* triacylglycerol, triglyceride.
Tria·de *f chem.* triad; *anat., histol.* triad; *clin., patho.* triad, trilogy.
Tria·ge *f clin.* triage.
tri·an·gu·lär *adj* triangular.
Tri·as *f clin., patho.* triad, trilogy.
Tri·bo·lo·gie *f bio.* tribology.
Tri·bus *f bio.* tribe.
Trich·al·gie *f patho.* trichalgia, trichodynia.
Tri·chia·sis *f derm.* trichoma, trichomatosis, trichiasis.
Tri·chi·ne *f* → Trichinella spiralis.
Tri·chi·nel·la *f micro.* trichina, trichina worm, Trichinella, Trichina.
 Trichinella spiralis pork worm, trichina worm, Trichinella spiralis.
Tri·chi·nel·li·a·sis *f* → Trichinose.
Tri·chi·nel·lo·se *f* → Trichinose.
Tri·chi·nen·be·fall *m* → Trichinose.
Tri·chi·nen·in·fek·ti·on *f* → Trichinose.
Tri·chi·no·se *f epidem.* trichinosis, trichinelliasis, trichinellosis, trichiniasis, trichinous polymyositis, trichinization.
Tri·chi·tis *f derm.* inflammation of the hair bulbs, trichitis.
Tri·chlor·es·sig·säu·re *f pharm.* trichloroacetic acid.
Tri·chlor·me·than *nt* chloroform, trichloromethane.
Tricho- *pref.* hair, pilar, pilary, pil(o)-, trich(o)-, trichi-.
Tri·cho·ade·nom *nt patho.* trichoma, trichomatosis.
Tri·cho·ce·pha·lus dis·par *m micro.* whipworm, Trichuris trichiura.
Tri·cho·epi·the·li·om *nt derm.* **1.** trichoepithelioma. **2.** Brooke's tumor, Brooke's disease, hereditary multiple trichoepithelioma, trichoepithelioma.
Tri·cho·glos·sie *f patho.* hairy tongue, glossotrichia, trichoglossia.
tri·cho·id *adj histol.* hairlike, trichoid.
Tri·chom *nt* **1.** *derm., patho.* trichoma, trichomatosis. **2.** *derm.* trichoma, trichomatosis, trichiasis. **3.** *micro.* trichome.
Tri·cho·mo·na·de *f micro.* trichomonad.
Tri·cho·mo·na·den·in·fek·ti·on *f* → Trichomoniasis.

Tri·cho·mo·nas *f, pl* **Tri·cho·mo·na·den** *micro.* trichomonad, Trichomonas.
 Trichomonas tenax Trichomonas tenax, Trichomonas elongata, Trichomonas buccalis.
Tri·cho·mo·nas·in·fek·ti·on *f epidem.* trichomoniasis.
Tri·cho·mo·na·sis *f* → Trichomoniasis.
Tri·cho·mo·nia·sis *f epidem.* trichomoniasis.
Tri·cho·my·co·sis *f* → Trichomykose.
Tri·cho·my·ko·se *f epidem., derm.* trichomycosis, trichomycetosis.
Tri·cho·no·do·se *f derm.* knotted hair, trichonodosis.
Tri·cho·no·do·sis *f* → Trichonodose.
Tri·cho·no·sis *f* → Trichopathie.
Tri·cho·pa·thie *f derm.* trichopathy, trichonosis, trichonosus, trichosis.
Tri·cho·phy·tia *f derm.* trichophytosis, tinea, ringworm.
 Trichophytia barbae barber's itch, barber's rash, ringworm of the beard, tinea barbae.
 Trichophytia capillitii ringworm of the scalp, tinea capitis, tinea tondens, tinea tonsurans.
 Trichophytia corporis ringworm of the body, tinea corporis, tinea circinata.
 Trichophytia corporis superficialis tokelau, Tokelau ringworm, Oriental ringworm, scaly ringworm, tinea imbricata.
 Trichophytia profunda Celsus' kerion, tinea kerion.
 Trichophytia profunda barbae → Trichophytia barbae.
Tri·cho·phy·tid *nt immun.* trichophytid.
Tri·cho·phy·tie *f* → Trichophytia.
Tri·cho·phy·ton *nt micro.* Trichophyton, Sabouraudia, Achorion.
Tri·cho·se *f derm.* **1.** trichopathy, trichonosis, trichonosus, trichosis. **2.** *derm.* trichoma, trichomatosis, trichiasis.
Tri·cho·sis *f* → Trichose.
Tri·cho·spo·rie *f* → Trichosporose.
Tri·cho·spo·ron *nt micro.* Trichosporon, Trichosporum, Proteomyces.
Tri·cho·spo·ron·in·fek·ti·on *f* → Trichosporose.
Tri·cho·spo·ro·se *f derm.* trichosporosis.
Trich·ter *m* funnel; *anat.* infundibulum, choana; (*Stethoskop*) bell.
Trich·ter·brust *f ortho.* funnel breast, funnel chest, foveated chest, trichterbrust.
trich·ter·för·mig *adj anat.* funnel-shaped, infundibular, infundibuliform, crateriform, choanoid.
Trich·uria·sis *f epidem.* trichuriasis, trichocephaliasis, trichocephalosis.
Trich·urio·se *f* → Trichuriasis.
Trich·uris *f micro.* Trichuris, Trichocephalus.
 Trichuris trichiura whipworm, Trichuris trichiura.
Trich·uris·be·fall *m* → Trichuriasis.
Trich·uris·in·fek·ti·on *f* → Trichuriasis.
Trieb *m psycho.* instinct, drive, impulse, impulsion, urge, compulsion.
 angeborener Trieb congenital instinct, instinct.
Tri·fur·ca·tio *f anat.* trifurcation.
Tri·fur·ka·ti·on *f anat.* trifurcation; *chir., radiol.* popliteal trifurcation.
Tri·fur·ka·ti·ons·be·fall *m* trifurcation involvement.
tri·ge·mi·nal *adj anat.* pertaining to the trigeminal nerve, trifacial, trigeminal.
Tri·ge·mi·nie *f card.* trigeminy, trigeminal rhythm, trigeminal pulse.
Tri·ge·mi·nus *m* **1.** *anat.* trigeminus, trigeminal nerve, fifth cranial nerve, fifth nerve. **2.** → Trigeminie.
Tri·ge·mi·nus·kern·kom·plex *m* trigeminal nuclear complex.
Tri·ge·mi·nus·läh·mung *f* → Trigeminusparalyse.
Tri·ge·mi·nus·neur·al·gie *f neuro.* trigeminal neuralgia, trifacial neuralgia, trifocal neuralgia, epileptiform neuralgia, facial neuralgia, Fothergill's neuralgia, Fothergill's disease, prosopalgia, prosoponeuralgia, opalgia, faceache, tic douloureux.
Tri·ge·mi·nus·pa·ra·ly·se *f neuro.* trigeminal paralysis.
Tri·ge·mi·nus·rhyth·mus *m* → Trigeminie.
Tri·ge·mi·nus·wur·zel *f anat.* root of trigeminal nerve.
 motorische Trigeminuswurzel motor root of trigeminal nerve.
 sensible Trigeminuswurzel sensory root of trigeminal nerve.
Trig·ger *m physiol.* trigger.
trig·gern *vt physiol.* trigger off, trigger.
Trig·ger·punkt *m neuro.* trigger area, trigger point.
Trig·ger·zo·ne *f neuro.* trigger area, trigger zone, dolorogenic zone.
Tri·gly·ce·rid *nt chem.* triacylglycerol, triglyceride.
Tri·gly·ze·rid·ämie *f patho.* hypertriglyceridemia.
 endogene Triglyzeridämie multiple lipoprotein-type hyperlipidemia, type IV familial hyperlipoproteinemia, familial combined hyperlipidemia, carbohydrate-induced hyperlipemia, familial hypertriglyceridemia.

kohlenhydratinduzierte Triglyzeridämie → endogene Triglyzeridämie.
Tri·go·num *nt, pl* **Tri·go·na** *anat.* triangle, trigon, trigone, trigonum.
Tri·iod·thy·ro·nin *nt* → Trijodthyronin.
Tri·jod·thy·ro·nin *nt* triiodothyronine.
tri·kus·pi·dal *adj* tricuspid, tricuspidal, tricuspidate.
Tri·kus·pi·dal·atre·sie *f card.* tricuspid atresia, tricuspid valve atresia.
Tri·kus·pi·dal·ge·räusch *nt card.* tricuspid murmur.
Tri·kus·pi·dal·in·suf·fi·zi·enz *f card.* tricuspid regurgitation, tricuspid incompetence, tricuspid insufficiency.
Tri·kus·pi·da·lis·in·suf·fi·zi·enz *f* → Trikuspidalinsuffizienz.
Tri·kus·pi·dal·klap·pe *f anat.* right atrioventricular valve, tricuspid valve.
Tri·kus·pi·dal·klap·pen·atre·sie *f card.* tricuspid atresia, tricuspid valve atresia.
Tri·kus·pi·dal·klap·pen·ge·räusch *nt card.* tricuspid murmur.
Tri·kus·pi·dal·klap·pen·in·suf·fi·zi·enz *f* → Trikuspidalinsuffizienz.
Tri·kus·pi·dal·klap·pen·ste·no·se *f* → Trikuspidalstenose.
Tri·kus·pi·dal·ste·no·se *f card.* tricuspid stenosis.
Tri·lo·gie *f clin., patho.* trilogy, triad.
Tri·mer *nt chem.* trimer.
tri·mer *adj chem.* trimeric.
Tri·me·tha·di·on *nt pharm.* troxidone, trimethadione.
Tri·me·tho·prim *nt pharm.* trimethoprim.
1,3,7-Tri·me·thyl·xan·thin *nt* trimethylxanthine, caffeine, caffein, methyltheobromine, guaranine.
Trim·mer *m* trimmer.
    Trimmer und Finierer trimming and finishing bur.
trink·bar *adj* potable, fit to drink, drinkable.
Trin·ken *nt* drinking, potation.
    gewohnheitsmäßiges Trinken drinking.
trin·ken I *vt* drink, have a drink. **II** *vi* drink.
Trink·was·ser *nt* drinking water, potable water, fresh water. **durch Trinkwasser übertragen** *epidem.* water-borne.
Tri·pa·re·se *f neuro.* triparesis.
tri·pel *adj* triple.
Tripel-Bukkalröhrchen *nt* triple buccal tube.
Tri·ploi·die *f genet.* triploidy.
Triplo-X-Syndrom *nt genet.* triple-X, metafemale.
Trip·per *m epidem.* gonorrhea, *inf.* the clap.
Tri·sac·cha·rid *nt chem.* trisaccharide.
Tris·mus *m, pl* **Tris·men** *neuro.* trismus, lockjaw.
tri·som *adj genet.* pertaining to trisomy, trisomic.
Tri·so·mie *f genet.* trisomy, trisomia.
    Trisomie 8 trisomy C, trisomy 8.
    Trisomie 13 trisomy D, trisomy 13.
    Trisomie 14 trisomy 14.
    Trisomie 18 trisomy E, trisomy 18.
    Trisomie 21 trisomy 21.
Trisomie 8-Syndrom *nt genet., patho.* trisomy 8 syndrome, trisomy C syndrome.
Trisomie 13-Syndrom *nt genet., patho.* Patau's syndrome, trisomy D syndrome, trisomy 13 syndrome.
Trisomie 14-Syndrom *nt genet., patho.* trisomy 14 syndrome.
Trisomie 18-Syndrom *nt genet., patho.* Edwards' syndrome, trisomy E syndrome, trisomy 18 syndrome.
Trisomie 21-Syndrom *nt genet., patho.* Down's disease, Down's syndrome, trisomy 21 syndrome, Kalmuk type, Kalmuck type.
Tri·sti·chia·sis *f derm.* tristichia.
Tri·tu·ra·ti·on *f pharm.* trituration, tripsis.
tri·va·lent *adj chem.* trivalent.
tri·vi·al *adj* trivial.
Tri·zeps *m anat.* triceps muscle.
    Trizeps surae triceps muscle of calf, triceps surae (muscle).
Tri·zeps·seh·nen·re·flex *m physiol.* triceps reflex, elbow reflex.
tro·chan·tär *adj anat.* pertaining to a trochanter, trochanteric, trochanterian.
Tro·chan·ter *m anat.* trochanter.
Tro·chan·ter·pla·stik *f ortho.* trochanterplasty.
Tro·chis·kus *m pharm.* troche, lozenge, trochiscus, pastil, morsulus.
Troch·lea *f, pl* **Troch·leae** *anat.* 1. trochlea. 2. trochlea of superior oblique muscle.
Troch·lea·ris *m anat.* trochlear nerve, fourth cranial nerve, fourth nerve.
Troch·lea·ris·kern *m anat.* nucleus of trochlear nerve, trochlear nucleus, trochlear nerve nucleus.
Trocken- *pref.* dry, xer(o)-.

trocken [k·k] *adj* dry; *patho.* xerotic.
Trocken·ap·pa·rat [k·k] *m chem.* desiccator, exsiccator.
Trocken·feld·tech·nik [k·k] *f* dry field dentistry, dry field technique.
Trocken·mit·tel [k·k] *nt chem.* drying agent, desiccant, desiccative, exsiccant, exsiccative, siccative.
Trocken·ofen [k·k] *m lab.* drying oven.
Trocken·plas·ma [k·k] *nt hema.* dried plasma.
Trocken·schrank [k·k] *m lab.* drying oven.
Trock·nen *nt* drying; desiccation, exsiccation.
trock·nen I *vt* dry (*an* on); (*vollständig*) dehydrate, desiccate. **II** *vi* dry, become dry, get dry.
Trock·nung *f chem.* drying, dehydration, desiccation.
Troi·cart *m* → Trokar.
Troi·kart *m* → Trokar.
Tro·kar *m chir.* trocar.
Tro·kart *m* → Trokar.
Trom·bi·dio·se *f epidem.* trombiculiasis, trombidiasis, trombidiosis.
Trom·bi·dio·sis *f* → Trombidiose.
Trom·mel *f (a. techn.)* drum.
Trommelfell- *pref.* tympanal, tympanic, tympan(o)-, myring(o)-.
Trom·mel·fell *nt anat.* tympanic membrane, eardrum, drumhead, drum membrane, drum, tympanum, myringa, myrinx.
Trom·mel·fell·ent·fer·nung *f HNO* myringectomy, myringodectomy, tympanectomy.
Trom·mel·fell·ent·zün·dung *f HNO* inflammation of the eardrum, tympanitis, myringitis.
Trom·mel·fell·per·fo·ra·ti·on *f HNO* tympanic membrane perforation.
Trom·mel·fell·pla·stik *f HNO* tympanoplasty, myringoplasty.
Trom·mel·fell·re·flex *m HNO* Wilde's triangle, Politzer's cone, Politzer's luminous cone, light reflex.
Trom·mel·fell·ring *m anat.* tympanic ring.
Trom·mel·fell·riß *m* → Trommelfellruptur.
Trom·mel·fell·rup·tur *f HNO* myringorupture.
Trom·mel·fell·schnitt *m HNO* myringotomy, tympanotomy, paracentesis.
Trom·mel·fell·span·ner *m anat.* tensor tympani muscle, tensor muscle of tympanum, eustachian muscle, tensor ligament.
Trom·mel·schle·gel·fin·ger *pl patho.* drumstick fingers, clubbed fingers, clubbed digits, hippocratic fingers.
Tropen- *pref.* tropical, tropic.
Tro·pen·me·di·zin *f* tropical medicine.
Tropf *m* → Tropfinfusion.
Tropf·ap·pa·rat *m pharm.* instillator.
Tröpf·chen *nt* droplet; (*Schweiß*) bead.
Tröpf·chen·in·fek·ti·on *f epidem., micro.* aerosol infection, droplet infection.
Trop·fen *m* 1. drop; (*Schweiß*) bead. 2. *pl pharm.* drops, guttae.
    hängender Tropfen *micro.* hanging drop, hanging drop technique.
Trop·fen·herz *nt* pendulous heart.
Trop·fen·zäh·ler *m pharm.* dropper, medicine dropper; stalagmometer, stactometer.
Trop·fer *m pharm.* dropper, medicine dropper.
Tropf·in·fu·si·on *f clin.* drip, instillation, instillment, instilment.
Troph- *pref.* food, nutrition, troph(o)-.
tro·phisch *adj* pertaining to nutrition, trophic.
Troph·ödem *nt patho.* trophedema, trophoedema.
Tro·pho·neu·ro·se *f patho.* trophoneurosis, trophoneurotic atrophy.
Tro·pho·pa·thie *f patho.* trophopathy, trophopathia.
Tro·pho·plas·ma *nt histol.* trophoplasm, nutritive plasma.
tro·pho·trop *adj bio.* pertaining to trophotropism, trophotropic.
tro·pisch *adj* tropical, tropic.
Tro·pis·mus *m bio.* tropism.
Tro·po·kol·la·gen *nt histol.* tropocollagen.
Trotter II-Syndrom *nt* Trotter's syndrome.
trüb *adj* → trübe.
trü·be *adj* (*Flüssigkeit*) clouded, cloudy, turbid, thick; (*Licht*) dim, dull; (*Augen*) filmy, dull, dim.
Trüb·heit *f* (*Flüssigkeit*) cloud, cloudiness, turbidity, turbidness, thickness, obfuscation, opacity, opaqueness; (*Licht, Augen*) dimness, dullness, dulness; (*Harn*) nubecula, nebula.
Trüb·sinn *m* gloom, gloominess, melancholia, melancholy.
trüb·sin·nig *adj* gloomy, melancholic.
Trü·bung *f* 1. (*Flüssigkeit*) cloud, cloudiness, turbidity, turbidness, thickness, obfuscation, opacity, opaqueness; (*Licht, Augen*) dimness, dullness, dulness; (*Harn*) nubecula, nebula. 2. (*Verstand*) clouding (of consciousness), obfuscation, obnubilation, opacity, depression of consciousness, somnolence, somnolency.

Trü·bungs·mes·ser *m lab.* turbidimeter; suspensiometer, nephelometer.
Trü·bungs·mes·sung *f lab.* nephelometry; turbidimetry.
Trüm·mer *pl patho.* debris, detritus.
Trun·cus *m, pl* **Trun·ci** *anat.* truncus, trunk, stem, body.
Trun·ken·heit *f* alcohol intoxication, drunkenness, inebriation, inebriety, intoxication, ebriety.
trunk·süch·tig *adj* alcoholic, dipsomaniac.
Try-in-Wachs *nt* try-in wax.
Try·pan·blau *nt histol.* trypan blue.
Try·pa·nid *nt* → Trypanosomid.
Try·pa·no·mia·sis *f* → Trypanosomiasis.
Try·pa·no·so·ma *nt micro.* Trypanosoma.
Try·pa·no·so·ma·in·fek·ti·on *f* → Trypanosomiasis.
Try·pa·no·so·me *f micro.* trypanosome.
try·pa·no·so·men·ab·tö·tend *adj* → trypanosomizid.
Try·pa·no·so·men·in·fek·ti·on *f* → Trypanosomiasis.
Try·pa·no·so·mia·sis *f epidem.* trypanosomiasis.
    afrikanische Trypanosomiasis African trypanosomiasis, African sleeping sickness, maladie du sommeil.
    amerikanische Trypanosomiasis Chagas' disease, Chagas-Cruz disease, Cruz's trypanosomiasis, Cruz-Chagas disease, South American trypanosomiasis, schizotrypanosomiasis.
Try·pa·no·so·mid *nt derm., immun.* trypanosomid, trypanid, trypanosomal chancre.
Try·pa·no·so·mi·zid *nt pharm.* antitrypanosomal, trypanocide, trypanosomicide.
try·pa·no·so·mi·zid *adj pharm.* trypanosomicidal, trypanocidal, trypanosomicide.
Try·pa·no·zid *nt* → Trypanosomizid.
try·pa·no·zid *adj* → trypanosomizid.
Try·pan·rot *nt histol.* trypanroth, trypan red.
Tryp·sin *nt biochem.* trypsin.
tryp·tisch *adj biochem.* pertaining to trypsin, tryptic.
Tryp·to·phan *nt biochem.* tryptophan, tryptophane.
T-Schlaufe *f* T loop.
Tse·tse·flie·ge *f bio.* tsetse, tsetse fly, tzetze, tzetze fly, Glossina.
T-Suppressorzelle *f immun.* T suppressor cell, suppressor cell.
Tsutsugamushi-Fieber *nt epidem.* tsutsugamushi disease, tsutsugamushi fever, mite typhus, mite-borne typhus, scrub typhus, tropical typhus, akamushi disease, island disease, shimamushi disease, flood fever, inundation fever, island fever, Japanese river fever, Japanese flood fever, Kedani fever, Mossman fever.
T-System *nt histol.* transverse system, T system, triad system, system of transverse tubules.
Tu·ba *f, pl* **Tu·bae, Tu·ben** *anat.* tube, tuba, canal.
Tu·be *f* 1. *anat.* tube, tuba, canal. 2. (*Creme*) tube.
Tu·ben·blocka·de [k•k] *f HNO* tubal block, ear block.
Tu·ben·dre·hung *f HNO* tubotorsion, tubatorsion.
Tu·ben·durch·läs·sig·keit *f HNO (Ohr)* tubal patency.
Tu·ben·ent·zün·dung *f HNO* inflammation of the eustachian tube, eustachian salpingitis, eustachitis.
Tu·ben·ka·the·te·ris·mus *m HNO (Ohr)* tubal catheterization.
Tu·ben·knor·pel *m anat. (Ohr)* cartilage of auditory tube, cartilage of pharyngotympanic tube, eustachian cartilage, tubal cartilage.
Tu·ben·man·del *f anat.* eustachian tonsil, Gerlach's tonsil, tonsil of torus tubarius, tubal tonsil.
Tu·ben·ver·schluß *m HNO (Ohr)* tubal occlusion.
    akuter Tubenverschluß acute tubal occlusion.
Tu·ben·wulst *m anat.* salpingopalatine fold, nasopharyngeal fold, torus tubarius.
Tu·ber *nt, pl* **Tu·be·ra** *anat.* tuber, tuberosity, swelling, protuberance.
Tu·ber·cu·lin *nt* → Tuberkulin.
Tu·ber·cu·lo·ma *nt patho.* tuberculoma.
Tu·ber·cu·lo·sis *f epidem.* tuberculosis; *histor.* white plague.
    Tuberculosis cutis cutaneous tuberculosis, dermal tuberculosis, tuberculosis of the skin, tuberculoderma.
    Tuberculosis cutis colliquativa tuberculous gumma, scrofuloderma, metastatic tuberculous abscess.
    Tuberculosis cutis papulonecrotica papulonecrotic tuberculid, papulonecrotic tuberculosis.
    Tuberculosis cutis verrucosa postmortem wart, prosector's wart, anatomical tubercle, anatomical wart, necrogenic wart, tuberculous wart, warty tuberculosis.
    Tuberculosis miliaris miliary tuberculosis, disseminated tuberculosis, general tuberculosis.
Tu·ber·kel *m* 1. *anat.* tuberculum, tubercle. 2. *patho.* tubercle.
tu·ber·kel·ähn·lich *adj histol., patho.* tubercular, tuberculate, tuberculated, tuberculoid.
tu·ber·kel·ar·tig *adj* → tuberkelähnlich.
Tu·ber·kel·bak·te·ri·um *nt* → Tuberkelbazillus.
Tu·ber·kel·ba·zil·lus *m micro.* Koch's bacillus, tubercle bacillus, Mycobacterium tuberculosis, Mycobacterium tuberculosis var. hominis.
tu·ber·ku·lar *adj anat., patho.* pertaining to tubercles, tubercular, tuberculate, tuberculated.
Tu·ber·ku·lid *nt derm.* tuberculid.
    nodöses Tuberkulid Bazin's disease, nodular tuberculid.
    papulonekrotisches Tuberkulid papulonecrotic tuberculid, papulonecrotic tuberculosis.
Tu·ber·ku·lin *nt immun.* tuberculin.
    gereinigtes Tuberkulin purified protein derivate of tuberculin, P.P.D. tuberculin.
Tuberkulin-Original-Alt *nt immun.* old tuberculin, Koch's tuberculin.
Tu·ber·ku·lin·sen·si·bi·li·tät *f immun.* tuberculin sensitivity.
Tuberkulin-Test *m immun.* tuberculin test.
Tu·ber·ku·lo·derm *nt derm.* tuberculoderma.
tu·ber·ku·lo·id *adj* 1. *patho.* resembling tuberculosis, tuberculoid. 2. *anat., patho.* rembling a tubercle, tubercular, tuberculate, tuberculated, tuberculoid.
Tu·ber·ku·lom *nt patho.* tuberculoma.
tu·ber·ku·lös *adj epidem.* pertaining to tuberculosis, tuberculous, tuberculotic, scrofulous, scrofular.
Tu·ber·ku·lo·se *f* tuberculosis; *histor.* white plague.
    inaktive Tuberkulose healed tuberculosis, arrested tuberculosis, inactive tuberculosis.
    miliare Tuberkulose miliary tuberculosis, disseminated tuberculosis, general tuberculosis.
    offene Tuberkulose open tuberculosis.
    postprimäre Tuberkulose postprimary tuberculosis, reinfection tuberculosis, adult tuberculosis, secondary tuberculosis.
    verheilte Tuberkulose → inaktive Tuberkulose.
    vernarbte Tuberkulose → inaktive Tuberkulose.
tu·ber·ku·lo·se·ar·tig *adj patho.* resembling tuberculosis, tuberculoid.
Tu·ber·ku·lo·se·bak·te·ri·um *nt* → Tuberkelbazillus.
Tu·ber·ku·lo·se·ba·zil·lus *m* → Tuberkelbazillus.
Tu·ber·ku·lo·se·sep·sis *f patho.* tuberculous sepsis.
Tu·ber·ku·lo·si·li·ko·se *f pulmo.* tuberculosilicosis.
Tu·ber·ku·lo·sta·ti·kum *nt, pl* **Tu·ber·ku·lo·sta·ti·ka** *pharm.* tuberculostat, antituberculotic.
tu·ber·ku·lo·sta·tisch *adj pharm.* antituberculotic, antituberculous, tuberculostatic.
tu·be·rös *adj patho.* tuberous, tuberose, tuberiferous, knobby, lumpy, nodular.
Tübinger-Implantat *nt* Tübinger implant, Tubinger implant.
Tübinger-Sofortimplantat *nt* Tübinger implant, Tubinger implant.
tu·bu·lär *adj* tube-shaped, tubular, tubuliform.
Tu·bu·lus *m, pl* **Tu·bu·li** *anat.* tubule, tubulus.
Tu·bus *m, pl* **Tu·ben, Tu·bus·se** 1. *anat.* tube, canal, tubus. 2. *clin.* tube.
Tu·bus·ent·fer·nung *f clin.* extubation.
Tuch *nt, pl* **Tü·cher** *chir.* towel; drape, cloth.
Tuch·klem·me *f chir.* towel clamp, towel clip, towel forceps.
Tuch·schwab·bel *f* cloth disk, rag wheel.
Tu·lar·ämie *f epidem.* tularemia, Francis disease, Ohara's disease, Pahvant Valley fever, Pahvant Valley plague, rabbit fever, deer-fly fever, deer-fly disease.
Tu·mes·zenz *f patho.* tumescence, tumefaction, turgescence.
Tumor- *pref.* tumor, onc(o)-, onk(o)-.
Tu·mor *m, pl* **Tu·mo·ren** *patho.* 1. (*Schwellung*) tumor, swell, swelling, lump, tumescence, tumefaction. 2. (*Neubildung*) tumor, new growth, growth, neoplasm, swelling, oncoma.
    benigner Tumor innocent tumor, benign tumor.
    brauner Tumor (*Knochen*) brown tumor.
    chromaffiner Tumor chromaffin tumor, chromaffinoma.
    embryonaler Tumor embryonal tumor, embryonic tumor, embryoma.
    epithelialer Tumor epithelial tumor, epithelioma.
    gutartiger Tumor → benigner Tumor.
    käsiger Tumor caseous tumor, tyroma.
    maligner Tumor malignant tumor; cancer.
    nicht-reserzierbarer Tumor unresectable tumor.
    odontogener Tumor odontogenic tumor.
    zystischer Tumor cystic tumor.
tu·mor·af·fin *adj patho.* tumoraffin, oncotropic.
Tu·mor·an·ti·gen *nt immun.* tumor antigen, T antigen, neoantigen.

Tumorbildung 642

Tu·mor·bil·dung *f patho.* oncogenesis, blastomatosis, tumorigenesis.
   virale Tumorbildung viral oncogenesis.
   virusinduzierte Tumorbildung → virale Tumorbildung.
Tu·mor·bio·lo·gie *f bio., patho.* tumor biology.
Tu·mor·em·bo·lus *m patho.* tumor embolus.
Tu·mor·ent·ste·hung *f* → Tumorbildung.
Tu·mor·for·ma·ti·on *f* → Tumorbildung.
Tu·mor·ge·ne·se *f* → Tumorbildung.
Tu·mor·gra·ding *nt patho.* tumor grading.
Tu·mor·im·mu·no·lo·gie *f immun.* tumor immunology.
tu·mo·ri·zid *adj pharm.* tumoricidal.
Tu·mor·kap·sel *f patho.* capsule.
Tu·mor·mar·ker *m patho.* tumor marker.
Tu·mor·me·ta·sta·se *f patho.* metastatic tumor, metastasis.
Tumor-Nekrose-Faktor *m* cachectin, tumor necrosis factor.
Tu·mor·sta·ging *nt patho.* tumor staging.
Tu·mor·stro·ma *nt patho.* stroma.
Tu·mor·the·ra·pie *f clin.* treatment of tumors, oncotherapy.
Tu·mor·vi·ren *pl micro.* tumor viruses.
Tu·mor·zel·le *f patho.* tumor cell, cancer cell.
Tu·mor·zer·falls·syn·drom *nt patho.* tumor lysis syndrome.
Tu·ni·ca *f, pl* **Tu·ni·cae** *anat.* tunic, tunica, coat, covering.
Tun·nel *m (a. histol.)* tunnel; *(Protein)* channel.
Tunnel-Effekt *m phys.* tunneling.
Tüp·fe·lung *f histol.* punctation, stippling; *derm.* mottling.
tup·fen *vt* swap, dap.
Tup·fer *m* swab, sponge, pledget.
Tup·fer·klem·me *f chir.* sponge forceps.
T$_3$-uptake-Test *m* triiodothyronine uptake test, T_3 uptake test.
Tur·ban·tu·mor *m derm. (Kopfhaut)* turban tumor, cylindroma, cylindroadenoma.
Tur·bi·di·me·trie *f lab.* turbidimetry.
Tur·bin·ek·to·mie *f HNO* turbinectomy, conchotomy.
Tur·bi·no·to·mie *f HNO* turbinotomy.
Tur·ges·zenz *f patho.* turgescence, tumescence, tumefaction, swelling.
Tur·gor *m histol.* turgor.
Tür·ken·sat·tel *m anat.* sella turcica.
Turm·schä·del *m embryo.* tower skull, tower head, steeple head, steeple skull, acrocephalia, acrocephaly, turricephaly, oxycephaly, oxycephalia, hypsicephaly, hypsocephaly.
turm·schä·de·lig *adj embryo.* acrocephalic, acrocephalous, oxycephalic, oxycephalous, hypsicephalic, hypsicephalous, hypsocephalous.
Turner-Zahn *m* Turner's hypoplasia, Turner's tooth.
Tur·ri·ce·pha·lie *f* → Turmschädel.
tur·ri·ze·phal *adj* → turmschädelig.
Tur·ri·ze·pha·lie *f* → Turmschädel.
tus·si·gen *adj* causing cough, tussigenic.
tus·si·par *adj* → tussigen.
Tus·sis *f* cough, tussis.
T$_3$U-Test *m* triiodothyronine uptake test, T_3 uptake test.
Tweed-Dreieck *nt* Tweed triangle, Tweed diagnostic triangle.
Tweed-Methode *f* Tweed method of dentofacial analysis, Tweed method.
Tweed-Zange *f* Tweed pliers.
T-Welle *f physiol. (EKG)* T wave.
Twinwire-Apparat *m* Johnston twin wire appliance, twin wire, twin wire appliance.
Twinwire-Bracket *m* twin wire bracket, twin bracket, twin-wire attachment, twin-wire bracket.
Ty·lo·ma *nt derm.* tyloma, tyle, callus, callositas, callosity, keratoma.
tym·pa·nal *adj anat.* pertaining to tympanic membrane or cavity, tympanal, tympanic.
Tym·pa·nia *f patho.* flatulent colic, tympanites, tympania, tympanism, tympany, meteorism.
Tym·pa·nie *f* → Tympania.
tym·pa·nisch *adj (Schall)* tympanic, tympanitic.
tym·pa·ni·tisch *adj* → tympanisch.
Tym·pa·no·gramm *nt HNO* tympanogram.
Tym·pa·no·ma·sto·idi·tis *f HNO* inflammation of middle ear and mastoid cells, tympanomastoiditis.
Tym·pa·non *nt, pl* **Tym·pa·na** → Tympanum.
Tym·pa·no·pho·nie *f HNO* autophony, tympanophonia, tympanophony.
Tym·pa·no·pla·stik *f HNO* tympanoplasty.
Tym·pa·no·skle·ro·se *f HNO* tympanosclerosis.
Tym·pa·num *nt, pl* **Tym·pa·na** *anat.* tympanum, tympanic cavity, drum, eardrum.
Tyndall-Effekt *m phys.* Tyndall phenomenon, Tyndall effect.
Typ *m, pl* **Ty·pen** *micro., genet.* type, variety; *allg.* type; *chem., immun.* type.
Ty·phli·tis *f patho.* inflammation of the cecum, typhlenteritis, typhlitis, typhloenteritis, typhloteritis, cecitis.
ty·phös *adj patho.* typhus-like, typhoid, typhoidal, typhous; stuporous.
Ty·phus *m epidem.* typhoid fever, enteric fever, typhoid, typhia, abdominal typhoid.
   Typhus exanthematicus classic typhus, epidemic typhus, European typhus, exanthematous typhus, louse-borne typhus, camp fever, fleckfieber, hospital fever, prison fever, ship fever, jail fever, war fever.
ty·phus·ar·tig *adj* → typhös.
Ty·phus·ba·cil·lus *m* → Typhusbazillus.
Ty·phus·bak·te·ri·um *nt* → Typhusbazillus.
Ty·phus·ba·zil·lus *m micro.* typhoid bacterium, typhoid bacillus, Eberth's bacillus, Bacillus typhi, Bacillus typhosus, Salmonella typhi, Salmonella typhosa.
Ty·phus·impf·stoff *m* → Typhusvakzine.
Ty·phus·vak·zi·ne *f immun.* typhoid vaccine.
Ty·ping *nt immun., hema.* typing.
ty·pisch *adj* typical, characteristic, characteristical *(für* of); classical, classic.
Ty·pi·sie·rung *f immun., hema.* typing.
Ty·po·dont *m* typodont.
Ty·po·dont·zäh·ne *pl* typodont teeth.
Ty·pus *m, pl* **Ty·pen** → Typ.
Tyr·amin *nt biochem.* tyramine, tyrosamine, systogene, hydroxyphenylethylamine, oxyphenylethylamine.
Ty·rom *nt patho.* caseous tumor, tyroma.
Ty·ros·amin *nt* → Tyramin.
Ty·ro·sin *nt biochem.* oxyphenylaminopropionic acid, hydroxyphenylalanine, tyrosine.
Ty·ro·sin·ämie *f patho.* tyrosinemia, hypertyrosinemia.
Ty·ro·sin·ami·no·trans·fe·ra·se·man·gel *m patho.* tyrosine aminotransferase deficiency, type II tyrosinemia, Richner-Hanhart syndrome.
Ty·ro·sis *f patho.* tyrosis, caseation.
Ty·ro·thri·cin *nt pharm.* tyrothricin.
Ty·ro·to·xi·ko·se *f patho.* cheese poisoning, tyrotoxicosis, tyrotoxism.
T-Zacke *f physiol. (EKG)* T wave.
Tzanck-Test *m derm.* Tzanck test.
T-Zellantigen *nt immun.* T cell antigen.
T-Zelle *f immun.* thymic lymphocyte, T-lymphocyte, T cell.
   zytotoxische T-Zelle cytotoxic T-cell, cytotoxic T-lymphocyte, T killer cell.
T-Zellen-abhängig *adj immun.* T cell-dependent.
T-Zellenlymphom *nt immun.* T-cell lymphoma.
T-Zellen-unabhängig *adj immun.* T cell-independent.
T-Zell-Immundefekt *m immun.* cellular immunodeficiency.
T-Zell-Leukämie-Virus, humanes *nt* human T-cell leukemia virus, human T-cell lymphoma virus, human T-cell lymphotropic virus.
   humanes T-Zell-Leukämie-Virus III human immunodeficiency virus, AIDS virus, Aids-associated virus, type III human T-cell lymphotropic virus, type III human T-cell lymphoma virus, type III human T-cell leukemia virus, lymphadenopathy-associated virus, AIDS-associated retrovirus.
T-Zellym·phom [ll·l] *nt hema.* T-cell lymphoma.
T-Zonenlymphom *nt hema.* T-zone lymphoma.

U

übel *adj* (*schlecht fühlen*) sick, queasy, squeamish, ill; (*schlimm*) bad, nasty; (*eklig*) unpleasant, nauseating, foul. **mir ist übel** I feel sick/queasy/squeamish/ill.
Übel·keit *f* sickness, queasiness, squeamishness, nausea, sicchasia.
   Übelkeit erregend causing nausea, nauseating, sickening. **Übelkeit verursachen** sicken, nauseate.
übel·rie·chend *adj* smelly, fetid, malodorous.
über·an·stren·gen I *vt* overexert, overfatigue, overstrain, overwork, strain. II *vr* **sich überanstrengen** overexert o.s., overstrain o.s.
Über·an·stren·gung *f* overexertion, overfatigue, overpressure, overstrain, strain; fatigue.
Über·be·at·mung *f* overventilation.
über·be·la·sten *vt* overburden, overload, overstrain.
Über·be·la·stung *f* overburden, overload, overstrain.
Über·biß *m* overbite, vertical overlap.
   horizontaler Überbiß overjet, overjut, horizontal overlap, horizontal overbite.
   tiefer Überbiß closed bite, deep bite, deep overbite, vertical overbite, closed-bite malocclusion, deep vertical overlap.
   umgekehrter Überbiß underhang bite.
   verstärkter Überbiß excessive overbite.
   vertikaler Überbiß vertical overbite, over bite, overbite, vertical overlay.
Über·decken [k•k] *nt* capping.
Über·deckung [k•k] *f* capping.
über·dehnt *adj* (*Gelenk*) overextended, hyperrextended, superextended; (*Muskel*) strained.
Über·deh·nung *f* (*Gelenk*) overextension, hyperdistention, superextension; (*Muskel, Sehne*) strain.
über·di·men·sio·nal *adj* oversize, oversized.
über·do·sie·ren *vt clin.* overdose.
Über·do·sie·rung *f clin.* overdosage.
Über·do·sis *f clin.* overdose. **eine Überdosis verabreichen** overdose.
über·dreht *adj* overexcited.
Über·druck *m* positive pressure, hyperbaric pressure; *techn.* overpressure.
Über·druck·an·äs·the·sie *f anes.* hyperbaric anesthesia.
Über·druck·be·at·mung *f anes., IC* positive pressure ventilation.
Über·druck·kam·mer *f clin.* hyperbaric chamber.
Über·druck·nar·ko·se *f anes.* hyperbaric anesthesia.
Über·druck·ven·til *nt techn.* safety valve, overpressure valve.
über·durch·schnitt·lich *adj* above-average, above (the) average.
über·emp·find·lich *adj* (*a. patho., psycho.*) irritable, sensitive, hypersensitive, supersensitive (*gegen* to); (*Magen*) queasy; *patho., bio.* intolerant (*gegen* to); (*nervlich*) touchy, nervous, nerval; *neuro.* hyperesthetic; *immun.* hypersensitive, oversensitive, allergic (*gegen* to).
Über·emp·find·lich·keit *f* (*a. patho., psycho.*) irritability, sensitiveness, sensitivity, hypersensitiveness, supersensitiveness (*gegen* to); (*Magen*) queasiness; *patho., bio.* intolerance (*gegen* to); (*nervliche*) touchiness, nervousness, nervosity; *neuro.* hyperesthesia, hypersensibility, oxyesthesia; *immun.* hypersensitivity, hypersensitiveness, oversensitivity, oversensitiveness, allergy, hypersusceptibility (*gegen* to).
   Überempfindlichkeit der Zähne sensitivity of tooth, odontohyperesthesia.
   anaphylaktische Überempfindlichkeit type I hypersensitivity, anaphylactic hy.
Über·emp·find·lich·keits·re·ak·ti·on *f immun.* hypersensitivity reaction, allergic reaction, hypersensitivity, allergy.
   Überempfindlichkeitsreaktion Typ I type I hypersensitivity, anaphylactic hypersensitivity, immediate hypersensitivity, immediate allergy, immediate hypersensitivity reaction, anaphylaxis.
   Überempfindlichkeitsreaktion Typ II type II hypersensitivity, cytotoxic hypersensitivity.
   Überempfindlichkeitsreaktion Typ III type III hypersensitivity, Arthus-type reaction, immune complex hypersensitivity.
   Überempfindlichkeitsreaktion Typ IV type IV hypersensitivity, delayed-type hypersensitivity, delayed hypersensitivity, delayed hypersensitivity reaction, T cell-mediated hypersensitivity, cell-mediated reaction, cell-mediated hypersensitivity, delayed allergy, tuberculin-type hypersensitivity.
   Überempfindlichkeitsreaktion vom Soforttyp → Überempfindlichkeitsreaktion Typ I.
   Überempfindlichkeitsreaktion vom zytotoxischen Typ → Überempfindlichkeitsreaktion Typ II.
   anaphylaktischer Typ der Überempfindlichkeitsreaktion → Überempfindlichkeitsreaktion Typ I.
   Spät-Typ der Überempfindlichkeitsreaktion delayed-type hypersensitivity, delayed allergy, delayed hypersensitivity, cell-mediated reaction, cell-mediated hypersensitivity, delayed hypersensitivity reaction, T cell-mediated hypersensitivity, tuberculin-type hypersensitivity.
   Tuberkulin-Typ der Überempfindlichkeitsreaktion → Spät-Typ der Überempfindlichkeitsreaktion.
   T-zellvermittelte Überempfindlichkeitsreaktion → Überempfindlichkeitsreaktion Typ IV.
Über·ent·wick·lung *f patho.* overdevelopment, hypertrophy; *embryo.* hypergenesis.
Über·er·näh·rung *f* overnourishment, overnutrition, overfeeding, hypernutrition, hyperalimentation, superalimentation, suralimentation, supernutrition.
Über·er·reg·bar·keit *f neuro., psycho.* overexcitability, hyperexcitability; erethism.
   neuromuskuläre Übererregbarkeit apyretic tetanus, benign tetanus, intermittent cramp, tetany.
Über·fall·klam·mer *f* Bonwill clasp, embrasure clasp, Crisp clasp.
über·füh·ren *vt chem.* transform (*von...in* from...into).
Über·fül·lung *f* overfilling.
Über·funk·ti·on *f patho., endo.* overactivity, superfunction, hyperfunction, hyperfunctioning.
Über·füt·te·rung *f ped.* overfeeding.
Über·gangs·epi·thel *nt histol.* transitional epithelium.
Über·gangs·ge·biß *nt* transitional dentition, mixed dentition.
Über·gangs·pro·the·se, provisorische *f* transitional denture.
Über·gangs·sta·di·um *nt* transition, transition period, transitional stage.
Über·gangs·zeit *f* → Übergangsstadium.
Über·gangs·zell·kar·zi·nom *nt patho.* transitional cell carcinoma.
Über·gangs·zo·ne *f histol.* transitonal zone.
   globulomaxilläre Übergangszone globulomaxillary fissure.
Über·gangs·zu·stand *m* transition state, state of transition, transitional state.
über·ge·ben *vr* **sich übergeben** vomit, be sick, bring up, throw up.
Über·ge·wicht *nt* overweight.
über·ge·wich·tig *adj* overweight.
über·imp·fen *vt epidem., micro.* inoculate.
Über·imp·fung *f epidem., micro.* inoculation.
Über·kap·pung *f* capping.
   Überkappung der Pulpa pulp capping.
   direkte Überkappung der Pulpa direct pulp capping.
   indirekte Überkappung der Pulpa indirect pulp capping.
Über·kreu·zung *f anat.* junction, crossing, crossway, intersection, intercross, decussation, chiasma, chiasm.
über·kro·nen *vt* crown.
Über·la·ge·rung *f phys.* overlap, interference, superposition.

psychogene Überlagerung *psycho.* emotional overlay, psychogenic overlay, overlay.
über·lap·pen *vt techn.* overlap.
Über·lap·pung *f techn.* overlap, overlapping.
Über·last *f* overload, overweight.
über·la·sten *vt electr.* overload; (*a. patho.*) overburden, overload, overstrain, stress.
Über·la·stung *f* overload; overburden, overstrain, overstress, stress.
Über·la·stungs·syn·drom *nt patho.* overloading syndrome.
Über·le·bens·ra·te *f* survival rate.
Über·le·gen·heit *f* (*geistige, körperliche*) superiority.
Über·lei·tung *f physiol.* transmission (*zu* to).
    atrioventrikuläre Überleitung A-V conduction, atrioventricular conduction.
Über·lei·tungs·zeit *f card.* conduction time.
Über·mü·dung *f* fatigue, overfatigue.
Über·ord·nung *f bio.* superorder.
über·prü·fen *vt clin., lab.* check, check out, give sth. a check, check over, look over, give sth. a look-over, inspect; (*untersuchen*) examine, study, investigate. **stichprobenweise überprüfen** spot-check.
Über·prü·fung *f* check, check-over, check-up, inspection; (*Untersuchung*) examination, study, investigation.
über·reizt *adj* overexcited, overstrained.
über·sä·en *vt* spread, strew (*mit* with).
über·sät·tigt *adj chem., physiol.* supersaturated (*von* mit).
Über·säue·rung *f chem.* overacidification, hyperacidity.
Über·schuß *m* marginal excess.
über·ste·hen *vi* (*Krankheit*) get over, overcome; (*überleben*) survive, come through.
über·streck·bar *adj* (*Gelenk*) hyperextendible, hyperextendable.
über·strecken [k·k] *vt* (*Gelenk*) overextend, hyperextend, superextend.
Über·streckung [k·k] *f* (*Gelenk*) overextension, superextension, hyperextension.
über·trag·bar *adj* (*Krankheit*) transmittable, infectious, infective, contagious, communicable (*auf* to); *allg.* (*Idee*) transferable, transmissible (*auf* to).
Über·trag·bar·keit *f* (*Krankheit*) contagiosity, communicableness, communicability, infectiosity, infectiousness, infectiveness, infectivity; *psycho.* transferability, transmissibility.
Über·trä·ger *m* 1. *biochem.* transmitter; *chem.* carrier. 2. *micro.* vector, carrier; *epidem.* carrier, carrier state.
Über·trä·ger·sub·stanz *f physiol.* transmitter.
Über·tra·gung *f* (*Krankheit*) transmission (*auf* to); (*Organ*) transplantation, grafting (*auf* to); (*Blut*) transfusion; (*Schall, Licht*) propagation; *biochem., genet.* transcription; *phys., micro., genet.* transmission; *psycho.* transference.
Über·tra·gungs·kap·pe *f* transfer coping.
Über·ven·ti·la·ti·on *f patho.*, IC overventilation, hyperventilation.
Über·wär·mung *f* hyperthermia, hyperthermy.
Über·wäs·se·rung *f patho.* hyperhydration.
über·wei·sen *vt* (*Patient*) refer (*an* to).
ubi·qui·tär *adj* ubiquitous.
Übung *f* practice; (*Erfahrung*) experience. **in Übung sein** be in practice. **aus der Übung sein** be out of practice. **in Übung bleiben** keep in practice.
Uhr *f, pl* **Uh·ren** clock; (*Armbanduhr*) watch. **rund um die Uhr** around-the-clock, round-the-clock.
    biologische Uhr → innere Uhr.
    innere Uhr *physiol.* internal clock, body clock, biological clock.
Uhr·zei·ger *m* hand, index, finger.
Uhr·zeit *f* time.
Ul·cus *nt, pl* **Ul·ce·ra** *patho.* ulcer, ulceration, ulcus, fester.
    Ulcus corneae *ophthal.* corneal ulcer, helcome.
    Ulcus duodeni duodenal ulcer.
    Ulcus durum *epidem.* hard ulcer, syphilitic ulcer, chancre, hunterian chancre, hard chancre, hard sore, true chancre.
    Ulcus frenuli linguae sublingual ulcer.
    Ulcus molle *epidem.* soft chancre, soft sore, soft ulcer, venereal sore, venereal ulcer, chancroidal ulcer, chancroid.
    Ulcus rodens rodent ulcer, rodent cancer, Clarke's ulcer, Krompecher's tumor.
    Ulcus ventriculi gastric ulcer, ventricular ulcer, ulcer of the stomach.
Ul·ery·the·ma *nt derm.* ulerythema.
    Ulerythema ophryogenes ulerythema ophryogenes.
Ul·kus *nt, pl* **Ul·ze·ra** *patho.* ulcer, ulceration, ulcus, fester.
    oropharyngeales Ulkus oropharyngeal ulcer.
    peptisches Ulkus peptic ulcer.
    trophoneurotisches Ulkus neurotrophic ulcer, trophoneurotic ulcer.

Ul·kus·kar·zi·nom *nt patho.* ulcer carcinoma, ulcerocarcinoma.
Ullrich-Feichtiger-Syndrom *nt patho.* Ullrich-Feichtiger syndrome.
Ullrich-Turner-Syndrom *nt genet.* Turner's syndrome, XO syndrome.
Ul·na *f, pl* **Ul·nae** *anat.* ulna, elbow bone, cubitus.
ul·nar *adj anat.* pertaining to the ulna, ulnar, cubital.
Ul·tra·film *m* ultraspeed film, ultraspeed x-ray film, ultraspeed radiographic film.
Ul·tra·fil·ter *nt* ultrafilter.
Ul·tra·fil·tra·ti·on *f* ultrafiltration.
ul·tra·kurz·wir·kend *adj pharm.* ultrashort acting.
Ul·tra·mi·kro·ana·ly·se *f lab.* ultramicroanalysis.
Ul·tra·mi·kro·skop *nt histol.* ultramicroscope.
Ul·tra·mi·kro·sko·pie *f histol.* ultramicroscopy.
ul·tra·mi·kro·sko·pisch *adj histol.* ultramicroscopic; (*Größe*) ultramicroscopic, ultravisible.
Ul·tra·mi·kro·tom *nt histol.* ultramicrotome.
Ul·tra·rönt·gen·film *m* ultraspeed film, ultraspeed x-ray film, ultraspeed radiographic film.
Ul·tra·rot *nt phys.* infrared, infrared light, ultrared, ultrared light.
ul·tra·rot *adj* infrared, ultrared.
Ul·tra·rot·licht *nt* → Ultrarot.
Ultraschall- *pref.* ultrasonic, supersonic.
Ul·tra·schall *m phys.* ultrasound.
Ul·tra·schall·dia·gno·stik *f radiol.* echography, ultrasonography, sonography.
ul·tra·schall·durch·läs·sig *adj radiol.* sonolucent.
Ul·tra·schall·ge·biß·rei·ni·ger *m* ultrasonic denture cleanser.
Ul·tra·schall·ge·rät *nt radiol.* sonograph, ultrasonograph.
Ultra·schall·hand·stück *nt* ultrasonic handpiece.
Ul·tra·schall·kar·dio·gra·phie *f card.* echocardiography, ultrasonic cardiography, ultrasound cardiography.
Ul·tra·schall·kü·ret·ta·ge *f* ultrasonic curettage.
Ul·tra·schall·pho·no·kar·dio·gra·phie *f card.* echophonocardiography.
Ul·tra·schall·rei·ni·gung *f* ultrasonic cleaning.
Ul·tra·schall·sca·ling *nt* ultrasonic scaling.
Ul·tra·schall·ver·ne·be·lung *f clin.* ultrasonic atomization, ultrasonic nebulization.
Ul·tra·schall·ver·neb·ler *m clin.* ultrasonic nebulizer.
Ul·tra·schall·wel·len *pl phys.* ultrasound, ultrasonic waves.
Ul·tra·vio·lett *nt phys.* ultraviolet, ultraviolet light.
ul·tra·vio·lett *adj* ultraviolet.
Ul·tra·vio·lett·licht *nt* → Ultraviolett.
Ul·tra·vio·lett·mi·kro·skop *nt histol.* ultraviolet microscope.
Ul·tra·vio·lett·strah·len *pl phys.* ultraviolet rays.
Ul·tra·vio·lett·strah·lung *f phys.* ultraviolet rays *pl*, ultraviolet radiation.
ul·tra·vi·si·bel *adj* (*Größe*) ultramicroscopic, ultravisible.
Ul·tra·zen·tri·fu·ge *f lab.* ultracentrifuge.
Ul·ze·ra·ti·on *f patho.* ulcer formation, ulceration, helcosis.
    aphthöse Ulzeration aphthous ulceration.
    neurotrophische Ulzeration neurotrophic ulcer, trophoneurotic ulcer.
ul·ze·ra·tiv *adj patho.* ulcerative, ulcerous.
ul·ze·rie·ren *vi patho.* form an ulcer, ulcerate.
ul·ze·ro·gen *adj patho.* ulcer-producing, ulcerative, ulcerous, ulcerogenic.
ul·ze·rös *adj patho.* ulcerative, ulcerous.
Um·bi·li·cus *m anat.* navel, belly-button, umbilicus, omphalus.
um·bi·li·kal *adj anat.* pertaining to the umbilicus, umbilical, omphalic.
Um·bi·li·kus *m* → Umbilicus.
Um·bo *m, pl* **Um·bo·nes** *anat.* umbo.
Um·dre·hung *f* turn; *techn.* rotation, revolution.
um·fal·len *vi* drop, fall down, tumble down; (*umkippen*) fall, fall over, tip over.
Um·fang *m* circumference, girth; perimeter; (*Ausdehnung*) size, dimension.
Um·fra·ge *f* inquiry; *stat.* survey.
Um·gang *m* (*Patient*) handling (*mit* of), dealing (*mit* with).
Um·ge·bung *f bio., physiol., socio.* environment, milieu, surrounding(*s pl*).
Um·ge·bungs·tem·pe·ra·tur *f* ambient temperature, environmental temperature.
um·ge·hen *vt* bypass, circumvent; *fig.* (*Problem*) avoid, short-circuit, bypass.
um·hül·len *vt anat., histol.* encase, cover, envelope, invest, infold, sheathe, sheath, coat.

Um·hül·lung *f anat., histol.* cover, covering, encasement, envelope, envelopment, mantle, investment; *techn.* jacket.
Um·kehr *f* (*a. genet.*) reversion, reversal (*zu* to).
Um·kehr·ent·wick·lung *f histol., patho.* reversal process.
Um·keh·rung *f* (*a. genet.*) reversion (*zu* to); *phys., radiol., techn.* reversal.
Um·lauf *m derm.* paronychia, perionychia, perionyxis.
um·man·teln *vt anat., histol.* sheathe, sheath, coat, envelope, encase, cover; *techn.* jacket.
Um·man·te·lung *f anat., histol.* cover, covering, encasement, envelope, envelopment, mantle, investment; *techn.* jacket.
um·pflan·zen *vt chir.* transplant, draft; replant, reimplant.
um·rech·nen *vt mathe.* convert (*in* into).
Um·rech·nung *f mathe.* conversion (*in* into).
Um·satz *m biochem.* turnover; *physiol.* metabolic rate.
Um·schei·dung *f anat.* vagina, sheath.
Um·schlag *m clin., pharm.* compress, pack.
   feuchter Umschlag wet compress, wet pack, wet sheet pack.
   kalter Umschlag cold pack.
Um·schlag·fal·te *f anat.* reflection, reflexion.
   Umschlagfalte der Lippenschleimhaut mucolabial fold.
   Umschlagfalte der Wangenschleimhaut mucobuccal fold, mucosobuccal fold.
um·schnei·den *vt chir.* circumcise.
Um·schnei·dung *f chir.* circumcision.
Um·set·zung *f chem., phys.* conversion, transformation, translation.
Um·ste·chungs·li·ga·tur *f chir.* suture ligature.
Um·ste·chungs·naht *f chir.* suture ligature.
um·stel·len *vt* change, reorganize, rearrange; (*Lebensweise, Diät*) adapt, readjust, adjust (*auf* to).
Um·stel·lung *f* change, reorganization, rearrangement; (*Lebensweise, Diät*) adaption, readjustment, adjustment (*auf* to).
um·stür·zen *vi* fall, fall down, fall over.
um·wan·deln *vt* (*a. chem., physiol.*) convert, transform change (*in* in, into); change over (*zu* to); transmute (*in* into); *biochem.* metabolize; modify.
Um·wand·lung *f* (*a. chem.*) change, conversion, transformation (*in* into); *bio.* transmutation, mutation; *histol.* modification, metamorphosis.
Umwelt- *pref.* environmental, ambient, eco-.
Um·welt *f* (*a. bio.*) environment.
Um·welt·be·din·gun·gen *pl* environmental conditions.
Um·welt·fak·tor *m* environmental factor.
Um·welt·me·di·zin *f* environmental medicine.
Um·welt·zer·stö·rung *f* ecocide.
um·wickeln [k·k] *vt* (*verbinden*) wrap, wrap up, bandage, swaddle, swathe.
un·ab·hän·gig *adj* independent (*von* of); *physiol.* autonomic, autonomical, autonomous.
Un·ab·hän·gig·keit *f* independence, independency (*von* of); *physiol.* autonomy.
un·ab·sicht·lich *adj physiol.* (*Bewegung*) involuntary, unintended, unintentional.
un·ähn·lich *adj* dissimilar to.
Un·ähn·lich·keit *f* dissimilarity.
un·an·ge·nehm *adj* disagreeable, unpleasant; (*Geruch*) offensive; (*peinlich*) embarrassing.
un·ar·ti·ku·liert *adj* (*Sprache*) inarticulate, inarticulated.
un·auf·hör·lich *adj* (*a. physiol., patho.*) incessant, ceaseless, continued, continuous, perpetual; (*nicht-saisongebunden*) perennial.
un·aus·ge·reift *adj* (*a. patho.*) immature.
un·be·ab·sich·tigt *adj physiol.* (*Bewegung*) involuntary, unintended, unintentional.
un·be·haart *adj derm.* without hair, hairless; (*kahl*) bald.
Un·be·ha·gen *nt* discomfort.
un·be·hag·lich *adj* uncomfortable.
un·be·han·delt *adj* (*Patient*) unattended, untreated.
un·be·herrscht *adj* uncontrolled, unrestrained, intemperate.
Un·be·herrscht·heit *f* intemperance, lack of self-control.
un·be·lebt *adj bio.* inanimate, lifeless.
un·be·rührt *adj* (*Jungfrau*) virgin.
un·be·stimmt *adj* undetermined, indefinite, vague.
un·bieg·sam *adj* (*a. ortho.*) inflexible, rigid.
Un·bieg·sam·keit *f* (*a. ortho.*) inflexibility, inflexibleness, rigidity.
un·blu·tig *adj chir.* bloodless.
un·bunt *adj phys.* achromatic.
un·cha·rak·te·ri·stisch *adj clin.* (*Symptom*) characterless.
Un·ci·na·ria·sis *f epidem.* uncinariasis.
Underwood-Krankheit *f ped.* Underwood's disease, sclerema, subcutaneous fat necrosis of the newborn.

un·deut·lich *adj* unclear, indistinct; (*Sprache*) inarticulate, inarticulate; (*Gedanken, Erinnerung*) confused, cloudy, dim, blurred.
un·dif·fe·ren·ziert *adj* (*a. histol.*) undifferentiated.
Un·du·la·ti·on *f phys.* undulation.
un·duld·sam *adj* impatient (*gegen* to), intolerant (*gegen* of).
Un·duld·sam·keit *f* intolerance (*gegen* to), impatience (*gegen* of).
un·du·lie·rend *adj* undulating, undulant, undulatory.
un·durch·dring·bar *adj* impermeable, impervious.
Un·durch·dring·bar·keit *f* impermeability, imperviousness.
un·durch·führ·bar *adj* unfeasible, unworkable.
un·durch·läs·sig *adj* impermeable, impervious (*für* to); *phys.* opaque.
Un·durch·läs·sig·keit *f* impermeability, imperviousness; *phys.* opacity, opaqueness.
un·durch·sich·tig *adj* not transparent, nontransparent, opaque.
Un·durch·sich·tig·keit *f* opacity, opaqueness, nontransparence.
un·ehe·lich *adj* illegitimate.
un·ein·ge·schränkt *adj* without restrictions, unrestrained, unrestricted, unlimited.
un·emp·fäng·lich *adj* (*a. physiol., fig.*) unreceptive, unresponsive, insensate, insusceptible, insensitive, insensible (*für* to).
Un·emp·fäng·lich·keit *f* (*a. physiol., fig.*) unreceptiveness, unresponsiveness, insensateness, insusceptibility, insensitiveness, insensitivity, insensibility (*für* to, of).
un·emp·find·lich *adj* (*a. physiol., fig.*) impervious, insensitive, insusceptible, insentient, insensible (*gegen* to); (*Schmerz*) indolent (*gegen* to); *chem., phys.* insensitive (*gegen* to); *physiol., neuro.* refractory.
Un·emp·find·lich·keit *f* (*a. physiol., fig.*) imperviousness, insensitiveness, insensitivity, insusceptibility, insensibility (*gegen* to); (*Schmerz*) indolence (*gegen* to); *physiol.* refractoriness (*für* to).
un·ent·behr·lich *adj* indispensable (*für* to), essential.
un·er·kannt *adj* undiagnosed, unidentified, unrecognized.
un·er·öff·net *adj patho.* atretic, atresic, imperforate.
un·er·sätt·lich *adj* (*a. fig.*) insatiable.
un·er·setz·lich *adj* irreparable.
un·er·träg·lich *adj* (*Schmerz*) excruciating, beyond endurance, unendurable, unbearable.
un·er·wünscht *adj* unwanted, undesirable, untoward.
un·fä·hig *adj* unable (*zu tun* to do), unfit (*zu* for), incompetent (*zu tun* to do), incapable (*zu* of).
Un·fä·hig·keit *f* inability, incompetence, incompetency, incapacity, incapacitation, incapability.
Unfall- *pref.* accidental.
Un·fall *m* accident, (*Verkehr*) crash. **einen Unfall haben** have an accident.
   häuslicher Unfall domestic accident.
   tödlicher Unfall fatal, fatality.
Un·fall·tod *m* accidental death, death by accident.
Un·fall·ver·hü·tungs·vor·schrif·ten *pl* safety rules.
Un·fall·ver·let·zung *f* accidental injury, accidental trauma, casualty.
un·frei·wil·lig *adj* (*a. physiol.*) involuntary.
un·ge·ädert *adj bio.* nerveless.
un·ge·bo·ren *adj* unborn. **das Ungeborene** the unborn.
un·ge·bräuch·lich *adj* uncommen, unusual.
Un·ge·duld *f* impatience.
un·ge·fähr *adj* (*Schätzung*) rough; *mathe.* round, approximate, approximal.
un·ge·färbt *adj* (*a. histol.*) undyed, uncolored, unstained.
un·ge·glie·dert *adj bio.* inarticulate, inarticulated.
un·ge·hemmt *adj physiol.* uninhibited, unrestrained.
un·ge·kreuzt *adj anat.* uncrossed.
un·ge·löst *adj chem.* undissolved; (*Problem*) unresolved, unsolved.
un·ge·nau *adj* (*Messung*) inaccurate.
Un·ge·nau·ig·keit *f* (*Messung*) inaccurateness, inaccuracy.
un·ge·nieß·bar *adj* infit for consumption, inedible, unpalatable.
un·ge·öff·net *adj patho.* atretic, atresic, imperforate.
Un·ge·ord·net·heit *f phys., mathe.* randomness.
un·ge·paart *adj anat., bio.* unpaired; *anat.* azygos, azygous, impar.
un·ge·sät·tigt *adj chem., biochem.* unsaturated. **einfach ungesättigt** monounsaturated. **mehrfach ungesättigt** polyenoic, polyunsaturated.
un·ge·schlecht·lich *adj bio.* (*Fortpflanzung*) asexual, sexless, nonsexual, agamous, agamic.
un·ge·sund *adj* unhealthy, insalubrious, sickly; (*Ernährung*) unwholesome; (*schädigend*) bad, noxious (*für* to).
un·ge·wollt *adj* (*Kind*) unwanted; (*a. physiol.*) involuntary, unintentional, unintended.
Un·ge·zie·fer·be·kämp·fung *f hyg.* disinsectization, disinsection.

ungiftig

un·gif·tig *adj* nonpoisonous, atoxic, nontoxic.
un·gleich·ar·tig *adj* different, dissimilar, unlike.
un·gleich·er·big *adj genet.* heterozygous.
un·gleich·för·mig *adj* irregular; *mathe., phys., bio.* variable, unequal.
Un·gleich·ge·wicht *nt* disequilibrium, dysequilibrium, imbalance.
un·gleich·mä·ßig *adj* unequal, irregular, varying, uneven.
Un·gleich·mä·ßig·keit *f* unquality, irregularity, unevenness.
un·gleich·sei·tig *adj mathe.* scalene.
Un·glück *nt* (*Unfall*) accident.
Un·glücks·fall *m* (*Unfall*) accident.
un·greif·bar *adj* impalpable.
Un·gu·en·tum *nt, pl* **Un·gu·en·ta** *pharm.* ointment, unguent, unguentum, salve.
Un·gui·cu·lus *m bio.* unguiculus.
Un·gu·is *m anat.* nail, nail plate, unguis, onyx; (*Finger*) fingernail; (*Zehe*) toenail.
un·gün·stig *adj* (*Prognose*) unfavorable, bad, infaust, ill.
un·heil·bar *adj* (*Krankheit*) incurable, immedicable, untreatable, terminal.
Un·heil·bar·keit *f* (*Krankheit*) incurability.
un·hy·gie·nisch *adj* insanitary, unhygienic, unsanitary.
Uni- *pref.* single, mono-, uni-.
uni *adj* unicolored.
uni·axi·al *adj anat., techn.* monaxial.
uni·fo·kal *adj phys., patho.* unifocal.
Uni·form *f* uniform.
uni·la·te·ral *adj neuro., patho.* unilateral, monolateral.
uni·oku·lär *adj* pertaining to one eye only, uniocular.
uni·po·lar *adj histol., physiol.* unipolar.
uni·va·lent *adj chem., immun.* univalent, monovalent.
uni·ver·sal *adj* universal, general.
Uni·ver·sal·ap·pa·rat *m* universal appliance, universal fixed orthodontic appliance.
Uni·ver·sal·emp·fän·ger *m immun.* universal recipient, general recipient.
Uni·ver·sal·kuh·horn·zan·ge *f* universal cow horn forceps.
Uni·ver·sal·kü·ret·te *f* universal curet, universal curette.
Uni·ver·sal·ober·kie·fer·zan·ge *f* Cryer forceps, No. 150 forceps, forceps No. 150, upper universal forceps.
Uni·ver·sal·spen·der *m immun.* universal donor, general donor.
Uni·ver·sal·un·ter·kie·fer·zahn·zan·ge mit amerikanischem Schloß *f* No. 151 American style forceps.
Uni·ver·sal·un·ter·kie·fer·zan·ge *f* Cryer forceps, No. 151 forceps, forceps No. 151, lower universal forceps.
Uni·ver·sal·zahn·zan·ge *f* → Universalzange.
Uni·ver·sal·zan·ge *f* universal forceps.
uni·ver·sell *adj* universal, general.
uni·zel·lu·lär *adj bio., histol.* unicellular, monocellular, monocelled.
un·klar *adj* unclear, confused; (*undeutlich*) blurred, indistinct.
un·kom·pli·ziert *adj* (*a. ortho.*) uncomplicated, simple.
un·kon·trol·lier·bar *adj* uncontrollable.
un·kon·trol·liert *adj* uncontrolled, unchecked.
Unk·ti·on *f clin.* unction.
un·lös·lich *adj chem., phys.* insoluble. **unlöslich in Wasser** insoluble in water.
un·merk·lich *adj* (*a. physiol.*) imperceptible.
un·mit·tel·bar *adj* (*zeitlich, räumlich*) immediate, direct.
un·na·tür·lich *adj* abnormal, unnatural.
un·or·ga·ni·siert *adj* (*a. patho.*) unorganized.
un·paar *adj anat., bio.* unpaired; *anat.* azygos, azygous, impar.
un·paa·rig *adj* → unpaar.
un·pro·por·tio·niert *adj* out of proportion, unproportioned, disproportionate.
un·re·gel·mä·ßig *adj* (*Atmung, Puls*) irregular; (*Bewegung*) erratic, unsteady, acatastatic, atactic; (*Zähne*) uneven.
Un·re·gel·mä·ßig·keit *f* irregularity; unsteadiness; unevenness.
un·reif *adj* not ripe, immature, unripe; *ped.* dysmature, immature.
Un·rei·fe *f* immaturity, unripeness.
Unreife des Frühgeborenen *ped.* immaturity.
un·rein *adj* unclean, impure.
Un·rein·heit *f* uncleanness, impurity.
Un·ru·he *f* unrest, restlessness, uneasiness; (*ängstliche*) anxiety, agitation.
un·ru·hig *adj* restless, uneasy; anxious, agitated.
un·sau·ber *adj* unclean, impure; (*ungepflegt*) untidy.
un·schäd·lich *adj* harmless, innocuous, innoxious.
un·scharf *adj* blurred, indistinct, unclear.
Un·schär·fe *f* blur, burredness.

un·sep·tiert *adj histol.* nonseptate.
un·spe·zi·fisch *adj patho.* unspecific, aspecific, nonspecific, not caused by a specific organism, (*Behandlung*) nonspecific.
un·still·bar *adj* (*Erbrechen, Blutung*) uncontrollable; (*Durst, Hunger*) insatiable, insatiate, unappeasable.
un·taug·lich *adj* unfit, unsuitable (*für* for).
Un·taug·lich·keit *f* unfitness, unsuitableness.
Un·ter·arm *m anat.* forearm, antibrachium, antebrachium.
Un·ter·art *f bio.* subspecies.
Un·ter·bauch *m anat.* hypogastric zone, hypogastric region, pubic region, hypogastrium.
Un·ter·bauch·ge·gend *f* → Unterbauch.
Un·ter·bauch·schmer·zen *pl* lower abdominal pain.
un·ter·be·wußt *adj* subconscious. **das Unterbewußte** the subconscious.
Un·ter·be·wußt·sein *nt* subconscious, subconsciousness.
un·ter·bin·den *vt* (*Zufuhr*) cut off; *chir.* ligate, ligature, tie up.
Un·ter·bin·dung *f chir.* ligation, ligature, occluding ligature.
un·ter·do·sie·ren *vt clin., pharm.* underdose.
Un·ter·do·sie·rung *f clin., pharm.* underdose.
Unterdruck- *pref.* hypobaric.
Un·ter·druck *m* 1. negative pressure, suction. 2. *card., patho.* hypotension, arterial hypotension, hypopiesia, hypopiesis, low blood pressure.
un·ter·drücken [k·k] *vt* suppress, repress.
Un·ter·druck·guß *m* vacuum casting.
un·ter·ent·wickelt [k·k] *adj* underdeveloped, badly developed, undersize, undersized; *embryo.* hypogenetic; *psychia.* infantile, backward; *radiol., photo.* underdeveloped.
Un·ter·ent·wick·lung *f* underdevelopment; *patho.* hypotrophy, hypoplasia, hypoplasty; *embryo.* hypogenesis.
un·ter·er·nährt *adj* undernourished, underfed; malnourished.
Un·ter·er·näh·rung *f* undernourishment, undernutrition, underfeeding, hypoalimentation; malnutrition.
Un·ter·flä·che *f* undersurface, base.
Un·ter·funk·ti·on *f patho.* impaired function, insufficient function, hypofunction.
Un·ter·füt·te·rung *f* denture relining.
Un·ter·ge·wicht *nt* underweight.
un·ter·ge·wich·tig *adj* underweight.
Un·ter·haut *f anat.* subcutis, hypoderm, hypoderma, hypodermis, superficial fascia, subcutaneous fascia.
Un·ter·haut·bin·de·ge·we·be *nt histol.* subcutaneous tissue.
Un·ter·haut·fett·ge·we·be *nt histol.* subcutaneous fat, pannus.
Un·ter·haut·zell·ge·we·be *nt histol.* hypoderm, hypoderma, hypodermis.
Unterkiefer- *pref.* mandibular, genial, genian, geni(o)-.
Un·ter·kie·fer *m anat.* mandible, mandibula, submaxilla, lower jaw, lower jaw bone.
Un·ter·kie·fer·ab·druck *m* lower impression, mandibular impression.
Un·ter·kie·fer·ach·se *f* mandibular axis.
Un·ter·kie·fer·ar·te·rie *f anat.* inferior alveolar artery, inferior dental artery, mandibular artery.
Un·ter·kie·fer·ast *m* ramus of mandible, mandibular ramus.
Un·ter·kie·fer·ast·brei·te *f* breadth of mandibular ramus.
Un·ter·kie·fer·auf·nah·me *f* jaw radiograph.
seitliche Unterkieferaufnahme lateral jaw film.
Unterkiefer-Backenzahnzange *f* mandibular posterior forceps.
Un·ter·kie·fer·be·we·gung *f* jaw movement, mandibular movement.
freie Unterkieferbewegung free mandibular movement.
funktionelle Unterkieferbewegung functional mandibular movement.
Un·ter·kie·fer·brei·te *f* breadth of mandible, bigonial breadth.
vordere Unterkieferbreite anterior breadth of mandible.
Un·ter·kie·fer·bruch *m* mandibular fracture.
Un·ter·kie·fer·chir·ur·gie *f* mandibular surgery.
Un·ter·kie·fer·de·fekt, kongenitaler *m* Stafne's lateral bone cyst, Stafne's mandibular defect, Stafne's cyst, latent bone cyst, static bone cyst, lingual mandibular bone cavity, static bone cavity.
Un·ter·kie·fer·dorn *m* mandibular spine.
Un·ter·kie·fer·drei·eck *nt* submandibular trigone, submandibular triangle, digastric triangle, submaxillary triangle, submaxillary region, submaxillary space, submandibular region.
Un·ter·kie·fer·drü·se *f* submandibular gland, submaxillary gland, mandibular gland.
Un·ter·kie·fer·durch·tren·nung *f* mandibulotomy.
Un·ter·kie·fer·ebe·ne *f* mandibular plane.
Un·ter·kie·fer·ent·fer·nung *f HNO, chir.* mandibulectomy.

Un·ter·kie·fer·frak·tur *f* mandibular fracture.
Unterkiefer-Frontzahnzange *f* lower anterior forceps, mandibular anterior teeth forceps.
Un·ter·kie·fer·ge·lenk *nt anat.* mandibular articulation, mandibular joint, maxillary articulation, maxillary joint, temporomandibular articulation, temporomandibular joint, temporomaxillary articulation, temporomaxillary joint.
Un·ter·kie·fer·grund·ebe·ne *f* mandibular plane.
Unter·kie·fer·hy·per·pla·sie *f* mandibular hyperplasia.
Unter·kie·fer·hy·po·pla·sie *f* mandibular hypoplasia.
Un·ter·kie·fer·ka·nal *m anat.* mandibular canal, inferior dental canal.
Un·ter·kie·fer·kno·chen *m* → Unterkiefer.
Un·ter·kie·fer·kno·chen·höh·le *f* → linguale Unterkieferknochenhöhle.
  linguale Unterkieferknochenhöhle Stafne's lateral bone cyst, Stafne's mandibular defect, Stafne's cavity, Stafne's idiopathic bone cavity, Stafne's cyst, latent bone cyst, static bone cyst, lingual mandibular bone cavity, static bone cavity.
Un·ter·kie·fer·kopf *m* mandibular head, head of mandible.
Un·ter·kie·fer·köpf·chen *nt* mandibular head, head of mandible, condyle of mandible, mandibular condyle, condylar process.
Un·ter·kie·fer·kör·per *m* mandibular body.
Un·ter·kie·fer·län·ge *f* mandibular depth, length of mandible.
Un·ter·kie·fer·lu·xa·ti·on *f* temporomandibular joint luxation.
  habituelle Unterkieferluxation habitual temporomandibular joint luxation.
Un·ter·kie·fer·lymph·kno·ten *m anat.* mandibular lymph node.
Un·ter·kie·fer·mahl·zahn *m* mandibular molar.
Un·ter·kie·fer·mi·ni·plat·te *f* mandibular miniplate.
Un·ter·kie·fer·mo·lar *m* mandibular molar.
Unterkiefer-Molarenzange *f* mandibular molar forceps.
Un·ter·kie·fer·nerv *m anat.* inferior alveolar nerve, inferior dental nerve.
Un·ter·kie·fer·osteo·to·mie *f* mandibular osteotomy.
  subapikale Unterkieferosteotomie subapical mandibular osteotomy.
  subkondyläre Unterkieferosteotomie subcondylar mandibular osteotomy.
Un·ter·kie·fer·pla·stik *f* mandibuloplasty.
Un·ter·kie·fer·plat·te *f* mandibular plate.
Un·ter·kie·fer·pro·fil·win·kel *m* mandibular profile angle.
Un·ter·kie·fer·rand *m* mandibular border.
Un·ter·kie·fer·re·flex *m physiol.* chin jerk, chin reflex, mandibular reflex, jaw reflex, jaw jerk.
Un·ter·kie·fer·re·kon·struk·ti·on *f* mandibular reconstruction.
Un·ter·kie·fer·re·sek·ti·on *f HNO, chir.* mandibulectomy.
  segmentale Unterkieferresektion segmental mandibulectomy.
Un·ter·kie·fer·rück·la·ge *f* mandibular retraction.
Un·ter·kie·fer·schie·ne *f* mandibular splint.
Un·ter·kie·fer·tie·fe *f* mandibular depth.
Un·ter·kie·fer·über·ent·wick·lung *f* mandibular excess.
Un·ter·kie·fer·uni·ver·sal·zan·ge *f* lower universal forceps.
Un·ter·kie·fer·un·ter·ent·wick·lung *f* mandibular deficiency.
Unterkiefer-Weisheitszahnzange *f* mandibular third molar forceps.
Un·ter·kie·fer·win·kel *m anat.* angle of mandible, mandibular angle, submaxillary angle.
Un·ter·kie·fer·zäh·ne *pl* mandibular dentition, mandibular teeth.
Un·ter·kie·fer·zahn·ex·trak·ti·ons·zan·ge *f* mandibular forceps.
Un·ter·kie·fer·zahn·rei·he *f* inferior dental arch, mandibular alveolar arch, mandibular arch.
Un·ter·kie·fer·zahn·zan·ge *f* mandibular forceps.
Un·ter·kie·fer·zy·ste *f* mandibular cyst.
  mediane Unterkieferzyste mandibular median cyst, median mandibular cyst.
Un·ter·küh·lung *f patho.* hypothermia, hypothermy.
Un·ter·leib *m* belly, abdomen, lower abdomen; hypogastric zone, hypogastric region, pubic region, hypogastrium.
Un·ter·leibs·schmer·zen *pl patho.* lower abdominal pain.
Un·ter·lid *nt anat.* lower eyelid, lower lid, lower palpebra.
Un·ter·lid·fur·che *f anat.* infrapalpebral sulcus.
Un·ter·lid·plat·te *f anat.* inferior tarsus, tarsal plate of lower eyelid.
Un·ter·lip·pe *f anat.* inferior lip, lower lip, underlip.
Un·ter·lip·pen·ar·te·rie *f anat.* inferior labial artery.
Un·ter·lip·pen·bänd·chen *nt anat.* inferior labial frenulum, frenulum of lower lip.
Un·ter·lip·pen·schlag·ader *f* → Unterlippenarterie.
Un·ter·lip·pen·ve·nen *pl anat.* inferior labial veins.
Un·ter·ord·nung *f bio.* suborder.

Un·ter·schei·dung *f physiol.* distinction, discrimination (*zwischen* between); (*a. mathe., bio.*) differentiation.
Un·ter·schei·dungs·merk·mal *nt* distinctive feature.
Un·ter·schen·kel *m anat.* lower leg, leg, shank, crural region, crus, cnemis.
Un·ter·schicht *f histol.* substratum, substrate.
Un·ter·schied *m* difference (*zwischen* between, in); distinction.
Un·ter·sei·te *f* underside, undersurface, bottom.
un·ter·setzt *adj* (*Statur*) thick-set, squat, stocky, pyknic.
un·ter·stüt·zen *vt* help, aid, assist, support; (*finanziell*) support; (*ermutigen*) encourage; (*fördern*) promote.
Un·ter·stüt·zung *f* help, aid, assistance, support; (*finanzielle*) support; (*Ermutigung*) encouragement; (*Förderung*) promotion.
un·ter·su·chen *vt* 1. *chem., lab.* analyze, assay; test (*auf* for). 2. *clin.* examine, inspect, investigate. 3. (*wissenschaftlich*) examine, study, investigate, explore, research, probe. 4. (*überprüfen*) examine (*auf* for), check upon, check on, look into, go into. **erneut untersuchen** reexamine.
Un·ter·su·chung *f* 1. *chem., lab.* analysis, assay, test. 2. *clin.* (*Patient*) examination, assessment, inspection, investigation. 3. (*wissenschaftliche*) examination (*einer Sache* of, into sth.), study (*über* of), investigation (into, of), research (*nach* after, for; *über* into, on), research work (*über* into, on); exploration. 4. (*Überprüfung*) examination, check-over, check, check-up; probe, inquiry (of, into); *forens.* inquest.
  ärztliche Untersuchung medical examination, medical.
  äußerliche Untersuchung inspection.
  digitale Untersuchung digital examination.
  erneute Untersuchung reexamination.
  klinische Untersuchung clinical examination.
  körperliche Untersuchung physical examination, physical, somatoscopy.
  rektale Untersuchung rectal examination.
Un·ter·su·chungs·be·fund *m* findings *pl*.
  körperlicher Untersuchungsbefund physical findings.
Un·ter·su·chungs·ma·te·ri·al *nt* specimen.
Unterzungen- *pref.* sublingual, hypoglossal.
Un·ter·zun·gen·bü·gel *m* lingual bar, sublingual bar, Kennedy bar, double lingual bar, continuous clasp, continuous bar rest, continuous bar retainer, continuous retainer, continuous lingual clasp.
Un·ter·zun·gen·drü·se *f* → Unterzungenspeicheldrüse.
Un·ter·zun·gen·spei·chel·drü·se *f anat.* sublingual gland, Rivinus gland.
Un·ter·zun·gen·ve·ne *f anat.* sublingual vein.
un·ver·än·der·lich *adj* unchangeable, unalterable; unchanging, constant, invariable.
un·ver·än·dert *adj* (*Zustand, Befinden*) unchanged; *chem.* native, unmodified.
un·ver·dau·lich *adj* indigestible, undigestible.
un·ver·ein·bar *adj* incompatible, inconsistent (*mit* with); incongruent, incongruous (*mit* to, with).
Un·ver·ein·bar·keit *f* incompatibility, incompatibleness, inconsistency; incongruity, incongruousness.
un·ver·letzt *adj* uninjured, unhurt, unharmed, unwounded; intact, whole.
un·ver·sehrt *adj* whole, intact; undamaged, uninjured, unbroken, unharmed.
un·ver·sorgt *adj* (*Wunde*) unattended.
un·ver·träg·lich *adj patho., immun.* incompatible (*mit* with); *pharm.* intolerable, intolerant.
Un·ver·träg·lich·keit *f patho., immun.* incompatibility, incompatibleness; *pharm.* intolerability, intolerance.
Un·ver·träg·lich·keits·re·ak·ti·on *f immun.* incompatibility reaction.
un·ver·wun·det *adj* uninjured, unwounded, unhurt, unharmed.
un·will·kür·lich *adj physiol.* not volitional, involuntary; instinctive, unconscious; automatic, consensual.
un·wohl *adj* **sich unwohl fühlen** be/feel unwell, feel sickish, be poorly.
Un·wohl·sein *nt* indisposition, unwellness, malaise.
un·zu·rech·nungs·fä·hig *adj* unsound of mind, of unsound mind, insane, lunatic.
Up·take *nt/f radiol., biochem.* uptake.
Ur·ämie *f patho.* uremia, azotemia, urinemia, urinaemia, toxuria.
Uran- *pref.* palate, palat(o)-, uran(o)-, uranisc(o)-.
Ura·ni·tis *f HNO* inflammation of the palate, uranisconitis, palatitis.
Ura·no·pla·stik *f HNO* palatoplasty, staphyloplasty, uranoplasty, uraniscoplasty.
Ura·nor·rha·phie *f HNO* uranorrhaphy, uraniscorrhaphy, palatorrhaphy, staphylorrhaphy.

Ura·no·schi·sis *f embryo.* cleft palate, palatoschisis, uranoschisis, uraniscochasm, uraniscochasma, uranoschism.
Ura·no·sta·phy·lo·pla·stik *f HNO* uranostaphyloplasty, uranostaphylorrhaphy.
Ura·no·sta·phy·lo·schi·sis *f embryo.* uranostaphyloschisis, uranoveloschisis.
Urat *nt chem.* **1.** urate. **2. Urate** *pl* urate salts, urates.
Urat·ämie *f patho.* uratemia.
Urat·sal·ze *pl* urate salts, urates.
Urat·to·phus *m patho.* uratoma.
Urat·urie *f patho.* uraturia.
Urbach-Wiethe-Syndrom *nt patho.* Urbach-Wiethe disease, lipoproteinosis, lipid proteinosis, lipoid proteinosis, lipoidproteinosis.
Urea- *pref.* ure(o)-, urea-.
Urea *f biochem.* urea, carbamide.
Ure·se *f* passing of urin, urinating, urination, uresis, miction, micturition, emiction.
Ure·ter *m anat.* ureter.
Ure·thra *f* urethra, urethral.
ure·thral *adj anat.* pertaining to the urethra, urethral.
Ure·thri·tis *f urol.* inflammation of the urethra, urethritis.
  Urethritis gonorrhoica gonococcal urethritis, gonorrheal urethritis, specific urethritis.
  gonorrhoische Urethritis → Urethritis gonorrhoica.
  nicht-gonorrhoische Urethritis simple urethritis, nongonococcal urethritis, pseudogonorrhea.
Ur·gen *nt genet.* protogene.
Ur·hi·dro·sis *f patho.* urhidrosis, uridrosis, urinidrosis.
Ur·hirn *nt* primitive brain, old brain, paleencephalon, paleoencephalon, archencephalon.
Uri·dro·sis *f* → Urhidrosis.
Uri·kos·urie *f* → Urhidrosis.
Uri·ko·su·ri·kum *nt, pl* **Uri·ko·su·ri·ka** *pharm.* uricosuric, uricosuric agent.
uri·kos·urisch *adj patho.* pertaining to uricosuria, uricosuric; *pharm.* uricosuric.
Urin *m* urine, urina.
Uri·na *f* urine, urina.
Uri·nal *nt lab.* urinal, urodochium.
Urin·becken [k•k] *nt (in Toiletten)* urinal.
Urin·fla·sche *f* urinal, urodochium.
Urin·kul·tur *f micro.* urine culture.
Urin·pro·be *f* urine specimen.
UR-Licht *nt phys.* infrared, infrared light, ultrared, ultrared light.
Ur·mund *m embryo.* Rusconi's anus, protostoma, archistome, blastopore.
Uro- *pref.* urine, ure(o)-, urea-, uric(o)-, urin(o)-, ur(o)-, uron(o)-.
Uro·do·chi·um *nt lab.* urodochium, urinal.
uro·ge·ni·tal *adj* pertaining to the urogenital apparatus, urogenital, urinogenital, urinosexual, genitourinary.
Uro·ge·ni·tal·ge·gend *f anat.* urogenital region, genitourinary region.
Uro·ge·ni·tal·trakt *m anat.* urogenital tract, genitourinary tract, genitourinary system, urogenital system, urogenital apparatus, genitourinary apparatus.
Uro·li·thia·sis *f urol.* urolithiasis.
Uro·lo·gie *f* urology, urinology, uronology.
Uro·por·phy·ria *f* → Uroporphyrie.
Uro·por·phy·rie *f patho.* uroporphyria.
Ur·sa·che *f (a. patho.)* cause.
ur·säch·lich *adj* causal.
Ur·sprung *m (a. anat.)* origin.
Ur·sprungs·seh·ne *f anat.* tendon of origin.

Ur·ti·ca *f* **1.** *derm.* hive, wheal. **2.** *bio.* urtica, nettle.
Ur·ti·ca·ria *f derm., immun.* nettle rash, hives *pl*, urticaria, uredo, urtication, cnidosis.
  Urticaria bullosa bullous urticaria.
  Urticaria chronica chronic urticaria.
  Urticaria e calore heat urticaria.
  Urticaria e frigore cold urticaria, congelation urticaria.
  Urticaria mechanica pressure urticaria.
  Urticaria papulosa chronica papular urticaria, strophulus.
  Urticaria photogenica light urticaria, solar urticaria.
  Urticaria pigmentosa Nettleship's disease.
  Urticaria solaris light urticaria, solar urticaria.
  Urticaria vesiculosa bullous urticaria.
Ur·tier·chen *nt bio.* **1.** protozoon, protozoan. **2.** *pl* Protozoa.
Ur·ti·ka *f derm.* nettle, urtica.
Ur·ti·ka·ria *f derm., immun.* nettle rash, hives *pl*, urticaria, uredo, urtication, cnidosis.
  bullöse Urtikaria bullous urticaria.
  cholinergische Urtikaria cholinergic urticaria.
  chronische Urtikaria chronic urticaria.
  photoallergische Urtikaria light urticaria, solar urticaria.
ur·ti·ka·ri·ell *adj derm.* pertaining to or characterized by urticaria, urticarial, urticarious.
Ur·typ *m* archetype, prototype.
Ur·zeu·gung *f bio.* spontaneous generation.
U-Schlaufe *f* U loop.
Usus *m* custom.
ute·rin *adj anat.* pertaining to uterus, uterine.
Ute·rus *m, pl* **Ute·ri** *anat., gyn.* womb, uterus, metra, belly.
Ute·rus·hals *m anat.* cervix (of uterus), neck of uterus, uterine neck, neck of womb.
Ute·rus·höh·le *f anat.* uterine cavity, uterine canal.
Ute·rus·ka·nal *m anat.* uterine canal.
Ute·rus·schleim·haut *f histol.* uterine mucosa, mucosa of uterus, endometrium.
Utri·cu·lus *m, pl* **Utri·cu·li** *anat.* utricle, utriculus.
Utri·ku·lus *m, pl* **Utri·ku·li** *f* → Utriculus.
UV-Bestrahlung *f clin.* ultraviolet irradiation, UV irradiation.
Uvea *f, pl* **Uveae** *anat.* vascular coat of eye, vascular tunic of eye, uveal coat, uveal tract, uvea.
Uve·itis *f ophthal.* inflammation of the uvea, uveitis.
UV-empfindlich *adj* sensitive to ultraviolet rays, uviosensitive.
Uveo·par·oti·tis *f patho.* uveoparotitis.
UV-Licht *nt phys.* ultraviolet, ultraviolet light.
UV-Mikroskop *nt* ultraviolet microscope.
UV-resistent *adj* uvioresistant, uviofast.
UV-Strahlen *pl phys.* ultraviolet rays.
UV-Strahlung *f phys.* ultraviolet radiation.
Uvul- *pref.* uvular, staphyline, uvul(o)-, staphyl(o)-.
Uvu·la *f, pl* **Uvu·lae** *anat.* uvula.
  Uvula bifida bifid uvula, forked uvula, split uvula, staphyloschisis.
uvu·lär *adj* pertaining to the uvula, uvular, staphyline.
Uvu·la·re·sek·ti·on *f* → Uvulektomie.
Uvu·la·spal·te *f embryo.* bifid uvula, forked uvula, split uvula, staphyloschisis.
Uvul·ek·to·mie *f HNO* cionectomy, uvulectomy, staphylectomy.
Uvu·li·tis *f HNO* inflammation of the uvula, uvulitis, staphylitis, cionitis.
Uvu·lo·pto·se *f HNO* staphylodialysis, staphyloptosia, staphyloptosis, uvuloptosis, uvulaptosis, cionoptosis.
Uvu·lo·to·mie *f HNO* staphylotomy, uvulotomy, cionotomy.
U-Welle *f physiol. (EKG)* U wave.
U-Zacke *f* → U-Welle.

V

va·gal *adj* pertaining to the vagus nerve, vagal.
Va·gi·na *f, pl* **Va·gi·nae, Va·gi·nen 1.** *anat.* vagina, sheath. **2.** *gyn.* vagina.
Va·go·gramm *nt physiol.* vagogram, electrovagogram.
Va·go·ly·ti·kum *nt, pl* **Va·go·ly·ti·ka** *pharm.* vagolytic, vagolytic agent.
Va·go·mi·me·ti·kum *nt, pl* **Va·go·mi·me·ti·ka** *pharm.* vagomimetic.
va·go·mi·me·tisch *adj pharm.* vagomimetic.
va·go·trop *adj neuro.* vagotropic, vagotrope.
Va·go·tro·pie *f neuro.* vagotropism.
Va·gus *m anat.* vagus, vagus nerve, tenth cranial nerve, tenth nerve.
Va·gus·block *m anes.* vagal block, vagus nerve block, medical vagotomy.
Va·gus·blocka·de [k·k] *f* → Vagusblock.
Va·gus·kern, hinterer *m* dorsal vagal nucleus, dorsal nucleus of vagus nerve.
Va·gus·neur·al·gie *f neuro.* vagus neuralgia.
Va·gus·re·flex *m physiol.* vagus reflex.
Va·gus·to·nus *m physiol.* vagal tone.
va·kuo·lär *adj histol.* vacuolar, vacuolated, vacuolate.
Va·kuo·le *f histol.* vacuole.
   utophagische Vakuole autophagosome, autophagic vesicle, autosome, cytolysosome.
va·kuo·len·ar·tig *adj histol.* vacuolar.
Va·kuo·len·bil·dung *f histol.* vacuolation, vacuolization.
va·kuo·len·hal·tig *adj histol.* vacuolated, vacuolate.
Va·kuo·len·höh·le *f* → Vakuole.
Va·kuo·len·raum *m* → Vakuole.
va·kuo·li·siert *adj histol.* vacuolated, vacuolate.
Va·kuo·li·sie·rung *f histol.* vacuolation, vacuolization.
Va·ku·um *nt, pl* **Va·kua, Va·ku·en** *phys.* vacuum.
Va·ku·um·brand *m* vacuum firing.
Va·ku·um·brenn·ofen *m* vacuum furnace.
Va·ku·um·brenn·ver·fah·ren *nt* vacuum firing.
Vakuum-Druckguß *m* pressure-vacuum casting.
Va·ku·um·ein·bet·tung *f* vacuum investing.
Va·ku·um·guß *m* vacuum casting.
Va·ku·um·pum·pe *f* vacuum pump.
Va·ku·um·schlauch *m* suction hose.
Vak·zin *nt* → Vakzine.
vak·zi·nal *adj immun.* pertaining to vaccine or vaccination, vaccinal, vaccine.
Vak·zi·na·ti·on *f immun.* vaccination; *histor.* vaccination.
Vak·zi·na·ti·ons·en·ze·pha·li·tis *f immun., neuro.* acute disseminated encephalitis, postinfectious encephalitis, postvaccinal encephalitis, acute disseminated encephalomyelitis, postinfectious encephalomyelitis, postvaccinal encephalomyelitis.
Vakzine- *pref.* vaccinal, vaccine, vaccinial.
Vak·zi·ne *f immun.* vaccine, vaccinum.
vak·zi·nie·ren *vt* vaccinate.
Va·lenz *f chem., immun.* valence, valency.
Va·li·di·tät *f stat.* validity.
Va·lin·ämie *f patho.* valinemia, hypervalinemia.
Val·lum *m anat.* vallum, wall.
   Vallum unguis nail wall, wall of the nail.
Val·va *f, pl* **Val·vae** *anat.* valva, valve.
   Valva aortae aortic valve.
   Valva atrioventricularis atrioventricular valve, auriculoventricular valve.
   Valva atrioventricularis dextra → Valva tricuspidalis.
   Valva atrioventricularis sinistra → Valva mitralis.
   Valva mitralis left atrioventricular valve, bicuspid valve, mitral valve.
   Valva tricuspidalis right atrioventricular valve, tricuspid valve.
Val·vu·li·tis *f card., patho.* inflammation of a valve, valvulitis.
van Bogaert-Bertrand-Syndrom *nt neuro.* Canavan-van Bogaert-Bertrand disease, Canavan's disease, Canavan's sclerosis, spongy degeneration (of central nervous system/of white matter), spongiform leukodystrophy.
van Buchem-Syndrom *nt* van Buchem's syndrome, generalized cortical hyperostosis.
van Creveld-von Gierke-Krankheit *f patho.* type I glycogen storage disease, Gierke's disease, von Gierke's disease, hepatorenal glycogen storage disease, glucose-6-phosphatase deficiency, hepatorenal glycogenosis.
van der Hoeve-Syndrom *nt patho.* van der Hoeve's syndrome, Adair-Dighton syndrome.
van Gieson-Färbung *f histol.* van Gieson's stain.
Va·nil·lin *nt* vanillin.
Va·por *m pharm.* vapor.
Va·po·ri·sa·ti·on *f pharm.* vaporization.
va·po·ri·sie·ren *vt pharm.* vaporize, vapor.
Va·po·ri·sie·rung *f pharm.* vaporization.
Va·po·ri·zer *m pharm.* vaporizer.
Vaquez-Osler-Syndrom *nt hema.* Osler-Vaquez disease, Osler's disease, Vaquez's disease, Vaquez-Osler disease, erythremia, erythrocythemia, myelopathic polycythemia, leukemic erythrocytosis, splenomegalic polycythemia, primary polycythemia.
va·ria·bel *adj mathe., phys., bio.* variable.
Va·ria·bi·li·tät *f mathe., phys., bio.* variability, variableness.
Va·ria·ble *f mathe.* variable, variate.
va·ri·ant *adj mathe.* variant.
Va·ri·an·te *f mathe.* variation; *micro., genet.* variant, variation, variety.
Va·ri·anz *f stat.* variance.
Va·ri·anz·ana·ly·se *f stat.* analysis of variance.
Va·ria·ti·on *f mathe., bio., genet.* variation.
Va·ria·ti·ons·kur·ve *f bio.* frequency curve.
Va·ri·cel·la *f epidem.* chickenpox, waterpox, varicella.
Varicella-Vakzine *f immun.* varicella vaccine.
Varicella-Zoster-Virus *nt micro.* varicella-zoster virus, chickenpox virus, human herpesvirus 3.
Va·ri·co·sis *f patho.* varicosis.
Va·rie·tas *f micro., genet.* strain, variety.
Va·rie·tät *f* → Varietas.
Va·ri·ko·phle·bi·tis *f patho.* inflammation of varicose veins, varicophlebitis.
va·ri·kös *adj patho.* varicose, variciform, varicoid.
Va·ri·ko·se *f patho.* varicosis, varicose condition.
Va·ri·ko·si·tät *f patho.* varicosity, varication.
Va·rio·la *f, pl* **Va·rio·lae, Va·rio·lä, Va·rio·len** *epidem., histor.* variola, smallpox.
   Variola minor alastrim, variola minor, cottonpox, whitepox, Ribas-Torres disease, Cuban itch, milkpox, glasspox, pseudosmallpox.
Va·ri·stor *m phys., electr.* varistor.
Va·rix *f, pl* **Va·ri·zen** *patho.* varix, varication, varicosity.
Va·rix·bil·dung *f patho.* varication.
Va·rix·kno·ten *m patho.* variceal node, varix, varication, varicosity.
Va·ri·ze *f* → Varizen.
Va·ri·zel·len *pl* → Varicella.
Varizellen-Enzephalitis *f neuro.* varicella encephalitis.
Varizellen-Pneumonie *f pulmo.* varicella pneumonia.
Va·ri·zen *pl patho.* varicose veins, varices.
va·ri·zen·ähn·lich *adj patho.* resembling a varix, variciform, varicoid, cincoid.
Va·ri·zen·ent·zün·dung *f* → Varikophlebitis.

Vas-

Vas- *pref.* vessel, vascular, vasal, vas(o)-, vasculo-.
Vas *nt, pl* **Va·sa** *anat.* vas, vessel, duct, canal.
Vas·al·gie *f patho.* pain in a vessel, vasalgia.
Vas·cu·li·tis *f patho.* inflammation of a vessel, vasculitis, angiitis, angitis.
    Vasculitis allergica allergic vasculitis, hypersensitivity vasculitis, localized visceral arteritis, leukocytoclastic vasculitis, leukocytoclastic angiitis.
    Vasculitis hyperergica cutis → Vasculitis allergica.
    Vasculitis nodularis nodular vasculitis.
Vas·cu·lum *nt histol.* small vessel, vasculum.
vas·ku·lar *adj* → vaskulär.
vas·ku·lär *adj* pertaining to (blood) vessels, vascular.
Vas·ku·la·ri·sa·ti·on *f histol., chir.* vascularization, arterialization.
Vas·ku·la·ri·sie·rung *f* → Vaskularisation.
Vas·ku·la·ri·tät *f histol.* vascularity.
Vas·ku·li·tis *f patho.* inflammation of a vessel, vasculitis, angiitis, angitis.
    leukozytoklastische Vaskulitis leukocytoclastic vasculitis, leukocytoclastic angiitis, hypersensitivity vasculitis, allergic vasculitis, localized visceral arteritis.
    noduläre Vaskulitis nodular vasculitis.
Vas·ku·lo·pa·thie *f patho.* vasculopathy.
va·so·ak·tiv *adj physiol.* vasoactive.
Va·so·den·tin *nt* vasodentin, vascular dentin.
va·so·de·pres·siv *adj physiol.* vasodepressor.
va·so·de·pres·so·risch *adj physiol.* vasodepressor.
Va·so·di·la·tans *nt, pl* **Va·so·di·la·tan·tia, Va·so·di·la·tan·zi·en** *pharm.* vasodilator, vasohypotonic.
Va·so·di·la·ta·ti·on *f physiol.* vasodilation, vasodilatation.
Va·so·di·la·ta·tor *m pharm.* vasodilator, vasohypotonic.
va·so·di·la·ta·to·risch *adj physiol., pharm.* vasodilative, vasodilator, vasohypotonic.
Va·so·dy·nie *f* → Vasalgie.
Va·so·kon·ge·sti·on *f patho.* vasocongestion.
Va·so·kon·strik·ti·on *f physiol., patho.* vasoconstriction.
Va·so·kon·strik·tor *m pharm.* vasoconstrictor, vasohypertonic.
va·so·kon·strik·to·risch *adj physiol., pharm.* vasoconstrictor, vasohypertonic, vasoconstrictive.
Va·so·li·ga·tur *f chir.* vasoligation; *urol.* vasoligation.
Va·so·mo·to·ren·zen·trum *nt physiol.* vasomotor center.
Va·so·mo·to·rik *f physiol.* vasomotor function, angiokinesis.
va·so·mo·to·risch *adj physiol.* angiokinetic, vasomotor, vasomotory, vasculomotor.
Va·so·neu·ro·se *f patho.* vasoneurosis, angioneurosis.
Va·so·pa·ra·ly·se *f patho.* vasoparalysis, angioparalysis.
Va·so·pa·re·se *f patho.* vasoparesis, angioparesis, vasomotor paralysis.
Va·so·pres·sin *nt endo.* vasopressin, β-hypophamine, antidiuretic hormone.
va·so·pres·so·risch *adj physiol.* vasopressor.
Va·so·punk·tur *f clin., urol.* vasopuncture.
Va·so·re·la·xa·ti·on *f physiol.* vasorelaxation.
Va·so·spas·mus *m, pl* **Va·so·spas·men** *patho.* vasospasm, angiospasm.
va·so·spa·stisch *adj patho.* angiospastic, vasospastic.
Va·so·to·ni·kum *nt, pl* **Va·so·to·ni·ka** *pharm.* vasotonic.
va·so·to·nisch *adj physiol.* pertaining to vasotonia, vasotonic, angiotonic.
Va·so·to·nus *m, pl* **Va·so·to·ni** *physiol.* angiotonia, vasotonia.
vä·ter·lich *adj* fatherly, paternal.
V-Biegungen *pl* V bends.
Veau-Einteilung der Gaumenspalten *f* Veau classification, Veau classification for cleft palate.
Veeneklaas-Syndrom *nt* Veeneklaas' syndrome, dentopulmonary syndrome.
ve·ge·ta·bil *adj* → vegetabilisch.
ve·ge·ta·bi·lisch *adj bio.* pertaining to plants, vegetable, vegetal.
Ve·ge·ta·ri·er *m* vegetarian.
ve·ge·ta·risch *adj* vegetarian; *bio.* phytophagous.
Ve·ge·ta·ti·on *f bio.* vegetation; *patho.* vegetation.
    adenoide Vegetationen Meyer's disease, adenoid disease, adenoids, adenoid vegetation.
ve·ge·ta·tiv *adj* 1. *physiol.* vegetative. 2. *bio. (Fortpflanzung)* vegetative, asexual, nonsexual. 3. *bio., histol.* vegetative, resting, not active.
Vehe-Modellierinstrument *nt* Vehe carver.
Ve·hi·cu·lum *nt, pl* **Ve·hi·cu·la** → Vehikel.
Ve·hi·kel *nt biochem., micro.* vehicle, carrier; *pharm.* vehicle, excipient, menstruum.
Ve·hi·ku·lum *nt, pl* **Ve·hi·ku·la** *pharm.* vehicle; *micro.* vehicle.
Vek·tor *m, pl* **Vek·to·ren** *mathe., phys., genet.* vector; *micro.* vector, vehicle, carrier, carrier state. **durch einen Vektor übertragen** vector-borne.
Vek·tor·kar·dio·gramm *nt card.* vectorcardiogram.
Ve·lo·pla·stik *f* veloplasty.
    funktionelle Veloplastik functional veloplasty.
Ve·lum *nt, pl* **Ve·la** *anat.* velum.
Ve·lum·in·suf·fi·zi·enz *f* velar insufficiency, palatal incompetence, palatal incompetency, palatal insufficiency.
Ve·lum·pla·stik *f* veloplasty.
Ve·na *f, pl* **Ve·nae** *anat.* vein, vena.
    Vena angularis angular vein.
    Vena cava cava, vena cava.
    Vena cava inferior inferior vena cava, postcava.
    Vena cava superior superior vena cava, precava.
    Vena facialis facial vein, anterior facial vein, common facial vein.
    Vena jugularis jugular vein, jugular.
    Vena jugularis anterior anterior jugular vein.
    Vena jugularis externa external jugular vein.
    Vena jugularis interna internal jugular vein.
    Venae maxillares maxillary veins.
    Vena sublingualis sublingual vein.
    Vena submentalis submental vein.
Ve·ne *f anat.* vein, vena.
Veneer-Krone *f* veneer crown, veneered crown, veneer metal crown.
Ven·ek·ta·sie *f patho.* venectasia, phlebectasia, phlebectasis.
Ven·ek·to·mie *f chir.* venectomy, phlebectomy.
Venen- *pref.* venose, venous, veinous, ven(o)-, veni-, phleb(o)-.
ve·nen·ar·tig *adj* resembling a vein, phleboid.
Ve·ne·na·tio *f* → Venenation.
Ve·ne·na·ti·on *f patho.* venenation, poisoning.
Ve·nen·bo·gen *m anat.* venous arch.
Ve·nen·druck *m clin.* venous pressure.
    zentraler Venendruck central venous pressure.
Ve·nen·ent·zün·dung *f patho.* inflammation of a vein, phlebitis.
Ve·nen·er·öff·nung *f chir., clin.* venesection, venotomy, phlebotomy.
Ve·nen·er·wei·te·rung *f patho.* venectasia, phlebectasia, phlebectasis.
Ve·nen·flicken [k·k] *m* vein patch, venous patch.
Ve·nen·ge·flecht *nt* → Venenplexus.
Ve·nen·ka·the·ter *m clin.* venous catheter, venous line.
    zentraler Venenkatheter central line, central venous catheter.
Ve·nen·klap·pe *f anat.* venous valve.
Ve·nen·naht *f chir.* venesuture, venisuture, phleborrhaphy.
Ve·nen·netz *nt anat.* venous rete mirabile.
ve·ne·nös *adj patho.* venenous, poisonous.
Ve·nen·patch *m* vein patch, venous patch.
Ve·nen·pla·stik *f chir.* phleboplasty.
Ve·nen·ple·xus *m anat.* venous rete, venous network, venous plexus.
Ve·nen·puls *m clin.* venous pulse.
Ve·nen·punk·ti·on *f clin.* puncture of a vein, venipuncture, venepuncture; phlebotomy, venesection, venotomy.
ve·nen·reich *adj histol.* veiny, venose.
Ve·nen·re·sek·ti·on *f chir.* venectomy, phlebectomy.
Ve·nen·rup·tur *f patho.* phleborrhexis.
Ve·nen·schmerz *m patho.* pain in a vein, phlebalgia.
Ve·nen·schnitt *m clin., chir.* phlebotomy, venesection, venotomy.
Ve·nen·stau·ung *f patho.* phlebostasis, phlebostasia.
Ve·nen·stein *m patho.* vein stone, phlebolith, phlebolite.
Ve·nen·throm·bo·se *f patho.* venous thrombosis, phlebemphraxis.
    blande nicht-eitrige Venenthrombose thrombophlebitis.
Ve·nen·trans·plan·tat *nt* vein graft, venous graft.
Ve·nen·trans·plan·ta·ti·on *f* vein grafting.
Ve·ne·num *nt patho.* venenum, poison.
Venen-Venen-Anastomose *f* venous-to-venous anastomosis.
Ve·nen·ver·let·zung *f patho.* venous injury, venous trauma.
Ve·nen·ver·pflan·zung *f* vein grafting.
Ve·nen·ver·schluß *m patho.* venous occlusion.
Ve·nen·win·kel *m anat.* venous angle, Pirogoff's angle.
ve·ne·risch *adj* pertaining to or transmitted by sexual contact, venereal.
Ve·ne·ro·lo·gie *f* venereology.
Veno- *pref.* venous, veinous, ven(o)-, veni-, phleb(o)-.
Ve·no·gramm *nt radiol.* venogram.
Ve·no·gra·phie *f radiol.* venography, phlebography.
Ve·no·le *f anat.* venule, venula, veinlet, veinulet.

ve·nös *adj* pertaining to a vein or veins, venous, veinous, phleboid.
Ve·no·sta·se *f patho.* venous stasis, venostasis, phlebostasis, phlebostasia.
Ven·til *nt* valve; (*a. fig.*) vent, outlet.
Ven·ti·la·ti·on *f* **1.** (*a. techn.*) ventilation, aeration. **2.** *physiol., anes.* ventilation, respiration.
ven·ti·lie·ren *vt* ventilate.
ven·tral *adj* pertaining to the belly or a venter, ventral; anterior.
Ven·tri·kel *m anat.* ventricle, ventriculus.
   dritter Ventrikel third ventricle (of brain/cerebrum), thalamocele.
   linker Ventrikel left ventricle (of heart), aortic ventricle (of heart).
   rechter Ventrikel right ventricle (of heart).
   vierter Ventrikel fourth ventricle (of brain/cerebrum).
Ven·tri·kel·di·a·sto·le *f card.* ventricular diastole.
Ven·tri·kel·di·la·ta·ti·on *f card.* ventricular dilatation.
Ven·tri·kel·ga·lopp *m card.* protodiastolic gallop.
Ven·tri·kel·hy·per·tro·phie *f card.* ventricular hypertrophy.
Ven·tri·kel·myo·kard *nt anat.* (*Herz*) ventricular myocardium.
Ven·tri·kel·sep·tum *m anat.* (*Herz*) interventricular septum (of heart), ventricular septum.
Ven·tri·kel·sy·sto·le *f card.* ventricular systole.
ven·tri·ku·lar *adj* → ventrikulär.
ven·tri·ku·lär *adj* pertaining to a ventricle, ventricular.
ven·tri·ku·lo·atri·al *adj* (*Herz*) pertaining to ventricle and atrium, ventriculoatrial.
ven·tri·ku·lo·au·ri·ku·lär *adj* → ventrikuloatrial.
Ven·tri·ku·lo·gramm *nt radiol.* ventriculogram.
Ven·tri·ku·lo·gra·phie *f radiol., card.* ventriculography; *radiol.* (*Gehirn*) ventriculography.
ven·tro·dor·sal *adj anat.* ventrodorsal.
ven·tro·la·te·ral *adj anat.* ventrolateral.
Ve·nu·le *f anat.* venule, venula, capillary vein, veinlet, veinule, veinulet.
Ver·ab·re·dung *f* arrangement, agreement; (*Termin*) appointment.
ver·ab·rei·chen *vt* (*Medikament*) give, administer (*jdm.* to sb.).
Ver·ab·rei·chung *f* (*Medikament*) administration, application.
Ver·all·ge·mei·ne·rung *f* (*a. patho.*) generalization.
ver·än·der·lich *adj* changeable, unsettled; *mathe.* variable.
ver·an·kern *vt chir., dent., fig.* anchor, brace.
Ver·an·ke·rung *f chir., dent.* anchorage; bracing.
   dynamische Verankerung dynamic anchorage.
   einfache Verankerung simple anchorage.
   extrakoronale Verankerung extracoronal attachment.
   extraorale Verankerung extraoral anchorage, extramaxillary anchorage.
   intermaxilläre Verankerung intermaxillary anchorage, maxillomandibular anchorage, intramaxillary anchorage.
   intrakoronale Verankerung intracoronal attachment, intracoronal retainer, key-and-keyway attachment, slotted attachment, internal attachment, precision attachment, frictional attachment, friction attachment.
   intraorale Verankerung intraoral anchorage.
   minimale Verankerung minimal anchorage.
   multiple Verankerung multiple anchorage, reinforced anchorage.
   okzipitale Verankerung occipital anchorage.
   reziproke Verankerung reciprocal anchorage.
   stationäre Verankerung stationary anchorage.
   verstärkte Verankerung multiple anchorage, reinforced anchorage.
   zervikale Verankerung cervical anchorage.
   zusammengesetzte Verankerung compound anchorage.
Ver·an·la·gung *f* **1.** *clin.* disposition, predisposition, proneness (*zu* to); diathesis, strain. **2.** (*Talent*) talent, bent, inclination.
   erblich-bedingte Veranlagung → hereditäre Veranlagung.
   hereditäre Veranlagung heredodiathesis.
ver·ar·bei·ten *vt* (*a. fig.*) digest; *techn.* (*a. Daten*) process.
ver·ästelt *adj anat.* branched, dendriform, dendroid, dendritic, dendric, dendritical.
Ver·äste·lung *f anat.* branching, ramification, arborization.
ver·ät·zen *vt* **1.** *chem., patho.* burn, corrode, bite, erode. **2.** *chir.* cauterize.
ver·ät·zend *adj* **1.** *chem., techn.* corrosive, caustic, mordant, erosive, erodent, pyrotic. **2.** *chir.* escharotic, caustic, cauterant, cauterizing.
Ver·ät·zung *f patho.* caustic burn, chemical burn, chemical injury, corrosive injury, chemical trauma, corrosive trauma, corrosive burn.
ver·bal *adj* verbal. **nicht verbal** nonverbal.
Ver·band *m* **1.** bandage, dressing, band, swathe. **2.** (*Verein*) organization, association.
   antiseptischer Verband antiseptic dressing.
   trockener Verband dry dressing.

Ver·band·mull *m* gauze, absorbent gauze.
Ver·bands·ma·te·ri·al *nt* dressing, dressing material.
Ver·bands·wa·gen *m* dressing cart, dressing trolley.
Ver·bands·wat·te *f* absorbent cotton, surgical cotton.
Ver·bands·wech·sel *m* change of dressing, dressing change.
ver·bes·sern *vt* (*Situation*) improve, better, ameliorate. **II** *vr sich verbessern* improve, grow better, better, ameliorate.
Ver·bes·se·rung *f* (*Zustand*) amelioration, improvement, change for the better; (*Fehler*) correction.
ver·bin·den I *vt* **1.** (*Wunde*) dress, bandage, bandage up. **2.** (*a. techn.*) connect, join, link, couple, articulate, unite, combine (*with* mit); attach (*mit* to), associate (*mit* with). **3.** *chem.* combine, associate, aggregate. **II** *vr sich verbinden* **4.** connect, join, link, combine, unite, associate (*mit* with). **5.** *chem.* combine, associate (*mit* with). intermediate, combinative, annectent, conjunctive, connecting, connective.
Ver·bin·der *m* connecting bar, minor connector, connector bar.
Ver·bin·dung *f* **1.** (*a. techn.*) connection, conjugation, conjunction, combination, link, linkage, linkup, union (*with* mit); communication, contact, touch; association (*mit* with). **2.** *chem.* compound, agent; combination; (*Bindung*) bond, bonding. **3.** *anat.* articulation, joint, junction, union. **4.** *anat.* joint, junction, juncture, articulation, commissure.
   aliphatische Verbindung *chem.* aliphatic compound, paraffin compound.
   binäre Verbindung *chem.* binary compound.
   chemische Verbindung chemical agent, chemical compound.
   organische Verbindung *chem.* organic compound.
Ver·bin·dungs·ar·te·rie *f anat.* communicating artery.
   hintere Verbindungsarterie posterior communicating artery of cerebrum.
   vordere Verbindungsarterie anterior communicating artery of cerebrum.
Ver·bin·dungs·ele·ment *nt* connector, connecting bar, minor connector, connector bar.
   bewegliches Verbindungselement nonrigid connector.
   starres Verbindungselement rigid connector.
Ver·bin·dungs·epi·thel *nt* junctional epithelium.
Ver·bin·dungs·stel·le *f anat.* joint, junction, juncture, articulation, commissure.
Ver·blend·kro·ne *f* veneer crown, veneered crown, veneer metal crown.
ver·blu·ten *vi patho.* bleed to death, exsanguinate.
ver·bor·gen *adj clin.* hidden, concealed, dormant, latent, occult, masked, cryptic.
Ver·brauch *m* (*a. physiol.*) consumption (*an, von* of).
Ver·brauchs·koa·gu·lo·pa·thie *f hema.* diffuse intravascular coagulation, disseminated intravascular coagulation, consumption coagulopathy.
   septische Verbrauchskoagulopathie septic coagulopathy.
Ver·brei·tung *f epidem., patho.* spread, dissemination, distribution, propagation; *bio.* range.
Ver·brei·tungs·ge·biet *nt bio.* range.
Ver·bren·nen *nt* burning; (*Leichnam*) cremation.
ver·bren·nen I *vt* burn; (*veraschen*) incinerate; (*Leichnam*) cremate; (*versengen*) scorch. **II** *vi* burn, burn away; *chem.* burn, incinerate. **III** *vr sich verbrennen* burn o.s.
Ver·bren·nung *f* **1.** *patho., chir.* burn, burn injury, burn trauma, burn wound. **2.** (*a. chem.*) burning, combustion; (*Veraschung*) incineration; (*Leichnam*) cremation.
   Verbrennung 1. Grades *patho.* superficial burn, first degree burn.
   Verbrennung 2. Grades *patho.* partial-thickness burn, second degree burn.
   Verbrennung 3. Grades *patho.* full-thickness burn, third degree burn.
   Verbrennung im Gesicht *patho.* facial burn.
   chemische Verbrennung *patho.* chemical burn.
   elektrische Verbrennung *patho.* electrical burn, electric burn.
   elektro-thermische Verbrennung *patho.* electrical burn, electric burn.
   thermische Verbrennung *patho.* thermal burn.
Ver·bren·nungs·be·hand·lung *f clin.* burn care.
Ver·bren·nungs·ein·heit *f clin.* burn unit.
Ver·bren·nungs·krank·heit *f patho.* burn.
Ver·bren·nungs·schock *m patho.* burn shock.
Ver·bren·nungs·schorf *m patho.* eschar, burn eschar.
Ver·bren·nungs·sta·ti·on *f clin.* burn unit.
Ver·bren·nungs·ver·let·zung *f patho.* burn injury, burn trauma.
Ver·bren·nungs·ver·sor·gung *f clin.* burn care.
ver·brü·hen *vr sich verbrühen* scald o.s. (*mit* with).

Ver·brü·hung *f patho., clin.* scald, scald injury, scald trauma, ambustion.
Ver·brü·hungs·ver·let·zung *f* → Verbrühung.
Ver·dachts·dia·gno·se *f clin.* presumption diagnosis.
Ver·damp·fungs·ge·rät *nt pharm.* vaporizer.
Ver·damp·fungs·wär·me *f phys.* heat of evaporation, latent heat of evaporation, latent heat of vaporization, heat of vaporization.
ver·dau·en *vt (a. fig.)* digest.
ver·dau·lich *adj* digestible.
Ver·dau·lich·keit *f* digestibility, digestibleness.
Ver·dau·ung *f (a. fig.)* digestion.
    normale Verdauung eupepsia, eupepsy.
    ungenügende Verdauung maldigestion.
    unvollständige Verdauung maldigestion.
Ver·dau·ungs·ap·pa·rat *m physiol.* digestive apparatus, digestive system, alimentary system, alimentary tract.
Ver·dau·ungs·en·zym *nt* digestive enzyme.
ver·dau·ungs·för·dernd *adj* peptic, pepsic, digestive.
Ver·dau·ungs·ka·nal *m* digestive tract, alimentary tract, alimentary canal, digestive canal.
Ver·dau·ungs·saft *m* digestive juice.
Ver·dau·ungs·stö·rung *f patho.* indigestion, cacochylia.
Ver·dau·ungs·tä·tig·keit *f* digestion.
Ver·dau·ungs·trakt *m* → Verdauungsapparat.
ver·der·ben *vi (Nahrungsmittel)* spoil, get spoiled, go off, go bad.
ver·derb·lich *adj (Nahrungsmittel)* perishable.
ver·dicht·bar *adj phys., techn.* compressible.
Ver·dich·ten *nt* condensation.
ver·dich·ten I *vt techn.* compress, condense; compact, densify, thicken. **II** *vr* **sich verdichten** condense, densify, thicken.
Ver·dich·ter *m techn.* compressor, condenser.
ver·dich·tet *adj* **1.** *phys., chem., techn.* compressed, condensed. **2.** *histol.* pyknotic, pycnotic.
Ver·dich·tung *f* **1.** *phys., chem., techn.* compression, condensation; thickening. **2.** *histol.* pyknosis, pycnosis.
Ver·dickung [k•k] *f patho.* thickening, thickness, swelling.
ver·dop·peln I *vt* double, dualize, duplicate; *genet.* reduplicate, replicate. **II** *vr* **sich verdoppeln** double, dualize, duplicate; *genet.* reduplicate, replicate.
Ver·dop·pe·lung *f* duplication; *anat.* duplication, duplicature, duplicitas; *biochem., genet.* reduplication, replication.
Ver·dopp·lungs·do·sis *f radiol.* doubling dose.
ver·dor·ben *adj (Nahrung)* spoilt, spoiled, bad.
ver·dor·ren *vi* dry up; *patho.* mummify.
ver·drah·ten *vt* wire.
Ver·drah·tung *f traumat.* wire fixation; *phys.* wiring.
ver·drän·gen *vt (a. chem.)* displace; *psycho. (unbewußt)* repress; *(bewußt)* suppress.
Ver·drän·gung *f (a. chem.)* displacement; *psycho. (unbewußte)* repression; *(bewußte)* suppression.
ver·dün·nen *vt* **1.** *chem., techn.* dilute, attenuate, water, water down; *micro.* weaken, attenuate. **2.** *chir., patho.* rarefy, thin, thin down, thin off, thin out.
ver·dünnt *adj* dilute, diluted, attenuate.
Ver·dün·nung *f* dilution; *phys.* rarefaction.
Ver·dün·nungs·an·ämie *f hema.* dilution anemia, polyplasmia, hydremia.
Ver·dün·nungs·koa·gu·lo·pa·thie *f hema.* dilution coagulopathy.
ver·dun·sten *vi* volatilize, evaporate, vaporize, vapor.
Ver·dun·stung *f* volatilization, evaporation, vaporization.
Ver·dun·stungs·mes·ser *m lab.* evaporimeter, evaporometer, atmometer.
ver·dur·sten *vi* die of thirst.
ver·ein·heit·li·chen *vt* standardize.
Ver·ein·heit·li·chung *f* standardization.
ver·ei·sen *vt clin.* freeze.
Ver·ei·sung *f clin.* freezing; *anes.* regional hypothermia, cryogenic block, refrigeration anesthesia, crymoanesthesia, cryoanesthesia.
ver·ei·tert *adj patho.* puriform, purulent, puruloid, pyic, suppurative, ulcerated.
Ver·ei·te·rung *f patho.* pyesis, pyopoiesis, pyosis, suppuration, diapyesis, purulence, purulency, ulceration.
Ver·en·ge·rung *f patho.* stenosis, stenochoria, arctation, coarctation, constriction.
Ver·en·gung *f* → Verengerung.
ver·erb·bar *adj* inheritable, heritable, hereditable, transmissible, transmittable.
Ver·erb·bar·keit *f* hereditability, heredity.
ver·erbt *adj* inherited, hereditary.
Ver·er·bung *f* hereditary transmission, heredity, inheritance. **durch**
Vererbung by inheritance.
    geschlechtsgebundene Vererbung sex-linked inheritance, sex-linked heredity.
    gonosomale Vererbung → geschlechtsgebundene Vererbung.
    holandrische Vererbung → Y-gebundene Vererbung.
    multifaktorielle Vererbung multifactorial inheritance.
    X-chromosomale Vererbung X-linked inheritance.
    Y-gebundene Vererbung Y-linked inheritance, holandric inheritance.
Ver·er·bungs·leh·re *f* genetics *pl.*
Ver·fah·ren *nt* **1.** way, method, line; *(a. techn.)* technique, technic, system, process, practice; *(Behandlung)* treatment; *chir., traumat.* procedure, method, intention, operation, manipulation. **2.** method of operation, method, avenues of approach, procedure.
    bildgebendes Verfahren *clin., radiol.* imaging procedure, imaging method.
Ver·fah·rens·wei·se *f* method of operation, method, avenues of approach, procedure.
Ver·fall *m patho.* decay, decline, marasmus, waste, wasting; *psychia. (sittlicher u. moralischer)* degeneration, degeneracy, depravation, depravity.
ver·fal·len I *adj* decayed, decomposed, degenerate, degenerated, marasmic, marantic, marasmatic. **II** *vi (a. körperlich)* decay, decline, deteriorate, waste away, be failing; *(zerfallen)* decompose, disintegrate.
ver·fär·ben I *vt* discolor, color, stain. **II** *vr* **sich verfärben** discolor; *(Haut, Zahn)* change color.
Ver·fär·bung *f* discoloration, staining.
Ver·fas·sung *f (körperliche)* state, condition, form, shape; *(seelische)* frame of mind, disposition. **in guter Verfassung** in good condition. **in schlechter Verfassung** in bad condition.
    geistige Verfassung mental condition, mental state, state of mind.
    körperliche Verfassung physical condition, form, shape.
    mentale Verfassung → geistige Verfassung.
    physische Verfassung → körperliche Verfassung.
    psychische Verfassung → geistige Verfassung.
ver·fau·len *vi bio., patho.* putrefy, decay, fester, rot, rot away.
ver·fault *adj bio., patho.* putrid, rotten, decayed, putrefied, decomposed.
Ver·fet·tung *f patho.* adiposis, steatosis, liposis, pimelosis, lipomatosis.
    degenerative Verfettung adipose degeneration, pimelosis, fatty degeneration, steatosis.
ver·flüs·si·gen I *vt* liquefy, liquesce, liquify, fluidize, fluidify. **II** *vr* **sich verflüssigen** liquefy, liquesce, liquify, fluidify.
Ver·flüs·si·ger *m phys.* liquefier; condenser.
Ver·flüs·si·gung *f phys.* liquefaction, fluidization; *patho.* colliquation.
ver·form·bar *adj* ductile, workable, plastic.
Ver·form·ba·rkeit *f* ductility, plasticity, workability.
verformt *adj patho.* deformed.
Ver·for·mung *f patho.* deformation.
    bleibende Verformung permanent deformation.
    elastische Verformung elastic deformation.
    plastische Verformung plastic deformation, permanent deformation, inelastic deformation.
ver·früht *(a. patho.)* **I** *adj* precocious, premature. **II** *adj* prematurely, too early.
Ver·füg·bar·keit *f (a. physiol.)* availability.
    biologische Verfügbarkeit *pharm.* bioavailability.
Ver·gan·gen·heit *f past.* **in der Vergangenheit** in the past.
ver·gä·ren *vt chem.* ferment.
ver·ga·sen *vt chem.* gas, gasify.
ver·ge·wal·ti·gen *vt forens.* rape, violate.
Ver·ge·wal·ti·gung *f forens.* rape, violation.
ver·gif·ten I *vt* poison, intoxicate; *(Umwelt)* contaminate, pollute. **II** *vr* **sich vergiften** poison o.s.
Ver·gif·tung *f patho.* poisoning, venenation, intoxication; toxication, toxicopathy, toxipathy; *(Umwelt)* contamination, pollution.
ver·gil·ben *vi* yellow, turn yellow.
Ver·gleich *m* compare, comparison *(mit* to).
ver·gleich·bar *adj (a. mathe., phys.)* comparable *(mit* with, to); parallel, analogous *(mit* to, with).
Vergleichs- *pref.* comparative.
Ver·gleichs·lö·sung *f lab.* normal solution, standard solution, standardized solution.
Ver·gol·den *nt* gold plating.
ver·grö·ßern I *vt* **1.** *(a. patho.)* extend, increase, enlarge, expand. **2.** *(vergrößern)* increase. **3.** *(verstärken)* amplify, magnify, enhance. **4.** *photo.* enlarge, blow up. **II** *vr* **sich vergrößern** enlarge, extend, expand; *(s. vermehren)* increase; hypertrophy, dilate.

ver·grö·ßert *adj* extended, enlarged; hypertrophied, dilated.
Ver·grö·ße·rung *f allg.* enlargement, extension, expansion; increase; *patho.* enlargement, hypertrophy; *phys.* magnification, amplification; *photo.* enlargement.
Ver·grö·ße·rungs·glas *nt* magnifier, magnifying glass, magnifying loupe, multiplier, multiplying glass, glass, lens, hand lens, hand glass, loupe, reading glass.
Ver·grö·ße·rungs·kraft *f opt.* power.
Ver·grö·ße·rungs·lin·se *f* → Vergrößerungsglas.
Ver·grö·ße·rungs·stär·ke *f phys.* magnification.
ver·hal·ten *vt* restrain, contain; (*Atem*) hold; (*Harn, Stuhl*) retain, suppress, keep back.
Ver·hal·tens·ge·dächt·nis *nt* behavioral memory.
ver·hal·tens·ge·stört *adj* disturbed.
Ver·hal·tens·mu·ster *nt* behavior pattern, pattern.
Ver·hal·tens·stö·rung *f psycho.* behavior disorder, behavioral disturbance, disturbance, emotional disturbance.
Ver·hält·nis *nt* **1.** relation, relationship (*mit, zu* to). **2.** (*a. chem., mathe.*) proportion, relation, ratio. **im Verhältnis von** at the rate of. **im Verhältnis zu** in proportion to, in relation to, in comparison with. **3. Verhältnisse** *pl* circumstances, conditions, situation *sing*. **die sozialen Verhältnisse** the social circumstances, background *sing*.
ver·hält·nis·mä·ßig *adj* comparative, relative, proportional.
Ver·hält·nis·zahl *f stat.* ratio, proportional number/factor, relative number.
Ver·hal·tung *f patho.* suppression, retention.
ver·här·ten *vr* **sich verhärten** *patho.* indurate, harden, sclerose, become callous.
ver·här·tet *adj* hardened, callous, indurated, indurate, scleroid, sclerosal, sclerous, scirrhous.
Ver·här·tung *f patho.* induration, hardening, callosity.
Ver·hei·len *nt* healing, healing process.
ver·hei·len *vi* heal, heal up, heal over; scar over.
ver·heilt *adj* healed.
Ver·hei·lung *f* (*Fraktur*) union.
Verheilung in Fehlstellung malunion.
Ver·hor·nen *nt patho.* keratinization, keratogenesis, cornification, hornification.
ver·hor·nen *vi patho.* keratinize, become cornified.
ver·hornt *adj patho.* keratinous, cornified, callous.
Ver·hor·nung *f patho.* keratinization, cornification, hornification.
Ver·hor·nungs·stö·rung *f derm.* keratosis, keratiasis, dyskeratosis.
ver·hü·ten *vt* prevent.
Ver·hü·tung *f* prevention, prophylaxis; *gyn.* birth control, contraception.
Ver·hü·tungs·mit·tel *nt* **1.** preventive, prophylactic. **2.** *gyn.* contraceptive, anticoncipiens, contraceptive device.
orales Verhütungsmittel oral contraceptive.
ve·ri·fi·zie·ren *vt* verify.
Ve·ri·fi·zie·rung *f* verification.
ver·kal·ken *vt, vi patho.* calcify.
Ver·kal·kung *f patho.* calcification.
amorphe Verkalkung amorphous calcification.
ver·kappt *adj* masked; (*Krankheit, Symptom*) larvate, larvaceous, larval, larvated.
Ver·kap·seln *nt* encapsulation, encystment, encystation; *pharm.* capsulation.
ver·kap·seln I *vt* encapsulate, encapsule, incapsulate, capsule, capsulize. **II** *vr* **sich verkapseln** encapsulate, encapsule, encyst.
ver·kap·selt *adj* encapsulated, encapsuled, encysted, capsulate, capsulated, capsular.
ver·kä·sen *vt patho.* caseate.
ver·kä·send *adj patho.* caseating, caseogenous, cheesy.
ver·käst *adj patho.* caseating, caseous, cheesy.
Ver·kä·sung *f patho.* caseous degeneration, cheesy degeneration, caseation, tyromatosis, tyrosis.
Ver·kehrs·un·fall *m* vehicular accident.
Ver·kei·lung *f* (*Fraktur*) impaction.
ver·klam·mern *vt chir.* clamp, clip (together).
Ver·kle·bung *f patho.* adhesion (*mit* to).
ver·klum·pen *vi patho.* clump, cake, agglutinate.
Ver·klum·pung *f immun.* clump, clumping.
ver·knö·chern *vi histol., patho.* ossify.
ver·knö·chernd *adj histol., patho.* ossifying.
Ver·knö·che·rung *f histol., patho.* ossification.
enchondrale Verknöcherung → endochondrale Verknöcherung.
endochondrale Verknöcherung endochondral ossification.
perichondrale Verknöcherung perichondral ossification.
Ver·knö·che·rungs·kern *m histol.* ossification point, ossification center, ossification nucleus.
ver·knor·pelt *adj histol.* cartilaginiform, cartilagineous.
ver·kop·pelt *adj techn.* joined, connected, coupled.
ver·krümmt *adj patho.* incurvate, incurve, torsive, tortuous; (*Knochen*) diastrophic.
ver·krüp·pelt *adj* deformed, disabled, crippled.
ver·kru·sten *vi, vr* **sich verkrusten** incrust, scab, crust, encrust, cake.
ver·kru·stet *adj* crusted, crust.
Ver·kru·stung *f patho.* crust, incrustation, encrustation.
ver·küm·mern *vi patho.* atrophy, degenerate; (*Person*) waste away.
Ver·küm·me·rung *f patho.* atrophy, atrophia, degeneration.
ver·kup·fern *vt techn.* copper.
ver·kür·zen I *vt* shorten, make shorter. **II** *vr* **sich verkürzen** (*Muskel*) contract, shorten, become shorter.
ver·la·gern I *vt* shift, transfer (*auf* to); displace. **II** *vr* **sich verlagern** shift; become displaced.
Ver·la·ge·rung *f* shift, transfer (*auf* to); *chir.* translocation, transposition; *patho.* dystopia, dystopy, transposition; *traumat.* dislocation, dislocatio, displacement.
Ver·lan·gen *nt* (*a. fig.*) desire, appetite, hunger (*nach* for); thirst (*nach* for, after); (*starkes*) craving (*nach* for).
ver·län·gern *vt* lengthen, elongate, make longer, extend; (*zeitlich*) extend; (*Leben*) prolong.
Ver·län·ge·rung *f* lengthening, elongation, extension; (*zeitliche*) extension, prolongation.
Ver·lang·sa·mung *f* deceleration, slowing down, retardation.
Ver·lauf *m* (*a. techn., chem., phys.*) process, progression, progress, development; (*Krankheit*) course, go, run; (*Tendenz*) turn, trend; (*Zeit*) lapse. **im Verlauf** in the course of.
klinischer Verlauf (*Krankheit*) clinical course.
langsamer schleichender Verlauf (*Krankheit*) chronicity.
Ver·lau·sung *f epidem., hyg.* lousiness, pediculation, pediculosis.
ver·le·gen *vt* (*Patient*) transfer (*nach, zu* to; *in* in, into).
Ver·le·gung *f* **1.** (*Patient*) transfer (*nach, zu* to; *in* in, into). **2.** *patho.* obstruction, blockage, clogging.
ver·letz·bar *adj* vulnerable (*für* to).
Ver·letz·bar·keit *f* vulnerability, vulnerableness.
ver·let·zen I *vt* wound, injure, hurt, damage, traumatize; (*Gefühle*) hurt, injure. **II** *vr* **sich verletzen** hurt o.s., injure o.s., get hurt.
ver·letz·lich *adj* vulnerable (*für* to).
ver·letzt *adj* injured, hurt, wounded; *fig.* upset (*über* about).
Ver·letz·te *m/f* injured, casualty.
Ver·let·zung *f* **1.** wound, injury, traumatic injury, trauma, lesion (*an* to; *durch, von* from), traumatism, traumatosis. **2.** *fig.* (*Gefühle*) hurt, injury.
Verletzung eines peripheren Nerven peripheral nerve trauma, peripheral nerve injury.
dentoalveoläre Verletzung dentoalveolar injury.
iatrogene Verletzung iatrogenic trauma, iatrogenic injury.
initiale Verletzung initial injury, initial trauma.
innere Verletzung internal injury, internal trauma.
maxillofaziale Verletzung maxillofacial injury.
okkulte Verletzung occult trauma, occult injury.
penetrierende Verletzung penetrating injury, penetrating trauma.
perforierende Verletzung penetrating injury, penetrating trauma.
stumpfe Verletzung blunt trauma.
thermische Verletzung thermal trauma, thermal injury.
Ver·lust *m* (*a. patho.*) loss.
ver·meh·ren I *vt* propagate, multiply, breed. **II** *vr* **sich vermehren** reproduce, breed, multiply, propagate, generate.
Ver·meh·rung *f bio.* reproduction, breeding, propagation, generation, multiplication.
Ver·mi·ci·dum *nt* → Vermizid.
ver·mi·form *adj* **1.** *anat.* worm-shaped, vermiform, vermicular. **2.** *micro.* wormlike, vermiculous, vermiculose, vermicular.
ver·mi·fug *adj pharm.* vermifugal, anthelmintic.
Ver·mi·fu·gum *nt, pl* **Ver·mi·fu·ga** *pharm.* vermifuge, anthelmintic.
Ver·mis *m* **1.** *anat.* worm, vermis. **2.** *bio.* worm, vermis.
Vermis cerebelli worm of cerebellum, vermis cerebelli, vermis.
Ver·mi·zid *nt pharm.* helminthicide, vermicide.
ver·mi·zid *adj pharm.* vermicidal.
Ver·nä·hen *nt chir.* suture repair, repair, suture.
ver·nä·hen *vt chir.* suture, sew up, stitch up.
ver·nar·ben *vi patho.* cicatrize, scar over; heal.
ver·nar·bend *adj patho.* epulotic, cicatricial.
Ver·nar·bung *f patho.* cicatrization, scarring, epulosis, synulosis.
ver·ne·beln *vt pharm.* nebulize, vaporize, vapor.

Vernebler 654

Ver·neb·ler *m pharm.* nebulizer.
ver·nehm·bar *adj* audible.
Vernet-Syndrom *nt neuro.* Vernet's syndrome, jugular foramen syndrome.
ver·nich·ten *vt hyg.* (*ausrotten*) exterminate, extinguish, destroy, wipe out; (*Hoffnung*) kill.
Ver·nich·tung *f hyg.* (*Ausrottung*) extinction, extermination, destruction.
ver·öden *vt patho.* obliterate; *clin.* sclerose.
Ver·ödung *f patho.* obliteration; *clin.* sclerotherapy, sclerosing therapy.
ver·ord·nen *vt pharm.* prescribe. **jdm. etw. verordnen** prescribe sth. for s.o.
Ver·ord·nung *f pharm.* prescription, medication.
ver·pflan·zen *vt chir.* transplant, graft.
Ver·pflan·zung *f chir.* transplantation, transplant, graft, grafting.
ver·rei·ben *vt* **1.** *pharm.* triturate. **2.** (*Salbe*) rub in/into.
ver·ren·ken *vt traumat.* disjoint, dislocate, put out of joint; (*Handgelenk*) strain; (*verdrehen*) twist.
ver·renkt *adj traumat.* displaced, dislocated, out of joint.
Ver·ren·kung *f traumat.* dislocation, dislocatio, luxation, luxatio, displacement.
  unvollständige Verrenkung partial dislocation, incomplete dislocation, subluxation, semiluxation.
Ver·rin·ge·rung *f* reduction, decrease, diminution, lowering; (*Schmerz*) alleviation.
Ver·ru·ca *f, pl* **Ver·ru·cae** *derm.* wart, verruca, verruga.
  Verruca necrogenica postmortem wart, prosector's wart, anatomical tubercle, anatomical wart, necrogenic wart, tuberculous wart, warty tuberculosis.
  Verruca plana flat verruca, fugitive verruca, plane verruca, juvenile verruca, fugitive wart, flat wart, juvenile wart, plane wart.
  Verruca plana juvenilis → Verruca plana.
  Verruca seborrhoica → Verruca senilis.
  Verruca senilis senile wart, seborrheic keratosis, seborrheic verruca.
  Verruca vulgaris infectious wart, common wart, common verruca, seed wart.
ver·ru·kös *adj derm.* resembling a wart, verrucous, verrucose.
ver·schei·den *vi* decease, pass away.
Ver·schie·be·lap·pen *m chir.* advancement flap, French flap, sliding flap.
  mukoperiostaler Verschiebelappen mucoperiosteal sliding flap.
Ver·schie·be·pla·stik *f chir.* advancement flap, French flap, sliding flap.
Ver·schie·bung *f* shift, shifting, displacement.
ver·schie·den·ar·tig *adj* dissimilar, different, heterogeneous.
Ver·schie·den·ar·tig·keit *f* dissimilarity, difference, hetergeneity.
ver·schla·fen *adj* drowsy, full of sleep, sleepy.
Ver·schla·fen·heit *f* sleepiness, drowsiness, sleep drunkenness.
ver·schlech·tern I *vt* deteriorate, worsen, aggravate, make worse. **II** *vr* **sich verschlechtern** (*Zustand*) deteriorate, worsen, decline, go backward(s), become worse, change for the worse.
Ver·schlech·te·rung *f* (*Zustand*) change for the worse, worsening, decline, deterioration.
Ver·schleiß *m patho., ortho.* wear, wear and tear, attrition, erosion.
ver·schlei·ßen *patho.* **I** *vt* wear out, attrite. **II** *vi* wear out, become worn.
Ver·schleiß·er·schei·nun·gen *pl patho., ortho.* wear and tear.
ver·schlep·pen *vt* **1.** *epidem.* (*verbreiten*) spread, convey, transmit. **2.** (*Krankheit*) protract, neglect.
ver·schlim·mern I *vt* (*Krankheit, Schmerzen*) deteriorate, worsen, aggravate, make worse. **II** *vr* **sich verschlimmern** (*Krankheit, Schmerzen*) get worse, worsen; (*Zustand*) deteriorate, worsen, change for the worse, take a turn for the worse.
Ver·schlim·me·rung *f* (*Krankheit, Schmerzen*) aggravation, worsening, exacerbation; (*Zustand*) deterioration, change for the worse.
  langsam-progrediente Verschlimmerung ingravescence.
Ver·schlin·gung *f patho., chir.* volvulus.
ver·schlos·sen **1.** *fig.* (*Mensch*) withdrawn, reserved. **2.** closed, shut; (*versiegelt*) sealed.
Ver·schlucken [k•k] *nt* deglutition, swallowing.
ver·schlucken [k•k] **I** *vt* swallow, swallow down. **II** *vr* **sich verschlucken** choke, swallow sth. the wrong way.
Ver·schluß *m, pl* **Ver·schlüs·se 1.** *physiol.* closure. **2.** *patho.* occlusion, obliteration, obstruction, blockage, clogging. **3.** (*Deckel*) cover, cap, lid.
  Verschluß einer Antrumperforation maxillary antrum closure, sinus closure.
  luftdichter Verschluß seal.

operativer Verschluß *chir.* operative repair.
wasserdichter Verschluß seal.
Ver·schluß·flä·che *f* masticatory surface, occlusal surface, facies occlusalis dentis, facies masticatoria dentis.
Ver·schluß·krank·heit, arterielle *f* occlusive artery disease.
  vaskuläre Verschlußkrankheit vascular occlusive disease.
Ver·schluß·pro·the·se *f* obturator.
Ver·schluß·ver·band *m* occlusive dressing.
ver·schmutzt *adj* (*Umwelt*) polluted, contaminated; (*Wunde*) dirty, contaminated.
Ver·schmut·zung *f* (*Umwelt*) pollution, contamination; (*Wunde*) contamination.
ver·schnupft *adj* **verschnupft sein** have a cold.
ver·schor·fen *vi* scab, scab over.
Ver·schrau·ben *nt* → Verschraubung.
Ver·schrau·bung *f traumat.* screw fixation.
ver·schrei·ben *vt pharm.* prescribe. **jdm. etw. verschreiben** prescribe sth. for s.o. **jdm. etw. gegen etw. verschreiben** prescribe sth. for sth. **etw. verschreiben** prescribe (to, for).
Ver·schrei·bung *f pharm.* prescription.
ver·schwei·gen *vt* hold sth. back, conceal, withhold.
Ver·schwie·gen·heit *f* secrecy, discretion.
ver·schwom·men *adj* blurred; *fig.* (*Erinnerung*) vague, blurred, dim.
ver·sen·gen *vt* scorch, singe, burn.
Ver·senk·boh·rer *m* pure end-cutting bur, end-cutting fissure bur, end-cutting bur.
ver·seu·chen *vt micro.* (*Parasit*) infest; *radiol.* contaminate; (*Umwelt*) pollute, contaminate.
ver·seucht *adj* (*Parasit*) infested; *radiol.* contaminated; (*Umwelt*) polluted, contaminated. **nicht verseucht** uncontaminated.
Ver·seu·chung *f* (*Parasit*) infestation; *radiol.* contamination; (*Umwelt*) pollution, contamination.
ver·sickern [k•k] *vi* ooze away, trickle away.
Ver·sie·ge·lungs·ze·ment *m* sealer cement.
ver·sil·bert *adj* silverplated.
Ver·sil·be·rung *f* silverplating; *histol.* silver impregnation, silver stain, argentation.
ver·sor·gen *vt* **1.** look after, take care of, care for; (*Wunde*) dress, tend; (*Patient*) attend to.
Ver·sor·gung *f clin.* attendance, attention, care.
  ambulante Versorgung ambulatory hospital dentistry, outpatient hospital dentistry.
  medizinische Versorgung health care.
  operative Versorgung *chir.* repair, operative repair.
  zahnärztliche Versorgung dental care.
ver·sper·ren *vt* block, block up, obstruct.
ver·spü·ren *vt* feel, sense, perceive; experience.
Ver·stand *m* mind, intellect; intelligence, brain(s *pl*); (*Verständnis*) understanding, apprehension, comprehension. **bei (vollem) Verstand sein** be of sound mind. **den Verstand verlieren** lose one's mind/senses, go mad.
  klarer Verstand senses *pl*, clear mind.
ver·ständ·lich *adj* clear, distinct; (*erfaßbar*) understandable, comprehensible; (*hörbar*) audible.
ver·stär·ken I *vt* strengthen, enhance, build up, augment; *pharm.* potentiate, potentialize, boost; (*erhöhen*) increase, intensify, augment; *electr.* magnify, amplify, boost; (*a. fig.*) strengthen, reinforce. **II** *vr* **sich verstärken** intensify, increase; strengthen, grow stronger.
Ver·stär·ker *m phys., techn.* amplifier, booster; intensifier; *psycho.* reinforcer; *electr.* magnifier; *phys.* multiplier.
Ver·stär·kung *f* strengthening, enhancement, build-up, augmentation; *pharm.* boost; (*Erhöhung*) increase, intensification, augmentation; *electr.* magnification, amplification, boost; (*a. fig., psycho.*) strengthening, reinforcement; *immun.* booster, enhancement, boost.
Ver·stär·kungs·re·ak·ti·on *f immun.* booster.
ver·stäu·ben *vt* spray; atomize.
ver·stau·chen *vt* (*Gelenk*) sprain.
Ver·stau·chung *f* (*Gelenk*) sprain, distortion.
ver·steckt *adj* (*a. Krankheit, Symptom*) masked, concealed, hidden, larvate, larvaceous, larval, larvated.
ver·ste·hen *vt* **1.** (*hören*) hear. **2.** understand; (*begreifen*) perceive, comprehend, understand.
ver·stei·fen I *vt* ankylose, stiffen, make stiff. **II** *vr* **sich versteifen** ankylose, stiffen, get stiff.
ver·steift *adj* (*Gelenk*) ankylosed, ankylotic, stiffened, unmoveable.
Ver·stei·fung *f traumat.* **1.** ankylosis, stiffening, fixation, synarthrophysis. **2. operative Versteifung** artificial ankylosis, arthrodesis, syndesis.
Ver·stei·fungs·bü·gel *m* abutment splint.

Ver·stei·fungs·ele·ment *nt* connector.
ver·stell·bar *adj techn.* movable, moveable, adjustable.
ver·ster·ben *vi* decease, pass away, die.
ver·stimmt *adj fig.* (*Magen*) upset.
Ver·stim·mung *f fig.* (*Magen*) upset.
ver·stoff·wech·seln *vt, vi* metabolize.
ver·stopft *adj* (*Stuhl*) constipated, costive.
Ver·stop·fung *f* **1.** *patho.* (*Gefäß*) obstruction, occlusion, obturation, block, blockage, stoppage, emphraxis. **2.** (*Stuhl*) constipation, costiveness, obstipation.
ver·stor·ben *adj* late, deceased.
Ver·stre·ben *nt* cross arch splinting.
Ver·stre·bungs·bü·gel *m* cross arch bar splint.
ver·stüm·meln *vt patho.* mutilate, maim.
Ver·stüm·me·lung *f patho.* mutilation.
Ver·such *m* **1.** attempt (*etw. zu tun* to do/doing sth.), go, try, effort. **einen Versuch machen** try, try out. **den Versuch wagen** attempt (to do/doing sth.). **2.** experiment, test, testing, trial. **einen Versuch a stellen mit** experiment on, make a test with.
ver·suchen *vt* **1.** attempt (*etw. zu tun* to do/doing sth.), try. **etwas versuchen** have a go at (doing) sth., have a try at sth. **2.** (*schmecken*) taste, try.
Versuchs- *pref.* trial, testing, experimental.
Ver·suchs·da·ten *pl phys., techn.* data.
Ver·suchs·ob·jekt *nt* test object.
Ver·suchs·per·son *f* test subject, test person, proband, candidate.
Ver·suchs·tier *nt* subject, experimental animal, test animal.
ver·suchs·wei·se *adv* experimentally, tentative, by way of trial.
Ver·suchs·wer·te *pl phys., techn.* data.
Ver·te·bra *f, pl* **Ver·te·brae** *anat.* vertebra.
ver·te·bral *adj anat.* pertaining to a vertebra, spondylous, vertebral.
Ver·te·bral·ka·nal *m anat.* medullary canal, vertebral canal, neural canal, spinal canal.
Ver·tei·lung *f allg., phys., mathe.* distribution.
Ver·tex *m, pl* **Ver·ti·ces 1.** *anat.* crown of the head, vertex. **2.** *mathe., fig.* vertex.
Ver·tie·fung *f* **1.** *histol., patho.* depression, dimple, indent, indentation; (*Aushöhlung*) excavation, cavity, hollow, pit; (*kleine*) recess, recessus, fovea, foveola, faveoulus; (*Druckstelle*) impression. **2.** *fig. ped., psycho.* reinforcement.
ver·ti·gi·nös *adj neuro.* pertaining to vertigo, vertiginous, dizzy, giddy.
Ver·ti·go *f neuro.* vertigo, giddiness, dizziness.
Vertigo rotatoria rotary vertigo, rotatory vertigo, systematic vertigo.
ver·ti·kal *adj* vertical, perpendicular.
Ver·ti·kal·ach·se *f* vertical axis.
Ver·ti·kal·be·we·gung *f* vertical movement.
Ver·ti·kal·di·men·si·on *f* vertical dimension.
Vertikaldimension in Ruhelage rest vertical dimension.
Vertikaldimension in Schlußbißstellung contact vertical dimension, occlusal vertical dimension.
okklusale Vertikaldimension → **Vertikaldimension in Schlußbißstellung**.
Ver·ti·kal·ebe·ne *f* vertical plane.
Ver·ti·kal·schlau·fe *f* vertical loop.
ver·til·gen *vt* (*Ungeziefer etc.*) exterminate, eradicate.
Ver·til·gung *f* (*Ungeziefer etc.*) extermination, eradication.
ver·träg·lich *adj* digestible; *pharm.* well-tolerated.
Ver·träg·lich·keit *f* digestibility; *pharm.* tolerance.
Ver·trau·en *nt* trust, confidence, faith.
Ver·trau·ens·arzt *m* medical examiner.
ver·trau·lich *adj* confidential.
Ver·tre·tung *f* (*eines Arztes*) locum.
ver·trock·nen *vi patho.* dry up, mummify.
ver·trock·net *adj patho.* mummified.
ver·un·glücken [k·k] *vi* have an accident. **tödlich verunglücken** die in an accident.
ver·un·rei·nigt *adj* → **verschmutzt**.
Ver·un·rei·ni·gung *f* → **Verschmutzung**.
Ver·un·stal·tung *f* disfigurement.
ver·ur·sa·chen *vt* (*Krankheit*) bring on, bring about, cause; (*Schmerzen*) arouse, cause, give.
Ver·viel·fa·chung *f* multiplication.
Ver·wach·sung *f patho.* adhesion, concrescence, synechia, concretion.
palatopharyngeale Verwachsung palatopharyngeal adhesion.
sublabiale Verwachsung sublabial adhesion.
Ver·wach·sungs·li·nie *f anat.* bony suture, sutura, suture; raphe, rhaphe.

Ver·wach·sungs·naht *f* → **Verwachsungslinie**.
ver·wan·deln I *vt* transform, alter, change, metamorphose; change, turn (*in* into). **II** *vr* **sich verwandeln** change, turn, metamorphose (*in* into).
Ver·wand·lung *f* transformation, alteration, change, metamorphosis.
ver·wandt *adj* related (*mit* to, with); *fig.* congenial, connected, associate (*mit* with).
Ver·wand·te *m/f* relative, relation.
Ver·wand·ten·or·gan·spen·de *f chir.* related donation.
Ver·wand·ten·spen·de *f chir.* related donation.
Ver·wand·ten·trans·plan·tat *nt chir.* related transplant.
Ver·wandt·schaft *f* relation, relationship (*mit* to).
ver·wäs·sern *vt chem., techn.* water down, cut, dilute.y
Ver·weil·ka·the·ter *m clin.* indwelling catheter.
ver·we·sen *vi patho.* decay, decompose, fester, rot, putrefy.
ver·west *adj patho.* putrid, decayed, decomposed.
Ver·we·sung *f patho.* (*Prozeß*) rot, decomposition, decay, putrefaction; (*Zustand*) rottenness, putrescence.
ver·wirrt *adj* (*Person*) confused, bewildered.
Ver·wirrt·heit *f* confusion, bewilderment.
Ver·wir·rung *f* → **Verwirrtheit**.
ver·wit·wet *adj* widowed.
Ver·wund·bar *adj* vulnerable (*für* to).
Ver·wund·bar·keit *f* vulnerability, vulnerableness.
ver·wun·den *vt* wound, injure.
Ver·wun·de·te *m/f* injured person, casualty, wounded.
very low-density lipoprotein *nt biochem.* very low-density lipoprotein, prebeta-lipoprotein.
Ver·zeich·nung *f phys.* distortion.
Ver·zer·rung *f* (*Gesicht*) distortion; *phys.* distortion.
Ver·zö·ge·rung *f* delay, retardation.
Ver·zö·ge·rungs·pha·se *f micro.* retardation phase, retardation period.
ver·zweigt *adj histol.* branched, dendriform, dendroid, ramose, ramous, arborescent.
Ver·zwei·gung *f anat.* branching, ramification, branch.
gabelartige Verzweigung dichotomy, dichotomization.
Ver·zwei·gungs·block *m card.* arborization heart block, arborization block.
Ve·si·ca *f, pl* **Ve·si·cae** *anat.* vesica, bladder, sac.
Ve·si·cu·la *f, pl* **Ve·si·cu·lae** *anat.* vesicle, vesicula.
ve·si·kal *adj anat.* pertaining to the bladder, vesical.
Ve·si·kans *nt, pl* **Ve·si·kan·tia, Ve·si·kan·zi·en** *pharm., derm.* vesicant, vesicatory, epispastic.
Ve·si·ka·ti·on *f derm.* vesication, blistering, vesiculation.
Ve·si·ka·to·ri·um *nt, pl* **Ve·si·ka·to·ri·en** → **Vesikans**.
ve·si·ko·in·te·sti·nal *adj* pertaining to urinary bladder and intestine, cystoenteric, vesicointestinal, vesicoenteric.
ve·si·ku·lär *adj* vesicular, vesical, vesiculose, vesiculous, vesiculate, vesiculated.
Ve·si·ku·lär·at·men *nt clin., pulmo.* vesicular breath sounds *pl*, vesicular breathing, vesicular murmur, vesicular respiration.
vesikulär-papulär *adj patho.* vesiculopapular.
Ve·si·ku·lar·trans·port *m histol.* cytopempsis, cytopemphis.
Ve·si·ku·la·ti·on *f* → **Vesikation**.
ve·si·ku·lo·pa·pu·lär *adj patho.* vesiculopapular.
ve·si·ku·lo·pu·stu·lär *adj patho.* vesiculopustular.
ve·sti·bu·lär *adj anat.* pertaining to a vestibule, vestibular.
Ve·sti·bu·lar·ap·pa·rat *m anat.* vestibular apparatus.
Ve·sti·bu·la·ris *m anat.* vestibular nerve.
Ve·sti·bu·la·ris·re·flex *m physiol.* vestibular reflex.
Ve·sti·bu·la·ris·schwin·del *m neuro.* vestibular vertigo, peripheral vertigo.
Ve·sti·bu·lo·plat·te *f* oral screen, vestibular screen, oral shield.
Ve·sti·bu·lo·koch·lea·ris *m anat.* vestibulocochlear nerve, acoustic nerve, auditory nerve, eighth cranial nerve, eighth nerve.
Ve·sti·bu·lo·pla·stik *f HNO* vestibuloplasty.
Ve·sti·bu·lum *nt, pl* **Ve·sti·bu·la** *anat.* vestibule, vestibulum.
Ve·sti·bu·lum·epi·thel *nt* vestibular epithelium.
Ve·sti·bu·lum·schleim·haut *f* vestibular mucosa.
Ve·sti·gi·um *nt anat.* vestige, vestigium.
Ve·te·ra·nen·krank·heit *f epidem.* legionnaires' disease, legionellosis.
v.G.-Färbung *f histol.* van Gieson's stain.
Vi·bra·ti·on *f phys.* vibration; *clin.* vibration, fremitus.
Vibrations- *pref.* vibrational, vibratory.
Vi·bra·ti·ons·ap·pa·rat *m* vibrator.
Vi·bra·ti·ons·emp·fin·dung *f physiol.* vibratory sensibility, bone sensibility, pallesthetic sensibility, palmesthetic sensibility, pallesthesia, palmesthesia.

Vibrationskondensation

Vi·bra·ti·ons·kon·den·sa·ti·on *f* vibration condensation.
Vi·bra·ti·ons·mas·sa·ge *f* vibratory massage, seismotherapy.
Vi·bra·tor *m* vibrator.
vi·brie·ren *vi* vibrate.
Vi·brio *m micro.* vibrio, Vibrio.
Vi·bris·sae *pl anat.* vibrissae, hairs of nose, hairs of vestibule of nose.
Vickers-Härte *f phys.* diamond pyramid hardness, Vickers hardness number.
Vickers-Härteskala *f* Vickers hardness scale.
Vickers-Pyramidendruckhärte *f* → Vickers-Härte.
Vid·ara·bin *nt pharm.* adenine arabinoside, vidarabine, arabino-adenosine, arabinosyladenine.
Viel- *pref.* pleo-, pleio-, pluri-, poly-, multi-.
viel·deu·tig *adj* ambiguous, equivocal.
Viel·deu·tig·keit *f* ambiguity, equivocality.
viel·fach *adj* multifold, multiple, multiplex. **das Vielfache** the multiple.
viel·far·big *adj histol., phys.* multicolored, polychromic, polychromatic, polychromatophil, polychromatophilic, varied.
viel·för·mig *adj histol., bio.* polymorphic, polymorphous, pleomorphic, pleomorphous, multiform.
Viel·för·mig·keit *f histol.* multiformity, polymorphism.
viel·ge·stal·tig *adj* → vielförmig.
Viel·ge·stal·tig·keit *f* multiformity, polymorphism.
viel·kam·me·rig *adj patho.* plurilocular, multilocular.
viel·ker·nig *adj histol.* polynuclear, polynucleate, polynucleated, plurinuclear, multinuclear, multinucleate.
viel·lap·pig *adj anat.* multilobular.
viel·zah·nig *adj* multidentate, polydentate.
Viel·zel·ler I *m bio.* metazoon, metazoan. **II** *pl bio.* Metazoa.
viel·zel·lig *adj bio.* metazoan, metazoic, metazoal; *histol.* multicellular.
Vier- *pref.* four, tetra-, quadri-.
Vier·eck *nt* quagrangle, quadrilateral; (*Quadrat*) quadrate, square; (*Rechteck*) rectangle; *anat.* tetragonum, tetragon.
vier·eckig [k•k] *adj* (*a. mathe.*) quadrangular, quadrilateral; (*quadratisch*) square, quadrate; (*rechteckig*) rectangular.
vier·fach *adj* fourfold, quadruplex, quadruple. **das Vierfache** the quadruple.
Vier·fünf·tel·kro·ne *f* half-cap crown, open-face crown.
Vier·hü·gel·plat·te *f anat.* quadrigeminal plate, tectal lamina of mesencephalon, tectal plate, lamina of tectum of mesencephalon.
vier·köp·fig *adj anat.* quadriceps.
vier·sei·tig *adj* four-sided, tetralateral, quadrilateral.
vier·stünd·lich *adv* at four-hourly intervals.
Vier·tel *nt mathe.* fourth, fourth part; quarter.
vi·gi·lant *adj physiol., neuro.* vigilant.
Vi·gi·lanz *f physiol., neuro.* vigilance, wakefulness, watchfulness, arousal.
Vi·gi·li·tät *f* → Vigilanz.
vi·ka·ri·ie·rend *adj clin., patho.* vicarious.
Villaret-Syndrom *nt neuro.* Villaret's syndrome, syndrome of retroparotid space.
Vil·lus *m, pl* **Vil·li** *anat.* villus.
Vinca-rosea-Alkaloide *pl pharm.* vinca alkaloids.
Vincent-Angina *f epidem., HNO* Vincent's disease, Plaut's angina, acute necrotizing ulcerative gingivitis, fusospirillary gingivitis, fusospirillary stomatitis, fusospirillosis, fusospirochetal gingivitis, fusospirochetal stomatitis, acute ulcerative gingivitis, acute ulceromembranous gingivitis, trench mouth, phagedenic gingivitis.
Vinyl- *pref.* ethenyl, vinyl.
Vi·nyl·chlo·rid *nt chem.* chloroethylene, vinyl chloride.
Vir·ämie *f patho.* viremia, virusemia.
Viridans-Endokarditis *f card.* viridans endocarditis.
Viridans-Streptokokken *pl micro.* viridans streptococci, Streptococcus viridans, Aerococcus viridans.
vi·ril *adj andro.* virile, manly, masculine.
Vi·ri·li·tät *f andro.* virility, maleness.
Vi·ri·on *nt micro.* virion, virus particle, viral particle.
Vi·ro·id *nt micro.* viroid.
Vi·ro·lo·ge *m* virologist.
Vi·ro·lo·gie *f* virology.
Vi·ro·se *f epidem.* viral disease, virosis.
Vi·ro·sta·ti·kum *nt, pl* **Vi·ro·sta·ti·ka** *pharm.* virostatic.
vi·ro·sta·tisch *adj pharm.* virostatic, antiviral, antivirotic, virustatic.
vir·tu·al *adj* → virtuell.
vir·tu·ell *adj phys.* virtual.
vi·ru·lent *adj micro., epidem.* virulent. **nicht virulent** avirulent.
Vi·ru·lenz *f micro., epidem.* virulence.
Vir·urie *f patho.* viruria.
Vi·rus *nt, pl* **Vi·ren** *micro.* virus.
attenuiertes Virus attenuated virus.
bakterienpathogenes Virus phage, lysogenic factor, bacteriophage, bacterial virus.
Lymphadenopathie-assoziiertes Virus human immunodeficiency virus, AIDS virus, Aids-associated virus, AIDS-associated retrovirus, type III human T-cell leukemia/lymphoma/lymphotropic virus, lymphadenopathy-associated virus.
nacktes Virus naked virus.
neurotropes Virus neurotropic virus.
onkogene Viren oncogenic viruses, tumor-inducing viruses.
zytopathogenes Virus cytopathogenic virus.
Vi·rus·an·ti·gen *nt immun.* viral antigen.
Vi·rus·aus·brei·tung *f epidem.* viral spread.
virus capsid antigen (*nt*) *immun.* virus capsid antigen.
Vi·rus·di·ar·rhö *f patho.* virus diarrhea.
Vi·rus·dys·en·te·rie *f patho.* viral dysentery.
Vi·rus·er·kran·kung *f epidem.* virosis, viral disease; *inf.* virus.
Vi·rus·ex·an·them *nt derm.* viral exanthema.
Vi·rus·ge·ne·tik *f micro.* viral genetics *pl.*
Vi·rus·he·pa·ti·tis *f epidem.* viral hepatitis, virus hepatitis.
Virushepatitis A hepatitis A, epidemic hepatitis, MS-1 hepatitis, short-incubation hepatitis, type A viral hepatitis, infectious jaundice, infectious hepatitis, infective jaundice, catarrhal jaundice, epidemic jaundice.
Virushepatitis B hepatitis B, inocculation hepatitis, long incubation hepatitis, MS-2 hepatitis, serum hepatitis, transfusion hepatitis, type B viral hepatitis, homologenous hepatitis, homologous serum jaundice, human serum jaundice.
akute Virushepatitis acute viral hepatitis.
anikterische Virushepatitis anicteric (virus) hepatitis.
Vi·rus·hül·le *f micro.* envelope, envelop.
Vi·rus·impf·stoff *m immun.* viral vaccine.
vi·rus·in·du·ziert *adj* virus-induced.
Vi·rus·in·fek·ti·on *f epidem.* viral infection; *inf.* virus.
Vi·rus·in·ter·fe·renz *f immun.* virus interference, cell blockade, interference, virus blockade.
Vi·rus·krank·heit *f epidem.* virosis, viral disease; *inf.* virus.
Vi·rus·me·nin·gi·tis *f neuro.* viral meningitis.
Vi·rus·myo·kar·di·tis *f card.* viral myocarditis.
Vi·rus·par·ti·kel *nt micro.* virion, viral particle, virus particle.
Vi·rus·per·si·stenz *f epidem.* virus persistence.
Vi·rus·pneu·mo·nie *f pulmo.* viral pneumonia.
Vi·rus·schnup·fen *m* coryza, cold in the head, acute rhinitis, acute catarrhal rhinitis.
Vi·ru·sta·ti·kum *nt, pl* **Vi·ru·sta·ti·ka** *pharm.* virostatic.
vi·ru·sta·tisch *adj pharm.* virostatic, antiviral, antivirotic, virustatic.
Vi·rus·vak·zi·ne *f immun.* viral vaccine.
Vi·rus·ver·brei·tung *f epidem.* viral spread.
Vi·ru·zid *nt pharm.* virucide, viricide.
vi·ru·zid *adj pharm.* virucidal, viricidal, antiviral, antivirotic.
Vis *f* vis, force, energy, power.
Vis·ce·ra *pl, sing* **Vis·cus** *anat.* internal organs, viscera, vitals.
Vi·si·on *f* visual hallucination.
Vi·si·te *f* ward round, round.
vis·ko·ela·stisch *adj phys.* viscoelastic.
vis·kos *adj* → viskös.
vis·kös *adj phys.* viscid, viscous, viscose.
viskös-elastisch *adj phys.* viscoelastic.
Vis·ko·si·me·ter *nt lab.* viscosimeter, viscometer.
Vis·ko·si·me·trie *f lab.* viscosimetry, viscometry.
Vis·ko·si·tät *f phys.* viscosity.
Vis·ko·si·täts·mes·sung *f lab.* viscosimetry, viscometry.
vi·su·ell *adj physiol.* pertaining to vision, visual, visile, optic, optical; (*Gedächtnis*) iconic; (*Typ*) eye-minded, visile.
Vi·sus *m* **1.** *physiol.* eyesight, sight, vision. **2.** *ophthal.* acuity, vision, visual acuity.
Vis·ze·ra *pl anat.* internal organs, viscera, vitals.
vis·ze·ral *adj anat.* pertaining to the viscera, visceral.
Vis·zer·al·gie *f patho.* pain in a viscus, visceral pain, visceralgia.
Vis·ze·ral·mus·kel *m anat.* visceral muscle, organic muscle.
Vis·ze·ral·nerv *m anat.* autonomic nerve, visceral nerve.
Vis·ze·ral·neur·al·gie *f* → Viszeralgie.
Vis·ze·ral·schmerz *m* → Viszeralgie.
Vis·ze·ro·cra·ni·um *nt* → Viszerokranium.
Vis·ze·ro·kra·ni·um *nt anat.* viscerocranium, visceral cranium, splanchnocranium.

Vis·ze·ro·me·ga·lie *f patho.* visceromegaly, splanchnomegaly, splanchnomegalia, organomegaly.
Vis·ze·ro·mi·krie *f patho.* splanchnomicria.
vis·ze·ro·mo·to·risch *adj physiol.* visceromotor, viscerimotor.
Vis·ze·ro·pto·se *f patho.* visceroptosis, visceroptosia, splanchnoptosis, splanchnoptosia.
vis·ze·ro·trop *adj physiol.* viscerotropic.
vi·tal *adj* pertaining to life, vital; vigorous, energetic. **nicht vital** nonvital.
Vi·tal·fär·bung *f histol.* intravital staining, vital staining, vital stain, intravital stain.
Vitalfärbung von Zähnen vital staining of teeth.
Vi·tal·funk·ti·on *f physiol.* vital function.
vi·ta·li·sie·ren *vt* vitalize.
Vi·ta·li·tät *f* vital force, vital energy, vitality, vigor, nervous energy.
Vi·ta·li·täts·prü·fung *f* pulp test, pulp vitality test.
  elektrische Vitalitätsprüfung electric pulp test, electric pulp testing, electric pulp vitality test, electrical pulp testing.
Vi·ta·li·täts·test *m* pulp test, pulp vitality test.
  thermischer Vitalitätstest thermal pulp test, thermal pulp vitality test, thermal stimulation, thermal test.
Vi·tal·ka·pa·zi·tät *f physiol.* (*Lunge*) respiratory capacity, vital capacity.
Vit·amin *nt biochem.* vitamin, vitamine, auxohormone.
  Vitamin A₁ vitamin A₁, vitamin A, retinol, retinol₁.
  Vitamin A₂ vitamin A₂, retinol₂, (3-)dehydroretinol, dihydroretinol.
  Vitamin B₁ vitamin B₁, thiamine, thiamin, aneurin, aneurine, antiberiberi, antiberiberi factor, antiberiberi substance, antineuritic factor, antineuritic vitamin, torulin.
  Vitamin B₂ vitamin B₂, vitamin G, lactochrome, lactoflavin, riboflavin.
  Vitamin B₃ pantothenic acid, pantothen, antiachromotrichia factor, yeast filtrate factor.
  Vitamin B₆ vitamin B₆, pyridoxine, adermine, antiacrodynia factor, eluate factor, yeast eluate factor.
  Vitamin B₁₂ vitamin B₁₂, extrinsic factor, antianemic factor, anti-pernicious anemia factor, Castle's factor, LLD factor, cyanocobalamin.
  Vitamin B_C Vitamin B_C, pteroylglutamic acid, pteropterin, folic acid, folacin, Day's factor, Wills' factor, liver Lactobacillus casei factor, Lactobacillus casei factor.
  Vitamin C vitamin C, antiscorbutic factor, antiscorbutic vitamin, cevitamic acid, ascorbic acid.
  Vitamin D vitamin D, antirachitic factor, calciferol.
  Vitamin D₂ vitamin D₂, ergocalciferol, activated ergosterol, calciferol, viosterol, irradiated ergosterol.
  Vitamin D₃ vitamin D₃, cholecalciferol.
  Vitamin D₄ vitamin D₄, dihydrocalciferol.
  Vitamin E vitamin E, alpha-tocopherol.
  Vitamin H vitamin H, biotin, bios, factor S, factor W, anti-egg white factor, coenzyme R, factor h.
  Vitamin K vitamin K, antihemorrhagic factor, antihemorrhagic vitamin.
  Vitamin K₁ vitamin K₁, phytonadione, phytomenadione, phylloquinone.
  Vitamin K₂ vitamin K₂, farnoquinone, menaquinone.
  Vitamin K₃ vitamin K₃, menadione, menaphthone.
  Vitamin K₄ vitamin K₄, menadiol.
  fettlösliches Vitamin fat-soluble vitamin.
Vitamin-A-Alkohol *m biochem.* retinol, retinol₁, vitamin A₁, vitamin A.
Vit·amin·ant·ago·nist *m* vitagonist, antivitamin.
Vitamin B-Komplex *m biochem.* vitamin B complex.
Vitamin-B₂-Mangelsyndrom *nt patho.* pellagra, Alpine scurvy, maidism.
Vitamin B₆-Mangelanämie *f hema.* vitamin B₆ deficiency anemia.
Vitamin C-Mangelanämie *f hema.* vitamin C deficiency anemia, scorbutic anemia.
Vitamin K-abhängig *adj* vitamin K-dependent.
Vitamin K-Antagonist *m biochem.* vitamin K antagonist.
Vit·amin·man·gel *m patho.* **1.** vitamin deficiency, poverty in vitamins. **2.** vitamin deficiency, vitamin-deficiency disease, hypovitaminosis, avitaminosis.
Vit·amin·man·gel·krank·heit *f patho.* vitamin deficiency, vitamin-deficiency disease, hypovitaminosis, avitaminosis.
vi·ti·li·gi·nös *adj derm.* pertaining to or characterized by vitiligo, vitiliginous.
Vi·ti·li·go *f derm.* vitiligo, piebald skin, acquired leukoderma, acquired leukopathia, leukasmus.
  Vitiligo circumnaevalis Sutton's disease, Sutton's nevus, halo nevus.
  perinaevische Vitiligo → Vitiligo circumnaevalis.
Vi·ti·um *nt card.* heart defect, organic heart defect, vitium.
Vivax-Malaria *f epidem.* vivax malaria, benign tertian malaria, vivax fever.
Vi·vi·sek·ti·on *f anat., physiol.* vivisection.
V-Linguae *nt anat.* terminal sulcus of tongue, V-shaped line (of tongue).
Vo·gel·ge·sicht *nt* bird-face, bird face, bird face deformity, bird-face retrognathism.
Vo·gel·mil·be *f micro.* fowl mite, bird mite, chicken louse, chicken mite, poultry mite, Dermanyssus gallinae.
Vogt-Koyanagi-Syndrom *nt patho.* Vogt-Koyanagi syndrome, oculocutaneous syndrome, uveocutaneous syndrome.
Vogt-Waardenburg-Syndrom *nt patho.* Waardenburg's syndrome.
Vo·kal *m* vowel.
vo·kal *adj* pertaining to the voice, vocal.
Vo·ka·lis *m anat.* vocalis (muscle), vocal muscle.
vo·lar *adj anat.* pertaining to the palm of the hand, volar, palmar; pertaining to the sole, volar, plantar.
Volkmann-Kontraktur *f patho.* Volkmann's ischemic contracture, Volkmann's ischemic paralysis, Volkmann's contracture, Volkmann's syndrome, ischemic muscular atrophy.
Volks·me·di·zin *f* folk medicine.
Voll- *pref.* whole, complete, total, holo-.
Voll·ab·druck *m* complete denture impression.
Voll·an·ti·gen *nt immun.* complete antigen, holoantigen.
Voll·blut *nt hema.* whole blood, whole human blood.
  konserviertes Vollblut banked blood.
voll·ent·wickelt [k·k] *adj* fully developed, mature.
Voll·guß·kro·ne *f* cast crown.
Voll·haut·lap·pen *m chir.* full thickness flap, full-thickness graft, full-thickness skin graft.
Voll·haut·trans·plan·tat *nt* → Vollhautlappen.
voll·jäh·rig *adj* of age, of full legal age.
Voll·kon·takt *m* complete contact.
Voll·kost *f* full diet.
Voll·kro·ne *f* complete crown, full crown, full veneer crown.
Voll·mond·ge·sicht *nt clin.* moon facies, moon-shaped face, moon face.
Voll·nar·ko·se *f anes.* general anesthesia, narcosis, narcotism, anesthesia state.
Voll·pa·ra·sit *m bio.* holoparasite.
Voll·pro·the·se *f* complete dental prosthesis, complete denture prosthesis, complete denture, full denture.
Voll·re·mis·si·on *f oncol.* complete remission.
Voll·schma·rot·zer *m bio.* holoparasite.
voll·stän·dig *adj* complete, full.
Volt *nt phys.* volt.
Volt·am·pere *nt phys.* voltampere.
Volt·me·ter *nt phys.* voltmeter.
Vo·lu·men *nt, pl* **Vo·lu·mi·na** *allg., phys., mathe.* volume; (*Inhalt*) content, capacity.
Vo·lu·men·ein·heit *f* unit volume.
Vo·lu·men·er·satz *m clin., hema.* volume replacement.
Vo·lu·men·ex·pan·si·on *f* cubical expansion.
Vo·lu·men·kon·stanz *f physiol.* isovolumia.
Vo·lu·men·man·gel·schock *m patho.* oliguric shock, hematogenic shock, hypovolemic shock, oligemic shock.
Vo·lu·men·zu·nah·me *f* cubical expansion.
Vo·lu·tin *nt micro.* volutin.
Vol·vu·lus *m, pl* **Vol·vu·li** *chir.* volvulus.
  Volvulus intestini intestinal volvulus.
Vo·mer *m anat.* vomer, vomer bone.
Vo·mi·tio *f* → Vomitus.
Vo·mi·ti·vum *nt, pl* **Vo·mi·ti·va** *pharm.* emetic, vomitive, vomitory, vomitorium.
Vo·mi·tus *m* vomit, vomition, vomitus, vomiting.
  Vomitus biliosus bilious vomiting, cholemesis.
von Baelz-Syndrom *nt* Baelz's syndrome.
von Gierke-Krankheit *f patho.* Gierke's disease, von Gierke's disease, glucose-6-phosphatase deficiency, hepatorenal glycogenosis, type I glycogen storage disease, hepatorenal glycogen storage disease.
von Langenbeck-Brückenlappenplastik *f* von Langenbeck palatal closure, von Langenbeck palatoplasty.
von Langenbeck-Ernst-Veau-Axhausen-Brückenlappenplastik *f* von Langenbeck palatal closure, von Langenbeck palatoplasty.
von Meyenburg-Altherr-Uehlinger-Syndrom *nt patho.* Meyenburg's disease, von Meyenburg's disease, Meyenburg-Altherr-Uehlinger syndrome, polychondropathy, polychondropathia, gen-

eralized chondromalacia, systemic chondromalacia, relapsing polychondritis, relapsing perichondritis.
von Pfaundler-Hurler-Krankheit *f patho.* Hurler's type, Hurler's syndrome, Pfaundler-Hurler syndrome, Hurler's disease, lipochondrodystrophy, α-L-iduronidase deficiency, mucopolysaccharidosis I H, gargoylism (autosomal recessive type).
von Recklinghausen-Krankheit *f* **1.** *patho.* Recklinghausen's disease, von Recklinghausen's disease, multiple neurofibroma, neurofibromatosis, neuromatosis. **2.** *ortho.* Recklinghausen's disease of bone, Engel-Recklinghausen disease, von Recklinghausen's disease of bone.
   halbseitige von Recklinghausen-Krankheit *ortho.* cystic osteofibromatosis, Jaffé-Lichtenstein disease, Jaffé-Lichtenstein syndrome, fibrous dysplasia of bone.
von Willebrand-Faktor *m hema.* von Willebrand factor, factor VIII:vWF, factor VIII-associated antigen.
von Willebrand-Jürgens-Syndrom *nt hema.* von Willebrand's disease, Minot-von Willebrand syndrome, von Willebrand's syndrome, Willebrand's syndrome, constitutional thrombopathy, pseudohemophilia, vascular hemophilia, hereditary pseudohemophilia.
Vor·ah·nung *f* premonition, anticipation.
Vor·aus·sa·ge *f clin., stat.* prognosis, prognostication; prediction.
vor·aus·sa·gen *vt clin., stat.* prognosticate, predict.
vor·be·han·deln *vt clin.* pretreat; (*Material etc.*) precondition.
Vor·bei·biß *m* scissors-bite crossbite, telescoping crossbite.
vor·bei·lei·ten *vt chir.* bypass, shunt.
vor·be·rei·ten I *vt* prepare (*auf* for). **II** *vr* **sich vorbereiten für/auf** prepare for.
Vor·be·rei·tung *f* preparation (*für, auf* for).
Vor·be·rei·tungs·pro·the·se *f* conditioning denture.
Vor·be·strah·lung *f radiol.* preoperative irradiation, preoperative radiation.
vor·beu·gen I *vt* bend forward. **II** *vi clin.* prevent, guard against, take precautions against.
vor·beu·gend *adj clin.* precautionary, preventive, preventative, prophylactic.
Vor·beu·gung *f* prophylaxis (*gegen* of), prevention (*gegen* of), precaution (*gegen* against).
Vor·bild *nt* (*a. fig.*) pattern, model (*für* of), example (*für* to).
Vor·biß, unterer *m* underhang bite.
Vor·bo·te *m clin.* precursor, early sign, early symptom.
vor·brin·gen *vt* (*Meinung, Vorschlag*) put, put forward, advance.
Vorder- *pref.* anterior, frontal, ventr(o)-, ventri-, antero-, fore-.
Vor·der·arm *m anat.* forearm, antibrachium, antebrachium.
Vor·der·kopf *m anat.* sinciput, syncipit.
Vor·der·sei·te *f* front, face; *anat.* facies.
Vor·der·teil *nt* (*a. anat.*) front, head, forepart.
Vor·der·wand·in·farkt *m card.* anterior myocardial infarction.
Vor·der·wand·spit·zen·in·farkt *m card.* anteroinferior myocardial infarction.
Vor·der·zäh·ne *pl* anterior teeth, labial teeth, morsal teeth.
Vor·ex·an·them *nt derm.* rash.
Vor·fahr *m* father, ancestor; *bio.* progenitor.
Vor·fall *m patho.* prolapse, prolapsus, falling down, sinking, descent.
vor·fal·len *vi patho.* prolapse, fall down, slip down, slip out of place.
vor·ge·burt·lich *adj* before birth, prenatal, antepartal, antepartum.
Vor·ge·hens·wei·se *f* procedure, course of action, method.
Vor·ge·schich·te *f* (*Patient*) anamnesis; *socio., psycho.* case history, history.
Vor·haut·talg *m histol.* smegma (of prepuce).
Vor·herr·schaft *f genet.* dominance, predominance (*über* over).
Vor·her·sa·ge *f clin., stat.* prognosis, prognostication; prediction.
vor·her·sa·gen *vt clin., stat.* prognosticate, predict.
Vor·hof *m anat.* **1.** atrium, vestibule, vestibulum. **2.** (*Herz*) atrium (of heart), auricle, auricula.
   linker Vorhof left atrium.
   rechter Vorhof right atrium.
Vor·hof·ar·rhyth·mie *f card.* atrial arrhythmia.
Vor·hof·bläs·chen *nt anat.* (*Ohr*) utricle, utriculus.
Vor·hof·dia·sto·le *f card.* atrial diastole.
Vor·hof·ex·tra·sy·sto·le *f card.* premature atrial contraction, atrial premature contraction, premature atrial systole, premature atrial beat, atrial extrasystole, auricular extrasystole.
Vor·hof·fen·ster *nt anat.* (*Ohr*) oval window, vestibular window.
Vor·hof·flat·tern *nt card.* atrial flutter, auricular flutter.
Vor·hof·flim·mern *nt card.* atrial fibrillation, auricular fibrillation.

Vor·hof·ga·lopp *m card.* presystolic gallop, atrial gallop.
Vor·hof·ga·lopp·rhyth·mus *m* → Vorhofgalopp.
Vor·hof·kam·mer·sep·tum *nt anat.* atrioventricular septum (of heart).
Vor·hof·kom·plex *m physiol.* (*EKG*) atrial complex, auricular complex.
Vor·hof·kon·trak·ti·on *f physiol.* atrial contraction.
Vor·hof·la·by·rinth *nt anat.* (*Ohr*) vestibular labyrinth.
Vor·hof·lei·ste *f* lip furrow band, labial lamina, vestibular lamina, buccogingival lamina, buccal lamina.
Vor·hof·sep·tum *nt anat.* interatrial septum (of heart), interauricular septum.
Vor·hof·sep·tum·de·fekt *m card.* atrial septal defect, atrioseptal defect.
Vor·hof·still·stand *m card.* atrial standstill, auricular standstill.
Vor·hof·sy·sto·le *f card.* atrial systole, atrial beat, auricular systole.
Vor·hof·ta·chy·kar·die *f card.* atrial tachycardia, auricular tachycardia.
Vor·hof·ton *m card.* atrial sound, fourth heart sound, fourth cardiac sound, fourth sound.
Vor·kli·nik *f* preclinical medicine.
vor·kli·nisch *adj* preclinical.
Vor·läu·fer *m bio., chem.* precursor, progenitor, antecedent.
Vor·läu·fer·sta·di·um *nt clin.* prodromal stage, prodromal period, prodromal phase.
Vor·läu·fer·zel·le *f histol., hema.* progenitor, precursor cell, stem cell.
Vor·na·me *m* forename, Christian name, first name. **zweiter Vorname** middle name.
vor·ra·gen *vi* project, protrude.
Vor·schie·be·lap·pen *m chir.* advancement flap, French flap, sliding flap.
Vor·schie·be·pla·stik *f* → Vorschiebelappen.
Vor·schub·be·we·gung des Unterkiefers *f* protrusive movement.
Vor·sicht *f* precaution, caution, care.
vor·sich·tig *adj* cautious, careful.
Vor·sichts·maß·nah·me *f* precautionary measure, precaution.
Vor·sor·ge·un·ter·su·chung *f* check-up, medical check-up, preventive examination. **eine Vorsorgeuntersuchung machen lassen** have a check-up, go for a check-up.
Vor·sprung *m anat.* protuberance, protrusion, prominence, eminence, knob, tuber, tuberosity, agger.
Vor·ste·her·drü·se *f anat.* prostate gland, prostate, prostata.
Vor·stu·fe *f* preliminary stage; *bio., chem.* precursor, antecedent.
Vor·test *nt clin.* screening, screening test.
Vor·trag *m* lecture (*über* on; *vor* to), paper (*über* on).
Vor·ver·la·ge·rung *f* (*Sehne, Muskel etc.*) advancement.
vor·ver·le·gen *vt* (*Sehne, Muskel etc.*) advance.
Vor·wärts·be·we·gung *f* forward movement, progression, propulsion.
Vor·wärts·nei·gung *f anat.* anteversion.
Vor·wärts·ver·la·ge·rung *f anat.* anteposition, antelocation.
Vor·wöl·bung *f anat.* prominence, protrusion, belly, swell.
Vor·zei·chen *nt* sign, first sign; *clin.* precursor, prodrome, prodroma, prodromus.
vor·zei·tig *adj* early; *patho.* precocious; *gyn.* (*Geburt*) before term, premature.
Vox *f, pl* **Vo·ces** voice, vox.
Vrolik-Krankheit *f embryo.* Vrolik's disease, osteogenesis imperfecta congenita, lethal perinatal osteogenesis imperfecta, type II osteogenesis imperfecta.
Vul·ka·ni·sa·ti·on *f* rubber curing.
Vul·ka·ni·sie·ren *nt* → Vulkanisation.
Vul·ka·nit·fei·le *f* rubber file, vulcanite file.
Vul·ka·nit·sto·ma·ti·tis *f* vulcanite stomatitis.
vul·ne·ra·bel *adj physiol., clin.* vulnerable, susceptible (*für* to).
Vul·ne·ra·bi·li·tät *f physiol., clin.* vulnerability, vulnerableness, susceptibility.
Vul·nus *nt patho.* vulnus, wound.
Vul·va *f, pl* **Vul·ven** *anat.* vulva, female pudendum, trema, cunnus.
V-Y-Gaumenplastik *f* V-Y palatoplasty.
V-Y-Lappen *m* → V-Y-Plastik.
V-Y-Plastik *f chir.* V-Y plasty, V-Y procedure, V-Y technique, V-Y flap.
V-Y-Push-back-Operation *f* V-Y palatal push-back.

W

Waa·ge *f* (a pair of) scales *pl.*
waa·ge·recht *adj* horizontal, level.
Waa·ge·rech·te *f* horizontal, horizontal line, level.
waag·recht *adj* → waagerecht.
Waag·rech·te *f* → Waagerechte.
Waag·scha·le *f* scale, scale pan, pan.
Waaler-Rose-Test *m immun.* Rose-Waaler test, Waaler-Rose test.
Waardenburg-Syndrom *nt embryo.* Klein-Waardenburg syndrome, Waardenburg's syndrome, acrocephalosyndactyly type IV.
wa·ben·för·mig *adj histol.* honeycombed, alveolate.
wach *adj* awake. **wach bleiben** stay awake, awake. **wach werden** wake, wake up.
Wa·che *f clin.* watch, vigil.
wa·chen *vi clin.* keep vigil, hold vigil, watch, keep watch (*bei* over).
Wachs- *pref.* wax, waxen, waxy.
Wachs *nt, pl* **Wach·se** *chem., pharm.* wax, cera.
  Wachs mit Fließmittelzusatz fluxed wax.
  gelbes Wachs yellow wax, yellow beeswax.
  mikrokristallines Wachs microcrystalline wax.
  synthetisches Wachs synthetic wax.
  zahnärztliches Wachs dental wax.
Wachs·ab·druck *m* wax impression, fluid wax impression.
wachs·ähn·lich *adj* → wachsartig.
wach·sam *adj* watchful, alert, vigilant.
Wach·sam·keit *f* watch, watchfulness, alertness, vigilance.
wachs·ar·tig *adj* wax-like, waxen, waxy, ceraceous.
Wachs·aus·schmelz·ver·fah·ren *nt* wax burnout, wax burn-out, inlay burnout, inlay burn-out, burn-out procedure, lost wax pattern technique, lost wax process, disappearing core, lost wax technique, Taggard's method.
Wachs·biß *m* wax bite.
Wach·sen *nt* (*a. fig.*) growth, growing; increase.
wach·send *adj* growing, increasing.
wäch·sern *adj* waxen, waxy; (*Gesicht*) waxen, waxy.
Wachs·ex·pan·si·on *f* wax expansion.
Wachs·form *f* waxing die, wax form.
wachs·hal·tig *adj* waxen, waxy.
Wachs·mes·ser *nt* wax trimmer.
Wachs·mo·del·lier·in·stru·ment *nt* wax carver.
Wachs·mo·del·lier·mes·ser *nt* wax curet, wax curette.
Wachs·nie·re *f patho.* amyloid kidney, Rokitansky's kidney, waxy kidney.
Wachs-Quetschbiß *m* wax bite.
Wachs·sal·be *f pharm.* cerate, ceratum.
Wachs·schrump·fung *f* wax shrinkage.
Wach·sta·ti·on *f clin.* critical care unit; intensive care unit.
  kardiologische Wachstation coronary care unit.
Wachs·tum *nt* (*a. fig.*) growth, growing; development; increase, augmentation.
  abnormes Wachstum *patho.* maldevelopment.
  appositionelles Wachstum appositional growth.
  expansives Wachstum *patho.* expansive growth; expansion.
  interstitielles Wachstum interstitial growth, internal growth.
  verdrängendes Wachstum *patho.* expansive growth; expansion.
Wachs·tums·fak·tor *m* growth factor, augmentation factor.
  Wachstumsfaktor V *micro.* growth factor V, factor V.
  Wachstumsfaktor X *micro.* growth factor X, factor X.
  insulinähnliche Wachstumsfaktoren insulin-like activity, insulin-like growth factors, nonsuppressible insulin-like activity.
Wachs·tums·hor·mon *nt* growth hormone, human growth hormone, somatotropic hormone, chondrotropic hormone, somatotrophic hormone, somatotropin, somatotrophin, somatropin.
Wachs·tums·kur·ve *f* growth curve.
Wachs·tums·li·ni·en *pl radiol.* scorings.
Wachs·tums·pa·ra·me·ter *m micro.* growth parameter.
Wachs·tums·still·stand *m* arrest of growth, cessation of growth.

Wachs·tums·zy·klus *m* growth cycle.
Wackel·be·we·gun·gen [k•k] *pl* pendulum movements.
Wackel·ge·lenk [k•k] *nt anat.* amphiarthrodial articulation, amphiarthrodial joint, amphiarthrosis.
wacke·lig [k•k] *adj* (*Gang*) wobbly, unsteady; shaky; (*Zahn*) wobbly, loose.
wack·lig *adj* → wackelig.
Wa·de *f anat.* calf, sural region, sura.
Wa·den·bein *nt anat.* calf bone, fibular bone, fibula.
Wahl- *pref.* elective.
Wahl·ein·griff *m chir.* elective surgical procedure, elective procedure.
wahr·nehm·bar *adj physiol.* perceptible, perceivable.
wahr·neh·men *vt* notice, observe; *physiol.* perceive.
Wahr·neh·mung *f physiol.* perception, percipience, esthesia; sensation; reception.
  bewußte Wahrnehmung comprehension, conscious perception, apperception.
Wahr·neh·mungs·ver·mö·gen *nt* perception, perceptiveness, perceptivity, percipience; comprehension (*für* of).
wahr·schein·lich *adj* probable, likely; presumptive.
Wahr·schein·lich·keit *f* **1.** *stat.* probability. **2.** probability, likelihood, plausibility. **aller Wahrscheinlichkeit nach** in all probability, in all likelihood.
Wahr·schein·lich·keits·dia·gno·se *f clin.* presumption diagnosis.
Wahr·schein·lich·keits·kur·ve *f* probability curve, frequency curve.
Waldenström-Krankheit *f hema.* Waldenström's macroglobulinemia, Waldenström's purpura, Waldenström's syndrome, lymphoplasmacytic immunocytoma.
Walker-Artikulator *m* Walker articulator.
Wall *m anat.* vallum.
Wallenberg-Syndrom *nt neuro.* Wallenberg's syndrome, lateral medullary syndrome.
Wall·pa·pil·len *pl anat.* circumvallate papillae, vallate papillae, caliciform papillae, capitate papillae.
Wal·rat *m/nt pharm.* cetaceum, spermaceti.
Wal·ze *f anat.* trochlea; *techn.* roll, barrel, drum.
wal·zen·för·mig *adj* cylindric, cylindrical, cylindriform; *anat.* trochlear, trochleariform, trochleiform.
Wand *f, pl* **Wän·de** wall; *anat.* paries; (*Abtrennung*) partition, septum.
Wan·del *m* (*a. chem.*) change.
wan·del·bar *adj* changeable, variable; *mathe., phys., bio.* variable.
Wan·der·lap·pen *m chir.* jump flap.
Wan·der·le·ber *f patho.* wandering liver, floating liver, hepatoptosis.
wan·dernd *adj* (*Zelle*) migratory, vagrant; *patho.* wandering, floating; (*a. phys.*) traveling.
Wan·der·pla·ques *pl HNO* benign migratory glossitis, geographic tongue, mappy tongue, wandering rash.
Wan·der·rö·te *f derm.* erythema chronicum migrans.
Wan·de·rung *f histol.* diapedesis, diapiresis; *bio., micro.* migration.
Wan·der·zel·le *f histol.* migratory cell, wandering cell.
wand·stän·dig *adj anat.* marginal, parietal.
Wan·ge *f* cheek; *anat.* mala, bucca, gena.
Wangen- *pref.* buccal, malar, genal.
Wan·gen·bänd·chen *nt* buccal frenum.
Wan·gen·bein *nt anat.* cheek bone, cheekbone, zygomatic bone, jugal bone, malar bone.
Wan·gen·bei·ßen *nt* cheek biting, morsicatio buccarum, pathomimia mucosae oris.
Wan·gen·brand *m patho.* gangrenous stomatitis, corrosive ulcer, water canker, noma, stomatonecrosis, stomatonoma.
Wan·gen·ent·zün·dung *f HNO* inflammation of the cheek, melitis.
Wan·gen·fett *nt* buccal fat.

Wangenfettpfropf

Wan·gen·fett·pfropf *m anat.* fatty ball of Bichat, fat body of cheek, buccal fat pad, sucking pad, suctorial pad.
Wan·gen·ge·gend *f anat.* buccal region, cheek region, cheek area.
Wan·gen·lymph·kno·ten *m anat.* buccal lymph node, buccinator lymph node, malar lymph node.
Wan·gen·mus·kel *m anat.* buccinator muscle.
Wan·gen·pla·stik *f HNO* meloplasty, melonoplasty.
Wan·gen·re·gi·on *f anat.* buccal region, cheek region, cheek area.
Wan·gen·rand der Prothese *m* buccal flange.
Wan·gen·schleim·haut *f histol.* buccal mucosa.
Wan·gen·schleim·haut·lap·pen *m* buccal mucosal flap.
Wan·gen·spal·te *f embryo.* meloschisis.
   schräge Wangenspalte oblique facial cleft.
wan·ken *vi* stagger, totter, reel, wobble; (*schwanken*) sway.
Wan·ne *f* tub; bath, bath tub.
Wanst *m* belly, paunch, potbelly.
Wan·ze *f micro.* **1.** bug. **2. Wanzen** *pl micro.* Heteroptera.
War·fa·rin *nt pharm.* warfarin.
warm *adj* warm; hot. **sich warm halten** keep warm. **warm werden** warm up.
Warm·blü·ter *m bio.* homeotherm, hematherm, homotherm.
warm·blü·tig *adj bio.* warm-blooded, homeothermic, hemathermal, hemathermous, hematothermal, heothermal, homoiothermal, homothermal, homothermic.
Wärme- *pref.* heat, caloric, calorific, thermal, thermic, therm(o)-.
Wär·me *f (a. fig.)* warmth, warmness; (*a. phys.*) heat.
   initielle Wärme *phys.* initial heat.
Wär·me·ab·ga·be *f phys., physiol.* heat dissipation, heat loss, heat emission.
Wär·me·ag·glu·ti·nin *nt immun.* warm agglutinin.
Wär·me·an·ti·kör·per *m immun.* warm antibody, warm-reactive antibody.
Wär·me·an·wen·dung *f clin.* thermotherapy.
Wär·me·aus·deh·nung *f* thermal expansion, heat expansion.
Wär·me·be·hand·lung *f* **1.** *clin.* thermotherapy. **2.** *techn., dent.* heat treatment.
Wär·me·be·la·stung *f patho.* heat stress.
wär·me·be·stän·dig *adj* heatproof, heat-resistant, heat-resisting, heat-stable, thermoresistant, thermostable.
Wär·me·bi·lanz *f physiol.* heat balance.
Wär·me·bild *nt radiol.* thermogram, thermograph.
wär·me·bil·dend *adj physiol.* heat-producing, thermogenic.
Wär·me·bil·dung *f physiol.* heat production, thermogenesis.
wär·me·bin·dend *adj chem.* endothermic, endothermal.
wär·me·durch·läs·sig *adj* transcalent, diathermanous.
Wär·me·ein·heit *f phys.* heat unit, unit of heat, thermal unit.
wär·me·emp·find·lich *adj* sensitive to heat, heat-sensitive, thermolabile.
Wär·me·ener·gie *f* thermal energy, heat energy.
wärme-erzeugend *adj* **1.** (*Nahrung*) calorifacient. **2.** *physiol.* thermogenic, thermogenetic, thermogenous. **3.** *chem.* producing heat, calorific.
Wär·me·haus·halt *m physiol.* heat balance, thermal balance.
Wär·me·iso·la·ti·on *f* thermal insulation, heat insulation.
Wär·me·ka·pa·zi·tät *f phys.* heat capacity.
Wär·me·leit·fä·hig·keit *f phys.* heat conductivity, thermal conductivity.
   spezifische Wärmeleitfähigkeit thermal conductivity, coefficient of thermal conductivity.
Wär·me·lei·tung *f phys.* heat conduction.
Wär·me·men·ge *f phys.* quantity of heat, amount of heat.
Wär·me·mes·sung *f phys.* calorimetry.
wär·men *vt* warm, warm up; heat, heat up.
Wär·me·strah·len·be·hand·lung *f radiol.* radiothermy.
Wär·me·strah·lung *f phys.* heat radiation, thermal spectrum.
Wär·me·the·ra·pie *f clin.* thermotherapy.
wär·me·un·be·stän·dig *adj* thermolabile.
wär·me·un·durch·läs·sig *adj phys.* adiathermal, athermanous.
Wär·me·ur·ti·ka·ria *f derm.* heat urticaria.
Wär·me·ver·lust *m phys.* heat loss.
Wär·me·vi·ta·li·täts·test *m* heat pulp vitality test.
Wär·me·wi·der·stand *m phys.* thermal resistance.
War·te·wirt *m micro.* paratenic host, transport host.
Warthin-Tumor *m patho.* Warthin's tumor, adenolymphoma, papillary cystadenoma lymphomatosum, papillary adenocystoma lymphomatosum.
Wärz·chen *nt anat.* papilla.
War·ze *f* **1.** *derm.* wart, thymion, verruca, verruga. **2.** *anat.* papilla. **3.** (*Brustwarze*) papilla of the breast, mammary papilla, nipple, mamilla, mammilla, thele, thelium.

gemeine Warze → gewöhnliche Warze.
gewöhnliche Warze common verruca, common wart, infectious wart, seed wart, viral wart.
virusbedingte Warze → gewöhnliche Warze.
war·zen·ähn·lich *adj* → warzenartig.
war·zen·ar·tig *adj derm.* wart-shaped, verrucous, verrucose, verruciform; *anat.* mastoid.
War·zen·fon·ta·nel·le *f anat.* mastoid fontanella, posterolateral fontanella, posterotemporal fontanella, Casser's fontanella, casserian fontanella, Casserio's fontanella, Casserius fontanella.
war·zen·för·mig *adj anat.* wart-shaped, papillary, papillar, papillate, papillated, papillose, papilliform, verruciform, mamilliform, mammilliform.
War·zen·fort·satz *m anat.* mastoid process, mamillary process of temporal bone, mastoid, temporal apophysis, mastoidea, mastoideum.
War·zen·fort·satz·höh·le *f anat.* mastoid cavity.
War·zen·fort·satz·zel·len *pl anat.* mastoid cells, mastoid air cells, mastoid sinuses.
War·zen·vor·hof *m anat.* areola of mammary gland, areola of nipple, halo.
war·zig *adj derm.* warty, verrucous, verrucose; *anat.* papillary, papillar, papillate, papillated, papillose.
wasch·bar *adj* washable, cleanable.
Wasch·becken [k·k] *nt* washbasin, washbowl, bowl.
Wä·sche *f* **1.** wash, washing. **2.** clothes *pl*, linen.
Wa·schen *nt* wash, washing, ablution; *chir.* lavage.
wa·schen I *vt* wash, lavage, flush out; clean. **etw. waschen** give sth. a wash. **s. die Hände waschen** wash one's hands, rinse one's hands.
   II *vr* **sich waschen** wash o.s., have a wash.
Wasch·raum *m* washroom, bathroom.
Wa·schung *f clin.* wash, washing, ablution; *pharm.* wash.
Washed-field-Technik *f* washed-field dentistry, washed-field technique.
Washington-Kofferdamklammerzange *f* University of Washington rubber dam clamp forceps.
Wasser- *pref.* water, aqueous, hydr(o)-, hygro-.
Was·ser *nt* **1.** water; *chem., pharm.* aqua. **löslich in Wasser** water-soluble. **unlöslich in Wasser** water-insoluble. **mit Wasser mischbar** water-miscible. **mit Wasser verdünnen** water down. **durch Wasser übertragen** *epidem.* water-borne. **2.** *inf. patho.* hydrops, dropsy. **3.** *inf.* urine, urina. **4.** mineral water, table water, water.
   destilliertes Wasser distilled water.
   extrazelluläres Wasser *physiol.* extracellular water.
   hartes Wasser hard water.
   keimfreies Wasser sterile water.
   schweres Wasser heavy water, deuterium oxide.
   sterilisiertes Wasser sterile water.
   weiches Wasser soft water.
Was·ser·ab·ga·be *f physiol.* water loss.
was·ser·ab·sto·ßend *adj chem.* water-repellent, hydrophobic, hydrophobous.
was·ser·ähn·lich *adj pharm.* aqueous, watery.
was·ser·ar·tig *adj pharm.* aqueous, watery.
Was·ser·bi·lanz *f physiol.* water balance.
was·ser·bin·dend *adj histol.* hydropexic.
Was·ser·bla·se *f derm.* water blister, blister, vesicle.
Was·ser·dampf *m* water vapor, steam.
Was·ser·di·ure·se *f physiol.* water diuresis, hydrodiuresis.
was·ser·durch·läs·sig *adj phys.* permeable to water, porous.
Was·ser·durch·läs·sig·keit *f phys.* water permeability, porosity, porousness.
Was·ser·ent·zug *m chem.* deaquation; *clin.* dehydration.
Was·ser·ge·halt *m* water content.
Was·ser·ge·schwulst *f patho.* hygroma, hydroma.
Was·ser·hahn *m* tap.
Was·ser·här·te *f phys.* hardness.
   bleibende Wasserhärte permanent hardness.
   transitorische Wasserhärte temporary hardness.
Was·ser·haus·halt *m physiol.* water balance.
Was·ser·heil·kun·de *f clin.* hydriatrics *pl*, hydrotherapy, hydrotherapeutics *pl*.
wäs·se·rig *adj* watery, aqueous, hydrous.
Was·ser·in·to·xi·ka·ti·on *f patho.* water intoxication.
Was·ser·klo·sett *nt* closet, water closet.
Was·ser·krebs *m patho.* gangrenous stomatitis, corrosive ulcer, water canker, noma, stomatonecrosis, stomatonoma.
Was·ser·kur *f clin.* water cure, hydrotherapy, hydrotherapeutics *pl*.
Was·ser·las·sen *nt* urination, uresis, miction, micturition.
was·ser·lös·lich *adj* water-soluble, hydrosoluble.

Was·ser·man·gel *m patho.* water deficiency, hydropenia, dehydration, hypohydration; anhydration.
Wassermann-Reaktion *f immun.* compluetic reaction, Wassermann test, Wassermann reaction.
Was·ser·mes·ser *m* hydrometer.
Was·ser·pocken [k•k] *pl epidem.* chickenpox, waterpox, varicella.
Was·ser·spei·er·ge·sicht *nt patho.* hurloid facies, gargoylism.
Was·ser·stoff *m chem.* hydrogen.
   leichter Wasserstoff light hydrogen, ordinary hydrogen, protium, protinium, protohydrogen.
   schwerer Wasserstoff deuterium, heavy hydrogen.
Was·ser·stoff·io·nen·kon·zen·tra·ti·on *f* hydrogen ion concentration.
Was·ser·stoff·per·oxid *nt* hydrogen peroxide, hydrogen dioxide, hydroperoxide.
Was·ser·stoff·su·per·oxid *nt* → Wasserstoffperoxid.
Was·ser·sucht *f patho.* hydrops, dropsy.
Was·ser·ta·blet·te *f pharm.* water pill, diuretic.
was·ser·un·lös·lich *adj* water-insoluble, insoluble in water.
Was·ser·ver·lust *m physiol.* water loss.
wäß·rig *adj phys.* liquid, aqueous, watery.
Waterhouse-Friderichsen-Syndrom *nt patho., ped.* Waterhouse-Friderichsen syndrome, Friderichsen-Waterhouse syndrome, acute fulminating meningococcemia.
Watt *nt phys.* watt.
Wat·te *f* absorbent cotton, cotton wool, cotton.
   medizinische Watte medicated cotton (wool).
Wat·te·bausch *m* cotton pad, cotton swab, cotton wool pad, cotton wool swab, tampon, swab, pledget.
Wat·te·rol·len·gin·gi·vi·tis *f* cotton-roll gingivitis.
Wat·te·rol·len·ver·let·zung *f* cotton roll injury.
Wat·te·trä·ger *m chir.* cotton applicator, cotton wool probe, cotton probe.
   gebogener Watteträger curved applicator.
wat·tie·ren *vt* pad, pad out, wad.
Wat·tie·rung *f* padding, wadding.
Watt·lei·stung *f phys.* wattage.
Watt·se·kun·de *f phys.* watt-second.
Watt·stun·de *f phys.* watt-hour.
Weaver-Syndrom *nt* Weaver syndrome.
Web *nt HNO* web.
Weber-Syndrom *nt neuro.* Weber's sign, Weber's symptom, Weber's syndrome, Weber's paralysis, alternating oculomotor hemiplegia.
Weber-Christian-Syndrom *nt patho.* Weber-Christian syndrome, Weber-Christian disease, Weber-Christian panniculitis, Christian's disease, Christian's syndrome, Christian-Weber disease, nodular nonsuppurative panniculitis, relapsing febrile nodular nonsuppurative panniculitis.
Wech·sel *m* change; (*Abwechslung*) rotation, alternation; (*Verschiebung*) shift, switch.
   vollständiger Wechsel change-over (*zu* to).
Wech·sel·bad *nt heilgymn.* contrast bath, alternate hot and cold bath.
Wech·sel·be·zie·hung *f* correlation, intercorrelation, interconnection, reciprocal relationship.
Wech·sel·druck·be·at·mung *f anes., IC* positive-negative pressure breathing, positive-negative pressure ventilation.
Wech·sel·fie·ber *nt epidem.* **1.** malaria, malarial fever, jungle fever, marsh fever, swamp fever, paludal fever, ague fever, ague. **2.** intermittent fever, intermittent malarial fever, intermittent malaria.
wech·sel·haft *adj* changeable, variable.
Wech·sel·jah·re *pl physiol.* turn of life *sing*, climacterium *sing*, climacteric *sing*, climax *sing*.
wech·seln *vt* (*a. techn.*) change, exchange (*gegen* for); (*Verband*) change.
wech·selnd *adj* changing, varying, shifting.
wech·sel·sei·tig *adj* reciprocal, mutual.
Wech·sel·sei·tig·keit *f* reciprocity, mutuality.
Wech·sel·strom *m electr.* alternating current.
Wech·sel·tier·chen *nt micro.* ameba, amoeba.
wech·sel·warm *adj bio.* cold-blooded, hematocryal, poikilothermic, poikilothermal.
Wech·sel·wir·kung *f* (*a. phys., psycho.*) interaction, reciprocal action, reciprocity.
Wedelstaedt-Meißel *m* Wedelstaedt chisel.
Weg *m* (*a. anat., phys., physiol., techn.*) path, pathway; *anat.* passage; *chir.* approach (*zu* to), avenue (*zu* of, to).
weg·bren·nen *vt* (*Haut*) burn away.
Wegener-Granulomatose *f patho.* Wegener's granulomatosis, Wegener's syndrome.

Wegener-Klinger-Granulomatose *f patho.* Wegener's granulomatosis, Wegener's syndrome.
weh *adj* (*wund*) sore, bad; (*schmerzend*) painful, aching.
We·hen *pl, sing* **We·he** *gyn.* uterine contractions, contractions, labor pains, pains, travail *sing*.
Weh·weh·chen *pl inf.* aches and pains, complaints.
Wei·ber·kno·ten *m chir.* false knot, granny knot.
weib·lich *adj* (*a. bio.*) female; womanish, woman, woman-like, womanly, feminine; *psycho.* effeminate.
Wei·che *f anat.* flank, side.
Weich·ge·webs·kü·ret·ta·ge *f* soft tissue curettage.
Weich·ko·pal *m* soft copal.
Weich·ma·cher *m derm.* softener.
Weich·tei·le *pl* soft parts, soft tissue *sing*.
Weich·teil·läpp·chen *nt chir.* soft tissue flap.
Weich·teil·lap·pen *m chir.* soft tissue flap.
Weich·teil·me·ta·sta·se *f patho.* soft-tissue metastasis.
Weich·teil·rheu·ma·tis·mus *m patho.* soft tissue rheumatism, muscular rheumatism, fibrositis, fibrofascitis.
Weich·teil·sar·kom *nt patho.* soft tissue sarcoma.
Weich·teil·schwel·lung *f patho.* soft tissue swelling.
Weich·teil·ver·let·zung *f patho.* soft tissue injury, soft tissue trauma.
Weich·teil·zy·ste *f* cyst of the soft tissue, soft tissue cyst.
Weil-ähnliche-Erkrankung *f epidem.* Weil's disease.
Weil-Basalschicht *f* → Weil-Schicht.
Weil-Schicht *f* Weil's basal layer, Weil's basal zone, cell-free zone, cell-poor zone, subodontoblastic layer.
Weil-Zone *f* → Weil-Schicht.
Weill-Marchesani-Syndrom *nt patho.* Marchesani's syndrome, Weill-Marchesani syndrome, spherophakia-brachymorphia syndrome.
Wei·nen *nt* weeping, crying.
wei·nen *vt, vi* weep, cry, (*über* about, for).
Wein·fleck *m derm.* salmon patch, flammeous nevus, port-wine nevus, port-wine mark, port-wine stain.
Weir-Mitchell-Krankheit *f derm.* Mitchell's disease, Weir-Mitchell's disease, Gerhardt's disease, erythromelalgia, erythremomelalgia, rodonalgia, acromelalgia, red neuralgia.
Weis·heits·zahn *m* wisdom tooth, third molar, third molar tooth, dens serotinus, dens sapiens.
Weis·heits·zäh·ne *pl* wisdom teeth, dentes sapientiae.
Weis·heits·zahn·zan·ge *f* third molar forceps.
   untere Weisheitszahnzange mandibular third molar forceps.
weiß *adj* white.
Wei·ße *m/f* (*Rasse*) white, white man, white woman.
Weiß·flecken·krank·heit [k•k] *f derm.* vitiligo, white-spot disease, Csillag's disease, piebald skin.
Weiß·gold *nt* white gold.
Weiß·gold·le·gie·rung *f* white gold alloy.
Weiß·haa·rig·keit *f derm.* whiteness, leukotrichia, canities.
Weiß·me·tall *nt* white metal.
Weiß·schwie·len·bil·dung *f* oral leukoplakia, leukokeratosis, hyperkeratosis complex, focal keratosis, focal oral keratosis, hyperkeratosis simplex, nonspecific keratosis, nonspecific oral keratosis, oral hyperkeratosis, pachyderma oralis.
Weiß·schwie·len·krank·heit *f* oral leukoplakia, leukokeratosis, hyperkeratosis complex, focal keratosis, focal oral keratosis, hyperkeratosis simplex, nonspecific keratosis, nonspecific oral keratosis, oral hyperkeratosis, pachyderma oralis.
Weiß·sucht *f derm.* congenital leukoderma, congenital leukopathia, albinism, albinismus.
Weit·bar·keit *f physiol., phys.* compliance.
Wei·te *f* width.
wei·ten I *vt* widen; expand, extend, stretch; dilate. **II** *vr* **sich weiten** widen; expand, extend, stretch; dilate.
wei·ter·ge·ben *vt* (*a. epidem., genet.*) pass on (*an* to), transmit; (*Wissen*) mediate (*an* to).
wei·ter·lei·ten *vt phys.* transmit, propagate, carry (*zu* to).
Wei·ter·lei·tung *f phys.* propagation, transmission.
Weit·sicht *f* far vision.
weit·sich·tig *adj ophthal.* farsighted, long-sighted, hyperopic, hypermetropic.
Weit·sich·ti·ge *m/f ophthal.* hyperope, hypermetrope.
Weit·sich·tig·keit *f ophthal.* far sight, long sight, farsightedness, long-sightedness, hyperopia, hypermetropia.
weit·ver·brei·tet *adj* (*a. fig.*) common, wide-spread.
Weit·win·kel·glau·kom *nt ophthal.* simple glaucoma, wide-angle glaucoma, Donders' glaucoma, noncongestive glaucoma, chronic glaucoma, compensated glaucoma.

Wei·zen·knor·pel *m anat.* triticeum, triticeal cartilage, sesamoid cartilage of larynx.
Welch-Fränkel-Bazillus *m* Welch's bacillus, gas bacillus, Bacillus aerogenes capsulatus, Bacillus welchii, Clostridium perfringens, Brit. Clostridium welchii.
Wel·le *f phys., physiol., fig.* wave.
wel·len·ähn·lich *adj* wavelike, wavy, undulatory.
wel·len·ar·tig *adj* → wellenähnlich.
Wel·len·be·we·gung *f phys.* undulation.
wel·len·för·mig *adj phys., bio.* wavelike, undulate, undulated, undulating, undulant, undulatory, sinuous.
Wel·len·län·ge *f phys.* wavelength.
Wel·len·li·nie *f phys.* undulation.
Wel·len·zahl *f phys.* wave number.
wel·lig *adj phys., bio.* wave-like, wavy, undulate, undulated, undulating, undulant, undulatory.
Werdnig-Hoffmann-Krankheit *f neuro.* Werdnig-Hoffmann paralysis, Werdnig-Hoffmann atrophy, Werdnig-Hoffmann spinal muscular atrophy, Werdnig-Hoffmann type, Werdnig-Hoffmann disease, Hoffmann's muscular atrophy, Hoffmann-Werdnig syndrome, Hoffmann's atrophy, familial spinal muscular atrophy, infantile muscular atrophy, infantile progressive spinal muscular atrophy.
Werk·stoff *m techn., dent.* material.
  Werkstoff für temporäre Restauration temporary material.
  verformbarer Werkstoff ductile material.
  zahnärztlicher Werkstoff dental material.
Werk·zeug *nt* tool, instrument, tools *pl*, gear.
Wernicke-Enzephalopathie *f neuro.* Wernicke's syndrome, Wernicke's disease, Wernicke's encephalopathy, acute superior hemorrhagic polioencephalitis, superior hemorrhagic polioencephalitis.
Wert *m allg., fig.* value; *stat., mathe.* value; *lab. techn.* reading, readout; (*Meßwerte*) results, data, figures.
  dichtester Wert *stat.* mode.
We·sen *nt* manner, character, nature; mold, essence, temper, temperament.
We·sens·art *f (Person)* nature, character, mentality.
West-Raspatorium *nt* West periosteal elevator.
Westergren-Methode *f hema.* Westergren method.
Westphal-Piltz-Phänomen *nt neuro.* Westphal-Piltz phenomenon, Westphal-Piltz pupil, Westphal-Piltz reflex, Westphal-Piltz sign, Westphal's phenomenon, Westphal's pupillary reflex, Galassi's pupillary phenomenon, Gifford's reflex, Gifford-Galassi reflex, orbicularis phenomenon, orbicularis reaction, orbicularis reflex, orbicularis pupillary reflex, tonic pupil.
Weyers-Syndrom *nt embryo.* acrofacial dysostosis, acrofacial syndrome.
Weyers-Fülling-Syndrom *nt* dentofacial deformity, dentofacial complex, dentofacial dysplasia, Weyers-Fülling syndrome.
Weyers-Thier-Syndrom *nt patho.* Weyers-Thier syndrome.
Wharton-Gang *m* submaxillary duct of Wharton, submaxillary duct.
whiplash injury (*nt*) *traumat.* whiplash, whiplash injury, whiplash trauma.
Whip-Mix-Artikulator *m* Whip-Mix articulator.
White-Exkavator *m* White excavator.
Whitmore-Krankheit *f epidem.* Whitmore's fever, Whitmore's disease, pseudoglanders, melioidosis.
WH-Technik *f radiol.* angle bisection technique, bisecting angle technique, bisecting-the-angle technique, bisection of angle technique.
Wich·te *f phys.* specific weight.
Wickel [k•k] *m* pack, compress, stupe.
  kalter Wickel cold pack.
wickeln [k•k] *vt clin.* wrap, wrap up, bandage; (*Bein*) bind.
Widal-Reaktion *f immun.* Widal's serum test, Widal's test, Widal's reaction, Gruber's test, Gruber-Widal test, Grünbaum-Widal test, Gruber's reaction, Gruber-Widal reaction.
Wi·der·hall *m* echo, reverberation; resonance.
wi·der·hal·len *vi* reverberate, reecho, echo (*von* with).
wi·der·lich *adj* nauseating, sickening, disgusting, revolting, repulsive.
Wi·der·sa·cher *m physiol., pharm.* antagonist (against, to).
wi·der·spie·geln *vt* mirror, reflect.
Wi·der·stand *m phys., physiol., psycho.* resistance (*gegen* to); antergia, antergy.
  akustischer Widerstand acoustic impedance, acoustic resistance, impedance.
  elektrischer Widerstand electrical resistance.
  magnetischer Widerstand *phys.* reluctance.
  peripherer Widerstand *physiol.* peripheral resistance.

wi·der·stands·fä·hig *adj immun., pharm.* refractory, resistant, tolerant, fast (*gegen* to). **nicht widerstandsfähig** intolerant (*gegen* to).
Wi·der·stands·fä·hig·keit *f immun., pharm.* refractoriness, resistance, tolerance, fastness (*gegen* to).
Wi·der·stands·form *f* resistance form.
Wi·der·stands·hoch·druck *m* → Widerstandshypertonie.
Wi·der·stands·hy·per·to·nie *f card.* resistance hypertension.
Wi·der·stands·kraft *f* resistance, fastness (*gegen* to).
Wi·der·stands·ther·mo·me·ter *nt phys.* resistance thermometer.
Wi·der·wil·le *f* aversion (*gegen*, *vor* to, for); disgust (*gegen* for, at), loathing (*gegen* for).
Widman-Lappen *m* Widman flap.
  modifizierter Widman-Lappen modified Widman flap.
Wie·der·an·haf·tung *f* reattachment, new attachment.
Wie·der·an·wach·sen *nt* reattachment, new attachment.
Wie·der·auf·bau *m chir., traumat.* reconstruction.
Wie·der·auf·nah·me *f* (*ins Krankenhaus*) readmission, readmittance.
wie·der·be·le·ben *vt clin., IC* resuscitate, revive.
Wie·der·be·le·bung *f clin., IC* resuscitation, restoration to life.
  kardiopulmonale Wiederbelebung cardiopulmonary resuscitation.
Wie·der·ein·pflan·zung *f chir.* reimplantation, replantation.
Wie·der·er·in·ne·rung *f* anamnesis.
wie·der·er·lan·gen *vt* (*Bewußtsein*) recover, regain, come around, come round.
Wie·der·er·lan·gung *f* (*Bewußtsein*) recovery.
wie·der·ge·win·nen *vt* (*Kraft*) recover; regain; *techn., chem.* recover.
Wie·der·ge·win·nung *f* (*Kraft*) recovery; *techn., chem.* recovery.
wie·der·her·stel·len *vt* (*Gesundheit*) restore, cure; redintegrate, reestablish; reconstruct, reconstitute.
wie·der·her·stel·lend *adj* restorative; *traumat.* reconstructive.
Wie·der·her·stel·lung *f* (*Heilung*) restitution, restitutio, restoration, recovery; *chir., traumat.* repair, restoration, reconstruction, reconstitution.
  komplette Wiederherstellung complete recovery, full recovery.
  vollständige Wiederherstellung → komplette Wiederherstellung.
Wie·der·ho·lungs·imp·fung *f immun.* revaccination.
Wie·der·imp·fung *f* → Wiederholungsimpfung.
Wie·der·käu·en *nt bio.* rumination; *ped.* rumination.
wie·der·käu·en *vt, vi* ruminate.
Wie·der·käu·er *m bio.* ruminant.
Wie·der·kehr *f* return; (*regelmäßig*) recurrence; periodicity.
wie·der·keh·ren *vi* repeat itself, recur. **ständig wiederkehren** *psychia.* perseverate.
wie·der·keh·rend *adj* recurrent, recurring.
Wie·der·ver·schlim·me·rung *f clin.* recrudescence.
Wie·ge *f ped., fig.* cradle.
wie·gen *vt, vi* weigh. **sich wiegen** weigh o.s.
Wilde-Schnittführung *f* Wilde's incision.
Wildervanck-Syndrom *nt neuro.* Wildervanck syndrome, cervico-oculo-acustic syndrome.
Wild·form *f bio., genet.* wild type.
Wild·typ *m bio., genet.* wild type.
Wild·typ·gen *nt genet.* wild-type gene.
Willan-Krankheit *f derm.* pityriasis versicolor, tinea versicolor, tinea furfuracea.
Willebrand-Jürgens-Syndrom *nt hema.* Minot-von Willebrand syndrome, von Willebrand's syndrome, von Willebrand's disease, Willebrand's syndrome, constitutional thrombopathy, pseudohemophilia, hereditary pseudohemophilia, angiohemophilia.
wil·lens·mä·ßig *adj* volitional.
wil·lens·stark *adj* strong-willed, volitional.
Williams-Parodontometer *nt* Williams probe, Williams round probe, Williams surveyor, Williams periodontal probe.
Williams-Syndrom *nt patho.* Williams' syndrome, Beuren's syndrome, elfin facies syndrome.
Williams-Beuren-Syndrom *nt* → Williams-Syndrom.
Williger-Elevatorium *nt* Williger elevator, Williger periosteal elevator.
Williger-Raspatorium *nt* Williger elevator, Williger periosteal elevator.
Will·kür·be·we·gung *f physiol.* voluntary movement, active movement.
will·kür·lich *adj* random; *physiol.* voluntary, volitional.
Will·kür·mo·to·rik *f physiol.* voluntary movements *pl*, autokinesis, autocinesis.
Wilms-Tumor *m patho.* Wilms' tumor, embryonal nephroma, embryoma of kidney, embryonal adenomyosarcoma, embryonal adenosar-

coma, embryonal sarcoma, embryonal carcinosarcoma, renal carcinosarcoma, nephroblastoma, adenomyosarcoma of kidney.
Wilson-Block *m card.* Wilson's block.
Wilson-Krankheit *f* **1.** *derm.* Wilson's disease, exfoliative dermatitis. **2.** → Wilson-Syndrom.
Wilson-Kurve *f* Wilson curve, curve of Wilson.
Wilson-Syndrom *nt patho.* Wilson's syndrome, Wilson's degeneration, Wilson's disease, hepatolenticular disease, hepatolenticular degeneration, Kayser's disease, amyostatic syndrome, familial hepatitis, lenticular progressive degeneration.
Wim·pern *pl anat.* eyelashes, cilia.
Wind·dorn *m ortho., ped.* spina ventosa.
Win·del *f* diaper, swaddle, napkin; *Brit.* nappy.
Wind·pocken [k•k] *pl epidem.* varicella *sing*, waterpox *sing*, chickenpox *sing*.
Win·dung *f anat.* gyrus, gyre, convolution; *anat., bio.* whorl; *techn.* convolution, winding, coil, turn.
Winiwarter-Buerger-Krankheit *f patho.* Winiwarter-Buerger disease, Buerger's disease, thromboangiitis obliterans.
Win·kel *m* (*a. mathe.*) angle; *anat.* angulus. **in einem Winkel von** ... at an angle of ... **im Winkel zu** at an angle to. **im rechten Winkel** at right angles, square (*zu* to).
Win·kel·be·schleu·ni·gung *f phys.* angular acceleration.
win·kel·för·mig *adj* angular, angulate, angulated, angulose, angulous.
win·ke·lig *adj* angled, angular, angulate, angulated, angulose, angulous.
Win·kel·schnitt *m* angular incision.
Win·kel·stück *nt* contra-angle handpiece.
wink·lig *adj* → winkelig.
Winter-Einteilung *f* Winter's classification.
Winter-Wurzelheber *m* Winter's elevator.
Win·ter·jucken [k•k] *nt derm.* winter itch, frost itch, lumberman's itch.
Win·ter·schlaf *m bio.* hibernation.
künstlicher Winterschlaf *anes.* artificial hibernation.
win·zig *adj* minute, tiny, minuscule.
Wirbel- *pref. anat.* vertebral, spondylous, spondyl(o)-, vertebr(o)-; vorticose, vertical.
Wir·bel *m* **1.** *anat.* vertebra. **2.** *anat.* vortex, whorl. **3.** *anat.* crown of the head, vertex. **4.** (*a. fig.*) spin, whirl, swirl, twirl.
Wir·bel·ar·te·rie *f anat.* vertebral artery.
Wir·bel·bo·gen *m anat.* neural arch of vertebra, vertebral arch.
Wir·bel·bo·gen·plat·te *f anat.* lamina of vertebra, lamina, lamina of vertebral arch.
Wir·bel·ent·zün·dung *f ortho.* inflammation of one or more vertebrae, spondylitis.
Wir·bel·er·kran·kung *f ortho.* spondylopathy.
wir·be·lig *adj histol.* vorticose, vertical.
Wir·bel·ka·nal *m anat.* medullary canal, vertebral canal, neural canal, spinal canal, neurocanal.
Wir·bel·kör·per *m anat.* body of vertebra, intravertebral body, vertebral body.
Wir·bel·kör·per·kom·pres·si·ons·frak·tur *f traumat.* crush fracture.
Wir·bel·loch *nt anat.* vertebral foramen, spinal foramen, foramen of spinal cord.
Wir·bel·plat·te *f anat.* lamina of vertebra, lamina, lamina of vertebral arch.
Wir·bel·säu·le *f anat.* spine, spinal column, dorsal spine, vertebral column, backbone, back bone, vertebrarium, rachis.
Wirbelsäulen- *pref.* rachidial, rachial, rachidian, rachi(o)-, vertebr(o)-, spin(o)-.
Wir·bel·säu·len·ein·stei·fung *f ortho.* spinal stiffness.
Wir·bel·säu·len·er·kran·kung *f traumat.* spondylopathy, rachiopathy.
Wir·bel·säu·len·frak·tur *f traumat.* fractured spine, spinal fracture, fracture of the spinal column.
Wir·bel·säu·len·kur·va·tur *f ortho.* spinal curvature.
Wir·bel·säu·len·ver·krüm·mung *f ortho.* spinal curvature.
Wir·bel·säu·len·ver·stei·fung *f ortho.* vertebral ankylosis, spinal stiffness, spondylosis.
Wirk·do·sis *f pharm.* effective dose.
wir·ken *vi* be effective, take effect, have effect. **wirken auf** have an effect on, act on.
wirk·sam *adj* effective, effectual, efficacious, efficient (*gegen* against); (*Methode*) valid.
Wirk·sam·keit *f* effectiveness, effectivity, effectuality, effectualness, efficaciousness, efficacy, efficiency; (*a. chem., phys.*) activity; *chem., techn.* action (*auf* on).

relative biologische Wirksamkeit *radiol.* relative biological effectiveness.
Wirk·stoff *m chem., pharm.* agent, principle, active principle, active ingredient; *pharm.* anima, pharmacon.
Wirk·sub·stanz *f pharm.* anima.
Wir·kung *f* effect, effectiveness, effectivity, impact (*auf* on); (*a. pharm., chem.*) potence, potency, activity; *chem., techn., pharm.* action (*auf* on); consequence, result.
chronotrope Wirkung *physiol.* chronotropism.
Wir·kungs·grad *m phys.* efficiency.
wir·kungs·los *adj* of no effect, without effect, inefficient, ineffective, useless.
Wir·kungs·lo·sig·keit *f* inefficiency, ineffectiveness, uselessness.
Wir·kungs·me·cha·nis·mus *m* mode of action.
Wir·kungs·spek·trum *nt bio., chem.* action spectrum, spectrum of activity, spectrum.
wir·kungs·voll *adj* effective, efficacious.
Wir·kungs·wei·se *f* mode of action.
wirr *adj fig.* (*Gedanken*) loose, confused; (*Person*) confused.
Wirt *m bio., micro.* host. **als Wirt dienen** act as a host.
paratenischer Wirt paratenic host, transport host, transfer host.
Wirt-anti-Transplantat-Reaktion *f immun.* host-versus-graft reaction, HVG reaction.
Wirts·spek·trum *nt bio.* host range.
Wirts·tier *nt bio.* host.
Wirts·wech·sel *m bio.* host alternation, metoxeny.
Wiskott-Aldrich-Syndrom *nt immun.* Wiskott-Aldrich syndrome, Aldrich's syndrome, immunodeficiency with thrombocytopenia and eczema.
Wis·mut *nt chem.* bismuth.
Wis·mut·sto·ma·ti·tis *f* HNO bismuth stomatitis, bismuth gingivostomatitis, bismuth gingivitis.
Wis·mut·ver·gif·tung *f* → chronische Wismutvergiftung.
chronische Wismutvergiftung *patho.* bismuthosis, bismuthism.
Wis·sen·schaft *f* science.
Wis·sen·schaft·ler *m* scientist.
Wis·sens·ge·dächt·nis *nt physiol.* knowledge memory.
Wit·we *f* widow.
Wit·wer *m* widower.
Wizard-Rahmen *m* Wizard frame.
Wöch·ne·rin *f* puerpera, puerperant.
Wo·ge *f* (*a. fig.*) wave, surge.
wo·gen *vi* wave, heave, surge.
Wohl·be·fin·den *nt* well-being.
Wohl·er·ge·hen *nt* welfare.
Wohl·fahrt *f* welfare.
Wohl·fahrts·staat *m* welfare state.
woh·nen *vi* live (*bei* with).
Wohn·ver·hält·nis·se *pl* living conditions, housing conditions.
Wöl·bung *f* (*a. anat.*) vault, arch, curvature, curve; (*nach außen*) convexity; (*nach innen*) concavity.
Wolf *m derm.* intertrigo.
Wolff-Parkinson-White-Syndrom *nt card.* Wolff-Parkinson-White syndrome, preexcitation syndrome, ventricular preexcitation, preexcitation.
Wolf·ram *nt chem.* tungsten, wolfram.
Wolf·ram·kar·bid *nt* tungsten carbide.
Wolf·ram·kar·bid·boh·rer *m* tungsten carbide bur.
Wolfs·ra·chen *m embryo.* cheilognathopalatoschisis, cheilognathoprosoposchisis, cheilognathouranoschisis, chilognathopalatoschisis, chilognathoprosoposchisis, chilognathouranoschisis.
Wolf-Syndrom *nt genet.* Wolf-Hirschhorn syndrome.
Wol·hy·ni·en·fie·ber *nt epidem.* His' disease, His-Werner disease, Werner-His disease, five-day fever, trench fever, shin-bone fever, Wolhynia fever, Meuse fever, quintan fever.
wol·kig *adj* (*Flüssigkeit*) cloudy, clouded, turbid.
Wol·le *f* wool; lana.
Woll·sor·tie·rer·krank·heit *f epidem.* anthrax pneumonia, pulmonary anthrax, inhalational anthrax, woolsorter's pneumonia, ragsorter's disease, ragpicker's disease, woolsorter's disease.
Woll·wachs *nt* wool fat, wool grease, lanolin, lanum.
Wood-Licht *nt derm.* Wood's light.
Woodson-Raspatorium *nt* Woodson elevator.
W-Plastik *f chir.* W-plasty.
WPW-Syndrom *nt card.* Wolff-Parkinson-White syndrome, preexcitation, preexcitation syndrome, ventricular preexcitation.
Wrisberg-Knorpel *m anat.* Wrisberg's cartilage, cuneiform cartilage, Morgagni's cartilage, Morgagni's tubercle.
wu·chern *vi patho.* proliferate.
wu·chernd *adj patho.* proliferative, proliferous; exuberant.

Wucherung

Wu·che·rung *f patho.* overgrowth, growth, proliferation; vegetation.
Wuchs *m* 1. growth. 2. (*Statur*) figure, build, stature, physique.
wuch·tig *adj* 1. (*kräftig*) powerful, forceful, heavy, hard. 2. heavy, massive, weighty.
Wuch·tig·keit *f* 1. (*Kraft*) power, force. 2. heaviness, massiveness, weightiness.
Wulst *m, pl* **Wül·ste** bulge; *anat.* tuber, torus, agger, ridge, splenium.
wul·stig *adj* bulging, bulgy; (*Lippen*) thick; fleshy.
Wulst·nar·be *f patho.* keloid, cheloid, cheloma.
wund *adj* sore, raw.
Wund·ab·deckung [k·k] *f* wound coverage.
Wund·ab·szeß *m* wound abscess.
Wund·be·hand·lung *f* wound care, wound management.
Wund·bla·se *f* blister.
Wund·de·his·zenz *f* wound dehiscence.
Wund·drai·na·ge *f* wound drainage.
Wun·de *f patho.* wound, injury, trauma, traumatic injury, lesion, sore; *chir.* wound, cut, incision.
  aseptische Wunde aseptic wound, clean wound.
  eiternde Wunde running sore, fester.
  infizierte Wunde → septische Wunde.
  kontaminierte Wunde contaminated wound.
  offene Wunde open wound.
  perforierende Wunde perforating wound.
  saubere Wunde → aseptische Wunde.
  septische Wunde dirty wound, septic wound.
  verschmutzte Wunde dirty wound.
Wun·der·netz *nt anat.* rete mirabile.
Wund·fie·ber *nt patho.* traumatopyra, traumatic fever, symptomatic fever, wound fever.
Wund·frak·tur *f traumat.* compound fracture, open fracture.
Wund·ha·ken *m chir.* retractor.
Wund·hä·ma·tom *nt* wound hematoma.
Wund·hei·lung *f patho., chir.* wound healing, intention.
  primäre Wundheilung healing by first intention, primary healing, primary adhesion.
  sekundäre Wundheilung healing by second intention, healing by granulation, secondary adhesion, second intention.
Wund·in·fek·ti·on *f patho.* wound infection.
Wund·klam·mer *f chir.* agraffe, agrafe.
Wund·klem·me *f* → Wundklammer.
Wund·kon·trak·ti·on *f patho.* wound contraction.
Wund·lie·gen *nt patho.* pressure sore, pressure gangrene, hospital gangrene, decubital gangrene, decubital ulcer, decubitus ulcer, decubitus, bedsore.
Wund·naht *f chir.* wound closure, suture, wound suture.
  verzögerte Wundnaht delayed suture.
Wund·rand *m* wound edge, lip.
Wund·rand·aus·schnei·dung *f chir.* avivement.
Wund·rei·ni·gung *f* → Wundtoilette.
Wund·ro·se *f derm.* rose, rose disease, fire, erysipelas, St. Anthony's fire.
Wund·schorf *m patho.* scab, crust.
Wund·sein *nt derm.* soreness, intertrigo, eczema intertrigo.
Wund·sep·sis *f patho.* wound sepsis.
Wund·sper·rer *m chir.* retractor, écarteur.
Wund·sprei·zer *m chir.* retractor, écarteur.
Wund·starr·krampf *m epidem.* tetanus.
Wund·starr·krampf·ba·zil·lus *m* → Wundstarrkrampferreger.
Wund·starr·krampf·er·re·ger *m micro.* Nicolaier's bacillus, tetanus bacillus, Bacillus tetani, Clostridium tetani.
Wund·toi·let·te *f chir.* wound toilet, débridement.
  chirurgische Wundtoilette surgical débridement, surgical toilet.
Wund·ver·schluß *m chir.* wound closure, wound suture, suture.
  primär verzögerter Wundverschluß delayed primary wound closure.
  schichtweiser Wundverschluß closure in (anatomic) layers, suture in anatomic layers.
Wund·ver·sor·gung *f chir.* wound care, wound management.
Wund·zu·sam·men·zie·hung *f patho.* wound contraction.
wür·fel·för·mig *adj* cube-shaped, cubic, cubical, cubiform, cuboid, cuboidal.
Wür·gen *nt* 1. choke, retching, heaving, vomiturition. 2. *forens.* strangling, choking.
würgen I *vt forens.* strangle, throttle, choke, suffocate. **II** *vi* choke, retch, heave.
Wür·ge·re·flex *m physiol.* gag reflex, pharyngeal reflex, retching reflex.
Wurm- *pref.* vermiculous, vermiculose, verminotic, verminous, verminal, helminthic, helminthous, vermi-.

664

Wurm *m, pl* **Wür·mer** 1. *bio., micro.* worm, vermis. 2. *anat.* worm of cerebellum, vermis cerebelli, vermis. 3. *inf.* vermiform appendix, vermiform appendage, vermiform process, appendix, cecal appendage, cecal appendix, epityphlon, vermix. 4. **Würmer** *pl inf. epidem.* helminthic disease, vermination, verminosis, helminthism, helminthiasis, worms *pl.*
Wurm·ab·szeß *m patho.* helminthic abscess.
wurm·ab·tö·tend *adj pharm.* helminthagogue, helminthic, vermicidal, anthelmintic, antihelmintic.
wurm·ähn·lich *adj anat.* wormlike, worm-shaped, vermiform, vermiculous, vermiculose, vermitoid, vermicular, scolecoid, helminthoid, scolecoid, lumbricoid.
wurm·ar·tig *adj* → wurmähnlich.
Wurm·be·fall *m epidem.* helminthic disease, vermination, verminosis, helminthism, helminthiasis, worms *pl.*
Wurm·er·kran·kung *f* → Wurmbefall.
wurm·för·mig *adj* → wurmähnlich.
Wurm·fort·satz·ent·zün·dung *f patho.* inflammation of the vermiform appendix, typhlitis, appendicitis, ecphyaditis, epityphlitis.
Wurm·krank·heit *f* → Wurmbefall.
Wurm·mit·tel *nt pharm.* vermifuge, helminthic, helminthagogue, anthelmintic, anthelminthic, antihelmintic.
wurst·för·mig *adj* sausage-shaped, botuliform, allantoid.
Wurst·ver·gif·tung *f patho.* sausage poisoning, allantiasis.
Wurzel- *pref.* radicular, root, rhizo(o)-, radicul(o)-.
Wur·zel *f anat., bio.* root, radix, radicula, radicle; *dent.* dental root; *mathe.* radical, root; *allg., fig.* root.
  akzessorische bukkale Wurzel Bolk's paramolar root, accessory buccal root.
  akzessorische Wurzel accessory root.
  anatomische Wurzel anatomical root (of tooth).
  bukkale Wurzel buccal root.
  distale Wurzel distal root.
  distobukkale Wurzel distobuccal root.
  intraalveoläre Wurzel intra-alveolar root.
  künstliche Wurzel artificial root.
  linguale Wurzel lingual root.
  mesiale Wurzel mesial root.
  mesiobukkale Wurzel mesiobuccal root.
  überzählige Wurzel supernumerary root.
  zweikanalige Wurzel bicanaled root.
Wur·zel·ab·schnitt der Pulpa *m* root part of pulp, radicular pulp.
  intraalveolärer Wurzelabschnitt intra-alveolar root.
wur·zel·ähn·lich *adj histol.* rhizoid, rhizoidal.
Wur·zel·am·pu·ta·ti·on *f* root amputation, radiectomy.
Wur·zel·be·hand·lung *f* root treatment.
Wur·zel·bie·gung, apikale *f* apical curve.
Wur·zel·bi·fur·ka·ti·on *f* bifurcation of root.
Wur·zel·den·tin *nt* radicular dentin.
Wur·zel·fa·sern *pl histol.* radicular nerve fibers, radicular fibers, root filaments of spinal nerves.
Wur·zel·frak·tur *f* root fracture.
Wur·zel·füll·ma·te·ri·al *nt* root canal cement, root canal sealer, endodontic sealer, endodontic cement.
Wur·zel·füll·tech·nik *f* root canal filling method.
Wur·zel·fül·lung *f* root filling.
  retrograde Wurzelfüllung retrograde filling, postresection filling, retrograde obturation, reverse filling, root-end filling, retrofilling; retrograde amalgam.
  retrograde Wurzelfüllung mit Amalgam retrograde amalgam.
Wur·zel·füß·chen *nt bio.* rhizopodium.
Wur·zel·ga·be·lung *f* furca, furcation, root furcation.
Wur·zel·glät·ten *nt* root planing.
Wur·zel·haut *f* alveolodental membrane, peridental membrane, desmodontium, periodontal ligament, periodontal membrane, pericementum, periodontium, paradentium, periosteal lining of alveolar socket, alveolodental ligament, gingivodental ligament.
Wur·zel·he·bel *m* → Wurzelheber.
Wur·zel·he·ber *m* root elevator.
Wur·zel·ka·nal *m* (Zahn) pulp canal, radicular canal, root canal.
  bajonett-förmiger Wurzelkanal bayonet canal, bayonet-curved canal, double curve.
  C-förmiger Wurzelkanal C-shaped canal, C-shaped root canal, sickle-shaped canal, defalcated canal, defalcation.
  scharf-gekrümmter Wurzelkanal dilacerated canal, dilacerated root canal.
  sichelförmiger Wurzelkanal C-shaped canal, C-shaped root canal, sickle-shaped canal, defalcated canal, defalcation.
Wur·zel·ka·nal·ap·pli·ka·tor *m* root canal applicator.
Wur·zel·ka·nal·auf·be·rei·tung *f* → Wurzelkanalausräumung.

Wur·zel·ka·nal·aus·räu·mung *f* root canal debridement, canal debridement.
Wur·zel·ka·nal·be·hand·lung *f* root canal therapy, root canal treatment, endodontic surgery, endodontic therapy.
Wur·zel·ka·nal·be·hand·lungs·mit·tel *nt* root canal dressing.
Wur·zel·ka·nal·be·steck *nt* endodontic armamentarium, endodontic instruments *pl*, root canal instruments *pl*, root canal therapy instruments *pl*.
Wur·zel·ka·nal·de·bride·ment *nt* → Wurzelkanalausräumung.
Wur·zel·ka·nal·des·in·fek·ti·on *f* root canal disinfection, root canal sterilization.
Wur·zel·ka·nal·elek·tro·ste·ri·li·sie·rung *f* root canal electrosterilization.
Wur·zel·ka·nal·fei·le *f* endodontic file, root canal file.
Wur·zel·ka·nal·füll·me·tho·de *f* root canal filling method.
Wur·zel·ka·nal·fül·lung *f* **1.** *Füllmittel* root canal filling, root filling. **2.** *Technik* canal filling method, root canal filling method.
Wurzelkanalfüllung nach Callahan Callahan's method, Callahan's root canal filling method.
Wurzelkanalfüllung mit Chloropercha chloropercha method, chloropercha root canal filling method.
Wurzelkanalfüllung nach Johnson Johnson's root canal filling method, Johnson's method, diffusion root canal filling method, diffusion method.
Wurzelkanalfüllung nach McSpadden McSpadden method.
Wurzelkanalfüllung nach Sargenti Sargent method.
Wurzelkanalfüllung mit Silberstiften silver cone method, silver cone root canal filling method, silver point root canal filling method.
schrittweise Wurzelkanalfüllung sectional root canal filling method, sectional method, segmentation root canal filling method, segmentation method.
Wur·zel·ka·nal·in·stru·ment *nt* root canal instrument.
Wur·zel·ka·nal·in·stru·men·ta·ri·um *nt* root canal instruments, endodontic armamentarium, endodontic instruments *pl*.
Wur·zel·ka·nal·in·stru·men·te *pl* root canal instruments, endodontic armamentarium, endodontic instruments *pl*.
Wur·zel·ka·nal·mes·ser *nt* root canal measuring device.
elektronischer Wurzelkanalmesser electronic root canal measuring device.
Wur·zel·ka·nal·na·del *f* endodontic needle.
Wur·zel·ka·nal·räu·mer *m* endodontic reamer, root canal broach, broach.
Wur·zel·ka·nal·re·stau·ra·ti·on *f* root canal restoration.
Wur·zel·ka·nal·son·de *f* smooth broach, root canal probe, pathfinder broach, pathfinder, root canal explorer.
Wur·zel·ka·nal·sprit·ze *f* endodontic syringe.
Wur·zel·ka·nal·spül·be·hand·lung *f* → Wurzelkanalspülung.
Wur·zel·ka·nal·spül·sprit·ze *f* endodontic irrigating syringe.
Wur·zel·ka·nal·spü·lung *f* canal irrigation, endodontic irrigation.
Wur·zel·ka·nal·stift *m* cone.
Wurzelkanalstift aus Guttapercha gutta-percha cone, guttapercha cone.
Wurzelkanalstift aus Silber silver cone, silver point.
Wur·zel·ka·nal·stop·fer *m* root canal plugger, root canal filling condenser, endodontic plugger.
Wur·zel·ka·nal·ver·kal·kung *f* root canal calcification.
Wur·zel·ka·nal·zu·gang *m* root canal access.

Wur·zel·ka·ri·es *f* root caries.
Wur·zel·län·ge *f* length of root.
Wur·zel·neu·ral·gie *f neuro.* neuralgia of a nerve root, radiculalgia.
Wur·zel·neu·ri·tis *f neuro.* inflammation of a nerve root, radiculitis, radicular neuritis, radiculoneuritis.
Wur·zel·ober·flä·che *f* radicular surface.
Wur·zel·per·fo·ra·ti·on *f* root perforation.
Wur·zel·re·sorp·ti·on *f* root resorption.
äußere Wurzelresorption surface root resorption, external root resorption.
Wur·zel·rest *m* retained root, radicular retention.
Wur·zel·sca·ling *nt* root scaling, deep scaling, subgingival scaling.
Wur·zel·schei·de *f histol.* (*Haar*) root sheath, hair sheath.
Wur·zel·spit·ze *f* tip of root, root apex, root tip.
Wur·zel·spit·zen·ab·szeß *m* radicular abscess, root abscess, dental abscess, dentoalveolar abscess, alveolar abscess, apical pericementitis, apical abscess, periapical abscess, periapical periodontal abscess.
Wur·zel·spit·zen·den·tin *nt* apical dentin.
Wur·zel·spit·zen·fe·ne·stra·ti·on *f* alveolar plate fenestration, apical fenestration.
Wur·zel·spit·zen·gra·nu·lom *nt* apical grauloma, dental granuloma, chronic apical periodontitis.
Wur·zel·spit·zen·he·ber *m* root tip elevator, root-tip elevator.
Wur·zel·spit·zen·in·fek·ti·on *f* apical infection.
Wur·zel·spit·zen·per·fo·ra·ti·on *f* alveolar plate fenestration, apical fenestration.
Wur·zel·spit·zen·re·sek·ti·on *f* root resection, apicoectomy.
Wur·zel·spit·zen·re·sorp·ti·on *f* apical root resorption.
Wur·zel·spit·zen·tre·pa·na·ti·on *f* dental trepanation, dental fenestration, dental trephination, apical puncture, apicostomy, dental puncture.
Wur·zel·spit·zen·ze·ment *nt* apical cementum.
Wur·zel·spit·zen·zy·ste *f* apical cyst.
Wur·zel·split·ter·zan·ge *f* apical fragment forceps.
Wur·zel·stift *m* retention pin.
Wur·zel·stift·pin·zet·te *f* → Wurzelstiftzange.
Wur·zel·stift·zan·ge *f* insertion forceps, point forceps, lock forceps.
Wur·zel·stock *m bio.* rhizome.
Wur·zel·syn·drom *nt neuro.* radicular syndrome.
Wur·zel·tre·pa·na·ti·on *f* dental trepanation, dental fenestration, dental trephination, apical puncture, apicostomy, dental puncture.
Wur·zel·zan·ge *f* root-tip forceps.
Wur·zel·zei·chen *nt mathe.* radical sign, radical.
Wur·zel·ze·ment *nt* root cementum.
periapikales Wurzelzement periapical cementum.
Wur·zel·zie·hen *nt mathe.* root extraction.
Wur·zel·zy·ste *f* radicular cyst, apical periodontal cyst, apical radicular cyst, periapical cyst, dental root cyst, root cyst, end root cyst.
Wü·sten·fie·ber *f epidem.* **1.** coccidioidomycosis, coccidioidosis, Posada-Wernicke disease, Posada's disease, Posada's mycosis, desert fever, California disease, coccidioidal granuloma. **2.** *epidem.* primary coccidioidomycosis, desert fever, desert rheumatism, San Joaquin Valley fever, valley fever.
Wut *f* rage, anger, fury, furor.
Wut·an·fall *m* tantrum, fit of temper, fit of anger, rage.
wü·ten *vi* rage, fume; *fig.* (*Krankheit*) rage.

X

Xan·thin *nt biochem.* 2,6-dihydroxypurine, xanthine.
xan·tho·chrom *adj histol.* yellow-colored, xanthochromic, xanchromatic, xanthochromatic.
Xan·tho·der·mie *f derm.* xanthochromia, xanthopathy, xanthoderma, flavedo, cholesteroderma.
xan·tho·dont *adj* xanthodont.
Xan·tho·fi·brom *nt ortho.* xanthofibroma, benign synovialoma, benign synovioma.
Xan·tho·gra·nu·lom *nt patho.* xanthogranuloma.
   Xanthogranulom des Knochens xanthogranuloma of bone, nonossifying fibroma of bone, xanthomatous giant cell tumor of bone, fibrous giant cell tumor of bone.
Xan·tho·gra·nu·lo·ma *nt* → Xanthogranulom.
Xan·thom *nt derm.* xanthoma, xanthelasma, vitiligoidea.
   tuberöses Xanthom tuberous xanthoma.
Xan·tho·ma *nt* → Xanthom.
   Xanthoma tuberosum → tuberöses *Xanthom*.
Xan·tho·ma·to·se *f patho.* xanthomatosis, xanthelasmatosis, lipoid granulomatosis, lipid granulomatosis.
Xan·thom·zel·le *f patho.* foam cell.
Xanth·opie *f* → Xanthopsie.
Xanth·op·sie *f ophthal.* yellow vision, xanthopsia, xanthopia.
Xan·tho·se *f patho.* xanthosis.
Xan·tho·sis *f derm.* xanthochromia, xanthopathy, xanthoderma, xanthosis, cholesteroderma.
X-Chromosom *nt genet.* X chromosome.
Xeno- *pref.* foreign, xen(o)-.
Xe·no·an·ti·gen *nt immun.* xenoantigen.
Xe·no·an·ti·kör·per *m immun.* heteroantibody.
Xe·no·dia·gno·se *f epidem.* xenodiagnosis.
Xe·no·dia·gno·stik *f epidem.* xenodiagnosis.
xe·no·dia·gno·stisch *adj epidem.* pertaining to xenodiagnosis, xenodiagnostic.
xe·no·gen *adj immun.* xenogeneic, xenogenous, xenogenic, heterologous, heteroplastic, heterogeneic, heterogenic, heterogenous.
xe·no·ge·ne·tisch *adj* → xenogen.
Xe·no·pla·stik *f* → Xenotransplantation.
Xe·no·trans·plan·tat *nt chir.* xenograft, heterologous graft, heteroplastic graft, heterogenous graft, heterospecific graft, heterograft, heteroplastid, heterotransplant.
Xe·no·trans·plan·ta·ti·on *f chir.* xenotransplantation, heterologous transplantation, heteroplastic transplantation, xenogeneic transplantation, heterotransplantation, heteroplasty.
Xe·ro·chei·lie *f derm.* xerochilia.
Xe·ro·chi·lie *f* → Xerocheilie.
Xe·ro·der·ma *nt* → Xerodermie.
Xe·ro·der·mia *f* → Xerodermie.
Xe·ro·der·mie *f derm.* xeroderma, xerodermia.
Xe·ro·gra·phie *f radiol.* xeroradiography, xerography.
Xer·oph·thal·mie *f ophthal.* xerophthalmia, xeroma, xerophthalmus, scheroma, ophthalmoxerosis.
Xe·ro·ra·dio·gra·phie *f radiol.* xeroradiography, xerography.
Xe·ro·se *f patho.* xerosis.
Xe·ro·sis *f* → Xerose.
Xe·ro·sto·mie *f patho.* dryness of the mouth, xerostomia; aptyalia, aptyalism.
xe·ro·tisch *adj patho.* dry, xerotic.
X-Großzehe *f ortho.* hallux valgus.
4-X-Syndrom *nt* XXXX syndrome.
5-X-Syndrom *nt* XXXXX syndrome.
XXX-Syndrom *nt genet.* metafemale, triple-X.

Y

Yaws *f epidem.* yaws, frambesia, framboesia, Breda's disease, Charlouis' disease, zymotic papilloma, thymiosis, tonga, granula tropicum, parangi, pian, polypapilloma tropicum, bouba.
Y-Chromosom *nt genet.* Y chromosome.
Yer·si·nia *f micro.* Yersinia.
   Yersinia pestis plague bacillus, Kitasato's bacillus, Yersinia pestis, Bacterium pestis, Pasteurella pestis.
Yersinia-Infektion *f* → Yersiniose.
Yer·si·nio·se *f epidem.* yersiniosis.

Y-Inzision *f* Y incision.
Young-Kofferdamklammerhalter *m* Young rubber dam clamp holder.
Young-Rahmen *m* Young frame.
Younger-Goode-Kürette *f* Younger-Goode curet, Younger-Goode curette.
Y-Platte *f traumat.* y-plate.
Y-Schnitt *m* Y incision.
Y-V-Plastik *f chir.* Y-V flap, Y-V plasty.

Z

Zacken·naht [k•k] *f anat.* serrated suture, serrate suture.
zäh *adj allg., fig.* tenacious, tough; *phys.* tenacious, viscous, viscid, viscose, gummy.
zäh·flie·ßend *adj* → zähflüssig.
zäh·flüs·sig *adj* viscous, viscid, viscose; sticky, ropy.
Zä·hig·keit *f* **1.** *phys.* viscidity, viscidness, viscosity, tenacity, tenaciousness. **2.** *psycho.* tenacity, tenaciousness, toughness, stamina.
Zahl *f, pl* **Zah·len** *mathe.* number; figure.
Zahle-Modellierinstrument *nt* Zahle carvers.
Zah·len·wert *m stat., mathe.* numerical value, value.
Zäh·ler *m lab., techn.* meter, counter.
Zähl·kam·mer *f lab.* counting chamber, couting cell; *hema.* hemocytometer, hematocytometer, hematimeter, hemacytometer.
Zäh·lung *f* count.
Zahn- *pref.* tooth, dental, odontic, dent(o)-, denti-, odont(o)-.
Zahn *m, pl* **Zäh·ne** tooth, dens.
   Zahn mit drei Wurzelkanälen tricanaled tooth.
   Zahn mit drei Wurzeln trirooted tooth.
   Zahn mit einer Wurzel single-rooted tooth.
   Zahn mit mehreren Wurzeln multirooted tooth.
   Zahn mit mehreren Wurzelkanälen multicanaled tooth.
   Zahn im Zahn tooth within a tooth, dens in dente, dilated odontoma, gestant odontoma.
   akzessorischer Zahn accessory tooth.
   behandelter Zahn treated tooth.
   devitaler Zahn dead tooth, devitalized tooth, nonvital tooth, pulpless tooth.
   dreihöckeriger Zahn tricuspid tooth.
   eingedrückter Zahn intruded tooth.
   empfindlicher Zahn sensitive tooth.
   extrahierter Zahn extracted tooth.
   fehlender Zahn absent tooth.
   fehlgebildeter Zahn malformed tooth.
   fehlstehender Zahn malaligned tooth, malposed tooth, malpositioned tooth.
   frakturierter Zahn fractured tooth.
   gealterter Zahn aged tooth.
   gedrehter Zahn rotated tooth.
   herausgerissener Zahn avulsed tooth, evulsed tooth.
   höckerloser Zahn cuspless tooth.
   impaktierter Zahn impacted tooth.
   kariöser Zahn carious tooth.
   kegelförmiger Zahn conical tooth.
   kleiner Zahn denticle.
   künstlicher Zahn artificial tooth.
   mehrhöckeriger Zahn multicuspid tooth.
   mehrwurzeliger Zahn multirooted tooth.
   nicht-durchgebrochener Zahn unerupted tooth.
   nicht-restaurierbarer Zahn nonrestorable tooth.
   toter Zahn dead tooth, devitalized tooth, nonvital tooth, pulpless tooth.
   trikuspider Zahn tricuspid tooth.
   überempfindlicher Zahn sensitive tooth.
   überzähliger Zahn accessory tooth.
   versenkter Zahn intruded tooth.
   vitaler Zahn vital tooth.
   vorstehender Zahn protruded tooth.
   wandernder Zahn drifting tooth, migrating tooth, wandering tooth.
Zahn·ab·bau *m* tooth resorption, odontolysis.
Zahn·ab·druck *m* dental impression.
Zahn·ab·nut·zung *f* tooth wear, odontotripsis, occlusal wear, tooth abrasion, tooth wasting.
   abnorme Zahnabnutzung abnormal occlusal wear.
Zahn·ab·nüt·zung *f* → Zahnabnutzung.
Zahn·ab·ra·si·on *f* dental abrasion.
Zahn·ab·riß·frak·tur *f* tooth avulsion, tooth evulsion.

Zahn·ach·sen·nei·gung *f* axial inclination.
zahn·ähn·lich *adj histol.* resembling a tooth, toothlike, odontoid, dentoid.
Zahn·al·ter *nt* dental age.
Zahn·al·te·rung *f* dental senescence.
Zahn·al·veo·len *pl anat.* alveolar cavities, dental alveoli, tooth sockets, alveoli.
Zahn·ana·to·mie *f* dental anatomy.
Zahn·an·hangs·ge·bil·de *pl* tooth adnexa.
Zahn·an·ky·lo·se *f* ankylosis of teeth, ankylosis of tooth, dental ankylosis.
Zahn·an·la·ge *f embryo.* dental germ, tooth germ, tooth primordium, tooth bud.
Zahn·ano·ma·lie *f* dental abnormality, dental anomaly.
   eugnathe Zahnanomalie eugnathic anomaly, eugnathic abnormality, eugnathic dental anomaly, eugnathic dental abnormality.
Zahn·ar·mut *f* edentia.
zahn·ar·tig *adj* → zahnähnlich.
Zahn·arzt *m* dentist, odontologist.
Zahn·arzt·hel·fer *m* dental assistant.
zahn·ärzt·lich *adj* pertaining to dentistry, dental.
Zahn·atro·phie *f* odontatrophia.
Zahn·aus·fall *m* dedentition.
Zahn·aus·rich·tung *f* tooth alignment.
Zahn·au·ßen·flä·che *f* vestibular surface of tooth, facial surface of tooth, facies vestibularis dentis, facies facialis dentis.
Zahn·bein *nt* dentin, proper substance of tooth, intertubular substance of tooth, ivory, ivory membrane, ivory substance, membrana eboris of Kölliker, dentinum, ebur dentis, substantia dentalis propria, substantia eburnea, substantia fundamentalis dentis.
Zahn·bein·bil·dung *f* dentinogenesis, dentification.
Zahn·be·lag *m* dental plaque, plaque.
Zahn·bett *nt* alveolar periosteum, paradentium, parodontium, peridentium, periodontium, odontoperiosteum.
Zahn·be·weg·lich·keit *f* tooth mobility, mobility of tooth, tooth movement.
   erhöhte Zahnbeweglichkeit abnormal tooth mobility, pathologic tooth mobility.
   horizontale Zahnbeweglichkeit horizontal tooth mobility.
   normale Zahnbeweglichkeit → physiologische Zahnbeweglichkeit.
   physiologische Zahnbeweglichkeit normal tooth mobility, physiologic tooth mobility.
Zahn·be·weg·lich·keits·test *m* tooth mobility test.
Zahn·be·we·gung *f* tooth movement.
   kieferorthopädische Zahnbewegung orthodontic tooth movement.
   posteruptive Zahnbewegung posteruptive tooth movement.
   präeruptive Zahnbewegung preeruptive tooth movement.
zahn·bil·dend *adj* odontogenic.
Zahn·bil·dung *f* odontogenesis, odontogeny.
Zahn·bo·gen *m* dental arch.
   Zahnbogen des Oberkiefers alveolar arch of maxilla, alveolar limbus of maxilla, alveolar surface of maxilla.
   Zahnbogen mit teilweise unvollständigem Zahnbestand patially edentulous dental arch.
   Zahnbogen des Unterkiefers alveolar arch of mandible, alveolar limbus of mandible, alveolar surface of mandible.
   Zahnbogen mit unvollständigem Zahnbestand edentulous arch, edentulous dental arch.
   Zahnbogen mit vollständigem Zahnbestand dentulous dental arch.
Zahn·bo·gen·brei·te *f* arch width.
   hintere Zahnbogenbreite posterior arch width.
   vordere Zahnbogenbreite anterior arch width.
Zahn·bo·gen·form *f* arch form.
Zahn·bo·gen·hö·he *f* anterior arch length, arch length.

Zahn·bo·gen·län·ge *f* arch length.
   vordere Zahnbogenlänge anterior arch length.
Zahn·bo·gen·sym·me·trie *f* tooth arch symmetry.
Zahn·bo·gen·ver·kür·zung *f* arch length deficiency.
Zahn·boh·rer *m* dental drill, bur, burr.
   Zahnbohrer mit Querhieb cross-cut bur, crosscut bur.
   konischer Zahnbohrer cone bur, cone shape bur, cone-shaped bur, taper bur.
Zahn·brü·cke [k•k] *f* dental bridge, bridge, bridgework.
Zahn·bür·ste *f* toothbrush, tooth brush.
   elektrische Zahnbürste electric toothbrush.
Zahn·bür·sten·trau·ma *nt* toothbrush trauma.
Zähn·chen *nt* denticle.
zahn·chir·ur·gisch *adj* odontochirurgical.
Zahn·con·di·tio·ner *m* acid etchant, dentin cleaner, enamel cleaner, tooth conditioner.
Zahn·cre·me *f* toothpaste.
Zahn·de·pres·si·on *f* intrusion, tooth depression.
Zahn·dreh·ach·se *f* fulcrum of tooth.
Zahn·dre·hung *f* tooth torsion, torsion of a tooth.
Zahn·durch·bruch *m* tooth eruption, teething, dentition.
   dritter Zahndurchbruch third dentition, postpermanent dentition, postpermanent teeth.
   verspäteter Zahndurchbruch → verzögerter Zahndurchbruch.
   verzögerter Zahndurchbruch delayed eruption, delayed dentition, retarded dentition, dentitio tarda.
   zweiter Zahndurchbruch secondary dentition.
Zahn·dys·pla·sie *f* dental dysplasia, dentoalveolar dysplasia.
Zäh·ne *pl* → Zahn.
   Zähne des Oberkiefers superior teeth.
   Zähne eines Zahnersatzes denture teeth.
   angeborene Zähne natal teeth, predeciduous teeth, predeciduous dentition, milk teeth.
   bleibende Zähne permanent teeth, permanent dentition, secondary dentition, dentes permanentes, succedaneous dentition, succedaneous teeth, second teeth, permanent teeth.
   erweichte Zähne malacotic teeth.
   fusionierte Zähne fused teeth.
   grüne Zähne green teeth.
   in/während der Neonatalperiode durchbrechende Zähne neonatal teeth, neonatal dentition, milk teeth.
   malakotische Zähne malacotic teeth.
   natürliche Zähne natural dentition, natural teeth.
   sklerotische Zähne sclerotic teeth.
   überzählige Zähne supernumerary teeth.
   verschmolzene Zähne fused teeth.
   vorstehende Zähne protruding teeth.
   zweite Zähne → bleibende Zähne.
Zahn·ebe·ne *f* tooth plane.
Zäh·ne·bür·sten *nt* toothbrushing, tooth brushing.
Zahn·ein·riß·frak·tur *f* cemental fracture, cementum fracture, cemental tear, cementum tear.
Zäh·ne·knir·schen *nt* teeth grinding, gnashing, bruxism, odontoprisis.
Zah·nen *nt dent., ped.* teething, odontiasis, dentition.
zah·nen *vi dent., ped.* teethe, cut one's teeth, cut.
Zahn·eng·stand *m* crowding, crowding of teeth.
Zahn·ent·fer·nung *f* → Zahnextraktion.
Zahn·ent·wick·lung *f* odontogenesis, odontogeny.
Zäh·ne·pres·sen *nt* clenching.
   habituelles Zähnepressen habitual clenching, centric bruxism, clenching habit.
Zäh·ne·put·zen *nt* toothbrushing, tooth brushing.
   physiologisches Zähneputzen physiologic method of toothbrushing.
Zahn·er·hal·tungs·kun·de *f* conservative dentistry.
Zahn·er·kran·kung *f* odontopathy.
Zahn·er·satz *m* denture, dental plate, dental prosthesis, prosthetic appliance, artificial dentition.
Zahn·er·satz·kun·de *f* prosthetic dentistry, dental prosthetics, denture prosthetics, prosthodontics *pl*, prosthodontia.
Zahn·ex·trak·ti·on *f* tooth extraction, extraction, odontectomy.
   schmerzlose Zahnextraktion pain-less extraction.
   Zahnextraktion mittels Zahnextraktionszange forceps extraction.
   Zahnextraktion mittels Zahnhebel elevator extraction.
Zahn·ex·trak·ti·ons·zan·ge *f* dental forceps, extracting forceps, extraction forceps.
   Zahnextraktionszange für die linke Seite L forceps.
   Zahnextraktionszange für die rechte Seite R forceps.

Zahn·ex·tru·si·on *f* extrusion, extrusion of a tooth.
Zäh·ne·zie·hen *nt* extraction, tooth extraction.
Zahn·fach *nt, pl* **Zahn·fä·cher** alveolar cavity, alveolar socket.
   Zahnfach des Eckzahns canine alveolus.
   bukkales Zahnfach buccal alveolus.
   linguales Zahnfach lingual alveolus.
Zahn·fär·bung *f* tooth color, tooth coloring; staining of teeth.
Zahn·fäu·le *f* tooth decay, dental caries, caries.
Zahn·fehl·stel·lung *f* teeth malposition.
Zahn·film *m* dental film.
Zahn·fi·stel *f* dental fistula.
Zahn·flä·che *f* surface of tooth.
   distale Zahnfläche distal surface of tooth, facies distalis dentis.
   mesiale Zahnfläche facies mesialis dentis.
Zahn·flecken [k•k] *pl* dental stain.
Zahnfleisch- *pref.* gum, gingival, ulo-, ule-, gingiv(o)-.
Zahn·fleisch *nt* gum, gingiva.
   künstliches Zahnfleisch prosthetic gingiva.
Zahn·fleisch·ab·schür·fung *f* abrasion of gingiva, gingival abrasion.
Zahn·fleisch·ab·szeß *m* gumboil, gingival abscess.
Zahn·fleisch·ab·tra·gung *f* gum resection, ulectomy, gingivectomy.
   interdentale Zahnfleischabtragung interdental denudation, interdental excision, interdental resection.
Zahn·fleisch·ana·to·mie *f* gingival anatomy.
Zahn·fleisch·ar·chi·tek·tur *f* gingival architecture.
Zahn·fleisch·asym·me·trie *f* gingival asymmetry.
Zahn·fleisch·atro·phie *f* gingival atrophy.
Zahn·fleisch·aus·schlag *m* gum rash.
Zahn·fleisch·blu·ten *nt* bleeding from the gingiva, gingival hemorrhage, gingival bleeding.
   akutes Zahnfleischbluten acute gingival bleeding, acute gingival hemorrhage.
   chronisches Zahnfleischbluten chronic gingival bleeding, chronic gingival hemorrhage.
Zahn·fleisch·blu·tung *f* gingival hemorrhage, ulemorrhagia, ulorrhea, ulorrhagia.
Zahn·fleisch·durch·blu·tung *f* gingival blood supply.
Zahn·fleisch·ei·te·rung *f* suppurative gingivitis.
Zahn·fleisch·en·an·them *nt* gum rash.
Zahn·fleisch·ent·zün·dung *f* gingival inflammation, inflammation of the gums, ulitis, gingivitis.
   akute nekrotisierende Zahnfleischentzündung acute infectious gingivostomatitis, acute necrotizing gingivitis.
   akute ulzerierende Zahnfleischentzündung acute ulcerating gingivitis.
   akute Zahnfleischentzündung acute gingivitis.
   allergische Zahnfleischentzündung allergic gingivitis.
   chronisch atrophische senile Zahnfleischentzündung chronic atrophic senile gingivitis.
   chronisch desquamative Zahnfleischentzündung chronic desquamative gingivitis, gingivosis.
   chronische Zahnfleischentzündung chronic gingivitis.
   desquamative Zahnfleischentzündung desquamative gingivitis.
   diabetische Zahnfleischentzündung diabetic gingivitis.
   eitrige Zahnfleischentzündung suppurative gingivitis.
   hormonelle Zahnfleischentzündung hormonal gingivitis.
Zahn·fleisch·epi·thel *nt* gingival epithelium.
Zahn·fleisch·ex·su·dat *nt* gingival exudate, gingival exudation.
Zahn·fleisch·fär·bung *f* gingival color, gingival coloring; gingival discoloration.
Zahn·fleisch·fa·sern *pl* gingival fibers.
Zahn·fleisch·fi·bro·ma·to·se *f* fibrous gingival hyperplasia, gingiva fibromatosis.
Zahn·fleisch·fis·sur *f* gingival cleft, gingival fissure.
Zahn·fleisch·fi·stel *f* gingival fistula.
Zahn·fleisch·ge·we·be *nt* gingival tissue.
Zahn·fleisch·hy·per·pla·sie *f* gingival hyperplasia, gingival enlargement, hyperplastic gingivitis.
   Zahnfleischhyperplasie mit sekundär entzündlicher Reaktion combined gingival enlargement.
   akut entzündliche Zahnfleischhyperplasie acute inflammatory gingival enlargement.
   chronisch entzündliche Zahnfleischhyperplasie chronic inflammatory gingival enlargement.
   diffuse entzündliche Zahnfleischhyperplasie diffuse gingival enlargement.
   entzündliche Zahnfleischhyperplasie inflammatory gingival enlargement, inflammatory hyperplasia.

fibröse Zahnfleischhyperplasie gingival fibromatosis, keloid of gums, gingival elephantiasis, diffuse fibroma of gingiva, fibrous gingival hyperplasia, gingiva fibromatosis, idiopathic gingival fibromatosis, hereditary gingival fibromatosis, idiopathic gingivitis, idiopathic gingivostomatitis, plasma-cell gingivitis, fibrous hyperplasia of gingiva, elephantiasis gingivae, fibromatosis gingivae, gingivitis hypertrophica, macrogingivae *pl*.
generalisierte Zahnfleischhyperplasie generalized gingival enlargement.
hormonell-bedingte Zahnfleischhyperplasie gingival hormonal enlargement.
idiopathische Zahnfleischhyperplasie idiopathic gingival hyperplasia.
interdentale Zahnfleischhyperplasie papillary gingival enlargement.
leukämische Zahnfleischhyperplasie leukemic hyperplastic gingivitis.
marginale Zahnfleischhyperplasie marginal gingival enlargement.
medikamentös-verursachte Zahnfleischhyperplasie drug-induced gingival hyperplasia.
nichtentzündliche Zahnfleischhyperplasie noninflammatory hyperplasia.
papilläre Zahnfleischhyperplasie papillary gingival enlargement.
randbetonte Zahnfleischhyperplasie marginal gingival enlargement.
umschriebene Zahnfleischhyperplasie localized gingival enlargement.
Zahn·fleisch·hy·per·tro·phie *f* gum hypertrophy, gingival hypertrophy.
Zahn·fleisch·kon·tur *f* gum contour, gingival contour.
Zahn·fleisch·lap·pen *m* gingival flap.
Zahn·fleisch·mas·sa·ge *f* gingival massage, gum massage, gingival stimulation, ulotripsis.
Zahn·fleisch·mes·ser *nt* gingival lancet, gum lancet.
Zahn·fleisch·ne·kro·se *f* gingival necrosis.
Zahn·fleisch·ner·ven *pl* gingival nerves.
Zahn·fleisch·ni·sche *f* crater, gingival crater.
Zahn·fleisch·ober·flä·che *f* gingival surface.
Zahn·fleisch·ober·flä·chen·struk·tur *f* gingival surface texture.
Zahn·fleisch·per·fu·si·on *f* gingival blood supply.
Zahn·fleisch·pig·men·tie·rung *f* gingival pigmentation.
Zahn·fleisch·pla·stik *f* gingivoplasty.
Zahn·fleisch·po·lyp *m* gum polyp, discrete gingival enlargement, tumor-like gingival enlargement.
Zahn·fleisch·rand *m* gum margin, gingival line, gum line, marginal gingiva, gingival margin.
freier Zahnfleischrand free gingival margin, free gum margin.
Zahn·fleisch·re·li·ef *nt* gingival relief.
Zahn·fleisch·re·sek·ti·on *f* gum resection.
Zahn·fleisch·saum *m* → Zahnfleischrand.
Zahn·fleisch·schei·de *f* epithelial cuff, gum cuff.
Zahn·fleisch·schmerz *m* gingivalgia.
Zahn·fleisch·schnitt *m* ulotomy.
Zahn·fleisch·schrump·fung *f* gingival shrinkage.
Zahn·fleisch·schwel·lung *f* gingival tumefaction.
Zahn·fleisch·spal·te *f* gingival cleft, gingival fissure.
Zahn·fleisch·ta·sche *f* gingival sulcus.
absolute Zahnfleischtasche absolute pocket.
blutende Zahnfleischtasche bleeding pocket.
echte Zahnfleischtasche true pocket.
einfache Zahnfleischtasche simple pocket.
komplexe Zahnfleischtasche complex pocket.
relative Zahnfleischtasche relative pocket.
supraalveoläre Zahnfleischtasche suprabony pocket, supracrestal pocket.
Zahn·fleisch·ta·schen·son·de *f* pocket measuring probe, pocket probe, periodontal probe.
Zahn·fleisch·ta·schen·wand *f* pocket wall.
Zahn·fleisch·trans·plan·tat *nt* gingival graft.
freies Zahnfleischtransplantat free gingival graft.
Zahn·fleisch·tüpf·lung *f* gingival stippling, stippling gingiva.
Zahn·fleisch·ver·band *m* periodontal dressing, periodontal pack, periodontal cement, gingival tissue pack.
Zahn·fleisch·ver·fär·bung *f* gingival discoloration, gingival color, gingival coloring.
Zahn·fleisch·ver·stär·kung *f* gingival augmentation.
Zahn·fleisch·wu·che·rung *f* gingival overgrowth, gingival proliferation, gingival enlargement, gingival hyperplasia, hyperplastic gingivitis.

Zahn·fleisch·zy·ste *f* gingival cyst.
Zahnfleischzyste des Erwachsenen gingival cyst of the adult.
Zahnfleischzyste des Neugeborenen gingival cyst of the newborn.
Zahn·fluo·ro·se *f* fluorosis, mottled enamel, mottled teeth, Spira's disease, dentes de Chiaie.
Zahn·fol·li·kel *m* dental follicle, tooth follicle.
Zahn·form *f* tooth form, tooth contour.
Zahn·for·mel *f* dental formula.
zahn·för·mig *adj anat*. tooth-shaped, dentiform, dentoid, odontoid.
Zahn·frak·tur *f* tooth fracture.
vertikale Zahnfraktur crown-root fracture, vertical tooth fracture, split tooth.
Zahn·fül·lung *f* filling.
Zahn·fur·che *f* dental groove.
Zahn·fu·si·on *f* tooth fusion, synodontia.
Zahn·glocke [k·k] *f* enamel organ.
Zahn·gold *nt* dental gold.
Zahngold für direkte Füllungen direct gold, direct filling gold.
Zahn·gra·nu·lom *nt* apical grauloma, dental granuloma, chronic apical periodontitis.
Zahn·grö·ßen·ana·ly·se *f* tooth size analysis.
Zahn·grö·ßen·dis·kre·panz *f* tooth size discrepancy.
Zahn·hals *m* neck of tooth, dental neck.
chirurgischer Zahnhals surgical neck of tooth.
Zahn·hals·durch·mes·ser *m* diameter of crown at the cervix.
bukkolingualer Zahnhalsdurchmesser bucculingual diameter of crown at the cervix.
labiolingualer Zahnhalsdurchmesser labiolingual diameter of crown at the cervix.
mesiodistaler Zahnhalsdurchmesser mesiodistal diameter of crown at the cervix.
Zahn·hals·ka·ri·es *f* cervical caries.
Zahn·hals·ka·vi·tät *f* gingival cavity, gingival third cavity, cavity in the gingival third of the surface of a tooth, cavity in the cervical third of the surface of a tooth.
Zahn·hals·klam·mer *f* cervical clamp, gingival clamp.
Zahn·hals·win·kel *m* cervical convergence.
Zahn·hal·te·ap·pa·rat *m* → Zahnbett.
zahn·hal·tig *adj* dentigerous.
Zahn·häut·chen *nt* dental pellicle.
Zahn·he·bel *m* dental elevator, dental lever, tooth elevator, exolever.
Zahnhebel mit T-Griff cross bar elevator, T-bar elevator.
Zahn·heil·kun·de *f* oral medicine, odontology, dentistry, odontonosology.
assistierte Zahnheilkunde four-handed dentistry.
ästhetische Zahnheilkunde cosmetic dentistry, esthetic dentistry.
chirurgische Zahnheilkunde operative dentistry.
forensische Zahnkeilkunde forensic dentistry, legal dentistry.
konservative Zahnheilkunde → konservative Zahnheilkunde.
konservierende Zahnheilkunde → konservative Zahnheilkunde.
kosmetische Zahnheilkunde cosmetic dentistry, esthetic dentistry.
präventive Zahnheilkunde preventive dentistry, prophylactodontia, prophylactodontics *pl*.
prophylaktische Zahnheilkunde prophylactic dentistry, oral prophylaxis, dental prophylaxis.
prophylaktische restaurative Zahnheilkunde interceptive restorative dentistry, restorative interceptive dentistry.
psychosomatische Zahnheilkunde psychosomatic dentistry.
restaurative Zahnheilkunde restoralive dentistry.
zahn·heil·kund·lich *adj* pertaining to dentistry, dental.
Zahn·höcker [k·k] *m* dental cusp, cusp, tubercle of crown of tooth.
Zahn·höcker·spit·ze [k·k] *f* tip of cusp.
Zahn·hy·gie·ne *f* dental hygiene, oral hygiene.
Zahn·hy·per·sen·si·bi·li·tät *f* tooth hypersensitivity, hypersensitive tooth.
Zahn·hy·po·pla·sie *f* hypoplasia of tooth.
Zahn·im·mo·bi·li·sie·rung *f* tooth immobilization.
Zahn·im·pak·ti·on *f* dental impaction.
Zahn·in·ver·si·on *f* inversion of a tooth.
Zahn·kap·pe *f* enamel cap, germinal cap, tooth hood, dental operculum, odontoclamis.
Zahn·ka·ri·es *f* dental caries, tooth decay, caries.
aktive Zahnkaries active caries.
akut-verlaufende Zahnkaries acute caries, acute dental caries, rampant caries.
arretierte Zahnkaries arrested caries, arrested dental caries, healed caries, healed dental caries, stationary caries, stationary dental caries.
beginnende Zahnkaries incipient caries, incipient dental caries.
chronische Zahnkaries chronic caries, chronic dental caries.

distale Zahnkaries distal caries.
innere Zahnkaries backward caries, internal caries.
mesiale Zahnkaries mesial caries.
proximale Zahnkaries proximal caries.
rückläufige Zahnkaries backward caries, internal caries.
senile Zahnkaries senile caries, senile decay.
trockene Zahnkaries dry caries, sicca caries.
zentrale Zahnkaries central caries.
Zahn·keim *m* tooth bud, tooth germ, dental germ.
zahn·ke·ra·misch *adj* odontoceramic.
Zahn·kip·pung *f* tipping movement, tipping movement of tooth.
Zahn·klam·mer *f* brace(s *pl*), clasp, retainers *pl*.
Zahn·kli·nik *f* dental clinic.
Zahn·kon·tur *f* tooth contour, tooth form.
bukkale Zahnkontur buccal contour.
proximale Zahnkontur proximal contour.
Zahn·kro·ne *f* dental crown, dental corona.
anatomische Zahnkrone anatomical dental crown, anatomical crown.
klinische Zahnkrone clinical crown, clinical dental crown, extraalveolar crown, extra-alveolar clinical crown.
physiologische Zahnkrone physiological crown.
Zahn·kro·nen·durch·mes·ser *m* diameter of crown.
bukkolingualer Zahnkronendurchmesser bucculingual diameter of crown.
labiolingualer Zahnkronendurchmesser labiolingual diameter of crown.
mesiodistaler Zahnkronendurchmesser mesiodistal diameter of crown.
Zahn·kro·nen·frak·tur *f* crown fracture.
Zahn·kro·nen·län·ge *f* length of crown.
bukkale Zahnkronenlänge buccal length of crown.
labiale Zahnkronenlänge labial length of crown.
Zahn·kro·nen·ze·ment *nt* coronal cementum.
Zahn·kryp·te *f* dental crypt.
Zahn·kun·de *f* → Zahnheilkunde.
Zahn·kur·ve *f* dental curve.
transversale Zahnkurve buccolingual curve.
Zahn·län·ge *f* dental length.
Zahn·lei·ste *f* dental lamella, dental lamina, dental cord, dentogingival lamina, lamina dentalis.
laterale Zahnleiste lateral dental lamina.
Zahn·li·ga·tur *f* teeth ligation, tooth ligation.
Zahn·locke·rung [k·k] *f* odontoseisis.
zahn·los *adj* toothless, agomphious; *bio.* edentulous, edentate, edentulate.
Zahn·lo·sig·keit *f* edentia, agomphiasis, agomphosis, anodontia, anodontism.
partielle Zahnlosigkeit edentia.
Zahn·lücke [k·k] *f* gap (in one's teeth). **mit Zahnlücken** gap-toothed.
angeborene Zahnlücke diastema, diastem.
Zahn·lym·phe *f* dental lymph.
Zahn·mark·ent·zün·dung *f* inflammation of the pulp, pulpitis, odontitis.
Zahn·mark·ent·fer·nung, totale *f* dental pulp extirpation, pulp extirpation, extirpation of dental pulp, extirpation of pulp, pulpectomy.
Zahn·me·di·zin *f* → Zahnheilkunde.
Zahn·mes·sung *f* tooth measurement.
Zahn·mo·dell *nt* cast, dental cast, model.
Zahn·mor·pho·lo·gie *f* tooth morphology.
Zahn·nei·gung *f* inclination of tooth.
Zahn·ne·kro·se *f* dental necrosis.
Zahn·ober·häut·chen *nt* dental cuticle, Nasmyth's membrane, cuticula dentis.
Zahn·pa·sta *f* toothpaste.
Zahn·pa·ste *f* toothpaste.
Zahn·pa·tho·lo·gie *f* dental pathology.
Zahn·per·fo·ra·ti·on *f* tooth perforation.
Zahn·pfle·ge *f* dental care.
Zahn·phy·sio·lo·gie *f* dental physiology.
Zahn·pla·que *f* dental plaque, plaque, bacterial plaque; mucous plaque, mucinous plaque.
Zahn·plom·be *f* filling.
Zahn·pro·the·se *f* dental plate, dental prosthesis, prosthetic appliance, artificial dentition, denture, artificial teeth.
Zahn·pul·pa *f* tooth pulp, dental pulp, endodontium.
Zahn·pul·ver *nt* tooth powder.
Zahn·queck·sil·ber *nt* dental mercury.
Zahn·rei·he *f* dental arch, natural dentition, dentition.

Zahnreihe des Oberkiefers → maxilläre Zahnreihe.
Zahnreihe des Unterkiefers → mandibuläre Zahnreihe.
mandibuläre Zahnreihe lower teeth, mandibular dentition, mandibular teeth.
maxilläre Zahnreihe upper teeth, maxillary dentition, maxillary teeth.
Zahn·rei·hen·schluß *m* occlusion.
Zahn·re·im·plan·ta·ti·on *f* tooth reimplantation, intentional tooth reimplantation.
Zahn·rei·ni·gung *f* tooth cleaning.
Zahnreinigung mit Uktraschallwellen ultrasonic cleaning.
Zahn·rei·ni·gungs·mit·tel *nt* dentifrice.
fluorid-haltiges Zahnreinigungsmittel fluoride dentifrice.
Monofluorophosphat-haltiges Zahnreinigungsmittel monofluorophosphate dentifrice.
Natriumfluorid-haltiges Zahnreinigungsmittel sodium fluoride dentifrice.
Zinnfluorid-haltiges Zahnreinigungsmittel stannous fluoride dentifrice.
Zahn·re·sorp·ti·on *f* tooth resorption, odontolysis.
externe Zahnresorption external tooth resorption.
innere Zahnresorption internal tooth resorption, pink spot disease, central resorption, intracanalicular resorption, chronic perforating pulp hyperplasia, endodontoma, internal pulp granuloma, Mummery's pink tooth, pink tooth, pink tooth of Mummery, pulpoma.
Zahn·re·stau·ra·ti·on *f* dental restoration.
Zahn·rönt·gen·film *m* dental film.
Zahn·säck·chen *nt* tooth sac, dental sac, odontotheca.
Zahn·schä·di·gung *f* tooth trauma, dental trauma.
Zahn·sche·ma *nt* dental chart.
Zahn·schie·ne *f* dental splint.
Zahnschmelz- *pref.* enamel, adamantine, amel(o)-.
Zahn·schmelz *m anat.* adamantine substance of tooth, adamantine layer, enamel, enamelum, dental enamel.
Zahnschmelz mit geradlinigen Prismen straight enamel.
Zahnschmelz mit wellenförmigen Prismen curled enamel, gnarled enamel.
dunkel-trüber Zahnschmelz opaque enamel.
entkalkter Zahnschmelz decalcified enamel.
gefleckter Zahnschmelz fluorosis, mottled enamel, mottled teeth, Spira's disease, dentes de Chiaie.
menschlicher Zahnschmelz human enamel.
postnataler Zahnschmelz postnatal enamel.
pränataler Zahnschmelz prenatal enamel.
wellenförmiger Zahnschmelz curled enamel, gnarled enamel.
zervikaler Zahnschmelz cervical enamel.
Zahn·schmelz·age·ne·sie *f* enamel agenesis.
Zahn·schmelz·apla·sie *f* enamel aplasia.
zahn·schmelz·bil·dend *adj* forming enamel, amelogenic.
Zahn·schmelz·bild·ner *m* ameloblast, adamantoblast, ganoblast, enamel cell, enameloblast.
Zahn·schmelz·bil·dung *f* amelogenesis, enamelogenesis.
Zahn·schmelz·den·tin·gren·ze *f* amelodental junction, amelodentinal junction, dentinoenamel junction, dentoenamel junction, dentin-enamel junction, cementoenamel junction, cervical line.
Zahn·schmelz·dys·pla·sie *f* enamel dysplasia.
Zahnschmelzdysplasie-Syndrom *nt* enamel dysplasia.
Zahn·schmelz·epi·thel *nt* enamel epithelium.
äußeres Zahnschmelzepithel external enamel epithelium, outer enamel epithelium.
inneres Zahnschmelzepithel inner enamel epithelium.
Zahn·schmelz·ero·si·on *f* dental erosion, erosion.
keilförmige Zahnschmelzerosion wedge-shaped erosion, notch-shaped erosion, V-shaped erosion.
kraterförmige Zahnschmelzerosion crater-shaped erosion.
tellerförmige Zahnschmelzerosion dish-shaped erosion, saucer-shaped erosion.
Zahn·schmelz·fa·ser *f* enamel fiber.
Zahn·schmelz·fis·sur *f* fissure, enamel fissure.
Zahn·schmelz·frak·tur *f* enamel fracture.
Zahn·schmelz·häut·chen, primäres *nt* primary enamel cuticle.
Zahn·schmelz·hy·po·mi·ne·ra·li·sa·ti·on *f* enamel hypocalcification, enamel hypomaturation, enamel hypomineralisation, hereditary enamel hypocalcification.
Zahn·schmelz·hy·po·pla·sie *f* enamel hypoplasia, hypoplastic enamel, enamel agenesis.
Zahn·schmelz·ka·ri·es *f* enamel caries.
Zahn·schmelz·keim *m* enamel germ.
Zahn·schmelz·kno·ten *m* enamel knot, Ahern's knot, enamel nodule.

Zahn·schmelz·la·mel·len *pl* enamel lamellae.
Zahn·schmelz·lei·ste *f* enamel niche.
Zahn·schmelz·man·gel *m* dwarfed enamel, nanoid enamel.
Zahn·schmelz·ma·trix *f* enamel matrix.
Zahn·schmelz·mem·bran *f* enamel membrane, Hannover's intermediate membrane.
Zahn·schmelz·na·bel *m* enamel navel.
Zahn·schmelz·ober·häut·chen *nt* dental cuticle, Nasmyth's membrane, cuticula dentis.
Zahn·schmelz·pris·men *pl* enamel columns, enamel prisms, enamel rods.
Zahn·schmelz·pro·te·in *nt* enamel protein.
Zahn·schmelz·pul·pa *f* enamel pulp.
Zahn·schmelz·rei·fung *f* enamel maturation.
Zahn·schmelz·schicht *f* enamel layer.
    äußere Zahnschmelzschicht outer enamel layer.
    innere Zahnschmelzschicht inner enamel layer.
    prismenlose Zahnschmelzschicht enamel layer.
Zahn·schmelz·sporn *m* enamel projection, enamel ridge.
Zahn·schmelz·trop·fen *m* enamel droplet.
Zahnschmelz- und Dentinhypomineralisation enamel and dentin hypocalcification.
Zahn·schmerz *m* → Zahnschmerzen.
Zahn·schmer·zen *pl* toothache, dentalgia, dentagra, odontalgia, odontodynia.
Zahn·sei·de *f* dental silk, floss, dental floss, dental floss silk.
    gewachste Zahnseide waxed dental floss, waxed floss.
    ungewachste Zahnseide unwaxed dental floss, unwaxed floss.
Zahn·se·pa·ra·ti·on *f* tooth separation.
    graduelle Zahnseparation gradual tooth separation, slow tooth separation.
    langsame Zahnseparation → graduelle Zahnseparation.
    mechanische Zahnseparation immediate tooth separation, mechanical tooth separation.
Zahn·spalt *m* odontoschism.
Zahn·span·ge *f* brace(s *pl*), retainers *pl*.
Zahn·stein *m* dental calculus, calculus, tartar, odontolith, tophus.
    hämatogener Zahnstein hematogenic calculus.
    harter Zahnstein hard calculus.
    subgingivaler Zahnstein subgingival calculus, invisible calculus, serumal calculus.
    supragingivaler Zahnstein supragingival calculus, visible calculus, salivary calculus.
Zahn·stein·ab·la·ge·rung *f* odontolithiasis.
Zahn·stein·an·satz *m* odontolithiasis.
Zahn·stein·ent·fer·nung *f* scaling.
Zahn·stein·flä·chen·in·dex *m* calculus surface index.
Zahn·stein·hem·mer *m* calculus inhibitor.
Zahn·stein·in·dex *m* calculus index.
    vereinfachter Zahnsteinindex simplified calculus index, calculus index-simplified.
Zahn·stein·lei·den *nt* odontolithiasis.
Zahn·stel·lung *f* tooth position.
Zahn·sto·cher *m* toothpick.
Zahn·stumpf *m, pl* **Zahn·stümp·fe** stump of a tooth.
Zahn·tech·nik *f* dental prosthetics *pl*, denture prosthetics *pl*, prosthodontics *pl*, prosthetic dentistry, prosthodontia.
Zahn·tech·ni·ker *m* dental technician, dental laboratory technician, dental laboratory technologist, dental technologist.
Zahn·trans·plan·ta·ti·on *f* tooth transplantation, transplantation of teeth.
    autogene Zahntransplantation autogenous tooth transplantation.
    homologe Zahntransplantation homogenous tooth transplantation.
Zahn·trans·po·si·ti·on *f* transposition of the teeth.
Zahn·trau·ma *nt* dental trauma, tooth trauma.
Zahn·über·emp·find·lich·keit *f* tooth sensitivity.
Zahn·über·zahl *f* polyodontia.
Zahn·um·fangs·mes·ser *m* dental perimeter.
Zah·nung *f* tooth eruption, teething, dentition, odontiasis.
    doppelte Zahnung diphyodontia.
    erschwerte Zahnung difficult dentition, dysodontiasis.
    fehlerhafte Zahnung irregular dentition, dysodontiasis.
    verspätete Zahnung delayed eruption, retarded dentition, dentitio tarda, dysodontiasis.
    verzögerte Zahnung delayed eruption, delayed tooth, retarded dentition, dentitio tarda.
    vorzeitige Zahnung precocious dentition, premature dentention, premature teeth, premature eruption.
    zweite Zahnung secondary dentition.

Zahn·ver·fär·bung *f* staining of teeth, tooth discoloration, tooth color, tooth coloring.
    Zahnverfärbung durch Tetrazykline tetracycline discoloration.
    angeborene Zahnverfärbung congenital discoloration.
    traumatische Zahnverfärbung traumatic discoloration.
Zahn·ver·län·ge·rung *f* tooth elongation, extrusion, tooth elevation.
Zahn·ver·lust *m* dedentition.
Zahn·ver·pflan·zung *f* tooth transplantation, transplantation of teeth.
    autogene Zahnverpflanzung autogenous tooth transplantation.
    homologe Zahnverpflanzung homogenous tooth transplantation.
Zahn·ver·schmel·zung *m* tooth fusion, synodontia.
Zahn·ver·sieg·ler *m* dental sealant, dental adhesive.
Zahn·wahl *f* tooth selection.
Zahn·wan·de·rung *f* tooth migration, migration of teeth, tooth drifting, wandering of the teeth.
    mesiale Zahnwanderung mesial drift, mesial movement, physiologic mesial migration.
    pathologische Zahnwanderung pathologic tooth migration, abnormal tooth mobility, pathologic tooth wandering.
    physiologische Zahnwanderung physiologic drift, physiologic tooth migration.
Zahn·was·ser *nt* mouth wash.
Zahn·weh *nt* → Zahnschmerzen.
Zahn·win·kel *m* tooth angle.
    bukkale Zahnwinkel buccal angles.
Zahn·wur·zel *f* dental root.
    akzessorische Zahnwurzel accessory root.
    anatomische Zahnwurzel anatomical root (of tooth).
    bukkale Zahnwurzel buccal root.
    distale Zahnwurzel distal root.
    distobukkale Zahnwurzel distobuccal root.
    künstliche Zahnwurzel artificial root.
    linguale Zahnwurzel lingual root.
    mesiale Zahnwurzel mesial root.
    mesiobukkale Zahnwurzel mesiobuccal root.
    physiologische Zahnwurzel physiological root.
    überzählige Zahnwurzel supernumerary root.
Zahn·wur·zel·am·pu·ta·ti·on *f* root amputation, radiectomy.
Zahn·wur·zel·bi·fur·ka·ti·on *f* bifurcation of root.
Zahn·wur·zel·frak·tur *f* root fracture.
Zahn·wur·zel·glät·ten *nt* root planing.
Zahn·wur·zel·ka·nal *m* marrow canal, radicular canal, pulp canal, root canal.
Zahn·wur·zel·ka·nal·be·hand·lung *f* root canal therapy, root canal treatment.
Zahn·wur·zel·ka·nal·fül·lung *f* 1. *Füllmittel* root canal filling. 2. *Technik* root canal filling.
Zahn·wur·zel·ka·ri·es *f* root caries.
Zahn·wur·zel·län·ge *f* length of root.
Zahn·wur·zel·per·fo·ra·ti·on *f* root perforation.
Zahn·wur·zel·re·sorp·ti·on *f* root resorption.
    äußere Zahnwurzelresorption surface root resorption, external root resorption.
Zahn·wur·zel·spit·ze *f* root apex, root tip.
Zahn·wur·zel·spit·zen·re·sek·ti·on *f* apicoectomy, root resection.
Zahn·wur·zel·spit·zen·re·sorp·ti·on *f* apical root resorption.
Zahn·wur·zel·spit·zen·ze·ment *nt* apical cementum.
Zahn·wur·zel·zan·ge *f* root-tip forceps.
Zahn·wur·zel·ze·ment *nt* root cementum.
    periapikales Zahnwurzelzement periapical cementum.
Zahn·wur·zel·zy·ste *f* root cyst.
Zahn-Zahnfleischgrenze *f* dentogingival junction.
Zahn·zan·ge *f* dental forceps, extracting forceps, extraction forceps.
    Zahnzange für die linke Seite L forceps.
    Zahnzange für die rechte Seite R forceps.
Zahn·ze·ment[1] *m* tooth cement, dental cement, cement, cementum.
Zahn·ze·ment[2] *nt* cement, tooth cement, cementum, crusta petrosa dentis, substantia ossea dentis.
    aberrantes Zahnzement aberrant cementum, aberrant cementosis.
    afibrilläres Zahnzement afibrillar cementum.
    fibrilläres Zahnzement fibrillar cementum.
    lamelläres Zahnzement lamellar cementum.
    primäres Zahnzement cell-free cementum, acellular cementum, primary cementum.
    sekundäres Zahnzement cellular cementum, secondary cementum.
    unverkalktes Zahnzement uncalcified cementum, precementum, cementoid.

verkalktes Zahnzement calcified cementum.
zellfreies Zahnzement cell-free cementum, acellular cementum, primary cementum.
zellhaltiges Zahnzement cellular cementum, secondary cementum.
Zahn·ze·ment·den·tin·gren·ze *f* cementodentinal junction, dentinocemental junction, dentinocementum junction, dentin-cementum junction.
Zahn·ze·ment·dys·pla·sie *f* cemental dysplasia.
  periapikale Zahnzementdysplasie periapical cemental dysplasia, periapical dysplasia, fibrous dysplasia, cementoma, cementoblastoma.
Zahn·ze·ment·ein·riß·frak·tur *f* → Zahnzementfraktur.
Zahn·ze·ment·frak·tur *f* cemental fracture, cementum fracture, cemental tear, cementum tear.
Zahn·ze·ment·hy·per·pla·sie *f* hyperplastic cementum, hypertrophic cementum, cementum hyperplasia, hypercementosis, cementosis, cementum hypertrophy.
Zahn·ze·ment·hy·per·tro·phie *f* hyperplastic cementum, hypertrophic cementum, cementum hyperplasia, hypercementosis, cementosis, cementum hypertrophy.
Zahn·ze·ment·ka·ri·es *f* cemental caries, cementum caries.
Zahn·ze·ment·kri·stall *m* cementum crystal.
Zahn·ze·ment·la·mel·le *f* cementum lamella, cemental lamella.
Zahn·ze·ment·re·sorp·ti·on *f* cemental resorption.
Zahn·ze·ment·schä·di·gung *f* cemental lesion.
Zahn·zy·ste, dysontogenetische *f* primordial cyst.
Zahorsky-Syndrom *nt* Zahorsky's disease, herpangina.
zä·kal *adj anat.* pertaining to the cecum, cecal, caecal.
Zä·kum *nt, pl* **Zä·ka** *anat.* blind gut, blind intestine, coecum, cecum, caecum, typhlon.
Zä·kum·ent·zün·dung *f patho.* inflammation of the cecum, typhloteritis, typhlenteritis, typhlitis, typhloenteritis, cecitis.
Zan·ge *f* nippers *pl*, pliers *pl*, pincers *pl*, *chir.* forceps, a pair of forceps; *gyn.* forceps, extractor.
Zan·gen·biß *m* edge-to-edge bite, end-to-end bite, egde-to-edge occlusion, end-to-end occlusion.
Zan·gen·ex·trak·ti·on *f* forceps extraction.
Zäpfchen- *pref.* staphyline, uvular, uvul(o)-, staphyl(o)-.
Zäpf·chen·ent·fer·nung *f HNO* cionectomy, uvulectomy, staphylectomy.
Zäpf·chen·ent·zün·dung *f HNO* inflammation of the uvula, staphylitis, uvulitis, cionitis.
Zäpf·chen·mus·kel *m anat.* muscle of uvula, uvulae muscle.
Zäpf·chen·ödem *nt HNO* staphyledema, staphyloedema.
Zäpf·chen·sen·kung *f HNO* staphylodialysis, staphyloptosia, staphyloptosis, cionoptosis; uvuloptosia, uvulaptosis.
Zäpf·chen·spal·te *f embryo.* split uvula, forked uvula, bifid uvula.
Zäpf·chen·spal·tung *f HNO* cionotomy, uvulotomy, staphylotomy.
Zäpf·chen·tief·stand *m* → Zäpfchensenkung.
Zap·fen[1] *m* **1.** *bio.* cone. **2.** *techn.* pivot, peg, pin.
Zap·fen[2] *pl histol.* (*Auge*) retinal cones, cones, cone cells.
zap·fen·för·mig *adj anat.* cone-shaped, peg-shaped, coned, conical, conic, trochoidal, trochoid.
Zap·fen·ge·lenk *nt anat.* trochoid, trochoides, trochoidal articulation, trochoidal joint, trochoid joint, pivot joint, pivot articulation, rotary joint, rotatory joint, rotary articulation.
Zap·fen·zahn *m* peg tooth, peg-shaped tooth, conical tooth.
Zap·fen·zel·len *pl histol.* (*Auge*) retinal cones, cones, cone cells.
Zecke [k•k] *f micro.* tick, acarine.
Zecken·be·fall [k•k] *m epidem.* ixodiasis, ixodism.
Zecken·biß·fie·ber [k•k] *nt epidem.* tick typhus, tick-borne typhus, eruptive fever, tick fever.
  amerikanisches Zeckenbißfieber Rocky Mountain spotted fever, tick fever, Tobia fever, blue fever, black fever, blue disease, Brazilian spotted fever, Choix fever, Colombian tick fever, Mexican spotted fever, mountain fever, pinta fever, São Paulo fever.
  russische Zeckenenzephalitis Russian spring-summer encephalitis, forest-spring encephalitis, Russian endemic encephalitis, Russian forest-spring encephalitis, Russian tick-borne encephalitis, Russian vernal encephalitis, vernal encephalitis, vernoestival encephalitis, woodcutter's encephalitis.
  zentraleuropäische Zeckenenzephalitis Central European encephalitis, Far East Russian encephalitis, diphasic meningoencephalitis, diphasic milk fever, Central European tick-borne fever.
Zecken·rück·fall·fie·ber [k•k] *nt epidem.* endemic relapsing fever, tick fever, tick-borne relapsing fever.
Zeh *m, pl* **Ze·hen** → Zehe.
Ze·he *f anat.* toe, digit, digitus pedis, dactyl, dactylus.
Ze·hen·glied *nt anat.* toe bone, phalanx, phalange.
Ze·hen·kno·chen *pl anat.* toe bones, phalangeal bones of foot.

Zei·chen *nt* sign, signal, symbol (*für* of); *clin.* sign, symptom (*für, von* of), phenomenon, characteristic, mark.
  objektives Zeichen physical sign, objective sign.
  subjektives Zeichen subjective sign.
Zei·ge·fin·ger *m* index, index finger, second finger, forefinger.
Zei·ger *m* (*Uhr*) hand, index; (*Waage*) needle; (*Meßgerät*) pointer, finger.
Zeit *f* time. **seit langer Zeit bestehend** long-standing, long-time. **die ganze Zeit** all the time. **von Zeit zu Zeit** from time to time. **zur Zeit** at the present time.
Zeit·ab·schnitt *m* time, period, term.
Zeit·dau·er *f* period, time, duration; length of time.
Zeit·punkt *m* moment.
Zeit·raum *m* period (of time).
Zeit·span·ne *f* timespan, span, period, stretch.
zeit·wei·lig *adj* (*vorübergehend*) temporary; (*gelegentlich*) intermittent, occasional.
Zell- *pref.* cellular, cell, cyt(o)-, kyt(o)-.
zell·ab·tö·tend *adj patho.* cellulicidal, cytocidal.
Zell·ana·ly·sa·tor *m lab., patho.* cytoanalyzer.
Zell·an·ti·kör·per *m immun.* cell antibody.
Zell·at·mung *f physiol.* respiration, cell respiration, internal respiration, tissue respiration.
Zell·atro·phie *f patho.* cell atrophy.
Zell·auf·lö·sung *f patho.* cytolysis.
Zell·aus·strich *m histol., lab.* smear.
zell·bil·dend *adj histol.* cytogenic, cytogenous.
Zell·bio·lo·gie *f bio.* cell biology, cytobiology.
Zell·dia·gno·stik *f patho.* cytodiagnosis, cytology.
Zel·le *f bio., histol.* cell, cellula; *phys., electr.* cell, element.
  α-Zelle 1. (*Pankreas*) alpha cell, A cell. **2.** (*Adenohypophyse*) A cell, acidophil, acidophile, acidophil cell, acidophile cell, acidophilic cell.
  aerobe Zelle aerobe.
  antigen-reaktive Zelle antigen-reactive cell, antigen-responsive cell, antigen-sensitive cell.
  argentaffine Zellen enteroendocrine cells, enterochromaffin cells, argentaffine cells; silver cells.
  autotrophe Zelle autotrophic cell, autotroph.
  auxotrophe Zelle auxotrophic cell, auxotroph.
  azidophile Zelle 1. acidophil cell, acidophile cell, acidophilic cell, acidophil, acidophile. **2.** (*Hypophyse*) alpha cell, A cell, acidophil, acidophile, acidophil cell, acidophile cell, acidophilic cell.
  basophile Zelle basophilic cell, basophil cell, basophil, basophile.
  diploide Zelle diploid cell.
  einkernige Zelle mononuclear cell.
  enterochromaffine Zellen enteroendocrine cells, enterochromaffin cells, argentaffine cells, EC cells.
  erythrophile Zelle erythrophil.
  gelbe Zellen → enterochromaffine Zellen.
  gonadotrope Zelle (*HVL*) gonadotrope, gonadotroph, gonadotroph cell.
  heterozygote Zelle heterozygote cell.
  homozygote Zelle homozygote cell.
  hyperploide Zelle *genet.* hyperploid cell.
  immunkompetente Zelle immunocyte.
  kernhaltige Zelle nucleated cell, karyocyte.
  muköse Zelle mucous cell, mucous secretory cell, mucous-secretory cell.
  neutrophile Zelle neutrophil, neutrophile.
  oxyphile Zelle oxyphil, oxyphile, oxyphil cell, oxyphilic cell.
  parafollikuläre Zellen (*Schilddrüse*) ultimobranchial cells, parafollicular cells, light cells, C cells.
  photoelektrische Zelle electrical eye.
  polychromatische Zelle polychromatocyte, polychromatophil, polychromatophile, polychromophil.
  sensible Zelle sensory cell, sense cell.
  sezernierende Zelle secretory cell.
  somatische Zelle somatic cell.
  spindelförmige Zelle fusiform cell, spindle cell.
Zelleib [ll•l] *m histol.* cell body, cytoplasm, soma.
Zell·ein·schluß *m histol.* cell inclusion.
zel·len·ab·tö·tend *adj pharm.* cellulicidal.
zel·len·bil·dend *adj histol.* cytogenic, cytogenous.
Zel·len·leh·re *f* cytology.
zel·len·zer·stö·rend *adj pharm.* cellulicidal.
Zell·fu·si·on *f histol.* cell fusion.
Zell·hor·mon *nt* cell hormone, cytohormone.
zel·lig *adj histol.* cellular; areolar.
Zell·im·mu·ni·tät *f* cell immunity.

Zellkern

Zell·kern *m* nucleus, cell nucleus, karyon, karyoplast.
Zell·kern·auf·lö·sung *f patho.* karyolysis.
Zell·kern·mes·sung *f histol.* karyometry.
Zell·kern·pro·to·plas·ma *nt histol.* karyoplasm, nucleoplasm.
Zell·kern·zer·fall *m patho.* karyorrhexis, karyoclasis.
Zell·klon *m histol.* cell clone.
Zell·kon·takt *m histol.* cell contact, cell attachment, junction.
  offener Zellkontakt gap junction, electrotonic junction.
Zell·körn·chen *nt histol.* granule.
Zell·kör·per *m histol.* cell body, cytosome, soma.
Zell·kul·tur *f histol.* cell culture.
  humane diploide Zellkultur human diploid cell culture.
Zell·mem·bran *f histol.* cell membrane, plasma membrane, plasmalemma, plasmolemma, ectoplast, cytoplasmic membrane, cytomembrane, cytolemma.
Zell·mes·sung *f histol.* cytometry.
Zell·me·ta·bo·lis·mus *m* cell metabolism, cellular metabolism.
Zell·mund *m micro.* cytostome.
Zell·ne·kro·se *f patho.* cell necrosis, cytonecrosis, meronecrobiosis, meronecrosis, necrocytosis.
Zell·ober·flä·chen·an·ti·gen *nt immun.* cell-surface antigen.
Zell·ober·flä·chen·mar·ker *m immun.* cell-surface marker.
Zel·lo·idin *nt histol.* celloidin.
Zel·lo·phan *nt chem.* cellophane.
Zell·or·ga·nel·le *f histol.* organelle, organella, organoid.
Zell·pa·tho·lo·gie *f* cellular pathology, cytopathology.
Zell·plas·ma *nt* cell plasma, plasma, plasm, cytoplasm.
Zell·pro·to·plas·ma *nt →* Zellplasma.
Zell·saft *m bio.* cell sap.
zell·schä·di·gend *adj patho.* cytopathic, cytotoxic, cellulotoxic.
Zell·spal·tung *f histol.* cellular fission.
Zell·stoff·wech·sel *m* cell metabolism, cellular metabolism.
Zell·tei·lung *f embryo.* cell division, division, cellular fission, fission.
  direkte Zellteilung direct cell division, amitosis, holoschisis.
  mitotische Zellteilung mitotic cell division, mitosis, mitoschisis.
Zell·tod *m patho.* cell death, cytonecrosis, necrocytosis, necrosis, sphacelation.
Zell·trüm·mer *pl patho.* detritus, débris.
zel·lu·lar *adj →* zellulär.
zel·lu·lär *adj histol.* made up of cells, cellular, cellulous. **nicht zellulär** noncellular.
Zel·lu·li·tis *f patho.* inflammation of cellular tissue, cellulitis.
Zel·lu·loid·kro·ne *f* celluloid crown.
Zel·lu·loid·ma·tri·ze *f* celluloid matrix.
Zel·lu·lo·se *f chem.* cellulose.
Zell·un·ter·gang *m →* Zelltod.
zell·ver·gif·tend *adj patho.* cytotoxic.
Zell·ver·min·de·rung *f hema.* cytopenia.
Zell·ver·schmel·zung *f histol.* cell fusion, fusion.
Zell·wand *f histol.* cell membrane, plasma membrane, plasmalemma, plasmolemma, cytoplasmic membrane, cytomembrane, ectoplast.
Zell·wand·an·ti·gen *nt immun.* cell wall antigen.
Zellweger-Syndrom *nt patho.* Zellweger syndrome, cerebrohepatorenal syndrome.
Zell·zäh·lung *f histol., lab.* cell count.
Zell·zahl·ver·min·de·rung *f hema.* cytopenia.
Zell·zer·fall *m patho.* cytolysis, cytorrhexis, cell disintegration.
zell·zer·stö·rend *adj patho.* cellulicidal, cytocidal.
Zell·zy·klus *m bio., histol.* cell cycle.
Ze·ment¹ *m* dental cement, cement.
  anorganischer Zement inorganic cement, inorganic dental cement.
  organischer Zement organic cement, organic dental cement.
  zinkhaltiger Zement zinc cement.
Ze·ment² *nt* cement, tooth cement, cementum, crusta petrosa dentis, substantia ossea dentis.
  aberrantes Zement aberrant cementum, aberrant cementosis.
  afibrilläres Zement afibrillar cementum.
  fibrilläres Zement fibrillar cementum.
  intermediäres Zement intermediate cementum.
  lamelläres Zement lamellar cementum.
  primäres Zement cell-free cementum, acellular cementum, primary cementum.
  sekundäres Zement cellular cementum, secondary cementum.
  unverkalktes Zement uncalcified cementum, precementum, cementoid.
  verkalktes Zement calcified cementum.
  zellfreies Zement cell-free cementum, acellular cementum, primary cementum.
  zellhaltiges Zement cellular cementum, secondary cementum.

ze·ment·ähn·lich *adj* cementoid.
ze·ment·ar·tig *adj* cementoid.
Ze·ment·ba·sis *f* cement base.
  proximale Zementbasis proximal cement base.
Ze·ment·bild·ner *m* cementoblast.
Ze·ment·bla·stom *nt* cementoblastoma, benign cementoblastoma, true cementoma.
Ze·ment·den·tin·gren·ze *f* cementodentinal junction, dentinocemental junction, dentinocementum junction, dentin-cementum junction.
Ze·ment·dys·pla·sie, periapikale *f* periapical dysplasia, fibrous dysplasia, cementoma, cementoblastoma.
Ze·ment·fa·sern *pl* cemental fibers.
Ze·ment·fi·brom *nt* cementifying fibroma, fibrocementoma.
Ze·ment·hy·per·pla·sie *f →* Zementhypertrophie.
Ze·ment·hy·per·tro·phie *f* hyperplastic cementum, hypertrophic cementum, cementum hyperplasia, hypercementosis, cementosis, cementum hypertrophy, hypercemented root.
Ze·men·tie·ren *nt* cementation.
ze·men·tie·ren *vt* cement.
Ze·men·ti·kel *nt* cementicle.
  adhärentes Zementikel adherent cementicle, attached cementicle.
  freies Zementikel free cementicle.
  interstitielles Zementikel embedded cementicle, interstitial cementicle.
Ze·ment·ka·ri·es *f* cemental caries, cementum caries.
Ze·ment·kör·per·chen *nt* cement corpuscle.
Ze·ment·kri·stall *m* cement crystal.
Ze·ment·la·mel·le *f* cementum lamella, cemental lamella.
Ze·men·to·blast *m* cementoblast.
Ze·men·to·bla·stom *nt* cementoblastoma, benign cementoblastoma, true cementoma.
  benignes Zementoblastom benign cementoblastoma, true cementoma.
Ze·men·to·id *nt* uncalcified cementum, precementum, cementoid.
Ze·men·to·kla·sie *f* cementoclasia.
Ze·men·to·klast *m* cementoclast.
Ze·men·tom *nt* cementoma, cementoblastoma, periapical dysplasia, fibrous dysplasia, periapical cemental dysplasia.
  benignes Zementom benign cementoma.
  echtes Zementom benign cementoblastoma, true cementoma.
Ze·men·to·pa·thie *f* cementopathia.
Ze·men·to·se *f* cementum hypertrophy, hypertrophic cementum, cementosis, hypercementosis, cementum hyperplasia, hyperplastic cementum.
  aberrante Zementose aberrant cementum, aberrant cementosis.
Ze·ment·osto·se *f* cementum hypertrophy, hypertrophic cementum, cementosis, hypercementosis, cementum hyperplasia, hyperplastic cementum.
Ze·men·to·zyt *m* cement cell, cementocyte.
Ze·men·to·zy·ten·la·ku·ne *f* lacuna of cementocyte.
Ze·ment·re·sorp·ti·on *f* cemental resorption.
Ze·ment·riß·frak·tur *f* cemental fracture, cementum fracture, cemental tear, cementum tear.
Ze·ment·schä·di·gung *f* cemental lesion.
Ze·ment·spa·tel *m* cement spatula.
Ze·ment·zel·le *f* cement cell, cementocyte.
Zen·ti·gramm *nt* centigram.
Zen·ti·li·ter *m/nt* centiliter.
Zen·ti·me·ter *m/nt* centimeter.
zen·tral *adj* pertaining to a center, central, centric, centrical.
Zen·tral·fur·che des Großhirns *f anat.* central sulcus of cerebrum, central fissure, fissure of Rolando.
Zen·tral·höcker [k·k] *m* centric cusp, central cusp, interstitial cusp.
Zen·tral·ka·ri·es *f* central caries.
Zen·tral·kör·per·chen *nt histol.* central body, centriole.
Zen·tral·ner·ven·sy·stem *nt anat.* central nervous system, neural axis, neuraxis, cerebrospinal axis, encephalomyelonic axis, encephalospinal axis, cerebrospinal system.
Zen·tral·stift·me·tho·de *f* single cone root canal filling method, single cone method.
Zen·tral·stift·tech·nik *f* single cone root canal filling method, single cone method.
Zen·tral·win·dung, hintere *f* paraterminal gyrus, subcallosal gyrus.
  vordere Zentralwindung precentral gyrus, anterior central gyrus, ascending frontal gyrus, ascending frontal convolution.
Zen·trie·ren *nt* centering.
zen·trie·ren *vt* center.
zen·tri·fu·gal *adj phys.* centrifugal; *physiol.* centrifugal, efferent, efferential, excurrent.

Zen·tri·fu·gal·guß *m* centrifugal casting.
Zen·tri·fu·gal·kraft *f phys.* centrifugal force.
Zen·tri·fu·ga·ti·ons·kraft *f* → Zentrifugalkraft.
Zen·tri·fu·ge *f phys., lab.* centrifuge; separator.
Zen·tri·fu·gie·ren *nt phys., lab.* centrifugation, centrifugalization.
zen·tri·fu·gie·ren *vt phys., lab.* centrifuge, centrifugate, centrifugalize; separate.
Zen·trik *f* centric.
Zen·tri·ol *nt histol.* central body, centriole.
zen·tri·pe·tal *adj phys.* centripetal; *physiol.* centripetal, afferent, esodic.
Zen·tri·pe·tal·kraft *f phys.* centripetal force.
zen·trisch *adj* centric, centrical, central.
Zen·tro·blast *m hema.* centroblast, noncleaved follicular center cell, germinoblast.
Zen·tro·plas·ma *nt histol.* centroplasm, centrosphere, attraction sphere, paranuclear body, statosphere.
Zen·tro·som *nt* cell center, centrosome, cytocentrum, kinocentrum, microcentrum.
Zen·tro·sphä·re *f* → Zentroplasma.
Zen·tro·zyt *m hema.* centrocyte, cleaved follicular center cell, germinocyte.
Zen·trum *nt, pl* **Zen·tren 1.** *allg., phys., mathe., fig.* center. **2.** *physiol., anat.* center, area, field, centrum.
  sensibles Zentrum sensory center.
Ze·pha·lo·spo·rin *nt pharm.* cephalosporin.
zer·ber·sten *vi* burst, crack.
Ze·rea·li·en *pl bio.* cereal.
ze·re·bel·lar *adj anat.* pertaining to the cerebellum, cerebellar.
Ze·re·bel·li·tis *f neuro.* inflammation of the cerebellum, cerebellitis.
Ze·re·bel·lum *nt, pl* **Ze·re·bel·la** *anat.* cerebellum.
ze·re·bral *adj anat.* pertaining to cerebrum, cerebral.
Ze·re·bral·pa·ra·ly·se *f* → Zerebralparese.
Ze·re·bral·pa·re·se *f neuro.* cerebral paralysis, cerebral palsy.
  infantile Zerebralparese infantile cerebral palsy, infantile cerebral paralysis, infantile spastic paralysis.
Ze·re·bral·skle·ro·se *f patho.* cerebrosclerosis.
Ze·re·bri·tis *f neuro.* inflammation of the cerebrum, cerebritis.
ze·re·bro·me·nin·ge·al *adj* pertaining to the brain and its meninges, cerebromeningeal.
Ze·re·bro·pa·thie *f neuro.* cerebropathy, cerebropathia.
Ze·re·bro·sid *nt* cerebroside, cerebrogalactoside, galactocerebroside, glucocerebroside; galactolipid, galactolipin.
Ze·re·bro·sid·li·pi·do·se *f patho.* Gaucher's splenomegaly, Gaucher's disease, glucosylceramide lipidosis, kerasin histiocytosis, cerebrosidosis, cerebroside lipidosis, cerebroside lipoidosis, familial splenic anemia, glycosylceramide lipidosis.
Ze·re·bro·si·do·se *f patho.* cerebrosidosis.
Ze·re·bro·sid·spei·cher·krank·heit *f patho.* cerebrosidosis.
ze·re·bro·spi·nal *adj anat.* pertaining to cerebrum or brain and spinal cord, cerebrospinal, cerebromedullary, cerebrorachidian, encephalorachidian, encephalospinal, medulloencephalic, myeloencephalic.
ze·re·bro·vas·ku·lär *adj* cerebrovascular.
Ze·re·brum *nt, pl* **Ze·re·bra** *anat.* cerebrum; brain.
Ze·re·sin *nt* ceresin wax.
Zer·fall *m* (*a. fig., phys.*) disintegration, decay, fragmentation, breakup; *chem.* decomposition.
  radioaktiver Zerfall *phys.* nuclear decay, nuclear disintegration, radioactive decay, radioactive disintegration.
zer·fal·len *vi* (*a. fig., phys.*) decay, disintegrate; *chem.* decompose, degrade; dissolve; dissociate.
Zer·falls·kon·stan·te *f phys.* decay constant, disintegration constant, radioactive constant.
zer·fres·sen *adj* carious.
zer·glie·dern *vt mathe., fig.* analyze, dissect.
Zer·glie·de·rung *f mathe., fig.* analysis, dissection.
Zer·ka·rie *f micro.* cercaria.
Zer·kla·ge *f chir., gyn.* cerclage.
zer·klüf·tet *adj histol.* rimose, rimous, rough, rugged.
zer·krat·zen *vt* scratch.
zer·las·sen *vt* melt.
Zer·le·gen *nt anat., patho.* dissection.
Zer·le·gung *f* **1.** *anat., patho.* dissection. **2.** *chem.* degradation, breakup, decomposition. **3.** *fig.* analysis, dissection; *mathe.* decomposition, reduction (*in* to).
zer·mah·len *vt pharm.* reduce to powder, triturate, grind, pulverize, pestle.
Zer·mah·lung *f pharm.* trituration, grinding, pulverization.
zer·plat·zen *vi* burst, explode.

zer·rei·ben *vt pharm.* triturate, comminute, grate, grind, pulverize, pestle.
Zer·rei·bung *f pharm.* comminution, trituration, pulverization.
Zer·rei·ßen *nt patho.* laceration, rhexis, rupture, tear.
zer·rei·ßen *patho.* **I** *vt* tear up/apart/in two, disrupt, break, rupture, burst. **II** *vi* tear, rupture, break, burst.
Zer·rei·ßung *f patho.* rhexis, disruption, dilaceration.
zer·ren *vt* (*Band*) sprain, tear; (*Muskel*) pull, strain.
Zer·rung *f* (*Muskel, Band*) strain, sprain.
zer·schnei·den *vt* cut, cut up, dissect.
zer·split·tert *adj* (*Fraktur*) comminuted, comminute.
Zer·split·te·rung *f* (*Fraktur*) comminution; fragmentation.
zer·sprin·gen *vi* shatter, splinter, break, crack, rupture, split.
Zer·stäu·ber *m pharm.* spray, sprayer, atomizer; nebulizer.
Zer·stäu·bung *f pharm.* spraying, atomization.
zer·stö·ren *vt* destroy; *fig.* (*Gesundheit*) destroy, ruin.
zer·stö·re·risch *adj* destructive.
Zer·stö·rung *f* destruction.
zer·sto·ßen *vt pharm.* crush, pound, pulverize, pestle, triturate, grind, comminute.
Zer·streu·ungs·lin·se *f opt.* negative lens, concave lens, diverging lens, minus lens.
zer·stückeln [k•k] *vt* disjoint, cut to pieces, dismember.
Zer·trüm·me·rung *f* (*Fraktur*) comminution; fragmentation.
Ze·ru·men *nt* cerumen, earwax, wax.
Ze·ru·mi·nal·drü·sen *pl histol.* ceruminous glands.
Ze·ru·mi·nal·pfropf *m HNO* impacted cerumen, impacted earwax, ceruminal impaction.
  angetrockneter Zeruminalpfropf hard cerumen, inspissated cerumen.
  eingetrockneter Zeruminalpfropf → angetrockneter Zeruminalpfropf.
  verhärteter Zeruminalpfropf → angetrockneter Zeruminalpfropf.
Ze·ru·mi·no·ly·se *f HNO, pharm.* ceruminolysis.
ze·ru·mi·no·ly·tisch *adj HNO, pharm.* ceruminolytic.
zer·vi·kal *adj anat.* pertaining to a neck or cervix, cervical, trachelian.
Zer·vi·kal·ka·ri·es *f* cervical caries.
Zer·vi·kal·klam·mer *f* cervical clamp, gingival clamp.
Zer·vi·kal·lymph·kno·ten *pl anat.* cervical lymph nodes.
Zer·vi·kal·ner·ven *pl anat.* cervical nerves.
Zervikal-pull-Headgear *m/nt* cervical-pull headgear.
Zer·vi·kal·schmelz *m* cervical enamel.
Zer·vi·ko·dy·nie *f neuro.* pain in the neck, neck pain, cervicodynia, trachelodynia.
zer·vi·ko·fa·zi·al *adj* pertaining to neck and face, cervicofacial.
Zer·vix *f* **1.** *anat.* neck, cervix, collum. **2.** *gyn.* cervix uteri, neck of uterus, uterine neck, neck of womb, collum.
Zest-Anker *m* → Zest-Ankersystem.
Zest-Ankersystem *nt* Zest Anchor system, Zest Anchor system attachment.
Ze·sto·de *f micro.* cestode, cestoid.
ze·sto·den·ar·tig *adj micro.* cestode, cestoid.
Ze·sto·den·in·fek·ti·on *f epidem.* cestodiasis.
Zeu·gung *f* procreation, begettal, reproduction.
zeu·gungs·fä·hig *adj* procreative.
Zeu·gungs·fä·hig·keit *f* potentia generandi.
zeu·gungs·un·fä·hig *adj* impotent; sterile.
Zeu·gungs·un·fä·hig·keit *f* impotence, impotency, impotentia generandi.
ZHR-Syndrom *nt patho.* Zellweger syndrome, cerebrohepatorenal syndrome.
zie·gel·rot *adj histol.* brick-red, lateritious, latericeous.
Zie·gen·meckern [k•k] *nt clin.* (*Auskultation*) egophony, capriloquism, tragophony, tragophonia; egobronchophony, bronchoegophony.
Zie·gen·pe·ter *m epidem., ped.* epidemic parotiditis, epidemic parotitis, mumps.
Zie·hen *nt* **1.** (*Zahn*) extraction. **2.** *mathe.* (*Wurzel*) extraction. **3.** (*Schmerz*) drawing pain, tearing pain, twinge.
zie·hen I *vt* **1.** draw, pull; (*Zahn*) pull out, extract; (*Fäden*) take out. **2.** (*Blasen*) blister. **II** *vi* (*schmerzen*) draw, tear, twinge.
zie·hend *adj* (*Schmerz*) drawing, tearing.
Ziehen-Oppenheim-Krankheit *f neuro.* Ziehen-Oppenheim disease, torsion dystonia, torsion neurosis, progressive torsion spasm of childhood.
Ziehl-Neelsen-Färbung *f micro.* Ziehl-Neelsen stain.
Ziel *nt fig.* object, target, goal, aim; *phys.* target.
zie·len *vi* aim, level (*auf* at).
Ziel·ge·we·be *nt pharm.* target tissue.

ziellos 676

ziel·los *adj* aimless; (*Bewegung*) erratic.
Ziel·or·gan *nt pharm.* target organ.
Ziel·zel·le *f pharm.* target cell.
zi·ka·tri·zi·ell *adj patho.* pertaining to a scar, epulotic, cicatricial.
zi·li·ar *adj anat.* ciliary.
Zi·li·ar·ap·pa·rat *m anat.* ciliary body, ciliary apparatus.
Zi·li·ar·gan·gli·on *nt anat.* ciliary ganglion, Schacher's ganglion.
Zi·lia·ris *m* → Ziliarmuskel.
Zi·li·ar·kör·per *m anat.* ciliary apparatus, ciliary body.
Zi·li·ar·mus·kel *m anat.* ciliaris muscle, Bowman's muscle, ciliary muscle.
Zi·li·ar·ner·ven *pl* ciliary nerves.
Zi·li·at *m bio.* ciliate.
Zi·lie *f* **1.** *histol.* cilium, kinocilium. **2. Zilien** *pl anat.* eyelashes, cilia.
Zim·mer·tem·pe·ra·tur *f* room temperature.
Zimt·öl *nt pharm.* cinnamon oil.
Zink *nt chem.* zinc.
Zink·chlo·rid *nt* zinc chloride.
Zink·eu·ge·no·lat *nt* zinc eugenolate.
Zink·le·gie·rung *f* zinc alloy.
Zink·oxid *nt pharm.* zinc oxide.
Zinkoxidchlorid-Zement *m* zinc oxide cement.
Zinkoxid-Eugenol *nt* zinc oxide-eugenol.
Zinkoxid-Eugenol-Paste *f* zinc oxide-eugenol impresion material, zinc oxide-eugenol impresion paste.
Zinkoxid-Eugenol-Zement *m* zinc oxide-eugenol cement, zinc oxide-eugenol dental cement, ZOE cement.
   modifizierter Zinkoxid-Eugenol-Zement modified zinc oxide-eugenol cement, modified zinc phosphate cement, improved zinc oxide-eugenol cement, fortified zinc oxide-eugenol cement, reinforced zinc oxide-eugenol cement.
Zinkoxid-Phosphatzement *m* zinc oxyphosphate cement.
Zink·oxid·ze·ment *m* zinc oxide cement.
Zink·phos·phat·ze·ment *m* zinc phosphate cement.
Zink·po·ly·karb·oxy·lat·ze·ment *m* polycarboxylate cement, zinc polycarboxylate cement, zinc polyacrylate cement.
Zink·ze·ment *m* zinc cement.
Zinn *nt chem.* stannum, tin.
Zinn-Antimon-Legierung *f* tin-antimony alloy.
Zinn·fluo·rid *nt* tin difluoride, stannous fluoride.
Zinnfluorid-Zahnpaste *f* stannous fluoride dentifrice.
Zinn·fo·lie *f* tin foil.
Zinn·le·gie·rung *f* tin alloy.
Zinsser-Cole-Engman-Syndrom *nt derm.* Zinsser-Cole-Engman syndrome, congenital dyskeratosis.
Zir·bel·drü·se *f anat.* pineal body, pineal gland, pineal, cerebral apophysis, pinus, conarium, epiphysis.
Zir·bel·drü·sen·stiel *m anat.* pineal peduncle, habenula, habena.
zir·ka·di·an *adj physiol.* circadian.
Zir·kel·schnitt *m chir.* circular incision, circular cut.
zir·ku·lär *adj* circular, annular, circinate, orbicular.
Zir·ku·lär·ver·band *m* circular bandage.
Zir·ku·la·ti·on *f* circulation; *physiol.* circulation.
   assistierte Zirkulation assisted circulation.
   extrakorporale Zirkulation extracorporeal circulation.
zir·ku·lie·ren *vi physiol.* circulate, flow.
zir·ku·lie·rend *adj physiol.* flowing, circulating, circulatory, circulative.
zir·kum·ar·ti·ku·lär *adj* around a joint, periarticular, periarthric, circumarticular.
Zir·kum·duk·ti·on *f physiol.* circular movement, circumduction.
Zir·kum·fe·renz *f* circumference.
zir·kum·nu·kle·är *adj histol.* circumnuclear, perinuclear.
zir·kum·oral *adj* around the mouth, perioral, peristomatous, circumoral.
Zir·kum·pul·pär·den·tin *nt* circumpulpal dentin.
zir·kum·re·nal *adj* around the kidney, perirenal, perinephric, circumrenal.
zir·kum·skript *adj* circumscribed, limited, confined.
zir·kum·vas·ku·lär *adj histol.* circumvascular, perivascular.
zir·rhös *adj patho.* pertaining to or characterized by cirrhosis, cirrhotic.
Zir·rho·se *f patho.* cirrhosis, fibroid induration, granular induration.
   biliäre Zirrhose biliary cirrhosis.
   primär biliäre Zirrhose primary biliary cirrhosis, hypertrophic hepatic cirrhosis, hypertrophic cirrhosis, Hanot's cirrhosis, Hanot's disease, Hanot's syndrome, chronic nonsuppurative destructive cholangitis, progressive nonsuppurative cholangitis, unilobular cirrhosis, Todd's cirrhosis.

Zir·rho·ti·ker *m* cirrhotic, cirrhotic patient.
zir·rho·tisch *adj* → zirrhös.
zir·zi·när *adj histol.* ring-shaped, circinate, circular.
zi·schend *adj clin.* (*Geräusch*) sibilant, hissing.
Zi·ster·ne *f anat.* cistern, cisterna, reservoir.
Zi·ster·no·gra·phie *f radiol.* cisternography.
Zi·trat *nt chem.* citrate.
Zi·trat·plas·ma *nt hema.* citrated plasma.
Zi·tro·nen·säu·re *f chem.* citric acid.
Zi·tro·nen·säu·re·zy·klus *m biochem.* citric acid cycle, Krebs cycle, tricarboxylic acid cycle.
zit·te·rig *adj* trembly, shaky, shivery.
Zit·tern *nt* shake, shiver, quiver, tremble, tremor, thrill, vibration, tremulousness, trepidation, trepidatio.
   erregtes Zittern → nervöses Zittern.
   nervöses Zittern tingling, nervous chill.
   unwillkürliches Zittern tremor.
zit·tern *vi* shake, shiver, quiver, tremble (*vor* with); vibrate.
Zi·vi·li·sa·ti·ons·krank·hei·ten *pl* diseases of civilization.
Z-Linie *f histol.* Z disk, Z line, Z band, Amici's disk, line of Amici, stria of Amici, intermediate disk, thin disk, telophragma, Dobie's layer, Dobie's line, Krause's line, Krause's membrane.
ZNS-Erkrankung *f neuro.* CNS disease.
ZNS-Metastase *f neuro., patho.* CNS metastasis.
ZNS-Zentrum *nt physiol.* center.
zö·kal *adj* cecal, caecal.
Zö·kum *nt, pl* **Zö·ka** *anat.* blind gut, blind intestine, coecum, cecum, caecum, typhlon.
Zö·lia·kie *f patho., ped.* celiac disease, infantile form of celiac disease, gluten enteropathy, Gee-Herter-Heubner syndrome, Gee-Herter-Heubner disease, Gee's disease, Gee-Herter disease, Herter's infantilism, Heubner-Herter disease, Herter-Heubner disease, Herter's disease, Heubner disease.
Zö·lio·sko·pie *f clin.* celoscopy, celioscopy.
Zollinger-Ellison-Syndrom *nt endo.* Zollinger-Ellison syndrome, Z.-E. syndrome.
Zo·na *f* **1.** *anat.* zone, zona, area, region. **2.** *epidem.* shingles, zona, zoster, herpes zoster, acute posterior ganglionitis.
Zon·äs·the·sie *f neuro.* zonesthesia, cincture sensation, girdle sensation, strangalesthesia.
Zo·ne *f* zone, area, region.
   helle Zone *histol.* H zone, H band, H disk, Engelmann's disk, Hensen's disk, Hensen's line.
   odontoblastische Zone dentinoblastic zone.
   subodontoblastale Zone subdentinoblastic zone, subodontoblastic zone.
   zellfreie Zone Weil's basal layer, Weil's basal zone, cell-free zone, cell-poor zone, subodontoblastic layer.
   zellreiche Zone cell-rich layer, cell-rich zone.
   zementogene Zone cementogenic layer.
zo·nen·för·mig *adj* zonary, zonal, zonular.
Zoo·an·thro·po·no·se *f epidem.* zooanthroponosis, anthropozoonosis.
Zoo·lo·gie *f* zoology.
Zoo·no·se *f epidem.* zoonosis.
Zoo·pa·ra·sit *m bio.* zooparasite, animal parasite.
zoo·phag *adj* zoophagous, carnivorous.
Zoo·to·xin *nt bio.* animal toxin, zootoxin.
Zorn *m* anger, temper, rage, passion.
zor·nig *adj* angry (*auf, über* at, about), furious.
Zo·ster *m epidem.* acute posterior ganglionitis, herpes zoster, zona, zoster, shingles *pl*.
   Zoster ophthalmicus ophthalmic zoster, gasserian ganglionitis, herpes zoster ophthalmicus, herpes zoster ophthalmicus.
   Zoster oticus herpes zoster auricularis, herpes zoster oticus, Ramsey Hunt disease, Ramsey Hunt syndrome, Hunt's disease, Hunt's neuralgia, Hunt's syndrome, geniculate neuralgia, geniculate otalgia, opsialgia, otic neuralgia.
zo·ster·ähn·lich *adj* → zosterartig.
zo·ster·ar·tig *adj epidem.* zosteriform, zosteroid.
Zoster-Enzephalitis *f neuro.* zoster encephalitis.
Zoster-Meningitis *f neuro.* zoster meningitis.
Zot·te *f anat., histol.* villus.
Zot·ten·krebs *m patho.* villous cancer, villous carcinoma.
   fetaler Zottenkrebs chorionic carcinoma, deciduocellular carcinoma, choriocarcinoma, chorioblastoma, trophoblastoma.
zot·tig *adj* villous, villose, shaggy.
Z-Plastik *f chir.* Z-plasty, Z-flap.
Z-Streifen *m* → Z-Linie.
zu·be·rei·ten *vt* prepare, make, mix.

Zu·be·rei·tung *f* (*a. pharm.*) preparation.
Zu·be·rei·tungs·vor·schrift *f pharm.* formula, recipe.
Zucht *f bio.* **1.** (*Züchten*) breed, breeding, culture. **2.** breed, culture.
züch·ten *vt micro.* culture; *bio.* breed, raise; *bio.* grow, cultivate.
Züch·tung *f* → Zucht.
Zucken [k·k] *nt* tic, twitch, jerk, twitching, jerking.
   nervöses Zucken habit spasm, tic.
zucken [k·k] *vi* twitch, jerk.
Zucker- *pref.* sugar, saccharine, glyc(o)-, sacchar(o)-.
Zucker [k·k] *m* **1.** *chem.* sugar, saccharid. **2.** *inf.* saccharose, saccharum, sucrose, beet sugar. **3.** *inf.* diabetes mellitus, diabetes.
Zucker·bil·dung [k·k] *f* **1.** *chem.* saccharification. **2.** *physiol.* glycogenesis.
zucker·krank [k·k] *adj patho.* suffering from diabetes, diabetic.
Zucker·krank·heit [k·k] *f patho.* diabetes mellitus, diabetes.
Zucker·lö·sung [k·k] *f pharm.* sirup, treacle, syrup, syrupus.
zuckern [k·k] *vt pharm.* saccharify, sugar, sweeten.
Zucker·plan·ta·gen·lep·to·spi·ro·se [k·k] *f epidem.* cane-field fever, field fever.
Zucker·rohr [k·k] *nt bio.* sugar cane.
Zucker·rohr·fie·ber [k·k] *nt epidem.* cane-field fever, field fever.
Zucker·saft [k·k] *m pharm.* sirup, syrup, syrupus, treacle.
Zucker·star [k·k] *m ophthal.* diabetic cataract.
Zucker·test [k·k] *m lab.* sugar test, glucose test.
Zuckung [k·k] *f* twitch, jerk, twitching, jerking, contraction.
   faszikuläre Zuckungen fasciculation.
Zu·fall *m* chance, accident, coincidence.
zu·fäl·lig *adj* accidental, chance, random, coincidental, incidental, fortuitous.
Zufalls- *pref.* accidental, chance, incidental, random.
Zu·falls·be·fund *m clin.* incidental finding.
Zu·fuhr *f* supply, supplies *pl.*
Zug *m* **1.** *phys., physiol.* pull, tension, pulling force, traction. **2.** *traumat.* traction, extension.
Zu·gang *m, pl* **Zu·gän·ge 1.** (*a. fig.*) entry, access, gate, gateway (*zu* to); *anat.* aditus, inlet, opening; *chir.* access, approach (*zu* to); *clin.* access, line. **2. Zugänge** *pl* (*Patienten*) intake *sing*, new admissions.
zu·gäng·lich *adj* (*a. fig.*) accessible, approachable (*für* to).
zu·ge·hen *vi* (*Wunde*) close, close up.
Zü·gel *m anat.* habenula, habena; *traumat.* harness.
zu·ge·las·sen *adj pharm.* approved, licensed; (*Arzt/Ärztin*) registered.
Zug·fe·stig·keit *f phys.* tensile strength.
Zug·fe·stig·keits·kur·ve *f* stress-strain curve.
Zug·gur·tung *f* tension band wiring, tension band.
Zug·gur·tungs·osteo·syn·the·se *f traumat.* tension band wiring.
Zug·kraft *f phys.* pulling force, tractive power, tension, tensile force.
Zug·plat·te *f traumat.* compression plate.
Zug·schrau·be *f traumat.* compression screw.
Zug·span·nung *f phys.* pulling force.
zu·hei·len *vi* heal, heal up, heal over.
Zu·las·sung *f* registration, permission; *pharm.* approval, license; (*Arzt/Ärztin*) license.
zu·ma·chen *vt* close, close up; fill up.
Zu·nah·me *f* increase (*an* in); growth, rise.
Zünd·stein *m* flint.
Zun·ge *f* **1.** *anat.* tongue, glossa, lingua. **sich auf die Zunge beißen** bite one's tongue. **die Zunge herausstrecken** put one's tongue out. **2.** (*Waage*) index, needle.
   belegte Zunge *clin.* coated tongue.
   gespaltene Zunge *embryo.* cleft tongue, double tongue, bifid tongue, split tongue.
   rote Zunge *clin.* red strawberry tongue, raspberry tongue.
Zungen- *pref.* glossal, lingual, glottic, gloss(o)-, lingu(o)-.
Zun·gen·am·pu·ta·ti·on *f HNO* glossectomy, glossosteresis, elinguation, lingulectomy.
Zun·gen·apo·neu·ro·se *f anat.* lingual aponeurosis.
Zun·gen·ar·te·rie *f anat.* lingual artery.
   tiefe Zungenarterie deep lingual artery, ranine artery.
Zun·gen·balg *m anat.* lingual follicle, lymphatic follicle of tongue.
Zun·gen·bänd·chen *nt anat.* lingual frenulum, lingual frenum, sublingual ridge, frenulum of tongue, frenum of tongue.
Zun·gen·bänd·chen·durch·tren·nung *f HNO* lingual frenotomy, frenotomy.
Zun·gen·bänd·chen·pla·stik *f HNO* frenoplasty.
Zun·gen·bein *nt anat.* hyoid, hyoid bone, lingual bone, tongue bone.
Zun·gen·bein·kör·per *m anat.* body of hyoid bone, basihyoid, basihyal.

Zun·gen·bei·ßen *nt* tongue biting.
Zun·gen·bren·nen *nt neuro., patho.* burning tongue, psychogenic glossitis, glossalgia, glossodynia, glossopyrosis.
Zun·gen·drü·sen *pl anat.* lingual glands, glands of tongue.
Zun·gen·ent·zün·dung *f HNO* inflammation of the tongue, glossitis.
Zun·gen·er·kran·kung *f HNO* glossopathy.
Zun·gen·faß·zan·ge *f* tongue forceps.
Zun·gen·flä·che *f* lingual surface, lingual surface of tooth, oral surface of tooth, facies lingualis dentis.
Zun·gen·flie·ge *f micro.* Glossina; tsetse, tsetse fly, tzetze, tzetze fly.
zun·gen·för·mig *adj* tongue-shaped, linguiform.
Zun·gen·git·ter *nt* hay rake fixed orthodontic appliance, tongue crib, hay rake appliance.
Zun·gen·grund·man·del *f anat.* lingual tonsil.
Zun·gen·grund·stru·ma *f patho.* lingual goiter.
Zun·gen·höcker [k·k] *m* lingual cusp.
Zun·gen·hy·po·pla·sie *f* lingual hypoplasia.
Zun·gen·kar·zi·nom *nt HNO* carcinoma of tongue.
Zun·gen·kör·per *m anat.* body of tongue.
Zun·gen·krampf *m neuro.* glossospasm.
Zun·gen·krebs *m HNO* carcinoma of tongue.
Zun·gen·längs·fur·che, mediane *f anat.* median sulcus of tongue.
Zun·gen·läh·mung *f neuro.* lingual paralysis, glossoplegia, glossolysis.
Zun·gen·lap·pen *m* lingual flap, lingual tongue flap.
Zun·gen·lymph·kno·ten *pl* lingual lymph nodes.
Zun·gen·man·del *f anat.* lingual tonsil.
Zun·gen·mus·keln *pl* → Zungenmuskulatur.
Zun·gen·mus·ku·la·tur *f anat.* muscles of tongue, lingual muscles.
   extrinsische Zungenmuskulatur extrinsic muscles of tongue.
   intrinsische Zungenmuskulatur intrinsic muscles of tongue.
Zun·gen·naht *f chir.* glossorrhaphy.
Zun·gen·pa·pil·len *pl anat.* lingual papillae, gustatory papillae.
Zun·gen·pla·stik *f chir.* glossoplasty.
Zun·gen·rand *m* lingual margin.
   Zungenrand der Prothese lingual flange, mandibuar lingual flange.
Zun·gen·rücken [k·k] *m anat.* dorsum of tongue.
Zun·gen·rücken·ve·nen [k·k] *pl anat.* dorsal lingual veins.
Zun·gen·schild *nt* lingual shield, lingual strap, lingual plate, lingual apron, linguoplate.
Zun·gen·schlag·ader *f anat.* lingual artery.
   tiefe Zungenschlagader deep lingual artery, ranine artery.
Zun·gen·schleim·haut *f anat.* lingual mucosa, mucosa of tongue, mucous membrane of tongue, periglottis.
Zun·gen·schleim·haut·ent·zün·dung *f HNO* inflammation of the lingual mucosa, glossitis.
Zun·gen·schmerz *m* → Zungenschmerzen.
Zun·gen·schmer·zen *pl HNO* pain in the tongue, glossalgia, glossodynia.
Zun·gen·schnitt *m HNO* glossotomy.
Zun·gen·schwel·lung *f* lingual swelling, glossoncus.
Zun·gen·schwund *m patho.* lingual atrophy.
   halbseitiger Zungenschwund lingual trophoneurosis, progressive lingual hemiatrophy.
Zun·gen·sep·tum *nt anat.* lingual septum.
Zun·gen·spal·te *f embryo.* schistoglossia.
Zun·gen·spa·tel *m clin.* tongue depressor, lingual spatula.
Zun·gen·spei·chel·drü·sen *pl anat.* lingual glands, glands of tongue.
Zun·gen·spit·ze *f anat.* tip of tongue, apex of tongue, proglossis.
Zun·gen·teil·am·pu·ta·ti·on *f HNO* glossectomy, glossosteresis, elinguation, lingulectomy.
Zun·gen·tu·mor *m patho.* tumor of tongue.
Zun·gen·ve·ne *f anat.* lingual vein.
Zun·gen·ver·wach·sung *f HNO* tongue-tie, adherent tongue, ankyloglossia.
Zun·gen·wurm·be·fall *m epidem.* pentastomiasis.
Zun·gen·wur·zel *f anat.* root of tongue.
Zun·gen·zy·ste *f* lingual cyst.
zu·rech·nungs·fä·hig *adj forens.* sane, sound of mind.
Zu·rech·nungs·fä·hig·keit *f forens.* soundness of mind, sanity, mental capacity.
zu·rück·blei·ben *vi ped.* lag behind; (*physisch od. psychisch*) be retarded.
Zu·rück·flie·ßen *nt* (*a. patho.*) reflux, backflow.
zu·rück·flie·ßen *vi* (*a. patho.*) flow back, regurgitate.

zu·rück·ge·blie·ben *adj fig.* (*geistig od. körperlich*) retarded.
zu·rück·ge·bog·en *adj* retroflected, retroflex, retroflexed, recurvate.
zu·rück·ge·hen *vi fig.* decrease, become less, lessen, decline, recede; (*Schwellung*) retrocede, retrogress, go back; (*Temperatur*) fall, drop; (*Fieber*) go down, abate, fall.
zu·rück·ge·win·nen *vt* (*Kraft*) regain, recover, get back.
Zu·rück·ge·win·nung *f* (*Kraft*) recovery.
zu·rück·le·gen *vr sich zurücklegen* lie back.
Zu·rück·sto·ßen *nt* intrusion, tooth depression.
Zu·rück·strah·len *nt phys.* (*Licht, Hitze*) reverberation, reflection, reflexion.
zu·rück·strah·len *phys.* (*Licht, Hitze*) **I** *vt* reflect, reverberate. **II** *vi* be reflected.
Zu·rück·wer·fung *f phys.* reflection, reflexion, reflex.
Zu·sam·men·ar·beit *f* collaboration, cooperation (*mit* with). **in Z sammenarbeit mit** in collaboration with.
zu·sam·men·ar·bei·ten *vi* collaborate (*bei* on; *mit jdm.* with s.o.), cooperate (*mit jdm.* with; *bei etw.* in sth.).
zu·sam·men·bal·len *vr sich zusammenballen* conglobate, conglobe (*zu* into), conglomerate, clog, clump, agglomerate.
Zu·sam·men·bal·lung *f* conglomeration, conglobation, agglomeration.
zu·sam·men·bre·chen *vi* (*psychisch, physisch*) break, break down, collapse; *inf.* (*Person*) go to pieces.
zu·sam·men·brin·gen *vt* unite; *chir.* (*Wundränder*) approximate.
Zu·sam·men·bruch *m* (*psychischer, physischer*) breakdown, collapse. **kurz vor dem Zusammenbruch stehen** have reached breaking point, be at breaking point.
zu·sam·men·fü·gen *vt* join together, connect, fit together.
zu·sam·men·ge·setzt *adj* compound, composite.
zu·sam·men·hangs·los *adj* (*Sprache, Gedanken*) incoherent.
Zu·sam·men·hangs·lo·sig·keit *f* (*Sprache, Gedanken*) incoherence, incoherency.
zu·sam·men·hei·len *vi* heal, heal up.
Zu·sam·men·pres·sen *nt* compaction. **Zusammenpressen der Zähne** clenching.
Zu·sam·men·set·zung *f* (*a. chem.*) composition, make-up, compound; ingredients *pl*, structure; formula.
Zu·sam·men·spiel *nt physiol.* synergy, synergia.
Zu·sam·men·stau·chen *nt* compaction.
zu·sam·men·wach·sen *vi* grow together, coalesce; (*Bruch*) set, unite; (*Wundränder*) unite.
Zu·sam·men·wir·ken *nt physiol.* synergy, synergia; coordination, concurrence, concurrency.
zu·sam·men·zieh·bar *adj* contractile, contractible.
Zu·satz *m, pl* **Zu·sät·ze** addition (*zu* to); *techn.* addition; *chem.* additive, admixture.
Zu·stand *m* 1. condition, state, status; shape. **in gutem Zustand** in a good state. **in schlechtem Zustand** in a bad state. 2. **Zustände** *pl* conditons *pl*, situation.
   fester Zustand *phys.* solid state.
   flüssiger Zustand *phys.* liquid state, liquidity.
   gasförmiger Zustand *phys.* gaseous state.
   körperlicher Zustand physical state.
   kritischer Zustand *clin.* critical condition.
   seelischer Zustand mental state.
Zu·stands·dia·gramm *nt* constitutional diagram, equilibrium diagram, phase diagram.
zu·stim·men *vi* consent to, agree to, give one's consent to.
Zu·stim·mung *f* consent, approval, agreement.
zu·stop·fen *vt patho.* stop, plug, plug up.
Zu·strom *m physiol.* inflow, influx, affluence, afflux, affluxion.
zu·träg·lich *adj* healthy, salutary, salubrious.
Zuviel-Haut-Syndrom *nt derm.* chalazodermia, lax skin, loose skin, dermatochalasis, dermatochalazia, dermatolysis, dermatomegaly, dermolysis, generalized elastolysis, chalastodermia, pachydermatocele, cutis laxa.
Zwang *m, pl* **Zwän·ge** (*a. psycho., psychia.*) compulsion, coercion, constraint; (*moralischer*) constraint, restraint. **unter Zwang** under compulsion.
zwang·haft *adj psycho., psychia.* compulsive, obsessional, obsessive, anancastic.
Zwangs- *pref.* compulsory, forced, obsessional, compulsive, obsessive; obligate, obligatory.
zwangs·ein·wei·sen *vt* (*Patient*) certify.
zwangs·er·näh·ren *vt* feed by force, force-feed.
Zwangs·er·näh·rung *f* forced alimentation, forced feeding, forcible alimentation, forcible feeding.
Zwangs·hal·tung *f* forced attitude.
Zwangs·mit·tel *nt* coercive means *pl*.
Zwangs·neu·ro·se *f psychia.* compulsion neurosis, compulsive neurosis, obsessive-compulsive neurosis, obsessional neurosis.
zwangs·wei·se *adj* compulsory; enforced, forced.
zwei·bäu·chig *adj anat.* biventral, digastric.
Zwei·eta·gen·frak·tur *f traumat.* double fracture, segmental fracture.
zwei·fach *adj* double, dual, duplex, duplicate, diploic, twofold.
zwei·far·big *adj phys.* two-colored, dichromatic, dichroic; *chem.* amphichromatic, amphichroic, amphicroic.
Zwei·far·big·keit *f phys.* dichromatism.
Zweig *m anat.* branch, ramification, ramus; *bio.* arm, branch.
zwei·ge·stal·tig *adj histol.* dimorphous, dimorphic.
zwei·ge·teilt *adj histol.* cleft into two parts, dichotomous, dichotic, bifid, bipartite.
zwei·ge·zähnt *adj* bidentate.
zwei·hän·dig *adj physiol.* two-handed.
zwei·höcke·rig [k·k] *adj* bicuspid, bicuspidate.
zwei·kam·me·rig *adj patho., histol.* having two chambers, bilocular, bicameral, biloculate.
zwei·kamm·rig *adj* → zweikammerig.
zwei·ker·nig *adj histol.* having two nuclei, binuclear, binucleate.
zwei·köp·fig *adj anat.* two-headed, bicipital.
zwei·la·gig *adj* having two layers, bistratal.
zwei·na·mig *adj bio.* binomial, binominal.
zwei·po·lig *adj* dipolar, bipolar.
zwei·schich·tig *adj* having two layers, bistratal.
zwei·schnei·dig *adj* (*Messer*) two-edged, double-edged.
zwei·sei·tig *adj* two-sided, bilateral.
Zwei·stär·ken·bril·le *f ophthal.* bifocals *pl*, bifocal glasses *pl*.
Zwei·stär·ken·glas *nt* bifocal, bifocal glass, bifocal lens.
Zwei·stär·ken·lin·se *f* → Zweistärkenglas.
zwei·stünd·lich *adv* two-hourly, every two hours.
Zweit·ab·druck *m* secondary impression, final impression.
Zweit·er·kran·kung *f clin., patho.* secondary disease.
Zweit·krank·heit *f* → Zweiterkrankung.
zwei·zip·fe·lig *adj anat.* two-horned, bicornuate, bicornate; *dent.* bicuspid, bicuspidate.
zwei·zipf·lig *adj* → zweizipfelig.
Zwerch·fell *nt anat.* diaphragm, diaphragma, midriff, midsection, diaphragmatic muscle, phren, muscular diaphragm, interseptum, diazomak.
Zwerch·fell·at·mung *f physiol.* diaphragmatic breathing, diaphragmatic respiration.
Zwerg *m* dwarf, nanus.
zwer·gen·haft *adj patho.* dwarf, dwarfish, nanoid, nanous, lilliputian.
Zwerg·flech·te Baerensprung *f derm.* Baerensprung's erythrasma.
Zwerg·wuchs *m patho.* dwarfism, dwarfishness, microplasia, nanism, nanosoma, nanosomia.
   greisenhafter Zwergwuchs progeria, Hutchinson-Gilford syndrome, Hutchinson-Gilford disease, progeria syndrome, premature senility syndrome.
   hypophysärer Zwergwuchs hypophysial dwarfism, hypophysial infantilism, pituitary infantilism, pituitary dwarfism, Lorain's syndrome, Lorain-Lévi syndrome, Lorain's infantilism, Lorain-Lévi dwarfism, Lorain's disease.
Zwerg·wüch·sig·keit *f* → Zwergwuchs.
Zwie·bel *f* onion; *bio.* bulb.
zwie·bel·för·mig *adj* bulb-shaped, bulbed, bulbar, bulbiform, bulboid, bulbous.
Zwi·licht *nt* twilight.
Zwil·lin·ge *pl* twins, gemini.
Zwil·lings·bil·dung *f* twin teeth, geminate teeth, gemination, twin formation, twinning.
Zwil·lings·bo·gen·ap·pa·rat *m* twin wire appliance.
Zwil·lings·bo·gen·bracket [k·k] *nt* twin-wire bracket, twin-wire attachment, twin bracket, twin wire bracket.
Zwil·lings·bracket [k·k] *nt* twin-wire bracket, twin-wire attachment, twin bracket, twin wire bracket.
Zwil·lings·zahn *m* connate tooth, geminate tooth.
Zwil·lings·zäh·ne *pl* geminated teeth, twin teeth, geminate teeth, gemination, twin formation, twinning.
zwi·schen·ge·schal·tet *adj* interposed.
Zwi·schen·ge·schlecht·lich·keit *f bio.* intersexualism, intersex, intersexuality.
Zwi·schen·glied *nt* interlink, intermediate, connecting link.
Zwi·schen·hirn *nt anat.* interbrain, diencephalon, 'tween brain, betweenbrain.

Zwi·schen·kie·fer *m anat.* premaxilla, incisive bone.
Zwi·schen·la·ge·rung *f chir.* interposition.
Zwi·schen·neu·ron *nt physiol.* interneuron, integrator cell, internuncial neuron, intermediate neuron, intercalary neuron.
Zwi·schen·pha·se *f* intermediate stage.
Zwi·schen·pro·dukt *nt chem.* intermediate, intermediate product.
Zwi·schen·raum *m* space, distance (*zwischen* between); gap, interspace, interstice; *histol.* interstice, interstitial space, interstitium.
  interokklusaler Zwischenraum interocclusal distance, interocclusal space, freeway space, interocclusal clearance, interocclusal gap, interocclusal rest space.
Zwi·schen·rip·pen·raum *m anat.* intercostal space.
Zwi·schen·schei·be *f* → Z-Linie.
Zwi·schen·stu·fe *f* intermediate stage.
Zwi·schen·sum·me *f mathe.* subtotal.
Zwi·schen·wir·bel·schei·be *f anat.* intervertebral disk, intervertebral cartilage, intervertebral ligament, intervertebral fibrocartilage, disk, disc.
Zwi·schen·wirt *m micro.* intermediate host, secondary host.
Zwi·schen·zell·ge·we·be *nt histol.* interstitial tissue, interstitium.
Zwi·schen·zell·sub·stanz *f histol.* interstitial substance, ground substance, intercellular substance, amorphous ground substance.
Zwit·ter *m patho.* hermaphrodite, gynander, gynandroid; *bio.* intersex.
zwit·ter·haft *adj patho.* hermaphroditic, hermaphrodite; *bio.* intersexual.
Zwit·ter·ion *nt* dipolar ion, zwitterion.
Zwit·ter·tum *nt patho.* hermaphroditism, hermaphrodism, hermaphroditismus, gynandria, gynandry, gynandrism.
zwitt·rig *adj patho.* hermaphroditic, hermaphrode.
Zwitt·rig·keit *f* → Zwittertum.
Zwölf·fin·ger·darm *m anat.* duodenum, dodecadactylon.
Zwölf·fin·ger·darm·ge·schwür *nt patho.* duodenal ulcer.
Zwölf·jahr·mo·lar *m* second molar, second molar tooth, twelfth-year molar.
Zya·nid *nt chem.* cyanide, cyanid, prussiate.
Zya·nid·ver·gif·tung *f patho.* cyanide poisoning.
Zy·an·ka·li *nt chem.* potassium cyanide.
Zy·an·met·hä·mo·glo·bin *nt hema.* cyanide methemoglobin, cyanmethemoglobin.
Zya·no·co·bal·amin *nt biochem.* vitamin B$_{12}$, cyanocobalamin, antianemic factor, anti-pernicious anemia factor, Castle's factor, LLD factor.
Zy·an·opie *f* → Zyanopsie.
Zy·an·op·sie *f ophthal.* blue vision, cyanopsia, cyanopia.
Zya·no·se *f patho.* cyanosis, cyanoderma.
  periorale Zyanose circumoral cyanosis.
  periphere Zyanose peripheral cyanosis.
  zentrale Zyanose central cyanosis.
  zirkumorale Zyanose circumoral cyanosis.
    za·no·tisch *adj patho.* pertaining to or marked by cyanosis, cyanotic, cyanochroic, cyanochrous, cyanosed.
Zy·gi·on *nt anat.* zygion.
Zy·go·tän *nt bio., histol.* zygotene, zygonema.
Zy·go·te *f embryo.* zygote, spermatoovum, spermatovum, archicyte.
zy·go·tisch *adj embryo.* pertaining to a zygote, zygotic.
zy·klisch *adj* **1.** cyclic, cyclical, circular, periodic, periodical. **2.** *chem.* cyclic, cyclical.
Zy·kli·tis *f ophthal.* inflammation of the ciliary body, cyclitis.
Zyklo- *pref.* cyclic, cyclical, cycl(o)-.
Zyklo-AMP *nt biochem.* cyclic AMP, adenosine 3',5'-cyclic phosphate, cyclic adenosine monophosphate.
Zy·klo·ke·ra·ti·tis *f ophthal.* inflammation of ciliary body and cornea, cyclokeratitis, cycloceratitis, Dalrymple's disease.
Zy·klo·tron *nt phys.* cyclotron.
Zy·klo·zoo·no·se *f epidem.* cyclozoonosis.
Zy·klus *m, pl* **Zy·klen 1.** *bio., chem.* cycle. **2.** *gyn.* menstrual cycle, genital cycle, sex cycle, sexual cycle, rhythm.
  biologischer Zyklus biocycle.
Zy·lin·der *m* **1.** *patho., urol.* cast, cylinder. **2.** (*Spritze*) barrel. **3.** *mathe.* cylinder. **4.** *ophthal.* cylinder, cylindrical lens, astigmatic lens.
zy·lin·der·ähn·lich *adj histol.* cylindroid.
Zy·lin·der·boh·rer *m* cylinder bur.
  Zylinderbohrer mit Rundkopf straight dome bur.
  runder Zylinderbohrer straight dome bur, bullet bur.
  runder Zylinderbohrer mit Querhieb straight dome cross-cut bur.
zy·lin·der·för·mig *adj* cylinder-shaped, cylindric, cylindrical, cylindriform.
Zy·lin·der·glas *nt ophthal.* cylinder, cylindrical lens, astigmatic lens.
Zy·lin·der·im·plan·tat *nt* cylinder implant.
zy·lin·drisch *adj* cylinder-shaped, cylindric, cylindrical, cylindriform.
zy·lin·dro·id *adj histol.* cylindroid.
Zy·lin·drom *nt patho.* cylindroma, cylindroadenoma.
Zyst·ade·no·kar·zi·nom *nt patho.* cystadenocarcinoma.
Zyst·ade·nom *nt patho.* cystadenoma, cystic adenoma, cystoadenoma.
  muzinöses Zystadenom cystomyxoma, mucinous cystadenoma.
Zy·ste *f anat., patho.* cyst, cystis; *bio., micro.* cyst.
  Zyste der Papilla palatina palatine papilla cyst.
  Zyste der Rathke-Tasche craniobuccal cyst, craniopharyngeal duct cyst.
  apikale Zyste apical cyst.
  blutgefüllte Zyste → hämorrhagische Zyste.
  branchiogene Zyste branchial cyst, branchiogenetic cyst, branchiogenous cyst, lymphoepithelial cyst.
  bukkale Zyste buccal cyst.
  dentogene Zyste dental cyst, odontogenic cyst.
  dermale Zyste cutaneous cyst, dermatocyst, dermal cyst.
  desmodontale Zyste periodontal cyst, dentoalveolar cyst.
  dysontogenetische Zyste nonodontogenic cyst.
  echte Zyste *patho.* true cyst.
  endotheliale Zyste *derm.* endothelial cyst.
  entzündliche Zyste inflammatory cyst.
  epidermale Zyste epidermal cyst, implantation cyst, implantation dermoid, sequestration dermoid.
  epitheliale Zyste *patho.* epithelial cyst.
  falsche Zyste *patho.* adventitious cyst, false cyst, pseudocyst.
  fissurale Zyste fissural cyst.
  follikuläre Zyste follicular cyst, dentigerous cyst, follicular odontogenic cyst.
  gashaltige Zyste gas cyst.
  gingivale Zyste gingival cyst.
  gingivale Zyste des Erwachsenen gingival cyst of the adult.
  gingivale Zyste des Neugeborenen gingival cyst of the newborn.
  globulomaxilläre Zyste globulomaxillary cyst, premaxillary-maxillary cyst.
  hämorrhagische Zyste *patho.* blood cyst, hemorrhagic cyst, sanguineous cyst, hematocyst.
  intraepitheliale Zyste *derm.* intraepithelial cyst.
  intraorale Zyste intraoral cyst.
  intraossäre Zyste intraosseous cyst.
  kutane Zyste → dermale Zyste.
  marginale Zyste periodontal cyst, dentoalveolar cyst.
  mediane alveoläre Zyste median alveolar cyst.
  multilokuläre Zyste *patho.* compound cyst, multilocular cyst, multiloculate cyst.
  nasoalveoläre Zyste Klestadt's cyst, nasoalveolar cyst, nasolabial cyst.
  nasolabiale Zyste Klestadt's cyst, nasoalveolar cyst, nasolabial cyst.
  nasopalatinale Zyste incisive canal cyst, median anterior maxillary cyst, maxillary median anterior cyst, nasopalatine duct cyst, nasopalatine cyst.
  nekrotische Zyste *patho.* necrotic cyst.
  nicht-odontogene Zyste nonodontogenic cyst.
  odontogenetische Zyste → odontogene Zyste.
  odontogene Zyste dental cyst, odontogenic cyst.
  paradentale Zyste paradental cyst.
  parasitäre Zyste *patho.* parasitic cyst.
  parodontale Zyste periodontal cyst, dentoalveolar cyst.
  periapikale Zyste radicular cyst, apical periodontal cyst, apical radicular cyst, periapical cyst, dental root cyst, end root cyst.
  primäre Zyste *epidem.* mother cyst, parent cyst.
  pseudomuzinöse Zyste *patho.* pseudomucinous cyst.
  radikuläre Zyste radicular cyst, apical periodontal cyst, apical radicular cyst, periapical cyst; dental root cyst, root cyst, end root cyst.
  seitliche parodontale Zyste lateral cyst, lateral periodontal cyst.
  sekundäre Zyste *epidem.* daughter cyst, secondary cyst.
  seröse Zyste *patho.* hydrocyst, serous cyst.
  sterile Zyste *epidem.* sterile cyst.
  tertiäre Zyste *epidem.* granddaughter cyst.
  traumatische Zyste traumatic cyst.
  trichilemmale Zyste *derm.* trichilemmal cyst.
  verkalkende odontogene Zyste calcifying cyst, calcifying odontogenic cyst.
  verkalkte radikuläre Zyste calcified radicular cyst.
  vom Schmelzepithel ausgehende Zyste odontogenic cyst.
  zentral verkalkende odontogene Zyste central calcifying odontogenic cyst.

zy·sten·ähn·lich *adj patho.* resembling a cyst, cystiform, cystoid.
zy·sten·ar·tig *adj* → zystenähnlich.
Zy·sten·aus·schnei·dung *f chir.* removal of a cyst, cystectomy.
Zy·sten·er·öff·nung *f chir.* cystotomy.
zy·sten·för·mig *adj patho.* resembling a cyst, cystiform, cystomorphous.
zy·sten·hal·tig *adj patho.* containing cysts, cystophorous, cystigerous, cystiphorous, cystiferous.
Zy·sten·hy·grom *nt patho.* cystic hygroma, cystic lymphangioma, cavernous lymphangioma.
  Zystenhygrom des Halses cervical hygroma, cystic hygroma of the neck.
Zy·sten·nie·re *f patho.* cystonephrosis, cystic kidney.
Zy·sti·kus *m anat.* cystic duct, excretory duct of gallbladder, duct of gallbladder.
Zy·sti·no·se *f patho.* cystinosis, cystine disease, cystine storage disease, Lignac-Fanconi syndrome, Lignac-Fanconi disease, Lignac's syndrome, Lignac's disease.
Zy·stin·spei·cher·krank·heit *f* → Zystinose.
Zy·stin·urie *f patho.* cystinuria.
zy·stisch *adj patho.* containing cysts, cystic, cystigerous, cystiphorous, cystiferous, cystophorous, cystous.
Zy·sti·tis *f urol.* inflammation of the bladder, bladder inflammation, cystitis, urocystitis.
Zy·sti·zer·ko·se *f epidem.* cysticercus disease, cysticercosis.
Zy·sti·zer·kus *m micro.* bladder worm, cysticercus.
Zysto- *pref.* cyst; bladder; cystic, cyst(o), cystid(o)-.
zy·sto·id *adj patho.* resembling a cyst, cystiform, cystomorphous, cystoid.
Zy·sto·li·thia·sis *f urol.* cystolithiasis, vesicolithiasis.
Zy·stom *nt patho.* cystoma, cystic adenoma, cystic tumor.
  unilokuläres Zystom unilocular cystoma.
Zy·sto·ne·phro·se *f patho.* cystonephrosis.
Zyto- *pref.* cell, cellular, cyt(o)-, kyt(o)-.
Zy·to·ana·ly·sa·tor *m lab.* cytoanalyzer.
Zy·to·bio·lo·gie *f* cytobiology, cell biology.
Zy·to·blast *m histol.* cytoblast.
Zy·to·che·mie *f* cytochemistry.
Zy·to·de *f histol.* cytode.
Zy·to·dia·gno·stik *f lab., patho.* cytodiagnosis, cytology, cytologic diagnosis, cytohistologic diagnosis.
  exfoliative Zytodiagnostik exfoliative cytodiagnosis, exfoliative cytology.
zy·to·dia·gno·stisch *adj lab., patho.* pertaining to cytodiagnosis, cytodiagnostic.
Zy·to·ge·ne·tik *f genet.* cytogenetics *pl.*
Zy·to·go·nie *f bio.* cytogony.
Zy·to·gramm *nt histol., patho.* cytogram.
Zy·to·hi·sto·lo·gie *f* cytohistology.

Zy·to·hor·mon *nt* cell hormone, cytohormone.
Zy·to·ki·ne·se *f* cytokinesis, cytocinesis.
Zy·to·ki·nin *nt immun.* cytokinin.
Zy·to·lemm *nt* cell membrane, plasma membrane, plasmalemma, plasmolemma, ectoplast, cytoplasmic membrane, cytomembrane, cytolemma.
Zy·to·lo·gie *f* cytology.
Zy·to·ly·se *f patho.* cytolysis, cell lysis.
Zy·to·ly·sin *nt immun.* cytolysin.
zy·to·ly·tisch *adj patho.* pertaining to cytolysis, cytolytic.
Zy·to·me·ga·lie *f epidem.* cytomegalovirus infection, cytomegalic inclusion disease, inclusion body disease, salivary gland disease.
Zy·to·me·ga·lie·vi·rus *nt micro.* cytomegalovirus, salivary gland virus, visceral disease virus, cytomegalic inclusion disease virus, human herpesvirus 5.
Zy·to·me·ga·lie·vi·rus·in·fek·ti·on *f* → Zytomegalie.
Zy·to·mem·bran *f* → Zytolemm.
Zy·to·me·trie *f lab., hema.* cytometry.
Zy·to·mor·pho·se *f histol.* cytomorphosis.
Zy·to·ne·kro·se *f patho.* cell death, cytonecrosis, necrocytosis, cell necrosis.
zy·to·pa·thisch *adj patho.* cytopathic.
zy·to·pa·tho·gen *adj patho.* cytopathogenic. **nicht zytopathogen** noncytopathogenic.
Zy·to·pa·tho·ge·ne·se *f patho.* cytopathogenesis.
Zy·to·pa·tho·lo·gie *f* cellular pathology, cytopathology.
Zy·to·pemp·sis *f histol.* cytopempsis, cytopemphis.
Zy·to·pe·nie *f hema.* cytopenia.
zy·to·phil *adj* cytophilic, cytotropic.
Zy·to·pho·to·me·ter *nt lab.* cytophotometer.
Zy·to·pho·to·me·trie *f lab.* cytophotometry, microfluorometry.
Zy·to·plas·ma *nt* cytoplasm, cell plasma, plasma, plasm.
  perinukleäres Zytoplasma perinuclear cytoplasm.
zy·to·plas·ma·tisch *adj* pertaining to cytoplasm, cytoplasmic.
Zy·to·sko·pie *f histol.* cytoscopy.
Zy·to·som *nt histol.* multilamellar body, cytosome.
Zy·to·sta·se *f immun.* cytostasis.
Zy·to·sta·ti·kum *nt, pl* **Zy·to·sta·ti·ka** *pharm.* cytostatic, cytostatic agent.
zy·to·sta·tisch *adj immun., pharm.* cytostatic.
Zy·to·stom *nt micro.* cytostome.
Zy·to·to·xin *nt immun.* cytotoxin.
zy·to·to·xisch *adj immun.* cytotoxic, cellulotoxic.
Zy·to·to·xi·zi·tät *f immun.* cytotoxicity.
Zy·to·to·xi·zi·täts·test *m immun.* lymphocytotoxic cross-match.
zy·to·trop *adj* cytotropic, cytophilic.
Zy·to·tro·pis·mus *m* cytotropism.
zy·to·zid *adj patho.* cytocidal, cellulicidal.

Appendix	page / Seite	Anhang

Contents Appendix — A 1 — Inhaltsverzeichnis Anhang

Weights and Measures — A 2 — **Maße und Gewichte**
  I. Linear Measures — A 2 —   I. Längenmaße
  II. Measures of Capacity — A 2 —   II. Hohlmaße
  III. Weights — A 3 —   III. Gewichte

Conversion Tables for Temperature — A 4 — **Umrechnungstabellen für Temperaturen**

Anatomical Table — A 5 — **Anatomische Tabelle**

Weights and Measures — Maße und Gewichte

I. Linear Measures — Längenmaße

1. American Linear Measure — Amerikanische Längenmaße

1 (statute) mile = 1760 yards = 1, 6093 km

1 yard = 3 feet = 0,9144 m = 91,44 cm

1 foot = 12 inches = 0,3048 m = 30,48 cm

1 inch = 2,54 cm = 25,4 mm

2. German Linear Measure — Deutsche Längenmaße

1 km = 1000 m

1 m = 100 cm = 1.0936 yards = 3.2808 feet

1 cm = 10 mm = 0.3937 inch

3. Conversion Table — Umrechnungstabelle
Feet and Inches into Centimeters — Feet und Inches in Zentimeter

feet \ inches →	0	1	2	3	4	5	6	7	8	9	10	11
3↓	91,44	93,98	96,52	99,06	101,60	104,14	106,68	109,22	111,76	114,30	116,84	119,38
4	121,92	124,46	127,00	129,54	132,08	134,62	137,16	139,70	142,24	144,78	147,32	149,86
5	152,40	154,94	157,48	160,02	162,56	165,50	167,64	170,18	172,72	175,26	177,80	180,34
6	182,88	185,42	187,96	190,50	193,04	195,58	198,12	200,66	203,20	205,74	208,28	210,82

II. Measures of Capacity — Hohlmaße

1. American Liquid Measure — Amerikanische Flüssigkeitsmaße

1 barrel = 31.5 gallons = 119,228 l

1 gallon = 4 quarts = 8 pints = 3,7853 l

1 quart = 2 pints = 0,9464 l = 946,4 ml

1 pint = 4 gills = 0,4732 l = 473,2 ml

2. British Liquid Measure — Britische Flüssigkeitsmaße

1 barrel = 36 (imperial) gallons = 163,656 l

1 (imperial) gallon = 4 quarts = 8 pints = 4,5459 l

1 quart = 2 pints = 1,136 l = 1136 ml

1 pint = 4 gills = 20 fluid ounces = 0,568 l = 568 ml

1 fluid ounce = 28,4 ml

A 3

3. German Measures of Capacity — Deutsche Hohlmaße

1 l = 10 dl = 2.113 pints (US) = 1.76 pints (British)
1 dl = 10 cl = 100 ml = 3.38 fluid ounces (US) = 3.52 fluid ounces (British)
1 cl = 10 ml = 0.338 fluid ounce (US) = 0.352 fluid ounce (British)

III. Weights — Gewichte

1. American Avoirdupois Weight — Amerikanische Handelsgewichte

1 pound = 16 ounces = 453,59 g
1 ounce = 16 drams = 28,35 g
1 dram = 1,772 g

2. German Weight — Deutsche Handelsgewichte

1 kg = 1000 g = 2.205 pounds
100 g = 3.5273 ounces
1 g = 0.564 dram

3. Conversion Table — Umrechnungstabelle
Pounds into Kilograms — Pfund in Kilogramm

pounds	0	1	2	3	4	5	6	7	8	9
0		0,45	0,91	1,36	1,81	2,27	2,72	3,18	3,63	4,08
10	4,54	4,99	5,44	5,90	6,35	6,80	7,26	7,71	8,16	8,62
20	9,07	9,53	9,98	10,43	10,89	11,34	11,79	12,25	12,70	13,15
30	13,61	14,06	14,51	14,97	15,42	15,88	16,33	16,78	17,24	17,69
40	18,14	18,60	19,05	19,50	19,96	20,41	20,87	21,32	21,77	22,23
50	22,68	23,13	23,59	24,04	24,49	24,95	25,40	25,85	26,31	26,76
60	27,22	27,67	28,12	28,58	29,03	29,48	29,94	30,39	30,84	31,30
70	31,75	32,21	32,66	33,11	33,57	34,02	34,47	34,93	35,38	35,83
80	36,29	36,74	37,19	37,65	38,10	38,56	39,01	39,46	39,92	40,37
90	40,82	41,28	41,73	42,18	42,64	43,09	43,54	44,00	44,45	44,91
100	45,36	45,81	46,27	46,72	47,17	47,63	48,08	48,53	48,99	49,44
110	49,90	50,35	50,80	51,26	51,71	52,16	52,62	53,07	53,52	53,98
120	54,43	54,88	55,34	55,79	56,25	56,70	57,15	57,61	58,06	58,51
130	58,97	59,42	59,87	60,33	60,78	61,23	61,69	62,14	62,60	63,05
140	63,50	63,96	64,41	64,86	65,32	65,77	66,22	66,68	67,13	67,59
150	68,04	68,49	68,95	69,40	69,85	70,31	70,76	71,21	71,67	72,12
160	72,57	73,03	73,48	73,94	74,39	74,84	75,30	75,75	76,20	76,66
170	77,11	77,56	78,02	78,47	78,93	79,38	79,83	80,29	80,74	81,19
180	81,65	82,10	82,55	83,01	83,46	83,91	84,37	84,82	85,28	85,37
190	86,18	86,64	87,09	87,54	88,00	88,45	88,90	89,36	89,81	90,26
200	90,72	91,17	91,63	92,08	92,53	92,99	93,44	93,89	94,35	94,80
210	95,25	95,71	96,16	96,62	97,07	97,52	97,98	98,43	98,88	99,34
220	99,79	100,24	100,70	101,15	101,60	102,06	102,51	102,97	103,42	103,87
230	104,33	104,78	105,23	105,69	106,14	106,59	107,05	107,50	107,96	108,41
240	108,86	109,32	109,77	110,22	110,68	111,13	111,58	112,04	112,49	112,94
250	113,40	113,85	114,31	114,76	115,21	115,67	116,12	116,57	117,03	117,48
260	117,93	118,39	118,84	119,29	119,75	120,20	120,66	121,66	121,56	122,02
270	122,47	122,92	123,38	123,83	124,28	124,74	125,19	125,65	126,10	126,55
280	127,01	127,46	127,91	128,37	128,82	129,27	129,73	130,18	130,63	131,09
290	131,54	132,00	132,45	132,90	133,36	133,81	134,26	134,72	135,17	135,62
300	136,08	136,53	136,98	137,44	137,89	138,35	138,80	139,25	139,71	140,16

Conversion Tables for Temperatures

Degrees Fahrenheit into Degrees Celsius

Grad Fahrenheit in Grad Celsius

Umrechnungstabellen für Temperaturen

Degrees Celsius into Degrees Fahrenheit

Grad Celsius in Grad Fahrenheit

Fahrenheit	Celsius
110	43,3
109	42,8
108	42,2
107	41,7
106	41,1
105	40,6
104	40,0
103	39,4
102	38,9
101	38,3
100	37,8
99	37,2
98	36,7
97	36,1
96	35,6
95	35,0
94	34,4
93	33,9
92	33,3
91	32,8
90	33,2
85	29,4
80	26,7
70	21,1
60	15,6
50	10,0
40	4,4
32	0
20	- 6,7
10	- 12,2
0	- 17,8

Celsius	Fahrenheit
50	122,0
45	113.0
44	111.2
43	109.4
42	107.6
41	105.8
40	104.0
39	102.2
38	100.4
37	98.6
36	96.8
35	95.0
34	93.2
33	91.4
32	89.6
31	87.8
30	86.0
29	84.2
28	82.4
27	80.6
26	78.8
25	77
20	68
15	59
10	50
5	41
0	32
- 5	23
- 10	14
- 15	5
- 20	- 4

Anatomical Table

Terminologia Anatomica	English - Englisch	German - Deutsch
Abdomen	belly, abdomen, venter	Bauch, Unterleib, Abdomen
Adenohypophysis	adenohypophysis, anterior pituitary, anterior lobe of hypophysis/pituitary	Adenohypophyse, Hypophysenvorderlappen
Aditus pl Aditus	aditus, opening, aperture	Zugang, Eingang, Aditus
Aditus laryngis	aperture of larynx	Kehlkopfeingang
Aditus orbitalis	orbital opening, orbital aperture	Aditus orbitalis
Ala pl Alae	wing, ala	Flügel, Ala
Ala major	great(er) wing of sphenoid bone	großer Keilbeinflügel
Ala minor	lesser/small wing of sphenoid bone	kleiner Keilbeinflügel
Alae nasi	nasal wings, wings of nose	Nasenflügel
Alveolus pl Alveoli	alveolus	Alveole
Alveolus dentalis	dental alveolus, tooth socket, alveolar cavity	Zahnfach, Alveole
Alveoli pulmonis	air vesicles, pulmonary alveoli, alveoli	Lungenalveolen, Lungenbläschen
Ampulla pl Ampullae	ampulla	Ampulle
Ampulla canaliculi lacrimalis	ampulla of lacrimal canaliculus/duct	Tränengangsampulle
Angulus	angle	Winkel
Angulus oris	angle of mouth	Mundwinkel
Antrum	antrum	Höhle, Hohlraum, Antrum
Antrum mastoideum	mastoid antrum/cavity	Warzenfortsatzhöhle
Anulus pl Anuli	ring, annulus, anulus	Ring
Apertura	aperture, opening, orifice	Öffnung, Eingang, Apertur
Apex pl Apices	apex	Spitze, Gipfel, Scheitel, Apex
Apex cuspidis	apex of cusp	Zahnhöckerspitze
Apex nasi	nasal tip, tip of nose	Nasenspitze
Apex radicis dentis	root apex	Zahnwurzelspitze, Wurzelspitze
Aponeurosis	aponeurosis, aponeurotic membrane	Sehnenhaut, Sehnenplatte, Aponeurose
Apparatus pl Apparatus	apparatus	Organsystem, Apparat
Apparatus digestorius	digestive apparatus, digestive system, alimentary apparatus, alimentary system	Verdauungsapparat, Digestitionssystem
Apparatus respiratorius	respiratory apparatus/tract/system	Atmungsorgane, Atemwege, Respirationstrakt
Apparatus urogenitalis	urogenital tract, genitourinary tract, urogenital apparatus	Urogenitalsystem, Urogenitaltrakt
Appendix pl Appendices	appendix, appendage	Anhang, Anhängsel, Fortsatz
Appendix vermiformis	vermiform appendage, vermiform appendix, appendix	Wurmfortsatz des Blinddarms, inf. Wurm, Appendix
Aquaeductus cerebri	aqueduct of mesencephalon, cerebral aqueduct	Aquaeductus cerebri/mesencephalici
Arachnoidea	arachnoid, arachnoid membrane	Spinnwebenhaut, Arachnoidea
Arachnoidea mater cranialis	cranial arachnoid, arachnoid of brain	kranielle Spinnwebenhaut
Arachnoidea mater encephali	cranial arachnoid, arachnoid of brain	kranielle Spinnwebenhaut
Arachnoidea mater spinalis	spinal arachnoid, arachnoid of spine	spinale Spinnwebenhaut
Arcus pl Arcus	arch, bow	Bogen, Wölbung, Gewölbe
Arcus alveolaris	alveolar border	Arcus alveolaris
Arcus alveolaris mandibulae	alveolar arch of mandible, alveolar border of mandible	Alvoelarrand des Unterkiefers
Arcus alveolaris maxillae	alveolar arch of maxilla, alveolar border of maxilla	Alvoelarrand des Oberkiefers
Arcus anterior atlantis	anterior arch of atlas	vorderer Atlasbogen
Arcus aortae	aortic arch, arch of aorta	Aortenbogen
Arcus dentalis inferior	mandibular dental arcade, lower dental arcade, inferior dental arch, mandibular arch	Zahnbogen des Unterkiefers, mandibulärer Zahnbogen
Arcus dentalis mandibularis	mandibular dental arcade, lower dental arcade, inferior dental arch, mandibular arch	Zahnbogen des Unterkiefers, mandibulärer Zahnbogen
Arcus dentalis maxillaris	maxillary dental arcade, upper dental arcade, superior dental arch, maxillary arch	Zahnbogen des Oberkiefers, maxillärer Zahnbogen
Arcus dentalis superior	maxillary dental arcade, upper dental arcade, superior dental arch, maxillary arch	Zahnbogen des Oberkiefers, maxillärer Zahnbogen
Arcus palatoglossus	palatoglossal arch	vorderer Gaumenbogen
Arcus palatopharyngeus	palatopharyngeal arch	hinterer Gaumenbogen

Terminologia Anatomica	English - Englisch	German - Deutsch
Arcus posterior atlantis	posterior arch of atlas	hinterer Atlasbogen
Arcus vertebrae	neural arch, vertebral arch	Wirbelbogen
Arcus zygomaticus	zygomatic arch	Jochbogen
Area *pl* Areae	area; field, region, zone	Region, Gegend, Gebiet
Area contigens	contact zone	Kontaktzone
Arteria *pl* Arteriae	artery, arteria	Schlagader, Pulsader, Arterie
Arteriae alveolares superiores anteriores	anterior superior alveolar arteries, anterior dental arteries	vordere Oberkieferschlagadern
Arteria alveolaris inferior	inferior alveolar artery, inferior dental artery, mandibular artery	Unterkieferschlagader
Arteria alveolaris superior posterior	inferior alveolar artery, inferior dental artery, mandibular artery	hintere Oberkieferschlagader
Arteria angularis	angular artery	Augenwinkelarterie
Arteria basilaris	basilar artery, basal artery	Schädelbasisarterie, Basilaris
Arteria buccalis	buccal artery, buccinator artery	Backenschlagader, Wangenarterie
Arteria carotis communis	common carotid, common carotid artery	Halsschlagader, Karotis communis
Arteria carotis externa	external carotid, external carotid artery	Karotis externa
Arteria carotis interna	internal carotid, internal carotid artery	Karotis interna
Arteriae cerebrales	cerebral arteries, arteries of cerebrum	Hirnschlagadern, Zerebralarterien
Arteria comitans	accompanying artery	Begleitarterie
Arteria communicans	communicating artery	Verbindungsarterie
Arteria dorsalis nasi	doral artery of nose	Nasenrückenarterie
Arteria ethmoidalis anterior	anterior ethmoidal artery	Arteria ethmoidalis anterior
Arteria ethmoidalis posterior	posterior ethmoidal artery	Arteria ethmoidalis posterior
Arteria facialis	facial artery	Gesichtsschlagader, Facialis
Arteria infraorbitalis	infra-orbital artery	Arteria infraorbital
Arteria labialis inferior	inferior labial artery	Unterlippenschlagader, Labialis inferior
Arteria labialis superior	superior labial artery, superior coronary artery	Oberlippenschlagader, Labialis superior
Arteria lacrimalis	lacrimal artery	Arteria lacrimalis
Arteria lingualis	lingual artery	Zungenschlagader, Lingualis
Arteria masseterica	maxillary artery	Kaumuskelschlagader
Arteria maxillaris	maxillary artery	Oberkieferschlagader, Maxillaris
Arteria meningea media	middle meningeal artery	mittlere Hirnhautarterie, Meningea media
Arteria meningea posterior	posterior meningeal artery	Meningea posterior
Arteriae nasales posteriores laterales	posterior lateral nasal arteries	Arteriae nasales posteriores laterales
Arteria ophthalmica	ophthalmic artery	Augenschlagader, Ophthalmika
Arteria palatina ascendens	ascending palatine artery	aufsteigende Gaumenschlagader
Arteria palatina descendens	descending palatine artery	absteigende Gaumenschlagader
Arteria palatina major	minor palatine arteries	große Gaumenschlagader
Arteriae palatinae minores	major palatine artery, greater palatine artery	kleine Gaumenschlagadern
Arteria pharyngea ascendens	ascending pharyngeal artery	Arteria pharyngea ascendens
Arteria profunda linguae	deep lingual artery, ranine artery	tiefe Zungenschlagader
Arteria sphenopalatina	sphenopalatine artery, nasopalatine artery	Arteria sphenopalatina
Arteria sublingualis	sublingual artery	Unterzungenschlagader
Arteria submentalis	submental artery	Unterkinnschlagader
Arteria supraorbitalis	supra-orbital artery	Arteria supraorbitalis
Arteria transversa faciei	transverse facial artery, transverse artery of face	quere Gesichtsschlagader
Arteria zygomaticoorbitalis	zygomatico-orbital artery	Arteria zygomaticoorbitalis
Arteriola *pl* Arteriolae	arteriole, arteriola	kleine Arterie, Arteriole
Articulatio *pl* Articulationes	articulation, joint	Gelenk, Verbindung
Articulatio atlanto-axialis	atlantoaxial articulation/joint	Atlantoaxialgelenk
Articulatio atlanto-occipitalis	atlanto-occipital articulation/joint	Atlantookzipitalgelenk
Articulatio temporomandibularis	mandibular joint, temporomandibular joint	Kiefergelenk, Temporomandibulargelenk
Atrium	atrium, chamber	Vorhof, Atrium
Atrium cordis	atrium (of heart)	Vorhof, Kammervorhof

Anatomical Table / Anatomische Tabelle

Terminologia Anatomica	English - Englisch	German - Deutsch
Auricula pl Auriculae	auricle, pinna (of ear)	Ohrmuschel, Aurikel
Auris	auris, ear	Ohr
Auris externa	external ear, outer ear	äußeres Ohr
Auris interna	inner ear, internal ear	Innenohr
Auris media	middle ear	Mittelohr
Axis	axis	Achse
Basis	base, basis	Basis
Basis cochleae	base of cochlea	Schneckenbasis
Basis cranii	base of skull, cranial base	Schädelbasis
Basis mandibulae	base of mandible, inferior border of mandible	Basis mandibulae
Bifurcatio	bifurcation, forking	Gabelung, Gabel, Bifurkation
Bifurcatio aortae	bifurcation of aorta	Aortengabel
Bifurcatio carotidis	carotid bifurcation	Karotisgabel
Bifurcatio tracheae	bifurcation of trachea	Luftröhrengabelung, Trachealbifurkation
Bucca	cheek	Wange
Bulbus	bulb	Bulbus
Bulbus aortae	aortic bulb, arterial bulb	Aortenbulbus
Bulbus caroticus	carotid bulbus, carotid sinus	Karotissinus, Carotissinus
Bulbus medullae spinalis	medulla oblongata, medulla, bulbus	Markhirn, verlängertes Mark, Bulbus (medullae spinalis)
Bulbus oculi	eyeball, bulb of eye, ocular bulb	Augapfel
Bulla ethmoidalis	ethmoid bulla	Bulla ethmoidalis
Bursa pl Bursae	bursa	Beutel, Tasche, Bursa
Bursa infrahyoidea	infrahyoid bursa	Bursa infrahyoidea
Bursa pharyngealis	Tornwaldt's cyst/bursa, pharyngeal bursa	Tornwaldt-Zyste, Tornwaldt-Bursa
Bursa subcutanea prominentiae laryngealis	hyoid bursa, laryngeal bursa	Bursa subcutanea prominentiae laryngealis
Bursa synovialis	mucous bursa, synovial bursa, *inf.* bursa	Schleimbeutel, Bursa synovialis
Bursa synovialis subcutanea	subcutaneous (synovial) bursa	subkutaner Schleimbeutel
Bursa synovialis subfascialis	subfascial (synovial) bursa	subfaszialer Schleimbeutel
Bursa synovialis submuscularis	submuscular (synovial) bursa	submuskulärer Schleimbeutel
Bursa synovialis subtendinea	subtendinous (synovial) bursa	Bursa (synovialis) subtendinea
Caliculus gustatorius	taste bud, gustatory bud, taste bulb, gustatory bulb	Geschmacksknospe, Geschmacksbecher
Calvaria	cranial vault, skullcap, concha of cranium	Calvaria, knöchernes Schädeldach
Camera	chamber, camera	Kammer, Camera
Camera anterior	anterior chamber of eye	vordere Augenkammer
Camera posterior	posterior chamber of eye	hintere Augenkammer
Camera vitrea	vitreous chamber	Glaskörperraum
Canaliculus pl Canaliculi	canaliculus, canal	Kanälchen, Gang, Röhre, Kanal
Canaliculus lacrimalis	lacrimal canaliculus, lacrimal duct	Tränengang, Tränenkanal
Canalis pl Canales	canal, channel, duct	Kanal, Rinne, Röhre, Gang
Canalis alimentarius	digestive tract, alimentary canal, alimentary tract, digestive canal	Verdauungskanal, Verdauungstrakt
Canales alveolares	alveolar canals of maxilla, alveolodental canals	Alveolarkanälchen
Canalis caroticus	carotid canal	Karotiskanal
Canalis centralis	central canal (of spinal cord)	Zentralkanal des Rückenmarks
Canales diploici	diploic canals, Breschet's canals	Breschet-Kanäle, Diploekanäle
Canalis facialis	facial canal, canal for facial nerve, fallopian aqueduct	Fazialiskanal
Canales incisivi	incisive canals	Canales incisivi
Canalis infraorbitalis	infra-orbital canal	Infraorbitalkanal
Canalis mandibulae	mandibular canal, inferior dental canal	Canalis mandibularis
Canalis opticus	optic canal, optic foramen	Optikuskanal
Canalis nasolacrimalis	nasolacrimal canal, nasal canal, lacrimal canal	Tränen-Nasen-Gang

A 8 Anatomical Table / Anatomische Tabelle

Terminologia Anatomica	English - Englisch	German - Deutsch
Canales palatini minores	lesser palatine canals, accessory palatine canals	Canales palatini minores
Canalis palatinus major	major palatine canal	Canalis palatinus major
Canalis palatovaginalis	palatovaginal canal, pharyngeal canal, sphenopalatine canal, sphenopharyngeal canal, pterygopalatine canal	Canalis palatovaginalis
Canalis radicis dentis	root canal, pulp canal, radicular canal	Zahnwurzelkanal, Wurzelkanal
Canalis sacralis	sacral canal	Kreuzbeinkanal
Canalis semicircularis	semicircular canal	Bogengang
Canalis spiralis cochleae	spiral duct, spiral canal of cochlea	Schneckengang
Canalis spiralis modioli	spiral canal of modiolus, Rosenthal's canal	Rosenthal-Kanal, Schneckenspindelkanal
Canalis vertebralis	vertebral canal, spinal canal, neural canal	Wirbelkanal, Spinalkanal, Vertebralkanal
Capsula *pl* Capsulae	capsule	Organkapsel, Kapsel
Capsula articularis	joint/articular capsule, capsular membrane	Gelenkkapsel
Caput	head, caput	Kopf, Haupt, Caput
Caput mallei	head of malleus	Hammerkopf
Caput mandibulae	head of mandible	Caput mandibulae
Caput stapedis	head of stapes	Steigbügelkopf, Caput stapedis
Cartilago *pl* Cartilagines	cartilage, cartilago	Knorpel, Knorpelgewebe
Cartilagines alares minores	lesser alar cartilages, accessory cartilages of nose	Nasenflügelknorpel
Cartilago alaris major	greater alar cartilage, inferior cartilage of nose	Nasenspitzenknorpel
Cartilago articularis	articular cartilage, joint cartilage	Gelenkknorpel
Cartilago arytaenoidea	arytenoid, arytenoid cartilage	Stellknorpel, Aryknorpel
Cartilago auricularis	auricular cartilage, cartilage of auricle	Ohrmuschelknorpel
Cartilago cricoidea	cricoid cartilage, cricoid	Ringknorpel, Krikoidknorpel
Cartilago cuneiformis	cuneiform cartilage, Wrisberg's cartilage	Wrisberg-Knorpel
Cartilagines nasi	nasal cartilages	Nasenknorpel
Cartilagines nasi accessoriae	accessory nasal cartilages	akzessorische Nasenknorpel
Cartilago septi nasi	septal cartilage of nose, nasal septal cartilage	Nasenscheidewandknorpel, Nasenseptumknorpel
Cartilago thyroidea	thyroid cartilage	Schildknorpel
Cartilagines tracheales	tracheal cartilages	Trachealknorpel
Cartilago triticea	triticeal cartilage	Weizenknorpel
Cartilago tubae auditoriae	cartilage of auditory tube, tubal cartilage	Tubenknorpel, Ohrtrompetenknorpel
Caruncula	caruncle, caruncula	Karunkel, Caruncula
Caruncula lacrimalis	lacrimal caruncle	Tränenwärzchen, Karunkel
Caruncula sublingualis	sublingual papilla/caruncle	Karunkel
Cauda equina	cauda equina, cauda	Kauda, Cauda equina
Cavitas	cavity, cavitation, cavum	Höhle, Höhlung, Raum
Cavitas articularis	articular cavity, joint cavity, joint space	Gelenkhöhle, Gelenkraum, Gelenkspalt
Cavitas coronae	pulp cavity of crown	Cavitas coronae
Cavitas cranii	cranial cavity	Schädelhöhle, Hirnhöhle
Cavitas dentis	pulp cavity, nerve cavity	Pulpahöhle, Zahnmarkhöhle
Cavitas laryngis	cavity of larynx, laryngeal cavity	Cavitas laryngis
Cavitas nasalis ossea	nasal cavity, nasal chamber	Nasenhöhle
Cavitas oris	oral cavity proper	Mundhöhle
Cavitas oris propria	oral cavity, mouth	(eigentliche) Mundhöhle, Cavitas oris propria
Cavitas pharyngis	pharyngeal cavity	Schlundhöhle, Rachenhöhle
Cavitas pulparis	pulp cavity, nerve cavity	Pulpahöhle, Zahnmarkhöhle
Cavitas tympanica	tympanic cavity, tympanum	Paukenhöhle, Tympanon
Cellula *pl* Cellulae	cellula, cellule, cell	Zelle, Cellula
Cellulae ethmoidales	ethmoidal cells	Siebbeinzellen
Cellulae mastoideae	mastoid cells, mastoid sinuses	Warzenfortsatzzellen
Cellulae pneumaticae	tubal air cells	Tubenbuchten, Tubenzellen
Cellulae tympanicae	tympanic cells	Cellulae tympanicae

Anatomical Table / Anatomische Tabelle

Terminologia Anatomica	English - Englisch	German - Deutsch
Cementum	dental cement, cement	Zahnzement, Zement, Cementum
Cerebellum	cerebellum	Kleinhirn, Zerebellum, Cerebellum
Cerebrum	cerebrum, brain	Großhirn, Zerebrum, Cerebrum
Cervix	collum, neck, cervix	Hals, Nacken, Zervix, Kollum
Cervix dentis	neck (of tooth), cervix	Zahnhals
Chiasma	chiasma, chiasm	Kreuzung, Überkreuzung, Chiasma
Chiasma opticum	optic chiasm, optic decussation	Sehnervenkreuzung
Choana	choana	Choane
Chorda *pl* Chordae	cord, chorda; ligament	Strang, Band, Chorda, Schnur
Chorda obliqua	oblique cord, Weitbrecht's ligament	Chorda obliqua
Chordae tendineae	tendinous cords of heart	Chordae tendineae
Chorda tympani	cord of tympanum, chorda tympani	Chorda tympani
Cingulum	cingulum, basal ridge, linguocervical ridge, linguogingival ridge	Cingulum basale dentis
Circulus	circle; ring, circulus	Kreis, Ring
Circulus arteriosus	arterial circle	arterieller Anastomosenring
Circulus arteriosus cerebri	circle of Willis, arterial circle of cerebrum	Willis-Anastomosenkranz
Circulus vasculosus	vascular circle	Circulus vasculosus
Cisterna *pl* Cisternae	cistern, cisterna	Zisterne
Cisterna ambiens	ambient cistern	Cisterna ambiens
Cisterna cerebellomedullaris	cerebellomedullary cistern, great cistern	Cisterna magna, Cisterna cerebellomedullaris
Cisterna chiasmatica	chiasmatic cistern	Cisterna chiasmatica
Cisterna interpeduncularis	Tarin's space, interpeduncular cistern, basal cistern	Cisterna basalis, Cisterna interpeduncularis
Cisterna magna	→ Cisterna cerebellomedullaris	
Cisterna pontocerebellaris	pontine/pontocerebellar cistern	Cisterna pontocerebellaris
Cisternae subarachnoideae	subarachnoidal/subarachnoid cisterns	Subarachnoidalzisternen
Collum	neck, collum, cervix	Hals, Nacken, Zervix, Kollum
Colon	colon	Kolon, Colon
Columna *pl* Columnae	column, columna	Columna
Columna anterior	anterior column, ventral column	Vordersäule
Columna lateralis	lateral column	Seitensäule
Columna posterior	dorsal column, posterior column	Hintersäule
Columna vertebralis	vertebral column, spinal column, backbone, spine	Wirbelsäule, Rückgrat
Commissura *pl* Commissurae	commissure, commissura	Naht, Verbindung, Kommissur
Commissura labiorum	commissure of lips	Commissura labiorum
Commissura palpebralis	commissure of eyelid, palpebral commissure	Augenlidkommissur
Concha	concha, shell	Muschel, Concha
Concha nasalis inferior	inferior nasal concha, inferior concha, inferior turbinate bone	untere Nasenmuschel
Concha nasalis media	middle turbinate bone, middle nasal concha, middle concha	mittlere Nasenmuschel
Concha nasalis superior	superior nasal concha, superior turbinate bone, superior concha	obere Nasenmuschel
Concha nasalis suprema	supreme concha, supreme turbinate bone	oberste Nasenmuschel
Condylus *pl* Condyli	condyle, condylus	Gelenkkopf, Kondyle
Condylus mandibulae	mandibular condyle, condyloid process, little head of mandible	Condylus mandibulae
Condylus occipitalis	occipital condyle	Hinterhauptskondyle
Conus	cone, conus	Konus, Conus
Conus elasticus	elastic cone (of larynx), cricovocal membrane	Conus elasticus, Membrana cricovocalis
Cornu	horn, cornu	Horn, Cornu
Cornu anterius medullae spinalis	anterior/ventral horn (of spinal cord)	Vorderhorn des Rückenmarks
Cornu anterius ventriculi lateralis	anterior/frontal horn of lateral ventricle	Vorderhorn des Seitenventrikels
Cornu frontale	anterior/frontal horn of lateral ventricle	Vorderhorn des Seitenventrikels

Terminologia Anatomica	English - Englisch	German - Deutsch
Cornu inferius	→ Cornu temporale	
Cornu occipitale	→ Cornu posterius ventriculi lateralis	
Cornu posterius medullae spinalis	dorsal horn of spinal cord, posterior horn of spinal cord	Hinterhorn (des Rückenmarks)
Cornu posterius ventriculi lateralis	occipital/posterior horn of lateral ventricle	Hinterhorn des Seitenventrikels
Cornu temporale	inferior/temporal horn of lateral ventricle	Unterhorn des Seitenventrikels
Corona	corona, crown	Kranz, Corona
Corona clinica dentis	clinical crown, extra-alveolat crown	klinische Zahnkrone
Corona dentis	crown, dental crown	Zahnkrone, anatomische Zahnkrone
Corpus pl Corpora	body, corpus	Körper, Corpus
Corpus adiposum	fatty body, fat body	Fettkörper
Corpus adiposum buccae	fatty ball of Bichat, fat body of cheek, buccal fat pad	Wangenfettpropf, Bichat-Fettfropf
Corpus adiposum orbitae	adipose/fat body of orbit	Corpus adiposum orbitae
Corpus linguae	body of tongue	Zungenkörper
Corpus mandibulae	body of mandible	Unterkieferkörper
Corpus maxillae	body of maxilla	Oberkieferkörper
Corpus vertebrae/vertebrale	vertebral body, body of vertebra	Wirbelkörper
Cortex	cortex	Rinde, Kortex, Cortex
Cortex cerebellaris	cerebellar cortex, cortical substance of cerebellum	Kleinhirnrinde
Cortex cerebralis	cerebral cortex, pallium	Großhirnrinde, Großhirnmantel, Pallium
Costa pl Costae	rib, costa	Rippe
Cranium	cranium, skull	Schädel
Crista pl Cristae	ridge, crest	Leiste, Kamm, Grat
Crista conchalis corporis maxillae	conchal crest of maxilla, inferior turbinal crest of maxilla	Crista conchalis corporis maxillae
Crista conchalis ossis palatini	conchal crest of palatine bone, inferior turbinal crest of palatine bone	Crista conchalis ossis palatini
Crista ethmoidalis maxillae	ethmoid crest of maxilla, superior turbinal crest of maxilla	Crista ethmoidalis maxillae
Crista ethmoidalis ossis palatini	ethmoid crest of palatine bone, superior turbinal crest of palatine bone	Crista ethmoidalis ossis palatini
Crista marginalis dentis	marginal ridge	Randleiste, Crista marginalis
Crista nasalis laminae horizontalis ossis palatini	nasal crest of palatine bone	Crista nasalis ossis palatini
Crista nasalis maxillae	nasal crest of maxilla.	Crista nasalis maxillae
Crista obliqua dentis	oblique ridge	Crista obliqua
Crista transversalis dentis	transverse ridge	Crista transversalis
Crista triangularis dentis	triangular ridge	Crista triangularis
Crus pl Crura	leg, limb, crus	Schenkel, Crus
Crypta pl Cryptae	crypt, pit	Krypte, Grube
Cryptae tonsillares tonsillae lingualis	tonsillar crypts of lingual tonsil	Krypten der Zungenmandel
Cryptae tonsillares tonsillae palatinae	tonsillar crypts of palatine tonsil	Gaumenmandelkrypten
Crypta e tonsillares tonsillae pharyngeae	tonsillar crypts of pharyngeal tonsil	Rachenmandelkrypten
Cuspis pl Cuspides	cusp	Höcker
Cuspis accessoria	accessory cusp	akzessorischer Zahnhöcker
Cuspis buccalis	buccal cusp	Cuspis buccalis
Cuspis dentis	cusp, cuspid, dental tubercle, tubercle of crown of tooth	Zahnhöcker
Cuspis distalis	distal cusp	Cuspis distalis
Cuspis distobuccalis	distobuccal cusp	Cuspis distobuccalis
Cuspis distolingualis	distolingual cusp	Cuspis distolingualis
Cuspis distopalatinalis	distopalatal cusp	Cuspis distopalatinalis
Cuspis lingualis	lingual cusp	Cuspis lingualis
Cuspis mesiobuccalis	mesiobuccal cusp	Cuspis mesiobuccalis

Terminologia Anatomica	English - Englisch	German - Deutsch
Cuspis mesiolingualis	mesiolingual cusp	Cuspis mesiolingualis
Cuspis mesiopalatinalis	mesiopalatal cusp	Cuspis mesiopalatinalis
Cuspis palatinalis	palatal cusp	Cuspis palatalis
Cuspis paramolaris	paramolar tubercle, paramolar cusp	Tuberculum paramolare, Cuspis paramolaris
Dens pl Dentes	tooth, dens	Zahn, Dens
Dens axis	dens axis, dentoid/odontoid process of axis	Dens axis, Dens
Dens caninus	eyetooth, canine tooth	Eckzahn, Reißzahn
Dentes decidui	deciduous dentition, deciduous teeth, baby teeth	Milchzähne, Milchgebiß
Dens incisivus	incisor tooth, incisive tooth	Schneidezahn, Incisivus
Dens molaris	molar tooth, molar, cheek tooth	Mahlzahn, großer Backenzahn, Molar
Dens molaris tertius	wisdom tooth, third molar (tooth)	Weisheitszahn, dritter Molar
Dentes permanentes	permanent dentition, second teeth, permanent teeth	bleibende/zweite Zähne, Dauergebiß
Dens praemolaris	premolar, premolar tooth, bicuspid tooth	vorderer/kleiner Backenzahn, Prämolar
Dens serotinus	wisdom tooth, third molar (tooth)	Weisheitszahn, dritter Molar
Dentinum	dentin, dentine	Dentin, Zahnbein, Substantia eburnea
Diaphragma	diaphragm, diaphragma	Zwerchfell, Diaphragma
Diaphragma pelvis	pelvic diaphragm	Diaphragma pelvicum
Digitus pl Digiti	digit; finger, toe	Finger, Zeh, Zehe
Discus pl Disci	disk, disc	Scheibe
Discus articularis	articular disk, interarticular disk, interarticular cartilage	Gelenkzwischenscheibe, Diskus
Discus articularis temporomandibularis	mandibular disk, temporomandibular articular disk, temporomandibular disk, temporomandibular articular discus	Gelenkscheibe des Kiefergelenks, Diskus des Kiefergelenks
Discus intervertebralis	intervertebral disk/cartilage, disk, disc	Zwischenwirbelscheibe, Bandscheibe
Dorsum	dorsum, back	Rücken, Rückseite
Dorsum linguae	dorsum of tongue, back of tongue	Zungenrücken
Dorsum nasi	dorsum of nose	Nasenrücken
Ductulus pl Ductuli	ductule	kleiner Gang, Ductulus
Ductus pl Ductus	duct, canal	Röhre, Kanal, Gang
Ductus incisivus	incisive duct, incisor duct, incisor canaliculus	Ductus incisivus
Ductus lymphatici	lymphatic ducts	Hauptlymphgänge
Ductus nasolacrimalis	nasolacrimal duct, nasal duct, tear duct	Tränen-Nasen-Gang
Ductus parotideus	Stensen's canal, parotid duct	Parotisgang, Stenon-Gang
Ductus semicirculares	semicircular ducts	Bogengang
Ductus sublinguales minores	lesser sublingual ducts, minor sublingual ducts, Walther's ducts	Ductus sublinguales minores
Ductus sublingualis major	major sublingual ducts, greater sublingual duct, Bartholin's duct	Ductus sublingualis major
Ductus submandibularis	submandibular duct, Wharton's duct	Wharton-Gang
Dura mater	dura mater, dura, pachymeninx	Dura
Dura mater cranialis/encephali	dura mater of brain	harte Hirnhaut
Dura mater spinalis	dura mater of spinal cord	harte Rückenmarkshaut
Eminentia pl Eminentiae	eminence	Vorsprung, Erhöhung, Höcker
Eminentia frontalis	frontal eminence, frontal tuber, frontal prominence	Stirnhöcker, Tuber frontale
Eminentia maxillae	eminence of maxilla, maxillary tuber, tuberosity of maxilla	Eminentia maxillae, Tuber maxillae
Enamelum	enamel, dental enamel, adamantine layer	Schmelz, Zahnschmelz, Substantia adamantina
Epiphysis	epiphysis	Epiphyse, Knochenepiphyse
Epiphysis cerebri	epiphysis, pineal body, pineal gland	Zirbeldrüse, Pinea, Epiphyse
Epithelium	epithelial tissue, epithelium	Deckgewebe, Epithelialgewebe, Epithel
Facies pl Facies	1. face, facies 2. (Oberfläche) surface, facies	1. Gesicht, Facies 2. Außenfläche, Vorderseite
Facies approximalis	approximal surface, interproximal surface	Approximalfläche, Facies approximalis
Facies articularis	articular surface	Gelenkfläche

Terminologia Anatomica	English - Englisch	German - Deutsch
Facies buccalis	buccal surface	Facies buccalis
Facies distalis	distal surface	Facies distalis
Facies labialis	labial surface	Facies labialis
Facies lingualis	lingual surface	Facies lingualis
Facies mesialis	mesial surface	Facies mesialis
Facies occlusalis	occlusal surface	Kaufläche, Verschlußfläche
Facies palatinalis	palatal surface	Facies palatinalis
Facies vestibularis	occlusal surface	Facies vestibularis
Falx	falx	Sichel, Falx
Falx cerebelli	falx of cerebellum, falciform process of cerebellum	Kleinhirnsichel
Falx cerebri	falciform process of cerebrum, falx of cerebrum	Hirnsichel, Großhirnsichel
Fascia pl Fasciae	fascia	Band, Faszie
Fascia buccopharyngea	buccopharyngeal fascia, buccinator fascia	Fascia buccopharyngea
Fascia cervicalis	cervical fascia, fascia of neck	Halsfaszie
Fascia colli media	petracheal fascia, pretracheal layer of fascia	mittlere Halsfaszie
Fascia colli profunda	prevertebral layer of fascia, prevertebral fascia	tiefe Halsfaszie
Fascia masseterica	masseteric fascia	Masseterfaszie, Fascia masseterica
Fascia nuchae	nuchal fascia, fascia of nape	Fascia nuchae
Fascia parotidea	parotid fascia	Faszienhülle der Parotis
Fascia pharyngobasilaris	pharyngobasilar fascia, buccopharyngeal membrane, oral membrane, pharyngeal membrane, pharyngobasilar coat, pharyngobasilar membrane, pharyngeal aponeurosis, pharyngobasilar aponeurosis	Fascia pharyngobasilaris
Fascia superficialis	superficial fascia, subcutaneous fascia	oberflächliche Unterhautfaszie
Fascia temporalis	temporal fascia, temporal aponeurosis	Fascia temporalis
Fascia thoracica	thoracic fascia	Fascia thoracica
Fascia thoracolumbalis	thoracolumbar fascia, deep fascia of back	Fascia thoracolumbalis
Fenestra pl Fenestrae	window, fenestra	Fenster
Fenestra cochleae	cochlear window, round window	rundes Fenster, Schneckenfenster
Fenestra vestibuli	oval window, vestibular window	Vorhofsfenster, ovales Fenster
Filum pl Fila	filum, filament, thread	Faden, Faser
Fila radicularia	root filaments of spinal nerves	Wurzelfasern, Spinalwurzelfasern
Filum spinale/terminale	terminal filament, meningeal filament, terminal meningeal thread, terminal thread of spinal cord	Filum terminale, Filum spinale
Fissura pl Fissurae	fissure, notch, cleft, slit	Spalt, Spalte, Furche, Rinne, Fissur, Kerbe, Einschnitt
Fissurae cerebelli	cerebellar fissures	Kleinhirnfurchen
Fissura occlusalis	occlusal fissure	Fissura occlusalis
Fissura orbitalis inferior	inferior orbital fissure, inferior sphenoidal fissure	Augenhöhlenbodenspalte, untere Orbitaspalte
Fissura orbitalis superior	superior orbital fissure, superior sphenoidal fissure	Augenhöhlendachspalte, obere Orbitaspalte
Folium pl Folia	folium	Folium
Folia cerebelli	convolutions/gyri of cerebellum, cerebellar folia	Kleinhirnwindungen
Folium vermis	folium vermis	Folium vermis
Folliculus pl Folliculi	follicle; gland, sac	Follikel, Drüse
Folliculi linguales	lingual follicles, lymphatic follicles of tongue	Zungenbalg
Folliculi lymphatici	lymphatic follicles	Lymphfollikel
Fonticulus pl Fonticuli	fontanelle, fontanel	Fontanelle
Fonticulus anterior	anterior/bregmatic/frontal fontanelle	vordere/große Fontanelle, Stirnfontanelle
Fonticulus anterolateralis	→ Fonticulus sphenoidalis	
Fonticuli cranii	cranial fontanelles	Schädelfontanellen
Fonticulus mastoideus	mastoid fontanelle, posterolateral fontanelle	hintere Seitenfontanelle, Warzenfontanelle
Fonticulus posterior	posterior fontanelle, occipital fontanelle, triangular fontanelle	kleine/hintere Fontanelle, Hinterhauptsfontanelle

Terminologia Anatomica	English - Englisch	German - Deutsch
Fonticulus posterolateralis	→ Fonticulus mastoideus	
Fonticulus sphenoidalis	anterolateral fontanelle, sphenoidal fontanelle	Keilbeinfontanelle
Foramen pl Foramina	foramen, meatus, aperture	Öffnung, Loch, Foramen, Eingang, Gang
Foramina alveolaria corporis maxillae	alveolar foramina (of maxilla)	Foramina alveolaria corporis maxillae
Foramen apicis dentis	apical foramen (of tooth), root foramen, pulp foramen	Foramen apicis dentis
Foramen caecum	cecal foramen (of frontal bone), Vicq d'Azyr's foramen	Foramen caecum
Foramen caecum linguae	glandular/cecal foramen of the tongue, Morgagni's foramen	Foramen caecum linguae
Foramen frontale	frontal foramen, frontal incisure, frontal notch	Foramen frontale, Incisura frontalis
Foramen incisivum	Stensen's foramen, incisive foramen, incisor foramen	Foramen incisivum
Foramen infraorbitale	infra-orbital foramen, suborbital foramen	Foramen infraorbitale
Foramen interventriculare	interventricular foramen, Monro's foramen	Monro-Foramen
Foramen intervertebrale	intervertebral foramen	Zwischenwirbelloch
Foramen jugulare	jugular foramen, posterior lacerate foramen	Foramen jugulare
Foramen lacerum	lacerated foramen, middle lacerate foramen	Foramen lacerum
Foramen magnum	great foramen, great occipital foramen	großes Hinterhauptsloch
Foramina mandibulae	mandibular foramen	Foramen mandibulae
Foramen mentale	mental foramen, mental canal	Foramen mentale
Foramen ovale	oval foramen of sphenoid bone	Foramen ovale
Foramina palatina minora	lesser palatine foramina, accessory palatine foramina	Foramina palatina minora
Foramen palatinum majus	greater palatine foramen, posterior palatine foramen, pterygopalatine foramen, spheno-palatine foramen	Foramen palatinum majus
Foramen rotundum	round foramen (of sphenoid bone)	Foramen rotundum
Foramen sphenopalatinum	sphenopalatine foramen	Foramen sphenopalatinum
Foramen supraorbitale	supra-orbital foramen/incisure/notch	Incisura supraorbitalis, Foramen supraorbitale
Foramen venae cavae	vena caval foramen, venous foramen	Foramen venae cavae
Foramen venosum	venous foramen, Vesalius' foramen	Foramen venosum
Foramen vertebrale	vertebral foramen, spinal foramen	Wirbelloch
Fornix pl Fornices	fornix, fundus, vault	Gewölbe, Kuppel, Dach, Fornix
Fornix cerebri	fornix, fornix of cerebrum	Hirngewölbe
Fornix pharyngis	vault of pharynx, fornix of pharynx	Pharynxkuppel
Fossa pl Fossae	fossa, fovea, pit, hollow, depression	Grube, Höhle, Mulde, Nische, Fossa
Fossa canina	canine fossa, maxillary fossa	Eckzahngrube, Fossa canina
Fossa condylaris	condylar fossa, condyloid fossa	Fossa condylaris
Fossa cranialis/cranii anterior	anterior cranial fossa	vordere Schädelgrube
Fossa cranialis/cranii media	middle cranial fossa	mittlere Schädelgrube
Fossa cranialis/cranii posterior	posterior cranial fossa	hintere Schädelgrube
Fossa hypophysialis	hypophyseal/hypophysial/pituitary fossa	Hypophysengrube
Fossa incisiva	incisive fossa	Fossa incisiva
Fossa occlusalis	occlusal fossa	Fossa occlusalis
Fossa supratonsillaris	supratonsillar fossa, supratonsillar recess	Fossa supratonsillaris
Fossa temporalis	temporal fossa	Schläfengrube
Fossa tonsillaris	tonsillar fossa, amygdaloid fossa, tonsillar sinus	Gaumenmandelnische, Tonsillennische
Fossula pl Fossulae	little fossa, fossula	kleine Grube, Grübchen
Fossulae tonsillares	tonsillar fossulae, tonsillar pits, tonsillar crypts	Tonsillenkrypten, Mandelkrypten
Fovea pl Foveae	fovea, depression, pit, fossa	Fovea, Grube, Höhle, Mulde, Nische
Fovea distalis	distal fovea	Fovea distalis
Fovea mesialis	mesial fovea	Fovea mesialis
Fovea sublingualis	sublingual fovea, sublingual fossa	Fovea sublingualis

Terminologia Anatomica	English - Englisch	German - Deutsch
Fovea submandibularis	submandibular fovea, submandibular fossa, submaxillary fossa	Fovea submandibularis
Foveola pl Foveolae	foveola, (small) pit	Grübchen, Foveola
Foveolae granulares	granular pits, pacchionian foveolae, granular foveolae	Foveolae granulares
Frenulum pl Frenula	frenulum, small bridle, small frenum	Bändchen, Frenulum
Frenulum labii inferioris	inferior labial frenulum, frenulum of lower lip	Unterlippenbändchen
Frenulum labii superioris	superior labial frenulum, frenulum of upper lip	Oberlippenbändchen
Frenulum linguae	lingual frenulum, frenum of tongue, frenulum of tongue	Zungenbändchen
Galea aponeurotica	galea, epicranial aponeurosis, galea aponeurotica	Kopfschwarte
Ganglion pl Ganglia	neural ganglion, ganglion, nerve ganglion	Knoten, Nervenknoten, Ganglion
Ganglia autonomica	autonomic ganglia, visceral ganglia	vegetative/autonome Grenzstrangganglien
Ganglion ciliare	ciliary ganglion, Schacher's ganglion	Schacher-Ganglion, Ziliarganglion
Ganglion cochleare	cochlear ganglion, Corti's ganglion, spiral ganglion	Corti-Ganglion
Ganglia craniospinalia	craniospinal/encephalospinal/sensory ganglia	Spinalganglien der Hirn- und Rückenmarksnerven
Ganglia encephalica	→ Ganglia sensoria neurium cranialum	
Ganglia encephalospinalia	→ Ganglia craniospinalia	
Ganglion geniculatum/geniculi	geniculate ganglion, ganglion of facial nerve	Fazialisganglion, Fazialiskneganglion
Ganglia lumbalia/lumbaria	lumbar ganglia	Lumbalganglien
Ganglion oticum	Arnold's ganglion, otic ganglion	Ganglion oticum
Ganglion parasympatheticum/parasympathicum	parasympathetic ganglion	Parasympathikusganglion, parasympathisches Ganglion
Ganglion pterygopalatinum	pterygopalatine ganglion, Meckel's ganglion	Meckel-Ganglion
Ganglia sensoria	→ Ganglia craniospinalia	
Ganglia sensoria neurium cranialum	sensory ganglia of cranial/encephalic nerves	Ganglia encephalica, Ganglia sensoria neurium cranialium
Ganglion sensorium/spinale	spinal ganglion, dorsal root ganglion	Spinalganglion
Ganglion spirale cochleae	→ Ganglion cochleare	
Ganglion stellatum	cervicothoracic ganglion, stellate ganglion	Ganglion cervicothoracicum, Ganglion stellatum
Ganglion submandibulare	submandibular ganglion, submaxillary ganglion	Faesebeck-Ganglion, Blandin-Ganglion
Ganglion sympatheticum/sympathicum	sympathetic ganglion	Sympathikusganglion, sympathisches Ganglion
Ganglia thoracica	thoracic ganglia	thorakale Grenzstrangganglien
Ganglion trigeminale	Gasser's ganglion, trigeminal ganglion	Gasser-Ganglion
Ganglia trunci sympathetici	ganglia of sympathetic trunk, sympathetic trunk ganglia	Grenzstrangganglien
Ganglion vestibulare	vestibular ganglion, Scarpa's ganglion	Scarpa-Ganglion
Ganglia visceralia	→ Ganglia autonomica	
Geniculum	knee, genu, geniculum	Knie, Knick, Abknickung
Geniculum canalis facialis	genu of facial canal, geniculum of facial canal	Fazialiskne
Geniculum nervi facialis	external genu of facial nerve, geniculum of facial nerve	äußeres Fazialiskne
Genu	genu, knee	Knie, Knick, Abknickung
Genu nervi facialis	internal genu of facial nerve, genu of facial nerve	inneres Fazialiskne
Gingiva	gingiva, gum	Zahnfleisch, Gingiva
Glandula pl Glandulae	gland	Drüse
Glandulae buccales	buccal glands	Bukkaldrüsen
Glandulae conjunctivales	conjunctival glands, Krause's glands	Krause-Drüsen, Konjunktivaldrüsen
Glandulae endocrinae	endocrine glands, ductless glands, incretory glands	endokrine Drüsen
Glandulae labiales	labial glands	Lippenspeicheldrüsen
Glandulae lacrimales accessoriae	accessory lacrimal glands, Ciaccio's glands	Nebentränendrüsen

Terminologia Anatomica	English - Englisch	German - Deutsch
Glandula lacrimalis	lacrimal gland	Tränendrüse
Glandulae laryngeales	laryngeal glands	Kehlkopfdrüsen, Larynxdrüsen
Glandulae linguales	lingual glands, glands of tongue	Zungenspeicheldrüsen
Glandula lingualis anterior	anterior lingual gland, Blandin's gland	Blandin-Nuhn-Drüse
Glandulae molares	molar glands	Glandulae molares
Glandulae olfactoriae	Bowman's glands, olfactory glands	Bowman-Spüldrüsen
Glandula parathyroidea	epithelial body, parathyroid, parathyroid gland	Nebenschilddrüse, Epithelkörperchen
Glandulae oris	glands of mouth	Munddrüsen
Glandula palatinae	palatine glands	Gaumendrüsen
Glandula parotidea	parotid gland, parotic, parotid	Ohrspeicheldrüse, Parotis
Glandula parotidea accessoria	accessory parotid gland, admaxillary gland	Glandula parotidea accessoria
Glandulae pharyngis	pharyngeal glands	Rachenspeicheldrüsen, Pharynxdrüsen
Glandula pinealis	pineal gland, epiphysis, pineal body, pineal	Zirbeldrüse, Pinea, Epiphyse
Glandula pituitaria	pituitary, pituitary gland, hypophysis	Hirnanhangdrüse, Hypophyse
Glandulae salivariae	salivary glands	Speicheldrüsen
Glandulae salivariae majores	major salivary glands, large salivary glands	große Speicheldrüsen
Glandulae salivariae minores	minor salivary glands, small salivary glands	kleine Speicheldrüsen
Glandula sublingualis	sublingual gland, Rivinus gland	Unterzungenspeicheldrüse
Glandula submandibularis	submandibular gland, mandibular gland	Unterkieferdrüse
Glandula thyroidea	thyroid gland, thyroid, thyroidea	Schilddrüse, Thyr(e)oidea
Glandulae tracheales	tracheal glands	Luftröhrendrüsen, Trachealdrüsen
Glomus	glomus; glomus body	Gefäßknäuel, Nervenknäuel, Glomus
Glomus caroticum	carotid body, carotid glomus	Karotisdrüse
Glottis	glottis	Glottis
Gyrus pl Gyri	gyrus, convolution	Windung, Hirnwindung, Gyrus
Gyri cerebrales	convolutions of cerebrum, gyri of cerebrum	Hirnwindungen, Großhirnwindungen
Gyrus frontalis	frontal gyrus, frontal convolution	Stirnhirnwindung
Gyrus postcentralis	postcentral gyrus, posterior central convolution	Gyrus postcentralis
Gyrus praecentralis	precentral gyrus, anterior central gyrus	Gyrus praecentralis
Gyri temporales	temporal gyri/convolutions	Schläfenwindungen
Hiatus pl Hiatus	hiatus, aperture, opening, fissure, gap, cleft	Spalte, Spalt, Ritze, Hiatus, Apertur, Mündung, Fissur
Hiatus maxillaris	maxillary hiatus, hiatus of maxillary sinus	Hiatus maxillaris
Incisura pl Incisurae	incisure, notch, incision, cut, cleft	Einschnitt, Inzisur, Schnitt, Fissur, Furche, Rinne
Incisura clavicularis	clavicular notch of sternum	Incisura clavicularis
Incisura frontalis	frontal foramen, frontal incisure, frontal notch	Foramen frontale, Incisura frontalis
Incisura jugularis	jugular notch, jugular incisure	Incisura jugularis
Incisura mandibulae	incisure of mandible, mandibular notch	Incisura mandibulae
Incisura supraorbitalis	supra-orbital foramen/incisure/notch	Incisura supraorbitalis, Foramen supraorbitale
Incisura tentorii	incisure of tentorium, tentorial notch	Incisura tentorii
Infundibulum pl Infundibula	1. infundibulum 2. pulmonary/arterial cone, infundibulum of heart	1. Infundibulum 2. Conus arteriosus, Infundibulum
Infundibulum hypothalami	infundibular stalk, hypophyseal stalk, hypophysial stalk	Hypophysenstiel
Isthmus pl Isthmi	isthmus	Verengung, Enge, Isthmus
Isthmus aortae	isthmus of aorta, aortic isthmus	Aortenisthmus, Isthmus aortae
Isthmus faucium	isthmus of fauces, oropharyngeal isthmus	Schlundenge, Rachenenge
Isthmus tubae auditoriae	isthmus of auditory tube, isthmus of eustachian tube	Tubenenge, Tubenisthmus
Jugum pl Juga	jugum, yoke	Joch, Kamm, Leiste, Jugum
Juga alveolaria mandibulae	alveolar yokes of mandible	Juga alveolaria mandibulae
Juga alveolaria maxillae	alveolar yokes of maxilla	Juga alveolaria maxillae
Jugum sphenoidale	sphenoidal jugum, sphenoidal yoke	Jugum sphenoidale
Labium pl Labia	labium, lip	Lippe
Labium inferius	inferior lip, lower lip	Unterlippe

Terminologia Anatomica	English - Englisch	German - Deutsch
Labium superius	superior lip, upper lip	Oberlippe
Labrum	lip, edge, brim	Lippe, Rand
Labrum articulare	articular lip	Gelenklippe
Labyrinthus	inner ear, internal ear, labyrinth	Innenohr, Innenohrlabyrinth, Labyrinth
Labyrinthus cochlearis	labyrinth of cochlea, cochlear labyrinth	Schneckenlabyrinth
Labyrinthus ethmoidalis	ethmoid labyrinth	Siebbeinlabyrinth
Labyrinthus membranaceus	membranous labyrinth, endolymphatic labyrinth	häutiges/membranöses Labyrinth
Labyrinthus osseus	bony labyrinth, osseous labyrinth	knöchernes/ossäres Labyrinth
Labyrinthus vestibularis	vestibular labyrinth	Vorhoflabyrinth
Lacuna pl Lacunae	lacune, pit, cavity, lake	Hohlraum, Spalt, Spalte, Lücke, Lakune, Grube
Lamina pl Laminae	lamina, layer, plate, stratum	Schicht, Überzug, Blättchen, Lage, Blatt, Lamina
Lamina basalis	basal lamina, basal plate	Lamina basalis
Lamina basilaris	basilar lamina/membrane of cochlear duct	Basilarmembran
Lamina cartilaginis cricoideae	lamina of cricoid cartilage	Ringknorpelplatte
Lamina cribrosa ossis ethmoidalis	sieve bone, sieve plate, cribrum, cribriform lamina of ethmoid bone, cribriform plate of ethmoid bone	Siebbeinplatte, Siebplatte
Lamina externa	outer table of skull, external lamina of skull	Lamina externa
Lamina horizontalis ossis palatini	horizontal lamina of palatine bone, horizontal plate of palatine bone	Lamina horizontalis ossis palatini
Lamina interna	inner table of skull, internal lamina of skull	Lamina interna
Lamina muscularis mucosae	muscular layer of mucosa	Lamina muscularis mucosae
Lamina perpendicularis ossis ethmoidalis	perpendicular plate of ethmoid bone, perpendicular lamina of ethmoid bone	Lamina perpendicularis ossis ethmoidalis
Lamina perpendicularis ossis palatini	perpendicular plate of palatine bone	Lamina perpendicularis ossis palatini
Lamina praetrachealis	pretracheal fascia, pretracheal lamina of fascia	mittlere Halsfaszie
Lamina praevertebralis	prevertebral fascia, prevertebral lamina of fascia	tiefe Halsfaszie
Ligamentum pl Ligamenta	ligament, band	Band, Ligament
Ligamentum cricopharyngeum	cricopharyngeal ligament, Santorini's ligament	Santorini-Band
Ligamentum cricotracheale	cricotracheal ligament	Ligamentum cricotracheale
Ligamentum laterale artic. temporomandibularis	lateral temporomandibular ligament, lateral maxillary ligament	Ligamentum laterale artic. temporomandibularis, Ligamentum temporomandibulare
Ligamentum mediale artic. temporomandibularis	medial temporomandibular ligament, medial maxillary ligament	Ligamentum mediale artic. temporomandibularis
Ligamentum nuchae	nuchal ligament, neck ligament	Nackenband
Ligamentum palpebrale laterale	canthal ligament, lateral palpebral ligament	Ligamentum palpebrale laterale
Ligamentum palpebrale mediale	medial palpebral ligament	Ligamentum palpebrale mediale
Ligamentum sphenomandibulare	stylomandibular ligament, stylomaxillary ligament, stylomylohyoid ligament	Ligamentum stylomandibulare
Ligamentum stylomandibulare	middle maxillary ligament, sphenomandibular ligament	Ligamentum sphenomandibulare
Ligamentum vestibulare	vestibular ligament, ventricular ligament (of larynx)	Taschenband
Ligamentum vocale	vocal ligament	Stimmband
Limbus pl Limbi	edge, border, fringe, hem	Saum, Rand, Kante, Grenze, Grenzlinie
Limbi palpebrales	edges of eyelids	Lidkanten
Linea	line, strip, streak, mark	Linie, Strich, Streifen
Linea epiphysialis	epiphyseal line, epiphysial line	Epiphysenlinie
Lingula mandibulae	lingula of mandible, mandibular tongue	Lingula mandibulae
Liquor pl Liquores	liquor, fluid	Körperflüssigkeit, Liquor
Liquor cerebrospinalis	cerebrospinal fluid	Liquor cerebrospinalis
Lobulus pl Lobuli	lobule	Läppchen, Organläppchen
Lobulus auricularis	lobule, ear lobule, tip of ear	Ohrläppchen

Anatomical Table / Anatomische Tabelle

Terminologia Anatomica	English - Englisch	German - Deutsch
Lobus pl Lobi	lobe	Organlappen, Lappen
Lobus anterior hypophyseos	anterior lobe of hypophysis, anterior lobe of pituitary (gland), adenohypophysis	Hypophysenvorderlappen, Adenohypophyse
Lobi cerebrales	cerebral lobes, lobes of cerebrum	Hirnlappen
Lobus frontalis	frontal lobe	Frontallappen, Stirnlappen
Lobus occipitalis	occipital lobe	Okzipitallappen, Hinterhauptslappen
Lobus parietalis	parietal lobe	Parietallappen, Scheitellappen
Lobus posterior hypophyseos	neurohypophysis, posterior lobe of hypophysis, posterior lobe of pituitary (gland)	Neurohypophyse, Hypophysenhinterlappen
Lobus temporalis	temporal lobe	Temporallappen, Schläfenlappen
Macula pl Maculae	yellow spot, Soemmering's spot, macula lutea, macula	gelber Fleck, Makula, Macula
Macula sacculi	macula of sacculus, saccular spot	Macula sacculi
Macula utriculi	macula of utricle, utricular spot	Macula utriculi
Malleus	hammer, malleus	Hammer, Malleus
Mammillae	mammelons	Mammilae
Margo pl Margines	margin, border, edge, boundary	Rand, Saum, Kante, Grenze
Margo anterior	arterior border, ventral border, anterior margin	Vorderkante, Vorderrand
Margo gingivalis	gingival margin, gum margin, marginal gingiva	Gingivarand, Zahnfleischrand
Margo incicalis dentis	cutting edge, shearing edge, incisive margin, incisal edge, incisal margin	Schneidekante, Margo incisalis
Margo infraorbitalis	infra-orbital margin	Margo infraorbitalis
Margo interosseus	interosseous margin	Margo interosseus
Margo lateralis	lateral margin, lateral border	Außenrand
Margo medialis	medial margin, medial border	Innenrand
Margo orbitalis	orbital margin, orbital crest	Orbitarand
Margo posterior	posterior margin, posterior border	Hinterkante, hinterer Rand
Margo superior	superior margin, superior border	Oberkante, oberere Rand
Margo supraorbitalis	supra-orbital margin	oberer Augenhöhlenrand
Meatus pl Meatus	meatus, opening, passage, channel	Gang, Kanal, Öffnung, Spalt, Lücke, Loch, Mündung
Meatus nasi communis	common nasal meatus	Meatus nasi communis
Meatus nasi inferior	inferior nasal meatus	unterer Nasengang
Meatus nasi medius	middle nasal meatus	mittlerer Nasengang
Meatus nasi superior	superior nasal meatus	oberer Nasengang
Meatus nasopharyngeus	nasopharyngeal meatus, nasopharyngeal passage	Nasen-Rachen-Gang, Meatus nasopharyngeus
Mediastinum pl Mediastina	median septum, mediastinum; mediastinal cavity	Mittelfell, Mediastinum, Mediastinalraum
Medulla	medulla, marrow	Mark, Medulla
Medulla oblongata	medulla oblongata, bulbus	Markhirn, verlängertes Mark
Medulla ossium	bone marrow, marrow, medulla	Knochenmark
Medulla spinalis	spinal medulla, spinal marrow, spinal cord	Rückenmark
Membrana	membrane, layer	Häutchen, Membran, Schicht, Lage, Blatt
Membrana atlanto-occipitalis	atlantooccipital membrane	Membrana atlanto-occipitalis anterior
Membrana cricovocalis	cricovocal membrane, elastic cone (of larynx)	Conus elasticus, Membrana cricovocalis
Membrana fibro-elastica laryngis	fibroelastic membrane of larynx	Kehlkopfmembran
Membrana tectoria	tectorial membrane	Membrana tectoria
Membrana thyrohyoidea	thyrohyoid membrane, hyothyroid membrane	Membrana thyrohyoidea
Membrana tympanica	tympanic membrane, eardrum, drum membrane	Trommelfell
Musculus pl Musculi	muscle	Muskel, Muskelgewebe
Musculus arytaenoideus obliquus	arytenoideus obliquus, oblique arytenoid muscle	Arytänoideus obliquus
Musculus arytaenoideus transversus	arytenoideus transversus, transverse arytenoid muscle	Arytänoideus transversus

Anatomical Table / Anatomische Tabelle

Terminologia Anatomica	English - Englisch	German - Deutsch
Musculi auriculares	auricular muscles	Ohrmuschelmuskeln
Musculus buccinator	buccinator muscle	Backenmuskel, Musculus buccinator
Musculi bulbi	eye muscles, ocular muscles, oculorotatory muscles	(äußere) Augenmuskeln
Musculi capitis	muscles of head	Kopfmuskeln, Kopfmuskulatur
Musculi cervicis	cervical muscles, neck muscles	Halsmuskeln, Halsmuskulatur
Musculus ciliaris	ciliaris, Bowman's muscle, ciliary muscle	Ciliaris, Ziliarmuskel
Musculi colli	neck muscles, cervical muscles	Halsmuskeln, Halsmuskulatur
Musculus constrictor pharyngis	constrictor pharyngis, constrictor muscle of pharynx	Constrictor pharyngis, Konstriktor pharyngis
Musculus crico-arytaenoideus lateralis	cricoarytenoideus lateralis	Lateralis, Cricoarytänoideus lateralis
Musculus crico-arytaenoideus posterior	cricoarytenoideus posterior	Postikus, Cricoarytänoideus posterior
Musculus cricothyroideus	cricothyroideus, cricothyroid muscle	Krikothyroideus
Musculus depressor anguli oris	depressor anguli oris, depressor muscle of angle of mouth, triangular muscle	Musculus depressor anguli oris
Musculus depressor labii inferioris	depressor labii inferioris, depressor muscle of lower lip, Aeby's muscle	Musculus depressor labii inferioris
Musculus digastricus	digastricus, digastric muscle, digastric	Digastrikus
Musculi faciei	facial muscles, muscles of facial expression	Gesichtsmuskulatur, mimische Muskulatur
Musculi infrahyoidei	infrahyoid muscles	infrahyoidale Muskulatur
Musculi intercostales	intercostal muscles	Interkostalmuskeln, Interkostalmuskulatur
Musculi laryngis	muscles of larynx, laryngeal musculature	Kehlkopfmuskeln, Kehlkopfmuskulatur
Musculus levator anguli oris	levator anguli oris, canine muscle, levator muscle of angle of mouth	Mundwinkelheber
Musculus levator labii superioris	levator labii superioris, levator muscle of upper lip	Oberlippenheber
Musculus levator veli palatini	levator veli palatini, levator muscle of palatine velum	Gaumensegelheber
Musculi linguae	lingual muscles, muscles of tongue	Zungenmuskeln, Zungenmuskulatur
Musculus masseter	masseter, masseter muscle	Kaumuskel, Masseter
Musculi masticatorii	muscles of mastication, masticatory muscles	Kaumuskeln, Kaumuskulatur
Musculus mentalis	mentalis, chin muscle	Kinnmuskel
Musculus nasalis	nasalis, nasal muscle	Nasenmuskel
Musculus occipitofrontalis	occipitofrontalis, occipitofrontal muscle	Okzipitofrontalis
Musculus orbicularis oculi	orbicularis oculi, orbicular muscle of eye	Orbikularis okuli
Musculus orbicularis oris	orbicularis oris, orbicular muscle of mouth	Orbikularis oris
Musculus orbitalis	orbitalis, Müller's muscle, orbital muscle	Müller-Muskel, Orbitalis
Musculus palatoglossus	palatoglossus, palatoglossal muscle, glossopalatinus muscle	Palatoglossus
Musculus palatopharyngeus	palatopharyngeus, palatopharyngeal muscle, pharyngopalatine muscle	Palatopharyngeus
Musculi pharyngis	muscles of pharynx, pharyngeal musculature	Pharynxmuskeln
Musculus stapedius	stapedius	Musculus stapedius
Musculus sternocleidomastoideus	sternocleidomastoideus, sternocleidomastoid muscle	Sternokleidomastoideus
Musculus styloglossus	styloglossus	Styloglossus
Musculus stylohyoideus	stylohyoideus, stylohyoid muscle	Stylohyoideus
Musculus stylopharyngeus	stylopharyngeus	Stylopharyngeus
Musculi suprahyoidei	suprahyoid muscles	Suprahyoidalmuskulatur
Musculus temporalis	temporalis, temporal muscle	Temporalis
Musculus tensor tympani	tensor tympani, tensor muscle of tympanum	Trommelfellspanner, Tensor tympani
Musculus tensor veli palatini	tensor veli palatini, tensor muscle of palatine velum	Tensor veli palatini
Musculus trachealis	tracheal muscle	Musculus trachealis
Musculus uvulae	muscle of uvula	Zäpfchenmuskel
Musculus vocalis	vocalis, vocal muscle	Stimmbandmuskel, Vokalis

Anatomical Table

Terminologia Anatomica	English - Englisch	German - Deutsch
Nervus p/ **Nervi**	nerve	Nerv
Nervus abducens	abducent nerve, abducens, sixth nerve	Abduzens, Abducens, VI. Hirnnerv
Nervus accessorius	accessory nerve, spinal accessory nerve, eleventh nerve	Akzessorius, XI. Hirnnerv
Nervus acusticus	→ Nervus vestibulocochlearis	
Nervi alveolares superiores	superior alveolar nerves	Nervi alveolares superiores
Nervus alveolaris inferior	inferior alveolar nerve, inferior dental nerve	Unterkiefernerv, Alveolaris inferior
Nervus autonomicus	autonomic nerve, visceral nerve	Eingeweidenerv, Viszeralnerv
Nervus buccalis	buccal nerve, buccinator nerve	Nervus buccalis
Nervus canalis pterygoidei	nerve of pterygoid canal, vidian nerve	Nervus canalis pterygoidei
Nervi cervicales	cervical nerves, cervical spinal nerves	Halsnerven, Zervikalnerven
Nervi ciliares	ciliary nerves	Ziliarnerven
Nervus cochlearis	cochlear nerve	Hörnerv, Cochlearis
Nervi craniales	cerebral nerves, cranial nerves, encephalic nerves	Kopfnerven, Hirnnerven
Nervus cutaneus	cutaneous nerve	Hautnerv
Nervi encephalici	→ Nervi craniales	
Nervus facialis	facial nerve, intermediofacial nerve, seventh nerve	Fazialis, VII. Hirnnerv
Nervus frontalis	frontal nerve	Frontalis
Nervus glossopharyngeus	glossopharyngeal nerve, ninth nerve	Glossopharyngeus, IX. Hirnnerv
Nervus hypoglossus	hypoglossal nerve, hypoglossus, twelfth nerve	Hypoglossus, XII. Hirnnerv
Nervus infraorbitalis	infra-orbital nerve	Infraorbitalis
Nervi intercostales	intercostal nerves, anterior branches of thoracic nerves	Zwischenrippennerven, Interkostalnerven
Nervus intermedius	intermediate nerve, intermediary nerve, Wrisberg's nerve	Intermedius
Nervus laryngealis recurrens	recurrent laryngeal nerve, recurrent nerve	Rekurrens
Nervus laryngealis superior	superior laryngeal nerve	Nervus laryngealis superior
Nervus mandibularis	mandibular nerve	Unterkiefernerv, Mandibularis
Nervus massetericus	masseteric nerve	Nervus massetericus
Nervus maxillaris	maxillary nerve	Maxillaris
Nervus mentalis	mental nerve	Nervus mentalis
Nervus mixtus	mixed nerve	gemischter Nerv
Nervus motorius	motor nerve	motorischer Nerv
Nervus nasociliaris	nasociliary nerve	Nasoziliaris
Nervus nasopalatinus	nasopalatine nerve, Scarpa's nerve, nerve of Cotunnius	Nasopalatinus
Nervus oculomotorius	oculomotor nerve, third nerve, oculomotorius	Okulomotorius, III. Hirnnerv
Nervi olfactorii	olfactory nerves/fibers, first nerves, nerves of smell	Riechfäden
Nervus ophthalmicus	ophthalmic nerve	Ophthalmikus
Nervus opticus	optic nerve, second nerve	Sehnerv, Optikus
Nervi palatini minores	lesser palatine nerves, middle palatine nerves, Nervi palatini minores	posterior palatine nerves
Nervus palatinus major	anterior palatine nerve, greater palatine nerve	Nervus palatinus major
Nervus pharyngeus	pharyngeal nerve	Nervus pharyngeus
Nervus phrenicus	phrenic nerve, diaphragmatic nerve	Phrenikus
Nervus ptyerygoideus lateralis	lateral pterygoid nerve, external pterygoid nerve	Nervus ptyerygoideus lateralis
Nervus ptyerygoideus medialis	medial pterygoid nerve, internal pterygoid nerve	Nervus ptyerygoideus mediaalis
Nervus recurrens	→ Nervus laryngealis recurrens	
Nervus sensorius	sensory nerve	sensibler Nerv, sensorischer Nerv
Nervi spinales	spinal nerves	Spinalnerven, Rückenmarksnerven
Nervus sublingualis	sublingual nerve	Nervus sublingualis
Nervus suboccipitalis	suboccipital nerve, infra-occipital nerve	Nervus suboccipitalis
Nervus supraorbitalis	supra-orbital nerve	Nervus supraorbitalis

Terminologia Anatomica	English - Englisch	German - Deutsch
Nervus suprascapularis	suprascapular nerve	Supraskapularis
Nervus supratrochlearis	supratrochlear nerve	Supratrochlearis
Nervus transversus colli	transverse cervical nerve, transverse nerve of neck	Nervus transversus colli
Nervus trigeminus	trigeminal nerve, fifth nerve	Trigeminus, V. Hirnnerv
Nervus trochlearis	trochlear nerve, fourth nerve	Trochlearis, IV. Hirnnerv
Nervus tympanicus	tympanic nerve, Andersch's nerve, Jacobson's nerve	Nervus tympanicus
Nervus ulnaris	ulnar nerve, cubital nerve	Ulnaris
Nervus vagus	vagus nerve, tenth nerve, vagus	Vagus, X. Hirnnerv
Nervus vestibularis	vestibular nerve	Gleichgewichtsnerv, Vestibularis
Nervus vestibulocochlearis	vestibulocochlear nerve, acoustic/auditory nerve, eighth nerve	Akustikus, Vestibulokochlearis, VIII. Hirnnerv
Nervus visceralis	autonomic nerve, visceral nerve	Eingeweidenerv, Viszeralnerv
Neurofibra pl Neurofibrae	neurofiber, nerve fiber	Nervenfaser
Neurofibrae afferentes	afferent nerve fibers, afferent neurofibers	afferente Nervenfasern
Neurofibrae efferentes	efferent nerve fibers, efferent neurofibers	efferente Nervenfasern
Nodulus pl Noduli	1. node, nodule 2. nodule of cerebellum, nodule of vermis	1. Knoten, Knötchen 2. medialer Kleinhirnhöcker, Nodulus
Nodulus lymphaticus	lymph follicle, lymphatic follicle, lymphoid follicle	Lymphfollikel, Lymphknötchen
Nodus pl Nodi	node, nodosity	Knoten, Knötchen
Nodus atrioventricularis	Aschoff-Tawara's node, Aschoff's node, atrioventricular node, AV-node	Atrioventrikularknoten, AV-Knoten, Aschoff-Tawara-Knoten
Nodi cervicales	cervical lymph nodes	Halslymphknoten, Zervikallymphknoten
Nodi cervicales profundi	deep cervical lymph nodes	tiefe Halslymphknoten
Nodi cervicales superficiales	superficial cervical lymph nodes	oberflächliche Halslymphknoten
Nodi faciales	facial lymph nodes	Gesichtslymphknoten
Nodi jugulares	jugular lymph nodes	jugulare Lymphknoten
Nodi lymphoidei regionales	regional lymph nodes	regionale Lymphknoten
Nodi mastoidei	mastoid lymph nodes, retroauricular lymph nodes	retroaurikuläre Lymphknoten
Nodi occipitales	occipital lymph nodes	okzipitale Lymphknoten
Nodi paratracheales	paratracheal lymph nodes, tracheal lymph nodes	paratracheale Lymphknoten
Nodi parotidei	parotid lymph nodes	Parotislymphknoten
Nodi praetracheales	pretracheal lymph nodes	prätracheale Lymphknoten
Nodi praevertebrales	prevertebral lymph nodes	prävertebrale Lymphknoten
Nodi retro-auriculares	mastoid lymph nodes, retroauricular lymph nodes	retroaurikuläre Lymphknoten
Nodi retropharyngeales	retropharyngeal lymph nodes	retropharyngeale Lymphknoten
Nodi submandibulares	submandibular lymph nodes	submandibuläre Lymphknoten
Nodi submentales	submental lymph nodes	Kinnlymphknoten
Nodus lymphaticus	lymph node, lymphatic gland, lymphonodus	Lymphknoten
Nodus mandibularis	mandibular lymph node	Unterkieferlymphknoten
Nodus sinu-atrialis	sinoatrial node, sinuatrial node, sinus node, Keith-Flack's node	Sinusknoten, Sinuatrialknoten, SA-Knoten, Keith-Flack-Knoten
Nucleus pl Nuclei	nucleus	Kern, Zellkern, Nukleus, Nucleus
Nuclei basales	basal nuclei, basal ganglia	Basalganglien, Nuclei basales
Nuclei cerebellaris	nuclei of cerebellum, intracerebellar nuclei, roof nuclei	Kleinhirnkerne
Organum pl Organa	organ, organum, organon	Organ
Organa genitalia externa	external genitalia	äußere Geschlechtsorgane
Organa genitalia interna	internal genitalia	innere Geschlechtsorgane
Organum spirale	Corti's organ, acoustic organ, spiral organ	Corti-Organ
Organum vestibulocochleare	vestibulocochlear organ, organ of hearing and balance, organ of hearing and equilibrium	Gehör- u. Gleichgewichtsorgan
Os[1] pl Ossa	bone, os	Knochen, Bein
Ossa cranii	cranial bones	Schädelknochen

Anatomical Table

Terminologia Anatomica	English - Englisch	German - Deutsch
Os ethmoidale	ethmoid bone, ethmoid, cribriform bone	Siebbein, Ethmoid
Ossa faciei	facial bones	Gesichtsknochen
Os frontale	frontal bone, frontal	Stirnbein
Os hyoideum	hyoid, hyoid bone, tongue bone	Zungenbein
Os lacrimale	lacrimal bone	Tränenbein
Os nasale	nasal bone	Nasenbein
Os occipitale	occipital bone, occipital	Hinterhauptsbein
Os palatinum	palate bone, palatine bone	Gaumenbein
Os parietale	parietal bone, bregmatic bone	Scheitelbein
Ossa sesamoidea	sesamoid bones, sesamoids	Sesambein, Sesamknochen
Os sphenoidale	sphenoid bone, sphenoid, alar bone	Keilbein, Flügelbein
Os temporale	temporal bone, temporal	Schläfenbein
Os zygomaticum	cheek bone, zygomatic bone, malar bone	Jochbein, Os zygomaticum
Os² pl Ora	mouth, opening	Mund, Mündung, Öffnung
Ostium pl Ostia	ostium, opening, mouth, orifice	Mündung, Eingang, Ostium, Mund, Öffnung
Ostium pharyngeum tubae auditivae/auditoriae	pharyngeal orifice of auditory tube, pharyngeal opening of auditory tube	Ostium pharyngeum tubae auditivae
Palatum	roof of mouth, palate	Gaumen
Palatum durum	hard palate	harter Gaumen, Palatum durum
Palatum molle	soft palate	weicher Gaumen, Gaumensegel
Palatum osseum	bony palate, osseous palate	knöcherner Gaumen
Palpebra pl Palpebrae	eyelid, lid, palpebra	Lid, Augenlid
Palpebra inferior	lower lid, lower eyelid	Unterlid
Palpebra superior	upper lid, upper eyelid	Oberlid
Papilla pl Papillae	papilla	Wärzchen, Papille
Papilla dentis	dental papilla	Zahnpapille
Papilla ductus parotidei	parotid papilla	Papilla ductus parotidei
Papillae filiformes	filiform papillae, lingual villi, villous papillae, arcuate papillae of tongue	fadenförmige Papillen
Papillae foliatae	foliate papillae	blattförmige Papillen
Papillae fungiformes	fungiform papillae, clavate papillae	pilzförmige Papillen
Papilla gingivalis	gingival papilla, interdental papilla, interproximal papilla	Zahnfleischpapille, Interdentalpapille
Papilla incisiva	incisive papilla, palatine papilla	Papilla incisiva
Papilla interdentalis	gingival papilla, interdental papilla, interproximal papilla	Zahnfleischpapille, Interdentalpapille
Papilla lacrimalis	lacrimal papilla	Tränenpapille
Papillae linguales	lingual papillae, gustatory papillae	Zungenpapillen
Papillae valatae	vallate papillae, caliciform papillae, capitate papillae, circumvallate papillae	Wallpapillen
Pars pl Partes	part, portion	Teil, Abschnitt, Anteil
Pars alveolaris mandibulae	alveolar portion of mandible, alveolar part of mandible	Pars alveolaris mandibulae
Pars autonomica systematis nervosi	autonomic nervous system, sympathetic nervous system, vegetative nervous system, visceral nervous system	autonomes/vegetatives Nervensystem
Pars centralis systematis nervosi	central nervous system, cerebrospinal system, neural axis	Zentralnervensystem, Gehirn u. Rückenmark
Pars cervicalis medullae spinalis	cervical part of spinal cord, cervical segments of spinal cord, cervicalia	Zervikalsegmente, Halsmark, Halsabschnitt des Rückenmarks
Pars laryngea pharyngis	laryngopharyngeal cavity, laryngopharynx, hypopharynx	Hypopharynx, Laryngopharynx
Pars nasalis pharyngis	nasopharynx, epipharynx, rhinopharynx, nasopharyngeal space	Nasenrachen, Nasenrachenraum, Epipharynx, Nasopharynx, Rhinopharynx
Pars oralis pharyngis	oral pharynx, oral part of pharynx, oropharynx	Mesopharynx, Oropharynx
Pars palpebralis glandulae lacrimalis	palpebral part of lacrimal gland	Rosenmüller-Drüse

Terminologia Anatomica	English - Englisch	German - Deutsch
Pars parasympath(et)ica systematis nervosi autonomici	parasympathetic nervous system, craniosacral system, parasympathetic part of autonomic nervous system	Parasympathikus, parasympathisches (Nerven-)System, parasympathischer Teil des vegetativen Nervensystems
Pars peripherica systematis nervosi	peripheral nervous system	peripheres Nervensystem
Pars petrosa arteriae carotidis internae	petrosal part of internal carotid artery	Felsenbeinabschnitt der Arteria carotis interna
Pars petrosa ossis temporalis	petrous part of temporal bone, petrous pyramid, petrosal bone, petrous bone	Felsenbein, Felsenbeinpyramide
Pars profunda glandulae parotidis	deep part of parotid gland	tiefer Teil der Ohrspeicheldrüse
Pars squamosa ossis temporalis	squamous bone	Schläfenbeinschuppe, Pars squamosa ossis temporalis
Pars superficialis glandulae parotidis	superficial part of parotid gland	oberflächlicher Teil der Ohrspeicheldrüse
Pars sympath(et)ica systematis nervosi autonomici	sympathetic nervous system, thoracolumbar system, sympathicus	Sympathikus, sympathisches Nervensystem, sympathischer Teil des autonomen Nervensystems
Pedunculus pl Pedunculi	peduncle, stalk, stem	Stiel, Stamm
Pedunculi cerebellares	cerebellar peduncles, peduncles of cerebellum	Kleinhirnstiele
Pedunculus cerebralis/cerebri	peduncle of cerebrum, cerebral peduncle	Hirnstiel
Pelvis	pelvis	Becken
Periodontium	periodontium, alveolar periosteum, odontoperiosteum, paradentium, peridentium	Periodontium, Zahnbett, Zahnhalteapparat, Parodontium
Periodontium insertionis	free gingiva, free gum, unattached gum, unattached gingiva	Periodontium insertionis
Periodontium protectoris	gingiva, attached gingiva	Periodontium protectoris
Phalanx pl Phalanges	phalanx; toe bone; finger bone	Phalanx, Fingerglied, Zehenglied
Philtrum	philtrum	Philtrum
Pia mater	pia, pia mater	Pia, Pia mater
Pia mater cranialis/encephali	cranial pia mater	Pia mater cranialis/encephali
Pia mater spinalis	spinal pia mater	Pia mater spinalis
Pleura pl Pleurae	pleura	Brustfell, Pleura
Plexus pl Plexus	plexus; network, net	Plexus, Geflecht, Netz, Geflecht
Plexus autonomicus	autonomic plexus, visceral plexus	autonomer/vegetativer Plexus
Plexus caroticus communis	common carotid plexus	vegetatives Geflecht der Arteria carotis communis
Plexus caroticus externus	external carotid plexus	vegetatives Geflecht der Arteria carotis externa
Plexus caroticus internus	carotid plexus, internal carotid plexus	vegetatives Geflecht der Arteria carotis interna
Plexus cavernosi concharum	cavernous plexuses of concha	Venenplexus der Nasenmuschel
Plexus cervicalis	cervical plexus	Halsgeflecht, Halsplexus
Plexus choroideus	choroid plexus	Plexus choroideus
Plexus lymphaticus	lymphatic plexus	Lymphgefäßnetz, Plexus lymphaticus
Plexus nervosus	nerve plexus	Nervengeflecht, Nervenplexus
Plexus tympanicus	tympanic plexus, Jacobson's plexus	Jacobson-Plexus
Plexus vascularis	vascular plexus	Gefäßgeflecht, Gefäßplexus
Plexus vasculosus	vascular plexus	Gefäßgeflecht, Gefäßplexus
Plexus venosus	venous plexus	venöser Plexus, Venenplexus
Plexus visceralis	→ Plexus autonomicus	
Plica pl Plicae	plica, fold, ridge, ligament	Falte, Band, Ligament, Leiste
Plica aryepiglottica	aryepiglottic fold, arytenoepiglottidean fold	aryepiglottische Falte
Plica fimbriata linguae	fimbriated crest, fimbriated fold	Plica fimbriata
Plica lacrimalis	lacrimal fold, Hasner's fold/valve	Hasner-Klappe
Plica glossoepiglottica lateralis	pharyngo-epiglottic fold, lateral glosso-epiglottic fold	Plica glossoepiglottica lateralis
Plica glossoepiglottica mediana	median glosso-epiglottic fold	Plica glossoepiglottica mediana
Plica interarytaenoidea rimae glottidis	interarytenoid fold	Plica interarytaenoidea
Plica nervi laryngei	fold of laryngeal nerve	Plica nervi laryngei

Anatomical Table / Anatomische Tabelle

Terminologia Anatomica	English - Englisch	German - Deutsch
Plicae palatinae transversae	transverse palatine folds, palatine rugae	Gaumenfalten
Plica palpebronasalis	palpebronasal fold, mongolian fold, epicanthus	Nasen-Lid-Spalte, Mongolenfalte, Epikanthus
Plica salpingopalatina	salpingopalatine fold, nasopharyngeal fold	Tubenwulst
Plica spiralis	Heister's fold/valve, spiral fold	Heister-Klappe
Plica stapedialis	stapedial fold	Plica stapedialis
Plica sublingualis	sublingual fold	Plica sublingualis
Plica synovialis	synovial fold	Synovialfalte
Plica vestibularis	vestibular fold, false vocal cord	Taschenfalte
Plica vocalis	vocal fold, vocal cord, true vocal cord	Stimmlippe, Stimmfalte, Stimmband
Porus	pore, meatus, foramen	Öffnung, Pore, Gang, Kanal, Loch
Porus gustatorius	gustatory pore, taste pore	Geschmackspore
Processus pl Processus	process, prominence, projection, outgrowth	Fortsatz, Vorsprung, Vorwölbung
Processus alveolaris maxillae	alveolar process of maxilla, alveolar ridge, alveolar body, alveolar border, dental process	Alveolarfortsatz des Oberkiefers
Processus articularis	articular process	Gelenkfortsatz
Processus ciliares	ciliary processes	Ziliarfortsätze
Processus condylaris mandibulae	condylar process, condyle of mandible	Unterkieferköpfchen
Processus coronoideus mandibulae	corone, coronoid process of mandible	Kronenfortsatz des Unterkiefers
Processus frontalis maxillae	frontal process	Stirnfortsatz des Oberkiefers
Processus frontalis ossis zygomatici	frontal process of zygomatic bone	Stirnfortsatz des Jochbeins
Processus mastoideus	mastoid process, mastoid bone, mastoid	Warzenfortsatz, Mastoid
Processus maxillaris	maxillary process (of inferior nasal concha)	Processus maxillaris
Processus palatinus maxillae	palatine process of maxilla, palatine lamina of maxilla	Gaumenfortsatz des Oberkiefers
Processus pterygospinosus	pterygoid process, pterygoid bone, inferior lamina of sphenoid bone	Processus pterygospinosus
Processus spinosus	spinous process, spine of vertebra	Dornfortsatz
Processus styloideus	styloid process	Griffelfortsatz, Processus styloideus
Processus vocalis	vocal process of arytenoid cartilage	Stimmbandfortsatz des Aryknorpels, Processus vocalis
Processus zygomaticus	zygomatic process	Jochbeinfortsatz
Pulpa	pulp	(Organ) Mark, Parenchym, Pulpa
Pulpa coronalis	coronal pulp	Kronenpulpa
Pulpa dentis	dental pulp	Zahnpulpa, Pulpa, Zahnmark
Pulpa radicularis	radicular pulp, root pulp	Wurzelpulpa
Pyramis pl Pyramides	pyramid, pyramis	Pyramide
Radiatio pl Radiationes	radiation	Strahlung, Radiatio
Radiatio acustica	acoustic radiation, auditory radiation	Hörstrahlung
Radiatio optica	radiation of Gratiolet, optic radiation, visual radiation	Gratiolet-Sehstrahlung
Radix pl Radices	root	Wurzel
Radix accessoria	accessory root	akzessorische Radix, Radix accessoria
Radix anterior	anterior root, motor root, ventral root	vordere/motorische Spinalnervenwurzel, Vorderwurzel
Radix buccalis	buccal root	bukkale Radix, Radix buccalis
Radix clinica	clinical root	klinische Zahnwurzel
Radix dentis	root of tooth, anatomical root	Zahnwurzel, Wurzel
Radix distalis dentis	distal root	distale Radix, Radix distalis
Radix linguae	root of tongue	Zungenwurzel
Radix mesialis	mesial root	mesiale Radix, Radix mesialis
Radix mesiobuccalis	mesiobuccal root	mesiobukkale Radix, Radix mesiobuccalis
Radix mesiolingualis	mesiolingual root	mesiolinguale Radix, Radix mesiolingualis
Radix motoria	→ Radix anterior	
Radix nasi	nasal root, root of nose	Nasenwurzel
Radix palatinalis	palatal root	palatale Radix, Radix palatinalis

Terminologia Anatomica	English - Englisch	German - Deutsch
Radix posterior	dorsal root, posterior, sensory root	hintere/sensible Spinalwurzel, hintere/sensible Spinalnervenwurzel
Radix pulmonis	root of lung, pedicle of lung	Lungenwurzel
Radix sensoria	→ Radix posterior	
Ramus pl Rami	ramus, branch; division, twig	Ast, Zweig, Abzweigung, Verzweigung
Ramus anterior nervorum spinalium	anterior branch of spinal nerves, ventral branch of spinal nerves	vorderer Ast od. Bauchast der Spinalnerven
Rami articulares	articular branches	Rami articulares
Rami autonomici	autonomic branches	Rami autonomici
Ramus communicans	communicating branch	Verbindungsast, Ramus communicans
Ramus communicans albus	white communicating branch, communicans white ramus	Ramus communicans albus
Rami dorsales linguae	dorsal lingual branches of lingual artery, dorsal arteries of tongue	Zungenrückenarterien
Rami dorsales nervorum cervicalium	dorsal branches of cervical nerves, posterior branches of cervical nerves	hintere/dorsale Halsnervenäste
Ramus dorsalis nervorum spinalium	dorsal branch of spinal nerves, posterior branch of spinal nerves	hinterer Ast od. Rückenast der Spinalnerven
Ramus frontalis	frontal branch	Stirnast
Rami linguales nervi glossopharyngei	lingual branches of glossopharyngeal nerve	Zungenäste des Nervus glossopharyngeus
Rami linguales nervi hypoglossi	lingual branches of hypoglossal nerve	Zungenäste des Nervus hypoglossus
Rami linguales nervi lingualis	lingual branches of lingual nerve	Zungenäste des Nervus lingualis
Ramus lingualis nervi facialis	lingual branch of facial nerve	Zungenast des Nervus facialis
Ramus mandibulae	ramus of mandible	Unterkieferast
Ramus meningeus	meningeal branch	Hirnhautast, Meningealast, Ramus meningeus
Ramus muscularis	muscular branch	Muskelast, Ramus muscularis
Rami orbitales	orbital branches	Orbitaäste
Rami palpebrales	palpebral branches	Augenlidäste
Ramus parotideus	parotid branch	Parotisast
Rami pharyngeales	pharyngeal branches	Pharynxäste
Ramus posterior nervorum spinalium	dorsal branch of spinal nerves, posterior branch of spinal nerves	hinterer Ast od. Rückenast der Spinalnerven
Ramus spinalis	spinal branch	Rückenmarksast, Ramus spinalis
Rami tracheales	tracheal branches	Tracheaäste
Raphe palati	raphe of palate, palatine raphe	Gaumenleiste
Recessus pl Recessus	recess, space, hollow, pouch, cavity	Ausbuchtung, Höhlung, Nische, Lücke, Höhle
Recessus epitympanicus	Hyrtl's recess, epitympanic recess, tympanic attic, epitympanum, attic of middle ear	Kuppelraum, Attikus, Epitympanum
Recessus pharyngeus	Rosenmüller's recess, pharyngeal recess	Rosenmüller-Grube
Recessus piriformis	laryngopharyngeal recess, piriform fossa, piriform recess, foot gutter	Recessus piriformis
Recessus sphenoethmoidalis	spheno-ethmoidal recess	Recessus sphenoethmoidalis
Regio pl Regiones	region, regio, area, zone, field, space	Region, Abschnitt, Zone
Regio buccalis	buccal region, cheek region, cheek area	Wangenregion, Backenregion
Regiones capitis	head regions	Kopfregionen
Regiones cervicales	cervical regions, areas of throat	Halsregionen
Regio cervicalis anterior	anterior cervical region, anterior region of neck, anterior cervical triangle, anterior triangle	vordere Halsregion, vorderes Halsdreieck
Regio cervicalis lateralis	posterior triangle of neck, occipital triangle, posterior cervical triangle, lateral cervical region, lateral region of neck, lateral neck region, occipital trigone	seitliche Halsregion, hinteres Halsdreieck
Regio cervicalis posterior	posterior cervical region, neck region, nuchal region, region of nape	Nackenregion, Nackengegend
Regiones faciales	facial regions, regions of the face	Gesichtsregionen
Regio frontales	frontal region	Stirnregion
Regio infraorbitalis	infra-orbital region	Infraorbitalregion

Terminologia Anatomica	English - Englisch	German - Deutsch
Regio mentalis	chin area, mental region, chin region	Kinnregion
Regio nasalis	nasal region	Nasenregion
Regio oralis	oral region	Mundregion
Regio orbitalis	orbital region, ocular region, orbital area	Orbitalregion
Regio parotideomasseterica	parotid region	Regio parotideomasseterica
Regio temporalis	temporal region	Schläfenregion
Regio zygomatica	zygomatic region	Jochbeinregion
Rete	rete, network, net	Netz, Netzwerk, Geflecht
Rete arteriosum	arterial network, arterial rete, arterial rete mirabile	Arteriengeflecht
Rete lymphocapillare	lymphocapillary rete, lymphocapillary network	Lymphkapillarennetz
Rete venosum	venous rete, venous network	Venennetz
Rima pl Rimae	slit, fissure, cleft	Ritze, Spalt, Spalte, Furche
Rima glottidis	fissure of glottis, true glottis, aperture of glottis	Stimmritze
Rima oris	oral fissure, orifice of mouth	Mundspalte
Rima palpebrarum	palpebral fissure	Lidspalte
Rima vestibuli	false glottis, fissure of vestibule, fissure of laryngeal vestibule	Vorhofspalte, Vorhofritze
Rima vocalis	fissure of glottis, true glottis, aperture of glottis	Stimmritze
Rugae palatinae	transverse palatine folds, palatine rugae	Gaumenfalten
Septum pl Septa	septum, partition	Trennwand, Scheidewand, Septum
Septum atrioventriculare (cordis)	atrioventricular septum (of heart)	Vorhofkammerseptum
Septa interalveolaria	interalveolar septa, alveolar septa, septal bone, interdental septa	Interalveolarsepten
Septum interatriale (cordis)	interatrial septum (of heart), interauricular septum	Vorhofseptum
Septum intermusculare	intermuscular ligament, intermuscular septum	Septum intermusculare
Septa interradicularia	interradicular septa, septal bone	Septa interradicularia
Septum interventriculare	interventricular septum (of heart), ventricular septum	Kammerseptum, Interventrikularseptum, Ventrikelseptum
Septum nasi	nasal septum	Nasenscheidewand, Nasenseptum
Septum nasi osseum	osseous nasal septum, bony septum of nose	knöcherner Abschnitt/Teil des Nasenseptums
Septum orbitale	orbital septum, tarsal membrane	Orbitaseptum
Sinus pl Sinus	sinus, cavity, canal	Sinus, Höhle, Höhlung, Raum
Sinus caroticus	carotid bulbus, carotid sinus	Karotissinus, Carotissinus
Sinus cavernosus	cavernous sinus	Sinus cavernosus
Sinus durae matris	sinuses of dura mater, cranial sinuses	Durasinus, Hirnsinus
Sinus ethmoidales	ethmoidal sinuses, ethmoidal cells, ethmoidal aircells	Sinus ethmoidales
Sinus frontalis	frontal sinus, frotal antrum	Stirnhöhle
Sinus maxillaris	maxillary sinus/antrum, antrum of Highmore	Kieferhöhle, Oberkieferhöhle
Sinus paranasales	paranasal sinuses, nasal sinuses, air sinuses	Nasennebenhöhlen, Nebenhöhlen
Sinus sphenoidalis	sphenoidal sinus	Keilbeinhöhle
Spatium pl Spatia	space	Raum, Platz, Zwischenraum, Spalt
Spatium epidurale	epidural space, extradural space, epidural cavity	Epiduralraum, Epiduralspalt
Spatium parapharyngeum	parapharyngeal space	parapharyngealer Raum
Spatium peridurale	→ Spatium epidurale	
Spatium peripharyngeum	peripharyngeal space	peripharyngealer Raum
Spatium retroperitoneale	retroperitoneal space, retroperitoneum	Retroperitonealraum
Spatium retropharyngeum	retropharyngeal space	Retropharyngealraum, retropharyngealer Raum
Spatium subarachnoideum	subarachnoid space, subarachnoid cavity	Subarachnoidalraum, Subarachnoidalspalt
Spatium subdurale	subdural cavity, subdural space	Subduralraum, Subduralspalt
Spina pl Spinae	spine, process, projection	Dorn, Fortsatz, Stachel

Terminologia Anatomica	English - Englisch	German - Deutsch
Squama *pl* Squamae	squama, squame, scale plate	Schuppe, Squama
Squama frontalis	squama of frontal bone, frontal squama	Stirnbeinschuppe
Squama occipitalis	occipital squama	Hinterhauptsschuppe
Squama ossis temporalis	temporal squama, squamous bone, squamous portion of temporal bone	Schläfenbeinschuppe
Stratum *pl* Strata	stratum, layer, lamina	Lage, Schicht, Blatt, Lamina
Stria canina	canine groove	Sulcus caninus
Substantia *pl* Substantiae	substance, matter, material	Substanz, Stoff, Materie, Masse
Substantia alba	white matter, myelinated matter, white substance	weiße Hirn- und Rückenmarkssubstanz
Substantia compacta	compact substance of bone, compact bone	Kompakta
Substantia corticalis	cortical substance of bone, cortical bone	Kortikalis
Substantia grisea	gray substance, nonmyelinated substance, gray matter, nonmyelinated matter, gray	graue Gehirn- und Rückenmarkssubstanz, graue Substanz
Substantia grisea centralis	central gray, central gray substance	zentrales Höhlengrau
Substantia spongiosa/trabecularis	cancellated/cancellous bone, spongy bone	Spongiosa
Sulcus *pl* Sulci	sulcus, groove, furrow, trench, depression	Furche, Rinne, Sulkus, Vertiefung, Mulde
Sulci arteriales	arterial grooves, arterial sulci, arterial impressions	Sulci arteriales
Sulcus caninus	canine groove	Sulcus caninus
Sulcus centralis (cerebri)	central sulcus of cerebrum, fissure of Rolando	Rolando-Fissur, Zentralfurche des Großhirns
Sulci cerebrales	sulci of cerebrum	Großhirnfurchen
Sulci cutis	skin grooves, sulci of skin, skin furrows	Hautfurchen, Sulci cutis
Sulcus gingivalis	gingival sulcus	Zahnfleischfurche
Sulcus lacrimalis maxillae	lacrimal sulcus of maxilla	Tränenfurche des Oberkiefers
Sulcus lacrimalis ossis lacrimalis	lacrimal sulcus of lacrimal bone, lacrimal fossa, groove of lacrimal bone, lacrimal fissure	Tränenfurche des Tränenbeins
Sulcus mentolabialis	mentolabial sulcus, mentolabial furrow	Lippen-Kinn-Furche
Sulci palatini	palatine grooves, palatine sulci of maxilla	Gaumenfurchen
Sulcus palatinus major maxillae	greater palatine sulcus of maxilla	Sulcus palatinus major maxillae
Sulcus palatinus major ossis palatini	greater palatine sulcus of palatine bone, pterygopalatine sulcus of palatine bone	Sulcus palatinus major ossis palatini
Sulcus praecentralis	precentral sulcus, prerolandic sulcus	Sulcus praecentralis
Sulcus terminalis linguae	terminal sulcus of tongue, V-shaped line (of tongue)	Terminalsulkus, V-Linguae
Sutura *pl* Suturae	suture, bony suture, suture joint	Naht, Knochennaht, Verwachsungslinie, Sutura
Sutura coronalis	arcuate suture, coronal suture	Kranznaht
Suturae cranii	cranial sutures, skull sutures	Schädelnaht
Sutura frontalis	frontal suture, metopic suture	Sutura frontalis, Sutura metopica
Sutura lambdoidea	lambdoid suture	Lambdanaht
Sutura metopica	frontal suture, metopic suture	Sutura frontalis, Sutura metopica
Sutura sagittalis	longitudinal suture, biparietal suture, sagittal suture	Pfeilnaht
Sutura serrata	serrate suture, serrated suture	Zackennaht
Sutura squamosa	squamosal suture, squamous suture	Schuppennaht
Symphysis *pl* Symphyses	symphysis, fibrocartilaginous joint	Knorpelfuge, Symphyse
Symphysis mandibulae	mental symphysis, mandibular symphysis	Symphysis mandibulae, Symphysis mentalis
Systema	system	Organsystem, System
Systema cardiovasculare	cardiovascular system	Herz-Kreislauf-System, Kreislauf, kardiovaskuläres System
Systema digestorium	digestive apparatus, digestive system, alimentary apparatus	Verdauungsapparat, Digestionssystem
Systema lymphaticum	lymphatic system, absorbent system	lymphatisches System, Lymphsystem
Systema nervosum	nervous system	Nervensystem
Systema nervosum autonomicum	autonomic nervous system, sympathetic nervous system, vegetative nervous system	autonomes/vegetatives Nervensystem

Terminologia Anatomica	English - Englisch	German - Deutsch
Systema nervosum centrale	neural axis, central nervous system	Zentralnervensystem, Gehirn und Rückenmark
Systema nervosum periphericum	peripheral nervous system	peripheres Nervensystem
Systema repiratorium	respiratory system/tract, respiratory passages	Luftwege, Atemwege, Respirationstrakt
Systema urinarium	urogenital apparatus, genitourinary apparatus, urogenital tract, genitourinary tract	Urogenitalsystem, Urogenitaltrakt, Harn- und Geschlechtsorgane
Taenia *pl* **Taeniae**	taenia, tenia, band	Tänie, Band
Tarsus	root of the foot, tarsus	Fußwurzel, Tarsus
Tarsus inferior	inferior tarsus, tarsal plate of lower eyelid	Unterlidplatte
Tarsus superior	superior tarsus, tarsal plate of upper eyelid	Oberlidplatte
Tela *pl* **Telae**	tela, tissue, web	Gewebe, Tela
Tela subcutanea	superficial fascia, subcutaneous fascia, subcutis, hypoderm	Unterhautzellgewebe, Subkutis, Hypodermis
Tela submucosa	submucous layer, submucosa, submucous coat, submucous membrane	Submukosa, Tela submucosa
Tela subserosa	subserous layer, subserosa, subserous coat	Subserosa, Tela subserosa
Tonsilla *pl* **Tonsillae**	tonsil	Mandel, Tonsille
Tonsilla adenoidea	→ Tonsilla pharyngea	
Tonsilla cerebelli	tonsil of cerebellum, cerebellar tonsil	Kleinhirnmandel
Tonsilla lingualis	lingual tonsil	Zungenmandel, Zungengrundmandel
Tonsilla palatina	faucial tonsil, palatine tonsil, tonsil	Gaumenmandel
Tonsilla pharyngea	pharyngeal tonsil, adenoid tonsil, Luschka's tonsil	Rachenmandel
Tonsilla pharyngealis	→ Tonsilla pharyngea	
Tonsilla tubaria	tonsil of torus tubarius, tubal tonsil	Tubenmandel
Tractus *pl* **Tractus**	tract, path, fascicle	Trakt, System, Strang, Bahn, Weg
Tractus olfactorius	olfactory tract	Riechbahn
Tractus opticus	optic tract	Tractus opticus
Trigonum *pl* **Trigona**	triangle, trigon, trigone	Dreieck, Trigonum
Trigonum caroticum	carotid triangle, carotid trigone, Malgaigne's triangle	Karotisdreieck
Trigonum cervicale anterius	anterior cervical triangle, anterior cervical region	vorderes Halsdreieck
Trigonum cervicale posterius	posterior cervical triangle, lateral cervical region	hinteres Halsdreieck
Trigonum retromolare	retromolar triangle	Trigonum retromolare
Trigonum submandibulare	submandibular triangle, submandibular trigone	Unterkieferdreieck
Trochlea *pl* **Trochleae**	trochlea	Walze, Rolle, Trochlea
Truncus *pl* **Trunci**	trunk, stem, body	Stamm, Rumpf, Leib
Truncus brachiocephalicus	brachiocephalic trunk, brachiocephalic artery	Truncus brachiocephalicus
Truncus costocervicalis	costocervical trunk, costocervical axis	Truncus costocervicalis
Truncus encephali	encephalic trunk, brainstem, brain axis	Hirnstamm
Truncus jugularis	jugular trunk	Truncus jugularis
Truncus linguofacialis	linguofacial trunk	Truncus linguofacialis
Trunci lymphatici	lymphatic trunks	Lymphstämme, Hauptlymphgefäße
Trunci plexus brachialis	trunks of brachial plexus	Primärstränge/Primärfaszikel des Plexus brachialis
Truncus pulmonalis	pulmonary trunk, pulmonary artery, arterial vein	Truncus pulmonalis
Truncus sympatheticus/ sympathicus	sympathetic chaintrunk, gangliated cord, ganglionated cord	Grenzstrang
Truncus thyrocervicalis	thyrocervical trunk, thyroid axis	Truncus thyrocervicalis
Truncus vagalis anterior	anterior vagal trunk, anterior vagal nerve	vorderer Vagusstamm
Truncus vagalis posterior	posterior vagal trunk, posterior vagal nerve	hinterer Vagusstamm
Tuba auditiva/auditoria	auditory tube, eustachian tube, salpinx	Ohrtrompete, Tube, Eustach-Röhre
Tuber frontale	frontal tuber, frontal eminence	Stirnhöcker

Terminologia Anatomica	English - Englisch	German - Deutsch
Tuberculum pl **Tubercula**	tubercle	Höcker, Schwellung, Knoten, Knötchen
Tuberculum anomale dentis	anomalous tubercle	Tuberculum anomale
Tuberculum dentis	dental tubercle	Tuberculum dentis
Tuberculum epiglotticum	epiglottic tubercle	Epiglottishöckerchen
Tuberculum molare	molar tubercle	Tuberculum molare
Tuberculum paramolare	paramolar tubercle, paramolar cusp	Tuberculum paramolare, Cuspis paramolaris
Tuberositas	tuberosity, tubercle, protuberance, elevation	Vorsprung, Höcker, Knoten, Knötchen, Protuberanz
Tunica pl **Tunicae**	tunic, coat, covering	Hülle, Haut, Tunica, Schicht, Decke
Tunica adventitia	adventitia, external coat, adventitial coat	Adventitia, Tunica externa
Tunica conjunctiva	conjunctiva	Bindehaut, Konjunktiva, Conjunctiva, Augenbindehaut
Tunica externa	external coat	Tunica externa
Tunica fibrosa	fibrous tunic, fibrous coat	Tunica fibrosa
Tunica intima	Bichat's tunic, intima, endangium	Intima, Tunica intima
Tunica media	media, elastica	Media, Tunica media
Tunica mucosa	mucous coat, mucous membrane, mucosa	Schleimhaut, Mukosa
Tunica mucosa laryngis	laryngeal mucosa, mucosa of larynx	Kehlkopfschleimhaut
Tunica mucosa nasi	nasal mucosa, pituitary membrane	Nasenschleimhaut
Tunica mucosa oesophagi	esophageal mucosa, mucosa of esophagus	Speiseröhrenschleimhaut, Ösophagusschleimhaut
Tunica mucosa oris	mucosa of mouth, oral mucosa	Mundschleimhaut
Tunica mucosa pharyngis	mucous membrane of pharynx	Pharynxschleimhaut
Tunica muscularis	muscular coat, muscular tunic, muscularis	Muskularis, Tunica muscularis
Tunica serosa	serous tunic, serous coat, serous membrane, serosa	seröse Haut, Serosa
Uvula	uvula	Zäpfchen, Uvula
Uvula palatina	palatine uvula, pendulous palate, uvula	Gaumenzäpfchen, Zäpfchen
Uvula vermis	uvula of cerebellum	Kleinhirnzäpfchen
Vagina pl **Vaginae**	1. vagina, sheath 2. vagina	1. Scheide, Hülle, Vagina 2. Scheide, Vagina
Vagina bulbi	vagina of bulb, bulbar fascia/sheath, Tenon's capsule	Tenon-Kapsel
Vagina carotica	carotid sheath	Karotisscheide
Vagina fibrosa tendinis	fibrous tendon sheath	fibröse Sehnenscheide
Vagina synovialis tendinis	synovial sheath (of tendon), mucous sheath of tendon	(inneres Blatt der) Sehnenscheide
Vagina tendinis	tendon sheath	Sehnenscheide, Vagina tendinis
Valva pl **Valvae**	valve	Klappe
Valva aortae	aortic valve	Aortenklappe
Valva atrioventricularis dextra	→ Valva tricuspidalis	
Valva atrioventricularis sinistra	→ Valva mitralis	
Valva mitralis	left atrioventricular valve, bicuspid valve, mitral valve	Mitralklappe, Mitralis, Bicuspidalis
Valva tricuspidalis	right atrioventricular valve, tricuspid valve	Trikuspidalklappe, Tricuspidalis
Valva trunci pulmonalis	pulmonary valve, pulmonary trunk valve	Pulmonalklappe, Pulmonalisklappe
Valvula pl **Valvulae**	valvule, valve	Klappe
Valvula lymphatica	lymphatic valve	Lymphklappe, Lymphgefäßklappe
Valvula semilunaris	semilunar cusp	Taschenklappe, Semilunarklappe
Valvula venosa	valve of veins, venous valve	Venenklappe
Vas pl **Vasa**	vas, vessel	Gefäß, Ader
Vas capillare	capillary vessel, capillary	Kapillargefäß
Vas collaterale	collateral vessel	Kollateralgefäß
Vas lymphaticum	lymphatic vessel, lymphoduct, lymphatic	Lymphgefäß
Vas lymphaticum profundum	deep lymph vessel	tiefes Lymphgefäß
Vas lymphaticum superficiale	superficial lymph vessel	oberflächliches Lymphgefäß
Vas lymphocapillare	lymphocapillary vessel, lymph capillary, lymphatic capillary	Lymphkapillare

Terminologia Anatomica	English - Englisch	German - Deutsch
Vas sinusoideum	sinusoidal vessel, sinusoid, sinusoidal capillary	Sinusoid, Sinusoidgefäß
Vasa vasorum	vessels of vessels	Vasa vasorum
Velum pl Vela	velum	Segel, Velum
Velum palatinum	soft palate	weicher Gaumen, Gaumensegel
Vena pl Venae	vein	Blutader, Ader, Vene
Vena angularis	angular vein	Augenwinkelvene
Vena azygos	azygos vein, azygos, azygous	Azygos
Vena cava	cava, vena cava	Hohlvene, Kava, Cava
Vena cava inferior	inferior vena cava	Kava inferior, Cava inferior
Vena cava superior	superior vena cava	Kava superior, Cava superior
Venae cerebelli	veins of cerebellum, cerebellar veins	Kleinhirnvenen
Venae cerebri	cerebral veins	Großhirnvenen
Vena cutanea	cutaneous vein	Hautvene
Venae diploicae	diploic veins, Breschet's veins	Diploëvenen, Breschet-Venen
Vena emissaria	emissary vein, emissary	Emissarium
Venae ethmoidales	ethmoidal veins	Siebbeinvenen, Ethmoidalvenen
Vena facialis	facial vein, anterior facial vein, common facial vein	Vena facialis
Vena hemiazygos	hemiazygos vein, hemiazygous vein, left azygos vein	Hemiazygos
Vena hemiazygos accessoria	accessory hemiazygos vein	Hemiazygos accessoria
Venae inferiores cerebri	inferior cerebral veins	Hirnbasisvenen
Vena jugularis anterior	anterior jugular vein	Jugularis anterior
Vena jugularis externa	external jugular vein	Jugularis externa
Vena jugularis interna	internal jugular vein	Jugularis interna
Venae labiales inferiores	inferior labial veins	Unterlippenvenen
Vena labialis superior	superior labial vein	Oberlippenvene
Vena laryngea inferior	inferior laryngeal vein	untere Kehlkopfvene
Vena laryngea superior	superior laryngeal vein	obere Kehlkopfvene
Vena lingualis	lingual vein	Zungenvene
Vena magna cerebri	great cerebral vein, Galen's vein	Galen-Vene, Cerebri magna
Venae maxillares	maxillary veins	Oberkiefervenen
Venae meningeae	meningeal veins	Hirnhautvenen, Duravenen
Venae nasales externae	external nasal veins	äußere Nasenvenen
Vena nasofrontalis	nasofrontal vein	Vena nasofrontalis
Venae orbitae	orbital veins	Venae orbitae
Vena palatina externa	(external) palatine vein	Vena palatina externa
Venae palpebrales inferiores	inferior palpebral veins	Unterlidvenen
Venae palpebrales superiores	superior palpebral veins	Oberlidvenen
Venae parotideae	parotid veins	Parotisvenen
Venae pharyngeae	pharyngeal veins	Pharynxvenen
Vena profunda linguae	deep lingual vein	tiefe Zungenvene
Vena retromandibularis	retromandibular vein, external carotid vein, posterior facial vein	Vena retromandibularis
Vena sublingualis	sublingual vein	Unterzungenvene
Vena superficialis	superficial vein	oberflächliche Vene
Venae temporales profundae	deep temporal veins	tiefe Schläfenvenen
Venae temporales superficiales	superficial temporal veins	oberflächliche Schläfenvenen
Vena temporalis media	middle temporal vein	mittlere Schläfenvene
Venae thyroideae	thyroid veins	Schilddrüsenvenen
Venae tracheales	tracheal veins	Luftröhrenvenen, Tracheavenen
Ventriculus pl Ventriculi	1. stomach, ventricle 2. ventricle, cavity, chamber	1. Magen 2. Kammer, Ventrikel
Ventriculus cerebri	ventricle of brain, ventricle of cerebrum	Hirnventrikel
Ventriculus dexter	right ventricle (of heart)	rechte Herzkammer, rechter Ventrikel
Ventriculus laryngis	laryngeal ventricle, laryngeal sinus, ventricle of Galen, Morgagni's ventricle	Kehlkopfventrikel, Galen-Ventrikel, Morgagni-Ventrikel

Terminologia Anatomica	English - Englisch	German - Deutsch
Ventriculus lateralis	lateral ventricle (of brain/cerebrum)	Seitenventrikel
Ventriculus quartus	fourth ventricle (of brain/cerebrum)	vierter (Hirn-)Ventrikel
Ventriculus sinister	left ventricle (of heart), aortic ventricle (of heart)	linke Herzkammer, linker Ventrikel
Ventriculus tertius	third ventricle (of brain/cerebrum)	dritter (Hirn-)Ventrikel
Venula pl **Venulae**	venule, veinlet, veinule, veinulet	kleine Vene, Venole, Venule
Vertebra pl **Vertebrae**	vertebra	Wirbel, Vertebra
Vertebrae cervicales	cervical vertebrae	Halswirbel
Vestibulum pl **Vestibula**	vestibule, vestibulum	Vorhof, Eingang, Vestibulum
Vestibulum laryngis	laryngeal vestibule, vestibulum of larynx	Kehlkopfvorhof
Vestibulum nasi	nasal vestibule, vestibule of nose	Nasenvorhof, Naseneingang
Vestibulum oris	oral vestibule, vestibulum of mouth	Mundvorhof
Villus pl **Villi**	villus	Zotte, Villus
Villi synoviales	synovial villi, haversian glands, synovial fringes	Synovialzotten